TRATADO DE
Ginecologia

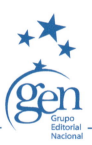

O GEN | Grupo Editorial Nacional – maior plataforma editorial brasileira no segmento científico, técnico e profissional – publica conteúdos nas áreas de ciências da saúde, exatas, humanas, jurídicas e sociais aplicadas, além de prover serviços direcionados à educação continuada e à preparação para concursos.

As editoras que integram o GEN, das mais respeitadas no mercado editorial, construíram catálogos inigualáveis, com obras decisivas para a formação acadêmica e o aperfeiçoamento de várias gerações de profissionais e estudantes, tendo se tornado sinônimo de qualidade e seriedade.

A missão do GEN e dos núcleos de conteúdo que o compõem é prover a melhor informação científica e distribuí-la de maneira flexível e conveniente, a preços justos, gerando benefícios e servindo a autores, docentes, livreiros, funcionários, colaboradores e acionistas.

Nosso comportamento ético incondicional e nossa responsabilidade social e ambiental são reforçados pela natureza educacional de nossa atividade e dão sustentabilidade ao crescimento contínuo e à rentabilidade do grupo.

Tratado de Ginecologia

Editores
Agnaldo Lopes da Silva Filho
César Eduardo Fernandes
Maria Celeste Osório Wender

Coordenadores
Luciano de Melo Pompei
Rogério Bonassi Machado
Sérgio Podgaec
Zsuzsanna Jármy Di Bella

2ª edição

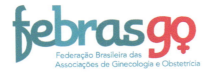
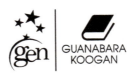

- Os autores deste livro e a editora empenharam seus melhores esforços para assegurar que as informações e os procedimentos apresentados no texto estejam em acordo com os padrões aceitos à época da publicação, *e todos os dados foram atualizados pelos autores até a data do fechamento do livro*. Entretanto, tendo em conta a evolução das ciências, as atualizações legislativas, as mudanças regulamentares governamentais e o constante fluxo de novas informações sobre os temas que constam do livro, recomendamos enfaticamente que os leitores consultem sempre outras fontes fidedignas, de modo a se certificarem de que as informações contidas no texto estão corretas e de que não houve alterações nas recomendações ou na legislação regulamentadora.

- Data do fechamento do livro: 30/09/2024.

- Os autores e a editora se empenharam para citar adequadamente e dar o devido crédito a todos os detentores de direitos autorais de qualquer material utilizado neste livro, dispondo-se a possíveis acertos posteriores caso, inadvertida e involuntariamente, a identificação de algum deles tenha sido omitida.

- **Atendimento ao cliente: (11) 5080-0751 | faleconosco@grupogen.com.br**

- Direitos exclusivos para a língua portuguesa
- Copyright © 2025 by
  GEN | GRUPO EDITORIAL NACIONAL S.A.
  Publicado pelo selo Editora Guanabara Koogan Ltda.
  Travessa do Ouvidor, 11
  Rio de Janeiro – RJ – CEP 20040-040
  www.grupogen.com.br

  Reservados todos os direitos. É proibida a duplicação ou reprodução deste volume, no todo ou em parte, em quaisquer formas ou por quaisquer meios (eletrônico, mecânico, gravação, fotocópia, distribuição pela Internet ou outros), sem permissão, por escrito, do GEN | GRUPO EDITORIAL NACIONAL PARTICIPAÇÕES S/A.

- Capa: Bruno Sales

- Editoração eletrônica: R.O. Moura

- Ficha catalográfica

CIP-BRASIL. CATALOGAÇÃO NA PUBLICAÇÃO
SINDICATO NACIONAL DOS EDITORES DE LIVROS, RJ

T698
2. ed.

Tratado de ginecologia / editores Agnaldo Lopes da Silva Filho, César Eduardo Fernandes, Maria Celeste Osório Wender ; coordenação Luciano de Melo Pompei ... [et al.]. - 2. ed. - Rio de Janeiro : Guanabara Koogan, 2025.
　　28 cm.

　　Inclui índice
　　ISBN 978-65-6111-004-4

　　1. Ginecologia. I. Silva Filho, Agnaldo Lopes da. II. Fernandes, César Eduardo. III. Wender, Maria Celeste Osório. IV. Pompei, Luciano de Melo.

24-93166　　　　　　　CDD: 618.1
　　　　　　　　　　　CDU: 618.1

Gabriela Faray Ferreira Lopes - Bibliotecária - CRB-7/6643

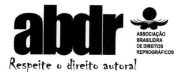

Coordenadores

Luciano de Melo Pompei

Médico. Doutorado e livre-docência pela Faculdade de Medicina da Universidade de São Paulo (USP). Professor associado do Departamento de Ginecologia e Obstetrícia da Faculdade de Medicina do ABC (FMABC).

Rogério Bonassi Machado

Médico. Especialização em Ginecologia e Obstetrícia pela Federação Brasileira das Associações de Ginecologia e Obstetrícia (Febrasgo). Doutorado em Ginecologia pela Escola Paulista de Medicina da Universidade Federal de São Paulo (EPM/Unifesp). Livre-docência pela Faculdade de Medicina da Universidade Estadual Paulista (Unesp) em Botucatu. Professor associado da disciplina de Ginecologia da Faculdade de Medicina de Jundiaí. Vice-presidente da Comissão Nacional Especializada (CNE) em Anticoncepção da Febrasgo.

Sérgio Podgaec

Médico. Livre-docência pelo Departamento de Obstetrícia e Ginecologia da Faculdade de Medicina da Universidade de São Paulo (FMUSP). Vice-presidente da Região Sudeste da Federação Brasileira das Associações de Ginecologia e Obstetrícia (Febrasgo). Vice-presidente do Hospital Israelita Albert Einstein.

Zsuzsanna Jármy Di Bella

Médica. Especialização em Ginecologia e Obstetrícia pela Federação Brasileira das Associações de Ginecologia e Obstetrícia (Febrasgo). Mestrado e doutorado pela Escola Paulista de Medicina da Universidade Federal de São Paulo (EPM/Unifesp). Livre-docência pelo Departamento de Ginecologia da EPM/Unifesp. Professora adjunta do Departamento de Ginecologia da EPM/Unifesp. Título de Especialista em Ginecologia e Obstetrícia (TEGO) da Febrasgo. Membro da Comissão Nacional Especializada (CNE) em Anticoncepção da Febrasgo.

Colaboradores

Adelino Amaral Silva

Médico. Graduação em Medicina pela Universidade de Brasília (UnB). Especialização em Ginecologia e Obstetrícia pela UnB. Membro da Câmara Técnica de Reprodução Assistida do Conselho Federal de Medicina (CFM). Título de Habilitação em Reprodução Assistida pela Federação Brasileira das Associações de Ginecologia e Obstetrícia (Febrasgo).

Adriana Bittencourt Campaner

Médica. Graduação em Medicina pela Faculdade de Ciências Médicas da Santa Casa de São Paulo. Especialização em Ginecologia e Obstetrícia pela Irmandade da Santa Casa de Misericórdia de São Paulo. Mestrado e doutorado em Tocoginecologia pela Faculdade de Ciências Médicas da Santa Casa de São Paulo. Professora adjunta da Faculdade de Ciências Médicas da Santa Casa de São Paulo. Membro da Diretoria da Associação Brasileira de Patologia do Trato Genital Inferior e Colposcopia (ABPTGIC). Presidente da Comissão Nacional Especializada (CNE) em Patologia do Trato Genital Inferior e Colposcopia da Federação Brasileira das Associações de Ginecologia e Obstetrícia (Febrasgo).

Adriana Orcesi Pedro

Professora e médica. Graduação em Medicina pela Faculdade de Ciências Médicas de Santos. Especialização em Ginecologia e Obstetrícia pela Federação Brasileira das Associações de Ginecologia e Obstetrícia (Febrasgo) e pela Associação Médica Brasileira (AMB). Mestrado e doutorado em Tocoginecologia pela Universidade Estadual de Campinas (Unicamp). Livre-docência em Ginecologia pela Unicamp. Membro da Febrasgo, da International Osteoporosis Foundation (IOF) e The Menopause Society.

Adriana Vianna Cançado

Médica. Graduação em Medicina pela Universidade Federal de Minas Gerais (UFMG). Especialização em Mastologia pelo Hospital das Clínicas da UFMG. Mestrado em Ginecologia pela UFMG. Preceptora em residência de Radiologia e Mastologia da Santa Casa de Misericórdia de Belo Horizonte. Membro da Sociedade Brasileira de Mastologia.

Agnaldo Lopes da Silva Filho

Médico e professor. Graduação em Medicina pela Universidade Federal de Minas Gerais (UFMG). Especialização em Ginecologia e Obstetrícia pela Federação Brasileira das Associações de Ginecologia e Obstetrícia (Febrasgo). Doutorado em Ginecologia pela Universidade Estadual Paulista (Unesp) em Botucatu. Professor titular da UFMG. Diretor Científico da Febrasgo.

Alberto Pereira Madeiro

Médico. Graduação em Medicina pela Universidade Federal de Alagoas (UFAL). Especialização em Ginecologia e Obstetrícia pelo Hospital do Servidor Público Estadual de São Paulo. Mestrado em Ciências pela Universidade Federal de São Paulo (USP). Doutorado em Medicina pela USP. Professor associado da Universidade Estadual do Piauí (UESPI).

Alessandra Evangelista

Médica. Graduação em Medicina pela Universidade Federal Fluminense (UFF). Especialização em Ginecologia e Obstetrícia pela Secretaria Municipal de Saúde do Rio de Janeiro (SMS-RJ) e em Reprodução Humana pela Universidade do Estado do Rio de Janeiro (UERJ). Mestrado em Medicina pela UERJ. Professora assistente da UERJ. Membro da Sociedade Brasileira Reprodução Assistida (SBRA).

Alessandra Nabarro Souza

Médica. Graduação em Medicina pela Faculdade de Medicina ABC. Especialização em Mastologia pela Faculdade de Medicina ABC. Membro da Sociedade Brasileira de Mastologia (SBM).

Aline Eras

Médica. Graduação em Medicina pela Faculdade de Ciências Médicas da Santa Casa de São Paulo. Especialização em Endoscopia Ginecológica e Endometriose pela Irmandade de Misericórdia da Santa Casa de São Paulo. Mestrado em Pesquisa em Cirurgia pela Faculdade de Ciências Médicas da Santa Casa de São Paulo. Professora instrutora da Faculdade de Ciências Médicas da Santa Casa de São Paulo.

Aline Evangelista Santiago

Médica. Graduação em Medicina pela Universidade Federal de Juiz de Fora (UFJF). Especialização em Ginecologia e Obstetrícia pelo Hospital Odilon Behrens de Belo Horizonte, em Oncologia Pélvica pela Universidade de Campinas (Unicamp) e em Ginecologia pela Faculdade de Saúde Pública da USP. Mestrado e doutorado em Tocoginecologia pela Universidade Estadual Paulista (Unesp). Professora de Ginecologia da Universidade de Santo Amaro (UNISA).

Almir Antonio Urbanetz

Professor titular do Departamento de Tocoginecologia do Setor de Ciências da Saúde da Universidade Federal do Paraná (UFPR). Chefe do Departamento de Tocoginecologia do Setor de Ciências da Saúde da UFPR. *In memoriam.*

Aline Marques de Souza

Médica. Graduação em Medicina pela Centro Universitário Lusíada (UNILUS). Especialização em Ginecologia e Obstetrícia pela Faculdade de Santa Casa de Misericórdia de São Paulo.

Álvaro Petracco

Médico. Graduação em Medicina pela Universidade Federal do Rio Grande (FURG). Especialização em Ginecologia e Obstetrícia pela Santa Casa de Porto Alegre. Doutorado em Ciências da Saúde pela Faculdade de Medicina de São José do Rio Preto. Professor titular (até 2019) da Pontifícia Universidade Católica do Rio Grande do Sul (PUCRS). Membro da Federação Brasileira das Associações de Ginecologia e Obstetrícia (Febrasgo).

Ana Carolina Japur de Sá Rosa-e-Silva

Médica e professora. Graduação em Medicina pela Universidade Estadual Paulista Júlio de Mesquita Filho (Unesp) em Botucatu. Especialização em Ginecologia e Obstetrícia pela Faculdade de Medicina de Ribeirão Preto da Universidade de São Paulo (FMRP-USP) e em Reprodução Assistida pela Federação Brasileira das Associações de Ginecologia e Obstetrícia (Febrasgo). Mestrado e doutorado em Reprodução Humana pela FMRP-USP. Pós-doutorado em Reprodução Humana pela Universität de Valencia e pela Yale School of Medicine. Professora associada do Departamento de Ginecologia e Obstetrícia da FMRP-USP.

Ana Carolina Silva Chuery

Médica. Graduação em Medicina pela Universidade Federal do Paraná (UFPR). Especialização em Ginecologia e Obstetrícia pela UFPR. Mestrado em Ciências pela Universidade de São Paulo (USP). Doutorado em Ginecologia pela Universidade Federal de São Paulo (Unifesp). Professora assistente da Universidade Santo Amaro. Médica colaboradora do Núcleo de Prevenção de Doenças Ginecológicas da Unifesp.

Ana Katherine Gonçalves

Professora. Graduação em Medicina pela Universidade Federal do Rio Grande do Norte (UFRN). Especialização em Ginecologia e Obstetrícia pela Federação Brasileira das Associações de Ginecologia e Obstetrícia (Febrasgo). Mestrado em Ginecologia pela Universidade Federal de São Paulo (Unifesp). Doutorado em Ginecologia pela Universidade Estadual de Campinas (Unicamp). Professora titular da UFRN. Membro da Febrasgo, da Associação Brasileira de Patologia do Trato Genital Inferior e Colposcopia (ABPTGIC) e da International Society for the Study of Vulvovaginal Disease (ISSVD).

Ana L. R. Valadares

Médica. Graduação em Medicina pela Universidade Federal de Minas Gerais (UFMG). Especialização em Ginecologia e Obstetrícia pela Federação Brasileira das Associações de Ginecologia e Obstetrícia (Febrasgo). Mestrado em Ginecologia e Obstetrícia pela UFMG. Doutorado em Tocoginecologia pela Universidade Estadual de Campinas (Unicamp). Professora colaboradora da Unicamp. Membro da Comissão Nacional Especializada (CNE) em Climatério da Febrasgo.

Ana Paula Ferreira Costa

Graduação em Farmácia pela Universidade Potiguar. Especialização, mestrado e doutorado em Ciências da Saúde pela Universidade Federal do Rio Grande do Norte (UFRN).

Ana Paula Maturana

Médica. Graduação em Medicina pela Faculdade de Medicina do ABC (FMABC). Especialização e mestrado em Uroginecologia pela FMABC. Membro da Federação Brasileira das Associações de Ginecologia e Obstetrícia (Febrasgo) e da Associação de Obstetrícia e Ginecologia do Estado de São Paulo (SOGESP).

Andréa Cronemberger Rufino

Médica. Graduação em Medicina pela Universidade Federal do Piauí (UFPI). Especialização em Sexologia Clínica pela Escola Bahiana de Medicina e Saúde Pública. Mestrado em Medicina pelo Instituto de Assistência Médica ao Servidor Público Estadual de São Paulo (Iamspe). Doutorado em Ciências pela Universidade Federal de São Paulo (Unifesp). Professora associada II de Ginecologia da Universidade Estadual do Piauí (Uespi). Membro da International Society for Sexual Medicine (ISSM).

Andrea Cubero

Médica. Graduação em Medicina pela Pontifícia Universidade Católica de São Paulo (PUC-SP). Especialização em Mastologia pelo Hospital Pérola Byington. Mestrado em curso.

Andrea Prestes Nácul

Médica. Graduação em Medicina pela Universidade Federal do Rio Grande do Sul (UFRGS). Especialização em Ginecologia e Obstetrícia pelo Complexo Hospitalar Santa Casa de Porto Alegre. Mestrado e doutorado em Endocrinologia e Metabologia pela UFRGS. Supervisora da Residência Médica em Reprodução Humana Assistida do Hospital Fêmina/Grupo Hospitalar Conceição. Membro da Comissão Nacional Especializada (CNE) em Ginecologia Endócrina da Federação Brasileira das Associações de Ginecologia e Obstetrícia (Febrasgo).

Andreisa Paiva Monteiro Bilhar

Médica. Graduação em Medicina pela Universidade Federal do Ceará (UFC). Especialização em Ginecologia pelo Hospital Geral de Fortaleza. Doutorado em Ginecologia pela Universidade Federal de São Paulo (Unifesp). Professora adjunta da UFC. Membro da Comissão Nacional Especializada (CNE) de Uroginecologia da Federação Brasileira das Associações de Ginecologia e Obstetrícia (Febrasgo). Título em Endoscopia Ginecológica pela Febrasgo.

Ângela Maggio da Fonseca

Médica. Graduação em Medicina pela Pontifícia Universidade Católica de São Paulo – Sorocaba (PUC-Sorocaba). Especialização em Ginecologia e Obstetrícia pela Federação Brasileira das Associações de Ginecologia e Obstetrícia (Febrasgo). Doutorado em Ginecologia pela Faculdade de Medicina da Universidade de São Paulo (FMUSP). Livre-docência pela FMUSP. Professora associada da FMUSP. Membro da Academia de Medicina de São Paulo.

Antonio Cesar Paes Barbosa

Médico. Graduação em Medicina pela Universidade de Brasília (UnB). Especialização em Ginecologia e Obstetrícia pela Secretaria de Estado de Saúde do Distrito Federal (SES-DF). Professor aposentado do Centro Universitário de Brasília (UniCEUB). Membro da Sociedade de Ginecologia e Obstetrícia de Brasília (SGOB). Título de Especialista em Ginecologia e Obstetrícia (TEGO). Certificado nas áreas de atuação em Videolaparoscopia, Vídeo-histeroscopia e Reprodução Assistida pela Federação Brasileira das Associações de Ginecologia e Obstetrícia (Febrasgo).

Arcélio Carneiro Teixeira

Professor adjunto de Ginecologia do Departamento de Tocoginecologia da Universidade Federal do Paraná (UFPR).

Augusto Ostermann Magalhães

Médico. Graduação em Medicina pela Universidade Federal de Pelotas (UFPel). Mestrado em curso no Programa de Pós-Graduação em Ciências da Saúde – Ginecologia e Obstetrícia pela Universidade Federal do Rio Grande do Sul (UFRGS).

Beatriz Bagatin Bermudez

Médica. Graduação em Medicina pela Universidade Federal do Paraná (UFPR). Especialização em Pediatria pela UFPR e Sociedade Brasileira de Pediatria (SBP). Mestrado e doutorado em Saúde da Criança e do Adolescente pela UFPR. Professora associada do Setor de Ciências da Saúde. Membro da Sociedade Paranaense e Brasileira de Pediatria.

Ben Hur Albergaria

Médico. Graduação em Medicina pela Universidade Federal do Espírito Santo (UFES). Especialização em Ginecologia pela UFES. Mestrado em Saúde Baseada em Evidência pela Universidade Federal de São Paulo (Unifesp). Doutorado em Endocrinologia – Osteometabolismo pela Unifesp. Professor assistente da UFES. Membro da Federação Brasileira das Associações de Ginecologia e Obstetrícia (Febrasgo).

Bernardo Lasmar

Médico. Graduação em Medicina pela Universidade Federal Fluminense (UFF). Especialização em Ginecologia e Obstetrícia pelo Instituto Fernandes Figueira – Fundação Oswaldo Cruz (IFF/Fiocruz). Mestrado em Ginecologia pela UFF. Professor assistente da UFF. Doutorado em curso pela Universidade Estadual Paulista (Unesp). Membro da Comissão de Histeroscopia da Sociedade Brasileira de Endometriose (SBE). Médico da Clínica Ginendo.

Bianca Bianco

Biomédica. Graduação em Biomedicina pela Universidade Bandeirante de São Paulo. Especialização em Genética Humana e Médica e Aconselhamento Genético. Mestrado e doutorado em Ciências pela Universidade Federal de São Paulo (Unifesp). Professora associada da Faculdade de Medicina do ABC (FMABC). Membro do Grupo de Atenção Integral a Doenças Raras da FMABC. Geneticista do Instituto Ideia Fértil.

Bruno Carvalho Carelli

Médico. Graduação em Medicina pela Faculdade de Medicina do ABC (FMABC). Especialização em Mastologia, Ginecologia e Obstetrícia pela FMABC. Professor associado da FMABC. Membro da Comissão de Oncoplastia da Sociedade Brasileira de Mastologia (SBM).

Bruno Ramalho de Carvalho

Médico. Graduação em Medicina pela Universidade Federal de Uberlândia (UFU). Especialização em Reprodução Assistida pela Federação Brasileira das Associações de Ginecologia e Obstetrícia (Febrasgo) e Associação Médica Brasileira (AMB). Mestrado em Ciências Médicas pela Faculdade de Medicina de Ribeirão Preto da Universidade de São Paulo (FMRP-USP). Professor adjunto do Centro Universitário de Brasília (CEUB).

Caetano da Silva Cardial

Médico. Graduação em Medicina pela Faculdade de Medicina do ABC (FMABC). Especialização em Cirurgia Oncológica pelo Ministério da Educação (MEC). Mestrado em Ginecologia pela Faculdade de Ciências Médicas da Santa Casa de São Paulo. Professor associado da disciplina de Ginecologia da FMABC. Membro da Associação de Obstetrícia e Ginecologia do Estado de São Paulo (SOGESP). Título de Especialização em Mastologia, Cirurgia Geral. Membro da European Society of Gynaecological Oncology (ESGO), do Instituto de Gestão de Cidades (IGCS), da Sociedade Brasileira de Cirurgia Oncológica (SBCO) e da Sociedade Brasileira de Mastologia (SBM).

Caio Parente Barbosa

Médico. Graduação em Medicina pela Faculdade de Medicina do ABC (FMABC). Especialização em Ginecologia e Obstetrícia pela Maternidade Escola Vila Nova Cachoeirinha. Mestrado em Técnica Operatória pela Universidade Federal de São Paulo (Unifesp). Doutorado em Ginecologia pela Unifesp. Livre-docência em Ginecologia pela FMABC. Professor titular da FMABC. Membro da Federação Brasileira das Associações de Ginecologia e Obstetrícia (Febrasgo).

Camila Poccetti Ribeiro

Médica. Graduação em Medicina pela Escola Paulista de Medicina da Universidade Federal de São Paulo (EPM/Unifesp). Especialização em Ginecologia, Obstetrícia e Uroginecologia pela EPM/Unifesp. Mestrado em curso em Uroginecologia pela EPM/Unifesp.

Carlos A. Del Roy

Médico. Graduação em Medicina pela Faculdade de Ciências Médicas de Santos. Especialização em Ginecologia e Obstetrícia pela Federação Brasileira das Associações de Ginecologia e Obstetrícia (Febrasgo). Doutorado em Ginecologia pela Escola Paulista de Medicina da Universidade Federal de São Paulo (EPM/Unifesp). Professor associado da Universidade Nove de Julho (UNINOVE). Membro da Febrasgo. Médico colaborador em Uroginecologia da Faculdade de Medicina do ABC (FMABC).

Carlos Alberto Politano

Médico. Graduação em Medicina pela Universidade Estadual de Campinas (Unicamp). Especialização em Ginecologia e Obstetrícia e Endoscopia Ginecológica pela Federação Brasileira das Associações de Ginecologia e Obstetrícia (Febrasgo).

Mestrado e doutorado em Ciências da Saúde pela Unicamp. Membro da Comissão Nacional Especializada (CNE) de Anticoncepção da Febrasgo. Coordenador do Departamento de Ginecologia e Obstetrícia da Sociedade de Medicina e Cirurgia de Campinas.

Carlos Roberto Izzo

Médico. Graduação em Medicina pela Faculdade de Medicina da Universidade de São Paulo (FMUSP). Especialização em Ginecologia e Obstetrícia pela Federação Brasileira das Associações de Ginecologia e Obstetrícia (Febrasgo). Mestrado e Doutorado em Ginecologia e Obstetrícia pela FMUSP. Médico assistente no Centro de Reprodução Humana Governador Mário Covas do Hospital das Clínicas da FMUSP. Membro da Sociedade Brasileira de Reprodução Assistida (SBRA), da American Society for Reproductive Medicine (ASRM) e da European Society of Human Reproduction and Embryology (ESHRE).

Carolina Estermeire Lima Carneiro

Médica. Graduação em Medicina pela Faculdade de Medicina do ABC (FMABC). Especialização em Mastologia pela FMABC. Atua em Ginecologia e Obstetrícia.

Cássia Raquel Teatin Juliato

Professora. Graduação em Medicina pela Universidade Estadual de Campinas (Unicamp). Especialização, mestrado e doutorado em Tocoginecologia pela Unicamp. Livre-docência pela Faculdade de Medicina de Ribeirão Preto da Universidade de São Paulo (FMRP-USP). Professora associada da Unicamp. Membro da Federação Brasileira das Associações de Ginecologia e Obstetrícia (Febrasgo).

Cassio Sartorio

Médico. Graduação em Medicina pela Universidade Federal do Rio de Janeiro (UFRJ). Especialização em Reprodução Humana pelo Hospital das Clínicas de Ribeirão Preto da Universidade de São Paulo (USP). Mestrado em Medicina pela Universidade de Lisboa. Membro da Sociedade Brasileira de Reprodução Humana (SBRH) e da Sociedade Brasileira de Reprodução Assistida (SBRA). Residência médica em Ginecologia e Obstetrícia pelo Hospital Municipal Raphael de Paula Souza, Rio de Janeiro.

Cecilia M. Roteli-Martins

Médica. Graduação em Medicina pela Faculdade de Ciências Médicas de Santos (FCMS). Especialização em Ginecologia e Obstetrícia pela Federação Brasileira das Associações de Ginecologia e Obstetrícia (Febrasgo). Mestrado e doutorado em Medicina pela Universidade Estadual de Campinas (Unicamp). Professora da Faculdade de Medicina do ABC (FMABC). Membro da Febrasgo.

César Eduardo Fernandes

Médico. Graduação em Medicina pela Faculdade de Ciências Médicas da Santa Casa de São Paulo. Especialização em Ginecologia e Obstetrícia pela Associação Médica Brasileira (AMB) e Federação Brasileira das Associações de Ginecologia e Obstetrícia (Febrasgo). Mestrado e doutorado em Medicina, com concentração em Tocoginecologia, pela Faculdade de Ciências Médicas da Santa Casa de São Paulo. Professor titular da Faculdade de Medicina do ABC (FMABC). Membro da Academia de Medicina de São Paulo. Ex-presidente e ex-diretor científico da Febrasgo. Presidente atual da Associação Médica Brasileira (AMB).

Cezar Noboru Matsuzaki

Médico. Graduação em Medicina pela Faculdade de Medicina da Universidade de São Paulo (FMUSP). Especialização em Ginecologia e Obstetrícia pelo Hospital das Clínicas da FMUSP. Mestrado em Ciências Médicas pela USP. Professor da FMUSP. Membro da Federação Brasileira das Associações de Ginecologia e Obstetrícia (Febrasgo).

Christiana Nygaard

Médica ginecologista e obstetra. Graduação em Medicina pela Pontifícia Universidade Católica do Rio Grande do Sul (PUCRS). Doutorado em Medicina e Ciências da Saúde pela PUCRS.

Cláudia Barbosa Salomão

Médica. Graduação em Medicina pela Faculdade de Ciências Médicas de Minas Gerais (FCM-MG). Especialização em Ginecologia e Obstetrícia pela Santa Casa de Misericórdia de Belo Horizonte. Professora associada da Santa Casa de Misericórdia de Belo Horizonte. *Fellow* da Fédération Internationale de Gynécologie Infantile et Juvénile. Membro da Comissão Nacional Especializada (CNE) em Ginecologia Infanto Puberal da Federação Brasileira das Associações de Ginecologia e Obstetrícia (Febrasgo). Membro do Comitê Científico da Associação de Ginecologistas e Obstetras de Minas Gerais (Sogimig). Presidente do Departamento Científico de Ginecologia da Infância e Adolescência da Sociedade Mineira de Pediatria (SMP). Vice-presidente Sudeste da Associação Brasileira de Obstetrícia e Ginecologia da Infância e Adolescência (SOGIA-BR).

Claudio Emilio Bonduki

Médico. Graduação em Medicina pela Escola Paulista de Medicina da Universidade Federal de São Paulo (EPM/Unifesp). Especialização em Ginecologia e Obstetrícia pela Febrasgo. Mestrado e Doutorado em Medicina pela EPM/Unifesp. Professor adjunto do Departamento de Ginecologia da EPM/Unifesp. Membro da Federação Brasileira das Associações de Ginecologia e Obstetrícia (Febrasgo). Professor orientador da pós-graduação do Departamento de Ginecologia da EPM/Unifesp.

Cristiano Eduardo Busso

Médico. Graduação em Medicina pela Universidade Federal de São Paulo (Unifesp). Especialização em Reprodução Humana pela Federação Brasileira das Associações de Ginecologia e Obstetrícia (Febrasgo). Doutorado em Medicina pela Universidade de Valencia.

Cristina Aparecida Falbo Guazzelli

Médica. Graduação em Medicina pela Escola Paulista de Medicina da Universidade Federal de São Paulo (EPM/Unifesp). Especialização em Tocoginecologia pela EPM/Unifesp. Mestrado e doutorado em Ciências pela EPM/Unifesp. Livre-docência pela EPM-Unifesp. Professora associada da EPM/Unifesp. Membro da Federação Brasileira das Associações de Ginecologia e Obstetrícia (Febrasgo).

Cristina Laguna Benetti-Pinto

Médica. Graduação em Medicina pela Universidade Estadual de Campinas (Unicamp). Especialização em Ginecologia e Obstetrícia Faculdade de Medicina de Ribeirão Preto da Universidade de São Paulo (FMRP-USP). Mestrado e doutorado em Ginecologia pela Unicamp. Professora titular da Unicamp. Vice-presidente da Comissão Nacional Especializada (CNE) em Ginecologia Endócrina da Federação Brasileira das Associações de Ginecologia e Obstetrícia (Febrasgo).

Daniel Bier Caraça

Médico. Graduação em Medicina pela Universidade de São Paulo (USP). Especialização em Ginecologia e Obstetrícia pela Federação Brasileira das Associações de Ginecologia e Obstetrícia (Febrasgo). Membro da Sociedade Brasileira de Endometriose (SBE). Residência em Ginecologia e Obstetrícia pelo Hospital das Clínicas da Faculdade de Medicina da USP. Título de Especialização em Endoscopia Ginecológica pela Febrasgo.

Daniela Angerame Yela

Professora. Graduação em Medicina pela Universidade Estadual Paulista (Unesp). Especialização em Tocoginecologia pela Universidade Estadual de Campinas (Unicamp).

Mestrado e doutorado em Tocoginecologia pela Unicamp. Professora associada da Unicamp. Membro da Federação Brasileira das Associações de Ginecologia e Obstetrícia (Febrasgo), da Associação de Obstetrícia e Ginecologia do Estado de São Paulo (SOGESP) e da Associação Brasileira de Doenças Trofoblásticas Gestacionais (ABDTG).

Daniela Baltar da R. Zagury

Médica. Graduação em Medicina pelo Centro Universitário Serra dos Órgãos (Unifeso). Especialização em Ginecologia, Obstetrícia e Vídeo-histeroscopia pela Federação Brasileira das Associações de Ginecologia e Obstetrícia (Febrasgo). Membro da Associação Brasileira de Ginecologia Endócrina (GINENDO/RJ).

Daniele Pitanga Torres

Médica. Graduação em Medicina pela Universidade Federal Fluminense (UFF). Especialização em Mastologia pela Sociedade Brasileira de Mastologia (SBM) e pelo Instituto Nacional de Câncer (INCA-RJ). Residência em Ginecologia e Obstetrícia pelo Hospital Maternidade Carmela Dutra e pelo Hospital Federal Cardoso Fontes, Rio de Janeiro.

Débora Amorim Oriá Fernandes

Médica. Graduação em Medicina pela Universidade Federal do Ceará. Especialização e mestrado em Ginecologia e Obstetrícia pela Faculdade de Medicina da Universidade de São Paulo (FMUSP). Membro da International Urogynecological Association (IUGA).

Dênis José Nascimento

Médico e professor. Graduação em Medicina pela Faculdade Evangélica Mackenzie de Medicina do Paraná. Especialização em Obstetrícia e Ginecologia pelo Hospital Universitário Evangélico-Mackenzie de Curitiba. Mestrado em Medicina pela Universidade Federal de São Paulo (Unifesp). Doutorado em Medicina pelo Instituto Presbiteriano Mackenzie. Professor associado na Universidade Federal do Paraná (UFPR). Membro da Comissão Nacional Especializada (CNE) em Trombose e Hemorragia na Mulher da Federação Brasileira das Associações de Ginecologia e Obstetrícia (Febrasgo).

Denise Maria Christofolini

Biomédica. Graduação em Biomedicina pela Universidade Federal de São Paulo (Unifesp). Especialização, mestrado e doutorado em Genética pela Unifesp. Professora assistente no Centro Universitário da Faculdade de Medicina do ABC (FMABC).

Edilson Benedito de Castro

Médico. Graduação em Medicina pela Faculdade de Medicina de Itajubá. Especialização em Ginecologia e Obstetrícia pela Maternidade de Campinas. Mestrado em Cirurgia e doutorado em Ginecologia pela Universidade Estadual de Campinas (Unicamp). Professor da pós-graduação em Medicina Pélvica e Cirurgia Reconstrutiva na Faculdade de Ciências Médicas da Unicamp. Membro da International Urogynecological Society (IUGA).

Edison Luiz Almeida Tizzot

Professor. Graduação em Medicina pela Universidade Federal do Paraná (UFPR). Especialização em Ginecologia e Obstetrícia pela UFPR. Mestrado em Ginecologia e Obstetrícia pela Universidade Federal de Minas Gerais (UFMG). Doutorado em Cirurgia pela UFPR. Professor titular em Ginecologia e Obstetrícia da UFPR.

Edmund Chada Baracat

Médico. Graduação em Medicina pela Universidade Federal de São Paulo (Unifesp). Especialização em Ginecologia e Obstetrícia pelo Hospital do Servidor Público Estadual (HSPE). Mestrado e doutorado em Ginecologia pela Unifesp. Professor titular da Faculdade de Medicina da Universidade de São Paulo (FMUSP). Professor emérito do Departamento de Ginecologia da Escola Paulista de Medicina (EPM) da Unifesp.

Edson Santos Ferreira Filho

Médico ginecologista. Graduação em Medicina pela Universidade Federal do Piauí (UFPI). Especialização em Obstetrícia e Ginecologia pela Universidade de São Paulo (USP). Doutorado em curso em Medicina pela USP. Membro da Comissão Nacional Especializada (CNE) em Anticoncepção da Federação Brasileira das Associações de Ginecologia e Obstetrícia (Febrasgo).

Eduarda Goulart Carneiro

Médica. Graduação em Medicina pela Faculdade Souza Marques. Especialização em Cirurgia Geral pelo Hospital Orêncio de Freitas e em Mastologia pela Santa Casa da Misericórdia de São Paulo. Membro da Sociedade Brasileira de Mastologia (SBM). Médica no Hospital Federal do Andaraí, Rio de Janeiro.

Eduardo Batista Cândido

Professor. Graduação em Medicina pela Universidade Federal de Minas Gerais (UFMG). Especialização em Ginecologia e Obstetrícia pelo Hospital das Clínicas da UFMG. Mestrado em Ginecologia, Obstetrícia e Mastologia pela Universidade Estadual Paulista (Unesp) em Botucatu. Doutorado em Saúde da Mulher pela UFMG. Professor associado do Departamento de Ginecologia e Obstetrícia da UFMG. Diretor da Associação de Ginecologistas e Obstetras de Minas Gerais (Sogimig). Presidente da Comissão Nacional Especializada (CNE) de Ginecologia Oncológica da Federação Brasileira das Associações de Ginecologia e Obstetrícia (Febrasgo).

Eduardo Carvalho Pessoa

Médico e professor. Graduação pela Universidade Estadual Paulista (Unesp). Especialização em Ginecologia, Obstetrícia e Mastologia pela Unesp. Mestrado e Doutorado em Mastologia pela Unesp. Professor assistente da Unesp. Membro da Sociedade Brasileira de Mastologia (SBM) – Regional São Paulo.

Eduardo Cordioli

Médico. Graduação em Medicina pela Universidade Federal de São Paulo (Unifesp). Especialização em Ginecologia e Obstetrícia pela Unifesp. Mestrado em Ciência. Doutorado em Medicina pela Unifesp. Professor de pós-graduação da Faculdade Santa Joana. Membro da Comissão Nacional de Emergências e Urgências Obstétricas.

Eduardo Millen

Médico mastologista. Graduação em Medicina pela Faculdade de Medicina de Vassouras. Especialização em Ginecologia e Obstetrícia pelo Instituto de Assistência Médica ao Servidor Público Estadual de São Paulo (Iamspe). Mestrado em Medicina pela Unifesp. Doutorado em Ginecologia pela Unifesp. *Fellow* do Istituto Europeo di Oncologia. Membro da American Society of Breast Surgeons (ASBrS) e da Sociedade Brasileira de Mastologia (SBM).

Eduardo Zlotnik

Médico. Graduação em Medicina pela Faculdade de Medicina do ABC (FMABC). Especialização em Ginecologia e Obstetrícia pela Maternidade Escola Vila Nova Cachoeirinha da Prefeitura Municipal de São Paulo (PMSP). Pós-graduação em Economia da Saúde pela Universidade de São Paulo (USP). Mestrado em Obstetrícia pelo Instituto de Assistência Médica ao Servidor Público Estadual (Iamspe). Doutorado em Ginecologia pela Faculdade de Medicina da USP. MBA em Saúde pelo INSPER/Hospital Israelita Albert Einstein (HIAE). Professor de Ginecologia da Residência no HIAE. Membro da Comissão Nacional Especializada (CNE) de Trombose e Hemorragia da Federação Brasileira das Associações de Ginecologia e Obstetrícia (Febrasgo). Coordenador da residência e pós-graduação em Ginecologia e Obstetrícia no HIAE. Vice-presidente do Conselho do HIAE.

Eliana Nahas

Professora e médica. Graduação em Medicina pela Faculdade de Medicina da Universidade Estadual Paulista (Unesp) em Botucatu. Especialização, mestrado e doutorado em Ginecologia pela Unesp em Botucatu. Professora titular da Faculdade de Medicina da Unesp em Botucatu. Membro da Federação Brasileira das Associações de Ginecologia e Obstetrícia (Febrasgo) e da Comissão Especializada em Climatério da Febrasgo.

Emerson de Oliveira

Professor associado doutor da Faculdade de Medicina do ABC (FMABC). Graduação em Medicina pela Universidade Federal do Triângulo Mineiro. Especialização em Ginecologia e Obstetrícia pela Federação Brasileira das Associações de Ginecologia e Obstetrícia (Febrasgo). Mestrado e doutorado em Ciências da Saúde pela Escola Paulista de Medicina da Universidade Federal de São Paulo (EPM/Unifesp). Pós-doutorado pela EPM/Unifesp. Professor associado da Disciplina de Ginecologia da FMABC. Membro da Comissão Nacional Especializada (CNE) de Uroginecologia e Cirurgia Vaginal da Febrasgo. Responsável pelo Setor de Uroginecologia e Disfunções do Assoalho Pélvico da FMABC. Diretor científico da Sociedade Brasileira de Uroginecologia e Assoalho Pélvico (UROGINAP).

Eneida Maria Boteon Schmitt

Professora assistente. Graduação em Medicina pela Faculdade de Medicina da Universidade Estadual Paulista (Unesp) em Botucatu. Especialização, mestrado e doutorado em Ginecologia pela Unesp em Botucatu. Professora assistente doutora do Departamento de Ginecologia e Obstetrícia da Faculdade de Medicina da Unesp em Botucatu. Membro do Comitê de Ética em Pesquisa da Faculdade de Medicina da Unesp em Botucatu.

Fabiene Bernardes Castro Vale

Médica. Graduação em Medicina pela Faculdade de Medicina de Campos/RJ. Especialização em Ginecologia e Obstetrícia pelo Hospital Metropolitano Odilon Behrens. Mestrado e doutorado em Saúde da Mulher pela Universidade Federal de Minas Gerais (UFMG). Professora adjunta da UFMG. Presidente da Comissão Nacional Especializada (CNE) em Sexologia da Federação Brasileira das Associações de Ginecologia e Obstetrícia (Febrasgo). Experiência em Reprodução Humana e Medicina Sexual.

Fábio Bagnoli

Médico. Graduação em Medicina pela Universidade Lusíada (Faculdade de Ciências Médicas de Santos). Especialização em Mastologia pela Santa Casa de Misericórdia de São Paulo. Mestrado e doutorado em Medicina pela Santa Casa de São Paulo. Professor instrutor da Faculdade de Ciências Médicas da Santa Casa de São Paulo. Membro da Sociedade Brasileira de Mastologia (SBM). Professor doutor da Faculdade de Ciências Médicas da Santa Casa de São Paulo e membro da equipe de Mastologia da Santa Casa de Misericórdia de São Paulo. Vice-presidente da SBM Regional São Paulo (2023–2025). Presidente do Departamento de Cirurgia e Membro do Departamento de Oncoplastia da SBM (2023–2025). Mastologista do Hospital Israelita Albert Einstein e Grupo Oncoclínicas, São Paulo. Responsável pela Reconstrução Mamária – equipe de mastologia Hospital Paulistano, São Paulo.

Fabíola Satler

Médica endocrinologista e metabologista. Graduação em Medicina pela Universidade Federal do Rio Grande do Sul (UFRGS). Especialização em Medicina Interna e Endocrinologia e Metabologia pelo Hospital de Clínicas de Porto Alegre. Doutorado em Endocrinologia e Metabologia pela UFRGS. Preceptora nas residências de Endocrinologia e Metabologia do Hospital de Clínicas de Porto Alegre e Hospital Moinhos de Vento. Membro da Sociedade Brasileira de Endocrinologia e Metabologia (SBEM).

Felipe Eduardo Martins de Andrade

Médico. Graduação em Medicina pela Faculdade de Medicina do ABC (FMABC). Especialização em Mastologia pela Sociedade Brasileira de Mastologia (SBM). Doutorado em Ciências da Saúde pelo Instituto de Ensino e Pesquisa do Hospital Sírio-Libanês. Mastologista Titular do Centro de Oncologia do Hospital Israelita Albert Einstein.

Felipe Zerwes

Médico. Graduação em Medicina pela Universidade Federal de Pelotas (UFPEL). Especialização em Mastologia pelo Istituto Europeo di Oncologia. Mestrado e Doutorado em Medicina pela Universidade Federal do Rio de Janeiro (UFRJ). Professor adjunto da Pontifícia Universidade Católica do Rio Grande do Sul (PUCRS).

Fernando de Souza Nobrega

Médico. Graduação em Medicina pela Faculdade de Medicina da Universidade de São Paulo (FMUSP). Especialização em Ginecologia e Obstetrícia pelo Hospital das Clínicas da FMUSP. Ano Adicional de Residência Médica em Ginecologia Oncológica pelo Instituto do Câncer do Estado de São Paulo.

Flávia Neves Bueloni Dias

Professora. Graduação em Medicina pela Faculdade de Medicina de Catanduva. Especialização, mestrado e doutorado em Ginecologia e Obstetrícia pela Faculdade de Medicina da Faculdade de Medicina da Universidade Estadual Paulista (Unesp) em Botucatu. Professora assistente doutora do Departamento de Ginecologia e Obstetrícia da Unesp em Botucatu. Membro da Associação de Obstetrícia e Ginecologia do Estado de São Paulo (SOGESP) e da Federação Brasileira das Associações de Ginecologia e Obstetrícia (Febrasgo).

Francine Teixeira

Médica. Graduação em Medicina pela Universidade Federal de Santa Maria (UFSM). Especialização em Infectologia pelo Hospital de Clínicas da Universidade Federal do Paraná (CHC-UFPR). Mestrado em Clínica Médica pela UFPR.

Francisco Pimentel

Médico. Graduação em Medicina pela Universidade Federal do Ceará (UFC). Especialização em Mastologia pela UFC. Membro da Sociedade Brasileira de Mastologia (SBM), da American Society of Clinical Oncology (ASCO) e da American Society of Breast Surgeons (ASBrS). Presidente da Comissão de Título de Especialista em Mastologia (TEMa). Membro da Comissão de Mastologia da Federação Brasileira das Associações de Ginecologia e Obstetrícia (Febrasgo). Cofundador da Iniciativa Câncer de Mama Brasil.

Gabriele Samora Quero

Médica. Graduação em Medicina pela Universidade São Francisco. Especialização em Ginecologia e Obstetrícia pelo Hospital Ipiranga. Especialização em Mastologia pela Faculdade de Medicina do ABC (FMABC).

Gabrielle Gomes de Souza

Médica ginecologista e obstetra. Graduação em Medicina pela Faculdade de Medicina do ABC (FMABC). Especialização em Uroginecologia e Disfunções do Assoalho Pélvico pela FMABC. Mestrado em curso em Ciências da Saúde pela FMABC.

George Queiroz Vaz

Professor e Médico. Graduação em Medicina pela Universidade Iguaçu. Especialização em Reprodução Humana Assistida pela Federação Brasileira das Associações de Ginecologia e Obstetrícia (Febrasgo) e Associação Médica Brasileira (AMB). Mestrado em Reprodução Humana pela Universidade de Valencia. Doutorado em Medicina pela Universidade do Estado do Rio de Janeiro (UERJ). Professor adjunto de Ginecologia da Faculdade de Ciências Médicas da UERJ. Membro da Sociedade Brasileira de Reprodução Humana (SBRH). Residência Médica em Ginecologia e Obstetrícia no Hospital Universitário Pedro Ernesto – UERJ. Pós-graduação em Endoscopia Ginecológica no Instituto Fernandes Figueira – Fundação Oswaldo Cruz (IFF/Fiocruz). Coordenador do Curso de Ginecologia Endócrina da Sociedade de Ginecologia e Mastologia do Estado do Rio de Janeiro (SOGIMA-RJ). Delegado da Região Sudeste da Sociedade Brasileira de Reprodução Assistida (SBRA).

Gerson Lopes

Médico. Graduação em Medicina pela Universidade Federal de Juiz de Fora (UFJF). Especialização em Ginecologia e Obstetrícia pela Federação Brasileira das Associações de Ginecologia e Obstetrícia (Febrasgo) e Conselho Federal de Medicina (CFM). Professor da pós-graduação em Sexologia Clínica da CEFI/Porto Alegre/RS. Membro Titular da Academia Nacional de Ginecologia e Obstetrícia (ANAGO). Membro Titular da Academia Internacional de Sexologia Médica (AISM) e da Comissão Nacional Especializada (CNE) em Sexologia da Febrasgo.

Gianna Rosselli Venâncio

Médica. Graduação em Medicina pela Universidade de Mogi das Cruzes. Especialização em Ginecologia e Obstetrícia pela Faculdade de Medicina do ABC (FMABC), em Direito Médico e da Saúde pela FMABC e em Auditoria nos Serviços de Saúde pela Universidade Cidade de São Paulo. Mestrado em Ciências da Saúde pela FMABC. Professora afiliada da FMABC.

Gisele Vissoci Marquini

Médica. Graduação em Medicina pela Universidade Federal de Uberlândia (UFU). Especialização em Ginecologia e Obstetrícia pela UFU. Mestrado em Ciências da Saúde pela UFU. Doutorado em Medicina pela Universidade Federal de São Paulo (Unifesp). Presidente do Comitê Científico de Uroginecologia da Associação de Ginecologistas e Obstetras de Minas Gerais (Sogimig). Formação complementar em Uroginecologia e Cirurgia Vaginal pela Unifesp. Membro da International Urogynecological Association (IUGA).

Giuliano Tosello

Médico e professor universitário. Graduação em Medicina pela Pontifícia Universidade Católica de Campinas (PUC-Campinas). Especialização em Mastologia pela Faculdade de Medicina da Universidade de São Paulo (FMUSP). Doutorado em Ciências pela Universidade Federal de São Paulo (Unifesp). Professor adjunto da Universidade do Oeste Paulista (UNOESTE). Membro da Sociedade Brasileira de Mastologia (SBM).

Guilherme Novita

Médico mastologista. Graduação em Medicina pela Faculdade de Medicina da Universidade de São Paulo (FMUSP). Especialização em Mastologia pela FMUSP. Mestrado em Medicina pela FMUSP. Membro da Sociedade Brasileira de Mastologia (SBM). *Fellow* do Istituto Europeo di Oncologia. Diretor da Escola Brasileira de Mastologia (2023–2025).

Gustavo Anderman Silva Barison

Médico. Graduação pela Escola Paulista de Medicina da Universidade Federal de São Paulo (EPM/Unifesp). Especialização em Ginecologia e Obstetrícia pela EPM/Unifesp. Doutorado em Ginecologia pela EPM-Unifesp. Especialização em Endoscopia Ginecológica pelo Hospital do Servidor Público Estadual (HSPE-Iamspe). Certificado em Cirurgia Robótica pela Intuitive Surgical.

Gustavo Arantes Rosa Maciel

Médico e professor. Graduação em Medicina pela Faculdade Ciências Médicas de Minas Gerais (FCM-MG). Especialização em Ginecologia e Obstetrícia pela Santa Casa de Belo Horizonte/Comissão Nacional de Residência Médica (CNRM)/Ministério da Saúde. Mestrado e doutorado em Ginecologia pela Escola Paulista de Medicina da Universidade Federal de São Paulo (EPM/Unifesp). Pós-doutorado em Biologia Molecular e Celular no Salk Institute for Biological Studies. Professor visitante (*Visiting Scholar*) no Departamento de Medicina Reprodutiva da University of California San Diego. Livre-docência pela Faculdade de Medicina da Universidade de São Paulo (FMUSP). Membro da Comissão Nacional de Ginecologia Endócrina da Federação Brasileira das Associações de Ginecologia e Obstetrícia (Febrasgo) e da Comissão de Ginecologia Endócrina da Sociedade Brasileira de Reprodução Humana (SBRH). Título de Especialista em Medicina Laboratorial e Patologia Clínica.

Helder Damásio

Médico. Graduação em Medicina pela Escola Paulista de Medicina da Universidade Federal de São Paulo (EPM/Unifesp). Especialização em Urologia pela EPM/Unifesp. Professor auxiliar da Universidade Federal do Piauí (UFPI).

Helizabet Salomão

Médica e professora livre-docente. Graduação em Medicina pela Faculdade de Ciências Médicas da Santa Casa de São Paulo. Chefe do Setor de Endoscopia Ginecológica da Santa Casa de São Paulo. Mestrado, doutorado e livre-docência pela Faculdade de Medicina Santa Casa de São Paulo. Professora da Faculdade de Ciências Médicas da Santa Casa de São Paulo. Presidente da Sociedade Brasileira de Endometriose e Cirurgia Minimamente Invasiva (SBE).

Henrique Lima Couto

Mastologista. Graduação em Medicina pela Faculdade de Medicina da Universidade Federal de Minas Gerais (UFMG). Especialização em Ginecologia, Obstetrícia e Mastologia pela UFMG. Mestrado e doutorado em Saúde da Mulher pela UFMG. Vice-presidente da Comissão Nacional Especializada (CNE) em Mamografia da Federação Brasileira das Associações de Ginecologia e Obstetrícia (Febrasgo). CEO da Clínica Redimama-Redimasto de Minas Gerais.

Hitomi Miura Nakagawa

Médica. Graduação em Medicina pela Universidade de Brasília (UnB). Especialização em Ginecologia pelo Hospital de Base do Distrito Federal. Membro da Federação Brasileira das Associações de Ginecologia e Obstetrícia (Febrasgo) e do Conselho Consultivo da Sociedade Brasileira de Reprodução Assistida (SBRA). Vice-presidente da Red Latinoamericana de Reproducción Asistida (REDLARA) (2023–2027). Membro do Núcleo de Reprodução Assistida da Câmara Técnica de Ginecologia e Obstetrícia do Conselho Federal de Medicina (CFM).

Iara Moreno Linhares

Médica. Graduação em Medicina pela Universidade de São Paulo (USP). Especialização e doutorado em Obstetrícia e Ginecologia pela USP. Livre-docência pelo Departamento de Obstetrícia e Ginecologia da USP. Professora da Disciplina de Ginecologia do Departamento de Obstetrícia e Ginecologia da USP. Membro da Comissão Especializada em Infecções em Obstetrícia e Ginecologia da Federação Brasileira das Associações de Ginecologia e Obstetrícia (Febrasgo). Chefe do Ambulatório de Imunologia, Genética e Infecções do Trato Reprodutivo da Divisão de Ginecologia do Hospital das Clínicas da USP.

Ilza Monteiro

Médica. Graduação em Medicina pela Universidade Estadual de Campinas (Unicamp). Especialização, mestrado e doutorado em Ginecologia pela Unicamp. Professora associada da Unicamp. Presidente da Comissão Nacional Especializada (CNE) de Anticoncepção da Febrasgo.

Isabel Cristina Esposito Sorpreso

Médica ginecologista e obstetra. Graduação em Medicina pela Universidade Santo Amaro. Título de Especialista em Ginecologia e Obstetrícia (TEGO). Residência em Ginecologia e Obstetrícia pelo Hospital Servidor Público Estadual de São Paulo. Doutorado em Medicina pela Universidade Federal de São Paulo (Unifesp). Livre-docência pelo Departamento de Obstetrícia e Ginecologia da FMUSP. Professora associada (MS5-1) da Disciplina de Ginecologia do Departamento de Obstetrícia e Ginecologia da FMUSP. Membro da Associação de Obstetrícia e Ginecologia do Estado de São Paulo (SOGESP) (Comissão Científica Atenção Primária), da Associação Brasileira de Obstetrícia e Ginecologia da Infância e Adolescência (SOGIA-BR) (delegada por São Paulo) e da Sociedade Brasileira de Reprodução Humana (SBRH) (Comissão Climatério). Consultora técnica do Programa Saúde do Adolescente de São Paulo e da Coordenação da Saúde da Mulher da Secretaria de Estado da Saúde de São Paulo.

Ivan Penaloza Toledano

Médico. Graduação em Medicina pela Universidade Federal Fluminense (UFF). Especialização em Ginecologia e Obstetrícia pelo Hospital Maternidade Carmela Dutra e pelo Hospital Municipal da Piedade, Rio de Janeiro. Professor de Ginecologia do Instituto de Educação Médica (Idomed) da Universidade Estácio de Sá. Especialista em Ultrassonografia em Ginecologia e Obstetrícia pela Faculdade de Tecnologia em Saúde (FATESA).

Ivete de Ávila

Médica. Graduação em Medicina pela Universidade Federal de Minas Gerais (UFMG). Especialização em Obstetrícia e Ginecologia pelo Instituto de Previdência dos Servidores do Estado de Minas Gerais (IPSEMG). Mestrado em Ciências da Saúde pelo IPSEMG. Doutorado em Saúde da Mulher pela UFMG. Membro da Biocor Rede D'Or.

Ivo Carelli Filho

Médico. Graduação em Medicina pela Faculdade de Medicina do ABC (FMABC). Especialização em Mastologia pela FMABC. Mestrado e doutorado em Medicina pela Faculdade de Ciências Médicas da Santa Casa de São Paulo. Professor assistente da FMABC. Membro da Federação Brasileira das Associações de Ginecologia e Obstetrícia (Febrasgo) e da Sociedade Brasileira de Mastologia (SBM).

Ivy Narde

Médica. Graduação em Medicina pela Universidade de São Paulo (USP). Especialização em Ginecologia e Obstetrícia pela USP.

Izabella Brandão Mendes

Médica. Graduação em Medicina pela Faculdade de Medicina do ABC (FMABC). Especialização em Mastologia pela FMABC. Membro da Sociedade Brasileira de Mastologia (SBM).

Jaqueline Neves Lubianca

Médica. Graduação em Medicina pela Universidade Federal do Rio Grande do Sul (UFRGS). Especialização em Ginecologia e Obstetrícia pelo Hospital de Clínicas de Porto Alegre (HCPA) e pela Federação Brasileira das Associações de Ginecologia e Obstetrícia (Febrasgo). Mestrado em Ciências Médicas pela UFRGS. Doutorado em Ciências Médicas pela UFRGS. Professora titular de Ginecologia e Obstetrícia da UFRGS. Membro da Comissão Nacional Especializada (CNE) de Anticoncepção da Febrasgo. *Fellowship* em Ginecologia Infanto-Puberal pelo Children's Hospital, Boston, MA.

Jaqueline Pedroso de Abreu

Médica. Graduação em Medicina pela Pontifícia Universidade Católica do Paraná (PUCPR). Especialização em Ginecologia e Obstetrícia pelo Hospital de Clínicas da Universidade Federal do Paraná (HCUFPR). Mestrado em Ciências da Saúde pela PUCPR. Professora assistente da Universidade Federal do Paraná (UFPR).

Jarbas Magalhães

Professor. Graduação em Medicina pela Escola Paulista de Medicina da Universidade Federal de São Paulo (EPM/Unifesp). Especialização em Ginecologia e Obstetrícia pela Federação Brasileira das Associações de Ginecologia e Obstetrícia (Febrasgo) e pela Associação Médica Brasileira (AMB). Mestrado e doutorado em Ginecologia pela Universidade Estadual de Campinas (Unicamp). Professor titular da Faculdade Municipal Professor Franco Montoro. Membro da Comissão de Anticoncepção da Febrasgo e do Comitê de Ginecologia Endócrina da Sociedade Brasileira de Reprodução Humana (SBRH).

Jessica C. Visnhieski

Estudante de Medicina. Graduação em Medicina pela Universidade Federal do Paraná (UFPR).

João Antonio Dias Junior

Médico. Graduação em Medicina pela Pontifícia Universidade Católica de São Paulo (PUC-SP). Especialização em Reprodução Assistida pela Federação Brasileira das Associações de Ginecologia e Obstetrícia (Febrasgo). Doutorado em Ginecologia e Obstetrícia pela Faculdade de Medicina da Universidade de São Paulo (FMUSP). Diretor da Clínica Originare Medicina Reprodutiva. Membro da Febrasgo.

João Tadeu Leite dos Reis

Médico. Graduação em Medicina pela Universidade Federal de Minas Gerais (UFMG). Especialização em Ginecologia e Obstetrícia pela Federação Brasileira das Associações de Ginecologia e Obstetrícia (Febrasgo). *Assistant Étranger* pela Université Paris V. Pós-graduado pelo Consejo Superior de la Universidad de Buenos Aires, Sociedad Argentina de Ginecologia Infanto Juvenil. *Fellow* em Ginecologia Pediátrica e da Adolescência da Fédération Internationale de Gynécologie Infantile et Juvénile.

Jorge Milhem

Médico. Graduação em Medicina pela Organização Santamarense de Educação e Cultura. Especialização em Ginecologia e Obstetrícia pela Centro de Referência de Saúde da Mulher e Nutrição Infantil de São Paulo. Doutorado em Obstetrícia e Ginecologia pela Faculdade de Medicina da Universidade de São Paulo (USP). Livre-docência pela FMUSP. Professor da disciplina de Ginecologia da FMUSP. Presidente da International Urogynecological Association (IUGA) (2021–2022).

Jorge Nahas Neto

Médico. Graduação em Medicina pela Faculdade de Medicina da Universidade Estadual Paulista (Unesp) em Botucatu. Especialização, mestrado e doutorado em Ginecologia e Obstetrícia pela Faculdade de Medicina da Universidade Estadual Paulista (Unesp) em Botucatu. Livre-docente pela Faculdade de Medicina da Universidade Estadual Paulista (Unesp) em Botucatu.

José Alcione Macedo Almeida

Médico. Graduação em Medicina pela Faculdade de Medicina da Universidade Federal do Pará (FMUFPA). Mestrado e doutorado em Ginecologia e Obstetrícia pela Faculdade de Medicina da Universidade de São Paulo (FMUSP). Professor da FMUSP. Membro da Comissão Nacional Especializada (CNE) em Infância e Adolescência da Federação Brasileira das Associações de Ginecologia e Obstetrícia (Febrasgo). Professor-chefe do Setor de Ginecologia da Infância e Adolescência do Hospital das Clínicas da FMUSP. Coordenador do Estágio de Capacitação em Ginecologia na Infância e na Adolescência da Clínica de Ginecologia da FMUSP.

José Eleutério Junior

Médico. Graduação em Medicina pela Universidade Federal do Ceará (UFC). Especialização em Ginecologia e Obstetrícia pelo Hospital Geral de Fortaleza. Mestrado em Patologia pela UFC. Doutorado em Tocoginecologia pela Universidade Estadual de Campinas (Unicamp). Professor titular da UFC. Membro da Federação Brasileira das Associações de Ginecologia e Obstetrícia (Febrasgo). Membro da International Academy of Cytology.

José Maria Soares Junior

Professor. Graduação em Medicina pela Faculdade de Medicina do Triângulo Mineiro. Especialização em Ginecologia e Obstetrícia pela Escola Paulista de Medicina da Universidade Federal de São Paulo (EPM/Unifesp). Mestrado em Ginecologia pela EPM/Unifesp. Doutorado em Medicina pela EPM/Unifesp. Livre-docência e professor associado da Disciplina de Ginecologia do Departamento de Obstetrícia e Ginecologia, do Hospital das Clínicas e da Faculdade de Medicina da Universidade de São Paulo (FMUSP). Presidente da Comissão Nacional Especializada (CNE) em Ginecologia Endócrina da Federação Brasileira das Associações de Ginecologia e Obstetrícia (Febrasgo). Livre-docência em Medicina pela EPM/Unifesp.

Juarez Marques de Medeiros

Psicólogo. Graduação em Psicologia pela Universidade Tuiuti. Especialização em Psicologia Clínica e Psicologia Hospitalar pelo Conselho Federal de Psicologia. Mestrado em Psicologia da Infância e Adolescência pela Universidade Federal do Paraná (UFPR). Psicólogo do Serviço de Psicologia do Hospital de Clínicas da UFPR. Psicólogo da Maternidade do Hospital de Clínicas da UFPR. Psicólogo que atende no Ambulatório de Vítimas de Violência Sexual do Hospital de Clínicas da UFPR.

Júlia Kefalás Troncon

Médica. Graduação em Medicina pela Universidade Estadual de Campinas (Unicamp). Especialização em Ginecologia e Obstetrícia pela Unicamp. Mestrado em Ciências pelo Programa de Pós-graduação em Ginecologia e Obstetrícia da Faculdade de Medicina de Ribeirão Preto da Universidade de São Paulo (PPGO – FMRP-USP). Médica assistente do Hospital das Clínicas da FMRP-USP. Doutorado em curso pelo PPGO da FMRP-USP. Especialista em Videoendoscopia Ginecológica pela Federação Brasileira das Associações de Ginecologia e Obstetrícia (Febrasgo).

Julio Cesar Rosa e Silva

Médico. Graduação em Medicina pela Faculdade de Medicina de Ribeirão Preto da Universidade de São Paulo (FMRP-USP). Especialização em Ginecologia e Obstetrícia pelo Hospital das Clínicas de Ribeirão Preto. Mestrado e doutorado em Tocoginecologia pela FMRP-USP. Professor associado da FMRP-USP. Membro da Federação Brasileira das Associações de Ginecologia e Obstetrícia (Febrasgo). Diretor de Ensino da Sociedade Brasileira de Endometriose (SBE). Membro da Comissão Nacional Especializada (CNE) de Endometriose da Febrasgo. *Associate Visiting Professor* da Yale School of Medicine. *Fellow* no Instituto Valenciano de Infertilidade.

Julio César Teixeira

Professor associado. Graduação em Medicina pela Universidade Estadual de Campinas (Unicamp). Especialização em Tocoginecologia pela Federação Brasileira das Associações de Ginecologia e Obstetrícia (Febrasgo). Mestrado e doutorado em Ginecologia pela Unicamp. Professor associado da Unicamp. Membro da Comissão Nacional Especializada (CNE) de Vacinas da Febrasgo.

Jussara M. V. C. Nunes

Médica. Graduação em Medicina pela Universidade Federal de Sergipe (UFS). Especialização em Ginecologia e Obstetrícia pela Fundação Hospitalar do Estado de Minas Gerais (FHEMIG). Doutorado em Ciências pela Universidade Federal de São Paulo (Unifesp). Professora adjunta da Universidade Federal do Piauí (UFPI). Membro da Federação Brasileira das Associações de Ginecologia e Obstetrícia (Febrasgo). Membro da Comissão Nacional Especializada (CNE) em Uroginecologia da Febrasgo.

Karla Calaça Kabbach Prigenzi

Médica. Graduação em Medicina pela Faculdade de Ciências Médicas de Santos. Especialização em Patologia pela Universidade Federal de São Paulo (Unifesp). Doutorado em Ciências da Saúde pela Unifesp. Professora adjunta do Departamento de Patologia da Unifesp. Membro da Sociedade Brasileira de Patologia. Professora de Patologia da Faculdade de Ciências Médicas de Santos. Médica Patologista do Hospital Israelita Albert Einstein.

Kathiane Lustosa Augusto

Médica. Graduação em Medicina pela Universidade Estadual do Ceará (UECE). Especialização em Ginecologia pela Escola de Saúde Pública do Ceará (ESP-CE). Mestrado em Ciências Clínico-Cirúrgicas pela Universidade Federal do Ceará (UFC). Doutorado em Ciências Clínico-Cirúrgicas pela UFC. Título de Especialista pela Federação Brasileira das Associações de Ginecologia e Obstetrícia (Febrasgo) em área de atuação em Endoscopia Ginecológica. Pós-graduação em Endometriose e Ginecologia Minimamente Invasiva pelo Hospital Sírio-Libanês. Preceptora da Residência Médica em Ginecologia e Obstetrícia e em Endoscopia Ginecológica da ESP e do Hospital Geral de Fortaleza (HGF). Coordenadora do *Fellowship* em Cirurgias Ginecológicas Minimamente Invasivas do Instituto Salvata e Rede D'Or. Vice-presidente Nordeste da Sociedade Brasileira de Cirurgia Minimamente Invasiva e Robótica (SOBRACIL).

Katia C. Carvalho

Bióloga. Graduação em Dourados pela Universidade Federal do Mato Grosso do Sul (UFMS). Doutorado em Microbiologia, Imunologia e Parasitologia pela UFMS. Pós-doutorado em Oncologia pela Fundação Antonio Prudente. Livre-docente pelo Departamento de Obstetrícia e Ginecologia do Hospital das Clínicas da Faculdade de Medicina da Universidade de São Paulo (HCFMUSP).

Larissa Bastos Eloy da Costa

Médica patologista e professora. Graduação em Medicina pela Universidade Federal do Ceará (UFC). Especialização em Anatomia Patológica pela Universidade Estadual de Campinas (Unicamp). Doutorado em Anatomia Patológica pela Unicamp. Professora associada da Unicamp. Membro da Sociedade Brasileira de Patologia (SBP).

Leandro Santos de Araujo Resende

Médico. Graduação em Medicina pela Universidade Federal do Triângulo Mineiro. Especialização em Ginecologia e Obstetrícia pela Universidade Federal do Triângulo Mineiro. Mestrado em Tocoginecologia pela Universidade Estadual de Campinas (Unicamp). Doutorado em Tocoginecologia pela Universidade Estadual Paulista (Unesp). Membro da Federação Brasileira das Associações de Ginecologia e Obstetrícia (Febrasgo).

Leon Cardeman

Médico. Graduação em Medicina pela Escola de Medicina e Cirurgia da Universidade Federal do Estado do Rio de Janeiro (Unirio). Especialização e mestrado em Citopatologia e Anatomopatologia pela Unirio. Doutorado em Citopatologia e Anatomopatologia pela Fundação Oswaldo Cruz (Fiocruz). Professor de Citopatologia e Anatomopatologia da Escola de Medicina e Cirurgia da Unirio. *Fellow* da International Academy of Cytology. Membro da International Academy of Pathology (BR).

Leonardo Bezerra

Médico. Graduação em Medicina pela Universidade Federal do Ceará (UFC). Especialização em Ginecologia e Obstetrícia pela UFC. Mestrado e doutorado em Ginecologia pela Universidade Federal de São Paulo (Unifesp). Professor adjunto da UFC. Membro da Sociedade Cearense de Ginecologia e Obstetrícia (Socego).

Leonardo Kenzo Takimura

Acadêmico. Graduação em Medicina pela Universidade Positivo.

Leopoldo de Oliveira Tso

Médico. Graduação em Ginecologia e Obstetrícia pela Escola Paulista de Medicina da Universidade Federal de São Paulo (EPM/Unifesp). Especialização em Reprodução Humana Assistida pela EPM/Unifesp. Mestrado em Ciências Médicas pelo Setor Integrado de Reprodução Humana do Departamento de Ginecologia da EPM/Unifesp. Membro da Sociedade Brasileira de Reprodução Assistida. Especialista em Reprodução Humana Assistida pela Federação Brasileira das Associações de Ginecologia e Obstetrícia (Febrasgo). Revisor da Cochrane.

Letícia Ferreira de Magalhães

Estagiária de Enfermagem. Graduação em Enfermagem pelo Centro Universitário de Várzea Grande (UNIVAG).

Letícia Maria de Oliveira

Médica. Graduação em Medicina pela Escola Paulista de Medicina da Universidade Federal de São Paulo (EPM/Unifesp). Especialização em Ginecologia e Obstetrícia pela EPM/Unifesp. Mestrado em Ginecologia pela EPM/Unifesp. Doutorado em Ciências pela EPM/Unifesp. Membro da Comissão Nacional Especializada (CNE) de Uroginecologia da Federação Brasileira das Associações de Ginecologia e Obstetrícia (Febrasgo).

Lia Cruz Vaz da Costa Damásio

Médica. Graduação em Medicina pela Universidade Federal do Piauí (UFPI). Especialização em Ginecologia e Obstetrícia pela Faculdade de Medicina da Universidade de São Paulo (FMUSP). Doutorado em Ginecologia pela FMUSP. Professora associada da UFPI. Membro da Federação Brasileira das Associações de Ginecologia e Obstetrícia (Febrasgo). Diretora de Defesa e Valorização da Febrasgo.

Lillian Morgado Leitão

Médica. Graduação em Medicina pela Escola de Ciências Médicas de Volta Redonda (UniFOA). Especialização em Ginecologia e Obstetrícia pela Irmandade da Santa Casa de Misericórdia de Santos. Médica voluntária do Setor de Imunologia, Genética e Infecções do Trato Reprodutivo da Disciplina de Ginecologia do Hospital das Clínicas da Faculdade de Medicina da Universidade de São Paulo (HCFMUSP). Médica Assistente do Instituto Brasileiro de Controle do Câncer (IBCC).

Linei Augusta Brolini Dellê Urban

Médica. Graduação em Medicina pela Universidade Federal do Paraná (UFPR). Especialização em Radiologia pelo Hospital de Clínicas da UFPR. Mestrado em Clínica Cirúrgica pela UFPR. Membro do Colégio Brasileiro de Radiologia.

Lorena Urbanetz

Médica. Graduação em Medicina pela Universidade Federal do Paraná (UFPR). Especialização em Ginecologia e Obstetrícia pela Universidade Federal de São Paulo (Unifesp). Mestrado em Ginecologia e Obstetrícia pela Universidade de São Paulo (USP).

Lucas Schreiner

Médico. Graduação em Medicina pela Pontifícia Universidade Católica do Rio Grande do Sul (PUCRS). Especialização em Ginecologia e Obstetrícia pela PUCRS. Mestrado e doutorado em Gerontologia Biomédica pela PUCRS. Professor adjunto da PUCRS. Membro das Comissões Nacionais de Uroginecologia e Residência Médica da Federação Brasileira das Associações de Ginecologia e Obstetrícia (Febrasgo). Chefe do Departamento de Ginecologia e Obstetrícia da PUCRS. Presidente da Sociedade de Ginecologia e Obstetrícia do Rio Grande do Sul (SOGIRGS) (2023–2025). Professor do Programa de Pós-Graduação em Ginecologia e Obstetrícia da Universidade Federal do Rio Grande do Sul (UFRGS).

Lucia Alves da Silva Lara

Médica. Graduação em Medicina pela Universidade Federal de Minas Gerais (UFMG). Especialização em Ginecologia e Obstetrícia pela UFMG/Título de Especialista em Ginecologia e Obstetrícia (TEGO). Mestrado e doutorado em Tocoginecologia pela Universidade de São Paulo (USP). Membro da Federação Brasileira das Associações de Ginecologia e Obstetrícia (Febrasgo) e da International Society for Sexual Medicine (ISSM). Titulada nas áreas de atuação em Reprodução Humana e Sexologia.

Lucia Costa Paiva

Médica. Graduação em Medicina pela Universidade Estadual de Campinas (Unicamp). Especialização em Ginecologia e Obstetrícia pela Unicamp. Mestrado e doutorado em Ginecologia pela Unicamp. Professora titular de Ginecologia da Unicamp. Membro da Federação Brasileira das Associações de Ginecologia e Obstetrícia (Febrasgo) e da Sociedade de Obstetrícia e Ginecologia do Estado de São Paulo (SOGESP). Presidente da Comissão Nacional Especializada (CNE) de Climatério da Febrasgo. Diretora Científica de Ginecologia da SOGESP.

Luciana Carvalho Delamuta

Médica. Graduação em Medicina pela Universidade Estadual de Campinas (Unicamp). Especialização em Ginecologia, Obstetrícia e Reprodução Assistida pelo Hospital das Clínicas da Faculdade de Medicina da Universidade de São Paulo (HCFMUSP). Doutorado em curso no HCFMUSP.

Luciana Cristina Pasquini Raiza

Médica. Graduação em Medicina pela Faculdade de Medicina da Universidade de São Paulo (FMUSP). Especialização em Radiologia e Diagnóstico por Imagem pelo Colégio Brasileiro de Radiologia. Especialista em Ginecologia pela Federação Brasileira das Associações de Ginecologia e Obstetrícia (Febrasgo). Médica radiologista do Departamento de Imagem do Hospital Israelita Albert Einstein.

Luciano Fernandes Chala

Médico. Graduação em Medicina pela Faculdade de Medicina da Universidade de São Paulo (FMUSP). Especialização em Radiologia pelo Instituto de Radiologia do Hospital das Clínicas da FMUSP. Doutorado em Ciências Médicas pela FMUSP. Membro da Comissão Nacional de Mamografia do Colégio Brasileiro de Radiologia.

Luís Carlos Sakamoto

Médico. Graduação em Medicina pela Faculdade de Medicina da Universidade de Mogi das Cruzes. Especialização pelo Instituto Iguatemi de Clínicas. Doutorado pela Faculdade de Medicina da Universidade de São Paulo (FMUSP). Professor responsável de Ginecologia da Faculdade de Medicina do Centro Universitário das Américas. Membro da Comissão Nacional Especializada (CNE) em Anticoncepção da Federação Brasileira das Associações de Ginecologia e Obstetrícia (Febrasgo). Médico assistente do Centro de Referência da Saúde da Mulher, São Paulo.

Luísa Hahn

Médica. Graduação em Medicina pela Pontifícia Universidade Católica do Rio Grande do Sul (PUCRS). Especialização em Ginecologia e Obstetrícia pelo Hospital São Lucas da PUCRS. Pós-graduação em Práticas Médicas Hospitalares (PMH) – Uroginecologia pela PUCRS. Preceptora da Residência Médica de Ginecologia do Hospital São Lucas da PUCRS.

Luiz Francisco Cintra Baccaro

Médico. Graduação em Medicina pela Universidade Estadual de Campinas (Unicamp). Especialização em Ginecologia e Obstetrícia pela Unicamp. Mestrado em Tocoginecologia pela Unicamp. Doutorado em Ciências da Saúde pela Unicamp. Professor associado da Unicamp. Membro da Comissão Nacional Especializada (CNE) de Climatério da Federação Brasileira das Associações de Ginecologia e Obstetrícia (Febrasgo). Membro do Comitê de Climatério da Sociedade Brasileira de Reprodução Humana (SBRH).

Luiz Gustavo Oliveira Brito

Médico. Graduação em Medicina pela Universidade Federal do Maranhão (UFMA). Especialização em Ginecologia e Obstetrícia pelo Hospital das Clínicas da Faculdade de Medicina de Ribeirão Preto da Universidade de São Paulo (FMRP-USP). Mestrado e doutorado em Ginecologia e Obstetrícia pela FMRP-USP. Professor associado da Universidade Estadual de Campinas (Unicamp). Membro da International Urogynecological Association (IUGA), da American Urogynecologic Society (AUGS), da American Association of Gynecologic Laparoscopists (AAGL), da Sociedade de Obstetrícia e Ginecologia do Estado de São Paulo (SOGESP) – Federação Brasileira das Associações de Ginecologia e Obstetrícia (Febrasgo), do Conselho Regional de Medicina do Estado de São Paulo (CRM-SP), da Associação Latino-Americana de Piso Pélvico (ALAPP), Uroginecologia e Prolapso Vaginal (UROGINAP). Pós-doutorado em Cirurgia Ginecológica Minimamente Invasiva pelo Brigham and Women's Hospital da Harvard Medical School.

Luiza Russo de Morais

Médica. Graduação em Medicina pela Escola Paulista de Medicina da Universidade Federal de São Paulo (EPM/Unifesp). Especialização em Ginecologia e Obstetrícia pela EPM/Unifesp. Doutorado em curso pela EPM/Unifesp. Subespecialização em Uroginecologia na EPM/Unifesp. Membro da Federação Brasileira das Associações de Ginecologia e Obstetrícia (Febrasgo), da Sociedade de Obstetrícia e Ginecologia do Estado de São Paulo (SOGESP), da International Urogynecological Association (IUGA). Membro do Setor de Uroginecologia e Cirurgia Vaginal da EPM/Unifesp.

Marair Gracio Ferreira Sartori

Médica. Graduação em Medicina pela Escola Paulista de Medicina da Universidade Federal de São Paulo (EPM/Unifesp). Especialização, mestrado e doutorado em Ginecologia pela EPM/Unifesp. Professora titular da EPM/Unifesp. Membro da Federação Brasileira das Associações de Ginecologia e Obstetrícia (Febrasgo).

Marcelo Steiner

Médico e Professor. Graduação em Medicina pelo Centro Universitário Faculdade de Medicina do ABC (FMABC). Especialização em Ginecologia pela Federação Brasileira das Associações de Ginecologia e Obstetrícia (Febrasgo). Mestrado em Ciências da Saúde pelo FMABC. Doutorado em Ginecologia pela Universidade Estadual Paulista (Unesp). Professor associado do FMABC. Membro da Febrasgo e da Associação Brasileira de Avaliação Óssea e Osteometabolismo (ABRASSO).

Marcia Fuzaro Terra Cardial

Médica. Graduação em Medicina pela Faculdade de Medicina do ABC (FMABC). Especialização em Ginecologia e Obstetrícia pela FMABC. Mestrado e doutorado em Tocoginecologia pela Santa Casa de São Paulo. Professora associada da FMABC. Membro da Associação Brasileira de Patologia do Trato Genital Inferior e Colposcopia (ABPTGIC), Associação de Obstetrícia e Ginecologia do Estado de São Paulo (SOGESP), da Federação Brasileira das Associações de Ginecologia e Obstetrícia (Febrasgo), da Sociedade Brasileira de Laser em Medicina e Cirurgia (Soc Laser).

Márcia Gaspar Nunes

Médica. Graduação em Medicina pela Escola Paulista de Medicina da Universidade Federal de São Paulo (EPM/Unifesp). Especialização em Ginecologia e Obstetrícia pelo Hospital Servidor Público Estadual de São Paulo. Mestrado em Ginecologia pela EPM/Unifesp. Doutorado em Ciência da Saúde – Medicina pela EPM/Unifesp. Membro da EPM/Unifesp.

Márcia Marly W. Yamamoto de Medeiros

Médica. Graduação em Medicina pela Universidade Federal de Mato Grosso (UFMT). Especialização em Ginecologia e Obstetrícia pela UFMT. Mestrado em Reprodução Humana e Climatério pela UFMT. Título de Especialista em Endoscopia Ginecológica pela Federação Brasileira das Associações de Ginecologia e Obstetrícia (Febrasgo). Membro da Comissão Nacional Especializada (CNE) de Vacinas da Febrasgo.

Márcia Mendonça Carneiro

Médica e Professora. Graduação em Medicina pela Universidade Federal de Minas Gerais (UFMG). Especialização em Ginecologia e Obstetrícia pelo Hospital das Clínicas da UFMG. Mestrado em Tocoginecologia pela Faculdade de Medicina de Ribeirão Preto da Universidade de São Paulo (FMRP-USP). Doutorado em Ginecologia e Obstetrícia pela Faculdade de Medicina da UFMG. Professora titular do Departamento de Ginecologia e Obstetrícia da Faculdade de Medicina da UFMG. Membro da Federação Brasileira das Associações de Ginecologia e Obstetrícia (Febrasgo), da Sociedade Brasileira de Endometriose (SBE), da Sociedade Brasileira de Reprodução Assistida (SBRA) e da European Society of Human Reproduction and Embryology (ESHRE).

Marcos Felipe Silva de Sá

Professor Universitário. Graduação em Medicina pela Faculdade de Medicina de Ribeirão Preto da Universidade de São Paulo (FMRP-USP). Especialização em Ginecologia e Obstetrícia pelo Hospital das Clínicas da FMRP-USP. Mestrado e doutorado em Ginecologia e Obstetrícia pela FMRP-USP. Professor titular de Ginecologia e Obstetrícia da FMRP-USP.

Marcos Takimura

Médico. Graduação em Medicina pela Universidade Federal do Paraná (UFPR). Especialização em Ginecologia e Obstetrícia pelo Hospital de Clínicas da UFPR. Mestrado em Medicina Interna pelo Departamento de Clínica Médica da UFPR. Professor adjunto da UFPR. Professor adjunto da Universidade Positivo. Médico técnico da Divisão de Saúde da Mulher da Secretaria de Estado da Saúde do Paraná. Membro da Federação Brasileira das Associações de Ginecologia e Obstetrícia (Febrasgo).

Maria Auxiliadora Budib

Médica. Graduação em Medicina pela Universidade Federal de Mato Grosso do Sul (UFMS). Especialização em Ginecologia e Obstetrícia pela Associação Médica Brasileira (AMB) e Federação Brasileira das Associações de Ginecologia e Obstetrícia (Febrasgo). Mestrado em Ginecologia pela Universidade Federal de São Paulo (Unifesp). Professora adjunta. Vice-presidente da Região Centro-Oeste da Febrasgo.

Maria Cândida P. Baracat

Médica. Graduação em Medicina pela Faculdade de Medicina da Universidade de Santo Amaro (UNISA). Especialização em Ginecologia e Obstetrícia pelo Hospital das Clínicas da Faculdade de Medicina da Universidade de São Paulo (FMUSP). Doutorado em Ginecologia pelo Departamento de Obstetrícia e Ginecologia da FMUSP. Membro da Federação Brasileira das Associações de Ginecologia e Obstetrícia (Febrasgo).

Maria Cecilia Erthal de Campos Martins

Médica. Graduação em Medicina pela Universidade Gama Filho. Especialização em Reprodução Humana Assistida pela Federação Brasileira das Associações de Ginecologia e Obstetrícia (Febrasgo). Membro da Sociedade Brasileira de Reprodução Assistida.

Maria Celeste Osório Wender

Médica. Graduação em Medicina pela Universidade Federal do Rio Grande do Sul (UFRGS). Especialização em Ginecologia e Obstetrícia pelo Hospital de Clínicas de Porto Alegre (HCPA). Mestrado e doutorado em Medicina pela UFRGS. Professora titular da UFRGS.

Mariangela Badalotti

Médica. Graduação em Medicina pela Pontifícia Universidade Católica do Rio Grande do Sul (PUCRS). Especialização em Ginecologia e Obstetrícia pela PUC-RS. Mestrado em Clínica Médica pela PUCRS. Doutorado em Patologia pela Universidade Federal de Ciências da Saúde de Porto Alegre (UFCSPA). Professora adjunta da Escola de Medicina da PUCRS. Membro da Câmara Técnica de Reprodução Assistida do Conselho Federal de Medicina (CFM). Especialista em Reprodução Assistida pela Associação Médica Brasileira (AMB) e pela Federação Brasileira das Associações de Ginecologia e Obstetrícia (Febrasgo).

Mariano Tamura Vieira Gomes

Médico. Graduação em Medicina pela Escola Paulista de Medicina da Universidade Federal de São Paulo (EPM/Unifesp). Especialização em Ginecologia e Obstetrícia pela EPM/Unifesp. Doutorado em Ciências pela EPM/Unifesp. Coordenador do Setor de Doenças Uterinas e Sangramento Uterino Anormal do Departamento de Ginecologia da EPM/Unifesp. Supervisor de Residência Médica em Ginecologia e Obstetrícia do Hospital Israelita Albert Einstein.

Marina Paula Andres

Médica. Graduação em Medicina pela Faculdade de Medicina da Universidade de São Paulo (FMUSP). Especialização em Ginecologia e Obstetrícia pelo Hospital das Clínicas (HC) da FMUSP. Mestrado em Ginecologia e Obstetrícia pela FMUSP. Médica coordenadora do Programa de *Fellowship* em Cirurgia Minimamente Invasiva do Hospital Beneficência Portuguesa de São Paulo. Médica do Setor de Endometriose do HCFMUSP.

Marta Curado Carvalho Franco Finotti

Médica e professora. Graduação em Medicina pela Faculdade de Medicina da Universidade Federal de Goiás (UFG). Especialização em Ginecologia e Obstetrícia pelo Hospital Geral do Instituto Nacional de Assistência Médica e Previdência Social. Doutorado em Medicina pelo Programa de Pós-Graduação em Ciências da Saúde da UFG. Professora adjunta da Faculdade de Medicina da UFG. Membro titular da Academia Goiana de Medicina (AGM) e da Academia Nacional de Ginecologia e Obstetrícia (ANAGO). Diretora associada da Clínica Humana Medicina Reprodutiva. Coordenadora do Núcleo Feminino da Federação Brasileira das Associações de Ginecologia e Obstetrícia (Febrasgo).

Marta Francis Benevides Rehme

Médica. Graduação em Medicina pela Pontifícia Universidade Católica do Paraná (PUCPR). Especialização em Ginecologia e Obstetrícia pela Federação Brasileira das Associações de Ginecologia e Obstetrícia (Febrasgo). Mestrado em Ginecologia pela Faculdade de Medicina da Universidade de São Paulo (FMUSP). Doutorado em Ginecologia pela Universidade Estadual Paulista (Unesp). Professora associada aposentada da Universidade Federal do Paraná (UFPR). Membro da Febrasgo e da Associação Brasileira de Obstetrícia e Ginecologia da Infância e Adolescência (SOGIA-BR). Professora auxiliar da PUC-PR. *Fellow* em Ginecologia Pediátrica e da Adolescência da Fédération Internationale de Gynécologie Infantile et Juvénile.

Marta Ribeiro Hentschke

Médica. Graduação em Medicina pela Pontifícia Universidade Católica do Rio Grande do Sul (PUCRS). Especialização em Ginecologia e Obstetrícia pela PUCRS. Doutorado em Medicina pela PUCRS. Professora adjunta da PUCRS. Membro da Federação Brasileira das Associações de Ginecologia e Obstetrícia (Febrasgo). Pós-doutorado em Medicina Reprodutiva pela PUCRS/Fertilitat-RS.

Mauri José Piazza

Médico. Graduação em Medicina pela Universidade Federal do Paraná (UFPR). Especialização em Ginecologia pelo Instituto de Ginecologia da Universidade Federal do Rio de Janeiro (UFRJ). Mestrado em Cirurgia Geral pela UFPR. Doutorado em Ginecologia pela UFRJ. Professor titular de Ginecologia aposentado do Departamento de Tocoginecologia da UFPR. Membro da Academia Paranaense de Medicina. Ex-Chefe do Departamento de Tocoginecologia da UFPR.

Maurício Simões Abrão

Médico e professor. Graduação em Medicina pela Universidade de Santo Amaro. Especialização em Ginecologia e Obstetrícia pela Faculdade de Medicina da Universidade de São Paulo (FMUSP). Doutorado em Obstetrícia e Ginecologia pela FMUSP. Professor associado da FMUSP. Coordenador do Setor de Endometriose do Departamento de Obstetrícia e Ginecologia da FMUSP. Gestor do Serviço de Ginecologia da Beneficência Portuguesa de São Paulo. Presidente da American Association of Gynecologic Laparoscopists (AAGL) em 2022.

Mayra Satiko Lemos Nakano

Médica. Graduação em Medicina pela Universidade Federal de São Paulo (Unifesp). Especialização em Ginecologia e Obstetrícia pela Universidade de São Paulo (USP). Mestrado em Reprodução Humana pela USP.

Melissa Gonzalez Veiga Felizi

Médica. Graduação em Medicina pela Faculdade de Medicina do ABC (FMABC). Especialização em Ginecologia e Obstetrícia e Mastologia pela FMABC. Mestrado e doutorado em Ciências da Saúde pela FMABC.

Milena Bastos Brito

Médica. Graduação em Medicina pela Escola Bahiana de Medicina e Saúde Pública (EBMSP). Especialização em Ginecologia Endócrina pela Faculdade de Medicina de Ribeirão Preto da Universidade de São Paulo (FMRP-USP). Mestrado em Tocoginecologia pela FMRP-USP. Doutorado em Ciências Médicas pela FMRP-USP. Professora adjunta da Universidade Federal da Bahia (UFBA) e da EBMSP. Membro da Comissão Nacional Especializada (CNE) em Anticoncepção e Residência Médica da Federação Brasileira das Associações de Ginecologia e Obstetrícia (Febrasgo).

Miriam da Silva Wanderley

Médica. Graduação em Medicina pela Universidade Estadual de Londrina. Mestrado e doutorado em Tocoginecologia pela Faculdade de Medicina de Ribeirão Preto da Universidade de São Paulo (FMRP-USP). Professora associada da Universidade de Brasília (UnB).

Mona Dall'Agno

Médica. Graduação em Medicina pela Universidade de Caxias do Sul (UCS). Especialização em Ginecologia e Obstetrícia pela Federação Brasileira das Associações de Ginecologia e Obstetrícia (Febrasgo). Mestrado e doutorado em Ciências da Saúde – Ginecologia e Obstetrícia pela Universidade Federal do Rio Grande do Sul (UFRGS). Professora adjunta da UCS.

Nadiessa Dorneles Almeida

Médica. Graduação em Medicina pela Pontifícia Universidade Católica do Rio Grande do Sul (PUCRS). Especialização em Ginecologia e Obstetrícia pela PUCRS. Mestrado em Gerontologia Biomédica pela PUCRS. Professora adjunta da PUCRS. Membro da Sociedade de Ginecologia e Obstetrícia do Rio Grande do Sul (SOGIRGS).

Neila Maria de Góis Speck

Médica. Graduação em Medicina pela Universidade Federal do Paraná (UFPR). Especialização em Ginecologia e Obstetrícia pela UFPR. Mestrado e doutorado em Medicina pela Universidade Federal de São Paulo (Unifesp). Qualificação em Colposcopia. Vice-presidente da Comissão Nacional Especializada (CNE) do Trato Genital Inferior da Federação Brasileira das Associações de Ginecologia e Obstetrícia (Febrasgo). Membro da Diretoria da Associação Brasileira de Patologia do Trato Genital Inferior e Colposcopia.

Newton Eduardo Busso

Médico. Graduação em Medicina pela Faculdade de Ciências Médicas da Santa Casa de São Paulo. Especialização em Ginecologia e Obstetrícia pela Faculdade de Ciências Médicas da Santa Casa de São Paulo. Mestrado em Infertilidade Conjugal pela Faculdade de Ciências Médicas da Santa Casa de São Paulo. Doutorado em Reprodução Humana pela Faculdade de Ciências Médicas da Santa Casa de São Paulo. Professor voluntário da Faculdade de Ciências Médicas da Santa Casa de São Paulo. Membro da Federação Brasileira das Associações de Ginecologia e Obstetrícia (Febrasgo), da Sociedade de Obstetrícia e Ginecologia do Estado de São Paulo (SOGESP) e da Sociedade Paulista de Medicina Reprodutiva (SPMR).

Newton Sérgio de Carvalho

Médico. Graduação em Medicina pela Pontifícia Universidade Católica do Paraná (PUCPR). Especialização em Ginecologia e Obstetrícia pela Universidade Federal do Paraná (UFPR). Mestrado em Ginecologia e Obstetrícia pela Universidade de São Paulo (USP). Doutorado em Cirurgia Ginecológica pela UFPR. Professor titular da UFPR. Membro da Federação Brasileira das Associações de Ginecologia e Obstetrícia (Febrasgo) e da Associação Brasileira de Patologia do Trato Genital Inferior e Colposcopia (ABPTGIC).

Nilma Antas Neves

Médica. Graduação em Medicina pela Universidade Federal da Bahia (UFBA). Especialização em Ginecologia pela UFBA. Mestrado em Assistência Materno-Infantil pela UFBA. Doutorado em Imunologia pela UFBA. Professora titular da UFBA. Membro da Federação Brasileira das Associações de Ginecologia e Obstetrícia (Febrasgo).

Nilson Roberto de Melo

Médico. Graduação em Medicina pela Faculdade de Medicina da Universidade de São Paulo (FMUSP). Especialização em Ginecologia pela FMUSP. Doutorado e livre-docência pela FMUSP. Professor associado da FMUSP. Membro do Executive Board da International Society of Gynecological Endocrinology.

Omero B. Poli-Neto

Médico e Professor. Graduação em Medicina pela Faculdade de Medicina de Ribeirão Preto da Universidade de São Paulo (FMRP-USP). Especialização em Ginecologia e Obstetrícia pela FMRP-USP. Mestrado e doutorado em Tocoginecologia pela FMRP-USP. Professor associado da FMRP-USP. MBA em Ciência de Dados e Inteligência Artificial. Pós-doutorado em Epidemiologia Genômica pela University of Oxford. Membro da International Association for the Study of Pain, World Endometriosis Society e Sociedade Brasileira de Endometriose (SBE).

Patrick Bellelis

Médico. Graduação em Medicina pela Faculdade de Medicina do ABC. Especialização em Ginecologia e Obstetrícia pela Faculdade de Medicina da Universidade de São Paulo (FMUSP). Doutorado em Medicina – Endometriose pela FMUSP. Membro da Sociedade Brasileira de Endometriose (SBE).

Paula Andrea Navarro

Médica e professora universitária. Graduação em Medicina pela Faculdade de Medicina de Ribeirão Preto da Universidade de São Paulo (FMRP-USP). Especialização em Ginecologia e Obstetrícia pela FMRP-USP. Mestrado e doutorado em Ginecologia e Obstetrícia pela FMRP-USP. Professora associada da FMRP-USP. Membro da Comissão Nacional Especializada (CNE) de Reprodução Assistida da Federação Brasileira das Associações de Ginecologia e Obstetrícia (Febrasgo) e da European Society of Human Reproduction and Embryology (ESHRE). Presidente da Sociedade Brasileira de Reprodução Humana (SBRH).

Paula de Camargo Moraes

Médica. Graduação em Medicina pela Universidade de São Paulo (USP). Especialização em Radiologia pela USP. Doutorado em Radiologia Mamária pela USP. Membro da Comissão Nacional de Mamografia do Colégio Brasileiro de Radiologia (CBR).

Paulo Ayroza Ribeiro

Médico. Graduação em Medicina pela Faculdade de Ciências Médicas da Santa Casa de São Paulo. Especialização em Ginecologia e Obstetrícia pela Federação Brasileira das Associações de Ginecologia e Obstetrícia (Febrasgo). Mestrado e doutorado em Medicina pela Faculdade de Ciências Médicas da Santa Casa de São Paulo. Professor adjunto da Faculdade de Ciências Médicas da Santa Casa de São Paulo. Membro da Sociedade Brasileira de Endometriose (SBE).

Paulo Cesar Giraldo

Médico. Graduação em Medicina pela Universidade Estadual de Campinas (Unicamp). Especialização em Tocoginecologia pela Unicamp. Professor titular de Ginecologia da Unicamp. Membro da Sociedade Brasileira de Patologia do Trato Genital Inferior e Colposcopia (ABPTGIC). Ex-*Fellow* da Cornell University. Autor do livro *Higiene Genital Feminina*.

Paulo Cossi

Médico. Graduação em Medicina pela Pontifícia Universidade Católica de Campinas (PUC-Campinas). Especialização em Ginecologia pela PUC-Campinas. Mestrado pela Escola Paulista de Medicina da Universidade Federal de São Paulo (Unifesp). Professor visitante/voluntário da Escola Paulista de Medicina (EPM) da Unifesp.

Paulo Gallo de Sá

Médico e Professor. Graduação em Medicina pela Universidade do Estado do Rio de Janeiro (UERJ). Especialização em Ginecologia e Obstetrícia pela Universidade Federal do Rio de Janeiro (UFRJ). Mestrado em Ginecologia pela UFRJ. Professor assistente da Disciplina de Ginecologia da Faculdade de Ciências Médicas da UERJ. Presidente da Sociedade Brasileira de Reprodução Humana (SBRH) (2021–2023). Membro da Comissão Nacional Especializada (CNE) em Reprodução Humana da Federação Brasileira das Associações de Ginecologia e Obstetrícia (Febrasgo).

Pedro Augusto Araujo Monteleone

Médico. Graduação em Medicina pela Universidade de São Paulo (USP). Especialização em Ginecologia e Obstetrícia pela Federação Brasileira das Associações de Ginecologia e Obstetrícia (Febrasgo). Doutorado em Ciências Médicas pela USP.

Pedro do Valle Teichmann

Médico. Graduação em Medicina pela Universidade Federal do Rio Grande do Sul (UFRGS). Especialização em Obstetrícia e Ginecologia pelo Hospital de Clínicas de Porto Alegre.

Pedro Vitor Lopes Costa

Professor Universitário. Graduação em Medicina pela Universidade Federal do Piauí (UFPI). Especialização em Ginecologia e Obstetrícia pela UFPI. Mestrado em Ciências e Saúde pela UFPI. Doutorado em Biotecnologia pela Rede Nordeste de Biotecnologia. Professor adjunto da UFPI.

Priscila Ferreira Poloni

Médica ginecologista. Graduação em Medicina pela Faculdade de Medicina da Universidade Estadual Paulista (Unesp) em Botucatu. Especialização em Ginecologia e Obstetrícia pela Faculdade de Medicina da Unesp em Botucatu. Mestrado e doutorado em Ginecologia pela Faculdade de Medicina da Unesp em Botucatu. Professora assistente da Faculdade de Medicina da Unesp em Botucatu.

Priscila M. Queiroz

Médica. Graduação em Medicina pela Faculdade de Medicina da Universidade de São Paulo (FMUSP). Especialização em Endoscopia Ginecológica pela Federação Brasileira das Associações de Ginecologia e Obstetrícia (Febrasgo). Especialista em Ginecologia Oncológica pelo Hospital Israelita Albert Einstein.

Rafaela Colle Donato

Médica. Graduação em Medicina pela Universidade de Passo Fundo. Especialização em Ginecologia e Obstetrícia pelo Hospital de Clínicas de Porto Alegre. Mestrado em Ginecologia e Obstetrícia pela Universidade Federal do Rio Grande do Sul (UFRGS). Especialista em Endoscopia Ginecológica e Reprodução Humana.

Raphael Federicci Haddad

Médico. Graduação em Medicina pela Faculdade de Medicina do ABC (FMABC). Especialização em Ginecologia e Obstetrícia pelo Hospital Israelita Albert Einstein.

Raquel Antunes de Moraes

Médica. Graduação em Medicina pela Universidade José do Rosário Vellano (UNIFENAS). Especialização em Ginecologia e Obstetrícia pela Santa Casa de Misericórdia de Belo Horizonte. Membro do Comitê Científico da Associação de Ginecologistas e Obstetras de Minas Gerais. Pós-graduação em Ginecologia Endócrina e Climatério pela Faculdade de Medicina da Universidade de São Paulo (FMUSP) e pós-graduação em Sexualidade Humana pela Santa Casa de Misericórdia de Belo Horizonte. Preceptora no serviço de Ginecologia Infanto Puberal no Setor de Ginecologia da Santa Casa de Misericórdia de Belo Horizonte.

Raquel Martins Arruda

Médica. Graduação em Ginecologia e Obstetrícia pela Universidade Federal de São Paulo (Unifesp). Mestrado em Ginecologia pela Unifesp. Doutorado em Ciências da Saúde pela Unifesp. Chefe do Setor de Uroginecologia e Cirurgia Vaginal do Hospital do Servidor Público Estadual de São Paulo (Iamspe-SP). Médica assistente do Serviço de Uroginecologia e Cirurgia Vaginal do Hospital da Mulher, São Paulo.

Rebeca Neves Heinzen

Médica. Graduação em Medicina pela Universidade Federal de Santa Catarina (UFSC). Especialização em Mastologia pelo Hospital Sírio-Libanês. Doutorado em Clínica Cirúrgica pela USP. Professora Adjunta da UFSC. Membro da Sociedade Brasileira de Mastologia (SBM). Especialista em Predisposição Hereditária ao Câncer pelo Hospital Israelita Albert Einstein.

Renata Suzuki Brondi

Médica. Graduação em Medicina pela Universidade de Taubaté (UNITAU). Especialização em Mastologia pela Faculdade de Ciências Médicas Santa Casa de São Paulo. Mestrado em Reconstrução Mamária pela Faculdade de Ciências Médicas da Santa Casa de São Paulo. Assistente do Serviço de Mastologia do Departamento de Ginecologia e Obstetrícia da Santa Casa de Misericórdia de São Paulo. Mastologista do Hospital Beneficência Portuguesa de São Paulo. Membro titular da Sociedade Brasileira de Mastologia (SBM). Membro da Comissão de Oncoplástica da SBM – Regional São Paulo (2023–2025). Membro da Comissão de Cirurgia da SBM – Nacional (2023–2025).

Renato Moretti-Marques

Médico. Graduação em Medicina pela Universidade Federal de São Paulo (Unifesp). Especialização em Ginecologia e Obstetrícia pela Unifesp. Doutorado em Ginecologia Oncológica pela Unifesp. Coordenador da Ginecologia Oncológica do Hospital Municipal Vila Santa Catarina, São Paulo – Hospital Israelita Albert Einstein.

Ricardo Bassil Lasmar

Professor e médico. Graduação em Medicina pela Universidade do Estado do Rio de Janeiro (UERJ). Especialização em Ginecologia pela Pioneiras Sociais. Doutorado em Ginecologia pela Universidade Estadual Paulista (Unesp). Professor associado da Universidade Federal Fluminense (UFF). Membro da Federação Brasileira das Associações de Ginecologia e Obstetrícia (Febrasgo) e do Colégio Brasileiro de Cirurgiões.

Ricardo dos Santos Simões

Médico. Graduação em Medicina pela Faculdade de Medicina do ABC (FMABC). Mestrado e doutorado em Ciências pela Universidade de São Paulo (USP).

Ricardo Vasconcellos Bruno

Médico. Graduação em Medicina pela Universidade Federal Fluminense (UFF). Especialização em Ginecologia pela Universidade Federal do Rio de Janeiro (UFRJ). Mestrado e Doutorado em Medicina pela UFRJ. Chefe do Serviço de Reprodução Humana, Ginecologia Endócrina e Climatério do Instituto de Ginecologia da UFRJ. Membro da Federação Brasileira das Associações de Ginecologia e Obstetrícia (Febrasgo), da Sociedade de Ginecologia e Obstetrícia do Rio de Janeiro (SGORJ), da Sociedade Brasileira de Cirurgia Minimamente Invasiva e Robótica (SOBRAC), da Sociedade Brasileira de Reprodução Humana (SBRH) e da Sociedade Brasileira de Reprodução Assistida (SBRA).

Rivia Mara Lamaita

Médica ginecologista. Graduação em Medicina pela Universidade Federal de Minas Gerais (UFMG). Especialização em Ginecologia e Obstetrícia e Reprodução Assistida pela Federação Brasileira das Associações de Ginecologia e Obstetrícia (Febrasgo) e pela Associação Médica Brasileira (AMB). Mestrado em Ginecologia e Obstetrícia pela UFMG. Doutorado em Ginecologia pela Universidade Estadual Paulista (Unesp). Professora adjunta do Departamento de Ginecologia e Obstetrícia da UFMG. Membro da Comissão Nacional Especializada (CNE) de Reprodução Assistida e Residência Médica. Professora adjunta do Departamento de Saúde da Mulher da Faculdade de Ciências Médicas de Minas Gerais.

Roberto Carvalhosa

Médico. Graduação em Medicina pela Universidade Gama Filho. Especialização em Ginecologia pela Fundação das Pioneiras Sociais. Mestrado em Ginecologia pela Universidade Federal Fluminense (UFF). Professor assistente I da Fundação Técnico-Educacional Souza Marques e da Universidade Estácio de Sá (UNESA).

Rodolfo Strufaldi

Médico. Graduação em Medicina pela Faculdade de Medicina do ABC (FMABC). Especialização em Ginecologia pela Federação Brasileira das Associações de Ginecologia e Obstetrícia (Febrasgo). Mestrado e doutorado em Ginecologia pela FMABC. Professor assistente de Ginecologia da FMABC. Membro da Sociedade de Obstetrícia e Ginecologia de São Paulo (SOGESP).

Rodrigo Cerqueira de Souza

Médico. Graduação em Medicina pela Escola Paulista de Medicina da Universidade Federal de São Paulo (EPM/Unifesp). Especialização em Ginecologia e Obstetrícia pela EPM/Unifesp. Mestrado em Medicina pela EPM/Unifesp. Doutorado em Ciências pela EPM/Unifesp. Membro da Casa de Saúde Santa Marcelina. Preceptor do Setor de Uroginecologia e Cirurgia Vaginal do Hospital Santa Marcelina e do Conjunto Hospitalar do Mandaqui.

Rodrigo de Aquino Castro

Médico. Graduação em Medicina pela Universidade Gama Filho. Especialização em Ginecologia e Obstetrícia pela Federação Brasileira das Associações de Ginecologia e Obstetrícia (Febrasgo). Mestrado e doutorado em Ginecologia pela Universidade Federal de São Paulo (Unifesp). Livre-docência pela Unifesp. Professor associado da Unifesp.

Rodrigo Itocazo Rocha

Médico. Graduação em Medicina pela Universidade de São Paulo (USP). Especialização em Cirurgia Plástica pela Faculdade de Medicina da USP (FMUSP). Doutorado em Ciências pela FMUSP. Professor da Academia de Polícia Civil do Estado de São Paulo (ACADEPOL). Membro da Sociedade Brasileira de Cirurgia Plástica (SBCP), da Associação Brasileira de Cirurgia Craniomaxilofacial (ABCCMF), da American Society of Plastic Surgeons (ASPS), da Associação dos Médicos Legistas do Estado de São Paulo (AMLESP) e da Comissão de Sexologia da Federação Brasileira das Associações de Ginecologia e Obstetrícia (Febrasgo).

Rodrigo Menezes Jales

Professor. Graduação em Medicina pela Universidade Estadual de Campinas (Unicamp). Especialização em Ginecologia e Obstetrícia pela Unicamp. Mestrado e doutorado em Oncologia Mamária pela Unicamp. Professor da Faculdade de Ciências Médicas da Unicamp. Membro do Programa de Pós-Graduação em Tocoginecologia da Faculdade de Ciências Médicas da Unicamp. Criador e principal autor da plataforma de educação a distância Dr. Pixel.

Rodrigo Nobrega Barbosa

Médico. Graduação em Medicina pela Faculdade de Ciências Médicas da Santa Casa de São Paulo. Especialização em Ginecologia e Obstetrícia pela Irmandade da Santa Casa de Misericórdia de São Paulo.

Romualda Castro do Rêgo Barros

Médica. Graduação em Medicina pela Universidade Federal de Pernambuco (UFPE). Especialização em Ginecologia e Obstetrícia pela UFPE. Mestrado em Saúde da Criança e do Adolescente pela UFPE. Doutorado em Medicina Tropical pela UFPE. MBA em Gestão Empresarial. Professora titular de Ginecologia da UFPE. Membro da Comissão Nacional Especializada (CNE) em Ginecologia Infanto Juvenil. Presidente da Associação dos Ginecologistas e Obstetras de Pernambuco (SOGOPE) (1996–1998). Membro da Associação Brasileira de Obstetrícia e Ginecologia da Infância e Adolescência (SOGIA-BR).

Rosana Maria dos Reis

Médica e professora. Graduação em Medicina pela Universidade Federal do Triângulo Mineiro. Especialização em Ginecologia e Obstetrícia pelo Hospital das Clínicas da Faculdade de Medicina do Triângulo Mineiro. Mestrado e doutorado em Ginecologia e Obstetrícia pela Faculdade de Medicina de Ribeirão Preto da Universidade de São Paulo (FMRP-USP). Professora associada da FMRP-USP. Presidente da Comissão de Ginecologia Infanto Puberal da Federação Brasileira das Associações de Ginecologia e Obstetrícia (Febrasgo). Título de Especialista em Ginecologia e Obstetrícia pela Febrasgo. Título de Especialista em Reprodução Assistida pela Febrasgo/Associação Médica Brasileira.

Rose Luce Gomes do Amaral

Médica tocoginecologista. Graduação em Medicina pela Universidade Federal do Pará (UFPA). Especialização em Infecções Genitais pela Sociedade Brasileira de Doenças Sexualmente Transmissíveis (SBDST). Mestrado e doutorado em Tocoginecologia pela Universidade Estadual de Campinas (Unicamp). Pesquisadora colaboradora da Faculdade de Medicina de Jundiaí.

Roseli Mieko Yamamoto Nomura

Médica, advogada e professora. Graduação em Medicina pela Faculdade de Medicina da Universidade de São Paulo (FMUSP) e em Direito pela Universidade do Grande ABC. Especialização em Ginecologia e Obstetrícia pela FMUSP, em Direito Médico e em Direito Administrativo e Constitucional pela Escola Paulista de Direito. Mestrado, doutorado e livre-docência em Obstetrícia pela FMUSP. Professora adjunta da Escola Paulista de Medicina da Universidade Federal de São Paulo (EPM/Unifesp). Membro da Federação Brasileira das Associações de Ginecologia e Obstetrícia (Febrasgo).

Rosires Pereira de Andrade

Professor titular de Reprodução Humana da Universidade Federal do Paraná (UFPR). Graduação em Medicina pela UFPR. Especialização em Ginecologia e Obstetrícia pela Maternité Baudelocque – Université René Descartes. Mestrado em Clínica Cirúrgica pela UFPR. Doutorado em Princípios de Cirurgia pela Faculdade Evangélica de Medicina do Paraná (FEMPAR). Titular de Reprodução Humana aposentado da UFPR. Membro da Comissão Nacional Especializada (CNE) em Violência Sexual e Interrupção Gestacional Prevista em Lei.

Rui A. Ferriani

Professor. Graduação em Medicina pela Universidade de São Paulo (USP). Especialização, mestrado e doutorado em Ginecologia e Obstetrícia pela USP. Membro da Faculdade de Medicina de Ribeirão Preto da USP.

Sandra Lia Leda Bazzo Barwinski

Advogada. Graduação em Direito pela Pontifícia Universidade Católica do Paraná (PUCPR). Mestrado em Direito pelo Centro Universitário Internacional (Uninter).

Sara Arcanjo Lino Karbage

Médica. Graduação em Medicina pela Universidade Estadual do Ceará (UECE). Especialização em Ginecologia e Obstetrícia pelo Hospital Geral de Fortaleza. Mestrado em Saúde Coletiva pela Universidade de Fortaleza (Unifor). Doutorado em Ciências Médico-Cirúrgicas pela Universidade Federal do Ceará (UFC). Membro da Sociedade Cearense de Ginecologia.

Sebastião Freitas de Medeiros

Médico. Graduação em Medicina pelo Centro Universitário Serra dos Órgãos (Unifeso). Mestrado em Ginecologia e Obstetrícia pela Faculdade de Medicina de Ribeirão Preto da Universidade de São Paulo (FMRP-USP). Doutorado em Reprodução Humana pela Universidade de Adelaide, Austrália. Professor titular da Universidade Federal de Mato Grosso (UFMT). Membro da Federação Brasileira das Associações de Ginecologia e Obstetrícia (Febrasgo).

Sérgio Brasileiro Martins

Médico. Graduação em Medicina pela Universidade de Taubaté. Especialização em Ginecologia e Obstetrícia pela Federação Brasileira das Associações de Ginecologia e Obstetrícia (Febrasgo). Mestrado e doutorado em Ciências da Saúde pela Universidade Federal de São Paulo (Unifesp). Vice-chefe do Setor de Uroginecologia e Cirurgia Vaginal da Escola Paulista de Medicina da Unifesp. Membro da Comissão Nacional Especializada (CNE) em Uroginecologia da Febrasgo.

Sheldon Rodrigo Botogoski

Médico e professor. Graduação em Tocoginecologia pela Faculdade de Ciências Médicas da Santa Casa de São Paulo. Especialização em Ginecologia e Obstetrícia pela Irmandade da Santa Casa de Curitiba. Mestrado em Cirurgia pela Faculdade Evangélica Mackenzie de Curitiba. Doutorado em Tocoginecologia pela Faculdade de Ciências Médicas da Santa Casa de São Paulo. Professor adjunto da Universidade Federal do Paraná (UFPR) e Pontifícia Universidade Católica do Paraná (PUCPR). Membro da Associação de Obstetrícia e Ginecologia do Paraná (Sogipa). Coordenador dos Ambulatórios de Patologias Benignas Uterinas, Ginecologia Endócrina, Climatério e Anticoncepção da Santa Casa de Curitiba. Coordenador dos Ambulatórios de Anticoncepção e Doença Trofoblástica Gestacional do Complexo Hospital de Clínicas da Universidade Federal do Paraná (UFPR).

Silvio A. Franceschini

Médico. Graduação em Medicina pela Faculdade de Medicina de Ribeirão Preto da Universidade de São Paulo (FMRP-USP). Especialização em Ginecologia e Obstetrícia pelo Hospital das Clínicas da FMRP-USP. Mestrado em Tocoginecologia pela FMRP-USP. Doutorado em Ginecologia pela FMRP-USP. Membro da Sociedade de Obstetrícia e Ginecologia de São Paulo (SOGESP) e da Federação Brasileira das Associações de Ginecologia e Obstetrícia (Febrasgo).

Sophie Françoise Mauricette Derchain

Médica. Graduação em Medicina pela Universidade Estadual de Campinas (Unicamp). Especialização em Ginecologia e Obstetrícia pela Unicamp. Mestrado e doutorado em Tocoginecologia pela Unicamp. Professora titular da Unicamp. Membro da Federação Brasileira das Associações de Ginecologia e Obstetrícia (Febrasgo).

Susana Cristina Aidé Viviani Fialho

Médica e professora. Graduação em Medicina pela Universidade Federal Fluminense (UFF). Especialização em Ginecologia e Obstetrícia pela UFF. Mestrado e doutorado em Medicina pela Universidade Federal do Rio de Janeiro (UFRJ). Professora associada da UFF. Membro da Comissão Nacional Especializada (CNE) em Vacinas da Federação Brasileira das Associações de Ginecologia e Obstetrícia (Febrasgo).

Suzana Arenhart Pessini

Médica. Graduação em Medicina pela Universidade Federal do Rio Grande do Sul (UFRGS). Especialização em Ginecologia e Obstetrícia pelo Hospital de Clínicas de Porto Alegre. Mestrado em Medicina – Patologia pela Universidade Federal de Ciências da Saúde de Porto Alegre (UFCSPA). Doutorado em Medicina pela UFCSPA. Professora adjunta da UFRGS. Membro da Comissão Nacional Especializada (CNE) de Ginecologia Oncológica da Federação Brasileira das Associações de Ginecologia e Obstetrícia (Febrasgo).

Tamiris Dezen Soares

Médica. Graduação em Medicina pela Faculdade de Ciências da Saúde de Barretos Dr. Paulo Prata (FACISB). Especialização em Ginecologia e Obstetrícia pela Santa Casa de São Paulo.

Tereza Cristina Ferreira de Oliveira

Médica. Graduação em Medicina pela Universidade Federal de Minas Gerais (UFMG). Especialização em Radiologia e Diagnóstico por Imagem pelo Hospital das Clínicas da UFMG. Membro do Colégio Brasileiro de Radiologia (CBR).

Tereza Maria Pereira Fontes

Médica e Professora. Graduação em Medicina pela Universidade Gama Filho. Especialização em Ginecologia e Obstetrícia pelo Hospital Federal de Nova Iguaçu. Mestrado e Doutorado em Ciências (Obstetrícia) pela Universidade Federal de

São Paulo (Unifesp). Professora adjunta da Faculdade de Medicina Souza Marques e da Universidade Estácio de Sá (UNESA). Membro da Comissão de Anticoncepção da Federação Brasileira das Associações de Ginecologia e Obstetrícia (Febrasgo).

Thaís Guimarães dos Santos

Médica. Graduação em Medicina pela Pontifícia Universidade Católica do Rio Grande do Sul (PUCRS). Especialização em Ginecologia e Obstetrícia pela PUCRS. Mestrado e doutorado em Gerontologia pela PUCRS. Professora adjunta da PUCRS. Chefe do Serviço de Ginecologia do Hospital São Lucas da PUCRS (HSL-PUCRS). Coordenadora da Unidade de Uroginecologia do Serviço de Ginecologia do HSL-PUCRS.

Thamyse Dassie

Médica. Graduação em Medicina pela Universidade Estadual de Campinas (Unicamp). Especialização em Mastologia pelo Hospital Sírio-Libanês. Membro da Sociedade Brasileira de Mastologia (SBM).

Théo Lerner

Médico. Graduação em Medicina pela Faculdade de Medicina da Universidade de São Paulo (FMUSP). Especialização em Ginecologia e Obstetrícia pela USP. Mestrado em Ciências Médicas pela USP. Professor assistente da Divisão de Clínica Ginecológica do Hospital das Clínicas da FMUSP. Membro da Comissão Nacional Especializada (CNE) em Sexologia da Federação Brasileira das Associações de Ginecologia e Obstetrícia (Febrasgo).

Vera Lucia Szejnfeld

Médica. Graduação em Medicina pela Faculdade de Ciências Médicas da Santa Casa de São Paulo. Especialização, mestrado e doutorado em Reumatologia pela Escola Paulista de Medicina da Universidade Federal de São Paulo (EPM/Unifesp). Professora adjunta da EPM/Unifesp. Membro da Sociedade Brasileira de Reumatologia (SBR). Coordenadora do Setor de Doenças Osteometabólicas pela EPM/Unifesp.

Vicente Renato Bagnoli

Médico. Graduação em Medicina pela Faculdade de Ciências Médicas e Biológicas de Botucatu. Especialização em Ginecologia pela Faculdade de Medicina da Universidade de São Paulo (FMUSP) e pela Federação Brasileira das Associações de Ginecologia e Obstetrícia (Febrasgo). Doutorado em Ginecologia pela FMUSP. Professor associado da USP. Membro da Febrasgo.

Vilmar Marques de Oliveira

Médico. Graduação em Medicina pela Faculdade de Medicina da Fundação do ABC. Especialização em Mastologia pela Santa Casa de São Paulo. Mestrado e doutorado em Tocoginecologia pela Faculdade de Ciências Médicas da Santa Casa de São Paulo. Professor adjunto da Faculdade de Ciências Médicas da Santa Casa de São Paulo. Membro da Sociedade Brasileira de Mastologia (SBM).

Wallace George Viana e Silva

Ginecologista. Graduação em Medicina pela Faculdade Evangélica de Medicina do Paraná. Especialização em Ginecologia e Obstetrícia pelo Hospital Universitário Evangélico Mackenzie. Pós-graduação em Ginecologia Endócrina na Faculdade Brasília. Preceptor do curso de Medicina da Pontifícia Universidade Católica do Paraná (PUCPR). Professor do curso de Medicina da Universidade Positivo.

Walquíria Quida Salles Pereira Primo

Professora e Médica. Graduação em Medicina pela Universidade Federal de Uberlândia (UFU). Especialização em Ginecologia pela UFU. Mestrado e doutorado em Medicina pela Universidade de Brasília (UnB). Professora adjunta da UnB. Membro da Federação Brasileira das Associações de Ginecologia e Obstetrícia (Febrasgo). Presidente da Comissão Nacional Especializada (CNE) de Ginecologia Oncológica da Febrasgo (2020–2023). Diretora Científica da Associação Brasileira de Patologia do Trato Genital Inferior e Colposcopia (ABPTGIC) (2024–2026). Presidente da CNE de Patologia do Trato Genital Inferior e Colposcopia da Febrasgo (2012–2015). Editora de seis livros. Membro da Diretoria da Sociedade de Ginecologia e Obstetrícia do Distrito Federal (SGOB). Supervisora da Residência de Ginecologia e Obstetrícia da UnB.

Zuleide Cabral

Médica. Graduação em Medicina pela Universidade Federal de Mato Grosso (UFMT). Especialização em Ginecologia e Obstetrícia pela UFMT. Mestrado e doutorado em Medicina pela Universidade de São Paulo (USP). Professora Universitária da UFMT e da Universidade de Várzea Grande (UNIVAG). Membro da Comissão Nacional Especializada (CNE) Infanto Puberal da Federação Brasileira das Associações de Ginecologia e Obstetrícia (Febrasgo).

Apresentação

A saúde da mulher sempre foi e sempre será nossa prioridade. Meninas, adolescentes, mulheres, jovens, senhoras e idosas – cada fase tem suas particularidades e desafios, desde a assistência mais básica até os enfrentamentos mais difíceis e onerosos. Nossa missão, ao receber cada paciente no consultório, é entender seus questionamentos, sanar suas dúvidas e orientar sempre pelo melhor caminho e opção de tratamento, empregando a evidência científica. Não nos guiamos por opiniões pessoais, mas pela solução mais adequada, baseada na ciência e em prol da saúde feminina. E, com tantos desafios a serem superados, o que pode nos fazer ganhar essa luta pela saúde das mulheres é a união de todos os profissionais.

Por isso, nosso desejo é que este conteúdo seja seu livro de consultas, de cabeceira, de mesa. Um tipo de dicionário que te ofereça respostas que nenhum buscador *online* ou inteligência artificial seria capaz de dar. Esse pode ser um pensamento audacioso de nossa parte, mas realmente acreditamos na preciosidade e no vasto conhecimento acadêmico e atualizações dos mais de 240 autores e coautores deste tratado.

Consideramos essas páginas como um verdadeiro manual, que traduz os novos conhecimentos, pesquisas, estudos e literatura em um resumo profundo, porém de fácil compreensão. Algo que seja fácil de absorver e que se torne a primeira referência que vem à mente diante de uma dúvida.

O conhecimento científico é o principal pilar da Federação Brasileira das Associações de Ginecologia e Obstetrícia (Febrasgo), cuja missão é valorizar os ginecologistas e obstetras e cuidar da saúde feminina em todo o Brasil. Seja você estudante, residente, médico de família, de consultório ou de sala de aula, nosso desejo é que faça bom uso deste material. E, se você está lendo isso, caro leitor, é porque já faz parte dessa comunidade.

Por fim, e mais uma vez, queremos deixar registrado nosso agradecimento a todos os que tornaram este projeto possível, a toda a equipe da Febrasgo e, ainda, reiterar o compromisso da instituição em fomentar a educação continuada aos profissionais brasileiros de Ginecologia e Obstetrícia.

Os editores
Agnaldo Lopes da Silva Filho
César Eduardo Fernandes
Maria Celeste Osório Wender

Prefácio

Felizmente vivemos em uma época do êxito da ciência e dos conhecimentos tecnológicos direcionados à Saúde. Estudos e pesquisas em todo o mundo permeiam a troca de informações entre os profissionais das áreas de Ginecologia e Obstetrícia em convenções e eventos nacionais e internacionais.

Contudo, o avanço da tecnologia não é exclusivo no campo da Saúde: os eletrônicos, com suas inúmeras atualizações e novas versões, estão aí para provar isso. O conhecimento trilhou um vasto, porém rápido, caminho. Nos primórdios, a troca de informação era no estilo "boca a boca", de mestre para aprendiz. Depois, surgiram as literaturas, as salas de aula, as enciclopédias, os grandes estudiosos do segmento e os periódicos. E, em um piscar de olhos, o conhecimento ficou mais acessível. Um clique garante o *download*, uma tradução ou uma referência científica, mas como analisar criticamente a infindável "montanha de informações"? Como nortear nossa prática médica baseada em reais evidências valorizáveis, sem desviar ou tomar atalhos tortos?

Nessa Era de informações rápidas, como "separar o joio do trigo" e, ao mesmo tempo, se manter atualizado com o que há de melhor na especialidade? O *Tratado de Ginecologia* é a resposta para esse questionamento.

Este tratado, já tradicional em nossa comunidade, chega à sua mais nova edição. E o grande desafio nesta publicação continua sendo o mesmo: reunir o melhor time de profissionais e organizar as melhores informações em um curto espaço de tempo.

Mais uma vez, conseguimos! E isso somente foi possível graças ao trabalho conjunto da comunidade acadêmica, da diretoria da Federação Brasileira das Associações de Ginecologia e Obstetrícia (Febrasgo), dos colaboradores da entidade, dos presidentes e representantes de cada Comissão Nacional Especializada (CNE), dos especialistas, dos autores convidados e, claro, de toda a equipe editorial, que cuidou de cada detalhe para dar vida a este material. Profissionais competentes que qualquer médico gostaria de ter como colegas na mesma sala.

Sentimos um orgulho pueril ao ver cada um dos 86 capítulos deste livro finalizados. Como profissionais, entendemos que é nosso dever, com toda a equipe, trazer uma versão deste tratado que seja atualizada, informativa e extremamente detalhista. Assim, desejamos – e garantimos – uma excelente leitura!

Os editores

Agnaldo Lopes da Silva Filho
César Eduardo Fernandes
Maria Celeste Osório Wender

Sumário

Parte 1 Fundamentos, 1

1 Anatomia das Mamas e dos Órgãos Genitais Femininos, 3
Lia Cruz Vaz da Costa Damásio • Pedro Vitor Lopes Costa • Jussara M. V. C. Nunes • Helder Damásio

2 Embriologia e Diferenciação Sexual, 11
Miriam da Silva Wanderley

3 Fisiologia Menstrual, 19
Ana Carolina Japur de Sá Rosa-e-Silva • Bruno Ramalho de Carvalho

4 Consulta Ginecológica, 26
Mauri José Piazza • Arcélio Carneiro Teixeira • Lorena Urbanetz • Almir Antonio Urbanetz

5 Atendimento a Pacientes LGBTQIAPN+, 37
Théo Lerner • Edson Santos Ferreira Filho • José Maria Soares Junior • Edmund Chada Baracat

6 Relação Médico-Paciente, 41
Lucia Alves da Silva Lara • Ana Carolina Japur de Sá Rosa-e-Silva

7 Telemedicina: Particularidades do Uso em Ginecologia e Obstetrícia, 46
Aline Marques de Souza • Eduardo Cordioli

8 Ética e Ginecologia, 50
Roseli Mieko Yamamoto Nomura • Lia Cruz Vaz da Costa Damásio

9 Imunização, 62
Júlio César Teixeira • Cecilia M. Roteli-Martins • Nilma Antas Neves • Susana Cristina Aidé Viviani Fialho

Parte 2 Sexologia, 75

10 Resposta Sexual Humana, 77
Andréa Cronemberger Rufino • Alberto Pereira Madeiro

11 Anamnese em Sexologia e Critérios Diagnósticos das Disfunções Sexuais, 85
Lucia Alves da Silva Lara • Júlia Kefalás Troncon

12 Tratamento das Disfunções Sexuais no Consultório do Ginecologista, 91
Gerson Lopes • Fabiene Bernardes Castro Vale

Parte 3 Diagnóstico em Ginecologia, 97

13 Colpocitologia Oncológica, 99
Marcia Fuzaro Terra Cardial • Cecilia M. Roteli-Martins • Gianna Rosselli Venâncio • Caetano da Silva Cardial

14 Genitoscopia, 107
Neila Maria de Góis Speck • Adriana Bittencourt Campaner

15 Ultrassonografia em Ginecologia, 116
Paulo Cossi • Zsuzsanna Jármy Di Bella

16 Imagem em Ginecologia: Ressonância Magnética, 137
Luciana Cristina Pasquini Raiza

17 Biologia Molecular em Ginecologia, 156
Gustavo Arantes Rosa Maciel • Ana Carolina Silva Chuery • Kátia C. Carvalho

18 Genética em Ginecologia, 165
Caio Parente Barbosa • Bianca Bianco • Denise Maria Christofolini

19 Imagem em Mastologia, 175
Giuliano Tosello • Tereza Cristina Ferreira de Oliveira • Adriana Vianna Cançado • Eduardo Carvalho Pessoa • Henrique Lima Couto

Parte 4 Ginecologia Infanto-Puberal, 207

20 Consulta da Criança e da Adolescente, 209
Zuleide Cabral

21 Distúrbios do Desenvolvimento Sexual, 215
José Alcione Macedo Almeida • Vicente Renato Bagnoli • Ângela Maggio da Fonseca • Rodrigo Itocazo Rocha

22 Puberdade Normal, Precoce e Tardia, 232
Cezar Noboru Matsuzaki • Ivy Narde • José Alcione Macedo Almeida

23 Abordagem das Queixas Ginecológicas mais Comuns na Infância, 240
Marta Francis Benevides Rehme • Jaqueline Pedroso de Abreu • Beatriz Bagatin Bermudez • Romualda Castro do Rêgo Barros

24 Tumores Genitais na Infância e na Adolescência, 246
Cláudia Barbosa Salomão • João Tadeu Leite dos Reis • Raquel Antunes de Moraes

Parte 5 Infecções, 257

25 Úlceras Genitais, 259
Paulo Cesar Giraldo • Rose Luce Gomes do Amaral • José Eleutério Junior • Ana Katherine Gonçalves

26 Vaginites e Vaginoses, 267
Iara Moreno Linhares • Rose Luce Gomes do Amaral • Lillian Morgado Leitão • José Eleutério Junior

27 Cervicites e Uretrites, 284
Ana Katherine Gonçalves • José Eleutério Junior • Ana Paula Ferreira Costa • Paulo Cesar Giraldo

28 Doença Inflamatória Pélvica, 290
Newton Sérgio de Carvalho • Marcos Takimura • Jessica C. Visnhieski • Leonardo Kenzo Takimura

29 Infecção pelo Papilomavírus Humano, 299
Adriana Bittencourt Campaner

Parte 6 Ginecologia Geral, 315

30 Dismenorreia, 317
Julio Cesar Rosa e Silva • Júlia Kefalás Troncon • Omero B. Poli-Neto

31 Tensão Pré-Menstrual, 322
Márcia Gaspar Nunes • Zsuzsanna Jármy Di Bella

32 Mioma Uterino, 326
Mariano Tamura Vieira Gomes • Gustavo Anderman Silva Barison •
Eduardo Zlotnik • Claudio Emílio Bonduki

33 Pólipo Uterino, 337
Ricardo Bassil Lasmar • Bernardo Lasmar •
Daniela Baltar da R. Zagury • Ricardo Vasconcellos Bruno •
Leon Cardeman

34 Adenomiose, 345
Márcia Mendonça Carneiro • Ivete de Ávila

35 Endometriose, 352
Daniel Bier Caraça • Patrick Bellelis • Sérgio Podgaec

36 Dor Pélvica Crônica, 361
Paulo Ayroza Ribeiro • Helizabet Salomão • Aline Eras

37 Tumores Anexiais, 373
Tamiris Dezen Soares • Marina Paula Andres •
Rodrigo Nobrega Barbosa • Maurício Simões Abrão

38 Doenças Benignas de Vulva e Vagina, 382
Adriana Bittencourt Campaner • Neila Maria de Góis Speck

39 Abdome Agudo em Ginecologia, 402
Eduardo Batista Cândido • Aline Evangelista Santiago •
Agnaldo Lopes da Silva Filho

40 Atenção à Vítima de Violência Sexual, 411
Rosires Pereira de Andrade • Edison Luiz Almeida Tizzot •
Juarez Marques de Medeiros • Dênis José Nascimento •
Francine Teixeira • Sandra Lia Leda Bazzo Barwinski

Parte 7 Ginecologia Endócrina, 423

41 Amenorreia, 425
Cristina Laguna Benetti-Pinto • José Maria Soares Junior •
Daniela Angerame Yela

42 Síndrome dos Ovários Policísticos, 435
José Maria Soares Junior • Maria Cândida P. Baracat •
Gustavo Arantes Rosa Maciel • Ricardo dos Santos Simões •
Edmund Chada Baracat

43 Hiperandrogenismo, 443
Sebastião Freitas de Medeiros • Letícia Ferreira de Magalhães •
Márcia Marly W. Yamamoto de Medeiros

44 Hiperprolactinemia, 454
Andrea Prestes Nácul • Rafaela Colle Donato •
Fabíola Satler

45 Sangramento Uterino Anormal, 463
Daniela Angerame Yela • Cristina Laguna Benetti-Pinto

46 Insuficiência Ovariana Prematura, 472
Marcos Felipe Silva de Sá • Cristina Laguna Benetti-Pinto

47 Terapia Hormonal: Androgênios, 480
Rodolfo Strufaldi • Marcelo Steiner • Luciano de Melo Pompei •
César Eduardo Fernandes

Parte 8 Reprodução Humana, 487

48 Infertilidade: Conceitos, Epidemiologia e Etiologia, 489
Mariangela Badalotti • Álvaro Petracco • Marta Ribeiro Hentschke

49 Propedêutica Básica do Casal Infértil, 499
Rivia Mara Lamaita

50 Protocolos de Indução de Ovulação, 511
Leopoldo de Oliveira Tso • Newton Eduardo Busso •
Cristiano Eduardo Busso

51 Tratamento de Baixa Complexidade para o Casal Infértil, 517
Paulo Gallo de Sá • Maria Cecilia Erthal de Campos Martins •
Alessandra Evangelista • George Queiroz Vaz • Cassio Sartorio

52 Tratamento de Alta Complexidade para o Casal Infértil, 527
Pedro Augusto Araujo Monteleone • Carlos Roberto Izzo •
Mayra Satiko Lemos Nakano

53 Perda Gestacional Recorrente, 532
Rui A. Ferriani • Rosana Maria dos Reis • Paula Andrea Navarro

54 Preservação da Fertilidade, 540
João Antonio Dias Junior • Luciana Carvalho Delamuta

55 Ética em Reprodução Assistida, 547
Hitomi Miura Nakagawa • Adelino Amaral Silva •
Antonio Cesar Paes Barbosa

Parte 9 Climatério, 555

56 Climatério: Conceito, Epidemiologia, Patogenia e Consequências do Hipoestrogenismo, 557
Maria Celeste Osório Wender • Mona Dall'Agno

57 Terapêutica Hormonal: Benefícios, Riscos e Regimes Terapêuticos, 563
Eliana Nahas • Jorge Nahas Neto • Flávia Neves Bueloni Dias •
Eneida Maria Boteon Schmitt • Priscila Ferreira Poloni

58 Terapêutica Hormonal e Doença Cardiovascular, 571
César Eduardo Fernandes • Rodolfo Strufaldi •
Luciano de Melo Pompei • Marcelo Steiner

59 Terapêutica Hormonal e Câncer, 581
Luciano de Melo Pompei • Nilson Roberto de Melo •
Rodolfo Strufaldi • Wallace George Viana e Silva •
César Eduardo Fernandes

60 Tratamento Não Hormonal dos Sintomas Climatéricos, 590
Lucia Costa Paiva • Ana L. R. Valadares • Luiz Francisco Cintra Baccaro

61 Osteoporose Pós-Menopáusica, 596
Adriana Orcesi Pedro • Ben Hur Albergaria • Marcelo Steiner •
Vera Lucia Szejnfeld • César Eduardo Fernandes

Parte 10 Uroginecologia, 617

62 Neuroanatomia, Neurofisiologia e Neurofarmacologia da Micção, 619
Sérgio Brasileiro Martins • Camila Poccetti Ribeiro • Luiza Russo de Morais • Gisele Vissoci Marquini

63 Propedêutica em Uroginecologia, 624
Andreisa Paiva Monteiro Bilhar • Sara Arcanjo Lino Karbage • Leonardo Bezerra • Kathiane Lustosa Augusto

64 Bexiga Hiperativa, 634
Emerson de Oliveira • Ana Paula Maturana • Carlos A. Del Roy • Gabrielle Gomes de Souza

65 Incontinência Urinária de Esforço, 646
Rodrigo de Aquino Castro • Raquel Martins Arruda • Rodrigo Cerqueira de Souza • Letícia Maria de Oliveira

66 Infecção do Trato Urinário, 653
Raphael Federicci Haddad • Jorge Milhem • Débora Amorim Oriá Fernandes

67 Síndrome da Bexiga Dolorosa, 660
Thaís Guimarães dos Santos • Lucas Schreiner • Nadiessa Dorneles Almeida • Luísa Hahn • Christiana Nygaard

68 Prolapso dos Órgãos Genitais, 671
Luiz Gustavo Oliveira Brito • Cássia Raquel Teatin Juliato • Edilson Benedito de Castro

69 Fístulas do Assoalho Pélvico, 681
Rodrigo Cerqueira de Souza • Marair Gracio Ferreira Sartori

Parte 11 Planejamento Reprodutivo, 693

70 Planejamento Reprodutivo: Conceitos, Princípios Gerais e Critérios de Elegibilidade dos Métodos Anticoncepcionais, 695
Maria Auxiliadora Budib • Isabel Cristina Esposito Sorpreso • Sheldon Rodrigo Botogoski

71 Métodos Anticoncepcionais Comportamentais, de Barreira e Cirúrgicos, 701
Tereza Maria Pereira Fontes • Carlos Alberto Politano • Roberto Carvalhosa • Ivan Penaloza Toledano

72 Anticoncepcional Hormonal Combinado, 715
Milena Bastos Brito • Ilza Monteiro • Zsuzsanna Jármy Di Bella

73 Anticoncepcional Hormonal Só de Progestagênio e Anticoncepção de Emergência, 722
Cristina Aparecida Falbo Guazzelli • Luís Carlos Sakamoto

74 Métodos Anticoncepcionais Reversíveis de Longa Ação, 731
Marta Curado Carvalho Franco Finotti • Zsuzsanna Jármy Di Bella • Jarbas Magalhães • Silvio A. Franceschini

75 Anticoncepção nos Extremos Reprodutivos: Adolescência e Perimenopausa, 744
Rogério Bonassi Machado • Jaqueline Neves Lubianca • Pedro do Valle Teichmann • Augusto Ostermann Magalhães

76 Anticoncepção na População Transgênero, 754
Edson Santos Ferreira Filho • Théo Lerner • José Maria Soares Junior • Edmund Chada Baracat

Parte 12 Oncologia Ginecológica, 759

77 Lesões Pré-Invasivas da Vulva, Vagina e Colo Uterino, 761
Walquíria Quida Salles Pereira Primo

78 Câncer de Vulva e de Vagina, 771
Suzana Arenhart Pessini

79 Câncer do Colo Uterino, 780
Sophie Françoise Mauricette Derchain • Larissa Bastos Eloy da Costa • Rodrigo Menezes Jales • Leandro Santos de Araujo Resende

80 Hiperplasia Endometrial e Câncer do Corpo Uterino, 791
Renato Moretti-Marques • Karla Calaça Kabbach Prigenzi • Priscila M. Queiroz • Fernando de Souza Nobrega

81 Câncer de Ovário e Tubas Uterinas, 806
Agnaldo Lopes da Silva Filho • Eduardo Batista Cândido • Aline Evangelista Santiago

Parte 13 Mastologia, 817

82 Doenças Benignas da Mama, 819
Eduardo Millen • Guilherme Novita • Francisco Pimentel • Daniele Pitanga Torres • Eduarda Goulart Carneiro

83 Rastreamento e Propedêutica Mamária, 831
Felipe Zerwes • Linei Augusta Brolini Dellê Urban • Luciano Fernandes Chala • Paula de Camargo Moraes • Francisco Pimentel

84 Abordagem Clínica das Lesões Mamárias Palpáveis e Não Palpáveis, 839
Felipe Eduardo Martins de Andrade • Rebeca Neves Heinzen • Thamyse Dassie

85 Lesões Precursoras do Câncer de Mama: Hiperplasias Atípicas e Carcinomas *in Situ*, 847
Alessandra Nabarro Souza • Andrea Cubero • Bruno Carvalho Carelli • Carolina Estermeire Lima Carneiro • Gabriele Samora Quero • Izabella Brandão Mendes • Ivo Carelli Filho • Melissa Gonzalez Veiga Felizi

86 Câncer de Mama, 855
Vilmar Marques de Oliveira • Fábio Bagnoli • Renata Suzuki Brondi

Índice Alfabético, 866

PARTE 1
Fundamentos

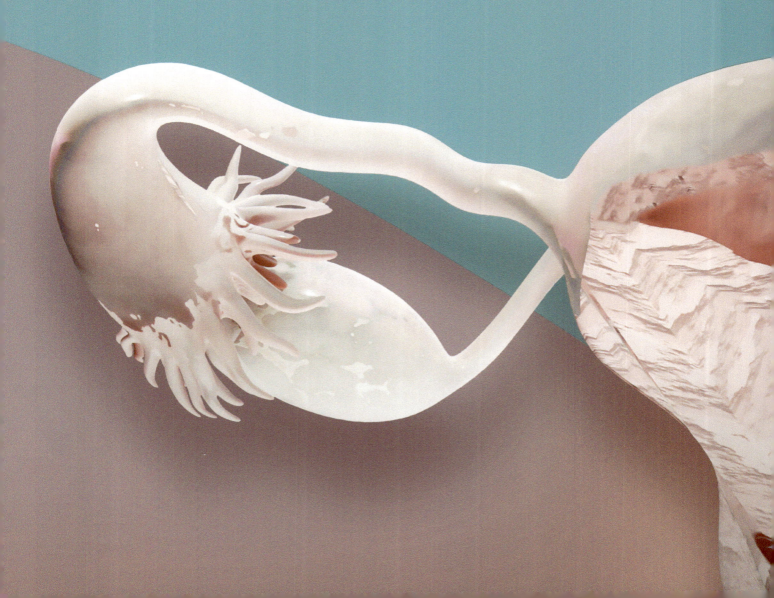

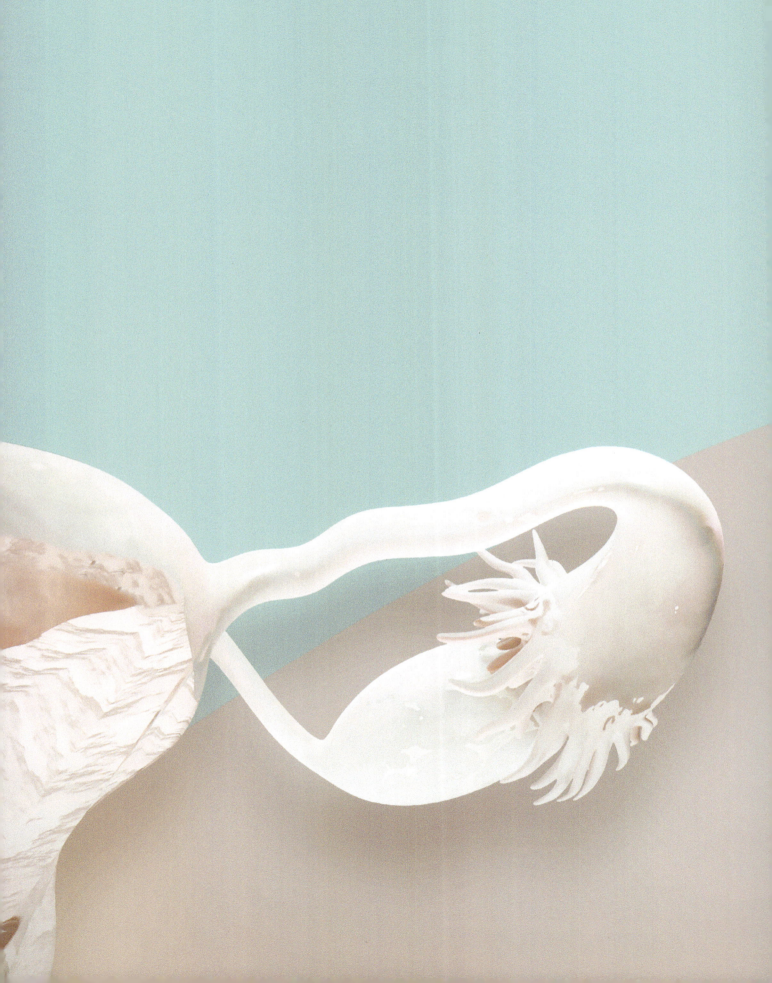

CAPÍTULO 1

Anatomia das Mamas e dos Órgãos Genitais Femininos

Lia Cruz Vaz da Costa Damásio • Pedro Vitor Lopes Costa • Jussara M. V. C. Nunes • Helder Damásio

MAMAS

Embriologia

As glândulas mamárias são consideradas glândulas sudoríparas modificadas e altamente especializadas. Surgem a partir de duas faixas de espessamento ectodérmico que vão das axilas às regiões inguinais, as cristas mamárias ou linhas lácteas, estruturas que se desenvolvem no embrião humano por volta da quinta à sexta semana de vida fetal. Em muitos mamíferos, uma série de pares de glândulas mamárias se desenvolvem ao longo da crista, contudo, em nossa espécie, elas regridem, restando apenas o sítio correspondente ao par de mamas da espécie humana. Quando a regressão normal das cristas mamárias falha, mamas ou papilas acessórias (polimastia ou politelia, respectivamente) podem se desenvolver ao longo da linha láctea, condição que afeta menos de 1% dos recém-nascidos.

O espessamento ectodermal residual origina os brotos mamários, que se desenvolvem como sólidos crescimentos da epiderme até o mesênquima subjacente, sendo formado com resultado da invaginação do ectoderma, a partir do qual 15 a 20 brotos secundários se desenvolvem em ductos lactíferos e seus ramos. Os ductos lactíferos maiores se desenvolvem, desembocando em uma depressão na superfície da mama, que durante a infância se transforma na papila. Ao nascimento, a papila é invertida e eleva-se acima da pele durante a infância. Se essa elevação não ocorre, dá-se origem à papila invertida na idade adulta.

Apenas os principais ductos lactíferos estão formados ao nascimento e as glândulas mamárias permanecem subdesenvolvidas até a puberdade, fase esta em que as mamas começam a aumentar sob a influência dos estrógenos e progesterona produzidos pelo ovário, levando à proliferação do epitélio e tecido conjuntivo. Na puberdade, as mamas aumentam devido ao desenvolvimento das glândulas mamárias e da deposição de tecido adiposo.

Anatomia da mama

A mama feminina repousa na parede torácica anterior, com sua base se estendendo da segunda à sexta costela. Os limites anatômicos da mama são: 1) superior: segunda ou terceira costela; 2) inferior: sulco ou prega inframamária; 3) medial: borda lateral do esterno; 4) lateral: linha axilar média. Cerca de dois terços da mama repousam sobre o músculo peitoral maior, e o restante está em contato com o músculo serrátil anterior e a porção superior do músculo oblíquo abdominal. O tecido mamário frequentemente se estende até a axila, e essa extensão é chamada "cauda de Spence".

A mama é composta por pele, tecido subcutâneo e tecido mamário. Existem duas fáscias na mama: a fáscia superficial, logo abaixo da derme (2 a 3 mm) e a fáscia profunda, que se encontra anteriormente à fáscia do músculo peitoral maior. O tecido mamário encontra-se ligado à pele pelos ligamentos suspensórios de Cooper, que são faixas fibrosas de tecido conjuntivo que correm através do parênquima mamário e se inserem perpendicularmente na derme. A contração dos ligamentos suspensórios pode levar a retrações da pele, clinicamente associadas a tumores malignos.

Os tecidos mamários são constituídos por elementos epiteliais parenquimatosos e pelo estroma. O componente epitelial corresponde a cerca de 10 a 15% do volume mamário total, e o volume remanescente é constituído por elementos estromais. A mama é composta por 15 a 20 lobos. Os lobos mamários são divididos adicionalmente em lóbulos, que variam de 20 a 40. Os lóbulos são constituídos de ramificações formadas por glândulas túbulo-alveolares. Cada lobo drena para um ducto lactífero maior. Os ductos lactíferos se dilatam sob a aréola, formando os seios lactíferos, e se abrem através de um estreito orifício para o mamilo. O espaço entre os lobos é preenchido por tecido adiposo.

A mama é dividida em quadrantes: superior medial, superior lateral, inferior medial e inferior lateral (Figura 1.1). A maioria do volume mamário está presente nos quadrantes laterais, onde

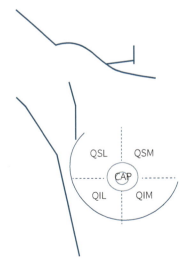

Figura 1.1 Anatomia da mama: superfície. CAP: complexo areolopapilar; QIL: quadrante inferior lateral; QIM: quadrante inferior medial; QSL: quadrante superiorlateral; QSM: quadrante superior medial.

também é a localização mais comum dos tumores mamários. É importante saber que há considerável variação no tamanho, contorno e densidade da mama entre os indivíduos. A variação do volume mamário é decorrente principalmente da variação do componente adiposo entre os lobos.

Complexo areolopapilar

A papila está localizada sobre o quarto espaço intercostal de mama não pendular e está rodeada pela aréola pigmentada. Durante a puberdade, a pigmentação torna-se mais escura e a papila se eleva da superfície. Durante a gravidez, a aréola se alarga e a pigmentação torna-se mais acentuada. A aréola contém glândulas sebáceas e sudoríparas, porém nenhum folículo piloso. Os tubérculos de Morgagni são elevações nodulares formadas pelas aberturas das glândulas de Montgomery na periferia da aréola. Essas glândulas podem secretar leite e representam um estágio intermediário entre as glândulas sudoríparas e mamárias. Feixes de fibras musculares lisas se estendem pela papila, sendo eles responsáveis pela ereção papilar que ocorre com variados estímulos sensoriais. O complexo areolopapilar e o restante da mama são ricamente supridos por inervação sensorial, de grande importância funcional, visto que tal inervação é estimulada pela sucção do recém-nascido, o que inicia os eventos que culminam com a ejeção láctea (Figura 1.2).

Vascularização

A mama recebe seu suprimento sanguíneo de três vias arteriais principais: 1) medialmente dos ramos intercostais perfurantes anteriores, que surgem da artéria torácica interna, também conhecida como "artéria mamária interna", suprindo a porção medial e central da mama e respondendo por cerca de 60% do suprimento sanguíneo mamário; 2) ramos da artéria torácica lateral originados da artéria axilar e o ramo peitoral da artéria toracoacromial, também ramo da artéria axilar, suprem o quadrante superior lateral da mama e são responsáveis por 30% do suprimento sanguíneo da mama; 3) ramos das artérias intercostais posteriores suprem o tecido mamário remanescente.

O suprimento sanguíneo da pele da mama depende do plexo subdérmico, que está em comunicação com os vasos profundos que suprem o parênquima mamário. A artéria torácica interna é uma importante e constante fornecedora de suprimento sanguíneo para o complexo areolopapilar por meio de seus ramos perfurantes e ramos intercostais anteriores.

A drenagem venosa da mama e da parede torácica segue o curso das artérias, com a drenagem venosa seguindo em direção à axila. As veias formam um círculo anastomótico, chamado *circulus venosus* ao redor da papila. Finalmente, as veias desse círculo e a drenagem da glândula até vasos se unem nas veias torácicas interna e axilar. As três principais vias de drenagem venosa da mama são: 1) os ramos perfurantes da veia torácica interna (maior plexo venoso que drena a glândula mamária); 2) os ramos perfurantes das veias intercostais posteriores; 3) as tributárias das veias axilares.

Inervação sensitiva

A inervação sensitiva da mama e da parede torácica anterolateral vem de ramos cutâneos laterais e anteriores originados do segundo ao sexto nervo intercostal. A pele da porção superior da mama é inervada pelos ramos anteriores do nervo supraclavicular originado do plexo cervical. A papila e a aréola recebem inervação dos ramos cutâneos laterais e anteriores provenientes do segundo ao quinto nervo intercostal, que se unem em um plexo na região subdérmica. Os nervos que abrangem a mama comunicam-se livremente e convergem em direção à axila. O nervo intercostobraquial é o ramo cutâneo lateral do segundo nervo intercostal. Esse nervo é encontrado durante a dissecção axilar e sua secção leva à perda de sensibilidade na face medial do braço.

Drenagem linfática

Mais de 75% da drenagem linfática da mama é feita por meio de linfonodos axilares. Há geralmente 20 a 30 linfonodos na região da axila. Os seis grandes grupos de linfonodos axilares reconhecidos são: 1) grupo da veia axilar; 2) grupo mamário externo; 3) grupo escapular; 4) grupo central; 5) grupo subclavicular; 6) grupo interpeitoral (linfonodos de Rotter localizados entre os músculos peitoral maior e menor). Os grupos de linfonodos são nomeados de acordo com sua relação com o músculo peitoral menor. Linfonodos localizados lateralmente ao músculo peitoral menor são denominados "linfonodos de nível I" (grupos da veia axilar, mamário externo e escapular). Linfonodos localizados superficialmente e profundamente ao músculo peitoral menor são chamados "linfonodos de nível II" (grupos central e interpeitoral). Finalmente, linfonodos localizados medialmente ao músculo peitoral menor são chamados "linfonodos de nível III" (grupo subclavicular).

A mama medialmente é drenada por vasos linfáticos que acompanham os ramos perfurantes da artéria mamária interna e desembocam no grupo paraesternal de linfonodos. Linfáticos superficiais de uma mama podem se comunicar com os da mama oposta e a parede abdominal anterior. Eles podem ser drenados diretamente para os linfonodos supraclaviculares (cervicais profundos) e seu envolvimento é indicativo de doença avançada. A drenagem linfática dos componentes epitelial e mesenquimal da mama é a via primária da difusão de metástases do câncer de mama para outros sítios.

ÓRGÃOS GENITAIS FEMININOS

Os órgãos genitais internos femininos e a parte terminal dos sistemas urinário e digestivo estão localizados na cavidade osteomuscular e fascial, chamada "bacia" ou "pelve".

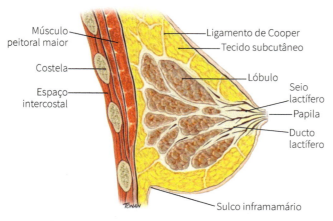

Figura 1.2 Anatomia da mama: corte longitudinal.

Pelve feminina

A compreensão da anatomia da pelve feminina é fundamental para o domínio da fisiologia e do conhecimento obstétrico e para assegurar o acesso cirúrgico com melhor exposição, segurança nos pontos de referência e hemostasia, e para evitar lesões a vísceras, vasos sanguíneos e nervos nos diversos procedimentos, desde um bloqueio anestésico do nervo pudendo até as mais complexas cirurgias tocoginecológicas.

Ossos, ligamentos e músculos da pelve

Ao nascimento, os ossos componentes da pelve são: ílio, ísquio, púbis, sacro e cóccix. Ílio, ísquio e púbis se fundem dos 16 aos 18 anos de idade para formar um osso único, denominado "osso do quadril". Na mulher adulta, o esqueleto da pelve é constituído por dois ossos do quadril (direito e esquerdo), anterior e lateralmente, e pelo sacro e cóccix, posteriormente (Figura 1.3).

A pelve verdadeira, ou pelve menor, é a porção inferior ao plano da borda pélvica, sendo esse um plano oblíquo que recebe o nome de abertura superior ou entrada da pelve. Também possui uma abertura inferior ou saída, compreendendo a área das duas tuberosidades isquiáticas até a extremidade do cóccix; e, promovendo a ligação dessas estruturas entre si por uma linha imaginária, adquire a forma de um triângulo. A região entre a entrada e a saída da pelve é a cavidade da pelve verdadeira, e todo esse conjunto, no sexo feminino, forma o canal de parto.

Destacam-se para as abordagens cirúrgicas alguns pontos de referência fixos nos ossos pélvicos: a espinha isquiática, o cóccix, o arco púbico, a linha pectínea e o forame obturatório.

A espinha isquiática é uma projeção óssea na superfície medial do ísquio que pode ser facilmente palpada por via vaginal. É ponto de fixação de muitas estruturas importantes para a sustentação dos órgãos pélvicos, como arcos tendíneos e ligamento sacroespinhoso. Para o bloqueio anestésico do nervo pudendo, a espinha isquiática é palpada e a solução anestésica é injetada medial e posteriormente a ela.

O cóccix é a porção terminal do sacro, resultado da fusão de quatro vértebras. É palpável por via vaginal e retal e referência para o acesso ao ligamento sacroespinhoso.

O arco púbico é formado pelos dois ossos do quadril abaixo da sínfise púbica e sua angulação tem importância clínica, cirúrgica e obstétrica; em média, ele tem 75°.

A margem posterior do ramo superior do púbis tem uma elevação que recebe a denominação "linha pectínea do púbis", que forma a abertura superior da pelve e termina, medialmente, em uma projeção óssea bem marcada nas extremidades laterais da crista púbica, o tubérculo púbico, no qual se fixa o ligamento inguinal. Constitui um importante ponto de referência nas cirurgias para incontinência urinária.

O forame obturatório apresenta como limite superior o ramo púbico, inferior o ramo do ísquio e lateral a borda anterior do corpo do ísquio. Nas mulheres, sua forma é quase triangular. A área do forame obturador é em média de 12,2 cm^2, mas pode variar consideravelmente (intervalo de 7,4 a 18,2 cm^2). Os vasos obturadores e o nervo passam através do forame obturador e através dele são realizadas algumas cirurgias para incontinência urinária.

Os principais ligamentos pélvicos unem os ossos do quadril ao sacro e cóccix e são o ligamento sacrotuberoso e o ligamento sacroespinhoso.

Os músculos pélvicos incluem os músculos da parede pélvica e os músculos do assoalho pélvico. Os músculos da parede pélvica são o obturador interno e o piriforme. Os músculos do assoalho pélvico apresentam importante papel na sustentação e estática pélvica e incluem os músculos elevadores do ânus (complexo muscular constituído pelos músculos pubococcígeo, puborretal e iliococcígeo), músculo coccígeo, esfíncter anal externo, esfíncter estriado ureteral e músculos perineais superficiais e profundos.

Tipos de pelve

De acordo com o formato do estreito superior da pelve, delimitado posteriormente pelo promontório, anteriormente pela sínfise púbica e lateralmente pela eminência iliopectínea e linha arqueada, Caldwell classifica-a em quatro tipos:

1. Ginecoide: a abertura superior é oval e o diâmetro transverso é maior que o anteroposterior. Corresponde a 40% das pelves femininas.
2. Androide: com frequência de 30% entre as mulheres, apresenta achatamento transverso da pelve, com diâmetro anteroposterior igual ou ligeiramente maior que o transverso.
3. Antropoide: há nítida predominância do diâmetro anteroposterior sobre o transverso. Frequência de aproximadamente 20%.
4. Platipeloide: tem frequência de 10% e caracteriza-se pela predominância excessiva do diâmetro transverso sobre o anteroposterior.

Vasos sanguíneos da pelve

No espaço pélvico subperitoneal estão os vasos sanguíneos, nervos e linfáticos. As principais artérias da pelve são: artéria sacral mediana, artéria ilíaca interna e artéria ovariana. A artéria sacral mediana origina-se da aorta abdominal e distribui-se na região média do sacro. A artéria ilíaca interna nasce na bifurcação da artéria ilíaca comum. Segue trajeto descendente pela parede pélvica, próximo ao ureter, e ramifica-se mais frequentemente em dois troncos: o tronco posterior dá origem às artérias glútea superior, glútea inferior e sacral lateral, e o tronco anterior origina a artéria umbilical parcialmente obliterada, a artéria vesical inferior, a artéria uterina, a artéria vaginal e artéria pudenda interna. A artéria ovariana origina-se da aorta abdominal e penetra na pelve através do ligamento suspensor do ovário.

As veias acompanham o trajeto das artérias.

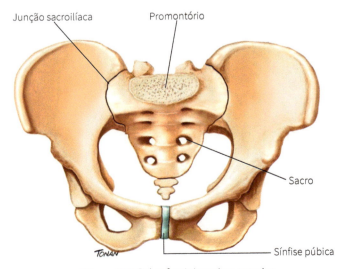

Figura 1.3 Pelve feminina: vista anterior.

Inervação pélvica

A inervação pélvica está representada por formações viscerais (autônomas) e de vida de relação (somáticas). As fibras eferentes do plexo hipogástrico são responsáveis pela inervação aferente visceral dos órgãos pélvicos. A inervação somática é realizada pelos nervos espinhais que se dirigem à pelve, oriundos do plexo lombossacral, sendo de maior importância na região o nervo pudendo.

Vasos linfáticos da pelve

Os vasos linfáticos da pelve originam-se em sua própria parede e de seus órgãos, e drenam para quatro grupos principais de linfonodos:

- Linfonodos ilíacos externos: recebem o fluxo dos linfonodos da parte inferior do corpo e do colo uterino, da parte superior da vagina, da porção inferior do ureter, da face superior da bexiga e da uretra, e drenam para os linfonodos ilíacos comuns. Estão localizados em agrupamento próximo à artéria ilíaca externa
- Linfonodos ilíacos internos: estão agrupados próximo à origem dos ramos da artéria ilíaca interna. Recebem a linfa proveniente do ligamento redondo, parte do útero, parte superior e média da vagina, base da bexiga, uretra e porção inferior do reto, canal anal e períneo, e drenam para os linfonodos ilíacos comuns
- Linfonodos sacrais: recebem dos linfonodos do colo do útero, parte inferior da vagina, colo da bexiga e parte inferior do reto. Localizam-se agrupados anteriormente à concavidade sacral e drenam paras os ilíacos internos e comuns
- Linfonodos ilíacos comuns: estão junto à artéria ilíaca comum. Recebem da parte inferior da vagina, colo da bexiga, parte inferior do reto, dos linfonodos ilíacos externos, ilíacos internos e sacrais e drenam para os linfonodos lombares.

O ovário, a parte superior do corpo do útero e a tuba drenam para os linfonodos lombares.

Órgãos genitais femininos ou genitália feminina

Podem ser divididos em órgãos genitais internos e órgãos genitais externos. Compreendem os órgãos genitais internos os ovários, tubas uterinas, útero e vagina (Figuras 1.4 e 1.5). Os órgãos genitais femininos externos (Figura 1.6) correspondem à vulva, formada pelos lábios maiores do pudendo, lábios menores do pudendo, vestíbulo, clitóris e monte púbico.

Órgãos genitais internos

Ovário

Normalmente em número de dois, origina-se embriologicamente dos três folhetos: ectoderma, mesoderma e endoderma. O ovário situa-se na fossa ovárica, na parte lateral e atrás do ligamento largo, não sendo recoberto pelo peritônio. A forma é alongada, semelhante a uma amêndoa, e as medidas habituais são de 2,5 a 3 cm de comprimento, 1,4 a 1,6 cm de largura e 1 a 1,2 cm de espessura, sendo variáveis de acordo com a fase reprodutiva da vida da mulher.

Em repouso, o ovário ocupa a fosseta ovárica ou de Waldeyer, de forma triangular, constituída pela artéria ilíaca externa, pelo ureter e pela inserção pélvica do ligamento largo.

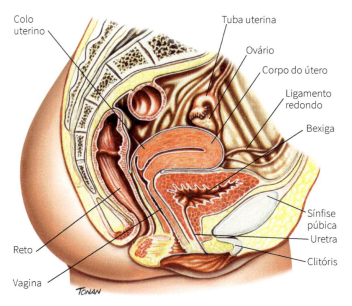

Figura 1.4 Visão sagital da pelve feminina.

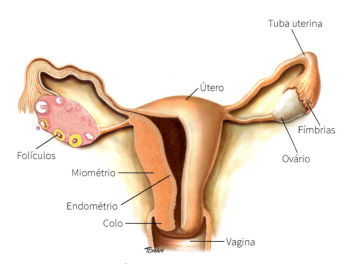

Figura 1.5 Órgãos genitais internos femininos.

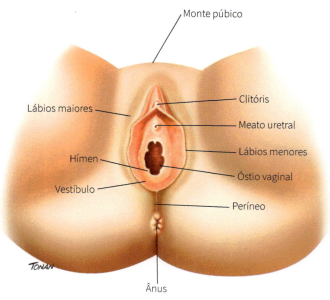

Figura 1.6 Anatomia da vulva.

O ovário encontra-se ligado à lâmina posterior do ligamento largo pelo mesovário, a sua extremidade inferior está em contato com o útero através do ligamento próprio do ovário e a extremidade superior, pelo ligamento suspensor do ovário ou infundíbulo pélvico, que, do lado oposto ao ligamento útero-ovárico, fixa o ovário à parede pélvica. Na espessura do infundíbulo pélvico encontram-se a artéria ovárica e os nervos do plexo ovárico.

Encontra-se envolvido por tecido conjuntivo denso denominado "albugínea" e tem duas regiões distintas: a cortical e a medular. A região cortical, mais externa, é revestida na sua grande parte por epitélio cúbico simples sobre a túnica albugínea, conferindo o aspecto esbranquiçado ao ovário, e contém os folículos ovarianos em todas as suas fases: primordial, primário, secundário, terciário, ovulatório e corpos albicantes. A superfície do ovário da mulher adulta é rugosa e com cicatrizes pequenas das roturas foliculares. A região medular é composta de tecido conjuntivo e fibras elásticas e contém vasos, nervos e linfáticos, compondo o hilo do ovário.

O ovário é irrigado pela artéria ovárica e pelo ramo ovárico da artéria uterina e suas veias têm origem em um plexo que se comunica com o plexo uterino. Os linfáticos acompanham os vasos e drenam para os linfonodos lombares ou aórticos e a inervação se dá pelo plexo ovárico, sendo a maioria das fibras vasomotora.

Tubas uterinas

As tubas uterinas são órgãos tubulares, pares, ocos, alongados, localizados na borda superior do ligamento largo no ângulo superior do útero de cada lado, que comunicam a cavidade peritoneal com a cavidade uterina. Estão ligadas ao ligamento largo por uma dobra peritoneal denominada "mesossalpinge" e apresentam duas aberturas: uma na cavidade uterina, no nível dos cornos uterinos, denominada "óstio uterino da tuba", e outra na cavidade abdominal, o óstio abdominal da tuba.

Cada tuba uterina tem aproximadamente 10 cm de comprimento e apresenta, didaticamente, quatro partes: a porção intramural, o istmo, a ampola e o infundíbulo. A porção intramural ou uterina é o segmento que atravessa a parede uterina e termina na cavidade uterina como óstio uterino. O istmo é a parte mais estreita da tuba, localizada ao lado do útero. A ampola é a porção mais longa e mais larga da tuba, sendo ligeiramente tortuosa e com as paredes mais delgadas que as do istmo. O infundíbulo, também chamado "porção fimbriada", é a extremidade lateral afunilada, que se projeta para além do ligamento largo e sobre o ovário. A margem livre do infundíbulo apresenta vários processos digitiformes delicados, chamados "fímbrias", que se projetam em direção ao ovário.

Cada tuba uterina apresenta três camadas: mucosa, muscular e serosa. A mucosa tubária ou endossalpinge apresenta três diferentes tipos de células: ciliadas, aciliadas ou secretórias e intersticiais ou "em cunha". As células ciliadas têm de 10 a 12 longos cílios, com extraordinária capacidade de movimentação e importante na migração do ovo. A cavidade da tuba tem características singulares, apresentando em corte transversal irregularidades e numerosas pregas ou saliências.

A irrigação da tuba origina-se das artérias ovariana e uterina e as veias correspondem às artérias. Os linfáticos seguem os vasos e drenam para os linfonodos lombares, e a inervação se dá pelo plexo ovárico e fibras do plexo hipogástrico inferior.

Útero

O útero é um órgão ímpar, oco, situado na pelve menor, com paredes musculares grossas e contráteis. Apresenta variação de forma e tamanho, localização e estrutura em função da idade, fases da vida reprodutiva e paridade. O órgão apresenta a forma de uma pera invertida e sua extremidade estreita e inferior em geral se dirige para baixo e para trás, formando um ângulo ligeiramente maior que 90° com a vagina, quando na posição mais frequente, que é de anteversoflexão.

As dimensões habituais na mulher adulta não grávida são de 6,5 a 7,5 cm de comprimento e 3 a 4 cm de largura. Pode-se subdividir o útero em fundo, corpo, istmo e colo. O fundo uterino é a parte arredondada que se localiza acima e anteriormente ao plano dos óstios tubários. O corpo é a principal parte do útero e se estende até uma constrição, que é o istmo. É revestido por uma túnica serosa (perimétrio) que, na face anterior, se inflexiona para recobrir a bexiga na escavação uterovesical e posteriormente reveste a escavação retouterina, ou fundo de saco de Douglas, e a porção terminal do intestino. Lateralmente, o peritônio forma duas expansões até a parede pélvica: os ligamentos largos do útero. Abaixo do peritônio está a camada muscular, de fibras musculares lisas, com distribuição espiralada, denominada "miométrio". Interiormente, como revestimento da cavidade uterina, encontra-se a túnica mucosa: o endométrio. O endométrio apresenta uma camada basal, de células cúbicas, onde se encontram glândulas, vasos e nervos, em contato com o miométrio, e uma camada funcional que responde aos hormônios sexuais. Os pontos mais laterais e mais altos do corpo uterino, onde se abrem as tubas, denominam-se "cornos".

O istmo é a parte estreitada do útero e apresenta cerca de 1 cm de comprimento. Durante a gravidez, incorpora-se ao corpo uterino e passa a ser denominado "segmento inferior do útero". É semelhante histologicamente ao corpo, mas tem algumas diferenças na musculatura, epitélio e número de glândulas, além de não ser muito responsivo às variações hormonais.

O colo uterino, também denominando "cérvix" ou "cérvice", estende-se em direção inferior e posterior, do istmo até a abertura no interior da vagina. Apresenta duas porções: a supravaginal e o segmento vaginal, ou *portio vaginalis*. A porção supravaginal está mais próxima do istmo, acima da inserção da cúpula vaginal, mergulhada no tecido pélvico subperitoneal, estando separada da bexiga, anteriormente, por tecido conjuntivo frouxo; do reto, posteriormente, pela escavação retouterina, e relaciona-se lateralmente a 5 cm de distância do intercruzamento do ureter com a artéria uterina (ponto de importante referência cirúrgica). O segmento vaginal ou *portio vaginalis* salienta-se na luz da vagina e é a porção visualizada no exame especular, fazendo a comunicação da cavidade do colo com a da vagina através do óstio do útero ou orifício externo. Estruturalmente, a superfície externa do *portio* (ectocérvice) é revestida por epitélio plano estratificado, sem glândulas, semelhante ao da vagina, com epitélio e córion pavimentosos. O epitélio endocervical é cilíndrico e glandular, com córion correspondente, e eventualmente pode existir uma terceira mucosa mista de origem metaplásica. A zona de transição entre o epitélio escamoso e o cilíndrico é a junção escamocolunar (JEC).

A irrigação do útero provém principalmente da artéria uterina, ramo da artéria ilíaca interna. A artéria uterina alcança o útero após correr medialmente na base do ligamento largo, cruza acima do ureter em ângulo reto e alcança o colo na altura do óstio interno. Nesse ponto, a artéria uterina ascende ao longo da margem lateral do útero, no interior do ligamento largo, até se anastomosar com a artéria ovárica. O sangue retorna do útero através de um plexo venoso que segue a artéria uterina e drena para a veia ilíaca interna.

Os vasos linfáticos do fundo e da parte superior do corpo drenam para os linfonodos lombares, os da parte mais inferior do corpo para os linfonodos ilíacos externos e os do colo uterino para os linfonodos ilíacos externos e internos e sacral.

A inervação do útero é feita pelos plexos uterovaginais e hipogástrio superior, por fibras aferentes viscerais gerais sensitivas e eferentes viscerais gerais motoras. É um órgão insensível à maior parte dos estímulos, sendo a dor percebida em procedimentos como pinçamento e dilatação cervical.

Dada a sua importância no planejamento cirúrgico relativo aos órgãos genitais femininos internos, vale destacar o trajeto do ureter na pelve e sua relação com o ligamento largo do útero: após cruzar os vasos ilíacos, o ureter segue inferiormente junto à parede lateral da pelve. Ao atingir o assoalho pélvico, segue trajeto transversal lateromedialmente; penetra na base do ligamento largo, cruza a artéria uterina posteriormente, próximo (5 cm) da porção supravaginal do colo. Situa-se entre o plexo venoso supravaginal, aproxima-se da parte lateral do fórnice da vagina e curva-se medialmente até atingir a bexiga.

Vagina

A vagina é um órgão ímpar, tubular, mediano, com 7 a 10 cm de comprimento, que se prende superiormente ao colo do útero formando uma reflexão – o fórnice vaginal – e estende-se inferiormente até o vestíbulo da vulva, onde se abre entre os dois lábios menores do pudendo.

Relaciona-se: anteriormente, com o colo uterino, bexiga e uretra; posteriormente, com o fundo de saco retouterino no terço superior, com o reto no terço médio e com o centro tendíneo do períneo no terço inferior; lateralmente, a parte superior da vagina prende-se ao paramétrio, formando o ligamento cervical lateral e relaciona-se com a porção pélvica do ureter e artéria uterina. As porções pubococcígeas dos músculos levantadores do ânus envolvem a vagina 3 cm acima da sua abertura e atuam como um esfíncter.

Estruturalmente, apresenta três camadas: mucosa, túnica muscular e túnica fibrosa. A mucosa é revestida por epitélio escamoso estratificado, com variações por influência hormonal, e apresenta número variável de pregas ou rugas vaginais, que também têm influência da idade e da ação hormonal; as rugosidades diminuem com o hipoestrogenismo e o avançar da idade. A musculatura é do tipo liso, formada por fibras musculares esqueléticas bulbovaginais da parte bulbococcígea do levantador do ânus. A túnica fibrosa, também chamada "adventícia", continua com a fáscia pélvica visceral.

A irrigação dá-se por ramos da artéria uterina e pela artéria vaginal, ramo da ilíaca interna. A drenagem venosa é para o plexo vaginal, que se comunica com os plexos uterino e vesical. A parte superior é inervada pelo plexo uterovaginal, sendo relativamente insensível, e a porção mais inferior é inervada pelo nervo pudendo, tendo maior sensibilidade.

Órgãos genitais externos

Os órgãos genitais externos femininos, também chamados "vulva" ou "pudendo", compreendem o monte da pube (ou monte púbico), os lábios maiores do pudendo (ou grandes lábios), os lábios menores do pudendo (ou pequenos lábios), o vestíbulo da vagina, o clitóris, o bulbo do vestíbulo e as glândulas vestibulares maiores.

Monte da pube

O monte da pube é um local de acumulação de gordura, consistindo em elevação arredondada e mediana anteriormente à sínfise púbica. A superfície, após a puberdade, é recoberta por pelos grosseiros, sendo a distribuição habitual dos pelos no sexo feminino em formato triangular.

Lábios maiores

Os lábios maiores ou grandes lábios são pregas cutâneas dispostas sagitalmente em direção inferior a partir do monte da pube e deixam entre si a rima do pudendo. Delimitam a fenda vulvar, anteriormente terminam na comissura anterior no monte púbico e posteriormente se unem formando a comissura posterior ou fúrcula vaginal. No subcutâneo, apresentam coxim de tecido gorduroso, mais exuberante na menacme.

Lábios menores

Os lábios menores, pequenos lábios ou ninfas são duas pequenas pregas cutâneas mediais aos grandes lábios. Na região superior, a parte lateral encontra-se com a correspondente do outro lado para formar o prepúcio do clitóris, e as partes mediais unem-se abaixo formando o frênulo do clitóris, e inferiormente a extremidade se perde no contorno dos lábios maiores. A pele que os recobre é lisa, úmida e de coloração rosa. Funcionalmente, ao unirem-se, os pequenos lábios ocluem o vestíbulo da vagina.

Vestíbulo da vagina

Trata-se de uma fenda entre os pequenos lábios que contém os óstios da vagina e da uretra e os ductos das glândulas vestibulares maiores. O hímen é a membrana situada no vestíbulo da vagina, contornando o óstio vaginal e com morfologia variável.

Clitóris

O clitóris é o homólogo feminino rudimentar do pênis (com a importante diferença de não ser atravessado pela uretra) e consiste em dois corpos cavernosos com tecido erétil que se juntam anteriormente para constituir o corpo e terminam na glande.

Bulbo do vestíbulo

Em número de dois, alongados, são análogos ao bulbo do pênis e à parte adjacente do corpo esponjoso, compostos de tecido erétil e localizados lateralmente de cada lado do vestíbulo da vagina, sobre a cobertura do músculo bulboesponjoso.

Glândulas vestibulares maiores

Também chamadas "glândulas de Bartholin", são duas e localizadas atrás do bulbo do vestíbulo, com abertura do seu ducto em um sulco entre o lábio menor e a borda fixa do hímen de cada lado. Têm a função de secretar muco para a lubrificação vaginal.

Irrigação sanguínea, nervos e linfáticos da genitália externa

Os principais vasos da região são as artérias pudendas internas e externas. A inervação é basicamente pelo nervo pudendo, que passa perto da tuberosidade isquiática e fornece os ramos perineais, retal inferior e dorsal do clitóris. Os linfáticos da região drenam para os linfonodos inguinais superficiais.

Estática, suspensão e sustentação dos órgãos pélvicos

Além do conhecimento da anatomia estrutural e funcional, é de suma importância o entendimento da biodinâmica das estruturas pélvicas em seu estado normal e anormal e do que ocorre em processos transitórios, por exemplo, o parto.

As ações funcionais normais das estruturas pélvicas centrais são micção, defecação, coito e trabalho de parto. Todas essas funções envolvem alterações transitórias do estado anatômico pélvico estático, algumas súbitas e transitórias e outras mais dramáticas, a exemplo do trabalho de parto, que pode até levar a danos estruturais no tecido conjuntivo e fáscia endopélvica. Neste tópico, será enfatizada a correlação entre a descrição anatômica tradicional e os novos conceitos biomecânicos, para completa compreensão das estruturas dos órgãos pélvicos. Para fins didáticos, podem-se dividir esquematicamente as estruturas do assoalho pélvico em aparelho de suspensão e aparelho de sustentação.

O aparelho de suspensão é constituído por tecido conjuntivo elástico e musculatura lisa, entre o assoalho pélvico e o peritônio parietal. O aparelho de sustentação ou assoalho pélvico é composto pelas estruturas musculares (Tabela 1.1).

Suporte central dos órgãos pélvicos

O suporte de útero, vagina, bexiga e reto é determinado pela associação da cintura pélvica óssea e do diafragma pélvico em composição com o músculo levantador do ânus. O principal componente do diafragma pélvico é o músculo levantador do ânus. Um de seus componentes, o músculo pubococcígeo, seria melhor denominado "músculo pubovisceral", pois prende-se ao púbis e circunda em forma de arco os colos distais dos órgãos que se exteriorizam no períneo; ao circundar a bexiga, é denominado "músculo pubovesical"; a uretra, "músculo pubouretral"; a vagina, "músculo pubovaginal"; e o reto, "músculo puborretal".

A abertura central dos ossos pélvicos é ocluída parcialmente pela fusão de músculos do assoalho pélvico, entretanto essa fusão não é completa nas regiões orificiais, formando, assim, o que chamamos "hiato urogenital".

O hiato urogenital é o defeito central do assoalho pélvico, entretanto necessário, pois é graças a esse defeito que é possível ocorrerem a defecação, o coito, o esvaziamento vesical e o parto.

Tabela 1.1 Estruturas do assoalho pélvico.

Aparelho de suspensão
Feixes anteriores – ligamentos pubouretral e pubovesical
Feixes laterais – ligamentos cardinais
Feixes posteriores – ligamentos uterossacros
Aparelho de sustentação ou assoalho pélvico
Diafragma pélvico – músculos levantadores do ânus e coccígeo
Diafragma urogenital – músculos transverso profundo do períneo e transverso superficial do períneo

Algumas adaptações ocorreram na pelve humana feminina para minimizar o impacto da gravidade e das pressões fisiológicas ocorridas no assoalho pélvico, como lordose lombossacral, concavidade interna do sacro, espinhas isquiáticas, regressão coccígea na face ventral e modificações no levantador do ânus. Algumas dessas adaptações são descritas a seguir.

Lordose lombossacral

A lordose lombossacral é a curva ventral na lombar e na espinha sacral, mais evidente nas mulheres multíparas, proporcionando na entrada pélvica, em posição vertical, uma resultante de forças semelhante à posição quadrúpede. O desvio anterior do promontório sacral coloca-o em um plano vertical com a sínfise púbica. Assim, na posição ereta, a força gravitacional é desviada para a porção anterior da cintura pélvica em vez da saída pélvica. Com a idade, a lordose é substituída naturalmente pela cifose; assim, a força gravitacional é naturalmente desviada para os músculos do assoalho pélvico e hiato urogenital, tornando-se um fator de risco para o desenvolvimento dos prolapsos do assoalho pélvico.

Concavidade interna do sacro

A espécie humana é a única com uma concavidade significante do sacro. Essa adaptação reduz o tamanho da saída pélvica, permitindo a adaptação muscular e do tecido conjuntivo única da espécie. Fixada na protrusão anterior do cóccix existe uma densa aponeurose de tecido conjuntivo chamada "rafia sacrococcígea"; essa estrutura é recrutada nas adaptações anatômicas do levantador do ânus.

Espinhas isquiáticas

Essas estruturas também são exclusivas do ser humano. Essas protuberâncias do ísquio permitem a formação de um plano pélvico posterior independente, chamado "diâmetro interespinhoso". A restrição pélvica média, associada à concavidade sacral interna, permite o acontecimento dos movimentos no trabalho de parto, conhecidos como "flexão, descida, rotação interna e extensão".

Regressão coccígea

A regressão coccígea associada ao deslocamento de estruturas rudimentares ajuda a diminuir a abertura dos ossos pélvicos. O sacro, o cóccix e a aponeurose sacrococcígea funcionam como elementos de inserção para os músculos do diafragma pélvico, e esses músculos funcionam como o suporte pélvico.

Modificação do levantador do ânus

Nos primatas ancestrais do homem, os músculos levantadores do ânus eram os principais responsáveis pelo movimento do rabo. Esses mesmos músculos atualmente associados à regressão sacrococcígea e a inserção central dos músculos levantadores do ânus, que se originam na cintura pélvica a partir da fáscia medial do obturador interno e se inserem medialmente no osso sacral, no cóccix e na rafia sacrococcígea, ajudam na sustentação dos músculos retos abdominais e na contenção dos órgãos pélvicos.

Suspensão dos órgãos pélvicos

A função de suspensão do complexo uterovaginal, bexiga e trato gastrointestinal é formada pelo tecido conjuntivo endopélvico e pela fáscia endopélvica. Estruturalmente, a fáscia endopélvica é a continuação do tecido conjuntivo subperitoneal que gradualmente vai se tornando mais denso e se transforma inferiormente no diafragma pélvico. A fáscia endopélvica se localiza no espaço entre o peritônio e os músculos do diafragma pélvico. Em algumas localizações, o tecido fica mais denso e se transforma em estruturas ligamentares separando a vagina da bexiga e do reto e na região central forma o anel pericervical.

A fáscia endopélvica constitui, assim, ligamentos classificados a seguir:

- Ligamento uterossacral
- Ligamento cardinal
- Ligamento pubouretral.

Recentemente, acrescentaram-se as regiões em que ocorre espessamento de fáscia e, portanto, desenvolvem uma função de septo:

- Septo pubocervical
- Septo retovaginal.

Ligamento uterossacral

O ligamento uterossacral é responsável pela suspensão apical do útero, vagina e estruturas vizinhas. Esse ligamento se insere no periósteo pré-sacral e na fáscia parietal do músculo piriforme e centralmente na face posterior e lateral do colo uterino.

Ligamentos cardinais

Esses ligamentos são responsáveis pela suspensão lateral do colo uterino, surgem da porção lateral da parede pélvica e se inserem lateralmente ao colo uterino. Junto a esse ligamento, encontramos o ureter, a artéria uterina e as veias.

Ligamentos pubouretral e pubovesical

Esses ligamentos surgem na sínfise púbica e se inserem no colo uterino. Em relação à suspensão dos órgãos pélvicos, seu papel é menos importante, já que não elevam a cúpula vaginal. São conhecidos estruturalmente como "pilares da bexiga".

Septo pubovesical

Essa estrutura tem a forma de trapézio e separa a bexiga da parede vaginal. Desempenha importante papel na suspensão da bexiga, já que se estende da porção anterior do diafragma urogenital até o anel pericervical, inserindo-se entre os ligamentos pubouretrais. Lateralmente se insere na fáscia média do músculo obturador interno e arco tendíneo da fáscia pélvica.

Septo retovaginal

Também de forma trapezoide, separa a parede anterior do reto da parede vaginal posterior, desenvolvendo importante papel na suspensão posterior do complexo uterovaginal. Estende-se do corpo perineal e se insere entre os ligamentos uterossacros no anel pericervical.

Todas as estruturas elencadas anteriormente convergem centralmente para a formação do anel pericervical, determinando a estabilização supravaginal do colo uterino. A convergência central para o diâmetro interespinhoso das estruturas anatômicas constituintes da fáscia endopélvica e a formação do anel pericervical é o mais importante conceito atual para o entendimento da anatomia do assoalho pélvico. Esse conceito tem extrema importância no entendimento da dinâmica do assoalho pélvico, fundamental para o entendimento estrutural, funcional e na reabilitação dessas estruturas, quando necessário.

REFERÊNCIAS BIBLIOGRÁFICAS

BARBER, M. D. Surgical female urogenital anatomy. *UpToDate*. Disponível em: https://medilib.ir/uptodate/show/14186. Acesso em: 10 jan. 2018.

BASTOS, A. C. *Ginecologia*. 10. ed. São Paulo: Atheneu, 1998.

BIRKENFELD, A.; KASE, N. G. Functional anatomy and physiology of the female breast. *Obstetrics and Gynecology Clinics of North America*, v. 21, n. 3, p. 433-444, 1994.

DANGELO, J. G.; FATITINI, C. A. *Anatomia humana sistêmica e segmentar*. Rio de Janeiro: Atheneu, 1985.

DELANCEY, J. Surgical anatomy of the female pelvis. *In*: ROCK, J. A.; THOMPSON, J.D. (eds.). *Te Linde's Operative Gynecology*. Philadelphia: Lippincott-Raven, 2011.

GARDNER, E.; GRAY, D. J.; RAHILLY, R. O. *Anatomia*: estudo regional do corpo humano. Rio de Janeiro: Guanabara Koogan, 1988.

HALBE, H. W. *Tratado de ginecologia*. 3. ed. São Paulo: Roca, 2000.

HASSIOTOU, F.; GEDDES, D. Anatomy of the human mammary gland: current status of knowledge. *Clinical Anatomy*, v. 26, n. 1, p. 29-48, 2013.

HOWARD, B. A.; GUSTERSON, B. A. Human breast development. *Journal of Mammary Gland Biology and Neoplasia*, v. 5, p. 119-137, 2000.

JESINGER, R. A. Breast anatomy for the interventionalist. *Techniques in Vascular and Interventional Radiology*, v. 17, n. 1, p. 3-9, 2014.

LAWSON, J. O. Pelvic anatomy. I. Pelvic floor muscles. *Annals of the Royal College of Surgeons of England*, v. 54, n. 5, p. 244-252, 1974.

LOVE, S. M.; BARSKY, S. H. Anatomy of the nipple and breast ducts revisited. *Cancer*, v. 101, n. 9, p. 1947-1957, 2004.

MOFFAT, D. F; GOING, J. J. Three-dimensional anatomy of complete duct systems in human breast: pathological and developmental implication. *Journal of Clinical Pathology*, v. 49, n. 1, p. 48-52, 1996.

PANDYA, S.; MOORE, R. G. Breast development and anatomy. *Clinical Obstetrics and Gynecology*, v. 54, n. 1, p. 91-95, 2011.

PETROS, P. *The female pelvic floor*: function, dysfunction, and management according to the integral theory. Berlim: Springer, 2007.

RUSBY, J. E. *et al.* Breast duct anatomy in the human nipple: three-dimensional patterns and clinical implications. *Breast Cancer Research and Treatment*, v. 106, p. 171-179, 2007.

STOKER, J.; HALLIGAN, S.; BARTRAM, C. I. Pelvic floor imaging. *Radiology*, v. 218, n. 3, p. 621-641, 2001.

THEOBOLD, P. V.; ZIMMERMAN, C. W.; DAVILA, G. W. *Vaginal prolapse surgery*: new techniques. Londres: Springer, 2011.

CAPÍTULO 2

Embriologia e Diferenciação Sexual

Miriam da Silva Wanderley

INTRODUÇÃO

O sexo genético do embrião é determinado no momento da fertilização, e o trato urogenital se desenvolve a partir de tipos celulares distintos, que se diferenciam e crescem durante a vida intrauterina. No entanto, até a sétima semana de gestação não há indicação morfológica de sexo do embrião, quando então as gônadas começam a adquirir suas características sexuais peculiares.

No início do desenvolvimento, essa gônada indiferente apresenta medula interna e córtex externo, que em indivíduos com padrão cromossômico XX normalmente se diferencia em ovário, enquanto a medula regride. Observa-se, portanto, que o sexo gonadal se dará de acordo com o complemento cromossômico sexual (X ou Y). As células gonadais, por sua vez, juntamente com a atuação de genes específicos, determinam o tipo de diferenciação que ocorrerá nos ductos genitais e na genitália externa.

Assim, na ausência de um cromossomo Y e na presença de dois cromossomos X, os ovários se desenvolvem, os ductos mesonéfricos ou ductos de Wolff regridem, e os ductos paramesonéfricos ou ductos de Müller se desenvolvem a partir da invaginação do epitélio celômico. No entanto, a formação dos ductos de Wolff é essencial para o desenvolvimento dos de Müller, uma vez que aqueles funcionam como um guia aos paramesonéfricos (Mullen e Behringer, 2014).

Há, portanto, uma sucessão de eventos coordenados que se iniciam na concepção e que estão sob controle genético, gonadal e hormonal. Esses eventos são a base para outros futuros, tais como o desenvolvimento puberal, entre outros.

Importante lembrar que há estreita relação entre os sistemas genital e urinário, e ambos se desenvolvem a partir da mesoderme intermediária, que se estende ao longo do embrião, do epitélio celômico e do seio urogenital.

O conhecimento desse desenvolvimento inicial da genitália interna e externa e a estreita relação entre os sistemas acima devem ser lembrados à medida que alterações em ambos poderão estar associadas a diversas patologias clínicas.

DESENVOLVIMENTO DAS GÔNADAS

Na quarta semana de vida intrauterina, as células germinativas primordiais são reconhecidas primeiramente na vesícula vitelínica e depois migram, por meio de movimentos ameboides, ao longo do mesentério dorsal do intestino caudal até aproximadamente o nível da 10ª torácica, que é o sítio inicial do futuro ovário (Anderson e Genadry, 2007). Uma vez que as células germinativas alcançam essa área, elas induzem a proliferação de células no mesonefro adjacente e epitélio celômico para formar um par de cristas gonadais. Na sexta semana,

migram para o interior do mesênquima e se incorporam aos cordões sexuais primários.

No feto feminino, esses cordões degeneram e desaparecem, e o mesotélio da crista gonadal forma os cordões sexuais secundários, chamados "cordões corticais", e futuras células da granulosa, que se estendem para dentro do mesênquima subjacente; à medida que vão aumentando de tamanho, as células germinativas vão sendo incorporadas a eles.

Por volta da 10ª semana, esses cordões começam a se separar em agrupamentos celulares que consistem em uma ovogônia. A ovogônia, portanto, é originada de uma célula primordial germinativa envolvida por uma única camada de células foliculares dos cordões corticais e que, por divisão meiótica, se transformam em ovócitos. Os folículos primordiais são pequenos ovócitos circundados por uma única camada de células da granulosa e uma membrana basal. Posteriormente, folículos em graus variados de maturação podem ser encontrados. O mesênquima que envolve os folículos forma o estroma ovariano.

Ao redor da 20ª semana de gestação, devido à intensa divisão mitótica, haverá entre 6 e 7 milhões de células germinativas e, devido ao processo de atresia, ao nascimento, 1 a 2 milhões dessas células estarão presentes no estágio de prófase da primeira divisão meiótica, estágio esse em que permanecerão quiescentes até o momento da ovulação. Na puberdade, haverá aproximadamente 300 mil ovócitos e até a menopausa 400 a 500 terão sido selecionados para a ovulação (Anderson e Genadry, 2007).

Até recentemente se acreditava que não seriam formadas novas células germinativas após o nascimento. No entanto, em 2004, estudos em camundongos desafiaram esse dogma (Johnson et al., 2004), e recentemente células que expressavam marcadores de linhagens germinativas, extraídas do ovário após o nascimento, submetidas à proliferação in vitro e reintroduzidas no tecido cortical ovariano humano isolado, foram capazes de formar folículos contendo ovócitos (White et al., 2012). Em camundongos, o transplante dessas células-tronco germinativas cultivadas in vitro em ovários adultos resultou na ovulação de ovócitos fertilizados e nascidos vivos (Zou et al., 2009). Apesar de extremamente controversos, esses achados abrem novas linhas de pesquisa no campo da biologia reprodutiva, principalmente no que tange à preservação da fertilidade em pacientes com câncer (Kim et al., 2016).

Assim, na ausência do fator determinante do testículo, produto de um gene que é codificado na região SRY do cromossomo Y, a medula regride e as células do cordão sexual cortical separam-se em agrupamentos celulares isolados, que são os folículos primordiais, que consistem em uma ovogônia. No entanto, inicialmente pensada apenas como a ausência do SRY, a diferenciação sexual feminina pretensamente "passiva" permanece ainda não totalmente compreendida, mas alguns genes como SF1, WT1, DAX1, a família de genes WNT, entre outros, parecem ser importantes para o seu desenvolvimento normal (Mullen e Behringer, 2014; Biason-Lauber e Konrad, 2008). Estudo de Biason-Lauber *et al.* (2004) observou que o gene WNT4 parece ser importante para o desenvolvimento e a manutenção do fenótipo feminino, por meio da regulação na formação dos ductos de Müller e controle da biossíntese de androgênios ovarianos.

Sob a influência do fator determinante do testículo e outros genes que codificam a diferenciação sexual masculina, as gônadas indiferentes começarão a se diferenciar, e o córtex regride e a medula normalmente se diferencia em testículo. Os cordões sexuais primitivos se estendem para o interior da medula, dando origem aos cordões seminíferos, que posteriormente se transformam em túbulos seminíferos e rede testicular. Desenvolve-se a túnica albugínea. Nos túbulos seminíferos encontram-se as células de Sertoli (derivadas do epitélio germinativo) e a espermatogônia, originada das células germinativas primordiais. O mesênquima dá origem às células intersticiais de Leydig.

DESENVOLVIMENTO DOS DUCTOS GENITAIS

Dois pares de ductos genitais se desenvolvem em ambos os sexos, a saber: os mesonéfricos (ductos de Wolff) e os paramesonéfricos (ductos de Müller). Os ductos paramesonéfricos, que se desenvolvem no feto feminino enquanto os mesonéfricos regridem, são originados do epitélio celômico e, laterais aos ductos de Wolff, crescem caudalmente a eles e depois os cruzam ventralmente para se fundirem na linha média. Fundidos, formam o canal uterovaginal e progridem até a face posterior do seio urogenital, onde se inserem no tubérculo de Müller (Figura 2.1).

Dessa forma, ao redor da 12ª semana de vida intrauterina, enquanto as partes cranianas dos ductos de Müller, que não se fundem, se abrem na cavidade celômica, futura cavidade peritoneal, e formam as trompas uterinas, as partes caudais, fundidas, se tornam o canal uterovaginal, que posteriormente dá origem ao corpo e ao colo do útero e à porção superior da vagina. Com 20 semanas, aproximadamente, o septo localizado no polo superior do útero é reabsorvido para formar uma cavidade uterina única. O estroma endometrial e o miométrio se diferenciam do mesênquima adjacente.

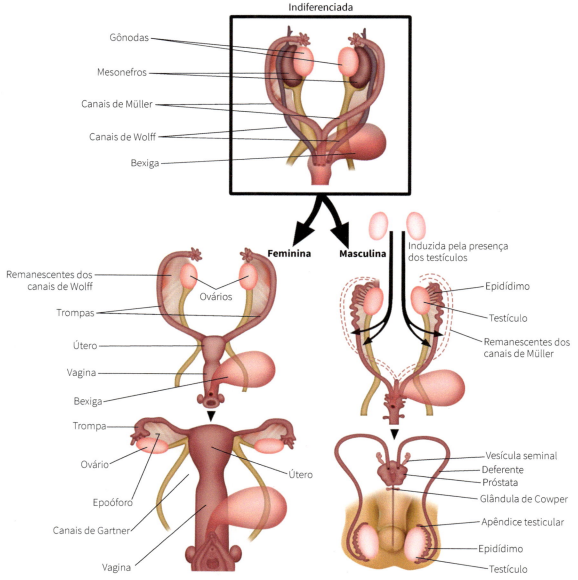

Figura 2.1 Diferenciação da genitália interna.

Da fusão dos ductos paramesonéfricos, formam-se duas dobras peritoneais que formarão os ligamentos largo esquerdo e direito, e dividem a cavidade pélvica em região retouterina posterior e vesicouterina anterior. Além disso, entre as camadas dos ligamentos largos, o mesênquima prolifera e se diferencia em tecido conjuntivo e músculo liso.

A vagina se forma no terceiro mês de vida embrionária. Enquanto o canal uterovaginal está se formando, do seio urogenital proliferam os bulbos sinovaginais, que formam a parte inferior da vagina e a placa vaginal, que ocluirá a parte mais distal do canal uterovaginal. No segundo trimestre, esse tecido se alonga e canaliza por um processo de descamação central, e as células periféricas se tornam o epitélio vaginal. A membrana himenal, vestígio da junção dos bulbos sinovaginais e do seio urogenital, costuma se tornar perfurada antes do nascimento.

O seio urogenital também formará a bexiga (porção cefálica), a uretra feminina (porção medial), as glândulas vestibulares de Bartholin e as glândulas uretral e parauretral de Skene (porção caudal).

Parte da extremidade craniana do ducto paramesonéfrico, que não contribui para o infundíbulo da trompa uterina, pode persistir como um apêndice vesicular, chamado "hidátide de Morgagni". Na mulher, também poderão persistir vestígios dos ductos mesonéfricos na forma de túbulos, o epoóforo na região do ligamento largo entre o ovário e a trompa uterina, e o paraoóforo, que fica próximo ao útero. Partes do ducto mesonéfrico também poderão persistir ao longo da parede lateral do útero, no ligamento largo e na parede vaginal, dando origem aos chamados "cistos do ducto de Gartner".

Embora os ovários primeiro se desenvolvam na região torácica, eles chegam à pelve, por meio de um processo de descida, e atingem sua posição ao redor da 12ª semana de gestação (Anderson e Genadry, 2007). Essa descida está sob controle de um cordão ligamentoso chamado "gubernáculo", que se prende ao útero próximo ao local de entrada da trompa uterina, e a parte craniana do gubernáculo transforma-se em ligamento ovariano e a parte caudal torna-se o ligamento redondo (Anderson e Genadry, 2007).

Importante frisar que o desenvolvimento do ducto de Müller e sua transformação em útero, trompas uterinas e porção superior da vagina é independente do ovário.

No testículo do feto masculino, as células de Sertoli secretam o hormônio antimülleriano (AMH), que leva à regressão do sistema paramesonéfrico ipsilateral, e as células de Leydig começam a secretar testosterona ao redor da oitava semana de gestação, a qual promove a virilização do ducto mesonéfrico em epidídimo, canal deferente, vesícula seminal e ducto ejaculatório. O AMH também controla o crescimento do gubernáculo, necessário para a descida transabdominal do testículo (Figura 2.1).

GENITÁLIA EXTERNA

Da mesma forma que as gônadas, a genitália externa também é inicialmente indiferenciada e tem a capacidade de se diferenciar em qualquer sexo (Figura 2.2). A masculinização da genitália indiferente ocorre devido à ação dos androgênios produzidos pelos testículos.

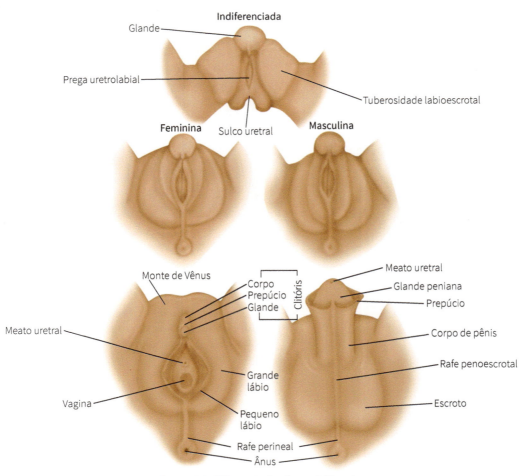

Figura 2.2 Diferenciação da genitália externa.

Na quinta semana de vida embrionária, pregas de tecido se formam de cada lado da cloaca e se encontram anteriormente na linha média para formar o tubérculo genital. Com a divisão da cloaca pelo septo urorretal, no final da sexta semana, e consequente formação do períneo, as pregas cloacais anteriores são denominadas "urogenitais" e as posteriores, "anais". O tubérculo genital começa a se alargar. No embrião feminino (Figura 2.3 A), seu crescimento gradualmente se lentifica e se torna o clitóris, que é pequeno, não havendo fusão do sulco urogenital, a não ser diante do ânus. As pregas urogenitais que não se fundiram formam os lábios menores e as eminências labioescrotais, os maiores. Além disso, as eminências labioescrotais ligam-se anteriormente para formar o monte de Vênus ou monte pubiano e posteriormente para formar a comissura labial posterior (Figuras 2.4, 2.5 e 2.6 A).

Não é necessária a atuação do estrogênio ovariano, que é produzido somente no final da gestação, para o desenvolvimento do fenótipo feminino normal. No entanto, sob a atuação desse hormônio gonadal, ocorrerá o desenvolvimento dos caracteres sexuais femininos secundários e o início dos ciclos ovulatórios na puberdade.

No embrião masculino (Figura 2.3 B), o tubérculo genital continua a crescer e forma o pênis, e as pregas urogenitais se fundem para formar a uretra peniana. Além disso, o prepúcio cresce sobre a glande, os corpos cavernosos e esponjoso se desenvolvem do tecido mesenquimal do falo e as eminências labioescrotais se fundem e formam a bolsa escrotal. A testosterona mantém os ductos de Wolff, e a virilização da genitália externa e o crescimento da próstata resultam da ação da di-hidrotestosterona (DHT), produto da conversão da testosterona nas células de Leydig pela enzima 5α-redutase (Figura 2.6 B).

Pode ocorrer a masculinização incompleta do feto masculino, no caso de haver prejuízo na síntese ou secreção de testosterona fetal ou na sua conversão em DHT, se houver deficiência de ou alteração na atividade dos receptores para androgênios, ou produção ou ação deficiente do AMH.

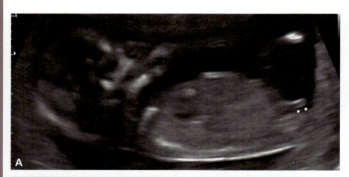
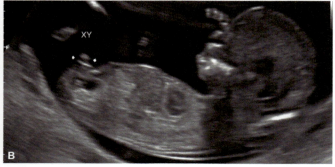

Figura 2.3 Genitália externa em fetos feminino (**A**) e masculino (**B**), com 12 semanas de gestação. (Imagens em ultrassonografia 2D gentilmente cedidas pelo Dr. Evaldo Trajano Filho.)

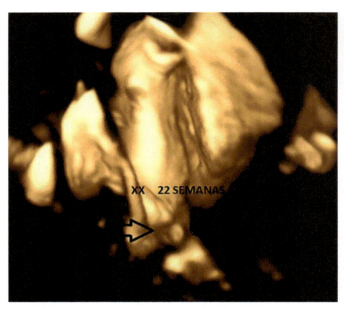

Figura 2.4 Genitália externa em feto feminino com 22 semanas de idade gestacional. (Imagem em ultrassonografia 3D gentilmente cedida pelo Dr. Evaldo Trajano Filho.)

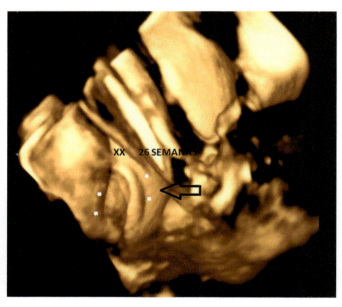

Figura 2.5 Genitália externa em feto feminino com 26 semanas de idade gestacional. (Imagem em ultrassonografia 3D gentilmente cedida pelo Dr. Evaldo Trajano Filho.)

No caso de haver exposição do feto feminino a níveis elevados de androgênios, de origem endógena ou exógena, iatrogênica ou não, especialmente antes da 12ª semana de gestação, pode ocorrer virilização da genitália externa.

DISTÚRBIOS DO DESENVOLVIMENTO SEXUAL

O desenvolvimento sexual ocorre por meio de dois processos: a determinação e a diferenciação sexual (Acién e Acién, 2020). Na determinação – um processo geneticamente programado –, a gônada, que é inicialmente indiferenciada e que tem o potencial de se diferenciar em dois órgãos funcionalmente distintos,

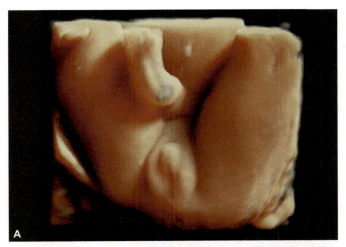
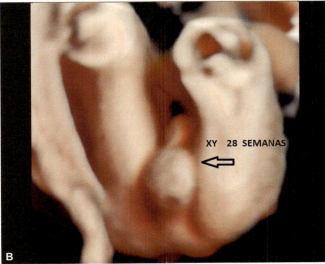

Figura 2.6 Genitália externa feminina (**A**) e masculina (**B**) com 29 e 28 semanas de gestação, respectivamente. (Imagens em ultrassonografia 3D gentilmente cedidas pelo Dr. Evaldo Trajano Filho.)

diferencia-se em ovário ou testículo. A diferenciação sexual ocorre por meio dos hormônios e fatores produzidos pela gônada diferenciada. Além disso, muitos genes responsáveis pela determinação sexual também são responsáveis pela esteroidogênese gonadal e subsequente diferenciação sexual (Acién e Acién, 2020). Anomalias em qualquer dos genes envolvidos nesses processos durante o desenvolvimento testicular ou ovariano, ou na subsequente diferenciação sexual, poderiam levar a distúrbios no desenvolvimento sexual.

Os distúrbios do desenvolvimento sexual (DDS) são condições congênitas em que ocorre desenvolvimento atípico do sexo cromossômico, gonadal e anatômico, de acordo com o Consenso de Chicago (Hughes et al., 2006). Na ocasião, uma nova nomenclatura foi estabelecida visando a uma melhor abordagem diagnóstica e terapêutica. No entanto, apesar de ter sido considerado um avanço – uma vez que foram substituídos termos considerados pejorativos pelos pacientes como "pseudo-hermafroditismo", "hermafroditismo", "intersexo" e "sexo reverso" (Hughes et al., 2006) –, ainda há controvérsias que cercam o tema, e diversos autores não consideram que a nova nomenclatura e a classificação propostas sejam as mais adequadas (Cools et al., 2018; Acién e Acién, 2020).

DDS ovotesticular

Anteriormente referido como "hermafroditismo" (Hughes et al., 2006), é uma condição rara; tanto o tecido ovariano como o testicular poderão estar presentes em diversas combinações – ovotestes, ovário de um lado e testículo de outro etc. Nesse caso, uma trompa e um corno uterino poderão se desenvolver do lado do ovário devido à ausência do AMH local. Além disso, o testículo pode não produzir AMH ou produzi-lo apenas do lado em que se encontra. Observa-se, portanto, que a natureza do sistema ductal interno depende da gônada ipsilateral – presença de AMH ou de testosterona. O cariótipo é variado e a genitália externa é frequentemente ambígua.

DDS 46,XY

Nessa classificação, em que eram observados os casos anteriormente denominados "pseudo-hermafroditismo masculino", estão englobados distúrbios no desenvolvimento da gônada (testículo), alterações na síntese e ação dos androgênios, entre outras (Hughes et al., 2006).

Entre os distúrbios citados, pode ser observada a insensibilidade androgênica, que é uma alteração cromossômica recessiva ligada ao cromossomo X, na qual indivíduos 46,XY apresentam diferentes graus de resistência aos androgênios. Ela resulta de várias mutações envolvendo o gene do receptor para o androgênio que se encontra na região Xq11-q12 (Lanciotti et al., 2019).

Nesses casos, os indivíduos apresentam testículos, mas a genitália externa pode ser feminina ou apresentar graus variáveis de ambiguidade devido a defeitos no receptor para os androgênios circulantes. Nas formas completas, a genitália interna feminina está ausente porque os testículos abdominais normalmente produzem o AMH que impede o desenvolvimento do útero, da cérvix e da porção superior da vagina. Pode ser observada a parte distal da vagina, que não está sob o controle do AMH. E é comum essas mulheres procurarem ajuda profissional com queixa de amenorreia ou atraso no desenvolvimento puberal, quando, então, a condição é descoberta. Também pode ser encontrada a forma parcial, com apresentação clínica variável, podendo ser observada genitália ambígua, e leve, na qual a genitália externa é masculina e há prejuízo na virilização puberal (Acién e Acién, 2020; Lanciotti et al., 2019).

Além da deficiência na sensibilidade do receptor, também pode haver deficiência na biossíntese de androgênios, como na deficiência da enzima 5α-redutase, que converte a testosterona em DHT, e na 17-hidroxiesteroide desidrogenase, anomalias no receptor para o hormônio luteinizante (LH), como no caso de hipoplasia ou aplasia de células de Leydig, e alterações no AMH e seu receptor, com a persistência dos ductos müllerianos (Hughes et al., 2006).

DDS 46,XX

Quanto aos DDS 46,XX, anteriormente referidos como "pseudo-hermafroditismo feminino", podem ser observados distúrbios do desenvolvimento gonadal (ovário), presença de excesso de androgênios, entre outros. O excesso de androgênios é observado em indivíduos 46,XX que apresentam ovários e estruturas ductais internas femininas, mas a genitália externa pode ser ambígua ou mesmo com aspecto masculino devido à excessiva exposição fetal aos androgênios. O grau de virilização depende da quantidade de hormônio e do período da gestação em que ocorreu essa exposição.

Entre as causas, pode-se observar a hiperplasia adrenal congênita – a mais comum é a causada pela deficiência da enzima 21-hidroxilase, seguida pela 11-hidroxilase, em que há produção excessiva de androgênios pela glândula adrenal. Outras causas incluem deficiência da aromatase placentária e excesso de androgênios maternos devido a um luteoma ou a uma iatrogenia (Hughes *et al.*, 2006).

DDS com anomalias no cromossomo sexual

Algumas disgenesias gonadais estão incluídas nesse grupo e, entre as diversas alterações que podem ser observadas, a mais comum no feto feminino é a síndrome de Turner, cujo cariótipo é 45,X. No entanto, diversos tipos de mosaicismos e anomalias estruturais do segundo cromossomo também podem ser observados, resultando em diferentes fenótipos e distintas subclassificações (Hughes *et al.*, 2006).

ANOMALIAS MÜLLERIANAS

Há muitas classificações propostas para as anomalias müllerianas (Acién e Acién, 2011; Grimbizis *et al.*, 2013), sendo a da American Fertility Society (AFS), de 1988, a mais utilizada (AFS, 1988). Apesar de suas reconhecida simplicidade e correlação com desfechos obstétricos, tem sido criticada devido ao seu foco primário estar centrado nas anomalias uterinas, excluindo as alterações vaginais e cervicais, a falta de critérios diagnósticos claros e a inabilidade em classificar aberrações complexas (Pfeifer *et al.*, 2021).

Em 2021, a Força Tarefa para Classificação das Anomalias Müllerianas da American Society for Reproductive Medicine (ASRM), com base na classificação da AFS, propôs uma nova classificação com nove categorias, que não são mais numeradas, mas identificadas de maneira descritiva (Pfeifer *et al.*, 2021):

1. Agenesia mülleriana.
2. Agenesia cervical.
3. Útero unicorno.
4. Útero didelfo.
5. Útero bicorno.
6. Útero septado.
7. Septo vaginal longitudinal.
8. Septo vaginal transverso.
9. Anomalias complexas.

Importante lembrar que, uma vez que as anomalias müllerianas podem se apresentar com uma ampla gama de alterações, é possível observar anomalias distintas em uma mesma categoria, além de diversas variantes.

Agenesia mülleriana

Também conhecida como "síndrome de Mayer-Rokitansky-Kuster-Hauser (MRKH)", pode apresentar-se com grande heterogeneidade fenotípica, que é determinada pelo espectro de anomalias extragenitais e pela severidade da aplasia mülleriana. Dessa maneira, podem ser observadas ausência congênita da vagina e do útero, agenesia vaginal com graus variáveis de desenvolvimento uterino, até a presença de útero rudimentar com endométrio funcionante (Herlin *et al.*, 2020).

É classificada como tipo I quando isolada e, quando associada a malformações congênitas concomitantes, como tipo II, incluída a associação MURCS (aplasia mülleriana, aplasia renal, anomalias dos somitos cérvico-torácicos) (Kapczuk e Kedzia, 2021).

Um dos diagnósticos diferenciais importantes é com a insensibilidade androgênica completa, por meio da análise do cariótipo, uma vez que uma queixa comum a ambas é a amenorreia primária. No caso da agenesia mülleriana, as pacientes geralmente apresentam cariótipo 46,XX e perfil hormonal feminino normal (Herlin *et al.*, 2020).

Agenesia cervical

Nesses casos, devido à origem mülleriana comum, pode haver ausência concomitante da porção superior da vagina. Uma vez que o útero/tecido endometrial pode se desenvolver, essas pacientes podem apresentar sintomas obstrutivos por ocasião da puberdade/menarca.

Agenesia vaginal

É uma anomalia rara e frequentemente associada a outras alterações müllerianas. Pacientes podem referir amenorreia primária e dor pélvica/abdominal progressiva, o que pode indicar a presença de tecido endometrial que não tem comunicação com o exterior, uma vez que a vagina não existe.

Útero unicorno

Resulta da falha no desenvolvimento de um ducto paramesonéfrico, podendo ou não apresentar um corno rudimentar. Se este estiver presente, poderá ou não se comunicar com a cavidade uterina, podendo também conter ou não um endométrio funcionante. As pacientes com útero unicorno apresentam prognóstico reprodutivo ruim e podem ter complicações obstétricas. Rackow e Arici (2007) observaram 16% de partos prétermo, 36% de abortos espontâneos e 54% de nascidos vivos nessas pacientes (Figura 2.7).

Útero bicorno

Causado pela fusão incompleta dos ductos de Müller, apresenta duas cavidades endometriais que se comunicam e uma cérvix. A falha da fusão pode ser pequena/parcial ou se estender até o colo do útero. Ocorre em aproximadamente 10% dos casos de malformações müllerianas e é assintomático na maioria das vezes (Yoo *et al.*, 2015). O tratamento cirúrgico tem sido proposto para as pacientes com sucessivos abortos sem outras causas identificáveis.

Útero didelfo

O útero duplo, também chamado "útero didelfo", resulta da deficiência de fusão dos ductos paramesonéfricos, havendo, portanto, dois cornos uterinos separados, cada um com uma cavidade uterina e duas cérvix distintas. Costuma ser observado um septo longitudinal na porção superior da vagina. Estudo de Heinonen (2000) observou que não havia maiores prejuízos à fertilidade dessas pacientes; das 36 que desejavam, 34 tiveram pelo menos uma gestação, com taxa de nascidos vivos de 75%, 24% de prematuros e 11% com crescimento intrauterino restrito, o que indica a necessidade de pré-natal criterioso (Figura 2.8).

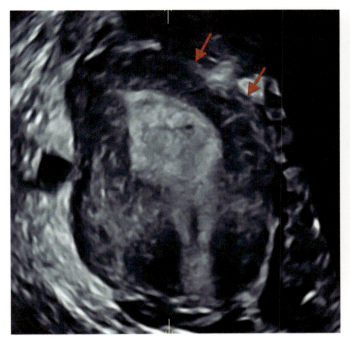

Figura 2.7 Ultrassonografia em 3D mostrando útero unicorno. As setas vermelhas indicam o corno único. (Imagem gentilmente cedida pela Dra. Adriana Gualda Garrido.)

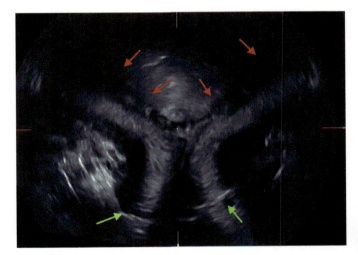

Figura 2.8 Ultrassonografia em 3D mostrando útero didelfo. As setas vermelhas indicam os dois cornos uterinos separados e as setas verdes, os dois colos distintos. (Imagem gentilmente cedida pela Dra. Adriana Gualda Garrido.)

Útero septado

Se não houver regressão do segmento medial dos ductos paramesonéfricos após a fusão, o útero poderá ser dividido por um septo que, a partir do fundo uterino, poderá ser pequeno, ou mesmo se estender até a cérvix. De acordo com a classificação da ASRM, nesses casos o comprimento do septo é maior que 1 cm, e o ângulo é menor que 90° (Pfeifer *et al.*, 2021). Tem sido observada elevada taxa de abortamento espontâneo no primeiro trimestre (Woelfer *et al.*, 2001), e a ressecção histeroscópica do septo tem sido recomendada (Figura 2.9). Recentemente foi descrito o caso de uma paciente que engravidou após metroplastia histeroscópica guiada por laparoscopia, e que evoluiu para gestação a termo (Lamari *et al.*, 2023).

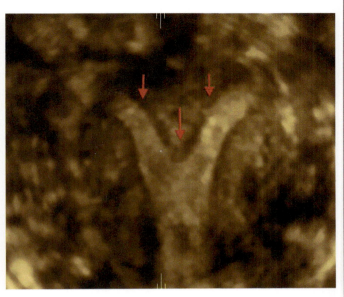

Figura 2.9 Ultrassonografia em 3D mostrando útero septado. As setas vermelhas indicam o septo parcial. (Imagem gentilmente cedida pela Dra. Adriana Gualda Garrido.)

Útero arqueado

Pode haver discreta convexidade no fundo uterino ou pequeno septo na linha média com um fundo normal. Nesses casos tem sido observada indentação menor ou igual a 1 cm e com ângulo maior que 90° (Pfeifer *et al.*, 2021). Não têm sido relatados maiores problemas obstétricos relacionados a essa condição, e a correção cirúrgica não tem sido indicada de rotina (Figura 2.10).

Útero em forma de "T"

Trata-se de sequela à exposição ao dietilestilbestrol. A cavidade uterina é irregular e hipoplásica, havendo pequena probabilidade de gravidez e elevada de abortos e gestação ectópica (Kaufman *et al.*, 1980). Uma vez que essa droga foi descontinuada há mais de 40 anos, essa anomalia é rara e tende a desaparecer.

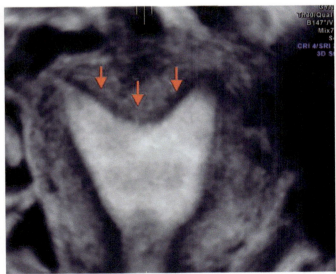

Figura 2.10 Ultrassonografia em 3D mostrando útero arqueado. As setas vermelhas indicam o arqueamento da cavidade. (Imagem gentilmente cedida pela Dra. Adriana Gualda Garrido.)

Septo vaginal longitudinal

Resultante da fusão lateral defeituosa ou reabsorção incompleta da porção caudal dos ductos paramesonéfricos, pode ser tentada conduta conservadora, levando em consideração a localização e a espessura do septo. No entanto, quase sempre a paciente evolui para tratamento cirúrgico.

Septo vaginal transverso

Pode ser resultante da falha na fusão dos ductos de Müller ou da canalização da placa vaginal. A localização mais comum é entre a porção caudal dos ductos paramesonéfricos fundidos e a placa vaginal, e as pacientes podem apresentar sintomas e sinais obstrutivos. O diagnóstico definitivo é realizado por exames de imagem, e o tratamento é cirúrgico.

Anomalias complexas

Nesses casos, podem ser observadas diversas anomalias, tais como presença de útero bicorno e cavidades endometriais obstruídas, útero didelfo e atresia cervicovaginal unilateral, agenesia de istmo uterino, entre outras (Pfeifer *et al.*, 2021). Alguns casos são bastante complexos e é recomendado que sejam abordados de modo multidisciplinar.

OUTRAS ALTERAÇÕES

Hímen imperfurado

Ocorre devido à falha na canalização na porção inferior da placa vaginal. Geralmente assintomático na infância, pode trazer graves consequências após a menarca se não for diagnosticado e corrigido a tempo.

REFERÊNCIAS BIBLIOGRÁFICAS

ACIÉN, P.; ACIÉN, M. The history of female genital tract malformation classifications and proposal of an updated system. *Human Reproduction Update*, v. 17, n. 5, p. 693-705, 2011.

ACIÉN, P.; ACIÉN, M. Disorders of sex development: classification, review, and impact on fertility. *Journal of Clinical Medicine*, v. 9, n. 11, p. 3555, 2020.

ANDERSON, JR.; GENADRY, R. Anatomy and embryology. *In*: BEREK, J.S. *Berek & Novak's Gynecology.* 14. ed. Philadelphia: Lippincott Williams & Wilkins, 2007. cap. 4, p. 96-104.

BIASON-LAUBER, A. *et al.* A WNT4 mutation associated with Müllerian-duct regression and virilization in a 46,XX woman. *New England Journal of Medicine*, v. 351, n. 8, p. 792-798, 2004.

BIASON-LAUBER, A.; KONRAD, D. WNT4 and sex development. *Sexual Development*, v. 2, n. 4-5, p. 210-218, 2008.

COOLS, M. *et al.* Caring for individuals with a difference of sex development (DSD): a consensus statement. *Nature Reviews Endocrinology*, v. 14, p. 415-429, 2018.

GRIMBIZIS, G. F. *et al.* The ESHRE/ESGE consensus on the classification of female genital tract congenital anomalies. *Human Reproduction*, v. 28, n. 8, p. 2032-2044, 2013.

HEINONEN, P. K. Clinical implications of the didelphic uterus: long-term follow-up of 49 cases. *European Journal of Obstetrics & Gynecology and Reproductive Biology*, v. 91, n. 2, p. 183-90, 2000.

HERLIN, M. K.; PETERSEN, M. B.; BRÄNNSTRÖM, M. Mayer-Rokitansky-Küster-Hauser (MRKH) syndrome: a comprehensive update. *Orphanet Journal of Rare Diseases*, v. 15, n. 1, p. 214, 2020.

HUGHES, I. A. *et al.* Consensus statement on management of intersex disorders. *Archives of Disease in Childhood*, v. 91, n. 7, p. 554-63, 2006.

JOHNSON, J. *et al.* Germline stem cells and follicular renewal in the postnatal mammalian ovary. *Nature*, v. 428, n. 6979, p. 145-50, 2004.

LAMARI, I. *et al.* Spontaneous pregnancy after surgical repair of subseptate uterus: a case report and review of the available literature. *Cureus*, v. 15, n. 8, e43399, 2023.

KAPCZUK, K.; KĘDZIA, W. Primary amenorrhea due to anatomical abnormalities of the reproductive tract: molecular insight. *International Journal of Molecular Sciences*, v. 22, n. 21, p. 11495, 2021.

KAUFMAN, R. H. *et al.* Upper genital tract changes and pregnancy outcome in offspring exposed in utero to diethylstilbestrol. *American Journal of Obstetrics & Gynecology*, v. 137, n. 3, p. 299-308, 1980.

KIM, S. Y. *et al.* Toward precision medicine for preserving fertility in cancer patients: existing and emerging fertility preservation options for women. *Journal of Gynecologic Oncology*, v. 27, n. 2, e22, 2016.

LANCIOTTI, L. *et al.* Different clinical presentations and management in complete androgen insensitivity syndrome (CAIS). *International Journal of Environmental Research and Public Health*, v. 16, n. 7, p. 1268, 2019.

MULLEN, R. D.; BEHRINGER, R. R. Molecular genetics of Müllerian duct formation, regression and differentiation. *Sexual Development*, v. 8, n. 5, p. 281-96, 2014.

PFEIFER, S. M. *et al.* ASRM Müllerian anomalies classification 2021. *Fertility and Sterility*, v. 116, n. 5, p. 1238-52, 2021.

RACKOW, B. W.; ARICI, A. Reproductive performance of women with Müllerian anomalies. *Current Opinion in Obstetrics and Gynecology*, v. 19, n. 3, p. 229-37, 2007.

The American Fertility Society Classifications of Adnexal Adhesions, Distal Tubal Occlusion, Tubal Occlusion Secondary to Tubal Ligation, Tubal Pregnancies, Müllerian Anomalies and Intrauterine Adhesions (AFS). *Fertility and Sterility*, v. 49, n. 6, p. 944-55, 1988.

YOO, R. E. *et al.* A systematic approach to the magnetic resonance imaging-based differential diagnosis of congenital Müllerian duct anomalies and their mimics. *Abdominal Imaging*, v. 40, n. 1, p. 192-206, 2015.

WHITE, Y. A. *et al.* Oocyte formation by mitotically active germ cells purified from ovaries of reproductive-age women. *Nature Medicine*, v. 18, n. 3, p. 413-21, 2012.

WOELFER, B. *et al.* Reproductive outcomes in women with congenital uterine anomalies detected by three-dimensional ultrasound screening. *Obstetrics & Gynecology*, v. 98, n. 6, p. 1099-1103, 2001.

ZOU, K. *et al.* Production of offspring from a germline stem cell line derived from neonatal ovaries. *Nature Cell Biology*, v. 11, n. 5, p. 631-636, 2009.

CAPÍTULO 3

Fisiologia Menstrual

Ana Carolina Japur de Sá Rosa-e-Silva • Bruno Ramalho de Carvalho

INTRODUÇÃO

A fisiologia menstrual é determinada pela sincronia extremamente refinada entre hormônios secretados por diversos órgãos, com ação autócrina e parácrina, e também pela atividade de neurotransmissores que atuam como inibidores ou estimuladores dessa secreção de hormônios. Todos os mecanismos ocorrem em torno do eixo principal composto por hipotálamo, hipófise e ovários – o eixo hipotálamo-hipófise-ovariano (HHO) –, que recebe a interferência de áreas como córtex cerebral, adrenais e tireoide, e é modulado por hormônios secretados pelo hipotálamo (hormônio liberador de corticotropina [ACTH, do inglês *adrenocorticotropic hormone*]; hormônio liberador de tireotropina [TRH, do inglês *thyrotropin-releasing hormone*]; e dopamina), pela hipófise (prolactina e tireotropina [TSH, do inglês *thyroid-stimulating hormone*]) e pelo ovário (inibinas A e B, androgênios e hormônio anti-mülleriano [AMH, do inglês *anti-Müllerian hormone*]), além dos hormônios que compõem o próprio eixo (estrogênio e progesterona). Sendo assim, alterações na secreção, no metabolismo ou na excreção desses hormônios ou de seus reguladores determinam o comportamento do ciclo ovulatório e interferem em sua regularidade, bem como no volume e na duração dos fluxos menstruais (Fritz e Speroff, 2011b).

Este capítulo aborda a fisiologia do eixo HHO, bem como a resposta ovariana e uterina aos hormônios com ele envolvidos, que culminam com a extrusão de um oócito maduro e o preparo do endométrio para a implantação embrionária, com o objetivo final de produzir elementos para a manutenção de uma gestação até o termo e o nascimento de uma criança saudável.

EIXO HIPOTÁLAMO-HIPÓFISE-OVARIANO

O eixo HHO é regulado por alguns hormônios essenciais para que ocorram o recrutamento, o desenvolvimento e a seleção dos folículos ovarianos, que culminam na extrusão de um oócito maduro e saudável e na produção de hormônios esteroides sexuais femininos.

A partir de comandos do córtex cerebral, o hipotálamo libera o hormônio secretor de gonadotrofinas (GnRH, do inglês *gonadotrophin releasing hormone*), de maneira pulsátil. A pulsatilidade da secreção do GnRH é consequência da sua interação coordenada a outros neurormônios, gonadotrofinas hipofisárias e esteroides gonadais, e regida por efeitos de retroalimentação que envolvem neurotransmissores excitatórios (glutamato, neuropeptídeo Y e norepinefrina) e inibitórios (endorfinas e dopamina). Também atuam nessa regulação fatores ambientais, tais como estresse, exercícios físicos e desnutrição, que podem atuar como inibidores. Além disso, o ambiente hormonal mais estrogênico ou progestogênico, dependendo da secreção ovariana, leva à alteração na amplitude e frequência desses pulsos, sendo, portanto, o comando central e periférico (Fritz e Speroff, 2011b) (Figura 3.1).

Os hormônios hipotalâmicos atingem a hipófise trazidos pelo sistema porta-hipofisário, uma trama vascular que desce pela haste hipofisária e comunica esses dois compartimentos. A hipófise, então, em resposta à secreção de GnRH, produz duas gonadotrofinas: hormônio folículo-estimulante (FSH, do inglês *follicle-stimulating hormone*) e hormônio luteinizante (LH, do inglês *luteinizing hormone*). O primeiro, FSH, como o próprio nome diz, tem por função estimular o recrutamento e o crescimento dos folículos ovarianos e a seleção para dominância até que o oócito esteja maduro para ser fecundado; o segundo, LH, tem como finalidade produzir a luteinização das células somáticas foliculares (teca e granulosa), completar a maturação do oócito e promover a ovulação (Fritz e Speroff, 2011b). A secreção de gonadotrofinas pela hipófise em resposta aos pulsos de GnRH também sofre retrocontrole pelos esteroides ovarianos. O estradiol ovariano tem basicamente um papel estimulador na síntese e armazenamento das gonadotrofinas, sendo seu papel liberador bastante acanhado. Ao contrário, a progesterona tem papel ativo na liberação das gonadotrofinas pela hipófise previamente sensibilizada pela ação dos estrogênios (Fritz e Speroff, 2011b) (Figura 3.1).

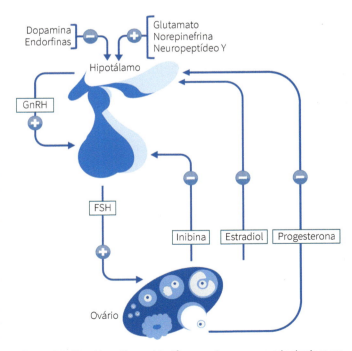

Figura 3.1 Eixo hipotálamo-hipófise-ovariano e seus principais reguladores. FSH: hormônio folículo-estimulante; GnRH: hormônio secretor de gonadotrofinas.

Finalmente, o ovário, em resposta aos comandos hipotálamo-hipofisários, produz os esteroides sexuais, sendo eles os estrogênios e a progesterona (Figura 3.1).

Os esteroides sexuais são produzidos a partir da molécula de colesterol obtida na dieta ou pela molécula endógena, produzida principalmente no fígado. O colesterol circulante é captado no órgão onde a esteroidogênese ocorrerá (gônadas, adrenal, fígado, tecido adiposo, entre outros) e convertido inicialmente em progesterona. A cascata da esteroidogênese envolve inúmeras enzimas, porém, de maneira simplificada, caracteriza-se pela perda de carbonos agregados ao anel ciclopentanoperidrofenantreno, e leva o colesterol à conversão a progesterona (com 21 carbonos), a androgênio (com 19 carbonos) e, por fim, a estrogênio (com 18 carbonos) (Fritz e Speroff, 2011a) (Figura 3.2).

A produção de esteroides sexuais pelo ovário envolve as populações de células da granulosa e da teca, por meio do "mecanismo das duas células", o qual será discutido mais adiante, neste capítulo. Importa aqui comentar que, para que haja síntese de qualquer esteroide, é necessário que a célula tenha acesso ao colesterol plasmático ou a algum hormônio precursor àquele que será sintetizado.

FORMAÇÃO DOS FOLÍCULOS OVARIANOS

O folículo ovariano é composto por um oócito central e duas outras populações de células somáticas que se dispõem em camadas: a granulosa, interna, e a teca, externa. Durante o período embrionário, as células precursoras das células germinativas migram para a região da crista gonadal, de forma que, por volta da quinta semana de desenvolvimento, o embrião terá o ovário formado (Palma *et al.*, 2012). Essas células precursoras denominadas "oogônias", ainda diploides, multiplicam-se a ponto de atingir uma população de 6 a 8 milhões de células, entre 16 e 20 semanas de gestação. Nessa fase, parte daquelas células inicia o processo de meiose para formar as células germinativas femininas que passam a ser denominadas "oócitos", mas agora com 23 cromossomos (22 somáticos e um sexual – X). Cerca de 75% dessas células entram em processo degenerativo e são perdidos ainda durante a vida intrauterina, de forma que, ao nascimento, a população de oócitos formados é reduzida a cerca de 2 milhões (Baker, 1963; Oktem e Urman, 2010) (Figura 3.3).

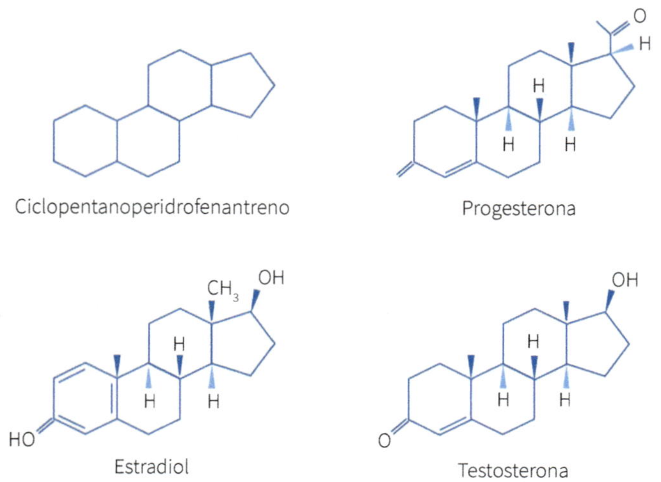

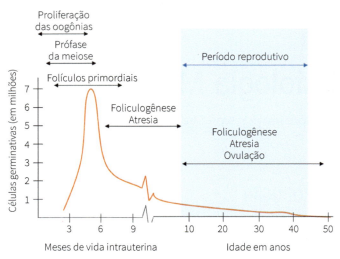

Figura 3.3 População de células germinativas femininas desde a vida intrauterina até o fim do período reprodutivo. (Adaptada de: Monniaux *et al.*, 2014; Baker, 1963. Esta figura foi traduzida e reeditada com permissão da Oxford University Press, em nome da SSR. OUP e SSR não são responsáveis pela acurácia da tradução. Os tradutores, autores deste capítulo, se responsabilizam completamente pela tradução contida nesta publicação.)

Uma vez diferenciados em oócitos, a camada de células estromais que os circundam transformam-se em células da granulosa inativas, com formato fusiforme, e, assim, dão origem aos folículos primordiais (Palma *et al.*, 2012). Já a teca terá sua formação mais adiante, ao longo do desenvolvimento folicular. O processo de formação dos folículos primordiais completa-se até o sexto mês depois do nascimento (Oktem e Urman, 2010), mas a divisão celular do oócito fica estacionada no diplóteno da primeira meiose e assim permanece durante o período da infância. Apesar do estado de quiescência em que se encontram durante a infância, o processo de atresia dos folículos primordiais continua a ocorrer, de maneira que grande parte da população de células germinativas não chega à fase adulta reprodutiva; quando a puberdade chega, aquela população já está reduzida a pouco mais de 400 mil folículos primordiais, destinados ao abastecimento de todo o período de vida fértil da mulher (Figura 3.3) (Baker, 1963; Oktem e Urman, 2010; Monniaux *et al.*, 2014).

FOLICULOGÊNESE E ESTEROIDOGÊNESE

O ovário, em resposta à ação das gonadotrofinas, realiza basicamente dois processos: a esteroidogênese, ou produção de esteroides sexuais, e a foliculogênese, que é o recrutamento e o desenvolvimento dos folículos ovarianos. Esses dois processos, apesar de distintos, estão diretamente relacionados, uma vez que a produção de hormônios depende da proliferação e da atividade das células somáticas foliculares.

O processo de foliculogênese tem início com o recrutamento folicular, durante o qual os folículos quiescentes tornam-se ativos e capazes de se desenvolver. O mecanismo de ativação folicular é provavelmente a etapa menos conhecida do processo de desenvolvimento folicular. É de extrema relevância que esse mecanismo seja muito bem controlado para evitar o recrutamento maciço da população de primordiais. Caso contrário, considerando a população folicular finita (que já está presente no nascimento), em poucos anos se esgotariam os folículos e o

Figura 3.2 O anel ciclopentanoperidrofenantreno e os esteroides derivados: progesterona, com 21 carbonos; testosterona, com 19 carbonos (androgênios); e estradiol, com 18 carbonos (estrogênios).

tempo de vida reprodutiva seria muito encurtado. Sendo assim, a manutenção da quiescência dos folículos primordiais é essencial para uma vida reprodutiva saudável.

O mecanismo de manutenção do repouso ovariano ainda não está completamente estabelecido. Sabe-se que há participação importante de um hormônio secretado pelos folículos menores, principalmente folículos secundários e antrais iniciais, denominado "AMH". Embora esse hormônio tenha sido descrito primariamente em homens com a função de impedir o desenvolvimento dos ductos de Müller durante o período embrionário, sua descoberta em tecido ovariano a partir das 36 semanas de gestação até a menopausa suscitou a ideia da sua participação na reprodução feminina. Vários estudos têm demonstrado que o AMH, atuando de maneira parácrina dentro do próprio ovário, reduz a sensibilidade dos folículos à ação do FSH, mantendo-os em repouso (Durlinger et al., 2002).

O AMH faz parte da superfamília das TGF-β (do inglês *transforming growth factor beta*), juntamente com as inibinas, as ativinas, as proteínas morfogenéticas ósseas (BMPs, do inglês *bone morphogenetic proteins*), os fatores de crescimento e diferenciação (GFDs, do inglês *growth and differentiation factors*) e o complexo Kit e Kit-Ligand; todos eles parecem estar envolvidos no processo de ativação de folículos primordiais ou na manutenção de sua quiescência (Durlinger et al., 2002). A comunicação bidirecional entre as células da granulosa e oócito (*crosstalk*) é imprescindível para a progressão do desenvolvimento folicular (Eppig, 2001). Essas moléculas de sinalização extracelular citadas anteriormente estão diretamente implicadas nesse diálogo, são expressas e secretadas pelos oócitos e agem na regulação do recrutamento dos folículos primordiais (Knight e Glister, 2006), apesar de também terem papel no desenvolvimento folicular antral (Kim, 2012).

Outras vias de sinalização vêm sendo muito estudadas como responsáveis pela manutenção da quiescência folicular, tais como a via da fosfatidilinositol 3-quinase (PI3K). A ativação da PI3K é mantida por sinais extracelulares e parece ser responsável pela sobrevivência dos folículos primordiais (Liu et al., 2006). A comunicação entre os oócitos e as células da granulosa que os envolvem depende de suas sinalizações interativas, e o principal ligante-receptor é o receptor de proteína tirosina quinase (RPTK) ou Kit e seu ligante, Kit-ligante (KL), citados anteriormente como membros da superfamília das TGF-β (Liu et al., 2006). O Kit encontra-se na superfície de todos os oócitos (em repouso e em crescimento) e o KL é também produzido pelas células da granulosa de todos os folículos (Gougeon, 2011). Nos estágios iniciais dos folículos, em que receptores de FSH ainda não são expressos, o crescimento folicular é dependente da sinalização do Kit com o KL (Albertini e Barrett, 2003), a qual ativa a via PI3K presente nos oócitos e conduz à ativação dos folículos em repouso (Gougeon, 2011). A via PI3K tem como inibidor o PTEN (homólogo da fosfatase e da tensina deletado no cromossomo 10), produzido no ovário como regulador de proliferação e sobrevivência celular (Kim, 2012).

Esse mecanismo complexo de sinalizadores depende da manutenção da integridade ovariana e da unidade folicular, de maneira que o *crosstalk* esteja preservado. Habitualmente essa comunicação é feita através das *gap junctions*, que são canais de comunicação intercelulares (Li e Albertini, 2013). Folículos retirados do ambiente ovariano são rapidamente ativados e entram em processo de atresia. É o que ocorre quando se realiza biópsia ovariana para criopreservação de tecido ovariano, em que parte da população folicular do fragmento é perdida por recrutamento maciço (Durlinger et al., 2002; Sun et al., 2015).

Uma vez ativado e recrutado o folículo, as células da granulosa que o compõem sofrem transformação morfológica e tornam-se cuboides. Nesse momento, o folículo passa a ser denominado "folículo primário".

O folículo primário inicia o seu crescimento multiplicando o número de camadas das células da granulosa ao redor do oócito e é considerado folículo secundário ao completar duas camadas dessas células. Aqui se inicia também a formação das células da teca, que se originam do estroma perifolicular. A partir desse estágio, secundário, o folículo passa a ser sensível à ação do FSH e, antes disso, outras moléculas são responsáveis pela progressão do folículo, tais como: ativinas, BMPs (do inglês *bone morphogenetic proteins*) e GDF-9 (do inglês *growth-differentiation factor 9*) (Fritz e Speroff, 2011c). O folículo secundário, agora gonadotrofina-sensível, cresce e proliferam as células da granulosa, o que leva o folículo ao estágio terciário, com três camadas. Finalmente, o folículo pré-antral multilamelar, com quatro ou mais camadas, torna-se claramente dependente do FSH.

Também compõem o folículo as células da teca, que proliferam e passam a produzir androgênios pelo estímulo do LH. Apenas as células da teca, externas no folículo, são vascularizadas, de maneira que são as únicas com acesso ao colesterol plasmático e, portanto, as únicas com capacidade de produzir os primeiros esteroides da cascata. Sendo assim, cabe à teca produzir progesterona e androgênios, os quais entram nas células da granulosa por difusão e, por ação da enzima aromatase, se convertem em estradiol sob comando do FSH (Fritz e Speroff, 2011c). A granulosa avascular (Fraser e Lunn, 2001) converte apenas os precursores que lhe são oferecidos pela teca. A produção de estradiol pela granulosa é proporcional ao número de células da granulosa que prolifera no folículo, tendo impacto sistêmico em diferentes órgãos, inclusive o útero. Tal interação entre as células da teca e da granulosa para a produção de esteroides sexuais ovarianos é chamada "mecanismo das duas células" (Figura 3.4), em que cada célula tem seu papel bem definido, variável de acordo com a fase do ciclo (Fritz e Speroff, 2011c).

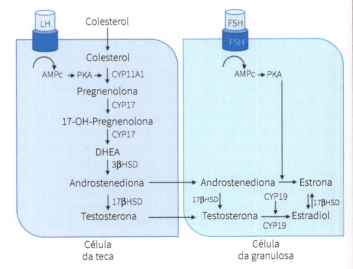

Figura 3.4 Produção de esteroides sexuais pelo "mecanismo das duas células". AMPc: adenosina monofosfato cíclico; DHEA: dehidroepiandrosterona; FSH: hormônio folículo-estimulante; LH: hormônio luteinizante; PKA: proteína kinase A; rFSH: hormonio folículo-estimulante recombinante; rLH: hormônio luteinizante recombinante.

Quando o folículo atinge a condição multilamelar, as células da granulosa começam a secretar o fluido folicular, que se acumula entre as células e cria lacunas que se confluem e formam a cavidade folicular ou antral – define-se então o estágio de folículo antral. O fluido tem função de facilitar a troca de substâncias entre as células da granulosa e oócito no chamado *crosstalk* folicular e exerce regulação do processo de maturação do oócito (Fortune *et al.*, 2004; Bianchi *et al.*, 2016). Além dessa função de mediador, o fluido folicular tem papel no processo de ovulação. O acúmulo do fluido no interior do folículo permite crescimento rápido, de maneira que o folículo cresce de 15 a 20 mm em cerca de 10 dias. O crescimento do volume de fluido folicular ocorre em direção à superfície do ovário, onde a resistência do tecido é menor, já que no estágio pré-ovulatório, quando o volume folicular é máximo, apenas uma camada de células do epitélio germinativo ovariano (camada que recobre o ovário) separa o folículo da cavidade peritoneal – é o chamado "estigma ovulatório" –, o que facilita a extrusão do oócito para a cavidade pélvica (Fritz e Speroff, 2011c).

A cavidade antral que se forma no folículo promove a diferenciação das células da granulosa em dois tipos com funções distintas: as células da granulosa do *cumulus* (CC), que são aquelas que permanecem aderidas ao oócito, e as células da granulosa mural (CGM), que compõem a parede do folículo juntamente com a teca. As CCs têm função predominante de suporte ao crescimento e diferenciação do oócito, além de produção do ácido hialurônico, que permite a expansão do *cumulus* para o êxito ovulatório. Em contrapartida, as CGMs têm função endócrina mais proeminente, sendo a esteroidogênese nessas células francamente superior à das CCs. A proximidade ou não do oócito tem papel fundamental na determinação das características específicas dessas duas populações celulares (Li, 2000). Também em decorrência da expansão do antro pelo aumento de fluido folicular, as células circunjacentes do estroma são comprimidas e definem a formação da camada mais externa da teca, denominada "teca externa". Sendo assim, na fase antral, o folículo possui, além do oócito, quatro populações de células distintas: as células da granulosa mural, da granulosa do *cumulus*, da teca interna e da teca externa.

A cada ciclo, cerca de mil folículos são recrutados, ou seja, saem do estado de quiescência para tornarem-se ativos. Esse processo de desenvolvimento inicial do folículo tem duração estimada de cerca de 175 dias, ou seja, o folículo selecionado para ovulação em um ciclo necessita de três a quatro meses de desenvolvimento a partir do seu recrutamento (Gougeon, 1986). Todos eles iniciam seu desenvolvimento, porém, ao longo do processo de foliculogênese, a grande maioria entra em processo de atresia (Matsuda *et al.*, 2012); essa perda de folículos é mais significativa na passagem de primordial para primário e de primário para secundário, mas ocorre durante todas as fases de desenvolvimento folicular, de maneira que apenas alguns, cerca de 8 a 20, chegam ao estágio antral. São esses os folículos com verdadeiro potencial de completar o seu desenvolvimento e atingir o estágio de maturidade – os chamados "folículos antrais iniciais" –, que refletem o *pool* de reserva ovariana, uma vez que são proporcionais ao número de folículos primordiais presentes no ovário (Monniaux *et al.*, 2014).

No estágio antral inicial, os folículos têm cerca de 2 a 8 mm de diâmetro. Nessa fase são dependentes de FSH para o seu crescimento e, portanto, possuem receptores para esse hormônio, que são autorregulados positivamente, ou seja, quanto maior a ação do FSH, mais receptores surgem na superfície dessas células, aumentando a sensibilidade do folículo a esse hormônio.

Sendo assim, quanto maior o folículo, maior a sensibilidade ao FSH, maior seu potencial de crescimento. Por algum motivo ainda não conhecido, um dos folículos do *pool* se destaca e apresenta crescimento mais acelerado que os demais, o que faz com que ele se torne cada vez mais sensível e responsivo ao FSH do que seus pares em crescimento. Nessa fase, a produção de estradiol é máxima, o que promove *feedback* negativo sobre a hipófise, reduzindo parcialmente a liberação de FSH na circulação (Fritz e Speroff, 2011a). Para aquele folículo maior e mais sensível, essa pequena queda na liberação de FSH não interferirá em seu desenvolvimento, entretanto, para todos os demais, haverá a desaceleração do crescimento, a qual culminará na atresia do folículo. Estabelece-se, dessa maneira, a dominância folicular, em que apenas um completará seu desenvolvimento e será ovulado, enquanto os demais sofrerão atresia (Matsuda *et al.*, 2012).

Ao final da fase folicular, já como folículo pré-ovulatório, as células da granulosa passam a expressar também receptores para o LH, até então presentes apenas na teca. O aumento desses receptores na superfície das células da granulosa, estimulados pelo FSH que muda seu padrão de autorregulação para os próprios receptores para incremento de receptores de LH, associado ao aumento dos níveis estrogênicos produzidos pelo folículo dominante, leva à mudança no padrão de dependência do folículo do FSH para uma fase LH-dependente (Richards *et al.*, 1987); o LH, por sua vez, também tem capacidade de autorregulação, incrementando seus próprios receptores (Jia e Hsued, 1984). Dessa maneira, se estabelece o folículo maduro em condições de ovulação – processo que envolve não só a extrusão do oócito, mas também uma série de mudanças no núcleo oocitário (reativação da meiose) e no seu citoplasma, no ambiente hormonal intraovariano e na estrutura do folículo em si (Figura 3.5).

PROCESSO OVULATÓRIO

É no contexto de folículo com padrão de dependência de LH principalmente, da presença de altas concentrações de estradiol vindas do folículo dominante e da anatomia favorável ao processo de extrusão oocitária promovido pela expansão da cavidade antral decorrente do aumento do fluido folicular, que ocorrerá a liberação do pico de LH pela hipófise. Nesse folículo pré-ovulatório, a granulosa dá início à secreção local de fator de crescimento endotelial vascular (VEGF, do inglês *vascular*

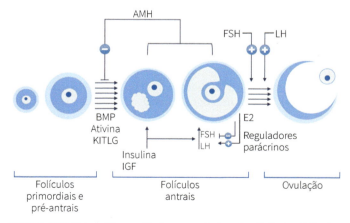

Figura 3.5 Regulação endócrina e parácrina da dinâmica folicular, desde o recrutamento do folículo primordial até a ovulação. AMH: hormônio antimülleriano; BMP: proteínas morfogenéticas ósseas; E2: estradiol; FSH: hormônio folículo-estimulante; IGF: fator de crescimento semelhante à insulina; KITLG: KIT Ligand; LH: hormônio luteinizante.

endothelial growth factor), que promove o aumento da vascularização local já na fase pré-ovulatória, mas de maneira mais significativa após a ovulação durante o desenvolvimento do corpo-lúteo (Otani *et al.*, 1999). Nesse momento, o LH atuando nas células da granulosa estimula a produção de progesterona (Guerrero *et al.*, 1976; Fritz e Speroff, 2011c), e um pequeno pico deste hormônio é capaz de liberar as gonadotrofinas armazenadas, mais acentuadamente de LH (Couzinet *et al.*, 1992). Esse pico de LH é fundamental para o término da maturação folicular e o desencadeamento da ovulação, que ocorrerá 36 horas após (Figura 3.6) (Fritz e Speroff, 2011c).

O LH em altas concentrações determinará a transformação luteínica das células da granulosa, com a teca, bem como desencadeará processos no folículo e no estroma perifolicular que levarão à ruptura do folículo e à liberação do oócito.

Além de estimular a neovascularização local, o LH também tem papel na produção de substâncias proteolíticas e prostaglandinas. As primeiras serão responsáveis pela digestão da parede folicular, tornando-a mais fina e distensível. A segunda, a prostaglandina, agirá sobre as células de musculatura lisa que circundam o folículo, promovendo a contração delas e a ruptura do estigma ovulatório por conta da pressão sobre a superfície ovariana, liberando o oócito, o fluido folicular e algumas células do *cumulus* oocitário na cavidade peritoneal. Esse papel das prostaglandinas é tão relevante que já foi demonstrado o comprometimento do processo de ovulação em mulheres usuárias crônicas de anti-inflamatórios não esteroidais, o que foi revertido pela suspensão do medicamento (Smith *et al.*, 1996).

O complexo ovulado é, então, captado pelas fímbrias da tuba ovariana, onde inicia seu trajeto rumo ao útero. Além disso, o LH reativará a meiose do oócito interrompida no diplóteno da segunda meiose. No momento da ovulação, o oócito apresenta o primeiro corpúsculo polar estruído, porém a meiose somente se completará caso a fecundação ocorra (Fritz e Speroff, 2011c).

As células da parede folicular que permanecem no ovário após a ovulação, composto por células da teca e por células da granulosa, ambas sensibilizadas para ação do LH, entram em processo de luteinização. A síntese de esteroides é direcionada para a produção de progesterona, a qual terá papel fundamental na transformação endometrial e nos estágios iniciais do desenvolvimento embrionário.

ENDOMÉTRIO E IMPLANTAÇÃO EMBRIONÁRIA

O endométrio é composto de múltiplas camadas e pode ser dividido em duas porções distintas: a camada basal, responsável pelo processo de regeneração após a descamação menstrual, e a camada funcional, que se transforma de maneira mais ativa ao longo do ciclo e é descamada mensalmente na ausência de implantação embrionária (Fritz e Speroff, 2011d).

As transformações endometriais que ocorrem em resposta a toda a produção hormonal ovariana têm como objetivo final o preparo do útero para a implantação do embrião formado. Nesse sentido, podemos dividir de maneira didática o ciclo menstrual em duas fases bastante distintas em termos de perfil hormonal. A fase de crescimento folicular, caracterizado pelo aumento das camadas de células da granulosa, crescimento do oócito e produção predominante de estradiol, é denominada "fase folicular" e ocorre na primeira metade do ciclo menstrual. Enquanto o período pós-ovulatório, caracterizado pelo desenvolvimento do corpo-lúteo e a produção predominante de progesterona, é denominado "fase secretora ou lútea" e ocorre durante a segunda metade do ciclo menstrual.

Um ciclo ovulatório normal dura em média de 24 a 38 dias (Munro, 2017); a duração do corpo-lúteo saudável é sempre fixa, de 12 a 14 dias; sendo assim, o que varia entre diferentes indivíduos é a fase folicular, que pode ser maior ou menor dependendo do tempo que o folículo leva para se desenvolver e ovular (Fritz e Speroff, 2011c).

O início da fase folicular é marcado pela descamação menstrual de um endométrio preparado no ciclo precedente no qual a implantação não ocorreu, portanto o papel inicial do estradiol é o de cicatrizar o endométrio cruento após a descamação. O epitélio endometrial é colunar e glandular, repleto de receptores estrogênicos, e, em resposta ao estradiol produzido pelo folículo, prolifera, evidenciando a pseudoestratificação e proliferação glandular de maneira que essas últimas coalescem ao final da fase proliferativa. Esse período é histologicamente marcado por inúmeras figuras de mitose. O estroma se modifica de denso a edemaciado e em seguida torna-se frouxo (Fritz e Speroff, 2011d).

A irrigação endometrial é feita por ramos das artérias arqueadas, que descendem das ilíacas internas. Ao margear o útero, as artérias arqueadas projetam vários ramos menores que penetram o miométrio perpendicularmente à cavidade endometrial e se responsabilizam pela nutrição miometrial e endometrial; são as chamadas "arteríolas espiraladas". Paralelamente ao crescimento epitelial e estromal, ocorre o desenvolvimento dessas arteríolas espiraladas, que se desenvolvem até próximo à superfície epitelial do endométrio; esse aumento da vascularização local permitirá uma adequada irrigação do tecido em expansão.

Os receptores de estrogênios na superfície das células são autorregulados pelo próprio estradiol, portanto, ao longo do ciclo, a sensibilidade local à ação desse hormônio aumenta na mesma proporção de sua produção. Quando o endométrio atinge certa maturidade e já está proliferado, ele passa também a expressar receptores de progesterona que terão papel importante na próxima etapa do preparo endometrial, a diferenciação desse tecido durante a fase lútea (Fritz e Speroff, 2011d). A progesterona, em contrapartida, inibe os receptores estrogênicos, o que reduz seu efeito proliferativo.

Após a ovulação, a progesterona passa a ser predominante, e o endométrio já sensibilizado pelo estrogênio desacelera a atividade proliferativa e inicia a diferenciação das glândulas do epitélio pseudoestratificado, tornando-as mais tortuosas e promovendo o acúmulo de glicogênio e glicoproteínas no citoplasma dessas células. Essas substâncias terão papel importante na nutrição do embrião nos estágios iniciais da implantação,

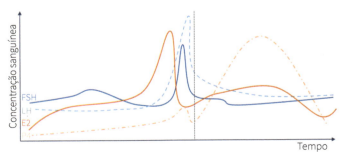

Figura 3.6 Dinâmica hormonal do ciclo menstrual. FSH: hormônio folículo-estimulante; E2: estradiol; LH: hormônio luteinizante; P4: progesterona.

enquanto o trofoblasto ainda não recebe aporte sanguíneo adequado (Burton *et al.*, 2001). Além disso, as arteríolas espiraladas tornam-se mais enroladas e sua parede, menos resistente, a fim de facilitar a implantação e a invasão do vaso pelo trofoblasto. Essa fase secretora é assim chamada porque inúmeras glicoproteínas e peptídeos são secretados na cavidade endometrial a partir do endométrio, tais como imunoglobulinas e proteínas ligadoras (Fritz e Speroff, 2011d).

O pico da produção de progesterona pelo corpo-lúteo ocorre sete dias após a ovulação, ou seja, no meio da fase lútea. Nessa etapa, a diferenciação endometrial é máxima e é quando se espera que o embrião, geralmente fecundado na trompa, estará chegando ao útero, ou seja, é o momento em que a chance de implantação é máxima. Esse período, chamado "janela de oportunidade", dura apenas alguns poucos dias, após os quais o endométrio se torna menos receptivo e as chances de gravidez diminuem (Diedrich *et al.*, 2007).

Ao adentrar a cavidade endometrial, dois a três dias após a ovulação, o trofoblasto embrionário inicia a produção de gonadotrofina coriônica humana (hCG, do inglês *human chorionic gonadotrophin*), um hormônio com características moleculares muito semelhantes às do LH (Fritz e Speroff, 2011a). Por isso, a hCG se liga de maneira cruzada nos receptores de LH no ovário e mantém o estímulo sobre o corpo-lúteo, o que manterá a produção de progesterona, capaz de estabilizar o endométrio enquanto a placenta em formação não se torna autossuficiente. É um processo simbiótico em que a hCG placentária (trofoblasto) mantém o corpo-lúteo e a progesterona do corpo-lúteo mantém o endométrio íntegro até que a placenta se desenvolva. Ao redor das 12 semanas de gestação, quando a primeira onda de invasão trofoblástica se completa, a produção de hCG pela placenta é reduzida e o corpo-lúteo degenera gradualmente, mas agora a placenta já é autossuficiente na produção dos hormônios que manterão a gestação até o final (Atwood e Vadakkadath Meethal, 2016).

Caso a implantação embrionária não ocorra, o corpo-lúteo, que não receberá novos estímulos de LH, tampouco de hCG, reduzirá a produção de progesterona gradativamente, o que promove a liberação de enzimas líticas dos lisossomos e a liberação de prostaglandinas pelo endotélio dos vasos endometriais. Por ação das prostaglandinas, a musculatura lisa vascular sofre espasmos repetidos que levam à instabilidade do endométrio, isquemia do tecido em toda sua extensão e necrose. Todo esse processo culmina com a descamação de toda a camada funcional do endométrio, que, somando-se com um exsudato inflamatório, hemácias e enzimas proteolíticas, formará o fluxo menstrual, que marca o início de um novo ciclo. A eliminação do conteúdo uterino é facilitada pela ação de prostaglandinas no miométrio que induzem sua contração e pela presença de substâncias fibrinolíticas que liquefazem o tecido e a fibrina local (Fritz e Speroff, 2011d). O estancamento do sangramento menstrual será feito por uma combinação de vasoconstrição das espiraladas colapsadas, microtrombos que farão o tamponamento inicial dos vasos sangrantes e o efeito cicatricial do estrogênio, que será produzido a partir de uma nova onda de folículos em crescimento no novo ciclo que se inicia (Christiaens *et al.*, 1982).

Embora bastante complexo, o maquinário reprodutivo feminino funciona de maneira sinérgica entre as estruturas do eixo HHO e o útero (Figura 3.7). O equilíbrio desse sistema pode ser facilmente modificado e o ciclo ovulatório, interrompido por alterações em diversos outros órgãos e sistemas do

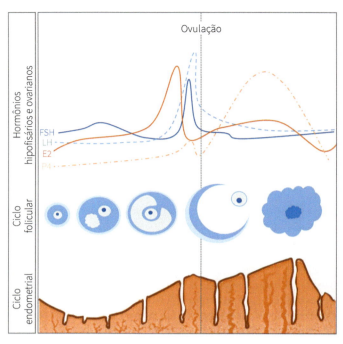

Figura 3.7 Modificações no sistema reprodutivo feminino ao longo do ciclo menstrual. FSH: hormônio folículo-estimulante; E2: estradiol; LH: hormônio luteinizante; P4: progesterona.

organismo feminino, sejam elas orgânicas ou funcionais. Nesse sentido, o entendimento da fisiologia do ciclo menstrual é imprescindível para o adequado diagnóstico e tratamento das anovulações crônicas, sangramento uterino anormal de causa não estrutural, infertilidade e outras queixas associadas ao ciclo reprodutivo feminino.

REFERÊNCIAS BIBLIOGRÁFICAS

ALBERTINI, D. F.; BARRETT, S.L. Oocyte-somatic cell communication. *Reproduction Supplement*, v. 61, p. 49-54, 2003.

ATWOOD, C. S.; VADAKKADATH MEETHAL, S. The spatiotemporal hormonal orchestration of human folliculogenesis, early embryogenesis and blastocyst implantation. *Molecular and Cellular Endocrinology*, v. 430, p. 33-48, 2016.

BAKER, T. G. A quantitative and cytological study of germ cells in human ovary. *Proceedings of the Royal Society B: Biological Sciences*, v. 158, p. 417-433, 1963.

BIANCHI, L. *et al.* Protein pathways working in human follicular fluid: the future for tailored IVF? *Expert Reviews in Molecular Medicine*, v. 18, e9, 2016.

BURTON, G. J.; HEMPSTOCK, J.; JAUNIAUX, E. Nutrition of the human fetus during the first trimester – a review. *Placenta*, v. 22, Suppl A, p. S70-77, 2001.

COUZINET, B. *et al.* Progesterone stimulates luteinizing hormone secretion by acting directly on the pituitary. *Journal of Clinical Endocrinology & Metabolism*, v. 74, n. 2, p. 374-378, 1992.

CHRISTIAENS, G. C.; SIXMA, J. J.; HASPELS, A. A. Hemostasis in menstrual endometrium: a review. *Obstetrical & Gynecological Survey*, v. 37, n. 5, p. 281-303, 1982.

DIEDRICH, K. *et al.* The role of the endometrium and embryo in human implantation. *Human Reproduction Update*, v. 13, n. 4, p. 365-377, 2007.

DURLINGER, A. L.; VISSER, J. A.; THEMMEN, A. P. Regulation of ovarian function: the role of anti-Müllerian hormone. *Reproduction*, v. 124, n. 5, p. 601-609, 2002.

EPPIG, J. J. Oocyte control of ovarian follicular development and function in mammals. *Reproduction*, v. 122, n. 6, p. 829-838, 2001.

FORTUNE, J. E.; RIVERA, G. M.; YANG, M. Y. Follicular development: the role of the follicular microenvironment in selection of the dominant follicle. *Animal Reproduction Science*, v. 82-83, p. 109-126, 2004.

FRASER, H. M.; LUNN, S. F. Regulation and manipulation of angiogenesis in the primate corpus luteum. *Reproduction*, v. 121, n. 3, p. 355-362, 2001.

FRITZ, M. A.; SPEROFF, L. Hormone biosynthesis, metabolism, and mechanism of action. *In*: FRITZ, M. A.; SPEROFF, L. *Clinical gynecologic endocrinology and infertility*. 8. ed. Philadelphia: Lippincott Williams & Wilkins. cap. 2, p. 29-104, 2011b.

FRITZ, M. A.; SPEROFF, L. Neuroendocrinology. *In*: FRITZ, M. A.; SPEROFF, L. *Clinical gynecologic endocrinology and infertility*. 8. ed. Philadelphia: Lippincott Williams & Wilkins. cap. 5, p. 157-198, 2011a.

FRITZ, M. A.; SPEROFF, L. Regulation of menstrual cycle. *In*: FRITZ, M. A.; SPEROFF, L. *Clinical gynecological endocrinology and infertility*. 5. ed. Philadelphia: Lippincott Williams & Wilkins. cap. 6, p. 199-242, 2011c.

FRITZ, M. A.; SPEROFF, L. The uterus. *In*: FRITZ, M. A.; SPEROFF, L. *Clinical gynecologic endocrinology and infertility*. 8. ed. Philadelphia: Lippincott Williams & Wilkins. cap. 4, p. 121-156, 2011d.

GOUGEON, A. Dynamics of follicular growth in the human: a model from preliminary results. *Human Reproduction*, v. 1, p. 81-87, 1986.

GOUGEON, A. Regulation of resting follicle activation. *Gynécologie, Obstétrique et Fertilité*, v. 39, n. 9, p. 511-513, 2011.

GUERRERO, R. *et al*. Studies on the pattern of circulating steroids in the normal menstrual cycle. I. Simultaneous assays of progesterone, pregnenolone, dehydroepiandrosterone, testosterone, dihydrotestosterone, androstenedione, oestradiol and oestrone. *Acta Endocrinologica (Copenhagen)*, v. 81, n. 1, p. 133-149, 1976.

JIA, X. C.; HSUEH, A. J. Homologous regulation of hormone receptors: luteinizing hormone increases its own receptors in cultured rat granulosa cells. *Endocrinology*, v. 115, p. 2433, 1984.

KIM, J. Y. Control of ovarian primordial follicle activation. *Clinical and Experimental Reproductive Medicine*, v. 39, n. 1, p. 10-14, 2012.

KNIGHT, P. G.; GLISTER, C. TGF-beta superfamily members and ovarian follicle development. *Reproduction*, v. 132, n. 2, p. 191-206, 2006.

LI, R. Oocyte-secreted factor(s) determine functional differences between bovine mural granulosa cells and cumulus cells. *Biology of Reproduction*, v. 63, n. 3, p. 839-845, 2000.

LI, R.; ALBERTINI, D. F. The road to maturation: somatic cell interaction and self-organization of the mammalian oocyte. *Nature Reviews Molecular Cell Biology*, v. 14, n. 3, p. 141-152, 2013.

LIU, K. *et al*. Control of mammalian oocyte growth and early follicular development by the oocyte PI3 kinase pathway: new roles for an old timer. *Developmental Biology*, v. 299, n. 1, p. 1-11, 2006.

MATSUDA, F. *et al*. Follicular growth and atresia in mammalian ovaries: regulation by survival and death of granulosa cells. *The Journal of Reproduction and Development*, v. 58, n. 1, p. 44-50, 2012.

MONNIAUX, D. *et al*. The ovarian reserve of primordial follicles and the dynamic reserve of antral growing follicles: what is the link? *Biology of Reproduction*, v. 90, n. 4, p. 85, 2014.

MUNRO, M. G. Practical aspects of the two FIGO systems for management of abnormal uterine bleeding in the reproductive years. *Best Practice & Research Clinical Obstetrics & Gynaecology*, v. 40, p. 3-22, 2017.

OKTEM, O.; URMAN, B. Understanding follicle growth in vivo. *Human Reproduction*, v. 25, n. 12, p. 2944-2954, 2010.

OTANI, N. *et al*. The vascular endothelial growth factor/fms-like tyrosine kinase system in human ovary during the menstrual cycle and early pregnancy. *Journal of Clinical Endocrinology & Metabolism*, v. 84, n. 10, p. 3845-3851, 1999.

PALMA, G. A. *et al*. Biology and biotechnology of follicle development. *Scientific World Journal*, v. 2012, 938138, 2012.

RICHARDS, J. S. *et al*. Ovarian follicular development: from physiology to molecular biology. *Recent Progress in Hormone Research*, v. 43, p. 231, 1987.

SMITH, G. *et al*. Reversible ovulatory failure associated with the development of luteinized unruptured follicles in women with inflammatory arthritis taking non-steroidal anti-inflammatory drugs. *The Journal of Rheumatology*, v. 35, p. 458, 1996.

SUN, X. *et al*. New strategy for in vitro activation of primordial follicles with mTOR and PI3K stimulators. *Cell Cycle*, v. 14, n. 5, p. 721-731, 2015.

CAPÍTULO 4

Consulta Ginecológica

Mauri José Piazza • Arcélio Carneiro Teixeira • Lorena Urbanetz • Almir Antonio Urbanetz

RELAÇÃO MÉDICO-PACIENTE

A consulta médica é o momento de contato entre médico e paciente, e é essencial para a correta avaliação da saúde e de sintomas que mereçam serem abordados para, dessa forma, conduzir toda avaliação e investigação necessária. Esse momento exige confiança, ética e sigilo. Desde o início da consulta médica, faz-se necessário que o ambiente onde ela esteja sendo realizada apresente condições e infraestrutura necessárias. Desse modo, o relacionamento médico-paciente estará, desde o seu início, sendo procedido conforme os melhores preceitos éticos. Em vista disso, deve-se:

1. Dispor de todo o tempo que se fizer necessário para que o médico possa ouvir de modo adequado a sua paciente. A indisponibilidade de adequado tempo tem sido um dos fatores primordiais que muitas vezes dificulta ou mesmo aborta um conveniente relacionamento dos profissionais com as suas pacientes.
2. Promover mútuo respeito e compreensão entre a paciente e seu médico.
3. Evitar qualquer perda de atenção à paciente, seja por causa de discussões financeiras ou políticas, atendimentos a outras pessoas, que possam reduzir a sua atenção, seja devido a atendimentos telefônicos, sempre se reforçando, dessa maneira, que o atendimento à paciente é o seu objetivo principal.
4. Assegurar à paciente que anamnese e exame físico serão progressivos e essenciais, evitando-se atitudes que possam condicionar traumas e/ou induzir dores principalmente durante o exame. Deve-se comunicar que todos os informes que se fizerem necessários terão "total sigilo" e somente poderão ser divididos com outros familiares se forem liberados por sua direta autorização.
5. Permitir a participação de outro familiar no momento da consulta somente se for conveniente à paciente e, mesmo de modo importante, se ela for adolescente, respeitando-se, assim, seus direitos e pudores.
6. Estimular a paciente, que deverá fazer questionamentos e perguntas sobre todos os assuntos e dúvidas pertinentes e sobre os demais procedimentos como exames laboratoriais ou de imagens que na sequência se fizerem necessários (Burnett, 1988).

Todas essas atitudes médicas, que já de início foram expostas às pacientes, formalizam um bom relacionamento médico-paciente, que deve ser adequado e sem traumas, permitindo um "ato médico" que auxiliará na resolução da problemática existente. Terá existido, desse modo, um conveniente entrosamento entre o médico e a paciente, o que propiciará a solução momentânea ou futura das possíveis anormalidades (Canella, 1987).

O médico ginecologista também deverá ter boa capacidade de comunicação e deverá afastar de si todas as possíveis atitudes que possam expressar ou ser interpretadas como hostis, dominantes, críticas ou censuradoras.

Muitas vezes o ginecologista é o "clínico da mulher", ou seja, é a referência que a mulher tem como profissional da saúde, sendo o único médico que a paciente consulta regularmente. Isso quer dizer que, além dos aspectos relacionados à avaliação ginecológica, é importante analisar globalmente a paciente, a fim de detectar alterações em outros sistemas e fatores de risco para doenças importantes. Assim como a pediatria, a geriatria e algumas poucas especialidades, a ginecologia tem a peculiaridade de não necessariamente lidar com doenças, mas tem grande importância na prevenção de doenças e na orientação de saúde. O ginecologista, portanto, tem o dever de priorizar esse aspecto na consulta rotineira (Xavier e Salazar, 2006).

A relação entre o médico e sua paciente se inicia no instante em que ela decide buscar atendimento, pois suas expectativas são de grande importância para o relacionamento que se firmará depois. Um fundamento essencial para o cuidado médico é a boa capacidade de comunicação, a começar pelo modo de olhar e pela linguagem corporal, que evidenciarão o interesse do médico por sua cliente. A relação que se desenvolve nesse instante e durante toda a anamnese permitirá que a paciente se sinta confortável para compartilhar detalhes de sua intimidade. Como consequência, médico e paciente estabelecem, acima de tudo, um encontro humano, dos mais genuínos e verdadeiros (Lasmar *et al.*, 2017).

A consulta ginecológica apresenta características próprias, pois aborda aspectos íntimos e/ou mesmo ligados à sexualidade, podendo o exame ginecológico ser encarado, às vezes, como constrangedor às pacientes. Por isso, a atitude médica deverá ser de ouvir, ver, captar e orientar a paciente a respeito da sua problemática. O desconhecimento pelas pacientes de noções básicas de anatomia e fisiologia impõe muitas vezes orientações iniciais e requer a melhor atenção devido a somatizações em área genital de problemas psicológicos, o qual pode tornar-se um imperativo (Nahoum, 1987).

Na entrevista, deve-se estimular as pacientes para que exponham de modo direto e adequado toda a sua problemática, reduzindo-se, assim, quanto possível a sua timidez.

Na ocasião do exame e para a conveniente colaboração da paciente, impõe-se a presença de uma profissional da saúde (técnica de enfermagem ou enfermeira) auxiliar e, nesse momento, toda a sequência do exame deverá ser notificada.

Ao final da consulta, deve-se proceder a uma exposição das possíveis anormalidades detectadas, tendo uma impressão diagnóstica de quais os exames laboratoriais ou de imagem se tornam necessários para a elucidação do caso. Quando pela avaliação for evidenciada a necessidade próxima ou futura de um procedimento cirúrgico, a paciente deverá ser orientada sobre o que deverá ser feito e inclusive sobre as diversas técnicas ou vias de acesso recomendadas. Torna-se fundamental que a paciente seja notificada sobre os riscos e benefícios dos futuros procedimentos cirúrgicos, das possíveis complicações e ou da interferência futura em sua fertilidade, bem como de possível atual ou futura da necessidade de reposição hormonal (Teixeira e Piazza, 2002).

Todas essas medidas são convenientes à execução da consulta ginecológica. É apresentado o modelo de ficha médica utilizada em Serviço de Ginecologia – Anamnese (Tabela 4.1).

Tabela 4.1 Modelo de ficha médica utilizada em Serviço de Ginecologia – Anamnese.

1. Identificação: Data ___/___/_____

   Nome: _____

   Idade: _____ Estado civil: _____

   Raça e religião: _____ Profissão: _____

2. Queixa principal: _____

3. História atual: _____

4. Antecedentes pessoais: doenças anteriores/cirurgias/medicamentos em uso: _____

5. Antecedentes familiares: *diabetes mellitus*/neoplasias/hipertensão arterial: _____

   IST ou outras patologias: _____

6. Antecedentes menstruais:

   Menarca: _____

   Ciclos menstruais prévios – contendo intervalos e duração: _____

      Última menstruação: _____

      Ciclos menstruais atuais com intervalos e duração: _____

      Sintomas pré-menstruais: _____

7. Antecedentes obstétricos:

   Número de gestações: _____

   Partos normais (   )   Partos cesáreos (   )   Abortamentos (   )

   Data do último parto: ___/___/_____

   Abortamentos espontâneos (   )   Provocados (   )

   Puerpérios normais (   )   Complicados (   )

8. Antecedentes sexuais:

   Atividade sexual: Sim (   )   Não (   )

   Idade da sexarca: _____   Número de parceiros sexuais: _____

   Libido: _____   Orgasmo: _____

   Dispareunia (   )   Sinusiuorragia (   )

   Anticoncepção: Sim (   )   Não (   )   Método utilizado (   )

9. Antecedentes mamários:

   Telarca: _____

   Amamentação: Quantas vezes, período e/ou complicações: _____

10. Corrimento vaginal:

   Características – períodos – recorrências etc.

   Número de episódios do corrimento: _____

   Tratamentos anteriores: _____

11. Queixas urinárias: _____

12. Queixas gastrointestinais: _____

FICHA MÉDICA

A ficha médica pode ser preenchida em formato físico ou digital; no entanto, é fundamental garantir a confidencialidade dos dados da paciente, respeitando a Lei Geral de Proteção de Dados Pessoais (LGPD) quando utilizada a forma digital. A ficha médica deve contemplar os seguintes aspectos:

1. **Identificação completa (com o nome completo e não abreviado, nome social quando aplicável, idade e estado civil):** a conveniente avaliação de idade, estado civil, cor, profissão e religião nos permite seguramente identificar e separar diferentes doenças e análise das suas prevalências.
2. **Queixas principais:** anotar as palavras expostas pela paciente.
3. **História da doença atual:** com base em ampla análise das queixas referidas, caracterizando-se pelo início e evolução de todo o processo clínico. Será permitido nessa fase que a paciente apresente amplamente todas as suas queixas e que discuta sobre exames anteriormente realizados ou medicamentos utilizados.
4. **Antecedentes pessoais:** quando será inquirida sobre doenças ou medicamentos anteriores empregados, bem como sobre quais as cirurgias a que foi submetida anteriormente. Questionar sobre outros possíveis hábitos, como fumo, uso de álcool e de drogas ilícitas, e também sobre reações alérgicas medicamentosas ou de outros agentes alergênicos.
5. **Antecedentes familiares:** valorizar a ocorrência de neoplasias como as das mamas, intestinais e dos ovários e que tenham ocorrido principalmente na parentela de primeiro grau. Torna-se conveniente avaliar a idade do surgimento das neoplasias, principalmente das mamas, pois isso exigirá um rastreio mais precoce das pacientes que futuramente possam ser envolvidas. Os antecedentes de outras doenças endócrinas como *diabetes mellitus*, hipertensão e hipotireoidismo necessitam de conveniente análise sobre a sua ocorrência familiar.
6. **Antecedentes menstruais:** merecem especial atenção, pois as informações sobre a idade da menarca, do desenvolvimento cronológico, do surgimento dos caracteres sexuais secundários e da regularidade ou irregularidade dos ciclos menstruais subsequentes são imperativas. É necessário anotar as datas das últimas menstruações e observar a regularidade ou irregularidade dos ciclos e os sintomas associados, como os pré-menstruais ou mesmo a sintomatologia sistêmica associada à tensão pré-menstrual (TPM).
7. **Antecedentes obstétricos:** anotar o número de gestações, o número e os tipos de partos, se normais ou cesáreos; a ocorrência de abortamentos espontâneos ou induzidos e de traumas genitais que possam ter ocorrido, bem como de possíveis complicações infecciosas. Referir também o período puerperal e das lactações, com duração ou complicações.
8. **Antecedentes sexuais e dos métodos contraceptivos usados:** é necessário inquirir e esclarecer sobre seu início e as suas possíveis falhas e efeitos colaterais. A história sexual dependerá da situação individual de cada paciente, do seu médico e das circunstâncias do momento da consulta, idade da sexarca, mas torna-se essencial conhecer o número prévio de parceiros e a ocorrência de doenças sexuais prévias. As disfunções sexuais, como diminuição da libido e redução no grau de resposta sexual ou impossibilidade no relacionamento, merecem sempre cuidadosa e progressiva análise, principalmente nas consultas posteriores. Deve-se assegurar de que as consultas serão sempre sigilosas e que toda a problemática deverá ser conhecida para propiciar auxílio médico.
9. **Antecedentes mamários:** questionar sobre o desenvolvimento das mamas, lactação, nódulos, dores, processos inflamatórios e traumas mamários prévios. Avaliar a fase e a época do surgimento e do desenvolvimento de nódulos existentes e sua velocidade de surgimento e de crescimento. Caso tenha realizado exames de imagens (mamografia, ecografia mamária), perguntar quando realizou e o motivo de sua indicação, e se já realizou biópsia mamária e sobre o laudo histopatológico.
10. **Avaliação das queixas urinárias ou gastrointestinais:** inquirir sobre as ocorrências e o número de infecções urinárias, bem como sobre as medicações utilizadas e o tempo de uso, e se há incontinência urinária ou quadros de urgência miccional. Perguntar sobre intolerância gástrica a alimentos ou medicamentos, ritmo intestinal, continência fecal, sangramento ou dores durante a evacuação.

Na Tabela 4.2, observa-se modelo de ficha utilizada em Serviço de Ginecologia – Exame Físico.

EXAME FÍSICO (Curcio Jr., 2002)

Exame físico geral

No exame físico geral, desde o início, deve-se ter atenção ao estado geral da paciente, com o seu aspecto físico, muscular e do tecido adiposo, e ao seu trofismo geral. Outros pontos também são importantes e necessários, como:

- Observar a pressão arterial (PA), o peso, a estatura e a frequência cardíaca (pulso) e, se necessário, a temperatura corporal; calcular o IMC (índice de massa corpórea)
- Na cabeça e no pescoço, avaliar a fácies, as mucosas oculares e da boca, a tireoide e a presença ou não de linfonodos cervicais
- Realizar ausculta cardíaca e pulmonar de modo objetivo
- Fazer inspeção e palpação do abdome, observando as suas cicatrizes cirúrgicas, a sua distensão ou a presença de massas abdominais, avaliando suas dimensões, consistência, mobilidade, superfície e sensibilidade. Analisar também se há hepato ou esplenomegalia
- Realizar exame dos membros inferiores para detectar a presença de varizes ou de edema
- Examinar a coluna, principalmente suas porções dorsolombares e os pontos renoureterais.

Exame ginecológico

Exame das mamas

A inspeção estática e dinâmica deverá sempre ser procedida com a paciente sentada e o examinador postado à sua frente, permitindo-se, assim, uma análise das mamas quanto a sua simetria, volume, mobilidade e retrações ou abaulamentos. Com a paciente nessa posição, deve-se proceder à palpação das axilas e das fossas supra e infraclaviculares, evidenciando-se ou não a presença de aumento dos linfonodos aí situados.

Quando se examina a axila, é importante que a paciente relaxe, para que os músculos peitorais fiquem relaxados e seja feito um exame completo da axila. Músculos contraídos podem obscurecer discretamente linfonodos aumentados de tamanho. Para examinar os linfonodos axilares direitos, o examinador deve suspender o braço direito da paciente utilizando seu braço direito, fazendo, então, uma concha com os dedos da mão esquerda, penetrando o mais alto possível em direção ao ápice da axila. A seguir, trazer os dedos para baixo, pressionando contra a parede torácica.

Tabela 4.2 Modelo de ficha utilizada em Serviço de Ginecologia – Exame Físico.

1. Exame geral: _____

    Peso: _____ Estatura: _____ IMC: _____

    Pulso: _____ PA: /   mmHg

    Temperatura: _____

    Estado geral: _____

    Cabeça: _____

    Pescoço: _____

    Tórax:

        Aparelho respiratório: _____

        Aparelho cardiovascular: _____

    Abdome: _____

    Região lombossacra: _____

    Membros superiores e inferiores: _____

    Outros dados: _____

2. Exame ginecológico

    Mamas: _____

        Inspeção estática: _____

        Inspeção dinâmica: _____

        Palpação: _____

        Exame das axilas: _____

        Exame das fossas supra e infraclaviculares: _____

        Expressão das mamas: _____

    Órgãos genitais externos: _____

    Vulva: _____

    Pilificação pubiana e genital: _____

    Vestíbulo vulvar: _____

    Procidência das paredes vaginais anterior/posterior: _____

    Ruptura perineal: _____

    Órgãos genitais internos: _____

    Exame especular:

        Paredes vaginais: _____

        Conteúdo vaginal: _____

        Coleta de material vaginal ou cervical: _____

        Citologia cervical: _____

        Colo uterino: _____

        Toque vaginal: _____

3. Impressão diagnóstica: _____

4. Exames solicitados: _____

5. Conduta: _____

6. Terapêutica proposta: _____

7. Revisões necessárias: _____

8. Data da conclusão do atendimento: _____

O mesmo procedimento deve ser realizado na axila contralateral: suspender o braço esquerdo da paciente utilizando seu braço esquerdo e realizar o exame da axila com os dedos da mão direita. O examinador deve observar o número de linfonodos palpáveis, bem como seu tamanho, consistência e mobilidade. As fossas supraclaviculares são examinadas pela frente da paciente ou por abordagem posterior (Gonçalves *et al.*, 2009).

O exame das papilas mamárias e dos mamilos também é necessário para avaliar suas características, como desvios, secreções ou áreas descamativas. A inspeção dinâmica com a contração da musculatura peitoral permite evidenciar áreas de abaulamento ou retrações mamárias.

Na sequência, com a paciente deitada em decúbito dorsal, procede-se à palpação pressionando o tecido mamário contra o gradeado costal e observando com acurácia a existência ou não de nódulos. Se presente(s), deverão ser descritos sua localização, características, tamanho e mobilidade. A sua realização poderá ser feita tanto no sentido horário ou anti-horário, mas o essencial é examinar as mamas na sua totalidade.

Se durante o exame for constatada a presença de prótese mamária ou cicatrizes cirúrgicas por exérese de nódulo, sectorectomia, quadrantectomia ou mastectomia, impõe-se avaliação bastante acurada desses locais.

Exame do abdome

O exame do abdome deve ser realizado com a paciente em decúbito dorsal, com as pernas esticadas e a cabeça apoiada confortavelmente, para que não haja contração da musculatura abdominal. O abdome deve estar completamente exposto, e o examinador deve se posicionar ao lado direito da paciente (Lasmar *et al.*, 2017).

Como já referido, todas as etapas do exame do abdome deverão ser procedidas iniciando pela inspeção sobre a presença de anormalidades, como abaulamentos, distensões, retrações ou cicatrizes cirúrgicas.

A ausculta dos ruídos abdominais deve se iniciar pelo mesogástrio e seguir pelos quadrantes. Os ruídos normais geralmente se manifestam a cada 10 segundos, e sua ausência após 2 minutos de ausculta está associada a íleo paralítico ou irritação peritoneal difusa. A hiperperistalse produz borborigmos, ruídos presentes na fase inicial da obstrução intestinal. O som do atrito peritoneal pode ser detectado nos quadrantes superiores esquerdo e direito; esse ruído está associado aos movimentos respiratórios e é indicativo de processo inflamatório esplênico ou hepático (Lasmar *et al.*, 2017).

A percussão tem a função de identificar distensão gasosa, visceromegalia e massas sólidas ou líquido. Todos os quadrantes devem ser verificados com hepatimetria e avaliação esplênica, inclusive pela percussão do espaço de Traube. O som timpânico é o mais prevalente quando há gás nas alças intestinais e no estômago. Som maciço na região suprapúbica pode corresponder a aumento do volume uterino ou bexiga distendida. Pacientes com quadro doloroso significativo ou irritação peritoneal podem não tolerar a percussão (Lasmar *et al.*, 2017).

Na sequência do exame, a palpação poderá determinar a existência de anormalidades, percebendo-se, assim, a mobilidade ou não de massas abdominais ou pélvicas e a sua consistência, se sólidas ou sólido-císticas, ou mesmo a presença de ascite. Nessa ocasião, observar-se-á também a existência de sensibilidade álgica em diversos graus, e o simples ato de tocar na parede abdominal poderá desencadear dores intensas.

Finalmente, a percussão avaliará os sinais de macicez ou de sonoridade quando na presença de massas sólidas, sólido-císticas ou císticas. A ascite poderá ser comprovada pela macicez móvel e pelo sinal do piparote.

Exame pélvico

Deverá ser procedido com a paciente em decúbito dorsal e bexiga vazia, e excepcionalmente poderá ser necessário realizá-lo em outra posição, como a posição do tipo de prece maometana (Lasmar *et al.*, 2017).

Quando se passa ao exame pélvico, é importante o posicionamento correto da paciente. O ideal é a posição de litotomia em mesa ginecológica: decúbito dorsal, nádegas junto à borda da mesa de exame, com coxas e joelhos fletidos, descansando os pés ou a fossa poplítea nos estribos (perneiras). É importante que a paciente esteja despida e, de preferência, coberta com um avental de abertura posterior e um lençol para cobrir parcialmente o abdome e os membros inferiores. Além da posição descrita, pode-se utilizar a posição lateral ou lateral-oblíqua esquerda ou posição de Sims, que permitem a realização do toque em uma gestante em trabalho de parto; permite também a visualização da vulva, mas exige maior manipulação. Quando não se dispõe de mesa ginecológica adequada, pode-se colocar a paciente em decúbito dorsal, solicitar que deixe os calcanhares próximos e que afaste bastante os joelhos (Xavier e Salazar, 2006).

Exame dos genitais externos

É conveniente cuidadosa observação de todas as partes anatômicas dos genitais externos femininos, começando pelos grandes e pequenos lábios, clitóris, uretra, verificando se há ou não procidência das paredes vaginais anterior e posterior. Nesse momento, solicitar-se-á a realização de manobra de esforço-tipo Valsalva, que acentuará e mostrará tais procidências e/ou a presença de graus diversos de ruptura perineal (primeiro a terceiro grau) ou de graus diversos de prolapso uterino, detectando-se aí se há ou não lesão do esfíncter anal. Na inspeção e palpação das diversas partes da vulva, impõe-se avaliar o monte de Vênus e a cadeia ganglionar inguinal bilateral para determinar se há existência de linfonodomegalias. Observar-se-á também, em posição suburetral bilateral, o possível aumento de volume das glândulas de Skene e, próximo à rima vulvar, bilateralmente, as glândulas de Bartholin, que, pela presença de infecções, cistos ou tumorações, poderão estar com volume aumentado e com grande sensibilidade dolorosa.

Exame dos genitais internos

Será sempre realizado pelo exame especular, desde que evidenciado e manifestado pela paciente que há ruptura himenal, com um espéculo de Collins ou hoje com espéculo de plástico, o qual permitirá uma conveniente exposição do colo uterino. Quando o exame especular se fizer necessário de ser realizado em paciente com hímen íntegro, empregar-se-á o espéculo de Pederson, que apresenta suas valvas com um diâmetro mais fino. Além de avaliar o colo uterino e propiciar a coleta de material cervical, o exame especular permitirá a avaliação das paredes vaginais quanto ao seu trofismo, rugosidade e coloração normal ou alterada ou presença de lesões e/ou tumorações.

O espéculo é introduzido fechado. Apoia-se ele sobre a fúrcula, ligeiramente oblíquo (para evitar lesão uretral), e faz-se sua introdução lentamente; antes de ser completamente colocado na vagina, quando estiver no meio do caminho, deve ser rodado, ficando as valvas paralelas às paredes anterior e posterior, posição que ocupará no exame. A extremidade do aparelho será orientada para baixo e para trás, na direção do cóccix, enquanto é aberto. Na abertura do espéculo, a mão esquerda segura e firma a valva anterior dele, para que a mão direita possa, girando a borboleta para o sentido horário, abrir o espéculo e expor o colo uterino (Curcio Jr., 2002).

Com a exposição do colo uterino, tem-se a visualização da junção cervicovaginal, sendo essa a oportunidade para a coleta da citologia cervicovaginal, conhecida como "teste de G. Papanicolaou". A coleta deverá ser feita com escova apropriada; com a introdução dessa escova, a coleta será feita ao nível da junção dos dois epitélios cervicais. Nesse momento o colo uterino deverá ser visualizado, e terá aspecto puntiforme nas nulíparas e fenda transversa nas multíparas. Também é essencial a observação de nódulos, eversões da endocérvice ou irregularidades como lesões vegetantes que necessitem de complementação diagnóstica com colposcopia ou biópsia dirigida por colposcopia. Poderá ser finalizado com o teste de Schiller; após a limpeza do colo uterino com solução de ácido acético a 2%, faz-se o pincelamento de todo o colo uterino com solução saturada de iodo. Essa solução propiciará a impregnação das células da exocérvice com uma coloração marrom-escura, pois os vacúolos de glicogênio presentes no citoplasma dessas células normais serão assim corados. Em outras células, como as endocervicais ou neoplásicas, que não contêm tais vacúolos, serão consideradas iodo-claro ou iodo-negativas e o teste de Schiller, positivo.

Nessa mesma ocasião, se houver manifestação pertinente à presença de secreção vaginal anormal, tal material deverá ser coletado para a identificação do(s) agente(s). O exame a fresco compreende a coleta do material vaginal que será adicionado a uma gota de soro fisiológico em lâmina e, a seguir, examinado ao microscópio. Nesse momento, identificaremos a presença de parasitos móveis como o *Trichomonas vaginalis* e a presença de fungos do gênero *Candida*. Também a identificação das referidas "células-alvo" fará a suspeita de infecção pela *Gardnerella vaginalis*, e a adição de uma gota de hidróxido de sódio nesse material permitirá a liberação de "aminas" de odor característico e bastante forte. Esses exames são simples, baratos e podem ser realizados durante a consulta ginecológica.

O momento também será apropriado à observação do muco cervical, que, sob a ação estrogênica, é claro, filante e de grande distensibilidade. A sua distensibilidade máxima ocorre em fase ovulatória e, nesse momento, se procedermos ao exame ao microscópio desse material ressecado, ele assume uma cristalização específica, conhecida como "cristalização em folha de samambaia". Essa cristalização já não sucede após a ovulação sob a ação da progesterona secretada pelo corpo-lúteo. Na observação do muco cervical, o muco turvo e espesso nos leva a investigar infecções aí localizadas, causadas pela *Neisseria gonorrhoeae* ou pela *Chlamydia trachomatis*.

Toque vaginal

Permitirá avaliar a amplitude e as características das paredes vaginais, do colo e do corpo uterino. Poderá ser unidigital, quando somente o dedo indicador é introduzido na vagina, ou bidigital, quando o procedimento é com dois dedos: indicador

e médio. Com o(s) dedo(s) introduzido(s) na cavidade vaginal, se observarão as paredes vaginais, com sua elasticidade e rugosidade, bem como o colo uterino, com sua consistência, posição e direcionamento. A consistência do colo é cartilaginosa, e quando se evidencia a possibilidade de gestação, ele se torna amolecido pela impregnação hormonal gravídica.

Na sequência, realiza-se o exame bimanual com a outra mão apoiada sobre o hipogástrio e associado ao toque vaginal, sendo essencial que a bexiga esteja vazia para determinar o posicionamento do útero. Esse habitualmente tem a localização em anteversoflexão (AVF), e suas dimensões têm aspecto piriforme, sendo rijo na sua consistência. Outras posições do útero: retroversoflexão (RVF) ou medioversoflexão (MVF).

Poderão ocorrer situações que induzem ao aumento de volume do útero, como se evidencia nos úteros grávidos ou com nódulos leiomiomatosos. A avaliação das dimensões do útero permite, nos quadros de hipogonadismo associado ao hipoestrogenismo, configurar graus de hipotrofia uterina quando suas dimensões se tornam menores e bastante reduzidas.

Também ao exame bimanual, é importante avaliar as dimensões dos anexos (tubas e ovários), quando pode-se determinar a presença de massas tumorais, sejam elas císticas, sólidas ou sólido-císticas. O fundo de saco de Douglas deverá também ser bem avaliado por massas que aí poderão localizar-se, como o útero retrovertido e fixo ou nódulos tumorais peritoneais, como na endometriose pélvica ou nas neoplasias ovarianas benignas ou malignas. Os anexos também habitualmente poderão não ser palpáveis nas pacientes mais obesas e sempre deverão ser impalpáveis nas mulheres pós-menopausa.

No exame bimanual, o ovário direito costuma ser palpável na mulher não obesa, e o ovário esquerdo é dificultado pelo cólon. Tubas e ligamentos redondos são palpáveis quase somente quando estão aumentados de volume, por inflamação ou infiltração. Procuram-se detectar também nódulos e tumorações no fundo de saco de Douglas, os quais podem significar endometriose e desencadear tenesmo ou dor quando tocados (Xavier e Salazar, 2006).

Na presença de dor à mobilização do colo uterino, associada à dor à palpação dos anexos, devemos estar diante da suspeita de doença inflamatória pélvica aguda (DIPA).

Toque retal

Não é essencial, mas poderá ser realizado com a devida colaboração e permissão da paciente em situações distintas, como em pacientes com hímen íntegro com suspeita de massas pélvicas, quando há neoplasia do colo uterino, para um perfeito estadiamento, e também nas suspeitas de útero retroverto e fixo, por possível endometriose pélvica. O dedo do examinador com a mão enluvada nesse momento deverá ser lubrificado para melhor permitir o toque.

A decisão de realizar o exame retovaginal varia entre os médicos. Embora alguns prefiram realizar essa avaliação em todas as pacientes adultas, outros realizam o exame apenas em mulheres com indicações específicas, como dor pélvica, massa pélvica identificada ou sintomas retais. As luvas devem ser trocadas entre os exames bimanual e retovaginal para evitar contaminação do reto com potenciais patógenos vaginais. Outro motivo para a troca de luvas seria a indicação para o teste de sangue oculto fecal, a fim de evitar resultados falso-positivos em virtude de contaminação com eventual sangue vaginal. Inicialmente, o dedo indicador é introduzido na vagina e o dedo médio, no reto. Esses dedos são aproximados um do outro, no sentido horizontal, como uma tesoura, para avaliar o septo retovaginal em busca de cicatrizes ou saliências peritoneais. O dedo indicador é retirado, e o dedo conclui o toque circular da cavidade anal para excluir a existência de massa. Se houver indicação de teste imediato de sangue oculto fecal, ele pode ser realizado com uma amostra dessa parte do exame (Hoffman *et al.*, 2014).

Na Figura 4.1, consta a Ficha Clínica da Mulher, com os dados epidemiológicos da paciente, queixa, história pessoal da moléstia atual, interrogatório sobre os diferentes aparelhos, antecedentes familiares e pessoais, antecedentes menstruais, antecedentes sexuais, antecedentes ginecológicos e obstétricos.

Na Figura 4.2, estão as ilustrações sobre o exame físico da paciente.

Nas Figuras 4.3 e 4.4, temos a Ficha Clínica de Climatério, na qual constam os dados epidemiológicos da paciente, motivo da consulta, antecedentes pessoais, antecedentes familiares, antecedentes tocoginecológicos, idade da menopausa, tempo de menopausa, tipo de menopausa, uso de prévio de hormônios.

FICHA CLÍNICA DA MULHER

febrasgo
Federação Brasileira das
Associações de Ginecologia e Obstetrícia

Data: _____ / _____ / _____ Prontuário: _____

Nome: _____ Profissão: _____

Endereço: _____

Cidade: _____ UF: _____ CEP: _____ Telefone: _____

Idade: _____ ☐ < 15 ☐ 15 a 35 ☐ > 35

Escolaridade: ☐ Nenhuma ☐ 1º Grau ☐ 2º Grau ☐ Superior

Estado civil/União: ☐ Casada ☐ Solteira (sem união estável) ☐ Solteira (com união estável)
☐ Outra: _____

Cor/Raça: ☐ Branca ☐ Negra ☐ Parda ☐ Indígena ☐ Asiática
Natural: _____

Queixa: _____
_____

HPMA: _____
_____

ISDA: Cardiovascular: _____
Gastrointestinal: _____
Urinário: _____
Respiratório: _____

AF: Cardiovascular: _____ Endócrino/Metabólico: _____
Câncer: _____ Infecção: _____
Outros: _____

AP: Clínicos: _____
Cirurgias: _____
Tabagismo: _____
Medicações: _____
Outros: _____

AM: Menarca: _____ Ciclos: _____ DUM: _____
Dismenorreia: _____ TPM: _____
Menopausa: natural ( ) cirúrgica ( )

AS: 1º Coito: _____ Nº parceiros: _____
Libido: _____ Orgasmo: _____
Anticoncepção: _____

AG: Corrimento: _____ Cirurgia: _____
Cauterização: _____

AO: G: _____ P: _____ A: _____ PNL: _____ PC: _____ PF: _____
1º parto: _____ último: _____ Peso RN (maior): _____
Amamentação: _____
Puerpério: _____

Exame

Peso: _____ Alt.: _____ PA: _____ IMC: _____

Ap. cardiovascular: _____ Ap. respiratório: _____

MMII: _____ Outros: _____

Abdome: _____

Figura 4.1 Ficha Clínica da Mulher, exame físico da paciente.

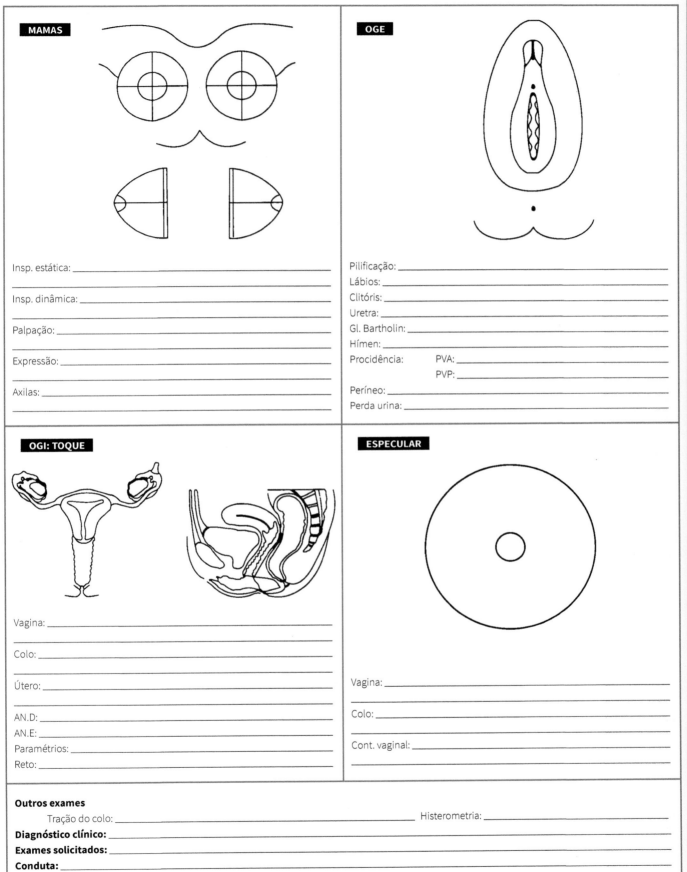

Figura 4.2 Ficha Clínica da Mulher, ilustrações sobre o exame físico da paciente.

FICHA CLÍNICA DE CLIMATÉRIO

febrasgo
Federação Brasileira das
Associações de Ginecologia e Obstetrícia

Data: _____ / _____ / _____   Prontuário: _____

Nome: _____ Profissão: _____

Endereço: _____

Cidade: _____ UF: _____ CEP: _____ Telefone: _____

Idade: _____ ☐ < 15   ☐ 15 a 35   ☐ > 35

Escolaridade: ☐ Nenhuma   ☐ 1º Grau   ☐ 2º Grau   ☐ Superior

Estado civil/União: ☐ Casada   ☐ Solteira (sem união estável)   ☐ Solteira (com união estável)

☐ Outra: _____

Cor/Raça: ☐ Branca   ☐ Negra   ☐ Parda   ☐ Indígena   ☐ Asiática

Natural: _____

Motivo da consulta: _____
_____
_____
_____
_____
_____
_____

Antecedentes pessoais

Hipertensão	☐ S	☐ N _____	Tromboflebite	☐ S	☐ N _____
Tireoidopatia	☐ S	☐ N _____	Gastrite/colecistopatia	☐ S	☐ N _____
Doença cárdio-cerebrovascular	☐ S	☐ N _____			
Nefropatia	☐ S	☐ N _____	Hepatopatia	☐ S	☐ N _____
Cirurgia	☐ S	☐ N _____	Câncer	☐ S	☐ N _____
Tabagismo	☐ S	☐ N _____	Etilismo	☐ S	☐ N _____
Medicação em uso	☐ S	☐ N _____	Neuropsiquiátrica	☐ S	☐ N _____
Atividade física	☐ S	☐ N _____			

Antecedentes familiares

Câncer de mama	☐ S	☐ N	Câncer do útero	☐ S	☐ N
Câncer do ovário	☐ S	☐ N	Câncer de cólon	☐ S	☐ N
Osteoporose	☐ S	☐ N	Câncer-cerebrovascular	☐ S	☐ N
Outros	☐ S	☐ N			

Antecedentes tocoginecológicos

Menarca	☐ S	☐ N _____	Ciclos regulares	☐ S	☐ N _____
DUM	_____ / _____ / _____		Atividade sexual	☐ S	☐ N _____

G: _____ P: _____ A: _____ PNL: _____ PC: _____ PF: _____

Idade da menopausa: _____   **Tempo de menopausa:** _____

Tipo de menopausa:

☐ Natural

☐ Cirúrgica   Histerectomia: ☐ S   ☐ N

           Ooforectomia bilateral: ☐ S   ☐ N

☐ Radioterápica

☐ Quimioterápica

Uso prévio de hormônios:

Pílula: ☐ S   Qual? _____ Tempo de uso: _____

Reposição hormonal: ☐ S   Qual? _____ Dose: _____ Tempo de uso: _____

Figura 4.3 Ficha Clínica de Climatério.

FICHA CLÍNICA DE CLIMATÉRIO

Índice Menopáusico de Blatt e Kupperman

SINTOMA	PESO	DATAS							
Ondas de calor	4								
Parestesia	2								
Insônia	2								
Nervosismo	2								
Depressão	1								
Vertigens	1								
Fadiga	1								
Artralgia/mialgia	1								
Cefaleia	1								
Palpitação	1								
Zumbido	1								
Índice menopáusico									

Escores dos sintomas: ausentes (0)   leves (1)   moderados (2)   intensos (3)

Exame físico geral e ginecológico

Peso: _____ Altura: _____ IMC: _____ PA: _____

Mamas: Inspeção: _____ Palpação: _____ Axila: _____

Abdome: _____ OGE: _____

OGI – Vagina: _____ Colo: _____

Corpo do útero: _____ Anexo: _____

Toque retal: _____

Exames complementares

Teste progesterona: ☐ Positivo   ☐ Negativo   Data: _____ / _____ / _____

Colpocitologia oncológica: _____ IM: _____ Data: _____ / _____ / _____

Mamografia: _____ Data: _____ / _____ / _____   Glicemia: _____

Colesterol total: _____ HDL: _____ LDL: _____ Triglicérides: _____

Ultrassonografia transvaginal: _____ Data: _____ / _____ / _____

Densitometria óssea: _____ (opcional)   Data: _____ / _____ / _____

Dosagens hormonais: _____ (opcional)   Data: _____ / _____ / _____

Consulta com outro especialista   ☐ S   ☐ N _____

Diagnóstico clínico: _____

_____

Orientação terapêutica: _____

_____

_____

_____

Evolução:

Data: _____ / _____ / _____   PA: _____ Peso: _____ Altura: _____ IMC: _____

_____

_____

_____

_____

_____

_____

_____

_____

_____

_____

_____

Figura 4.4 Ficha Clínica de Climatério.

O Índice Menopáusico de Blatt e Kupperman apresenta 11 sintomas e seus respectivos escores:

- Sintoma ausente: 0
- Sintomas de leve intensidade: 1
- Sintomas moderados: 2
- Sintomas intensos: 3.

A intensidade desses sintomas é multiplicada pelo peso. Exemplo: ondas de calor até três episódios por dia têm escore 1 multiplicado pelo peso 4. De quatro a sete episódios por dia, escore 2 multiplicado pelo peso 4. Mais de oito episódios por dia, escore 3 multiplicado pelo peso 4. Portanto, uma paciente que refira 10 episódios por dia vai pontuar 12. Nos demais sintomas, a pontuação é realizada perguntando-se a intensidade dos sintomas. Na anamnese, deve-se perguntar a ocorrência desses sintomas na última semana. Quando o Índice Menopáusico for menor ou igual a 10, é considerado baixo; entre 11 e 25, moderado; maior ou igual a 26, alto. Esse índice não inclui a avaliação da sexualidade da paciente, porém tem aplicação prática, por ser de simples utilização.

Há também a Escala de Greene, que avalia 21 sintomas, sendo o escore avaliado de zero a 6; é uma escala pouco prática para utilização no dia a dia.

Nessa ficha, incluem-se o exame físico geral e o ginecológico, assim como o IMC. Deve-se colocar os exames complementares que fazem parte da rotina do atendimento da mulher na fase do climatério.

Demais modelos de ficha clínica existem para cada subespecialidade (Ginecologia Endócrina, Ginecologia Infanto-Puberal, Uroginecologia, Mastologia, Patologia do Trato Genital Inferior etc.).

SITUAÇÕES ESPECIAIS NA CONSULTA GINECOLÓGICA

A consulta ginecológica flui de forma diferente com cada paciente. É importante ter mentalmente organizado o roteiro de entrevista e exame, mas variações são necessárias de acordo com cada mulher que adentra o consultório do ginecologista. Algumas situações, no entanto, são previsíveis e merecem atenção. O exame da paciente virgem é mais difícil, pois a avaliação da pelve é prejudicada. O toque retal é indicado por alguns autores, mas deve ser dispensado sempre que se pode substituir pela ultrassonografia. Para a paciente que nunca teve relações sexuais, é importante deixar claro, desde o início, que provavelmente não será realizado exame especular ou toque vaginal, para diminuir sua ansiedade (Xavier e Salazar, 2006).

CONSIDERAÇÕES FINAIS

A consulta ginecológica é o começo de uma boa relação médico-paciente. A coleta de detalhada anamnese e exame físico é fundamental para uma hipótese diagnóstica adequada. Os exames complementares deverão ser norteados conforme a impressão diagnóstica, além de exames de rastreamento de doenças crônicas. Uma boa consulta ginecológica evitará a solicitação de exames desnecessários e permitirá conhecer o psiquismo da paciente para fazer a melhor abordagem dela. Durante o exame físico e ginecológico, o médico sempre deverá estar acompanhado de uma enfermeira auxiliar. No caso de crianças, solicitar a presença da mãe ou acompanhante durante a consulta e exame físico. Com isso, a paciente se sentirá mais segura e colaborativa durante a consulta. Adolescentes podem optar por ter um acompanhante durante a consulta ou realizá-la parcial ou completamente sem acompanhante.

Os exames complementares de cada subespecialidade estão abordados nos respectivos capítulos.

REFERÊNCIAS BIBLIOGRÁFICAS

BURNETT, L. S. Gynecology history, examination and operations. *In*: JONES, H. W.; WENTZ, A. C.; BURNETT, L. S. *Novak's textbook of gynecology*. 11. ed. Baltimore: Williams & Wilkins, 1988. p. 3-39.

CANELLA, P. R. C. A relação médico-paciente: instituição em ginecologia na ótica do médico. *In*: HALBE, H. W. *Tratado de ginecologia*. Rio de Janeiro: Roca, 1987, p. 3-21.

CURCIO JÚNIOR, L. R. O exame físico e ginecológico. *In*: PIAZZA, M. J., TEIXEIRA, A. C. *Rotinas clínicas e cirúrgicas em ginecologia*. Rio de Janeiro: Revinter, 2002, p. 9-12.

GONÇALVES, M. A. *et al*. A consulta ginecológica. *In*: BADALOTTI, M. *et al*. *Manual de ginecologia*. Porto Alegre: EDIPUCRS, 2009, p. 13-22.

HOFFMAN, B. L.; PEARSON, M. J. Atenção preventiva à mulher. *In*: HOFFMAN, B. L. *et al*. *Ginecologia de Williams*. 2. ed. Porto Alegre: AMGH Editora Ltda., 2014. p. 2-32.

LASMAR, R. B. *et al*. Anamnese e exame físico. *In*: LASMAR, R. B. *et al*. *Tratado de ginecologia*. Rio de Janeiro: Guanabara Koogan, 2017, p. 3-10.

NAHOUM, J. C. Esmeraldite. *In*: HALBE, H. W. *Tratado de ginecologia*. São Paulo: Roca, 1987. p. 34-36.

TEIXEIRA, A. C; PIAZZA, M. J. Consulta e anamnese em ginecologia. *In*: PIAZZA, M. J.; TEIXEIRA, A. C. *Rotinas clínicas e cirúrgicas em ginecologia*. Rio de Janeiro: Revinter, 2002, p. 3-8.

XAVIER, N. L.; SALAZAR, C. C. Consulta ginecológica. *In*: FREITAS, F. *et al*. *Rotinas em ginecologia*. 5. ed. Porto Alegre: Artmed, 2006. p. 25-33.

CAPÍTULO 5

Atendimento a Pacientes LGBTQIAPN+

Théo Lerner • Edson Santos Ferreira Filho • José Maria Soares Junior • Edmund Chada Baracat

INTRODUÇÃO

Os relacionamentos afetivo-sexuais são influenciados por múltiplos fatores socioculturais, que estabelecem papéis e roteiros para a formação de vínculos, em geral baseados no gênero. Tradicionalmente, os valores que normatizavam essas relações eram pautados pela divisão binária dos gêneros, pela heteronormatividade e pela sexualidade voltada à reprodução, impondo normas rígidas de conduta e expressão dos papéis sexuais e rejeitando, discriminando e punindo comportamentos que se afastassem dessa padronização.

Diversos movimentos sociais contribuíram para a transformação e a discussão desses valores ao longo do último século, trazendo visibilidade para grupos antes marginalizados e gerando uma série de reivindicações no campo da justiça, da política, dos direitos humanos e da saúde, em um processo que não é isento de atritos com visões mais tradicionais.

A teoria *Queer* propõe que o gênero pode ser compreendido como um espectro, de modo que o indivíduo pode se posicionar em termos de identidade de maneira mais fluida em relação ao modelo binário. Esse espectro pode ser aplicado a quatro atributos independentes entre si, possibilitando uma infinidade de alternativas para cada indivíduo específico. Estes atributos são: (1) sexo biológico (gênero designado ao nascimento), determinado pela interação entre fenótipo, cariótipo, gônadas e esteroides sexuais. Inclui as denominações "sexo masculino", "feminino" ou das "diferenças do desenvolvimento sexual" (anteriormente chamados "intersexo"); (2) identidade de gênero, atribuída pelo próprio indivíduo e que reflete a forma como este se vê em relação ao próprio gênero. Indivíduos que possuem identidade de gênero concordante com o gênero designado ao nascimento são denominados "pessoas cis", enquanto pessoas cuja identidade de gênero seja divergente do gênero designado ao nascimento são denominadas "pessoas trans". Esse atributo ainda abrange pessoas que se identificam com ambos os gêneros ou nenhum deles; (3) expressão de gênero, que é um conjunto de atitudes e comportamentos de acordo com as convenções sociais para cada gênero. Transitam entre valores masculinos, femininos, andróginos e neutros; (4) orientação sexual e romântica, que se refere ao objeto do desejo sexual e/ou da atração romântica do indivíduo. Pessoas com atração por indivíduos de outro gênero são denominadas "heterossexuais", enquanto pessoas com atração por pessoas do mesmo gênero são denominadas "homossexuais". A atração sexual pode ser indiferente ao gênero, reduzida, condicional ou ausente.

A sigla LGBTQIAPN+ (Lésbicas, *Gays*, Bissexuais, Transsexuais, *Queers*, Intersexo, Assexuais, Pansexuais, Não Binários e outros) vem ganhando representatividade e legitimidade cada vez maiores para a visibilização desses grupos sexuais vistos como minoritários.

A luta pelo respeito, pela dignidade e pelo reconhecimento da diversidade afeta toda a sociedade, inclusive os profissionais de saúde. A identificação das demandas e necessidades de saúde específicas de cada indivíduo se torna obrigatória para os profissionais e serviços de saúde.

CONSULTA GINECOLÓGICA

A consulta ginecológica é um direito de todas as pessoas com identidade feminina (hétero cis, lésbica cis, mulheres trans, bissexuais, *queers*, assexuais etc.) ou não binárias com útero, pessoas intersexo e homens trans.

A população LGBTQIAPN+ encontra grandes dificuldades em acesso aos serviços de saúde. A falta de preparo da maioria dos profissionais de saúde quanto a questões de gênero e sexualidade faz com que muitos profissionais evitem esses temas durante seus atendimentos, por desconforto ou receio da reação dos pacientes, ou por não saber como orientar suas demandas específicas. Pacientes, por sua vez, receiam o preconceito e o julgamento moral por parte da equipe de saúde, o que infelizmente é vivenciado repetidamente de alguma forma por essas pessoas ao longo de suas vidas, e com frequência acompanhado de violências em diferentes âmbitos. Dessa forma, pacientes e equipes de saúde enfrentam barreiras para uma comunicação e um acolhimento adequados. Cabe ao profissional, em conjunto com sua cliente, estabelecer uma forma de comunicação que a deixe confortável.

A consulta ginecológica de pessoas lésbicas, trans e não binárias não deve ser diferente dos outros atendimentos de rotina dos profissionais. A conduta do profissional (e de toda a equipe) deve ser acolhedora e respeitosa, respeitando nome social e pronomes utilizados. Os atendimentos devem ser realizados em um ambiente livre de julgamento moral, independentemente das crenças e convicções pessoais de cada profissional, respeitando as características de cada cliente.

Anamnese e exame físico

Anamnese geral

A anamnese do público LGBTQIAPN+ segue o padrão utilizados para todos os pacientes: queixa e duração; história da queixa atual; antecedentes pessoais e familiares, incluindo patologias prévias, cirurgias, medicamentos em uso, histórico menstrual e reprodutivo, quando aplicável.

Anamnese sexual

A anamnese e a história sexual devem ser realizadas rotineiramente, de forma detalhada e completa, com o registro adequado de todas as informações obtidas, evidenciando-se o motivo pelo qual a coleta dessas informações é relevante para a tomada de decisões.

A anamnese deve ser feita levando em conta a individualidade de cada cliente, considerando que se trata de uma população altamente heterogênea, com grande variabilidade em termos de autoaceitação, intensidade de disforia corporal, estratégias de adequação de gênero, modelos de relacionamento, parcerias e práticas sexuais. Não é possível estabelecer generalizações sobre qualquer paciente com base apenas em sua identidade de gênero ou orientação sexual; tampouco podem-se presumir tais aspectos a partir da expressão de gênero: é o indivíduo quem anuncia sua identidade de gênero, sua orientação sexual e suas práticas sexuais, após uma pergunta neutra do profissional.

Estratégias de afirmação de gênero

Pacientes trans devem ser questionadas sobre as estratégias de expressão de gênero utilizadas, em função do possível impacto dessas estratégias sobre a saúde. Em homens trans, devem ser investigados o uso de *binders* ou enfaixamento mamário para ocultação de mamas e o uso de próteses penianas (ou *packers*). Em todos os pacientes trans devem ser questionados o uso de farmacoterapia para afirmação de gênero (especificar qual o hormônio utilizado, a via de administração, a dosagem, o tempo de uso e se houve acompanhamento profissional nesse processo) e a realização de cirurgias para readequação de gênero. Em homens trans, verificar mamoplastia redutora, histerectomia com ou sem salpingo-ooforectomia, colpectomia, metoidioplastia (liberação do ligamento suspensor do clitóris) ou neofaloplastia. Em mulheres trans, verificar cirurgias de feminilização de face e pescoço, colocação de próteses em mamas e região glútea e a neovulvovaginoplastia. Considerar a possibilidade de realização de procedimentos estéticos invasivos aplicados sem supervisão médica, como preenchimentos autoaplicados com substâncias diversas.

Histórico sexual

Investigar iniciação sexual, práticas e parcerias sexuais, incluindo sexo com penetração e histórico de violência sexual. Mais uma vez, é importante frisar que as práticas sexuais nem sempre acompanham de maneira uniforme a orientação sexual.

Exame físico

O exame físico deve ser feito cuidadosamente, especialmente o pélvico. Não é incomum a presença de disforia corporal, em especial em relação aos genitais. É importante discutir com o paciente as limitações individuais para a manipulação dos genitais e para a introdução do espéculo vaginal. Todas as etapas do exame físico devem ser informadas e explicadas, e o consentimento deve ser obtido em cada etapa do exame. A presença de um auxiliar na sala durante todo o exame é oportuna, respeitando-se a privacidade dos pacientes.

Prevenção de infecções sexualmente transmissíveis

A orientação sobre a prevenção de infecções sexualmente transmissíveis (ISTs) deve ser adequada às práticas sexuais de cada paciente. Mais uma vez, é importante lembrar que práticas sexuais não estão obrigatoriamente ligadas à expressão de gênero e à orientação sexual. Pacientes sem atividade sexual com penetração têm menor risco de se infectarem pelo vírus da imunodeficiência humana (HIV), mas ainda apresentam risco para infecção por papilomavírus humano (HPV) e outras ISTs bacterianas. Pacientes com prática sexual penetrativa devem ser orientados para a utilização de métodos de barreira. O uso de profilaxia pré-exposição para o HIV deve ser oferecido para pacientes com comportamentos de risco (múltiplas parcerias, uso rotineiro de álcool ou substâncias psicoativas durante a prática sexual).

Rastreamento do câncer ginecológico

Câncer de mama

Não há protocolo específico para rastreamento de câncer de mama em homens trans. Homens trans que não realizaram mastectomia devem ser rastreados segundo os mesmos protocolos para mulheres cis. Mulheres trans apresentam alguns fatores protetores para o câncer de mama – por exemplo, o menor tempo de exposição ao estrogênio ao longo da vida, quando a hormonização se inicia somente na vida adulta. Recomenda-se o rastreamento após 5 anos de uso de estrogênio, em pacientes acima de 50 anos, com mamografia a cada 1 a 2 anos. A ressonância magnética pode ser indicada para o rastreamento de mulheres trans que fazem uso de próteses mamárias.

Câncer de vagina/colo

O rastreamento de câncer de vagina/colo em mulheres trans com neovagina é importante enquanto reafirmação da identidade de gênero e devido ao risco de infecção pelo HPV na neovagina. Embora não existam protocolos específicos para essa população, é conveniente que homens trans que mantêm o colo uterino sejam rastreados para câncer cervical, especialmente em pacientes com prática sexual de penetração pênis-vagina. O mesmo vale para mulheres cis lésbicas. As restrições pessoais ao exame pélvico devem ser respeitadas, e a autocoleta pode ser oferecida como opção.

Câncer de próstata

O rastreamento do câncer de próstata em mulheres trans deve ser discutido. Os serviços que adotam o rastreamento em homens cis também devem oferecê-lo para mulheres trans. Em mulheres trans com neovagina, a próstata está localizada na parede anterior da neovagina. O papel protetivo do estrogênio sobre o câncer de próstata ainda não está claro.

Orientação reprodutiva

Contracepção

Independentemente da identidade de gênero, pode haver risco de gestação não planejada e, consequentemente, demanda contraceptiva. Homens trans homossexuais que se relacionam com homens cis e mulheres cis lésbicas ou bissexuais que se relacionem com mulheres trans ou homens cis podem ter risco de gestação. A testosterona utilizada para a androgenização não garante efeito contraceptivo, devendo ser associado outro método para prevenção da gestação não planejada. Além da orientação dos métodos de barreira mais adequados para cada caso, a anticoncepção hormonal também pode ser considerada.

Reprodução assistida

Caso exista desejo reprodutivo, o cliente ou o casal devem ser informados sobre todas as alternativas disponíveis em cada caso para que façam suas escolhas de acordo com sua preferência e com as possibilidades concretas de realização. No caso de programação reprodutiva futura, estratégias de preservação de fertilidade também devem ser abordadas.

Homens trans podem engravidar naturalmente ou com auxílio de técnicas de reprodução assistida. Para tanto, alguns cuidados devem ser observados: a androgenização deve ser interrompida antes da fecundação, a fim de evitar os efeitos teratogênicos da testosterona sobre o embrião. Até o presente momento, a literatura não estabelece um prazo adequado livre de hormônio para a obtenção da gravidez. A interrupção do esquema hormonal pode levar ao retorno das menstruações. Esse fato deve ser informado e discutido com o paciente, levando em consideração o grau de disforia corporal individual e suas possíveis consequências. O acompanhamento pré-natal segue os mesmos protocolos da população cis. A via de parto e a possibilidade de amamentação devem ser discutidas caso a caso. Em situações em que a gestação natural não seja possível, alternativas como a adoção, a doação de gametas ou o útero de substituição podem ser consideradas, conforme o cenário clínico.

Em casais em que ambas possuam útero e tenham desejo reprodutivo, é necessário discutir em conjunto quem irá gestar e quem fornecerá o óvulo para fecundação com sêmen de doador.

OUTROS PONTOS IMPORTANTES

As questões de saúde da população LGBTQIAPN+ não se restringem aos aspectos ligados ao gênero. Existe maior vulnerabilidade dessas pessoas a violências em todas as suas formas (estrutural, interpessoal e doméstica), problemas de saúde mental, transtornos alimentares e abuso de substâncias. Os profissionais de saúde devem estar atentos para acolher e encaminhar essas demandas de forma adequada. Da mesma forma, é necessário um olhar atento para identificação e o tratamento de quaisquer outras questões de saúde de maneira inclusiva.

REFERÊNCIAS BIBLIOGRÁFICAS

AGÉNOR, M. *et al*. Sexual orientation identity disparities in awareness and initiation of the human papillomavirus vaccine among U.S. women and girls: a national survey. *Annals of Intern Medicine*, v. 163, n. 2, p. 99-106, 2015.

ÁLVARES, C. Between the social and the biological: rethinking maternity in light of new techniques of assisted reproduction. *Revista Lusófona de Estudos Culturais*, v. 3, n. 1, p. 111-122, 2015.

AMERICAN COLLEGE OF OBSTETRICIANS AND GYNECOLOGISTS' COMMITTEE ON GYNECOLOGIC PRACTICE; AMERICAN COLLEGE OF OBSTETRICIANS AND GYNECOLOGISTS' COMMITTEE ON HEALTH CARE FOR UNDERSERVED WOMEN. Health care for transgender and gender diverse individuals: ACOG Committee Opinion, n. 823. *Obstetrics and Gynecology*, v. 137, n. 3, p. e75-e88, 2021.

BACKX, C. *et al*. Intra-uterine insemination with donor semen in non-stimulated cycles: a large retrospective cohort study. *In*: WORLD CONGRESS ON CONTROVERSIES IN OBSTETRICS, GYNECOLOGY & INFERTILITY (COGI). *Proceedings*, 18., 2013, Viena, Áustria. p. 99-102.

BENEVIDES, B. G. *Dossiê*: assassinatos e violências contra travestis e transexuais brasileiras em 2021. Brasília: Associação Nacional de Travestis e Transexuais do Brasil (ANTRA), 2022. Disponível em: https://antrabrasil.files.wordpress.com/2022/01/dossieantra2022-web.pdf. Acesso em: 23 jul. 2024.

BRASIL. Ministério da Saúde. *Protocolos da atenção básica*: saúde das mulheres. Brasília, DF: Ministério da Saúde, Instituto Sírio-Libanês de Ensino e Pesquisa, 2016.

BRASIL. Ministério da Saúde. Secretaria de Gestão Estratégica e Participativa. Departamento de Apoio à Gestão Participativa. *Política nacional de saúde integral de lésbicas, gays, bissexuais, travestis e transexuais*. Brasília, DF: Ministério da Saúde, Secretaria de Gestão Estratégica e Participativa, Departamento de Apoio à Gestão Participativa Brasília: 1. ed., 2013.

BRASIL. Ministério da Saúde. *Portaria GM/MS nº 3.006, de 2 de janeiro de 2024*. Inclui procedimento de neofaloplastia em homens trans na Tabela de Procedimentos, Medicamentos, Órteses, Próteses e Materiais Especiais do SUS. Brasília, DF: Ministério da Saúde, 2024. Disponível em: https://www.in.gov.br/web/dou/-/portaria-gm/ms-n-3.006-de-2-de-janeiro-de-2024-535815455. Acesso em: 2 jan. 2024.

CEDEC – CENTRO DE ESTUDOS DE CULTURA CONTEMPORÂNEA. *Mapeamento das pessoas trans na cidade de São Paulo*: relatório de pesquisa. São Paulo, 2021.

CHARKHCHI, P.; SCHABATH, M. B.; CARLOS, R. C. Modifiers of cancer screening prevention among sexual and gender minorities in the behavioral risk factor surveillance system. *Journal of the American College of Radiology*, v. 16, n. 4, p. 607-620, 2019.

CONSELHO FEDERAL DE MEDICINA. Resolução nº 2.265, de 20 de setembro de 2019. Dispõe sobre o cuidado específico à pessoa com incongruência de gênero ou transgênero e revoga a Resolução CFM nº 1.955/2010. *Diário Oficial da União*: edição 6: seção 1, Brasília, DF, p. 96, 9 jan. 2020.

COURDURIÈS, J.; HERBRAND, C. Gender, kinship and assisted reproductive technologies: future directions after 30 years of research. *Enfances Familles Générations*: revue interdisciplinaire sur la famille contemporaine, n. 21, p. 28-44, 2014.

COVELLI, I. *et al*. Influence of gender and sexual identity on adolescent skin health. *Pediatric Dermatology*, v. 38, p. 65-72, 2021.

DEUTSCH, M. B.; RADIX, A.; WESP, L. Breast cancer screening, management, and a review of case study literature in transgender populations. *Seminars in Reproductive Medicine*: Thieme Medical Publishers, v. 35, n. 5, p. 434-441, 2017.

FORMAN, B. T. Statutory requirements for artificial insemination: a sperm donor's fight to let go of his rights. *Journal of Environmental and Public Health Law*, v. 9, n. 1, p. 66-90, 2014.

GATOS, K. C. A literature review of cervical cancer screening in transgender men. *Nursing for Women's Health*, v. 22, n. 1, p. 52-62, 2018.

HENSEL, D. J. *et al*. Lifetime lubricant use among a nationally representative sample of lesbian- and bisexual-identified women in the United States. *The Journal of Sex Medicine*, v. 12, n. 5, p. 1257-1266, 2015.

IGNACIO, M. A. O. *Prevalência de infecções sexualmente transmissíveis e de alterações da microbiota vaginal e fatores associados em mulheres que fazem sexo com mulheres*. 2016. 89 f. Dissertação (Mestrado em Enfermagem) – Faculdade de Medicina, Universidade Estadual Paulista "Júlio de Mesquita Filho", Botucatu, 2016.

KATZ, K. A.; FURNISH, T. J. Dermatology-related epidemiologic and clinical concerns of men who have sex with men, women who have sex with women, and transgender individuals. *Archives of Dermatology*, v. 141, n. 10, p. 1303-1310, 2005.

KLEIN, D. A.; ARNOLD, J. J.; REESE, E. S. Provision of Contraception: Key Recommendations from the CDC. *American Family Physician*, v. 91, n. 9, p. 625-633, 2015.

LABANCA, T.; MAÑERO, I.; PANNUNZIO, M. Transgender patients: considerations for routine gynecologic care and cancer screening. *International Journal of Gynecologic Cancer*, v. 30, n. 12, p. 1990-1996, 2020.

LORENZI, N. P. C. *et al*. Age-related acceptability of vaginal self-sampling in cervical cancer screening at two university hospitals: a pilot cross-sectional study. *BMC Public Health*, v. 19, n. 963, p. 1-11, 2019.

LORI, E. *et al*. (2014). Sexual and gender minority peoples' recommendations for assisted human reproduction services. *Journal of Obstetrics and Gynaecology Canada*, v. 36, n. 2, p. 146-153, 2014.

MACHIN, R.; COUTO, M. T. "Fazendo a escolha certa": tecnologias reprodutivas, práticas lésbicas e uso de bancos de sêmen. *Physis: Revista de Saúde Coletiva*, v. 24, n. 4, p. 1255-1274, 2014.

MARRAZZO J. M. Barriers to Infectious Disease Care among Lesbians. International Conference on Women and Infectious Diseases. *Emerging Infectious Diseases*, v. 10, n. 11, p. 1974-1980, 2004.

MARRAZZO, J. M. *et al*. Genital human papillomavirus infection in women who have sex with women. *The Journal of Infectious Diseases*, v. 178, n. 6, p. 1604-1609, 1998.

MISHRA, S. K. An insight into access to fertility treatment by gays, lesbians, and unmarried persons: changing nature of reproduction and family. *International Journal of Reproduction, Fertility & Sexual Health*, v. 1, n. 3, p. 14-19, 2014.

MURPHY, T. F. LGBT people and the work ahead in bioethics. *Bioethics*, v. 29, n. 6, p. 2-5, 2015.

MUZNY, C. A. *et al*. Lower sexually transmissible infection prevalence among lifetime exclusive women who have sex with women compared with women who have sex with women and men. *Sexual Health*, v. 11, n. 6, p. 592-593, 2014.

ODELL, J. *et al.* Conscientious objection in the healing professions: a reader's guide to the ethical and social issues. *In:* MEDICAL LIBRARY ASSOCIATION ANNUAL MEETING AND EXHIBITION, Boston, Massachusetts, 2014. 1 pôster.

PUECHL, A. M.; RUSSELL, K.; GRAY, B. A. Care and cancer screening of the transgender population. *Journal of Women's Health*, v. 28, n. 6, p. 761-768, 2019.

SILVA, J. M. R. S. Esterilidade feminina por opção sexual: uma análise dos projetos de lei. *Revista do Programa de Pós-Graduação em Direito da Universidade Federal da Bahia*, v. 23, n. 25, p. 410-450, 2013.

SPIZZIRRI, G. *et al.* Proportion of people identified as transgender and non-binary gender in Brazil. *Scientific Reports*, v. 11, n. 2240, p. 1-7, 2021.

STERLING, J.; GARCIA, M. M. Cancer screening in the transgender population: a review of current guidelines, best practices, and a proposed care model. *Translational Andrology and Urology*, v. 9, n. 6, p. 2771-2785, 2020.

TARÍN, J. J., GARCÍA-PÉREZ, M.A.; CANO, A. Deficiencies in reporting results of lesbians and gays after donor intrauterine insemination and assisted reproductive technology treatments: a review of the first emerging studies. *Reproductive Biology and Endocrinology*, v. 13, n. 52, p. 1-7, 2015.

VENTURA, M. *Direitos reprodutivos no Brasil*. Brasília: Fundo de População das Nações Unidas (UNFPA), 2004.

CAPÍTULO **6**

Relação Médico-Paciente

Lucia Alves da Silva Lara • Ana Carolina Japur de Sá Rosa-e-Silva

INTRODUÇÃO

A relação médico-paciente pode ser definida como uma interação entre o provedor médico de cuidados em saúde e um usuário de serviços de saúde com vistas a promover uma prestação adequada e efetiva desse cuidado (Harbishettar *et al.*, 2019). A relação médico-paciente tem uma dimensão profissional estabelecida a partir do conhecimento teórico-prático do médico, da comunicação médica adequada, do respeito ético e da promoção da autonomia do paciente para deliberar sobre a propedêutica e o planejamento terapêutico.

A confiança no médico e a satisfação com o atendimento constituem a pedra angular do relacionamento médico-paciente. A construção bem-sucedida da relação médico-paciente consiste na aplicação adequada do conhecimento médico levando em conta os aspectos físicos e psíquicos do paciente diante da doença, bem como a sua autonomia para aceitar ou não o planejamento terapêutico informado. Gradualmente, a autonomia do paciente vem substituindo a antiga prática, em que o médico decidia o que era melhor para ele, sem maiores discussões a respeito (Harbishettar *et al.*, 2019). O modelo hoje é pautado na interação entre o desejo do paciente, baseada na informação fornecida pelo médico, derivada de evidência científica, o que ancora a decisão compartilhada sobre o tratamento (Borza *et al.*, 2015). Essa relação equilibrada de confiança, sem perder de vista o papel de médico de provedor do recurso terapêutico e respeito à autonomia do paciente (Kornhaber *et al.*, 2016), é a situação desejável que colabora na prevenção de conflitos.

Uma boa qualidade técnica, a comunicação adequada e a atitude humanizada do médico são características fundamentais na composição da relação médico-paciente. O paciente tem sensibilidade para perceber a diferença entre o médico técnico, humanizado ou negligente. O médico essencialmente técnico realiza o exame clínico, solicita os exames complementares pertinentes ao caso e informa o diagnóstico e o planejamento terapêutico, sem individualizar as características pessoais de cada paciente, e o paciente decide se aceita ou não o tratamento proposto. O médico humanizado, por sua vez, além da habilidade técnica comum ao primeiro de realizar o diagnóstico e propor o tratamento adequado, oferece esclarecimentos sobre a doença e os fatores relacionados, analisa com o paciente o impacto que a doença terá sobre a sua vida, oferece informações sobre a previsão de alívio ou cura, ouve e discute as dúvidas e angústias do paciente.

A inteligência artificial (IA) está revolucionando a prática médica e pode modificar a relação médico-paciente, mas ainda não existem estudos suficientes para determinar a dimensão desse impacto. A IA pode oferecer ferramentas valiosas para os profissionais de saúde, permitindo diagnósticos mais precisos e tratamentos personalizados por meio de algoritmos avançados e análise de dados. No entanto, esse avanço tecnológico também pode alterar a dinâmica da relação médico-paciente. Se, por um lado, a IA pode agilizar processos e fornecer informações detalhadas, por outro, há desafios quanto a equilibrar o uso dessas ferramentas e a necessidade de uma abordagem humana e empática. Portanto, a integração bem-sucedida da IA na prática clínica exige um equilíbrio delicado entre a *expertise* técnica da máquina e a compaixão, empatia e compreensão que só um profissional de saúde humano pode oferecer (Sauerbrei *et al.*, 2023). A tecnologia pode complementar, mas não substituir habilidades humanas críticas necessárias para o cuidado ao paciente, como empatia, habilidades de comunicação e inteligência emocional para garantir cuidados adequados (Alrassi *et al.*, 2021).

A boa relação médico-paciente pode contrabalançar a crescente judicialização de procedimentos médicos. Os pacientes e os familiares são assediados com promessas de vultosas quantias de dinheiro em processos contra médicos. A boa relação médico-paciente, a prática da medicina baseada em evidências, o consentimento informado para procedimentos médicos e o preenchimento detalhado dos prontuários são essenciais na prática médica e servem como defesa do médico no processo de judicialização.

A internet disponibiliza informações sobre doenças, dando suporte às pessoas para construírem suas "hipóteses diagnósticas" sobre seu problema de saúde, de acordo com suas características emocionais e valores pessoais. Por outro lado, o médico utiliza seu conteúdo teórico-prático baseado em protocolos, de aplicação universal, que nem sempre contemplam o aspecto psíquico-emocional do paciente. Tradicionalmente os médicos não são treinados durante sua formação para realizarem uma avaliação mais aprofundada dos fatores emocionais do paciente. Porém, mais recentemente, esse cenário tem se modificado com avaliação atitudinal dos estudantes de medicina e nos concursos para residência médica.

Para evitar conflitos e judicializações, o médico necessita ser preparado para melhor compreender a individualidade humana, a qual é construída a partir de seus valores familiares, de seus costumes e das características de sua personalidade, que vai sendo lapidada por meio de suas experiências positivas ou negativas desde a infância, de possíveis violências sofridas ou presenciadas nesse período (Lara *et al.*, 2017). O provimento de conhecimento sobre esses aspectos, ao médico certamente, contribui para qualificá-lo melhor para a escuta das queixas dos pacientes, a fim de evitar a tipificação de pacientes como indisciplinados, não aderentes ao uso de medicamentos, resistentes à prescrição médica. A leitura desses pacientes, à luz do conhecimento médico holístico, permite, muitas vezes, a troca do rótulo de má aderência, devido à negligência ao autocuidado, por autoestima rebaixada, ou desistência de viver.

O preparo do médico para lidar com a individualidade das pessoas e com as dificuldades pessoais de cada um é o caminho para a promoção da boa relação médico-paciente, em uma já consolidada era com predomínio de tecnologias (Wang *et al.*, 2017). A experiência de outros países, com o treinamento médico visando aprimorar suas habilidades em comunicação com os pacientes, é positiva. Os médicos tornam-se mais empáticos, mais eficientes em acessar o aspecto psíquico da doença e são mais afeitos a valorizar as opiniões dos pacientes e a oferecer mais informações sobre a doença. A empatia do médico influencia de maneira marcante a confiança do paciente na benevolência do médico e favorece a relação médico-paciente mais assertiva (Wu *et al.*, 2022). Com isso, os pacientes desses médicos tendem à maior adesão aos programas terapêuticos e apresentam maior facilidade para fornecer informações sobre sua condição física, psíquica e social, e apresentam menos sintomas depressivos (Levinson e Roter, 1993).

Têm sido propostos alguns modelos para treinamento de médicos para a escuta do paciente. O modelo Balint utiliza metodologia ainda vigente e consiste em treinar o médico por meio da repetição de longas e detalhadas entrevistas de pacientes, considerando os sintomas da doença e os aspectos psíquicos e individuais da pessoa importantes no processo do tratamento. Esse método foi criado em 1950 pelo psicanalista inglês Michael Balint (1896-1970) e sua esposa, e foi descrito no livro *The Doctor, His Patient and the Illness* (1957), sendo esse modelo efetivo para o treinamento de médicos em formação (Flatten *et al.*, 2017). Balint defendia que o médico poderia aprender o suficiente para identificar um conflito patogênico e, para isso, todos os estudantes de medicina deveriam adquirir conhecimento suficiente em psicologia e psicopatologia (Balint, 1957).

FATORES QUE INTERFEREM NA CONSTRUÇÃO DA RELAÇÃO MÉDICO-PACIENTE

Vários fatores interferem na construção da relação médico-paciente (Tabela 6.1). O primeiro contato com o médico é especialmente importante, e fundamental na construção dessa relação (Richmond, 1999). O paciente está sempre atento à expressão facial e corporal do médico, à atitude e às palavras que ele utiliza na comunicação. Chamar pelo nome, olhar nos olhos, sentar-se corretamente na cadeira, não demonstrar pressa para concluir o atendimento, utilizar uma linguagem acessível na comunicação – tudo isso favorece a boa relação médica com o paciente. A linguagem científica limita a habilidade de médicos, especialmente dos especialistas, para a comunicação (Ruiz-Moral *et al.*, 2006) – o que pode causar reações emocionais negativas no paciente (Binter *et al.*, 2017). A formação médica cada vez mais especializada, o trabalho estressante e a tecnologia com algoritmos, que cada vez mais substituem a formulação diagnóstica por meio dos achados clínicos, podem deteriorar essa relação (Stratta *et al.*, 2016).

A evolução tecnológica coincide com a modificação dos valores que influenciam a satisfação de pacientes. A tecnologia é largamente utilizada nos consultórios e pode se interpor na relação médico-paciente e colocar em risco os valores humanos básicos de respeito mútuo e respeito pelas crenças e preferências do paciente. No entanto, quando adequadamente utilizada, visando aprimorar a assistência, não diminui a

Tabela 6.1 Fatores que influenciam a construção da relação médico-paciente.

Fatores positivos
Primeira impressão, chamar pelo nome, atitude proativa, centrada no problema de saúde, ambiente de trabalho adequado
Comprometimento do médico com o paciente
Empatia e afetividade médica
Inteligência emocional do médico para lidar com cada paciente em específico
Assistência humanizada considerando o impacto psíquico da doença

Fatores intermediários
Uso inadequado (interpondo) do computador na consulta
Preenchimento do prontuário adequado

Fatores negativos
Atitude inadequada do médico diante do paciente. Abordagem direta do problema e demonstrar pressa no atendimento
Comunicação médica inadequada: linguagem essencialmente técnica, conduta não baseada em evidência
Uso predominante de tecnologia em detrimento da clínica e sem atentar para o aspecto emocional do paciente
Ineficiência na comunicação
Subdimensionar a importância da doença para o paciente
Assistência essencialmente técnica
Negligência, violação ao Código de Ética, história clínica centrada no problema

satisfação do paciente e não interfere na relação médico-paciente, como já demonstrado em estudo antigo em que 74,6% dos 304 pacientes entrevistados avaliaram como positiva a habilidade do médico com a informática e o uso do computador na consulta (Garrison *et al.*, 2002). Entretanto, a lista pronta e impressa de hábitos saudáveis para ser oferecida aos pacientes ao final da consulta pode reduzir o tempo gasto em orientação e abreviar o tempo de consulta, mas também priva o médico de conhecer a rotina do paciente e sua condição de vida, o que lhe daria a oportunidade de saber se sua prescrição seria seguida, de consolidar uma boa relação com seu paciente e de tornar sua assistência mais efetiva. Não obstante o avanço da tecnologia, o antigo conceito do bom médico técnico e humanizado continua vigente e é uma premissa para a prestação de assistência à saúde.

Hoje em dia, tem-se valorizado sobremaneira a inteligência emocional (IE) como ferramenta fundamental na concretização de relações efetivas, o que está diretamente relacionado com a confiança. A IE é definida como a "capacidade de identificar os nossos próprios sentimentos e os dos outros, de nos motivarmos e de gerir bem as emoções dentro de nós e nos nossos relacionamentos" (Goleman, 1998). A IE do médico promove a confiança do paciente (Goleman, 1998) e resulta na satisfação dele com o médico, com impacto positivo na relação médico-paciente (Weng, 2008). A IE é uma ferramenta importante para que o binômio médico-paciente esteja alinhado na promoção da saúde em diversos contextos clínicos como, por exemplo, no manejo da dor (Issa *et al.*, 2022).

A satisfação do paciente também está relacionada com a empatia e certo grau de afetividade que o médico externa em relação a ele (Stratta *et al.*, 2016), o que confere ao médico um caráter "humano". Porém, não há como definir o quanto humanizado deve ser o médico e nem há garantias de que a prática médica humanizada afastará os conflitos jurídicos, pois o paciente hoje tem acesso irrestrito à informação. Quando chega para a consulta médica, já leu sobre o seu problema e fez as suas "hipóteses diagnósticas" derivadas da sua percepção linear de causa e efeito; "minha mama está doendo, portanto devo ter câncer". O médico arbitrará sobre a existência ou não do câncer e planejará o melhor tratamento, sobre o qual a paciente também tem acesso à informação.

Outro fator importante que produz impacto na relação médico-paciente é a comunicação de notícias. Essa é uma habilidade de grande importância que também precisa ser aprimorada durante a formação do médico. O comportamento dos médicos e a maneira como comunicam as notícias aos pacientes são elementos-chave que influenciam fortemente a terapia futura dos pacientes e impactam na decisão do paciente de continuar ou interromper o tratamento. Na avaliação dos pacientes, o médico nem sempre tem tempo suficiente para responder às suas dúvidas e não realiza perguntas sobre sua situação familiar. Os elementos que definem a satisfação dos pacientes com a entrega médica da má notícia são o comportamento do médico ao dar a notícia, o tempo dedicado à consulta, a falta de atenção do médico, o uso de terminologia médica, a honestidade do médico e o apoio emocional e cognitivo do médico (Sobczak et al., 2018). Em um estudo sobre problemas relatados na relação médico-paciente, a maioria dos pacientes (78%) relatou baixa confiança, porque os médicos dão respostas de maneira não compreensível ou têm pouco tempo para responder às suas perguntas, e nem sempre fornecem informações suficientes (Keating et al., 2002).

A capacidade de comunicação interfere significativamente na aceitação e adesão do paciente ao desenvolvimento do plano terapêutico, mesmo quando fundamentado em evidências científicas. A obtenção da concordância do paciente em relação ao plano terapêutico nem sempre é garantida, pois médico e paciente frequentemente discordam devido a desigualdades de informações e à complexidade na comunicação (Muhlbacher et al., 2013). A abordagem comunicativa adotada pelo médico está diretamente relacionada ao impacto emocional do paciente ao receber notícias ou diagnósticos. Mesmo diante de uma condição grave, a maneira como o médico comunica desfechos desfavoráveis pode influenciar significativamente o nível de angústia vivenciado pelo paciente. Além disso, a habilidade comunicativa do médico desempenha um papel relevante na redução da ansiedade dos pacientes e pode impactar positivamente o nível de estresse do profissional ao transmitir informações negativas (Takayama et al., 2001). Portanto, é imperativo que o treinamento durante a formação em medicina inclua o aprimoramento dessas habilidades comunicativas, as quais podem ser desenvolvidas mesmo nos indivíduos com aptidões inatas limitadas na área da comunicação (Bukowski et al., 2022).

Outro aspecto relevante é a assimetria entre o sentido que o médico dá para a doença e o significado dela para os pacientes.

O médico realiza uma análise técnica do diagnóstico, tratamento e prognóstico da doença em termos populacionais, ao passo que o paciente se sente único naquela doença e traz consigo sua história de vida, seus valores, seus medos. Com base nisso, é fundamental considerar o impacto emocional da doença para o paciente durante o processo de decisão compartilhada sobre o tratamento. No entanto, apenas um em cada quatro médicos atenta para as necessidades emocionais do paciente em relação à sua doença (Ruiz-Moral et al., 2006).

Na prática médica, a inobservância do conteúdo emocional e psíquico do paciente incorre na infração dos seus direitos e na violação da ética. Um estudo identificou altas taxas de violação ao Código de Ética Médica por alunos do quinto ano da graduação de Medicina da Universidade de Córdoba. A grande maioria (73%) dessas infrações era devida aos problemas na relação médico-paciente, sendo os mais frequentes a atitude inadequada do médico, a maneira e a linguagem da comunicação do médico e o fornecimento inadequado de informações ao paciente (Tabela 6.1) (Girela Perez et al., 2018).

CONSTRUÇÃO DA RELAÇÃO MÉDICO-PACIENTE

A boa relação médico-paciente é construída a partir do cuidado médico em conhecer a realidade social e psíquica do paciente, em prestar atenção e valorizar as suas demandas, em compartilhar informações, em compreender e dimensionar o significado individual do sofrimento, e reflete o compromisso do médico com o bem-estar e a autonomia do paciente, independentemente do cumprimento ou não do planejamento terapêutico (Figura 6.1) (Lawrence, 2014).

A abertura de processos judiciais contra o médico nem sempre advém de erro médico ou má conduta. Muitas vezes, apesar da conduta correta e baseada em evidências do médico assistente do caso, para o paciente o desfecho desfavorável precisa de um culpado e, na ausência de uma boa relação médico-paciente, o médico é a pessoa mais provável de ser responsabilizada. Daí a importância de se despender tempo em aprimorar a relação médico-paciente tanto quanto se despende em manter-se atualizado do ponto de vista técnico.

O problema é que a avaliação da boa relação médico-paciente é abstrata, devido à heterogeneidade dos valores culturais e à resposta emocional individualizada dos pacientes à doença. Sendo assim, é necessário que o próprio médico faça uma autoavaliação da qualidade da relação que estabelece com seus pacientes. Vale aqui discutir dois casos clínicos como exemplos para a apreciação do leitor sobre o intrincado esquema que permeia a prática médica.

Caso clínico 1

Um exímio cirurgião geral foi chamado a atender uma paciente de 22 anos, filha de um amigo, com quadro atípico de apendicite, mascarado por infecção urinária. Ele prescreveu antibiótico e reavaliou a paciente em cinco dias. Houve melhora parcial do quadro e, como não havia sinais de abdome cirúrgico, ele trocou o antibiótico. O quadro se arrastou por 10 dias,

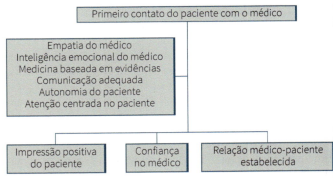

Figura 6.1 Algoritmo da construção da relação médico-paciente.

e a mãe levou a filha em outro médico, que detectou a apendicite complicada por abscesso pélvico. A mãe e a paciente foram alertadas para possíveis consequências na vida reprodutiva. Não obstante a amizade do pai com o médico, o caso foi parar na justiça e trouxe grande prejuízo emocional para a paciente e para o médico.

Caso clínico 2

O segundo caso é o de uma mulher de 40 anos, nulípara, que procurou o médico ginecologista e obstetra (GO), que a acompanhava há 20 anos, referindo atraso menstrual de cinco dias, dor pélvica tipo cólica, sangramento genital e BHCG qualitativo positivo. Ao exame ginecológico, o GO detectou material sugestivo de saco gestacional obliterando o orifício externo do colo uterino. Esse material foi removido e o médico informou a paciente sobre o escoamento de moderada quantidade de sangue escuro da cavidade, com odor característico; enviou o material para o exame anatomopatológico, solicitou exames pertinentes e orientou-a a procurar o hospital, imediatamente, em caso de dor, febre ou odor fétido na vagina. Além disso, forneceu um relatório à paciente informando o quadro clínico e a necessidade de ela procurar o serviço de urgência na presença de qualquer um dos referidos sintomas. No prontuário, o GO fez anotações detalhadas sobre o atendimento e a condução do caso. Após oito dias, a paciente ligou para o médico referindo dor abdominal e foi orientada a se dirigir ao hospital, ao que a paciente se recusou, dizendo que queria apenas medicamento para dor. O médico solicitou à enfermeira para entrar em contato com a paciente e chamá-la para o atendimento, mas a paciente se recusou a comparecer alegando não poder faltar ao trabalho. Após três dias, ela deu entrada no hospital com quadro de gravidez ectópica rota e foi operada pela equipe de plantão. Apesar do desfecho desfavorável, a paciente não acionou o GO judicialmente.

No primeiro caso, o médico ofereceu uma assistência técnica sem antecedência de vínculo profissional estabelecida entre o médico e a paciente, que teve um desfecho desfavorável, apesar de tecnicamente adequado. Houve, então, o processo judicial, independentemente da amizade entre o médico e o pai da paciente. Já a condução do segundo caso teve caráter, ao mesmo tempo, técnico e humanizado. A fidelidade de 20 anos da paciente com o GO e a confiança existente nesse longo tempo de vínculo, provavelmente, foi o que dissipou o risco de problemas judiciais. O diferencial desse caso foi que, além de oferecer atendimento humanizado, o médico teve o cuidado de registrar o atendimento e ainda forneceu um relatório do atendimento, no qual descreveu riscos de complicação, realizou e registrou a busca ativa da paciente e preencheu, detalhadamente, o prontuário, sendo essa uma prática da maior importância e que pode definir o curso de um processo judicial contra o médico (Arndt, 2004). Todo esse cuidado no exercício da medicina foi fundamental no desfecho do caso e serve como alerta sobre o verdadeiro sentido da boa relação médico-paciente, que não pode ser confundida com amizade.

Um estudo americano evidenciou que cerca de 13,7% dos médicos se sentem amigos do paciente (Hines *et al.*, 2017). Ao contrário da amizade, a relação médico-paciente tem dimensão profissional estabelecida por meio da atitude humanizada do médico, do seu conhecimento teórico-prático, de sua capacidade de comunicação adequada, do respeito à ética e da promoção da autonomia do paciente, para que ele delibere sobre a propedêutica e o planejamento terapêutico. A boa relação médico-paciente contribui para a confiança do paciente e para que o paciente siga as recomendações médicas (Hines *et al.*, 2017). A boa relação médico-paciente contribui para a confiança do paciente e para que o paciente siga as recomendações médicas (Hines *et al.*, 2017). Em todos os âmbitos da vida e, especialmente, na área da saúde, as conexões interpessoais assertivas constituem a base da interação médico-paciente, à medida que o cuidado centrado no paciente se torna mais prevalente nos tempos atuais. É crucial que esse envolvimento seja realizado de maneira terapêutica, visando melhorar os resultados relacionados à saúde dos pacientes (Kornhaber *et al.*, 2016).

REFERÊNCIAS BIBLIOGRÁFICAS

ALRASSI, J.; KATSUFRAKIS, P. J.; CHANDRAN, L. Technology can augment, but not replace, critical human skills needed for patient care. *Academic Medicine*, v. 96, n. 1, p. 37-43, 2021. DOI 10.1097/ACM.0000000000003733.

ARNDT, M. Physician's errors – legal advise for physicians accused of malpractice. *MMW - Fortschritte der Medizin*, v. 146, n. 5, p. 25-26, 28-29, 2004.

BALINT, M. Training medical students in psychotherapy. *Lancet*, London, v. 273, n. 7004, p. 1015-1018, 1957. DOI 10.1016/s0140-6736(57)92146-3.

BINTER, I.; HEROLD, C.; ALLERT, S. Arbitration proceedings caused by communication problems. *Handchirurgie • Mikrochirurgie • Plastische Chirurgie*, v. 49, n. 6, p. 432-445, 2017.

BORZA, L. R.; GAVRILOVICI, C.; STOCKMAN, R. Ethical models of physician – patient relationship revisited with regard to patient autonomy, values and patient education. *Revista medico-chirurgicala a Societatii de Medici si Naturalisti din Iasi*, v. 119, n. 2, p. 496-501, 2015.

BUKOWSKI, H. *et al.* Medical student empathy and breaking bad news communication in a simulated consultation. *Patient Education and Counseling*, v. 105, n. 5, p. 1342-1345, 2022. DOI 10.1016/j.pec.2021.09.017.

FLATTEN, G. *et al.* Designing the doctor-patient relationship. *Zeitschrift fur Psychosomatische Medizin und Psychotherapie*, v. 63, n. 3, p. 267-79, 2017.

GARRISON, G. M.; BERNARD, M. E.; RASMUSSEN, N. H. 21st-century health care: the effect of computer use by physicians on patient satisfaction at a family medicine clinic. *Family Medicine*, v. 34, n. 5, p. 362-368, 2002.

GOLEMAN, D. The emotionally competent leader. *JAMA Health Forum*, v. 41, n. 2, p. 36, 38, 76, 1998.

GIRELA PEREZ, B.; RODRIGUEZ CANO, M. A.; GIRELA LOPEZ, E. Doctor-patient relationship from the perspective of medical students' portfolio. *Cuadernos de Bioética*, v. 29, n. 95, p. 59-67, 2018.

HARBISHETTAR, V. *et al.* The enigma of doctor-patient relationship. *Indian Journal of Psychiatry*, v. 61, Suppl 4, p. S776–S781, 2019. DOI 10.4103/psychiatry.IndianJPsychiatry_96_19.

HINES, H. G. *et al.* Physician perspectives on long-term relationships and friendships with patients: a national assessment. *Southern Medical Journal*, v. 110, n. 11, p. 679-684, 2017.

ISSA, M. R. *et al.* The relationship between emotional intelligence and pain management awareness among nurses. *Healthcare*, Basel, Switzerland, v. 10, n. 6, p. 1047, 2022. DOI 10.3390/healthcare10061047.

KEATING, N. L. *et al.* How are patients' specific ambulatory care experiences related to trust, satisfaction, and considering changing physicians? *Journal of General Internal Medicine*, v. 17, n. 1, p. 29-39, 2002.

KORNHABER, R. *et al.* Enhancing adult therapeutic interpersonal relationships in the acute health care setting: an integrative review. *Journal of Multidisciplinary Healthcare*, v. 9, p. 537-546, 2016. DOI 10.2147/JMDH.S116957.

LARA, L. A. S. *et al. Sexualidade na adolescente*. São Paulo: Febrasgo, 2017.

LAWRENCE, K. Celebrating the patient-physician relationship. *Canadian Family Physician*, v. 60, n. 2, p. 191, 2014.

LEVINSON, W.; ROTER, D. The effects of two continuing medical education programs on communication skills of practicing primary care physicians. *Journal of General Internal Medicine*, v. 8, n. 6, p. 318-324, 1993.

MUHLBACHER, A. C.; JUHNKE, C. Patient preferences versus physicians' judgement: does it make a difference in healthcare decision making? *Applied Health Economics and Health Policy*, v. 11, n. 3, p. 163-180, 2013.

RICHMOND, J. S. The doctor-patient relationship. *Psychiatric Services*, v. 50, n. 9, p. 1233, 1999.

RUIZ-MORAL, R. *et al.* Physician-patient communication: a study on the observed behaviours of specialty physicians and the ways their patients perceive them. *Patient Education and Counseling*, v. 64, n. 1-3, p. 242-248, 2006.

SAUERBREI, A. *et al.* The impact of artificial intelligence on the person-centred, doctor-patient relationship: some problems and solutions. *BMC Medical Informatics and Decision Making*, v. 23, n. 1, p. 73, 2023. DOI 10.1186/s12911-023-02162-y.

SOBCZAK, K.; LEONIUK, K.; JANASZCZYK, A. Delivering bad news: patient's perspective and opinions. *Patient Preference and Adherence*, v. 12, p. 2397-2404, 2018. DOI 10.2147/PPA.S183106.

STRATTA, E. C.; RIDING, D. M.; BAKER, P. Ethical erosion in newly qualified doctors: perceptions of empathy decline. *International Journal of Medical Education*, v. 7, p. 286-292, 2016.

TAKAYAMA, T.; YAMAZAKI, Y.; KATSUMATA, N. Relationship between outpatients' perceptions of physicians' communication styles and patients' anxiety levels in a Japanese oncology setting. *Social Science & Medicine*, v. 53, n. 10, p. 1335-1350, 2001.

WANG, F. *et al.* Medical humanities play an important role in improving the doctor-patient relationship. *BioScience Trends*, v. 11, n. 2, p. 134-137, 2017.

WENG, H. C. Does the physician's emotional intelligence matter? Impacts of the physician's emotional intelligence on the trust, patient-physician relationship, and satisfaction. *Health Care Management Review*, v. 33, n. 4, p. 280-288, 2008.

WU, Q.; JIN, Z.; WANG, P. The relationship between the physician-patient relationship, physician empathy, and patient trust. *Journal of General Internal Medicine*, v. 37, n. 6, p. 1388-1393, 2022. DOI 10.1007/s11606-021-07008-9.

CAPÍTULO 7

Telemedicina: Particularidades do Uso em Ginecologia e Obstetrícia

Aline Marques de Souza • Eduardo Cordioli

INTRODUÇÃO

A telemedicina tem se destacado como uma ferramenta inovadora e transformadora em diversas especialidades médicas, incluindo a ginecologia e obstetrícia. Nos últimos anos, a crescente adoção de tecnologias digitais e a necessidade de ampliar o acesso aos cuidados de saúde têm impulsionado o uso da telemedicina em todo o mundo. Essa modalidade de atendimento oferece soluções eficazes para melhorar a acessibilidade aos serviços de saúde, especialmente em regiões em que há escassez de especialistas e infraestrutura médica inadequada. A capacidade de realizar consultas ginecológicas e obstétricas remotamente proporciona uma conveniência inestimável aos pacientes, permitindo-lhes receber cuidados médicos de alta qualidade sem a necessidade de se deslocarem fisicamente até uma clínica ou hospital.

A telemedicina tem se mostrado particularmente vantajosa para pacientes que vivem em áreas rurais ou que enfrentam dificuldades de mobilidade. Em muitos casos, a distância geográfica e a falta de transporte adequado podem ser barreiras significativas para o acesso a cuidados ginecológicos e obstétricos. Ao permitir que essas consultas sejam realizadas virtualmente, a telemedicina elimina essas barreiras e facilita o acesso a cuidados médicos essenciais. Além disso, a telemedicina pode ser uma excelente opção para pacientes que enfrentam barreiras logísticas, como a necessidade de cuidar de familiares em casa ou a falta de disponibilidade de tempo devido a compromissos profissionais ou pessoais.

O impacto positivo da telemedicina na continuidade do cuidado é um dos principais benefícios dessa modalidade de atendimento. Pacientes com condições ginecológicas crônicas, como endometriose ou síndrome dos ovários policísticos, podem realizar consultas regulares e obter acompanhamento contínuo, minimizando interrupções no tratamento e melhorando a gestão de sua saúde. Estudos demonstram que a telemedicina pode melhorar a adesão ao tratamento e reduzir a necessidade de visitas não planejadas a serviços de emergência. Além disso, a telemedicina pode facilitar o acesso a orientações e informações sobre saúde reprodutiva e planejamento familiar, promovendo uma abordagem mais preventiva e proativa.

A redução de custos é outro benefício significativo associado à telemedicina. Os pacientes podem economizar tempo e dinheiro ao evitar deslocamentos longos e custos associados ao transporte. Para o sistema de saúde, a telemedicina pode representar uma redução nos custos operacionais, uma vez que permite um uso mais eficiente dos recursos e reduz a necessidade de infraestrutura física extensa. A ampla disponibilidade de aplicativos de saúde, que monitoram fertilidade, ciclos menstruais e gestação, contribui ainda mais para a gestão eficiente da saúde reprodutiva, permitindo que os pacientes tenham um papel ativo no monitoramento da própria saúde.

Entretanto, a telemedicina na ginecologia e obstetrícia enfrenta desafios significativos. A realização de exames físicos é essencial para o diagnóstico e tratamento de muitas condições ginecológicas, e muitos procedimentos não podem ser realizados remotamente.

A privacidade e a segurança dos dados são aspectos críticos na telemedicina. É fundamental que as plataformas de telemedicina sejam seguras e garantam a confidencialidade das informações dos pacientes. A implementação bem-sucedida da telemedicina exige a adoção de medidas rigorosas para proteger os dados dos pacientes e assegurar que as consultas sejam realizadas de maneira segura. As regulamentações e políticas de privacidade devem ser constantemente revisadas e atualizadas para acompanhar as inovações tecnológicas e as novas ameaças à segurança cibernética.

Para implementar a telemedicina de forma eficaz na prática ginecológica, algumas estratégias são essenciais. Primeiro, é necessário capacitar os profissionais de saúde sobre o uso das tecnologias de telemedicina e as melhores práticas para consultas virtuais. Treinamentos e *workshops* podem ajudar a familiarizar os médicos com as ferramentas disponíveis e garantir que estejam preparados para oferecer um atendimento de qualidade a distância. Além disso, desenvolver protocolos e diretrizes claras que definam quais condições podem ser tratadas via telemedicina e quando uma consulta presencial é necessária pode ajudar a padronizar o atendimento e garantir que os pacientes recebam o cuidado adequado.

É crucial a integração das plataformas de telemedicina com os sistemas de registro eletrônico de saúde. Isso garante que as informações dos pacientes sejam atualizadas e acessíveis, facilitando o acompanhamento contínuo e a coordenação do cuidado. Coletar *feedback* de pacientes e profissionais de saúde é uma prática importante para identificar áreas de melhoria e adaptar as práticas de telemedicina conforme necessário, promovendo uma evolução contínua e melhoria da qualidade do atendimento. A adoção de uma abordagem centrada no paciente, que valorize suas experiências e necessidades, é fundamental para o sucesso e a aceitação da telemedicina.

BENEFÍCIOS INCONTESTÁVEIS DA TELEMEDICINA NA GINECOLOGIA

A telemedicina e o autocuidado têm desempenhado um papel crucial no diagnóstico precoce do câncer de colo do útero, especialmente em regiões nas quais a infraestrutura de saúde é limitada.

No Brasil, embora a cobertura do exame de Papanicolaou seja de cerca de 75%, muitos testes não são avaliados devido à baixa qualidade das amostras e à falta de programas organizados de triagem populacional, resultando em grupos tanto super quanto subavaliados. Estudos anteriores indicam que, apesar da familiaridade com o Papanicolaou, o conhecimento sobre HPV e a vacina contra esse vírus é limitado, e a adesão à triagem é influenciada por fatores socioeconômicos, educacionais e geográficos.

Uma pesquisa inovadora buscou uma avaliação abrangente dos conhecimentos, das atitudes e das práticas (CAP) relacionados ao câncer cervical, utilizando plataformas *online* para alcançar um grande número de participantes. Os resultados mostraram níveis de conhecimento e práticas superiores aos descritos na literatura, mas ainda revelaram que cerca de 15% das mulheres não foram triadas em 5 anos ou mais. A disposição das participantes para realizar métodos de autotriagem, como a autocoleta de DNA-HPV e a autovisualização do colo do útero, foi significativa, sugerindo que essas práticas podem superar barreiras associadas à triagem limitada. A aceitação desses métodos aumentou substancialmente após uma breve explicação sobre sua segurança e eficácia, destacando a importância da educação e do empoderamento dos pacientes na implementação de programas de autotriagem. Esses achados são fundamentais para o desenvolvimento de intervenções baseadas em evidências que podem melhorar o acesso à triagem e reduzir as taxas de câncer cervical mediante o diagnóstico precoce e os cuidados preventivos.

Entre os principais benefícios da telemedicina na ginecologia, está a melhoria na continuidade do cuidado. A telemedicina oferece uma forma eficaz de monitoramento contínuo para essas condições, permitindo ajustes rápidos nos planos de tratamento com base no *feedback* em tempo real dos pacientes. Além disso, ela facilita o acesso a especialistas que podem estar localizados a grandes distâncias, ampliando o alcance do cuidado especializado.

Uma recente revisão sistemática publicada analisou 3.926 artigos, selecionando 47 para a revisão final, abrangendo temas como gestações de alto e baixo risco, planejamento familiar e ginecologia geral. Os resultados indicam benefícios significativos com as intervenções de telemedicina, especialmente por meio de envios de mensagens de texto e monitoramento remoto. No campo do controle pressórico a distância, por exemplo, a telemedicina mostrou-se promissora em reduzir o número de visitas não planejadas a serviços de atendimento. Além disso, houve melhorias em várias outras áreas, como aumento das taxas de amamentação exclusiva e melhor acesso a orientações sobre infecções sexualmente transmissíveis em estágios iniciais.

Estudos de caso adicionais reforçam esses achados. Por exemplo, um estudo realizado no Canadá implementou um programa de telemedicina para monitorar pacientes grávidas com hipertensão gestacional. Os resultados mostraram uma redução significativa no número de hospitalizações de emergência e melhor controle dos níveis de pressão arterial. Outro estudo na Austrália explorou o uso de telemedicina para fornecer apoio emocional e psicológico a mulheres com complicações na gravidez, resultando em menor incidência de depressão pós-parto e aumento da satisfação com o atendimento recebido.

Nos EUA, um programa de telemedicina focado em pacientes com síndrome dos ovários policísticos utilizou aplicativos móveis para rastrear sintomas e ajustar tratamentos. Esse programa não apenas melhorou a adesão ao tratamento, mas também reduziu significativamente os sintomas relatados pelas pacientes, como dor e irregularidades menstruais. A implementação de consultas virtuais também permitiu que pacientes discutissem abertamente seus sintomas e preocupações sem o desconforto associado a consultas presenciais, promovendo um ambiente de cuidado mais colaborativo e centrado no paciente.

Já aqui no Brasil foi publicado recentemente um estudo para avaliar a viabilidade e a satisfação dos pacientes com a orientação teleoncológica focada em uma população vulnerável de pacientes com câncer de mama atendidos em um sistema de saúde governamental durante a pandemia de coronavírus em 2020. Pacientes elegíveis receberam um convite para atendimento remoto para minimizar a exposição a ambientes com risco de infecção respiratória. A comunicação foi feita por telefone por meio de um aplicativo gratuito. Após a teleconsulta, um questionário anônimo baseado em uma escala Likert foi enviado por aplicativo de celular ou *e-mail* aos pacientes ou seus familiares. As respostas abordaram utilidade, facilidade de uso, qualidade da interface, qualidade da interação, confiabilidade, satisfação e interesse em futuras avaliações, as quais foram compiladas e analisadas.

Dos 176 pacientes agendados para consulta, 98 foram incluídos no estudo e 70 (71,4%) realizaram com sucesso a teleorientação. O questionário foi respondido por 43 (61,4%) pacientes. A orientação teleoncológica foi classificada como muito positiva por 41 (95,3%) pacientes. Todos os 43 pacientes (100%) concordaram que a teleconsulta foi benéfica em termos de facilidade de uso, seguido de 42 (97,2%) para a qualidade da interface, 41 (95,3%) para utilidade e qualidade da interação, 40 (93%) para satisfação e interesse em futuras avaliações e 39 (90,6%) para confiabilidade. A conclusão do estudo é que a orientação teleoncológica para pacientes com câncer de mama de baixa renda é altamente viável e resulta em alta satisfação dos pacientes.

A telemedicina tem demonstrado ser uma ferramenta vital para a gestão de cuidados pré-natais em áreas remotas. Na Índia, um estudo-piloto utilizou teleconsultas para monitorar a saúde de mulheres grávidas em áreas rurais, resultando em melhores desfechos de saúde materna e neonatal. Esse programa incluiu o uso de dispositivos portáteis para medir a pressão arterial e os níveis de glicose no sangue, cujos dados foram transmitidos em tempo real para profissionais de saúde localizados em centros urbanos. A telemedicina facilitou a detecção precoce de complicações e a implementação de intervenções oportunas, salvando vidas e melhorando a saúde geral das participantes do estudo.

Além dos benefícios diretos aos pacientes, a telemedicina também contribui para a formação e a capacitação contínua dos profissionais de saúde. Programas de tele-educação têm sido utilizados para treinar ginecologistas e obstetras em áreas rurais, fornecendo acesso a seminários, *workshops* e consultorias de especialistas. Isso não apenas melhora a qualidade do atendimento local, mas também promove a retenção de profissionais de saúde em regiões carentes, reduzindo a necessidade de transferências de pacientes para centros urbanos para procedimentos especializados.

REDUÇÃO DE CUSTOS E ACESSIBILIDADE AMPLIADA

A telemedicina também apresenta uma significativa redução de custos associados ao transporte e ao tempo de ausência no trabalho, oferecendo uma alternativa mais econômica tanto para os pacientes quanto para o sistema de saúde. Em um contexto em que as despesas com deslocamentos podem ser um grande obstáculo ao acesso regular aos cuidados médicos, a possibilidade de consultas remotas se torna uma solução viável e eficiente. Pacientes que vivem em áreas rurais ou que têm mobilidade reduzida se beneficiam especialmente dessa modalidade de atendimento, uma vez que podem evitar longas viagens e os custos associados, além de minimizar o impacto financeiro de ausências no trabalho.

Além disso, a telemedicina contribui para a otimização dos recursos do sistema de saúde, permitindo um uso mais eficiente das instalações e dos profissionais de saúde. Hospitais e clínicas podem reduzir a demanda por espaços físicos e equipamentos, bem como redistribuir seus recursos humanos para áreas de maior necessidade. A eficiência operacional alcançada com a telemedicina pode resultar em menores custos operacionais e maior capacidade de atendimento, sem a necessidade de expansões físicas dispendiosas. Em um sistema de saúde em que a redução de custos e a melhoria da eficiência são prioridades constantes, a telemedicina surge como uma solução estratégica para enfrentar esses desafios.

Atualmente, existem mais de 2.000 aplicativos de saúde disponíveis apenas para dispositivos Apple, com destaque para aqueles que monitoram fertilidade, ciclos menstruais e gestação, que estão entre os mais populares. A ampla disponibilidade de aplicativos de saúde permite que os pacientes monitorem sua saúde reprodutiva e obtenham informações valiosas, promovendo uma gestão mais proativa e informada da saúde. Esses aplicativos oferecem uma variedade de funcionalidades, desde o rastreamento de sintomas e sinais vitais até lembretes de consultas e medicamentos, além de fornecerem acesso a vastos recursos educacionais sobre saúde.

O uso desses aplicativos não só empodera os pacientes, permitindo-lhes tomar decisões mais informadas sobre sua saúde, mas também facilita uma comunicação mais eficiente com os profissionais de saúde. Médicos podem acessar os dados registrados pelos pacientes, obtendo uma visão mais completa e contínua da condição de saúde de cada indivíduo, o que melhora a precisão dos diagnósticos e a eficácia dos tratamentos. A integração desses aplicativos com as plataformas de telemedicina pode potencializar ainda mais os benefícios, oferecendo um atendimento integrado e contínuo.

Em resumo, a telemedicina não apenas reduz custos e amplia a acessibilidade aos serviços de saúde, mas também promove uma gestão mais eficiente e proativa da saúde dos pacientes. A combinação de consultas remotas com o uso de aplicativos de saúde representa uma evolução significativa na forma como os cuidados médicos são prestados e gerenciados. Com o contínuo desenvolvimento de tecnologias e a expansão do acesso digital, a telemedicina tem o potencial de transformar profundamente o panorama da saúde, tornando-a mais acessível, eficiente e centrada no paciente.

DESAFIOS E PARTICULARIDADES DO USO EM GINECOLOGIA E OBSTETRÍCIA

Apesar dos benefícios, a telemedicina na ginecologia enfrenta desafios significativos. A realização de exames físicos é essencial para o diagnóstico e o tratamento ginecológico, e muitos procedimentos não podem ser realizados remotamente. Essa limitação exige que médicos e pacientes avaliem quais consultas podem ser efetivamente realizadas por telemedicina e quais necessitam de atendimento presencial. Além disso, a acessibilidade digital ainda é um obstáculo. Nem todos os pacientes têm acesso a dispositivos ou internet de qualidade, o que pode restringir o uso da telemedicina. É essencial que políticas públicas e iniciativas privadas busquem melhorar a infraestrutura digital e promover a inclusão digital, garantindo que mais pessoas possam se beneficiar dessa modalidade de atendimento.

Técnicas de uso de telemedicina em ginecologia e obstetrícia: aspectos práticos

Escolha da plataforma de telemedicina

A escolha da plataforma de telemedicina é um passo crítico para garantir consultas eficientes e seguras. É essencial selecionar uma plataforma que seja segura, fácil de usar e compatível com os sistemas de registro eletrônico de saúde já utilizados na prática. Aspectos a serem considerados incluem:

1. Segurança e conformidade: a plataforma deve cumprir as regulamentações de privacidade e segurança de dados, como a HIPAA (*Health Insurance Portability and Accountability Act*) nos EUA ou a LGPD (Lei Geral de Proteção de Dados Pessoais) no Brasil. Certifique-se de que a plataforma ofereça criptografia de ponta a ponta e armazenamento seguro de dados.
2. Funcionalidades: procure por plataformas que ofereçam funcionalidades específicas para a prática ginecológica e obstétrica, como compartilhamento de imagens, integração com dispositivos de monitoramento remoto e ferramentas de anotações clínicas.
3. Interface intuitiva: a interface deve ser intuitiva tanto para o médico quanto para os pacientes. Facilidades de agendamento, lembretes de consulta e suporte técnico acessível são características desejáveis.
4. Integração com prontuário eletrônico: a plataforma deve permitir a integração com o prontuário eletrônico do paciente, garantindo que todas as informações relevantes sejam facilmente acessíveis e atualizadas durante a consulta.

Posicionamento da câmera

O correto posicionamento da câmera é fundamental para garantir uma consulta eficaz e profissional. Alguns aspectos a serem observados incluem:

1. Altura e ângulo: a câmera deve estar posicionada na altura dos olhos, de modo a simular uma conversa face a face. Evite ângulos que possam distorcer a imagem ou dar uma aparência pouco profissional.
2. Iluminação: deve ser adequada, com luz suficiente para que o médico e o paciente possam se ver claramente. Evite luzes diretas e fortes que possam causar sombras ou reflexos. Luz natural é preferível, mas lâmpadas de luz branca podem ser usadas para complementar.
3. Fundo: um fundo neutro e sem distrações é ideal. Evite fundos que possam desviar a atenção, como locais desorganizados ou com muito movimento. O hábito de colocar muitos livros ou diplomas atrás do médico distrai o paciente e atrapalha a anamnese.
4. Equipamento: utilize uma câmera de alta resolução para garantir a clareza da imagem. Microfones de boa qualidade são essenciais para garantir que a comunicação seja clara e sem interferências.

Anotação da consulta e telepropedêutica

A documentação precisa e completa das consultas de telemedicina é tão importante quanto nas consultas presenciais. Aspectos práticos a serem considerados incluem:

1. Registro detalhado: anote todas as informações relevantes discutidas durante a consulta, incluindo queixas do paciente, histórico médico, diagnósticos diferenciais, plano de tratamento e orientações fornecidas.
2. Integração com prontuário eletrônico: certifique-se de que todas as anotações da consulta sejam inseridas no prontuário eletrônico do paciente. Isso garante a continuidade do cuidado e a disponibilidade de informações completas para futuras consultas.
3. Uso de ferramentas de telepropedêutica: utilize ferramentas e dispositivos de telepropedêutica para complementar a avaliação clínica. Isso pode incluir dispositivos de monitoramento remoto, como medidores de pressão arterial, balanças e dispositivos de ultrassom portáteis que podem ser utilizados pelo paciente em casa com orientação do médico.

Aspectos operacionais e logísticos

Para uma prática eficiente de telemedicina, é essencial considerar alguns aspectos operacionais e logísticos:

1. Treinamento e capacitação: todos os membros da equipe devem ser treinados no uso da plataforma de telemedicina e nas melhores práticas para consultas remotas. Isso inclui não apenas os médicos, mas também o pessoal administrativo e de suporte.
2. Agendamento e lembretes: estabeleça um sistema eficiente de agendamento e envio de lembretes automáticos para os pacientes. Isso ajuda a reduzir ausências e a manter um fluxo organizado de consultas.
3. Suporte técnico: ofereça suporte técnico acessível para resolver problemas que possam surgir durante a consulta. Isso pode incluir uma linha de apoio dedicada ou um *chat* de suporte dentro da plataforma.

CONSIDERAÇÕES FINAIS

A telemedicina oferece um potencial significativo para transformar, e não substituir, o atendimento ginecológico, tornando-o mais acessível e eficiente. Embora existam desafios a serem superados, com uma implementação adequada e adaptação contínua, a telemedicina pode se tornar uma parte integral e valiosa do cuidado ginecológico, contribuindo para um sistema de saúde mais inclusivo e dinâmico. Com investimentos em infraestrutura, educação e segurança, a telemedicina pode revolucionar a forma como os cuidados ginecológicos são prestados, oferecendo uma alternativa viável e eficaz para enfrentar as crescentes demandas de saúde da população. O futuro da ginecologia, portanto, reside em uma integração harmoniosa entre tecnologia e cuidado humano, assegurando que todas as mulheres tenham acesso a um atendimento de qualidade, independentemente da localização geográfica.

REFERÊNCIAS BIBLIOGRÁFICAS

ATKINSON, J. *et al*. Telehealth in antenatal care: recent insights and advances. *BMC Medicine*. v. 21, n. 1, p. 332, 2023.

BRADFORD, N. K.; CAFFERY, L. J.; SMITH, A. C. Telehealth services in rural and remote Australia: a systematic review of models of care and factors influencing success and sustainability. *Rural and Remote Health*. v. 16, n. 4, p. 3808, 2016.

COLOMBO, T. *et al*. Low-risk antenatal care enhanced by telemedicine: a practical guideline model. *Revista Brasileira de Ginecologia e Obstetrícia*. v. 44, n. 9, pp. 845-853, 2022.

DENICOLA, N. *et al*. Telehealth interventions to improve obstetric and gynecologic health outcomes: a systematic review. *Obstetrics and Gynecology*. v. 135, n. 2, pp. 371-382, 2020.

GRIMES, C. L. *et al*. Guidance for gynecologists utilizing telemedicine during COVID-19 pandemic based on expert consensus and rapid literature reviews. *International Journal of Gynaecology and Obstetrics*. v. 150, n. 3, pp. 288-298, 2020.

IMPLEMENTING Telehealth in Practice: ACOG Committee Opinion Summary, Number 798. *Obstetrics and Gynecology*. v. 135, n. 2, pp. 493-494, 2020.

KRUSE, C. S. *et al*. Evaluating barriers to adopting telemedicine worldwide: a systematic review. *Journal of Telemedicine and Telecare*. v. 24, n. 1, pp. 4-12, 2018.

MIZIARA, R. A. *et al*. Teleoncology orientation of low-income breast cancer patients during the COVID-19 pandemic: feasibility and patient satisfaction. *Revista Brasileira de Ginecologia e Obstetrícia*. v. 43, n. 11, pp. 840-846, 2021.

MONAGHESH, E.; HAJIZADEH, A. The role of telehealth during COVID-19 outbreak: a systematic review based on current evidence. *BMC Public Health*. v. 20, n. 1, p. 1193, 2020.

OHANNESSIAN, R. Telemedicine: potential applications in epidemic situations. *European Research in Telemedicine*. v. 4, n. 3, pp. 95-98, 2015.

PEREZ, L. *et al*. cervical cancer-related knowledge, attitudes, practices and self-screening acceptance among patients, employees, and social media followers of major Brazilian hospital. *Cancer Control*. v. 29, p. 10732748221135441, 2022.

SMITH, A. C.; GRAY, L. C. Telemedicine across the ages. *Medical Journal of Australia*, v. 190, n. 1, p. 15-19, 2009.VAN DYK, L. A review of telehealth service implementation frameworks. *International Journal of Environmental Research and Public Health*. v. 11, n. 2, pp. 1279-1298, 2014.

WADE, V. A.; ELIOTT, J. A.; HILLER, J. E. Clinician acceptance is the key factor for sustainable telehealth services. *Qualitative Health Research*. v. 24, n. 5, pp. 682-694, 2014.

WHEELER, J.; HINTON, E. Effectiveness of telehealth on correctional facility health care: a systematic review protocol. *JBI Database System of Systematic Reviews and Implementation Reports*. v. 15, n. 5, pp. 1256-1264, 2017.

CAPÍTULO 8

Ética e Ginecologia

Roseli Mieko Yamamoto Nomura • Lia Cruz Vaz da Costa Damásio

INTRODUÇÃO

Na prática profissional do ginecologista, a ética se refere ao comportamento individual do médico nas suas ações. A palavra ética é de origem grega, derivada de *ethos*, que diz respeito ao costume, aos hábitos dos homens.

A teoria da deontologia sustenta que certas ações são boas, não pelas consequências que produzem, mas por serem boas e certas em si mesmas (Herring, 2012). Na filosofia moral contemporânea, a deontologia é uma das teorias normativas segundo as quais as escolhas são moralmente necessárias, proibidas ou permitidas. Portanto, inclui-se entre as teorias morais que orientam nossas escolhas sobre o que deve ser feito. O termo se refere ao ramo da ética cujo objeto de estudo são os fundamentos do dever e as normas morais. Na prática médica, temos a "Deontologia Profissional", uma ciência aplicada que não se trata de uma ética normativa, mas sim descritiva e prescritiva (Conselho Federal de Medicina, 2010a). A deontologia em Kant se fundamenta nos conceitos da razão prática e da liberdade, em que agir por dever confere à ação o valor moral, e a perfeição moral só é atingida quando a vontade é livre. Cada profissional está sujeito a uma deontologia própria que regula o exercício de sua profissão, conforme o Código de Ética de sua categoria.

Nos dias atuais, diante da pluralidade da nossa sociedade, o médico se defronta com diferentes padrões de moralidade, o que exige que o profissional tome condutas em sintonia com a nova realidade. Não basta conhecer normas éticas e legais, é imprescindível o respeito à autonomia, a prudência e o exercício da razoabilidade para sua atuação profissional.

EXERCÍCIO DA GINECOLOGIA E PRESCRIÇÃO MÉDICA

No atendimento médico, é essencial estabelecer boa comunicação com a paciente e a família, o que favorece o bom relacionamento médico-paciente. Os achados observados no exame e as hipóteses diagnósticas devem ser expostos à mulher em linguagem acessível, certificando-se de que houve compreensão por parte da paciente. A solicitação de exames complementares deve ser criteriosa e fundamentada, favorecendo a comunicação.

No momento da prescrição, materializa-se um dos pilares do exercício da medicina. É quando o profissional, diante de cada caso, decide a prática terapêutica a ser adotada. Na prescrição de medicamentos, alguns cuidados devem ser observados: indicar o nome completo da paciente, utilizar, preferencialmente, o nome genérico das substâncias prescritas; incluir posologia e dosagem (via de administração, intervalo entre as doses, dose máxima por dia e duração do tratamento); utilizar caligrafia legível ou escrita impressa; não utilizar códigos ou abreviaturas; incluir o nome legível do profissional e seu número de registro no órgão de controle e regulamentação da profissão; apor a assinatura e data. No âmbito do Sistema Único de Saúde, o medicamento deve ser prescrito pelo nome genérico. Entretanto, no setor privado, a prescrição pode ser feita utilizando-se o nome genérico ou o comercial.

No estado de São Paulo, o Conselho Regional de Medicina do Estado de São Paulo (CREMESP) dispõe de norma reguladora (Resolução CREMESP nº 278/2015) (São Paulo, 2015), que estabelece os critérios mínimos que devem ser obedecidos na prescrição médica de medicamentos: letra legível ou por meio impresso; nome completo do paciente; nome genérico das substâncias; forma farmacêutica; forma de administração; não utilização de códigos ou abreviaturas; observância quanto à presença do medicamento no protocolo do serviço ao qual está vinculado; data, nome legível, assinatura e número de registro do médico no Conselho Regional de Medicina (CRM); nome e endereço da instituição ou consultório onde foi emitida a receita médica.

Não há exigência legal do carimbo do médico em receitas, mas sim da assinatura com identificação clara e número de registro no CRM, sendo, portanto, opcional sua utilização. Entretanto, com a finalidade de otimizar o trabalho médico, o uso do carimbo é consagrado no nosso meio. No carimbo, a especialidade médica deve ser indicada somente quando devidamente registrada no CRM. Convém ressaltar que as notificações de receitas de medicamentos controlados deverão ser carimbadas.

Ainda sobre a prescrição médica, não há proibição expressa para eventuais autoprescrições de médicos ou no atendimento a descendentes e ascendentes diretos[1] (Brasil, 2004). O bom senso deve nortear esses atos, de maneira a garantir a isenção do atendimento.

O exercício da medicina está regulamentado normativamente na Lei Federal nº 12.842/2013 (Brasil, 2013b), estabelecendo que as ações profissionais, no campo da atenção à saúde, visam à promoção, à proteção e à recuperação da saúde; à prevenção, ao diagnóstico e ao tratamento das doenças; e à reabilitação dos enfermos e portadores de deficiências. Esse dispositivo legal também estabelece as atividades privativas do médico (art. 4º), conforme apresentado na Tabela 8.1.

RESPONSABILIDADE PROFISSIONAL

A noção de responsabilidade surge no dever de responder, de ser responsável pelos prejuízos causados, de forma direta ou indireta. Para o convívio social, é necessário que se tenha correta noção do certo e do errado, e que todos procedam de forma

Tabela 8.1 Atividades privativas do médico.

Indicação e execução da intervenção cirúrgica e prescrição dos cuidados médicos pré e pós-operatórios
Indicação da execução e realização de procedimentos invasivos – diagnósticos, terapêuticos ou estéticos –, incluindo os acessos vasculares profundos, as biopsias e as endoscopias
Intubação traqueal
Coordenação da estratégia ventilatória inicial para a ventilação mecânica invasiva, bem como das mudanças necessárias diante das intercorrências clínicas, bem como do programa de interrupção da ventilação mecânica invasiva, incluindo a desintubação traqueal
Execução de sedação profunda, bloqueios anestésicos e anestesia geral
Emissão de laudo dos exames endoscópicos e de imagem, dos procedimentos diagnósticos invasivos e dos exames anatomopatológicos
Determinação do prognóstico relativo ao diagnóstico nosológico
Indicação de internação e alta médica nos serviços de atenção à saúde
Realização de perícia médica e exames médico-legais, excetuados os exames laboratoriais de análises clínicas, toxicológicas, genéticas e de biologia molecular
Atestação médica de condições de saúde, doenças e possíveis sequelas
Atestação do óbito, exceto em casos de morte natural em localidade em que não haja médico
Perícia e auditoria médicas; coordenação e supervisão vinculadas, de forma imediata e direta, às atividades privativas de médico
Ensino de disciplinas especificamente médicas
Coordenação dos cursos de graduação em medicina, dos programas de residência médica e dos cursos de pós-graduação específicos para médicos

justa conforme as conveniências individuais. Portanto, responsabilidade é a faculdade pela qual uma pessoa ou organização responde pelos seus atos. É conquista importante da vida em sociedade que pode ser exercida em diversos planos, como responsabilidade civil, responsabilidade penal, responsabilidade ética, responsabilidade administrativa, responsabilidade moral e responsabilidade social. Nesse sentido, serão abordados apenas os principais aspectos da responsabilidade civil, penal e ética relacionados ao exercício da ginecologia.

O ginecologista deve obediência aos princípios norteadores da medicina, zelando pela atuação profissional ética. O erro médico é a conduta voluntária ou involuntária, direta ou indireta, caracterizada como conduta profissional imperita, imprudente ou negligente, que cause danos ao paciente. Sob o prisma jurídico, é o mau resultado involuntário, oriundo de falhas estruturais, quando as condições de trabalho forem insuficientes, ou de atuação médica danosa ao paciente, que possa gerar o dever de indenizar (Diniz, 2006).

Responsabilidade civil

A responsabilidade civil se instala sempre que há dano, por ação ou omissão, com relação causal entre esse dano e o ato profissional caracterizado pelo erro, isto é, conduta reprovável, mas sem que o agente desejasse causar prejuízo a outrem. É a culpa assentada na imperícia, imprudência ou negligência. Aquele que causa dano, por ação ou omissão, deve repará-lo, ressarcindo pelos danos provocados (Sebastião, 2003).

A culpa médica pode ser conceituada como desvio ou inobservância dos padrões normais de conduta (Conselho Federal de Medicina, 2010b). É importante estabelecer qual seria esse modelo idealizado, para a delimitação dos critérios de atuação do médico. Segundo Kfouri Neto:

> o profissional de medicina deve atuar de acordo com o cuidado, a perícia e os conhecimentos compatíveis com o desempenho que seria razoável esperar-se de um médico prudente, naquelas mesmas circunstâncias [...] Não deve ele olvidar qualquer dos ensinamentos que compõem a base da sua arte, nem tampouco deixar de dar importância a essas regras.

A negligência médica se caracteriza por inação, indolência, inércia, passividade (França, 2007). É descrita como ato omissivo, consistindo no fato de o médico deixar de fazer o que deveria ser feito. Ocorre quando atua com descaso e sem observar os deveres exigidos. Alguns exemplos que configuram negligência médica: abandono do paciente, deixando de atendê-lo quando precisa; omissão de tratamento; deixar de realizar a operação cesariana para salvar o feto; omissão de informações sobre o quadro clínico do paciente ao médico substituto; ausência de exame pré-anestésico; ato de deixar o plantão, supondo que seu substituto será pontual; erro de diagnóstico, por não ter examinado o paciente; uso de letra indecifrável na receita médica, dando margem à troca de medicamentos; esquecimento de compressas na cavidade abdominal do paciente em cirurgia, entre outros.

Imperícia é a falta de observação das normas, deficiência de conhecimentos técnicos da profissão, o despreparo prático. Também é caracterizada pela incapacidade para exercer determinado ofício, por falta de habilidade ou ausência dos conhecimentos necessários, exigidos em uma profissão. A atualização do conhecimento é dever do médico, aprimorando-se continuadamente para o atendimento. Se o ginecologista estiver desatualizado e aplicar técnica de forma inadequada ou superficial, vindo a prejudicar a saúde da mulher, estará atuando com imperícia.

Na imprudência, há culpa comissiva. Age com imprudência o profissional que tem atitudes não justificadas, açodadas, precipitadas, sem usar de cautela. O médico é imprudente quando, tendo perfeito conhecimento do risco e também não ignorando a ciência médica (não sendo, pois, imperito), toma a decisão de agir assim mesmo, assume procedimentos de risco, sem respaldo científico, ou sem prestar esclarecimentos ao paciente. Em regra, a imprudência abrange a negligência, pois é imprudente o profissional que atua sem a devida cautela, expondo o paciente a riscos desnecessários.

Na apuração da responsabilidade civil do médico, aplica-se a teoria da responsabilidade subjetiva (art. 14, § 4º, do Código de Defesa do Consumidor), em que a responsabilidade pessoal será apurada mediante a verificação da culpa. A atividade médica é obrigação contratual de meios, verbal ou escrita, em que existe o dever de empenho técnico, adequado e satisfatório. Os pressupostos da obrigação de meios incluem: a comprovação do dano efetivo; a ação ou omissão do agente; a existência de nexo causal; e a culpa provada. Isso difere na apuração da responsabilidade hospitalar ou de instituições de saúde, em que se aplica a teoria da responsabilidade objetiva.

Responsabilidade penal

A responsabilidade médica no âmbito penal é apurada quando há infração do Código Penal. As condutas pessoais tipificadas previamente em leis penais caracterizam os crimes ou as infrações penais. A responsabilidade criminal sempre decorre da culpa no sentido amplo, que abrange a culpa no sentido estrito e o dolo. Na culpa em sentido estrito, o agente não quer o resultado danoso, mas é responsabilizado por ter adotado conduta ativa ou passiva (ação ou omissão). Na conduta dolosa, o agente deseja o resultado danoso ou assume o risco de produzi-lo. A punição judicial criminal será objeto de processo quando a conduta médica preencher alguma figura tipificada como crime ou contravenção penal.

Alguns crimes são próprios do médico, pois somente podem ser cometidos por esse profissional, tais como a omissão de notificação (art. 269 do Código Penal) e o fornecimento de falso atestado (art. 302 do Código Penal). A omissão de socorro (art. 135 do Código Penal) é crime comum a todos, e não exclusivo do médico, e repousa no dever de solidariedade humana. O mesmo ocorre com o crime de violação de segredo profissional (art. 154 do Código Penal), que não é exclusivo do médico. A existência de uma justa causa para revelar o segredo deixa de configurar crime, como é o caso da notificação de doença infectocontagiosa à saúde pública ou da comunicação de crime de ação pública à autoridade policial competente, nos casos em que tal comunicação não expuser o paciente a um procedimento criminal (Prates, 2003).

Os crimes relacionados aos atos médicos são aqueles que podem ocorrer em virtude de desleixo do profissional enquanto exerce sua profissão. O crime de homicídio culposo é um desses exemplos, bem como o crime de lesão corporal. Obviamente, o caráter criminal desses casos deriva da lesão à saúde do paciente. Outra prática que pode levar à responsabilização criminal do médico diz respeito ao aborto, previsto nos artigos 126 e 127 do Código Penal.

Importante destacar que a responsabilidade penal por erro médico tem seu fundamento na culpa. Além dos elementos formadores do crime, como a conduta humana, o resultado, a relação de causalidade e a tipicidade, é necessária a inobservância de um dever de cuidado (negligência, imprudência ou imperícia), o resultado lesivo involuntário e a previsibilidade. Convém ressaltar também que, em matéria penal, só podem ser réus as pessoas físicas, ou seja, o médico, não cabendo processo contra o hospital, seguro-saúde ou a empresa que emprega o médico.

Responsabilidade ética

A responsabilidade ética se caracteriza quando o profissional incorre em infração de um ou mais dispositivos do Código de Ética Médica (CEM) (Brasil, 2018). Nessas situações, caso sejam denunciados ao CRM, os fatos serão apurados mediante sindicância e, quando indicado, processo ético-disciplinar. Na prática, a responsabilidade ética constitui importante indicador da conduta do profissional. A responsabilidade dos profissionais deve ser avaliada por sua conduta em três tipos de relação: com os clientes, com os colegas e com a sociedade.

Na área da ginecologia, as principais queixas envolvem: assédio sexual; complicações cirúrgicas ou clínicas; laqueadura tubária; falhas do diagnóstico de tumor de mama; e cauterização do colo uterino. No entanto, outras menos frequentes incluem denúncias sobre a cobrança indevida ou exorbitante de honorários profissionais e problemas na relação médico-paciente. Algumas atitudes podem também acarretar infrações éticas: publicidade indevida, atendimento a distância, prescrição sem exame da paciente e delegação de responsabilidade médica a profissionais não habilitados.

O CEM normatiza a responsabilidade ético-disciplinar, zelando pelo cumprimento da boa prática médica, e a Lei Federal nº 3.268/1957 dispõe sobre os conselhos de medicina e sobre as sanções disciplinares para infrações. O CRM tem a prerrogativa legal de receber as denúncias, promover a apuração dos fatos, julgar os profissionais e deliberar sobre a sanção a ser aplicada.

Na responsabilidade ética, o poder de disciplinar e aplicar penalidades aos médicos que infringem o CEM compete exclusivamente ao CRM. As sanções do médico se iniciam com advertência confidencial em aviso reservado, seguida de censura confidencial em aviso reservado, censura pública em publicação oficial, suspensão do exercício profissional por até 30 dias e cassação – sanção que necessita ser referendada pelo Conselho Federal de Medicina (CFM) – do exercício profissional.

RESPONSABILIDADE DO MÉDICO EM CARGOS DE DIREÇÃO

O médico pode assumir cargos de direção em instituições que prestam assistência médica, quer de natureza pública, quer de natureza privada, tais como Diretor Clínico ou Diretor Técnico. Ao fazer parte da estrutura organizacional dos órgãos diretivos, assume responsabilidades adicionais.

O Diretor Clínico representa o elo entre o corpo clínico e a administração da instituição, e é escolhido pelos médicos do corpo clínico, por meio de eleição direta. O Diretor Técnico é escolhido pela administração, por ser cargo de confiança, e deve assegurar condições e meios necessários para o exercício profissional da medicina. O art. 19 do CEM (2018) veda ao médico investido em cargo ou função de direção deixar de assegurar os direitos dos médicos e as demais condições adequadas para o desempenho ético-profissional da medicina.

A Resolução do CFM nº 2.147/2016 (Brasil, 2016) estabelece as normas sobre responsabilidade, atribuições e direitos de diretores técnicos, diretores clínicos e chefias de serviço em ambientes médicos. O artigo 1º é claro ao afirmar que a prestação de assistência médica e a garantia das condições técnicas de atendimento nas instituições públicas ou privadas são de responsabilidade do Diretor Técnico e do Diretor Clínico, os quais, no âmbito de suas respectivas atribuições, responderão perante o CRM.

Diretor Clínico

O Diretor Clínico é o representante do corpo clínico do estabelecimento assistencial perante o corpo diretivo da instituição, sendo o responsável pela assistência médica, coordenação e supervisão dos serviços médicos. As competências do Diretor Clínico estão estabelecidas na Resolução CFM nº 2.147/2016, e incluem: assegurar que todo paciente internado tenha um médico assistente; assegurar que o médico assistente realize ao menos uma evolução diária do paciente; garantir a organização dos prontuários dos pacientes; exigir o registro em prontuário das intervenções médicas e evoluções realizadas por médicos plantonistas hospitalares quando chamados a atender pacientes na instituição; disponibilizar meio de registro de ocorrências para os médicos plantonistas; e determinar que médicos plantonistas de UTI ou dos serviços de urgência e emergência não sejam deslocados para atendimento fora de seus setores, exceto nas situações de risco de morte.

As atribuições do Diretor Clínico são diversificadas e demandam grande responsabilidade, abrangendo iniciativas de reger e coordenar as atividades médicas locais, em colaboração com a Comissão de Ética Médica e com o Diretor Técnico. Deve ainda cooperar com a Administração da instituição, além de desenvolver o espírito científico e o estímulo ao estudo e ao desenvolvimento de pesquisas.

O cargo de Diretor Clínico é privativo de médicos. A Lei Federal nº 3.999/1961 (Brasil, 1961), em seu artigo 15, prevê o seguinte: "Os cargos ou funções de chefias de serviços médicos somente poderão ser exercidos por médicos, devidamente habilitados na forma da lei." Não se deve confundir com as chefias administrativas, que podem ser cargos preenchidos por profissionais de outras áreas.

Cabe ainda ao Diretor Clínico providenciar a averiguação de qualquer queixa, dúvida, reclamação ou denúncia sobre atendimento médico prestado na instituição. As queixas devem ser formalizadas, oferecendo oportunidades para manifestações dos envolvidos e testemunhas. Nas situações em que existir dúvida ou de procedência da queixa, cabe ao Diretor Clínico o ato formal de instaurar sindicância a ser realizada pela Comissão de Ética Médica. É essencial que qualquer denúncia ou reclamação seja analisada em profundidade, ouvindo-se a parte contrária. O reclamante ou sua família devem ser atendidos sempre que solicitarem, mas os resultados não devem ser antecipados antes da conclusão da averiguação. É recomendável que a imprensa seja atendida em sala específica ou na sala da Diretoria e não devem ser permitidas imagens dentro da instituição de saúde, pois podem expor desnecessariamente pacientes e profissionais de saúde (Moraes, 2003).

Diretor Técnico

O Diretor Técnico é o responsável, perante os Conselhos Regionais de Medicina, autoridades sanitárias, Ministério Público, Judiciário e demais autoridades, pelos aspectos formais do funcionamento da instituição a que presta assistência. Vários são os seus deveres, estabelecidos na Resolução CFM nº 2.147/2016, principalmente o de zelar pelo cumprimento das disposições legais e regulamentares em vigor. É assegurado ao Diretor Técnico o direito de suspender integral ou parcialmente as atividades quando faltarem condições funcionais mínimas necessárias para a segurança dos atos privativos de médicos, conforme disciplinado pela Resolução CFM nº 2.056/2013 (Brasil, 2013c).

O Diretor Técnico deve assegurar condições dignas de trabalho e os meios indispensáveis à prática médica, sendo o responsável por faltas éticas decorrentes de deficiências materiais, instrumentais e técnicas da instituição. O funcionamento das Comissões de Ética Médica está sob sua responsabilidade, bem como assegurar a regular habilitação dos médicos perante o Conselho de Medicina.

A organização de escalas de plantonistas está sob a responsabilidade do Diretor Técnico, que deve zelar para que não haja lacunas durante as 24 horas de funcionamento da instituição (Resolução CFM nº 2.056/2013), devendo tomar providências para solucionar a ausência desses profissionais. É responsável ainda em assegurar condições de trabalho adequadas aos médicos, bem como o adequado abastecimento de produtos e insumos para a assistência médica.

PRONTUÁRIO MÉDICO

O prontuário é instrumento fundamental não só para contribuir com a qualidade de atendimento ao paciente, como também, quando necessário, para a defesa do médico em eventuais demandas judiciais e nos Conselhos de Medicina (Oselka, 2002). É definido como documento único constituído pelo conjunto de informações, sinais e imagens registradas, geradas a partir de fatos, acontecimentos e situações sobre a saúde do paciente e a assistência a ele prestada, de caráter legal, sigiloso e científico, que possibilita a comunicação entre membros da equipe multidisciplinar e a continuidade da assistência prestada ao indivíduo (art. 1º da Resolução CFM nº 1.638/2002) (Brasil, 2002a).

Todos os profissionais que prestam atendimento à saúde do paciente não só são responsáveis pelo prontuário como têm o dever de zelar pelo adequado preenchimento das informações. As instituições de saúde obrigatoriamente devem ter Comissões de Revisão de Prontuários, nas localidades em que é prestada a assistência médica.

O preenchimento do prontuário pelo médico assistente deve ser feito de forma clara, para garantir a correta interpretação por todos os profissionais que acompanham o paciente. Nos prontuários em suporte de papel, é obrigatória a legibilidade da letra, bem como a identificação dos profissionais prestadores do atendimento. São também obrigatórios a assinatura e o respectivo número do CRM, não se exigindo, formalmente, o carimbo. As anotações devem ser claras, evitando-se siglas ou abreviaturas pouco conhecidas, utilizando-se de nomes genéricos de medicamentos e evitando-se incluir impressões pessoais subjetivas que não contribuam para o entendimento da evolução do paciente.

O art. 87 do CEM (2018) preceitua que é vedado ao médico deixar de elaborar prontuário médico para cada paciente e enfatiza o modo como deve ser realizado o preenchimento (art. 87, § 1º, do CEM [2018]), vedando ao médico receitar ou atestar de forma secreta ou ilegível, bem como assinar em branco folhas de receituários, laudos, atestados ou quaisquer outros documentos médicos (art. 11 do CEM [2018]). O prontuário fica sob a guarda do médico ou da instituição que assiste o paciente. O paciente tem direito de acessar seu prontuário, devendo ser fornecidas cópias quando assim for solicitado. Quando autorizado, por escrito, pelo paciente, é possível liberar cópias do prontuário sob sua guarda. Outra situação é para atender ordem judicial ou para a sua própria defesa, situações em que todos os envolvidos estarão sob a responsabilidade do sigilo.

O prazo mínimo estabelecido para preservação do prontuário em papel é de 20 anos, a partir do último registro, caso não seja arquivado eletronicamente em meio óptico, microfilmado ou digitalizado (Resolução CFM nº 1.821/2007) (Brasil, 2007). Pelo fato de ser meio de prova, o prontuário deve ser preservado para dirimir dúvidas quando ocorrem demandas judiciais. A digitalização dos prontuários dos pacientes é permitida desde que o modo de armazenamento dos documentos digitalizados obedeça a norma específica, utilizando método que reproduza todas as informações dos documentos originais.

Os arquivos digitais oriundos da digitalização dos documentos do prontuário dos pacientes deverão ser controlados por sistema especializado. As características estão descritas na Tabela 8.2.

O prontuário é instrumento valioso cujo preenchimento correto e completo se torna grande aliado quando o médico necessita de eventual defesa judicial perante a autoridade competente. É importante para a instituição que presta o atendimento médico,

Tabela 8.2 Características do gerenciamento eletrônico para digitalização de prontuário.

Capacidade de utilizar base de dados adequada para o armazenamento dos arquivos digitalizados
Método de indexação que permita criar um arquivamento organizado, possibilitando a pesquisa de maneira simples e eficiente
Obediência aos requisitos do "Nível de garantia de segurança 2 (NGS2)", estabelecidos no Manual de Certificação para Sistemas de Registro Eletrônico em Saúde

bem como para o ensino, a pesquisa, a elaboração de propostas de ações na área da saúde pública e para a avaliação da qualidade da assistência prestada.

Itens que devem constar obrigatoriamente do prontuário em papel (Resolução CFM nº 1.821/2007):

- Identificação do paciente
- Anamnese, exame físico, exames complementares solicitados e seus respectivos resultados, hipóteses diagnósticas, diagnóstico definitivo e tratamento efetuado
- Evolução diária do paciente, com data e hora, discriminação de todos os procedimentos aos quais o paciente foi submetido e identificação dos profissionais que os realizaram, assinados eletronicamente quando elaborados e/ou armazenados em meio eletrônico
- Nos prontuários em suporte de papel, é obrigatória a legibilidade da letra do profissional que atendeu o paciente, bem como a identificação dos profissionais prestadores do atendimento. São também obrigatórios a assinatura e o respectivo número do CRM
- Nos casos emergenciais, nos quais seja impossível a coleta de história clínica do paciente, deverá constar relato médico completo de todos os procedimentos realizados e que tenham possibilitado o diagnóstico e/ou a remoção para outra unidade.

Acesso ao prontuário

O prontuário pertence ao paciente, ao qual apenas por sua delegação o médico pode ter acesso. Portanto, a qualquer momento, o paciente pode acessar seu prontuário. O artigo 88 do CEM (2018) veda, ao médico, negar ao paciente acesso a seu prontuário médico, ficha clínica ou similar. O médico deve também, quando solicitado pelo paciente, dar explicações necessárias à sua compreensão, salvo quando ocasionar riscos para o paciente ou para terceiros.

É direito do paciente receber por escrito laudo abordando o diagnóstico e o tratamento indicado, com a identificação do nome do profissional e o número de registro no órgão de regulamentação e controle da profissão (CRM), podendo, inclusive, solicitar cópias do seu prontuário. O artigo 90 do CEM (2018) veda ao médico deixar de fornecer laudo médico ao paciente quando do encaminhamento ou transferência para fins de continuidade do tratamento ou na alta, se solicitado.

O sigilo médico está estabelecido no CEM (art. 73 [2018]), que veda ao médico a revelação de fato de que venha a ter conhecimento em virtude da profissão, salvo por motivo justo, dever legal ou consentimento, por escrito, do paciente. Motivo justo pode ser entendido como justa causa, isto é, fator incidental e liberatório da revelação, que se fundamenta na existência do estado de necessidade e da legítima defesa. É a colisão de dois interesses em que um é sacrificado em benefício do outro. O dever legal se restringe à ocorrência de doenças de comunicação obrigatória, de acordo com o disposto no artigo 269 do Código Penal, ou à ocorrência de crime de ação penal pública incondicionada, cuja comunicação não exponha o paciente a procedimento criminal, conforme o artigo 66 da Lei das Contravenções Penais ("Deixar de comunicar à autoridade competente crime de ação pública de que teve conhecimento no exercício da medicina ou de outra profissão sanitária, desde que a ação penal não dependa de representação e a comunicação não exponha o cliente a procedimento criminal"). Convém ressaltar que a comunicação obrigatória não implica a remessa da ficha ou prontuário médico, mas apenas da informação objetiva e pertinente (Brasil, 2000b).

Nos casos de atendimento de urgência e emergência, quando o paciente é encaminhado ao hospital para atendimento, se houver envolvimento deste como vítima da prática de algum crime, o médico deve fornecer informações à autoridade policial sobre os fatos constatados. Nesse tipo de comunicação, o médico estará acobertado pela conduta de cumprimento do dever legal, não importando em quebra de sigilo profissional nem em crime contra o paciente. Entretanto, quando se tratar de vítima de estupro, maior e capaz, para o desenvolvimento do processo de apuração desse crime, há necessidade de queixa da vítima, e qualquer atestado só deve ser fornecido mediante anuência da vítima (Sebastião, 2003).

As empresas de convênios médicos e as companhias de seguro são as principais entidades privadas que solicitam acesso ao prontuário. Salvo por autorização expressa do paciente, é vedado ao médico fornecer as informações. Conforme Parecer CFM nº 05/2003: "Os serviços de auditoria só poderão ter acesso a prontuários nos locais onde os serviços médicos assistenciais foram prestados, sendo-lhes vedada a retirada de cópias" (Brasil, 2003).

A proteção ao prontuário visa atender o direito à privacidade, constitucionalmente protegido, pois ele contém não apenas o diagnóstico da doença ou da patologia apresentada, mas toda a situação de saúde do paciente e até informações de caráter pessoal que o paciente deseje proteger para não ver sua vida devassada. É de fundamental importância que a privacidade do paciente seja assegurada, pois, diante do receio de ver segredos revelados, informações relevantes poderão deixar de ser reveladas, prejudicando o atendimento médico. A insegurança quanto ao sigilo médico causa grave perigo social, pois a omissão de informações de saúde pode transformar-se em grave risco social (Brasil, 2000a).

REPRODUÇÃO HUMANA ASSISTIDA

Na reprodução humana assistida, utiliza-se um conjunto de técnicas que visam unir, artificialmente, os gametas feminino e masculino, dando origem ao embrião. Essas técnicas vão desde a introdução de gametas masculinos no aparelho genital feminino por meios artificiais até a sofisticada fertilização *in vitro* (FIV). A reprodução humana assistida tem trazido inúmeros desafios à reflexão bioética, pois é uma área de intenso desenvolvimento tecnológico em que a aplicação de conhecimentos possibilita novas formas de viabilizar o direito de gerar os próprios descendentes.

Com a utilização das modernas técnicas de reprodução assistida, surgem dilemas. No nosso meio, a Resolução CFM nº 2.320, de 20 de setembro de 2022 (Brasil, 2022), contém as normas éticas para a utilização das técnicas de reprodução humana assistida.

Atendendo ao princípio da beneficência, as técnicas de reprodução assistida podem ser utilizadas desde que exista probabilidade de sucesso e não se incorra em risco grave de saúde para qualquer um dos envolvidos. No entanto, limita a idade da mulher para ser candidata a esse processo, como máximo recomendado 50 anos. É apontado que exceções a esse limite serão aceitas, com base em critérios técnicos e científicos, quando fundamentado pelo médico responsável e assegurado o esclarecimento das candidatas sobre os riscos envolvidos (Gulino *et al.*, 2013; Fournier *et al.*, 2013).

Para os pacientes que utilizam as técnicas de reprodução assistida, é imperativa a elaboração de termo de consentimento livre e esclarecido, em formulário especial, no qual os aspectos médicos, bem como os resultados obtidos naquela unidade de tratamento com a técnica proposta, devem ser expostos. As informações devem também atingir dados de caráter biológico, jurídico e ético.

A Resolução CFM nº 2.320/2022 também possibilita a gestação compartilhada – situação em que o embrião obtido a partir da fecundação do oócito de uma mulher é transferido para o útero de sua parceira – em união homoafetiva feminina. Essa demanda da sociedade passa a ser atendida, e o casal homoafetivo feminino exerce sua autonomia quanto aos seus direitos reprodutivos.

Fertilização *in vitro* e embriões excedentários

Na reprodução assistida, a finalidade primordial é a procriação humana, sendo proibida a fecundação de oócitos humanos com qualquer outra finalidade que não essa. Dessa forma, não se espera a produção de número excessivo de embriões, para que restem muitos excedentários ou de má qualidade, sendo vedada a comercialização.

O número de embriões transferidos para o útero, nas técnicas de reprodução assistida, segue determinações de acordo com a idade das mulheres:

a) Mulheres com até 37 (trinta e sete) anos: até 2 (dois) embriões.
b) Mulheres com mais de 37 (trinta e sete) anos: até 3 (três) embriões.
c) Em caso de embriões euploides ao diagnóstico genético, até 2 (dois) embriões, independentemente da idade.
d) Nas situações de doação de oócitos, considera-se a idade da doadora no momento de sua coleta.

Com isso objetiva-se evitar a gestação múltipla e contemplar a dificuldade crescente de sucesso, com o avanço da idade da mulher. Alguns países propõem a transferência de embrião único em mulheres jovens, pois seriam melhores os resultados quando o embrião é cultivado até o estágio de blastocisto, e isso se aliaria ao objetivo de evitar a gestação múltipla. Comumente, os embriões são transferidos no 3º dia após a coleta dos óvulos, nas primeiras divisões celulares. Existem critérios que classificam o embrião no 5º dia, estágio de blastocisto, que são utilizados como guia da qualidade genética deste. Assim, é possível realizar melhor seleção embrionária, possibilitando a transferência de um único embrião, melhorando os resultados da FIV e evitando-se a gestação múltipla.

Todas as pessoas capazes, que tenham solicitado o procedimento de reprodução assistida e cuja indicação não se afaste dos limites da Resolução CFM nº 2.320/2022, podem ser receptoras das técnicas de reprodução assistida, desde que os participantes estejam de inteiro acordo e devidamente esclarecidos. Não existe vedação ao uso das técnicas de reprodução assistida para relacionamentos homoafetivos e pessoas solteiras.

O número total de embriões produzidos em laboratório deve ser comunicado ao casal, para que decidam quantos embriões serão transferidos a fresco, de acordo com os limites de idade da mulher. Os excedentes, viáveis, devem ser criopreservados, e os inviáveis habitualmente não o são. Esses embriões armazenados podem ser utilizados pelo próprio casal, em momentos futuros, ou poderão ser doados a casais inférteis. Entretanto, destino diverso destes constitui um dilema ético, habitualmente discutido, pois os embriões criopreservados com mais de 3 anos poderão ser descartados, se essa for a vontade expressa dos pacientes, ou doados para pesquisas. Os embriões criopreservados e abandonados por 3 anos ou mais também poderão ser descartados, conforme Lei Federal (Brasil, 2005).

É possível a reprodução assistida *post mortem*, desde que haja autorização prévia específica da pessoa falecida para o uso do material biológico criopreservado em vida. O Código Civil, em seu artigo 1.597, traz a hipótese de presunção de paternidade referente a processos científicos de procriação que determina presumirem-se concebidos na constância do casamento: no inciso III, os filhos havidos por fecundação artificial homóloga, mesmo que falecido o marido; e no inciso IV, havidos, a qualquer tempo, quando se tratar de embriões excedentários, decorrentes de concepção artificial homóloga. Em geral, a pessoa que armazena por criopreservação seu material biológico o faz com o desejo de futuro reaproveitamento para constituição de família, podendo esse material ser utilizado mesmo após o falecimento da pessoa, pois a vontade precípua era a geração de um descendente.

Doação de gametas ou embriões

A doação de gametas ou embriões é ato que possibilita o exercício do direito de descendência por pessoas inférteis (Van Hoof e Pennings, 2012). O ato de doar é obrigatoriamente gratuito, pois a doação não deve ter caráter lucrativo ou comercial. Também deve ser baseada no sigilo, de forma que o doador e o receptor não conheçam a identidade uns dos outros. Esse anonimato garante segurança ao doador (Brunet e Kunstmann, 2013), que, em geral, não deseja que sua identidade seja revelada, preservando-se a sua pessoa. O sigilo é também fator que estimula o ato da doação de gametas na localidade (Pennings, 2012). Entretanto, em situações especiais, as informações sobre doadores, por motivação médica, podem ser fornecidas exclusivamente para médicos, resguardando-se a identidade civil do doador.

As clínicas de reprodução assistida devem obrigatoriamente manter o sigilo sobre a identidade dos doadores de gametas e embriões, bem como dos receptores. Além disso, devem manter, de forma permanente, o registro de dados clínicos de caráter geral, características fenotípicas e uma amostra de material celular dos doadores, que permitirá a busca da identidade do doador, quando necessário. Os bancos de gametas e embriões, na região de localização da unidade, devem evitar que um doador tenha produzido mais que duas gestações de crianças de sexos diferentes, em uma área de um milhão de habitantes, minimizando-se assim o risco de casamento consanguíneo. Também não se permite que o médico responsável pelas clínicas, unidades ou serviços de reprodução assistida nem os integrantes da equipe multidisciplinar que nelas prestam serviços participem como doadores.

A doação compartilhada de oócitos em reprodução assistida é permitida. Nesse procedimento, doadora e receptora participam como portadoras de problemas de fertilidade, e compartilham tanto do material biológico quanto dos custos financeiros que envolvem os procedimentos. A situação de infertilidade é mais bem compreendida por casais que vivenciam a condição, e o desejo de procriação e descendência é atendido à medida que um casal se ampara em outro para um objetivo comum: ter filhos.

Gestação de substituição ou cessão temporária do útero

A gestação de substituição ou cessão temporária do útero é denominada popularmente "barriga de aluguel". Essa situação é permitida, desde que exista uma condição que impeça ou contraindique a gestação. A Tabela 8.3 apresenta os requisitos necessários para a cessão temporária de útero.

Diagnóstico genético pré-implantação de embriões

O diagnóstico genético pré-implantação é uma tecnologia altamente efetiva que permite, aos casais, investigar quais embriões estarão isentos de anomalias genéticas. A biopsia do embrião para análise de uma única célula foi inicialmente efetuada há mais de 20 anos (Handyside *et al.*, 1990) e, desde então, tem sido utilizada com o objetivo de diagnóstico pré-implantação.

A técnica procura ajudar casais que apresentam alto risco de transmitir doença genética à sua prole, pois são sabidamente carreadores de algum defeito genético específico. A indicação inclui doenças ligadas a um único gene ou anomalias cromossômicas. Uma indicação adicional consiste em procurar um embrião com compatibilidade de antígeno leucocitário humano (HLA) com uma criança sabidamente doente, para que sangue de cordão e células-tronco possam ser coletados no nascimento e transplantados para a criança para curar alguma doença (Kahraman *et al.*, 2011). Portanto, casais que buscam pelo diagnóstico pré-implantação podem ou não ter problemas de fertilidade.

Tabela 8.3 Requisitos para a cessão temporária do útero.

A cedente temporária do útero deve ter ao menos um filho vivo e pertencer à família de um dos parceiros em parentesco consanguíneo até o quarto grau*

Não poderá ter caráter lucrativo ou comercial

Os seguintes documentos e observações deverão constar no prontuário:
- Termo de consentimento livre e esclarecido assinado pelos pacientes e pela cedente temporária do útero, contemplando aspectos biopsicossociais e riscos envolvidos no ciclo gravídico-puerperal, bem como aspectos legais da filiação
- Relatório médico atestando a adequação da saúde física e mental de todos os envolvidos
- Termo de Compromisso entre o(s) paciente(s) e a cedente temporária do útero que receberá o embrião em seu útero, estabelecendo claramente a questão da filiação da criança
- Compromisso, por parte do(s) paciente(s) contratante(s) de serviços de reprodução assistida, públicos ou privados, com tratamento e acompanhamento médico, inclusive por equipes multidisciplinares, se necessário, à mulher que ceder temporariamente o útero, até o puerpério
- Compromisso do registro civil da criança pelos pacientes, devendo essa documentação ser providenciada durante a gravidez
- Aprovação do(a) cônjuge ou companheiro(a), apresentada por escrito, se a cedente temporária do útero for casada ou viver em união estável

*Na impossibilidade de atender o grau de parentesco, deverá ser solicitada autorização do CRM.

Muitos casais que necessitam recorrer à tecnologia da FIV estão em situação de vulnerabilidade no processo de tomada de decisões, devendo os profissionais da saúde atuar de forma ética, ponderando essa situação. Talvez não seja ideal sobrecarregar o casal com elementos técnicos em excesso ou incertezas. Devem-se oferecer informações que sejam relevantes e que permitam a adequada tomada de decisões de forma esclarecida e informada. Estratégias podem ser adotadas com o intuito de possibilitar ao casal indicar se desejam ou não receber certos tipos de informações sobre testes genéticos. A questão é que o modo de lidar eticamente com os resultados de testes genéticos e com a comunicação ao paciente está primariamente relacionado à utilidade clínica dos resultados (Bunnik *et al.*, 2011).

As técnicas de reprodução assistida podem ser aplicadas à seleção de embriões submetidos a diagnóstico de alterações genéticas causadoras de doenças, podendo, nesses casos, ser doados para pesquisa ou descartados, conforme a decisão do(s) paciente(s) devidamente documentada com consentimento informado livre e esclarecido. As técnicas também podem ser utilizadas para tipagem do sistema HLA do embrião, no intuito de selecionar embriões HLA-compatíveis com algum irmão já acometido pela doença e cujo tratamento efetivo seja o transplante de células-tronco, de acordo com a legislação vigente. O tempo máximo de desenvolvimento de embriões *in vitro* será de até 14 dias.

PESQUISA EM SERES HUMANOS

No Brasil, a primeira resolução abordando aspectos sobre a pesquisa envolvendo seres humanos foi a do Conselho Nacional de Saúde (CNS) nº 1/88, de 13 de junho de 1988. Em 1995, foi iniciado o processo de revisão dessa resolução, e foi elaborada a Resolução do CNS nº 196, de 10 de outubro de 1996. Atualmente, a norma que regula a pesquisa envolvendo seres humanos no país é a Resolução CNS nº 466/2012 (Brasil, 2013a). É reconhecida como documento de natureza essencialmente bioética ao estabelecer padrões de conduta com o objetivo primordial de proteger os sujeitos que participam de pesquisas científicas quanto a sua integridade física e psíquica, saúde, dignidade, liberdade, bem-estar, vida e direitos (Diniz, 2001).

Os princípios que orientam a realização das pesquisas envolvendo seres humanos se baseiam nos princípios bioéticos beneficência, não maleficência, autonomia e justiça, e constituem parte do conhecido Relatório Belmont (Department of Health, Education, and Welfare, 1979), documento abrangente e doutrinário publicado nos EUA em 1979. Pela primeira vez, foi estabelecido o uso sistemático de princípios na abordagem de dilemas bioéticos.

A Resolução CNS nº 196/1996 foi um marco para o cenário de pesquisas no Brasil, propondo normas e diretrizes que contemplam os avanços tecnológicos e científicos, com forte alinhamento bioético. Posteriormente, a Resolução CNS nº 466/2012, em sua substituição, passa a nortear os princípios éticos vigentes na pesquisa em seres humanos no país. Além de princípios e direitos constitucionalmente protegidos, são contemplados outros, como princípio da dignidade da pessoa humana, princípio da independência nacional, princípio da autonomia individual, direito à privacidade, direito à liberdade, direito à informação e direito de igualdade (Freitas, 1998).

A Comissão Nacional de Ética em Pesquisa (CONEP) e os Comitês de Ética em Pesquisa (CEP) são os responsáveis pela avaliação, pela aprovação e pelo acompanhamento dos protocolos e dos aspectos éticos dessas pesquisas. Um dos objetivos primários dos comitês é a proteção dos participantes da pesquisa (Garattini *et al.*, 2003). Entretanto, nem a autoridade nem a legitimidade desses órgãos são ilimitadas, pois os comitês estão sujeitos a avaliações dentro de uma política democrática e social (Garrard e Dawson, 2005).

A pesquisa médica é abordada no CEM 2018 (Capítulo XII), que veda a participação em experimentos que envolvam seres humanos e que tenham fins bélicos, políticos, étnicos, eugênicos ou outros que atentem contra a dignidade humana (art. 99). Também deixa expresso que, para a realização de pesquisa em seres humanos, o médico deve obter aprovação do protocolo de acordo com a legislação (art. 100). É vedado ao médico deixar de utilizar a terapêutica correta quando seu uso estiver liberado no país (art. 102). No entanto, a interpretação desse artigo impediria o desenvolvimento de novas terapêuticas caso não houvesse sido adicionado o parágrafo único deste artigo, permitindo a utilização de terapêutica experimental, quando esta é aceita pelos órgãos competentes e com o consentimento do paciente ou de seu representante legal. Além disso, sobre o uso de placebos, o CEM veda ao médico que mantenha vínculo de qualquer natureza com pesquisas médicas envolvendo seres humanos que usem placebo de maneira isolada, quando houver tratamento eficaz e efetivo para a doença estudada (art. 106).

Nas pesquisas realizadas em mulheres em idade fértil ou em mulheres grávidas, deve ser considerada a avaliação de riscos e benefícios e as eventuais interferências sobre a fertilidade, a gravidez, o embrião ou o feto, o trabalho de parto, o puerpério, a lactação e o recém-nascido. É estabelecido também que as pesquisas em mulheres grávidas devem ser precedidas de pesquisas em mulheres fora do período gestacional, exceto quando a gravidez for o objeto fundamental da pesquisa, para não ocorrer exposição desnecessária.

Pesquisas em reprodução humana são aquelas que se ocupam com o funcionamento do aparelho reprodutor, a procriação e os fatores que afetam a saúde reprodutiva das pessoas. Serão considerados participantes da pesquisa todos os que forem afetados pelos procedimentos dela decorrentes. São consideradas área temática especial, cabendo à CONEP a aprovação final, quando envolver: reprodução assistida; manipulação de gametas, pré-embriões, embriões e feto; e medicina fetal, quando envolver procedimentos invasivos.

A área temática de pesquisas com fármacos, vacinas e testes diagnósticos, novos ou não registrados no país, regulada pela Resolução nº 251/1997 (Brasil, 1997), refere-se às pesquisas com esses tipos de produtos em fase I, II ou III, ou não registrados no país. É área de relevante importância, pois conflitos de interesses podem prejudicar a dignidade e o bem-estar dos sujeitos incluídos na investigação. É fundamental que a investigação esteja alicerçada em conhecimentos cientificamente consagrados em experimentos laboratoriais *in vitro* e na literatura pertinente, que traga avanços significativos para a ciência.

A CONEP especifica quais são os casos em que efetivamente os projetos de pesquisas envolvem aspectos de biossegurança, os quais devem ser enquadrados como área temática especial: pesquisas com organismos geneticamente modificados, células-tronco embrionárias e organismos que representem alto risco coletivo.

TERMO DE CONSENTIMENTO LIVRE E ESCLARECIDO

O termo de consentimento livre e esclarecido (TCLE) é um dos documentos mais importantes para a realização de pesquisas com seres humanos, pois é o instrumento que tem a função de apresentar ao participante as implicações para aqueles que decidem ser pesquisados. Alguns requisitos essenciais são exigidos no TCLE são: ser redigido em linguagem clara e acessível para a pessoa comum; ser elaborado em duas vias, ficando uma com o participante e outra com o pesquisador; conter o título da pesquisa, os objetivos da investigação, o nome e o modo de contato com o pesquisador responsável; e descrever os riscos, os desconfortos, as inconveniências, bem como os benefícios que possam ser esperados, descrevendo as opções possíveis e garantindo a liberdade de recusar-se a participar sem prejuízos ou represálias. Deve ainda citar garantias fundamentais asseguradas pela Resolução CNS nº 466/2012, tais como garantia de assistência integral e gratuita por problemas decorrentes da pesquisa, direito à busca da indenização ante danos sofridos e direito ao ressarcimento de qualquer despesa que o participante venha a ter na pesquisa. Além disso, deve assegurar a todos os participantes ao fim do estudo, por parte do patrocinador, acesso gratuito e por tempo indeterminado aos melhores métodos profiláticos, diagnósticos e terapêuticos que se demonstraram eficazes. O TCLE deve garantir o sigilo e a privacidade de toda e qualquer informação obtida dos participantes em virtude da pesquisa. Qualquer uso indevido de dados, informações ou imagens pode gerar responsabilidades. O mesmo se aplica quando os pesquisadores têm acesso ao prontuário médico.

Em pesquisas realizadas com crianças e adolescentes, é importante que seja ouvida a opinião do menor e que este também exercite sua autonomia. Os pais ou o responsável legal devem dar a autorização para a inclusão do menor na pesquisa, por meio de TCLE específico. No entanto, recomenda-se que seja elaborado um termo de assentimento para a criança ou adolescente, com linguagem própria para a idade, respeitando-se assim a sua autonomia. O CEM (art. 101 [2018]) veda ao médico deixar de obter do paciente ou de seu representante legal o TCLE para a realização de pesquisas envolvendo seres humanos.

O consentimento livre e esclarecido é utilizado na prática clínica, e consiste no ato de decisão, concordância e aprovação do paciente ou de seu representante, após a necessária informação e explicações, sob a responsabilidade do médico, a respeito dos procedimentos diagnósticos ou terapêuticos que lhe são indicados. É dever do médico obter o consentimento do paciente ou de seu representante legal após o esclarecimento sobre qualquer procedimento a ser realizado, salvo em caso de risco iminente de morte (art. 22 do CEM [2018]). É norteado pela Recomendação CFM nº 1/2016, que orienta o processo de obtenção de consentimento livre e esclarecido na assistência médica. O anexo I dessa recomendação aponta os elementos obrigatórios do TCLE na assistência médica (Tabela 8.4).

O consentimento livre e esclarecido é um processo compartilhado de troca de informações (Zoboli e Massarollo, 2002). Observa-se uma tendência de focalizar os impactos do consentimento sobre a prática, mas existem implicações para a equipe de saúde como um todo. Muitas vezes os pacientes são pouco

Tabela 8.4 Elementos obrigatórios do termo de consentimento livre e esclarecido na assistência médica.

Justificativa, objetivos e descrição sucinta, clara e objetiva, em linguagem acessível, do procedimento recomendado ao paciente
Duração e descrição dos possíveis desconfortos no curso do procedimento
Benefícios esperados, riscos, métodos alternativos e eventuais consequências da não realização do procedimento
Cuidados que o paciente deve adotar após o procedimento
Declaração do paciente de que está devidamente informado e esclarecido acerca do procedimento, com sua assinatura
Declaração de que o paciente é livre para não consentir com o procedimento, sem qualquer penalização ou sem prejuízo a seu cuidado
Declaração do médico de que explicou, de forma clara, todo o procedimento
Nome completo do paciente e do médico, assim como, quando couber, de membros da equipe, endereço e contato telefônico deles, para que possam ser facilmente localizados pelo paciente
Assinatura ou identificação por impressão datiloscópica do paciente ou de seu representante legal e assinatura do médico
Duas vias, ficando uma com o paciente e outra arquivada no prontuário médico

ou mal-informados, e o profissional deve aprimorar suas competências para assegurar que o processo de informação seja efetivo para que o consentimento atinja seus objetivos.

Na prática médica habitual, a forma verbal é a comumente utilizada para obtenção de consentimento na maioria dos procedimentos realizados, devendo o fato ser registrado em prontuário. Contudo, a recomendação CFM nº 1/2016 posiciona-se pela elaboração de documento formal.

É essencial que a redação do documento seja em linguagem clara, que permita ao paciente entender o procedimento e suas consequências, na medida de sua compreensão. Os termos científicos, quando necessários, precisam ser acompanhados de seu significado, em linguagem acessível. O tamanho da fonte também deve favorecer a leitura, sendo recomendado o 12.

PUBLICIDADE MÉDICA

A Resolução CFM nº 2.336, de 13 de setembro de 2023 (Brasil, 2023), em vigor desde março de 2024, dispõe sobre publicidade e propaganda médicas. Muito frequentemente o médico acaba por se envolver em infrações referentes à publicidade médica indevida. Nesse sentido, é essencial a compreensão dos conceitos e das formas éticas de divulgar atividades realizadas e oferecidas.

Entende-se por publicidade médica o ato de promover estruturas físicas, serviços e qualificações do médico ou dos estabelecimentos médicos (físicos ou virtuais). A propaganda médica é compreendida como qualquer ato de divulgação de assuntos e ações de interesse da medicina.

Nesse universo de divulgação de informações referentes às atividades do médico, algumas informações são consideradas essenciais. As peças de publicidade/propaganda médica deverão conter, obrigatoriamente:

- Nome, número(s) de registro(s) no(s) CRM(s) onde esteja exercendo a medicina, acompanhados da palavra MÉDICO
- Especialidade e/ou área de atuação, quando registrada no CRM, seguida do número de Registro de Qualificação de Especialista (RQE), quando o for.

Nas peças de publicidade/propaganda de hospitais, clínicas, casas de saúde e outros estabelecimentos assistenciais à saúde, em ambiente físico ou virtual, deverá constar:

- Nos estabelecimentos públicos, privados e filantrópicos, em local visível:
  - O nome do estabelecimento com número de cadastro ou registro no CRM
  - O nome do Diretor Técnico-Médico com o respectivo número de inscrição no CRM e, onde for exigível, a especialidade com o RQE
- Nas placas internas de sinalização, quando identificarem os médicos integrantes do corpo clínico, os dados devem ser mantidos atualizados.

Importante destacar que, em redes sociais, *blogs*, *sites*, Instagram e outros semelhantes, se neles ocorrer publicidade ou propaganda médica, mesmo que também sejam divulgados, além de assuntos profissionais, passagens da vida privada do profissional, essas informações devem estar na página principal do perfil.

De acordo com a nova resolução, é permitido ao médico o uso de imagem do paciente, inclusive com o antes e o depois, mas exclusivamente em caráter educativo, situação em que o médico expõe quando uma pessoa deve procurar ajuda médica, as intervenções possíveis, a intervenção em si, a resultante e resultados insatisfatórios.

Para uma prática profissional ética, o anúncio de especialidade deve ser devidamente registrado no Conselho de Medicina. As mídias sociais dos médicos e dos estabelecimentos assistenciais em medicina deverão obedecer à lei, às resoluções normativas e ao Manual da Comissão de Divulgação de Assuntos Médicos (Codame), disponíveis nos CRMs para orientações.

A Tabela 8.5 demonstra as práticas vedadas na publicidade médica.

É habitual o médico ser demandado para entrevistas ou comunicações ao público em geral. O médico deve sempre evitar qualquer comentário que possa ser caracterizado como autopromoção e sensacionalismo, preservando, sempre, o decoro da profissão. Os principais critérios de sensacionalismo estão apresentados na Tabela 8.6.

ASSÉDIO SEXUAL

O assédio sexual é um desvio de conduta que está intrinsecamente relacionado às relações de poder. Caracteriza-se por comportamentos de sedução ou coação, em que a vítima é induzida a uma sensação intimidante, humilhante e ofensiva. Pode ocorrer em diversos ambientes: de trabalho, nas relações sociais e também na relação médico-paciente.

No Código Penal Brasileiro, o assédio sexual está tipificado no artigo 216-A: "Constranger alguém com o intuito de obter vantagem ou favorecimento sexual, prevalecendo-se o agente da sua condição de superior hierárquico ou ascendência inerentes ao exercício de emprego, cargo ou função." A pena estabelecida é de detenção de 1 a 2 anos, com aumento dela se a vítima for menor de idade. No Código de Ética Médica, os artigos 38 e 40 vedam ao médico desrespeitar o pudor de qualquer pessoa sob seus cuidados profissionais ou aproveitar-se de situações decorrentes da relação-médico paciente para obter vantagem física, emocional, financeira ou de qualquer outra natureza. O fato de a vítima ser a paciente,

Tabela 8.5 Práticas vedadas na publicidade médica.

Divulgar, quando não especialista, que trata de sistemas orgânicos, órgãos ou doenças específicas, por induzir à confusão com a divulgação de especialidades

Atribuir capacidade privilegiada a aparelhagens

Divulgar equipamento e/ou medicamento sem registro na Anvisa, ou agência que a suceda

Participar de propaganda/publicidade de medicamento, insumo médico, equipamento, alimento e quaisquer outros produtos, induzindo à garantia de resultados

Conferir selo de qualidade, ou qualquer outra chancela, a produtos alimentícios, de higiene pessoal ou de ambientes, material esportivo e outros por induzir a garantia de resultados

Participar de propaganda enganosa de qualquer natureza

Divulgar método ou técnica não reconhecidos pelo CFM

Expor imagens de consultas e procedimentos transmitidos em tempo real, com técnicas ou métodos de abordagens, ainda que com autorização expressa do paciente

Anunciar a utilização de técnicas de forma a lhes atribuir capacidade privilegiada, mesmo que seja o único a fazê-la

Oferecer serviços por meio de consórcio e similares

Oferecer consultoria a pacientes e familiares como substituição da consulta médica presencial, excetuado o que for regulamentado em resolução específica para a telemedicina

Garantir, prometer ou insinuar bons resultados do tratamento

Permitir, autorizar ou não impedir que seu nome seja incluído em listas de premiações, homenagens, concursos ou similares

Fazer qualquer propaganda ou manter material publicitário nas dependências de seu consultório

Ter ou manter consultório no interior de estabelecimentos dos ramos farmacêutico, ótico, de órteses e próteses ou insumos de uso médico

Portar-se de forma sensacionalista ou autopromocional, praticar concorrência desleal ou divulgar conteúdo inverídico

Tabela 8.6 Critérios de sensacionalismo.

Divulgar procedimento com o objetivo de enaltecer e priorizar sua atuação como médico ou do local onde atua

Utilizar veículos e canais de comunicação para divulgar abordagem clínica e/ou terapêutica médica que ainda não tenha reconhecimento pelo CFM

Adulterar e/ou manipular dado estatístico e científico para se beneficiar individualmente ou à instituição que integra, representa ou o financia

Apresentar em público técnica, abordagem ou método científico que deva ser limitado ao ambiente médico, inclusive a execução de procedimentos clínicos ou cirúrgicos

Veicular em público informação que possa causar intranquilidade, insegurança, pânico ou medo de forma coletiva ou individual, mesmo que para fatos conhecidos

Usar de forma abusiva, enganosa ou sedutora representações visuais e informações que induzam à percepção de garantia de resultados

fragilizada pela dor e pelo sofrimento, que na maioria das vezes se cala por medo, vergonha ou para evitar conflitos e embaraços, é um agravante.

Para caracterizar essa situação, em geral, existe uma relação de poder ou autoridade, que pode emanar do desnível de conhecimento existente entre o médico e a paciente. A vítima de assédio vivencia situações de estresse, humilhação, vergonha e medo. Desenvolve muitos outros sintomas de ordem emocional, inclusive depressão.

Algumas características particulares podem indicar um provável médico-assediador, como a repetição de comportamentos inadequados. Palavras e ações podem levar a paciente a se sentir assediada sexualmente, assim como manipulações genitais demoradas e/ou atípicas e alguns tipos de abordagem inapropriados. Nesse cômputo, um mesmo médico pode ter sido denunciado, mas nem sempre as sindicâncias resultam em processo ético-profissional e confirmação da denúncia.

Assim, o assédio sexual praticado por médico, além do dano causado diretamente à vítima, traz também prejuízo coletivo a toda a categoria profissional. Abala a credibilidade e a confiança das pessoas no profissional médico, além de constituir uma violência moral no contexto das relações de gênero (Riechelmann, 2011).

O médico ginecologista, no exercício de sua profissão, deve guardar "respeito ético" para com a paciente e a sociedade. Deve se atentar à postura, ao discurso e às manifestações não verbais, que podem se confundir com queixas de assédio. Carinho e atenção são virtudes esperadas, mas o exagero pode ser mal interpretado. Portanto, é frágil o limite, e a precaução deve ser a linha a ser tomada na prática da relação médico-paciente.

Na consulta ginecológica, caso a paciente solicite a presença de acompanhante durante a consulta e o exame físico, o médico deve respeitar o pedido da paciente. A presença de acompanhante, muitas vezes, auxilia na compreensão da paciente com relação às orientações fornecidas.

Em algumas situações o próprio médico pode solicitar a presença de uma terceira pessoa para auxiliar durante o exame físico ginecológico, independentemente do sexo do profissional ginecologista. Nessa situação, o ideal é explicar detalhadamente à paciente os procedimentos, antes de realizá-los, e ouvi-la sobre a presença do auxiliar.

CONTRACEPÇÃO EM MENOR DE IDADE

A adolescência é período marcado por profundas alterações, biológicas, sociais, afetivas, emocionais, entre outras. É imprescindível que o ginecologista saiba as especificidades éticas no atendimento desse segmento da população.

De acordo com o Código Civil Brasileiro (Brasil, 2002b), são absolutamente incapazes os menores de 16 anos, e relativamente incapazes os menores entre 16 e 18 anos. Assim, os menores de 16 anos não têm capacidade para exercer, de forma plena e direta, os atos da vida civil, tendo de ser representados por seus pais ou por representantes legais. Entre 16 e 18 anos, o menor passa a ser relativamente incapaz, podendo praticar muitos atos da vida civil, desde que devidamente assistido por seus pais ou representantes legais.

O Estatuto da Criança e do Adolescente (ECA) (Brasil, 1990) considera criança a pessoa até 12 anos de idade incompletos, e adolescente aquela entre 12 e 18 anos de idade. A definição da Organização Mundial da Saúde, adotada pelo Ministério da Saúde, delimita a adolescência como a segunda década de vida (dos 10 aos 19 anos).

O atendimento ginecológico de adolescentes deve considerar a faixa etária e as especificidades associadas, notadamente quando a demanda é a contracepção. O médico deve reconhecer a adolescente como indivíduo progressivamente capaz, e atendê-la de forma diferenciada, respeitando a individualidade de cada uma delas. As adolescentes também têm direito ao acesso aos métodos contraceptivos, inclusive à pílula de emergência, à confidencialidade, ao sigilo sobre a atividade sexual e à prescrição de métodos contraceptivos, não sendo necessário o consentimento ou participação dos pais/responsáveis nas consultas, desde que demonstrem ser capazes de avaliar seus problemas e conduzir-se para solucioná-los. Do ponto de vista ético, político e legal, está assegurado o direito desse grupo etário à atenção integral à saúde, incluindo-se, nessa atenção, a saúde sexual e a saúde reprodutiva. A garantia do sigilo e da confidencialidade nas consultas é notadamente importante nessa faixa etária para a obtenção de confiança e informações, e somente deverá ser violada nas situações excepcionais justificadas ou previstas em lei.

Os Departamentos de Bioética e Adolescência da Sociedade de Pediatria de São Paulo e da Sociedade Brasileira de Pediatria apresentam as seguintes recomendações (Oselka e Troster, 2000):

1. O médico deve reconhecer o adolescente como indivíduo progressivamente capaz e atendê-lo de forma diferenciada.

2. O médico deve respeitar a individualidade de cada adolescente, mantendo uma postura de acolhimento, centrada em valores de saúde e bem-estar do jovem.

3. O adolescente, desde que identificado como capaz de avaliar seu problema e de conduzir-se por seus próprios meios para solucioná-lo, tem o direito de ser atendido sem a presença dos pais ou responsáveis no ambiente da consulta, garantindo-se a confidencialidade e a execução dos procedimentos diagnósticos e terapêuticos necessários. Dessa forma, o jovem tem o direito de fazer opções sobre procedimentos diagnósticos, terapêuticos ou profiláticos, assumindo integralmente seu tratamento. Os pais ou responsáveis somente serão informados sobre o conteúdo das consultas, por exemplo, nas questões relacionadas à sexualidade e à prescrição de métodos contraceptivos, com o expresso consentimento do adolescente.

4. A participação da família no processo de atendimento do adolescente é altamente desejável. Os limites desse envolvimento devem ficar claros para a família e para o jovem. O adolescente deve ser incentivado a envolver a família no acompanhamento dos seus problemas.

5. A ausência dos pais ou responsáveis não deve impedir o atendimento médico do jovem, seja em consulta de matrícula, seja nos retornos.

6. Em situações consideradas de risco (p. ex., gravidez, abuso de drogas, não adesão a tratamentos recomendados, doenças graves, risco à vida ou à saúde de terceiros) e ante a realização de procedimentos de maior complexidade (p. ex., biopsias e intervenções cirúrgicas), torna-se necessária a participação, bem como o consentimento dos pais ou responsáveis.

7. Em todas as situações em que se caracterizar a necessidade da quebra do sigilo médico, o adolescente deve ser informado, justificando-se os motivos para essa atitude.

No atendimento a pacientes, o médico tem o dever legal de proteção, principalmente perante crianças e adolescentes. A prescrição de métodos contraceptivos é medida de proteção. Entretanto, ao tomar conhecimento de que a criança, menor de 14 anos, tem vida sexual ativa, pode o médico prescrever o contraceptivo e guardar o sigilo médico? Ocorre que o Código Penal Brasileiro, em seu artigo 217-A, define estupro de vulnerável como ter conjunção carnal ou praticar outro ato libidinoso com menor de 14 (catorze) anos, artigo incluído pela Lei nº 12.015/2009, com pena prevista de reclusão de 8 a 15 anos.

O médico tem obrigação de proteger a criança, não podendo guardar silêncio em nome do sigilo médico. A relação médico-paciente, sendo esta uma criança, não tem o pressuposto da autonomia de agentes maiores e capazes. O Parecer CFM nº 55/15 é claro ao afirmar:

[...] o médico tem a obrigação de proteger toda menor com idade abaixo de 14 anos com vida sexual ativa, independentemente da idade do parceiro; deve oferecer amparo. Seu papel é orientá-la e acolhê-la, assim como a sua família, para que não haja violência contra a menor. Deve insistir para a abstinência sexual até os 14 anos, dando à criança informações sobre a gravidade das práticas sexuais antes desta idade. No entanto, é de sua autonomia a prescrição ou não de anticoncepcional, que deve ser feita analisando-se caso a caso, justificando-se a prescrição como a atitude mais adequada de prevenção e proteção à menor.

CONSIDERAÇÕES FINAIS

A especialidade Ginecologia e Obstetrícia é uma das áreas com maior número de demandas judiciais e éticas. Características da atuação nessa especialidade favorecem o estabelecimento de conflitos quando o relação médico-paciente se deteriora. O exercício de atividades de maior risco para o paciente, a execução de procedimentos sujeitos a eventuais complicações e as condições de trabalho inadequadas formam um conjunto de fatores que tornam algumas áreas mais propensas a conflitos.

REFERÊNCIAS BIBLIOGRÁFICAS

BRASIL. Conselho Federal de Medicina. Parecer nº 1, de 28 de dezembro de 2004. Processo-consulta CFM nº 969/02. Brasília, 2004. Disponível em: https://sistemas.cfm.org.br/normas/arquivos/pareceres/BR/2004/1_2004.pdf. Acesso em: 04 jun. 2024.

BRASIL. Conselho Federal de Medicina. Parecer Consulta nº 05/2003. Dispõe sobre serviços de auditoria que só poderão ter acesso a prontuários no local onde os serviços médicos assistenciais foram prestados. Aprovado em Sessão Plenária em 5 de janeiro de 2003.

BRASIL. Conselho Federal de Medicina. Parecer Consulta nº 22/2000. Dispõe sobre fornecimento de prontuário às autoridades. Aprovado em Sessão Plenária em 24 de agosto de 2000a. Disponível em: https://sistemas.cfm.org.br/normas/arquivos/pareceres/BR/2000/22_2000.pdf. Acesso em: 04 jun. 2024.

BRASIL. Conselho Federal de Medicina. Parecer nº 55, de 11 de dezembro de 2015. Brasília, 2015. Disponível em: https://sistemas.cfm.org.br/normas/arquivos/pareceres/BR/2015/55_2015.pdf. Acesso em: 04 jun. 2024.

BRASIL. Conselho Federal de Medicina. Resolução CFM nº 1.605, de 15 de setembro de 2000. O médico não pode, sem o consentimento do paciente, revelar o conteúdo do prontuário ou ficha médica. *Diário Oficial da União*: seção 1, Brasília, DF, p. 30, 29 set. 2000b.

BRASIL. Conselho Federal de Medicina. Resolução CFM nº 1.638, de 10 de julho de 2002. Define prontuário médico e torna obrigatória a criação da Comissão de Prontuário nas instituições de saúde. *Diário Oficial da União*: seção 1, Brasília, DF, n. 153, p. 184-185, 9 ago. 2002a.

BRASIL. Conselho Federal de Medicina. Resolução CFM nº 1.821, de 11 de julho de 2007. Aprova as normas técnicas concernentes à digitalização e uso dos sistemas informatizados para a guarda e manuseio dos documentos dos prontuários dos pacientes, autorizando a eliminação do papel e a troca de informação identificada em saúde. *Diário Oficial da União*: seção 1, Brasília, DF, n. 225, p. 252, 23 nov. 2007.

BRASIL. Conselho Federal de Medicina. Resolução CFM nº 2.336, de 13 de setembro de 2023. Dispõe sobre publicidade e propaganda médicas. *Diário Oficial da União*: seção 1, Brasília, DF, ed. 175, p. 312, 13 set. 2023. Disponível em: https://sistemas.cfm.org.br/normas/visualizar/resolucoes/BR/2023/2336. Acesso em: 30 abr. 2024.

BRASIL. Conselho Federal de Medicina. Resolução nº 2.147, de 17 de junho de 2016. Estabelece normas sobre a responsabilidade, atribuições e direitos de diretores técnicos, diretores clínicos e chefias de serviço em ambientes médicos. *Diário Oficial da União*: seção 1, Brasília, DF, p. 332-334, 27 out. 2016.

BRASIL. Conselho Federal de Medicina. Resolução nº 2.217, de 1º de novembro de 2018. Aprova o Código de Ética Médica. *Diário Oficial da União*: seção 1, Brasília, DF, p. 179, 1º nov. 2018.

BRASIL. Conselho Federal de Medicina. Resolução nº 2.056, de 12 de novembro de 2013. Disciplina os departamentos de Fiscalização nos Conselhos Regionais de Medicina. *Diário Oficial da União*: seção 1, Brasília, DF, p. 162-163, 12 nov. 2013c.

BRASIL. Conselho Federal de Medicina. Resolução CFM nº 2.320, de 1º de setembro de 2022. Adota normas éticas para a utilização de técnicas de reprodução assistida – sempre em defesa do aperfeiçoamento das práticas e da observância aos princípios éticos e bioéticos que ajudam a trazer maior segurança e eficácia a tratamentos e procedimentos médicos, tornando-se o dispositivo deontológico a ser seguido pelos médicos brasileiros e revogando a Resolução CFM nº 2.294, publicada no Diário Oficial da União de 15 de junho de 2021, Seção I, p. 60. *Diário Oficial da União*: seção 1, Brasília, DF, p. 60, 15 jun. 2021. Disponível em: https://sistemas.cfm.org.br/normas/visualizar/resolucoes/BR/2022/2320. Acesso em: 30 abr. 2024.

BRASIL. Conselho Nacional de Saúde. Resolução nº 251, de 7 de agosto de 1997. https://bvsms.saude.gov.br/bvs/saudelegis/cns/1997/res0251_07_08_1997.html. Acesso em: 04 jun. 2024.

BRASIL. Conselho Nacional de Saúde. Resolução nº 466, de 12 de dezembro de 2012. *Diário Oficial da União*: seção 1, Brasília, DF, n. 12, p. 59, 13 jun. 2013a. Disponível em: http://bvsms.saude.gov.br/bvs/saudelegis/cns/2013/res0466_12_12_2012.html. Acesso em: 18 mar. 2018.

BRASIL. Lei nº 8.069, de 13 de julho de 1990. Dispõe sobre o Estatuto da Criança e do Adolescente e dá outras providências. *Diário Oficial da União*: Brasília, DF, 16 jul. 1990 e retificado em 27 set. 1990. Disponível em: http://www.planalto.gov.br/Ccivil_03/leis/L8069.htm. Acesso em: 2 fev. 2018.

BRASIL. Lei nº 10.406, de 10 de janeiro de 2002. Institui o Código Civil. *Diário Oficial da União*: Brasília, DF, 11 jan. 2002b. Disponível em: http://www.planalto.gov.br/Ccivil_03/leis/2002/L10406compilada.htm. Acesso em: 18 mar. 2018.

BRASIL. Lei nº 11.105, de 24 de março de 2005. Regulamenta os incisos II, IV e V do § 1º do art. 225 da Constituição Federal, estabelece normas de segurança e mecanismos de fiscalização de atividades que envolvam organismos geneticamente modificados – OGM e seus derivados, cria o Conselho Nacional de Biossegurança – CNBS, reestrutura a Comissão Técnica Nacional de Biossegurança – CTNBio, dispõe sobre a Política Nacional de Biossegurança – PNB, revoga a Lei nº 8.974, de 5 de janeiro de 1995, e a Medida Provisória nº 2.191-9, de 23 de agosto de 2001, e os arts. 5º, 6º, 7º, 8º, 9º, 10 e 16 da Lei nº 10.814, de 15 de dezembro de 2003, e dá outras providências. *Diário Oficial da União*: seção 1, Brasília, DF, n. 58, p. 1, 28 mar. 2005. Disponível em: http://www.planalto.gov.br/ccivil_03/_ato2004-2006/2005/lei/l11105.htm. Acesso em: 18 mar. 2018.

BRASIL. Lei nº 12.842, de 10 de julho de 2013. Dispõe sobre o exercício da Medicina. 2013b. Disponível em http://www.planalto.gov.br/ccivil_03/_ato2011-2014/2013/lei/l12842.html. Acesso em: 18 dez. 2017.

BRASIL. Lei Federal nº 3.999, de 15 de dezembro de 1961. Altera o salário-mínimo dos médicos e cirurgiões dentistas. *Diário Oficial da União*: Brasília, DF, 21 dez. 1961. Disponível em: https://www.planalto.gov.br/ccivil_03/leis/1950-1969/l3999.htm. Acesso em: 4 abr. 2011.

BRUNET, L.; KUNSTMANN, J-M. Gamete donation in France: the future of the anonymity doctrine. *Medicine, Health Care, and Philosophy*, v. 16, n. 1, p. 69-81, 2013.

BUNNIK, E. M.; SCHERMER, M. H.; JANSSENS, A. C. Personal genome testing: test characteristics to clarify the discourse on ethical, legal and societal issues. *BioMed Central Medical Ethics*, v. 12, n. 11, 2011.

CFM – Conselho Federal de Medicina. *A medicina para além das normas*: reflexões sobre o novo Código de Ética Médica / Coordenação Nedy Maria Branco Cerqueira Neves. Brasília: CFM, 2010a. 292 p. Disponível em: https://portal.cfm.org.br/images/stories/biblioteca/a%20medicina%20para%20alm%20das%20normas.pdf. Acesso em: 18 fev. 2024.

CFM – Conselho Federal de Medicina. A medicina para além das normas: reflexões sobre o novo Código de Ética Médica. *In*: KFOURI NETO, M. *A conduta culposa do médico*: negligência, imperícia e imprudência. Brasília: CFM, 2010b. p. 215. Disponível em: https://portal.cfm.org.br/images/stories/biblioteca/a%20medicina%20para%20alm%20das%20normas.pdf. Acesso em: 18 fev. 2024.

DEPARTMENT OF HEALTH, EDUCATION, AND WELFARE. The National Commission for the Protection of Human Subjects of Biomedical and Behavioral Research. *The Belmont Report*: Ethical principles and guidelines for the protection of human subjects of research. p. 2-5, 18 Apr. 1979.

HERRING, J. *Medical Law and Ethics*. 4th ed. United Kingdom: Oxford University Press, 2012. 655 p.

DINIZ, M. H. *O estado atual do biodireito*. São Paulo: Saraiva. 2001, p. 342.

DINIZ, M. H. *O estado atual do biodireito*. 3. ed. São Paulo: Saraiva, 2006.

FOURNIER, V. *et al.* Access to assisted reproductive technologies in France: the emergence of the patients' voice. *Medicine, Health Care, and Philosophy*, v. 16, n. 1, p. 55-68, 2013.

FRANÇA, G. V. *Direito médico*. 9. ed. Rio de Janeiro: Forense, 2007.

FREITAS, C. B. D. Os comitês de ética em pesquisa: evolução e regulamentação. *Bioética*, v. 6, n. 2, p. 189-195, 1998.

GARATTINI, S.; BERTELE, V.; BASSI, L. L. How can research ethics committees protect patients better? *British Medical Journal*, v. 326, n. 7400, p. 1199-1201, 2003.

GARRARD, E.; DAWSON, A. What is the role of the research ethics committee? Paternalism, inducements, and harm in research ethics. *Journal of Medical Ethics*, v. 31, n. 7, p. 419-423, 2005.

GULINO, M. *et al.* Is age the limit for human-assisted reproduction techniques? 'Yes', said an Italian judge. *Journal of Medical Ethics*, v. 39, n. 4, p. 250-252, 2013.

HANDYSIDE, A. H. *et al.* Pregnancies from biopsied human preimplantation embryos sexed by Y-specific DNA amplification. *Nature*, v. 344, n. 6268, p. 768-770, 1990.

KAHRAMAN, S.; BEYAZYUREK, C.; EKMEKCI, C. G. Seven years of experience of preimplantation HLA typing: a clinical overview of 327 cycles. *Reproductive Biomedicine Online*, v. 23, n. 3, p. 363-371, 2011.

MORAES, I. N. Suspeita de erro. *In*. MORAES, I. N (ed.). *Erro médico e a Justiça*. 5. ed. São Paulo: Editora Revista dos Tribunais. 2003. p. 633-636.

OSELKA, G.; TROSTER, E. J. Aspectos éticos do atendimento médico do adolescente. *Revista da Associação Médica Brasileira*. v. 46, n. 4, p. 306-307, 2000.

OSELKA, G. Prontuário médico. *Revista da Associação Médica Brasileira*, v. 48, n. 4, p. 286, 2002.

PENNINGS, G. How to kill gamete donation: retrospective legislation and donor anonymity. *Human Reproduction*, v. 27, n. 10, p. 2881-2885, 2012.

PRATES, N. D.; MARQUARDT, M. A responsabilidade penal do médico e o processo penal. *Jornal Vascular Brasileiro*, v. 2, n. 3, p. 241-247, 2003.

RIECHELMANN, J. C. O assédio sexual em Ginecologia e Obstetrícia. In: BOYACIYAN, K. *Cadernos CREMESP*: Ética em Ginecologia e Obstetrícia. 4. ed. São Paulo: Conselho Regional de Medicina do Estado de São Paulo, 2011. p. 249.

SÃO PAULO. Conselho Regional de Medicina do Estado de São Paulo. Resolução CREMESP n. 278, de 23 de setembro de 2015. *Diário Oficial do Estado*. Seção 1, p. 260, São Paulo, 30 set. 2015. Disponível em: https://www.cremesp.org.br/?siteAcao=LegislacaoBusca&nota=821. Acesso em: 18 fev. 2018.

SEBASTIÃO, J. *Responsabilidade médica*: civil, criminal e ética. 3. ed. Belo Horizonte: Del Rey, 2003.

VAN HOOF, W.; PENNINGS, G. The consequences of S.H. and Others v. Austria for legislation on gamete donation in Europe: an ethical analysis of the European Court of Human Rights judgments. *Reproductive Biomedicine Online*, v. 25, n. 7, p. 665-669, 2012.

ZOBOLI, E. L. C. P.; MASSAROLLO, M. C. K. B. Bioética e consentimento: uma reflexão para a prática de enfermagem. *Mundo Saúde*, v. 26, n. 1, p. 65-70, 2002.

CAPÍTULO

9

Imunização

Júlio César Teixeira • Cecília M. Roteli-Martins • Nilma Antas Neves • Susana Cristina Aidé Viviani Fialho

INTRODUÇÃO

A orientação da imunização de mulheres cabe, principalmente, aos ginecologistas e obstetras, e esse ato é considerado crucial no controle populacional de doenças infectocontagiosas imunopreveníveis. Muitas doenças são controladas e desapareceram com a imunização regular na infância e com campanhas oficiais populacionais. O Programa Nacional de Imunizações (PNI), criado em 1973 (Amato Neto, 2011), estabelece um Calendário de Vacinação considerado um dos mais completos do mundo e fornece a imunização gratuitamente. O brasileiro está familiarizado com a utilização de vacinas e é favorável à orientação e à aceitação desse método. Neste capítulo será abordado o chamamento progressivo do ginecologista e obstetra a cumprir seu importante papel na manutenção do controle de doenças infectocontagiosas na população, por meio da orientação da imunização da mulher em suas diversas fases de vida.

O GINECOLOGISTA E A ÉTICA EM IMUNIZAÇÃO

Historicamente, não havia uma cultura em que ginecologistas e obstetras participassem efetivamente da orientação de imunização, restando apenas a vacinação antitetânica em gestantes atendidas no sistema público. As outras vacinas eram oferecidas periodicamente em campanhas populacionais, como a vacinação contra a rubéola. No entanto, na última década, os ginecologistas e obstetras começaram a ser orientados a participarem efetivamente dos programas de imunizações.

Inicialmente, o licenciamento das vacinas contra papilomavírus humano (HPV), em 2007, colocou as mulheres como a principal população-alvo. Atualmente, essas vacinas estão disponíveis no Sistema Único de Saúde (SUS) para imunização entre 9 e 14 anos, e nos indivíduos imunossuprimidos, estende-se até 45 anos.

Na sequência, em 2009, ocorreu a temida pandemia de *influenza* H1N1, que identificou as mulheres gestantes como um grupo de risco para complicações e óbito. Assim, o PNI passou a oferecer a imunização contra *influenza* para grupos de risco, incluindo as gestantes.

O terceiro evento, que ratifica a necessidade de os ginecologistas e obstetras se atualizarem sobre imunização e não negligenciarem uma correta orientação às mulheres assistidas, foi a epidemia de óbitos neonatais por coqueluche, vivenciada no Brasil a partir de 2011. A principal estratégia atual para controle dessa situação é vacinar todas as gestantes para a proteção do recém-nascido, o que passou a ser uma regra para o sistema público desde o final de 2014.

É certo que existe a necessidade de manutenção de altos níveis de cobertura vacinal na população e com doses de reforços periódicas para a manutenção do controle de muitas doenças infecciosas. Do contrário, esse controle conseguido por meio da vacinação das crianças pode se perder. O ginecologista e obstetra é o principal médico a ter acesso a parte importante da população, as mulheres, e por longo período de suas vidas, e tem o dever ético de realizar essa orientação periódica.

O Código de Ética Médica revisado em 2009 destaca a autonomia do médico e do paciente com relação à imunização, ressaltando a importância do diálogo na orientação, cabendo ao paciente tomar suas decisões (Conselho Federal de Medicina, 2009). A aplicação de vacinas não é um ato médico, mas *a prescrição sim*. Toda ação precisa ser documentada em prontuário.

CONCEITOS GERAIS EM IMUNIZAÇÃO

Vacinação e imunização

Vacinação é o ato da administração de microrganismos infecciosos mortos, vivos atenuados ou partes destes, com o intuito de induzir a formação de anticorpos e, com isso, prevenir infecção e doenças. Imunização é o resultado do processo pelo qual o indivíduo se torna protegido contra uma doença.

Resposta imune à vacina

Como regra, quanto maior a semelhança entre o componente da vacina e o causador da doença natural ou tipo selvagem, melhor será a resposta imune (duração de proteção e memória imune). Os efetores imunes induzidos pelas vacinas são, essencialmente, os anticorpos produzidos pelos linfócitos B, capazes de se ligarem especificamente a uma toxina ou patógeno.

Vacinas "vivas"

São constituídas de microrganismos vivos atenuados, obtidos por meio da seleção de cepas naturais, selvagens, e atenuados em meios de cultura especiais. O agente permanece vivo, multiplica-se no hospedeiro, provocando infecção similar à doença, gerando grande capacidade protetora com apenas uma dose.

Vacinas inativadas

São obtidas a partir de microrganismos inteiros, toxinas ou componentes tóxicos inativados, subunidades ou fragmentos de microrganismos, proteínas por engenharia genética, polissacarídeos extraídos da cápsula ou polissacarídeos conjugados a proteínas.

Vacinas combinadas

São aquelas que contêm no mesmo frasco tipos diferentes de agentes, por exemplo, a vacina tríplice viral contra sarampo, caxumba e rubéola.

Composição das vacinas

Além do agente imunizante, uma vacina contém células, proteínas ou outros componentes originados dos meios de cultura utilizados e, ainda, líquido de suspensão (água destilada ou solução salina fisiológica), conservantes, estabilizadores e antibióticos e adjuvantes (potencializam a resposta imune) (Resende *et al.*, 2004).

Duração da resposta de anticorpos

Alguns determinantes relacionados à manutenção da resposta imune de anticorpos têm sido descritos em pacientes saudáveis:

- Natureza da vacina: somente as vacinas de vírus vivos atenuados induzem resposta imune persistente por décadas. Em contraste, as vacinas com antígenos polissacarídeos têm o menor tempo de duração, sendo necessárias doses de reforço após alguns anos (Bernasconi *et al.*, 2002)
- Intervalo entre doses: um mínimo de 3 semanas entre duas doses primárias permite um adequado estímulo antigênico para as vacinas. E um intervalo mínimo de 4 meses entre a vacinação primária e o reforço permite a maturação da afinidade das células B de memória (Nothdurft *et al.*, 2002)
- Sistema imune: a imaturidade presente nos primeiros meses de vida e a imunossenescência que ocorre com o avançar da idade limitam a indução de células plasmáticas duradouras (Ahman *et al.*, 1999)
- Outros fatores: carências nutricionais, doenças crônicas, doenças imunológicas congênitas ou adquiridas, uso de medicamentos imunodepressores e asplenia anatômica ou funcional.

Aplicação de vacinas diferentes

Uma vacina inativada pode ser administrada simultaneamente ou em qualquer momento antes ou depois de outra vacina inativada ou viva (Centers for Disease Control and Prevention, 2006b). Diferentes vacinas vivas podem ser administradas no mesmo dia ou após um intervalo de 4 semanas (Centers for Disease Control and Prevention, 2006b). A administração de duas ou mais vacinas no mesmo momento é muito utilizada e deve ser realizada em diferentes locais (braços diferentes) ou no mesmo braço com uma distância de 3 cm entre os locais da injeção (Bergeson, 1990).

Hipersensibilidade aos componentes vacinais

Essas reações após vacinação podem ser locais ou sistêmicas e podem variar em intensidade (de sintomas leves locais até anafilaxia). O início das reações adversas pode ser imediato ou tardio. A anamnese pré-vacinação e a observação pós-vacinal são importantes ações visando evitar complicações.

Contraindicações

As contraindicações para vacinação estão na bula das diversas vacinas e podem diferir das recomendações de Associações Médicas ou Comitês Regulatórios. Duas contraindicações são comuns a todas as vacinas: reação anafilática prévia à vacina ou a algum de seus componentes e doença febril aguda moderada a severa. Os casos de imunossupressão por doença ou medicação e a gestação são contraindicações para uso das vacinas vivas (American Academy of Pediatrics, 2006). O uso de corticoides sistêmicos (20 mg/dia de prednisona, por 14 dias) pode suprimir o sistema imune e, na prática, contraindica a vacinação em geral, principalmente as vacinas vivas. As pacientes podem ser vacinadas logo após descontinuarem a medicação (American Academy of Pediatrics, 2006).

Indicação *off label*

O uso *off label* de uma vacina (Bernasconi *et al.*, 2002) é, por definição, o seu uso não autorizado por uma agência reguladora, o que não significa que seja incorreto. Geralmente, a prescrição *off label* é baseada em evidências disponíveis, mas ainda não avaliadas pelos órgãos oficiais, ou para faixas etárias não incluídas nos estudos que aprovaram o uso da vacina. Essa situação é citada pela própria Agência Nacional de Vigilância Sanitária (Anvisa), que orienta a possibilidade de uso *off label* de acordo com evidências atuais e a critério do médico (Resende *et al.*, 2004).

DOENÇAS PARA AS QUAIS HÁ VACINAS DISPONÍVEIS PARA UTILIZAÇÃO EM MULHERES

Sarampo, caxumba e rubéola (vacina tríplice viral, SCR)

Alguns dos objetivos mais almejados em termos de vacinação populacional são a eliminação e a erradicação de sarampo, rubéola e caxumba, infecções virais que podem cursar com complicações graves.

Sarampo

Causado por vírus RNA, membro da família Paramyxoviridae e do gênero *Morbilivirus*. Transmissão aérea, incubação de 8 a 12 dias, e os sintomas prodrômicos incluem febre alta, mal-estar, coriza, conjuntivite e tosse. São características as manchas de Koplik na mucosa oral e o exantema maculopapular descendente. Algumas das complicações descritas são otite média, pneumonia, laringite, laringotraqueíte e encefalite (0,1% dos casos) (Carvalho, 1993). Em 2016, foi considerado erradicado do Brasil pela Organização Pan-Americana da Saúde/Organização Mundial da Saúde (Opas/OMS), sendo os últimos casos autóctones confirmados no ano de 2000. O sarampo ressurgiu no Brasil em 2018 e vem se espalhando. Onze estados enfrentaram surto da doença. No Brasil, da semana epidemiológica 23 a 34 de 2019, foram confirmados 2.331 casos, distribuídos em 13 estados (99% dos casos no estado de São Paulo). Já na semana epidemiológica 01 a 15 de 2024, foram registrados 462 casos suspeitos de sarampo, sendo 329 descartados. Fica clara a necessidade de manutenção de altas taxas de coberturas vacinais, incluindo os reforços periódicos, para adequado controle dessa doença.

Caxumba

Causada por vírus RNA, pertencente à família Paramyxoviridae, gênero *Paramyxovirus*, compromete principalmente crianças em idade escolar e adultos jovens. O contágio se faz por meio de gotículas de saliva ou muco nasal contaminado. O quadro clínico inicia-se com febre baixa, mal-estar, mialgia e artralgia. Após um período de viremia, o vírus localiza-se nas parótidas, sistema nervoso central (SNC), testículos e outras glândulas. Entre as complicações, há meningite asséptica, pancreatite, orquite, ooforite e surdez (White *et al.*, 2012). É uma doença endêmica nos grandes centros urbanos, podendo se manifestar de forma epidêmica em comunidades fechadas.

Rubéola

Causada por vírus RNA da família Togavirus, do gênero *Rubivirus*. A infecção pode ser assintomática, especialmente em crianças (White *et al.*, 2012). Os sintomas são leves e autolimitados, com febre baixa, mal-estar e linfadenopatia. Em seguida, nota-se o *rush* cutâneo maculopapular, que se inicia na face e dura 3 dias. As complicações são raras e registradas mais frequentemente em mulheres grávidas (White *et al.*, 2012). Mundialmente, estima-se que mais de 100.000 crianças nasçam a cada ano com a síndrome de rubéola congênita, caracterizada por cegueira, surdez, doença cardíaca ou retardo mental (Robertson *et al.*, 2003). No Brasil, devido a campanhas populacionais, observou-se nos últimos anos grande diminuição no número de casos de rubéola e síndrome de rubéola congênita, no entanto surtos ainda são registrados no país (Brasil, 2014).

Vacina tríplice viral, SCR

A vacina SCR contém vírus vivos atenuados contra sarampo, caxumba e rubéola, é segura e pouco reatogênica, com proteção duradoura para a maioria dos indivíduos que receberam duas doses. Após a primeira dose, há de 95 a 98% de imunogenicidade contra sarampo, acima de 95% contra rubéola e 64 a 95% contra a caxumba (Demicheli *et al.*, 2012). No Brasil, recomenda-se a aplicação de duas doses: a primeira aos 12 meses e a segunda entre 4 e 6 anos de idade. A segunda dose pode ser adiantada, desde que haja intervalo mínimo de 30 dias entre as doses. Até 12 anos de idade, deve-se considerar a aplicação da vacina combinada quádrupla viral (sarampo, caxumba, rubéola e varicela/SCRV). Seu uso é contraindicado em imunossuprimidos e gestantes, porém, caso seja aplicada inadvertidamente, não é indicada a interrupção da gravidez. Recomenda-se evitar a gravidez por 1 mês pós-vacinação devido ao risco teórico de teratogenicidade do vírus atenuado da rubéola. Pode ser aplicada no puerpério e durante a amamentação em mulheres até 49 anos de idade.

Hepatites

As hepatites virais são doenças provocadas por vírus específicos com tropismo pelo tecido hepático, com importantes particularidades. Acontecem em todo o Brasil, com certa endemicidade e podem provocar complicações graves.

Hepatite A

É causada por um RNA-vírus (vírus da hepatite A – VHA), não envelopado, com 27 nm, icosaédrico, pertencente à família Picornaviridae (Lemon *et al.*, 1992). A prevalência dessa hepatite está relacionada com deficiência ou ausência dos serviços básicos para a população. No Brasil, de modo geral, há dois padrões epidemiológicos: uma área de média endemicidade situada nas regiões Norte, Nordeste e Centro-Oeste, nas quais 56 a 67,5% das crianças de 5 a 9 anos e adolescentes entre 10 e 19 anos apresentam anticorpos anti-hepatite A; e uma área de baixa endemicidade nas regiões Sul e Sudeste, com 34,5 a 37,7% de soroconversão (Brasil, s/d).

O VHA é primariamente transmitido por meio da contaminação fecal oral, contatos íntimos, consumo de água ou alimentos infectados, relação homossexual e entre usuários de drogas injetáveis. A infecção geralmente é aguda, autolimitada e raramente

leva à hepatite fulminante. A hepatite fulminante está mais associada quando já existe infecção crônica pelo vírus da hepatite B (VHB) e C (VHC). A incubação é de aproximadamente 30 dias, seguida de manifestações como fadiga, febre, náuseas, vômitos, anorexia e dor no quadrante superior direito do abdome. Após alguns dias, o paciente costuma notar colúria, icterícia e prurido (Taylor *et al.*, 2006; Centers for Disease Control and Prevention, 2006a). A replicação do vírus ocorre no fígado, e o indivíduo infectado eliminará grande quantidade de vírus nas fezes por 2 semanas antes e 1 semana após a instalação dos sintomas. Após uma infecção natural, a memória e os anticorpos formados pelos indivíduos oferecem proteção contra reinfecção por toda a vida (Centers for Disease Control and Prevention, 2006a).

Vacina contra hepatite A. Aplicada em duas doses intramuscular – IM (0 e 6 meses); 90 a 100% dos vacinados respondem com títulos de anticorpos protetores após a primeira dose (Brasil, 2014). Considera-se uma duração da proteção de pelo menos 25 anos em adultos (Centers for Disease Control and Prevention, 2006a).

Hepatite B

O VHB é um DNA-vírus da família hepadnavírus, classificado em oito genótipos (A a H), com variações geográficas, podendo estar relacionados com a evolução clínica e resposta ao tratamento com interferon (McMahon, 2005). São características da hepatite B o predomínio de transmissão sexual e a concentração em jovens e adultos (Brasil, 2017a). Trata-se de infecção crônica dinâmica, na qual os pacientes podem alterar períodos de atividade inflamatória no fígado com doença inativa. A infecção pelo VHB pode resultar em infecção subclínica ou assintomática, hepatite aguda autolimitada ou hepatite fulminante, que leva à necessidade de transplante hepático. As pessoas infectadas pelo VHB podem também desenvolver infecção crônica com evolução para cirrose ou carcinoma hepatocelular.

Vacina contra hepatite B. Aplicada em três doses IM (0, 1 e 6 meses). A duração da proteção parece ser por longos períodos, exceto para imunocomprometidos (Brasil, 2010). A população nascida a partir de 2004 recebeu a primeira dose dessa vacina logo após o nascimento, ainda na maternidade.

Vacina contra hepatite A + B. A vacina combinada é uma opção e pode substituir a vacinação isolada das hepatites A e B. No caso, seguir o esquema de três doses da hepatite B.

Teste de rastreamento para VHB e vacinação. Uma vez identificados fatores de risco para aquisição do VHB, existe um rastreamento direcionado para a vacinação dos indivíduos suscetíveis por meio dos testes HBsAg e anti-HBs. Os indivíduos negativos para esses marcadores deverão ser vacinados (Brasil, 2014). A Tabela 9.1 orienta a conduta diante dos resultados sorológicos.

Soroconversão pós-vacinação contra hepatite B. A confirmação de soroconversão não é recomendada de rotina, visto que a eficácia da vacina contra hepatite B é de 90 a 95%. No entanto, é indicada para profissionais expostos ao risco de infecção pelo VHB, pela realização de sorologia anti-HBs 30 a 60 dias após a terceira dose. Considera-se imunizado se o título anti-HBs for maior ou igual a 10 mUI/mℓ. Se o título for inferior, fazer um o segundo esquema (três doses de 40 µg, dose dobrada) e repetir o anti-HBs após 4 a 12 semanas; se mantido título inferior, considerar como verdadeiro não responder. Em situação de dúvidas quanto ao esquema já realizado ou a resposta, pode ser aplicada uma "dose desafio" da vacina (20 µg) e repetir o anti-HBs após 4 a 12 semanas.

Tabela 9.1 Interpretação da sorologia da hepatite B e indicação da vacina.

Interpretação	HBsAg	Anti-HBs	Anti-HBc IgM	Anti-HBc total	Vacinar
Suscetível	Negativo	Negativo	Negativo	Negativo	**<u>Sim</u>**
Doença aguda	*Positivo*	Negativo	*Positivo*	*Positivo*	*Não*
Doença crônica	*Positivo*	Negativo	Negativo	*Positivo*	*Não*
Imunidade por infecção passada	Negativo	*Positivo*	Negativo	*Positivo*	*Não*
Imunidade por vacinação	Negativo	*Positivo*	Negativo	Negativo	*Não*

HBsAg: antígeno de superfície do vírus da hepatite B; anti-HBs: anticorpo contra o antígeno de superfície do vírus da hepatite B; anti-HBc: anticorpo contra o antígeno do core viral; IgM: imunoglobulina M. (Fonte: Brasil, 2017a.)

Infecção pelo papilomavírus humano (HPV)

O HPV é um vírus DNA, circular, com genes que expressam proteínas precoces (*early* – E1 a E7) e tardias (*late* – L1 e L2). Esses vírus afetam a epiderme de pele e mucosas, invadem o sistema imune, causando verrugas genitais, lesões precursoras e câncer em vários sítios, predominando os de colo de útero e do trato anogenital (World Health Organization, 2016). Há mais de 200 tipos de HPV e os mais frequentes em câncer são os tipos HPV-16 e HPV-18 (70% dos cânceres de colo de útero). Os tipos HPV-6 e HPV-11 estão associados a 90% dos condilomas acuminados e papilomatose recorrente juvenil. É uma infecção é muito prevalente e ocorre precocemente, após o início sexual, mas a grande maioria é controlada naturalmente pelo hospedeiro.

Dentre as patologias associadas, destaca-se o câncer do colo de útero (99,7% relacionados com HPV) (World Health Organization, 2016), que, apesar dos programas de rastreamento, continua a acometer muitas mulheres, relativamente jovens (Teixeira *et al.*, 2018), significando um óbito a cada 90 minutos no Brasil, em idade média de 45 anos. O conhecimento da estrutura gênica de diferentes tipos de HPVs e a evolução tecnológica propiciaram o desenvolvimento de vacinas com a finalidade de impedir a infecção por alguns tipos desses vírus.

As vacinas contra HPV licenciadas são profiláticas e feitas por engenharia genética a partir de partículas semelhantes ao capsídeo viral (VLP, do inglês *virus like particles*), construídas por proteínas codificadas pela região tardia L1 do HPV. O efeito da vacinação baseia-se na produção de anticorpos tipo-específicos contra o capsídeo viral, após inoculação de VLP. A presença desses anticorpos no líquido intercelular tem a capacidade de inativar o HPV quando em contato com ele, bloqueando a infecção celular do epitélio. Por outro lado, uma vez que o HPV adentra a célula (infecção), não há mais proteção por meio de anticorpos da vacina. Por isso, a eficácia máxima da vacinação ocorre quando ela é aplicada antes do risco de infecção, ou seja, antes do início sexual.

Adicionalmente, os estudos também demonstraram proteção significativa para mulheres que já haviam iniciado a vida sexual e naquelas tratadas por lesões pelo HPV. Esse achado se justifica pelo fato de a infecção natural não levar à produção de anticorpos suficientes ou duradouros e que a exposição é mantida durante a vida (Sasagawa *et al.*, 2012). As vacinas licenciadas no Brasil, indicações e esquemas de aplicação estão descritos na Tabela 9.2.

A US Food and Drug Administration (FDA) aprovou, em 2014, a vacina HPV 9-valente (Gardasil-9V, da MSD), que inclui cinco tipos adicionais de HPV (31, 33, 45, 52 e 58) à vacina quadrivalente, chegando ao potencial de redução de 90% do total de câncer de colo de útero (Food and Drug Administration, s/d.). A vacina nonavalente substituiu a quadrivalente em 2017 nos EUA e foi disponibilizada no Brasil em 2023, em clínicas de vacinação. Embora a quadrivalente resulte em excelente proteção e com impacto comprovado na queda de lesões precursoras e câncer em países com vacinação em alta cobertura, a opção de ampliar a proteção em previamente vacinadas com a nonavalente implica repetir o esquema de vacinação.

Desde 2007, vacinas estão sendo aplicadas mundialmente e vários resultados positivos já foram observados. Em revisão sistemática com estudos publicados entre 2007 e 2016 sobre o impacto da vacina contra HPV no mundo real (Harper e DeMars, 2017), observaram-se reduções máximas de aproximadamente 90% para infecção por HPV 6, 11, 16 e 18; 90% para verrugas genitais, 45% para anormalidades citológicas cervicais de baixo grau e 85% para anormalidades histológicas cervicais de alto grau. A redução esteve diretamente relacionada com altas taxas de cobertura. Desde 2018 e a cada ano, países como EUA, Suécia, Inglaterra e Austrália confirmam a queda na incidência de câncer de colo de útero e, em 2023, alguns desses países já ajustaram seus esquemas vacinais com redução de doses. A redução para esquemas vacinais com apenas uma dose foi recomendada pela OMS no final de 2022 em locais com dificuldades no acesso (World Health Organization, 2022).

Tabela 9.2 Vacinas contra papilomavírus humano (HPV) licenciadas no Brasil em 2023.

Laboratório		MSD	GSK
Nome		Gardasil®	Gardasil-9®
Tipos de VLP-HPV		6, 11, 16, 18	6, 11, 16, 18, 31, 33, 45, 52 e 58
Adjuvante		225 µg sulfato hidroxifosfato de alumínio	500 µg alumínio + 50 µg MPL ("AS04")
Esquema vacinal	2 doses	9 a 20 anos: 0-6 a 12 meses por via intramuscular	9 a 20 anos: 0-6 a 12 meses por via intramuscular
	3 doses	21 a 45 anos: 0-2-6 meses*	21 a 45 anos: 0-2-6 meses*
Idade (qualquer gênero)		9 a 45 anos	9 a 45 anos
Foco principal da prevenção		Verrugas genitais, NIV, NIVA, NIC2/3, câncer cervical e anal	Lesões pelo HPV-31, 33, 45 NIC2/3 e câncer cervical

*Imunossuprimidos devem realizar três doses (0-2-6 meses), mesmo abaixo de 14 anos de idade. AS04: sistema adjuvante 04; MPL: monofosforil lipídio A; NI(C/V/VA): neoplasia intraepitelial (cervical, vulvar, vaginal). (Fonte: Gardasil, s.d.)

Em situação de deficiência imunológica, continua a recomendação de três doses. A Federação Brasileira das Associações de Ginecologia e Obstetrícia (Febrasgo) recomenda uma dose até a idade de 20 anos.

Em 2024, o Ministério da Saúde anunciou que a vacina contra a infecção pelo HPV será oferecida em dose única para crianças e adolescentes de 9 a 14 anos, de acordo com as recomendações da OMS e da Opas e ao encontro de evidências de que, em ambientes de alta cobertura vacinal, a dose única proporciona níveis de proteção semelhantes aos conferidos por duas ou três doses contra o câncer de colo do útero, no caso de pessoas sem imunossupressão. Para os demais públicos contemplados pelo PNI, não haverá mudanças, ou seja, vítimas de violência sexual devem receber duas doses, caso tenham entre 9 e 14 anos, ou três doses, caso tenham de 15 a 45 anos. Indivíduos imunossuprimidos, pacientes oncológicos em quimioterapia e/ou radioterapia e transplantados de órgãos sólidos ou de medula óssea devem receber três doses, independentemente da idade. Além disso, a vacinação será estendida a pessoas com diagnóstico de papilomatose respiratória recorrente, de qualquer faixa etária, com um esquema adaptado. O PNI também lançará uma estratégia para alcançar adolescentes não vacinados com até 19 anos, 11 meses e 29 dias, começando pelo norte do Brasil, região que apresenta a menor cobertura vacinal para o HPV e maior mortalidade por câncer de colo do útero (Sociedade Brasileira de Imunizações, 2024).

Em termos de segurança vacinal, após mais de 270 milhões de doses aplicadas, não há registro de eventos adversos graves relacionados e confirmados, ou seja, as vacinas contra HPV existentes apresentam ótimo perfil de segurança, ratificando, na prática, os achados dos estudos (World Health Organization, 2022).

Importante saber

- A eficácia é máxima quando a vacinação é realizada antes do início sexual
- Não há indicação de teste de HPV ou exame de citologia antes da vacinação
- Deve ser indicada mesmo em quem já iniciou atividade sexual
- Não há contraindicação para pessoas com infecção atual ou prévia pelo HPV
- Não há contraindicação para vacinar acima de 26 anos
- A revacinação com a vacina nonavalente é uma opção individual após orientação médica.

A vacina quadrivalente contra HPV está disponível desde 2014 no PNI brasileiro e a Tabela 9.3 descreve a progressiva ampliação da utilização no programa.

Difteria, tétano e coqueluche

Difteria

Doença aguda, também chamada "crupe", mediada por toxina produzida pela bactéria *Corynebacterium diphtheriae* (bacilo aeróbico, gram-positivo). Transmissão aérea, incubação de 1 a 6 dias, diagnóstico realizado por cultura de secreção local e tratada com antibiótico (eritromicina oral por 10 dias) que elimina o bacilo em 24 a 48 horas. Pode acometer qualquer membrana mucosa, mas principalmente na região faringoamigdaliana, onde a exotoxina produz uma pseudomembrana acinzentada e fortemente aderida. Essa toxina pode ser absorvida e acometer outros locais do organismo. O acometimento vaginal é possível, embora raro. O quadro clínico é de febre moderada, leves sintomas relacionados ao local acometido, desproporcionais ao quadro de toxemia que ocorre, com prostração, palidez e taquicardia. Pode complicar-se com obstrução respiratória, miocardite, neurite e problemas renais. A letalidade varia de 5 a 10%. No Brasil, devido à vacinação, o número de casos está caindo (Brasil, s/d).

Tétano

Doença aguda de notificação compulsória, mediada por exotoxina potente, a tetanospasmina, produzida pela bactéria *Clostridium tetani*. Essa bactéria é largamente encontrada na natureza sob a forma de esporo, sobretudo em água ou solo contaminados, materiais enferrujados etc. Não é transmitida entre humanos. Incubação variável a partir de 1 dia, mais comumente de 3 a 21 dias. A infecção acidental ocorre por meio de ferimentos contaminados com os esporos do *Clostridium* e se desenvolve na presença de tecido desvitalizado, corpo estranho ou anaerobiose. A tetanospasmina produzida infiltra-se ao redor da lesão e atinge o tecido muscular. Assim, consecutivamente, acomete a fenda sináptica da junção neuromuscular, o axônio do neurônio motor e o corpo celular no corno anterior da medula. Na medula, a toxina é transportada para neurônios inibitórios locais e, por fim, bloqueia a liberação dos neurotransmissores glicina e ácido gama-aminobutírico (Audyr, 2013). O quadro clínico é de contrações musculares involuntárias e espasmódicas. O tétano pode ser localizado ou generalizado com contrações de diversos grupos musculares, chegando a ocorrer trismo, riso sardônico e opistótono. O paciente fica sempre lúcido. Os casos graves podem apresentar fraturas de vértebras e parada respiratória (Cavalcante, 2011). No Brasil, devido à vacinação, o número de casos está caindo. Em 1980, a incidência era de 1,8/100.000 habitantes e, em 2010, de 0,15/100.000 habitantes (282 casos registrados, 70% acima de 25 anos) (Audyr, 2013).

Tabela 9.3 Evolução da população-alvo do Programa Oficial de Vacinação contra papilomavírus humano (HPV) do Programa Nacional de Vacinação de acordo com o gênero, para o período de 2017 a 2023.

Ano	População-alvo				
	Meninos e homens		Meninas e mulheres		
	Idade (anos)	Nº de doses	Idade (anos)		Nº de doses
2017-2018	11 e 14	2 (0-6 meses)			
2019	10 e 11	2 (0-6 meses)	9 e 14		2 (0-6 meses)
2020	9 e 10	2 (0-6 meses)			
2017-2020	HIV+ e imunossuprimidos* 9 a 26 anos	3 (0-2-6 meses)	HIV+ e imunossuprimidos* 9 a 26 anos		3 (0-2-6 meses)
2023	HIV+ imunossuprimidos* e vítimas de violência sexual 9 a 45 anos	3 (0-2-6 meses)	HIV+ imunossuprimidos* e vítimas de violência sexual 9 a 45 anos		3 (0-2-6 meses)

*Imunossupressão por transplante e tratamento oncológico. (Fonte: Brasil, 2023.)

Coqueluche

Doença aguda conhecida como "tosse comprida", causada pela bactéria *Bordetella pertussis*, bacilo gram-negativo, que acomete exclusivamente humanos e que está aumentando nos últimos anos. Transmissão aérea, incubação de 5 a 10 dias, diagnóstico realizado por cultura de secreção de nasofaringe, de técnica difícil, ou reação em cadeia da polimerase (PCR) e sorologia. A antibioticoterapia (azitromicina oral por 5 dias) elimina a bactéria nos sintomáticos e portadores. A *pertussis* produz toxinas que lesam o epitélio do trato respiratório, além de causarem efeitos sistêmicos. O quadro clínico pode variar desde completamente assintomático até a forma clássica da coqueluche, caracterizada por acessos de tosse paroxística (Bechini *et al.*, 2012). O grupo de risco para as formas mais graves e óbito é constituído por crianças até 6 meses de vida. A imunidade adquirida na infância (natural ou por vacinação) em relação à coqueluche diminui com o tempo e contribui para a circulação da bactéria entre adolescentes e adultos, os quais, por sua vez, transmitem para crianças muito pequenas, com menos de 6 meses, ou seja, ainda não imunizadas. No Brasil, é um problema atual de saúde pública, devido às dificuldades em controlá-la, particularmente para os mais suscetíveis (Bechini *et al.*, 2012).

Vacinas disponíveis. Geralmente, combinação dos toxoides diftérico e tetânico com a *Bordetella pertussis* inativada (DTP-célula inteira ou DTPa-"acelular"). Existem outras combinações com *Haemophilus influenza* B, hepatite B e vírus da pólio inativado (Tabela 9.4).

Esquema vacinal. Basicamente consta de três doses de DTP aos 2, 4 e 6 meses de vida, com reforços após 12 meses, e entre 4 e 6 anos de idade. Depois, reforço a cada 10 anos. Referente à coqueluche, os reforços com vacinas tríplices e não duplas são cruciais para pessoas e profissionais que têm contato com crianças até 1 ano de idade.

Imunoglobulina antitetânica (soro antitetânico, SAT). É indicada na prevenção e no tratamento do tétano. É obtida de soro de equinos hiperimunizados com toxoide tetânico. A dose profilática é de 5.000 UI (adultos e crianças) e terapêutica de 20.000 UI, aplicadas IM (pode dividir em sítios diferentes), com cuidado para não aplicar no mesmo local da vacina antitetânica. Atividade mantida por 15 dias. Não é contraindicada na gravidez. No caso de alérgicos a soros, imunodeprimidos ou recém-nascidos (RN), deve ser utilizada a imunoglobulina humana hiperimune antitetânica (IGHAT).

- Indicações para uso de imunoglobulina antitetânica em pacientes com alto risco tetânico (ferimentos profundos, ou sujos, ou corpo estranho, ou tecido desvitalizado, ou queimaduras, ou ocasionados por armas, mordeduras, politraumas e fratura exposta), com:
  - ○ História vacinal incerta ou menos de três doses
  - ○ Vacinação prévia com três doses e reforço há mais de 5 anos: vacinar com uma dose antitetânica e, se imunodeprimido, desnutrido grave ou idoso, utilizar SAT/IGHAT.

Observação: No caso de vacinação prévia com três doses e reforço há menos de 5 anos, não precisa de vacina ou imunoglobulina.

Influenza

A influenza é uma infecção respiratória viral aguda de alta transmissibilidade e distribuição global, com tendência a se disseminar facilmente em epidemias sazonais, podendo também causar pandemias (Li e Cao, 2017; Cantarino e Merchan-Hamann, 2016). Esses vírus sofrem mutações e recombinações ao longo do tempo (Li e Cao, 2017; Cantarino e Merchan-Hamann, 2016); por esse motivo, associado ao fato de a duração dos anticorpos induzidos por essa vacina ser de 1 ano, é necessária nova vacinação a cada ano contra os tipos virais principais circulantes (Cantarino e Merchan-Hamann, 2016). A doença pode ser causada pelos vírus influenza A, B, C ou D (Li e Cao, 2017). Os vírus A e B apresentam maior importância clínica. Estima-se que, em média, as cepas A causem 75% das infecções, mas em algumas temporadas ocorre predomínio das cepas B. O vírus C raramente causa doença grave e o D ainda não foi detectado em seres humanos, afetando apenas animais (Cantarino e Merchan-Hamann, 2016). No Brasil, os óbitos ocorrem principalmente nos adultos com 60 anos ou mais, portadores de doença cardiovascular crônica, pneumopatias crônicas, *diabetes mellitus* e obesidade. As gestantes ocupam a nona posição em óbito por *influenza* (Cantarino e Merchan-Hamann, 2016). A vacinação contra o vírus influenza é indicada para todos (universal). O PNI prioriza a vacinação dos grupos com maior risco, como crianças menores de 5 anos, idosos com 60 anos ou mais, gestantes, puérperas e portadores de doenças crônicas. Após 2 a 3 semanas da vacinação, a produção de anticorpos já é suficiente para proteger a maioria dos indivíduos. As vacinas disponíveis no Brasil são inativadas, sem adjuvantes, e suas formulações são recomendadas anualmente pela OMS.

Tabela 9.4 Vacinas contra difteria, tétano e coqueluche disponíveis no Brasil.

Vacina	Nome	Indicação
DT	Dupla infantil	2 meses a < 7 anos
DTP + HIb (tetra) + HIb e hepatite B (penta)	Tríplice células inteiras (infantil) e combinações	2 meses a < 7 anos
DTPa + HIb (tetra) + HIb e pólio inativada (penta) + HIb, pólio e hepatite B (hexa)	Tríplice acelular (infantil) e combinações	2 meses a < 7 anos
dT	Dupla adulta	+7 anos
dTpa + IPV (pólio inativada)	Tríplice acelular (adulto)	+4 anos

Observação: A letra minúscula na designação da vacina dá um significado relativo a conter menor dosagem de antígeno. DT: difteria e tétano; DTP: difteria, tétano e coqueluche; DTPa: difteria, tétano e coqueluche (acelular); HIb: *Haemophilus influenzae* tipo b.

Vacina contra influenza trivalente. Constituída por 15 μg de antígenos de superfície (hemaglutinina e neuraminidase) do vírus influenza (*Myxovirus influenzae*) das cepas A/Michigan (análoga Singapore) (H1N1), A/Hong Kong (H3N2), B/Brisbane (linhagem Victoria). Não contém tiomersal ou outros conservantes.

Vacina contra influenza tetravalente. Constituída por 15 μg de antígenos de superfície (hemaglutinina e neuraminidase) do vírus influenza (*Myxovirus influenzae*) das cepas A/Michigan (análoga Singapore) (H1N1), A/Hong Kong (H3N2), B/Brisbane (linhagem Victoria) e B/Phuket (linhagem Yamagata). Não contém tiomersal ou outros conservantes.

Febre amarela

A febre amarela é uma doença aguda, hemorrágica, infecciosa, viral, imunoprevenível, causada por um arbovírus do gênero *Flavivirus*, transmitido por mosquitos infectados. É uma doença que ocorre em animais silvestres e que ocasionalmente acomete humanos que adentram esses locais. É endêmica de áreas tropicais, ocorrendo em aproximadamente 31 países da África e em 10 países latino-americanos (Thomas, 2016). O Brasil apresenta surtos de doença ocasionais em locais próximos a epizootias. Os sintomas da febre amarela incluem fadiga, febre, náusea, vômitos, cefaleia, mialgia, dores epigástricas, hepatite com icterícia, falência renal, hemorragia e choque. Uma porcentagem significativa de doentes que contraem o vírus (20%) desenvolve sintomas graves e cerca de metade deles vai a óbito entre 7 e 10 dias (Thomas, 2016). O Brasil detém 95% da produção mundial da vacina contra febre amarela, composta de vírus vivo atenuado e que produz soroconversão próxima de 100%. Desde 2017, é indicado o esquema de dose única. Mais recentemente, no Brasil, o deslocamento dos casos silvestres para localidades onde não existiam, principalmente da região Sudeste do país, com risco de novos surtos ou de ocorrer a forma urbana da doença (última registrada em 1942), fez com que a atenção dos médicos se voltasse para a indicação regular de vacinação em todo o país. Em 2018, tiveram início algumas campanhas utilizando vacinas com dose fracionada (1/5 da dose padrão, ou seja, 0,1 mℓ subcutâneo). Isso aconteceu devido à necessidade de vacinar grandes contingentes populacionais em menor intervalo de tempo, com número limitado de vacinas disponíveis. Com base em resultados preliminares de estudo brasileiro, a OMS utilizou essa dose fracionada para controlar uma epidemia com casos de febre amarela urbana na África (Angola e Congo), em 2016. Esse estudo brasileiro foi atualizado, e no final de 2017 foram divulgados resultados de persistência dos níveis de anticorpos adequados após 8 anos da vacinação com 1/5 da dose-padrão.

Vacinas disponíveis. Atualmente, existem duas vacinas disponíveis mundialmente, sendo 95% da vacina produzidos no Brasil e 5% produzidos por cinco diferentes fabricantes. Todas as vacinas são à base de vírus atenuados da cepa 17D, desenvolvida a partir de 1929 (Brasil, 2017b). Após a vacinação, podem ser observados dor e eritemas locais, febre, mialgia e cefaleia. Reações alérgicas e anafiláticas são raríssimas, assim como encefalite e doença viscerotrópica aguda (Brasil, 2017b). O efeito protetor inicia-se 10 dias após a vacinação.

Dengue

Arbovirose febril, causada por um flavivírus que compreende quatro sorotipos (DEN-1, DEN-2, DEN-3 e DEN-4), transmitido pelo mosquito do gênero *Aedes*. Acredita-se que atinja quase metade da população mundial, sobretudo nas faixas tropicais e subtropicais do planeta. Mais de 100 países são endêmicos para essa infecção prévia (Federação Brasileira das Associações de Ginecologia e Obstetrícia, s/d; Ballalai, 2014), com incidência aumentando 30 vezes nos últimos 60 anos. Durante quase todo o século XX os esforços no controle do mosquito, especialmente para combater a febre amarela, não foram suficientes para evitar a disseminação da dengue no Brasil. Em dezembro de 2015, foi licenciada a primeira vacina contra dengue quadrivalente para a faixa etária de 9 a 45 anos. Em julho de 2016, a OMS recomendou essa vacina para locais de endemicidade com 50 a 70% ou mais de soroprevalência de dengue. No final de 2017, após uma revisão de 5 anos de seguimento nos estudos clínicos com a vacina contra dengue, os resultados apontam um risco traduzido em cinco casos de hospitalização para cada 1.000 indivíduos soronegativos vacinados e em dois casos de dengue clinicamente grave para cada 1.000 indivíduos soronegativos vacinados, e a indicação dessa vacina passou a ser apenas para pessoas soropositivas (infecção prévia por vírus dengue). Em 2023, uma segunda vacina contra a dengue foi licenciada no Brasil e recomendada pela OMS, sendo adotada pelo SUS em 2024.

Vacina contra dengue. 1. Dengvaxia®, desenvolvida pela Sanofi Pasteur, composta por quatro cepas recombinantes, vivas atenuadas, de vírus da dengue. Indicada entre 9 e 45 anos, em esquema de três doses semestrais. A eficácia total para todos os sorotipos em pacientes maiores de 9 anos foi de 65,6%, sendo superior nos pacientes que apresentavam soropositividade prévia, de 81,9%. A eficácia demonstrada para formas graves da doença foi de 95,5% e para a prevenção de hospitalização, de 80,3%, o que é mais comum ocorrer em indivíduos com dengue prévia (Federação Brasileira das Associações de Ginecologia e Obstetrícia, s/d; Ballalai, 2014).

2. QDenga®, desenvolvida pela Takeda, composta de vírus vivo atenuado. Indicada entre 4 a 60 anos, pode ser utilizada tanto em soronegativos quanto positivos. Devem ser aplicadas duas doses com intervalo de 3 meses. A eficácia é de 63% para doença sintomática de qualquer gravidade e 85% para internação.

Ambas as vacinas são contraindicadas em gestantes, lactantes e imunossuprimidos.

Herpes-zóster

A infecção primária pelo vírus varicela-zóster (VVZ) causa a varicela e sua reativação, o herpes-zóster. O VVZ permanece latente nas raízes nervosas e pode se manifestar na medida do envelhecimento, com incidência e gravidade crescentes (Ballalai, 2014). Cerca de 95 a 98% da população adulta já foram infectados pelo VVZ e estão em risco de apresentar herpes-zóster. O quadro clínico do herpes-zóster caracteriza-se pelo surgimento de lesões dolorosas, semelhantes às da varicela, em regiões delimitadas da pele. Pode ser brando, discreto e não progressivo ou bastante grave, atingindo órgãos importantes como os olhos, entre outros. A complicação mais comum é a dor crônica (neuralgia pós-herpética) secundária ao dano permanente das terminações nervosas, de difícil controle, que pode durar por muitos meses após o desaparecimento das lesões de pele.

Vacina contra herpes-zóster. 1. Zostavax®, produzida pela MSD em 2017, composta de vírus atenuado, aplicada por via subcutânea, uma dose a partir de 50 anos e encontrada apenas na rede privada. Nos EUA essa vacina é recomendada a partir de 60 anos de idade. Após 70 anos, a eficácia é menor. No caso de pessoas que tiveram herpes-zóster, é indicado aguardar 1 ano para se vacinar.

2. Shingrix®, produzida pela GSK, em 2022, recombinante, composta de partes virais e que apresentou maiores taxas de efetividade (90%), independentemente da idade, e sem o inconveniente das contraindicações de vacina "viva". Indicada a partir de 50 anos em duas doses IM, com intervalo de 2 meses, podendo ser utilizada a partir de 18 anos para situações de risco.

Covid-19

Com o surgimento da pandemia de covid-19, a situação da vacinação contra o agente causador SARS-CoV-2 evoluiu desde meados de 2020, com atualizações regulares do Ministério da Saúde em relação a morbidade e coberturas vacinais. Atualmente, temos quatro tipos de vacinas autorizadas no Brasil, desenvolvidas por Oxford/AstraZeneca, Sinovac Biotech, Pfizer e Janssen. O Ministério da Saúde não recomenda a vacina da Oxford/AstraZeneca para gestantes e puérperas, mas as outras vacinas são permitidas. As vacinas de covid-19, inativadas ou de RNA modificado são consideradas seguras para gestantes e puérperas, sem risco de malformações ao feto e com a recomendação de administração durante toda a gestação e puerpério até 45 dias do parto. A vacina de RNA modificado (Pfizer) é a recomendada atualmente para gestantes, sendo uma vacina de RNA modificado com doses e formulações variadas conforme a faixa etária. O esquema vacinal para covid-19 em gestantes segue a recomendação para adultas que envolve duas doses com intervalo de 8 semanas. As gestantes e puérperas são consideradas grupos de risco tanto para a *influenza* quanto para a covid-19 (Federação Brasileira das Associações de Ginecologia e Obstetrícia, 2022).

Vírus sincicial respiratório

As formas mais graves de doenças causadas pelo vírus sincicial respiratório (VSR) acometem os extremos da idade: bebês e idosos. Começa a se utilizar da estratégia de vacinar ativamente as gestantes entre 24 e 36 semanas, com o objetivo de conseguir a transferência dos anticorpos protetores para os recém-nascidos. Há a imunização passiva com o nirsevimabe e o palivizumabe, dois anticorpos monoclonais atualmente licenciados, para proteção dos recém-nascidos. Também existem duas vacinas contra o VSR, aprovadas para idosos (maiores de 60 anos): a vacina da GSK e vacina da Pfizer, sempre utilizando proteína F pré-fusional (Brasil, 2023).

IMUNIZAÇÃO NAS DIVERSAS FASES DA VIDA DA MULHER

Os esquemas de vacinação de acordo com as faixas etárias consideradas pelo Calendário de Vacinação da Mulher da Febrasgo de 2021 (Tabela 9.5) e alguns grupos especiais estão descritos a seguir.

Mulher adolescente (9 a 19 anos)

As vacinas indicadas ou que necessitam ter seus esquemas checados e completados nessa fase da vida são a tríplice viral (sarampo, caxumba, rubéola, SCR), varicela, hepatite A, hepatite B, HPV, *influenza*, tríplice bacteriana acelular do adulto (difteria, tétano e coqueluche), meningocócica (ACWY e B) e febre amarela (Federação Brasileira das Associações de Ginecologia e

Tabela 9.5 Calendário de Vacinação da Mulher: recomendações Febrasgo 2021.

Vacina	Esquema básico[1]	9 a 19 anos		20 a 59 anos		≥ 60 anos		Gestante[3,4]	SUS UBS*
		Doses prévias	Conduta	Doses prévias	Conduta	Doses prévias	Conduta		
Tríplice viral (sarampo, caxumba, rubéola)	2 doses (intervalo > 30 dias)	0 ou 1	Completar	0 ou 1	Completar	*Indicada em epidemias ou a critério médico (surtos, viagens)*		Contraindicada	X
		2	Vacinada	2	Vacinada				
Hepatite A	2 doses (0-6 meses)	0 ou 1	Completar	0 ou 1	Completar	*Baixa prevalência de suscetíveis. Vacinar, mesmo esquema, se sorologia (−)*		Sem risco teórico Preferir vacinar fora da gestação	C
		2	Vacinada	2	Vacinada				
Hepatite B[5]	3 doses (0-1-6 meses)	0, 1 ou 2	Completar	0, 1 ou 2	Completar	0, 1 ou 2	Completar	Recomendada[†]	X/C
		3	Vacinada	3	Vacinada	3	Vacinada		
Hepatite A e B	3 doses (0-1-6 meses)	0, 1 ou 2	Completar	0, 1 ou 2	Completar	0, 1 ou 2	Completar	Ver Hepatite A	
	Em ≤ 15 anos 2 doses (0-6 meses)	3	Vacinada	3	Vacinada	3	Vacinada		
HPV 4V ou 9V	2 doses (0-6 a 12 meses)	0 ou 1	Completar					Contraindicada	X
		2	Vacinada						
	3 doses[7] (0-2-6 meses)	0, 1 ou 2[7]	Completar	0, 1 ou 2	Completar	Licenciada até 45 anos		Contraindicada	X
		3[7]	Vacinada	3	Vacinada				
Varicela (catapora) Indicada se história negativa	2 doses (intervalo 1 a 3 meses) (Se < 13 anos = 3 meses)	0 ou 1	Completar	0 ou 1	Completar	Não é rotina. Avaliar se houver exposição e história negativa		Contraindicada	C
		2	Vacinada	2	Vacinada				
Herpes-zóster recombinante	2 doses	A critério médico a partir de 18 anos		A partir de 50 anos		0	1 dose	Contraindicada	
Influenza (3V ou 4V)	Dose anual	Dose anual		Dose anual		Dose anual		Recomendada	X

(continua)

Tabela 9.5 Calendário de Vacinação da Mulher: recomendações Febrasgo 2021. (*Continuação*)

Vacina	Esquema básico[1]	9 a 19 anos		20 a 59 anos		≥ 60 anos		Gestante[3,4]	SUS UBS*
		Doses prévias	Conduta	Doses prévias	Conduta	Doses prévias	Conduta		
Dupla (dT) ou **tríplice bacteriana (dTpa)** *acelular do "adulto"* (difteria, tétano, coqueluche)	3 doses (0-2-6 meses) Reforço cada 10 anos	Completo (3 doses)	Reforço com dTpa cada 10 anos	Completo (3 doses)	Reforço com dTpa cada 10 anos	Completo (3 doses)	Reforço com dTpa cada 10 anos	Recomendada 1 dose de dTpa após 20 semanas de IG em cada gestação	X
		Incompleto 0, 1 ou 2	1 dose de dTpa e completar com dT	Incompleto 0, 1 ou 2	1 dose de dTpa e completar com dT	Incompleto 0, 1 ou 2	1 dose de dTpa e completar com dT	Se 0, 1 ou 2 doses prévias: completar *30 a 60 dias entre doses, sendo 1 dose de dTpa após 20 semanas de IG*	
Meningocócica conjugada (C)	1 dose	0	1 dose	Dose única	Epidemias ou a critério médico	Dose única	Epidemias ou a critério médico	Indicada apenas em situações de risco epidêmico	X
		Considerar reforço a cada 5 anos em imunocomprometidas e asplênicas							
Meningocócica conjugada (ACWY)	1 dose e 1 reforço após 5 anos	A partir de 11 anos	1 dose e 1 reforço	Dose única	Epidemias ou a critério médico	Dose única	Epidemias ou a critério médico	Indicada apenas em situações de risco epidêmico	
		Considerar uma dose (reforço) em vacinadas contra tipo C							
Meningocócica recombinante (B)	2 doses (0-1 a 2 meses)	0 ou 1	Completar	*Licenciada até 50 anos: indicada para grupos de risco, epidemias e viagens para regiões de alta endemicidade*		Não indicada		*Vacina inativada. Pode ser utilizada considerando risco por comorbidades ou epidemiológico*	
		2	Vacinada						
Pneumocócicas (VPC13 e VPP23)	Esquema sequencial (ver idade ≥ 60 anos)	Não indicada		*Para portadores de algumas comorbidades A critério médico entre 50 e 59 anos*		Iniciar com 1 dose da VPC13 Após 6-12 meses: 1 dose de VPP23 Com 5 anos: 1 dose de VPP23		Pode ser feito em gestantes de risco para doença pneumocócica invasiva	X/C
Febre amarela[6]	1 dose (*proteção após 7 a 10 dias*)	0	1 dose	0	1 dose	0	1 dose	Contraindicada (possível utilização em situação de alto risco, em não vacinadas. Não amamentar por 10 dias)	X
						Maior risco de efeitos adversos			
Dengue Sanofi (viva atenuada) *Indicada para dengue prévia ou soropositivos*	3 doses (0-6-12 meses)	0, 1 ou 2	Completar	0, 1 ou 2	Completar	Não indicada em idosos		Contraindicada	
		3	Vacinada	3	Vacinada				
				Licenciada até 45 anos					
Dengue Takeda (viva atenuada) *Independe de infecção prévia*	2 doses (0-3 meses)	0 ou 1	Completar	0 a 1	Completar	Não indicada em idosos		Contraindicada	
		2	Vacinada	2	Vacinada				
				Licenciada até 30 anos					

Informações adicionais: 1. Esquema básico: os intervalos entre doses citados são o tempo ideal para ser garantida uma resposta imune adequada. De um modo geral, não existe "tempo máximo" entre doses e assim, vacinas dadas sempre são computadas e não repetidas. Se não houver informação, considerar como não realizada. Em caso de necessidade de antecipação das doses, intervalos mínimos devem ser respeitados e variam para cada vacina. 2. Sempre que houver história de reação anafilática prévia ou alergia grave relacionada a componentes da vacina, contraindicam-se novas doses. 3. Nenhuma vacina do quadro é contraindicada no puerpério, com exceção da vacina contra febre amarela durante o período de lactação por 6 meses. 4. As vacinas SRC, varicela, febre amarela, herpes-zóster e dengue, a princípio, são contraindicadas para imunossuprimidos ou na gestação por conter componentes vivos. Avaliar indicações específicas nos capítulos correspondentes. 5. Hepatite B: vacinação em imunocomprometidas e renais crônicos: utilizar dose dobrada, 4 doses (0, 1, 2, 6 a 12 meses). Sorologia anual e reforços podem ser necessários para esses grupos quando anti-HBs < 10 mUI/mℓ. Sorologia 30 a 60 dias após terceira dose está indicada para grupos específicos. 6. Febre amarela: para quem vive ou vai se deslocar para áreas de vacinação de acordo com classificação do Ministério da Saúde e da Organização Mundial da Saúde. Reações anafiláticas graves em doses anteriores também contraindicam novas doses. 7. HPV: três doses em casos de imunossupressão em qualquer idade entre 9 a 45 anos. * Sistema Único de Saúde/Unidade Básica de Saúde (SUS/UBS) – Disponibilização: 'X', significa disponível no sistema público, embora haja variação da disponibilização por vacina e faixa etária conforme a orientação do Programa Nacional de Imunização. 'C', significa CRIE (Centros de Referência de Imunobiológicos Especiais): disponibilização para grupos específicos. Todas as vacinas são disponibilizadas nas clínicas privadas de vacinação.

Obstetrícia, 2021). A vacina contra dengue de vírus atenuado está indicada para pessoas com antecedente de dengue (sorologias prévias positivas) e a vacina contra dengue recombinante para 4 a 60 anos, independentemente de infecção prévia.

Mulher adulta (20 a 59 anos)

Além das vacinas descritas para as adolescentes, a vacina contra herpes-zóster a partir de 50 anos, pneumocócica para portadoras de algumas comorbidades e a vacina da dengue, licenciada até 30 anos (Federação Brasileira das Associações de Ginecologia e Obstetrícia, 2021).

Mulher idosa (60 anos ou mais)

As vacinas direcionadas para mulheres com 60 anos ou mais são *influenza*, pneumocócica e herpes-zóster. Outras vacinas liberadas para faixas etárias menores apresentam indicação para mulheres idosas apenas em situações de epidemias ou a critério médico (surtos, viagens): vacina tríplice viral (sarampo, caxumba, rubéola), hepatite A (somente no caso de sorologia negativa), varicela (somente no caso exposição e história prévia negativa), meningocócica C ou ACWY e febre amarela (maior risco de eventos adversos graves). Outras vacinas contraindicadas: HPV, dengue e meningocócica B (Federação Brasileira das Associações de Ginecologia e Obstetrícia, 2021).

Mulher imunocomprometida

Existem várias condições de imunodeficiência, congênitas ou adquiridas, e pessoas nessas condições são mais vulneráveis às doenças infecciosas, com evoluções atípicas e piores prognósticos. Vacinas podem prevenir doenças nesse grupo, que compreende 3% da população mundial. Para vacinar uma pessoa imunocomprometida, devemos avaliar a melhor fase imunológica de resposta. Pensando em esplenectomia, transplante ou quimioterapia, o ideal é vacinar até 14 dias antes do evento (Quintana e Petrini, 2016). Em pacientes com HIV ou câncer em tratamento, orienta-se aguardar a melhor fase de recuperação da imunidade. Devemos lembrar, porém, que em alguns casos não teremos esse período, por exemplo, transplantados que não podem parar de tomar os imunossupressores.

Algumas recomendações:

- Evitar vacinas com agentes vivos ou atenuados
- Paciente em tratamento com drogas citotóxicas ou altas doses de corticoides ($\geq$ 20 mg/dia) devem aguardar 30 dias após a finalização do tratamento para o restabelecimento da imunidade
- A avaliação da soroconversão não é indicada de rotina, exceto para hepatite B em indivíduos em hemodiálise crônica, para parceiros sexuais de portadores de HBsAg e para portadores de HIV após a quarta dose
- Avaliar a necessidade de vacinação dos cuidadores e pessoas que convivem com imunocomprometidos, assim como os doadores e receptores de órgãos.

Na Tabela 9.6 são listadas as vacinas inativadas recomendadas para imunodeficientes (HIV, transplantados de órgãos sólidos e candidatos, asplenia, anemia falciforme ou imunodeficiência primária), particularizando apenas se houver ajustes no esquema (Quintana e Petrini, 2016).

Tabela 9.6 Vacinas recomendadas em imunodeficientes.

Vacinas recomendadas	Observações
Hepatite A	
Hepatite B (ou combinada HepA+HepB)	4 doses (0-1-2-6 meses) e doses dobradas
HPV 4V ou 9V	Sempre 3 doses
Herpes-zóster (recombinante)	2 doses (0-2 meses)
Meningocócica conjugada (C ou ACWY)	
Meningocócica B	2 doses (0-2 meses)
Haemophilus B	Para < 19 anos 2 doses (0-2 meses)
Difteria, tétano, coqueluche	
Influenza	
Pneumocócica polissacarídica 23v* (VPP)	2 doses (0-60 meses)
Pneumocócica conjugada 13v* (VPC)	1 dose
Poliomielite inativada (VIP)	

* Vacina pneumocócica: esquema sugerido → VPC 13v → (após $\geq$ 2 meses) → VPP 23v. Para indivíduos que já receberam a VPP 23v → (após $\geq$ 12 meses) → VPC 13v, e após 5 anos → Dose 2 de VPP 23v. Se Dose 2 de VPP 23v foi aplicada em < 65 anos, uma Dose 3 está recomendada após essa idade e com intervalo de 5 anos. (Fonte: Quintana e Petrini, 2016.)

Mulher viajante

O objetivo da vacinação da viajante é proteger a saúde nos deslocamentos entre cidades ou países e prevenir a propagação de doenças infecciosas associadas. Nesse sentido, foi aprovado em 2005, pela OMS, o Regulamento Sanitário Internacional, que estabelece normas e procedimentos a serem adotados por todos os países. As vacinas podem ser de rotina, obrigatórias para viajantes ou recomendadas em situações específicas. Vacinas de rotina são aquelas incluídas nos calendários básicos de vacinação. Na Tabela 9.7 são apresentadas as vacinas disponíveis para viajantes: obrigatórias, exigidas por determinação legal dos países de destino, e recomendadas em situações específicas de acordo com as características do viajante ou do local a ser visitado (Federação Brasileira das Associações de Ginecologia e Obstetrícia, 2021).

A vacinação precisa ser planejada com antecedência para ser finalizada pelo menos 10 a 15 dias antes da viagem. Existem esquemas acelerados como utilizado para vacina contra hepatite A+B com 0, 7 e 21 dias e um reforço após 12 meses. Geralmente, os destinos de alto risco são países em desenvolvimento, destinos tropicais e zonas rurais. O risco é maior quando o viajante permanecerá por mais de 4 semanas e terá maior exposição com a natureza ou com a população local.

DÚVIDAS COMUNS NA ROTINA DE IMUNIZAÇÃO (VOCÊ SABIA QUE...) (QUINTANA E PETRINI, 2016)

- Vacina tomada é vacina contabilizada. A paciente deve tomar a(s) dose(s) que falta(m), não sendo necessário recomeçar um esquema. O esquema é completado, nunca reiniciado. Isso é válido para qualquer vacina
- Intervalo entre doses de vacinas não pode ser abreviado. Os intervalos mínimos precisam ser seguidos para que uma resposta imune adequada seja alcançada
- Não há limites para vacinas concomitantes quando aplicadas em locais diferentes
- Imunossuprimidos geralmente têm esquemas de utilização específicos

Tabela 9.7 Vacinas para viajantes ainda não imunizadas ou sem comprovação.

Vacinas obrigatórias	Observações	Esquemas
Febre amarela	A vacinação é obrigatória para vários locais visando evitar contrair a doença ou a importação	1 dose
Meningocócica ACWY	Ocorre no mundo todo. Obrigatória para África Subsaariana e Arábia Saudita	2 doses (0-2 meses)
Vacinas recomendadas		
Hepatite A	Relacionada a condições sanitárias precárias. Medidas de higiene e uso de água tratada	2 doses (0-6 meses)
Hepatite B (ou combinada HepA+HepB)	Ocorre no mundo o todo	3 doses (0-1-6 m)
Febre tifoide	Relacionada a condições sanitárias precárias. Medidas de higiene e uso de água tratada	1 dose (repetir após 3 anos)
Raiva	Deve ser considerada para viajantes para Ásia ou África, quando houver maior risco de contato com animais silvestres	3 doses (D1-D7-D21 a D28)
Sarampo	Erradicado no Brasil. Vacinação atualizada evita importação de casos e novos surtos	2 doses (tríplice viral, SRC)
Influenza	Doença sazonal, mundial	1 dose anual
Poliomielite	Viagem para Ásia e África. Está imunizado quem recebeu 3 doses (vacina oral ou inativada)	3 doses (vacina inativada)

Fonte: Federação Brasileira das Associações de Ginecologia e Obstetrícia, 2021.

- Contracepção após vacinação: um prazo ideal mínimo de 4 semanas de contracepção é indicado após a vacinação contra sarampo, caxumba, rubéola, varicela e febre amarela. Há um risco teórico, após a utilização de vacinas de vírus vivos, de ocorrer uma viremia pelo vírus vacinal. Esse efeito deletério ao feto ainda não foi demonstrado
- Sorologia para hepatite A: deve ser considerada antes de vacinar adultos, pois cerca de 50% deles já estão imunes.

REFERÊNCIAS BIBLIOGRÁFICAS

AHMAN, H. *et al*. Dose dependency of antibody response in infants and children to pneumococcal polysaccharides conjugated to tetanus toxoid. *Vaccine*, v. 17, n. 20-21, p. 2726-2732, 1999.

AMATO NETO, V. Programa Nacional de Imunizações. *In*: AMATO NETO, V (ed.). *Atualizações, orientações e sugestões sobre imunizações*. São Paulo: Segmento Farma, 2011. p. 1-7.

AMERICAN ACADEMY OF PEDIATRICS – AAP. Immunization in special clinical circumstances. In: PICKERING, L. K. *et al*. *Red Book*: 2006 Report of the Committee on Infectious Diseases. 27. ed. Elk Grove Village, IL: American Academy of Pediatrics, 2006. p. 67-103.

AUDYR, R. Tétano. *In*: BALLALAI, I. *Manual prático de imunizações*. 1. ed. São Paulo: A.C. Farmacêutica, 2013. p. 116-25.

BALLALAI, I. Herpes-zóster. *In*: BALLALAI, I. *Manual prático de imunizações*. 2. ed. São Paulo: A. C. Farmacêutica, 2014. 480p.

BECHINI, A. *et al*. Acellular pertussis vaccine use in risk groups (adolescents, pregnant women, newborns and health care workers): a review of evidences and recommendations. *Vaccine*, v. 30, n. 35, p. 5179-5190, 2012.

BERGESON, PS. Immunization to the deltoid region. *Pediatrics*, n. 85, p. 134-135, 1990.

BERNASCONI, N. L.; TRAGGIAI, E.; LANZAVECCHIA, A. Maintenance of serological memory by polyclonal activation of human memory B cells. *Science*, n. 298, p. 2199-2202, 2002.

BRASIL. Ministério da Saúde. Agência Nacional de Vigilância Sanitária (Anvisa). Anvisa aprova registro de primeira vacina para bronquiolite. *Anvisa*, 4 dez. 2023. Disponível em: https://www.gov.br/anvisa/pt-br/assuntos/noticias-anvisa/2023/anvisa-aprova-registro-de-primeira-vacina-para-bronquiolite. Acesso em: 6 fev. 2024.

BRASIL. Ministério da Saúde. DST-AIDS: MS/SVS/Departamento de DST, Aids e Hepatites Virais e IBGE. 2017a. Disponível em: http://www.aids.gov.br/sites/default/files/anexos/publicacao/2012/51820/dadoshepatites_2012_pdf_25807.pdf. Acesso em: 6 fev. 2024.

BRASIL. Ministério da Saúde. *Guia de Vigilância em Saúde*. 2014. Disponível em: http://portalarquivos.saude.gov.br/images/pdf/2015/fevereiro/06/guia-vigilancia-saude-atualizado-05-02-15.pdf. Acesso em: 18 jul. 2023.

BRASIL. Ministério da Saúde. Hepatite A. [s.d.]. Disponível em: http://portal.saude.gov.br/portal/arquivos/pdf/Relatorio_VacinadeHepatiteA_CP.pdf. Acesso em: 6 fev. 2024.

BRASIL. Ministério da Saúde. *Manual de vigilância epidemiológica de eventos adversos pós-vacinação*. Manual e Normas Técnicas em Saúde. 2. ed. Brasília, 2010.

BRASIL. Ministério da Saúde. Programa Nacional de Imunizações (PNI). Nota Informativa nº 94/2017. Grupo Gestor. Vacina contra febre amarela em dose única. 2017b. Disponível em: http://www.crmes.org.br/images/noticias/nota_informativa_94-2017-orientacoes_vacina_febre_amarela_dose_unica.pdf. Acesso em: 6 fev. 2024.

BRASIL. Ministério da Saúde. Secretaria de Vigilância em Saúde. Departamento de Vigilância de Doenças Transmissíveis. Coordenação Geral do PNI. *Manual dos Centros de Referência para Imunobiológicos Especiais*. 4. ed. Brasília, 2014. 160p.

BRASIL. Ministério da Saúde. Portal da Saúde. Difteria: informações técnicas. [s.d.]. Disponível em: http://portalsaude.saude.gov.br/index.php/o-ministerio/principal/leia-mais-o-ministerio/641-secretaria-svs/vigilancia-de-a-a-z/difteria/11205-informacoes-tecnicas. Acesso em: 28 out. 2023.

BRASIL. Ministério da Saúde. Programa Nacional de Imunizações – Vacinação. [s.d.]. Disponível em: https://www.gov.br/saude/pt-br/acesso-a-informacao/acoes-e-programas/programa-nacional-de-imunizacoes-vacinacao. Acesso em: 8 dez. 2023.

CANTARINO, L.; MERCHAN-HAMANN, E. Influenza in Brazil: surveillance pathways. *Journal of Infection in Developing Countries*, v. 10, n. 1, p. 13-23, 2016.

CARVALHO, E. S. Sarampo. *In*: FARHAT, C. K. *et al*. *Infectologia pediátrica*. Rio de Janeiro: Atheneu, 1993. p. 353-363.

CAVALCANTE, N. J. F. Tétano. *In*: AMATO NETO, V. (ed.). *Atualizações, orientações e sugestões sobre imunizações*. São Paulo: Segmento Farma, 2011. p. 177-184.

CENTERS FOR DISEASE CONTROL AND PREVENTION – CDC. *Adult immunization schedule by vaccine and age group*. 2024. Disponível em: https://www.cdc.gov/vaccines/schedules/hcp/imz/adult.html. Acesso em: 18 jul. 2024.

CENTER FOR DISEASE CONTROL AND PREVENTION – CDC. General Recommendations on immunization: recommendations of the Advisory Committee on Immunization Practice (ACIP). *The Morbidity and Mortality Weekly Report*, 2006b.

CENTER FOR DISEASE CONTROL AND PREVENTION – CDC. *Understanding how vaccines work*. [s.d.]. Disponível em: http://www.cdc.gov/vaccines/hcp/patient-ed/conversations/downloads/vacsafe-understand-color-office.pdf. Acesso em: 5 fev. 2018.

CENTER FOR DISEASE CONTROL AND PREVENTION – CDC *et al*. Recommended Immunization Schedule for Adults Aged 19 Years or Older, United States, 2017. *Annals of Internal Medicine*, v. 166, n. 3, p. 209, 2017.

CONSELHO FEDERAL DE MEDICINA – CFM. Resolução nº 1931, de 17 de setembro 2009. Código de Ética Médica. Capítulo 1, artigo 14. Disponível em: http://portal.cfm.org.br/. Acesso em: 1 fev. 2024.

DEMICHELI, V. *et al*. Vaccines for measles, mumps and rubella in children. *The Cochrane Database of Systematic Reviews*, n. 2, CD004407, 2012.

FEDERAÇÃO BRASILEIRA DAS ASSOCIAÇÕES DE GINECOLOGIA E OBSTETRÍCIA – FEBRASGO. Nota Técnica nº 27: Vacina contra dengue. Data. Disponível em: https://www.febrasgo.org.br/comissoes/comissao-nacional-especializada/category/comissao-de-vacinas. Acesso em: 6 fev. 2024.

FEDERAÇÃO BRASILEIRA DAS ASSOCIAÇÕES DE GINECOLOGIA E OBSTETRÍCIA – FEBRASGO. Position statement-vaccination in pregnant and postpartum women. *Revista Brasileira de Ginecologia e Obstetrícia*, n. 42, p. 851-856, 2022.

FEDERAÇÃO BRASILEIRA DAS ASSOCIAÇÕES DE GINECOLOGIA E OBSTETRÍCIA – FEBRASGO. *Programa vacinal para mulheres*. 2. ed. São Paulo: Febrasgo, 2021. 206p. (Série Orientações e Recomendações Febrasgo; nº 1/Comissão Nacional Especializada de Vacinas.)

FOOD AND DRUG ADMINISTRATION – FDA. *Approval of Gardasil 9*. [s.d.]. Disponível em: https://www.fda.gov/downloads/biologicsbloodvaccines/vaccines/approvedproducts/ucm426457.pdf. Acesso em: 6 fev. 2024.

GARDASIL [bula]. [s.d.]. Disponível em: http://www.anvisa.gov.br/datavisa/fila_bula/frmVisualizarBula.asp?pNuTransacao=4253782015&pIdAnexo=2623983. Acesso em: 18 jul. 2023.

HARPER, D. M.; DEMARS, L. R. HPV vaccines: a review of the first decade. *Gynecologic Oncology*, v. 146, n. 1, p. 196-204, 2017.

LEMON, S. M.; JANSEN, R. W.; BROWN, E. A. Genetic, antigenic and biological differences between stains of hepatitis A virus. *Vaccine*, v. 10, Suppl 1, p. S40, 1992.

LI, H.; CAO, B. Pandemic and Avian Influenza A viruses in humans: epidemiology, virology, clinical characteristics and treatment strategy. *Clinics in Chest Medicine*, n. 38, p. 59-70, 2017.

MCMAHON, B. J. Epidemiology and natural history of hepatitis B. *Seminars in Liver Disease*, 25 Suppl 1, p. 3, 2005.

NOTHDURFT, H. D. *et al.* A new accelerated vaccination schedule for rapid protection against hepatitis A and B. *Vaccine*, v. 20, n. 7-8, p. 1157-1162, 2002.

QUINTANA, S. M.; PETRINI, C. G. Imunização em mulheres imunocomprometidas. *In*: KFOURI, R. *et al* (ed.). *Coleções Febrasgo*: Vacinação da mulher. 1. ed. Rio de Janeiro: Elsevier, 2016. cap. 17, p. 125-131.

RESENDE, F. C. B. *et al.* Adjuvantes de vacinas: possibilidades de uso em seres humanos ou animais. *Revista Brasileira de Alergia e Imunopatologia*, v. 27, n. 3, p. 116-124, 2004.

ROBERTSON, S. E. *et al.* Rubella and congenital rubella syndrome: Q global update. *Revista Panamericana de Salud Pública*, v. 14, n. 5, p. 306-315, 2003.

SASAGAWA, T.; TAKAGI, H.; MAKINODA, S. Immune responses against human papillomavirus (HPV) infection and evasion of host defense in cervical cancer. *The Journal of Infection and Chemotherapy*, v. 18, n. 6, p. 807-815, 2012.

SOCIEDADE BRASILEIRA DE IMUNIZAÇÕES. *PNI adota dose única para a vacinação de pessoas de 9 a 14 anos de idade contra o HPV*. Disponível em: <https://sbim.org.br/noticias/1879-pni-adota-dose-unica-para-a-vacinacao-de-pessoas-de-9-a-14-anos-de-idade-contra-o-hpv>. Acesso em: 18 jul. 2024.

TAYLOR, R. M. *et al.* Fulminant hepatitis A virus infection in the United States: Incidence, prognosis, and outcomes. *The Journal of Hepatology*, v. 44, n. 6, p. 1589-1597, 2006.

TEIXEIRA, J. C. *et al.* Cervical cancer registered in two developed regions from Brazil: upper limit of reachable results from opportunistic screening. *Revista Brasileira de Ginecologia e Obstetrícia*, v. 40, p. 347-353, 2018.

THOMAS, R. E. Yellow fever vaccine-associated viscerotropic disease: current perspectives. *Drug Design, Development and Therapy*, v. 10, p. 3345-3353, 2016.

WHITE, S. J. *et al.* Measles, mumps, and rubella. *Clinical Obstetrics and Gynecology*, v. 55, n. 2, p. 550-559, 2012.

WORLD HEALTH ORGANIZATION – WHO. Weekly epidemiological record. Updates recommendations on HPV vaccination. *WHO*, 22 dez. 2022. Disponível em: www.who.int/news/item/20-12-2022-WHO-updates-recommendations-on-HPV-vaccination-schedule. Acesso em: 20 dez. 2023.

WORLD HEALTH ORGANIZATION - WHO. The Catalan Institute of Oncology – ICO – Information Centre on Human Papilloma Virus (HPV) and Cervical Cancer (HPV Information Centre). Human papillomavirus and related cancers in world. Summary report 2016. Disponível em: www.who.int/hpvcentre. Acesso em: 28 out. 2023.

PARTE 2
Sexologia

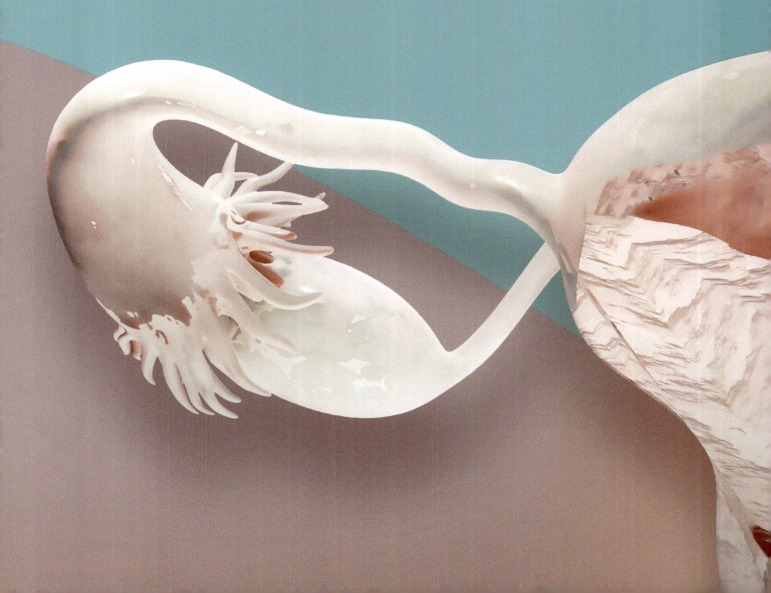

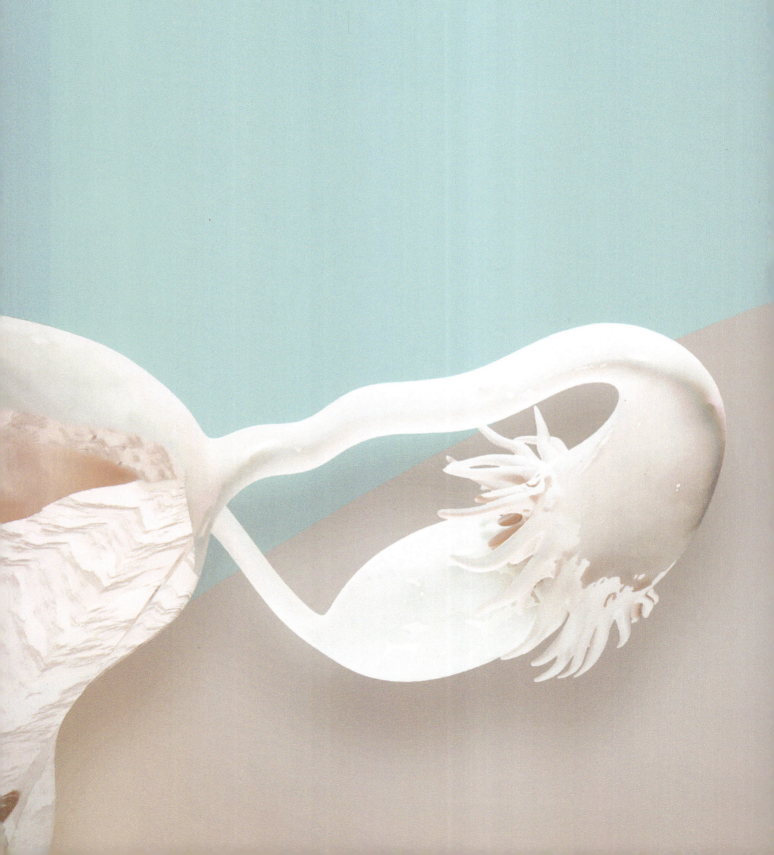

10
Resposta Sexual Humana

Andréa Cronemberger Rufino • Alberto Pereira Madeiro

INTRODUÇÃO

O conhecimento atual sobre a resposta sexual humana está apoiado em uma sucessão de pesquisas que evidenciaram a influência de aspectos biopsicossociais na sua caracterização. Em décadas distintas, vários pesquisadores contribuíram para a construção do saber sobre a resposta sexual, como Havellock Ellis (1897-1928), Alfred Kinsey (década de 1950), William Masters e Virginia Johnson (década de 1960), Helen Kaplan (década de 1970), Shere Hite (década de 1970) e Rosemary Basson (década de 2000). Sob a lente analítica de Michel Foucault, essas pesquisas contribuíram para a construção de um mapa discursivo que produziu o saber sobre a sexualidade e, também, o poder de estabelecer as normatizações que norteiam a medicina sexual (Ellis, 1971; Kinsey *et al.*, 1948; Kinsey *et al.*, 1954; Kaplan, 1977; Masters e Johnson, 1984; Hite, 1989; Hite, 1996; Basson, 2000; Foucault, 2005).

ESQUEMAS FÁSICOS DA RESPOSTA SEXUAL HUMANA

A resposta sexual humana foi descrita inicialmente por Ellis, tomando como referência as modificações anatômicas e fisiológicas que envolviam a relação sexual, com destaque para o aspecto energético. Nomeada como tumescência, a fase inicial da resposta sexual foi caracterizada como sendo um fenômeno psíquico em que os corpos masculino e feminino eram excitados lentamente. Ocorria um acúmulo progressivo de energia sexual, tendo como consequência os eventos de vasocongestão genital. Após o acúmulo energético, a descarga de energia sexual associada à atividade de contração muscular configurava a fase de detumescência (Figura 10.1) (Ellis, 1971).

A resposta sexual caracterizada por Ellis pela dualidade acúmulo-descarga de energia sexual sofreu influência da teoria da libido de Freud, marca daquela época. Ellis destacou o caráter energético (tensão sexual), embora os termos tumescência e detumescência estivessem mais adequadamente relacionados aos eventos vasocongestivos (Ellis, 1971; Cavalcanti e Cavalcanti, 2012). O conceito psicofísico da resposta sexual humana foi sustentado pela crença no aspecto energético, conferindo a essa resposta uma amplitude maior que a mera modificação biológica dos corpos ao estímulo sexual. Ellis descreveu a fase de tumescência não restrita à resposta apenas da genitália, mas também fez referência às modificações vasocongestivas ocorridas em todo o organismo (Ellis, 1971; Cavalcanti e Cavalcanti, 2012).

A teoria bifásica para a resposta sexual proposta por Ellis influenciou a elaboração das descrições vindouras de Kaplan (1977) e de Masters e Johnson (1984). As posteriores e sucessivas caracterizações da resposta sexual mantiveram a concepção bifásica dos eventos fisiológicos, oportunamente descritos como fenômenos vasocongestivos (fase de excitação) e fenômenos miotônicos (fase orgásmica). A fase de detumescência compreendia o alívio da tensão sexual (orgasmo) e também o retorno fisiológico do organismo às condições pré-excitatórias (Ellis, 1971; Kaplan, 1977; Masters e Johnson, 1984; Cavalcanti e Cavalcanti, 2012).

Entre 1948 e 1954, os Relatórios Kinsey destacaram o comportamento sexual de cerca de 17.000 homens e mulheres norte-americanos. Essa pesquisa inaugurou o rigor na utilização de técnica de amostragem e de análise estatística para tratar os dados sobre o comportamento sexual, como masturbação, orientação sexual, prática sexual antes do casamento, entre outros. Esses relatórios mostraram que muitos dos comportamentos sexuais considerados anormais eram praticados pela maioria da população estudada. Um dos grandes méritos dessas pesquisas foi promover o debate sobre práticas sexuais habituais para o domínio público e ampliar o campo de possibilidades para pesquisas subsequentes (Kinsey *et al.*, 1948; Kinsey *et al.*, 1954).

Masters e Johnson realizaram, ao longo da década seguinte (1966 e 1970), uma pesquisa de observação e registro dos achados anatômicos e fisiológicos da resposta sexual de homens e mulheres. A amostra foi representada por 312 homens e 382 mulheres, na sua maioria com mais de 12 anos de escolaridade, compreendendo a faixa etária de 21 a 89 anos e 18 a 78 anos, respectivamente (Masters e Johnson, 1984). A observação direta dos corpos masculinos e femininos evidenciou o caráter dual das modificações, representadas por eventos vasocongestivos e miotônicos não restritos apenas aos órgãos genitais. Esses autores descreveram minuciosamente as alterações anatômicas e fisiológicas dos corpos após estímulo sexual provocado e efetivo. A resposta sexual foi caracterizada em quatro fases sucessivas, a saber: 1. excitação; 2. platô; 3. orgasmo; 4. fase final ou de resolução. Tanto para os homens como para as mulheres, Masters e Johnson (1984) descreveram um padrão linear de resposta sexual (Figura 10.2).

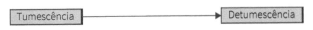

Figura 10.1 Modelo de resposta sexual. (Adaptada de: Ellis, 1971.)

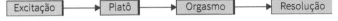

Figura 10.2 Modelo de resposta sexual. (Adaptada de: Masters e Johnson, 1984.)

Os achados de Masters e Johnson forneceram um roteiro anatômico com uma sequência ordenada e contínua de eventos fisiológicos que caracterizaram a resposta sexual humana (Masters e Johnson, 1984). Houve destaque para a importância de o estímulo sexual somático ou psíquico ser efetivo em promover o aumento da tensão sexual, a fim de deflagrar a fase de excitação. Essa primeira fase foi a mais suscetível de variações na intensidade e no tempo de resposta. Observou-se que a manutenção da efetividade do estímulo sexual elevava a tensão sexual a níveis máximos, culminando na fase de platô, caracterizada pela maior intensidade dos eventos vasocongestivos e miotônicos. A fase de orgasmo, descrita como limitada a alguns segundos, era marcada pelo alívio da tensão sexual com a liberação da vasocongestão e da miotonia. Por sua vez, a fase de resolução foi apontada pelo retorno dos corpos ao estado pré-excitatório (Masters e Johnson, 1984).

O ciclo de resposta sexual masculino seguiu um padrão repetitivo, com pouca variação na intensidade da resposta anatômica e fisiológica, mas o tempo de duração dos eventos se mostrou variável. A resposta sexual feminina se manifestou infinitamente variável na intensidade e na duração dos eventos. Os autores encontraram mais similaridades do que diferenças na resposta sexual de homens e mulheres. Nos homens, a fase de resolução englobou um período obrigatoriamente refratário a novos estímulos sexuais, mesmo que efetivos. As mulheres se mostraram potencialmente capazes de responder a novos estímulos sexuais efetivos na fase de resolução e de experimentar novos orgasmos. Uma das limitações do estudo foi a possibilidade de a amostra estudada não ser representativa da população geral.

Kaplan reformulou o esquema fásico linear do ciclo de resposta sexual apresentado por Masters e Johnson. A nova proposta manteve um único modelo para homens e mulheres e preconizou a redução da resposta sexual a três fases sucessivas: 1. desejo; 2. excitação; 3. orgasmo (Figura 10.3). O desejo seria uma fase de apetência cerebral que resultaria subsequentemente nas modificações orgânicas vasocongestivas e miotônicas. Para Kaplan, a elevação contínua da tensão sexual não apoiava a existência de uma fase de platô. A nova proposta também não reconheceu a fase de resolução. Os modelos lineares do ciclo de resposta sexual apresentados por Masters e Johnson e Kaplan nortearam a elaboração dos critérios diagnósticos para as disfunções sexuais do *Manual Diagnóstico e Estatístico dos Transtornos Mentais* (DSM-III-R – 1987) (American Psychiatric Association, 1987).

Os Relatórios Hite também contribuíram para a construção do marco discursivo da sexualidade, com reflexões sobre a influência do gênero na resposta sexual. Questionários com perguntas abertas sobre comportamento sexual foram respondidos por 3.019 mulheres e 7.239 homens norte-americanos com idade entre 14 e 78 anos e 13 e 97 anos, respectivamente. Essa pesquisa qualitativa permitiu reflexões sobre as diferenças na resposta sexual feminina e masculina. No relatório feminino, Hite analisou as respostas sobre o orgasmo feminino com a masturbação e na relação sexual, entre outras questões. A autora postulou que a anorgasmia feminina no coito estava frequentemente relacionada a aspectos culturais que valoravam o prazer sexual atrelado à penetração vaginal peniana em relacionamentos afetivos. No relatório masculino, Hite evidenciou que o desconhecimento masculino sobre a anatomia genital feminina e a cultura falocêntrica eram responsáveis pelas diferenças encontradas (Hite, 1989; Hite, 1996).

A crença em um modelo único de resposta sexual para ambos os gêneros foi contestada por Basson, pela observação da falta de aplicabilidade do modelo linear de Masters e Johnson e Kaplan para todas as mulheres (Basson, 2000; Basson, 2001; Basson, 2002a; Basson, 2002b; Basson, 2005). A autora fez considerações em todas as etapas da resposta sexual, a começar pela fase do desejo. A ausência de desejo sexual espontâneo, deflagrado por pensamentos e fantasias sexuais, dificultava o início da sequência linear dos eventos do ciclo de resposta sexual por mulheres em relacionamentos longos. Apesar disso, a falta de desejo espontâneo não as impedia de serem funcionais e de obterem satisfação na prática sexual (Basson, 2000; Basson, 2001). Nesse cenário, Basson dissecou o componente motivacional do desejo sexual capaz de retirar essas mulheres do estado inicial de neutralidade sexual (Figura 10.4) (Basson, 2000).

De acordo com o modelo de Basson, o desejo sexual responsivo indica que a mulher reage positivamente aos estímulos não sexuais como confiança, respeito, intimidade emocional, afeto e satisfação com toques sensuais. As recompensas ou ganhos não sexuais obtidos na prática sexual teriam maior força motivacional que a necessidade biológica por sexo para deixá-las responsivas a uma nova experiência sexual. Apesar disso, a manutenção da motivação sexual a longo prazo foi atrelada à experiência de prazer com o recebimento de estímulos sexuais adequados. Merece destaque a valorização do tempo gasto com a aplicação de estímulo sexual não genital ou genital fora da relação sexual. Em outros contextos, tais como no início de novos relacionamentos ou em situações em que os encontros sexuais ocorriam em intervalo de tempo de alguns dias ou semanas, as mulheres poderiam responder com o modelo linear proposto por Masters e Johnson e Kaplan (Basson, 2000; Basson, 2001; Basson, 2002a).

Novas considerações foram feitas sobre a fase de excitação, com destaque para o reconhecimento da existência de duas etapas: 1 excitação mental subjetiva; 2. excitação física genital (Basson, 2000; Basson, 2001; Basson, 2002a; Basson, 2002b). Basson destaca que a excitação não está reduzida à percepção física de ingurgitamento genital ou lubrificação vaginal e descreveu os aspectos subjetivos que constituem essa fase da resposta sexual (Figura 10.5) (Basson, 2000). Ainda ressalta que, na etapa de excitação mental subjetiva, vários fatores podem interferir positiva ou negativamente (Figura 10.6), e as mulheres poderiam ter consciência ou não das modificações vasocongestivas genitais e extragenitais que estariam ocorrendo com o seu corpo (Basson, 2000). Por sua vez, a etapa de excitação genital – ingurgitamento vulvar e lubrificação vaginal

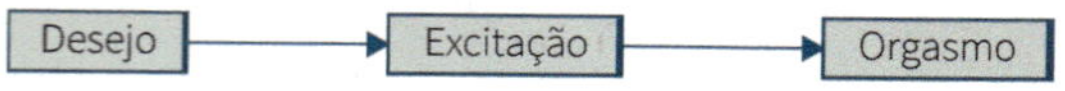

Figura 10.3 Modelo de resposta sexual. (Adaptada de: Kaplan, 1977.)

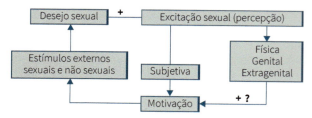

Figura 10.4 Aspectos motivacionais do desejo sexual feminino. (Adaptada de: Basson, 2000.)

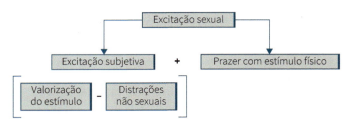

Figura 10.5 Modelo de excitação sexual feminina. (Adaptada de: Basson, 2000.)

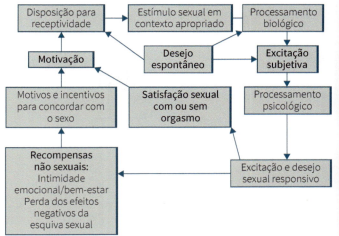

Figura 10.7 Modelo de resposta sexual feminina. (Adaptada de: Basson, 2000.)

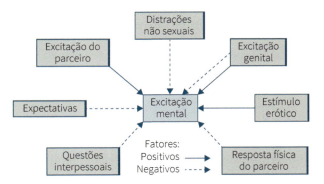

Figura 10.6 Fatores que interferem na excitação sexual feminina. (Adaptada de: Basson, 2000.)

– pode ou não funcionar como autoestímulo erótico para as mulheres (Basson, 2000; Basson, 2001; Basson, 2002a; Basson, 2002b). A fase de excitação tem papel relevante para a motivação sexual, podendo deflagrar o desejo. Dessa forma, diferente do que foi afirmado por Kaplan, a fase de excitação sexual pode anteceder a fase de desejo.

Para Basson, a fase do orgasmo ocorre com grandes variações individuais (Basson, 2000; Basson, 2005). Algumas mulheres podem experimentar o alívio da tensão sexual como descrito por Masters e Johnson, ainda que com um percurso individual. Outras vezes, essa fase pode ser experienciada como uma sensação de bem-estar físico sem a liberação da tensão sexual. As recompensas de proximidade emocional com a parceria sexual podem servir de gatilho para a receptividade a novas práticas sexuais (Basson, 2005). Dessa forma, a proposta de um modelo circular de resposta sexual compreendendo todas essas especificidades é mais adequada às mulheres (Figura 10.7) (Basson, 2005). O novo modelo de resposta sexual feminino promoveu mudança nos critérios diagnósticos para as disfunções sexuais descritos na 5ª edição do *Manual Diagnóstico e Estatístico dos Transtornos Mentais* (DSM-V – 2013) (American Psychiatric Association, 2014).

Levando em consideração a complexidade e a singularidade da experiência sexual, especialmente em mulheres, há evidências recentes que demonstram não haver um modelo único de resposta sexual (Girald et al., 2015; Nowosielski et al., 2016). Um estudo em 2015 avaliou a função sexual e o endosso do modelo de resposta sexual de 429 mulheres e 401 homens de 20 a 65 anos. Os modelos lineares de Masters e Johnson e Kaplan foram identificados em 87,0% dos homens, enquanto nas mulheres foram identificados percentuais similares para os modelos de Masters e Johnson (28,0%) e Basson (25,6%), com discreto predomínio do modelo de Kaplan (34,0%). Houve associação estatisticamente significativa de presença de disfunção sexual e a utilização do modelo de Basson para homens e mulheres (Girald et al., 2015). Outra pesquisa, em 2016, analisou o modelo de resposta sexual em 174 mulheres heterossexuais de 18 a 55 anos, com e sem disfunções sexuais pelos critérios diagnósticos do DSM-V. A utilização do modelo circular de Basson foi predominante no grupo de mulheres disfuncionais em comparação com o grupo de mulheres sem disfunção sexual. O modelo misto de Basson/Kaplan foi identificado por 40,8% das mulheres do estudo, e problema de relacionamento com o parceiro foi mais importante para o aval do modelo de resposta sexual que a presença de disfunção sexual (Nowosielski et al., 2016).

MODELO TEÓRICO DA RESPOSTA SEXUAL HUMANA

Pesquisadores do Instituto Kinsey propuseram um modelo teórico de resposta sexual para explicar a variabilidade individual aos estímulos sexuais (Bancroft et al., 2009). O modelo de duplo controle postula que a resposta sexual é resultado da interação entre excitação e inibição no cérebro em sistemas neurofisiológicos independentes. A propensão para a excitação ou para a inibição é um processo dinâmico e variável entre os indivíduos, além de adaptativo a estímulos relevantes e fortes ao longo da vida (Parish et al., 2021; Bancroft e Janssen, 2023).

Para o modelo de duplo controle, o contexto em que a prática sexual ocorre, os roteiros sexuais escolhidos e os aspectos culturais envolvidos poderiam atuar tanto nos centros neurobiológicos excitatórios como nos inibitórios (Bancroft et al., 2009; Parish et al., 2021) (Figura 10.8). A resposta sexual excitatória ou inibitória seria mediada por características neurofisiológicas e psicológicas individuais que sofrem influência de fatores genéticos e de aprendizagem (Bancroft et al., 2009). A excitação é resultado do processamento de estímulos sexuais e a inibição resulta do processamento de ameaças intra ou interpessoais (Bancroft e Janssen, 2023).

A inibição sexual adaptativa é deflagrada em situações desfavoráveis ou perigosas para a prática sexual como ameaças físicas ou consequências emocionais e interpessoais negativas. Nesse sentido, os indivíduos com propensão alta para a excitação e baixa para inibição poderiam se envolver em práticas sexuais de risco para sua integridade. Ao contrário,

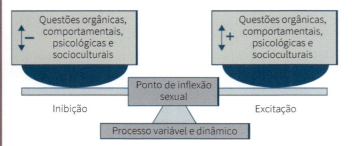

Figura 10.8 Modelo de duplo controle. (Adaptada de: Parish *et al.*, 2021.)

aqueles indivíduos com propensão baixa para a excitação e alta para inibição poderiam ter mais risco de disfunções sexuais (Bancroft *et al.*, 2009).

Por meio da aplicação de questionários, seria possível diferenciar a inibição sexual adaptativa do risco de disfunções sexuais, em situações como o uso de medicamentos ou diante do envelhecimento (Bancroft *et al.*, 2009).

NEUROFISIOLOGIA DA RESPOSTA SEXUAL HUMANA

A resposta sexual humana resulta da interação de fatores neurobiológicos, somáticos, psicológicos e socioculturais. Estímulos que acessam o sistema nervoso central e periférico para desencadear a resposta sexual envolvem uma interação complexa de neurotransmissores, hormônios e substâncias vasoativas. Há regiões encefálicas – sistema límbico, mesencéfalo, córtex pré-frontal e córtex piriforme – envolvidas na neuromodulação da resposta sexual que desempenham funções tanto excitatórias quanto inibitórias (Figura 10.9). O sistema límbico regula as emoções, a memória, o comportamento, as pulsões, a motivação e as ações do sistema nervoso autônomo. As estruturas do sistema límbico especialmente relacionadas com a resposta sexual são a área pré-óptica medial, a amígdala, o núcleo *accumbens*, o hipocampo e o hipotálamo com os núcleos paraventricular e ventromedial (Meston e Frohlich, 2000; Machado, 2013; Goldstein *et al.*, 2017).

O mesencéfalo contribui com as vias excitatórias dopaminérgicas mesolímbica e mesocortical, que partem da área tegmentar ventral para o núcleo *accumbens* e para o córtex pré-frontal, respectivamente. O núcleo *accumbens*, chamado "núcleo de prazer hedônico", compõe o circuito de reforço-recompensa do cérebro, com importante papel na motivação e no prazer sexuais. Os circuitos mesocorticais que incluem o córtex pré-frontal modulam as emoções e o afeto. Outra via excitatória que impacta na resposta sexual é a via dopaminérgica tuberoinfundibular, que se projeta do hipotálamo para a adeno-hipófise, inibindo a liberação de prolactina (Goldstein *et al.*, 2017; Stahl, 2014).

O córtex tem papel fundamental na memória, na associação e projeção de estímulos motores e sensitivos – visuais, auditivos, olfativos, gustativos e táteis. Os aspectos subjetivos das emoções também são processados no córtex cerebral. É no córtex que se processa o aprendizado de comportamentos e condutas sexuais influenciadas pela cultura. Nas diversas culturas, há comportamentos sexuais estimulados e outros considerados inadequados. A memória de experiências sexuais positivas ou negativas impactam o sistema de recompensa e a motivação para novas experiências sexuais (Basson, 2011; Cavalcanti e Cavalcanti, 2012; Machado, 2013).

Para acionar a delicada trama de neuromoduladores que deflagram a resposta sexual, é necessária a presença de estímulos que funcionem como gatilhos. O estímulo sexual efetivo para desencadear a resposta sexual pode vir do meio externo – estímulos sensoriais e contexto em que a prática sexual ocorre – ou interno – fantasias, memórias de vivências sexuais, aprendizados anteriores, respostas condicionadas e sensações físicas (Stahl, 2010a; Stahl, 2010b; Basson, 2011). Também envolve singularidades como tempo, duração e intensidade suficientes para ser considerado efetivo (Cavalcanti e Cavalcanti, 2012). Os estímulos considerados gatilhos para desencadear o desejo e a excitação sexuais são dependentes de dois fatores: 1. especificidade individual, pois o mesmo estímulo pode não ser identificado como erótico por duas pessoas diferentes; 2. capacidade de recepção do estímulo influenciada por fatores psicológicos e biológicos – integridade dos circuitos neuronais, hormonais e físicos (Figura 10.10) (Stevenson e Elliot, 2011).

A resposta sexual é modulada por vias neuronais excitatórias e inibitórias mediadas por neurotransmissores específicos. As vias excitatórias da resposta sexual são mediadas por dopamina, norepinefrina, ocitocina e melanocortina (Figura 10.11). A dopamina é o principal neurotransmissor que estimula o desejo e a excitação sexuais (Giuliano e Allard, 2001; Stahl, 2010a; Stahl, 2010b). Dessa forma, as condições ou drogas que favorecem maior disponibilidade da dopamina são facilitadoras do desejo e da excitação sexuais (Meston e Frohlich, 2000; Stahl, 2010b). O aumento da dopamina pode ocorrer por ação de agonistas nos receptores D_2 (apomorfina, levodopa, bromocriptina) (Meston e Frohlich, 2000), inibição da recaptação (bupropiona) ou da sua degradação nos circuitos mesolímbico

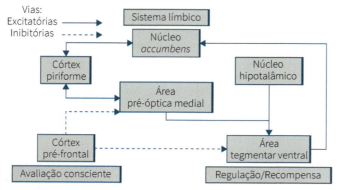

Figura 10.9 Neurobiologia da função sexual. (Adaptada de: Goldstein *et al.*, 2017.)

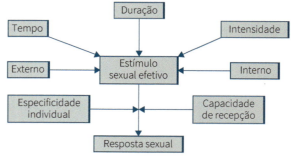

Figura 10.10 Estímulo sexual. (Adaptada de: Stevenson e Elliot, 2011; Cavalcanti e Cavalcanti, 2012.)

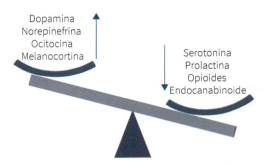

Figura 10.11 Neuromodulares da função sexual. (Adaptada de: Goldstein et al., 2017.)

(núcleo *accumbens*), mesocortical (córtex pré-frontal) e tuberoinfundibular (hipotálamo) (Giuliano e Allard, 2001; Stahl, 2010b; Machado, 2013).

A ocitocina é um neurotransmissor-chave na manifestação do comportamento sexual e reprodutivo, promovendo o contato físico, o vínculo social e a expressão da afetividade (Meston e Frohlich, 2000; Baskerville e Douglas, 2010; Stahl, 2010b). Também favorece a função copulatória e o orgasmo em homens e mulheres (Meston e Frohlich, 2000; Bancroft, 2005; Baskerville *et al.*, 2009). Há evidências em estudos experimentais de que a ocitocina age de forma sinérgica ou sequencial à ação central dopaminérgica para promover o mecanismo de ereção peniana (Baskerville *et al.*, 2009; Baskerville e Douglas, 2010). Os núcleos hipotalâmicos pré-óptico medial, supraóptico e paraventricular integram as vias excitatórias bidirecionais ocitocinérgicas e dopaminérgicas, estando o núcleo supraóptico envolvido com a relação sexual nas ações de penetração e ejaculação (Baskerville *et al.*, 2009). A ocitocina modula a ação dos receptores D_2 de dopamina nos núcleos pré-óptico medial, paraventricular e supraóptico e, perifericamente, promove a contração da musculatura lisa, favorecendo o orgasmo e a ejaculação (Bancroft, 2005; Baskerville *et al.*, 2009; Andersson, 2011).

As melanocortinas e a norepinefrina são neurotransmissores com ações centrais excitatórias da função sexual que modulam a liberação de dopamina em circuitos mesolímbicos de recompensa (Stahl, 2010b). A excitação sexual é facilitada pela atuação das melanocortinas em receptores específicos (MC_3 e MC_4) no sistema límbico e no hipotálamo (Stahl, 2010b). Drogas que aumentam a atividade noradrenérgica central (mirtazapina) têm menor impacto negativo sobre a função sexual (Meston e Frohlich, 2000; Stahl, 2010b). Perifericamente, o sistema adrenérgico é responsável pela manutenção do tônus da musculatura lisa dos vasos e, portanto, inibe a vasocongestão genital e mantém o estado flácido do pênis (Andersson, 2011). A ação da norepinefrina nas vias espinhais descendentes e nos genitais facilita o orgasmo feminino e masculino e a ejaculação (Stahl, 2001a).

Os neuromoduladores das vias inibitórias são a serotonina, a prolactina, os opioides e os endocanabinoides (Machado, 2013). Circuitos inibitórios excessivamente ativos na via mesolímbica de recompensa resultam em hiperatividade da serotonina e hipoatividade da dopamina, ocasionando inibição da função sexual. A serotonina é o neurotransmissor da saciedade que age inibindo a liberação de dopamina no córtex pré-frontal e no tronco cerebral (Stahl, 2010a; Stahl, 2010b). Estudo de revisão sobre a influência da serotonina no comportamento sexual feminino evidenciou a complexidade da atuação desse neurotransmissor em receptores específicos em diferentes áreas cerebrais (Uphouse, 2014). A ação da serotonina e de seus agonistas (inibidores seletivos da recaptação da serotonina) nos receptores $5\text{-}HT_{1A}$ localizados no núcleo hipotalâmico ventromedial e área pré-óptica medial provoca inibição da motivação sexual. No entanto, a ação nos receptores $5\text{-}HT_{2A}/5\text{-}HT_{2C}$ na área pré-óptica medial pode promover a resposta sexual por estimular a liberação de dopamina (Uphouse, 2014). Em vias espinhais descendentes, a serotonina, ao atuar nos receptores $5\text{-}HT_{2A}$, inibe a ejaculação e o orgasmo feminino e masculino (Stahl, 2001a).

A liberação da prolactina é modulada por vias excitatórias dopaminérgicas e inibitórias serotoninérgicas (Meston e Frohlich, 2000; Bancroft, 2005; Galdiero *et al.*, 2012). A estimulação de receptores dopaminérgicos D_2 no circuito tuberoinfundibular inibe a liberação da prolactina, favorecendo a motivação e a excitação sexuais (Bancroft, 2005; Galdiero *et al.*, 2012). Por sua vez, a serotonina estimula a liberação de prolactina, que exerce ação inibitória da resposta sexual (Meston e Frohlich, 2000; Bancroft, 2005; Galdiero *et al.*, 2012). Drogas antagonistas da ação da dopamina, como os antipsicóticos e os inibidores da recaptação da serotonina, resultam em elevação da prolactina, com impacto negativo sobre o desejo e a excitação sexuais (Stahl, 2001b; Bancroft, 2005; Galdiero *et al.*, 2012). A prolactina também participa da modulação inibitória do desejo sexual, interferindo com a ação periférica da testosterona. A prolactina reduz a atividade da 5-alfarredutase, responsável pela conversão tecidual da testosterona em di-hidrotestosterona (Galdiero *et al.*, 2012).

Os esteroides sexuais – testosterona, estradiol e progesterona – exercem ação moduladora múltipla, sobreposta e sinérgica nos circuitos excitatórios e inibitórios (Bancroft, 2005; Cappelletti e Wallen, 2016; Kim, 2022). A testosterona exerce influência positiva na motivação sexual por atuar em vias dopaminérgicas, melhorando a ação da dopamina no hipotálamo (Stahl, 2010b). Além disso, dificulta a ação dos neuromoduladores inibitórios da função sexual – a serotonina, os opioides e a prolactina (Cavalcanti e Cavalcanti, 2012). Parece existir uma ação central da deidroepiandrosterona, incrementando a função sexual por ação indireta na melhora do humor (Dennerstein *et al.*, 2001). O mecanismo excitatório da testosterona no desejo sexual poderia ocorrer por: 1. ação direta em receptores androgênicos; 2. ação indireta por sua aromatização periférica e central em estradiol; 3. por sua ligação preferencial com a globulina carreadora dos hormônios sexuais (SHBG) que disponibiliza mais estrogênio livre circulante (Cappelletti e Wallen, 2016). Há evidências de que o estradiol é o esteroide-chave associado à ação excitatória do desejo sexual nos circuitos cerebrais, na determinação do trofismo urogenital e na modulação da resposta sexual genital (Stahl, 2010b; Roney e Simmons, 2013; Cappelletti e Wallen, 2016). A progesterona foi relacionada à inibição do desejo por reduzir a testosterona, a dopamina e a ocitocina (Stahl, 2010b; Cappelletti e Wallen, 2016).

A acetilcolina é o neurotransmissor do sistema nervoso parassimpático que, atuando em receptores muscarínicos M_3 na musculatura lisa endotelial, favorece os fenômenos de vasocongestão genital (Andersson, 2011). A atividade da acetilcolina nos receptores M_3 inibe a liberação de norepinefrina e a produção de óxido nítrico, ambos necessários para a vasodilatação, que promove a congestão na fase de excitação física genital (Cappelletti e Wallen, 2016). O óxido nítrico e a prostaglandina E1, presentes na musculatura lisa do endotélio dos vasos do

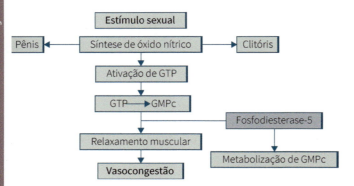

Figura 10.12 Cascata de eventos que promovem a ereção peniana e clitoriana. GTP: guanosina trifosfato; GMPc: monofosfato de guanosina cíclico. (Adaptada de: Meston e Frohlich, 2000.)

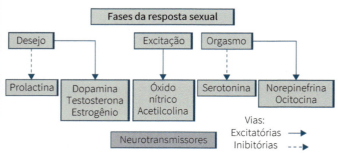

Figura 10.13 Neurobiologia da função sexual. (Adaptada de: Stahl, 2001a; Stahl, 2001b.)

pênis e do clitóris, se ligam à enzima guanilato ciclase, estimulando o trifosfato de guanosina (GTP) a produzir guanosina monofosfato cíclico (GMPc). O GMPc causa diminuição do cálcio intracelular, responsável pelo relaxamento da musculatura lisa endotelial. Os níveis intracelulares de GMPc são controlados principalmente pela enzima fosfodiesterase-5. Os inibidores da fosfodiesterase-5 – sildenafila, tadalafila, vardenafila, iodenafila, udenafila – são facilitadores da ereção peniana, por impedir a degradação do GMPc (Meston e Frohlich, 2000) (Figura 10.12). Um sumário dos neurotransmissores relacionados a cada fase da resposta sexual está disposto na Figura 10.13.

MODIFICAÇÕES ORGÂNICAS DA RESPOSTA SEXUAL HUMANA

Masters e Johnson (1984) descreveram os fenômenos fisiológicos da resposta sexual de mulheres e homens. Durante a fase de excitação, os fenômenos fisiológicos mediados pelos estímulos sexuais foram de duas naturezas distintas: 1. vasocongestivas superficiais e profundas; 2. miotônicas generalizadas e específicas. Os eventos vasocongestivos e miotônicos se mostraram mais intensos com o progredir da excitação.

Modificações extragenitais femininas e masculinas

A resposta vasocongestiva extragenital superficial se manifesta pelo fenômeno de *flush* sexual que aparece como um eritema predominantemente no tórax, pescoço e face, podendo se estender para os membros superiores e inferiores. O *flush* sexual se apresenta de forma mais frequente em jovens quando comparados às pessoas idosas e nas mulheres em relação aos homens. Outras manifestações vasocongestivas superficiais ocorrem na mama feminina pela expansão da rede vascular superficial e o aparecimento da tumescência da aréola. A expansão da rede vascular profunda das mamas, com consequente aumento de volume delas, constitui o fenômeno vasocongestivo profundo, que se mostrou mais frequente em mulheres jovens e naquelas não lactantes.

A resposta extragenital miotônica se dá por aumento da tensão da musculatura de forma diretamente proporcional à intensidade da excitação. Os eventos miotônicos se caracterizam por contrações musculares voluntárias e involuntárias – especialmente na fase de orgasmo – que envolvem todo o corpo. Houve descrição do espasmo carpopedal, caracterizado por contrações dos dedos das mãos e dos pés, associado à hiperextensão involuntária do arco dos pés, que progressivamente desaparece com o avançar da idade. Também foi relatada a extensão espasmódica dos músculos das coxas e pernas. Outras modificações extragenitais envolvem o sistema cardiovascular e respiratório ocasionando o aumento da frequência cardíaca, da frequência respiratória e da pressão arterial. Após o orgasmo, observou-se a reversão progressiva e completa dos fenômenos extragenitais vasocongestivos e miotônicos, assim como o retorno dos parâmetros de frequência cardíaca, frequência respiratória e pressão arterial para valores pré-excitatórios. Na fase de resolução, também foi descrito o fenômeno perspiratório, caracterizado por transpiração generalizada ou restrita à palma das mãos, planta dos pés e axilas (Masters e Johnson, 1984).

Modificações genitais masculinas

Segundo Masters e Johnson, a resposta genital masculina aos estímulos sexuais envolve modificações vasocongestivas nos testículos, bolsas escrotais e no pênis. As bolsas escrotais sofrem vasocongestão superficial e contração do músculo dartos que resulta em diminuição do seu diâmetro com elevação dos testículos em direção ao anel inguinal e rotação anterior, aproximando-os do períneo na iminência da fase ejaculatória. O pênis sofre intensa vasocongestão mediada pelo relaxamento da musculatura lisa trabecular, seguida de enchimento arterial dos espaços lacunares. Ocorre aumento da pressão intracavernosa e consequente compressão do plexo venoso contra a túnica albugínea e redução da drenagem venosa. Essa é a fase de tumescência peniana. Há rigidez máxima peniana quando ocorre a impossibilidade de distensão adicional da túnica albugínea aliada à oclusão venosa (Masters e Johnson, 1984).

Na fase orgásmica, as contrações involuntárias dos músculos superficiais e profundos do períneo favorecem a ejaculação. O orgasmo e a ejaculação foram descritos como eventos distintos. A ejaculação apresenta duas fases, a saber: 1. emissão; 2. ejaculação propriamente dita ou expulsão. A emissão é a fase em que as contrações musculares lançam o esperma do canal deferente, vesículas seminais e próstata na uretra prostática. Há contração do esfíncter vesical, impedindo a ejaculação retrógrada e a saída de urina da bexiga (Masters e Johnson, 1984). A sensação de inevitabilidade ejaculatória antecede a ejaculação propriamente dita em 2 a 3 segundos (Cavalcanti e Cavalcanti, 2012). A ejaculação propriamente dita resulta de contrações rítmicas dos músculos bulboesponjoso e isquiocavernoso a cada 0,8 segundo, lançando o esperma da uretra prostática para a uretra membranosa e, na sequência, para a uretra esponjosa e meato uretral (Masters e Johnson, 1984).

Modificações genitais femininas

A resposta genital aos estímulos sexuais apresenta particularidades relacionadas aos gêneros feminino e masculino, conforme relatado por Masters e Johnson (1984). Nas mulheres, a fase de excitação promove modificações vasocongestivas na vulva, lábios externos e internos, clitóris, bulbos da vagina, vagina e útero. Em nulíparas, os lábios externos tornam-se mais finos, entreabertos e comprimidos em direção ao períneo, enquanto nas multíparas os lábios externos aumentam de volume. Em ambos os grupos de mulheres, os lábios internos adquirem coloração que varia do vermelho ao vinho, duplicam ou triplicam de volume, são projetados para fora afastando os lábios externos e contribuindo para aumentar o comprimento da vagina (Masters e Johnson, 1984).

Para Masters e Johnson, o clitóris desempenharia a função de receber e transformar os estímulos sexuais. Nas suas observações, o clitóris sofre alterações com possível aumento de volume da glande associada também ao aumento de volume e intumescência do corpo. Na fase de platô – fase final da excitação – ocorrem a retração do corpo do clitóris, provocado pela contração dos músculos isquiocavernosos, e o desaparecimento da glande. Esses autores relataram que a manipulação direta do corpo do clitóris provocaria o orgasmo, sem que houvesse diferença daquele obtido pela estimulação da vagina. Os músculos bulbovaginais sofrem vasocongestão, turgência e se contraem em sinergismo com as contrações dos músculos superficiais e profundos do períneo (Masters e Johnson, 1984).

As reações vasocongestivas vaginais incluem o aumento do transudato, que caracteriza maior lubrificação, a coloração vermelho-escura e a distensão longitudinal com incremento adicional de 2,5 a 3 cm de comprimento. Também ocorre a expansão lateral de 3,5 a 5 cm nos dois terços superiores da vagina, caracterizando o lago seminal para receber o esperma. A vasocongestão ocorrida no terço inferior da vagina, associada àquela dos bulbos cavernosos e esponjosos, resulta na formação da plataforma orgásmica, que reduz em um terço o diâmetro da parte inferior da vagina. O fenômeno vasocongestivo resulta em aumento de volume uterino e de sua elevação em direção à falsa pelve, mediada pela expansão da vagina e pelo encurtamento dos ligamentos uterinos congestos (Masters e Johnson, 1984).

Na fase de orgasmo, ocorrem os fenômenos miotônicos da plataforma orgásmica, com 10 a 15 contrações em intervalos de 0,8 segundo, associados a contrações uterinas. Além das contrações involuntárias, há descrição de estado alterado de consciência e sensação de bem-estar e contentamento (Yeung e Pauls, 2016). Na fase de resolução, a vasocongestão se desfaz lentamente, embora nas mulheres anorgásmicas a estase pélvica resultante da involução vasocongestiva mais lenta possa resultar em sensação de plenitude e dor pélvica (Masters e Johnson, 1984). Um dos debates recentes sobre a resposta sexual feminina recai sobre o papel central do clitóris no orgasmo feminino (Arias-Castillo et al., 2023).

PAPEL DO CLITÓRIS NO ORGASMO FEMININO

A anatomia do clitóris foi revisitada com estudos de imagens de ressonância nuclear magnética demonstrando o seu formato em *boomerang* e sua localização em relação à uretra e à vagina. A íntima relação do clitóris com a uretra e a parede vaginal anterior forma o complexo clitouretrovaginal, considerado uma unidade anatomofuncional imprescindível para a fisiologia do orgasmo (Arias-Castillo et al., 2023). A anatomia peculiar do clitóris e seu intrincado suprimento neurovascular o tornam fundamental para uma satisfatória saúde sexual feminina (O'Connell et al., 2008; Mazloomdoost e Pauls, 2015; Arias-Castillo et al., 2023).

O clitóris é constituído por prepúcio, glande, corpo, crura, bulbos, ligamentos suspensores e raiz. O prepúcio recobre a glande e se estende aos lábios internos. Já o corpo é formado pelas cruras bilaterais que circundam a uretra e se fixam nos ramos isquiopúbicos recobertos pelos músculos isquiocavernosos. Por sua vez, os bulbos tornam-se ingurgitados durante a excitação genital e favorecem a lubrificação vaginal. Os ligamentos suspensores fixam o corpo, a glande e os bulbos à sínfise púbica. A raiz é o ponto de união de todo o corpo erétil clitoriano e está localizada bem superficial à pele e próximo da uretra (Puppo, 2011; Mazloomdoost e Pauls, 2015; Yeung e Pauls, 2016).

A sensibilidade do clitóris é resultado da rica inervação da glande pelos nervos dorsais do clitóris, ramos do nervo pudendo e nervos cavernosos, além da presença abundante de corpúsculos de Pacini e Meissner. Essa inervação detecta vibrações e sensações profundas que favorecem a estimulação tátil e levam ao ingurgitamento e à tumescência do clitóris. A estimulação clitoriana externa (glande) é considerada central para a excitação sexual feminina (Mazloomdoost e Pauls, 2015). Estudos evidenciaram que a distensão do terço inferior da vagina durante a penetração vaginal estimula indiretamente o complexo clitouretrovaginal, responsável pelo orgasmo (Buisson et al., 2010; Buisson e Jannini, 2013; Arias-Castillo et al., 2023).

A existência do ponto G de Gräfenberg como uma estrutura anatômica e erógena distinta, localizada na parede vaginal anterior, não foi confirmada (Puppo, 2011; Mazloomdoost e Pauls, 2015). No entanto, recente publicação revisou o artigo original de Gräfenberg que descreve cinco regiões erógenas na parede vaginal anterior: crura e bulbos do clitóris, uretra, tecido glandular que envolve a uretra e a parede vaginal anterior (Goldstein e Goldstein, 2022). Esses autores reconhecem a importância dessa zona erógena para a resposta sexual feminina e sugerem nomeá-la "zona de Gräfenberg" ou "zona G" (Goldstein e Goldstein, 2022), que está em correspondência ao complexo clitouretrovaginal (Arias-Castillo et al., 2023).

CONSIDERAÇÕES FINAIS

A resposta sexual humana resulta da influência mútua de aspectos biopsicossociais. Uma sucessão de pesquisas contribuiu para a produção de conhecimentos sobre a fisiologia da resposta sexual ao longo de décadas. Esquemas fásicos da resposta sexual foram descritos e aprimorados em meio a investigações comportamentais e de observação e registro dos achados anatômicos e fisiológicos da resposta sexual de homens e mulheres. A complexidade e a singularidade da resposta sexual feminina foram evidenciadas, contribuindo para demonstrar não haver um modelo único de resposta sexual para ambos os gêneros. Por sua vez, o modelo de duplo controle postula que a resposta sexual é resultado da interação entre excitação e inibição no cérebro em sistemas neurofisiológicos independentes.

A neurofisiologia da resposta sexual compreende uma interação complexa de neurotransmissores, hormônios e substâncias vasoativas. Estímulos sexuais efetivos acionam a delicada trama de neuromoduladores que deflagram a resposta sexual. O sistema límbico, mesencéfalo, córtex pré-frontal e córtex piriforme estão envolvidos na neuromodulação da resposta sexual atuando em vias tanto excitatórias quanto inibitórias. As vias excitatórias da resposta sexual são mediadas por dopamina, norepinefrina, ocitocina e melanocortina. Os neuromoduladores das vias inibitórias são a serotonina, a prolactina, os opioides e os endocanabinoides. Os esteroides sexuais exercem ação moduladora múltipla, sobreposta e sinérgica nos circuitos excitatórios e inibitórios. A acetilcolina é o neurotransmissor que promove os fenômenos de vasocongestão genital masculina e feminina.

As modificações orgânicas da resposta sexual humana abrangem eventos vasocongestivos e miotônicos extragenitais e genitais. Reações vasocongestivas e miotônicas fazem parte da fase de excitação; já a fase de orgasmo é caracterizada por contrações involuntárias da musculatura genital. O clitóris desempenha papel central no orgasmo feminino com sua anatomia peculiar e íntima relação com a uretra e a parede vaginal anterior. Esse complexo clitouretrovaginal é considerado uma unidade anatomofuncional imprescindível para a fisiologia do orgasmo. Não há evidências anatômicas da existência do ponto G como estrutura erógena distinta. No entanto, a descrição do complexo clitouretrovaginal como área fundamental para a resposta sexual feminina resultou em sugestão para nomeá-lo "zona G" ou "zona de Gräfenberg".

REFERÊNCIAS BIBLIOGRÁFICAS

AMERICAN PSYCHIATRIC ASSOCIATION. *Diagnostic and statistical manual of mental disorders*. 3. ed. rev. Washington, DC: American Psychiatric Association Press, 1987.

AMERICAN PSYCHIATRIC ASSOCIATION. *Manual diagnóstico e estatístico dos transtornos mentais*: DSM-5. 5. ed. Porto Alegre: Artmed, 2014.

ANDERSSON, K. E. Mechanisms of penile erection and basis for pharmacological treatment of erectile dysfunction. *Pharmacological Reviews*, v. 63, n. 4), p. 811-859,2011.

ARIAS-CASTILLO, L.; GARCÍA, L.; GARCÍA-PERDOMO, H. A. The complexity of female orgasm and ejaculation. *Archives of Gynecology and Obstetrics*, v. 308, n. 2, p. 247-234, 2023.

BANCROFT, J. The endocrinology of sexual arousal. *Journal of Endocrinology*, v. 186, n. 3, p. 411-427, 2005.

BANCROFT, J. et al. The dual control model: current status and future directions. *The Journal of Sex Research*, v. 46, p. 121-142, 2009.

BANCROFT, J.; JANSSEN, E. The dual control model of male sexual response: a scoping review, 2009-2022. *The Journal of Sex Research*, v. 60, n. 7, p. 948-968, 2023.

BASKERVILLE, T. A; DOUGLAS, A. J. Dopamine and oxytocin interactions underlying behaviors: potential contributions to behavioral disorders. *CNS Neuroscience & Therapeutics*, v. 16, n. 3, p. 92-123, 2010.

BASKERVILLE, T. A. et al. Dopamin oxytocin interactions in penile erection. *Eur J Neurosci*, v. 30, n. 11, p. 2151-2164, 2009.

BASSON, R. The female sexual response: a different model. *Journal of Sex & Marital Therapy*, v. 26, n. 1, p. 51-65, 2000.

BASSON, R. Using a different model of female sexual response to address women's problematic low sexual desire. *Journal of Sex & Marital Therapy*, v. 27, n. 5, p. 395-403, 2001.

BASSON, R. A model of women's sexual arousal. *Journal of Sex & Marital Therapy*, v. 28, n. 1, p. 1-10, 2002a.

BASSON, R. Rethinking low sexual desire in women. *BJOG: An International Journal of Obstetrics & Gynaecology*, v. 109, n. 4, p. 357-363, 2002b.

BASSON, R. Women's sexual dysfunction revised and expanded definitions. *Canadian Medical Association Journal*, v. 172, n. 10, p. 1327-1333, 2005.

BASSON, R. Transtorno da excitação/desejo sexual em mulheres. *In*: LEIBLUM, S. R. *Princípios e prática da terapia sexual*. 4. ed. São Paulo: Roca, 2011.

BUISSON, O. et al. Coitus as revealed by ultrasound in one volunteer couple. *The Journal of Sexual Medicine*, v. 7, p. 2750-2754, 2010.

BUISSON, O.; JANNINI, E. A. Pilot echographic study of the differences in clitoral involvement following clitoral or vaginal sexual stimulation. *The Journal of Sexual Medicine*, v. 10, p. 2734-2740, 2013.

CAPPELLETTI, M.; WALLEN, K. Increasing women's sexual desire: the comparative effectiveness of estrogens and androgens. *Hormones and Behavior*, v. 78, p. 178-193, 2016.

CAVALCANTI, R.; CAVALCANTI, M. *Tratamento clínico das inadequações sexuais*. 4. ed. São Paulo: Roca, 2012.

DENNERSTEIN, L.; DUDLEY, E.; BURGER, H. Are changes in sexual functioning during midlife due to aging or menopause? *Fertility and Sterility*, v. 76, n. 3, p. 456-460, 2001.

ELLIS, H. *Psicologia do sexo*. Rio de Janeiro: Editorial Bruguera, 1971.

FOUCAULT, M. *História da sexualidade*. A vontade de saber. 16. ed. Rio de Janeiro: Edições Graal, 2005.

GALDIERO, M. et al. Growth hormone, prolactin, and sexuality. *Journal of Endocrinological Investigation*, v. 35, n. 8, p. 782-794, 2002.

GIRALD, A.; KRISTENSEN, E.; SAND, M. Endorsement of models describing sexual response of men and women with a sexual partner: an online survey in a population sample of Danish adults ages 20-64 years. *The Journal of Sexual Medicine*, v. 12, n. 1, p. 116-128, 2015.

GIULIANO, F.; ALLARD, J. Dopamine and sexual function. *International Journal of Impotence Research*, v. 13, Suppl 3, p. S18-28, 2001.

GOLDSTEIN, I. et al. Hypoactive sexual desire disorder: International Society for the Study of Women's Sexual Health (ISSWSH) expert consensus panel review. *Mayo Clinic Proceedings*, v. 92, n. 1, p. 114-128, 2017.

GOLDSTEIN, I.; GOLDSTEIN, S. Should we call it (G-Spot) a G-zone? *Sexual Medicine Reviews*, v. 10, n. 2, p. 181-182, 2022.

HITE, S. *O Relatório Hite sobre sexualidade feminina*. 20. ed. Rio de Janeiro: Bertrand Brasil, 1989.

HITE, S. *O Relatório Hite sobre sexualidade masculina*. 5. ed. Rio de Janeiro: Bertrand Brasil, 1996.

KAPLAN, H. S. *A nova terapia do sexo*. 3. ed. Rio de Janeiro: Nova Fronteira, 1977.

KIM, N. N. Testosterone and female sexual desire: direct or indirect effects? *The Journal of Sexual Medicine*, v. 19, n. 1, p. 5-7, 2022.

KINSEY, A. S.; MARTIN, C. R.; GEBBARD, P. H. *Sexual behavior in the human female*. Philadelphia: WB Saunders, 1954.

KINSEY, A. S.; POMEROY, W. B.; MARTIN, C. R. *Sexual behavior in the human male*. Philadelphia: WB Saunders, 1948.

MACHADO, A. *Neuroanatomia funcional*. 3. ed. Rio de Janeiro: Atheneu, 2013.

MASTERS, W. H.; JOHNSON, V. E. *A resposta sexual humana*. São Paulo: Roca, 1984.

MAZLOOMDOOST, D.; PAULS, R. N. A comprehensive review of the clitoris and its role in female sexual response. *The Journal of Sexual Medicine*, v. 3, n. 4, p. 245-263, 2015.

MESTON, C. M.; FROHLICH, P. F. The neurobiology of sexual function. *Archives of General Psychiatry*, v. 57, n. 11, p. 1012-1030, 2000.

NOWOSIELSKI, K.; WRÓBEL, B.; KOWALCZYL, R. Women's endorsement of models of sexual response: correlates and predictors. *Archives of Sexual Behavior*, v. 45, n. 2, p. 291-302, 2016.

O'CONNELL, H. E. et al. The anatomy of the distal vagina: towards unity. *The Journal of Sexual Medicine*, v. 5, n. 8, p. 1883-1891, 2008.

PARISH, S. J. et al. The evolution of the female sexual disorder/dysfunction definitions, nomenclature, and classifications: a review of DSM, JCSM, ISSWSH, and ICD. *Sexual Medicine Reviews*, v. 9, n. 1, p. 36-56, 2021.

PUPPO, V. Embryology and anatomy of the vulva: the female orgasm and women's sexual health. *European Journal of Obstetrics & Gynecology and Reproductive Biology*, v. 154, n. 1, p. 3-8, 2011.

RONEY, J. R.; SIMMONS, Z. L. Hormonal predictors of sexual motivation in natural menstrual cycles. *Hormones and Behavior*, v. 63, n. 4, p. 636-645, 2013.

STAHL, S. M. The psychopharmacology of sex, part 2: effects of drugs and disease on the 3 phases of human sexual response. *Journal of Clinical Psychiatry*, v. 62, n. 3, p. 147-148, 2001a.

STAHL, S. M. The psychopharmacology of sex, part 1: neurotransmitters and the 3 phases of the human sexual response. *Journal of Clinical Psychiatry*, v. 60, n. 2, p. 80-81, 2001b.

STAHL, S. M. Circuits of sexual desire in hypoactive sexual desire disorder. *Journal of Clinical Psychiatry*, v. 71, n. 5, p. 518-519, 2010a.

STAHL, S. M. Targeting circuits of sexual desire as a treatment strategy for hypoactive sexual desire disorder. *Journal of Clinical Psychiatry*, v. 71, n. 7, p. 821-822, 2010b.

STAHL, S. M. *Psicofarmacologia: bases neurocientíficas e aplicações práticas*. 4. ed. São Paulo: Guanabara Koogan, 2014.

STEVENSON, R. W. D.; ELLIOTT, S. L. Sexualidade e doença. *In*: LEIBLUM, S. R. *Princípios e prática da terapia sexual*. 4. ed. São Paulo: Roca, 2011.

UPHOUSE, L. Pharmacology of serotonin and female sexual behavior. *Pharmacology Biochemistry and Behavior*, v. 121, p. 31-42, 2014.

YEUNG, J.; PAULS, R. N. Anatomy of the vulva and the female sexual response. *Obstetrics and Gynecology Clinics of North America*, v. 43, p. 27-44, 2016.

CAPÍTULO **11**

Anamnese em Sexologia e Critérios Diagnósticos das Disfunções Sexuais

Lucia Alves da Silva Lara • Júlia Kefalás Troncon

INTRODUÇÃO

A resposta sexual alterada culmina com a insatisfação sexual e pode desencadear sofrimento, rebaixamento da autoestima, depressão e dificultar as relações interpessoais, interferindo na qualidade de vida da mulher (Mulhall *et al.*, 2008; Studd, 2007). A abordagem das disfunções sexuais (DSs) precisa contemplar os fatores biológicos (Nappi *et al.*, 2005), ambientais, socioculturais, psíquicos, relacionais, religiosos e as dificuldades diádicas que levam à DS (Frank *et al.*, 2008; Taylor e Davis, 2006; Vauth *et al.*, 1999). Assim, a anamnese em sexologia é um desafio para o ginecologista e obstetra (GO), que necessita receber treinamento para lidar com a saúde sexual da mulher. Nem sempre a queixa sexual é espontânea, mas 86% das mulheres desejam que o médico aborde a função sexual delas (Smith *et al.*, 2007). O GO é o profissional que tem acesso à intimidade física e emocional da mulher e tem oportunidade de questionar sobre sua função sexual.

Vale reforçar que nem sempre o GO resolverá a queixa sexual da mulher, mas, mediante uma anamnese cuidadosa, ele poderá identificar a fase da resposta sexual comprometida e o seu fator causal. Com isso, poderá solucionar o problema da paciente ou referenciá-la para um profissional que oferecerá a assistência adequada. Este capítulo tem o objetivo de oferecer os conceitos básicos sobre função e DS, e mostrar um modelo de anamnese para investigação e diagnóstico das disfunções sexuais femininas (DSFs).

ASPECTOS DA RESPOSTA SEXUAL HUMANA

As queixas sexuais são altamente prevalentes em todo o mundo. No Brasil, 49% das mulheres têm dificuldades sexuais (Abdo *et al.*, 2004), entretanto nem sempre essas queixas são classificadas como DSs, podendo constituir apenas um "problema sexual" (Rosen e Laumann, 2003), que poderá ser solucionado com aconselhamento.

A DS é definida como uma síndrome que compreende a dificuldade recorrente que os adultos apresentam de experimentar atividades sexuais não coercivas e satisfatórias, que dura vários meses e que causa angústia/sofrimento à pessoa (*ICD-11 – Mortality and Morbidity Statistics*, [s.d.]-a). Em resumo, a DS é uma alteração em qualquer fase da resposta sexual com duração de, pelo menos, 6 meses e que causa desconforto/sofrimento à pessoa.

A anamnese sexual deverá discriminar se a DS ocorre com um parceiro específico, em uma situação específica, e se a resposta sexual individual (não compartilhada) está adequada. Utilizamos o termo "resposta sexual não compartilhada" quando a pessoa expressa, espontaneamente, interesse sexual, o que seria um pensamento sexual espontâneo (fantasias sexuais) (*ICD-11 – Mortality and Morbidity Statistics*, [s.d.]-b). Já o desejo sexual responsivo é quando a pessoa responde a um estímulo externo ou por exposição a cenas eróticas, fora da relação sexual com ou motivada pela sua parceria. A expressão sexual espontânea permite discriminar se a queixa sexual é devida à sua relação com a parceria o que, pela CID-11, é chamado "disfunção sexual situacional". Na prática clínica, as DSs constituem alterações nas fases do desejo, excitação e orgasmo, e a presença de dor na relação pênis-vagina. O modelo utilizado para a abordagem da DSF deverá avaliar ambas as condições; tanto a resposta sexual individual, quanto se a resposta sexual compartilhada com a parceria está adequada.

Evolução dos modelos da resposta sexual humana

O primeiro modelo de resposta sexual humana fisiológica deve-se ao casal Masters e Johnson (1966) e elucida os aspectos fisiológicos descrevendo os sinais físicos e genitais da excitação com grande ênfase ao orgasmo. Em 1974, Kaplan apresentou um novo modelo conhecido pelo acrônimo DEO: desejo (D), excitação (E) e orgasmo (O), sendo o desejo sexual uma interpretação central da resposta física e, portanto, considerado um atributo psíquico (Kaplan, 1977).

O modelo cíclico, atual, da resposta sexual feminina contempla os aspectos psíquicos e emocionais da função sexual humana (Basson, 2000) e considera que a mulher nem sempre está pronta para uma relação sexual, mas pode se engajar no sexo a partir da neutralidade sexual, ou seja, sem desejo sexual espontâneo. Basson esclarece que, ao iniciar uma relação sexual, a mullher se excita, torna-se receptiva e passa a sentir desejo sexual desde que exista uma intimidade emocional com a parceria. Esse modelo recebeu muitas críticas, porque se aplica bem às mulheres em relacionamento de longa duração, mas não considera o desejo sexual espontâneo (instinto sexual) que é inerente ao ser humano. Assim, em 2003, o desejo sexual espontâneo foi inserido como parte do ciclo da resposta sexual feminina proposto por Basson (Basson *et al.*, 2003).

Classificação das disfunções sexuais femininas

A Classificação Internacional de Doenças, 10ª edição (CID-10), ainda vigente no Brasil, agrupa as DSFs na classificação F52 (*ICD-10 Version: 2016*, [s.d.]) (Tabela 11.1). A CID-10 é adotada nos procedimentos do Sistema Único de Saúde (SUS), e, por isso, será adotada neste capítulo, uma vez que a CID-11 ainda não se encontra vigente no Brasil.

Tabela 11.1 Classificação das disfunções sexuais femininas pela CID-10.

F52	Disfunção sexual não causada por transtorno ou doença orgânica
F52.0	Ausência ou perda do desejo sexual Frigidez Transtorno hipoativo do desejo sexual
F52.1	Aversão sexual e ausência de prazer sexual Anedonia (sexual)
F52.2	Falha de resposta genital (disfunção de ereção, no homem)
F52.3	Disfunção orgásmica Anorgasmia psicogênica Inibição do orgasmo (na mulher, no homem)
F52.4	Ejaculação precoce
F52.5	Vaginismo não orgânico Vaginismo psicogênico
F52.6	Dispareunia não orgânica Dispareunia psicogênica
F52.7	Apetite sexual excessivo Ninfomania Satiríase
F52.8	Outras disfunções sexuais não devidas a transtorno ou à doença orgânica Dismenorreia psicogênica
F52.9	Disfunção sexual não devida a transtorno ou à doença orgânica, não especificada

Desejo sexual hipoativo

O desejo sexual hipoativo (DSH) ou falta de interesse por sexo é a persistente ou recorrente deficiência, ou ausência de fantasias/pensamentos sexuais, e/ou desejo ou receptividade para a atividade sexual, que causa angústia pessoal. O DSH manifesta-se por qualquer um dos seguintes critérios: (i) desejo espontâneo reduzido ou ausente; (ii) resposta reduzida ou ausente aos estímulos eróticos (toque, filmes, livros, cenas); (iii) incapacidade de sustentar desejo ou interesse em atividade sexual, uma vez iniciada (*ICD-11 – Mortality and Morbidity Statistics*, [s.d.]-b). A presença de "sofrimento" associada à queixa sexual é condição básica para caracterizar a DS (Basson *et al.*, 2000), bem como a duração de pelo menos seis meses. O DSH é a DS mais prevalente entre as mulheres, chegando a acometer 9,5% das brasileiras (Abdo *et al.*, 2010).

Disfunção de excitação ou transtorno da excitação sexual

É a incapacidade persistente, ou recorrente dificuldade, de adquirir ou manter uma resposta excitatória adequada de lubrificação e turgescência até o término da atividade sexual. A excitação sexual é evidenciada pela sensação de intumescimento na região da vulva, clitóris e vagina, devido ao aporte aumentado de sangue para essa região, que é responsável pela lubrificação da vagina (Jayne e Gago, 2009). A disfunção de excitação acomete 30% das mulheres (Colson *et al.*, 2006).

Transtorno do orgasmo feminino

O orgasmo é uma sensação de intenso prazer e bem-estar genital e geral (Meston *et al.*, 2004a), caracterizado por intenso prazer que culmina em contrações múltiplas prazerosas na região genital, com redução gradativa de intensidade até que se dissipam, culminando com o relaxamento físico e sensação de bem-estar (Kratochvil, 1994). Previamente ao orgasmo, o clitóris fica ereto e retrai, os pequenos lábios ficam intumescidos, os batimentos cardíacos elevam-se, a pressão sanguínea aumenta e o ritmo da respiração acelera.

A anorgasmia é caracterizada pela ausência ou infrequência acentuada do orgasmo ou redução acentuada da intensidade das sensações orgásmicas apesar da estimulação sexual adequada, que seja duradoura e associada a um sofrimento clinicamente significativo (*ICD-11 – Mortality and Morbidity Statistics*, [s.d.]-b). Acomete de 11 a 60% das mulheres em idade adulta (Meston *et al.*, 2004b), conforme a faixa etária.

O orgasmo pode ser um evento espontâneo ou aprendido que envolve o amadurecimento psicológico da mulher, autoconfiança e conhecimento da genitália, sua habilidade para contrair ritmicamente a musculatura pélvica e, principalmente, se sentir confortável para o autoerotismo. As mulheres têm a capacidade de atingir o orgasmo quando estimuladas (Georgiadis *et al.*, 2006) e, as que não o conseguem espontaneamente (Ishak *et al.*, 2010), podem utilizar técnicas de estímulo direto no clitóris (autoerotismo, estímulo pelo parceiro, sexo oral, estímulo por vibradores, chuveirinho etc.) (Reisinger, 1978). As fantasias acerca do orgasmo são frequentes, e muitas mulheres se frustram por não terem orgasmo simultâneo com o parceiro (Colson *et al.*, 2006), o que pode levá-las a desenvolver disfunção do desejo sexual quando não conseguem ter orgasmo. Embora o orgasmo seja muito importante para a mulher, por si só não constitui um marcador de satisfação sexual feminina (Gałecki *et al.*, 2012). Isso é evidente porque as mulheres que conseguem ter orgasmo, mas não sentem desejo, se reconhecem como sexualmente disfuncionantes.

Dispareunia, vaginismo, vulvodínia

A dor na relação sexual inclui vaginismo, dispareunia e vulvodínia. O termo vaginismo foi introduzido na literatura médica no século XVI e descrito em 1859 pelo ginecologista inglês Sims como uma condição associada ao espasmo da musculatura vaginal que atribuía como causa a ação de substâncias irritantes na vulva (Lahaie *et al.*, 2010).

O vaginismo (distúrbio de dor à penetração sexual) é caracterizado por pelo menos um dos seguintes critérios: (i) dificuldade acentuada e persistente ou recorrente na penetração, devido a contração involuntária ou tensão dos músculos do assoalho pélvico durante tentativa de penetração; (ii) dor vulvovaginal ou pélvica acentuada e persistente ou recorrente durante a penetração; (iii) presença de medo ou ansiedade em antecipação à dor vulvovaginal ou pélvica, durante ou como resultado de penetração vaginal (*ICD-11 – Mortality and Morbidity Statistics*, [s.d.]-b).

O vaginismo interfere na relação sexual, causa sofrimento ou dificuldade interpessoal. O diagnóstico inclui a duração dos sintomas por mais de seis meses associado ao sofrimento da mulher, devendo ser excluídos os transtornos mentais, violência sexual pelo parceiro ou outros fatores estressores que possam resultar em dor sexual (*ICD-11 – Mortality and Morbidity Statistics*, [s.d.]-b).

A dispareunia é a dor genital que pode aparecer antes, durante ou após relação sexual (Berman *et al.*, 2003). Pelo DSM-IV, os critérios para definir a dispareunia incluem a presença de dor recorrente ou persistente associada com relação sexual vaginal, que cause sofrimento ou dificuldade interpessoal, não é causada exclusivamente por vaginismo ou falta de lubrificação e não está relacionada a uma condição médica geral ou distúrbios psiquiátricos (Berman *et al.*, 2003). A dispareunia acomete 12 a 21% das mulheres adultas e 20% das adolescentes apresentam dispareunia principalmente superficial (Landry e Bergeron, 2009).

A vulvodínia é a dor na vulva com pelo menos três meses de duração sem causa aparente, mas que pode ter associação com determinados fatores (Bornstein *et al.*, 2016) como infecções, hipoestrogenismo, contraceptivos hormonais etc. A classificação da vulvodínia obedece aos seguintes critérios:

- **Localização**: localizada (vestibulodínia, clitorodínia) ou generalizada ou mista (localizada e generalizada)
- **Surgimento**: provocada (inserção do tampão, contato) ou espontânea ou mista (provocada e espontânea)
- **Início**: primário ou secundário
- **Padrão temporal**: intermitente, persistente, constante, imediato, tardio (Bornstein *et al.*, 2016).

Outras disfunções sexuais não especificadas

Existem sintomas de DS, mas não apresentam os critérios que caracterizam qualquer DS conhecida, não havendo, então, informações suficientes para um diagnóstico mais completo.

CAUSAS DAS DISFUNÇÕES SEXUAIS

O diagnóstico de uma DS, por si só, não define o tratamento e é necessário descobrir a causa da DS para realizar o planejamento terapêutico. Por exemplo: DSH consequente a conflito relacional, vaginismo consequente a abuso sexual (Beaulieu *et al.*, 2023) etc. Vale lembrar que as DSs são multifatoriais e estão associadas a fatores biológicos, psíquicos, ambientais, relacionais, entre outros, que atuam isolada ou concomitantemente (Bancroft *et al.*, 2003). As alterações psíquicas devidas a estresse, ansiedade e depressão são importantes causas de DS (Lykins *et al.*, 2012).

A inabilidade do parceiro para as carícias sexuais, o desconhecimento da anatomia, a dificuldade de entrega, a repressão sexual familiar, social e religiosa, o preconceito quanto ao autoerotismo, o desconhecimento da resposta sexual e o repertório sexual limitado são causas comuns de DS.

Determinadas drogas, como os inibidores seletivos da recaptação da serotonina (ISRS) e os benzodiazepínicos, levam ao aumento da serotonina, interferindo na resposta sexual. Os antipsicóticos antidopaminérgicos, antiandrogênicos, betabloqueadores adrenérgicos, anti-hipertensivos de ação central e anticoncepcionais hormonais (Burrows *et al.*, 2012) também estão associados às DSs.

As patologias sistêmicas como *diabetes mellitus* (Olarinoye e Olarinoye, 2008), hipertensão arterial, tireoidopatias, neuropatias, dor pélvica crônica, depressão e ansiedade, hipoestrogenismo (Perez-Lopez *et al.*, 2012), hiperprolactinemia e hipoandrogenismo devem ser pesquisadas em mulheres com DS.

Os relacionamentos de longa duração predispõem à rotina relacional e desmotivam os jogos sexuais (Fisher *et al.*, 2005); podem comprometer o mecanismo de atração entre os parceiros que é facilitado (Gonzaga *et al.*, 2001); e reduzem a motivação para o sexo (Aron *et al.*, 2005). As áreas cerebrais ativadas em relacionamentos de longa duração são diferentes daquelas ativadas por sentimentos de paixão muito mais associados à ativação de áreas do cérebro relacionadas com os mecanismos de motivação e recompensa intimamente vinculados ao sistema dopaminérgico (Fisher *et al.*, 2016). É necessário avaliar o vínculo conjugal que permite localizar os conflitos relacionais e a importância do relacionamento conjugal e sexual para o casal; isso contribui para entender se os problemas sexuais são a causa ou a consequência dos conflitos diádicos. O vínculo conjugal é composto pelo vínculo amoroso (Hazan e Shaver, 1987), vínculo simbiótico e vínculo de conveniência (Langeslag e van Strien, 2016). O vínculo amoroso é caracterizado pela relação erotizada entre as parcerias e facilita a intimidade entre os parceiros, que é uma dimensão facilitadora da harmonia conjugal e da funcionalidade sexual (Beaulieu *et al.*, 2023). O vínculo simbiótico caracteriza-se por um vínculo de dependência em que a parceria ocupa a função delegada de cuidar, de julgar ou de orientar o outro. O vínculo de conveniência envolve as relações de interesse do casal, como: social, econômica, profissional, familiar, política. A conveniência pode estruturar e ser a causa da convivência, e pode ser encoberta ou explícita. Para aferir o tipo de sentimento que a pessoa mantém em relação ao seu par romântico, pode-se escrever em uma folha de papel estas três expressões: vínculo amoroso, vínculo de dependência, vínculo de conveniência. Pedir à mulher que reflita sobre qual desses vínculos é a base da sua relação diádica. Isso poderá auxiliar o médico nos encaminhamentos para terapia de casal se os conflitos extrapolam o vínculo amoroso.

Os sentimentos de culpa, vergonha e negação da sexualidade limitam a expressão sexual e dificultam a entrega no momento da relação sexual. A dificuldade de entrega pode estar associada à distorção da autoimagem e levar à anorgasmia. A capacidade da mulher em ter orgasmo está ligada à aceitação dos seus órgãos genitais, do seu corpo e da sua sexualidade.

A violência sexual (abuso sexual e estupro) compromete a autoestima e promove sentimentos negativos em relação à sexualidade e ao sexo (Lutfey *et al.*, 2008; da Silva *et al.*, 2023). Mulheres que sofreram abuso sexual têm maior chance de apresentar depressão, ansiedade, transtornos alimentares, transtorno de estresse pós-traumático e distúrbios de identidade (Leonard e Follete, 2002), e todas essas condições podem cursar com dificuldades na área afetiva e sexual.

As modificações fisiológicas hormonais no ciclo da vida como o período gestacional e o puerpério, a menopausa e o progredir da idade podem modificar a resposta sexual das mulheres (Degauquier *et al.*, 2012). A menopausa cursa com redução do desejo sexual em 40 a 55% das mulheres, redução da lubrificação (25 a 30%) e dispareunia (12 a 45%), sendo essas algumas das complicações da síndrome geniturinária da menopausa (SGM) (Scavello *et al.*, 2019; Moreira Jr. *et al.*, 2006). O hipoestrogenismo da pós-menopausa natural pode levar a ressecamento vulvovaginal, dispareunia e redução do desejo sexual (Lara *et al.*, 2009). A dor coital é mais prevalente após a menopausa e aumenta com o progredir da idade da mulher.

O declínio dos androgênios pode causar o DSH (van Anders *et al.*, 2007; Wahlin-Jacobsen *et al.*, 2017). A deidroepiandrosterona e a testosterona reduzem com o progredir da idade, o que pode levar à DS (Gracia *et al.*, 2007).

Os polimorfismos dos receptores da dopamina DRD4 estão associados a maior ou menor expressão do desejo e da excitação sexual (Ben Zion *et al.*, 2006). Outros neurotransmissores como o óxido nítrico e o peptídeo intestinal vasoativo alteram-se com a redução dos esteroides sexuais e influenciam o desejo sexual, a lubrificação e o orgasmo. Existem estudos evidenciando a associação entre polimorfismos em receptores hormonais e de neurotransmissores e neuropeptídeos levando à dificuldade da mulher em chegar ao orgasmo (Perlis *et al.*, 2009).

Existem também as DSs que são consequentes a uma DS masculina como ejaculação precoce e disfunção erétil do parceiro. Um estudo populacional realizado na Bélgica evidenciou que a inatividade sexual ocorre em 11% dos homens com idade entre 40 e 49 anos, em 25% em homens com idade entre 50 e 59 anos, e em 52% dos homens com idade entre 60 e 69 anos (Enzlin *et al.*, 2004).

ANAMNESE EM SEXOLOGIA

A anamnese sexual precisa contemplar os aspectos psíquicos e biológicos das DSs. Vale lembrar que as dificuldades sexuais são bastante comuns, mas nem sempre constituem disfunção clínica (Bancroft *et al.*, 2003). A persistência dos sintomas por mais de seis meses e a presença do sofrimento são critérios fundamentais para o diagnóstico das DSs. Caso esses dois critérios não estejam presentes, a queixa sexual deve ser abordada como um problema sexual que poderá ser solucionada com acolhimento e medidas educativas ou pelo encaminhamento da mulher para a terapia sexual. Se a mulher refere alteração da resposta sexual, mas não se sente incomodada com a disfunção, o médico não deve oferecer intervenção, isto é, a queixa só é classificada como DS se a pessoa se sente incomodada com ela.

É necessário caracterizar adequadamente a queixa sexual para se chegar ao fator desencadeante. A queixa principal é, em geral, incaracterística e verbalizada como: "não tenho vontade de ter relação sexual", "não sinto nada na relação", "sou fria", entre outros. Para identificar a fase da resposta sexual comprometida, deve-se perguntar à paciente qual a fase da resposta sexual está comprometida: "o desejo sexual, a excitação ou tem dificuldade para ter orgasmo?". A investigação da DS segue o fluxo da investigação de qualquer outra condição clínica, isto é, deve ser caracterizada quanto ao tempo de aparecimento, fatores associados, fatores de melhora, patologias concomitantes, entre outros.

A DS é considerada *primária* quando está presente desde as primeiras experiências sexuais. É *adquirida* ou *secundária* quando se desenvolveu após um período de função sexual adequada. É *generalizada* quando a dificuldade sexual ocorre em qualquer circunstância. É *situacional* quando a ocorre somente com determinados tipos de estímulos sexuais, em determinadas situações ou com determinado parceiro.

A queixa sexual pode derivar do desconhecimento da resposta sexual e de mitos sobre a sexualidade. As crenças derivadas do senso comum e não baseadas em evidências dão origem às disfunções sexuais. Os fatores psíquicos e relacionais também precisam ser investigados e frequentemente estão associados à queixa sexual (Dosch *et al.*, 2016).

O exame físico geral e pélvico, bem como os testes laboratoriais, norteiam o diagnóstico e o tratamento de determinadas DSs (Basson *et al.*, 2004; Hatzichristou *et al.*, 2004). Para a história clínica, é recomendado utilizar um modelo que contemple as dimensões biológicas, psíquicas, emocionais, culturais, ambientais e relacionais que influenciam a resposta sexual humana (Kingsberg *et al.*, 2017; Lara *et al.*, 2017) (Figura 11.1).

Data: / /
• Identificação: nome, idade, escolaridade, profissão, religião, estado civil, tempo de relacionamento
• Parceria: nome, idade, escolaridade, profissão, religião, uso de medicamentos, problemas de saúde
• Qualidade do relacionamento conjugal
• Queixa principal: qual a queixa sexual?
• História da moléstia atual: quando começou; em que situação ocorreu; como desenvolveu o problema; fatores de melhora e de piora; se ela identifica o fator determinante; se o parceiro sabe sobre seu problema sexual
• Tratamentos prévios: medicação em uso, presença de comorbidades
• História gineco-obstétrica: menarca, ciclos menstruais, paridade, via de parto, contracepção, malformações genitais, infecções, cirurgia genital
• História sexual: sexarca, número de parceiros, qualidade da primeira relação e relações anteriores, frequência das relações, orientação sexual, relações extraconjugais, repressão sexual, violência sexual (abuso, estupro)
• Estado emocional atual
• Resposta sexual individual (não compartilhada com a parceria)
Desejo (pensamento sexual com estímulo erótico) ( ) preservado ( ) alterado
Excitação ( ) preservado ( ) alterado
Orgasmo ( ) preservado ( ) alterado
Impulso sexual (pensamento sexual espontâneo) ( ) sim ( ) não
Fantasias sexuais ( ) sim ( ) não
Autoerotismo (masturbação) ( ) sim ( ) não   Satisfação com a vida sexual ( ) sim ( ) não
Função sexual com parceria
O relacionamento é afetivo? ( ) sim ( ) não
Ejaculação precoce ( ) sim ( ) não
Disfunção erétil ( ) sim ( ) não
Parceria sexual feminina
O relacionamento é afetivo? ( ) sim ( ) não
Tem disfunção sexual? ( ) sim ( ) não
Diagnóstico
Avaliação laboratorial: hemograma, TSH, prolactina, testes específicos de acordo com sinais e sintomas, testosterona (para avaliar reposição)
Intervenções (medidas gerais-modelo EOP, específicas de acordo com a queixa, psicoterapia, terapia sexual)

Figura 11.1 Anamnese para avaliação da queixa sexual feminina. EOP: acrônimo para: **E**nsinar a resposta sexual, **O**rientações sobre saúde sexual, **P**ermitir e estimular o prazer sexual. (Fonte: Lara *et al.*, 2017.)

Para uma avaliação laboratorial mínima, recomenda-se a dosagem do hormônio estimulante da tireoide (TSH) e da prolactina, e a realização de hemograma para afastar anemia (Galdiero *et al.*, 2012). A dosagem da testosterona total é realizada em mulheres na pré e pós-menopausa, que são candidatas ao uso de terapia androgênica, e serve para o monitoramento do tratamento com uma dosagem de controle após três meses de uso, para verificação dos níveis plasmáticos que certificam se a mulher está usando o medicamento corretamente.

CONSIDERAÇÕES FINAIS

A abordagem da DS feminina pelo ginecologista segue o fluxograma da investigação de qualquer patologia, com a diferença de que aspectos psíquicos, relacionais e ambientais precisam ser considerados. A ficha clínica proposta na Figura 11.1 contempla essas dimensões e favorece diagnosticar a disfunção e o fator desencadeante, o que é fundamental para o planejamento terapêutico.

REFERÊNCIAS BIBLIOGRÁFICAS

ABDO, C. H. *et al.* Prevalence of sexual dysfunctions and correlated conditions in a sample of Brazilian women – results of the Brazilian study on sexual behavior (BSSB). *International Journal of Impotence Research*, v. 16, n. 2, p. 160-166, 2004.

ABDO, C. H. *et al.* Hypoactive sexual desire disorder in a population-based study of Brazilian women: associated factors classified according to their importance. *Menopause*, v. 17, n. 6, p. 1114-1121, 2010.

ARON, A. *et al.* Reward, motivation, and emotion systems associated with early-stage intense romantic love. *Journal of Neurophysiology*, v. 94, n. 1, p. 327-337, 2005.

BANCROFT, J.; LOFTUS, J.; LONG, J. S. Distress about sex: a national survey of women in heterosexual relationships. *Archives of Sexual Behavior*, v. 32, n. 3, p. 193-208, 2003.

BASSON, R. The female sexual response: a different model. *Journal of Sex & Marital Therapy*, v. 26, n. 1, p. 51-65, 2000.

BASSON, R. *et al.* Summary of the recommendations on sexual dysfunctions in women. *The Journal of Sexual Medicine*, v. 1, n. 1, p. 24-34, 2004.

BASSON, R. *et al.* Report of the international consensus development conference on female sexual dysfunction: definitions and classifications. *Journal of Urology*, v. 163, n. 3, p. 888-893, 2000.

BASSON, R. *et al.* Definitions of women's sexual dysfunction reconsidered: advocating expansion and revision. *Journal of Psychosomatic Obstetrics & Gynecology*, v. 24, n. 4, p. 221-229, 2003.

BEAULIEU, N. *et al.* Toward an integrative model of intimacy, sexual satisfaction, and relationship satisfaction: a prospective study in long-term couples. *Journal of Sex Research*, v. 60, n. 8, p. 1100-1112, 2023. https://doi.org/10.1080/00224499.2022.2129557.

BEN ZION, I. Z. *et al.* Polymorphisms in the dopamine D4 receptor gene (DRD4) contribute to individual differences in human sexual behavior: desire, arousal and sexual function. *Molecular Psychiatry*, v. 11, n. 8, p. 782-786, 2006.

BERMAN, L. *et al.* Seeking help for sexual function complaints: what gynecologists need to know about the female patient's experience. *Fertility and Sterility*, v. 79, n. 3, p. 572-576, 2003.

BORNSTEIN, J. *et al.* 2015 ISSVD, ISSWSH and IPPS consensus terminology and classification of persistent vulvar pain and vulvodynia. *The Journal of Sexual Medicine*, v. 13, n. 4, p. 607-612, 2016.

BURROWS, L. J.; BASHA, M.; GOLDSTEIN, A. T. The effects of hormonal contraceptives on female sexuality: a review. *The Journal of Sexual Medicine*, v. 9, n. 9, p. 2213-2223, 2012.

COLSON, M. H. *et al.* Sexual behaviors and mental perception, satisfaction and expectations of sex life in men and women in France. *The Journal of Sexual Medicine*, v. 3, n. 1, p. 121-131, 2006.

DA SILVA, T. D. A. *et al.* Assessment of child sexual abuse in victimized women. *Journal of Sex & Marital Therapy*, v. 49, n. 8, p. 1029-1042, 2023. DOI 10.1080/0092623X.2023.2242352.

DEGAUQUIER, C. *et al.* Impact of aging on sexuality. *Revue Medicale de Bruxelles*, v. 33, n. 3, p. 153-163, 2012.

DENNERSTEIN, L.; DUDLEY, E.; BURGER, H. Are changes in sexual functioning during midlife due to aging or menopause? *Fertility and Sterility*, v. 76, n. 3, p. 456-460, 2001.

DOSCH, A. *et al.* Psychological factors involved in sexual desire, sexual activity, and sexual satisfaction: a multi-factorial perspective. *Archives of Sexual Behavior*, v. 45, n. 8, p. 2029-2045, 2016. DOI 10.1007/s10508-014-0467-z.

ENZLIN, P. *et al.* Sexual functioning in a population-based study of men aged 40-69 years: the good news. *International Journal of Impotence Research*, v. 16, n. 6, p. 512-520, 2004.

FISHER, H.; ARON, A.; BROWN, L. L. Romantic love: an fMRI study of a neural mechanism for mate choice. *Journal of Comparative Neurology*, v. 493, n. 1, p. 58-62, 2005.

FISHER, H. E. *et al.* Intense, passionate, romantic love: a natural addiction? how the fields that investigate romance and substance abuse can inform each other. *Frontiers in Psychology*, v. 7, p. 687, 2016. DOI 10.3389/fpsyg.2016.00687.

FRANK, J. E.; MISTRETTA, P.; WILL, J. Diagnosis and treatment of female sexual dysfunction. *American Family Physician*, v. 77, n. 5, p. 635-642, 2008.

GALDIERO, M. *et al.* Growth hormone, prolactin, and sexuality. *Journal of Endocrinological Investigation*, v. 35, n. 8, p. 782-94, 2012.

GAŁECKI, P. *et al.* Human orgasm from the physiological perspective – part II. *Polski Merkuriusz Lekarski*, v. 33, n. 194, p. 120-123, 2012.

GEORGIADIS, J. R. *et al.* Regional cerebral blood flow changes associated with clitorally induced orgasm in healthy women. *European Journal of Neuroscience*, v. 24, n. 11, p. 3305-3316, 2006.

GONZAGA, G. C. *et al.* Love and the commitment problem in romantic relations and friendship. *Journal of Personality and Social Psychology*, v. 81, n. 2, p. 247-262, 2001.

GRACIA, C. R. *et al.* Hormones and sexuality during transition to menopause. *Obstetrics & Gynecology*, v. 109, n. 4, p. 831-840, 2007.

HATZICHRISTOU, D. *et al.* Clinical evaluation and management strategy for sexual dysfunction in men and women. *The Journal of Sexual Medicine*, v. 1, n. 1, p. 49-57, 2004.

HAZAN, C.; SHAVER, P. Romantic love conceptualized as an attachment process. *Journal of Personality and Social Psychology*, v. 52, n. 3, p. 511-524, 1987. DOI 10.1037//0022-3514.52.3.511.

ICD-10 Version: 2016. ([s.d.]). Recuperado 13 de julho de 2020, de https://icd.who.int/browse10/2016/en#/F52.

ICD-11 – Mortality and Morbidity Statistics. ([s.d.]-a). Recuperado 13 de julho de 2020, de https://icd.who.int/browse11/l-m/en#/http://id.who.int/icd/entity/160690465.

ICD-11 – Mortality and Morbidity Statistics. ([s.d.]-b). Recuperado 2 de junho de 2020, de https://icd.who.int/browse11/l-m/en#/http://id.who.int/icd/entity/1189253773.

ISHAK, I. H.; LOW, W. Y.; OTHMAN, S. Prevalence, risk factors and predictors of female sexual dysfunction in a primary care setting: a survey finding. *The Journal of Sexual Medicine*, v. 7, n. 9, p. 3080-3087, 2010.

JAYNE, C.; GAGO, B. A. Diagnosis and treatment of female sexual arousal disorder. *Clinical Obstetrics and Gynecology*, v. 52, n. 4, p. 675-681, 2009.

KAPLAN, H. *Disorders of sexual desire and other new concepts and techniques in sex therapy.* New York: Brunner/Mazel, 1977.

KINGSBERG, S. A. *et al.* Female sexual dysfunction-medical and psychological treatments, committee 14. *The Journal of Sexual Medicine*, v. 14, n. 12, p. 1463-1491, 2017.

KRATOCHVIL, S. Vaginal contractions in female orgasm. *Ceskoslovenska Psychiatrie*, v. 90, n. 1, p. 28-33, 1994.

LAHAIE, M. A. *et al.* Vaginismus: a review of the literature on the classification/diagnosis, etiology and treatment. *Women's Health*, London, v. 6, n. 5, p. 705-719, 2010.

LANDRY, T.; BERGERON, S. How young does vulvo-vaginal pain begin? Prevalence and characteristics of dyspareunia in adolescents. *The Journal of Sexual Medicine*, v. 6, n. 4, p. 927-35, 2009.

LANGESLAG, S. J. E.; VAN STRIEN, J. W. Regulation of romantic love feelings: preconceptions, strategies, and feasibility. *PloS One*, v. 11, n. 8, e0161087, 2016. DOI 10.1371/journal.pone.0161087.

LARA, L. A. *et al.* The effects of hypoestrogenism on the vaginal wall: interference with the normal sexual response. *The Journal of Sexual Medicine*, v. 6, n. 1, p. 30-39, 2009.

LARA, L. A. *et al.* A model for the management of female sexual dysfunctions. *Revista Brasileira de Ginecologia e Obstetrícia*, v. 39, n. 4, p. 184-194, 2017.

LEONARD, L. M.; FOLLETTE, V. M. Sexual functioning in women reporting a history of child sexual abuse: review of the empirical literature and clinical implications. *Annual Review of Sex Research*, v. 13, p. 346-388, 2002.

LUTFEY, K. E. *et al.* An examination of the association of abuse (physical, sexual, or emotional) and female sexual dysfunction: results from the Boston area community health survey. *Fertility and Sterility*, v. 90, n. 4, p. 957-964, 2008.

LYKINS, A. D. *et al.* The effects of similarity in sexual excitation, inhibition, and mood on sexual arousal problems and sexual satisfaction in newlywed couples. *The Journal of Sexual Medicine*, v. 9, n. 5, p. 1360-1366, 2012.

MASTERS, W. H.; JOHNSON, V. E. *Human sexual response*. Boston: Little Brown & Co, 1966.

MESTON, C. M. *et al.* Disorders of orgasm in women. *The Journal of Sexual Medicine*, v. 1, n. 1, p. 66-68, 2004a.

MESTON, C. M. *et al.* Women's orgasm. *Annual Review of Sex Research*, v. 15, p. 173-257, 2004b.

MOREIRA JR., E. D. *et al.* Sexual activity, prevalence of sexual problems, and associated help-seeking patterns in men and women aged 40-80 years in Korea: data from the Global Study of Sexual Attitudes and Behaviors (GSSAB). *The Journal of Sexual Medicine*, v. 3, n. 2, p. 201-211, 2006.

MULHALL, J. *et al.* Importance of and satisfaction with sex among men and women worldwide: results of the global better sex survey. *The Journal of Sexual Medicine*, v. 5, n. 4, p. 788-795, 2008.

NAPPI, R. *et al.* Clinical biologic pathophysiologies of women's sexual dysfunction. *The Journal of Sexual Medicine*, v. 2, n. 1, p. 4-25, 2005.

OLARINOYE, J.; OLARINOYE, A. Determinants of sexual function among women with type 2 diabetes in a Nigerian population. *The Journal of Sexual Medicine*, v. 5, n. 4, p. 878-886, 2008.

PEREZ-LOPEZ, F. R. *et al.* Assessment of sexual function and related factors in mid-aged sexually active Spanish women with the six-item female sex function index. *Menopause*, v. 19, n. 11, p. 1224-1230, 2012.

PERLIS, R. H. *et al.* Genetic and clinical predictors of sexual dysfunction in citalopram-treated depressed patients. *Neuropsychopharmacology*, v. 34, n. 7, p. 1819-1828, 2009.

REISINGER, J. J. Effects of erotic stimulation and masturbatory training upon situational orgasmic dysfunction. *Journal of Sex & Marital Therapy*, v. 4, n. 3, p. 177-185, 1978.

ROSEN, R. C.; LAUMANN, E. O. The prevalence of sexual problems in women: how valid are comparisons across studies? Commentary on Bancroft, Loftus, and Long's (2003) "Distress about sex: a national survey of women in heterosexual relationships". *Archives of Sexual Behavior*, v. 32, n. 3, p. 209-211, 2003.

SCAVELLO, I. *et al.* Sexual health in menopause. *Medicina*, Kaunas, Lithuania, v. 55, n. 9, p. 559, 2019. DOI 10.3390/medicina55090559.

SMITH, L. J. *et al.* Sex after seventy: a pilot study of sexual function in older persons. *The Journal of Sexual Medicine*, v. 4, n. 5, p. 1247-1253, 2007.

STUDD, J. A comparison of 19th century and current attitudes to female sexuality. *Gynecological Endocrinology*, v. 23, n. 12, p. 673-681, 2007. DOI 10.1080/09513590701708860.

TAYLOR, B.; DAVIS, S. Using the extended PLISSIT model to address sexual healthcare needs. *Nursing Standard*, v. 21, n. 11, p. 35-40, 2006. DOI 10.7748/ns2006.11.21.11.35.c6382.

VAN ANDERS, S. M. *et al.* Associations between testosterone secretion and sexual activity in women. *Hormones and Behavior*, v. 51, n. 4, p. 477-482, 2007.

VAUTH, R. *et al.* Management of mental health and primary care. Development and evaluation of a training program based on the PLISSIT approach. *Der Nervenarzt*, v. 70, n. 1, p. 54-63, 1999.

WAHLIN-JACOBSEN, S. *et al.* Androgens and psychosocial factors related to sexual dysfunctions in premenopausal women: 2016 ISSM female sexual dysfunction prize. *The Journal of Sexual Medicine*, v. 14, n. 3, p. 366-379, 2017.

CAPÍTULO

12

Tratamento das Disfunções Sexuais no Consultório do Ginecologista

Gerson Lopes • Fabiene Bernardes Castro Vale

INTRODUÇÃO

Os problemas sexuais femininos, uma realidade comum que afeta mulheres de todas as idades, apresentam-se de diversas formas: diminuição ou ausência de desejo sexual, dificuldade ou perda da excitação; dificuldade ou incapacidade de atingir o orgasmo e/ou dor durante o ato sexual. Quando tais questões se associam à angústia pessoal e afetam o bem-estar individual e a relação com o parceiro, caracterizamos uma disfunção sexual feminina (DSF) (Clayton e Juarez, 2019).

Uma DSF pode acontecer a partir de um desequilíbrio no ciclo da resposta sexual relacionado a uma complexa interação de fatores anatômicos, endócrinos, neuronais, vasculares, psicológicos e sociais, que podem levar a um efeito negativo significativo na saúde sexual e na qualidade de vida da mulher (Clayton, 2003).

A DFS é uma condição prevalente e, no ano de 2010, o International Consultation Committee for Sexual Medicine on Definitions/Epidemiology/Risk Factors for Sexual Dysfunction publicou a prevalência das DSFs estratificadas por idade, identificadas a partir de 18 estudos epidemiológicos descritivos (Lewis *et al.*, 2010). O desejo sexual diminui conforme o aumento da idade, observando-se queixas em aproximadamente 10% das mulheres com até 49 anos, 22% na faixa de 50 a 65 anos e 47% entre 66 e 74 anos. O distúrbio relacionado à excitação/lubrificação manifestou-se em 8 a 15% e a disfunção do orgasmo, em 16 a 25% das mulheres entre 18 e 74 anos. A prevalência da disfunção da dor sexual foi relatada em 14 a 27% das mulheres (Lewis *et al.*, 2010). Um estudo mostrou que a prevalência de baixo desejo sexual associado a angústia/sofrimento pessoal foi de 40,5% das 2.020 mulheres estudadas e pode estar associada ao uso de medicações psicotrópicas e à atrofia vulvovaginal (Worsley *et al.*, 2017). Em 2017, outro estudo observou que, entre 6.000 mulheres, 63,3% delas apresentaram alguma disfunção sexual (Lou *et al.*, 2017).

No Brasil, artigo de revisão recente mostrou que a DSF variou de 13,3 a 79,3% da população estudada, enquanto a disfunção do desejo sexual variou de 11 a 75%, a excitação, de 8 a 68,2%, a lubrificação, de 29,1 a 41,4%, o orgasmo, de 18 a 55,4% e a dispareunia, de 1,2 a 56,1%. Apesar de divergências entre os estudos, pode-se supor que exista alta prevalência de DSF em nosso país (Wolpe *et al.*, 2017).

Nos últimos anos, observou-se maior conscientização do impacto da DSF sobre a mulher e seu relacionamento, assim como são evidentes os avanços significativos em seu tratamento. Esse progresso se deu por uma série de fatores, como compreensão melhor da fisiopatologia com pesquisas cerebrais, hormonais, psicológicas e interpessoais, com foco em fatores etiológicos dos transtornos sexuais; desenvolvimento de novos modelos teóricos para descrever a resposta sexual normativa; estratégias de classificações dos transtornos sexuais femininos; e, por fim, busca ativa por tratamentos psicológicos e farmacológicos.

DIAGNÓSTICO

A DSF é caracterizada por sua natureza multifatorial, frequentemente envolvendo várias etiologias que contribuem simultaneamente para o problema. Inicialmente, é essencial avaliar a paciente, considerando uma ampla gama de questões sexuais, além de fatores físicos, psicológicos e relacionais associados às suas queixas, antes de se iniciar qualquer tratamento. O problema pode envolver mais de uma fase do ciclo normal de resposta sexual, incluindo desejo, excitação, orgasmo, dor sexual e/ou uma redução geral na satisfação sexual.

É fundamental determinar se a paciente atende aos critérios diagnósticos de uma DSF, que é definida como um problema sexual persistente ou recorrente causando sofrimento pessoal significativo ou dificuldade interpessoal. Importante ressaltar que a DSF não deve ser atribuída apenas a uma condição médica ou psiquiátrica, como ansiedade e depressão, nem ser o resultado exclusivo dos efeitos fisiológicos diretos de uma substância ou medicamento (McCabe *et al.*, 2016). A intervenção clínica se justifica quando há uma queixa sexual associada a um sofrimento pessoal significativo. Após o diagnóstico de DSF pelo ginecologista, o tratamento é gerenciado de acordo com a classificação específica da disfunção sexual em questão.

A Classificação Internacional de Doenças, 10ª edição (CID-10) categoriza as DSFs sob a classificação F52, sendo esse sistema adotado nos procedimentos do Sistema Único de Saúde (SUS), conforme a Organização Mundial da Saúde (OMS) (World Health Organization, 2016). A seguir, a classificação pela CID-10:

- CID-10 – F52: Disfunção sexual, não causada por transtorno ou doença orgânica
- CID-10 – F52.0: Ausência ou perda do desejo sexual
- CID-10 – F52.1: Aversão sexual e ausência de prazer sexual
- CID-10 – F52.2: Falha de resposta genital
- CID-10 – F52.3: Disfunção orgásmica
- CID-10 – F52.4: Ejaculação precoce
- CID-10 – F52.5: Vaginismo não orgânico
- CID-10 – F52.6: Dispareunia não orgânica
- CID-10 – F52.7: Apetite sexual excessivo
- CID-10 – F52.8: Outras disfunções sexuais não devidas a transtorno ou à doença orgânica
- CID-10 – F52.9: Disfunção sexual não devida a transtorno ou a doença orgânica, não especificada.

Já o *Fourth International Consultation on Sexual Medicine* de 2015 (McCabe *et al.*, 2016) reconhece a multifatorialidade dessa condição e classifica a DFS em:

- Disfunção do desejo sexual hipoativo (HSDD, do inglês *hypoactive sexual desire disorder*): caracterizada por uma deficiência ou ausência de fantasias sexuais e desejo de atividade sexual, levando a sofrimento pessoal significativo ou dificuldade interpessoal
- Disfunção de excitação sexual feminina (DESF): dificuldade em atingir ou manter uma resposta de excitação sexual subjetiva e vaginal (lubrificação) até a conclusão da atividade sexual, causando sofrimento pessoal significativo ou dificuldade interpessoal
- Disfunção orgásmica feminina (DOF): atraso significativo ou ausência de orgasmo, ou intensidade orgásmica reduzida após uma fase normal de excitação sexual, causando sofrimento pessoal significativo ou dificuldade interpessoal
- Dor genito pélvica feminina (DGPF): dor associada à penetração vaginal durante a relação sexual, ou dor genital persistente ou recorrente associada à relação sexual ou que interfere nela, causando sofrimento pessoal significativo ou dificuldade interpessoal.

O tratamento proposto a seguir é fundamentado na classificação da DSF estabelecida pelo *Fourth International Consultation on Sexual Medicine* de 2015.

TRATAMENTO

O tratamento inicial de qualquer DSF é a educação sexual. Existem alguns modelos que funcionam como um guia para o ginecologista iniciar a discussão com a paciente sobre a função sexual. Uns desses modelo é o modelo EOP: *ensinar* a resposta sexual, *orientar* a mulher sobre a saúde sexual e *permitir* o estímulo do prazer sexual.

No modelo EOP, primeiramente, o ginecologista explica a fisiologia da resposta sexual feminina e concentra-se nas três fases principais (desejo, excitação e orgasmo); posteriormente, orienta a mulher para a saúde sexual, na qual a educação sexual é usada para fornecer informações sobre o conceito e a experiência saudável da sexualidade; e, por último, permite e estimula o prazer sexual, que é baseado na suposição de que ele é um direito individual e é importante para o bem-estar físico e emocional (Lara *et al.*, 2017).

A Tabela 12.1 apresenta os tratamentos para a DSF, descritos detalhadamente a seguir, e o nível de evidência de cada um deles.

Tratamento da disfunção do desejo sexual hipoativo

O tratamento vai ser direcionado de acordo com o fator causal do distúrbio do desejo sexual, incluindo medicamentos (hormonais e não hormonais) e terapia psicológica (terapia sexual [TS]).

Terapia hormonal

A terapia hormonal (TH) pode ser uma estratégia terapêutica eficaz para mulheres na pós-menopausa que enfrentam HSDD. O declínio dos níveis de estrogênio durante a peri e pós-menopausa está frequentemente ligado a mudanças na função sexual,

Tabela 12.1 Tratamentos para a disfunção sexual feminina e nível de evidência.

Tratamento da DSF	Nível de evidência
Tratamento da disfunção do desejo sexual hipoativo	
Tibolona	2
Testosterona	1
Flibanserina	1
Bremelanotida	1
Bupropiona	2*
Tribulus terrestris	*
Terapia sexual	2*
Terapia cognitivo-comportamental	2*
Tratamento da disfunção de excitação sexual feminina	
Terapia estrogênica local	1
Inibidor da PDE5 (sildenafila)	2
Terapia cognitivo-comportamental + atenção plena	2*
Tratamento da disfunção orgásmica feminina	
Masturbação dirigida	2*
Tratamento da dor genito pélvica feminina	
Tratamento do vaginismo	
Dessensibilização sistemática	2*
Tratamento da vulvodinia	
Anestésico local	3
Antidepressivo e análogo do GABA	2
Injeções intralesionais com corticoides e analgésicos	4
Fisioterapia do assoalho pélvico	2

*Não está claro se os mesmos critérios para níveis de evidência devem ser aplicados a estudos psicológicos e farmacológicos. DSF: disfunção sexual feminina; GABA: ácido gama-aminobutírico; PDE5: fosfodiesterase tipo 5.

principalmente devido aos efeitos do hipoestrogenismo nos tecidos vulvovaginais e no assoalho pélvico. Além disso, os sintomas vasomotores e as perturbações do sono relacionados à menopausa podem impactar negativamente a função sexual. Paralelamente, observa-se uma diminuição na produção de andrógenos ovarianos e adrenais ao longo da vida, resultando em níveis de testosterona cerca de 50% menores em mulheres de 50 anos, comparativamente aos níveis na faixa dos 20 anos. A testosterona tem um papel na ativação da resposta sexual feminina, afetando positivamente o desejo sexual, a excitação e a sensibilidade, e contribuindo, assim, para uma experiência sexual gratificante e para a saúde sexual da mulher como um todo. A redução do desejo sexual no climatério pode estar associada ao hipoestrogenismo/hipoandrogenismo. Nos casos em que a queixa de diminuição do desejo sexual está associada a manifestações clínicas da menopausa, como sintomas vasomotores e atrofia urogenital, a TH pode ser indicada, com exceção de contraindicações, utilizando-se drogas específicas para esse fim.

Tibolona

Tibolona oral, na dose 2,5 mg/dia (esteroide sintético derivado da noretisterona que tem ações específicas nos receptores tissulares que sintetizam estrogênio, progesterona e androgênio), é recomendada nas pacientes na pós-menopausa dentro da janela de oportunidade com HSDD. Há contraindicação absoluta ao uso em mulheres com câncer de mama, câncer de endométrio, tromboembolismo agudo, hepatopatia aguda e/ou grave, cardiopatia grave e sangramento uterino sem causa diagnosticada.

Podemos observar, com o uso da tibolona, aumento do desejo sexual, excitação, frequência e satisfação sexual, bem como um efeito positivo direto sobre o trato urogenital inferior e vaginal. A tibolona também modula a elevação da concentração sanguínea de endorfina, promovendo melhora do bem-estar geral e da qualidade de vida – nível de evidência 2 (Kingsberg *et al.*, 2017; Genazzani *et al.*, 2006).

Terapia de estrogênio

A terapia de estrogênio (TE) não apresenta um impacto significativo e direto no desejo sexual, na excitação ou na resposta orgásmica, mesmo aliviando os sintomas menopáusicos. Para mulheres com sintomas do climatério e libido reduzida submetidas à TH, as formulações transdérmicas de estrogênio são geralmente preferidas às orais. Isso se deve às alterações na globulina ligadora de hormônios sexuais (SHBG) e à diminuição da disponibilidade de testosterona causada pelo estrogênio oral.

No caso de pacientes com útero, recomenda-se a combinação de estrogênio transdérmico com progesterona natural. Já para mulheres sem útero, a opção pode ser o uso exclusivo de TE transdérmica (Worsley *et al.*, 2016; Taylor *et al.*, 2017).

Terapia androgênica

A terapia androgênica (TA) ainda carece de preparações de reposição de testosterona licenciadas pela Food and Drug Administration (FDA), nos EUA, ou disponíveis pela Agência Nacional de Vigilância Sanitária (Anvisa), no Brasil. Uma alternativa é o uso de cremes ou géis tópicos de testosterona a 1%, aplicados diariamente (aproximadamente 0,5 grama) na pele dos braços, pernas ou abdômen. A *Global Consensus Position Statement on the Use of Testosterone Therapy for Women* de 2019 sobre andrógenos para mulheres não recomenda preparações manipuladas de testosterona, exceto quando não há alternativas equivalentes. A eficácia e a segurança de medicamentos manipulados variam, exigindo monitoramento atento e atenção aos efeitos colaterais, como hirsutismo e acne, geralmente leves, e alterações virilizantes raras, como engrossamento da voz e clitoromegalia, que ocorrem somente com dosagem excessiva.

A TA é contraindicada para mulheres com doenças cardiovasculares, hepáticas, hiperplasia ou câncer endometrial ou de mama. Em mulheres, ela pode resultar em efeitos adversos relacionados a estrogênios, incluindo risco de câncer de mama e sangramento uterino anormal. A segurança a longo prazo da terapia com testosterona não é garantida, e as pacientes devem ser monitoradas para efeitos adversos, incluindo impactos nos lípídos e função hepática. Se não houver melhora após 6 meses, o tratamento deve ser descontinuado.

Preparações injetáveis ou implantáveis de testosterona são contraindicadas devido à dosagem suprafisiológica e aos desafios relacionados à remoção em caso de efeitos colaterais (Davis *et al.*, 2016; Davis *et al.*, 2019).

Tratamento não hormonal

O uso potencial de medicamentos do sistema nervoso central para tratar a DSF surge de estudos laboratoriais e clínicos que sugerem o papel de alguns neurotransmissores na ativação e/ou desativação de áreas cerebrais que afetam a resposta sexual.

Flibanserina

A flibanserina, administrada oralmente em doses de 100 mg ao deitar (Addyi®), atua como agonista do receptor de serotonina 1A (5HT-1A) e antagonista do receptor 2A (5HT-2A), além de possuir atividade agonista parcial nos receptores de dopamina (D4). Seu mecanismo de ação envolve o aumento da liberação de noradrenalina e dopamina, com a redução dos níveis de serotonina no córtex cerebral. Isso resulta na restauração do controle exercido pelo córtex pré-frontal sobre as áreas de motivação/recompensa do cérebro, facilitando o despertar do desejo sexual.

Aprovado pela FDA, é indicado para o tratamento do HSDD em mulheres na fase pré-menopausa. Entretanto, não possui aprovação da Anvisa; portanto, não está disponível no mercado brasileiro (Kingsberg *et al.*, 2017; Katz *et al.*, 2013).

Bremelanotida

A bremelanotida, um agonista do receptor de melanocortina, é utilizada no tratamento do HSDD em mulheres na pré-menopausa. Essa medicação é administrada através de uma injeção subcutânea de 1,75 mg, idealmente 45 minutos antes da atividade sexual. Náuseas e vômitos são efeitos colaterais comuns associados à bremelanotida, o que pode restringir sua aceitação por alguns pacientes. Adicionalmente, a bremelanotida é limitada em vários países, não sendo ainda aprovada pela Anvisa e, consequentemente, indisponível no mercado brasileiro (Kingsberg *et al.*, 2019).

Bupropriona

A bupropiona, administrada oralmente em doses de 150 mg/dia, funciona como um inibidor da recaptação de dopamina e norepinefrina e bloqueia os receptores da serotonina 5HT-2, apresentando um efeito prossexual de leve a moderado. Essa medicação é particularmente recomendada (*off label*) para mulheres com HSDD relacionada a fatores psicológicos e tem sido eficaz como um "antídoto" no manejo do HSDD induzido por antidepressivos. No entanto, é contraindicada para pacientes com condições como epilepsia, bulimia e anorexia (Kingsberg *et al.*, 2017; Segraves *et al.*, 2004).

Tribulus terrestris

Tribulus terrestris, na dosagem de 280 mg, equivalente a 112 mg de protodioscina, tomado oralmente 1 vez/dia a cada 24 horas por um período de 90 a 120 dias, apresenta-se como uma opção viável para tratamento *off label* do HSDD em mulheres na menacme e nas fases peri e pós-menopausa. No Brasil, um fitoterápico aprovado pela Anvisa (como regulador hormonal), contém protodioscina como princípio ativo, que, com outros componentes do fitocomplexo da planta, mimetiza a ação da enzima 5α-redutase. Essa enzima converte a testosterona em di-hidrotestosterona (DHT), essencial para o desejo sexual. Além disso, a DHT aumenta o pico do hormônio luteinizante (LH) e ativa a produção de óxido nítrico nas terminações nervosas durante a excitação genital, promovendo a congestão vaginal. Assim, *Tribulus terrestris* pode ser utilizado como alternativa segura e eficaz no tratamento da disfunção do desejo sexual em mulheres, tanto na menacme quanto na fase do climatério (Stefanescu *et al.*, 2020; Ghanbari *et al.*, 2021).

Tratamento não farmacológico

Terapia sexual

A TS é uma abordagem terapêutica breve e especializada, destinada a auxiliar mulheres e seus parceiros a superarem problemas sexuais relacionados a questões como conflitos relacionais, rotina conjugal, dificuldades de comunicação e falta de intimidade (Althof, 2011). Essa terapia inclui educar pacientes e parceiros sobre o ciclo normal de resposta sexual, abordar barreiras culturais ou religiosas que afetam a sexualidade, facilitar a negociação de uma frequência de atividade sexual aceitável em casos de interesses sexuais divergentes, além de propor exercícios específicos para auxiliar pacientes e casais com disfunção sexual (Bradford, 2014). Um dos métodos utilizados é o exercício de concentração sensorial, que visa incrementar o prazer sexual mútuo dos casais, deslocando o foco da relação sexual do orgasmo para o prazer compartilhado. Os exercícios começam com toques não genitais (Foco Sensorial 1), progredindo para o toque genital (Foco Sensorial 2) e, eventualmente, para relações sexuais, sempre com êxito na conclusão de cada fase (Beasley e Ager, 2019; Pyke e Clayton, 2015; Kingsberg *et al.*, 2017; Heiman e LoPiccolo, 1988).

Terapia cognitivo-comportamental

A terapia cognitivo-comportamental (TCC) é uma abordagem psicossocial que integra técnicas de terapia sexual em um contexto mais abrangente. Essa terapia visa identificar e modificar comportamentos (como evitar atividade sexual) e crenças ou pensamentos distorcidos (p. ex., expectativas irrealistas) que contribuem para o baixo desejo e a disfunção sexual em mulheres. A TCC foca em mudar pensamentos e comportamentos que distraem ou inibem pensamentos sexuais excitantes durante situações sexuais, com atenção especial aos pensamentos e às crenças automáticos, que podem reprimir o desejo sexual (componente cognitivo). O aspecto comportamental da TCC visa alterar o comportamento sexual, enfatizando o prazer em vez de desempenho, e a atividade sexual espontânea e a autoexploração, em vez de evitar a atividade sexual. Um elemento fundamental da TCC é a educação, que auxilia a mulher e seu parceiro a entenderem melhor a fisiologia e a psicologia do desejo sexual, promovendo uma mudança na percepção do que constitui desejo e sexo (Beasley e Ager, 2019; Pyke e Clayton, 2015).

Tratamento da disfunção de excitação sexual feminina

As excitações mental/subjetiva ou genital/objetiva ou fisiológica podem estar ou não relacionadas. A excitação sexual subjetiva refere-se à percepção da mulher sobre suas respostas genitais (ou não), enquanto a excitação genital se refere à ativação fisiológica, como lubrificação vaginal e vasocongestão. Uma pode estar combinada com a outra ou manifestar-se isoladamente. Definir o tipo de excitação que está bloqueada e os fatores que podem ter levado a mulher à disfunção da excitação sexual é importante para desenvolver um plano de tratamento. O tratamento, em linhas gerais, da excitação subjetiva consiste no uso da técnica de atenção plena na TCC, sendo este o componente-chave no tratamento, conforme descrito no tratamento do HSDD.

Quando o transtorno é apenas da excitação genital, impõe-se tratamento medicamentoso. As opções terapêuticas incluem lubrificantes, hidratantes vaginais e terapia com estrogênio vaginal em baixas doses. Enquanto terapias não hormonais são eficazes para sintomas leves, o estrogênio vaginal é considerado o tratamento-padrão mais efetivo. Em casos moderados a graves, recomenda-se o estrogênio vaginal, como estriol 0,5 mg/dia intravaginal ao deitar ou promestrieno 10 mg/dia (creme ou cápsula) intravaginal ao deitar ou estradiol hemi-hidratado 10 mcg, um comprimido intravaginal 2 vezes/semana. Para mulheres na pré-menopausa com condições médicas claras, como diabetes tipo 1, lesão medular, esclerose múltipla e distúrbio de excitação sexual secundária ao uso de inibidores seletivos de recaptação de serotonina (ISRS), recomendam-se 10 a 100 mg de sildenafila por 12 semanas.

Os dados sugerem um potencial efeito terapêutico para esses agentes vasoativos orais em condições médicas bem estabelecidas que interferem em substratos neurovasculares genitais (Kingsberg *et al.*, 2017; Nurnberg *et al.*, 2008; Dasgupta *et al.*, 2004; Caruso *et al.*, 2006).

Tratamento da disfunção orgásmica feminina

O tratamento da DOF consiste principalmente em educação e intervenções psicossociais. Nenhum medicamento mostrou evidências convincentes de eficácia para o distúrbio em ensaios clínicos. O primeiro passo no tratamento da anorgasmia é o esclarecimento da paciente (se possível, o casal) sobre a compreensão realista do que é o orgasmo, trabalhando antes suas expectativas do que seria, o início e a cronicidade das dificuldades, assim como avaliar o grau de incômodo ou sofrimento causado pelo transtorno relacionado ao orgasmo.

É imprescindível avaliar se a anorgasmia é secundária ao uso de substância que dificulta a resposta do orgasmo (anorgasmia induzida pelo uso de antidepressivo ou abuso de drogas) e/ou se há presença de doenças vasculares, neuropáticas, reumatológicas etc. (anorgasmia induzida por doenças). Após esse esclarecimento e afastados fatores orgânicos, o tratamento mais efetivo é a terapia sexual utilizando a técnica da masturbação dirigida/dessensibilização masturbatória (Meston *et al.*, 2004).

A masturbação dirigida, também conhecida como "treinamento de masturbação", consiste em uma série de exercícios de exploração corporal destinados a ajudar a mulher a se tornar mais familiarizada e confortável com seus órgãos genitais e outras áreas do corpo. De forma progressiva, a mulher é convidada a completar uma série de exercícios para explorar seu corpo e seus órgãos genitais, de modo a torná-la mais consciente dos estímulos sexualmente excitantes e, eventualmente, usar seu autoconhecimento para se masturbar até conseguir o orgasmo – nível de evidência 2 (Kingsberg *et al.*, 2017; Nairne e Hemsley, 1983).

Tratamento da dor genitopélvica feminina

A DGPF abrange condições como dispareunia, vaginismo e vulvodinia. A dispareunia é caracterizada por dor recorrente ou persistente durante ou na tentativa de penetração vaginal, sem envolver espasmo da musculatura vaginal externa. O vaginismo, por outro lado, é definido pela contração involuntária dessa musculatura, e, em alguns casos, de toda a região pélvica, dificultando ou impossibilitando a penetração vaginal. A vulvodinia, por sua vez, refere-se à dor vulvar crônica, persistente por pelo menos 3 meses, sem causa específica identificada.

Dispareunia

A dispareunia, dor associada à relação sexual, tem várias causas, incluindo infecções, doenças sexualmente transmissíveis, atrofia vaginal, endometriose, síndrome de dor pélvica miofascial, problemas dermatológicos vulvares e cistite intersticial/síndrome da bexiga dolorosa, entre outras. Abordar a causa subjacente é fundamental para proporcionar o tratamento mais efetivo para a patologia subjacente. Em casos em que a origem da dispareunia é desconhecida, refletindo uma combinação de fatores fisiológicos, emocionais e relacionais, recomenda-se uma abordagem multidisciplinar que pode incluir a assistência de fisioterapeutas, psiquiatras, psicólogos, entre outros especialistas.

Para tratar a dispareunia de intensidade leve a moderada, especialmente quando associada à atrofia vulvovaginal, os tratamentos não hormonais, como hidratantes e lubrificantes, podem ser benéficos. Lubrificantes à base de água são recomendados durante a atividade sexual, enquanto hidratantes, aplicados diariamente em forma de gel ou líquido, ajudam a restaurar a umidade vaginal e são cada vez mais preferidos em comparação aos lubrificantes. Em casos mais graves, especialmente em mulheres pós-menopáusicas com atrofia vulvovaginal, o uso de estrogênio local pode ser indicado, respeitando-se as contraindicações (Worsley *et al.*, 2016; Taylor *et al.*, 2017).

Vaginismo

No vaginismo, há um ciclo vicioso que deve ser interrompido: medo da penetração que gera tensão, levando ao aumento da contração involuntária da musculatura externa da vagina ou de toda a pelve, na tentativa de penetração, portanto ocasionando dor. O tratamento é baseado em técnica de dessensibilização sistemática, podendo combinar fisioterapia do assoalho pélvico, com o objetivo de impedir o espasmo da musculatura pélvica.

Na dessensibilização, são propostos em sequência: técnicas de relaxamento, exercício de Kegel, focalização sensorial, introdução gradativa de dilatadores vaginais, participação do parceiro nos exercícios até a permissão gradativa da penetração, sob o controle exclusivo da mulher. O coito (ou tentativas) só deve ser liberado depois de superada a contratura involuntária da musculatura externa da vagina (Crowley *et al.*, 2006).

Vulvodinia

A vulvodinia, caracterizada por dor na região do vestíbulo vulvar e do clitóris sem causa específica identificada, requer critérios diagnósticos específicos. Estes incluem dor concentrada na área vulvar, sem causas conhecidas, persistente por pelo menos 3 meses, e sensibilidade ao teste de pressão. Os sintomas podem ser localizados (como vestibulodinia ou clitorodinia), generalizados ou uma combinação de ambos. A dor pode ser desencadeada (p. ex., durante a inserção ou contato), espontânea ou mista.

A vulvodinia pode ser classificada como primária, sempre presente desde atividades como a inserção de absorventes internos ou relações sexuais, ou secundária, desenvolvendo-se após um período de normalidade. A dor pode variar temporalmente, sendo intermitente, persistente, constante, imediata após o contato físico ou retardada. A etiologia da vulvodinia é complexa e provavelmente multifatorial, com a hipótese principal de que um evento desencadeante, como infecção ou trauma, provoca resposta inflamatória local. Em mulheres predispostas, essa resposta pode causar proliferação de fibras nervosas no tecido vestibular e diminuir os limiares de dor, levando à sensibilização central da dor.

O tratamento da vulvodinia é multidisciplinar, envolvendo a colaboração de ginecologistas, psiquiatras, psicólogos e/ou fisioterapeutas. Os medicamentos utilizados incluem anestésicos tópicos, como lidocaína, aplicados na área afetada antes do ato sexual;

antidepressivos tricíclicos, como amitriptilina ou nortriptilina; e gabapentina ou pregabalina. Em casos resistentes, podem ser consideradas injeções intralesionais de corticoides e analgésicos, e, em situações graves, a vestibulectomia. A fisioterapia pélvica, com técnicas de dessensibilização muscular, é parte importante do tratamento, ajudando a paciente a identificar, contrair e relaxar os músculos pélvicos e a gerenciar reflexos ou espasmos musculares (Paavonen e Eschenbach, 2021).

CONSIDERAÇÕES FINAIS

Nos últimos anos, a DSF tem se destacado como um tópico de grande relevância nos consultórios ginecológicos, ressaltando a importância de uma abordagem apropriada da sexualidade para proporcionar às pacientes melhor qualidade de vida. Diante de queixas sexuais, o ginecologista deve realizar uma análise completa da história sexual da paciente, acompanhada de exames físicos e, se necessário, avaliações laboratoriais e exames complementares. Com o diagnóstico de DSF estabelecido, o tratamento no consultório ginecológico exige uma abordagem personalizada, levando em conta a complexidade individual de cada caso. A combinação de tratamentos farmacológicos, terapias psicológicas e fisioterapia pélvica evidencia a necessidade de uma estratégia de tratamento abrangente e adaptada às necessidades específicas da paciente. Além disso, a comunicação eficaz e a educação tanto das pacientes quanto de seus parceiros são fundamentais para o sucesso do tratamento. Portanto, o papel do ginecologista estende-se para além do diagnóstico e do tratamento, englobando também a orientação e o suporte contínuos, fundamentais para a restauração da saúde sexual e a melhoria da qualidade de vida das pacientes.

REFERÊNCIAS BIBLIOGRÁFICAS

ALTHOF, S. E. Sex therapy and combined (sex and medical) therapy. *The Journal of Sexual Medicine*, v. 8, n. 6, p. 1827-1828, 2011.

BEASLEY, C. C.; AGER, R. Emotionally focused couples' therapy: a systematic review of its effectiveness over the past 19 Years. *Journal of Evidence-Based Social Work*, v. 16, n. 2, p. 144-159, 2019.

BRADFORD, A. Inhibited sexual desire in women. *In*: GROSSMAN, L.; WALFISH, R. (eds.). *Translating psychological research into practice*. New York: Springer, 2014, p. 515-518.

CARUSO, S. *et al.* Sildenafil improves sexual functioning in premenopausal women with type 1 diabetes who are affected by sexual arousal disorder: a double-blind, crossover, placebo-controlled pilot study. *Fertility and Sterility*, v. 85, n. 5, p. 1496-1501, 2006.

CLAYTON, A. H. Sexual function and dysfunction in women. *Psychiatric Clinics*, v. 26, n. 3, p. 673-682, 2003.

CLAYTON, A.H.; JUAREZ, E. M. V. Female sexual dysfunction. *Medical Clinics*, v. 103, n. 4, p. 681-698, 2019.

CROWLEY, T.; RICHARDSON, D.; GOLDMEIER, D. Recommendations for the management of vaginismus: BASHH Special Interest Group for Sexual Dysfunction. *International Journal of STD & AIDS*, v. 17, n. 1, p. 14-18, 2006.

DAVIS, S. R. *et al.* Androgens and female sexual function and dysfunction – findings from the Fourth International Consultation of Sexual Medicine. *The Journal of Sexual Medicine*, v. 13, n. 2, p. 168-178, 2016.

DAVIS, S. R. *et al.* Global consensus position statement on the use of testosterone therapy for women. *Climacteric*, v. 22, n. 5, p. 429-434, 2019.

DASGUPTA, R. *et al.* Efficacy of sildenafil in the treatment of female sexual dysfunction due to multiple sclerosis. *The Journal of Urology*, v. 171, n. 3, p. 1189-1193, 2004.

GENAZZANI, A. R. *et al.* Beneficial effect of tibolone on mood, cognition, well-being, and sexuality in menopausal women. *Neuropsychiatric Disease and Treatment*, v. 2, n. 3, p. 299-307, 2006.

GHANBARI, A. *et al.* Tribulus terrestris and female reproductive system health: a comprehensive review. *Phytomedicine*, v. 84, p. 1-15, 2021.

HEIMAN, J. R.; LOPICCOLO, J. *Becoming orgasmic*: a sexual and personal growth program for women (revised and expanded edition). New York: Simon & Schuster, 1988.

KATZ, M. *et al.* Efficacy of flibanserin in women with hypoactive sexual desire disorder: results from the BEGONIA trial. *The Journal of Sexual Medicine*, v. 10, n. 7, p. 1807-1815, 2013.

KINGSBERG, S. A. *et al.* Bremelanotide for the treatment of hypoactive sexual desire disorder: two randomized phase 3 trials. *Obstetrics & Gynecology*, v. 134, n. 5, p. 899-908, 2019.

KINGSBERG, S. A. *et al.* Female sexual dysfunction-medical and psychological treatments, committee 14. *The Journal of Sexual Medicine*, v. 14, n. 12, p. 1463-1491, 2017.

LARA, L. A. S. *et al.* Modelo para abordagem das disfunções sexuais femininas. *Revista Brasileira de Ginecologia e Obstetrícia*. v. 39, n. 4, p. 184-194, 2017.

LEWIS, R. W. *et al.* Definitions/epidemiology/risk factors for sexual dysfunction. *The Journal of Sexual Medicine*, v. 7, n. 4, p. 1598-1607, 2010.

LOU, W. J. *et al.* Prevalence and factors associated with female sexual dysfunction in Beijing, China. *Chinese Medical Journal*, v. 130, n. 12, 1389-1394, 2017.

MCCABE, M. P. *et al.* Definitions of sexual dysfunctions in women and men: a consensus statement from the Fourth International Consultation on Sexual Medicine 2015. *The Journal of Sexual Medicine*, v. 13, n. 2, p. 135-143, 2016.

MESTON, C. M. *et al.* Disorders of orgasm in women. *The Journal of Sexual Medicine*, v. 1, n. 1, p. 66-68, 2004.

NAIRNE, K. D.; HEMSLEY, D. R. The use of directed masturbation training in the treatment of primary anorgasmia. *British Journal of Clinical Psychology*, v. 22, n. 4, p. 283-294, 1983.

NURNBERG, H. G. *et al.* Sildenafil treatment of women with antidepressant-associated sexual dysfunction: a randomized controlled trial. *JAMA*, v. 300, n. 4, p. 395-404, 2008.

PAAVONEN, J.; ESCHENBACH, D. A. Localized provoked vulvodynia-an ignored vulvar pain syndrome. *Frontiers in Cellular and Infection Microbiology*, v. 11, p. 1-6, 2021.

PYKE, R. E.; CLAYTON, A. H. Psychological treatment trials for hypoactive sexual desire disorder: a sexual medicine critique and perspective. *The Journal of Sexual Medicine*, v. 12, n. 12, p. 2451-2458, 2015.

SEGRAVES, R. T. *et al.* Bupropion sustained release for the treatment of hypoactive sexual desire disorder in premenopausal women. *Journal of Clinical Psychopharmacology*, v. 24, n. 3, p. 339-342, 2004.

STEFANESCU, R. *et al.* A comprehensive review of the phytochemical, pharmacological, and toxicological properties of *Tribulus terrestris* L. *Biomolecules*, v. 10, n. 5, p. 752-784, 2020.

TAYLOR, H. S. *et al.* Effects of oral vs transdermal estrogen therapy on sexual function in early postmenopause: ancillary study of the Kronos Early Estrogen Prevention Study (KEEPS). *JAMA Internal Medicine*, v. 177, n. 10, p. 1471-1479, 2017.

WOLPE, R. E. *et al.* Prevalence of female sexual dysfunction in Brazil: A systematic review. *European Journal of Obstetrics & Gynecology and Reproductive Biology*, v. 211, p. 26-32, 2017.

WORLD HEALTH ORGANIZATION – WHO. *ICD-10 version:2016*. Disponível em: https://icd.who.int/browse10/2016/en.

WORSLEY, R. *et al.* Hormones and female sexual dysfunction: beyond estrogens and androgens: findings from the Fourth International Consultation on Sexual Medicine. *The Journal of Sexual Medicine*, v. 13, n. 3, p. 283-290, 2016.

WORSLEY, R. *et al.* Prevalence and predictors of low sexual desire, sexually related personal distress, and hypoactive sexual desire dysfunction in a community-based sample of midlife women. *The Journal of Sexual Medicine*, v. 14, n. 5, p. 675-686, 2017.

PARTE 3
Diagnóstico em Ginecologia

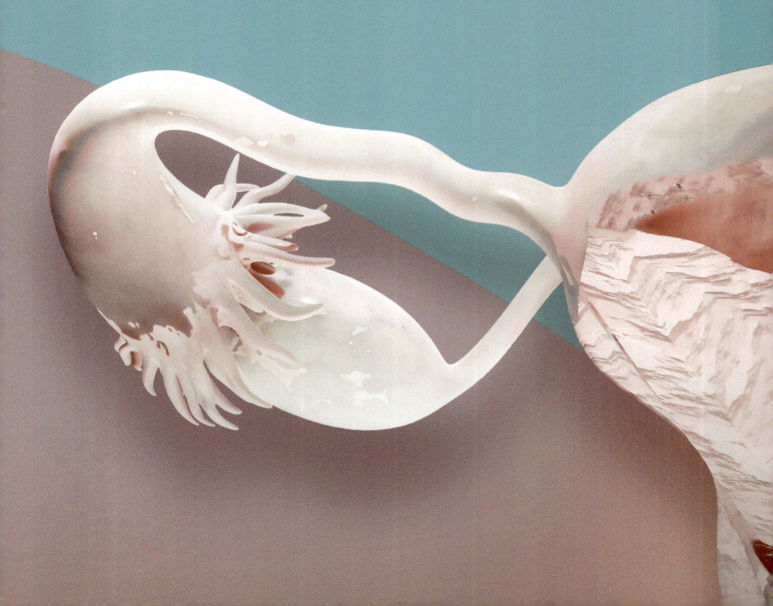

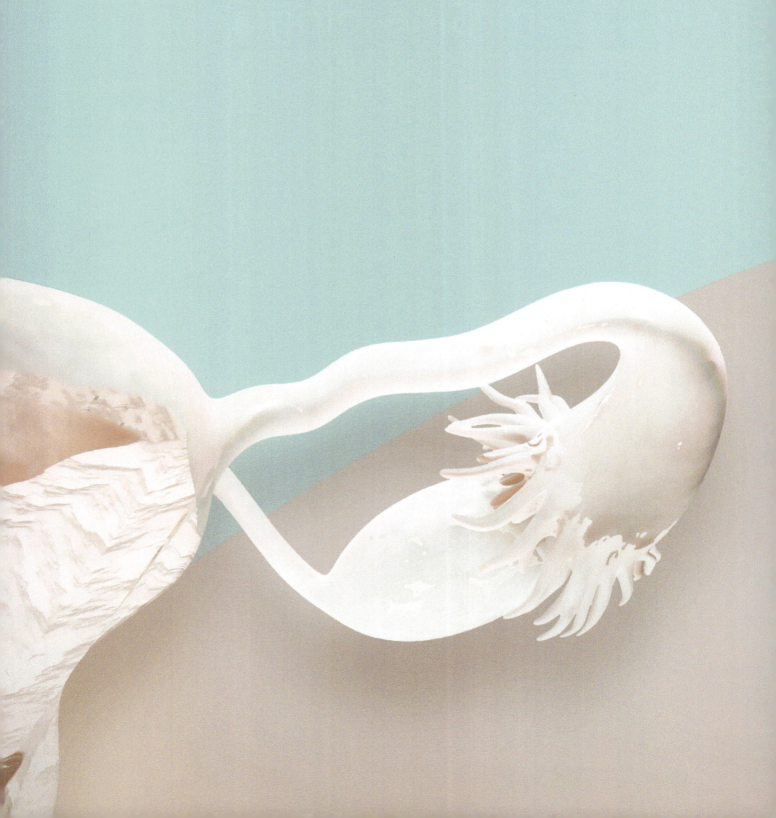

CAPÍTULO **13**

Colpocitologia Oncológica

Marcia Fuzaro Terra Cardial • Cecilia M. Roteli-Martins • Gianna Rosselli Venâncio • Caetano da Silva Cardial

INTRODUÇÃO

A colpocitologia oncológica é o estudo das células esfoliadas cervicovaginais. É um método diagnóstico utilizado para o rastreamento do câncer de colo do útero utilizado a partir da publicação do atlas de citologia esfoliativa em 1954, por George Papanicolaou e Traut. Esses autores estudavam citologia hormonal em material cervicovaginal de cobaias e encontraram células alteradas consideradas precursoras do câncer cervical uterino. Foram denominadas "células displásicas" ou "displasia"; posteriormente "células provenientes de neoplasias intraepiteliais" e, mais recentemente, "células indicativas de lesões intraepiteliais" (Martins, 2014b; Brasil, 2012).

É de simples realização e, ao ser aplicado em nível populacional, mostrou-se efetivo ao reduzir o câncer de colo de útero nos EUA de 44 para 8 casos em 100 mil mulheres, quando o programa de prevenção já estava bem estabelecido. Difundiu-se, então, ao redor do mundo e modificou a história do câncer cervical, proporcionando queda abrupta nos índices de incidência e mortalidade, especialmente nos países em que foi aplicado de forma organizada (Martins, 2014b; Brasil, 2012; Martins et al., 2014).

Entretanto, não levou ao término do câncer; aproximadamente 349 mil mulheres morrem por câncer de colo de útero a cada ano no mundo (Ferlay et al., 2024). Nos países desenvolvidos, observou-se estagnação nas taxas de incidência há décadas e nos países em desenvolvimento houve redução, mas ainda é alta a incidência e a mortalidade pela doença. No Brasil, o número estimado de novos casos, para o ano de 2023, é de 17.010 (Brasil, 2024). Os dados de cobertura utilizados têm sido pelo número de lâminas, e não de mulheres rastreadas, o que dificulta a análise (Brasil, s/d).

Há diversos fatores envolvidos na etiologia do câncer do colo do útero, mas as infecções persistentes por papilomavírus humano (HPV) oncogênico são a causa necessária para o aparecimento da doença. Entre seus 13 tipos oncogênicos, o HPV16 e HPV18 são os mais comumente relacionados com o câncer de colo uterino. Outros fatores associados são: baixo nível socioeconômico, fatores de nutrição e higiene, início precoce da atividade sexual, multiplicidade de parceiros, aumentando, assim, a exposição ao risco de infecção pelo HPV, doenças ou uso de drogas que diminuem a imunidade, multiparidade, tabagismo e uso prolongado de contraceptivos orais (Walboomers et al., 1999).

No Brasil, o controle de câncer do colo do útero constitui uma das prioridades da agenda de saúde do país e integra o Plano de Ações Estratégicas para o Enfrentamento das Doenças Crônicas Não Transmissíveis (DCNT). O Ministério da Saúde, por meio da publicação das "Diretrizes para o Rastreamento do Câncer do Colo do Útero 2016", recomenda o início do rastreamento por meio do exame citopatológico (o Papanicolaou), em mulheres assintomáticas, que já tiveram relação sexual, com a idade de 25 anos. Após dois exames anuais consecutivos normais, o rastreamento pode continuar a ser realizado a cada 3 anos, até atingir os 64 anos, se tiver pelo menos dois exames consecutivos negativos, nos últimos 5 anos.

A citologia deve ser repetida em 3 anos em mulheres menores de 25 anos, com lesão intraepitelial de baixo grau (LSIL) ou em células escamosas atípicas de significado indeterminado (ASC-US). A repetição da citologia deverá ocorrer em 12 meses no caso de ASC-US em idade dos 25 aos 29 anos, e repetida em 6 meses, nas LSIL, a partir de 25 anos, e ASC-US, a partir de 30 anos. Em todas as demais alterações citológicas, maiores que LSIL, a colposcopia deverá ser a conduta inicial (Brasil, 2016).

Desde 2014, está disponível, na rede pública, a vacina quadrivalente contra os tipos 6, 11, 16 e 18 do HPV para meninas e meninos de 9 a 14 anos (Brasil, s/d), em duas doses, com intervalo de 6 meses. Mais recentemente, a partir de abril de 2024, o Programa Nacional de Imunização (PNI) passou a recomendar que essa vacina seja disponibilizada na rede pública em dose única para meninos e meninas entre 9 e 14 anos, com resgate até a véspera dos 20 anos. Acima desta faixa etária ou se houver situação de imunossupressão, independentemente da idade, mantêm-se as três doses da vacina. O objetivo desta orientação é ampliar a cobertura vacinal, proporcionando a vacinação de outras pessoas como grupos prioritários até 45 anos, pessoas vítimas de violência sexual e portadores de papilomatose respiratória recorrente (PRR), também em três doses (Brasil, 2024).

São fatores limitantes a universalização do rastreio, o difícil acesso ao sistema público de saúde para algumas populações, bem como a espera do tratamento, além do grande número de citologias insatisfatórias devido à complexidade do método que, além de coleta, fixação e armazenamento, necessita de controle de qualidade dos laboratórios de análise. No Brasil, falta o registro das mulheres que realizam o exame e da periodicidade com que ele é realizado. Há necessidade em avançar em organização, novos métodos e orientação para a melhoria da prevenção do câncer de colo uterino (Brasil, s/d; Brasil, 2016). Atendendo ao chamado da Organização Mundial da Saúde (OMS) para erradicar o câncer de colo de útero vacinando 90% das meninas, rastreando 70% das mulheres e tratando 90% das lesões e do câncer, ocorre iniciativa em nosso país de inclusão da citologia em base líquida e do teste de DNA-HPV no rastreio (World Health Organization, 2024), que até o momento não entraram em vigor.

RASTREAMENTO DE CÂNCER DO COLO UTERINO

Segundo a OMS, para reduzir 60 a 90% da incidência do câncer do colo uterino, a cobertura mínima seria de 80% da população-alvo, para garantia de diagnóstico e tratamento adequados dos casos alterados. Nos países onde foi implantado rastreamento citológico de qualidade, com ampla cobertura, tratamento e seguimento dessas mulheres, houve redução de 80% de incidência do câncer invasor (World Health Organization, 2014).

O objetivo do rastreamento do câncer de colo uterino é identificar as mulheres de risco com lesões cervicais pré-invasivas, as quais, se não tratadas precocemente, podem levar ao câncer invasor. Entre os métodos de rastreamento disponíveis, podemos citar a citologia cervical, que pode ser convencional ou em base líquida, e os testes de pesquisa do DNA-HPV. Alguns países já adotam a pesquisa do DNA-HPV oncogênico como rastreio primário, por ser mais efetivo na detecção de lesões de alto grau, conforme já extensamente demonstrado (Walboomers *et al.*, 1999; Rijkaart *et al.*, 2012).

No sistema público de saúde de nosso país, o rastreio até o momento é baseado na citologia convencional, enquanto no sistema privado há disponibilidade da citologia em base líquida e teste de HPV, apesar de não haver dados disponíveis de uso do teste em escala comercial (Brasil, 2012; Brasil, 2016).

A citologia convencional apresenta índices de exames falso-negativos de 20 a 40%, a depender da coleta e do laboratório, levando, assim, a questionamentos a respeito da eficácia do método no rastreamento primário (World Health Organization, 2014).

O alto valor preditivo negativo do teste de HPV permite identificar as mulheres com baixo risco de desenvolver lesões precursoras nos próximos 3 a 5 anos, afastando-as, com segurança, dos rastreamentos frequentes (World Health Organization, 2014; Rijkaart *et al.*, 2012).

Conforme revisão sistemática realizada, a sensibilidade e a especificidade da citologia variam significativamente, assim como existe também grande variação interobservadores na interpretação dos achados citológicos, principalmente nas lesões de significado indeterminado ou de baixo grau (Brasil, s/d; Rijkaart *et al.*, 2012).

A citologia é mais sensível na detecção de anormalidades escamosas do que na detecção de adenocarcinomas, assim como as alterações colposcópicas do epitélio escamoso são detectadas mais facilmente do que o glandular. A localização do epitélio glandular no canal pode dificultar a detecção de lesões incipientes no rastreamento de rotina pela citologia (Martins, 2014a).

As revisões sistemáticas de ensaios randomizados comparando a citologia de base líquida com o teste convencional não demonstraram melhor sensibilidade na detecção das lesões precursoras com o uso da citologia de base líquida. Entretanto, a citologia líquida apresenta taxa menor de lâminas inadequadas na presença de inflamações ou sangramentos que dificultam a leitura no método convencional (American Society for Colposcopy and Cervical Pathology, 2013; Whitlock *et al.*, 2011; Arbyn *et al.*, 2008).

A prevenção secundária do câncer de colo uterino é uma estratégia efetiva para reduzir a incidência e a mortalidade pela doença invasora e deve ser realizada com as ferramentas disponíveis. Nos locais com recursos limitados, onde já exista uma estratégia baseada em citologia convencional, o rastreamento deve ser estimulado com busca ativa das mulheres que se encontram na faixa etária acima de 25 anos até os 64 anos (World Health Organization, 2014; American Society for Colposcopy and Cervical Pathology, 2013).

Alguns países orientam a coleta da citologia a partir de 21 anos até 69 anos, com periodicidade trienal (Brasil, s/d; Brasil, 2016).

Podem ser excluídas do rastreamento as histerectomizadas por lesões benignas, desde que exames anteriores sejam normais, e mulheres virgens. As mulheres com imunossupressão devem realizar o exame após o início da atividade sexual,

semestralmente no primeiro ano e, no caso de resultados normais, manter o seguimento anual. Caso apresentem CD4 abaixo de 200 células/mm^3, o rastreio preconizado é semestral (World Health Organization, 2014; American Society for Colposcopy and Cervical Pathology, 2013; Brasil, 2016).

Nos locais com mais recursos, a citologia de base líquida deve ser implantada visando a exames de melhor qualidade e menor número de insatisfatórios e possibilitando pesquisas complementares na mesma amostra, como o teste de DNA-HPV (o teste reflexo, ou *reflex-test*), bem como pesquisa de *Chlamydia trachomatis*, *Neisseria* e outros. Ressaltamos que a pesquisa do DNA-HPV é aconselhada a partir de 30 anos, contraindicada abaixo de 25 anos e inaceitável em adolescentes (Rijkaart *et al.*, 2012; American Society for Colposcopy and Cervical Pathology, 2013; Davey *et al.*, 2006).

No rastreamento de rotina, tanto a citologia convencional quanto a citologia líquida são aceitáveis e possuem as mesmas limitações; a citologia líquida fornece material para identificação das mulheres que estão sob risco de desenvolver a doença invasora como o teste reflexo e o coteste (Campaner *et al.*, 2017; Practice Bulletin No. 157, 2016; Kitchener *et al.*, 2009). O coteste, quando o mesmo material coletado em meio líquido, é simultaneamente usado para a citologia e para o teste de DNA-HPV. O teste reflexo, quando o material coletado para um dos exames, citologia ou teste de DNA-HPV, a depender do resultado do primeiro, é aproveitado para realizar o outro exame, não realizado como primeiro.

METODOLOGIA

Para que o exame citopatológico seja adequado para o rastreio do câncer cervical, são necessárias orientações para a redução de amostras inadequadas. A amostra pode ser rejeitada por lâmina quebrada ou danificada, erro de identificação, entre outros. Pode ser insatisfatória por presença de sangue, piócitos, dessecamento, contaminantes, superposição celular e ausência de células da junção escamocolunar (JEC). Portanto, a coleta deve ser de boa qualidade e o laboratório deve seguir as normas de análise laboratorial, ou seja, realizada de acordo com os indicadores de qualidade (Martins, 2014b; Brasil, 2012).

As orientações de preparo para a coleta ideal incluem ausência de sangramento, duchas e medicamentos intravaginais, bem como abstinência sexual 72 horas anteriores à coleta. O melhor período do ciclo é o ovulatório; entretanto, nas mulheres com metrorragia de causa desconhecida, deve-se realizar o exame ginecológico de rotina e eventualmente a coleta. Na puérpera, quando possível, aguardar 6 a 8 semanas para o exame (Martins *et al.*, 2014).

A coleta dupla (ecto e endocérvice) é preconizada no sistema público de saúde de nosso país para garantir que o colo seja visualizado e priorizado durante o procedimento. O método consiste na exposição do colo uterino pelo espéculo de Collins, preferencialmente descartável, e remoção delicada do conteúdo vaginal e cervical excessivo, com algodão. Procede-se, então, à esfoliação do material ectocervical com a espátula de Ayre em rotação de 360° e a introdução da escova endocervical a 1,5 cm sob movimentos de vaivém e rotação. O material é colocado em fina camada sobre uma lâmina de vidro identificada e imediatamente fixado com *spray* ou em frasco com álcool a 70% (Martins *et al.*, 2014; Brasil, s/d).

No caso da citologia em base líquida, a forma de coleta é a mesma, porém a espátula de Ayre é de plástico e o material da espátula e o da escova (*cytobrush*) não são colocados sobre a lâmina, mas são agitados em frasco com líquido conservante.

Quando o frasco chega ao laboratório, obtém-se por gradiente de densidade por centrifugação o sedimento com as células a serem estudadas, isentas de detritos, e a lâmina é preparada em única camada, "*monolayer*", facilitando a leitura (Martins, 2014a).

Citologia cervical convencional

Quando indicado, o teste de HPV tem que ser coletado separadamente.

Citologia de base líquida

O teste de HPV pode ser realizado no material da mesma coleta (coteste ou *reflex-test*).

NOVOS MÉTODOS

Um estudo de rastreamento, em mulheres de 20 a 64 anos, que comparou a citologia de base líquida com e sem teste de HPV, mostrou leve aumento, não significativo, da detecção de lesões de alto grau nas mulheres que tinham realizado o coteste. Após 3 anos, as mulheres que tinham realizado o coteste apresentaram menos lesões de neoplasia intraepitelial cervical grau 3 (NIC3) ou mais graves (*odds ratio* [OR] 0,64; intervalo de confiança [IC] 95% 0,30 a 0,96). Entretanto, após dois períodos de seguimento, ou seja, dois exames com intervalo de pelo menos 12 meses, a taxa de lesões iguais ou maiores que NIC3 foi equivalente nos dois grupos (Davey *et al.*, 2006).

Outro estudo de rastreamento na Holanda, com aproximadamente 40 mil mulheres de 30 a 59 anos, comparou o rastreamento da citologia convencional com a citologia associada ao teste de HPV. Após 5 anos, as mulheres rastreadas inicialmente com citologia e teste de HPV tinham menos NIC3, quando comparadas com as mulheres rastreadas somente com citologia convencional (risco relativo [RR] 0,37; IC 95% 0,10 a 0,87). O teste de HPV levou à detecção mais precoce (sem reduzir a incidência) das lesões de alto grau, incluindo câncer (Campaner *et al.*, 2017).

Algumas sociedades têm recomendado o uso do teste de HPV como rastreamento primário sem uso da citologia. Nos EUA, a Sociedade de Ginecologia Oncológica (SGO) e a American Society for Colposcopy and Cervical Pathology (ASCCP), em 2015, assim como o American College of Obstetricians and Gynecologists (ACOG), em 2016, sugeriram o teste de HPV para rastreamento em mulheres acima de 25 anos (American Society for Colposcopy and Cervical Pathology, 2013; Practice Bulletin No. 157, 2016; Kitchener *et al.*, 2009).

Se o teste de HPV resultar negativo, SGO/ASCCP recomendam que as mulheres acima de 65 anos de idade e sem história de alterações anteriores, interrompam o rastreamento (Practice Bulletin No. 168, 2016; Mello, 2014).

Estudo em 1999 na Índia, em 130 mil mulheres randomizadas, usando o Papanicolaou *versus* teste de DNA-HPV *versus* inspeção visual com ácido acético, após 8 anos, mostrou que um único teste de DNA-HPV de alto risco reduziu mais as taxas de incidência e mortalidade por câncer de colo que o Papanicolaou ou a inspeção visual com ácido acético (Sankaranarayanan *et al.*, 2009).

O seguimento adequado dos resultados anormais é essencial para o efetivo rastreamento do câncer de colo uterino. O seguimento inadequado de testes citológicos anormais foi encontrado em 13% de diagnósticos de câncer de colo uterino invasivo. Em um estudo, o tempo médio entre o seguimento falho e o resultado anormal da citologia foi de 22 meses. A pobreza e a maior idade foram associadas significativamente com o maior risco de seguimentos inadequados (Huh, 2015; Mello, 2014).

RESULTADOS DOS EXAMES CITOLÓGICOS

A coleta, o preparo e a interpretação da lâmina devem obedecer aos critérios de qualidade e à classificação vigente. São apresentados a seguir o Sistema de Bethesda (2001) e o Diagnóstico Citopatológico Descritivo (INCA-2012) (Brasil, s/d; Solomon *et al.*, 2002).

2001 Bethesda system

- Qualidade do esfregaço
  - Satisfatório
  - Insatisfatório
- Diagnóstico geral
- Dentro dos limites da normalidade
- Modificações celulares benignas
- Células epiteliais anormais
- Diagnóstico descritivo
  - Anormalidades de células epiteliais
  - ASC (ASC-US; ASC-H) – atipias de células escamosas
  - LSIL – lesão intraepitelial de baixo grau
  - HSIL – lesão intraepitelial de alto grau
  - Carcinoma escamoso invasor
  - Anormalidades de células glandulares
  - AGC – atipias de células glandulares
  - AIS – adenocarcinoma *in situ*, adenocarcinoma invasor.

Diagnóstico citopatológico descritivo (Instituto Nacional de Câncer)

Tipos da amostra
- Citologia
- Convencional
- Em meio líquido (descrever o sistema utilizado).

Amostra rejeitada por
- Ausência ou erro de identificação da lâmina e/ou do frasco
- Identificação da lâmina e/ou do frasco não coincidente com a do formulário
- Lâmina danificada ou ausente
- Causas alheias ao laboratório (especificar)
- Outras causas (especificar).

Adequabilidade da amostra
- Satisfatória
- Insatisfatória:
  - Sangue
  - Piócitos
  - Artefatos de dessecamento
  - Contaminantes externos
  - Intensa superposição celular
  - Outros (especificar).

Epitélios possivelmente representados na amostra
- Escamoso
- Glandular (não inclui o epitélio endometrial)
- Metaplásico

Dentro dos limites da normalidade, no material examinado
- Alterações celulares benignas (ativas ou reparativas)
- Atipias celulares.

A) Células atípicas de significado indeterminado
- Escamosas (ASC):
  - Possivelmente não neoplásicas (ASC-US de Bethesda)
  - Não podendo excluir lesão intraepitelial de alto grau (ASC-H de Bethesda)
- Glandulares (AGC):
  - Possivelmente não neoplásicas
  - Não se pode afastar lesão intraepitelial de alto grau
- De origem indefinida:
  - Possivelmente não neoplásicas
  - Não se pode afastar lesão intraepitelial de alto grau.

B) Em células escamosas
- Lesão intraepitelial de baixo grau – LSIL (compreendendo efeito citopático pelo HPV e NIC grau 1)
- Lesão intraepitelial de alto grau – HSIL (compreendendo NIC graus 2 e 3)
- Lesão intraepitelial de alto grau, não podendo excluir microinvasão
- Carcinoma epidermoide invasor.

C) Em células glandulares
- Adenocarcinoma *in situ* (AIS)
- Adenocarcinoma invasor: cervical; endometrial; sem outras especificações
- Outras neoplasias malignas
- Presença de células endometriais (na pós-menopausa ou acima de 40 anos, fora do período menstrual).

CONDUTA EM ANORMALIDADES CITOLÓGICAS

A conduta preconizada a partir de resultados citopatológicos anormais objetiva identificar, localizar e tratar as lesões intraepiteliais de alto grau (HSIL), as atipias escamosas de significado indeterminado que não excluem alto grau (ASC-H), atipias de células glandulares (AGC) e adenocarcinoma *in situ* (AIS), as quais são realmente as precursoras do câncer escamoso e glandular, bem como diagnosticar as lesões invasoras encaminhando-as para tratamento adequado (Figuras 13.1 a 13.4) (Davey *et al.*, 2006; Campaner *et al.*, 2017).

Resumimos na Tabela 13.1 a conduta inicial a partir de alterações citopatológicas, demonstrando diretrizes do Brasil e dos EUA. Incluímos a conduta das Diretrizes Brasileiras para o Rastreamento do Câncer de Colo de Útero (2016) e da American Society Colposcopy and Cervical Pathology (2013), que incluem o teste de HPV no rastreamento do câncer cervical uterino, bem como no esclarecimento das lesões atípicas e no seguimento pós-tratamento de lesões de alto grau. Essas são as indicações atuais para o teste de HPV nos países que dispõem desse recurso. Em nosso país, não dispomos dele na rede pública, mas sim na rede privada. O uso correto e a adequada interpretação do teste serão detalhados em capítulo específico.

A colposcopia será indicada em geral, a partir de anormalidade citológica de alto grau, baixo grau persistente, ou mesmo teste de DNA-HPV positivo para alto risco oncogênico. Com resultado da citologia indicando HSIL ou lesão mais grave (não podendo excluir microinvasão ou invasão), na impossibilidade de exame colposcópico imediato, a recomendação da ASCCP de 2013 é a realização imediata da exérese da zona de transformação (EZT ou excisão eletrocirúrgica por alça [LEEP, do inglês *loop electrosurgical excision procedure*]) (American Society for Colposcopy and Cervical Pathology, 2013).

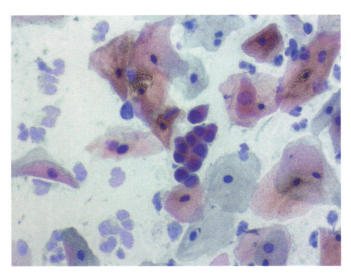

Figura 13.1 Lesão intraepitelial escamosa de alto grau (HSIL): agrupamento de células escamosas com núcleos aumentados, hipercrômicos e irregulares, com alta relação núcleo-citoplasmática.

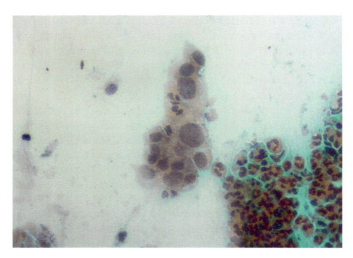

Figura 13.2 Células atípicas de significado indeterminado, não podendo excluir lesão de alto grau (ASC-H): células escamosas com núcleos aumentados e discretamente irregulares, com leve pleomorfismo.

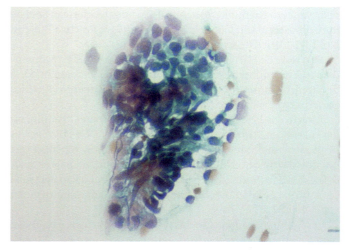

Figura 13.3 Atipia em células glandulares (AGC): agrupamento desordenado de células sobrepostas com núcleos aumentados e levemente hipercrômicos, por vezes afastadas para a periferia, em fundo hemorrágico.

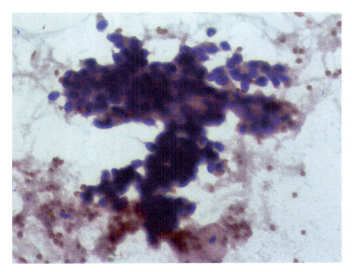

Figura 13.4 Adenocarcinoma: células dispostas em arranjo glandular desordenado, com núcleos aumentados e hipercrômicos, com cromatina granulosa e mal distribuída, em fundo hemorrágico.

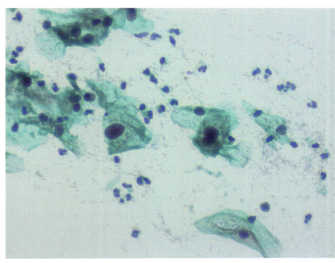

Figura 13.5 Atipia escamosa de células de significado indeterminado (ASC-US): célula escamosa com núcleo levemente aumentado, regular e discretamente hipercrômico.

Tabela 13.1 Recomendações com base na conduta inicial a partir de alterações citológicas.

Diagnóstico citológico	Idade	Conduta inicial
ASC-US	< 25	Repetir em 3 anos*#
	25-29	Repetir em 1 ano*
	≥ 30	Teste de DNA-HPV#
ASC-H	Todas	Colposcopia*#
AGC	Todas	Colposcopia*# + amostra endometrial#
LSIL	< 25	Repetir em 3 anos* Repetir em 1 ano#
	≥ 25	Repetir em 6 meses* Colposcopia*#
HSIL	Todas	Colposcopia# Casos especiais EZT#
HSIL (microinvasão?)	Todas	Colposcopia*# Casos especiais EZT#
Carcinoma Adenocarcinoma	Todas	Colposcopia*#

AGC: células glandulares atípicas; ASC-H: células escamosas atípicas não se podendo descartar lesões de alto grau; ASC-US: células escamosas atípicas de significado indeterminado; EZT: exérese de zona de transformação; HSIL: lesão intraepitelial escamosa de alto grau; LSIL: lesão intraepitelial escamosa de baixo grau. (Modificada com base em: *Brasil, 2016; #American Society for Colposcopy and Cervical Pathology, 2013.)

Grau de evidência científica (A, B, C e D)

Utiliza-se a classificação proposta pela Associação Médica Brasileira (s/d).

Atipia celular de significado indeterminado

Atipia celular de significado indeterminado (ASC-US, do inglês *atypical squamous cells of undetermined significance*) são células escamosas atípicas de significado indeterminado que podem ser definidas como um resultado de caráter indeterminado, no qual os achados citológicos são insuficientes para caracterizar uma lesão intraepitelial escamosa ou carcinoma escamoso, ou mesmo condições inflamatórias ou reativas, sendo considerado um resultado de exclusão (Nanda *et al.*, 2000).

Categorias:

- Células escamosas atípicas de significado indeterminado possivelmente não neoplásico (ASC-US) (Figura 13.5)
- Células escamosas atípicas de significado indeterminado em que não se pode afastar lesão de alto grau (ASC-H) (Figura 13.2).

ASC-US está relacionada à prevalência de NIC2 e 3 entre 6,4 e 11,9% dos casos e câncer entre 0,1 e 0,2%, sendo a atipia mais encontrada nos resultados citopatológicos, segundo as informações do Sistema de Informação do Câncer do Colo do útero no Brasil (Siscolo) (Brasil, s/d; Brasil, 2016).

São células escamosas provavelmente de evolução benigna e a conduta orientada pelas diretrizes brasileiras é a repetição semestral do citológico para a mulher acima de 30 anos de idade, em 1 ano nas mulheres dos 25 aos 29 anos e em 3 anos, nas menores de 25 anos. Importante ressaltar que, antes de realizar o próximo exame, deverão ser tratados atrofia genital e processos infecciosos, se necessário. Após a repetição do exame, e na presença de resultado negativo, recomenda-se retornar ao rastreamento trienal (B) (Brasil, 2016; World Health Organization, 2014).

Caso a citologia seja igual, sugestiva de lesão intraepitelial ou câncer, a mulher deverá ser encaminhada para a realização de colposcopia (A). Na presença de alterações maiores, segue-se a biópsia (A). No caso de histopatologia de lesão intraepitelial escamosa ou câncer, a conduta específica é estabelecida (A).

Se houver disponibilidade, realizar a pesquisa do DNA-HPV no rastreio, por seu alto valor preditivo negativo. Se o teste for negativo, podemos espaçar a repetição do exame para três anos com segurança, pois a atipia não está relacionada a HPV de alto risco oncogênico. Se o teste for positivo, a recomendação é de realizar a colposcopia. Pode-se optar por fazer a colposcopia apenas se na genotipagem o tipo 16 e/ou o 18 estiverem presentes (Walboomers *et al.*, 1999; Rijkaart *et al.*, 2012; Practice Bulletin No. 157, 2016; Stoler *et al.*, 2007; Conner *et al.*, 2014).

Ambos os protocolos, nacional e americano, admitem que a amostra endocervical seja colhida, caso a JEC não seja visível ou a colposcopia seja normal (Brasil, 2016; American Society for Colposcopy and Cervical Pathology, 2013).

Algumas situações especiais

Mulheres até 24 anos: devido à baixa incidência de câncer, mas alta incidência de infecção por HPV com remissão espontânea, não é recomendada a realização de exame citopatológico. Caso tenha sido realizado e apresente ASC-US, orienta-se realizar controle trienal (D) e, após o exame retornar à normalidade, reiniciar o rastreamento após 25 anos (B). Se mantiver ASC-US, a partir de 25 anos, encaminhar para a colposcopia (B).

Na gestação, o câncer cervical é raro e, se ela apresentar ASC-US, a conduta será a mesma da não gestante (B). Se for realizar colposcopia, praticar biópsia somente na presença de suspeita de lesão invasiva (A).

Mulheres após a menopausa: recomenda-se estrogenoterapia prévia antes da repetição da citologia ou colposcopia (B). A atrofia pode descamar como ASC-US na citologia e tornar a colposcopia inadequada.

Imunossuprimidas: a colposcopia é indicada já a partir do primeiro exame alterado (B) devido à maior evolução de lesões precursoras. Na ausência de lesão intraepitelial, realizar controle a cada 6 meses até dois exames negativos (B) e, assim, retornar ao rastreamento específico para essas mulheres (B) (Davey *et al.*, 2006).

Atipia celular de significado indeterminado, não podendo excluir lesão de alto grau

Atipias celulares de significado indeterminado, não podendo excluir lesões de alto grau (ASC-H do inglês *atypical squamous cells, cannot exclude a high-grade lesion*) as atipias celulares de significado indeterminado, com maior possibilidade de se relacionar à histologia de lesão intraepitelial escamosa de alto grau. A frequência de ASC-H no Brasil foi a menor entre todas as alterações citológicas, de 8,8% em 2013 (Walboomers *et al.*, 1999; Davey *et al.*, 2006).

A conduta recomendada é encaminhar todas as mulheres com ASC-H para colposcopia (A). Na presença de zona de transformação (ZT) tipo 1 ou 2 e achados anormais maiores, pode ser realizada biópsia ou excisão tipo 1 ou 2 (D) (Rijkaart *et al.*, 2012; Davey *et al.*, 2006).

Na presença de achados colposcópicos anormais e ZT tipo 3, que corresponde à JEC não visível, devem-se realizar biópsia e avaliação do canal endocervical, e a conduta específica dependerá do resultado da biópsia (B). Se histologia resultar em HSIL, seguir recomendação específica (A). Nos casos negativos ou LSIL histológico, repetir citologia e colposcopia em 6 meses (B) (Brasil, 2016).

Na ausência de achados colposcópicos anormais e ZT tipo 2 ou 3 (JEC parcial ou totalmente invisível), o canal endocervical deve ser investigado (B). Se o exame desse material mantiver o mesmo resultado ou mais grave, excluída lesão vaginal, é recomendável a excisão tipo 3 para diagnóstico (A). Se a histologia for negativa, indicam-se novas citologia e colposcopia em 6 meses (B). O controle deverá ser semestral e se fará com citologia e colposcopia e/ou teste de DNA-HPV (B) (Brasil, 2016).

Algumas situações especiais

Mulheres até 24 anos: deverão ser encaminhadas para colposcopia; a biópsia deve ser realizada na presença de achados colposcópicos maiores e a recomendação específica se HSIL histológico (A). Se a colposcopia apresentar achados colposcópicos menores ou normalidade, o controle citológico será anual (A) (Brasil, 2016).

Gestantes: realizar colposcopia; a biópsia deve ser feita somente na suspeita de invasão (A). Após 90 dias do parto, realizar controle (A).

Mulheres após a menopausa: recomenda-se estrogenoterapia prévia à colposcopia ou ao controle citológico (B) (Brasil, 2016).

Imunossuprimidas: a conduta será a mesma das demais mulheres (B) (Brasil, 2016).

Atipia em células glandulares

São as atipias em células glandulares (AGC, do inglês *atypical glandular cells*) provindas do endocérvice, endométrio ou outra localização. É uma forma de nomear as possíveis células precursoras do adenocarcinoma, porém em 44% dos casos estão relacionadas a lesões escamosas. A prevalência desses diagnósticos no Brasil em 2013 foi de 0,13% entre todos os exames e de 4,7% considerando-se os alterados. Apesar da baixa prevalência, podem estar relacionados desde diagnósticos benignos como dispositivo intrauterino (DIU), hiperplasia migroglandular e gestação até lesões de alto grau e adenocarcinoma de colo ou endométrio (American Society for Colposcopy and Cervical Pathology, 2013).

Recomenda-se, após o diagnóstico citológico de AGC, o encaminhamento para colposcopia (A). Realizar nova coleta de material para citologia com atenção ao canal cervical (A) e avaliação endometrial com ultrassonografia transvaginal (USTV) em pacientes acima de 35 anos. Se anormal, realizar estudo histopatológico do endométrio (A) (Brasil, 2016).

Abaixo de 35 anos, recomenda-se a investigação endometrial se houver sangramento uterino anormal ou se a citologia sugerir origem endometrial (A). Se for mencionada a possível origem endometrial das células atípicas, a investigação da cavidade endometrial será prioritária (A). Se persistir o diagnóstico de AGC, proceder à investigação de doença extrauterina (D) (Brasil, 2016).

Se quaisquer alterações colposcópicas estiverem presentes, realizar biópsia (A) e, se resultar em AIS, HSIL, LSIL ou câncer, seguir recomendações específicas (A) (Brasil, 2016).

Se a citologia do material obtido no mesmo momento da colposcopia for negativa, a mulher deverá ser submetida a citologia semestral. Após 2 anos com exames semestrais normais, a paciente deve retornar ao rastreamento trienal (B) (Brasil, 2016).

O teste de DNA-HPV pode ser útil no diagnóstico e seguimento, para avaliar se essa mulher está ou não sob risco (ASCCP, 2013).

Quando indicada a excisão tipo 3, deve-se preferir uma técnica que produza um espécime íntegro e adequado para avaliação histopatológica (A) (Brasil, 2016).

Para mulheres abaixo de 25 anos com citologia AGC, a colposcopia está indicada e a conduta é igual à das mulheres acima dessa idade (D) (Brasil, 2016; ASCCP, 2013).

As gestantes devem ser investigadas igualmente, exceto pela avaliação endometrial (D). A biópsia só tem indicação na suspeita de invasão (A) (Brasil, 2016).

Lesão intraepitelial escamosa de baixo grau

São as alterações citológicas compatíveis com Lesão intraepitelial escamosa de baixo grau (LSIL, do inglês *low-grade squamous intraepithelial lesion*) e são a manifestação citológica da infecção por HPV. A prevalência é alta, assim como a remissão espontânea, principalmente nas mulheres com idade inferior a 30 anos.

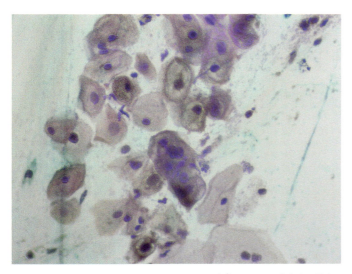

Figura 13.6 Lesão intraepitelial escamosa de baixo grau (LSIL): células escamosas com amplos halos claros perinucleares e núcleos irregulares e levemente hipercrômicos/célula escamosa binucleada com hipercromasia nuclear e amplo halo claro perinuclear. Ao lado, nota-se uma célula superficial normal.

Tem prevalência de 0,8% de todos os exames alterados no Brasil e representam 27,6% dos exames anormais, conforme os registros de 2013 (ASCCP, 2013).

Em vários países, a conduta diante da LSIL varia desde realização imediata da colposcopia, repetição da citologia e realização de teste de DNA-HPV. No Brasil, as diretrizes para o rastreamento orientam que pacientes acima de 25 anos, na presença de LSIL, repitam nova citologia após 6 meses (A) (Brasil, 2016; World Health Organization, 2014).

Se a nova citologia for negativa, o seguimento citológico deve ser semestral (A). Quando dois exames consecutivos estiverem negativos, recomenda-se o retorno para o rastreio trienal (A). Caso a nova citologia esteja alterada, a colposcopia está indicada e biópsia é dirigida apenas para os achados colposcópicos anormais (A). Na ausência desses, pode-se dispensar a biópsia e repete-se a citologia em 12 meses até dois exames negativos (B). Se a colposcopia não identificar lesões no colo e na vagina, orienta-se repetir a citologia em 6 meses na mulher com idade superior a 30 anos; se inferior a 30 anos, repetir em 12 meses (B) (Brasil, 2016).

Na persistência de LSIL histológica por 2 anos, pode-se optar por seguimento ou tratamento (C). Se a opção for tratamento, pode ser destrutivo (cauterização ou vaporização por *laser*) ou excisional (EZT tipo 1 ou 2) (B) (Brasil, 2016; American Society for Colposcopy and Cervical Pathology, 2013) (Figura 13.6).

Algumas situações especiais

Mulher até 24 anos: repetição citológica após 3 anos. Na persistência, deverá manter o seguimento trienal até completar 25 anos (A). A exérese da lesão está contraindicada nessa faixa etária (D) (Brasil, 2016).

Gestantes: a repetição dos exames está indicada somente após 3 meses do parto (A) (Brasil, 2016).

Mulheres após a menopausa: realizar estrogenoterapia prévia antes de realizar a repetição da amostra (B) (Davey *et al.*, 2006).

Imunossuprimidas: devem realizar colposcopia no primeiro exame alterado (A) e, se indicado tratamento, a conduta terapêutica será excisional (A) (Brasil, 2016; American Society for Colposcopy and Cervical Pathology, 2013).

Lesão intraepitelial escamosa de alto grau

A lesão intraepitelial escamosa de alto grau (HSIL, do inglês *high-grade squamous intraepithelial lesion*) tem prevalência de 0,26% de todos os exames citopatológicos no Brasil e representa 9,1% dos exames anormais, conforme a estimativa de 2013. Tem maior potencial de evolução para câncer e, em 1 a 2% das mulheres com resultado de HSIL, o diagnóstico histopatológico será de carcinoma invasor (Walboomers *et al.*, 1999; Practice Bulletin No. 168, 2016; Huh, 2015; Mello, 2014).

Portanto, a conduta inicial para todas as mulheres com HSIL deve ser colposcopia (A). Se a mulher for maior de 25 anos e a colposcopia identificar achado maior com lesão restrita ao colo, JEC visível (ZT 1 ou 2), mas sem suspeita de invasão ou doença glandular, pode ser realizada a EZT tipo 1 ou 2, sob anestesia local e sem biópsia prévia (método "ver e tratar") (A). A biópsia excisional é aceitável quando houver limitações na citologia e colposcopia (B) (Brasil, 2016).

Se a JEC não for visível, está indicada a conização (EZT tipo 3) (A), com amostra colhida do canal endocervical. O método propicia menor perda de seguimento dessas mulheres e diagnóstico mais adequado. A preocupação é o tratamento excessivo (Walboomers *et al.*, 1999; Davey *et al.*, 2006; Kitchener *et al.*, 2009).

Por isso, nas jovens até 24 anos, é recomendada a colposcopia (A) e não se recomenda o "método ver e tratar" (D). Nessa faixa etária, o clareamento viral se faz frequentemente e o risco de câncer é baixo, portanto a conduta conservadora é sempre preferível.

A neoplasia intraepitelial cervical grau 2 (NIC2) comporta-se como doença transitória, com elevadas taxas de remissão, que chegam a 60% em 12 meses e a 90% em 3 anos de seguimento sem tratamento (similares a LSIL histológica).

Na presença de achado colposcópico maior, realizar biópsia (A). Se a histologia for HSIL/NIC2 nas jovens, orienta-se o controle citológico semestral por 2 anos, porém o tratamento é aceitável caso não seja possível o seguimento (B). Se persistir HSIL após 2 anos de seguimento, pode optar por realizar tratamento de forma excisional ou destrutiva (B) (Walboomers *et al.*, 1999; Practice Bulletin No. 157, 2016).

A conduta conservadora em jovens foi comprovada com trabalhos de metanálise, em que o tratamento das NIC aumentou o risco de trabalho de parto prematuro, ruptura prematura das membranas e baixo peso ao nascer. Também tem sido observado que o maior volume da peça cirúrgica tem importância no que diz respeito ao aumento desses eventos adversos obstétricos (Arbyn *et al.*, 2008).

A conduta da HSIL sofre modificações conforme as condições clínicas da mulher. A gestação permite condutas conservadoras, pois tem mínimo potencial de progressão, podendo permanecer ou mesmo regredir após o parto. Nesses casos, a citologia HSIL é indicativa de colposcopia (A), e a biópsia só deve ser praticada se houver suspeita de invasão (A). Caso o resultado da biópsia seja de HSIL (NIC2 ou 3), a reavaliação deve ser feita 90 dias pós-parto (A).

Na menopausa, a conduta é a mesma para as demais mulheres (A). A estrogenoterapia deve preceder o exame (B).

Na mulher imunossuprimida, a colposcopia (A) e a biópsia devem ser praticadas, e a preferência pelo tratamento excisional deve-se ao risco de recidiva (D). O controle deve ser anual.

CONSIDERAÇÕES FINAIS

A prevenção secundária do câncer de colo de útero deve ser realizada de forma organizada e com alta cobertura para resultados efetivos. O método utilizado para rastreio no sistema público em nosso país é a colpocitologia convencional. Entretanto, novos métodos, incluindo citologia em base líquida e teste de DNA-HPV, podem reduzir resultados insatisfatórios, aumentar o diagnóstico de HSIL, esclarecer dúvidas em atipias celulares, diminuir o intervalo entre exames e acompanhar as mulheres com segurança após os tratamentos.

Com a introdução das vacinas para HPV, o rastreamento das mulheres de risco para câncer de colo uterino deverá ser realizado com o emprego da biologia molecular, ou seja, com testes de HPV. Assim, a citologia líquida terá papel relevante para em uma mesma coleta ser possível realizar a triagem das mulheres que deverão ser acompanhadas e/ou submetidas a tratamentos para eliminação da doença invasora.

Por outro lado, a prevenção terciária, ou seja, o tratamento de lesões precursoras, deve seguir diretrizes e ter um fluxo assegurado pelos sistemas de saúde. A redução do câncer somente se efetivará quando a prevenção secundária e a terciária se alinharem à prevenção primária e forem feitas com alta cobertura das vacinas HPV associadas a medidas de educação.

REFERÊNCIAS BIBLIOGRÁFICAS

AMERICAN SOCIETY FOR COLPOSCOPY AND CERVICAL PATHOLOGY – ASCCP. ASCCP guidelines updated 2013/14. 2013. Disponível em: www.asccp.org/asccp-guidelines. Acesso em: 12 jan. 2018.

ARBYN, M. *et al.* Liquid compared with conventional cervical cytology: a systematic review and meta-analysis. *Obstetrics and Gynecology*, v. 111, n. 1, p. 167-77, 2008.

ASSOCIAÇÃO MÉDICA BRASILEIRA – AMB. Graus de evidência científica. [s.d.]. Disponível em: http://www.amb.org.br. Acesso em: 18 jan. 2018.

BRASIL. Ministério da Saúde. Instituto Nacional de Câncer (Inca). Diretrizes brasileiras para o rastreamento do câncer do colo do útero. Rio de Janeiro: Ministério da Saúde, 2016.

BRASIL. Ministério da Saúde. Instituto Nacional de Câncer (Inca). [s.d.]. Disponível em: http://www.inca.gov.br/estimativa/2023. Acesso em: 3 maio 2024.

BRASIL. Ministério da Saúde. Instituto Nacional de Câncer (Inca). *Estatísticas de câncer*. 2023. Disponível em: https://www.gov.br/inca/pt-br/assuntos/cancer/numeros. Acesso em: 3 maio 2024.

BRASIL. Ministério da Saúde. Instituto Nacional de Câncer José Alencar Gomes da Silva. *Nomenclatura Brasileira para Laudos Cervicais*. 3. ed. Rio de Janeiro: Inca, 2012.

BRASIL. Ministério da Saúde. Secretaria de Vigilância em Saúde e Ambiente Departamento do Programa Nacional de Imunizações Coordenação-Geral de Incorporação Científica e Imunização. Nota Técnica Nº 41/2024 – CGICI/DPNI/SVSA/MS. Atualização das recomendações da vacinação contra HPV no Brasil. Brasília, DF: MS, 2024.

CAMPANER, A. B. *et al.* Diagnóstico precoce e prevenção secundária do câncer de colo de útero. *In*: DORES, G. B.; SÁ, M. F. S. *Recomendações Sogesp*, v. 3, p. 23-50, 2017.

CONNER, S. N. *et al.* Loop electrosurgical excision procedure and risk of preterm birth: a systematic review and meta-analysis. *Obstetrics and Gynecology*, v. 123, n. 4, p. 752-761, 2014.

DAVEY, E. *et al.* Effect of study design and quality on unsatisfactory rates, cytology classifications, and accuracy in liquid-based versus conventional cervical cytology: a systematic review. *Lancet*, v. 367, n. 9505, p. 122-132, 2006.

FERLAY, J. *et al. Global cancer observatory*: Cancer Today. Lyon, France: International Agency for Research on Cancer, 2024. Disponível em: https://gco.iarc.who.int/today. Acesso em: 2 maio 2024.

HUH, W. K. Use of primary high-risk human papillomavirus testing for cervical cancer screening: interim clinical guidance. *Obstetrics and Gynecology*, v. 125, n. 2, p. 330-337, 2015.

KITCHENER, H. C. *et al.* HPV testing in combination with liquid-based cytology in primary cervical screening (ARTISTIC): a randomised controlled trial. *The Lancet Oncology*, v. 10, n. 7, p. 672-682, 2009.

MARTINS, C. G.; SAKANO, C. R. S.; MARTINS, N. V. Citologia oncológica técnica e importância do controle de qualidade. *In*: MARTINS, N. V. (ed.). *Patologia do trato genital inferior e colposcopia*: diagnóstico e tratamento. 2. ed. S.o Paulo: Roca, 2014. p. 255-9.

MARTINS, N. V. (ed.). *Patologia do trato genital inferior e colposcopia*: diagnóstico e tratamento. 2. ed. São Paulo: Roca, 2014a. p. 260-74.

MARTINS, N. V. Histórico e importância da colposcopia e aspectos atuais da patologia do trato genital inferior. *In*: MARTINS, N. V. (ed.). *Patologia do trato genital inferior e colposcopia*: diagnóstico e tratamento. 2. ed. São Paulo: Roca, 2014b.

MELLO, I. M. Colposcopia. *In*: MARTINS, N. V. (ed.). *Patologia do trato genital inferior e colposcopia*: diagnóstico e tratamento. 2. ed. São Paulo: Roca, 2014.

NANDA, K. *et al.* Accuracy of the Papanicolaou test in screening for and follow-up of cervical cytologic abnormalities: a systematic review. *Annals of Internal Medicine*, v. 132, n. 10, p. 810-819, 2000.

PRACTICE bulletin no. 157: cervical cancer screening and prevention. *Obstetrics and Gynecology*, v. 127, n. 1, e1-e20, 20016.

PRACTICE bulletin no. 168: cervical cancer screening and prevention. Committee on practice bulletins – gynecology. *Obstetrics and Gynecology*, v. 128, n. 4, e111, 2016.

RIJKAART, D. C. *et al.* Human papillomavirus testing for the detection of high-grade cervical intraepithelial neoplasia and cancer: final results of the POBASCAM randomised controlled trial. *The Lancet Oncology*, v. 13, n. 1, p. 78-88, 2012.

SANKARANARAYANAN, R. *et al.* HPV screening for cervical cancer in rural India. *The New England Journal of Medicine*, v. 360, p. 1385-1394, 2009.

SOLOMON, D. *et al.* The 2001 Bethesda System: terminology for reporting results of cervical cytology. *The Journal of the American Medical Association*, v. 287, n. 16, p. 2114-2119, 2002.

STOLER, M. H. *et al.* The expanded use of HPV testing in gynecologic practice per ASCCP-guided management requires the use of well-validated assays. *American Journal of Clinical Pathology*, v. 127, n. 3, p. 335-337, 2007.

WALBOOMERS, J. M. *et al.* Human papillomavirus is a necessary cause of invasive cervical cancer worldwide. *The Journal of Pathology*, v. 189, n. 1, p. 12-19, 1999.

WHITLOCK, E. P. *et al.* Liquid-based cytology and human papillomavirus testing to screen for cervical cancer: a systematic review for the U.S. Preventive Services Task Force. *Annals of Internal Medicine*, v. 155, n. 10, p. 687-697, W214-5, 2011.

WORLD HEALTH ORGANIZATION – WHO. *Cervical cancer*. 2024. Disponível em: https://www.who.int/news-room/fact-sheets/detail/cervical-cancer. Acesso em: 23 jul. 2024.

WORLD HEALTH ORGANIZATION – WHO. Library Cataloguing-in-Publication Data. *Comprehensive cervical cancer control*: a guide to essential practice. 2. ed. Geneva: WHO, 2014.

14

CAPÍTULO

Genitoscopia

Neila Maria de Góis Speck • Adriana Bittencourt Campaner

INTRODUÇÃO

Compreende-se por genitoscopia o exame dos genitais femininos, colo, vagina e vulva utilizando o colposcópio – aparelho ótico com magnificação, associado a soluções reagentes com o epitélio do trato genital inferior (TGI). O exame propriamente dito é chamado "colposcopia". O principal objetivo da avaliação é prevenir a doença neoplásica invasora dessas localizações, principalmente no colo uterino, diagnosticando e tratando o mais precocemente possível as lesões neoplásicas intraepiteliais (Cartier e Cartier, 1994). O exame individualizado da vulva chama-se vulvoscopia.

Um dos pilares fundamentais do diagnóstico precoce das neoplasias do colo uterino é aquele fornecido pelos aspectos colposcópicos. Hinselmann, que foi o iniciador e criador do método, referia a presença constante de epitélios de aspectos alterados nas lesões iniciais do câncer uterino. Embora ele, tendo idealizado o aparelho colposcópio em 1924, tenha publicado sua primeira classificação de achados colposcópicos em 1954 (Hinselman, 1956). O colposcópio é um microscópio que fornece ampliação iluminada, permitindo a visualização do colo uterino, vagina e vulva com vários aumentos; pode ser montado em plataforma móvel ou fixa. Para um bom exame, é melhor o colposcópio binocular, uma vez que os aparelhos monoculares não produzem imagem tridimensional adequada. Deve possuir capacidade de ampliação mínima de 10 a 15 vezes, o que permite distância da *portio vaginalis* de 25 a 30 cm, que é suficiente para uma boa distinção das alterações epiteliais e vasculares do TGI.

Segundo os preceitos da Organização Mundial da Saúde (OMS), toda doença passível de prevenção, tal como o câncer de colo uterino, é aquela que tenha sua história natural conhecida e que permita utilizar métodos diagnósticos fáceis de serem executados, aceitos pela população-alvo e de custo baixo. A prevenção primária compreende a identificação dos fatores de risco para a doença, além da educação de indivíduos expostos aos agentes mórbidos e prevenção por meio de vacinação. A prevenção secundária no caso do câncer do colo do útero ocupa-se da identificação dos componentes do grupo de risco, além do diagnóstico, e, na forma terciária da prevenção, do tratamento dos estados pré-neoplásicos dessa doença, em que muitas vezes se constata a ausência de sintomas, mesmo diante de sinais evidentes de doença. Assim, é muito importante que a mulher se submeta periodicamente ao exame ginecológico de prevenção.

A indicação mais comum da colposcopia é o resultado alterado no exame de triagem, como a identificação do colo uterino com aspecto suspeito, a citologia oncótica cervicovaginal positiva, a inspeção visual com ácido acético (IVA) positiva, o resultado positivo na inspeção visual com solução de lugol, o teste de biologia molecular de DNA-HPV oncogênico positivo etc. (Singer e Monaghan, 2002).

Já as principais indicações da vulvoscopia seriam:

1. Áreas congestas delimitadas, favorecendo a identificação de neoplasia intraepitelial vulvar (NIV) ou carcinoma.
2. Demarcação exata da neoplasia a ser tratada tanto no pré como no peroperatório, evitando sequelas desnecessárias ou ressecções incompletas.
3. No seguimento pós-tratamento da NIV. A vulvoscopia possiblita o diagnóstico da recidiva mais precoce, permitindo a exérese sob anestesia local ou tratamento mais conservador.

A International Federation for Cervical Pathology and Colposcopy (IFCPC) estabelece que a vulvoscopia com aplicação de ácido acético deve ser desencorajada como exame de rotina. O racional para o uso do ácido acético é baseado na presunção de que o espectro das NIVs seguiria o mesmo padrão que o espectro das neoplasias intraepiteliais cervicais (NICs) e que as neoplasias de alto grau corariam-se mais intensamente. No entanto, estudos mostraram que alguns tipos de NIVs não seguem esse *continuum* de doença. O uso do ácido acético na vulva, além de causar desconforto, é inespecífico e muitas pacientes apresentam áreas acetorreagentes em introito sem significância histológica, sendo apenas reação secundária a traumas, infecções agudas e áreas cicatriciais, sendo consideradas reações falso-positivas. Assim, a vulvoscopia com ácido acético não estaria indicada rotineiramente, mas teria seu papel em áreas suspeitas de condiloma acuminado, neoplasia intraepitelial ou câncer invasivo inicial, ajudando a delimitar a lesão e a escolha do melhor local para biópsia (Bornstein *et al.*, 2012).

O emprego do teste de azul de toluidina foi descrito pela primeira vez há cerca de 50 anos como ferramenta de rastreamento para o câncer vulvar e para direcionar o local da biópsia. No entanto, estudos descrevem grande quantidade de resultados falso-positivos, principalmente relacionados às alterações inflamatórias, e sem correlação com NIV e câncer vulvar, por isso está em desuso nos dias atuais.

Para a realização da genitoscopia, exige-se conhecimento anatômico da região, bem como da citologia e histologia, além do conhecimento das condições infecciosas e inflamatórias da cérvix uterina, da vagina e da vulva, assim como a história natural das neoplasias da região, principalmente a oncogênese cervical. Elemento fundamental do exame colposcópico é a observação das modificações do epitélio cervical depois da aplicação sucessiva de solução salina isotônica, solução de ácido acético a 3 a 5% e solução de lugol. Recomenda-se que a colposcopia seja sempre um diferencial, isto é, não se restrinja a simples observação e descrição dos achados, mas seja suficientemente rigorosa e detalhista. O objetivo é dar maior acurácia ao ato da biópsia, localizando a lesão principal e o ponto mais significativo e com maior probabilidade de corresponder ao substrato histopatológico sugerido pelo achado colposcópico (Singer e Monaghan, 2002).

TRATO GENITAL INFERIOR

O colo localiza-se na porção distal do útero, sendo uma estrutura formada por tecido fibroelástico, contendo fibras musculares lisas entremeadas por tecido conjuntivo. Anatomicamente, é dividido em duas porções: supravaginal e vaginal. A porção supravaginal apresenta maior quantidade de fibras musculares lisas, possui comunicação com o istmo uterino e é inserida no tecido pélvico subperitoneal. Nela, fixa-se o *retinaculum uteri* e, lateralmente, a cerca de 5 cm, localiza-se o intercruzamento do ureter com a artéria uterina. A porção vaginal apresenta maior concentração de tecido conjuntivo e é visualizada por meio do exame especular. Mede de 3 a 4 cm de comprimento e 2,5 cm de diâmetro; varia de tamanho e forma, dependendo da idade, paridade e estado menstrual da mulher. A ectocérvix é a porção voltada para o ambiente vaginal e mais facilmente visível; a endocérvix, em grande parte, não é visível e reside cranialmente ao orifício cervical externo.

O canal cervical ou endocérvix é constituído por epitélio colunar simples, monoestratificado e mucossecretor, é fino e delicado, secretando muco relativamente espesso, hialino e viscoso, o qual se acumula no canal e pode ser exteriorizado para a vagina. Já a área que se estende do orifício externo até os fórnices vaginais é constituída por epitélio escamoso estratificado não queratinizado, conhecido como "ectocervical", que é mais resistente às eventuais agressões próprias do meio vaginal, tais como acidez, agentes infecciosos e traumas mecânicos causados principalmente pelo coito. O local da união desses dois tipos de epitélio é denominado "junção escamocolunar (JEC)", que habitualmente se localiza no orifício externo anatômico do canal cervical. A localização da JEC com relação ao orifício cervical externo pode variar dependendo da idade, estado menstrual e outros fatores como gravidez e o uso de métodos anticoncepcionais orais. Cabe ressaltar que ectocérvix não é sinônimo de epitélio estratificado escamoso, nem endocérvix o é de epitélio colunar simples. Na maturidade sexual, é frequente que essa junção se situe para fora do canal cervical, formando a denominada "eversão ou ectopia", que corresponde à eversão do epitélio colunar sobre a ectocérvix, quando o colo uterino cresce rapidamente e este aumenta sob a influência do estrógeno, depois da menarca e durante a gravidez. Depois da menopausa, o colo uterino reduz de tamanho em decorrência da diminuição do estrógeno; assim, no climatério e com o avanço da idade, a JEC se localiza frequentemente no interior do canal cervical.

A metaplasia escamosa do colo uterino é um processo fisiológico em que há a substituição do epitélio colunar evertido na ectocérvix por epitélio escamoso recém-formado pelas células subcolunares de reserva. Esse processo é consequente ao pH ácido do ambiente vaginal, que estimula as células de reserva a substituírem o epitélio colunar por epitélio escamoso.

Essa região onde a metaplasia escamosa ocorre é denominada "zona de transformação (ZT)". A identificação da ZT é fundamental na colposcopia, pois quase todas as manifestações da carcinogênese cervical ocorrem nessa região; conhecida também como "terceira mucosa", corresponde à área do colo uterino localizada entre a JEC original na extremidade distal e, na extremidade proximal, o limite mais cranial da nova JEC. O limite externo da terceira mucosa, também chamado "junção escamoescamosa", corresponde à última glândula encontrada (orifício glandular ou cisto de Naboth).

A metaplasia escamosa é um processo irreversível; o epitélio transformado, agora de natureza escamosa, não pode ser revertido a epitélio colunar. Esse processo pode progredir em velocidade diferente nas diversas áreas do colo uterino, e podemos visualizar muitas áreas de graus distintos de maturidade, com ou sem ilhotas de epitélio colunar. O epitélio metaplásico torna-se mais maduro distalmente ao orifício uterino e imaturo recém-formado, podendo geralmente se desenvolver distal ou proximalmente ao orifício. Na grande maioria das mulheres, a metaplasia imatura evolui para epitélio escamoso metaplásico maduro, semelhante ao epitélio escamoso original normal, que contém glicogênio. Em uma minoria de mulheres, a reepitelização metaplásica pode se transformar em epitélio atípico displásico por ação dos agentes carcinogênicos, principalmente o HPV.

O revestimento da cavidade vaginal é do tipo escamoso oriundo do seio urogenital.

O órgão genital externo, também chamado "vulva", localiza-se anteriormente e logo abaixo do púbis, constituindo a parte visível do aparelho genital. É composto por monte de Vênus, grandes e pequenos lábios, vestíbulo da vagina, onde se abrem o orifício da vagina e o da uretra e os canais das glândulas de Skene (periuretrais) e de Bartholin (vaginais) e o períneo. É revestida por diferentes tipos de epitélios – a pele queratinizada e a mucosa –, além de possuir apêndices cutâneos. Os lábios maiores são constituídos de epitélio pavimentoso estratificado queratinizado e contém folículos pilosos, glandulas sebáceas e glândulas sudoríparas apócrinas (odor) e écrinas (suor). Os lábios menores são constituídos de epitélio pavimentoso estratificado queratinizado e contém glândulas sebáceas e sudoríparas écrinas, e não contêm folículos pilosos, nem glândulas sudoríparas apócrinas. O introito é formado de epitélio pavimentoso estratificado não queratinizado e não contém anexos cutâneos, sendo, assim, considerado como mucosa. Essas características devem ser bem conhecidas para que seja possível interpretar corretamente as imagens vulvoscópicas.

Variantes normais da anatomia da vulva, como a papilomatose vestibular e os diferentes graus de eritema no vestíbulo, podem ser erroneamente interpretados como doença pelo médico que não está devidamente capacitado para lidar com afecções da região vulvar. Lesões dermatológicas que ocorrem em outras partes do corpo podem aparecer aqui com características diferentes, causando dificuldade diagnóstica (Sellors e Sankaranarayanan, 2003a, 2003b, 2003c).

PREPARO PARA A GENITOSCOPIA

A genitoscopia compõe-se da vulvoscopia e da colposcopia. Sempre que possível, a genitoscopia deve ser realizada em momento diferente daquele da coleta de material para citologia oncológica, uma vez que esse procedimento pode provocar sangramentos e traumas da mucosa.

A época mais adequada para a realização do exame é o período periovulatório, fase em que as condições naturais de integridade hormonal estão mais favoráveis ao exame e à coleta de materiais. Porém, de acordo com a necessidade de realização dele, o exame pode ser feito a qualquer momento. Nos três dias que antecedem o exame, recomenda-se manter abstinência sexual e não usar cremes e/ou realizar duchas vaginais. Para a vulvoscopia, deve-se solicitar às pacientes que realizem tricotomia pelo menos quatro dias antes do exame, de preferência utilizando tesoura cortando os pelos de forma rente, evitando o uso de lâminas, pois estas podem promover escarificação e, consequentemente, reações falso-positivas e ardência durante o exame (Cartier e Cartier, 1994; Singer e Monaghan, 2002; Martins *et al.*, 2014).

MATERIAIS PARA O EXAME

- Luvas descartáveis
- Gazes e pequenas bolas de algodão
- Espéculos de tamanhos diferentes, inclusive para virgens
- Solução fisiológica
- Ácido acético a 3 ou 5%
- Solução de Schiller (lugol)
- Solução de hipossulfito de sódio a 1%, a qual é utilizada para remoção da solução de Schiller quando se deseja refazer ou rever determinados locais do colo uterino
- Solução de azul de toluidina a 1% (pouca utilização nos dias atuais)
- Pinças de Cheron para limpeza e embrocação com algodão e gazes
- Pinças de biópsia: saca-bocados (Gaylor-Medina) ou tipo *punch*, como a de Baliu Monteiro, ou mesmo tesoura e bisturi
- Pinças para exame do canal endocervical (Mencken)
- Hemostático local e/ou material para eventual hemostasia
- Material para anestesia local (agulhas, seringas e anestésico)
- Frascos com conservantes para fragmentos de biópsias
- Recipientes para descarte de material cortante e/ou perfurante.

TÉCNICA DO EXAME DE GENITOSCOPIA

- Realização da vulvoscopia:
  - Observação macroscópica de toda a região vulvar, incluindo a região perianal
  - Observação magnificada dessa mesma região com o colposcópio
  - Aplicação repetida de solução de ácido acético a 5% na pele e a 3% no vestíbulo. Espera-se de 3 a 5 minutos para que se observe a reação do epitélio
  - Nova observação com magnificação de toda a região e interpretação das alterações provocadas pelo ácido acético
  - Documentação fotográfica dos achados vulvoscópicos
  - Biópsia das áreas suspeitas, realizada sob anestesia local
  - Hemostasia com gel hemostático (sulfato férrico) e/ou sutura com fio absorvível
  - Envio do material de cada lesão em frascos separados, com identificação correta de cada área
- Realização da colposcopia:
  - Realizar inserção de espéculo vaginal de pequeno tamanho ou ajustado
  - Observar paredes vaginais, conteúdo vaginal e aspecto macroscópico do colo. Localizar o orifício cervical
  - Limpar o ambiente vaginal com soro fisiológico, com algodão ou gaze. Rever aspectos das paredes vaginais, forma e aspecto do colo do útero e do óstio externo. Observar o muco do canal endocervical e anotar suas características: cristalino, opalescente, opaco, catarral ou hemático. Analisar a angioarquitetura do estroma, vista por transparência da mucosa, complementando a observação com filtro verde (prova de Kratz)
  - Realizar observação com aplicação repetitiva e generosa de ácido acético a 3% sobre todo o colo do útero e as paredes vaginais

  - Identificar os aspectos normais e anormais, sua localização, extensão, coloração, vascularização, bordas, pormenores de superfície, associação de imagens, bem como o tempo de aparecimento. Fazer registro minucioso dos achados com descrição utilizando a terminologia colposcópica
  - Avaliar o canal endocervical utilizando pinças apropriadas, quando necessário
  - Aplicar a solução iodo-iodetada (teste de Schiller) e observar as variações de coloração. Em casos de dúvidas, em que a reobservação apenas com ácido acético seja desejada, recomenda-se o uso de solução de hipossulfito de sódio a 1% em aplicações delicadas, que descora a coloração dada pela solução de Schiller
  - Para casos especiais de dúvidas ou de aspectos extensos, nos quais ainda não se tem segurança do melhor local para biópsia, pode-se aplicar solução de azul de toluidina a 1% durante 1 a 2 minutos e fazer lavagem da área com solução de ácido acético a 1 ou 3%. O local em que a coloração azul-real estiver mais evidente é onde há maior atividade nuclear
  - Realizar a biópsia dirigida no local de maior alteração colposcópica por meio de pinças específicas. Pode-se, ainda, utilizar alça diatérmica ou de alta frequência. O importante é que o fragmento seja o mais representativo possível da imagem, do local, da extensão e da profundidade do processo em avaliação
  - Realizar hemostasia com a aplicação de tampões vaginais de gaze ou comerciais (tipo absorvente interno) ou por aplicação de substâncias hemostáticas como percloreto férrico (Hemogin®), ácido metacresol sulfônico (Albocresil®) ou, ainda, nos casos mais severos, por meio de pontos de sutura
  - As lesões que se estendem para o interior do canal endocervical, parcial ou totalmente, merecem avaliação meticulosa, pois em geral estão associadas a lesões de maior gravidade. Sempre que possível, deve-se entreabrir o orifício do colo com auxílio de pinças como a de Mecken-Koogan ou com a introdução de bolinha de algodão umedecida em soro fisiológico ou em ácido acético.

Pacientes hipoestrogenizadas, como na pós-menopausa, habitualmente apresentam óstio do colo uterino pouco elástico, estreito e a JEC localizada no interior do canal endocervical, com pouco muco, espesso e opaco. Nesses casos, o ideal é a utilização de estrogênio local ou sistêmico, previamente ao exame, desde que não exista contraindicação clínica. Sugere-se o uso de estriol ou promestrieno em creme, durante 15 a 20 dias, reavaliando após 3 dias do término do creme. Na utilização de estrogênio sistêmico, pode-se administrar estrogênios conjugados 0,3 mg ou estradiol 1 mg ao dia, por 15 a 20 dias, realizando o exame no último dia de tomada do comprimido (Martins *et al.*, 2014).

LAUDO COLPOSCÓPICO – TERMINOLOGIA COLPOSCÓPICA

O roteiro adequado do laudo colposcópico do colo, vagina e vulva deve seguir a terminologia vigente da IFCPC de 2011 (Rio de Janeiro). Essa edição apresenta algumas observações que favorecem a confecção dos laudos (Tabela 14.1).

Tabela 14.1 Terminologia colposcópica do colo uterino da International Federation for Cervical Pathology and Colposcopy (IFCPC, 2011).

Avaliação geral		• Exame adequado/inadequado pela razão… (*i. e.*, colo uterino obscurecido por inflamação, sangramento, cicatriz etc.) • Visibilidade da junção escamocolunar: completamente visível, parcialmente visível, não visível • Zona de transformação tipos 1, 2, 3	
Achados colposcópicos normais		• Epitélio escamoso original: ▪ Maduro ▪ Atrófico • Epitélio colunar: ▪ Ectopia • Epitélio escamoso metaplásico: ▪ Cistos de Naboth ▪ Orifícios glandulares • Deciduose na gravidez	
Achados colposcópicos anormais	**Princípios gerais**	• Localização da lesão: dentro de ou fora da zona de transformação • Localização da lesão pela posição dos ponteiros do relógio • Tamanho da lesão: número de quadrantes cervicais envolvidos pela lesão, tamanho da lesão em porcentagem de colo uterino	
	Grau 1 (menor)	Epitélio acetobranco tênue, borda irregular, geográfica	Mosaico tênue, regular, pontilhado tênue, regular
	Grau 2 (maior)	Epitélio acetobranco denso Aparecimento rápido do acetobranqueamento Orifícios glandulares espessados	Mosaico grosseiro Pontilhado grosseiro Borda aguda, bem demarcada Sinal da borda interna (lesão dentro de lesão) Sinal da crista
	Não específico	Leucoplasia (queratose, hiperqueratose), erosão Coloração ao lugol (teste de Schiller): corado /não corado	
Suspeita de invasão		**Vasos atípicos** **Sinais adicionais:** vasos frágeis, superfície irregular, lesão exofítica, necrose, ulceração (necrótica), neoplasia/ tumor aparente	
Miscelânea		Zona de transformação congênita Condiloma Pólipo (ectocervical/endocervical) Inflamação	Estenose Anomalia congênita Sequelas pós-tratamento Endometriose

Inicia-se a descrição com o tópico "Avaliação geral", no qual se analisa se a colposcopia é adequada ou não; nesse caso, o motivo é descrito. Levam-se em consideração itens como visibilidade da JEC e o tipo de ZT. Os tipos de ZT são descritos:

- Tipo 1: a ZT é completamente ectocervical e completamente visível, podendo ser pequena ou grande
- Tipo 2: a ZT tem um componente endocervical, totalmente visível, não importando o tamanho do componente ectocervical
- Tipo 3: a ZT tem um componente endocervical que não é completamente visível, podendo ter um componente ecto-cervical que pode ser pequeno ou grande.

Na descrição dos achados normais, cita-se o epitélio escamoso original maduro ou atrófico, epitélio colunar mencionando ectopia (Figura 14.1), epitélio escamoso metaplásico com seus componentes: cistos de Naboth e orifícios glandulares abertos (Figura 14.2) e deciduose.

Os achados anormais apresentam inicialmente alguns princípios gerais nos quais deve ser descrita a localização das lesões, se dentro ou fora da ZT e em relação aos ponteiros do relógio. Citar o número de quadrantes cervicais comprometidos pela lesão, podendo opcionalmente ser mencionado em porcentagens de áreas envolvidas. Os achados anormais são divididos em grau 1 (ou menor) (Figura 14.3) e grau 2 (ou maior) (Figuras 14.4 a 14.6), de acordo com a intensidade das alterações, havendo correlação com maior gravidade histológica. Acrescentaram-se, ainda, nesse item os "aspectos anormais não

especificados", entre os quais se incluem a leucoplasia, também chamada "queratose e/ou hiperqueratose", e a erosão. A coloração por lugol ou teste de Schiller, se corado ou não, deve ser também anotada.

Em relação aos achados maiores, duas imagens foram incorporadas na nomenclatura atual e são indicativas de gravidade da lesão: sinal da borda interna e sinal da crista (lesão sobrelevada). O sinal da borda interna consta de área de epitélio branco espessado, bem demarcado, circundado por área de epitélio acetobranco tênue ("lesão dentro da lesão"). O sinal da crista refere-se à área de aspecto digitiforme, sobrelevada na altura da JEC. A prevalência de neoplasia intraepitelital cervical de alto grau (NIC 2/3) na análise histopatológica dessas duas imagens é elevada.

No item "Suspeita de invasão", devem ser avaliados os aspectos da vascularização e sua fragilidade. Citam-se os sinais adicionais: vasos frágeis (Figura 14.7), superfície irregular, lesão exofítica, necrose, ulceração (necrótica), neoplasia/tumor aparente.

No item denominado "Miscelânea", passam a ser citados: a ZT congênita, o condiloma, os pólipos ecto ou endocervicais, a inflamação, a estenose, as nomalias congênitas, as sequelas pós-tratamentos (Figura 14.8) e a endometriose.

Nessa terminologia de 2011, foi acrescida a descrição do tratamento excisional do colo como "exérese da ZT em tipos 1, 2 e 3" (Tabela 14.2). Devem ser mencionadas também as dimensões do fragmento excisado: comprimento, espessura e circunferência (Bornstein *et al.*, 2011).

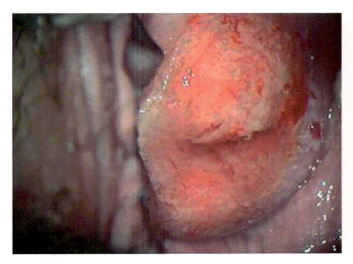

Figura 14.1 Ectopia cervical sob visão colposcópica identificando o relevo papilar do epitélio colunar. (Fonte: acervo pessoal da Dra. Neila. Maria de Góis Speck.)

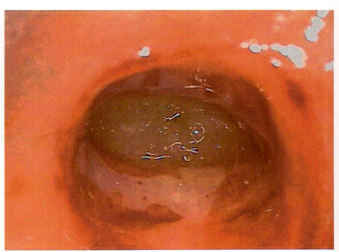

Figura 14.4 Achado colposcópico anormal com epitélio acetobranco denso com zona de transformação tipo 3. (Fonte: acervo do Núcleo de Prevenção em Doenças Ginecológicos da Universidade Federal de São Paulo [Nuprev-Unifesp].)

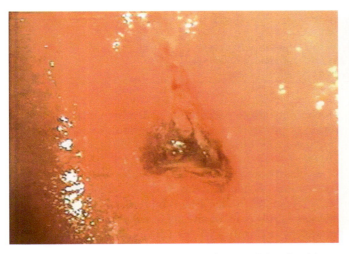

Figura 14.2 Zona de transformação normal com orifícios glandulares. (Fonte: acervo pessoal da Dra. Neila. Maria de Góis Speck.)

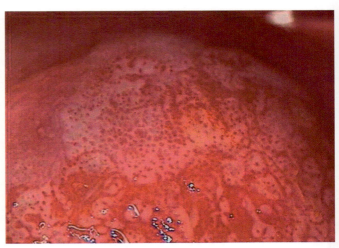

Figura 14.5 Achado colposcópico anormal com pontilhado grosseiro. (Fonte: acervo do Núcleo de Prevenção em Doenças Ginecológicas da Universidade Federal de São Paulo [Nuprev-Unifesp].)

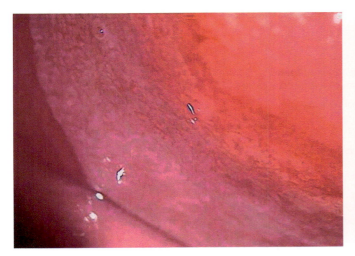

Figura 14.3 Achado colposcópico anormal com mosaico fino. (Fonte: acervo pessoal da Dra. Neila. Maria de Góis Speck.)

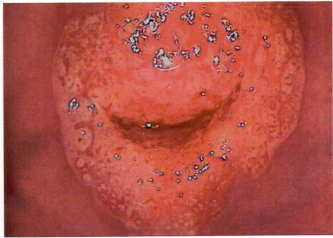

Figura 14.6 Achado colposcópico anormal com mosaico grosseiro. (Fonte: acervo do Núcleo de Prevenção em Doenças Ginecológicas da Universidade Federal de São Paulo [Nuprev-Unifesp].)

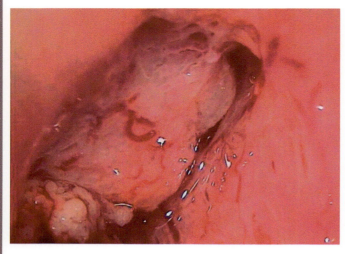 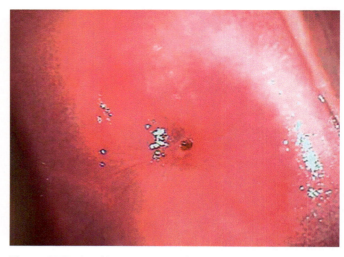

Figura 14.7 Achado sugestivo de invasão com atipia vascular. (Fonte: acervo do Núcleo de Prevenção em Doenças Ginecológicas da Universidade Federal de São Paulo [Nuprev-Unifesp].)

Figura 14.8 Miscelânea com sequela pós-tratamento (estenose do orifício uterino). (Fonte: acervo pessoal da Dra. Neila. Maria de Góis Speck.)

Tabela 14.2 Terminologia colposcópica do colo uterino da International Federation for Cervical Pathology and Colposcopy (IFCPC, 2011) (adendo – tipos de tratamentos excisionais).

Tipos de tratamento excisionais	Excisão tipos 1, 2, 3
Dimensões do espécime excisado	**Comprimento** – a distância da margem distal/externa até a margem proximal/interna **Espessura** – a distância da margem estromal até a superfície do espécime excisado **Circunferência** (opcional) – o perímetro do fragmento excisado

Também foi acrescentada uma nova descrição para a avaliação da vagina seguindo basicamente os mesmos passos da listagem de aspectos cervicais (Tabela 14.3), bem como para a vulva (Tabela 14.4). A terminologia vulvar da IFCPC inclui diversas seções. A primeira parte é a seção das definições básicas, descrevendo as várias estruturas da vulva e ânus e tipo de tecido, se pele ou mucosa. A pele pode ainda ser dividida em pilosa e não pilosa, com a pele pilosa abrigando apêndices cutâneos, que podem estar envolvidos em uma variedade de doenças. A terminologia é composta de nomenclatura de reconhecimento de padrões que podem ser utilizados com ou sem o colposcópio ou lentes de magnificação e os reagentes (Figuras 14.9 e 14.10) (Bornstein *et al.*, 2012; Bornstein *et al.*, 2011).

A classificação dos achados vulvares proposta pela International Society for the Study of Vulvovaginal Disease (ISSVD) em 2011 (Tabela 14.5) foi realizada por e para especialistas da vulva e não contempla padrões de reconhecimento, mas apenas a classificação dos achados de acordo com a fisiopatologia da doença (Bornstein *et al.*, 2016).

Tabela 14.3 Terminologia colposcópica da vagina da International Federation for Cervical Pathology and Colposcopy (IFCPC, 2011) (Bornstein *et al.*, 2011).

Avaliação geral	Colposcopia adequada ou inadequada (especificar o motivo de sangramento, inflamação, cicatriz etc.)	
Achados colposcópicos normais	Epitélio escamoso original • Maduro • Atrófico	
	Princípios gerais	Terço superior/dois terços inferiores Anterior/posterior/lateral (direito ou esquerdo)
	Grau 1 (menor)	Epitélio acetobranco tênue Mosaico fino Pontilhado fino
Achados colposcópicos anormais	Grau 2 (maior)	Epitélio acetobranco denso Mosaico grosseiro Pontilhado grosseiro
	Suspeita de invasão	Vasos atípicos Sinais adicionais: vasos frágeis, superfície irregular, lesão exofítica, necrose, ulceração (necrótica), neoplasia tumoral/grosseira
	Não específico	Epitélio colunar (adenose) Captação da solução de lugol: positiva (corado) ou negativa (não corado) (teste de Schiller negativo ou positivo)
Miscelânea	Erosão (traumática), condiloma, pólipo, cisto, endometriose, inflamação, estenose vaginal, zona de transformação congênita	

Tabela 14.4 Terminologia clínica/colposcópica da vulva da International Federation for Cervical Pathology and Colposcopy (IFCPC, 2011) (incluindo ânus) (Bornstein *et al.*, 2011).

Seção	Padrão		
Definições básicas	**Várias estruturas:** Uretra, abertura dos ductos de Skene, clitóris, prepúcio, frênulo, pube, grandes lábios, pequenos lábios, sulcos interlabiais, vestíbulo, abertura dos ductos vestibulares, aberturas dos ductos de Bartholin, hímen, fúrcula, períneo, ânus, junção escamocolunar anal (linha denteada) **Composição:** Epitélio escamoso: área pilosa/não pilosa, mucosa		
Achados normais	Micropapilomatose, glândulas sebáceas (grânulos de Fordyce), hiperemia vestibular		
Achados anormais	Princípios gerais: tamanho em centímetros, localização **Tipo da lesão:** • Mácula • Mancha • Pápula • Placa • Nódulo • Cisto • Vesícula • Bolha • Pústula	**Cor da lesão:** • Cor da pele • Vermelha • Branca • Escura	**Morfologia secundária:** • Eczema • Liquenificação • Escoriação • Púrpura • Cicatriz • Úlcera • Erosão • Fissura • Verruga
Achados vários/miscelânea	• Trauma • Malformação		
Suspeita de malignidade	Neoplasia grosseira, ulceração, necrose, sangramento, lesão exofítica, hiperqueratose Com ou sem descoloração branca, cinza, vermelha ou marrom		
Achados colposcópicos anormais/outros achados de magnificação	Epitélio acetobranco, pontilhado, vasos atípicos, irregularidades da superfície Junção escamocolunar anal anormal (anotar localização na linha denteada)		

Definições de tipos de lesões primárias, IFCPC 2011 (Bornstein *et al.*, 2011)	
Termo	**Definição**
Mácula	Área pequena (< 1,5 cm) com alteração de cor, plana e não palpável
Mancha	Área maior (> 1,5 cm) com alteração de cor, plana e não palpável
Pápula	Lesão pequena (< 1,5 cm), palpável e elevada
Placa	Lesão grande (> 1,5 cm), palpável, elevada e achatada no topo
Nódulo	Pápula grande (> 1,5 cm); frequentemente hemisférica ou com margens mal definidas; pode estar localizada na superfície, dentro ou abaixo da pele; os nódulos podem ser císticos ou sólidos
Vesícula	Coleção pequena (< 0,5 cm) com conteúdo líquido claro
Bolha	Coleção grande (> 0,5 cm) com conteúdo líquido claro
Pústula	Coleção com pus; o líquido é branco ou amarelo

Definições de apresentação morfológica secundária, IFCPC 2011 (Bornstein *et al.*, 2011)	
Termo	**Definição**
Eczema	Grupo de doenças inflamatórias que são caracterizadas clinicamente pela presença de placas avermelhadas, pruriginosas, mal delimitadas, com evidência menor de microvesiculação e/ou, mais frequentemente, ruptura subsequente da superfície
Liquenificação	Espessamento do tecido e aumento da proeminência dos sulcos cutâneos. Escamas podem ou não ser detectadas na liquenificação vulvar A liquenificação pode ser na aparência de coloração vermelho-brilhante, vermelho-escura, branca ou da cor da pele
Escoriação	Ruptura superficial que ocorre como resultado do "ciclo prurido-coçadura"
Erosão	Defeito raso da superfície da pele; ausência de alguma ou de toda a epiderme até a membrana basal; a derme está intacta
Fissura	Erosão linear e fina da superfície da pele
Úlcera	Defeito mais profundo; ausência de epiderme e de alguma ou de toda a derme

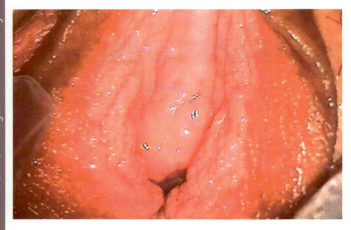

Figura 14.9 Imagem vulvoscópica com acetorreação fisiológica do introito. (Fonte: acervo do Núcleo de Prevenção em Doenças Ginecológicas da Universidade Federal de São Paulo [Nuprev-Unifesp].)

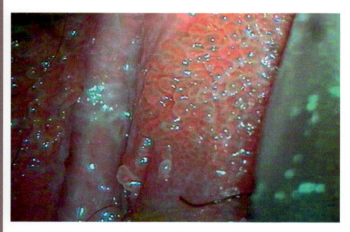

Figura 14.10 Micropapilomatose fisiológica. (Fonte: acervo pessoal da Dra. Neila. Maria de Góis Speck.)

Tabela 14.5 Classificação clínica das desordens dermatológicas da vulva da International Society for the Study of Vulvovaginal Disease (ISSVD, 2011).

1. Lesões cor da pele
2. Lesões vermelhas: manchas e placas
3. Lesões vermelhas: pápulas e nódulos
4. Lesões brancas
5. Lesões escuras (cor marrom, azul, cinza ou preta)
6. Bolhosas
7. Erosões e úlceras
8. Edema (aumento genital difuso)

TRADUÇÃO DOS ACHADOS COLPOSCÓPICOS

Achado colposcópico normal

Epitélio escamoso original

É formado por epitélio pavimentoso estratificado não queratinizado. Do ponto de vista histopatológico, apresenta-se em três camadas: profunda ou basal, intermediária e superficial. Trata-se de epitélio liso, em que não existe remanescente de epitélio colunar nem orifícios glandulares ou cistos de Naboth. À colposcopia, o epitélio escamoso original apresenta coloração rósea e superfície lisa. Esse aspecto é traduzido pela visualização do estroma bem vascularizado através do epitélio escamoso, que é um filtro translúcido espesso. Após embrocação com ácido acético, não ocorrem modificações nesse epitélio, que contém glicogênio, e o colo mantém-se róseo e liso. Já após a aplicação do lugol, o epitélio cora-se em marrom-acaju, escondendo o córion. Pode ser maduro ou atrófico.

Epitélio colunar

Trata-se de epitélio de camada única, do tipo mucossecretor, que se localiza entre o endométrio cranial e o epitélio escamoso original ou o epitélio metaplásico caudal. Após a aplicação do ácido acético, tem aparência de cacho de uvas. Normalmente está presente na endocérvix e pode estar presente na ectocérvix na situação de ectopia ou, em raras ocasiões, na vagina (ver Figura 14.1).

Zona de transformação

Ou terceira mucosa, é a área localizada entre o epitélio escamoso original e o epitélio colunar, onde podem ser identificados diversos estágios de maturidade. Entre os componentes da ZT normal, podem-se encontrar ilhotas de epitélio colunar cercadas por epitélio escamoso metaplásico, orifícios glandulares normais, cistos de Naboth e vasos típicos. Durante o processo de maturação, os aspectos colposcópicos do epitélio metaplásico dependem de sua espessura. Quando se apresenta bastante delgado e recoberto por tecido glandular, aparece como mucosa glandular à colposcopia. Conforme o número de camadas aumenta, o epitélio metaplásico pode tornar-se ligeiramente esbranquiçado, aparecendo como faixas brancas na superfície do epitélio glandular. Se a maturação do epitélio é fraca ou ausente, o epitélio metaplásico torna-se branco ao ácido acético. Segundo suas relações com o tecido conjuntivo adjacente, pode ter aspecto de zona branca homogênea, mosaico ou pontilhado.

Assim, encontramos diferentes achados colposcópicos na ZT normal: superfície lisa com vasos de calibre fino, acetorreação tênue, mosaico e pontilhado regulares, teste de Schiller negativo ou parcialmente positivo (iodo claro), orifícios glandulares, cistos de Naboth e ilhas de epitélio glandular cercadas por epitélio em reepitelização recente.

O limite dessa zona é dado pelo último orifício glandular ou pelo último cisto de Naboth, distais ao orifício externo do colo, e é conhecido como "junção escamoescamosa". Essa área demarca o ponto até onde chegou o epitélio glandular antes de iniciar o processo metaplásico. Existem três tipos de ZT já descritos: tipos 1, 2 e 3 (ver Figura 14.2).

Deciduose na gravidez

O termo deciduose, analogamente, indica fenômeno conjuntivo-vascular e edema estromal, semelhantes aos que ocorrem fisiologicamente no endométrio durante a gestação. Trata-se de achado benigno do colo do útero, caracterizado pela proliferação de células deciduais que surgem sob a forma de nódulos salientes ou de ulcerações sangrantes. Pode ser acompanhada por corrimento rosado ou sangramento genital discreto. A deciduose é considerada lesão específica da gravidez, importante por mimetizar o carcinoma do colo uterino, tanto ao exame colposcópico quanto à sintomatologia; só o exame histológico após biópsia permite um diagnóstico seguro.

Achado colposcópico anormal e suspeita de invasão

Epitélio acetobranco

É o epitélio que se torna esbranquiçado após a aplicação do ácido acético, estando suas características colposcópicas associadas aos diferentes níveis de proliferação e atipia celular. O tecido atípico apresenta-se como área de coloração branca, de intensidade variável, com bordas variando de pouco nítidas em formato geográfico até aquelas bem demarcadas, características essas que dependem da intensidade da atipia celular. Situa-se principalmente na periferia ou sobre a ZT. Por vezes, encontra-se localizado sobre o epitélio glandular exposto ou mesmo no interior do canal endocervical, características essas que lhe conferem maior importância (ver Figura 14.4). Na evolução do processo, as células atípicas podem também ocupar as criptas glandulares da ZT. A superfície da lesão é frequentemente plana, podendo, no entanto, ser em alto-relevo ou micropapilar. A coloração com a solução de lugol é variável, dependendo do grau de atipia.

Existem condições em que o epitélio acetobranco não significa atipia, tais como epitélio metaplásico imaturo, processo de cicatrização, inflamação, fricção, sequelas de cauterização, epitélio escamoso acantótico não glicogenado benigno, conhecido pela sigla BANGSE (*benign acanthotic nonglycogenated squamous epithelium*) etc.

Pontilhado

As imagens originadas pela associação da proliferação celular e angiogênese na formação da ZT anormal são conhecidas como "pontilhado" e "mosaico". Essas duas imagens de pontilhado e mosaico estão frequentemente associadas. O pontilhado consiste em área branca com pontos vermelhos, e estes significam capilares terminais em forma de grampos enovelados, irregulares, dilatados e proeminentes. Quanto mais fina e regular é a aparência do pontilhado, bem como uma pequena distância intercapilar, há maior probabilidade de que a lesão seja de baixo grau ou metaplásica. Quanto mais grosseiro for o pontilhado, há maior probabilidade de que a lesão seja de alto grau (ver Figura 14.5).

O pontilhado pode também ser visto nas colpites, em que os capilares se dispõem difusamente sobre a ectocérvix, sem demarcação entre o tecido atípico e o normal. O teste de Schiller é positivo no pontilhado e negativo na colpite.

Mosaico

Alteração colposcópica aparentemente focal, em que a neoformação vascular tem um padrão retangular como um mosaico. Na composição dessa imagem, os capilares estão paralelos à superfície e circundam áreas de epitélio acetobranco, formando blocos que podem ser grandes ou pequenos e regulares ou irregulares. Quanto mais fino e regular é o mosaico, mais provável que a lesão seja de baixo grau ou metaplásica (ver Figura 14.3). Quanto mais grosseiro for o mosaico e quanto maior for a distância intercapilar, é mais provável que a lesão seja de alto grau (ver Figura 14.6). O processo benigno que pode adquirir aspecto de mosaico é o da metaplasia escamosa imatura.

Orifícios glandulares espessados

As células atípicas podem também ocupar as criptas glandulares da ZT. Os orifícios de entrada dessas criptas mostram halo branco sobrelevado e são denominados "orifícios glandulares espessados". A coloração, em razão da quantidade de células atípicas, é branca fosca ou acinzentada, ou ainda branca perolada.

Achados não específicos

- **Leucoplasia (queratose e hiperqueratose)** – alteração colposcópica em que a hiperqueratose está presente e se parece com uma placa branca elevada. A alteração já está presente antes da aplicação do ácido acético. Pode resultar de uma série de estímulos nocivos, tais como trauma crônico, infecção pelo HPV ou neoplasia, ou ser até mesmo idiopática

- **Erosão** – implica descamação das camadas superficiais do epitélio escamoso ocasionando área de epitélio desnudo. Pode ser causada por traumas, substâncias químicas, infecção, inflamação, atrofia, mas também pode indicar que o epitélio de superfície é vulnerável e possivelmente anormal. Em todos os casos, é necessária a avaliação da área circunjacente.

Vasos atípicos

É a alteração colposcópica mais importante e, ao mesmo tempo, a mais difícil de ser interpretada. Essa anormalidade se apresenta como vasos irregulares com um curso interrompido abruptamente e com aparência de vírgulas, vasos capilares espiralados, grampos ou com formas variadas. São sugestivos de lesão de alto grau ou carcinoma invasivo (ver Figura 14.7).

Iodo negativo

O epitélio escamoso normal durante a menacme cora-se intensamente de marrom após a aplicação do lugol, fato que se deve à presença de glicogênio em suas camadas mais superficiais. Áreas iodo-negativas podem representar metaplasia imatura, neoplasia intraepitelial cervical ou baixa concentração de estrogênio causada pela atrofia. A aparência de salpicado marrom, iodo malhado em área acetobranca leve, pode representar metaplasia imatura ou neoplasia intraepitelial de baixo grau. Completa negatividade ao iodo ou coloração amarelo-mostarda em área fortemente acetobranca são altamente sugestivas de neoplasia intraepitelial de alto grau. Dessa maneira, infere-se que a captação do iodo varia de acordo com a gravidade da lesão (Cartier e Cartier, 1994; Singer e Monaghan, 2002; Martins *et al.*, 2014).

REFERÊNCIAS BIBLIOGRÁFICAS

BORNSTEIN, J. *et al.* 2011 IFCPC nomenclature. Disponível em: https://ifcpc.org/resources/documents/nomenclature7-11.pdf. Acesso em: 23 jan. 2018.

BORNSTEIN, J. *et al.* The 2015 International Society for the Study of Vulvovaginal Disease (ISSVD) terminology of vulvar squamous intraepithelial lesions. *Journal of Lower Genital Tract Disease*, v. 20, n. 1, p. 11-14, 2016.

BORNSTEIN, J. *et al.* 2011 terminology of the vulva of the International Federation for Cervical Pathology and Colposcopy. *Journal of Lower Genital Tract Disease*, v. 16, n. 3, p. 290-295, 2012.

CARTIER, R.; CARTIER, I. *Colposcopia prática*. 3. ed. São Paulo: Roca: 1994. 347 p.

HINSELMANN, H. História da colposcopia. *Jornal Brasileiro de Ginecologia*, v. 330, p. 2-59, 1956.

MARTINS, N. V. *et al. Patologia do trato genital inferior diagnóstico e tratamento*. 2. ed. São Paulo: Roca, 2014. 484 p.

SELLORS, J. W.; SANKARANARAYANAN, R. Introdução à anatomia do colo uterino. *In*: SELLORS, J. W.; SANKARANARAYANAN, R. (eds.). Colposcopia e tratamento da neoplasia intraepitelial cervical: manual para principiantes. INTERNATIONAL AGENCY FOR RESEARCH ON CANCER, 2003a, cap. 1. Disponível em: http://screening.iarc.fr/colpochap.php?lang=4&chap=1. Acesso em: 12 nov. 2017.

SELLORS, J. W.; SANKARANARAYANAN, R. Introdução à colposcopia: indicações, instrumental, princípios e documentação dos achados. *In*: SELLORS, J. W.; SANKARANARAYANAN, R. (eds.). Colposcopia e tratamento da neoplasia intraepitelial cervical: manual para principiantes. International Agency for Research on Cancer, 2003b, cap. 4. Disponível em: http://screening.iarc.fr/colpochap.php?lang=4&chap=4. Acesso em: 12 nov. 2017.

SELLORS, J. W.; SANKARANARAYANAN, R. Introdução à colposcopia: indicações, instrumental, princípios e documentação dos achados. *In*: SELLORS, J. W.; SANKARANARAYANAN, R. (eds.). *Colposcopia e tratamento da neoplasia intraepitelial cervical*: manual para principiantes. International Agency for Research on Cancer, 2003c, cap. 5. Disponível em: http://screening.iarc.fr/colpochap.php?lang=4&chap=5. Acesso em: 12 nov. 2017.

SINGER, A.; MONAGHAN, J. M. Colposcopia: patologia e tratamento do trato genital inferior. *In*: SINGER, A.; MONAGHAN, J. M. *Diagnóstico do pré-câncer cervical*: o uso da colposcopia. 2. ed. São Paulo: Revinter, 2002. p. 103-172.

CAPÍTULO 15
Ultrassonografia em Ginecologia

Paulo Cossi • Zsuzsanna Jármy Di Bella

INTRODUÇÃO

A ultrassonografia na ginecologia é uma propedêutica iconográfica bem estabelecida há décadas e considerada ferramenta de primeira linha na avaliação pélvica. Pode ser realizada pelas vias abdominal, transvaginal (USTV), perineal e transretal. No entanto, a via transvaginal é a de escolha pela sua melhor resolução das imagens, não necessitar de repleção vesical e pela proximidade com os órgãos pélvicos. Utiliza transdutores de alta resolução e frequências harmônicas, que melhoram sobremaneira o grau de detalhamento das imagens. Pode ser complementada com estudo Doppler, reconstruções tridimensionais, preparos intestinais para protocolos de algia pélvica, introdução de solução salina para a pesquisa intracavitária uterina e contraste de microbolhas para estudo da permeabilidade tubária.

A ultrassonografia abdominal permite avaliar o tamanho, a forma e a posição do útero ou de uma massa de grande volume, assim como o miométrio, o endométrio e os ovários. Essa via de varredura é bastante utilizada atualmente nos protocolos de pesquisa de endometriose, para diagnósticos de focos extrapélvicos, por exemplo, de endometriose no diafragma, endometriose de parede abdominal e acometimentos dos cólons ascendente ou descendente. Nesse caso, utiliza-se não só o transdutor convexo, mas também o linear para pesquisa de endometriose de parede abdominal, de cicatriz umbilical, por exemplo.

Mas, sem dúvida, a via de acesso ultrassonográfica mais utilizada pelo ginecologista é a via transvaginal, por vezes complementada pelo estudo pela via abdominal.

ULTRASSONOGRAFIA TRANSVAGINAL

O acesso ultrassonográfico transvaginal deve ser realizado com a bexiga vazia ou com mínima repleção, utilizando-se transdutores multifrequências que variam entre 5,0 e 9,0 mHz. O transdutor é recoberto com gel e um preservativo é colocado sobre a sonda gelificada. Uma outra camada de gel é então colocada por sobre o preservativo.

O posicionamento da paciente é em litotomia dorsal, com as pernas semifletidas, nádegas no rebordo da maca e examinador posicionado para realizar um exame ginecológico convencional. Essa sistemática é mais ergonômica para o examinador do que quando ele se posiciona à direita da paciente, pois permite manobras mais amplas do transdutor e tem o auxílio da mão livre para mobilizar o útero e os anexos, como para aferir a mobilidade ovariana e do fundo de saco posterior no sinal do deslizamento (*sliding sign*) no rastreio e no diagnóstico de endometriose (Hudelist et al., 2013) (Figura 15.1).

Planos de varredura

A avaliação dos órgãos e das estruturas pélvicas abrangem varreduras nos três planos ortogonais, sendo, na USTV 2D, acessíveis os planos sagital (longitudinal) e axial (transverso). O plano coronal é acessível rotineiramente pela USTV 3D (Figura 15.2). Varreduras complementares parassagitais e cortes oblíquos são também realizados para pormenorizada exploração das estruturas e possíveis afecções.

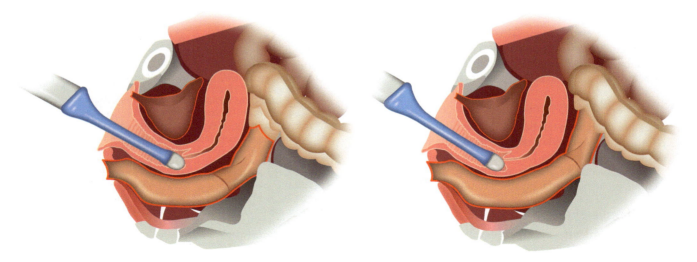

Deslizamento positivo — Deslizamento negativo

Figura 15.1 Esquema do sinal do deslizamento – *sliding sign* – de International Society of Ultrasound in Obstetrics & Gynecology (ISUOG). (Modificada com permissão do autor G. Condus.)

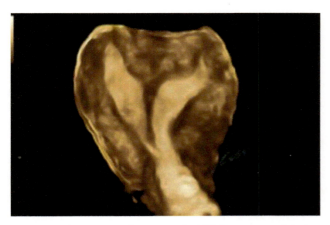

Figura 15.2 Ultrassonografia transvaginal 3D. Corte coronal do útero observando-se duplicação da cavidade endometrial.

Inicia-se pelo plano sagital médio com a introdução do transdutor com a marcação às 12 horas e a imagem em tempo real, para que seja visualizada a parede posterior da vagina, tendo acesso ao septo retovaginal e o fórnice posterior. Na sequência, aparecerá a imagem piriforme facilmente reconhecível do útero, percebendo-se a anatomia do colo, da região ístmica, do corpo com a estratificação habitual do miométrio e da interface endometrial. Os limites ecogênicos externos, pertinentes à serosa, são na sua maioria facilmente reconhecíveis.

Mensuração do eco miometrial

O comprimento do útero é mensurado no plano sagital, medido a partir do orifício cervical externo até a serosa do fundo uterino. Para não subestimar a mensuração, deve-se ter a observância das flexões uterinas e traçar o cursor "em mão livre" por sobre o eco do canal endocervical e endometrial até o fundo uterino. A medida do diâmetro anteroposterior é realizada nesse mesmo plano, onde o corpo apresente o maior diâmetro anteroposterior (Figura 15.3).

Rotacionando o transdutor 90° anti-horário, acessa-se o plano axial ou transverso do corpo uterino. Movimentos com a ponta do transdutor em direção superior e/ou inferior, associando-se leve rotação no sentido horário ou anti-horário, permitem acurada visão transversal do corpo e a maior largura é mensurada (Figura 15.4).

Os valores de referência para úteros normais são:
- Comprimento em nulíparas: 6 a 8,5 cm; em multíparas: 8 a 10,5 cm
- Medida anteroposterior (altura) em nulíparas: 2 a 4 cm; em multíparas: 4 a 6 cm
- Medida laterolateral (largura) em nulíparas: 3 a 5 cm; em multíparas: 4 a 6 cm
- Volume em nulíparas: 25 a 90 cm^3; uma a duas gestações prévias, até 120 cm^3; três gestações, até 160 cm^3; quatro ou mais gestações, até 180 cm^3.

O miométrio tem sua estratificação habitual, sendo, por vezes, bem identificado o terço interno, que é a zona juncional, a qual se apresenta como um halo hipoecoico circundando o eco endometrial. Essas duas estruturas têm origem comum oriundas dos ductos paramesonéfricos. As duas camadas que compõem os dois terços externos da parede miometrial são de ecogenicidade uniforme e mais refringentes em relação à zona juncional e são de origem mesenquimal.

Na grande maioria das vezes, a vascularização do miométrio é indistinta à ultrassonografia. No entanto, as veias arqueadas são percebidas no terço externo como finas tubulações com diâmetros de 1 a 2 mm. O uso do Doppler auxilia nessa observação (Figura 15.5).

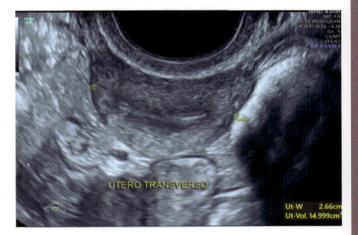

Figura 15.4 Mensuração da largura do corpo uterino em corte transverso do útero.

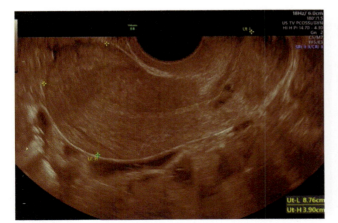

Figura 15.3 Útero no corte sagital na ultrassonografia transvaginal bidimensional. Mensuração do comprimento e do diâmetro anteroposterior do útero em vista longitudinal no plano sagital.

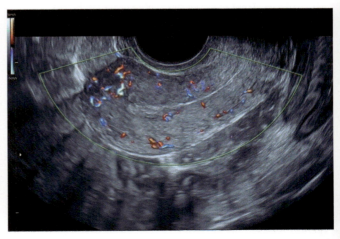

Figura 15.5 Vasos arqueados identificados no terço externo da parede uterina à Dopplervelocimetria colorida.

Na pós-menopausa, além da diminuição do volume do corpo uterino, os vasos arqueados tendem a ter depósitos de cálcio, o que confere ao miométrio maior ecogenicidade.

Mensuração e avaliação das características do eco endometrial

A USTV deve ser o exame de primeira linha para a avaliação do endométrio normal ou patológico. Para descrever as características do eco endometrial, o International Endometrial Tumor Analysis group (IETA) (Leone et al., 2010), padronizou os termos e as definições, sugerindo como devem ser utilizados.

A avaliação do endométrio deve ser feita com um ângulo de insonação de 90°, quando possível. Durante a menacme, a ultrassonografia, quando realizada na fase proliferativa precoce (entre o 5º e o 10º dia do ciclo menstrual), tem sua melhor *performance*.

Espessura endometrial:

- Medir a espessura em milímetros, com uma casa decimal
- Reportar a medida no ponto de maior espessura
- Se houver líquido na cavidade uterina, medir os dois folhetos endometriais separadamente e reportar a soma
- Se o endométrio estiver assimetricamente espessado, fornecer também as medidas dos folhetos anterior e posterior, separadamente
- Lesões intracavitárias devem ser medidas em três diâmetros, em milímetros, com uma casa decimal.

Descrever, na avaliação qualitativa do endométrio, as seguintes condições possíveis:

- *Ecoestrutura:*
  - Hiperecogênico, isoecogênico ou hipoecogênico (tendo a ecogenicidade do miométrio como parâmetro)
  - Uniforme (incluindo o padrão trilaminar) ou não uniforme (heterogêneo, assimétrico ou com cístico de permeio)
  - Linha endometrial central (interface entre os folhetos endometriais)
    - Linear (linha reta)
    - Não linear (interface ondulada)
    - Irregular ou não definida (interface não nítida)
- *Junção endométrio-miométrio:*
  - Regular
  - Irregular
  - Interrompida
  - Não definida
- *Sinequias:*
  - Faixas de tecido que atravessam o endométrio anecoico, com ecogenicidade semelhante ao miométrio
- *Líquido intracavitário:*
  - Anecoico
  - Baixa ecogenicidade
  - Vidro fosco
  - Ecogenicidade mista
- *Doppler:*
  - Ao aplicar o Doppler, deve-se usar a frequência de pelo menos 5 MHz, filtro entre 30 e 50 Hz e frequência de repetição de pulso (PRF) entre 0,3 e 0,9 kHz
  - Índice de cor (IC): 1 – sem fluxo; 2 – fluxo mínimo; 3 – fluxo moderado; 4 – fluxo abundante
  - Padrão da vascularização: vaso dominante único (pedículo arterial), vasos múltiplos com origem focal ou dispersos

- *Lesões intracavitárias:*
  - Tipos: originadas no miométrio ou endometriais
  - Extensão: estendida ou alargada (> 25% de envolvimento da superfície endometrial) ou localizada (< 25% de envolvimento)
  - Tipos de lesão localizada: pediculada (se razão a/b* < 1). Razão a/b significa a razão das medidas realizadas da lesão.

Essas informações são essenciais para a avaliação clínica e o diagnóstico das afecções endometriais.

Modernamente é possível realçar as interfaces do eco endometrial por meio da técnica denominada "VCI", como demonstram as Figuras 15.6 e 15.7.

Essa técnica foi desenvolvida para fornecer uma imagem mais homogênea, devido à redução de ruídos e artefatos e à melhora de contraste. Baseia-se na aquisição de bloco de volume em tempo real, com espessura entre 1 e 10 mm. O processo de renderização aplicado a essa fatia suaviza o padrão de artefatos da imagem, resultando em uma melhor demarcação de tecido.

Durante o período menstrual, o eco endometrial aparece como uma fina linha ecogênica com 4,4 +/− 0,2 mm de espessura (Figura 15.8).

Na fase proliferativa, o endométrio vai se espessando até adquirir o aspecto trilaminar, medindo de 5 a 8 mm. Em ciclos naturais, na fase proliferativa tardia o aspecto trilaminar se torna mais evidente e a espessura média varia de 10 a 12,5 mm (Figura 15.9).

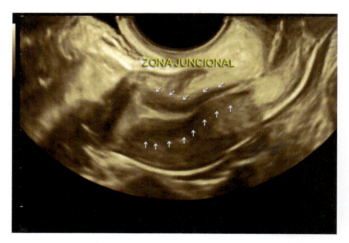

Figura 15.6 Realce do eco endometrial utilizando o *software* VCI.

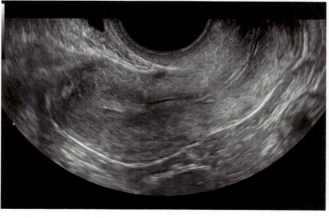

Figura 15.7 Comparação das duas técnicas. Nesta figura, o modo 2D convencional.

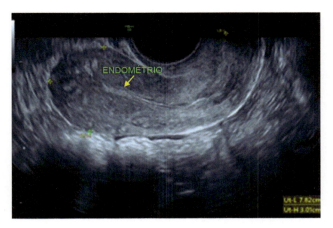

Figura 15.8 Endométrio fino, característico da fase proliferativa inicial.

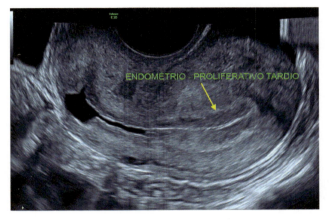

Figura 15.9 Endométrio com aspecto trilaminar característico da fase proliferativa tardia.

Poderão ser visualizadas as contrações da zona juncional, que, nesse período, tem caráter ascendente, ou seja, seu gradiente se faz do colo para o fundo uterino. A aparência em camadas geralmente desaparece 48 horas após a ovulação. Durante a fase secretora, o endométrio torna-se ainda mais espesso (7 a 16 mm) e mais ecogênico. Esse aumento da ecogenicidade relaciona-se ao edema estromal e às glândulas distendidas com mucomucina e glicogênio (Figura 15.10). O endométrio normalmente atinge uma espessura máxima durante a fase de secreção intermediária, por volta de 14 a 15 mm (Nalaboff et al., 2001).

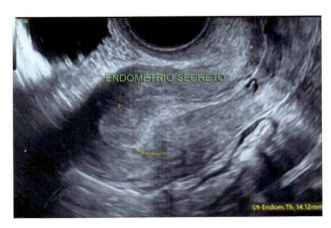

Figura 15.10 Endométrio espessado, característico da fase secretória.

Avaliação do colo uterino, fórnices vaginais e septo retovaginal

Apesar de serem áreas de fácil acesso, pouca atenção na rotina é dada na USTV às estruturas como colo, fórnices vaginais e septo retovaginal. Talvez por estarem fora do foco ideal do transdutor, não se consigam imagens de boa qualidade. No entanto, na ultrassonografia especializada para endometriose ou para o diagnóstico de anomalias uterinas congênitas, é imperativa a avaliação dessas partes.

A abordagem transabdominal fornece uma visão global da anatomia, mas pode não permitir a visualização do colo do útero em 15 a 55% das pacientes.

A sonovaginografia é uma alternativa que pode resolver muito bem essas dificuldades, uma vez que se cria uma janela acústica anecoica no interior da cavidade vaginal e o transdutor posicionado logo após o introito vaginal possibilita uma zona focal ideal, que permite a distinção anatômica de toda sua arquitetura (Cossi et al., 2019) (Figura 15.11). Possibilita diagnosticar com mais facilidade diminutas lesões no septo retovaginal e/ou fórnices. As anomalias malformativas da vagina e colo – septações e duplicações de colo – são mais bem diagnosticadas com essa janela acústica e com as reconstruções tridimensionais (Figuras 15.12 e 15.13).

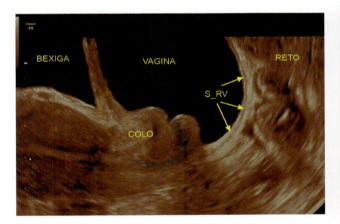

Figura 15.11 Sonovaginografia, corte sagital. Permite visualização com maior grau de detalhamento das estruturas anatômicas da vagina. S_RV: septo retovaginal.

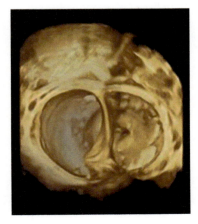

Figura 15.12 Sonovaginografia transvaginal 3D em corte coronal. Visualizam-se septo longitudinal e colo único – visão de fora para dentro da vagina.

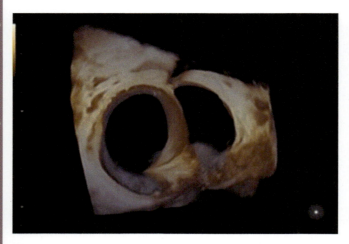

Figura 15.13 Sonovaginografia transvaginal 3D. Septo longitudinal com visão dentro-fora.

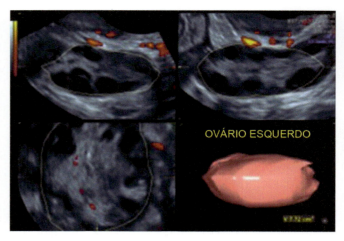

Figura 15.15 Ultrassonografia transvaginal 3D. Utilizada a técnica VOCAL™ para cálculo do volume ovariano.

Mensuração e avaliação das características dos ovários

Os ovários são estruturas de formato elipsoide, móvel, em que o eixo maior craniocaudal é paralelo aos vasos ilíacos internos, que ficam posteriormente, e servem como pontos de referência. A ecotextura é homogênea, com a medula mais ecogênica (Figura 15.14).

O volume ovariano é considerado a melhor maneira de determinar o seu tamanho. Para o cálculo do volume, existem duas maneiras. A primeira e mais utilizada baseia-se na fórmula de uma elipse alongada (comprimento × altura × largura × 0,523), devendo ser expressa em centímetros cúbicos – cm³.

A segunda técnica utiliza a ultrassonografia 3D, empregando-se *software* dedicado – VOCAL™ (*Virtual Organ Computer-aided Analysis*). Com essa ferramenta, o bloco de volume de dados 3D pode ser girado em torno de um eixo fixo por meio de uma série de etapas rotacionais. Os contornos das imagens vão sendo delineados, passo a passo, em rotações de 15 a 30°. Ao término, cria-se esse volume 3D. Estudos recentes têm demonstrado que essa técnica 2D subestima o volume quando comparada à 3D (Raine-Fenning *et al.*, 2008) e o "erro" pode ser da ordem de 20% (Figura 15.15).

Avaliação da reserva ovariana

A determinação da reserva ovariana por meio da contagem de folículos antrais (CFA) é de grande importância para estimar o potencial reprodutivo e a resposta ovariana em ciclos de reprodução assistida.

A CFA consegue prever a onda folicular melhor que os níveis séricos de hormônio antimülleriano (AMH), quando as mulheres são submetidas a tratamentos de reprodução assistida, principalmente se forem jovens e com baixa reserva (La Marca e Sunkara, 2014).

Na coorte ovariana, encontram-se os folículos ovarianos, que podem ser classificados em três estágios de desenvolvimento, de acordo com seu tamanho: os folículos primordiais medem cerca de 25 μm de diâmetro; os folículos pré-antrais, cerca de 0,1 a 0,2 mm; e os antrais são maiores que 2 mm. Devemos ressaltar que o número de folículos antrais reflete o "*pool* de folículos primordiais", ou seja, a verdadeira reserva de óvulos.

Somente os folículos antrais podem ser acessados e quantificados pela ultrassonografia, o que pode ser feito pela USTV 2D em tempo real, empregando-se o *cine-loop* 2D, pela USTV 3D em modo "multiplanar" e pela USTV 3D com a técnica semiautomática, denominada "SonoAVC®".

Essa técnica mais moderna consegue quantificar, com mais precisão, o número de folículos, principalmente quando este exceder 20 folículos por ovário, e ainda mensurá-los e separá-los por seus diâmetros e codificá-los por cores (Figuras 15.16 e 15.17).

Estudos testando a reprodutibilidade da USTV 3D intraobservadores na CFA em blocos de USTV-3D armazenados, em dois tempos distintos, verificaram excelente paridade de dados. Os resultados sugeriram que apenas uma CFA, em ambos os ovários, é suficiente para obter uma estimativa realista a ser utilizada em ambiente clínico.

Comparando a USTV 2D e a 3D, na primeira a informação instantânea deve ser obtida em um plano específico de cada vez com a paciente presente, enquanto as imagens ovarianas da segunda podem ser armazenadas para serem avaliadas em um estágio posterior, quando mais conveniente. Mesmo que o alto custo dos equipamentos de imagem 3D possa limitar a sua utilização, todas essas vantagens confirmam a tendência de avanço no uso da 3D e demonstram como a 2D está começando a se tornar obsoleta devido à sua falta de praticidade para o pleno funcionamento de uma clínica de reprodução.

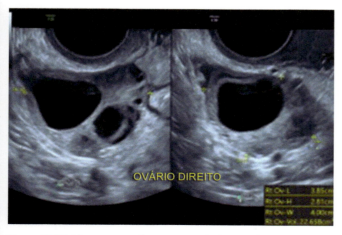

Figura 15.14 Ultrassonografia transvaginal 2D – visualização do ovário normal, nos planos longitudinal e transverso. Observe a mensuração nos três eixos.

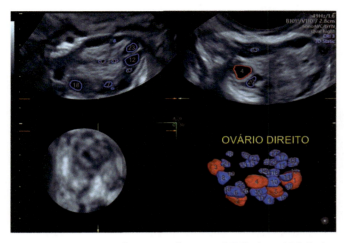

Figura 15.16 SonoAVC® – ovário direito multifolicular – 35 folículos, sendo 5 codificados *em vermelho* (6 a 8 mm) e 30 *em azul* (2 a 6 mm).

- Ecogenicidade: pode ser uniforme hipoecogênica, isoecogênica ou hiperecogênica ou não uniforme com ecogenicidade mista, áreas ecogênicas ou áreas císticas
- Vascularização: o padrão vascular de uma lesão miometrial pode ser circunferencial, intralesional ou ambos.

Em 2011, a International Federation of Gynecology and Obstetrics (FIGO) publicou um sistema de classificação, depois ratificado pelo grupo MUSA (Leone *et al.*, 2010; Munro *et al.*, 2011), para categorizar a localização dos miomas uterinos (Figura 15.18), facilitando relatórios estruturados, e estabelecer planejamentos terapêuticos mais assertivos (Tabela 15.1).

Em relação ao número de miomas a serem descritos, a maioria dos estudos orienta a não relatar mais do que quatro miomas subserosos ou intramurais. No que se refere aos miomas submucosos, todos devem ser devidamente reportados (Shubham e Kawthalkar, 2018) (Figuras 15.19 e 15.20).

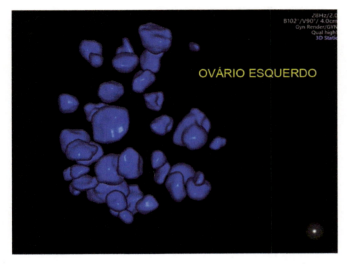

Figura 15.17 SonoAVC® – ovário esquerdo multifolicular – 40 folículos codificados *em azul* – diâmetro entre 2 e 6 mm.

ASPECTOS ULTRASSONOGRÁFICOS DOS MIOMAS UTERINOS

Geralmente o aspecto ultrassonográfico dos miomas está relacionado à sua composição tissular ou ao tipo de degeneração que possa ter ocorrido, de acordo com o *Morphological Uterus Sonographic Assessment* (MUSA) (Van den Bosch *et al.*, 2015), o qual versa sobre termos, definições e medidas que podem ser usados para descrever e relatar as características ultrassonográficas do miométrio usando ultrassonografia em escala de cinza, Doppler colorido ou Power Doppler e na ultrassonografia tridimensional (US 3D).

Os miomas uterinos podem se apresentar com as seguintes características ultrassonográficas:

- Lesão bem definida, contorno da serosa do útero lobulado ou regular e assimetria das paredes uterinas na presença de lesão bem definida
- Lesão com formato arredondado, ovoide, lobulado, contorno liso e borda hipo ou hiperecogênica
- Sombreamento: sombras de borda, sombras internas – geralmente sombreamento em forma de leque

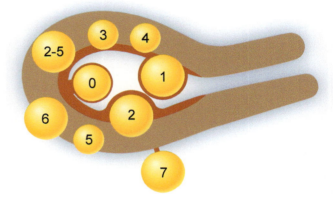

Figura 15.18 Esquema da classificação dos miomas (Fonte: International Federation of Gynecology and Obstetrics [FIGO], 2011.)

Tabela 15.1 Classificação da International Federation of Gynecology and Obstetrics (FIGO) dos miomas uterinos.

Localização	Tipo	Descrição do mioma
Submucoso	0	**Intracavitário** pedunculado (ou seja, submucoso sem extensão intramural)
	1	**Submucoso** com extensão intramural < 50%
	2	**Submucoso** com extensão intramural > 50%
Intramural	3	**Intramural** em contato com o endométrio, mas não se estendendo para a cavidade uterina ou superfície serosa
	4	**Intramural** sem contato com o endométrio e sem extensão para o cavidade do útero ou superfície serosa
Subseroso	5	**Subseroso** com extensão intramural > 50% e < 50% subserosa
	6	**Subseroso** com extensão intramural < 50% e > 50% subserosa
	7	**Subseroso** pedunculado
Outros	8	Outros tipos de miomas (miomas cervicais, ligamentares largos e parasitas)
Tipo híbrido	2-5	**Híbrido** – Classificação usada quando um mioma se estende da cavidade endometrial para a serosa. É composta de dois números, separados por um hífen. O primeiro caracteriza a relação entre o mioma com o endométrio e o segundo, sua relação com a serosa

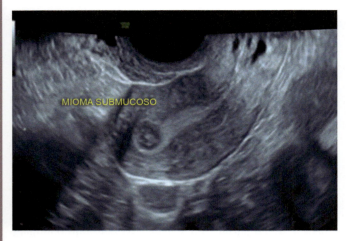

Figura 15.19 Esquema da classificação dos miomas (Fonte: International Federation of Gynecology and Obstetrics [FIGO], 2011.)

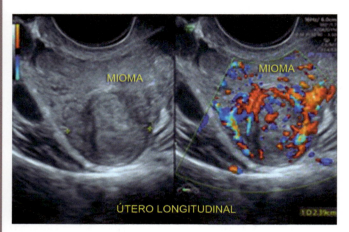

Figura 15.20 Mioma subseroso. À direita, demonstra-se o tipo de vascularização característica dos miomas.

Adenomiose

Atualmente, a USTV é o método de imagem de primeira linha para o diagnóstico da adenomiose e, segundo estudos recentes, tem sensibilidade e especificidade de 78%, quando comparada com achados histopatológicos de espécimes de histerectomia, tidos como padrão de referência (Harmsen *et al.*, 2022). Nesse mesmo trabalho, observou-se que a acurácia melhora com o emprego da USTV 3D, uma vez que ela tem acesso a pequenas alterações na zona juncional, que não são percebidas pela USTV 2D (Harmsen *et al.*, 2022) (Figura 15.21).

Recentemente, houve atualização dos termos e das definições para descrever a adenomiose na ultrassonografia, os quais foram apresentados pela primeira vez pelo grupo MUSA, em 2015. As definições atualizadas distinguem entre características ultrassonográficas diretas e indiretas para o diagnóstico e a descrição dos achados da adenomiose.

As características diretas são:

- Cistos miometriais: lesões arredondadas no miométrio com conteúdo anecoico ou ecogenicidade "em vidro fosco" (Cucinella *et al.*, 2013). Alguns diminutos cistos não são mensuráveis e podem formar agregados de pequenos microcistos hipoecogênicos ou lacunas hipoecogênicas/anecoicas, dentro do miométrio

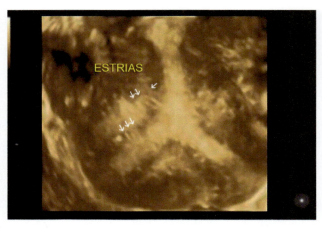

Figura 15.21 Ultrassonografia transvaginal 3D demonstrando a irregularidade da zona juncional em toda a sua extensão. Notam-se estrias à direita e diminutas ilhas ecogênicas no corno esquerdo. Útero septado e retrovertido.

- Ilhas hiperecogênicas: áreas de maior ecogenicidade dentro do miométrio que podem ser regulares, irregulares ou mal definidas. As ilhas hiperecogênicas devem ser diferenciadas dos pequenos pontos hiperecogênicos observados na zona juncional (ZJ)
- Estrias lineares ecogênicas: são (quase) perpendiculares à cavidade endometrial e estão em "um *continuum* com o endométrio". Essas linhas devem ser diferenciadas dos pequenos pontos hiperecogênicos observados no subendométrio. Ruptura da ZJ, com linhas ou botões subendométricos hiperecogênicos, pode ser vista na ultrassonografia (Cucinella *et al.*, 2013) (Figuras 15.22 a 15.24).

As características indiretas da adenomiose são: útero globoso, espessamento miometrial assimétrico, sombreamento em forma de leque, vascularização translesional, ZJ irregular e ZJ interrompida.

Significativos avanços no desenvolvimento da ultrassonografia levaram à detecção precoce da adenomiose. A USTV 3D fornece uma excelente imagem da alteração em si, porém o mais relevante é a vantagem que ela proporciona no exame da ZJ, e sua alteração é um marcador de problemas de fertilidade. A ZJ é mais bem visualizada pela USTV 3D do que pela USTV 2D (Exacoustos *et al.*, 2011) (Figuras 15.25 a 15.28).

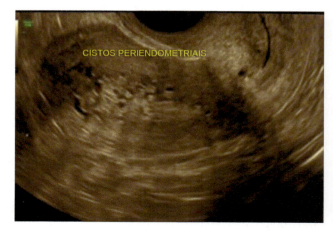

Figura 15.22 Ultrassonografia transvaginal 2D demonstrando a presença de inúmeros cistos periendometriais.

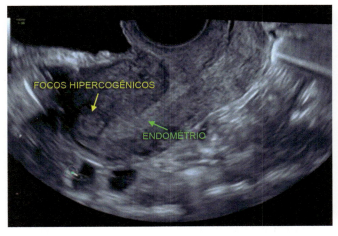

Figura 15.23 Ultrassonografia transvaginal 2D demonstrando a presença de ilhas ecogênicas no fundo uterino – corte longitudinal.

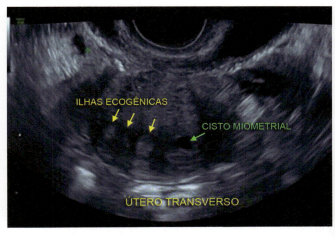

Figura 15.24 Ultrassonografia transvaginal 2D corte transverso. Observe vários focos hiperecoicos no fundo uterino e a presença de um cisto.

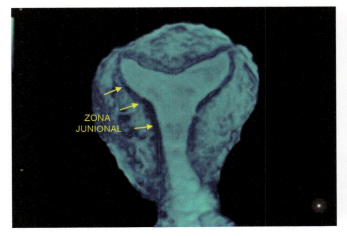

Figura 15.25 Ultrassonografia transvaginal 3D – visualização do plano coronal do útero. Notam-se formato do corpo, cavidade. Há nítida distinção da zona juncional contornando o eco endometrial. (Cortesia de Elisa Sbardelini.)

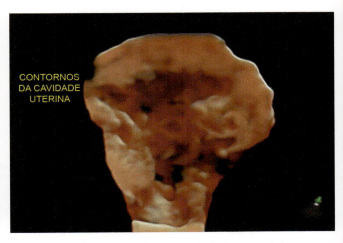

Figura 15.26 Ultrassonografia transvaginal 3D em modo inverso, evidenciando a irregularidade dos contornos da cavidade. Compare com a Figura 15.27.

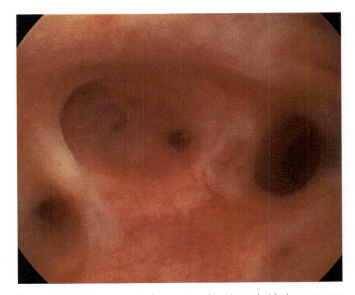

Figura 15.27 Histeroscopia demonstrando as irregularidades presentes na parede da cavidade uterina. (Cortesia do Prof. Attilio Di Spiezio Sardo.)

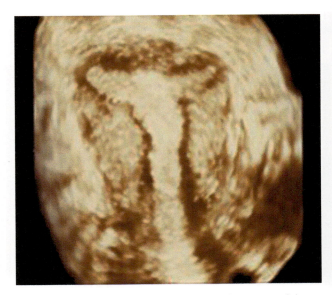

Figura 15.28 Ultrassonografia transvaginal 3D. Corte coronal demonstrando a zona juncional com irregularidades em toda a sua extensão.

Anomalias uterinas congênitas

Atualmente existem três classificações de anomalias uterinas focadas em fornecer um melhor diagnóstico e minimizar o sobrediagnóstico e o supertratamento. São elas:

- European Society of Human Reproduction and Embryology/European Society for Gynaecological Endoscopy (ESHRE/ESGE, 2016) (Grimbizis et al., 2016)
- American Society for Reproductive Medicine (ASRM, 2021) (Pfeifer et al., 2021)
- Consenso *Congenital Uterine Malformation by Experts* (CUME, 2018) (Ludwin et al., 2018).

Útero septado

Atualmente, mesmo com esses três referenciais para definir e classificar as anomalias uterinas congênitas (AUC), nota-se uma falta de critérios universalmente aceitos, o que acarreta confusão para pacientes, provedores de saúde e comunidade científica.

O útero septado é anomalia uterina mais prevalente, representando mais da metade entre todas as ocorrências, sendo, na grande maioria das vezes, rotulado erroneamente como "útero bicorno".

A análise morfométrica sugerida pela ESHRE/ESGE superestima a sua prevalência, em relação à última revisão da ASRM-2021 e do CUME. Estes consideram a profundidade da indentação do fundo da cavidade uterina ≥ 10 mm um parâmetro suficiente para distinguir entre um útero normal/arqueado e um útero septado. Os parâmetros morfométricos que foram averiguados pelo CUME são: a) profundidade de indentação; b) ângulo da indentação; c) relação entre espessura da parede e espessura da indentação (Figura 15.29).

Na classificação da ESHRE/ESGE, o útero septado é definido com os seguintes parâmetros: contorno externo do fundo com concavidade normal ou mostra recuo < 50% da espessura da parede miometrial. O contorno do fundo da cavidade mostra indentação no plano coronal excedendo mais de 50% da espessura da parede miometrial fúndica. Se a indentação terminar antes do orifício interno, define-se como septo parcial – útero subseptado; mas, caso se estenda até o orifício interno, define-se como septo completo (Figuras 15.30 a 15.33).

Útero "em T"

O útero "em T" é uma anomalia uterina congênita rara, caracterizada por uma cavidade uterina estreita, alongada e paredes laterais espessadas, que lhe confere semelhança com a letra "T". Essa condição pode estar associada a problemas de fertilidade, abortos recorrentes e partos prematuros. Historicamente, o útero "em T" foi associado à exposição intrauterina a um disruptor endócrino – dietilestilbestrol (DES), um fármaco sintético utilizado no passado para prevenir abortos espontâneos (Sood e Akhtar, 2019).

A prevalência é baixa, mas pode ser subestimada devido a diagnósticos inadequados ou falta de sintomas evidentes. A USTV 3D-é a ferramenta incontestável para rastrear e diagnosticar essa dismorfologia uterina.

Há duas maneiras para defini-lo.

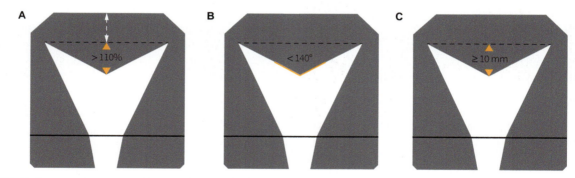

Figura 15.29 Parâmetros do consenso *Congenital Uterine Malformation by Experts* (CUME) para diagnóstico de útero septado – normal/arqueado. **A.** Profundidade de indentação. **B.** Ângulo da indentação. **C.** Relação entre espessura da parede e profundidade da indentação.

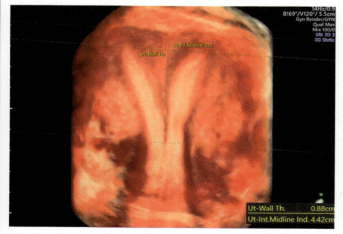

Figura 15.30 Ultrassonografia transvaginal 3D demonstrando útero septado completo. Indentação atinge a região ístmica.

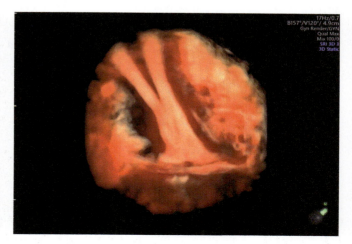

Figura 15.31 Ultrassonografia transvaginal 3D evidencia a anatomia da região istmocervical, mesmo caso da Figura 15.30.

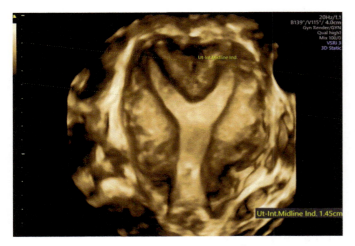

Figura 15.32 Ultrassonografia transvaginal 3D. Útero septado parcial. A profundidade do septo é de 1,4 cm.

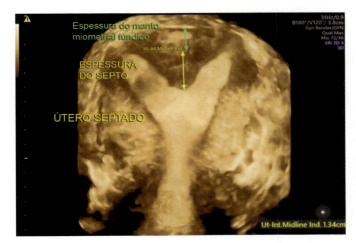

Figura 15.33 Ultrassonografia transvaginal 3D. Esta figura mostra as métricas preconizadas pela ESHRE/ESGE para o diagnóstico de útero septado. *Em verde*, o manto miometrial fúndico e, *em amarelo*, a espessura da indentação do septo.

"Regra dos 10" para o diagnóstico de "útero em T"

É um método ultrassonográfico 3D simples, usado para parametrizar o diagnóstico do útero em formato de "T". Mensura-se a largura da cavidade uterina 10 mm abaixo da linha interostial. Se essa largura for de 10 mm ou menor, isso sugere a presença de um útero em formato de "T". A "regra dos 10" tem se mostrado eficaz com sensibilidade: 91,1% (intervalo de confiança [IC] 95% 0,78 a 0,97%), especificidade: 100% (IC 95% 0,89 a 100%), razão de verossimilhança positiva: > 30 e razão de verossimilhança negativa: 0,09 (IC 95% 0,04 a 0,26). Em resumo, medir a linha intracavitária a 10 mm da linha interostial usando a "regra dos 10" oferece uma forma simples e precisa de diagnosticar um útero em formato de T (Alonso Pacheco *et al.*, 2021). A Figura 15.34 especifica como as medidas devem ser tomadas.

Parâmetros CUME para o diagnóstico de "útero em T"

O diagnóstico do "útero em T" é baseado em três critérios principais (Figura 15.35):

- Ângulo de indentação lateral ≤ 130°
- Profundidade da indentação lateral ≥ 7 mm
- Ângulo da região cornual ≤ 40°. A presença de dois desses três critérios define um "útero em T" *borderline*, enquanto a ausência ou a presença de apenas um desses critérios define um útero normal em relação à morfologia uterina lateral (Ludwin *et al.*, 2020) (Figura 15.36).

Útero unicorno

Um útero unicorno é uma malformação congênita em que apenas um dos dois ductos de Müller se desenvolve completamente, resultando em um útero com uma única cavidade. Essa condição é considerada rara, com prevalência estimada entre 0,1% e 3% das mulheres em idade reprodutiva.

O aspecto ultrassonográfico é de uma cavidade de formato tubular – ou "em banana" (Figura 15.37). Podem ser identificados cornos remanescentes comunicantes ou não.

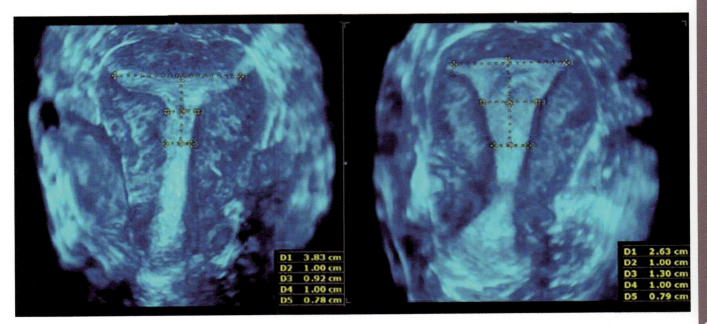

Figura 15.34 Diagnóstico de "útero em T" por meio da "regra dos 10" proposta por Alonso Pacheco *et al*. Cortesia do autor.

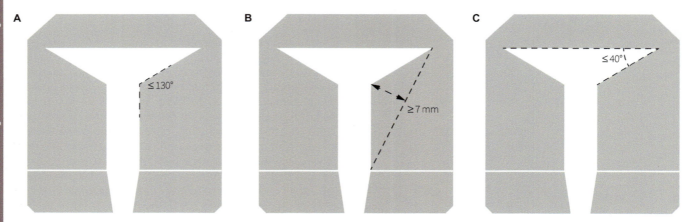

Figura 15.35 Critérios do consenso *Congenital Uterine Malformation by Experts* (CUME) para o diagnóstico de "útero em T". **A.** Ângulo de indentação lateral. **B.** Profundidade da indentação lateral. **C.** Ângulo da região cornual.

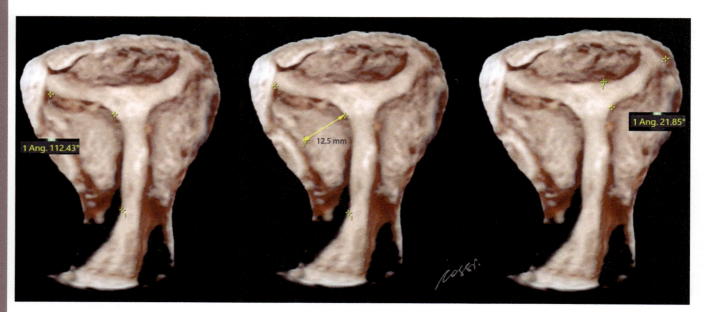

Figura 15.36 Ultrassonografia transvaginal 3D demonstra como são realizadas as medidas para a caracterização do "útero em T".

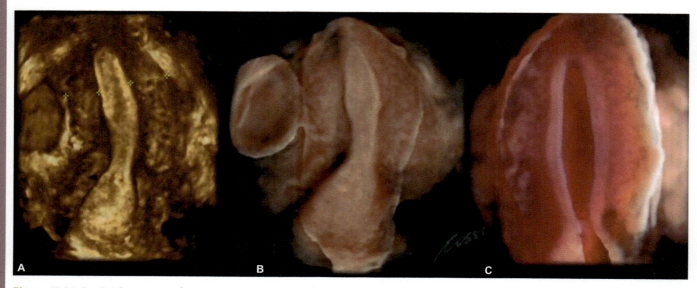

Figura 15.37 **A** e **B.** Ultrassonografia transvaginal 3D mostrando o corte coronal de um útero unicorno. **B.** A utilização de pós-processamento mostra um cisto ovariano à direita. **C.** Histerossonografia demonstra, com maior evidência, o formato tubular da cavidade.

Útero didelfo

Essa anomalia é resultante da falha da fusão dos ductos müllerianos. Como consequência, tem-se duas unidades funcionais distintas.

Recentemente publicamos o relato de um caso de síndrome de Herlyn-Werner-Wunderlich, que é caracterizada por útero didelfo, hemivagina obstruída unilateralmente e agenesia renal ipsilateral, sendo também conhecida como "OHVIRA". Utilizou-se somente a USTV 3D com sonovaginografia e pós-processamento com navegação em metaverso (Perilla *et al.*, 2024) (Figuras 15.38 e 15.39). Consulte Perilla *et al.*, 2024 para visualização da reconstrução em metaverso.

Útero bicorno

Como característica no corte coronal, observa-se o contorno externo côncavo, em forma de coração. A profundidade da fenda fúndica, ou seja, da concavidade, normalmente tem mais de 1 cm de profundidade e a distância intercornual, que na classificação anterior da ASRM deveria ser maior do que 4 cm, na atual não é mais valorizada.

O útero bicorno é dividido de acordo com o envolvimento do canal cervical:

- Bicorno-*Bicollis*: dois canais cervicais; o miométrio central se estende até o orifício cervical externo
- Bicorno-*Unicollis*: um canal cervical; o miométrio central se estende até o orifício cervical interno.

Um ponto importante que deve ser observado para definir útero bicorno é que é "necessário" que, em algum momento, as cavidades se comuniquem, o que, na maioria das vezes, ocorre no nível do istmo.

Pólipos endometriais

Pólipo endometrial é o crescimento anormal de glândulas, estroma e vasos sanguíneos oriundos da camada endometrial, criando uma formação que adentra e preenche parcialmente, e, por vezes, completamente, a cavidade uterina. Sua etiopatogenia ainda não é bem esclarecida. Fatores de risco, como predominância estrogênica, endógena ou exógena, obesidade, uso de tamoxifeno e inflamação crônica de baixo grau, estão associados à maior probabilidade de formação de pólipos endometriais (Indraccolo *et al.*, 2013).

A grande maioria dos pólipos é assintomática, sendo um achado nos exames de imagem, especialmente nos de USTV. Acredita-se que esse número seja na ordem de 82%, segundo Dreisler *et al.* (2009).

Na USTV 2D convencional, aparece como uma área nodular ecogênica no interior do eco endometrial, e o mapeamento de cores no estudo Doppler demonstra um único vaso adentrando a nodulação – chamada "artéria nutridora única", o que reforça a suspeita diagnóstica.

O uso da instilação de soro fisiológico no interior da cavidade, exame esse denominado "histerossonografia", auxilia enormemente na conclusão diagnóstica dessa patologia intracavitária, pois a solução salina cria uma interface anecoica, que permite quantificar o número e as características dos pólipos, se único ou múltiplos, muitas vezes não "imaginados" pela USTV 2D convencional. Possibilita diferenciar pólipos grandes que se confundem com hiperplasia endometrial e vice-versa, e a hiperplasia se apresenta como um longo segmento de espessamento na parede endometrial, em contraste com uma lesão localizada, pedunculada ou séssil, que caracteriza os pólipos.

O principal diagnóstico diferencial são os miomas intracavitários e submucosos – FIGO 0 e 1. Estes têm padrão vascular diferente dos pólipos, pois apresentam vascularização tipo circular e com múltiplos vasos, porém somente na sua face proximal ao transdutor e não há fluxo intralesional (Figura 15.40).

A combinação da histerossonografia com a USTV 3D demonstra, de forma inequívoca, a posição espacial do(s) pólipo(s) em relação à parede anterior ou posterior, além da espessura do

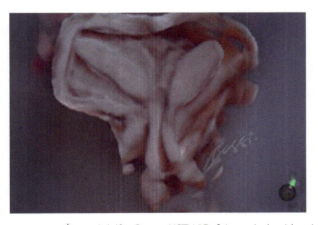

Figura 15.38 Útero didelfo. Com a USTV 3D, foi possível evidenciar duas cavidades e dois colos distintos. Na Figura 15.39, a sonovaginografia demonstra dois canais vaginais.

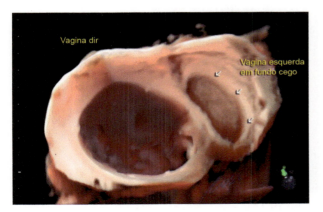

Figura 15.39 Sonovaginografia 3D. Observam-se dois canais vaginais. À esquerda, o canal vaginal é um fundo cego e há conteúdo ecogênico, devido à retenção do fluxo menstrual.

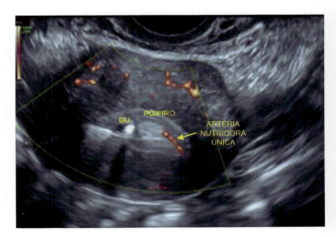

Figura 15.40 Ultrassonografia transvaginal 2D – pólipo endometrial com artéria nutridora única. DIU ao centro da cavidade.

pedículo. Achados são obtidos de forma tão precisa que se pode denominá-la "histeroscopia virtual", o que auxilia a melhor compreensão do histeroscopista e da própria paciente (Figura 15.41).

Sinequias intrauterinas

Por vezes denominadas "síndrome de Asherman", são, na sua grande maioria, consequentes a lesões cirúrgicas ou, eventualmente, causadas por processos infecciosos, por exemplo, a tuberculose genital.

Ao exame ultrassonográfico, devido à justaposição das paredes endometriais, as sinequias são difíceis de serem identificadas pela USTV 2D, principalmente se forem pequenas, e só serão notadas se houver um processo fibroso que atenue os ecos e deforme a interface endometrial (Figura 15.42). É possível ser aventada no plano coronal na US 3D, mas a histerossonografia 3D fornece a melhor demonstração desse achado, podendo ser visualizadas finas traves percorrendo o interior da cavidade uterina e aderências imperceptíveis no exame convencional, como pode ser visualizado na Figura 15.43.

ASPECTOS ULTRASSONOGRÁFICOS DAS AFECÇÕES TUBÁRIAS

Pela via transvaginal, com o emprego de harmônicas de tecidos, por vezes visualiza-se o trajeto tubário normal, desde a porção intersticial até a porção distal, e em algumas ocasiões a ecogenicidade da mucosa é acessível.

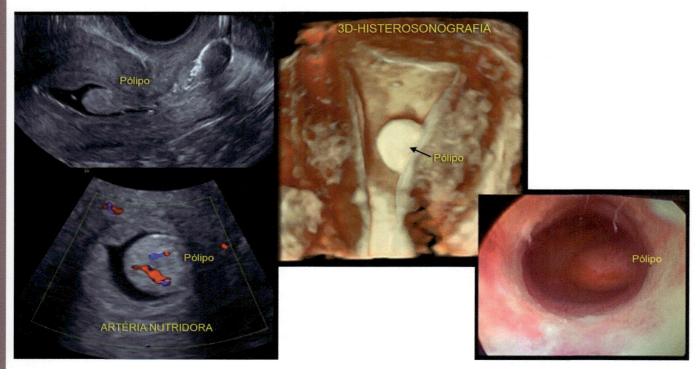

Figura 15.41 Pólipo endometrial – histerossonografia com visualização 2D e 3D. Histeroscopia demonstrando a assertividade dos exames ultrassonográficos.

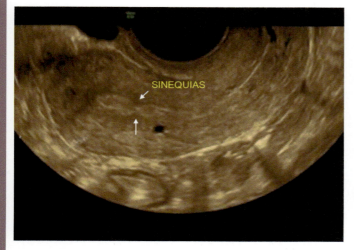

Figura 15.42 Sinequias intracavitárias promovendo distorção do eco endometrial.

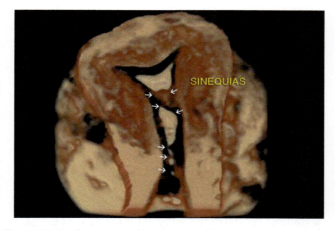

Figura 15.43 Ultrassonografia transvaginal 3D com histerossonografia em modo inverso, do mesmo caso da Figura 15.42, possibilitando avaliar, de forma pormenorizada, a distorção da cavidade uterina, provocada pelas aderências intracavitárias.

Aparece como estrutura ecogênica, alongada, com espessura variável desde sua porção proximal até a distal, com lúmen não visibilizado na região lateral ao útero. Na presença de líquido no lúmen, deve-se aventar a possibilidade de hidrossalpinge.

Hidrossalpinge

Hidrossalpinge refere-se à coleção líquida no lúmen tubário, que pode ser uma serosidade. Quando a coleção tiver conteúdo hemático, denomina-se "hematossalpinge", encontrada em casos de endometriose, e tem aspecto semelhante ao encontrado nos endometriomas. Se o fluido estiver infectado, adquire um aspecto denso, com *debris* móveis e aumento da vascularização, tratando-se, então, de uma piossalpinge. A USTV permite assertiva distinção entre essas eventualidades.

Achados ultrassonográficos descritos por Timor-Tritsch *et al.* (1998) são de suma importância para o diagnóstico dessa afecção, que são descritos como pseudosseptações, "contas de rosário" e "sinal da roda de carroça" (Figura 15.44).

A técnica 3D das tubas, renderizada ou com inversão de imagem, é uma maneira eficaz de acessar os espaços anecoicos, preenchidos por fluidos, que podem ser tortuosos e seguir várias direções, como observado na hidrossalpinge. As imagens renderizadas aumentaram a confiança no diagnóstico de hidrossalpinge (Timor-Tritsch *et al.*, 2010), como demonstram as Figuras 15.45 e 15.46.

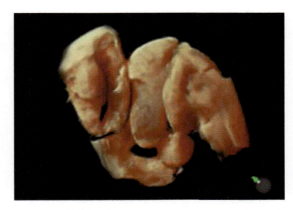

Figura 15.46 Hidrossalpinge com reconstrução tridimensional.

ESTUDO DA PERMEABILIDADE TUBÁRIA

A sono-histerossalpingografia, ou internacionalmente denominada "HyCoSy" – *Hysterosalpingo Contrast Sonography*, é uma técnica realizada em ambiente ambulatorial para pesquisa da permeabilidade tubária. Utiliza contraste específico para ultrassonografia sem iodo e, obviamente, não emprega radiação ionizante. A vantagem de usar contraste de microbolhas é que é praticamente inerte e tem demonstrado taxas de gravidez pós-teste mais altas (Liu *et al.*, 2020).

A literatura demonstra as mesmas sensibilidade e especificidade quando comparada com a histerossalpingografia tradicional e com o benefício de ser significativamente menos desconfortável para as pacientes. Há o acesso melhor à morfologia tubária, quando comparada com a histerossalpingografia e a ressonância magnética (RM) para a mesma finalidade.

O HyCoSy é um exame realizado com muito mais conforto no próprio consultório ginecológico ou de ultrassonografia, onde, a um só tempo, podem ser associados outros exames fundamentais para a avaliação da fertilidade, como pesquisa de endometriose profunda, contagem de folículos antrais para avaliação da reserva ovariana e a histerossonografia, configurando o conceito *One-Stop-Visit*, ou seja, traz a vantagem de redução do tempo para o início do tratamento de infertilidade. Por essa razão, tornou-se, em vários países da Europa e da Ásia, o exame de primeira linha de pesquisa do fator tubário (Figuras 15.47 e 15.48).

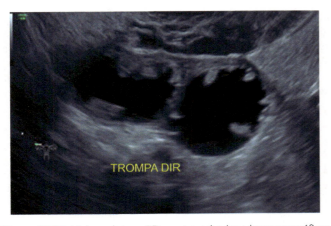

Figura 15.44 Hidrossalpinge 2D mostra achados ultrassonográficos altamente sensíveis para o diagnóstico de hidrossalpinge – pseudosseptações e "contas de rosário".

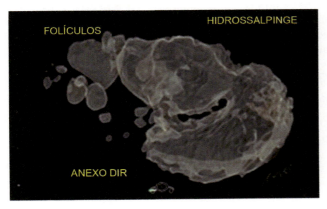

Figura 15.45 Ultrassonografia transvaginal 3D. Hidrossalpinge com reconstrução 3D em modo inverso e modo transparência. Observe as pseudosaculações.

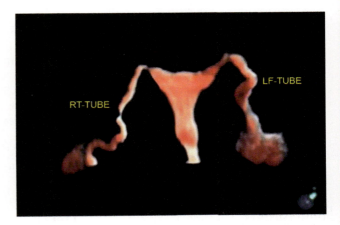

Figura 15.47 HyCoSy – *Hysterosalpingo Contrast Sonography*. Em tempo real, consegue-se visualizar o preenchimento do lúmen tubário e o extravasamento do contraste pelas fímbrias, bem como o preenchimento da fossa ovariana, o qual denominamos "US-Cottè positivo".

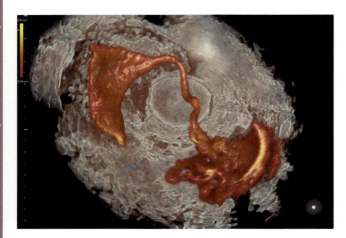

Figura 15.48 HyCoSy. Nesse exame, é possível aferir, com alto grau de acurácia, a permeabilidade tubária. Analisar a morfologia tubária e o padrão da dispersão do contraste – US-Cottè.

ULTRASSONOGRAFIA DAS AFECÇÕES OVARIANAS

O O-RADS (Sistema de Estratificação de Risco e Gerenciamento Ultrassonográfico) (Strachowski *et al.*, 2023) é uma ferramenta utilizada para avaliar massas ovarianas e anexiais com base em exames de ultrassonografia e RM. Foi proposto pelo American College of Radiology (ACR), com o apoio do grupo IOTA (International Ovarian Tumor Analysis).

Categorias do O-RADS e seus significados:

- O-RADS 0: avaliação incompleta, geralmente devido a dificuldades técnicas
- O-RADS 1: ovários normais (categoria fisiológica)
- O-RADS 2: quase certamente benigna
- O-RADS 3: baixo risco de malignidade (1 a 10%):
  - Cisto unilocular simples > 10 cm
  - Cisto unilocular de qualquer tamanho com irregularidade de parede < 3 mm de altura
  - Lesões benignas clássicas > 10 cm, como cistos dermoides, endometriomas ou hemorrágicos
  - Lesão sólida com contorno liso, de qualquer tamanho, com pontuação de cor 1 e sem fluxo
- O-RADS 4: risco intermediário de malignidade (10 a 50%):
  - Cisto unilocular com componente sólido (1 a 3 projeções papilares ou componente sólido que não é projeção papilar)
  - Cisto multilocular com componente sólido e pontuação de cor 1 a 2
  - Cisto multilocular sem componente sólido > 10 cm com parede interna lisa e pontuação de cor
  - Lesão sólida com contorno liso e pontuação de cor 2 a 3
- O-RADS 5: lesões com alto risco de malignidade (≥ 50%):
  - Cisto unilocular com quatro ou mais projeções papilares
  - Cisto multilocular com componente sólido
  - Lesão sólida com contorno liso e pontuação de cor 4
  - Lesão sólida irregular com presença de ascite ou nodularidade peritoneal.

Endometriose

Atualmente há a proposta de se definir endometriose profunda como uma infiltração fibromuscular de órgãos e estruturas anatômicas contendo tecido semelhante ao endométrio abaixo do peritônio, independentemente da profundidade da infiltração (Bazot e Daraï, 2017), uma vez que lesões com menos de 5 mm já podem ser visualizadas pela USTV (Pedrassani *et al.*, 2023).

A USTV se tornou ferramenta essencial para a avaliação e o manejo das mulheres que apresentam dificuldades reprodutivas ou sintomas álgicos frequentes.

O preparo intestinal, apesar de não ser unanimidade na literatura internacional, em termos práticos, faz diferença, pois, principalmente no compartimento posterior (espaço retrocervical e parede de retossigmoide), permite detalhamento do grau de invasão dos ligamentos uterossacros e de penetração da doença endometriótica na parede do segmento colônico. A USTV com preparo intestinal não deve ser realizada no período menstrual, pois não melhora a visualização das lesões, causa constrangimentos desnecessários e é uma fase em que a mulher experimenta grande desconforto pelo agravamento da dor e retenção de gases.

O campo de visão da USTV, com o emprego de transdutores de alta resolução, suplanta a RM nas lesões de reto baixo e médio, permitindo, inclusive, predizer qual o grau de acometimento nas camadas da alça. A RM tem melhor acurácia nas lesões diafragmáticas, ureterais e nas que invadem o assoalho pélvico.

Papel da ultrassonografia com preparo intestinal para o rastreio da endometriose

A USTV com preparo intestinal tem ganhado credibilidade, em parte pela melhora dos aparelhos que utilizam transdutores de alta resolução e, principalmente, pela melhor compreensão dos ginecologistas e dos ultrassonografistas com *expertise* em endometriose. A acurácia da USTV em detectar endometriose pélvica tem sido comparada à da RM, se não superior.

A USTV com preparo intestinal fornece informações relevantes para o cirurgião e para sua paciente, como:

- Presença ou não de doença (nódulo) endometriótica
- Posição da(s) lesão(ões)
- Tamanho da lesão
- Número de lesões
- Qual compartimento está afetado
- Sua relação com estruturas adjacentes
- Profundidade da lesão na parede intestinal ou na bexiga
- Extensão da lesão ao longo da parede do intestino ou da bexiga (afeta o detrusor ou não)
- Grau de estenose da parede intestinal
- Distância da lesão até os meatos ureterais.

Esses dados são de suma importância para o aconselhamento da paciente e de sua compreensão, da programação da equipe cirúrgica e possíveis riscos inerentes à doença e/ou ao ato cirúrgico.

Sistemática do exame de pesquisa da doença endometriótica

Preparo intestinal

Preconiza-se o preparo intestinal com a seguinte rotina:

1. Bisacodil® 10 a 20 mg (2 comprimidos às 10 horas e 2 comprimidos às 16 horas no dia anterior ao exame).
2. Dieta de baixo resíduo 1 a 2 dias antes do exame.
3. Enema retal com fosfato de sódio monoidratado – 130 mℓ 1 hora antes do exame.
4. Jejum: 3 a 4 horas antes do exame.

Antes do exame, as pacientes são orientadas a esvaziar a bexiga e tomar quatro copos de água, para que, no fim do exame, haja uma certa repleção vesical e se forme uma interface anecoica da bexiga, a qual permitirá melhor avaliação da reflexão vésico-uterina e a presença de lesões vesicais (Figuras 15.49 e 15.50).

Rotina do exame

Etapa 1 – Tempo transabdominal

Inicia-se pela avaliação abdominal, utilizando sonda convexa e linear, com a seguinte sistemática:

- Hipocôndrio direito: diafragma direito, rim direito e espaço de Morrison. Além de lesões nessa topografia, é importante averiguar a presença de hidronefrose em ambos os rins, em casos de lesões que possam estar comprimindo o ureter a jusante
- Flanco e fossa ilíaca esquerda: cólon descendente e sigmoide
- Flanco e fossa ilíaca direita: cólon ascendente, ceco e apêndice cecal
- Parede abdominal: principalmente "nódulos" em cicatriz de cesárea e em cicatriz umbilical. Eventualmente, podemos ter nódulos no canal de Nuck (Figura 15.51).

Etapa 2 – Tempo transvaginal

Compartimento central

A abordagem transvaginal é centrada nas características uterinas, inicialmente no posicionamento do útero e na sua mobilidade do órgão em relação ao fundo de saco posterior e à reflexão vésico-uterina por meio do sinal do deslizamento (*sliding sign*).

Eventualmente pode-se estar diante de um achado denominado *question mark*, que está presente quando há infiltração na parede posterior da parede uterina, mais precisamente na região do tórus uterino, causando retração do fundo uterino e conferindo-lhe o aspecto de um ponto de interrogação.

No passo seguinte são observadas as características miometriais, já relatadas no tópico de adenomiose.

Compartimentos laterais

Na abordagem dos compartimentos laterais, avaliam-se ovários, fossa ovariana, terço médio dos ureteres, tubas e ligamento redondo e possíveis coleções.

Uma particularidade em relação aos ovários, em que se avalia o grau de mobilidade em relação à fossa ovariana e aos órgãos adjacentes, é a presença de cistos de conteúdo com ecos de baixa impedância, na maioria das vezes homogêneos, que caracterizam os endometriomas.

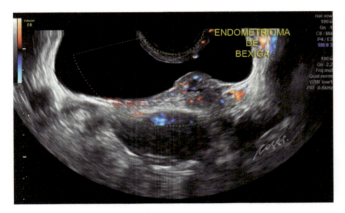

Figura 15.49 Endometriose de bexiga.

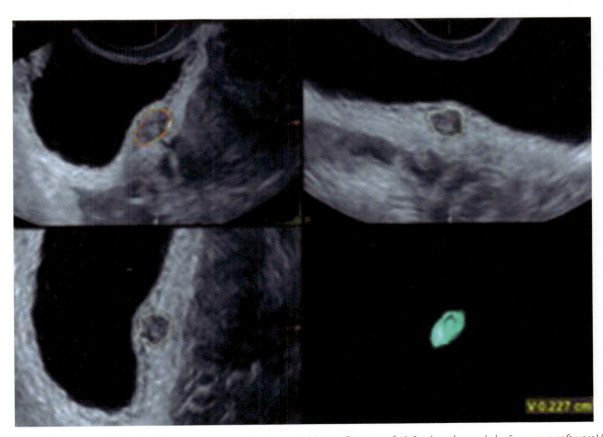

Figura 15.50 Endometriose de bexiga. Com a pequena repleção vesical, há melhora na aferição do volume da lesão com o *software* VOCAL™.

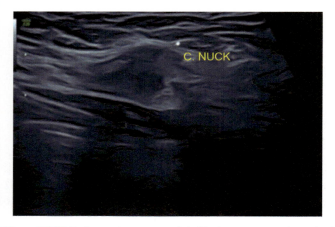

Figura 15.51 Endometriose no canal de Nuck – somente observável pela ultrassonografia transabdominal com transdutor linear de alta frequência.

Os endometriomas são associados a outras lesões endometrióticas em cerca de 40% dos casos, tais como processos de aderências e endometriose intestinal. Quando os ovários estão retroposicionados e fixos à parede posterior do útero e ao fundo de saco, denominam-se *kissing ovaries*, sugerindo a presença de aderências pélvicas graves (Figuras 15.52).

As massas anexiais são nominadas pela terminologia IOTA, já relatadas anteriormente.

Outras estruturas devem ser cuidadosamente avaliadas, como é o caso das tubas uterinas. Espessamentos e dilatações com conteúdo ecogênico são pertinentes ao diagnóstico de hematossalpinge (Figura 15.53).

Compartimento posterior

Nessa etapa, são avaliados ligamentos uterossacros direito e esquerdo, espaço retrouterino, paracervicais, tórus uterino e todo o trajeto colônico.

As lesões retrocervicais geralmente são nodulações de limites pouco precisos ou espessamento "em placa" hipoecoica, por vezes com pequenas imagens císticas. Os ligamentos uterossacros são considerados afetados quando sua espessura está aumentada, mesmo que seu formato seja regular. Podem conter nódulos hipoecoicos regulares ou irregulares de contornos espiculados, eventualmente lesões que distorcem a superfície (Figuras 15.54 e 15.55).

As lesões de septo retovaginal, que são abordadas ao fim do exame com o uso do gel intravaginal, têm aspecto ultrassonográfico de lesões heterogêneas e hipoecoicas de superfícies irregulares, espiculadas ou em placa, que se estendem desde o fórnice posterior e as regiões parametriais, comprometendo a arquitetura da parede vaginal e do reto baixo, perdendo a estratificação, e frequentemente infiltram a gordura da fossa pararretal.

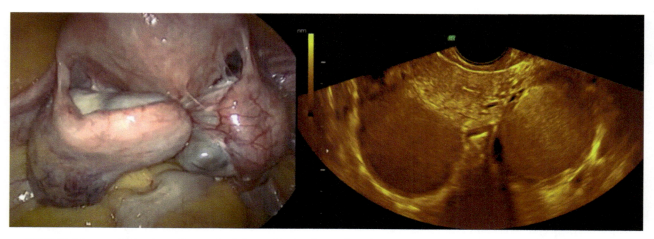

Figura 15.52 Ovários medianizados e fixos – sinal dos ovários se beijando – *kissing-ovaries*. Visões ultrassonográfica e videolaparoscópica. (Cortesia do Dr. Duarte Miguel.)

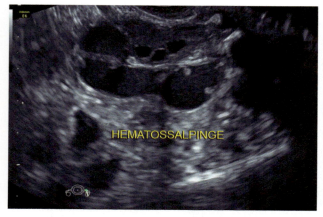

Figura 15.53 Hematossalpinge. Imagem tubular pseudosseptada, "contas de rosário" e conteúdo com ecos de baixa impedância, semelhante ao conteúdo dos endometriomas.

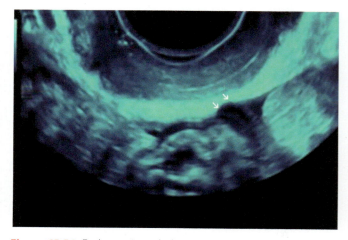

Figura 15.54 Endometriose de ligamento uterossacro. Observe o espessamento dos ligamentos e área de subtração à esquerda.

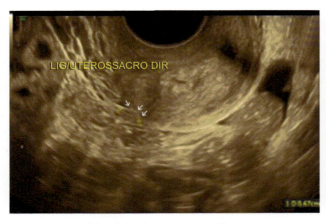

Figura 15.55 Nódulo de endometriose em ligamento uterossacro direito. À esquerda, o ligamento é fino e regular.

Figura 15.56 Sonovaginografia evidenciando o septo retovaginal (RVS) e o fórnice posterior. Gel anecoico preenchendo toda a vagina.

As Figuras 15.56 e 15.57 demonstram a topografia do septo retovaginal. Note que a vagina está distendida pela presença de gel.

No segmento colônico, a USTV tem acurácia maior quando comparada à RM, permitindo aferir melhor o grau de infiltração do nódulo nas diversas camada da alça intestinal. Segundo Abrao et al. (2007), a sensibilidade, a especificidade e a acurácia para diagnóstico de endometriose profunda por meio da USTV e da RM são, respectivamente, 98% e 100%; 99% e 83%; e 98% e 90%. A USTV permite avaliar parâmetros para tomada de conduta, seja ela clínica, seja ela cirúrgica, mensurando as medidas das lesões, o número de lesões, a distância da borda anal, a camada da alça comprometida e a porcentagem de acometimento em relação à circunferência da alça.

As lesões intestinais da endometriose têm comportamento único, geralmente extrínsecas, acometendo o plano muscular de forma centrípeta, dificilmente a subserosa, diferentemente do que ocorre nas lesões neoplásicas, que são intraluminais. Elas têm formato pouco variado, às vezes com aspecto nodular ou triangular, "em manto" ou com aspecto retracional, e são sempre hipoecoicas (Figuras 15.58 e 15.59).

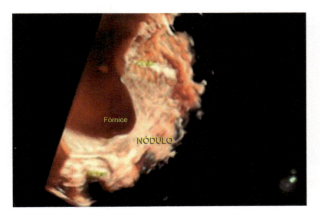

Figura 15.57 Endometriose septo retovaginal. Sonovaginografia com reconstrução 3D, possibilitando avaliar melhor a topografia vaginal.

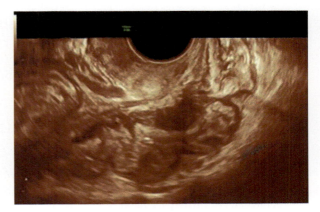

Figura 15.58 Endometriose de reto baixo. Note que a infiltração está abaixo da reflexão peritoneal e atinge o espaço extraperitoneal.

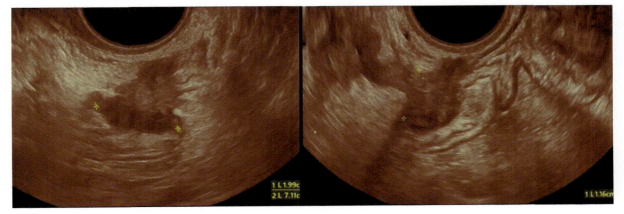

Figura 15.59 Endometriose de reto médio. À direita, corte transverso da alça visualiza o grau de comprometimento da circunferência da alça e a invasão da gordura pericólica. À esquerda, observa-se o comprometimento longitudinal da lesão.

Compartimento anterior

O compartimento anterior é avaliado ao fim do exame, com a bexiga com pequena quantidade de urina, formando interface econegativa, o que possibilita o melhor delineamento e deslizamento da reflexão vésico-uterina e das características de nódulos nessa topografia. Afere-se o formato das lesões da bexiga, sendo esta a mais prevalente nesse compartimento. Geralmente são lesões arredondadas na linha média ou paramedianas, mais frequentemente no corpo, na face extraperitoneal ou próximo ao trígono vesical (Figura 15.60).

Os ureteres são facilmente identificados na sua porção terminal e podem ser rastreados por via vaginal até a altura do infundíbulo pélvico. As lesões ureterais são mais frequentemente extrínsecas, podendo distorcer seu trajeto, e, quando isso ocorre, o trajeto ureteral tende a se medianizar (Gabriel *et al.*, 2011) (Figuras 15.61 e 15.62).

Sonovaginografia 2D e 3D

Inicia-se com a colocação de cerca de 80 a 100 mℓ de gel absolutamente translúcido na vagina. O transdutor vaginal é colocado de 2 a 3 cm do introito vaginal. Inicialmente faz-se uma varredura 2D e, em seguida, obtém-se um bloco 3D para reconstruções dos planos de interesse, principalmente o corte coronal da vagina. As Figuras 15.63 e 15.64 demonstram a duplicidade da vagina.

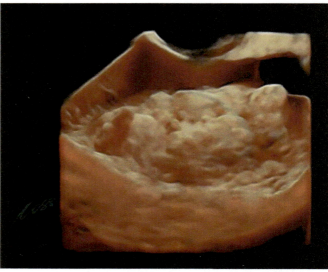

Figura 15.62 Endometriose de bexiga – Ultrassonografia transvaginal 3D com reconstrução de volumosa lesão intravesical.

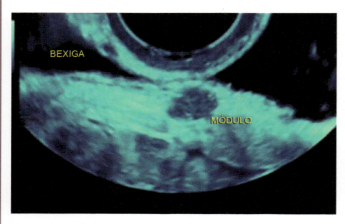

Figura 15.60 Endometriose de bexiga. Nódulo no corpo da bexiga com comprometimento do músculo detrusor.

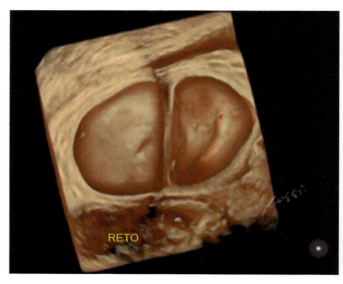

Figura 15.63 Sonovaginografia demonstra a duplicidade de vagina e de colo.

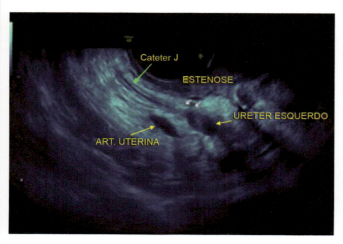

Figura 15.61 Endometriose periureteral. Estenose extrínseca de ureter no nível da artéria uterina esquerda. Identificado duplo-J.

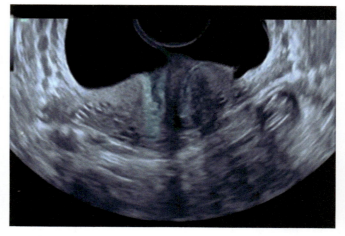

Figura 15.64 Sonovaginografia 2D demonstrado os dois canais endocervicais, com a presença do gel anecoico no interior dos dois canais vaginais.

VARIZES PÉLVICAS

Varizes pélvicas são veias dilatadas e tortuosas ao redor do útero e dos ovários com diâmetro > 5 mm associadas à presença de refluxo à manobra de Valsalva. As Figuras 15.65 e 15.66 evidenciam veias com calibre aumentado, com e sem o uso do Doppler.

Em relação à sintomatologia, muitas vezes se superpõem àquelas referidas pelas portadoras de endometriose, como dismenorreia, disúria e sintomas intestinais, mas com algumas particularidades, como o peso perineal e a dispareunia, que persiste após o coito. Esses sintomas podem, ou não, vir acompanhados de varizes perineais, vulvares e/ou de membros inferiores.

A detecção de varizes pélvicas na ultrassonografia transvaginal não é critério suficiente para caracterizar a paciente como portadora da síndrome de congestão pélvica.

Para o ultrassonografista, é importante o entendimento de que o sistema venoso pélvico se conecta com o abdominal e com o de membros inferiores e que, diante do achado de varizes pélvicas na USTV com Doppler, um protocolo de investigação de ultrassonografia vascular seja realizado, envolvendo a pesquisa de síndromes venosas compressivas abdominais, alterações pós-trombóticas do sistema cava-ilíaco, pesquisa de refluxo nas veias gonadais (Figura 15.67) e estudo dos pontos de escape pélvico e de varizes dos membros inferiores de provável origem pélvica.

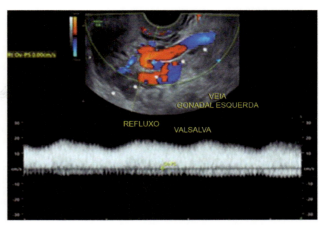

Figura 15.67 Veia gonadal esquerda com estudo Doppler espectral e com mapeamento de cores demonstrando refluxo durante a manobra de Valsalva.

O papel do ultrassonografista no diagnóstico da congestão pélvica é fundamental pois, por meio dos achados de imagem corretos, a paciente poderá ser conduzida a um tratamento adequado, muitas vezes envolvendo uma equipe multidisciplinar, da ginecologia com a angiologia/cirurgia vascular.

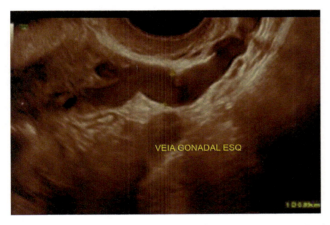

Figura 15.65 Ultrassonografia transvaginal 2D mostra a insonação da veia gonadal esquerda com calibre de 8,9 mm.

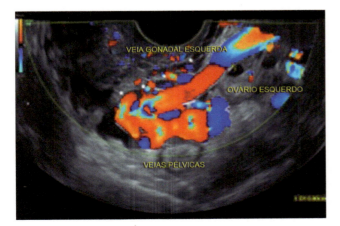

Figura 15.66 Ultrassonografia transvaginal 2D com o emprego do Doppler mostrando a dilatação da veia gonadal esquerda, acima da imagem do ovário, com calibre bastante aumentado.

REFERÊNCIAS BIBLIOGRÁFICAS

ABRAO, M. S. et al. Comparison between clinical examination, transvaginal sonography and magnetic resonance imaging for the diagnosis of deep endometriosis. *Human Reproduction*. v. 22, n. 12, pp. 3092–3097, 2007.

ALONSO PACHECO, L. et al. The Rule of 10: a simple 3D ultrasonographic method for the diagnosis of T-shaped uterus. *Archives of Gynecology and Obstetrics*. v. 304, n. 5, pp. 1213-1220, 2021.

ARRUDA, M. S. et al. Time elapsed from onset of symptoms to diagnosis of endometriosis in a cohort study of Brazilian women. *Human Reproduction*. v. 18, n. 4, pp. 756-759, 2003.

BAZOT, M.; DARAÏ, E. Diagnosis of deep endometriosis: clinical examination, ultrasonography, magnetic resonance imaging, and other techniques. *Fertility and Sterility*. v. 108, n. 6, pp. 886-894, 2017.

CHAN, Y. Y. et al. The prevalence of congenital uterine anomalies in unselected and high-risk populations: a systematic review. *Human Reproduction Update*. v. 17, n. 6, pp. 761-771, 2011.

CHAPRON, C. et al. Deeply infiltrating endometriosis: Pathogenetic implications of the anatomical distribution. *Human Reproduction*. v. 21, n. 7, pp. 1839-1845, 2006.

COSSI, P. et al. Assessment of rectovaginal endometriosis using three-dimensional gel-infusion sonovaginography. *Ultrasound in Obstetrics & Gynecology*. 53, n. 4, pp. 558-560, 2019.

CUCINELLA, G. et al. Adenomyotic cyst in a 25-year-old woman: Case report. *Journal of Minimally Invasive Gynecology*. v. 20, n. 6, pp. 894-898, 2013.

DREISLER, E. et al. Prevalence of endometrial polyps and abnormal uterine bleeding in a Danish population aged 20–74 years. Ultrasound in Obstetrics and Gynecology: *The Official Journal of the International Society of Ultrasound in Obstetrics and Gynecology*, v. 33, n. 1, p. 102-108, 2009.

EXACOUSTOS, C. et al. Adenomyosis: three-dimensional sonographic findings of the junctional zone and correlation with histology. *Ultrasound in Obstetrics & Gynecology*. v. 37, n. 4, pp. 471-479, 2011.

GABRIEL, B. et al. Prevalence and management of urinary tract endometriosis: a clinical case series. *Urology*. v. 78, n. 6, pp. 1269-1274, 2011.

GIUDICE, L. C.; KAO, L. C. Endometriosis. *Lancet*. v. 364, n. 9447, pp. 1789-1799, 2004.

GRIMBIZIS, G. F. et al. The Thessaloniki ESHRE/ESGE consensus on diagnosis of female genital anomalies. *Human Reproduction*. 31, n. 1, pp. 2-7, 2016.

HARMSEN, M. J. et al. Consensus on revised definitions of Morphological Uterus Sonographic Assessment (MUSA) features of adenomyosis: results of modified Delphi procedure. *Ultrasound in Obstetrics & Gynecology*. v. 60, n. 1, pp. 118-131, 2022.

HREHORCAK, M.; NARGUND, G. 'One-Stop' fertility assessment using advanced ultrasound technology. *Facts, Views & Vision in ObGyn*. v. 3, n. 1, pp. 8-12, 2011.

HUDELIST, G. *et al*. Uterine sliding sign: a simple sonographic predictor for presence of deep infiltrating endometriosis of the rectum. *Ultrasound in Obstetrics & Gynecology*. v. 41, n. 6, pp. 692-695, 2013.

INDRACCOLO, U. *et al*. The pathogenesis of endometrial polyps: a systematic semiquantitative review. *European Journal of Gynaecological Oncology*. 34, n. 1, pp. 5-22, 2013.

LA MARCA, A.; SUNKARA, S. K. Individualization of controlled ovarian stimulation in IVF using ovarian reserve markers: from theory to practice. *Human Reproduction Update*. v. 20, n. 1, pp. 124-140, 2014.

LEONE, F. P. G. *et al*. Terms, definitions and measurements to describe the sonographic features of the endometrium and intrauterine lesions: a consensus opinion from the International Endometrial Tumor Analysis (IETA) group. *Ultrasound in Obstetrics & Gynecology*. v. 35, n. 1, pp. 103-112, 2010.

LIU, Y. *et al*. Spontaneous conception outcome in infertile women after fourdimensional hysterosalpingo-contrast-sonography. *BMC Pregnancy Childbirth*. v. 20, n. 1, p. 638, 2020.

LUDWIN, A. *et al*. Congenital Uterine Malformation by Experts (CUME): better criteria for distinguishing between normal/arcuate and septate uterus? Ultras *Ultrasound in Obstetrics & Gynecology*. v. 51, n. 1, pp. 101-109, 2018.

LUDWIN, A. *et al*. Congenital Uterine Malformation by Experts (CUME): diagnostic criteria for T-shaped uterus. *Ultrasound in Obstetrics & Gynecology*. 55, n. 6, pp. 815-829, 2020.

MERZ, E. *et al*. Sonographic size of uterus and ovaries in pre- and postmenopausal women. *Ultrasound in Obstetrics & Gynecology*. 7, n. 1, pp. 38-42, 1996.

MUNRO, M. G. *et al*. FIGO classification system (PALM-COEIN) for causes of abnormal uterine bleeding in nongravid women of reproductive age. *International Journal of Gynaecology and Obstetrics*. v. 113, n. 1, pp. 3-13, 2011.

NAFTALIN, J. *et al*. How common is adenomyosis? A prospective study of prevalence using transvaginal ultrasound in a gynaecology clinic. *Human Reproduction*. v. 27, n. 12, pp. 3432-3439, 2012.

NALABOFF, K. M.; PELLERITO, J. S.; BEN-LEVI, E. Imaging the endometrium: disease and normal variants. *Radiographics*. V. 21, n. 6, pp. 1409-1424, 2001.

NISOLLE, M.; DONNEZ, J. Peritoneal endometriosis, ovarian endometriosis, and adenomyotic nodules of the rectovaginal septum are three different entities. *Fertility and Sterility*. v. 68, n. 4, pp. 585-596, 1997.

PEDRASSANI, M. *et al*. Superficial endometriosis at ultrasound examination–a diagnostic criteria proposal. *Diagnostics (Basel)*. v. 13, n. 11, p. 1876, 2023.

PERILLA, A. B. *et al*. Herlyn–Werner–Wunderlich syndrome: value of 3D ultrasound, 3D sonovaginography and virtual navigation in diagnosis of Müllerian malformations. *Ultrasound in Obstetrics & Gynecology*. 63, n. 3, pp. 424-425, 2024.

PFEIFER, S. M. *et al*. ASRM müllerian anomalies classification 2021. *Fertility and Sterility*. v. 116, n. 5, pp. 1238-1252, 2021.

RAINE-FENNING, N. J. *et al*. Defining endometrial growth during the menstrual cycle with three-dimensional ultrasound. *BJOG: An International Journal of Obstetrics and Gynaecology*. v. 111, n. 9, pp. 944-949, 2004.

RAINE-FENNING, N. *et al*. SonoAVC: a novel method of automatic volume calculation. *Ultrasound in Obstetrics & Gynecology*. v. 31, n. 6, pp. 691-696, 2008.

SHUBHAM, D.; KAWTHALKAR, A. S. Critical evaluation of the PALM-COEIN classification system among women with abnormal uterine bleeding in low-resource settings. *International Journal of Gynaecology and Obstetrics*. v. 141, n. 2, pp. 217-221, 2018.

SOOD, A.; AKHTAR, M. T-shaped uterus in the 21st century (Post des era) – We need to know more! *Journal of Human Reproductive Sciences*. v. 12, n. 4, pp. 283-286, 2019.

STRACHOWSKI, L. M. *et al*. O-RADS US v2022: an update from the American College of Radiology's Ovarian-Adnexal Reporting and Data System US Committee. *Radiology* 308, n. 3, p. e230685, 2023.

TIMOR-TRITSCH, I. E. *et al*. Transvaginal sonographic markers of tubal inflammatory disease. *Ultrasound in Obstetrics & Gynecology*. 12, n. 1, pp. 56-66, 1998.

TIMOR-TRITSCH, I. E.; MONTEAGUDO, A.; TSYMBAL, T. Three-dimensional ultrasound inversion rendering technique facilitates the diagnosis of hydrosalpinx. *Journal of Clinical Ultrasound*. v. 38, n. 7, pp. 372-376, 2010.

TROIANO, R. N.; MCCARTHY, S. M. Müllerian duct anomalies: imaging and clinical issues. *Radiology*. v. 233, n. 1, pp. 19-34, 2004.

VAN DEN BOSCH, T. *et al*. Terms, definitions and measurements to describe sonographic features of myometrium and uterine masses: a consensus opinion from the Morphological Uterus Sonographic Assessment (MUSA) group. *Ultrasound in Obstetrics & Gynecology*. v. 46, n. 3, pp. 284-298, 2015.

YANG, Q. *et al*. Comprehensive review of uterine fibroids: developmental origin, pathogenesis, and treatment. *Endocrine Reviews*. v. 43, n. 4, pp. 678-719, 2022.

ZHAI, J. *et al*. Adenomyosis: mechanisms and pathogenesis. *Seminars in Reproductive Medicine*. v. 38, n. 2-03, pp. 129-143, 2020.

CAPÍTULO **16**

Imagem em Ginecologia: Ressonância Magnética

Luciana Cristina Pasquini Raiza

INTRODUÇÃO

A ultrassonografia (USG) é o método de escolha na avaliação ginecológica inicial tanto de rotina nas mulheres assintomáticas, quanto na avaliação diagnóstica de mulheres sintomáticas. Entretanto, a USG apresenta algumas limitações e nem sempre consegue esclarecer o diagnóstico com precisão. Com o surgimento da ressonância magnética (RM) na década de 1980, esta passou a ser método de escolha na avaliação complementar à USG. A RM é um método com excelente resolução de contraste, sem radiação ionizante, além de possibilitar um *field of view* (FOV) maior que a USG, permitindo uma visão mais panorâmica da pelve. Tem como desvantagens o custo elevado, o tempo prolongado de aquisição das imagens, a menor disponibilidade, poder causar claustrofobia, além de ser suscetível a artefatos de movimentação, o que pode prejudicar a qualidade das imagens e o diagnóstico. Além disso, tem também contraindicações devido à exposição ao campo magnético elevado, podendo gerar prejuízo no funcionamento de alguns dispositivos, como marca-passo, clipes de aneurismas e implantes cocleares.

A aquisição das imagens em RM se dá devido ao princípio de ressonância magnética descoberto após a Segunda Guerra Mundial. Na década de 1970, descobriu-se em animais experimentais que seria possível diferenciar o tecido normal do patológico por meio da medida de diferentes tempos de relaxamento dos tecidos. Após essa descoberta, o uso clínico da RM teve início apenas na década 1980, sendo a primeira utilização na aquisição de imagens da pelve feminina relatada em 1983, com resolução bastante inferior às imagens atuais. A evolução tecnológica ao longo do tempo permitiu adquirir imagens de boa qualidade, com excelente resolução de contraste, melhorando a capacidade diagnóstica. Em constante evolução, atualmente buscam-se, além da melhor qualidade e do menor tempo de aquisição das imagens, informações dos tecidos não somente anatômicas, mas também funcionais, por sequências de pulso específicas e meios de contraste otimizados.

PROTOCOLO DE EXAME

Para a realização do exame da pelve é necessário jejum (4 horas) e recomenda-se bexiga com moderada repleção. Administra-se butilbrometo de escopolamina previamente para reduzir a peristalse intestinal e melhorar a qualidade da imagem, evitando os artefatos de movimentação intestinal. O posicionamento preferencial para aquisição das imagens é o decúbito dorsal horizontal, exceto quando a paciente não tolera a posição por período prolongado, pois o exame tem duração de cerca de 30 minutos. O preparo intestinal não é necessário para todos os exames de pelve e tem como principal indicação a avaliação do intestino, como,

por exemplo, na endometriose e no estadiamento de neoplasias. A utilização do gel intravaginal para distensão da vagina permite melhor visualização de suas paredes e fórnices quando necessário, como na infiltração por endometriose ou neoplasias.

Com relação ao ciclo menstrual, o exame pode ser realizado em qualquer fase. Vale apenas ressaltar que, para avaliação da espessura da zona juncional (ZJ) na pesquisa de adenomiose, por exemplo, a segunda fase do ciclo em uma mulher sem uso de métodos contraceptivos hormonais é recomendável, mas não obrigatória. Nessa fase do ciclo natural, há maior contraste entre a ZJ e o miométrio, facilitando a detecção de lesões miometriais e proporcionando maior contraste entre o miométrio e a ZJ. Também não é necessário que o exame para pesquisa de endometriose seja realizado no período menstrual, pois a fase do ciclo não altera as características das lesões, nem facilita o diagnóstico. Nessa fase, pequenos cistos hemorrágicos que possam eventualmente estar presentes podem inclusive confundir o diagnóstico de endometriomas.

O protocolo básico de RM de pelve inclui imagens ponderadas em T2 nos planos axial, sagital e coronal, imagens axiais e sagitais ponderadas em T1 com saturação de gordura e sem contraste, axial *dual phase*, difusão e imagens axiais e sagitais ponderadas em T1 após administração do contraste venoso, quando indicado. Além dessas imagens, sequências adicionais específicas podem ser adquiridas, a depender da indicação do exame.

As imagens ponderadas em T2 são as imagens que apresentam maior resolução de contraste e permitem avaliação anatômica mais detalhada, em especial da anatomia zonal do útero. Esta é a principal sequência para avaliar imagens anatômicas, incluindo morfologia, e para detectar alterações. É fácil identificar essa sequência, pois, nela, as estruturas líquidas ou hidratadas apresentam alto sinal, ou sejam, ficam "brancas" ou "brilham", como, por exemplo, os líquidos presentes na bexiga, o gel vaginal e o liquor espinhal. As imagens ponderadas em T1 são de menor resolução anatômica e de contraste entre os tecidos; no entanto, são úteis para detectar sangue ou proteína, por exemplo (Figura 16.1).

As sequências *in & out phase* são úteis para detectar presença de gordura microscópica em determinado tecido, assim como sequências ponderada em T1 ou T2 com saturação de gordura mostram a presença de gordura macroscópica (Figura 16.2).

O meio de contraste endovenoso utilizado nos exames de RM é composto de quelatos de complexos moleculares paramagnéticos à base de gadolínio (Gd). O contraste é usado para auxiliar na detecção dos componentes sólidos das lesões; nos processos inflamatórios; na avaliação vascular e padrão de vascularização de determinado tecido; e no cálculo de parâmetros de perfusão de órgão, estrutura ou lesão. A maioria dos protocolos de exame requer a injeção do contraste, exceto quando

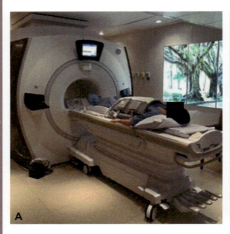
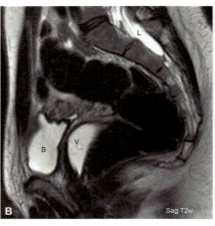
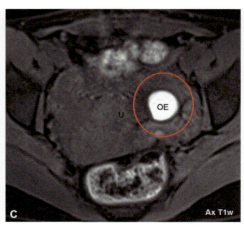

Figura 16.1 Exame de ressonância magnética de pelve. **A.** Sala de exame de ressonância magnética mostrando o aparelho e o posicionamento adequado para o exame. **B.** Imagem sagital ponderada em T2. Para o reconhecimento dessa sequência, observe a intensidade de sinal das estruturas líquidas, como liquor (L), conteúdo vesical (B) e gel vaginal (V). **C.** A diferenciação entre os tecidos é inferior nas imagens ponderadas em T1. Entretanto, o conteúdo hemático presente no endometrioma do ovário esquerdo fica bem visível e é facilmente identificado (*círculo*). U: útero.

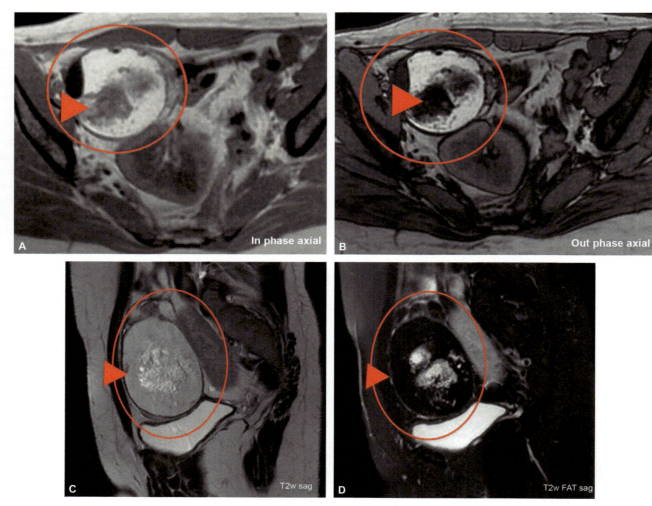

Figura 16.2 Imagens de ressonância magnética de paciente com nódulo heterogêneo no ovário direito (*círculos*). **A.** Imagem axial na sequência *in phase* mostra o sinal heterogêneo do nódulo, com áreas de alto sinal e outras de baixo sinal. **B.** Na imagem *out phase* correspondente, algumas áreas que apresentavam alto sinal na imagem anterior apresentam agora baixo sinal (*pontas de setas*) demonstrando presença de gordura microscópica na lesão. **C.** e **D.** Imagens no plano sagital ponderadas em T2 da mesma lesão. Na imagem adquirida sem saturação de gordura, o nódulo apresenta sinal heterogêneo, com predomínio de alto sinal, assim como a gordura do subcutâneo e intra-abdominal. **C.** Na imagem adquirida com saturação de gordura, a gordura intraperitoneal e a subcutânea aparecem com baixo sinal, assim como parte do conteúdo do nódulo ovariano. **D.** Esse fenômeno comprova a presença também de gordura macroscópica na lesão. Essas características permitem o diagnóstico de lesão de linhagem germinativa (teratoma).

for exclusivamente para avaliação da morfologia, como, por exemplo, malformações müllerianas, endometriose, adenomiose e leiomiomas. Para detecção e estadiamento das neoplasias, o contraste é fundamental tanto na detecção de componente sólido como na diferenciação entre os tecidos pelo padrão de vascularização de cada um deles.

A excreção do Gd é por via renal, com maior tempo de vida nos pacientes com insuficiência renal. Por esse motivo, seu uso é restrito em pacientes com baixo *clearance* de creatinina, em especial quando inferior a 30 mℓ/min/1,73 m².

A RM possibilita a aquisição de imagens dinâmicas quando úteis no diagnóstico. São sequências adquiridas em um tempo de aquisição menor por imagem e, por isso, perdem um pouco a qualidade de contraste anatômico, entretanto trazem como benefício a avaliação da dinâmica das estruturas, como, por exemplo, na avaliação das disfunções do assoalho pélvico ou na avaliação do peristaltismo do miométrio interno.

APLICAÇÕES DA RESSONÂNCIA MAGNÉTICA EM GINECOLOGIA

Como a USG é o exame de escolha na avaliação inicial da pelve feminina, a principal indicação da RM, de forma geral, é complementar à USG, quando ela é duvidosa ou não esclarecedora no diagnóstico. A RM está indicada também na avaliação inicial quando há contraindicação à USG transvaginal, como, por exemplo, em mulheres virgens. Além disso, a RM tem também importante papel no estadiamento das neoplasias do trato reprodutivo feminino.

Como qualquer outro método diagnóstico, a RM também tem suas limitações. Por ser uma representação estática de algo dinâmico, a formação das imagens de estruturas que se mexem pode apresentar distorções, limitando a avaliação de pequenas alterações. A administração de butilbrometo de escopolamina tem como objetivo reduzir o peristaltismo intestinal e a contratilidade uterina, minimizando esses artefatos de movimentação.

Para melhor compreensão de suas aplicações e limitações, segue o papel da RM em cada uma das principais indicações.

Leiomiomas

A avaliação dos leiomiomas uterinos é uma das principais solicitações de RM. Em geral, a USG é um método excelente na avaliação dos leiomiomas. Entretanto, algumas limitações podem prejudicar essa avaliação, como a presença de múltiplos nódulos e úteros de grandes volumes. A RM independe do volume uterino, permitindo o mapeamento individual dos nódulos, mesmo quando múltiplos, com melhor definição do número, localização, posição e tamanho, também em úteros de grandes volumes (> 350 cm³) ou com grande distorção anatômica. Além disso, o cálculo do volume uterino e a relação dos nódulos com a cavidade uterina, bem como sua classificação baseada nos critérios da International Federation of Gynecology and Obstetrics (FIGO) são também melhor avaliados pela RM (Figura 16.3).

O leiomioma tipicamente se apresenta como nódulo bem delimitado, arredondado, com baixa intensidade de sinal nas sequências ponderadas em T2 e de difusão. O padrão de realce pós-contraste dos leiomiomas é bastante variável e heterogêneo. Os sinais de degeneração cística e/ou hemorrágica podem ser facilmente identificados pela RM.

A diferenciação entre leiomiomas e leiomiossarcomas infelizmente nem sempre é possível pela RM. Algumas características morfológicas, como margens indistintas, infiltrativas ou irregulares, intensidade de sinal elevada em relação ao miométrio nas sequências ponderadas em T2 e de difusão, mapa de ADC baixo, presença de necrose e hemorragia, podem levar à suspeita de leiomioma atípico ou leiomiossarcoma, mas esses critérios não são específicos para os sarcomas ou lesões estromais de malignidade indeterminada. O padrão de contrastação do nódulo nas imagens dinâmicas pós-contraste também não é isoladamente capaz de diagnosticar um leiomiossarcoma e deve ser valorizado em conjunto com as características morfológicas descritas. O realce precoce e heterogêneo não é exclusivo dos leiomiossarcomas, estando também presente em alguns leiomiomas. Além disso, sinais que sugiram acometimento metastático/disseminação da doença como implantes, extensão a órgãos adjacentes e linfonodomegalias, também são indicativos de malignidade (Figuras 16.4 a 16.6).

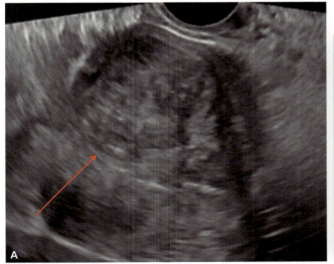
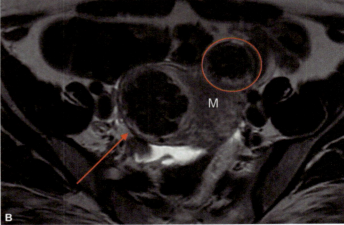

Figura 16.3 A. Imagem de ultrassonografia transvaginal realizada em paciente com útero volumoso, com múltiplos nódulos (*seta*). Por ultrassom, a avaliação global do útero fica prejudicada devido ao volume e ao campo mais restrito da ultrassonografia. **B.** Imagem axial de RM da mesma paciente em sequência ponderada em T2. Com visão mais panorâmica da pelve, é possível avaliar e definir melhor esse e outros nódulos (*seta* e *círculo*). M: miométrio normal.

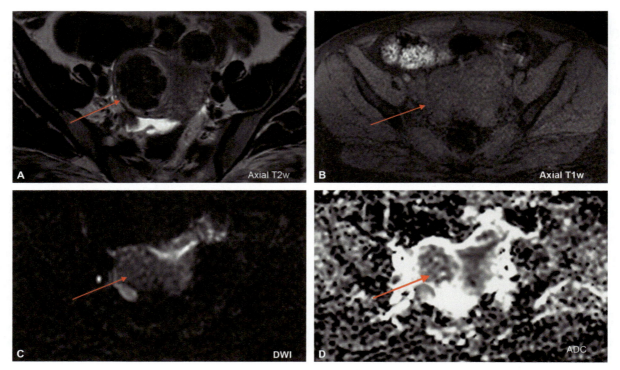

Figura 16.4 Características do leiomioma típico (*setas*). **A.** Imagem axial ponderada em T2 mostra nódulo bem delimitado, redondo, com baixo sinal e halo periférico de alto sinal. **B.** O nódulo apresenta isossinal ao miométrio na imagem axial ponderada em T1 no mesmo plano de **A**. O nódulo apresenta baixo sinal na sequência de difusão (DWI) (**C**), assim como no mapa de ADC (**D**).

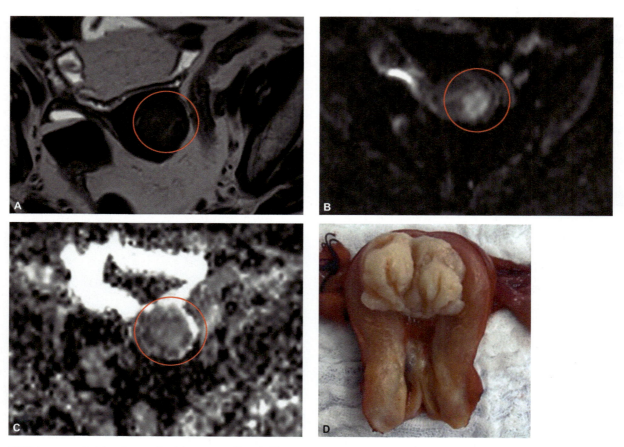

Figura 16.5 Imagens de leiomioma não típico em mulher de 50 anos com sangramento uterino anormal. **A.** Imagem axial ponderada em T2 mostra nódulo com sinal intermediário (*círculo*), superior ao sinal do miométrio normal adjacente. **B.** Imagem axial na sequência de difusão demonstra que o nódulo apresenta intensidade de sinal alta, superior ao do miométrio. **C.** No mapa de ADC, o nódulo apresenta queda do sinal em relação à sequência de difusão, demonstrando o fenômeno de restrição à difusão das moléculas de água. **D.** Imagem da peça cirúrgica correspondendo a leiomioma (confirmado pelo anatomopatológico, sem atipias).

Adenomiose

Os critérios de imagem para o diagnóstico de adenomiose refletem a presença do componente glandular endometrial no miométrio, envolto por reação miometrial hipertrófica, sendo divididos em sinais diretos e indiretos. A USG tem grande capacidade de detectar sinais diretos de adenomiose como os cistos miometriais. Entretanto, em casos de lesões com menor componente glandular, a identificação pode ser mais difícil, sendo a RM, nesses casos, o método com maior sensibilidade para o diagnóstico. Além disso, a RM é também menos dependente da experiência do examinador.

Devido à excelente resolução da anatomia zonal uterina à RM (Figura 16.7), o diagnóstico de adenomiose classicamente baseia-se na espessura da ZJ ≥ 12 mm, com sensibilidade e especificidade de até 93 e 91%, respectivamente. Com a melhor compreensão da doença e correlação anatomopatológico-radiológica, estudos mais recentes mostraram que não apenas essa medida isolada é atualmente aceita, mas também outros critérios indiretos, como a diferença entre a espessura máxima e mínima da ZJ > 5 mm e a espessura da ZJ > 40% da espessura do miométrio.

Assim como na USG, a presença de pequenos cistos miometriais são representações do endométrio glandular ectópico no miométrio. Esse é um sinal direito altamente específico e quase sempre patognomônico, mas presente em apenas cerca de 50% dos casos (Figura 16.8).

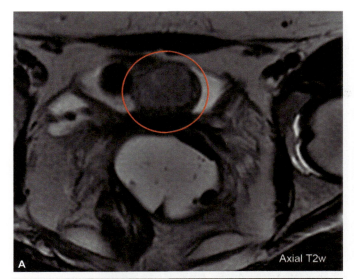
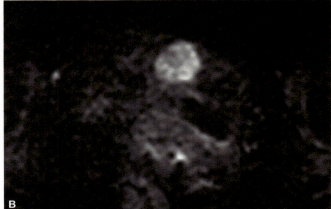
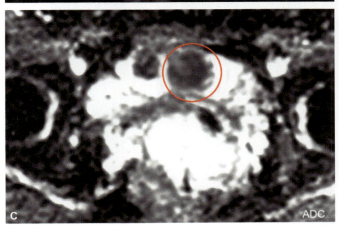

Figura 16.6 Imagens de leiomioma não típico (*círculos*). **A.** Imagem axial ponderada em T2 mostrando nódulo com sinal intermediário. **B.** Imagem de difusão axial demonstra que o nódulo apresenta intensidade de sinal alta, superior ao do miométrio. **C.** No mapa de ADC, o nódulo apresenta acentuada queda do sinal, demonstrando o fenômeno de restrição à difusão às moléculas de água.

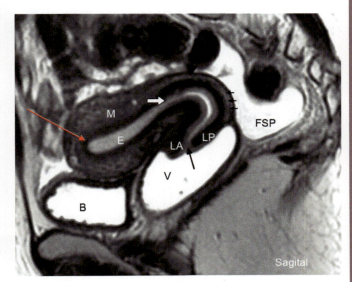

Figura 16.7 Imagem sagital ponderada em T2 demonstrando a anatomia zonal do útero. O corpo do útero é formado por três camadas de intensidade de sinal diferentes. A camada mais interna de alto sinal corresponde endométrio (E); a camada mais externa, de sinal intermediário, corresponde ao miométrio (M); e a camada intermediária de baixo sinal, localizada entre o miométrio e o endométrio, é a zona juncional (*seta*) e corresponde ao miométrio interno. O colo uterino tem intensidade de sinal discretamente inferior à do miométrio e também pode apresentar as seguintes camadas: a camada externa que se continua com o miométrio e tem intensidade de sinal de intermediária a baixa; uma camada intermediária de baixo sinal que representa a transição entre a camada muscular do corpo uterino e o tecido fibroso do colo, contígua e de aparência similar à ZJ e correspondente ao estroma cervical; e, por último, a camada mais interna de sinal intermediário a elevado e correspondendo à endocérvice. A *seta branca* aponta para a região do orifício interno do colo e a *seta preta*, para o orifício externo. B: bexiga; FSP: líquido em fundo de saco posterior; LA: lábio anterior do colo uterino; LP: lábio posterior do colo uterino; V: vagina.

A espectroscopia por ressonância magnética é um método que foi bastante utilizado na avaliação de neoplasias do sistema nervoso central. Alguns trabalhos mostraram que os leiomiossarcomas apresentam um pico de lipídios. Entretanto, sua aplicação atual no diagnóstico dos leiomiossarcomas ainda tem poucos trabalhos disponíveis, necessitando mais referências para adotar essa prática de forma rotineira.

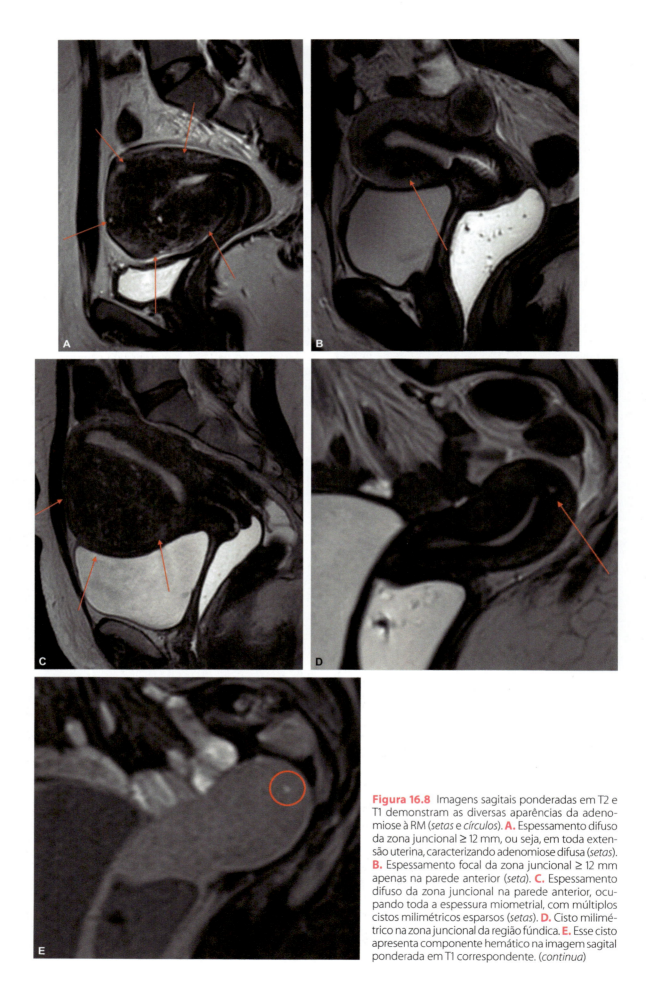

Figura 16.8 Imagens sagitais ponderadas em T2 e T1 demonstram as diversas aparências da adenomiose à RM (*setas* e *círculos*). **A.** Espessamento difuso da zona juncional ≥ 12 mm, ou seja, em toda extensão uterina, caracterizando adenomiose difusa (*setas*). **B.** Espessamento focal da zona juncional ≥ 12 mm apenas na parede anterior (*seta*). **C.** Espessamento difuso da zona juncional na parede anterior, ocupando toda a espessura miometrial, com múltiplos cistos milimétricos esparsos (*setas*). **D.** Cisto milimétrico na zona juncional da região fúndica. **E.** Esse cisto apresenta componente hemático na imagem sagital ponderada em T1 correspondente. (*continua*)

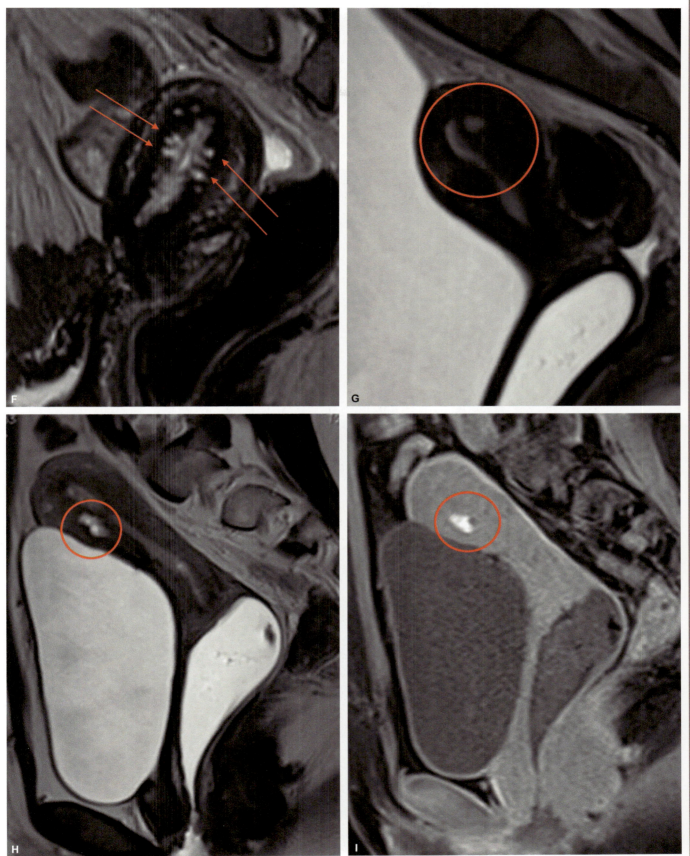

Figura 16.8 (*Continuação*) Imagens sagitais ponderadas em T2 e T1 demonstram as diversas aparências da adenomiose à RM (*setas* e *círculos*). **F.** Espessamento difuso da zona juncional associado a múltiplas imagens císticas digitiformes projetando-se para o miométrio nas paredes anterior e posterior (*setas*). **G.** Adenomioma (*círculo*), uma das formas focais de adenomiose com configuração nodular e frequentemente associada ao componente cístico. **H** e **I.** Adenomiose cística (*círculos*), com cavidade cística > 1,0 cm (**H**) preenchida por conteúdo hemático de alto sinal em T1 de hemorragia excessiva (**I**).

A anatomia zonal uterina sofre influências hormonais, podendo variar o aspecto de acordo com o *status* hormonal. A ZJ é menos definida na pré-menarca, na gestação, na menopausa e em mulheres em tratamento com análogos do hormônio liberador de gonadotrofinas (GnRH), assim como pode se tornar novamente definida na pós-menopausa em mulheres em uso de TH. Além dessas variações hormonais, a ZJ também sofre variações durante o ciclo menstrual, podendo haver um pseudoespessamento durante a fase menstrual, por isso o exame deve ser evitado durante esse período (Figura 16.9). Outras limitações são a indefinição ou indistinção da ZJ, que ocorre em até 30% das mulheres na menacme e até 50% das mulheres na menopausa. Leiomiomas e contrações miometriais transitórias também podem limitar a avaliação da ZJ. O adenomioma é uma das formas de adenomiose focal e pode ser confundido com leiomioma. Por ter origem embriológica mülleriana, a ZJ também é responsável pelo peristaltismo uterino e pode sofrer variações no ciclo menstrual, limitando a avaliação.

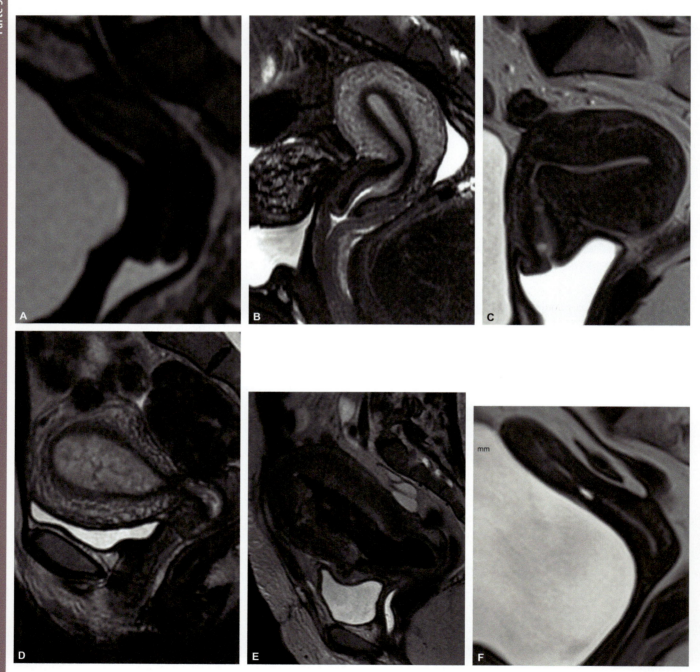

Figura 16.9 Imagens sagitais ponderadas em T2 mostrando a variabilidade da anatomia zonal uterina dependente da fase da vida reprodutiva. **A.** Na pré-menarca, o útero tem pequenas dimensões, anatomia zonal menos definida. **B.** Imagem adquirida durante a fase lútea do ciclo menstrual, notando-se endométrio mais espesso e contraste evidente entre a zona juncional e o miométrio. **C.** Exame realizado em mulher na menacme em uso de anticoncepcional hormonal notando-se menor contraste entre o miométrio e a zona juncional. **D.** Exame de ressonância magnética realizado em gestação de primeiro trimestre mostrando acentuado espessamento do endométrio e diferenciação nítida entre a zona juncional e o miométrio. **E.** Exame realizado em puérpera evidenciando-se o miométrio com baixa intensidade de sinal e a ZJ indistinta, tendendo a sinal intermediário em relação ao miométrio. **F.** Mulher na pós-menopausa, sem uso de terapia hormonal, com aspecto semelhante ao observado na pré-menarca, ou seja, miométrio com baixo sinal e indefinição da zona juncional.

Pólipo

Apesar da excelente resolução de contraste da anatomia zonal uterina à RM, a detecção dos pólipos endometriais e cervicais é limitada. Por serem, em geral, de pequenas dimensões e intensidade de sinal muito semelhante à do endométrio ou da endocérvice, a individualização desses nódulos é bastante difícil. Por serem hipervascularizados, a sequência dinâmica pós-contraste pode auxiliar na detecção dessas alterações, mas, ainda assim, os pólipos de pequenas dimensões podem não ser detectados. Assim, a RM tem capacidade limitada no diagnóstico dos pólipos endometriais ou cervicais com dimensões inferiores a 4 mm.

Lesões anexiais

Os métodos de imagem adquiriram um papel importante na detecção, caracterização e estadiamento das lesões anexiais. Tanto a USG quanto a RM apresentam boa acurácia na caracterização de diversas lesões benignas, como cisto simples, cisto hemorrágico, endometrioma e cisto dermoide. Porém, quando a lesão não preenche critérios suficientes para nenhum desses diagnósticos benignos à USG, a RM traz maior especificidade no diagnóstico das lesões malignas graças à sua excelente resolução de contraste, tornando-se um dos mais importantes métodos na avaliação das lesões anexiais, além de poder até predizer o subtipo histológico provável, de acordo com algumas características de imagem. Outras vantagens da RM em relação à USG são em casos de limitações na avaliação do ovário, por exemplo, interposição gasosa de alças intestinais, presença de miomas, lesões > 10 cm. Além disso, a RM pode determinar a composição do fluido quando a lesão for cística, classificando em simples, lipídio, sangue, endometriótico e proteináceo, bem como detectar a presença de tecido sólido com realce.

Na avaliação dessas alterações, não apenas as imagens morfológicas ponderadas em T1 e T2 são suficientes para a caracterização da lesão, mas também as sequências de difusão e pós-contraste são fundamentais, auxiliando no diagnóstico diferencial. Sequências ponderadas em T1 com saturação de gordura são úteis na detecção de sangue/hemorragia e tecido gorduroso. O uso do Gd melhora a detecção de septos e componentes sólidos no interior da massa e de eventuais implantes.

Existem alguns pontos-chave observados nas imagens que permitem se aproximar do diagnóstico/subtipo de forma mais precisa. Algumas lesões apresentam características de imagem que são bem típicas e é possível se aproximar do subtipo histológico:

- Lesões com baixa intensidade de sinal nas sequências ponderadas em T2: componente fibroso (grupo dos fibromas e fibrotecomas, cistadenofibroma, tumor de Brenner)
- Presença de gordura: lesões de linhagem germinativa (teratomas)
- Presença de calcificações: subtipo seroso, fibrotecomas, teratomas e tumor de Brenner
- Associação com hiperplasia endometrial: tumor de células da granulosa ou endometrioide
- Associado a endometriose: tumor endometrioide ou de células claras
- Lesão sólida em mulher jovem: disgerminoma
- Lesões hipervasculares: neoplasia estromal esclerosante, tumor de Sertoli-Leydig, *struma ovarii*, cistadenofibroma.

Entretanto, nem sempre o diagnóstico presuntivo é possível, e o diagnóstico diferencial é desafiador para o radiologista, já que muitas das lesões ovarianas têm características de imagem que se sobrepõem, e diferentes tipos histológicos têm a mesma aparência radiológica. Para esses casos, o essencial é tentar diferenciar as lesões benignas das potencialmente malignas baseando-se nas características morfológicas e no comportamento funcional das lesões à RM. A RM multiparamétrica traz uma caracterização mais acurada do componente sólido das lesões em relação ao ultrassom, avaliando a difusão das moléculas de água e o padrão de vascularização do componente sólido da lesão, além de ser menos dependente da experiência do examinador (Figura 16.10).

Baseado em diversas publicações, um comitê internacional de especialistas em imagem anexial incorporou esses critérios e desenvolveu um léxico e sistema de estratificação de risco para auxiliar na avaliação das lesões anexiais tanto à USG quanto por RM – *Ovarian-Adnexal Reporting and Data System* (O-RADS). O objetivo é padronizar e uniformizar a descrição das lesões anexiais, baseando-se nos descritores morfológicos, facilitando a comunicação entre o radiologista e o ginecologista, buscando a decisão terapêutica mais adequada. A RM aumenta a especificidade no diagnóstico de malignidade devido à sua capacidade de detectar tecido sólido que realça e é capaz de excluir malignidade quando não há realce sólido na lesão.

Os pontos principais e suas características à RM estão resumidos na Tabela 16.1.

Os pontos principais que definem a classificação são: se é achado fisiológico ou lesão, sendo lesão, presença de gordura; de tecido sólido e padrão de realce deste tecido. A Tabela 16.2 resume alguns dos principais critérios e suas respectivas classificações.

A ressonância também tem papel importante na definição da origem das lesões anexiais, permitindo o diferencial entre lesões uterinas e extrauterinas, ovarianas e extraovarianas, com acurácia de 93%.

Neoplasias

Nas pacientes com diagnóstico de neoplasia, a RM é útil na avaliação inicial, no controle do tratamento, incluindo resposta terapêutica, e na avaliação da doença recorrente. Quando a opção de tratamento for cirúrgica, a RM pode auxiliar na avaliação pré-operatória, para melhor planejamento, acessando o grau de infiltração, extensão às estruturas adjacentes, acometimento linfonodal e sinais de disseminação da doença.

A avaliação do acometimento linfonodal baseia-se no tamanho do linfonodo e em critérios morfológicos. Os linfonodos pélvicos devem ter seu diâmetro no menor eixo < 0,8 cm e sinal homogêneo. Para linfonodos sem alterações morfológicas, a acurácia na detecção é reduzida, mas para estes casos, a tomografia computadorizada por emissão de pósitrons (PET-CT) e/ou a ressonância magnética por emissão de pósitrons (PET-RM) podem ajudar (Figuras 16.11 e 16.12).

Colo do útero

Desde a revisão da FIGO de 2018, os métodos de imagem foram formalmente incorporados ao estadiamento suplementar no exame clínico, e a RM se tornou ferramenta recomendada, sempre que disponível. A RM permite avaliação mais precisa das dimensões da lesão, bem como da extensão ao corpo uterino, paramétrios, vagina e órgãos adjacentes como ureteres, reto e bexiga, permitindo uma programação terapêutica mais assertiva.

A avaliação parametrial é representada pela ruptura do anel estromal cervical, um halo de baixo sinal em T2 do estroma cervical que circunda o colo do útero e deve ter espessura superior a 3 mm. A avaliação do acometimento do anel estromal é feita

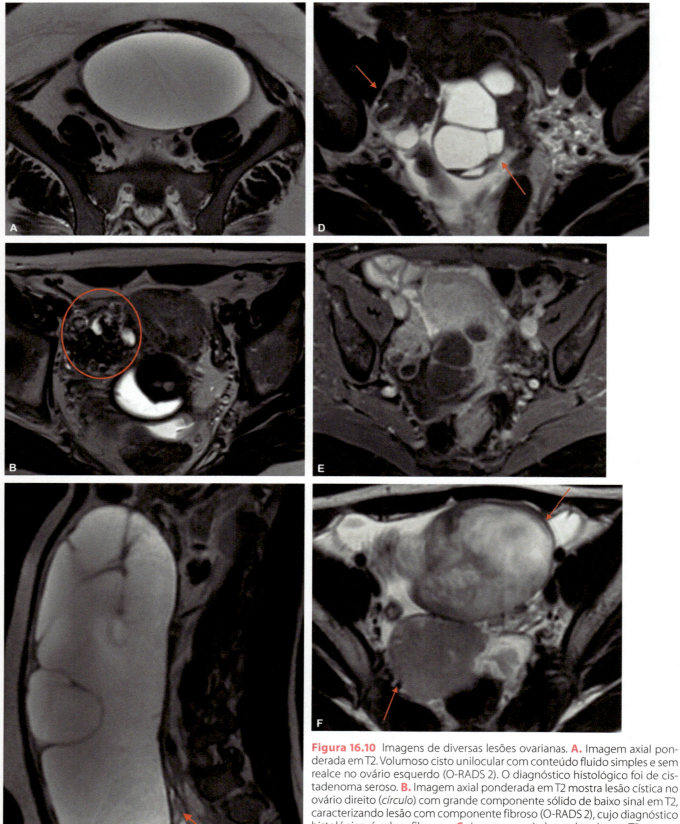

Figura 16.10 Imagens de diversas lesões ovarianas. **A.** Imagem axial ponderada em T2. Volumoso cisto unilocular com conteúdo fluido simples e sem realce no ovário esquerdo (O-RADS 2). O diagnóstico histológico foi de cistadenoma seroso. **B.** Imagem axial ponderada em T2 mostra lesão cística no ovário direito (*círculo*) com grande componente sólido de baixo sinal em T2, caracterizando lesão com componente fibroso (O-RADS 2), cujo diagnóstico histológico é adenofibroma. **C.** Imagem sagital ponderada em T2 mostra volumoso cisto multiloculado no ovário direito sem componente sólido e com múltiplos septos (O-RADS 3). O diagnóstico histológico é cistadenoma mucinoso. **D** e **E.** Imagem axial ponderada em T2 demonstra lesões císticas com componentes sólidos em ambos os ovários (**D**) com isorrealce ao miométrio demonstrado na imagem axial ponderada em T1 (**E**), cujo anatomopatológico foi cistadenocarcinoma seroso. **F.** Lesão sólida bilateral em mulher jovem (disgerminoma).

Tabela 16.1 Características morfológicas das lesões ovarinas para análise e classificação de risco.

Definição	Características		
Lesão*	Cisto	Componente sólido	
		Ausente	Presente
	Sólido		
Fluido	Simples		
	Não simples	Endometriótico	
		Hemorrágico	
		Proteináceo**	
		Gorduroso	
Tecido não sólido	Septos lisos		
	Coágulo		
	Debris		
	Estrias de fibrina		
	Gordura		
Tecido sólido***	Projeções papilares: tecido sólido que cresce da parede interna ou externa, septação, com arquitetura em ramificação		
	Nódulos murais: componente sólido com configuração nodular > 3 mm que surge da parede ou septação		
	Septações ou paredes irregulares: estrias lineares de realce que se estendem entre as paredes internas com áreas de espessamento		
	Porção sólida: componente sólido que não se enquadra nas categorias anteriores		

*Qualquer alteração não relacionada à fisiologia normal. **Mucina, pus e coloide. ***Tecido sólido: que realça pós-contraste.

Tabela 16.2 Análise das lesões ovarianas e sua classificação baseada nos critérios O-RADS.

Características	O-RADS 2	O-RADS 3	O-RADS 4	O-RADS 5
VPP de malignidade	< 0,5%	Cerca de 5%	Cerca de 50%	Cerca de 90%
Cisto unilocular, sem realce parietal	Qualquer tipo de fluido			
Cisto unilocular, com realce parietal	Simples ou endometriótico	Fluido proteináceo, hemorrágico, mucinoso		
Cisto multilocular		Qualquer tipo de fluido		
Conteúdo lipídico	Sem tecido sólido com realce		Com grande tecido sólido com realce	
Tecido sólido	T2/DWI baixo sinal homogêneo	Curva de baixo risco	Curva de risco intermediário OU realce ≤ miométrio (30 a 40 segundos)	Curva de alto risco OU realce > miométrio (30 a 40 segundos)

O-RADS: *Ovarian-Adnexal Reporting and Data System*; VPP: valor preditivo positivo.

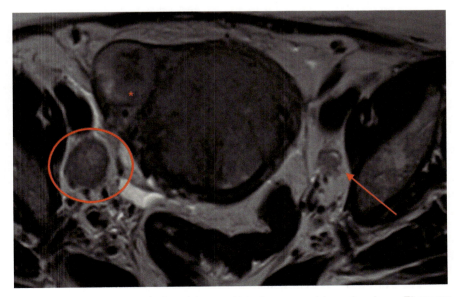

Figura 16.11 Sinais morfológicos de acometimento linfonodal secundário. Imagem axial ponderada em T2 mostra linfonodomegalia ilíaca externa à direita (*círculo*) com dimensões > 1,5 cm, morfologia arredondada, contornos lobulados e sinal heterogêneo e semelhante ao sinal do tumor (*). O linfonodo obturatório à esquerda (*seta*) também apresenta sinal heterogêneo.

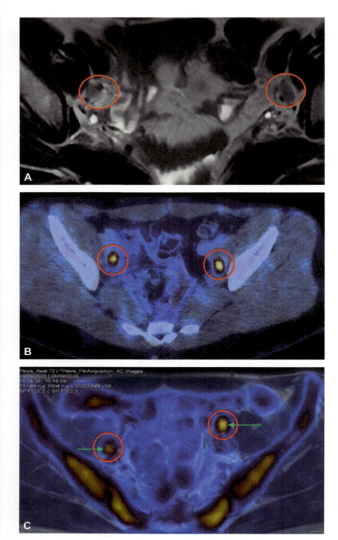

Figura 16.12 A. Imagem axial ponderada em T2 em paciente com neoplasia de colo do útero apresentando linfonodos nas cadeias ilíaca externa direita e obturatória esquerda com dimensões um pouco aumentadas. **B.** À tomografia computadorizada por emissão de pósitrons, esses linfonodos apresentam captação de ^{18}F-fluordeoxiglicose (FDG), demonstrando atividade metabólica por provável acometimento neoplásico (*círculos*). **C.** Imagem axial de ressonância magnética por emissão de pósitrons mostra a captação em linfonodos ilíacos externos bilaterais suspeitos para acometimento secundário. Pelos critérios morfológicos, esses linfonodos seriam considerados normais.

na sequência ponderada em T2 de alta resolução, com cortes mais finos e FOV menor, adquiridas no eixo axial do colo do útero. A integridade do anel estromal tem um valor preditivo negativo (VPN) excelente para afastar acometimento parametrial.

As lesões restritas ao útero e de pequenas dimensões (estádio IA) são indetectáveis. A RM é capaz de detectar e estadiar as lesões a partir do estádio IB. Para o acometimento de vagina, bexiga e reto, devem-se observar sinais de rompimento da camada muscular de cada um desses órgãos. A acurácia na detecção de infiltração da vagina é elevada e chega a atingir 93%. Edema perilesional e compressão por efeito de massa de lesão volumosa são causas de falso-positivos para infiltração de estruturas adjacentes. As sequências T1 pós-contraste e de difusão podem ajudar na diferenciação, mas, muitas vezes, o diagnóstico diferencial é bastante desafiador para o radiologista. A recomendação em casos duvidosos é optar pelo estádio inferior (Figura 16.13).

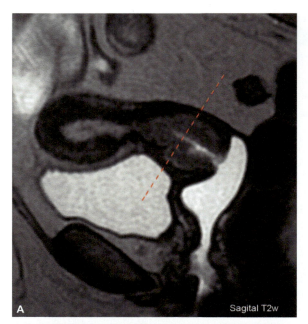
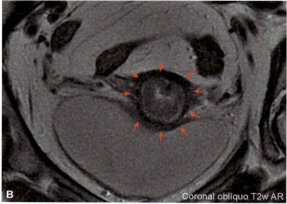
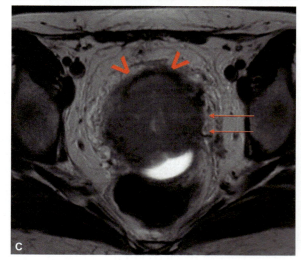

Figura 16.13 Estadiamento de lesão do colo útero por ressonância magnética. **A.** Imagem sagital ponderada em T2 evidencia lesão de sinal intermediário centrada no colo uterino, endofítica, que se estende até o orifício interno do colo. **B.** Imagem axial de alta resolução revela integridade do anel estromal envolvendo circunferencialmente a lesão. **C.** Imagem axial de alta resolução de outra paciente demonstrando o rompimento do anel estromal cervical (*setas*), com protrusão evidente do tumor ao paramétrio direito. As *pontas de seta* apontam para o anel estromal no lábio anterior. A *linha tracejada* em **A** mostra o plano de aquisição da imagem de alta resolução para avaliar o paramétrio mostrado em **B**.

Os sinais para acometimento linfonodal metastático são baseados em critérios morfológicos. O tamanho é um dos principais, mas tem sensibilidade moderada, pois não permite diferenciar linfonodos acometidos de linfonodos reacionais. Com sensibilidade variando entre 38 e 89% e especificidade entre 78 e 99%, os principais critérios de imagem adotados são:

- Menor diâmetro do linfonodo ≥ 1,0 cm (provável/possível acometimento linfonodal)
- Menor diâmetro do linfonodo ≥ 1,5 cm (acometimento secundário quase certo)
- Forma esférica
- Contornos irregulares (lobulados ou espiculados)
- Sinal linfonodal similar ao do tumor em T2w ou heterogeneidade do sinal
- Necrose central
- Formação de conglomerados.

Entretanto, para o acometimento linfonodal secundário, a PET-CT ou a PET-RM são mais sensíveis e não se baseiam apenas em critérios morfológicos, mas também metabólicos.

O controle de tratamento e a pesquisa de recidiva ou doença residual também são indicações da RM. Para esses casos, novamente, as sequências de difusão e pós-contraste podem auxiliar na diferenciação entre doença e alterações edematosas e inflamatórias relacionadas ao tratamento, mas, às vezes, é necessário vigilância com controles evolutivos precoces ou PET-CT/PET-RM se disponíveis (Figuras 16.14).

Endométrio

A RM não tem papel no rastreamento, sendo difícil o diagnóstico precoce devido a limitações nas pequenas lesões. O papel principal é no estadiamento, em busca de avaliação da extensão da lesão e sinais de infiltração miometrial e serosa, bem como extensão ao estroma cervical, vagina, paramétrio, peritônio pélvico, anexos, bexiga e reto.

Para a avaliação miometrial, as sequências ponderadas em T2 devem ter alta resolução, com cortes finos no plano axial do útero. A sequência de difusão deve seguir a mesma orientação de T2w. As principais limitações são diferenciar compressão de invasão em lesões volumosas, infiltração miometrial na presença

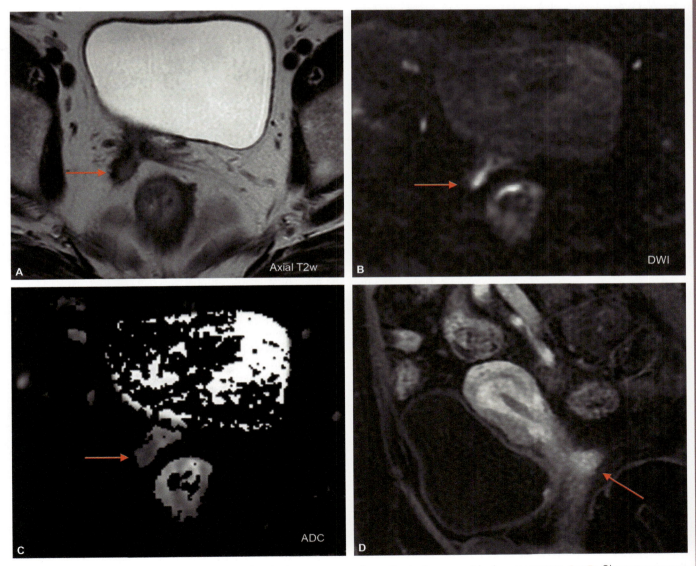

Figura 16.14 A ressonância magnética tem papel muito importante na detecção de doença residual ou recorrente. **A** a **D.** Observe pequeno nódulo (*setas*) de sinal intermediário na sequência axial ponderada em T2 (**A**) que apresenta também alto sinal na sequência de difusão (**B**), restrição no mapa de ADC (**C**) e realce precoce na fase arterial pós-contraste (**D**). (*continua*)

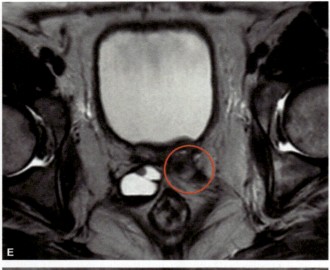
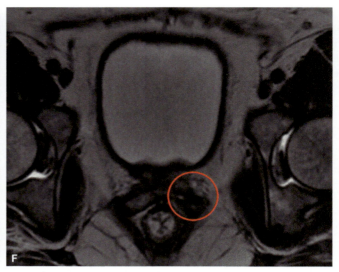
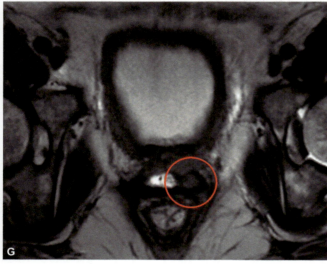

Figura 16.14 (*Continuação*) A ressonância magnética tem papel muito importante na detecção de doença residual ou recorrente. **E** a **G.** Imagens axiais ponderadas em T2 de outra paciente realizadas em intervalos de 3 meses. No primeiro exame a imagem é duvidosa (**E**), mas o crescimento progressivo de um nódulo com sinal intermediário junto à cúpula vaginal à esquerda (*círculos*) nos exames subsequentes permitiu o diagnóstico de recorrência da lesão (**F** e **G**).

de leiomiomas e/ou adenomiose e extensão para a região cornual. As sequências de difusão e pós-contraste podem auxiliar nesses casos (Figura 16.15).

Para acometimento de linfonodos, a RM tem baixa sensibilidade pois, assim como no colo do útero, baseia-se em critérios morfológicos. O tamanho é um dos principais critérios, sendo considerado suspeito o linfonodo cujo menor eixo meça > 8 mm para linfonodos pélvicos e > 10 mm para os linfonodos para-aórticos. Como características morfológicas suspeitas destacam-se a morfologia arredondada, margens espiculadas, sinal heterogêneo e presença de necrose.

Vagina e vulva

Assim como no colo do útero, a RM auxilia na avaliação da extensão da doença, bem como sinais de infiltração da gordura e órgãos adjacentes (bexiga anteriormente e reto posteriormente) e linfonodos.

Ovário

Nas lesões ovarianas malignas, a RM auxilia no estadiamento e no controle de tratamento, pesquisando sinais de disseminação peritoneal e/ou linfonodal e ascite, além das metástases a distância. A invasão da bexiga e do reto é bem menos frequente do que nas demais neoplasias do trato reprodutivo feminino.

Implantes peritoneais por esfoliação das células neoplásicas ocorrem em geral em fundo de saco, grande omento e subfrênico, provavelmente devido à dinâmica do fluxo do líquido peritoneal. As cadeias linfonodais retroperitoneais mais acometidas são periaórticas e paracavais e devem ser incluídas nas imagens.

A disseminação hematogênica é menos frequente, mas pode acometer fígado e pulmão, podendo ser avaliada por tomografia ou RM, assim como a disseminação peritoneal e o acometimento linfonodal retroperitoneal.

Anomalias müllerianas e distúrbios do desenvolvimento sexual

A RM se tornou uma ferramenta bastante útil na avaliação dos distúrbios de origem genética e do desenvolvimento embriológico, pois permite avaliação não invasiva e clara da anatomia do útero e dos anexos e gônadas.

Com sensibilidade e especificidade variáveis na literatura na avaliação das malformações müllerianas, a RM está indicada em malformações complexas, nas grandes distorções anatômicas da pelve (endometriose extensa, massas pélvicas ou cirurgia pregressa) ou quando a USG, mesmo tridimensional, não tiver sido suficientemente esclarecedora.

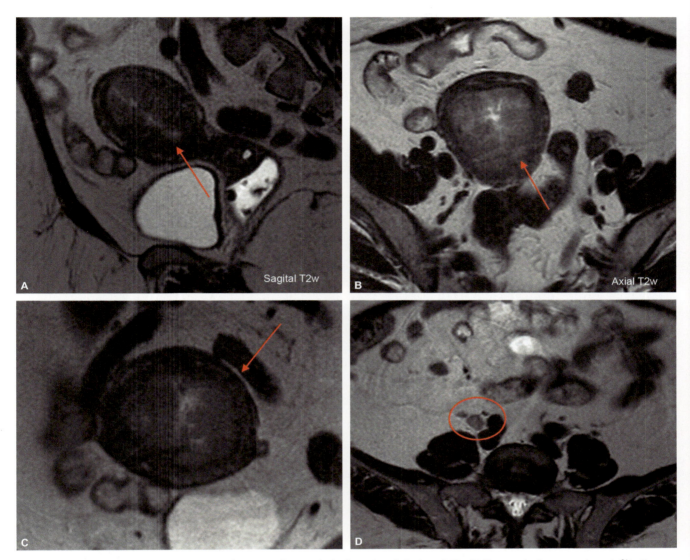

Figura 16.15 Ressonância magnética no estadiamento de neoplasia de endométrio (setas). **A** e **B.** Extensa lesão expansiva e infiltrativa, centrada no endométrio, ocupando toda a cavidade uterina (setas) e obliterando a zona juncional da parede uterina posterior. **C.** Imagem ponderada em T2 de alta resolução com cortes finos no plano axial do corpo do útero mostra a obliteração da zona juncional, infiltrando o miométrio > 50% da parede. **D.** Imagem axial ponderada em T2 mostra linfonodo de dimensões aumentadas e sinal semelhante ao tumor na cadeia ilíaca comum direita suspeito para acometimento secundário.

Devido à boa resolução da anatomia zonal do útero nas sequências ponderadas em T2 e sem a necessidade do contraste venoso, a RM é multiplanar e conta com sequência volumétrica tridimensional, permitindo acessar tanto a cavidade quanto o contorno externo do útero, auxiliando na diferenciação entre duas das principais anomalias, o útero septado do útero bicorno/didelfo (Figura 16.16). A distensão vaginal com gel também ajuda nas malformações vaginais como duplicidade ou septos. As sequências ponderadas em T1 são sensíveis na detecção de componente hemático ajudando na avaliação das anomalias obstrutivas que evoluem com hematocolpo e/ou hematométrio, auxiliando na avaliação do local da obstrução. O sangue presente na obstrução apresenta intensidade de sinal alto e é facilmente localizado (Figura 16.17).

A RM é útil também na avaliação de anomalias do trato urinário que podem estar associadas e podem ser detectadas no mesmo exame, pois tem visão mais panorâmica da pelve.

Além das anomalias müllerianas, nos distúrbios do desenvolvimento sexual, a RM é útil para detecção e localização das gônadas, bem como na avaliação da genitália interna.

Na síndrome da insensibilidade androgênica (Morris), pode ajudar na localização das gônadas, seja intra-abdominal, inguinal ou labial. Devido ao risco elevado de surgimento de neoplasias gonadais principalmente nas de localização ectópica, a RM também permite avaliar o parênquima na pesquisa de nódulos ou outras alterações. Para esses casos, o uso do contraste está indicado. Além disso, a RM também mostra a ausência do desenvolvimento das estruturas mesonéfricas derivadas dos ductos de Wolff (epidídimo, ductos deferentes, vesículas seminais e ductos ejaculatórios), assim como das paramesonéfricas derivadas dos ductos de Müller (terço superior da vagina, corpo e colo do útero e tubas uterinas). Além disso, pode estar presente o terço inferior da vagina em fundo cego, que é originário do seio urogenital.

Na disgenesia gonadal 46XY pura (síndrome de Swyer), a RM mostra as estruturas müllerianas desenvolvidas, com diferenciação zonal do útero, mesmo que de forma rudimentar. As gônadas com morfologia "em fita", muitas vezes, são difíceis de localizar mas, devido ao risco aumentado de neoplasia, a RM é o melhor método para avaliação das gônadas também.

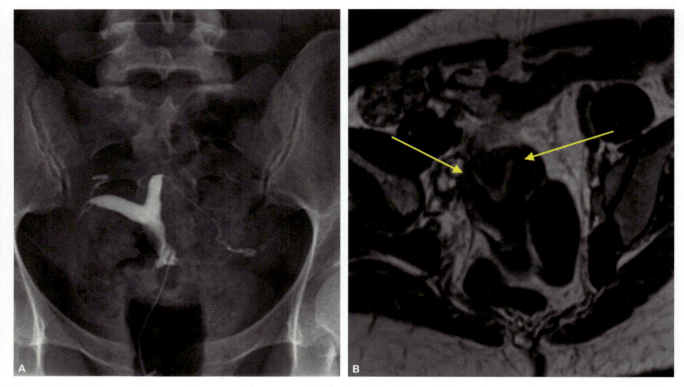

Figura 16.16 **A.** Histerossalpingografia mostrando o contorno duplicado do fundo da cavidade uterina, com afastamento entre os cornos uterinos e óstios tubários. **B.** Reconstrução oblíqua de imagem de RM em sequência ponderada em T2. A RM permite avaliar, na mesma imagem, os contornos interno e externo do útero, para o diagnóstico diferencial entre útero septado e bicorno. Nesse caso, o contorno externo do útero está normal, concluindo-se que o útero é septado. As *setas amarelas* apontam para os óstios tubários, que são os pontos de referência para medir a extensão e o tamanho do septo.

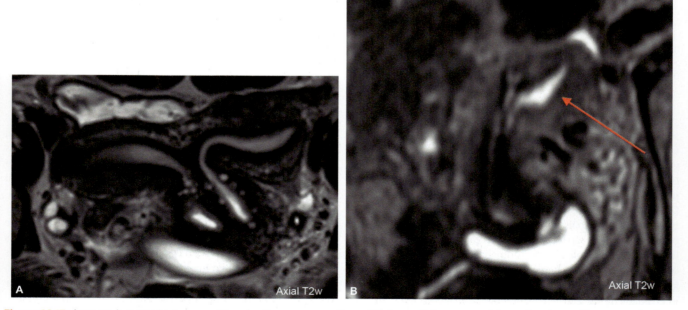

Figura 16.17 Aspecto à ressonância magnética de diversas anomalias müllerianas. **A.** Imagem axial ponderada em T2 mostrando útero bicorno, com amplo afastamento entre os óstios tubários e abaulamento no contorno externo do fundo do útero. **B.** Imagem coronal oblíqua ponderada em T2 de útero unicorno demonstrando a morfologia alongada e não triangular da cavidade uterina, com ausência do óstio tubário direito. (*continua*)

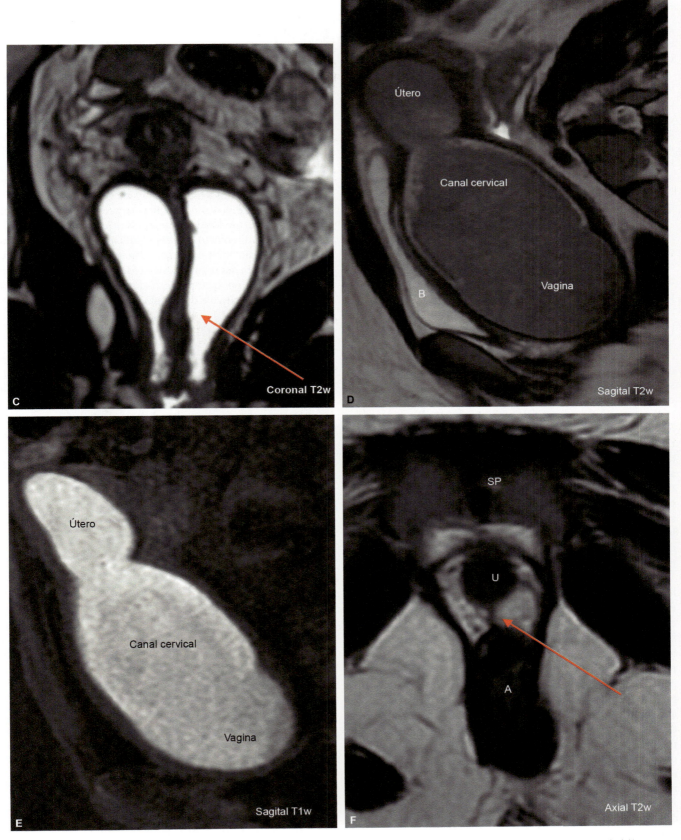

Figura 16.17 (*Continuação*) Aspecto à ressonância magnética de diversas anomalias müllerianas. **C.** Reconstrução coronal oblíqua ponderada em T2 demonstra septo vaginal completo. **D** e **E.** Imagens sagitais ponderadas em T2 (**D**) e T1 com saturação de gordura (**E**) mostram distensão da cavidade uterina, do canal cervical e da vagina, com volumoso hematométrio e hematocolpo (alto sinal em T1). É possível diferenciar o corpo e o colo do útero de pequenas dimensões, devido à diferenciação zonal na imagem ponderada em T2 (**D**). **F.** Imagem axial ponderada em T2 da mesma paciente mostra ausência dos terços médio e inferior da vagina, compatível com agenesia de vagina. A: agenesia; B: bexiga; SP: septo; U: útero.

Endometriose

Na avaliação da endometriose, a RM deve ser o exame de segunda escolha, sendo apenas a primeira escolha quando há contraindicação ao ultrassom transvaginal, como em mulheres virgens.

A USG é o método de escolha na avaliação inicial da doença, sendo a RM reservada como método complementar à USG em casos complexos, de doença com infiltração extensa e grande distorção anatômica, para melhor avaliação quando o ultrassom gera muito desconforto álgico ou quando há limitações no acesso devido a endometriomas ou miomas volumosos, na avaliação de acometimento do ureter, de nervos e músculos do assoalho pélvico, ou, ainda, quando é necessário acessar alguma região limitada ao campo da USG tanto por via abdominal quanto transvaginal.

Em relação à USG, a RM tem como vantagem a visão panorâmica e multiplanar da pelve e a maior sensibilidade na detecção de endometriomas, principalmente os de pequenas dimensões e, como limitações, destacam-se a incapacidade de definir o grau de infiltração parietal com precisão e de detectar pequenas lesões.

Uroginecologia e disfunções do assoalho pélvico

Apesar de amplamente utilizado na prática clínica, a avaliação das disfunções dos órgãos pélvicos pelo exame físico tem baixas sensibilidade e especificidade, principalmente nos casos mais complexos e multicompartimentais, levando ao insucesso no tratamento e à elevada taxa de recorrência. Na última década, a RM se mostrou como método acurado, não apenas no diagnóstico das alterações anatômicas, mas também na análise funcional dos três compartimentos pélvicos em tempo real na avaliação anatômica e funcional do assoalho pélvico, devido à capacidade de adquirir imagens durante o repouso, manobras de esforço, contração esfincteriana e evacuação, permitindo a avaliação simultânea e multicompartimental de forma dinâmica. Por serem imagens de aquisição mais rápida, perde-se um pouco a qualidade de resolução anatômica, mas permite a avaliação da dinâmica das estruturas do assoalho pélvico e a relação entre si.

Para a análise da dinâmica do assoalho pélvico por RM, utilizamos "linhas" de referência que marcam a localização das estruturas de sustentação do assoalho pélvico, as linhas pubococcígea, H e M, medidas no plano sagital mediano da pelve. A **linha pubococcígea (LPC)** é a principal e se estende da borda inferior da sínfise púbica até a última articulação coccígea e representa o plano de ancoragem dos músculos do assoalho pélvico. A **linha H** é a distância entre a borda inferior da sínfise púbica e a junção anorretal posterior e representa o diâmetro anteroposterior do hiato do elevador, que normalmente mede cerca de 5 cm. Essa linha corresponde ao plano no qual o músculo puborretal circunda o reto. A **linha M** é perpendicular à LPC que se estende a partir do ponto mais posterior da linha H e representa a descida do hiato do elevador em relação à LPC. Em mulheres normais, essa distância é de aproximadamente 2 cm. Além dessas linhas, há também o ângulo anorretal compreendido entre o eixo longitudinal do canal anal e a borda posterior do reto e mede normalmente entre 108 e 127° no repouso, devendo variar de 15 a 20° durante o esforço e a evacuação.

A linha médio-púbica marca o nível do hímen vaginal, que é a referência anatômica na avaliação ao exame físico e é desenhada ao longo do eixo longo da sínfise púbica. Porém, os serviços de imagem em geral adotam a LPC como principal referência, pois é a linha que demonstrou maior concordância interobservador. As linhas M e H são responsáveis por graduar a severidade do relaxamento do assoalho pélvico.

Os pontos de referência para avaliação dinâmica e graduação do prolapso são o aspecto mais inferior da base vesical no compartimento anterior; o aspecto mais anterior e inferior do colo uterino (ou ápice vaginal e mulheres histerectomizadas); e a margem anterior da junção anorretal no compartimento posterior. Todas essas referências são adquiridas no plano sagital mediano. O plano axial é melhor para avaliar a configuração do hiato elevador e a anatomia da vagina, ligamentos periuretrais, esfíncter anal e integridade do músculo pubovisceral. A uretra normal tem orientação vertical, e sua horizontalização ou angulação superior a 30° estão associadas à hipermobilidade vesical.

Para o exame, é recomendável preparo intestinal leve na véspera do exame, bexiga moderadamente repleta, jejum de 4 horas e administração de butilbrometo de escopolamina para reduzir artefatos de movimentação intestinal. Importante orientar a paciente sobre as manobras para um resultado mais efetivo, pois a fase de contração esfincteriana, por exemplo, traz informações a respeito da força e integridade do músculo do assoalho pélvico.

Outras

A RM pode ser aplicada em outras diversas situações quando há dúvida diagnóstica, inclusive durante a gestação. De forma geral, quando há dúvida na avaliação da pelve, a ressonância é o exame de escolha, reservando-se a tomografia computadorizada para os casos de emergência ou na avaliação de complicações pós-operatórias, por exemplo. Para avaliação de acometimento linfonodal e pesquisa de disseminação peritoneal de doenças malignas, a tomografia computadorizada pode ser uma opção, mas a acurácia é inferior. Para pesquisa de dispositivos contraceptivos uterinos "perdidos" os melhores métodos para localização são os métodos que usam radiação (raios X e tomografia computadorizada) devido ao componente radiopaco do dispositivo.

REFERÊNCIAS BIBLIOGRÁFICAS

AL NAJAR, M. S. *et al.* MRI Evaluation of Mullerian duct anomalies: practical classification by the new ASRM system. *Journal of Multidisciplinary Healthcare*, v. 15, p. 2579-2589, 2022.

BALCACER, P.; SHERGILL, A.; LITKOUHI, B. MRI of cervical cancer with a surgical perspective: staging, prognostic implications and pitfalls. *Abdominal Radiology*, v. 44, n. 7, p. 2557-2571, 2019.

BARRAL, M. *et al.* Magnetic resonance imaging features of uterine sarcoma and mimickers. *Abdominal Radiology*, v. 42, n. 6, p. 1762-1772, 2017.

BAZOT, M.; DARAÏ, E. Role of transvaginal sonography and magnetic resonance imaging in the diagnosis of uterine adenomyosis. *Fertility and Sterility*, v. 109, n. 3, p. 389-397, 2018.

CHAMIÉ, L.P.; *et al.* Translabial US and dynamic MR imaging of the pelvic floor: normal anatomy and dysfunction. *Radiographics*, v. 38, n. 1, p. 287-308, 2018.

DEMULDER, D.; ASCHER, S.M. Uterine leiomyosarcoma: Can MRI differentiate leiomyosarcoma from benign leiomyoma before treatment? *American Journal of Roentgenology*, v. 211, n. 6, p. 1405-1415, 2018.

EAPEN, A. *et al.* Imaging evaluation of disorders of sex development. journal of gastrointestinal and abdominal radiology, v. 3, n. 2, 2020.

FOTI, P.V. *et al.* MR imaging of ovarian masses: classification and differential diagnosis. *Insights Imaging.* v. 7, n. 1, p. 21-41, 2016.

LAKHMAN, Y. *et al.* Differentiation of uterine leiomyosarcoma from atypical leiomyoma: diagnostic accuracy of qualitative MR imaging features and feasibility of texture analysis. *European Radiology*, v. 27, n. 7, p. 2903-2915, 2017.

LUPINELLI, M. *et al.* MR Imaging of gynecologic tumors: pearls, pitfalls, and tumor mimics. *Radiologic Clinics of North America*, v. 61, n. 4, p. 687-711, 2023.

MANSOORI, B. *et al.* Multimodality imaging of uterine cervical malignancies. *American Roentgen Ray Society*, v. 215, n. 2, p. 292-304, 2020.

NIKOLIĆ, O. *et al.* Vulvar cancer staging: guidelines of the European Society of Urogenital Radiology (ESUR). *Insights Imaging*, v. 12, n. 131, 2021.

OTERO-GARCÍA, M. M. *et al.* Role of MRI in staging and follow-up of endometrial and cervical cancer: pitfalls and mimickers. *Insights into Imaging*, v. 10, n. 1, p. 1-22, 2019.

RENGANATHAN, R. *et al.* Imaging recommendations for diagnosis, staging, and management of ovarian and fallopian tube cancers. *Indian Journal of Medical and Paediatric Oncology,* 2023.

SADOWSKI, E. A. *et al.* O-RADS MRI after initial ultrasound for adnexal lesions: *AJR* Expert Panel Narrative Review. *American Roentgen Ray Society*, v. 220, n. 1, p. 6-15, 2023.

SADOWSKI, E. A. *et al.* O-RADS MRI risk stratification system: guide for assessing adnexal lesions from the ACR O-RADS Committee. *Radiology*, v. 303, n. 1, p. 35-47, 2022.

SALIB, M. Y. *et al.* 2018 FIGO staging classification for cervical cancer: added benefits of imaging. *Radiographics*, v. 40, n. 6, p. 1807-1822, 2020.

SALVADOR, J. C. *et al.* Dynamic magnetic resonance imaging of the female pelvic floor-a pictorial review. *Insights Imaging*, v. 10, n. 1, p. 4, 2019.

SATO, K. *et al.* Clinical application of diffusion-weighted imaging for preoperative differentiation between uterine leiomyoma and leiomyosarcoma. *American Journal of Obstetrics and Gynecology*, v. 210, n. 4, p. 368.e1-368.e8, 2014.

SUGI, M. D. *et al.* Müllerian duct anomalies: role in fertility and pregnancy. *Radiographics*, v. 41, n. 6, p. 1857-1875, 2021.

TASAKI, A. *et al.* Differential diagnosis of uterine smooth muscle tumors using diffusion-weighted imaging: correlations with the apparent diffusion coefficient and cell density. *Abdominal Radiology*, v. 40, n. 6, p. 1742-1752, 2015.

TAYLOR, E. C.; IRSHAID, L.; MATHUR, M. Multimodality imaging approach to ovarian neoplasms with pathologic correlation. *Radiographics*, v. 41, n. 1, p. 289-315, 2021.

TÜRKOĞLU, S.; KAYAN, M. Differentiation between benign and malignant ovarian masses using multiparametric MRI. *Diagnostic and Interventional Imaging*, v. 101, n. 3, p. 147-155, 2020.

WAHAB, C.; *et al.* Diagnostic algorithm to differentiate benign atypical leiomyomas from malignant uterine sarcomas with diffusion-weighted MRI. *Radiology*, n. 297, v. 2, p. 361-371, 2020.

CAPÍTULO 17

Biologia Molecular em Ginecologia

Gustavo Arantes Rosa Maciel • Ana Carolina Silva Chuery • Kátia C. Carvalho

INTRODUÇÃO

A biologia molecular revolucionou o entendimento de vários processos biológicos e celulares e de muitas doenças e condições clínicas (Feero *et al.*, 2010). Desde a descoberta da estrutura do ácido desoxirribonucleico (DNA) até o seu uso na prática diária da medicina, principalmente na área diagnóstica, houve um fluxo vertiginoso de descobertas e invenções que mudaram o modo como se faz o diagnóstico em saúde (Feero *et al.*, 2010; Maciel e Silva, 2014). No entanto, durante muitos anos, as técnicas moleculares eram compreendidas e utilizadas por profissionais de pesquisa e acadêmicos dedicados a essa área da ciência (Feero *et al.*, 2010). Hoje, no entanto, métodos moleculares estão presentes no dia a dia dos profissionais de saúde, por isso o ginecologista deve estar ciente de aspectos técnicos, operacionais e científicos do seu uso. Neste capítulo, não se tem a pretensão de esgotar o assunto de técnicas moleculares, nem de rever de modo profundo todas as possibilidades de uso delas. Procuramos, sim, fazer uma breve introdução sobre o tema, discutimos as técnicas mais usadas e também abordamos pontos práticos para seu uso na vida real.

PRINCÍPIOS DA BIOLOGIA MOLECULAR

A biologia molecular, que se conhece atualmente, teve início com uma grande revolução científica que ocorreu a partir de 1953. O marco dessa revolução foi o trabalho de Watson e Crick e outros colaboradores, no qual foi proposta a estrutura do DNA (ou ADN – ácido desoxirribonucleico) como uma dupla-hélice (Rabinow, 1996; Zaha, 2014). Desde então, houve amplo desenvolvimento de métodos para o estudo dessa molécula. Nesse contexto, o conjunto de técnicas que originaram a tecnologia do DNA recombinante (ou engenharia genética) possibilitou o acesso a informações fundamentais para o estudo de diversas alterações genéticas e moleculares (Rabinow, 1996).

O conhecimento obtido com essas descobertas permitiu, posteriormente, o desenvolvimento de inúmeras técnicas de Biologia Molecular, entre elas a reação em cadeia da polimerase (PCR, do inglês *polymerase chain reaction*). O método foi criado por Kary Mullis, na década de 1980, e lhe rendeu o Prêmio Nobel de Química em 1993 (Zaha, 2014; Mullis, 1998). A técnica foi patenteada e atualmente a PCR é realizada rotineiramente em laboratórios de pesquisa e diagnóstico. Posteriormente, foram criadas muitas variantes da técnica de PCR que são utilizadas para muitos fins, por exemplo: detecção de variantes genéticas e de doenças hereditárias, identificação de patógenos, construção de árvores filogenéticas, clonagem de genes, testes de paternidade, entre outros (Rabinow, 1996; Mullis, 1998).

Os métodos moleculares utilizados em medicina diagnóstica são baseados, na maioria dos casos, na amplificação e detecção de ácidos nucleicos ou na detecção de proteínas (Baracat *et al.*, 2014).

TÉCNICAS DE BIOLOGIA MOLECULAR APLICADAS: ESTUDO DE CONDIÇÕES CLÍNICAS GINECOLÓGICAS

Reação em cadeia da polimerase

A PCR é uma técnica muito utilizada em biologia molecular baseada na amplificação de um fragmento ou de sequências específicas de DNA ou RNA, em que, a partir de uma única cópia (ou poucas cópias), se é capaz de gerar milhares de cópias idênticas. Após a multiplicação (amplificação) desses fragmentos, procede-se à detecção dos fragmentos (Mullis, 1998; van Pelt-Verkind *et al.*, 2008). Essa região ou sequência de ácidos nucleicos pode ser de qualquer organismo vivo. Desse modo, pode-se estudar genes humanos, sequências de vírus, bactérias, fungos e outros patógenos (van Pelt-Verkind *et al.*, 2008; Weissensteiner *et al.*, 2004). Por se tratar de sequências altamente específicas e baseadas na amplificação de um fragmento milhares de vezes, as técnicas de biologia molecular passaram a ser consideradas como métodos padrão-ouro em diagnóstico de doenças infecciosas (Weissensteiner *et al.*, 2004).

Em termos mais técnicos, para se conseguir a replicação *in vitro* da PCR, necessita-se de uma mistura, chamada *mix*, de vários elementos: a molécula molde (DNA do vírus, por exemplo); os desoxirribonucleotídeos trifosfatos (dNTPs), que são a bases nitrogenadas ligadas a três fosfatos; os iniciadores, ou *primers*, que são pequenas sequências similares às da molécula molde de uma extremidade 3'OH livre para iniciar a síntese de DNA (van Pelt-Verkind *et al.*, 2008); e uma enzima polimerase, normalmente chamada "Taq DNA polimerase", em solução tampão. Toda a mistura é colocada em máquina chamada "termociclador", que faz ciclos de temperatura preestabelecidos com tempos exatos específicos para cada reação e que promoverá a desnaturação, a abertura da dupla fita de DNA e a replicação em ciclos sucessivos (Weissensteiner *et al.*, 2004). As etapas fundamentais da reação de PCR são a desnaturação, o anelamento e o alongamento ou extensão (van Pelt-Verkind *et al.*, 2008; Weissensteiner *et al.*, 2004; Sambrook e Russel, 2001). Assim, trata-se de uma reação termodinâmica de replicação.

Após a reação de PCR, os fragmentos podem ser identificados por meio de análises do tamanho de bandas de DNA amplificadas em gel e, por meio de sondas fluorescentes, podem ser submetidos à digestão enzimática ou sequenciados. A Figura 17.1 apresenta um desenho esquemático do processo de amplificação de uma reação de PCR.

Tabela 17.1 Aplicações clínicas de testes de biologia molecular em ginecologia.

Vírus	Bactérias	Câncer	Outros
Papilomavírus humano (HPV), herpes, hepatite, vírus da imunodeficiência humana (HIV), citomegalovírus etc.	*Chlamydia*, *Neisseria*, treponema, micoplasma, ureaplasma, estreptococos do grupo B etc.	Mama: receptores de estrogênio e progesterona, receptor 2 do fator de crescimento epidérmico humano (HER) (imuno-histoquímica)	Identificação, paternidade, avaliação do cromossomo Y, DNA fetal livre em sangue materno (aneuploidias) etc.

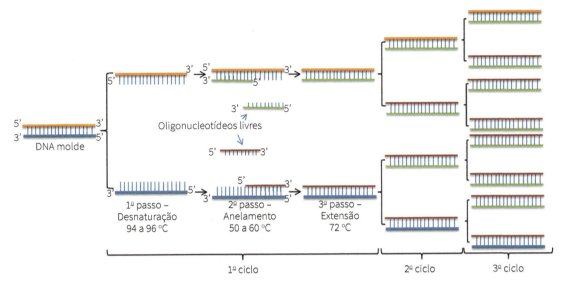

Figura 17.1 Representação esquemática dos três primeiros ciclos de uma PCR mostrando a amplificação exponencial do DNA molde.

Em laboratórios de pesquisa, as técnicas de PCR são frequentemente utilizadas na detecção de polimorfismos, mutações, preparação de fragmentos de DNA para clonagem, detecção de eventos epigenéticos e outros (Sambrook e Russel, 2001). A PCR é uma técnica relativamente simples, rápida, barata e segura que permite amplificar sequências específicas de DNA. Além disso, possui alta especificidade e dispensa a purificação (isolamento) da molécula que se pretende amplificar (Weissensteiner *et al.*, 2004; Sambrook e Russel, 2001).

Por outro lado, existem algumas limitações da técnica, por exemplo: o conhecimento da sequência da molécula-alvo, a contaminação da amostra por DNA estranho (devido à sensibilidade de amplificação da técnica) e a limitada extensão da sequência que é possível amplificar (somente alguns tipos específicos de DNAs polimerase amplificam fragmentos acima de 5 quilobases com alta fidelidade, ou seja, sem erros). Adicionalmente, pode ocorrer incorporação errônea de bases durante a replicação, principalmente devido a erros da DNA polimerase (Sambrook e Russel, 2001). Por isso, a escolha da enzima é muito importante e deve considerar o objetivo do trabalho e os resultados desejados.

Reação em cadeia da polimerase em tempo real

Também chamada "PCR quantitativa", qPCR, PCR *real time*, essa técnica pode ser considerada uma evolução da PCR, embora as duas não sejam necessariamente excludentes. A detecção anteriormente era feita em gel por meio das análises do tamanho de bandas de DNA amplificadas. Atualmente, a detecção dos fragmentos-alvo é feita com base no sinal de fluorescência, por meio de sondas que se ligam em alvos específicos do DNA (Valasek e Repa, 2005).

Novos aperfeiçoamentos foram incorporados à técnica de PCR, com o estabelecimento da chamada "PCR em tempo real ou PCR quantitativa", em que os ciclos de amplificação são monitorados em tempo real e é possível estabelecer e identificar os limites de detecção de cada fragmento de DNA. Além disso, na PCR em tempo real dos métodos atuais, é possível fazer a identificação simultânea de várias sequências diferentes. Assim, pode-se identificar e realizar as genotipagens específicas dos tipos virais de escolha. Quanto ao papilomavírus humano (HPV, do inglês *human papillomavirus*, ou VPH, vírus do papiloma humano), há tendência mundial de se identificarem preferencialmente os tipos oncogênicos desse vírus, com destaque para os tipos 16 e 18. No entanto, há plataformas que conseguem detectar e realizar a genotipagem dos tipos de alto e baixo risco (Weissensteiner *et al.*, 2004; Sambrook e Russel, 2001; Valasek e Repa, 2005).

O uso das PCRs na medicina é particularmente importante no diagnóstico. No caso da infecção pelo HIV (do inglês, *human immunodeficiency virus* – vírus da imunodeficiência humana), permite detectar a presença de DNA do vírus já nas primeiras semanas após a infecção (Weissensteiner *et al.*, 2004; Sambrook e Russel, 2001; Valasek e Repa, 2005). Isso é de especial importância, já que o teste de sorológico por ELISA (*Enzyme Linked Immunosorbent Assay*), também utilizado no diagnóstico, é capaz de detectar os anticorpos produzidos contra o vírus somente após um período mínimo de infecção (cerca de 1 mês) (Weissensteiner *et al.*, 2004). Além disso, a PCR pode ser utilizada para verificar a presença de outros patógenos, por exemplo: *Candida* sp., *Chlamydia trachomatis*, HPV e seus genótipos, HBV (do inglês, *hepatitis B virus* – vírus da hepatite B), entre outros (van Pelt-Verkind *et al.*, 2008; Weissensteiner *et al.*, 2004; Sambrook e Russel, 2001; Valasek e Repa, 2005).

Outro exemplo de aplicação das PCRs é no diagnóstico pré-natal (DPN), possibilitando avaliar anormalidades cromossômicas mais prevalentes, por exemplo, a trissomia do cromossomo 21 (Valasek e Repa, 2005) e a sexagem do feto por meio da detecção de células deste na circulação sanguínea materna no início da gestação (8 a 13 semanas). Também é possível verificar a compatibilidade sanguínea entre a mãe e o feto (Weissensteiner *et al.*, 2004; Sambrook e Russel, 2001; Valasek e Repa, 2005).

As vantagens da PCR em tempo real são sua especificidade e sensibilidade, muito maiores que as observadas na PCR convencional. Suas desvantagens são o custo (por utilizar químicas fluorescentes) e a necessidade de um aparelho específico para execução da técnica.

Captura híbrida

Embora o nome tenha sido consagrado no meio médico, tecnicamente o nome correto dessa técnica é "captura de híbridos". A detecção do HPV é uma técnica usada para detectar o ácido nucleico viral e foi aprovada em 1999, tendo sido um dos primeiros testes largamente utilizados no mundo. A técnica de captura híbrida de ácido nucleico permite a detecção do DNA de HPV de alto risco de 13 genótipos (Tagu e Moussard, 2006). O HC2 foi considerado, por muitos anos, o padrão-ouro para avaliar técnicas subsequentes de detecção de HPV. Embora bastante utilizado no mundo por muitos anos, o teste de captura híbrida tem uma limitação importante, que é a ausência de controle interno (controle endógeno). Isso significa que, em uma amostra com grande escassez ou mesmo ausência de células, o teste resulta negativo. Assim, nos últimos anos, a técnica de PCR em tempo real para detecção de transcritos dos tipos oncogênicos do HPV tem tido grande evidência e se tornado amplamente utilizada (Sambrook e Russel, 2001; Tagu e Moussard, 2006).

Por que a PCR em tempo real mudou o paradigma da detecção de agentes infecciosos?

1. Em comparação a outras técnicas laboratoriais, como a sorologia, a cultura ou os métodos imunológicos, a PCR em tempo real tem a vantagem de utilizar a tecnologia de *dual probe*, que possibilita um aumento significativo de especificidade, sensibilidade e acurácia. Além disso, diferentemente dos métodos tradicionais, que medem a resposta imunológica do organismo ao patógeno pela geração de anticorpos, esse exame é capaz de detectar o próprio agente patogênico mais cedo que os testes sorológicos. Isso porque há um período de algumas semanas para se desenvolverem anticorpos contra o agente.

2. A sequência de material genético, mesmo proveniente de apenas uma célula, é copiada por várias vezes, criando milhões de cópias de um segmento particular de DNA. Gera-se, então, uma amostra que é suficiente para detectar a presença ou ausência de vários agentes infecciosos, tanto vírus como bactérias, bem como alguma sequência específica de nucleotídeos.

3. A maioria dos testes apresenta o controle interno, que é um marcador que garante a qualidade da amostra. Ou seja, uma vez que o teste resultou positivo ou negativo, tem-se a certeza de que havia células com material genético na amostra analisada. Nos casos em que a quantidade de células é muito baixa ou mesmo ausente, o teste resulta inconclusivo.

4. Atualmente, com a tecnologia *multiplex*, é possível fazer a detecção de vários agentes infecciosos simultaneamente, em uma mesma reação, que utiliza quantidades mínimas de material biológico.

5. Possibilidade de pesquisa de agentes patogênicos em vários materiais e amostras biológicas.

Espectrometria de massas

A espectrometria de massa é uma técnica altamente analítica que quantifica os compostos químicos ionizados com base na sua relação massa-carga (m/z). Combinando a técnica de ionização e detecção biomolecular a partir da espectrometria de massa, a técnica de *Matrix Assisted Laser Desorption Ionization – Time Of Flight* (MALDI-TOF) foi desenvolvida e é amplamente utilizada na detecção de produtos proteômicos e metabolômicos (Tagu e Moussard, 2006).

A técnica do espectrômetro MALDI-TOF é constituída de três etapas principais: a ionização das moléculas, a separação de íons com base na relação massa-carga e a detecção dos íons separados. Os resultados são avaliados a partir de interpretações de picos diferentes gerados em gráficos, após as análises (Tagu e Moussard, 2006; Maurer, 2011).

A maior vantagem da MALDI-TOF é o seu tempo de resposta rápido e precisão. Além disso, a aplicação de ionização "suave" do método possibilita a observação de moléculas ionizadas com pouca ou nenhuma fragmentação devido ao fato de que os íons formados têm baixa energia interna. A tecnologia permite a análise de qualquer material biológico e possibilita a detecção de proteínas, peptídeos, açúcares, DNA (grandes moléculas orgânicas), polímeros, dendrímeros e outras macromoléculas. Sua limitação está na menor eficiência em detecção de moléculas pequenas (geralmente com peso molecular abaixo de 500 Da) (Maurer, 2011).

Recentemente, outras aplicações de MALDI-TOF, com foco na detecção de vários patógenos e de mecanismos de resistência a antibióticos, têm sido descritas. Essas metodologias apresentam relevante papel na aplicação da espectrometria de massa em laboratórios de diagnósticos microbiológicos (Davenport *et al.*, 2017).

Sequenciamento genético pelo método de Sanger (terminação de cadeia polinucleotídica)

O sequenciamento de DNA consiste na determinação da sequência de bases nucleotídicas (A, T, C, G) que compõem a região ou fragmento da molécula que se deseja avaliar. Atualmente, dispõe-se de equipamentos e tecnologias que permitem sequenciar o DNA de forma relativamente simples e rápida (Feero *et al.*, 2010; Zaha, 2014; Cohn e Moldave, 1994).

Sequenciar o genoma completo (todo o DNA que constitui um organismo) de um indivíduo ainda é bastante complexo. Para tal, é necessário quebrar o DNA em pequenos fragmentos, sequenciá-los e, posteriormente, montar as sequências obtidas em uma única sequência de acordo com uma referência chamada "consenso" (sequência disponibilizada em bases de dados internacionais após o sequenciamento do genoma humano). Nas últimas décadas, as técnicas de sequenciamento evoluíram muito, tornando a realização de estudos populacionais, diagnósticos e predição de resposta a tratamentos mais simples e confiáveis (Cohn e Moldave, 1994).

O primeiro método de sequenciamento de DNA descrito foi o método de Sanger, que permite avaliar regiões com até 900 pares de base de comprimento. O método, desenvolvido pelo bioquímico britânico Fred Sanger e seus colaboradores em 1977, foi o utilizado na realização do Projeto Genoma Humano (Feero *et al.*, 2010; Sambrook e Russel, 2001).

No método desenvolvido por Sanger, semelhantemente a uma reação de PCR, a amostra de DNA (chamada "molde") é misturada em um tubo com os iniciadores (fitas simples de DNA que flanqueiam as regiões-alvo do sequenciamento), a enzima DNA polimerase e os nucleotídeos que constituem a molécula de DNA (dATP, dTTP, dGTP e dCTP). O diferencial é a adição dos dideoxinucleotídeos (ddNTPs), que, embora similares aos nucleotídeos comuns, não possuem um grupo hidroxila livre na posição 3' do carbono do anel de sacarose. Essa alteração, ou melhor, essa indisponibilidade de ligação de novos nucleotídeos à hidroxila alterada encerra a amplificação da cadeia de DNA. A cadeia sempre terminará com um dideoxinucleotídeo marcado (hoje com agentes fluorescentes, antigamente com radioisótopos). Os fragmentos produzidos passam através de um longo e fino tubo contendo uma matriz de gel, em um processo chamado "eletroforese capilar". Enquanto os pequenos fragmentos se movem rapidamente, os longos movem-se mais devagar, e durante esse processo o corante impregnado é detectado pelo aparelho. A partir dessa detecção, a sequência do pedaço original de DNA pode ser lida nucleotídeo a nucleotídeo (Baracat *et al.*, 2014; Cohn e Moldave, 1994).

Esse método de sequenciamento tem algumas vantagens, mas também tem suas limitações. Como vantagens estão: o menor custo, em relação às demais técnicas se sequenciamento, e a maior confiabilidade dos resultados, sendo esse até hoje um método de validação de resultados para técnicas mais modernas. Como limitação, estão: o tempo para obtenção dos resultados e o tamanho dos fragmentos a serem avaliados (Maurer, 2011; Cohn e Moldave, 1994).

Atualmente, o método de Sanger é denominado "de primeira geração" e foi o método mais utilizado e difundido. A segunda geração designa a técnica de pirossequenciamento, que utiliza quatro enzimas (DNA polimerase, ATP sulfurilase, luciferase e apirase), em vez de somente uma (DNA polimerase), e libera pirofosfato a cada adição nucleotídica (Ronaghi *et al.*, 2007). As técnicas mais recentes são também conhecidas como "técnicas de Sequenciamento de Nova Geração" (NGS), abordadas a seguir.

Técnicas de Sequenciamento de Nova Geração

As tecnologias de NGS foram pensadas para suprir uma demanda de informações cada vez mais complexas e úteis no diagnóstico e na pesquisa. Esses métodos permitem investigar exomas, genomas ou transcriptomas de diferentes organismos em tempo relativamente curto. Além disso, é possível utilizar painéis genéticos confeccionados empregando *amplicons* de interesse, sejam eles relacionados à carcinogênese ou não. Uma grande vantagem dos painéis é que eles podem ser customizados para atender à demanda do pesquisador ou a diagnósticos específicos (Li *et al.*, 2016).

As aplicações do NGS são variadas e utilizadas em muitos campos relacionados com as ciências biológicas. A técnica também fornece ferramentas para estudos de biologia comparativa por meio do sequenciamento de todo genoma, de uma variedade de organismos. O NGS é aplicado nos domínios da saúde pública e da epidemiologia por meio do sequenciamento de espécies bacterianas e virais para identificação de novos fatores de virulência. Além disso, estudos de expressão gênica usando RNA-Seq (NGS de RNA) começaram a substituir o uso de *microarrays*, fornecendo aos pesquisadores e clínicos a capacidade de visualizar a expressão de RNAs e suas sequências (Li *et al.*, 2016; Hynes *et al.*, 2017).

Essas são apenas algumas das aplicações que o NGS pode oferecer ao pesquisador e ao clínico. À medida que a técnica continua a crescer em popularidade, é inevitável que surjam novas aplicações e variações das tecnologias.

O NGS promete fornecer uma visão sobre a função do gene, ou sua regulação, e isso levou a um número crescente de variações metodológicas e de sistemas de diferentes empresas. Essa tecnologia aumentou o rendimento no amplo campo da biologia molecular e suas aplicações, resultando em altas demandas de amostras, menor tempo de corrida e melhor qualidade dos dados (Hynes *et al.*, 2017).

Atualmente, o diagnóstico molecular para pacientes com diversas doenças, antes de estabelecer o curso do tratamento, está se tornando uma presença comum na prática clínica. Consequentemente, o sequenciamento de ácidos nucleicos tornou-se parte fundamental do diagnóstico e tratamento, fornecendo informações muito importantes para avaliação do curso da doença. Uma série de painéis genéticos já foi aprovada pela U.S. Food and Drug Administration (FDA) como método diagnóstico confiável e atualmente estão disponíveis para conduta clínica (Li *et al.*, 2016; Hynes *et al.*, 2017).

Estamos na era da genômica individual e nada melhor que desenvolver um aparelho capaz de ser o sequenciador pessoal do genoma. A tecnologia *Ion Torrent*, criada em 2011, possui a capacidade de sequenciar o genoma em larga escala a partir da diferença de concentração de íons de hidrogênio. O aparelho foi concebido com o intuito de que qualquer pessoa, mesmo sem treinamento técnico, pudesse operá-lo e realizar uma análise genômica. A tecnologia mais utilizada, principalmente quando se pensa em material com baixos rendimento e qualidade, é o sistema *Illumina* (MiSeq), que utiliza o método de detecção da extensão da molécula de DNA por emissão de fluorescência (Hynes *et al.*, 2017).

Em suma, o NGS é uma metodologia de alto rendimento que permite o rápido sequenciamento dos pares de bases em amostras de DNA ou RNA. Embora necessite de forte suporte bioinformático, apresenta ampla gama de aplicações, incluindo perfis de expressão gênica, contagem de cromossomos, detecção de alterações epigenéticas e análise molecular; além disso, está impulsionando a descoberta e possibilitando o futuro da medicina personalizada. Sua aplicação é ampla, desde pesquisa básica à clínica, auxiliando no estudo e detecção de doenças hereditárias (de painéis genéticos direcionados para expressão de RNA e detecção de aneuploidia), tipagem de antígeno leucocitário humano (HLA) (genotipagem de *loci* classe I e classe II), pesquisa sobre câncer (da pesquisa básica à translacional e à pesquisa clínica), identificação humana (HID – desde a genotipagem de repetições curtas em *tandem* [STRs] ao DNA mitocondrial), pesquisa em saúde reprodutiva (desde a pré-implantação à pesquisa congênita), doenças infecciosas (de vírus a comunidades microbianas e fúngicas) (Cohn e Moldave, 1994; Hynes *et al.*, 2017).

Assim como para qualquer uma das técnicas de biologia molecular já descritas, qualquer material biológico em que se possa isolar material genético pode ser utilizado tanto no sequenciamento de Sanger quanto nos métodos de NGS.

MATERIAIS UTILIZADOS EM ANÁLISES MOLECULARES

Uma das grandes vantagens do uso das técnicas de biologia molecular em ginecologia e obstetrícia é a possibilidade de utilizar vários tipos de materiais que podem se prestar ao diagnóstico.

Assim, pelo fato de se partir do princípio de amplificação de ácidos nucleicos por meio de reações químicas guiadas por ciclos repetitivos de aumento/diminuição de temperatura, a técnica apresenta grande flexibilidade (Sociedade Brasileira de Patologia Clínica, 2014).

Sangue

A coleta de sangue é amplamente praticada e continua sendo de inestimável valor para o diagnóstico, tratamento e seguimento de vários processos patológicos. No sangue, é possível detectar ácidos nucleicos em dois compartimentos: nas células sanguíneas (leucócitos) e o soro/plasma (DNA livre). Amostras de sangue são muito comumente utilizadas na detecção de patógenos que infectam células do componente hematológico (como o HIV), bem como na detecção de variantes genéticas dessas células (no caso das leucemias). Há uma vantagem em se obterem quantidades predeterminadas de sangue e, desse modo, se estabelecer a carga viral ou número de cópias da sequência em questão. Para algumas condições como diagnóstico de infecção aguda por HIV, bem como controle de tratamento, os métodos moleculares se sobressaem. Há também a possiblidade de obtenção de informações genéticas do feto por meio do estudo do DNA fetal circulante no sangue materno. Nesse caso, são estudados fragmentos do DNA fetal que circulam no sangue da mãe, após células fetais ou placentárias sofrerem apoptose. Atualmente, com técnicas mais modernas, é possível diagnosticar ou rastrear aneuploidias fetais, determinar o sexo genético ou mesmo a tipagem sanguínea fetal de modo minimamente invasivo. Tubos específicos devem ser usados na dependência do compartimento que se deseja investigar.

Secreção vaginal

Por ser de fácil obtenção durante o exame ginecológico, o raspado ou mesmo a secreção vaginal e cervical são muito utilizados na prática do dia a dia para os diagnósticos moleculares. Outra facilidade é que, com os meios de conservação da citologia líquida, pode-se preservar células do epitélio, bem como patógenos presentes na secreção vaginal em temperatura ambiente por alguns dias. Assim, agentes intracelulares como a *Chlamydia* e o HPV podem ser identificados a partir da captura e da lise celular de material proveniente da mucosa genital ou das células endocervicais. Outros agentes também podem ser detectados diretamente na secreção vaginal. A maior vantagem da coleta da secreção vaginal reside na possibilidade de se fazerem vários testes a partir de uma única amostra. Por exemplo, em uma amostra da secreção cervicovaginal preservada em meio líquido, é possível avaliação da citologia cervical (Papanicolaou), pesquisa

de HPV, *Chlamydia*, *Neisseria*, *Mycoplasma*, *Ureaplasma*, entre outros. No entanto, é importante ressaltar que a presença de sangue menstrual (ou em maior quantidade), uso de cremes vaginais ou outros medicamentos pode interferir nos testes e levar a um resultado inconclusivo por inibição da reação.

Urina

Urina de primeiro jato mostrou-se um material valioso para o diagnóstico de infecções genitais por PCR em tempo real. A identificação de material genético (ácidos nucleicos) dos patógenos do trato genital presentes na urina abriu uma ampla possibilidade de investigação desses agentes nesse compartimento. Curiosamente, a presença de ácidos nucleicos na urina, na maioria dos testes, reflete de maneira bastante fidedigna infecções no trato genital inferior feminino e também masculino. Isso significou menor desconforto para os pacientes, sem perda da acurácia.

Saliva/raspado bucal

A saliva e o raspado bucal contêm material biológico do indivíduo, portanto se prestam a exames de identificação e de variações genéticas dele. Habitualmente, a obtenção do material de saliva e raspado bucal pode ser utilizada em situações de dificuldade de coleta (no caso de pacientes pediátricos) ou nos casos de transplantes de medula óssea.

Tecido parafinado

Atualmente, é possível realizar técnicas moleculares em material de biópsia conservado em parafina. Embora passe por várias etapas capazes de danificar o DNA em questão, hoje se utiliza substância de fixação (formalina tamponada) que consegue preservar a integridade das amostras para esse fim. Assim, é possível detectar, por exemplo, a presença e o genótipo de HPV em amostra parafinada pela técnica de *array*. Pode-se também detectar mutações que conferem resistência ou suscetibilidade a determinados fármacos (KRAS, BRAF etc.) usando PCR em tempo real.

Sêmen

É possível detectar infecções do aparelho genital masculino por meio da análise do sêmen. No entanto, o sêmen pode por vezes apresentar alguns desafios técnicos na amplificação dos ácidos nucleicos. Embora possível, deve-se inquirir o laboratório se ele dispõe dessa técnica. Muito usada em bancos de sêmen, a pesquisa de infecções sexualmente transmissíveis (ISTs) no material doado tornou-se mais simples e rápida a partir da análise molecular da urina.

Tabela 17.2 Sensibilidade e especificidade dos testes em urina e secreção vaginal.

	Sensibilidade	Especificidade	VPN	VPP
Chlamydia				
Secreção genital	92%	100%	99,5%	100%
Urina	94,5%	99,5%	98,8%	97,7%
Neisseria				
Secreção genital	100%	99,4%	100%	90%
Urina	92,9%	100%	99,7%	100%

VPN: valor preditivo negativo; VPP: valor preditivo positivo. (Adaptada de: Rockett *et al.*, 2010.)

Outros materiais

Tecnicamente, seria possível amplificar e detectar ácidos nucleicos em virtualmente qualquer material biológico. No entanto, as técnicas devem ser validadas, pois a *performance* do teste pode variar muito conforme o material estudado e, por vezes, perder acurácia. Desse modo, é sempre aconselhável ter ciência do material mais adequado para a realização do teste.

Dicas práticas para a coleta de material adequado

1. Coleta para realização de PCR em tempo real.
   - Mulheres: raspado de colo do útero ou amostra de urina (primeiro jato)
   - Homens: amostra de urina (primeiro jato).
2. O raspado uretral em homens e mulheres pode ser substituído por urina de primeiro jato. Além de ser mais cômodo para os pacientes, o teste realizado na urina apresenta a mesma sensibilidade do raspado uretral.
3. Nas mulheres, prefere-se a coleta de raspado endocervical, sendo a coleta de amostra de urina indicada apenas se houver sintomas de uretrite.
4. Há possibilidade de pesquisa dos outros agentes, como o HPV, bem como a realização da citologia cervical para rastreamento de câncer de colo uterino, coleta de uma única amostra, desde que indicados na solicitação médica.
5. A PCR em tempo real multiplex tornou possível a pesquisa simultânea de diferentes agentes causadores de infecções sexualmente transmissíveis (ISTs) por meio dos chamados "Painéis de IST", com coleta de apenas uma amostra.
6. No rastreamento de ISTs em indivíduos assintomáticos, considerar as práticas sexuais e obter amostras de todos os sítios pertinentes (genitais e extragenitais) para a realização do teste molecular.

Por se tratar de técnica muito sensível, que amplifica sequências do DNA de patógenos, o exame pode permanecer positivo por cerca de até 7 dias após um tratamento antibiótico bem-sucedido pela possibilidade de permanência de material genético bacteriano.

TESTES MOLECULARES ESPECÍFICOS

Papilomavírus humano (HPV)

Testes de biologia molecular estão indicados para o diagnóstico da infecção pelo HPV e como parte do rastreamento do câncer de colo do útero. A pesquisa do DNA do HPV apresenta sensibilidade em torno de 90 a 100%, especificidade de cerca de 20 a 30% e valor preditivo positivo (VPP) ao redor de 10 a 40%. Atualmente, considera-se de valor clínico a identificação apenas dos tipos de HPV de alto risco oncogênico. A captura de híbridos, técnica muito conhecida para a pesquisa de DNA do HPV, detecta cinco tipos de HPV de baixo risco (6, 11, 42, 43 e 44) e 13 de alto risco (16, 18, 31, 33, 35, 39, 45, 51, 52, 56, 58, 59 e 68), mas o resultado é informado por grupo A (baixo risco) ou B (alto risco), sem especificar qual tipo está presente na amostra. Com a introdução da PCR em tempo real, a pesquisa do HPV pela captura de híbridos está sendo cada vez menos utilizada.

Em 2014, a FDA norte-americana aprovou o método de PCR em tempo real para detecção de HPV de alto risco oncogênico, como teste de rastreamento primário do câncer de colo do útero. O teste mais estudado identifica individualmente os tipos 16 e 18 e, em conjunto, os tipos 31, 33, 35, 39, 45, 51, 52, 56, 58, 59, 66 e 68. O resultado é fornecido de modo qualitativo, visto que a carga viral não se relaciona de modo preciso com a intensidade da infecção pelo HPV, não sendo mais considerada de valor clínico. Há vários fabricantes no mundo que usam esse método. Estudos testaram especificamente algumas plataformas para rastreamento primário ou como coteste na prevenção do câncer de colo de útero (Wright *et al.*, 2015).

Além disso, a PCR em tempo real possui controles internos individuais para cada amostra, a fim de eliminar resultados falso-negativos. O valor preditivo negativo (VPN) desse teste é superior a 99% e a sensibilidade é superior a 90% para amostras de colo uterino.

Coleta

A coleta de material do colo do útero (endocérvice) é o local preferencial para a pesquisa da infecção pelo HPV e rastreamento do câncer do colo do útero. Caso seja desejada a análise de todo o trato genital inferior, não é necessário realizar coletas separadas do colo do útero, da vagina e da vulva, podendo ser realizada coleta única e envio do material coletado em um frasco. Com a PCR em tempo real, no mesmo material coletado é possível pesquisar outros agentes, como a *C. trachomatis* e a *N. gonorrhoeae*. O DNA do HPV também pode ser pesquisado em materiais de biópsia.

Indicações da pesquisa de DNA do HPV

- Rastreamento de lesões pré-neoplásicas e neoplásicas do colo do útero. Recomendação da Federação Brasileira das Associações de Ginecologia e Obstetrícia (Febrasgo, 2022): nas mulheres com mais de 30 anos, no Brasil, o teste de HPV isolado deve substituir a citologia no rastreamento primário do câncer de colo do útero e a citologia deve ser usada como teste de triagem nas mulheres com teste de HPV de alto risco positivo. O uso do coteste (citologia em conjunto com o teste de HPV) não é mais recomendado para o rastreamento. Para as mulheres de 25 a 29 anos, o teste de HPV pode ser também utilizado para o rastreamento, utilizando, preferencialmente, os testes que realizam a genotipagem do HPV, como os testes de PCR em tempo real (Carvalho *et al.*, 2022)
- Em pacientes com citologia indicativa de células escamosas atípicas de significado indeterminado (ACS-US, do inglês *atypical squamous cells of undetermined significance*), a fim de diferenciar de processos reativos não induzidos pelo HPV
- Acompanhamento após tratamento de lesões de alto grau.

Chlamydia trachomatis

A infecção causada pela *Chlamydia trachomatis* é uma das ISTs mais prevalentes em todo o mundo. Apesar de afetar ambos os sexos, tem maior impacto na saúde reprodutiva das mulheres, nas quais a infecção assintomática está presente em mais de 80% dos casos. Mesmo sem apresentar sintomas, pode ocasionar uretrite e cervicite, com chance de progredir e atingir o trato genital superior, resultando em doença inflamatória pélvica (DIP) em 20% das pacientes e infertilidade em 25% dos casos.

A detecção do DNA da *C. trachomatis* por PCR apresenta altas sensibilidade e especificidade e está indicada no rastreamento primário da infecção ativa por esse agente. A técnica é superior à pesquisa de anticorpos no soro por imunofluorescência indireta e à imunofluorescência direta em raspado uretral ou endocervical (Davenport *et al.*, 2017). Devido à persistência de material genético bacteriano, a pesquisa feita por PCR pode permanecer positiva até 7 dias após tratamento antimicrobiano bem-sucedido.

Coleta

A pesquisa do DNA da *C. trachomatis* por PCR nas mulheres pode ser feita em amostra de urina de primeiro jato, raspado vaginal, raspado de colo do útero ou raspado retal. Em homens, a pesquisa pode ser feita em amostra de urina de primeiro jato ou raspado retal. O raspado uretral, tanto em homens quanto em mulheres, não está mais indicado, visto que o teste em urina apresenta a mesma sensibilidade que o raspado uretral. Também pode ser feita pesquisa em raspado de orofaringe.

Indicações

- Diagnóstico da infecção por *C. trachomatis*
- Rastreamento anual (recomendação do Centers for Disease Control and Prevention [CDC]) em todas as mulheres sexualmente ativas com até 25 anos de idade e naquelas com mais de 25 anos, se apresentaram fatores de risco para a infecção, como novo parceiro sexual ou múltiplos parceiros sexuais, ou parceiro sexual com IST.

Neisseria gonorrhoeae

Da mesma forma que a clamídia, a infecção pela *Neisseria gonorrhoeae* nas mulheres pode ser assintomática e, se não tratada, causar DIP e infertilidade. Em homens, a infecção pode ser mais aparente, manifestando-se com secreção purulenta e ardor uretral.

A detecção do DNA da *N. gonorrhoeae* por PCR tem especificidade próxima de 100% e sensibilidade maior que a da cultura em meio específico, pois dispensa a viabilidade bacteriana.

Coleta

A pesquisa do DNA da *N. gonorrhoeae* por PCR nas mulheres pode ser feita em amostra de urina de primeiro jato, raspado vaginal, raspado de colo do útero ou raspado retal. Em homens, a pesquisa pode ser feita em amostra de urina de primeiro jato ou raspado retal. O raspado uretral, tanto em homens quanto em mulheres, não está mais indicado, visto que o teste em urina apresenta a mesma sensibilidade que em raspado uretral.

Indicações

- Diagnóstico da infecção por *N. gonorrhoeae*, especialmente em mulheres, visto que frequentemente a infecção é assintomática
- Rastreamento anual (recomendação do CDC) em todas as mulheres sexualmente ativas com até 25 anos de idade e naquelas com mais de 25 anos, se apresentaram fatores de risco para a infecção, como novo parceiro sexual ou múltiplos parceiros sexuais, ou parceiro sexual com IST.

Trichomonas vaginalis

A tricomoníase é a IST não viral mais prevalente, acometendo mais frequentemente as mulheres do que os homens. O *T. vaginalis* pode acometer a vagina, a uretra e as glândulas parauretrais nas mulheres e a uretra nos homens. No sexo feminino, a infecção pode ser assintomática em até 50% dos casos e pode coexistir com a vaginose bacteriana em até 80% dos casos. A infecção sintomática é caracterizada por corrimento purulento com odor, prurido e disúria, além de dispareunia e sinusiorragia. No sexo masculino, a tricomoníase pode ser assintomática em até 75% dos casos ou ocasionar sintomas de uretrite. Grande parte dos casos em homens apresenta resolução espontânea.

Entre as metodologias utilizadas para o diagnóstico da tricomoníase, a pesquisa do DNA por PCR é o teste que apresenta maiores sensibilidade (até 100%) e especificidade (99,9%) (Schirm *et al.*, 2007). No sexo masculino, a sensibilidade da PCR em amostras de urina de primeiro jato é de 92,7% e a especificidade é de 95,2% (Hobbs *et al.*, 2006). Em comparação, a microscopia direta tem sensibilidade de cerca de 50 a 65% em material vaginal e índices ainda menores em amostras uretrais, urinárias ou sêmen. A cultura era considerada o método padrão-ouro antes de a detecção molecular estar disponível e apresenta sensibilidade de 75 a 95% e especificidade de até 100% (Centers for Disease Control and Prevention, s/d).

Coleta

A pesquisa do *T. vaginalis* por PCR pode ser feita em amostra de urina de primeiro jato, secreção vaginal, secreção ou raspado de colo do útero.

Indicação

- Diagnóstico da infecção por *T. vaginalis*.

Treponema pallidum

Infecção sistêmica causada pelo *T. pallidum*, a sífilis é dividida em estágios com base nos achados clínicos, a fim de orientar o tratamento e o seguimento. As metodologias para o diagnóstico da infecção incluem testes sorológicos treponêmicos e não treponêmicos, microscopia de campo escuro e, atualmente, a detecção do DNA do agente por PCR (Centers for Disease Control and Prevention, s/d).

A pesquisa do DNA do *T. pallidum* pode ser utilizada para o diagnóstico de sífilis nas fases com lesões cutâneas ou em mucosas (primária e secundária), mas a maior utilidade é no diagnóstico da sífilis primária. A sensibilidade do teste em lesão de cancro apresenta sensibilidade de 87,5% e especificidade de 99,2% (Gaeyt-Ageron *et al.*, 2015), sendo superior à sensibilidade da microscopia em campo escuro.

Como a quantidade de *T. pallidum* no cancro primário se reduz progressivamente no curso natural da doença, na suspeita de sífilis primária, recomenda-se que sejam solicitadas a pesquisa do agente na lesão e a sorologia. Na fase inicial do cancro, a sensibilidade da PCR pode atingir 95,3%, enquanto a da sorologia com antígenos treponêmicos não ultrapassa os 75%. Na fase final do cancro, a PCR tem menor sensibilidade, mas a sorologia com antígenos treponêmicos tem sensibilidade de 95%.

Coleta

A pesquisa do *T. pallidum* por PCR pode ser feita em amostras de lesão (úlceras) genital, peniana, anal ou oral.

Indicações

- Diagnóstico de sífilis na fase primária principalmente ou secundária
- A PCR pode ser considerada quando os testes sorológicos não correspondem aos achados clínicos sugestivos de sífilis inicial (Centers for Disease Control and Prevention, s/d).

Herpes simplex

A infecção herpética anogenital pode ser ocasionada pelo vírus do herpes simples tipos 1 e 2, e a maioria dos casos recidivantes de herpes genital é causada pelo tipo 2. O diagnóstico clínico do herpes é difícil, já que as múltiplas lesões vesiculares ou ulceradas não estão presentes em muitos indivíduos infectados. Os testes preferenciais para a detecção do herpes-vírus são a cultura celular e a PCR. A cultura viral tem baixa sensibilidade, principalmente em lesões recidivantes, e diminui rapidamente à medida que ocorre a cicatrização das lesões (Centers for Disease Control and Prevention, s/d).

A PCR em tempo real para o diagnóstico de herpes-vírus tipos 1 e 2, além de ser de execução mais rápida, apresenta maiores sensibilidade e especificidade em comparação ao isolamento viral em culturas celulares e à pesquisa de anticorpos, principalmente no início do quadro. Essa metodologia também é útil para o diagnóstico de infecção herpética no sistema nervoso central; contudo, devido à possibilidade de necrose ou de hemorragia e ao aparecimento de anticorpos no sistema nervoso central, o resultado do teste pode ser negativo em fases mais tardias do processo infeccioso ou se realizado após a introdução do tratamento.

Coleta

A pesquisa do *herpes simplex* tipos 1 e 2 por PCR em tempo real pode ser realizada em sangue, liquor e material de lesão de pele, ocular, de mucosa genital ou oral.

Indicações

- Diagnóstico da infecção pelo herpes simples, principalmente nos quadros iniciais
- A PCR é o teste de escolha para o diagnóstico de infecção pelo *herpes simplex* vírus do sistema nervoso central e infecções sistêmicas, por exemplo, meningite, encefalite e herpes neonatal (Centers for Disease Control and Prevention, s/d; Gaeyt-Ageron *et al.*, 2015; Laboratório Fleury Medicina e Saúde, s/d).

Haemophilus ducreyi

O cancroide manifesta-se pela presença de uma ou mais úlceras genitais dolorosas, de fundo purulento, combinadas com linfadenopatia inguinal, embora esta esteja presente em menos de 50% dos casos. Para o diagnóstico do cancroide, além do quadro clínico, a confirmação se dá por testes laboratoriais, como a cultura e a PCR em tempo real.

O isolamento do *Haemophilus ducreyi* em meios de cultura é difícil, pois demanda semeadura em meios enriquecidos e tempo de incubação de 1 semana. Assim, o teste molecular confere maior praticidade para o diagnóstico, com sensibilidade de 92% e especificidade de 79% (Maciel *et al.*, 2022).

Coleta

A pesquisa do *Haemophilus ducreyi* por PCR em tempo real pode ser realizada em amostras de lesão (úlcera) genital, peniana, anal ou oral.

Indicação

- Diagnóstico da infecção pelo *Haemophilus ducreyi*.

Mycoplasma genitalium/hominis

O micoplasma pode causar infecção assintomática no trato genital ou ser responsável por uretrite não gonocócica, vaginite e cervicite. Alguns dados sugerem que o *Mycoplasma genitalium* e o *Mycoplasma hominis* podem estar associados a alguns casos de DIP (Centers for Disease Control and Prevention, 2021).

Especificamente em relação ao *Mycoplasma genitalium*, esse patógeno está presente em 10 a 30% dos casos de cervicite, em 4 a 22% dos casos de DIP, além de aumentar o risco de parto prematuro, abortamento espontâneo e infertilidade (Centers for Disease Control and Prevention, 2021).

O teste molecular tem sensibilidade de 90,5% e especificidade de 99% (Cunningham *et al.*, 2013) e é o método preferencial para a pesquisa de *Mycoplasma genitalium*, já que esse patógeno não apresenta crescimento nas culturas convencionais.

Coleta

A pesquisa de *Mycoplasma genitalium* e *Mycoplasma hominis* por PCR em tempo real pode ser realizada em amostra de urina de primeiro jato, secreção vaginal, secreção ou raspado de colo do útero.

Indicações

- Investigação de infecção pelo *Mycoplasma genitalium*, com aplicação nos casos de: cervicite mucopurulenta, presença de corrimento cervical ou vaginal na presença de fator de risco para IST, sangramento intermenstrual ou sinusiorragia e dor pélvica ou DIP, parceira sexual de homens com uretrite, parceria sexual de homem com menos de 50 anos e orquiepididimite, parceria sexual de paciente com IST, especialmente *M. genitalium* (Maciel *et al.*, 2022)
- Diagnóstico de infecção pelo *M. hominis* em sítios estéreis ou quando há cultura negativa em paciente com sintomas. Em material cervical, preconiza-se a realização de cultura quantitativa (Maciel *et al.*, 2022).

Ureaplasma urealyticum/parvum

A infecção por *Ureaplasma urealyticum* e *Ureaplasma parvum* pode acometer o trato genital de maneira assintomática ou ocasionar uretrite não gonocócica, cervicite e vaginite.

A PCR em tempo real apresenta sensibilidade de 96,5% e especificidade de 93,6% e discrimina as duas espécies de *Ureaplasma* (Cunningham *et al.*, 2013). Tem sensibilidade superior à cultura, VPN elevado e VPP limitado, pois não diferencia colonização de doença (Maciel *et al.*, 2022).

Coleta

A pesquisa de *Ureaplasma urealyticum* e *Ureaplasma parvum* por PCR em tempo real pode ser realizada em amostra de urina de primeiro jato, secreção vaginal, secreção ou raspado de colo do útero.

Indicação

- Diagnóstico da infecção pelo *Ureaplasma urealyticum* e *Ureaplasma parvum*. O teste molecular é indicado para pesquisa em sítios estéreis ou no paciente sintomático com cultura negativa, excluídas outras causas de infecção (Maciel *et al.*, 2022).

Painéis multiplex

A PCR em tempo real multiplex consiste em uma ferramenta que possibilita a pesquisa de múltiplos agentes causadores de IST, por exemplo, *C. trachomatis*, *N. gonorrhoeae*, *T. vaginalis*, *M. genitalium*, *M. hominis*, *U. urealyticum* e *U. parvum*, com apenas uma amostra. Além da vantagem de facilidade da coleta, esse painel também é útil para o rastreio de ISTs em pacientes de maior risco ou para investigação sindrômica.

A sensibilidade do painel é semelhante à dos testes específicos. A coleta pode ser feita em urina de primeiro jato, raspado de orofaringe, raspado retal, secreção vaginal, secreção ou raspado cervical (Maciel *et al.*, 2022).

REFERÊNCIAS BIBLIOGRÁFICAS

BARACAT, E. C. *et al.* *Investigação clínica e molecular em ginecologia.* 1. ed. Rio de Janeiro: Atheneu, 2014.

CARVALHO, C. F. *et al.* Cervical cancer screening with HPV testing: updates on the recommendation. *Revista Brasileira de Ginecologia e Obstetrícia*, v. 44, n. 3, p. 264-271, 2022.

CENTERS FOR DISEASE CONTROL AND PREVENTION. STD & HIV Screening Recommendations. [s.d.]. Disponível em: https://www.cdc.gov/std/prevention/screeningreccs.htm. Acesso em: 5 jan. 2018.

CENTERS FOR DISEASE CONTROL AND PREVENTION. Sexually transmitted infections treatment guidelines, 2021. The *Morbidity and Mortality Weekly Report*, v. 70, n. 4, 2021.

COHN, W. E.; MOLDAVE, K. *Progress in nucleic acid research and molecular biology.* v. 49. New York: Academic Press, 1994.

CUNNINGHAM, S. A. *et al.* Rapid PCR detection of Mycoplasma hominis, Ureaplasma urealyticum, and Ureaplasma parvum. *International Journal of Bacteriology*, v. 2013, 168742, 2013.

DAVENPORT, M. *et al.* New and developing diagnostic technologies for urinary tract infections. *Nature Reviews Urology*, v. 14, n. 5, p. 296-310, 2017.

FEERO, W. G.; GUTTMACHER, A. E.; COLLINS, F. S. Genomic medicine – an updated primer. *The New England Journal of Medicine*, v. 362, n. 21, p. 2001-2011, 2010.

GAEYT-AGERON, A. *et al.* Use of Treponema pallidum PCR in testing of ulcers for diagnosis of primary syphilis. *Emerging Infectious Diseases*, v. 21, n. 1, p. 127-129, 2015.

HOBBS, M. M. *et al.* Methods for detection of Trichomonas vaginalis in the male partners of infected women: implications for control of trichomoniasis. *Journal of Clinical Microbiology*, v. 44, n. 11, p. 3994-3999, 2006.

HYNES, S. O. *et al.* Tissue-based next generation sequencing: application in a universal healthcare system. *British Journal of Cancer*, v. 116, n. 5, p. 553-560, 2017.

LABORATÓRIO FLEURY MEDICINA E SAÚDE. Instruções Gerais de Coletas Ginecológicas. [s.d.]. Disponível em: http://www.fleury.com.br/medicos/Pages/default.aspx. Acesso em: 5 jan. 2018.

LI, J. *et al.* An NGS workflow blueprint for DNA sequencing data and its application in individualized molecular oncology. *Cancer Informatics*, v. 14, Suppl 5, p. 87-107, 2016.

MACIEL, G. A. R. *et al.* Diagnóstico molecular de infecções sexualmente transmissíveis. *Revista Femina*, v. 50, n. 3, p. 157-162, 2022.

MACIEL, G. A. R.; SILVA, I. D. C. G. Biologia molecular na patologia do trato genital inferior. *In*: MARTINS, N. V. (ed.). *Patologia do trato genital inferior*: diagnóstico e tratamento. São Paulo: Roca, 2014.

MAURER, J. J. Rapid detection and limitations of molecular techniques. *The Annual Review of Food Science and Technology*, p. 259-279, 2011.

MULLIS, K. B. *Dancing naked in the mind field.* New York: Pantheon Books, 1998.

RABINOW, P. *Making PCR*: a story of biotechnology. Chicago: The University of Chicago Press, 1996.

ROCKETT, R. *et al.* Evaluation of the Cobas 4800 CT/NG test for detecting Chlamydia trachomatis and Neisseria gonorrhoeae. *Sexually Transmitted Infections*, v. 86, n. 6, p. 470-473, 2010.

RONAGHI, M.; SHOKRALLA, S.; GHARIZADEH, B. Pyrosequencing for discovery and analysis of DNA sequence variations. *The Pharmacogenomics Journal*, v. 8, n. 10, p. 1437-1441, 2007.

SAMBROOK, J.; RUSSEL, D. W. *Molecular cloning*: a laboratory manual. v. 2. 3. ed. New York: Cold Spring Harbor Laboratory Press, 2001.

SCHIRM, J. *et al.* Trichomonas vaginalis detection using real-time TaqMan PCR. *Journal of Microbiological Methods*, v. 68, n. 2, p. 243-247, 2007.

SOCIEDADE BRASILEIRA DE PATOLOGIA CLÍNICA. Medicina Laboratorial (SBPC/ML). *Recomendações da SBPC/ML*: coleta e preparo da amostra biológica. São Paulo: Manole, 2014.

TAGU, D.; MOUSSARD, C. *Techniques for molecular biology.* New Hampshire: Science Publishers, 2006.

VALASEK, M. A.; REPA, J. J. The power of real-time PCR. *Advances in Physiology Education*, v. 29, p. 151-159, 2005.

VAN PELT-VERKIND, E.; VAN BELKUN, A.; HAYS, JP. *Principles and technical aspects of PCR amplifications.* Dordrecht: Springers, 2008.

WEISSENSTEINER, T.; GRIFFIN, H. G.; GRIFFIN, A. *A PCR technology*: current innovations. 2. ed. Boca Raton: CRC Press LLC, 2004.

WRIGHT, T. C. *et al.* Primary cervical cancer screening with human papillomavirus: end of study results from the ATHENA study using HPV as the first-line screening test. *Gynecologic Oncology*, v. 136, n. 2, p. 189-197, 2015.

ZAHA, A. *Biologia molecular básica.* 5. ed. Porto Alegre: Artmed, 2014.

CAPÍTULO 18
Genética em Ginecologia

Caio Parente Barbosa • Bianca Bianco • Denise Maria Christofolini

INTRODUÇÃO

O conhecimento em genética passou por ampla evolução desde os estudos de Gregor Mendel no século XIX, passando pela descrição da estrutura do ácido desoxirribonucleico (DNA) por Watson e Crick em 1954, identificação do número cromossômico na espécie humana ocorrido em 1956, ao mapeamento do genoma humano, concluído no início dos anos 2000. Tal conhecimento permitiu identificar a causa de muitas doenças humanas.

Notou-se que o complexo sistema de informações humanas também pode sofrer influência do ambiente em que o indivíduo vive e se desenvolve e que uma característica pode ser o resultado da influência somatória de vários genes. Novas ferramentas de investigação surgiram, permitindo a análise mais precoce e mais minuciosa das alterações genéticas. A genética passou, então, a fazer parte das diversas especialidades clínicas, incluindo a ginecologia. Observa-se que as variações do genoma humano são responsáveis por condições ginecológicas manifestas desde a fase embrionária, como os defeitos da determinação sexual, até condições manifestas a partir da maturidade sexual da mulher, como a menopausa precoce. Variações genéticas também são apontadas como fatores de risco para diversas condições ginecológicas benignas como a endometriose e os miomas, até condições mais graves como o câncer de mama e de ovário.

O genoma humano contém cerca de 3 bilhões de pares de bases de DNA (A – adenina, T – timina, C – citocina e G – guanina) que estão espalhados em 46 cromossomos, sendo 22 cromossomos autossomos (cromossomos 1 ao 22) e um par de cromossomos sexuais (cromossomos X ou Y), além do DNA mitocondrial (Figura 18.1).

As doenças genéticas podem ser classificadas da seguinte forma:

- Cromossômicas – alterações em um ou mais cromossomos, que podem afetar tanto o número como a estrutura do cromossomo (Figura 18.2), e podem ocorrer tanto nos cromossomos sexuais quanto autossomos

- Gênicas – alterações em um único gene, também chamadas "doenças mendelianas ou monogênicas". As mutações gênicas são raras, acometem menos de 1% da população e ocorrem quando há alteração na sequência das bases nitrogenadas do DNA, seja por substituição dos nucleotídeos, inserção ou deleção. Podem ser espontâneas, por exemplo, por erros na própria replicação do DNA, ou induzidas por agentes químicos, físicos e biológicos. Além disso, as mutações podem ser herdadas dos genitores ou aparecer pela primeira vez em um indivíduo da família, sendo esta última chamada "mutação nova" ou *de novo*. Por outro lado, quando uma variação no DNA é muito comum e ocorre em mais de 1% da população chamamos "polimorfismo genético". Há muitos tipos de polimorfismos; no entanto, o mais comum no genoma humano é o polimorfismo de nucleotídeo único (SNP, do inglês *single nucleotide polymorphism*) ou, de acordo com a nomenclatura genética atual, variante de nucleotídeo único (SNV, do inglês *single nucleotide variant*), que acontece pela substituição de um único nucleotídeo em determinada localização do genoma. Essa substituição de nucleotídeos pode

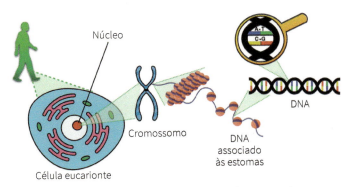

Figura 18.1 Representação da organização do genoma humano.

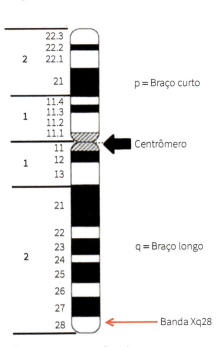

Figura 18.2 Representação gráfica de estrutura cromossômica considerando o cromossomo X. O centrômero, constrição que divide o cromossomo em dois braços (p o braço curto e q o braço longo) está representado pela região hachurada e indicação pela seta preta. As regiões claras e escuras representam os padrões de bandas G, observadas a partir da coloração cromossômica com o corante Giemsa, e os números permitem a identificação exata de cada banda, por exemplo, a região Xq28, representada pela seta vermelha.

levar à substituição de um aminoácido na proteína, alterar a conformação da proteína, sua polaridade e fosforilação, e causar até outras consequências funcionais, como a não formação da proteína e também alterar a expressão do gene. Diferentemente das mutações que estão, frequentemente, associadas a mudanças fenotípicas e desenvolvimento de doenças, os polimorfismos podem estar associados à predisposição a diferentes doenças

- Multifatoriais – combinação de pequenas variações em múltiplos genes que, conjuntamente a fatores ambientais, podem produzir ou predispor à doença. Nesses casos, existe uma complexa interação gene-gene e gene-ambiente
- Mitocondriais – mutações nos genes mitocondriais
- Epigenéticas – alteração herdável na expressão gênica, sem que haja mudança na sequência primária de DNA.

Neste capítulo abordaremos as condições genéticas que estão associadas a doenças ginecológicas, enfatizando aquelas que têm como causa as alterações cromossômicas, as variações gênicas (mutações e polimorfismos) e as epigenéticas.

SÍNDROME DE TURNER

Clinicamente, a síndrome de Turner (ST) é caracterizada por disgenesia gonadal com amenorreia primária, infantilismo sexual, pescoço alado, cúbito valgo e baixa estatura; no entanto, o fenótipo na ST é extremamente variável. A incidência é de 1:2.500 nascimentos do sexo feminino.

Citogeneticamente, a síndrome é caracterizada pela monossomia do cromossomo X, o cariótipo clássico 45,X, em 50 a 60% dos casos (Figura 18.3 A). Em cerca de 40 a 50% dos casos, pode ser observado um cromossomo X estruturalmente anormal, por exemplo, o isocromossomo do braço longo, 46,X,i(X)(q10), em cariótipos homogêneos ou com mosaicismo (Figura 18.3 B). E cerca de 5% são constituídos por pacientes com alterações estruturais do cromossomo Y, por exemplo, isocromossomo do braço longo, 46,X,i(Y)(q10), bem como mosaicos, com uma linhagem celular acompanhada de outras que incluem ao menos um cromossomo Y íntegro ou não.

O mosaicismo cromossômico é definido como a presença em um indivíduo ou tecido de duas ou mais linhagens celulares diferentes, mas provenientes do mesmo zigoto, sendo o cariótipo mais comum na ST o 45,X/46,XX (Figura 18.3 C).

A detecção de mosaicismo é determinada, principalmente, pelo tipo e número de células estudadas e a possibilidade de seleção, que pode resultar na eliminação de linhagens celulares ao longo do desenvolvimento. A presença de mosaicismo em baixa frequência pode não ser detectada pela técnica de citogenética clássica (cariótipo), pois esse tipo de análise requer um número grande de células. A aplicação de técnicas moleculares,

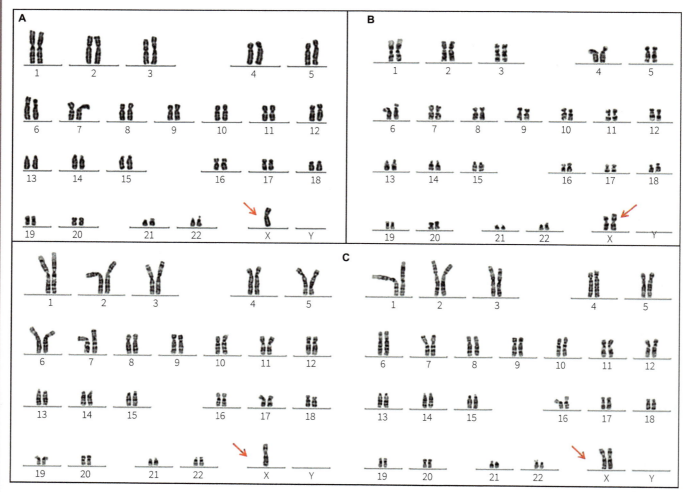

Figura 18.3 Cariótipos mais comumente encontrados na síndrome de Turner. **A.** Monossomia do cromossomo X, 45,X. **B.** Alteração estrutural do cromossomo X observada pela duplicação do braço longo e deleção do braço curto, denominada "isocromossomo", 46,X,i(X)(q10). **C.** Mosaicismo cromossômico representado por uma linhagem celular 45,X e outra 46,XX.

como a reação em cadeia da polimerase (PCR), melhora substancialmente a detecção de linhagens celulares em baixa frequência. Isso é especialmente importante, uma vez que a presença de material do cromossomo Y (íntegro ou não) em pacientes com ST aumenta o risco de tumores gonadais, especialmente gonadoblastoma, e a virilização na puberdade. Apesar de o gonadoblastoma ser um tumor benigno, ele pode transformar-se em disgerminoma invasivo em 60% dos casos e também em outras formas malignas de tumores de células germinativas. Considerando que a detecção de sequências cromossomo Y-específicas em pacientes com ST seja um fato necessário à prevenção do desenvolvimento de gonadoblastoma, a administração de hormônio do crescimento em pacientes portadoras de fragmentos do cromossomo Y pode favorecer o desenvolvimento de tumores gonadais, e a gonadectomia profilática está indicada nesses casos.

A falência ovariana na ST ocorre devido à atresia folicular acelerada, manifestando-se geralmente na infância, ou tardiamente, principalmente nos casos de mosaicismo cromossômico. A infertilidade em mulheres com ST é causada pela perda de oócitos nos estádios iniciais da prófase meiótica, antes da fase de paquíteno da meiose, resultando em disgenesia ovariana, embora entre 5 e 20% das meninas com ST possuam folículos e menarca espontânea. A minoria dessas pacientes (2 a 5%) consegue obter gestação espontânea.

Uma opção reprodutiva que tem se mostrado promissora para as pacientes com ST é a ovorrecepção, embora a gestação em pacientes com ST esteja associada a um aumento do risco de complicações, como aborto espontâneo (> 50%), distúrbios hipertensivos (cerca de 38%), parto prematuro (cerca de 38%) e 2% de risco de morte materna durante a gravidez e pós-parto (dissecção aórtica), o que representa um risco 100 vezes maior que da população geral. As anormalidades congênitas fetais e cariótipo anormal foram descritos em conceptos de mulheres com ST com gravidez espontânea em aproximadamente 50% dos casos. Portanto, o planejamento cuidadoso antes da gravidez é fundamental. Recomenda-se o aconselhamento preconceptivo por uma equipe multidisciplinar: cardiologistas, especialistas em infertilidade, conselheiros genéticos, especialistas em medicina materno-fetal e saúde mental, além da vigilância intensiva intra e pós-gravidez.

Outra opção reprodutiva para as pacientes com ST é a preservação de fertilidade com a criopreservação de oócitos e ovários. Os fatores preditivos para a presença de folículos em biópsias ovarianas dessas pacientes são cariótipo em mosaico, sinais de puberdade espontânea e concentrações normais de hormônio folículo-estimulante (FSH) e hormônio antimülleriano (AMH). O risco de insuficiência ovariana é elevado nessas pacientes e deve ser discutido.

TRISSOMIA DO CROMOSSOMO X

A trissomia do cromossomo X (47,XXX) é uma aneuploidia cromossômica e ocorre em aproximadamente 1 em cada 1.000 nascimentos do sexo feminino, no entanto estima-se que apenas cerca de 10% dos casos são diagnosticados. Embora o cariótipo 47,XXX seja o mais frequente, mosaicos ocorrem em aproximadamente 10% dos casos e podem ocorrer em várias combinações como 46,XX/47,XXX ou 47,XXX/48,XXXX, ou em combinações de linhagens como 45,X/47,XXX ou 45,X/46,XX/47,XXX. As características clínicas incluem

epicanto, hipertelorismo, fissura palpebral voltada para cima, clinodactilia, sobreposição de dígitos, *pes planus* e *pectus excavatum*. Hipotonia e hiperextensibilidade podem também estar presentes. Apesar de grandes problemas médicos não estarem presentes na maioria dos casos, anomalias do trato geniturinário, variando de rim unilateral e displasia renal a malformações do ovário, podem estar presentes. O desenvolvimento puberal e o sexual geralmente são normais, no entanto casos de disgenesia ovariana ou uterina foram descritos em crianças e adultos jovens com trissomia do cromossomo X.

A maioria das pacientes com cariótipo 47,XXX é fértil, porém observa-se o aumento de risco de 1 a 5% de ocorrência de anormalidades cromossômicas na prole, independentemente da idade da mulher. Em mulheres com cariótipo em mosaico, os riscos podem variar individualmente. A investigação cromossômica embrionária pré-implantacional, associada ao tratamento de reprodução assistida, pode ser oferecida nesses casos.

Ainda considerando o *status* reprodutivo, há diversos relatos de mulheres com trissomia do cromossomo X e insuficiência ovariana precoce (IOP), com achados endócrinos de hipogonadismo hipergonadotrófico. A faixa etária desses casos variou de 19 a 40 anos. Estudos sobre a prevalência de IOP em adolescentes ou adultos com trissomia do cromossomo X ainda não foram realizados. Um estudo que realizou a triagem genética em mulheres com IOP identificou 3% dos casos com trissomia do cromossomo X.

ABORTO RECORRENTE

O aborto recorrente (RM, do inglês *recurrent miscarriage*) é definido como três ou mais perdas gestacionais consecutivas antes de 20 semanas de concepção ou fetos menores que 500 g e é observado em 1 a 2% das mulheres. Há vários fatores etiológicos além da idade, como causas genéticas, anatômicas, endócrinas, imunológicas, ambientais, além do estilo de vida, e que contribuem para aproximadamente 50% dos casos. As anormalidades cromossômicas fetais, tanto numéricas quanto estruturais, causam cerca de 70% dos abortos espontâneos e podem ocorrer por erros na separação meiótica para a formação de gametas devido à alteração no cariótipo em um dos genitores.

Os rearranjos cromossômicos estruturais parentais foram relatados em 2 a 5% dos casais com RM e incluem mais comumente:

- Translocações recíprocas – troca de segmentos entre cromossomos não homólogos, alterando a sequência estrutural do cromossomo, mas geralmente sem perda de material genético
- Translocações robertsonianas – trocas de segmentos entre os cromossomos acrocêntricos (cromossomos 13, 14, 15, 21 e 22) que se fundem próximo à região do centrômero com perda do braço curto
- Inversões – duas quebras no mesmo cromossomo e ressoldagem invertida (180°) alterando a sequência estrutural do cromossomo, mas sem perda de material genético
- Mosaicismo cromossômico – que leva à separação anormal de cromossomos na formação dos gametas.

Entre os rearranjos estruturais, as translocações são a alteração mais comum, e as translocações robertsonianas representam 35% dos casos de RM, enquanto 65% são recíprocas. As translocações recíprocas são encontradas em 1 a cada 500 nascimentos e as robertsonianas, em 1 a cada 1.000 nascimentos e não produzem efeitos fenotípicos no portador, mas geralmente resultam em RM, prole com anormalidades cromossômicas ou infertilidade. A análise do cariótipo é obrigatória para os casais com RM na investigação da etiologia das perdas gestacionais, e nos casos positivos deve ser realizado aconselhamento genético.

DISGENESIAS GONADAIS E MALFORMAÇÕES MÜLLERIANAS

A disgenesia gonadal compreende um grupo de pacientes portadores de gônadas não diferenciadas ou diferenciadas irregularmente, com comprometimento funcional parcial ou completo e fenótipo variável (Tabela 18.1), com genitália feminina, masculina ou ambígua. Pode ocorrer por anomalia dos cromossomos sexuais e autossômicos e também devido a mutações em genes envolvidos na diferenciação sexual. A gônada disgenética é constituída somente de tecido fibroso, sem função hormonal ou produção de gametas, e sem estruturas que permitam caracterizá-la como ovário ou testículo. As disgenesias gonadais podem ser classificadas em: disgenesia gonadal pura (DGP), disgenesia gonadal parcial ou incompleta e disgenesia gonadal mista.

A DGP é aplicada a indivíduos fenotipicamente femininos, sem ambiguidade genital, com presença de derivados müllerianos, gônadas disgenéticas e cariótipo 46,XX ou 46,XY, com manifestação clínica de hipogonadismo hipergonadotrófico. São atribuídas a mutações gênicas, sendo mais comum a transmissão autossômica recessiva ou ligada ao cromossomo X. A DGP XX é diagnosticada, em geral, por amenorreia primária e atraso no desenvolvimento de caracteres sexuais secundários, em indivíduos fenotipicamente femininos com cariótipo 46,XX e presença de ductos genitais internos femininos. A DGP XY, ou síndrome de Swyer, é caracterizada pelo fenótipo feminino em indivíduos com cariótipo 46,XY e gônadas disgenéticas. Pode ser determinada por mutações no gene *SRY* em 10 a 15% dos casos; outros 10 a 15% associam-se a deleções do gene *SRY* como resultado de rearranjos desequilibrados entre os cromossomos X e Y, mas 70 a 80% dos casos permanecem de etiologia indeterminada.

A DG parcial XY ou disgenesia gonadal incompleta, atípica ou pseudo-hermafroditismo masculino disgenético, caracteriza-se pela constituição cromossômica 46,XY em indivíduos com diferenciação testicular parcial, evidência de derivados dos dutos de Müller e ambiguidade genital, sem sinais clínicos da síndrome de Turner. É considerada uma variante da DGP XY de herança recessiva ligada ao cromossomo X ou autossômica dominante com expressão limitada ao sexo masculino.

A disgenesia gonadal mista é caracterizada pela presença de testículo disgenético de um lado e gônada disgenética ou ausente contralateral, persistência de derivados müllerianos, e está frequentemente associada ao cariótipo 45,X/46,XY, com um espectro fenotípico que varia de genitais externos femininos a masculinos normais, passando por diferentes graus de ambiguidade genital.

As disgenesias gonadais podem também estar associadas a manifestações esqueléticas, como na displasia camptomélica, e em associação com nefropatia com insuficiência renal progressiva e tumor de Wilms, como na síndrome de Denys-Drash.

Anormalidades na organogênese gonadal podem levar ao desenvolvimento de tumores gonadais, especialmente, em pacientes com gônadas disgenéticas.

As disgenesias müllerianas são definidas como ausência ou hipoplasia das estruturas derivadas do ducto de Müller, incluindo as trompas de Falópio, o útero e os dois terços superiores da vagina, sendo a síndrome de Mayer-Rokitansky-Kuster-Hauser (MRKH) a disgenesia mülleriana mais comum.

MRKH é uma síndrome genética multifatorial, caracterizada por agenesia vaginal e anormalidades uterinas que variam desde útero rudimentar até ausente. As pacientes apresentam cariótipo 46,XX e caracteres sexuais secundários normais, uma vez que os ovários estão presentes e funcionantes. É a segunda causa mais comum de amenorreia primária e a incidência estimada é de aproximadamente 1 para cada 4.500 nascimentos do sexo feminino. Embora a maioria dos casos seja esporádica, o crescente número de casos familiares, o padrão de malformações congênitas envolvidas na síndrome e a associação com rearranjos cromossômicos indicam que fatores genéticos podem desempenhar papel importante no desenvolvimento da síndrome, embora a etiologia exata ainda seja desconhecida. Várias aberrações cromossômicas foram encontradas nos últimos anos, por exemplo, afetando os cromossomos 1,4–5,7–8,10,13, 16–17,22 e X, o que pode ser a causa de um subconjunto de pacientes. Ademais, variantes possivelmente prejudiciais foram identificadas em genes de desenvolvimento que afetam a formação e o alongamento do ducto mülleriano, como os genes *LHX1*, *TBX6*, *WNT9B* e *WNT4*. Além disso, a análise de rede de dados de interação de proteínas sugere que a variação do número de cópias (CNV, do inglês *copy number variation*), definida como uma classe de alteração estrutural genômica que inclui amplificações e/ou perdas de uma região específica do genoma que pode afetar longos trechos de DNA (> 1 Kb), que pode conter genes e resultar em diferenças na dosagem gênica, foram encontradas em pacientes, sugerindo uma contribuição para a fisiopatologia da MRKH.

O modo de transmissão mais frequentemente sugerido de MRKH é o autossômico dominante com penetrância incompleta e expressividade variável devido a uma única mutação gênica. A associação da disgenesia mülleriana com várias anomalias extragenitais sugere que os principais genes de desenvolvimento fetal e diferenciação sexual, como *HOX*, *Wnt*, e aqueles que codificam o AMH e seu receptor (AMHR2), podem estar potencialmente envolvidos no desenvolvimento da síndrome. Para os parentes em primeiro grau, o risco de recorrência é estimado em 1 a 5%.

Tabela 18.1 Distúrbios da diferenciação gonadal com disgenesia gonadal e o fenótipo correspondente.

Nomenclatura	Fenótipo
Disgenesia gonadal pura (46,XX e 46,XY)	F
Disgenesia gonadal parcial XY	A
Disgenesia gonadal mista	A
Disgenesia gonadal associada à doença renal	F/A
Disgenesia gonadal associada à displasia camptomélica	F/A
Síndrome de Turner	F
Aberrações estruturais do cromossomo X sem fenótipo "Turner"	F

A: ambíguo; F: feminino. (Modificada de: Lipay *et al.*, 2005.)

Procedimentos cirúrgicos e não cirúrgicos permitem a criação de uma neovagina nas pacientes, dando-lhes a oportunidade de ter uma vida sexual normal. Além disso, por meio de técnicas de reprodução humana assistida e útero de substituição, as mulheres com síndrome de MRKH podem ter filhos biológicos.

INSUFICIÊNCIA OVARIANA PRECOCE

A IOP ou insuficiência ovariana prematura é uma disfunção precoce do ovário definida clinicamente como a cessação da função ovariana antes dos 40 anos de idade, por no mínimo quatro meses, associada a hipoestrogenismo e concentrações elevadas de gonadotrofina sérica, medidas em duas ocasiões, com intervalo de quatro semanas entre as medidas. A incidência dessa condição em pacientes com cariótipo 46,XX foi estimada em cerca de 1:1.000 mulheres até os 30 anos, 1:250 em torno de 35 anos e 1:100 aos 40 anos. Associada à IOP está a perda da fertilidade, que em muitos casos se deve à ausência de folículos e, em outros, se deve à incapacidade dos folículos remanescentes em responderem à estimulação hormonal.

Diversas causas de IOP podem ser definidas, e a disfunção do ovário pode ser secundária a doenças autoimunes, infecções (p. ex., caxumba), quimioterapia e tratamento de radiação e doenças metabólicas (p. ex., galactosemia). Outras causas de amenorreia, tais como a síndrome dos ovários policísticos (SOP), a hiperprolactinemia e as disfunções tireoidianas (hipotireoidismo), devem sempre ser excluídas primariamente ao diagnóstico de IOP. Mas, na maioria dos casos, a etiologia da condição é idiopática e provavelmente genética, dada a observação de famílias com várias mulheres afetadas.

Em relação às causas genéticas da IOP, elas podem ser cromossômicas, envolvendo o cromossomo X ou autossomos, ou causadas por genes únicos. As anormalidades do cromossomo X representam 13% dos casos, seguidas da pré-mutação do gene *FMR1*, responsável por 6% dos casos, e do gene *FMR2*.

A identificação da causa genética da IOP pode ser útil tanto para a paciente quanto para o aconselhamento genético familiar, proporcionando melhor oportunidade para intervenção precoce e também fornecendo um foco para potenciais alvos para intervenção terapêutica.

As mulheres com IOP não são necessariamente estéreis. O reinício da atividade ovariana (seja intermitente) ocorre em aproximadamente 10% delas. No entanto, a chance de concepção espontânea é menor que 5%, e cerca de 90% foram nulíparas no momento do diagnóstico. O único tratamento de fertilidade confiável é o uso de óvulos doados, associado ao tratamento de reprodução assistida. Na maioria dos casos, antes que a IOP seja estabelecida, há um período de aumento de FSH. Nesse momento, a criopreservação do tecido ovariano ou oócitos para o crescimento e maturação posterior *in vitro* pode ser possível.

Diversas alterações envolvendo o cromossomo X têm sido associadas à IOP, incluindo a monossomia e a trissomia do cromossomo X, já descritas anteriormente, e as alterações estruturais do cromossomo X como deleções ou translocações entre o cromossomo X e um autossomo. Ademais, recentemente, estudos mostraram que a expressão anormal de microRNAs (miRNAs), um subconjunto de pequenos RNAs não codificantes com < 22 nucleotídeos, está envolvida na patogênese de doenças reprodutivas, dentre elas a IOP. Os miRNAs reconhecem o RNA mensageiro-alvo (mRNA) por meio da complementariedade entre as sequências, alterando o padrão de tradução proteica, além de modularem múltiplos processos biológicos, como proliferação celular, ciclo celular e apoptose.

Rearranjos estruturais do cromossomo X

Rearranjos estruturais são anormalidades cromossômicas em que a estrutura do cromossomo é modificada (e não o número). Essas alterações resultam da quebra de fragmentos cromossômicos, que podem fundir-se com outros cromossomos ou, ainda, ser perdidos durante as divisões celulares. Como exemplos de alterações estruturais estão as translocações, inversões, deleções, duplicações, formação de isocromossomos etc. Os rearranjos cromossômicos podem ocorrer em qualquer cromossomo, incluindo os cromossomos sexuais.

Existe uma "região crítica" que coordena o correto desenvolvimento e função do ovário, localizada no braço longo do cromossomo X, entre Xq13.3 e Xq27 (Figura 18.4). Alguns autores propõem que rearranjos estruturais envolvendo essa região poderiam implicar falhas no desenvolvimento ovariano, dependendo do tamanho da região crítica em Xq envolvida em um rearranjo estrutural, se o rearranjo promove a interrupção direta de *loci* relevantes ou um "efeito de posição" causado pelo rearranjo de genes contíguos. O "efeito de posição" é um mecanismo envolvendo a deleção ou translocação de domínios regulatórios em diferentes posições do genoma que podem causar

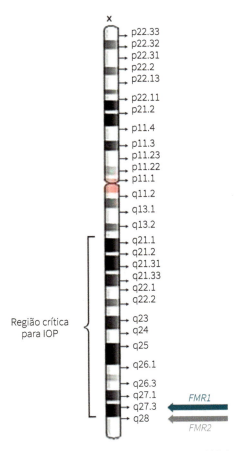

Figura 18.4 Representação gráfica do cromossomo X (ideograma) e da localização dos genes *FMR1* e *FMR2* nesse cromossomo. A chave indica a região crítica para o desenvolvimento de IOP observada em rearranjos cromossômicos envolvendo o cromossomo X. (Adaptada de: National Center for Biotechnology Information.)

alterações na transcrição de genes. No entanto, observa-se que deleções do braço curto do cromossomo X geralmente resultam em amenorreia primária, enquanto deleções do braço longo do cromossomo X podem resultar em falência ovariana primária ou secundária. Assim, tanto o braço curto quanto o braço longo do cromossomo X parecem conter genes importantes para a função ovariana.

Principais genes envolvidos na falência ovariana prematura

FMR1

Estima-se que 21% dos casos familiais de IOP estejam associados com a pré-mutação do gene *FMR1* (*fragile X mental retardation 1*), localizado no braço longo do cromossomo X, em Xq27.3 (Figura 18.4). Esse gene possui uma região expansível composta por repetições de nucleotídeos CGG na posição 5'UTR. De acordo com o número de repetições CGG, três classes alélicas podem ser definidas (Figura 18.5):

- Alelos normais (de 6 a 55 repetições CGG)
- Alelos pré-mutados (de 55 a 200 repetições CGG)
- Alelos com a mutação completa (mais de 200 repetições CGG).

A consequência da mutação completa é a síndrome do X frágil, a causa mais comum de deficiência intelectual herdada. A mãe de pacientes com a síndrome do X frágil é, na maioria dos casos, portadora de um alelo pré-mutado e pode transmiti-lo para 50% de sua prole.

O alelo pré-mutado pode ser observado em homens e mulheres, sendo a frequência de 1:800 homens e 1:100 a 200 mulheres. O fenótipo dos portadores é variável e geralmente não está associado à deficiência intelectual. Entretanto, em mulheres, a presença desse alelo está associada à incidência de IOP, observada entre 20 e 28% das portadoras, e determina cinco anos a menos na idade da menopausa quando comparadas às mulheres sem a pré-mutação. Durante a meiose feminina, o alelo pré-mutado pode expandir para mutação completa, e esse fenômeno depende do tamanho do alelo (quanto mais próximo de 200 repetições CGG, maior a chance de expansão).

Além disso, foi observado que os portadores do alelo pré-mutado são suscetíveis a outras comorbidades associadas à menopausa, como doenças da tireoide, hipertensão, convulsão, osteoporose, fibromialgia e neuropatia periférica. Portadores da pré-mutação com mais de 50 anos também podem desenvolver FXTAS (síndrome de tremor e ataxia associada ao X frágil), uma doença neurodegenerativa associada aos altos níveis de RNAm do gene *FMR1* produzidos.

FMR2

O gene *FMR2* está localizado em Xq28, a 600 kb distal do gene *FMR1* (Figura 18.4), e esse gene possui uma expansão de trinucleotídeos no éxon 1. Também ocorrem alelos com a pré-mutação e a mutação completa. Assim, o mecanismo que gera a doença é similar ao do gene *FMR1* citado anteriormente. Além disso, deleções no gene *FMR2* foram descritas em três mulheres com IOP. É possível que deleções nessa área levem ao término da transcrição ou forcem o uso de um sítio alternativo de início de transcrição, levando à formação de transcritos aberrantes de *FMR2*.

MIOMAS UTERINOS

Miomas uterinos também conhecidos por "fibromiomas", "leiomiomas" e "fibroides" são tumores benignos monoclonais que se desenvolvem a partir das células musculares lisas do miométrio. Esses tumores ocorrem em cerca de 20 a 25% das mulheres em período reprodutivo, sendo três vezes mais comuns em mulheres de etnia africana. Embora não sejam malignos, os miomas são uma preocupação importante para a saúde, pela ausência de tratamentos não cirúrgicos satisfatórios que levam à indicação mais comum de histerectomia. Apesar da alta prevalência, pouco se sabe sobre a patogênese desses tumores. Os miomas podem ser assintomáticos ou responsáveis por uma ampla gama de sintomas, incluindo sangramento uterino anormal, anemia, massa e efeitos de pressão, bem como dor pélvica, infertilidade e aborto recorrente.

Há grande número de evidências de que os hormônios esteroides têm papel central na modulação do crescimento de miomas. A maioria dos estudos relata que os hormônios esteroides, incluindo estrogênio e progesterona, são um estímulo importante para o crescimento dos miomas, tornando-os um tumor hormônio-dependente. Sugere-se que níveis aumentados de estrogênios e progesterona acarretam aumento das taxas mitóticas e, consequentemente, maior probabilidade de ocorrência de mutações somáticas. Esses hormônios são mediados por receptores nucleares, como o receptor de estrogênio (ER) e o receptor de progesterona (PR), que atuam como fatores de transcrição, regulando a expressão gênica. Variações nos genes que codificam receptores hormonais, como os SNVs, podem ser fatores de risco para o desenvolvimento de mioma.

O mioma uterino é também uma doença multifatorial que envolve uma complexa interação entre múltiplos genes, hormônios, fatores de crescimento, citocinas e o ambiente. Vários fatores de risco já foram associados aos miomas, tais como etnia, predisposição familiar, idade, história reprodutiva (menarca, paridade, menopausa), obesidade, exercícios físicos, tabagismo e uso de contraceptivos orais.

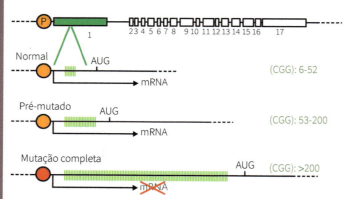

Figura 18.5 Esquema de representação do gene *FMR1* e os três possíveis alelos observados para esse gene em consequência da expansão de trinucleotídeos CGG no primeiro éxon do gene. O gene é composto por 17 éxons, representados pelas caixas brancas e verdes de contorno preto ao longo da linha contínua. A caixa verde representa o éxon 1. A expansão da sequência CGG é representada por linhas verticais verde-claras, cujo intervalo para cada classe alélica está representado à direita de cada alelo. O círculo laranja representa o promotor do gene (P), que na ocorrência do alelo com a mutação completa é bloqueado, impedindo a transcrição do gene. A sequência AUG representa o início da transcrição do gene e a linha pontilhada representa a continuação da sequência genômica.

Estudos citogenéticos e moleculares dos miomas uterinos evidenciaram que mutações somáticas e rearranjos são frequentes, não aleatórios e afetam os níveis de expressão gênica. Os estudos citogenéticos têm destacado a presença de rearranjos cromossômicos clonais envolvendo principalmente deleções, duplicações e translocações dos cromossomos 6, 7, 12 e 14 em aproximadamente 40 a 50% dos casos. A translocação mais comumente encontrada nos estudos citogenéticos envolve os cromossomos 12 e 14, em particular t(12; 14) (q14-q15; q23-q24), que ocorre em cerca de 8 a 20% dos casos. O gene *HMGA2* foi mapeado dentro da região crítica do cromossomo 12q14-q15 e codifica uma proteína não histônica do grupo de alta mobilidade ou HMG (*high-mobility group*), que contém domínios de ligação ao DNA e pode atuar como um fator regulador da transcrição e controle do ciclo celular. Além disso, o receptor de estrogênio beta (ERβ) codificado pelo gene *ESR2* está localizado no cromossomo 14 em 14q23-24.

Mutações de ponto no éxon 2 do gene *MED12* localizado em Xq13 ocorrem em 50 a 70% dos casos de mioma, representando a anomalia genética mais comum nesses tumores benignos. O gene *MED12* é um regulador de transcrição evolutivamente conservado envolvido na ativação da via de sinalização Wnt/β-catenina e *p53*, que conduzem à desregulação do crescimento celular e à tumorigênese. No entanto, diversos estudos não encontraram mutações no gene *MED12* em amostras de mioma uterino, mas observaram aumento da expressão do gene *HMGA2*, que foi identificado em 7,5 a 10% dos casos. Além disso, mutações no gene que codifica a enzima fumarato hidratase (gene *FH*) e deleção de genes que sintetizam colágeno (genes *COL4A5* e *COL4A6*) estão entre as alterações genéticas frequentemente observadas.

Os fatores de crescimento com atividade mitogênica, como o fator de transformação do crescimento beta (TGF-β), fator de crescimento fibroblástico (FGF), fator de crescimento de endotélio vascular (VEGF), fator de crescimento derivado de plaquetas (PDGF) e fator de crescimento semelhante à insulina (IGF), desempenham papel central na fisiopatologia do miométrio e desenvolvimento de miomas, principalmente por sua capacidade de modular o crescimento, proliferação e diferenciação celular. SNVs nos genes que codificam esses fatores de crescimento também foram implicados no desenvolvimento da doença.

Evidências dos estudos sobre agregação familiar mostraram que as mulheres com dois ou mais familiares afetados têm 2,2 vezes mais chance de desenvolver mioma uterino do que mulheres com apenas um parente afetado. Além disso, mulheres com familiares de primeiro grau afetadas têm elevado risco de desenvolvimento da doença devido a semelhanças ambientais e genéticas.

ENDOMETRIOSE

A endometriose é uma inflamação crônica que representa uma das doenças ginecológicas benignas mais comuns. É uma condição esteroide-dependente, na qual o tecido histologicamente similar ao endométrio, com glândulas e estroma, cresce fora da cavidade uterina, podendo causar dor pélvica, dismenorreia e infertilidade. Estima-se que aproximadamente 10 a 15% das mulheres em período reprodutivo, cerca de 40% das mulheres com dor pélvica e 50% das mulheres com problemas de fertilidade possuam essa doença.

É uma doença multifatorial que inclui fatores hormonais, ambientais, bioquímicos, genéticos e imunológicos. A origem genética da endometriose foi baseada em estudos familiais que evidenciaram maior incidência da doença em parentes de primeiro grau de mulheres acometidas, de 4,3 a 6,9%, em relação a parentes de mulheres não doentes, de 0,6 a 2,0%. Diversos estudos confirmaram um componente de herança genética para a endometriose. Especificamente, em um relato de 100 famílias com endometriose de seis países diferentes, 19 pares de mãe-filha e 56 pares de irmãs compartilhavam a doença. Baseado em estudos de gêmeas, a herdabilidade da condição é estimada em aproximadamente 50%, enfatizando, assim, a importância da contribuição genética para a etiologia e a patogênese da doença.

Vários estudos na literatura evidenciam alterações no material genético de mulheres com endometriose em comparação com mulheres sem a doença. As principais divergências moleculares estão relacionadas a processos envolvidos na regulação do ciclo celular, adesão celular, angiogênese, sistema imunológico, entre outros. Embora muitos estudos de genes candidatos tenham sido realizados para investigar hipóteses para a base genética da endometriose, eles geralmente não conseguiram produzir resultados replicáveis, uma observação que é típica no campo da doença complexa.

Recentemente, foi realizada uma metanálise dos estudos do genoma completo ou GWA (*genome wide association*) que incluíram mais de 11.000 casos de endometriose e mais 30.000 controles, e os resultados revelaram associação significativa de seis *loci* que são polimórficos: rs7521902 perto do gene *WNT4*, que desempenha papel importante no desenvolvimento do sistema reprodutivo feminino e esteroidogênese; rs10859871 perto do gene *VEZT*, que participa da adesão celular; rs12700667 em 7p15.2; rs1537377 perto do gene *CDKN2B-AS1*, envolvido na progressão do ciclo celular; rs7739264 perto do gene *ID4*, com importante papel na proliferação celular; e rs13394619 no gene *GREB1*, um componente essencial do complexo de transcrição dos receptores de estrogênio.

Embora uma revisão da Cochrane e diretrizes internacionais não recomendem atualmente o uso de biomarcadores diagnósticos para endometriose devido à sua baixa precisão relatada em estudos anteriores, um estudo de 2022 (estudo ENDO-miRNA, NCT04728152) identificou uma assinatura de 109 miRNAs na saliva de 200 mulheres com dor pélvica crônica e sintomas sugestivos de endometriose. Todas as pacientes foram submetidas a procedimento laparoscópico e/ou ressonância magnética nuclear. Os procedimentos laparoscópicos foram analisados por dois operadores cegos aos sintomas e achados de imagem para confirmar a presença ou ausência de endometriose. Dentre as mulheres estudadas, 76,5% foram diagnosticas com endometriose e 23,5% sem endometriose (controles). A assinatura do miRNA foi desenvolvida usando uma combinação de sequenciamento de nova geração (NGS) para a identificação do perfil de expressão de miRNA em todo o genoma e inteligência artificial (IA). O painel de 109 miRNAs apresentou sensibilidade de 96%, especificidade de 100% e acurácia de 98,3% para diagnosticar endometriose. Além disso, um estudo prospectivo e multicêntrico para validação externa da precisão diagnóstica desse painel observou, na análise provisória inicial de 200 pacientes, sensibilidade de 96,2% (intervalo de confiança de 95% [95% IC] 93,7 a 97,3%), especificidade de 95,1% (95% IC 85,2 a 99,1%), valor preditivo positivo de 95,1% (95% IC 85,2 a 99,1%), valor preditivo negativo de 86,7% (95% IC 77,6 a 90,3%), razão de verossimilhança positiva de 19,7 (95% IC 6,3 a 108,8), razão de verossimilhança negativa de 0,04 (95% IC 0,03 a 0,07) e acurácia (área sobre a curva) de 96% (95% IC 92 a 98%), confirmando o desempenho diagnóstico e a reprodutibilidade da assinatura do miRNA da saliva para endometriose.

Poluentes ambientais também têm sido implicados na fisiopatologia da endometriose, uma vez que podem levar à modificação epigenética de genes críticos, resultando em expressão gênica alterada. Numerosos compostos naturais e sintéticos podem interferir no eixo reprodutivo, resultando em diminuição da fertilidade, perdas gestacionais e aumento de doenças ginecológicas. Tais compostos são denominados "desreguladores endócrinos" e podem interagir com um receptor de hormônios ou alterar o metabolismo de um hormônio em um órgão endócrino.

Estudos demonstraram que a exposição à dioxina (TCDD, dioxina 2,3,7,8-tetraclorodibenzo-p-dioxina) estava associada com o aumento da prevalência e a gravidade da endometriose. A exposição humana e animal à dioxina não só afeta níveis de receptores esteroides e a expressão gênica, mas também pode afetar o metabolismo dos hormônios esteroides e o transporte sérico. A dioxina diminui a relação da expressão do receptor de progesterona B (PR-B) e A (PR-A), alterando a expressão de progesterona. Além disso, modula a produção local e a ação de citocinas endometriais, causando desregulação do sistema imunológico do trato reprodutivo.

Concentrações plasmáticas de ftalatos foram associadas à endometriose em um estudo italiano que sugeriu pela primeira vez a relação entre os ftalatos e a fisiopatologia da doença. Os resultados demonstraram que as mulheres com endometriose tinham concentrações maiores de DEHP [di-(2-etil-exil) ftalato], composto do grupo dos ftalatos, no soro em relação aos controles, e que 92,6% delas tinham níveis aumentados de DEHP no fluido peritoneal, mas nenhuma relação foi encontrada entre as concentrações de DEHP e o estágio da endometriose.

Os bisfenóis A e B também foram implicados na endometriose em um estudo que mostrou altas concentrações de bisfenóis A e B em mulheres com endometriose, enquanto tal composto não foi encontrado em nenhuma mulher do grupo controle. A interação entre o bisfenol A e/ou B com os receptores estrogênicos produz a ativação do mesmo fator de transcrição, o 17-β-estradiol, localizado próximo à região promotora do gene da aromatase. Esse mecanismo, provavelmente, determina a atividade da aromatase e, consequentemente, a produção de estrogênio, favorecendo a proliferação e a inflamação características da endometriose.

CÂNCER DE MAMA E OUTROS CÂNCERES GINECOLÓGICOS

O câncer de mama é o tipo de câncer mais comum entre as mulheres no mundo e no Brasil, depois do câncer de pele não melanoma, respondendo por cerca de 29,7% dos casos novos a cada ano. É relativamente menos frequente antes dos 35 anos e, acima dessa idade, sua incidência cresce progressivamente, especialmente após os 50 anos. No Brasil, há um crescimento de 25% no número de novos casos a cada ano. Segundo dados do Instituto Nacional de Câncer (INCA) é esperado o surgimento de mais de 73 mil casos entre os anos de 2023 e 2025.

O câncer de mama e/ou o câncer de ovário estão presentes em várias síndromes de predisposição hereditária ao câncer autossômicas dominantes, embora estejam mais fortemente associados a mutações germinativas nos genes *BRCA1* e *BRCA2*, em cerca de 5 a 10% dos casos. As variantes patogênicas nesses genes são os preditores mais poderosos do desenvolvimento de câncer de mama e ovário, e as portadoras têm risco de desenvolvimento de 40 a 80% de câncer de mama e de 11 a 50% de câncer de ovário. Outros genes, como *PALB2*, *TP53* (associado à síndrome de Li-Fraumeni), *PTEN* (associado à síndrome de Cowden), *CDH1* (associado à síndrome do câncer gástrico difuso hereditário) e *STK11* (associado à síndrome de Peutz-Jeghers), conferem risco para ambos os tipos de câncer, com penetrância relativamente alta, e aumentam mais de quatro vezes o risco relativo de câncer de mama, sendo classificados como genes de alto risco. Já os genes de moderada penetrância como *CHEK2* e *ATM* aumentam de 1,5 a 4 vezes o risco relativo de câncer de mama e são classificados como genes de moderado risco.

Estudos abrangentes recentes destacaram que variantes patogênicas em genes distintos (*ATM*, *BRCA1*, *BRCA2*, *CHEK2*, *PALB2*, *RAD51C* e *RAD51D*) mostraram uma correlação substancial com risco de câncer de mama.

Um estudo brasileiro recentemente publicado avaliou por meio de um painel multigênico (contemplando de 20 a 38 genes) 1.663 mulheres com câncer de mama. Os autores identificaram que 20,1% das pacientes apresentavam variantes patogênicas ou provavelmente patogênicas. As variantes nos genes *BRCA1* e *BRCA2* foram as mais frequentemente encontradas na população brasileira estudada (47,7%). O gene *TP53* ocupou a terceira posição em relação à frequência (10,5%), seguido dos genes *MUTYH* (9,9%), *ATM* (8,8%), *CHEK2* (6,2%) e *PALB2* (5,1%). Esta é a maior coorte nacional de pacientes com câncer de mama que foram submetidas ao teste de painel multigênico relatada até o momento.

O câncer de endométrio hereditário é mais comumente associado à síndrome de Lynch, uma condição causada por variantes patogênicas hereditárias nos genes de reparo do DNA: *MLH1*, *MSH2*, *MSH6*, *PMS2* e *EPCAM*. O câncer colorretal e, em menor grau, os cânceres de ovário e estômago também estão associados à síndrome de Lynch.

As pacientes com síndrome de predisposição hereditária ao câncer de mama e ovário ou outros cânceres ginecológicos podem se beneficiar da cirurgia de redução de risco, por exemplo, mastectomia e salpingo-ooforectomia, quimioprevenção e abordagens de vigilância reforçada, portanto a identificação das portadoras é crucial para a prevenção e o controle do câncer. Assim, a avaliação genética do risco de câncer e os testes genéticos devem ser uma opção para pacientes cuja história pessoal e/ou familiar sugira predisposição hereditária ao câncer. Além disso, outros familiares de um indivíduo afetado podem estar em risco para o câncer hereditário, tornando a família informada dos riscos e cuidados que devem ter ao longo da vida.

DOENÇAS RARAS

O conceito de doença rara (DR), segundo a Organização Mundial da Saúde (OMS), é a doença que afeta até 65 pessoas em cada 100 mil indivíduos, ou seja, 1,3 para cada 2.000 pessoas. Existem de 6 a 8 mil tipos de doenças raras, em que 30% dos pacientes morrem antes dos 5 anos de idade; 75% delas afetam crianças e 80% têm origem genética.

Cerca de 400 milhões de pessoas no mundo sofrem com doenças raras, o que representa 8% da população. No Brasil, aproximadamente 6 a 8% da população (cerca de 15 milhões de brasileiros) podem ter algum tipo de doença rara. O desafio torna-se ainda maior considerando que 95% delas não possuem tratamento específico e dependem de uma rede de cuidados paliativos bem estruturada, que assegure melhor qualidade de vida aos pacientes atendidos.

As doenças raras podem ter impacto na fertilidade dos portadores, além do grande potencial de transmissão para a prole. Nesses casos, o aconselhamento genético é imprescindível. Além disso, testes de portadores e tratamento de reprodução assistida associado ao diagnóstico genético do embrião podem ser oferecidos como alternativas para evitar a recorrência da doença.

ACONSELHAMENTO GENÉTICO

Aconselhamento genético é o processo de informação sobre a ocorrência ou risco de recorrência de uma doença hereditária e/ou genética na família, auxiliando no entendimento das implicações médicas, psicológicas e familiares da doença. Consiste na confirmação ou diagnóstico de uma condição genética por meio da interpretação de histórias familiares e médicas, além do exame físico e interpretação de exames complementares; educação sobre o modo de herança; testes diagnósticos/triagem; manejo da doença mais apropriado de acordo com as metas de planejamento familiar, padrões éticos, morais e religiosos da paciente; risco de recorrência, diagnóstico pré-natal e opções para a prevenção de transmissão para a prole, tais como testes de triagem de portador, reprodução humana assistida com diagnóstico genético pré-implantação (PGD – *preimplantation genetic diagnosis*), ovodoação ou útero de substituição. É fundamental fornecer informações relevantes para que o paciente possa tomar uma decisão autônoma, avaliando as vantagens e desvantagens das consequências e cursos da ação.

É fundamental também o conhecimento das bases da genética humana e médica, bem como das indicações e limitações das tecnologias de triagem e diagnóstico. Em virtude da complexidade de um acompanhamento genético, é necessária a atuação de uma equipe multiprofissional. Além disso, acompanhamento psicológico é fundamental.

CONSIDERAÇÕES FINAIS

O recente avanço da genética médica e genômica, em virtude das novas ferramentas de investigação, fez com que esse conhecimento não fosse mais restrito aos geneticistas e passou a fazer parte das diversas especialidades médicas, incluindo a ginecologia e obstetrícia. Além disso, as novas técnicas genéticas moleculares, conjuntamente com a melhor caracterização clínica das pacientes com distúrbios ginecológicos, levaram ao avanço na compreensão de seus mecanismos moleculares, propiciando o desenvolvimento de novas opções diagnósticas e terapêuticas.

Em um futuro próximo, não haverá tratamento médico sem um conhecimento profundo sobre genética e farmacogenética. Não haverá espaço para tratamentos medicamentosos realizados por tentativa e erro. A possibilidade de correção de erros gênicos por meio de técnicas recentemente desenvolvidas, tais como CRISPR (*Clustered Regularly Interspaced Short Palindromic Repeats Cas9*), abrirá novos horizontes para a medicina no século XXI. Cabe ao ginecologista moderno adquirir os conhecimentos necessários para entrar nesse novo universo de conhecimento.

REFERÊNCIAS BIBLIOGRÁFICAS

ALEMAR, B. *et al*. BRCA1 and BRCA2 mutational profile and prevalence in hereditary breast and ovarian cancer (HBOC) probands from Southern Brazil: are international testing criteria appropriate for this specific population? *PLoS One*, v. 12, n. 11, 2017.

AMIRI, K.; HAGERMAN, R. J.; HAGERMAN, P. J. Fragile X-associated tremor/ataxia syndrome: an aging face of the fragile X gene. *Archives of Neurology*, v. 65, n. 1, p. 19-25, 2008.

ARUMUGAM, B.; SAMUEL, C. R.; THYAGARAJAN, S. S. Balanced autosomal translocations in two women reporting recurrent miscarriage. *Journal of Clinical and Diagnostic Research*, v. 10, n. 12, p. GD01-03, 2016.

AYMÉ, S. State of the art of rare disease activities in Europe: a EUCERD perspective. *Orphanet Journal of Rare Diseases*, v. 7, n. A1, p. 1-3, 2012.

BARBOSA, C. P. *et al*. The effect of hormones on endometriosis development. *Minerva Ginecologica*, v. 63, n. 4, p. 375-386, 2011.

BARILI V. *et al*. Genetic basis of breast and ovarian cancer: approaches and lessons learnt from three decades of inherited predisposition testing. *Genes*, v. 15, n. 2, p. 219, 2024.

BENDIFALLAH, S. *et al*. Salivary MicroRNA signature for diagnosis of endometriosis. *Journal of Clinical Medicine*, v. 11, n. 3, p. 612, 2022.

BENDIFALLAH, S. *et al*. Validation of a salivary miRNA signature of endometriosis - interim data. *NEJM Evidence*, v. 2, n. 7, p. 1-11, 2023.

BERNARD, V. *et al*. Spontaneous fertility and pregnancy outcomes amongst 480 women with Turner syndrome. *Human Reproduction*, v. 31, n. 4, p. 782-788, 2016.

BIANCO, B. *et al*. Clinical implications of the detection of Y-chromosome mosaicism in Turner's syndrome: report of 3 cases. *Fertility and Sterility*, v. 90, n. 4, p. 1197.e17-e20, 2008.

BIANCO, B. *et al*. SRY gene increases the risk of developing gonadoblastoma and/or nontumoral gonadal lesions in Turner syndrome. *International Journal of Gynecological Pathology*, v. 28, n. 2, p. 197-202, 2009.

BIANCO, B. *et al*. The possible role of genetic variants in autoimmune-related genes in the development of endometriosis. *Human Immunology*, v. 73, n. 3, p. 306-315, 2012.

BIANCO, B. *et al*. The role of the endocrine disruptors in the physiopathology of endometriosis: review of literature. *Arquivos Brasileiros de Ciências da Saúde*, v. 35, n. 2, p. 103-110, 2010.

BICHOFF, F. Z.; SIMPSON, J. L. Heritability and molecular genetic studies of endometriosis. *Human Reproduction Update*, v. 6, n. 1, p. 37-44, 2000.

BIDET, M.; BACHELOT, A.; TOURAINE, P. Premature ovarian failure: predictability of intermittent ovarian function and response to ovulation induction agents. *Current Opinion in Obstetrics Gynaecology*, v. 20, n. 4, p. 416-420, 2008.

BORGHESE, B. *et al*. Recent insights on the genetics and epigenetics of endometriosis. *Clinical Genetics*, v. 91, n. 2, p. 254-264, 2017.

BRUNONI, D. *et al*. Genitais externos ambíguos e estados intersexuais. *In*: BRUNONI, D.; PEREZ, A. B. A. *Genética médica: guia de medicina ambulatorial e hospitalar da EPM-Unifesp*. São Paulo: Manole, 2007.

BUYUKCELEBI, K. *et al*. Integrating leiomyoma genetics, epigenomics, and single-cell transcriptomics reveals causal genetic variants, genes, and cell types. *Nature Communications*, v. 15, n. 1169, p. 1-14, 2024.

CALANCHINI, M. *et al*. Fertility issues and pregnancy outcomes in Turner syndrome. *Fertility and Sterility*, v. 114, n. 1, p. 144-154, 2020.

CHOUSSEIN, S. *et al*. Mullerian dysgenesis: a critical review of the literature. *Archives of Gynecology and Obstetrics*, v. 295, p. 1369-1381, 2017.

CHRISTOFOLINI, D. M. *et al*. Síndrome de tremor e ataxia associada ao X frágil: rastreamento por PCR em amostras de idosos. *Arquivos Brasileiros de Ciências da Saúde*, v. 34, n. 1, p. 22-26, 2009.

CONWAY, G. S. *et al*. Fragile X premutations in familial premature ovarian failure. *The Lancet*, v. 346, n. 8970, p. 309-310, 1995.

CORDTS, E. B. *et al*. Genetic aspects of premature ovarian failure: a literature review. *Archives of Gynecology and Obstetrics*, v. 283, p. 635-643, 2011.

EURORDIS – Rare Disease Europe. Disponível em: https://www.eurordis.org/about-eurordis. Acesso em: 19 jan. 2018.

FASSNACHT, W. *et al*. Premature ovarian failure (POF) syndrome: towards the molecular clinical analysis of its genetic complexity. *Current Medicinal Chemistry*, v. 13, n. 12, p. 1397-1410, 2006.

GALLAGHER, C. S.; MORTON, C. C. Genetic association studies in uterine fibroids: risk alleles presage the path to personalized therapies. *Seminars in Reproductive Medicine*: Thieme Medical Publishers, v. 34, n. 4, p. 235-241, 2016.

GOSWAMI, D.; CONWAY, G. S. Premature ovarian failure. *Human Reproduction Update*, v. 11, n. 4, p. 391-410, 2005.

GUINDALINI, R. S. C. *et al*. Detection of germline variants in Brazilian breast cancer patients using multigene panel testing. *Scientific Reports*, v. 12, n. 4190, p. 1-12, 2022.

GRECO, C. M. *et al*. Neuropathology of fragile X-associated tremor/ataxia syndrome (FXTAS). *Brain*, v. 129, n. 1, p. 243-255, 2006.

INSTITUTO NACIONAL DE CÂNCER. Disponível em: http://www2.inca.gov.br/wps/wcm/connect/tiposdecancer/site/home/mama/cancer_mama. Acesso em: 18 jan. 2018.

LAGANÀ, A. S. et al. Epigenetic and genetic landscape of uterine leiomyomas: a current view over a common gynecological disease. *Archives of Gynecology and Obstetrics*, v. 296, p. 855-867, 2017.

LIPAY, M. V.; BIANCO, B.; VERRESCHI, I. T. Gonadal dysgenesis and tumors: genetic and clinical features. *Arquivos Brasileiros de Endocrinologia & Metabologia*, v. 49, n. 1, p. 60-70, 2005.

LIPPE, B. Turner syndrome. *Endocrinology and Metabolism Clinics of North America*, v. 20, n. 1, p. 121-152, 199.

METCALFE, S. A. Genetic counselling, patient education, and informed decision-making in the genomic era. *Seminars in Fetal and Neonatal Medicine*, v. 23, n. 2, p. 142-149, 2018.

MINISTÉRIO DA SAÚDE. Diretriz para atenção integral às pessoas com doenças raras no Sistema Único de Saúde – SUS. Disponível em: https://bvsms.saude.gov.br/bvs/publicacoes/diretrizes_atencao_integral_pessoa_doencas_raras_SUS.pdf. Acesso em: 19 jan. 2018.

MORIN, S. J. et al. Translocations, inversions and other chromosome rearrangements. *Fertility and Sterility*, v. 107, n. 1, p. 19-26, 2017.

MURRAY, A. et al. Microdeletions in FMR2 may be a significant cause of premature ovarian failure. *Journal of Medical Genetics*, v. 36, n. 10, p. 767-770, 1999.

OGATA, T.; MATSUO, N. Turner syndrome and female sex chromosome aberrations: deduction of the principal factors involved in the development of clinical features. *Human Genetics*, v. 95, p. 607-629, 1995.

OLIVEIRA, R. M. et al. Y chromosome in Turner syndrome: review of the literature. *Sao Paulo Medical Journal*, v. 127, n. 6, p. 373-378, 2009.

PDQ CANCER GENETICS EDITORIAL BOARD. Genetics of breast and gynecologic cancers (PDQ®): health professional version. *PDQ Cancer Information Summaries*, 2002.

PIETZSCH, M. et al. Cohort of 469 Mayer-Rokitansky-Küster-Hauser Syndrome patients-associated malformations, syndromes, and heterogeneity of the phenotype. *Journal of Clinical Medicine*, v. 13, n. 607, p. 1-15, 2024.

SÉGOLÈNE, A.; CHARLOTTE, R. The European Union Committee of Experts on Rare Diseases: three productive years at the service of the rare disease community. *Orphanet Journal of Rare Diseases*, v. 9, n. 30, p. 1-7, 2014.

SHERMAN, S. L. Premature ovarian failure in the fragile X syndrome. *American Journal of Medical Genetics*, v. 97, n. 3, p. 189-194, 2000.

SIMPSON, J. L.; RAJKOVIC, A. Ovarian differentiation and gonadal failure. *American Journal of Medical Genetics*, v. 89, n. 4, p. 186-200, 1999.

TARTAGLIA, N. R. et al. A review of trisomy X (47, XXX). *Orphanet Journal of Rara Diseases*, v. 5, n. 8, p. 1-9, 2010.

VAN KASTEREN, Y.; SCHOEMAKER, J. Premature ovarian failure: a systematic review on therapeutic interventions to restore ovarian function and achieve pregnancy. *Human Reproduction Update*, v. 5, n. 5, p. 483-492, 1999.

VILODRE, L. C. et al. Premature ovarian failure: present aspects. *Arquivos Brasileiros de Endocrinologia & Metabologia*, v. 51, n. 6, p. 920-929, 2007.

ZHOU, Y. et al. MiR-497-3p induces Premature ovarian failure by targeting KLF4 to inactivate Klotho/PI3K/AKT/mTOR signaling pathway. *Cytokine*, v. 170, n. 156294, 2023.

CAPÍTULO 19
Imagem em Mastologia

Giuliano Tosello • Tereza Cristina Ferreira de Oliveira • Adriana Vianna Cançado • Eduardo Carvalho Pessoa • Henrique Lima Couto

INTRODUÇÃO

Os exames de imagem da mama nos auxiliam no rastreamento do câncer e no diagnóstico das doenças mamárias. A mamografia (MMG) é a ferramenta de rastreamento do câncer de mama por ter comprovação científica de diminuição de mortalidade para quem o faz rotineiramente, ou seja, indicada principalmente a pacientes assintomáticas e sem alterações de exame físico. A ultrassonografia (USG) é a principal ferramenta diagnóstica, principalmente em alterações clínicas, como nódulos palpáveis ou em complemento a achados mamográficos, como assimetrias, nódulos e distorções arquiteturais. O Capítulo 83 abordará o rastreamento e a propedêutica mamária, incluindo as biopsias. Dessa forma, vamos abordar, de forma simples e com imagens de casos clínicos reais, as principais doenças mamárias seguindo as diretrizes do BI-RADS®.

AVALIAÇÃO DAS LESÕES MAMÁRIAS

Lesões nodulares

As lesões nodulares são muito frequentes nos exames de imagem da mama e se apresentam com diferentes achados nos diversos métodos. Lesões malignas e benignas podem se apresentar dessa forma, podendo ser palpáveis ou não. Quando estamos diante de nódulos palpáveis, a USG é a nossa principal ferramenta diagnóstica.

Descritivos das lesões

Os nódulos mamários são, por definição, imagens visibilizadas em duas incidências mamográficas. Se vistos em apenas uma incidência, são chamados "assimetrias" até que sua tridimensionalidade seja confirmada. Os descritores de formas e margens dos nódulos são semelhantes na MMG, USG e ressonância magnética (RM), seguindo orientação do BI-RADS®.

Formas

As formas dos nódulos na MMG e USG são apresentadas na Figura 19.1.

Margens

São classificadas como circunscritas (bem definidas) ou não circunscritas. As margens não circunscritas são subdivididas em: microlobuladas, obscurecidas (quando parte do seu contorno fica escondido pelo parênquima adjacente), indistintas (mal definidas) e espiculadas (Figuras 19.2 e 19.3).

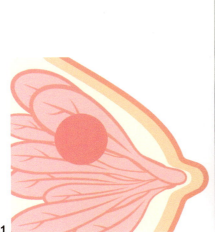
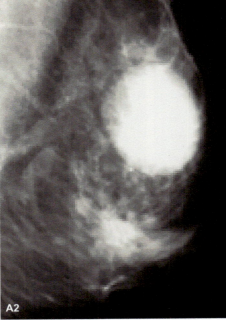
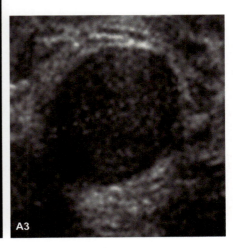

Figura 19.1 Formas dos nódulos na mamografia e ultrassonografia. **A.** Redondo. (*continua*)

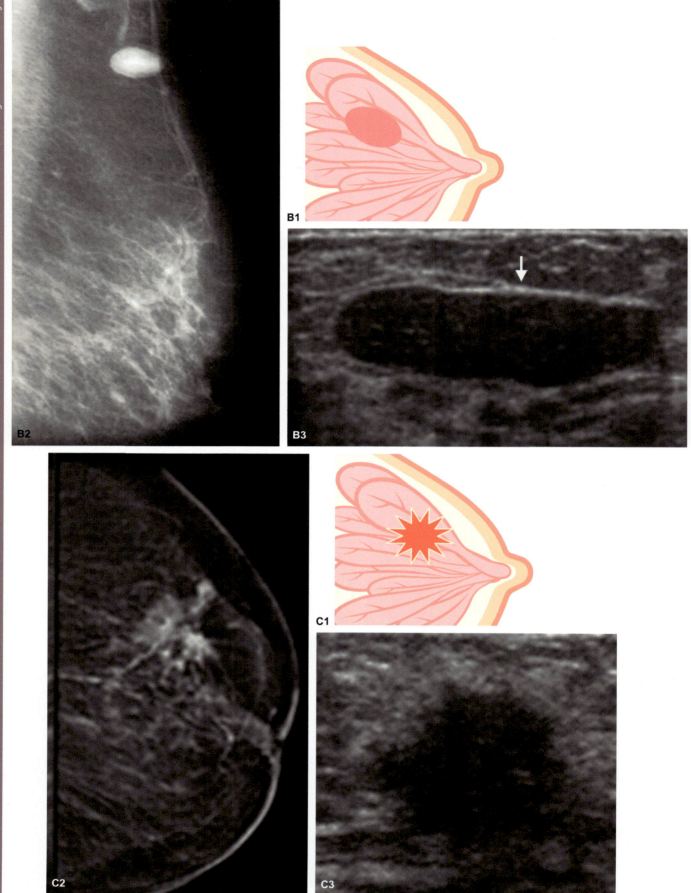

Figura 19.1 (*Continuação*) Formas dos nódulos na mamografia e ultrassonografia. **B.** Oval. **C.** Irregular.

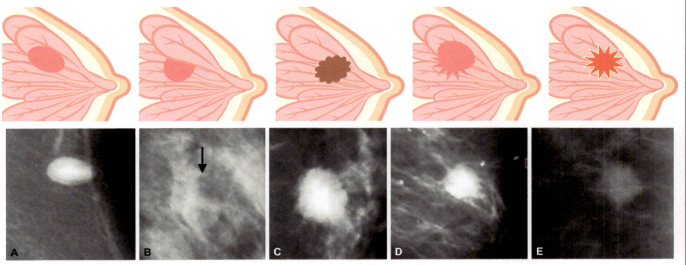

Figura 19.2 Margens na mamografia. **A.** Circunscritas. **B.** Obscurecidas. **C.** Microlobuladas. **D.** Indistintas. **E.** Espiculadas.

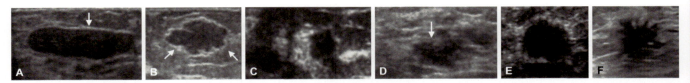

Figura 19.3 Margens na ultrassonografia. **A.** Margens circunscritas (bem definidas), com as demais não circunscritas, **B.** Microlobuladas. **C.** Anguladas. **D.** Margens indistintas. **E.** Nódulo com halo ecogênico, sugerindo invasão do tecido mamário. **F.** Margens espiculadas.

Deve-se lembrar que, toda vez que houver um nódulo de forma não oval ou com margens não circunscritas, temos um nódulo suspeito para malignidade, classificado nas categorias 4 ou 5 do BI-RADS®, sendo indicada avaliação histológica.

Densidade

Mamografia

A densidade mamográfica de um nódulo é descrita comparando a atenuação dos raios X em relação ao igual volume de tecido fibroglandular (Figura 19.4).

Ultrassonografia

A densidade nos nódulos à USG é descrita comparando-os com o tecido adiposo mamário (Figura 19.5).

A USG apresenta alguns descritores próprios, como as características acústicas posteriores (Figura 19.6), orientação do maior eixo do nódulo em relação à pele e a presença ou ausência de vascularização (Figura 19.7).

Categorias de avaliação e orientação de conduta

Na avaliação por exames de imagens, os achados novos e aqueles em evolução são mais preocupantes. Levando em consideração o aspecto dos achados, os exames são classificados em categorias e para cada uma delas é atribuída uma orientação de conduta.

Lesões classificadas como BI-RADS® 2

São lesões sabidamente benignas, sem nenhuma evidência de malignidade. Assim como a categoria 1 de BI-RADS®, essa é uma avaliação normal, porém o radiologista opta por descrever lesões benignas no laudo mamográfico. Ambas devem ser acompanhadas pela recomendação de conduta do rastreamento de rotina. Nesse grupo, são descritos linfonodos intramamários, fibroadenomas calcificados, lesões contendo gordura (lipoma, fibroadenolipoma, cistos oleosos, galactocele), distorções pós-cirúrgicas, calcificações benignas, implantes, entre outros.

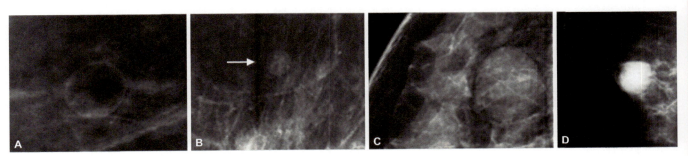

Figura 19.4 Densidade mamográfica: radiotransparente. Contém gordura (**A**); baixa densidade (**B**); densidade igual (**C**); alta densidade (**D**).

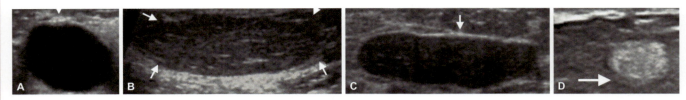

Figura 19.5 Densidade à ultrassonografia. **A.** Anecoico. **B.** Isoecoico – ecogenicidade semelhante ao tecido adiposo. **C.** Hipoecoico – ecogenicidade menor que o tecido adiposo. **D.** Hiperecogênico – ecogenicidade maior que o tecido adiposo.

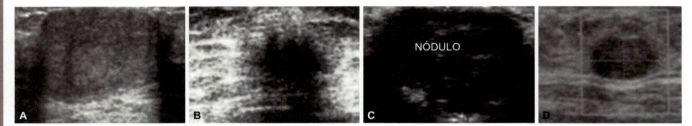

Figura 19.6 Características acústicas posteriores devido à atenuação do nódulo em relação a sua transmissão acústica. **A.** Nódulo sólido com reforço posterior. **B.** Nódulo sólido com sombra posterior. **C.** Nódulo com sombra e reforço posterior. **D.** Nódulo sem reforço ou sombra posterior.

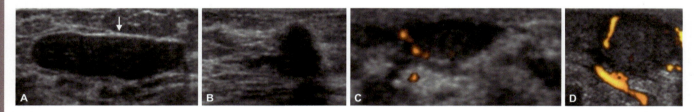

Figura 19.7 A e **B.** Orientação dos nódulos em relação à pele. **A.** Nódulo paralelo à pele, ou orientação horizontal. **B.** Orientação não paralela à pele ou vertical, nódulo mais alto que largo. **C** e **D.** Nódulos vascularizados. **C.** Vascularização periférica, característica de lesões benignas. **D.** Vascularização central, exuberante característica de lesões suspeitas.

Cistos mamários

São frequentes, facilmente caracterizados pela USG, podendo aumentar ou diminuir de tamanho de acordo com a época do ciclo menstrual e a faixa etária.

Mamografia

Apresentam-se como nódulos de forma oval, redondos ou lobulados, com margens circunscritas ou obscurecidas (Figura 19.8). Em relação à densidade, como os líquidos na mamografia têm a mesma densidade de tecidos moles, não se consegue distingui-los dos nódulos sólidos. Esse fato faz com que os nódulos vistos pela primeira vez à MMG sejam classificados como BI-RADS® 0, sendo necessária a realização da USG para defini-los. Em exame conjunto, na confirmação de cisto à USG, a mamografia será classificada como categoria BI-RADS® 2.

Ultrassonografia

Os cistos simples são anecoicos, circunscritos, com paredes finas, a maioria apresenta reforço posterior, podendo exibir finas sombras laterais. Além do cisto simples, também podem ser

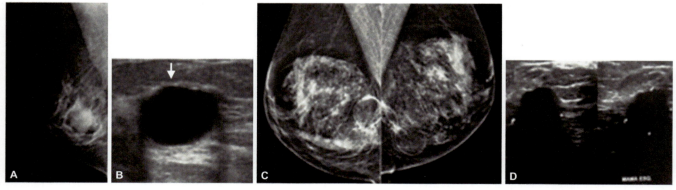

Figura 19.8 A. À mamografia (MMG), nódulo oval, de densidade igual, obscurecido, na região central de mama direita (**B**), correspondendo a cisto simples à ultrassonografia (USG) realizada em conjunto. **C.** MMG com a presença de vários nódulos bilaterais, redondos, com o centro radiolucente, circunscritos, com fina cápsula radiodensa, em paciente com mamoplastia prévia, sugestivo de esteatonecrose. **D.** Na USG realizada em conjunto, observa-se a presença de nódulos anecoicos com sombra posterior, confirmando cistos oleosos/esteatonecrose.

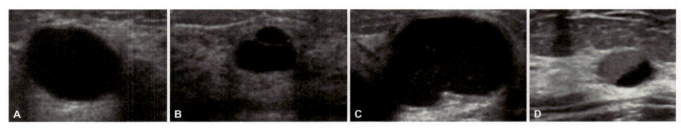

Figura 19.9 A. Cisto simples. **B.** Cisto septado. **C.** Cisto com *debris*. **D.** Cisto com nível líquido.

classificados como BI-RADS® 2: cistos com cristais móveis de colesterol, cistos com leite de cálcio, cistos com finos septos, cistos lipídicos, cistos com paredes calcificadas, cistos de origem cutânea e cistos com nível líquido/gordura e cistos sebáceos (Figura 19.9).

Lipoma

São nódulos compostos de células adiposas maduras.

Mamografia

Nódulo completamente adiposo (radiolucente) que pode comprimir o parênquima adjacente. A distinção da gordura mamária é feita pela presença de fina cápsula representada por linha branca na sua margem, vista em duas projeções. (Figura 19.10).

Ultrassonografia

Em geral, encontram-se no tecido gorduroso subcutâneo superficialmente, mas podem ocorrer em qualquer lugar, mesmo dentro do músculo peitoral. São nódulos discretamente hiperecogênicos em relação à gordura subcutânea, ovais e circunscritos. Quando muito volumosos, podem se apresentar como isoecoicos.

Galactocele

São cistos de retenção devido à oclusão de ductos lactíferos. Em geral, surgem após a interrupção da lactação, mas podem aparecer também durante o aleitamento ou até no terceiro trimestre da gestação (Figura 19.11). O aspecto pode variar com o estágio de desenvolvimento e localização. A fase aguda caracteriza-se pela presença de leite fresco praticamente anecoico, apresentando-se como cistos simples uni ou multiloculados. À medida que envelhecem, tendem a se tornar mais ecogênicos e com conteúdo heterogêneo, devendo ser diferenciados de nódulos sólidos/císticos.

Fibroadenolipoma ou hamartoma

Desenvolvimento de um pseudotumor composto de tecido mamário normal.

Mamografia

Aparência de "mama dentro da mama". Apresenta-se como nódulo oval ou redondo, circunscrito, com quantidade variada de tecido adiposo e tecido fibroglandular, achado patognomônico na mamografia.

Ultrassonografia

Forma oval, parcialmente circunscrito, com a mistura de gordura e tecido fibroglandular, raramente contém cistos (Figura 19.12).

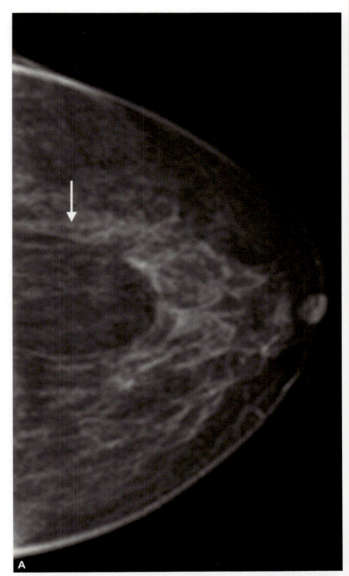
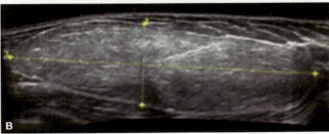

Figura 19.10 A. Mamografia: nódulo radiotransparente, circunscrito, na região retroareolar/posterior da mama esquerda. **B.** À ultrassonografia: nódulo oval, circunscrito, isoecogênico, palpável, correspondendo a lipoma.

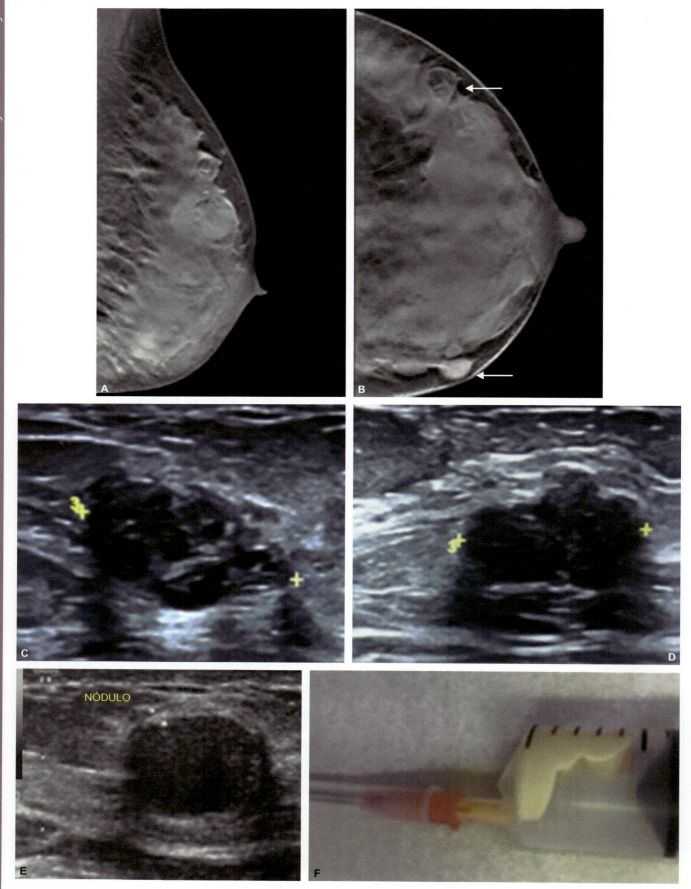

Figura 19.11 Mamografia. **A** e **B.** Paciente lactante apresentando vários nódulos de diferentes radiodensidades, circunscritos, alguns com áreas lucentes de permeio, correspondendo a galactoceles. **C** a **E.** À ultrassonografia, os nódulos apresentam-se como cistos de conteúdo espesso, cistos multisseptados e nódulos sólidos/císticos. **F.** Realizada punção com agulha 40 × 12 mm, que confirmou se tratar de galactocele.

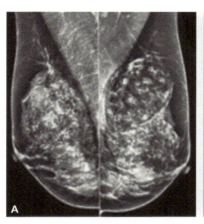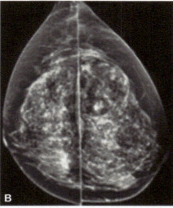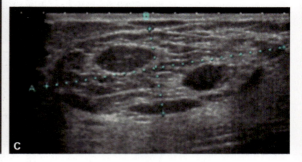

Figura 19.12 Fibroadenolipoma. **A** e **B.** Nódulo circunscrito, oval, de densidade mista no quadrante superolateral de mama esquerda à mamografia (**C**), em correspondência com nódulo oval, circunscrito, isoecogênico, com área hipoecoicas de permeio à ultrassonografia.

Necrose gordurosa (esteatonecrose)

Achado frequente após cirurgias ou traumas na mama, podendo surgir até 5 anos após o evento. Podem ser encontradas após radioterapia e colocação de implantes de silicone.

Mamografia

Na fase aguda, apresentam-se como assimetrias e espessamento do trabecular (edema). Com o passar do tempo, observa-se a presença de nódulos radiolucentes e o aparecimento de calcificações grosseiras, heterogêneas, periféricas, irregulares, podendo ser coalescentes (Figura 19.13).

Ultrassonografia

Na fase aguda, o edema se traduz por aumento da ecogenicidade do tecido mamário. Na fase subaguda, podem surgir nódulos sólidos, cistos com conteúdo espesso e/ou paredes espessadas ou nódulos sólidos/císticos. Já na fase tardia, pode haver aparecimento de calcificações grosseiras com sombra posterior (Figura 19.14).

Lesões classificadas como BI-RADS® 3

As lesões dessa categoria apresentam possibilidade de malignidade < 2%. É um grupo bastante restrito e não se espera que se altere ao longo do tempo. Estão incluídos nesse grupo nódulos sólidos, circunscritos, sem calcificações, calcificações agrupadas redondas ou puntiformes, microcistos agrupados, cistos complicados e algumas outras exceções. Essas lesões são acompanhadas em 6 meses, 1 ano e por um período de 2 a 3 anos. Quando estabelecida sua estabilidade, são reclassificadas como categoria BI-RADS® 2. Caso haja crescimento do seu maior diâmetro maior do que 20% ou perda da forma ovoide ou presença de margens não circunscritas nesse período, serão classificadas como categoria BI-RADS® 4 e submetidas a biopsia.

Fibroadenomas

São tumores que apresentam hiperplasia fibroepitelial e estromal, sendo o tumor mais comum em mulheres em todas as faixas etárias. Apresentam uma grande variabilidade morfológica, podendo sofrer influências hormonais que podem levar a aumento ou involução desses tumores. Algumas lesões podem apresentar crescimento progressivo e/ou causar desconforto e insegurança para as pacientes, sendo indicada sua ressecção cirúrgica. Ao longo do tempo, podem calcificar. Alguns fibroadenomas podem apresentar aspecto atípico, por vezes sendo necessária a avaliação histológica.

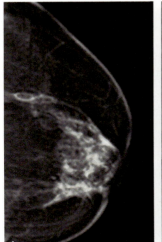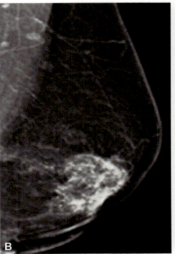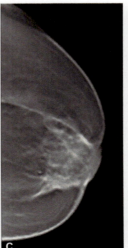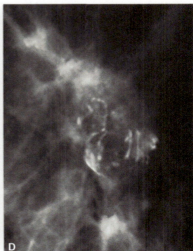

Figura 19.13 **A** e **B.** Paciente submetida a mamoplastia há 2 anos com nódulos radiolucentes, com calcificações parietais e calcificações distróficas na região retroareolar da mama esquerda. **C.** Mesma imagem visualizada com tomossíntese. **D.** Imagem ampliada.

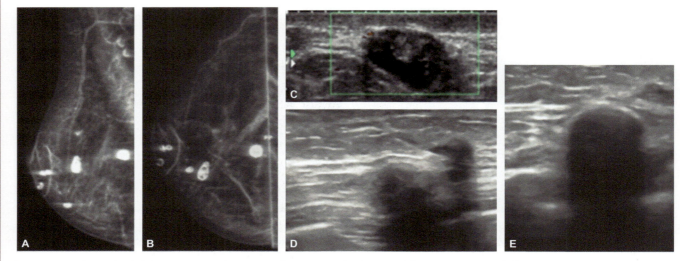

Figura 19.14 Mamoplastia há 5 anos. **A** e **B.** À mamografia, presença de vários nódulos circunscritos, calcificados, correspondendo a áreas de esteatonecrose. À ultrassonografia, correspondiam a nódulo sólido/cístico (**C**), nódulo heterogêneo com sombra posterior (**D**) e nódulo hipoecoico com calcificação parietal que condiciona sombra posterior (**E**).

Diagnóstico diferencial
Adenoma lactacional, cistos, papiloma, tumor filoides, carcinoma ductal, carcinoma mucinoso, carcinoma medular e carcinomas de alto grau histológico e com perfil imuno-histoquímico triplo negativo.

Mamografia
Nódulo circunscrito, ou obscurecido, podendo apresentar macrocalcificações de permeio (Figura 19.15).

Ultrassonografia
Nódulo circunscrito, iso ou hipoecoico, oval (incluindo duas a três macrolobulações), com o maior diâmetro paralelo à pele, em geral conteúdo homogêneo, podendo apresentar vascularização periférica, enquadrando-se na categoria BI-RADS® 3 (Figura 19.16).

Cistos complicados
São nódulos ovais ou redondos, circunscritos, com cápsula imperceptível, em geral com reforço posterior, que pode não estar presente principalmente em cistos pequenos (< 5 mm). Podem ser uniformemente hipoecoicos, apresentar *debris* móveis ou nível líquido que variam de acordo com a posição, os quais podem ser classificados como BI-RADS® 2. Se os *debris* forem homogêneos e hipoecoicos, é difícil distingui-los dos nódulos sólidos. A captação de vascularização ao Doppler auxilia na diferenciação, já a sua

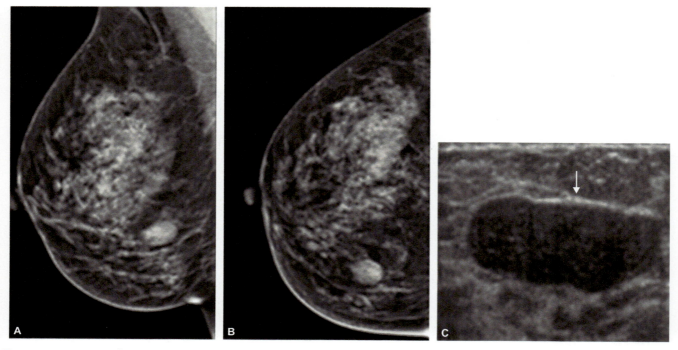

Figura 19.15 Mamografia. **A** e **B.** Nódulo de densidade igual, oval, circunscrito, no quadrante inferomedial da mama direita, terço posterior, medindo 2,5 cm. **C.** À ultrassonografia, nódulo oval, circunscrito, paralelo à pele.

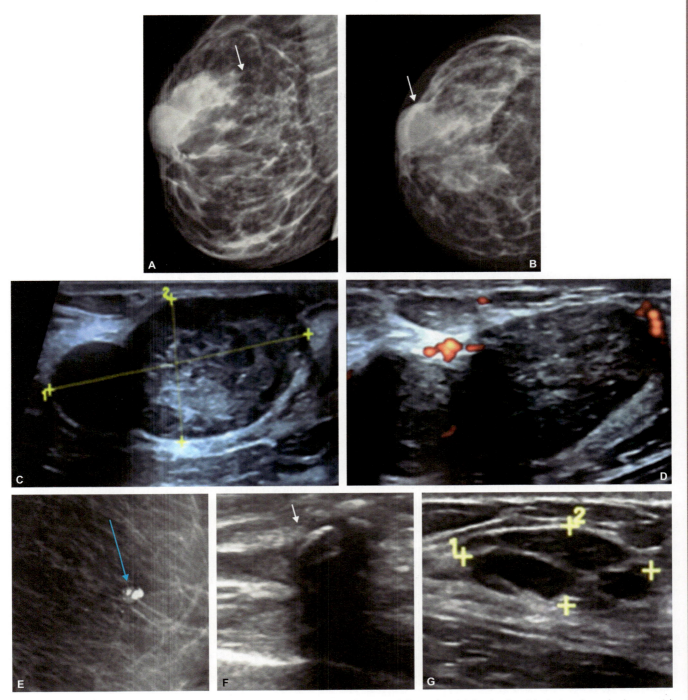

Figura 19.16 A a D. Paciente de 36 anos apresentando, à mamografia (MMG) (**A** e **B**), nódulo de densidade igual, oval, obscurecido, localizado no quadrante superolateral, terço anterior de mama direita. **C** e **D.** À ultrassonografia (USG), nódulo hipoecoico, circunscrito, oval, conteúdo discretamente heterogêneo, com vascularização periférica ao Power Doppler, já biopsiado com AP: fibroadenoma. **E** e **F.** As imagens representam nódulo circunscrito, de densidade igual, contendo calcificações "em pipoca" à MMG (**E**), que corresponde a áreas ecogênicas que condicionam sombra posterior, aspecto característico de calcificações grosseiras à USG (**F**). Na imagem (**G**), observa-se a presença de nódulo hipoecoico, oval, circunscrito, apresentando traves fibrosas de permeio, aspecto observado em alguns fibroadenomas.

ausência não afasta a possibilidade de serem sólidos. Cerca de 12% dos nódulos classificados como cistos complicados são sólidos e 3% destes são malignos. Muitas vezes, a única forma de diferenciar um cisto complicado de um nódulo sólido é por meio da realização de uma punção-biopsia (PAAF) (Figura 19.17). Se múltiplos, podem ser classificados como BI-RADS® 2 e, se únicos, são classificados como BI-RADS® 3.

Microcistos agrupados

São cistos de 2 a 3 mm com finas septações entre eles e sem a presença de componente sólido. Podem ser assim classificados:

- BI-RADS® 2, quando a característica é típica ou se múltiplos
- BI-RADS® 3, se únicos, tendo imagem subótima ou se apresentam individualmente como cistos complicados

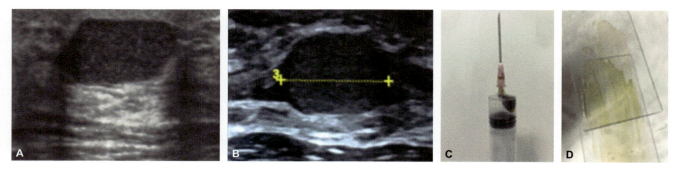

Figura 19.17 A. À ultrassonografia, nódulos hipoecoicos, ovais, circunscritos com reforço posterior. Realizada punção-biopsia do nódulo (**B**), com esvaziamento completo e obtenção de secreção espessa amarelo-esverdeada (**C** e **D**).

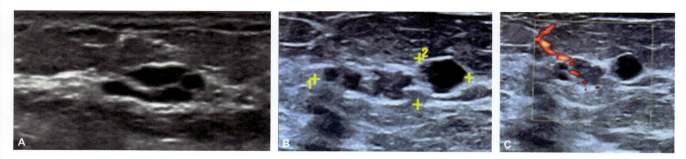

Figura 19.18 A. Paciente de 45 anos com múltiplos cistos e vários microcistos agrupados bilateralmente classificados como BI-RADS® 2. Um deles (**B**) apresentava nódulos hipoecoicos de permeio e vascularização ao Power Doppler (**C**), o qual foi classificado como BI-RADS® 4. AP: compatível com papiloma intraductal com atipia.

- BI-RADS® 4, quando componente sólido de permeio, margens indistintas, vascularizados ou em crescimento rápido. Deve-se ter cautela principalmente com o aparecimento na pós-menopausa (Figura 19.18).

Lesões classificadas como BI-RADS® 4

Nesta categoria, encaixam-se lesões suspeitas de malignidade, mas que necessitam de avaliação histológica para confirmação. O risco de malignidade varia de 2 a 95%. É subdividida em categoria 4A (risco > 2 a ≤ 10%), 4B (risco > 10 e ≤ 50) e 4C (> 50 e < 95%). Todos os nódulos sólidos (hipoecoicos) que não têm a forma oval ou não apresentam as margens circunscritas necessitam de avaliação histológica e se enquadram na categoria BI-RADS® 4 ou 5.

Complexos sólido-císticos (cistos complexos)

São cistos que apresentam componente sólido no seu interior, septos internos espessados ou paredes irregulares e/ou espessadas (≥ 5 mm) ou indistintas, classificados como BI-RADS® 4B (Figura 19.19).

Diagnóstico diferencial

Nódulos sólidos, galactocele, cistos sebáceos, abscesso, câncer triplo negativo, câncer mucinoso e carcinoma medular.

Lesões papilíferas

Papiloma intraductal consiste em uma lesão benigna da mama que necessita de confirmação histológica devido ao diagnóstico diferencial e à possível associação com neoplasia.

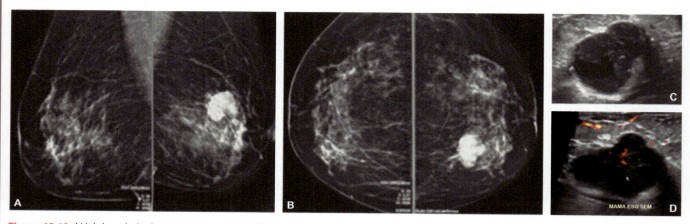

Figura 19.19 Nódulo palpável na mama esquerda há 3 dias. Mamografia. **A** e **B.** Nódulo de alta densidade, irregular, circunscrito, no terço médio do quadrante superomedial da mama esquerda. **C** e **D.** À ultrassonografia, nódulo irregular, sólido/cístico, vascularizado, em correspondência à palpação e ao achado mamográfico. BI-RADS® 4B. AP: carcinoma papilar intracístico.

A localização mais comum é a subareolar, originando-se de ductos centrais calibrosos, em geral solitários. Já os papilomas periféricos podem ser múltiplos, bilaterais, ocorrendo em pacientes mais jovens e apresentam maior risco de câncer. Diagnóstico diferencial deve ser feito com papilomas com atipias e câncer papilífero (análogo ao carcinoma de baixo grau). O resultado de papiloma feito por biopsia percutânea por agulha grossa (*core*) tem indicação de ressecção cirúrgica ou a excisão completa percutânea assistida a vácuo devido ao risco de subestimação.

Mamografia

Como apresenta densidade de tecido mole e localização intraductal, é de difícil diagnóstico pela MMG. Pode se apresentar como imagem tubular devido a ducto dilatado solitário, podendo se associar com calcificações (Figura 19.20).

Ultrassonografia

Apresenta-se como nódulo iso ou hipoecoico circundado por fluido anecoico dentro de um ducto, em geral dilatado, podendo se revelar também como um complexo sólido-cístico. Classificado como BI-RADS® 4 (Figura 19.21).

Tumor filoides

Consiste em uma neoplasia fibroepitelial rara, sendo necessária a sua diferenciação do fibroadenoma, pois são lesões localmente mais agressivas com alta taxa de recidiva local, cujo tratamento-padrão é a ressecção cirúrgica com margens livres. Esses tumores apresentam um padrão morfológico semelhante a uma folha e são divididos histologicamente de acordo com o número de mitoses em benignos, que são a maioria, *borderline* e malignos.

Mamografia

Apresentam-se com aspecto semelhante ao fibroadenoma, em geral únicos, maiores que 3 cm ao diagnóstico, com crescimento rápido (≥ 20% entre os exames de rastreamento) (Figura 19.22).

Ultrassonografia

Aspecto também semelhante ao dos fibroadenomas, tendo algumas pequenas áreas císticas no seu interior. Os *borderline* e malignos podem apresentar áreas de necrose de permeio, sendo mais vascularizados que os tumores filoides benignos.

Lesões malignas nodulares

Carcinoma invasivo do tipo não especial

É a forma mais frequente do câncer invasivo mamário, conhecido anteriormente como "carcinoma ductal invasivo", podendo se apresentar de várias maneiras, como nódulos, distorções ou calcificações. A heterogeneidade do câncer de mama se estende desde um nódulo espiculado até um circunscrito. Entre os extremos, temos uma gama de lesões com características variáveis.

Nódulos espiculados ou estrelados tendem a ser de baixo a médio grau histológico e apresentam crescimento lento, que permite uma intensa resposta desmoplásica do hospedeiro, produzindo espiculações e sombra posterior (Figura 19.23). Esses nódulos apresentam poucas células e, por isso mesmo, têm pouca necessidade de sangue, sendo, portanto, pouco vascularizados. Esse aspecto morfológico está associado a carcinomas mais bem diferenciados, de baixo grau nuclear e com a presença de receptores de estrogênio e de progesterona positivos à imuno-histoquímica, ou seja, esse aspecto morfológico está mais associado aos tumores denominados "luminais".

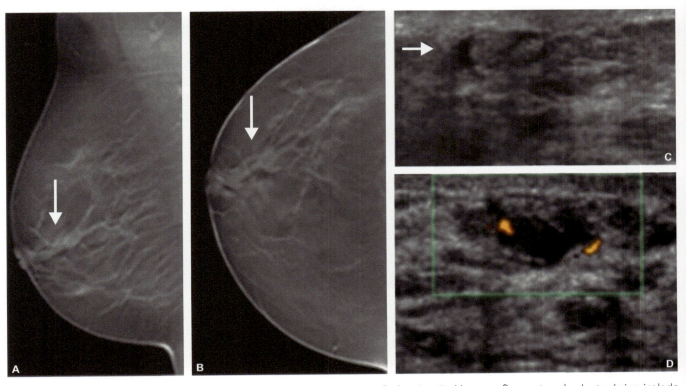

Figura 19.20 Paciente de 62 anos com descarga hemorrágica na mama direita. **A** e **B.** Mamografia mostrando ducto único isolado. À ultrassonografia (**C**), nódulo isoecogênico intraductal, retroareolar, vascularizado ao Power Doppler (**D**). Biopsia a vácuo mostrou papiloma sem atipias.

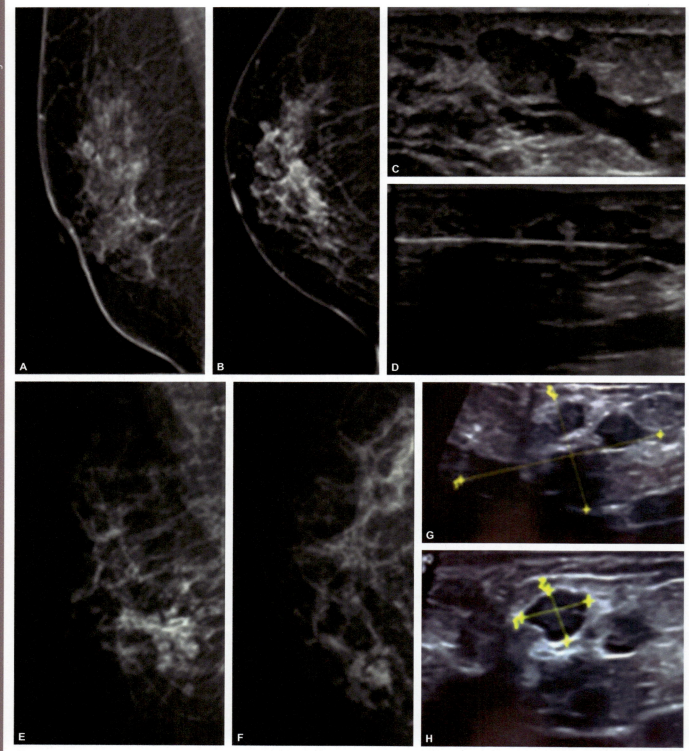

Figura 19.21 Primeiro caso, paciente de 58 anos com descarga hemorrágica na mama direita. **A** e **B.** Mamografia sem alterações na região retroareolar. **C.** À ultrassonografia, nódulo hipoecogênico intraductal retroareolar. **D.** Exérese completa da lesão a vácuo com agulha 10 G. AP: papiloma sem atipias. Segundo caso, mamografia. **E** e **F.** Assimetria focal inferomedial de mama direita em correspondência a vários nódulos sólido-císticos (**G** e **H**) medindo, em conjunto, cerca de 3 cm, em topografia de retirada de papiloma prévio. Exérese da lesão com diagnóstico de papilomatose.

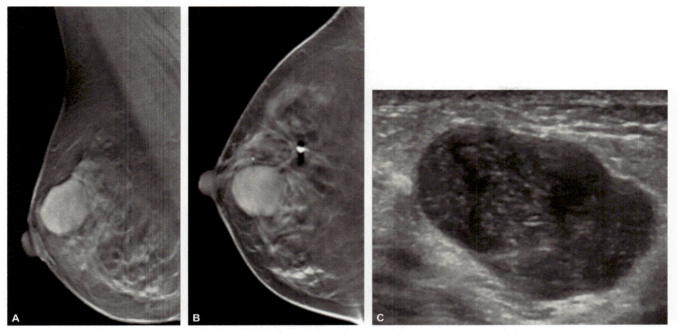

Figura 19.22 Paciente de 64 com queixa de nódulo palpável na mama direita. Mamografia. **A** e **B.** Nódulo de densidade igual, circunscrito, oval. À ultrassonografia, nódulo sólido hipoecogênico, circunscrito, heterogêneo, com leve reforço acústico posterior. **C.** Biopsia mostrou tumor filoides.

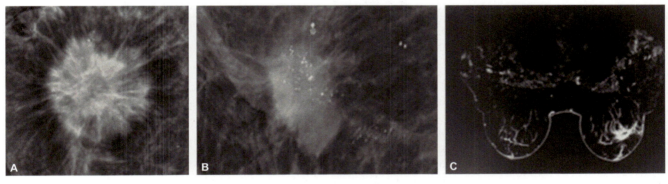

Figura 19.23 Nódulos espiculados à mamografia e à ressonância magnética com AP de carcinoma invasivo do tipo não especial do subtipo luminal A.

Os carcinomas que se apresentam como nódulos ovoides e circunscritos geralmente são mais indiferenciados, têm alto grau nuclear, altamente celulares, muito vascularizados e estão associados mais frequentemente ao perfil imuno-histoquímico triplo negativo (ausência de receptores de estrogênio e progesterona, ausência de expressão da proteína HER-2). Eles crescem rapidamente, podem ter necrose tumoral e ter a ecogenicidade heterogênea, podendo apresentar reforço acústico posterior e ser confundidos com lesões benignas. O Doppler é bastante eficaz na detecção de cânceres circunscritos e menos eficaz nos nódulos espiculados (Figura 19.24).

Podem coexistir, na mesma paciente ou na mesma mama, nódulos de diferentes tipos histológicos, conforme apresentado na Figura 19.25.

Carcinoma lobular

É o segundo tipo mais comum de câncer de mama (5 a 15% dos cânceres invasivos), apresentando maior incidência de bilateralidade e multicentricidade quando comparado com os demais subtipos histológicos. Caracteriza-se por apresentar um padrão de crescimento difuso e infiltrativo, com alta taxa de falso-negativo pelos métodos de imagem, muitas vezes diagnosticado como câncer de intervalo.

O carcinoma lobular geralmente não provoca reação desmoplásica, e a perda da coesão celular devido à perda da proteína de membrana E-caderina pode dificultar a sua identificação pela mamografia, mesmo quando tumor é volumoso. As alterações difusas podem levar a uma diminuição do volume mamário e a um aumento difuso da densidade mamária. Podem se manifestar como assimetrias ou distorção de arquitetura, ou ainda como nódulos espiculados ou indistintos, com densidade igual ou menor do que o tecido adjacente (Figura 19.26).

A USG pode se apresentar como nódulo heterogêneo, com margens indistintas ou espiculadas (Figura 19.27). Pode se apresentar também como áreas hiperecoicas em 5% dos casos, as quais podem ser confundidas com lesões benignas. A ecografia é importante na avaliação de áreas palpáveis suspeitas, e muitas vezes apresenta achados sutis, como discreta distorção da arquitetura e acometimento dos ligamentos de Cooper, área heterogênea com ou sem sombra acústica.

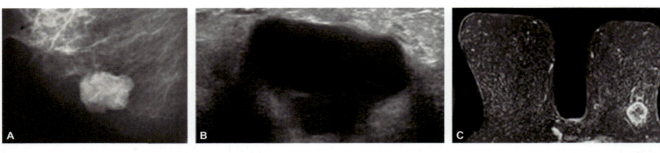

Figura 19.24 Nódulos circunscritos na mamografia (**A**), ultrassonografia (**B**) e ressonância magnética (RM) (**C**). AP: carcinoma triplo negativo. (Imagem de RM gentilmente cedida pela Dra. Thais Paiva Moraes.)

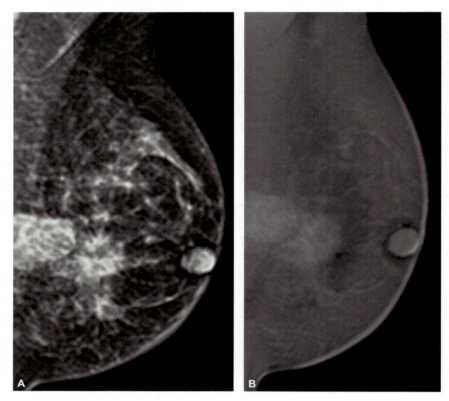

Figura 19.25 A. Mamografia mostra dois nódulos com características diferentes. **B.** Mamografia com contraste mostrou realce em ambos os nódulos. AP: nódulo anterior luminal A e nódulo posterior luminal B.

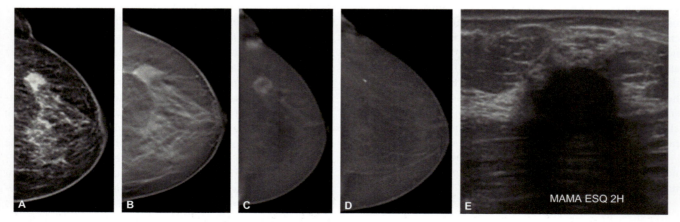

Figura 19.26 Paciente de 67 anos com queixa de endurecimento da mama esquerda. Irmãs com câncer de mama. **A.** Mamografia, na incidência craniocaudal, mostra nódulo com margens indistintas, alta radiodensidade, no quadrante superolateral da mama esquerda. **B.** Imagem em tomossíntese. **C.** Mamografia com contraste mostra nódulo com realce anelar no QSL da mama esquerda. **D.** Mamografia com contraste mostra resposta imaginológica completa após quimioterapia neoadjuvante – nódulo previamente marcado com clipe metálico. **E.** Ultrassonografia mostra nódulo hipoecogênico, irregular e com margens anguladas.

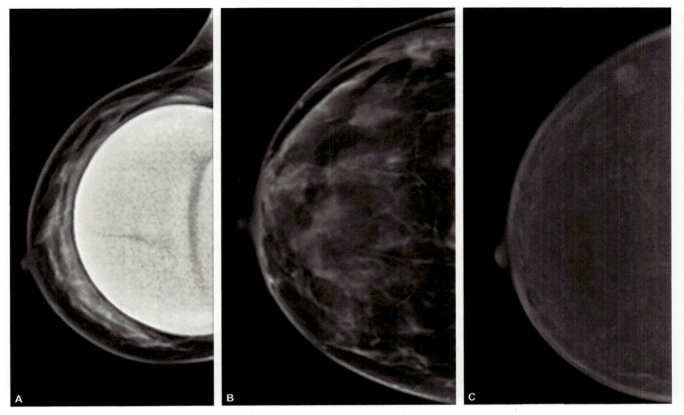

Figura 19.27 Paciente de 45 anos, com mamoplastia com implantes, em exame de rotina. **A.** Mamografia na incidência craniocaudal sem achados. **B.** Mamografia com técnica de Eklund mostra nódulo com margens indistintas, alta radiodensidade, no quadrante superolateral da mama direita, terço anterior. **C.** Mamografia com contraste mostra nódulo com realce heterogêneo. AP: carcinoma lobular invasor.

Carcinoma mucinoso

Também conhecido como "coloide", caracteriza-se pela presença de mucina extracelular e representa de 1 a 2% dos cânceres da mama e 7% daqueles em mulheres acima de 75 anos. São tumores de crescimento lento, que, em geral, não apresentam reação desmoplásica, podendo simular nódulos benignos. A ausência de pseudocápsula pode ser essencial para distinguir nódulos malignos de benignos.

Mamografia

Nódulos ovalados ou redondos, em geral com margens circunscritas, raramente calcificados (Figura 19.28).

Ultrassonografia

Nódulos iso ou hipoecogênicos, podem ainda simular um cisto, porém não apresentam pseudocápsula nem reforço posterior. O uso do Doppler é recomendado e, na presença de vascularização, confirma se tratar de lesão sólida. Podem se apresentar ainda como nódulos sólido-císticos.

Carcinoma medular

Representa cerca de 7% dos cânceres invasivos, aparecendo em idade mais jovem que o carcinoma ductal. Manifesta-se como nódulo palpável de crescimento rápido e está associado a um risco maior de mutações germinativas como as dos genes *BRCA*.

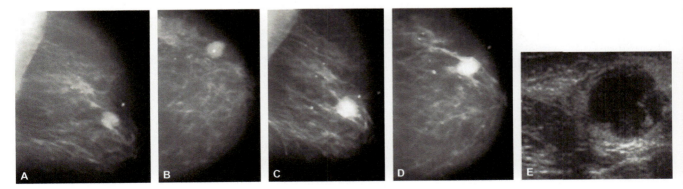

Figura 19.28 Paciente de 72 anos com relato de nódulo na mama esquerda. **A** e **B.** A mamografia anterior apresentada mostra nódulo de densidade igual, discretamente irregular. **C** e **D.** Na mamografia atual, com intervalo de 3 anos, observa-se a alteração das características morfológicas do nódulo com alta densidade, irregular, de margens indistintas. **E.** À ultrassonografia, presença de nódulo hipoecoico, irregular, heterogêneo, apresentando discreto reforço posterior. Realizada biopsia percutânea com diagnóstico de carcinoma mucinoso.

Apresentam, em sua maioria, a expressão dos marcadores de perfil basaloide e perfil imuno-histoquímico triplo negativo e menos de 10% expressam receptores hormonais ou HER-2. Pode ser confundido como um fibroadenoma.

Mamografia
Nódulo arredondado, denso, com margens circunscritas ou indistintas sem calcificações.

Ultrassonografia
Nódulo circunscrito ou microlobulado, marcadamente hipoecoico, com reforço posterior, sem a presença de reação desmoplásica evidente, podendo apresentar áreas císticas de permeio, que podem corresponder a necrose cística ou hemorragia (Figura 19.29).

Carcinoma inflamatório
O câncer de mama inflamatório é um subtipo raro de câncer de mama que representa 2 a 5% de todos os cânceres mamários, altamente agressivo e com uma baixa taxa de sobrevivência em 5 anos de 25 a 50% e com risco de metástase a distância de 20 a 40% no momento do diagnóstico. Caracteriza-se pelo início rápido dos sinais e sintomas em 3 meses, com a presença de eritema e edema da pele, gerando o aspecto em "casca de laranja". Os fenômenos inflamatórios da pele da mama resultam da embolização tumoral de vasos linfáticos dérmicos, podendo evoluir para lesões ulcerativas. O principal diagnóstico diferencial é a mastite. Se não houver resposta ou se ela for incompleta ao tratamento com antibióticos dentro de 1 a 2 semanas, deve-se considerar a possibilidade de doença maligna.

Mamografia
Aumento difuso da densidade mamária, espessamento da pele e do trabeculado, além de aumento da densidade e tamanho dos gânglios linfáticos (Figura 19.30). As características mamográficas menos comuns são a presença de múltiplas massas, calcificações pleomórficas ou distorção da arquitetura.

Ultrassonografia
Pode ser usada na investigação diagnóstica inicial, ajudando a localizar alguma lesão suspeita para biopsia percutânea. Nessa situação clínica, as biopsias incisionais são bem-vindas.

Lesões não nodulares
Lesões não nodulares, ou não massa, são lesões que não se encaixam nos critérios de nódulos, por não terem forma ou margens conspícuas, sendo caracterizadas por uma área de ecotextura alterada em comparação com o tecido circundante, cujas principais características morfológicas são a ecogenicidade e a distribuição. O reconhecimento desses achados é importante porque o câncer de mama pode se manifestar como tais lesões. Porém, há uma sobreposição considerável entre os resultados ultrassonográficos de causas benignas e malignas de lesões não nodulares. As alterações fibrocísticas são o representante benigno mais comum, sendo os representantes malignos o carcinoma ductal *in situ* e o carcinoma lobular invasor. Se associadas a achados de mamografia e RM, tornam-se mais suspeitas.

À USG, observam-se alterações da ecotextura, alterações tubulares ou ductais, presença de sombra posterior, distorção de arquitetura ou associação com calcificações. À MMG, são observadas

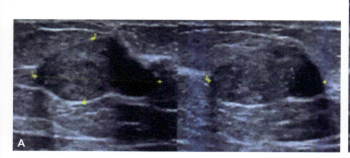
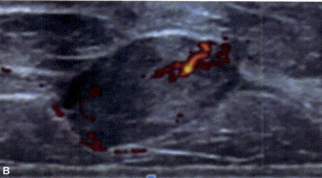

Figura 19.29 Paciente com 34 anos, *BRCA1* mutada, com nódulo novo à ultrassonografia (**A**), circunscrito, oval, hipoecoico, com vascularização central e periférica ao Power Doppler (**B**). AP: carcinoma medular.

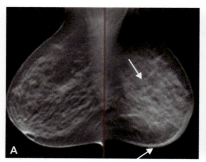
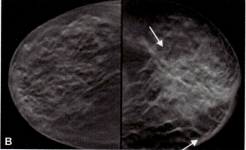
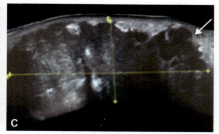

Figura 19.30 Paciente de 64 anos com sinais inflamatórios recentes na mama esquerda. **A** e **B**. Na mamografia observa-se espessamento cutâneo e aumento da densidade mamária ocupando grande parte da mama esquerda. **C**. À USG, presença de área predominantemente hipoecoica, irregular, heterogênea, com áreas císticas de permeio, ocupando a região central da mama. Diagnóstico clínico confirmado por meio de biopsia incisional de carcinoma inflamatório.

calcificações, assimetrias focais, assimetrias em desenvolvimento ou as distorções arquiteturais (Figura 19.31). O principal achado da RM é o realce não nodular.

Lesões inflamatórias

São variáveis, dependendo da fase e da gravidade da doença. Na ecografia, observam-se áreas de alteração tecidual focal, hiperecogênicas no local da queixa clínica, espessamento cutâneo, edema do tecido mamário, aumento da vascularização, linfonodomegalia axilar homolateral e presença de coleções líquidas. A USG é o método de escolha na avaliação das lesões nessa fase, conseguindo definir o melhor momento para puncionar, calculando o volume aproximado e descrevendo se a loja é única ou se são múltiplas, aspectos esses essenciais para definir a conduta (Figura 19.32).

Lesões classificadas como BI-RADS® 5

São colocados, nessa categoria, achados mamográficos altamente suspeitos, que têm um valor preditivo positivo (VPP) para malignidade ≥ 95%, como nódulos irregulares, de alta densidade, espiculados com calcificações, ou calcificações pleomórficas e ramificadas dispostas em trajeto ductal ou de distribuição segmentar. A conduta é a mesma da categoria 4 de BI-RADS®, estudo histopatológico na ausência de contraindicações clínicas. Para ser classificado nessa categoria, são necessários pelo menos dois desses achados clássicos. Nesses casos, biopsias benignas são consideradas discordantes da imagem (Figura 19.33).

Outros achados

Implantes

Com um número crescente de mulheres submetidas a mamoplastia de aumento, o conhecimento dos achados normais e anormais dos implantes se faz necessário para avaliação tanto no rastreamento como no diagnóstico (Figura 19.34).

Os implantes intactos têm borda lisa e cápsula fibrosa adjacente. São achados normais: líquido peri-implante em pequena quantidade, linhas radiais simples e calcificações da cápsula fibrosa.

As complicações precoces mais comuns da sua implantação são: coleção líquida peri-implante, hematoma e/ou infecção. Já as complicações tardias mais frequentes são contração capsular, reações de corpo estranho, ruptura intra ou extracapsular, formação de granulomas e necrose gordurosa.

A contratura capsular é uma constrição anormal da cápsula fibrosa que circunda o implante, podendo acontecer em qualquer época, porém é mais comum nos primeiros meses de pós-operatório, em implantes lisos e em implantes subglandulares. Os implantes tornam-se mais esféricos e firmes, podendo apresentar um espessamento da cápsula fibrosa, além de tornarem visíveis e doloridos.

Ruptura intracapsular

O silicone extravasa para fora do invólucro, porém é contido pela cápsula fibrosa. O envelope invagina-se progressivamente dentro desse espaço e produz linhas ecogênicas, paralelas, formando o "sinal da escada" que é o sinal característico de ruptura intracapsular à USG (Figura 19.35). Esse sinal é equivalente ao "sinal do linguine" na RM. A MMG não avalia com segurança rupturas intracapsulares.

A ressonância mamária é o padrão-ouro para a avaliação dos implantes, sendo capaz de detectar rupturas intra e extracapsulares. São sinais de ruptura intracapsular à RM: "sinal do linguine", "sinal da lágrima" e linhas subcapsulares (Figura 19.36).

Ruptura extracapsular

O silicone extravasa tanto para fora do invólucro como pela cápsula fibrosa. Na MMG, observam-se nódulos de alta densidade peri-implante, circunscritos ou não, com densidade semelhante à do implante. À USG, áreas ecogênicas com sombra posterior, aspecto em "tempestade de neve". Esses achados são patognomônicos. A USG ainda permite a avaliação dos linfonodos, que podem apresentar o mesmo aspecto ultrassonográfico de "tempestade de neve", o que confirma a impregnação por silicone (Figura 19.37).

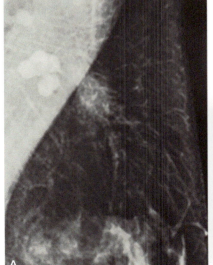
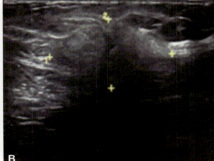
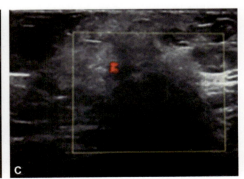

Figura 19.31 Paciente de 53 anos em seguimento pós-mastectomia de mama direita há 1 ano. **A.** À mamografia, apresentando assimetria em desenvolvimento no prolongamento axilar esquerdo com linfonodos densos e confluentes adjacentes. **B** e **C.** À ultrassonografia, observa-se a presença de área de assimetria não nodular, ecogênica, heterogênea e vascularizada. Realizada biopsia percutânea. AP: carcinoma ductal metastático em mama esquerda.

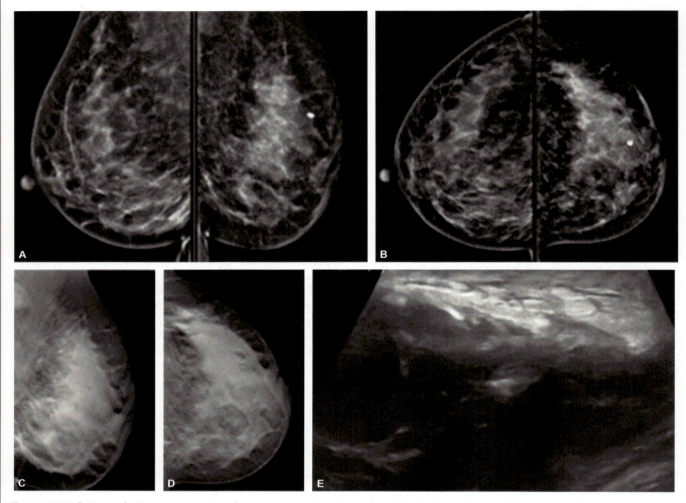

Figura 19.32 Paciente de 43 anos com queixa de mama esquerda endurecida e dolorida. **A** e **B.** Mamografia mostra assimetria global, redução do volume mamário e espessamento cutâneo à esquerda. **C** e **D.** Tomossíntese mostra também distorção arquitetural e espessamento trabecular difuso. **E.** À ultrassonografia, massa hipoecogênica, heterogênea, margens indistintas associada a aumento da ecogenicidade do subcutâneo e espessamento da pele. AP: mastite granulomatosa.

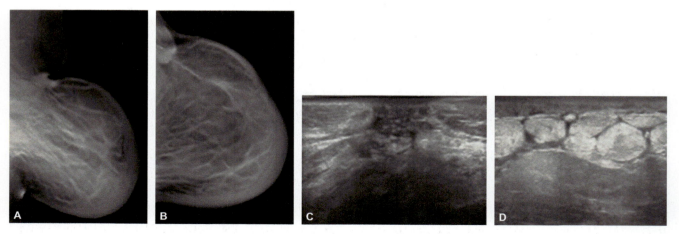

Figura 19.33 Paciente de 78 anos com massa palpável na mama esquerda. **A** e **B.** Mamografia mostra nódulo espiculado, alta radiodensidade, com calcificações, retração e espessamento cutâneo. **C** e **D.** À ultrassonografia, presença de nódulo hipoecoico, irregular, espiculado em solução de contiguidade com a pele (**C**) e edema de tecido subcutâneo (**D**). AP: carcinoma ductal invasor, localmente avançado.

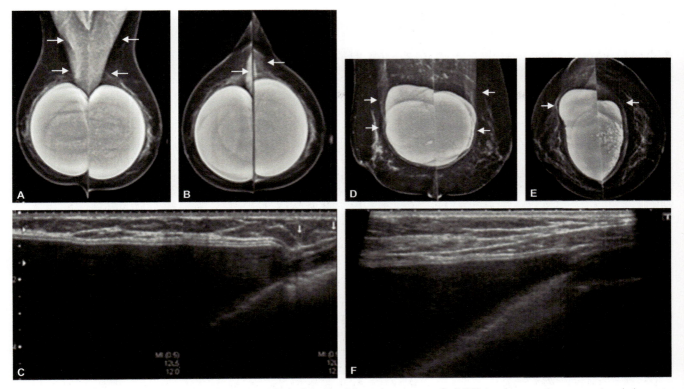

Figura 19.34 Implante retroglandular (**A** e **B**) na mamografia (MMG) e (**C**) na ultrassonografia (USG). Implante antigo retropeitoral, de contornos irregulares com calcificações parietais notadamente à esquerda na MMG. **D** e **E.** Implante à USG (**F**) mostrando o músculo peitoral passando por cima dele.

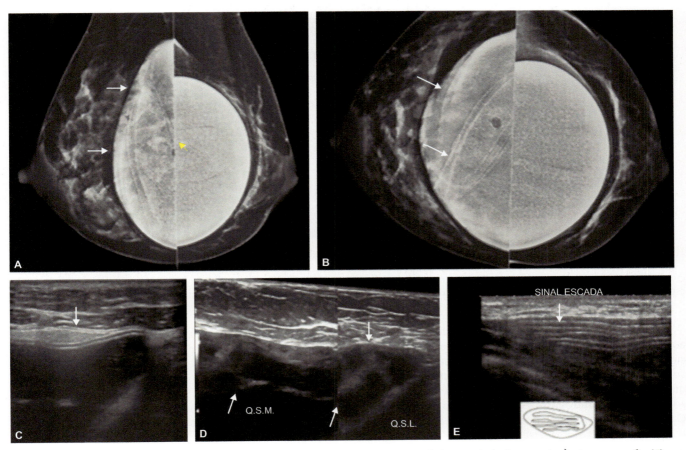

Figura 19.35 A e **B.** Implantes à mamografia apresentando contornos irregulares com linhas verticais de permeio. À ultrassonografia, (**C**) ruptura do implante direito com silicone entre o implante e cápsula fibrosa, (**D**) implante com conteúdo heterogêneo e (**E**) linhas horizontais, "sinal das escadas", achados ecográficos sugestivos de ruptura intracapsular.

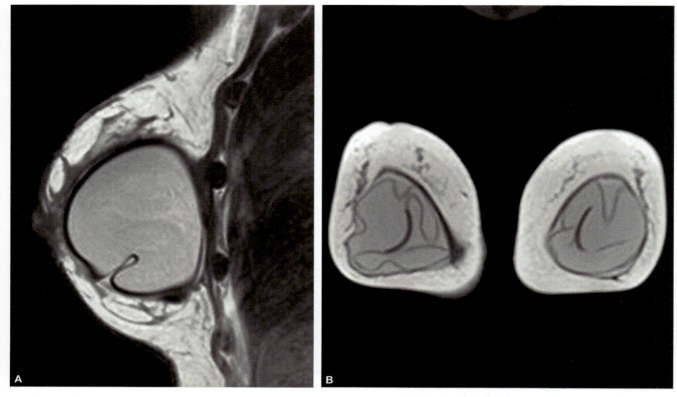

Figura 19.36 À ressonância magnética, ruptura subcapsular do implante, "sinal da lágrima" (**A**) e "sinal do linguine" (**B**). (Imagens gentilmente cedidas pela Dra. Thais Paiva Moraes.)

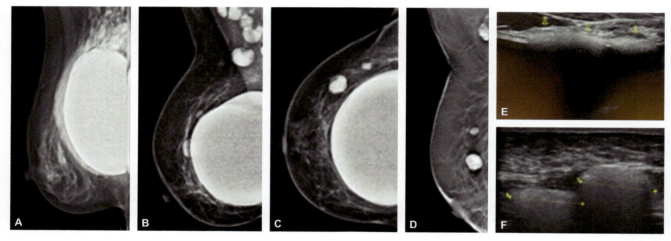

Figura 19.37 A. Implante retropeitoral com a presença de várias imagens de alta densidade adjacentes a ele, correspondendo à ruptura extracapsular. **B** a **D.** Paciente de 75 anos com implante atual íntegro e relato de ruptura de implante anterior. **B** e **C.** Mamografia mostra nódulos circunscritos, de alta radiodensidade no parênquima mamário, e linfonodos axilares densos. **D.** Imagens em tomossíntese. **E.** Na ultrassonografia, aspecto de "tempestade de neve" compatível com ruptura extracapsular, adjacente ao implante (**F**), mesmo aspecto em linfonodos axilares.

As complicações pouco comuns da mamoplastia de aumento incluem retenção de corpo estranho e linfoma pericapsular. O linfoma anaplásico de grandes células associado ao implante mamário é um evento raro, caracterizado por um distúrbio linfoproliferativo de células T, que se desenvolvem ao redor do implante, entre a cápsula fibrosa e o elastômero. O sinal mais frequente é a presença de um seroma espontâneo tardio, sem sinais flogísticos, em pacientes com implantes texturizados. À USG, observa-se a presença de grande volume de líquido pericapsular, sinais de contratura capsular e, mais raramente, a presença de nódulo e linfonodos atípicos. O diagnóstico diferencial é feito com infecção e hematoma (Figuras 19.38 e 19.39).

Mama masculina

O câncer de mama masculino representa cerca de 1% dos cânceres mamários. As queixas mais frequentes são: nódulos palpáveis, aumento volumétrico uni ou bilateral das mamas, alterações na pele ou no mamilo, descarga papilar, alterações palpáveis axilares, entre outras. Das lesões mamárias masculinas, 94,63% são benignas, sendo 82,8% decorrentes de ginecomastia.

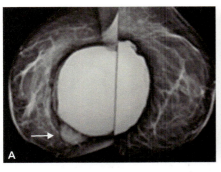 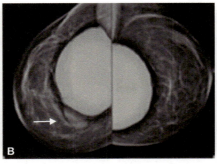 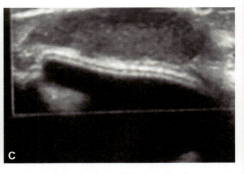

Figura 19.38 Paciente em rastreamento com implante há 10 anos. **A** e **B.** À mamografia (MMG), nódulo de densidade igual, adjacente ao implante direito. **C.** À ultrassonografia (USG), nódulo oval, circunscrito, hipoecoico, sem captação ao Doppler. Realizada ressonância magnética (RM), que se mostrou correspondente com o nódulo detectado à MMG e à USG, com diagnóstico de provável granuloma à RM (biopsia guiada por USG confirmou se tratar de um granuloma).

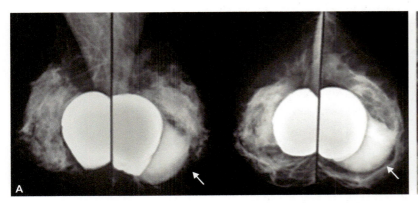 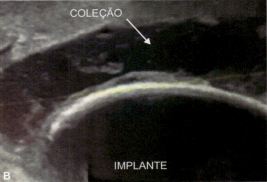

Figura 19.39 Paciente de 40 anos, com mamoplastia de aumento há 9 anos, com queixa de aumento do volume da mama esquerda há 1 semana, sem relato de trauma. **A.** À mamografia, observa-se a presença de área nodular de média densidade justaposta ao implante esquerdo. **B.** À ultrassonografia, observa-se a presença de coleção líquida heterogênea. Realizado explante com diagnóstico de hematoma subcapsular.

Se a avaliação clínica for inconclusiva em pacientes com menos de 25 anos, o American College of Radiology (ACR) preconiza avaliação inicial por USG, seguida de MMG, se necessário. Para pacientes com mais de 25 anos, a avaliação inicial deve ser realizada por MMG e seguida de USG, se necessário.

Os achados de MMG e USG são descritos utilizando-se o léxico do ACR-BI-RADS®: sem achados, BI-RADS® 1; ginecomastia e achados benignos, BI-RADS® 2; e achados suspeitos, BI-RADS® 4. Para pacientes com ginecomastia demonstrada na MMG ou com MMG negativa, a USG não traz informação adicional e pode levar a falso-positivos e a biopsias desnecessárias.

As principais doenças mamárias masculinas são apresentadas nas Figuras 19.40 a 19.43.

Cicatriz radial (lesão esclerosante complexa)

Lesões não palpáveis, idiopáticas, não relacionadas a trauma ou cirurgia prévia. O termo "lesão esclerosante complexa" é usado para lesões > 1 cm, sendo um achado suspeito em MMG (massa espiculada que simula carcinoma). Alguns estudos defendem que é uma lesão precursora de malignidade; outros a classificam como uma lesão marcadora de risco (Figura 19.44). A associação com malignidade varia de 0 a 25%. A maioria dos autores defende um

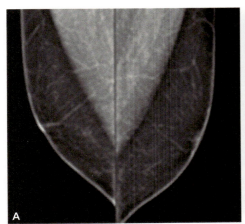 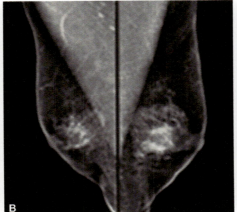 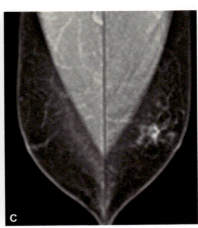

Figura 19.40 Mamografia-lipomastia (**A**), ginecomastia bilateral (**B**) e ginecomastia unilateral (**C**).

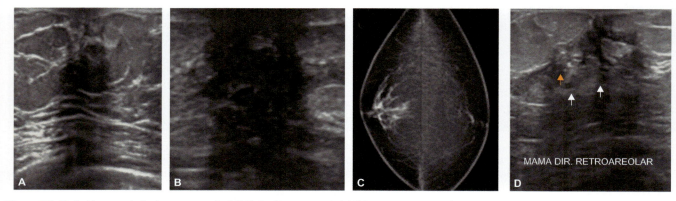

Figura 19.41 A. Lipomastia à ultrassonografia (USG). **B.** Ginecomastia à USG. **C** e **D.** Paciente de 35 anos com ginecomastia à direita na mamografia (**C**) e à USG.

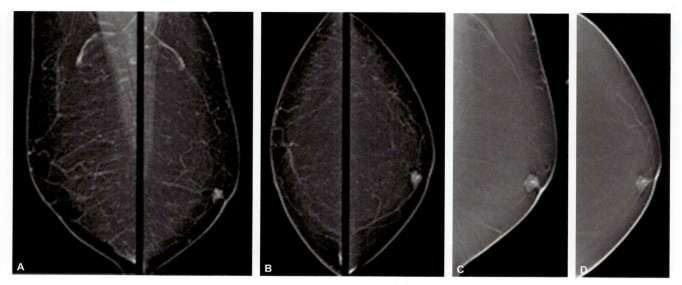

Figura 19.42 Paciente de 75 anos com nódulo retroareolar em mama esquerda. **A** e **B.** Lipomastia com nódulo espiculado de alta radiodensidade retroareolar à esquerda. **C** e **D.** Imagens em tomossíntese. AP: carcinoma invasivo do tipo não especial.

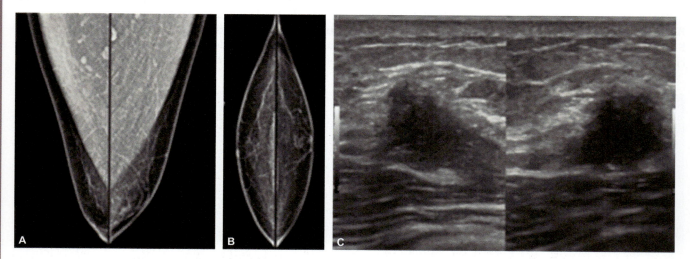

Figura 19.43 A e **B.** Paciente de 58 anos com nódulo palpável na mama esquerda. **C.** Ginecomastia com nódulo de densidade igual e margens indistintas. Ultrassonografia mostra nódulo hipoecogênico, não paralelo, de margens não circunscritas. AP: carcinoma invasivo do tipo não especial.

risco mediano de 10% de malignidade, ou seja, quando recebemos esse resultado de uma biopsia percutânea, devemos realizar a ressecção completa da lesão para evitar o risco de subestimação (de a lesão ser um câncer de mama). Diagnóstico diferencial: trauma, cicatriz cirúrgica prévia, esteatonecrose e carcinoma tubular.

Mamografia

Área de assimetria ou, mais comumente, distorção com centro radiotransparente com longas e finas espículas radiais ou lesão espiculada. Podem ter aparência variável em diferentes incidências e se associar a calcificações. São mais facilmente visualizadas à tomossíntese.

Ultrassonografia

Achados mais sutis que a MMG, podem se apresentar como nódulos irregulares com sombra posterior ou microcistos agrupados secundários a ductos distorcidos.

Ressonância magnética

Lesão espiculada ou distorção cinética variável; se apresentar realce, aumenta a suspeita de malignidade.

Assimetrias

São lesões que nos chamam a atenção por não terem correspondência na mesma topografia na mama contralateral e não têm a tridimensionalidade de um nódulo. Existem quatro tipos de assimetria à MMG: assimetria, assimetria focal, assimetria global e a assimetria em desenvolvimento. Quando identificada em apenas uma incidência, denomina-se "assimetria". A assimetria focal é um achado visto em duas incidências mamográficas (Figura 19.45). Assimetria global mostra-se como assimetria focal, que ocupa mais de um quadrante. Assimetria em evolução é um achado novo, maior ou mais suspeito na comparação com exames anteriores, com risco de malignidade de aproximadamente 15%.

Distorção arquitetural

A arquitetura do parênquima apresenta-se distorcida, sem identificação de massa, com linhas finas ou espículas irradiando de um ponto, levando a retração focal e alteração do contorno anterior ou posterior da mama. É um achado suspeito na ausência de história de trauma ou cirurgia, tornando-se mais suspeita na presença de calcificações. Diagnóstico diferencial com cicatrizes pós-cirúrgicas, necrose gordurosa, cicatriz radiada e carcinoma (Figuras 19.46 e 19.47).

Linfonodos

Os linfonodos axilares e intramamários são achados comuns nos exames de imagem. Os linfonodos intraparenquimatosos estão, em geral, localizados no quadrante superolateral, porém podem ser observados na mama toda, em geral menor que 1 cm, podendo ser múltiplos.

O tamanho dos linfonodos axilares pode variar muito, chegando até 3 a 4 cm. Sua morfologia determina o grau de suspeita, independentemente do tamanho. A linfadenopatia pode ser observada também em doenças inflamatórias, infecciosas e sistêmicas

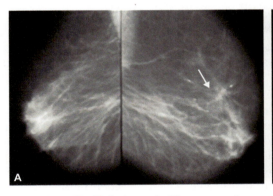
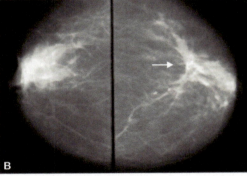
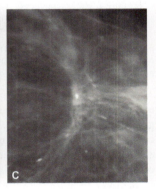

Figura 19.44 A e **B.** Paciente de 65 anos nega trauma ou cirurgia prévia, com a presença de área de distorção na região central de mama esquerda em exame de rastreamento. **C.** Incidência ampliada mostrando área densa central com finas espículas ao seu redor. Exérese cirúrgica: cicatriz radial.

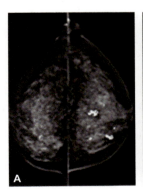
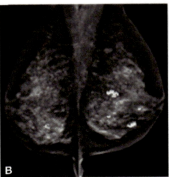
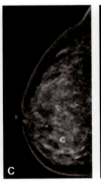
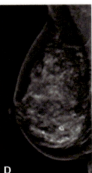
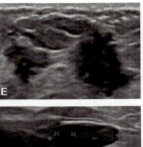
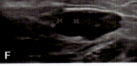

Figura 19.45 Paciente de 60 anos em rastreamento. **A** e **B.** Assimetria focal no QIM – terço posterior da mama direita. Mamografia do ano anterior não mostrava assimetria (**C** e **D**). Ultrassonografia evidencia dois nódulos hipoecogênicos irregulares, não paralelos à pele (**E**), e linfonodo axilar atípico na axila direita (**F**). AP: carcinoma invasivo do tipo não especial.

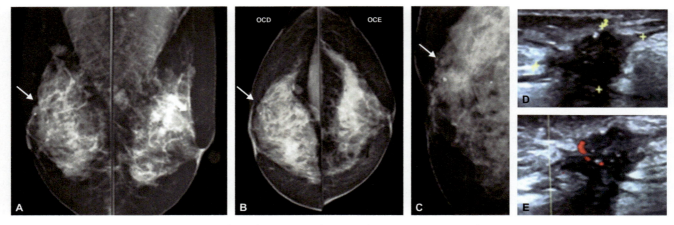

Figura 19.46 Paciente de 55 anos com queixa de endurecimento da mama direita. **A** e **B.** Mamografia apresentando área de distorção no quadrante superolateral de mama direita, terço anterior, com "sinal da tenda". **C.** Imagem ampliada. **D** e **E.** À ultrassonografia, nódulo espiculado, com sombra posterior e com vascularização central. AP: carcinoma invasivo do tipo não especial subtipo imuno-histoquímico luminal B.

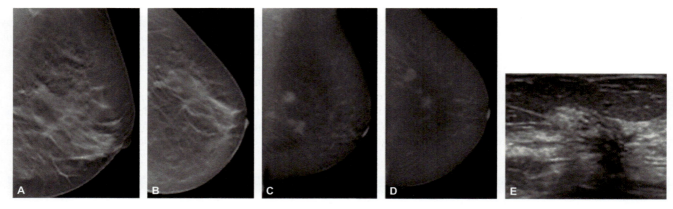

Figura 19.47 Paciente de 50 anos em exame de rastreio. **A** e **B.** Mamografia (MMG) apresentando distorção arquitetural na região central da mama esquerda. **C** e **D.** MMG com contraste mostra vários nódulos irregulares, alguns espiculados. **E.** Ultrassonografia mostra pelo menos cinco áreas de distorção arquitetural. AP: carcinoma invasivo do tipo não especial.

como artrite reumatoide, lúpus eritematoso sistêmico, infecções granulomatosas, entre outras. Nesse caso, eles serão classificados como BI-RADS® 2. Caso o linfonodo tenha alterações morfológicas e uma causa não seja encontrada, eles serão classificados como BI-RADS® 4.

À MMG, os linfonodos normais são ovais ou reniformes, apresentam centro adiposo e cortical fina que os circundam simetricamente. Se acometidos por metástase, tornam-se mais densos e redondos, podendo ser o único sinal de um câncer oculto de mama. Os linfonodos podem ainda ter calcificações ou se apresentar confluentes, o que aumenta a associação com malignidade.

A USG de mamas é o melhor método para avaliação de linfonodos, tendo como alterações suspeitas para malignidade quando há o espessamento da cortical (porção hipoecogênica entre o hilo e a sua cápsula) maiores que 3 ou 4 mm, hilo diminuído (porção hiperecogênica central) ou ausente ou a perda da sua forma habitual (reniforme ou oval). As alterações morfológicas consideradas suspeitas de acometimento linfonodal à USG são apresentadas na Figura 19.48.

Calcificações

As calcificações na mama são muito comuns, sendo frequentemente um achado benigno das MMG de rastreamento, mas pode ser o primeiro, e às vezes o único, sinal do câncer de mama.

A MMG é o método de escolha para avaliação das calcificações. Calcificações grosseiras e aquelas evidenciadas no interior de nódulos podem ser visualizadas à USG, mas devem, sempre que possível, ser avaliadas por mamografia.

Segundo orientação do BI-RADS®, as calcificações são diferenciadas em "tipicamente benignas" e com "morfologia suspeita". As primeiras são geralmente maiores e mais grosseiras e costumam estar esparsas nas duas mamas. Já as calcificações de morfologia suspeita são menores e de difícil visualização, necessitando sempre de imagens ampliadas para sua caracterização.

Na avaliação e classificação das calcificações, são consideradas a morfologia, a distribuição e a evolução destas comparadas com exames prévios.

Morfologia

O local da mama onde as calcificações são formadas determina sua morfologia. Quando formadas nos ductos, resultam em aspecto linear ou arboriforme que confere grau de suspeição. Já as calcificações formadas nos ácinos se apresentam mais uniformes, homogêneas, com margens delineadas puntiformes ou redondas, e as que se formam no estroma, sem espaço anatômico definido, são mais grosseiras e irregulares.

As calcificações tipicamente benignas são comumente encontradas nos exames mamográficos. Geralmente são grandes, grosseiras e redondas e nem precisam ser sempre descritas.

LINFONODO NORMAL	LINFONODO DE METÁSTASE (indeterminado)	LINFONODO SUSPEITO	LINFONODO SUSPEITO	LINFONODO SUSPEITO
Córtex e hilo bem definidos. Hilo ecogênico central. Córtex menor que 3 mm por vezes não visualizado.	Espessamento assimétrico da camada cortical > 3 mm com hilo central (indeterminado).	Espessamento assimétrico da camada cortical > 3 mm com hilo excêntrico.	Ausência de hilo ecogênico central. Formato mais arredondado. Vascularização anômala.	Arredondado com margens irregulares e áreas de necrose ou calcificações.

Figura 19.48 Alterações morfológicas dos linfonodos à ultrassonografia.

São classificadas como BI-RADS® 2 e acompanhadas com exames de rastreamento conforme a faixa etária. A exceção é para calcificações redondas e puntiformes, que terão categoria modificada de acordo com a distribuição.

Calcificações classificadas como tipicamente benignas BI-RADS® 2

São mais comumente encontradas as apresentadas na Figura 19.49.

"Leite de cálcio"

São aquelas que mudam de forma dependendo da incidência (Figura 19.50). Devem ser ampliadas em craniocaudal e perfil absoluto. São calcificações intracísticas, tendo a forma de meia-lua em uma das incidências; geralmente são difusas e bilaterais.

Grosseiras, semelhantes a bastonetes

Estão associadas à ectasia ductal ou à mastite de células plasmáticas por infiltração ductal de células de plasma. São grosseiras, "em bastão", orientadas para o mamilo (Figura 19.51). Geralmente difusas, bilaterais, podem ser ramificadas e, quando periductais, podem ser anelares.

Cutâneas

Formam-se nas glândulas sudoríparas após foliculite ou acúmulo de material sebáceo (Figura 19.52). Arredondadas ou ovaladas, com centro radiotransparente. Em incidência tangencial, é possível confirmar que as calcificações estão na pele. Localizações mais comuns: periferia da mama, prega inframamária, porção medial da mama e nas axilas.

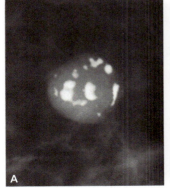
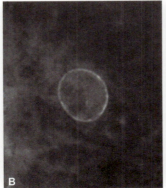
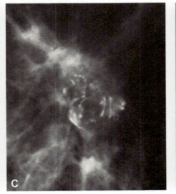
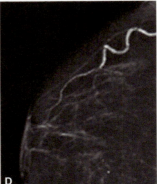

Figura 19.49 Calcificações classificadas como tipicamente benignas BI-RADS® 2. **A.** "Em pipoca". **B.** Anelares. **C.** Distróficas. **D.** Vasculares.

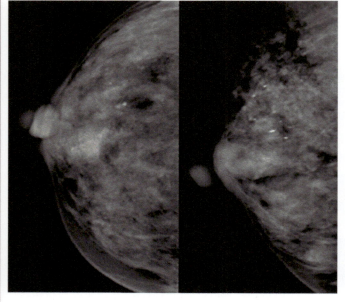

Figura 19.50 Calcificações em "leite de cálcio".

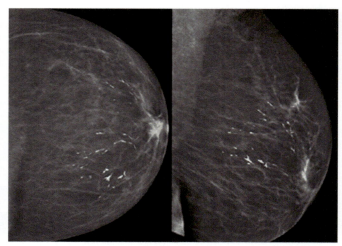

Figura 19.51 Calcificações grosseiras, "em bastão".

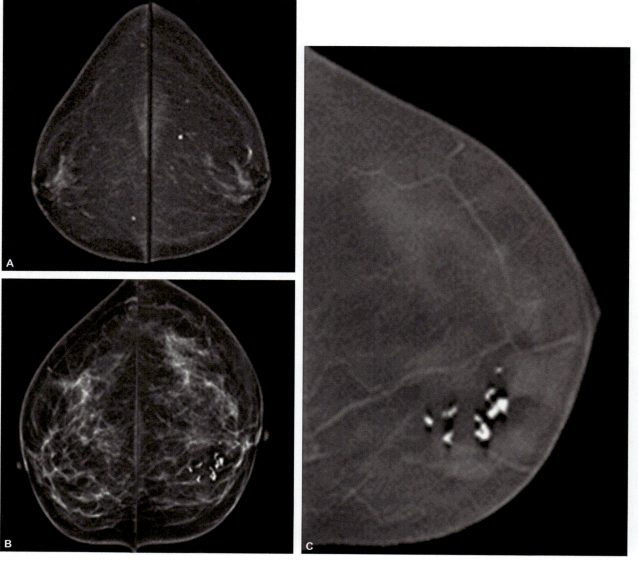

Figura 19.52 Calcificações cutâneas.

Vasculares

São calcificações da camada média arterial, geralmente em mulheres acima de 40 anos. Mais comuns em pacientes com diabetes, doença coronariana e insuficiência renal crônica. São semelhantes a "trilhos de trem" e podem ser confundidas se não estiverem na forma clássica (Figura 19.53).

Calcificações classificadas como BI-RADS® 3

O termo calcificações agrupadas é historicamente associado a lesões suspeitas, mas, se estas tiverem a morfologia redonda ou puntiforme, são classificadas como provavelmente benignas (BI-RADS® 3). Esse termo deve ser usado para pequenos agrupamentos de calcificações redondas ou puntiformes, com pelo menos cinco calcificações ocupando uma área de até 2 cm.

Calcificações redondas e puntiformes são pequenas calcificações semelhantes, as redondas maiores que 0,5 mm e as puntiformes menores que 0,5 mm. São calcificações em que sua distribuição modifica a suspeita e altera sua classificação.

As calcificações, nessa classificação, devem ser acompanhadas em 6 meses (mamografia unilateral) e anualmente por 2 a 3 anos. Se houver estabilidade nesse período, serão reclassificadas em BI-RADS® 2 (Figura 19.54). Havendo progressão delas, a classificação será para BI-RADS® 4, devendo ser realizada avaliação histológica (Figura 19.55).

Calcificações de morfologia suspeita BI-RADS® 4

Independentemente da distribuição, as calcificações de morfologia suspeita serão sempre classificadas nessa categoria, tendo como recomendação de conduta a avaliação histopatológica. Para biopsia de calcificações, podem ser empregadas biopsias percutâneas assistidas a vácuo guiadas por estereotaxia (*software* acoplado a um tubo de raios X/mamografia), preferencialmente em mesas dedicadas. Em situações específicas ou na ausência de acesso às biopsias percutâneas, podem ser empregadas as biopsias cirúrgicas. É importante que os espécimes das biopsias percutâneas ou cirúrgicas sejam radiografados para confirmar a assertividade do procedimento.

Quatro tipos de calcificações conferem suspeita para malignidade, independentemente de sua distribuição (Figura 19.56).

Calcificações amorfas
(valor preditivo positivo de 21% – BI-RADS® 4B)

São muito pequenas e de difícil visualização. Seu aspecto lembra "poeira" ou "talco". O grau de suspeição aumenta quando agrupadas, de distribuição segmentar ou em trajeto linear, podendo

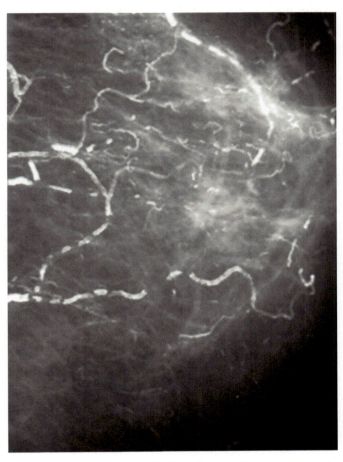

Figura 19.53 Calcificações vasculares.

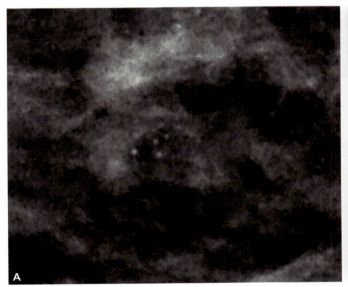
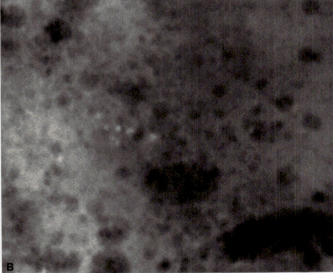

Figura 19.54 A. Calcificações redondas agrupadas com 3 anos de estabilidade BI-RADS® 2. **B.** Calcificações redondas agrupadas em espécime de biopsia a vácuo AP: benigno.

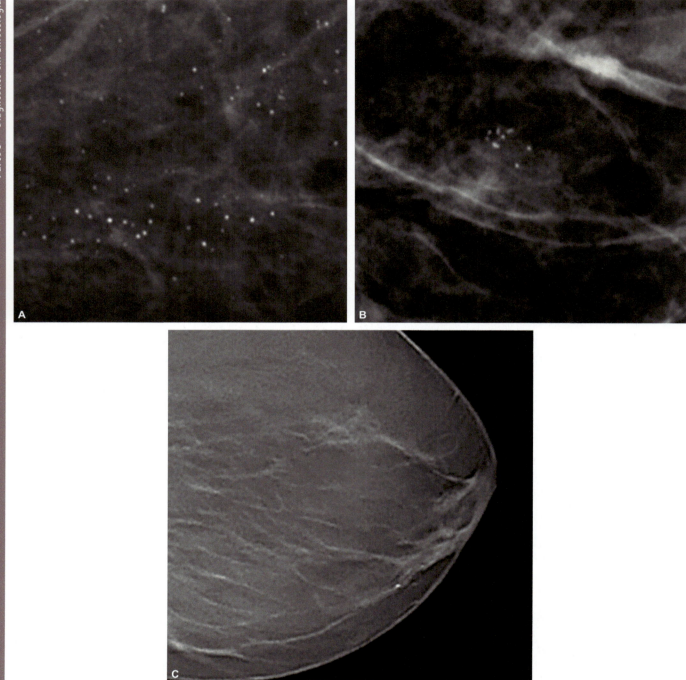

Figura 19.55 Classificação das calcificações redondas e puntiformes de acordo com a sua distribuição. **A.** Difusas: BI-RADS® 2. **B.** Agrupadas: BI-RADS® 3. **C.** Em trajeto linear: BI-RADS® 4.

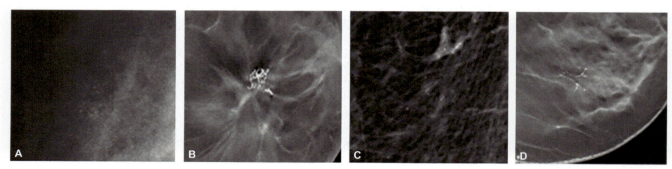

Figura 19.56 Calcificações de morfologia suspeita. **A.** Amorfas. **B.** Grosseiras heterogêneas. **C.** Finas pleomórficas. **D.** Lineares ramificadas.

ser expressão de carcinomas de baixo grau. Quando têm distribuição difusa, bilateral ou agrupada bilateral, são benignas em 60% dos casos. Importante usar magnificações para sua avaliação mais precisa. Diagnósticos mais frequentes: carcinoma *in situ*, hiperplasia ductal atípica, adenose esclerosante, hiperplasia epitelial simples e papilomatose (Figura 19.57).

Calcificações grosseiras heterogêneas
(valor preditivo positivo de 13% – BI-RADS® 4B)

São calcificações mais grosseiras e irregulares. Podem ser confundidas com calcificações distróficas e com outras calcificações benignas. Deve-se dar muita atenção quando são em agrupamento único, surgimento recente ou distribuição segmentar. Quando são múltiplas, bilaterais em áreas de traumas ou cirurgias, são menos suspeitas (Figuras 19.58 e 19.59).

Os diagnósticos mais frequentes são carcinoma *in situ*, fibroadenomas em fase inicial, adenose esclerosante e esteatonecrose.

Calcificações finas pleomórficas
(valor preditivo positivo de 29% – BI-RADS® 4B)

São calcificações pequenas (< 0,5 mm), têm morfologia variada, mas não são lineares. Quando em distribuição agrupada, segmentar ou linear são muito suspeitas. Geralmente associadas a carcinoma *in situ* (Figuras 19.60 e 19.61).

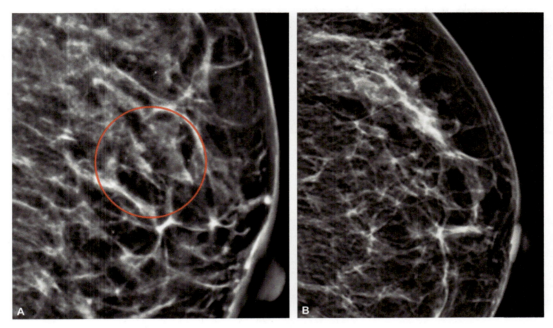

Figura 19.57 Paciente de 56 anos, HF + (mãe com CA de mama), em rastreamento. Calcificações amorfas agrupadas no QSL/terço médio da mama esquerda. AP: carcinoma *in situ* de baixo grau.

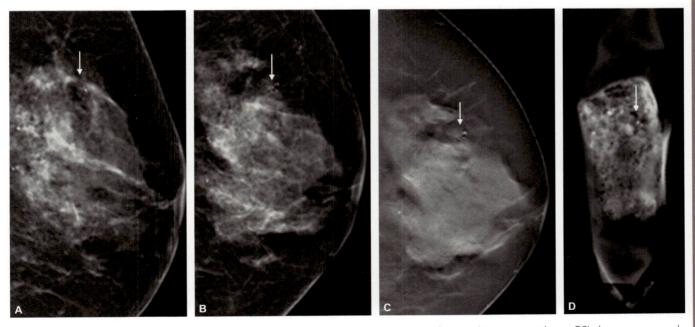

Figura 19.58 Paciente de 40 anos, rastreamento, alto risco familiar. Calcificações grosseiras heterogêneas agrupadas no QSL da mama esquerda (**A** e **B**) à mamografia, (**C**) imagem de tomossíntese; fragmentos de biopsia a vácuo (**D**) com AP de adenose esclerosante.

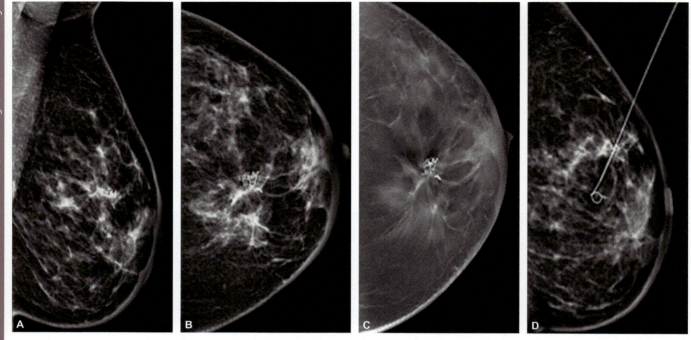

Figura 19.59 Paciente de 45 anos, alto risco familiar, nódulo palpável em mama esquerda. Calcificações grosseiras heterogêneas associadas à distorção arquitetural na mamografia. Achado não evidenciado em exame anterior. Biopsia cirúrgica com AP de carcinoma invasivo do tipo não especial. Submetida a mastectomia em segunda intervenção cirúrgica.

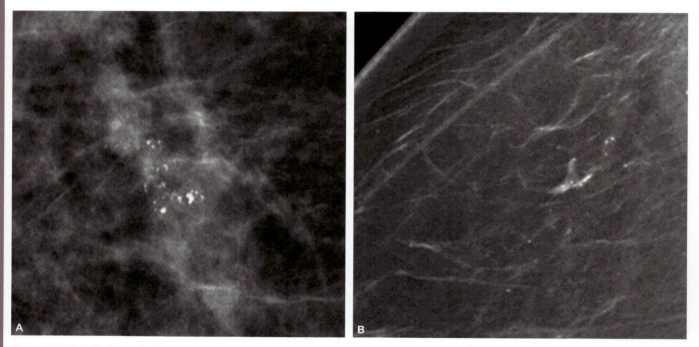

Figura 19.60 A. Paciente de 49 anos, rastreamento e AP de carcinoma *in situ*. **B.** Paciente de 62 anos, rastreamento com AP de carcinoma *in situ*.

Calcificações lineares finas ou ramificadas (valor preditivo positivo de 70% – BI-RADS® 4C)

São as calcificações mais suspeitas e classificadas como BI-RADS® 4C independentemente de sua distribuição. Têm morfologia fina, linear, irregular e geralmente descontínua. Uma mesma lesão pode apresentar calcificações com diferentes morfologias, mas, sempre que associadas às lineares finas, serão classificadas baseadas nesse achado (Figura 19.62).

Distribuição

Esse descritor se refere à disposição das calcificações na mama. A distribuição difusa e bilateral se associa à benignidade. Calcificações redondas e puntiformes nessa distribuição são sempre benignas. As calcificações agrupadas, redondas ou puntiformes são passíveis de acompanhamento a curto prazo. A distribuição segmentar e regional aumenta a suspeita de malignidade, mesmo em calcificações sem morfologia suspeita (Figura 19.63).

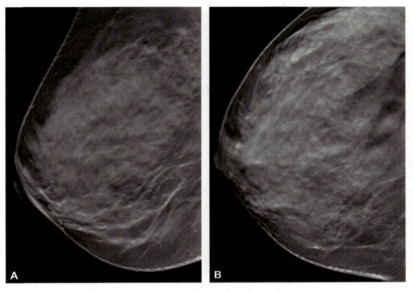

Figura 19.61 Paciente de 38 anos, rastreamento, calcificações pleomórficas finas segmentares em mama direita. AP: carcinoma *in situ*.

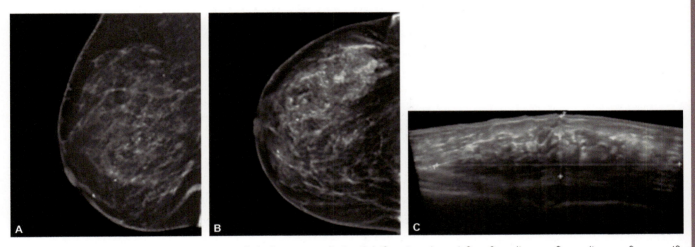

Figura 19.62 Paciente de 66 anos com massa palpável na mama direita. Calcificações pleomórficas finas, lineares finas e lineares finas ramificadas de distribuição regional na mama direita. AP: carcinoma invasivo do tipo não especial associado a carcinoma *in situ*.

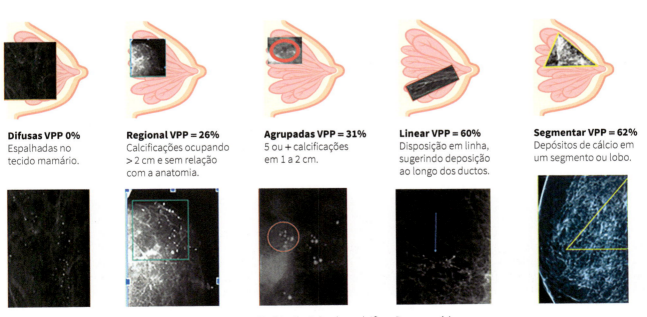

Difusas VPP 0%
Espalhadas no tecido mamário.

Regional VPP = 26%
Calcificações ocupando > 2 cm e sem relação com a anatomia.

Agrupadas VPP = 31%
5 ou + calcificações em 1 a 2 cm.

Linear VPP = 60%
Disposição em linha, sugerindo deposição ao longo dos ductos.

Segmentar VPP = 62%
Depósitos de cálcio em um segmento ou lobo.

Figura 19.63 Distribuição das calcificações mamárias.

REFERÊNCIAS BIBLIOGRÁFICAS

BELL, B. M.; GOSSWEILER, M. *Benign Breast Calcifications*. [Updated 2023 Aug 7]. *In*: StatPearls [Internet]. Treasure Island (FL): StatPearls Publishing, 2024.

BERG, W. A.; YANG, W. T. *Diagnostic imaging breast*. 2nd ed. Canada: Amirsys, 2014.

BI-RADS® Sistema de Laudos e Registro de Dados de Imagem da Mama. São Paulo: Colégio Brasileiro de Radiologia, 2013.

NICOLAS, G *et al*. Chronic granulomatous mastitis: imaging, pathology and management. *European Journal of Radiology*. v. 82, n. 4, pp. e165-175.

PESCE, K *et al*. BI-RADS Terminology for mammography reports: what residents need to know. *Radiograhics*. v. 39, n. 2, 2019.

SHIN, K.; WHITMAN, G. J. Clinical indications for mammography in men and correlation with breast cancer. *Current Problems in Diagnostic Radiology*. v. 50, n. 6, p. 792-798, 2021.

STAVROS, A. T *et al*. Solid breast nodules: use of sonography to distinguish between benign and malignant lesions. *Radiology*. v. 196, n. 1, pp. 123-134, 1995.

STAVROS, A. T. *et al*. Ultrassonografia. *In*: URBAN, L.; CHALA, L. F.; MELLO, G. G. N (eds.). *A mama – CBR*. Rio de Janeiro: Elsevier. 2019, p. 139-196.

TABÁR, L. *et al*. Swedish two-county trial: impact of mammographic screening on breast cancer mortality during 3 decades. *Radiology*. v. 260, n. 3, p. 658-663, 2011.

YEH, E. D. *et al*. What radiologists need to know about diagnosis and treatment of inflammatory breast cancer: a multidisciplinary approach. *RadioGraphics*. v. 33, n. 7, p. 2003-2017, 2013.

Agradecimentos

Imagens de ressonância nuclear magnética gentilmente cedidas pela Dra. Thais Paiva Moraes.

PARTE 4
Ginecologia Infanto-Puberal

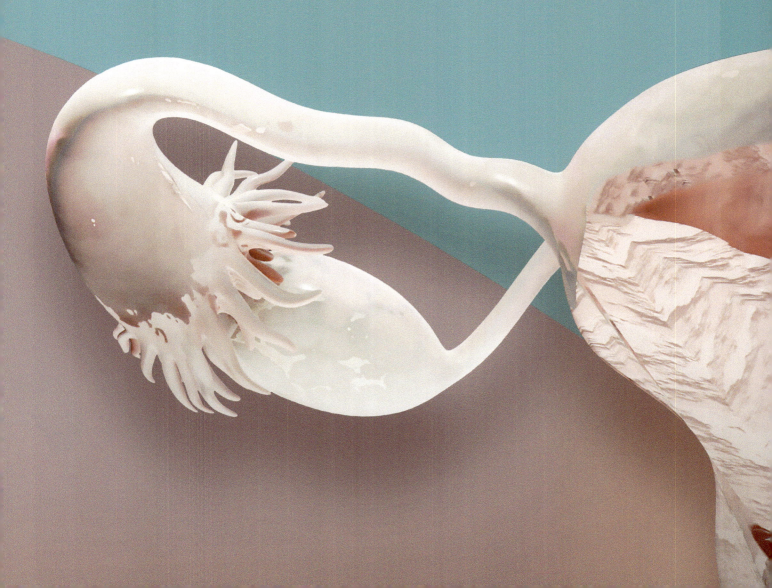

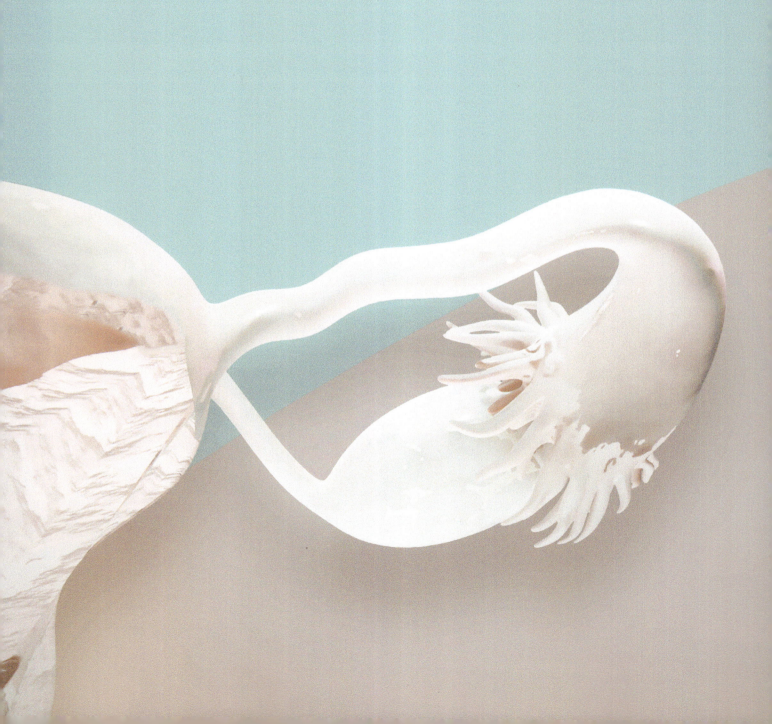

CAPÍTULO 20

Consulta da Criança e da Adolescente

Zuleide Cabral

INTRODUÇÃO

A consulta ginecológica da menina e da adolescente, embora tenha diversos pontos em comum à realizada na mulher adulta, possui algumas peculiaridades que as diferenciam. Na infância, a menina vem sempre acompanhada de um de seus responsáveis, geralmente a mãe, que fornece todas as informações necessárias ao profissional, além do motivo principal da consulta. As meninas, na sua maioria, já frequentam o pediatra em consultas de rotina e, quando vêm para a consulta com o ginecologista, geralmente são encaminhadas por motivos específicos da especialidade. Essa mudança de ambiente e do profissional pode causar uma situação não confortável para a criança. Já a adolescente pode ser trazida por um de seus responsáveis, que geralmente também é a mãe, vir só ou vir acompanhada pela amiga ou namorado. Em muitas ocasiões, a queixa principal referida pela adolescente não se trata do verdadeiro motivo da consulta. A experiência e a sensibilidade do profissional, nessas situações anteriormente citadas, têm fundamental importância para o sucesso do atendimento, além de possibilitar a investigação de situações de risco nas quais a paciente possa estar envolvida (Gomes *et al.*, 2014).

Ao iniciarmos a entrevista, devemos acolher nossa cliente e seus responsáveis, mas sempre priorizando a menina e/ou a adolescente. Na maioria das vezes, quando o responsável está presente, é ele que costuma iniciar a exposição do motivo da consulta. Nessa situação, ele será ouvido e, caso a paciente seja uma adolescente, esclarecemos empaticamente sobre os benefícios de uma entrevista privada somente com ela. O direito e limites desse envolvimento relativamente à autonomia da adolescente devem ficar claros para a família e para a jovem, desde o primeiro contato. Em primeira análise, o profissional poderá estabelecer um pacto de confiança com sua cliente, reafirmando o seu direito ao sigilo. No entanto, deverá ficar claro a ela que em algumas situações esse pacto poderá ser violado. A adolescente deve ser incentivada a envolver seus responsáveis no acompanhamento e resolução dos seus problemas, sendo os limites da confidencialidade esclarecidos também para a família. A qualidade do vínculo estabelecido entre o médico e sua cliente será determinante para que sejam abordadas questões pessoais dela. Nas situações em que a quebra do sigilo é justificada e não havendo anuência da adolescente, após o profissional ter a encorajado a envolver a família e oferecer apoio na comunicação, ela será esclarecida dos motivos para tal atitude, antes do repasse da informação aos seus pais e/ou responsáveis (Sociedade de Pediatria de São Paulo, 1999).

Os principais motivos da consulta na infância são corrimento vaginal, irritações e prurido dos órgãos genitais externos, dor abdominal, sinequias de pequenos lábios, distúrbios do desenvolvimento puberal, dúvidas sobre a anatomia dos órgãos genitais externos, traumatismos ou suspeita de violência sexual. Na adolescência, as queixas mais frequentes são as dúvidas ou anomalias do desenvolvimento da puberdade, distúrbios do ciclo menstrual, corrimento, vulvovaginites e contracepção (Magalhães, 1998). As malformações genitais mais referidas são as localizadas nos órgãos genitais externos, por serem facilmente percebidas. As malformações localizadas nos órgãos genitais internos, na maioria das vezes, são diagnosticadas ou descobertas a partir da adolescência.

Descreveremos, a seguir, os principais pontos relevantes e as peculiaridades da consulta ginecológica abordando a anamnese, o exame físico geral e ginecológico, os exames complementares e algumas orientações que consideramos pertinentes.

ANAMNESE

A identificação da paciente e o nome e o contato de seu responsável devem ser registrados. A idade é importante, porque nos permite identificar a fase da infância, adolescência e o desenvolvimento puberal, auxiliando na interpretação dos dados clínicos e achados do exame físico. O motivo da consulta deve ser relacionado com a faixa etária e com os diversos órgãos sistêmicos e o sistema reprodutor. Perguntas mal elaboradas podem gerar interpretações errôneas, falsas suspeitas e comportamentos negativos, dificultando a consulta, pois poderá intimidar a cliente e/ou seus responsáveis (Gomes *et al.*, 2014).

A avaliação do perfil nutricional deve ocorrer nas consultas, independentemente de fazer parte do motivo da consulta. Fatores de risco nutricional como anorexia e obesidade podem interferir na saúde sexual e reprodutiva (Lourenço *et al.*, 2011).

Durante a anamnese da consulta da criança, é importante documentar o histórico do pré-natal da mãe, condições de nascimento, desenvolvimento neuropsicomotor, históricos de traumatismo craniano, convulsões e infecções das meninges. Na adolescente, deve-se investigar experimentação de álcool, tabaco e drogas ilícitas. As queixas de dores pélvicas crônicas e manifestações clínicas diversas, de difícil identificação, e mudanças no comportamento podem estar relacionadas às diferentes modalidades de violência. A anamnese deve conter questionamentos sobre trauma físico e/ou psicológico, abuso sexual, exploração sexual e conduta violenta (Feijó e Oliveira, 2011).

Bem comum é a mãe, diante da inevitabilidade da iniciação sexual da adolescente, levá-la ao ginecologista para uma sessão de conselhos práticos. Há também os pais que buscam na consulta, como "quem não quer nada", sondar se a filha já se iniciou sexualmente e há ainda os que as levam para a constatação de virgindade. Nessa última situação, é necessário contextualizar o pedido, intermediar a discussão entre a adolescente e responsáveis e esclarecer que laudos periciais são de responsabilidade de médicos-legistas (Cabral e Rehme, 2017).

Nas consultas de adolescentes, quer sejam de rotina ou não, é de boa prática perguntar sobre o início da prática sexual, o número de parceiros, dúvidas ou queixas relacionadas ao coito, qual o método contraceptivo utilizado e, na oportunidade, certificar-se se o uso está correto, corrigir possíveis enganos, orientar, prescrever e enfatizar a dupla proteção.

Anormalidades do desenvolvimento mamário como hipotrofia, hipertrofia, atelia, assimetrias, insatisfação com a estética, nodulações mamárias, entre outros, são motivos de consulta ginecológica. A mastalgia na adolescente deve ser caracterizada quanto à intensidade e se existe relação com o ciclo menstrual. Quando a queixa é a presença de nódulo, requer caracterizar sobre número, local, tempo de aparecimento, consistência, mobilidade, crescimento rápido ou não, presença de nódulos axilares e regularidade de sua superfície. Interrogar sobre a possibilidade de saída de secreção pelo mamilo e, caso presente, caracterizar a coloração, a quantidade e se a saída é espontânea (Conejero et al., 2015). As queixas de início dos caracteres sexuais secundários, telarca e/ou pubarca antes dos 8 anos de idade são critérios para o diagnóstico de puberdade precoce (Parent et al., 2003).

As características do ciclo menstrual são inqueridas pela idade do estabelecimento da menarca, a qual ocorre, em nosso meio, entre 12 e 14 anos de idade (Conejero et al., 2015). Em pacientes que não tiveram a menarca estabelecida, indagar se já iniciaram ou não os caracteres sexuais secundários. Os ciclos menstruais devem ser caracterizados quanto a intervalo, duração e volume do fluxo menstrual. Investigar também se existem sinais e sintomas que precedem ou acompanham o sangramento menstrual. Entende-se por regularidade menstrual quando os intervalos menstruais estão entre 25 e 35 dias, a duração de dois a oito dias e o volume (quantidade) de sangramento de 80 mℓ por ciclo menstrual (Cabral, 2003).

Quando a paciente refere irregularidade menstrual, questionar sobre o tempo de início da alteração, se foi ou é episódio único e como os ciclos menstruais eram antes da alteração, e caracterizar a irregularidade quanto a intervalo, duração e quantidade. O volume do fluxo menstrual pode ser avaliado pela quantidade de absorventes, coletores e/ou tampões vaginais utilizados nos dias da menstruação e/ou por meio da informação sobre se as vestimentas e/ou roupas de cama costumam sujar no período menstrual (Janssen et al., 1995).

Nas situações em que a adolescente não consegue informar sobre os quesitos anteriores, afastadas as urgências e emergências por sangramento menstrual, ela deve ser orientada a registrar os ciclos menstruais seguintes, pelo período mínimo de três meses, utilizando-se de uma tabela ou aplicativos disponíveis para celulares. Nos dois anos que sucedem a menarca, embora os ciclos menstruais possam ser irregulares, pela anovulação própria do período, é um diagnóstico de exclusão, devendo ser investigadas todas as demais causas de sangramento uterino anormal (Munro et al., 2011).

A dismenorreia é uma queixa muito frequente e, em relação a sua etiologia, é classificada como primária ou secundária, e de acordo com a intensidade, em leve, moderada ou intensa. A dismenorreia primária, de causa ovulatória, é na maioria das vezes leve/ou moderada, não interfere no cotidiano da adolescente e melhora com o uso de analgésicos e/ou anti-inflamatórios. Já a intensa costuma interferir nas atividades diárias ou impossibilitá-las, não havendo melhora com o uso de analgésicos e/ou anti-inflamatórios. Classicamente, a dor da dismenorreia primária inicia-se poucos dias antes ou concomitantemente ao fluxo menstrual, diminuindo gradualmente e desaparecendo após o término do sangramento menstrual. A dor geralmente referida é em baixo-ventre, em cólica, com ou sem irradiação para coxas e região lombar. A dismenorreia secundária, por causas orgânicas, tende a ser severa, progressiva, incapacitante e acompanhada de náuseas, vômitos, diarreia, cefaleia, entre outros. Anormalidades pélvicas como endometriose/ou anomalias uterinas são as principais causas a ser investigadas entre adolescentes com dismenorreia severa (Febrasgo, 2014, p. 166-172). Corrimento genital é motivo frequente de consulta ginecológica tanto em meninas como em adolescentes, e na maioria das vezes nas adolescentes é de causa é fisiológica. Em meninas, decorre principalmente de hábitos de higiene inadequados. A queixa de corrimento pode vir acompanhada de outros sintomas como prurido, ardor, hiperemia e sangramento. Deve-se pensar em corpo estranho quando o corrimento se associa a sangramento e odor fétido. Vários fatores na infância contribuem para a instalação das vulvovaginites, destacando-se a anatomia da genitália da menina, a escassez de pelos, o adelgaçamento dos pequenos e grandes lábios e a proximidade de vagina e ânus (Cabral, 2005).

O corrimento fisiológico da adolescente não se acompanha de outros sintomas como prurido, ardor, sintomas urinários e irritação dos órgãos genitais externos. Caso a adolescente já tenha iniciado a vida sexual, pela possibilidade da existência de doença sexualmente transmissível, é importante questionar sobre o número de parceiros e a utilização de preservativos, colher informações sobre as características do corrimento e a presença de ulcerações e/ou lesões verrucosas nos órgãos genitais (Magalhães e Reis, 2007). As lesões verrucosas frequentemente são decorrentes de infecção pelo papilomavírus humano (HPV) (Monteiro et al., 2009).

As úlceras genitais podem ser causadas por uma série de condições e, por estarem frequentemente relacionadas às infecções de transmissão sexual, deve-se estabelecer o diagnóstico correto para a condução adequada da doença. Na anamnese, questionar sobre o início do quadro, se existem sintomas associados e uso de medicamentos, e caracterizar o aspecto da lesão, se única ou múltipla e se existem sinais e sintomas de infecção bacteriana associados. Perguntar, ainda, se há ardência local, irritação, adenopatia inguinal e/ou a presença de sintomas sistêmicos incluindo cefaleia, mialgia e mal-estar geral (Farhi et al., 2009).

Em continuidade à anamnese, no interrogatório geral, realizar perguntas pertinentes aos diversos aparelhos e sistemas e relacioná-las com a esfera genital e a queixa principal (Bastos, 1988).

Pela proximidade da uretra ao introito vaginal, afecções localizadas em ambas as regiões podem gerar sintomas, dificultando o diagnóstico do local de origem das queixas. A disúria e/ou polaciúria podem representar infecção urinária ou até mesmo vulvovaginite. Considerando a estreita relação da origem embrionária do sistema urinário e genital, as malformações genitais podem ser acompanhadas de anomalias do sistema renal. Dores abdominais decorrentes de processos infecciosos ou ocasionadas por enterocolite crônica podem ser similar a quadro de inflamação pélvica. Parasitoses e infecções intestinais podem contaminar a vagina e ser responsáveis por corrimento e vulvovaginites (Bastos, 1988).

Doenças hepáticas, pelo comprometimento metabólico dos esteroides, podem ocasionar alterações do ciclo menstrual. Em decorrência da relação funcional entre a tireoide e as glândulas suprarrenais com o eixo hipotálamo-hipófise-ovariano, sintomas ou doença preexistente em uma dessas glândulas podem estar associados com várias ginecopatias, anovulação, distúrbios menstruais, acne, hirsutismo, entre outros. Sequelas de doenças no sistema nervoso central, traumas e tumores podem ser a causa de vários distúrbios do desenvolvimento da puberdade e alteração menstrual (Bastos, 1988).

Completando a anamnese, a investigação dos antecedentes pessoais é relevante. Indagar sobre a existência de cirurgias prévias, hábitos de vida e alimentares, tabagismo, etilismo, uso de drogas e medicamentos, alergia a produtos e/ou a medicamentos. É oportuno colher informações sobre as vacinas já realizadas, orientar sobre os reforços necessários e prescrever as próximas pertinentes à faixa etária (Febrasgo, 2014, p. 22-34). Nas adolescentes que já engravidaram, indagar sobre os antecedentes obstétricos: número de gravidezes, partos e abortamentos; histórico e as vias de parto, peso dos recém-nascidos e possíveis complicações do ciclo grávido-puerperal.

Quanto aos antecedentes familiares, investiga-se o estado de saúde dos pais e familiares mais próximos, pois, a depender da queixa referida, podem estar relacionados. Além disso, deve-se buscar informações sobre se existem casos na família semelhantes ao quadro principal (Magalhães e Reis, 2007).

Ao finalizar a anamnese, é importante que se estabeleça uma situação favorável para o exame físico da criança e da adolescente. Tanto a paciente como seus responsáveis, se presentes, devem ser esclarecidos de como será a etapa seguinte. Uma situação relativamente frequente nas consultas é o temor da coleta de secreção vaginal em pacientes virgens, sendo um momento oportuno para esclarecer sobre a anatomia dos órgãos genitais externos e internos e orientar sobre os cuidados da higiene pessoal. Figuras impressas ou no computador podem ser utilizadas para a demonstração da normalidade. Durante o exame físico, a paciente poderá visualizar seus órgãos genitais externos e/ou internos pela câmera de vídeo ou por um espelho.

EXAME FÍSICO GERAL E ESPECÍFICO

O exame físico deve se iniciar pesando a menina e/ou a adolescente, identificando a sua estatura e índice de massa corporal (IMC), e aferindo a pressão arterial, a temperatura e o pulso arterial (Lourenço *et al.*, 2011). A postura da cliente pode evidenciar constrangimento, vergonha e/ou medo (Gomes *et al.*, 2014). Adolescentes insatisfeitas com as características de suas mamas podem inclinar o tronco para frente objetivando escondê-las. As que se sentem diferentes por algo nos seus órgãos genitais externos ou as que não desejam ser examinadas podem manter a roupa íntima ao se prepararem para o exame físico. É importante que o profissional fique atento à essas situações e adote uma postura menos formal, mais acolhedora e compreensiva (Gomes *et al.*, 2014). Como parte do exame físico, observam-se ainda a pele, as mucosas, a distribuição de pelos e a presença de acne. Em pacientes com sobrepeso e sinais de hiperandrogenismo clínico, investigar a presença de *acantose nigricans* (Chun-Sen, 2011). Acne e pelos discretos podem existir na puberdade normal, principalmente entre as pacientes com histórico familiar. As ausculas pulmonar e cardíaca são imprescindíveis.

Na sequência após o exame físico geral, segue-se o exame das mamas, devendo ser cada etapa explicada para a paciente, principalmente para aquelas que consultam pela primeira vez, deixando o exame ginecológico para o final.

Caso a paciente não queira realizar o exame ginecológico e a situação não seja uma urgência e/ou emergência, o exame poderá ser realizado em outro momento. Essa conduta poderá reforçar a confiança entre a paciente e o profissional que a atende (Gomes *et al.*, 2014). Na menina, utilizar maneiras de distrair a sua atenção de forma amável e atividade lúdica. O exame nunca deverá ser realizado utilizando força e, nas situações em que não possa ser adiado, deverá ser realizado sob sedação assistida em ambiente cirúrgico (Magalhães, 1998).

Independentemente do motivo da consulta, deve-se realizar a avaliação clínica do estágio de desenvolvimento puberal para mamas e pelos utilizando os critérios de Tanner (Marshall e Tanner, 1969). Na criança, telarca e pubarca significam estímulo hormonal e deverão ser investigadas (Zegueir, 1987). Na adolescente, observar se existe simetria mamária, o volume, a presença de estrias, lesões, abaulamentos e/ou retrações. A palpação das mamas deve ser realizada contra as arcadas costais identificando a homogeneidade do parênquima mamário e a existência de nódulos palpáveis. Caso exista nódulo mamário, descrevem-se o tamanho, a consistência e a mobilidade. A expressão dos corpos mamários deve ser suave e é opcional no exame de adolescentes, caso existam queixas que a justifiquem, como galactorreia, amenorreia e hipotireoidismo (Bastos, 1988).

As técnicas relacionadas para a inspeção e palpação do abdome de meninas e adolescentes não diferem das utilizadas na mulher adulta. A palpação superficial e profunda permite identificar regiões dolorosas, massas e hérnias inguinais (Cowell, 1981). O achado de abaulamento e formação tumoral no hipogástrio, associado a história de dor abdominal cíclica ou não e amenorreia primária na adolescente, pode sugerir, além dos tumores ovarianos, a presença das malformações, as quais cursam com obstrução do fluxo menstrual. Na infância, os tumores intraperitoneais, particularmente os ovarianos, por ser a cavidade pélvica pequena, são deslocados para a cavidade abdominal, facilitando a palpação (Cowell, 1981).

EXAME DOS ÓRGÃOS GENITAIS EXTERNOS

Para o exame dos órgãos genitais externos (OGEs) na criança, a posição utilizada é a supina, com as pernas em posição semelhante às da rã e a cabeça elevada, de forma que ela possa visualizar o examinador. Para as adolescentes, é a mesma utilizada para a mulher adulta, a posição ginecológica; a paciente fica em decúbito dorsal com as pernas fletidas e as coxas em adução e flexão. O exame dos OGEs se inicia pela exposição e inspeção destes, observando-se o monte de Vênus, os grandes e pequenos lábios, o vestíbulo vulvar, o clitóris, o meato uretral externo, a fúrcula vaginal, o hímen e as regiões perineal e perianal. Na inspeção da vulva, observam-se a existência ou não de pelos pubianos, o aspecto e a sua distribuição pela classificação de Tanner (Marshall e Tanner, 1969), a presença de lesões verrucosas e sinais de processo inflamatório e/ou traumatismo. A exposição da genitália externa permite, ainda, observar se há hiperemia perineal e entre os sulcos interlabiais, edema, corrimento ou até mesmo a presença de oxiúros na região perianal (Cabral, 2005). Na infância, os grandes lábios possuem pouco tecido gorduroso e em geral não cobrem o introito vaginal (Zegueir, 1987). Na adolescente, fazem a proteção da parte mediana da vulva e podem ser sede de lesões infecciosas. Os pequenos lábios são recobertos por pele pigmentada e glândulas sudoríparas. Superiormente, formam o prepúcio clitoridiano e, inferiormente, dissimulam-se nos grandes lábios. No início da puberdade, podem surgir hipertrofia e/ou assimetria dos pequenos lábios, motivo de consulta ou um achado durante o exame físico de uma consulta de rotina (Bastos, 1988).

O volume clitoriano deve ser observado e, de acordo com Huffman, a sua medida para meninas entre 11 e 15 anos é de 3×3 mm e para as entre 15 e 19 anos, de 5×5 mm (Huffman et al., 1981).

Quando existir hipertrofia clitoriana associada a sinais de virilização ou a distúrbio do desenvolvimento da puberdade, devem-se investigar as anomalias do desenvolvimento sexual, hiperplasia da suprarrenal e uso de hormônios virilizantes (Chun-Sen, 2011).

No vestíbulo vulvar, observam-se os orifícios da uretra, da vagina e, nas adolescentes, os canais das glândulas de Skene. O meato uretral externo situa-se abaixo do clitóris. As glândulas de Bartholin em geral não são palpáveis, e os óstios de seus ductos raramente são visíveis e podem ser sede de cistos ou abscessos. A fúrcula vaginal resulta da fusão dos grandes lábios na região mediana posterior, local onde habitualmente podem ser observados mucorreia fisiológica, presença de ulcerações, corrimento ou lesões verrucosas. O hímen separa o vestíbulo vulvar da vagina, sendo constituído por uma estrutura fibrosa, quase sempre espessa, exibindo uma abertura central. Existem os himens com duas aberturas, os septados e o cribriforme (Bastos, 1988). Pólipos himenais podem também ser observados e, geralmente, revelam-se destituídos de importância clínica, não necessitando de tratamento. Deve-se, ainda, observar a integridade e a permeabilidade himenal. A imperfuração himenal antes da menarca, por retenção da secreção mucosa, pode causar o mucocolpos e, após a menarca, além da dismenorreia, dependendo do tempo decorrido da menarca, do diagnóstico e tratamento, pode causar hematocolpo, hematométrio e a hematossalpinge (Febrasgo, 2014, p. 42-47).

A vagina em meninas tem a elasticidade diminuída, a mucosa vaginal é fina, de coloração rosa pálida e, pela ausência da ação estrogênica, é seca. Possui, por volta dos 7 a 8 anos, o comprimento de 5 cm, aproximadamente. Na puberdade, pelo estímulo hormonal, torna-se mais elástica e lubrificada, sua coloração adquire aspecto mais rosado e seu comprimento pode chegar a 11,5 cm com o estabelecimento da menarca (Magalhães, 1998). O exame clínico deve avaliar ainda a existência de anomalias vaginais como septos vaginais e/ou outra cavidade vaginal (Pendergrass et al., 1996).

Diante de uma situação em que a adolescente nega já ter tido relação sexual e no momento do exame físico é constatada ruptura himenal, o profissional deve conduzir o exame como se o hímen fosse íntegro. À medida que se amplia a confiança entre adolescente e profissional, o assunto será discutido para o esclarecimento do motivo da omissão (Gomes et al., 2014). O hímen imperfurado pode ser diagnosticado na infância, antes do estabelecimento da menarca, devendo ser realizado o diagnóstico diferencial com outras malformações genitais (Febrasgo, 2014, p. 42-47).

O exame físico, não só o genital, é de fundamental importância na identificação de sinais relacionados à violência, sendo importante que o profissional tenha o conhecimento médico-legal básico necessário para identificação das principais características dos achados clínicos decorrentes de atos de violência (Feijó e Oliveira, 2011).

EXAME DOS ÓRGÃOS GENITAIS INTERNOS

Caso a adolescente já tenha iniciado relação sexual, o exame especular dos órgãos genitais internos (OGIs) será semelhante ao da mulher adulta. A coleta do conteúdo vaginal será realizada com a utilização do espéculo vaginal. Na infância e na integridade himenal, o material, se necessário, poderá ser colhido com swab, uma sonda vesical estéril ou, dependendo do relaxamento himenal, utilizando-se um espéculo de virgem. O exame especular permite observar as paredes vaginais quanto à sua coloração, que deve ser rósea, a rugosidade, o comprimento e os fundos de sacos laterais, anterior e posterior, a presença de secreção, corrimento vaginal e/ou cervical. O corrimento, quando presente, deve ser analisado quanto a quantidade, cor, odor, fluidez, presença de bolhas e sinais inflamatórios associados. Observa-se, na sequência, o colo uterino quanto a sua coloração, forma, volume e aspecto do orifício externo, geralmente puntiforme nas nulíparas e em fenda transversa nas multíparas. A presença da exteriorização do epitélio glandular para fora do orifício externo do colo uterino é denominada "ectopia", uma situação frequente em adolescentes e considerada fisiológica. As lesões verrucosas HPV-induzidas podem ser observadas a olho nu, evidenciadas pela utilização do ácido acético a 5% ou por meio do colposcópio (Galvane et al., 2002).

Nas pacientes que já iniciaram relação sexual, realiza-se o toque bidigital e bimanual, avaliando-se as paredes vaginais, os fundos de sacos laterais e posteriores, o colo uterino, seu tamanho, a consistência e a mobilidade, dolorosa ou não. O exame do corpo uterino, trompas uterinas e ovários é feito por meio do toque bimanual abdominovaginal e em situações de normalidade não deve provocar dor; quando houver dor, pensar em processos inflamatórios ou degenerativos. Os ovários podem ser palpáveis com facilidade na dependência do peso da paciente, sendo mais difícil nas pacientes obesas. Qualquer aumento do volume deve ser investigado. As trompas uterinas, quando palpáveis, indicam processos patológicos. O toque retal raramente é realizado, sendo praticamente substituído pela ultrassonografia pélvica ou transperineal (Magalhães, 1998). Em crianças e adolescentes virgens, havendo a necessidade de exploração do canal vaginal, por sangramento genital, suspeita de corpo estranho ou tumor, a vaginoscopia poderá ser realizada utilizando o espéculo de virgem, espéculo nasal, cistoscópio ou otoscópio infantil, colpovirgoscópio e histeroscópio (Magalhães, 1998). Esses procedimentos nem sempre são possíveis de ser realizados no ambulatório por falta de consentimento ou colaboração da paciente, devendo ser realizados sob narcose em ambiente cirúrgico.

EXAMES COMPLEMENTARES E CONDUTA

A anamnese bem elaborada e o exame físico bem feito podem concluir o diagnóstico, ficando os exames complementares para confirmar e/ou solucionar os casos duvidosos, além de auxiliarem no seguimento das doenças. De acordo com a queixa principal e os achados clínicos, os exames laboratoriais e os de imagens serão solicitados.

Na literatura médica, a maioria dos tumores mamários já foi descrita na adolescência, sendo os malignos raros nessa faixa etária. Entre os benignos, os mais comuns são os fibroadenomas, lipomas, papilomas intraductais, adenomas e tumor filoide (Ribeiro et al., 2000). No achado de nódulos mamários de até

3 cm no seu maior eixo, recomenda-se controle clínico trimestral, nos primeiros seis meses, e semestral a seguir. A cirurgia é indicada quando o nódulo ultrapassa 3 cm ou o nódulo demonstra crescimento rápido. É importante esclarecer a jovem e seus familiares sobre a inexistência de câncer mamário, para o aceite da conduta expectante (Conejero *et al.*, 2015).

Quando a queixa é a de galactorreia ou trata-se de um achado durante o exame das mamas, solicita-se a dosagem da prolactina após excluir o uso de fármacos para tratamento de doenças gastrointestinais, como metoclopramida, cimetidina, ranitidina e domperidona; drogas anti-hipertensivas, como reserpina, alfametildopa, verapamil e labetolol; antipsicóticos e antidepressivos, narcóticos e anorexígenos, como fenfluramina e anfetamina (Melmed *et al.*, 2011).

Nos casos de hiperprolactinemia assintomática, pesquisar macroprolactinas, por serem imunorreativas, porém biologicamente inativas. No caso de galactorreia por hiperprolactinemia, associada a amenorreia, hipogonadismo, hipotireoidismo e distúrbio visual, devem-se rastrear prolactinomas por meio de ressonância magnética de sela túrcica (Vilar *et al.*, 2003).

A hipertrofia e a assimetria dos pequenos lábios, quando causam desconforto, seja físico ou emocional, requerem tratamento cirúrgico, que consiste na ressecção das partes excessivas. A hipertrofia do clitóris pode consistir em fenômeno isolado, não refletindo estado intersexual. Tratando-se de anomalia congênita, convém averiguar se a mãe da paciente ingeriu drogas de ação virilizante durante a gestação. Outra causa a ser lembrada é hiperplasia congênita das suprarrenais (Salomão, 2003).

Hímen imperfurado e septos vaginais são tratados por himenectomia por incisão cruciforme e ressecção do septo junto às linhas de sua implantação, respectivamente. A agenesia total de vagina, a qual geralmente se acompanha de ausência uterina, poderá ser tratada no final da puberdade ou quando houver desejo de relações sexuais, pela técnica cirúrgica de McIndoe. Na agenesia parcial de vagina com a presença do terço distal da vagina, o tratamento pode ser realizado, já no início da puberdade, por meio de técnica não cruenta, de Frank (Bagnoli *et al.*, 2010).

Nos casos de úlceras genitais, quando a anamnese e o exame físico não forem esclarecedores, pode-se solicitar bacterioscopia do raspado da lesão, reação em cadeia de polimerase (PCR) para vírus de Epstein-Barr, citomegalovírus e herpes, e sorologias para sífilis, HIV e hepatites B e C. Nos casos inconclusivos, utilizar *punch* para histopatologia ou PCR (Febrasgo, 2014, p. 137-148).

Nos casos de corrimento, o exame a fresco é de grande auxílio, por ser simples, rápido, ter baixo custo e ser realizado no momento do exame físico. Auxilia no diagnóstico e conduta terapêutica inicial, até que os exames mais específicos fiquem prontos, como nos casos de infecção por *Candida* sp., *Trichomonas* e *Gardnerella vaginalis*. Realiza-se o exame a fresco colhendo-se pequena quantidade do conteúdo vaginal, dissolvendo-o em 1 a 2 mℓ de soro fisiológico em uma lâmina, para o diagnóstico de *Trichomonas* e *Gardnerella vaginalis*, ou em solução de KOH a 10%, para o diagnóstico de *Candida*. O exame do conteúdo vaginal observado ao microscópio permite identificar o agente causador do corrimento e da vulvovaginite e é feito pela observação direta ao microscópio (Cabral, 2005). Por meio da secreção vaginal, avalia-se ainda a medida do pH vaginal e se faz o teste da amina, ou *whiff test* (Wanderley *et al.*, 2000).

Na adolescência, a citologia cervicovaginal e a colposcopia são utilizadas para prevenção e diagnóstico precoce de lesões malignas do trato genital inferior. Ambas orientam a propedêutica a ser seguida, como nos casos de resultados de citologias cervicovaginal suspeitos ou na evidência de lesões em colo uterino (Febrasgo, 2002).

No Brasil, o exame de citologia cervicovaginal tem sido priorizado para mulheres na faixa etária de 25 a 64 anos com a periodicidade da realização do exame uma vez ao ano; se a mulher apresentar dois resultados de exames de citologia cervicovaginal negativos, recomenda-se repetição do exame a cada três anos (Brasil, 2011). Por outro lado, a realização do exame de citologia cervicovaginal em mulheres jovens e adolescentes pode desencadear uma rotina ao longo da vida da mulher. Nesse contexto, as lesões precursoras poderiam ser diagnosticadas precocemente, contribuindo para a redução da incidência do carcinoma do colo do útero.

Atualmente, a introdução de vacinas contra HPV (*human papillomavirus*) em mulheres jovens entre as políticas públicas de saúde vislumbra uma possível redução nas taxas de infecção pelo vírus (Febrasgo, 2014, p. 22-34). No entanto, é necessário ressaltar que, mesmo após a vacinação, as adolescentes deverão continuar a ser submetidas aos exames de rastreamento do carcinoma do colo do útero.

Avaliações hormonais são necessárias em algumas situações clínicas como nas alterações do desenvolvimento puberal, na amenorreia primária, nos distúrbios do ciclo menstrual, com ou sem hiperandrogenismo clínico, e na suspeita de doenças da tireoide e da glândula suprarrenal. A investigação para essas situações inclui as dosagens de hormônios plasmáticos: estradiol, progesterona, hormônio folículo-estimulante (FSH), hormônio luteotrófico (LH), prolactina, hormônios tireoidianos, cortisol, sulfato de deidroepiandrosterona, deidroepiandrosterona, androstenediona, testosterona total e 17-alfa-hidroxiprogesterona. Realiza-se tomografia ou ressonância nos casos suspeitos de tumores da suprarrenal (Salomão, 2003).

Nas meninas com suspeita de puberdade precoce, além das dosagens das gonadotrofinas e do teste de estímulo com o GnRH, deve-se solicitar radiografia de mão e punho para a investigação da idade óssea e a ultrassonografia pélvica para avaliação das medidas uterina e ovarianas, a existência de folículos e a relação entre colo e corpo uterino. A ressonância magnética de crânio será solicitada para afastar ou confirmar tumores do sistema nervoso central, principalmente em meninas menores de 6 anos de idade (Longui *et al.*, 2001).

Pacientes que se consultam por sangramento genital anormal, mesmo as que estejam sangrando no momento da consulta, devem ser submetidas aos exames ginecológicos, laboratoriais e de imagens, para afastar causas sistêmicas ou orgânicas dos órgãos genitais. Embora o sangramento menstrual irregular nos primeiros dois anos pós-menarca possa ser transitório, quando a perda sanguínea é profusa, as causas hematológicas devem ser rastreadas. As pacientes que referem sangramento excessivo, desde a menarca, história prévia de tratamento para anemia por perda sanguínea menstrual, antecedentes familiares de desordens hematológicas, histórico de sangramento excessivo por extração dentária, parto, aborto ou outros procedimentos cirúrgicos devem ser avaliadas pelo hematologista (Cabral, 2003). As adolescentes com irregularidade do ciclo menstrual devem ser acompanhadas até que se estabeleçam o diagnóstico e o controle do quadro.

Na maioria dos casos de dismenorreia, os exames clínicos e os de imagens são normais. No entanto, é importante afastar causas obstrutivas como hímen imperfurado, septos e agenesia de vagina.

O marcador tumoral Ca-125, para investigação de endometriose, tem pouca utilidade nessa faixa etária. A laparoscopia deverá ser discutida nos casos de ausência de resposta ao tratamento clínico com os anti-inflamatórios não hormonais e/ou a contracepção hormonal (Febrasgo, 2014, p. 106-112). Nos casos suspeitos de malformações e distúrbios do desenvolvimento sexual, o estudo do cariótipo, a ultrassonografia pélvica e de abdome total, a ressonância e/ou a tomografia e a ultrassonografia das vias renais somam-se às dosagens hormonais pertinentes (Febrasgo, 2014, p. 42-47).

Nas situações em que o profissional toma ciência das diversas modalidades de violência sexual, ao ser relatada, evidenciada ou constatada, durante o atendimento, mas negada pela paciente e pela família, o fato deverá ser encaminhado à autoridade policial ou judiciária competente (Cabral e Rehme, 2017).

As pacientes sem a menarca estabelecida até os 13 anos de idade e ausência de desenvolvimento dos caracteres sexuais secundários, as com idade superior a 15 anos e caracteres sexuais presentes, as com ausência de menarca após cinco anos do início da telarca, as que não menstruaram e apresentam sinais de virilização e as com atraso menstrual maior do que 90 dias, afastada a gravidez, devem ser investigadas (Febrasgo, 2014, p. 42-47).

Adolescentes portadoras de anomalias müllerianas apresentam função ovariana normal, genitália externa feminina, características sexuais secundárias normais, podendo ser assintomáticas até a idade do estabelecimento da menarca, até a tentativa de início de relação sexual ou ser um achado clínico durante um exame de rotina. Nas situações em que há obstrução, além de amenorreia primária, pode-se palpar uma massa abdominopélvica (Febrasgo, 2014, p. 42-47). O diagnóstico de algumas anomalias pode ser feito durante o exame clínico dos órgãos genitais externos, ao se observar o introito vaginal pela vaginoscopia ou exame especular. A ultrassonografia e a ressonância magnética auxiliarão na complementação diagnóstica.

REFERÊNCIAS BIBLIOGRÁFICAS

BAGNOLI, V. R. *et al.* Conduta frente às malformações genitais uterinas: revisão baseada em evidências. *Femina*, v. 38, n. 4, p. 218-228, 2010.

BASTOS, A. C. *Ginecologia infanto-juvenil*: o exame ginecológico na infância e na adolescência. 2. ed. São Paulo: Roca, 1988. p. 21-28.

BRASIL. Ministério da Saúde. *Diretrizes Brasileiras para Rastreamento do Câncer do Colo do Útero*. Rio de Janeiro: Inca, 2011.

CABRAL, Z. A. F. *Estudo de um ciclo menstrual em adolescentes eumenorreicas.* 2003. Tese (Doutorado em Medicina) – Faculdade de Medicina, Universidade de São Paulo, São Paulo, 2003.

CABRAL, Z. A. F. Vulvovaginites na infância e na adolescência. *Revista Sogia*, v. 6, n. 1, p. 12-14, 2005.

CABRAL, Z. A. F.; REHME, M. F. B. *Questões éticas e legais e a consulta ginecológica da adolescente*: atendendo a adolescente no consultório. São Paulo: Febrasgo. Série Orientações e Recomendações Febrasgo, n. 4, p. 22-40, 2017.

CHUN-SEN, H. Obesity and insulin resistance in women with polycystic ovary syndrome. *Gynecological Endocrinology*, v. 27, n. 5, p. 300-306, 2011.

CONEJERO, C. R. *et al.* Patología mamaria en niñas y adolescentes: a propósito de un caso. *Revista de la Sociedad Chilena de Obstetricia y Ginecologia Infantil y de la Adolescencia*, v. 22, n. 1, p. 6-10, 2015.

COWELL, C. A. The gynecologic examination of infants, children, and young adolescent, in pediatric and adolescent gynecology. *Pediatric Clinics of North America*, v. 28, n. 2, p. 247-266, 1981.

FARHI, D. *et al.* Non-sexually related acute genital ulcers in 13 pubertal girls: a clinical and microbiological study. *Archives of Dermatology*, v. 145, n. 1, p. 38-45, 2009.

FEDERAÇÃO BRASILEIRA DAS ASSOCIAÇÕES DE GINECOLOGIA E OBSTETRÍCIA. *Manual de Ginecologia Infanto-Juvenil*. São Paulo: Febrasgo, 2014. p. 22-34, 42-47, 106-112, 137-148, 166-172.

FEDERAÇÃO BRASILEIRA DAS ASSOCIAÇÕES DE GINECOLOGIA E OBSTETRÍCIA. *Papilomavírus humano (HPV)*: diagnóstico e tratamento. Projeto Diretrizes – Associação Médica Brasileira e Conselho Federal de Medicina, 2002. Disponível em: http://www.projetodiretrizes.org.br/projeto_diretrizes/079.pdf. Acesso em: 15 jul. 2017.

FEIJÓ, R. B.; OLIVEIRA, E. A. Comportamento, adolescência, violência, risco. *Jornal de Pediatria*, v. 77, supl. 2, p. 125-134, 2011.

GALVANE, J. O.; ROTELI-MARTINS, C.; TADINI, V. Achados da inspeção visual com ácido acético para rastreamento de câncer do colo uterino. *Jornal Brasileiro de Doenças Sexualmente Transmissíveis*, v. 14, n. 1, p. 43-45, 2002.

GOMES, V. L. O. *et al.* Representações de adolescentes acerca da consulta ginecológica. *Revista da Escola de Enfermagem da USP*, v. 48, p. 438-445, 2014.

HUFFMAN, J. W. *et al.* Examination of the premenarchial child. *In*: HUFFMAN, J.; DEWHURST, Y.; CAPROARO, V. *The gynecology of childhood and adolescence.* 2. ed. Philadelphia: Saunders, 1981. p. 408-416.

JANSSEN, C. A.; SCHOLTEN, P. C.; HEINTZ, A. P. A simple visual assessment technique to discriminate between menorrhagia and normal menstrual blood loss. *Obstetrics & Gynecology*, v. 85, n. 6, p. 977-982, 1995.

LONGUI, C. A.; CALLIARI, L. E.; MONTE, O. Revisão crítica do diagnóstico e tratamento da puberdade precoce central. *Arquivos Brasileiros de Endocrinologia & Metabologia*, v. 45, p. 48-57, 2001.

LOURENÇO, A. M.; TAQUETTE, S. R.; HASSELMANN, S. R. Avaliação nutricional: antropometria e conduta nutricional na adolescência. *Adolescência e Saúde*, v. 8, n. 1, p. 51-58, 2011.

MAGALHÃES, M. L. C. Exame ginecológico na infância. *In*: MAGALHÃES, M. L. C.; ANDRADE, H. H. S. M. *Ginecologia infanto-juvenil*. Rio de Janeiro: Medsi, 1998. cap. 8, p. 53-58.

MAGALHÃES, M. L. C.; REIS, J. T. L. Vulvovaginites. *In*: MAGALHÃES, M. L. C; REIS, J. T. L. *Ginecologia infanto-juvenil*: diagnóstico e tratamento. Rio de Janeiro: Medbook, 2007. p. 67-81.

MARSHALL, W. A.; TANNER, J. M. Variations in pattern of pubertal changes in girls. *Archives of Disease in Childhood*, v. 44, n. 235, p. 291-303, 1969.

MELMED, S. *et al.* Diagnosis and treatment of hyperprolactinemia: an Endocrine Society clinical practice guideline. *The Journal of Clinical Endocrinology & Metabolism*, v. 96, n. 2, p. 273-288, 2011.

MONTEIRO, D. L. M. *et al.* Incidence of cervical intraepithelial lesions in a population of adolescents treated in public health services in Rio de Janeiro, Brazil. *Cadernos de Saúde Pública*, v. 25, n. 5, p. 1113-1122, 2009.

MUNRO, M. G. *et al.* FIGO Working Group on Menstrual Disorders. FIGO classification system (PALM-COEIN) for causes of abnormal uterine bleeding in nongravid women of reproductive age. *International Journal of Gynaecology & Obstetrics*, v. 113, n. 1, p. 3-13, 2011.

PARENT, A. *et al.* The timing of normal puberty and the age limits of sexual precocity: variations around the world, secular trends, and changes after migration. *Endocrine Reviews*, v. 24, n. 5, p. 668-693, 2003.

PENDERGRASS, P. B. *et al.* The shape and dimensions of the human vagina as seen in three-dimensional vinyl polysiloxane casts. *Gynecologic and Obstetric Investigation*, v. 42, n. 3, p. 178-182, 1996.

RIBEIRO, L. B. C.; ARGOLLO, N. A. Patologia mamária infanto-puberal. *In*: OLIVEIRA, H. C.; LEMGRUBER, I. (eds.). *Tratado de ginecologia da Febrasgo*. Rio de Janeiro: Revinter, 2000. v. 1, p. 345-360.

SALOMÃO, C. l. Hiperplasia suprarrenal – Revisão da literatura. *Revista Sogia*, v. 4, n. 9, p. 8-9, 2003.

SOCIEDADE DE PEDIATRIA DE SÃO PAULO. Aspectos éticos no atendimento médico do adolescente. *Revista Paulista de Pediatria*, v. 17, p. 95-97, 1999.

VILAR, L.; NAVES, L.; GADELHA, M. Armadilhas no diagnóstico da hiperprolactinemia. *Arquivos Brasileiros de Endocrinologia & Metabologia*, v. 47, n. 4, p. 347-357, 2003.

WANDERLEY, M. S.; SALAZAR, E. M.; TRINDADE, E. R. Avaliação clínica e laboratorial de crianças e adolescentes com queixas vulvovaginais. *Revista Brasileira de Ginecologia e Obstetrícia*, v. 22, n. 3, p. 147-152, 2000.

ZEGUEIR, B. K. Examen en la primera y segunda infancia. *In*: ZEGUEIR, B. K. *Ginecologia infanto-juvenil*. 2. ed. Buenos Aires: Medica Panamericana, 1987. p. 55-61.

CAPÍTULO **21**

Distúrbios do Desenvolvimento Sexual

José Alcione Macedo Almeida • Vicente Renato Bagnoli • Ângela Maggio da Fonseca • Rodrigo Itocazo Rocha

INTRODUÇÃO

As malformações genitais congênitas, antes denominadas "estados intersexuais" e "anomalias dos ductos de Müller", atualmente têm nova nomenclatura, que é "distúrbios ou diferenças do desenvolvimento sexual (DDS)". Há quem prefira o termo "diferença", em vez de "distúrbios". DDS agrupam indivíduos que apresentam discordância de um ou mais dos fatores determinantes do sexo. São classificadas em (Bagnoli *et al.*, 2004):

- Erros na determinação do sexo genético
- Erros na diferenciação gonadal
- Erros na diferenciação do sexo fenotípico
- Erros na diferenciação dos ductos de Müller, sendo este último frequentemente analisado como tópico à parte).

A reavaliação permanente desse tema decorre da necessidade de oferecer a melhor conduta de atendimento a esses indivíduos, considerando-se suas características peculiares. Deve-se salientar que, nas últimas décadas, o estudo das malformações genitais foi marcado por grandes avanços que possibilitam diagnóstico cada vez mais precoce e preciso, decorrente do aprimoramento na tecnologia de exames de imagem, dosagens hormonais e, principalmente, da biologia molecular. As diversas especialidades que assistem indivíduos portadores desses desvios têm discutido e reavaliado o tema em encontros científicos periódicos. Após debates e normatizações dos detalhes relativos aos diferentes aspectos das malformações genitais, foi estabelecido o *Consensus statement on management of intersex disorders* com nova nomenclatura (Hughes *et al.*, 2006).

Neste capítulo, destacamos os aspectos relevantes da nova nomenclatura e da abordagem diagnóstica e terapêutica dos DDS.

NOMENCLATURA E CLASSIFICAÇÃO

A nomenclatura dessas malformações, sem dúvida, foi o foco do *Consensus statement on management of intersex disorders*. Os resultados das discussões foram relevantes, pois termos como "estados intersexuais", "intersexo", "hermafrodita", "pseudo-hermafrodita", "sexo reverso" e outros até então empregados foram considerados pejorativos, o que poderia interferir desfavoravelmente na assistência e no comportamento desses indivíduos. Após análise detalhada dos especialistas multidisciplinares, concluiu-se que a melhor opção seria o termo "distúrbio do desenvolvimento sexual" para definir todas as condições congênitas em que ocorra desenvolvimento atípico dos cromossomos, das gônadas ou da anatomia dos órgãos genitais.

Na Tabela 21.1, estão apresentadas a nova classificação etiopatogênica e a nova nomenclatura proposta, mais objetiva e de maior abrangência, facilitando o estudo e a abordagem dos diferentes grupos de DDS de acordo com sua origem etiopatogênica

Tabela 21.1 Classificação etiopatogênica proposta dos distúrbios do desenvolvimento sexual.

DDS do cromossomo sexual anormal
DDS 45 X (síndrome de Turner e variantes)
DDS 47 XXY (síndrome de Klinefelter e variantes)
DDS 45 X/46 XY (disgenesia gonadal mista – DDS disgenético mosaico)
DDS 46 XX/46 XY (ovotesticular DDS mosaico)
DDS 46 XY
A – Distúrbio do desenvolvimento gonadal DDS disgenético XY Disgenesia gonadal XY (síndrome de Swyer) Disgenesia gonadal XY parcial Ovotesticular DDS XY
B – Distúrbio na síntese ou ação de androgênio DDS endócrino XY Deficiências na síntese de androgênio (deficiência 17-hidroxiesteroide deidrogenase, deficiência 5-alfarredutase, outras deficiências) Ação androgênica deficiente (insensibilidade androgênica completa e parcial) Anomalia de receptores LH (hipoplasia ou aplasia das células de Leydig) Distúrbio do hormônio antimülleriano ou de seus receptores
C – Outras Hipospadias; extrofia cloacal Iatrogenia
DDS 46 XX
A – Distúrbio do desenvolvimento gonadal DDS disgenético XX Ovotesticular DDS XX Disgenesia gonadal XX Testicular DDS (SRY +)
B – Exposição a excesso de androgênio DDS endócrino XX Hiperplasia adrenal congênita fetal (deficiência de 21-hidroxilase; deficiência de 11-hidroxilase) Deficiência placentária (aromatase) Androgênio materno (luteoma; iatrogenia)
C – Outras DDS anomalias ductos de Müller Distúrbios dos ductos de Müller (ginatresias; anomalias da fusão; associações de síndromes)

DDS: distúrbios do desenvolvimento sexual. (Adaptada de: Hughes *et al.*, 2006; Lee *et al.*, 2006.)

(Bagnoli *et al.*, 2009; 2015; Hughes, 2008; Hughes *et al.*, 2006; Lee *et al.*, 2006). Consideramos a atual nomenclatura mais apropriada, acreditando que causará menos estigmas que as denominações "anteriores".

ABORDAGEM DIAGNÓSTICA E TERAPÊUTICA DE INDIVÍDUOS COM DISTÚRBIOS DO DESENVOLVIMENTO SEXUAL

O *Consensus statement on management of intersex disorders* reveste-se de relevância, pois, além da nova nomenclatura e da classificação mais adequadas, também apresentou avanços na abordagem clínica, laboratorial e terapêutica dos DDS, que, a partir dessa fase, passou a se orientar por tópicos fundamentais, a seguir considerados (Hughes *et al.*, 2006; Bagnoli *et al.*, 2015; Raveethiran, 2017).

ATENDIMENTO MULTIDISCIPLINAR

O atendimento adequado dos portadores de DDS deve ser realizado preferencialmente por equipe multidisciplinar, composta de pediatra, geneticista, endocrinologista, ginecologista, urologista, cirurgião plástico, psicólogo e/ou psiquiatra, dependendo de cada caso e da idade do paciente. Todos esses profissionais devem ter capacitação específica para atender pacientes com essas anomalias.

Nos casos de genitália atípica deverão atuar conjuntamente durante todo o processo pré e pós-definição do sexo e do tratamento, que poderá ocorrer já na fase de recém-nascido, na infância ou na puberdade. Essas recomendações são indispensáveis para as melhores condições de diagnóstico, tratamento e acompanhamento desses indivíduos e seus familiares, que, sem dúvida, assim, terão melhores prognóstico e qualidade de vida (Bagnoli *et al.*, 2015; Cashman *et al.*, 2004; Indyk, 2017).

DIAGNÓSTICO

Para o diagnóstico correto e em idade mais precoce possível, é necessária a avaliação clínica em conjunto com exames complementares realizados com muito rigor e objetividade. Para auxiliar nessa tarefa, sem dúvida, fluxogramas são recomendáveis e serão apresentados com algumas figuras representativas de aspectos clínicos referentes aos diferentes grupos etiopatogênicos.

Estudo clínico

Independentemente da faixa etária, essa etapa deve ser minuciosa, com individualizações dos diferentes aspectos clínicos. Devem ser avaliadas a história da gestação e a história clínica do indivíduo em atendimento, de forma individualizada, incluindo os antecedentes familiares e pessoais, pois, com frequência, os DDS resultam de desarranjos genéticos, podendo ter caráter familiar. Atenção cuidadosa deve ser dada durante todo o exame físico e com destaque para o fenótipo e órgãos genitais, sendo da maior importância, em todas as faixas etárias, desde o período neonatal (Bagnoli *et al.*, 2004; 2015; El-Maouche *et al.*, 2017).

O exame físico tem como principal objetivo observar a presença de algum distúrbio de desenvolvimento dos órgãos sexuais, como características atípicas: hipertrofia do clitóris e presença de seio urogenital (Figura 21.1; fusão parcial das pregas labiais), testículos criptorquídicos ou não palpáveis, localização anormal do orifício externo da uretra, hérnia inguinal bilateral (Figura 21.2); ou presença de estigmas da síndrome de Turner, como redundância da pele do pescoço (pescoço alado), tórax escavado, hipertelorismo, baixa estatura e outras (Figuras 21.3 e 21.4), que são os achados mais frequentes em faixas etárias mais precoces.

No período da puberdade, durante a avaliação clínica, deve-se cogitar DDS em meninas com queixa de amenorreia primária, infantilismo dos caracteres sexuais e estatura normal (Figura 21.5) ou com baixa estatura associada a malformações somáticas turnerianas (Figura 21.4).

Outro grupo que se apresenta com queixa de nunca ter menstruado, porém com diferenciação dos caracteres sexuais secundários, abrange os portadores de DDS por anomalias dos ductos de Müller, que são classificados de forma heterogênea por diferentes escolas (Oppelt *et al.*, 2005).

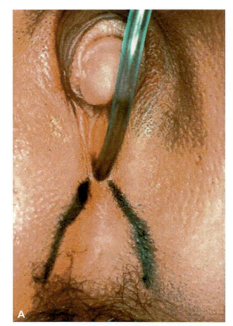

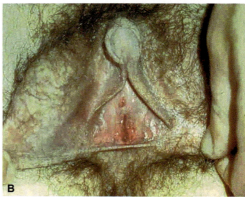

Figura 21.1 A. Distúrbio do desenvolvimento sexual endócrino XX (adrenal), hipertrofia do clitóris, seio urogenital. **B.** Fusão parcial das pregas labiais, meato uretral e vagina identificáveis.

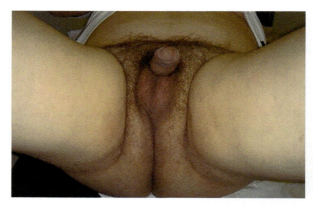

Figura 21.2 Distúrbio do desenvolvimento sexual do cromossomo anormal (Klinefelter 47 XXY). Testículos hipodesenvolvidos e criptorquídicos.

Um grupo particular, o das anomalias cromossômicas, é composto de indivíduos com diferenciação dos caracteres sexuais em desacordo com o sexo civil e de criação (Figura 21.6). O retardo diagnóstico pode gerar sérios problemas pessoais, familiares e sociais (Bagnoli *et al.*, 2009; 2015). As Figuras 21.7 a 21.9 mostram as diferentes variações do fenótipo e dos órgãos genitais.

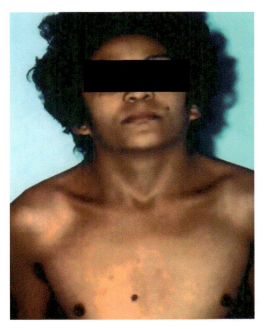

Figura 21.3 Distúrbio do desenvolvimento sexual com amenorreia, baixa estatura, infantilismo, caracteres sexuais, redundância da pele do pescoço.

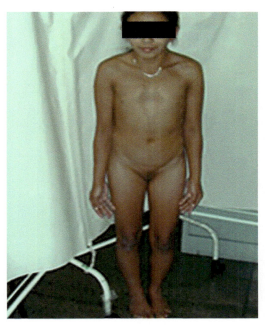

Figura 21.4 Distúrbio do desenvolvimento sexual do cromossomo 45 X, baixa estatura e outros estigmas turnerianos.

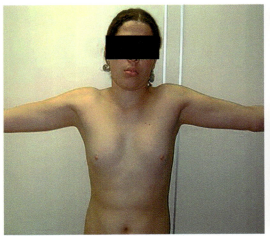
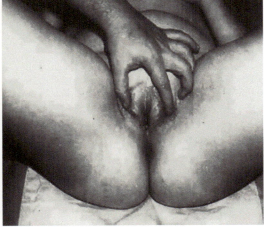

Figura 21.5 Distúrbio do desenvolvimento sexual disgenético XX, amenorreia primária, estatura normal, mamas não desenvolvidas, vagina e útero normais.

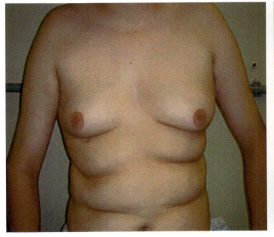
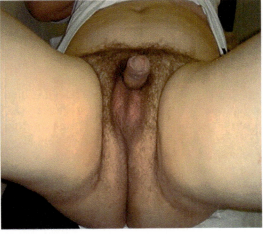

Figura 21.6 Ginecomastia e genitais masculinos ou ambíguos.

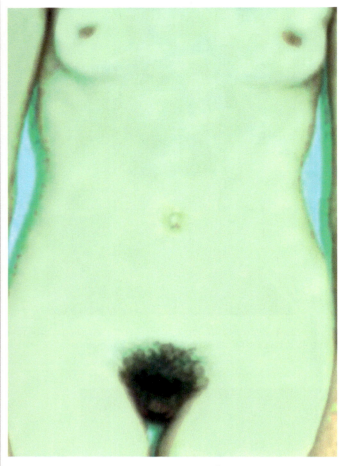

Figura 21.7 Distúrbio do desenvolvimento sexual XY endócrino, insensibilidade androgênica parcial, amenorreia primária, diferenciação sexual incompleta, ausência de útero e vagina, ambiguidade do fenótipo.

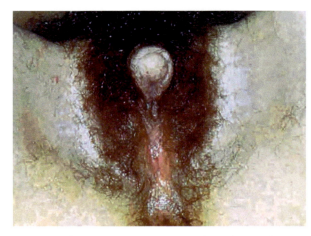

Figura 21.8 Pelos sexuais presentes, pênis hipoplásico, meatouretral perineal, ausência de bolsa escrotal, testículos intra-abdominais, ambiguidade de órgãos genitais externos.

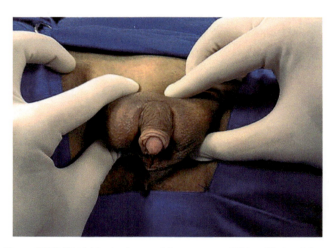

Figura 21.9 Distúrbio do desenvolvimento sexual XY endócrino (hipossensibilidade androgênica), pênis hipodesenvolvido, testículos hipodesenvolvidos, pelos sexuais diminuídos, puberdade masculina incompleta.

EXAMES COMPLEMENTARES

Para adequados avaliação e diagnóstico dos DDS, são necessários exames complementares que possibilitem a definição do sexo de cada paciente, sendo o sexo genético recurso fundamental para a maioria dessas condições clínicas. Atualmente, essa etapa está cada vez mais aprimorada, com as técnicas da biologia molecular complementando o estudo do cariótipo, a pesquisa do *SRY*, as imagens e dosagens hormonais, entre outros (Hughes *et al.*, 2006; Bagnoli *et al.*, 2015).

O conjunto de exames a ser solicitado é individualizado a cada caso, de acordo com as hipóteses clínicas mais prováveis. A determinação do sexo genético é exame importante, assim como exames de imagem, que são bastante ilustrativos e, em grande parte dos casos, permitem o diagnóstico pela ultrassonografia (USG) abdominal e pélvica, avaliando os órgãos genitais internos e as glândulas suprarrenais. Se dúvidas ainda persistirem, poderão ser esclarecidas pela ressonância magnética e/ou laparoscopia diagnóstica com eventual biopsia das gônadas. Dosagens hormonais são necessárias em algumas situações, como em DDS XX ou XY endócrino. Para avaliação das suprarrenais, deve-se realizar dosagem de 17-OH-progesterona, principalmente em recém-nascidos com genitais atípicos e em portadores de sinais da puberdade não próprios do sexo atribuído até então. As gonadotrofinas (hormônio folículo-estimulante [FSH] e hormônio luteinizante [LH]) são úteis no período da puberdade para portadoras de amenorreia primária e infantilismo sexual, e, ainda, em casos selecionados, outros exames podem ser necessários (Hughes *et al.*, 2006; Morel *et al.*, 2002; Fonseca *et al.*, 2015). O fluxograma da Figura 21.10 é bastante objetivo e recomendado para portadores de DDS com genitália atípica ou recém-nascidos com estigmas de DDS por anomalia cromossômica (síndrome de Turner e variantes).

A aplicação desse fluxograma possibilita a conclusão do diagnóstico. Na coluna da esquerda estão os DDS XY. Para optar pelo sexo masculino na etapa final, deve-se estimular o indivíduo em questão com gonadotrofinas coriônicas; havendo resposta positiva, aponta para provável resposta aos androgênios, estando então indicada a opção pelo sexo masculino; caso contrário, o melhor será a opção pelo sexo feminino. Os resultados apontados na coluna central sugerem tratar-se de DDS ovotesticular, sendo necessária a biópsia das gônadas para confirmar a presença de elementos ovarianos e testiculares em diferentes distribuições, e o sexo a ser adotado será de acordo com as melhores chances de correção (dominância dos órgãos sexuais). Na terceira coluna, quando forem detectados útero e ovários, orienta para complementação com dosagem de 17-OH-progesterona, que, se elevada, confere diagnóstico de DDS XX endócrino por hiperplasia adrenal, e a opção deverá

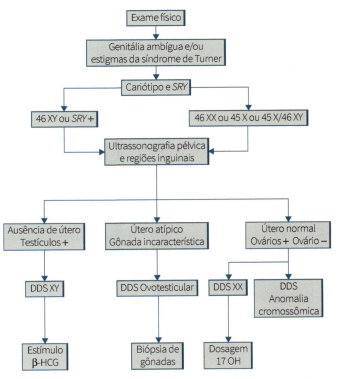

Figura 21.10 Diagnóstico de recém-nascidos com distúrbio do desenvolvimento sexual (DDS) e genitália ambígua ou estigmas turnerianos. (Adaptada de: Bagnoli et al., 2015.)

Há um grupo especial de DDS que, na puberdade, pode apresentar falta de menstruação, diferenciação de sexo fenotípico feminino predominante e que à USG não apresentam útero, ovários e vagina (Figura 21.12). Nesses pacientes, as gônadas são testículos, constituindo os DDS endócrinos XY (Bagnoli et al., 2010; 2015; Fonseca et al., 2004).

DEFINIÇÃO DO SEXO

Os portadores de DDS, em geral, apresentam atipia dos órgãos genitais e do fenótipo que necessitam para ter o sexo definido, do diagnóstico etiopatogênico e das características potenciais dos órgãos genitais, e de correções cirúrgicas e hormonais como descrito nas Figuras 21.10 e 21.11. Essa tarefa não é simples, pois necessita-se de diagnóstico etiológico preciso e das possibilidades de oferecer ao indivíduo órgãos genitais compatíveis com a opção escolhida, assim como complementações clínicas e endócrinas necessárias para o bem-estar deles. Ressalta-se que nem sempre o sexo genético determinará aquele a ser adotado, devido às inúmeras limitações e aos tópicos a serem considerados, como condições de configurar genitais externos funcionais para o sexo escolhido, presença ou não de potencial reprodutor, orientação sexual do indivíduo em análise e outros, que, no conjunto, ajudarão para a escolha do sexo.

ser pelo sexo feminino quando o diagnóstico for concluído em fases precoces da infância. Na ausência de ovários, o diagnóstico é de DDS por anomalia cromossômica (síndrome de Turner), e a opção sexual será sempre pelo sexo feminino.

Na Figura 21.11, a objetividade é priorizada, e são relatadas as etapas para avaliação no período da puberdade de indivíduos com queixa de amenorreia primária com infantilismo sexual ou com diferenciação sexual adequada ou não. A pesquisa deve ser criteriosa, pois, para pacientes com amenorreia primária e infantilismo sexual com dosagem de FSH e LH em níveis elevados, trata-se de insuficiência gonadal, que será confirmada pela USG pélvica e avaliação do cariótipo; se as gonadotrofinas estiverem em níveis baixos, deve se tratar de distúrbio central, e é recomendável a colaboração de endocrinologista.

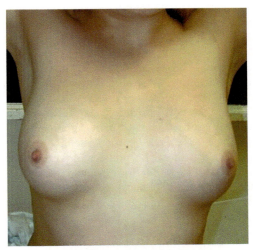

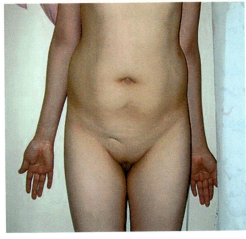

Figura 21.12 Distúrbio do desenvolvimento sexual XY endócrino (insensibilidade androgênica), amenorreia primária, diferenciação sexual feminina, mamas normais, pelos sexuais ausentes, ausência de útero e vagina, testículos presentes (inguinal ou abdominal).

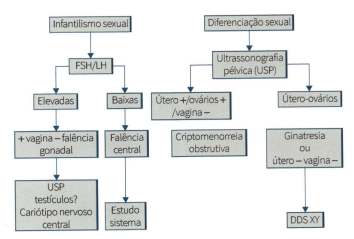

Figura 21.11 Fluxograma para portadoras de amenorreia primária. (Adaptada de: Fonseca et al., 2004 e Bagnoli et al., 2010.)

A opção por determinado sexo nunca deve ser aleatória, mas orientada por critérios científicos e assistida por equipe multidisciplinar que oferecerá melhores condições; sempre que possível deve-se optar pelo sexo genético, que poderá ser desconsiderado quando os órgãos sexuais forem rudimentares, tornando problemática a manutenção do sexo genético, principalmente em se tratando de indivíduos XY, situação que, por vezes, orienta para a opção de sexo feminino. A maioria dos estudiosos dos DDS entende que a idade para essa definição é antes de 24 meses, quando a identidade de sexo provavelmente já se estabeleceu, mas, nos últimos anos, essa idade tem sido discutida, existindo defensores da idade oportuna ao redor dos 5 anos, quando o indivíduo já pode apontar para sua melhor identidade; contudo, ainda não há consenso, devendo-se procurar fazer o melhor possível até os 2 anos, de forma individualizada a cada caso, pois, em idade mais avançada, as mudanças do sexo, em geral, podem ser traumáticas (Lee et al., 2006; Bagnoli et al., 2015; Ogilvy-Stuart e Bain, 2004).

TRATAMENTO

Os detalhes e as oportunidades para oferecer o melhor tratamento aos portadores de DDS devem ser iniciados, sempre que possível, logo após o diagnóstico. A equipe multidisciplinar é de grande relevância, pois, amparados por assistência psicológica permanente, os indivíduos e seus familiares poderão superar as limitações e, assim, melhorar sua qualidade de vida (Hughes et al., 2006; Lee et al., 2006; Bagnoli et al., 2009; 2015; Indyk, 2017).

O tratamento consiste em procedimentos cirúrgicos para feminização (clitoroplastia e abertura do seio urogenital) e, quando necessário, inclusão de próteses de mamas, correção cirúrgica dos distúrbios dos ductos de Müller; ou virilização (correção de criptorquidia, hipospadia, alongamento peniano ou colocação de próteses de pênis e testículos, além da adenomastectomia); e tratamento hormonal para feminização ou para correção de distúrbios endócrinos, recursos obrigatórios e que devem ser individualizados a cada caso, pois os fatores etiopatogênicos são diversos, cada qual com suas necessidades.

ASSISTÊNCIA PSICOLÓGICA

Para o adequado acompanhamento do paciente e dos familiares, devem sempre fazer parte da equipe multidisciplinar psicólogos e psiquiatras, para dar suporte e tratar problemas decorrentes das limitações e insatisfações de cada paciente e também dos seus familiares, conduzindo seguramente a melhores resultados estéticos e funcionais e, consequentemente, à melhor qualidade de vida. Esses profissionais devem iniciar seus trabalhos desde o início da investigação diagnóstica e mantê-los por toda a vida, reavaliando permanentemente novas necessidades e intervenções (Bagnoli et al., 2015; Indyk, 2017; Fonseca et al., 2015).

TRATAMENTO HORMONAL

O tratamento endócrino, em geral, tem o objetivo de suprir as deficiências hormonais inerentes a cada grupo de DDS. Deve ser individualizado a cada caso, de acordo com os fatores etiopatogênicos e com o quadro clínico e as necessidades de cada paciente. Em geral, tem o objetivo de suprir as deficiências hormonais inerentes a cada grupo de DDS.

Feminização

A supressão das suprarrenais está indicada para DDS endócrino XX, nas formas clássicas e não clássicas das suprarrenais, para controlar o excesso de androgênios secretados. A melhor opção é a reposição com glicocorticoides desde o diagnóstico, que, quanto mais precoce, melhor será, pois cessa o processo de virilização e restabelece a endocrinologia feminina, devendo ser mantido por toda a vida. Para recém-nascidas e crianças na primeira infância, nossa opção é hidrocortisona 10 a 20 mg/m² em duas tomadas diárias. Na segunda infância e puberdade, por ser efetiva e bem tolerada, indicamos prednisona 5 a 10 mg/dia, de preferência à noite.

O controle da dose é realizado pela dosagem da 17-OH-progesterona, até atingir níveis ideais e sem causar efeitos colaterais. Essa reposição deve ser permanente e conduz ao desenvolvimento normal, com puberdade isossexual e manutenção da fertilidade, devendo ser mantida mesmo durante a gestação. Atualmente, o diagnóstico pode ser feito durante o pré-natal, quando a mãe apresentar o distúrbio, ou quando dúvidas surgirem por meio da USG; uma vez diagnosticado o distúrbio, deve-se iniciar a supressão (Bagnoli et al., 1985; 2015; El-Maouche et al., 2017; Hayashida et al., 2004).

Tratamento de reposição hormonal

A reposição hormonal está indicada para indivíduos que não apresentam diferenciação dos caracteres sexuais no período da puberdade (infantilismo sexual). A feminização, indicada quando a opção for para sexo feminino, deve ser feita com estrogênio isolado para indivíduos sem útero, ou associado a progestágenio quando o útero estiver presente, enquanto a virilização, para a opção masculina, é realizada com androgênio, como a testosterona. Ambas as condições são complementos fundamentais para o correto tratamento e apresentam resultados muito bons, com o acompanhamento do paciente e familiares por psicólogo e/ou psiquiatra para dar suporte e tratar problemas decorrentes das limitações e insatisfações com os resultados, que geram expectativas, nem sempre atendidas (Bagnoli et al., 2015).

Para pacientes sem útero (Figura 21.13), manter estado de estrogenização – valerato de estradiol 1 a 2 mg oral por dia de forma contínua.

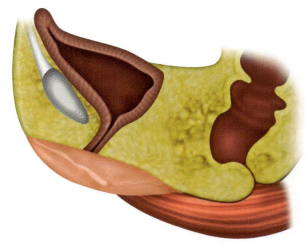

Figura 21.13 Corte sagital da pelve mostrando ausência do canal vaginal. O plano de dissecção será em um tecido areolar frouxo entre a bexiga e o reto.

Para pacientes com útero, adicionar progestagênios – acetato de noretisterona 5 a 10 mg oral por dia, por 10 dias por mês, ou acetato de medroxiprogesterona 5 a 10 mg oral por dia, por 10 dias por mês (Bagnoli *et al.*, 2010).

Indivíduos com opção feminina e que apresentem hirsutismo, adicionar antiandrogênio – espironolactona 50 a 100 mg oral por dia de forma contínua ou acetato de ciproterona 50 a 100 mg oral por dia de forma contínua.

Virilização

É complemento obrigatório para indivíduos com opção masculina. Opções com androgênios: undecanoato de testosterona 1.000 mg intramuscular a cada 10 ou 14 semanas, ajustada a cada paciente; undecanoato de testosterona 30 a 40 mg oral por dia de forma contínua.

Esses indivíduos devem ser controlados por meio da resposta clínica e dos níveis sanguíneos de androgênio, para manter ou modificar a dose empregada.

TRATAMENTO DAS GÔNADAS

Em relação às gônadas dos portadores de DDS, destaca-se a necessidade de cuidados especiais, pois indivíduos com cariótipo XY, ou detecção de fragmento ou determinantes testiculares, como *SRY*, apresentam maior risco de transformação neoplásica, assim como testículos ectópicos sem condições de serem realocados na bolsa escrotal. Nesses casos, em geral, indicava-se profilaticamente a gonadectomia bilateral. Atualmente, a conduta é mais individualizada e com melhores chances de sucesso (Bagnoli *et al.*, 1993; 2004; 2015; Hughes *et al.*, 2006; Lee *et al.*, 2006).

Essa conduta baseia-se em revisão sistemática realizada por Hughes *et al.* (2006), na qual foi estabelecido que, com o risco de transformação neoplásica, a melhor conduta em relação às gônadas de portadores de DDS é assim recomendada:

- Risco elevado: é indicada a gonadectomia em DDS XY disgenético e DDS XY ovotesticular se a gônada for ectópica
- Risco intermediário em DDS anomalia cromossômica Y+ e DDS XY testículo tópico e DDS XY ovotesticular que necessitam de acompanhamento rigoroso das gônadas e eventual gonadectomia parcial ou total
- Risco baixo em DDS ovotesticular com gônadas bem definidas e tópicas, e DDS disgenético Y – merecem apenas acompanhamento
- Risco ausente em DDS XX endócrino, sendo o acompanhamento dos ovários o rotineiro.

POTENCIAL REPRODUTIVO DOS PORTADORES DE DISTÚRBIO DO DESENVOLVIMENTO SEXUAL

A possibilidade de reprodução em pacientes com DDS, até há pouco, era quase impossível nas diferentes condições clínicas, mas os avanços tecnológicos têm oferecido melhor prognóstico para grande parte desses indivíduos.

Em parcela significativa dos indivíduos com DDS, a fertilidade pode estar preservada. Para determinar as chances de cada um, deve-se considerar, além do diagnóstico, a avaliação individualizada de cada paciente nos diferentes grupos de DDS, levando em conta as características dos seus órgãos genitais e o respectivo patrimônio de gametas. Os portadores de DDS XY até o momento são considerados incapazes de reproduzir (Bagnoli *et al.*, 2005; 2009).

Nas portadoras de DDS XX endócrino, quando adequadamente compensadas com glicocorticoides, a fertilidade é preservada, a diferenciação sexual é mantida, e, em geral, ovulam e engravidam espontaneamente, mas é obrigatório manter o tratamento durante a gestação (Hayashida *et al.*, 2004).

Os DDS disgenéticos, quando recebem tratamento hormonal, poderão ser submetidos à fertilização assistida com ovodoação, no momento em que desejarem, com boas taxas de sucesso, apenas não sendo recomendada para DDS por anomalia cromossômica disgenética, pelos riscos, sobretudo, para a mãe (Bagnoli *et al.*, 2009).

Os DDS ovotesticular XX ou XY ainda não apresentam resultados seguramente satisfatórios em relação à reprodução, com relatos apenas esporádicos (Bagnoli *et al.*, 2005).

TRATAMENTO CIRÚRGICO

O nascimento de uma criança com DDS e seus reflexos sobre a incerteza do gênero, desenvolvimento psicológico e sexual são considerados uma situação perturbadora para os pais. Muitas das decisões médicas realizadas nesse período incipiente terão consequências permanentes e serão consideradas a longo prazo. Por tais características é que o tratamento cirúrgico dos pacientes com DDS tem papel fundamental no alívio ao estresse dos pais e melhora no vínculo deles com a criança (Baskin, 2004; Crouch *et al.*, 2004; Farkas *et al.*, 2001; Rink e Adams, 1998).

O cirurgião tem a responsabilidade de informar sobre a sequência de procedimentos programados e suas consequências desde a infância até a vida adulta. Assim, apenas cirurgiões com experiência e com treinamento específico para o tratamento de indivíduos com DDS devem realizar esses tipos de procedimentos (Lee e Witchel, 2002).

Fundamentalmente, a cirurgia busca modificar uma genitália ambígua ou inadequada para torná-la compatível com o sexo atribuído, em um cenário em que deve haver prevenção à obstrução urinária e às infecções do trato urinário e preservação do potencial reprodutivo, com maximização da anatomia para obter a melhor função sexual possível (Clayton *et al.*, 2002).

As correções cirúrgicas geralmente se concentram nas gônadas e na genitália externa e, frequentemente, incluem o seio urogenital. Não há evidências de que a remoção profilática de estruturas discordantes que não produzam sintomatologia seja mandatória. Em linhas gerais, recomenda-se que a decisão sobre a realização de cirurgia genital seja tomada pelos pais e, quando possível, pelo paciente, sob aconselhamento da equipe médica multidisciplinar. É importante informar aos pais que o objetivo principal das cirúrgicas é a funcionalidade, com o resultado estético caracterizado como importante, mas como objetivo secundário. O manejo cirúrgico deve ainda considerar as opções que aumentarão as chances de fertilidade (Grumbach *et al.*, 2003; Nihoul-Fékété, 2004).

Então, se por um lado as cirurgias que podem comprometer agudamente a saúde dos pacientes, como aquelas destinadas para a desobstrução urinária, prevenção de infecções e preservação do potencial reprodutivo, estão bem estabelecidas, do ponto de vista dos critérios de decisão para sua execução, as cirurgias para compatibilização genital conforme o sexo atribuído são motivo de debates, devido ao questionamento quanto aos potenciais benefícios, tanto físicos, quanto psicológicos, e também quanto aos possíveis danos decorrentes do tratamento cirúrgico realizado sem considerar a opinião do próprio paciente.

MOMENTO DA CIRURGIA

As cirurgias genitais na infância que tornam a aparência anatômica compatível com o gênero atribuído se traduzem como suporte psicológico para a família. Há, entretanto, outras linhas de opinião que entendem que as cirurgias para alteração da aparência anatômica genital não são urgentes e, portanto, devem ser postergadas até que o paciente seja capaz de receber as informações pertinentes e concorde com o procedimento.

Apesar das controvérsias quanto ao momento adequado para as cirurgias, a American Academy of Pediatrics tem consenso de que as cirurgias genitais recomendadas sejam realizadas entre 2 e 6 meses de idade (American Academy of Pediatrics, 1996), e muitos cirurgiões recomendam a genitoplastia feminizante precoce (Clayton *et al.*, 2002; Warne *et al.*, 2005).

Há ainda estudos que demonstraram resultados satisfatórios decorrentes das cirurgias realizadas mais precocemente (Lee e Witchel, 2002; Clayton *et al.*, 2002; Warne *et al.*, 2005; Migeon *et al.*, 2002). O raciocínio que dá suporte para a realização mais precoce das reconstruções genitais é baseado nas recomendações citadas, mas também na redução da ansiedade dos familiares e na redução do risco de estigmatização e confusão na identidade de gênero (Crouch *et al.*, 2004; American Academy of Pediatrics, 1996; Warne *et al.*, 2005).

Por outro lado, Timmermans *et al.* (2018) evidenciaram relatos de resultados desfavoráveis, incluindo taxas de complicações elevadas e/ou índices de reoperações com insatisfação dos pacientes. Assim, sustentam a importância de que a assistência seja centralizada eminentemente nos pais e no paciente, com indicação da necessidade de escuta e respeito a cada criança e seus pais, garantindo flexibilidade nos protocolos estabelecidos, procedimentos cirúrgicos e práticas, de modo a personalizar ao máximo o atendimento às necessidades, às crenças e aos valores culturais daquela família (American Academy of Pediatrics, 2012).

PROCEDIMENTOS CIRÚRGICOS PARA FEMINIZAÇÃO

A feminização genital para as pacientes que serão criadas como meninas incluem:

- Remoção dos corpos cavernosos/clitoroplastia
- Criação de lábios menores e lábios maiores com aspecto natural
- Vaginoplastia ou neovaginoplastia para promover uma cavidade vaginal adequada.

As reconstruções masculinas podem incluir orquidopexia, correção de hipospadias e remoção de estruturas müllerianas retidas.

Clitoroplastia

A clitoroplastia deve ser considerada nos casos em que há virilização acentuada – Pradder III-IV – e deve ser realizada em associação, quando apropriado, com o reparo do seio urogenital comum. Até 1960, a principal técnica para clitoroplastia era a amputação do clitóris. Isso permite que a região perineal tenha aspecto feminino, mas determina comprometimento da sensibilidade erógena e da ereção clitoriana. Assim, a remoção total do clitóris é contraindicada e, quando a redução do clitóris é realizada, deve garantir a manutenção da sensibilidade erógena e da capacidade da ereção por meio da preservação de feixes nervosos e de estruturas anatômicas das quais a ereção seja dependente (Kogan *et al.*, 1983; Gearhart *et al.*, 1995). A ênfase deve ser dada para o resultado funcional em contraste apenas com o resultado estético.

Labiaplastia

A labiaplastia ou ninfoplastia é realizada no momento da vaginoplastia e permite dar a aparência feminina para a região genital externa (Frimberger e Gearhart, 2005; Kwon *et al.*, 2004). Durante a realização da clitoroplastia, o tecido cutâneo sobressalente é utilizado para criar o capuchão do clitóris e para a reconstrução labial. As eminências labioescrotais geralmente apresentam largura aumentada e podem ser reduzidas com o concomitante reposicionamento no sentido posterior, utilizando uma técnica de avanço em V-Y, para criar o aspecto de lábios maiores ao lado do introito vaginal. São necessários instrumentais cirúrgicos precisos, técnica cirúrgica acurada e manipulação delicada dos tecidos (Rink e Cain, 2008).

Vaginoplastia/neovaginoplastia

Alguns preferem corrigir a genitália externa em tempo único no período neonatal, devido à manipulação de tecidos livres de cicatrizes (Rink e Adams, 1998; Schnitzer e Donahoe, 2001; Gonzalez e Fernandes, 1990). Outros autores defendem a manipulação do canal vaginal após a puberdade, quando as dilatações do canal são mais factíveis, para prevenir a possibilidade de estenose (Snyder *et al.*, 1983). Devido ao risco inerente de estenose do canal vaginal nas vaginoplastias realizadas antes do período pré-puberal, postergar o procedimento deve ser considerado, caso a função urinária esteja preservada.

Diversas opções estão disponíveis, como dilatações do canal, neovaginoplastia com o uso de enxertos de pele e vaginoplastia com o uso de tecido vesical, com vantagens e desvantagens específicas, mas nenhuma das técnicas deve ser aplicada invariavelmente. Para prevenir a estenose, a dilatação do canal pode ser iniciada com 2 semanas após a reconstrução. Contudo, dilatações na infância não devem ser instituídas. Na experiência dos autores, a técnica modificada de McIndoe (Banister e McIndoe, 1938) com enxertia de pele para a manutenção do canal vaginal criado é a mais utilizada para neovaginoplastia. Inicia-se com a sondagem vesical de demora, que servirá de guia para dissecção do canal vaginal e será mantida no período pós-operatório, para evitar que ocorra diurese sobre a região genital e para contribuir na limitação da movimentação da paciente (Figuras 21.12 e 21.14).

Na dissecção do canal vaginal, deve-se dar prioridade para a criação de um pequeno retalho de pele junto ao introito vaginal, para permitir realizar uma sutura em linha quebrada ao término da cirurgia (Figura 21.15).

Após a dissecção de um canal entre a uretra/bexiga e o reto (Figura 21.16), obtém-se enxerto de pele de espessura total retirado da região suprapúbica (Figura 21.17). O uso do enxerto de pele na espessura total permite reduzir os riscos de contratura tecidual e, consequentemente, o estreitamento tardio do canal vaginal, que frequentemente ocorre quando se utiliza enxerto de pele parcial para esse fim (Figura 21.18). A área doadora do enxerto é desenhada na região abdominal inferior, próximo à região pubiana, na forma de um fuso transverso (Figura 21.15).

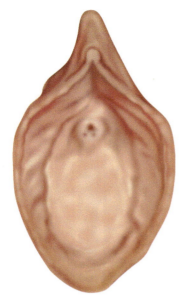

Figura 21.14 Nesta imagem, é possível observar a ausência da vagina. Em alguns casos, é possível observar uma pequena invaginação.

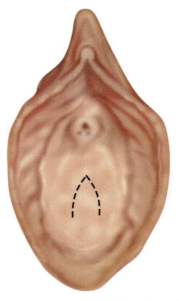

Figura 21.15 Retalho para interpor linha de quebra no introito vaginal.

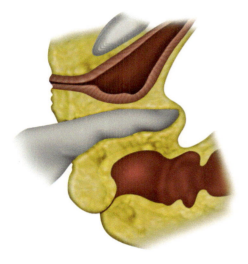

Figura 21.16 Vista sagital com dissecção do canal vaginal.

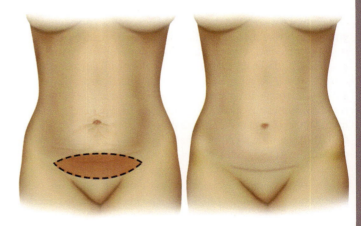

Figura 21.17 Área de retirada do enxerto de pele total (à esquerda), cicatriz resultante de fechamento primário (à direita).

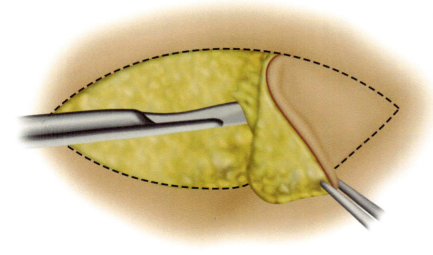

Figura 21.18 Retirada do enxerto de pele em espessura total.

O ideal é que seja realizada epilação a *laser* na região pubiana incluída no enxerto de pele antes da cirurgia. Caso não seja possível, após a retirada do enxerto, folículos pilosos podem ser encontrados, principalmente na região central e inferior do enxerto. Esses folículos devem ser retirados por pinçamento, individualmente, para que não haja crescimento de pelos dentro do novo canal vaginal.

O fechamento da área doadora é realizado em dois planos, resultando em uma cicatriz suprapúbica transversa, variando de 20 a 25 cm de extensão (Figura 21.17).

O enxerto é sobreposto em um molde cilíndrico e com o epitélio voltado para a parte interna, em forma de espiral, para que possa formar um tubo cilíndrico (Figura 21.19). São realizadas suturas para que essa forma seja mantida. São aplicados pontos entre o fundo do canal vaginal e o enxerto tubulizado para servir de guia de posicionamento do enxerto e para contribuir com a manutenção desse posicionamento no período cicatricial. Nessa confecção, pode-se utilizar uma seringa de 50 ou 60 mℓ como material de apoio à montagem do enxerto em formato tubulizado.

Após o posicionamento do enxerto no canal (Figura 21.20), são realizadas suturas entre o enxerto e o introito vaginal, interpondo aquele retalho inicialmente descrito, de maneira a criar uma quebra na linha circunferencial do introito vaginal (Figura 21.21). Isso permite reduzir a possibilidade de contração cicatricial, diminuindo as chances de estenose do introito vaginal, que ocorre devido à forma circunferencial dessa estrutura.

Por fim, a colocação de um molde esponjoso por dentro do enxerto já posicionado permite criar um mecanismo de pressão suave sobre o tecido transplantado, reduzindo sua mobilidade e a possibilidade de formação de coleções líquidas entre o enxerto e o leito receptor. Isso diminui as chances de perdas parciais ou totais do enxerto, ao passo que reduz esses dois fatores importantes envolvidos na falha da enxertia, ou seja, a movimentação do enxerto e a coleção líquida no leito receptor. Essa esponja é mantida na neovagina com a colocação de pontos de contenção nos grandes lábios, fechando o introito vaginal (Figura 21.22). A retirada da esponja é feita após 5 a 7 dias, com cuidado de umedecer o canal e retirar o molde esponjoso delicadamente, para evitar a movimentação inadvertida do enxerto. A partir de então, são utilizados moldes para manter e, após 2 meses, iniciar a dilatação do canal vaginal. Essa dilatação é mantida por 2 a 6 meses. Somente a partir do sexto mês, o canal vaginal é considerado estável para o intercurso sexual.

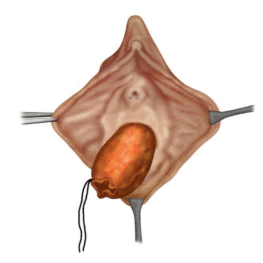

Figura 21.20 Introdução do enxerto de pele total no canal vaginal.

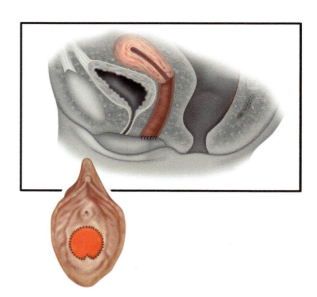

Figura 21.21 Vista sagital (acima) e após interposição e fixação do enxerto de pele na neovagina. Retalho dissecado inicialmente interposto no introito vaginal.

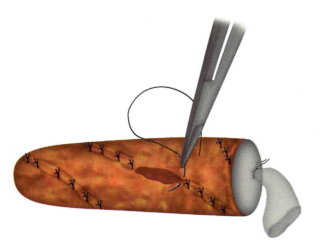

Figura 21.19 Montagem do enxerto de pele no formato cilíndrico, com o epitélio voltado para a luz do tubo.

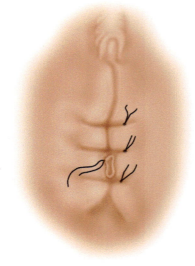

Figura 21.22 Pontos de contenção nos grandes lábios para manter o molde posicionado.

PROCEDIMENTOS CIRÚRGICOS PARA A MASCULINIZAÇÃO

As reconstruções masculinas podem incluir orquidopexia, correção de hipospadias e remoção de estruturas müllerianas retidas. Esses procedimentos, habitualmente, não dizem respeito ao ginecologista, ficando sob a responsabilidade do urologista e do cirurgião plástico. Com relação à faloplastia, atualmente não há tecido considerado ideal para aumento do tamanho de um pênis hipodesenvolvido. Em pacientes com DDS associado com hipospadias e que necessitam de uma neofaloplastia, a complexidade do procedimento deve ser discutida durante o aconselhamento inicial. O preparo inicial inclui a correção do *chordee*, reconstrução uretral e suplementação hormonal criteriosa (Mouriquand e Mure, 2004).

MALFORMAÇÕES MÜLLERIANAS

Classicamente, considera-se que útero, tubas uterinas e vagina, chamados "órgãos caniculares", têm origem dos ductos de Müller (mesodérmico), com o seio urogenital (endodérmico) participando na formação do terço inferior da vagina (Acien, 1992).

O útero normal situa-se centralmente na cavidade pélvica; é móvel e se desloca para frente ou para trás, de acordo com o estado de repleção da bexiga e/ou do reto; possui cavidade única; e tem forma triangular, com seu fundo voltado para cima e o vértice (colo) se direcionando para o eixo vaginal. Suas dimensões guardam uma relação de três para um, entre corpo e colo.

A vagina bem formada é órgão único musculomembranáceo e virtualmente tubular. Na mulher, na fase da menacme, mede entre 8 e 10 cm de comprimento e é recoberta por mucosa pluriestratificada. Suas paredes podem estar acoladas entre si em boa parte do seu segmento, por isso se diz que é uma cavidade virtual. Superiormente, a vagina se insere circundando o colo uterino, formando a cúpula vaginal e os fórnices vaginais. Inferiormente, encontra uma membrana transversal, o hímen, que se forma onde a placa vaginal encontra a parte mais baixa do seio urogenital (Acien, 1992). Essa membrana normalmente se apresenta com orifício único, circular e central, mas algumas variantes, como as formas anular, septada, cribriforme e semilunar, além da forma de "hímen redundante", são detectadas com regular frequência. Esta última pode ser confundida com o hímen imperfurado, principalmente em crianças recém-nascidas, quando a membrana himenal está edemaciada.

Na sexta semana da vida intrauterina, ao lado do mesonefro (ductos de Wolff), surgem dois cordões sólidos chamados "paramesonéfricos" ou "ductos de Müller". Na ausência de testosterona e também do fator inibidor mülleriano (MIF), essas estruturas vão se canalizando de forma progressiva, à medida que caminham no sentido craniocaudal e se fundem entre si nas suas porções média e inferior, formando um septo mediano que será absorvido, para dar origem a uma cavidade que corresponde ao útero e à vagina. Seus segmentos superiores não se fundem e dão origem às trompas (Golan et al., 1989).

Na porção caudal dos cordões paramesonéfricos surge o tubérculo mülleriano, que alcança a parede posterior do seio urogenital por volta da nona semana de desenvolvimento embrionário. Nessa região, o bulbo sinovaginal prolifera rapidamente, formando a placa vaginal que se alonga, canaliza-se e é então revestida por epitélio escamoso à custa do seio urogenital, completando a formação da vagina (Acien, 1992).

No feto feminino com padrão cromossômico 46 XX, essa cascata de eventos induz o desenvolvimento perfeito das estruturas müllerianas. Se, durante a fase embrionária dos órgãos genitais, ocorrer qualquer interferência maléfica nessas estruturas, isso pode definir a parada de determinada fase desse desenvolvimento, o que resulta em uma variada morfologia de útero e vagina (Figuras 21.23 a 21.25).

As malformações müllerianas são representadas por um conjunto de anomalias estruturais, em decorrência de desenvolvimento anormal dos ductos de Müller. As causas dessas anomalias ainda não foram totalmente esclarecidas. Em 92% dessas pacientes, o cariótipo é 46 XX e, em 8%, encontra-se mosaicismo do cromossomo sexual; a maioria dessas anomalias é atribuída a causas poligênicas e multifatoriais (Rackow e Arici, 2007). Hipoxia durante a gestação, radiação ionizante e infecções virais, assim como uso de medicamentos como o metotrexato, talidomida e ou dietilestilbestrol (DES), também podem contribuir para sua ocorrência (Homer et al., 2000). O DES foi muito utilizado na década de 1950, principalmente nos EUA, para o tratamento de várias condições obstétricas (Homer et al., 2000). No Brasil a substância DES faz parte do arsenal de drogas utilizadas para o tratamento do câncer da próstata.

A prevalência dessas anomalias varia de 0,001 a 10% na população geral (Pui, 2004; Propst; Hill, 2000). A origem embriológica do sistema reprodutivo feminino está intimamente relacionada com o desenvolvimento do sistema urinário, por isso não é rara a associação de malformações em ambos os sistemas, chegando a até 25% das pacientes (Golan et al., 1989).

A classificação mais difundida e utilizada é a da American Fertility Society para as anomalias müllerianas (Elyan e Saeed, 2004). Em nosso serviço, adotamos a classificação Malformações Genitais Obstrutivas e Não Obstrutivas. Essa classificação nos parece mais didática e prática, favorecendo a abordagem para o tratamento individualizado das diversas formas de malformações (Figuras 21.24 e 21.25).

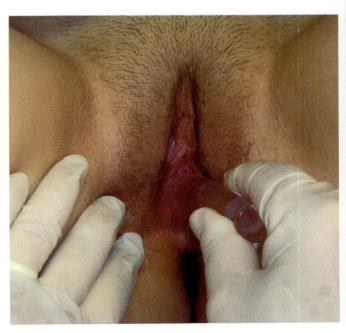

Figura 21.23 Método de Frank.

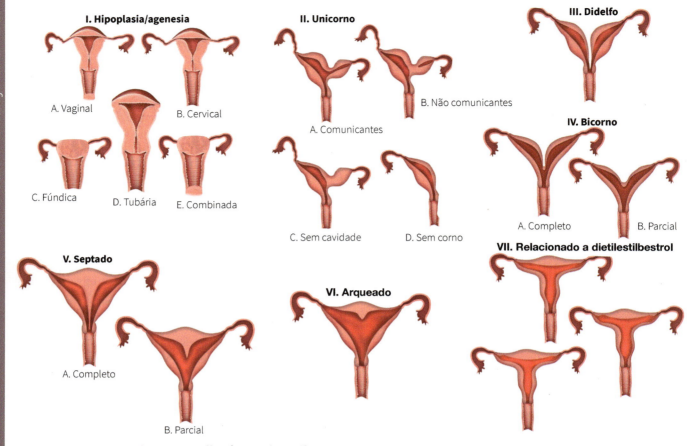

Figura 21.24 Classificação das malformações müllerianas. (Adaptada de: Adhesions, 1988.)

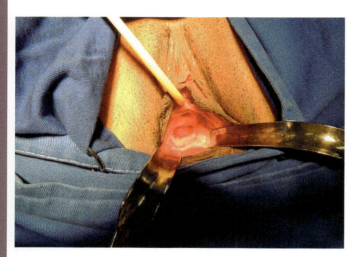

Figura 21.25 Septo vaginal transverso perfurado.

MALFORMAÇÕES NÃO OBSTRUTIVAS

São assim denominadas porque não apresentam obstáculo à exteriorização do sangue menstrual. Abordaremos a seguir as várias formas dessas malformações.

Síndrome de Mayer-Rokitansky-Kuster-Hauser

É síndrome de grande importância, em especial pelo impacto que o diagnóstico causa sobre a paciente e seus familiares. O defeito ocorre quando ambos os ductos de Müller não se desenvolvem, resultando em útero rudimentar sólido associado à não canalização da vagina, em pacientes XX com tubas uterinas e ovários normais. A causa não é bem definida, mas se relaciona com alguns genes (Burel et al., 2006).

Quadro clínico

Caracteriza-se por amenorreia primária, em paciente com estatura normal, desenvolvimento da puberdade normalmente, ou seja, desenvolvimento mamário e pelos pubianos normais em idade esperada, exibindo, assim, um tipo feminino puro, mas sem menstruação. Quase sempre se encontra nessas pacientes o esboço de vagina no segmento distal, o que norteia nossa indicação de tratamento.

Diagnóstico

Ao exame físico constata-se fenótipo feminino, com a presença dos caracteres sexuais secundários em estágio compatível para sexo e idade, vulva normal e ausência total ou parcial da vagina. O cariótipo é 46 XX, e os exames de imagem da pelve confirmam a presença dos ovários normais e útero rudimentar. A USG, mesmo por via abdominal suprapúbica, pode ser suficiente, na maioria das vezes. Se houver dúvida, a ressonância magnética deve ser realizada.

Tratamento

O método de Frank e a neovaginoplastia cirúrgica são as opções mais frequentemente citadas na literatura para o tratamento da síndrome de Rokitansky.

Na Divisão de Clínica Ginecológica do Departamento de Obstetrícia e Ginecologia do Hospital das Clínicas da Faculdade de Medicina da Universidade de São Paulo (USP), a primeira escolha de tratamento dessa síndrome é o método de Frank, que é método incruento e consiste em dilatação progressiva do canal vaginal com molde rígido de acrílico fabricado pelo próprio hospital (Figura 21.23). Quando a paciente adere bem ao método e o faz corretamente, pode-se ter uma vagina capaz para o coito em 6 meses, em média. A taxa de sucesso anatômico e funcional é da ordem de 94,9% (Edmonds *et al.*, 2012).

Útero unicorno

É resultante da falta de desenvolvimento total de um dos canais de Müller. Geralmente, as pacientes são assintomáticas, não havendo necessidade de intervenção cirúrgica, mas, quando ocorre alteração do ciclo menstrual, recorremos ao tratamento hormonal, de acordo com cada caso.

Duplicidade do útero

Quando a fusão dos ductos de Müller não se faz corretamente, pode dar origem ao útero bicorno ou ao útero didelfo (Figura 21.24).

O útero didelfo sem outra anomalia geralmente é assintomático, podendo passar despercebido até que eventual exame de imagem o identifique. Quando essa malformação não está associada a outra anomalia, não há necessidade de intervenção cirúrgica.

O útero bicorno está associado ao abortamento de repetição e, eventualmente, com dificuldades de fertilidade, quando então deve ter avaliação da equipe de reprodução humana.

Útero septado

Resulta da imperfeita absorção do septo da fusão dos ductos de Müller e pode ser parcial ou total (Figura 21.23). Essa última modalidade divide o útero longitudinalmente em duas cavidades. Geralmente o útero septado não apresenta sintomas específicos, e a cirurgia ainda não tem consenso, principalmente se o septo for parcial. Alguns advogam que a cirurgia seja reservada para casos de insucesso na gestação. No entanto, Homer *et al.* (2000), em uma revisão, concluíram que a ressecção histeroscópica deve ser indicada quando se faz esse diagnóstico, principalmente por ser um procedimento minimamente invasivo e que melhora muito o prognóstico reprodutivo das pacientes.

Útero arqueado

Caracteriza-se por discreta modificação da cavidade uterina, por uma curvatura da parte fúndica, levemente côncava. Considera-se como uma variante anatômica do útero normal, sem necessidade de intervenção cirúrgica.

Septo vaginal

Algumas vezes, a vagina dupla nada mais é do que a sua divisão por um septo longitudinal. Esse septo pode coexistir com o septo uterino completo. A paciente pode ser assintomática, inclusive sem nem mesmo relatar dificuldade para a atividade sexual, o que justifica a conduta não intervencionista, de imediato.

Já o septo vaginal transverso perfurado (Figura 21.25), que é assintomático na mulher virgem e só diagnosticado após a iniciação sexual, quando surge dispareunia severa, pode ser diagnosticado pelo exame vaginal e tem indicação de ressecção em sala cirúrgica.

MALFORMAÇÕES OBSTRUTIVAS

Representadas por um conjunto de anomalias que apresentam algum impedimento da exteriorização do sangue menstrual (Figuras 21.26 e 21.27), caracterizando a criptomenorreia. Em casuística de Kapczuk *et al.* (2017) constituída por 22 pacientes,

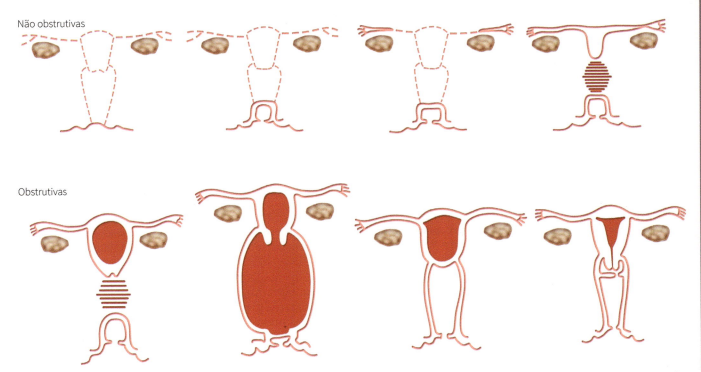

Figura 21.26 Distúrbio do desenvolvimento sexual XX, anomalias dos ductos de Müller (ginatresias). (Adaptada de: Bagnoli *et al.*, 2009.)

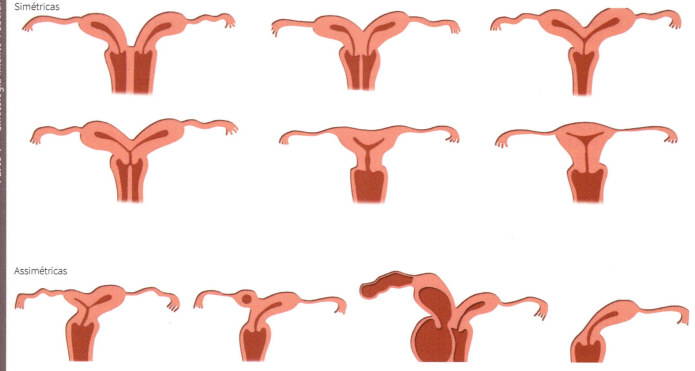

Figura 21.27 Distúrbio do desenvolvimento sexual XX, anomalias dos ductos de Müller (anomalias de fusão). (Adaptada de: Bagnoli et al., 2009.)

18 delas (81%) tinham obstrução de hemivagina e agenesia renal ipsilateral; três (13,6%) tinham corno uterino rudimentar não comunicante; e uma (4,5%) tinha atresia cervical em útero didelfo.

QUADRO CLÍNICO E DIAGNÓSTICO

A dor em abdome inferior, cíclica e de intensidade progressiva é comum a todas as pacientes com diagnósticos de criptomenorreia. Se a paciente não teve a menarca e tem caracteres sexuais secundários desenvolvidos, devemos de imediato pensar na hipótese de algum fator obstruindo o fluxo menstrual. Isso pode ter como causa o hímen imperfurado ou agenesia da vagina ou septo vaginal ou agenesia ou atresia do colo uterino.

Ao exame físico, não é incomum que se palpe o útero aumentado em decorrência do hematometra. A inspeção dos genitais externos evidencia eventual hímen imperfurado ou mesmo ausência da vagina. Se o hímen é normal e o canal vaginal é identificado, com um cotonete ou a escovinha utilizada na coleta para colpocitologia, pode-se identificar a barreira por um septo vaginal transverso ou ausência dos terços superiores da vagina.

Os exames de imagem são essenciais, pois o que mais importa para o cirurgião é saber qual o segmento está comprometido, se o corpo ou o colo do útero ou se a vagina. A USG, mesmo por via abdominal suprapúbica, pode ser suficiente em caso de útero unicorno com um corno rudimentar funcionante e não comunicante. Mas, para analisar o colo e a vagina, a imagem por ressonância magnética é o padrão-ouro e deve fazer parte do planejamento cirúrgico.

A resolução cirúrgica deve ser em primeiro tempo, não sendo aconselhado que se faça drenagem, principalmente fora do centro cirúrgico, sem as condições assépticas ideais, pelo risco de infecção (Cortés-Contreras et al., 2014).

As principais consequências dessas anomalias obstrutivas são endometriose, aderências pélvicas e infertilidade. A *agenesia* ou a *atresia do colo*, assim como o *corno acessório* com cavidade não comunicante, mas com endométrio funcionante, são as causas relacionadas ao útero.

CORNO UTERINO NÃO COMUNICANTE

A presença de um corno rudimentar não comunicante com o corno normal, mas com endométrio funcionante, apresentará a sintomatologia típica do quadro obstrutivo. O diagnóstico geralmente é retardado pelo fato de a paciente menstruar regularmente e só na investigação da dismenorreia intensa e progressiva é que isso acontece. O tratamento é por videolaparoscopia e consiste na extirpação desse corno anormal, chamada "hemi-histerectomia".

AGENESIA DO COLO UTERINO

Agenesia ou atresia do colo do útero é rara entre as anomalias müllerianas e pode estar associada a outras malformações, como agenesia da vagina e útero didelfo. Representou 4,5% em pacientes com útero didelfo na casuística de Kapczuk et al. (2017).

Entre todas as causas de obstrução no trato canalicular feminino, é a mais frustrante para quem lida com as malformações genitais, pois ainda não temos resultados convincentes com as técnicas cirúrgicas propostas.

Nossa experiência com a cirurgias que conservam o útero é com apenas três casos: duas pacientes com atresia cervical, uma com vagina normal e hematometra e a outra com agenesia vaginal e útero unicorno. Na paciente com agenesia vaginal, fizemos neovaginoplastia pela técnica McIndoe modificada. Em ambas, realizamos a anastomose cervicovaginal por via combinada, com histerotomia e passagem de histerômetro por onde seria o endocérvice no sentido útero-vagina. Assim, conseguimos introduzir no útero uma sonda de Folley, que permaneceu por 60 dias. Ambas as pacientes passaram a menstruar regularmente, mas nenhuma tentou gravidez. A terceira paciente tinha *agenesia* do colo e nela fizemos a anastomose por videolaparoscopia, mas não obtivemos êxito, havendo estenose após 2 meses da retirada da sonda uterina.

Em artigo publicado na *Fertility and Sterility* em 2008, Fedele *et al.* relataram 12 casos de anastomose de útero e vagina, em que abrem o útero e o fixam na vagina, sem prótese. Os resultados não foram muito animadores.

Mais recentemente, Rezaei *et al.* (2015) publicaram sua experiência em anastomose uterovaginal usando um *stent* de politetrafluoretileno. Sua casuística foi de oito pacientes, com seguimento de 3 anos, o que não é suficiente ainda para análise dos resultados.

As causas localizadas na vagina são os septos, a agenesia vaginal total ou parcial e a imperfuração himenal.

SEPTO VAGINAL OBLÍQUO

Um útero didelfo com um septo vaginal que parte de entre os dois colos e se insere na parede lateral da vagina impede o escoamento da menstruação do corno uterino desse lado e provoca nessas pacientes o quadro comum à criptomenorreia. A particularidade aqui é que há menstruação regularmente pelo útero contralateral ao septo, o que retarda o diagnóstico, pois só será investigada com exame de imagem, porque a dismenorreia será cada vez mais intensa, tornando-se incapacitante. Em muitos casos, o útero é palpável devido ao aumento do seu volume pelo hematometra. Em 74% desses casos, ocorre também agenesia renal ipsilateral e constitui a síndrome de Herlyn-Werner-Wunderlich (Smith e Laufer, 2007). O exame indicado para o diagnóstico é a ressonância magnética, que elucidará o tipo e a altura da obstrução.

O tratamento é a ressecção cirúrgica do septo. É aconselhável que essa cirurgia seja associada à videolaparoscopia para eventualmente realizar a salpingostomia, com a finalidade de melhorar a expectativa de fertilidade.

SEPTO VAGINAL TRANSVERSO IMPERFURADO

Essa malformação pode ser suspeitada pela exploração da cavidade vaginal em paciente que apresenta o quadro clínico de criptomenorreia. Algumas vezes, principalmente em pacientes virgens, será necessário realizar ressonância magnética para confirmação do diagnóstico. A resolução é sua ressecção cirúrgica por via vaginal.

IMPERFURAÇÃO HIMENAL

Não fazendo parte da classificação da American Fertility Society (Schnitzer e Donahoe, 2001), é a mais prevalente causa de criptomenorreia. Ocorre quando a membrana himenal não é perfurada, retendo, portanto, o fluxo menstrual, produzindo o quadro clínico já citado para a criptomenorreia (Figura 21.28). Pode ocorrer o mucocolpo até mesmo em recém-nascida, daí a necessidade de exame da recém-nascida (Elyan e Saeed, 2004). A cirurgia deve ser definitiva (Figura 21.29) e nunca só drenagem com uma simples incisão.

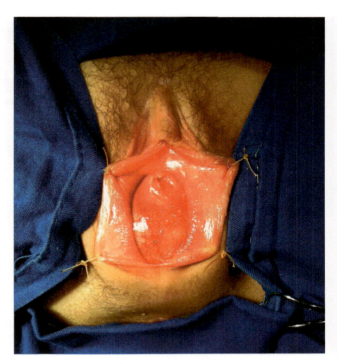

Figura 21.28 Hímen imperfurado.

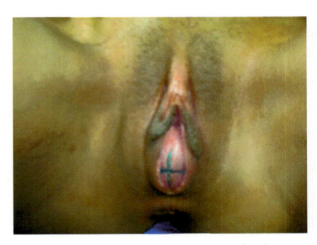

Figura 21.29 Cirurgia para hímen imperfurado.

AGENESIA VAGINAL

A agenesia do terço inferior da vagina provoca o mesmo quadro clínico do septo vaginal transverso, e os recursos para o diagnóstico são os mesmos. O que a difere da agenesia total da vagina é seu tratamento: na ausência total da vagina com útero funcionante, nossa opção é pela neovaginoplastia, pela técnica de McIndoe modificada cujas técnicas cirúrgicas serão abordadas a seguir, em tratamento cirúrgico das pacientes com DDS em geral.

Em caso de agenesia do terço inferior da vagina, optamos pelo abaixamento vaginal até o seu vestíbulo. Faz-se a divulsão dos tecidos entre uretra/bexiga e o reto, até o encontro dos terços superiores da vagina que é então descolada em volta de suas paredes por 3 a 4 cm. Traciona-se esse tubo vaginal, fixando-o no vestíbulo (Figura 21.30).

Na ausência total da vagina com útero funcionante, nossa opção é pela neovaginoplastia, cujas técnicas cirúrgicas foram abordadas anteriormente.

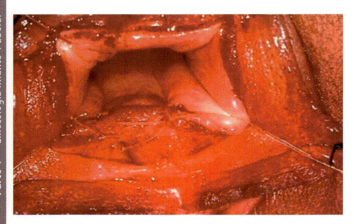

Figura 21.30 Abaixamento de vagina por agenesia do terço inferior.

REFERÊNCIAS BIBLIOGRÁFICAS

ACIEN, P. Embryological observations on the female genital tract. *Human Reproduction*, v. 7, p. 437, 1992.

ADHESIONS, A. D. The American Fertility Society classifications of adnexal adhesions, distal tubal occlusion, tubal occlusion secondary to tubal ligation, tubal pregnancies, Müllerian anomalies and intrauterine adhesions. *Fertil Steril*, v. 49, n. 6, p. 944, 1988.

AMERICAN ACADEMY OF PEDIATRICS. Timing of elective surgery on the genitalia of male children with particular reference to the risks, benefits, and psychological effects of surgery and anesthesia. *Pediatrics*, v. 97, p. 590-594, 1996.

AMERICAN ACADEMY OF PEDIATRICS; COMMITTEE ON HOSPITAL CARE, INSTITUTE FOR PATIENT-FAMILY-CENTERED CARE. Patient- and family centered care and the pediatrician's role. *Pediatrics*, v. 129, p. 394-404, 2012.

BAGNOLI, V. R. et al. Conduta frente às malformações genitais uterinas: revisão baseada em evidências. *Femina*, v. 38, n. 4, p. 217-228, 2010.

BAGNOLI, V. R. et al. Disgenesia gonadal. In: FONSECA, A. M. et al. (Eds.). *Malformações genitais congênitas*. São Paulo: Roca; 1993. Capítulo 2, p. 19-48.

BAGNOLI, V. R. et al. Distúrbios do desenvolvimento sexual. In: BARACAT, E. C.; FONSECA, A. M.; BAGNOLI, V. R (Eds.). *Terapêutica clínica em ginecologia*. São Paulo: Manole; 2015. p. 75.

BAGNOLI, V. R. et al. Malformações genitais congênitas na adolescência: potencial reprodutor e assistência pré-natal. In: MONTEIRO, D. L. M.; TRAJANO, A. J. B.; BASTOS, A. C. (Eds.). *Gravidez e adolescência*. Rio de Janeiro: Revinter; 2009. p. 246.

BAGNOLI, V. R. et al. Pseudo-hermafroditismo feminino: estudo clínico, laboratorial e tratamento de 8 casos. *Jornal Brasileiro de Ginecologia*, v. 95, p. 519-524, 1985.

BAGNOLI, V. R. et al. Reprodução nas anomalias da diferenciação sexual. In: PINOTTI, J. A.; FONSECA, A. M.; BAGNOLI, V. R. *Tratado de ginecologia*: condutas e rotinas da disciplina de ginecologia da Faculdade de Medicina da Universidade de São Paulo. Rio de Janeiro: Revinter; 2005. p. 105.

BAGNOLI, V. R.; FONSECA, A.M.; JUNQUEIRA, P. A. A. Estados intersexuais. In: PINOTTI, J. A.; BARROS, A. C. S. D (Eds.). *Ginecologia moderna*: condutas da clínica ginecológica da Faculdade de Medicina da USP. Rio de Janeiro: Revinter; 2004. Capítulo 13, p. 109-14.

BANISTER, J. B.; MCINDOE, A. H. Congenital absence of the vagina, treated by means of an indwelling skin graft. *Proceedings of the Royal Society of Medicine*, v. 31, n. 9, p. 1055-1056, 1938.

BASKIN, L. S. Anatomical studies of the female genitalia: surgical reconstructive implications. *Journal of Pediatric Endocrinology and Metabolism*, v. 17, p. 581-587, 2004.

BUREL, A. et al. Role of HOXA7 to HOXA13 and PBX1 genes in various forms of MRKH syndrome (congenital absence of uterus and vagina). *Journal of Negative Results in Biomedicine*, v. 5, p. 4, 2006.

CASHMAN, S. et al. Developing and measuring progress toward collaborative, integrated, interdisciplinary health care teams. *Journal of Interprofessional Care*, v. 18, n. 2, p. 183-196, 2004.

CLAYTON, P. E. et al. Consensus statement on 21-hydroxylase deficiency from the European Society for Paediatric Endocrinology and the Lawson Wilkins Pediatric Endocrine Society. *Hormone Research in Paediatrics*, p. 58, p. 188-195, 2002.

CORTÉS-CONTRERAS, D. K. et al. Obstructed hemivagina and ipsilateral renal anomaly: unusual cause of piocolpos: report a case and review of literature. *Ginecología y Obstetricia de México*, v. 82, n. 10, p. 711-715, 2014.

CROUCH, N. S. et al. Genital sensation after feminizing genitoplasty for congenital adrenal hyperplasia: a pilot study. *BJU International*, v. 93, p. 135-138, 2004.

EDMONDS, D. K. et al. Mayer-Rokitansky-Küster-Hauser syndrome: a review of 245 consecutive cases managed by a multidisciplinary approach with vaginal dilators. *Fertility and Sterility*, v. 97, n. 3, p. 686-690, 2012.

EL-MAOUCHE, D.; ARIT, W.; MERKE, D. P. Congenital adrenal hyperplasia. *Lancet*, v. 390, n. 10108, p. 2194-2210, 2017.

ELYAN, A.; SAEED, M. Müllerian duct anomalies: clinical concepts. *Ain Shams Journal of Obstetrics and Gynecology*, v. 1, 2004.

FARKAS, A.; CHERTIN, B.; HADAS-HALPREN, I. 1-Stage feminizing genitoplasty: 8 years of experience with 49 cases. *Journal of Urology*, v. 165, p. 2341-2346, 2001.

FEDELE, L. et al. Laparoscopically assisted uterovestibular anastomosis in patients with uterine cervix atresia and vaginal aplasia. *Fertility and Sterility*, v. 89, p. 212-216, 2008.

FONSECA, A. M. et al. Amenorreia. In: FONSECA, A. M. et al. (Eds.). *Ginecologia endócrina* – Manual de normas. São Paulo: Roca; 2004. Capítulo 9, p. 149-59.

FONSECA, A. M. et al. Amenorreia primária. In: BARACAT, E. C.; FONSECA, A. M.; BAGNOLI, V. R. (Eds.). *Terapêutica clínica em ginecologia*. São Paulo: Manole; 2015. p. 29.

FRIMBERGER, D.; GEARHART, J. P. Ambiguous genitalia and intersex. *Urologia Internationalis*, v. 75, p. 291-297, 2005.

GEARHART, J. P.; BURNETT, A.; OWEN, J. H. Measurement of pudendal evoked potentials during feminizing genitoplasty: technique and applications. Journal of Urology, v. 153, p. 486-487, 1995.

GOLAN, A. et al. Congenital anomalies of the Müllerian system. *Fertility and Sterility*, v. 51, p. v. 5, p. 747-755, 1989.

GONZALEZ, R.; FERNANDES, E. T. Single-stage feminization genitoplasty. *Journal of Urology*, v. 143, p. 776-778, 1990.

GRUMBACH, M. M.; HUGHES, I. A.; CONTE, F. A. Disorders od sex differentiation. In: LARSEN, P. R. et al. (Eds.). *Williams textbook of endocrinology*. Philadelphia: WB Saunders; 2003. p. 842-1002.

HAYASHIDA, S. A. Y et al. Pseudo-hermafroditismo feminino. In: FONSECA, A. M. et al. (Eds.). *Ginecologia endócrina* – Manual de normas. São Paulo: Roca; 2004. p. 335.

HOMER, H. A.; LI, T. C.; COOKE, I. D. The septate uterus: a review of management and reproductive outcome. *Fertility and Sterility*, v. 73, n. 1, p. 1-14, 2000.

HUGHES, I. A. Disorders of sex development: a new definition and classification. *Best Practice & Research Clinical Endocrinology & Metabolism*, v. 22, n. 1, p. 119-134, 2008.

HUGHES, I. A. et al. Consensus statement on management of intersex disorders. *Journal of Pediatric Urology*, v. 2, n. 3, p. 148-162, 2006.

INDYK, J. A. Disorders/differences of sex development (DSDs) for primary care: the approach to the infant with ambiguous genital. *Translational Pediatrics*, v. 6, n. 4, p. 323-234, 2017.

KAPCZUK, K. et al. Obstructive Müllerian anomalies in menstruating adolescent girls: a report of 22 cases. *Journal of Pediatric and Adolescent Gynecology*, 2017.

KOGAN, S. J.; SMEY, P.; LEVITT, S. B. Subtunical total reduction clitoroplasty: a safe modification of existing techniques. *Journal of Urology*, v. 130, p. 746-748, 1983.

KWON, J. B.; YOO, E. S.; CHUNG, S. K. Surgical correction of intersex with feminizing genitoplasty. *Korean Journal of Urology*, v. 45, p. 1028-1034, 2004.

LEE, P. A. et al. Consensus statement on management of intersex disorders. International Consensus Conference on Intersex. *Pediatrics*, v. 118, n. 2, p. e488-e500, 2006.

LEE, P. A.; WITCHEL, S. F. Genital surgery among females with congenital adrenal hyperplasia: changes over the past five decades. *Journal of Pediatric Endocrinology and Metabolism*, v. 15, p. 1473-1477, 2002.

MIGEON, C. J. et al. Ambiguous genitalia with perineoscrotal hypospadias in 46,XY individuals: long-term medical, surgical, and psychosexual outcome. *Pediatrics*, v. 110, p. e31, 2002.

MOREL, Y. et al. Aetiological diagnosis of male sex ambiguity: a collaborative study. *European Journal of Pediatrics*, v. 161, n. 1, p. 49-59, 2002.

MOURIQUAND, P. D.; MURE, P. Y. Current concepts in hypospadiology. *BJU International*, v. 93, Suppl 3, p. 26-34, 2004.

NIHOUL-FÉKÉTÉ, C. The Isabel Farschall Lecture. Surgical management of the intersex patient: an overview in 2003. *Journal of Pediatric Surgery*, v. 39, p. 144-145, 2004.

OGILVY-STUART, A. L.; BAIN, C.E. Early assessment of ambiguous genitalia. *Archives of Disease in Childhood*, v. 89, p. 401-407, 2004.

OPPELT, P. *et al.* The VCUAM (Vagina Cervix Uterus Adnex-associated Malformation) classification: a new classification for genital malformations. *Fertility and Sterility*, v. 84, n. 5, p. 1493-1497, 2005.

PROPST, A. M.; HILL, J. A. 3rd. Anatomic factors associated with recurrent pregnancy loss. *Seminars in Reproductive Medicine*, v. 18 n 4, p. 341-350, 2000.

PUI, M. H. Imaging diagnosis of congenital uterine malformation. *Computerized Medical Imaging and Graphics*, v. 28, n. 7, p. 425-433, 2004.

RACKOW, B. W.; ARICI, A. Reproductive performance of women with Müllerian anomalies. Current Opinion in Obstetrics and Gynecology, v. 19, n. 3, p. 229-237, 2007.

RAVEETHIRAN, V. Neonatal sex assignment in disorders of sex development: a philosophical introspection. *Journal of* Neonatal Surgery, v. 6, n. 3, p. 58, 2017.

REZAEI, Z. *et al.* Cervicovaginal anastomosis by Gore-Tex in Mullerian agenesis. *Archives of Gynecology and Obstetrics*, v. 291, n. 2, p. 467-472, 2015.

RINK, R. C.; ADAMS M. C. Feminizing genitoplasty: state of the art. *World Journal of Urology*, v. 16, p. 212-218, 1998.

RINK, R. C.; CAIN, M. P. Urogenital mobilization for urogenital sinus repair. *BJU International*, v. 102, p. 1182-1197, 2008.

SCHNITZER, J. J.; DONAHOE, P. K. Surgical treatment of congenital adrenal hyperplasia. *Endocrinology and Metabolism Clinics of North America*, v. 30, p. 137-154, 2001.

SMITH, N. A.; LAUFER, M. R. Obstructed hemivagina and ipsilateral renal anomaly (OHVIRA) syndrome: management and follow up. *Fertility and Sterility*, v. 87, p. 918-922, 2007.

SNYDER, H. M. 3rd *et al.* Feminizing genitoplasty: a synthesis. *Journal of Urology*, v. 129, p. 1024-1026, 1983.

TIMMERMANS, S.; YANG, A.; GARDNER, M. *et al.* Does patient-centered care change genital surgery decisions? The strategic use of clinical uncertainty in disorders of sex development clinics. *Journal of Health and Social Behavior*, v. 59, n. 4, p. 520-535, 2018.

WARNE, G. *et al.* A long-term outcome study of intersex conditions. *Journal of Pediatric Endocrinology and Metabolism*, v. 18, p. 555-567, 2005.

CAPÍTULO 22

Puberdade Normal, Precoce e Tardia

Cezar Noboru Matsuzaki • Ivy Narde • José Alcione Macedo Almeida

INTRODUÇÃO

A puberdade é o período de transição entre a infância e a idade adulta, com mudanças físicas e biológicas que transformam a menina em mulher no sentido da maturidade sexual. Dessas transformações, as que mais se destacam são início do desenvolvimento das mamas, que se denomina "telarca", e o surgimento dos pelos pubianos, que se chama "pubarca", e que podem ser mensurados pelos critérios de Marshall e Tanner (Marshall e Tanner, 1969).

A adolescência é uma fase da vida do indivíduo que engloba a puberdade e é definida pela Organização Mundial da Saúde como o período dos 10 aos 19 anos de idade. Nesse período da adolescência, além de mudanças físicas, ocorrem também mudanças cognitivas e psicossociais, levando o indivíduo a assumir posturas às vezes conflitantes com os padrões estabelecidos pela sociedade. O adolescente assume postura de independência, mas passa a ser mais dependente dos grupos sociais a que se une do que dos seus pais. Nesse momento é que surgem os chamados "conflitos de gerações".

PUBERDADE NORMAL

A puberdade se inicia com a reativação do eixo hipotálamo-hipófise-ovariano (HHO). É sabido que na vida fetal esse eixo está ativo e, após o nascimento, passa a um estado de quiescência que perdura na fase da infância. Com a reativação desse eixo endócrino, o hipotálamo, por meio do seu fator de liberação (GnRH), estimula a hipófise a liberar as gonadotrofinas, que são os hormônios folículo-estimulante (FSH) e luteinizante (LH). Essas gonadotrofinas agem, então, nos ovários, que respondem produzindo os esteroides sexuais, estrogênio e progesterona (Cutler e Loriaux, 1980).

Com o estímulo do estradiol (E2) produzido pelos ovários, acontecem várias mudanças no organismo feminino; as mais marcantes são o estirão de crescimento e o surgimento dos caracteres sexuais secundários, telarca e pubarca. O desenvolvimento dos pelos axilares, chamado "axilarca", é outro evento dessa fase e pode coincidir com a pubarca. A axilarca e a pubarca também são dependentes da função adrenal, por isso podem estar relacionadas à adrenarca.

Em 85% das vezes, os eventos da puberdade obedecem à sequência telarca (M2 da escala de Tanner), seguida pela pubarca (em média após 6 meses a 1 ano da telarca) e, por fim, a menarca (primeira menstruação). A menarca ocorre geralmente em 2 a 2,5 anos após o início da telarca (Marshall e Tanner, 1969; Biro et al., 2006; Taranger et al., 1976). Para Damiani (2002), cerca de 15% das crianças podem apresentar a pubarca antes da telarca.

Para avaliarmos o grau de desenvolvimento dos caracteres sexuais secundários, utilizamos os critérios de Marshall e Tanner, que consistem em cinco estágios – o estágio 1 representa o estado pré-puberal e o estágio 5, o desenvolvimento puberal completo (Tabela 22.1) (Marshall e Tanner, 1969).

A idade em que a puberdade acontece influencia diretamente a estatura final do indivíduo. No período do estirão de crescimento, ocorre o ganho de 17 a 18% da estatura final (Abbassi, 1998). Portanto, a maturação puberal mais cedo está relacionada à estatura final um pouco menor (Biro et al., 2001). Da mesma forma que a secreção de estrogênio inicialmente leva ao estirão do crescimento, o estímulo constante dele leva ao fechamento da cartilagem de crescimento dos ossos e, consequentemente, o ritmo de crescimento diminui significativamente após a menarca.

O determinismo da puberdade depende de muitos fatores associados como os genéticos, a obesidade, a saúde em geral e os fatores ambientais, nos quais se incluem os disruptores endócrinos (Boynton-Jarrett e Harville, 2012; Freedman et al., 2002; Sun et al., 2017; Buck Louis et al., 2008).

No estudo de Adair e Gordon-Larsen (2001), a porcentagem de menarca precoce (definida como menor ou igual a 11 anos) variou conforme a etnia, sendo de 7,8% em meninas brancas, 12,3% em negras, 13,6% em hispânicas e 5,2% em asiáticas.

PUBERDADE PRECOCE

Considera-se puberdade precoce quando os caracteres sexuais secundários iniciam antes dos 8 anos de idade em meninas (2 a 2,5 desvios-padrão da idade média). A idade de início da puberdade tem sido cada vez mais cedo nas últimas décadas, e atualmente o início do desenvolvimento puberal em meninas ocorre em uma média de idade de 8,8 a 9,7 anos, muito antes do que há duas décadas, quando começava somente a partir dos 10 anos.

Tabela 22.1 Estágios de desenvolvimento puberal.

Tanner	Mamas	Pelos pubianos
I	Pré-puberal, não há tecido mamário palpável	Pré-puberal, sem pelos
II	Desenvolvimento do botão mamário com elevação da papila e aumento do diâmetro da aréola	Pelos esparsos e finos, em grandes lábios
III	Aumento da mama, sem separação entre o contorno da aréola e a mama	Pelos mais escuros e grossos, acima da pube
IV	A aréola e a papila se projetam além da mama	Pelos escuros e grossos, não atingem a raiz das coxas
V	O contorno da aréola se torna contíguo à mama, e a papila se projeta além da aréola	Pelos escuros e grossos atingem a raiz das coxas

Algumas sociedades como a Lawson Wilkins Pediatric Endocrine Society (LWPES) recomendaram a mudança da idade a ser considerada como puberdade precoce para 7 anos em meninas brancas e 6 anos em meninas negras (Adair e Gordon-Larsen, 2001). No entanto, não houve consenso, principalmente porque houve resistência da escola europeia, assim, continuamos considerando a idade de 8 anos para definição da puberdade precoce. Partimos do pressuposto de que é melhor avaliar um número maior de meninas que possam ter inclusive quadro de puberdade precoce não progressiva, por exemplo, a telarca precoce isolada ou a pubarca precoce isolada, que não necessitam de tratamento, assim não deixamos de atender aos casos patológicos que se beneficiam do tratamento, inclusive alguns casos graves como os tumores malignos de ovário.

Classificação

A puberdade precoce é classificada em completa ou incompleta, na dependência da ocorrência ou não de toda a sequência de eventos puberais (as variantes benignas ou não progressivas do desenvolvimento puberal).

Na puberdade precoce completa, quando não tratada, observamos a evolução de todos os eventos puberais e do estirão de crescimento. A puberdade precoce completa é classificada como de origem central ou de causa periférica.

Na puberdade precoce central (PPC) ou verdadeira, também chamada "gonadotrofina-dependente", ocorre o amadurecimento precoce do eixo HHO. Nas meninas, representa a grande maioria dos casos. O desenvolvimento dos eventos puberais costuma acompanhar o padrão de desenvolvimento da puberdade normal, porém, em uma idade precoce e, às vezes até com uma velocidade mais rápida.

A puberdade precoce periférica (PPP), também chamada "puberdade precoce gonadotrofina-independente" é causada pelo excesso de hormônios sexuais (estrogênios ou androgênios) decorrente da secreção ovariana ou adrenal ou até mesmo de fonte exógena. Na PPP, o eixo HHO é suprimido pelas altas concentrações dos esteroides sexuais (Brito et al., 2008). Esses casos de puberdade precoce incluem a forma isossexual (características sexuais femininas) e heterossexual (virilização do sexo feminino levando a acne, hirsutismo, engrossamento da voz e desenvolvimento da massa muscular). Nesses casos, a sequência dos eventos puberais pode não seguir o habitual, ocorrendo, por exemplo, um sangramento vaginal que precede o desenvolvimento de mamas (Haddad e Eugster, 2007). O período de tempo em que a sequência dos eventos puberais acontece também pode ser diferente. Por exemplo, uma evolução para menarca em um período menor que um ano do início da telarca também pode sugerir uma PPP (Hill et al, 1989).

Variações consideradas benignas ou não progressivas fazem parte da puberdade precoce incompleta e incluem a ocorrência de forma isolada de telarca precoce, a pubarca precoce e a menarca precoce.

Telarca precoce isolada

É o desenvolvimento mamário uni ou bilateral, sem outros sinais de desenvolvimento puberal. É geralmente idiopática, autolimitada e não leva à progressão da idade óssea. Ocorre em dois picos durante a infância, nos primeiros dois anos de vida e entre 6 e 8 anos de idade (de Vries et al., 2010). Não necessita de tratamento, mas requer seguimento, pois 10 a 20% dos casos podem evoluir para puberdade precoce completa (Pasquino et al., 1995).

Pubarca precoce isolada

Caracterizada pelo aparecimento de pelos pubianos antes dos 8 anos de idade, sem outro sinal puberal. Quando está associada a discreto aumento dos androgênios adrenais (S-DHEA), considera-se a adrenarca precoce, sem a ativação precoce do eixo HHO. Pode estar associada a prematuridade, baixo peso ao nascimento, bem como a obesidade na infância e a síndrome dos ovários policísticos em idade adulta (Neville e Walker, 2005).

Menarca precoce isolada

Alguns autores consideram o sangramento vaginal isolado e autolimitado na ausência de outras características sexuais secundárias, como menarca prematura (Ejaz et al., 2005). A ultrassonografia pélvica é normal e as gonadotrofinas estão em níveis pré-púberes. O trauma genital, a infecção vaginal e o abuso sexual devem ser excluídos. Em meninas com episódios recorrentes de sangramento vaginal, outros diagnósticos como cistos ovarianos funcionais recorrentes ou síndrome de McCune-Albright (SMA) devem ser avaliados.

ETIOLOGIA DA PUBERDADE PRECOCE CENTRAL

A PPC é considerada idiopática em 80 a 90% dos casos, ficando as lesões do sistema nervoso central (SNC) como responsáveis por 10% dos casos (Cisternino et al., 2000). As principais causas conhecidas serão comentadas a seguir.

Hamartomas

É o tipo mais frequente de tumor de SNC que leva a quadro de puberdade precoce em crianças mais jovens. Ele contém neurônios secretores de GnRH que agem como tecido hipotalâmico ectópico.

Outros tumores do sistema nervoso central

Neoplasias como astrocitomas, ependimomas, pinealomas e gliomas podem desencadear o processo de PPC.

Irradiação do sistema nervoso central

Nesses casos estão geralmente associados à deficiência de hormônio do crescimento (GH).

Outras lesões do sistema nervoso central

Hidrocefalia, cistos do SNC, trauma, doenças inflamatórias, deficiências congênitas como a hipoplasia do nervo óptico.

Alterações genéticas

Algumas anormalidades genéticas específicas podem estar associadas à PPC, mas são identificadas apenas na minoria dos casos. Citam-se a seguir as mais conhecidas.

- Mutação do gene que codifica a kisspeptina 1 (KISS1), proteína que estimula o eixo HHO e o seu receptor KISS1R acoplado à proteína G
- Mutação do gene *MKRN3* (*makorin ring finger protein 3*): gene que codifica uma proteína que inibe o eixo HHO
- Mutação do gene *DLK1* (*delta-like 1 homolog*): gene que codifica uma proteína que inibe o eixo HHO

Exposição prévia a hormônios

A SMA é exemplo de que uma criança exposta ao estímulo duradouro de ação estrogênica pode ter ativação precoce do eixo HHO induzindo o desenvolvimento puberal. Nesse caso, a puberdade, inicialmente de causa periférica, pode evoluir para PPC.

ETIOLOGIA DA PUBERDADE PRECOCE PERIFÉRICA

Tumores do ovário

Os tumores ovarianos são citados como a principal causa de PPP, sendo que os *cistos funcionais* são os mais frequentemente diagnosticados em associação com manifestações precoces da puberdade não dependente das gonadotrofinas hipofisárias. Os tumores neoplásicos ovarianos são causas raras de PPP, destacando-se o tumor de células da granulosa (Young *et al.*, 1984).

Hiperfunção adrenal

Tumores do córtex da adrenal ou a hiperplasia adrenal congênita são as causas do aumento dos androgênios, que pode levar ao quadro clínico de PPP heterossexual. A deficiência da enzima 21-hidroxilase, que resulta na conversão defeituosa de 17-hidroxiprogesterona em 11-desoxicortisol, representa mais de 90% dos casos de hiperplasia adrenal congênita (White e Speiser, 2000). A enzima 21-hidroxilase é codificada pelo gene *CYP21A2*. Na forma "não clássica" (início tardio) da deficiência de 21-hidroxilase, a pubarca precoce isolada e a PPP são manifestações comuns (Livadas *et al.*, 2015).

Síndrome de McCune-Albright

Decorre de uma mutação somática ativadora no gene da subunidade alfa da proteína Gs levando à ativação crônica da adenilciclase com estímulo contínuo da função endócrina. A tríade clássica é composta por PPP, manchas café com leite na pele e displasia fibrosa poliostótica. Cerca de 85% das meninas com SMA desenvolvem puberdade precoce. Ocorre a formação de cistos ovarianos funcionantes que levam a secreção de estradiol e sangramento vaginal intermitente (Frisch *et al.*, 1992).

Hipotireoidismo primário severo

Quando diagnosticado tardiamente ou quando não tratado convenientemente, é uma das causas de PPP, embora muito rara. Os sinais de puberdade podem regredir com o tratamento (Anasti *et al.*, 1995).

Causa iatrogênica ou acidental

O uso de hormônios exógenos, seja acidental ou terapêutico, em determinadas circunstâncias, por exemplo, no tratamento da sinequia dos pequenos lábios da vulva. Alimentos contaminados com estrogênio, fitoestrogênios (soja), podem contribuir para o surgimento do broto mamário algumas vezes.

DIAGNÓSTICO DA PUBERDADE PRECOCE

O acompanhamento das pacientes em consultas sequenciais é importantíssimo para o tratamento e o seguimento. Inicialmente, recomendam-se consultas mensais ou no máximo trimestrais para a avalição adequada.

Essa avaliação deve ser mais aprofundada se o início dos sintomas ocorrer em idades menores. As meninas que iniciam a puberdade precoce entre 7 e 8 anos de idade necessitam de anamnese e exame físico rigorosos, e a indicação dos exames complementares vai depender dessa avaliação clínica inicial.

A anamnese deve avaliar a evolução dos eventos puberais, como telarca, pubarca, menarca e o estirão do crescimento, definindo o início, assim como a sequência, em determinado espaço de tempo. Em nossa experiência, percebemos que muitas vezes a mãe da criança não demonstra segurança com relação à sequência desses eventos, relatando telarca e pubarca na mesma idade, diferente do que ocorre quando informam a idade em que ocorre a menarca.

A correlação com a idade da puberdade de familiares mais próximos é importante.

A presença de cefaleia, alteração visual, trauma ou doença prévia de SNC deve ser questionada, e também a possibilidade de exposição a hormônios não deve ser esquecida.

No exame físico, além do peso e altura, deve-se valorizar a velocidade de crescimento (cm/ano), uma vez que um dos indícios de puberdade precoce é o início do estirão de crescimento antes que outras meninas da mesma idade (Papadimitriou *et al.*, 2006).

O exame de campo visual e fundo de olho para avaliar o comprometimento do SNC, o exame dermatológico para avaliar manchas café com leite presentes na SMA, além do exame abdominal, também devem ser realizados.

A avaliação do desenvolvimento mamário e dos pelos pubianos por meio dos critérios de Tanner é muito importante para a avaliação inicial e também para acompanhar a eficácia do tratamento.

No exame ginecológico, também avaliamos os sinais de atividade estrogênica, como o aumento do depósito de gordura no monte pubiano e grandes lábios, a coloração rósea do vestíbulo vulvar e o espessamento da membrana himenal e o trofismo vaginal (Figura 22.1).

O exame de radiografia de mãos e punhos para avaliar a idade óssea pelo método de Greulich-Pyle é muito importante para determinar a maturação óssea e também programar a necessidade de tratamento (Greulich e Pyle, 1959). A idade óssea maior que 2 desvios-padrão em relação à idade cronológica é muito indicativa de puberdade precoce completa, que necessita de tratamento. Porém, vale a ressalva de que apenas a idade óssea avançada não exclui totalmente a possibilidade de uma variante benigna da puberdade precoce, e sabe-se que 30% das pacientes com adrenarca precoce podem apresentar idade óssea avançada (DeSalvo *et al.*, 2013). Por meio dos exames laboratoriais, podemos caracterizar a etiologia central ou periférica da puberdade precoce. A avaliação inicial inclui a dosagem sérica basal de LH, FSH e estradiol.

A dosagem de LH basal avaliada pelo método imunofluorimétrico (IFMA) possui valor de corte 0,6 UI/ℓ. Portanto, níveis acima de 0,6 UI/ℓ mostram ativação do eixo HHO, caracterizando a puberdade precoce como central. Quando a avaliação do nível sérico de LH é realizada pelo método de imunoquimioluminescência (ICMA) ou eletroquimioluminescência (ECLIA),

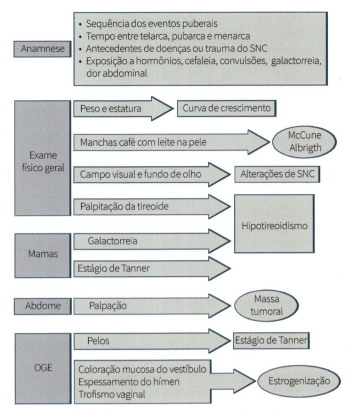

Figura 22.1 Puberdade precoce – Diagnóstico. OGE: órgãos genitais externos; SNC: sistema nervoso central.

a sensibilidade é maior e o valor de corte é de 0,3 UI/ℓ para indicar ativação do eixo HHO (Neely et al., 1995). Portanto, concentrações pré-puberais (menores que 0,3 UI/ℓ) provavelmente estão relacionadas com a PPP ou variante benigna da puberdade precoce. Concentrações de LH basal maiores que 0,3 UI/ℓ mostram a ativação do eixo HHO, sendo, portanto, compatível com PPC.

A dosagem de FSH basal se mostra um exame limitado para avaliar a ativação do eixo HHO, pois apresenta uma sobreposição muito grande dos níveis pré-puberais/puberais.

Dosagens muito elevadas dos níveis de estradiol associadas à supressão dos níveis de FSH e LH estão relacionadas principalmente à PPP. Porém, assim como no caso do FSH, existe uma sobreposição muito grande dos níveis pré-puberais/puberais.

O teste de estímulo com GnRH consiste na dosagem seriada de LH (tempos 0, 15 minutos, 30 minutos, 45 minutos) após estímulo com 100 mcg de GnRH endovenoso. Esse exame é realizado nas situações em que a suspeita de puberdade precoce é de origem central e a dosagem de LH basal mostrou níveis pré-puberais. Nas pacientes com PPC, o nível sérico de LH será maior que 6,9 U/ℓ (IFMA) e maior que 5 U/ℓ (ICMA) (Macedo et al., 2014).

Também podemos realizar a dosagem de LH 2 horas após a utilização do análogo de GnRH (teste terapêutico). Nas pacientes com PPC, a dosagem de LH 2 horas após a aplicação da primeira dose de análogo de GnRH será maior que 10 U/ℓ (IFMA).

Também devemos realizar a avaliação do perfil androgênico (testosterona total e livre, androstenediona, S-DHEA). As dosagens de 17-OH-pregnenolona, 17-OH-progesterona e 11-desoxicortisol em condição basal ou após estímulo com hormônio adrenocorticotrófico (ACTH) são importantes para diagnóstico da hiperplasia adrenal congênita por deficiência de 3-beta-hidroxiesteroide desidrogenase, 21-hidroxilase ou 11-hidroxilase, respectivamente. Em crianças com a suspeita de hiperplasia adrenal congênita por deficiência da 21-hidroxilase, a dosagem de 17-OH-progesterona no início da manhã com resultado entre 82 e 200 ng/dℓ indica a necessidade da realização do teste de estímulo de ACTH. Um valor de 17-OH-progesterona maior que 200 ng/dℓ tem altas sensibilidade e especificidade para o diagnóstico de hiperplasia adrenal congênita (Livadas et al., 2015).

Se existe a suspeita de que um quadro de hipotireoidismo primário seja a causa da puberdade precoce, a dosagem de TSH e T4 livre se torna necessária.

A realização de um exame de ressonância magnética (RM) de crânio com contraste é recomendada para a avaliação do SNC, principalmente quando a dosagem do LH estiver alterada. Mesmo assim, a baixa prevalência de lesões de SNC em meninas que iniciaram a puberdade precoce entre 6 e 8 anos de idade põe em questão a necessidade desse exame em meninas acima de 6 anos (Pedicelli et al., 2014).

O exame de ultrassonografia (USG) pélvica é importante para a avaliação do útero e dos ovários, afastando a presença de cistos ou tumores. Nos casos suspeitos de tumor do córtex adrenal, a tomografia computadorizada (TC) ou a RM são os exames de primeira linha para investigação (Figura 22.2).

TRATAMENTO DA PUBERDADE PRECOCE

O principal objetivo do tratamento é permitir que a criança atinja a estatura normal de um adulto, ou seja, chegue próximo ao seu potencial de estatura determinada geneticamente.

Além da estatura final, o tratamento pode evitar consequências psicológicas negativas para a paciente, incluindo riscos para distúrbios emocionais e de comportamento, além da ansiedade dos pais dessas meninas (Carel et al., 2009).

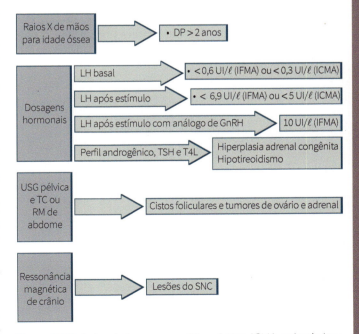

Figura 22.2 Puberdade precoce – Diagnóstico. ICMA: método imunoquimioluminescência; IFMA: método imunofluorimétrico; GnRH: hormônio liberador de gonadotrofinas; LH: hormônio luteinizante; RM: ressonância magnética; SNC: sistema nervoso central; TC: tomografia computadorizada; TSH: hormônio estimulador da tireoide; USG: ultrassonografia.

Tratamento da puberdade precoce central

Uma avaliação criteriosa deve ser realizada para definir os casos que necessitam de tratamento (Figura 22.3).

Para pacientes com PPC idiopática, é indicado o análogo do GnRH, substância que leva à estimulação contínua das células hipofisárias responsáveis pela secreção de gonadotrofinas. Ao contrário da secreção pulsátil fisiológica do GnRH hipotalâmico, essa estimulação contínua dessensibiliza os gonadotrofos, inibindo, então, a secreção do FSH e LH, provocando, assim, o bloqueio do eixo HHO (Lahlou et al., 2000).

Apesar das diferentes vias de administração, dosagem e duração da ação, todos os análogos são eficazes (Crowley Jr et al., 1981; Antoniazzi e Zamboni, 2004). A escolha de um determinado análogo do GnRH depende da preferência do médico com base na sua experiência, além da aprovação de comercialização local (Carel et al., 2009). O profissional deve explicar com clareza aos pais da criança todos os objetivos e efeitos da droga indicada sobre o organismo da paciente, para que haja consentimento deles e se inicie a terapêutica.

Na prática clínica, utiliza-se mais frequentemente o acetato de leuprorrelina em suspensão de depósito, na dosagem de 3,75 mg a cada 28 dias ou 11,25 mg a cada 84 dias, por via intramuscular profunda (Carel et al., 2002). Em nosso serviço, temos preferência pela dose de 11,25 mg, que adotamos há vários anos por considerarmos que o intervalo maior entre as aplicações traz maior comodidade para nossa pequena paciente.

Nos casos em que identificamos lesão de SNC, o tratamento específico de cada caso é indicado pelo neurologista, e o uso do análogo do GnRH deve ser decisão da equipe multidisciplinar. Os hamartomas hipotalâmicos são tratados com o análogo do GnRH e são acompanhados por meio da RM de crânio, sem a necessidade de tratamento cirúrgico, a não ser nos casos mais graves sintomaticamente (convulsões etc.) (Mahachoklertwattana et al., 1993. A decisão de tratar ou não a puberdade precoce depende da idade da criança, da velocidade da progressão dos eventos puberais e da previsão de estatura final. Assim, a progressão do desenvolvimento puberal e a velocidade de crescimento geralmente devem ser acompanhadas durante 3 a 6 meses

antes de se tomar uma decisão sobre o tratamento (Carel et al., 2009). Quando não ocorre a progressão do estágio de Tanner do desenvolvimento mamário e pelos pubianos em um período de 3 a 6 meses, consideramos a possibilidade da forma não progressiva da PP, que não requer tratamento específico (Carel e Léger, 2008). No período da puberdade, as meninas têm um ganho total de 20 a 25 cm na altura. Portanto, a altura com a qual se inicia a puberdade deve ser considerada, pois avaliando a previsão de altura final, saberemos se a menina terá potencial para atingir seu alvo estatural.

Crianças que iniciam a PP muito jovens e têm rápido progresso do desenvolvimento terão fusão epifisária precoce, com menor estatura final e, portanto, são as que mais se beneficiam da terapia. As meninas que iniciam o tratamento antes dos 6 anos de idade ganham uma média de 9 a 10 cm na estatura final, enquanto aquelas que iniciam entre 6 e 8 anos de idade ganham de 4,5 a 7,2 cm no final (Carel et al., 2009).

As meninas com idade óssea muito avançada no momento do diagnóstico se beneficiam menos do tratamento, sendo o ganho de estatura final pouco significativo (Bouvattier et al., 1999).

Crianças com PPC e que já estão próximo da idade da puberdade normal ou que têm uma variante lentamente progressiva da PP não se beneficiam do tratamento (Palmert et al., 1999; Fontoura et al., 1989).

O seguimento dessas pacientes em tratamento deve ser realizado por meio de consultas a cada 3 a 6 meses. Devemos acompanhar a evolução dos caracteres sexuais, e o desenvolvimento das mamas deve estacionar ou até regredir, enquanto o desenvolvimento dos pelos pubianos pode evoluir por causa da adrenarca. A velocidade de crescimento e o avanço da idade óssea (solicitada a cada 6 a 12 meses) devem diminuir (Wierman et al., 1986).

Níveis basais de LH menores que 0,6 UI/ℓ (IFMA), LH menor que 2,3 UI/ℓ após o teste de estímulo com GnRH e LH menor que 6,6 UI/ℓ 2 horas após a aplicação do análogo sugerem boa supressão do eixo (Brito et al., 2004).

Em relação à interrupção do tratamento, as evidências ainda são insuficientes para um consenso. Há argumentos favoráveis para que se tomem como base a idade cronológica, a duração da terapia, a idade óssea, a altura-alvo e a velocidade de crescimento, para tomar a decisão de descontinuar o tratamento. É razoável considerar esses parâmetros em conformidade com a opinião dos pais e da paciente, com o objetivo de que a menarca ocorra próximo à média da população (Carel et al., 2009). Há estudos que demonstram que a média etária da suspensão do tratamento variou de 10,6 a 11,6 anos, com idade óssea entre 12,1 e 13,9 anos e a idade da menarca aos 12,3 anos. A suspensão ao redor de 12 a 12,5 anos de idade óssea tem sido associada à estatura final máxima (Heger et al., 2005). Em nosso serviço adotamos a idade óssea como parâmetro para suspensão do uso do análogo de GnRH.

Quando o tratamento é interrompido, a puberdade retorna normalmente, em média, dentro de 12 a 18 meses. Os estudos com seguimento a longo prazo dessas pacientes tratadas mostraram que a taxa de ciclos menstruais regulares e fertilidade não é diferente daquela da população geral (Lazar et al., 2014; Cassio et al., 2006).

Como a terapia agonista de GnRH em homens com câncer de próstata tem sido associada a um intervalo QT prolongado, a Sociedade de Endocrinologia Pediátrica recomendou o monitoramento por eletrocardiograma de pacientes suscetíveis antes do início e durante o tratamento (Garnick et al., 2004). Pacientes

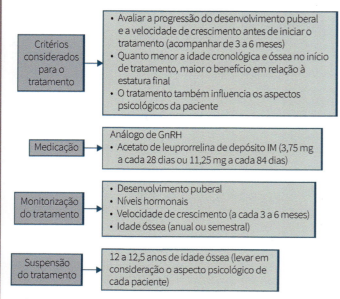

Figura 22.3 Puberdade precoce central – Tratamento. IM: intramuscular; GnRH: hormônio liberador de gonadotrofinas.

sensíveis incluem crianças que estão recebendo medicamentos concomitantes conhecidos por prolongar o intervalo QT ou que possuem história familiar de doença cardíaca congênita, arritmia, morte súbita ou síndrome do QT longo.

O tratamento da PP com análogo de GnRH não leva ao ganho de peso nem altera a densidade mineral óssea que essas meninas atingem após seguimento por longo período (Heger et al., 2005).

Tratamento da puberdade precoce periférica

A PPP não responde ao tratamento com análogo de GnRH. Devemos tratar cada uma das alterações de base que levam a esse quadro, removendo-as (Figura 22.4).

Nos casos de exposição a hormônios exógenos, a fonte deve ser identificada e removida. Após a remoção, os caracteres sexuais podem regredir.

Os cistos ovarianos funcionais geralmente são apenas acompanhados clinicamente (Papanikolaou e Michala, 2015).

Os tumores de ovário ou de adrenais necessitam de abordagem multidisciplinar, incluindo cirurgia, radioterapia e quimioterapia, dependendo do seu tipo histológico (Brito et al., 2008).

A hiperplasia adrenal congênita é tratada com o uso de glicocorticoides por via oral. O hipotireoidismo primário é tratado com a reposição de levotiroxina.

Nas pacientes com SMA, os objetivos do tratamento são a melhora da estatura final, que pode ser comprometida pela exposição sustentada ao estradiol, e para reduzir o impacto psicológico do sangramento vaginal recorrente em meninas jovens. O tratamento para meninas com SMA inclui estratégias para bloquear a biossíntese de estrogênio com *inibidores de aromatase* ou bloquear a ação do estrogênio.

O tratamento com *letrozol*, inibidor da aromatase, tornou-se muito utilizado para meninas com SMA. Um estudo acompanhou 28 meninas tratadas com letrozol por uma média de 4,1 anos e demonstrou eficácia em relação à estatura final (Estrada et al., 2016).

As medicações que bloqueiam a ação do estrogênio parecem ter alguma eficácia, mas seu papel clínico permanece obscuro, porque a evidência está limitada a pequenas séries de casos. O tratamento com tamoxifeno mostrou diminuir os episódios de sangramento vaginal e a velocidade de avanço da idade óssea em um estudo de 28 meninas (Eugster et al., 2003). No entanto, o volume do útero e dos ovários aumentou até o final do estudo, suscitando preocupações quanto à segurança a longo prazo. Em um estudo retrospectivo de oito meninas tratadas com tamoxifeno, a altura final prevista melhorou durante o tratamento (de G Buff Passone et al., 2015).

Algumas pacientes com SMA poderão ter o quadro evolutivo para PPC, provavelmente pela exposição prolongada ao estrogênio e ativação do eixo HHO. Tais pacientes podem responder ao tratamento adjuvante com o análogo de GnRH (Haddad e Eugster, 2007).

PUBERDADE TARDIA

A puberdade tardia no sexo feminino é considerada quando o broto mamário não surge até os 13 anos de idade ou quando a menstruação não ocorre após 5 anos do início da puberdade.

Nas pacientes que apresentam desenvolvimento dos caracteres sexuais secundários e não menstruam, outras causas devem ser afastadas, como a síndrome de Rokitansky-Kuster-Hauser (aplasia de útero e vagina) ou os casos de criptomenorreia (obstrução do trajeto para a menstruação como os casos de hímen imperfurado ou septo vaginal transverso imperfurado). O distúrbio de diferenciação sexual (DDS) XY com mutação do receptor androgênico, que leva à resistência aos androgênios em diferentes graus, também pode ser confundido com um quadro de puberdade tardia.

Classificação

Nas pacientes que não apresentam o desenvolvimento puberal (infantilismo sexual), podemos classificar os casos como a seguir.

Hipogonadismo hipogonadotrófico

Deficiência hipotálamo-hipofisária com dosagem de FSH e LH baixas, que pode ocorrer por uma disfunção hipotalâmica, hipopituitarismo, hipotireoidismo ou hiperprolactinemia (Figura 22.5).

A disfunção hipotalâmica pode ser de origem funcional (como no atraso constitucional da puberdade, presença de doença crônica, exercício excessivo, desnutrição e estresse) ou relacionado à patologia associada (como ocorre com tumores hipotalâmicos e pituitários, especialmente o craniofaringioma) ou também causas genéticas: associado à anosmia (síndrome de Kallmann).

Hipogonadismo hipergonadotrófico

Na deficiência ovariana com dosagem de FSH e LH altas, a etiologia mais importante é a síndrome de Turner. Outras causas de hipogonadismo hipergonadotrófico são: outras disgenesias gonadais, ooforites autoimunes e resistência ovariana à ação das gonadotrofinas (Figura 22.6).

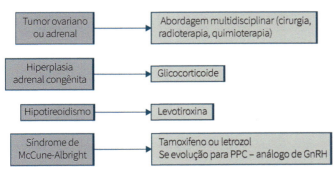

Figura 22.4 Puberdade precoce periférica – Tratamento. GnRH: hormônio liberador de gonadotrofinas; PPC: puberdade precoce central.

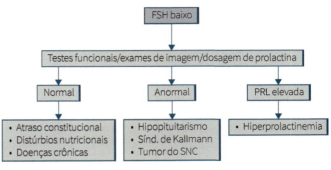

Figura 22.5 Puberdade tardia – Hipogonadismo hipogonadotrófico. FSH: hormônio folículo-estimulante; PRL: prolactina; SNC: sistema nervoso central.

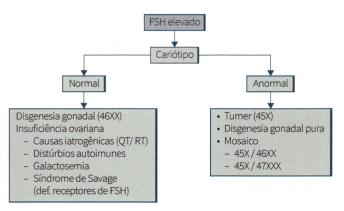

Figura 22.6 Puberdade tardia – Hipogonadismo hipergonadotrófico. FSH: hormônio folículo-estimulante.

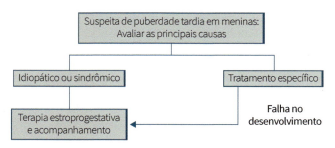

Figura 22.7 Puberdade tardia – Tratamento.

Diagnóstico

Na anamnese, devemos avaliar hábitos nutricionais, atividade física e sua intensidade, presença de doença crônica ou o uso de medicações (Pugliese *et al.*, 1983). Sintomas neurológicos como cefaleia, distúrbios visuais, anosmia, convulsões e deficiência mental sugerem um problema no SNC.

Avaliar a curva de crescimento é importante, pois, se a criança vem crescendo pouco desde a infância, pode estar relacionado a uma deficiência hipofisária de GH associada a uma deficiência gonadotrófica.

Quimioterapia ou radioterapia abdominopélvica podem estar relacionadas à falência ovariana, enquanto radioterapia do SNC, a um quadro de hipogonadismo hipogonadotrófico. Doses maiores que 45 grays estão relacionadas a até 100% de perda da função gonadotrófica, enquanto já existe o risco com doses de 30 grays (Edouard e Tauber, 2010).

Uma história familiar positiva de atraso constitucional da puberdade ou deficiência congênita de GnRH pode ser muito útil na avaliação dessas pacientes. De fato, a puberdade tardia tem uma base genética significativa, muitas vezes demonstrando um modo de herança autossômico dominante, com ou sem penetração incompleta (Sedlmeyer *et al.*, 2002).

No exame físico, devemos estar atentos às curvas de altura e peso da paciente e ao estágio dos caracteres sexuais secundários, observando sua evolução por pelo menos 3 a 6 meses. Além disso, estigmas como pescoço alado, cúbito valgo, excesso de *nevus* e implantação baixa do cabelo são típicos da síndrome de Turner.

A radiografia de mãos e punhos para avaliar a idade óssea é solicitada na primeira avaliação e repetida ao longo do seguimento como controle do crescimento.

A USG pélvica deve ser realizada para avaliação dos órgãos genitais internos.

A RM de crânio deve ser solicitada se os sintomas ou sinais neurológicos associados sugerirem um processo central ou se a avaliação laboratorial for consistente com doença hipotálamo-hipofisária.

Em relação às dosagens hormonais, iniciamos a avaliação com a dosagem de FSH, LH e estradiol sérico, distinguindo, principalmente por meio do FSH, a causa ovariana da central.

A dosagem de prolactina pode orientar o diagnóstico de hiperprolactinemia, enquanto TSH e T4 livre podem indicar hipotireoidismo.

A determinação do cariótipo é importante nos casos de hipogonadismo hipergonadotrófico, para avaliação das disgenesias gonadais.

Tratamento

A identificação da causa da puberdade tardia permite o tratamento específico. Porém, muitas vezes, quando não se consegue o diagnóstico causal do hipogonadismo, inicia-se o tratamento com a substituição hormonal, geralmente aos 11 a 12 anos de idade cronológica (Figura 22.7) (Macgillivray, 2004).

O estrogênio pode ser administrado por via oral ou transdérmica, inicialmente em doses baixas, aumentando a dosagem conforme a evolução dos caracteres sexuais secundários.

Normalmente, após 2 anos do uso de estrogênio isoladamente, podemos iniciar a utilização de progestagênio cíclico, por exemplo, o acetato de medroxiprogesterona na dose de 5 a 10 mg por dia, durante 10 dias em cada ciclo.

REFERÊNCIAS BIBLIOGRÁFICAS

ABBASSI, V. Growth and normal puberty. *Pediatrics*, v. 102, n. 2, supl. 3, p. 507-511, 1998.

ADAIR, L. S.; GORDON-LARSEN, P. Maturational timing and overweight prevalence in US adolescent girls. *American Journal of Public Health*, v. 91, n. 4, p. 642-644, 2001.

ANASTI, J. N. *et al.* A potential novel mechanism for precocious puberty in juvenile hypothyroidism. *Journal of Clinical Endocrinology & Metabolism*, v. 80, n. 1, p. 276-279, 1995.

ANTONIAZZI, F.; ZAMBONI, G. Central precocious puberty: current treatment options. *Pediatric Drugs*, v. 6, n. 4, p. 211-231, 2004.

BIRO, F. M. *et al.* Impact of timing of pubertal maturation on growth in black and white female adolescents: the national heart, lung, and blood institute growth and health study. *The Journal of Pediatrics*, v. 138, n. 5, p. 636-643, 2001.

BIRO, F. M. *et al.* Pubertal correlates in black and white girls. *The Journal of Pediatrics*, v. 148, n. 2, p. 234-240, 2006.

BOUVATTIER, C. *et al.* Lack of effect of GnRH agonists on final height in girls with advanced puberty: a randomized long-term pilot study. *The Journal of Clinical Endocrinology & Metabolism*, v. 84, n. 10, p. 3575-3578, 1999.

BOYNTON-JARRETT, R.; HARVILLE, E. W. A prospective study of childhood social hardships and age at menarche. *Annals of Epidemiology*, v. 22, n. 10, p. 731-737, 2012.

BRITO, V. N. *et al.* A single luteinizing hormone determination 2 hours after depot leuprolide is useful for therapy monitoring of gonadotropin-dependent precocious puberty in girls. *The Journal of Clinical Endocrinology & Metabolism*, v. 89, n. 9, p. 4338-4342, 2004.

BRITO, V. N. *et al.* Update on the etiology, diagnosis and therapeutic management of sexual precocity. *Arquivos Brasileiros de Endocrinologia & Metabologia*, v. 52, n. 1, p. 18-31, 2008.

BUCK LOUIS, G. M. *et al.* Environmental factors and puberty timing: expert panel research needs. *Pediatrics*, v. 121, supl. 3, p. S192-S207, 2008.

CAREL, J. C. *et al.* Consensus statement on the use of gonadotropin-releasing hormone analogs in children. *Pediatrics*, v. 123, n. 4, p. e752-762, 2009.

CAREL, J. C. *et al.* Treatment of central precocious puberty by subcutaneous injections of leuprorelin 3-month depot (11.25 mg). *The Journal of Clinical Endocrinology & Metabolism*, v. 87, n. 9, p. 4111-4116, 2002.

CAREL, J. C.; LÉGER, J. Clinical practice: precocious puberty. *New England Journal of Medicine*, v. 358, n. 22, p. 2366-2377, 2008.

CASSIO, A. *et al.* Reproductive outcome in patients treated and not treated for idiopathic early puberty: long-term results of a randomized trial in adults. *The Journal of Pediatrics*, v. 149, n. 4, p. 532-536, 2006.

CISTERNINO, M. *et al.* Etiology and age incidence of precocious puberty in girls: a multicentric study. *Journal of Pediatric Endocrinology and Metabolism*, v. 13, supl. 1, p. 695-701, 2000.

CROWLEY, W. F. *et al.* Therapeutic use of pituitary desensitization with a long-acting LHRH agonist: a potential new treatment for idiopathic precocious puberty. *The Journal of Clinical Endocrinology & Metabolism*, v. 52, n. 2, p. 370-372, 1981.

CUTLER, G. B.; LORIAUX, D. L. Adrenarche and its relationship to the onset of puberty. *Federation Proceedings*, v. 39, n. 7, p. 2384-2390, 1980.

DAMIANI, D. Laboratory diagnosis of precocious puberty. *Arquivos Brasileiros de Endocrinologia & Metabologia*, v. 46, n. 1, p. 85-90, 2002.

DE G BUFF PASSONE, C. *et al.* Tamoxifen improves final height prediction in girls with McCune-Albright syndrome: a long follow-up. *Hormone Research in Paediatrics*, v. 84, n. 3, p. 184-189, 2015.

DESALVO, D. J. *et al.* In children with premature adrenarche, bone age advancement by 2 or more years is common and generally benign. *Journal of Pediatric Endocrinology and Metabolism*, v. 26, n. 3-4, p. 215-221, 2013.

DE VRIES, L. *et al.* Premature thelarche: age at presentation affects clinical course but not clinical characteristics or risk to progress to precocious puberty. *The Journal of Pediatrics*, v. 156, n. 3, p. 466-471, 2010.

EDOUARD, T.; TAUBER, M. Delayed puberty. *Archives de Pediatrie*: Organe Officiel de la Societe Francaise de Pediatrie, v. 17, n. 2, p. 195-200, 2009.

EJAZ, S.; LANE, A.; WILSON, T. Outcome of isolated premature menarche: a retrospective and follow-up study. *Hormone Research in Paediatrics*, v. 84, n. 4, p. 217-222, 2015.

ESTRADA, A. *et al.* Long-term outcomes of letrozole treatment for precocious puberty in girls with McCune-Albright syndrome. *European Journal of Endocrinology*, v. 175, n. 5, p. 477-483, 2016.

EUGSTER, E. A. *et al.* McCune-Albright Study Group. Tamoxifen treatment for precocious puberty in McCune-Albright syndrome: a multicenter trial. *The Journal of Pediatrics*, v. 143, n. 1, p. 60-66, 2003.

FONTOURA, M. *et al.* Precocious puberty in girls: early diagnosis of a slowly progressing variant. *Archives of Disease in Childhood*, v. 64, n. 8, p. 1170-1176, 1989.

FREEDMAN, D. S. *et al.* Relation of age at menarche to race, time period, and anthropometric dimensions: the Bogalusa Heart Study. *Pediatrics*, v. 110, n. 4, p. 1-7, 2002.

FRISCH, L. S.; COPELAND, K. C.; BOEPPLE, P. A. Recurrent ovarian cysts in childhood: diagnosis of McCune-Albright syndrome by bone scan. *Pediatrics*, v. 90, n. 1, p. 102-104, 1992.

GARNICK, M. *et al.* Increase in the electrocardiographic QTC interval in men with prostate cancer undergoing androgen deprivation therapy: results of three randomized controlled clinical studies. *European Urology Supplements*, v. 2, n. 3, p. 57, 2004.

GREULICH, W. W.; PYLE, S. I. *Radiographic atlas of skeletal development of the hand and wrist.* 2. ed. Stanford: Stanford University Press, 1959.

HADDAD, N.; EUGSTER, E. An update on the treatment of precocious puberty in McCune-Albright syndrome and testotoxicosis. *Journal of Pediatric Endocrinology and Metabolism*, v. 20, n. 6, p. 653-661, 2007.

HEGER, S.; SIPPELL, W. G.; PARTSCH, C. J. Gonadotropin-releasing hormone analogue treatment for precocious puberty: twenty years of experience. *Endocrine Development*, v. 8, p. 94-125, 2005.

HILL, N. C.; OPPENHEIMER, L. W.; MORTON, K. E. The aetiology of vaginal bleeding in children: a 20-year review. *BJOG: an International Journal of Obstetrics & Gynaecology*, v. 96, n. 4, p. 467-470, 1989.

LAHLOU, N. *et al.* Pharmacokinetics and pharmacodynamics of GnRH agonists: clinical implications in pediatrics. *Journal of Pediatric Endocrinology and Metabolism*, v. 13, supl. 1, p. 723-737, 2000.

LAZAR, L. *et al.* Treated and untreated women with idiopathic precocious puberty: long-term follow-up and reproductive outcome between the third and fifth decades. *Clinical Endocrinology*, v. 80, n. 4, p. 570-576, 2014.

LIVADAS, S. *et al.* The spectrum of clinical, hormonal and molecular findings in 280 individuals with nonclassical congenital adrenal hyperplasia caused by mutations of the CYP21A2 gene. *Clinical Endocrinology*, v. 82, n. 4, p. 543-549, 2015.

MACEDO, D. B. *et al.* Advances in the etiology, diagnosis and treatment of central precocious puberty. *Arquivos Brasileiros de Endocrinologia e Metabologia*, v. 58, n. 2, p. 108-117, 2014.

MACGILLIVRAY, M. H. Induction of puberty in hypogonadal children. *Journal of Pediatric Endocrinology & Metabolism*, v. 17, supl. 4, p. 1277-1287, 2004.

MAHACHOKLERTWATTANA, P.; KAPLAN, S. L.; GRUMBACH, M. M. The luteinizing hormone-releasing hormone-secreting hypothalamic hamartoma is a congenital malformation: natural history. *The Journal of Clinical Endocrinology & Metabolism*, v. 77, n. 1, p. 118-124, 1993.

MARSHALL, W. A.; TANNER, J. M. Variations in pattern of pubertal changes in girls. *Archives of Disease in Childhood*, v. 44, n. 235, p. 291-303, 1969.

NEELY, E. K. *et al.* Normal ranges for immunochemiluminometric gonadotropin assays. *The Journal of Pediatrics*, v. 127, n. 1, p. 40-46, 1995.

NEVILLE, K. A.; WALKER, J. L. Precocious pubarche is associated with SGA, prematurity, weight gain, and obesity. *Archives of Disease in Childhood*, v. 90, n. 3, p. 258-261, 2005.

PALMERT, M. R.; MALIN, H. V.; BOEPPLE, P. A. Unsustained or slowly progressive puberty in young girls: initial presentation and long-term follow-up of 20 untreated patients. *The Journal of Clinical Endocrinology & Metabolism*, v. 84, n. 2, p. 415-423, 1999.

PAPADIMITRIOU, A. *et al.* Early growth acceleration in girls with idiopathic precocious puberty. *The Journal of Pediatrics*, v. 149, n. 1, p. 43-46, 2006.

PAPANIKOLAOU, A.; MICHALA, L. Autonomous ovarian cysts in prepubertal girls. How aggressive should we be? A review of the literature. *Journal of Pediatric and Adolescent Gynecology*, v. 28, n. 5, p. 292-296, 2015.

PASQUINO, A. M. *et al.* Progression of premature thelarche to central precocious puberty. *The Journal of Pediatrics*, v. 126, n. 1, p. 11-14, 2015.

PEDICELLI, S. *et al.* Routine screening by brain magnetic resonance imaging is not indicated in every girl with onset of puberty between the ages of 6 and 8 years. *The Journal of Clinical Endocrinology & Metabolism*, v. 99, n. 12, p. 4455-4461, 2014.

PUGLIESE, M. T. *et al.* Fear of obesity: a cause of short stature and delayed puberty. *New England Journal of Medicine*, v. 309, n. 9, p. 513-518, 1983.

SEDLMEYER, L.; HIRSCHHORN, J. N.; PALMERT, M. R. Pedigree analysis of constitutional delay of growth and maturation: determination of familial aggregation and inheritance patterns. *The Journal of Clinical Endocrinology & Metabolism*, v. 87, n. 12, p. 5581-5586, 2002.

SUN, Y. *et al.* Childhood social disadvantage and pubertal timing: a national birth cohort from Australia. *Pediatrics*, v. 139, n. 6, 2017.

TARANGER, J. *et al.* Somatic pubertal development. *Acta Paediatrica Scandinavica Supplement*, v. 258, p. 121-135, 1976.

WHITE, P. C.; SPEISER, P. W. Congenital adrenal hyperplasia due to 21-hydroxylase deficiency. *Endocrine Reviews*, v. 21, n. 3, p. 245-291, 2000.

WIERMAN, M. E. *et al.* Adrenarche and skeletal maturation during luteinizing hormone releasing hormone analogue suppression of gonadarche. *The Journal of Clinical Investigation*, v. 77, n. 1, p. 121-126, 1986.

YOUNG, R. H.; DICKERSIN, G. R.; SCULLY, R. E. Juvenile granulosa cell tumor of the ovary: a clinicopathological analysis of 125 cases. *The American Journal of Surgical Pathology*, v. 8, n. 8, p. 575-596, 1984.

23

CAPÍTULO

Abordagem das Queixas Ginecológicas mais Comuns na Infância

Marta Francis Benevides Rehme • Jaqueline Pedroso de Abreu • Beatriz Bagatin Bermudez • Romualda Castro do Rêgo Barros

INTRODUÇÃO

A presença de crianças no consultório ginecológico não é muito frequente e pode causar desconforto ao ginecologista acostumado a atender pacientes mais velhas. Na maioria das vezes, a criança é trazida à consulta sem saber o motivo pelo qual vai ser consultada, acompanhada de familiares extremamente ansiosos diante da perspectiva da realização do exame ginecológico. Desse modo, tanto a consulta como o exame ginecológico de uma criança apresentam particularidades que diferem do exame da adolescente ou da mulher adulta, o que requer do ginecologista uma qualificação no atendimento infantil.

Os principais motivos de consulta na infância envolvem as afecções vulvovaginais, entre elas as vulvovaginites, dermatoses vulvares (como líquen e psoríase), dermatites, sinequia de pequenos lábios, prolapso de uretra e sangramento genital (Vilano e Robbins, 2016; Junqueira e Rosa e Silva, 2012). O desenvolvimento puberal precoce, embora possa também ser motivo de consulta ginecológica, é uma situação mais rara, e a abordagem inicial é feita na grande maioria das vezes pelo pediatra.

VULVOVAGINITES

As vulvovaginites constituem o problema ginecológico mais comum na infância. Vulvite refere-se a prurido genital externo, ardor, hiperemia ou erupção cutânea. Vaginite implica inflamação da vagina, manifestando-se por corrimento com ou sem odor ou sangramento (Beyitler e Kavucku, 2017). As crianças pré-púberes apresentam, sob o ponto de vista anatômico, fisiológico e comportamental, um risco relativo para muitas variedades de vulvovaginites. Entre os fatores anatômicos que podem explicar a suscetibilidade aumentada das crianças aos problemas vulvovaginais, encontram-se a curta distância entre a vagina e o ânus, pequenos lábios pouco desenvolvidos, paredes himenais finas, ausência dos pelos pubianos, ausência dos coxins adiposos dos grandes lábios e vagina não estrogenizada. O estado hipoestrogênico aumenta a suscetibilidade da mucosa vaginal à infecção, tornando-a mais suscetível aos patógenos entéricos. Os lactobacilos estão ausentes ou em pequeno número devido à baixa função endócrina ovariana (Beyitler e Kavucku, 2017; Howell e Flowers, 2016; Ocampo et al., 2014).

As condições de infecção vulvovaginal ainda podem ser desencadeadas pela higiene inadequada da região vulvo-períneo-anal, manipulação dos genitais, irritantes locais, sabonetes, roupas íntimas apertadas ou de náilon, contaminação com bactérias do trato respiratório, uso de fraldas e outros fatores de risco.

A maioria dos casos de vulvovaginite (75%) é de etiologia inespecífica. Apresenta-se frequentemente com flora não patogênica e é comumente desencadeada pelas precárias condições de higiene ou por irritantes genitais (Ocampo et al., 2014). Os microrganismos mais comuns presentes nas vulvovaginites inespecíficas são bactérias coliformes, Escherichia coli, Enterococcus, difteroides anaeróbicos e outros que sugiram contaminação fecal (Kim et al., 2016; Cemek et al., 2016).

Em algumas pacientes, os sintomas são causados por infecções com microrganismos específicos, como patógenos do trato respiratório, intestinal ou cutâneo. Os patógenos mais frequentes das vulvovaginites específicas são representados por: Streptococcus β-hemolítico do grupo A (Streptococcus pyogenes), Hemophilus influenzae, Staphylococcus aureus, Streptococcus pneumoniae, Shigella e Enterobius vermicularis (oxiúros). Nas crianças vítimas de abuso, podem ser identificados agentes sexualmente transmissíveis, como Neisseria gonorrhoeae, Chlamydia trachomatis e Trichomonas vaginalis (Adams et al., 2016).

A vulvovaginite por Candida albicans é incomum na menina pré-púbere e ocorre, na maioria das vezes, em associação com o uso de fraldas, tratamento com antibióticos, diabetes mellitus e imunossupressores. Os patógenos entéricos, como a Shigella, têm mais possibilidade de ser acompanhados por corrimento vaginal purulento e/ou sanguinolento, de início agudo. Patógenos respiratórios são muito comuns, e o Streptococcus do grupo A representa mais de 20% das infecções. A Gardnerella vaginalis pode ser identificada em crianças de 2 meses a 15 anos sem manifestações clínicas, podendo tornar-se patogênica em certas condições como uso de antibióticos, imunossupressão etc.

Randelovic et al. (2012) relataram que uma flora microbiana similar foi isolada em 500 meninas sintomáticas e em 30 meninas assintomáticas entre 2 e 12 anos, mas o grupo com sintomatologia apresentava achados microbiológicos mais positivos. Nas meninas sintomáticas, foram isolados Streptococcus pyogenes (4,2%), Haemophilus influenzae (0,4%) e Staphylococcus aureus (5,8%). A flora fecal foi mais comum comparada aos controles e em meninas com mais de 6 anos: Proteus mirabilis (14,4%), Enterococcus faecalis (12,2%) e Escherichia coli (7%). A identificação desses microrganismos destaca a importância da higiene adequada (Randelovic et al., 2012).

O estudo de Hounyoung et al. (2016) avaliou 120 meninas entre 0 e 9 anos e identificou patógenos específicos em apenas 20 delas (16,7%). O Streptococcus pyogenes foi o mais frequente, sendo identificado em 60% dos casos, e o Hemophilus influenzae foi isolado em apenas uma paciente (Hounyoung et al., 2016).

Yilmaz *et al.* (2012), em estudo retrospectivo, compararam os aspectos clínicos e microbiológicos de meninas pré-púberes e adolescentes com vulvovaginite. Mais da metade das meninas pré-púberes (52,7%) tiveram resultado de cultura positivo, e o microrganismo mais frequente foi o *Streptococcus* β-hemolítico do grupo A (15,22%). A taxa de positividade da cultura nas adolescentes foi de 47,5%, com a *Candida albicans* sendo o microrganismo mais isolado (27,5%) (Yilmaz *et al.*, 2012).

A presença de corpo estranho deve ser considerada em meninas que apresentam corrimento crônico ou recidivante apesar da instituição do tratamento adequado, na presença de corrimento com odor desagradável ou corrimento sanguinolento. Como exemplos de corpo estranho foram relatados: moedas, pedaços de papel higiênico, pequenos brinquedos, miçangas, entre outros (McGreal e Wood, 2013).

Diagnóstico

A anamnese deve avaliar aspectos que possam favorecer o diagnóstico etiológico como prurido, ardor, hiperemia, corrimento: cor, odor, duração, quantidade e quais os procedimentos já realizados. Quanto aos aspectos comportamentais, deve-se perguntar sobre hábitos urinários e intestinais, limpeza perineal (o ideal é de frente para trás), enurese e manipulação genital. Além disso, o uso de roupas apertadas ou de material sintético, absorventes, fraldas ou mesmo xampus e sabonetes utilizados em banhos de banheira pode concorrer para irritações vulvovaginais. História pregressa de infecções sistêmicas (principalmente de vias aéreas superiores, gastrointestinais e dermatológicas) ou reações alérgicas também deve ser pesquisada.

Exame clínico

As características clínicas da vulvovaginite compreendem: corrimento vaginal (62 a 92%), hiperemia (82%), dor (74%), prurido (45 a 58%), disúria (19%) e sangramento (5 a 10%) (Howell e Flowers, 2016).

Deve ser pesquisada a presença de edema, hiperemia, escoriações, fissuras, bem como de fezes ou secreções interlabiais, o que chama a atenção para a higiene inadequada. A presença de secreção visível, sem sinais ou sintomas de inflamação, pode ser considerada normal (fisiológica) em apenas duas situações: na recém-nascida e no período da pré-menarca, devido à influência hormonal.

Exames laboratoriais

A amostra vaginal deve ser coletada nas seguintes situações: (a) persistência de sintomas após medidas gerais; (b) vulvite intensa com lesões de pele; (c) corrimento; e (d) suspeita de abuso sexual. Para a coleta de material, pode ser utilizado um *swab* de algodão e, se disponível, um *swab* uretral (mais fino e adequado) para não traumatizar a vagina. O material coletado servirá para exame a fresco, bacterioscopia (Gram) e cultura (McGreal e Wood, 2013). Nos casos de suspeita de abuso sexual, é necessária sorologia, além da pesquisa de agentes de transmissão sexual na secreção vaginal.

A presença da mãe ou responsável no momento do exame é indispensável, por mais colaborativa que seja a criança, para não gerar dúvidas sobre integridade himenal. Em hipótese alguma, deve-se proceder à coleta se a criança oferecer resistência ou

mesmo tentar contê-la, segurando os braços e pernas, para o forçar o exame. A criança tensa e agitada contrai a musculatura perineal e a coleta forçada pode gerar traumatismo. Quando for imprescindível, a investigação deve ser realizada sob sedação, que permitirá explorar melhor a cavidade vaginal.

Os exames parasitológico de fezes, com pesquisa de oxiúros, e de urina (parcial ou cultura) fazem parte da rotina de investigação das vulvovaginites.

Tratamento

A primeira etapa do tratamento é a orientação das medidas de higiene da região vulvar, após micção e defecação e durante o banho. Podem ser indicados sabonetes, de preferência líquidos, com pH entre 4,7 e 5,5. Sabonetes bactericidas devem ser usados com cautela por causa do pH muito alcalino, que pode piorar a irritação.

A identificação de agentes não patogênicos em crianças com sintomas vulvovaginais não deve ser considerada como critério diagnóstico para indicar antibioticoterapia (Nerantzoulis *et al.*, 2017; Dinh *et al.*, 2016).

Para o tratamento dos agentes patogênicos identificados, podem ser usados antibióticos tópicos ou sistêmicos (Tabela 23.1).

Tartaglia *et al.* (2013) avaliaram a eficácia do tratamento local em comparação com antibiótico sistêmico no manejo da vulvovaginite recidivante em crianças. Para o tratamento, os autores empregaram sulfato de netilmicina associado a cloreto de benzalcônio, em formulação de colírio, aplicado na vagina, duas a três gotas por dia, durante 5 dias. Os resultados mostraram eficácia clínica e laboratorial comparados com os das drogas convencionais, levando à conclusão de que o tratamento local pode ser uma boa alternativa ao tratamento sistêmico, diminuindo o uso de antibióticos em crianças e os riscos relacionados à resistência bacteriana (Tartaglia *et al.*, 2013).

Tabela 23.1 Principais agentes etiológicos de vulvovaginites específicas na infância e tratamento sugerido.

Microrganismos	Antibióticos
Streptococcus pyogenes, Streptococcus pneumoniae	Penicilina V 250 mg/dia, via oral 8/8h – 10 dias
Staphylococcus aureus, Streptococcus pyogenes, Streptococcus pneumoniae, Haemophilus influenzae	Amoxicilina + clavulanato 20 a 40 mg/kg/dia, via oral 8/8h – 10 dias
Shigella flexneri	Trimetoprima + sulfametoxazol (8 mg/40 mg/kg/dia) 12/12h – 5 dias
Chlamydia trachomatis, Ureaplasma urealyticum, Micoplasma hominis	Azitromicina 10 mg/kg/dia, via oral 8/8h < 8 anos: eritromicina 50 mg/kg/dia 8/8h – 10 dias; > 8 anos: doxiciclina 100 mg/dia ou 50 mg 2 vezes/dia – 14 dias
Trichomonas vaginallis, Gardnerella vaginallis, Giardia lamblia	Metronidazol 15 mg/kg/dia 12/12h – 7 dias
Neisseria gonorrhoeae	Ceftriaxona 125 mg/dose única intramuscular
Candidíase albicans e outras espécies	Nistatina, miconazol tópico < 16 anos: fluconazol 1 a 2 mg/kg/dose única > 16 anos: fluconazol 150 mg/dose única
Enterobius vermicularis	Mebendazol 100 mg repetido após 2 semanas > 2 anos: pamoato de pirvínio 10 mg/kg/dose única

Adaptada de: Beyitler e Kavucku, 2017.

LÍQUEN ESCLEROSO

O líquen escleroso é uma doença cutânea crônica, principalmente localizada no introito e períneo. Cerca de 15% dos casos ocorrem em crianças com 1 a 2 anos de idade (Nerantzoulis *et al.*, 2017; Dinh *et al.*, 2016).

As lesões típicas são pequenas pápulas brancas que coalescem em placas com aspecto apergaminhado. As lesões da vulva, períneo e área perianal podem formar um desenho em "8 branco" ou uma "ampulheta" (Dinh *et al.*, 2016; Murphy, 2010).

As crianças podem ter uma variedade de sintomas que incluem irritação vulvar e dor, prurido, disúria, sangramento devido às fissuras provocadas pelo ato de coçar, dor para defecar e constipação. O prurido faz com que a área seja friccionada com frequência, acarretando ardência local e disúria. Com o passar do tempo, pode ocorrer atrofia com redução dos lábios, formação de cicatrizes e desaparecimento do clitóris. A irritação vulvar pode ser mais significativa à noite, e o ato de esfregar os genitais preocupa os pais, que podem confundir com masturbação. Além disso, as lesões semelhantes à púrpura, erosões e escoriações podem gerar suspeita de abuso sexual (Dinh *et al.*, 2016; Murphy, 2010; Bercaw-Pratt *et al.*, 2014).

O diagnóstico pode ser tardio, sendo o intervalo entre o início dos sintomas até o diagnóstico em torno de 1 a 2 anos. Isso ocorre porque a manifestação clínica do líquen pode mimetizar outras condições, o que leva a criança a ser submetida a vários tratamentos desnecessários.

Em 14% das meninas com líquen, é identificada uma doença autoimune concomitante como tireoidite, anemia perniciosa, vitiligo, entre outras (Murphy, 2010).

O diagnóstico do líquen escleroso em crianças é clínico, feito pela observação das lesões esbranquiçadas características. A biópsia raramente é necessária, em contraste com a população adulta.

Tratamento

O tratamento do líquen visa ao alívio dos sintomas (coceira, irritação e dor) e à remissão dos sinais de atrofia e das lesões provocadas pelo ato de coçar. Há poucos estudos randomizados na literatura referentes ao tratamento do líquen na criança. Testosterona tópica, di-hidrotestosterona e progesterona já foram utilizadas no passado, mas não se mostraram eficazes nessa revisão e não estão indicadas para o tratamento do líquen na criança (Chi *et al.*, 2011).

Os corticoides de alta potência como propionato de clobetasol e valerato de betametasona são os corticoides tópicos mais utilizados para o tratamento do líquen escleroso, com posologia que pode variar de 1 a 2 vezes/dia. Após alívio dos sintomas, a diminuição da dose deve ser gradativa, passando para dias alternados e 2 vezes/semana, até a interrupção. Em alguns casos, pode ser utilizada a manutenção por mais alguns dias com corticoide de baixa potência como triancinolona (Fistarol e Itin, 2013; Cooper *et al.*, 2004; Mashayekhi *et al.*, 2017).

É importante lembrar que o uso prolongado do corticoide pode ser associado com afinamento da pele, infecção secundária e raramente supressão do eixo hormonal, por isso o tratamento deve ser acompanhado periodicamente.

Para o alívio do prurido, podem ser utilizados anti-histamínicos. A irritação local pode ser aliviada com o uso de cremes emolientes hipoalergênicos tópicos (cremes contendo vitamina A+D). No caso de dor persistente, pode ser discutido o uso de antidepressivos tricíclicos como amitriptilina, inibidores da recaptação da serotonina como fluoxetina ou mesmo antiepilépticos como gabapentina (Mashayekhi *et al.*, 2017).

Cooper *et al.* (2004) realizaram um estudo incluindo 74 meninas com líquen escleroso vulvar tratadas com corticoides tópicos potentes ou superpotentes. Em 72% houve remissão completa dos sintomas e 25% experimentaram melhoras subjetivas. A resolução completa dos sinais clínicos foi observada em 22% das meninas e 67% apresentaram resolução parcial (Cooper *et al.*, 2004).

O tratamento cirúrgico é reservado apenas nos casos de complicação como obstrução do fluxo urinário devida a adesão labial ou cicatrizes e pode ser realizado com bisturi ou a *laser* (Gurumurthy *et al.*, 2012).

O líquen deve ser considerado como doença crônica com possibilidade de recorrência mesmo após o tratamento apropriado. As taxas de recorrência na menina pré-púbere após terapia variam de 44 até 82%. Os sintomas podem persistir mesmo após a puberdade (Cooper *et al.*, 2004).

SINEQUIA DE PEQUENOS LÁBIOS

A sinequia ou coalescência de pequenos lábios é uma situação que causa muita angústia nas mães por dúvidas sobre malformação genital. Caracteriza-se pela fusão dos pequenos lábios na linha média, podendo ser parcial ou completa. A idade de maior incidência encontra-se entre os 3 meses e 6 anos, com pico que acomete cerca de 1,8% das meninas pré-púberes na faixa etária entre os 13 e 23 meses (Barbosa Ardila *et al.*, 2017).

Os sintomas, quando presentes, podem ser variados como prurido, infecção urinária, gotejamento urinário, incontinência ou mesmo infecção genital.

A etiologia é variada: baixos níveis de estrogênio na infância, infecções locais, condições dermatológicas e agentes irritantes (Cemek *et al.*, 2016).

Tratamento

Atualmente, a conduta mais apropriada é conservadora. Nas pacientes assintomáticas com sinequia sem retenção urinária ou infecção, a conduta expectante sem intervenção deve ser considerada, uma vez que na maioria dos casos a resolução espontânea pode ocorrer em até 1 ano (Bacon *et al.*, 2015).

O uso de estrogênio tópico (estrogênio conjugado ou estriol) constitui a primeira linha de tratamento. A aplicação do creme deve ser na linha de fusão com o dedo indicador ou um cotonete, fazendo-se uma leve tração durante a aplicação. A duração da terapia varia entre 2 e 6 semanas. Em algumas situações, o tratamento pode se prolongar por 1 a 3 meses (Schober *et al.*, 2006; Knudtzon *et al.*, 2017).

Os efeitos colaterais do uso tópico do estrogênio incluem irritação vulvar, hiperemia, aparecimento de botão mamário e hiperpigmentação da pele da vulva. Essas complicações devem ser minimizadas com a limitação do uso e a orientação correta para aplicação, evitando-se a absorção sistêmica desnecessária. Os efeitos são transitórios e se resolvem após a descontinuação do medicamento. Sangramento genital devido à estimulação do endométrio não foi relatado. A resolução da aderência com o uso de estrogênio tópico varia de 50 a 90% e é mais frequente nas meninas em que se observa a linha de fusão.

O corticoide tópico (betametasona a 0,05%) é uma alternativa para o manejo da sinequia nas pacientes nas quais a tratamento com estrogênio não apresentou resposta satisfatória. A base para a consideração do corticoide no tratamento da sinequia de pequenos lábios foi devida à alta taxa de sucesso como método não cirúrgico no tratamento de fimose em meninos (Kikiros *et al.*, 1993).

O corticoide deve ser aplicado na linha de fusão 2 vezes/dia por 2 semanas e, após resposta satisfatória, deve ser diminuída a dose gradativamente. É importante lembrar que o uso de corticoide pode ocasionar eritema local, foliculite, prurido, vesículas, atrofia de pele e até mesmo risco de supressão da adrenal e do crescimento, e as pacientes devem ser acompanhadas durante o tratamento com reavaliações periódicas.

Embora não existam muitos estudos que comparem as diversas opções de tratamento, a literatura evidencia que os tratamentos mais invasivos devem ser reservados para pacientes com sintomas mais graves, como retenção urinária ou infecções urinárias repetidas, nas meninas que não apresentam linha de fusão visível e a pele se encontra engrossada ou mesmo nas situações resistentes ao tratamento conservador (Barbosa Ardila *et al.*, 2017; Bacon *et al.*, 2015; Soyer, 2007).

A separação manual pode ser indicada nas sinequias de início rápido acompanhadas de sintomas de retenção urinária ou nas pacientes cuja terapia tópica não deu resultado (Soyer, 2007).

O debridamento manual é mais bem realizado com a aplicação de anestésico tópico como pomada de lidocaína a 2% ou 5% ou combinação de prilocaína tópica a 2,5% mais lidocaína a 2,5%, em doses recomendadas baseadas no peso e na idade da criança. Após o debridamento, a aplicação de creme de estrogênio tópico deve ser recomendada para melhorar a epitelização por 2 a 4 semanas. A sedação deve ser indicada somente nos casos em que a criança não seja capaz de tolerar o procedimento no ambulatório (Pinson *et al.*, 2016).

A mãe deve ser orientada da possibilidade de recorrência, que pode acontecer em até 30% dos casos, tanto nos casos tratados com estrogênio ou corticoide tópico como no debridamento cirúrgico.

Mayoglou *et al.* (2009) avaliaram 151 crianças entre 3 meses e 9 anos tratadas com creme de estrogênio (média de 2 meses de uso), betametasona tópica (média de 1,2 mês) e debridamento cirúrgico e obtiveram índice de sucesso no tratamento semelhante e taxa de recorrência que variou entre 25 e 35% nas três modalidades de tratamento.

Nos casos de recorrência, o tratamento é o mesmo indicado para os casos iniciais: conduta conservadora com uso de estrogênio tópico ou corticoide e medidas de higiene. Os fatores que contribuem para a recorrência incluem a higiene perineal inadequada ou exagerada, trauma local, infecções genitais ou desordens dermatológicas (como líquen, por exemplo). O método inicial de tratamento não foi associado como fator de recorrência.

PSORÍASE

A psoríase é uma desordem inflamatória crônica que afeta pele, unhas e juntas e que começa na infância em aproximadamente um terço dos casos. Consiste em erupções de aspecto descamativo e de cor avermelhada. Podem ocorrer placas descamativas nas áreas extensoras do joelho e cotovelo. As crianças com psoríase apresentam alta prevalência de obesidade,

diabetes mellitus, hipertensão, artrite juvenil, doença de Crohn e doenças psiquiátricas (Augustin *et al.*, 2010; Pinson *et al.*, 2016).

A incidência de psoríase em crianças tem aumentado, acometendo até 2% em algumas populações (Pinson *et al.*, 2016). Muitas crianças não são adequadamente tratadas, muitas vezes pela não compreensão dos sintomas.

O diagnóstico diferencial da psoríase genital deve ser feito com dermatite de contato, líquen plano, líquen escleroso, líquen simples e acrodermatite enteropática.

Tratamento

Medidas gerais de higiene devem ser orientadas para evitar o uso de produtos de limpeza adstringentes e irritantes, que pioram o quadro irritativo.

O tratamento pode ser tópico (corticoides e fototerapia) e sistêmico. A terapia tópica isolada está indicada para a psoríase leve. Para pacientes com psoríase moderada a severa, a terapia tópica pode ser indicada associada com tratamento sistêmico, e esses casos são acompanhados pelo dermatologista.

Os corticoides tópicos são considerados a primeira linha de tratamento para a psoríase tanto pediátrica como de adultos. A potência do corticoide selecionado é baseada na idade e na localização das lesões. O propionato de clobetasol 0,05% tem se mostrado eficaz após 2 semanas de tratamento. O tratamento deve ser reduzido gradativamente logo que melhorem os sintomas para evitar os efeitos colaterais (Shah, 2013).

Além do corticoide, têm sido estudadas outras terapias tópicas: análogos da vitamina D (calcipotriol e calcitriol), associados ao corticoide, agindo como inibidores da proliferação dos queratinócitos (Söderström *et al.*, 2016).

Inibidores de calcineurina (tacrolimo e pimecrolimo tópico), utilizados para dermatite atópica. Esses agentes agem diminuindo a produção de interleucina-2 via inibição da calcineurina e reduzindo a proliferação e a ativação das células T (Söderström *et al.*, 2016). A fototerapia com raios ultravioleta pode ser indicada nos casos de psoríase refratária ao tratamento tópico.

Para o tratamento sistêmico, têm sido utilizados: imunossupressores como metotrexato, ciclosporina e análogos da vitamina A (retinoides), que atuam alterando o metabolismo, a diferenciação e a apoptose celular.

Outros medicamentos têm sido estudados como proteínas recombinantes (etanercepte) e anticorpos monoclonais (adalimumabe, infliximabe e ustequinumabe) (Papp *et al.*, 2017).

SANGRAMENTO GENITAL

Fora do período neonatal, o sangramento genital na criança, independentemente da quantidade, deve sempre ser avaliado com critério. Na recém-nascida, em geral, pode ocorrer sangramento genital na primeira semana de vida, secundário à queda dos estrogênios maternos.

O diagnóstico diferencial do sangramento genital na menina pré-púbere deve incluir vulvovaginites, condições dermatológicas, condições endócrinas, tumores, traumas, corpo estranho e prolapso de uretra (Dwiggins e Gomez-Lobo, 2017). As principais causas de sangramento genital na menina pré-púbere são:

- Vulvovaginites
- Condições dermatológicas: líquen escleroso, dermatites

- Condições endócrinas: puberdade precoce, menarca isolada, hipotireoidismo primário
- Tumores: papilomas, sarcoma botrioide, tumores de células da granulosa, pólipos
- Traumatismos: queda a cavaleiro, abuso sexual
- Prolapso de uretra
- Corpo estranho.

Söderström *et al.* (2016) avaliaram a causa de sangramento genital em 86 meninas pré-púberes. Foram observadas lesões locais em 47 delas (54%); em 18% a causa era hormonal e em 26% a etiologia não foi identificada. O trauma foi a causa mais frequente de lesões locais, e o sangramento hormonal na recém-nascida foi a etiologia hormonal mais comum (Söderström *et al.*, 2016).

A anamnese deve detalhar o início e a duração do sangramento, história de trauma, desenvolvimento puberal e crescimento, presença de sangue na urina e reto e possibilidade de abuso sexual.

O exame físico inclui avaliação geral e exame ginecológico cuidadoso. No exame físico geral: observar presença de desenvolvimento puberal (telarca e ou pubarca), manchas café com leite (sugestivo de síndrome de McCune-Albright), equimoses e hematomas para afastar abuso físico. Na inspeção genital, lesões traumáticas, vulvovaginites e hemangiomas são geralmente evidentes. Na ausência de achados clínicos, os exames complementares devem ser solicitados para o diagnóstico diferencial das endocrinopatias e tumores: dosagens hormonais (FSH, LH, TSH, estradiol), ultrassonografia pélvica, radiografia de ossos longos, radiografia de mão e punho para idade óssea e vaginoscopia.

DERMATITES

As dermatites incluem dermatite de contato, alérgica, seborreica e atópica.

A dermatite de contato é uma inflamação resultante de algum agente externo que atua como irritante ou alérgeno, como sabonetes, lenços umedecidos, urina, fezes etc. Não ocorre reatividade imune; o problema consiste no efeito cáustico ou fisicamente irritante da substância. Um exemplo comum é a dermatite por fraldas (contato repetitivo com urina e fezes fazendo fricção). O quadro clínico é de erupção eritematosa que, quando agudo, pode associar-se a prurido, vesículas e exsudação; quando subagudo, pode associar-se a fissuras; quando crônico, ocorre espessamento da pele e descamação (Šikić Pogačar *et al.*, 2018).

A dermatite alérgica não é muito comum em crianças e é causada por alergia, sendo os alérgenos mais frequentes antibióticos, perfumes e parabenos.

A dermatite seborreica é causada pelo fungo *Malassezia furfur* e cresce em áreas ricas em glândulas sebáceas. Apresenta-se clinicamente com eritema e formação de escamas gordurosas em torno da vulva e da prega labiocrural. Nos primeiros 3 meses de vida, pode ocorrer na face, ao redor das orelhas e nas axilas.

A dermatite atópica ocorre habitualmente em crianças com histórico pessoal ou familiar de distúrbios atópicos, como asma, rinite ou eczema.

O tratamento das dermatites consiste basicamente em descontinuar os agentes irritantes, realizar a limpeza da região afetada com sabonetes neutros, trocar as fraldas com maior frequência e, quando possível, deixar o bebê sem fraldas.

Se necessário, pode ser aplicada a pomada de corticosteroide de baixa potência, como a hidrocortisona a 1%. Se houver infecção secundária por levedura, adiciona-se um creme contendo imidazólico, por exemplo, o clotrimazol (Vilano *et al.*, 2016; Liu *et al.*, 2018).

PROLAPSO URETRAL

O prolapso uretral (PU) é uma condição rara evidenciada por protrusão circular da uretra distal que se exterioriza pelo meato uretral externo (Howell e Flowers, 2016; Liu *et al.*, 2018). A causa do prolapso ainda é mal compreendida, mas considera-se que pode estar relacionada à ausência do estrogênio, uma vez que essa condição predomina na infância e em mulheres na pós-menopausa (Howell e Flowers, 2016).

O prolapso uretral pode ser congênito, devido a estrutura fraca do assoalho pélvico, adesões pélvicas inadequadas, hipermotilidade uretral ou distúrbios neuromusculares, ou adquirido, consequente a trauma, debilidade, como também por aumento crônico da pressão intra-abdominal, como tosse, constipação ou obesidade (Howell e Flowers, 2016).

De acordo com os achados clínicos, o prolapso pode variar de um prolapso mínimo sem reação inflamatória até prolapso com ulceração e/ou hemorragia (Tabela 23.2) (Richardson *et al.*, 1982). O sangramento vaginal é o sintoma mais comum e muitas vezes evidencia-se uma massa avermelhada com um orifício central, mas que nem sempre é facilmente diagnosticada (Wei *et al.*, 2017). A mucosa uretral evertida é friável e edemaciada. Em casos mais avançados, ocorrem dor e disúria. O diagnóstico diferencial é feito com carúncula uretral, neoplasia uretral ou vaginal (rabdomiossarcoma), ureterocele ectópica e condiloma (Wei *et al.*, 2017).

Tratamento

O tratamento depende da severidade dos achados e sintomas e pode ser conservador nos casos leves a moderados (graus 1 a 3), com orientação de medidas de higiene, banhos de assento com água morna para aliviar o processo inflamatório e aplicação local de estrogênio tópico. O tratamento conservador pode demorar de 4 a 6 semanas para resultar em involução do prolapso.

Nos prolapsos que cursam com dor intensa, hemorragia, necrose ou trombose (grau 4), está indicada a correção, que compreende a excisão circunferencial da massa prolabada. No entanto, uma das complicações pode ser a estenose do meato uretral. O manejo cirúrgico pode ainda ser recomendado nos casos de sintomas recorrentes ou evidência de progressão (Liu *et al.*, 2018; Wei *et al.*, 2017). Holbrook e Misra (2012) recomendam, como alternativa à cirurgia, a redução do prolapso sob anestesia geral.

Tabela 23.2 Classificação do prolapso uretral de acordo com achados clínicos.

Classificação	Achado clínico
Grau 1	Prolapso mínimo sem reação inflamatória
Grau 2	Prolapso circunferencial com edema
Grau 3	Massa protuberante edemaciada
Grau 4	Inflamação acentuada com hemorragia, necrose, trombose ou ulceração

Fonte: Richardson *et al.*, 1982.

REFERÊNCIAS BIBLIOGRÁFICAS

ADAMS, J. A. et al. Updated guidelines for the medical assessment and care of children who may have been sexually abused. *Journal of Pediatric and Adolescent Gynecology*, v. 29, n. 2, p. 81-87, 2016.

AUGUSTIN, M. et al. Epidemiology and comorbidity of psoriasis in children. *British Journal of Dermatology*, v. 162, n. 3, p. 633-636, 2010.

BACON, J. L.; ROMANO, M. E.; QUINT, E. H. Clinical recommendation: labial adhesions. *Journal of Pediatric and Adolescent Gynecology*, v. 28, n. 5, p. 405-409, 2015.

BARBOSA ARDILA, S. D.; TRISTANCHO BARÓ, A. I.; SUESCÚN VARGAS, J. M. Sinequia vulvar: revisión de literatura. *Archivos Argentinos de Pediatría*, v. 115, n. 6, p. 597-606, 2017.

BERCAW-PRATT, J. L.; BOARDMAN, L. A.; SIMMS-CENDAN, J. S. Clinical recommendation: pediatric lichen sclerosus. *Journal of Pediatric and Adolescent Gynecology*, v. 27, n. 2, p. 111-116, 2014.

BEYITLER, I.; KAVUCKU, S. Clinical presentation, diagnosis and treatment of vulvovaginitis in girls: a current approach and review of the literature. *World Journal of Pediatrics*, v. 13, n. 2, p. 101-105, 2017.

CEMEK, F. et al. Personal hygiene and vulvovaginitis in prepubertal children. *Journal of Pediatric and Adolescent Gynecology*, v. 29, n. 3, p. 223-227, 2016.

CHI, C. C. et al. Topical interventions for genital lichen sclerosus. *Cochrane Database of Systematic Reviews*, n. 12, 2011.

COOPER, S. M. et al. Does treatment of vulvar lichen sclerosus influence its prognosis? *Archives of Dermatology*, v. 140, n. 6, p. 702-706, 2004.

DINH, H. et al. Pediatric lichen sclerosus: a review of the literature and management recommendations. *The Journal of Clinical and Aesthetic Dermatology*, v. 9, n. 9, p. 49-54, 2016.

DWIGGINS, M.; GOMEZ-LOBO, V. Current review of prepubertal vaginal bleeding. *Current Opinion in Obstetrics and Gynecology*, v. 29, n. 5, p. 322-327, 2017.

FISTAROL, S. K.; ITIN, P. H. Diagnosis and treatment of lichen sclerosus: an update. *American Journal of Clinical Dermatology*, v. 14, p. 27-47, 2013.

GURUMURTHY, M. et al. The surgical management of complications of vulval lichen sclerosus. *European Journal of Obstetrics & Gynecology and Reproductive Biology*, v. 162, n. 1, p. 79-82, 2012.

HOLBROOK, C.; MISRA, D. Surgical management of urethral prolapse in girls: 13 years' experience. *BJU International*, v. 110, n. 1, p. 132-134, 2012.

HOUNYOUNG, K. et al. Clinical and microbiological characteristics of vulvovaginitis in Korean prepubertal girls, 2009-2014: a single center experience. *Obstetrics & Gynecology Science*, v. 59, n. 2, p. 130-136, 2016.

HOWELL, J.; FLOWERS, O. Prepubertal vaginal bleeding: etiology, diagnostic approach, and management. *Obstetrical & Gynecological Survey*, v. 71, n. 4, p. 231-242, 2016.

KIKIROS, C.; BEASLEY, S.; WOODWARD, A. The response of phimosis to local steroid application. *Pediatric Surgery International*, v. 8, p. 329-332, 1993.

KIM, H. et al. Clinical and microbiologic characteristics of vulvovaginitis in Korean prepubertal girls, 2009-2014: a single center experience. *Obstetrics & Gynecology Science*, v. 59, n. 2, p. 130-136, 2016.

KNUDTZON, S.; HAUGEN, S. E.; MYHRE, A. K. Labial adhesion – diagnostics and treatment. *Tidsskrift for Den Norske Legeforening*, v. 137, p. 31-35, 2017.

LIU, C. et al. Urethral prolapsed in prepubertal females. Report of seven cases. *Journal of Obstetrics and Gynaecology Research*, v. 44, n. 1, p. 175-178, 2018.

MASHAYEKHI, S.; FLOHR, C.; LEWIS, F. M. The treatment of vulval lichen sclerosus in prepubertal girls: a critically appraised topic. *British Journal of Dermatology*, v. 176, n. 2, p. 307-316, 2017.

MAYOGLOU, L. et al. Success of treatment modalities for labial fusion: a retrospective evaluation of topical and surgical treatments. *Journal of Pediatric and Adolescent Gynecology*, v. 22, n. 4, p. 247-250, 2009.

MCGREAL, S.; WOOD, P. Recurrent vaginal discharge in children. *Journal of Pediatric and Adolescent Gynecology*, v. 26, n. 4, p. 205-208, 2013.

MURPHY, R. Lichen sclerosus. *Dermatologic Clinics*, v. 28, n. 4, p. 707-715, 2010.

NERANTZOULIS, I.; GRIGORIADIS, T.; MICHALA, L. Genital lichen sclerosus in childhood and adolescence-a retrospective case series of 15 patients: early diagnosis is crucial to avoid long-term sequelae. *European Journal of Pediatrics*, v. 176, n. 10, p. 1429-1432, 2017.

PAPP, K. et al. Efficacy and safety of adalimumab every other week versus methotrexate once weekly in children and adolescents with severe chronic plaque psoriasis: a randomised, double-blind, phase 3 trial. *The Lancet*, v. 390, n. 10089, p. 40-49, 2017.

PINSON, R.; SOTOODIAN, B.; FIORILLO, L. Psoriasis in children. *Psoriasis: Targets and Therapy*, v. 20, n. 6, p. 121-129, 2016.

OCAMPO, D. et al. Vulvovaginitis en una población pediátrica: relación entre el agente etiológico, la edad y el estadio de Tanner mamario. *Archivos Argentinos de Pediatría*, v. 112, n. 1, p. 65-74, 2014.

RANĐELOVIC, G. et al. Microbiological aspects of vulvovaginitis in prepubertal girls. *European Journal of Pediatrics*, v. 171, p. 1203-1208, 2012.

REIS, R. M.; JUNQUEIRA, F. R. R.; ROSA-E-SILVA, A. C. J. *Ginecologia da infância e adolescência*. 1. ed. Porto Alegre: Artmed; 2012.

RICHARDSON, D. A.; HAJJ, S. N.; HERBST, A. L. Medical treatment of urethral prolapse in children. *Obstetrics & Gynecology*, v. 59, n. 1, p. 69-74, 1982.

SCHOBER, J. et al. Significance of topical estrogens to labial fusion and vaginal introit integrity. *Journal of Pediatric and Adolescent Gynecology*, v. 19, n. 5, p. 337-339, 2006.

SHAH, K. N. Diagnosis and treatment of pediatric psoriasis: current and future. *American Journal of Clinical Dermatology*, v. 14, n. 3, p. 195-213, 2013.

ŠIKIĆ POGAČAR, M. et al. Diagnosis and management of diaper dermatitis in infants with emphasis on skin microbiota in the diaper area. *International Journal of Dermatology*, v. 57, n. 3, p. 265-275, 2018.

SÖDERSTRÖM, H. F. et al. Vaginal bleeding in prepubertal girls: etiology and clinical management. *Journal of Pediatric and Adolescent Gynecology*, v. 29, n. 3, p. 280-285, 2016.

SOYER T. Topical estrogen therapy in labial adhesions in children: therapeutic or prophylactic? *Journal of Pediatric and Adolescent Gynecology*, v. 20, n. 4, p. 241-244, 2007.

TARTAGLIA, E. et al. Vulvo-vaginitis in prepubertal girls: new ways of administering old drugs. *Journal of Pediatric and Adolescent Gynecology*, v. 26, n. 5, p. 277-280, 2013.

VILANO, S. E.; ROBBINS, C. L. Common prepubertal vulvar conditions. *Current Opinion in Obstetrics and Gynecology*, v. 28, n. 5, p. 359-365, 2016.

WEI, Y. et al. Diagnosis and treatment of urethral prolapsed in children: 16 years' experience with 89 Chinese girls. *Arab Journal of Urology*, v. 15, n. 3, p. 248-253, 2017.

YILMAZ, A. E. et al. Comparison of clinical microbiological features of vulvovaginitis in prepubertal and pubertal girls. *Journal of the Formosan Medical Association*, v. 111, n. 7, p. 392-396, 2012.

CAPÍTULO **24**

Tumores Genitais na Infância e na Adolescência

Cláudia Barbosa Salomão • João Tadeu Leite dos Reis • Raquel Antunes de Moraes

INTRODUÇÃO

Tumores genitais na infância e na adolescência são um tema de grande importância, porque, apesar de raros, podem afetar todos os órgãos genitais femininos, sendo motivo de grande preocupação e ansiedade para a criança ou adolescente envolvida e também para os seus familiares (Horowitz e Cuesta, 1992).

Podem-se entender também como tumor, e não como neoplasia, lesões que representam aumento de volume tecidual decorrentes de exercício de função ou de processo inflamatório, podendo se apresentar sob forma sólida ou cística (Federação Brasileira das Associações de Ginecologia e Obstetrícia, 2021). Apesar das dificuldades em obter estatísticas confiáveis, acredita-se que tumores genitais são patologias pouco frequentes, principalmente os malignos, na infância, que podem afetar todos os órgãos genitais femininos como vulva, vagina, útero, ovários e trompas, que somente 2 a 5% dos tumores pediátricos malignos se localizam no trato genital feminino e que, entre esses, os ovarianos são os mais frequentes nessa faixa etária (60 a 70%) (Strickland e Fadare, 2021; Mburu *et al.*, 2022; Menezes, 1998; Carlson, 1985).

TUMORES DA VULVA – BENIGNOS

São alterações em que há formação de massas na vulva e vagina, e, apesar de muitas não serem neoplasia maligna, precisam de avaliação e diagnóstico para afastar essa possibilidade.

Cistos uretral e parauretral

O cisto uretral tem origem nos divertículos existentes na extremidade distal do canal uretral, cuja obstrução pode resultar na formação de um cisto, e o cisto parauretral tem sua origem na obstrução dos condutos das glândulas de Skene, localizadas na extremidade distal da uretra. Em ambos os casos, a sintomatologia vai depender do seu tamanho, localização e da existência de processo inflamatório. Nas recém-nascidas, geralmente desaparecem ou rompem espontaneamente, não necessitando de cirurgia. Quando pequenos, especialmente menores que 2 cm, e não infectados, costumam ser assintomáticos. A palpação da região vaginal pode identificar uma massa suburetral que, ao ser pressionada, leva à saída de urina ou secreção purulenta através do meato uretral. Frequentemente, associam-se a dispareunia, disúria e cistites recorrentes. Para os casos assintomáticos, não é necessário cirurgia. A indicação cirúrgica recai sobre os casos recidivantes, uma vez que o risco de estenose uretral ou fístulas é de 20%, não sem antes afastar a possibilidade de alterações associadas como uretocele ou cistos himenais e vaginais (Menezes, 1998; Aguiar *et al.*, 2021b; Zeiguer e Zeiguer, 1996).

Cisto do seio urogenital

Localiza-se geralmente no vestíbulo, hímen, lábios menores e em volta do clitóris, são pequenos, com tamanho menor que 3 cm, únicos, translúcidos e superficiais (Zeiguer e Zeiguer, 1996).

Cisto de inclusão

Resulta da inclusão de epitélio escamoso no derma, ocasionada por laceração ou trauma, e que, por sua vez, continua proliferando, secretando ou descamando. As lesões císticas decorrentes dessa atividade são redondas e brancas, amarelas ou alaranjadas, e a pele que as recobre pode estar espessada, com tamanhos variáveis. A não ser pelo tamanho, não causam sintomas, sendo importante tranquilizar a paciente e, se necessário, fazer a ressecção cirúrgica (Menezes, 1998; Emans, 1998; Zeiguer e Zeiguer, 1996; Almeida e Moraes, 2021).

Cisto de Nuck ou hidrocele vulvar

Do ponto de vista anatômico, o peritônio acompanha o ligamento redondo até sua inserção terminal nos grandes lábios vulvares, formando o canal de Nuck. Em decorrência de alteração entre o terceiro e o quarto mês do período embrionário, esse canal se dilata e acumula líquido amarelado, formando cisto de volume variável, geralmente unilateral, localizando-se no canal inguinal, no tecido subcutâneo do púbis ou no lábio maior vulvar. Pode ser confundido com hérnia (porém contém líquido), lipoma ou gânglios. A coexistência com uma hérnia inguinal é reportada em mais de 40% dos casos. Na ultrassonografia, o cisto de Nuck aparece como uma formação anecoica ou hipoecoica de paredes finas e ausência de fluxo vascular ao Doppler. A ressonância magnética é o método de escolha para uma avaliação mais precisa das condições anatômicas. Quando há incômodo ou por motivos estéticos, pode ser feito o esvaziamento por punção ou, nas recidivas, a exérese cirúrgica (Menezes, 1998; Almeida *et al.*, 2007; Zeiguer e Zeiguer, 1996; Sood *et al.*, 2022; Kohlhauser *et al.*, 2022; Laufer e Goldstein, 1998).

Cisto das glândulas de Bartholin

A partir da adolescência, é o cisto vulvar mais frequente. O tumor cístico da glândula de Bartholin resulta da obstrução do seu ducto, como consequência de inflamação, muco ou estreitamento congênito, levando à retenção do muco produzido pela glândula, ocasionando distensão e tumefação, às vezes com infecção e abcesso. A maioria é unilocular, assintomática ou não. Por estar associado à infecção por gonococo e clamídia, incide geralmente em mulheres com vida sexual ativa, mas pode ocorrer em mulheres virgens, provavelmente associado à flora vaginal habitual com predomínio de anaeróbios. O tratamento indicado, além de antibioticoterapia em casos selecionados, é a marsupialização ou a extirpação da glândula afetada. A vaporização por *laser* de CO_2 é também uma opção de tratamento e se mostrou ser um método seguro, eficaz e com baixa recorrência (2%), podendo ser realizada de forma ambulatorial (Menezes, 1998; Zeiguer e Zeiguer, 1996; Omole *et al.*, 2019; Aguiar *et al.*, 2021b).

Pólipo ou apêndice himenal

Pequena formação polipoide e apendicular da membrana himenal, podendo ser erroneamente interpretada como tumor. É de consistência firme, lisa, da mesma cor do tecido himenal, sendo mais evidente na recém-nascida (em decorrência do estímulo hormonal materno), mas, passado esse momento de vida, regride e atrofia. Na maioria das vezes, não causa transtorno à paciente, não necessitando de intervenção médica. Eventualmente, pelo seu tamanho ou por sangramento local, pode ser necessária a extirpação cirúrgica (Aguiar *et al.*, 2021b; Zeiguer e Zeiguer, 1996; Laufer e Goldstein, 1998).

Anomalias vasculares

De acordo com as características citológicas e os aspectos clínicos e evolutivos, as anomalias vasculares podem ser divididas em dois grandes grupos: *hemangiomas imaturos* e *malformações*.

Nos *hemangiomas imaturos*, há hipercelularidade e hiperplasia endotelial que determinam a formação de grande massa celular, que, por sua vez, requer vasos neoformados para seu desenvolvimento e drenagem. Geralmente não são identificados ao nascimento, mas crescem rapidamente a seguir, podendo triplicar seu tamanho em 6 a 8 meses, entrando em seguida na fase de regressão. Em geral, aparecem como um ponto vermelho ou azulado, de consistência elástica, não esvaziando totalmente à compressão. Durante a fase de regressão, tornam-se mais acinzentados (do centro para a periferia) e menos tensos à palpação. Maceração e traumas favorecem hemorragias, úlceras e infecções sobrepostas. Exames complementares como ressonância magnética, angiografia ou Doppler colorido podem auxiliar no diagnóstico, uma vez que a biópsia simples pode ocasionar sangramento maciço.

As lesões não muito extensas e que não sangram somente requerem proteção local com pasta de óxido de zinco. Nos casos em que há hemorragia ou crescimento significativo de volume em poucas semanas, podem-se indicar aplicações de nitrogênio líquido para lesões pequenas. Nas lesões profundas, o uso de corticoides por via oral (VO) ou intralesional está indicado. Pode-se usar, VO, prednisona 2 a 4 mg/kg/dia, por 4 semanas, seguidas por 2 semanas de administração em dias alternados. Se necessário, repetir duas a três séries. Quando a administração for intralesional, utiliza-se o acetato de triancinolona, 1 a 3 mg/kg, a cada 3 semanas, até completar três aplicações. Casos severos podem requerer a ligadura cirúrgica de vasos (Zeiguer e Zeiguer, 1996; Marathe e Ellison, 2020; Aguiar *et al.*, 2021b).

Já as *malformações vasculares* são congênitas, estão presentes ao nascimento e se desenvolvem de maneira proporcional ao corpo. Podem ocorrer nos capilares, vasos linfáticos ou sistema venoso. As alterações capilares, em geral, não requerem tratamento. As alterações linfáticas (linfangiomas) estão constituídas por uma rede linfática anormal e cistos de tamanho e formas anormais, às vezes com edema e massa subjacente, geralmente de crescimento lento, sendo superficiais, subcutâneas ou eventualmente mais profundas (cavernosas), sendo indicada a intervenção cirúrgica profunda para evitar recidivas. As malformações venosas incluem desde varicosidades venosas até lesões complexas com invasão de vários tecidos (Zeiguer e Zeiguer, 1996; Marathe e Ellison, 2020).

Condiloma acuminado

Pode manifestar-se como pequenas lesões verrucosas pediculadas que, quando confluentes, formam tumores que podem suscitar dúvidas quanto ao diagnóstico (Figuras 24.1 e 24.2). É uma infecção de transmissão sexual frequentemente diagnosticada em adolescentes, mas, quando existente em criança, se faz obrigatória a investigação de abuso sexual, embora se admita a transmissão sem o contato sexual, por meio de autoinoculação, contato indireto por objetos contaminados ou pelo canal de parto. Pode acometer vulva, vagina, ânus, reto, uretra, bexiga, boca e olhos. Tradicionalmente associado ao papilomavírus humano (HPV) subtipos 6 e 11, em crianças, os subtipos detectados nas lesões podem também ser o 1 a 4, 16 e 18.

Como medida preventiva, vale lembrar a importância da vacinação para HPV, que no Brasil está à disposição da população, por meio do Ministério da Saúde, pelo Calendário Nacional de Vacinação (vacina HPV quadrivalente, esquema de duas doses, em intervalo de 0 e 6 meses), para crianças do sexo feminino, entre as idades de 9 e 14 anos (idade para início do esquema). Atualmente está disponível no sistema privado a vacina Gardasil®9 que promove cobertura para nove tipos de HPV (6, 11, 16, 18, 31, 33, 45, 52, 58) e potencial de aproximadamente 90% de cobertura dos cânceres de vulva, vagina, colo uterino e anal.

O tratamento visa à erradicação das lesões e abrange um leque de opções: de ácido tricloroacético em concentrações entre 80 e 90%, podofilotoxina a 0,5% (2 vezes/dia, por 3 dias consecutivos, até 4 semanas), imiquimode a 5% (3 vezes/semana, até 16 semanas) ou nitrogênio líquido, *laser* e exérese cirúrgica (nos

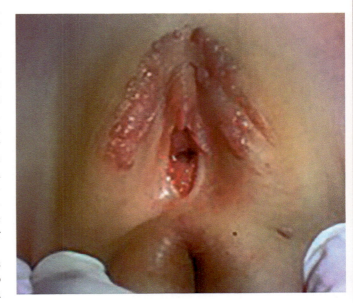

Figura 24.1 Condiloma após abuso sexual em paciente de 4 anos de idade.

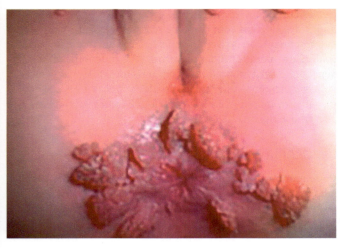

Figura 24.2 Condiloma em paciente de 2 anos de idade.

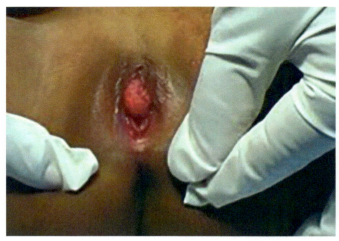

Figura 24.4 Prolapso uretral em paciente de 6 anos de idade.

grandes condilomas). Importante lembrar que nenhuma opção terapêutica é totalmente efetiva e que as lesões recorrem com frequência (Aguiar *et al.*, 2021a; Monteiro *et al.*, 2022; Pommert e Bradley, 2017; Zeiguer e Zeiguer, 1996).

Prolapso de uretra

Consiste na eversão da mucosa uretral através do meato (Figuras 24.3 e 24.4). De início abrupto, comumente se apresenta como uma massa arroxeada, edemaciada, friável, às vezes carnosa e sangrante, raramente necrótica, podendo esconder os orifícios uretral e vaginal e ser confundida com sarcoma botrioide, levando a secreção serossanguinolenta, dificuldade miccional e sangramento com facilidade.

Entre os fatores predisponentes, estão o hipoestrogenismo e a pouca aderência dessa mucosa ao tecido subjacente, agravados pela retenção urinária e episódios de aumento de pressão intra-abdominal, comuns em quadros de constipação intestinal crônica. Durante o exame físico, deve-se identificar abaixo da lesão a membrana himenal e o introito vaginal, assim como o introito uretral (muitas vezes só identificados com auxílio de uma sonda vesical).

Nos casos sem obstrução vascular importante, a conduta é a utilização de compressas úmidas com substâncias adstringentes e antissépticas associadas a creme de estrogênio local (2 vezes/dia, até por 2 semanas) e antibioticoterapia local ou oral. Na falta de resposta e na presença de necrose, pode ser necessária a excisão circunferencial da mucosa prolapsada e reanastomose sem cateterização (Almeida e Oliveira, 2021; Zeiguer e Zeiguer, 1996; Simms-Cendan, 2020; Febrasgo, 2017).

Lipoma

De origem mesodérmica, constituído por adipócitos maduros e tecido conectivo, geralmente não apresenta cápsula definida. É macio, de tamanho variável, séssil ou pediculado. A ocorrência na região vulvar é rara, com poucos casos relatados na literatura. O diagnóstico é clínico; em casos duvidosos ou sintomáticos, deve ser retirado (Zeiguer e Zeiguer, 1996).

TUMORES BENIGNOS DA VAGINA E DO ÚTERO

Adenose

Trata-se da conversão parcial ou completa do tecido escamoso da mucosa vaginal ou cervical em tecido colunar, semelhante ao endocervical, levando à junção escamocolunar próximo do orifício externo da cérvix uterina até a vagina. Sugere-se que sua origem seja congênita e que o estímulo por parte dos hormônios esteroidais influenciem seu aparecimento e desenvolvimento. Geralmente assintomática, pode estar associada, na infância, ao adenocarcinoma de células claras (uso materno de dietilestilbestrol). Quando sintomática, há corrimento genital mucoide claro. Com o passar do tempo, frequentemente regride, não sendo necessário tratamento específico, mas, como provável precursora do adenocarcinoma de células claras, merece acompanhamento (Menezes, 1998; Pang *et al.*, 2019).

Cisto de Gartner

Localiza-se na parede anterolateral da vagina, sendo único ou numerosos, segue a linha de Gartner e origina-se de restos embrionários dos ductos de Wolff. Representa cerca de 10% dos cistos benignos vaginais. Em geral, é pequeno e assintomático, e não requer tratamento. Quando situado próximo ao introito vaginal,

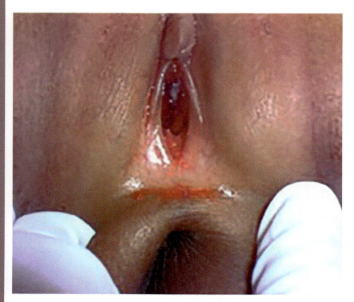

Figura 24.3 Prolapso uretral em paciente de 5 anos de idade.

pode causar obliteração, simulando a imperfuração himenal, ou promover retenção urinária quando próximo a bexiga e uretra. Cisto maior e/ou sintomático necessita de ressecção cirúrgica, pois geralmente recidiva após punção esvaziadora (Zeiguer e Zeiguer, 1996; Almeida e Moraes, 2021; Laufer e Goldstein, 1998).

Papiloma

Descrito pela primeira vez em 1981 por Ulbright *et al.*, esse tumor, com origem na fusão de epitélio mülleriano e seio urogenital, é uma condição rara, tipicamente localizado na parede vaginal posterior, em forma de úvulas e papilas, manifestando-se por sangramentos genitais intermitentes. A literatura registra somente 40 casos, dos quais 26 em crianças. Há documentação de seis casos de recorrência e um de malignização. O tratamento é a sua ressecção (Tumini *et al.*, 2010; Febrasgo, 2017).

Pólipos endocervical e uterino

O pólipo endocervical pode ser séssil ou pediculado; a variedade mais comum é o mucoso, de coloração rosada e superfície relativamente lisa, friável, protruso através do orifício externo da cérvix uterina. Já o pólipo uterino é frequentemente identificado em avaliação ultrassonográfica. Ambos podem ser suspeitados a partir da queixa de sangramento genital. São raros nas adolescentes, mas entre os fatores de risco está incluída ação estrogênica endógena ou exógena. Há também a hiperplasia polipoide, cujo aspecto é semelhante ao do pólipo e não requer nenhum tipo de tratamento. O pólipo endocervical pode ser visualizado durante exame ginecológico especular e deve ser retirado, visando tanto à avaliação diagnóstica quanto à conduta terapêutica, às vezes complementada com a curetagem do canal endocervical. O pólipo uterino deve ser retirado por histeroscopia. Ambos devem ser enviados para avaliação histológica (Bozzini *et al.*, 2021; Zeiguer e Zeiguer, 1996).

TUMORES MALIGNOS DE VULVA, VAGINA E ÚTERO

Cerca de 6% de todas as neoplasias malignas na infância são *sarcomas de partes moles*, e o trato genital é uma localização frequente. O pico de incidência é entre as idades de 1 e 5 anos, com 70% ocorrendo na primeira década de vida. Muitas crianças do sexo feminino com sarcomas genitais apresentam sangramento genital ou massa polipoide projetando-se para fora do introito vaginal. Há alguns anos, sarcomas genitais eram tratados com ressecção cirúrgica, no início local e posteriormente mais extensa, e, mesmo com a associação de radioterapia, as recidivas eram frequentes e as taxas de sobrevivência, decepcionantes. Atualmente, com a associação de novas drogas quimioterápicas, as cirurgias são menos radicais e os resultados melhoraram, apesar de, pela raridade de sua ocorrência, existirem na literatura poucos dados para guiar o tratamento quimioterápico (Carlson, 1985; Strickland e Fadare, 2021; Mburu *et al.*, 2022; Meng *et al.*, 2022).

Carcinoma de vulva

É uma situação rara e pode se apresentar como uma lesão elevada, papilomatosa, endofítica e ulcerada, podendo ser confundida com quadros infecciosos. Em revisão de 2.143 casos de câncer de vulva, foi observada incidência de 0,2% de pacientes com até 10 anos de idade. O tipo histológico mais comum é o carcinoma de células escamosas, sendo a localização mais frequente da lesão primária no grande lábio. Observou-se associação com patologias granulomatosas crônicas (donovanose), fumo e imunodepressão. Quadro clínico indolente, de evolução local lenta e disseminação tardia, com frequência precedida por prurido ou massa presente há alguns meses. O diagnóstico definitivo é determinado pela histopatologia da lesão. O tratamento é fundamentalmente cirúrgico, dependendo do estadiamento do tumor. A radioterapia e a quimioterapia são indicadas como terapêutica complementar de acordo com cada caso (Almeida *et al.*, 2007; Zeiguer e Zeiguer, 1996; Strickland e Fadare, 2021).

Sarcomas de vulva

Embora raros, tumores sarcomatosos da vulva podem ser encontrados desde o período neonatal até a senilidade. São tumores muito agressivos e bastante heterogêneos, às vezes de difícil diagnóstico. Clinicamente, apresentam-se como nódulos duros, circunscritos, sem delimitação precisa. O tumor é mais frequentemente endofítico, mas pode ser exofítico. Mais de 50% dos casos desenvolvem-se nas formações labiais. A terapêutica de eleição é a cirurgia e depende da extensão do tumor, se localizado ou já com metástases. A radioterapia e a quimioterapia são recursos adjuvantes dependendo do tipo de sarcoma (Almeida *et al.*, 2007).

Rabdomiossarcoma (sarcoma botrioide)

Na infância, o rabdomiossarcoma é o mais comum dos *sarcomas de partes moles*, pode ocorrer em qualquer parte do corpo e inclui um raro subtipo: o sarcoma botrioide. É um tumor mesonéfrico misto, atingindo, em 90% dos casos, meninas antes dos 5 anos e, em mais de 75% dos casos, até a idade de 2 anos. Pode aparecer em qualquer parte do organismo, mas na infância tem predileção especial pela vagina, sendo a localização vulvar excepcional. Na infância, desenvolve-se a partir do estroma subjacente da mucosa vaginal (parede anterior vaginal em seu 1/3 inferior), que permanece intacta e se distende, podendo estender-se para a cavidade pélvica, vulva e períneo. Geralmente não desenvolve metástases. Deve ser suspeitado em crianças que apresentem ulceração ou nódulo de qualquer tipo, persistente, na vulva, massa fazendo protrusão através da vagina ou, ainda, quando há eliminação de secreção aquosa ou serossanguinolenta ou sangue vivo por via vaginal.

Apresenta-se, à macroscopia, como um "cacho de uvas", com pequenas lobulações interligadas de tamanho variável, friáveis, gelatinosas e edemaciadas, ocupando a cavidade vaginal e exteriorizando-se pela vulva. A visualização dessa massa e a presença de corrimento vaginal sanguinolento são, geralmente, o motivo de consulta médica. O primeiro sintoma costuma ser a hemorragia vaginal devida à necrose e à erosão de sua mucosa pelo crescimento do tumor ou desprendimento de úvulas da massa tumoral. A disseminação se dá por invasão direta para órgãos pélvicos e pela corrente sanguínea, produzindo metástases a distância, especialmente nos pulmões.

A propedêutica inclui tomografia computadorizada do sítio tumoral primário e dos linfonodos regionais, avaliação de áreas metastáticas frequentes como tórax e ossos e o crescente uso de tomografia por emissão de pósitrons (PET, do inglês *positron emission tomography*) no estadiamento. A vaginoscopia pode auxiliar no diagnóstico e para exérese da lesão. O local de origem do tumor primário e sua extensão são importantes definidores do prognóstico e do tratamento, geralmente quimioterapia seguida de exérese cirúrgica local.

Cirurgias extensas só estão indicadas em pacientes selecionadas. Tumores com origem na vulva e vagina são considerados favoráveis; sua completa ressecção cirúrgica geralmente só é possível quando ainda pequenos, e quimioterapia e eventual radioterapia melhoraram muito os resultados finais.

Interessante salientar que, segundo Simms-Cendan (2020), em pacientes pré-puberais há maior incidência de rabdomiossarcoma vulvovaginal, enquanto em adolescentes é mais comum que a lesão se origine do colo uterino (Almeida *et al.*, 2007; Alves e Tubino, 1992; Solomon *et al.*, 2003; Simms-Cendan, 2020).

Tumor do seio endodérmico

Tumor de célula germinativa com alta malignidade, pouco frequente, compromete mais a vagina (representando 90% dos casos extraovarianos) que a vulva e ocorre quase exclusivamente em meninas até a idade de 2 anos. Com frequência, antes de exteriorização do tumor, manifesta-se por secreção sanguinolenta ou pelo franco sangramento. Quando evidente, o tumor é polipoide, séssil, ulcerando-se com facilidade e deve ser diferenciado do rabdomiossarcoma e do pólipo simples. Microscopicamente, simula o adenoma de células claras, porém libera alfafetoproteína. Ao contrário do rabdomiossarcoma, origina-se em geral na parede vaginal posterior ou no fundo do saco vaginal.

O tratamento apresenta bons resultados e inclui quimioterapia seguida ou não por cirurgia. Com o advento da quimioterapia com combinações específicas de drogas, tem se observado remissão completa da doença, tornando a cirurgia radical para remoção do tumor o último recurso (Alves e Tubino, 1992; Zeiguer e Zeiguer, 1996; Febrasgo, 2017; Meng *et al.*, 2022; Almeida e Moraes, 2021).

Adenocarcinoma de células claras

Ocorre na infância tardia e na adolescência, com pico entre 15 e 22 anos. A avaliação histológica sugere origem mülleriana, mas observou-se, a partir de 1971, aumento em sua incidência associada à ingestão materna do estrogênio não esteroidal dietilestilbestrol (antes de 18 semanas de gestação), presente em 2/3 dos casos. Em 40% das vezes, surge na cérvix uterina, em 60% na parede anterior da vagina, e as metástases linfáticas são frequentes. Sua associação com o uso de dietilestilbestrol durante a gestação mantém o alerta de que tumores podem ter sua origem a partir de carcinógenos químicos, a longo prazo e em outra pessoa diversa daquela da terapêutica inicial.

O tratamento consiste em ressecção cirúrgica seguida de radioterapia complementar, com exceção dos estadiamentos mais avançados em que se recomenda primariamente a radioterapia (Menezes, 1998; Alves e Tubino, 1992; Zeiguer e Zeiguer, 1996; Febrasgo, 2017; Almeida e Moraes, 2021).

Tumor de colo uterino

A prevalência de infecções por HPV em adolescentes sexualmente ativas é alta (principalmente pelos subtipos 16 e 18); lesões intraepiteliais do colo uterino são frequentes e devem ser interpretadas com cuidado, mas o risco de malignização é baixo. Fatores de risco nas adolescentes envolvem: iniciação sexual precoce com exposição maior às doenças sexualmente transmissíveis, particularmente à infecção pelo HPV, maior número de parceiros sexuais e vulnerabilidade da cérvix da adolescente durante o processo de metaplasia escamosa. Há muitas opções de tratamento para lesões intraepiteliais, variando desde métodos ablativos como crioterapia, eletrocauterização e diatermia a *laser* até métodos excisionais como conização a *laser*, conização a frio e *loop electrosurgical excision procedure* (LEEP). Heller (2005) reforça que o câncer cervical invasor é raro em crianças e adolescentes, mas cita alguns casos publicados. Almeida *et al.* (2007) registram que, entre 1.532 mulheres portadoras desse tipo de câncer na Clínica Ginecológica da Faculdade de Medicina da Universidade de São Paulo, cinco (0,3%) tinham idades entre 15 e 20 anos.

Carcinoma de endométrio e sarcoma uterino

São situações excepcionalmente encontradas antes dos 20 anos de idade, sendo frequentes nas mulheres entre a quinta e a sexta década de vida. O tratamento realizado nos poucos casos relatados na literatura mundial não difere do preconizado para a mulher adulta (Bozzini *et al.*, 2021).

TUMORES OVARIANOS

Primeiramente, devemos considerar que neoplasias ovarianas na infância e na adolescência são muito raras, ocorrendo 2,6 casos em cada 100.000 meninas por ano. Neoplasias malignas ovarianas correspondem a 10 a 20% de todas as neoplasias ovarianas, o que corresponde a 1 a 2% de todas as neoplasias malignas da infância e da adolescência (Heo *et al.*, 2014).

Em uma coletânea de 1.037 casos de tumores ovarianos malignos, a incidência de malignidade foi de 0,102 e 1,072 por 100.000 por ano em crianças até 9 anos de idade e em crianças de 10 a 19 anos, respectivamente (Carlson, 1985). Em contraste, a incidência reportada em mulheres acima de 20 anos foi de 11.446 por 100.000 (Brookfield *et al.*, 2009).

Esse tema constitui importante capítulo da pediatria oncológica, porque, apesar de as neoplasias malignas de ovário em crianças e adolescentes serem raras, comparando com a incidência delas em mulheres adultas, constituem o tumor genital maligno mais frequente dessa faixa etária, correspondendo a 60 a 70% de todos os tumores malignos ginecológicos desse grupo (You *et al.*, 2005). Ademais, a distribuição histológica dos tumores ovarianos difere substancialmente entre a população feminina pediátrica e adulta (Heo *et al.*, 2014).

A preservação do tecido gonadal é de grande importância em crianças e adolescentes, não só para a manutenção da fertilidade, mas também para a natural progressão da puberdade; portanto, o manejo de massas ovarianas em pediatria necessita, além de ser curativo, quando possível manter a função ovariana e ser minimamente invasivo (Birbas *et al.*, 2023).

Antes de discriminarmos os tipos de neoplasias benignas e malignas ovarianas em crianças e adolescentes, consideramos importante abordar alguns tópicos citados em seguida.

Manifestações clínicas

É de extrema importância lembrar que os ovários são estruturas localizadas em regiões diferentes no organismo de uma criança e de uma adolescente. Na infância, os ovários apresentam localização um tanto abdominal, diferentemente da localização deles na adolescência, faixa etária na qual passam a ter apresentação pélvica, como na mulher adulta. Esse fato faz com que massas ovarianas, na infância, sejam mais facilmente palpáveis.

Podem estar presentes dor abdominal constante ou intermitente. Evento a ser considerado, especialmente na presença de dor de maior magnitude e rigidez abdominal, é a torção do pedículo vasculonervoso ovariano, que constitui urgência na prática médica. Semitorções do pedículo com retorno à normalidade podem ocorrer, estando presentes em quadros que se apresentam com dor esporádica, intermitente.

Nos quadros de torção de pedículo ovariano, observamos frequentemente náuseas, vômitos, inapetência, suor frio e outros sintomas de síndrome vagal.

Na presença de massas ovarianas, ainda podemos observar alterações dos hábitos intestinal e urinário, perda de peso e perda de apetite.

Obviamente, muitos quadros de tumores ovarianos podem apresentar ausência total de sintomas e constituir diagnóstico acidental, às vezes se investigando outras patologias.

Como será citado posteriormente neste capítulo, alguns tumores, benignos e malignos, podem apresentar produção hormonal, que seriam estrógenos ou andrógenos, o que faria com que pudessem apresentar manifestações clínicas decorrentes dessa produção hormonal. Com isso, poderíamos nos encontrar diante de quadros de puberdade precoce tanto isossexual (manifestações femininas) ou heterossexual (manifestações masculinas ou virilização). Chamamos esse tipo de puberdade precoce "não verdadeira (pseudo)" ou "periférica", na qual o desenvolvimento dos caracteres sexuais secundários estaria sendo causado pela descarga anômala dos hormônios produzidos pelo tumor.

Os sintomas e sinais clínicos observados na pseudopuberdade precoce isossexual poderiam ser constituídos por descarga vaginal, desenvolvimento mamário, presença de pelos pubianos e axilares, e até mesmo menstruações (Heo *et al.*, 2014).

No caso da pseudopuberdade precoce heterossexual, sinais de virilização ou masculinização podem ser encontrados, por exemplo, acne, engrossamento da voz, hirsutismo e/ou aumento do clitóris (Heo *et al.*, 2014).

Diagnóstico

Na presença de sinais e/ou sintomas sugestivos de massas ovarianas, devemos iniciar uma investigação, a qual passa, inicialmente, pela realização de um exame de imagem. Obviamente, na maioria dos casos, indica-se inicialmente a realização de uma ecografia pélvica abdominal (ou transvaginal no caso de adolescentes sexualmente ativas), com complementação da avaliação do abdome superior caso se suspeite de algum outro tipo de patologia. As vantagens da ecografia estão no baixo custo, não necessidade de sedação e ausência de radiação ionizante (Kelleher e Goldstein, 2015). A realização concomitante do Doppler vascular permite avaliar fluxo presente ou não nas massas, como também auxiliar no diagnóstico de possíveis torções de pedículo. A ecografia pode distinguir cistos simples de massas sólidas e complexas (Kelleher e Goldstein, 2015), além de observar líquido livre na cavidade abdominal.

No caso de presença de massas complexas ou suspeita de malignidade, seria indicada a realização de exame de imagem por tomografia computadorizada ou ressonância magnética, o que pode esclarecer melhor a extensão do tumor e sua natureza. Imagens encontradas podem sugerir benignidade ou malignidade.

Tendemos a dar preferência à realização da ressonância magnética para a avaliação de tumores ovarianos, já que se constitui como "padrão-ouro" na avaliação de contrastes teciduais, porém se necessita de tempo maior para sua realização, além de se necessitar de sedação anestésica para sua realização em crianças, dependendo da idade.

No entanto, a tomografia computadorizada também é considerada exame de excelência e apresenta as vantagens de ser de realização mais rápida, não necessitar de sedação e estar mais disponível em serviços de urgência e emergência, porém expõe a paciente à radiação ionizante. A tomografia computadorizada é frequentemente usada para avaliação de doença metastática (*scans*).

Importante avaliação propedêutica no caso de massas anexiais na infância e na adolescência são os marcadores tumorais, que constituem substâncias encontradas no sangue ou outros fluidos corporais, em quantidade aumentada, na presença de determinados tumores. Neoplasias benignas e malignas podem apresentar marcadores tumorais aumentados, porém a situação inversa também pode ocorrer, ou seja, na presença de alguma neoplastia benigna ou maligna, nenhum marcador tumoral pode estar aumentado. A escolha de marcadores tumorais séricos a serem pedidos depende da idade da paciente e da suspeita sobre a origem do tumor, baseado em outros parâmetros clínicos (Rivoire *et al.*, 2002). A importância dos marcadores, além de diagnóstico, é que eles possibilitam que, no seguimento, seja possível observar resposta à terapia e recorrência da doença (Rivoire *et al.*, 2002).

Citamos os marcadores tumorais mais frequentemente associados a tumores ovarianos (Heo *et al.*, 2014; Kelleher e Goldstein, 2015) (Tabela 24.1):

- Alfafetoproteína (AFP): teratoma imaturo, carcinoma embrionário, tumor das células de Sertoli-Leydig, tumor do saco vitelino
- Subunidade beta de gonadotrofina coriônica humana (β-HCG): coriocarcinoma, carcinoma embrionário, disgerminoma
- Desidrogenase lática (LDH): disgerminoma
- Antígeno de câncer 125 (CA-125): tumores epiteliais
- Antígeno de câncer 19-9 (CA-19-9): tumores epiteliais
- Antígeno carcinoembrionário (CEA): tumores epiteliais
- Inibina: tumor de células da granulosa
- Testosterona: tumor das células de Sertoli-Leydig
- Estradiol: tumor juvenil das células da granulosa.

Entretanto, marcadores tumorais negativos não excluem a possibilidade de malignidade, pois esses marcadores são positivos em apenas 54% dos casos (Heo *et al.*, 2014).

Tabela 24.1 Marcadores tumorais.

Marcadores tumorais	Neoplasia ovariana
AFP	Teratoma imaturo Tumor do saco vitelino Carcinoma embrionário Tumor de células de Sertoli-Leydig (raro)
LDH	Disgerminoma
β-hCG	Disgerminoma (raro) Carcinoma embrionário Coriocarcinoma não gestacional
CA-125	Tumores epiteliais malignos
Inibina	Tumor de células granulosas juvenil

AFP: alfafetoproteína; β-hCG: subunidade beta da gonadotrofina coriônica humana; CA-125: antígeno de câncer 125. LDH: desidrogenase láctica. (Fonte: Birbas *et al.*, 2023.)

Classificação

Podemos classificar as massas ovarianas na infância e adolescência em benignas ou malignas e, de acordo com a Organização Mundial da Saúde, o tipo de célula de origem determina tal classificação (Kelleher e Goldstein, 2015) (Figura 24.5):

Classificamos, portanto, da seguinte forma, as massas ovarianas mais frequentemente encontradas em crianças e adolescentes (Kelleher e Goldstein, 2015):

I. Cistos simples: cistos foliculares e cistos de corpo-lúteo (ambos de caráter benigno).
II. Tumores de células germinativas:
   a. Benignos: teratoma cístico maduro, teratoma monodermal, gonadoblastoma.
   b. Malignos: teratoma imaturo, teratoma cístico maduro com transformação maligna, disgerminoma, tumores do saco vitelino, carcinoma embrionário, poliembrioma.
III. Tumores do estroma:
   a. Benignos: tecoma e fibroma.
   b. Malignos: tumor das células da granulosa e tumor das células de Sertoli-Leydig.
IV. Tumores epiteliais:
   a. Benignos: cistoadenoma seroso, cistoadenoma mucoso, tumor endometrioide.
   b. Malignos: adenocarcinoma seroso, adenocarcinoma mucoso, tumor epitelial *borderline*.

Anteriormente à descrição de cada tipo de massa, algumas observações interessantes devem ser feitas.

Primeiramente, gostaríamos de salientar o uso da terminologia "*tumor-like lesions*", amplamente usada pelos colegas patologistas, sedimentada em amplo artigo no periódico *Seminars in Diagnostic Pathology*, em 2014 (Young, 2014). Em tal artigo, que descreve amplamente tumores ovarianos e lesões *tumor-like* nas primeiras três décadas da vida, os autores enquadram os cistos foliculares e cistos de corpo-lúteo como lesões *tumor-like*, retirando-os da classificação de tumor, já que não obedecem às clássicas características de uma neoplasia propriamente dita.

Os cistos simples de ovário compõem as massas ovarianas mais frequentemente encontradas na infância e adolescência (Kelleher e Goldstein, 2015). Folículos ovarianos normais (ou seja, com menos de 3 cm de diâmetro) podem se transformar em cistos funcionais e cistos de corpo-lúteo, se evoluírem para diâmetros superiores a esse (Figura 24.6).

Esses cistos podem evoluir com dor, desenvolvimento de caracteres sexuais secundários precocemente, ruptura, torção de pedículo ovariano, podendo, até mesmo, evoluir para cirurgia.

Cistos foliculares podem estar presentes em diversas etapas da vida, inclusive no período neonatal, na menacme e no período perimenopausa (Young, 2014).

Os cistos neonatais podem ser grandes, sendo citados diâmetros de até 13 cm na literatura (Young, 2014), podendo seu diagnóstico ser realizado ainda no período pré-natal, por meio de ecografia rotineira da gestação. Se diagnosticado, deve ser acompanhado mesmo durante o período pré-natal, já que a torção é possível, mesmo intraútero. Geralmente, os cistos encontrados no primeiro ano de vida são remanescentes de cistos intraútero e tornam-se sintomáticos após o período neonatal (Young, 2014). Após o primeiro ano de vida, tornam-se raros e passam a ser documentados novamente na puberdade.

Os achados ecográficos desses cistos foliculares são de cistos simples ou complexos, os últimos contendo material hiperecoico (debris) intracístico que pode denunciar hemorragias dentro do cisto. Nesses casos de cistos complexos, o Doppler será de grande ajuda para diferenciá-los de lesões malignas (Young, 2014).

Os cistos foliculares pré-puberais são causados pelos pulsos hormonais intermitentes de gonadotrofinas. Nessa fase pré-puberal, geralmente são menores que 1 cm de diâmetro e regridem espontaneamente. Por vezes, podem ter diâmetro maior que 2 cm (2 a 5% dos casos) (Young, 2014).

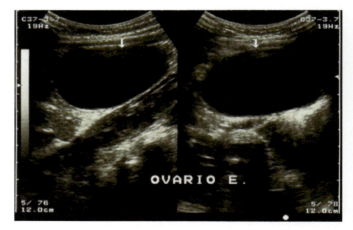

Figura 24.6 Cisto simples produtor de hormônio em criança de 5 anos em quadro de puberdade precoce periférica.

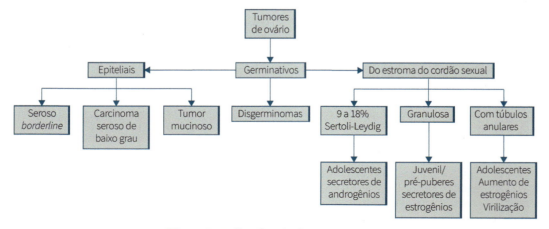

Figura 24.5 Classificação das massas ovarianas.

Na fase da menarca, há aumento na frequência de cistos ovarianos, e muitas das vezes não são cistos foliculares, havendo já um aumento na frequência dos cistos de corpo-lúteo, os quais podem romper e causar hemoperitônio.

Cistos assintomáticos de 2 a 5 cm de diâmetro costumam regredir em 4 a 5 semanas, e cistos maiores de 5 cm de diâmetro demoram cerca de 3 meses para resolução completa.

Cistos de 2 a 5 cm de diâmetro, assintomáticos, justificam conduta conservadora. A dúvida do tipo de abordagem existe em cistos de 5 a 7 cm de diâmetro, quadro no qual seria permissível a conduta conservadora, desde que acompanhado de perto, com abordagem cirúrgica em casos sintomáticos ou em que persista o cisto após 3 meses de evolução (Young, 2014).

Sabe-se que tratamentos hormonais evitam o surgimento de novos cistos, mas não tratam cistos preexistentes. Tratamentos conservadores de cistos ovarianos merecem acompanhamento ecográfico e dosagem de marcadores tumorais para afastar a possibilidade de estarmos diante de um cisto maligno. Ao se optar pelo procedimento cirúrgico, em casos citados anteriormente, deve-se optar por excisão do cisto com preservação do parênquima ovariano; a aspiração do cisto apresenta alta incidência de recorrência e deve ser evitada (Young, 2014).

Outro tipo de lesão *tumor-like* é a endometriose, que pode se apresentar sob a forma de cistos ou massas. Estima-se que 10% dos casos de endometriose sejam observados em adolescentes (Young, 2014) e que endometriomas ocorram em 40% das pacientes adolescentes com endometriose (Kelleher e Goldstein, 2015).

As massas ou cistos causados por endometriose são denominados "endometriomas". A dor pélvica crônica é o principal sintoma das pacientes portadoras de endometriose.

O principal achado ecográfico do endometrioma é a presença de um cisto de paredes grossas com fluido interno homogêneo de aspecto de vidro fosco (*ground glass*) (Kelleher e Goldstein, 2015).

O tratamento de escolha dos endometriomas é a cistectomia por meio de laparoscopia. Usualmente, contraceptivos hormonais orais e agonistas de hormônio liberador de gonadotrofina (GnRH) são usados para o tratamento da endometriose, e observa-se diminuição das recorrências dos endometriomas (Kelleher e Goldstein, 2015). Atualmente, dispomos do uso do dienogeste, progestagênio potente para o tratamento da endometriose, que se espera também diminuir a recorrência de endometriomas.

A falência ovariana prematura também pode apresentar ovários com o aspecto *tumor-like*. No caso da síndrome dos ovários resistentes, túbulos anulares ovarianos podem ser observados, o que simula a figura de um tumor de cordão sexual; nos casos de ooforite autoimune, o aumento dos cistos ovarianos pode ser observado, o que, em conjunto, pode aparentar uma neoplasia.

TUMORES OVARIANOS – BENIGNOS

Tumores de células germinativas

Teratoma cístico maduro. Constitui 55 a 70% das neoplasias ovarianas pediátricas e apresenta 10% de bilateralidade (Heo *et al.*, 2014). É derivado de dois ou três folhetos embrionários (ecto, meso e endoderma), o que faz com que possam apresentar em seu interior vários elementos como pelos, cartilagem, dentes, pele, tecido neural e ósseo, entre outros (Figura 24.7).

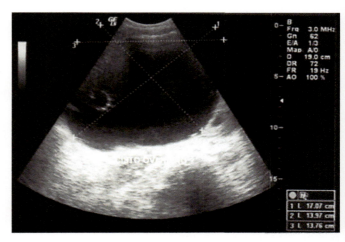

Figura 24.7 Teratoma maduro com visualização de *plug* dermoide em paciente de 18 anos.

Apesar de benigno, pode sofrer malignização. Costuma apresentar estrutura intracística, denominada "nódulo de Rokitansky" ou "*plug* dermoide", que se trata de uma projeção na luz do cisto que contém pelos, dente, gordura, entre outros elementos. O tratamento é constituído de tumorectomia com enucleação do tecido ovariano.

Teratoma monodermal. Pode conter tecidos neural, tireoidiano ou carcinoide. São raros na infância e na adolescência. Pode apresentar evento de tireotoxicose por produzir hormônios tireoidianos caso esteja presente tecido tireoidiano. O tratamento também é constituído de tumorectomia com enucleação do tecido ovariano. Importante lembrar que o derramamento de líquido do cisto no peritônio no momento da cirurgia pode causar peritonite química, aderências e recorrência dos tumores (tanto teratoma cístico maduro como teratoma monodermal).

Gonadoblastoma. Tumor raro, geralmente associado a gônadas disgenéticas, as quais podem se apresentar em sua forma pura (não associada a distúrbios genéticos) ou associadas a distúrbios genéticos (p. ex., síndrome de Turner e seus mosaicos). É sólido ou predominantemente sólido, com frequentes calcificações vistas nas imagens de radiografia ou tomografia computadorizada. Em 50 a 60% dos casos, detecta-se presença de células malignas em seu estudo anatomopatológico, porém de origem de disgerminoma, tumores do saco vitelino, teratomas imaturos ou carcinoma embrionário. Devido a esse grau de potencial de malignidade, devem ser realizadas ooforectomia do ovário disgenético e biópsia do ovário são, caso haja.

Tumores do estroma

Tecoma. Tumor comum na pós-menopausa; geralmente constitui achado casual, apesar de poder apresentar grandes volumes. É geralmente sólido, mas pode apresentar áreas císticas. Contém células luteinizadas que podem produzir androgênios e estrogênios, podendo causar virilização e alterações menstruais. O tratamento em crianças e adolescentes é tumorectomia e enucleação ovariana, e biópsia do ovário contralateral. Em pacientes com tecomas luteinizantes, o tratamento com GnRH e corticoides reduz o risco de peritonite esclerosante (Kelleher e Goldstein, 2015).

Fibroma. Pode ser encontrado em associação com os tecomas, por terem história natural similar, constituindo os fibrotecomas. É raro em crianças e adolescentes. Por vezes, encontra-se associado à síndrome de Garlin, a qual é uma síndrome genética, na qual se observam nevo celular basal, fibromas ovarianos, ceratocistos mandibulares e alterações palmares e plantares (Kelleher e Goldstein, 2015).

Importante lembrar que crianças e adolescentes com fibromas podem apresentar síndrome de Meigs, com presença de ascite e alteração pleural. O tratamento constitui-se da tumorectomia com enucleação do ovário, mantendo-se vigilância posterior já que a recorrência é comum.

Tumores epiteliais

Cistoadenomas seroso e mucoso. São os tipos mais comuns de tumor epitelial em crianças e adolescentes. Geralmente são císticos, uniloculares ou multiloculares, com fina parede ou septo. Podem se malignizar. O tratamento cirúrgico consiste em lavado peritoneal com realização de citologia, exérese do cisto com preservação do ovário, inspeção da cavidade peritoneal com biópsia de regiões suspeitas, com inspeção do ovário contralateral. A recorrência é relativamente frequente (Kelleher e Goldstein, 2015), por isso a vigilância deve ser constante, por vários anos, iniciando-se semestralmente (Kelleher e Goldstein, 2015).

Tumor endometrioide. Rara ocorrência na adolescência, podendo estar associado com cistoadenomas serosos e mucosos, em forma mixada, em pequena porcentagem dos casos.

TUMORES OVARIANOS – MALIGNOS

Anteriormente à descrição dos tumores malignos de ovário, de extrema importância é o entendimento do estadiamento do câncer de ovário, com a descrição da International Federation of Gynecology and Obstetrics (FIGO) (Kelleher e Goldstein, 2015):

De maneira geral, quimioterapia é recomendada para pacientes com estadiamento Ic ou superior a ele. Pacientes tratadas somente com cirurgia, mas que apresentarem recorrência, serão provavelmente submetidas à quimioterapia (Kelleher e Goldstein, 2015).

Protocolos de regimes quimioterápicos e radioterápicos não serão discutidos neste capítulo, já que são frequentemente modificados pela oncologia, devido à rápida evolução dos quimioterápicos e esquemas radioterápicos atuais. Porém, frequentemente, quando indicada quimioterapia, são usadas combinações com cisplatina, etoposídeo e bleomicina.

A seguir, a descrição dos tumores malignos de ovário que podem acometer a infância e a adolescência.

Tumores de células germinativas

São os tumores gonadais mais frequentes na infância e na adolescência (Xiao-Kun *et al.*, 2017).

Teratoma imaturo. Representa 10 a 20% de todos os tumores ovarianos malignos das pacientes com idade inferior a 20 anos (Heo *et al.*, 2014). É um tumor que acomete pacientes jovens com idade compreendida entre 10 e 20 anos, com mediana de 17 anos de idade (Heo *et al.*, 2014). É geralmente unilateral, grande e predominantemente sólido. É bilateral em 10% dos casos (Heo *et al.*, 2014) e contém tecidos embrionários derivados dos três folhetos germinativos, partes sólidas e císticas. A identificação de área sólida com numerosas áreas císticas colabora com a distinção macroscópica em relação aos teratomas maduros. O tratamento cirúrgico geralmente é feito com salpingectomia e ooforectomia do lado acometido, com estadiamento que determina extensão diferenciada cirúrgica e tratamento coadjuvante quando necessário.

Disgerminoma. É um tumor maligno derivado de células germinativas, mais comum na infância e na adolescência; a maioria dos casos ocorre na segunda e terceira década da vida, com 10% deles ocorrendo na primeira década da vida (Heo *et al.*, 2014). Bilateralidade está presente em 10 a 15% dos casos (Kelleher e Goldstein, 2015). A maioria das pacientes é diagnosticada em estágio inicial da doença, e o tratamento cirúrgico é suficiente para a cura, com realização de ooforectomia, lavado peritoneal com citologia, biópsia de lesões suspeitas peritoneais, omentectomia e biópsias do ovário contralateral e linfonodal.

Tumor de saco vitelino. Geralmente ocorre na segunda e terceira década da vida, com mediana aos 19 anos de idade. É usualmente agressivo, com crescimento rápido e invasão da cavidade abdominopélvica. O prognóstico depende do estadiamento da doença; se for inicial, pode ser abordado com cirurgia conservadora, por ser em geral unilateral. Tratamento coadjuvante depende do estadiamento encontrado. Biópsias de lesões suspeitas e linfonodos são obrigatórias no ato operatório. Os tumores geralmente são encapsulados, com extensas áreas de hemorragia e necrose.

Carcinoma embrionário. Raro, altamente maligno, correspondendo a 3% dos tumores ovarianos malignos derivados de células germinativas. Acomete principalmente crianças e adolescentes, com mediana de 14 anos de idade (Kelleher e Goldstein, 2015). Precocidade sexual isossexual e irregularidade menstrual pode estar presente devido à produção de β-hCG. Salpingectomia e ooforectomia unilateral geralmente constituem o tratamento, seguidas de quimioterapia. Áreas císticas, hemorragia e necrose são frequentemente observadas.

Tumores do estroma

Tumores das células da granulosa. Esse tipo de tumor é subdividido em tipo adulto e juvenil, sendo o tipo juvenil o encontrado em infância, adolescência e adultas jovens, em sua maioria. Os achados clínicos e histológicos é que diferem os dois tipos de tumor. Entre as pacientes portadoras da forma juvenil do tumor, 70 a 90% apresentam puberdade precoce isossexual decorrente da produção de estrogênio pelo tumor (Kelleher e Goldstein, 2015). Frequentemente encontramos estradiol aumentado, com níveis baixos de hormônio luteinizante (LH), hormônio folículo-estimulante (FSH) e GnRH. Níveis elevados de inibina também são frequentemente encontrados. A produção de androgênios é rara (Kelleher e Goldstein, 2015). A ocorrência de torção e ruptura é mais frequente em crianças que em adultos. São grandes, unilaterais, multicísticos com parte sólida. O diagnóstico geralmente ocorre em estágios iniciais, o que permite a cirurgia conservadora como tratamento. Estadiamento avançado deve ser tratado com quimioterapia adjuvante. O tumor juvenil de células da granulosa tem prognóstico favorável em pacientes com estadiamento I após ressecção cirúrgica isolada (Wu *et al.*, 2017) (Figura 24.8).

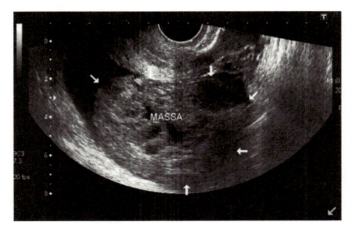

Figura 24.8 Tumor de granulosa em paciente de 18 anos.

Tumor das células de Sertoli-Leydig. Raro tumor derivado do estroma, responsável por menos de 0,5% dos tumores malignos de ovário da infância, com mediana de ocorrência aos 14 anos de idade (Heo *et al.*, 2014). Em 30% dos casos, produz androgênios, podendo causar puberdade precoce, por vezes, heterossexual. Pode apresentar-se como cístico, sólido ou misto. Estadiamento inicial Ia pode ser tratado com salpingectomia e ooforectomia unilateral, na maioria dos casos, com o objetivo de preservação da fertilidade. Estadiamentos mais avançados demandam tratamento cirúrgico mais amplo e quimioterapia.

Tumores epiteliais

Adenocarcinomas seroso e mucoso. São tumores ovarianos malignos raros na infância e adolescência. Entre todos os tumores ovarianos epiteliais, 5 a 16% são malignos (Kelleher e Goldstein, 2015). O tratamento cirúrgico consiste em ooforectomia, com citologia de lavado peritoneal, biópsias de lesões suspeitas, de linfonodo, omento e ovário contralateral caso a doença esteja confinada ao ovário (Heo *et al.*, 2014). Altos índices de recorrência são observados nos adenocarcinomas e em pacientes com estadiamento II ou superior; cirurgias conservadoras não são atualmente recomendadas. Quimioterapia coadjuvante é padrão atual para todos os adenocarcinomas de ovário, independentemente do estadiamento (Kelleher e Goldstein, 2015).

Tumor epitelial *borderline*. Também denominado "tumor epitelial com baixo potencial de malignidade". Apresenta proliferação atípica de células epiteliais sem invasão do estroma ovariano. É mais frequente em crianças do que em adultos.

CONSIDERAÇÕES FINAIS

Finalizando, algumas considerações a respeito do assunto. Carcinomas ovarianos são raros em crianças e adolescentes. A maioria dos casos em crianças e adolescentes é diagnosticada em estadiamento inicial e tem bom prognóstico (Chaopotong *et al.*, 2015). Por isso, a preservação da fertilidade e da função gonadal com a proposta de cirurgias conservadoras é a ideia inicial (Chaopotong *et al.*, 2015).

Como descrito anteriormente, a torção de pedículo anexial é uma complicação que pode ocorrer abrangendo ovários sãos, mas também ovários com neoplasia, sendo a incidência de 42 a 50% das torções ocorrendo em ovários sãos (Kelleher e Goldstein, 2015).

O hipotético risco de tromboembolismo após distorção do pedículo ovariano durante ato cirúrgico não tem sido observado (Kelleher e Goldstein, 2015), o que autoriza a distorção com a intenção de preservação da gônada, obviamente com a observação clínica posterior ao ato cirúrgico.

A realização de ooforopexia é controversa (Kelleher e Goldstein, 2015). Muitos autores, entretanto, recomendam a realização da ooforopexia após a distorção do anexo (Kelleher e Goldstein, 2015).

A castração desnecessária de uma criança ou adolescente deve ser evitada (Alves e Tubino, 1992), e o correto estadiamento ao diagnóstico e o entendimento da doença são absolutamente necessários para uma boa condução do caso.

Bastante interessante foi a observação em importante trabalho realizado em hospital universitário, na Holanda, no qual foi observado que a presença de um ginecologista cirurgião durante o ato cirúrgico na abordagem de massas benignas na infância e na adolescência diminuiu significativamente a realização de ooforectomias desnecessárias (Hermans *et al.*, 2015).

Portanto, crianças e adolescentes com massas ovarianas devem ser tratadas em centros especializados multidisciplinares com suporte médico e psicológico adequados, evitando ooforectomias desnecessárias e proporcionando o melhor resultado terapêutico possível (Birbas *et al.*, 2023).

REFERÊNCIAS BIBLIOGRÁFICAS

AGUIAR, L. M. *et al.* Verrugas na região vulvar e perianal de crianças e de adolescentes. *In*: SOARES JÚNIOR, J. M.; BARACAT, E. C. *Ginecologia na Infância e na Adolescência*, 1. ed. Rio de Janeiro: Atheneu, 2021. p. 139-157.

AGUIAR, L. M.; MORAES, A. S.; ALMEIDA, J. A. M. Tumores da vulva na infância e na adolescência. *In*: SOARES JÚNIOR, J. M.; BARACAT, E. C. *Ginecologia na Infância e na Adolescência*. 1. ed. Rio de Janeiro: Atheneu, 2021b. p. 342-353.

ALMEIDA, J. A. M; MORAES, A. S. Tumores da vagina na infância e na adolescência. *In*: SOARES JÚNIOR, J. M.; BARACAT, E. C. *Ginecologia na Infância e na Adolescência*. 1. ed. Rio de Janeiro: Atheneu, 2021. p. 357-367.

ALMEIDA, J. A. M.; OLIVEIRA, V. H. B. Sangramento genital em crianças. *In*: SOARES JÚNIOR, J. M.; BARACAT, E. C. *Ginecologia na Infância e na Adolescência*. 1. ed. Rio de Janeiro: Atheneu, 2021. p. 342-353.

ALMEIDA, J. A. M.; RHEME, M. F. B.; FILIPPETTO, B. M. Tumores genitais na infância e adolescência. *In*: MAGALHÃES, M. L. C.; REIS, J. T. L. *Ginecologia infanto-juvenil*. Rio de Janeiro: Medbook Editora Científica, 2007. p. 331-341.

ALVES, E.; TUBINO, P. Tumores ginecológicos na infância. *Revista Brasileira de Cancerologia*, v. 38, n. 4, p. 151-162, 1992.

BIRBAS, E. *et al.* Ovarian masses in children and adolescents: a review of the literature with emphasis on the diagnostic approach. *Children*, v. 10, n. 7, p. 1-24, 2023.

BOZZINI, N. *et al.* Sangramento uterino anormal estrutural na adolescência. *In*: SOARES JÚNIOR, J. M.; BARACAT, E. C. *Ginecologia na Infância e na Adolescência*. 1. ed. Rio de Janeiro: Atheneu, 2021. p. 433-437.

BROOKFIELD, K. F. *et al.* A population-based analysis of 1037 malignant ovarian tumors in the pediatric population. *Journal of Surgical Research*, v. 156, n. 1, p. 45-49, 2009.

CARLSON, J. A. Gynecologic neoplasms. *In*: LAVERY, J. T.; SANFILIPPO, J. S. *Pediatric and adolescent obstetrics and gynecology*. New York: Springer-Verlag, 1985. p. 124-148.

CHAOPOTONG, P. *et al.* Ovarian cancer in children and adolescents: treatment and reproductive outcomes. *Asian Pacific Journal of Cancer Prevention*, v. 16, n. 11, p. 4787-4790, 2015.

EMANS, S. J. Vulvovaginal problems in the prepuberal child. *In*: EMANS, S. J.; LAUFER, M. R.; GOLDSTEIN, D. P. *Pediatric and adolescent gynecology*. Philadelphia: Lippincott-Raven, 1998. p. 75-107.

FEDERAÇÃO BRASILEIRA DAS ASSOCIAÇÕES DE GINECOLOGIA E OBSTETRÍCIA. Sangramento genital na infância. *In: Manual de Ginecologia Infanto-Juvenil 2013-2015*. São Paulo: Febrasgo, 2017. p. 68-76.

FEDERAÇÃO BRASILEIRA DAS ASSOCIAÇÕES DE GINECOLOGIA E OBSTETRÍCIA. *Tumores Ovarianos na Adolescência*. Protocolos Febrasgo: Ginecologia, 2021. p. 1-25.

HELLER, D. S. Lower genital tract disease in children and adolescents – a review. *Journal of Pediatric and Adolescent Gynecology*, v. 18, n. 2, p. 75-83, 2005.

HEO, S. H. *et al.* Review of ovarian tumors in children and adolescents: radiologic-pathologic correlation. *Radiographics*, v. 34, n. 7, p. 2039-2055, 2014.

HERMANS, A. J. *et al.* Diagnosis and treatment of adnexal masses in children and adolescents. *Obstetrics & Gynecology*, v. 125, n. 3, p. 611-615, 2015.

HOROWITZ, I. R.; CUESTA, R. S. Benign and malignant tumors of the ovary. *In*: CARPENDER, S. E. K.; ROCK, J. A. *Pediatric and adolescent gynecology*. New York: Raven Press, 1992. p. 397-416.

KELLEHER, C. M.; GOLDSTEIN, A. L. Adnexal masses in children and adolescents. *Clinical Obstetrics and Gynecology*, v. 58, n. 1, p. 76-92, 2015.

KOHLHAUSER, M. *et al.* The cyst of the canal of Nuck: anatomy, diagnostic and treatment of a very rare diagnosis – a case report of an adult woman and narrative review of the literature. *Medicina*, v. 58, n. 10, p. 1-13, 2022.

LAUFER, M. R.; GOLDSTEIN, D. P. Structural abnormalities of the female reproductive tract. *In*: EMANS, S. J.; LAUFER, M. R.; GOLDSTEIN, D. P. *Pediatric and adolescent gynecology*. Philadelphia: Lippincott-Raven Publishers, 1998. p. 302-362.

MARATHE, K.; ELLISON, K. Basic dermatology in children and adolescents. *In*: SANFILIPPO, J. S.; LARA-TORRE, E. GOMEZ-LOBO, V. *Pediatric and adolescent obstetrics and gynecology*. New York: Taylor & Francis Group, 2020. P. 114-115

MBURU, A. W. *et al.* Epidemiological profile and clinico-pathological features of pediatric gynecological cancers at Moi Teaching & Referral Hospital, Kenya. *Gynecologic Oncology Reports*, v. 40, n. 100956, p. 1-6, 2022.

MENEZES, D. B. Abordagem sumária dos tumores genitais femininos na infância e na adolescência. *In*: MAGALHÃES, M. L. C.; ANDRADE, H. H. S. M. *Ginecologia infanto-juvenil*. Rio de Janeiro: Medsi, 1998. p. 443-456.

MENG, Z. *et al.* Vaginal tumours in childhood: a descriptive analysis from a large paediatric medical centre. *Pediatric Surgery International*, v. 38, n. 6, p. 927-934, 2022.

MONTEIRO, L. M. M.; MACHADO, M. S. C.; BALLALAI, I. O ginecologista e o calendário vacinal da criança e da adolescente. *In*: ALMEIDA, J. A. M.; MONTEIRO, D. L. M. *Ginecologia e Obstetrícia na Infância e na Adolescência*. Rio de Janeiro: Thieme Revinter, 2022. p. 83.

OMOLE, F. *et al.* Bartholin duct cyst and gland abscess: office management. *American Family Physician*, v. 99, n. 12, p. 760-766, 2019.

PANG, L. *et al.* Malignant transformation of vaginal adenosis to clear cell carcinoma without prenatal diethylstilbestrol exposure: a case report and literature review. *BMC Cancer,* v. 19, n. 1, p. 1-8, 2019.

POMMERT, L.; BRADLEY, W. Pediatric gynecologic cancers. *Current Oncology Reports*, v. 19, n. 7, p. 1-8, 2017.

RIVOIRE, M. *et al.* Combination of neoadjuvant chemotherapy with cryotherapy and surgical resection for the treatment of unresectable liver metastases from colorectal carcinoma: Long-term results. *Cancer: Interdisciplinary International Journal of the American Cancer Society*, v. 95, n. 11, p. 2283-2292, 2002.

SIMMS-CENDAN, J. Common vulvar and vaginal complaints. *In*: SANFILIPPO, J. S.; LARA-TORRE, E.; GOMEZ-LOBO, V. *Textbook of pediatric and adolescent gynecology*. New York: Taylor & Francis Group, 2020. P. 96-97.

SOLOMON, L. A.; ZURAWIN, K. R.; EDWARDS, C. L. Vaginoscopic resection for rhabdomyosarcoma of the vagina: a case report and review of the literature. *Journal of Pediatric and Adolescent Gynecology*, v. 16, n. 3, p. 139-142, 2003.

SOOD, R.; TRIVEDI, S.; TANWAR, P. Hydrocele in the canal of Nuck in a young female: a rare case report. Journal of Surgical Case Reports, v. 2022, n. 7, p. 1-2, 2022.

STRICKLAND, A. L.; FADARE, O. Pediatric vulvar malignancies: rare but important to know. *Seminars in Diagnostic Pathology*, v. 38, n. 1, p. 99-109, 2021.

TUMINI, S. *et al.* Genital sanguineous discharge in prepuberty: a case of mullerian papilloma of vagina in a nine-year-old girl. *Journal of Pediatric Endocrinology and Metabolism*, v. 23, n. 8, p. 831-832, 2010.

WU, H. *et al.* Juvenile granulosa cell tumor of the ovary: a clinicopathologic study. *Journal of Pediatric and Adolescent Gynecology*, v. 30, n. 1, p. 138-143, 2017.

XIAO-KUN, L. *et al.* Gonadal germ cell tumors in children. *Medicine*, v. 96, n. 26, p. e7386, 2017.

YOU, W. *et al.* Gynecologic malignancies in women aged less than 25 years. *Obstetrics & Gynecology*, v. 105, n. 6, p. 1405-1409, 2005.

YOUNG, R. H. Ovarian tumors and tumor-like lesions in the first three decades. *Seminars in Diagnostic Pathology*, v. 31, n. 5, p. 382-426, 2014.

ZEIGUER, N. J.; ZEIGUER, B. K. Tumores. *In*: ZEIGUER, N. J.; ZEIGUER, B. K. *Vulva, vagina y cuello* – Infancia y adolescencia. Buenos Aires: Editorial Medica Panamericana, 1996. p. 271-313.

PARTE 5

Infecções

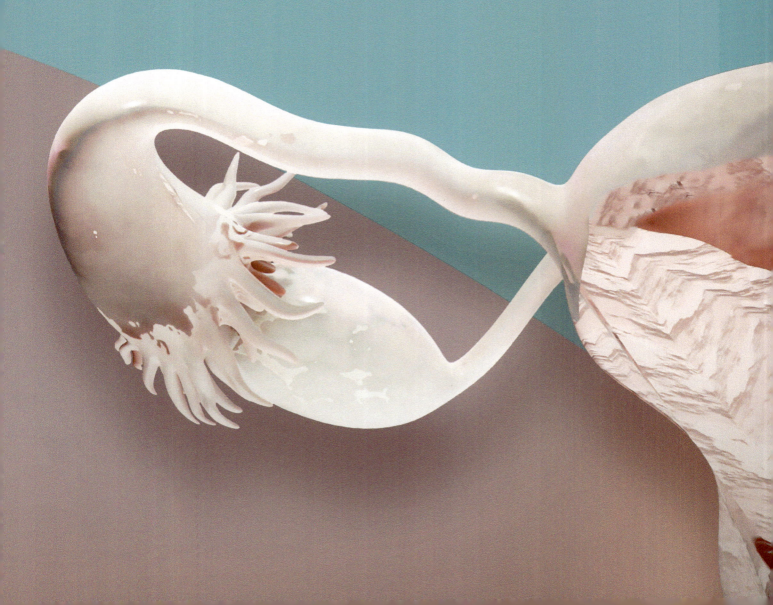

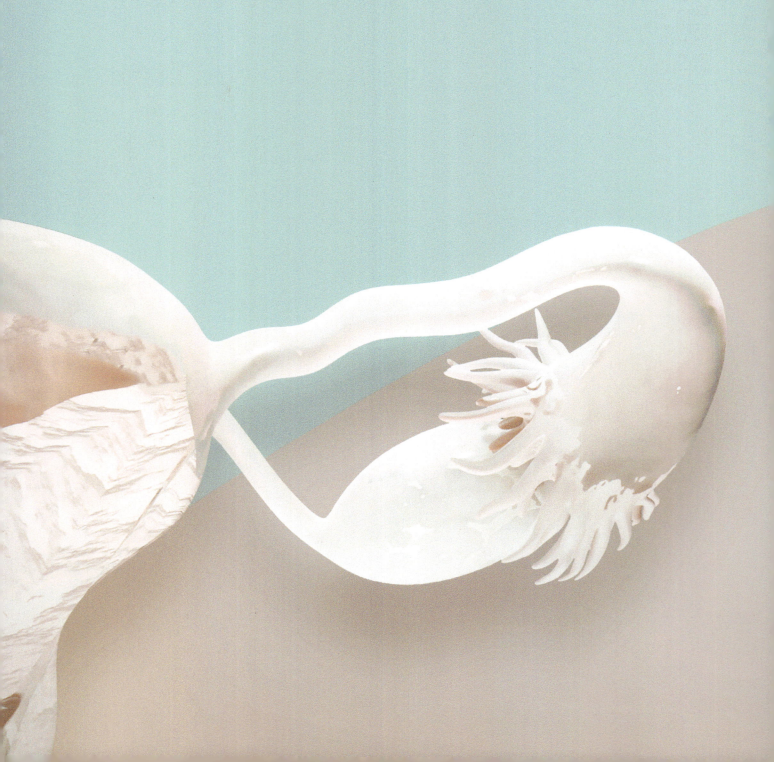

CAPÍTULO 25

Úlceras Genitais

Paulo Cesar Giraldo • Rose Luce Gomes do Amaral • José Eleutério Junior • Ana Katherine Gonçalves

INTRODUÇÃO

Úlceras genitais (UGs) são lesões localizadas na vulva, vagina ou colo uterino com perda de tecido, envolvendo a epiderme e a derme ou apenas a epiderme. As UGs podem se apresentar em tamanho e número variados, quase sempre associadas a processo inflamatório. Necrose, infecção, sangramento e tecido granulomatoso podem estar presentes, mas isso não é obrigatório.

Sinonímia. Cancro, erosão genital ou ferida genital.

Epidemiologia. Acomete uma parcela significativa da população feminina, tendo sua lesão mais comum, quando de causa infecciosa, associada ao vírus do herpes simples. Na população de sexo masculino atendida em clínicas especializadas, cerca de 70% dos casos têm etiologia sexualmente transmissível, porém esse número pode variar dependendo da população estudada.

Nos casos de UGs sexualmente transmissíveis, o herpes simplex (tipo 1 e 2) é o agente mais prevalente, contudo o *Treponema pallidum* (sífilis) tem se tornado cada vez mais frequente desde 2017 e, em decorrência de sua importância clínica e repercussão sistêmica, assume um desafio para os serviços de saúde pública e para o atendimento privado.

Classificação. Do ponto de vista didático e para facilitar a abordagem das UGs, podemos classificá-las em (Tabela 25.1):

- UGs relacionadas às infecções sexualmente transmissíveis (ISTs)
- UGs não relacionadas às ISTs.

Esse entendimento tem desdobramentos clínicos e de tratamento da paciente e do(s) seu(s) parceiro(s) sexual(is).

As UGs relacionadas às ISTs têm como agentes etiológicos os seguintes microrganismos: *herpes simplex virus* (HSV), *Treponema pallidum* (sífilis), *Haemophilus ducreyi* (cancro mole), *Chlamydia trachomatis* sorotipos L1-3 (linfogranuloma venéreo – LGV) e *Klebsiella granulomatis* (granuloma inguinal ou donovanose). As UGs não relacionadas às ISTs têm como as principais causas: vasculites autoimune, traumática, vascular, neoplásica e doenças inflamatórias da pele (pênfigo, eritema multiforme, líquen plano erosivo e farmacodermia) (Figuras 25.1 e 25.2).

Potenciais complicações. As UGs, além de proporcionarem incômodo e muitas vezes dor para a mulher, têm como complicação importante ser um meio facilitador para a aquisição de outros agentes relacionados às ISTs, em especial o vírus da imunodeficiência humana (HIV). As UGs podem facilitar a transmissão sexual e perinatal do HIV. A quebra da integridade da mucosa cria facilidades na entrada de microrganismos, proporcionando aumento importante no risco de aquisição de HIV em mais de três vezes.

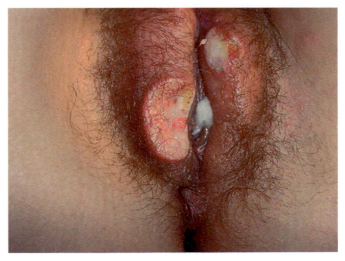

Figura 25.1 Úlceras vulvares.

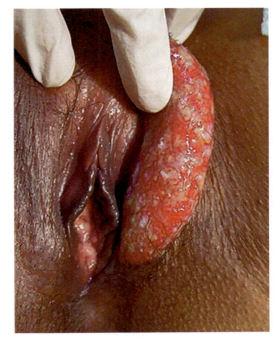

Figura 25.2 Herpes hipertrófico em paciente HIV-positiva.

Tabela 25.1 Classificação segundo a CID-10.

N76.6	Ulcerações vulvares
A60	Infecções anogenitais pelo vírus do herpes
S31.4	Ferimento da vagina e da vulva
N48.5	Síndrome de úlcera genital (excluído herpes genital)

DIAGNÓSTICO

O diagnóstico etiológico das UGs femininas nem sempre é fácil de ser realizado. Entre outras causas, o tempo decorrido entre o início dos sintomas e a procura pelo serviço de saúde habitualmente é longo. Além disso, não há, habitualmente, disponibilidade para o uso de exames laboratoriais para a identificação do agente causal.

Outro fato importante a ser considerado é que, mesmo em serviços que dispõem de recursos laboratoriais, em mais de 50% dos casos, não se consegue fechar o diagnóstico etiológico.

Há, portanto, uma tendência a se fazer o diagnóstico sindrômico, e não o etiológico. Tanto o Ministério da Saúde brasileiro como a Organização Mundial da Saúde (OMS) sugerem o tratamento sindrômico das UGs, para não correr o risco de deixar passar uma IST sem tratamento; contudo, essa abordagem, apesar de necessária em alguns casos, nada mais é que um teste terapêutico, com todas as inconveniências que isso possa acarretar.

Portanto, mesmo nos casos em que há a necessidade de fazer o tratamento sindrômico, recomenda-se fazer a pesquisa dos possíveis agentes etiológicos. As dificuldades dos serviços de saúde não justificam uma prática simplista de ignorar e não se preocupar em tentar identificar a causa da doença.

O procedimento básico de investigação da causa das UGs consiste em identificar com detalhes:

1. Tempo e forma de evolução da UG.
2. Localização precisa, dividindo preferencialmente a vulva em terços.
3. Aspecto: tamanho, profundidade, grau de inflamação.
4. Presença de linfadenomegalia regional e/ou a distância.
5. Aparecimento concomitante de outras lesões no corpo e na boca.
6. Presença de fator desencadeante: trauma, uso de medicamentos, outras pessoas com o mesmo quadro.
7. Presença de doenças sistêmicas.

Recomenda-se a coleta de material para investigação:

1. Comprimir delicadamente uma lâmina de vidro sobre a UG, fixar a lâmina com fixador de Papanicolaou e encaminhar para o serviço de citopatologia. Identificar a lâmina como "IMPRINT" e pesquisar células multinucleadas (herpes simples). Esse procedimento está disponível na rede pública de saúde.
2. Raspar superficialmente a UG com *swab* ou espátula de Ayre, dispondo o material em uma lâmina de vidro. Secar em ar ambiente e encaminhar ao serviço de microscopia para pesquisa de *Haemophilus ducreyi*. Esse procedimento também está disponível na rede pública de saúde.
3. Raspar novamente a base da úlcera quantas vezes forem necessárias para inoculação em: meio de transporte, soro fisiológico e meio de fixação para reação em cadeia da polimerase (PCR, do inglês *polymerase chain reaction*) (usar os meios que estiverem disponíveis).
4. Limpar a úlcera e coletar linfa da base (espremer) colocando-a em soro fisiológico e lâmina de vidro para investigação de *Treponema pallidum* em microscopia de campo escuro.
5. Coletar amostra de sangue para sorologia de sífilis (VDRL, FTA-Abs), hepatites B e C, e HIV. Esse procedimento também está disponível na rede pública de saúde.
6. Nos casos de evolução arrastada (> 30 dias): realizar biópsia. Infiltrar a lesão com xilocaína a 2%. Realizar a biópsia da lesão ulcerada vulvar com *punch* dermatológico de 3 mm.

Para biópsias sobre vagina e colo uterino, deve-se usar pinça saca-bocado. Colocar o tecido obtido em vidro com formol e encaminhar ao serviço de citopatologia. Esse procedimento também está disponível na rede pública de saúde.

Dependendo da localização, considerar a prevalência mais frequente das doenças para o tratamento, uma vez que, como já foi dito, o diagnóstico complementar não é suficiente para identificar o agente causal em aproximadamente 50% dos casos.

Como é possível perceber, a maioria dos métodos de diagnóstico das UGs está disponível no sistema público de saúde brasileiro. O diagnóstico etiológico direciona o tratamento de forma precisa, diminui a chance de tratamentos excessivos com seus efeitos colaterais, diminui o desenvolvimento de resistência microbiana e, principalmente, não cria situações desagradáveis de classificar como IST uma UG que não é IST.

Atualmente, há que se considerar que houve evolução significativa nas técnicas diagnósticas, em especial no concernente à identificação de agentes etiológicos de várias doenças, particularmente as ISTs. Já estão disponíveis para utilização clínica os testes moleculares de amplificação do DNA de fungos, bactérias e vírus. Esses testes são considerados padrão-ouro de diagnóstico de inúmeras doenças. Os testes imunocromatográficos (testes rápidos) tiveram significativo avanço e podem ser executados com sangue de polpa digital que oferece resultados rápidos (cerca de 30 minutos), dispensando, assim, a complexidade das estruturas laboratoriais. Muitas vezes, esses testes já estão disponíveis em unidades públicas de saúde (a depender do estado, cidade e unidade).

Alguns serviços privados dispõem de painéis multiplex de PCR com identificação de múltiplos agentes simultaneamente (herpes tipo 1, herpes tipo 2, *Treponema pallidum*, *Haemophilus ducreyi*, LGV, citomegalovírus, vírus varicela-zóster). Deve-se esfregar a escovinha estéril na base da úlcera, colocar o material coletado em meio próprio (meio Cobas® PCR, CellPreserv, Thinprep™, Sureprep®, Surepath™, Gynoprep®, etc.) e encaminhar para o laboratório de biologia molecular. O material poderá ser guardado em temperatura ambiente por até 48 horas.

Uma vez colhido o material da úlcera, o tratamento pode ser iniciado de maneira presuntiva seguindo os preceitos do tratamento sindrômico de úlceras genitais no Ministério da Saúde brasileiro. O médico deve tratar empírica ou sindromicamente, considerando o diagnóstico mais provável, com base na apresentação clínica e nas circunstâncias epidemiológicas.

PRINCIPAIS CAUSAS DE ÚLCERAS GENITAIS RELACIONADAS ÀS INFECÇÕES SEXUALMENTE TRANSMISSÍVEIS

Herpes genital

O herpes genital (HG) é uma IST de alta prevalência em nosso meio. Nos EUA, aproximadamente 15 a 20% dos adultos sexualmente ativos já manifestaram a infecção clínica e quase 45% apresentaram anticorpos para o vírus, sugerindo uma alta taxa de transmissibilidade.

O herpes simples vírus (HSV) pode provocar lesões na pele e nas mucosas dos órgãos genitais masculinos e femininos. O HG manifesta-se por pequenas vesículas que se agrupam nos genitais masculinos e femininos (Figura 25.3). Às vezes, elas estão presentes dentro do meato uretral ou, por contiguidade, podem atingir a região anal e perianal, de onde se disseminam se não

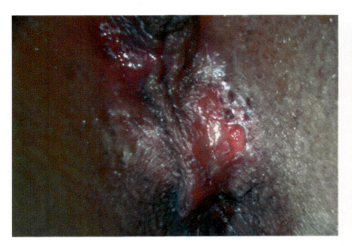

Figura 25.3 Herpes genital. Lesões exulceradas. (Fonte: arquivo pessoal do Prof. Paulo Giraldo.)

houver bom controle por meio do sistema imunológico de cada indivíduo. Os casos de primoinfecção herpética (sem contato prévio com o HSV) podem vir acompanhados de sintomatologia sistêmica (mialgia, febre e adinamia). Nesses casos, as lesões podem acometer a cérvice uterina além da vulva (Figura 25.4), promovendo muita dor na região pélvica e até a retenção urinária (bexigoma). Falta de sono, traumas, trabalho excessivo, uso de drogas, constrangimentos emocionais, má alimentação (desnutrição), síndrome da imunodeficiência adquirida (AIDS), uso de altas doses de corticoide, neoplasias, quimioterapia, entre outras são as principais causas de imunossupressão.

As lesões do HG costumam regredir espontaneamente, mesmo sem tratamento, nos indivíduos imunocompetentes. Por certo, casos sem tratamento antiviral persistirão por longos períodos e com muito mais desconforto. Nos imunodeprimidos, incluindo os infectados pelo HIV, porém, elas podem adquirir dimensões extraordinárias, mesmo com os tratamentos habituais. O Centers for Disease Control and Prevention (CDC) dos EUA considera caso definidor de AIDS a presença de lesão herpética em mucosas por mais de 30 dias.

A lesão apresenta ardor, prurido, formigamento e adenomegalia, que podem anteceder a erupção cutânea. Hiperemia aparece alguns dias após e depois evolui para vesículas agrupadas, que, após, se rompem, formando exulceração dolorosa seguida de cicatrização (Figura 25.5). O vírus migra pela raiz nervosa até alojar-se em um gânglio neural, onde permanece quiescente até a recidiva seguinte.

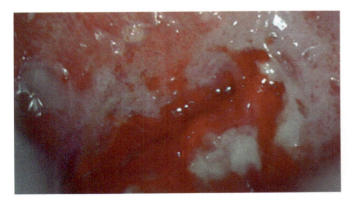

Figura 25.4 Herpes genital. Cervicite herpética. (Fonte: arquivo pessoal do Prof. Paulo Giraldo.)

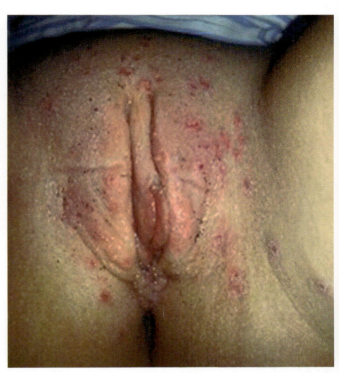

Figura 25.5 Herpes genital. Lesões crostosas. (Fonte: arquivo pessoal do Prof. Paulo Giraldo.)

O diagnóstico é essencialmente clínico (anamnese e exame físico). A cultura e a biópsia são raramente utilizadas, pois sua sensibilidade diminui com a duração da lesão. A maior facilidade na realização da pesquisa de HSV por técnicas de biologia molecular (PCR) incrementou a sensibilidade e a especificidade de diagnóstico, ajudando no diagnóstico diferencial das lesões que nem sempre são típicas. Infelizmente, muitos pacientes chegam para a consulta após a rotura das vesículas, podendo oferecer dificuldade ao diagnóstico clínico apenas.

A detecção da glicoproteína específica do HSV para determinar a etiologia da lesão pelo HSV-2, utilizando-se testes rápidos, é defendida pelos norte-americanos, principalmente em gestantes, com a finalidade de se estabelecerem medidas profiláticas da transmissão vertical, ou entre casais soro discordantes para o HIV, com o intuito de reduzir a transmissão horizontal.

Sífilis

Também conhecida por "lues", "cancro duro" e "protossifiloma", é uma doença infectocontagiosa, de evolução sistêmica (crônica), ocorrendo, principalmente, por transmissão sexual, mas também por outros contatos íntimos. O agente etiológico é o *Treponema pallidum*. Pode ser transmitida da mãe para o feto (intraútero) ou pelo contato da criança com as lesões maternas durante o parto.

As manifestações clínicas dependem do tempo da doença. Na sífilis primária (recente), observa-se a presença de lesão única (podendo ser múltipla em raros casos), com bordas endurecidas pelo processo inflamatório linfoplasmocitário (cancro duro ou cancro de inoculação) (Figura 25.6). É mais comum ser visível no homem, no sulco balanoprepucial, que na mulher (Figura 25.7). O cancro duro, se não for tratado, pode persistir por 30 a 90 dias, involuindo espontaneamente. Na mulher, muito

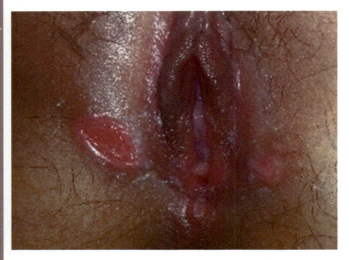

Figura 25.6 Sífilis. Lesão primária. (Fonte: arquivo pessoal do Prof. Paulo Giraldo.)

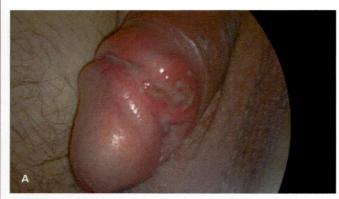

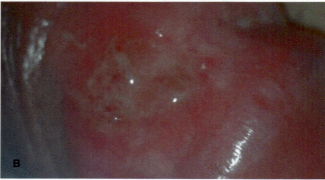

Figura 25.7 Sífilis. Lesão primária. (Fonte: arquivo pessoal do Prof. Paulo Giraldo.)

raramente se observa lesão em vulva. O cancro duro desaparece em 21 a 30 dias após a inoculação. Além dele, adenopatia satélite ocorre e é bilateral (inguinal), indolor e não inflamatória. Ambos são conhecidos como "sífilis primária".

Em todas as fases da sífilis, pode-se usar a sorologia para fazer o diagnóstico. Existem sorologias treponêmicas (FTA-Abs; MHA-TP, teste rápido) e não treponêmicas (VDRL, mais usado, RPR, ELISA). O VDRL reator com título igual ou superior a 1/8 é entendido como doença e o paciente deve ser tratado.

A sífilis adquirida é confirmada quando o indivíduo apresenta evidência clínica da doença (presença de cancro duro ou cancro plano, roséolas, madarose etc.) e testes não treponêmico e treponêmicos reagentes. Outra situação ocorre quando o indivíduo é assintomático, mas tem um teste não treponêmico reagente (titulação baixa e teste treponêmico reagente).

O VDRL com titulação baixa pode indicar um falso-positivo, devido à possibilidade de reações cruzadas, ou um falso-negativo, no início da fase primária ou mesmo na fase latente tardia. O mesmo pode ocorrer com exames treponêmicos, porém com menor frequência. Os testes treponêmicos costumam ficar positivos por toda a vida do indivíduo.

Segundo o Ministério da Saúde do Brasil, caso suspeito em grávida ocorre quando existem evidências clínicas de sífilis ou teste não treponêmico reagente (qualquer titulação). O caso é considerado confirmado quando a gestante apresenta teste não treponêmico reagente (qualquer titulação) e teste treponêmico reagente, independentemente de qualquer evidência clínica de sífilis. Gestantes com teste treponêmico reagente e teste não treponêmico não reagente (ou não realizado) também devem ser consideradas positivas. Felizmente, a evolução das técnicas de biologia molecular ajuda no diagnóstico que nem sempre é fácil de ser feito pelas sorologias devido às várias opções e fases da evolução da doença. A PCR para o *Treponema pallidum* é altamente sensível e específica, seja nas lesões primárias e secundárias, seja quando há apenas a treponemia.

A sífilis secundária e a sífilis tardia não costumam apresentar ulceração, contudo as lesões planas da sífilis secundária podem ulcerar. Habitualmente, o condiloma plano (sífilis secundária) localiza-se na área genital devido a umidade, oclusão e trauma (Figura 25.8).

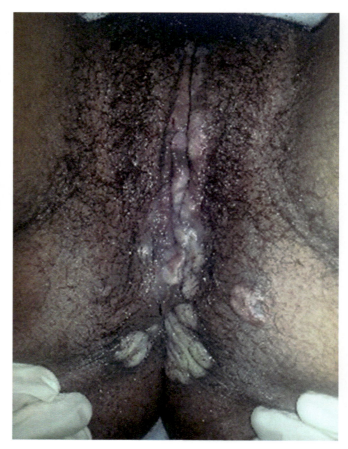

Figura 25.8 Sífilis. Condiloma plano. (Fonte: arquivo pessoal do Prof. Paulo Giraldo.)

Cancro mole

O cancro mole é uma doença infecciosa aguda de transmissão sexual e ulcerativa, localizada nos genitais, pouco frequente em nosso meio. Pode estar associado à adenopatia inguinal uni ou bilateral. É causado pelo cocobacilo (ou bastonete curto) gram-negativo *Haemophilus ducreyi*.

O período de incubação é de 3 a 7 dias. Pequenas pápulas dolorosas rapidamente se rompem para formar úlceras rasas, com bordas irregulares. Logo depois, ocorre erosão fagedênica, que ocasionalmente leva à destruição tecidual acentuada. Os linfonodos inguinais se tornam dolorosos, aumentados e aderidos entre si e podem formar um abscesso com flutuação (bubão) na virilha.

O diagnóstico deve ser feito pelo exame bacterioscópico após limpeza da lesão com soro fisiológico, coletando-se, com alça de platina ou espátula, exsudato purulento do fundo da lesão, preferencialmente sob as bordas. A positividade ocorre em 50% dos casos. A cultura para *H. ducreyi* e a biópsia da UG podem ser úteis no diagnóstico diferencial ou em casos não responsivos à terapia empregada. Apesar da pequena incidência da doença, os casos duvidosos podem ser elucidados fazendo-se o teste de PCR para o *H. ducreyi*, bastando coletar o material da úlcera. Não se deve esquecer de que o teste para HIV deverá ser feito rotineiramente em pacientes com úlcera genital.

Linfogranuloma venéreo

Também conhecido por "linfogranuloma inguinal", "mula", "bubão" ou "doença de Nicolas-Favre", caracteriza-se pelo aparecimento de lesão genital (lesão primária) de curta duração e que se apresenta como ulceração (ferida) ou pápula e tem como agente etiológico a *Chlamydia trachomatis* L1, L2 e L3. Apresenta um período de incubação que varia de 3 a 32 dias, após o que surge a papulovesícula ou pequena erosão, que em geral passa despercebida, pois cicatriza em poucos dias. A localização preferencial é na genitália externa. Assim como o cancro mole, o LGV tem baixíssima prevalência em nosso meio, sendo diagnóstico de exceção.

O diagnóstico deve considerar, além do quadro clínico, que muitas vezes se apresenta de forma incaracterística, alguns exames complementares que poderão ajudar na propedêutica diagnóstica. Portanto, o diagnóstico é embasado na clínica, epidemiologia e exclusão de outras etiologias para proctites, linfadenomegalia inguinal ou UGs ou retais. Lesões genitais, material retal e material do linfonodo podem ser testados para *C. trachomatis* por cultura, imunofluorescência direta ou detecção dos ácidos nucleicos. Além desses, temos que realçar a importância da PCR específica para a *Chlamydia trachomatis*, padrão-ouro de diagnóstico para a doença.

Entre os exames utilizados, podemos citar:

- Citopatológico: raramente positivo (ver inclusões citoplasmáticas características)
- ELISA: alta sensibilidade, identificação dos anticorpos contra o antígeno do grupo e não dos diferentes sorotipos
- Cultura com células de McCoy: alta especificidade, tornando-se positiva em 3 dias, contudo é feita em poucos lugares e exige profissional experiente
- Sorológico (reação de fixação do complemento): teste mais empregado, tem alta sensibilidade e baixa especificidade. Positividade não implica atividade da doença

- Sorologia de Ct (fixação do complemento com títulos superiores a 1:64 ou microimunofluorescência com títulos maiores que 1:256): diagnóstico do LGV em contexto clínico apropriado
- Microimunofluorescência: método mais sensível no diagnóstico da doença, capaz de detectar anticorpos específicos aos diferentes sorotipos
- PCR e captura híbrida: altas sensibilidade e especificidade. O custo, anteriormente caro, tem se tornado acessível e facilita a realização e a interpretação.

Donovanose

É uma IST crônica ulcerativa também conhecida como "granuloma venéreo", "granuloma tropical" ou "úlcera venérea crônica". É causada pela bactéria gram-negativa intracelular *Klebsiella granulomatis*. Após um período de incubação de 8 dias a 6 meses, aparece lesão nodular em número variável, que evolui para úlcera. A lesão é não dolorosa e altamente vascularizada, sangrando facilmente com o contato. Outras apresentações: lesões vegetantes, vegetantes e ulcerosas, elefantiásicas e, eventualmente, pode haver manifestações sistêmicas.

Exames histopatológicos e citopatológicos podem identificar os corpúsculos de Donovan, confirmando o diagnóstico.

ÚLCERA GENITAL NÃO RELACIONADA À INFECÇÃO SEXUALMENTE TRANSMISSÍVEL: VASCULITE AUTOIMUNE (DOENÇA DE BEHÇET)

Algumas UGs que acometem crianças e mulheres jovens preferencialmente. Quase todos os casos têm história de episódio recente de mal-estar geral e estado gripal e reclamam de aparecimento de feridas dolorosas em genitais (Figura 25.9). Às vezes ocorrem também lesões em boca. O aparecimento de lesões dermatológicas em pernas e dorso também pode ocorrer.

Diferentes genes aumentam o risco de desenvolver a doença de Behçet, e acredita-se que fatores ambientais possam desencadear a doença. A queixa mais importante é a presença de aftas recorrentes, que podem estar associadas ou não a UGs, lesões de pele, dores articulares, inflamação no olho e alterações neurológicas e intestinais. As UGs desses casos costumam ser múltiplas, dolorosas e com perda de substância tecidual (Tabela 25.2). Não há exame de laboratório que determine o diagnóstico de certeza. Como a maioria dos casos não apresenta uma clínica completa, o uso mais amiúde de PCR para outras bactérias e vírus, especialmente nos painéis multiplex, terá um papel importante, deixando mais clara a etiologia de muitas úlceras agudas sem diagnóstico.

Tabela 25.2 Critérios diagnósticos para doença de Behçet.

Úlcera oral recorrente
Úlcera genital recorrente
Uveíte ou retinite
Eritema nodoso e/ou papulopústulas
Teste de patergia positivo

Fonte: International Study Group for Behçet's Disease, 1990.

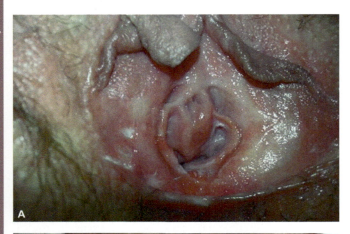

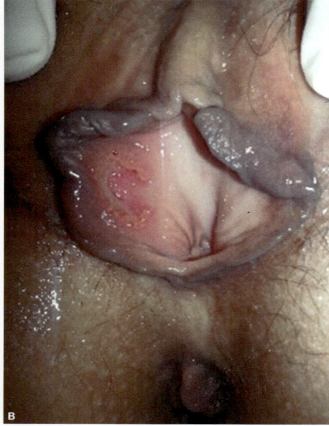

Figura 25.9 Úlceras não IST múltiplas (**A**) ou única (**B**). (Fonte: arquivo pessoal do Prof. Paulo Giraldo.)

TRATAMENTO

Herpes genital

Não existe ainda tratamento eficaz para erradicar a doença. O tratamento tem por objetivo diminuir as manifestações da doença ou aumentar o intervalo entre as crises. Inibe a síntese de DNA, possui ação na fase aguda e não atua na latente. As drogas antivirais mais comumente empregadas, com suas respectivas posologias:

- Primoinfecção:
  ○ Aciclovir 400 mg, 3 vezes/dia (7 a 14 dias)
  ○ Valaciclovir 1.000 mg, 2 vezes/dia (7 a 14 dias)
  ○ Fanciclovir 250 mg, 3 vezes/dia (7 a 14 dias)
- Recorrência:
  ○ Aciclovir 400 mg, 3 vezes/dia (5 dias)
  ○ Valaciclovir 500 mg, 2 vezes/dia (5 dias)
  ○ Fanciclovir 125 mg, 2 vezes/dia (5 dias)
- Supressão:
  ○ Aciclovir 400 mg, 1 vez/dia (6 meses)
  ○ Valaciclovir 500/1.000 mg, 1 vez/dia (6 meses)
  ○ Fanciclovir 250 mg, 2 vezes/dia (6 meses)
- Gestantes.

Tratar o primeiro episódio em qualquer trimestre da gestação, conforme o tratamento para o primeiro episódio. O tratamento da gestante se impõe, principalmente na primoinfecção. Está liberado pela Agência Nacional de Vigilância Sanitária (Anvisa) o uso de aciclovir nas doses recomendadas:

- Infecção primária: 400 mg, 3 vezes/dia (7 a 14 dias)
- Recorrentes: 400 mg, 3 vezes/dia, ou 800 mg, 2 vezes/dia (5 dias)
- Supressão: 400 mg, 3 vezes/dia, a partir de 36 semanas até o parto
- Infecção disseminada: 5 a 10 mg/kg intravenoso (IV), de 8 em 8 horas, por 2 a 7 dias e manter via oral (VO) 400 mg, 3 vezes/dia, por no mínimo 10 dias.

A escolha da via de parto deve considerar que o período seguro de rotura das membranas não está comprovadamente definido, mas acredita-se que, após 4 horas, a contaminação fetal já tenha ocorrido; dessa forma, a cesárea não contribuiria para a redução da transmissão, devendo ser realizada apenas se houver outra indicação associada.

Sífilis

a. Sífilis primária, sífilis secundária e latente recente (até um ano de duração):
   - Penicilina G benzatina, 2,4 milhões UI, intramuscular (IM), dose única (1,2 milhão UI em cada glúteo).
   Alternativa:
     ○ Doxiciclina 100 mg, VO, 2 vezes/dia, por 15 dias (exceto para gestantes)
     ○ Ceftriaxona 1 g, IV ou IM, 1 vez/dia, por 8 a 10 dias para gestantes e não gestantes.
b. Sífilis latente tardia (mais de um ano de duração) ou latente com duração ignorada e sífilis terciária:
   - Penicilina G benzatina, 2,4 milhões UI, IM (1,2 milhão UI em cada glúteo), semanal, por 3 semanas. Dose total de 7,2 milhões UI.
   Alternativa:
     ○ Doxiciclina 100 mg, VO, 2 vezes/dia, por 30 dias (exceto para gestantes)
     ○ Ceftriaxona 1 g, IV ou IM, 1 vez/dia, por 8 a 10 dias para gestantes e não gestantes.

Critério de cura: VDRL 3, 6 e 12 meses após o tratamento. Deverá haver queda de quatro títulos da sorologia ou sua negativação em 6 meses a 1 ano. As gestantes devem ser acompanhadas mensalmente. Deverá ser feito um novo tratamento se a sorologia aumentar quatro títulos. O esperado é a diminuição de um título por mês.

c. Sífilis na gestação:
   - Penicilina G benzatina nos mesmos regimes e dosagens para seu estágio de infecção, como as não grávidas
   - **Não usar doxiciclina na gestação.**

Cancro mole

Os regimes de tratamento recomendados pelo Ministério da Saúde são azitromicina 500 mg, dois comprimidos, VO, em dose única, ou ceftriaxona 500 mg, IM, em dose única. Como segunda opção, usa-se também ciprofloxacino 500 mg, um comprimido, VO, 2 vezes/dia, por 3 dias.

O tratamento sistêmico deve ser acompanhado de medidas locais de higiene, e o tratamento das parcerias sexuais é recomendado, mesmo quando assintomáticas.

Linfogranuloma venéreo

Deve ter início precoce, antes mesmo da confirmação laboratorial, a fim de minimizar eventuais sequelas. A tetraciclina e a azitromicina são medicações de escolha e devem ser empregadas, salvo contraindicações (gravidez, infância, intolerância ou alergia).

Doxiciclina 100 mg, VO, um comprimido, 2 vezes/dia, por 21 dias, é a primeira opção de tratamento. Como segunda opção, temos a azitromicina 500 mg, dois comprimidos, VO, 1 vez/semana, por 21 dias, com uso preferencial nas gestantes.

Se a parceria sexual for assintomática, recomenda-se um dos tratamentos a seguir: azitromicina 500 mg, dois comprimidos, VO, em dose única, ou doxiciclina 100 mg, um comprimido, VO, 2 vezes/dia, por 7 dias.

O prolongamento da terapia pode ser necessário até a resolução dos sintomas. A antibioticoterapia não tem efeito expressivo na duração da linfadenopatia inguinal, mas os sintomas agudos são frequentemente erradicados de modo rápido. Os antibióticos não revertem sequelas como estenose retal ou elefantíase genital.

Os linfonodos apresentando flutuação devem ser aspirados com agulha grossa e nunca drenados ou excisados, pois, além de retardarem a cicatrização, esses dois últimos procedimentos podem disseminar a doença e propiciar o aparecimento de elefantíase.

Donovanose

Doxiciclina 100 mg, um comprimido, VO, 2 vezes/dia, por pelo menos 21 dias ou até o desaparecimento completo das lesões. O critério de cura é o desaparecimento da lesão, não tendo sido relatada infecção congênita. Devido à baixa infectividade, não é necessário fazer o tratamento das parcerias sexuais (Figura 25.10).

Vasculite autoimune (doença de Behçet)

Para as feridas bucais e nos órgãos genitais e dores articulares, cremes de corticosteroides, soluções anestésicas locais e sucralfato podem ser aplicados nas feridas. A colchicina (usada no tratamento de gota) pode ser tomada por via oral para evitar novas lesões. A talidomida é tomada por via oral e pode ajudar na cura de feridas na boca, nos órgãos genitais e na pele, mas as feridas podem ressurgir quando a medicação é interrompida. O etanercepte é um inibidor do fator de necrose tumoral (suprimindo, assim, o sistema imunológico), utilizado para evitar novas feridas bucais. É um medicamento injetável. Eventualmente, outros inibidores do fator de necrose tumoral (infliximabe ou, possivelmente, adalimumabe) podem ser utilizados no lugar do etanercepte.

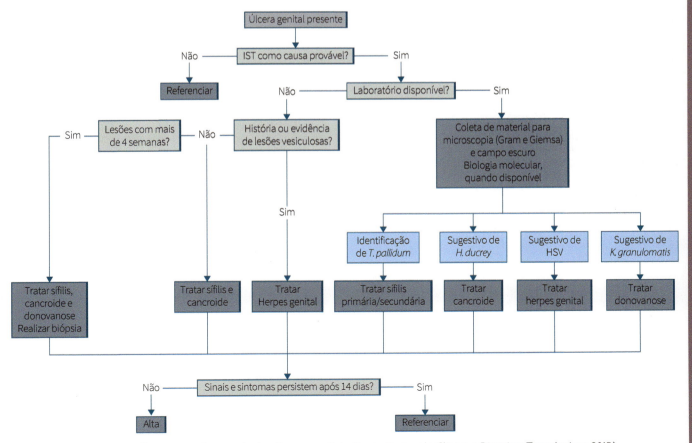

Figura 25.10 Fluxograma do manejo das úlceras genitais. (Fonte: Protocolo Clínico e Diretrizes Terapêuticas, 2015.)

Na prática, pode-se:

- Usar prednisona 20 mg VO, 1 vez/dia, até remissão da úlcera. Manter 5 mg VO 1 vez/dia por mais 3 meses
- Manter cuidados locais com limpeza 3 vezes/dia
- Em casos especiais, usar colchicina 0,5 mg, de 8 em 8 horas VO, até remissão da úlcera.

Vascular

Confirmada a etiologia, encaminhar para o angiologista ou cirurgião vascular.

Neoplásica

Realizada a biópsia, encaminhar para o oncologista com o resultado histopatológico em mãos.

CONSIDERAÇÕES FINAIS

As UGs devem ser encaradas como uma emergência ginecológica e, portanto, não podem esperar agendamento para serem examinadas e tratadas. É importante conhecer a prevalência e a incidência das principais doenças associadas às UGs na sua área de atuação, pois isso facilitará o diagnóstico clínico.

Deve-se diferenciar, sempre que possível, UGs associadas às ISTs das UGs não associadas às ISTs. Facilite o atendimento e exija retorno precoce, pois o desaparecimento das UGs, apesar de muito comum, não representa cura da doença.

Use sempre os recursos disponíveis para tentar o diagnóstico etiológico, mas não deixe de tratar precocemente, mesmo que sindromicamente. E não se esqueça de que a biologia molecular se tornou uma importante arma para o diagnóstico etiológico das UGs.

REFERERÊNCIAS BIBLIOGRÁFICAS

AMARAL, R. L. G. *et al.* Nodular vulvar herpes in an HIV-positive woman. *International Journal of Gynecology & Obstetrics*, v. 107, n. 3, p. 255, 2009.

BAZZO, M. L. *et al.* Aetiological molecular identification of sexually transmitted infections that cause urethral discharge syndrome and genital ulcer disease in Brazilian men: a nationwide study. *Sexually Transmitted Infections*, sextrans-2023-055950, 15 fev. 2024. DOI 10.1136/sextrans-2023-055950.

CENTERS FOR DISEASE CONTROL AND PREVENTION (CDC). Sexually transmitted infections treatment guidelines. Atlanta, 2021.

CHEN, C. Y. *et al.* Human immunodeficiency virus infection and genital ulcer disease in South Africa: the herpetic connection. *Sexually Transmitted Diseases*, v. 27, n. 1, p. 21-29, 2000.

COSTA CLEMENS, S. A.; FARHAT, C. K. Soroprevalência de herpes simples no Brasil. *Revista de Saúde Pública*, v. 44, n. 4, p. 726-734, 2010.

GHANEM, K. G.; RAM, S.; RICE, P. A. The modern epidemic of syphilis. *New England Journal of Medicine*, v. 382, p. 845-854, 2020. DOI 10.1056/NEJMra1901593.

GIRALDO, P. C. *et al.* Síndrome de Behçet: relato de caso. *Revista Brasileira de Genitoscopia*, v. 3, p. 61-63, 2008.

GOMES, C. M. M. *et al.* Genital ulcers in women: clinical, microbiologic and histopathologic characteristics. *Brazilian Journal of Infectious Diseases*, v. 11, n. 2, 2007.

GROVES, M. J. Genital herpes: a review. *American Family Physician*, v. 93, n. 11, p. 928-934, 2016.

INTERNATIONAL STUDY GROUP FOR BEHÇET'S DISEASE. Criteria for diagnosis of Behçet's disease. *Lancet*, v. 335 n. 8697, p. 1078-1080, 1990.

KEMP, M. *et al.* European guideline for the management of chancroid, 2011. *International Journal of STD & AIDS*, v. 22, n. 5, p. 241-244, 2011.

LEDGER, J. W.; WITKIN, S. S. *Infecções vulvovaginais*. 2. ed. São Paulo: Thieme Revinter, 2017.

LEWIS, D. A. Chancroid: clinical manifestations, diagnosis, and management. *Sexually transmitted infections*, v. 79, n. 1, p. 68-71, 2003.

MCLEAN, C. A.; STONER, B. P.; WORKOWSKI, K. A. Treatment of lymphogranuloma venereum. *Clinical Infectious Diseases*, v. 44, Suppl 3, p. S147-52, 2007.

O'FARRELL, N.; MOI, H. European guideline for the management of donovanosis, 2010. IUSTI/WHO European STD guidelines Editorial Board. *International Journal of STD & AIDS*, v. 21, n. 9, p. 609-610, 2010.

PAZ-BAILEY, G. *et al.* Herpes simplex virus type 2: epidemiology and management options in developing countries. *Sexually Transmitted Infections*, v. 83, n. 1, p. 16-22, 2007.

PROTOCOLO CLÍNICO E DIRETRIZES TERAPÊUTICAS (PCDT), 2015. Recommendations and Reports. *Morbidity and Mortality Weekly Report*, 2015.

RAMOS, M. C. *et al.* Genital ulcers caused by sexually transmitted agents. *Anais Brasileiros de Dermatologia*, v. 97, p. 551-565, 2022.

RAMOS, M. C. *et al.* Brazilian protocol for sexually transmitted infections 2020: infections that cause genital ulcers. *Epidemiologia e Serviços de Saúde*, v. 30, e2020663, 2021. DOI 10.1590/S1679-4974202100010.esp1.

RAMOS, M. C. *et al.* Genital ulcers caused by sexually transmitted agents. *Anais Brasileiros de Dermatologia*, v. 97, p. 551-565, 2022.

ROETT, M. A. Genital ulcers: differential diagnosis and management. *American Family Physician*, v. 101, p. 355-361, 2020.

ROETT, M. A.; MAYOR, M. T.; UDUHIRI, K. A. Diagnosis and management of genital ulcers. *American Family Physician*, v. 85, n. 3, p. 254-262, 2012.

STEEN, R. *et al.* Periodic presumptive treatment of curable sexually transmitted infections among sex workers: a systematic review. *AIDS*, v. 26, n. 4, p. 437-445, 2012.

WORKOWSKI, K. A.; BOLAN, G. A.; CENTERS FOR DISEASE CONTROL AND PREVENTION (CDC). Sexually transmitted diseases treatment guidelines. *Morbidity and Mortality Weekly Report*, v. 64, n. RR-03, p. 1-137, 2015.

VRIES, H. J. C. *et al.* 2019 European guideline on the management of lymphogranuloma venereum. *Journal of the European Academy of Dermatology and Venereology*, v. 33, p. 1821-1828, 2019. DOI doi.org/10.1111/jdv.15729.

CAPÍTULO

26

Vaginites e Vaginoses

Iara Moreno Linhares • Rose Luce Gomes do Amaral • Lillian Morgado Leitão • José Eleutério Junior

INTRODUÇÃO

As infecções do trato reprodutivo na mulher constituem-se em importantes entidades clínicas em Ginecologia e Obstetrícia, pela frequência com que se apresentam, pela sintomatologia desconfortável que acarretam, pelas repercussões negativas na qualidade de vida, pela possibilidade de complicações e sequelas e por facilitarem a aquisição/transmissão do vírus da imunodeficiência humana (HIV) e de outros agentes de transmissão sexual. Apesar do aprimoramento dos métodos diagnósticos e da disponibilidade de elevado número de medicamentos para uso por via sistêmica ou local, tais infecções continuam a representar um desafio para médicos e pacientes, particularmente quando se apresentam em episódios recidivantes, prejudicando a saúde da mulher (Linhares *et al.*, 2016).

Anatomicamente, o trato genital feminino é constituído por uma sucessão de cavidades, que se comunicam com o exterior por meio da fenda vulvar. Assim, diariamente, ocorre a invasão da vagina por grande variedade de microrganismos. Diferentes formas de atividade sexual, toque não sexual, contaminação do reto, hábitos de higiene e exposição ao vestuário e ao ambiente são fatores que resultam na deposição de microrganismos na região vulvovaginal. Além disso, níveis subinfecciosos de diferentes microrganismos colonizam a vagina de mulheres saudáveis. A não ocorrência de processos infecciosos e seus sintomas clínicos em consequência dessa contínua presença de baixas concentrações de microrganismos potencialmente patogênicos ocorre devido à atuação da flora microbiana endógena protetora e dos demais mecanismos de defesa locais (Ledger e Witkin, 2016d).

MICROBIOMA VAGINAL

As primeiras descrições sobre a microflora vaginal foram realizadas por Albert Sigmund Gustav Döderlein (1860-1941), que estudou o conteúdo vaginal de mulheres no puerpério e observou, ao microscópio, a presença de bacilos longos (posteriormente denominados *Lactobacilli*) nas mulheres saudáveis e a ausência destes nas mulheres com infecção puerperal. Sem dúvida, essa foi a primeira caracterização da diferença entre o estado de normalidade e de não normalidade da microbiota vaginal. Paulatinamente, o desenvolvimento das técnicas laboratoriais, particularmente de microscopia e cultura, foi possibilitando a identificação de novos componentes da flora vaginal. Diferentes meios de cultura revelaram a diversidade de microrganismos aeróbios, anaeróbios e microaerófilos como componentes da microflora do trato reprodutivo (Larsen e Monif, 2001).

Recentemente, por meio de técnicas moleculares de sequenciamento de nova geração, é possível descrever as bactérias presentes na vagina sem a necessidade de cultura. O método mais comum amplifica por reação em cadeia da polimerase (PCR) a região 16S do genoma bacteriano. Após o sequenciamento, é possível descrever as bactérias presentes, assim como identificá-las. Assim, tem sido possível a identificação de elevado número de clones bacterianos que eram até então desconhecidos no fluido vaginal de mulheres saudáveis e de mulheres com infecções genitais (Zhou *et al.*, 2004; Verstraelen *et al.*, 2022). Embora tais técnicas sejam mais complexas e dispendiosas do que as que utilizam apenas meios de cultura, a contribuição desses novos conhecimentos tem extrema importância para o melhor entendimento dos processos fisiopatológicos que acometem o trato genital.

O termo microbiota refere-se ao conjunto de microrganismos presentes em um meio ambiente definido. O termo microbioma define o *habitat* completo, ou seja, os microrganismos, seus genomas e as condições ambientais (Marchesi e Ravel, 2015). Ou seja, um microbioma é a totalidade de micróbios, seus elementos genéticos (genoma) e interações ambientais com determinado ambiente (Turnbaugh *et al.*, 2007). No homem, o microbioma se inicia na vida intrauterina; na idade adulta, o corpo humano contém um número dez vezes maior de células microbianas do que células humanas. Assim, cada local do corpo inclui comunidades ecológicas de espécies microbianas altamente dependentes das condições ambientais e de fatores relacionados ao hospedeiro que prevalecem naquele sítio (Costello *et al.*, 2009). Os estudos do microbioma permitem elucidar as populações microbianas presentes em uma variedade de situações de saúde e doença.

COMPOSIÇÃO DO MICROBIOMA VAGINAL EM MULHERES SAUDÁVEIS

A composição do microbioma varia entre mulheres, individualmente. Isso ocorre devido a fatores genéticos e ambientais, que resultam em variações na composição das secreções vaginais, a qual fornece os nutrientes necessários para a proliferação preferencial de bactérias que habitam esse local (Witkin *et al.*, 2013).

Estudo sobre microbioma vaginal realizado por Ravel *et al.* em mulheres saudáveis na idade reprodutiva demonstrou e classificou a existência de cinco tipos de comunidades bacterianas, sendo a I, a II, a III e a V dominadas por uma das quatro espécies de *Lactobacilli*: *L. crispatus, L. gasseri, L. iners, L. jensenii*, respectivamente. Na comunidade classificada como IV, não ocorreu a dominância de *Lactobacilli*, e sim a presença de várias espécies e gêneros bacterianos, os quais podem incluir *Gardnerella, Anaerococcus, Peptoniphilus, Corynebacterium, Prevotella, Finegoldia, Streptococcus, Atopobium, Sneathia, Mobiluncus, Megasphaera* e/ou *Clostridiales* (Ravel *et al.*, 2011). Cumpre lembrar, entretanto, que a simples presença dessas bactérias não significa estado patológico. E, até o momento, não existem explicações exatas sobre o porquê uma bactéria predomina em determinada mulher. Provavelmente tal fato seja devido a diferenças individuais no meio ambiente vaginal.

O microbioma vaginal apresenta natureza dinâmica. Em algumas mulheres, varia temporariamente, de acordo com o ciclo menstrual e os hormônios circulantes; em outras, permanece estável. Os fatores que determinam tais diferenças também não são conhecidos até o momento (Gajer *et al.*, 2012). O método contraceptivo também pode eventualmente levar a alterações do microbioma ou ter impacto mínimo ou mesmo ausente, novamente devido a fatores individuais. Alguns dados sugerem que a contracepção hormonal pode favorecer o estado de eubiose vaginal (Bastianelli *et al.*, 2021). Ou seja, parece que o microbioma é sensível ao ciclo menstrual e aos hormônios circulantes, mas não se sabe por que algumas mulheres têm um microbioma vaginal bastante estável e outras estão sujeitas a tais variações. Estudos demonstram que a atividade sexual recente pode estar relacionada à maior diversidade do microbioma e que alguns comportamentos sexuais, como frequência de coito, número de parceiros e sexo desprotegido, aumentam a possibilidade de estados de desequilíbrio do microbioma (denominados "disbiose"), como o que ocorre na vaginose bacteriana (Kwon e Lee, 2022).

Interessante a observação de que a predominância de *Lactobacilli* no meio vaginal saudável e em pH ácido ocorre apenas na espécie humana. Em outras espécies de mamíferos, o meio vaginal contém uma mistura de espécies bacterianas e o pH é neutro. Provavelmente a evolução para a dominância de *Lactobacilli* na mulher ocorreu devido ao padrão de atividade sexual humano, em que o coito não ocorre apenas para reprodução, mas para exposição a agentes de transmissão sexual, gestação, parto e possibilidade de complicações obstétricas (Stumpf *et al.*, 2013).

Já está bem estabelecido que os microbiomas dominados por comunidades de *Lactobacilli* estão associados ao estado de saúde vaginal (estados de eubiose vaginal). Esses microrganismos exercem seu papel protetor no meio ambiente vaginal, competindo com os outros microrganismos por nutrientes, capacidade de aderência às células epiteliais vaginais, modulação do sistema imune local, produção de substâncias antimicrobianas como bacteriocinas e produção de ácido láctico (Aroutcheva *et al.*, 2001).

Ácido láctico e pH vaginal

Uma importante influência na composição microbiana da vagina é o pH, que é dependente do estado hormonal da mulher. O estrogênio estimula o depósito de glicogênio nas células epiteliais vaginais, que descamam regularmente. Em um período de 96 horas, tais células transitam das camadas basais para as superficiais do epitélio vaginal, sendo então descamadas. A desintegração delas é a maior fonte de glicogênio. O fluido vaginal contém a enzima alfa-amilase, a qual degrada o glicogênio liberado em maltose, maltotriose e alfadextrinas; tais produtos são utilizados pelos *Lactobacilli* para a produção de ácido láctico. Isso resulta em um pH vaginal igual ou menor a 4,5 na maioria das mulheres assintomáticas na idade reprodutiva, com ciclos menstruais normais. Os *Lactobacilli* apresentam vantagem seletiva e constituem a espécie microbiana mais frequente sob essas condições ácidas fisiológicas (Nunn *et al.*, 2020).

Estudos mais recentes demonstraram que a produção de ácido láctico vaginal não depende apenas da ação de microrganismos. A segunda fonte produtora de ácido láctico são as células da mucosa vaginal de mulheres em idade reprodutiva, por meio de seu metabolismo, particularmente as células da camada intermediária. O ácido láctico é difundido para fora das células e acumulado no lúmen vaginal. Tal produção é estrogênio-dependente e explica, ao lado da diminuição da população de *Lactobacilli*, a elevação do pH em mulheres na pós-menopausa que não estejam recebendo terapia hormonal (Witkin, 1987).

Como previamente mencionado, a produção de ácido láctico, peróxido de hidrogênio, bacteriocinas e outras substâncias microbicidas pelos *Lactobacilli* inibe o crescimento de patógenos e outros microrganismos oportunistas. Além disso, já foi demonstrado que o ácido láctico é componente ativo da defesa imune inata no trato genital, promovendo ativação de linfócitos auxiliares da linhagem TH17, a qual atua contra microrganismos extracelulares (Linhares *et al.*, 2011).

Estudos recentes têm identificado a presença de vírus na vagina de mulheres saudáveis. Diversas espécies de bacteriófagos, que são vírus que infectam bactérias, podem estar presentes (da Costa *et al.*, 2021). Ainda não foi determinado se variações na composição dos bacteriófagos influenciam a composição bacteriana vaginal. Também já foram identificados vírus de DNA no meio vaginal, cujo papel ainda não está esclarecido (Madere e Monaco, 2022).

A colonização de mulheres saudáveis por *Candida* spp., particularmente *Candida albicans*, também é frequente, mas em mulheres saudáveis o sistema imune vaginal em geral previne a conversão do fungo em estado de colonização para a forma invasiva de hifas, portanto não ocorrem infecção e aparecimento de sintomas (Rosati *et al.*, 2020).

Outro aspecto importante a ser considerado é a presença de biofilmes no trato genital. Biofilmes são agregados de bactérias formados por colônias de microrganismos que aderem entre si e recobrem uma superfície sólida ou as suas próprias colônias. Os biofilmes já foram identificados nas superfícies das células vaginais; têm sido mais estudados em mulheres com vaginose bacteriana e, provavelmente, se associam aos episódios de recorrências (Swidsinski *et al.*, 2008). É provável que os *Lactobacilli* constituintes da flora fisiológica também possam ter a capacidade de produzir biofilmes, que os recobririam e manteriam sua estabilidade no meio vaginal.

Importante lembrar que duchas ou produtos desodorantes, antibióticos ou medicações com propriedades imunossupressivas podem alterar as condições do meio vaginal, aumentando ou diminuindo as vantagens seletivas para microrganismos específicos, o que pode ser prejudicial ao microbioma saudável (Linhares *et al.*, 2011).

Portanto, o meio vaginal é extremamente complexo. As interações entre o microbioma vaginal, os mecanismos de defesa locais e os agentes potencialmente patogênicos podem resultar nos estados de saúde vaginal ou em processos infecciosos e/ou inflamatórios, que tantos problemas causam às pacientes. O correto diagnóstico por meio da avaliação adequada é importante para que o microbioma saudável (estado de eubiose) seja mantido e não danificado por tratamentos desnecessários; por outro lado, os processos de alteração do microbioma (disbioses) e consequentes afecções patológicas devem ser adequadamente diagnosticados e tratados (Linhares *et al.*, 2012).

Importante lembrar que, além do microbioma e das células descamadas, existem outros componentes no conteúdo vaginal: proteínas, imunoglobulinas, leucócitos (com predomínio de linfócitos T), outros componentes do sistema imune local e transudados do plasma, produtos de secreção das glândulas cervicais e dos genitais superiores, carboidratos, entre outros.

Assim, na maioria das mulheres em idade reprodutiva existe um fluxo vaginal saudável, que é eliminado diariamente em pequena quantidade (1 a 3 mℓ/dia), coloração esbranquiçada e que não causa sintomas desagradáveis (Rao e Mahmood, 2020). Tal fluxo pode aumentar no período ovulatório e pré-menstrual, bem como durante a excitação sexual. Esse aumento pode ser erroneamente interpretado por algumas mulheres como corrimento vaginal patológico; nesses casos, o exame clínico e a orientação adequada são indispensáveis. Automedicação ou mesmo "tratamentos" desnecessários certamente irão alterar o microbioma vaginal saudável e predispor ao aparecimento de processos infecciosos.

VAGINITES E VAGINOSES

Vaginose bacteriana

Vaginose bacteriana (VB) (Figura 26.1) é entidade polimicrobiana resultante do desequilíbrio (disbiose) do microbioma vaginal saudável. Caracteriza-se pela substituição da flora dominada por *Lactobacilli* por microbiota variável, composta de mistura de bactérias anaeróbias e facultativas, com redução acentuada ou desaparecimento da flora lactobacilar. Embora existam variações individuais entre mulheres portadoras de VB, as espécies microbianas mais frequentemente identificadas são *Gardnerella* spp., *Atopobium* spp., *Prevotella* spp., *Megasphaera* spp., *Leptotrichia*, *Sneathia* spp., *Bifidobacterium* spp., *Dialister* spp., *Mobiluncus* spp., *Clostridium* e *Mycoplasma*, entre outras (Gajer *et al.*, 2012).

Acredita-se que *Gardnerella* spp. desempenhe papel fundamental no início do quadro patogênico, sendo seguida de outras bactérias. Embora a mais conhecida seja a *G. vaginalis*, atualmente já foram identificadas 13 espécies da bactéria; portanto, o termo mais adequado é *Gardnerella* spp. em vez de *G. vaginalis* (Vaneechoutte *et al.*, 2019). Tais microrganismos formam biofilmes e atuam sinergicamente com outros microrganismos patogênicos presentes no quadro de VB, facilitando as aderências destes às células epiteliais vaginais e também produzindo fatores de virulência. A aderência dos microrganismos às células epiteliais produz as chamadas *clue cells* (células-chave, células-guia), características da VB.

Até o momento, não se sabe se a aquisição de uma cepa microbiana (como *Gardnerella* spp.) ou de um conjunto de diferentes microrganismos seria o responsável pelo desequilíbrio (disbiose) no microbioma vaginal, em resposta a fatores específicos e/ou comportamento do hospedeiro. Estudos epidemiológicos e de biologia molecular têm indicado que a transmissão sexual está envolvida tanto no aparecimento de episódios isolados como nas recorrências. Adicionalmente, estudos de metanálise têm demonstrado associação de VB com uso inconsistente de preservativo, número de parcerias sexuais, novas parcerias e início sexual precoce (Mehta *et al.*, 2020).

Outros fatores de risco incluem raça negra, uso de duchas vaginais, tabagismo, menstruação, estresse crônico, obesidade, sexo anal receptivo antes do sexo vaginal, compartilhamento de acessórios sexuais e sexo com parceiro não circuncisado.

VB é uma afecção extremamente prevalente; estimativas mundiais de prevalência em mulheres na idade reprodutiva variam de 23 a 29%, dependendo da região e da população estudada (Koumans e Kendrick, 2001). E, dentro de uma mesma região, diferentes raças apresentam diferentes prevalências. Estudo realizado nos EUA demonstrou prevalência de 27% em mulheres de raça branca, de 33% nas de raça negra e de 11% nas asiáticas (Peebles *et al.*, 2019).

Em mulheres que fazem sexo com mulheres, a prevalência de VB é mais elevada, variando de 25 a 52% (Marrazzo *et al.*, 2010). Em mulheres vivendo com o HIV, também está em torno de 35%, de acordo com diferentes estudos (Peebles *et al.*, 2019). Com relação à pós-menopausa, estudo de metanálise apontou prevalências variando de 2 a 57,1%, embora com a observação de heterogeneidade nos diversos estudos analisados (Stewart *et al.*, 2022).

A VB tem sido referida como a mais frequente afecção do trato genital inferior feminino. No Brasil, dependendo da população estudada, é responsável por até 40% dos casos de queixas vaginais (Marconi *et al.*, 2015). Está relacionada à ampla variedade de distúrbios do trato reprodutivo, tem prevalência três vezes mais elevada em mulheres inférteis do que em férteis e está associada ao risco duas vezes maior de abortamento após fertilização *in vitro*. É relatada associação de VB com infecção pelo HPV e lesões intraepiteliais cervicais, aumento nas taxas de infecções pós-cirurgias ginecológicas e aumento em até seis vezes na taxa de aquisição do HIV. Pode facilitar a transmissão/aquisição de outros agentes de transmissão sexual, como *C. trachomatis* e *N. gonorrhoeae* (Nasioudis *et al.*, 2017).

Estudos demonstram associação da VB com salpingite e infertilidade de causa tubária. Quando presente, particularmente no início da gestação, tem sido associada a aumento no risco de parto prematuro, abortamento espontâneo, baixo peso ao nascer, aumento na morbidade neonatal e altas taxas de endometrite pós-parto e pós-abortamento. Entretanto, ainda existem questionamentos sobre as correlações da VB com intercorrências obstétricas. As metodologias dos estudos são questionadas por alguns autores (Nasioudis *et al.*, 2017); para outros, a VB assume grande importância na gestação pela possibilidade de eventos gestacionais adversos (Kamga *et al.*, 2019).

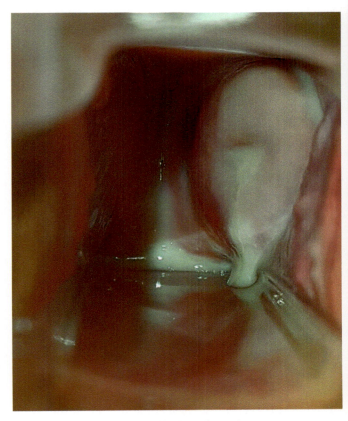

Figura 26.1 Vaginose bacteriana.

A prevalência em mulheres assintomáticas representa um problema na prática clínica, já que existe a possibilidade de complicações em procedimentos ginecológicos, como inserção de dispositivo intrauterino, cirurgias ou outros procedimentos, além de intercorrências obstétricas (Baqui et al., 2019).

É importante ressaltar, entretanto, que associação nem sempre significa causalidade, ou seja, não significa que a presença de VB estará sempre associada a eventos adversos. Um amplo estudo observacional não demonstrou associação entre VB e subsequente incidência de salpingite, e outro amplo estudo não demonstrou benefício no tratamento da afecção em gestantes para redução de parto prematuro. Portanto, tais associações ainda são motivo de debate; certamente os fatores imunes do hospedeiro com suas variações individuais e a virulência específica de cada cepa microbiana envolvida na infecção influenciam a ocorrência de eventos adversos e complicações (Nasioudis et al., 2017).

Quadro clínico

Caracteriza-se por corrimento de intensidade variável, coloração esbranquiçada ou acinzentada, acompanhado por odor vaginal fétido (caracterizado frequentemente como "odor de peixe" ou amoniacal). Por vezes, a paciente refere apenas o odor, não havendo queixa de corrimento. O odor fétido piora com o intercurso sexual desprotegido e durante a menstruação. Isso ocorre porque as diaminas (putrescina, cadaverina, dimetilamina), presentes no conteúdo vaginal como resultado do metabolismo das bactérias, volatilizam quando o pH se torna alcalino em contato com o sangue menstrual ou com o sêmen, desprendendo o odor desagradável. A ausência de queixa de odor em presença de queixa de corrimento vaginal torna o diagnóstico de VB menos provável. A afecção isolada não é causa de disúria ou dispareunia, pois não é acompanhada de processo inflamatório. Entretanto, quando se apresenta associada a outras afecções vaginais como candidíase, nas chamadas "vulvovaginites mistas", os sintomas podem ser mais variados; por exemplo, queixa de prurido, disúria e/ou dispareunia. Lembrar que, em algumas mulheres, a VB pode estar presente mesmo na ausência de sintomas.

Ao exame dos genitais externos, eventualmente pode ser observado conteúdo vaginal amarelado, esbranquiçado ou acinzentado exteriorizando-se através da fenda vulvar. Ao especular, o conteúdo vaginal apresenta-se homogêneo, em quantidade variável (geralmente escassa, mas pode ser moderada ou abundante) e com coloração esbranquiçada, acinzentada ou amarelada. Devido à ausência de processo inflamatório, não são observados hiperemia ou edema do colo uterino e das paredes vaginais.

Importante lembrar que, entre as alterações na imunidade local que acompanham a VB, existe uma descontinuidade na sequência de eventos pró-inflamatórios, não ocorrendo a migração de neutrófilos. Tal alteração parece ser em decorrência de algum dos microrganismos associados à VB (Cauci et al., 2003). Por isso, ao exame clínico, não são observados sinais de processo inflamatório.

Para o diagnóstico, foram propostos alguns critérios, incluindo achados clínicos e laboratoriais ou apenas dados microbiológicos. Os critérios mais conhecidos e divulgados são os de Amsel (Amsel et al., 1983) e os de Nugent (Nugent et al., 1991).

Os critérios propostos por Amsel requerem três dos quatro itens a seguir:

1. Presença de corrimento vaginal branco-acinzentado homogêneo aderente às paredes vaginais.
2. Medida do pH vaginal (realizado facilmente com fita indicadora) acima de 4,5.
3. Presença de *clue cells* (células epiteliais recobertas por tantas bactérias que os bordos ficam obscurecidos) na microscopia com solução salina.
4. Desprendimento de odor fétido (odor "de peixe" ou amoniacal) quando se adiciona uma gota de hidróxido de potássio a 10% a uma gota de conteúdo vaginal colocado em uma lâmina de vidro (teste de Whiff).

Entre os quatro critérios descritos, o de maior sensibilidade é a elevação do pH vaginal. Lembrar que alguns fatores podem alterar a medida do pH vaginal, como sangue menstrual mesmo em pequenas quantidades, contato recente com sêmen, presença de produtos como medicamentos, cremes e lubrificantes inseridos na vagina. O muco cervical é alcalino, portanto a medida do pH deve ser realizada sem que a fita indicadora entre em contato com o orifício cervical. A não observação de tais fatores pode levar a falsos diagnósticos. A presença de *clue cells* (correspondendo a 20% ou mais das células presentes no exame microscópico) é considerada o mais específico preditor de VB (Figura 26.2) (Verstraelen et al., 2009). Embora com menor sensibilidade do que os critérios de Nugent, os critérios de Amsel são úteis para o diagnóstico em consultório, com a utilização de um microscópio. A especificidade e a sensibilidade variam de acordo com a experiência do observador, estando em torno de 82 a 97% (Vieira-Baptista et al., 2021b).

O escore de Nugent, considerado o padrão-ouro para o diagnóstico da VB, baseia-se em elementos avaliados na bacterioscopia do conteúdo vaginal com coloração pelo método de Gram. São avaliados e quantificados os morfotipos de *Lactobacillus* (gram-positivos), *Gardnerella* e *Bacteroides* (pequenos bacilos gram-variáveis ou gram-negativos) e *Mobiluncus* spp. (bacilos curvos gram-variáveis). O resultado da avaliação é traduzido em escores, assim considerados: escore de 0 a 3 – padrão normal; escore de 4 a 6 – flora vaginal intermediária; escore de 7 a 10 – vaginose bacteriana (Nugent et al., 1991). De maneira geral, o escore de Nugent tem elevado grau de acurácia para o diagnóstico da VB.

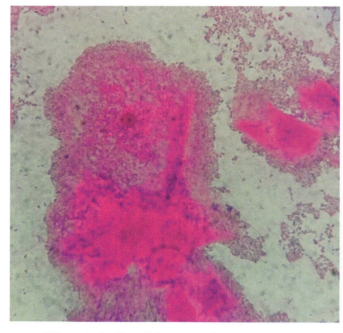

Figura 26.2 *Clue cell* da vaginose bacteriana (Gram).

A realização de cultura para *Gardnerella* spp. não tem valor para o diagnóstico, já que a bactéria isolada não é responsável pela síndrome; além disso, pode estar presente em mulheres saudáveis em pequena quantidade quando há dominância de *Lactobacilli* no microbioma vaginal.

Outros testes incluem o BD Affirm® VPIII (Becton Dickinson, Sparks, MD), que é um teste de hibridização para altas concentrações de *Gardnerella vaginalis*, e o OSOM® BVBLUE® Test (Sekisui Diagnostics, Framingham, MA), que detecta a enzima sialidase ativada presente no fluido vaginal de mulheres com VB. Ambos são úteis e têm boa efetividade quando comparados ao Gram. PCR tem sido utilizada para detecção de microrganismos associados à VB apenas para pesquisas. Cumpre acrescentar que o estudo do microbioma vaginal por métodos independentes de cultura tem sido utilizado para pesquisas, mas, recentemente, tem sido disponibilizado painel multiplex utilizando teste de amplificação de ácidos nucleicos (NAAT) para detecção de bactérias associadas a VB (Eleutério *et al.*, 2023).

Com relação ao diagnóstico diferencial, o aumento do pH vaginal não é específico para VB; também pode ser encontrado na tricomoníase, na atrofia vaginal e na vaginite aeróbia/inflamatória descamativa. Mas, nessas situações, existe a presença de processo inflamatório evidente e pode haver queixa de dispareunia. Na vaginite inflamatória descamativa e na atrofia vaginal, tais células são facilmente identificáveis à microscopia.

Algumas vezes ocorrem vulvovaginites mistas, por exemplo, a associação de VB e candidíase; nessas situações, outros sintomas podem estar presentes, como a queixa de prurido na associação de VB e candidíase.

Tratamento

O tratamento da VB visa eliminar os sintomas e reestabelecer o equilíbrio da flora vaginal fisiológica, principalmente pela redução dos anaeróbios, além de prevenir as complicações, inclusive pós-cirúrgicas, e de reduzir o risco de adquirir outras infecções sexualmente transmissíveis (ISTs). De acordo com o Centers for Disease Control and Prevention (CDC) dos EUA, o tratamento pode ser realizado com os esquemas a seguir (Workowski *et al.*, 2021):

- Recomendado:
  - Metronidazol 500 mg, via oral (VO), 2 vezes/dia durante 7 dias ou
  - Metronidazol gel 0,75% a 5 g (um aplicador) intravaginal ao se deitar durante 5 dias ou
  - Clindamicina creme 2% a 5 g (um aplicador) intravaginal ao se deitar durante 7 dias
- Alternativo:
  - Tinidazol 2 g, VO, 2 vezes/dia durante 2 dias ou
  - Tinidazol 1 g, VO, 1 vez/dia durante 5 dias ou
  - Secnidazol 2 g, VO, em dose única ou
  - Clindamicina 300 mg, VO, a cada 12 horas durante 7 dias.

Os efeitos colaterais do metronidazol, tanto VO como vaginal, podem incluir gosto metálico, náuseas, vômitos, cefaleia, insônia, tontura, boca seca, neutropenia e neuropatia periférica. Alergia ao medicamento é rara; quando presente, ocorrem *rash* cutâneo, urticária e prurido. Importante recomendar abstinência de álcool durante 24 horas após o tratamento com metronidazol (efeito dissulfiram) e durante 72 horas após o uso de tinidazol ou secnidazol, pois apresentam meia-vida de 12 a 14 horas, portanto maior do que a do metronidazol. Orientar também para a abstenção de atividade sexual ou o uso de preservativos correta e consistentemente durante o tratamento. Lembrar que a clindamicina tem base oleosa e pode enfraquecer látex ou produtos de borracha (preservativos e diafragmas) até 5 dias após o uso. Comparativamente à clindamicina, a infecção por *Clostridioides difficile* é bem menos frequente.

Existe a possibilidade de interação de fármacos quando a clindamicina for utilizada concomitantemente à claritromicina, à eritromicina, à rifampicina, ao tamoxifeno e aos glicocorticoides. Como eventos adversos, os sintomas gastrintestinais são os mais frequentes e raramente há o desenvolvimento de pseudocolite membranosa.

Durante a gestação, os mesmos esquemas de tratamento podem ser utilizados, nas doses preconizadas, **exceto** para o tinidazol e secnidazol, que não devem ser usados.

O tratamento de mulheres assintomáticas, embora ainda seja motivo de debate devido às eventuais complicações decorrentes da VB, não é recomendado pelo CDC.

É recomendada a realização de controle de cura em média 30 dias após o término do tratamento, preferencialmente utilizando-se a bacterioscopia corada pelo Gram (critérios de Nugent).

Algumas novas opções para o tratamento da VB têm sido estudadas. Dequalínio é um cátion quaternário de amônio, normalmente disponível como sal dicloreto, que tem sido utilizado como antisséptico e desinfetante. Cloreto de dequalínio é ingrediente ativo de vários produtos utilizados para tratar infecções e inflamações da cavidade oral. Tem sido utilizado em alguns países europeus sob a forma de comprimidos vaginais de 10 mg, durante 6 dias, na tentativa de tratamento para a VB. Na literatura, existem relatos de eficácia semelhante à da clindamicina e ausência de efeitos tóxicos sobre os *Lactobacilli* e, até o momento, não existem referências sobre o desenvolvimento de resistência bacteriana. Como efeitos colaterais, são referidos prurido, aumento do fluxo vaginal e sensação de queimação (Mendling *et al.*, 2016). Tal produto não está disponível em diversos países, inclusive no Brasil, e certamente novos estudos são necessários sobre sua utilização como opção de tratamento para a VB.

Até o momento, não existem recomendações para o tratamento do(s) parceiro(s) sexual(is) para melhorar o índice de cura ou prevenir as recorrências da VB. Entretanto, estudos do microbioma do trato genital masculino e feminino têm demonstrado a presença de microrganismos associados à VB no trato genital de parceiros de mulheres portadoras da afecção (Zozaya *et al.*, 2016; Mehta *et al.*, 2020). A atividade sexual regular após o tratamento com parceiro não tratado tem sido relacionada à recuperação subótima do microbioma vaginal e, eventualmente, ao aparecimento de recorrências (Ratten *et al.*, 2021). Cumpre ressaltar que a literatura atual considera VB como IST.

Vaginose bacteriana recorrente

VB recorrente é definida como o aparecimento de três ou mais episódios no período de 1 ano (Bilardi *et al.*, 2017). As recidivas ocorrem em mais de 30% dos casos, aproximadamente 3 meses após o término do tratamento. Após 1 ano, mais da metade das mulheres efetivamente tratadas apresenta recorrência, representando condições clínicas de difícil manejo clínico.

Não existem recomendações específicas para a abordagem das recorrências. Uma possibilidade é a utilização de outro regime terapêutico entre as opções recomendadas.

Outra alternativa é o uso do mesmo regime já utilizado assim que o episódio recorrente se instalar. Imediatamente após o término deste, iniciar o uso de metronidazol gel 0,75%, 2 vezes/semana, durante 4 a 6 meses, para a prevenção de recorrências. Estudo realizado por Sobel *et al.* demonstrou taxa de sucesso com esse regime preventivo, mas os autores referem que pode haver o aparecimento de candidíase durante esse regime, além da possibilidade de novas recorrências após o término do tratamento (Sobel *et al.*, 2006).

Diversas causas podem estar associadas ao aparecimento de recorrências. A presença de biofilmes, formados pelos microrganismos, exerce ação protetora sobre eles, recobrindo-os e dificultando a ação dos antibióticos. Algumas substâncias têm sido utilizadas na tentativa de quebra do biofilme, por exemplo, o ácido bórico. Existem relatos de experiência na literatura de melhora com o uso de metronidazol 500 mg, de 12 em 12 horas, durante 7 dias, ou tinidazol 2 g, VO, em dose única, seguida da aplicação de óvulos vaginais de ácido bórico durante 21 dias, iniciando-se a seguir terapia supressiva com metronidazol gel (Reichman *et al.*, 2009). Entretanto, são necessários novos estudos que comprovem a eficácia desse regime terapêutico. Importante lembrar que o ácido bórico é extremamente tóxico se ingerido VO, devendo ser usado apenas por via vaginal. Além disso, apresenta ação embriotóxica, portanto não deve ser utilizado durante a gestação ou em mulheres que não estejam em uso de método contraceptivo. Outras substâncias, como octinedina e retrociclina, ainda não disponíveis no Brasil, têm sido utilizadas na tentativa de quebra dos biofilmes, mas também sem resultados conclusivos até o momento.

Embora também não existam recomendações específicas, deve-se lembrar da possibilidade de existência de biofilmes nos dispositivos intrauterinos. Assim, se a paciente permanecer tendo recidivas de VB apesar das medidas terapêutica adotadas, a possibilidade de remoção do dispositivo antes de iniciar um novo ciclo de tratamento deve ser considerada.

A ausência de recuperação do microbioma vaginal saudável após o tratamento também é causa de recorrências da VB. Diversos estudos têm sido realizados para avaliar o papel de diferentes formulações de probióticos na tentativa de recolonizar a vagina com *Lactobacilli* controlados, mas ainda não existem conclusões definitivas. Lembrar que, além da escolha das cepas de microrganismos a serem utilizadas nos produtos probióticos, fatores inerentes ao hospedeiro certamente interferem na possibilidade ou não de os microrganismos lactobacilares benéficos exógenos administrados aderirem às células epiteliais vaginais (Witkin e Linhares, 2017).

Deve-se lembrar da importância de orientar a paciente sobre os fatores de risco para VB previamente mencionados e as medidas adequadas para sua eliminação ou minimização.

Candidíase vulvovaginal

O gênero *Candida* é constituído por aproximadamente 200 espécies de leveduras comensais, que habitam os mais diferentes tecidos e secreções do corpo humano. Entretanto, por fatores ainda pouco conhecidos, as leveduras podem passar de comensais para patogênicas. Candidíase vulvovaginal é presença de processo inflamatório do trato genital decorrente da ação patogênica de fungos, com consequentes sinais e sintomas característicos. A candidíase vulvovaginal é importante pelos sintomas que podem ser bastante desagradáveis, por facilitar a aquisição/transmissão de outras ISTs, inclusive o HIV, pelos custos econômicos que acarreta e, particularmente, por afetar negativamente a qualidade de vida da mulher, comprometendo diversos aspectos dela, inclusive os que se referem à sexualidade.

Estudos realizados com métodos moleculares têm demonstrado que mais de 60% das mulheres em idade reprodutiva são colonizadas por fungos, sendo o mais prevalente a *Candida albicans*, como previamente mencionado. Entretanto, a candidíase não é de notificação compulsória, portanto os reais dados de prevalência não são conhecidos. Além disso, muitas vezes o tratamento é ministrado com base apenas nos sintomas, sem a confirmação da presença do fungo, e, portanto, sem o diagnóstico correto, o que dificulta ainda mais a avaliação do número de casos (Foxman *et al.*, 2013; Dennerstein e Ellis, 2001). Estimativas indicam que 75% das mulheres em idade reprodutiva apresentarão pelo menos um episódio de vulvovaginite por *Candida* sp. durante a vida, 50% apresentarão dois ou mais episódios e 5% terão episódios recorrentes, ou seja, quatro ou mais episódios por ano, confirmados clínica e laboratorialmente (Sobel *et al.*, 1995).

Com relação à candidíase recorrente, acredita-se que ocorram aproximadamente 138 milhões de casos a cada ano no mundo, sendo responsáveis por elevada morbidade e elevados custos econômicos (Denning *et al.*, 2018). Estudos referem que o impacto na qualidade de vida das mulheres com candidíase vulvovaginal recorrente é comparável ao de mulheres com doença obstrutiva pulmonar ou com asma (Aballéa *et al.*, 2013; Zhu *et al.*, 2016).

Candida albicans é a espécie mais prevalente, responsável por 85 a 95% dos casos. *Candida glabrata* e *Candida tropicalis* estão associadas a 5 a 10% dos casos. Outras espécies, como *Candida krusei*, *Candida parapsilosis* e *Candida guilliermondii*, são raramente identificadas. Isso ocorre porque apenas a espécie *albicans* apresenta a capacidade de dimorfismo, ou seja, de alterar sua forma habitual para a forma de micélio, que é mais invasiva. Mais recentemente, variantes da *Candida albicans*, como *Candida africana* e *Candida dubliniensis*, também têm sido relacionadas à candidíase vulvovaginal (Gharehbolagh *et al.*, 2020).

A colonização vaginal por fungos parece ser hormônio-dependente, já que é rara na infância e pós-menopausa e frequente na idade reprodutiva ou em mulheres na pós-menopausa em uso de terapia hormonal. Condições que alterem a concentração hormonal, como gravidez e uso de contraceptivos de alta dosagem, facilitam a proliferação dos fungos. A ingestão de antibióticos atua no mesmo sentido, provavelmente por alterar a flora protetora lactobacilar (Ledger e Witkin, 2016c). Fatores como tabagismo e estresse também têm sido relacionados ao aparecimento de episódios de candidíase.

Os mecanismos que impedem ou que favorecem a passagem da *Candida albicans* do estado de comensal para o estado patogênico, resultando no aparecimento da candidíase vulvovaginal, ainda não são totalmente conhecidos, mas estão particularmente relacionados à atuação do sistema imune (Ledger e Witkin, 2016c). Fatores comportamentais, como atividade sexual frequente e/ou multiplicidade de parceiros, eventualmente podem aumentar a predisposição à candidíase e as suas recorrências; provavelmente a atividade imunossupressora do esperma possa ser um fator facilitador para a proliferação dos fungos (Witkin, 1987). Comorbidades como diabete melito descontrolado, redução da imunidade consequente a doenças ou ao uso de imunossupressores também predispõem à candidíase. Finalmente, evidências atuais indicam que algumas mulheres apresentam predisposição genética à doença, o que resulta em episódios recorrentes.

A reação do organismo à infecção fúngica tem sido melhor compreendida devido a estudos na atuação da imunidade inata local, que é a primeira resposta do organismo, a qual é posteriormente seguida da imunidade adquirida. Diversos elementos do sistema imune inato atuam localmente, um dos quais é a proteína "lectina ligadora de manose", que é secretada no fígado e está presente nos fluidos corporais e na secreção vaginal. Tal proteína apresenta a capacidade de reconhecer e se ligar ao polissacarídeo manose, presente na superfície de diversos microrganismos, incluindo a *Candida* sp. Essa ligação desencadeia a atuação do sistema complemento, levando à lise celular e à ocorrência de fagocitose. Ou seja, a lectina ligadora de manose representa importante componente imune no combate às infecções fúngicas. Entretanto, um polimorfismo no gene determina menor secreção e, consequentemente, diminuição nas concentrações dessa proteína. Estudos já demonstraram que mulheres que têm tal polimorfismo genético apresentam, com maior frequência, episódios de candidíase vulvovaginal recorrente (Wojitani *et al.*, 2012; Ledger e Witkin, 2016d).

Cumpre ressaltar que existem diversos outros mecanismos imunes que atuam na defesa contra a candidíase, cuja discussão foge aos objetivos deste capítulo.

Processos alérgicos, tanto locais como sistêmicos, podem facilitar a proliferação de fungos, já que implicam a liberação de histamina, a qual estimula a síntese de prostaglandina E2. Esta, por sua vez, tem ação inibitória sobre a proliferação de linfócitos, que têm ação primordial no combate aos fungos (Mårdh *et al.*, 2002). Assim, quando o sistema imune local não consegue inibir a proliferação dos fungos, estes passam a expressar diversos fatores de virulência por meio de diferentes mecanismos, como alterações morfológicas com formação de tubos germinativos, secreção de proteinases e alterações na composição de sua superfície (Ledger e Witkin, 2016a). Tais fatores podem superar os mecanismos de defesa locais, aumentando a aderência às células epiteliais e a habilidade invasiva do fungo, culminando no aparecimento de sinais e sintomas.

Importante lembrar que a concentração de fungos associada aos sintomas é diferente para cada mulher, já que existem diferenças individuais de resposta imune. Assim, enquanto uma mulher com elevada concentração de microrganismos pode permanecer assintomática, a baixa concentração de fungos pode levar ao aparecimento de sintomas importantes em outra mulher (Ledger e Witkin, 2016a). Acredita-se que, nesses casos, os sintomas sejam devidos a uma resposta alérgica ou mesmo uma resposta inflamatória exacerbada individual à presença de fungos (Oliveira *et al.*, 2022). Estudos histológicos têm demonstrado a ocorrência de invasão na mucosa vaginal, embora de caráter superficial (Swidsinski *et al.*, 2019). Até o momento não foi demonstrada a existência de biofilmes.

O quadro clínico da vulvovaginite fúngica caracteriza-se por prurido, de intensidade variável, acompanhado de corrimento geralmente esbranquiçado (fluido ou com aspecto de "leite talhado"). Dependendo da intensidade do processo inflamatório, pode haver queixa de desconforto, dor, queimação, disúria e dispareunia. Em algumas mulheres o prurido é a principal queixa e nem sempre é acompanhada de corrimento vaginal. Os sintomas frequentemente são mais intensos no período pré-menstrual.

Ao exame ginecológico, é frequente observar hiperemia e edema vulvares, podendo haver fissuras e escoriações. O exame especular mostra hiperemia da mucosa vaginal e conteúdo vaginal esbranquiçado, em quantidade escassa, moderada ou abundante, de aspecto espesso ou flocular, aderido ou não às paredes vaginais. As principais características da apresentação clínica da candidíase estão nas Figuras 26.3, 26.4 e 26.5.

O pH vaginal encontra-se geralmente igual ou abaixo de 4,5. O teste das aminas (teste de Whiff) é negativo na candidíase. Importante ressaltar que muitas mulheres com candidíase podem se apresentar sem achados significativos ao exame clínico, embora refiram sintomas exuberantes.

Lembrar que sintomas alérgicos podem se manifestar no trato genital por prurido e corrimento, sendo facilmente confundidos com a candidíase. Outra entidade que pode se manifestar da mesma maneira e também com exacerbação no período pré-menstrual é a vaginose citolítica, que será abordada a seguir. Entretanto, em ambas as situações, a pesquisa de fungos será negativa. Outras condições que podem ser erroneamente confundidas com candidíase são líquen escleroso e outras dermatoses vulvares.

Com base em suas observações clínicas e com a finalidade de melhor orientar a abordagem terapêutica, o Prof. Jack Sobel, em 2016, classificou a candidíase em não complicada e complicada, classificação essa posteriormente adotada pelo CDC americano.

É considerada "não complicada" a candidíase que se apresenta em episódios esporádicos ou infrequentes (dois ou menos no período de 12 meses), com intensidade leve ou moderada, cujo agente etiológico provavelmente é a *Candida albicans* e ocorre em mulheres não imunocomprometidas. De maneira geral, tais mulheres respondem bem ao tratamento usual.

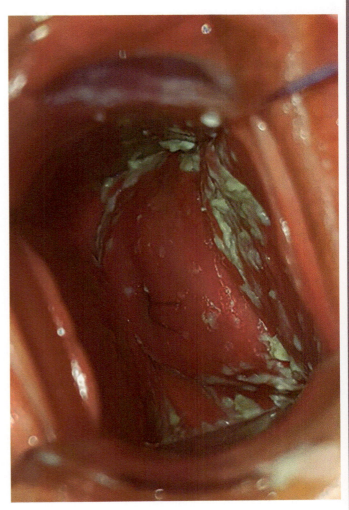

Figura 26.3 Candidíase.

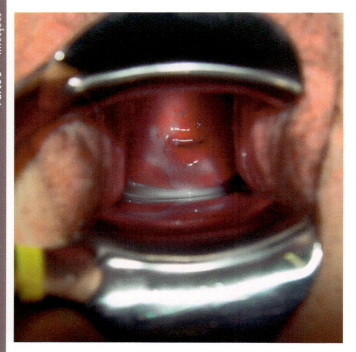

Figura 26.4 Candidíase.

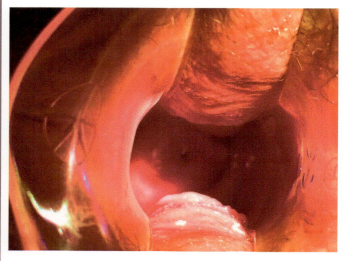

Figura 26.5 Candidíase.

O termo "candidíase complicada" refere-se a uma das seguintes condições:

1. Candidíase severa: apresenta-se com sinais e sintomas intensos, geralmente não responde ao tratamento usual e necessita de cursos mais prolongados de antifúngicos.
2. Candidíase recorrente: três ou mais episódios no período de 1 ano na ausência dos clássicos fatores predisponentes (o aumento da resistência aos antifúngicos deve ser considerado nesse grupo).
3. Presença de condições predisponentes: diabete melito descompensado, condições de imunossupressão e uso frequente de antibióticos que aumentem a colonização por fungos. Mulheres com tais condições podem ter menor resposta ao tratamento (para as mulheres vivendo com o HIV, a prevalência é a mesma que em mulheres HIV-negativas, exceto nos estados de imunossupressão).

4. Infecções por espécies não *albicans*, *C. glabrata*, *C. parapsilosis*, *C. krusei*, *C. tropicalis* e *Saccharomyces cerevisiae* podem estar associadas ao aparecimento de sintomas em algumas mulheres, entretanto o papel patogênico de tais espécies tem sido questionado por alguns autores. Recomenda-se ministrar o tratamento e observar, pois existe a possibilidade de os sintomas serem originados por outra causa (Powell *et al.*, 2016).

O diagnóstico clínico deve sempre ser confirmado pela presença de fungos, que pode ser realizada por meio de:

1. Exame a fresco (realizado colocando-se, em uma lâmina de vidro, uma gota de conteúdo vaginal e uma gota de soro fisiológico ou hidróxido de potássio a 10% e observando-se ao microscópio a presença de hifas ou esporos blastósporos, hifas ou esporos) (Figuras 26.6 e 26.7).
2. Bacterioscopia de conteúdo vaginal com coloração pelo método de Gram, para identificação dos mesmos elementos, que são gram-positivos.
3. Cultura em meios específicos, o que permite a identificação do fungo, sua espécie e eventual realização do teste de sensibilidade aos antifúngicos, recomendável nos casos recorrentes.
4. NAAT em plataforma multiplex, que identifica espécies de leveduras com acurácia tão boa quanto a cultura e com resultados mais rápidos (Vieira-Baptista *et al.*, 2021a).

O exame a fresco apresenta sensibilidade em torno de 50 a 60%, dependendo da experiência do profissional. Assim, o bom senso e a necessidade clínica orientarão o progresso na solicitação de exames. Nos casos esporádicos, a positividade no exame a fresco dispensa a continuidade na investigação. Entretanto, se tal exame for negativo e houver sintomas, está indicada a continuidade do processo diagnóstico, com a bacterioscopia pelo Gram e cultura, particularmente nos casos recorrentes.

Os NAAT para fungos apresentam sensibilidade > 90% para a *Candida albicans*; para espécies *não albicans*, os dados ainda são limitados (Vieira-Baptista *et al.*, 2021a; Eleutério *et al.*, 2023). A cultura tem sido considerada o padrão-ouro para a confirmação do diagnóstico, particularmente na candidíase complicada ou nos casos recorrentes, mas atualmente as plataformas multiplex, quando disponíveis, tendem a tomar seu lugar. Importante ressaltar que, diante da suspeita de resistência, é importante a realização da cultura e dos testes de sensibilidade aos antifúngicos.

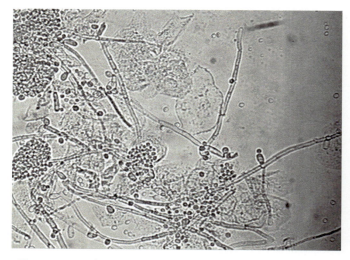

Figura 26.6 Hifas e esporos de *Candida albicans* (exame a fresco).

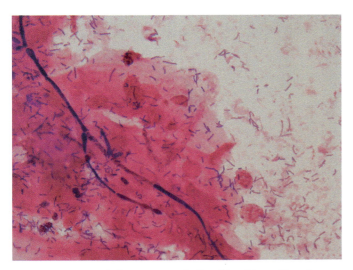

Figura 26.7 Hifas e esporos de *Candida albicans* (Gram).

Para o tratamento e a prevenção de novos episódios, é importante eliminar ou pelo menos controlar os fatores predisponentes, como diabete melito descompensado, estados de imunossupressão, tabagismo, distúrbios alimentares com excesso de ingestão de hidratos de carbono, hábitos de higiene ou vestuário inadequados, estresse excessivo e outros fatores, se presentes.

A terapêutica deve ser individualizada, optando-se por via local ou sistêmica, dependendo da preferência da paciente e da experiência do profissional.

Para tratamento da "candidíase não complicada", podem ser utilizados antifúngicos por via vaginal, sob a forma de cremes, óvulos ou comprimidos.

Entre os derivados imidazólicos, estão:

- Nitrato de fenticonazol: creme vaginal 0,02 g/g, um aplicador vaginal durante 7 dias ou óvulo vaginal de 600 mg em dose única
- Clotrimazol: creme vaginal nas concentrações de 100 mg/5 g para uso durante 3 dias ou 50 mg/5 g durante 6 dias ou comprimido vaginal de 500 mg em dose única
- Nitrato de miconazol: creme vaginal 20 mg/g durante 14 dias
- Butoconazol: creme vaginal 20 mg/g em dose única
- Terconazol: creme vaginal 8 mg/g durante 5 dias.

Entre os antifúngicos poliênicos:

- Nistatina: creme vaginal 25.000 UI/g durante 14 dias.

De maneira geral, o tratamento tópico não apresenta efeitos colaterais, exceto para mulheres alérgicas ao veículo do creme, que geralmente é o propilenoglicol. Lembrar que a base oleosa de cremes e óvulos pode enfraquecer preservativos.

O tratamento sistêmico pode ser realizado com:

- Fluconazol (comprimido de 150 mg em dose única)
- Cetoconazol (comprimidos de 200 mg, na posologia de dois comprimidos por dia durante 5 dias consecutivos)
- Itraconazol (cápsulas de 100 mg, sendo duas pela manhã e duas à noite).

Como efeitos colaterais, podem ocorrer náuseas, dor abdominal e cefaleia. Raramente ocorre elevação das enzimas hepáticas.

Durante a gestação, é recomendado apenas o tratamento por via vaginal com azólicos ou com nistatina. Metanálise realizada por Zhang *et al.* concluiu que o uso de fluconazol durante a gestação esteve marginalmente associado a aumento no risco de malformações congênitas, como transposição dos grandes vasos e fenda palatina (Zhang *et al.*, 2019).

Para os episódios de candidíase "não complicada", os tratamentos em dose única ou de curta duração (1 a 3 dias) costumam ser eficazes.

O tratamento do parceiro sexual não é recomendado na candidíase simples. Nos raros casos em que ocorre balanite (inflamação da glande peniana com prurido ou irritação), pode haver benefício no uso de antifúngicos tópicos para alívio sintomático.

O tratamento da "candidíase complicada" requer a confirmação diagnóstica para a identificação de eventuais cepas *não albicans* (*Candida glabrata* e outras), as quais são de difícil identificação à microscopia, sendo necessária a cultura.

A persistência de sintomas durante ou logo após o tratamento sugere o aparecimento de resistência ao antifúngico que está sendo utilizado, ao passo que as recorrências se dão após um período, que é variável, de ausência de sintomas após o tratamento.

Importante ressaltar que, na candidíase recorrente (quatro ou mais episódios ao ano confirmados laboratorialmente), a maioria das mulheres não apresenta os clássicos fatores predisponentes, mas sim alterações específicas na imunidade local. Com relação à abordagem, os episódios isolados respondem, de maneira geral, aos esquemas de tratamento anteriormente mencionados; entretanto, na tentativa de obter melhor remissão da população de fungos, alguns especialistas recomendam tratamento prolongado dos episódios agudos. Assim, recomenda-se o uso de agentes tópicos por período de 7 a 14 dias ou antifúngico VO (fluconazol 150 mg) em um total de três doses, com intervalo de 72 horas entre elas. Após a remissão dos episódios agudos, podem ser empregados esquemas de supressão utilizando um comprimido de fluconazol (150 mg) 1 vez/semana, durante 6 meses. Outra alternativa para supressão são os tratamentos por via local, de maneira intermitente. Após o término do tratamento supressivo, aproximadamente 50% das mulheres permanecem livres dos episódios recorrentes (Sobel, 2003).

Para os casos em que a vulvovaginite por fungos se manifesta por sintomas severos como eritema extenso, edema, escoriações e fissuras, recomendam-se cursos prolongados de terapia, podendo ser utilizados medicamentos por via local no período de 7 a 14 dias ou fluconazol (150 mg) em duas doses com intervalo de 72 horas (Sobel, 2003).

Com relação ao tratamento das espécies *não albicans*, não existem recomendações terapêuticas comprovadamente eficazes. Alguns autores indicam o uso prolongado (7 a 14 dias) de outros medicamentos que não o fluconazol, ao passo que outros recomendam a utilização de óvulos vaginais manipulados contendo 600 mg de ácido bórico durante 14 dias. Outros ainda sugerem óvulos de anfotericina B ou flucitosina a 17% como tratamento tópico (Sobel, 2016), entretanto essas duas últimas opções não estão disponíveis no mercado brasileiro.

Com relação ao uso de probióticos como coadjuvantes do tratamento e/ou na prevenção das recidivas da candidíase, são válidas as mesmas considerações previamente apresentadas: a heterogeneidade de produtos e a escassez de estudos randomizados controlados não permitem conclusões definitivas.

Mulheres portadoras de imunodeficiência e outras condições predisponentes geralmente apresentam pouca resposta a terapias de curta duração. Assim, recomenda-se o tratamento durante 7 a 14 dias, além da correção das condições predisponentes. Em gestantes apenas o uso de azólicos por via vaginal é recomendado. Os protocolos de tratamento para mulheres vivendo com HIV/AIDS são os previamente apresentados para aquelas sem a infecção, dependendo da intensidade do quadro clínico (Workowski et al., 2021).

Aspecto importante relacionado ao tratamento é o aumento da resistência aos medicamentos azólicos. Resistência é definida clinicamente como a persistência de sintomas durante ou imediatamente após o tratamento, com a cultura para fungos permanecendo positiva. Sempre que possível, é importante a identificação da espécie fúngica na cultura, já que espécies não *albicans* com frequência são resistentes ao fluconazol. Nesses casos, vale a tentativa de utilizar antifúngico não azólico como a nistatina ou mesmo ácido bórico por via vaginal. Quando disponível, é útil a realização de teste de sensibilidade aos antifúngicos (Sobel e Sobel, 2018).

Recentemente, duas novas opções terapêuticas para a candidíase foram aprovadas para uso nos EUA: ibrexafungerp e oteseconazol.

Ibrexafungerp é um antifúngico derivado da enfumafungina, que atua inibindo a enzima glucano sintetase, responsável pela síntese de betaglucano, importante componente da parede fúngica, que se torna fraca, levando à morte da célula. Como o alvo é um componente da parede celular fúngica, não há potencial de interação com o citocromo P450. Lembrar que essa interação pode ocorrer com os azólicos, já que eles exercem sua atividade fungistágica bloqueando as enzimas dependentes do P450 que atuam na síntese do ergosterol, também componente da parece celular (Azie et al., 2020).

O ibrexafungerp foi aprovado pela FDA para o tratamento da candidíase e também da candidíase vulvovaginal recorrente. A posologia recomendada para candidíase vulvovaginal moderada ou severa é de 300 mg, VO, 12/12 horas, durante apenas 1 dia. Para candidíase recorrente, devem ser utilizados 300 mg, VO, 12/12 horas, a cada 4 semanas, durante 6 semanas (o que representa um ciclo de tratamento por mês durante 6 meses). Segundo a literatura, o medicamento tem sido eficaz para o tratamento da *Candida albicans* e da *Candida glabrata*; com relação às outras espécies fúngicas, até o momento os dados são insuficientes para conclusões. Os efeitos colaterais, quando presentes, são leves e representados, principalmente, por distúrbios gastrintestinais (Sobel et al., 2022).

Oteseconazol foi aprovado pela FDA para reduzir a incidência de candidíase vulvovaginal recorrente em mulheres que tenham história dessa afecção, mas que **não** apresentem potencial reprodutivo. Atua inibindo o citocromo P450 e, dessa forma, afeta a formação e a integridade da membrana celular. De acordo com a literatura, o fármaco tem baixa afinidade pela P450 humana por possuir, em sua estrutura, um grupo tetrazólico ligador de metais (Brand et al., 2018). Entretanto, a recomendação atual de NÃO uso por mulheres com potencial reprodutivo é extremamente relevante, já que a grande maioria daquelas com candidíase recorrente se encontra na fase reprodutiva, havendo, portanto, contraindicação para o uso do medicamento.

Vaginite por *Trichomonas vaginalis*

Tricomoníase (Figura 26.8) é a IST não viral mais comum no mundo. De acordo com a Organização Mundial da Saúde, existem aproximadamente 170 milhões de casos reportados anualmente em pessoas entre 15 e 49 anos, a maioria (92%) em mulheres de países em desenvolvimento (Johnston e Mabey, 2008). Está associada a diversos problemas de saúde, como

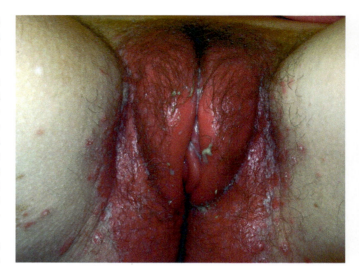

Figura 26.8 Tricomoníase.

aumento no risco de adquirir outra ISTs, inclusive o HIV, aumento no risco de doença inflamatória pélvica, infertilidade, carcinoma cervicouterino, eventos adversos na gestação e prematuridade. É considerada "doença negligenciada" por acometer particularmente populações de baixa renda e não existirem programas de rastreamento, exceto a recomendação de rastreamento anual em mulheres vivendo com o HIV (Muzny et al., 2018; Workowski et al., 2021).

A prevalência em adultos jovens nos EUA foi de 2,3%, em pesquisa realizada por meio de amplificação de genes para *Trichomonas vaginalis* na urina de homens e mulheres (Ledger e Witkin, 2016c). Outro estudo também naquele país revelou prevalência de 5% em clínicas planejamento familiar, 13 a 15% em clínicas ginecológicas e de 50 a 75% em trabalhadoras do sexo (métodos moleculares) (Sutton et al., 2007). No Brasil, a prevalência estimada é de 5% da população geral, entretanto esse dado possivelmente é subestimado, uma vez que não há notificação compulsória da doença no momento do diagnóstico (Lobato et al., 2024). Pesquisa realizada com populações indígenas também no Brasil demonstrou prevalência de 7,4% quando o diagnóstico foi feito mediante microscopia direta e de 27,8% com diagnóstico por métodos moleculares (Barbosa et al., 2020).

Como nas demais infecções de transmissão sexual, a incidência depende de vários fatores, como início sexual precoce, atividade sexual, número de parcerias, sexo desprotegido, presença de outras ISTs, uso de drogas ilícitas e condições socioeconômicas. Com relação à idade, embora a infecção seja mais prevalente em jovens, tem aumentado também em outras faixas etárias, provavelmente devido à mudança dos hábitos sexuais (Rogers et al., 2014).

Aproximadamente um terço das mulheres infectadas é assintomática, e a infecção pode persistir por meses ou anos. Os homens, por geralmente apresentarem menos sintomas do que as mulheres, servem como vetores assintomáticos da infecção.

O parasita *Trichomonas vaginalis* possui quatro flagelos e uma membrana ondulante, responsável por sua grande mobilidade. A transmissão é predominantemente sexual, embora raramente possa ocorrer de outras formas, pois esse parasita pode sobreviver fora de seu hábitat por algumas horas em condições de umidade, como em toalhas úmidas. Deve adquirir nutrientes do meio externo para sua sobrevivência, o que é conseguido fagocitando fungos, vírus e bactérias, como *Mycoplasma*, *Chlamydia trachomatis* e *Neisseria gonorrhoeae*, transportando-os ao trato genital superior e facilitando, assim, o aparecimento de doença inflamatória pélvica. Além disso, é importante cofator na transmissão e aquisição do HIV (Ledger e Witkin, 2016c). O parasita pode albergar vírus de cadeia dupla de DNA (*Trichomonas vaginalis virus* – *TTV*), os quais contribuem para sua patogenicidade, aumentando a citotoxicidade, a adesão às células epiteliais e facilitando a evasão do sistema imune do hospedeiro (Bessarab *et al.*, 2011).

O ser humano é o único hospedeiro natural. A infecção é mais comum no sexo feminino; além da vagina e da exocérvice, pode acometer a uretra, a bexiga, as glândulas de Skene e Bartholin e a endocérvice. No homem, infecta a uretra inferior, podendo atingir a próstata, a vesícula seminal e o epidídimo. Após a infecção, o parasita raramente é eliminado, podendo permanecer por meses ou anos no trato genital feminino, enquanto a permanência no trato genital masculino é mais curta, podendo haver eliminação espontânea (Secor *et al.*, 2014). Talvez a maior disponibilidade de ferro proveniente do sangue menstrual, que é nutriente para o parasita, possa facilitar a sua permanência na mulher (Bouchemal *et al.*, 2017).

A resposta imune celular ao *Trichomonas vaginalis* pode ser agressiva, com inflamação da mucosa da vagina e da exocérvice, em mulheres, e da uretra, em homens. Ocorre intensa infiltração de leucócitos, incluindo os da linhagem TCD4, que são alvo do HIV. Ao penetrar na vagina, o parasita cobre-se com as proteínas do hospedeiro, o que permite a evasão dos mecanismos de defesa locais. Além disso, tem a capacidade de sobreviver no meio vaginal ácido, hostil, durante longos períodos de tempo, permanecendo firmemente ligado às células da mucosa vaginal. Ademais, a infecção do trato genital feminino pelo protozoário não induz imunidade duradoura, sendo comuns as infecções recorrentes (Ledger e Witkin, 2016c).

Os sintomas classicamente descritos na infecção são corrimento geralmente profuso, amarelado ou amarelo-esverdeado, frequentemente acompanhado de ardor genital, sensação de queimação, disúria e dispareunia. São mais acentuados no período pós-menstrual devido à elevação do pH vaginal e à aquisição de ferro da hemoglobina pelo parasita, o que aumenta sua virulência. Nos casos oligossintomáticos, os sintomas podem ser percebidos pela paciente apenas no período pós-menstrual.

Embora caracteristicamente a tricomoníase cause sintomas relevantes, em algumas mulheres são discretos. Ainda, muitas mulheres infectadas podem ser assintomáticas durante um período de tempo variável. Enquanto aproximadamente metade destas passem a apresentar sintomas após alguns meses, outras permanecem sem os sintomas indefinidamente, mas podem sofrer as consequências da infecção.

Importante ressaltar que, com frequência, o diagnóstico de tricomoníase só é lembrado na mulher com sintomas exuberantes, que busca rapidamente por alívio e cujo exame ginecológico revela aumento acentuado do conteúdo vaginal. Entretanto, isso não corresponde à verdade, já que pesquisas em mulheres que não estavam buscando por cuidados médicos demonstraram a presença de infecção mesmo na ausência de sintomas (Miller *et al.*, 2005).

Ao exame ginecológico, a depender da intensidade do quadro, pode-se observar hiperemia dos genitais externos e presença de corrimento espesso, coloração amarelada ou amarelo-esverdeada, por vezes com aspecto purulento, exteriorizando-se pela fenda vulvar. O exame especular mostra aumento do conteúdo vaginal, por vezes acompanhado de pequenas bolhas. As paredes vaginais e a ectocérvice se apresentam hiperemiadas. A clássica descrição do colo com aspecto de morango devido às pequenas sufusões hemorrágicas (*colpitis macularis*) raramente é observada; apenas à colposcopia tais alterações se tornam mais visíveis. A medida do pH vaginal revela valores acima de 4,5 e o teste das aminas (teste de Whiff) pode ser positivo, de modo semelhante ao que ocorre na VB.

O método mais utilizado para o diagnóstico, devido ao baixo custo e à praticidade, é a bacterioscopia a fresco, realizada colocando-se em uma lâmina de vidro uma gota de conteúdo vaginal e uma gota de solução salina e observando-se ao microscópio. O parasita é identificado pela movimentação pendular (lembrar que o uso de solução salina gelada pode imobilizar o *T. vaginalis*, portanto deve-se utilizá-la à temperatura ambiente ou levemente aquecida). O exame a fresco (Figura 26.9) tem sensibilidade de 44 a 68% e especificidade de 100%. A bacterioscopia com coloração pelo Gram também permite a identificação do parasita, nesse caso sem os movimentos, o que pode dificultar o seu reconhecimento. A cultura, realizada em meio específico (*Diamond*), tem maior sensibilidade (75 a 96%) e especificidade de 100%, embora sejam necessários alguns dias para o resultado. Embora a cultura tenha boa sensibilidade, é um método de difícil realização e baixa disponibilidade.

O NAAT para detecção de *T. vaginalis* é altamente sensível, detectando cinco vezes mais o parasita do que o exame a fresco. Também o teste imunocromatográfico, OSOM® Trichomonas Test (Sekisui Diagnostics, Framingham, MA), e de hibridização, BD Affirm® VPIII (Becton Dickinson, Sparks, MD), podem ser úteis no diagnóstico de *T. vaginalis*, mas não estão disponíveis no mercado brasileiro. O primeiro tem demonstrado sensibilidade de 82 a 95% e especificidade de 97 a 100%, enquanto o segundo tem sensibilidade em torno de 63% e especificidade de 99,9% (Workowski *et al.*, 2021). No Brasil, já estão disponíveis métodos de NAAT em plataforma multiplex com inclusão de *T. vaginalis*, com altas sensibilidade e especificidade (Fernández *et al.*, 2016).

A colpocitologia oncológica (Papanicolaou) não é considerado teste diagnóstico devido à baixa sensibilidade. Entretanto, caso o resultado mostre a presença de *T. vaginalis*, deve-se, sempre que possível, confirmar a presença do parasita por meio do exame a fresco ou outro método. Se o teste for positivo,

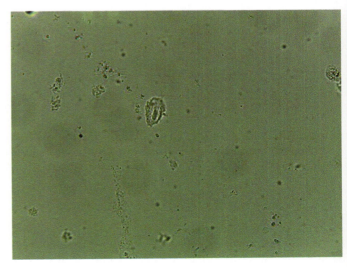

Figura 26.9 *Trichomonas vaginalis* (exame a fresco).

são tomadas as decisões para o tratamento. Entretanto, nem sempre é possível a realização do exame confirmatório; nesse caso, fica a critério do profissional ministrar o tratamento, considerando que se trata de doença negligenciada, de fácil disseminação por meio do ato sexual e que pode trazer repercussões importantes para a saúde da mulher.

De acordo com o CDC, os regimes para tratamento são (Workowski *et al.*, 2021):

Recomendado:

- Para mulheres: metronidazol 500 mg, VO, 12/12 horas, durante 7 dias
- Para homens: metronidazol 2 g, VO, em dose única.

Alternativo:

- Para ambos os sexos: tinidazol 2 g, VO, em dose única.

Embora ainda não conste nas recomendações do CDC, secnidazol na dosagem de 2 g, VO, em dose única, também se mostrou eficaz para o tratamento da tricomoníase, alternativamente, em ambos os sexos (Kissinger *et al.*, 2018; Muzny *et al.*, 2022).

Importante observar restrições ao consumo de álcool durante 24 horas após o uso de metronidazol e 72 horas após o uso de tinidazol ou secnidazol.

O tratamento com metronidazol gel por via vaginal não é recomendado, porque o medicamento não atinge níveis terapêuticos na uretra e glândulas de Skene e Bartholin.

Recomenda-se abstinência sexual durante o tratamento. Importante lembrar que o(s) parceiro(s) sexual(is) deve(m) ser encaminhado(s) para tratamento. Sempre que possível, é importante a realização de testes para outras ISTs (HIV, hepatite B e sífilis), por ser a tricomoníase uma IST.

Devido à elevada taxa de reinfecção em mulheres, recomenda-se nova avaliação 3 meses após o término do tratamento. Testes utilizando biologia molecular podem ser utilizados 2 semanas após o tratamento.

Episódios de recorrência ou persistência da infecção devem ser diferenciados de reinfecção por parceiro não tratado ou não aderente ao tratamento. Ainda segundo o CDC, já foi detectada resistência ao metronidazol em 4 a 10% e ao tinidazol em 1% dos casos. Tal fato é motivo de preocupação, pois existem poucas alternativas terapêuticas. Diante da recorrência, devem-se evitar os esquemas para dose única, utilizando-se metronidazol 500 mg, VO, a cada 12 horas, durante 7 dias, ou tinidazol 2 g, VO, durante 7 dias. Sugere-se que casos que não respondam ao tratamento sejam encaminhados a um especialista (Workowski *et al.*, 2021).

Existem preocupações sobre o risco adicional da tricomoníase em mulheres vivendo com HIV/AIDS. O parasita danifica a barreira epitelial, facilitando a aquisição do HIV e a resposta imune aumenta o afluxo vaginal de células que são alvo do vírus. Adicionalmente, estudos têm demonstrado que a infecção pelo parasita aumenta a excreção do RNA viral nas secreções vaginais. O tratamento reduz a excreção do vírus no fluido vaginal. Já o tratamento com metronidazol 500 mg, VO, durante 7 dias mostrou-se mais eficaz do que aquele em dose única (Kissinger e Adamski, 2013).

VAGINOSE CITOLÍTICA

Algumas mulheres, por motivos desconhecidos, apresentam proliferação excessiva de *Lactobacillus*, o que pode danificar o epitélio vaginal, diminuir o pH e levar ao aparecimento de sintomas clínicos como corrimento geralmente abundante, prurido,

sensação de queimação, desconforto e, eventualmente, dispareunia. Tal condição é denominada "vaginose citolítica", sendo causa de vulvovaginite cíclica em mulheres na idade reprodutiva (Figura 26.10) (Yang *et al.*, 2017).

Segundo alguns estudos, a prevalência varia de 1,8 a 7,1%. Provavelmente, fatores metabólicos tornam o meio vaginal propício à proliferação excessiva de *Lactobacilli*, os quais, isoladamente ou em conjunção com outros microrganismos, danificam as células da camada intermediária vaginal e induzem a citólise (Figura 26.11). Os produtos celulares liberados, associados à acidez vaginal excessiva, resultam nos sintomas anteriormente mencionados. A exacerbação dos sintomas ocorre na fase lútea

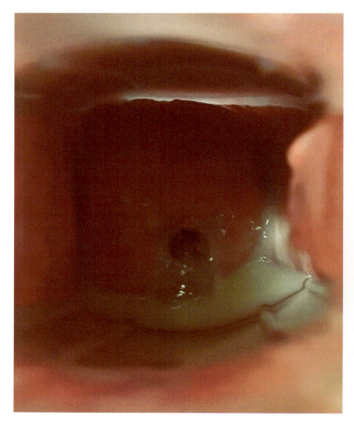

Figura 26.10 Vaginose citolítica.

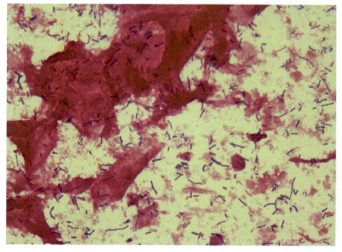

Figura 26.11 Citólise (restos citoplasmáticos e núcleos desnudos).

do ciclo e particularmente no período pré-menstrual. Não há dados se a prevalência varia de acordo com etnicidade ou região geográfica. O padrão citolítico parece ser mais comum durante a gestação e em mulheres abaixo dos 40 anos, sendo menos frequente em mulheres com intercurso sexual frequente (Rocchetti et al., 2011; Yang et al., 2017).

Os sintomas são representados por corrimento esbranquiçado abundante, prurido, eventualmente ardor, queimação, disúria e dispareunia, os quais se tornam mais intensos no período pré-menstrual e melhoram após a menstruação. Tais sintomas são semelhantes aos da candidíase, portanto geralmente não é possível a diferenciação com base apenas neles. Ao exame ginecológico, observa-se o conteúdo vaginal geralmente aumentado, de aspecto flocular, fluido ou em grumos, aderente ou não às paredes vaginais. Os detritos celulares e a acidez aumentada podem irritar a mucosa vaginal, causando eventualmente sinais inflamatórios. A medida do pH geralmente é menor ou igual a 4, e o teste de Whiff é negativo (Yang et al., 2017).

Para o diagnóstico, pode ser utilizada a microscopia a fresco com solução salina, observando-se aumento na população lactobacilar, presença de raros leucócitos ou ausência destes, presença de fragmentos de citoplasma e de núcleos desnudos, resultantes da degradação celular. Tais achados se tornam mais evidentes à bacterioscopia do conteúdo vaginal (Gram), em que é visualizado aumento excessivo de *Lactobacillus* (maior que 1.000 por campo de imersão), ausência ou presença de raros leucócitos, detritos celulares e núcleos desnudos (Cibley e Cibley, 1991). Tais achados também podem estar presentes na citologia. Até o momento, não existem método moleculares para o diagnóstico da vaginose citolítica.

Importante ressaltar que, embora os sintomas da vaginose citolítica sejam semelhantes aos da candidíase, não são encontrados elementos fúngicos (hifas e/ou esporos) no exame microscópico a fresco ou corado pelo Gram. Apenas em raras situações ocorre a associação das duas entidades.

Não existe um tratamento específico para a vaginose citolítica, já que a etiopatogenia não é conhecida. Recomenda-se a utilização de medidas que, pelo menos temporariamente, alcalizem o meio vaginal, como o uso de duchas vaginais com bicarbonato de sódio, particularmente no período pré-menstrual. Algumas mulheres apresentam boa resposta após a utilização de tais duchas por alguns ciclos, enquanto outras tornam a apresentar episódios recidivantes (Cibley e Cibley, 1991). Pode-se sugerir à paciente a elaboração de um calendário com as datas mais previsíveis da ocorrência de sintomas, quando serão utilizadas as duchas com bicarbonato de sódio para evitar o aparecimento dos sintomas. A experiência tem demonstrado que o alívio é mais duradouro quando as duchas são realizadas pela manhã. O tratamento durante a gestação não é recomendado; caso os sintomas perturbem a paciente e o diagnóstico tenha sido corretamente estabelecido, apenas banhos de assento ocasionais podem ser indicados, para alívio. Não existem evidências que recomendem a utilização de antibióticos para tratamento da vaginose citolítica.

VAGINITE INFLAMATÓRIA DESCAMATIVA

Vaginite inflamatória descamativa é forma pouco frequente, mas severa, de vaginite purulenta crônica, que ocorre particularmente em mulheres na perimenopausa e pós-menopausa, embora possa se apresentar em qualquer idade e também durante o período puerperal. Caracteriza-se por intensa inflamação vaginal com eritema e corrimento vaginal purulento, causando importante desconforto e dispareunia. A etiologia é desconhecida; em alguns casos, têm sido identificados *Streptococcus* do grupo B e *Escherichia coli*. Existe a hipótese de que um fator genético permita que o sistema imune reaja aos componentes da mucosa vaginal, desencadeando, assim, o intenso processo inflamatório. O fator que inicia tal reação não é conhecido; talvez a deficiência de estrogênio possa estar relacionada ao processo (Reichman e Sobel, 2014). Tal condição foi descrita por Gardner, em 1968, com achados semelhantes aos da vulvovaginite atrófica, mas em mulheres sem deficiência estrogênica; o autor postulou que a condição era caracterizada por ausência de *Lactobacillus*, presença de colonização bacteriana e intensa inflamação da mucosa vaginal, com conteúdo vaginal purulento, hiperemia e presença de células parabasais ao microscópio (Gardner, 1968).

Para alguns autores, a excessiva inflamação da mucosa vaginal seria secundária a uma inflamação sistêmica. Tal associação resultaria na alteração na microbiota do trato genital; para outros, entretanto, a condição vaginal é independente. Trata-se de condição crônica, geralmente com sintomatologia por vários meses e que requer tratamento prolongado. Ocorre colonização por bactérias aeróbias, ausência de *Lactobacillus* e sinais de intensa inflamação, podendo haver petéquias na mucosa vaginal. Além da proliferação microbiana excessiva, ocorre aumento de citocinas inflamatórias no meio vaginal, incluindo interleucina-1β, interleucina-6 e interleucina-8, que são potentes indutores de inflamação local. Como mencionado, é provável que alguma condição genética que predisponha a doenças autoimunes possa estar associada (Reichman e Sobel, 2014).

Os dados de prevalência são pouco conhecidos; acredita-se que em torno de 2 a 25%, dependendo da região geográfica. Não são conhecidos os fatores de risco para a vaginite inflamatória descamativa (Figuras 26.12 e 26.13). No entanto, a disbiose vaginal, ou seja, o desequilíbrio do microbioma vaginal pela ausência de *Lactobacillus*, certamente aumenta o risco para a aquisição de infecções de transmissão sexual, inclusive o HIV, assim como a possibilidade de complicações.

A queixa é de corrimento profuso ou em moderada quantidade, acompanhado de desconforto, queimação e dispareunia, sendo tais sintomas frequentemente de longa duração; ocorrem em aproximadamente 90% dos casos e são confundidos com os da tricomoníase aguda. Raramente a afecção é assintomática.

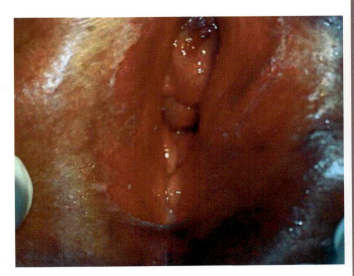

Figura 26.12 Vaginite inflamatória descamativa.

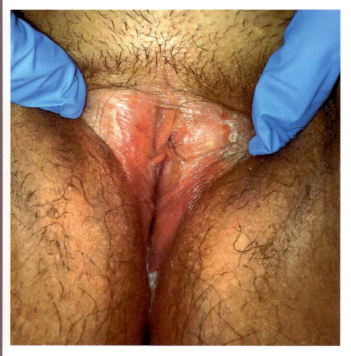

Figura 26.13 Vaginite inflamatória descamativa.

O exame ginecológico revela processo inflamatório, de intensidade variável, na mucosa vaginal, com eritema acentuado, podendo haver petéquias ou mesmo equimoses na mucosa do trato genital; a cérvice pode estar envolvida (*colpitis macularis*). O conteúdo vaginal está aumentado, com aspecto purulento e coloração esverdeada ou amarelada, eventualmente com aspecto sanguinolento. Por vezes, é necessário remover o conteúdo vaginal para melhor observar o processo inflamatório na mucosa. O meio vaginal apresenta aumento acentuado de células inflamatórias, predominantemente de leucócitos, que se apresentam em número mais elevado do que as células epiteliais (Nyirjesy *et al.*, 2006).

À microscopia do conteúdo vaginal, realizada preferencialmente com contraste de fase, observa-se ausência de *Lactobacillus*, elevado número de polimorfonucleares e presença de células epiteliais parabasais e de outras bactérias (bastonetes ou cocos, estes geralmente em cadeias). O pH vaginal encontra-se elevado, geralmente acima de 5, e o teste de Whiff é negativo (Stockdale, 2010). Não existem critérios para o diagnóstico da vaginite inflamatória negativa por meio da bacterioscopia com coloração pelo método de Gram. Embora a utilização de culturas de conteúdo vaginal não seja recomendada, podem ser úteis na identificação da infecção pelo *Streptococcus* do grupo A (Reichman e Sobel, 2014). O pH vaginal encontra-se elevado, geralmente acima de 5,5.

Lembrar que os sintomas da vaginite inflamatória descamativa são semelhantes aos da tricomoníase, portanto é importante excluir a infecção pelo parasita, utilizando-se, sempre que possível, métodos de biologia molecular, por apresentarem maior sensibilidade (Donders *et al.*, 2021). Em mulheres na pós-menopausa, os sintomas são semelhantes aos da vulvovaginite atrófica; entretanto, estas apresentam melhora com a utilização de estrogênios, o que não ocorre com a vaginite inflamatória descamativa (Vieira-Baptista *et al.*, 2021b). Para o diagnóstico diferencial, as dermatoses vulvares como o líquen plano erosivo também devem ser consideradas.

Para o tratamento, as recomendações atuais são baseadas em estudos, observações e opiniões de especialistas, pois, até o momento, não existem estudos randomizados e controlados que possibilitem a elaboração de normatizações. Embora a etiologia da vaginite inflamatória descamativa seja controversa, o objetivo do tratamento é reduzir o processo inflamatório e infeccioso. Além disso, vaginite inflamatória descamativa é condição crônica, portanto recomenda-se terapia de manutenção, por período de 2 a 6 meses (Srinivasan *et al.*, 2012).

Assim, tem sido utilizada clindamicina creme vaginal 2%, 5 g (um aplicador), ao se deitar, durante 2 a 4 semanas, considerando-se terapia de manutenção 2 vezes/semana, por 2 a 6 meses (Sobel *et al.*, 2011). Outra possibilidade é o uso de corticoides por via vaginal; embora a literatura recomende a utilização de óvulos vaginais de hidrocortisona (300 a 500 mg) ao se deitar, durante 2 a semanas, considerando terapia de manutenção por 2 a 6 meses (Sobel, 1994), o uso de prednisona 20 mg, por via vaginal, durante 5 dias, reduzindo-se a dose para 10 mg e depois 5 mg para manutenção, tem apresentado bons resultados.

Tanto a clindamicina quanto a hidrocortisona têm ação anti-inflamatória. Como tratamento adicional, embora controverso, alguns autores recomendam o uso de estrogênios por via vaginal 2 vezes/semana, durante 2 a 6 meses (Reichman e Sobel, 2014; Paavonen e Brunham, 2018).

De maneira geral, as pacientes responderam ao tratamento, porém o índice de recidiva 6 semanas após o término dele é de aproximadamente 30%. Após novo curso de tratamento, as recidivas se tornam infrequentes (Sobel *et al.*, 2011).

VAGINITE AERÓBIA

O termo vaginite aeróbia refere-se a um estado de alteração do meio vaginal caracterizado por microflora contendo bactérias aeróbias entéricas, níveis variáveis de inflamação e maturação epitelial deficiente. Tal termo foi criado em 2002 para caracterizar uma condição de alguma forma semelhante à VB pela redução ou falta de *Lactobacillus*, presença de corrimento profuso e elevação do pH vaginal, mas também com a diferença de que existe processo inflamatório evidente, o que não ocorre na VB (Donders *et al.*, 2017). As bactérias que predominam no meio vaginal na vaginite aeróbia parecem ser *Streptococcus* sp., *Staphylococcus aureus* e *Escherichia coli*; tais microrganismos passariam da condição de simples comensais para agressores, entretanto os fatores desencadeantes não estão determinados.

Clinicamente, as pacientes se queixam de corrimento vaginal, por vezes de aspecto purulento, com odor desagradável. Entretanto, a utilização de hidróxido de potássio em contato com a secreção vaginal (teste das aminas ou teste de Whiff) é negativa, ou seja, não há o desprendimento de "odor de peixe" ou amoniacal, como ocorre na VB. Os sinais de inflamação são de intensidade variável, assim como a presença de irritação vulvar e dispareunia. Ao exame ginecológico, visualiza-se inflamação do vestíbulo e da mucosa vaginal, em graus variados de intensidade.

O quadro clínico severo de vaginite aeróbia assemelha-se ao da vaginite inflamatória descamativa. Para alguns autores, ambas seriam a mesma entidade e, além disso, são condições crônicas.

À microscopia do conteúdo vaginal (que deve ser realizada com microscópio de contraste de fase em aumento de 400 vezes), são avaliadas a flora microbiana e a presença de leucócitos (denominados "leucócitos 'tóxicos'", por serem ativados e apresentarem granulações específicas). De acordo com a quantidade de cada elemento, a vaginite aeróbia é classificada em quatro graus, denominados "graus lactobacilares". O grau lactobacilar IV corresponde à forma mais intensa da afecção (que, para alguns autores, seria a própria vaginite inflamatória descamativa). Certamente, na prática, a utilização de tal classificação apresenta limitações pela não disponibilidade de treinamento profissional e equipamento adequado (Ledger e Witkin, 2016a).

Ainda não existem normatizações do CDC para o tratamento da vaginite aeróbia. Foram realizados poucos estudos com o uso de antissépticos locais, com o objetivo de reduzir a população bacteriana, cujos resultados apontam para a melhora temporária do quadro clínico. Entretanto, tais produtos não se encontram disponíveis no Brasil. O uso de antibióticos, por via local ou sistêmica, tem sido variável segundo diferentes autores, já que é difícil a identificação do(s) agente(s) causal(is). Além disso, o uso de antimicrobianos de amplo espectro pode levar ao aparecimento de resistência. De maneira geral, sugere-se que a abordagem clínica seja baseada, principalmente, nos achados microscópicos.

Se houver predomínio de inflamação, utilizar hidrocortisona a 10% por via vaginal; caso haja predomínio de atrofia, demonstrada pelo aumento de células basais, sugere-se o uso de estrogênio também pela mesma via. Nos casos em que a microscopia mostra excessivo número de bactérias, estaria indicado o uso de antibióticos (grau lactobacilar IIb ou III). Entretanto, devido às diferentes apresentações da afecção, torna-se difícil a realização de estudos comparativos entre as diferentes formas de tratamento. Entre os antibióticos, a clindamicina 2% por via local tem sido utilizada por alguns autores. O uso de probióticos se apresenta como uma possibilidade na prevenção de recidivas, embora ainda não haja estudos randomizados controlados (Donders et al., 2017).

REFERÊNCIAS BIBLIOGRÁFICAS

ABALLEA, S. et al. Subjective health status and health-related quality of life among women with Recurrent Vulvovaginal Candidosis (RVVC) in Europe and the USA. Health and Quality of Life Outcomes, v. 11, p. 169, 2013.

AMSEL, R. et al. Nonspecific vaginitis. Diagnostic criteria and microbial and epidemiologic associations. American Journal of Medicine, v. 74, n. 1, p. 14-22, 1983.

AROUTCHEVA, A. et al. Defense factors of vaginal lactobacilli. American Journal of Obstetrics and Gynecology, v. 185, n. 2, p. 375-379, 2001.

AZIE, N. et al. Oral ibrexafungerp: an investigational agent for the treatment of vulvovaginal candidiasis. Expert Opinion on Investigational Drugs, v. 29, n. 9, p. 893-900, 2020.

BARBOSA, M. D. S. et al. Prevalence and factors associated with Trichomonas vaginalis infection in indigenous Brazilian women. Public Library of Science One, v. 15, n. 10, p. e0240323, 2020.

BASTIANELLI, C. et al. The effect of different contraceptive methods on the vaginal microbiome. Expert Review of Clinical Pharmacology, v. 14, n. 7, p. 821-836, 2021.

BAQUI, A. H. et al.; MIST Study Team of the Projahnmo Study Group in Bangladesh. Prevalence of and risk factors for abnormal vaginal flora and its association with adverse pregnancy outcomes in a rural district in north-east Bangladesh. Acta Obstetricia et Gynecologica Scandinavica, v. 98, n. 3, p. 309-319, 2019.

BESSARAB, I. N. et al. Identification and characterization of a type III Trichomonas vaginalis virus in the protozoan pathogen Trichomonas vaginalis. Archives of Virology, v. 156, n. 2, p. 285-294, 2011.

BILARDI, J. E. et al. Women view key sexual behaviours as the trigger for the onset and recurrence of bacterial vaginosis. Public Library of Science One, v. 12, n. 3, p. e0173637, 2017.

BOUCHEMAL, K.; BORIES, C.; LOISEAU, P. M. Strategies for prevention and treatment of Trichomonas vaginalis infections. Clinical Microbiology reviews, v. 30, n. 3, p. 811-825, 2017.

BRAND, S. R. et al. A phase 2, randomized, double-blind, placebo-controlled, dose-ranging study to evaluate the efficacy and safety of orally administered VT-1161 in the treatment of recurrent vulvovaginal candidiasis. American Journal of Obstetrics and Gynecology, v. 218, n. 6, p. 624.e1-624.e9, 2018.

CAUCI, S. et al. Determination of immunoglobulin A against Gardnerella vaginalis hemolysin, sialidase, and prolidase activities in vaginal fluid: implications for adverse pregnancy outcomes. Journal of Clinical microbiology, v. 41, n. 1, p. 435-438, 2003.

CIBLEY, L. J.; CIBLEY, L. J. Cytolytic vaginosis. American Journal of Obstetrics and Gynecology, v. 165, n. 4, Pt 2, p. 1245-1249, 1991.

COSTELLO, E. K. et al. Bacterial community variation in human body habitats across space and time. Science, v. 326, n. 5960, p. 1694-1697, 2009.

DA COSTA, A. C. et al. Identification of bacteriophages in the vagina of pregnant women: a descriptive study. British Journal of Obstetrics and Gynaecology, v. 128, n. 6, p. 976-982, 2021.

DENNERSTEIN, G. J;. ELLIS, D. H. Oestrogen, glycogen and vaginal candidiasis. Australian and New Zealand Journal of Obstetrics and Gynaecology, v. 41, n. 3, p. 326-328, 2001.

DENNING, D. W. et al. Global burden of recurrent vulvovaginal candidiasis: a systematic review. Lancet Infectious Disease, v. 18, n. 11, p. e339-e347, 2018.

DONDERS, G. et al. Genital tract GAS infection ISIDOG Guidelines. Journal of Clinical Medicine, v. 10, n. 9, p. 2043, 2021.

DONDERS, G. G. G. et al. Aerobic vaginitis: no longer a stranger. Research in Microbiology, v. 168, n. 9-10, p. 845-858, 2017.

ELEUTÉRIO, J. Jr; CAMPANER, A. B.; DE CARVALHO, N. S. Diagnosis and treatment of infectious vaginitis: proposal for a new algorithm. Frontiers in Medicine (Lausanne), v. 10, p. 1040072, 2023.

FERNÁNDEZ, G. et al. Usefulness of a novel multiplex real-time PCR assay for the diagnosis of sexually-transmitted infections. Enfermedades Infecciosas y Microbiología Clínica, v. 34, n. 8, p. 471-476, 2016.

FOXMAN, B. et al. Prevalence of recurrent vulvovaginal candidiasis in 5 European countries and the United States: results from an internet panel survey. Journal of Lower Genital Tract Disease, v. 17, n. 3, p. 340-345, 2013.

GAJER, P. et al. Temporal dynamics of the human vaginal microbiota. Science Translational Medicine, v. 4, n. 132, p. 132ra52, 2012.

GARDNER, H. L. Desquamative inflammatory vaginitis: a newly defined entity. American Journal of Obstetrics and Gynecology, v. 102, n. 8, p. 1102-1105, 1968.

GHAREHBOLAGH, S. A. et al. Distribution, antifungal susceptibility pattern and intra-Candida albicans species complex prevalence of Candida africana: a systematic review and meta-analysis. Public Library of Science One, v. 15, n 8, p. e0237046, 2020.

HOY, S. M. Oteseconazole: first approval. Drugs, v. 82, n. 9, p. 1017-1023, 2022.

JOHNSTON, V. J.; MABEY, D. C. Global epidemiology and control of Trichomonas vaginalis. Current Opinion in Infectious Diseases, v. 21, n. 1, p. 56-64, 2008.

KAMGA, Y. M.; NGUNDE, J. P.; AKOACHERE, J. K. T. Prevalence of bacterial vaginosis and associated risk factors in pregnant women receiving antenatal care at the Kumba Health District (KHD), Cameroon. BioMed Central Pregnancy and Childbirth, v. 19, n. 1, p. 166, 2019.

KISSINGER, P.; ADAMSKI, A. Trichomoniasis and HIV interactions: a review. Sexually Transmitted Infections, v. 89, n. 6, p. 426-433, 2013.

KISSINGER, P. et al. Single-dose versus 7-day-dose metronidazole for the treatment of trichomoniasis in women: an open-label, randomised controlled trial. Lancet Infectious Disease, v. 18, n. 11, p. 1251-1259, 2018.

KOUMANS, E. H.; KENDRICK, J. S.; CDC Bacterial Vaginosis Working Group. Preventing adverse sequelae of bacterial vaginosis: a public health program and research agenda. Sexually Transmitted Diseases, v. 28, n. 5, p. 292-297, 2001.

KWON, M. S.; LEE, H. K. Host and microbiome interplay shapes the vaginal microenvironment. Frontiers in Immunology, v. 13, p. 919728, 2022.

LARSEN, B.; MONIF, G. R. Understanding the bacterial flora of the female genital tract. Clinical Infectious Diseases, v. 32, n. 4, p. e69-77, 2001.

LEDGER, W. J.; WITKIN, S. S. Candida vulvovaginitis. In: LEDGER, W. J.; WITKIN, S. S. Vulvovaginal infections. 2nd ed. Boca Raton, FL: CRC Press Taylor & Francis Group. 2016a, p. 29-45.

LEDGER, W. J.; WITKIN, S. S. Cytolytic vaginosis, aerobic vaginitis, and desquamative inflammatory vaginitis. In: LEDGER, W. J.; WITKIN, S. S. Vulvovaginal infections. 2nd ed. Boca Raton, FL: CRC Press Taylor & Francis Group; 2016b. p. 69-76.

LEDGER, W. J.; WITKIN, S, S. Thichomonas vaginalis vaginitis. In: LEDGER, W. J.; WITKIN, S. S. Vulvovaginal infections. 2nd ed. Boca Raton, FL: CRC Press Taylor & Francis Group; 2016c. p. 59-67.

LEDGER, W. J.; WITKIN, S. S. Vaginal immunology. In: LEDGER, W. J.; WITKIN, S. S. Vulvovaginal infections. 2nd ed. Boca Raton, FL: CRC Press Taylor & Francis Group. 2016d, p. 7-12.

LINHARES, I. M.; DE ASSIS, J. S.; BARACAT, E. C. Infecções do trato reprodutivo recidivantes. In: Baracat EC. Condutas em ginecologia baseadas em evidências. São Paulo: Atheneu. 2016, p. 203-210.

LINHARES I. M. *et al.* Contemporary perspectives on vaginal pH and lacto-bacilli. *American Journal of Obstetrics and Gynecology*, v. 204, n. 2, p. 120. e1-5, 2011.

LINHARES, I. M. *et al.* Resposta do sistema imune às infecções genitais. *Associação Brasileira de Patologia do Trato Genital Inferior*, v. 2, n. 1, p. 12-16, 2012.

LIU, H. F.; YI, N. A systematic review and meta-analysis on the efficacy of probiotics for bacterial vaginosis. *European Review for Medical and Pharmacological Sciences*, v. 26, n. 1, p. 90-98, 2022.

LOBATO, M. J. *et al.* Características da infecção sexualmente transmissível (IST) causada por *Trichomonas vaginalis*: revisão bibliográfica. *Brazilian Journal of Health Review*, v. 7, n. 1, p. 1864-1881, 2024.

MADERE, F. S.; MONACO, C. L. The female reproductive tract virome: understanding the dynamic role of viruses in gynecological health and disease. *Current Opinion in Virology*, v. 52, p. 15-23, 2022.

MARCHESI, J. R.; RAVEL, J. The vocabulary of microbiome research: a proposal. *Microbiome*, v. 3, p. 31, 2015.

MARCONI, C. *et al.* Prevalence of and risk factors for bacterial vaginosis among women of reproductive age attending cervical screening in southeastern Brazil. *International Journal of Gynaecology and Obstetrics*, v. 131, n. 2, p. 137-141, 2015.

MÅRDH, P. A. *et al.* Facts and myths on recurrent vulvovaginal candidosis--a review on epidemiology, clinical manifestations, diagnosis, pathogenesis and therapy. *International Journal of Sexually Transmitted Diseases & Acquired Immunodeficiency Syndrome*, v. 13, n. 8, p. 522-539, 2002.

MARRAZZO, J. M. *et al.* Risks for acquisition of bacterial vaginosis among women who report sex with women: a cohort study. *Public Library of Science One*, v. 5, n. 6, p. e11139, 2010.

MEHTA, S. D. *et al.* The microbiome composition of a man's penis predicts incident bacterial vaginosis in his female sex partner with high accuracy. *Frontiers in Cellular and Infection Microbiology*, v. 10, p. 433, 2020.

MENDLING, W. *et al.* Use of locally delivered dequalinium chloride in the treatment of vaginal infections: a review. *Archives of Gynecology and Obstetrics*, v. 293, n. 3, p. 469-484, 2016.

MILLER, W. C. *et al.* The prevalence of trichomoniasis in young adults in the United States. *Sexually Transmitted Diseases*, v. 32, n. 10, p. 593-598, 2005.

MUZNY, C. A. Why does Trichomonas vaginalis continue to be a "neglected" sexually transmitted infection? *Clinical Infectious Diseases*, v. 67, n. 2, p. 218-220, 2018.

MUZNY, C. A.; VAN GERWEN, O. T.; LEGENDRE, D. Secnidazole: a treatment for trichomoniasis in adolescents and adults. *Expert Review of Anti-Infective Therapy*, v. 20, n. 8, p. 1067-1076, 2022.

NASIOUDIS, D. *et al.* Bacterial vaginosis: a critical analysis of current knowledge. *British Journal of Obstetrics and Gynaecology*, v. 124, n. 1, p. 61-69, 2017.

NUGENT, R. P.; KROHN, M. A.; HILLIER, S. L. Reliability of diagnosing bacterial vaginosis is improved by a standardized method of Gram stain interpretation. *Journal of Clinical Microbiology*, v. 29, n. 2, p. 297-301, 1991.

NUNN, K. L. *et al.* Amylases in the human vagina. *mSphere*, v. 5, n. 6, p. e00943-20, 2020.

NYIRJESY, P. *et al.* Causes of chronic vaginitis: analysis of a prospective database of affected women. *Obstetrics and Gynecology*, v. 108, n. 5, p. 1185-1191, 2006.

OLIVEIRA, A. S. *et al.* Allergic vulvovaginitis: a systematic literature review. *Archives of Gynecology and Obstetrics*, v. 306, n. 3, p. 593-622, 2022.

PAAVONEN, J.; BRUNHAM, R. C. Bacterial vaginosis and desquamative inflammatory vaginitis. *New England Journal of Medicine*, v. 379, n. 23, p. 2246-2254, 2018.

PEEBLES, K. *et al.* High global burden and costs of bacterial vaginosis: a systematic review and meta-analysis. *Sexually Transmitted Diseases*, v. 46, n. 5, p. 304-311, 2019.

POWELL, A. M.; GRACELY, E.; NYIRJESY, P. Non-albicans Candida vulvovaginitis: treatment experience at a tertiary care vaginitis center. *Journal of Lower Genital Tract Disease*, v. 20, n. 1, p. 85-89, 2016.

RAO, V. L.; MAHMOOD, T. Vaginal discharge. *Obstetrics, Gynaecology and Reproductive Medicin*, v. 30, n. 1, p. 11-18, 2020.

RATTEN, L. K. *et al.* Sex is associated with the persistence of non-optimal vaginal microbiota following treatment for bacterial vaginosis: a prospective cohort study. *British Journal of Obstetrics and Gynaecology*, v. 128, n. 4, p. 756-767, 2021.

RAVEL, J. *et al.* Vaginal microbiome of reproductive-age women. *Proceedings of the National Academy of Sciences of the United States of America*, v. 108, Suppl 1, p. 4680-4687, 2011.

REICHMAN, O.; AKINS, R.; SOBEL, J. D. Boric acid addition to suppressive antimicrobial therapy for recurrent bacterial vaginosis. *Sexually Transmitted Diseases*, v. 36, n. 11, p. 732-734, 2009.

REICHMAN, O.; SOBEL, J. Desquamative inflammatory vaginitis. *Best Practice and Research. Clinical Obstetrics and Gynaecology*, v. 28, n. 7, p. 1042-1050, 2014.

ROCCHETTI, T. T. *et al.* Group B streptococci colonization in pregnant women: risk factors and evaluation of the vaginal flora. *Archives of Gynecology and Obstetrics*, v. 283, n. 4, p. 717-721, 2011.

ROGERS, S. M. *et al.* Epidemiology of undiagnosed trichomoniasis in a probability sample of urban young adults. *Public Library of Science One*, v. 9, n. 3, p. e90548, 2014.

ROSATI, D. *et al.* Recurrent vulvovaginal candidiasis: an immunological perspective. *Microorganisms*, v. 8, n. 2, p. 144, 2020.

SCHWEBKE, J. R. *et al.* Diagnostic performance of a molecular test versus clinician assessment of vaginitis. *Journal of Clinical Microbiology*, v. 56, n. 6, p. e00252-18, 2018.

SECOR, W. E. *et al.* Neglected parasitic infections in the United States: trichomoniasis. *American Journal of Tropical Medicine and Hygiene*, v. 90, n. 5, p. 800-804, 2014.

SOBEL, J. D. Desquamative inflammatory vaginitis: a new subgroup of purulent vaginitis responsive to topical 2% clindamycin therapy. *American Journal of Obstetrics and Gynecology*, v. 171, n. 5, p. 1215-1220, 1994.

SOBEL, J. D. Management of patients with recurrent vulvovaginal candidiasis. *Drugs*, v. 63, n. 11, p. 1059-1066, 2003.

SOBEL, J. D. Recurrent vulvovaginal candidiasis. *American Journal of Obstetrics and Gynecology*, v. 214, n. 1, p. 15-21, 2016.

SOBEL, J. D. *et al.* Prognosis and treatment of desquamative inflammatory vaginitis. *Obstetrics and Gynecology*, v. 117, n. 4, p. 850-855, 2011.

SOBEL, R. *et al.* Efficacy and safety of oral ibrexafungerp for the treatment of acute vulvovaginal candidiasis: a global phase 3, randomised, placebocontrolled superiority study (VANISH 306). *British Journal of Obstetrics and Gynaecology*, v. 129, n. 3, p. 412-420, 2022.

SOBEL, J. D. *et al.* Single oral dose fluconazole compared with conventional clotrimazole topical therapy of Candida vaginitis. Fluconazole Vaginitis Study Group. *American Journal of Obstetrics and Gynecology*, v. 172, n. 4, Pt 1, p. 1263-1268, 1995.

SOBEL, J. D. *et al.* Suppressive antibacterial therapy with 0.75% metronidazole vaginal gel to prevent recurrent bacterial vaginosis. *American Journal of Obstetrics and Gynecology*, v. 194, n. 5, p. 1283-1289, 2006.

SOBEL, J. D.; SOBEL, R. Current treatment options for vulvovaginal candidiasis caused by azole-resistant Candida species. *Expert Opinion on Pharmacotherapy*, v. 19, n. 9, p. 971-977, 2018.

SRINIVASAN, S. *et al.* Bacterial communities in women with bacterial vaginosis: high resolution phylogenetic analyses reveal relationships of microbiota to clinical criteria. *Public Library of Science One*, v. 7, n. 6, p. e37818, 2012.

STEWART, L. L. *et al.* Prevalence of bacterial vaginosis in postmenopausal women: a systematic review and meta-analysis. *Sexual Health*, v. 19, n. 1, p. 17-26, 2022.

STOCKDALE, C. K. Clinical spectrum of desquamative inflammatory vaginitis. *Current Infectious Disease Reports*, v. 12, n. 6, p. 479-483, 2010.

STUMPF, R. M. *et al.* The primate vaginal microbiome: comparative context and implications for human health and disease. *American Journal of Physical Anthropology*, v. 152, Suppl 57, p. 119-134, 2013.

SUTTON, M. *et al.* The prevalence of Trichomonas vaginalis infection among reproductive-age women in the United States, 2001-2004. *Clinical Infectious Diseases*, v. 45, n. 10, p. 1319-1326, 2007.

SWIDSINSKI, A. *et al.* An adherent Gardnerella vaginalis biofilm persists on the vaginal epithelium after standard therapy with oral metronidazole. *American Journal of Obstetrics and Gynecology*, v. 198, n. 1, p. 97.e1-6, 2008.

SWIDSINSKI, A. *et al.* Vulvovaginal candidiasis: histologic lesions are primarily polymicrobial and invasive and do not contain biofilms. *American Journal of Obstetrics and Gynecology*, v. 220, n. 1, p. 91.e1-91.e8, 2019.

TURNBAUGH, P. J. *et al.* The human microbiome project. *Nature*, v. 449, n. 7164, p. 804-810, 2007.

VANEECHOUTTE, M. *et al.* Emended description of Gardnerella vaginalis and description of Gardnerella leopoldii sp. nov., Gardnerella piotii sp. nov. and Gardnerella swidsinskii sp. nov., with delineation of 13 genomic species within the genus Gardnerella. *International Journal of Systematic and Evolutionary Microbiology*, v. 69, n. 3, p. 679-687, 2019.

VERSTRAELEN, H. *et al.* The vaginal microbiome: I. Research development, lexicon, defining "normal" and the dynamics throughout women's lives. *Journal of Lower Genital Tract Disease*, v. 26, n. 1, p. 73-78, 2022.

VERSTRAELEN, H.; VERHELST, R. Bacterial vaginosis: an update on diagnosis and treatment. *Expert Review of Anti-Infective Therapy*, v. 7, n. 9, p. 1109-1124, 2009.

VIEIRA-BAPTISTA, P. *et al*. Clinical validation of a new molecular test (Seegene Allplex™ Vaginitis) for the diagnosis of vaginitis: a cross-sectional study. *British Journal of Obstetrics and Gynaecology*, v. 128, n. 8, p. 1344-1352, 2021a.

VIEIRA-BAPTISTA, P. *et al*. The International Society for the Study of Vulvovaginal Disease Vaginal Wet Mount Microscopy Guidelines: How to Perform, Applications, and Interpretation. *Journal of Lower Genital Tract Disease*, v. 25, n. 2, p. 172-180, 2021b.

WITKIN, S. S. Immunology of recurrent vaginitis. *American Journal of Reproductive Immunology and Microbiology*, v. 15, n. 1, p. 34-37, 1987.

WITKIN, S. S. *et al*. Influence of vaginal bacteria and D- and L-lactic acid isomers on vaginal extracellular matrix metalloproteinase inducer: implications for protection against upper genital tract infections. *mBio*, v. 4, n. 4, p. e00460-413, 2013. Erratum in: *MBio*, v. 5, n. 2, p. e00874-414, 2014. Dosage error in article text.

WITKIN, S. S.; LINHARES, I. M. Why do lactobacilli dominate the human vaginal microbiota?. *BJOG: An International Journal of Obstetrics & Gynaecology*, v. 124, n. 4, p. 606-611, 2017.

WOJITANI, M. D. *et al*. Association between mannose-binding lectin and interleukin-1 receptor antagonist gene polymorphisms and recurrent vulvovaginal candidiasis. *Archives of Gynecology and Obstetrics*, v. 285, n. 1, p. 149-153, 2012.

WORKOWSKI, K. A. *et al*. Sexually Transmitted Infections Treatment Guidelines, 2021. *Morbidity and Mortality Weekly Report. Recommendations and Reports*. v. 70, n. 4, p. 1-187, 2021.

YANG, S. *et al*. Clinical significance and characteristics clinical differences of cytolytic vaginosis in recurrent vulvovaginitis. *Gynecologic and Obstetric Investigation*, v. 82, p. 137-143, 2017.

ZHANG, Z. *et al*. The safety of oral fluconazole during the first trimester of pregnancy: a systematic review and meta-analysis. *British Journal of Obstetrics and Gynaecology*, v. 126, n. 13, p. 1546-1552, 2019.

ZHOU, X. *et al*. Characterization of vaginal microbial communities in adult healthy women using cultivation-independent methods. *Microbiology*, v. 150, p. 2565-2573, 2004.

ZHU, Y. X. *et al*. Health-related quality of life as measured with the Short-Form 36 (SF-36) questionnaire in patients with recurrent vulvovaginal candidiasis. *Health and Quality of Life Outcomes*, v. 14, p. 65, 2016.

ZOZAYA, M. *et al*. Bacterial communities in penile skin, male urethra, and vaginas of heterosexual couples with and without bacterial vaginosis. *Microbiome*, v. 4, n. 16, p. 2-10, 2016.

CAPÍTULO 27
Cervicites e Uretrites

Ana Katherine Gonçalves • José Eleutério Junior • Ana Paula Ferreira Costa • Paulo Cesar Giraldo

INTRODUÇÃO

O revestimento do colo do útero é constituído por dois tipos de epitélio: o escamoso e o colunar, conhecidos como "ectocérvice" e "endocérvice", respectivamente. Durante a fase reprodutiva da mulher, é comum ocorrer um processo fisiológico chamado "ectopia", no qual há a presença de epitélio glandular na ectocérvice. Isso expõe o delicado epitélio colunar ao ambiente vaginal, facilitando o acesso aos vasos sanguíneos e linfáticos e diminuindo as defesas contra infecções, o que aumenta a suscetibilidade a infecções sexualmente transmissíveis (ISTs). Além disso, a ectopia também pode desempenhar um papel importante na transmissão de infecções genitais (Gonçalves et al., 2017; 2019; Soares et al., 2019) (Figura 27.1).

A cervicite ou endocervicite é a inflamação da mucosa endocervical (epitélio colunar do colo uterino), geralmente de causa infecciosa (gonocócicas e ou não gonocócicas) (Gonçalves et al., 2016; Brasil, 2016; Workowski e Bolan, 2015), entretanto outros agentes menos usuais, tais como bactérias aeróbicas e anaeróbicas, *Trichomonas vaginalis*, *Mycoplasma hominis*, *Ureaplasma urealiticum*, vírus do herpes simples (HSV, do inglês *herpes simplex virus*), citomegalovírus (CMV) e adenovírus, aumentam as preocupações sobre tratamentos empíricos utilizados frequentemente para tratar mulheres com cervicite e seus parceiros sexuais (Workowski e Bolan, 2015; Workowski et al., 2021; Fowotade et al., 2013).

Na maioria dos casos, a cervicite é assintomática e é detectada apenas durante exames diagnósticos. A falta de sintomas torna difícil o diagnóstico, o que pode levar a várias complicações, como endometrite, doença inflamatória pélvica (DIP) e resultados adversos para gestantes e recém-nascidos. Além disso, há um aumento do risco de contrair o vírus da imunodeficiência humana (HIV) e desenvolver câncer cervical (Workowski et al., 2021; Fowotade et al., 2013; Silva et al., 2011).

A etiologia multifatorial das cervicites e a elevada frequência de complicações severas justificam, por si, a realização de procedimentos investigativos e exames complementares direcionados para o diagnóstico etiológico, em mulheres que procuram assistência médica por outros motivos (Brasil, 2016; Workowski e Bolan, 2015).

As uretrites são ISTs caracterizadas por inflamação da uretra acompanhada de corrimento, apresentando características epidemiológicas, clínicas, etiologia e fatores de risco muito semelhantes aos das cervicites (Brasil, 2016; Workowski e Bolan, 2015).

Os principais fatores de risco associados à uretrite incluem idade jovem, baixo nível socioeconômico, múltiplas parcerias sexuais ou uma nova parceria, histórico de ISTs e uso irregular de preservativos. Os principais microrganismos envolvidos nas uretrites são *Neisseria gonorrhoeae* e *Chlamydia trachomatis*. Outros agentes, como *Trichomonas vaginalis*, *Ureaplasma urealyticum*, enterobactérias (em relações anais passivas),

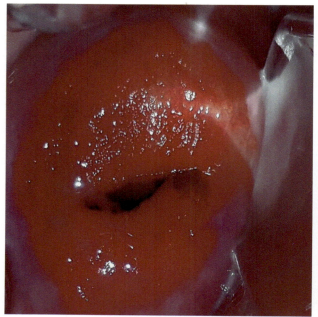
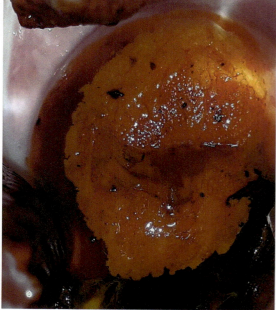

Figura 27.1 Ectopia cervical com teste de Schiller iodo-claro. (Fonte: arquivo pessoal da professora Ana Katherine Gonçalves.)

Mycoplasma genitalium, HSV e infecções não sexualmente transmissíveis, como adenovírus e *Candida* spp., são menos comuns. Na maioria dos casos, os patógenos responsáveis pela uretrite podem ser transmitidos por relações sexuais vaginais, anais e orais. O corrimento uretral pode variar de mucoide a purulento, com volume variável, e pode estar acompanhado de dor uretral, prurido, eritema e disúria (Brasil, 2016; Workowski e Bolan, 2015).

ETIOLOGIA

Os principais agentes etiológicos das cervicites e uretrites são:

- *Chlamydia trachomatis* (CT)
- *Neisseria gonorrhoeae*
- **Outros agentes:** *Mycoplasma hominis, Ureaplasma urealiticum* e infecção secundária (bactérias anaeróbias e gram-negativas).

Chlamydia trachomatis

Chlamydia trachomatis (CT) é uma bactéria gram-negativa, intracelular obrigatória. A infecção por CT é a mais comum entre as ISTs causadas por bactérias em todo o mundo, ultrapassando a infecção gonocócica e a sífilis. Essa infecção é mais frequente na população feminina, com taxas variando de 2 a 30%, apresentando um alto grau de morbidade e potencial de complicações, como trabalho de parto prematuro, endometrite puerperal, DIP aguda, esterilidade conjugal e dor pélvica crônica. Em cerca de 70% dos casos, a infecção é assintomática. Quanto às manifestações clínicas da cervicite clamidiana, essas são discretas e frequentemente passam despercebidas. Quando ocorrem sintomas, esses podem incluir: aumento do volume cervical, hiperemia, presença de corrimento mucoso (eventualmente purulento), sensibilidade ao toque, acentuação do ectrópio (mácula rubra), dor durante o ato sexual e sensibilidade durante o exame ginecológico (Papp *et al.*, 2014; Nwokolo *et al.*, 2016; Gonçalves *et al.*, 2019).

Neisseria gonorrhoeae

A gonorreia tem uma prevalência muito menor em comparação com a clamídia, afetando cerca de 1 a 2% da população feminina. A *Neisseria gonorrhoeae* (NG), o agente causador da gonorreia transmitida sexualmente, é uma bactéria diplococo gram-negativa, não flagelada, não formadora de esporos, encapsulada e anaeróbica facultativa. A gonorreia é uma DST e continua sendo um problema de saúde pública em todo o mundo. Sua importância é significativa, pois pode levar a complicações como infertilidade, gravidez ectópica, DIP, parto prematuro ou prematuridade. Embora tenha havido uma redução na incidência de gonorreia nos últimos anos, ela ainda é uma causa significativa de morbidade em países em desenvolvimento (Gonçalves *et al.*, 2016; 2017; 2019; Brasil, 2016; Workowski e Bolan, 2015).

Fatores de virulência da *Neisseria gonorrhoeae* (Shaughnessy *et al.*, 2019; Gonçalves *et al.*, 2019)

- *Pili*/fímbrias: são o primeiro mecanismo na base da patogenicidade; para haver infecção, tem de haver adesão. É responsável pela adesão às células e transferência de material genético e aquisição de resistências aos antimicrobianos
- OMP: proteínas de membrana externa
- OPA: proteína de adesão da bactéria a célula
- Porina B (PorB) – forma poros para inserção do gonococo
- Lipo-oligossacarídeos (LOS): desencadeia intensa resposta inflamatória, com liberação de fator de necrose tumoral alfa (TNF-α), responsável pelo recrutamento de leucócitos, inflamação e aparecimento dos sintomas. Um grande mecanismo de patogenicidade dos Gram (−) é a produção de endotoxinas, que está presente na parede dos LOS, bloqueia anticorpos e vai mediar a maioria das manifestações clínicas
- IgA protease: destrói e elimina a IgA das mucosas.

Etapas da patogênese da *Neisseria gonorrhoeae* (Shaughnessy *et al.*, 2019; Gonçalves *et al.*, 2019)

- Adesão: *N. gonorrhoeae* adere às células das mucosas, mediadas por *pili*, OPA e outras proteínas de superfície
- Invasão: os microrganismos são pinocitados por células que os transportam da mucosa ao espaço subepitelial
- Endotoxina (LOS): prejudica a motilidade ciliar e contribui para a destruição das células ciliares
- LOS: dano celular e invasão da submucosa por neutrófilos, formação de abscessos e exsudação de material purulento
- Disseminação do gonococo: devido à incapacidade dos anticorpos e à falha do sistema (Figura 27.2).

Em decorrência do processo inflamatório desencadeado, a cervicite por NG costuma ser quase sempre muito mais exuberante e sintomática. Os sinais inflamatórios mais importantes são:

- Exsudato purulento ou mucopurulento endocervical visível no canal endocervical ou em uma amostra de *swab* endocervical (vulgarmente designado por "cervicite mucopurulenta" ou cervicite)
- Sangramento endocervical facilmente induzido pela passagem suave de um cotonete ou escovinha através do orifício endocervical. Um ou ambos os sinais podem estar presentes. O colo fica edemaciado e aumenta seu volume, ficando com aspecto congesto (Gonçalves *et al.*, 2016; 2017; 2019; Brasil, 2016; Workowski e Bolan, 2015) (Figura 27.3).

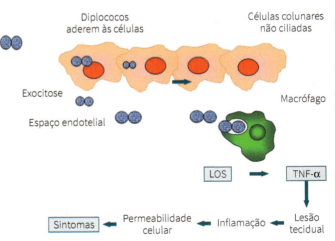

Figura 27.2 Etapas da fisiopatogênese da *Neisseria gonorrhoeae*. LOS: lipopolissacarídeo; TNF-α: fator de necrose tumoral alfa. (criação da professora Ana Katherine Gonçalves.)

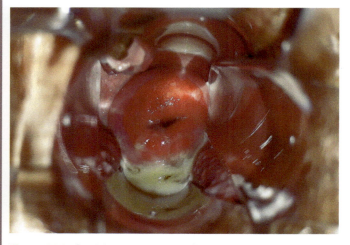

Figura 27.3 Cervicite por gonococo. (Fonte: arquivo pessoal da professora Ana Katherine Gonçalves.)

Outras queixas (Gonçalves *et al.*, 2016; 2017; Brasil, 2016; Workowski e Bolan, 2015)

- Corrimento e/ou sangramento vaginal irregular no período intermenstrual e sangramento pós-coito
- Fluxo vaginal anormal ou disúria
- Bartholinite
- Doença inflamatória pélvica.

Mycoplasma

Os micoplasmas e os ureaplasmas são bactérias cuja maioria das espécies é considerada apenas comensal para o ser humano. Entretanto, o *Ureaplasma urealyticum* e o *Mycoplasma hominis* são conceituados como micoplasmas genitais patogênicos e são considerados também germes oportunistas, por causarem infecção em populações suscetíveis, principalmente em imunodeprimidos (Waites *et al.*, 2023; Morris *et al.*, 2020).

Esses patógenos estão associados a infecções urogenitais em humanos e a infecções respiratórias ou sistêmicas em neonatos (Waites *et al.*, 2023; Morris *et al.*, 2020; Workowski e Berman, 2010; Raj *et al.*, 2022).

Os micoplasmas podem ser encontrados em 8 a 41% em mulheres assintomáticas sexualmente ativas. Estão claramente relacionados à atividade sexual e aos hormônios sexuais (Workowski e Berman, 2010; Raj *et al.*, 2022).

Características clínicas e diagnósticas (Waites *et al.*, 2023; Morris *et al.*, 2020; Workowski e Berman, 2010; Raj *et al.*, 2022)

- Dispareunia, disúria, polaciúria, infecção urinária e genital
- Corrimento vaginal incaracterístico.

Exame clínico (Waites *et al.*, 2023; Morris *et al.*, 2020; Workowski e Berman, 2010; Raj *et al.*, 2022)

- Descarga uretral de material com características purulentas
- Graus variados de cervicite.

HSV e CMV (Tronstein et al., 2011; Panos 2018; Zhang et al., 2023; Xu et al., 2024)

Pertencem à família Herpesviridae, são vírus DNA e têm diferentes propriedades biológicas, variando quanto à composição química; podem ser diferenciados por técnicas imunológicas. Embora os HSV tipos 1 e 2 (HSV-1 e HSV-2) possam provocar lesões em qualquer parte do corpo, há predomínio do tipo 2 nas lesões genitais e do tipo 1 nas lesões periorais (Meyer, 2016). Diversos estudos já têm associado HSV-1 e HSV-2 às cervicites. Eles, na maioria das vezes, costumam ser de caráter assintomático ou oligossintomático. Após a infecção genital primária por HSV-2 ou HSV-1, respectivamente, 90% e 60% dos pacientes desenvolvem novos episódios após um ano, por reativação dos vírus. Episódios de febre, exposição à radiação ultravioleta, traumatismos, menstruação, estresse físico ou emocional, antibioticoterapia prolongada e imunodeficiência podem ser observados. O quadro clínico das recorrências é menos intenso que o da primeira infecção, apresentando sintomas como prurido, mialgias, além da sensibilidade no local (Xu *et al.*, 2024) (Figura 27.4).

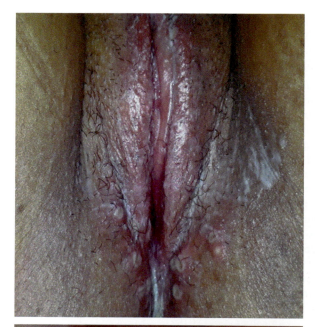

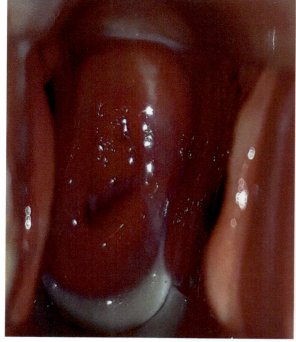

Figura 27.4 Cervicite herpética associada a lesões herpéticas vulvares. (Fonte: arquivo pessoal da professora Ana Katherine Gonçalves.)

A infecção por CMV diagnosticada histologicamente do colo do útero é rara, e a literatura publicada está limitada a alguns relatos, principalmente de casos individuais, ou a pequenos números de casos. Estudos sugerem associação entre CMV e cervicite. Cervicites por CMV representaram 7,6% dos casos em um grande estudo transversal, sendo significativamente mais observado em pacientes com HIV positivo. Usando métodos sensíveis como a hibridização *in situ* e a reação em cadeia da polimerase (PCR), o CMV pode ser identificado no colo do útero em uma proporção considerável de mulheres. No entanto, a cervicite com CMV diagnosticada histologicamente é rara, com relatórios limitados a casos individuais ou a um pequeno número de casos (Panos 2018; Zhang *et al.*, 2023).

Trichomonas vaginalis

Trichomonas vaginalis (*T. vaginalis*), um protozoário que infecta a vagina, atinge cerca de 170 milhões de mulheres no mundo, sendo a tricomoníase considerada a IST não viral mais frequente no sexo feminino. O *Trichomonas* tem sido associado à inflamação cervical e a maior risco de transmissão de HIV. O seu papel na etiologia das cervicites é altamente variável, refletindo a prevalência da infecção. A infecção por *T. vaginalis* quase sempre propicia intensas alterações inflamatórias em esfregaços de Papanicolaou. A forma trofozoítica de *T. vaginalis* pode ser observada em exame direto (solução fisiológica), em meios de cultura e/ou esfregaços de Papanicolaou. Seus tamanhos variam de 7 a 11 µm de comprimento. A propriedade de aderir às células epiteliais é uma de suas características; ao entrar em contato com a célula humana, passa à forma ameboide ou pseudocística, em que os flagelos são adentrados ao corpo do parasito, forma considerada essencial para a iniciação e a manutenção da infecção na mucosa cervicovaginal (Obetta *et al.*, 2023; Kissinger, 2015).

DIAGNÓSTICO

As cervicites são frequentemente assintomáticas, em torno de 70 a 80% (Workowski *et al.*, 2021). Nos casos sintomáticos, as principais queixas são corrimento vaginal, sangramento intermenstrual, dispareunia e disúria. Ao exame físico, podem estar presentes dor à mobilização do colo uterino, material mucopurulento no orifício externo do colo e sangramento ao toque da espátula ou *swab*. Já a suspeita clínica ocorre pela identificação dos sinais e sintomas que possam caracterizar a cervicite (Workowski e Bolan, 2015; Workowski *et al.*, 2021; Kim *et al.*, 2011; Fowotade *et al.*, 2013).

Quanto às uretrites, estas também podem ser assintomáticas ou acompanhadas de corrimento uretral com aspecto que varia de mucoide a purulento, com volume variável, estando associado a dor uretral (independentemente da micção), disúria, estrangúria (micção lenta e dolorosa), prurido uretral e eritema de meato uretral.

Diagnóstico laboratorial

Os exames mais usados na prática médica para diagnóstico laboratorial são os apresentados a seguir. (Papp *et al.*, 2014; Meyer, 2016; Nwokolo *et al.*, 2016; Costa-Lourenço *et al.*, 2017).

Técnicas de biologia molecular

A PCR e a detecção de DNA e ampliação do sinal (captura híbrida) são testes mais sensíveis do que a cultura para o diagnóstico de cervicite e uretrite por CT/NG. Essas técnicas promovem a detecção de sequências específicas de nucleotídeos de CT.

Cultura (meio de McCoy)

É considerado o teste de referência para a detecção de CT. Por outro lado, a sensibilidade da cultura pode ser prejudicada pela coleta e transporte inadequados, substâncias tóxicas em espécimes clínicos e supercrescimento de culturas celulares por comensais. Desvantagens adicionais incluem tempo estendido, mão de obra de obra qualificada e dificuldades na padronização. Por isso, a cultura celular raramente é utilizada hoje em dia como método diagnóstico de clamídia.

Bacterioscopia de secreção endocervical

Swab endocervical disposto em esfregaço corado pelo Gram. Procurar diplococos Gram (−) no citoplasma de polimorfonucleares neutrófilos. A coloração das amostras pelo Gram, embora tenha sensibilidade na mulher de apenas 50%, pode ser realizada com muita facilidade em qualquer local que disponha de microscópio óptico.

Cultura em meio de Thayer-Martin

Cultivar a secreção endocervical diretamente no meio ou usar meio de transporte apropriado (anaerobiose).

Imunofluorescência direta

O uso de anticorpos poli/monoclonais conjugados com substâncias fluorescentes, como a fluoresceína, identifica componentes da membrana externa da clamídia. É uma técnica que pode ser influenciada por problemas de coleta e fixação do material. Materiais com pouca quantidade de células epiteliais e presença de sangue propiciam resultados falso-negativos.

Métodos imunoenzimáticos

Os testes EIA (*enzyme immunoassay*) e ELISA (*enzyme-linked immunosorbent assay*) permitem a pesquisa de CT em grande número de amostras. Têm menor sensibilidade que a cultura celular e os métodos de biologia molecular. Um teste ELISA conjugado com tecnologia automatizada oferece ótimos resultados. Porém, o elevado preço do equipamento, dos reagentes e componentes do conjunto inviabiliza o seu uso rotineiro.

Detecção de anticorpos

A pesquisa de anticorpos tem valor diagnóstico nas infecções complicadas, como linfogranuloma venéreo, tracoma, endometrite, salpingite, periepatite, síndrome de Reiter e pneumonia. Não é usada em diagnóstico de infecções superficiais como uretrite e cervicite.

TRATAMENTO

O tratamento deve estar voltado preferencialmente para o patógeno envolvido no processo, por isso deve-se buscar sempre o diagnóstico etiológico por meio de propedêutica laboratorial complementar (Gonçalves *et al.*, 2016; 2017; Brasil, 2016).

Tratamento das infecções por CT

Recomendação do Ministério da Saúde do Brasil (2016)

- Azitromicina 500 mg, dois comprimidos, via oral (VO), em dose única (DU)
- Doxiciclina 100 mg, VO, 2 vezes/dia, por 7 dias (exceto gestantes)
- Amoxicilina 500 mg, VO, 3 vezes/dia, por 7 dias.

Tratamento das gestantes (Brasil, 2016)

- Azitromicina, 1g VO, em DU
- Eritromicina, 500 mg VO, de 6 em 6 horas, por 7 dias, ou a cada 12 horas, por 14 dias
- Amoxicilina, 500 mg VO, de 8 em 8 horas, por 7 dias (melhor tolerância gastrointestinal se comparada à eritromicina).

Observações

- Amoxicilina não é efetiva na infecção crônica
- Tetraciclinas e doxiciclina são contraindicadas na gravidez
- Na gestação, deve-se colher teste de controle após 3 semanas do fim do tratamento, para confirmar êxito terapêutico.

Tratamento das infecções por NG (Brasil, 2016)

Considerando-se a possibilidade da associação de *N. gonorrhoeae* e *C. trachomatis* e a dificuldade prática do diagnóstico, recomenda-se o tratamento de ambas:

- Ciprofloxacino 500 mg, VO, DU, + azitromicina 500 mg, dois comprimidos, VO, DU; ou ceftriaxona 500 mg, intramuscular (IM), DU, + azitromicina 500 mg, dois comprimidos, VO, DU
- Ciprofloxacino é contraindicado em gestantes e menores de 18 anos, sendo a ceftriaxona o medicamento de escolha
- Ciprofloxacino está contraindicado nos estados do RJ, MG e SP, substituindo o tratamento pela ceftriaxona, devido à circulação de cepas de gonococos resistentes
- Na indisponibilidade de ceftriaxona, usar cefalosporina de terceira geração, como a cefotaxima 1.000 mg IM, DU

Tratamento das gestantes

- Estearato de eritromicina 500 mg, VO, de 6 em 6 horas, por 10 dias
- Ampicilina 3,5 g, em DU, VO, precedida de probenecida, 1 g em DU
- Amoxicilina 3 g, em DU, VO, precedida de probenecida, 1 g em DU.

A frequente escassez de sintomas da infecção por *Chlamydia* justifica a importância da sua busca ativa, e a gravidade das sequelas exige tratamento precoce. A busca ativa da CT em grupos de risco (gestantes, adolescentes, pessoas com outras DSTs) é primordial para prevenir sequelas e interromper a cadeia de transmissão. O tratamento deverá ser instituído o mais precocemente possível, independentemente da sintomatologia.

Tratamento das infecções por micoplasmas (Gonçalves *et al.*, 2016; 2017; Brasil, 2016)

Tetraciclinas, macrolídeos e quinolonas

Opções terapêuticas (usar apenas uma das opções):

- Doxiciclina: 100 mg – 2 vezes/dia por 7 dias
- Tetraciclina: 500 mg – 4 vezes/dia por 7 dias
- Eritromicina: 500 mg – 4 vezes/dia por 7 dias
- Levofloxacino ou ciprofloxacino: 500 mg/dia por 7 dias
- Azitromicina: 1 g DU, ou 500 mg/dia por 5 dias.

É crucial considerar a possibilidade da coexistência de outras infecções, como gonococo ou tricomoníase. Em mulheres com sintomas persistentes e colo fibrosado, pode-se ponderar a realização de ablação parcial (Gonçalves *et al.*, 2016; 2017; Brasil, 2016). Permanecer vigilante é fundamental, visto que a cervicite frequentemente é assintomática, o que pode resultar em diagnóstico e tratamento inadequados, acarretando eventos adversos significativos. Isso justifica a importância da busca ativa por infecções (Gonçalves *et al.*, 2016; 2017; 2019).

A natureza multifatorial das cervicites dificulta o diagnóstico etiológico e o tratamento específico. A variedade de microrganismos envolvidos demanda o acesso a múltiplos métodos de diagnóstico, o que pode representar um ônus para os sistemas de saúde (Gonçalves *et al.*, 2016; 2017; 2019).

No entanto, a escassez de métodos diagnósticos tem levado ao uso excessivo de antibióticos, contribuindo para o surgimento de bactérias resistentes. O aumento global de bactérias resistentes, incluindo no Brasil, tem sido observado recentemente, o que pode resultar na gonorreia se tornando intratável em um futuro próximo (Gonçalves *et al.*, 2016; 2017; 2019).

RASTREAMENTO E PREVENÇÃO (Gonçalves *et al.*, 2016; 2017; 2019; Brasil, 2016)

- Todos os parceiros dos pacientes devem ser tratados para NG/CT se o último contato foi antes do diagnóstico
- Pacientes com sintomas persistentes devem ser testados para suscetibilidade antimicrobiana do gonococo
- Pacientes de risco e viventes em área de alta prevalência devem ser submetidos à triagem de rotina
- Na gravidez – triagem de rotina para a NG/CT
- Homens que têm sexo com homens devem ser rastreados anualmente para a gonorreia na uretra, reto e faringe.

REFERÊNCIAS BIBLIOGRÁFICAS

BRASIL. Ministério da Saúde. Secretaria de Vigilância em Saúde. Departamento de DST, Aids e Hepatites Virais. *Protocolo clínico e diretrizes terapêuticas para atenção integral às pessoas com infecções sexualmente transmissíveis*. Brasília: Ministério da Saúde; 2016. 120p.

COSTA-LOURENÇO, A. P. R. *et al.* Antimicrobial resistance in Neisseria gonorrhoeae: history, molecular mechanisms and epidemiological aspects of an emerging global threat. *Brazilian Journal of Microbiology*, v. 48, n. 4, p. 617-628, 2017.

FOWOTADE, A. *et al.* Apparent rarity of asymptomatic herpes cervicitis in a woman with intra-uterine contraceptive device. *Journal of Public Health in Africa*, v. 4, n. 2, e14, 2013.

GONÇALVES, A. K. *et al.* Cervicites e uretrite. *In*: FERNANDES, C. E.; SILVA DE SÁ, M. F. (ed). *Tratado de Ginecologia Febrasgo*. 1. ed. Rio de Janeiro: Elsevier, 2019.

GONÇALVES, A. K. *et al.* Corrimento vaginal: vulvovaginites e cervicites. *In*: PRIMO, W. Q. S. P.; VALENÇA, J. E. C. *Doenças do trato genital inferior*: coleção Febrasgo. 1. ed. Rio de Janeiro: Elsevier, 2016. cap. 7, p. 67-82.

GONÇALVES, A. K.; GIRALDO, P. C.; ELEUTÉRIO, Jr. J. Doenças benignas do colo do útero: cervicites. *In*: LASMAR, R. B. *Tratado de ginecologia*. 1. ed. Rio de Janeiro: Guanabara Koogan, 2017; cap. 11, p. 107-13.

KIM, S.-J.; LEE, D. S.; LEE, S.-J. The prevalence and clinical significance of urethritis and cervicitis in asymptomatic people by use of multiplex polymerase chain reaction. *Korean Journal of Urology*, v. 52, n. 10, p. 703, 2011.

KISSINGER, P. Trichomonas vaginalis: a review of epidemiologic, clinical and treatment issues. *BMC Infectious Diseases*, v. 15, p. 307, 2015.

MEYER, T. Diagnostic procedures to detect Chlamydia trachomatis infections. *Microorganisms*, v. 4, n. 3, p. 25, 2016.

MORRIS, D. J. *et al. Myco well d-one* detection of Ureaplasma spp. and Mycoplasma hominis in sexual health patients in Wales. *European Journal of Clinical Microbiology & Infectious Diseases*, v. 39, n. 12, p. 2427-2440, dez. 2020. DOI: 10.1007/s10096-020-03993-7.

NWOKOLO, N. C. *et al.* 2015 UK national guideline for the management of infection with Chlamydia trachomatis. *International Journal of STD & AIDS*, v. 27, p. 251-267, 2016.

OBETTA, K. C. *et al.* Prevalence of trichomoniasis infection among adults in Nigerian community settings. *Medicine*, Baltimore, v. 102, n. 3, e34585, 15 set. 2023. DOI: 10.1097/MD.0000000000034585.

PANOS, G. Prevalence studies of M. genitalium and other sexually transmitted pathogens in high risk individuals indicate the need for comprehensive investigation of STIs for accurate diagnosis and effective treatment. *Germs*, v. 8, n. 1, p. 8-11, 1 mar. 2018. DOI: 10.18683/germs.2018.1127.

PAPP, J. R. *et al.* Recommendations for the laboratory-based detection of Chlamydia trachomatis and Neisseria gonorrhoeae – 2014. *MMWR Recommendations and Reports*, v. 63, p. 1-19, 2014.

RAJ, J. S. *et al.* Mycoplasma genitalium: a new superbug. *Indian Journal of Sexually Transmitted Diseases and AIDS*, v. 43, n. 1, p. 1-12, jan/jun 2022. DOI: 10.4103/ijstd.ijstd_103_20.

SHAUGHNESSY, J.; RAM, S.; RICE, P. A. Biology of the gonococcus: disease and pathogenesis. *Methods in Molecular Biology*, v. 1997, p. 1-27, 2019.

SILVA, M. J. *et al.* Perinatal morbidity and mortality associated with chlamydial infection: a meta-analysis study. *The Brazilian Journal of Infectious Diseases*, v. 15, n. 6, p. 533-539, 2011.

SOARES, L. C. *et al.* Association of sexually transmitted diseases with cervical ectopy: a systematic review. *Sexually Transmitted Diseases*, v. 46, n. 7, p. 452-457, jul. 2019.

TRONSTEIN, E. *et al.* Genital shedding of herpes simplex virus among symptomatic and asymptomatic persons with HSV-2 infection. *JAMA*, v. 305, n. 14, p. 1441-1449, 2011.

WAITES, K. B. *et al.* Latest advances in laboratory detection of Mycoplasma genitalium. *Journal of Clinical Microbiology*, v. 61, n. 3, e0079021, 23 mar. 2023.

WORKOWSKI, K. A. *et al.* Sexually transmitted infections treatment guidelines, 2021. *MMWR Recommendations and Reports*, v. 70, n. 4, p. 1-187, 23 jul. 2021.

WORKOWSKI, K. A.; BERMAN, S.; CENTERS FOR DISEASE CONTROL AND PREVENTION (CDC). Sexually transmitted diseases treatment guidelines, 2010. *MMWR Recommendations and Reports*, v. 59, n. RR-12, p. 1-110, 2010.

WORKOWSKI, K. A.; BOLAN, G. A.; CENTERS FOR DISEASE CONTROL AND PREVENTION (CDC). Sexually transmitted diseases treatment guidelines, 2015. *MMWR Recommendations and Reports*, v. 64, n. RR-03, p. 1-137, 2015.

XU, X. *et al.* Cytomegalovirus infection among people living with HIV in Sweden: case profiles, treatment strategies and patient outcomes at Karolinska University Hospital 2010-2020. *HIV Medicine*, 13 fev. 2024.

ZHANG, H. *et al.* Association between human herpesvirus infection and cervical carcinoma: a systematic review and meta-analysis. *Virology Journal*, v. 20, n. 1, p. 288, 4 dez. 2023.

CAPÍTULO 28
Doença Inflamatória Pélvica

Newton Sérgio de Carvalho • Marcos Takimura • Jessica C. Visnhieski • Leonardo Kenzo Takimura

INTRODUÇÃO

A doença inflamatória pélvica (DIP) é considerada um conjunto de processos inflamatórios da região pélvica devido à propagação ascendente de microrganismos a partir do colo do útero, particularmente da endocérvix, e da vagina, em direção ao endométrio, tubas, peritônio e estruturas adjacentes. Essa propagação, denominada "canalicular", ocorre de forma direta, do colo uterino para os órgãos superiores, e pode ser observada de forma geral na Figura 28.1.

A DIP manifesta-se, habitualmente, com um padrão clínico subagudo e oligossintomático, sendo a dor abdominal em intensidade variável sintoma obrigatório, podendo evoluir para quadros agudos com maior intensidade sintomática. É mais comum em mulheres jovens, que, pela falta de conhecimento sobre hábitos de sexo seguro, associada à negligência individual da prática desses métodos (métodos de barreira), que tornam a atividade sexual segura, têm maior chance de contrair agentes etiológicos causadores das cervicites, sendo estes os mais importantes para desencadeamento da DIP.

A evolução clínica oligo ou assintomática é um dos principais problemas da doença, induzindo à falta da percepção pela mulher e à consequente não procura por serviço de saúde, com subsequentes diagnósticos e tratamentos não realizados de forma precoce. Tal situação é denominada "DIP silente" ou "DIP silenciosa". É um dos mais importantes processos evolutivos complicados das cervicites infecciosas e um sério problema de saúde pública. Apresenta relevância devido ao quadro clínico agudo (endometrite, salpingite, pelviperitonite e abscesso tubo-ovariano [ATO]) e ao quadro crônico, com potencial de evoluir para sequelas, como infertilidade, dor pélvica crônica e aumento de risco de gravidez ectópica tubária.

Os casos de DIP são majoritariamente causados por patógenos transmitidos sexualmente – *Chlamydia trachomatis*, *Mycoplasma genitalium* e *Neisseria gonorrhoeae* – e geralmente associados; eventualmente são até causadores de quadros de desequilíbrio da flora vaginal, como a vaginose bacteriana. Estima-se que *C. trachomatis* infecte cerca de 10,7% das mulheres entre 15 e 25 anos, embora alguns estudos apontem taxas de 2 até 18% (Brasil, 2022; Piazzetta *et al.*, 2011; Carvalho *et al.*, 2004; 2010). Entre 148 gestantes avaliadas por meio de reação em cadeia da polimerase (PCR) em uma maternidade da Região Sul do Brasil, Carvalho *et al.* encontraram prevalência de 8,78% de *Mycoplasma genitalium* (Carvalho *et al.*, 2024). Apesar de estudos recentes apontarem para um aumento na incidência de outros patógenos, como os micoplasmas, e uma queda relativa na incidência da clamídia e gonorreia, estes últimos ainda são os mais importantes a serem considerados (Mitchell *et al.*, 2021). As características oligossintomáticas e a notificação não obrigatória tornam sua incidência e prevalência ainda pouco conhecidas no Brasil.

Em gestantes, a prevalência dessas bactérias se mostra também elevada. Em estudo de Jalil *et al.* (2008), mais de 3 mil grávidas foram recrutadas em seis cidades brasileiras, encontrando-se 9,4% delas infectadas por *Chlamydia*, enquanto 1,5%, por gonococo.

Em relação ao fator étnico, estudos norte-americanos demonstram diferenças na prevalência de *Chlamydia*. O Centers for Disease Control and Prevention (U.S. Department of Health and Human Services/Centers of Disease Control and Prevention, 2015) descreve prevalência de 4,4% em brancos não hispânicos contra 16,2% em negros não hispânicos. Em 2022, o mesmo instituto, considerando diagnósticos de clamídia, gonorreia e sífilis, não necessariamente associadas, nessa mesma população, descreve prevalência de 31,1% dos casos em pessoas negras, embora esse grupo étnico corresponda a apenas 12,6% da população estadunidense (U.S. Department of Health and Human Services/Centers of Disease Control and Prevention, 2022a).

DOENÇA INFLAMATÓRIA PÉLVICA E CLASSIFICAÇÃO INTERNACIONAL DE DOENÇAS

Para classificar DIP na 10ª revisão da Classificação Estatística Internacional de Doenças e Problemas Relacionados à Saúde, utilizam-se as situações referidas na Tabela 28.1, conhecidas como "doenças inflamatórias dos órgãos pélvicos femininos". Os códigos N.74.3 e 4 são específicos para a DIP associada com *Neisseria gonorrhoeae* (gonococo) ou *Chlamydia*, embora muitas vezes o agente etiológico não seja isolado (World Health Organization, 2016).

A importância desse tópico está na questão do fornecimento dos medicamentos antibióticos pelo setor público brasileiro, que, apesar dos custos relativamente elevados, estão previstos na Relação Nacional de Medicamentos Essenciais (Rename).

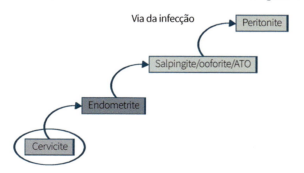

Figura 28.1 Esquema demonstrando a via ascendente da infecção na doença inflamatória pélvica, cujos agentes patogênicos das cervicites se propagam para as estruturas anatômicas superiores. ATO: abscesso tubo-ovariano.

Tabela 28.1 Códigos de doenças inflamatórias dos órgãos pélvicos femininos – CID N70-N77.

(Exclui: aborto ou gravidez ectópica ou molar (000-007, 008.0), gravidez, parto ou puerpério (023.-, 075.3, 085, 086.-)	
N70	Salpingite e ooforite, inclui: abscesso de ovário, tuba, tubo-ovariano, ou doença inflamatória tubo-ovariana ou piossalpinge ou salpingo-ooforite
N70.0	Salpingite e ooforite agudas
N70.1	Salpingite e ooforite crônicas (hidrossalpinge)
N70.9	Salpingite e ooforite não especificadas
N71	Doença inflamatória do útero, exceto o colo (inclui: abscesso uterino, endo(mio)metrite, miometrite, piometrite) (*) incluindo DIP ou infecção pós-aborto/puerperal
N71.0	Doença inflamatória aguda do útero
N71.9	Doença inflamatória não especificada do útero
N73.0	Parametrite e celulite pélvicas agudas(*)
N73.1	Parametrite e celulite pélvicas crônicas (*)
N73.2	Parametrite e celulite pélvicas não especificadas (*)
N73.3	Pelviperitonite aguda feminina
N73.5	Pelviperitonite não especificada feminina
N73.6	Aderências pelviperitoneais femininas
N73.8	Outras doenças inflamatórias especificadas da pelve feminina
N73.9	Doença inflamatória não especificada da pelve feminina
N74.3	Infecção gonocócica pélvica feminina (A54.2 = Pelviperitonite gonocócica e outras infecções geniturinárias gonocócicas)
N74.4	Infecção pélvica feminina por clamídia (A56.1 = Infecção por clamídias, pelviperitoneal e de outros órgãos geniturinários)
N74.8	Inflamação pélvica feminina em outras doenças classificadas em outra parte

*Associadas com infecção pós-aborto ou infecção puerperal e não diretamente relacionadas à doença inflamatória pélvica. (Fonte: World Health Organization, 2016.)

Fatores de risco

Vários fatores de risco têm sido relacionados ao desenvolvimento de DIP. Estudo caso-controle clássico identificou idade menor que 25 anos, sexarca abaixo de 15 anos, baixo nível socioeconômico, estado civil solteira, nuliparidade e história pessoal pregressa de infecções sexualmente transmissíveis (IST) como fatores de risco importantes para DIP (Simms *et al.*, 2006).

A adolescência e o comportamento sexual de risco são considerados os principais fatores para o aumento da suscetibilidade à DIP. O estudo PEACH (*Pelvic Inflammatory Disease Evaluation and Clinical Health*), desenhado para avaliar a conduta em tratamento ambulatorial *versus* hospitalar, demonstrou que as populações jovens são as de maior risco para o desenvolvimento de DIP e de complicações associadas, sendo estimado que um em cada cinco casos de DIP ocorra em menores de 19 anos (Ness *et al.*, 1998; 2002). Adolescentes com múltiplos parceiros sexuais apresentam risco três vezes maior de desenvolver doença inflamatória pélvica aguda quando comparadas às mulheres acima de 25 anos, independentemente de escolaridade e renda familiar (Brasil, 2022). Outros estudos concluem que jovens de 17 a 21 anos apresentam risco relativo duas vezes maior de serem diagnosticadas com DIP (Shafer e Sweet, 1990; Goyal *et al.*, 2013).

O estudo PEACH também identificou maior risco de recorrência da DIP em jovens. Adolescentes participantes do estudo desenvolveram recorrência em menor tempo em relação às mulheres adultas. Em relação a sequelas, apresentaram risco cinco vezes maior de desenvolverem dor pélvica crônica 7 anos após serem diagnosticadas com DIP (Ness *et al.*, 1998; Shafer e Sweet, 1989).

O risco aumentado em adolescentes é justificado por fatores comportamentais, como múltiplos parceiros, sexo desprotegido e parceria sexual atual portadora de uretrite.

História pregressa ou atual de cervicites é considerada outro importante fator de risco conhecido para DIP. Pessoas com infecção por clamídia, micoplasmas e/ou gonococo na cérvice uterina têm maior chance de desenvolver essa infecção no trato genital superior (Paavonen *et al.*, 2008). A infecção por *Chlamydia trachomatis* aumenta a probabilidade de desenvolver DIP a partir de cervicite em até 30% dos casos, sendo que essa chance aumenta na população de adolescentes. Pacientes com salpingite prévia têm chance aumentada em 23% de desenvolver um novo episódio infeccioso (Brasil, 2015).

Os dispositivos intrauterinos (DIUs) representam risco três a cinco vezes maior para o desenvolvimento de DIP se a paciente for portadora de cervicite à época de inserção (Carvalho *et al.*, 2016).

Estudo recente envolvendo variáveis sociais demonstrou a etnia como importante fator de risco a ser considerado, junto a fatores como faixa etária, acesso a serviço de saúde e histórico de IST. O racismo estrutural, ainda entremeado nas medidas sociais, políticas e econômicas estipuladas pela sociedade, favorece a maior prevalência de DIP em mulheres da raça negra nos EUA, considerando estarem sujeitas a maior exposição a fatores de risco biológicos e comportamentais. Mulheres residentes em comunidades de baixo nível socioeconômico e sem acesso a serviços de saúde eficientes para diagnóstico rápido e tratamento precoce estão ainda mais suscetíveis ao desenvolvimento de DIP (Wang *et al.*, 2023). Nada diferente do que ocorre no Brasil.

Etiologia

Historicamente, as pesquisas envolvendo o tema DIP apontavam *Neisseria gonorrhoeae* (gonococo) como o patógeno mais comumente isolado (Eschenbach *et al.*, 1975). Entretanto, como a prevalência da infecção desse agente sexualmente transmitido tem oscilado e, em alguns momentos, diminuído, sua importância como agente causal de DIP tem acompanhado essa tendência (Haggerty *et al.*, 2006; Westrom *et al.*, 1992). Segundo o CDC, após ter atingido uma taxa de prevalência historicamente baixa em 2009, as taxas de infecção por gonococo aumentaram até 2021 (U.S. Department of health and Human Services/Centers of Disease Control and Prevention, 2022a).

Chlamydia trachomatis é atualmente o patógeno mais comumente detectado, com prevalência de até 60% de diagnóstico nas mulheres confirmadas com salpingite ou endometrite, embora o gonococo continue sendo ainda considerado agente primário (Heinonen e Miettinen, 1994; Hillier *et al.*, 1996; Taylor-Robinson *et al.*, 2012). Por outro lado, *Mycoplasma genitalium* tem sido considerado agente emergente e com um grande problema, que é a crescente resistência ao tratamento (Carvalho *et al.*, 2020).

Nos EUA, as taxas de prevalência registradas para clamídia e gonococo são de, respectivamente, 495 e 194,4 infectados para cada população de 100 mil pessoas. Dados apontam que, em 2022, foram registrados 1.649.716 casos de clamídia e 648.056 casos de gonorreia, apresentando, respectivamente, ao longo de 5 anos, variações percentuais de −6,2 e 11,1% (U.S. Department of Health and Human Services/Centers of Disease

Control and Prevention, 2022b). Em revisões sistemáticas de estudos observacionais de infecção por *Mycoplasma genitalium* avaliados por PCR e sorologia em dez estudos com 5.727 pacientes infectadas, encontrou-se associação positiva com a DIP, representando aproximadamente 75% dos casos (Lis *et al.*, 2015).

Além desses microrganismos, um *pool* de bactérias incluídas no meio ambiente vaginal, como *Gardnerella vaginalis, Bacteroides* spp. e outros germes responsáveis por vaginose bacteriana, estão envolvidas em sua fisiopatologia (Heinonen e Miettinen, 1994; Taylor-Robinson *et al.*, 2012; Soper *et al.*, 1994; Wasserheit *et al.*, 1986). Mais de 85% dos casos de DIP estão associados a bactérias causadoras da vaginose bacteriana, com agentes das cervicites (Ravel *et al.*, 2021; Brasil, 2022). Estudos demonstram que a presença de agentes de vaginose bacteriana aumenta em mais de duas vezes o risco de DIP (Haggerty *et al.*, 2016; Ness *et al.*, 2005).

À medida que o processo patogênico evolui, ocorre gradativa diminuição da concentração de oxigênio localmente, favorecendo e aumentando a presença dos anaeróbios, dentre os quais encontram-se *Bacteroides fragilis, Peptostreptococcus* spp. e *Prevotella* spp. (Hillier *et al.*, 1996; Soper *et al.*, 1994). Em mulheres com infecção por gonococo e clamídia, a detecção de anaeróbios no trato genital superior está frequentemente associada com doença mais grave (Ness *et al.*, 2004).

A DIP, portanto, em relação ao quadro microbiológico, deve ser considerada uma doença de etiologia polimicrobiana, com diferentes intensidades e gravidades nos processos patogênicos inflamatório e infeccioso, fato esse decisivo no manejo terapêutico.

Fisiopatologia

A fisiopatologia da DIP pode ser analisada de forma segmentar, desde a infecção no colo uterino pelos agentes primários até a instalação da infecção nas tubas uterinas, podendo atingir ovários e peritônio pélvico. No início do processo, temos os agentes implicados nas cervicites (principalmente a clamídia) instalados no colo uterino, caracterizando o estádio zero, ao que denominamos pré-DIP. A infecção superior ainda não foi instalada, mas há chance em torno de 20 a 30% de que ocorra, sendo essa chance maior quanto menor a idade da mulher (Ness *et al.*, 2002).

A importância de identificar essa fase se deve à possibilidade de tratamento e prevenção da DIP. Após esse estágio, principalmente durante o período menstrual ou pós-menstrual imediato, por modificação fisiológica do muco cervical nesses momentos, há ascensão dos agentes patogênicos para endométrio, ocasionando endometrite, habitualmente fugaz, manifestando-se por aumento variável do volume ou prolongamento do sangramento menstrual. A alcalinidade relativa do meio vaginal com o sangue menstrual, em relação ao pH do meio vaginal, justifica tornar o microambiente vaginal um meio de cultura muito favorável ao crescimento desses agentes bacterianos patogênicos (Soper, 2010).

Os microrganismos que fazem parte do meio ambiente vaginal ascendem por via canalicular, através da endocérvix, para os demais órgãos do trato ginecológico interno, passando pelo útero e instalando-se finalmente nas tubas uterinas. Nesse local, a reação inflamatória causada pelos agentes bacterianos inicia a produção de conteúdo purulento, que progride pelas fímbrias tubárias e alcança o peritônio pélvico, ocasionando pelviperitonite e acumulando-se em maior quantidade no fundo de saco de Douglas. Isso justifica a maior sensibilidade nesse ponto anatômico, que desencadeia sintomas como dispareunia e, ao exame de toque vaginal, dor de intensidade variável, desde leve desconforto a dor muito intensa. A seguir, alças intestinais e epíplon tendem a bloquear o processo purulento, formando o chamado "complexo tubo-ovariano".

À medida que a viscosidade desse conteúdo purulento aumenta, pode ocorrer a fusão das fímbrias tubárias, provocando aprisionamento de pus dentro das tubas, ao que se denomina piossalpinge. Com esse conteúdo aprisionado, ocorrem diminuição dos níveis de oxigênio e aumento gradativo na proliferação dos anaeróbios em detrimento dos aeróbios. Esse conteúdo purulento pode se propagar para os ovários, constituindo, então, o ATO. Embora menos frequente, o ATO pode aumentar excessivamente e se romper, podendo ocasionar quadro grave com grande extravasamento de pus no peritônio, o que pode evoluir para choque séptico e até mesmo óbito. Ressalta-se que, felizmente, casos letais associados diretamente com a DIP são infrequentes.

A dor é desencadeada precocemente a partir da entrada dos agentes na cavidade uterina, tornando-se mais intensa a partir do momento que o conteúdo purulento atinge a cavidade pélvica. Isso justifica o fato de que, quando há fusão das fímbrias, poderá ocorrer relativa diminuição da sensação dolorosa durante a formação do abscesso. Entretanto, a dor poderá apresentar máxima intensidade no caso de ruptura do ATO. A Figura 28.2 demonstra de forma esquematizada o processo da história evolutiva natural da DIP (da dor).

O ATO pode ser posteriormente bloqueado de forma estéril e formar uma massa multicística com conteúdo citrino, denominada "hidrossalpinge" ou "hidro-ooforossalpinge", como forma de sequela do processo infeccioso e inflamatório.

Diante dessa explicação fisiopatológica, propõe-se uma classificação em estádios, como demonstrado na Tabela 28.2.

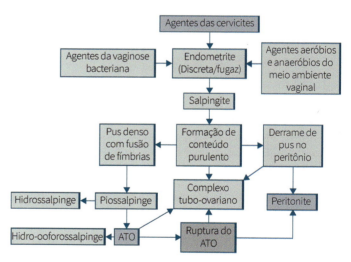

Figura 28.2 Fisiopatologia da doença inflamatória pélvica. ATO: abscesso tubo-ovariano.

Tabela 28.2 Estadiamento da doença inflamatória pélvica em função do tempo de evolução.

0	Cervicites (agentes presentes no colo uterino)
1a	Endometrite
1b	Salpingite sem peritonite
2	Salpingite com peritonite
3	Piossalpinge/abscesso tubo-ovariano
4a	Abscesso tubo-ovariano roto
4b	Hidrossalpinge/hidro-ooforossalpinge

Fonte: Carvalho *et al.*, 2024.

Diagnóstico

O diagnóstico da DIP pode ser difícil devido à ampla variação de sinais e sintomas, que podem incluir desde sinais leves até dor abdominal intensa. O diagnóstico é baseado primariamente na observação da evolução clínica, o que suporta a diretriz de se iniciar o tratamento mesmo antes da confirmação laboratorial ou por imagem. A DIP sempre deve ser considerada uma das suspeitas principais, dentre os vários diagnósticos diferenciais, em mulheres na faixa etária de 15 e 44 anos com dor abdominal baixa ou dor pélvica, independentemente da intensidade. O diagnóstico clínico presumível, isolado, tem sensibilidade de 87% e especificidade de 50% (Gradison, 2012). Porém, para o diagnóstico de certeza, história clínica, exame físico ou testes laboratoriais não são tão sensíveis ou específicos (Blenning *et al.*, 2007). Os exames laboratoriais podem ser normais em pacientes com DIP e, para o diagnóstico definitivo em alguns casos, pode ser necessário até mesmo exame laparoscópico. Quando se associam dados clínicos e laboratoriais ao diagnóstico laparoscópico, o valor preditivo positivo do diagnóstico de certeza fica em 65 a 90% (Workowski e Bolan, 2015).

A paciente pode se apresentar assintomática ou ter sintomas que incluem (Frock-Welnak e Tam, 2022; Gradison, 2012; Workowski e Bolan, 2015):

- Dor abdominal ou pélvica
- Febre, calafrios
- Corrimento vaginal ou cervical, coceira ou odor
- Sangramento vaginal anormal
- Dispareunia
- Disúria, pela presença de uretrite
- Dor lombar
- Náuseas e vômitos.

A dor abdominal ou pélvica é o evento principal, apesar de a DIP ser frequentemente oligo ou assintomática. A dor habitualmente não é severa, apresentando-se inicialmente como desconforto, mas podendo progredir em intensidade e tornar-se bilateral. Associada à dor, a dispareunia é devida à inflamação dos ligamentos pélvicos ou até mesmo ocasionada por algum grau de peritonite que possa existir na dependência do tempo de evolução.

O sangramento uterino anormal manifesta-se por meio de alterações do ciclo menstrual na forma de aumento ou prolongamento da menstruação, devido à endometrite. O sangramento uterino anormal de pouca quantidade após a menstruação (*spotting*) também pode ocorrer e, embora seja comum em usuárias de anticoncepcional de baixa dosagem, deve ser investigado em suspeita de DIP.

Segundo dados do CDC, 60% dos casos se apresentam na forma silenciosa e subclínica. Dos casos sintomáticos, 36% são leves a moderados, enquanto 4% são mais graves (U.S. Department of Health and Human Services/Centers for Disease Control and Prevention, 2015).

O diagnóstico diferencial deverá ser feito com afecções uroginecológicas, gastrintestinais e musculoesqueléticas. Os principais diagnósticos diferenciais devem incluir:

- Gravidez ectópica
- Tumor, torção ou cisto ovariano
- Aborto séptico incompleto
- Endometriose, adenomiose, endometrioma roto
- Leiomioma uterino
- Nefrolitíase

- Pielonefrite
- Cistite
- Litíase urinária
- Apendicite
- Síndrome do intestino irritável
- Outras doenças gastrintestinais/urinárias.

O ginecologista ou médico generalista emergencista deve estar atento ao elevado nível de suspeição na presença de um ou mais dos critérios mínimos diagnósticos, de modo a implantar terapêutica antibiótica precoce e, assim, diminuir a chance de sequelas.

Exames complementares

Na suspeita de DIP, a paciente deve ser avaliada por meio dos seguintes exames:

- Hemograma completo que possa sugerir presença de processo inflamatório (leucocitose e/ou bastonetose)
- Exames de urina tipo I (parcial de urina) e urocultura, para afastar infecção do trato urinário
- Provas bioquímicas inflamatórias (velocidade de hemossedimentação [VHS] e proteína C reativa). Embora inespecíficas, auxiliam no raciocínio diagnóstico, somadas às outras alterações
- Exame bacterioscópico e do pH vaginal para avaliar vaginose bacteriana
- Identificação do agente preferencialmente por provas de biologia molecular para diagnóstico de clamídia, micoplasma e/ou e gonococo, bem como por cultura para gonococo e, se possível, com antibiograma e determinação de resistência
- Teste de gravidez, se essa não puder ser excluída com certeza, principalmente para afastar gravidez ectópica
- Ultrassonografia transvaginal (USTV): método de escolha para a avaliação inicial de dor pélvica, podendo mostrar imagem de (Talat *et al.*, 2022; Workowski e Bolan, 2015, Gradison, 2012):
  - Espessamento da parede tubária maior que 5 mm (100% de sensibilidade)
  - Septos incompletos intratubários
  - Sinal da roda dentada (corte transversal) (95 a 99% de especificidade)
  - Espessamento e líquido tubário
  - ATO.

A USTV é limitada para o diagnóstico de DIP aguda, mas, em alguns casos de mulheres com sintomas de DIP, ela pode ser útil quando se identificam imagens típicas (Romosan e Valentin, 2014). Nas Figuras 28.3 e 28.4, podemos observar um caso de ATO originado de quadro de DIP e após a extirpação cirúrgica.

Se a USTV for inconclusiva, considerar outros métodos de imagem:

- Tomografia computadorizada da pelve, que pode evidenciar alterações nos planos fasciais do assoalho pélvico, espessamento dos ligamentos uterossacrais, inflamação tubária ou ovariana, coleção líquida anormal
- Ressonância magnética (RM) pode mostrar: ATO, piossalpinge, líquido intratubário, aparência de policistose ovariana com líquido livre na pelve. A RM tem maior acurácia quando comparada com a USTV para o diagnóstico de DIP e pode, portanto, substituir a laparoscopia

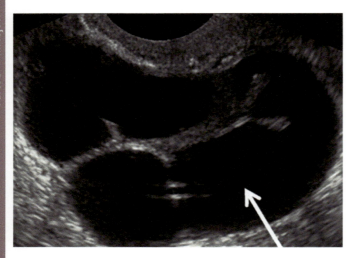

Figura 28.3 Imagem de ultrassonografia transvaginal de abscesso tubo-ovariano em caso de doença inflamatória pélvica. (Fonte: arquivo pessoal do Dr. Hamilton Julio, 2018.)

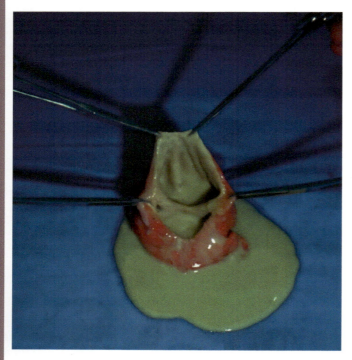

Figura 28.4 Espécime após a exérese cirúrgica. (Fonte: arquivo pessoal do Dr. Newton de Carvalho.)

- Laparoscopia pode ser usada para confirmar o diagnóstico (Maleckiene et al., 2009). A confirmação da DIP por laparoscopia na presença de sintomas foi objeto da revisão de três estudos clássicos, realizados por Eschenbach (1980). Das suspeitas clínicas de DIP que foram manejadas com laparoscopia, 62% foram confirmadas, enquanto 22% não apresentaram nenhuma alteração. O restante foi classificado como algum dos demais diagnósticos diferenciais
- Exames bacteriológicos específicos: todas as mulheres que têm DIP aguda devem ser rastreadas para clamídia, gonococo e micoplasmas
- Sorologias: devem ser testadas para a infecção pelo vírus da imunodeficiência humana (HIV), vírus das hepatites B e C, e sífilis

- Exame de Papanicolaou ou exames específicos para detecção do papilomavírus humano (HPV), a fim de rastrear lesões precursoras de câncer de colo uterino
- Outros exames bioquímicos na dependência de cada caso e de sua gravidade: provas de função hepática e renal, avaliação hidreletrolítica, entre outros.

O diagnóstico de DIP deve ser eminentemente clínico, baseando-se nos critérios, segundo o CDC, mostrados na Tabela 28.3 (U.S. Department of Health and Human Services/Centers for Disease Control and Prevention, 2022a).

A conclusão do diagnóstico clínico da DIP exige a presença dos três critérios obrigatórios (maiores) ACRESCIDOS ao menos a um dos adicionais (menores).

Existem também os chamados "critérios específicos" (elaborados), que por si sós definem a presença de DIP, sendo eles (U.S. Department of Health and Human Services/Centers for Disease Control and Prevention, 2022a):

- USTV ou RM ou outro método de imagem sugerindo a presença de ATO ou complexo tubo-ovariano (coleção diversa podendo conter alças intestinais, epíplon e/ou conteúdo líquido em forma associada)
- Biopsia endometrial demonstrando a presença de endometrite
- Laparoscopia demonstrando sinais sugestivos de infecção tubária ou tuboperitoneal.

Tratamento

O tratamento da DIP tem a finalidade de resolver o quadro infeccioso atual e prevenir possíveis complicações futuras. Nesse sentido, deve ser iniciado o mais precocemente possível, ainda que o diagnóstico clínico seja apenas presumível. A seguir, são referidas algumas orientações e sugestões de esquemas de antibioticoterapia.

Orientações gerais

- Individualizar o tratamento considerando disponibilidade, acessibilidade, custo e aceitação da abordagem terapêutica por parte da paciente
- Atentar para a presença de outras ISTs associadas e rastrear outras infecções. Testes sorológicos para HIV, sífilis e hepatites sempre devem ser solicitados, bem como rastreamento

Tabela 28.3 Critérios clínicos diagnósticos de doença inflamatória pélvica.

Obrigatórios (maiores) – somados os 3 critérios
Dor em baixo-ventre espontânea
Dor à palpação anexial
Dor à mobilização cervical
Adicionais (menores) – ao menos um dos critérios
Temperatura oral > 38,3°C
Secreção vaginal/cervical anormal
Leucócitos abundantes em microscopia salina e secreção vaginal (exame a fresco)
VHS ou proteína C reativa aumentadas
Documentação laboratorial da infecção cervical por *Neisseria gonorrhoeae* ou *Chlamydia trachomatis*
Específicos (elaborados) – qualquer um dos critérios

VHS: velocidade de hemossedimentação.

de neoplasias associadas como a infecção pelo HPV (rastreamento do câncer do colo uterino e seus estádios precursores), considerando-se os exames disponíveis

- Compreender que a contaminação nem sempre ocorreu recentemente, mas que o parceiro atual é aconselhado a ser examinado, mesmo que ele não tenha queixas, em momento oportuno e de forma individualizada. Independentemente de se atingir esse objetivo, o parceiro deverá ser orientado para o tratamento de agentes relacionados a cervicites (clamídia e gonococo) e uretrites
- Orientar medidas gerais, como repouso e hidratação, e que, nos casos de condução ambulatorial, a temperatura seja aferida e a curva térmica seja anotada para análise ao retorno
- Nos casos de associação com DIU, a remoção ou permanência do dispositivo deverá ser individualizada. A remoção do DIU não precisa, necessariamente, ser realizada em casos de DIP leve ou moderada. No entanto, se for desejo da paciente ou se, após 72 horas do início do tratamento, não houver melhora clínica significativa, a remoção deve ser feita. Se indicado, o procedimento só pode ser feito após duas doses da antibioticoterapia, estando então com essa cobertura. Devem-se sempre orientar, após a remoção do dispositivo, outras formas de contracepção e uso de preservativos masculino e ou feminino (Brasil, 2022). Alguns autores questionam essa conduta, discutindo a necessidade de mais estudos acerca da necessidade de retirada precoce dos DIUs (Savaris, 2021)
- Tratamento ambulatorial *versus* tratamento hospitalar. Nos casos de DIP leve ou moderada, o tratamento oral ou parenteral parece apresentar eficácia semelhante (U.S. Department of Health and Human Services/Centers for Disease Control and Prevention, 2022a). A decisão de tratamento ambulatorial ou hospitalar depende do julgamento médico, e a presença das seguintes situações sugere o tratamento com a paciente internada (Savaris *et al.*, 2007; 2017; 2020; Lau e Qureshi, 2002; Martin *et al.*, 1992):
  - Emergências cirúrgicas (p. ex., apendicite) que não possam ser excluídas
  - Presença de ATO ou peritonite
  - HIV+ ou imunossuprimidas
  - Uso de DIU
  - Antibioticoterapia oral não tolerada ou não efetiva
  - Estado tóxico e grave indicando sepse
  - Gravidez.

Esquemas de antibioticoterapia

Os esquemas de antibioticoterapia são considerados inicialmente de forma empírica e devem ser de amplo espectro e instituídos precocemente. Devem focar em cobrir aeróbios e anaeróbios participantes da flora vaginal que se encontram envolvidos no processo infeccioso e, na mesma ocasião, ou posteriormente, atingir clamídia, gonococo e micoplasmas (Tabela 28.4).

O esquema ampicilina/sulbactam mais a doxiciclina foi investigado em pelo menos um ensaio clínico e tem ampla cobertura do espectro, sendo eficaz contra clamídia e gonococo também em casos de ATO (Workowski *et al.*, 2021; McGregor *et al.*, 1994).

Importante ressaltar que o tratamento das cervicite estará reservado ao Capítulo 27, *Cervicites e Uretrites*, mas que, pelo fato de *Mycoplasma genitalium* ser agente em ascensão e ter se mostrado com crescente resistência aos antibióticos habituais, os esquemas que se utilizavam de dose única devem

Tabela 28.4 Tratamento ambulatorial.

Primeira escolha	Alternativa
Ceftriaxona 500 mg IM DU*	Cefotaxima 500 mg, IM, dose única**
+	+
Doxiciclina 100 mg, 1 comprimido VO, 2 vezes/dia, por 14 dias	Doxiciclina 100 mg, 1 comprimido VO, 2 vezes/dia, por 14 dias
+	+
Metronidazol 250 mg, 2 comprimidos VO, 2 vezes/dia, por 14 dias	Metronidazol 250 mg, 2 comprimidos VO, 2 vezes/dia, por 14 dias

*Segundo alguns protocolos, o aumento da dose do ceftriaxona de 250 para 500 mg diminui a chance de resistência do gonococo (Brasil, 2015; Royal College of Obstetricians and Gynaecologists, 2008). **Há discordância entre o protocolo do Ministério da Saúde e o do Centers for Disease Control and Prevention (CDC) em relação à dose de cefotaxima. O CDC recomenda uma dose de 2 g IM DU. DU: dose única; IM: intramuscular; VO: via oral.

ser preteridos àqueles estendidos e, eventualmente, até mesmo sequenciais, utilizando dois antibióticos nessa forma.

Abordagem cirúrgica

Nos casos de ATO, o tratamento poderá ser clínico ou por intervenção cirúrgica, ou uma combinação de ambas as modalidades. O tratamento clínico de primeira linha é o mesmo tratamento da DIP citado na Tabela 28.5. Em casos de melhora clínica em 24 a 48 horas, a cefalosporina deve ser descontinuada, e a via de administração deve ser alterada para oral (VO) com metronidazol e doxiciclina por 14 dias. Em caso de sinais que indiquem falha no tratamento nas primeiras 24 a 48 horas, a abordagem cirúrgica deve ser considerada, com coleta de material para pesquisa de agentes, bem como o escalonamento da antibioticoterapia e a consideração acerca de diagnósticos diferenciais (Frock-Welnak *et al.*, 2022).

A indicação cirúrgica para drenagem e remoção de áreas desvitalizadas ocorre em cerca de 20% do total de casos. O diâmetro do abscesso que está mais relacionado à indicação de intervenção cirúrgica é controverso na literatura, variando entre 5,9 cm e 10 cm (Frock-Welnak e Tam, 2022). Estudos mais antigos mostram que o maior diâmetro da imagem do abscesso avaliado por meio da USG inicial demonstrou poder ser considerado como fator prognóstico da indicação cirúrgica. Em 40 casos de ATO, foi observado que, quando esse diâmetro é maior que 10 cm, a chance da necessidade de drenagem cirúrgica é de 80%, enquanto quando era menor que 5 cm, foi próxima de zero (Carvalho, 1997).

Quando ocorre ruptura do ATO, a indicação cirúrgica é obrigatória. Na Tabela 28.6 é observada a relação direta entre o tamanho do ATO e a ocorrência de indicação cirúrgica pela não melhora do quadro infeccioso. Um ponto a considerar é que os antibióticos têm maior dificuldade de atuar nas massas complexas e nos ATOs. Outra situação que podemos observar na Tabela 28.6 é que, mesmo nos casos de ATO acima de 10 cm no maior diâmetro, devemos sempre iniciar com o tratamento clínico, que poderá ser resolutivo (um caso), mas que a previsão da necessidade de cirurgia tende a ser mais frequente (sete casos).

Em abscesso que se estenda até o fundo de saco vaginal ou mesmo abscesso em fundo de saco de Douglas que se encontre acoplado à cúpula vaginal em algumas situações, opta-se por drenagem dele pela via vaginal, com coleta de material para pesquisa de agentes. O procedimento de culdocentese (punção do fundo de saco de Douglas) também pode ser realizado em determinadas ocasiões como auxiliar no diagnóstico. Após drenagem, há melhora do quadro geral da paciente e

Tabela 28.5 Tratamento hospitalar.

Esquema 1	Esquema 2	Esquema 3
Ceftriaxona 1 g IV 1 vez/dia, por 14 dias MAIS Doxiciclina 100 mg, 1 comprimido VO, 2 vezes/dia, por 14 dias + Metronidazol 400 mg IV, a cada 12 horas	Clindamicina 900 mg IV, 3 vezes/dia, por 14 dias + Gentamicina (IV ou IM) 3 a 5 mg/kg, 1 vez/dia, por 14 dias	Ampicilina/sulbactam 3 g IV, a cada 6 horas por 14 dias + Doxiciclina 100 mg, 1 comprimido VO, 2 vezes/dia, por 14 dias

IV: intravenosa; VO: via oral.

Tabela 28.6 Relação entre o tamanho do abscesso tubo-ovariano (ATO) e a resolução por meio de tratamento clínico ou cirúrgico.

Tamanho	Cirúrgico	Clínico	Total
< 50 mm	0	7	7
50 a 80 mm	7	16	23
80 a 100 mm	2	2	4
> 100 mm	5	1	6
Total	14	26	40

Estudo comparativo entre 40 casos de ATO e salpingite, levando em consideração o maior diâmetro em relação à conduta. (Fonte: Carvalho et al., 1997; Carvalho, 1997; 2001.)

redução do tempo de internamento/melhora da morbidade. Na Figura 28.5, pode ser observado quadro de drenagem de abscesso localizado em fundo de saco de Douglas.

Seguimento clínico e terapêutico

- Nos internamentos, avaliar clinicamente, 2 vezes/dia. As pacientes externas com DIP devem ser reavaliadas em até 72 horas e hospitalizadas, se seu estado não melhorar ou se houver intolerância à medicação VO
- No tratamento ambulatorial, acompanhar a paciente a cada 2 dias e instruí-la a retornar ao serviço a qualquer tempo caso haja piora dos sintomas
- Avaliar a resposta após 48 a 72 horas da instituição da antibioticoterapia, sobretudo em relação às queixas de dor e temperatura. Lembrar que, eventualmente, a resposta pode se estender por mais 1 ou 2 dias, devendo-se avaliar cada caso em particular
- A resposta ao tratamento deverá ser avaliada por meio de:
  - Melhora do estado geral
  - Melhora do quadro térmico (requisitar aferição da temperatura na forma de curva térmica a cada 6 horas)
  - Melhora da dor evidenciada por meio da palpação e toque vaginal
  - Melhora das provas inflamatórias (leucocitose, bastonetose, VHS e proteína C reativa), que devem ser realizadas a cada 2 dias
  - Ultrassonografia ginecológica demonstrando manutenção ou ausência de aumento das dimensões nos casos de ATO. Deverá ser realizada ao mínimo a cada 2 dias
- Em casos de não evidência de melhora, avaliar a necessidade de intervenção cirúrgica, sobretudo na possibilidade de existência de foco de abscessos em outros locais abdominais (goteiras parietocólicas, subfrênico, peri-hepático na síndrome de Fritz-Hugh-Curtis etc.), ou resistência ao esquema ou dose dos antibióticos inicialmente utilizados (Brasil, 2022; Carvalho, 2004)
- Alta após a melhora clínico-laboratorial, que ocorre habitualmente após 3 a 7 dias, com esquema de antibiótico para uso VO em domicílio
- Para alta, sempre deve ser considerada a ausência de temperatura elevada, quando existente, por no mínimo 2 dias
- Na alta, marcar seguimento em ambulatório especializado, onde deverão ser discutidas eventuais consequências à fertilidade e possíveis riscos de gravidez ectópica, e também aconselhar sobre prevenção de ISTs e posterior ambulatorial a médio prazo se necessário.

No seguimento a longo prazo, observar complicações tardias (infertilidade e gravidez ectópica), bem como DIP crônica (dor pélvica crônica) e recorrências. Tais complicações são mais frequentes quando o processo inicial ocorreu em idade precoce (adolescentes), naqueles em que existia a clamídia causando cervicite, quando o diagnóstico e o tratamento precoce foram retardados ou não realizados, e quando houve formação precoce de ATO (Frock-Welnak e Tam, 2022; Carvalho, 1999).

Prevenção

O rastreio e o tratamento de mulheres sexualmente ativas reduzem o risco para DIP. O CDC recomenda rastreio de infecção por clamídia nos seguintes casos (U.S. Department of Health and Human Services/Centers for Disease Control and Prevention, 2022a):

- Mulheres com idade menor ou igual a 25 anos e sexualmente ativas
- Mulheres com múltiplos parceiros (2 ou mais parceiros por ano)

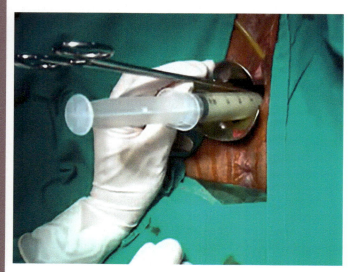

Figura 28.5 Caso de doença inflamatória pélvica com abscesso acoplado ao fundo de saco posterior propiciando a drenagem por meio da punção. (Fonte: arquivo pessoal do Dr. Newton de Carvalho.)

- Mulheres cujo parceiro tem múltiplas parceiras
- Mulheres com novo parceiro sexual (início há menos de 90 dias)
- Mulheres com parceiro com secreção uretral ou outro sinal de IST
- Mulheres que apresentarem sinais e sintomas de cervicite.

Sabe-se que, em termos de custo-efetividade, é mais econômico realizar exames de rastreio de DIP, desde que bem indicados, do que tratar as consequências a longo prazo. Um estudo norte-americano concluiu que, para cada dólar desembolsado em um exame de biologia molecular para o rastreamento dos agentes das cervicites, existe uma economia de US$ 12 que seriam despendidos no tratamento das sequelas da DIP (Howell *et al.*, 1998).

Em contraponto ao rastreio populacional, revisão sistemática questiona se o rastreio para clamídia, gonococo e micoplasma na população geral assintomática realmente reduz a prevalência de DIP e seus desfechos, como infertilidade e gestação ectópica, considerando que os danos causados pelos patógenos acontecem em um período precoce da infecção, antes que ela seja detectada e tratada. Esses resultados evidenciam a necessidade de maiores estudos acerca dos benefícios e malefícios do rastreamento dessas ISTs na população geral (Kenyon *et al.*, 2023).

CONSIDERAÇÕES FINAIS

A DIP é um problema de saúde pública no Brasil e medidas de educação em saúde urgem planejamento e implementação, tanto para a população em geral quanto para os profissionais de saúde. É uma doença negligenciada, assim como a maioria das ISTs, apesar dos programas governamentais existentes, disponibilidade de diagnóstico e tratamentos garantidos por meio do Rename.

Embora no Brasil não existam normativas para rastreio populacional da clamídia, gonococo e micoplasmas, nem mesmo entre as adolescentes, este fato merece análise cuidadosa dos gestores dos serviços de saúde, pois o custo de um programa de rastreamento de cervicites é muito inferior ao de assistência, diagnóstico e tratamento de casos agudos de DIP e de suas sequelas, como dor pélvica crônica, infertilidade e gravidez ectópica.

REFERÊNCIAS BIBLIOGRÁFICAS

BLENNING, C. E. *et al.* Clinical inquiries. Which tests are most useful for diagnosing PID? *Journal of Family* Practice Issues, v. 56, n. 3, p. 216, 2007.

BRASIL. Ministério da Saúde. Departamento de IST, AIDS e Hepatites Virais. Secretaria de Vigilância em Saúde. *Protocolo Clínico e Diretrizes Terapêuticas (PCDT): Atenção Integral às Pessoas com Infecções Sexualmente Transmissíveis (IST)*. Brasília, DF: Ministério da Saúde, 2015.

BRASIL. Ministério da Saúde. Departamento de Doenças de Condições Crônicas e IST. Secretaria de Vigilância em Saúde. *Protocolo Clínico e Diretrizes Terapêuticas para Atenção Integral às Pessoas com Infecções Sexualmente Transmissíveis (IST)*. Brasília, DF: Ministério da Saúde; 2022.

CARVALHO, N. S. Clinical management for pelvic inflammatory disease (PID) and tubo-ovarian abscess (TOA). In: International Congress of Sexually Transmitted Infections, 2001. *International Journal of STD & AIDS*, 2001. v. 12. p. 124-124.

CARVALHO, N. S. Doença inflamatória pélvica. In: BELDA JR., W. *Doenças sexualmente transmissíveis*. São Paulo: Atheneu, 1999. p. 157-72.

CARVALHO, N. S. Doença inflamatória pélvica. In: FEDERAÇÃO BRASILEIRA DAS ASSOCIAÇÕES DE GINECOLOGIA E OBSTETRÍCIA (FEBRASGO). *Manual de Orientação em DST/AIDS*. São Paulo, 2004. p. 78-86.

CARVALHO, N. S. Management of TOA: analysis of 80 cases. *Acta Obstetricia et Gynecologica Scandinavica*, v. 167, n. 5, p. 1-96, 1997.

CARVALHO, N. S.; ANGELI, R.; KRAJDEN, M. Prevalence of cervicitis agents: literature review. *Brazilian Journal of Sexually Transmitted Diseases*, v. 16, n. 4, p. 56-60, 2004.

CARVALHO, N. S. *et al.* Pelvic inflammatory disease (PID): a comparison between groups with and without tubo ovarian abscess (TOA). *Acta Obstetricia et Gynecologica Scandinavica*, Copenhagen, v. 76, n. 167, p. 65-65, 1997.

CARVALHO, N. S. *et al.* Prevalence of Chlamydia trachomatis at pregnants admitted in the public health maternity. *Brazilian Journal of Sexually Transmitted Diseases*, v. 22, n. 3, p. 141-144, 2010.

DE CARVALHO, N. S. *et al.* Prevalence of Chlamydia trachomatis, Neisseria gonorrhoeae, Mycoplasma genitalium and Trichomonas vaginalis in pre-natal care in the public health system, in a southern city of Brazil. 2024.

CARVALHO, N. S. *et al.* Sexually transmitted infections, pelvic inflammatory disease, and the role from intrauterine devices: myth or fact? *Journal of Biomedical Science*, v. 6, p. 1, 2016.

CARVALHO, N. S.; PALÚ, G. Mycoplasma genitalium in medical practice: silent as Chlamydia, but with greater potential for aggressiveness. *Brazilian Journal of Sexually Transmitted Diseases*, v. 29, n. 3, p. 77-78, 2017.

CARVALHO, N. S.; PALÚ, G.; WITKIN, S. S. Mycoplasma genitalium, a stealth female reproductive tract. *European Journal of Clinical Microbiology & Infectious Diseases*, v. 39, n. 2, p. 229-234, 2020.

ESCHENBACH, D. A. Epidemiology and diagnosis of acute pelvic inflammatory disease. *Obstetrics & Gynecology*, v. 55, n. 5, p. 142S-53S, 1980.

ESCHENBACH, D. A. *et al.* Polymicrobial etiology of acute pelvic inflammatory disease. *New England Journal of Medicine*, v. 293, n. 4, p. 166-171, 1975.

FROCK-WELNAK, D. N.; TAM, J. Identification and treatment of acute pelvic inflammatory disease and associated sequelae. *Obstetrics and Gynecology Clinics of North America*, v. 49, n. 3, p. 551-579, 2022.

GOYAL, M. *et al.* National trends in pelvic inflammatory disease among adolescents in the emergency department. *Journal of Adolescent Health*, v. 53, n. 2, p. 249-252, 2013.

GRADISON, M. Pelvic inflammatory disease. *American Family Physician*, v. 85, n. 8, p. 791-796, 2012.

HAGGERTY, C. L. *et al.* Identification of novel microbes associated with pelvic inflammatory disease and infertility. *Sexually Transmitted Infections*, v. 92, n. 6, p. 441-446, 2016.

HAGGERTY, C. L. *et al.* Mycoplasma genitalium among women with nongono-coccal, nonchlamydial pelvic inflammatory disease. *Infectious Diseases in Obstetrics and Gynecology*, v. 2006, p. 30184, 2006.

HEINONEN, P. K.; MIETTINEN, A. Laparoscopic study on the microbiology and severity of acute pelvic inflammatory disease. *European Journal of Obstetrics & Gynecology and Reproductive Biology*, v. 57, n. 2, p. 85-89, 1994.

HILLIER, S. L. *et al.* Role of bacterial vaginosis-associated microorganisms in endometritis. *American Journal of Obstetrics and Gynecology*, v. 175, n. 2, p. 435-441, 1996.

HOWELL, M. R. *et al.* Screening women for Chlamydia trachomatis in family planning clinics; the cost-effectiveness of DNA amplification assays. *Sexually Transmitted Diseases*, v. 25, p. 108-117, 1998.

JALIL, E. M. *et al.* Prevalência da infecção por clamídia e gonococo em gestantes de seis cidades brasileiras. *Revista Brasileira de Ginecologia e Obstetrícia*, v. 30, n. 12, p. 614-619, 2008.

KENYON, C. *et al.* Management of asymptomatic sexually transmitted infections in Europe: towards a differentiated, evidence-based approach. *Lancet Regional Health*, v. 34, p. 100743, 2023.

LAU, C. Y.; QURESHI, A. K. Azithromycin versus doxycycline for genital chlamydial infections: a meta-analysis of randomized clinical trials. *Sexually Transmitted Diseases*, v. 29, n. 9, p. 497-502, 2002.

LIS, R.; ROWHANI-RAHBAR, A.; MANHART, L. E. Mycoplasma genitalium infection and female reproductive tract disease: a meta-analysis. *Clinical Infectious Diseases*, v. 61, n. 3, p. 418-426, 2015.

MALECKIENE, L. *et al.* Comparison of clinical and laparoscopic diagnoses of pelvic inflammatory disease. *International Journal of Gynecology & Obstetrics*, v. 104, n. 1, p. 74-5, 2009.

MARTIN, D. H. *et al.* A controlled trial of a single dose of azithromycin for the treatment of chlamydial urethritis and cervicitis. The Azithromycin for Chlamydial Infections Study Group. New England Journal of Medicine, v. 327, n. 13, p. 921-925, 1992.

MCGREGOR, J. A. *et al.* Randomized comparison of ampicillin-sulbactam to cefoxitin and doxycycline or clindamycin and gentamicin in the treatment of pelvic inflammatory disease or endometritis. *Obstetrics & Gynecology*, v. 83, n. 6, p. 998-1004, 1994.

MENEZES M. L. B. *et al.* Protocolo Brasileiro para Infecções Sexualmente Transmissíveis 2020: doença inflamatória pélvica. *Epidemiologia e Serviços de Saúde*, v. 30, spe1, p. e2020602, 2021.

MITCHELL, C. M. *et al.* Etiology and diagnosis of pelvic inflammatory disease: looking beyond gonorrhea and chlamydia. *Journal of Infectious Diseases*, v. 224, n. 12 Suppl 2, p. S29-S35, 2021.

NESS, R. B. *et al.* A cluster analysis of bacterial vaginosis-associated microflora and pelvic inflammatory disease. *American Journal of Epidemiology*, v. 162, n. 6, p. 585-590, 2005.

NESS, R. B. *et al.* Bacterial vaginosis and risk of pelvic inflammatory disease. *Obstetrics & Gynecology*, v. 104, n. 4, p. 761-9, 2004.

NESS, R. B. *et al.* Design of the PID Evaluation and Clinical Health (PEACH) Study. *Controle Clin Trials*, v. 19, n. 5, p. 499-514, 1998.

NESS, R. B. *et al.* Effectiveness of inpatient and outpatient treatment strategies for women with pelvic inflammatory disease: results from the Pelvic Inflammatory Disease Evaluation and Clinical Health (PEACH) Randomized Trial. *American Journal of Obstetrics and Gynecology*, v. 186, n. 5, p. 929-937, 2002.

PAAVONEN, J.; WESTROM, L.; ESCHENBACH, D. Pelvic inflammatory disease. In: HOLMES, K. K. *et al.* (eds.). *Sexually transmitted diseases*. 4th ed. New York: McGraw-Hill, 2008. p. 1017-50.

PIAZZETTA, R. C. P *et al.* Prevalence of Chlamydia Trachomatis and Neisseria Gonorrhoea infections in sexual actives young women at a Southern Brazilian city. *Revista Brasileira de Ginecologia e Obstetrícia*, v. 33, n. 11, 2011.

RAVEL, J.; MORENO, I.; SIMÓN, C. Bacterial vaginosis and its association with infertility, endometritis, and pelvic inflammatory disease. *American Journal of Obstetrics and Gynecology*, v. 224, n. 3, p. 251-257, 2021.

ROMOSAN, G.; VALENTIN, L. The sensitivity and specificity of transvaginal ultrasound with regard to acute pelvic inflammatory disease: a review of the literature. *Archives of Gynecology and Obstetrics*, v. 289, n. 4, p. 705-714, 2014.

ROYAL COLLEGE OF OBSTETRICIANS AND GYNAECOLOGISTS (RCOG). *Guideline: Management of acute pelvic inflammatory disease*. London (UK): Royal College of Obstetricians and Gynaecologists (RCOG), 2008.

SAVARIS, R. F. Up-to-date data on pelvic inflammatory disease. *Revista da Sociedade Brasileira de Medicina Tropical*, v. 54, p. e0419, 2021.

SAVARIS, R. F. *et al.* Antibiotic therapy for pelvic inflammatory disease. *Cochrane Review*, v. 24, n. 4, p. CD010285, 2017.

SAVARIS, R. F. *et al.* Antibiotic therapy for pelvic inflammatory disease. *Cochrane Review*, v. 8, n. 8, p. CD010285, 2020.

SAVARIS, R. F. *et al.* Comparing ceftriaxone plus azithromycin or doxycycline for pelvic inflammatory disease: a randomized controlled trial. *Obstetrics & Gynecology*, v. 110, n. 1, p. 53-60, 2007.

SHAFER, M. A.; SWEET, R. L. Pelvic inflammatory disease in adolescent females: epidemiology, pathogenesis, diagnosis, treatment, and sequelae. *Pediatric Clinics of North America*, v. 36, n. 3, p. 513-532, 1989.

SHAFER, M. A.; SWEET, R. L. Pelvic inflammatory disease in adolescent females. *Adolescent Medicine (Philadelphia)*, v. 1, n. 3, p. 545-564, 1990.

SIMMS, I. *et al.* Risk factors associated with pelvic inflammatory disease. *Sexually Transmitted Infections*, v. 82, n. 6, p. 452-457, 2006.

SOPER, D. E. *et al.* Observations concerning the microbial etiology of acute salpingitis. *American Journal of Obstetrics and Gynecology*, v. 170, n. 4, p. 1008-1014, 1994.

SOPER, D. E. Pelvic inflammatory disease. *Obstetrics & Gynecology*, v. 116, 2 Pt 1, p. 419-428, 2010.

TALAT, H. *et al.* Sonographic findings of a gynecological cause of acute pelvic pain – a systematic review. *Journal of Ultrasound*, v. 22, n. 90, p. e183-e190, 2022.

TAYLOR-ROBINSON D *et al.* Difficulties experienced in defining the microbial cause of pelvic inflammatory disease. *International Journal of STD & AIDS*, v. 23, n. 1, p. 18-24, 2012.

U.S. DEPARTMENT OF HEALTH AND HUMAN SERVICES/CENTERS FOR DISEASE CONTROL AND PREVENTION. *Sexually Transmitted Diseases Treatment Guidelines, 2015. Morbidity and Mortality Weekly Report*, 2015.

U.S. DEPARTMENT OF HEALTH AND HUMAN SERVICES/CENTERS FOR DISEASE CONTROL AND PREVENTION. *Sexually Transmitted Diseases Treatment Guidelines*, 2022a.

U.S. DEPARTMENT OF HEALTH AND HUMAN SERVICES/CENTERS FOR DISEASE CONTROL AND PREVENTION. *Sexually Transmitted Infections Surveillance*. 2022b.

WANG, R. *et al.* Association of neighborhood economic status and race with developing pelvic inflammatory disease after sexually transmitted infections. *Obstetrics & Gynecology*, v. 142, n. 4, p. 948-955, 2023.

WASSERHEIT, J. N. *et al.* Microbial causes of proven pelvic inflammatory disease and efficacy of clindamycin and tobramycin. *Annals of Internal Medicine*, n. 104, n. 2, p. 187-193, 1986.

WESTROM, L. *et al.* Pelvic inflammatory disease and fertility: a cohort study of 1,844 women with laparoscopically verified disease and 657 control women with normal laparoscopic results. *Sexually Transmitted Diseases*, v. 19, n. 4, p. 185-192, 1992.

WORLD HEALTH ORGANIZATION (WHO). *International Classification of Diseases 2016*. Inflammatory diseases of female pelvic organs. Disponível em: http://apps.who.int/classifications/icd10/browse/2016/en. Acessado em: 8 abr. 2024.

WORKOWSKI, K. A.; BOLAN, G. A. Sexually transmitted diseases treatment guidelines, 2015. *Morbidity and Mortality Weekly Report*, v. 64, RR-03, p. 1-137, 2015.

WORKOWSKI, K. A. *et al.* Sexually Transmitted Infections Treatment Guidelines, 2021. *Morbidity and Mortality Weekly Report*, v. 70, n. 4, p. 1-187, 2021.

CAPÍTULO 29

Infecção pelo Papilomavírus Humano

Adriana Bittencourt Campaner

INTRODUÇÃO

Segundo a Organização Mundial da Saúde, mais de 1 milhão de infecções sexualmente transmissíveis (IST) são adquiridas todos os dias em todo o mundo, a maioria delas assintomáticas. Oito patógenos estão associados às maiores incidências de ISTs; destes, quatro são atualmente curáveis: sífilis, gonorreia, clamídia e tricomoníase. As outras quatro são infecções virais controláveis: hepatite B, vírus herpes simplex, HIV e infecção pelo papilomavírus humano (HPV). A infecção genital por HPV é a IST mais comum em todo o mundo. Como todas as ISTs, o pico de prevalência da infecção por esse vírus ocorre habitualmente na primeira década após o início da vida sexual, normalmente entre as idades de 15 a 25 anos, pela maior exposição ao vírus. Estima-se que pelo menos 80% dos indivíduos sexualmente ativos são expostos ao HPV uma vez em suas vidas. A infecção por determinado tipo viral não impede a infecção por outros tipos de HPV, podendo ocorrer infecções múltiplas (World Health Organization, 2023).

EPIDEMIOLOGIA E HISTÓRIA NATURAL DA INFECÇÃO

Diversos estudos têm sido publicados na literatura, com diferentes populações e faixas etárias, demonstrando ampla variação nas prevalências do HPV no mundo em pacientes sem lesões. A prevalência do vírus varia amplamente entre os sexos e entre os locais anatômicos, conforme a população analisada e o estado de desenvolvimento econômico da região. Em publicação de 2007 baseada em estudos observacionais transversais e metaanálises, descobriu-se que aproximadamente 10% das mulheres em todo o mundo com resultados citológicos normais eram portadoras de uma infecção cervical detectável por HPV, embora uma ampla gama de estimativas (6,1 a 35,5 %) tenha sido documentada, dependendo da tecnologia de teste de HPV empregado, do tamanho do estudo, das faixas etárias e da região geográfica estudada (Sanjosé et al., 2007).

Em uma segunda metanálise publicada em 2010 por Bruni et al., os autores incluíram 194 estudos abrangendo 1.016.719 mulheres de 59 países, com resultados citológicos normais. Observaram que a prevalência global estimada de HPV foi de 11,7%. A África Subsaariana (24,0%), a Europa Oriental (21,4%) e a América Latina (16,1%) apresentaram as prevalências mais elevadas. A distribuição específica do HPV por idade apresentou um primeiro pico em idades mais jovens (< 25 anos) e, nas Américas e na África, um segundo pico em idades mais avançadas (≥ 45 anos). Embora estes dados variem com base na localização geográfica, oferecem uma ideia clara de que, durante a idade adulta jovem, a possibilidade de adquirir a infecção pelo HPV é muito maior em comparação com outras faixas etárias.

Embora os tipos 16 e 18 sejam as variantes mais comuns em todo o mundo, os outros tipos de HPV como 31, 33, 35, 39, 45, 51, 52, 56, 58 e 59 são também frequentemente detectados na população feminina em geral em todo o mundo, representando 70% das infecções por HPV em achados citológicos normais. Entre as mulheres com dados específicos do tipo de HPV (n = 215.568), os cinco tipos mais comuns em todo o mundo foram HPV 16 (3,2%), HPV 18 (1,4%), HPV 52 (0,9%), HPV 31 (0,8%) e HPV 58 (0,7%).

No Brasil, estudos anteriores relataram prevalência de HPV genital variando entre 10,4 e 72%, dependendo do sexo avaliado (Ayres e Silva, 2010). Em revisão sistemática e metanálise recente realizada por Colpani et al. (2020) para avaliar a prevalência da infecção pelo HPV no Brasil, foram incluídos no total 57.513 participantes. Observou-se que a prevalência de HPV cervical foi de 25,41%, dos quais 17,65% são de tipos de alto risco. O intervalo de predição para prevalência do HPV variou de 7,17 a 60,04%, com 95% de confiança (95% IC). A prevalência de HPV 16 cervical foi de 5,30% e HPV 18 foi de 1,87%. Já as prevalências para regiões anal e oral foram, respectivamente, 25,68% e 11,89%. A análise de subgrupos mostrou que a prevalência em cada sítio anatômico foi maior nas populações de alto risco. Concluem que a prevalência do HPV é alta na população brasileira e varia conforme o risco populacional e a localização anatômica do corpo, com taxas mais baixas na cavidade oral em comparação com as da região cervical, peniana e anal.

Já o objetivo de Wendland et al. (2020) no estudo POP-Brasil, foi o de avaliar a prevalência da infecção genital pelo HPV entre adolescentes e adultos jovens no Brasil. Mulheres e homens não vacinados, sexualmente ativos, com idade entre 16 e 25 anos foram recrutados em todas as 26 capitais e o Distrito Federal. Dos 7.694 participantes, 53,6% eram positivos para qualquer tipo de HPV, sem diferenças entre mulheres (54,6%) e homens (51,8%). A detecção da prevalência geral de HPV e HPV de alto risco (HR-HPV, do inglês *high-risk HPV*) variou de acordo com a idade, sendo mais alta entre os jovens de 18 a 19 anos e diminuindo em idades mais avançadas. A prevalência de tipos de HR-HPV foi significativamente maior em mulheres (38,6% *versus* 29,2%). Embora a maioria dos indivíduos com teste positivo para HPV tivesse apenas um tipo de HPV (42,2%), vários tipos foram detectados em 31,0% dos participantes. Houve diferença estatisticamente significativa na proporção de múltiplos tipos entre os sexos (33,0% nas mulheres e 27,5% nos homens). Os tipos de HPV mais prevalentes foram HPV 52 (7,8%), HPV 16 (7,5%), HPV 62 (6,8%), HPV 89 (6,3%) e HPV 61 (6,0%). No geral, 3,8% dos participantes foram positivos para HPV 18 e 10,73% foram positivos para HPV 16 e 18. A prevalência de HPV 6 foi de 5,6. % e 1,4% dos participantes foram positivos para HPV 11. O padrão de infecção por HPV diferiu amplamente entre os sexos. Enquanto o HPV 16 e o 52 foram os tipos de HR-HPV mais prevalentes em mulheres, o HPV 59 e 52 foram os mais frequentes em homens.

Estima-se que pelo menos metade de todos os indivíduos sexualmente ativos adquirirão o HPV em algum momento de suas vidas, enquanto pelo menos 80% das mulheres terão adquirido uma infecção por esse vírus aos 50 anos. Os principais fatores de risco para infecção pelo HPV são o gênero, a juventude e a atividade sexual; assim, as taxas mais elevadas consistentemente são encontradas em mulheres sexualmente ativas com menos de 25 anos. No entanto, cabe aqui ressaltar que o risco de aquisição viral ocorre igualmente em mulheres, independentemente da faixa etária (Ault, 2006; Sanjosé et al., 2018).

Em clássico estudo desenvolvido por Muñoz et al. (2004), uma coorte de 1.610 mulheres de 15 a 85 anos, HPV-negativas e com resultados citológicos normais no início do estudo foi monitorizada a cada 6 meses durante uma média de 4,1 anos. Informações sobre fatores de risco e amostras cervicais para exames citológicos e detecção e tipagem de DNA do HPV foram obtidas em cada consulta. Do total de mulheres, 316 apresentaram infecções incidentes com ≥ 1 tipo de HPV durante o acompanhamento. A taxa de incidência global de infecção por qualquer HPV foi de 6,2 casos/100 mulheres-ano, com a incidência de tipos de HR-HPV sendo significativamente maior do que a de tipos de HPV de baixo risco. Entre as mulheres infectadas com tipos de HR-HPV, as maiores taxas de incidência foram para os tipos de HPV 16, 58, 31 e 18, representando 15,8%, 11,2%, 10,9% e 10,6% de todas infecções, respectivamente. A incidência de infecção por HPV diminuiu acentuadamente com a idade, de aproximadamente 17 casos/100 mulheres-ano (17%) em mulheres de 15 a 19 anos para aproximadamente 10%, 7%, 5% e 1,5% em mulheres de 20 a 24 anos, 25 a 29, 30 a 54 e > 55 anos, respectivamente. Um pequeno aumento secundário na incidência foi observado por volta dos 50 anos, antes do subsequente declínio na infecção por HPV após os 55 anos de idade. Para qualquer HPV, o maior risco cumulativo de aquisição viral em 5 anos (42,5%) foi observado na faixa etária de 15 a 19 anos; a partir de então, a incidência diminuiu monotonamente com a idade, atingindo os níveis mais baixos (12,4%) em mulheres com mais de 45 anos. As infecções com tipos de alto risco duraram mais do que as infecções com tipos de baixo risco (14,8 versus 11,1 meses). No entanto, concluem não haver diferença no risco de aquisição viral entre as diferentes faixas etárias.

Para que ocorra transmissão do HPV é necessário o contato entre duas superfícies epiteliais. O contato sexual com pessoas infectadas é a principal forma de infecção, apesar de não ser a única. Sendo assim, os locais mais comuns de infecções são aqueles suscetíveis de microtraumas durante relação sexual. A principal forma de transmissão do HPV é a atividade sexual de qualquer tipo, podendo ocorrer, inclusive, a deposição do vírus nos dedos por contato genital e a autoinoculação. Pode haver também transmissão da mãe para o feto durante a gestação, com possibilidade de formação de lesões cutaneomucosas em recém-nascidos ou papilomatose recorrente de laringe. A transmissão por fômites é rara, apesar de descrita em algumas publicações. Trata-se da IST de maior transmissibilidade, superior à das infecções pelo herpes genital e pelo vírus da imunodeficiência humana (HIV) (Carvalho et al., 2021).

O risco geral estimado para a exposição à infecção pelo HPV é de 15 a 25% a cada nova parceria sexual. Mulheres no início da atividade sexual e que se mantiveram com uma única parceria apresentaram risco de contrair HPV de 28,5% ao final do primeiro ano e de 50% ao final do terceiro ano (Winer et al., 2008). Winer et al. (2003) acompanharam 148 estudantes universitárias enquanto iniciavam a atividade sexual. Eles encontraram incidência cumulativa de HPV de 38,9% aos 24 meses. O HPV 16 foi o tipo mais comum, com taxa de infecção cumulativa de 10,4% aos 24 meses; a incidência cumulativa de infecção por HPV 18 foi de 4,1% no mesmo período. Já Brown et al. (2005) estudaram uma coorte menor de mulheres na adolescência durante 2 anos; destas, 82% foram infectadas pelo HPV durante o período de estudo de 2 anos. O DNA de tipos de HPV de baixo e alto risco foi encontrado até mesmo em mulheres que fazem sexo com mulheres, uma população que seria de se esperar que tivesse uma baixa incidência de infecção por HPV.

Apesar de a infecção pelo HPV ser bastante comum após o início da atividade sexual, os estudos têm evidenciado que a maioria das infecções por esse vírus não causa sintomas ou doenças e desaparece dentro de 12 a 24 meses após a infecção. Aproximadamente 1 a 2% da população infectada desenvolverá verrugas anogenitais e cerca de 2 a 5% das mulheres cursarão com alterações na colpocitologia oncótica. Sabe-se que a eliminação viral é muito comum em adultas jovens. No entanto, a persistência da infecção viral é necessária para iniciar o processo oncogênico. A carga viral e o tipo viral são os principais cofatores para a progressão da infecção para lesões intraepiteliais cervicais e câncer; o tabagismo, a exposição hormonal e a imunossupressão são exposições adicionais que aumentam o risco de persistência viral e, consequentemente, de progressão para o câncer. Apenas uma pequena fração das infecções que persistem ou progridem para uma lesão préneoplásica resulta em câncer (Sanjosé et al., 2018; Carvalho et al., 2021).

Em clássico estudo publicado por Castle et al. (2005), os autores acompanharam uma coorte de base populacional de 7.237 mulheres por 5 a 7 anos, em que analisaram padrões de aquisição e persistência do HPV específicos por idade. Na inclusão ao estudo e no acompanhamento, os dados revelaram curvas de prevalência de HPV específicas por idade em forma de U para praticamente todos os tipos virais. As prevalências médias de tipos de HPV oncogênicos e não oncogênicos foram elevadas nas mulheres mais jovens, mas diminuíram nas mulheres de meia-idade, com um segundo pico nas mulheres mais velhas. O segundo pico foi mais pronunciado para os tipos de HPV não oncogênicos do que para os tipos oncogênicos. Prospectivamente, a aquisição viral diminuiu significativamente à medida que as mulheres envelheciam, com o pico mais alto em mulheres jovens e um pico secundário menor em mulheres mais velhas. No entanto, a persistência específica dos tipos de HPV aumentou com a idade. No geral, a aquisição do HPV predominou em idades mais jovens, enquanto as infecções persistentes tornaram-se gradualmente mais proeminentes com a idade.

Como descrito anteriormente, a prevalência da infecção é maior em mulheres com menos de 30 anos, sendo que a proporção de aquisição de uma nova infecção por HPV em mulheres diminui com a idade. Entretanto, um pico secundário e de menor prevalência tem sido observado em algumas populações no mundo em mulheres mais velhas. Postula-se que entre essas mulheres a prevalência da detecção viral possa também estar relacionada com a persistência ou reativação de infecções previamente adquiridas (latência viral), e não somente com infecções novas e recentes. Em uma coorte de mais de 800 mulheres com idades entre os 35 e os 60 anos, o risco atribuível para a detecção de HR-HPV associado a uma história de mais de cinco parceiros sexuais ao longo da vida foi maior do que o risco associado a um novo parceiro sexual entre mulheres com mais de 50 anos (87% *versus* 8%). Em contraste, entre as mulheres dos 35 aos 49 anos, os riscos atribuíveis associados aos parceiros sexuais ao longo da vida e recentes foram os mesmos (28%) (Gravitt *et al.*, 2013).

Dados semelhantes foram encontrados em estudo publicado por Malagón *et al.* (2022), no qual os autores acompanharam casais heterossexuais jovens (18 a 24 anos), com seguimento semestral por 2 anos. Estimou-se que 43% de todas as detecções incidentes de HPV nesta população não foram atribuíveis à transmissão sexual recente, podendo ser potencialmente reativações de infecções latentes.

A incorporação do teste de DNA do HPV nos programas de rastreio do câncer de colo uterino vem demonstrando que muitas mulheres HPV-positivas apresentam citologias normais, com a positividade do HPV flutuando ao longo da vida, mesmo com a manutenção do mesmo parceiro ou sem qualquer novo relacionamento. Tais resultados sugerem que os HPVs podem persistir em estado latente após a eliminação da doença, com recorrência esporádica. Sugere-se assim que a latência do vírus representa uma faixa estreita em um espectro mais amplo de infecções subclínicas e possivelmente produtivas. Estudos clínicos e estudos de infeção em modelos animais sugeriram um papel fundamental da vigilância imunitária do hospedeiro na manutenção de tais infeções assintomáticas e, embora essas também possam ser eliminadas, a maioria dos estudos utilizou o termo "eliminação" para descrever uma situação em que a presença de DNA do HPV cai abaixo do nível de detecção clínica. Dado o conhecimento das estratégias de evasão imunológica do vírus e do padrão restrito de expressão genética viral necessária para a persistência das "células basais", o termo "depuração aparente" e "persistência subclínica" da infecção pode resumir melhor o entendimento sobre esse vírus. A infecção subclínica também abrange uma fase que ocorre entre a infecção e o desenvolvimento da lesão, dependendo do título da infecção, com infecções multifocais evoluindo mais rapidamente para doença (Doorbar, 2023).

CICLO DE VIDA DO PAPILOMAVÍRUS HUMANO E PROCESSO DE CARCINOGÊNESE VIRAL

O papilomavírus humano (HPV) é um pequeno vírus de ácido desoxirribonucleico (DNA) de aproximadamente 7.900 pares de bases, pertencentes à família Papoviridae – gênero *Papillomavirus*. As modernas técnicas de sequenciamento de DNA facilitaram a tipagem e caracterização desse vírus, com cada tipo formalmente definido como distinto por ter menos de 90% de homologia de pares de bases de DNA com qualquer outro tipo de HPV já existente. Atualmente, já foram identificados mais de 200 diferentes tipos de HPV; desses, cerca de 40 infectam a área anogenital (Doorbar, 2018; Palefsky, 2022).

Tipos virais e tropismo tecidual

Diferentes tipos de HPV têm propensão a infectar diferentes locais do corpo e, portanto, estão associados a diferentes doenças. Podem ser agrupados de acordo com a afinidade pelos diferentes tecidos em epidermotrópicos (que exibem maior afinidade pela pele) e mucosotrópicos (que exibem maior afinidade por mucosas) (Doorbar, 2018; Palefsky, 2022):

Tipos cutâneos

Certos tipos de HPV têm predileção pelo epitélio cutâneo e são encontrados em verrugas plantares, verrugas comuns e verrugas planas. Os tipos de HPV associados às verrugas plantares e comuns incluem os tipos 1, 2 e 4; já as verrugas planas são mais frequentemente causadas pelos tipos 3 e 10 do HPV.

Tipos relacionados ao epitélio anogenital

Existem tipos de HPV com predileção pela pele queratinizada da região anogenital e também por membranas mucosas. Os locais comuns de infecção em mulheres e homens incluem pênis, bolsa escrotal, períneo, ânus e canal anal, região perianal, introito vaginal, vulva, vagina e colo do útero. As manifestações da doença anogenital diferem de acordo com o tipo de HPV infectante.

Os tipos anogenitais podem ser classificados pelo seu potencial de transformação maligna (risco oncogênico) em duas categorias: de alto e baixo risco oncogênico. O risco oncogênico viral é ditado pela associação entre o tipo de HPV e o tipo de lesão tecidual desencadeada por sua infecção. Alguns destes tipos estão associados quase que exclusivamente a lesões benignas como verrugas/condilomas e a lesões de baixo grau do trato anogenital, de improvável progressão para malignidade; são então classificados como de baixo risco oncogênico e incluem os tipos 6, 11, 26, 42, 44, 54, 70 e 73. Em relação aos tipos de baixo risco, os mais prevalentes são os tipos 6 e 11. Por outro lado, cerca de 15 tipos são considerados de alto risco e incluem os tipos 16, 18, 31, 33, 35, 39, 45, 51, 52, 56, 58, 59 e 66, e estão associados a lesões de alto grau e ao desenvolvimento do câncer no trato anogenital (localizações já mencionadas anteriormente). O HPV 16 é o mais comum e está associado ao maior risco de progressão para câncer. (Doorbar, 2018; Palefsky, 2022).

Ciclo de vida e carcinogênese viral

Apesar do tamanho pequeno, a biologia molecular do HPV é bastante complexa. O vírus constitui-se de um capsídeo que engloba uma molécula de DNA de dupla fita circular. O genoma viral codifica sequências de DNA para seis proteínas precoces (genes *E1*, *E2*, *E4*, *E5*, *E6* e *E7*) que estão principalmente associadas à regulação dos genes virais e à transformação celular, duas proteínas tardias (genes *L1* e *L2*) que formam o capsídeo do vírus e uma região de sequências reguladoras de DNA conhecida como "LCR (*long control region*)" ou "região regulatória contracorrente (URR)" (Doorbar, 2018; Gupta e Mania-Pramanik, 2019; Jain *et al.*, 2023).

O ciclo de replicação do vírus está integralmente ligado à diferenciação epitelial (ou seja, à maturação do queratinócito). A infecção inicial ocorre na célula da camada basal do epitélio, ou seja, células com alto potencial para diferenciação, como resultado de rupturas microscópicas locais, muitas vezes não aparentes. Os vírions infectantes parecem se ligar às células basais por meio de proteoglicanos de sulfato de heparano específicos para o HPV no tecido. A expressão de integrina alfa-6 pelas células basais parece ser a responsável pela afinidade do vírus por esta camada celular. O HPV necessitaria do citomorfismo exibido por esta camada epitelial, em que as células mudam as formas conforme sua involução no epitélio. À medida que as células mais profundas do epitélio vão se dividindo, elas migram da camada basal e se tornam gradativamente diferenciadas. Uma vez dentro das células germinativas, os vírions perdem seu invólucro proteico e o genoma viral alcança o núcleo celular. A partir de então, diferentes cursos poderão ser estabelecidos, dependendo de uma variedade de fatores pobremente entendidos, entre eles, o tipo viral é considerado um dos fatores fundamentais (Doorbar, 2018; Gupta e Mania-Pramanik, 2019; Jain *et al.*, 2023).

Sabe-se que todos os tipos de HPV são replicados exclusivamente no núcleo da célula hospedeira em questão. Nos casos de mulheres infectadas por HPVs de baixo risco, o genoma viral geralmente permanece separado do DNA celular como um plasmídeo extracromossomal, também denominado "epissomal". A infecção pelo vírus HPV promove modificações bioquímicas e moleculares nas células de seus hospedeiros, as quais são necessárias para o desenvolvimento e replicação viral. Apesar de a infecção pelo HPV acontecer nas camadas basais, a produção de vírus é restrita a células da camada suprabasais, visto que as células da camada basal não são lisadas pela produção do vírions, mas continuam a proliferação. Essa diferenciação dependente promove a infecção e manutenção persistente do HPV nas camadas basais por longos períodos e até vários anos.

O aspecto morfológico da infecção pelo HPV pode ser encarado como uma "cascata" (Doorbar, 2018; Gupta e Mania-Pramanik, 2019; Jain *et al.*, 2023). O processo de caracterização viral ocorre especialmente nas células superficiais do epitélio, estimulado por fatores transcripcionais específicos de diferenciação celular em relação à maturação epitelial. Esse processo culmina na síntese de queratina e outras proteínas do invólucro, resultando, por fim, na produção de novas partículas virais. As células infectadas mostram os efeitos citopáticos característicos da infecção pelo HPV, e podem ser detectadas muitas vezes por citologia e histologia. A replicação viral tem início no estrato basal do epitélio, em que somente os genes da região precoce se expressam. No entanto, a produção de partículas virais completas só ocorre na camada superficial, quando a célula cessa sua divisão e entra em diferenciação terminal, o que implica uma conexão entre a diferenciação celular e a expressão genômica viral (Doorbar, 2018; Gupta e Mania-Pramanik, 2019; Jain *et al.*, 2023).

Na fase de replicação ativa, as manifestações morfológicas desencadeadas pelo HPV são dependentes das modificações histológicas produzidas pela replicação viral, traduzindo-se em infecções de evidência clínica ou subclínica conforme a intensidade dessas modificações. Desse modo, as infecções clínicas são caracterizadas por crescimentos vasculares extensos que causam projeções do estroma em forma de papilas visíveis à inspeção ocular direta, as quais são recobertas de epitélios acantósicos e paraqueratósicos, com coilocitose superficial (condilomas exofíticos ou acuminados). Caso o crescimento vascular seja insuficiente para produzir uma lesão exofítica, teremos apenas lesões subclínicas, evidentes somente sob visão colposcópica. A única diferença entre ambas as formas clínicas e subclínicas é seu aspecto morfológico, visto que ambas apresentam modificações citopáticas evidentes e ambas são infecciosas (Doorbar, 2018; Gupta e Mania-Pramanik, 2019; Jain *et al.*, 2023).

A infecção não produtiva ocorre primordialmente associada aos HR-HPVs. Nesse processo, não haverá a produção de vírus, mas ao infectar a camada basal ocorrerá a integração do genoma viral com o genoma humano, passando a ser transmitido como um caráter mendeliano; altera-se assim o controle do ciclo celular e a população de células por eles parasitadas. A integração do HR-HPV à célula hospedeira parece ser um evento crítico na carcinogênese cervical. A infecção pelo HPV, com integração de seu genoma ao do hospedeiro, ocorre precocemente no processo de carcinogênese, sendo sua presença necessária, porém, não suficiente para a oncogênese. Geralmente, o câncer se desenvolve como consequência de alterações genéticas que acarretam a ativação de oncogenes ou a inativação de genes supressores de tumor (Doorbar, 2018; Gupta e Mania-Pramanik, 2019; Jain *et al.*, 2023).

As duas proteínas virais mais importantes na patogênese das doenças malignas relacionadas ao HPV são E6 e E7, produzidas respectivamente pelos genes *E6* e *E7*. Ambas as proteínas E6 e E7 são consistentemente expressas nos tumores malignos anogenitais associados à presença do vírus e atuam de maneira cooperativa para imortalizar as células epiteliais. De maneira resumida, em nível molecular, a capacidade das proteínas E6 e E7 na transformação neoplásica das células está relacionada principalmente na interação com duas proteínas intracelulares, isto é, p53 e proteína do retinoblastoma (Rb), respectivamente (Doorbar, 2018; Gupta e Mania-Pramanik, 2019; Jain *et al.*, 2023).

Papel da proteína p53

Na célula normal, a proteína p53 é um regulador negativo do crescimento celular, controlando o trânsito do ciclo da fase G0/G1 para a fase S, e também funciona como proteína supressora de tumor, interrompendo o crescimento celular após dano cromossômico e permitindo que enzimas de reparo de DNA funcionem. Assim, por meio da mesma, caso haja dano ao material genético celular, ativa-se cascata de sinais para se bloquear a progressão do ciclo celular naquela célula, antes que a mesma entre na fase S, na qual o DNA danificado poderia ser replicado, impedindo assim que uma mutação se transforme em um fenótipo. A partir de então, é colocada em funcionamento a maquinaria de reparo do material genético; quando tal processo não for efetivo, aciona-se a apoptose (morte celular programada) por meio de sensores, sinalizadores e efetores específicos (Doorbar, 2018; Gupta e Mania-Pramanik, 2019; Jain *et al.*, 2023).

Após a ligação da proteína E6 viral à proteína celular do hospedeiro, chamada "proteína associada à E6 (E6-AP)", o complexo E6/E6-AP atua como ubiquitina ligase, conjugando a ubiquitina à p53 e ocasionando sua degradação mediada por um complexo proteossômico. A ubiquitina é uma proteína celular básica que marca outras proteínas para degradação intracelular por meio da ligação às cadeias laterais de lisina ou aos grupos aminoterminais. Assim, as células nas quais a p53 está mutada ou inativada perdem a capacidade de induzir o bloqueio na fase G1 ou a apoptose em resposta ao dano do DNA. Isso resulta em instabilidade genética e mutações críticas, que podem se acumular e, eventualmente, levar ao câncer (Doorbar, 2018; Gupta e Mania-Pramanik, 2019; Jain *et al.*, 2023).

As quinases da família Src são tirosinoquinases não receptoras que medeiam uma variedade de vias de sinalização celular. A interação de E6 com a p53 também pode afetar a regulação e/ou degradação dessa família Src de tirosinas quinases, potencialmente desempenhando um papel na estimulação da atividade mitótica em células infectadas (Doorbar, 2018; Gupta e Mania-Pramanik, 2019; Jain *et al.*, 2023).

Papel da proteína do retinoblastoma (Rb)

O gene *RB* está localizado no cromossomo 13 e seu produto, a proteína nuclear pRB, interage com o fator transcricional celular E2F na fase G1, controlando negativamente o ciclo celular nessa fase. Tal interação inibe a transcrição induzida pelos E2F dos genes celulares envolvidos na proliferação e na replicação do DNA como a timidina-quinase, c-myc, polimerase alfa e outras. Na célula normal, antes de entrar na fase S, a pRB deve ser fosforilada em múltiplos resíduos de serina pelas quinases dependentes de ciclina (CDKs). Assim, enquanto a pRB permanecer desfosforilada, ela restringe o crescimento celular bloqueando a progressão da célula e evitando que ela ultrapasse o ponto de restrição da fase G1 para a fase S. A proteína Rb inibe o efeito da regulação positiva do crescimento e interrompe o crescimento celular ou induz a apoptose celular em resposta a danos no DNA (Doorbar, 2018; Gupta e Mania-Pramanik, 2019; Jain et al., 2023).

A proteína viral E7 interage com a proteína Rb celular por meio de um complexo proteico E2F/Rb. Quando E7 se liga à proteína Rb, o E2F é liberado e permite que a ciclina A promova a progressão do ciclo celular. A interação de E7 com Rb pode permitir que células com DNA danificado contornem a parada de crescimento em G1 normalmente induzida pelo p53 do tipo selvagem. Esses processos permitem o crescimento celular descontrolado na presença de instabilidade genômica, que pode levar a alterações malignas. No entanto, diversos outros mecanismos de transformação celular mediada por E7 provavelmente também desempenham papel na carcinogênese induzida pelo HPV. A desregulação ou a proliferação é um degrau do desenvolvimento multiescalonado dos tumores malignos por induzir a síntese de DNA (Doorbar, 2018; Gupta e Mania-Pramanik, 2019; Jain et al., 2023).

Outras proteínas do HPV que podem estar envolvidas na transformação maligna de uma célula são E1 (regulação da replicação do DNA e manutenção do vírus na forma episomal), E2 (cooperação com E1, replicação do DNA viral, regulação negativa da expressão de E6 e E7) e E5 (regulação do crescimento celular). O genoma do HPV existe em duas formas. Mais comumente, é encontrado em uma forma episomal circular, que se replica autonomamente fora do cromossomo da célula hospedeira e dentro do núcleo. Sob certas condições associadas ao desenvolvimento e presença de lesões intraepiteliais escamosas de alto grau (HSIL) e câncer, o episoma lineariza-se e torna-se integrado ao genoma da célula hospedeira. O local de linearização na forma episomal geralmente está dentro do gene viral *E2* e leva à alteração do produto do gene *E2*, interrompendo as funções repressoras de *E2* e levando ao aumento da expressão das oncoproteínas E6 e E7 (Doorbar, 2018; Gupta e Mania-Pramanik, 2019; Jain et al., 2023).

No entanto, a carcinogênese é um processo de múltiplas etapas que não se limita apenas a mudanças genéticas. Além das alterações genéticas, a carcinogênese envolve a ativação de proto-oncogeneses e/ou inativação dos genes supressores de tumor, bem como outras etapas. Uma célula maligna difere de uma célula normal principalmente pela sua independência no controle do ciclo celular. Assim, o HPV pode transformar e imortalizar as células hospedeiras, iniciando assim um processo de malignização celular.

ASPECTOS CLÍNICOS

Como discutido anteriormente, as lesões associadas a tipos virais de baixo risco oncogênico do HPV são principalmente os condilomas acuminados e as lesões escamosas de baixo grau, equivalentes ao do diagnóstico histopatológico de displasia leve ou neoplasia intraepitelial grau 1. Já as lesões associadas à infecção por HR-HPV oncogênico são, em geral, as lesões intraepiteliais escamosas de alto grau, equivalentes ao diagnóstico histopatológico de neoplasia intraepitelial de grau 2 ou 3, além das neoplasias invasoras. Nas mulheres, além do colo uterino o vírus pode afetar outros epitélios, como os de vagina, vulva, ânus e também a orofaringe. A Figura 29.1 apresenta as possíveis lesões associadas à infecção pelo HPV.

Na maioria das pessoas, a infecção pelo HPV não produz qualquer manifestação e seu período de latência pode variar de meses a anos. A infecção denominada "latente" é definida pela presença do DNA viral no trato anogenital sem evidências citológicas, colposcópicas ou histológicas da infecção. Nesse caso, o DNA do vírus pode ser detectado apenas por meio de testes biomoleculares. No entanto, em algumas mulheres infectadas, dois tipos de manifestações podem surgir (Carvalho et al., 2021):

- Clínica: apresentam-se como lesões visíveis macroscopicamente. As verrugas genitais, os chamados "condilomas acuminados", são o principal achado. As pacientes também podem relatar a presença de manchas ou lesões exofíticas externas, relacionadas às neoplasias intraepiteliais e invasoras
- Subclínica: manifestações que não podem ser visualizadas a olho nu, detectadas apenas por meio de exames subsidiários. O colo do útero é o local de maior preocupação por conta da estreita associação com o câncer nesse local.

Condilomas genitais

As verrugas vulvares ou condilomas são uma das manifestações clínicas da infecção pelo HPV; aproximadamente 90% dessas lesões estão associadas aos HPVs tipos 6 e/ou 11. Em um estudo com 8.800 mulheres que foram inscritas no braço placebo de dois ensaios clínicos de vacinas contra o HPV, aproximadamente 3% desenvolveram verrugas genitais ao longo de 4 anos. A grande maioria desses casos estava associada à infecção pelo HPV 6 ou 11 (Garland et al., 2009).

As lesões podem ocorrer isoladamente ou agrupadas, localizadas ou difusas e de tamanhos variáveis, e se manifestar na região de vulva, monte púbico, períneo, região perianal, ânus, canal anal, vagina e colo do útero, além de outras localizações do corpo menos frequentes. O diâmetro é variável, oscilando de pequenas lesões a grandes massas; a coloração predominante é a da cor da pele, podendo ser mais escura ou com coloração variável (Figuras 29.2 a 29.6). Às vezes, as verrugas podem causar prurido, vermelhidão ou desconforto.

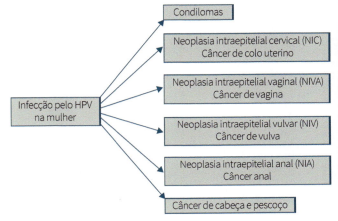

Figura 29.1 Lesões associadas à infecção pelo HPV na mulher.

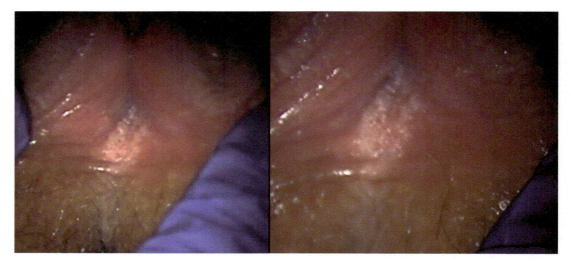

Figura 29.2 Lesão condilomatosa tênue em região de fúrcula, menor e maior aumento. (Fonte: acervo pessoal da Dra. Ana Carolina R. Sica.)

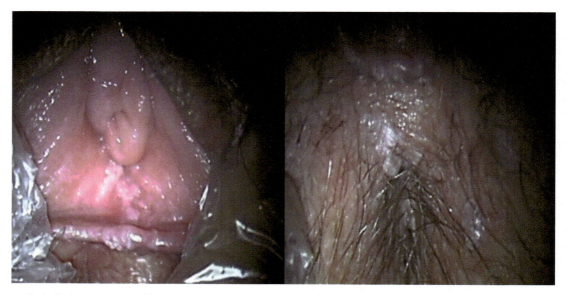

Figura 29.3 Paciente com condilomas em região de fúrcula e perianal. (Fonte: acervo pessoal da Dra. Ana Carolina R. Sica.)

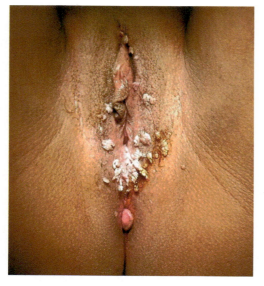

Figura 29.4 Condilomatose vulvar extensa. (Fonte: acervo pessoal da Dra. Ana Carolina R. Sica.)

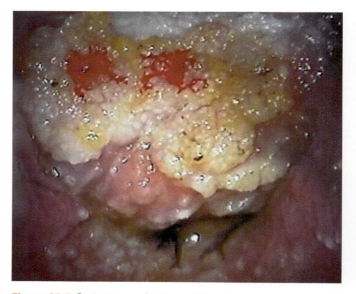

Figura 29.5 Paciente com lesão condilomatosa extensa em parede vaginal anterior. (Fonte: acervo pessoal da Dra. Ana Carolina R. Sica.)

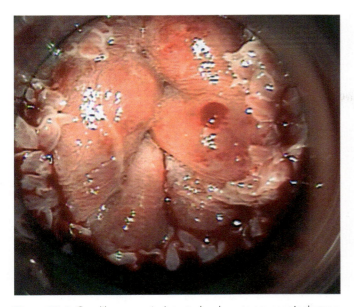

Figura 29.6 Condilomas anais detectados durante anuscopia de magnificação. (Fonte: acervo pessoal da Dra. Ana Carolina R. Sica.)

Em pacientes imunossuprimidas e em gestantes, as lesões podem apresentar tamanho exacerbado. Como diagnósticos diferenciais dos condilomas vulvares temos principalmente as neoplasias intraepiteliais vulvares, queratose seborreica, molusco contagioso, condiloma na sífilis secundária (condiloma plano), entre outras (Curi e Campaner, 2023).

Neoplasias intraepiteliais

As neoplasias intraepiteliais são consideradas as lesões pré-cancerosas do trato anogenital e recebem sua classificação de acordo com o grau de acometimento do epitélio pelas células atípicas. No grau 1, a atipia acomete 1/3 da espessura epitelial; no grau 2, 2/3 da espessura epitelial; e no grau 3, a atipia atinge mais de 2/3 até toda a espessura epitelial. Para o colo uterino, essas lesões são denominadas "neoplasia intraepitelial cervical (NIC)"; para a vagina, é chamada "neoplasia intraepitelial vaginal (NIVA)"; para o ânus, "neoplasia intraepitelial anal (NIA)". (Waxman et al., 2012).

Em relação às lesões precursoras do câncer da vulva, sua terminologia e os sistemas de classificação mudaram significativamente ao longo dos anos. Em 2015, a International Society for the Study of Vulvovaginal Disease (ISSVD) apresentou a atual terminologia na qual são utilizadas as nomenclaturas: lesão intraepitelial de baixo grau da vulva (LSIL vulvar, condiloma ou efeito relacionado à infecção pelo HPV); lesão intraepitelial de alto grau da vulva [HSIL vulvar, neoplasia intraepitelial vulvar (NIV) usual]; NIV diferenciada, que inclui lesões não associadas à infecção pelo HPV, mas associadas a dermatoses vulvares (Bornstein et al., 2016).

Atualmente, há uma tendência de adotar a terminologia LAST (*Lower Anogenital Squamous Terminology*) para descrever as lesões no trato anogenital. Nesse sistema, a lesão grau 1 é denominada "baixo grau", enquanto as lesões graus 2 e 3 são classificadas como "alto grau". A lesão grau 2 apresenta comportamento heterogêneo e muitas vezes é considerada um ponto de discordância entre os patologistas. Por essa razão, nesta classificação, sugere-se realizar um estudo imuno-histoquímico para a proteína p16 nas lesões de grau 2. Ela é classificada como de baixo grau quando a p16 é negativa e como de alto grau quando é positiva (Darragh et al., 2012). As Figuras 29.7 a 29.13 apresentam casos de neoplasias intraepiteliais do trato genital inferior.

Neoplasias invasoras

Em todo o mundo, o HPV é responsável por 5,1% da carga de câncer. Em mulheres, esse vírus está associado ao risco de desenvolvimento dos tumores de colo uterino, vulva, vagina, ânus e cabeça e pescoço (Khan et al., 2023).

Câncer colo uterino

Em todo o mundo, o câncer de colo do útero é o quarto câncer mais comum entre as mulheres, com aproximadamente 570.000 casos de tumores invasivos diagnosticados e 311.000 mortes anualmente (ICO HPV Information Centre, 2023). Para o Brasil, segundo as últimas estimativas publicadas pelo Instituto Nacional de Câncer, o número estimado de casos novos do câncer do colo do útero para cada ano do triênio de 2023 a 2025 é de 17.010, correspondendo ao um risco estimado de 15,38 casos a cada 100 mil mulheres. Sem considerar os tumores de pele não melanoma, o câncer do colo do útero ocupa a sexta posição entre os tipos mais frequente de câncer. Nas mulheres, é o terceiro câncer mais incidente (Instituto Nacional de Câncer, 2022).

As evidências que ligam o HPV ao carcinoma de colo uterino são extensas. Praticamente todos os casos desse câncer são atribuíveis à infecção por HPV, sendo o HPV 16 responsável por aproximadamente 50% dos casos e o HPV 18 por 20%. Estima-se que os tipos 31, 33, 45, 52 e 58 do HPV causem 19% adicionais (Sanjosé et al., 2010; Serrano et al., 2012). Uma análise conjunta de 11 estudos de caso-controle de nove países, envolvendo 1.918 mulheres com câncer cervical de células escamosas confirmado histologicamente e 1.928 controles, foi realizada para melhor determinar o risco associado a vários tipos de HPV. O DNA do HPV foi encontrado em 90% das mulheres com câncer cervical e em 13% dos controles. Nesse estudo, 15 tipos de HPV foram classificados como de alto risco (HPV 16, 18, 31, 33, 35, 39, 45, 51, 52, 56, 58, 59, 68, 73 e 82) (Muñoz et al., 2003).

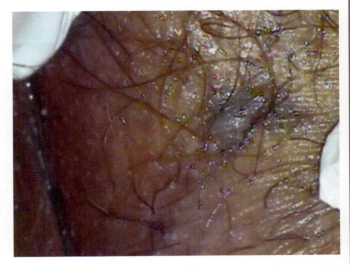

Figura 29.7 Lesão hipercrômica em lábio maior esquerdo compatível com HSIL vulvar. (Fonte: acervo pessoal da Dra. Adriana Campaner.)

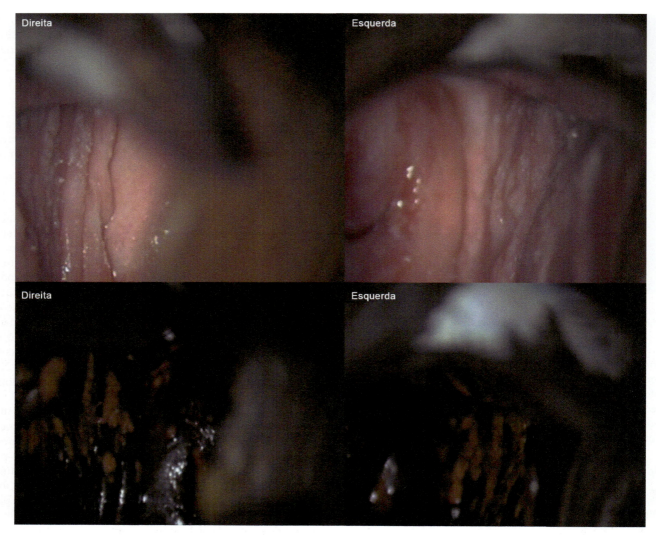

Figura 29.8 Paciente com lesões micropapilares acetorreagentes em terço médio e inferior em vagina direita e esquerda. A histologia revelou NIVA 1. *Painel inferior*: após aplicação de ácido acético e lugol. (Fonte: acervo pessoal da Dra. Adriana Campaner.)

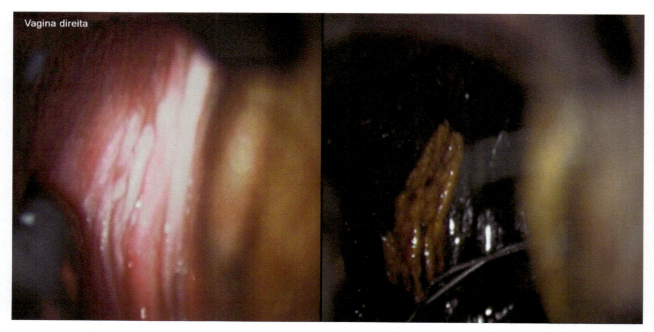

Figura 29.9 Paciente com lesão acetorreagente densa em terço médio de vagina direita. A histologia revelou NIVA 2/3. *Painel direito*: após aplicação de ácido acético e lugol. (Fonte: acervo pessoal da Dra. Adriana Campaner.)

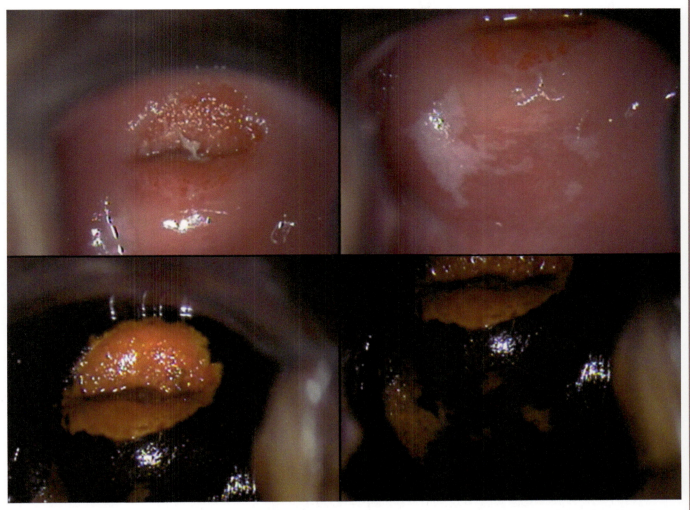

Figura 29.10 Colposcopia evidenciando epitélio acetobranco tênue das 7 às 8 horas, afastado da junção escamocolunar, zona de transformação tipo 1. A histologia revelou NIC 1. *Painel inferior*: após aplicação de ácido acético e lugol. (Fonte: acervo pessoal da Dra. Adriana Campaner.)

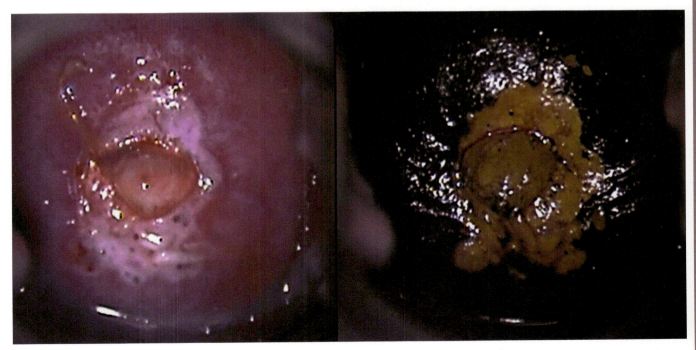

Figura 29.11 Colposcopia evidenciando epitélio acetobranco tênue na borda da junção escamocolunar, das 12 às 2 horas, zona de transformação tipo 1. A histologia revelou NIC 2. *Painel direito*: após aplicação de ácido acético e lugol. (Fonte: acervo pessoal da Dra. Adriana Campaner.)

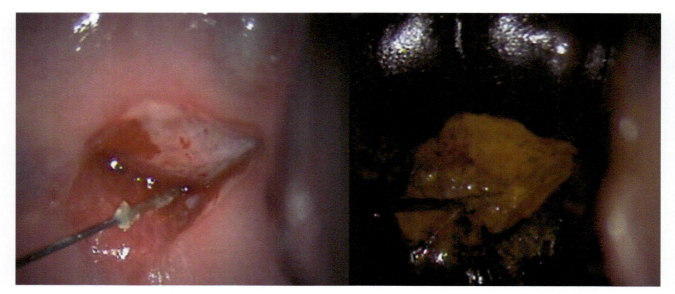

Figura 29.12 Colposcopia evidenciando epitélio acetobranco denso às 12 horas, no interior do canal cervical, zona de transformação tipo 2. A histologia revelou NIC 2. *Painel direito*: após aplicação de ácido acético e lugol. (Fonte: acervo pessoal da Dra. Adriana Campaner.)

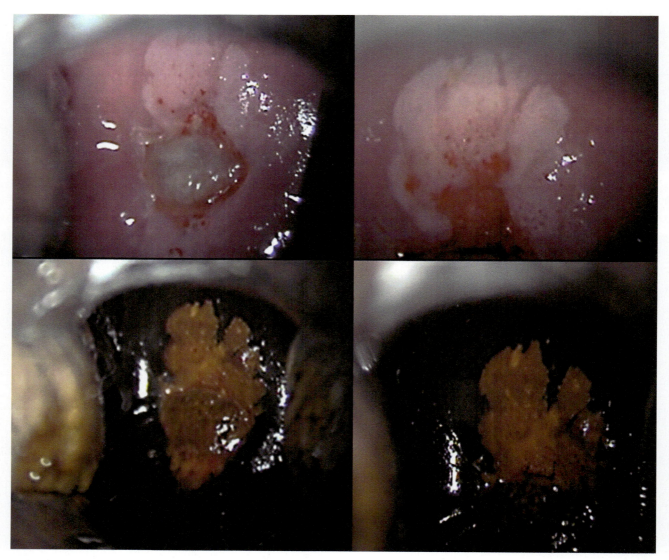

Figura 29.13 Colposcopia evidenciando epitélio acetobranco denso das 10 às 12 horas, na borda da junção escamocolunar, zona de transformação tipo 1. A histologia revelou NIC 3. *Painel inferior*: após aplicação de ácido acético e lugol, maior (esquerda) e menor (direita) aumento. (Fonte: acervo pessoal da Dra. Adriana Campaner.)

Um estudo de amostras embebidas em parafina representando 10.575 casos de câncer cervical invasivo de 38 países, abrangendo cinco continentes, demonstrou que 8.977 (85%) deles foram positivos para DNA do HPV. Os tipos de HPV mais comuns foram 16, 18, 31, 33, 35, 45, 52 e 58, com uma contribuição relativa mundial combinada de 91% dos casos. Os tipos 16 e 18 do HPV representaram 71% dos casos em geral. Os tipos 16, 18 e 45 foram detectados em 443 dos 470 casos (94%) de adenocarcinomas cervicais. Mulheres com tumores relacionados aos tipos de HPV 16, 18 ou 45 apresentaram média de idade mais jovem do que aquelas com outros tipos de HPV (50,0 anos; 48,2 anos; 46,8 anos e 55,5 anos, respectivamente) (Sanjosé et al., 2010). As Figuras 29.14 a 29.17 apresentam casos de câncer de colo uterino.

Cânceres vulvar e vaginal

Os cânceres vulvar e vaginal são incomuns em todo o mundo. Ao contrário dos tumores do colo do útero, nem todos os cânceres da vulva e vagina estão associados à infecção pelo HPV. A fração atribuível à infecção por esse vírus foi estimada em 29 a 43% para o câncer vulvar, 87% para neoplasia intraepitelial vulvar, 70% para o câncer vaginal e 69 a 100% para neoplasia intraepitelial vaginal. Os tipos 16 e 18 do HPV causam aproximadamente 35 a 77% dos casos de câncer vulvar HPV-positivo, 75 a 80% das lesões vulvares pré-cancerosas HPV-positivas e 60% dos casos de câncer vaginal e lesões vaginais pré-cancerosas HPV-positivas (Vuyst et al., 2009; Smith et al., 2009; Forman et al., 2012; Sanjosé et al., 2013).

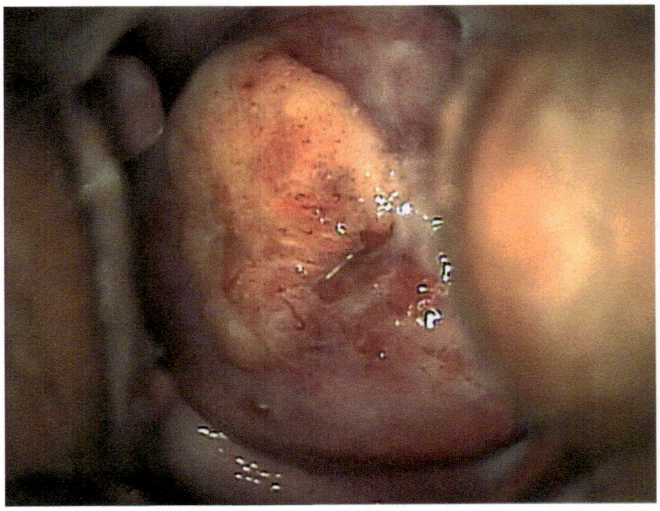

Figura 29.14 Exame com lesão vegetante em lábio anterior de colo cuja histologia revelou carcinoma adenoescamoso. (Fonte: acervo pessoal da Dra. Adriana Campaner.)

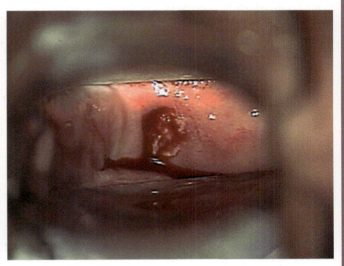

Figura 29.15 Paciente menopausada com colo atrófico e lesão vegetante no orifício externo, compatível com carcinoma espinocelular. (Fonte: acervo pessoal da Dra. Adriana Campaner.)

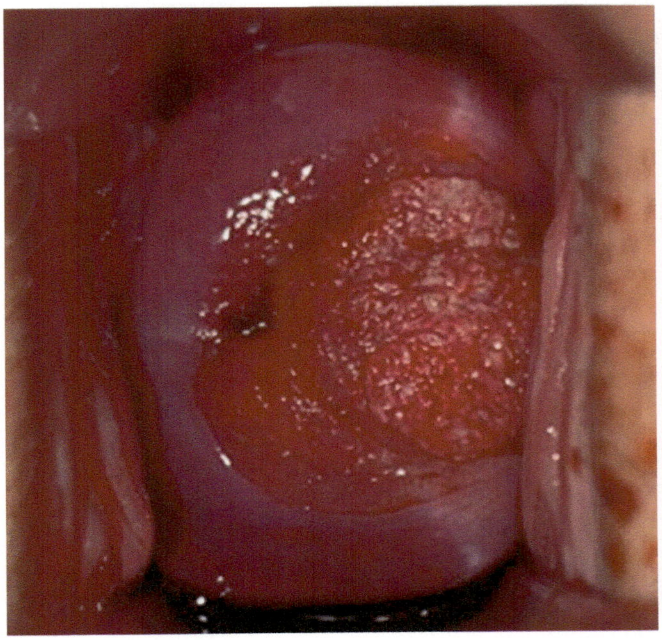

Figura 29.16 Exame com lesão vegetante em lábio posterior de colo uterino compatível com neoplasia invasora. (Fonte: acervo pessoal da Dra. Adriana Campaner.)

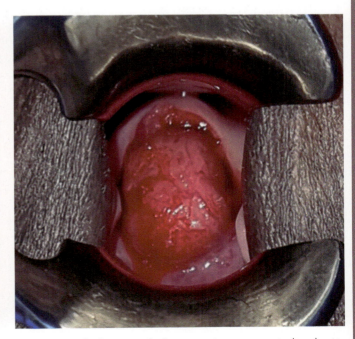

Figura 29.17 Paciente com lesão vegetante que ocupa todo colo uterino compatível com neoplasia invasora. (Fonte: acervo pessoal da Dra. Adriana Campaner.)

O carcinoma espinocelular vulvar é tipicamente uma forma mais rara de malignidade, representando 4 a 6% de todos os cânceres ginecológicos. Existem duas vias carcinogênicas associadas ao câncer vulvar. A primeira via provavelmente é resultante de mutações do p53 e é negativa para HPV, ocorrendo predominantemente em mulheres mais velhas, acima de 69 anos, estando associada a dermatoses vulvares. Ao mesmo tempo, a segunda é causada pela infecção por tipos de HR-HPV; em contraste com os tumores da vulva negativos para o HPV, os cânceres vulvares associados ao HPV ocorrem em uma idade mais jovem, não têm mutações associadas ao p53 e estão associados a fatores de risco sexuais (Khan *et al.*, 2023) (Figuras 29.18 a 29.20).

O câncer vaginal é uma forma rara de malignidade, resultando principalmente de metástases de outros locais. No geral, esse tipo de câncer é responsável por aproximadamente 1 a 2% dos casos entre todos os cânceres ginecológicos. Os cânceres vaginais ocorrem predominantemente em mulheres idosas e mulheres na pós-menopausa; no entanto, com o aumento da prevalência de infecções por HPV na última década, o câncer vaginal também tem sido relatado na população mais jovem (Khan *et al.*, 2023). Um recente estudo de metanálise realizado encontrou a prevalência de câncer vaginal associado ao HPV em 67% (Bertoli *et al.*, 2019).

Câncer de orofaringe

A infecção pelo HPV desempenha importante papel na patogênese dos carcinomas de células escamosas de cabeça e pescoço. Tal como para o câncer da vulva, os de orofaringe consistem em duas grandes categorias de doenças: associados ao HPV e não associados ao HPV. Os cânceres de orofaringe

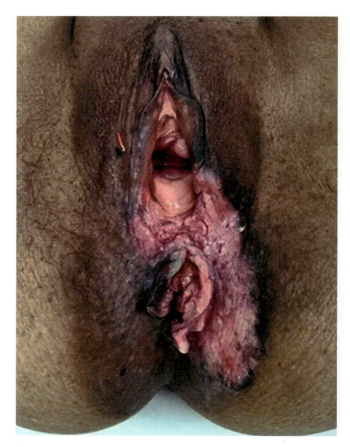

Figura 29.19 Paciente com lesão vulvar que acomete região perineal e perianal compatível com neoplasia invasora. (Fonte: acervo pessoal da Dra. Adriana Campaner.)

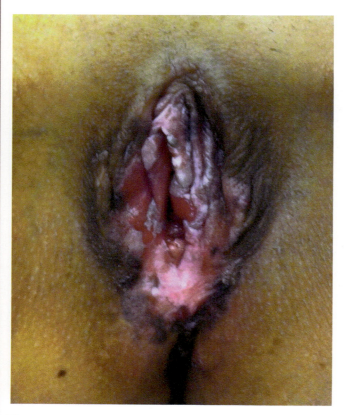

Figura 29.18 Carcinoma espinocelular vulvar associado a HSIL vulvar. (Fonte: acervo pessoal da Dra. Adriana Campaner.)

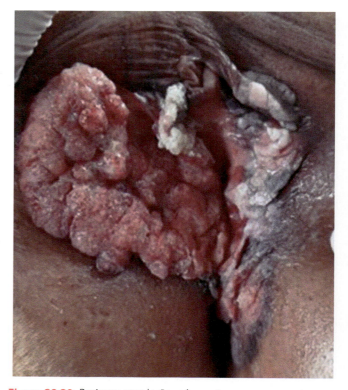

Figura 29.20 Paciente com lesão vulvar extensa que acomete grandes e pequenos lábios bilateral compatível com associação de neoplasia intraepitelial e invasora. (Fonte: acervo pessoal da Dra. Adriana Campaner.)

associados ao HPV são encontrados principalmente na orofaringe, na base da língua e amígdalas, tendo sido descritos também em laringe. Os tumores HPV-induzidos ocorrem em uma população mais jovem e estão associados a fatores de risco sexuais. Em contraste, os tumores não relacionados ao HPV estão associados principalmente ao uso de álcool e tabaco e frequentemente apresentam mutações no p53 (D'Souza *et al.*, 2007; Gillison *et al.*, 2008; Gillison *et al.*, 2012; Li *et al.*, 2013).

Em um estudo de caso-controle pareado por idade e sexo com 100 pacientes com carcinoma espinocelular de cabeça e pescoço recém-diagnosticado e 200 pacientes controles sem câncer, a malignidade orofaríngea foi associada a comportamentos sexuais de alto risco, infecção orofaríngea por HPV e soropositividade para HPV 16. O DNA do HPV 16 foi detectado em 72% de 100 amostras de tumor embebidas em parafina e 64% dos pacientes com câncer foram soropositivos para a oncoproteína E6/E7 do HPV 16 ou ambas (D'Souza *et al.*, 2007).

Câncer anal

O câncer anal é uma forma rara de malignidade, representando menos de 5% de todos os cânceres gastrintestinais. Historicamente, acreditava-se ser mais comum em mulheres do que em homens; no entanto, nos últimos anos tem havido um aumento na incidência e prevalência em ambos os sexos. A incidência é maior em pessoas que vivem com HIV ou outras causas de imunossupressão, bem como em pessoas com outras ISTs e MSM (homens que têm sexo com homens). O HPV 16 é o agente causador de cerca de 90% dos cânceres anais. Assim como o câncer de colo uterino, o câncer anal é precedido por uma HSIL, isto é, as neoplasias intraepiteliais anais (NIA) graus 2 e 3 (Khan *et al.*, 2023).

DIAGNÓSTICO DA INFECÇÃO PELO HPV

Como comentado anteriormente, na maioria das pessoas a infecção pelo HPV não produz qualquer manifestação clínica. Na infecção latente, o DNA do vírus pode ser detectado apenas por meio de testes biomoleculares, sendo que não existem anormalidades em exames subsidiários, quer seja citologia ou colposcopia. Essas mulheres não devem ser submetidas a qualquer tipo de tratamento (Carvalho *et al.*, 2021).

Em mulheres assintomáticas, os testes de detecção do DNA do HPV devem ser utilizados como rastreio primário do câncer de colo uterino. O rastreio com esse teste é recomendado principalmente para mulheres com idade entre 25 e 30 anos ou mais. Mulheres abaixo desta faixa etária não devem ser submetidas a pesquisa de DNA do HPV, pois há elevada prevalência de infecção viral em jovens, e essa infecção tende a ser eliminada espontaneamente. A pesquisa de DNA do HPV também está bem indicada em mulheres com citologia revelando atipia de células escamosas de significado indeterminado (ASCUS) e lesão intraepitelial de baixo grau (LSIL), pois assim o teste estratificaria aquelas que necessitam ou não da colposcopia. Os testes comerciais disponíveis para a detecção do DNA do HPV são a captura híbrida e a reação em cadeia da polimerase (PCR) (Speck e Carvalho, 2016; Fontham *et al.*, 2020).

Em relação às verrugas genitais, a maioria dos médicos já está familiarizada com as manifestações clínicas dessas lesões e pode diagnosticá-las com base no exame físico. As pacientes podem ter infecção simultânea da área genital e da pele do abdome e perianal. Portanto, todas as áreas de predileção para o condiloma (abdome inferior, vulva, períneo, pele perianal,

monte púbico e pregas crurais) devem ser examinadas. A biopsia do condiloma deve ser realizada quando houver dúvida diagnóstica, suspeita de neoplasia intraepitelial ou invasiva, quando não houver resposta ao tratamento convencional e se houver aumento das lesões durante ou após o tratamento. A determinação do tipo viral das verrugas é desnecessária, pois essa informação não afeta o manejo clínico (Carvalho *et al.*, 2021; Curi e Campaner, 2023).

No caso de mulheres com verrugas anogenitais, é necessária a realização de exame ginecológico que inclua a citologia cervical e/ou teste de DNA do HPV para rastreamento do câncer de colo uterino (de acordo com as recomendações específicas para faixa etária), visto que podem ter adquirido infecção pelo HR-HPV concomitantemente. O exame físico também deve incluir a avaliação de outros sinais clínicos que possam sugerir ISTs coexistentes, como ulcerações, vesículas ou corrimento. Testes para outras ISTs são recomendados particularmente para pacientes de risco, como jovens, indivíduos com múltiplos parceiros sexuais, parceiros de risco, presença de outra IST (Carvalho *et al.*, 2021; Curi e Campaner, 2023).

Além dos condilomas, como lesões macroscópicas, as pacientes podem relatar a presença de manchas ou lesões exofíticas em vulva, relacionadas às neoplasias intraepiteliais e invasoras dessa localização (Figuras 29.18 a 29.20). Também na avaliação clínica, durante o exame especular, pode-se já visualizar lesões tumorais em vagina e/ou colo uterino (Figuras 29.14 a 29.17). Essas lesões devem ser avaliadas clinicamente ou por meio de exame com magnificação e biopsiadas para confirmação diagnóstica (Carvalho *et al.*, 2021).

Na infecção subclínica, as manifestações relacionadas à infecção viral não podem ser visualizadas a olho nu, sendo detectadas apenas por meio de exames subsidiários, isto é, citologia oncológica, por meio de lupas, corantes e da colposcopia (Figuras 29.8 a 29.13) (Carvalho *et al.*, 2021). O exame que identifica a alteração morfológica inicial da célula é a citologia oncológica cervicovaginal. A terminologia citológica vigente usada é o Sistema de Bethesda (2014). Segundo as Diretrizes Brasileiras para o Rastreamento do Câncer do Colo do Útero de 2016, o rastreio do câncer de colo do útero deve ser iniciado aos 25 anos. Após dois exames consecutivos anuais normais, é recomendado realizar o rastreio trienal. Esse rastreio deve ser interrompido aos 64 anos de idade, desde que a mulher nunca tenha tido história prévia de doença pré-invasiva ou invasiva. No entanto, diversos estudos da literatura têm demonstrado que o teste de DNA do HPV apresenta maior sensibilidade que a citologia no rastreio das lesões precursoras e invasoras do colo uterino. O teste de HPV como rastreamento primário das lesões pré-neoplásicas e sua implantação no Sistema Único de Saúde (SUS) do Brasil ainda permanecem em discussão.

Frente ao achado citológico alterado ou teste de DNA positivo, a mulher poderá ser acompanhada ou submetida à colposcopia, a depender do achado citológico ou tipo viral encontrado. Por meio da colposcopia, é investigada a presença de lesões no colo uterino e/ou na vagina, determinando sua localização e extensão. Após essa avaliação, é realizada a biópsia, que permite determinar o grau da lesão e estabelecer um diagnóstico definitivo. Com base nesse diagnóstico, é definida a conduta adequada para o caso (Instituto Nacional de Câncer, 2016; Fontham *et al.*, 2020).

Na presença de lesões anais, o ideal seria a realização de exame proctológico com anuscopia e toque retal, e até mesmo anuscopia de magnificação. O estudo citológico de material colhido do canal anal ainda não tem indicação de forma sistemática. No entanto, pode ser indicado em populações de risco para o desenvolvimento de lesões anais. Essas populações de risco incluem pessoas imunossuprimidas com positividade para o HR-HPV, mulheres com HSIL na vulva, vagina e ou colo do útero, mulheres com carcinoma induzido pelo HPV no colo do útero, vulva ou vagina, pessoas com lesões multifocais desencadeadas pelo HPV no trato genital inferior, condilomas perianais; condilomatose vulvar recidivante, prurido anal crônico e praticantes de sexo anal receptivo (Carvalho *et al.*, 2021; Tangioni, 2023).

Portanto, para o diagnóstico da infecção pelo HPV, além de avaliar clinicamente os condilomas (verrugas anogenitais), é fundamental diagnosticar as lesões pré-neoplásicas a partir da coleta citológica, do teste que demonstra a presença do HPV por biologia molecular e, mediante indicação, da avaliação colposcópica que define a localização das lesões, que poderão ser biopsiadas (Carvalho *et al.*, 2021).

TRATAMENTO DAS LESÕES HPV-INDUZIDAS

Após o estabelecimento do diagnóstico definitivo da lesão HPV-induzida, isto é, condiloma genital, neoplasia intraepitelial ou neoplasia invasora, será indicada a conduta adequada para cada caso. Lembrando que a infecção latente deverá ser seguida, não necessitando de qualquer tipo de tratamento.

Em relação aos condilomas genitais, as principais indicações para tratamento são alívio dos sintomas, redução do risco de transmissão e do sofrimento psicológico. Embora o tratamento possa erradicar as verrugas, a recorrência da doença é comum e acomete 20 a 30% das pacientes em geral, visto que nenhuma terapia garante a erradicação do HPV. Os fatores que podem influenciar a escolha do tratamento são: local acometido, morfologia da lesão/tamanho, extensão doença, tipo de lesão, tempo de aparecimento, custos, disponibilidade de recursos, desejo da paciente/conveniência, efeitos colaterais, experiência do médico, doenças associadas, gestação e habilidade cognitiva (Curi e Campaner, 2023; Pennycook e McCready, 2023).

Existem duas grandes modalidades de terapia médica para os condilomas anogenitais: aquelas que destroem diretamente o tecido da verruga (terapias citodestrutivas) e aquelas que trabalham por meio do sistema imunológico da paciente com o intuito de eliminar as lesões (terapias imunomediadas). As terapias citodestrutivas podem ser divididas em métodos químicos (ácido tricloroacético [ATA] 70 a 80%, podofilina 25%, 5-fluoruracila [5-FU]) e métodos físicos (cirurgia convencional com bisturi, eletrocauterização, eletroexcisão com cirurgia por ondas de alta frequência e excisão/destruição com *laser* de CO_2). Uma vantagem dos métodos físicos cirúrgicos é que são necessárias menos visitas para o tratamento das verrugas em comparação com a terapia química, embora às vezes sejam necessários procedimentos repetidos em lesões volumosas e recidivantes. Enfatiza-se que a modalidade de tratamento deve ser modificada caso as verrugas não diminuam em pelo menos 50% depois de três sessões de tratamento tópico ou não desapareçam completamente depois de seis sessões (Curi e Campaner, 2023; Pennycook e McCready, 2023).

A seguir descrevemos suscintamente os diferentes tipos de tratamento químico e imunomodulador para o condiloma genital (Curi e Campaner, 2023; Pennycook e McCready, 2023).

Ácido tricloroacético 70 a 80%

Esse ácido desnatura as proteínas da epiderme, levando à necrose isquêmica tecidual. Deve ser aplicado pelo médico apenas na lesão, podendo ser usado semanalmente ou quinzenalmente. Pode ser aplicado em vulva, vagina e colo uterino. Para a aplicação, utiliza-se um cotonete embebido na substância, e é recomendado que a paciente aguarde até que a medicação seque antes de vestir as roupas, para evitar a disseminação para áreas não afetadas. Este método tem suas limitações em lesões muito queratinizadas e extensas, mas pode ser indicado em gestantes. Geralmente é utilizado no tratamento de pequenas lesões. Os efeitos adversos são irritação na pele, queimadura e dor.

Podofilina

Trata-se de resina à base de plantas que bloqueia a divisão celular na metáfase e leva à morte celular, com destruição da verruga.

A medicação deve ser formulada em vaselina sólida ou semissólida a uma concentração de 25%. É aplicada diretamente nas verrugas com um cotonete, e a área deve ser deixada secar antes que a paciente se vista. Não deve ser aplicado mais de 0,5 mℓ durante cada sessão de tratamento e grandes áreas (10 cm^2 ou mais) não devem ser tratadas em uma única aplicação devido ao potencial de dor e risco de absorção sistêmica. A absorção em grandes quantidades pode ser tóxica para coração, rins e sistema nervoso. Deve-se orientar a paciente a lavar o local da aplicação de 4 a 6 horas após. Utiliza-se apenas em lesões vulvares. Esse medicamento é contraindicado em gestantes e deve ser usado apenas na vulva. Os efeitos adversos são queimação, prurido e sangramento.

5-Fluoruracila

A 5-FU é um antimetabólico que interfere na síntese de DNA, levando à morte celular. Para o tratamento dos condilomas na vulva, a aplicação da medicação pode ser realizada de 2 a 3 vezes/semana. O creme deve ser aplicado sobre as lesões ao deitar, e o local deve ser lavado pela manhã. Em casos de lesões vaginais, a substância também pode ser utilizada; no entanto, aplica-se uma medida do creme via vaginal 1 vez/semana ao deitar, lava-se pela manhã e, na noite seguinte, deve-se aplicar algum creme cicatrizante local. Uma desvantagem da 5-FU tópica é que muitas vezes é mal tolerada por causa de queimação, dor, inflamação, edema ou ulcerações dolorosas. Não deve ser usada em gestantes.

Imiquimode 5%

É um imunomodulador tópico que atua como modificador positivo da resposta imune local e estimula a indução local de citocinas. O tratamento tópico das verrugas aumenta a produção local de interferona e reduz a carga de vírus, bem como ocasiona a eliminação das lesões. Em condilomas externos, a paciente deve aplicar um sachê do creme diretamente no tecido verrucoso na hora de dormir, esfregando-o até que o creme não seja mais visível; esta área é lavada com água e sabão neutro 6 a 10 horas depois. Deve-se aplicar o creme 3 vezes/semana, por 4 a 16 semanas. Uma reação inflamatória local pode ocorrer, geralmente não tão grave a ponto de impedir o tratamento. No entanto, se ocorrer irritação grave, o uso do medicamento deve ser interrompido até que a inflamação desapareça e, em seguida, pode ser reiniciado em uma frequência mais baixa. Pode-se também utilizar cremes cicatrizantes locais para melhora dos sintomas associados. O imiquimode não é indicado em bula para tratamento de lesões vaginais; no entanto, diversos relatos na literatura apresentam boa eficácia em condilomas vaginais, mas com maior frequência de efeitos colaterais. Em vagina deve ser empregado apenas 1 vez/semana ao deitar, lavando-se pela manhã. Não há informações suficientes sobre a segurança do imiquimode na gravidez. Estudos em animais sugerem que essa terapia é de baixo risco, mas o uso da droga na gravidez deve ser evitado até que mais dados estejam disponíveis.

PREVENÇÃO PRIMÁRIA DA INFECÇÃO PELO HPV

Não existe forma de prevenção 100% segura contra o HPV. Sabe-se que a atividade sexual é o principal fator de risco para a infecção por esse vírus, mas os preservativos, embora eficazes na prevenção da propagação de muitas outras ISTs, podem não prevenir todas as infecções por HPV. O uso de preservativos proporciona uma proteção relativa porque o dispositivo cobre apenas a região peniana. Isso significa que outras áreas genitais não cobertas ficariam desprotegidas, e também há o risco de contaminação por meio das mãos e da boca. No entanto, mesmo com essas limitações, incentiva-se o uso de preservativos de forma indiscriminada, especialmente como medida preventiva contra outras ISTs. Uma metanálise de mais de 20 ensaios que investigaram o papel dos preservativos na transmissão do HPV e no desenvolvimento de complicações clínicas concluiu que, embora os preservativos não protejam contra a infecção cervical pelo vírus, podem oferecer alguma proteção contra o desenvolvimento de doenças associadas ao HPV (Manhart e Koutsky, 2002).

Um estudo prospectivo realizado por Hogewoning *et al.* (2003) estudou o efeito do uso de preservativo na regressão das lesões de NIC. Mulheres com esfregaços cervicais anormais ou NIC foram randomizadas para usar preservativos após o diagnóstico inicial. A taxa de regressão cumulativa de 2 anos foi de 53% no grupo "preservativo" e 35% no grupo "sem preservativo". A taxa cumulativa de eliminação do HPV em 2 anos foi de 23% no grupo do preservativo e 4% no grupo sem preservativo. Os autores colocam que é difícil avaliar com precisão o papel dos preservativos na prevenção da infecção pelo HPV e no desenvolvimento de complicações clínicas de infecções, até porque confiaram no autorrelato das pacientes para avaliar o uso do preservativo. No entanto, as evidências disponíveis sugerem que o uso do preservativo protege contra algumas sequelas clínicas da infecção pelo HPV e ajuda na eliminação da infecção e dos sintomas clínicos, mesmo que não previna totalmente a infecção primária.

Já a vacinação contra o HPV representa a melhor forma de prevenção primária. O ideal é que todos os indivíduos, homens e mulheres, tivessem acesso à vacina antes do início sexual, período em que ela seria efetiva em 100% contra os HPV contidos nas vacinas. O emprego das vacinas contra o HPV vem mostrando elevada eficácia na redução do risco para o aparecimento de verrugas genitais e neoplasias intraepiteliais do trato anogenital (Arbyn *et al.*, 2018; Wang *et al.*, 2020).

Atualmente, existem no Brasil três vacinas liberadas para uso que previnem a infecção por esse vírus. Essas vacinas cobrem respectivamente 2, 4 ou 9 tipos de HPV e são formuladas por meio de engenharia genética com partículas "semelhantes a vírus" (VLPs), dessa maneira não sendo infectantes. A vacina bivalente (tipos 16 e 18) (HPV2) está aprovada para mulheres acima de 9 anos, no entanto, sua comercialização foi descontinuada no Brasil; a quadrivalente (HPV4) (tipos 6, 11, 16 e 18) é aprovada para mulheres de 9 a 45 anos e homens de 9 a 26 anos. Já a vacina 9-valente (HPV9) (tipos 6, 11, 16, 18, 31, 33, 45, 52 e 58) foi disponibilizada em 2023 para uso comercial, com indicação para mulheres e homens de 9 a 45 anos (Fundação do Câncer, 2023).

Em 2014, o Ministério da Saúde iniciou a implementação da vacinação gratuita contra o HPV no Programa Nacional de Imunizações (PNI), disponibilizando a vacina quadrivalente. Atualmente, ela é oferecida para meninas e meninos de 9 a 14 anos, administrada em duas doses com um intervalo de 0 a 6 meses entre elas. Essa faixa etária foi escolhida por ser a que apresenta maior benefício pela grande produção de anticorpos e por ter sido menos exposta ao vírus por meio de relações sexuais. No esquema do PNI a vacina HPV4 é também disponibilizada para as pessoas imunossuprimidas e vítimas de abuso sexual na faixa etária de 9 a 45 anos, para ambos os sexos (Fundação do Câncer, 2023; Sociedade Brasileira de Imunizações, 2023).

As mulheres não vacinadas devem receber qualquer uma das vacinas contra o HPV, independentemente de atividade sexual prévia, exposição anterior ao HPV ou orientação sexual. O teste para DNA de HPV, bem como exames de citologia ou colposcopia, não são recomendados antes da vacinação. Testes para mensuração de anticorpos para HPV, como o intuito de se verificar se a paciente já se infectou pelo vírus, não estão disponíveis comercialmente no Brasil. Enfatiza-se que as vacinas contra o HPV não são terapêuticas, isto é, não servem para tratar lesões existentes, tampouco interferem negativamente no curso de uma doença ou infecção já estabelecida (American College of Obstetricians and Gynecologists' Committee on Adolescent Health Care *et al.*, 2020).

REFERÊNCIAS BIBLIOGRÁFICAS

AMERICAN COLLEGE OF OBSTETRICIANS AND GYNECOLOGISTS' COMMITTEE ON ADOLESCENT HEALTH CARE *et al.* Human papillomavirus vaccination: ACOG committee opinion summary, number 809. *Obstetrics & Gynecology*, v. 136, n. 2, p. 435-436, 2020.

ARBYN, M. *et al.* Prophylactic vaccination against human papillomaviruses to prevent cervical cancer and its precursors. *Cochrane Database of Systematic Reviews*, n. 5, 2018.

AULT, K. A. *et al.* Epidemiology and natural history of human papillomavirus infections in the female genital tract. *Infectious Diseases in Obstetrics and Gynecology*, v. 2006, 2006.

AYRES, A. R. G.; SILVA, G. A. Cervical HPV infection in Brazil: systematic review. *Revista de Saúde Pública*, v. 44, n. 5, 2010.

BERTOLI, Hanna Kristina *et al.* Human papillomavirus and p16 in squamous cell carcinoma and intraepithelial neoplasia of the vagina. *International Journal of Cancer*, v. 145, n. 1, p. 78-86, 2019.

BORNSTEIN, J. *et al.* The 2015 International Society for the Study of Vulvovaginal Disease (ISSVD) terminology of vulvar squamous intraepithelial lesions. *Journal of Lower Genital Tract Disease*, v. 20, n. 1, p. 11-14, 2016.

BROWN, D. R. *et al.* A longitudinal study of genital human papillomavirus infection in a cohort of closely followed adolescent women. *Journal of Infectious Diseases*, v. 191, n. 2, p. 182-192, 2005.

BRUNI, L. *et al.* Cervical human papillomavirus prevalence in 5 continents: meta-analysis of 1 million women with normal cytological findings. *Journal of Infectious Diseases*, v. 202, n. 12, p. 1789-1799, 2010.

CARVALHO, N. S. *et al.* Protocolo Brasileiro para Infecções Sexualmente Transmissíveis 2020: infecção pelo papilomavírus humano (HPV). *Epidemiologia e Serviços de Saúde*, v. 30, p. e2020790, 2021.

CASTLE, P. E. *et al.* A prospective study of age trends in cervical human papillomavirus acquisition and persistence in Guanacaste. Costa Rica, *The Journal of Infectious Diseases*, v. 191, n. 11, p. 1808-1816, 2005.

COLPANI, V. *et al.* Prevalence of human papillomavirus (HPV) in Brazil: A systematic review and meta-analysis. *PLoS One*, v. 15, n. 2, p. e0229154, 2020.

CURI F, S. A; CAMPANER, A. B. Condyloma vulvar. *In:* CAMPANER, A. B.; CHAVES, M. A. N. S. *Melhores práticas em patologia do trato genital inferior e colposcopia*. 2. edição. São Paulo: Dasa Educa, 2023. p. 47-69.

DARRAGH, T. M. *et al.* The lower anogenital squamous terminology standardization project for HPV-associated lesions: background and consensus recommendations from the College of American Pathologists and the American Society for Colposcopy and Cervical Pathology. *Archives of Pathology & Laboratory Medicine*, v. 136, n. 10, p. 1266-1297, 2012.

D'SOUZA, G. *et al.* Case–control study of human papillomavirus and oropharyngeal cancer. *New England Journal of Medicine*, v. 356, n. 19, p. 1944-1956, 2007.

DOORBAR, J. Host control of human papillomavirus infection and disease. *Best Practice & Research Clinical Obstetrics & Gynaecology*, v. 47, p. 27-41, 2018.

DOORBAR, J. The human Papillomavirus twilight zone–Latency, immune control and subclinical infection. *Tumour Virus Research*, p. 200268, 2023.

FONTHAM, E. T. H. *et al.* Cervical cancer screening for individuals at average risk: 2020 guideline update from the American Cancer Society. *CA: A Cancer Journal for Clinicians*, v. 70, n. 5, p. 321-346, 2020.

FORMAN, D. *et al.* Global burden of human papillomavirus and related diseases. *Vaccine*, v. 30, p. F12-F23, 2012.

FUNDAÇÃO DO CÂNCER. Um panorama da vacinação contra o HPV no Brasil. *Info.oncollect*: Análises e tendências em câncer, n. 2, 2023. Disponível em: https://www.cancer.org.br/wp-content/uploads/2023/03/FC_collectinfo_2023_folhetodigital_v23-compactado.pdf. Acesso em 14 abr. 2024.

GARLAND, S. M. *et al.* Natural history of genital warts: analysis of the placebo arm of 2 randomized phase III trials of a quadrivalent human papillomavirus (types 6, 11, 16, and 18) vaccine. *The Journal of Infectious Diseases*, v. 199, n. 6, p. 805-814, 2009.

GILLISON, M. L. *et al.* Distinct risk factor profiles for human papillomavirus type 16–positive and human papillomavirus type 16–negative head and neck cancers. *Journal of the National Cancer Institute*, v. 100, n. 6, p. 407-420, 2008.

GILLISON, M. L. *et al.* Prevalence of oral HPV infection in the United States, 2009-2010. *Journal of the American Medical Association*, v. 307, n. 7, p. 693-703, 2012.

GRAVITT, P. E. *et al.* A cohort effect of the sexual revolution may be masking an increase in human papillomavirus detection at menopause in the United States. *The Journal of Infectious Diseases*, v. 207, n. 2, p. 272-280, 2013.

GUPTA, S. M.; MANIA-PRAMANIK, J. Retracted article: Molecular mechanisms in progression of HPV-associated cervical carcinogenesis. *Journal of Biomedical Science*, v. 26, n. 1, p. 28, 2019.

HOGEWONING, C. J. A. *et al.* Condom use promotes regression of cervical intraepithelial neoplasia and clearance of human papillomavirus: a randomized clinical trial. *International Journal of Cancer*, v. 107, n. 5, p. 811-816, 2003.

ICO HPV INFORMATION CENTRE. *Human papillomavirus and related diseases report*. 2023. Disponível em: https://hpvcentre.net/statistics/reports/XWX.pdf. Acesso em 14 abr. 2024.

INCA - Instituto Nacional de Câncer. *Diretrizes brasileiras para o rastreamento do câncer do colo do útero*. Rio de Janeiro: INCA, 2016. 14 p.

INCA - Instituto Nacional de Câncer. *Estimativa 2023*: incidência de câncer no Brasil. Rio de Janeiro: INCA, 2022. 160 p.

JAIN, M. *et al.* Epidemiology, molecular pathogenesis, immuno-pathogenesis, immune escape mechanisms and vaccine evaluation for HPV-associated carcinogenesis. *Pathogens*, v. 12, n. 12, p. 1380, 2023.

KHAN, I. *et al.* Human papilloma virus: an unraveled enigma of universal burden of malignancies. *Pathogens*, v. 12, n. 4, p. 564, 2023.

LI, X. *et al.* Human papillomavirus infection and laryngeal cancer risk: a systematic review and meta-analysis. *The Journal of Infectious Diseases*, v. 207, n. 3, p. 479-488, 2013.

MALAGÓN, T. *et al.* Proportion of incident genital human papillomavirus detections not attributable to transmission and potentially attributable to latent infections: implications for cervical cancer screening. *Clinical Infectious Diseases*, v. 75, n. 3, p. 365-371, 2022.

MANHART, L. E.; KOUTSKY, L. A. Do condoms prevent genital HPV infection, external genital warts, or cervical neoplasia? A meta-analysis. *Sexually Transmitted Diseases*, v. 29, n. 11, p. 725-735, 2002.

MUÑOZ, N. International Agency for Research on Cancer Multicenter Cervical Cancer Study Group. Epidemiologic classification of human papillomavirus types associated with cervical cancer. *The New England Journal of Medicine*, v. 348, p. 518-527, 2003.

MUÑOZ, N. *et al.* Incidence, duration, and determinants of cervical human papillomavirus infection in a cohort of Colombian women with normal cytological results. *The Journal of Infectious Diseases*, v. 190, n. 12, p. 2077-2087, 2004.

PALEFSKY, J. M. Virology of human papillomavirus infections and the link to cancer. (Atualizado em: 17 de junho de 2022.) *UpToDate*, 2022. Disponível em: https://www.uptodate.com/contents/virology-of-human-papillomavirus-infections-and-the-link-to-cancer. Acesso em 14 abr. 2024.

PENNYCOOK, K. B.; MCCREADY, T. A. *Condyloma acuminata*. Treasure Island (FL): StatPearls Publishing, 2023.

SANJOSÉ, S.; BROTONS, M.; PAVÓN, M. A. The natural history of human papillomavirus infection. *Best Practice & Research Clinical Obstetrics & Gynaecology*, v. 47, p. 2-13, 2018.

SANJOSÉ, S. *et al.* Human papillomavirus genotype attribution in invasive cervical cancer: a retrospective cross-sectional worldwide study. *The Lancet Oncology*, v. 11, n. 11, p. 1048-1056, 2010.

SANJOSÉ, S. *et al.* Worldwide human papillomavirus genotype attribution in over 2000 cases of intraepithelial and invasive lesions of the vulva. *European Journal of Cancer*, v. 49, n. 16, p. 3450-3461, 2013.

SANJOSÉ, S. *et al.* Worldwide prevalence and genotype distribution of cervical human papillomavirus DNA in women with normal cytology: a meta-analysis. *The Lancet Infectious Diseases*, v. 7, n. 7, p. 453-459, 2007.

SERRANO, B. *et al.* Potential impact of a nine-valent vaccine in human papillomavirus related cervical disease. *Infectious Agents and Cancer*, v. 7, p. 1-13, 2012.

SMITH, J. S. *et al.* Human papillomavirus type-distribution in vulvar and vaginal cancers and their associated precursors. *Obstetrics & Gynecology*, v. 113, n. 4, p. 917-924, 2009.

SOCIEDADE BRASILEIRA DE IMUNIZAÇÕES (SBIM). Calendários de Vacinação, 2023. Disponível em: https://sbim.org.br/calendarios-de-vacinacao. Acesso em 14 abr. 2024.

SPECK, N. G.; CARVALHO, J. P. Dossiê de estratégias do rastreamento do câncer de colo uterino no Brasil. Disponível em: https://www.febrasgo.org.br/pt/noticias/item/download/167_d8aac29103a80d079e7031cf127c72d6. Acesso em 14 abr. 2024.

TANGIONI, M. G. Anuscopia de magnificação (colposcopia anal). *In*: CAMPANER, A. B.; CHAVES, M. A. N. S. *Melhores práticas em patologia do trato genital inferior e colposcopia*. São Paulo: Dasa Educa, 2023. p. 403-416.

VUYST, H. *et al.* Prevalence and type distribution of human papillomavirus in carcinoma and intraepithelial neoplasia of the vulva, vagina and anus: a meta-analysis. *International Journal of Cancer*, v. 124, n. 7, p. 1626-1636, 2009.

WANG, R. *et al.* Human papillomavirus vaccine against cervical cancer: Opportunity and challenge. *Cancer Letters*, v. 471, p. 88-102, 2020.

WAXMAN, A. G. *et al.* Revised terminology for cervical histopathology and its implications for management of high-grade squamous intraepithelial lesions of the cervix. *Obstetrics & Gynecology*, v. 120, n. 6, p. 1465-1471, 2012.

WENDLAND, E. M. *et al.* Prevalence of HPV infection among sexually active adolescents and young adults in Brazil: the POP-Brazil study. *Scientific Reports*, v. 10, n. 1, p. 4920, 2020.

WINER, R. L. *et al.* Genital human papillomavirus infection: incidence and risk factors in a cohort of female university students. *American Journal of Epidemiology*, v. 157, n. 3, p. 218-226, 2003.

WINER, R. L. *et al.* Risk of female human papillomavirus acquisition associated with first male sex partner. *The Journal of Infectious Diseases*, v. 197, n. 2, p. 279-282, 2008.

WORLD HEALTH ORGANIZATION. Sexually transmitted infections: implementing the global STI strategy. World Health Organization, 2023. Disponível em: https://www.who.int/news-room/fact-sheets/detail/sexually-transmitted-infections-(stis). Acesso em 14 abr. 2024.

PARTE 6
Ginecologia Geral

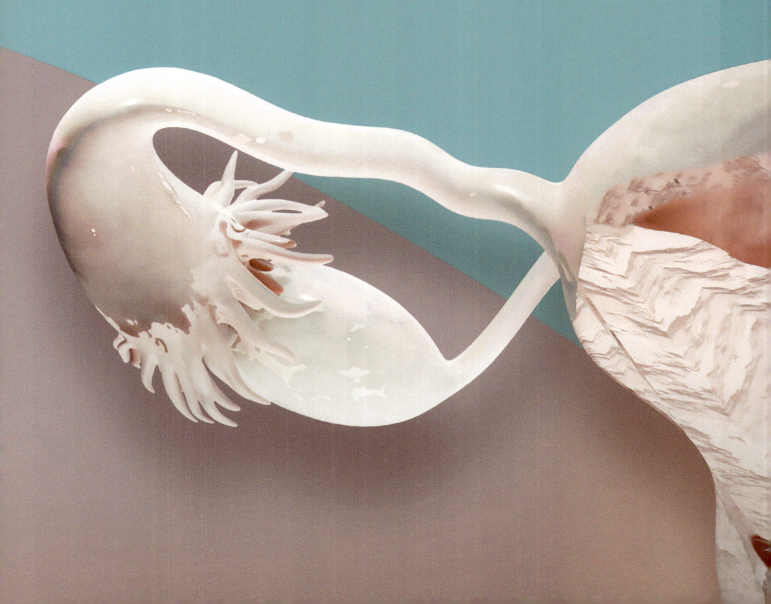

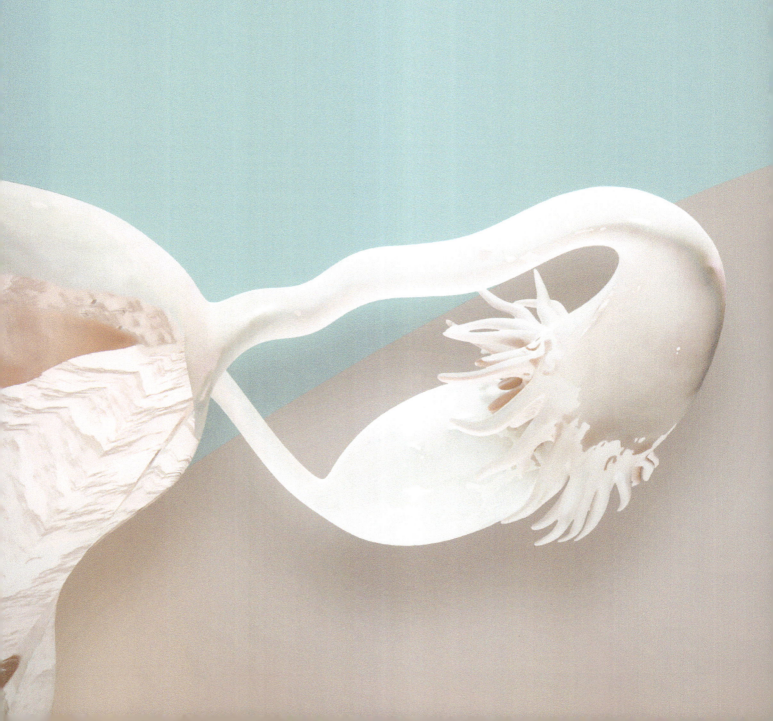

CAPÍTULO 30

Dismenorreia

Julio Cesar Rosa e Silva • Júlia Kefalás Troncon • Omero B. Poli-Neto

INTRODUÇÃO

Dismenorreia, do grego "fluxo menstrual difícil", significa a dor pélvica que ocorre antes ou durante o fluxo menstrual. Tem alta prevalência e atinge maiores índices em mulheres com menos de 20 anos. Em um estudo realizado por Schmidt e Herter (2002), no qual foram entrevistadas adolescentes entre 12 e 19 anos, aproximadamente 70% delas referiam algum grau de dor pélvica no período menstrual. Entretanto, a real prevalência é provavelmente subestimada, visto que muitas mulheres consideram a dor associada ao ciclo menstrual como normal (Martire *et al.*, 2023). A intensidade da dor é variável, sendo que 10% das pacientes tornam-se incapazes de desenvolver suas atividades habituais em decorrência da dor (Motta, 2000). É importante causa de absenteísmo escolar e do trabalho e compromete a qualidade de vida e o bem-estar geral de suas portadoras.

CLASSIFICAÇÃO

Pode ser classificada em relação à intensidade em formas leve, moderada e grave e, em relação à etiologia, em primária ou funcional e secundária ou orgânica (Schmidt e Herter, 2002). A primária se inicia após os primeiros ciclos menstruais ovulatórios (Klein e Litt, 1981), por exemplo, geralmente 6 a 12 meses após a menarca; não está associada a nenhuma doença do trato genital e é o sintoma menstrual mais comum em adolescentes e mulheres jovens, podendo acometer de 45 até 95% delas (Martire *et al.*, 2023). Pode sofrer redução espontânea significativa de sua intensidade ao redor dos 20 anos de idade; em alguns casos, isso pode ocorrer após a primeira gestação. Tem sintomas típicos presentes exclusivamente no período menstrual, sem outros sintomas ginecológicos.

A dismenorreia secundária pode ter início em qualquer período da vida reprodutiva e está associada a algum tipo de alteração do sistema reprodutor, em consequência de doenças ou anormalidades anatômicas canaliculares congênitas ou adquiridas, que resultem em lesões nos órgãos pélvicos (Proctor e Farquhar, 2006) (Tabela 30.1). As doenças ou situações mais comumente associadas à dismenorreia secundária são endometriose, leiomioma, adenomiose, pólipo endometrial, doença inflamatória pélvica e também condições não ginecológicas de origem urinária ou gastrintestinal (Tabela 30.2). Acompanha-se de outros sintomas ginecológicos como sangramento uterino anormal, dispareunia e dor pélvica acíclica; frequentemente tem dor de maior intensidade, levando a prejuízo mais significativo da qualidade de vida e das atividades diárias (Martire *et al.*, 2023).

ETIOPATOGENIA

O mecanismo da dor na dismenorreia está relacionado à liberação de grandes quantidades de prostaglandinas (PG) e eicosanoides pelo endométrio em descamação (Dawood, 2006). Em ciclos ovulatórios, a queda da progesterona ao fim da fase lútea desencadeia a liberação da enzima lisossomal fosfolipase A2. Tal enzima promove hidrólise de fosfolipídios da membrana celular, o que gera ácido araquidônico, uma cascata que, mediante ação das ciclo-oxigenases (COX), leva à produção

Tabela 30.1 Diagnóstico diferencial entre dismenorreia primária e secundária.

Dismenorreia	Primária	Secundária
Início	Em geral 2 anos após a menarca	Independe da menarca
Manifestação	Imediatamente antes ou no início do fluxo com atenuação progressiva	Antes e durante todo o fluxo com exacerbação progressiva
Quadro clínico	Dor em hipogástrio associada a náuseas, vômitos, cefaleia, dor lombar e em membros	Dor pélvica crônica e dispareunia associados
Exame clínico	Não há achados significativos	Dor ao toque vaginal, nódulos ou massas pélvicas palpáveis
Exames subsidiários	Normais	USG pélvica, RM

RM: ressonância magnética; USG: ultrassonografia.

Tabela 30.2 Possíveis causas de dismenorreia secundária.

Intrauterinas
Adenomiose
Sangramento uterino anormal
Leiomiomatose
Anomalias müllerianas
Aborto
Estenose cervical

Extrauterinas
Endometriose
Doença inflamatória pélvica
Aderências
Gravidez ectópica

Não ginecológicas
Desordens psicossomáticas
Depressão
Síndrome do cólon irritável
Constipação intestinal crônica
Doença inflamatória intestinal
Dor miofascial
Infecção urinária
Litíase renal

de PGs (Iacovides *et al.*, 2015). Em mulheres que apresentam dismenorreia, essa cascata inflamatória encontra-se potencializada (Martire *et al.*, 2023; Iacovides *et al.*, 2015). Esses produtos promovem aumento da atividade do músculo uterino, que culmina com o incremento da força e da frequência das contrações miometriais, acarretando na redução do fluxo sanguíneo no órgão e em hipoxia tecidual.

A influência dos ácidos graxos essenciais no controle dos processos inflamatórios tem sido largamente estudada. O ácido linolênico e o ácido linoleico são ácidos graxos poli-insaturados de cadeia longa responsáveis pela resposta inflamatória e devem permanecer em equilíbrio no organismo em uma relação de 1:1, sendo que o ácido linolênico tem ação anti-inflamatória e o ácido linoleico tem ação inflamatória. Estão envolvidos na síntese de um grupo de metabólitos altamente ativos, chamados "eicosanoides", que são PGs, tromboxanas e leucotrienos (LTs) envolvidos nos processos inflamatórios do organismo. Os eicosanoides são compostos de uma cadeia de 20 carbonos e têm como maior precursor o ácido araquidônico. São sintetizados a partir de três vias principais nas quais agem as enzimas COX, lipo-oxigenase e epoxigenase. Essas substâncias estão incorporadas nos fosfolipídios da membrana celular, agindo como substrato na síntese das PGs, em especial a PG F2α e a COX, que possuem potente ação de vasoconstrição e estímulo da contração da musculatura lisa, que se associam e geram um quadro de isquemia (Chan e Hill, 1978; Alvin e Litt, 1982). Esse estado de hipoxia resulta em estímulo das terminações nervosas nociceptoras com indução de dor (Dawood, 2006).

Lusndstrom e Green (1978) demonstraram que os níveis de PG são quatro vezes mais elevados em mulheres com dor menstrual aguda em relação àquelas que apresentam pouca ou nenhuma dor menstrual. Também verificaram que mulheres com dismenorreia severa apresentam níveis mais altos de PGs nos primeiros 2 dias do fluxo menstrual (Proctor e Farquhar, 2006). Em nível sistêmico, esses mediadores inflamatórios são responsáveis por sintomas como náuseas e vômitos, mal-estar, fadiga, mialgia, entre outros.

DIAGNÓSTICO

A história clínica e o exame físico são, em geral, suficientes para seu diagnóstico. Informações sobre localização, duração e características da dor, além de fatores de melhora e de piora, são dados essenciais a serem abordados. A dor menstrual é, em geral, do tipo cólica e se inicia na pelve, podendo irradiar-se para a região lombar e face interna das coxas, causando sensação de peso no hipogástrio. Inicia-se antes ou nos primeiros 2 dias do fluxo menstrual quando é, em geral, mais intensa (Balbi, 2000). Em mais de 50% dos casos, é acompanhada de outros sintomas, como náuseas, vômitos, palidez, cefaleia, diarreia, vertigem e desmaio (Harel, 2006) (ver Tabela 30.1). Tais comemorativos são secundários à resposta inflamatória, que é mediada por PGs e LTs, que são sintetizados e metabolizados pelo útero (Rees *et al.*, 1987). Harel *et al.* (2000) encontraram altos índices de LTs no sangue de adolescentes com queixa de dor durante o fluxo menstrual.

Os quadros mais severos de dismenorreia podem estar relacionados com a menarca precoce, além de duração e volume do fluxo menstrual aumentado (Balbi, 2000).

O fumo é apontado como fator predisponente, provavelmente porque a nicotina está associada à vasoconstrição e à hipoxia miometrial (Hornsby *et al.*, 1998). Outro fator importante é a dieta rica em gorduras contendo ácidos graxos ômega-6, em particular o ácido araquidônico, que são liberados e iniciam a cascata de PG e LT no útero (Simopoulos, 1991), além da obesidade e do consumo de álcool. Também importantes são os quadros de ansiedade e depressão, a má qualidade de vida decorrente do estresse diário e vários outros fatores que comprometem o bem-estar pessoal (Proctor e Farquhar, 2006).

A história clínica típica e achados negativos para doenças pélvicas são o que norteiam o diagnóstico de dismenorreia primária (Dawood, 2006). As enfermidades mais comumente associadas à dismenorreia secundária são as que provocam dor pélvica crônica, como a doença inflamatória pélvica, a endometriose e as doenças que acometem o útero, como a leiomiomatose e a adenomiose, além das alterações psíquicas que podem cursar com desconforto pélvico e dor de intensidade variável (Latthe *et al.*, 2006) (ver Tabela 30.2).

Devemos suspeitar de dismenorreia secundária sempre que uma das seguintes anormalidades for encontrada: dismenorreia no primeiro ou segundo ciclo depois da menarca (considerar a possibilidade de malformação mülleriana), ou primeira ocorrência de dismenorreia em idade mais tardia, anormalidades pélvicas durante o exame físico, infertilidade associada, sangramento uterino anormal, dispareunia e pequena ou nenhuma resposta ao tratamento clínico conservador com anti-inflamatório ou anticoncepcional oral (ACO) (Martire, 2023; Iacovides *et al.*, 2015). A endometriose representa a principal causa de dismenorreia secundária em adolescentes e mulheres jovens e deve sempre ser considerada na presença dos sintomas descritos. A história familiar de endometriose também é um dado relevante da anamnese (ACGO, 2018), bem como a manifestação de outras síndromes álgicas, tais quais a síndrome do intestino irritável, a síndrome da bexiga dolorosa e a enxaqueca (Shim, 2024).

O exame físico deve ser feito (Guimarães e Póvoa, 2020) em mulheres sexualmente ativas, com dor importante ou refratárias ao tratamento. Haverá, contudo, limitações no exame ginecológico de pacientes que não iniciaram atividade sexual, e, nesses casos, deve-se realizar o exame do abdome para descartar massas abdominais. Ainda, a inspeção da genitália externa auxilia na exclusão de malformações müllerianas obstrutivas, podendo ser realizada vaginometria, se houver essa suspeita. Na dismenorreia primária, o exame físico será normal, enquanto na secundária, este pode estar alterado.

Nas situações de suspeita de dismenorreia secundária, um exame de imagem deve ser solicitado, sendo a ultrassonografia pélvica o exame de primeira linha. Em casos refratários, a paciente deve ser referenciada a um centro especializado para proceder à investigação mais aprofundada, tal como a laparoscopia (Proctor e Farquhar, 2006), que deve ser sempre que possível diagnóstica e terapêutica (Tabela 30.3).

A ultrassonografia será limitada nas pacientes que ainda não tiveram sexarca, e, em situações excepcionais, deve-se considerar o custo-benefício na realização da ressonância magnética, porém ela não deve ser exame rotineiro. Não há indicação para a solicitação de biomarcadores, como CA-125 (Martire *et al.*, 2023).

TRATAMENTO

A escolha do tratamento deve ser feita levando em consideração o caráter sindrômico dessa doença. A abordagem terapêutica adequada deve considerar o manejo durante a crise e medidas

Tabela 30.3 Investigação da dismenorreia.

Exame	Achados
Ultrassom transvaginal	Massas pélvicas, leiomiomas, pólipos, abscessos pélvicos, adenomiose
Laparoscopia	Diagnóstica e terapêutica no manejo da endometriose principalmente
Histeroscopia	Define doenças uterinas
Hemograma	Anemia
CA-125	Tumores ovarianos
Swab vaginal/cervical	Doença inflamatória pélvica
Urina tipo I/urocultura	Doenças do trato urinário
β-HCG	Excluir gravidez
RM, TC abdome, raios X	Excluir massas pélvicas, litíase renal, obstrução intestinal

β-HCG: fração beta da gonadotrofina coriônica humana; RM: ressonância magnética; TC: tomografia computadorizada.

profiláticas nos intervalos. O objetivo é basicamente neutralizar a COX que está envolvida na produção de PGs e hipercontratilidade uterina, vômitos e aumento da motilidade intestinal.

Analgésicos simples

Analgésicos simples, como paracetamol ou dipirona, podem ser utilizados com sucesso em casos iniciais ou quando os anti-inflamatórios não esteroidais (AINE) são contraindicados. Entretanto, alguns trabalhos não demonstram eficácia significativa no uso dessas medicações, quando comparados com os tratamentos de primeira escolha (Zhang e Li Wan, 1998).

Anti-inflamatórios não esteroidais

As diferentes drogas anti-inflamatórias não esteroidais no mercado têm eficácia similar para o tratamento da dismenorreia. Em média, 70% das mulheres com dismenorreia moderada ou severa melhoram com o uso dessa classe de medicamento (Marjoribanks, 2015). Geralmente, são necessários de 3 a 5 dias de tratamento, iniciando-se 1 a 2 dias antes do início do fluxo menstrual (analgesia preemptiva), evitando, assim, a deflagração da cascata de PGs em nível endometrial; por agirem na fisiopatologia da dismenorreia primária, os AINEs são considerados primeira linha de tratamento por alguns autores (Guimarães e Póvoa, 2020).

Efeitos adversos gastrintestinais, como náuseas, vômitos e diarreia, podem ocorrer, mas, em geral, são bem tolerados. Especial atenção deve ser dada às pacientes com fator de risco para úlceras gastrintestinais (se necessário, agentes gastroprotetores podem ser associados à terapêutica), doenças renais crônicas ou hipertensão arterial.

Anticoncepcionais combinados orais

Outra opção é o emprego de contraceptivos orais que reduzem a espessura endometrial, diminuindo o sangramento e atrofiando o endométrio, que seria sítio de produção de fatores inflamatórios, e, por consequência, provocando queda dos níveis de PGs no soro e no fluido menstrual (Proctor e Farquhar, 2006; Dawood, 2006), além de evitarem a queda de progesterona ao fim da fase lútea. Embora existam controvérsias, o emprego dos contraceptivos hormonais cursa com importante melhora do quadro clínico geral de dismenorreia primária (Ekstrom *et al.*, 1989) e, se houver o desejo de contracepção pela paciente, essa passa a ser a melhor opção terapêutica. Efeitos adversos, como cefaleia, náuseas, vômitos, dor abdominal, ganho de peso e acne, são descritos em associação com uso de alguns ACOs, e, muito raramente, eles podem provocar eventos adversos sérios, como trombose e infarto. Vale lembrar que o tabagismo aumenta esse risco e que, portanto, seu uso deve sempre seguir as recomendações da Organização Mundial da Saúde (World Health Organization, 2015) para uso de contraceptivos.

Revisão da Cochrane de 2023 acerca do uso de contraceptivos orais combinados no tratamento da dismenorreia primária validou que promovem melhora álgica superior ao placebo, sendo que o uso contínuo provavelmente reduz dismenorreia de forma mais efetiva que o uso cíclico. Não há evidência suficiente de superioridade entre diferentes formulações de contraceptivos hormonais combinados orais, nem entre estes e os AINEs (Schroll *et al.*, 2023).

Sistema intrauterino de levonorgestrel

O sistema intrauterino de levonorgestrel (SIU-LNG) tem sido utilizado mais recentemente no tratamento da dismenorreia primária e secundária. Cerca de 70% das usuárias desse método desenvolvem amenorreia após 6 meses de uso e cerca de 56% a mantêm após 3 anos (Baldaszti *et al.*, 2003). O SIU-LNG age induzindo atrofia endometrial por ação local intrauterina do levonorgestrel (Maruo *et al.*, 2001). Alguns estudos demonstram sua eficácia no controle da dismenorreia, principalmente quando associado à endometriose (Petta *et al.*, 2005; 2009), não somente pela melhora clínica da dor pélvica, como também pela diminuição de marcadores séricos, como o CA-125 (Rosa e Silva, 2006), e pela melhora no estádio cirúrgico da doença segundo a classificação da American Society of Reproductive Medicine (ASRM) (Gomes *et al.*, 2007).

Outras opções medicamentosas

A combinação de medicações pode ser utilizada em casos de refratariedade aos tratamentos propostos, como analgésicos ou AINEs associados aos ACO ou ao SIU-LNG.

Os progestagênios isolados orais, injetáveis ou implantes, como o acetato de medroxiprogesterona, o desogestrel, o levonorgestrel e o etonogestrel, são bastante empregados na prática clínica e merecem destaque (Vercellini *et al.*, 1996). Tais medicamentos induzem anovulação e amenorreia, melhorando consequentemente a dismenorreia, com a vantagem de poderem ser utilizados em pacientes com contraindicação ao uso de estrogênios exógenos. Vale ressaltar possíveis efeitos colaterais associados ao uso dessa classe de drogas, como depressão, diminuição do desejo sexual, cefaleia e, principalmente, sangramento uterino desfavorável.

Outras medicações como os análogos do hormônio liberador de gonadotrofinas (GNRHa), a gestrinona e o danazol, têm efeito semelhante sobre a dismenorreia, porém produzem efeitos colaterais de hipoestrogenismo muito intenso (Vercellini *et al.*, 1996).

Terapias alternativas

Cerca de 10 a 20% das pacientes com dismenorreia primária não respondem ao tratamento clínico com AINEs ou ACO. Além disso, temos muitas mulheres com contraindicação ao uso dessas medicações. Consequentemente, muitas pesquisas estão sendo realizadas na busca de um tratamento alternativo que possa ser utilizado com segurança e satisfação. Dentre essas medicações, podemos destacar os fitoterápicos e os suplementos alimentares, que ainda carecem de mais estudos para demonstrar sua eficácia no controle da dismenorreia (Simopoulos, 1991).

Mudanças nos hábitos de vida, como atividade física e adequação da alimentação com baixa ingestão de gordura, parecem ter algum efeito sobre a dismenorreia. O consumo de quantidades balanceadas dos alimentos permite manter os processos pró e anti-inflamatórios em equilíbrio. A alimentação rica em ácidos graxos de origem vegetal deve ser orientada em substituição às gorduras animais. Os ácidos graxos poli-insaturados linoleico e linolênico não são sintetizados pelo organismo, e ambos têm importante papel na produção de PGs e na redução da resposta inflamatória; entretanto, mais estudos ainda são necessários para formalizar sua indicação (Simopoulos, 1991).

A estimulação elétrica nervosa transcutânea (TENS) e a acupuntura parecem ter efeito modesto no controle da dismenorreia – cerca de 42 a 60% das pacientes podem ter resultado satisfatório, porém por período reduzido de tempo (Proctor *et al.*, 2002; White, 2003). A ação parece ser via liberação de neurotransmissores no cérebro, como a betaendorfina e a serotonina, e melhora da circulação sanguínea local (White, 2003). Compressas de calor local também podem ser utilizadas (ACOG, 2018; Guimarães e Póvoa, 2020).

Cirurgia

A indicação cirúrgica deve ser preferencialmente por via minimamente invasiva e reservada aos casos refratários ao tratamento clínico e/ou com suspeita de doença orgânica a ser tratada. O uso da laparoscopia com fins meramente diagnósticos está proscrito, e deve-se realizar a abordagem em centro habilitado e com adequado planejamento pré-operatório, para permitir intervenção terapêutica no mesmo ato.

Fica assim a abordagem cirúrgica restrita aos casos graves e refratários de dismenorreia secundária, em que mesmo com exame de imagem normal deve-se considerar a principal hipótese de endometriose (Shim *et al.*, 2024). Dois terços das adolescentes com dismenorreia refratária ao tratamento clínico terão confirmação do diagnóstico de endometriose na laparoscopia (ACOG, 2018).

Dados da literatura científica não suportam práticas previamente relatadas de neurectomia pré-sacral e ablação de ligamentos uterossacros no tratamento da dismenorreia (ACOG, 2018). Em metanálise publicada em 2005 por Proctor *et al.* não se conseguiu demonstrar efeito benéfico desse tipo de tratamento cirúrgico.

CONSIDERAÇÕES FINAIS

Em resumo, a primeira opção terapêutica diante de um caso de dismenorreia em mulher adulta jovem deve ser a utilização de anticoncepcionais hormonais combinados ou progestagênios isolados, independentemente da via de administração; principalmente para aquelas com vida sexual ativa, pois as ações contraceptiva e bloqueadora da dor são agregadas, com benefícios para a paciente. Para as que não têm desejo contraceptivo, os anticoncepcionais hormonais devem ser utilizados na ausência de respostas aos AINEs. A utilização de dispositivos intrauterinos de levonorgestrel ou de implantes de etonorgestrel pode

ser considerada, a depender do desejo da paciente, critérios de elegibilidade e acesso, tendo essas opções boa resposta clínica no tratamento da dismenorreia primária e também secundária. Quadros mais severos e resistentes às outras modalidades terapêuticas podem se beneficiar do uso de GnRHa, em situações excepcionais (Navarro *et al.*, 2006).

Casos refratários ao tratamento clínico devem ser encaminhados para investigação de possíveis doenças pélvicas, causando a dismenorreia secundária, e seu tratamento envolve a terapêutica específica para a doença encontrada. A causa mais frequente de dismenorreia secundária é a endometriose, e suas portadoras podem ser beneficiadas com o uso de anticoncepcionais hormonais orais, sistêmicos ou locais.

Medidas gerais, como atividade física, mudanças para hábitos de vida mais saudáveis e alterações dietéticas, mostraram ser efetivas e devem ser incentivadas. Nos casos de dismenorreia secundária, além das medidas gerais, deve ser dada atenção ao tratamento da doença de base.

Por fim, salientamos a importância de não subestimar a queixa de dismenorreia, haja vista seu impacto na qualidade de vida de mulheres jovens e a ampla gama de opções terapêuticas disponíveis. Ademais, há discussão na literatura se pacientes não tratadas podem evoluir com sensibilização central à dor, dor pélvica crônica e desenvolvimento de outras comorbidades álgicas (Iacovides *et al.*, 2015; Vercellini, 2023).

REFERÊNCIAS BIBLIOGRÁFICAS

ACOG Committee Opinion Number 760: Dysmenorrhea and endometriosis in the adolescent. *Obstetrics & Gynecology*, v. 132, n. 6, p. e249-e258, 2018.

ALVIN, P. E.; LITT, I. F. Current status of etiology and management of dysmenorrheal in adolescents. *Pediatrics*, v. 70, p. 516-525, 1982.

BALBI, C. *et al.* Influence of menstrual factors and dietary habits on menstrual pain in adolescence age. *European Journal of Obstetrics & Gynecology and Reproductive Biology*, v. 91, p. 143-148, 2000.

BALDASZTI, E.; WIMMER-PUCHINGER, B.; LOSCHKE, K. Acceptability of the longterm contraceptive levonorgestrel-releasing intrauterine system (Mirena): a 3-year follow-up study. *Contraception*, v. 67, p. 87-91, 2003.

CHAN, W. Y.; HILL, J. C. Determination of menstrual prostaglandin levels in nondysmenorrheic and dysmenorrheic subjects. *Prostaglandins*, v. 15, p. 365-367, 1978.

DAWOOD, M. Y. Primary dysmenorrhea: advances in pathogenesis and management. *Obstetrics & Gynecology*, v. 108, p. 428-441, 2006.

EKSTROM, P. *et al.* Effect of an oral contraceptive in primary dysmenorrhea–changes in uterine activity and reactivity to agonists. Contraception, v. 40, p. 39-47, 1989.

GOMES, M. K. *et al.* The levonorgestrel-releasing intrauterine system and endometriosis staging. *Fertility and Sterility*, v. 87, p. 1231-1234, 2007.

GUIMARÃES, I.; PÓVOA, A. M. Primary dysmenorrhea: assessment and treatment. *Revista Brasileira de Ginecologia e Obstetrícia*, v. 42, n. 8, p. 501-507, 2020.

HAREL, Z. Dysmenorrhea in adolescents and young adults: etiology and management. *Journal of Pediatric and Adolescent Gynecology*, v. 19, p. 363-371, 2006.

HAREL, Z. *et al.* Urinary leukotriene (LT)-E(4) in adolescents with dysmenorrheal: a pilot study. *Journal of Adolescent Health*, v. 27, p. 151-154, 2000.

HORNSBY, P. P.; WILCOX, A. J.; WEINBER, C. R. Cigarette smoking and disturbance of menstrual function. *Epidemiology*, v. 9, p. 193-198, 1998.

IACOVIDES, S.; AVIDON, I.; BAKER, F. C. What we know about primary dysmenorrhea today: a critical review. *Human Reproduction Update*, v. 21, n. 6, p. 762-778, 2015.

KLEIN, J. R.; LITT, I. F. Epidemiology of adolescent dysmenorrheal. *Pediatrics*, v. 68, p. 661-664, 1981.

LATTHE, P. *et al.* Factors predisposing women to chronic pelvic pain: systematic review. *Bristish Medical Journal*, v. 332, p. 749-755, 2006.

LUNDSTROM, V.; GREEN, K. Endogenous levels of prostaglandin F2a and its main metabolites in plasma and endometrium of normal and dysmenorrheic women. *American Journal of Obstetrics and Gynecology*, v. 130, p. 640-646, 1978.

MARJORIBANKS, J. *et al.* Nonsteroidal anti-inflammatory drugs for dysmenorrhoea. *Cochrane Database of Systematic Reviews*, v. 7, CD001751, 2015.

MARTIRE, F. G. *et al.* Endometriosis and adolescence: the impact of dysmenorrhea. *Journal of Clinical Medicine*, v. 12, n. 17, p. 5624, 2023.

MARUO, T. *et al.* Use of a levonorgestrel intrauterine system on proliferation and apoptosis in the endometrium. *Human Reproduction*, v. 16, p. 2103-2108, 2001.

MOTTA, E. V. Dismenorréia. Como diagnosticar e tratar. *Revista Brasileira de Medicina*, v. 57, p. 156-162, 2000.

NAVARRO, P. A.; BARCELOS, I. D. S.; ROSA E SILVA, J. C. Tratamento da endometriose. *Revista Brasileira Ginecologia e Obstetrícia*, v. 28, p. 612-623, 2006.

PETTA, C. A. *et al.* A three years follow-up of the women with pelvic pain and endometriosis treated at random with a levonorgestrel-releasing intrauterine system or a depot-GnRH analogue. *European Journal of Obstetrics & Gynecology and Reproductive Biology*, v. 143, p. 128-129, 2009.

PETTA, C. A. *et al.* Randomized clinical trial of a levonorgestrel-releasing intrauterine system and a depot GnRH analogue for the treatment of chronic pelvic pain in women with endometriosis. *Human Reproduction*, v. 20, p. 1993-1998, 2005.

PROCTOR, M.; FARQUHAR, C. Diagnosis and management of dysmenorrhoea. *British Medical Journal*, v. 332, p. 1134-1138, 2006.

PROCTOR, M. L. *et al.* Surgical interruption of pelvic nerve pathways for primary and secondary dysmenorrhoea. *Cochrane Database of Systematic Reviews*, v. 4, CD001896, 2005.

PROCTOR, M. L. *et al.* Transcutaneous electrical nerve stimulation and acupuncture for primary dysmenorrhoea. *Cochrane Database of Systematic Reviews*, v. 1, CD002123, 2002.

REES, M. C. P. *et al.* Leukotriene release by endometrium and myometrium throughout the menstrual cycle in dysmenorrhea and menorrhagia. *Journal of Endocrinology*, v. 113, p. 291-298, 1987.

ROSA E SILVA, A. C. *et al.* The levonorgestrel-releasing intrauterine device reduces CA-125 serum levels in patients with endometriosis. *Fertility and Sterility*, v. 86, p. 742-744, 2006.

SCHMIDT, E.; HERTER, L. D. Dismenorreia em adolescentes escolares. *Adolescência Latinoamericana*, v. 3, p. 1-4, 2002.

SCHROLL, J. B. *et al.* Combined oral contraceptive pill for primary dysmenorrhoea. *Cochrane Database of Systematic Reviews*, v. 7, CD002120, 2023.

SHIM, J. Y. *et al.* Evaluation and management of endometriosis in the adolescent. *Obstetrics & Gynecology*, v. 143, n. 1, p. 44-51, 2024.

SIMOPOULOS, A. P. Omega-3 fatty acids in health and disease and in growth and development. *American Journal of Clinical Nutrition*, v. 54, p. 438-463, 1991.

VERCELLINI, P. *et al.* Depot medroxyprogesterone acetate versus an oral contraceptive combined with very-low-dose danazol for long-term treatment of pelvic pain associated with endometriosis. *American Journal of Obstetrics and Gynecology*, v. 175, p. 396-401, 1996.

VERCELLINI, P. *et al.* Proposal for targeted, neo-evolutionary-oriented secondary prevention of early-onset endometriosis and adenomyosis. Part II: medical interventions. *Human Reproduction*, p. 1-17, 2023.

WHITE, A. R. A review of controlled trials of acupuncture for women's reproductive health care. *Journal of Family Planning and Reproductive Health Care*, v. 294, p. 233-236, 2003.

WORLD HEALTH ORGANIZATION (WHO). *Medical eligibility criteria for contraceptive use.* 5th edition. Geneva: WHO, 2015.

ZHANG, W. Y.; LI WAN, P. O. A. Efficacy of minor analgesics in primary dysmenorrhoea: a systematic review. British Journal of Obstetrics and Gynaecology, v. 105, p. 780-789, 1998.

CAPÍTULO 31

Tensão Pré-Menstrual

Márcia Gaspar Nunes • Zsuzsanna Jármy Di Bella

A síndrome da tensão pré-menstrual (SPM) é caracterizada por um complexo de sintomas físicos e/ou emocionais que se manifestam de forma cíclica, que ocorrem alguns dias antes do período menstrual e que desaparecem com o início ou durante a menstruação. Estudo envolvendo mais de 200 países contabilizou a média de 24 anos de duração dos sintomas nas mulheres predisponentes (Li *et al.*, 2024; Cary e Simpson, 2024). Para o diagnóstico da SPM, é fundamental que os sintomas se manifestem apenas durante a fase lútea do ciclo menstrual, que interfiram em algum aspecto da vida e que outras afecções relacionadas aos sintomas sejam excluídas (Cary e Simpson, 2024).

Algumas mulheres apresentam sintomas intensos o suficiente para desequilibrar a vida social, familiar e/ou profissional, com consequências importantes tanto do ponto vista pessoal quanto econômico. Essa variante mais grave é denominada "transtorno disfórico pré-menstrual (TDPM)", e está incluído no capítulo de transtornos depressivos do *Manual Diagnóstico e Estatístico de Transtornos Mentais – 5ª edição* (DSM-5), da American Psychiatric Association (APA, 2013; Studer *et al.*, 2023).

EPIDEMIOLOGIA

A SPM acomete aproximadamente 20 a 30% das mulheres em idade fértil. Já o TDPM é diagnosticado em 2 a 5% das mulheres no período reprodutivo (Cary e Simpson, 2024; Casper e Yonkers, 2024).

ETIOPATOGENIA

A etiologia da SPM ainda não está devidamente esclarecida. Sabe-se que fatores sociais, ambientais, biológicos, psicológicos e genéticos estão associados. Atualmente acredita-se que a flutuação hormonal observada durante o ciclo menstrual em mulheres suscetíveis seja o desencadeador dos eventos bioquímicos tanto no sistema nervoso central quanto em outros tecidos que levam ao aparecimento dos sintomas. Foram documentadas correlação entre o polimorfismo do gene transportador de serotonina e a intensidade dos sintomas do TDPM, bem como variações do gene receptor alfaestrogênio (Miller *et al.*, 2010; Rapkin e Akopians, 2012).O estrogênio, a progesterona e a alopregnanolona (metabólito ativo da progesterona) influenciam a neurotransmissão. No hipotálamo, o estrogênio induz a flutuação diária da serotonina, enquanto a progesterona aumenta o seu metabolismo, podendo, portanto, afetar a regulação do humor, do apetite, do sono e da excitação. Mulheres com transtorno de humor no período pré-menstrual têm comprovadamente níveis menores de serotonina. O ácido gama-aminobutírico (GABA),

um regulador primário de afeto e do funcionamento cognitivo, tem seus níveis plasmáticos reduzidos na fase lútea do ciclo menstrual em mulheres com TDPM (Sikes-Keilp e Rubinow, 2023; Haußmann *et al.*, 2024). O aumento da aldosterona e o da atividade da renina plasmática são os mecanismos hipotéticos associados à retenção de líquidos e às queixas de edema (Miller *et al.*, 2010).

Fatores dietéticos podem também estar relacionados à SPM. Deficiência de vitamina B6, coenzima para a biossíntese de dopamina e serotonina, bem como de cálcio e magnésio, importantes na neurotransmissão, foi associada à SPM (Rapkin e Akopians, 2012).

Finalmente, os fatores estressantes devem ser considerados; mulheres com TDPM apresentam maior vulnerabilidade a fatores estressantes (Sikes-Keilp e Rubinow, 2023).

DIAGNÓSTICO

O quadro clínico da SPM é bastante variado e polimorfo, sendo descritos mais de 150 sintomas diversos, incluindo sensibilidade mamária, dor e distensão abdominal, ganho de peso, cefaleia, fadiga, irritabilidade, falta de concentração, distúrbios do sono, ansiedade, depressão, compulsão alimentar (especialmente doces). Contudo, nenhum desses sintomas é patognomônico da SPM (Cary e Simpson, 2024; Casper e Yonkers, 2024).

O diagnóstico da SPM é essencialmente clínico mediante minuciosa anamnese e baseia-se, sobretudo, na época de aparecimento dos sintomas, na ausência deles na fase folicular e na intensidade. Para o diagnóstico, a paciente deve apresentar uma disfunção identificável no desempenho social, acadêmico ou de trabalho (Casper e Yonkers, 2024).

Os exames clínicos geral e ginecológico, mesmo quando realizados no período de incidência dos sintomas, são pouco expressivos. O papel dos estudos laboratoriais se limita à triagem das condições clínicas consideradas no diagnóstico diferencial (Casper e Yonkers, 2024).

A American College of Obstetricians and Gynecologists (ACOG) recomenda que o diagnóstico da SPM se baseie em diários prospectivos de sintomas, porque muitas pacientes superestimam a natureza dos sintomas (American College of Obstetricians and Gynecologists, 2023).

Por definição, os sintomas emocionais predominam nas mulheres com TDPM (Carlini *et al.*, 2024). Para o diagnóstico do TDPM, segue-se o DSM-5, que exige a presença de pelo menos 5 de 11 sintomas, sendo obrigatório que pelo menos 1 destes seja mudanças bruscas de humor ou irritabilidade ou depressão ou ansiedade, restritos à fase lútea do ciclo menstrual e que resultem em comprometimento funcional. Os critérios para o diagnóstico do TDPM encontram-se na Tabela 31.1.

Tabela 31.1 Critérios diagnósticos para o transtorno disfórico pré-menstrual no DSM-5.

1. Na maioria dos ciclos menstruais, pelo menos, cinco sintomas devem estar presentes na última semana antes do início da menstruação, devem começar a melhorar dentro de poucos dias após o início da menstruação, e tornam-se mínimos ou ausentes na semana após a menstruação.

2. Um ou mais dos seguintes sintomas devem estar presentes:
   - Labilidade afetiva acentuada (p. ex., alterações de humor, sensação repentina de tristeza, choro ou aumento da sensibilidade à rejeição)
   - Irritabilidade ou raiva acentuada ou aumento dos conflitos interpessoais
   - Humor depressivo acentuado, sentimentos de desesperança ou pensamentos de autodepreciação
   - Ansiedade acentuada, tensão e/ou sentimentos de estar no limite.

3. Um ou mais dos seguintes sintomas devem estar presentes, adicionalmente, para chegar a um total de cinco sintomas quando combinados com os sintomas do item 2:
   - Diminuição do interesse em atividades usuais (p. ex., trabalho, escola, amigos, passatempos)
   - Letargia, fadiga ou falta de energia marcante
   - Mudança significativa no apetite, comer em excesso ou desejos por alimentos específicos
   - Hipersonia ou insônia
   - Sentimento de estar oprimido ou fora de controle
   - Sintomas físicos como inchaço ou sensibilidade mamária, dores articulares ou musculares, sensação de inchaço ou ganho de peso
   Os sintomas acima devem ter estado presentes na maioria dos ciclos menstruais que ocorreram no ano anterior.

4. Os sintomas estão associados a sofrimento clinicamente significativo ou em quaisquer interferências com o trabalho, escola, atividades sociais habituais ou relacionamentos com os outros (p. ex., evitar atividades sociais, diminuição da produtividade e eficiência no trabalho, escola ou casa).

5. O distúrbio não é meramente uma exacerbação dos sintomas de outro transtorno, tais como transtorno depressivo maior, transtorno de pânico, transtorno depressivo persistente (distimia), ou um transtorno de personalidade (embora possa ocorrer simultaneamente com qualquer um desses distúrbios).

6. O primeiro critério (item 1) deve ser confirmado por diário prospectivo de avaliação durante pelo menos dois ciclos sintomáticos.

7. Os sintomas não são atribuíveis aos efeitos fisiológicos de uma substância ou de outra condição médica.

Segundo o DSM-5, o diagnóstico do TDPM deve ser realizado de forma prospectiva em dois ciclos sintomáticos, não havendo necessidade de que estes sejam consecutivos (Carlini *et al.*, 2024).

Diversos instrumentos estão disponíveis para a avaliação prospectiva, mas o Registro Diário de Severidade de Problemas (DRSP) é a ferramenta mais utilizada. Ele consiste em 17 sintomas comuns para a SPM, incluindo os 11 listados no DSM-5 (Endicott *et al.*, 2006).

A Tabela 31.2 apresenta os diagnósticos diferenciais a serem considerados.

Tabela 31.2 Diagnóstico diferencial da síndrome da tensão pré-menstrual e do transtorno disfórico pré-menstrual.

Distúrbios psiquiátricos	Distúrbios clínicos
Transtorno depressivo maior	Distúrbios tireoidianos (hiper ou hipotireoidismo)
Transtorno depressivo menor	Anemia
Bipolaridade	Hipoglicemia
Transtorno de personalidade	Transição menopausal
Transtorno do pânico	Endometriose
Abuso de álcool e/ou drogas ilícitas	Síndrome da fadiga crônica

TRATAMENTO

O tratamento da SPM deve ser individualizado, levando-se em consideração a gravidade dos sintomas. Podem-se instituir medidas não farmacológicas e farmacológicas. Entre as medidas não farmacológicas, incluem-se as modificações no estilo de vida e a terapia cognitivo-comportamental. As estratégias farmacológicas visam suprimir a flutuação hormonal, com o bloqueio da ovulação, ou agir nos neurotransmissores que afetam o humor. Suplementação de vitaminas e minerais e preparados herbários podem também ser considerados. As diretrizes alertam que muitas pacientes podem se beneficiar de uma abordagem multimodal que combine diversas intervenções (Liguori *et al.*, 2023; Casper e Yonkers, 2024).

As duas principais abordagens para os casos de TDPM incluem o uso dos inibidores seletivos da receptação da serotonina (ISRS) e a supressão do eixo hipotálamo-hipófise-ovariano, visando abolir as flutuações cíclicas dos esteroides sexuais (Casper e Yonkers, 2024).

Medidas não farmacológicas

Modificações no estilo de vida

Prática de exercícios físicos (especialmente exercícios aeróbicos, ioga e Pilates), supressão do tabaco, uso moderado de bebidas alcoólicas e redução da ingesta de cafeína, sal e açúcar refinado têm sido cada vez mais recomendados para alívio dos sintomas da SPM (Liguori *et al.*, 2023; Abic *et al.*, 2024).

Em interessante estudo, observou-se que a dança teria uma ação positiva no controle da SPM, porém a corrida não se mostrou uma atividade associada à melhora da SPM, embora esse resultado não tenha sido observado em outros estudos (Witkós e Hartman-Petrycka, 2021).

Suplementação com vitaminas e minerais

Diversos suplementos vitamínicos e minerais foram utilizados para alívios dos sintomas da SPM. Evidências, contudo, são de baixa qualidade para a prescrição (Karimi *et al.*, 2018; Sureja *et al.*, 2023).

Suplementação com cálcio promoveu alívio dos sintomas da SPM (nível de evidência B). Estudos duplos-cegos, randomizados, placebo-controlados, que receberam suplementação com carbonato de cálcio (1.000 e 1.200 mg/dia), apresentaram melhora significativa da pontuação nos sintomas de fadiga e alterações do apetite (Karimi *et al.*, 2018).

Estudos randomizados, placebo-controlados, correlacionam a suplementação de magnésio com alívio dos sintomas de retenção hídrica, alterações de humor e ansiedade (nível de evidência B) (Sureja *et al.*, 2023).

Uma revisão sistemática de nove ensaios clínicos sugere que a suplementação de piridoxina (vitamina B6) alivia os sintomas da SPM em mais do que o dobro em comparação com placebo. Doses superiores a 100 mg/dia não mostraram maior resposta em comparação a doses inferiores a 100 mg/dia. Altas doses de piridoxina (acima de 300 mg) podem se associar à neuropatia periférica (nível de evidência B) (De Souza *et al.*, 2000).

Mais recentemente, tem-se avaliado o papel da vitamina D, que tem surgido como uma peça a mais no cenário da SPM (Höller *et al.*, 2024).

Preparados herbários

De forma similar ao uso de suplementos vitamínicos, diversos preparados herbários foram utilizados para alívios dos sintomas da SPM, contudo poucos estudos científicos comprovam seus efeitos.

A utilização do extrato etanólico de *Vitex agnus castus*, um arbusto originário da região mediterrânea cujo mecanismo de ação ainda não está totalmente elucidado, tem sido indicada para a SPM pela modulação do sistema dopaminérgico. Na dose de 20 mg/dia, demonstrou ser eficaz em relação ao placebo no alívio de sintomas de irritabilidade, alterações de humor, raiva, cefaleia e mastalgia (nível de evidência B) (Sureja *et al.*, 2023; Höller *et al.*, 2024).

Terapia cognitivo-comportamental

A terapia cognitivo-comportamental tem sido utilizada tanto no tratamento da depressão quanto da SPM e do TDPM, porém existem protocolos variados e não padronizados, o que dificulta as avaliações. Em recente estudo avaliando o uso de um aplicativo de celular que acompanha os diversos sintomas e suas manifestações, tem-se mostrado útil, particularmente nas adolescentes e adultas jovens (Heidari *et al.*, 2024; Cunningham *et al.*, 2024).

Tratamento farmacológico

Supressão da ovulação

As alterações hormonais fisiológicas (em mulheres suscetíveis) atuam como um gatilho para os sintomas da SPM e do TDPM. Assim, a eliminação da flutuação hormonal parece representar uma alternativa razoável de tratamento. De fato, o uso de análogos agonistas do hormônio liberador de gonadotrofina (GnRH) mostrou-se eficaz no controle dos sintomas; contudo, em decorrência do aumento do risco cardiovascular e de osteoporose associado ao seu uso, essas medicações não são recomendadas. Assim, para supressão do ciclo, recorre-se ao uso dos contraceptivos hormonais orais, uma vez que os estudos demonstram melhora dos sintomas físicos e emocionais da SPM e do TDPM (nível A de evidência) (Halbreich *et al.*, 2018).

Esquemas que utilizaram contraceptivos hormonais orais (90 mcg de levonorgestrel/20 mcg de etinilestradiol) em esquema contínuo demonstraram melhora da depressão e dos sintomas físicos em mulheres com SPM e TDPM, utilizando-se o instrumento de avaliação DRSP (Freeman *et al.*, 2012).

Revisão sistemática que avaliou 1.920 mulheres em uso de contraceptivos orais demonstrou que a utilização de drospirenona diminuiu os sintomas físicos como edema, sensibilidade e intumescimento mamário, ganho de peso, distensão abdominal, mastalgia e cefaleia, bem como melhorou o funcionamento social e reduziu as deficiências de produtividade em mulheres afetadas pelo transtorno (Ma e Song, 2023).

Antidepressivos

Os ISRSs são indicados como primeira linha de tratamento para os sintomas graves da SPM ou TDPM (nível A de evidência). Sertralina, fluoxetina, citalopram e escitalopram podem ser usados para tratar os sintomas psicológicos da SPM e do TDPM e têm demonstrado, ainda, alívio de alguns dos sintomas físicos. A paroxetina, devido ao risco de defeitos congênitos cardíacos, não deve ser prescrita para mulheres em idade reprodutiva sem contracepção eficaz (Maranho *et al.*, 2023).

Tabela 31.3 Tratamento do transtorno disfórico pré-menstrual com inibidores seletivos de recaptação de serotonina (ISRSs).

ISRS	Dose inicial	Dose usual eficaz	Titulação adicional para controle sintomas
Citalopram	10 mg	20 a 30 mg	Esquema contínuo: 40 mg Esquema intermitente: 30 mg
Escitalopram	5 a 10 mg	10 a 20 mg	Esquema contínuo: 20 mg Esquema intermitente: 20 mg
Fluoxetina	10 mg	20 mg	Esquema contínuo: 30 mg Fase lútea: 30 mg Início sintomas: 20 mg
Paroxetina	10 mg	20 a 30 mg	Esquema contínuo: 40 mg Esquema intermitente: 30 mg
Sertralina	25 mg	50 a 150 mg	Esquema contínuo: 200 mg Esquema intermitente: 150 mg

Da mesma forma que os ISRSs, a venlafaxina, inibidor de recaptação de serotonina e noradrenalina (IRSN), também se mostrou eficaz para o tratamento dos sintomas do TDPM (Marjoribanks *et al.*, 2013).

ISRSs e IRSNs precisam ser administrados durante 3 a 4 semanas para mitigar os sintomas do transtorno depressivo, contudo agem mais incisiva e rapidamente no TDPM, portanto podem ser administrados apenas durante 14 dias, na fase lútea. De fato, fluoxetina, paroxetina, sertralina e citalopram apresentam eficácia com uso intermitente durante a fase lútea. Mas, apesar de o uso intermitente apresentar efetividade, metanálise comprovou superioridade do regime contínuo (Shah *et al.*, 2008).

A Tabela 31.3 apresenta os regimes terapêuticos para tratamento TDPM com ISRSs.

CONSIDERAÇÕES FINAIS

A SPM é uma condição muito prevalente, que pode acometer mais de 20 anos de vida de uma mulher, e interferir no seu dia a dia em até 50% dos dias de 1 mês, envolvendo questões pessoais, familiares, sociais e profissionais. Uma condição mais grave ainda é o TDPM, variável que compromete a qualidade de vida mais do que a SPM.

Existem diversas formas de tratamento, tanto não hormonais (vitaminas, oligoelementos e preparados herbais) quanto hormonais, com finalidade anovulatória, e ainda o uso de antidepressivos (ISRSs e IRSNs) para estabilidade das questões emocionais, mas nos últimos anos existe um crescente movimento de indicação de tratamentos comportamentais e cognitivos, dando-se especial importância para a prática regular de atividade física e de meditação.

REFERÊNCIAS BIBLIOGRÁFICAS

ABIC, A. *et al.* The effects of yoga and progressive muscle relaxation exercises on premenstrual syndrome: a randomized controlled trial. *Women Health*, v. 64, n. 3, p. 261-273, 2024.

AMERICAN PSYCHIATRIC ASSOCIATION. *Diagnostic and statistical manual of mental disorders (DVM-5)*. 5th ed. Arlington, VA: American Psychiatric Association, 2013.

ARRUDA, L. M.; MARTINS, L. S., MOREIRA, T. R. Assessment of the symptoms of premenstrual syndrome in physically active and sedentary adult women. *Journal of Nutritional Therapeutics*, v. 5, n. 4, p. 93-102, 2017.

CARLINI, S. V. *et al.* Management of premenstrual dysphoric disorder: a scoping review. *Focus (American Psychiatric Publishing)*, v. 22, n. 1, p. 81-96, 2024.

CARY, E.; SIMPSON, P. Premenstrual disorders and PMDD – a review. *Best practice & Research. Clinical Endocrinology & Metabolism*, v. 38, n. 1, p. 10858, 2024.

CASPER, R. F.; YONKERS, K. A. *Treatment of premenstrual syndrome and premenstrual dysphoric disorder*. UpToDate Inc., 2024.

CUNNINGHAM, A. C. *et al*. Efficacy of the Flo App in improving health literacy, menstrual and general health and well-being in women: pilot randomized controlled trial. *Journal of Medical Internet Research*, v. 12, p. e54124, 2024.

DE SOUZA, M. C. *et al*. A synergistic effect of a daily supplement for 1 month of 100 mg magnesium plus 50 mg vitamin B6 for the relieve of anxiety-related premenstrual symptoms: a randomized, double-blind, crossover study. *Journal of Women's Health & Gender-Based Medicine*, v. 9, p. 131-139, 2000.

ENDICOTT, J.; NEE, J.; HARRISON, W. Daily Record of Severity of Problems (DRSO): reliable and validity. *Archives of Women's Mental Health*, v. 9, n. 1, p. 41-49, 2006.

FREEMAN, E. W. *et al*. An overview of four studies of a continuous oral contraceptive (levonorgestrel 90mcg/ethinylestradiol 20 mcg) on premenstrual dysphoric syndrome. *Contraception*, v. 85, n. 5, p. 437-445, 2012.

HALBREICH, U. *et al*. Continuous oral levonorgestrel/ethinylestradiol for treating premenstrual dysphoric disorder. *Contraception*, v. 85, n. 1, p. 19-28, 2012.

HAUßMANN, J. *et al*. Premenstrual syndrome and premenstrual dysphoric disorder. Overview on pathophysiology, diagnostics, and treatment. *Nervenarzt*, v. 95, n. 3, p. 268-274, 2024.

HEIDARI, H. *et al*. Effect of vitamin D supplementation on symptoms severity in vitamin D insufficient women with premenstrual syndrome: a randomized controlled trial. *Clinical Nutrition ESPEN*, v. 59, p. 241-248, 2024.

HÖLLER, M. *et al*. Use of Vitex agnus-castus in patients with menstrual cycle disorders: a single-center retrospective longitudinal cohort study. *Archives of Gynecology and Obstetrics*, v. 309, n. 5, p. 2089-2098, 2024.

KARIMI, Z. *et al*. Treatment of premenstrual syndrome: appraising the effectiveness of cognitive behavioral therapy in addition to calcium supplement plus vitamin D. *PsyCh Journal*, v. 7, n. 1, p. 41-50, 2018.

LI, X. *et al*. Global, regional, and national burden of premenstrual syndrome, 1990-2019: an analysis based on the Global Burden of Disease Study 2019. *Human Reproduction*, v. 39, n. 6, p. 1303-1315, 2024.

LIGUORI, F.; SARAIELLO, E.; CALELLA, P. Premenstrual Syndrome and Premenstrual dysphoric disorder's impact on quality of life, and the role of physical activity. *Medicina*, v. 59, n. 11, p. 2044, 2023.

MA, S.; SONG, S. J. Oral contraceptives containing drospirenone for premenstrual syndrome. *Cochrane Database of Systematic Reviews*, v. 6, n. 6, p. CD006586, 2023.

MANAGEMENT of Premenstrual Disorders: ACOG Clinical Practice Guideline No 7. *Obstetrics and Gynecology*, v. 142, n. 6, p. 1516-1533, 2023.

MARANHO, M. C. M. F. *et al*. Low doses of fluoxetine for the treatment of emotional premenstrual syndrome: a randomized double blind, placebo-controlled pilot study. *Psychoneuroendocrinology*, v. 157, p. 106360, 2023.

MARJORIBANKS, J. *et al*. Selective serotonin reuptake inhibitors for premenstrual syndrome. *Cochrane Database of Systematic Reviews*, v. 2013, n. 6, p. CD001396, 2013.

MILLER A. *et al*. Estrogen receptor alpha (ESR-1) associations with psychological traits in women with PMDD and controls. *Journal of Psychiatric Research*, v. 44, n. 12, p. 788-794, 2010.

RAPKIN, A. J.; AKOPIANS, A. L. Pathophysiology of premenstrual syndrome and premenstrual dysphoric disorder. *Menopause International*, v. 18, n. 2, p. 52-59, 2012.

SHAH, N. R. *et al*. Selective serotonin reuptake inhibitors for premenstrual syndrome and premenstrual dysphoric disorder: a meta-analysis. *Obstetrics and Gynecology*, v. 111, n. 5, p. 1175-1182, 2008.

SIKES-KEILP, C.; RUBINOW, D. R. GABA-ergic modulators: new therapeutic approaches to premenstrual dysphoric disorder. *CNS Drugs*, v. 37, n. 8, p. 679-693, 2023.

STUDER, E. *et al*. Significance, and interrelationship of the symptoms listed in the DSM Criteria for Premenstrual Dysphoric Disorder. *Psychiatric Research and Clinical Practice*, v. 5, n. 3, p. 105-113, 2023.

SUREJA, V. P. *et al*. Efficacy and tolerability evaluation of a nutraceutical composition containing Vitex agnus-castus extract (EVX40), pyridoxine, and magnesium in premenstrual syndrome: a real-world, interventional, comparative study. *Cureus*, v. 15, n. 8, p. e42832, 2023.

WITKÓS, J.; HARTMAN-PETRYCKA, M. The influence of running and dancing on the occurrence and progression of premenstrual disorders. *International Journal of Environmental Research and Public Health*, v. 18, n. 15, p. 7946, 2021.

CAPÍTULO 32
Mioma Uterino

Mariano Tamura Vieira Gomes • Gustavo Anderman Silva Barison • Eduardo Zlotnik • Claudio Emílio Bonduki

INTRODUÇÃO

Ter um bom nível de conhecimento sobre o leiomioma uterino é fundamental para todo ginecologista. Além de um diagnóstico frequente no consultório, o mioma constitui uma das principais indicações operatórias na prática do cirurgião ginecológico. Com base em achados ultrassonográficos, cerca de 50% das mulheres apresentam mioma, com predomínio entre 35 e 50 anos de idade. Além disso, atualmente, a doença corresponde a dois terços das indicações de histerectomia em mulheres nessa mesma faixa etária. Mais de 70% das histerectomias realizadas nos Estados Unidos são para tratamento de doenças benignas do útero e, entre essas, o leiomioma representa a principal indicação, com um número aproximado de 200.000 cirurgias/ano. Naquele país, estima-se uma taxa de histerectomia por leiomioma de 1,9 por 1.000 mulheres/ano, de acordo com a *US National Hospital Discharge Survey*. Dessa forma, este capítulo tem como objetivo revisar os diversos aspectos dos leiomiomas e suas repercussões na saúde da mulher.

CONCEITO E CLASSIFICAÇÃO

O leiomioma uterino é um tumor benigno, formado por fibras musculares lisas, entrelaçadas por tecido conectivo. Em dois terços dos casos, os tumores são múltiplos. Podem ser classificados, de acordo com sua localização no útero como corporais, em 98% dos casos, ou cervicais. Os corporais podem ser subdivididos em subserosos, intramurais e submucosos (Figura 32.1). Uma situação mais rara é o desprendimento de mioma submucoso pediculado, que se exterioriza pelo colo do útero, sendo denominado "mioma parido". Existem ainda os miomas que perdem contato com o útero e recebem fluxo sanguíneo de outros órgãos, chamados "miomas parasitas".

A International Federation of Gynecology and Obstetrics (FIGO) propôs, em 2011, uma classificação para padronizar investigações clínicas. Lesões submucosas pediculadas, totalmente intracavitárias, são chamadas "tipo 0". Os tipos 1 e 2 são submucosos com componente intramural, sendo o tipo 1 com menos de 50% e o tipo 2 com mais de 50% de penetração no miométrio. Lesões do tipo 3 são totalmente intramurais, mas atingem o endométrio. Lesões do tipo 4 são intramurais e estão completamente envoltas pelo miométrio, sem extensão à serosa ou à superfície endometrial. Miomas subserosos do tipo 5 têm mais de 50%, enquanto miomas do tipo 6 têm menos de 50% de componente intramural. Miomas do tipo 7 são subserosos pediculados. Por sua vez, lesões transmurais são classificadas de acordo com sua relação com o endométrio e, a seguir, de acordo com sua relação com a serosa (registram-se os dois valores, separados por hífen). Por fim, miomas do tipo 8 são aqueles sem nenhuma relação com o miométrio, incluindo lesões cervicais e aquelas que acometem o ligamento largo sem conexão direta com o útero, também chamados "miomas parasitas".

Os miomas podem sofrer degenerações ao longo do tempo, classificadas como: hialina, gordurosa, hemorrágica, cística, necrobiose asséptica e calcificação. A necrobiose asséptica, também conhecida como "degeneração rubra ou vermelha", corresponde ao infarto hemorrágico do leiomioma e pode ser mais comumente observada no ciclo gravídico puerperal, na vigência de pílula anticoncepcional ou de análogos do hormônio liberador de gonadotrofina (GnRH). Outras variantes são o leiomioma mitoticamente ativo, o leiomioma celular ou hipercelular, o leiomioma bizarro, o tumor de musculatura lisa de potencial maligno indeterminado (*STUMP*), a leiomiomatose peritoneal e a intravascular.

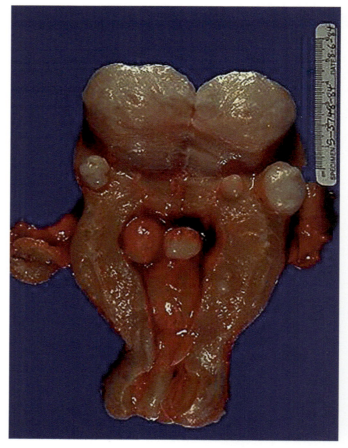

Figura 32.1 Útero com nódulos de miomas subserosos, intramurais e submucosos.

EPIDEMIOLOGIA

A idade é o principal fator de risco, com maior incidência entre 35 e 50 anos e regressão parcial dos miomas após a menopausa, seja natural, cirúrgica ou quimioterápica. A raça também é considerada fator predisponente, observando-se risco relativo 2 a 9 vezes maior nas negras em relação às brancas, com diagnóstico em idade mais jovem e tumores maiores, mais numerosos e mais sintomáticos. Os antecedentes familiares aumentam o risco em 2,2 vezes para mulheres com mãe e irmã com diagnóstico de mioma. A obesidade aumenta a incidência de mioma em 20% a cada 10 kg de ganho ponderal. Tal aumento pode ser justificado pela diminuição da síntese hepática de globulina ligadora de hormônios sexuais (SHBG) e o aumento de estrona circulante, em decorrência da conversão periférica de androstenediona pela aromatase do tecido adiposo.

Como fatores de proteção, podemos citar a paridade, com diminuição do risco de desenvolver mioma a cada gestação, reduzindo-se a 1/5 após cinco gestações; o uso de contraceptivo oral combinado, que reduz em 17% o risco de mioma a cada 5 anos de uso; e o tabagismo, que gera hipoestrogenismo, reduzindo em 18% o risco de mioma com o consumo de 10 cigarros/dia.

ETIOPATOGENIA E FISIOPATOLOGIA

Mutações somáticas no miométrio levam à perda de controle do crescimento celular, culminando com um novo fenótipo. A transformação neoplásica e o crescimento tumoral são graduais e progressivos e os nódulos em um mesmo útero têm origem monoclonal independente e comportamento biológico distinto. Trata-se de tumores hormônio-dependentes, nos quais estradiol e progesterona promovem o crescimento durante a menacme. Em contrapartida, a diminuição dos seus níveis circulantes promove a regressão. Sabe-se que a predisposição genética e a presença dos esteroides sexuais estão intimamente envolvidas na formação e no crescimento dos miomas e, cada vez mais, estudos têm buscado mostrar a relação entre mutações somáticas, hormônios sexuais, fatores de crescimento e citocinas na fisiopatologia dos miomas. No entanto, até o momento ainda permanece incerto se a ação dos esteroides sexuais está relacionada à iniciação neoplásica ou se somente promove o crescimento do tumor, que tem sua oncogênese desencadeada por outros mecanismos. Já se evidenciou maior expressão de receptores de estradiol e de progesterona no tecido tumoral quando comparado ao miométrio adjacente e, apesar de o estrogênio ser classicamente apontado como o responsável pelo crescimento do mioma, evidências bioquímicas, patológicas e clínicas demonstram que a progesterona tem um papel fundamental na proliferação tumoral. Enquanto o estradiol estimula a produção de componentes da matriz extracelular (colágeno, proteoglicanos e fibronectina), a progesterona aumenta a atividade mitótica e inibe a apoptose. Além disso, demonstrou-se que mulheres com expressão anômala dos receptores de progesterona (RP-A e RP-B), por meio do polimorfismo *Progins*, podem ter redução da capacidade de ligação e transcrição hormônio-mediada, com consequente menor ação da progesterona no miométrio e diminuição na incidência de miomas. Vê-se, dessa forma, o sinergismo entre estradiol e progesterona no estímulo da proliferação celular e do crescimento tumoral.

Alguns fatores de crescimento são expressos de forma aumentada no leiomioma, quando comparados ao miométrio adjacente. Destacamos o fator de crescimento epidermoide (EGF) e o fator de crescimento endotelial vascular (VEGF), cujas expressões no tumor são mediadas pelo estrogênio. A proteína Bcl-2, responsável pela inibição da apoptose celular, encontra-se expressa no leiomioma, e não no miométrio, enquanto o antígeno nuclear de proliferação celular (PCNA) e o antígeno associado à proliferação celular (Ki-67) também têm sua expressão aumentada no leiomioma e estão vinculados à presença da progesterona. A ação local dos esteroides sexuais, mediada pela ligação aos seus receptores, leva à ativação de proto-oncogenes, de fatores de crescimento e de seus receptores. Alterações estruturais e funcionais de antioncogenes e de genes reguladores do crescimento celular também são descritas e, ao final de toda a cadeia, tem-se a formação e o crescimento do leiomioma. Sabe-se, também, que aproximadamente 40% dos tumores apresentam anormalidades cromossômicas de surgimento tardio, que são provavelmente desencadeadas pela multiplicação celular exacerbada.

QUADRO CLÍNICO

Aproximadamente metade das pacientes são assintomáticas e, nesses casos, os leiomiomas são apenas achados de exame ginecológico ou ultrassonográfico. Por outro lado, quando sintomáticos, os miomas podem trazer importante impacto na qualidade de vida. As queixas mais frequentes são sangramento uterino anormal, dismenorreia secundária, sintomas compressivos gerados pelo aumento do útero, dor pélvica acíclica, dispareunia, sintomas urinários, sintomas gastrointestinais, infertilidade e abortamento.

Os miomas submucosos são, em sua maioria, responsáveis por quadros de sangramento uterino irregular (metrorragia). As erosões na superfície do nódulo, em decorrência do atrito com a parede endometrial, e sua eventual isquemia geram tal sangramento. Já os subserosos, em sua maioria, não geram sintomas. Quando volumosos, podem cursar com dor pélvica e sintomas de compressão extrínseca, como lombossacralgia, aumento da frequência urinária, noctúria, retenção ou incontinência urinária e até compressão ureteral, com comprometimento da função renal. Os miomas intramurais podem cursar com aumento da intensidade e/ou duração do fluxo menstrual. Tais achados podem ser explicados pelo aumento da cavidade uterina, pela menor contratilidade das fibras miometriais, prejudicadas pela presença do tumor, pela estase venosa endometrial e pelo aumento das prostaciclinas no endométrio, que causam vasodilatação e dificultam a formação de trombos.

Ocasionalmente, os miomas podem sofrer degeneração ou torção de nódulos pediculados, gerando dor pélvica aguda. As pacientes podem cursar com anemia, fadiga, astenia, taquicardia, dispneia, dor e edema de membros inferiores. Mais ainda, os miomas são causa de infertilidade em 5% dos casos, em especial os submucosos, devido à distorção da cavidade uterina e à condição inflamatória hostil do endométrio. Também podem estar relacionados a intercorrências obstétricas, com aumento da incidência de abortamento, trabalho de parto prematuro, restrição do crescimento intrauterino e apresentação fetal anômala.

DIAGNÓSTICO

O diagnóstico inicia-se na consulta médica, com base nos sintomas presentes. No exame físico, a palpação de tumor no hipogástrio, bocelado, de consistência fibroelástica e com alguma mobilidade laterolateral pode ser observada mediante massas volumosas. No toque vaginal, pode-se palpar o útero com volume aumentado e, no toque bimanual, confirmar tratar-se de tumor do corpo uterino quando os movimentos realizados no colo do útero e no fórnice vaginal são transmitidos ao tumor abdominal. Porém, deve-se lembrar que às vezes é difícil diferenciar leiomiomas subserosos de tumores ovarianos junto ao corpo do útero.

O diagnóstico diferencial deve ser feito com outras afecções ginecológicas, tais como adenomiose, adenomioma, pólipo endometrial, tumor anexial, endometriose, câncer de endométrio, sarcoma do útero e até gravidez.

Quanto aos exames de imagem, é sabido que a ultrassonografia ocupa lugar de destaque. Sua utilização tem grande valor para esclarecimento diagnóstico, seguimento e programação terapêutica. Ressonância nuclear magnética e histeroscopia também podem fornecer informações valiosas para a análise minuciosa, em especial quando se tem em mente o tratamento conservador em suas diversas modalidades.

Ultrassonografia

A ultrassonografia transvaginal ou transabdominal é o exame de imagem mais utilizado no estudo de miomas. Pode ser suficiente no acompanhamento de casos com conduta expectante, tratamento clínico ou mesmo para indicação e programação de tratamento cirúrgico definitivo, com histerectomia. O exame ultrassonográfico endovaginal tem melhor acurácia para os miomas intramurais e submucosos. Miomas subserosos, quando volumosos, podem ser melhor observados com associação da via transabdominal.

A ultrassonografia permite avaliar a morfologia e as dimensões do útero e do endométrio, além de caracterizar nódulos, padrão de vascularização tecidual pelo estudo doppler colorido e análise espectral das artérias uterinas pelo estudo doppler espectral.

Miomas geralmente se apresentam à ultrassonografia como nódulos hipoecogênicos e podem ter calcificações ou gerar tênues reforços acústicos, em casos de degeneração cística. Os contornos, bem ou mal definidos, ficam na dependência da pseudocápsula formada pelo edema e pela compressão do miométrio adjacente. Os miomas apresentam vascularização predominantemente periférica, por serem compostos por musculatura lisa, diferenciando-se dos adenomiomas (Figura 32.2).

Outra modalidade que pode ser utilizada é a ultrassonografia tridimensional, que consiste na realização de ultrassonografia com uma tecnologia que permite aquisição multiplanar e volumétrica, possibilitando reconstruir as imagens adquiridas em diferentes planos anatômicos (axial, sagital e coronal). Essa tecnologia tem várias aplicações na ginecologia, sendo um método eficaz no diagnóstico das malformações müllerianas, avaliação de dispositivos intrauterinos e diagnóstico de pólipos endometriais. Pode-se lançar mão da reconstrução tridimensional para obter um mapeamento dos miomas, bem como estudar a cavidade uterina, com ótima sensibilidade quando comparada ao método convencional. A histerossonografia é uma complementação que pode ser usada para avaliação de doenças focais da cavidade uterina, como pólipos e miomas submucosos, com possibilidade de mensuração da sua extensão miometrial, atingindo níveis de sensibilidade e especificidade próximos a 90%. Trata-se, entretanto, de técnica trabalhosa para o realizador e com certo desconforto para a paciente. Por isso, assim como pelo fato de outros exames fornecerem informações semelhantes, tem sido pouco utilizada.

Histeroscopia

É um procedimento que consiste na introdução de uma ótica fina pelo canal cervical, para avaliação da cavidade uterina, possibilitando a visão direta dos miomas submucosos, assim como de outras lesões ali localizadas. De acordo com a European Society of Gynecological Endoscopy (ESGE), os miomas submucosos são classificados em G0 (totalmente intracavitário), G1 ($\geq$ 50% intracavitário) e G2 (< 50% intracavitário), que correspondem aos tipos 0, 1 e 2, respectivamente, da FIGO (Figura 32.3). A histeroscopia deve ser realizada, de preferência, na primeira fase do ciclo menstrual, tendo elevada acurácia, com sensibilidade de 88 a 100% e especificidade próxima a 100%. Possibilita uma excelente avaliação endocavitária e dos nódulos submucosos, porém não permite a avaliação completa do eventual componente intramural e da distância entre o nódulo e a serosa, chamada "manto miometrial externo". Por isso, seus achados devem somar-se aos de outros exames, principalmente ultrassonografia ou ressonância magnética, para a programação terapêutica.

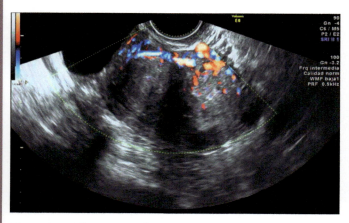

Figura 32.2 Ultrassonografia transvaginal mostrando o padrão de vascularização do leiomioma ao doppler.

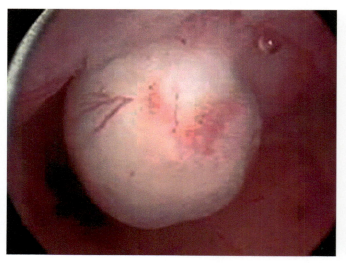

Figura 32.3 Visão histeroscópica de um leiomioma tipo 0 (totalmente intracavitário).

Ressonância nuclear magnética

Importante salientar que, quando se planeja tratamento cirúrgico conservador, outros exames de imagem tornam-se úteis, em especial a ressonância nuclear magnética. Atualmente, a ressonância é o método que possui melhor resolução, assim como a mais detalhada discriminação anatômica da pelve feminina. Encontra, contudo, limitação de uso devido, principalmente, ao custo para a execução do exame. Sua indicação, no momento, é para diferenciar tumores pélvicos e para avaliação pré-miomectomia ou embolização das artérias uterinas (EAU). Permite distinguir o mioma de outras afecções ginecológicas que por vezes coexistem, como adenomiose e endometriose, além de topografar, dimensionar e mesmo sugerir informações histológicas com acurácia de até 69%.

É um método que apresenta sensibilidade de 85 a 99% e especificidade de 91 a 94% no mapeamento e mensuração dos miomas, comparativamente a 69% e 87%, respectivamente, da ultrassonografia. Tem grande importância na avaliação de úteros volumosos (maiores que 375 cm^3), miomas múltiplos (cinco ou mais) ou de grandes dimensões, que geram sombra acústica posterior, dificultando a avaliação ultrassonográfica. Deve-se lembrar que todas essas vantagens da ressonância só são de fato percebidas quando se trabalha com um equipamento operando em alto campo magnético (1,5 tesla ou mais), que obtém imagens com elevada resolução espacial durante um curto tempo, reduzindo eventuais artefatos e melhorando o detalhamento da imagem.

Em 60% dos casos, os miomas possuem extensa hialinização, apresentando-se com baixo sinal em T2 e intensidade de sinal semelhante ou mais baixa que o miométrio nas sequências ponderadas em T1 (Figura 32.4). Os contornos podem ser regulares ou irregulares, variando de acordo com a rapidez de crescimento. É possível, em alguns casos, identificar um halo de hipersinal na periferia do nódulo, gerado pela combinação de vasos linfáticos comprimidos, veias dilatadas e edema, formando a chamada "pseudocápsula do mioma". Nódulos com alto grau de celularidade apresentam sinal hiperintenso nas sequências ponderadas em T2 (Figura 32.5). Tais características são decorrentes do menor conteúdo de colágeno e maior acúmulo de líquido, com espaços intersticiais abundantes.

Já os sarcomas costumam apresentar-se na ressonância como tumores volumosos, com limites mal definidos, áreas de tecido hemorrágico e necrótico, com sinal heterogêneo em T1, hipossinal em T2 e sem realce vascular após a infusão de contraste paramagnético nas áreas necróticas, porém com realce vascular nas áreas de expansão tumoral, geralmente periféricas. Seu aspecto se assemelha muito a um mioma com degeneração vermelha ou hemorrágica, podendo ter aspecto um pouco mais grosseiro. Outro dado será o crescimento contínuo e constantemente caracterizado durante os exames de controle.

A sequência de difusão DWI consiste em uma técnica funcional capaz de mensurar, em escalas numéricas e de cor, os movimentos randômicos e aleatórios das moléculas de água no tecido analisado. Diante da alta celularidade, mais frequente em tumor maligno, essas moléculas têm movimento reduzido e podem ser discriminadas e classificadas em diferentes velocidades. Pode-se lançar mão dessa técnica na suspeita de sarcoma uterino, observando-se graus mais acentuados de restrição à difusão. Porém, a falta de sinais patognomônicos de sarcoma, a dificuldade em diferenciá-lo do mioma degenerado e, principalmente, sua baixa incidência fazem com que, mesmo o melhor exame de imagem e com alta sensibilidade, mantenha baixa especificidade no diagnóstico desse tumor maligno.

TRATAMENTO CLÍNICO

A indicação do tratamento é individualizada e leva em consideração inúmeros fatores, como: sintomas, idade da paciente, número, tamanho e localização dos miomas, expectativa em relação ao futuro reprodutivo e desejo de preservar o útero, tratamentos prévios, além da coexistência de outras doenças. Habitualmente, as pacientes assintomáticas ou oligossintomáticas

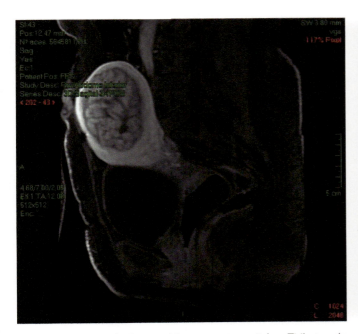

Figura 32.4 Ressonância magnética com corte sagital em T1, ilustrando nódulo uterino hipointenso em relação ao miométrio adjacente.

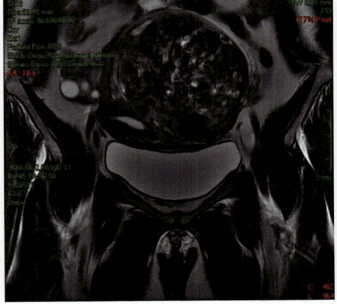

Figura 32.5 Ressonância magnética com corte coronal em T2, ilustrando nódulo uterino heterogêneo, com áreas hiperintensas no seu interior.

devem ser apenas acompanhadas clínica e ultrassonograficamente, para monitorar o surgimento de queixas, além do volume e do crescimento dos miomas e do útero.

O tratamento clínico pode ser indicado para controle do sangramento e da dor pélvica, como tratamento inicial ou mesmo a longo prazo, no caso de pacientes que têm risco cirúrgico elevado ou que não desejam ser submetidas a procedimentos. O tratamento medicamentoso pode ser dividido em não hormonal e hormonal. Entre a terapêutica não hormonal, citamos os anti-inflamatórios não hormonais (AINHs), que auxiliam no controle do sangramento menstrual, por inibir a síntese de prostaciclinas, diminuindo em cerca de 30% o sangramento uterino e aliviando muitas pacientes. Outra medicação a ser citada é o ácido tranexâmico antifibrinolítico, que pode ser utilizado isoladamente ou associado aos AINHs, inibindo a fibrinólise na superfície endometrial, com consequente redução do sangramento menstrual. Entre os hormonais, podemos citar os contraceptivos combinados e os progestagênios isolados, que também podem ser usados para controle do fluxo menstrual, com redução significativa do sangramento em boa parcela dos casos. O dispositivo intrauterino liberador de levonorgestrel (LNG-IUS) também pode ser de grande valia no tratamento clínico do mioma, reduzindo o fluxo menstrual, graças à ação do levonorgestrel sobre o endométrio. O LNG-IUS pode melhorar a qualidade de vida e os parâmetros hematológicos, mas também pode ter resultados limitados ou ser mal posicionado ou deslocado, devido à distorção da cavidade.

Os análogos agonistas do GnRH (a-GnRH) levam à redução dos esteroides sexuais circulantes e podem causar amenorreia e reduzir temporariamente o volume dos nódulos e do útero em até 50%. São administrados uma vez a cada 4 semanas ou em doses trimestrais. Seu resultado máximo é atingido, em geral, entre 8 e 12 semanas. No entanto, logo após sua suspensão, os miomas retornam aos padrões prévios. Os efeitos adversos dos a-GnRH são provenientes do hipoestrogenismo, com sintomas vasomotores, alteração do humor, ressecamento vaginal e redução da densidade mineral óssea, em especial se utilizados por mais de 6 meses. Os a-GnRH podem ser indicados no pré-operatório de miomectomias, em geral entre 2 e 3 meses antes do procedimento, buscando-se melhora dos níveis de hemoglobina e redução do volume tumoral, com diminuição do sangramento intraoperatório. Porém, como não mudam resultados a médio e longo prazos e têm efeitos colaterais consideráveis, seu uso é pouco frequente e fica reservado à avaliação caso a caso, considerando prós e contras.

Tendo em vista o crescimento dos miomas estar relacionado à ação da progesterona, estudos recentes analisam o uso dos moduladores seletivos dos receptores de progesterona (SPRMs) no tratamento clínico dessa afecção. Dentre as substâncias estudadas, destaca-se o acetato de ulipristal, que, além de agir nos receptores miometriais e endometriais, inibe a ovulação, sem efeito significativo nos níveis de estradiol. Ainda, os mecanismos relacionados à redução volumétrica dos leiomiomas mediados por essa medicação estão relacionados à inibição da proliferação celular, indução da apoptose e facilitação da reorganização da matriz extracelular.

A administração oral do acetato de ulipristal, nas doses de 5 ou 10 mg/dia, causa redução significativa no volume do mioma, bem como controle do sangramento excessivo, sem suprimir os níveis séricos de estradiol e, portanto, reduz a incidência dos efeitos adversos observados com os a-GnRH. Assim, o acetato de ulipristal mostrou-se eficaz para uso pré-operatório.

Dentre os efeitos colaterais observados, destaca-se a elevação de creatinofosfoquinase (CPK), sem eventos cardiovasculares associados e com regressão espontânea no seguimento. Os SPRMs foram associados a mudanças no tecido endometrial, também com regressão espontânea após cessado o tratamento. No entanto, um alerta foi lançado pela agência reguladora europeia, devido a relatos de hepatotoxicidade grave, incluindo casos com necessidade de transplante hepático. Como tal medicação, todavia, não se encontra disponível no Brasil, aguardamos mais informações em relação ao seu perfil de segurança.

TRATAMENTO CIRÚRGICO

O tratamento cirúrgico é dividido em conservador ou definitivo. A miomectomia é o tratamento conservador, enquanto o definitivo é representado pela histerectomia.

Histerectomia

A histerectomia é o tratamento definitivo para o leiomioma uterino, apresentando eficácia estabelecida e resultados favoráveis à qualidade de vida. Não afeta adversamente a função sexual e, naquelas com queixas a respeito, melhora a satisfação sexual, por diminuição de sangramentos inadvertidos e dispareunia. A histerectomia deve ser acompanhada da remoção das tubas uterinas (salpingectomia oportuna). A remoção dos ovários é indicada apenas, eventualmente, em situações de doença ovariana associada ou situações claras de risco, como histórico pessoal e familiar e/ou mutações *BRCA1* e *BRCA2*, com risco elevado para câncer de ovário. Portanto, preconiza-se histerectomia com salpingectomia bilateral, o que reduz o risco de câncer de ovário, mesmo com a manutenção das gônadas.

Levando-se em consideração fatores como idade da paciente, hábitos sexuais e histórico de rastreamento e/ou lesões cervicais, pode-se decidir com a paciente pela histerectomia total ou subtotal. Ensaios clínicos demonstram que, nas cirurgias abertas (por laparotomia), a histerectomia subtotal associa-se a menor tempo cirúrgico, menor sangramento intraoperatório, menor incidência de febre no pós-operatório e alta precoce. Porém, até 7% das mulheres podem manter sangramento cíclico no período pós-operatório. Quanto ao suporte do assoalho pélvico, assim como função sexual, urinária e intestinal, não há diferenças entre a histerectomia total e a subtotal. A incidência de câncer cervical em colo residual pós-histerectomia subtotal situa-se entre 0,3 e 1,9%, sendo raro naquelas que fazem exames preventivos periódicos, devido à possibilidade de tratamento das lesões pré-malignas. Por fim, a histerectomia subtotal pode ser uma opção diante de dificuldade intraoperatória, com importantes aderências de bexiga ou intestinais, ou em indicações com necessidade de procedimento rápido e resolutivo, como em pacientes com valores de hemoglobina limítrofes ou em obesas com pelve profunda.

A histerectomia pode ser realizada por via vaginal ou abdominal, por técnica laparotômica, laparoscópica ou laparoscópica robô-assistida. Os acessos laparoscópico e laparoscópico robô-assistido (Figura 32.6) podem ser considerados quando o útero é pouco móvel ou de difícil manejo e se há fatores de risco para lesões inadvertidas de outras estruturas ou insucesso técnico da via vaginal, como doença inflamatória pélvica, endometriose, aderências densas, doença anexial ou importantes distorções anatômicas. A laparoscopia oferece vantagens em comparação à cirurgia aberta, tais como menor perda sanguínea,

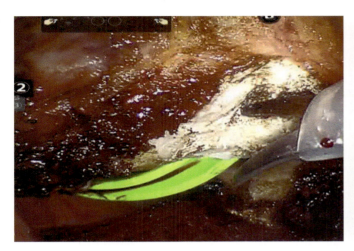

Figura 32.6 Colpotomia posterior em histerectomia laparoscópica robô-assistida, com exposição do manipulador uterino e seu delineador de fundo vaginal.

menor tempo de internação, menor tempo de recuperação pós-operatória, menor taxa de infecção e maior satisfação da paciente. No entanto, a laparotomia também oferece bons resultados de segurança, resolução e satisfação a longo prazo. Vale destacar que, caso o útero necessite ser fragmentado para sua extração laparoscópica ou vaginal, tal fragmentação deve ser feita dentro de sacos protetores ou sem contato com a cavidade peritoneal, a fim de reduzir o risco de disseminação e implante tumoral.

Embora a histerectomia laparoscópica tenha evoluído de maneira substancial, inclusive com o aprimoramento tecnológico contínuo, diversos autores demonstram que a via vaginal (Figura 32.7) se vincula a menor tempo cirúrgico, quando bem indicada. Não parece haver, entretanto, diferenças nas taxas de complicações intra e pós-operatórias imediatas ou tardias, e o uso de analgésicos, assim como a recuperação pós-cirúrgica, são semelhantes nas duas técnicas, o que permite considerar a histerectomia vaginal como uma excelente opção minimamente invasiva, quando plausível, para o tratamento do leiomioma.

A laparotomia está indicada em casos de úteros muito volumosos (Figura 32.8), assim como quando há condições clínicas e cardiovasculares da paciente que podem ser agravadas pelo

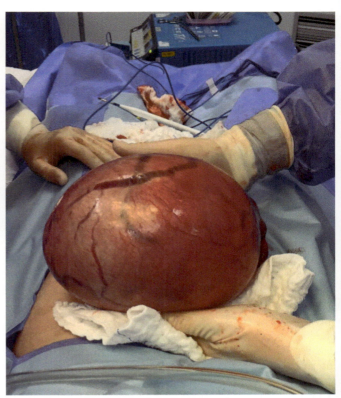

Figura 32.8 Útero de grandes dimensões em histerectomia laparotômica.

pneumoperitônio ou pela posição ginecológica ou de Trendelenburg. Nesses casos, a via a céu aberto possibilita dissecção adequada, com exploração de todo o abdome, e remoção rápida e eficaz da peça, evitando prolongamento do tempo cirúrgico e complicações associadas. O índice de complicações intraoperatórias da histerectomia, como trauma de ureter, vesical ou de alças intestinais, é baixo, cerca de 1 a 2%, independentemente da via cirúrgica. Deve-se destacar também a necessidade de capacitação e treinamento da equipe cirúrgica em todas as modalidades e a avaliação criteriosa de cada caso, buscando a melhor via mediante particularidades de cada paciente. Sempre que possível, a via menos invasiva deve ser indicada, porém por vezes a laparotomia é imprescindível.

Miomectomia

Consiste na exérese cirúrgica dos miomas com manutenção do útero, preservando a função menstrual e possibilitando, muitas vezes, gravidez futura. A miomectomia múltipla é um procedimento complexo e de maior tempo cirúrgico que a histerectomia, com maior potencial de sangramento, mais formação de aderências e maior risco de complicações, enquanto a retirada de nódulo único costuma ser mais simples e tem menor chance de recidiva. Diferentes vias e técnicas podem ser utilizadas para a realização da miomectomia. A individualização de cada caso é fundamental, considerando-se a localização e o tamanho do mioma. A miomectomia histeroscópica, por exemplo, costuma ser a opção para o tratamento do leiomioma submucoso. A miomectomia vaginal, por sua vez, é reservada para a exérese de leiomioma parido, pela torção do seu pedículo, assim como a retirada de nódulos cervicais intravaginais. A laparotomia e a laparoscopia, convencional ou robô-assistida, são as vias de

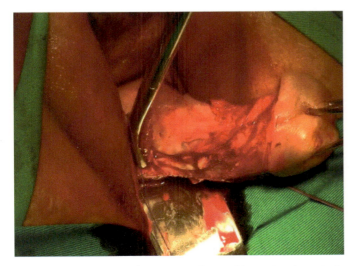

Figura 32.7 Exposição do corpo uterino em histerectomia vaginal.

acesso para o tratamento dos miomas intramurais e/ou subserosos, devendo-se proceder sempre com minuciosa avaliação e mapeamento do útero, para caracterização do número, tamanho e localização dos nódulos, além da mobilidade uterina e das condições pélvicas eventualmente associadas, como a presença de outras enfermidades.

Devemos ressaltar que a miomectomia, assim como outros tratamentos conservadores, nem sempre corresponde ao tratamento definitivo, já que a taxa de recorrência se mantém ao redor de 25% em 10 anos, com indicação de histerectomia em 8% das pacientes.

Os índices de gestação pós-miomectomia em pacientes previamente inférteis situam-se ao redor de 50%, com cerca de 70% para aquelas pacientes sem outros fatores de infertilidade e 33 a 45% para casais com outros fatores associados, femininos ou masculinos, sendo 39% dessas gestações com o uso de reprodução assistida. A taxa de abortamento é de 20%, semelhante à da população geral.

Miomectomia laparoscópica

Estudo comparando a laparoscopia com a minilaparotomia quanto a viabilidade, segurança, morbidade e chance de gravidez mostrou menores morbidade, perda sanguínea e tempo de internação, com maior taxa de gravidez no grupo submetido à laparoscopia. O índice de complicações foi semelhante e o tempo cirúrgico foi pouco maior na laparoscopia, comparativamente à laparotomia.

O número de nódulos e a sua localização são fatores na escolha do acesso laparoscópico. Tumores com maior diâmetro de até 7 a 10 cm, únicos ou acompanhados de até quatro a seis nódulos menores, provavelmente poderão ser tratados por laparoscopia. Úteros acima de 600 cm^3 e nódulos acima de 10 cm são fatores de risco para complicações na miomectomia laparoscópica. No entanto, tais características e limites não constituem uma regra, de forma que a decisão vai depender também das condições da paciente, assim como da experiência da equipe cirúrgica e da disponibilidade de instrumentos adequados. O advento da cirurgia robótica (laparoscopia robô-assistida) pode estender as indicações laparoscópicas, principalmente pela facilitação da sutura endoscópica, com movimentos intuitivos e articulados das pinças robóticas.

Preconiza-se restrição ao uso excessivo da eletrocoagulação, para não prejudicar a cicatrização miometrial, preferindo-se, sempre que possível, a hemostasia com pontos de sutura, e recomenda-se atenção reforçada à qualidade dessa sutura, com tensão adequada em quantos planos forem necessários, a fim de reduzir o risco de rompimento de cicatriz cirúrgica em gravidez futura. Prática e treinamento adequados em sutura laparoscópica se fazem fundamentais (Figura 32.9). Avanços tecnológicos, como a plataforma cirúrgica robótica e os fios de sutura farpados, podem auxiliar na execução dessa tarefa, que é tecnicamente complexa e trabalhosa e, ao mesmo tempo, crucial para o bom resultado cirúrgico. Outra questão diz respeito ao uso do morcelador eletromecânico, que apresenta riscos inerentes à técnica. Um deles é a disseminação inadvertida de células malignas na eventualidade de diagnóstico incidental de sarcoma em cirurgia para mioma, com risco de 0,3%. A fragmentação do mioma de maneira desprotegida na cavidade também pode levar ao surgimento de miomas parasitas, localizados no omento, intestino ou peritônio. Por fim, há risco de lesões viscerais e vasculares pela lâmina cortante e giratória do instrumento. Com o propósito de minimizar esses riscos, além do manuseio cuidadoso do morcelador, tem-se buscado alternativas mais seguras para a remoção de tecidos e peças cirúrgicas de médias ou grandes dimensões. Nesse sentido, temos optado pelo uso de sacos de contenção para o morcelamento protegido e pela fragmentação a frio, por via vaginal (colpotomia) ou abdominal (incisão de 2 a 3 cm).

Miomectomia laparotômica

A miomectomia por laparotomia tem sua indicação principal nos casos de nódulos muito grandes e/ou numerosos (Figura 32.10), ou ainda quando há limitação por experiência da equipe cirúrgica ou falta de equipamento adequado, com chance de sangramento excessivo, sutura inadequada e tempo cirúrgico muito longo, o que anula as vantagens da laparoscopia.

Vale destacar que, em casos complexos, independentemente da via de escolha, podemos lançar mão de técnicas para reduzir o sangramento intra e pós-operatório, como antifibrinolítico endovenoso, infusão de vasopressina intramiometrial, aplicação de misoprostol por via retal, garroteamento cervical, oclusão temporária das artérias uterinas e/ou ligamento útero-ovariano e aplicação de hemostáticos.

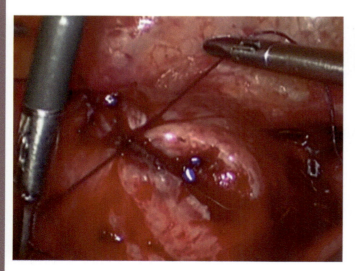

Figura 32.9 Sutura do leito de exérese tumoral, etapa crítica para o sucesso da miomectomia laparoscópica.

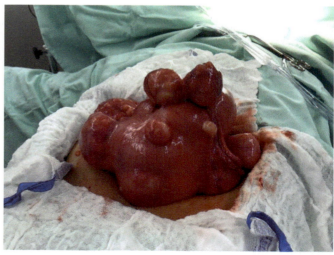

Figura 32.10 Miomectomia laparotômica em caso de miomas múltiplos e volumosos.

Miomectomia histeroscópica

Constitui a principal via de acesso para tratamento dos nódulos submucosos. Há melhora dos sintomas em mais de 90% das pacientes, com recidiva abaixo de 5% em 36 meses. Miomectomias incompletas podem ocorrer em casos de sobrecarga hídrica, sangramento excessivo ou quando o nódulo tem grandes dimensões e chega próximo à serosa, com chance de perfuração uterina. Nessa situação, pode-se realizar o procedimento em dois tempos, com uma nova histeroscopia em 2 a 3 meses, para concluir a miomectomia.

A técnica usada para a realização da miomectomia histeroscópica envolve o fatiamento do mioma e sua enucleação, em que se usa o ressectoscópio com energia monopolar ou, de preferência, bipolar (Figura 32.11).

Como complicações, deve-se apontar em primeiro lugar aquelas relacionadas à sobrecarga hídrica. Essa pode ocorrer quando o meio líquido de distensão da cavidade uterina é absorvido em grande quantidade e entra no sistema vascular rapidamente, em especial mediante cirurgias prolongadas ou quando se utiliza meio hipotônico, como manitol, sorbitol ou glicina, necessários para uso da corrente monopolar. Nessas situações, há risco aumentado de hiponatremia, hipo-osmolaridade, insuficiência cardíaca congestiva, edema agudo de pulmão, edema cerebral e arritmia cardíaca. A distensão da cavidade uterina com soro fisiológico e a utilização de energia bipolar diminui o risco de sobrecarga hídrica, bem como de complicações osmóticas e desequilíbrios hidroeletrolíticos, mas não os elimina. O controle do balanço hídrico durante e após o procedimento é sempre importante e o procedimento deve ser suspenso se o déficit estiver em 1.500 mℓ para meio hipotônico ou 2.500 mℓ para soro fisiológico. Deve-se monitorar atentamente as condições clínicas da paciente durante todo o transoperatório. O uso de baixos níveis de pressão para distensão da cavidade, ao redor de 80 mmHg, também é uma estratégia para diminuir o risco de sobrecarga hídrica. Se detectada intoxicação, interrompe-se o ato cirúrgico e inicia-se restrição hídrica, administração de diurético de alça (furosemida), oxigenação e reversão do distúrbio hidroeletrolítico.

Outra possível complicação é a perfuração uterina e a passagem de corrente elétrica. Trata-se de uma complicação grave, que pode ter repercussões sistêmicas importantes. É mais frequente durante a ressecção de leiomioma do tipo 2. Embora o eletrodo de corrente bipolar seja mais seguro que o monopolar, não é isento de tal complicação e, mediante tal evento, pode haver lesões de alças intestinais ou bexiga. Nessa situação, deve-se realizar uma laparoscopia, para avaliar a gravidade da lesão e repará-la adequadamente.

Também pode ocorrer sangramento excessivo durante o procedimento. Mediante a insuficiência da coagulação histeroscópica no leito cirúrgico, pode-se lançar mão de um cateter de Foley na cavidade uterina, inflando-o por 6 a 12 horas. Alternativamente, uma gaze impregnada com vasoconstritor também pode ser utilizada para controle do sangramento.

EMBOLIZAÇÃO DAS ARTÉRIAS UTERINAS

Trata-se de técnica radiointervencionista endovascular para tratamento conservador de leiomiomas sintomáticos e consiste na oclusão da irrigação sanguínea para os miomas, por meio da injeção de micropartículas (microesferas, álcool polivinílico ou esponjas), que tem como objetivo a obstrução do fluxo sanguíneo arterial no leito tumoral, levando à necrose e à redução volumétrica dos tumores (Figuras 32.12 e 32.13). Apresenta resultados positivos, com alívio de sintomas a curto prazo em 75 a 90% dos casos, porém apresenta 25% de reintervenções por recorrência em até 10 anos, que é maior quanto mais nova a paciente.

Como indicações da EAU, podemos citar a falha de tratamentos prévios, recidivas, pacientes sem condições para tratamentos cirúrgicos, assim como aquelas que optam pelo procedimento como primeira escolha. Em pacientes com desejo reprodutivo, o procedimento pode ser indicado quando não for possível a realização da miomectomia. Na seleção de candidatas à embolização, é necessário levar em conta alguns aspectos. Miomas submucosos são mais propensos à expulsão pós-procedimento, causando dor abdominal intensa, sangramento vaginal, risco de infecção na cavidade uterina e risco de histerectomia. Miomas subserosos, por sua vez, têm o risco de desprendimento

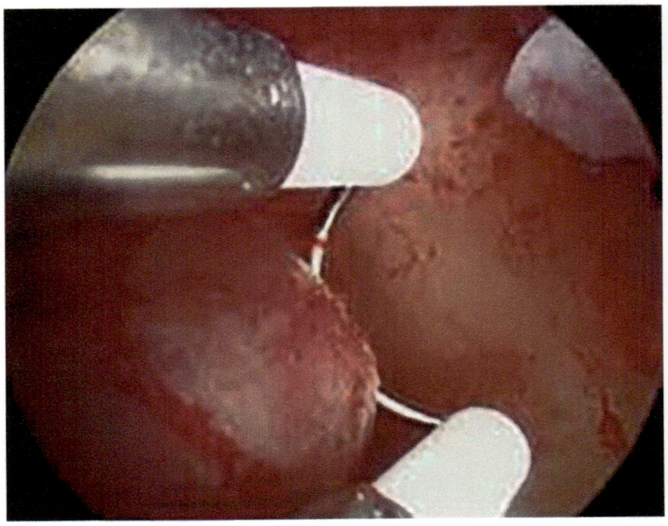

Figura 32.11 Técnica de fatiamento durante miomectomia histeroscópica.

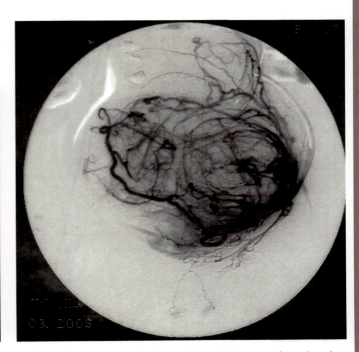

Figura 32.12 Arteriografia de artéria uterina esquerda, pré-embolização.

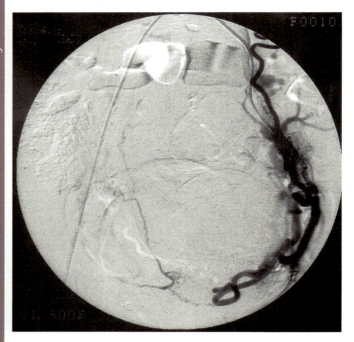

Figura 32.13 Arteriografia de artéria uterina esquerda, pós-embolização.

do útero, além de provável formação de aderências abdominopélvicas, devido à necrose em sua superfície. Falha de tratamento parece ocorrer mais frequentemente nos casos com adenomiose associada.

São contraindicações a presença de infecção geniturinária ativa, a suspeita ou confirmação de neoplasia maligna ginecológica, imunossupressão, arteriopatia grave, alergia ao contraste iodado, doenças autoimunes ativas, nódulos pediculados (tipos 0 e 7), doença renal crônica, coagulopatias ou uso de anticoagulantes e gravidez. As possíveis complicações são aquelas relacionadas à arteriografia (hematomas, lesão e trombose arterial, reação anafilática ao contraste) ou à embolização (dor abdominal, endometrite, piometra, necrose séptica, febre, mialgia, amenorreia e falência ovariana prematura).

A literatura mostra melhora significativa dos sintomas pós-procedimento. A redução do sangramento uterino anormal acontece em 90 a 92% das pacientes depois de 12 meses de seguimento e os sintomas compressivos regridem em 88 a 96% nesse mesmo período. Estudos mostram taxas de gestação de até 40% após embolização, porém sem diferenciar casais previamente férteis de inférteis, o que compromete a interpretação dos resultados. A paciente deve ser esclarecida de que há risco de amenorreia e também de falência ovariana prematura, assim como de histerectomia, diante de complicações do procedimento. Além disso, há aumento da taxa de abortamento em gestações pós-embolização. Já sua utilização como técnica adjuvante prévia à miomectomia, reduzindo volume tumoral e sangramento intraoperatório, pode ser útil, mas apenas em casos selecionados.

Apesar de reduzir o volume tumoral, com a redução da vascularização uterina, a embolização pode, por outro lado, comprometer a irrigação endometrial, prejudicando a nidação e o desenvolvimento da gestação. Além disso, complicações infecciosas e expulsão transcervical de miomas submucosos podem levar à endometrite, inclusive com necessidade de histerectomia, comprometendo definitivamente o futuro reprodutivo da mulher. A migração de esferas para a circulação ovariana, por sua vez, pode gerar perda da reserva ovariana pós-embolização, com eventual falência gonadal em casos extremos, embora haja autores que não encontraram evidências de prejuízo ovariano significativo em mulheres com menos de 40 anos.

Por esses motivos, em mulheres com desejo reprodutivo, a embolização permanece como segunda linha e a miomectomia segue como padrão-ouro para pacientes que desejam engravidar. A EAU pode ser uma alternativa para casos complexos, de difícil execução, com anatomia comprometida e risco considerável de histerectomia diante de outros procedimentos.

ABLAÇÃO DE MIOMAS POR RADIOFREQUÊNCIA

A radiofrequência pode ser aplicada por meio de uma agulha inserida no tumor e guiada por ultrassonografia, por via laparoscópica, transcervical ou transvaginal, sendo a última disponível no Brasil (Figura 32.14). Assim, por via minimamente invasiva e sem incisões, aplica-se radiofrequência intratumoral, causando aumento da temperatura na área central para aproximadamente 90 °C e levando à necrose coagulativa nos arredores, com distribuição radial. Trata-se de alternativa terapêutica para nódulos FIGO 2, 3 e 4, com até 7 cm no maior diâmetro, tendo melhores resultados naqueles com até 4 cm e em úteros com até três miomas a serem tratados, com melhora relevante da qualidade de vida e redução dos sintomas e do volume tumoral de até 80% em alguns casos. Quanto aos resultados reprodutivos, revisão sistemática recente é favorável, com gestações a termo, alto índice de parto normal e poucas complicações, porém com poucos casos relatados. Por isso, aguardamos evidências mais robustas e controladas.

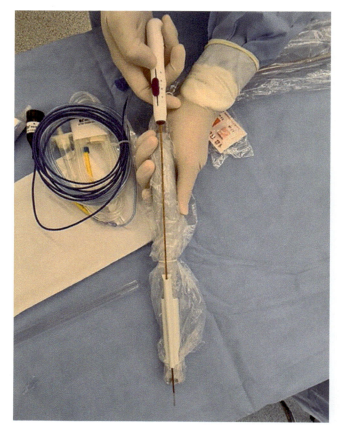

Figura 32.14 Transdutor transvaginal e agulha para aplicação de radiofrequência intratumoral.

MIÓLISE POR ULTRASSOM FOCALIZADO DE ALTA INTENSIDADE (HIFU) GUIADO POR RESSONÂNCIA MAGNÉTICA

Outra alternativa conservadora para o tratamento do mioma uterino é a aplicação de ultrassom focalizado guiado por ressonância magnética, método que emprega feixes ultrassônicos de alta intensidade (500 a 700 W/cm²) direcionados a determinado ponto por poucos segundos, aumentando a temperatura no tecido-alvo (de 55 a 90 °C), com consequente necrose de coagulação. Alguns autores demonstram melhora significativa dos sintomas em 50% até 1 ano. Entretanto, há eventual necessidade de complementação com tratamento cirúrgico em 21% das pacientes avaliadas. Os efeitos colaterais foram leves e giraram em torno de febre, dor abdominal, náusea, dor lombar ou em membros inferiores, infecção urinária ou genital, além da possibilidade de queimaduras na pele, principalmente em cicatrizes. A proximidade com o intestino e a bexiga requer atenção dobrada, pelo risco de lesão térmica. Até o momento, não se sabe de maneira consistente se pode prejudicar o miométrio adjacente, por isso seu uso não é indicado como primeira opção para mulheres com desejo reprodutivo. Temos também que levar em conta o tempo para a execução da miólise tumoral e a viabilidade de tratar vários nódulos durante o mesmo procedimento sem prolongá-lo demais, assim como a necessidade de múltiplas sessões para o tratamento completo.

REFERÊNCIAS BIBLIOGRÁFICAS

ANDERSEN, J.; BARBIERI, R. L. Abnormal gene expression in uterine leiomyomas. *The Journal of the Society for Gynecologic Investigation*, v. 2, n. 5, p. 663-672, 1995.

AKINOLA, O. I. *et al*. Uterine artery ligation for management of uterine fibroids. *The International Journal of Gynecology & Obstetrics*, v. 91, n. 2, p. 137-140, 2005.

BARBIERI, R. L. *et al*. Uterine leiomyomas: the somatic mutation theory. *Seminars in Reproductive Medicine*, v. 10, p. 301, 1992.

BONDUKI, C. E. (org.). *Embolização das artérias uterinas*. São Caetano do Sul, SP: Yendis Editora, 2010.

BORAH, B. J. *et al*. The impact of uterine leiomyomas: a national survey of affected women. *American Journal of Obstetrics and Gynecology*, v. 209, n. 4, 319.e1-319.e20, 2013.

BRADLEY, S. H. *et al*. Laparoscopic miomectomy for symptomatic uterine myomas. *Fertility and Sterility*, v. 83, n. 1, p. 1-23, 2005.

BRUNO, J. *et al*. Recovery after uterine artery embolization for leiomyomas: a detailed analysis of its duration and severity. *Journal of Vascular and Interventional Radiology*, v. 15, n. 8, p. 801-807, 2004.

BUTTRAM JR., V. C.; REITER, R. C. Uterine leiomyomata: etiology, symptomatology, and management. *Fertility and Sterility*, v. 36, v. 4, p. 433-445, 1981.

DONNEZ, J. *et al*. Ulipristal acetate versus placebo for fibroid treatment before surgery. *The New England Journal of Medicine*, v. 366, n. 5, p. 409-420, 2012.

EPSTEIN, J. H.; NEJAT, E. J.; TSAI, T. Parasitic myomas after laparoscopic myomectomy: case report. *Fertility and Sterility*, v. 91, n. 3, 932.e13-4, 2009.

EZZEDINE, D.; NORWITZ, E. R. Are women with uterine fibroids at increased risk for adverse pregnancy outcome? *Clinical Obstetrics and Gynecology*, v. 59, n. 1, p. 119-127, 2016.

FLEISCHER, A. C.; SHAPPELL, H. W. Color Doppler sonohysterography of endometrial polyps and submucosal fibroids. *Journal of Ultrasound in Medicine*, v. 22, n. 6, p. 601-604, 2003.

GOMES, M. T. *et al*. The progesterone receptor gene polymorphism, PROGINS, may be a factor related to the development of uterine fibroids. *Fertility and Sterility*, v. 87, n. 5, p. 1116-1121, 2007.

GOMES, M. T. V. *et al*. Análise da patogênese do leiomioma do útero. *Revista Femina*, v. 34, n. 6, p. 381-387, 2006.

GOMES, M. T. V. *et al*. Doenças do corpo do útero - Leiomiomas. *In*: SARTORI, M. H. F.; SUN, S. Y. (ed.). *Saúde da mulher*. São Paulo: Elsevier, 2013. p. 177.

HANAFI, M. Ultrasound diagnosis of adenomyosis, leiomyoma, or combined with histopathological correlation. *Journal of Human Reproductive Sciences*, v. 6, n. 3, p. 189-193, 2013.

HARMANLI, O. H.; KHANDELWAL, M. Transvaginal uterine artery ligation in a woman with uterine leiomyomas: a case report. *Journal of Reproductive Medicine*, v. 48, n. 5, p. 384-386, 2003.

HURST, B. S.; MATTHEWS, M. L.; MARSHBURN, P. B. Laparoscopic myomectomy for symptomatic uterine myomas. *Fertility and Sterility*, v. 83, n. 1, p. 1-23, 2005.

ISLAM, M. S. *et al*. Uterine leiomyoma: available medical treatments and new possible therapeutic options. *The Journal of Clinical Endocrinology and Metabolism*, v. 98, n. 3, p. 921-934, 2013.

JOHNSON, N. *et al*. Surgical approach to hysterectomy for benign gynaecological disease. *Cochrane Database of Systematic Reviews*, n. 2, CD003677, 2006.

KAUMP, G. R.; SPIES, J. B. The impact of uterine artery embolization on ovarian function. *Journal of Vascular and Interventional Radiology*, v. 24, n. 4, p. 459-467, 2013.

KOVAC, S. R. Guidelines to determine the route of hysterectomy. *Obstetrics and Gynecology*, v. 85, n. 1, p. 18-22, 1995.

KOVAC, S. R. *et al*. Guidelines for the selection of the route of hysterectomy: application in a resident clinic population. *American Journal of Obstetrics and Gynecology*, v. 187, n. 6, p. 1521-1527, 2002.

LIU, W. M. *et al*. Laparoscopic bipolar coagulation of uterine vessels: a new method for treating symptomatic fibroids. *Fertility and Sterility*, v. 75, n. 2, p. 417-422, 2001.

LOPES, R. G. C. *et al*. Comparative study between the hysteroscopic and hystological diagnosis of patients with abnormal uterine bleeding during menacme. *Einstein*, v. 4, n. 3, p. 187-191, 2006.

MATSUO, H.; MARUO, T.; SAMOTO, T. Increased expression of Bcl-2 protein in human uterine leiomyoma and its up-regulation by progesterone. *The Journal of Clinical Endocrinology and Metabolism*, v. 82, n. 1, p. 293-299, 1997.

MCLUCAS, B.; VOORHEES, W. D. 3rd; CHUA, K. J. Anti Müllerian hormone levels before and after uterine artery embolization: a preliminary report. *Minimally Invasive Therapy and Allied Technologies*, v. 24, n. 4, p. 242-245, 2015.

MENCAGLIA, L. *et al*. *Manual of hysteroscopy*: diagnostic, operative and office hysteroscopy. Tuttlingen: Endo-Press, 2013.

MITTL JR, R. L.; YEH, I. T.; KRESSEL, H. Y. High-signal-intensity rim surrounding uterine leiomyomas on MR images: pathologic correlation. *Radiology*, v. 180, n. 1, p. 81-83, 1991.

MUNRO, M. G. *et al*. FIGO classification system (PALM-COEIN) for causes of abnormal uterine bleeding in nongravid women of reproductive age. *The International Journal of Gynecology and Obstetrics*, v. 113, n. 1, p. 3-13, 2011.

MURASE, E. *et al*. Uterine leiomyomas: histopathologic features, MR imaging findings, differential diagnosis, and treatment. *Radiographics*, v. 19, n. 5, p. 1179-1197, 1999.

NAVID, S. *et al*. Impact of leiomyoma in pregnancy. *Journal of Ayub Medical College Abbottabad*, v. 24, n. 1, p. 90-92, 2012.

OKUDA, S. *et al*. Semiquantitative assessment of MR imaging in prediction of efficacy of gonadotropin-releasing hormone agonist for volume reduction of uterine leiomyoma: initial experience. *Radiology*, v. 248, n. 3, p. 917-924, 2008.

OLIVE, D. L.; LINDHEIM, S. R.; PRITTS, E. A. Conservative surgical management of uterine myomas. *Obstetrics and Gynecology Clinics of North America*, v. 33, n. 1, p. 115-124, 2006.

POLIN, M.; HUR, H. C. Radiofrequency ablation of uterine myomas and pregnancy outcomes: an updated review of the literature. *Journal of Minimally Invasive Gynecology*, v. 29, n. 6, p. 709-715, 2022.

RODRIGUES, C. J. *et al*. Epidemiologia do mioma uterino. In: BOZZINI, N. (ed.). *Leiomioma uterino*. São Paulo: PlanMark, 2007. 234p.

RODRIGUES DE LIMA, G. *et al*. Leiomiomas. *In*: RODRIGUES DE LIMA, G. (ed.). *Ginecologia clínica*. São Paulo: Atheneu, 2015. p. 193-199.

ROSSETTI, A. *et al*. Long-term results of laparoscopic myomectomy: recurrence rate in comparison with abdominal myomectomy. *Human Reproduction*, v. 16, n. 4, p. 770-774, 2001.

RYU, R. K. Uterine artery embolization: current implications of embolic agent choice. *Journal of Vascular and Interventional Radiology*, v. 16, p. 1419-1422, 2005.

SANTALLA-HERNANDEZ, A. *et al*. Efficacy, complications, and factors predictive of response to treatment with transvaginal radiofrequency ablation for symptomatics uterine myomas. *Journal of Minimally Invasive Gynecology*, v. 29, n. 6, p. 743-752, 2022.

SILVA, B. A. *et al*. Case-control study of laparoscopic versus abdominal myomectomy. *Journal of Laparoendoscopic & Advanced Surgical Techniques and Videoscopy*, v. 10, n. 4, p. 191-197, 2000.

SIMON, J. A. *et al.* Ulipristal acetate for treatment of symptomatic uterine leiomyomas: a randomized controlled trial. *Obstetrics and Gynecology*, v. 131, n. 3, p. 431-439, 2018.

SIMPSON JR, W. L.; BEITIA, L. G.; MESTER, J. Hysterosalpingography: a reemerging study. *Radiographics*, v. 26, n. 2, p. 419-431, 2006.

SPIES, J. B. *et al.* Spherical polyvinyl alcohol versus tris-acryl gelatin microspheres for uterine artery embolization for leiomyomas: results of a limited randomized comparative study. *Journal of Vascular and Interventional Radiology*, v. 16, n. 11, p. 1431-1437, 2005.

SPIES, J. B. *et al.* Uterine artery embolization for leiomyomata. *Obstetrics and Gynecology*, v. 98, n. 1, p. 29-34, 2001.

STEWART, E. A. *et al.* Focused ultrasound treatment of uterine fibroid tumors: safety and feasibility of a noninvasive thermoablative technique. *American Journal of Obstetrics and Gynecology*, v. 189, n. 1, p. 48-54, 2003.

TENA ALAVEZ, G. *et al.* Hysteroscopic myomectomy. Surgical management. Presentation of a case. *Ginecología y Obstetricia de México*, v. 62, p. 381-383, 1994.

WALKER, W.; GREEN, A.; SUTTON, C. Bilateral uterine artery embolisation for myomata: results, complications and failures. *Minimally Invasive Therapy and Allied Technologies*, v. 8, n. 6, p. 449-454, 1999.

WEINTRAUB, J. L. *et al.* Uterine artery embolization: sonographic imaging findings. *Journal of Ultrasound in Medicine*, v. 21, n. 6, p. 633-637, 2002.

WHITTAKER, C. S. *et al.* Diffusion-weighted MR imaging of female pelvic tumors: a pictorial review. *Radiographics*, v. 29, n. 3, p. 759-774, 2009.

WU, J. *et al.* Research on the relationship between estrogen receptor and progesterone receptor, cell proliferation hormone concentrations. *Zhonghua Nei Ke Za Zhi*, v. 82, p. 293-297, 1998.

YAMASHITA, Y. *et al.* Hyperintense uterine leiomyoma at T2-weighted MR imaging: differentiation with dynamic enhanced MR imaging and clinical implications. *Radiology*, v. 189, n. 3, p. 721-725, 1993.

ZAWIN, M. *et al.* High-field MRI and US evaluation of the pelvis in women with leiomyomas. *Magnetic Resonance Imaging*, v. 8, n. 4, p. 371-376, 1990.

CAPÍTULO 33

Pólipo Uterino

Ricardo Bassil Lasmar • Bernardo Lasmar • Daniela Baltar da R. Zagury • Ricardo Vasconcellos Bruno • Leon Cardeman

INTRODUÇÃO

O pólipo uterino é definido como uma projeção digitiforme de tecido glandular, representando hipertrofia focal desse tecido, com pedículo vascular.

O pólipo uterino é normalmente benigno, com baixa incidência de malignidade.

São divididos em cervicais e endometriais, com etiopatogenias distintas e sintomatologias específicas, por esse motivo serão descritos separadamente.

Os pólipos cervicais são subdivididos em ectocervicais e endocervicais, enquanto todos os pólipos presentes na cavidade uterina são denominados "pólipos endometriais (PEs)", sendo separados de acordo com os tipos histológicos, com etiologia e sintomatologia próprias.

PÓLIPO ENDOCERVICAL

Etiologia

O pólipo cervical é definido como uma projeção digitiforme do tecido glandular que recobre o canal cervical, resultado de uma hipertrofia focal desse tecido, e podem ser endocervicais ou ectocervicais. São considerados as neoplasias benignas mais comuns do colo do útero, acometendo 2 a 5% das mulheres (Moscovitz *et al.*, 2017). Sua etiopatogenia está relacionada com múltiplos fatores proliferativos que atuam no epitélio glandular, como inflamação crônica, congestão vascular e estímulo hormonal.

Podem ser únicos ou múltiplos e acometem mais frequentemente multíparas entre 40 e 65 anos de idade, com risco aumentado para mulheres diabéticas e com vaginites recorrentes. Pode ocorrer malignização em até 1,5% dos casos (Moscovitz *et al.*, 2017; Schnatz *et al.*, 2009).

Habitualmente, são friáveis em forma de lágrima ou lobulados, com superfície brilhosa e coloração avermelhada, púrpura ou rosada, dependendo da sua vascularização. Seu pedículo pode ser longo e fino, mas também curto e com base larga. Normalmente, tem menos de 3 cm, mas já foram descritos pólipos grandes o suficiente para atingir o introito vaginal.

Histologicamente, os pólipos cervicais são caracterizados por estroma vascular do tecido conectivo coberto por epitélio, que pode ser colunar, escamoso ou escamocolunar.

Comumente, os pólipos endocervicais são assintomáticos e em alguns casos podem ser um achado no exame ginecológico de rotina. Quando sintomáticos, costumam levar a sangramento uterino anormal (SUA), principalmente relacionado à relação sexual, que é denominado "sinusiorragia", e também na pós-menopausa (Moscovitz *et al.*, 2017; Schnatz *et al.*, 2009; Laufer *et al.*, 2016; Gilardi e Montanari, 1993). Podem estar associados a casos de infertilidade quando ocupam o canal cervical, produzindo uma barreira à ascensão do espermatozoide ou mesmo alterando o muco cervical (Moscovitz *et al.*, 2017).

Diagnóstico

Frequentemente, é possível o diagnóstico por meio do exame especular, quando o pólipo se exterioriza pelo orifício externo do colo, podendo-se avaliar a superfície dele e em alguns casos sua extensão, se há sangramento ativo ou ulcerações. Quando não exteriorizados pelo orifício externo, pode-se utilizar a pinça de Menckel ou Kogan, que foi desenvolvida para explorar o canal, principalmente em casos de sinusiorragia, para visualizá-los. Deve ser feito o diagnóstico diferencial com mioma parido, PE e neoplasia (Laufer *et al.*, 2016; Burghardt *et al.*, 1999).

Ocasionalmente, o diagnóstico de pólipo endocervical é sugerido em ultrassonografia transvaginal de rotina, com o achado de dilatação e/ou irregularidade no trajeto do canal cervical. Com uso do Doppler, é possível avaliar a vascularização dos pólipos endocervicais com maior volume e base mais larga.

A colposcopia pode avaliar melhor a superfície de pólipos na ectocérvice, mas não é o melhor exame na avaliação dos pólipos endocervicais com base distante da junção escamocolunar (Burghardt *et al.*, 1999).

Na propedêutica de infertilidade, é comum a suspeição da presença de pólipo endocervical em alguns exames, como falhas de enchimento no trajeto do canal cervical na histerossalpingografia ou sua visualização na histerossonografia, ultrassonografia e histeroscopia diagnóstica (Laufer *et al.*, 2016).

A histeroscopia é o padrão-ouro no diagnóstico de pólipo endocervical. É o exame capaz de avaliar a lesão em toda a sua extensão, caracterizando tamanho, forma, coloração, vascularização, localização e base de implantação do pólipo endocervical. Permite ainda a realização de biópsia da lesão e, nos casos possíveis e em que haja indicação, a exérese dos pólipos (Figura 33.1).

A avaliação histeroscópica é necessária e importante, já que hoje se sabe que 15 a 20% dos pólipos diagnosticados como endocervicais são, na realidade, endometriais e que 25% dos casos de PEs coexistem com um pólipo endocervical, fazendo-se necessária a avaliação da cavidade uterina (Coeman *et al.*, 1993; Vilodre *et al.*, 1997; Stamatellos *et al.*, 2007).

Uma vez que a degeneração maligna do pólipo endocervical é extremamente rara, alguns autores consideram a remoção cirúrgica uma opção excessiva. Enquanto isso, muitos acreditam que a remoção cirúrgica precoce possa diminuir o risco de crescimento e de sintomatologias futuras (Golan *et al.*, 1994; Esim Buyukbayrak *et al.*, 2011).

Os pólipos ectocervicais e os endocervicais em que se identifica a base podem ser retirados na consulta ginecológica, utilizando-se uma pinça de Hallis para apreender a maior parte

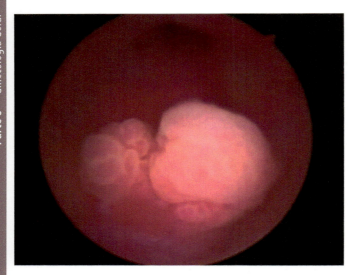

Figura 33.1 Visão histeroscópica do pólipo endocervical.

PÓLIPO ENDOMETRIAL

Os PEs são projeções da mucosa endometrial que podem apresentar base larga ou pediculada, ser únicos ou múltiplos e variar de alguns milímetros a alguns centímetros de tamanho (Perez-Medina *et al.*, 1999). São habitualmente lisos, regulares e com rede vascular pouco desenvolvida, contendo quantidade variável de glândulas e estroma (Lieng *et al.*, 2009; Kim *et al.*, 2004; Peterson e Novak, 1956). É uma doença benigna que afeta aproximadamente 25% das mulheres (Kim *et al.*, 2004; Peterson e Novak, 1956; Bel *et al.*, 2017), sendo mais comum na pós-menopausa.

O uso ampliado de exames complementares na propedêutica ginecológica, como a ultrassonografia transvaginal, tem provocado aumento na suspeita clínica de PEs (Perez-Medina *et al.*, 1999; Lieng *et al.*, 2009). A literatura é controversa em relação ao tratamento dessas lesões (Perez-Medina *et al.*, 1999; Lieng *et al.*, 2009; Lasmar *et al.*, 2010; Rackow *et al.*, 2011; Lasmar *et al.*, 2008).

O PE, em geral, é assintomático, sendo diagnosticado em exames de rotina, porém pode estar relacionado a SUA, infertilidade e lesões pré-malignas e malignas do endométrio. Em pacientes com SUA, o PE está presente em 13 a 50% dos casos (Lieng *et al.*, 2009; Bel *et al.*, 2017), manifestando-se como menorragia, sangramento intermenstrual, sinusiorragia ou sangramento pós-menopausa. Acredita-se que o sangramento causado pelo PE esteja associado à congestão estromal, levando a estase venosa e necrose apical subsequente (Costa-Paiva *et al.*, 2011). É importante salientar que a presença de sintomas não está relacionada ao número de PEs, ao tamanho deles ou à sua localização (Jakab *et al.*, 2005).

A origem do PE e sua patogênese ainda não são bem conhecidas; alguns fatores parecem estar relacionados à progressão para lesão maligna, como idade avançada, alterações genéticas, tamanho do pólipo e sangramento associado. A prevalência de lesão maligna no PE varia de 0,5 a 3% (Lieng *et al.*, 2009; Rackow *et al.*, 2011).

Pólipo endometrial e infertilidade

A infertilidade pode estar relacionada à oclusão do orifício interno pelo pólipo ou mesmo dos óstios tubários, dificultando a migração dos espermatozoides (Hassa *et al.*, 2006). Além disso, a presença do pólipo leva a uma "inflamação local", com consequente liberação de citocinas e metaloproteinases, que estão presentes em maiores concentrações nos pólipos do que no tecido uterino normal (Shokeir *et al.*, 2004). O uso de gonadotrofinas em pacientes inférteis provoca aumento dos níveis estrogênicos, levando à maior predisposição ao desenvolvimento do PE (Inagaki *et al.*, 2003). Existem evidências de níveis aumentados de glicodelina (Richlin *et al.*, 2002), aromatase (Maia *et al.*, 2006), marcadores inflamatórios (Ben-Nagi *et al.*, 2009) e níveis reduzidos de RNA mensageiro HOXA-10 e -11 (Rackow *et al.*, 2011); estes últimos são marcadores moleculares associados à receptividade endometrial.

Uma revisão da Cochrane (Bosteels *et al.*, 2018) mostrou que a remoção histeroscópica de pólipos antes da inseminação intrauterina melhorou a taxa de gravidez clínica em comparação com a histeroscopia diagnóstica apenas: se 28% das mulheres alcançaram uma gravidez clínica sem a remoção do pólipo, as evidências sugeriram que 63% das mulheres (intervalo de confiança [IC] 95% de 45 a 89%) alcançaram uma gravidez clínica após a remoção histeroscópica dos pólipos endometriais.

do corpo do pólipo, seguindo-se a rotação da pinça em seu próprio eixo, até a liberação de toda a lesão. Há risco de permanência da base da lesão.

O pólipo com base larga deverá ser retirado com o uso de energia para que se faça hemostasia.

Os outros pólipos endocervicais sintomáticos, volumosos (de 3 cm ou mais) ou de aparência atípica deverão ser removidos por histeroscopia. A histeroscopia permite a visão detalhada da lesão, possibilitando a retirada completa da lesão, diminuindo risco de recidiva e sangramento local. O procedimento é ambulatorial, sendo possível a polipectomia com o uso de pinças e tesouras no mesmo momento do exame diagnóstico. Nos casos de pólipos com bases largas ou mais vascularizadas, a polipectomia poderá ser realizada no ambulatório ou no hospital com o uso de energia monopolar, bipolar ou *laser*, diminuindo a chance de sangramento e recidiva dele (Figura 33.2) (Younis *et al.*, 2010; Lasmar e Barrozo, 2002).

É mandatório o envio dos pólipos para estudo anatomopatológico, mesmo sendo rara a malignização dele (Tirlapur *et al.*, 2010).

Aconselhamos a investigação da cavidade uterina, de rotina, na presença de pólipo endocervical, devido à grande associação com PE. A histeroscopia permite a investigação de canal cervical e da cavidade uterina, com possibilidades de tratamento no mesmo momento do diagnóstico (Vilodre *et al.*, 1997).

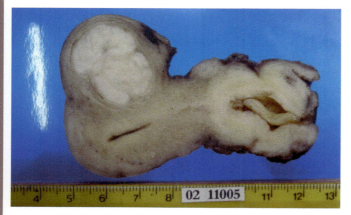

Figura 33.2 Pólipo endocervical volumoso (mioma em parede uterina anterior).

Etiologia

Estudos experimentais mostraram que o crescimento do PE está relacionado à perda o mecanismo pró-apoptótico dele, associada à hiperexpressão do gene *bcl-2* (Hinckley e Milki, 2004; Taylor *et al.*, 2003). Essa alteração parece correlacionar-se com o hiperestrogenismo, uma vez que o estrogênio aumenta a expressão do *bcl-2* (McGurgan *et al.*, 2006; Mertens *et al.*, 2002). Vanni *et al.* (1993) identificaram fatores genéticos que poderiam contribuir para o desenvolvimento do PE. Anomalias em segmentos dos cromossomas 6 e 12, que podem alterar o processo proliferativo, gerariam crescimento endometrial excessivo e formação de pólipos.

A maior parte dos PEs tem a superfície homogênea e de coloração esbranquiçada e frequentemente revestida por endométrio. Podem apresentar superfície hemorrágica em caso de sangramento ou infarto pela torção da base. Sob visão histeroscópica, os pólipos com transformação maligna, na maioria das vezes, apresentam vascularização aumentada e irregular, com consistência amolecida, áreas de necrose e sangramento. Diversas lesões uterinas podem simular o aspecto de um pólipo, entre eles mioma uterino, sarcomas, carcinomas e o próprio endométrio secretor (Vanni *et al.*, 1993).

As mesmas condições clínicas que podem levar a hiperplasia do endométrio, hipertensão arterial, obesidade, diabetes e síndrome dos ovários policísticos podem também ser responsáveis pelos pólipos hiperplásicos. Na verdade, são apresentações diferentes da mesma doença, que pode ser identificada de forma difusa ou focal.

Segundo alguns autores, a transformação maligna do PE poderia ser induzida por certas medicações, sendo a principal o estrogênio isolado (Crispi, 2011). Outras poderiam induzir a formação de pólipos fibrocísticos com vascularização aumentada, o que por vezes acontece com o uso do tamoxifeno (Bel *et al.*, 2017). O tamoxifeno é uma droga com ação antiestrogênica no tecido mamário, por isso tem sido usado com sucesso na terapia adjuvante em pacientes com câncer de mama ou alto risco para ele. No tecido endometrial, o tamoxifeno age como agonista estrogênico de baixa potência, desencadeando uma série de alterações como PE, hiperplasia e carcinoma (Dreisler *et al.*, 2009; Neven *et al.*, 1989; De Muylder *et al.*, 1991). O risco de hiperplasia endometrial em usuárias de tamoxifeno varia de 4 a 30%, enquanto para o carcinoma de endométrio o risco é duas a três vezes maior (Neven *et al.*, 1990). Por outro lado, o uso de contraceptivos orais combinados pode levar à diminuição do risco de desenvolver PEs. Dreisler *et al.* (2009), em um grande estudo dinamarquês com 686 pacientes, mostraram prevalência geral de pólipos em mulheres na pré-menopausa de 5,8%, enquanto no grupo de usuárias de contraceptivos a prevalência foi de 2,1%.

Entre as classificações dos PEs, as que nos parecem mais adequadas para correlação com a visão histeroscópica seriam as apresentadas a seguir (Vanni *et al.*, 1993).

Fibrosos ou fibrocísticos

Possuem características atróficas. Provável forma regressiva do pólipo funcional ou hiperplásico. O estroma fibroso predomina em relação ao conteúdo vascular e glandular. Mais frequentes em mulheres idosas (Figura 33.3).

Funcionais ou mucosos

Apresentam modificações semelhantes ao endométrio que os circunda. Quando menores que 1 cm, podem descamar com a menstruação e são considerados pseudopólipos. Os verdadeiros pólipos funcionais não descamam na menstruação (Figura 33.4).

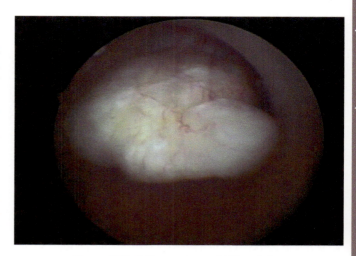

Figura 33.3 Pólipo endometrial fibrocístico.

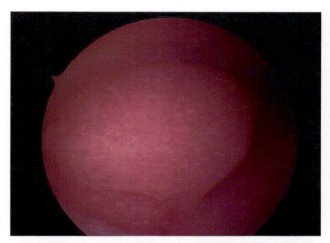

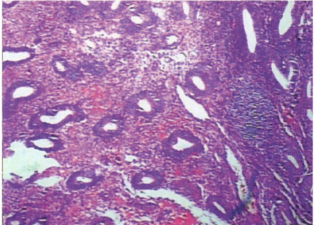

Figura 33.4 Pólipo endometrial funcional.

Adenomatosos

O seu estroma é constituído principalmente por músculo liso.

Hiperplásicos

Exibem glândulas hiperplásicas, com ou sem dilatação cística. A hiperplasia caracteriza-se pela proliferação das glândulas endometriais, levando à redução da relação glândula/estroma. À visão histeroscópica, podem apresentar-se com vascularização aumentada e irregular. Mais prevalentes na perimenopausa, período em que há maior exposição estrogênica sem contraposição da progesterona (Figura 33.5).

Em 1994, a Organização Mundial da Saúde (OMS) desenvolveu um sistema de classificação para a hiperplasia endometrial. Segundo essa classificação, a hiperplasia pode ser simples ou complexa, havendo na primeira aumento da relação glândula/estroma, porém sem compressão do estroma. Já a proliferação glandular exagerada com compressão do estroma e desarranjo arquitetural caracteriza a hiperplasia complexa.

Em relação à alteração celular, as hiperplasias são classificadas em com ou sem atipias. A atipia é caracterizada pelo aumento do volume celular, nucléolos evidentes, perda da polaridade nuclear, membrana espessa com heterogeneidade da forma e tamanho celular.

Segundo Kurman et al. (1985), a transformação maligna da hiperplasia simples sem atipia é de aproximadamente 1% e na presença de atipia, 3%. Nas complexas sem atipia, a taxa é de 8% e quando há atipia, de 29% (Tabela 33.1) (Moore e Shafi, 2013).

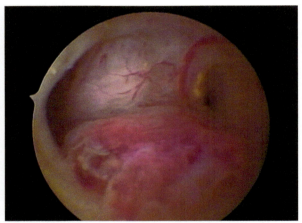

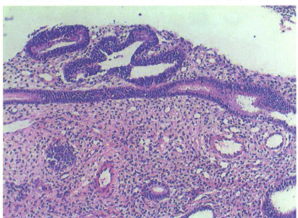

Figura 33.5 Pólipo endometrial hiperplásico.

Tabela 33.1 Correlação da hiperplasia com a transformação maligna.

Hiperplasia	Taxa de transformação maligna (%)
Simples sem atipia	1
Simples com atipia	3
Complexa sem atipia	8
Complexa com atipia	29

Fonte: Kurman et al., 1985.

Em 2014, a OMS atualizou a classificação das hiperplasias endometriais. Pelo maior risco de transformação maligna, optou-se por separar as hiperplasias em sem atipias (simples ou complexa) e com atipias. Esta última passou a ser chamada "neoplasia intraepitelial endometrial (NIE)".

A histeroscopia é o padrão-ouro no diagnóstico e tratamento do PE (Perez-Medina et al., 1999; Rackow et al., 2011; Vanni et al., 1993). A biópsia dirigida permite o estudo anatomopatológico da região mais alterada do pólipo, com altas sensibilidade e especificidade para lesões malignas (Rackow et al., 2011).

No caso de pólipos com pedículos finos, é possível a polipectomia no mesmo tempo do diagnóstico, sem a necessidade de analgesia prévia.

De acordo com Farrel et al. (2005), o PE maligno é definido como uma malignização que ocorre em uma elevação acima da superfície endometrial, onde havia a evidência de um pólipo benigno. Dessa maneira, afastam-se a hiperplasia polipoide e o carcinoma de endométrio por hipertrofia endometrial.

A taxa de malignização do PE é de aproximadamente 1%, variando de 0,5 a 3%, sendo maior o risco dessa transformação em pacientes na menopausa e que apresentem SUA. Isso justifica uma propedêutica mais invasiva nesses casos (Perez-Medina et al., 1999; Rackow et al., 2011). No entanto, não há definição clara em relação à conduta de pólipos em pacientes assintomáticas na menacme. Devido à baixa progressão para lesão pré-maligna/maligna e uma chance razoável de desaparecimento do pólipo espontaneamente, alguns autores defendem o acompanhamento clínico nesses casos (Lieng et al., 2009; Farrell et al., 2005; Ferrazzi et al., 2009).

Lieng et al. (2009) mostraram regressão de 27% dos PEs no decorrer de 1 ano de acompanhamento de pacientes assintomáticas entre 45 e 50 anos. Os PEs que não regrediram tenderam a ser os de maior dimensão, com tamanho médio de 15,1 mm contra 10,7 mm nos que regrediram espontaneamente (p = 0,04) (Lieng et al., 2009).

Entre os fatores de risco para transformação maligna do PE, diversas hipóteses já foram avaliadas. A hipertensão arterial e o *diabetes mellitus*, apesar de serem considerados fatores de risco para o carcinoma de endométrio, não foram associados à transformação maligna do PE em diversos estudos (Ferrazzi et al., 2009; Haimov-Kochman et al., 2009; Wethington et al., 2011; Wang et al., 2010). Wethington et al. (2011), em um estudo com 1.011 pacientes com PE, encontraram PE com hiperplasia atípica em 5 mulheres (0,5%) e câncer de endométrio em 13 casos (1,3%). O único fator encontrado pelos autores associado a hiperplasia atípica e câncer no PE foi o *status* menopausal. A presença de sintomatologia, como o SUA, principalmente nas pacientes na pós-menopausa, parece ser um marcador de malignidade; 2,2% com SUA apresentaram câncer ou hiperplasia atípica associado ao PE, contra 1,2% nas pacientes assintomáticas. Porém, nesse estudo, não houve significância estatística para confirmar essa hipótese (p = 0,59) (Haimov-Kochman et al., 2009).

Wang et al. (2010) analisaram 766 pacientes com diagnóstico de PE e estudo anatomopatológico e encontraram como fatores de risco para malignização do PE o *status* menopausal (p = 0,000), o tamanho do PE maior de 1 cm (p = 0,001) e a presença de SUA (p = 0,009). Hipertensão (p = 0,080), diabetes melito (p = 0,099), índice de massa corpórea (p = 0,57) e uso de tamoxifeno (p = 0,353) não foram associados à transformação maligna dos pólipos (Wethington et al., 2011).

Nappi *et al.* (2009), em uma análise retrospectiva de 394 pacientes com PE, encontraram apenas a idade como fator de risco para malignização do PE, após regressão logística multivariável. Diabetes e hipertensão não foram associados a transformação maligna e o tamanho do pólipo não foi incluído no desenho do estudo.

O tamanho do PE parece ser o melhor marcador para progressão pré-maligna/maligna do PE nas pacientes assintomáticas na menacme. Na literatura, há tendência para a determinação de conduta extirpativa em pólipos com tamanho maior ou igual a 15 mm (Rackow *et al.*, 2011; Farrell *et al.*, 2005; Ferrazzi *et al.*, 2009). Dessa forma, apesar da segurança da polipectomia histeroscópica, existe uma tendência na literatura em indicar o tratamento conservador, com observação por 1 ano, de pólipos menores de 15 mm em pacientes assintomáticas e sem fatores de risco para malignidade (Perez-Medina *et al.*, 1999; Rackow *et al.*, 2011; Farrell *et al.*, 2005; Ferrazzi *et al.*, 2009). Esses fatores seriam: índice da massa corpórea alto, hipertensão arterial, idade avançada, pós-menopausa, uso de tamoxifeno (Ferrazzi *et al.*, 2009; Nappi *et al.*, 2009).

Ferrazzi *et al.* (2009), em um estudo multicêntrico retrospectivo que envolveu 13 centros de pesquisa italianos, avaliaram 1.922 pacientes na menopausa com PE. Todos os pólipos foram extirpados por via histeroscópica. O tamanho dos pólipos foi definido pela ultrassonografia, e dados demográficos como idade, *status* menopausal, sintomatologia, índice de massa corpórea, hipertensão e diabetes foram levantados. Após regressão multivariada, o único fator independente associado à malignização do PE foi o tamanho do pólipo maior que 18 mm. Nesse estudo, as pacientes em uso de tamoxifeno foram excluídas (Farrell *et al.*, 2005).

Lasmar e Lasmar (2013), em estudo retrospectivo, corroboraram os dados da literatura, mostrando ser segura a conduta conservadora em pacientes assintomáticas e na menacme com PEs menores que 15 mm. Também foi identificado que o único fator correlacionado com a hiperplasia nos casos de PE em pacientes na menacme e assintomáticas foi o tamanho do pólipo maior que 15 mm.

Diversos estudos (Pei Hui, 2023; Assem *et al.*, 2021) têm demonstrado uma estreita relação topográfica entre o carcinoma de células estromais uterinas (MUSC) e o pólipo endometrial: mais de dois terços dos MUSCs envolvem um pólipo endometrial e mais de 50% dos MUSCs estão restritos a um pólipo endometrial no momento da histerectomia de estadiamento. Investigações adicionais sobre essa associação do pólipo endometrial e o carcinoma de células serosas uterinas (MUSC) podem esclarecer as alterações celulares e moleculares fundamentais que sustentam a patogênese do carcinoma seroso uterino.

Diagnóstico

A ultrassonografia transvaginal é um método de altas sensibilidade e especificidade no diagnóstico do PE. A associação do Doppler colorido ao exame aumenta a capacidade diagnóstica do método, ao permitir a identificação de um vaso nutridor único, típico do PE (Lieng *et al.*, 2007). Alguns trabalhos tentaram correlacionar o *power* Doppler com o achado histopatológico de hiperplasia ou câncer associados ao PE (Schorge *et al.*, 2008; Alcázar *et al.*, 2003; Vuento *et al.*, 1999; de Kroon *et al.*, 2010). No entanto, não houve associação entre os índices de pulsatilidade ou resistência com os achados histopatológicos.

Dessa maneira, o estudo com Doppler do PE não substitui o anatomopatológico, sendo mandatória a biópsia ou exérese nos casos de suspeita de malignidade (de Kroon *et al.*, 2010).

O PE pode ser identificado na ultrassonografia como espessamento endometrial focal quando a lesão não pode ser bem diferenciada do endométrio adjacente. A histeroscopia é o padrão-ouro para diagnóstico e tratamento, uma vez que permite acesso visual direto da cavidade uterina.

Com o uso mais regular da histeroscopia, por exemplo, na propedêutica da infertilidade, houve aumento do diagnóstico de PE e, com isso, maior número de indicação cirúrgica. Alguns autores, preocupados com esse crescente número de polipectomias e consequente possibilidade de iatrogenia em pacientes jovens, vêm buscando marcadores de risco para os PEs, entre eles a dimensão da lesão (Farrell *et al.*, 2005; Ferrazzi *et al.*, 2009; Wang *et al.*, 2010; Nappi *et al.*, 2009).

A histerossonografia e a histerossalpingografia também podem sugerir a presença de lesão polipoide uterina.

Tratamento

O tratamento do PE por via histeroscópica pode ser dividido em ambulatorial e hospitalar. O tratamento ambulatorial pode ser realizado durante o diagnóstico do pólipo – *see and treat* – utilizando-se pinças de apreensão/corte e/ou meios de energia de pequeno diâmetro "minirressectoscópio" ou *laser* (Figura 33.6).

O grande limitador da polipectomia endometrial é o tamanho da base da lesão. Lesões com bases muito extensas costumam gerar desconforto maior durante a polipectomia. A paciente deve ser orientada sobre o procedimento e é mandatório que se respeite o limiar de dor, que é muito variável (Figura 33.7).

Pólipos muito grandes ou em pacientes com importante estenose em canal cervical podem ter sua remoção da cavidade dificultada após a ressecção da base, sendo por vezes necessário fatiar a lesão ou agendar uma histeroscopia em 7 dias para revisão, avisando a paciente sobre a possibilidade de expulsão do material em casa. Nesses casos é fundamental que parte da peça já tenha sido encaminhada para anatomopatologia. Nesse intervalo de 7 dias, a lesão, já desprovida de vascularização, tende a desidratar e reduzir drasticamente de tamanho, permitindo sua remoção sem dificuldades.

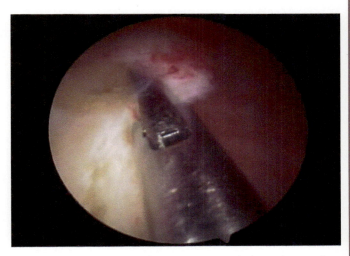

Figura 33.6 Polipectomia histeroscópica ambulatorial com pinça saca-bocado.

Em ambiente hospitalar, com sedação, é possível utilizar instrumentais de maior diâmetro e realizar ressecções mais amplas. A técnica consiste em sempre acessar e ressecar a base da lesão, utilizando o ressectoscópio sempre na direção fundo-cérvice, para evitar a perfuração uterina. Atualmente temos disponível o morcelador histeroscópico e o *laser*. Ambos podem ser utilizados com sucesso para polipectomia (Figura 33.8).

O morcelador consiste em uma cânula com uma lâmina interna giratória, ligada a um gerador específico, que, ao girar aproximadamente a 6.000 rpm, promove a ressecção do tecido e aspiração dele para o interior da cânula, ficando armazenado em um recipiente.

O *laser* está disponível em diversos tipos de ponteira, exigindo um gerador próprio, no qual se pode escolher a potência e a frequência de onda preferida. De acordo com a onda escolhida, pode-se obter mais poder de corte ou de vaporização (Figura 33.9).

A literatura respalda o acompanhamento clínico de pacientes assintomáticas, na menacme, com pólipos menores de 10 mm, devido a uma taxa de regressão aproximada de 25% ao ano nesses casos. No entanto, esses pólipos são facilmente ressecados em ambiente ambulatorial, sem a necessidade de analgesia, eliminando a necessidade de acompanhamento seriado desses casos.

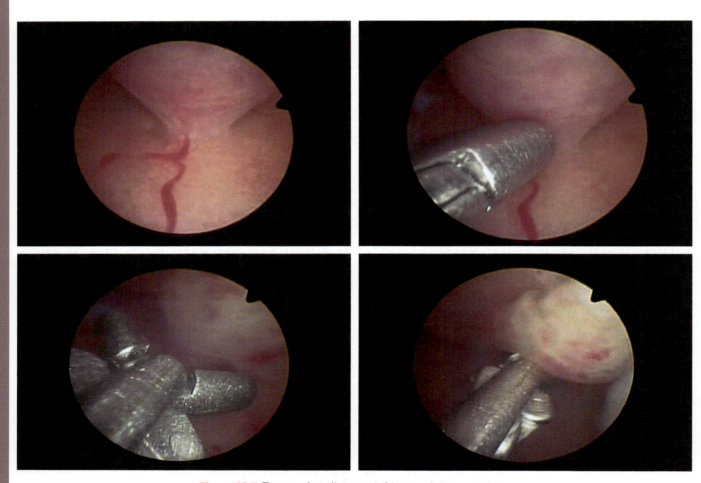

Figura 33.7 Tempos da polipectomia histeroscópica com pinça.

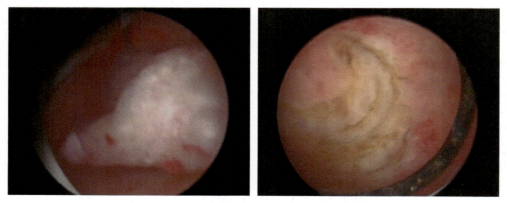

Figura 33.8 Polipectomia com ressectoscópio.

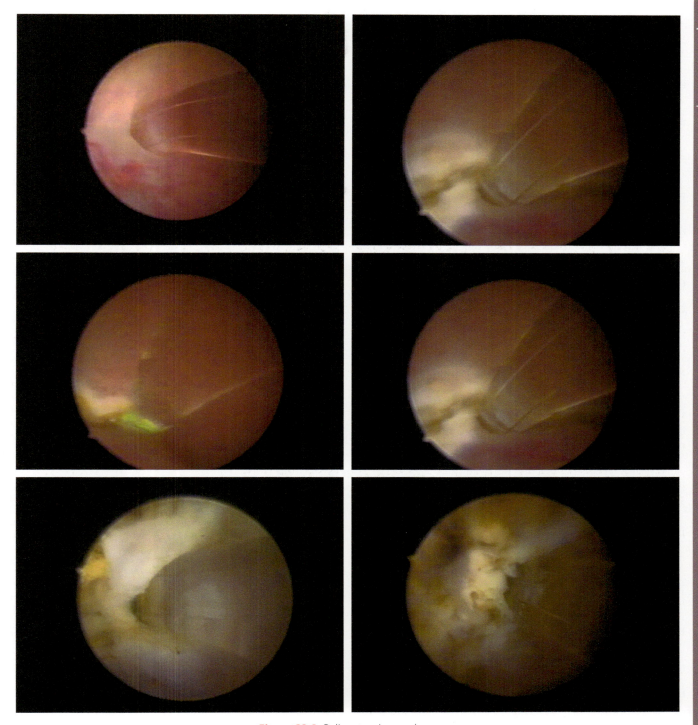

Figura 33.9 Polipectomia com *laser*.

REFERÊNCIAS BIBLIOGRÁFICAS

ALCÁZAR, J. L. *et al.* Endometrial blood flow mapping using transvaginal power doppler sonography in women with postmenopausal bleeding and thickened endometrium. *Ultrasound in Obstetrics & Gynecology*, v. 21, n. 6, p. 583-588, 2003.

ASSEM, H. *et al.* Minimal uterine serous carcinoma and endometrial polyp: a close clinicopathological relationship. *Human Pathology*, v. 118, p. 1-8, 2021.

BEL, S. *et al.* Risk of malignancy on suspicion of polyps in menopausal women. *European Journal of Obstetrics & Gynecology and Reproductive Biology*, v. 216, p. 138-142, 2017.

BEN-NAGI, J. *et al.* The effect of hysteroscopic polypectomy on the concentrations of endometrial implantation factors in uterine flushings. *Reproductive Biomedicine Online*, v. 19, n. 5, p. 737-744, 2009.

BOSTEELS, J. *et al.* Hysteroscopy for treating subfertility associated with suspected major uterine cavity abnormalities. *Cochrane Database of Systematic Reviews*, v. 12, n. 12, p. 1-35, 2018.

BURGHARDT, E.; PICKEL, H.; GIMRDI, F. *Colposcopia e patologia cervicale*: Teslo & atlante. 3. ed. Roma: CIC Edizione Internacionali, 1999. p. 275-284.

COSTA-PAIVA, L. *et al.* Risk of malignancy in endometrial polyps in premenopausal and postmenopausal women according to clinicopathologic characteristics. *Menopause*, v. 18, n. 12, p. 1278-1282, 2011.

CRISPI, C. P. (ed.). *Tratado de endoscopia ginecológica* – cirurgia minimamente invasiva. 3. ed. Rio de Janeiro: Revinter, 2011.

DAHMOUN, M. *et al.* Apoptosis, proliferation, and sex hormone receptors in superficial parts of human endometrium at the end of the secretory phase. *The Journal of Clinical Endocrinology & Metabolism*, v. 84, n. 5, p. 1737-1743, 1999.

DE KROON, C. *et al.* Power Doppler area in the diagnosis of endometrial cancer. *International Journal Gynecologic Cancer*, v. 20, n. 7, p. 1160-1165, 2010.

DE MUYLDER, X. *et al.* Endometrial lesions in patients undergoing tamoxifen therapy. *International Journal of Gynecology & Obstetrics*, v. 36, n. 2, p. 127-130, 1991.

DREISLER, E. *et al.* Prevalence of endometrial polyps and abnormal uterine bleeding in a Danish population aged 20-74 years. *Ultrasound in Obstetrics and Gynecology*, v. 33, n. 1, p. 102-108, 2009.

ESIM BUYUKBAYRAK, E. *et al.* Cervical polyps: evaluation of routine removal and need for accompanying D&C. *Archives of Gynecology and Obstetrics*, v. 283, n. 3, p. 581-584, 2011.

FARRELL, R. *et al.* Clinicopathologic review of malignant polyps in stage 1A carcinoma of the endometrium. *Gynecologic Oncology*, v. 98, n. 2, p. 254-262, 2005.

FERRAZZI, E. *et al.* How often are endometrial polyps malignant in asymptomatic postmenopausal women? A multicenter study. *American Journal of Obstetrics and Gynecology*, v. 200, n. 3, p. 235e1-6, 2009.

GILARDI, E. M.; MONTANARI, G. R. Pólipo, endometrioses, erosão, queratose, quadros colposcópicos raros e obsoletos. *In*: DE PALO, G. (ed.). *Colposcopia e patologia do trato genital inferior*. São Paulo: Medsi, 1993. p. 88-101.

GOEMAN, D. *et al.* Hysteroscopic findings in patients with a cervical polyp. *American Journal of Obstetrics and Gynecology*, v. 169, n. 6, p. 1563-1565, 1993.

GOLAN, A. *et al.* Cervical polyp: evaluation of current treatment. *Gynecologic and Obstetric Investigation*, v. 37, n. 1, p. 56-58, 1994.

HAIMOV-KOCHMAN, R. *et al.* The natural course of endometrial polyps: could they vanish when left untreated? *Fertility and Sterility*, v. 92, n. 2, p. 828.e11-12, 2009.

HASSA, H. *et al.* Are the site, diameter, and number of endometrial polyps related with symptomatology?. *American Journal of Obstetrics and Gynecology*, v. 194, n. 3, p. 718-721, 2006.

HINCKLEY, M. D.; MILKI, A. A. 1000 office-based hysteroscopies prior to in vitro fertilization: feasibility and findings. *JSLS: Journal of the Society of Laparoendoscopic Surgeons*, v. 8, n. 2, p. 103-107, 2004.

HUI, P. Endometrial polyp in postmenopausal women: an epicenter for the development of endometrial serous carcinoma. *Archives of Pathology & Laboratory Medicine*, v. 147, n. 4, p. 413-417, 2023.

INAGAKI, N. *et al* Uterine cavity matrix metalloproteinases and cytokines in patients with leiomyoma, adenomyosis or endometrial polyp. *European Journal of Obstetrics & Gynecology and Reproductive Biology*, v. 111, n. 2, p. 197-203, 2003.

JAKAB, A. *et al.* Detection of feeding artery improves the ultrasound diagnosis of endometrial polyps in asymptomatic patients. *European Journal of Obstetrics & Gynecology and Reproductive Biology*, v. 119, n. 1, p. 103-107, 2005.

KIM, K. R. *et al.* A diagnostically useful histopathologic feature of endometrial polyp: the long axis of endometrial glands arranged parallel to surface epithelium. *The American Journal of Surgical Pathology*, v. 28, n. 8, p. 1057-1062, 2004.

KURMAN, R. J.; KAMINSKI, P. F.; NORRIS, H. J. The behavior of endometrial hyperplasia: a long-term study of "untreated" hyperplasia in 170 patients. *Cancer*, v. 56, n. 2, p. 403-412, 1985.

LASMAR, B. P.; LASMAR, R. B. Endometrial polyp size and polyp hyperplasia. *International Journal of Gynecology & Obstetrics*, v. 123, n. 3, p. 236-239, 2013.

LASMAR, R.; BARROZO, P. *Histeroscopia*: uma abordagem prática. Rio de Janeiro: Medsi, 2002.

LASMAR, R. B. *et al.* Hysteroscopic evaluation in patients with infertility. *Revista Brasileira de Ginecologia e Obstetrícia*, v. 32, n. 8, p. 393-397, 2010.

LASMAR, R. B. *et al.* Prevalence of hysteroscopic findings and histologic diagnoses in patients with abnormal uterine bleeding. *Fertility and Sterility*, v. 89, n. 6, p. 1803-1807, 2008.

LAUFER, M. R.; BARBIERI, R. L.; FALK, S. J. Congenital cervical anomalies and benign cervical lesions. *UpToDate*, 2016. Disponível em: http://www.uptodate.com/contents/congenital-cervical-anomalies-and-benign-cervical-lesions. Acesso em: 4 jan. 2018.

LIENG, M. *et al.* Hysteroscopic resection of symptomatic and asymptomatic endometrial polyps. *Journal of Minimally Invasive Gynecology*, v. 14, n. 2, p. 189-194, 2007.

LIENG, M. *et al.* Prevalence, 1 year regression rate, and clinical significance of asymptomatic endometrial polyps: cross-sectional study. *Journal of Minimally Invasive Gynecology*, v. 16, n. 4, p. 465-471, 2009.

MAIA JR, H. *et al.* Aromatase and cyclooxygenase-2 expression in endometrial polyps during the menstrual cycle. *Gynecological Endocrinology*, v. 22, n. 4, p. 219-224, 2006.

MCGURGAN, P. *et al.* Are endometrial polyps from pre-menopausal women similar to post-menopausal women? An immunohistochemical comparison of endometrial polyps from pre- and post-menopausal women. *Maturitas*, v. 54, n. 3, p. 277-284, 2006.

MERTENS, H. J.; HEINEMAN, M. J.; EVERS, J. L. The expression of apoptosis related proteins Bcl-2 and Ki67 in endometrium of ovulatory menstrual cycles. *Gynecologic and Obstetric Investigation*, v. 53, n. 4, p. 224-230, 2002.

MOORE, E.; SHAFI, M. Endometrial hyperplasia. *Obstetrics, Gynaecology & Reproductive Medicine*, v. 23, n. 3, p. 88-93, 2013.

MOSCOVITZ, T. *et al.* Doenças benignas do útero. *In*: LASMAR, R. B. (ed.). *Tratado de Ginecologia*. 1. ed. Rio de Janeiro: Guanabara Koogan, 2017. p. 114-156.

NAPPI, L. *et al.* Are diabetes, hypertension, and obesity independent risk factors for endometrial polyps? *Journal of Minimally Invasive Gynecology*, v. 16, n. 2, p. 157-162, 2009.

NEVEN, P. *et al.* Hysteroscopic follow-up during tamoxifen treatment. *European Journal of Obstetrics & Gynecology Reproductive Biology*, v. 35, n. 2, p. 235-238, 1990.

NEVEN, P. *et al.* Tamoxifen and the uterus and endometrium. *The Lancet*, v. 333, n. 8634, p. 375-376, 1989.

PEREZ-MEDINA, T. *et al.* Which endometrial polyps should be resected? *The Journal of the American Association of Gynecologic Laparoscopists*, v. 6, n. 1, p. 71-74, 1999.

PETERSON, W. F.; NOVAK, E. R. Endometrial polyps. *Obstetrics & Gynecology*, v. 8, n. 1, p. 40-49, 1956.

RACKOW, B. W.; JORGENSEN, E.; TAYLOR, H. S. Endometrial polyps affect uterine receptivity. *Fertility and Sterility*, v. 95, n. 8, p. 2690-2692, 2011.

RICHLIN, S. S. *et al.* Glycodelin levels in uterine flushings and in plasma of patients with leiomyomas and polyps: implications for implantation. *Human Reproduction*, v. 17, n. 10, p. 2742-2747, 2002.

SCHNATZ, P. F.; RICCI, S.; O'SULLIVAN, D. M. Cervical polyps in postmenopausal women: is there a difference in risk. *Menopause*, v. 16, n. 3, p. 524-528, 2009.

SCHORGE, J. *et al.* Abnormal uterine bleeding. *In*: SCHORGE, J. O. *et al.* (eds.). *Williams Gynecology*. Columbus: McGraw-Hill Professional, 2008.

SHOKEIR, T. A.; SHALAN, H. M.; EL-SHAFEI, M. M. Significance of endometrial polyps detected hysteroscopically in eumenorrheic infertile women. *Journal of Obstetrics and Gynaecology Research*, v. 30, n. 2, p. 84-89, 2004.

STAMATELLOS, I.; STAMATOPOULOS, P.; BONTIS, J. The role of hysteroscopy in the current management of the cervical polyps. *Archives of Gynecology and Obstetrics*, v. 276, n. 4, p. 299-303, 2007.

TAYLOR, L. J. *et al.* The difference expression of oestrogen receptors, progesterone receptors, Bcl-2 and Ki67 in endometrial polyps. *BJOG: an International Journal of Obstetrics and Gynaecology*, v. 110, n. 9, p. 794-798, 2003.

TIRLAPUR, S. A. *et al.* Clinico-pathological study of cervical polyps. *Archives of Gynecology and Obstetrics*, v. 282, n. 5, p. 535-538, 2010.

VANNI, R. *et al.* Endometrial polyp: another benign tumor characterized by 12q13-q15 changes. *Cancer Genetics and Cytogenetics*, v. 68, n. 1, p. 32-33, 1993.

VILODRE, L. C. *et al.* Cervical polyp as risk factor for hysteroscopically diagnosed endometrial polyps. *Gynecologic and Obstetric Investigation*, v. 44, n. 3, p. 191-195, 1997.

VUENTO, M. H. *et al.* Screening for endometrial cancer in asymptomatic postmenopausal women with conventional and colour Doppler sonography. *BJOG: an International Journal of Obstetrics and Gynaecology*, v. 106, n. 1, p. 14-20, 1999.

WANG, J. H.; ZHAO, J.; LIN, J. Opportunities and risk factors for premalignant and malignant transformation of endometrial polyps: management strategies. *Journal of Minimally Invasive Gynecology*, v. 17, n. 1, p. 53-58, 2010.

WETHINGTON, S. L. *et al.* Risk and predictors of malignancy in women with endometrial polyps. *Annals of Surgical Oncology*, v. 18, n. 13, p. 3819-3823, 2011.

YOUNIS, M. T. *et al.* Women with asymptomatic cervical polyps may not need to see a gynaecologist or have them removed: an observational retrospective study of 1126 cases. *European Journal of Obstetrics & Gynecology and Reproductive Biology*, v. 150, n. 2, p. 190-194, 2010.

CAPÍTULO 34

Adenomiose

Márcia Mendonça Carneiro • Ivete de Ávila

INTRODUÇÃO

O termo "adenomiose uterina" foi usado pela primeira vez em 1925 e descreve histologicamente a invasão benigna do endométrio no miométrio além de 2,5 mm de profundidade ou, no mínimo, um campo microscópio de grande aumento distante da camada basal do endométrio, com presença de glândulas e estroma endometriais circundado por hiperplasia e hipertrofia das células miometriais (Bird *et al.*, 1972; Moawad, 2023).

Caracteriza-se por pequenos lagos de endométrio espalhados na intimidade do miométrio e/ou como um nódulo circunscrito na parede miometrial, chamado "adenomioma". A invaginação do endométrio para a musculatura uterina leva a aumento volumétrico uterino e, por vezes, a sintomas como sangramento uterino anormal, dor pélvica e infertilidade (Benagiano *et al.*, 2014).

A apresentação clínica da doença é variável, assim como seu impacto sobre a vida da mulher. O avanço nas pesquisas é dificultado pela necessidade de diagnóstico histológico e pela ausência de consenso em relação à sua classificação (Benagiano *et al.*, 2015).

Classicamente, a adenomiose é identificada em espécimes de histerectomia. Sua real incidência permanece desconhecida, e os dados da literatura variam amplamente (1 a 70% e, em média, 20 a 30% dos espécimes de histerectomia), em virtude da ausência de padronização dos critérios diagnósticos, assim como as diversas definições histológicas utilizadas. Acomete, em geral, as mulheres entre 40 e 50 anos, mas pode ser encontrada incidentalmente em mulheres mais jovens com quadro de sangramento uterino anormal e dismenorreia. Evidências recentes correlacionam a existência de adenomiose com infertilidade e resultados negativos quando se empregam técnicas de reprodução assistida (TRA) (Benagiano *et al.*, 2015; Bazot e Daraï, 2018).

A identificação da zona juncional, uma linha regular com espessura ≤ 5 mm, que determina o limite entre o miométrio e o endométrio, permitiu o diagnóstico não invasivo da doença. Os avanços recentes das técnicas de imagem, como a ressonância magnética (RM) e a ultrassonografia (USG), viabilizaram o estudo da adenomiose em mulheres com manutenção do útero e, assim, auxiliaram a entender sua história natural (Bazot e Daraï, 2018).

CLASSIFICAÇÕES

A adenomiose pode ser descrita como difusa e focal, dependendo de sua distribuição dentro do miométrio. A adenomiose difusa é definida pela presença de múltiplos focos dentro do miométrio, enquanto a adenomiose focal se apresenta como nódulos de miométrio hipertrófico e endométrio ectópico (Moawad *et al.*, 2023).

Há várias classificações histológicas do grau de adenomiose de acordo com a gravidade dos sintomas, o número de focos adenomióticos e a distância do foco mais profundo até a borda do endomiométrio. Até o momento, não há uma classificação universalmente aceita.

Alguns autores sugerem classificar de acordo com o grau de penetração do foco adenomiótico no miométrio (Moawad *et al.*, 2023):

- Superficial (40%)
- Intermediário (40 a 80%)
- Profundo (80%).

Outros sugerem classificar de acordo com o grau de penetração no miométrio, ou seja, graus 1, 2 e 3, correspondendo respectivamente a:

- Acometimento do terço interno do miométrio
- Acometimento de dois terços
- Acometimento de todo o miométrio.

Parece haver correlação entre a resposta ao tratamento e os achados histológicos da adenomiose, o que corrobora a importância de haver um sistema de classificação padronizado para orientar o tratamento. Vários estudos investigaram a correlação entre a gravidade dos sintomas clínicos e as características histopatológicas, principalmente a profundidade de penetração e o grau de disseminação, os quais são avaliados pelo número de focos e número de glândulas.

Assim como na endometriose e nos miomas, é pouco provável que a localização topográfica da adenomiose esteja correlacionada aos sintomas clínicos, o que limita a utilidade clínica dos sistemas de classificação existentes. Idealmente, um sistema de classificação adequado para a adenomiose deveria ser capaz de responder a três perguntas básicas:

- A classificação se correlaciona com a gravidade dos sintomas?
- A classificação se correlaciona com a fertilidade e com resultados do uso de técnicas de reprodução assistida?
- A classificação se correlaciona com indicação e tipo de tratamento e com seu sucesso?

Infelizmente, até o momento, tal classificação ainda não foi desenvolvida.

ETIOPATOGENIA

Acredita-se que a exposição estrogênica contribua para o desenvolvimento da adenomiose. Entre os fatores de risco descritos estão (Moawad *et al.*, 2023; Benagiano *et al.*, 2014; 2015):

- Idade 40 a 50 anos
- Menarca precoce (< 10 anos de idade)
- Ciclos menstruais curtos (< 24 dias de intervalo)

- Uso prévio de contraceptivos hormonais e tamoxifeno
- Índice de massa corporal elevado
- Multiparidade (> 2 gestações)
- História de abortamento
- Cirurgias uterinas prévias.

Embora a fisiopatologia da adenomiose permaneça desconhecida, há quatro teorias propostas para tentar explicar o desenvolvimento da doença. A primeira sugere que a doença surja da invasão direta do miométrio pelo endométrio, enquanto a segunda envolve participação de resquícios embrionários de remanescentes müllerianos pluripotentes. Os mecanismos que estimulariam a invasão miometrial são desconhecidos, mas podem ser favorecidos pelo enfraquecimento da parede do miométrio, causado por cirurgias ou gestações prévias. A gravidez e o trauma cirúrgico poderiam enfraquecer a junção mioendometrial, levando à hiperplasia reacional da camada basal do endométrio e à infiltração do miométrio. Alterações hormonais e imunológicas locais também contribuiriam para o processo. A segunda teoria envolve a metaplasia de resquícios müllerianos e explicaria a presença de nódulos adenomióticos fora do útero, como no septo retovaginal. Aparentemente, o nódulo adenomiótico não responde de modo cíclico aos esteroides ovarianos, como o endométrio, o que sugere origem distinta do endométrio basal (Benagiano *et al.*, 2014; 2015; Vannuccini *et al.*, 2017).

As demais teorias apontam a invaginação da camada basal no sistema linfático intramiometrial, visto que a adenomiose já foi encontrada dentro de linfáticos miometriais. Por fim, outra teoria sugere a participação de células-tronco oriundas da medula óssea, dado que estudos revelam que elas também participam da regeneração endometrial durante o ciclo menstrual (Benagiano *et al.*, 2014; Bazot e Daraï, 2018).

Além disso, fatores locais, como o hiperestrogenismo e alterações mecânicas da peristalse uterina (hiper ou disperistalse), facilitariam o desenvolvimento da adenomiose. A participação de esteroides sexuais, inflamação, neoangiogênese, fatores de crescimento e neurogênicos parece ser vital para o surgimento de dor pélvica, sangramento e infertilidade associados à adenomiose (Benagiano *et al.*, 2014; 2015; Vannuccini *et al.*, 2017) (Figura 34.1).

Estudos publicados nos últimos 10 anos identificaram mediadores moleculares da adenomiose e sugerem que, embora a doença apresente alguns mecanismos fisiopatológicos comuns com a endometriose, como mutações genéticas e epigenéticas, alterações nos receptores hormonais e mediadores inflamatórios, a adenomiose apresenta mecanismos fisiopatológicos distintos (Vannuccini *et al.*, 2017).

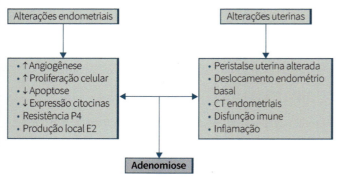

Figura 34.1 Fisiopatologia da adenomiose. CT: célula-tronco; E2: estradiol; P4: progesterona.

QUADRO CLÍNICO

A adenomiose é mais prevalente na perimenopausa e nas multíparas, atingindo mulheres entre 40 e 50 anos de idade. Avanços recentes nos métodos de imagem começam a modificar o conceito de que seria apenas uma doença de mulheres na perimenopausa.

O quadro clínico é heterogêneo, e o sangramento uterino aumentado e a dismenorreia são os sintomas mais comumente observados em 65% dos casos. Alguns estudos sugerem relação com infertilidade, o que pode estar associado ao adiamento da maternidade cada vez mais frequente. Além disso, algumas mulheres podem apresentar miomas, pólipos e endometriose concomitantes (Benagiano *et al.*, 2015; Krentel *et al.*, 2017; Bazot e Daraï, 2018).

O aumento uterino difuso, secundário à proliferação do endométrio ectópico associada à hiperplasia e à hipertrofia das células musculares lisas, é um achado comum ao exame físico em mulheres com adenomiose. Em geral, esse aumento não ultrapassa o correspondente a 12 semanas de gestação. Eventualmente, podem ser encontrados nódulos adenomióticos, e o exame pélvico pode ser doloroso (Moawad *et al.*, 2023; Benagiano *et al.*, 2014; Krentel *et al.*, 2017).

Os sintomas da adenomiose são:

- Sangramento genital (40 a 50%)
- Dismenorreia (40 a 50%)
- Dor pélvica crônica (76%)
- Aumento volume uterino (30%)
- Assintomática (33%)
- Infertilidade (11%)
- Associação com outras doenças:
  - Miomas: 20%
  - Endometriose: 11 a 21%
  - Pólipo endometrial: 7%.

DIAGNÓSTICO

O diagnóstico da adenomiose com frequência impõe grande dificuldade ao ginecologista, por conta da falta de consenso na definição da doença. O conceito mais amplamente utilizado até hoje é o proposto por Bird em 1972 (Bird *et al.*, 1972), que define adenomiose como a invasão benigna do endométrio no miométrio, produzindo um útero difusamente aumentado e microscopicamente exibe glândulas e estroma endometrial ectópico, circundados por miométrio hipertrófico e hiperplásico. Mesmo sendo a determinação da profundidade de invasão miometrial um importante aspecto desse conceito, o critério histológico utilizado apresenta grande variabilidade na literatura e é arbitrariamente determinado. Isso gera falta de uniformidade entre os relatos e grande variabilidade na incidência da adenomiose. Dessa forma, nota-se a necessidade urgente de um consenso internacional para unificar esses e outros aspectos do diagnóstico.

É preciso diferenciar adenomiose, forma difusa, dos nódulos adenomiomatosos, forma focal da doença. Os adenomiomas podem ser únicos ou múltiplos, e são, ocasionalmente, confundidos com leiomiomas.

A USG e a RM são os exames de imagem indicados para o diagnóstico complementar, sendo a USG o exame de primeira linha (sensibilidade de 82% e especificidade de até 84%) embora dependa do *expertise* do examinador e da qualidade do equipamento.

Diagnóstico clínico

Os sintomas mais comumente associados com adenomiose são a menorragia e a dismenorreia (Nelsen *et al.*, 2017), manifestações inespecíficas que podem estar presentes também em pacientes com miomatose uterina, pólipos endometriais e outras condições clínicas. Sintomas menos comuns incluem dispareunia e dor pélvica crônica. A adenomiose pode ainda ser assintomática em cerca de um terço das pacientes (Krentel *et al.*, 2017; Nelsen *et al.*, 2017) ou associada à miomatose uterina, exibindo massa palpável no abdome, ou endometriose, podendo manifestar conjuntamente disquezia, disúria e infertilidade.

O sangramento aumentado pode ser correlacionado à profundidade da invasão miometrial e à densidade de glândulas no miométrio. Pacientes com infiltração sub-basal do miométrio e com maior densidade glandular tendem a apresentar sangramento anormal com maior frequência (Bird *et al.*, 1972). Alguns sugerem que o sangramento e a dismenorreia parecem se relacionar positivamente à profundidade de invasão e à densidade glandular (Bird *et al.*, 1972; Moawad *et al.*, 2023).

O volume uterino geralmente se mostra pouco aumentado, sendo maior quando existe associação com miomas. À palpação do fundo uterino, pode ser observada sensibilidade. A adenomiose pode também estar relacionada à infertilidade e a complicações na gravidez e no puerpério, mas os relatos na literatura ainda apresentam controvérsias (Krentel *et al.*, 2017; Nelsen *et al.*, 2017).

Métodos de imagem

A ultrassonografia transvaginal (USTV) é o método de imagem de primeira linha para diagnosticar adenomiose, visto que demonstrou ser suficientemente precisa quando comparada ao padrão histopatológico de amostras de histerectomia, alcançando sensibilidade e especificidade de 78%.

Em mulheres com sintomas sugestivos de adenomiose (infertilidade, dor pélvica, sangramento menstrual excessivo), a USTV deve identificar as seguintes características: presença de características típicas de adenomiose, aumento do volume uterino com formato de globos, doença focal ou difusa, doença cística ou não cística, envolvimento da camada uterina, extensão da doença e tamanho da maior lesão ou área afetada (Bazot e Daraï, 2018; Dason *et al.*, 2023).

É preciso ressaltar, todavia, que a *expertise* do examinador e a qualidade do equipamento podem interferir no desempenho do exame. Além disso, assim como no diagnóstico histológico, a diversidade de critérios usados para diagnosticar adenomiose produz heterogeneidade nos estudos e dificulta a generalização dos dados (Bazot e Daraï, 2018; Dason *et al.*, 2023).

O estudo do grupo MUSA (*Morphological Uterus Sonographic Assessment*) publicou um consenso para unificar a terminologia a ser usada para descrever os achados ultrassonográficos na adenomiose em uma tentativa de desenvolver uma classificação que fosse consenso entre especialistas. As características consideradas pelo grupo MUSA incluem aquelas que diretamente apontam a presença de adenomiose: cistos miometriais, ilhas hiperecogênicas e linhas e brotos subendométricos ecogênicos. Útero globoso, espessamento miometrial assimétrico, sombra em estrias, vascularização translesional, zona juncional irregular e zona juncional interrompida foram classificados como características indiretas de adenomiose, ou seja, são secundárias à presença de tecido endometrial no miométrio (Harmsen *et al.*, 2022).

Infelizmente, ainda não foi estabelecida a relação entre a presença de uma ou mais características ultrassonográficas diretas e/ou indiretas para diagnosticar adenomiose com precisão. A dificuldade reside no fato de que o padrão de referência diagnóstica é a histerectomia, e nem todas as mulheres com suspeita de adenomiose são submetidas à histerectomia. Além disso, não há consenso internacional entre patologistas sobre como diagnosticar e classificar a adenomiose (Janicas e Cunha, 2023; Tellum *et al.*, 2020).

A RM apresenta acurácia semelhante ou ligeiramente superior à da USTV, com 78% de sensibilidade e 88% de especificidade, mas, como na USG e na histologia, os critérios não são uniformes (Bazot e Daraï, 2018; Janicas e Cunha, 2023).

A proliferação descoordenada das células da zona juncional, um sinal da hipertrofia muscular da adenomiose, pode causar espessamento focal ou difuso da zona juncional. Uma espessura da zona juncional superior a 12 mm é considerada diagnóstica de adenomiose. Com espessuras entre 8 e 12 mm, a presença de outros sinais (espessamento focal, margens mal delimitadas) pode sugerir adenomiose. Variação de 5 mm ou mais entre a maior e a menor espessura da zona juncional também é aceita como critério diagnóstico em alguns estudos. A presença de focos de alta intensidade na zona juncional tem alta especificidade para o diagnóstico de adenomiose, mas só é vista em metade dos casos (Bazot e Daraï, 2018; Dason *et al.*, 2023).

A espessura da zona juncional é dependente de hormônios, varia com o ciclo menstrual e aumenta com a idade até a menopausa, o que pode reduzir a acurácia diagnóstica da RM. A proporção entre zona juncional e a espessura total da parede superior a 40% também é usada como critério, mas não é útil em casos de coexistência de miomas (Bazot e Daraï, 2018; Dason *et al.*, 2023). Assim, a RM deve ser considerada se a avaliação ultrassonográfica da adenomiose for inconclusiva ou se houver suspeita de outras alterações concomitantes (endometriose, mioma) e para fazer o diagnóstico diferencial entre adenomioma e mioma (Janicas e Cunha, 2023; Tellum *et al.*, 2020).

Em alguns casos, a histeroscopia pode ser usada para o diagnóstico de formas focais ou difusas superficiais. Pode também ser terapêutica, com ressecção localizada ou ablação endometrial (Di Spiezio Sardo *et al.*, 2017).

O diagnóstico definitivo, entretanto, continua sendo a avaliação histopatológica.

ADENOMIOSE E INFERTILIDADE

Historicamente, a adenomiose era considerada uma doença associada à multiparidade, pois era encontrada em histerectomias, mais frequentemente em mulheres que tinham filhos. No entanto, a associação com infertilidade vem sendo questionada em séries de casos nos quais a fertilidade foi restabelecida após tratamento da adenomiose. Mas há pouca informação sobre isso, em boa medida devido à dificuldade de se fazer um diagnóstico sem cirurgia e pela coexistência com endometriose. O adiamento da gravidez, aliado ao avanço nas técnicas de diagnóstico por imagem, possibilita o diagnóstico de adenomiose em mulheres jovens (Benagiano *et al.*, 2015; Bazot e Daraï, 2018).

Embora alterações na junção mioendometrial possam interferir na implantação, estudos usando USG para o diagnóstico não mostraram impacto nessa etapa do processo de gravidez. Sugere-se também que a adenomiose seja responsável por maior frequência de abortamentos, e que tratamento medicamentoso prévio reverta essa associação. No entanto, o mecanismo para essas associações não é claro. Estudos revelam que o endométrio de pacientes com adenomiose apresenta expressão proteica diferente, com alteração, por exemplo, na secreção de óxido nítrico. Há também alterações da resposta imune, que podem estar relacionadas à diminuição da taxa de implantação e ao aumento da taxa de aborto (Vercellini *et al.*, 2023). Outros relatam que a presença de adenomiose pode estar relacionada a alterações no transporte uterotubário, o que pode causar infertilidade. É sabido que a contratilidade uterina se origina na zona juncional. Como esta é comprometida em pacientes com endometriose, o componente passivo do transporte espermático, provido pelas contrações, pode estar comprometido, levando à infertilidade. Há também questionamentos sobre a influência da atividade anormal da zona juncional e da contratilidade alterada na implantação embrionária (Benagiano *et al.*, 2015; Vercellini *et al.*, 2023). Além disso, a receptividade endometrial parece estar alterada, envolvendo expressão gênica anômala, como, por exemplo, o gene *HOXA-10* e o ambiente hormonal local anormalmente hiperestrogênico (Vercellini *et al.*, 2023).

A presença de adenomiose também pode comprometer os resultados da fertilização *in vitro* (FIV). Revisão sistemática mostrou redução de 28% na taxa de gravidez de pacientes com adenomiose submetidas à FIV, além de maior taxa de abortamento (Vercellini *et al.*, 2023). Outros estudos descrevem a redução de chances de sucesso após ciclos de FIV em mulheres com os vários tipos de adenomiose associada à endometriose profunda (Bourdon *et al.*, 2022). A avaliação do possível efeito da adenomiose nos resultados da FIV é dificultada pela ausência de um consenso na classificação da doença e pela coexistência de diferentes tipos de adenomiose.

Tratamentos medicamentosos ou cirúrgicos conservadores têm sido propostos, advogando melhora nos resultados reprodutivos. O uso de análogos do hormônio liberador de gonadotrofinas (GnRHa) é defendido por alguns como opção para melhorar os resultados da FIV em mulheres com adenomiose, visto que o receptor desse hormônio é encontrado em lesões adenomióticas e há uma ação antiproliferativa de GnRHa no miométrio, resultando em redução da resposta inflamatória e angiogênese, assim como aumento da apoptose (Di Spiezio Sardo *et al.*, 2017; Vercellini *et al.*, 2023; Vlahos *et al.*, 2017).

Os benefícios do uso pré-FIV de GnRHa é refutado por metanálise realizada por Cozzolino *et al.* (2022), que analisaram os resultados da gravidez em mulheres com adenomiose não tratada e adenomiose tratada cirurgicamente ou clinicamente. Após a cirurgia, os autores observaram aumento na taxa de concepção natural em mulheres com adenomiose, o que não ocorreu com aquelas tratadas com GnRHa. A maioria dos estudos não faz distinção entre adenomiose focal e difusa, o que pode ter produzido resultados diferentes, em termos de apresentação clínica e opções de tratamento (Cozzolino *et al.*, 2022).

No entanto, muitas técnicas só são aplicáveis a casos selecionados e como não há padronização do diagnóstico de adenomiose, o efeito do tratamento clínico e/ou cirúrgico em mulheres inférteis com adenomiose permanece incerto. É preciso considerar ainda que múltiplos fatores podem estar interferindo nas taxas de gravidez, principalmente a idade da mulher, que vem sendo um fator relevante, em vista da tendência mundial de adiamento da maternidade (Vercellini *et al.*, 2023; Vlahos *et al.*, 2017; Cozzolino *et al.*, 2022).

TRATAMENTO

Até recentemente, o tratamento preconizado para adenomiose era a histerectomia. Não é, todavia, uma opção para aquelas mulheres que desejam manter a fertilidade ou apresentam risco cirúrgico elevado. A melhor opção de tratamento para a adenomiose ainda não foi estabelecida, e as dificuldades estão relacionadas à apresentação clínica heterogênea, à associação com outras condições ginecológicas (pólipos, miomas, endometriose), à ausência de critérios diagnósticos por imagem padronizados e universalmente aceitos assim como ao número limitado de estudos de boa qualidade disponíveis (Pontis *et al.*, 2016; Etrusco *et al.*, 2023).

Tratamento clínico

Não há, até o momento, tratamento clínico específico aprovado para a adenomiose e as evidências disponíveis são limitadas, em parte devido à complexidade diagnóstica, em parte devido à concomitância de condições ginecológicas, como endometriose e leiomiomas uterinos, que, muitas vezes, podem influenciar a resposta ao tratamento clínico e necessitar de abordagens cirúrgicas. A presença simultânea de endometriose em um número significativo mulheres com adenomiose está bem documentada, o que dificulta a avaliação dos tratamentos (Pontis *et al.*, 2016).

O tratamento clínico da adenomiose segue os mesmos princípios da endometriose, cujo objetivo é bloquear a ovulação e induzir a decidualização do endométrio e a suspensão da menstruação.

O objetivo do tratamento medicamentoso da adenomiose é o controle dos sintomas, principalmente a dor pélvica e o sangramento. Infelizmente, até o momento, as opções disponíveis para o tratamento clínico da adenomiose baseiam-se na supressão dos níveis hormonais que produzem amenorreia e, consequentemente, impedem a ocorrência de gravidez e não devem ser usadas em casos de infertilidade associada à adenomiose. Todos os medicamentos disponíveis atualmente podem produzir alívio temporário dos sintomas, não havendo nenhum aprovado especificamente a doença (Pontis *et al.*, 2016).

A maioria dos estudos disponíveis envolve o uso do sistema intrauterino de levonorgestrel (SIU-LNG), GnRHa e dienogeste, mas os resultados são difíceis de interprestar em vista da variabilidade no desenho dos estudos. Os desfechos mais comumente usados para avaliar a eficácia do tratamento incluem melhora na Escala Visual Analógica de dor (dismenorreia, dispareunia e dor pélvica) e redução no volume uterino e sangramento menstrual (Rathinam *et al.*, 2022).

Entre as opções terapêuticas estão:

- Anti-inflamatórios não esteroides (AINE)
- Anticoncepcionais hormonais
- Progestagênios
- GnRHa
- Sistema intrauterino de levonorgestrel.

Anti-inflamatórios não esteroides

Essa classe de drogas age inibindo a enzima ciclo-oxigenase e, por conseguinte, bloqueando a produção de prostaglandinas, tromboxano e outras moléculas envolvidas na cascata inflamatória e pode ser usada como opção no tratamento da dor em mulheres que desejam engravidar. Não há, todavia, estudos publicados sobre o uso dos AINE em mulheres com adenomiose, embora sejam frequentemente usados no tratamento de dismenorreia, dor pélvica e sangramento uterino anormal (Etrusco *et al.*, 2023; Rathinam *et al.*, 2022).

Anticoncepcionais orais combinados e progestagênios

O uso contínuo de anticoncepcionais orais (ACO) ou de progestagênios pode melhorar a dismenorreia e controlar o sangramento uterino, além de reduzir temporariamente a regressão da adenomiose. O ACO atua por meio da supressão do eixo hipotálamo-hipófise-ovário, bloqueando a produção dos esteroides ovarianos e seu uso é *off-label*.

Os progestagênios, por sua vez, produzem decidualização endometrial e atrofia. Infelizmente, não há estudos randomizados controlados, e alguns autores contestam o possível benefício de tais tratamentos (Etrusco *et al.*, 2023; Rathinam *et al.*, 2022).

Progestagênios

Os progestagênios produzem decidualização endometrial e atrofia. Infelizmente não há estudos randomizados controlados e alguns autores contestam o possível benefício de tais tratamentos (Etrusco *et al.*, 2023; Rathinam *et al.*, 2022).

Na verdade, o tecido adenomiótico tem expressão reduzida dos receptores de progesterona (PR) A e B, o que poderia explicar parcialmente a fraca resposta terapêutica a essas drogas. Embora os progestagênios sejam largamente usados no tratamento da adenomiose, não há evidências científicas que possam corroborar sua eficácia neste contexto (Rathinam *et al.*, 2022).

Sistema intrauterino de levonorgestrel

O SIU-LNG atua liberando 20 mg de levonorgestrel por 5 anos, o que resulta em decidualização do endométrio e na consequente redução do fluxo menstrual, além de atuar nos focos adenomióticos levando ao *down regulation* dos receptores de estrogênio. Dessa forma, os focos ectópicos de endométrio diminuem de tamanho, permitindo contração uterina eficaz, redução do fluxo menstrual e da produção de prostaglandinas e melhorando a dismenorreia. Os benefícios do SIU-LNG no tratamento do sangramento uterino aumentado e da dismenorreia são corroborados por vários estudos (Cozzolino *et al.*, 2022; Pontis *et al.*, 2016; Etrusco *et al.*, 2023; Rathinam *et al.*, 2022).

O uso do SIU-LNG no tratamento da dor pélvica e sangramento uterino anormal associado à adenomiose poderia ser justificado não apenas pelo efeito direto do levonorgestrel no tecido adenomiótico, mas também por sua ação moduladora local no endométrio, regulando negativamente os receptores de estrogênio, induzindo decidualização e atrofia do endométrio ectópico e, assim, impedindo mais estimulação estrogênica (Rathinam *et al.*, 2022)

O SIU-LNG é atualmente a opção de tratamento clínico mais estudada e mostrou-se eficaz no alívio dos sintomas associados à adenomiose, com melhora na qualidade de vida e dos sintomas com efeitos colaterais mínimos quando comparado às opções cirúrgicas mais invasivas. O principal efeito colateral é o sangramento irregular durante os primeiros meses após a inserção, mas que costuma melhorar após 3 meses. Outros efeitos colaterais incluem ganho de peso, cistos ovarianos e dor pélvica. Em vista da eficácia e da segurança, o SIU-LNG surge como opção de primeira linha no tratamento da adenomiose (Etrusco *et al.*, 2023; Rathinam *et al.*, 2022).

Dienogeste

O dienogeste é um progestagênio de quarta geração também derivado da 19-nortestosterona com elevada afinidade pelo PR. O uso contínuo do dienogeste resulta em inibição das gonadotrofinas, além de ter efeito antiproliferativo e anti-inflamatório no tecido endometrial (Etrusco *et al.*, 2023; Rathinam *et al.*, 2022).

Os estudos publicados até o presente revelam que o dienogeste é uma opção eficaz e bem tolerada no tratamento da dor desde que o útero não esteja aumentado nem haja anemia grave. Trata-se de opção terapêutica segura e bem tolerada, constituindo alternativa viável à histerectomia e com eficácia comparável ao SIU-LNG e ao GnRHa (Etrusco *et al.*, 2023; Rathinam *et al.*, 2022).

Análogos do hormônio liberador de gonadotrofinas

Os GnRHa produzem supressão das gonadotrofinas hipofisárias, resultando em hipoestrogenismo acentuado semelhante à menopausa. O uso é limitado pelos efeitos colaterais (fogachos, atrofia vaginal e desmineralização óssea), além do retorno rápido dos sintomas após a interrupção do tratamento. A experiência é limitada a poucos estudos publicados com número reduzido de pacientes. Dessa forma, mais pesquisas são necessárias para estabelecer a duração do tratamento com GnRHa que produza alívio dos sintomas com redução dos efeitos adversos (Pontis *et al.*, 2016; Etrusco *et al.*, 2023; Rathinam *et al.*, 2022).

Outras opções

O danazol, os agonistas seletivos dos receptores da progesterona (SPRM) e os inibidores da aromatase também foram usados no tratamento da adenomiose. Os estudos disponíveis até o momento incluíram um número pequeno de mulheres e não incluíram comparações com outras formas de tratamento, de modo que não oferecem conclusões definitivas (Cozzolino *et al.*, 2022; Pontis *et al.*, 2016; Etrusco *et al.*, 2023).

Recentemente, o uso de intervenções radiológicas ou ultrassonográficas vem ganhando espaço na literatura como opções o tratamento clínico da adenomiose. A maioria dos estudos é retrospectiva e os dados disponíveis, embora promissores, ainda carecem de validação da sua eficácia e segurança (Etrusco *et al.*, 2023).

Tratamento cirúrgico

Histerectomia

A histerectomia é considerada o tratamento definitivo da adenomiose (Figura 34.2). Está bem indicada nas mulheres com prole concluída, geralmente após os 40 anos, com sintomas intensos de sangramento uterino anormal e dismenorreia, que não responderam a outra terapêutica, seja hormonal ou intervenções de menor invasão.

Com frequência, encontramos a adenomiose associada a outras doenças que possam também necessitar tratamento cirúrgico contemporâneo ao tratamento da adenomiose, como a endometriose, os miomas uterinos, a hiperplasia endometrial e pólipos endometriais (Moawad *et al.*, 2023; Benagiano *et al.*, 2015). Essa ocorrência pode influenciar na decisão da indicação cirúrgica assim como na opção da melhor técnica operatória e da via da histerectomia (vaginal, abdominal, laparoscópica ou robótica). A histerectomia total é a mais preconizada, principalmente quando associada a endometriose. Os índices globais de complicações da histerectomia para tratamento de doenças benignas são baixos (Rathinan *et al.*, 2022):

- Infecções: 9 a 13%
- Tromboembolismo venoso: 1 a 12%
- Lesões do trato urinário: 1 a 2%
- Lesões do trato gastrintestinal: 0,1 a 1%
- Neuropatia: 0,2 a 2%
- Prolapso vaginal: 0,08 a 1,35%.

Recomenda-se correção dos níveis hematimétricos no pré-operatório em pacientes com anemia secundária ao sangramento uterino anormal da adenomiose (Clarke-Pearson e Geller, 2013).

Tratamento cirúrgico conservador do útero

O fato de as mulheres adiarem a época da maternidade para além dos 30 anos leva ao risco de a adenomiose ocorrer antes de elas gestarem, podendo ser, em algumas situações, cogitada como fator de infertilidade. Além disso, há uma forma cística de endometriose que acomete as mulheres jovens. Para essas pacientes, existe uma demanda de procedimentos que sejam conservadores do útero. Existem várias técnicas operatórias com essa proposta (Tabela 34.1), que, em resumo, consistem na retirada da adenomiose focal, o adenomioma, denominada adenomiomectomia. Outras cirurgias conservadoras são aquelas que propõem a extração da parte da parede uterina infiltrada pela adenomiose difusa, conhecidas como cirurgias citorredutoras ou adenomiomectomias parciais.

Essas cirurgias conservadoras do útero para tratamento da adenomiose impõem desafios que levantam dúvidas sobre seus resultados. A caraterística própria da adenomiose de invadir a camada muscular uterina difusamente, sem um plano ótimo de clivagem operatória, pode levar a situações de ressecção incompleta da doença, extração de miométrio com a adenomiose e destruição da parede uterina. Não há uma definição do ótimo de citorredução nem uma padronização desses procedimentos. Há ainda o relato de recorrência rápida da adenomiose e necessidade de histerectomia em muitos casos (Grimbizis *et al.*, 2014).

Esses aspectos ainda são mais preocupantes nas mulheres inférteis com adenomiose, pois não há uma opinião estabelecida sobre a abordagem cirúrgica do adenomioma sintomático nas mulheres que desejam engravidar, ainda mais que a relação causal entre adenomiose e subfertilidade não está completamente esclarecida. No entanto, há dados promissores sobre esses tratamentos conservadores. Em uma revisão sistemática avaliando resultados da adenomiomectomia (extração do adenomioma) que incluiu nove estudos com 469 pacientes (idade média de 37,5 anos) seguidas durante 25,1 meses, foi achada melhora sintomática relevante, pois 82% mostraram diminuição da dor, 68,8% redução do sangramento uterino anormal e índice de gravidezes de 60,5%.

Avaliando os resultados da citorredução da adenomiose difusa em revisão sistemática que incluiu três estudos com 83 pacientes de 35,4 anos em média, seguidas durante 24,1 meses, foi demonstrado que 81,8% tiveram redução média da dor, 50% redução média do sangramento uterino e índice de gravidez de 15% (Kriplani *et al.*, 2012). Há relato de quatro casos na literatura de rotura uterina durante gravidez após adenomiomectomia, sendo recomendável liberar essas pacientes para engravidar após 3 meses da intervenção, prevenir gemelaridade e fazer cesariana eletiva (Benagiano *et al.*, 2015; Grimbizis *et al.*, 2014).

Adenomioma cístico

Adenomiomas císticos grandes podem se desenvolver associados à adenomiose difusa e são classificados em dois tipos:

- Adenomioma cístico adulto: etiologia igual à da adenomiose
- Adenomioma cístico juvenil: uma variante da adenomiose ou etiologia de anomalia mülleriana, manifesta como uma cavidade uterina acessória não comunicante, revestida por endométrio dentro de um útero normal (Kriplani *et al.*, 2012).

Tabela 34.1 Cirurgias conservadoras do útero com adenomiose.

Excisão completa da adenomiose
- Adenomiomectomia
- Cistectomia

Cirurgia citorredutora/adenomiomectomia parcial: adenomiose difusa
- Técnica clássica
- Incisão transversa em H
- Ressecção em cunha
- Dissecção assimétrica

Técnicas não excisionais
- Ligadura das artérias uterinas
- Eletrocoagulação do miométrio
- Histeroscópicas
  - Ressecção endometrial
  - Ablação endometrial
  - Cistectomia
- Outras
  - Ultrassom de alta frequência
  - Instilação de álcool em adenomiose cística
  - Ablação endometrial por radiofrequência
  - Micro-ondas
  - Balão

Adaptada de: Grimbizis *et al.*, 2014.

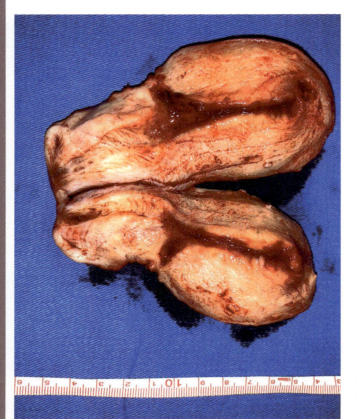

Figura 34.2 Histerectomia.

Essa forma juvenil de adenomioma cístico é muito rara, com relato de cerca de 30 casos na literatura, e requer três critérios para seu diagnóstico:

- Idade de 30 anos ou menos
- Lesão cística de pelo menos 1 cm, independentemente da cavidade uterina e recoberta por miométrio hipertrófico
- Associado com dismenorreia intensa, refratária ao tratamento clínico.

O diagnóstico diferencial deve ser feito com anomalia uterina obstrutiva, tal como bicorno rudimentar e mioma uterino degenerado (Kriplani *et al.*, 2012).

Revisão sistemática avaliando o resultado da excisão completa do adenomioma cístico, incluindo dois estudos com 13 pacientes de 23,1 anos, seguidas durante 29,8 meses, demonstrou 86,1% de redução dos sintomas, sendo 84,6% de redução média da dor (Kriplani *et al.*, 2012).

Concluindo, a cirurgia conservadora do útero para tratamento da adenomiose é factível e melhora os sintomas (80% da dismenorreia e 50% do sangramento uterino anormal). Pode ser considerada em casos de doença focal e de doença difusa. No entanto, não há técnica padronizada definida nem consenso estabelecido. Recomenda-se a individualização dos casos, considerando opções definitivas, como a histerectomia para aqueles com falhas de tratamento não invasivo após devido esclarecimento dos resultados à paciente com Termo de Consentimento informado. A histerectomia é o tratamento cirúrgico padrão e definitivo para a adenomiose sintomática, especialmente naquelas mulheres sem projeto de futuras gestações, com falhas de tratamentos conservadores e com adenomiose difusa (Vercellini *et al.*, 2023; Grimbizis *et al.*, 2014).

Tratamento cirúrgico conservador e novas terapêuticas

Há novas proposições de tratamentos minimamente invasivos envolvendo ultrassom focalizado de alta intensidade (HIFU), ablação por micro-ondas (MWA), ablação por radiofrequência (RFA) e embolização da artéria uterina (EAU). Essas técnicas não excisionais baseiam-se predominantemente no princípio de remover fisicamente o tecido onde a patologia está presente ou interromper o fluxo sanguíneo para a área afetada para induzir necrose da adenomiose, com resultados positivos relatados, como alívio dos sintomas das pacientes (Lin *et al.*, 2022), mas seu impacto na fertilidade ainda permanece controverso.

Jiang *et al.* (2023), em uma revisão sistemática e metanálise (13 artigos, n = 1.319 mulheres) avaliando os resultados reprodutivos após tratamento cirúrgico conservador, com procedimentos excionais e não excisionais, descreveram resultados semelhantes entre as duas técnicas:

- Índice de gravidez semelhante nos dois grupos (40% excisional *versus* 51% não excisionais, p=0,501)
- Abortamento espontâneo: sem diferença significativa (21% excisional *versus* 22% não excisional, p=0,993)
- Nascidos vivos: sem diferença significativa (70% excisional *versus* 71% não excisional).

Concluíram que os tratamentos cirúrgicos conservadores do útero podem ser ponderados naquelas mulheres com falhas consecutivas dos tratamentos de fertilização assistida. Terapêuticas ablativas não excisionais têm mostrado resultados semelhantes às excisionais. No entanto, os dados atuais da literatura ainda são insuficientes para recomendações baseadas em evidências, e serão necessários mais estudos para definir o papel do tratamento preservador do útero no manejo da fertilidade de mulheres com adenomiose.

REFERÊNCIAS BIBLIOGRÁFICAS

BAZOT, M.; DARAÏ, E. Role of transvaginal sonography and magnetic resonance imaging in the diagnosis of uterine adenomyosis. *Fertility and Sterility*, v. 109, n. 3, p. 389-397, 2018.

BENAGIANO, G.; BROSENS, I.; HABIBA, M. Adenomyosis: a life-cycle approach. *Reproductive BioMedicine Online*, v. 30, n. 3, p. 220-232, 2015.

BENAGIANO, G.; BROSENS, I.; HABIBA, M. Structural and molecular features of the endomyometrium in endometriosis and adenomyosis. *Human Reproduction Update*, v. 20, n. 3, p. 386-402, 2014

BIRD, C.; MCELIN, T.; MANALO-ESTRELLA, P. The elusive adenomyosis of the uterus – revisited. *American Journal of Obstetrics and Gynecology*, v. 112, p. 583-593, 1972.

BOURDON, M. *et al.* Presence of adenomyosis at MRI reduces live birth rates in ART cycles for endometriosis. *Human Reproduction*, v. 37, n. 7, p. 1470-1479, 2022.

CLARKE-PEARSON, D. L.; GELLER, E. J. Complications of hysterectomy. *Obstetrics & Gynecology*, v. 121, n. 3, p. 654-673, 2013.

COZZOLINO, M. *et al.* The effect of uterine adenomyosis on IVF outcomes: a systematic review and meta-analysis. *Reproductive Sciences*, v. 29, n. 11, p. 3177-3193, 2022.

DASON, E. S. *et al.* Guideline No. 437: diagnosis and management of adenomyosis. *Journal of Obstetrics and Gynaecology Canada*, v. 45, n. 6, p. 417-429.e1, 2023.

DI SPIEZIO SARDO, A. *et al.* The role of hysteroscopy in the diagnosis and treatment of adenomyosis. *BioMed Research International*, v. 2017, p. 2518396, 2017.

ETRUSCO, A. *et al.* Current medical therapy for adenomyosis: from bench to bedside. *Drugs*, v. 83, n. 17, p. 1595-1611, 2023.

GRIMBIZIS, G. F.; MIKOS, T.; TARLATZIS, B. Uterus-sparing operative treatment for adenomyosis. *Fertility and Sterility*, v. 101, n. 2, p. 472-487, 2014.

HARMSEN, M. J. *et al.* Consensus on revised definitions of Morphological Uterus Sonographic Assessment (MUSA) features of adenomyosis: results of modified Delphi procedure. *Ultrasound in Obstetrics & Gynecology*, v. 60, n. 1, p. 118-131, 2022.

JANICAS, C.; CUNHA, T. M. Adenomyosis at a glance: an integrated review of transvaginal ultrasound and MR imaging findings. *Current Problems in Diagnostic Radiology*, v. 52, n. 5, p. 412-417, 2023.

JIANG, L. *et al.* Pregnancy outcomes after uterus-sparing operative treatment for adenomyosis: a systematic review and meta-analysis. *Journal of Minimally Invasive Gynecology*, v. 30, n. 30, p. 543-554, 2023.

KRENTEL, H. *et al* From clinical symptoms to MR imaging: diagnostic steps in adenomyosis. *BioMed Research International*, v. 2017, p. 1514029, 2017.

KRIPLANI, A. *et al.* Laparoscopic management of juvenile cystic adenomyoma: four cases. *Journal of Minimally Invasive Gynecology*, v. 18, n. 3, p. 343-348, 2012.

LIN, E. *et al.* Radiofrequency ablation for treatment of adenomyosis: a systematic review. *Journal of Minimally Invasive Gynecology*, v. 29, n. 11, p. S29, 2022.

MOAWAD, G. *et al.* Adenomyosis: an updated review on diagnosis and classification. Journal of Clinical Medicine. v. 12, n. 14, p. 4828, 2023.

NELSEN, L. M. *et al.* Experience of symptoms and disease impact in patients with adenomyosis. *Patient*, 2017.

PONTIS, A. *et al.* Adenomyosis: a systematic review of medical treatment. *Gynecological Endocrinology*, v. 32, n. 9, p. 696-700, 2016.

RATHINAM, K. K. *et al.* Evaluation of pharmacological interventions in the management of adenomyosis: a systematic review. *European Journal of Clinical Pharmacology*, v. 78, n. 4, p. 531-545, 2022.

TELLUM, T.; NYGAARD, S.; LIENG, M. Noninvasive diagnosis of adenomyosis: a structured review and meta-analysis of diagnostic accuracy in imaging. *Journal of Minimally Invasive Gynecology*, v. 27, n. 2, p. 408-418.e3, 2020.

VANNUCCINI, S. *et al.* Pathogenesis of adenomyosis: an update on molecular mechanisms. *Reproductive BioMedicine Online*, v. 35, n. 5, p. 592-601, 2017.

VERCELLINI, P. *et al.* Association of endometriosis and adenomyosis with pregnancy and infertility. *Fertility and Sterility*, v. 119, n. 5, p. 727-740, 2023.

VLAHOS, N. F.; THEODORIDIS, T. D.; PARTSINEVELOS, G. A. Myomas and adenomyosis: impact on reproductive outcome. *BioMed Research International*, v. 2017, p. 5926470, 2017.

35
Endometriose

Daniel Bier Caraça • Patrick Bellelis • Sérgio Podgaec

INTRODUÇÃO

A endometriose é uma doença ginecológica conhecida desde o século XVII e descrita detalhadamente pela primeira vez em 1860 por Von Rokitansky. Pode ser definida pela presença de tecido que se assemelha à glândula e/ou estroma endometrial fora da cavidade uterina, com predomínio, mas não exclusivo, na pelve feminina. Caraterizada por ser uma doença benigna, crônica, estrogênio-dependente e de natureza multifatorial, acomete principalmente mulheres em idade reprodutiva, porém são descritos casos de endometriose em pacientes na pré-menarca, assim como na pós-menopausa.

Atualmente, a endometriose pode ser considerada um problema de saúde pública, tanto por seu impacto negativo na saúde física e psicológica da mulher quanto por questões socioeconômicas, haja vista os altos custos com diagnóstico e tratamento. Em um estudo multicêntrico realizado em 10 países europeus, a média de custo anual por paciente chega a quase 10.000 euros, incluindo cuidados médicos e perdas com diminuição de produtividade. Estima-se que mulheres afetadas pela doença perdem aproximadamente 10 horas de trabalho semanais, principalmente devido à redução da eficácia (Nnoaham et al., 2011).

A endometriose é uma doença de difícil levantamento epidemiológico e que apresenta grande variação entre os dados apresentados por diversos autores, pois existe uma variação de critérios de métodos diagnósticos utilizados nos centros de referência em tratamento e seguimento da doença. De fato, há dois grandes vieses relacionados à epidemiologia da endometriose que dificultam o estabelecimento de dados simples como prevalência e incidência da doença: é indeterminado o número de mulheres com endometriose assintomáticas e grande parte dos estudos sobre o tema é realizada em centros de referência para tratamento dessa afecção, o que, de certa forma, distorce o número de pacientes incluídas na análise de dados. Ao se considerarem essas questões, de forma geral, acredita-se haver prevalência da doença entre 5 e 10% da população feminina em idade reprodutiva (Eskenazi e Warner, 1997).

Em 2020, Zondervan et al., em uma extensa revisão sobre o tema, estimaram que a quantidade de mulheres com endometriose ao redor do mundo seja em torno de 190 a 200 milhões. Mas eles também ressalvam que essa prevalência pode variar de acordo com a população estudada e os critérios de diagnóstico utilizados. Além disso, é provável que haja subnotificação da doença em algumas regiões do mundo, o que pode resultar em uma subestimação da prevalência (Zondervan et al., 2020).

Uma análise de diversos aspectos morfológicos e clínicos dessa moléstia foi proposta, trazendo um conceito fundamental que dividiu a endometriose em três doenças distintas: peritoneal, ovariana e profunda. A peritoneal caracteriza-se pela presença de implantes superficiais no peritônio; a ovariana, por implantes superficiais ou cistos (endometriomas) no ovário; e a endometriose profunda é definida como uma lesão que penetra no espaço retroperitoneal ou na parede dos órgãos pélvicos com profundidade de 5 mm ou mais (Nisolle e Donnez, 1997).

A fisiopatologia da endometriose ainda hoje é controversa e apresenta diversas discussões sobre uma origem única ou distinta para as três doenças. Várias teorias foram propostas baseadas em evidências clínicas e experimentais, sendo a mais aceita aquela postulada por Sampson, conhecida como "teoria da menstruação retrógrada" (Sampson, 1927). Praticamente 90% das mulheres com tubas uterinas pérvias apresentam líquido livre na cavidade pélvica em época menstrual, sugerindo, assim, que certo grau de refluxo tubário ocorra. Células endometriais então se implantariam no peritônio e nos demais órgãos pélvicos, iniciando a doença. No entanto, como visto anteriormente, aproximadamente 10% das mulheres apresentam endometriose, assim os implantes ocorreriam pela influência de um ambiente hormonal favorável e de fatores imunológicos que não eliminariam essas células desse local impróprio. Dessa forma, ter menstruação retrógrada parece impactar, mas não ser suficiente de forma isolada, para se desenvolver endometriose.

Inúmeros fatores podem influenciar no aumento da exposição ao endométrio proveniente do refluxo tubário na pelve e, assim, aumentar a probabilidade de desenvolvimento da endometriose, como idade precoce da menarca, nuliparidade, aumento do fluxo menstrual, atraso da primeira gravidez e duração da amamentação, todos fatores que trariam maior exposição estrogênica a essas mulheres.

Outra teoria proposta é a da metaplasia celômica, que sugere a transformação do epitélio celômico, principalmente ovariano e peritoneal, em tecido endometrial, e consequentemente as lesões de endometriose poderiam originar-se diretamente de tecidos normais mediante um processo de diferenciação metaplásica (Vercellini et al., 2014). A teoria da menstruação em neonatos também tem sido discutida e procura explicar principalmente o início precoce da doença (Gordts et al., 2017). Após o nascimento, o útero expressa uma resposta variável à progesterona materna; porém, foi observado que em aproximadamente 5% dos neonatos o endométrio apresenta decidualização e alterações menstruais. Sabe-se que a cérvix uterina dos neonatos é muito longa e recoberta por muco, comparada com o corpo uterino. A hipótese sugere que o sangramento uterino neonatal, que refluiria pelas tubas uterinas, haja vista a obstrução da cérvix, levaria consigo fragmentos de tecido endometrial composto por células progenitoras do epitélio endometrial. Essas células poderiam aderir ao peritônio e permanecer quiescentes até mudanças estrogênicas associadas à menarca.

A teoria das alterações genéticas ou epigenéticas vem ganhando força nos últimos anos, em uma tentativa de explicar as principais alterações da endometriose. Independentemente da origem da célula inicial (resquícios embriológicos, células indiferenciadas, menstruação neonatal etc.), predisposição genética ou alterações epigenéticas associadas a alterações no ambiente peritoneal (fatores inflamatórios, imunológicos, estresse oxidativo) poderiam iniciar a doença nas suas diversas formas (ovariana, peritoneal, profunda, lesões fora da pelve) e, assim, explicar a sua complexidade. Inúmeras outras teorias têm sido citadas na patogênese da endometriose, como transição mesotélio-mesênquima e alterações celulares ou moleculares, porém nenhuma dessas teorias isoladamente consegue justificar a localização de lesões em todos os casos descritos na literatura.

QUADRO CLÍNICO E DIAGNÓSTICO

O ginecologista deve reconhecer os sintomas relacionados à endometriose em sua prática diária, pois essa é a ferramenta imprescindível para o diagnóstico precoce dessa doença. Os sintomas clínicos associados ao exame físico são capazes de levantar a hipótese diagnóstica em aproximadamente 70% dos casos. Infelizmente, ainda hoje, a média estimada do tempo entre o início dos sintomas referidos pelas pacientes até o diagnóstico definitivo é de aproximadamente 7 anos. Durante esse período, a mulher com endometriose pode vivenciar prejuízo importante em sua qualidade de vida, devido aos sintomas.

Muito se discute sobre quais fatores podem contribuir para esse atraso no diagnóstico, o que inclui a normalização dos sintomas relatados, tanto do ponto de vista das pacientes – que acreditam ser normal sentir dor – quanto dos próprios médicos, que demoram a procurar a causa dos sintomas. Além disso, há uma dificuldade em se ter profissionais experientes na realização de exames diagnósticos. Por fim, os sintomas muitas vezes podem ser inespecíficos, o que pode dificultar o rastreamento da doença.

Os principais sintomas relacionados com a doença são (Bellelis *et al.*, 2010):

- Dismenorreia – com prevalência estimada em 62,2% como principal sintoma relacionado à doença
- Dor pélvica crônica ou acíclica – pode ocorrer de forma imprevisível ou intermitente ao longo do ciclo menstrual. Apresenta características diversas, como desconforto, dor pulsante e aguda, e frequentemente piora no decorrer do tempo
- Dispareunia – mais frequente de profundidade e está relacionada principalmente com lesões profundas na vagina e ligamentos uterossacros
- Alterações urinárias – normalmente há relação positiva entre o tamanho da lesão vesical e a intensidade da queixa clínica. Disúria, hematúria, polaciúria e urgência miccional que ocorrem durante o fluxo menstrual são os sintomas observados
- Alterações intestinais – alterações do hábito intestinal com distensão abdominal, sangramento nas fezes, constipação, disquezia e dor anal, normalmente de forma cíclica em época menstrual.

Sintomas atípicos podem estar presentes e devem ser valorizados pelo ginecologista, principalmente se ocorrem de forma cíclica em época menstrual, como dor irradiada para membros inferiores, vulvodínia, dor em região glútea, dor torácica, hemoptise, dor epigástrica, entre outros, que podem refletir lesões em localizações menos usuais.

Geralmente, a forma mais complexa da doença está relacionada com quadro clínico mais exuberante e de maior dificuldade de tratamento clínico. Porém, essa relação não deve ser encarada como uma verdade absoluta, pois os sintomas podem variar de intensidade entre pacientes com o mesmo grau da doença, tendo em vista o polimorfismo dessa afecção e a variação da percepção de dor em decorrência de inúmeros fatores (psicológicos, ambientais, comportamentais).

Interessante destacar que Goldstein e Cohen (2023), por meio de um estudo utilizando o relato das pacientes para a criação de algoritmo de diagnóstico de endometriose, identificaram 55 sintomas que poderiam estar relacionados à doença. No entanto, a maior parte desses sintomas é inespecífica (Goldstein e Cohen, 2023). As evidências para prever a endometriose com base apenas nos sintomas clínicos não são, em geral, definitivas; mas a somatória dos sintomas deve ser valorizada, pois aumenta a chance de a paciente ter endometriose (Ballard *et al.*, 2008).

Atualmente, o uso de diários ou questionários de dor não apresenta evidência de que possa reduzir o tempo até o diagnóstico, contudo pode ser útil em complementar a história clínica da paciente, além de capacitar as mulheres a demonstrar seus sintomas (ESHRE, 2022).

O exame físico também é de suma importância na suspeita clínica da endometriose. Nódulos ou rugosidades enegrecidas em fundo de saco posterior ao exame especular sugerem a doença. Ao toque, útero com pouca mobilidade sugere aderências pélvicas; nódulos geralmente dolorosos também em fundo de saco posterior podem estar associados a lesões retrocervicais, ligamento uterossacro, parede vaginal ou intestinal. Massas anexiais podem estar relacionadas a endometriomas.

O exame ginecológico em adolescentes, pacientes que apresentam dor importante, história de abuso sexual e virgens pode não ser realizado, e outros métodos devem ser o primeiro passo para o diagnóstico.

Apesar de a suspeita diagnóstica se iniciar com a anamnese e o exame clínico, esses métodos apresentam limitações para estabelecer o diagnóstico e a extensão das lesões de endometriose, tornando necessária a utilização de outros métodos auxiliares para o estadiamento da doença. A videolaparoscopia teve, por muito tempo, papel muito importante como único método diagnóstico, porém, a partir do final da década de 1990, exames de imagem conseguem sugerir com alta acurácia a presença de endometriose profunda e endometriomas ovarianos, trazendo, assim, uma investigação diagnóstica menos invasiva.

O ultrassom pélvico e transvaginal e a ressonância magnética são os principais métodos por imagem para detecção e estadiamento da endometriose. Importante salientar que um resultado negativo não exclui a endometriose, particularmente a doença peritoneal superficial.

O enema opaco e a colonoscopia apresentam baixas sensibilidade e especificidade para o diagnóstico de endometriose intestinal, visto que somente avaliam a superfície interna da alça. A tomografia computadorizada não tem boa capacidade para distinguir entre os diversos tecidos moles, apresentando dificuldades em diferenciar e delimitar os órgãos pélvicos em relação às lesões.

Diversos estudos demonstraram que não existem biomarcadores confiáveis disponíveis para uso clínico (Nisenblat, 2016). Desse modo, não há indicação de solicitação de nenhum biomarcador em tecido endometrial, sangue, urina, saliva ou fluido menstrual para diagnosticar endometriose.

TRATAMENTO CLÍNICO DA ENDOMETRIOSE

A endometriose deve ser abordada como uma doença crônica e merece acompanhamento durante a vida reprodutiva da mulher, momento no qual a doença manifesta seus principais sintomas (Practice Committee of the American Society for Reproductive Medicine, 2014). O tratamento deve ser direcionado para as queixas da paciente, assim como para a localização e extensão da doença. O manejo da dor pélvica será abordado neste item e a infertilidade será tratada nos próximos itens.

O tratamento clínico é eficaz no controle da dor pélvica e deve ser o tratamento de escolha na ausência de indicações absolutas para cirurgia (Practice Committee of the American Society for Reproductive Medicine, 2014) (Figura 35.1). O seguimento deve ser realizado por equipe multidisciplinar com terapia medicamentosa hormonal e analgésica, quando necessário, e terapias complementares como atividade física, fisioterapia, acupuntura e psicologia, conforme as indicações apropriadas para cada paciente. O principal objetivo do tratamento clínico é o alívio dos sintomas álgicos e a melhora da qualidade de vida, não se esperando diminuição das lesões ou cura da doença, mas, sim, o controle do quadro clínico (Podgaec, 2014).

Progestagênio

O uso dos progestagênios de forma contínua resulta em bloqueio ovulatório e inibição do crescimento endometrial, com consequente atrofia das lesões (Practice Committee of the American Society for Reproductive Medicine, 2014). Outros mecanismos relacionados à ação anti-inflamatória desses hormônios são descritos, como inibição da produção de mastócitos, supressão de metaloproteinases e inibição da angiogênese (Laschke e Menger, 2012). Em uma revisão Cochrane, concluiu-se que os progestagênios são efetivos no tratamento da dor pélvica decorrente da endometriose (Brown et al., 2012).

Existem diversas opções medicamentosas com diferentes formas de apresentação. O acetato de noretindrona, que é um derivado da 19-nor-testosterona, é um dos progestagênios orais mais utilizados no tratamento da endometriose, na dose de 2,5 a 10 mg/dia, de forma contínua (Brown et al., 2012). Outra opção por via oral é o dienogeste na dose de 2 mg. Uma revisão sistemática (Andres et al., 2015) mostrou que a medicação reduziu os sintomas álgicos relacionados à endometriose, teve efeito comparável ao da leuprorrelida (análogo do hormônio liberador de gonadotrofina – GnRH), porém não foram ainda publicados estudos o comparando com outros progestagênios. Ainda na apresentação oral, há outra opção que pode ser considerada – a gestrinona 2,5 a 5 mg/dia –, mas que é pouco utilizada devido aos efeitos colaterais androgênicos.

Os progestagênios podem ser administrados por via subcutânea, intramuscular e por meio de dispositivo intrauterino (DIU). O acetato de medroxiprogesterona deve ser aplicado na dose de 150 mg pela via intramuscular a cada 3 meses (Practice Committee of the American Society for Reproductive Medicine, 2014). O DIU liberador de levonorgestrel é opção a longo prazo (Practice Committee of the American Society for Reproductive Medicine, 2014), assim como os implantes liberadores de progestagênios, como o etonogestrel, para controle da dor pélvica (Walch et al., 2009).

Os efeitos colaterais dos progestagênios são ganho de peso, alteração de humor, perda de massa óssea, associado este último principalmente ao acetato de medroxiprogesterona de depósito (Practice Committee of the American Society for Reproductive Medicine, 2014).

As comparações entre o uso de DIU liberador de levonorgestrel e análogos de GnRH mostraram semelhanças nos resultados (Lan et al., 2013); além disso, as comparações entre DIU de levonorgestrel e implantes de etonogestrel também se mostraram semelhantes no controle clínico das pacientes (Margatho et al., 2020). Dessa maneira, a escolha de cada método será em decorrência da preferência e adaptação da paciente.

Contraceptivo combinado

Assim como o os progestagênios isolados, o uso de pílulas combinadas de estrogênios e progestagênios é indicado como tratamento de primeira linha por diversas *guidelines* de sociedades (Practice Committee of the American Society for Reproductive Medicine, 2014; Dunselman et al., 2014). O mecanismo de ação é similar ao dos progestagênios, agindo principalmente na decidualização e atrofia do tecido endometrial ectópico (Olive, 2003).

O uso dos contraceptivos orais combinados foi avaliado em três revisões sistemáticas, e, em todas, houve uma melhora nos escores de dor pélvica, dismenorreia, disquezia e dispareunia quando o uso de contraceptivos orais combinados foi comparado com placebo (Grandi et al., 2019; Brown et al., 2017). Dos estudos avaliados, apenas um comparou com outra medicação (gosserrelina) e não identificou superioridade de um em relação ao outro (Vercellini et al., 2010).

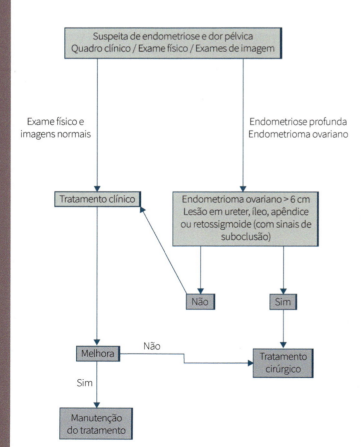

Figura 35.1 Fluxograma do tratamento da dor pélvica na paciente com endometriose.

Nenhuma combinação se mostrou superior à outra no tratamento clínico da endometriose e ainda não há consenso se a administração deve ser contínua ou cíclica. Revisões sistemáticas mostraram que o esquema contínuo foi mais eficaz na redução de sintomas álgicos, especialmente nos casos de dismenorreia severa (Muzii *et al.*, 2016).

Os contraceptivos combinados podem ser indicados por via oral, intramuscular, adesivo de absorção subcutânea ou anel vaginal, esses três últimos já avaliados no tratamento da endometriose como opção para pacientes que não toleram a forma oral (Podgaec, 2014).

Agonistas do GnRH

Os agonistas do GnRH agem no hipotálamo, ocupando os receptores do GnRH, o que provoca a inibição da liberação de hormônio folículo-estimulante (FSH) e LH pela hipófise. Consequentemente, ocorre um estado de anovulação e hipoestrogenismo, semelhante ao observado no climatério (Practice Committee of the American Society for Reproductive Medicine, 2014; Olive, 2003).

Uma metanálise publicada em 2010 com 41 estudos avaliando mais de 4 mil pacientes concluiu que os agonistas de GnRH são superiores ao placebo e tão eficazes quanto outras drogas no tratamento dos sintomas álgicos, o que diminuiu sobremaneira a indicação dos agonistas de GnRH no tratamento da endometriose.

Existem algumas opções para o uso como acetato de gosserelina 3,6 ou 10,8 mg subcutâneo a cada 28 ou 90 dias, acetato de leuprorrelina 3,75 ou 11,25 mg intramuscular a cada 28 ou 90 dias, pamoato de triptorrelina 3,75 mg intramuscular a cada 28 dias.

O estado de hipoestrogenismo pode acarretar sintomas climatéricos como fogachos, secura vaginal, redução de libido e perda de massa óssea. Por isso, sugere-se utilizar essa medicação com cautela e, em casos selecionados, evitando o uso prolongado. Atualmente, é incomum a utilização dessa medicação por tempo prolongado, porém o uso de adição hormonal em baixas doses (*add-back therapy*) pode reduzir esses efeitos. Pode-se utilizar anticoncepcionais orais, progestagênios ou mesmo estrogênios (Practice Committee of the American Society for Reproductive Medicine, 2014).

Antagonistas do GnRH

Os antagonistas do GnRH foram acrescentados como opção de tratamento clínico na última *guideline* da ESHRE de 2022. Os dados de sua eficácia foram coletados de dois grandes estudos multicêntricos, randomizados e duplos-cegos. No entanto, indicam como uma segunda linha de tratamento em decorrência da falta de evidência sobre dosagem e duração de tratamento.

Inibidores da aromatase

Essa medicação de uso *off-label* no tratamento da endometriose age inibindo a aromatase, resultando na redução dos níveis de estradiol circulantes. Pode ser utilizada com outras medicações nos casos refratários de dor severa e nas pacientes que persistem com sintomas após a menopausa, mas tem indicação restrita devido aos efeitos colaterais, especialmente pela indução de formação de cistos ovarianos volumosos (Pavone e Bulun, 2012). As opções medicamentosas são o letrozol 2,5 mg ao dia e o anastrozol 1 mg ao dia.

Anti-inflamatórios não hormonais

Os anti-inflamatórios não hormonais (AINHs) são frequentemente utilizados na dismenorreia primária, porém não existe evidência científica para o uso nas pacientes com endometriose. Um estudo randomizado foi realizado e não mostrou superioridade quando comparados ao placebo (Brown *et al.*, 2017).

Tratamentos complementares

A acupuntura pode ser utilizada como tratamento complementar para a dor pélvica. Em 2017, foi publicada uma metanálise para avaliar o uso da acupuntura na endometriose, que se mostrou eficaz para o controle da dor. Porém, apenas um dos trabalhos utilizou placebo como controle (Xu *et al.*, 2017).

A dor pélvica crônica pela endometriose pode causar alterações posturais e contraturas musculares, o que pode resultar em alterações musculoesqueléticas (Montenegro *et al.*, 2008). O encaminhamento da paciente para acompanhamento com fisioterapeuta para melhora postural e fortalecimento da musculatura pélvica pode ser útil.

Além disso, pacientes com dor crônica estão mais suscetíveis a desenvolver quadros depressivos e estresse psicológico, sendo necessário, em algumas situações, encaminhamento a psicólogos e/ou psiquiatras para auxílio no tratamento e acompanhamento clínico.

Por fim, nos casos refratários, pode-se considerar o seguimento em conjunto com um especialista no manejo da dor, a fim de se otimizar a analgesia, com uso de relaxantes musculares, medicações neurolépticas e bloqueios nervosos (Practice Committee of the American Society for Reproductive Medicine, 2014).

ENDOMETRIOSE E INFERTILIDADE

Existe grande associação entre endometriose e infertilidade, e alguns estudos mostram que entre 25 e 50% das mulheres inférteis são portadoras de endometriose e que 30 a 50% das mulheres com endometriose apresentam infertilidade (Practice Committee of the American Society for Reproductive Medicine, 2012).

Diversos mecanismos têm sido propostos para a correlação da endometriose com a infertilidade, porém a literatura ainda carece de evidências consistentes que comprovem essa associação. Uma das explicações remete à presença de aderências e distorções anatômicas geradas pela endometriose, que dificultariam a liberação de óvulos, captação pela tuba e transporte oocitário até o útero. Outros estudos evidenciaram alterações no fluido peritoneal, com concentração elevada de prostaglandinas, proteases e citocinas inflamatórias e angiogênicas e também o aumento de linfócitos, IgG e IgA no endométrio, o que poderia comprometer a fertilidade (Practice Committee of the American Society for Reproductive Medicine, 2012).

A abordagem da paciente com endometriose e infertilidade é controversa, uma vez que muitas condutas não foram avaliadas em ensaios clínicos randomizados, o que reduz o nível de evidência para as recomendações. Sendo assim, devem ser considerados o quadro clínico da paciente, sua idade, sintomas, tempo de infertilidade e presença de outros fatores de infertilidade. A idade é um dos principais fatores prognósticos, uma vez que, após os 35 anos, ocorre queda na qualidade oocitária e na reserva ovariana, o que acarreta menor fecundidade e maior taxa de aborto (Practice Committee of the American Society for Reproductive Medicine, 2012).

O tratamento medicamentoso hormonal para supressão ovariana em pacientes com infertilidade e endometriose para melhora da fertilidade não deve ser prescrito, pois não existe evidência científica de qualquer benefício. A única medicação que pode ter benefício para a melhora das taxas de gestação são os análogos de GnRH, quando utilizados por até 3 meses, especificamente antes da fertilização *in vitro* (FIV) (Dunselman *et al.*, 2014).

Uma alternativa para essas pacientes é o tratamento cirúrgico da endometriose para a melhora da fertilidade. Jacobson *et al.* (2010) publicaram uma revisão Cochrane para esclarecer se o tratamento cirúrgico da endometriose é eficaz para melhorar os casos de infertilidade. Foram encontrados apenas ensaios clínicos randomizados em pacientes com doença inicial, estádios I e II. A conclusão do estudo é que, nas pacientes em que foi realizada a exérese dos focos de endometriose, a taxa de gestação foi maior quando comparadas àquelas em que se realizou apenas a laparoscopia diagnóstica, com um número necessário para tratar (NNT) de 12. Porém, os autores salientam que, como em 30% das laparoscopias diagnósticas é encontrada endometriose inicial, para o ganho de uma gestação, seria necessária a realização de 40 cirurgias.

Em pacientes com endometriose mais avançada, não há ensaios clínicos randomizados que determinem se a primeira linha de tratamento é a cirurgia ou FIV. Esse questionamento foi avaliado por Bianchi *et al.* (2009) em uma coorte retrospectiva, na qual foi encontrada taxa de gestação de 41% nas pacientes que realizaram a laparoscopia *versus* 24% nas pacientes que realizaram a FIV (p = 0,004). Porém, nesse estudo, a paciente optava pela conduta, o que pode gerar um viés na interpretação dos dados.

Nos casos em que a paciente já realizou uma cirurgia e apresenta recidiva da endometriose, a conduta recomendada é a realização da FIV. Em estudo retrospectivo, as taxas de gestação após 9 meses da segunda cirurgia foram de 24%, enquanto a taxa cumulativa após duas FIVs foi de 70% (Kemmann *et al.*, 1993).

Em pacientes com endometrioma ovariano, os resultados mostram que a exérese da cápsula do cisto não aumenta as taxas de gestação e existe risco da perda de reserva ovariana. Portanto, o procedimento cirúrgico só deve ser indicado nos endometriomas grandes para comprovação histológica, para controle da dor ou para facilitar o acesso aos folículos no momento da captação oocitária (Dunselman *et al.*, 2014; Practice Committee of the American Society for Reproductive Medicine, 2012). Nos casos em que a cirurgia for indicada, é preferível realizar a exérese da cápsula do cisto em vez de drenagem e eletrocoagulação da parede do cisto (Dunselman *et al.*, 2014).

Por fim, alguns dados sugerem que a endometriose poderia conferir pior prognóstico nos tratamentos de reprodução assistida. Em 2002, foi publicada uma metanálise de pacientes com endometriose que encontrou menor taxa de gravidez, havendo pior prognóstico nos casos de endometriose severa (Barnhart *et al.*, 2002). Porém, foi publicada em 2016 uma análise do banco de dados da Society for Assisted Reproductive Technology (SART), comparando aproximadamente 40 mil casos de endometriose que realizaram FIV com mais de 300 mil casos de não portadoras. O trabalho sugere que, nos casos de endometriose isolada, não existe piora das taxas de nascido vivo, porém, quando a endometriose está associada a outro fator (como o fator masculino), essas taxas são inferiores às do grupo controle (Senapati *et al.*, 2016) (Figura 35.2).

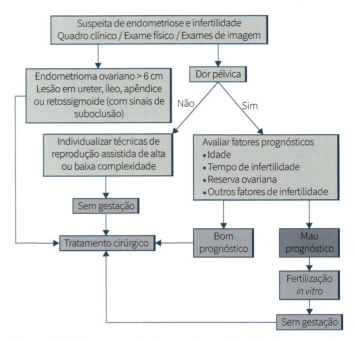

Figura 35.2 Fluxograma do tratamento da infertilidade na paciente com endometriose.

TRATAMENTO CIRÚRGICO DA DOR PÉLVICA EM PACIENTES COM ENDOMETRIOSE

O tratamento clínico de endometriose, salvo exceções, é a primeira linha de tratamento. O tratamento cirúrgico deve ser oferecido às pacientes em que o tratamento clínico for ineficaz ou contraindicado por algum motivo. A avaliação dos escores da escala visual analógica (EVA) de dor é importante para a indicação do tratamento (Barnhart *et al.*, 2002). A abordagem excisional é indicada e mais adequada em comparação com as técnicas abrasivas visando à retirada completa das lesões.

O objetivo da cirurgia é a remoção completa de todos os focos de endometriose, restaurando a anatomia e preservando a função reprodutiva. O procedimento pode ser realizado por laparoscopia ou laparotomia; no entanto, há preferência pela laparoscopia, que permite melhor visualização das lesões endometrióticas, melhor acesso a alguns pontos da pelve, assim como melhor recuperação da paciente (Barnhart *et al.*, 2002).

Endometriose peritoneal

Os implantes peritoneais podem ocorrer ao longo da membrana peritoneal e há vários tipos de apresentação, lesões negras, vermelhas, brancas, hipervascularizações e falhas peritoneais, mas são tipicamente superficiais (Figura 35.3). De modo geral, a eletrocirurgia é o método de escolha para a excisão desses focos. Ainda no início dos anos 1980, já foi publicada a melhora de 60 a 70% dos sintomas de pacientes com dismenorreia e dispareunia após a ablação de implantes endometrióticos peritoneais.

Endometriose retrocervical e intestinal

A endometriose retrocervical pode envolver os ligamentos uterossacros, *torus* uterino, cúpula vaginal e septo retovaginal, e as lesões podem também acometer a parede anterior do retossigmoide (Figuras 35.4 e 35.5). Diferentes tipos de abordagem das

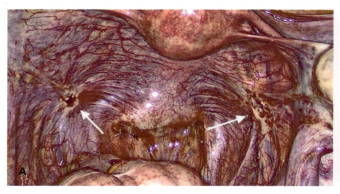
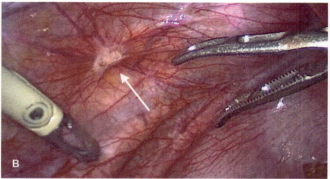

Figura 35.3 Lesões de endometriose peritoneal superficial (setas brancas).

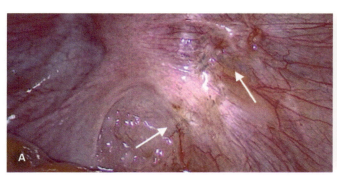
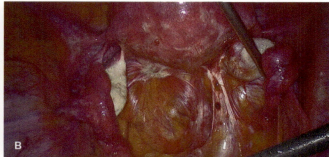

Figura 35.4 Lesão de endometriose em ligamento uterossacro (seta branca) e peritoneais.

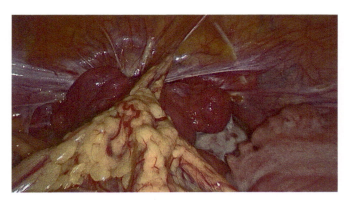

Figura 35.5 Endometriose profunda: bloqueio de fundo de saco por aderências.

lesões retrocervicais foram descritas, no entanto não existe nenhum estudo controlado e randomizado comparando-as. É consenso, entretanto, que se deve realizar a excisão completa dos focos com liberação do reto quando aderido na região retrocervical, utilizando-se pontos de referência e dissecção de espaços avasculares da pelve como pontos fundamentais para desfazer a obliteração do fundo de saco e individualizar os órgãos da pelve.

Atualmente, algumas considerações têm sido feitas com relação ao tratamento da endometriose intestinal. O tratamento cirúrgico com ressecção da área acometida é a forma terapêutica mais efetiva nesses casos, com alívio dos sintomas ginecológicos, digestivos e controle da dor (Senapati et al., 2016). Existem três técnicas para o tratamento da endometriose intestinal: shaving ressecção em disco e ressecção segmentar. Todos esses procedimentos podem ser realizados com uma abordagem minimamente invasiva, por meio de laparoscopia. As características da lesão determinam a técnica a ser realizada (Senapati et al., 2016).

Considerada a técnica menos agressiva, a literatura mostra ampla gama de técnicas de shaving aplicadas por diferentes autores, em diferentes tipos de nódulos com diâmetros, tamanhos e profundidades bastante díspares entre si. Remorgida et al. (2005) realizaram um estudo no qual compararam a análise histológica da nodulectomia por shaving antes da ressecção intestinal e encontraram que 43,8% dos casos apresentavam endometriose remanescente nas paredes intestinais adjacentes. Já Donnez e Squifflet (2010) publicaram uma série prospectiva de 500 casos, em que reportaram as taxas de recidiva, complicações e gravidez dessas pacientes. Foram observados somente quatro casos de complicações maiores: perfuração intestinal (1,4%), lesão ureteral (0,8%), sangramento maior que 300 mℓ (0,2%) e retenção urinária (0,8%), em seguimento médio de 3 anos. Encontraram ainda taxa de gestação de 84% e de recidiva de 8%.

A ressecção discoide é definida com a ressecção do nódulo de endometriose, incluindo todas as camadas da parede anterior do reto, utilizando-se tesoura e sutura em planos ou grampeador circular ou linear. Essa técnica é indicada para nódulos de até 3 cm (Woods et al., 2003).

Sabe-se que não é necessária a mobilização completa de todo o retossigmoide, com manutenção do suprimento sanguíneo da parede retal. As limitações para a realização desse procedimento são o tamanho da lesão e a distância dela da borda anal, já que o grampeador circular não alcança nódulos mais altos que a junção retossigmoide (Senapati et al., 2016).

Por fim, a ressecção de um segmento do retossigmoide, com subsequente anastomose terminoterminal, é indicada para lesões maiores que 3 cm ou na presença de duas ou mais lesões intestinais.

Desde 1991, quando foi primeiramente descrita por Redwine e Sharpe (1991), a ressecção segmentar foi amplamente difundida e tem sido realizada em diversos centros ao redor do mundo, mostrando sua segurança e eficácia. Diversos estudos mostraram que o tratamento da endometriose intestinal melhora a qualidade de vida das pacientes, com baixas taxas de complicações e morbidade (Jones e Sutton, 2003).

Endometrioma ovariano

O endometrioma de ovário pode ser abordado por diversas técnicas cirúrgicas, de complexidade variável, geralmente com bons resultados (Figura 35.6). A simples drenagem do conteúdo líquido desse tipo de cisto, no entanto, mostrou-se ineficaz devido aos altos índices de recidiva; a maioria dos autores preconiza a retirada da cápsula como o melhor tratamento. No entanto, temos que ter em mente que a retirada da cápsula do cisto pode lesar o parênquima ovariano e diminuir a reserva ovariana, com consequente comprometimento da função reprodutiva (Working Group of ESGE, 2017).

A European Society for Gynaecological Endoscopy (ESGE) publicou em 2017 (Working Group of ESGE, 2017) uma *guideline* de estratégias para o tratamento do endometrioma ovariano:

- Realizar a inspeção dos demais órgãos pélvicos
- Obter lavado peritoneal na presença de ascite volumosa, lesões peritoneais suspeitas ou cisto de aparência anormal
- Utilizar três trocartes de trabalho e um para a óptica
- Separar o ovário com endometrioma da parede abdominal, que comumente está aderido. Nesse momento, é importante a identificação do ureter para evitar dano. Também nesse momento essa separação geralmente resulta na drenagem do endometrioma. Lesões endometrióticas da parede pélvica e ligamento largo também devem ser removidas
- Quando o cisto se romper, aproveitar o local de abertura para aumentá-lo um pouco mais e conseguir ter acesso ao interior do cisto. Evitar múltiplas incisões e aberturas muito extensas, a fim de não provocar dano na reserva ovariana
- Quando o ovário não estiver aderido, sua abertura deverá ser realizada na porção com parede mais fina
- Na suspeita de malignidade, seguir as *guidelines* oncológicas
- Irrigar e aspirar para adequada hemostasia. A sutura para guiar a cicatrização do ovário pode ser realizada também com objetivo hemostático
- A ooforectomia pode ser discutida com a paciente em casos de recorrência, endometriomas unilaterais muito grandes ou na suspeita de malignidade.

Desde 2003, Jones e Sutton demonstraram incremento na qualidade de vida das pacientes submetidas a tratamento de endometriomas ovarianos, com melhora nos escores da escala visual analógica de dor.

Endometriose do trato urinário

A endometriose do trato urinário acomete aproximadamente 1% de todas as pacientes com endometriose (Abrao *et al.*, 2009). O primeiro caso de endometriose causando uropatia obstrutiva foi descrito em 1917 por Cullen (Stevens, 1916). Em publicação que avaliou 690 pacientes com diagnóstico confirmado de endometriose, 38 pacientes apresentavam o trato urinário acometido (5,5%); dessas, 26 (68,5%) tinham a bexiga afetada e 12 (31,5%), o ureter (Abrao *et al.*, 2009).

O tratamento depende do estágio da doença no momento do diagnóstico e da presença ou não de lesões associadas (Barnhart *et al.*, 2002). O tratamento cirúrgico da lesão de ureter não infiltrativa é a cirurgia conservadora para alívio dos sintomas obstrutivos, com a ureterólise sendo o tratamento de escolha. Em casos de infiltração da luz ureteral, a ressecção da área afetada com anastomose terminoterminal ou reimplante ureteral é necessária. Se a bexiga estiver envolvida (Figura 35.7), a ressecção das lesões é o tratamento de escolha (Abrao *et al.*, 2009).

Com relação ao tamanho do nódulo, alguns autores afirmam que parece haver relação significativa com o comprometimento ureteral. Kondo *et al.* (2013) avaliaram 118 mulheres submetidas a tratamento de endometriose profunda retrocervical e divididas em dois grupos: grupo com lesões retrocervicais maiores ou iguais a 30 mm e grupo com lesões menores que 30 mm. Avaliando-se a taxa de comprometimento ureteral entre esses grupos, observaram que o envolvimento ureteral esteve presente em 17,9% (intervalo de confiança [IC] 95% 10 a 29,9%) das pacientes com endometriose retrocervical maiores ou iguais a 30 mm, comparando com somente 1,6% (IC 95% 0,4 a 8,5%) daquelas com lesões menores que 30 mm (*odds ratio* 13,3) (Kondo *et al.*, 2013).

Complicações

As complicações comuns relacionadas a todos os procedimentos abdominais laparoscópicos podem ser relacionadas ao pneumoperitônio e às punções de agulha de Veress e dos trocartes. Em relação ao pneumoperitônio, podem ocorrer hipercapnia, embolia gasosa, enfisema de subcutâneo, pneumotórax, arritmias cardíacas e diminuição do retorno venoso, variando de 0,3 a 2,3% dos casos. As complicações relativas às punções são

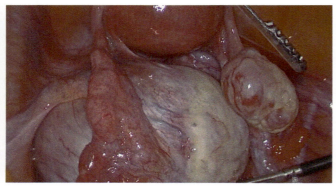

Figura 35.6 Endometrioma ovariano.

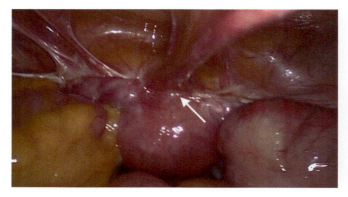

Figura 35.7 Endometriose de bexiga (seta branca).

perfuração de vísceras sólidas e ocas, lesão de vasos sanguíneos e infecção e hérnias dos portes dos trocartes, variando de 0,1 a 1,5% (Ahmad *et al.*, 2008).

As principais complicações do tratamento cirúrgico da endometriose intestinal podem ser divididas entre as relacionadas ao procedimento videolaparoscópico abdominal específico, as intraoperatórias e as pós-operatórias. Vale reforçar que os índices de complicações da cirurgia colorretal são semelhantes entre a cirurgia convencional e videolaparoscópica (Ribeiro *et al.*, 2006). As complicações intraoperatórias relacionadas com as ressecções intestinais são lesão da parede intestinal por tração ou diatermia, sangramentos por lesões vasculares, lesões ureterais e vesicais e lesões ginecológicas em vagina, útero e anexos, ocorrendo em 0,6 a 16,7% dos casos (Ribeiro *et al.*, 2006).

Quanto às complicações pós-operatórias, podem ocorrer deiscência de anastomose com fístula, peritonite e/ou abscessos em até 11,7%, estenose das anastomoses em até 3,7%, fístula retovaginal em até 8,4% e retenção urinária, que variou de 1,9 a 17,5% dos casos descritos (Ribeiro *et al.*, 2006).

Em revisão sistemática, de Paula Andres *et al.* (2017), avaliando 20 estudos que incluíram 1.906 pacientes, complicações cirúrgicas menores (febre, dor e hematoma) foram observadas em 1,1% (n = 21) das pacientes. Quando avaliadas as complicações maiores (sangramento, obstrução intestinal, hemoperitônio, fístula e deiscência de anastomose), essas taxas alcançaram 3,9% (n = 74). Fístulas foram encontradas em 1,8% (n = 35), retenção urinária temporária em 2,1% (n = 41) e deiscência de anastomose em 0,4% (n = 9). Os estudos não reportaram complicações operatórias de acordo com o tipo de cirurgia realizada.

Quando comparadas as pacientes submetidas a tratamento cirúrgico por endometriose profunda que foram submetidas a ressecções intestinais com aquelas que não foram, o primeiro grupo teve uma chance 2,3 vezes maior de ter complicações maiores. Nenhuma diferença foi observada em relação às complicações menores (de Paula Andres *et al.*, 2017).

RECORRÊNCIA

A monitorização a longo prazo de pacientes com endometriose, submetidas a procedimento cirúrgico, ainda é um tema controverso e com poucos estudos realizados. A principal justificativa desse seguimento seria a avaliação de recidiva da doença. Recidiva de qualquer doença indica um retorno ou uma recorrência da doença que foi tratada. Considerando a endometriose, é importante entender seu curso natural incerto, porém crônico, ou seja, a possibilidade de recidiva deve ser observada. Independentemente da abordagem de tratamento, os principais dados sugerem uma taxa de recorrência de 20 a 50% em 5 anos (ESHRE, 2022). No entanto, é importante salientar que esses dados constituem recorrência de doença, apresentam ressecção incompleta dos focos anteriormente removidos ou até focos que ainda não se apresentavam visíveis macroscopicamente.

Uma revisão de estudos observacionais prospectivos e ensaios clínicos randomizados (Zakhari *et al.*, 2021) avaliou o risco de recorrência da endometriose em pacientes submetidas à supressão hormonal pós-operatória, em comparação com placebo/expectante. O desfecho primário foi a recorrência da endometriose pós-operatória, determinada por exames de imagem ou recorrência dos sintomas, por pelo menos 12 meses de pós-operatório. Houve uma diminuição significativa do risco de recorrência da endometriose em pacientes que receberam supressão hormonal pós-operatória em comparação com mulheres que não receberam. Desse modo, os consensos atuais (ESHRE, 2002) recomendam que a supressão hormonal deve ser considerada para pacientes que não desejam engravidar imediatamente após a cirurgia. Ainda assim, não existem evidências contundentes que apoiem tratamentos específicos, em detrimento de outros, com o objetivo de prevenção secundária da doença e da recorrência dos sintomas.

Em outra metanálise que evidenciou a eficácia dos diferentes métodos, o dispositivo intrauterino liberador de levonorgestrel foi significativamente eficaz na redução da dor após a cirurgia, com efeito comparado aos do análogo do GnRH. Além disso, foi eficaz na redução da taxa de recorrência da doença, com efeito similar ao dos anticoncepcionais orais. Considerando o tipo de endometriose, o uso de contraceptivos hormonais pós-operatórios na recorrência do endometrioma foi significativamente menor naquelas pacientes que utilizaram o método em comparação com mulheres que não utilizaram (Vercellini *et al.*, 2010).

CONSIDERAÇÕES FINAIS

A endometriose é uma doença desafiadora, com pacientes podendo apresentar quadros álgicos importantes e/ou infertilidade, ambas situações que comprometem a qualidade de vida dessas mulheres. Uma vez realizado o diagnóstico, a abordagem deve ser feita por equipe multidisciplinar, com foco na queixa da paciente e na localização e extensão das lesões. A endometriose deve ser encarada como uma doença crônica, que merece acompanhamento durante toda a vida reprodutiva da mulher.

É importante ressaltar que, para melhorarmos o cuidado e o atendimento de pacientes com endometriose, visando à instauração de diagnóstico precoce e tratamento multidisciplinar, é necessária uma ampla campanha de conscientização e educação sobre a doença.

REFERÊNCIAS BIBLIOGRÁFICAS

ABRAO, M. S *et al.* Endometriosis of the ureter and bladder are not associated diseases. *Fertility and Sterility*, v. 91, n. 5, p. 1662-1667, 2009.

AHMAD, G. *et al.* Laparoscopic entry techniques. *Cochrane Database of Systematic Reviews*, n. 2, CD006583, 2008.

ANDRES, M. de P. *et al.* Dienogest in the treatment of endometriosis: systematic review. *Archives of Gynecology and Obstetrics*, v. 292, n. 3, p. 523-529, 2015.

BALLARD, K. D. *et al.* Can symptomatology help in the diagnosis of endometriosis? Findings from a national case-control study – Part 1. *BJOG: An International Journal of Obstetrics & Gynaecology*, v. 115, p. 1382-1391, 2008.

BARNHART, K.; DUNSMOOR-SU, R.; COUTIFARIS, C. Effect of endometriosis on in vitro fertilization. *Fertility and Sterility*, v. 77, n. 6, p. 1148-1155, 2002.

BELLELIS, P. *et al.* Epidemiological and clinical aspects of pelvic endometriosis – a case series. *Revista da Associação Médica Brasileira* (1992), v. 56, n. 4, p. 467-471, 2010.

BIANCHI, P. H. *et al.* Extensive excision of deep infiltrative endometriosis before in vitro fertilization significantly improves pregnancy rates. *Journal of Minimally Invasive Gynecology*, v. 16, n. 2, p. 174-180, 2009.

BROWN, J. *et al.* Nonsteroidal anti-inflammatory drugs for pain in women with endometriosis. *Cochrane Database of Systematic Reviews*, v. 1, CD004753, 2017.

BROWN, J.; KIVES, S.; AKHTAR, M. Progestagens and anti-progestagens for pain associated with endometriosis. *Cochrane Database of Systematic Reviews*, n. 3, CD002122, 2012.

DE PAULA ANDRES, M. *et al.* The current management of deep endometriosis: a systematic review. *Minerva Obstetrics and Gynecology*, v. 69, n. 6, p. 587-596, 2017.

DONNEZ, J.; SQUIFFLET, J. Complications, pregnancy and recurrence in a prospective series of 500 patients operated on by the shaving technique for deep rectovaginal endometriotic nodules. *Human Reproduction*, v. 25, n. 8, p. 1949-1958, 2010.

DUNSELMAN, G. A. *et al.* European Society of Human Reproduction and Embryology. ESHRE guideline: management of women with endometriosis. *Human Reproduction*, v. 29, n. 3, p. 400-412, 2014.

ESKENAZI, B.; WARNER, M. L. Epidemiology of endometriosis. *Obstetrics and Gynecology Clinics of North America*, v. 24, n. 2, p. 235-258, 1997.

EUROPEAN SOCIETY OF HUMAN REPRODUCTION AND EMBRYOLOGY (ESHRE). ESHRE guideline: endometriosis. *Human Reproduction Open*, v. 2022, n. 2, p. hoac009, 2022.

GOLDSTEIN, A.; COHEN, S. Self-report symptom-based endometriosis prediction using machine learning. *Scientific Reports*, v. 13, n. 1, p. 5499, 4 abr. 2023.

GORDTS, S.; KONINCKX, P.; BROSENS, I. Pathogenesis of deep endometriosis. *Fertility and Sterility*, v. 108, n. 6, p. 872-85e1, 2017.

GRANDI, G. *et al.* Hormonal contraception in women with endometriosis: a systematic review. *European Journal of Contraception & Reproductive Health Care*, v. 24, p. 61-70, 2019.

JACOBSON, T. Z. *et al.* Laparoscopic surgery for subfertility associated with endometriosis. *Cochrane Database of Systematic Reviews*, n. 1, CD001398, 2010.

JONES, K. D.; SUTTON, C. Patient satisfaction and changes in pain scores after ablative laparoscopic surgery for stage III-IV endometriosis and endometriotic cysts. *Fertility and Sterility*, v. 79, n. 5, p. 1086-1090, 2003.

KEMMANN, E. *et al.* Does ovulation stimulation improve fertility in women with minimal/mild endometriosis after laser laparoscopy? *International Journal of Fertility and Menopausal Studies*, v. 38, n. 1, p. 16-21, 1993.

KONDO, W. *et al.* Retrocervical deep infiltrating endometriotic lesions larger than thirty millimeters are associated with an increased rate of ureteral involvement. *Journal of Minimally Invasive Gynecology*, v. 20, n. 1, p. 100-103, 2013.

LAN, S. *et al.* Analysis of the levonorgestrel-releasing intrauterine system in women with endometriosis. *Journal of International Medical Research*, v. 41, p. 548-558, 2013.

LASCHKE, M. W.; MENGER, M. D. Anti-angiogenic treatment strategies for the therapy of endometriosis. *Human Reproduction Update*, v. 18, n. 6, p. 682-702, 2012.

MARGATHO, D.; CARVALHO, N. M.; BAHAMONDES, L. Endometriosis-associated pain scores and biomarkers in users of the etonogestrel-releasing subdermal implant or the 52-mg levonorgestrel-releasing intrauterine system for up to 24 months. *European Journal of Contraception & Reproductive Health Care*, v. 25, p. 133-140, 2020.

MONTENEGRO, M. L. *et al.* Physical therapy in the management of women with chronic pelvic pain. *International Journal of Clinical Practice*, v. 62, n. 2, p. 263-269, 2008.

MUZII, L. *et al.* Continuous versus cyclic oral contraceptives after laparoscopic excision of ovarian endometriomas: a systematic review and metaanalysis. *American Journal of Obstetrics & Gynecology*, v. 214, n. 2, p. 203-211, 2016.

NISOLLE, M.; DONNEZ, J. Peritoneal endometriosis, ovarian endometriosis, and adenomyotic nodules of the rectovaginal septum are three different entities. *Fertility and Sterility*, v. 68, n. 4, p. 585-96, 1997.

NISENBLAT, V. *et al.* Blood biomarkers for the non-invasive diagnosis of endometriosis. *Cochrane Database of Systematic Reviews*, Cd012179, 2016.

NNOAHAM, K. E. *et al.* World Endometriosis Research Foundation Global Study of Women's Health consortium. Impact of endometriosis on quality of life and work productivity: a multicenter study across ten countries. *Fertility and Sterility*, v. 96, n. 2 p. 366-373.e8, 2011.

OLIVE, D. L. Medical therapy of endometriosis. *Seminars in Reproductive Medicine*, v. 21, n. 2, p. 209-222, 2003.

PAVONE, M. E.; BULUN, S. E. Aromatase inhibitors for the treatment of endometriosis. *Fertility and Sterility*, v. 98, n. 6, p. 1370-139, 2012.

PODGAEC, S. *Endometriose* – Coleção Febrasgo. Rio de Janeiro: Elsevier, 2014.

PRACTICE COMMITTEE OF THE AMERICAN SOCIETY FOR REPRODUCTIVE MEDICINE. Endometriosis and infertility: a committee opinion. *Fertility and Sterility*, v. 98, n. 3, p. 591-598, 2012.

PRACTICE COMMITTEE OF THE AMERICAN SOCIETY FOR REPRODUCTIVE MEDICINE. Treatment of pelvic pain associated with endometriosis: a committee opinion. *Fertility and Sterility*, v. 101, n. 4, p. 927-935, 2014.

REDWINE, D. B.; SHARPE, D. R. Laparoscopic segmental resection of the sigmoid colon for endometriosis. *Journal of Laparoendoscopic & Advanced Surgical Techniques*, v. 1, n. 4, p. 217-20, 1991.

REMORGIDA, V. *et al.* How complete is full thickness disc resection of bowel endometriotic lesions? A prospective surgical and histological study. *Human Reproduction*, v. 20, n. 8, p. 2317-2320, 2005.

RIBEIRO, P. A. *et al.* Laparoscopic resection of intestinal endometriosis: a 5-year experience. *Journal of Minimally Invasive Gynecology*, v. 13, n. 5, p. 442-446, 2006.

SAMPSON, J. A. Metastatic or embolic endometriosis, due to the menstrual dissemination of endometrial tissue into the venous circulation. *The American Journal of Pathology*, v. 3, n. 2, p. 93-110, 1927.

SENAPATI, S. *et al.* Impact of endometriosis on in vitro fertilization outcomes: an evaluation of the Society for Assisted Reproductive Technologies Database. *Fertility and Sterility*, v. 106, n. 1, p. 164-171.e1, 2016.

STEVENS, T. G. Adenomyoma of the recto-vaginal septum. *Proceedings of the Royal Society of Medicine*, v. 9, p. 1-17, 1916.

VERCELLINI, P. *et al.* Endometriosis: pathogenesis and treatment. Nat Rev Endocrinol, v. 10, n. 5, p. 261-275, 2014.

VERCELLINI, P. *et al.* Post-operative endometriosis recurrence: a plea for prevention based on pathogenetic, epidemiological and clinical evidence. *Reproductive BioMedicine Online*, v. 21, p. 259-265, 2010.

WALCH, K. *et al.* Implanon versus medroxyprogesterone acetate: effects on pain scores in patients with symptomatic endometriosis – a pilot study. *Contraception*, v. 79, n. 1, p. 29-34, 2009.

WOODS, R. J.; HERIOT, A. G.; CHEN, F. C. Anterior rectal wall excision for endometriosis using the circular stapler. *ANZ Journal of Surgery*, v. 73, n. 8, p. 647-648, 2003.

WORKING GROUP OF ESGE; ESHRE; WES *et al.* Recommendations for the surgical treatment of endometriosis-part 1: ovarian endometrioma. *Gynecological Surgery*, v. 14, n. 1, p. 27, 2017.

XU, Y. *et al.* Effects of acupuncture for the treatment of endometriosis-related pain: a systematic review and meta-analysis. *PLoS One*, v. 12, n. 10, e0186616, 2017.

ZAKHARI, A. *et al.* Endometriosis recurrence following post-operative hormonal suppression: a systematic review and meta-analysis. *Human Reproduction Update*, v. 27, n. 3, p. 441-452, 2021. DOI 10.1093/humupd/dmab001.

ZONDERVAN, K. T.; BECKER, C. M.; MISSMER A. S. Endometriosis. *The New England Journal of Medicine*, n. 13, p. 1244-1256, 26 mar. 2020.

CAPÍTULO 36

Dor Pélvica Crônica

Paulo Ayroza Ribeiro • Helizabet Salomão • Aline Eras

INTRODUÇÃO

A dor pélvica crônica (DPC) se apresenta como uma das principais causas de encaminhamento de mulheres aos serviços de saúde (Latthe *et al.*, 2006). Não se trata de uma doença, mas de um quadro clínico que pode ser desencadeado por diferentes afecções e frequentemente está associado a outros problemas, como disfunção sexual, ansiedade e depressão (Fall *et al.*, 2010; Fall *et al.*, 2004).

A maior compreensão dos mecanismos da dor conduziu a uma mudança na abordagem dessa afecção, anteriormente órgão-centrada para uma abordagem multidisciplinar (Engeler *et al.*, 2013).

A DPC é causa comum de angústia de muitas mulheres, e algumas relatam enfaticamente sua insatisfação com os cuidados recebidos no diagnóstico e tratamento de sua enfermidade. Essas pacientes buscam invariavelmente um cuidado mais personalizado, por profissional que valorize seus sintomas e posicione-se de forma precisa em relação aos possíveis diagnósticos e tratamentos (Price *et al.*, 2006).

DEFINIÇÃO

Caracteriza-se a DPC como dor em andar inferior do abdome, acíclica, com duração igual ou superior a 6 meses, não causada pela gravidez e sem associação exclusiva com o coito. A dor é localizada entre a pelve, a parede anterior do abdome e a coluna lombossacra ou nádegas, na altura ou abaixo da cicatriz umbilical, e é suficientemente intensa a ponto de impossibilitar atividades diárias e/ou de necessitar de tratamento médico (American College of Obstetricians and Gynecologists, 2004).

A inclusão nessa definição de quadros de dor cíclica e dor desencadeada pelo coito é controversa, porém defendida por alguns autores. Isso acrescentaria a essa afecção os quadros de dismenorreia e dispareunia (Reiter, 1990).

Assim, podem-se considerar três principais formas de apresentação dessa síndrome: dismenorreia, dispareunia ou dor acíclica; a última não guarda relação com o fluxo menstrual, tampouco com o coito.

PREVALÊNCIA

Embora existam síndromes dolorosas que acometem adolescentes ou mulheres na pós-menopausa, a maior parte das pacientes encontra-se em idade reprodutiva. A DPC é afecção de alta prevalência em todo o mundo, variando de 4 a 25% das mulheres em idade reprodutiva (Bruckenthal, 2011; Lippman *et al.*, 2003; Zondervan *et al.*, 1999a; Grace e Zondervan, 2004; Mathias *et al.*, 1996), e sua taxa de recorrência ao longo da vida

pode chegar a 33% (Brookoff, 2009). No entanto, apenas um terço das portadoras de DPC procura atendimento médico. Em um estudo de Zondervan *et al.* (2001), 41% das portadoras de DPC nunca buscaram ajuda para seus sintomas.

Ainda assim, a queixa de DPC responde por 10 a 20% das consultas ginecológicas, sendo indicação frequente de procedimentos diagnósticos e cirúrgicos. Estima-se que aproximadamente 20% das histerectomias e 40% das laparoscopias ginecológicas sejam realizadas para tratamento de dor pélvica (Latthe *et al.*, 2006; Reiter, 1990).

No Reino Unido, 38 de cada 1.000 mulheres, entre 15 e 70 anos de idade, apresentarão queixa de DPC em algum período da vida (Zondervan *et al.*, 1999b), e acredita-se que em países em desenvolvimento a prevalência seja ainda maior (Farquhar e Steiner, 2002).

No Brasil, em 1997, houve aproximadamente 1,8 milhão de consultas e 300.000 internações hospitalares devidas à queixa compatível com DPC (Yeng *et al.*, 2001). Estudos nacionais relataram prevalência de DPC em mulheres maiores de 14 anos tão altas quanto 11,5% em Ribeirão Preto (SP) e 19% em São Luís (MA) (Silva *et al.*, 2011; Coelho *et al.*, 2014).

ETIOLOGIA

Em muitos casos, os sintomas podem ser decorrentes do acometimento de um único órgão, no entanto a complexa inervação da pelve pode resultar em um quadro álgico que acomete toda a pelve, com sintomatologia referida em diversos órgãos (Baranowski, 2009). Com isso, mais de um órgão pode estar envolvido com a gênese dessa síndrome álgica e, não obstante, é frequente a associação com outros quadros como ansiedade e depressão. Assim, recomenda-se considerar sempre a natureza multifatorial dessa entidade para oferecer a essas pacientes uma abordagem integrada e abrangente.

No que se refere às etiologias primárias, didaticamente, são divididas em causas ginecológicas e não ginecológicas. A frequência relativa de cada uma das afecções que podem causar a DPC varia de acordo com a população estudada, fazendo com que em alguns centros, contrariando as experiências de nossos serviços, as causas urológicas e gastrointestinais sejam mais frequentes que as causas ginecológicas (Zondervan *et al.*, 1999a).

Dentre as causas ginecológicas, destacam-se a endometriose, as varizes pélvicas, as aderências e os miomas uterinos. Já entre as causas não ginecológicas, cumpre citar as intestinais como a síndrome do intestino irritável (SII) e a constipação crônica, as urológicas, destacando-se a cistite intersticial crônica, e as causas osteomusculares. Finalmente, destaca-se que não se pode negligenciar os distúrbios emocionais como fatores primários ou secundários à DPC (Tabela 36.1).

Tabela 36.1 Fatores primários ou secundários à dor pélvica crônica.

Ginecológicos
- Aderências peritoneais
- Cistos anexiais
- Salpingite/endometrite crônica
- Endossalpingiose
- Síndrome do ovário residual
- Síndrome do ovário remanescente
- Síndrome de congestão pélvica
- Cistos peritoneais pós-operatórios
- Adenomiose
- Endometriose
- Leiomioma
- Distopias genitais

Urológicos
- Neoplasia de bexiga
- Infecção urinária de repetição
- Cistite intersticial
- Litíase
- Síndrome uretral

Gastrointestinais
- Carcinoma de cólon
- Obstrução intestinal crônica intermitente
- Moléstias inflamatórias
- Obstipação crônica
- Hérnias de parede abdominal
- Síndrome do intestino irritável

Osteomusculares
- Dor miofascial
- Síndrome do piriforme
- Coccialgia crônica
- Alterações de coluna lombossacra
- Alterações posturais
- Neuralgias
- Espasmos musculares de assoalho pélvico

Psicológicos
- Somatização
- Uso excessivo de drogas
- Assédio (ou abuso) sexual ou moral
- Depressão
- Distúrbios do sono

Outras causas
- Sequestro neural em cicatriz cirúrgica prévia (*nerve entrapment*)
- Porfiria
- Distúrbios bipolares
- Epilepsia abdominal
- Enxaqueca abdominal

Deve-se ter em mente, no entanto, que a presença de alguma doença orgânica pode não justificar o quadro de algia crônica e que em até um terço das pacientes nenhuma causa é identificada (Fall *et al.*, 2004; Grace e Zondervan, 2004). Além disso, cumpre salientar que, por vezes, diversas afecções podem coexistir e a associação de enfermidades acaba por acentuar ou agravar o quadro clínico das mulheres portadoras de DPC. Um exemplo clássico dessa associação de doenças é a endometriose coexistindo com cistite intersticial, distúrbios do assoalho pélvico e estresse psicológico. Todas essas afecções, unidas e atuando concomitantemente, podem agravar o quadro de DPC.

Relata-se que mulheres com mais de uma causa de DPC apresentam dor mais intensa e mais frequente. Vale lembrar, que em algumas mulheres que apresentam DPC de origem multifatorial, o único diagnóstico que se pode firmar é o sindrômico, ficando a causa real da dor muitas vezes mascarada pela associação de doenças. A dificuldade em estabelecer a "causa" da dor acentua a insatisfação e a frustação, tanto da paciente como dos médicos. Por outro lado, o correto diagnóstico aumenta exponencialmente as chances de sucesso terapêutico.

ORIGEM GINECOLÓGICA

Endometriose

A endometriose é o diagnóstico mais comumente firmado durante as laparoscopias realizadas em mulheres portadoras de DPC. Relata-se que um terço das mulheres submetidas à laparoscopia por DPC tenham endometriose; e em centros especializados no acompanhamento de mulheres com endometriose essa frequência pode chegar a 70% (Howard, 1996). Mulheres com endometriose frequentemente se queixam de DPC que apresenta expressiva piora no período menstrual (dismenorreia), associada a dispareunia profunda.

Doença inflamatória pélvica

A doença inflamatória pélvica (DIP) parece ser uma causa comum de DPC em populações com elevada prevalência de doenças sexualmente transmissíveis. Aproximadamente 30% das mulheres com DIP desenvolverão DPC a seguir. Os mecanismos exatos que levam à DPC em mulheres que tiveram DIP não são completamente conhecidos, mas acredita-se que estejam relacionados a dois fatores principais: desenvolvimento de aderências em decorrência do intenso processo inflamatório e ocorrência de lesão tubária levando à hidrossalpinge (Ness *et al.*, 2002).

Aderências pélvicas

As aderências são formações fibrosas regenerativas, decorrentes de traumas mecânicos, infecções, inflamações ou sangramentos. Quando ocorrem na pelve, remetem a infertilidade, DPC, dispareunia e, em casos mais graves, obstrução intestinal.

Com a realização de Mapeamento Consciente da Dor, durante o qual as pacientes são submetidas à minilaparoscopia com anestesia local, demonstrou-se que a manipulação de aderências pélvicas desencadeia dor em pacientes com DPC, reforçando sua associação com essa síndrome (Howard *et al.*, 2000).

Os mecanismos que levam essas aderências a desencadearem dor crônica ainda não foram esclarecidos. Especula-se que a menor mobilidade das estruturas, a limitação do peristaltismo intestinal, a tração entre os órgãos e os estímulos das fibras aferentes C são os principais desencadeantes do desconforto e da dor de origem visceral.

Deve-se suspeitar de que a DPC seja decorrente de aderências diante de queixa de desconforto pélvico pouco específico, ou seja, de difícil caracterização quanto ao tipo da dor, seu início, sua periodicidade, seus fatores de melhora ou piora, bem como sua irradiação. Quando alguma relação com o ciclo menstrual é reportada, nota-se o recrudescimento do sintoma álgico no período pré-menstrual (Alpay *et al.*, 2008).

Outros elementos permanecem mal compreendidos, como a difícil correlação entre a quantidade das aderências com a intensidade da dor e a imprevisibilidade do surgimento das aderências diante de determinada agressão iatrogênica como cirurgias e radioterapias. Dada a falta de informações sobre esses mecanismos, bem como seu surgimento imprevisível e ainda a dificuldade de confirmação diagnóstica, a melhor alternativa é prevenir seu surgimento (Monk *et al.*, 1994).

Congestão ou varizes pélvicas

Varizes pélvicas também são conhecidas como "síndrome da congestão pélvica". Trata-se de uma condição na qual se observam dilatação e tortuosidade do plexo venoso pélvico associado à diminuição do retorno venoso. Apesar de serem conhecidas algumas alterações hidráulico-mecânicas que predispõem à afecção, sua exata fisiopatologia ainda é obscura (Cheong e William Stones, 2006). Dentre os fatores que poderiam justificar a ocorrência de varizes pélvicas, destacam-se a desembocadura da veia ovariana esquerda na veia renal esquerda em ângulo reto, favorecendo o refluxo venoso, a transmissão da pulsação da aorta no cruzamento dessa artéria com a veia renal esquerda e a presença de dano valvular observado em muitas veias ovarianas de mulheres portadoras de DPC. O refluxo venoso e a congestão induzida por esse dano seriam possíveis responsáveis pela dor nessas mulheres. Ressalta-se, no entanto, que essa alteração valvular também pode ser observada em mulheres assintomáticas (Rozenblit *et al.*, 2001).

A congestão pélvica afeta com maior frequência mulheres multíparas, leva a desconforto abdominal baixo e a dor varia quanto à intensidade e à duração, sendo frequentemente acompanhada de dispareunia de profundidade e dor após coito, levando a importante prejuízo da vida sexual. Outro sintoma comum é a exacerbação da dor após longa permanência em posição ortostática (Beard *et al.*, 1988).

Finalmente, é importante salientar que, por vezes, as varizes pélvicas podem ser encontradas em mulheres assintomáticas, o que nos faz questionar se, em pacientes com DPC ela seria, realmente, a causa da queixa ou apenas um achado de exame. Assim, devemos ser criteriosos antes de firmar o diagnóstico de varizes pélvicas como causa da DPC.

Adenomiose

A presença de tecido endometrial ectópico entre as fibras do miométrio habitualmente cursa com dor pélvica cíclica, manifestando-se geralmente com dismenorreia intensa e com sangramento uterino anormal. A dor pode ser causada pelo sangramento ou pela descamação das ilhas de endométrio presentes no interior do miométrio durante o período menstrual. Os sintomas habitualmente se instalam ao redor dos 40 ou 50 anos de idade.

Síndrome do ovário remanescente

Trata-se de uma condição rara observada em mulheres submetidas a ooforectomia com remoção incompleta do ovário durante o procedimento. Nelas, os fragmentos remanescentes de ovário levam à persistência da função ovariana e podem se apresentar como massas pélvicas, cursando frequentemente com dor pélvica. Recentemente, sugeriu-se que a endometriose poderia aumentar o risco de carcinoma de ovário em pacientes com síndrome do ovário remanescente. Dada essa associação com malignidades ovarianas, a excisão cirúrgica do tecido remanescente permanece o tratamento de escolha (Kho e Abrao, 2012).

Síndrome do ovário residual

Na síndrome do ovário residual, o ovário é preservado intencionalmente e desenvolve, após a cirurgia, alguma afecção que cause dor, como cistos ou aderências.

Leiomioma uterino

Os leiomiomas uterinos podem causar sintomas de pressão e induzir à dor pela compressão. Podem, ainda, causar dor aguda devido a degeneração, torção ou expulsão deles através do colo do útero. A dor crônica é comum nas portadoras de miomas uterinos (Lippman *et al.*, 2003).

Dismenorreia

A dismenorreia é sintoma frequente nas mulheres portadoras de DPC.

ORIGEM UROLÓGICA
Cistite intersticial

A cistite intersticial é uma causa comum de DPC. É uma condição inflamatória crônica da bexiga que causa dor pélvica e disfunção irritável da bexiga, com vontade exagerada de urinar e aumento da frequência urinária. A incontinência urinária é também um sintoma associado. Essa síndrome é também referida como síndrome da bexiga dolorosa, refletindo a importância da dor na bexiga como principal característica da síndrome (Stanford *et al.*, 2007).

Neoplasia de bexiga

Carcinoma *in situ* e carcinoma invasivo de bexiga podem apresentar sintomas semelhantes aos da cistite intersticial. A possibilidade de neoplasia deve ser considerada em mulheres com hematúria, história de tabagismo ou que tenham mais de 60 anos de idade.

ORIGEM GASTROINTESTINAL
Síndrome do intestino irritável

A SII é um dos diagnósticos mais comuns em mulheres com DPC, ocorrendo em até 35% dessas mulheres. No entanto, em muitas mulheres com DPC e SII associada, a SII não é diagnosticada ou tratada adequadamente (Williams *et al.*, 2005).

A SII, por vezes também chamada "hiperalgesia visceral", é uma síndrome caracterizada por dor gastrointestinal crônica ou intermitente, dor abdominal, que está associada à função intestinal, na ausência de qualquer causa orgânica. A maioria dos pacientes com SII também tem disfunção intestinal. Cerca de 10% da população geral apresentam sintomas compatíveis com o SII, e as mulheres são diagnosticadas com a síndrome mais de duas vezes mais que os homens (Aslam *et al.*, 2009; Parsons, 2004; O'Leary *et al.*, 1997; Lane *et al.*, 1991). O diagnóstico da SII é baseado na anamnese, pois habitualmente os pacientes apresentam sintomas específicos da doença e exame físico normal.

Doença inflamatória intestinal

Fadiga, diarreia, cólica abdominal, perda de peso e febre, com ou sem sangramento grave, são as principais características da doença de Crohn. A natureza "transmural" do processo inflamatório causa fibrose importante que pode evoluir com quadros obstrutivos do intestino delgado e, em menor frequência, do cólon. A retocolite ulcerativa, assim como outras causas de colite, tem uma apresentação semelhante, porém o sangramento retal é mais comum na retocolite ulcerativa que na doença de Crohn.

Diverticulite

Pacientes com doença diverticular podem desenvolver colite segmentar, mais comumente no cólon sigmoide. As características endoscópicas e histológicas variam de leves alterações inflamatórias com hemorragias submucosas (manchas vermelhas peridiverticulares na colonoscopia) até um quadro mais grave, com inflamação crônica ativa, assemelhando-se, histológica e endoscopicamente, à doença inflamatória intestinal. A patogênese não é completamente compreendida. A causa pode ser multifatorial, relacionada com prolapso da mucosa, estase fecal ou isquemia localizada.

Câncer de cólon

A maioria das pacientes com câncer colorretal têm hematoquezia ou melena, dor abdominal e/ou uma mudança nos hábitos intestinais.

Constipação crônica

Apesar de a constipação crônica ser um sintoma comum em mulheres, a dor crônica não é um sintoma comum nessas mulheres.

Doença celíaca

A doença celíaca é causada por uma reação imune ao glúten que causa prejuízos na absorção e digestão de nutrientes pelo intestino delgado, resultando habitualmente em diarreia de repetição e perda de peso. Essas pacientes podem apresentar dor pélvica como queixa inicial (Porpora et al., 2002).

ORIGEM OSTEOMUSCULAR

Fibromialgia

As mulheres com fibromialgia frequentemente procuram seus ginecologistas referindo DPC como queixa principal. A fibromialgia é uma enfermidade de difícil caracterização e que frequentemente se sobrepõe a outras afecções como síndrome da fadiga crônica, depressão, somatização e SII (Lane et al., 1991).

O American College of Rheumatology definiu dois critérios que devem estar presentes para o diagnóstico de fibromialgia:

- O paciente deve apresentar dor em todos os quatro quadrantes do corpo
- Presença de dor em pelo menos 11 áreas distintas do corpo, em um total de 18 áreas possíveis. Dentre essas áreas, salientam-se os joelhos, ombros, cotovelos e pescoço, bem como a região pélvica e o assoalho pélvico. Essas áreas devem ser sensíveis ao estímulo de pressão física aplicada pelo médico (Wolfe et al., 1990).

Dor miofascial pélvica

Coccidinia, mialgia por tensão do assoalho pélvico ou a dor miofascial pélvica é causada por espasmos involuntários da musculatura do assoalho pélvico (p. ex., piriforme, levantador do ânus, iliopsoas, obturador interno). Em especial, o levantador do ânus pode sofrer processos dolorosos observados em outros grupos musculares, tais como hipertonia, mialgia, excessiva e fadiga. A etiologia inclui qualquer distúrbio inflamatório doloroso, parto, cirurgia pélvica e trauma. Além de dispareunia, pode haver dor pélvica, que é agravada pela posição sentada por períodos prolongados e aliviada pelo calor e na posição deitada com os quadris flexionados.

Há evidências de que mulheres com DPC diminuíram limites à dor nos músculos do assoalho pélvico, sugerindo que a mialgia por tensão do assoalho pélvico pode às vezes ser uma sequela direta da DPC devido a outras doenças, como endometriose ou cistite intersticial (Tu et al., 2007).

Dor de origem postural

A má postura pode causar desequilíbrio muscular envolvendo a musculatura abdominal, fáscia toracolombar, lombar, extensores ou flexores do quadril e abdutores, levando à dor local ou referida.

Dor crônica da parede abdominal

Dor crônica proveniente da parede abdominal frequentemente não é reconhecida ou é ou confundida com a dor visceral, levando à extensa investigação antes que um diagnóstico preciso seja alcançado.

Pode estar relacionada com lesão muscular ou uma tensão (p. ex., reto abdominal, piramidal, oblíquos externo, transverso abdominal) ou lesão do nervo (ílio-hipogástrico, ilioinguinal, genitofemoral, cutâneo femoral lateral, pudendo). Patologia dos nervos também pode resultar em dor referida em órgãos pélvicos. A dor crônica da parede abdominal ocorre em 7 a 9% das mulheres depois de uma incisão de Pfannenstiel (Loos et al., 2008).

Síndrome miofascial é a dor que se origina após contato com pontos de gatilho miofasciais na musculatura esquelética. A compressão desses locais hipersensíveis provoca dor local e referida, por vezes acompanhada de fenômenos autonômicos (piloereção, vasodilatação, hiperidrose ou vasoconstrição) e sintomas viscerais (diarreia, vômito) (Sharp, 2003). Pode desenvolver-se após uma lesão (lesão muscular direta ou tensão excessiva) ou estar relacionada à escoliose postural ou outras anormalidades articulares.

Osteíte púbica

Refere-se à mais baixa dor abdominal e pélvica devida à inflamação não infecciosa da sínfise púbica. Pode ser uma complicação da cirurgia (p. ex., procedimentos uroginecológicos) ou relacionada a gravidez/parto, atividades esportivas, trauma ou doenças reumatológicas. A dor é agravada por movimentos como andar, subir escadas e tossir. No exame, a sínfise púbica é macia à palpação.

DPC associada à saúde mental

Os transtornos mentais, especialmente transtorno de somatização, o uso frequente de drogas ou a dependência de opiáceos, as experiências de abuso sexual ou outros tipos de abuso físico e a depressão são comumente diagnosticados em mulheres com DPC.

Transtorno de somatização

É um diagnóstico de exclusão em indivíduos com múltiplas queixas físicas que não podem ser totalmente explicadas por uma condição médica conhecida. Para o diagnóstico, devem estar presentes os seguintes critérios: pelo menos quatro locais diferentes de dor, dois sintomas gastrointestinais, além da dor, um sintoma neurológico, e um problema sexual e reprodutivo (que não seja a dor). Embora alguns relatos de práticas de psiquiatria sugiram que até 70% das mulheres com o DPC têm um transtorno de somatização coexistindo, a prevalência é muito menor em centros especializados em dor crônica.

Dependência de opiáceos

Pacientes tratados com opioides para dor crônica têm risco de 3 a 7% de manifestar uma desordem de dependência. Além disso, pacientes com dor crônica têm resposta diminuída aos analgésicos opioides, de tal forma que doses superiores às normais são necessárias para a analgesia adequada. Devido a esses fatores, a decisão de tratar as mulheres com DPC com opioides deve ser feita somente após uma avaliação cuidadosa, após falha de outras modalidades de tratamento e mediante orientação adequada dos riscos.

Abuso sexual e outras formas

Pacientes com dor crônica parecem ter maior incidência de abuso físico ou sexual prévio, e esse parece ser o caso da DPC. Até 47% das mulheres com DPC referem história de abuso físico e sexual (Walling *et al.*, 1994).

Passado de experiências traumáticas pode alterar o processamento neuropsicológico dos sinais de dor, bem como as respostas hipófise-adrenais e autonômicas ao estresse.

Depressão

A depressão, que é prevalente na população em geral, parece ocorrer mais frequentemente em mulheres com DPC. Não está claro se a depressão e a DPC são causalmente relacionadas. Algumas autoridades acreditam que alguns casos de DPC sejam uma variante da depressão (Eisendrath, 1995), enquanto outros acham que experiências estressantes, tais como abuso sexual na infância, podem causar tanto DPC quanto depressão.

Distúrbios do sono

Mulheres com DPC podem ter distúrbios do sono, que tanto podem ser resultado quanto podem contribuir para a sua dor e/ou depressão.

Algumas mulheres com DPC têm histórias de comorbidades psiquiátricas primárias. É importante distingui-las dos pacientes que estão desenvolvendo problemas psicológicos secundários, ou seja, pacientes que estão a desenvolver sintomas de ansiedade, depressão ou outras expressões da psicopatologia em reação à sua dor. Tendo em vista que vias nociceptivas são moduladas por processos psicológicos, esse mecanismo provavelmente tem papel importante na amplificação da sintomatologia da dor (Beckmann, 2002).

DIAGNÓSTICO

A diversidade de órgãos e tecidos com comportamento biomolecular distintos faz da pelve uma região única; por essa razão

o diagnóstico da causa da DPC talvez seja um dos mais desafiadores na ginecologia. Anamnese minuciosa e exame físico detalhado são pontos fundamentais para a elucidação diagnóstica. Essas etapas propedêuticas, em conjunto, podem demorar até 90 minutos nas mulheres com DPC, tornando necessário, em algumas situações, realizar mais de uma consulta.

Anamnese

A entrevista deve abranger as características da dor e a arguição detalhada de todos os sintomas relacionados à queixa, e especial ênfase deve ser dada ao interrogatório sobre diversos aparelhos, dado que cerca de 40% das afecções que levam à DPC não são ginecológicas. Nessa fase, o ginecologista pode optar pela realização de consultas estruturadas de forma clássica ou pelo emprego de questionários específicos para a avaliação de mulheres com DPC, como o recomendado pela International Pelvic Pain Society.

A história da dor deve ser completa e deve avaliar todos os possíveis sistemas envolvidos, em especial os sistemas genital, gastrointestinal, urinário e musculoesquelético. Outro ponto de extrema importância é a investigação de tratamentos prévios (clínicos ou cirúrgicos) ou de qualquer forma de abuso (sexual, psicológico, profissional ou doméstico).

As características da dor devem ser registradas de forma detalhada, incluindo dados sobre a primeira ocorrência do quadro, início da dor (súbito, insidioso), tipo (cólica, pontada, queimação), localização, duração (constante ou intermitente), intensidade, fatores de melhora e de piora, irradiação e, ainda, sintomas associados, principalmente queixas urinárias, intestinais e dispareunia. O examinador deve sempre aplicar algum método objetivo de quantificação da dor como a escala visual analógica, a utilização de um calendário que contenha as características de cada episódio, mapa da dor, entre outros.

Exame físico

O exame físico visa confirmar ou excluir hipóteses aventadas durante a anamnese. Deve sempre incluir palpação de todo abdome com rastreamento de pontos dolorosos, sejam superficiais ou profundos. As cicatrizes devem ser notadas e alterações como fibroses, nódulos ou pontos de gatilho devem ser identificadas.

O exame ginecológico é uma etapa fundamental na avaliação da paciente com DPC. Deve-se iniciar com a inspeção da genitália, em busca de anormalidades anatômicas e lesões visíveis, seguida pela palpação de linfonodos inguinais, avaliando-se linfonodomegalia inguinal ou mesmo tumorações endurecidas. A seguir, colo uterino, vagina, conteúdo vaginal e presença de secreção endocervical devem ser analisados com auxílio de um espéculo.

Bexiga, paredes vaginais e músculo elevador do ânus podem ser palpados após o exame especular, utilizando-se um ou dois dedos, avaliando-se presença de dor a essa manobra. O toque vaginal bidigital permite palpação mais profunda, possibilitando notar nodulações e/ou espessamento em região retrocervical e nos ligamentos cardinais e/ou uterossacrais. O toque bimanual fornece informações quanto ao tamanho e ao contorno uterino, bem como quanto à sua mobilidade e ocorrência de dor à mobilização. Permite ainda a palpação dos anexos, etapa mais difícil do exame físico ginecológico, já que ovários são palpáveis em apenas 50% das mulheres na menacme (Beckmann, 2002).

No entanto, quando palpáveis, pode-se detectar presença de cistos ou tumorações anexiais. Na presença de formações anexiais palpáveis, deve-se atentar para tamanho, mobilidade, consistência e dor à manipulação.

A inspeção do orifício anal em busca de alterações, como doenças orificiais e prolapso retal, bem como o toque retal, podem fornecer informações adicionais, especialmente quando se suspeita de doenças intestinais, endometriose e malignidades.

O exame ginecológico, além de incluir a propedêutica clássica que avalia a ocorrência de alterações uterinas, ovarianas ou no fórnice posterior da vagina, deve abranger a identificação de alterações da musculatura de assoalho pélvico, piriforme e obturadores. Para essa avaliação, pode ser necessária a mediação de especialista na área osteomuscular para o diagnóstico de vícios posturais ou pélvicos.

Achados sugestivos de condições específicas

Pacientes com endometriose profunda apresentam alterações sugestivas no exame físico em cerca de 40% dos casos. Três achados característicos de endometriose são: espessamento ou presença de nódulo endurecido em região retrocervical e/ou no ligamento uterossacral; deslocamento do colo uterino causado por envolvimento assimétrico dos ligamentos uterossacrais, levando a encurtamento unilateral e estenose cervical, que pode intensificar menstruação retrógrada e, assim, teoricamente aumentar o risco de desenvolvimento da endometriose (Baker, 1993).

A presença de excrescências glandulares ou lesões escurecidas em parede vaginal, sobretudo em fundo de saco posterior, pode sinalizar endometriose profunda com acometimento até mucosa vaginal, e a percepção de uma consistência uterina mais amolecida e dolorosa à manipulação pode sugerir adenomiose. A palpação dos ligamentos uterossacrais é feita de forma mais satisfatória no toque retal, de modo que, diante da suspeita de endometriose profunda, o toque retal deve ser realizado.

Aumento dos anexos uterinos pode ser notado durante a palpação abdominal e principalmente o toque bimanual. Esse aumento pode ser decorrente principalmente de cistos ou tumores ovarianos, endometriomas, gestação ectópica, hidro/hematossalpinge e abscesso tubo-ovariano. A presença de cistos de inclusão peritoneal e tumores de outros órgãos pode confundir essa avaliação, mas o toque bimanual geralmente permite a distinção.

A presença de ascite deve suscitar hipótese de malignidade e deve-se tentar palpar os ovários. A palpação de massa pélvica após a realização de ooforectomia e/ou histerectomia sugere síndrome do ovário remanescente, síndrome do ovário residual ou, ainda, presença de cistos de inclusão peritoneal.

Volume aumentado do útero e/ou contornos irregulares, principalmente se o útero for móvel, sugere a presença de leiomiomas uterinos. Como já mencionado, mulheres com adenomiose podem apresentar útero aumentado globalmente e mais amolecido.

A diminuição da mobilidade uterina deve chamar atenção para a presença de aderências pélvicas. Quando o útero se apresenta em retroflexão e com mínima mobilidade, a hipótese de endometriose deve ser sempre considerada, já que suas aderências tipicamente densas, com alguma frequência, conduzem a esse quadro. Outras condições que devem ser consideradas diante de um útero pouco móvel são DIP e bridas.

A palpação e a mobilização dolorosas do útero são os achados mais comuns no exame físico de mulheres com endometrite crônica relacionada à DIP, embora mulheres acometidas possam tem um exame físico completamente normal. Sintomas que podem estar presentes nessas pacientes incluem sangramento uterino anormal, metrorragia, *spotting*, sinusiorragia e, ainda, amenorreia associada a dor pélvica baixa inespecífica.

A síndrome de congestão pélvica não está associada a sintomas específicos, e o principal achado no exame físico é o amolecimento do ovário durante compressão suave. Pode haver ainda amolecimento uterino à mobilização do colo e à palpação profunda abdominal. Reforçam esse diagnóstico diferencial a dor que se manifesta em locais diversos em diferentes momentos, dispareunia profunda, dor pélvica após o ato sexual e exacerbação da dor após permanecer em posição ortostática por longo período (Beard *et al.*, 1988).

A presença de neuropatia caracteristicamente cursa com dor em queimação, sensação de choque e parestesia. Mononeuropatias envolvendo nervos com origem em T10 a L4 podem se apresentam como DPC. Em particular, a síndrome de aprisionamento nervoso do nervo ilioinguinal (após incisões abdominais transversas) pode ocasionar dor pélvica, e a neuralgia do nervo pudendo pode se apresentar como dor pélvica e vulvar.

Em mulheres com cistite intersticial, quase sempre há dor à palpação difusa do abdome, base da bexiga e uretra. A possibilidade de divertículo ureteral deve ser considerada na presença de massa suburetral. A dor suprapúbica costuma estar presente na infecção de repetição do trato urinário, na cistite intersticial e na osteíte púbica.

Na síndrome do piriforme e do levantador do ânus, habitualmente há dor à palpação unidigital desses músculos durante o toque vaginal. Esses músculos encontram-se com contratura e podem apresentar fasciculação. O reflexo anal (ao tocar gentilmente a pele ao redor do ânus, observa-se uma contração reflexa do esfíncter anal externo) pode estar ausente em virtude de os músculos do assoalho pélvico já se encontrarem contraídos. Esse reflexo também pode estar ausente em decorrência de lesão nervosa.

Na vulvodinia, a dor vulvar é geralmente descrita como uma dor em queimação, que pode ser localizada ou generalizada, provocada ou espontânea. A vestibulodinia é caracterizada por dor intensa ao toque do vestíbulo vulvar ou na tentativa de penetração vaginal; essas afecções podem ser confundidas com DPC caso a vulva não seja examinada.

Para o exame psicológico, podem ser utilizados questionários, como o fornecido pela International Pelvic Pain Society, que traz entre as perguntas questionamentos a respeito de sintomas depressivos e abuso físico/sexual. Alguns estudos sugerem que o ato de aumentar a gravidade dos fatos pode ser uma característica importante nas pacientes com DPC e deve ser avaliada durante exame psicológico e sinalizada para contribuir no tratamento.

Exames complementares

A anamnese, o exame físico e a avalição psicológica são os componentes mais importantes para o diagnóstico de DPC. A complementação propedêutica com exames laboratoriais, de imagem ou mesmo cirurgia varia amplamente a depender das hipóteses aventadas.

Na maioria dos casos, os exames laboratoriais ou de imagem pouco auxiliam na confirmação diagnóstica da causa de DPC, porém são importantes na exclusão de outras afecções associadas e na definição da programação terapêutica. O exame de urina, por exemplo, pode contribuir para confirmar ou excluir diagnóstico de infecção urinária, bem como reação em cadeia da polimerase (PCR) para clamídia e gonococo, que auxiliam na avaliação de DIP, e um teste de gravidez permite excluir gestação.

A ultrassonografia (USG) pélvica, sobretudo transvaginal, tem alta sensibilidade na detecção de miomas uterinos e de massas pélvicas, além de auxiliar na localização deles (útero/ovário/tubas). A ressonância nuclear magnética (RNM) pode auxiliar no diagnóstico de endometriose e adenomiose e complementar informações não fornecidas pela USG pélvica. Na suspeita de doenças inflamatórias intestinais, a colonoscopia fornece informações valiosas, e na congestão pélvica, os métodos diagnósticos disponíveis são a USG e a venografia.

Deve-se ter em mente, no entanto, que muitas afecções causadoras de DPC têm diagnóstico exclusivamente clínico, como fibromialgia, quadros psicossomáticos e migrânea abdominal, de modo que o diagnóstico correto somente será firmado se as hipóteses forem consideradas. Apoiar-se somente nos métodos complementares para definição diagnóstica configura erro grosseiro na propedêutica da paciente com DPC, podendo levar a diagnósticos equivocados e persistência do quadro.

Laparoscopia diagnóstica e cirurgia laparoscópica

Modernamente, a laparoscopia diagnóstica tem papel secundário na rotina propedêutica da DPC, devendo seu emprego ser restringido a situações especiais nas quais os métodos diagnósticos disponíveis apresentem controvérsia.

Durante algum tempo, considerou-se a laparoscopia como o principal método diagnóstico da endometriose, ao permitir visão e biópsia das lesões. Atualmente, no entanto, com o aprimoramento de exames de imagem como USG e RNM, é possível firmar diagnóstico com grande grau de certeza, permitindo não apenas o diagnóstico, mas também o mapeamento da doença, reservando, assim, a cirurgia para um tratamento potencialmente definitivo das lesões.

Com relação às varizes pélvicas, alguns estudos sugeriram que a laparoscopia deveria ser utilizada para o diagnóstico, por meio da realização de manobras de redução da pressão intra-abdominal e colocando a paciente em posição de proclive para identificar possíveis dilatações venosas. Porém, o procedimento endoscópico não deve ser indicado como método de escolha, sobretudo porque a presença de varicosidades isoladas não é diagnóstica. Para esse fim, as principais armas subsidiárias são a USG endovaginal com Doppler, a RNM, a tomografia computadorizada e, principalmente, a flebografia ovariana retrógrada ou transuterina, que demonstra o aumento do diâmetro venoso ovariano e uterino e a estase venosa com redução do retorno venoso.

TRATAMENTO

A abordagem ideal para o tratamento da DPC de etiologia obscura não é conhecida, em parte porque o campo da DPC carece de ensaios bem concebidos e de grande volume com acompanhamento longitudinal adequado para validar os tratamentos existentes, e em parte porque a dor é um sintoma final de diversas etiologias. Por conseguinte, a gestão da DPC baseia-se largamente na experiência clínica e em estudos que avaliam tratamentos para outros tipos de síndromes de dor crônica (p. ex., fibromialgia, lombalgia, enxaqueca) (Baranowski, 2009).

O sucesso do tratamento de mulheres com DPC é muito facilitado quando se pode contar com a confiança da paciente. Essa confiança pode ser conquistada com acolhimento adequado e com uma avaliação completa e detalhada do caso, permitindo que a paciente exponha suas aflições, validando sua queixa, demonstrando reconhecer que a dor é "real", oferecendo explicações sempre que possível e reafirmando a intenção de ajudar. A maioria das pacientes é capaz de compreender que não existem remédios milagrosos ou curas instantâneas e demonstram ficar satisfeitas com a certeza de que seu médico é honesto e fará um esforço real para ajudá-las, ainda que de modo gradual.

Abordagem terapêutica

Para mulheres com DPC associada a uma etiologia provável, o tratamento inicial da dor tem como objetivo abordar a causa presumida. É importante notar que vários tratamentos podem ser utilizados em simultâneo para abordar o conjunto de sintomas e disfunções da paciente. Não existe uma abordagem única que trate todas as mulheres com DPC. Na prática clínica:

- Oferecemos terapia hormonal às mulheres que têm um componente cíclico em sua dor
- Utilizamos tratamentos intervencionistas, como bloqueio de nervo periférico, ou consideramos a liberação cirúrgica para mulheres com suspeita de dor nervosa focal por impacto ou aprisionamento do nervo
- Implementamos uma combinação de tratamento farmacológico, terapia não farmacológica e procedimentos para mulheres com dor miofascial ou musculoesquelética. O tratamento é priorizado para abordar os sintomas mais graves ou incômodos primeiro
- Quando a história e o exame físico sugerem endometriose subtratada ou recidivada, especialmente doença infiltrativa profunda, consideramos a terapia excisional laparoscópica. Indicadores de recidiva incluem uma nova massa pélvica persistente, nódulos sensíveis no *cul de sac* ou sensibilidade periuterina, associados a novas evidências de exames pélvicos que sugerem restrição ou amarração dos tecidos pélvicos. A histerectomia é considerada quando há um componente de dor uterina predominante na história e/ou no exame, e a paciente esgotou muitos outros tratamentos multimodais. No entanto, as pacientes são alertadas sobre os possíveis resultados da histerectomia, que podem não aliviar a dor, proporcionar apenas alívio parcial ou até mesmo agravá-la ou causar uma nova que não existia anteriormente (Fall *et al.*, 2004).

A DPC pode ter origem em uma estrutura somática (como músculos, ossos) ou em um órgão visceral (como útero, ovários, bexiga, intestino), ou pode ser uma síndrome de amplificação da dor (dor neuropática) em mulheres sem causa periférica identificável ou DPC não resolvida em mulheres cuja dor não melhora apesar de terapias direcionadas para geradores de dor periférica (Engeler *et al.*, 2013).

Os princípios-chave no tratamento de mulheres com DPC de causa indefinida ou DPC persistente, apesar do tratamento direcionado para os geradores de dor, incluem:

- Assegurar um diagnóstico diferencial completo, baseado em história e exame físico detalhados, antes do tratamento, para garantir que todas as potenciais causas relevantes da dor da paciente sejam exploradas

- Evitar cirurgias reflexivas antes da terapia médica ou não farmacológica. Exceções podem incluir situações de dor aguda incessante com sinais de peritonite, dor mal controlada com grande massa anexial ou alta suspeita de endometriose infiltrativa profunda com sintomas obstrutivos, ou pacientes que pretendem engravidar em breve. A opinião das pacientes é considerada na escolha do tratamento inicial, e a cirurgia repetitiva para a DPC não é normalmente útil e pode agravar o problema
- Tratar a dor com o objetivo de recuperar a função, seguindo uma abordagem semelhante à utilizada para dor musculoesquelética crônica, priorizando a função em vez da simples supressão da dor.

Geralmente, a anamnese e o exame físico sugerem uma ou mais causas que parecem levar à DPC. Para auxiliar na decisão do melhor plano terapêutico para uma paciente específica, o médico e a paciente devem discutir suas expectativas e suas pretensões quanto a tratamento clínico, cirurgias e planos de engravidar.

A abordagem terapêutica da síndrome de algia pélvica crônica pode seguir três linhas principais:

1. Extensa avaliação diagnóstica seguida por tratamento da doença diagnosticada. Apesar de provavelmente se tratar da abordagem ideal, pode ser onerosa na medida em que diversos exames complementares podem ser necessários.
2. Prescrição sequencial de medicações que tratam as principais causas de DPC. Por exemplo, se a endometriose, principal causa de DPC, parece ser uma hipótese plausível para o caso, mas não foi comprovada sua presença, pode-se realizar um teste terapêutico temporariamente para avaliar a melhora dos sintomas. Se não for bem-sucedido, então outra terapia empírica é iniciada. Deve-se ter em mente que, nesse caso, mesmo diante de melhora clínica, não se pode afirmar a real etiologia da DPC, já que um mesmo tratamento pode ser eficaz para várias afecções.
3. Tratamento não específico com analgésicos, visando ao tratamento da dor em vez do tratamento de doenças específicas.

Para mulheres com DPC de causa não identificada ou que não responderam à terapia direcionada, oferecemos tratamento farmacológico e não farmacológico simultaneamente. Podemos empregá-los antes de oferecer um tratamento cirúrgico ou depois, com base na resposta. Em alguns casos, o tratamento pode ser usado por anos, ou mesmo décadas, se melhorar a qualidade de vida. A justificativa é que o tratamento ou a combinação de tratamento ideal para a DPC não é conhecido, e essa abordagem engloba a natureza multifatorial da dor.

Tratamento farmacológico inicial

A escada analgésica da Organização Mundial da Saúde (OMS), que foi desenvolvida para orientar o tratamento da dor do câncer em adultos, sugere o tratamento inicial da dor crônica com medicamentos não opioides. Também usamos essa abordagem como intervenção de base em mulheres com DPC, porque esses medicamentos são geralmente bem tolerados, têm poucos efeitos colaterais e perfis de segurança razoáveis, além de serem de baixo custo. No entanto, há poucos dados disponíveis em mulheres com DPC, e muitas pacientes já terão tentado a autoadministração sem prescrição médica sem uma resposta significativa. Alertamos às pacientes para que não excedam as doses diárias

totais recomendadas para evitar gastrite aguda e danos aos rins ou ao ao fígado. Além da escada analgésica da OMS, geralmente usamos também relaxantes musculares como terapia inicial (Engeler *et al.*, 2013).

Anti-inflamatórios não esteroides (AINEs) são frequentemente usados no tratamento da dor crônica, pois geralmente são bem tolerados, têm um perfil de risco mais seguro do que os medicamentos opioides e são de baixo custo. Em uma metanálise de 13 estudos que avaliaram o impacto do tratamento com AINEs na dor lombar, seu uso foi mais eficaz do que o placebo na redução dos escores de intensidade da dor, conforme medido em uma escala visual analógica (EVA; diferença média −6,97, intervalo de confiança [IC] 95% −10,74 a −3,19, em uma EVA de 0 a 100). O uso de AINEs está bem estabelecido no tratamento da dor pélvica relacionada à endometriose.

Embora muitas de nossas pacientes tenham experimentado um AINE com resposta insuficiente, ainda discutimos o tratamento com AINEs para garantir que elas tenham feito um teste adequado desses medicamentos, definido como uma dose e frequência adequadas para obter um efeito de tratamento. Revisões detalhadas sobre o uso e os efeitos adversos dos AINEs são apresentadas em outros lugares.

O paracetamol, embora seja indicado para o tratamento de dores leves, como dores nas costas e dores musculares, não parece ser útil para síndromes de dor crônica. Dito isso, algumas mulheres acham que o uso do paracetamol aumenta a redução da dor obtida com outros medicamentos, como os AINEs (os medicamentos podem ser alternados). Orientamos as pacientes sobre a dosagem adequada de paracetamol para minimizar o risco de hepatotoxicidade induzida por medicamentos.

Quanto aos analgésicos tópicos, embora os dados de apoio sejam limitados principalmente a estudos de lesões musculoesqueléticas, dor nas articulações e neuralgia pós-herpética, uma pequena revisão retrospectiva relatou pelo menos alguma redução da dor em 11 de 13 pacientes (85%) usando a combinação tópica de amitriptilina (1 a 2%) e cetamina (0,5%) para tratamento de dor retal, genital ou perineal. O único efeito adverso – irritação local ocasional – foi relatado por uma paciente. Além disso, metanálises que avaliaram a eficácia do diclofenaco tópico, do cetoprofeno e da capsaicina tópica em altas doses relataram eficácia em algumas condições de dor crônica, incluindo osteoartrite, neuralgia pós-herpética, neuropatia por HIV e neuropatia diabética, mas faltam dados sobre o tratamento em mulheres com DPC.

A ciclobenzaprina é um relaxante muscular esquelético farmacologicamente semelhante aos antidepressivos tricíclicos. O uso da ciclobenzaprina em mulheres com DPC baseia-se principalmente em estudos em pacientes com fibromialgia. Uma revisão sistemática relatou melhora nos sintomas de sono e dor, e um pequeno estudo relatou melhora nos sintomas de fadiga, sensibilidade, sono e dor para a ciclobenzaprina em comparação com placebo. Não há dados de eficácia sobre a ciclobenzaprina para o tratamento de sintomas de dor pélvica. A sonolência é um efeito colateral comum, portanto recomendamos a administração noturna para melhorar a tolerabilidade e maximizar os benefícios do sono. Medicamentos semelhantes incluem metocarbamol, metaxalona, carisoprodol e tizanidina.

Há tendência em se recomendar que pacientes portadoras de DPC sejam abordadas de forma multidisciplinar. Isso porque a dor visceral, por suas características próprias, é de difícil localização, pois a descoberta de uma afecção não garante que ela seja a causadora do quadro e, sobretudo, porque são comuns as associações de diferentes problemas. Um único profissional dificilmente deterá todo o conhecimento específico ginecológico, urológico, gastrointestinal e psicológico necessário para assegurar que a paciente seja avaliada de forma completa e com adequado embasamento científico (Baranowski, 2009).

Para o tratamento de pacientes com aderências pélvicas e DPC, as opções podem ser clínicas ou cirúrgicas, e a eficácia de ambas é discutível e, com certa frequência, insatisfatória. A indicação de um procedimento cirúrgico deve ser cuidadosamente avaliada e reservada para casos específicos em que sua realização tem reais chances de melhora da dor e da qualidade de vida, como já comprovado em casos de endometriose profunda.

Pacientes com DPC devem ser tratadas de forma global. O tratamento deve visar à redução da dor, à melhora funcional e ao impacto positivo em questões como estado psicológico, comportamental, social e sexual (Baranowski, 2009).

É importante identificar, classificar e tratar a dor neuropática. A International Association for the Study of Pain define a dor neuropática como "dor causada por uma lesão ou doença do sistema nervoso somatossensorial". As descrições de sintomas habitualmente utilizadas incluem "choque elétrico", "aborrecimento", "comichão" e "ardor". No entanto, como a função do nervo sensorial também pode ser alterada na ausência de uma lesão ou doença identificável, as diretrizes clínicas sugerem a classificação de uma apresentação como "definitiva", "provável" ou "possível". Embora a intensidade dos sintomas ou a categorização da probabilidade de a dor ser neuropática não se traduza em uma abordagem validada e faseada para o tratamento dessas condições, uma estratégia razoável consiste em identificar se a dor neuropática é suspeita de ser aguda ou crônica. O tratamento da dor neuropática presumida pode ser feito em conjunto com as outras modalidades de tratamento discutidas nesta revisão (Enthoven et al., 2016).

Adotamos a seguinte abordagem:

- Dor neuropática aguda: deve-se suspeitar de dor neuropática aguda quando uma paciente apresenta dor na distribuição de um nervo sensorial após uma cirurgia ou lesão aguda. Embora não exista uma definição baseada em dados sobre a dor neuropática aguda, a maioria das mulheres a apresenta no espaço de dias ou semanas após o evento que a desencadeou. Nesses casos, o nosso objetivo é reduzir os sintomas de dor e, ao mesmo tempo, resolver a lesão nervosa subjacente, se possível. Um dos objetivos do tratamento é prevenir o desenvolvimento de alterações corticais que perpetuem a expressão da dor e se transformem em dor neuropática crônica
- Para as mulheres que foram submetidas a um procedimento cirúrgico indexado e apresentam sintomas graves fortemente sugestivos de uma lesão ou irritação nervosa periférica específica, a relação risco-benefício geralmente favorece um retorno rápido à sala de cirurgia para tentar remediar uma lesão nervosa. Um exemplo é a liberação da(s) sutura(s) de fechamento fascial laparoscópico do quadrante inferior lateral após cirurgia prévia realizada nas distribuições ilioinguinal ou ílio-hipogástrica (L1-2). Alguns médicos realizam um bloqueio de esteroides (ou seja, bloqueio do nervo) para a dor na distribuição do nervo pudendo após a suspensão da cúpula vaginal uterossacral e, em seguida, caso a paciente não melhore significativamente em 48 a 72 horas, procedem à cirurgia

- Para mulheres com sintomas ligeiros após um procedimento, ou sintomas sem um procedimento anterior, normalmente prescrevemos agentes neuromoduladores de ação central (ou seja, antiepilépticos, antidepressivos tricíclicos ou inibidores da recaptação da serotonina/norepinefrina), junto a injeções anestésicas ou anestésicos tópicos, como um penso de lidocaína
- Dor neuropática crônica: se a dor for de natureza mais crônica, com uma duração de 3 a 6 meses ou mais, geralmente começamos com uma combinação de terapia não farmacológica, um neuromodulador e possivelmente um bloqueio nervoso. Além disso, dada a natureza muitas vezes refratária da dor neuropática de longa duração, pode-se conseguir uma melhoria modesta que seja significativa, encorajando o movimento regular e a atenção plena para evitar a fixação do doente no local da dor, o que é semelhante à abordagem na literatura sobre trauma. Faltam evidências que apoiem a cirurgia de liberação tardia do nervo para a dor neuropática crônica (Cheong et al., 2014).

Tratamento cirúrgico

Quando operar por suspeita de patologia pélvica

As opções cirúrgicas devem ser consideradas quando suspeita clínica de condições que possam responder à cirurgia for alta. Exemplos de tais causas podem incluir endometriose infiltrativa profunda grave, um processo reversível causado iatrogenicamente por um procedimento anterior (como dor após contracepção permanente histeroscópica [p. ex., Essure®], colocação de DIU, ablação endometrial, procedimentos de malha vaginal para prolapso urogenital ou terapia excisional eletrocirúrgica em alça), dor focal que é reproduzida com a palpação de um leiomioma, patologia anexial crônica ou um distúrbio estável de dor uterina de longa data, incluindo dismenorreia refratária. Em uma revisão retrospectiva com 54 mulheres com DPC que foram submetidas à cirurgia por suspeita de síndrome do ovário remanescente ou síndrome de retenção ovariana, aproximadamente 40% delas relataram redução de pelo menos 50% na dor. É importante observar que as mulheres que relataram uma redução de 30% ou mais na dor tiveram menos diagnósticos adicionais associados à dor em comparação com aquelas que não tiveram essa redução da dor. O momento ideal para realizar esses procedimentos ainda não foi estabelecido, apesar dos pedidos de pesquisa. Além disso, a maioria dos estudos disponíveis fornece informações a curto prazo sobre o alívio da dor, com apenas alguns estudos relatando mais de 1 ano de dados de acompanhamento relacionados a uma intervenção cirúrgica específica (Martinez e Howard, 2015).

Às vezes, consideramos a realização de cirurgia em mulheres que não apresentam sintomas associados à patologia mencionada anteriormente se várias terapias não invasivas não tiverem melhorado a dor. Como exemplo, ocasionalmente observamos mulheres com respostas dramáticas à miomectomia simples de um pequeno leiomioma após 2 a 3 anos de tentativas ineficazes de terapia empírica com neuromoduladores. Além disso, no caso de mulheres selecionadas com dor perineal crônica refratária (não pélvica) que não respondem à terapia médica, injeções locais podem se beneficiar da liberação cirúrgica do nervo pudendo. As candidatas a essa cirurgia, que só é oferecida por um pequeno número de centros em todo o mundo, geralmente são selecionadas de acordo com os critérios de Nantes, que precisam de mais validação.

Para otimizar o risco de a cirurgia não piorar ainda mais a sensibilidade à dor em uma paciente que potencialmente já está vulnerável, há uma necessidade urgente de avaliar o papel das vias de recuperação aprimorada após a cirurgia (ERAS) para melhorar os resultados gerais da dor no pós-operatório. Os desafios no estudo do impacto dos programas ERAS incluem o fato de que os resultados geralmente são específicos de cada instituição e dependem do nível de comprometimento das várias equipes no caminho. Em nossa prática, para quase todas as pacientes submetidas à cirurgia, usamos vários medicamentos preventivos para reduzir potencialmente a sensibilização à dor e a necessidade de administração de opioides no período perioperatório.

O tratamento da endometriose é abordado no Capítulo 35, *Endometriose*.

Quando reverter o procedimento anterior

Um desafio clínico no tratamento de mulheres com DPC é decidir quando reverter um procedimento anterior que implantou um corpo estranho ou que poderia ter causado aprisionamento do nervo, seja com sutura, seja com cicatrização. Em nossa prática, consideramos a reversão do procedimento para mulheres cuja dor é reproduzível no exame e está correlacionada com o procedimento anterior e para aquelas que não responderam à terapia médica e não farmacológica. No entanto, orientamos as mulheres sobre as altas taxas de persistência da dor, apesar da reversão do procedimento ou da remoção do implante (Clark *et al.*, 2017).

A eficácia da realização de um procedimento para remover um possível objeto estranho sensibilizador da dor só foi descrita em pequenas séries de casos não controlados, com aproximadamente 50% das mulheres respondendo à remoção conservadora. Para mulheres com dor neuropática relacionada à malha sintética, alguns autores sugerem a excisão completa da malha se os tratamentos conservadores forem ineficazes, mas esses estudos geralmente não têm grupos de controle e o grau total de melhora da dor varia. São necessários estudos para determinar as candidatas ideais para a terapia cirúrgica, os fatores pré-operatórios que preveem resultados cirúrgicos bem-sucedidos (p. ex., a resposta da paciente ao bloqueio pré-operatório do nervo hipogástrico ou ao bloqueio do nervo paracervical) e a extensão necessária da cirurgia (p. ex., cirurgia radical *versus* cirurgia conservadora) (Gyang *et al.*, 2014).

Laparoscopia na paciente com DPC

A partir da incorporação do sistema de vídeo à laparoscopia, o método repercutiu imensamente na ginecologia, consequentemente, foi sendo amplamente utilizado no diagnóstico e tratamento de inúmeras afecções pélvicas, tendo se destacado na função propedêutica nas mulheres com queixa de DPC.

A possibilidade de observar a pelve por meio de procedimento minimamente invasivo aumentou de forma significativa nosso conhecimento acerca de enfermidades que levam à DPC. Entretanto, com o passar das décadas, nova reflexão se faz necessária. Será que, para o diagnóstico das principais doenças que levam à DPC, a laparoscopia é imprescindível?

Atualmente, com o maior conhecimento das causas da DPC, reconhece-se que boa parte dessas pacientes não tem alterações observáveis por meio do procedimento que justifiquem sua queixa. Portanto, muito antes que um método diagnóstico invasivo, a endoscopia pélvica protagoniza seu papel na terapêutica de doenças específicas, desde que passíveis de tratamento por esse método.

Cirurgias neuroablativas

A interrupção do plexo nervoso sensitivo de Lee-Frankenhauser pela ablação do ligamento uterossacro (LUNA) por laparoscopia para o controle da dor foi proposta em 1963; para esse fim, a eletrocauterização seguida de secção do ligamento uterossacro (LUS) é a técnica mais utilizada. Diversos estudos procuraram avaliar a eficácia da LUNA em mulheres com DPC; a revisão de metanálises concluiu que a ablação do LUS não deve ser considerada como opção para o tratamento da DPC, independentemente da etiologia (Daniels *et al.*, 2009).

No que se refere à neurectomia pré-sacra, outra cirurgia neuroablativa, não encontramos dados suficientes na literatura que respaldem esse procedimento em pacientes com DPC. Ressalta-se que complicações intraoperatórias, como sangramento, e pós-operatórias, como disfunções urinárias e/ou gastrointestinais, não são infrequentes (Proctor *et al.*, 2005).

Tratamento complementar

Cabe destacar que alterações osteomusculares e psicoemocionais são particularmente frequentes nas pacientes com DPC, e ambas podem ser a causa primária da síndrome ou ser consequência dela.

Além dos sintomas clássicos da doença, as alterações osteomusculares podem surgir perpetuando ou piorando a queixa álgica. Isso ocorre devido ao longo tempo em que as mulheres permanecem com a queixa e também porque, em busca de uma forma de amenizar o sintoma, adotam uma postura antálgica como forma de adaptação e proteção ao estímulo doloroso persistente. A longo prazo, essa atitude acaba levando a alterações posturais persistentes que contribuem para o quadro álgico e, posteriormente, mesmo que a afecção de base seja tratada, as alterações posturais podem ser o percalço na persistência da queixa (Montenegro *et al.*, 2009).

Baker, em 1993, definiu o que chamamos de *typical pelvic pain posture*. São alterações posturais características desse grupo de mulheres e caracterizam-se principalmente por hiperlordose lombar, anteversão pélvica e hiperextensão de joelhos (Baker, 1993). E, além da postura típica, outras alterações como espasmo de assoalho pélvico e pontos de gatilho em musculatura abdominal ou lombar são encontradas com frequência. Esses dados tornam a correta avaliação desses parâmetros imperiosa e, se presentes, devem ser tratadas em conjunto com a terapêutica da doença de base. Nesse ponto, justifica-se a presença de profissional fisioterapeuta para melhor avaliação e tratamento.

Similarmente, o longo tempo sem diagnóstico, a incerteza quanto à etiologia e o anseio sobre a possibilidade de doença maligna, somados à diminuição acentuada na qualidade de vida das mulheres com DPC, levam, com frequência, a distúrbios emocionais importantes que devem ser avaliados. A presença de depressão, principalmente na sua forma mais grave, não é infrequente, e a utilização de medicamentos psicoativos deve ser aventada. Assim, o parecer do psicoterapeuta e/ou psiquiatra deve ser encorajado quando o ginecologista suspeita de alterações emocionais maiores (Lorençatto *et al.*, 2006). Demonstra-se, assim, a importância da abordagem multidisciplinar das pacientes portadoras de DPC. Finalmente, destaca-se que o sistema nervoso central reage aos estímulos dolorosos por fenômeno de neuroplasticicidade, que, a longo prazo, acaba levando à hiperalgesia (sensação exagerada) e à alodinia (dor sem que haja estímulo que a justifique). Assim, o tratamento desse fenômeno deve ser efetuado nas pacientes com dor persistente (Jarrell, 2009).

CONSIDERAÇÕES FINAIS

Diante desse quadro complexo, fica patente que o cuidado da paciente com DPC deve seguir todos os predicados de um atendimento adequado, contando com anamnese ampla e detalhada e exame físico meticuloso. Deve haver, também, a preocupação em estreitar o relacionamento médico-paciente, pois a investigação por vezes é frustrante, dado que os exames comumente não revelam as etiologias, e várias podem coexistir; soma-se a isso o fato de que, habitualmente, as pacientes têm dificuldades em aceitar a possibilidade de associações etiológicas e, inúmeras vezes, observa-se relativa resistência em aceitar a demanda de duas ou mais intervenções para o tratamento.

Além disso, a queixa apresenta caráter fortemente subjetivo, com situações de persistência de uma qualidade de vida ruim mesmo quando há diminuição do estímulo doloroso. Isso porque disfunções emocionais podem interferir na percepção dolorosa ou eventualmente se podem identificar benefícios secundários da queixa, muitas vezes inconsciente à paciente, o que também dificulta a aceitação das propostas terapêuticas.

Ponderando sobre essas dificuldades, conclui-se que a capacitação do médico deve ser aprimorada e atualizada e as opções diagnósticas e terapêuticas devem ser discutidas com a paciente e escolhidas criteriosamente para evitar intervenções desnecessárias que possam remeter a riscos e limitações reprodutivas ou agravar a síndrome.

Para mulheres com DPC de etiologia incerta ou persistente apesar do tratamento direcionado, as opções de tratamento não cirúrgico de base incluem AINEs, paracetamol, analgésicos tópicos, relaxantes musculares e, em alguns casos, terapia hormonal empírica. Os tratamentos podem ser usados por anos, se não décadas, se melhorarem a qualidade de vida. A justificativa para essa abordagem é que o tratamento ou a combinação de tratamentos ideais para a DPC não é conhecido, e essa estratégia aborda a natureza multifatorial da dor.

Para as mulheres cuja dor persiste apesar das intervenções de base, a terapia subsequente inclui tratamentos não cirúrgicos e cirúrgicos direcionados aos geradores de dor periféricos, se estes forem identificados durante a história e o exame físico.

Até mesmo a abordagem conjunta com outras especialidades para avaliação de outras especialidades deve ser discutida com a paciente para maior aceitação, pois em muitas ocasiões a paciente traz o anseio de que o presente atendimento resolva a sua queixa.

Os tratamentos não cirúrgicos direcionados incluem fisioterapia, injeções em pontos de gatilho e bloqueios de nervos.

O tratamento cirúrgico direcionado é razoável quando há uma alta suspeita clínica de condições que provavelmente responderão à cirurgia. Os exemplos incluem suspeita de endometriose infiltrativa profunda, um processo reversível causado iatrogenicamente por um procedimento anterior, dor focal que se reproduz com a palpação de um leiomioma, patologia anexial crônica ou um distúrbio estável de dor uterina de longa duração, incluindo dismenorreia refratária.

Pode-se, então, concluir que, apesar de todos os recursos tecnológicos, tanto na área diagnóstica quanto na terapêutica, o conhecimento e o zelo médico e dos seus pares ainda permanecem soberanos para as mulheres com DPC.

REFERÊNCIAS BIBLIOGRÁFICAS

ACOG COMMITTEE ON PRACTICE BULLETINS – GYNECOLOGY. ACOG Practice Bulletin N. 51. Chronic pelvic pain. *Obstetrics and Gynecology*, v. 103, n. 3, p. 589-605, 2004.

ALPAY, Z.; SAED, G. M.; DIAMOND, M. P. Postoperative adhesions: from formation to prevention. *Seminars in Reproductive Medicine*, v. 26, n. 4, p. 313-21, 2008.

ARAÚJO, R. S. C. et al. Long-term outcomes on quality of life in women submitted to laparoscopic treatment for bowel endometriosis. *Journal of Minimally Invasive Gynecology*, v. 21, p. 682-688, 2014.

ASLAM, N. et al. Visceral hyperalgesia in chronic pelvic pain. *British Journal of Obstetrics and Gynaecology*, v. 116, p. 1551, 2009.

BAKER, P. K. Musculoskeletal origins of chronic pelvic pain. Diagnosis and treatment. *Obstetrics and Gynecology Clinics of North America*, v. 20, n. 4, p. 719-742, 1993.

BARANOWSKI, A. P. Chronic pelvic pain. *Best Practice & Research. Clinical Gastroenterology*, v. 23, p. 593-610, 2009.

BEARD, R. W.; REGINALD, P. W.; WADSWORTH, J. Clinical features of women with chronic lower abdominal pain and pelvic congestion. *British Journal of Obstetrics and Gynaecology*, v. 95, n. 2, p. 153-161, 1988.

BECKMANN, C. R. *Obstetrics and gynecology.* 4th ed. Baltimore: Lippincott Williams & Wilkins, 2002.

BROOKOFF, D. Genitourinary pain syndromes: interstitial cystits, chronic prostatitis, pelvic floor dysfunction, and related disorders. *In:* SMITH, H. S (ed.). *Current therapy in pain.* Philadelphia: Saunders-Elsevier, 2009. p. 205-215.

BRUCKENTHAL, P. Approaches to diagnosis and treatment. *Pain Management Nursing*, v. 12, n. 1, p. 4-10, 2011.

CHEONG, Y.; WILLIAM STONES, R. Chronic pelvic pain: aetiology and therapy. *Best Practice & Research. Clinical Obstetrics & Gynaecology*, v. 20, n. 5, p. 695-711, 2006.

CHEONG, Y. C.; SMOTRA, G.; WILLIAMS, A. C. Non-surgical interventions for the management of chronic pelvic pain. *Cochrane Database of Systematic Reviews*, v. 2014, n. 3, p. CD008797, 2014.

COELHO, L. S. C. et al. Prevalence and conditions associated with chronic pelvic pain in women from São Luís, Brazil. *Brazilian Journal of Medical and Biological Research*, v. 47, n. 9, p. 818-825, 2014.

CLARK, N. V. et al. Essure removal for the treatment of device-attributed symptoms: an expanded case series and follow-up survey *Journal of Minimally Invasive Gynecology*, v. 24, n. 6, p. 971-976, 2017.

DANIELS, J. et al. Laparoscopic uterosacral nerve ablation for alleviating chronic pelvic pain: a randomized controlled trial. *Journal of the American Medical Association*, v. 302, n. 9, p. 955-961, 2009.

EISENDRATH, S. J. Psychiatric aspects of chronic pain. *Neurology*, v. 45, p. S26, 1995.

ENGELER, D. S. et al. The 2013 Guidelines on Chronic Pelvic Pain: is management of chronic pelvic pain a habit, a philosophy, or a science? 10 years of development. *European Association of Urology*, v. 64, n. 3, pp. 431-439, 2013.

ENTHOVEN, W. T. et al. Non-steroidal anti-inflammatory drugs for chronic low back pain. *Cochrane Database of Systematic Reviews.* v. 2, n. 2, p. CD012087, 2016.

FALL, M. et al.; EUROPEAN ASSOCIATION OF UROLOGY. EAU guidelines on chronic pelvic pain. *European Urology*, v. 57, n. 1, p. 35-48, 2010.

FALL, M. et al.; EUROPEAN ASSOCIATION OF UROLOGY. EAU guidelines on chronic pelvic pain. *European Urology*, v. 46, n. 6, p. 681-689, 2004.

FARQUHAR, C. M.; STEINER, C. A. Hysterectomy rates in the United States 1990-1997. *Obstetrics and Gynecology*, v. 99, n. 2, p. 229-234, 2002.

GYANG, A. N. et al. Managing chronic pelvic pain following reconstructive pelvic surgery with transvaginal mesh. *International Urogynecology Journal*, v. 25, n. 3, p. 313-318, 2014.

GRACE, V. M.; ZONDERVAN, K. T. Chronic pelvic pain in New Zealand: prevalence, pain severity, diagnoses and use of the health services. *Australian and New Zealand Journal of Public Health*, v. 28, p. 369-375, 2004.

HOWARD, F. M. The role of laparoscopy in the evaluation of chronic pelvic pain: pitfalls with a negative laparoscopy. *Journal of the American Association of Gynecologic Laparoscopists*, v. 4, n. 1, p. 85-94, 1996.

HOWARD, F. M. et al. Conscious pain mapping by laparoscopy in women with chronic pelvic pain. *Obstetrics and Gynecology*, v. 96, n. 6, p. 934-939, 2000.

JARRELL, J. Demonstration of cutaneous allodynia in association with chronic pelvic pain. *Journal of Visualized Experiments*, n. 28, p. 1232, 2009.

KHO, R. M.; ABRAO, M. S. Ovarian remnant syndrome: etiology, diagnosis, treatment and impact of endometriosis. *Current Opinion in Obstetrics & Gynecology*, v. 24, n. 4, p. 210-214, 2012.

LANE, T. J.; MANU, P.; MATTHEWS, D. A. Depression and somatization in the chronic fatigue syndrome. *American Journal of Medicine*, v. 91, p. 335, 1991.

LATTHE, P. *et al.* WHO systematic review of prevalence of chronic pelvic pain: a neglected reproductive health morbidity. *BMC Public Health*, v. 6, p. 177, 2006.

LIPPMAN, S. A. *et al.* Uterine fibroids and gynecologic pain symptoms in a population-based study. *Fertility and Sterility*, v. 80, n. 6, p. 1488-1494, 2003.

LOOS, M. J. *et al.* The Pfannenstiel incision as a source of chronic pain. *Obstetrics and Gynecology*, v. 111, n. 4, p. 839-846, 2008.

LORENÇATTO, C. *et al.* Depression in women with endometriosis with and without chronic pelvic pain. *Acta Obstetricia et Gynecologica Scandinavica*, v. 85, n. 1, p. 88-92, 2006.

MATHIAS, S. D. *et al.* Chronic pelvic pain: prevalence, health-related quality of life, and economic correlates. *Obstetrics and Gynecology*, v. 87, n. 3, p. 321-327, 1996.

MARTINEZ, A.; HOWARD, F. M. The efficacy of laparoscopic surgical treatment of ovarian remnant and ovarian retention syndromes. *Journal of Minimally Invasive Gynecology*, v. 22, n. 2, p. 245-249, 2015.

MONK, B. J.; BERMAN, M. L.; MONTZ, F. J. Adhesions after extensive gynecologic surgery: clinical significance, etiology, and prevention. *American Journal of Obstetrics and Gynecology*, v. 170, n. 5, Pt 1, p. 1396-1403, 1994.

MONTENEGRO, M. L. *et al.* Postural changes in women with chronic pelvic pain: a case control study. *BMC Musculoskeletal Disorders*, v. 10, n. 82, 2009.

NESS, R. B. *et al.* Effectiveness of inpatient and outpatient treatment strategies for women with pelvic inflammatory disease: results from the Pelvic Inflammatory Disease Evaluation and Clinical Health (PEACH) Randomized Trial. *American Journal of Obstetrics and Gynecology*, v. 186, n. 5, p. 929-937, 2002.

O'LEARY, M. P. *et al.* The interstitial cystitis symptom index and problem index. *Urology*, v. 49, 5A Suppl, p. 58-63, 1997.

PARSONS, C. L. Diagnosing chronic pelvic pain of bladder origin. *Journal of Reproductive Medicine*, v. 49, p. 235, 2004.

PORPORA, M. G. *et al.* Celiac disease as a cause of chronic pelvic pain, dysmenorrhea, and deep dyspareunia. *Obstetrics and Gynecology*, v. 99, n. 5, Pt 2, p. 937-939, 2002.

PRICE, J. *et al.* Attitudes of women with chronic pelvic pain to the gynaecological consultation: a qualitative study. *British Journal of Obstetrics and Gynaecology*, v. 113, n. 4, p. 446-452, 2006.

PROCTOR, M. L. *et al.* Surgical interruption of pelvic nerve pathways for primary and secondary dysmenorrhoea. *Cochrane Database of Systematic Reviews*, n. 4, p. CD001896, 2005.

REITER, R. C. A profile of women with chronic pelvic pain. *Clinical Obstetrics & Gynaecology*, v. 33, n. 1, p. 130-136, 1990.

ROZENBLIT, A. M. *et al.* Incompetent and dilated ovarian veins: a common CT finding in asymptomatic parous women. *American Journal of Roentgenology*, v. 176, n. 1, p. 119-122, 2001.

SHARP, H. T. Myofascial pain syndrome of the abdominal wall for the busy clinician. *Clinical Obstetrics & Gynaecology*, v. 46, p. 783, 2003.

SILVA, G. P. *et al.* High prevalence of chronic pelvic pain in women in Ribeirão Preto, Brazil and direct association with abdominal surgery. *Clinics (São Paulo)*, v. 66, n. 8, p. 1307-1312, 2011.

STANFORD, E. J.; DELL, J. R.; PARSONS, C. L. The emerging presence of interstitial cystitis in gynecologic patients with chronic pelvic pain. *Urology*, v. 69, p. 53, 2007.

TU, F. F. *et al.* Comparative measurement of pelvic floor pain sensitivity in chronic pelvic pain. *Obstetrics and Gynecology*, v. 110, n. 6, p. 1244-1248, 2007.

WALLING, M. K. *et al.* Abuse history and chronic pain in women: I. Prevalences of sexual abuse and physical abuse. *Obstetrics and Gynecology*, v. 84, n. 2, p. 193-139, 1994.

WILLIAMS, R. E. *et al.* Recognition and treatment of irritable bowel syndrome among women with chronic pelvic pain. *American Journal of Obstetrics and Gynecology*, v. 192, n. 3, p. 761-767, 2005.

WOLFE, F. *et al.* The American College of Rheumatology 1990 Criteria for the Classification of Fibromyalgia. Report of the Multicenter Criteria Committee. *Arthritis and Rheumatism*, v. 33, n. 2, p. 160-172, 1990.

YENG, L. T. *et al.* Avaliação funcional do doente com dor crônica. *Revista de Medicina*, v. 80, p. 443-473, 2001.

ZONDERVAN, K. T. *et al.* Patterns of diagnosis and referral in women consulting for chronic pelvic pain in UK primary care. *British Journal of Obstetrics and Gynaecology*, v. 106, n. 11, p. 1156-1161, 1999a.

ZONDERVAN, K. T. *et al.* Prevalence and incidence of chronic pelvic pain in primary care: evidence from a national general practice database. *British Journal of Obstetrics and Gynaecology*, v. 106, n. 11, p. 1149-1155, 1999b.

ZONDERVAN, K. T. *et al.* The community prevalence of chronic pelvic pain in women and associated illness behaviour. *British Journal of General Practice*, v. 51, n. 468, p. 541-547, 2001.

CAPÍTULO 37
Tumores Anexiais

Tamiris Dezen Soares • Marina Paula Andres • Rodrigo Nobrega Barbosa • Maurício Simões Abrão

INTRODUÇÃO

Na rotina ginecológica, é comum a presença de tumores ou massas anexais (American College of Obstetricians and Gynecologists, 2007), que podem ser de natureza ovariana ou extraovariana (Tabela 37.1 e Figuras 37.1 e 37.2). Seu manejo dependerá da suspeita etiológica, sendo, em alguns casos, necessária a intervenção imediata, por exemplo, nos casos de gestação ectópica, ou prosseguir investigação para afastar malignidade, em outras situações (American College of Obstetricians and Gynecologists, 2016), dado que o desfecho tende a ser favorável quando a paciente é encaminhada precocemente para oncoginecologista (Salvador et al., 2020).

O câncer de ovário é a quinta maior causa de morte relacionada ao câncer em mulheres e a primeira entre os tipos ginecológicos nos EUA (Rauh-Hain et al., 2015; Morgan et al., 2016). A idade média no diagnóstico de câncer ovariano nos EUA é de 63 anos, mas cerca de um terço dos casos é encontrado em pacientes com menos de 54 anos (Hall e Randall, 2015). Segundo Reid (2017), a maioria dos casos de câncer de ovário não é diagnosticada em estadiamentos iniciais e apenas 15% o são em estádio I.

No Brasil, estima-se que, em 2016, tenham surgido 6.150 novos casos de câncer de ovário, sendo o sétimo entre todos os tipos de câncer em mulheres e a terceira entre as causas ginecológicas (Instituto Nacional do Câncer, 2023). Estima-se que, nos EUA, 250 mil pacientes são hospitalizadas por ano devido a massas anexais (Rocha e Barcelos, 2020).

Tabela 37.1 Diagnóstico diferencial das massas anexiais.

	Benignas	Malignas
Causas ginecológicas	Teratoma maduro	Tumores *borderline*
	Torção ovariana Ovários policísticos Cistoadenoma Endometrioma Gestação ectópica Hidrossalpinge/ hematossalpinge Abscesso tubo-ovariano Cisto paraovariano Fibroma ovariano Cisto folicular	Carcinoma epitelial Tumores de cordão sexual Carcinoma endometrial Carcinoma de tuba uterina Tumores de células germinativas
Causas não ginecológicas	Apendicite Divertículo vesical Abscesso diverticular Tumor de bainha nervosa Rim pélvico Cisto de inclusão peritoneal Divertículo ureteral	Metástase Tumor de Krukenberg Sarcomas retroperitoneais

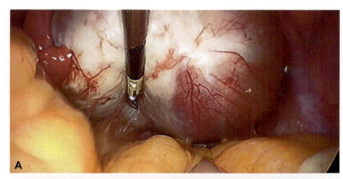
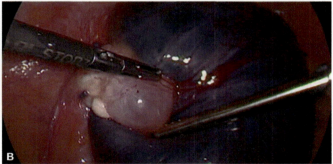
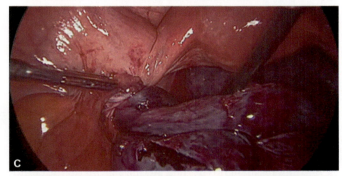
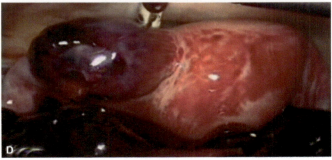

Figura 37.1 Imagens cirúrgicas de massas anexiais. **A.** Endometrioma ovariano de grande volume. **B.** Cisto de inclusão peritoneal (pós-histerectomia). **C.** Torção ovariana (neste caso, torção do anexo esquerdo completo – ovário e tuba uterina). **D.** Gravidez ectópica tubária (cornual, rota).

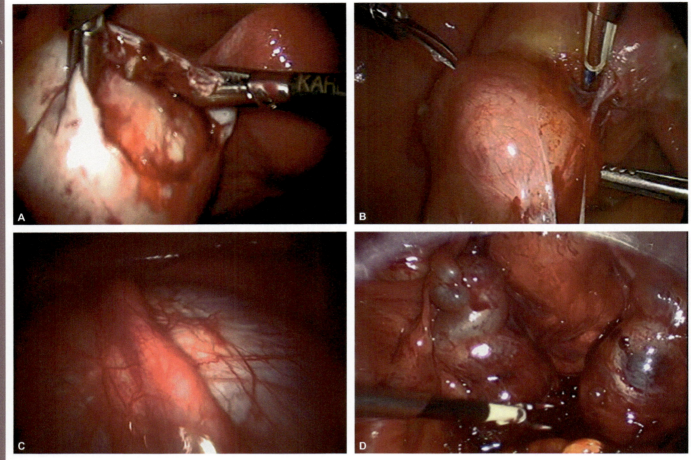

Figura 37.2 Imagens cirúrgicas de massas anexiais. **A.** Teratoma maduro (cisto dermoide). **B.** Abscesso tubo-ovariano. **C.** Cistoadenoma mucinoso de grande volume. **D.** Hematossalpinge esquerda com gravidez ectópica direita.

ETIOLOGIA

A neoplasia de ovário engloba grande variedade histopatológica, cujo manejo depende do tipo específico do tumor. Os tumores epiteliais, o tipo mais comum, correspondem a cerca de 90% dos casos, e os tipos menos comuns incluem carcinossarcomas, carcinomas de células claras, carcinomas mucinosos, carcinomas epiteliais endometrioides ou serosos, tumores epiteliais do tipo *borderline*, tumores malignos de cordão sexual e tumores malignos de células germinativas (Tabela 37.2) (Morgan et al., 2016).

Os tumores malignos de tuba uterina e primários de peritônio são tratados da mesma forma que os epiteliais de ovário (Morgan et al., 2016). Os tipos histológicos menos comuns podem representar um estágio inicial do câncer de ovário epitelial (Morgan et al., 2016).

A etiologia dos tumores anexiais varia de acordo com a faixa etária e o período reprodutivo da paciente, podendo ser dividida em tumores pré-púberes, pré-menopausa, pós-menopausa e gestação (Hall e Randall, 2015; Hakoun et al., 2017; Kelleher e Goldstein, 2015).

Pré-púberes

Os tumores de células germinativas são os tumores de ovário mais comuns em crianças e adolescentes. Em sua maioria, são os teratomas, que podem ser classificados em maduro,

Tabela 37.2 Tipos histológicos dos tumores ovarianos.

Origem	Tipo histológico	Faixa etária
Células germinativas	Teratoma	0 a 25 anos
	Gonadoblastoma	
	Tumor de saco vitelínico	
	Disgerminoma	
	Tumor de seio endodérmico	
Estromais	Coriocarcinoma	20 a 60 anos
	Tecomas	
	Fibromas	
Granulosa	Tumores de células da granulosa	Variável
Epiteliais	Cistoadenoma seroso	> 60 anos
	Cistoadenoma mucinoso	
	Cistoadenoma endometrioide	
	Tumor de Brenner	
Metastáticas	Intestinais (Krukenberg)	Variável
	Mama	
	Endométrio	
	Linfoma	

monodérmico, imaturo ou maligno. Os teratomas maduros consistem em 55 a 70% dos tumores de ovário em crianças e podem ser bilaterais em 10% dos casos (Hermans *et al.*, 2016; Kelleher e Goldstein, 2015).

Gonadoblastomas são tumores germinativos raros, tipicamente benignos, e frequentemente estão associados à presença de disgenesia gonadal, como a síndrome de Turner e a síndrome de Swyer. Em até 60% dos casos, os gonadoblastomas são observados em associação com os tumores de células germinativas malignos, sendo o mais comum o disgerminoma. O diagnóstico do gonadoblastoma geralmente é feito durante a investigação de atraso de desenvolvimento puberal e amenorreia primária (Kelleher e Goldstein, 2015).

Nas meninas pré-púberes, as lesões malignas chegam a representar cerca de 25% dos casos (Hall e Randall, 2015; Hermans *et al.*, 2016). Entre os tumores malignos de células germinativas, o mais comum é o disgerminoma, encontrado em 1% de todos os cânceres de ovário. As lesões geralmente cursam com aumento do volume abdominal e dor ou massa abdominal. Podem ser bilaterais em 10 a 15% dos casos e em 5% das vezes podem apresentar diferenciação trofoblástica com secreção de gonadotrofina coriônica humana (beta-hCG) e desidrogenase lática (DHL) (Hermans *et al.*, 2016).

Tecomas e fibromas são os tumores estromais benignos mais comumente encontrados na perimenopausa e pós-menopausa, chegando a 1 a 4% dos tumores de ovário nessa faixa etária. Em crianças, a incidência é de apenas 1%. Podem estar associados à síndrome de Gorlin e à síndrome de Meigs (Kelleher e Goldstein, 2015).

Os tumores de células da granulosa são raros, representando 2 a 3% das malignidades ovarianas. Podem ser encontrados na forma juvenil, presentes em meninas e adultas jovens, ou na forma adulta. Estão relacionados com a produção de estradiol e puberdade precoce em 70 a 90% dos casos e podem estar associados com diversas síndromes como Malfucci e Potter (Schultz *et al.*, 2006).

Entre os tumores epiteliais benignos, estão os cistoadenomas, que podem ser serosos, mucinosos ou endometrioides. Estão presentes em maior frequência em mulheres adultas, mas em crianças e adolescentes são encontrados em 10 a 28% dos tumores ovarianos. Os tumores malignos epiteliais são raros nessa faixa etária, presentes em 2 a 5%. Porém, entre todos os tumores epiteliais, 5 a 16% são malignos e 40% são *borderline* (Kelleher e Goldstein, 2015; Schultz *et al.*, 2006).

Pré-menopausa

Mulheres na pré-menopausa têm grande proporção de lesões benignas, com menor proporção de lesões malignas, de 5 a 10% (Hermans *et al.*, 2016). Entre os principais diagnósticos benignos, estão os cistos funcionais ovarianos, endometrioma, teratomas maduros (cisto dermoide), corpo-lúteo, leiomioma, torção ovariana, doença inflamatória pélvica, abscesso tubo-ovariano e síndrome dos ovários policísticos (Biggs e Marks, 2016).

Gestação

Nas gestantes, há prevalência de 4,9 a 6,1% de massas anexiais no ultrassom de primeiro trimestre, havendo regressão espontânea em 71 a 89% dos casos (Naqvi e Kaimal, 2015). Tipicamente, os tumores na gestação são classificados em neoplásicos e não neoplásicos. Em pacientes submetidas a cirurgia durante a gestação, 95 a 99% tiveram diagnóstico anatomopatológico benigno. Entre os diagnósticos, estão os cistos ovarianos, sendo cisto folicular o mais comum, causado pela falha de regressão de um cisto funcional, decorrente das alterações hormonais da gravidez (American College of Obstetricians and Gynecologists, 2007).

O corpo-lúteo ovariano também pode ser observado em 13 a 17% dos casos (Hakoun *et al.*, 2017). Ele se forma após a ovulação e persiste por volta de 8 semanas durante a gestação, mantendo a produção de progesterona durante os primeiros meses da gravidez. Após o primeiro trimestre, a lesão anexial mais comum é o teratoma ou cisto dermoide. Entre os tumores sólidos de ovário, o tipo histológico mais comum é o epitelial, porém outros tipos como os disgerminomas e os tumores de cordão sexual podem ser encontrados. Apesar de 10% dos tumores do ovário serem metastáticos nas mulheres em geral, na gestação eles são raros (Aggarwal e Kehoe, 2011).

Pós-menopausa

Nas mulheres na pós-menopausa, 8 a 17% podem apresentar massas anexiais, sendo lesões suspeitas em 36 a 59% delas (Rauh-Hain *et al.*, 2015). Entre as lesões malignas, o tipo mais comum é o cistoadenoma seroso, enquanto, entre as benignas, o teratoma maduro, também denominado "cisto dermoide", é o mais prevalente (Rauh-Hain *et al.*, 2015).

A prevalência de massas complexas ovarianas na pós-menopausa pode chegar a 3,2%, e 55% delas terão resolução espontânea em até 60 dias (Caserta *et al.*, 2001). Entre os diagnósticos diferenciais, estão causas benignas como endometriomas, cistos hemorrágicos, teratomas, abscesso tubo-ovariano e linfoceles. Cânceres primários de ovário dos tipos epiteliais, células germinativas e estromais, bem como metastáticos (mama, trato gastrointestinal, útero/colo uterino e tubas), também podem se apresentar como massas ovarianas complexas nessa faixa etária (Rauh-Hain *et al.*, 2015).

Massas sólidas ovarianas nessa faixa etária devem ser investigadas. A maioria é composta de tumores benignos como fibromas, leiomiomas, tecomas, fibrotecomas, tumores de Brenner benignos e teratomas. No entanto, tumores malignos de ovário como disgerminomas, tumores de células da granulosa e tumores de Brenner malignos e epiteliais podem estar presentes (Rauh-Hain *et al.*, 2015).

FATORES DE RISCO

Os principais fatores de risco relacionados à neoplasia de ovário são história familiar de neoplasia de mama ou ovário, presença de mutações dos genes *BRCA1* e/ou *BRCA2*, bem como neoplasia de cólon hereditária não polipoide (síndrome de Lynch). Também são fatores de risco a endometriose, pelo seu estado inflamatório crônico e infertilidade associada, a obesidade, o tabagismo, a nuliparidade, a terapia de reposição hormonal e a idade (Rauh-Hain *et al.*, 2015), com maior risco nos casos de massas ou tumores anexiais encontrados na pré-menarca e pós-menopausa (Rauh-Hain *et al.*, 2015; Kelleher e Goldstein, 2015). O risco de tumores *borderline* aumenta após estimulação ovariana na fertilização *in vitro* (Rizzuto *et al.*, 2013; Stewart *et al.*, 2013).

DIAGNÓSTICO

História clínica

O diagnóstico definitivo dos tumores de ovário é histopatológico. Os sintomas podem ser inespecíficos, como sangramento genital, aumento do volume abdominal, dor abdominal e pélvica. Quando de início súbito, severo ou de rápida progressão, principalmente se associados a sintomas consumptivos, que na maioria das vezes podem ser vagos, a possibilidade de tumor maligno de ovário deve ser considerada (American College of Obstetricians and Gynecologists, 2016). A presença de febre, calafrios e vômitos pode sinalizar processo infeccioso. Sintomas agudos estão mais associados a gestação ectópica e torção ovariana (Salvador *et al.*, 2020).

Na anamnese, é importante investigar os fatores de risco para câncer descritos anteriormente, bem como idade, história reprodutiva e desejo contraceptivo, para programação terapêutica adequada. Sempre se deve interrogar sobre uso de contraceptivos e atraso menstrual para descartar ou confirmar gestação, uma vez que existem patologias específicas desse período reprodutivo, como corpo-lúteo ovariano, gravidez ectópica e aborto tubário (Biggs e Marks, 2016).

Outros sintomas como metrorragia e dismenorreia podem estar presentes em quadros de leiomiomas; dispareunia e dismenorreia severa são sugestivas de endometriomas; febre e dor à mobilização do colo uterino podem indicar abscessos tubo-ovarianos e moléstia inflamatória pélvica (American College of Obstetricians and Gynecologists, 2016).

Exame físico

O exame deve ser direcionado para a queixa da paciente e pode incluir exame especular, toque vaginal, toque retal e palpação de linfonodos, cadeia supraclavicular e inguinal, presença de ascite ou visceromegalias (Salvador *et al.*, 2020). A avaliação cardíaca e pulmonar pode ser incluída quando houver queixas relacionadas, como dispneia ou dor torácica. Em revisão com cinco estudos incluídos, o exame físico foi capaz de identificar massa anexial em até 45% dos casos, com especificidade de 90% (Myers *et al.*, 2006).

É importante ressaltar que, em 2014, o American College of Obstetricians and Gynecologists (ACOG) publicou um artigo sobre rastreamento de câncer de ovário em mulheres assintomáticas. Segundo o estudo, o exame pélvico bimanual ou a ultrassonografia transvaginal (USTV) não têm acurácia significativa em mulheres assintomáticas para tumores anexiais benignos ou malignos, doença inflamatória pélvica ou câncer cervical, não sendo, portanto, recomendados como rotina para rastreamento.

Exames laboratoriais

Os exames laboratoriais devem ser direcionados para o quadro clínico da paciente. Em mulheres na menacme, a dosagem de beta-hCG é necessária para descartar gestação e doenças relacionadas a ela (Oron e Tulandi, 2013).

O hemograma completo pode evidenciar leucocitose, sugerindo doenças infecciosas como moléstia inflamatória pélvica e abscesso tubo-ovariano (Biggs e Marks, 2016).

Entre os marcadores tumorais séricos, o mais relevante é o CA-125. Ele está aumentado em 80% das pacientes com câncer epitelial de ovário, porém, nas pacientes em estádios iniciais, seus níveis séricos podem ser normais. Além disso, diferentes etiologias benignas e malignas podem causar o seu aumento,

por exemplo, endometriose, câncer de pulmão, câncer de mama e tuberculose. No período da pós-menopausa, a sensibilidade e a especificidade do CA-125 aumentam em relação ao período da menacme (valor preditivo positivo de 98% *versus* 49%, respectivamente). Em 2016, o ACOG recomendou que o CA-125 não deve ser utilizado isoladamente para a diferenciação de tumores benignos e malignos de ovário (Van Calster *et al.*, 2011).

Outros marcadores séricos que podem ser solicitados na suspeita clínica: os tumores epiteliais ovarianos podem secretar CA-19-9, CA-125 e CEA; os tumores de células de Leydig-Sertoli secretam andrógenos promovendo hirsutismo, clitoromegalia e amenorreia; tumores de células granulosas podem produzir estradiol, causando amenorreia e puberdade precoce; tumores de células germinativas podem ter elevação da concentração de beta-hCG, DHL, alfafetoproteína (Tabela 37.3) (Kelleher e Goldstein, 2015; Biggs e Marks, 2016).

Exames de imagem

Ultrassonografia transvaginal

A USTV é considerada como primeira linha na investigação das massas anexiais (Borrelli *et al.*, 2017). Atualmente, a classificação IOTA-Adnex (*European International Ovarian Tumor Analysis-Assessment of Different Neoplasias in the Adnexa*) auxilia a diferenciação de tumores malignos dos benignos, em conjunto com o uso de marcadores tumorais, principalmente o CA-125 (Salvador *et al.*, 2020). A facilidade de acesso e a qualidade das imagens permitem boas definição e identificação de características macroscópicas das lesões. Entre as limitações do método, estão o fato de ser examinador-dependente e a presença de grande variedade de características ultrassonográficas tanto nos tumores benignos quanto nos malignos (Myers *et al.*, 2006). Em metanálise recente que incluiu cinco estudos, a USTV teve sensibilidade de 77% e especificidade de 83% para neoplasias malignas de ovário (Borrelli *et al.*, 2017).

A predição de risco de câncer de ovário com o uso da USTV pode ser feita utilizando os critérios da *European International Ovarian Tumor Analysis* (IOTA), que classifica os achados de imagem em provavelmente benignos, provavelmente malignos e indeterminados (Glanc *et al.*, 2017; Andreotti *et al.*, 2020). Os achados classificados como provavelmente benignos são padrões clássicos, que podem se beneficiar de tratamento conservador; entre eles estão o cisto simples de ovário, cisto hemorrágico e endometrioma (Figuras 37.3 e 37.4, Tabela 37.4) (Glanc *et al.*, 2017).

Tabela 37.3 Marcadores séricos dos tumores ovarianos.

Marcador	Tumor
AFP	Teratoma imaturo
	Tumores de células de Leydig-Sertoli
	Tumor de saco vitelínico
Beta-hCG	Disgerminoma
	Coriocarcinoma
DHL	Disgerminoma
	Teratoma imaturo
CEA	Tumores epiteliais
CA-19-9	Tumores epiteliais
Testosterona	Tumores de células de Leydig-Sertoli
Estradiol	Tumores de células da granulosa

AFP: alfafetoproteína; beta-hCG: gonadotrofina coriônica humana; CEA: antígeno carcinoembrionário; DHL: desidrogenase lática.

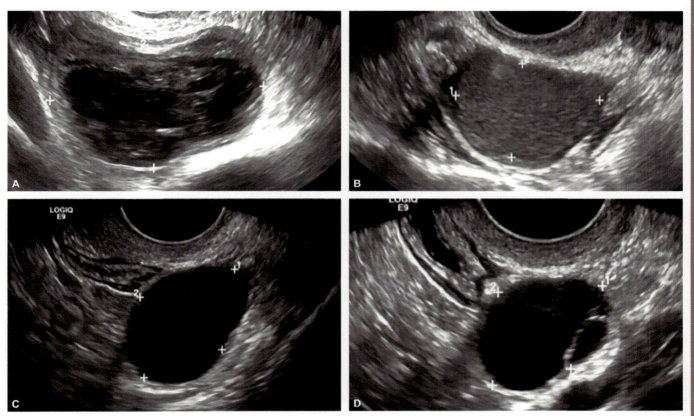

Figura 37.3 Imagens ultrassonográficas de aspecto provavelmente benigno, de acordo com os critérios da IOTA. **A.** Cisto hemorrágico de ovário. Imagem com linhas horizontais lineares. **B.** Endometrioma ovariano. Imagem de conteúdo homogêneo em vidro fosco, com pequenos pontos hiperecogênicos. **C.** Cisto funcional ovariano. Imagem de conteúdo anecoico, homogêneo, com paredes regulares. **D.** Cisto simples de ovário. Imagem de conteúdo anecoico, homogêneo, com paredes regulares, com septo fino de permeio, avascular. IOTA: *European International Ovarian Tumor Analysis* (Glanc et al., 2017).

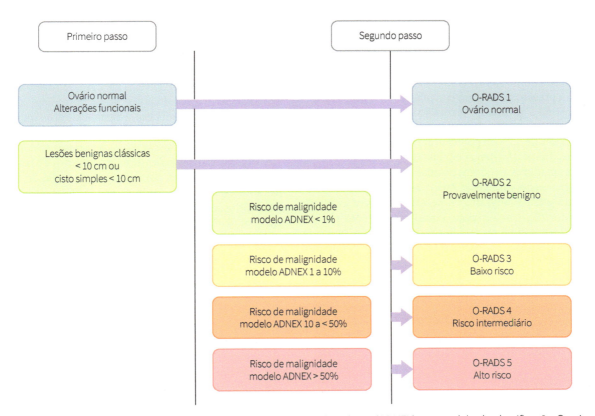

Figura 37.4 Incorporação do modelo *Assessment of Different Neoplasias in the Adnexa* (ADNEX) ao modelo de classificação *Ovarian-Adnexal Reporting and Data System* (O-RADS).

Tabela 37.4 Características ultrassonográficas das massas anexiais provavelmente benignas, de acordo com os critérios da IOTA.

	Achados ultrassonográficos	Comentários	Faixa etária
Cistos simples	Anecoicos, homogêneos, geralmente de formato circular, sem componentes internos e avasculares	< 3 cm: folículos ovarianos 3 a 5 cm: cistos funcionais	Pré-menopausa
Cistos hemorrágicos	Conteúdo com aspecto ecográfico heterogêneo linear	Sangramento dentro do folículo após a menstruação	Pré-menopausa
Endometriomas	Conteúdo homogêneo com pontilhado fino em vidro fosco, com cápsula espessa; podem estar presentes focos hiperecogênicos de permeio	Endometriose ovariana cística	Pré-menopausa
Cisto dermoide ou teratoma maduro cístico	Nódulo misto, com áreas hiperecogênicas focais ou difusas, sombra acústica posterior, presença de linhas e pontos hiperecogênicos dentro das massas	Bilateral em 10% dos casos	Pré-menacme e pré-menopausa
Fibroma	Massa sólida hipoecoica, homogênea, com atenuação do feixe acústico posterior		Pré-menopausa
Hidrossalpinge	Tubular, septações incompletas		
Cisto paraovariano	Cisto simples separado do ovário que se move de forma independente	Seguimento anual	Pré e pós-menopausa
Cisto de inclusão peritoneal	Acompanha o contorno dos órgãos pélvicos adjacentes, sem efeito de massa	Seguimento por ginecologista	Pré e pós-menopausa

IOTA: *European International Ovarian Tumor Analysis.*

O cisto simples ovariano é definido como imagem homogênea, circular e anecoica, que pode apresentar septos incompletos ou menores que 3 mm e ecos de suspensão (Glanc *et al.*, 2017). Em estudo com 15.106 mulheres com menos de 50 anos, 2.363 delas apresentaram cistos simples com menos de 10 cm na USTV, dos quais 70% se resolveram espontaneamente em até 3 meses (Modesitt *et al.*, 2003). Dos 117 cistos persistentes, 52% foram diagnosticados como cistoadenomas serosos e nenhum como câncer de ovário (Modesitt *et al.*, 2003).

As características ultrassonográficas suspeitas de malignidade são a presença de componente sólido, cistos multiloculados, aumento da espessura da cápsula, diâmetro superior a 6 cm, presença de septo grosseiro, projeções papilares, ascite ou diminuição no fluxo ao Doppler (American College of Obstetricians and Gynecologists, 2007). Em estudo que avaliou 2.870 mulheres com massas anexiais com projeções papilares ou septos; 39% tiveram resolução espontânea em 12 meses (Timmerman *et al.*, 2010). Entre as que foram submetidas à cirurgia, apenas uma foi diagnosticada como tumor *borderline* de ovário, sugerindo que, mesmo a presença de algumas septações e projeções papilares menores de 3 mm tem baixo risco de malignidade. No entanto, se houver mais de quatro projeções papilares ou se elas envolverem mais de 50% da parede interna do cisto, o risco de malignidade é maior (Jordan *et al.*, 2007).

Teratomas maduros e endometriomas têm risco de transformação maligna menor que 0,8% (Park *et al.*, 2008). Dessa forma, o seguimento ultrassonográfico é necessário, e nos casos de mudanças morfológicas do cisto, como crescimento rápido, presença de áreas sólidas ou grandes endometriomas (maiores que 9 cm) em mulheres mais velhas (mais de 45 anos), a paciente deverá ser referenciada (Johnson *et al.*, 2013).

Para facilitar a reprodutibilidade e melhorar a acurácia da USTV, alguns escores ultrassonográficos com essas características foram propostos, como o escore de De Priest, Ferrazzi e Finkler, com sensibilidade (91%, 87% e 82%, respectivamente) e especificidade (68%, 81% e 78%, respectivamente) comparáveis entre si e comparáveis às da USTV (Myers *et al.*, 2006).

Ressonância magnética

A ressonância magnética (RM) também pode ser uma alternativa na avaliação das massas anexiais, principalmente em gestantes, adolescentes e mulheres virgens. O uso da RM associada à USTV aumenta a sensibilidade em lesões malignas e a especificidade em lesões benignas. Pode ser útil na avaliação de teratomas ovarianos com imagens atípicas à ultrassonografia, na avaliação de coágulos que mimetizam massas sólidas na USTV e massas sólidas como fibrotecomas e fibromas ovarianos (Hakoun *et al.*, 2017). Em estudo de metanálise publicado em 2017 comparando quatro artigos científicos, a sensibilidade e a especificidade da ressonância magnética em tumores malignos de ovário foram de 85% e 74%, respectivamente (Borrelli *et al.*, 2017).

TRATAMENTO

O manejo dos tumores anexiais pode ser diverso e deverá ser determinado após consideradas as principais hipóteses diagnósticas, a partir da suspeita clínica e dos resultados de exames subsidiários, especialmente os de imagem como USTV e RM. Se um diagnóstico não ginecológico é feito, a paciente deve ser encaminhada ao especialista e o tratamento apropriado deverá ser realizado. Para as diversas causas ginecológicas, diferentes abordagens terapêuticas específicas – clínicas ou cirúrgicas – poderão ser indicadas (Givens *et al.*, 2009).

O objetivo inicial da avaliação das massas anexiais é caracterizar e identificar situações de urgência em que a resolução imediata se faz necessária, bem como o potencial de malignidade do tumor anexial, baseando-se nos critérios clínicos e exame físico, história familiar, exames laboratoriais e exames de imagem (Im *et al.*, 2005). A partir dessa caracterização, a conduta terapêutica poderá ser estabelecida e poderá variar de acordo com o período reprodutivo no qual a mulher se encontra: i) pré-púbere; ii) pré-menopausa; iii) pós-menopausa; iv) gestação (American College of Obstetricians and Gynecologists, 2016; Rauh-Hain *et al.*, 2015; Hall e Randall, 2015; Hakoun *et al.*, 2017; Kelleher e Goldstein, 2015).

Na suspeita de malignidade ou quando a avaliação inicial é indeterminada é fundamental o encaminhamento da paciente ao oncoginecologista, não necessariamente para abordagem cirúrgica, mas para avaliação por especialista e para determinação da conduta terapêutica (Glanc *et al.*, 2017). O câncer de ovário é extremamente agressivo, com mortalidade em 5 anos de 60%. O estadiamento ao diagnóstico é o fator mais relevante na taxa de sobrevida; no entanto, já é bem estabelecido que o estadiamento cirúrgico adequado, a cirurgia completa, o uso das terapias adjuvantes como quimioterapia e radioterapia são condutas que impactam diretamente no sucesso do tratamento (Covens et al., 2012).

Contudo, a maioria dos cistos anexiais não necessita de intervenção, sendo reabsorvida pelo organismo em três ciclos menstruais (Rocha e Barcelos, 2020).

Pré-púbere

Meninas pré-púberes com tumores anexiais deverão ser referenciadas para especialistas em ginecologia pediátrica (Schultz et al., 2006; Cass et al., 2001). Nas demais fases, a presença de características de malignidade, assim como o tamanho do tumor e o quadro clínico da paciente, ditarão as condutas a serem tomadas, conforme ilustrado nos fluxogramas das Figuras 37.5 e 37.9.

Pré-menopausa

Nas mulheres no período da pré-menopausa com tumores anexiais, é fundamental excluir ou confirmar inicialmente a possibilidade de gravidez e, consequentemente, do diagnóstico de gravidez ectópica e a presença de quadro infeccioso, como o abscesso tubo-ovariano. A partir desse momento, exames de imagem, bem como o quadro clínico, irão direcionar o manejo desses casos, como ilustrado no fluxograma da Figura 37.5 (American College of Obstetricians and Gynecologists, 2007).

Nos casos em que a RM e a USTV identificarem achados suspeitos de malignidade ou em tumores maiores que 10 cm, a paciente deverá ser encaminhada para cirurgia, realizada pelo ginecologista ou oncoginecologista. Na presença de achados suspeitos, poderá ser feito o seguimento com exames de imagem a cada 4 semanas. Na persistência do achado de imagem, é recomendado referenciar a paciente para ginecologista especializado (American College of Obstetricians and Gynecologists, 2007).

Pós-menopausa

Em mulheres no período do climatério, na pós-menopausa, a característica inicial da imagem da massa anexial ao exame de USTV/RM, assim como o quadro clínico e o valor do marcador tumoral CA-125, serão importantes na definição da melhor conduta a ser tomada em cada caso, como mostra o fluxograma da Figura 37.6 (American College of Obstetricians and Gynecologists, 2007).

Em achados suspeitos na USTV, massas maiores que 10 cm ou CA-125 maior que 35 U/mℓ, a paciente deve ser referenciada para serviço terciário com oncoginecologista (American College of Obstetricians and Gynecologists, 2007).

Gestação

A prevalência de massas anexiais na gestante pode variar de 2 a 10%, sendo mais prevalente no primeiro trimestre (McMinn e Schwartz, 2020). Nas gestantes com tumores anexiais, parece consenso, após revisão sistemática de mais de 2.500 casos, que, nas pacientes sintomáticas, a cirurgia é sempre indicada, independentemente da idade gestacional no momento do diagnóstico (Aggarwal e Kehoe, 2011). No caso de massas anexiais assintomáticas detectadas na gravidez, um roteiro de abordagem, conforme descrito no fluxograma da Figura 37.7, deverá ser seguido (Aggarwal e Kehoe, 2011).

No caso de tumores anexiais assintomáticos de origem ovariana encontrados na gravidez, a conduta deverá ser tomada conforme o período da gestação em que a mulher se encontra no momento do diagnóstico, como ilustram os fluxogramas da Figura 37.8 (primeiro trimestre) e da Figura 37.9 (segundo e terceiro trimestres) (Aggarwal e Kehoe, 2011). Nesses casos, a determinação de risco baixo, intermediário ou alto deverá ser indicada pela característica da imagem pela ultrassonografia ou RM, quando necessário; além disso, a utilização de modelos de predição de risco como aquele elaborado pela IOTA pode auxiliar na suspeita diagnóstica (Glanc et al., 2017).

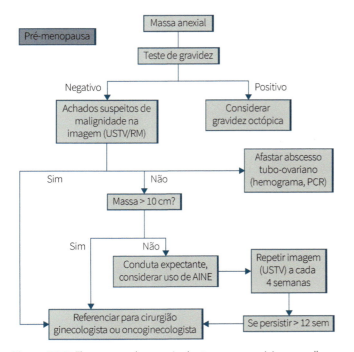

Figura 37.5 Fluxograma do manejo dos tumores anexiais em mulheres na pré-menopausa. AINE: anti-inflamatório não esteroide; PCR: proteína C reativa; RM: ressonância magnética; USTV: ultrassonografia transvaginal.

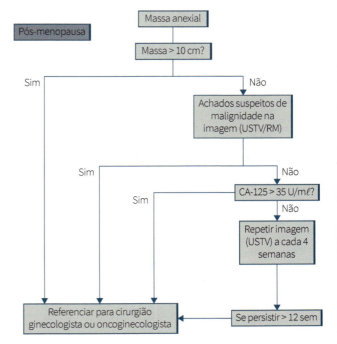

Figura 37.6 Fluxograma do manejo dos tumores anexiais em mulheres na pós-menopausa. RM: ressonância magnética; USTV: ultrassonografia transvaginal.

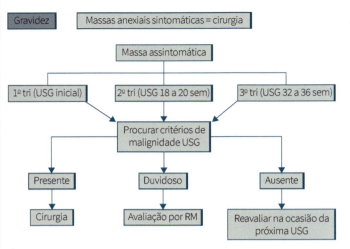

Figura 37.7 Fluxograma do manejo dos tumores anexiais em gestantes. USG: ultrassonografia; RM: ressonância magnética.

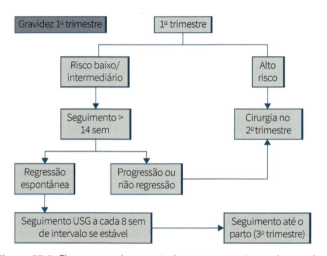

Figura 37.8 Fluxograma do manejo de tumores ovarianos detectados no 1º trimestre da gravidez. USG: ultrassonografia.

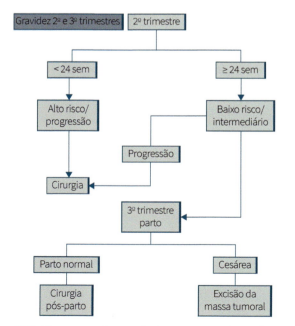

Figura 37.9 Fluxograma do manejo de tumores ovarianos detectados nos 2º e 3º trimestres da gravidez.

REFERÊNCIAS BIBLIOGRÁFICAS

AGGARWAL, P.; KEHOE, S. Ovarian tumours in pregnancy: a literature review. *European Journal of Obstetrics & Gynecology and Reproductive Biology*, v. 155, n. 2, p. 119-124, 2011.

AMERICAN COLLEGE OF OBSTETRICIANS AND GYNECOLOGISTS. ACOG Practice Bulletin. Management of adnexal masses. *Obstetrics and Gynecology*, v. 110, n. 1, p. 201-214, 2007.

AMERICAN COLLEGE OF OBSTETRICIANS AND GYNECOLOGISTS. Committee on Practice Bulletins - Gynecology. Practice Bulletin n. 174: Evaluation and Management of Adnexal Masses. *Obstetrics and Gynecology*, v. 128, n. 5, p. e210-226, 2016.

ANDREOTTI, R. F. et al. O-RADS US risk stratification and management system: a consensus guideline from the ACR Ovarian-Adnexal Reporting and Data System Committee. *Radiology*, v. 294, n. 1, p. 168-185, 2020.

BIGGS, W. S.; MARKS, S. T. Diagnosis and management of adnexal masses. *American Family Physician*, v. 93, n. 8, p. 676-681, 2016.

BORRELLI, G. M. et al. Role of imaging tools for the diagnosis of borderline ovarian tumors: a systematic review and meta-analysis. *Journal of Minimally Invasive Gynecology*, v. 24, n. 3, p. 353-363, 2017.

CASERTA, R. et al. Small ovarian cysts in postmenopause: assessment of their malignant potential with vaginal ultrasonography and tumor marker Ca125 titration. *Minerva Ginecologica*, v. 53, n. 1, supl. 1, p. 120-124, 2001.

CASS, D. L. et al. Surgery for ovarian masses in infants, children, and adolescents: 102 consecutive patients treated in a 15-year period. *Journal of Pediatric Surgery*, v. 36, n. 5, p. 693-699, 2001.

COVENS, A. L. et al. Surgical management of a suspicious adnexal mass: a systematic review. *Gynecologic Oncology*, v. 126, n. 1, p. 149-156, 2012.

GIVENS, V. et al. Diagnosis and management of adnexal masses. *American Family Physician*, v. 80, n. 8, p. 815-820, 2009.

GLANC, P. et al. First international consensus report on adnexal masses: management recommendations. *Journal of Ultrasound in Medicine*, v. 36, n. 5, p. 849-863, 2017.

HAKOUN, A. M. et al. Adnexal masses in pregnancy: an updated review. *Avicenna Journal of Medicine*, v. 7, n. 4, p. 153-157, 2017.

HALL, T. R.; RANDALL, T. C. Adnexal masses in the premenopausal patient. *Clinical Obstetrics and Gynecology*, v. 58, n. 1, p. 47-52, 2015.

HERMANS, A. J. et al. Adnexal masses in children, adolescents and women of reproductive age in the Netherlands: a nationwide population-based cohort study. *Gynecologic Oncology*, v. 143, n. 1, p. 93-97, 2016.

IM, S. S. et al. Validation of referral guidelines for women with pelvic masses. *Obstetrics & Gynecology*, v. 105, n. 1, p. 35-41, 2005.

INSTITUTO NACIONAL DE CÂNCER – INCA. *Estimativa 2023*: Incidência do Câncer no Brasil, 2023.

JOHNSON, N. P. et al. Consensus on current management of endometriosis. *Human Reproduction*, v. 28, n. 6, p. 1552-1568, 2013.

JORDAN, S. J. et al. Risk factors for benign, borderline and invasive mucinous ovarian tumors: epidemiological evidence of a neoplastic continuum? *Gynecologic Oncology*, v. 107, n. 2, p. 223-230, 2007.

KELLEHER, C. M.; GOLDSTEIN, A. M. Adnexal masses in children and adolescents. *Clinical Obstetrics and Gynecology*, v. 58, n. 1, p. 76-92, 2015.

MCMINN, E.; SCHWARTZ, N. Adnexal masses in pregnancy. *Clinical Obstetrics and Gynecology*, v. 63, n. 2, p. 392-404, 2020.

MODESITT, S. C. et al. Risk of malignancy in unilocular ovarian cystic tumors less than 10 centimeters in diameter. *Obstetrics & Gynecology*, v. 102, n. 3, p. 594-599, 2003.

MORGAN, R. J. et al. Ovarian cancer, version 1.2016, NCCN clinical practice guidelines in oncology. *Journal of National Comprehensive Cancer Network*, v. 14, n. 9, p. 1134-1163, 2016.

MYERS, E. R. et al. Management of adnexal mass. *Evidence Report/Technology Assessment*, n. 130, p. 1-145, 2006.

NAQVI, M.; KAIMAL, A. Adnexal masses in pregnancy. *Clinical Obstetrics and Gynecology*, v. 58, n. 1, p. 93-101, 2015.

ORON, G.; TULANDI, T. A pragmatic and evidence-based management of ectopic pregnancy. *Journal of Minimally Invasive Gynecology*, v. 20, n. 4, p. 446-454, 2013.

PARK, J. Y. et al. Malignant transformation of mature cystic teratoma of the ovary: experience at a single institution. *European Journal of Obstetrics & Gynecology and Reproductive Biology*, v. 141, n. 2, p. 173-178, 2008.

RAUH-HAIN, J. A. et al. Adnexal mass in the postmenopausal patient. *Clinical Obstetrics and Gynecology*, v. 58, n. 1, p. 53-65, 2015.

REID, B. M.; PERMUTH, J. B.; SELLERS, T. A. Epidemiology of ovarian cancer: a review. *Cancer Biology & Medicine*, v. 14, n. 1, p. 9-32, 2017.

RIZZUTO, I.; BEHRENS, R. F.; SMITH, L. A. Risk of ovarian cancer in women treated with ovarian stimulating drugs for infertility. *Cochrane Database Systematic Reviews*, n. 6, 2019.

ROCHA, R. M.; BARCELOS, I. D. E. S. Practical recommendations for the management of benign adnexal masses. *Revista Brasileira de Ginecologia e Obstetrícia*, v. 42, n. 9, p. 569-576, 2020.

SALVADOR, S. *et al.* Guideline no. 403: initial investigation and management of adnexal masses. *Journal of Obstetrics and Gynaecology Canada*, v. 42, n. 8, p. 1021-1029, 2020.

SCHULTZ, K. A. *et al.* Adnexal masses in infancy and childhood. *Clinical Obstetrics and Gynecology*, v. 49, n. 3, p. 464-479, 2006.

STEWART, L. M. *et al.* In vitro fertilization is associated with an increased risk of borderline ovarian tumours. *Gynecologic Oncology*, v. 129, n. 2, p. 372-376, 2013.

TIMMERMAN, D. *et al.* Simple ultrasound rules to distinguish between benign and malignant adnexal masses before surgery: prospective validation by IOTA group. *BMJ*, v. 341, p. 1-8, 2010.

VAN CALSTER, B. *et al.* A novel approach to predict the likelihood of specific ovarian tumor pathology based on serum CA-125: a multicenter observational study. *Cancer Epidemiology, Biomarkers & Prevention*, v. 20, n. 11, p. 2420-2428, 2011.

CAPÍTULO 38

Doenças Benignas de Vulva e Vagina

Adriana Bittencourt Campaner • Neila Maria de Góis Speck

VULVA

O trato genital inferior é formado por três compartimentos: o externo, o intermediário e o interno. O externo é composto por vulva, períneo, região perianal e sulcos inguinocrurais; o intermediário é constituído pela face interna dos lábios maiores e lábios menores, fosseta navicular, clitóris e face ventral da uretra. O limite superior do compartimento intermediário é a membrana himenal (Febrasgo, 2009).

A vulva é recoberta por epitélio pavimentoso estratificado do tipo queratinizado, vários estratos celulares com camada basal, parabasal, intermediária e superficial, e caracterizado pela presença acima do epitélio de células queratinizadas e anucleadas (com exceção do vestíbulo, onde o epitélio não se encontra queratinizado e não possui pelos ou qualquer anexo cutâneo). As diversas regiões da vulva albergam diferentes apêndices cutâneos: os lábios maiores possuem folículos pilosos, glândulas sebáceas e sudoríparas apócrinas e écrinas; já os lábios menores não contêm folículos pilosos nem glândulas sudoríparas apócrinas, mas sim glândulas sebáceas e sudoríparas écrinas. Nessa localização, é habitual perceber-se um material branco, pastoso e aderente (semelhante ao esmegma encontrado entre a glande e o prepúcio do pênis), que, se não for removido regularmente, pode causar irritação local (Leibowitch *et al.*, 1995; Febrasgo, 2009).

As glândulas sudoríparas apócrinas ("glândulas do perfume") desenvolvem sua função secretória na adrenarca. As glândulas apócrinas da vulva são idênticas àquelas das axilas, do peito e da região perianal. O lúmen das glândulas é grande quando comparado ao lúmen das glândulas écrinas. As glândulas sudoríparas écrinas (glândulas de suor) são envolvidas, primeiramente, na regulação térmica. Funcionam antes da puberdade. São constituídas por uma camada de células epiteliais que contêm um citoplasma eosinofílico. As glândulas sebáceas são holócrinas: a célula secretora morre e torna-se o próprio produto de secreção da glândula. O citoplasma inteiro é convertido em secreção (Leibowitch *et al.*, 1995; Febrasgo, 2009).

As afecções vulvares podem ser divididas, em termos didáticos, em alguns grupos principais de doenças:

- Dermatoses da vulva
- Doenças infecciosas – associadas a infecções sexualmente transmissíveis (IST) e não associadas a IST
- Neoplasias intraepiteliais e invasoras
- Tumores benignos.

Em relação a esses grupos de doenças, destacaremos neste capítulo alguns tipos de dermatoses vulvares e os tumores benignos.

Tumores vulvares benignos

Os tumores benignos da vulva apresentam incidência variável, sendo alguns raros e outros bastante frequentes. Esses tumores podem apresentar consistência cística, sendo considerados pseudotumores, bem como ser constituídos de tecido sólido. Os tumores sólidos podem surgir de qualquer tecido presente na região vulvar, tal como epitélio, músculo liso e estriado, fibroblastos, tecido linfático e vascular, tecido adiposo, entre outros. Alguns tumores mostram-se com características específicas e outros não, sendo, assim, necessária a histologia confirmatória.

Tumores sólidos da vulva

Segundo o tipo histológico, podem ser divididos em dois grandes grupos: a) epiteliais – originários do epitélio de revestimento da vulva; b) mesenquimais – sendo classificados quanto à origem celular em: fibroblástica, por exemplo, fibroma e dermatofibroma; neural, por exemplo, tumor de células granulosas, neurofibroma e schwanoma; vascular, por exemplo, hemangioma, granuloma piogênico, linfangioma e angioceratoma; muscular, por exemplo, leiomioma e rabdomioma; tecido adiposo, por exemplo, lipoma, entre outros.

Tumores epiteliais escamosos

Pólipos fibroepiteliais

O pólipo fibroepitelial é também chamado "acrocórdon" ou "fibroma mole", sendo uma das lesões cutâneas benignas mais comuns. Geralmente são detectados como achado incidental em pescoço, tronco, face e áreas intertriginosas, ou seja, áreas de dobras que colocam a pele mutuamente em contato. A vulva é uma região frequentemente acometida. Na vulva, ocorrem preferencialmente nos lábios maiores e, em menor frequência, nos lábios menores, clitóris, vestíbulo e comissura posterior (Lopes Filho *et al.*, 2012; Coscia *et al.*, 2014).

Esses pólipos são macios, na mesma cor da pele ou hiperpigmentados e aderidos à superfície cutânea por um pedículo pequeno, frequentemente estreito. São descritos em qualquer faixa, sendo seu diâmetro bastante variável, apresentando-se como lesões de poucos milímetros na maioria das vezes. No entanto, também podem atingir, com menor frequência, dimensões que ultrapassam 5 cm. Têm rara degeneração maligna, podendo apresentar velocidade de crescimento variável, desde lento e constante ao longo de anos a rápido (Figuras 38.1 a 38.4) (Lopes Filho *et al.*, 2012; Coscia *et al.*, 2014).

Sua etiologia ainda é desconhecida, mas a não existência de um limite claro entre a lesão e o tecido adjacente reforça a ideia de que se trata mais de um processo reativo que neoplásico. Parece estar relacionado a obesidade, resistência à insulina, dislipidemia, hipertensão arterial, proteína C-reativa elevada e ao *diabetes mellitus* tipo 2. Além desses fatores já apresentados, estímulos hormonais parecem também ter papel importante em sua patogênese, o que poderia justificar sua maior prevalência em idades reprodutivas (Rasi *et al.*, 2007; Tamega *et al.*, 2010; Lopes Filho *et al.*, 2012).

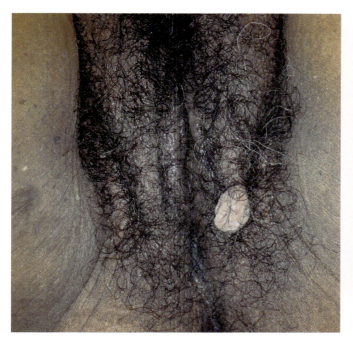

Figura 38.1 Pólipo fibroepitelial de 3 cm em lábio maior esquerdo.

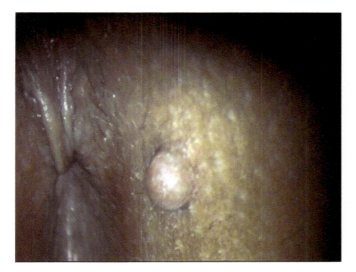

Figura 38.2 Pólipo fibroepitelial de 6 mm em região perianal. (Fonte: acervo da Dra. Adriana B. Campaner.)

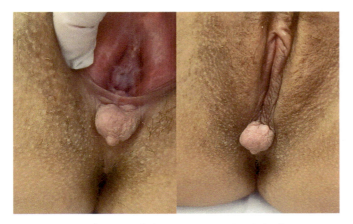

Figura 38.3 Pólipo epitelial em região perineal (maior e menor aumento). (Fonte: acervo NUPREV [Escola Paulista de Medicina/Unifesp].)

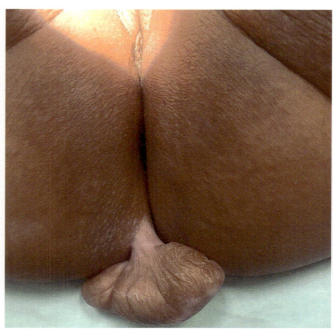

Figura 38.4 Pólipo epitelial volumoso com base próximo à região perianal/glútea. (Fonte: acervo NUPREV [Escola Paulista de Medicina/Unifesp].)

Essa lesão pode representar fonte significativa de desconforto psicológico para a paciente, visto que muitas vezes é confundida clinicamente com tumor maligno, sendo o exame histológico frequentemente necessário para estabelecer o diagnóstico definitivo. Ele origina-se do tecido mesenquimal, na maioria das vezes no tecido conjuntivo dérmico da genitália externa, podendo originar-se, também, do tecido conjuntivo da porção extraperitoneal do ligamento redondo ou do subperitoneal da pelve (Lopes Filho *et al.*, 2012; Coscia *et al.*, 2014).

O diagnóstico diferencial desses pólipos pode ser feito com neurofibromatose, lipoma, hérnia inguinal, fibroma, fibromioma, podendo até ser confundidos com condilomas ou outras lesões benignas. Seu prognóstico é bastante satisfatório, sendo a conduta conservadora adotada na maioria das vezes, quando as lesões são pequenas e pediculadas. Geralmente se opta pelo manejo cirúrgico com ressecção total (exérese com cauterização da base), em virtude de motivos estéticos, por complicações (sendo a principal a ulceração local) ou quando apresentam dimensões maiores (Lopes Filho *et al.*, 2012; Coscia *et al.*, 2014).

Queratose seborreica

A queratose seborreica é um tumor benigno da pele muito comum na prática clínica diária, sendo mais comum a partir dos 30 anos, aumentando com a idade. As lesões, em geral, são distribuídas na face, tronco e extremidades, podendo aparecer em qualquer região, exceto na palma das mãos e na planta dos pés, não acometendo membranas mucosas. Podem ser comuns também na vulva, principalmente em pacientes idosas. Sua etiologia é desconhecida, observando-se propensão familiar, principalmente em pacientes com grande número de lesões. Fatores de crescimento epidérmico e fatores de crescimento de derivados melanocíticos têm sido implicados na patogênese das lesões, já que uma hiperplasia melanocítica muitas vezes pode ser vista conjuntamente, embora a relação causal ainda não tenha sido determinada (Shier e Rasty, 2007; Barros e Taniguchi, 2014).

As lesões são caracterizadas por placas circunscritas hipercrômicas, com coloração variando do castanho-claro ao escuro ou preto, sendo coberta por escama aderente e graxenta, ou verrucosa, que, quando retirada, mostra superfície mamelonada ou sulcada; pode ser da cor de pele nos seus estádios iniciais de desenvolvimento. São localizadas na pele queratinizada da vulva. Seu tamanho pode variar de poucos milímetros a mais de 1 cm de diâmetro; existe uma proeminência folicular característica (Figuras 38.5 e 38.6). As queratoses seborreicas podem inflamar em consequência de traumas e, mais raramente, por infecção secundária, tornando-se eritematosas, crostosas e dolorosas. A histologia muitas vezes é necessária com o intuito de afastar malignidade e mostra proliferação de células basaloides uniformes, cistos de queratina e grande quantidade de melanócitos (Shier e Rasty, 2007; Barros e Taniguchi, 2014).

Essas lesões, apesar de benignas, podem ser sintomáticas, com prurido ou sangramento. O tratamento geralmente é indicado pela presença dos sintomas e também com finalidade estética; no entanto, muitas vezes sua remoção cirúrgica é desejada para análise histopatológica definitiva, visto que algumas lesões geram preocupação pela semelhança com nevos atípicos e melanoma maligno. Também devem ser diferenciadas do condiloma acuminado, carcinoma basocelular, neoplasia intraepitelial vulvar e carcinoma verrucoso. Qualquer modalidade destrutiva pode ser empregada para tratar essas lesões, incluindo-se destruição por crioterapia ou vaporização a *laser*, curetagem com eletrocoagulação superficial, bem como por excisão da lesão em casos de dúvida diagnóstica (Shier e Rasty, 2007; Barros e Taniguchi, 2014).

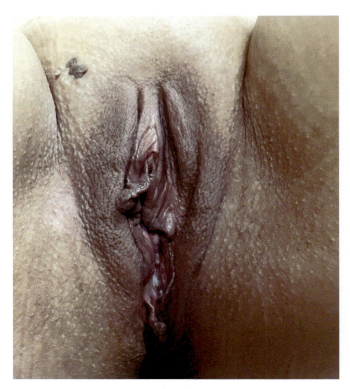

Figura 38.6 Lesão de queratose seborreica em região púbica à direita. (Fonte: acervo da Dra. Adriana B. Campaner.)

Cistos epidérmicos

Os cistos epidérmicos são muito comuns na região vulvar, ocorrendo com maior frequência nos grandes lábios e ao redor do clitóris. As pacientes podem exibir cistos isolados ou, ocasionalmente, grande número de cistos (lúpia) ao mesmo tempo. Eles acometem principalmente adultas, apresentando-se como nódulos de milímetros até vários centímetros de diâmetro (apresentam crescimento lento); são móveis em relação aos planos profundos, e alguns casos apresentam orifício pilossebáceo central que pode eliminar material queratinoso à expressão (Anderson, 2016; Sand e Thomsen, 2017).

Na sua etiopatogenia, células epidérmicas proliferam dentro da derme e nessa localização produzem queratina, a qual fica retida em um espaço circunscrito, formando o cisto epidérmico. A implantação dessas células epidérmicas na derme pode resultar de trauma local (cistos de inclusão), bem como de células desprendidas ao longo das fendas embrionárias; no entanto, a causa mais frequente de cistos epidérmicos é a oclusão dos folículos pilossebáceos (cisto sebáceo). Os cistos sebáceos são causados pelo bloqueio do ducto das múltiplas glândulas sebáceas dos pelos da superfície da vulva; esses cistos de retenção sebácea são geralmente pequenas lesões assintomáticas arredondadas, com cor translúcida ou amarelada, que podem conter material gorduroso amarelo-esbranquiçado. Ocasionalmente, uma lesão pode apresentar-se como um tumor polipoide grande de 2 a 3 cm (Anderson, 2016; Sand e Thomsen, 2017).

Mulheres com esteatocistoma múltiplo, uma doença hereditária autossômica, apresentam também múltiplos cistos sebáceos nas axilas e dobras femorais. Existe, em alguns casos, tendência hereditária para a formação desses cistos, que também podem aparecer como efeito colateral do uso crônico de corticoides tópicos na área genital, ou em associação com hidradenite supurativa (Anderson, 2016; Sand e Thomsen, 2017).

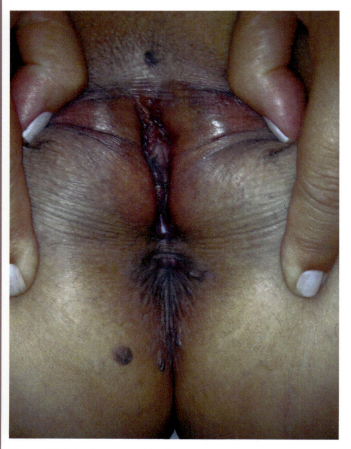

Figura 38.5 Lesão escurecida de 1,5 cm em região perianal direita compatível com queratose seborreica.

Habitualmente uma reação inflamatória pode ser observada se o cisto se rompe, com a formação de uma reação de corpo estranho (granuloma lipoide). Os cistos não infectados em geral são assintomáticos, mas ocasionalmente causam desconforto. Os cistos infectados podem ser vermelhos e sensíveis/dolorosos e causar dispareunia. Estudos microbiológicos demonstraram a predominância de bactérias aeróbicas (*S. aureus*). As bactérias anaeróbias são mais frequentes nas regiões perirretal e vulvovaginal, predominando *Peptostreptococcus* sp. e *Bacteroides* sp. (Anderson, 2016; Sand e Thomsen, 2017).

O diagnóstico geralmente é clínico (Figuras 38.7 a 38.9), devendo ser diferenciado do lipoma e outros cistos da vulva, como o cisto do ducto da glândula de Bartholin. O tratamento é a excisão das lesões que, porventura, incomodarem a paciente. Pequenas lesões podem ser removidas por eletrocauterização ou cirurgia a *laser*, mas lesões maiores devem ser retiradas como um todo. As lesões infectadas com pontos de flutuação devem ser drenadas e, se necessário, antibioticoterapia deve ser instituída (Anderson, 2016; Sand e Thomsen, 2017).

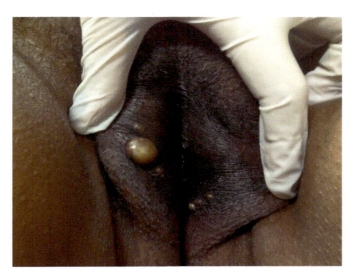

Figura 38.7 Paciente com diversos cistos epidérmicos em vulva, de coloração amarelada.

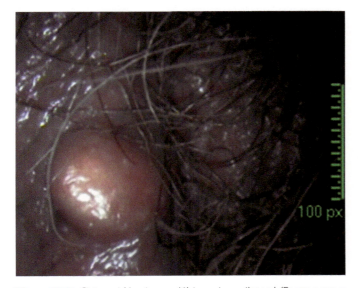

Figura 38.8 Cisto epidérmico em lábio maior unilateral. (Fonte: acervo da Dra. Adriana B. Campaner.)

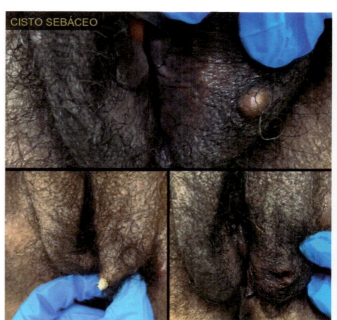

Figura 38.9 Cisto sebáceo em lábio maior esquerdo, antes e após drenagem. (Fonte: acervo NUPREV [Escola Paulista de Medicina/Unifesp].)

Papilomatose vestibular

Múltiplas papilas escamosas de pequeno diâmetro na vulva são uma variante benigna normal, sendo geralmente localizadas no vestíbulo e na face interna de lábios menores. Essa entidade é relativamente comum e afeta mulheres em idade reprodutiva, não tendo associação com o papilomavírus humano (HPV). A *2011 Terminology and Classification of Vulvar Dermatological Disorders*, realizada pela International Society for the Vulvovaginal Disease (ISSVD), caracteriza a papilomatose vestibular e do pequeno lábio como um achado normal, não sendo uma doença. No entanto, é frequente que o ginecologista confunda a papilomatose vestibular com condilomatose relacionada ao HPV, e diversos tratamentos para verrugas como podofilotoxina, imiquimode, crioterapia e cirurgia a *laser* podem ter sido empregados anteriormente nas pacientes acometidas, por falta de experiência no diagnóstico, tendo sido aplicados sem qualquer benefício (Calux, 2014; Sand e Thomsen, 2017).

A condição é assintomática e descrições anteriores de papilomatose escamosa vulvar como causa de prurido concomitante, vulvodínia e/ou vestibulodínia não têm sido fundamentadas. Apresenta-se clinicamente como projeções digitiformes de estruturas papilares, em forma regular, superfície lisa, vasos típicos e sem coalescências. Clinicamente são papilas ou micropapilas cuja base de implantação é única para cada papila e o acometimento é difuso (Figuras 38.10 a 38.12). Elas não devem ser biopsiadas. O diagnóstico diferencial deve ser feito conforme o agente etiológico (não viral ou HPV-induzida), observando-se as seguintes características: distribuição, palpação, cor, base das papilas, teste do ácido acético a 3 ou 5% e possível associação de imagens. O tratamento não está indicado (Calux, 2014; Sand e Thomsen, 2017).

Tumores epiteliais glandulares

Siringoma

O siringoma ou hidradenoma é um tumor comum originado das glândulas sudoríparas écrinas, geralmente localizadas em pálpebras inferiores, pescoço, tórax, axila e área genital, incluindo a vulva.

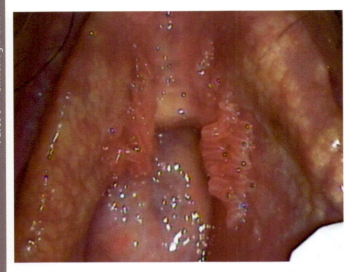

Figura 38.10 Paciente com diversas papilas fisiológicas em face interna de lábios menores bilateral.

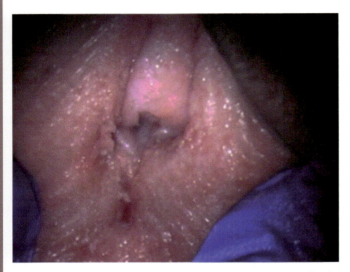

Figura 38.11 Paciente com múltiplas micropapilas de aspecto fisiológico em introito. (Fonte: acervo da Dra. Adriana B. Campaner.)

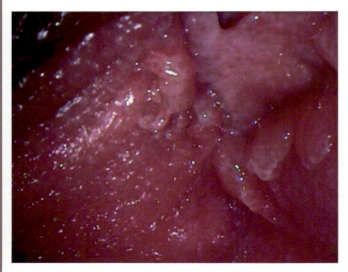

Figura 38.12 Micropapilomatose fisiológica em face interna de lábio menores. (Fonte: acervo da Dra. Neila Speck.)

Surge na vida adulta precoce como pápulas firmes, pequenas e múltiplas (de 1 a 3 mm), coloridas ou acastanhadas, bilateralmente na vulva (Tapia *et al.*, 2012; Sand e Thomsen, 2017).

As lesões vulvares são geralmente assintomáticas, mas o prurido pode ser proeminente em algumas mulheres (Figura 38.13); observa-se exacerbação ou aumento do tamanho das lesões, bem como do prurido, durante a menstruação, dias de calor ou gravidez. Apesar de sua baixa frequência, essa lesão deve ser considerada no diagnóstico diferencial de outras lesões na genitália, como cisto epidérmico, linfangioma, líquen simples crônico (LSC), angioceratomas, doença de Fox-Fordyce, angioma senil, condiloma acuminado, candidíase, sarna, pediculose, dermatite de contato alérgica, psoríase e líquen escleroso. O tratamento não é necessário nas lesões assintomáticas. Nos casos em que a terapêutica é necessária, indicam-se o tratamento eletrocirúrgico, crioterapia, excisão ou laserterapia (Tapia *et al.*, 2012; Sand e Thomsen, 2017).

Hidradenoma papilífero

O hidradenoma papilífero ou hidradenoma tubular da vulva é um tumor anexial cutâneo benigno incomum, originário na porção glomerular das glândulas sudoríparas apócrinas, com predileção pelas áreas vulvar e anal; a condição afeta principalmente mulheres entre 20 e 50 anos de idade. Na vulva, sua localização mais comum é nos sulcos labiais, mas podem aparecer em qualquer região dela (Guiote-Domínguez *et al.*, 2007).

Geralmente se apresentam como um nódulo firme indolor, móvel, bem circunscrito, normalmente da cor da pele ou eritematoso, com 1 a 2 cm de diâmetro (Figura 38.14). Podem apresentar aspecto pedunculado ou vegetante, podendo eventualmente ulcerar ou sangrar, o que pode sugerir erroneamente malignidade. O nódulo pode aumentar durante a menstruação devido à presença de receptores de estrogênio e progestagênio dentro das células tumorais, sugerindo controle hormonal. Os receptores de andrógenos também foram encontrados, de maneira semelhante ao papiloma ductal da mama.

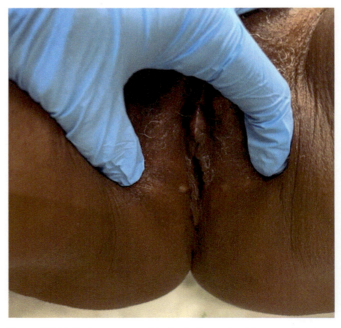

Figura 38.13 Paciente com múltiplas lesões polipoides em vulva compatíveis com siringoma. (Fonte: acervo NUPREV [Escola Paulista de Medicina/Unifesp].)

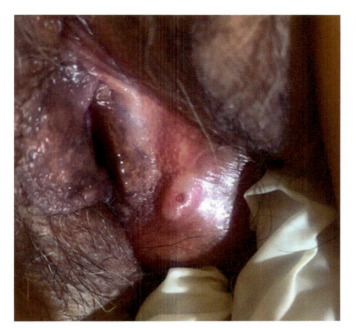

Figura 38.14 Nodulação firme e circunscrita em lábio maior esquerdo cuja histologia revelou hidradenoma papilífero. (Fonte: Dra. Iramaia Cardoso.)

O diagnóstico definitivo é dado após a excisão da lesão e sua avaliação histológica. A histologia mostra nódulo cístico preenchido por camadas papilomatosas, existindo predomínio de ácinos irregulares e túbulos separados por tecido conjuntivo. Na maioria dos casos, a lesão é benigna, embora a transformação em adenocarcinoma tenha sido descrita. O tratamento é a excisão cirúrgica. Podem recidivar mesmo após excisão (Guiote-Domínguez et al., 2007).

Hidradenoma nodular

O hidradenoma nodular ou de células claras é derivado das glândulas sudoríparas écrinas, característico da vulva sexualmente madura. Os nódulos são subcutâneos e podem ser sólidos ou císticos, geralmente únicos e assintomáticos; algumas vezes podem ocasionar prurido e ardor. Apresentam de 0,5 a 2 cm de diâmetro e eventualmente ulceram. O diagnóstico diferencial é com os demais cistos de vulva e realizado por meio de exame histopatológico, que mostra tumor dérmico bem circunscrito com padrão lobular. As células são grandes, poligonais, com citoplasma claro. O tratamento de escolha é a excisão cirúrgica (Guiote-Domínguez et al., 2007).

Grânulos de Fordyce

Os grânulos de Fordyce são pequenas pápulas diminutas amareladas, em geral agrupadas, sendo observadas com frequência na mucosa oral e nos pequenos lábios da região genital da mulher; são constituídos de glândulas sebáceas ectópicas, isto é, fora de sua localização habitual. A incidência desses grânulos aumenta com a idade e ocorre na maioria das mulheres na pré-menopausa, sendo considerados achados normais e assintomáticos. Em geral, o aspecto clínico é característico, não sendo a biópsia necessária para o diagnóstico; nos casos duvidosos, pode ser realizado exame histológico para confirmação do diagnóstico. Ocasionalmente, os grânulos de Fordyce podem se hiperplasiar ou formar pseudocistos preenchidos por queratina. Não há necessidade de tratamento (Barros e Taniguchi, 2014).

Tumores mesenquimais

Na vulva, pode ser encontrada uma grande variedade de tumores mesenquimais; no entanto, alguns são muito raros, como neurofibromas, schwanomas, rabdomiomas, tumores *glomus* etc. Os mais frequentes são descritos a seguir.

Angioceratomas

Os angioceratomas são tumores benignos caracterizados por numerosos vasos ectasiados na derme superficial, com hiperplasia epidérmica e hiperceratose. A etiopatogenia relaciona-se ao aumento da pressão venosa local e consequente dilatação vascular subepitelial. São classificados em formas disseminadas – angioceratoma corporal difuso de Fabry – e formas localizadas, que incluem o angioceratoma do escroto, pênis e vulva (angioceratoma de Fordyce), o angioceratoma circunscrito e o angioceratoma de Mibelli. São fatores de risco para a ocorrência dos angioceratomas vulvares: sobrepeso, paridade múltipla, hemorroidas, doença inflamatória pélvica, histerectomia prévia, veias varicosas e varicosidade vulvar (Cohen et al., 1989; Fogagnolo et al., 2011).

A ocorrência vulvar é infrequente; clinicamente, os angioceratomas vulvares apresentam-se como pápulas ceratóticas de evolução lenta e cuja coloração varia entre o vermelho, o purpúrico-azul e o marrom. Medem menos de 10 mm, em geral entre 2 e 5 mm. As lesões são geralmente múltiplas e assintomáticas, embora prurido, dor, ardor e sangramento sejam queixas relatadas (Figuras 38.15 a 38.17). A maioria das pacientes acometidas tem entre 20 e 40 anos de idade (Cohen et al., 1989; Fogagnolo et al., 2011).

A biópsia da lesão pode ser essencial para a confirmação diagnóstica, visto que a lesão clinicamente pode se assemelhar a condições benignas e malignas locais, como condiloma, verruga vulgar, granuloma piogênico, ceratose seborreica, angiomas, linfangioma, nevo, melanoma, carcinoma basocelular, neoplasia intraepitelial vulvar, carcinoma espinocelular, entre outras. O tratamento pode ser feito por meio de exérese cirúrgica, cauterização física ou ainda ser conservador, caso a queixa seja mínima (Cohen et al., 1989; Fogagnolo et al., 2011).

Fibromas

Os fibromas de vulva são tumores de origem mesodérmica. Entre os raros tumores conjuntivos benignos de vulva, o fibroma é considerado o mais frequente. Originam-se, na grande maioria

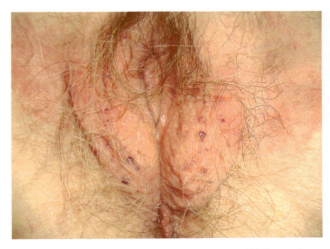

Figura 38.15 Paciente na pós-menopausa com múltiplos angioceratomas em vulva.

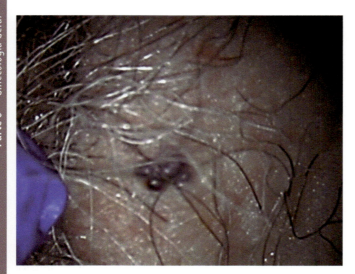

Figura 38.16 Paciente com angioceratomas localizados em lábio maior unilateral. (Fonte: acervo da Dra. Adriana B. Campaner.)

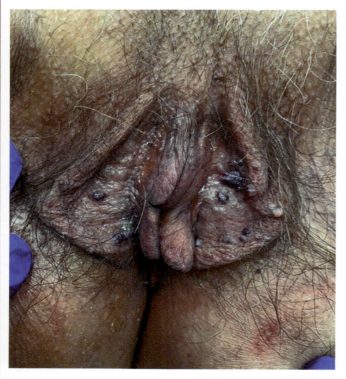

Figura 38.17 Múltiplos angioceratomas de tamanhos variados em lábios maiores. (Fonte: acervo NUPREV [Escola Paulista de Medicina/Unifesp].)

dos casos, no tecido conjuntivo subcutâneo dos genitais externos, podendo, no entanto, desenvolver-se no tecido conjuntivo da porção extraperitoneal (inguinal) do ligamento redondo ou ainda no tecido conjuntivo subperitoneal da pelve, de onde, por migração, vêm situar-se secundariamente na vulva. Histologicamente, consideram-se as formas puras e mistas. Nas formas mistas, encontramos fibromas associados a tecido adiposo (fibrolipomas); a fibras musculares lisas (fibromiomas), mais comuns nos tumores originários da porção extraperitoneal do ligamento redondo; angiofibromas, fibromixomas, entre outros (Netto *et al.*, 2001; Pellicciari *et al.*, 2014).

O fibroma vulvar desenvolve-se na menacme, predominantemente em mulheres jovens. No entanto, existem relatos da presença desse tumor em lactentes, crianças, mulheres menopausadas e na gestação. Situam-se mais frequentemente nos lábios maiores ou clitóris. Geralmente é único, iniciando-se por pequeno nódulo arredondado, lobulado ou ovoide, de consistência firme; inicialmente de implantação séssil ou contido na própria espessura do lábio, o tumor pode apresentar pedículo à medida que cresce, podendo alcançar grandes dimensões, o qual é chamado *molluscum pendulum*. Esse tumor geralmente é assintomático, pelo menos em suas fases iniciais de desenvolvimento, quando ainda apresenta pequenas dimensões. A sintomatologia tem relação com tamanho, peso, topografia e fenômenos presentes no tumor (Netto *et al.*, 2001; Pellicciari *et al.*, 2014).

Esses tumores podem sofrer processos degenerativos na porção central e adquirir consistência cística, como também apresentar hemorragia central, degeneração hialina e mixoide, calcificações e até mesmo necrobiose. Podem desenvolver modificações superficiais como ulcerações e infecção, tornando seu aspecto superficial supurativo. Geralmente crescem durante a gestação. São raras as vezes em que esses tumores sofrem malignização, entretanto deve-se considerar essa possibilidade quando seu crescimento é considerável. O tratamento para o fibroma de vulva é eminentemente cirúrgico por meio da exérese do tumor, seguida de confirmação anatomopatológica (Netto *et al.*, 2001; Pellicciari *et al.*, 2014).

Leiomiomas

Os leiomiomas são tumores benignos que derivam de fibras musculares lisas superficiais. A maioria dos tumores musculares lisos do trato genital feminino está localizada no útero; no entanto, também aparecem em outras áreas como vulva, vagina, ovários, bexiga, uretra, ligamentos redondos, ligamentos uterossacrais, canal inguinal e retroperitônio. Os leiomiomas vulvares são raros, sendo sua incidência entre 0,07 e 4,2% dos tumores vulvares. Existem três variedades: a) piloleiomioma – originado dos músculos eretores dos pelos e das células musculares circundantes das glândulas sudoríparas; b) angioleiomioma ou leiomioma vascular – proveniente da musculatura lisa das paredes dos vasos; c) leiomioma nodular – da musculatura lisa dos genitais externos (Aguilera-Martínez *et al.*, 2011; Barros e Taniguchi, 2014; Kurdi *et al.*, 2016).

Clinicamente são nódulos múltiplos ou solitários, dolorosos ou não, de consistência firme, podendo atingir de milímetros a vários centímetros; quase sempre aparecem durante a fase reprodutiva da mulher, podendo aumentar em casos de terapia hormonal e durante a gravidez; tendem a involuir durante a menopausa (Figura 38.18). Os leiomiomas pequenos geralmente são assintomáticos. Em relação aos maiores, os sintomas dependem de sua localização e tamanho, podendo ocasionar dispareunia, dor pélvica, sinais de compressão e transtornos retais, menstruais e urinários. Do ponto de vista clínico, podem ser confundidos com lesões mais frequentes, como cistos de Bartholin, cistos de Gartner, cistos de ducto de Skene, hidradenoma papilífero e outras lesões mesenquimatosas vulvares, tais como lipoma, pólipos fibroepiteliais, tumor fibroso solitário, tumor de células granulares, fibro-histiocitoma maligno, angiomixoma superficial, angiomiofibroblastoma, leiomiossarcoma e outros, que são pouco frequentes e compartilham características morfológicas que dificultam o seu diagnóstico (Aguilera-Martínez *et al.*, 2011; Barros e Taniguchi, 2014; Kurdi *et al.*, 2016).

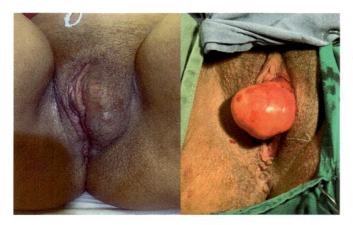

Figura 38.18 Nodulação firme em região vulvar compatível com mioma (antes e durante procedimento cirúrgico). (Fonte: acervo NUPREV [Escola Paulista de Medicina/Unifesp].)

O tratamento de escolha para os leiomiomas solitários é a excisão, que estaria indicada nas lesões volumosas e dolorosas, para confirmação diagnóstica, ou se a paciente desejar por motivo estético (Aguilera-Martínez *et al.*, 2011; Barros e Taniguchi, 2014; Kurdi *et al.*, 2016).

Lipomas

Os lipomas são os tumores mais comuns de partes moles, sendo compostos por células adiposas maduras, sustentados por tecido fibrovascular e estão localizados principalmente no tecido subcutâneo. Os lipomas são geralmente encontrados em cabeça e pescoço, ombros, costas, abdome e porções proximais das extremidades. Sua ocorrência na região da vulva é rara, e existem poucos casos relatados na literatura (Silva Filho *et al.*, 2012).

Os lipomas são considerados como um dos mais inocentes tumores e raramente causam sintomas. Seu crescimento é lento e as manifestações clínicas dependem da sua localização, tamanho da massa e aparência. Na maioria das vezes, uma massa bem demarcada e pediculada é um achado comum. No entanto, a forma não pediculada também tem sido relatada. Podem provocar dor no local onde se situam, desde que haja amplo crescimento, ou podem sofrer transformação sarcomatosa, e raramente se tornam lipossarcomas (Silva Filho *et al.*, 2012).

Um exame físico cuidadoso é obrigatório para evitar erros diagnósticos, visto que sua consistência macia por vezes torna difícil diferenciá-los clinicamente de outras patologias. Ressonância magnética, ultrassonografia e tomografia computadorizada são úteis no diagnóstico para diferenciá-los dos cistos vulvares, tumores sólidos ou hérnias inguinais. A excisão cirúrgica é o tratamento de escolha (Silva Filho *et al.*, 2012).

Tumores vasculares

Fazem parte desse grupo os hemangiomas, os linfangiomas e o granuloma piogênico. Os hemangiomas resultam de proliferação benigna de vasos (tumores vasculares) ou de malformações deles. Os tumores vasculares caracterizam-se pela proliferação das células endoteliais, apresentando uma fase proliferativa e outra involutiva; já nas malformações vasculares, o ciclo das células endoteliais é normal, portanto não apresentam fase proliferativa e o seu crescimento é proporcional ao da criança. Na etiologia, especula-se que haja um desequilíbrio na angiogênese, que permite a proliferação descontrolada de elementos vasculares.

Alguns marcadores da angiogênese estão aumentados na fase proliferativa das lesões e diminuem na fase de involução (Barros e Taniguchi, 2014; Sand e Thomsen, 2017).

Os tumores vasculares englobam hemangioma da infância, angioma em tufos, hemangioendotelioma kaposiforme e granuloma telangiectásico. Hemangiomas capilares e cavernosos infantis são lesões comuns em recém-nascidos e podem surgir em qualquer local cutâneo, incluindo a área vulvar. A lesão é uma placa eritematosa plana que, durante meses, avança para um tumor vascular nodular. Os hemangiomas são raros em mulheres adultas, mas grandes lesões vulvares cavernosas já foram descritas, incluindo lesões causadoras de clitomegalia. O diagnóstico é clínico em hemangiomas infantis, mas biópsia e histopatologia podem ser necessárias em adultas com lesão vascular para excluir a endometriose (Barros e Taniguchi, 2014; Sand e Thomsen, 2017).

Hemangiomas infantis geralmente involuem espontaneamente ao longo dos anos, enquanto isso não ocorre em adultas com hemangiomas vulvares. Terapias em casos infantis raramente são indicadas, mas em crianças com lesões gigantes ou lesões que interferem na urina/defecação ou em caso de lesão ulcerada dolorosa, a terapia com propranolol deve ser considerada. Em adultos, a conduta é expectante na maioria dos casos, e devem ser tratados os que ulceram, infectam, provocam hemorragias ou apresentam caráter obstrutivo (reto ou vias urinárias). Os tratamentos englobam corticoterapia sistêmica ou intralesional, alfainterferona, quimioterapia, cirurgia, *laser* e crioterapia (Barros e Taniguchi, 2014; Sand e Thomsen, 2017).

O linfangioma é um tumor benigno dos vasos linfáticos que pode aparecer principalmente em cabeça, pescoço, axilas, tronco e tecidos viscerais, pele ou mucosas. A classificação mais utilizada divide essas lesões em dois grupos principais com base na profundidade e no tamanho desses vasos linfáticos anormais. As lesões superficiais são chamadas "linfangioma circunscrito"; as lesões mais profundas incluem o linfangioma cavernoso e o higroma cístico. Muitos categorizam o higroma cístico como uma variante do linfangioma cavernoso. O linfangioma de vulva é uma doença rara que pode ser idiopática ou adquirida. Em geral essa doença tem sido relatada após danos aos vasos linfáticos da vulva por cirurgia com radioterapia pélvica para tratamento de câncer de colo do útero ou eventos traumáticos (Kokcu *et al.*, 2015).

O linfangioma circunscrito, a forma comum de linfangioma cutâneo na vulva, é caracterizado por grupos persistentes e múltiplos de vesículas translúcidas que geralmente contêm fluido linfático claro. Essas vesículas representam dilatações sacrais superficiais de vasos linfáticos subjacentes que empurram para cima contra a epiderme sobreposta. Cada lesão da pele pode variar de uma pequena vesícula a diâmetros maiores. Essas vesículas podem ser claras ou variam de rosa a vermelho-escuro devido ao fluido serossanguíneo ou hemorragia locais. Essas vesículas muitas vezes apresentam aspecto verrucoso (Figuras 38.19 e 38.20) (Kokcu *et al.*, 2015).

O tumor é geralmente assintomático, mas em algumas situações pode ocasionar sintomas importantes e distúrbios funcionais. As lesões podem ser confundidas com metástases de pele de câncer cervical e tuberculose pélvica. O tratamento se baseia na escleroterapia ou ressecção cirúrgica do tumor. A escleroterapia objetiva destruir o endotélio, resultando em obliteração e fibrose dos canais linfáticos superficiais e profundo. O tratamento cirúrgico é considerado referência (Kokcu *et al.*, 2015).

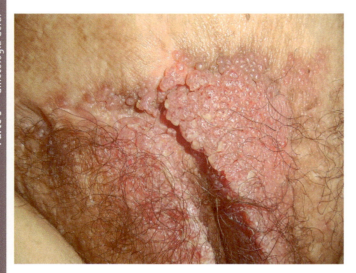

Figura 38.19 Paciente com linfangioma vulvar que acomete púbis e lábios maiores bilateral.

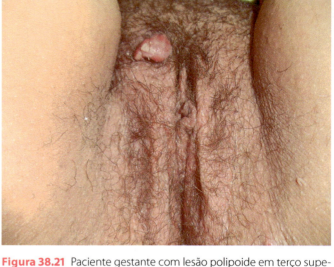

Figura 38.21 Paciente gestante com lesão polipoide em terço superior do lábio maior direito compatível com granuloma piogênico.

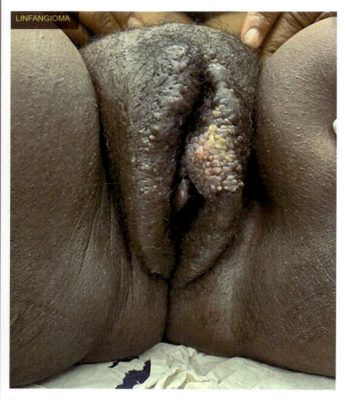

Figura 38.20 Paciente com linfangioma pós-radioterapia pélvica. (Fonte: acervo NUPREV [Escola Paulista de Medicina/Unifesp].)

O granuloma piogênico é uma proliferação vascular benigna comum da pele e membranas mucosas que ocasionalmente está localizado na área vulvar. Um pequeno trauma local pode causar produção local excessiva de fatores angiogênicos, que são sugeridos como fator patogênico. Crianças e mulheres grávidas estão predispostas a desenvolver granulomas piogênicos. Uma lesão eritematosa solitária, séssil ou pediculada, que sangra facilmente após trauma é a regra, mas várias lesões vulvares exofíticas foram descritas (Figura 38.21). O tratamento é a curetagem em combinação com eletrocauterização ou *laser* CO_2 (Sand e Thomsen, 2017).

Tumores císticos da vulva

Compreendem diversos tipos de lesões de fácil diagnóstico e que simulam uma tumoração. Dentre elas, destacamos:

Cistos dos ductos das glândulas de Bartholin ou de Skene

A glândula de Bartholin ou glândula vestibular principal/maior está localizada sob os lábios menores e maiores na região posterolateral da vulva. A glândula esvazia-se no ducto de Bartholin, que mede aproximadamente 2,5 cm de comprimento, que então se esvazia no vestíbulo distal, adjacente ao hímen, em uma localização posterolateral (Lee *et al.*, 2015; Anderson, 2016; Sand e Thomsen, 2017).

Os cistos que surgem na área da glândula de Bartholin são principalmente o resultado da dilatação do ducto de Bartholin secundária à obstrução, quer por infecção, quer pela secreção mucoide altamente viscosa; as obstruções não inflamatórias dos ductos geralmente são de origem traumática, por lacerações obstétricas, ou a episiotomia. Os cistos geralmente variam de 1 a 4 cm de diâmetro. A maioria apresenta-se como massa cística unilateral e não interna, localizada no introito lateral. Em cistos não infectados, o conteúdo é composto de líquido mucoide e transparente/translúcido (Lee *et al.*, 2015; Anderson, 2016; Sand e Thomsen, 2017).

Os cistos podem ser assintomáticos até atingirem certo tamanho e, caso cresçam muito, podem causar dor, dificuldade para sentar, caminhar ou até mesmo ter relações sexuais, bem como dispareunia (Figuras 38.22 e 38.23). A estimulação sexual repetida pode causar rápido aumento doloroso das lesões. Caso sejam assintomáticos, não necessitam de tratamento. Entretanto, se sintomas importantes e incômodos se manifestarem, pode haver a necessidade de intervenção cirúrgica. Inicialmente, pode-se tentar punção do cisto com agulha de grosso calibre; se houver recidivas, realiza-se a marsupialização (operação que consiste em fazer a exérese de porção da parede anterior do cisto, com ou sem ressecção da pele supra-adjacente, suturando-se as bordas restantes das paredes do cisto às camadas da pele adjacente; ao final realiza-se cauterização da cápsula interna) ou exérese da glândula (bartolinectomia) (Lee *et al.*, 2015; Anderson, 2016; Sand e Thomsen, 2017).

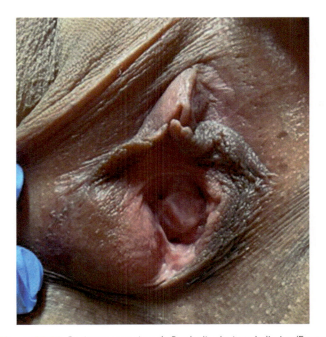

Figura 38.22 Paciente com cisto de Bartholin de 4 cm à direita. (Fonte: acervo da Dra. Adriana B. Campaner.)

As glândulas de Skene entram no vestíbulo como aberturas de glândulas emparelhadas, adjacentes e abaixo da uretra. As glândulas de Skene secretam material mucoide, o que ajuda a lubrificar o meato uretral. As glândulas e os seus respectivos ductos adjacentes são tipicamente inferiores a 1,5 cm em comprimento. Os cistos de ducto de Skene são muito raros, com apenas casos ocasionais relatados na literatura (Figura 38.24). Tal como acontece com o cisto do ducto de Bartholin, a lesão tipicamente surge secundária à obstrução. Os cistos geralmente se apresentam como massa com dor associada, dispareunia, disúria e um fluxo urinário distorcido. As lesões relatadas geralmente variam de 2 a 3 cm, mas já foram relatadas com até 8 cm. Nesses casos, uma avaliação urológica completa deve ser realizada com o intuito de se excluírem outras lesões, tais como o divertículo uretral, ureterocele ectópica e tumores parauretrais (Heller, 2015; Anderson, 2016; Sand e Thomsen, 2017).

Cisto do canal de Nuck

O canal de Nuck fecha-se normalmente no primeiro ano após o nascimento. Se permanecer aberto, pode originar uma hérnia inguinal indireta congênita. Por vezes, a obliteração é irregular, deixando pequenos cistos ao longo do seu percurso. Cistos do canal de Nuck são lesões raras que são o equivalente a uma

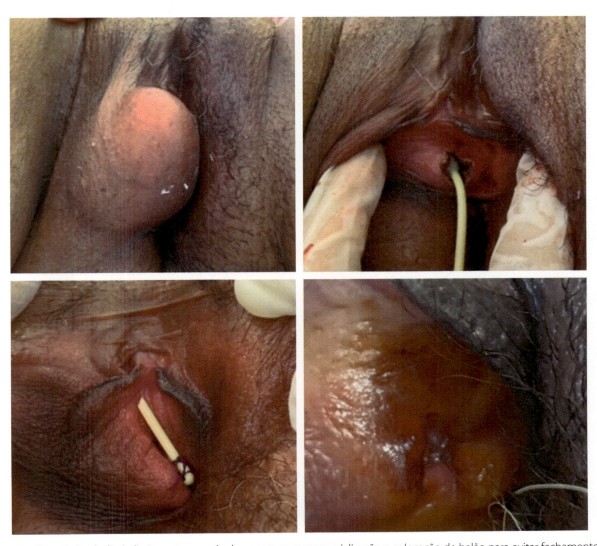

Figura 38.23 Cisto de Bartholin à direita, antes e após drenagem com marsupialização e colocação de balão para evitar fechamento do pertuito. (Fonte: acervo NUPREV [Escola Paulista de Medicina/Unifesp].)

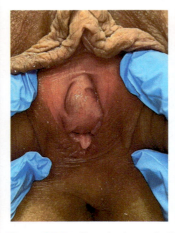 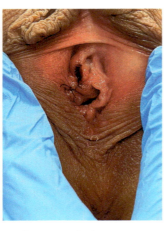

Figura 38.24 Cisto do ducto de Skene (antes e após drenagem com marsupialização). (Fonte: acervo NUPREV [Escola Paulista de Medicina/Unifesp].)

Cistos mucosos da vulva

As diversas glândulas mucinosas que se originam dos seios urogenitais estão presentes durante o desenvolvimento da vulva. Assim, pequenos cistos podem surgir em decorrência da obstrução do colo dessas glândulas, resultando em cistos mucinosos localizados no vestíbulo vulvar (Figura 38.26). Um cisto mucinoso vulvar maior é frequentemente um cisto da glândula de Bartholin quando avaliado histologicamente após a excisão. Os cistos são revestidos por epitélio colunar. A terapia geralmente não é indicada, visto que a maioria dos cistos é assintomática (Anderson, 2016; Sand e Thomsen, 2017).

hidrocele do cordão espermático em homens. Os cistos são considerados como decorrentes da inclusão do peritônio na inserção inferior do ligamento redondo nos lábios maiores e, portanto, geralmente são encontrados na parte superior dos lábios maiores ou canal inguinal. Esses cistos podem se tornar bastante volumosos e devem ser distinguidos das hérnias inguinais, com as quais eles estão frequentemente associados (Figura 38.25). Como seria esperado, a parede do cisto é revestida por uma única camada de células mesoteliais cuboidais. Como se trata de uma extensão do espaço intraperitoneal, a endometriose pode ser um dos componentes desses cistos. Também foram relatados casos raros de gravidez ectópica em cistos do canal de Nuck. A sua apresentação típica é a de uma tumefação irredutível e indolor na região compreendida entre a espinha ilíaca anterossuperior e o lábio maior. O tratamento é cirúrgico (Anderson, 2016).

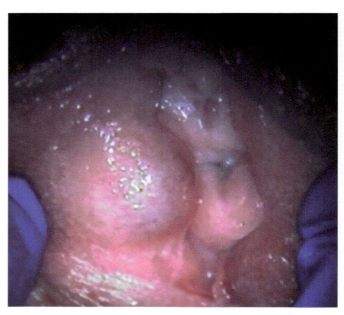

Figura 38.26 Cisto mucoso em face interna de lábio menor à direita. (Fonte: acervo da Dra. Adriana B. Campaner.)

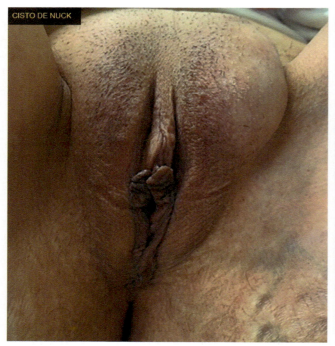 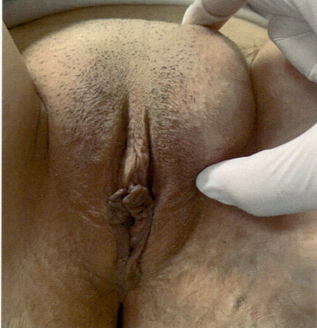

Figura 38.25 Lesão de consistência cística em região de virilha esquerda compatível com cisto de Nuck. (Fonte: acervo NUPREV [Escola Paulista de Medicina/Unifesp].)

Dermatoses da vulva

Dentre as dermatoses vulvares, destacamos neste capítulo os líquens plano, escleroso e simples crônico, os quais são as lesões dermatológicas mais frequentes nos consultórios ginecológicos.

Líquen simples crônico

A pele vulvar é notavelmente mais sensível a substâncias irritantes e alérgenos do que a pele em outras partes do corpo, em virtude de sua localização e costumes de vestimenta e higiene. O LSC é uma doença de pele que pode afetar várias áreas do corpo, incluindo a vulva. O ato de coçar ou esfregar cronicamente a pele, geralmente decorrente de algum fator alergênico, resulta em hipertrofia e liquenificação/espessamento da vulva, o que provoca mais prurido, coçadura, que, por sua vez, dá mais prurido, e assim se cria um ciclo refratário de prurido-coçadura-prurido. A pele danificada perde a função de barreira protetora, tornando-se suscetível a infecções secundárias. Eczema, dermatite atópica, neurodermatite e LSC são considerados como um processo contínuo da mesma doença pelos dermatologistas (Guerrero e Venkatesan, 2015; Chibnall, 2017).

Embora o LSC possa ocorrer principalmente em mulheres adultas, pode também acontecer em crianças. A causa original do prurido pode ou não estar presente quando a mulher é avaliada. O LSC representa um estágio final da resposta a uma ampla variedade de estímulos iniciais, incluindo os fatores ambientais (p. ex., calor, transpiração excessiva, irritação por roupas ou produtos de uso tópico), bem como doenças de base, entre as quais doenças dermatológicas (p. ex, candidíase, dermatite de contato irritante e atópica, candidíase vulvovaginal, líquen escleroso, psoríase, neoplasia intraepitelial vulvar), doenças sistêmicas (neuropatia) e psicogênicas (Guerrero e Venkatesan, 2015; Chibnall, 2017).

O principal sintoma do LSC é o prurido, muitas vezes intratável e incontrolável. Os sintomas podem ter caráter intermitente ou crônico e estar presentes há semanas, meses ou até mesmo anos. Os sintomas tendem a agravar-se com calor, umidade, contato com a menstruação, urina, fezes, medicamentos e produtos de higiene. O prurido noturno é comum e a paciente pode não perceber que está se coçando enquanto dorme, causando diversas fissuras. Muitas vezes, as pacientes aplicam diversos produtos adquiridos em farmácias, postergando, assim, sua ida ao médico, exacerbando os sintomas e dificultando o diagnóstico (Guerrero e Venkatesan, 2015; Chibnall, 2017).

O LSC pode afetar toda a vulva, região perineal e área perianal ou apenas uma região bem localizada (Figura 38.27). Os sinais clínicos podem variar de leve eritema, edema e descamação a eritema intenso, fissuras, espessamento da pele, erosões e úlceras. Na doença de longa data, pode-se visualizar espessamento da pele ou placas liquenificadas, com acentuação dos sulcos naturais da pele, presentes uni ou bilateralmente. As alterações da coloração da pele variam desde a cor normal, avermelhada, marrom até a esbranquiçada. As erosões e úlceras podem também estar presentes e ser doloridas, geralmente consequentes ao ato de coçar incontrolável. O dano da barreira cutânea leva ao aumento da vulnerabilidade a infecções secundárias e irritantes. Diferente do líquen escleroso e do líquen plano (LP), o LSC não está associado a áreas cicatriciais, a não ser que exista uma dermatose sobreposta (Guerrero e Venkatesan, 2015; Chibnall, 2017).

O diagnóstico é dado pela história clínica. A diferenciação de LSC primário e secundário a uma doença é mais difícil. As condições desencadeantes mais comuns incluem candidíase,

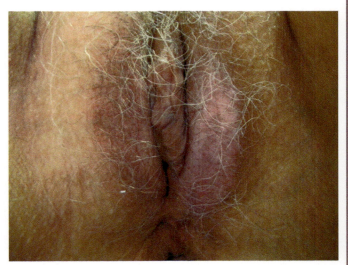

Figura 38.27 Paciente com quadro de LSC em lábio maior esquerdo de evolução de cerca de 1 ano.

dermatite de contato, psoríase e líquen escleroso. As culturas bacterianas e fúngicas, bem como preparações de KOH, são úteis no diagnóstico de infecções secundárias. Teste cutâneo alérgico não é realizado rotineiramente, mas pode ser útil nos casos em que não há melhora com o tratamento e existe suspeita de dermatite de contato atópica. Não se deve esquecer de que uma das causas de ocorrência de LSC na vulva é o prurido neuropático associado à compressão medular sacral, que deve ser investigado. Outros tipos de prurido de causa neuropática incluem neuralgia pós-herpética e neuropatia diabética. A biópsia deve ser realizada nos casos em que existe dúvida diagnóstica. Histologicamente, encontram-se hiperqueratose, acantose epidérmica, espongiose, infiltrado inflamatório crônico e fibrose dérmica superficial (Guerrero e Venkatesan, 2015; Chibnall, 2017).

Em relação ao tratamento, as pacientes precisam ter ciência de que o LSC pode ser controlado, mas não curado. O objetivo do tratamento consiste em se quebrar o ciclo de prurido-coçadura pela modificação do comportamento, com o auxílio do uso de corticoides tópicos potentes, anti-histamínicos e melhora da função de barreira, evitando irritações e possíveis superinfecções. O prognóstico final do LSC é bom, mas a melhora pode levar tempo e as recidivas são comuns. A mudança dos hábitos é fator-chave para a eficácia do tratamento e prevenção de recidivas (Parellada et al., 2014).

Anti-histamínicos por via oral podem oferecer alívio à noite, quando o prurido se intensifica. Para obtenção de bons resultados, pode-se empregar anti-histamínicos de primeira geração (com efeitos sedativos), como a hidroxizina e a difenidramina, versus de segunda geração (sem efeitos sedativos e que não interferem no rendimento diário da mulher), como a fexofenadina (60 mg, um comprimido de 12 em 12 horas) e a desloratadina (5 mg, um comprimido ao dia). O uso de anti-histamínicos com efeitos sedativos determina o sono REM, durante o qual os pacientes podem se coçar (Parellada et al., 2014).

O tratamento com corticoide pomada superpotente (classe I) (propionato de clobetasol a 0,05% pomada ou furoato de mometasona a 0,1%), aplicado na área afetada 1 a 2 vezes/dia, geralmente em média por 4 semanas, diminui a inflamação e quebra o ciclo prurido-coçadura. No caso de doença mais grave, o uso de um corticoide de menor potência, por tempo prolongado, poderá ser necessário. As pacientes devem ser examinadas mensalmente, pois o uso prolongado de esteroides tópicos produz adelgaçamento e eritema, maior vulnerabilidade da barreira cutânea para fungos e bactérias, o que corresponderia à perpetuação do processo. Falhas no tratamento, muitas vezes, são causadas pelo uso de um corticoide tópico sem o controle de outros fatores (p. ex., infecção secundária, irritantes e o ato de coçar noturno) e pelo uso de corticoide de baixa potência por período muito curto. Tratamento tópico alternativo pode ser realizado com os inibidores tópicos não esteroides da calcineurina, isto é, o tacrolimo e o pimecrolimo a 0,1%, 2 vezes/dia (Parellada et al., 2014).

Líquen esceloroso

O líquen escleroso (LE) é uma dermatose inflamatória crônica idiopática, com predileção pela região anogenital, embora possa envolver qualquer área cutaneomucosa, com lesões extragenitais em 15 a 20% dos pacientes. Na mulher, são observados dois picos de incidência: pré-menarca e pós-menopausa (quinta ou sexta década de vida). É considerada uma das dermatoses da vulva mais comuns, com prevalência estimada de 1,7% em consultório de ginecologistas e 3% em clínicas para idosos (Fruchter et al., 2017; Nair, 2017; Vyas, 2017; De Luca et al., 2023).

A etiopatogenia do LE permanece desconhecida e provavelmente é multifatorial. Com o passar do tempo, têm sido implicados diversos fatores, incluindo a etiologia autoimune, os fatores genéticos, os agentes infecciosos e os hormônios sexuais. Descrições de LE que ocorreram pós-traumatismo (radioterapia, queimaduras, margens de vulvectomia) surgem igualmente na literatura. Independentemente da etiopatogenia do LE, o resultado final é diminuição marcada das fibras elásticas, associada à destruição da matriz e das membranas basais (diminuição, essencialmente, do colágeno IV) (Fruchter et al., 2017; Nair, 2017; Vyas, 2017; De Luca et al., 2023).

Nas mulheres os sintomas mais frequentes são prurido, irritação local, disúria, dispareunia, dor à defecação e fissuras. O sintoma mais expressivo é o prurido, embora a doença possa ser assintomática em 1% dos casos. O prurido pode ser intenso a ponto de interferir no sono. Pode ocorrer dispareunia nos casos de atrofia em torno da fúrcula e laceração da comissura labial posterior. As estruturas anatômicas mais afetadas em ordem de frequência são: clitóris, pequenos lábios, introito vaginal e grandes lábios. Os sintomas variam consideravelmente, dependendo do local e do estágio. Inicialmente, o LE afeta a área ao redor do clitóris e, em alguns casos, com o tempo, assume a forma característica, imitando um 8 na área vulvar e perianal, que é afetada em 60% dos casos. Podem ocorrer o desaparecimento completo de clitóris, pequenos e grandes lábios e estenose do introito vaginal, quadro esse chamado "craurose vulvar". As mucosas oral e genital não são em geral afetadas. A vagina é poupada, pois o líquen escleroso não ocorre em epitélio não cornificado, ou seja, em superfícies mucosas (Fruchter et al., 2017; Nair, 2017; Vyas, 2017; De Luca et al., 2023).

O exame clínico é muito sugestivo, com pápulas e placas brancas peroladas bem definidas, que envolvem vulva e ânus (padrão fechadura invertida ou em "8"). No início, os sinais cutâneos podem ser discretos e caracterizados por palidez, espessamento, escoriações com edema e retração dos pequenos lábios. Pouco a pouco, a despigmentação progride e a pele adquire textura adelgaçada e enrugada que lembra papel de cigarro. Podem ocorrer equimoses extensas e erosões desencadeadas pelo ato de coçar. Eventualmente se verifica distorção da arquitetura genital com reabsorção de estruturas anatômicas: obliteração ou sinequia dos grandes lábios e clitóris, e perda total dos pequenos lábios. O estreitamento do introito pode estar presente, mas é raro; pode tornar o coito vaginal extremamente doloroso ou mesmo impossível, o mesmo acontecendo quando há coalescência dos pequenos lábios. Adicionalmente, a coalescência pode provocar dificuldades miccionais (Figuras 38.28 e 39.29) (Fruchter et al., 2017; Nair, 2017; Vyas, 2017; De Luca et al., 2023).

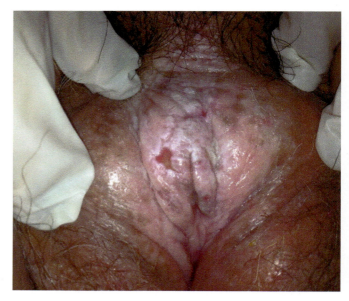

Figura 38.28 Paciente com 60 anos com líquen escleroso, com história de 3 anos de prurido e manchas hipocrômicas na vulva.

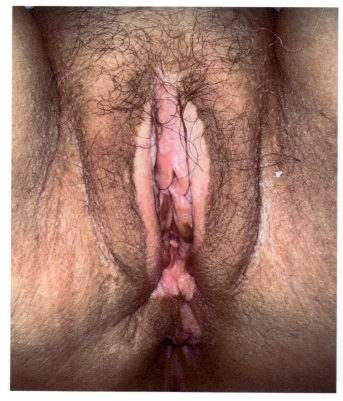

Figura 38.29 Paciente com lesão hipocrômica bilateral e simétrica em vulva, compatível com líquen escleroso. (Fonte: acervo da Dra. Adriana B. Campaner.)

A perda de pigmentação é característica, podendo às vezes levar a dificuldades diagnósticas com o vitiligo. Em muitas ocasiões podem existir zonas de hiperqueratose, pelo fato de serem lesões associadas a prurido crônico, podendo-se encontrar zonas de hipertrofia de células escamosas. A mucosa vaginal está poupada (dado importante no diagnóstico diferencial com LP). Em alguns casos, pode haver envolvimento sutil da mucosa em nível das transições mucocutâneas (Fruchter *et al.*, 2017; Nair, 2017; Vyas, 2017).

A história natural do líquen escleroso implica considerações importantes: sua expressão clínica é bastante variável, desde alterações discretas, sintomas e sinais mínimos ou ausentes, até distorções importantes da arquitetura vulvar; é comum a melhora durante a gravidez, com recorrência no puerpério; o risco estimado de transformação maligna do LE é de 2 a 5%. Parece que o risco é aumentado em mulheres que respondem mal ao tratamento e não são controladas. Em revisão sistemática publicada por Vieira-Baptista *et al.* (2022) que incluiu 14.030 mulheres com LS sem história de neoplasia vulvar, o câncer vulvar, a neoplasia intraepitelial vulvar diferenciada (dVIN) e a lesão intraepitelial escamosa vulvar de alto grau ocorreram em 2,2% (314/14.030), 1,2% (50/4.175) e 0,4% (2/460) dos casos, respectivamente. Os autores observaram que o risco de transformação neoplásica reduziu significativamente com o tratamento mediante uso de esteroides tópicos ultrapotentes.

O diagnóstico diferencial é geralmente clínico e inclui vitiligo, psoríase, LP, LSC, neoplasia intraepitelial vulvar e penfigoide mucoso. Embora a biópsia não seja obrigatória, é recomendável para confirmar o diagnóstico. A biópsia é obrigatória quando se tem dúvida em relação ao diagnóstico e em casos atípicos, quando há suspeita de malignidade. No estudo histopatológico, a epiderme é tipicamente adelgaçada e retraída, com ou sem hiperqueratose. Há edema e depósito de fibrina abaixo do epitélio, além de infiltrado inflamatório linfocítico na derme ou ao longo da junção dermoepidérmica. Em alguns casos, nota-se acantose da epiderme com hiperplasia escamosa, característica que pode sugerir maior risco de carcinoma espinocelular. Por esse motivo, o líquen escleroso é doença de acompanhamento a longo prazo, mesmo após a remissão dos sintomas (Fruchter *et al.*, 2017; Nair, 2017; Vyas, 2017).

O LE é uma doença incurável, porém tratável. O objetivo do tratamento é reduzir o prurido e outros sintomas, melhorar a qualidade de vida do indivíduo e reduzir as lesões de pele, bem como prevenir a progressão da doença e possível transformação maligna para carcinoma escamoso. Mesmo as pacientes assintomáticas devem ser tratadas. Deve ser fornecida clara explicação de sua condição, incluindo complicações a longo prazo e opções de tratamento disponíveis. Orientações gerais de higiene são essenciais. O tratamento-padrão do LE durante muitos anos foi a testosterona tópica. No princípio dos anos 1990, começaram a surgir relatos de sucesso com corticoides potentes (Parellada *et al.*, 2014).

Assim, o padrão atual é o tratamento com corticoides tópicos muito potentes (classe I), e a maioria dos estudos descritos foi realizada com propionato de clobetasol. Os corticoides têm efeito anti-inflamatório, antipruriginoso e vasoconstritor, não havendo estudos a comprovarem vantagem de um corticoide sobre outro, desde que pertencentes à mesma classe. Embora os corticoides tópicos de média potência reduzam os sintomas, eles não propiciam melhora na textura da pele e não evitam a formação de cicatrizes (Corazza *et al.*, 2021; De Luca *et al.*, 2023).

Deve ser dada preferência às formulações em pomada, e não em creme, visto que a primeira é mais oclusiva e menos alergênica. Pode-se realizar o tratamento diário com o propionato de clobetasol a 0,05% pomada 1 vez/dia, por 12 semanas; depois às segundas, quartas e sextas-feiras ou 1 a 2 vezes/semana. Ou, ainda, utilizar 2 vezes/dia por 1 mês, depois 1 vez/dia por 2 meses. Outro esquema sugerido é o uso primariamente do propionato de clobetasol a 0,05%, furoato de mometasona a 0,1% ou dipropionato de betametasona. Inicia-se o "tratamento de ataque" com uma aplicação diária de uma polpa digital da pomada por 1 mês, ao final do qual a paciente será examinada. Havendo boa tolerância e melhora ou remissão dos sintomas, passa-se a três aplicações semanais no segundo mês e, em seguida, a duas aplicações semanais no terceiro mês. Ao final desse período, a paciente será reexaminada. Do terceiro ao sexto mês, faz-se o "tratamento de manutenção", quinzenal, com propionato de clobetasol ou dipropionato de betametasona, ou utiliza-se um corticoide menos potente (valerato de betametasona a 0,1% ou acetonida de fluocinolona), semanalmente, até o sexto mês, quando a paciente será novamente examinada (Corazza *et al.*, 2021; De Luca *et al.*, 2023).

Algumas pacientes permanecerão em uso da droga semanal ou quinzenalmente, enquanto outras somente quando necessário. A maioria das pacientes permanecerá assintomática; as sequelas inflamatórias, no entanto, não desaparecerão. Com a doença estabilizada, as visitas de revisão serão semestrais ou anuais, segundo a demanda. Não há lugar para o uso de corticoides sistêmicos, mesmo nos casos mais graves (Corazza *et al.*, 2021; De Luca *et al.*, 2023).

Quando a resposta a outros tratamentos é ruim ou os efeitos colaterais associados são importantes, o tratamento tópico com inibidores da calcineurina (pimecrolimo ou tacrolimo) tem mostrado ser útil, com efeito benéfico sendo relatado em aproximadamente 50% das mulheres. Entretanto, essas drogas são consideradas de segunda linha devido à falta de estudos a longo prazo, à possível irritação que podem causar e à controvérsia sobre se seu uso em doença com potencial de malignidade (Corazza *et al.*, 2021; De Luca *et al.*, 2023).

A cirurgia não é um procedimento de escolha, dado que a recidiva é praticamente sistemática, mesmo após vulvectomia. Assim, nos dias de hoje está indicada apenas para doença maligna ou sequelas cicatriciais como aderências vulvares ou estenose do introito vaginal (Figura 38.30). Em caso de estenose, a cirurgia pode ser realizada após a resolução da inflamação e o tratamento posterior é essencial para prevenir a recorrência (Corazza *et al.*, 2021; De Luca *et al.*, 2023).

Em relação ao *laser* CO_2 e radiofrequência fracionados, a maioria dos estudos que vêm sendo publicados sugere que esse tipo de terapia em pacientes com LS poderia melhorar sintomas, sinais clínicos, qualidade de vida e função sexual. Sua indicação seria para aquelas pacientes que não respondem ao tratamento a longo prazo com corticoides tópicos, sendo que achados preliminares requerem estudos adicionais (Marnach e Casey, 2022; Mortensen *et al.*, 2022).

Líquen plano

O LP é uma doença dermatológica com caráter inflamatório crônico e recidivante. Afeta pele, unhas e membranas mucosas, podendo acometer a vulva de modo isolado ou associado a erupções cutâneas generalizadas. Na região vulvar, pode atingir pele e mucosas isoladamente ou ambas. A superfície ocular,

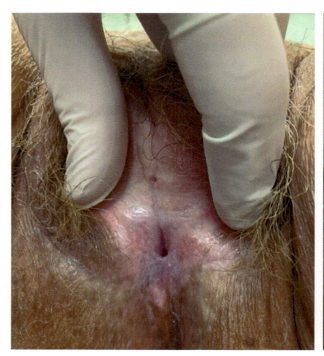 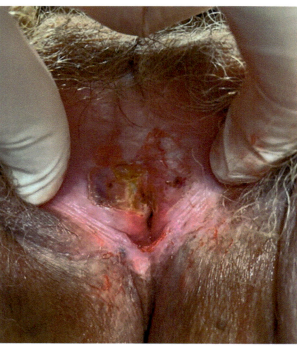

Figura 38.30 Paciente com líquen escleroso e aderência de lábios; foi submetida a abertura local. (Fonte: acervo NUPREV [Escola Paulista de Medicina/Unifesp].)

o estômago, a região perianal e, raramente, o esôfago podem ser também afetados (Guerrero e Venkatesan, 2015; Fruchter et al., 2017; Mauskar, 2017; Dubey e Fischer, 2019; Jacques et al., 2020).

O líquen plano erosivo (LPE) é uma das três formas da doença, sendo a causa mais frequente de dermatose descamativa e erosiva de vulva e vagina. As apresentações hipertrófica e papuloescamosa são as outras variantes do LP. A variante erosiva vulvar surge com maior frequência em mulheres na sexta e sétima década de vida, enquanto o LP cutâneo extragenital ocorre mais frequentemente na quarta à sexta década de vida. Diferentemente do líquen escleroso, o LP vulvovaginal é raro em crianças. Quando as mucosas vaginal e oral estão acometidas concomitantemente, caracteriza-se a síndrome gengivovulvovaginal (Guerrero e Venkatesan, 2015; Fruchter et al., 2017; Mauskar, 2017).

Sua patogênese é desconhecida. Fatores endógenos (genéticos e autoimunes) e exógenos (ambientais) parecem estar associados a essa doença. Outras hipóteses descritas são a associação com determinados fármacos (anti-inflamatórios não esteroides, betabloqueadores, carbamazepina, hidroclorotiazida, inibidores da enzima de conversão da angiotensina, lítio, metildopa, ouro, penicilamina e quinidina são fármacos com associação conhecida), doença hepática, reação de enxerto *versus* hospedeiro (nos imunossuprimidos, nas semanas que se seguem a um transplante medular ou à transfusão de produtos sanguíneos não irradiados) e, mais recentemente, o estresse oxidativo (Guerrero e Venkatesan, 2015; Fruchter et al., 2017; Mauskar, 2017; Dubey e Fischer, 2019; Jacques et al., 2020).

O LP vulvovaginal é facilmente diagnosticado em sua forma clássica, entretanto o diagnóstico das variantes não usuais representa um desafio, sendo frequentemente confundidas com outras doenças, como vulvovaginites. As queixas mais frequentes de mulheres com LP são prurido, dor, ardor, queimação, dispareunia, sangramento pós-coital, dor e dificuldade para urinar e corrimento vaginal irritativo. Outro sintoma importante é a presença de um exsudado vaginal irritativo. Os sinais e sintomas podem ser constantes ou intermitentes, mas as exacerbações recorrentes, com recuperação lenta e cicatrizes residuais, são características. Algumas raras pacientes são assintomáticas ou referem apenas sintomas leves. As lesões cutâneas se caracterizam por serem pruriginosas, enquanto as lesões vestibulares e vaginais são mais doloridas (Guerrero e Venkatesan, 2015; Fruchter et al., 2017; Mauskar, 2017; Dubey e Fischer, 2019; Jacques et al., 2020).

O LP vulvar pode apresentar morfologia múltipla, incluindo papuloescamosa, hipertrófica, erosiva, planopilar (folicular) e lesões mistas. A forma erosiva é a mais frequentemente, sendo vista em cerca de 85% dos casos, seguida de tipos mistos (6%), papuloescamosa (4%), hipertrófica (4%) e folicular (1%). O líquen erosivo apresenta-se tipicamente com erosões que envolvem o clitóris e seu capuz e grandes e pequenos lábios. A erosão pode ser limitada ou variar em extensão. As áreas ulceradas costumam estar envoltas por estrias brancas ou um bordo branco (estrias de Wickham) em suas margens; podem evoluir para a perda de massa tecidual, atrofia labial, aderências vulvares e sepultamento do clitóris. Devido à mucosa ou pele não queratinizadas e desnudadas que curam com a formação de cicatrizes e sinequias, os sintomas podem sofrer agravamento progressivo, criando-se um círculo vicioso. Podem ocorrer períodos de remissão e não é necessária a concomitância cronológica entre o envolvimento vulvar e o vaginal (Guerrero e Venkatesan, 2015; Fruchter et al., 2017; Mauskar, 2017; Dubey e Fischer, 2019; Jacques et al., 2020).

O envolvimento vaginal é comum e pode ocorrer em até 70% das pacientes com a forma erosiva. O epitélio da vagina é frágil, sangrando com facilidade com a introdução do espéculo e a relação sexual. Podem-se observar pequenas áreas erosivas e inflamatórias e produção aumentada de exsudados, ou erosões extensas, com inflamação marcada, epitélio desnudado, pseudomembranas e exsudados seropurulentos ou sero-hemáticos. Nos casos graves, pode ocorrer a formação de aderências e sinequias causadoras de estenose, encurtamento ou obliteração da vagina. O envolvimento do colo é relativamente comum; nessas ocasiões, a citologia cervical pode apresentar atipias. A vagina pode estar acometida na ausência de envolvimento vulvar. O envolvimento anal é raro (Guerrero e Venkatesan, 2015; Fruchter et al., 2017; Mauskar, 2017; Dubey e Fischer, 2019; Jacques et al., 2020).

O diagnóstico do LP e de suas variantes é clínico. A biópsia vulvar ou vaginal geralmente não é necessária e pode mesmo ser enganadora, visto que na presença de erosão o epitélio está ausente e as características histológicas são variáveis. Ela pode ser realizada para apoiar o diagnóstico clínico ou quando a avaliação clínica não permite o diagnóstico claro. A biópsia deve englobar a lesão mais exuberante e, na presença de erosões, ser efetuada na transição da erosão com a pele ou mucosa sãs, onde está presente epitélio. Os exames de cultura devem ser realizados para exclusão de outras causas e são habitualmente negativos (Guerrero e Venkatesan, 2015; Fruchter et al., 2017; Mauskar, 2017; Dubey e Fischer, 2019; Jacques et al., 2020).

O diagnóstico diferencial deve incluir: líquen esceloso, doença de Behçet, lúpus eritematoso, neoplasia intraepitelial vulvar, vaginite atrófica, vaginite inflamatória descamativa e reações alérgicas. As doenças bolhosas autoimunes também podem se apresentar com gengivite, vulvite, cervicite ou vaginite erosiva – entre elas, os pênfigos vulgar e bolhoso, além do penfigoide cicatricial, que é clinicamente a afecção que mais se assemelha ao LP (Guerrero e Venkatesan, 2015; Fruchter et al., 2017; Mauskar, 2017; Dubey e Fischer, 2019; Jacques et al., 2020).

Uma vez diagnosticado o LP, as medicações em uso pela doente deverão ser revistas e, quando possível, devem ser descontinuados os fármacos potenciais indutores de LP. Em particular, os betabloqueadores, anti-inflamatórios não hormonais, diuréticos tiazídicos, entre outros. Não existe uma terapêutica universal eficaz para o LP, no entanto os corticoides tópicos de elevada potência são o tratamento com maior eficácia documentada e, por isso, de primeira linha (Parellada et al., 2014; Jacques et al., 2020).

Apesar dessa melhora dos sintomas iniciais, os sinais clínicos tendem a persistir e necessitam de terapia de manutenção, pois o LP possui curso crônico, marcado por exacerbações recorrentes e destruição tecidual progressiva. Assim, o esquema terapêutico mais eficaz é diferente caso a caso, devendo, por isso, ser ajustado individualmente. Contudo, se a medicação for totalmente descontinuada, as manifestações da doença podem reaparecer. Para as pacientes que não respondem aos corticoides tópicos ou têm queixa de atrofia da pele subjacente pelo uso prolongado deles, é indicado o uso dos inibidores tópicos não esteroides da calcineurina, isto é, a pomada de pimecrolimo e o tacrolimo a 0,1% (Parellada et al., 2014; Jacques et al., 2020).

As formas graves da doença, que não respondem aos corticoides e inibidores da calcineurina tópicos, e aquelas com acometimento vaginal (LP erosivo) podem ser tratadas com acetato de hidrocortisona 100 mg em supositórios vaginais, aplicados diariamente durante 2 a 4 semanas e, depois, 3 vezes/semana por mais 2 a 4 semanas. Depois desse período, devem ser utilizados supositórios de hidrocortisona de 25 mg. É necessário o acompanhamento da condição vaginal no sentido de evitar aderências consequentes às erosões. Caso não haja atividade sexual, é recomendável o uso de moldes e exercícios para evitar as aderências vaginais. Nos casos em que ocorrer a estenose do introito vaginal ou a formação de sinequias, procedimentos cirúrgicos são necessários para manter a vagina pérvia (Parellada et al., 2014; Jacques et al., 2020).

A relação entre líquen plano e malignidade de células escamosas é incerta; um risco ligeiramente aumentado de malignidade vulvar em mulheres com líquen plano vulvar foi postulado. Em revisão sistemática publicada por Vieira-Baptista et al. (2022), que incluiu 14.268 mulheres com LP sem história de neoplasia vulvar, o câncer vulvar, a dVIN e a lesão intraepitelial escamosa vulvar de alto grau ocorreram em 0,3% (38/14.268), 2,5% (17/689) e 1,4% (10/711) dos casos, respectivamente. Dessa maneira, os autores sugerem que tratamento e acompanhamento regular ao longo da vida devem ser oferecidos às mulheres com LP.

VAGINA

O compartimento genital interno é formado por vagina e colo uterino – porção intravaginal. Em relação à vagina, essa é uma estrutura de localização mediana na pelve, estendendo-se do colo uterino até a vulva. Trata-se de tubo oco com luz virtual, que se encontra revestido por epitélio pavimentoso estratificado não queratinizado, com diversas pregas transversais. Em mulheres na menacme, o epitélio vaginal é constituído por várias camadas de células escamosas, distribuídas em quatro tipos celulares: basais, parabasais, intermediárias e superficiais. Essas constituem uma barreira física responsável pela manutenção da integridade do epitélio, exercendo papel de proteção, inicialmente, contra a ação de microrganismos patogênicos. Constituem um verdadeiro tapete apto a sofrer distensão, retração e adaptação a diversas circunstâncias, inclusive a agressão de microrganismos. Quando essas linhas de defesas iniciais falham, é acionada a resposta imune específica, que pode ser do tipo celular ou humoral, dependendo do tipo de antígeno que precisa ser eliminado (Febrasgo, 2009; Linhares et al., 2010).

Não existem glândulas verdadeiras no ambiente vaginal. É, contudo, um canal formado por mucosa permeável que sofre influência da variação hormonal e também da variação do afluxo sanguíneo que ocorre na rede vascular que envolve todo o seu comprimento. Existem aí canais intercelulares que comunicam a luz vaginal com o estroma de sustentação. Esse fato propicia a absorção de medicamentos colocados na luz vaginal e também permite que haja um transudado, proveniente dos tecidos profundos que passam para o interior da vagina (Febrasgo, 2009; Linhares et al., 2010; Takada et al., 2023).

O conteúdo vaginal fisiológico é a combinação entre o transudado vaginal (água, sais minerais e proteínas) que varia de acordo com a circulação sanguínea local, secreções provenientes da mucosa endocervical, das glândulas de Bartholin e Skene, de células provenientes do sangue ou dos tecidos profundos e de células esfoliadas do epitélio. No ambiente vaginal, podem ser encontrados mucinas, proteínas (globulinas e albuminas), enzimas (lisozima e lactoferrina), carboidratos, lipídios e ácidos graxos, os quais fazem parte dos mecanismos de defesa vaginais. Durante a idade fértil, essa secreção vaginal normalmente oscila entre 1 e 3 g/dia e aumenta sob a ação de estrogênios e pelo estímulo sexual (Febrasgo, 2009; Linhares et al., 2010; Takada et al., 2023).

A flora vaginal normal é constituída por diferentes espécies de lactobacilos, formando um biofilme natural, revestindo toda a mucosa. As espécies mais frequentemente detectadas por meio de amplificação gênica são Lactobacillus acidophilus, Lactobacillus crispatus e Lactobacillus inners ou Lactobacillus crispatus e Lactobacillus gasseri. Outras espécies como L. jensinii, L. gallinarum e L. vaginalis também têm sido identificadas em algumas mulheres. Esses bacilos inibem adesão, crescimento e proliferação de outros microrganismos estranhos ao meio vaginal, mediante diferentes mecanismos, incluindo secreção de ácidos orgânicos, produção de substâncias antimicrobianas (peróxido de hidrogênio, bacteriocinas e biossurfactantes) e competição por nutrientes (arginina) e receptores, por ocasião da adesão no epitélio. Essas substâncias são responsáveis pela manutenção do pH vaginal ácido, que inibe o crescimento de estreptococos e de anaeróbios (incluindo *Gardnerella vaginalis*) (Febrasgo, 2009; Linhares *et al.*, 2010; Takada *et al.*, 2023).

No córion superior da mucosa vaginal, existem macrófagos, células de Langerhans, linfócitos, plasmócitos, eosinófilos e mastócitos. A resposta celular é mediada principalmente pelas células de Langerhans e linfócitos T, enquanto a humoral, por linfócitos B e anticorpos. Embora a mucosa do trato genital seja considerada um componente do sistema imune específico das mucosas (MALT), ela possui diversas características não compartilhadas por outras mucosas (respiratória e intestinal) (Febrasgo, 2009; Linhares *et al.*, 2010; Takada *et al.*, 2023).

Os anticorpos produzidos nas mucosas apresentam a peculiaridade de atuar de forma independente da resposta imune humoral sistêmica. Linfócitos B produtores de anticorpos estão presentes na endocérvice e também na vagina, produzindo localmente ambas as classes de anticorpos, IgG e IgA. A elaboração local de anticorpos representa um rápido mecanismo para o combate aos microrganismos patogênicos, sem a necessidade de aguardar pelo início da resposta imune sistêmica. Os anticorpos formados localmente e presentes na vagina provavelmente diferem dos sistêmicos; além disso, é possível identificar anticorpos na secreção cervicovaginal, que não são detectáveis no sangue periférico (Johansson e Lycke, 2003; Takada *et al.*, 2023).

Esse ecossistema vaginal é dinâmico, podendo sofrer alterações em quantidade e composição, em resposta a fatores exógenos e endógenos, tais como idade, fase do ciclo menstrual, gravidez, tipo de método contraceptivo, atividade sexual, hábitos de higiene, estado emocional, uso de drogas e antibióticos, entre outros. As alterações que ocorrem no meio vaginal podem aumentar ou diminuir as vantagens seletivas para microrganismos específicos (Linhares *et al.*, 2010).

Em relação às alterações vaginais, elas podem ser divididas didaticamente em grupos, os quais se encontram a seguir discriminados:

- Malformações e anomalias congênitas
- Processos infecciosos e inflamatórios
- Lesões císticas
- Tumores benignos
- Neoplasias intraepiteliais
- Tumores malignos
- Tumores metastáticos.

Neste capítulo serão abordadas apenas as principais lesões benignas da vagina.

Adenose vaginal

Incluída no grupo dos achados colposcópicos anormais – achados não específicos – a adenose vaginal caracteriza-se pela presença de tecido glandular ectópico na espessura da parede vaginal, provavelmente originado do epitélio mülleriano, o qual provavelmente persistiu após a vida embrionária. Sabe-se que na vida embrionária a vagina é recoberta inicialmente por epitélio glandular derivado do ducto de Müller, sendo substituído progressivamente por epitélio escamoso provindo do seio urogenital (término no final do segundo trimestre). A adenose ocorre quando da persistência desse epitélio glandular na parede vaginal, podendo ocorrer em graus maiores ou menores (Figura 38.31) (Burke *et al.*, 1974).

Podemos encontrar duas variedades de adenose, sendo a primeira aquela relacionada à exposição intrauterina ao dietilestilbestrol (DES). Essa medicação foi utilizada inicialmente no tratamento de sintomas climatéricos e rapidamente foi considerada a droga de escolha para prevenção de abortamento, parto prematuro e outras doenças relacionadas à gravidez. Em 1971, a utilização dessa droga em gestantes foi relacionada com a ocorrência de carcinoma de células claras da vagina em filhas de suas usuárias e com outras alterações sistêmicas nessas mulheres, fato que fez com que o seu uso deixasse de ser recomendado pela Food and Drug Administration (FDA) na gravidez. As meninas expostas intraútero ao DES também apresentaram risco maior de anomalias congênitas do trato reprodutivo, ectopias, infertilidade, menopausa precoce e câncer de mama. Das filhas de mulheres expostas, 35 a 90% apresentavam a doença. Atualmente essa droga não vem sendo mais utilizada (González Gleason *et al.*, 2009; Laronda *et al.*, 2012).

A variedade adquirida é pouco frequente e pode acometer até 10% das mulheres adultas. Frequentemente, está associada a traumas, tratamentos locais e processos inflamatórios e infecciosos locais. Pacientes portadoras da síndrome de Stevens-Johnson, ovários policísticos, hímen imperfurado, uso crônico de pessário vaginal, reparação cirúrgica de agenesia vaginal e vaporização a *laser* por infecção viral também foram relacionadas com adenose vaginal sem anterior exposição ao DES. Os dois tipos são idênticos do ponto de vista microscópico, diferenciando-se apenas na idade de acometimento e extensão das lesões, sendo pior na variedade DES (Burke *et al.*, 1974; Laronda *et al.*, 2012).

O epitélio ectópico encontrado é o endocervical em 75% dos casos e o tuboendometrial, em 25% casos. A localização preferencial é o terço superior da vagina. Pode cursar com regressão espontânea, transformação metaplásica (que é o mais comum), persistência (situação rara) ou transformação neoplásica, que também é rara. Sua terapêutica é semelhante à da ectopia, ou seja, conduta expectante para casos assintomáticos ou tratamentos destrutivos para casos sintomáticos com queixa de corrimento ou sangramento ao coito (Burke *et al.*, 1974).

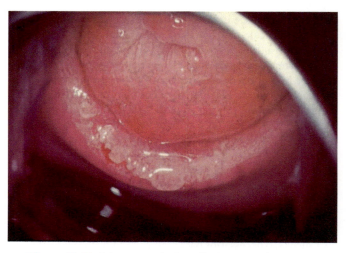

Figura 38.31 Adenose vaginal em fórnice vaginal posterior.

Cistos de inclusão

Formam-se pela inclusão de epitélio pavimentoso na espessura da parede vaginal, pós-lacerações, traumas ou colporrafia. Geralmente são únicos, pequenos e assintomáticos, localizados nas paredes vaginais posteriores; são revestidos por epitélio escamoso e preenchidos por material oleoso, debris de queratina e células descamadas. São mais frequentes no terço distal, sendo recobertos por epitélio normal. Geralmente seu volume é pequeno e seu conteúdo é amarelo pastoso. Como a grande maioria é assintomática, não requer tratamento específico. O tratamento preferencial consiste na exérese/drenagem dele (Anderson, 2016).

Cistos derivados de resíduos embrionários

Os cistos que ocorrem na vagina podem ser classificados como verdadeiros ou falsos; são localizados na submucosa das paredes anterior e laterais. Os cistos verdadeiros são aqueles derivados de resíduos embrionários dos ductos mesonéfricos (Wolff), sendo revestidos por única camada de células cuboides e preenchidos por líquido seroso, fluido, de coloração citrina, sendo denominados "cistos de Gartner". Eles se localizam no trajeto do ducto de Gartner que lhe deu origem, podendo situar-se em qualquer ponto entre o colo uterino e o introito vaginal. São mais comumente encontrados ao longo das paredes laterais da vagina, sendo menores que os derivados de Müller (Eilber e Raz, 2003; Anderson, 2016).

Os cistos denominados "falsos", que são os mais comuns, desenvolvem-se em vestígios dos ductos paramesonéfricos (Müller), localizados nas paredes anterior e laterais, sendo revestidos por qualquer epitélio derivado desse ducto (endocervical, endometrial, tubário) e preenchidos por líquido com coloração e fluidez variáveis de acordo com o epitélio que os produz (Eilber e Raz, 2003; Anderson, 2016).

A forma do cisto pode ser globosa ou ovalada e sua cápsula é em geral delgada e translúcida, com superfície lisa, esbranquiçada e brilhante. A maioria desses cistos apresenta dimensões reduzidas, porém seu diâmetro pode variar desde alguns milímetros até vários centímetros. A compressão do cisto sobre o epitélio torna os vasos subepiteliais evidentes (Eilber e Raz, 2003; Anderson, 2016).

A maioria das mulheres é assintomática. O diagnóstico é clínico e realizado durante exame ginecológico de rotina (Figura 38.32). Mulheres com cistos volumosos podem apresentar desconforto vaginal, principalmente ao coito, e polaciúria, quando o tumor exerce compressão sobre a bexiga. No exame especular, pode-se observar abaulamento característico em topografia anterolateral da vagina. Nos casos em que o cisto se exterioriza pela fenda vulvar, o diagnóstico diferencial com colpocistorretocele se faz necessário (Eilber e Raz, 2003; Anderson, 2016).

Nos tumores de dimensões reduzidas e assintomáticos, a conduta preferencial é a expectante. O tratamento só deve ser realizado nos casos em que o tumor resulte em queixas clínicas. Nesses casos, pode-se optar pela drenagem com agulha de grosso calibre, marsupialização ou extirpação cirúrgica (Eilber e Raz, 2003; Anderson, 2016).

Cistos endometrióticos

São raros, representando 1 a 3% dos casos de endometriose na mulher. Podem representar a expressão de uma endometriose pélvica profunda que se infiltra para a vagina, com acometimento

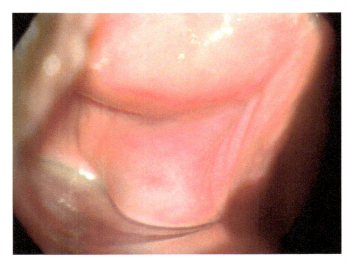

Figura 38.32 Cisto vaginal em fórnice vaginal inferior esquerdo.

do fundo de saco e fórnices vaginais, ou ocorrem secundariamente a intervenções cirúrgicas locais vaginais, com lesão epitelial e implantação de células endometriais viáveis. Sua localização mais frequente é o fórnice posterior e a fáscia retovaginal. As lesões aparecem como placa eritematosa friável, nódulos ou cistos, os quais podem variar de vermelho a arroxeado. A sintomatologia vai depender da extensão da endometriose. Quando por implantação local, a maioria é assintomática (Anderson, 2016).

Tumores benignos

Entre os tumores benignos, os leiomiomas, os pólipos fibroepiteliais e os fibromas são os que apresentam maior incidência, com baixo índice de recidiva pós-remoção. São tumores que raramente apresentam sintomatologia e não têm potencial carcinogênico.

Leiomioma

Apesar de ser um tumor raro na topografia vaginal, deve ser lembrado no diagnóstico diferencial. O crescimento do tumor começa em idade ainda jovem, por ser estrógeno-dependente; no entanto, seu crescimento é lento e sua sintomatologia só é observada por volta dos 40 anos. Sua etiologia é incerta, e uma das hipóteses é que o tumor se origine de restos embrionários da camada muscular de uma artéria local ou qualquer foco de tecido muscular liso (Imai et al., 2008).

A tumoração geralmente não é dolorosa e apresenta-se com formato redondo ovoide, localizada na região submucosa, com superfície lisa ou bocelada e consistência fibroelástica (Figura 38.33). Em 50% dos casos se localiza na parede anterior da vagina e seu tamanho geralmente se encontra na faixa de 1 a 5 cm, podendo chegar até grandes volumes. O diagnóstico é clínico, por meio da identificação das características descritas anteriormente. Contudo, o diagnóstico de certeza é confirmado após o exame histopatológico. Quando sintomático, a exérese cirúrgica faz-se necessária, ou quando na presença de rápido crescimento (Imai et al., 2008).

Pólipo fibroepitelial

O pólipo fibroepitelial da vagina é uma lesão pouco frequente, de natureza benigna, que pode ser confundida com sarcoma botrioide, rabdomiossarcoma e tumor mesodérmico misto devido a sua aparência histológica (Figura 38.34). Em sua

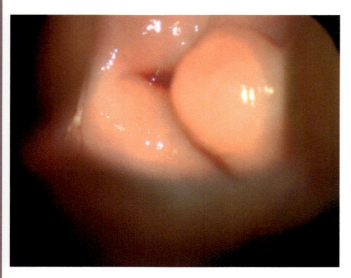

Figura 38.33 Leiomioma em parede vaginal lateral esquerda, terço médio.

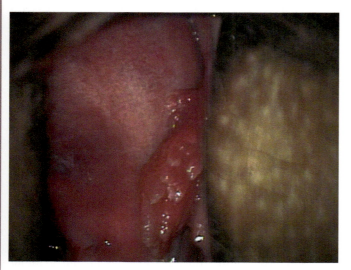

Figura 38.34 Pólipo epitelial em parede lateral esquerda de vagina.

maioria, são assintomáticos, mas podem apresentar sangramento vaginal, desconforto abdominal inferior e corrimento vaginal abundante. O tratamento é a exérese cirúrgica.

REFERÊNCIAS BIBLIOGRÁFICAS

AGUILERA-MARTÍNEZ, V. et al. Leiomioma vulvar: presentación de un caso. *Ginecología y Obstetricia de México*, v. 79, n. 6, p. 382-385, 2011.

ANDERSON, S. R. Benign vulvovaginal cysts. *Diagnostic Histopathology*, v. 23, n. 1, p. 14-18, 2017.

BARROS, J. A.; TANIGUCHI, D. P. Tumores benignos da vulva: considerações gerais, classificação anatomopatológica e conduta terapêutica. In: MARTINS, N. V. et al. *Patologia do trato genital inferior*: diagnóstico e tratamento. 2. ed. São Paulo: Roca, 2014. p. 432-442.

BURKE, L. et al. Vaginal adenosis: correlation of colposcopic and pathologic findings. *Obstetrics & Gynecology*, v. 44, n. 2, p. 257-264, 1974.

CALUX, N. M. C. T. Micropapilomatose fisiológica vulvar. In: MARTINS, N.V. et al. *Patologia do trato genital inferior*: diagnóstico e tratamento. 2. ed. São Paulo: Roca, 2014. p. 398-400.

CHIBNALL, R. Vulvar pruritus and lichen simplex chronicus. *Obstetrics and Gynecology Clinics of North America*, v. 44, n. 3, p. 379-388, 2017.

COHEN, P. R.; YOUNG JR, A. W.; TOVELL, H. M. Angiokeratoma of the vulva: diagnosis and review of the literature. *Obstetrical & Gynecological Survey*, v. 44, n. 5, p. 339-346, 1989.

CORAZZA, M. et al. Vulvar lichen sclerosus from pathophysiology to therapeutic approaches: evidence and prospects. *Biomedicines*, v. 9, n. 8, p. 1-24, 2021.

COSCIA, E. B. et al. Pólipo fibroepitelial gigante de vulva: relato de caso e revisão da literatura. *Revista da Faculdade de Ciências Médicas de Sorocaba*, v. 16, n. 2, p. 96-98, 2014.

DE LUCA, D. A. et al. Lichen sclerosus: the 2023 update. *Frontiers in Medicine*, v. 10, p. 1-20, 2023.

DUBEY, R.; FISCHER, G. Vulvo-vaginal lichen planus: a focused review for the clinician. *Australasian Journal of Dermatology*, v. 60, n. 1, p. 7-11, 2019.

EILBER, K. S.; RAZ, S. Benign cystic lesions of the vagina: a literature review. *The Journal of Urology*, v. 170, n. 3, p. 717-722, 2003.

FEDERAÇÃO BRASILEIRA DAS ASSOCIAÇÕES DE GINECOLOGIA E OBSTETRÍCIA. Comissão de doenças infectocontagiosas em ginecologia e obstetrícia. *Guia prático de condutas sobre higiene genital feminina*. São Paulo: Febrasgo, 2009.

FOGAGNOLO, L.; CINTRA, M. L.; VELHO, P. E. N. F. Angioceratoma da vulva. *Anais Brasileiros de Dermatologia*, v. 86, n. 2, p. 333-335, 2011.

FRUCHTER, R.; MELNICK, L.; POMERANZ, M. K. Lichenoid vulvar disease: a review. *International Journal of Women's Dermatology*, v. 3, n. 1, p. 58-64, 2017.

GONZÁLEZ, G.A; VERA, G. D.; LÓPEZ, C. C. Vaginal adenosis and vaginal intraepithelial neoplasia: a review of the literature and a case report. *Ginecología y Obstetricia de México*, v. 77, n. 7, p. 329-334, 2009.

GUERRERO, A.; VENKATESAN, A. Inflammatory vulvar dermatoses. *Clinical Obstetrics and Gynecology*, v. 58, n. 3, p. 464-475, 2015.

GUIOTE-DOMÍNGUEZ, M. V. et al. Nodular lesion in the vulvar region. *Actas Dermo-sifiliograficas*, v. 98, n. 6, p. 435-436, 2007.

HELLER, D. S. Lesions of Skene glands and periurethral region: a review. *Journal of Lower Genital Tract Disease*, v. 19, n. 2, p. 170-174, 2015.

IMAI, A. et al. Leiomyoma and rhabdomyoma of the vagina. Vaginal myoma. *Journal of Obstetrics and Gynaecology*, v. 28, n. 6, p. 563-566, 2008.

JACQUES, L. et al. Diagnosis and management of vulvovaginal lichen planus. *Obstetrical Gynecological Survey*, v. 75, n. 10, p. 624-635, 2020.

JOHANSSON, M.; LYCKE, N. Y. Immunology of the human genital tract. *Current Opinion in Infectious Diseases*, v. 16, n. 1, p. 43-49, 2003.

KOKCU, A.; SARI, S.; KEFELI, M. Primary vulvar lymphangioma circumscriptum: a case report and review of literature. *Journal of Lower Genital Tract Disease*, v. 19, n. 1, p. e1-e5, 2015.

KURDI, S. et al. Leiomyoma of the vulva: a diagnostic challenge case report. *Case Reports in Obstetrics and Gynecology*, p. 1-3, 2016.

LARONDA, M. M. et al. The development of cervical and vaginal adenosis as a result of diethylstilbestrol exposure in utero. *Differentiation*, v. 84, n. 3, p. 252-260, 2012.

LEE, M. Y. et al. Clinical pathology of Bartholin's glands: a review of the literature. *Current Urology*, v. 8, n. 1, p. 22-25, 2015.

LEIBOWITCH, M. et al. Anatomy of the vulva and classification of disease. In: LEIBOWITCH, M. et al. *An atlas of vulval disease*. London: Martin Dunitz Ltd, 1995. p. 1-6.

LINHARES, I. M.; GIRALDO, P. C.; BARACAT, E. C. Novos conhecimentos sobre a flora bacteriana vaginal. *Revista da Associação Médica Brasileira*, v. 56, n. 3, p. 370-374, 2010.

LOPES FILHO, L. L. et al. Fibroma mole gigante de localização vulvar: relato de caso. *Surgical & Cosmetic Dermatology*, v. 4, n. 2, p. 200-202, 2012.

MARNACH, M. L.; CASEY, P. M. Laser therapy for recalcitrant vulvar lichen sclerosus: a review of the literature. *Clinical Obstetrics Gynecology*, v. 65, n. 4, p. 768-774, 2022.

MAUSKAR, M. Erosive lichen planus. *Obstetrics and Gynecology Clinics of North America*, v. 44, n. 3, p. 407-420, 2017.

MORTENSEN, O. E.; CHRISTENSEN, S. E.; LØKKEGAARD, E. The evidence behind the use of LASER for genitourinary syndrome of menopause, vulvovaginal atrophy, urinary incontinence and lichen sclerosus: a state-of-the-art review. *Acta Obstetricia Gynecologica Scandinavica*, v. 101, n. 6, p. 657-692, 2022.

NAIR, P. A. Vulvar lichen sclerosus et atrophicus. *Journal of Mid-Life Health*, v. 8, n. 2, p. 55-62, 2017.

NETTO A. R. et al. Fibroma de vulva (molluscum pendulum): relato de caso. *Revista Brasileira de Ginecologia e Obstetrícia*, v. 23, n. 3, p. 187-190, 2001.

PARELLADA, C. I.; CAMPANER, A. B.; MARTINS, N. V. Dermatoses vulvares: líquen escleroso, líquen plano e líquen simples crônico. In: MARTINS, N. V. et al. *Patologia do trato genital inferior*: diagnóstico e tratamento. 2. ed. São Paulo: Roca, 2014. p. 432-442.

PELLICCIARI, C. R.; CAMARGO, L. A.; NOVO, J. L. G. Fibroma gigante de vulva: relato de caso. *Revista da Faculdade de Ciências Médicas de Sorocaba*, v. 16, n. 3, p. 149-151, 2014.

RASI, A.; ARABSHAHI, S. R.; SHAHBAZI, N. Skin tag as a cutaneous marker for impaired carbohydrate metabolism: a case-control study. International Journal of Dermatology, v. 46, n. 11, p. 1155-1159, 2007.

SAND, F. L.; THOMSEN, S. F. Clinician's update on the benign, premalignant, and malignant skin tumours of the vulva: the dermatologist's view. *International Scholarly Research Notices*, v. 2017, p. 1-10, 2017.

SHIER, R. M.; RASTY, G. Vulvar seborrheic keratosis. *Journal of Obstetrics and Gynaecology Canada*, v. 29, n. 12, p. 967, 2007.

SILVA FILHO, M. L. *et al*. Lipoma vulvar: um relato de caso. *Revista da Faculdade de Ciências Médicas de Sorocaba*, v. 14, n. 1, p. 27-30, 2012.

TAKADA, K. *et al*. Female reproductive tract-organ axes. *Frontiers in Immunology*, v. 14, p. 1-14, 2023.

TAMEGA, A. *et al*. Association between skin tags and insulin resistance. *Anais Brasileiros de Dermatologia*, v. 85, p. 25-31, 2010.

TAPIA, E. O.; KAM, C. S.; SAN MARTÍN, T. R. Siringoma vulvar: reporte de un caso y revisión de la literatura. *International Journal of Morphology*, v. 30, n. 3, p. 924-926, 2012.

VIEIRA-BAPTISTA, P. *et al*. Risk of development of vulvar cancer in women with lichen sclerosus or lichen planus: a systematic review. *Journal of Low Genital Tract Disease*, v. 26, n. 3, p. 250-257, 2022.

VYAS, A. Genital lichen sclerosus and its mimics. *Obstetrics and Gynecology Clinics*, v. 44, n. 3, p. 389-406, 2017.

CAPÍTULO 39

Abdome Agudo em Ginecologia

Eduardo Batista Cândido • Aline Evangelista Santiago • Agnaldo Lopes da Silva Filho

INTRODUÇÃO

O abdome agudo é uma síndrome clínica, cuja principal característica é a dor abdominal aguda, que requer abordagem imediata, clínica ou cirúrgica. Constitui um dos problemas mais importantes na prática médica em virtude de sua alta incidência, das dificuldades e dúvidas no seu diagnóstico e da necessidade de se adotar uma terapêutica precoce. O abdome agudo cirúrgico é uma situação clínica frequente e alarmante, de apresentação brusca, que se manifesta por meio de sintomas e sinais indicativos de uma afecção abdominal aguda potencialmente grave e de caráter evolutivo. Exige decisões terapêuticas rápidas e objetivas, em que é importante a decisão da necessidade ou não de uma intervenção cirúrgica e se ela deve ser realizada imediatamente ou não (Abrantes, 1988; Pires e Starling, 2017).

A dor aguda no abdome inferior e na pelve é uma queixa comum. A definição varia de acordo com a duração, mas em geral o desconforto está presente há menos de 7 dias, apesar de ser considerada aguda a dor com início e duração por período inferior a 3 meses (Hoffman *et al.*, 2012).

SEMIOLOGIA DA DOR

A dor pode ser classificada em somática, visceral ou referida, de acordo com o tipo de fibras nervosas aferentes envolvidas. Além disso, a dor pode ser inflamatória ou neuropática, dependendo da fase fisiológica que a produz (Kehlet *et al.*, 2006).

A dor somática ou parietal origina-se de nervos aferentes do sistema nervoso somático que inerva o peritônio parietal, pele, músculos e tecidos subcutâneos. É caracteristicamente aguda, localizada, fixa e constante. É comum em casos de abdome agudo inflamatório. Já a dor visceral tem origem em fibras aferentes do sistema nervoso autônomo que transmitem informações das vísceras e do peritônio visceral. Essas fibras são esparsas, por isso o estímulo sensorial é difuso, resultando normalmente em dor generalizada, obtusa e mal localizada. Ela piora com a distensão e contração das alças intestinais. Os estímulos nocivos normalmente são estiramento, distensão, isquemia, necrose ou espasmos dos órgãos abdominais (Pires e Starling, 2017; Hoffman *et al.*, 2012).

As fibras viscerais aferentes são pouco mielinizadas e os potenciais de ação se disseminam com facilidade para estimular os nervos somáticos adjacentes. Assim, a dor visceral algumas vezes é referida aos dermátomos que correspondem a essas fibras nervosas somáticas adjacentes, caracterizando a chamada "dor referida" (Giamberardino, 2003).

ETIOLOGIA E CLASSIFICAÇÃO

O abdome agudo pode ser causado por uma variedade de transtornos. A localização da dor pode ser útil na classificação do abdome agudo por indicar as possíveis causas ou órgãos acometidos (Tabela 39.1) (Flasar *et al.*, 2006; Flasar e Goldberg, 2006). Entre estas, podem ser destacadas algumas causas ginecológicas (Tabela 39.2) (Stickland e Phillips, 2024). O abdome agudo também pode ser classificado segundo a natureza do processo patológico que envolve as estruturas abdominais (Tabela 39.3). Além disso, doenças de localização extra-abdominal ou sistêmica podem ser responsáveis por esse quadro clínico (Tabela 39.4) (Pires e Starling, 2017).

DIAGNÓSTICO

Na abordagem da paciente com dor pélvica aguda, é importante uma avaliação cuidadosa com história e exame clínico detalhados, a identificação das condições de risco imediato a que essa paciente está exposta e critério no emprego da propedêutica complementar disponível. O tratamento completo de todo tipo de abdome agudo cirúrgico depende sempre de um diagnóstico clínico completo, uma indicação cirúrgica precisa, aliada a uma técnica operatória adequada (Polaneczky e O'Connor, 1999).

Anamnese e exame físico

Deve-se tentar obter a história clínica enquanto se realiza a primeira etapa do exame físico, ou seja, a inspeção da paciente. Devem ser observados seu aspecto geral e características físicas e emocionais específicas. Além da história clínica e cirúrgica completa, é importante obter a descrição oral da dor e seus fatores associados (Hoffman *et al.*, 2012). Os pontos-chave a serem considerados são:

- Origem: quando e como começou a dor? Houve modificação ao longo do tempo?
- Localização: localiza-se especificamente?
- Duração da dor
- Característica: dor (visceral, somática ou neural) – cólica, queimação, pontada, fincada
- Fatores de alívio ou agravamento
- Sintomas associados: ginecológicos, gastrointestinais, urológicos, neurológicos
- Irradiação: há irradiação para outras áreas?
- Intensidade: escala de 0 a 10 ou leve, moderada ou intensa (Howard *et al.*, 2000).

As pacientes com patologia aguda envolvendo vísceras pélvicas normalmente descrevem a dor visceral como difusa, surda, constante ou espasmódica. Quando há extensão a partir da víscera ao peritônio parietal adjacente, ocorre a dor somática aguda, frequentemente localizada, unilateral e concentrada em um dermátomo específico. No abdome agudo cirúrgico, se houver vômitos, eles ocorrem como resposta à dor e são resultantes

Tabela 39.1 Classificação anatômica da dor abdominal.

Quadrante superior direito	Epigástrio	Quadrante superior esquerdo
Doenças pépticas Doenças biliares (cólica biliar, colecistite aguda, coledocolitíase, colangite) Doenças hepáticas (hepatite, abscessos, neoplasia, hepatopatias) Doenças pulmonares (pneumonia, abscesso subfrênico, pneumotórax, embolia, derrame pleural) Parede abdominal (herpes-zóster, contraturas musculares) Doenças renais (pielonefrite, abscesso perinefrético e litíase, doenças do cólon)	Doenças pépticas Doenças pancreáticas (pancreatite, neoplasia) Doenças biliares (cólica biliar, colecistite, coledocolitíase, colangite) Doenças esofágicas (doença do refluxo gastroesofágico, esofagites) Doenças cardíacas (pericardite, infarto agudo do miocárdio, angina aneurisma de aorta abdominal) (dissecção, ruptura, isquemia mesentérica)	Doenças pépticas Doenças esplênicas (infarto e ruptura) Doenças pancreáticas (pancreatite e neoplasia) Doenças pulmonares (pneumonia, abscesso subfrênico, pneumotórax, embolia, derrame pleural) Doenças renais (pielonefrite, abscesso perinefrético e litíase renal) Doenças do cólon (colite, diverticulite)
Quadrante inferior direito	**Periumbilical**	**Quadrante inferior esquerdo**
Apendicite Doença intestinal (colite, gastroenterite, diverticulite, doença inflamatória) Hérnias Doenças renais (pielonefrite, abscesso perinefrético e litíase) Doenças ginecológicas (tumor ovariano, torção ovariana, gravidez ectópica, DIP, abscessos túbulo-ovarianos)	Apendicite (inicial) Obstrução intestinal Gastroenterite Isquemia mesentérica Ruptura e/ou dissecção de aneurisma de aorta **Suprapúbica** Doença intestinal (colite, gastroenterite, diverticulite, doença inflamatória) Doenças urinárias (cistite, prostatite e litíase) Doenças ginecológicas (tumor ovariano, torção ovariana, gravidez ectópica, DIP, abscessos túbulo-ovarianos) Dismenorreia	Doença intestinal (colite, sigmoidite, gastroenterite, diverticulite, doença inflamatória) Hérnias Doenças renais (pielonefrite, abscesso perinefrético e litíase) Doenças ginecológicas (tumor ovariano, torção ovariana, prenhez ectópica, DIP, abscessos túbulo-ovarianos)

Difusa

Gastroenterite, peritonite, obstrução intestinal, isquemia mesentérica, doença inflamatória, cetoacidose diabética, porfiria aguda, uremia, hipercalcemia, vasculites, intoxicação por metal pesado, febre do Mediterrâneo, angioedema hereditário, crise falciforme

DIP: doença inflamatória pélvica. (Fonte: Flasar *et al.*, 2006.)

Tabela 39.2 Causas ginecológicas específicas.

Específicas da gestação	Podem ocorrer em grávidas e não grávidas
Gravidez ectópica	Torção ovariana
Abortamento	Doença inflamatória pélvica
	Massas ovarianas
	Leiomiomas
	Endometriose

Fonte: Stickland e Phillips, 2024.

Tabela 39.3 Classificação sindrômica do abdome agudo cirúrgico segundo a natureza determinante.

Síndromes	Afecções
Inflamatória	Apendicite aguda, colecistite aguda, pancreatite aguda, diverticulite do cólon, abscessos intracavitários, peritonites primária e secundárias Doença inflamatória pélvica (DIP)
Perfurativa	Úlcera duodenal perfurada, câncer gastrointestinal, divertículos de cólon Perfuração uterina e de vísceras ocas iatrogênica
Obstrutiva	Obstrução pilórica, hérnia estrangulada, bridas, aderências, áscaris e câncer gastrointestinal
Hemorrágica	Rotura de aneurisma abdominal Gravidez ectópica e cisto hemorrágico de ovário
Isquêmica	Trombose mesentérica Torção de anexos e degeneração de miomas
Traumática	Trauma abdominal contuso ou penetrante
Associada	Perfuração de víscera oca

Tabela 39.4 Causas extra-abdominais de abdome agudo.

Torácicas	Pneumonia do lobo inferior, infarto agudo do miocárdio, pericardite, infarto, tromboembolismo pulmonar, pneumotórax
Hematológicas	Drepanocitose, leucemias
Metabólicas	Cetoacidose diabética, porfiria aguda, hiperlipoproteinemia
Neurológicas	Herpes-zóster, *tabes dorsalis*, compressão de raiz nervosa, fibromialgia
Relacionadas a tóxicos	Intoxicação por metais pesados, picadas de cobras e insetos, abstinência de narcóticos

de estímulo vagal. Normalmente são intensos e evoluem sem náuseas. Já em caso de vômitos que ocorrem antes da instalação da dor, a probabilidade de abdome cirúrgico é menor (Hoffman *et al.*, 2012; Miller e Alpert, 2006).

O exame físico deve se iniciar já durante o primeiro contato com a paciente, enquanto se obtém a história clínica. Com a observação da paciente, notam-se a aparência geral, incluindo expressão facial, presença de diaforese e coloração da pele (palidez), e grau de agitação, sinais que com frequência indicam a urgência do quadro clínico (Hoffman *et al.*, 2012). O exame deve avaliar o estado geral da paciente, a estabilidade hemodinâmica e a presença de postura antálgica e realizar ausculas pulmonar e cardíaca, que são de fundamental importância para afastar causas extra-abdominais de abdome agudo como pneumonia de base (Howard *et al.*, 2000).

A presença de temperatura elevada, taquicardia e hipotensão indica maior risco de patologia intra-abdominal e define a necessidade de rápida avaliação. Febre baixa constante é comum nos quadros inflamatórios, como diverticulite e apendicite, e temperaturas mais elevadas são observadas nos casos de doença inflamatória pélvica (DIP), peritonite avançada ou pielonefrite (Hoffman *et al.*, 2012).

O exame abdominal deve incluir:

- **Inspeção:** observar a presença de distensão, hérnias, equimoses ou cicatrizes. Avaliar os *sinais de Cullen* (presença de equimose na região periumbilical, comum em quadros de pancreatite aguda) e *de Grey-Turner* (equimose nos flancos, encontrado também em quadros de pancreatite aguda e outras afecções)
- **Ausculta:** ruídos hidroaéreos hiperativos ou de timbre metálico podem sugerir obstrução intestinal. A redução ou abolição dos ruídos por um período de ausculta de 3 minutos está associada à presença de peritonite. Já um peristaltismo normal em paciente com quadro abdominal duvidoso não exclui uma causa cirúrgica, mas permite maior tempo de observação
- **Percussão:** importante para a determinação do ponto mais doloroso e reconhecimento da presença de líquido ou timpanismo devido à presença de ar livre no abdome ou interior das vísceras
- **Palpação:** o envolvimento do peritônio parietal em um processo inflamatório ou irritativo implica a ocorrência de hiperalgesia à palpação, na mesma região anatômica onde se situa o processo patológico e podendo desencadear defesa muscular. A contratura dos músculos abdominais pode ocorrer quando um processo irritativo atinge os troncos nervosos dessa musculatura, comum ao peritônio parietal subjacente. Existem alguns testes para avaliação da dor, como o *teste do psoas*, que consiste em executar a extensão da coxa provocando dor; o *teste do obturador*, quando há dor referida em região hipogástrica durante o movimento de rotação interna da coxa previamente fletida, e significa que o obturador, constituinte do assoalho pélvico, tem sua face irritada por processo inflamatório; e o *sinal de Blumberg*, em que a compressão até o limite máximo da parede abdominal, seguida de descompressão súbita, gera dor causada pela irritação peritoneal
- **Exame especular, toque retal e toque vaginal:** os órgãos pélvicos e as genitálias externa e interna devem ser examinados para avaliação de sangramentos, leucorreias não fisiológicas, lesões ou traumas, bem como para avaliar causas urológicas ou retais de abdome agudo (Howard *et al.*, 2000).

Exames complementares

Os exames complementares são solicitados de acordo com o exame clínico realizado de forma minuciosa e a necessidade do esclarecimento diagnóstico. É comum a solicitação de exames laboratoriais diagnósticos em casos de dor abdominal, porque, apesar dos benefícios da anamnese e do exame físico, sua sensibilidade é baixa (Gerhardt *et al.*, 2005).

Exames laboratoriais

- Hemograma: a leucocitose é comum nos quadros de abdome agudo inflamatório. Baixo hematócrito com um volume corpuscular médio (VCM) normal sugere perda aguda de sangue. A sua avaliação seriada pode auxiliar no diagnóstico e avaliação da evolução do processo patológico
- Exame de urina: é fundamental afastar a possibilidade de infecção urinária, especialmente em mulheres. Além disso, hematúria poder sugerir quadro de nefrolitíase
- Gonadotrofina coriônica humana (hCG): deve ser realizado em todas as mulheres em idade reprodutiva
- Amilase: altos níveis séricos de amilase sugerem quadro clínico de pancreatite
- Velocidade de hemossedimentação (VHS): é importante no diagnóstico diferencial entre apendicite aguda e DIP, estando muito elevado na vigência dessa última (Hoffman *et al.*, 2012; Howard *et al.*, 2000).

Exames de imagem

- Radiografia de tórax: a presença de pneumoperitônio sugere perfuração de víscera oca. Pode ocorrer no pós-operatório de laparotomias e é importante na avaliação de causas extra-abdominais de abdome agudo, como pneumonia de lobo inferior e pneumotórax
- Radiografia de abdome: realizada em ortostatismo e decúbito dorsal. São considerados achados anormais na radiografia simples de abdome: pneumoperitônio, presença de ar no intestino delgado (também encontrado em caso de uso de entorpecentes e de laxantes), níveis hidroaéreos, apagamento da sombra renal e do músculo psoas, e alça em sentinela
- Ultrassonografia abdominal, pélvica ou transvaginal: exame seguro, não invasivo, sem contraindicações, de baixo custo e disponível na maioria dos hospitais. Pode auxiliar na determinação da etiologia do abdome agudo, mas é limitado pela presença de distensão abdominal por gases. O achado ultrassonográfico de líquido livre na cavidade abdominal, associado à história e ao exame clínico da paciente, permite muitas vezes o diagnóstico de hemoperitônio, dispensando a realização da punção abdominal. A ultrassonografia pela via transvaginal apresenta maior detalhamento na avaliação da genitália interna, na vascularização pélvica, por meio da Dopplervelocimetria, e possibilita a identificação de massas pélvicas, anexiais ou cistos. Atenção se dá à necessidade de urgência em sua realização, quando da suspeita de torção ovariana
- Tomografia computadorizada de abdome: vem ganhando importância na elucidação diagnóstica e tem se tornado uma extensão do exame físico. Ideal para o diagnóstico de pancreatite aguda, abdome agudo vascular e para o estudo de coleções líquidas intra-abdominais. Fornece visão detalhada da anatomia do abdome e na maioria das vezes há necessidade do uso de contraste por via oral ou venosa (Dalrymple *et al.*, 2009)

- Ressonância nuclear magnética: embora às vezes limitada em disponibilidade e propensa a artefatos, é segura durante a gravidez e pode ser útil na avaliação de órgãos pélvicos e tecidos moles. Essa verificação leva mais tempo para ser executada (British Association for Sexual Health and HIV, 2019).

Videolaparoscopia

A videolaparoscopia, ao possibilitar a inspeção direta da cavidade abdominal, não só facilita o diagnóstico, como também permite o tratamento da doença em alguns casos, como ocorre nas apendicites e nas doenças anexiais. A videolaparoscopia normalmente é indicada para pacientes com quadros de dor mais arrastados e sem causa definida. Possui alta acurácia (70 a 99%) em casos de abdome agudo (Pires e Starling, 2017).

Para mulheres com dor pélvica, principalmente naquelas em idade fértil, a laparoscopia tem se mostrado excelente método diagnóstico. Por meio da laparoscopia, 78 a 84% das pacientes com dor pélvica aguda têm seu diagnóstico definido. Em casos de endometriose e DIP, a acurácia da laparoscopia é alta, com sensibilidade de 27% e especificidade de 92% (Pires e Starling, 2017). É o padrão-ouro para o tratamento cirúrgico da gravidez ectópica, sendo a laparotomia indicada apenas se a laparoscopia não for possível por motivos técnicos, logísticos ou médicos (Taran *et al.*, 2015).

As vantagens da laparoscopia são o acesso mais rápido ao abdome, menor tempo cirúrgico, menor perda sanguínea, aderências pós-operatórias menos extensas, menor tempo de hospitalização e recuperação pós-operatória e menores custos de hospitalização e reabilitação (Taran *et al.*, 2015).

CAUSAS MAIS COMUNS

As causas de dor aguda no abdome inferior e na pelve são inúmeras, e as mais comuns se encontram listadas na Tabela 39.5.

Gestação ectópica

A gravidez tubária é o tipo de gravidez ectópica (GE) mais comum, mas ela também pode ser localizada em um ovário, intersticialmente na porção intramiometrial da tuba uterina, no corno uterino, no colo do útero, na cicatriz de uma cesariana prévia, intramural ou na cavidade abdominal (Barnhart, 2009). A gravidez ovariana é o tipo de gestação ectópica não tubária mais comum, representando 2% dessas gestações. A gravidez cervical é muito mais rara, representando apenas 0,1% dessas gestações (Begum *et al.*, 2015; Barnhart *et al.*, 2011). As gestações não tubárias, heterotópicas – GE associada a gravidez tópica – e ectópica bilateral simultânea são mais raras, representando um desafio diagnóstico e estão associadas a maior morbidade (Barnhart, 2009).

A GE pode ser totalmente assintomática, por exemplo, na gravidez tubária íntegra. Na maioria das pacientes, as queixas apresentadas são inespecíficas (Taran *et al.*, 2015). A tríade clássica dos sintomas "sangramento vaginal, dor pélvica e amenorreia" pode indicar GE, porém pode ocorrer também em quadros como ameaça de abortamento (Barnhart, 2009). Quando a gestação se encontra rota, a paciente pode apresentar desde dor pélvica até choque hemorrágico grave (Taran *et al.*, 2015). A gravidez cervical manifesta-se geralmente com sangramento vaginal vivo e está associada a alta morbidade (Begum *et al.*, 2015).

Tabela 39.5 Etiologias de dor aguda no abdome inferior e na pelve.

Ginecológicas
- Dismenorreia
- Abortamento incompleto ou completo
- Doença inflamatória pélvica
- Torção de ovário
- Gravidez ectópica
- Abscesso tubo-ovariano
- *Mittelschmerz* (dor da ovulação)
- Massa ovariana
- Prolapso de leiomioma
- Obstrução do trato genital inferior

Gastrointestinais
- Gastrenterite
- Colite
- Doença do intestino irritável
- Apendicite
- Diverticulite
- Doença inflamatória intestinal
- Constipação
- Obstrução do intestino delgado
- Isquemia mesentérica
- Cânceres gastrointestinais

Urológicas
- Cistite
- Pielonefrite
- Litíase urinária
- Abscesso perinéfrico

Musculoesqueléticas
- Hérnia
- Peritonite
- Trauma de parede abdominal

Outras
- Cetoacidose diabética
- Herpes-zóster
- Abstinência de opioide
- Hipercalcemia
- Crise falcêmica
- Vasculite
- Ruptura de aneurisma da aorta abdominal
- Dissecção de aneurisma da aorta abdominal
- Porfiria
- Toxicidade por metais pesados

Fonte: Hoffman *et al.*, 2012.

Alguns sintomas sugestivos de GE incluem dor abdominal com irradiação para ombros resultante da irritação diafragmática pelo hemoperitônio, abdome agudo ou defesa abdominal e dor à mobilização do colo uterino. O anexo do lado comprometido é frequentemente aumentado de tamanho e doloroso ao exame. Levando-se em consideração a associação de sintomas e a inespecificidade deles, alguns diagnósticos diferenciais devem ser afastados, como tumores anexiais rotos ou torcidos, abscessos tubo-ovarianos, apendicite e síndrome da hiperestimulação ovariana com ascite (Taran *et al.*, 2015).

Estima-se que 88% das gestações tubárias sejam diagnosticadas pela combinação de massa anexial e ausência de saco gestacional intrauterino ao ultrassom (Crochet *et al.*, 2013). Deve-se suspeitar de GE em caso de tecido gestacional na região anexial sem qualquer evidência de gravidez intrauterina. Em caso de vesícula vitelina ou embrião visíveis fora da cavidade endometrial, o diagnóstico de GE é confirmado. Se uma pequena coleção líquida é visualizada na cavidade uterina, isso pode representar um saco pseudogestacional, compatível com GE. Caso seja visualizada coleção líquida no fundo de saco de Douglas, provavelmente se trata de líquido hemorrágico, o que acontece em quase metade de todos os casos de gestação tubária. Caso o fluido se estenda até o recesso hepatorrenal (bolsa de Morison), o diagnóstico presumido é hemorragia, com necessidade de intervenção cirúrgica (Kirk et al., 2014). Apesar da alta sensibilidade da ultrassonografia transvaginal para o diagnóstico de gravidez extrauterina, a gravidez ovariana é muitas vezes diagnosticada somente na cirurgia e pode necessitar de ooforectomia parcial ou total (Begum et al., 2015; Barnhart et al., 2011).

Quanto ao papel dos testes bioquímicos séricos, o único biomarcador atualmente usado rotineiramente na prática clínica é a hCG. A GE é geralmente associada a aumento na hCG não maior que 66% ou a queda não superior a 13% do nível basal da hCG, em 48 horas, devido ao crescimento trofoblástico prejudicado. Essas proporções associadas a um valor absoluto da hCG maior que 1.500 UI/ℓ, na ausência de gravidez intrauterina visível, evidenciam uma provável GE. A hCG somente é diagnóstica se associada ao ultrassom, e a combinação desses critérios tem sensibilidade de 92% e especificidade de 84% (Taran et al., 2015; Bachman e Barnhart, 2012).

A culdocentese, punção do fundo de saco de Douglas, é uma técnica simples para identificação de um hemoperitônio, detectando quantidades mínimas de sangue extravasado. Pode ser positiva mesmo em GEs não rotas, devido à perda de sangue através do óstio tubário para a cavidade peritoneal. Para a pesquisa de hemoperitônio, pode ser realizada também a paracentese, quando outros métodos forem inconclusivos ou não estiverem acessíveis. A punção é geralmente realizada na parede anterior do abdome, sob anestesia local. A culdocentese e a paracentese são métodos pouco utilizados, já que o achado ultrassonográfico de líquido livre na cavidade abdominal associado à história e ao exame clínico da paciente muitas vezes permite o diagnóstico de hemoperitônio (Kirk et al., 2008).

A cirurgia diagnóstica é raramente indicada, sendo reservada às mulheres com sinais de abdome agudo e choque hipovolêmico ou às mulheres com gravidez de localização desconhecida que se tornam sintomáticas. Isso se deve aos avanços dos métodos diagnósticos não invasivos, principalmente a ultrassonografia transvaginal. Assim, a maioria das cirurgias para GE é agora realizada como um procedimento terapêutico após uma GE ter sido diagnosticada (Kirk et al., 2008; Jurkovic e Wilkinson, 2011).

O tratamento pode ser expectante, medicamentoso ou cirúrgico, dependendo da localização da GE, evolução do quadro e estado hemodinâmico da paciente. Mulheres Rh-negativas não imunizadas devem receber imunoglobulina Rh(D) (300 mcg intramuscular) dentro de 72 horas após o diagnóstico, qualquer que seja a terapêutica adotada (Polaneczky e O'Connor, 1999). A Figura 39.1 traz um algoritmo para condução dos casos suspeitos de gestação ectópica (Stratton, 2024).

Massas ovarianas

Os cistos ovarianos são condições fisiológicas e muitas vezes prevalentes: cerca 10% das mulheres serão submetidas a uma cirurgia para massa ovariana ao longo da vida.

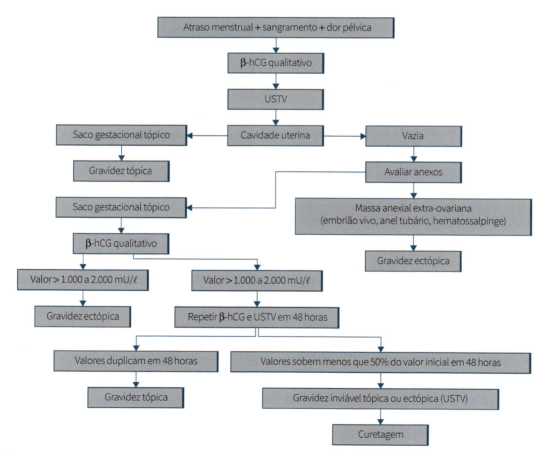

Figura 39.1 Algoritmo para condução dos casos suspeitos de gestação ectópica. β-hCG: fração beta da gonadotrofina coriônica humana; USTV: ultrassonografia transvaginal. (Adaptada de: Stratton, 2024.)

Por isso, é importante que se faça uma anamnese detalhada, com atenção às características que sugerem alterações referentes aos cistos ovarianos (torção, ruptura ou hemorragia), tais como início súbito de dor e/ou vômito. Cerca de 20% dessas massas podem ser sugestivas de malignidade, o que também precisa ser avaliado (alteração no apetite e saciedade precoce, flatulência, sensação de empachamento, aumento da frequência ou urgência urinária e distensão abdominal persistente). O achado de um cisto ovariano normalmente se apresenta na fase lútea do ciclo menstrual. Geralmente corresponde a mais de 90% dos cistos ovarianos e tem como aspectos evidenciados um diâmetro < 6 cm, remissão espontânea em até dois ciclos e raramente causa abdome agudo com hipovolemia grave (uso de anticoagulantes, pacientes com alguma coagulopatia). Essas lesões geralmente surgem 2 a 4 dias após o período menstrual, com imagem sugerindo hemorragia intracística e hipervascularização ao Doppler, seguida de rotura capsular e hemoperitônio, geralmente autolimitado. Quando associado a quadro de instabilidade hemodinâmica, piora do quadro de dor e dos níveis hematimétricos, faz-se necessária a abordagem operatória. Para sua avaliação adequada, devem ser realizados exames abdominais e vaginais. A ultrassonografia transvaginal é a forma mais eficaz de avaliar uma massa ovariana. Na mulher na pré-menopausa, cistos simples ou funcionais < 50 mm podem ser tratados de forma conservadora e geralmente desaparecem ao longo de dois a três ciclos menstruais. Em mulheres na pós-menopausa, um cisto muitas vezes requer a mensuração de marcadores séricos como CA-125, antígeno carcinoembrionário (CEA) e proteína 4 do epidídimo humano (HE4). Faz-se também possível lançar mão de algoritmos que ajudem na estratificação do risco de malignidade, assim como uma ultrassonografia endovaginal realizada por profissional experiente. Quando ocorrem dúvidas quanto às características do cisto, a ressonância magnética pode ser bom método de auxílio, associada à *expertise* de profissionais que atuem na ginecologia oncológica. O manejo de um cisto depende de vários fatores diferentes (como índice de risco de malignidade, tamanho do cisto e sintomas associados). As opções incluem tratamento conservador (com repetição da ultrassonografia em intervalo definido) ou cirurgia, que pode ser cistectomia ou salpingo-ooforectomia. A Figura 39.2 apresenta um fluxograma para condução dos quadros de cistos associados ao quadro de abdome agudo (Stratton, 2024).

Doença inflamatória pélvica

A DIP ainda é uma preocupação importante, porque pode levar a complicações como infertilidade, gravidez ectópica e dor pélvica crônica. Apesar de uma resposta clínica à terapia antimicrobiana apropriada, o resultado a longo prazo do tratamento ainda é limitado, com complicações reprodutivas e dor pélvica crônica. Estima-se que 4% das mulheres nos EUA terão DIP em algum momento da vida e 1 em cada 8 mulheres com história de DIP terão dificuldade para engravidar (Ford e Decker, 2016).

Os estudos indicam que existem mais de 750.000 casos novos de DIP anualmente nos EUA, predominantemente em mulheres de 15 a 29 anos de idade. No entanto, a verdadeira incidência da doença é de difícil precisão, devido aos casos frequentes de doença pouco sintomática ou assintomática que não são diagnosticados. Os fatores de risco para DIP incluem fatores associados à transmissão de doenças sexualmente transmissíveis (DSTs), como pacientes mais jovens, parceiros múltiplos, história prévia de DST ou DIP e a não utilização de preservativo. A ducha vaginal contribui para alterações da flora vaginal, dano epitelial e ruptura da barreira mucosa cervical, sendo também um fator de risco para DIP. Existe um risco aumentado de DIP associado ao uso do dispositivo intrauterino (DIU), principalmente nas primeiras 3 semanas após a inserção, porém esse risco pode ser diminuído pelo rastreio e tratamento de DSTs antes da inserção (Ford e Decker, 2016; Sexually Transmitted Diseases, 2015).

Os sinais e sintomas de DIP são frequentemente leves ou inespecíficos e as apresentações atípicas ou mais leves são mais comuns, o que pode causar engano no diagnóstico. Portanto, a DIP deve ser uma hipótese diagnóstica em todas as mulheres sexualmente ativas apresentando dor abdominal ou pélvica. Outras condições como apendicite, colecistite, pielonefrite, gastroenterite, torção ovariana, endometriose, gravidez ectópica e ruptura de massa anexial podem se confundir com um quadro de DIP. Dor em hipocôndrio direito também pode ocorrer em pacientes com DIP, devido à inflamação e à formação de aderências na cápsula do fígado (síndrome de Fitz-Hugh-Curtis) (Peter et al., 2004).

Apenas em 4% dos casos as pacientes apresentarão sintomas sistêmicos como febre, náuseas, vômitos, secreção vaginal purulenta e dor abdominal intensa. O diagnóstico diferencial exige estudos laboratoriais e um exame físico completo que inclua exame

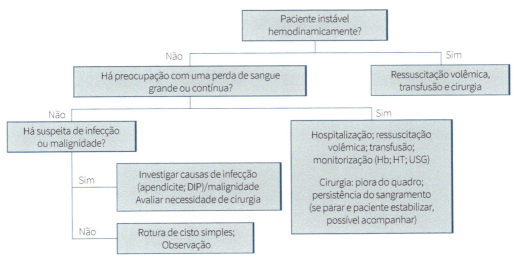

Figura 39.2 Condução dos casos suspeitos de cistos ovarianos rotos. DIP: doença inflamatória pélvica; Hb: hemoglobina; Ht: hematócrito; USG: ultrassonografia. (Adaptada de: Stratton, 2024.)

especular com inspeção do colo do útero para friabilidade e secreção mucopurulenta; exame bimanual para avaliação uterina, dor à mobilização cervical ou anexial e massas pélvicas. Além disso, pode ser realizada avaliação microscópica da secreção cervicovaginal para patógenos infecciosos, como *Trichomonas vaginalis* e *Gardnerella vaginalis*. Os testes radiográficos mais avançados ou os procedimentos invasivos podem ser úteis, mas geralmente são reservados para casos em que o diagnóstico é complicado ou duvidoso (Gottlieb *et al.*, 2013; Haggerty e Ness, 2006).

O tratamento de DIP deve ser empírico e fornecer ampla cobertura direcionada aos principais agentes patogênicos. Todos os regimes utilizados devem ser eficazes contra *Neisseria gonorrhoeae* e *Chlamydia trachomatis*, e a cobertura empírica para bactérias anaeróbicas também deve ser considerada. O início do tratamento é recomendado assim que o diagnóstico clínico de DIP é feito. Os atrasos no tratamento levam a piores resultados clínicos e a mais sequelas a longo prazo. Esquemas terapêuticos devem envolver coberturas amplas de antibióticos, mesmo nos casos leves (Tabela 39.6). A decisão de hospitalizar por doença moderada a grave é em grande parte baseada no julgamento clínico e na presença de alguns critérios, incluindo a incapacidade de excluir a presença de uma emergência cirúrgica, como apendicite; abscesso tubo-ovariano; gravidez; doença grave, náuseas e vômitos, ou febre alta; incapacidade de tolerar antibióticos orais ou resposta clínica insuficiente à antibioticoterapia oral (Ford e Decker, 2016). Nesses casos, a antibioticoterapia endovenosa e precoce é de extrema importância (Tabela 39.7) A Figura 39.3 apresenta um algoritmo de condução dos casos com suspeita de DIP (Stratton, 2024).

Torção anexial

A torção anexial ocorre quando o ovário e a tuba uterina se torcem no eixo criado entre o ligamento infundibulopélvico e o ligamento útero-ovariano. Geralmente envolve ambas as estruturas, mas pode envolver apenas o ovário e, mais raramente, apenas a tuba uterina. Em geral, ocorre em mulheres com ovários moderadamente ampliados, muitas vezes em associação com um cisto ovariano, e com menor frequência em ovários muito aumentados de tamanho, porque esses tendem a não torcer devido ao peso. A verdadeira incidência é desconhecida, porque o diagnóstico é feito definitivamente apenas durante a cirurgia. No entanto, a prevalência anual é de aproximadamente 2 a 6%. Estima-se que até 3% das pacientes com dor abdominal aguda que chegam ao serviço de emergência tenham torção anexial (Sasaki e Miller, 2014).

Tabela 39.6 Condução dos casos de doença inflamatória pélvica em regime ambulatorial.

- Doxiciclina 100 mg de 12 em 12 horas, por 14 dias
- Metronidazol 500 mg de 12 em 12 horas, por 14 dias

Associados a:
- Ceftriaxona 500 mg, via intramuscular (IM), ou
- Cefoxitina 2 g, IM + probenecida 1 g, via oral (VO), ou
- Outra cefalosporina de 3ª geração (cefotaxima ou ceftizoxima)

Adaptada de: Brasil, 2022.

Tabela 39.7 Condução dos casos de doença inflamatória pélvica em regime de hospitalização.

Ceftriaxona 1 g, via endovenosa (EV), de 24/24 horas
Doxiciclina 100 mg, via oral (VO), de 12/12 horas
Metronidazol 400 mg, EV, de 12/12 horas
OU
Clindamicina 900 mg, EV, de 8/8 horas
Gentamicina 3 a 5 mg/kg, EV, de 24/24 horas
Observações
Manutenção por 24 a 48 horas
Escalonamento para oral por 14 dias

Adaptada de: Brasil, 2022.

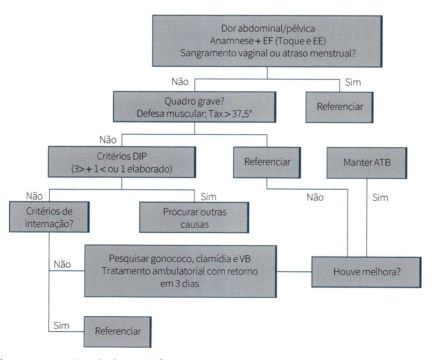

Figura 39.3 Condução dos casos suspeitos de doença inflamatória pélvica. ATB: antibioticoterapia; doença inflamatória pélvica. EE: exame especular; EF: exame físico; Tax: temperatura axilar; VB: vaginose bacteriana. (Adaptada de: Stratton, 2024.)

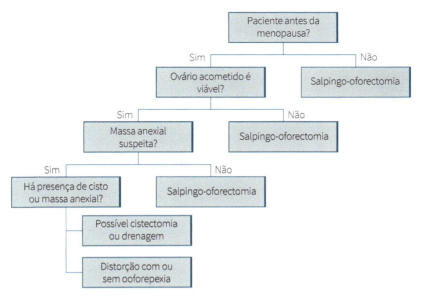

Figura 39.4 Condução dos casos suspeitos de torção ovariana. (Adaptada de: Stratton, 2024.)

A instalação aguda de dor unilateral intensa associada a uma massa dolorosa em topografia de anexo em paciente com náuseas e vômitos deve alertar o médico para a possibilidade de torção de anexo (Hoffman *et al.*, 2012). Essa dor pode ser descrita como constante ou intermitente, pode ocorrer durante vários dias a meses antes da admissão, podendo haver um histórico de episódios de dor transitórios semelhantes, indicando torção parcial anterior. A intensidade da dor varia, nem sempre é grave e se deve à oclusão do pedículo vascular, com hipoxia subsequente (Sasaki e Miller, 2014). Sintomas adicionais podem incluir náuseas (70%), vômitos (45%), dor no flanco e febre (20%) (Shadinger *et al.*, 2008). Se a torção for prolongada, os anexos podem tornar-se necróticos e até infectados, causando sinais de peritonite (Sasaki e Miller, 2014).

O diagnóstico de torção anexial é basicamente clínico, mas pode ser auxiliado por achados laboratoriais e de imagem, já que os sinais e sintomas são comuns a vários outros diagnósticos. Apesar de leve leucocitose ser observada em 27 a 50% das pacientes, a maioria dos exames laboratoriais é normal e o diagnóstico é confirmado na laparoscopia em aproximadamente 10 a 44% das pacientes (Shadinger *et al.*, 2008).

A ultrassonografia pélvica, associada ou não ao Doppler, é o estudo de imagem mais utilizado para auxiliar no diagnóstico de torção anexial. A abordagem transvaginal é mais comumente utilizada, devido à melhor visualização dos vasos ovarianos. Os achados comuns incluem massa ovariana, aumento unilateral do ovário, fluido livre em fundo de saco posterior e estruturas císticas periféricas uniformes. À medida que o anexo é torcido, o fluxo venoso e linfático é comprometido, causando aumento de volume e edema e, posteriormente, fluxo arterial ausente. À medida que o suprimento sanguíneo arterial é comprometido, o ovário pode ser visto à ultrassonografia com um halo anecoico.

A tomografia computadorizada e a ressonância magnética são métodos de imagem adicionais comumente usados nos serviços de emergência. Os achados comuns incluem espessamento das tubas uterinas, espessamento da parede do cisto ovariano, ascite e desvio uterino em direção ao anexo torcido (Sasaki e Miller, 2014).

A torção anexial é uma emergência cirúrgica e existem opções conservadoras e definitivas para o tratamento. Idade, desejo de fertilidade futura, menopausa e evidência de doença ovariana são fatores a serem considerados na decisão de qual tratamento escolher. O tratamento definitivo inclui a salpingectomia e/ou ooforectomia e o método mais comumente utilizado é a laparoscopia (Sasaki e Miller, 2014).

O tratamento conservador inclui apenas desfazer a torção do anexo e confirmar o tecido anexial viável, desfazer a torção e aspirar qualquer cisto associado, ou desfazer a torção e remover qualquer cisto associado. Em um primeiro momento, deve-se desfazer a torção do anexo. Mesmo que o ovário se apresente escuro na sua inserção, a maioria dos ovários (90%) apresenta desenvolvimento folicular normal ao ultrassom, fluxo ao Doppler normal e aspecto normal após 6 semanas. Entretanto, se houver o cisto e ele não for removido, há risco de nova torção e intervenção cirúrgica adicional (Sasaki e Miller, 2014; Oelsner *et al.*, 2003). A Figura 39.4 apresenta um algoritmo de condução dos casos suspeitos de torção ovariana (Stratton, 2024).

REFERÊNCIAS BIBLIOGRÁFICAS

ABRANTES, W. L. Abdome agudo. *In*: LOPEZ, M. *Emergências médicas*. Rio de Janeiro: Guanabara Koogan, 1988. p. 484-499.

BACHMAN, E. A.; BARNHART, K. Medical management of ectopic pregnancy: a comparison of regimens. *Clinical Obstetrics and Gynecology*, v. 55, n. 2, p. 440-447, 2012.

BARNHART, K. *et al.* Pregnancy of unknown location: a consensus statement of nomenclature, definitions, and outcome. *Fertility and Sterility*, v. 95, n. 3, p. 857-866, 2011.

BARNHART, K. T. Clinical practice. Ectopic pregnancy. *New England Journal of Medicine*, v. 361, n. 4, p. 379-387, 2009.

BEGUM, J.; PALLAVEE, P.; SAMAL, S. Diagnostic dilemma in ovarian pregnancy: a case series. *Journal of Clinical and Diagnostic Research*, v. 9, n. 4, p. QR01-3, 2015.

BRASIL. Ministério da Saúde, Secretaria de Vigilância em Saúde, Departamento de Doenças de Condições Crônicas e Infecções Sexualmente Transmissíveis. *Protocolo Clínico e Diretrizes Terapêuticas para Atenção Integral às Pessoas com Infecções Sexualmente Transmissíveis – IST [recurso eletrônico]* / Ministério da Saúde, Secretaria de Vigilância em Saúde, Departamento de Doenças de Condições Crônicas e Infecções Sexualmente Transmissíveis. Brasília: Ministério da Saúde, 2022. 211 p. : il. Disponível em: https://www.gov.br/aids/pt-br/central-de-conteudo/pcdts/2022/ist/pcdt-ist-2022_isbn-1.pdf. Acesso em 02 jul. 2024.

BRITISH ASSOCIATION FOR SEXUAL HEALTH AND HIV - BASHH. *Pelvic Inflammatory Disease Guideline*, 2019. Disponível em: https://www.bashh.org/resources/6/pid_2019/. Acesso em: 02 jul. 2024.

CROCHET, J. R. *et al.* Does this woman have an ectopic pregnancy?: the rational clinical examination systematic review. *Journal of the American Medical Association*, v. 309, n. 16, p. 1722-1729, 2013.

DALRYMPLE, N. C.; OLIPHANT, M.; LEYENDECKER, J. R. *Problem solving in abdominal imaging: imaging Evaluation of acute abdominal pain.* Philadelphia: Elsevier Saunders, 2009.

FLASAR, M. H.; CROSS, R.; GOLDBERG, E. Acute abdominal pain. *Primary Care*, v. 33, n. 3, p. 659-684, 2006.

FLASAR, M. H.; GOLDBERG, E. Acute abdominal pain. *Medical Clinics of North America*, v. 90, n. 3, p. 481-503, 2006.

FORD, G. W.; DECKER, C. F. Pelvic inflammatory disease. *Disease-a-month*, v. 62, n. 8, p. 301-305, 2016.

GERHARDT, R. T. *et al.* Derivation of a clinical guideline for the assessment of nonspecific abdominal pain: the Guideline for Abdominal Pain in the ED Setting (GAPEDS) Phase 1 Study. *American Journal of Emergency Medicine*, v. 23, n. 6, p. 709-717, 2005.

GIAMBERARDINO, M. A. Referred muscle pain/hyperalgesia and central sensitisation. *Journal of Rehabilitation Medicine*, 41 Suppl, p. 85-88, 2003.

GOTTLIEB, S. L.; XU, F.; BRUNHAM, R. C. Screening and treating Chlamydia trachomatis genital infection to prevent pelvic inflammatory disease: interpretation of findings from randomized controlled trials. *Sexually Transmitted Diseases*, v. 40, n. 2, p. 97-102, 2013.

HAGGERTY, C. L.; NESS, R. B. Epidemiology, pathogenesis and treatment of pelvic inflammatory disease. *Expert Review of Anti-Infective Therapy*, v. 4, n. 2, p. 235-247, 2006.

HOFFMAN, B. L. *et al. Williams Gynecology.* New York: McGraw Hill, 2012.

HOWARD, F. M.; PERRY, C. P.; CARTER, J. E.; EL-MINAWI, A. M (eds.). *Pelvic pain: diagnosis and management.* Philadelphia: Lippincott Williams & Wilkins, 2000.

JURKOVIC, D.; WILKINSON, H. Diagnosis and management of ectopic pregnancy. *British Medical Journal*, v. 342, p. d3397, 2011.

KEHLET, H.; JENSEN, T. S.; WOOLF, C. J. Persistent postsurgical pain: risk factors and prevention. *Lancet*, v. 367, n. 9522, p. 1618-1625, 2006.

KIRK, E. *et al.* Why are some ectopic pregnancies characterized as pregnancies of unknown location at the initial transvaginal ultrasound examination? *Acta Obstetricia et Gynecologica Scandinavica*, v. 87, n. 11, p. 1150-1154, 2008.

KIRK, E.; BOTTOMLEY, C.; BOURNE, T. Diagnosing ectopic pregnancy and current concepts in the management of pregnancy of unknown location. *Human Reproduction Update*, v. 20, n. 2, p. 250-261, 2014.

MILLER, S. K.; ALPERT, P. T. Assessment and differential diagnosis of abdominal pain. *Nurse Practitioner*, v. 31, n. 7, p. 38-45, 2006.

OELSNER, G. *et al.* Minimal surgery for the twisted ischaemic adnexa can preserve ovarian function. *Human Reproduction*, v. 18, n. 12, p. 2599-2602, 2003.

PETER, N. G.; CLARK, L. R.; JAEGER, J. R. Fitz-Hugh-Curtis syndrome: a diagnosis to consider in women with right upper quadrant pain. *Cleveland Clinic Journal of Medicine*, v. 71, n. 3, p. 233-239, 2004.

PIRES, M. T. B.; STARLING, S. V. *Manual de urgências em pronto-socorro.* 11. ed. Rio de Janeiro: Guanabara Koogan, 2017.

POLANECZKY, M.; O'CONNOR, K. Pregnancy in the adolescent patient: screening, diagnosis, and initial management. *Pediatric Clinics of North America*, v. 46, n. 4, p. 649-670, 1999.

SASAKI, K. J.; MILLER, C. E. Adnexal torsion: review of the literature. *Journal of Minimally Invasive Gynecology*, v. 21, n. 2, p. 196-202, 2014.

SEXUALLY Transmitted Diseases: Summary of 2015 CDC Treatment Guidelines. *Journal of the Mississippi State Medical Association*, v. 56, n. 12, p. 372-375, 2015.

SHADINGER, L. L.; ANDREOTTI, R. F.; KURIAN, R. L. Preoperative sonographic and clinical characteristics as predictors of ovarian torsion. *Journal of Ultrasound in Medicine*, v. 27, n. 1, p. 7-13, 2008.

STICKLAND, A. E. J.; PHILLIPS, C. Gynaecological causes of acute abdominal pain: an update. *Surgery (Oxford)*, v. 42, n. 1, p. 51-55, 2024.

STRATTON, P. Evaluation of acute pelvic pain in nonpregnant females: Evaluation. *UptoDate*, 2024. p. 1-25.

TARAN, F. A. *et al.* The diagnosis and treatment of ectopic pregnancy. *Deutsches Ärzteblatt International*, v. 112, n. 41, p. 693-703, 2015.

CAPÍTULO 40

Atenção à Vítima de Violência Sexual

Rosires Pereira de Andrade · Edison Luiz Almeida Tizzot · Juarez Marques de Medeiros · Dênis José Nascimento ·
Francine Teixeira · Sandra Lia Leda Bazzo Barwinski

INTRODUÇÃO

A violência sexual acarreta consequências imediatas e a longo prazo às vítimas, tanto físicas quanto emocionais. A International Federation of Gynecology and Obstetrics (FIGO) aprovou resolução a respeito na assembleia realizada em Copenhague em 1997. Conforme Faúndes *et al.* (2000), "A Resolução reconhece a violência contra a mulher como um problema grave e recomenda que ginecologistas e obstetras: eduquem-se, assim como outros profissionais de saúde quanto à extensão, tipos e consequências da violência contra as mulheres; melhorem sua capacidade de identificar as mulheres que sofrem violência e provejam aconselhamento, apoio e tratamento apropriados; trabalhem, junto com outros grupos, para entender o problema e documentar as determinantes desta violência e suas danosas consequências; ajudem nos processos legais em casos de agressão sexual e estupro, por meio de documentação cuidadosa das evidências no exame da vítima e deem apoio a todos os que trabalham para acabar com a violência contra a mulher, a família e a comunidade".

Foi em 1996 que se iniciaram as reuniões nacionais para discutir o assunto, a partir de iniciativa do Centro de Estudos e Pesquisas Materno-Infantis de Campinas (Cemicamp), ligado à Universidade Estadual de Campinas (Unicamp). Foram convidados, entre outras pessoas, professores titulares de Ginecologia e Obstetrícia de várias universidades brasileiras, com o objetivo de discutir o tema e propor medidas para o atendimento em cada um dos hospitais representados. Partícipe ativa dessas reuniões, já em 1997, a Federação Brasileira das Associações de Ginecologia e Obstetrícia (Febrasgo) criou a Comissão Nacional Especializada de Interrupção da Gestação Prevista por Lei, mais tarde denominada Comissão Nacional Especializada de Violência Sexual e Interrupção da Gestação Prevista em Lei, conforme atua até hoje. Um dos autores deste capítulo, representando o Complexo Hospital de Clínicas (CHC) da Universidade Federal do Paraná/Empresa Brasileira de Serviços Hospitalares (UFPR/Ebserh), participou da primeira e de várias outras dessas reuniões anuais. Também em 1997, com a anuência dos professores de tocoginecologia e demais profissionais de saúde atuantes no hospital, iniciamos o atendimento na maternidade do CHC.

Este capítulo foi escrito por profissionais que atuam no atendimento nesse CHC, com exceção de uma advogada, que representa voluntariamente a Ordem dos Advogados do Brasil – Paraná (OAB-PR), para nos auxiliar nas questões jurídicas referentes à violência sexual e que discorreu sobre o tema ligado ao Direito. Portanto, descreve-se o atendimento como nós fazemos, o que não acontece em muitos outros lugares.

Várias dificuldades existem para se iniciar um serviço que atenda vítimas de violência sexual. Os médicos ginecologistas e obstetras têm todo o conhecimento necessário para o primeiro atendimento e o seguimento das vítimas. No entanto, em nossa experiência, detectamos dois grandes temores por parte desses médicos: o primeiro refere-se à questão legal e de ver-se envolvido em um processo jurídico por ter atendido uma vítima; o segundo está ligado ao aborto previsto em lei, situação real e que está prevista em lei; logo, é um direito da mulher que quer se submeter a um aborto de uma gravidez decorrente de estupro. Por outro lado, como envolve a necessidade de equipe para atuar, nem todos os profissionais envolvidos pensarão do mesmo modo e dúvidas, nem sempre reais, podem ser lançadas durante o processo de atendimento, prejudicando a continuidade do tratamento. Como envolve atendimento hospitalar, há também as questões pessoais, religiosas e políticas envolvidas, que precisam ser devidamente avaliadas, discutidas e previstas.

Na verdade, o atendimento de uma mulher vítima de violência sexual deve ser feito como todo atendimento médico, nesse caso o mais breve possível, porque isso é importante no sentido de prevenção da gravidez com a anticoncepção de emergência, prevenção de infecções sexualmente transmissíveis (ISTs), incluindo o vírus da imunodeficiência humana (HIV), e também dos problemas psicológicos resultantes da agressão. Qualquer lesão física também pode ser tratada o mais breve possível.

Fundamental no atendimento é a formação de uma equipe de profissionais. Felizmente, em nosso CHC, desde o ano de 1997, contamos com enfermeiras, psicólogos e assistentes sociais, todos devidamente capacitados, que são fundamentais para o êxito do programa, além dos médicos. Mas é importante a capacitação. Por isso, realizamos anualmente um curso teórico para atendimento das vítimas de violência sexual, com a presença obrigatória dos residentes de primeiro ano de Ginecologia e Obstetrícia (10 no total) do nosso hospital; no ano de 2018 realizamos o XIII curso no mês de fevereiro, antes do início da residência médica. Recentemente, também participam os residentes multiprofissionais em saúde da mulher e da criança. Também estamos abertos para a participação de profissionais das secretarias municipal e estadual da saúde, bem como da região metropolitana de Curitiba. Desse modo, sempre que temos novos residentes, eles entram na residência devidamente preparados para o atendimento (a duração do curso é de 8 horas), e outros profissionais também se capacitam.

Além da assistência, é fundamental que os cursos de Medicina e da saúde de modo geral informem e conscientizem os estudantes da graduação sobre essa realidade da violência sexual e o papel dos profissionais de saúde. Nosso Departamento de Tocoginecologia sempre disponibilizou esse espaço, com o tema sendo amplamente discutido com os estudantes de Medicina na Disciplina de Reprodução Humana. Fruto do atendimento e do ensino, já estamos na segunda edição do livro *Violência Sexual Contra as Mulheres – Aspectos Médicos, Psicológicos, Sociais e Legais do Atendimento*, que é impresso pela imprensa da UFPR e fica disponível gratuitamente *online* (Andrade, 2017). Interessados poderão ter acesso gratuitamente ao livro em https://www.rosiresandrade.com.br. O livro impresso é entregue a cada um dos alunos de Medicina que passam pelo departamento, bem como aos nossos residentes. O interesse pelo tema é geral e já foram realizados dissertações de mestrado, teses de doutorado e trabalhos da graduação de término de curso utilizando nossos dados de atendimento, tão bem documentados pelo serviço de epidemiologia do hospital.

Frise-se que conseguimos trabalhar em parceria com as secretarias de saúde, tanto municipal quanto estadual. Isso é da maior importância para o êxito de um programa como esse. Graças a isso, houve reconhecimento nacional desse projeto como, por exemplo, "O Instituto Médico Legal vai ao Hospital" (Andrade, 2017). Essa atividade existe há muitos anos, graças à parceria da Secretaria Estadual de Saúde com a Secretaria de Segurança Pública. Médicos ficam de plantão 24 horas por dia, inclusive nos finais de semana e feriados, para atendimento exclusivo às vítimas de violência sexual, sejam crianças, mulheres ou homens, nos hospitais de referência onde são atendidas. O hospital que faz o atendimento – de início éramos três em Curitiba, mas a perspectiva é de aumentar – entra em contato com a Delegacia da Mulher, que emite um chamado ao Instituto Médico Legal (IML), que deve enviar o plantonista designado ao hospital até o prazo de 1 hora após o chamado. Assim, o atendimento é feito em conjunto, perito e clínico de plantão, conforme aqui será descrito, na emergência do hospital.

Graças a essas atividades na cidade de Curitiba, no dia 15 de setembro de 2015 foi lançado oficialmente o Protocolo para o Atendimento às Pessoas em Situação de Violência Sexual no Estado do Paraná, prevendo assistência integral e coleta de vestígios às pessoas em situação de violência sexual, iniciativa do governo do Paraná e com todas as devidas instâncias envolvidas (Secretaria de Estado da Saúde do Paraná, 2015). Capacitações então foram feitas em todo o estado, com vistas a ter profissionais engajados e capacitados em cada regional de saúde do Paraná. Obviamente, não se pretende que o atendimento seja igual ao feito em Curitiba, por ser impossível ter disponibilidade do IML para o hospital, mas profissionais em cada regional estão sendo capacitados. Por isso, é necessário entender que em cada localidade poderá haver diferenças no tipo de atendimento pericial realizado, o que também se aplica para todo o Brasil. Mas o que sempre defendemos é que o atendimento, quanto mais centrado no hospital, melhor será. O IML ir ao hospital mostra a devida humanização do atendimento, evitando idas e vindas das vítimas, e sem a necessidade imediata de um boletim de ocorrência. Embora nada disso seja obrigatório, desse modo, propicia-se coleta de vestígios para que se possa, no futuro, identificar agressores e mesmo assassinos de mulheres que são violentadas. Médicos-residentes aprendem adequadamente como atender. E não há dúvidas de que o ambiente hospitalar é muito melhor que o do IML.

Neste capítulo damos ênfase especial em como atendemos essas vítimas em Curitiba, ressaltando as questões ligadas à coleta de vestígios sexuais, às alterações emocionais das vítimas e às questões legais relacionadas. Por se tratar de um tema muito amplo, recomendamos aos leitores que leiam também o capítulo referente ao tema do *Tratado de Obstetrícia* da Febrasgo, *Violência sexual contra a mulher e abordagem da gestação proveniente de estupro*, bem como os capítulos que tratam do aborto previsto em lei, como complementação a esta leitura.

ASPECTOS LEGAIS DO ATENDIMENTO ÀS VÍTIMAS DE VIOLÊNCIA SEXUAL E AO ABORTAMENTO PREVISTO EM LEI

A compreensão dos aspectos culturais e sociais da violência sexual é fundamental para a qualidade do atendimento às vítimas. O fenômeno da violência sexual atinge majoritariamente mulheres e meninas, e é a expressão máxima das relações desiguais de gênero. Isso ocorre porque as mulheres eram (e ainda são, por vezes) concebidas "como objeto de desejo e da propriedade do homem – e não como sujeito, titular de direitos –, legitimando todo tipo de violência, inclusive o estupro" (Barwinski, 2017).

O Brasil ratificou diversos tratados e convenções internacionais sobre direitos humanos, comprometendo-se a proteger os direitos das mulheres, entre os quais os direitos ao melhor padrão de saúde possível, à não discriminação, os direitos sexuais e reprodutivos. Ao fazê-lo, referidos tratados e convenções passaram a integrar a normativa constitucional brasileira e têm aplicação imediata, por força do disposto no artigo 5º, *caput* e parágrafos 1º, 2º e 3º, da Constituição Federal.

Consagrada na Constituição Federal, a dignidade da pessoa humana é o fundamento que norteia todo o sistema legal vigente. A personalidade do indivíduo é prestigiada e a saúde, como um de seus atributos, é concebida em sentido amplo como um estado de completo bem-estar físico, mental e social (Constituição Federal, art. 196). O acesso ao aborto legal, como um direito humano sexual e reprodutivo, é uma questão de saúde pública e o Estado brasileiro deve garanti-lo de forma segura às mulheres que engravidam em decorrência de violência sexual.

"No Direito, a expressão aborto consiste na 'interrupção da gravidez com a destruição do produto da concepção'", sendo irrelevantes "a idade gestacional e a existência de expulsão fetal" (Barwinski, 2017) . Convém anotar que o Código Penal utiliza equivocadamente o termo aborto. Tecnicamente, a conduta da interrupção da gravidez (processo de abortar) é o abortamento e aborto, o produto conceptual expulso.

O Código Penal brasileiro, de 1940, como regra geral, criminaliza o aborto, estabelecendo:

Aborto provocado pela gestante ou com seu consentimento

Art. 124. Provocar aborto em si mesma ou consentir que outrem lho provoque:
Pena - detenção, de um a três anos.

Aborto provocado por terceiro

Art. 125. Provocar aborto, sem o consentimento da gestante:
Pena - reclusão, de três a dez anos.
Art. 126. Provocar aborto com o consentimento da gestante:
Pena - reclusão, de um a quatro anos.

Parágrafo único. Aplica-se a pena do artigo anterior, se a gestante não é maior de quatorze anos, ou é alienada ou débil mental, ou se o consentimento é obtido mediante fraude, grave ameaça ou violência.

Forma qualificada

Art. 127. As penas cominadas nos dois artigos anteriores são aumentadas de um terço, se, em consequência do aborto ou dos meios empregados para provocá-lo, a gestante sofre lesão corporal de natureza grave; e são duplicadas, se, por qualquer dessas causas, lhe sobrevém a morte.

As exceções estão previstas no art. 128, que, em seu inciso II, permite o aborto chamado pela doutrina de sentimental, ético, legal ou humanitário:

Art. 128. Não se pune o aborto praticado por médico:
Aborto necessário
I - se não há outro meio de salvar a vida da gestante;
Aborto no caso de gravidez resultante de estupro
II - se a gravidez resulta de estupro e o aborto é precedido de consentimento da gestante ou, quando incapaz, de seu representante legal.

Assim, quando a gravidez resultar de estupro (ou de estupro de vulnerável) (Barwinski, 2017), o aborto não será punido se praticado por médico e precedido de consentimento da gestante, ou quando incapaz, de seu representante legal. É o que dispõe o Código Penal:

Estupro

Art. 213. Constranger alguém, mediante violência ou grave ameaça, a ter conjunção carnal ou a praticar ou permitir que com ele se pratique outro ato libidinoso:
Pena - reclusão, de 6 (seis) a 10 (dez) anos.
§ 1º Se da conduta resulta lesão corporal de natureza grave ou se a vítima é menor de 18 (dezoito) ou maior de 14 (catorze) anos:
Pena - reclusão, de 8 (oito) a 12 (doze) anos.
§ 2º Se da conduta resulta morte:
Pena - reclusão, de 12 (doze) a 30 (trinta) anos.

...

Estupro de Vulnerável

Art. 217-A. Ter conjunção carnal ou praticar outro ato libidinoso com menor de 14 (catorze) anos:
Pena - reclusão, de 8 (oito) a 15 (quinze) anos.
§ 1º Incorre na mesma pena quem pratica as ações descritas no caput *com alguém que, por enfermidade ou deficiência mental, não tem o necessário discernimento para a prática do ato, ou que, por qualquer outra causa, não pode oferecer resistência.*
§ 2º ...
§ 3º Se da conduta resulta lesão corporal de natureza grave:
Pena - reclusão, de 10 (dez) a 20 (vinte) anos.
§ 4º Se da conduta resulta morte:
Pena - reclusão, de 12 (doze) a 30 (trinta) anos.

De acordo com a normativa internacional de direitos humanos, com a Constituição Federal e com o Código Penal, a mulher que sofreu violência sexual tem direito à integral assistência médica e à plena garantia da sua saúde sexual e reprodutiva. A única exigência para a sua prática está expressa na lei penal: a realização por médico e o prévio consentimento da gestante ou, quando incapaz (Código Civil, arts. 3º e 4º), de seu representante legal. Quando incapaz, será necessário o consentimento dos pais (Código Civil, art. 1.690) ou representantes legais (Código Civil, art. 1.767). Mesmo sendo menor de 18 anos ou pessoa vulnerável, quando verificada a capacidade necessária para avaliar, determinar-se e conduzir-se por seus próprios meios para solução do problema, prevalecerá sua liberdade de decisão.

O atendimento à saúde da pessoa vítima de violência sexual é prioritário. Precede e independe de qualquer procedimento policial e judicial. Não há necessidade de boletim de ocorrência, muito menos de autorização judicial, conforme Norma Técnica Prevenção e Tratamento dos Agravos Resultantes da Violência Sexual Contra Mulheres e Adolescentes (Brasil, 2012). A mulher vítima de violência sexual, embora deva ser orientada para tanto, não tem o dever legal de noticiar o fato à polícia ou de promover a ação penal contra o autor da violência. Ao serviço de saúde cabe respeitar a decisão da mulher, que deve ser tomada de forma livre, consciente, esclarecida e informada. Sendo o abortamento um direito – e não uma obrigação – , a mulher deve ser esclarecida sobre a possibilidade de interromper ou manter a gestação até seu termo, de permanecer com a criança ou entregá-la em adoção. Optando pelo abortamento, tem direito às condições para sua prática de forma segura (adequada e acessível, ao tratamento humano e à devida orientação). Nesse sentido, são as recomendações do Comitê para Assuntos Éticos da Reprodução Humana e Saúde da Mulher da FIGO (2015).

O serviço de saúde não pode se omitir e é obrigação do médico examinar, orientar e prescrever medicamentos à vítima de violência sexual, bem como agir com imparcialidade e manter sigilo profissional (Diniz, 2013; Schraiber, 2003), excetuando-se o dever de notificar compulsoriamente a violência para fins epidemiológicos (Lei nº 10.778/2003 e Código Penal, art. 269) e de comunicar eventual acidente de trabalho com fins previdenciários (Consolidação das Leis do Trabalho, art. 169, e Lei nº 8.213/1991, art. 21, IV, e art. 22, § 2º). A recusa simples e imotivada de atendimento pode caracterizar não só infração ética e legal, como imperícia e omissão de socorro.

Ainda, é dever do médico comunicar, aos pais da vítima de estupro (Código de Ética Médica, art. 74) e à autoridade competente (Conselho Tutelar – Lei nº 8.069/1990, arts. 13 e 245), autoridade policial, promotor de Justiça ou juiz da Infância e Juventude (Decreto-lei nº 3.688/1941, art. 66), a ocorrência de uma violência sexual contra crianças e adolescentes, da qual tomou conhecimento no exercício de sua atividade profissional. A comunicação ao Conselho Tutelar independe da vontade dos pais ou representantes legais da pessoa vulnerável e cabe ao médico e ao responsável pelo serviço de saúde. Excepcionalmente, diante da necessidade de preservação da saúde e integridade física, moral e psicológica, e escudado no princípio da proteção do melhor interesse da criança e do adolescente, o médico poderá manter sigilo, mediante decisão fundamentada e registrada no prontuário da paciente. É recomendável que essa decisão seja precedida de pareceres da equipe de saúde (medicina, assistência social, psicologia).

Aliás, o prontuário da paciente pode servir como prova criminal indireta ou Laudo Indireto de Exame de Corpo de Delito e Conjunção Carnal, razão pela qual são altamente recomendáveis o registro e a descrição criteriosa dos dados sobre a violência sofrida pela paciente e suas circunstâncias, os achados do exame físico e as terapêuticas instituídas.

Se todas as circunstâncias levaram o médico a formar o seu convencimento de que estava diante de uma gravidez decorrente de estupro e, posteriormente, vem a saber que a gestante burlou as cautelas procedimentais do serviço, o médico e demais profissionais não serão punidos criminalmente (Código Penal, art. 20). A gestante, por sua vez, poderá responder pelo abortamento (Código Penal, art. 124) (Barwinski, 2017).

A Resolução do Conselho Federal de Medicina (CFM) nº 1.931/2009 estabelece que, em princípio, o médico não é obrigado a prestar serviços que contrariem os ditames de sua consciência, desde que por razões de sua moral privada. Todavia, a objeção de consciência não é absoluta. As exceções estão elencadas na própria Resolução (Capítulo I, VII): "excetuadas as situações de ausência de outro médico, em casos de urgência ou emergência, ou quando sua recusa possa trazer danos à saúde do paciente." Assim, a objeção de consciência não pode importar em omissão de socorro (Código Penal, art. 13). Direitos e convicções pessoais do médico não se sobrepõem às suas responsabilidades profissionais diante de urgências, como quando há riscos de morte, danos ou agravos à saúde para a mulher, ou se não houver outro profissional que o faça, ou ainda no atendimento a complicações decorrentes do abortamento inseguro. Por fim, a objeção de consciência é invocável apenas pelo médico, não pela instituição, que tem, se integrante do sistema de saúde, a obrigação de garantir a assistência às pessoas vítimas de violência sexual.

O acesso universal e igualitário à saúde é norma constitucional, e o aborto é uma questão de saúde pública. Negar acesso ao aborto legal é uma violação dos direitos humanos da mulher, é recusar a intervenção necessária a uma violência vivida, invisibilizando uma dor que tem nome, e importa em tratamento cruel, desumano e degradante (Barwinski, 2017).

ATENDIMENTO À VÍTIMA DE VIOLÊNCIA SEXUAL | COMPLEXO DO HOSPITAL DE CLÍNICAS DA UFPR/EBSERH

A vulnerabilidade da vítima de violência sexual deve fundamentar a organização das instituições médicas que irão acolhê-la. O acolhimento inicial, o exame médico, a coleta de materiais, a proteção contra as doenças de transmissão sexual, a notificação e o seguimento devem ser estruturados segundo preceitos humanitários, médicos e legais.

Acolhimento

Devem ser disponibilizados serviços capacitados para acolher as vítimas de violência sexual aptos a desencadear todos os procedimentos médicos e legais necessários. Dessa forma, a mulher vitimizada pode ser encaminhada diretamente às instituições de saúde credenciadas, e não somente ao IML. A principal característica desses serviços é o treinamento das equipes, constituídas por assistentes sociais, psicólogos e médicos, que, desde o acolhimento da vítima, seguem os preceitos fundamentais da ética, privacidade e sigilo.

O acolhimento é realizado em ambiente reservado, estando a paciente amparada desde o início por um membro da equipe capacitada, um enfermeiro, assistente social ou psicólogo. Nesse momento, cria-se um ambiente seguro, buscando identificar a pertinência ou não daqueles que a acompanham de permanecerem com ela durante todo o atendimento. Após a obtenção de um breve histórico dos fatos que caracterizaram a violência sexual, realiza-se contato com as delegacias de referência para a solicitação dos exames periciais, acionando-se as unidades da Delegacia da Mulher ou, nos casos de vítimas menores de 14 anos, os Núcleos de Proteção à Criança e ao Adolescente (Nucria). Dessa forma, enfatizamos que a vítima de violência sexual pode dirigir-se diretamente a uma das instituições de saúde credenciadas, não havendo a necessidade de previamente realizar boletim de ocorrência na delegacia ou de comparecer à sede do IML, evitando-se constrangimentos com consequente aumento na procura de atendimento médico e notificações dos casos de violência.

A partir da análise inicial da equipe de atendimento, são solicitados exames periciais, podendo ser de conjunção carnal, ato libidinoso, lesões corporais e exame toxicológico. A conjunção carnal conceitualmente refere-se à penetração completa ou incompleta do pênis na cavidade vaginal e o ato libidinoso relaciona-se a qualquer outro ato de natureza sexual, diverso da conjunção carnal, incluindo-se o coito anal, sexo oral, manipulação genital e masturbação.

Atendimento clínico

Priorizam-se a avaliação do estado geral de saúde, a orientação e proteção contra as doenças de transmissão sexual, a prevenção de gravidez e a coleta de materiais biológicos ou outros indícios materiais que permitam a identificação do agressor. É fundamental que o prazo decorrido entre o momento da violência sexual e o atendimento hospitalar seja o menor possível, não ultrapassando 72 horas. Após esse período, tanto a profilaxia para as ISTs e prevenção de gravidez como a coleta de material biológico para identificação do agressor tornam-se muito pouco eficazes.

O Decreto Presidencial nº 7.958/2013 (Brasil, 2012; Brasil, 2013) "estabelece diretrizes para o atendimento às vítimas de violência sexual pelos profissionais de segurança pública e da rede de atendimento do Sistema Único de Saúde" e os posteriores (Brasil, 2014; Brasil, 2015a) dispõem sobre os registros que devem constar em prontuário:

- Local, dia e hora aproximados da violência sexual e do atendimento médico no Hospital de Referência
- História clínica detalhada, com dados sobre a violência sofrida
- Tipo(s) de violência sexual sofrido(s)
- Forma(s) de constrangimento empregada(s)
- Tipificação e número de agressores
- Exame físico completo, inclusive o exame ginecológico
- Descrição minuciosa das lesões, com indicação da temporalidade e localização específica
- Descrição minuciosa dos vestígios e de outros achados no exame
- Identificação dos profissionais que atenderam a vítima
- Preenchimento da Ficha de Notificação Compulsória de violência doméstica, sexual e outras violências.

A anamnese deve transcorrer de maneira livre e espontânea, evitando-se na sequência das perguntas imprimir o caráter de depoimento pré-formatado. As informações, por mais distantes que possam parecer do quadro clínico da paciente ou do incidente, podem gerar importantes subsídios para a reconstrução do cenário da violência, fornecendo registros essenciais para a investigação policial e possível identificação do agressor. As pacientes que apresentam déficit cognitivo, alterações mentais ou deficiência física, assim como as menores de 14 anos, são consideradas vítimas de violência presumida, pela vulnerabilidade em que se encontram. A procura dos pais para a realização de exames em menores vítimas de suposto abuso sexual, mesmo na ausência de evidências do fato, deve ser valorizada e incentivada.

Exame médico pericial

O exame é realizado pelo médico perito obrigatoriamente com a presença de uma auxiliar e, quando a vítima for menor de 14 anos, com a presença da mãe ou responsável. Inicialmente, procede-se ao exame geral à procura de lesões motivadas por agressão ou contenção forçada, historiando-as e localizando-as nas diversas regiões do corpo (Tabela 40.1). Descrevem-se as características de tamanho, número, forma e grau de comprometimento, diferenciando-as como recentes ou não. Esquemas gráficos com metâmeros facilitam a descrição. Alternativamente, após o consentimento da paciente e de forma que não a identifique, podem ser obtidas fotografias das lesões.

No reconhecimento das lesões, é importante definir as suas principais características:

- Rubefação: lesão contusa decorrente de uma alteração vascular transitória – vasodilatação e congestão, levando à hiperemia – vermelhidão – da pele. Tem característica fugaz, decorrente de tapas, beliscões e empurrões
- Equimose: petéquias ou sufusões hemorrágicas após a rotura de capilares e de vasos de pequeno calibre e consequente infiltração sanguínea nos tecidos. Em geral são superficiais, e as profundas podem aparecer tardiamente e distantes do local onde houve o trauma, devido ao deslocamento do sangue entre os planos musculares. As características de coloração podem fornecer indícios da temporalidade das lesões: vermelhas (no 1º dia), violáceas (do 2º ao 3º dia), azuis (do 4º ao 6º dia), esverdeadas (do 7º ao 10º dia), amareladas (no 12º dia), e desaparecem entre o 15º e o 20º dia. As equimoses de conjuntiva ocular não mudam de tonalidade, permanecendo avermelhadas até desaparecerem
- Hematoma: formação de acúmulo sanguíneo devido à rotura de vasos calibrosos
- Escoriação: destacamento da epiderme deixando a derme exposta por ação tangencial extravasando serosidade e sangue. A serosidade inicialmente é líquida e, posteriormente, aumenta sua densidade até ressecar e originar uma crosta. Ela apresenta cor castanha, escurecendo progressivamente até se desprender, deixando uma área rósea ou branca com despigmentação que com o tempo retorna à pigmentação normal
- Ferida contusa: lesão aberta produzida por mecanismos de pressão, compressão, arrastamento, explosão ou tração.

Ocorrem traumatismo das partes moles, hemorragia e edema. Apresenta forma e bordas irregulares, margens com escoriações e equimoses, fundo irregular, pouco sangramento, podendo haver perda de substância
- Ferida puntiforme: causada por instrumento perfurante, alongado, fino, pontiagudo e de diâmetro transverso reduzido
- Ferida incisa: é produzida por instrumento cortante, que pode ferir por pressão ou deslizamento
- Marcas de contenção: lesões geralmente contusas (equimoses e escoriações) ou representadas por sulcos, produzidos por fios ou cordas. Encontradas nos punhos, antebraços e terço distal dos membros inferiores
- Mordeduras: marcas de mordidas apresentando equimoses e escoriações.

A seguir, procede-se à realização do exame ginecológico com a inspeção cuidadosa dos órgãos genitais externos, em especial do hímen. Apreendendo-se os pequenos lábios com a extremidade dos dedos polegar e indicador e tracionando-os gentilmente para frente e para fora em direção ao observador, são descritas as características do hímen, se elástico (complacente) ou inelástico, do introito vaginal e de sua orla. A orla, habitualmente circular, pode ser mais larga ou estreita, com borda livre e regular ou, mais frequentemente, apresentando pequenas reentrâncias ou entalhes. Estes diferenciam-se das roturas por serem superficiais, com a profundidade não atingindo a base de inserção himenal. É essencial a caracterização da integridade ou não do hímen, e, existindo rotura, a caracterização como recente ou antiga. Na rotura recente, encontram-se bordas avermelhadas e intumescidas, com a presença de crosta sanguínea úmida, equimose ou lesões irregulares. O sítio das lesões deve ser descrito localizando-as em quadrantes que subdividem a orla em anterior e posterior, lado direito ou esquerdo da paciente. O hímen complacente apresenta orla estreita e elástica e óstio amplo, podendo não romper no coito vaginal. Nesses casos, a confirmação da conjunção carnal será feita com a identificação de espermatozoides na cavidade vaginal. A colposcopia é um auxiliar valioso no exame pericial, permitindo a visualização

Tabela 40.1 Lesões corporais observadas em casos de violência sexual.

Região		Possível lesão*
Craniana	Couro cabeludo	Equimose, escoriação, edema traumático e ferida contusa
	Face	Fratura (malar, mentoniana e nasal), marcas de mordida, escoriação, equimose facial e edema traumático
	Olhos	Equimose periorbitária (olho roxo) e da esclerótica (hemorragia em esclera) e edema traumático
	Orelhas	Equimose, escoriação e edema traumático
	Boca	Equimose labial, equimose intraoral, escoriação, marca de mordida, fratura e trauma dentário
Cervical	Externa	Marca de mordida, equimose por sucção, equimose e escoriação
	Interna	Trauma laríngeo, alteração na voz (rouquidão, disfonia) e dificuldade de deglutição
Torácica e abdominal		Equimose, equimose por sucção, escoriação, marca de mordida e corpos estranhos presentes na pele: terra, graveto etc.
Mamária		Marcas de mordida ou sucção, equimose, escoriação e laceração nos mamilos
Membros superiores		Equimose (especialmente nos antebraços e mãos); lesões de defesa, escoriação, edema traumático e fraturas
Mãos		Equimose, escoriação, edema traumático e fraturas
Membros inferiores		Equimose (especialmente nas faces mediais das coxas); lesões de defesa, escoriação, marca de mordida e edema traumático
Genital		Equimose, escoriação, edema traumático e rotura himenal
Anal		Equimose, escoriação, edema traumático, laceração e dilatação

*A existência dessas lesões não caracteriza por si só a violência sexual, uma vez que podem ser resultantes da prática sexual consentida. (Fonte: Brasil, 2014; Brasil, 2015b.)

de detalhes da formação himenal. Podem-se observar pequenas áreas com vascularização aumentada sugerindo serem consequentes de manipulação genital ou penetração vaginal.

A inspeção da região anal pode mostrar lesões de esfíncter, que devem ser diferenciadas das fissuras anais não motivadas por coito anal, e sim por constipação crônica (Tabela 40.2). Os achados decorrentes do coito anal, dependendo da data em que ocorreu, caracterizam-se como escoriações, equimoses, edema e laceração da mucosa com sangramento ou tecido de granulação. Lesões com comprometimento de mucosa e com sangramento ativo estão presentes em agressões recentes.

Exames laboratoriais

Exames protetivos

Destinam-se à proteção da vítima de violência sexual:

- Conteúdo vaginal: exame bacterioscópico; pesquisa de clamídia e gonococo
- Sangue: pesquisa de HIV; hepatite B (HbsAG e anti-Hbs); hepatite C (anti-HCV); sífilis e β-HCG (para mulheres em idade fértil).

Independentemente da coleta do material, devem ser iniciadas de imediato a profilaxia para as ISTs e a proteção para gravidez nas pacientes sem métodos de anticoncepção efetivo.

Exames forenses

Subsidiam a investigação e a identificação do agressor, assim como a elaboração de laudos periciais (Secretaria de Estado da Saúde do Paraná, 2015; Polícia Científica do Paraná, 2016):

- Sangue – para posterior confronto de DNA com o do possível agressor
- Urina – para exames toxicológicos, pesquisa de maconha e cocaína e seus derivados. Devem ser coletados preferencialmente dentro de 24 horas após a agressão, pois após esse período a possibilidade de encontrar vestígios de drogas é muito baixa

Tabela 40.2 Fissuras – Diferenças entre lesões clínicas e lesões traumáticas.

Características	Lesões clínicas	Lesões traumáticas
Etiologia	Desconhecida	Traumática
Evolução	Crônica	Aguda
Número	Em geral única	Múltiplas
Localização preferencial	12 horas	Sem preferência de local
Localização secundária	6 horas	Sem preferência de local
Forma	Ulceração ovoide	Fendas longitudinais
Extremidade inferior	Plicoma sentinela	Sem peculiaridades
Extremidade superior	Papila hipertrófica	Sem particularidades
Tonicidade do esfíncter	Hipertonia, espasmo	Hipotonia imediata
Sangramento	Crônico, escasso	Agudo, imediato
Complicações	Abscesso	Nenhuma
Cicatrização	Em geral pós-cirúrgica	Espontânea

Fonte: Ministério da Justiça, Ministério da Saúde, Secretaria de Política para as Mulheres (Brasil, 2014; Brasil 2015b).

- *Swabs* esterilizados de haste longa e flexíveis – para pesquisa de espermatozoides e antígeno prostático específico (PSA). A depender da história clínica, o material deve ser coletado em cavidade vaginal, vulva, região anal, perianal, cavidade oral e outras regiões que possam ter acumulado resíduos biológicos; citam-se como exemplos a região subungueal, entre seios e interglútea. Os maiores índices de positividade são encontrados nos *swabs* de vulva e cavidade vaginal. A coleta de *swabs* anais deve ser cuidadosa, evitando-se a coleta em áreas que apresentem contaminação com resíduos de fezes. Deve-se inquirir a paciente sobre a possibilidade de o agressor ter utilizado *condom* ou se a paciente tomou banho e realizou higiene íntima após a agressão, situações que dificultariam a pesquisa de espermatozoides. Os *swabs* de cavidade oral devem ser obtidos nos sulcos gengivais, entre dentes inferiores e gengivas. Dificilmente se obtém positividade nos casos de sexo oral com muitas horas decorridas entre o ato e a coleta de material. Nos casos em que houver relato de luta corporal entre vítima e agressor, deve-se coletar material subungueal
- Materiais inanimados: absorventes, fraldas, papel higiênico, vestes íntimas (calcinhas, sutiãs) e roupas em geral que apresentem manchas ou possam apresentar material ejaculado. São coletados mediante autorização especial da paciente ou de seu representante legal. Nas manchas encontradas nas vestes, realizam-se exames com luz fluorescente identificando áreas em que são pesquisadas a presença de espermatozoides e reação de PSA. Pelos e cabelos com características diversas da vítima devem igualmente ser coletados. Esses materiais são acondicionados em envelopes de papel, não se utilizando sacos plásticos, devido à retenção de umidade, o que dificultaria a posterior realização do exame.

Na conclusão do exame pericial, é sinal de certeza da conjunção carnal a presença de rotura himenal recente, com elementos indicativos como a presença de sangue e solução de continuidade e/ou a identificação de espermatozoides em cavidade vaginal. O ato libidinoso com coito anal é de caracterização mais difícil, comprovando-se frente a sinais clínicos como escoriações, equimoses e lacerações anorretais; com a identificação de espermatozoides, ou reação de PSA positiva, no *swab* anal. A identificação é prejudicada pela usual contaminação do material coletado com fezes ou resíduos.

Cuidados médicos posteriores

Após a identificação das lesões e a coleta de materiais para os exames, o médico perito detalhará, ao médico plantonista da instituição que acolheu a paciente, as lesões decorrentes de agressões físicas e/ou sexuais que possam requerer cuidados. O atendimento passa a integrar a rotina dos serviços de emergência. Procedimentos como suturas na região genital ou perianal são de responsabilidade do serviço de emergência do hospital. Com a paciente estabilizada e devidamente orientada quanto aos procedimentos submetidos e a necessidade de realizar sua proteção diante das possíveis consequências da agressão sexual, recomendam-se as seguintes ações:

- **Anticoncepção de emergência** – indicada para todas as mulheres em período reprodutivo que tiveram conjunção carnal ou diante da possibilidade de contato com o sêmen na região genital. As pacientes que apresentam relatos duvidosos ou que tenham dificuldades de caracterizar a agressão sofrida devem igualmente receber proteção anticonceptiva

- **Prevenção de ISTs** – é fundamental a ênfase a ser dada pela equipe de saúde para essa proteção. A profilaxia deve ser iniciada de imediato, com orientação para continuidade domiciliar. Os exames coletados são enviados aos laboratórios de referência, com agendamento do retorno para a verificação dos resultados no serviço de infectologia. A profilaxia é realizada em todos os casos de exposição com risco de transmissão, independentemente da presença de lesões. A medicação é fornecida gratuitamente a todas as vítimas de violência sexual durante esse primeiro atendimento, conforme normas do Ministério da Saúde.

O Ministério da Saúde, por meio da Nota Técnica nº 63/2023, incluiu vítimas de violência sexual como grupo prioritário para vacinação contra o HPV, para pessoas de 9 a 45 anos ainda não vacinadas contra HPV. Dados de São Paulo evidenciam que 30% das vítimas de violência sexual atendidas nos serviços especializados desenvolvem lesões pelo HPV posteriormente e que apresentam vulnerabilidades sociais e comportamentais de risco, como abusos frequentes. Dentre os mais de 9 mil casos de violência sexual ao ano registrados no estado de São Paulo, aproximadamente 80% ocorrem em faixas etárias abaixo dos 40 anos; desses, 50% entre 9 e 25 anos, 60% entre 9 e 40 anos.

Ressalta-se que as pessoas previamente vacinadas (esquema completo) não necessitarão de doses suplementares. Aquelas com esquema incompleto deverão receber as doses necessárias para completar seu esquema vacinal.

- **Pessoas de 9 a 14 anos, do sexo biológico feminino e masculino, imunocompetentes vítimas de violência sexual:** esquema de 2 (duas) doses conforme Calendário Nacional de Vacinação de rotina. Administrar 2 (duas) doses da vacina com intervalo de 6 (seis) meses entre a primeira e a segunda dose (0 e 6 meses)
- **Pessoas de 15 a 45 anos, do sexo biológico feminino e masculino, imunocompetentes vítimas de violência sexual:** esquema de 3 (três) doses. Administrar 2 (duas) doses com intervalo de 2 (dois) meses entre a primeira e segunda dose, e terceira dose 6 (seis) meses entre a primeira e terceira dose (0, 2 e 6 meses)
- **Pessoas de 9 a 45 anos, do sexo biológico feminino e masculino nas indicações especiais (vivendo com HIV/Aids, transplantados de órgãos sólidos ou medula óssea e pacientes oncológicos, imunossuprimidos por doenças e/ou tratamento com drogas imunossupressoras) vítimas de violência sexual:** esquema de 3 (três) doses. Administrar 2 (duas) doses com intervalo de 2 (dois) meses entre a primeira e segunda dose, e terceira dose 6 (seis) meses entre a primeira e terceira dose (0, 2 e 6 meses).

Continuidade do cuidado

A realização do boletim de ocorrência na delegacia que forneceu a solicitação dos exames pode ser postergada para o dia seguinte ou quando a paciente estiver psicologicamente apta. Salvo em situações de maior gravidade que necessitem de internamento hospitalar, inexiste necessidade de a vítima submeter-se a novo exame pericial. Em se tratando de atendimento a menores ou incapazes, compete ao serviço social acionar o Conselho Tutelar para que sejam estabelecidas as medidas de proteção à vítima.

O laudo é confeccionado após a liberação dos resultados dos exames e enviado diretamente para a delegacia. Não compete ao perito ou ao médico assistente fornecer qualquer tipo de laudo preliminar à vítima ou a seus familiares. A verificação dos testes de detecção das doenças de transmissão sexual é realizada posteriormente, por médico infectologista, em consulta agendada na instituição hospitalar que a acolheu.

A vítima deverá ser encaminhada para continuidade do cuidado a uma unidade de atenção primária à saúde. O atendimento deve abranger os atributos de longitudinalidade e integralidade do cuidado, a focalização na família e a orientação comunitária. A participação da comunidade em geral é fundamental para que sejam incentivadas campanhas de conscientização contra a violência sexual, ao mesmo tempo que mostrem os caminhos para que as vítimas se sintam encorajadas a procurar os serviços de atendimento e a formular denúncias contra os agressores.

ASPECTOS EMOCIONAIS/PSICOLÓGICOS | TRANSTORNO DE ESTRESSE PÓS-TRAUMÁTICO

Nos relatos das mulheres vítimas de violência sexual que atendemos em nosso ambulatório, ouvimos que a dificuldade para superar essa situação de violência é muito grande, "tamanha é a invasão". Pela experiência dos profissionais que atendem essas mulheres, é entendido que talvez nenhum outro encontro físico entre seres humanos traga um potencial tão grande para transitar entre extremos, tanto para o bem como para o mal.

Os efeitos da violência sexual podem incluir tanto o trauma físico inicial quanto o trauma psicológico. E embora as vítimas de estupro geralmente relatem ferimentos e problemas com sua saúde física após a violência, essa forma de violência nem sempre envolve força física.

Nesses relatos, também identificamos que, além do ataque caracterizado como "assalto sexual", que ocorre quando um indivíduo usa ou ameaça usar força física para ter sexo com uma vítima que não lhe dá o consentimento, também temos encontrado grande número de mulheres relatando terem feito ingestão de álcool e/ou drogas e sido estupradas a seguir, lembrando parcialmente do que ocorreu depois.

Temos atendido nos últimos anos um número significativo de violências que ocorrem como resultado de um homem ter relações sexuais com uma mulher que é incapaz de consentir ou resistir devido à intoxicação por álcool ou drogas (Brown *et al.*, 2009).

As pessoas que foram vitimadas sexualmente são propensas a sofrer problemas de saúde físicos e mentais crônicos. Os efeitos psicológicos variam muito, pois cada pessoa tem uma resposta singular à violência sexual (Medeiros, 2016) Observam-se transtornos psicológicos tais como ansiedade, depressão, dependência química, tentativa de suicídio, transtorno de estresse pós-traumático (TEPT) (Centro Nacional de Equidad de Género y Salud Reproductiva, 2004; World Health Organization, 2003; Burgess e Holmstrom, 1985; Ramos-Lira *et al.*, 2001).

Apesar do aumento da atenção ao estupro em vítimas que usaram álcool ou drogas, pouco se sabe sobre as consequências desse tipo de violência em comparação com outros tipos de agressão sexual. Há evidências de que a violação forçada (assalto sexual) é mais fisicamente traumática do que a violação em mulheres que usaram álcool ou drogas (artigo básico), porém há menos evidências de que elas diferem quanto ao trauma emocional. Por exemplo, não houve diferença entre os dois tipos de estupro em relação aos sintomas emocionais do estresse (p. ex., confusão, culpa, raiva) vivenciados no momento do assalto. As vítimas desses dois tipos de situação não diferiram em suas percepções sobre a gravidade do evento ou o grau em que elas se sentiram emocionalmente afetadas. Elas também não diferiram significativamente em relação a quem elas achavam que era responsável pelo que aconteceu (Brown *et al.*, 2009).

Entendemos que, na avaliação do estado mental da vítima de violência sexual, é muito importante a avaliação dos sintomas do TEPT, pois ele é reconhecido como a síndrome mais comum encontrada em mulheres vítimas de violência sexual (Lopez *et al.*, 1992).

O TEPT é definido como um transtorno de ansiedade que se desenvolve após exposição a um evento traumático. Pessoas podem desenvolver esse transtorno ao vivenciar, testemunhar ou ser confrontadas com situações de morte ou ameaça de morte, ferimento grave ou ameaça à sua integridade física ou de outros. Indivíduos que possuem o diagnóstico de TEPT passam a apresentar os seguintes grupos de sintomas (Prefeitura Municipal de Florianópolis, 2010):

1. Revivescência do trauma: o evento traumático é persistentemente revivido em uma (ou mais) das seguintes maneiras:
   - Recordações aflitivas, recorrentes e intrusivas do evento, incluindo imagens, pensamentos ou percepções
   - Sonhos aflitivos e recorrentes com o evento
   - Agir ou sentir como se o evento traumático estivesse ocorrendo novamente (*flashbacks*, alucinações, ilusões)
   - Sofrimento psicológico intenso ou reatividade fisiológica quando a exposição a indícios internos ou externos que simbolizam ou lembram algum aspecto do evento traumático (p. ex., data do acontecimento).
2. Comportamento evitativo e embotamento: esquiva persistente de estímulos associados com o trauma e entorpecimento da responsividade geral (redução do interesse, sensação de distanciamento, incapacidade de sentir/dar carinho etc.).
3. Hipervigilância: surgimento de dois ou mais dos seguintes sintomas de excitabilidade aumentada:
   - Dificuldade em conciliar ou manter o sono
   - Irritabilidade ou surtos de raiva
   - Dificuldade em concentrar-se
   - Hipervigilância
   - Resposta de sobressalto exagerada.
4. Tempo: a duração da perturbação é superior a 1 mês e está associada a intenso sofrimento ou prejuízo significativo ao paciente.

Algumas pessoas predispostas enfrentam ainda amnésia e outros sintomas dissociativos (NHS/NICE, 2005).

A violência sexual provoca forte impacto na autoestima da mulher, na forma como ela se relaciona com outras pessoas e consigo mesma. Isso significa que uma mulher que foi sexualmente abusada não tem apenas a necessidade de fugir das lembranças do estupro, mas também de lidar com uma mudança das relações no seu grupo social. Assim, entendemos também ser de fundamental importância a ampliação do espaço clínico para o atendimento de membros do seu grupo social, quando necessário. Moscarello (1990) observa que a vítima que possui forte sistema de suporte social tem maior chance de superar o trauma do estupro. A qualidade do suporte social está associada a resultados positivos na saúde mental dos indivíduos.

ABORTAMENTO LEGAL

A Portaria nº 1.508/GB/MS de 2005 dispõe sobre os procedimentos de justificação e autorização da interrupção legal da gravidez no SUS. Essa portaria estabelece detalhadamente os passos para os profissionais de saúde e ampara a mulher na garantia de acesso a esse direito.

Como medidas asseguradoras da licitude do procedimento da interrupção, são cinco termos e passos a serem seguidos. Esses cinco documentos são anexos da Portaria nº 1.508 e podem ser obtidos e impressos para serem utilizados pelos hospitais. Pode-se colocar a logotipo da instituição. Esses documentos devem estar anexados ao prontuário e ter sua confidencialidade garantida.

1. **Termo de relato circunstanciado.** É feito pela mulher que solicita a interrupção ou pelo representante legal no caso de incapaz. O documento deve conter as informações de dia, hora, local em que ocorreu a violência, características, tipo, descrição dos agentes violadores, se houve testemunhas, cicatrizes ou tatuagens no violador, características de roupa etc. Esse documento deve ser assinado pela mulher e por duas testemunhas: no caso, o médico que ouviu o relato e um enfermeiro, psicólogo ou assistente social.
2. **Parecer técnico.** Documento assinado pelo médico ginecologista que, após anamnese, exame físico, ginecológico e análise do laudo do ultrassom, atesta que aquela gestação tem idade gestacional compatível com a data alegada do estupro.
3. **Aprovação de procedimento de interrupção da gravidez.** Esse documento nada mais é que uma ata, na qual se reúne a equipe multiprofissional que fez o atendimento. Todos assinam com a aprovação da interrupção, concordando com o parecer técnico (que a data da gestação é compatível com a data do estupro) e que não há suspeita de falsa alegação de crime sexual.
4. **Termo de responsabilidade (assinado pela mulher).** Esse documento contém uma advertência expressa que a paciente assina ciência de que ela incorrerá em crime de falsidade ideológica e de aborto criminoso caso posteriormente se verifiquem inverídicas as informações.
5. **Termo de Consentimento Livre e Esclarecido (TCLE).** Termo que esclarece sobre os desconfortos, riscos, possíveis complicações, como se dará o procedimento de interrupção da gestação, quem vai acompanhar, a garantia do sigilo (salve solicitação judicial). Esse documento é assinado pela mulher e deve conter claramente expressa a sua vontade consciente de interromper a gestação, dizendo também que foram dadas todas as informações sobre a possibilidade de manter a gestação e a adoção ou até a desistência do procedimento a qualquer momento.

Procedimentos de interrupção da gravidez

Determinação da idade gestacional

A estimativa da idade gestacional (IG) deve ser feita em semanas, calculadas a partir da data da última menstruação (DUM) conhecida e de certeza, complementada pelo exame ginecológico e ultrassonografia (US), essencial e preciso na confirmação da IG, elemento importante para a escolha do método do abortamento e para estabelecer a concordância entre a IG e o período da violência sexual. Além disso, o exame clínico e a US são necessários para afastar a ocorrência de abortamento retido, gravidez ectópica ou gestação molar.

Condições preexistentes

A história clínica e o exame físico são essenciais para conhecer as condições de saúde da mulher e identificar doenças preexistentes que possam interferir na realização da interrupção da gravidez. Antecedentes de transtornos da coagulação, entre outras doenças, o uso de medicações ou as reações alérgicas a medicamentos devem ser investigados. A determinação do tipo sanguíneo, do fator Rh e hemograma são procedimentos de rotina. Outros exames complementares pré-operatórios podem ser solicitados quando necessário.

Métodos de interrupção da gestação

Para a interrupção da gravidez até 12 semanas de IG, podem ser utilizados métodos cirúrgicos ou medicamentosos. O método cirúrgico recomendado pela Organização Mundial da Saúde (OMS) e pela FIGO é a aspiração por vácuo, manual ou elétrica. É procedimento seguro, rápido e eficiente. As complicações são excepcionais e, raramente, de gravidade relevante. Incluem infecção, esvaziamento incompleto, sangramento excessivo ou perfuração uterina. A aspiração manual intrauterina (AMIU) é procedimento que utiliza cânulas flexíveis de Karman com diâmetros entre 4 e 12 mm, acopladas à seringa com vácuo de 60 cc, promovendo raspagem e aspiração simultâneas da cavidade uterina. A técnica pode ser realizada, grande parte das vezes, sem necessidade de dilatação cervical em gestações iniciais.

Recomenda-se o aborto com medicamentos utilizando a combinação de mifepristona seguida de misoprostol. Se a mifepristona não estiver disponível, utilizar apenas o misoprostol em doses repetidas, embora a sua efetividade seja menor e possam ocorrer mais efeitos secundários. No Serviço de Obstetrícia – UFPR-HC/Ebserh, a preferência tem sido pelo misoprostol, conforme segue.

Misoprostol

O misoprostol é um análogo sintético da prostaglandina E_1 (PGE_1). No fígado, é metabolizado, sofre a desesterificação e transforma-se no metabólito ativo, o ácido misoprostol. Tem a capacidade de ligar-se às células musculares lisas uterinas, aumentando a força e a frequência das contrações uterinas. Ainda, no colo uterino, promove a quebra do colágeno no tecido conjuntivo, bem como a redução do tônus cervical.

O misoprostol pode ser utilizado pelas vias oral, vaginal, sublingual e retal. Por via oral, 20 a 30 minutos após a ingestão, a droga atinge o pico máximo, permanecendo detectável por até 4 horas. O misoprostol administrado por via sublingual é absorvido mais rapidamente e tem concentrações de pico mais altas do que quando administrado por via oral, o que tende a causar taxas mais altas de efeitos colaterais gastrointestinais com qualquer dose. Por via vaginal, a biodisponibilidade geral da droga é maior, pois a absorção é mais lenta do que nas outras vias, sendo o pico máximo plasmático alcançado em 40 a 60 minutos, mantendo-se estável até 2 horas após a aplicação. A via vaginal também possibilita maiores efeitos no colo uterino e no útero.

A farmacocinética do misoprostol retal é semelhante à do misoprostol vaginal, mas com uma biodisponibilidade global mais baixa e um nível plasmático de pico significativamente mais baixo. Os efeitos adversos mais comuns do misoprostol são náuseas, vômitos, diarreia, dor abdominal, calafrios, tremores e febre. Todos esses efeitos são dose-dependentes. Os efeitos gastrointestinais podem ocorrer em cerca de 35% das mulheres e são mais comuns após a administração oral ou sublingual.

A seguir, o protocolo de uso do misoprostol, para indução de atividade uterina e modificações cervicais, para o primeiro e segundo trimestres, até a idade gestacional de 20 semanas, conforme diretrizes da Febrasgo, é o Protocolo do Serviço de Obstetrícia – UFPR-HC/Ebserh em casos de abortamento legal – a obediência a esse protocolo minimizará sobremaneira a possibilidade de eventos adversos:

- Via administração: vaginal é a nossa preferência
- Até 12ª semana: 800 mcg a cada 3 a 4 horas, podendo ser repetido até três vezes: 2 (dois) comprimidos umedecidos com água em cada fórnice lateral da vagina. Se precisar, a repetição dessa dosagem dever ser feita com intervalo de 24 horas. Em gestações com menos de 12 semanas, 1 a 3 doses de misoprostol são normalmente suficientes para a expulsão do conteúdo uterino
- Entre a 13ª e a 20ª semana: 400 mcg a cada 3 a 4 horas: 1 (um) comprimido em cada fórnice lateral da vagina. Pode ser repetido até três vezes.

Os estudos farmacodinâmicos têm mostrado que o misoprostol, quando administrado pela vagina, atinge níveis plasmáticos máximos em torno de 1 hora após a sua aplicação, e mantém-se em valores bastante estáveis por um mínimo de 4 horas.

Alívio da dor

É fundamental que a equipe de saúde garanta alívio apropriado para a dor em cada tipo de procedimento de interrupção da gravidez. A inadequação do controle da dor provoca sofrimento desnecessário e injustificado, e aumenta o dano emocional e o risco de complicações. Em todos os tipos de abortamento, seja na indução farmacológica, seja no esvaziamento uterino, deve-se proceder com escolha criteriosa do método de alívio da dor. Geralmente são necessárias medidas de maior intervenção, que utilizem procedimentos específicos de anestesia ou analgesia, respeitando-se a escolha da mulher, fragilizada emocionalmente em virtude da violência que sofreu.

Em condições favoráveis, mulheres que apresentem gestações iniciais e com satisfatória interação com a equipe de saúde podem ser tratadas com apoio verbal e anestesia paracervical, especialmente nos casos de indicação e disponibilidade da técnica de AMIU. A anestesia local ou bloqueio paracervical é realizada utilizando-se lidocaína 1%, sem vasoconstritor, injetando-se lentamente o anestésico na transição do colo com a mucosa vaginal, às 5 e 7 horas, com agulha calibre 23 ou de insulina, a uma profundidade de 3 a 5 mm, na quantidade de 5 a 8 mℓ em cada ponto, com o cuidado de evitar a injeção intravenosa do anestésico. A associação de drogas tranquilizantes, como diazepam ou midazolan, é desejável quando há elevada ansiedade.

Nas situações em que a IG é superior a 12 semanas, o uso de analgésicos narcóticos, como morfina, pode ser necessário durante o período de indução do esvaziamento uterino, para alívio da dor provocada pela contração uterina e dilatação cervical. Melhor será a anestesia geral com propofol durante o esvaziamento uterino com curetas, com a equipe de anestesiologia.

Profilaxia de infecção

A infecção do trato genital inferior no momento do abortamento deve ser valorizada, na medida em que constitui importante fator de risco para infecções mais severas após o procedimento. Existindo sinais clínicos ou testes complementares sugestivos ou compatíveis com infecção, é necessário o tratamento apropriado antes da interrupção. Na ausência dessas condições, o uso profilático de antibióticos deve ser considerado. A violência sexual associa-se com taxas elevadas de aquisição de DST e há evidências de que a profilaxia reduz expressivamente o risco de infecção pós-procedimento, como já informado e esclarecido.

Cuidados com coleta e guarda de material

Recomenda-se que amostras do material embrionário ou placentário do abortamento sejam guardadas para eventual investigação de DNA, mediante solicitação do Poder Judiciário, pois constitui prova médico-legal e de grande importância na violência sexual, tanto para comprovação do crime, como para a identificação do agressor. Cerca de 95% dos agressores não são condenados devido à falta de provas materiais. Material do conteúdo vaginal, anal ou oral deve ser coletado por meio de *swab* ou similar, sendo acondicionado em papel-filtro estéril e mantido em envelope lacrado, preferencialmente em ambiente climatizado. Nos serviços que dispõem de congelamento do material, a medida poderá ser adotada.

O material não deve ser acondicionado em sacos plásticos que, por manterem umidade, facilitam a proliferação bacteriana que destrói células e DNA. **Deve-se abolir o uso de fixadores, incluindo-se álcool e formol, pela possibilidade de desnaturar o DNA.** O material ficará arquivado no Serviço, em condições adequadas, à disposição do Poder Judiciário.

Isoimunização pelo fator Rh

Nas mulheres Rh-negativas, deve-se administrar imunoglobulina anti-Rh. Antes da 12ª semana de gravidez: 120 a 150 mg (600 a 750 UI), dentro de 72 horas da interrupção. Após a 12ª semana de gravidez: 250 a 330 mg (1.250 a 1.650 UI), dentro de 72 horas do evento. Caso a apresentação seja de 250 ou 300 mg, esta deverá ser administrada por via intramuscular, até 72 horas da interrupção da gravidez, para as mulheres com teste de Coombs indireto negativo.

Alta hospitalar e seguimento

A mulher recebe alta hospitalar assim que se recupera do procedimento, com sinais vitais estáveis. Na ocasião da alta hospitalar, deve ser informada sobre sinais e sintomas comuns durante o período de recuperação. Sangramento vaginal de menor ou igual volume ao menstrual pode ocorrer por vários dias. Cólicas abdominais, geralmente de intensidade tolerável, podem estar presentes nos primeiros dias, e a mulher deverá receber prescrição de analgésicos e antiespasmódicos.

A paciente poderá retornar às atividades cotidianas em poucos dias, e o período de afastamento necessário deverá ser avaliado em cada caso. A primeira consulta médica deve ser realizada entre 7 e 10 dias do procedimento, com orientação de métodos contraceptivos. As mulheres devem ser orientadas a retornar ao serviço de saúde em qualquer momento se ocorrer febre, dor abdominal ou sangramento vaginal de maior volume. A equipe de saúde deve enfatizar na necessidade de retorno da mulher para receber as medidas de atenção, principalmente para completar a investigação de DST/HIV/hepatites.

ESCLARECIMENTO IMPORTANTE: NOTA DA FEBRASGO (17/06/2022)

Em relação ao abortamento legal, fazem-se imprescindíveis as considerações elaboradas pelas comissões de especialidades da Febrasgo, a seguir nominadas, em relação ao manual do Ministério da Saúde (2022), intitulado "Atenção Técnica para a Prevenção, Avaliação e Conduta nos casos de abortamento", que transcrevemos a seguir:

A FEBRASGO, por meio das Comissões Nacionais Especializadas (CNEs) de Violência Sexual e Interrupção Gestacional Prevista em Lei, Mortalidade Materna, Assistência ao Abortamento, Parto e Puerpério, vem a público manifestar-se sobre o manual elaborado pelo Ministério da Saúde do Brasil, intitulado: "Atenção Técnica para Prevenção, Avaliação e Conduta nos casos de Abortamento".

O documento é apresentado como instrumento de qualificação da assistência, visando à saúde física e mental das mulheres, inclusive pretendendo-se um "novo paradigma de atenção às mulheres em situação de abortamento". Entretando, grande parte do conteúdo é dedicado à proteção da vida desde a concepção e à **condenação do aborto**, utilizando como argumentação citações **enviesadas de pactos internacionais** de defesa dos direitos sexuais e reprodutivos e **interpretações falaciosas** de dados epidemiológicos e do **ordenamento jurídico**. Traz, ainda, considerações sobre os permissivos legais do aborto, tentando não somente desqualificá-lo por meio da construção de narrativa jurídica equivocada, como também da criação de barreiras de acesso, seja por listagem de (poucas) comorbidades incompatíveis com a gravidez, seja por orientação de denúncia compulsória à autoridade policial de toda interrupção de gestação decorrente de estupro, abrindo o caminho para a criminalização dessa prática. Essas orientações criminalizam não somente as mulheres, mas também os profissionais da saúde que delas cuidam, entre eles os ginecologistas e obstetras.

Não se pretende discutir aqui os inúmeros equívocos e incoerências presentes no documento ministerial. Existem erros conceituais sobre o termo aborto, incentivo a graves violações éticas e a práticas desatualizadas dentro da Ginecologia e Obstetrícia, que, ao mesmo tempo que discorrem sobre autonomia, acolhimento, escuta qualificada, atendimento multiprofissional e sigilo, definem práticas que reduzem a garantia dos direitos das mulheres, impondo-lhes maiores riscos à saúde. De igual modo, incentiva a quebra de sigilo profissional.

Necessário se faz ressaltar, porém, que, diferente do afirmado no documento ministerial, nenhuma sociedade científica ou entidade de saúde promove o aborto como instrumento de planejamento familiar. Defende-se a garantia de acesso ao aborto seguro, evitando danos à saúde e morte que acometem anualmente milhares de mulheres em todo o mundo, sendo indiscutivelmente uma das mais importantes questões de saúde pública associada ao gênero. E claro, educação sobre sexualidade e acesso a métodos contraceptivos de alta eficácia.

Como sociedade científica representativa de mais de 15 mil ginecologistas e obstetras brasileiros, faz-se necessário manifestar discordância técnica da Febrasgo com a argumentação epidemiológica, jurídica e bioética presente no referido manual. Desde a Assembleia Geral das Federadas (AGF) de junho de 2018, em consonância com posicionamentos de sociedades científicas nacionais e internacionais, incluindo a Federação Latino Americana das Sociedades de Obstetrícia e Ginecologia (Flasog), a Federação Internacional de Ginecologia e Obstetrícia (Figo) e Organização Mundial da Saúde (OMS), nossa posição é em defesa da vida das mulheres e contra a criminalização do aborto em todas as situações.

A Febrasgo reafirma que, sim, existe aborto legal no Brasil, devendo ser o aborto tratado como uma questão de saúde pública e que a construção de documentos e normativas assistenciais devem contar com a participação das sociedades científicas representadas pelos profissionais envolvidos na atenção à saúde.

Nesse sentido, repudiamos o conteúdo do manual "Atenção Técnica para Prevenção, Avaliação e Conduta nos Casos de Abortamento (1ª edição, 2022)".

Comissão Nacional Especializada de Violência Sexual
e Interrupção Gestacional Prevista em Lei
Comissão Nacional Especializada de Mortalidade Materna
Comissão Nacional Especializada na Assistência
ao Abortamento, Parto e Puerpério

REFERÊNCIAS BIBLIOGRÁFICAS

ALLEN, R.; O'BRIEN, B. M. Uses of misoprostol in obstetrics and gynecology. *Reviews in Obstetrics and Gynecology*, v. 2, n. 3, p. 159-68, 2009.

ANDRADE, RP. *Violência sexual contra as mulheres*: aspectos médicos, psicológicos, sociais e legais do atendimento. 2. ed. Curitiba: Imprensa da UFPR, 2017. 2280 p. Disponível em: https://www.rosiresandrade.com.br.

ARONSSON, A.; BYGDEMAN, M.; GEMZELL-DANIELSSON, K. Effects of misoprostol on uterine contractility following different routes of administration. *Human Reproduction*, v. 19, n. 1, p. 81-84, 2004.

BARWINSKI, S. L. L. B. O abortamento à luz do direito. *In*: ANDRADE, R. P. *Violência sexual contra mulheres*: aspectos médicos, psicológicos, sociais e legais do atendimento. Curitiba: Imprensa da UFPR, 2017. p. 163-204.

BRASIL. Decreto Presidencial nº 7.958, de 13 de março de 2013. Estabelece diretrizes para o atendimento às vítimas de violência sexual pelos profissionais de segurança pública e da rede de atendimento do Sistema Único de Saúde. *Diário Oficial da República Federativa do Brasil*: seção 1, Brasília, DF, n. 50, p. 1-2, 14 mar. 2013.

BRASIL. Ministério da Saúde. *Aspectos jurídicos do atendimento às vítimas de violência sexual*. Série Direitos Sexuais e Reprodutivos, Caderno 7. Brasília, DF, 2005.

BRASIL. Ministério da Saúde. Ministério da Justiça. Secretaria de Políticas para as Mulheres. *Norma Técnica – Atenção humanizada às pessoas em situação de violência sexual com registro de informações e coleta de vestígios*. Brasília, 2015a.

BRASIL. Ministério da Saúde. *Norma Técnica: Prevenção e tratamento dos agravos resultantes da violência sexual contra mulheres e adolescentes*. Série Direitos Sexuais e Reprodutivos, Caderno 6, 3. ed. Brasília, DF, 2012.

BRASIL. Ministério da Saúde. Secretaria de Atenção à Saúde. Departamento de Ações Programáticas Estratégicas. *Prevenção e tratamento dos agravos resultantes da violência sexual contra mulheres e adolescentes*: norma técnica. 2012. Disponível em: http://bvsms.saude.gov.br/bvs/publicacoes/prevencao_agravo_violencia_sexual_mulheres_3ed.pdf. Acesso em: 20 set. 2017.

BRASIL. Portaria Interministerial nº 288, de 25 de março de 2015. Estabelece orientações para a organização e integração do atendimento às vítimas de violência sexual pelos profissionais de segurança pública e pelos profissionais de saúde do Sistema Único de Saúde (SUS) quanto à humanização do atendimento e ao registro de informações e coleta de vestígios. *Diário Oficial da República Federativa do Brasil*: seção 1, Brasília, DF, n. 58, p. 50, 26 mar. 2015b.

BRASIL. Portaria Ministerial nº 82, de 16 de julho de 2014. Estabelece as Diretrizes sobre os procedimentos a serem observados no tocante à cadeia de custódia de vestígios. *Diário Oficial da República Federativa do Brasil*: seção 1, Brasília, DF, n. 136, p. 42, 18 jul. 2014.

BROWN, A. L.; TESTA, M.; MESSMAN-MOORE, T. L. Psychological consequences of sexual victimization resulting from force, incapacitation, or verbal coercion. *Violence Against Women*, v. 15, p. 898-919, 2009.

BURGESS, A. W.; HOLMSTROM, L. L. Rape trauma syndrome and posttraumatic stress response. *In*: BURGESS, A. W (ed.). *Rape and sexual assault*: a research handbook. New York: Garland Publishing, 1985. p. 46-60.

CENTRO NACIONAL DE EQUIDAD DE GÉNERO Y SALUD REPRODUCTIVA. *Modelo integrado para la prevención y atención de la violencia familiar y sexual*: manual operativo. Guadalajara: Secretaría de Salud, 2004.

DINIZ, D. Estado laico, objeção de consciência e políticas de saúde. *Cadernos de Saúde Pública*, v. 29, n. 9, p. 1704-1706, 2013.

FAÚNDES, A. *et al.* O risco para queixas ginecológicas e disfunções sexuais segundo história de violência sexual. *Revista Brasileira de Ginecologia e Obstetrícia*, v. 22, n. 3, p. 153-157, 2000.

INTERNATIONAL FEDERATION OF GYNECOLOGY AND OBSTETRICS – FIGO. *Committee for the study of ethical aspects of human reproduction and women's health*. London: Figo House, 2015. Disponível em: https://www.figo.org/sites/default/. Acesso em: 20 set. 2017.

FEDERAÇÃO BRASILEIRA DAS ASSOCIAÇÕES DE GINECOLOGIA E OBSTETRÍCIA – FEBRASGO. *Aborto previsto em lei na violência sexual*. Fórum Febrasgo, 2022.

FEDERAÇÃO BRASILEIRA DAS ASSOCIAÇÕES DE GINECOLOGIA E OBSTETRÍCIA – FEBRASGO. Comissões Nacionais Especializadas (CNEs) em mortalidade materna, violência sexual e Interrupção gestacional prevista em lei e assistência ao abortamento, parto e puerpério, 2022.

FEDERAÇÃO BRASILEIRA DAS ASSOCIAÇÕES DE GINECOLOGIA E OBSTETRÍCIA – FEBRASGO. Uso de misoprostol em obstetrícia. *Febrasgo Position Statement*, n. 6, jun. 2023.

KRUGH, M.; MAANI, C. V. Misoprostol. *In*: *StatPearls* [Internet]. Treasure Island: StatPearls Publishing, 2022 [cited 2022 Dec 15]. Disponível em: https://www.ncbi.nlm.nih.gov/books/NBK539873/.

KUMAR, N.; HAAS, D. M.; WEEKS, A. D. Misoprostol for labour induction. *Best Practice and Research. Clinical Obstetrics and Gynaecology*, v. 77, p. 53-63, 2021.

LOPEZ, G.; PIFFAUT, G.; SEGUIN, A. Psychological treatment of victims of rape. *Psychologie Medicale*, v. 24, p. 286-288, 1992.

MEDEIROS, J. M. Seguimento com a psicologia – Protocolo de atendimento a mulheres vítimas de violência sexual. *In*: ANDRADE, R. P. *Violência sexual contra mulheres*: aspectos médicos, psicológicos, sociais e legais do atendimento. 2. ed. Curitiba: Imprensa da UFPR, 2016. 220 p.

MORRIS, J. L. *et al.* FIGO's updated recommendations for misoprostol used alone in gynecology and obstetrics. *International Journal of Gynaecology and Obstetrics*, v. 138, n. 3, p. 363-366, 2017.

MOSCARELLO R. Psychological management of victims of sexual assault. *Canadian Journal of Psychiatry*, v. 35, n. 2, p. 25-30, 1990.

NATIONAL HEALTH SERVICE/NATIONAL INSTITUTE FOR HEALTH AND CARE EXCELLENCE – NHS/NICE. *NICE guidelines [CG26]: Posttraumatic stress disorder (PTSD)*: The management of PTSD in adults and children in primary and secondary care. Manchester, Mar. 2005. Disponível em: http://http://www.nice.org.uk/guidance/cg26. Acesso em: 20 set. 2017.

POLÍCIA CIENTÍFICA DO PARANÁ. Divisão de laboratórios. *Manual de coleta de materiais*. Curitiba, PR, 2016.

PREFEITURA MUNICIPAL DE FLORIANÓPOLIS. Secretaria Municipal de Saúde. *Protocolo de atenção em saúde mental*. Tubarão: Copiart, 2010. Disponível em: http://www.pmf.sc.gov.br/arquivos/arquivos/pdf/05_08_2011_9.41.44.1bf62fa463bec5495279a63c16ed417f.pdf. Acesso em: 20 set. 2017.

RAMOS-LIRA, L. *et al.* Violencia sexual y problemas asociados en una muestra de usuarias de un centro de salud. *Salud Pública de México*, v. 43, n. 3, p. 182-191, 2001.

SCHRAIBER, L. Violência vivida: a dor que não tem nome. *Interface – Comunicação, Saúde, Educação*, v. 7, n. 12, p. 41-54, 2003.

SECRETARIA DE ESTADO DA SAÚDE DO PARANÁ. *Protocolo para o atendimento às pessoas em situação de violência sexual*. Curitiba, PR, 2015. 28 p.

TANG, O. S. *et al.* Pharmacokinetics of different routes of administration of misoprostol. *Human Reproduction*, v. 17, n. 2, p. 332-336, 2002.

TANG, O. S.; GEMZELL-DANIELSSON, K.; HO, PC. Misoprostol: pharmacokinetic profiles, effects on the uterus and side-effects. *International Journal of Gynaecology and Obstetrics*, v. 99, Suppl 2, p. S160-7, 2007.

WORLD HEALTH ORGANIZATION – WHO. *Abortion care guideline* [Internet]. Geneva: WHO, 2022 [cited 2022 Oct 31]. Disponível em: https://www.ncbi.nlm.nih.gov/books/NBK578942/pdf/Bookshelf_NBK578942.pdf.

WORLD HEALTH ORGANIZATION – WHO. *Guidelines for medico-legal care for victims of sexual violence*. Geneva: WHO, 2003.

PARTE 7
Ginecologia Endócrina

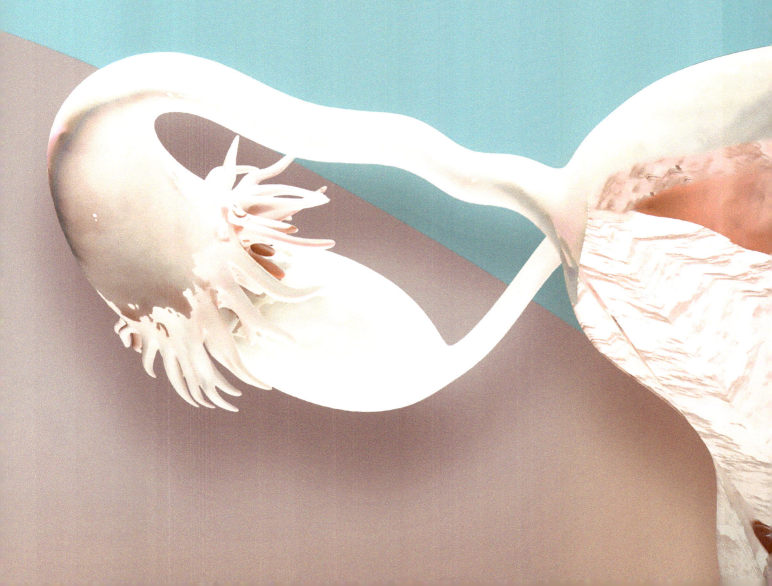

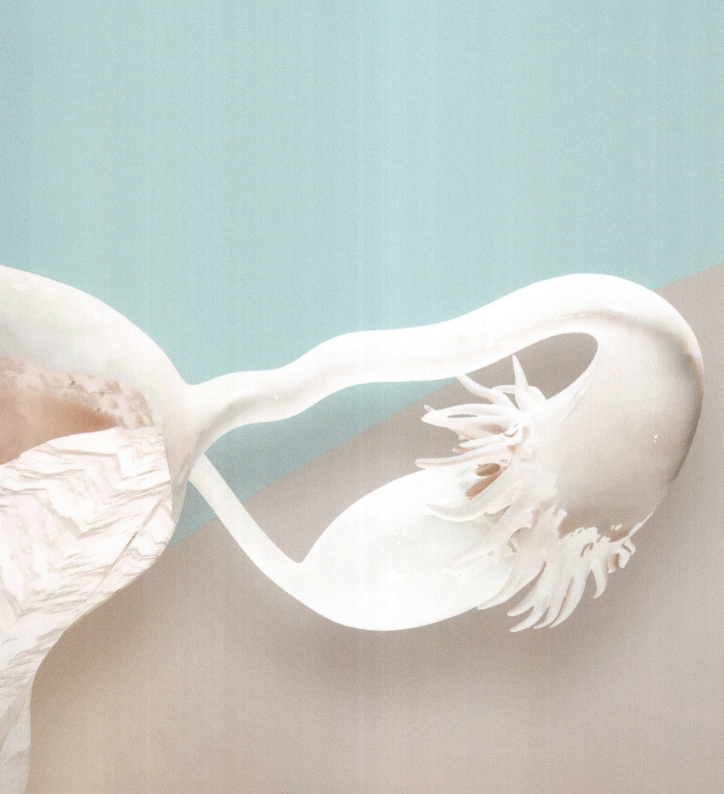

CAPÍTULO

41

Amenorreia

Cristina Laguna Benetti-Pinto • José Maria Soares Junior • Daniela Angerame Yela

INTRODUÇÃO

A amenorreia é um sintoma caracterizado pela ausência de menstruação. Tem prevalência de 3 a 4%, excluídas as causas fisiológicas gestação, amamentação e menopausa (Pettersson *et al.*, 1973; Bachmann e Kemmann, 1982). Várias etiologias são definidas na investigação da amenorreia, todas relacionadas com alterações nas exigências para a ocorrência de um ciclo menstrual normal, finalizado pelo sangramento menstrual. O ciclo menstrual é regulado por complexas interações no eixo córtico-hipotalâmico-hipofisário-ovariano, resultando na produção de hormônios sexuais com ação sobre endométrio. Assim, a amenorreia se deve a disfunções hipotalâmicas ou hipofisárias, insuficiência ovariana, desordens do sistema canalicular (útero e vagina), desordens de outras glândulas endócrinas, ou ainda como consequência de doenças crônicas. Assim, pode-se dizer que a amenorreia, na ausência de gestação e lactação, é indicativa de uma disfunção e o tratamento só será adequado com o diagnóstico etiológico correto (Klein *et al.*, 2019).

A amenorreia pode ser classificada em primária ou secundária para descrever, respectivamente, a ausência de menstruação sem a ocorrência de menarca ou após a menarca.

Para facilitar o raciocínio, apresentaremos esquemas para diagnóstico separadamente. Neste capítulo, discutimos as causas de amenorreia considerando que gestação e amamentação, bem como amenorreia induzida por medicamento e os casos de ambiguidade sexual, estão excluídos.

AMENORREIA PRIMÁRIA

A menarca (primeira menstruação) ocorre com o amadurecimento do eixo córtico-hipotalâmico-hipofisário-ovariano, geralmente quando as adolescentes têm, segundo a classificação de Tanner para caracteres sexuais secundários, mamas com desenvolvimento no estádio M3 ou, eventualmente, M4. Nos EUA, a média de idade em que a menarca ocorre é 12,8 anos e no Brasil é 12,2 anos. A falha da menarca, isto é, ausência da primeira menstruação espontânea, deve ser investigada quando:

- A menarca não ocorreu aos 15 anos de idade em meninas com caracteres sexuais secundários presentes
- A menarca não ocorreu 5 anos após o início do desenvolvimento das mamas, se isso se deu antes dos 10 anos de idade
- A menarca não ocorreu 3 anos após o início do desenvolvimento das mamas, se isto ocorreu a partir dos 10 anos de idade
- Meninas em que, aos 13 anos de idade, se verifique completa ausência de caracteres sexuais secundários.

Algumas situações devem ser particularizadas:

- Meninas com características sexuais secundárias presentes antes dos 15 anos, sem menstruar, porém, com dor pélvica cíclica. Nessa situação, deve-se iniciar a investigação devido ao risco de obstrução do trato genital
- Na presença de estigmas genéticos sugestivos, por exemplo, da síndrome de Turner, a investigação é iniciada independentemente da idade (Herman-Giddens *et al.*, 1997; Practice Committee of the American Society for Reproductive Medicine, 2008).

AMENORREIA SECUNDÁRIA

Em mulheres em que a menarca já ocorreu, a ausência de menstruação, denominada "amenorreia secundária", deve ser investigada quando a menstruação não ocorrer por 3 meses ou quando ocorrerem menos de nove menstruações ao longo de 1 ano (Klein *et al.*, 2019; Practice Committee of the American Society for Reproductive Medicine, 2008).

Diagnóstico

Embora muitas causas possam ser comuns às amenorreias primárias e às secundárias, com relativa frequência as amenorreias primárias são decorrentes de causas genéticas ou anatômicas, o que define algumas particularidades na investigação diagnóstica. Assim, na história clínica, as seguintes questões devem ser abordadas e particularizadas para cada caso:

- Presença ou ausência de desenvolvimento dos caracteres sexuais secundários (mamas e pelos)? O desenvolvimento deficiente sugere deficiência de estradiol
- Crescimento estatural adequado para a idade? Retardo no crescimento pode estar associado à síndrome de Turner ou, menos frequentemente, à deficiência de hormônio do crescimento (GH)
- História familiar de puberdade atrasada?
- Sinais e sintomas de hiperandrogenismo (acne, hirsutismo, virilização)? Hiperandrogenismo pode indicar necessidade de avaliação mais detalhada de ovários e adrenais, além de detalhamento das medicações em uso
- Estresse, alteração de peso, hábitos alimentares e atividade física, doenças crônicas, uso de medicamentos?
- Secreção nas mamas? Galactorreia pode associar-se à alteração no hormônio prolactina
- Sintomas decorrentes de hipoestrogenismo como fogachos, secura vaginal?
- Ausência da menstruação imediatamente após parto (e, neste caso, se amamentou ou não) ou curetagem? A amenorreia após uma curetagem, sem nenhuma outra alteração, pode

sugerir destruição endometrial. Um parto com sangramento exagerado e associado à agalactia pode sugerir necrose da hipófise, como a que ocorre na síndrome de Sheehan.

O exame físico deve avaliar altura, peso e sua relação com altura (índice de massa corporal), e estágio de desenvolvimento dos caracteres sexuais secundários (estágios de Tanner). Avaliar a presença de estigmas genéticos, como na síndrome de Turner.

Na presença de manifestações androgênicas, o hirsutismo, quando presente, deve ser classificado de acordo com o índice de Ferriman-Gallwey.

O exame genital é anormal em 15% das amenorreias primárias, portanto deve ser realizado sempre. Em meninas virgens, o diagnóstico de hímen imperfurado pode ser feito pela simples inspeção genital. O diagnóstico de vagina curta será feito com o uso de um pequeno cotonete de colheita de *swab* ou um histerômetro introduzido pela abertura himenal. O exame também indicará se há sinais de hipoestrogenismo como atrofia genital.

Avaliação laboratorial

Poucas dosagens hormonais são necessárias. Assim, inicialmente as dosagens séricas de hormônio folículo-estimulante (FSH) e prolactina são suficientes. Alguns clínicos indicam a dosagem sérica de estradiol, mas não é indispensável e deve ser interpretada cuidadosamente e de forma associada ao FSH. Quando há suspeita clínica de disfunção tireoidiana, pode ser incluída a dosagem de hormônio tireoestimulante (TSH) e T4 livre.

Exame de imagem

A investigação inicial deve incluir ultrassonografia pélvica, mesmo que por via abdominal quando não houver início de atividade sexual, para avaliação dos órgãos pélvicos. Alguns esquemas diagnósticos, como o incluído neste capítulo para amenorreia primária, partem da presença ou ausência de útero para facilitar o raciocínio investigativo.

Cariótipo

Embora em alguns serviços o cariótipo seja solicitado em todos os casos de amenorreia primária, esse exame está particularmente indicado nas amenorreias hipergonadotróficas, isto é, com níveis séricos de FSH elevados. Nesse grupo estão as disgenesias gonadais, com cariótipos variados, inclusive a disgenesia 46,XY e mosaicos, alguns contendo o cromossoma Y. O cariótipo também deve ser solicitado na ausência de útero e com FSH normal, quando é preciso incluir a dosagem de testosterona, para investigar a síndrome de insensibilidade androgênica.

Pode-se dizer que os três principais "marcadores" da conduta investigativa são:

1. Presença ou ausência de desenvolvimento mamário: marcador da ação estrogênica, e, portanto, de função ovariana em algum momento.
2. Presença ou ausência de útero, determinada pelo exame clínico, ultrassom ou ressonância magnética em casos mais complexos.
3. Nível sérico de FSH:
   - Elevado: indica insuficiência ovariana
   - Normal e com útero ausente: indica malformação mülleriana (neste caso, o desenvolvimento mamário é normal) ou síndrome de insensibilidade androgênica (neste caso, o nível sérico de testosterona é normal para o sexo masculino)
   - Baixo ou normal e com útero presente: inclui todas as causas de amenorreia com eugonadismo e as causas de hipogonadismo hipogonadotrófico.

Racionalização da investigação diagnóstica

Levando em conta esses "marcadores" e para facilitar a investigação, vários esquemas são citados na literatura mundial, todos sujeitos a críticas, com pontos fortes e fracos. Neste capítulo, optamos pelos organogramas apresentados nas Figuras 41.1 e 41.2, considerando que causas de amenorreia fisiológica como gestação e amamentação já estão excluídas.

Diante do diagnóstico de hipogonadismo hipogonadotrófico, quando se deseja investigar a origem da disfunção, o teste de estímulo com hormônio liberado do hormônio luteinizante (LHRH) pode ser indicado (Figura 41.3). A elevação das gonadotrofinas após o estímulo com hormônio liberador da gonadotrofina (GnRH) indica causa hipotalâmica, enquanto, se as gonadotrofinas não se elevam, a causa é hipofisária. Entretanto, desde que se descarte a presença de lesões orgânicas (anatômicas) no sistema nervoso central (SNC) por meio de um exame de imagem, identificar a origem hipotalâmica ou hipofisária não muda o tratamento (Tabela 41.1).

As diferentes etiologias (Practice Committee of the American Society for Reproductive Medicine, 2008; Reindollar *et al.*, 1986; Euling *et al.*, 2008) podem, didaticamente, ser divididas nos tópicos a seguir.

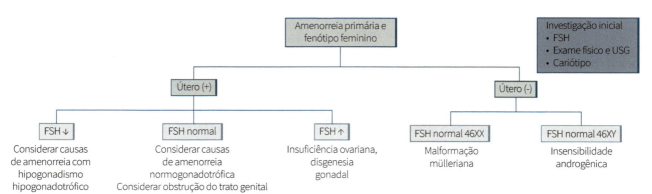

Figura 41.1 Fluxograma para investigação da amenorreia primária, com indicação de algumas causas. FSH: hormônio folículo-estimulante; USG: ultrassonografia. (Elaborada pelos autores com base em: Practice Committee of the American Society for Reproductive Medicine, 2008; Reindollar *et al.*, 1986; Master-Hunter e Heiman, 2006.)

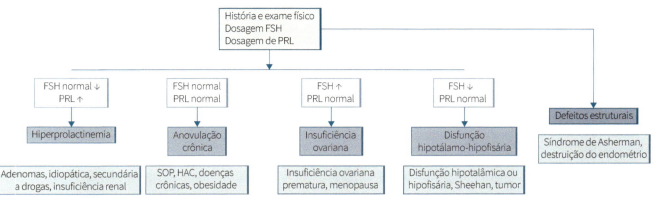

Figura 41.2 Fluxograma para investigação de amenorreia secundária, com indicação dos diagnósticos etiológicos mais frequentes. FSH: hormônio folículo-estimulante; HAC: hiperplasia adrenal congênita; PRL: prolactina; SOP: síndrome dos ovários policísticos. (Elaborada pelos autores com base em: Practice Committee of the American Society for Reproductive Medicine, 2008; Reindollar et al., 1986; Master-Hunter e Heiman, 2006.)

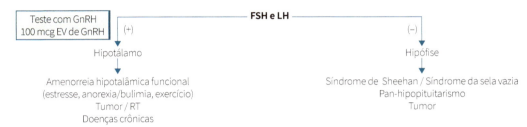

Figura 41.3 Teste de estímulo para diagnóstico da disfunção hipotalâmica ou hipofisária. EV: via endovenosa; FSH: hormônio folículo-estimulante; GnRH: hormônio liberador de gonadotrofinas; LH: hormônio luteinizante; RT: radioterapia. (Elaborada pelos autores a partir de: Fourman e Fazelli, 2015.)

Tabela 41.1 Principais causas de amenorreia, de acordo com local acometido.

Anatômicas	Hipotalâmica	Hipofisária	Ovariana	Outras causas endócrinas
Congênitas	Funcional	Hiperprolactinemia	Insuficiência ovariana	Síndrome dos ovários policísticos (múltiplos fatores)
Agenesia mülleriana	Desordem alimentar	Tumor	Genética	Hiperplasia adrenal tardia
Insuficiência androgênica	Déficit de gonadotrofinas	Sela vazia	Radioterapia, quimioterapia	Puberdade tardia
Hímen imperfurado	(p. ex., síndrome de Kallmann)	Doença autoimune	Cirurgia	Doenças da tireoide
Septo vaginal	Infecções	Síndrome de Sheehan	Autoimune	Doenças crônicas
Adquiridas	Estresse	Síndrome de Cushing	Infecciosa	Síndrome de Cushing
Síndrome de Asherman	Síndrome de má absorção		Idiopática	Tumor produtor de androgênio (ovário e adrenal)
Estenose cervical	Trauma			
	Tumor			

Hipogonadismo hipogonadotrófico

Consequente à disfunção no hipotálamo ou na hipófise. Representa um quarto das causas de amenorreia primária:

- Consequente à disfunção no hipotálamo:
  - Puberdade tardia constitucional ou fisiológica
  - Deficiência de GnRH, incluindo síndrome de Kallmann
  - Consequente a doenças crônicas, distúrbios alimentares (p. ex., anorexia e bulimia) e perda de peso, desnutrição, estresse, exercício físico (incluindo, mas não exclusivamente, corredoras, bailarinas, ginastas), pseudociese
  - Tumor (p. ex., craniofaringeomas) ou injúria traumática do SNC
  - Secundariamente à radioterapia craniana
- Consequente à disfunção na hipófise:
  - Hiperprolactinemia, incluindo as secundárias a adenomas
  - Adenomas e outros tumores hipofisários (p. ex., adenoma corticotrófico; doença de Cushing, craniofaringeoma, meningioma, glioma)
  - Lesão da haste hipofisária
  - Causas genéticas de hipopituitarismo.

Hipogonadismo hipergonadotrófico

Indicando insuficiência gonadal. Responde por 50% dos casos de amenorreia primária e 12% dos casos de amenorreia secundária:

- Insuficiência ovariana prematura (IOP), de causas variadas (p. ex., genéticas, incluindo as disgenesias gonadais; autoimunes; iatrogênicas, como radioterapia, quimioterapia e ooforectomia; infecciosas e ambientais; idiopáticas).

Normogonadismo ou eugonadismo

Inclui causas anatômicas e hormonais:

- Malformação mülleriana: agenesia ou malformação uterina, agenesia ou septo de vagina
- Defeito do desenvolvimento do seio urogenital: hímen imperfurado e agenesia do terço inferior da vagina
- Síndrome de insensibilidade androgênica ou deficiência de 5-alfarredutase
- Síndrome dos ovários policísticos (SOP)
- Hiperplasia adrenal de manifestação tardia (HAC)
- Doença de Cushing, doença tireoidiana, tumores secretores de androgênios (ovarianos e adrenais).

A amenorreia associada com FSH normal ou eventualmente pouco diminuído e com anovulação crônica, como a que ocorre na SOP, na HAC e em muitas outras causas de anovulação crônica, muitas vezes é difícil de ser explicada. Nessas situações, embora historicamente o teste de progesterona tenha sido empregado para caracterizar a produção estrogênica presente quando o sangramento ocorresse, ele tem sido utilizado com parcimônia e menos frequentemente. A taxa de falso-positivo e falso-negativo pode ser alta e atrasar o diagnóstico final: mais de 20% das mulheres com amenorreia em que o estrogênio está presente podem não sangrar, enquanto em 40% das mulheres com amenorreia por perda de peso, estresse, hiperprolactinemia e em 50% das com insuficiência ovariana, o sangramento pode ocorrer, indicando falsamente que os níveis estrogênicos poderiam ser normais (Practice Committee of the American Society for Reproductive Medicine, 2008).

A seguir, apresentamos algumas considerações sobre essas causas.

Puberdade tardia constitucional ou fisiológica

Mais frequente em meninos, é relativamente incomum em meninas. Trata-se de atraso simples do desenvolvimento puberal, de causa primária ou constitucional, ou secundariamente, como consequência de doenças sistêmicas ou desnutrição. Há retardo global no desenvolvimento, atingindo altura e idade óssea. A investigação revela dosagens de gonadotrofinas normais para a infância e o teste de estímulo com GnRH pode ainda apresentar padrão pré-púbere (Harrington e Palmert, 2022).

Deficiência de GnRH (hipogonadismo hipogonadotrófico isolado ou deficiência isolada de gonadotrofinas [HHI])

Condição responsável por hipogonadismo hipogonadotrófico congênito, com ausência completa ou parcial de desenvolvimento puberal, secundário a um defeito na produção ou na secreção hipotalâmica de GnRH ou pela resistência hipofisária à ação do GnRH. É caracterizado por baixas concentrações de esteroides sexuais (em especial do estradiol) associadas a valores baixos de gonadotrofinas (LH [hormônio luteinizante] e FSH). As pacientes podem apresentar resposta ausente, parcial ou normal ao estímulo agudo com GnRH, e a dosagem seriada de LH pode revelar ausência de pulsos ou a presença de pulsos endógenos de LH de baixa frequência e amplitude, demonstrando a variabilidade do grau de acometimento da deficiência de GnRH. A secreção dos demais hormônios hipofisários encontra-se normal, bem como a ressonância magnética de região hipotalâmico-hipofisária, demonstrando a ausência de uma causa anatômica (Seminara et al., 2000; Silveira et al., 2002).

Em 50 a 60% dos casos, encontra-se associado a alterações olfatórias como anosmia ou hiposmia, caracterizando a síndrome de Kallmann. O HHI é considerado uma condição clínica rara e geneticamente heterogênea, podendo se manifestar de forma esporádica, ser herdada como um traço autossômico dominante ou recessivo ou, no caso da síndrome de Kallmann, também recessivo ligado ao cromossomo X (Swee et al., 2021; Quinton et al., 2001).

Disfunção hipotálamo-hipofisária, consequente a doenças crônicas, distúrbios alimentares e perda de peso, estresse, exercício físico

Entre as causas de hipogonadismo hipogonadotrófico, nos anos recentes verifica-se que o diagnóstico de amenorreia hipotalâmica funcional (AHF) mostra-se em ascensão. AHF é um diagnóstico de exclusão, que ocorre quando não se encontram alterações anatômicas ou orgânicas que justifiquem a supressão do eixo hipotálamo-hipófise-ovariano. A supressão é decorrente de estresse psicológico, desordens alimentares (inclui anorexia nervosa), perda de peso e excesso de exercício (Sophie Gibson et al., 2020; Gordon et al., 2017). A amenorreia relacionada ao esporte está associada a um conjunto de fatores, como excesso de treino, estresse fisiológico e psicológico, composição corporal, além de dieta inadequada, causando um desbalanço entre aporte e gasto energético (Seidenfeld e Rickert, 2001; Golden e Carlson, 2008).

Na anorexia nervosa, a amenorreia está relacionada à restrição calórica severa e à subsequente supressão do eixo hipotálamo-hipofisário. Há alterações na regulação da liberação pulsátil de GnRH, além de reversão da secreção pulsátil do LH para os padrões pré-púberes, com supressão da produção hipofisária de LH e FSH. Na ausência de ciclos normais de LH e FSH, o nível circulante de estrógeno é muito baixo. Aproximadamente 20% das pacientes com anorexia nervosa desenvolvem amenorreia antes da perda significativa de peso. A recuperação da nutrição e do peso favorece a resolução da amenorreia (Seidenfeld e Rickert, 2001; Golden e Carlson, 2008).

Em outras situações, a amenorreia é reconhecidamente uma complicação de doenças crônicas, como cirrose hepática e síndrome de má absorção. Embora a amenorreia secundária seja a apresentação mais comum em virtude das alterações hormonais pela doença crônica, a amenorreia primária pode ocorrer associada a alguns casos (Constine et al., 1993).

Hiperprolactinemia

A hiperprolactinemia é uma alteração endócrina relativamente comum do eixo hipotalâmico-hipofisário. É diagnosticada pelo aumento dos níveis séricos de prolactina e tem causas variadas, principalmente relacionadas a adenomas hipofisários, secundariamente ao uso de medicações, como consequência da insuficiência renal ou hepática, decorrente do hipotireoidismo descompensado, mas muitas vezes permanece como idiopática. Causa hipogonadismo hipogonadotrófico principalmente por inibir a secreção pulsátil do GnRH, além de inibir diretamente a esteroidogênese gonadal. Embora mais frequentemente cause amenorreia secundária, deve ser sempre investigada também como causa de amenorreia primária (Melmed et al., 2011).

Insuficiência ovariana prematura

Definida como a perda da função ovariana antes dos 40 anos de idade, a IOP representa um estado de hipogonadismo hipergonadotrófico de causas variadas, que incluem defeitos cromossômicos e genéticos, deficiências enzimáticas, processos autoimunes, consequências de rádio ou quimioterapia sobre os ovários, ooforectomia bilateral, infecções, mas ainda permanece como idiopática na maioria das vezes. Em todas essas situações, a IOP decorre da depleção e/ou da disfunção folicular. Na depleção, não há folículos primordiais capazes de manter adequada função ovariana cíclica, enquanto na disfunção ovariana os folículos estão presentes, mas há incapacidade dos ovários em responder às gonadotrofinas. Do ponto de vista clínico, pode manifestar-se com amenorreia primária ou secundária, de acordo com o momento em que a perda da função ovariana ocorre. Laboratorialmente, é caracterizada pela presença de duas dosagens de FSH sérico acima de 25 UI/ℓ (Webber et al., 2016).

A prevalência da IOP é estimada em 1 a 1,1%. É provável que essa prevalência possa ser maior nos dias atuais, considerando em especial a melhora nos resultados de tratamentos oncológicos.

Entre as causas de IOP, a disgenesia gonadal é de particular importância na presença de amenorreia primária. Disgenesia gonadal é um termo usado para desordens do desenvolvimento sexual caracterizadas por incompleta ou defeituosa formação das gônadas, devido a anormalidade estrutural ou numérica nos cromossomas sexuais ou mutações nos genes envolvidos no desenvolvimento gonadal (ovários ou testículos) ou na produção de estrogênios (Seppä et al., 2021).

Na disgenesia gonadal, a gônada disgenética é em fita, constituída por tecido fibroso, sem função hormonal ou de produção de gametas, com alteração no desenvolvimento sexual.

Na presença de fenótipo feminino, as disgenesias mais frequentes são:

- Disgenesia gonadal pura: há atraso no desenvolvimento de caracteres sexuais secundários e genitais femininos, assim denominada pela ausência de estigmas somáticos associados. Hipogonadismo hipergonadotrófico devido a gônadas disgenéticas cromossomicamente normais 46,XX ou 46,XY – classificadas como DGP XX e DGP XY
- Síndrome de Turner: disgenesia com perda de material genético, associada a baixa estatura e quadro dismórfico, com presença de estigmas e frequentes anomalias em vários órgãos.

Na DGP XX, há maior frequência de consanguinidade entre os genitores, e a recorrência em irmãs indica que seja herdada de forma autossômica recessiva. É possível que fatores ambientais possam estar envolvidos. A DGP XY, em 20 a 30% dos casos, é determinada por mutação ou deleção no gene *SRY*. Nos demais (70 a 80%), a etiologia permanece desconhecida. O diagnóstico é em geral feito pelo ginecologista por ocasião da puberdade, devido à amenorreia primária em indivíduos com sexo genital externo feminino sem ambiguidade. A estatura é normal ou elevada, porém com proporções eunucoides e desenvolvimento mamário escasso ou ausente. O diagnóstico é confirmado pelos exames laboratoriais e pelo cariótipo. Importante frisar a necessidade de gonadectomia em gônadas disgenéticas contendo cromossoma "Y" devido ao risco de malignização (Figuras 41.4 e 41.5) (McCann-Crosby et al., 2014).

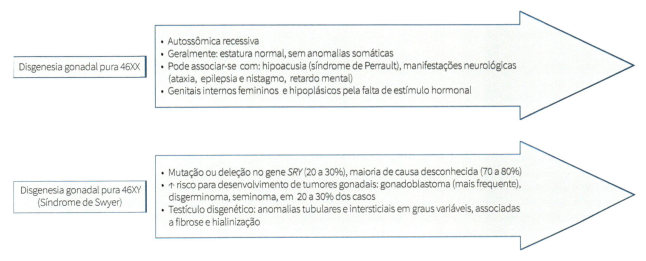

Figura 41.4 Disgenesia gonadal pura: algumas características. (Elaborada pelos autores a partir de: McCann-Crosby et al., 2014.)

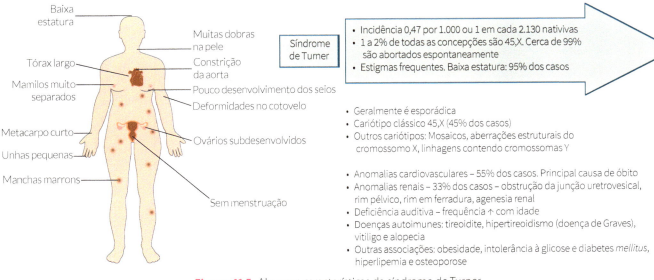

Figura 41.5 Algumas características da síndrome de Turner.

Anormalidades anatômicas do trato genital feminino

As agenesias consistem em não desenvolvimento adequado dos ductos de Müller. Na agenesia mülleriana clássica, a mulher apresenta vagina curta, de 2 cm, com variáveis graus de agenesia uterina, mais frequentemente com ausência do corpo e colo uterino e 2/3 proximais da vagina (síndrome de Mayer-Rokitansky-Kuster-Hauser). As gônadas estão presentes e funcionantes. Eventualmente, está presente útero rudimentar, geralmente sem atividade endometrial. Porém, em 2 a 7% dos casos, há atividade endometrial com dor abdominal cíclica devida à obstrução canalicular, impedindo a saída do fluxo menstrual. É de suma importância também investigar a associação com malformações renais ou esqueléticas (Herlin *et al.*, 2020). A classificação atual proposta pela European Society of Human Reproduction and Embryology (ESHRE) e pela European Society for Gynaecological Endoscopy (ESGE) está incluída na Tabela 41.2.

Quanto aos defeitos do septo vaginal transverso, ele pode ser obstrutivo ou não obstrutivo. Se for obstrutivo, será causa de amenorreia primária com formação de hematocolpo ou hematométrio, levando à dor cíclica. O diagnóstico é realizado pela ecografia ou, se necessário, ressonância magnética (Breech e Laufer, 2009).

Defeito do desenvolvimento do seio urogenital: hímen imperfurado e agenesia do terço inferior da vagina

Hímen imperfurado decorre da persistência da porção da membrana urogenital, podendo apresentar-se como quadro agudo de hematocolpo e hematométrio na puberdade. Esse quadro poderia ser evitado com a visualização clínica da imperfuração himenal durante a infância e correção.

Mulheres com atresia vaginal não apresentam o terço inferior da vagina, mas têm genitália externa normal, em decorrência de alteração embriológica em que o seio urogenital não contribui com a porção caudal da vagina, que é geralmente substituída por tecido fibroso. Os caracteres sexuais secundários e os órgãos reprodutivos internos são normais, o orifício himenal está presente, no entanto há somente uma pequena porção vaginal atrás desse orifício. Como a genitália externa é normal, o diagnóstico muitas vezes é realizado quando há dor abdominal cíclica pela presença de hematocolpo ou hematométrio (Bakos e Berglund, 1999; American College of Obstetrics and Gynecology, 2002).

Síndrome dos ovários policísticos

É a alteração endocrinológica mais comum em mulheres em idade reprodutiva, acometendo em torno de 4 a 12%. Caracteriza-se pela presença de dois dos três critérios: ciclos menstruais longos ou amenorreia com anovulação, hiperandrogenismo (clínico e/ou laboratorial) e identificação ultrassonográfica de ovários policísticos ou aumentados de volume (Teede *et al.*, 2023).

Embora muito ainda precise ser desvendado a respeito da SOP, a fisiopatologia baseia-se no fato de que os androgênios são convertidos em estrona no tecido periférico, alterando os pulsos de GnRH, elevando os níveis de LH e, então, produzindo mais androgênios. Os androgênios em excesso formarão di-hidrotestosterona (DHT), por meio da ação da 5-alfarredutase, e não serão mais aromatizados em estrogênios, com parada da maturação folicular. Altos níveis de androgênios circulantes associados a obesidade e hiperinsulinemia levam à redução da produção de SHBG (proteína carreadora de esteroides sexuais, produzida no fígado), que consequentemente leva ao aumento no nível de androgênios e estrogênios circulantes, manifestando-se clinicamente por hirsutismo e acne (Azziz *et al.*, 2009).

Hiperplasia adrenal de manifestação tardia

Clinicamente se assemelha à SOP, pois cursa com hiperandrogenismo e ciclos menstruais irregulares, porém tendo a adrenal como a origem dos androgênios circulantes. A HAC é geralmente causada por uma mutação no gene *CYP21*, que codifica a enzima 21-hidroxilase. Nos casos de mutação leve, essas mulheres são assintomáticas até a adrenarca. Mulheres com HAC não são capazes de converter adequadamente progesterona em cortisol e aldosterona, com consequente elevação de androgênios e inibição da maturação de oócitos (Lekarev *et al.*, 2015).

Tabela 41.2 Classificação das anormalidades do trato genital feminino.

Anormalidade uterina				Anormalidade cervical/vaginal	
	Classe principal	Subclasse		Coexistente	
U0	Útero normal			C0	Cérvice normal
U1	Útero dismórfico	a. Em forma de T b. Infantil c. Outros		C1	Cérvice septada
				C2	Cérvice "normal" dupla
U2	Útero septado	a. Parcial b. Completo		C3	Aplasia cervical unilateral
				C4	Aplasia cervical
U3	Útero bicorno	a. Parcial b. Completo c. Bicorporal septado		V0	Vagina normal
				V1	Septo vaginal longitudinal não obstrutivo
U4	Hemiútero	a. Sem cavidade rudimentar (corno sem cavidade; sem corno)		V2	Septo vaginal longitudinal obstrutivo
U5	Aplástico	a. Com cavidade rudimentar (corno bi ou unilateral) b. Sem cavidade rudimentar (remanescente uterino bi ou unilateral/aplasia		V3	Septo vaginal transversal e/ou hímen imperfurado
U6		Malformação não classificada		V4	Aplasia vaginal
	Diagnóstico:	U ____ C ____ V ____			

Fonte: Grimbizis *et al.*, 2013.

Síndrome de insensibilidade androgênica completa

Condição genética recessiva ligada ao cromossomo X, causada por uma mutação no gene que codifica receptores. Quando há insensibilidade androgênica completa, a manifestação clínica é de genitália externa feminina. A síndrome dos testículos feminilizantes ou síndrome de Morris caracteriza-se por indivíduo com cariótipo 46,XY, com testículos normais e produtores de testosterona, porém com receptores androgênicos não funcionantes, o que leva ao fenótipo feminino, com desenvolvimento mamário normal, porém com crescimento de pelos pubianos e axilares ausente ou escasso. A vagina é curta, com comprimento variável e ausência de útero e trompas devido à produção testicular de hormônio antimülleriano (HAM), que promove a regressão dos ductos de Müller. As gônadas podem ser encontradas na região inguinal, grandes lábios ou cavidade abdominal. O preciso diagnóstico é importante devido ao risco aumentado de malignização das gônadas, indicando a realização de gonadectomia (Patel *et al.*, 2015).

Síndrome de Cushing

Consiste em sinais e sintomas associados à exposição prolongada em níveis inapropriadamente elevados de glicocorticoides, tanto endógeno como exógeno. Há perda da retroalimentação normal do eixo hipotalâmico-hipofisário-adrenal com alteração no ritmo circadiano do cortisol (Newell-Price *et al.*, 1998). A causa endógena é rara, acometendo 10 indivíduos em 1 milhão/pessoas/ano, com maior prevalência entre 20 e 30 anos (Beauregard *et al.*, 2002), com maior predominância no sexo feminino.

Em geral, essa síndrome pode ser dividida em dois tipos: dependente de hormônio adrenocorticotrófico (ACTH) e independente de ACTH (hiperplasia, adenoma ou carcinoma da adrenal). Em adultos, a forma mais comum é a primeira, devido a adenoma hipofisário produtor de ACTH. Essa forma também é chamada "doença de Cushing" (Newell-Price *et al.*, 1998). Outras formas são: secreções ectópicas de ACTH e de hormônio liberador de adenocorticotrofina (CRH) (Beauregard *et al.*, 2002).

O diagnóstico é baseado na clínica, principalmente quando há obesidade troncular com afinamento de membros (pernas e braços finos) e face em lua cheia. Devem-se afastar as causas exógenas e, posteriormente, realizar confirmação laboratorial: a) teste de supressão com dexametasona (administra-se dexametasona, por via oral, na dose de 0,5 mg a cada 6 horas, por 48 horas, ou 1 a 2 mg, empregados entre 23 e 0 hora, na véspera da determinação hormonal) e dosagem de cortisol sérico entre 7 e 9 horas da manhã seguinte; b) dosagem urinária de 24 horas de cortisol livre; c) dosagem de ACTH; se detectável, teste de estímulo (sequência humana ou ovina de CRH 100 µg ou 1 µg/kg, intramuscular ou endovenoso) (Juszczak e Grossman, 2012).

Doença tireoidiana

A alteração mais frequentemente associada com amenorreia é o hipotireoidismo, que pode ser acompanhamento por hiperprolactinemia em alguns casos, em consequência à elevação de TSH (Carranza-Lira *et al.*, 2017).

Tumores secretores de esteroides sexuais (ovarianos e adrenais)

Sabe-se que aproximadamente 5% dos tumores ovarianos têm atividade endócrina tanto na produção de estrogênios como na produção de androgênios. A depender da produção hormonal, poderá haver alterações, entre elas amenorreia e virilização. Os tumores que produzem estrogênios são os que mais frequentemente levam a paciente à amenorreia. Entre as neoplasias funcionantes dos ovários, o tumor de células da granulosa é o mais frequente, representando 2 a 5% das neoplasias do ovário. Esse tumor produz estrogênios e cursa, em geral, com sangramento uterino anormal e excessivo, mas pode causar amenorreia secundária (Varras *et al.*, 2011).

Há tumores ovarianos que aumentam expressivamente a produção de androgênios, aproximando-se das concentrações séricas do sexo masculino. Entre eles, salientam-se os tumores de células hilares, de Sertoli-Leydig, de células esteroídicas (lipoídicas) e o luteoma estromal. Tumores muito diminutos como os de células hilares podem produzir intenso hiperandrogenismo e também amenorreia. Além disso, os tumores da adrenal podem também produzir androgênios, o que pode levar ao hiperandrogenismo e à amenorreia (Varras *et al.*, 2011).

Tratamento

Amenorreia é um diagnóstico sindrômico, ou seja, reflete um sintoma de diversas doenças ou afecções. Portanto, o tratamento está vinculado à sua etiologia, bem como às expectativas da paciente, em especial, reprodutivas e sexuais. A Figura 41.6 mostra o algoritmo de recomendação para conduta em mulheres com amenorreia.

Tratamento específico

O tratamento da amenorreia pode ser definitivo (quando se remove a causa) ou apenas paliativo e sintomático (quando não é possível solucionar a etiologia). Pode ainda ser clínico ou cirúrgico (Kriplani *et al.*, 2017; Sowińska-Przepiera *et al.*, 2015; Klein e Poth, 2013).

Em muitos casos de amenorreia de origem hipotalâmica, recomenda-se apoio psicológico e ou psiquiátrico, bem como acompanhamento multidisciplinar. Nas causas disfuncionais, mudanças no estilo de vida podem tornar o ciclo menstrual regular em situações em que se obtêm redução do estresse, adequação do peso e orientação de atividade física adequada. Quando a causa é orgânica, recomenda-se instituir tratamento da doença de base. Contudo, pode haver lesão permanente, e a ministração de hormônios como reposição exógena pode ser mandatória (Sowińska-Przepiera *et al.*, 2015; Klein e Poth, 2013).

Na hiperprolactinemia, utilizam-se os agonistas dopaminérgicos. A bromocriptina é empregada na dose inicial de 1,25 mg por dia durante os primeiros 7 dias; a seguir a dose é aumentada gradualmente até que se obtenha o controle dos sintomas. A cabergolina é outro agente dopaminérgico com maior especificidade, com menos efeitos colaterais e, por ter meia-vida longa, com maior comodidade posológica. Também mostra melhor resposta terapêutica. A dose inicial é de 0,5 mg, 1 vez/semana, com aumento gradativo de acordo com o controle clínico dos sintomas e dos níveis de prolactina. Mesmo nos casos de prolactinomas, isto é, adenomas produtores de prolactina, o tratamento cirúrgico atualmente é pouco utilizado.

Os tumores ovarianos ou de adrenais produtores de androgênios devem receber intervenção cirúrgica (Varras *et al.*, 2011). As sinequias intrauterinas são tratadas por cirurgia que consiste no desbridamento por histeroscopia, podendo ser seguida da colocação de dispositivo intrauterino (DIU), associada ou não à terapia estrogênica para reepitelização endometrial (Myers e Hurst, 2012). Relativamente às malformações müllerianas,

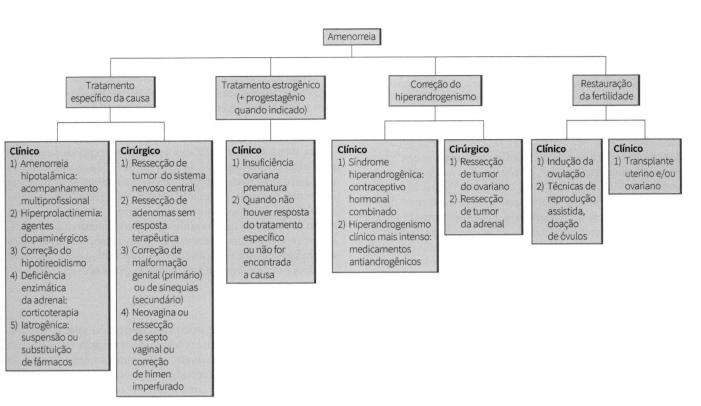

Figura 41.6 Algoritmo com sugestão para tratamento da amenorreia. (Elaborada pelos autores a partir de: Myers e Hurst, 2012; Soares Junior et al., 2016; Patriarca et al., 2001; Sharma, 2017; El-Maouche et al., 2017.)

o tratamento depende da malformação encontrada. Na síndrome de Rokitansky com agenesia uterina e de vagina, o tratamento pode ser cirúrgico, com realização de neovagina, ou por meio do uso clínico de dilatadores vaginais (técnica de Frank). Quando a causa da amenorreia for ausência de útero, o transplante uterino está sendo testado para possibilitar a gestação, sendo, contudo, um tratamento ainda experimental (Myers e Hurst, 2012).

No hipotireoidismo, a reposição de hormônio tireoidiano pode ser o suficiente para o retorno da função menstrual (Klein e Poth, 2013).

Estado de hipoestrogenismo temporário ou permanente

Na amenorreia primária, o hipogonadismo pode ser o primeiro sinal de hipoestrogenismo persistente e necessita ser corrigido, começando com pequenas doses de estrogênio e, posteriormente, aumentando gradativamente a dose, favorecendo o desenvolvimento mamário, para posterior associação a progestagênio, quando indicado (Klein e Poth, 2013).

A deficiência estrogênica decorrente das diferentes etiologias pode acarretar, a curto prazo, sintomas de privação hormonal como ondas de calor (geralmente nas mulheres com amenorreia secundária) e atrofia urogenital, e, a longo prazo, incremento do risco de fratura osteoporótica e cardiovascular. Nesses casos, é necessária reposição de estradiol por via oral ou parenteral de forma contínua e em doses adequadas a mulheres jovens. Nas mulheres com útero, a adição de progestagênio é necessária para evitar o câncer de endométrio (Webber et al., 2016; Benetti-Pinto et al., 2020). Nos casos em que o eixo córtico-hipotalâmico-hipofisário-ovariano está temporariamente suprimido, pode haver indicação de reposição estrogênica até a recuperação da função gonadal, tanto para melhora dos sintomas de hipoestrogenismo quanto para evitar o comprometimento da massa óssea.

Correção do hiperandrogenismo

No hiperandrogenismo consequente a neoplasias, as neoplasias ovarianas e de adrenal devem ser extirpadas. Na síndrome de Cushing, na presença de tumor, o tratamento é cirúrgico. Entre as causas iatrogênicas, lembrando que o uso exógeno de androgênios vem aumentando, deve-se orientar a interrupção do fármaco ou substância desencadeante (Sharma, 2017).

Na deficiência enzimática da adrenal (hiperplasia adrenal congênita não clássica ou de manifestação tardia), há bons resultados com prednisona na dose de 2,5 a 7,5 mg/dia ou dexametasona 0,25 a 1 mg/dia (El-Maouche et al., 2017).

Na SOP, o tratamento da amenorreia com a finalidade de proteção endometrial pode ser feito com a ministração de progestagênios cíclicos ou, ainda, de anticoncepcional hormonal oral (ACHO), promovendo regularização do ciclo menstrual e proteção contra carcinoma endometrial, porém o tratamento com progestagênios não se destina a auxiliar na correção do hiperandrogenismo. Os contraceptivos combinados auxiliam no controle do hiperandrogenismo, geralmente associados a outras substâncias (antiandrogênicos ou sensibilizadores da ação da insulina) que potencializam esse resultado. A resistência à insulina pode ser amenizada com alteração do estilo de vida, perda de peso e substâncias sensibilizadoras da ação da insulina, como metformina (500 a 2.500 mg/dia), pioglitazona (15 a 45 mg/dia) e/ou mioinositol (4 g/dia) (Soares Junior et al., 2014).

Restauração da fertilidade

Nas mulheres com os ovários intactos, porém sem útero, é possível a gravidez em útero de substituição, e naquelas com útero, porém com IOP, é possível a gravidez com óvulo de doadora.

Nas amenorreias centrais (hipotalâmicas e hipofisárias) ou nas causadas por doenças que levam à anovulação crônica sem origem definida, pode-se considerar a indução da ovulação, caso exista desejo reprodutivo, com escolhas variáveis a depender especialmente da causa da amenorreia e do estado estrogênico: citrato de clomifeno (na dose de 50 a 150 mg/dia, por 5 dias e a partir do terceiro ao quinto dia do ciclo menstrual); gonadotrofinas – utilizadas a partir do segundo ou terceiro dia do ciclo menstrual em dose variável, dependendo de vários fatores, sendo importantes a idade da paciente e o crescimento folicular. Há vários esquemas e outras drogas também utilizadas para a indução de ovulação (El-Maouche *et al.*, 2017).

CONSIDERAÇÕES FINAIS

Amenorreia é um sintoma com múltiplos fatores etiológicos, sendo muito frequente na população. Os diferentes fatores etiológicos têm detalhes que devem ser tratados em revisões destinadas exclusivamente ao tema específico. Porém, de modo geral, essa afecção pode trazer preocupações sobre a feminilidade e a fertilidade, com consequências negativas para a autoestima e a autoimagem da mulher, por vezes necessitando de apoio psicológico concomitante ao tratamento. O tratamento da amenorreia deve obedecer aos anseios da mulher e compreende combater o fator etiológico, o tratamento do hipoestrogenismo, o tratamento das manifestações associadas e, quando possível, a restauração da fertilidade.

REFERÊNCIAS BIBLIOGRÁFICAS

AMERICAN COLLEGE OF OBSTETRICS AND GYNECOLOGY; COMMITTEE ON ADOLESCENT HEALTH CARE; AMERICAN COLLEGE OF OBSTETRICS AND GYNECOLOGY. ACOG committee opinion, n. 274. Nonsurgical diagnosis and management of vaginal agenesis. *Obstetrics & Gynecology*, v. 100, n. 1, p. 213-216, 2002.

AZZIZ, R. *et al.* The Androgen Excess and PCOS Society criteria for the polycystic ovary syndrome: the complete task force report. *Fertility and Sterility*, v. 91, n. 2, p. 456-488, 2009.

BACHMANN, G.; KEMMANN, E. Prevalence of oligomenorrhea and amenorrhea in a college population. *American Journal of Obstetrics and Gynecology*, v. 144, n. 1, p. 98-102, 1982.

BAKOS, O.; BERGLUND, L. Imperforate hymen and ruptured hematosalpinx: a case report with a review of the literature. *Journal of Adolescent Health*, v. 24, n. 3, p. 226-228, 1999.

BEAUREGARD, C.; DICKSTEIN, G.; LACROIX, A. Classic and recent etiologies of Cushing's syndrome: diagnosis and therapy. *Treatments in Endocrinology*, v. 1, n. 2, p. 79-94, 2002.

BENETTI-PINTO, C. L. *et al.* Premature ovarian insufficiency: A hormonal treatment approach. *Revista Brasileira de Ginecologia e Obstetrícia*, v. 42, n. 8, p. 511-518, 2020.

BREECH, L. L.; LAUFER, M. R. Mullerian anomalies. *Obstetrics and Gynecology Clinics of North America*, v. 36, n. 1, p. 47-68, 2009.

CARRANZA-LIRA, S.; DAZA-CARRASCO, M. L.; CHÁN-VERDUGO, R. Frequency of increased thyrotropin in women with hyperprolactinemia. *Revista Médica del Instituto Mexicano del Seguro Social*, v. 55, supl. 1, p. 53-57, 2017.

CASANUEVA, F. F. *et al.* Guidelines of the Pituitary Society for the diagnosis and management of prolactinomas. *Clinical Endocrinology*, v. 65, n. 2, p. 265-273, 2006.

CONSTINE, L. S. *et al.* Hypothalamic-pituitary dysfunction after radiation for brain tumors. *New England Journal of Medicine*, v. 328, n. 2, p. 87-94, 1993.

EL-MAOUCHE, D.; ARLT, W.; MERKE, D. P. Congenital adrenal hyperplasia. *The Lancet*, v. 390, n. 10108, p. 2194-2210, 2017.

EULING, S. Y. *et al.* Examination of US puberty-timing data from 1940 to 1994 for secular trends: panel findings. *Pediatrics*, v. 121, supl. 3, p. S172-191, 2008.

FOURMAN, L. T.; FAZELLI, P. K. Neuroendocrine causes of amenorrhea – an update. *The Journal of Clinical Endocrinology & Metabolism*, v. 100, n. 3, p. 812-824, 2015.

GOLDEN, N. H.; CARLSON, J. L. The pathophysiology of amenorrhea in the adolescent. *Annals of the New York Academy of Sciences*, v. 1135, n. 1, p. 163-178, 2008.

GORDON, C. M. *et al.* Functional hypothalamic amenorrhea: an endocrine society clinical practice guideline. *The Journal of Clinical Endocrinology and Metabolism*, v. 102 n. 5, 1413-1439, 2017.

GRIMBIZIS, G. F. *et al.* The ESHRE/ESGE consensus on the classification of female genital tract congenital anomalies. *Human Reproduction*, v. 28, n. 8, p. 2032-2044, 2013.

HARRINGTON, J.; PALMERT, M. R. An approach to the patient with delayed puberty. *The Journal of Clinical Endocrinology and Metabolism*, v. 107. n. 6, 1739-1750, 2022.

HERMAN-GIDDENS, M. E. *et al.* Secondary sexual characteristics and menses in young girls seen in office practice: a study from the Pediatric Research in Office Settings network. *Pediatrics*, v. 99, n. 4, p. 505-512, 1997.

HERLIN, M.K.; PETERSEN, M.B.; BRÄNNSTRÖM, M. Mayer-Rokitansky-Küster-Hauser (MRKH) syndrome: a comprehensive update. *Orphanet Journal of Rare Diseases*, v. 15, p. 214, 2020.

JUSZCZAK, A.; GROSSMAN, A. The investigation of Cushing syndrome: essentials in optimizing appropriate diagnosis and management. *Annals of Saudi Medicine*, v. 32, n. 5, p. 455-461, 2012.

KLEIN, D. A.; PARADISE, S. L.; REEDER, R. M. Amenorrhea: a systematic approach to diagnosis and management. *American Family Physician*, v. 100, n. 1, 39-48, 2019.

KLEIN, D. A.; POTH, M. A. Amenorrhea: an approach to diagnosis and management. *American Family Physician*, v. 87, n. 11, p. 781-788, 2013.

KRIPLANI, A. *et al.* Etiology and management of primary amenorrhoea: a study of 102 cases at tertiary centre. *Taiwanese Journal of Obstetrics and Gynecology*, v. 56, n. 6, p. 761-764, 2017.

LEKAREV, O.; LIN-SU, K.; VOGIATZI, M. G. Infertility and reproductive function in patients with congenital adrenal hyperplasia: pathophysiology, advances in management, and recent outcomes. *Endocrinology and Metabolism Clinics*, v. 44, n. 4, p. 705-722, 2015.

LI, M. *et al.* The global prevalence of premature ovarian insufficiency: a systematic review and meta-analysis. *Climacteric: The Journal of the International Menopause Society*, v. 26, n. 2, p. 95-102, 2023.

MASTER-HUNTER, T.; HEIMAN, D. L. Amenorrhea: evaluation and treatment. *American Family Physician*, v. 73, n. 8, p. 1374-1382, 2006.

MCCANN-CROSBY B. *et al.* State of the art review in gonadal dysgenesis: challenges in diagnosis and management. *International Journal of Pediatric Endocrinology*, v. 2014, n. 4, p. 1-17, 2014.

MELMED, S. *et al.* Diagnosis and treatment of hyperprolactinemia: an Endocrine Society clinical practice guideline. *The Journal of Clinical Endocrinology and Metabolism*, v. 96, n. 2, p. 273–288, 2011.

MYERS, E. M.; HURST, B. S. Comprehensive management of severe Asherman syndrome and amenorrhea. *Fertility and Sterility*, v. 97, n. 1, p. 160-164, 2012.

NEWELL-PRICE, J. The diagnosis and differential diagnosis of Cushing's syndrome and pseudo-Cushing's states. *Endocrine Reviews*, v. 19, n. 5, p. 647-672, 1998.

OLIVEIRA, L. M. *et al.* The importance of autosomal genes in Kallmann syndrome: genotype-phenotype correlations and neuroendocrine characteristics. *The Journal of Clinical Endocrinology & Metabolism*, v. 86, n. 4, p. 1532-1538, 2001.

PATEL, V.; CASEY, R. K.; GOMEZ-LOBO, V. Timing of gonadectomy in patients with complete androgen insensitivity syndrome – current recommendations and future directions. *Journal of Pediatric and Adolescent Gynecology*, v. 28, n. 4, p. 320-325, 2016.

PATRIARCA, M. T. *et al.* Ultrasonographic and morphological studies of the postmenopausal endometrium using unopposed estrogen replacement therapy with regular pause: a prospective preliminary study. *European Journal of Obstetrics & Gynecology and Reproductive Biology*, v. 98, n. 1, p. 119-123, 2001.

PETTERSSON, F.; FRIES, H.; NILLIUS, S. J. Epidemiology of secondary amenorrhea: incidence and prevalence rates. *American Journal of Obstetrics and Gynecology*, v. 117, n. 1, p. 80-86, 1973.

PRACTICE COMMITTEE OF THE AMERICAN SOCIETY FOR REPRODUCTIVE MEDICINE. Current evaluation of amenorrhea. *Fertility and Sterility*, v. 90, supl. 5, p. S219-225, 2008.

QUINTON, R. *et al.* Idiopathic gonadotrophin deficiency: genetic questions addressed through phenotypic characterization. *Clinical Endocrinology*, v. 55, n. 2, p. 163-174, 2001.

REINDOLLAR, R. H. *et al.* Adult-onset amenorrhea: a study of 262 patients. *American Journal of Obstetrics and Gynecology*, v. 155, n. 3, p. 531-543, 1986.

SEIDENFELD, M. E.; RICKERT, V. I. Impact of anorexia, bulimia and obesity on the gynecologic health of adolescents. *American Family Physician*, v. 64, n. 3, p. 445-450, 2001.

SEMINARA, S. B. *et al.* Genetics of hypogonadotropic hypogonadism. *Journal of Endocrinol Investigation*, v. 23, n. 9, p. 560-565, 2000.

SEPPÄ, S.; KUIRI-HÄNNINEN, T.; HOLOPAINEN, E.; VOUTILAINEN, R. Management of endocrine disease: diagnosis and management of primary amenorrhea and female delayed puberty. *European Journal of Endocrinology*, v. 184, n. 6, p. R225-R242, 2021.

SHARMA, S. T. An individualized approach to the evaluation of Cushing syndrome. *Endocrine Practice*, v. 23, n. 6, p. 726-737, 2017.

SILVEIRA, L. F. *et al.* Novel homozygous splice acceptor site GnRH receptor (GnRHR) mutation: human GnRHR "knockout". *The Journal of Clinical Endocrinology & Metabolism,* v. 87, n. 6, p. 2973-2977, 2002.

SOARES JUNIOR, J. M.; DE SÁ, M. F, S.; BARACAT, E. C. Should insulin resistance be always treated in Polycystic Ovary Syndrome? *Revista Brasileira de Ginecologia e Obstetrícia*, v. 36, n. 2, p. 47-49, 2014.

SOARES JUNIOR, J. M. *et al.* First Latin uterine transplantation: we can do it! *Clinics*, v. 71, n. 11, p. 627-628, 2016.

SOPHIE GIBSON, M. E.; FLEMING, N.; ZUIJDWIJK, C.; & DUMONT, T. Where have the periods gone? The evaluation and management of functional hypothalamic amenorrhea. *Journal of Clinical Research in Pediatric Endocrinology*, v. 12, p. 18-27, 2020.

SOWIŃSKA-PRZEPIERA, E. *et al.* Functional hypothalamic amenorrhoea – diagnostic challenges, monitoring, and treatment. *Endokrynologia Polska*, v. 66, n. 3, p. 252-260, 2015.

SWEE, D. S.; QUINTON, R.; MAGGI, R. Recent advances in understanding and managing Kallmann syndrome. *Faculty reviews*, v. 10, n. 37, 2021.

TEEDE, H. J. & INTERNATIONAL PCOS NETWORK. Recommendations from the 2023 international evidence-based guideline for the assessment and management of polycystic ovary syndrome. *European Journal of Endocrinology*, v. 189, n. 2, p. G43-G64, 2023.

VARRAS, M. *et al.* Clinical, ultrasonographic, computed tomography and histopathological manifestations of ovarian steroid cell tumour, not otherwise specified: our experience of a rare case with female virilisation and review of the literature. *Gynecological Endocrinology*, v. 27, n. 6, p. 412-418, 2011.

WARREN, M. P.; HAGEY, A. R. The genetics, diagnosis and treatment of amenorrhea. *Minerva Ginecologica*, v. 56, n. 5, p. 437-455, 2004.

WEBBER, L. *et al.* ESHRE Guideline: management of women with premature ovarian insufficiency. The ESHRE Guideline Group on POI. *Human Reproduction,* v. 31, n. 5, p. 926-937, 2016.

WIT, J. M. Definition and subcategorization or idiopathic short stature: between consensus and controversy. *Hormone Research in Paediatrics*, v. 76, supl. 3, p. 3-5, 2011.

CAPÍTULO 42

Síndrome dos Ovários Policísticos

José Maria Soares Junior • Maria Cândida P. Baracat • Gustavo Arantes Rosa Maciel • Ricardo dos Santos Simões • Edmund Chada Baracat

INTRODUÇÃO

A maestria sobre a síndrome dos ovários policísticos (SOP) ainda está incompleta, apesar de aproximadamente 90 anos de pesquisas desde a consolidação desta afecção após relatos feitos por Stein e Leventhal, em 1935, que associaram os dados clínicos (hiperandrogenismo e anovulação crônica) ao aspecto micropolicístico dos ovários de mulheres obesas. Foram acumulados muitos conhecimentos desde aquela época, mas essa afecção ainda é um enigma para muitos investigadores (Stein e Leventhal, 1935; Ehrmann, 2005; Goodarzi et al., 2011; Mayer et al., 2015; Soares Junior et al., 2015).

Essa síndrome acompanha a mulher em toda sua vida reprodutiva, manifestando-se desde a adolescência com distúrbio menstrual e hiperandrogenismo cutâneo, em geral, passando por infertilidade na idade adulta e podendo evoluir para maior risco de desenvolvimento de doenças cardiometabólicas no climatério (Stein e Leventhal, 1935; Ehrmann, 2005; Goodarzi et al., 2011; Mayer et al., 2015). Por essas características, assume grande importância em Ginecologia.

EPIDEMIOLOGIA

Conforme o critério utilizado no diagnóstico, a incidência da SOP pode variar de 4 a 20% durante o período reprodutivo (Legro et al., 1999; Ehrmann, 2005; Wild et al., 2010; Goodarzi et al., 2011; Mayer et al., 2015; Lazareva et al., 2024). O consenso de Rotterdam ainda é o que tem maior abrangência e, portanto, o mais aceito, sendo o recomendado na diretriz internacional baseada em evidências (Teede et al., 2023). Inclui, além de mulheres com anovulação crônica, aquelas que ovulam normalmente, com hiperandrogenismo e imagens ultrassonográficas sugestivas de ovários policísticos. Recentemente, a última diretriz sugere o uso de hormônio antimülleriano para o diagnóstico de SOP em substituição ao ultrassom. Contudo, o valor de corte deste exame ainda continua em discussão (Teede et al., 2023; Forslund et al., 2024). Tal diversidade de característica pode trazer grande dificuldade para a exata epidemiologia dessa afecção (Legro et al., 1999; Azziz et al., 2006; Franks, 1995; Rotterdam ESHRE/ASRM, 2004a).

ETIOPATOGENIA

A evolução do entendimento da SOP foi grande nas últimas décadas, mas a sua etiologia ainda está indefinida. Vários investigadores creem que a SOP seria uma desordem genética antiga durante a evolução humana (Stein e Leventhal, 1935; Ehrmann, 2005; Mayer et al., 2015; Azziz et al., 2011; Rodrigues de Lima, 2015). Para outros, essa afecção pode ser apenas uma adaptação epigenética ao meio ambiente (Rodrigues de Lima, 2015; Melo et al., 2010; Mumm et al., 2013; Soares Junior et al., 2015). O conceito mais aceito seria uma interação de vários fatores: genéticos, epigenéticos, ambientais, estilo de vida, hormonal, metabólico e psicológico (Teede et al., 2023).

Sabe-se que problemas na gestação podem ter repercussões negativas para o recém-nascido. Crianças com baixo peso (menor que 2.500 g ou menor que o percentil 10% do peso esperado para idade gestacional) (Rodrigues de Lima, 2015; Melo et al., 2010) ou macrossomia (mais de 4.500 g) (Mumm et al., 2013) podem ter alterações endócrinas e metabólicas intrauterinas que perduram após o nascimento, com maior predisposição para desenvolver distúrbio do metabolismo de carboidratos, obesidade e doenças crônicas, como hipertensão arterial sistêmica e diabetes melito na vida adulta (Rodrigues de Lima, 2015; Melo et al., 2010; Mumm et al., 2013; Katulski et al., 2015).

Em relação ao fator genético ou hereditário, como principal agente, os dados epidemiológicos sugerem que filhas de mães com SOP têm risco elevado de desenvolvê-la (Goodarzi et al., 2011; Wild et al., 2010; Brown et al., 2015; Kelly et al., 2015). Estudos de associação genótipo-fenótipo (GWAS) realizados por meio de sequenciamento de nova geração (NGS) trouxeram alguns dados importantes.

Desde 2005, os GWAS fazem avaliação do genoma inteiro, identificando potenciais genes ou até biomarcadores gênicos para a SOP. Entretanto, os estudos são dispendiosos e há poucos candidatos, como a região localizada no cromossomo 2p16.3, que contém dois genes – *GTF2A1L* e *LHCGR* – que desempenham papel crucial em receptores de hormônio luteinizante (LH). Esses, por sua vez, são importantes tanto para a ovulação quanto para a evolução da gravidez no primeiro trimestre. Contudo, salienta-se que os níveis séricos de LH são mais elevados nas mulheres com SOP, o que traz dúvidas sobre essa associação gênica à síndrome (Rodrigues de Lima, 2015; Melo et al., 2010; Mumm et al., 2013; Katulski et al., 2015; Brower et al., 2015; Xue et al., 2015; McAllister et al., 2015).

Polimorfismos de modificação de base única (SNP, do inglês *single-nucleotide polymorphisms*) independentes, localizados no segundo *locus* do cromossoma 2p21, na região do gene *THADA* (gene associado ao adenoma de tireoide) e na região 9q33.3, chamada "DENND1A" (de Melo et al., 2015), também foram identificados. O gene *THADA* poderia sugerir uma associação com doenças da tireoide (de Melo et al., 2015), o que estaria em desacordo com o consenso de Rotterdam, que exclui disfunção da tireoide. Por outro lado, várias repetições de repetições de nucleótidos C-A-G no gene relacionado ao receptor androgênico poderiam ser um fator protetor contra o desenvolvimento da SOP (Lin et al., 2013).

Foram descritas mais de 100 variações gênicas em pacientes com SOP, incluindo risco de obesidade, resistência insulínica e anomalias em receptores (Rodrigues de Lima, 2015; Melo *et al.*, 2010; Mumm *et al.*, 2013; Katulski *et al.*, 2015; Brower *et al.*, 2015; Xue *et al.*, 2015; McAllister *et al.*, 2015). Provavelmente, o fator gênico isoladamente não seja suficiente para desencadear a SOP. O conjunto de fatores ambientais, comportamentais e psíquicos, associado com a predisposição genética, seriam os determinantes para o surgimento dessa síndrome, principalmente para as formas mais exacerbadas. Portanto, isso pode sugerir que essa doença seja evolutiva durante a vida da mulher, piorando com o ganho de peso e a idade.

Salienta-se ainda que os fatores ambientais podem influenciar a anovulação crônica e possivelmente a origem da SOP. Neste ponto, uma revisão sistemática mostrou que os níveis de bisfenol A estariam relacionados com essa síndrome, principalmente, entre mulheres com hiperandrogenismo (Urbanetz *et al.*, 2024). Contudo, outras substâncias também podem estar associadas com SOP, além do padrão alimentar (Soares Junior *et al.*, 2015).

FISIOPATOGENIA

O hiperandrogenismo é muito marcante em muitas mulheres com SOP. Esse distúrbio pode interferir no sistema reprodutor, tanto central (eixo córtico-hipotalâmico-hipofisário) como perifericamente (ovários) (Rodrigues de Lima, 2015; Baracat *et al.*, 2015; Teixeira Filho *et al.*, 2002; Maciel *et al.*, 2004a; Soares Junior *et al.*, 2023), levando à perda da ciclicidade funcional ovariana por retroalimentação inadequada (Rodrigues de Lima, 2015). Haveria, pois, maior produção de androgênios, o que perpetuaria a anovulação, bem como a inadequação endometrial e risco de hiperplasia e câncer endometrial (Giordano *et al.*, 2022).

No hipotálamo, os androgênios proporcionam maior produção de estrogênios pela ação da aromatase, que tem grande interferência local, tanto nos neurônios produtores de kisspeptina como nos de hormônio liberador de gonadotrofinas (GnRH) do núcleo arqueado. Essa ação poderia, em parte, explicar a anovulação crônica devida à mudança no padrão cíclico normal do GnRH. Além disso, a diminuição da atividade opioide e o aumento da noradrenalina também contribuem para a inadequação da produção daquele hormônio (Araújo *et al.*, 2020). O resultado final seria o incremento da frequência e da amplitude de pulsos de GnRH, que determina maiores produção e liberação de LH pela hipófise.

A relativa diminuição do hormônio folículo-estimulante (FSH) circulante em algumas mulheres com SOP advém do aumento dos níveis de inibina B, produzida nos pequenos folículos, e pelos altos índices de estrona, consequentes à maior produção de androstenediona (Rodrigues de Lima, 2015).

As alterações gonadotróficas causam a interrupção do crescimento folicular e o aparecimento de alterações histomorfológicas, como micropolicistose e hipertrofia do estroma ovariano, que constitui grande fonte de androgênios (microambiente). Essas modificações têm grande impacto no eixo hipotalâmico-hipofisário nas mulheres com SOP, levando a um círculo vicioso. Além disso, a produção abundante de androgênios é responsável pelo hiperandrogenismo cutâneo (Sathyapalan *et al.*, 2017).

Outra hipótese seria a de que as mulheres com SOP teriam estruturalmente maior população folicular do que apenas uma disfunção hormonal (Maciel *et al.*, 2004a). Esse fato poderia propiciar maior produção de esteroides sexuais, consequentemente

de androgênios, que interfere na retroalimentação do eixo hipotalâmico-hipofisário-ovariano. Além disso, há também maior concentração do hormônio mülleriano nessas mulheres (Sathyapalan *et al.*, 2017).

Sabe-se que a insulina desempenha importante papel na fisiopatologia da SOP. O mecanismo da resistência à insulina na síndrome parece estar relacionado com defeito pós-receptor de insulina, envolvendo deficiência do substrato 1 da tirosina. O resultado desse processo seria maior fosforilação nos resíduos de serina do receptor de insulina ou de proteínas dessa via de sinalização, bem como a queda do número de proteínas do transportador de glicose 4 (GLUT-4) na superfície da membrana plasmática, dificultando o ingresso de glicose para o meio intracelular. Concomitantemente, há maior hiperinsulinismo compensatório, como resposta do pâncreas a essa situação, o que pode predispor à intolerância à glicose ou até o diabetes melito (Hashimoto *et al.*, 2003; Legro, 2003; Legro, 2006; Rodrigues de Lima, 2015; Soares Junior *et al.*, 2023).

A insulina tem ação sinérgica ao LH nas células da teca interna e do estroma ovariano, bem como determina aumento da produção de androgênios. Nas mulheres com resistência insulínica por defeito pós-receptor, ocorre fosforilação da serina, que aumenta ainda mais a síntese androgênica (Rodrigues de Lima, 2015).

A hiperinsulinemia, em nível hepático, causa ainda redução dos níveis da globulina carreadora de esteroides sexuais (SHBG), permitindo que maior fração de androgênios circule em sua forma ativa, produzido os efeitos arrenomiméticos (Franks, 1995; Rotterdam ESHRE/ASRM, 2004a; Azziz *et al.*, 2006; Rosenfield, 2015; Carmina *et al.*, 2010; Fruzzetti *et al.*, 2015; Azziz *et al.*, 2011; Rodrigues de Lima, 2015). Além dessa globulina, há queda da síntese de outras proteínas carreadoras de fatores de crescimento, favorecendo maior ação nos tecidos periféricos, como o endométrio, o que pode dificultar a implantação embrionária e também aumentar o risco do surgimento de lesões precursoras do câncer endometrial (Rodrigues de Lima, 2015; Lopes *et al.*, 2014; Lopes *et al.*, 2011; Giordano *et al.*, 2015; Giordano *et al.*, 2022). Na verdade, a paciente estaria mais predisposta também a outros tipos de câncer, como o mamário, de pâncreas, hepático, entre outros (Lopes *et al.*, 2011; Lopes *et al.*, 2014; Giordano *et al.*, 2015; Rodrigues de Lima, 2015). Além disso, esse estado favorece a disfunção endotelial e o maior risco de doença cardiovascular, obesidade, apneia do sono e doença hepática gordurosa não alcoólica (Rodrigues de Lima, 2015; Lopes *et al.*, 2014; Lopes *et al.*, 2011; Giordano *et al.*, 2015).

DIAGNÓSTICO

O diagnóstico da SOP é eminentemente clínico e de exclusão. Em geral, o diagnóstico na adolescência não é fácil devido à grande heterogeneidade da síndrome. Em geral, o diferencial deve ser feito com a imaturidade do eixo hipotálamo-hipofisário-ovariano, que seria um processo fisiológico e transitório de anovulação nessa fase da vida (Comitê Nacional de Endocrinologia, 2010). Em geral, a amenorreia secundária pode ser um indicativo de SOP na adolescência.

A hiperandrogenemia ou o hiperandrogenismo cutâneo podem ser vistos em muitas mulheres com SOP, mas há outras entidades que também podem ter quadro clínico semelhante (Azziz *et al.*, 2006; Rotterdam ESHRE/ASRM, 2004a; Rehme *et al.*, 2013; Soares Junior *et al.*, 2023). Portanto, o diagnóstico só será firmado após a exclusão destas afecções: disfunção da tireoide, hiperprolactinemia, tumor ovariano ou da suprarrenal, defeitos de síntese da suprarrenal, síndrome de Cushing e uso de substâncias androgênicas (anabolizantes).

A suspeita da SOP é feita quando houver queixas de pelos excessivos pelo corpo, associados a irregularidade menstrual, em geral, ciclos alongados ou períodos de amenorreia. Na adolescência, a imaturidade de eixo hipotalâmico-hipofisário-ovariano também pode determinar disfunção menstrual, entretanto com ciclos mais curtos do que as que ocorrem na SOP (Rosenfield, 2015). Todavia, isso não é regra em todos os casos, o que sugere acompanhamento para fechar o diagnóstico.

O antecedente de pubarca precoce excessiva pode ser um indicativo de que a adolescente tenha predisposição à SOP (Rodrigues de Lima, 2015; Rehme *et al.*, 2013). A ultrassonografia, em muitos casos, não é de muita ajuda, pois os ovários, em geral, são maiores e muitas vezes multifoliculares quando há imaturidade do eixo, o que pode levar a fazer o diagnóstico errôneo de SOP durante a adolescência (Fruzzetti *et al.*, 2015).

Infelizmente, há casos em que o diagnóstico será feito tardiamente, quando a mulher procura assistência médica por desejo reprodutivo, passando o diagnóstico despercebido durante a adolescência (Franks, 1995; Rotterdam ESHRE/ASRM, 2004a; Carmina *et al.*, 2010; Azziz *et al.*, 2011; Fruzzetti *et al.*, 2015; Rodrigues de Lima, 2015; Rosenfield, 2015).

O exame físico pode auxiliar no diagnóstico, portanto devemos procurar sinais clínicos de hiperandrogenismo, como acne e hirsutismo. Segundo a diretriz internacional baseada em evidências, o limite de corte para hirsutismo foi seis para brancas e afrodescendentes, enquanto o valor de quatro foi sugerido para as mulheres nipônicas, chinesas e coreanas (Teede *et al.*, 2023). A simples presença de hipertricose não significa aumento da ação dos androgênios, pois são pelos do tipo lanugem que aparecem em geral no ombro e na fronte. A hipertricose pode ser causada por uso de fármacos, como glicocorticoides, ciclosporinas, progestagênios ou valpronatos, minoxidil, ou estar presente em algumas doenças, como hipotireoidismo, anorexia nervosa, porfiria e dermatomiosite (Rodrigues de Lima, 2015).

Em relação à resistência insulínica, o sinal clínico mais importante a ser avaliado é a presença de acantose nigricante, que é um espessamento com escurecimento da pele em região de dobras. É determinada pela ação da insulina no tecido cutâneo. Contudo, aparece apenas em aproximadamente 18% das mulheres com resistência insulínica (Soares Junior *et al.*, 2014). Todavia, esse sinal não é relevante para o diagnóstico de SOP.

Durante a investigação da pelve feminina, podemos evidenciar ovários de tamanhos aumentados. Em raros casos, pode-se encontrar aumento do clitóris, que é mais frequente nos casos de neoplasias produtoras de androgênio. Em geral, a história clínica da SOP é mais arrastada, surgindo na adolescência e, em muitos casos, piorando gradativamente com a obesidade e a resistência insulínica (Rodrigues de Lima, 2015; Legro, 2006; Legro, 2003; Lopes *et al.*, 2014; Lopes *et al.*, 2011; Giordano *et al.*, 2015; Giudice, 2003; Giudice, 2006; Soares Junior *et al.*, 2014).

O exame de ultrassom pélvico das mulheres com SOP pode mostrar imagens de ovários com volume aumentado, em geral, acima de 10 mℓ com mais 20 microcistos, de até 9 mm de diâmetro, na periferia do ovário (Teede *et al.*, 2023). Há vários estudos atuais que propõem um número maior de microcistos para fazer o diagnóstico, mas atualmente o critério mais aceito ainda é o do Consenso de Rotterdam. Contudo, a característica mais marcante é a hiperecogenicidade central que reflete a hiperplasia

estromal, porém a reprodutibilidade desse achado é baixa e a variação inter e intraobservadores é elevada. Essa característica não é vista nas adolescentes com imaturidade do eixo (Fruzzetti *et al.*, 2015). Contudo, o ultrassom isoladamente não faz o diagnóstico de SOP. Recente, a diretriz internacional baseada em evidências recomenda dosagem do hormônio antimülleriano quando o ultrassom for inconclusivo (Teede *et al.*, 2023).

Outro ponto importante é afastar afecções que podem ter as mesmas manifestações clínicas pelas dosagens hormonais: hormônio tireoestimulante (TSH) e tiroxina (T4) (disfunção da tireoide), testosterona total (tumor ovariano ou suprarrenal), 17-OH-progesterona (deficiência enzimática da suprarrenal da 21-hidroxilase) e cortisol (síndrome de Cushing). Contudo, nem sempre o diagnóstico é fácil, necessitando do uso de critérios de diagnóstico.

CRITÉRIOS DE DIAGNÓSTICO

Foram realizados vários consensos para estabelecer critérios para o diagnóstico da SOP, entre eles salientamos o do National Institutes of Health (NIH), o de Rotterdam e o da Androgen Excess and Polycystic Ovary Syndrome Society (AE-PCOS) (Azziz *et al.*, 2006; Fruzzetti *et al.*, 2015; Katulski *et al.*, 2015; Amsterdam ESHRE/ASRM, 2012; Rotterdam ESHRE/ASRM, 2004b) (Tabela 42.1). O mais utilizado atualmente é o Consenso de Rotterdam (2003) (Rotterdam ESHRE/ASRM, 2004b). Para o diagnóstico de SOP na adolescência, deve-se ter os três critérios de diagnóstico: hiperandrogenismo clínico ou laboratorial, disfunção ovulatória e imagens de ovários policísticos ao ultrassom pélvico (Azziz *et al.*, 2006; Fruzzetti *et al.*, 2015; Amsterdam ESHRE/ASRM, 2012; Rotterdam ESHRE/ASRM, 2004b; Teede *et al.*, 2023). Neste último critério, quando não se pode empregar o exame ultrassonográfico ou quando ele é inconclusivo, pode-se dosar o hormônio antimülleriano – o valor de três ainda necessita de validade em cada país (Teede *et al.*, 2023). Além disso, esse critério cria quatro fenótipos de mulheres com SOP: A – clássico ou completo, que é muito semelhante ao quadro clínico descrito por Stein e Leventhal com as três características; B – anovulação com hiperandrogenismo sem as imagens de ovários policísticos; C – hiperandrogenismo com imagens de ovários policísticos, mas a paciente tem ciclo regular (ovulatório); D – a paciente não tem hiperandrogenismo (Tabela 42.1). Os fenótipos mais comuns são o A e o B, correspondendo a quase 80% das mulheres com SOP. Assim, o diagnóstico final é baseado nos critérios de Rotterdam, afastando as afecções com quadro clínico semelhante (Figura 42.1).

Tabela 42.1 Fenótipos potenciais em pacientes com síndrome dos ovários policísticos, conforme os diferentes consensos diagnósticos.

Características	Fenótipos			
	A	B	C	D
Hiperandrogenismo/hirsutismo	+	+	+	−
Disfunção ovulatória	+	+	−	+
Ovários policísticos	+	−	+	+
Critérios NIH (1990)	+	+	−	−
Critérios Rotterdam (2003)	+	+	+	+
Critérios AES (2006)	+	+	+	−

+: Presente; −: Ausente. (Modificada de: Azziz *et al.*, 2006.)

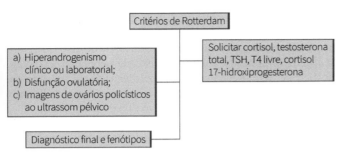

Figura 42.1 Algoritmo para o diagnóstico da síndrome dos ovários policísticos (SOP). T4: tiroxina; TSH: hormônio tireoestimulante.

DISTÚRBIOS DO METABOLISMO DE CARBOIDRATOS: RISCO DE DIABETES MELITO

A identificação de resistência insulínica, intolerância à glicose ou diabetes melito não faz parte do diagnóstico da SOP, mas, quando houver a associação com esses distúrbios do metabolismo dos carboidratos, deve-se também identificar e tratar adequadamente para evitar a síndrome metabólica e a doença cardiovascular (Venkatesan et al., 2001; Baracat e Soares Junior, 2007; Mortada e Williams, 2015; Soares Junior et al., 2023). Recomenda-se a avaliação da glicemia de jejum e a realização da sobrecarga glicêmica com 75 g de glicose e dosar glicemia após 2 horas, bem como a curva glicêmica. Quando a glicemia de jejum for superior a 100 mg/mℓ ou, 2 horas após a sobrecarga, os valores forem superiores a 140 mg/mℓ, pode ser feito o diagnóstico de intolerância à glicose. Outro parâmetro é a hemoglobina glicada com valores superiores a 5,7% (Teede et al., 2023). Na prática clínica, a acantose nigricante ou a obesidade são características relacionadas com a resistência insulínica. A dosagem de insulina não está sendo empregada como parâmetro (Soares Junior et al., 2015).

É incomum a síndrome metabólica na adolescência, mas, quando presente, o tratamento é mais difícil, principalmente na perda de peso (Fruzzetti et al., 2015; Azziz et al., 2011; Rodrigues de Lima, 2015). Além disso, em conjunto com a alteração no metabolismo dos carboidratos, pode haver dislipidemia, disfunção endotelial e sobrepeso/obesidade, que devem ser sempre pesquisados nas adolescentes com SOP (Fruzzetti et al., 2015).

Para diagnóstico de síndrome metabólica, sugerem-se os critérios do ATP-III: a) aferição da cintura abdominal maior que 88 cm; b) lipoproteínas de alta densidade (HDL) menores do que 50 mg/dℓ; c) triglicerídeos superiores a 150 mg/dℓ; d) pressão arterial sistêmica maior do que 135/85 mmHg ou uso de anti-hipertensivos; glicose superior a 100 mg/dℓ. É preciso ter três dos cinco critérios. Essas pacientes são de alto risco para doença hepática e cardiovascular. Portanto, avaliações das enzimas hepáticas e da ultrassonografia de abdome superior, bem como cardiológicas, são necessárias.

CONDUTA

O primeiro passo no tratamento da SOP é a mudança de estilo de vida, ou seja, diminuir o sedentarismo e melhorar a dieta nutricional.

ORIENTAÇÕES

A conduta inicial na SOP pode ser expectante, principalmente na adolescência quando o diagnóstico for duvidoso. Sugere-se aumentar a atividade física, de preferência diariamente ou pelo menos 3 vezes/semana, com atividades anaeróbicas e aeróbicas. Concomitantemente, há necessidade de acompanhamento por nutricionista para a redução calórica e a adequação da dieta. Recomenda-se, ainda, acompanhamento psicológico de suporte para redução do estresse, bem como de ansiedade/depressão nas mulheres com baixa estima e autocontrole (Curi et al., 2012; Conte et al., 2015; Jayasena e Franks, 2014; Domecq et al., 2013; Geier et al., 2012; Soares Junior et al., 2023).

Em geral, a queda de 5 a 10% do peso corporal pode melhorar o padrão menstrual, reduzir a resistência insulínica e atenuar os efeitos do hiperandrogenismo cutâneo (Curi et al., 2012; Fruzzetti et al., 2015).

Na disciplina de Ginecologia do Hospital das Clínicas da Faculdade de Medicina da Universidade de São Paulo, Curi et al. (2012) sugerem que atividade física moderada por 40 minutos/dia, repetida durante 3 vezes/semana, conjuntamente com dieta nutricional adequada, teria efeito semelhante ao do emprego da metformina, tanto clinicamente como nos parâmetros laboratoriais estudados. Além disso, essa conduta apresenta um benefício adicional: redução da circunferência abdominal, portanto da gordura visceral, que está relacionada com resistência insulínica e doença cardiovascular. A curto prazo, esse efeito é mantido. Talvez a longo prazo, a melhor orientação seja tentar atingir o peso ideal, ou seja, índice de massa corpórea abaixo de 25. O apoio psicológico é fundamental para atingir esse objetivo (Geier et al., 2012).

TRATAMENTO MEDICAMENTOSO

Deve ser prescrito conforme a clínica da mulher. É importante lembrar que uma das grandes consequências da SOP e da obesidade é o risco de diabetes melito. Portanto, o primeiro passo é o tratamento da resistência insulínica, quando o tratamento não medicamentoso não surtiu efeito (Geier et al., 2012; Soares Junior e Baracat, 2010; Iwata et al., 2015; Sorpreso et al., 2015; Dronavalli e David, 2007; Lakryc et al., 2003; Somani e Turvy, 2014; Diri et al., 2015; Karakurt et al., 2008; Azziz, 2003; Sanchez et al., 2002).

RESISTÊNCIA INSULÍNICA

Quando a resposta pode ser inadequada (sem perda de peso ou piora da resistência insulínica ou intolerância à glicose), está indicado o emprego de fármacos. Recomenda-se, ainda, em mulheres com acantose nigricante ou obesas com antecedentes familiares de diabetes melito do tipo II (Soares Junior et al., 2014; Teede et al., 2023).

A metformina é uma biguanida utilizada no tratamento de diabetes, melhora o padrão menstrual e diminui os níveis de androgênio (Soares Junior e Baracat, 2010; Iwata et al., 2015; Sorpreso et al., 2015; Dronavalli e David, 2007; Lakryc et al., 2003; Somani e Turvy, 2014; Diri et al., 2015; Karakurt et al., 2008; Azziz, 2003; Sanchez et al., 2002; Lord e Norman, 2003; Maciel et al., 2004b). Também parece ter algum efeito positivo na indução de ovulação, porém seus efeitos benéficos são moderados (Lord e Norman, 2003).

As pacientes candidatas à utilização da metformina devem ter as funções hepática e renal normais. Com o objetivo de evitar os efeitos colaterais gastrointestinais, a substância deve ser administrada às refeições e deve-se iniciar o tratamento com dose mais baixa (250 a 500 mg/dia) e ir aumentando progressivamente (até 2.500 mg/dia) (Rodrigues de Lima, 2015).

A utilização isolada da metformina (de 1.500 a 2.000 mg/dia) promove a ovulação em 78 a 96% das pacientes (Lord e Norman, 2003).

O mioinositol tem grande papel nas funções metabólicas e também hormonais. Quando o mioinositol ultrapassa a membrana celular, é convertido em fosfatil-mioinositol, precursor do inositol-trifosfato, que pode agir como mensageiro intracelular secundário na via de sinalização da insulina, do FSH e do TSH. Mioinositol não é o único inositol que serve como mensageiro secundário: d-quiroinositol também interfere no metabolismo da insulina e na função ovariana, podendo modular a liberação do hormônio antimülleriano. O d-quiroinositol tem como percursor o mioinositol e é convertido pela epimerase. Fisiologicamente, a relação entre mio/d-quiroinositol, tanto no plasma como no fluido folicular, é de 40:1, podendo chegar até 100:1. Essas substâncias são consideradas como sensibilizadores do receptor de insulina e podem diminuir a hiperinsulenima (Genazzani, 2016).

Em revisão sistemática sobre mioinositol, quatro trabalhos mostraram consistência na regularidade menstrual após uso de mioinositol em mulheres com SOP e amenorreia (Arentz *et al.*, 2017). A dose recomendada é de 4 g/dia (Teede *et al.*, 2023).

Outro fármaco que pode ser empregado é o inositol, principalmente o mioinositol.

A pioglitazona também é um agente moderador do receptor de insulina, mas tem mecanismos diferentes da metformina e, consequentemente, pode ser eventualmente associado à biguanida nos casos mais difíceis de tratamento (Lord e Norman, 2003). Hoje seu uso é restrito devido à associação com doença cardiovascular.

Nas pacientes obesas e com ovários policísticos, há trabalhos clínicos mostrando o benefício da liraglutida, tanto na perda de peso como na melhora da resistência insulínica (Niafar *et al.*, 2015; Jensterle *et al.*, 2015). Faltam ainda estudos em adolescentes com esse medicamento, mas na mulher adulta pode ter grandes benefícios, principalmente nas doses de 3 mg/dia subcutâneo (Niafar *et al.*, 2015; Jensterle *et al.*, 2015). Entretanto, recomenda-se iniciar com dose de 0,6 mg/dia e aumentar progressivamente em cada semana, até a dose ideal, para minimizar os efeitos colaterais. Mais recentemente, a semaglutida está sendo testada em SOP (Etrusco *et al.*, 2024).

Nas adolescentes com obesidade mórbida que não responderam aos tratamentos anteriores, a cirurgia bariátrica pode ser a última opção, pois ainda é considerada como tratamento experimental nessa faixa etária. Além disso, as repercussões dessa cirurgia a longo prazo não são totalmente conhecidas, nem as recidivas, principalmente em adolescentes (Inge *et al.*, 2015). As mulheres adultas melhoram tanto na parte metabólica como na cardiovascular e na reprodutiva. O índice de gestação é mais alto após o primeiro ano da cirurgia bariátrica, mas recomenda-se um método contraceptivo pelo menos 2 anos após o procedimento para evitar recidiva da obesidade.

Não devemos ainda esquecer de corrigir as dislipidemias das mulheres com SOP. Deve-se salientar também que as estatinas (empregadas para correção do colesterol das lipoproteínas de baixa densidade [LDL]) podem piorar a resistência insulínica. Portanto, as mulheres usuárias desses fármacos devem ser orientadas sobre esse efeito colateral, bem como os profissionais de saúde devem acompanhar mais atentamente (Karakurt *et al.*, 2008; Azziz, 2003; Sanchez *et al.*, 2002; Lord e Norman, 2003; Niafar *et al.*, 2015; Jensterle *et al.*, 2015; Inge *et al.*, 2015).

DISFUNÇÃO MENSTRUAL

Progestagênios

A primeira opção das adolescentes que tenham disfunção menstrual sem hiperandrogenismo cutâneo é o emprego dos progestagênios. Além disso, esses fármacos podem ser também usados em pacientes hipertensas. No ambulatório de Hiperandrogenismo da Disciplina de Ginecologia do Departamento de Obstetrícia e Ginecologia do Hospital das Clínicas da Faculdade de Medicina da Universidade de São Paulo, a prevalência de hipertensão arterial sistêmica é de aproximadamente 16% em adolescentes com SOP.

A administração do progestagênio pode ser intermitente: por 10 dias (15º ao 25º dia do ciclo) a 14 dias (15º ao 29º dia do ciclo), visando à normalização do padrão menstrual. Pode ser também realizada de forma contínua. Em ambos os casos, visa à proteção endometrial contra lesões proliferativas (Rodrigues de Lima, 2015; Rose, 1996; Pillay *et al.*, 2006).

Procura-se prescrever substâncias progestacionais com baixa ação androgênica ou até antiandrogênica, como o desogestrel (75 µg/dia), que pode auxiliar no combate ao hiperandrogenismo leve. Para regularizar o ciclo, pode-se ainda empregar o acetato de di-hidrogesterona (10 mg/dia), o acetato de medroxiprogesterona (2,5 a 10 mg/dia) e a progesterona micronizada (100 a 200 mg/dia). No mercado brasileiro, há a drospirenona (4 mg/dia) no esquema de 24 dias com o fármaco e 4 dias livres (Duijkers *et al.*, 2016).

Outra forma de proteger o endométrio seria o uso do sistema intrauterino liberador de levonorgestrel. Esse dispositivo pode ser alternativa para as mulheres sexualmente ativas que são hipertensas, diabéticas e/ou com risco aumentado de tromboembolismo. Contudo, o custo é mais elevado. Na adolescência, poderia ser uma alternativa interessante (Sorpreso *et al.*, 2015).

ANTICONCEPCIONAIS HORMONAIS COMBINADOS

Nas mulheres em que o padrão menstrual não se regularizou com a conduta medicamentosa ou o uso de progestagênios, podem-se empregar os anticoncepcionais hormonais combinados (Soares Junior e Baracat, 2010).

Esses fármacos melhoram a irregularidade menstrual, atenuam o hiperandrogenismo cutâneo moderado e podem evitar uma gravidez não planejada nas adolescentes sexualmente ativas (Soares Junior e Baracat, 2010). No entanto, a terapia estroprogestativa não promove melhora da resistência à insulina, normalmente associada à síndrome, e pode, eventualmente, até piorá-la na dependência do tipo de progestagênio utilizado (Iwata *et al.*, 2015) (Tabela 42.2).

Em geral, os contraceptivos orais combinados diminuem os níveis androgênicos circulantes por meio da inibição da secreção de gonadotrofinas e pelo aumento dos níveis de SHBG (globulina carreadora de esteroides sexuais), que auxilia na redução dos androgênios circulantes. O esquema terapêutico é o mesmo utilizado na contracepção (Soares Junior e Baracat, 2010). Contudo, o emprego de dose maior de estrogênio pode ser benéfico no tratamento do hiperandrogenismo cutâneo.

Os contraceptivos pela via não oral também podem amenizar o hiperandrogenismo, mas teriam efeito menor do que a via oral devido à primeira passagem hepática, ou seja, menor ação na função hepática e na produção de globulinas (Soares Junior e Baracat, 2010).

Tabela 42.2 Progestagênios e atividade androgênica.

Progestagênios	Atividade androgênica
Ciproterona	Antiandrogênico
Drospirenona	Antiandrogênico
Clormadinona	Antiandrogênico
Acetato medroxiprogesterona	Antiandrogênico
Dienogeste	Antiandrogênico
Desogestrel	Neutra
Gestodeno	Neutra
Etonogestrel	Neutra
Levonorgestrel	Alta
Norgestrel	Alta
Noretisterona	Alta

HIPERANDROGENISMO CUTÂNEO

Nos casos mais intensos de hirsutismo, os contraceptivos podem não ser suficientes para debelar esses sinais do hiperandrogenismo. Portanto, a associação com substâncias antiandrogênicas deve ser prescrita (Dronavalli e David, 2007; Lakryc *et al.*, 2003; Somani e Turvy, 2014; Diri *et al.*, 2015; Karakurt *et al.*, 2008).

O acetato de ciproterona possui ação central e periférica. Bloqueia a liberação de gonadotrofinas hipofisárias, reduzindo a produção androgênica pelo ovário. Perifericamente, atua no folículo piloso impedindo a ligação da di-hidrotestosterona (DHT) aos seus receptores e também inibe a atividade da enzima 5-alfarredutase reduzindo a produção local de DHT que um androgênio mais potente. A dose inicial recomendada é de 25 a 100 mg diários, via oral, do 5º ao 14º dia do ciclo (esquema sequencial inverso de Hammerstein), por mais de 6 meses, podendo estender-se até 24 meses, conforme o quadro clínico da mulher. Recomenda-se o uso concomitante do contraceptivo hormonal combinado para evitar sangramento uterino anormal com o seu emprego ou uma gravidez não planejada. Além disso, essa substância pode ter efeitos antiandrogênicos importantes sobre o feto do sexo masculino, podendo determinar distúrbio do desenvolvimento sexual (Sorpreso *et al.*, 2015; Dronavalli e David, 2007; Lakryc *et al.*, 2003; Somani e Turvy, 2014; Diri *et al.*, 2015; Karakurt *et al.*, 2008).

A espironolactona, antagonista da aldosterona, tem forte efeito antiandrogênico, pois inibe a síntese de testosterona nas células produtoras de esteroides, tanto na gônada quanto na suprarrenal. Compete, ainda, com os androgênios por seus receptores. Inicialmente, pode ser empregada em doses maiores de 100 a 200 mg/dia, por período mínimo de 6 meses. A manutenção deve ser feita com doses menores de 25 a 50 mg/dia. Não se esquecer de associar um método contraceptivo. A pílula combinada pode auxiliar a ter efeitos cosméticos mais rápidos e evita a irregularidade menstrual (Lakryc *et al.*, 2003; Somani e Turvy, 2014; Diri *et al.*, 2015).

Outras substâncias antiandrogênicas que podem ser empregadas são a dutasterida e a finasterida, que tem poucos efeitos colaterais, sendo bem tolerada pelas pacientes na dose de 1 a 5 mg/dia. Pode ser uma boa opção, inclusive para auxiliar na alopecia (Lakryc *et al.*, 2003; Soares Junior *et al.*, 2021).

Quando o hirsutismo é muito acentuado, o emprego de tratamento tópico conjuntamente ao sistêmico pode auxiliar em resultado cosmético mais rápido. Entre as substâncias que podem ser usadas, salienta-se a eflornitina 13,9%, que é inibidor da L-ornitina decarboxilase, enzima que catalisa a conversão de ornitina a putrescina, uma poliamina crítica na regulação do crescimento celular e diferenciação do folículo piloso (Azziz, 2003). Pode-se ainda aplicar cremes com ciproterona ou espironolactona (Karakurt *et al.*, 2008).

As medidas cosméticas são sugeridas após 3 ou 4 meses do início do tratamento medicamentoso sistêmico, quando diminui o risco do surgimento de novos pelos. A eliminação definitiva dos pelos poderá ser a mais efetiva. Pode ser usada eletrocoagulação galvânica ou fotoepilação a *laser* usando alexandrita ou diodo, ou mesmo luz intensa pulsada (Sanchez *et al.*, 2002). É contraindicada em pacientes de pele negra, pois há risco de queimaduras na pele (Diri *et al.*, 2015; Karakurt *et al.*, 2008; Azziz, 2003; Sanchez *et al.*, 2002).

INFERTILIDADE

Para o restabelecimento da fertilidade, utilizam-se fármacos indutores da ovulação, como citrato de clomifeno, citrato de tamoxifeno e os inibidores da aromatase, como o letrozol (Wang *et al.*, 2017).

O clomifeno, modulador seletivo do receptor de estrogênio (SERM), induz a expressão de receptores de FSH e LH, maturação folicular, níveis elevados de estradiol, postura ovular e normalização da retroalimentação acíclica. A posologia inicial deve ser de 50 mg/dia, durante 5 dias, a partir do terceiro, quarto ou quinto dia do ciclo. O início mais precoce da medicação pode resultar em desenvolvimento folicular múltiplo. Deve-se aumentar a dose inicial em 50 mg até um máximo de 200 mg nos casos em que não se obteve resposta ovulatória. Embora rara, a síndrome de hiperestimulação ovariana pode ocorrer com o clomifeno. Por isso, as pacientes devem ser controladas cuidadosamente com exames pélvico e ultrassonográfico seriados (Wang *et al.*, 2017).

Em alguns casos, substâncias sensibilizadoras do receptor de insulina, como metformina e mioinositol, podem diminuir os níveis de insulina e facilitar a ovulação, podendo ser empregadas conjuntamente com o clomifeno, e podem reduzir a resistência desse fármaco, bem como a síndrome de hiperestimulação ovariana (Sanchez *et al.*, 2002; Lord e Norman, 2003; Maciel *et al.*, 2004b; Niafar *et al.*, 2015; Jensterle *et al.*, 2015; Inge *et al.*, 2015; Wang *et al.*, 2017).

Outra opção é o uso do tamoxifeno, modulador seletivo do receptor de estrogênio, na dose de 20 a 40 mg/dia, por via oral, com esquema semelhante ao do clomifeno, iniciando-se no início do ciclo (terceiro ao quinto dia).

O letrozol (inibidor da aromatase) com dose de 2,5 mg/dia, podendo chegar a 7,5 mg/dia, também com o mesmo esquema do clomifeno, tem resposta superior ao clomifeno quando se avaliam gestações a termo. A diretriz internacional baseada em evidências sugere o uso do letrozol como primeira escolha na indução da ovulação em mulheres com SOP (Teede *et al.*, 2023).

Quando os outros medicamentos falharam, as gonadotrofinas podem ser ministradas na dose inicial de 75 UI/dia, iniciando-se nos primeiros 5 dias de sangramento menstrual (natural ou induzido), desde que a ultrassonografia demonstre endométrio fino (menor que 6 mm) e ausência de cistos ovarianos (Sanchez *et al.*, 2002; Lord e Norman, 2003; Niafar *et al.*, 2015; Jensterle *et al.*, 2015; Inge *et al.*, 2015; Wang *et al.*, 2017).

O ajuste da dose inicial deve ser realizado após, pelo menos, 5 dias de medicação e baseia-se no desenvolvimento folicular ao ultrassom. A ovulação é desencadeada pela gonadotrofina coriônica (de 5.000 a 10.000 UI, em dose única), administrada no dia em que pelo menos um folículo atinja mais de 18/20 mm. Deve-se cancelar o ciclo quando houver mais de quatro folículos com mais de 14 mm de diâmetro médio ou mais de três folículos acima de 16 mm, para evitar a gravidez múltipla e a síndrome de hiperestímulo ovariano. Em ciclos subsequentes, a dose inicial é determinada pela resposta prévia da paciente, podendo ser reduzida ou aumentada. Constitui método racional na terapêutica da anovulação crônica por retroalimentação inadequada. Pesquisas têm utilizado os análogos de GnRH associados às gonadotrofinas com controle melhor do ciclo estimulado (Sanchez et al., 2002; Lord e Norman, 2003; Maciel et al., 2004b; Niafar et al., 2015; Jensterle et al., 2015; Inge et al., 2015; Wang et al., 2017).

Parece haver benefício com a utilização de análogo do GnRH previamente à indução da ovulação, com aumento das taxas de gravidez e redução das taxas de abortamento. Nesses casos, torna-se obrigatória a suplementação hormonal na fase lútea com progesterona ou gonadotrofina coriônica humana (hCG). A fertilização in vitro (FIV) pode ser utilizada nos casos em que a estimulação ovariana foi exagerada, com o objetivo de evitar o cancelamento do ciclo. Pacientes com SOP parecem ter maior risco de abortamento após FIV (Wang et al., 2017). Recomenda-se esquema com antagonista de GnRH em mulheres com SOP (Teede et al., 2023).

A terapêutica cirúrgica, ressecção cuneiforme, parcial, de ambas as gônadas pela operação de Thaler não é mais indicada. Pode ocasionar aderências pós-operatórias, transformando uma esterilização de causa endócrina em outra, de etiologia mecânica (aderências obstrutivas da tuba). Contudo, a opção terapêutica videolaparoscópica com furos no ovário (drilling) pode ser uma opção quando não houver resposta com as terapias anteriores, mas seu efeito é temporário (Wang et al., 2017).

CONSIDERAÇÕES FINAIS

Além da disfunção menstrual, a SOP deve ser considerada uma doença com repercussão metabólica, que necessita de uma equipe multiprofissional para que tenha sucesso terapêutico.

O diagnóstico nem sempre é fácil na adolescência e seu tratamento é eminentemente clínico e deve ser individualizado, de acordo com a apresentação clínica. A forma mais singela e eficaz de tratar o hirsutismo e regularizar a menstruação é ainda a pílula contraceptiva. Contudo, há a necessidade de terapias especiais quando há comorbidades associadas, como a resistência insulínica e a obesidade. Com queda de 5 a 10% do peso, podemos observar vários benefícios no ciclo menstrual, bem como na fertilidade dessas mulheres com SOP.

Nosso grupo observou, em acompanhamento em média de 6 anos, que as mulheres com o fenótipo A (todos os critérios de Rotterdam) têm risco relativo três vezes maior do que as dos outros fenótipos em desenvolver o diabetes melito (Soares Junior et al., 2023).

REFERÊNCIAS BIBLIOGRÁFICAS

AMSTERDAM ESHRE/ASRM-Sponsored 3rd PCOS Consensus Workshop Group. Consensus on women's health aspects of polycystic ovary syndrome (PCOS). Human Reproduction, v. 27, n. 1, p. 14-24, 2012.

ARAÚJO, B. S. et al. Kisspeptin influence on polycystic ovary syndrome-a mini review. Reproductive Sciences, v. 27, n. 2, p. 455-460, feb. 2020.

ARENTZ, S. et al. Nutritional supplements and herbal medicines for women with polycystic ovary syndrome; a systematic review and meta-analysis. BMC Complementary Medicine and Therapies, v. 17, n. 1, p. 500, 25 nov. 2017.

AZZIZ, R. The evaluation and management of hirsutism. Obstetrics and Gynecology, v. 101, 5 Pt 1, p. 995-1007, 2003.

AZZIZ, R. et al. Positions statement: criteria for defining polycystic ovary syndrome as a predominantly hyperandrogenic syndrome: an Androgen Excess Society guideline. The Journal of Clinical Endocrinology and Metabolism, v. 91, n. 11, p. 4237-4245, 2006.

AZZIZ, R.; DUMESIC, D. A.; GOODARZI, M. O. Polycystic ovary syndrome: an ancient disorder? Fertility and Sterility, v. 95, n. 5, p. 1544-1548, 2011.

BARACAT, M. C. et al. Systematic review of cell adhesion molecules and estrogen receptor expression in the endometrium of patients with polycystic ovary syndrome. The International Journal of Gynecology and Obstetrics, v. 129, n. 1, p. 1-4, 2015.

BARACAT, E. C.; SOARES JUNIOR, J. M. Polycystic ovaries: insulin resistance and metabolic syndrome. Revista Brasileira de Ginecologia e Obstetrícia, v. 29, n. 3, p. 117-119, 2007.

BROWER, M. A. et al. Further investigation in Europeans of susceptibility variants for polycystic ovary syndrome discovered in genome-wide association studies of Chinese individuals. The Journal of Clinical Endocrinology and Metabolism, v. 100, n. 1, E182-6, 2015.

BROWN, C. L. et al. Addressing childhood obesity: opportunities for prevention. Pediatric Clinics of North America, v. 62, n. 5, p. 1241-1261, 2015.

CARMINA, E.; OBERFIELD, S. E.; LOBO, R. A. The diagnosis of polycystic ovary syndrome in adolescents. American Journal of Obstetrics and Gynecology, v. 203, n. 3, 201.e1-5, 2010.

COMITÉ NACIONAL DE ENDOCRINOLOGÍA et al. Menstrual cycle disorders in adolescence. Archivos Argentinos de Pediatria, v. 108, n. 4, p. 363-369, 2010.

CONTE, F. et al. Mental health and physical activity in women with polycystic ovary syndrome: a brief review. Sports Medicine, v. 45, n. 4, p. 497-504, 2015.

CURI, D. D. et al. Metformin versus lifestyle changes in treating women with polycystic ovary syndrome. Gynecological Endocrinology, v. 28, n. 3, p. 182-185, 2012.

DE MELO, A. S. et al. Pathogenesis of polycystic ovary syndrome: multifactorial assessment from the foetal stage to menopause. Reproduction, v. 150, n. 1, R11-24, 2015.

DIRI, H. et al. Comparison of spironolactone and spironolactone plus metformin in the treatment of polycystic ovary syndrome. Gynecological Endocrinology, p. 1-4, 2015.

DOMECQ, J. P. et al. Lifestyle modification programs in polycystic ovary syndrome: systematic review and meta-analysis. The Journal of Clinical Endocrinology and Metabolism, v. 98, n. 12, p. 4655-4663, 2013.

DRONAVALLI, S. E.; DAVID, A. Pharmacologic therapy of polycystic ovary syndrome. Clinical Obstetrics and Gynecology, v. 50, n. 1, p. 244-254, 2007.

DUIJKERS, I. J. M. et al. Maintenance of ovulation inhibition with a new progestogen-only pill containing drospirenone after scheduled 24-h delays in pill intake. Contraception, v. 93, n. 4, p. 303-309, Apr. 2016.

EHRMANN, D. A. Polycystic ovary syndrome. The New England Journal of Medicine, v. 352, n. 12, p. 1223-1236, 2005.

ETRUSCO, A. et al. Incretin hormone secretion in women with polycystic ovary syndrome: roles of obesity, insulin sensitivity and treatment with metformin and GLP-1s. Biomedicines, v. 12, n. 3, p. 653, 14 Mar. 2024.

FORSLUND, M. et al. International evidence-based guideline on assessment and management of PCOS-A Nordic perspective. Acta Obstetricia et Gynecologica Scandinavica, v. 103, n. 1, p. 7-12, Jan. 2024.

FRANKS, S. Polycystic ovary syndrome. The New England Journal of Medicine, v. 333, p. 853-861, 1995.

FRUZZETTI, F. et al. Ovarian volume in normal and hyperandrogenic adolescent women. Fertility and Sterility, v. 104, n. 1, p. 196-199, 2015.

GEIER, L. M.; BEKX, M. T.; CONNOR, E. L. Factors contributing to initial weight loss among adolescents with polycystic ovary syndrome. Journal of Pediatric and Adolescent Gynecology, v. 25, n. 6, p. 367-370, 2012.

GENAZZANI, A. D. Inositol as putative integrative treatment for PCOS. Reproductive BioMedicine Online, v. 33, n. 6, p. 770-780, 2016.

GIORDANO, L. A. et al. Effects of clinical and metabolic variables and hormones on the expression of immune protein biomarkers in the endometrium of women with polycystic ovary syndrome and normal-cycling controls. Gynecological Endocrinology, v. 38, n. 6, p. 508-515, Jun. 2022.

GIORDANO, M. V. et al. The evaluation of endometrial sulfate glycosaminoglycans in women with polycystic ovary syndrome. Gynecological Endocrinology, v. 31, n. 4, p. 278-281, 2015.

GIUDICE L. C. Elucidating endometrial function in the post-genomic era. Human Reproduction Update. v. 9, p. 223-235, 2003.

GIUDICE, L. C. Endometrium in PCOS: implantation and predisposition to endocrine CA. Best Practice & Research Clinical Endocrinology & Metabolism, v. 20, n. 2, p. 235-244, 2006.

GOODARZI M. O.; DUMESIC D. A.; CHAZENBALK G.; AZZIZ R. Polycystic ovary syndrome: etiology, pathogenesis and diagnosis. *Nature Reviews Endocrinology*. v. 7, n. 4, p. 219-231, 2011.

HASHIMOTO D. M. *et al*. The impact of the weight status on subjective symptomatology of the polycystic ovary syndrome: a cross-cultural comparison between Brazilian and Austrian women. *Anthropologischer Anzeiger*. v. 61, n. , p. 297-310, 2003.

INGE T. H. *et al*. Teen-LABS Consortium. Weight loss and health status 3 years after bariatric surgery in adolescents. *The New England Journal of Medicine*. 2015.

IWATA M.C. *et al*. Association of oral contraceptive and metformin did not improve insulin resistance in women with polycystic ovary syndrome. *Revista da Associação Médica Brasileira*. v. 61, n. 3, p. 215-219, 2015.

JAYASENA C. N.; FRANKS S. The management of patients with polycystic ovary syndrome. *Nature Reviews Endocrinology*. v. 10, n. 10, p. 624-636, 2014.

JENSTERLE M. *et al*. Short term monotherapy with GLP-1 receptor agonist liraglutide or PDE 4 inhibitor roflumilast is superior to metformin in weight loss in obese PCOS women: a pilot randomized study. *Journal of Ovarian Research*, v. 8, n. 32, 2015.

KARAKURT, F. *et al*. Comparison of the clinical efficacy of flutamide and spironolactone plus ethinyloestradiol/cyproterone acetate in the treatment of hirsutism: a randomised controlled study. *Advances in Therapy*. v. 25, n. 4, p. 321-328, 2009.

KATULSKI, K. *et al*. Pregnancy complications in polycystic ovary syndrome patients. *Gynecological Endocrinology*, v. 31, n. 2, p. 87-91, 2015.

KELLY, R. K. *et al*. Development of hypertension in overweight adolescents: a review. *Adolescent Health, Medicine and Therapeutics*, v. 6, p. 171-187, 2015.

LAKRYC, E. M. *et al*. The benefits of finasteride for hirsute women with polycystic ovary syndrome or idiopathic hirsutism. *Gynecological Endocrinology*, v. 17, n. 1, p. 57-63, 2003.

LAZAREVA, L. *et al*. Ovarian morphology in non-hirsute, normo-androgenic, eumenorrheic premenopausal women from a multi-ethnic unselected Siberian population. *Diagnostics (Basel)*, v. 14, n. 7, p. 673. 22 Mar. 2024.

LEGRO, R. S. Polycystic ovary syndrome and cardiovascular disease: a premature association? *Endocrine Reviews*, v. 24, n. 3, p. 302-312, 2003.

LEGRO, R. S. Type 2 diabetes and polycystic ovary syndrome. *Fertility and Sterility*, v. 86, Suppl 1, p. S16-7, 2006.

LEGRO, R. S. *et al*. Prevalence and predictors of risk for type 2 diabetes mellitus and impaired glucose tolerance in polycystic ovary syndrome: a prospective, controlled study in 254 affected women. *The Journal of Clinical Endocrinology and Metabolism*, v. 84, n. 1, p. 165-169, 1999.

LIN, L. H. *et al*. Androgen receptor gene polymorphism and polycystic ovary syndrome. *The International Journal of Gynecology and Obstetrics*, v. 120, n. 2, p. 115-118, 2013.

LOPES, I. M. *et al*. Endometrium in women with polycystic ovary syndrome during the window of implantation. *Revista da Associação Médica Brasileira*, v. 57, n. 6, p. 702-709, 2011.

LOPES, I. M. *et al*. Histomorphometric analysis and markers of endometrial receptivity embryonic implantation in women with polycystic ovary syndrome during the treatment with progesterone. *Reproductive Sciences*, v. 21, n. 7, p. 930-938, 2014.

LORD, J. M. F. I.; NORMAN, R. J. Insulin-sensitising drugs (metformin, troglitazone, rosiglitazone, pioglitazone, D-chiro-inositol) for polycystic ovary syndrome. *Cochrane Database of Systematic Reviews*, 2003.

MACIEL, G. A. *et al*. Stockpiling of transitional and classic primary follicles in ovaries of women with polycystic ovary syndrome. *The Journal of Clinical Endocrinology and Metabolism*, v. 89, n. 11, p. 5321-5327, 2004a.

MACIEL, G. A. *et al*. Nonobese women with polycystic ovary syndrome respond better than obese women to treatment with metformin. *Fertility and Sterility*, v. 81, n. 2, p. 355-360, 2004b.

MAYER, S. B.; EVANS, W. S.; NESTLER, J. E. Polycystic ovary syndrome and insulin: our understanding in the past, present and future. *Women's Health (Lond Engl)*, v. 11, p. 137-49, 2015.

MCALLISTER, J. M. *et al*. Functional genomics of PCOS: from GWAS to molecular mechanisms. *Trends in Endocrinology & Metabolism*, v. 26, n. 3, p. 118-124, 2015.

MELO, A. S. *et al*. High prevalence of polycystic ovary syndrome in women born small for gestational age. *Human Reproduction*, v. 25, n. 8, p. 2124-2131, 2010.

MORTADA, R.; WILLIAMS, T. Metabolic syndrome: polycystic ovary syndrome. *FP Essentials*, v. 435, p. 30-42, 2015.

MUMM, H. *et al*. Birth weight and polycystic ovary syndrome in adult life: a register-based study on 523,757 Danish women born 1973-1991. *Fertility and Sterility*, v. 99, n. 3, p. 777-782, 2013.

NIAFAR, M. *et al*. A systematic review of GLP-1 agonists on the metabolic syndrome in women with polycystic ovaries. *Archives of Gynecology and Obstetrics*, 2015.

PILLAY, O. C. *et al*. The association between polycystic ovaries and endometrial cancer. *Human Reproduction*, v. 21, n. 4, p. 924-929, 2006.

REHME, M. F. *et al*. Clinical manifestations, biochemical, ultrasonographic and metabolic of polycystic ovary syndrome in adolescents. *Revista Brasileira de Ginecologia e Obstetrícia*, v. 35, n. 6, p. 249-254, 2013.

RODRIGUES DE LIMA, G. Maturação sexual: puberdade precoce e retardada. *In*: RODRIGUES DE LIMA, G. (ed.). *Ginecologia clínica*. São Paulo: Atheneu, 2015. p. 25-33.

ROSE, P. G. Endometrial carcinoma. *The New England Journal of Medicine*, v. 335, n. 9, p. 640-649, 1996.

ROSENFIELD, R. L. The diagnosis of polycystic ovary syndrome in adolescents. *Pediatrics*, v. 136, n. 6, p. 1154-1165, 2015.

ROTTERDAM ESHRE/ASRM-Sponsored PCOS consensus workshop group. Revised 2003 consensus on diagnostic criteria and long-term health risks related to polycystic ovary syndrome (PCOS). *Human Reproduction*, v. 19, n. 1, p. 41-47, 2004a.

ROTTERDAM ESHRE/ASRM-Sponsored PCOS Consensus Workshop Group. Revised 2003 consensus on diagnostic criteria and long-term health risks related to polycystic ovary syndrome. *Fertility and Sterility*, v. 81, n. 1, p. 19-25, 2004b.

SANCHEZ, L. A.; PEREZ, M.; AZZIZ, R. Laser hair reduction in the hirsute patient: a critical assessment. *Human Reproduction Update*, v. 8, n. 2, p. 169-181, 2002.

SATHYAPALAN, T. *et al*. Anti-Müllerian hormone measurement for the diagnosis of polycystic ovary syndrome. *Clinical Endocrinology (Oxford)*, 2017.

SOARES JUNIOR, J. M.; BARACAT, E. C. The use of combined oral contraceptives in the polycystic ovary syndrome. *Revista Brasileira de Ginecologia e Obstetrícia*, v. 32, n. 11, p. 523-524, 2010.

SOARES JUNIOR, J. M. *et al*. Polycystic ovary syndrome: controversies and challenges. *Revista da Associação Médica Brasileira (1992)*, v. 61, n. 6, p. 485-487, Nov.-Dec. 2015.

SOARES JUNIOR, J. M. *et al*. Systematic review of finasteride effect in women with hirsutism.*Revista da Associação Médica Brasileira (1992)*, v. 67, n. 7, p. 1043-1049, Jul. 2021.

SOARES JUNIOR, J. M. *et al*. Syndrome of women with polycystic ovary syndrome over a six-year follow-up in Brazil. *Biomedicines*, v. 11, n. 12, p. 3262, 9 Dec. 2023.

SOARES JUNIOR, J. M.; SA, M. F.; BARACAT, E. C. Should insulin resistance be always treated in polycystic ovary syndrome? *Revista Brasileira de Ginecologia e Obstetrícia*, v. 36, n. 2, p. 47-49, 2014.

SOMANI, N.; TURVY, D. Hirsutism: an evidence-based treatment update. *American Journal of Clinical Dermatology*, v. 15, n. 3, p. 247-266, 2014.

SORPRESO, I. C.; SOARES JUNIOR, J. M.; BARACAT, E. C. Sexually vulnerable women: could reversible long-lasting contraception be the solution? *Revista Brasileira de Ginecologia e Obstetrícia*, v. 37, n. 9, p. 395-396, 2015.

STEIN, I. F.; LEVENTHAL, M. L. Amenorrhea associated with bilateral polycystic ovaries. *American Journal of Obstetrics and Gynecology*, v. 29, p. 181-191, 1935.

TEIXEIRA FILHO, F. L. *et al*. Aberrant expression of growth differentiation factor-9 in oocytes of women with polycystic ovary syndrome. *The Journal of Clinical Endocrinology and Metabolism*, v. 87, n. 3, p. 1337-1344, 2002.

TEEDE, H. J. *et al*. Recommendations from the 2023 International Evidence-based Guideline for the Assessment and Management of Polycystic Ovary Syndrome. *Fertility and Sterility*, v. 120, n. 4, p. 767-793, Oct. 2023.

URBANETZ, L. A. M. L. *et al*. Bisphenol A and polycystic ovary syndrome in human: A systematic review. *The International Journal of Gynecology & Obstetrics*, 10 Jan. 2024. DOI: 10.1002/ijgo.15349.

VENKATESAN, A, M.; DUNAIF, A.; CORBOULD, A. Insulin resistance in polycystic ovary syndrome: progress and paradoxes. *Recent Progress in Hormone Research*, v. 56, n. 1, p. 295-308, 2015.

WANG, R. *et al*. Treatment strategies for women with WHO group II anovulation: systematic review and network meta-analysis. *BMJ*, v. 356, p. j138, 2017.

WILD, R. A. *et al*. Assessment of cardiovascular risk and prevention of cardiovascular disease in women with the polycystic ovary syndrome: a consensus statement by the Androgen Excess and Polycystic Ovary Syndrome (AE-PCOS) Society. *The Journal of Clinical Endocrinology and Metabolism*, v. 95, n. 5, p. 2038-2049, 2010.

XUE, H. *et al*. Association of common variants of FTO in women with polycystic ovary syndrome. *International Journal of Clinical and Experimental Pathology*, v. 8, n. 10, p. 13505-13509, 2015.

CAPÍTULO 43
Hiperandrogenismo

Sebastião Freitas de Medeiros • Letícia Ferreira de Magalhães • Márcia Marly W. Yamamoto de Medeiros

INTRODUÇÃO

Hiperandrogenismo é uma alteração endócrina comum, caracterizada pela amplificação dos efeitos dos androgênios nos receptores da unidade pilossebácea (UPS) ou pelo aumento na produção de androgênios adrenais ou ovarianos. Isso resulta em um aumento dos níveis séricos de androgênios na mulher em pré-menopausa, podendo persistir ou até mesmo surgir na pós-menopausa (Hirschberg et al., 2023a). Clinicamente, o hiperandrogenismo é manifestado pelo aparecimento de acne, aumento da oleosidade da pele, hirsutismo ou alopecia. Dependendo dos níveis de androgênios na circulação, pode haver, além da acne e hirsutismo, virilização com aparecimento de clitorimegalia, alteração no timbre da voz, ganho de massa muscular, atrofia mamária e alterações comportamentais, como irritabilidade, agressividade e tendência à depressão (Cooney et al., 2017).

ETIOPATOGENIA

Esteroidogênese normal

Os androgênios são produzidos nos ovários e nas células adrenais, além de serem convertidos a partir de precursores androgênicos, em menor proporção, nos tecidos periféricos como pele, tecido adiposo e fígado. A secreção dos androgênios ovarianos está sob controle do hormônio luteinizante (LH). Em relação à secreção total de androgênios, os ovários respondem por 25% da secreção de testosterona (T), 50% da secreção de androstenediona (A4) e entre 10% e 20% da secreção de deidroepiandrosterona (DHEA). As adrenais, sob controle do hormônio corticotrófico (ACTH), respondem por 25% da secreção da testosterona, 50% da androstenediona, 80 a 90% da secreção da DHEA e 90 a 95% da secreção de sulfato da DHEA (DHEAS) (Figura 43.1).

Na esteroidogênese normal (Figura 43.2), estão envolvidas as enzimas da família P450, a enzima 3β-hidroxiesteroide desidrogenase (3β-HSD) e a enzima sulfato transferase. O substrato básico de toda a esteroidogênese é o colesterol, liberado principalmente pela lipoproteína de baixa densidade (LDL-C) (Payne e Hales, 2004). Nas adrenais e células de teca ovariana, as enzimas de clivagem das cadeias laterais do colesterol-P450scc (CYP11A1) convertem a molécula do colesterol em pregnenolona e a pregnenolona, e sob ação da 3β-HSD é convertida em progesterona. Na via delta-5 (Δ5), a pregnenolona, por ação de enzima P450 c17α-hidroxilase (CYP17A1) é convertida em 17-hidroxipregnenolona (17-OPHE) e pela ação 17,20 liase a 17-OHPE é convertida em DHEA. Na via delta-4 (Δ4), a 17α-hidroxilase converte a progesterona em 17-hidroxiprogesterona (17-OPH4) e a 17,20-liase converte a 17-OPH4 em A4. Vale destacar que, em humanos, na via delta-4, a atividade 17,20-liásica na conversão de 17-OHP4 em A4 é mínima. A enzima 3β-HSD é responsável pela conversão da 17-OHPE em 17-OHP4 e da DHEA em A4.

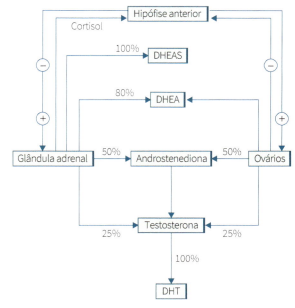

Figura 43.1 Contribuição relativa de ovários e células adrenais na síntese e secreção de esteroides sexuais. DHEA: deidroepiandrosterona; DHEAS: sulfato de diidrotestosterona; DHT: di-hidrotestosterona.

A enzima sulfotransferase, expressa principalmente na camada reticulada adrenal, converte o substrato DHEA em DHEAS. A enzima P450 c17α tem maior expressão na camada fasciculada do que na reticulada; a enzima 17α-hidroxilase tem maior atividade na fasciculada que na reticulada, mas a camada reticulada tem ações iguais das enzimas 17α-hidroxilase e 17,20-liase. Também nas células da teca ovariana, o colesterol sofre as ações das enzimas CYP11A1, 17α-hidroxilase, 17,20-liase e 3β-HSD, resultando na produção de testosterona, A4 e pequena quantidade de DHEA. Nas células da granulosa, a testosterona é aromatizada pela enzima P450 aromatase em estradiol (E2) e a A4 é aromatizada em estrona (E1). Na teca, a A4 é também convertida em testosterona pela enzima 17β-hidroxiesteroide desidrogenase (17β-HSD) (Yamamoto e de Medeiros, 2019).

Esteroidogênese anormal

Todas as enzimas envolvidas na esteroidogênese são expressas nas células adrenais e ovarianas a partir de genes específicos. Mutações ou polimorfismos nesses genes codificam enzimas com maior, menor ou mesmo nenhuma atividade. A expressão

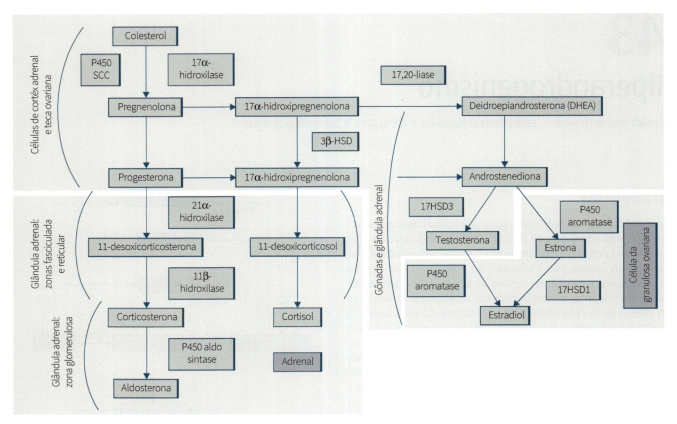

Figura 43.2 Representação esquemática de esteroidogênese adrenal e ovariana normais.

clínica da diminuição da atividade da enzima 21-hidroxilase, dependendo do grau de acometimento de sua atividade, é o aparecimento precoce de insuficiência adrenal congênita (IAC) nas formas graves, ou com manifestação tardia nas formas leves. São as formas mais leves de insuficiência da enzima 21-hidroxilase encontradas nos casos de hiperandrogenismo, com início nos períodos pré-puberal e puberal. A deficiência parcial da enzima 21-hidroxilase, impedindo ou dificultando a conversão da progesterona em 11-desoxicortisona e da 17-OHP4 em 11-desoxicortisol (composto S), é a alteração mais comumente encontrada nos casos de hiperandrogenismo que se manifesta na fase puberal, mimetizando o quadro clínico da síndrome dos ovários policísticos (SOP). Nesta síndrome, os defeitos nas atividades de diferentes enzimas são mostrados na Figura 43.3 (Yamamoto e de Medeiros, 2019).

O diagnóstico dessas alterações enzimáticas pode ser feito pelas técnicas de biologia molecular na identificação de polimorfismos específicos nos genes que expressam P450 c17α, 3β-HSD e 21-hidroxilase. De modo menos preciso, mas com maior aplicabilidade clínica, as alterações enzimáticas podem ser investigadas pelo cálculo da razão produto/precursor, tais como razão 17-OHPE/PE ou 17-OHP4/P4 na identificação da atividade de 17α-hidroxilase; razões DHEA/17-OHPE e A/17-OHP4 na verificação da atividade da 17,20-liase; razão 11-desoxicortisol/17-OHP4 ou 17-desoxicortisona P4 na identificação da atividade da 21-hidroxilase (de Medeiros et al., 2013; de Medeiros et al., 2015). É clássica, e bem estabelecida, a dosagem da 17-OHP4 na identificação da deficiência da 21-hidroxilase (New, 1995). Para o estudo das atividades das outras enzimas, o uso das razões precursor/produto está bem estabelecido nos estudos clínicos com grandes amostras de pacientes.

CAUSAS

O hiperandrogenismo tem múltiplas causas, tanto funcionais como tumorais. Considerando a maior prevalência, as causas podem ser distribuídas nos diferentes períodos da vida, como apresentado na Tabela 43.1.

Hiperplasia adrenal congênita

Envolve a deficiência das enzimas responsáveis pela síntese adrenal de esteroides sexuais e do cortisol. O defeito enzimático é autossômico recessivo e a doença é manifestada por diferentes graus nas alterações da intensidade na atividade da enzima. As deficiências mais severas têm abordagem específica. Neste capítulo, interessam os defeitos parciais das enzimas, com o início dos sinais e sintomas durante os eventos puberais e indicativos de hiperplasia adrenal congênita de manifestação tardia, possível achado entre 0,3 e 10% dos casos de hiperandrogenismo. Havendo deficiência de cortisol, o hipotálamo ativa a secreção do hormônio liberador de corticotrofina (CRH) com secreção elevada crônica de ACTH.

A deficiência enzimática mais comum é a da enzima 21-hidroxilase, responsável pela conversão da 17-OHP4 em 11-desoxicortisol. A expressão clínica depende, então, da severidade da mutação; seu diagnóstico geralmente se confunde com o da SOP na puberdade e, às vezes, se manifesta por pubarca precoce. Defeitos dessa enzima respondem por cerca de 2% dos casos de hiperandrogenismo nos anos reprodutivos. Assim, amenorreia primária, menstruações infrequentes, hirsutismo, acne e infertilidade mimetizam a SOP. Além das manifestações clínicas, o diagnóstico é firmado pela dosagem da 17-OHP4.

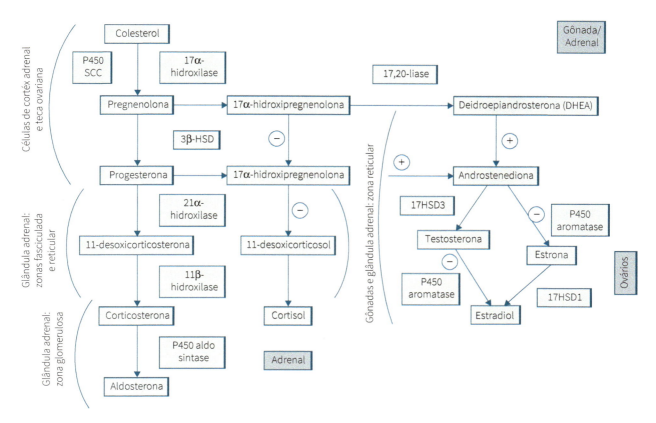

Figura 43.3 Representação esquemática da esteroidogênese anormal em mulheres com síndrome dos ovários policísticos/hiperandrogenismo.

Tabela 43.1 Principais condições que cursam com hiperandrogenismo.

Condições clínicas	Prevalência
Pré e pós-puberais	
Hirsutismo idiopático	ND
Insuficiência adrenal de manifestação tardia	(0,3 a 10%)
Síndrome dos ovários policísticos	(70 a 80%)
Anos reprodutivos	
Síndrome dos ovários policísticos	(70 a 80%)
Síndrome HAIR-AN	(1 a 4%)
Disfunções da tireoide	(0,3 a 0,7%)
Hiperprolactinemia	(5 a 10%)
Síndrome de Cushing	(< 1%)
Pré e pós-menopausa	
Hipertecose ovariana	(< 1,0%)
Tumores adrenais	(1 a 2%)
Tumores ovarianos	(≥ 0,1 a 0,5%)
Iatrogenia	
Uso inadequado de androgênios	ND

HAIR-AN: hiperandrogenismo (HA), resistência à insulina (IR) e *acanthosis nigricans* (AN); ND: não definida.

Níveis abaixo de 200 ng/dℓ excluem a deficiência. Níveis basais acima de 500 ng/dℓ confirmam o diagnóstico. Níveis entre 200 e 500 ng/dℓ exigem teste dinâmico com cortrosina para confirmação diagnóstica. A medida terapêutica eficaz é obtida pelo uso diário de 0,25 a 0,50 mg de dexametasona à noite.

Síndrome de Cushing

Mesmo não sendo frequente, a síndrome de Cushing representa uma causa importante de hiperandrogenismo. Suas origens podem incluir tumor hipofisário secretor de ACTH (doença de Cushing), hiperplasia ou adenoma adrenal com secreção autônoma de cortisol, tumor ectópico produtor de ACTH ou uso inadequado de glicocorticoide. Hirsutismo pode ser encontrado em cerca de 80% das pacientes. Clinicamente, as pacientes apresentam ganho de peso com distribuição centrípeta do tecido adiposo, pletora facial, coxim gorduroso supraclavicular, estrias púrpura em abdome e face em lua cheia. O diagnóstico pode ser confirmado por níveis de cortisol livre em urina de 24 horas superiores a 150 mg/dia ou por teste de supressão adrenal com 1 mg VO de dexametasona às 23 horas e nível de cortisol sérico superior a 1,8 mg/dℓ cerca de 10 horas após o uso da dexametasona. A dosagem sérica basal do cortisol não contribui para o diagnóstico.

Síndrome dos ovários policísticos

Essa síndrome é tratada no Capítulo 42, *Síndrome dos Ovários Policísticos*, e os detalhes são dados lá. Por ser a causa mais comum de hiperandrogenismo nos períodos puberal, ao longo da menacme e, às vezes, após a menopausa, alguns pontos serão comentados aqui. Há dificuldades práticas na definição de o que seja a síndrome. Os critérios de hiperandrogenismo clínico e/ou bioquímico com ou sem alteração do intervalo do ciclo menstrual devem ser o pilar para o diagnóstico. A documentação de ovários com aspecto policístico ao ultrassom pode não ser marcante em alguns casos, principalmente na adolescência, naqueles casos de início recente, nos casos precocemente diagnosticados ou naqueles com os níveis de androgênios normais. Não estão disponíveis estudos longitudinais comparando as modificações em adolescentes normais e adolescentes com SOP. Excluir disfunções da tireoide, hiperprolactinemia, Cushing, tumores ovarianos e adrenais e insuficiência das enzimas envolvidas na esteroidogênese com manifestação tardia dá fundamento ao diagnóstico (de Medeiros et al., 2017b; de Medeiros et al., 2018a).

Como o mecanismo etiopatogênico básico é a alteração na frequência e amplitude nos pulsos do LH, a probabilidade de ciclos regulares persistindo por tempo prolongado é pequena. Assim, tanto os casos com ciclos regulares como aqueles com ovários de aspecto normal, diagnosticados pelos critérios de Rotterdam, possivelmente representam apenas momentos diferentes na evolução da síndrome. Outro aspecto relevante a ser considerado é a existência de SOP com androgênios circulantes normais; em nossa observação, cerca de 8 a 29% dos casos (de Medeiros et al., 2013; de Medeiros et al., 2020). Apesar do diagnóstico correto, não se sabe com exatidão se esses casos têm a mesma probabilidade de desenvolver doenças cardiovasculares ao longo dos anos. As pacientes com SOP com normoandrogenemia devem ser monitoradas do mesmo modo. Definir individualmente se a paciente com SOP tem níveis séricos de testosterona, DHEAS ou 17-OPH4 elevados (hiperandrogenemia) é crucial para a definição do tratamento e das medidas preventivas a serem adotadas a longo prazo. Do mesmo modo, é relevante dimensionar o grau de resistência à insulina e de dislipidemia na condução das pacientes.

Hipertecose ovariana

Afeta menos de 1% das mulheres em idade reprodutiva, sendo mais prevalente após a menopausa. Está associada a hirsutismo severo e sinais de virilização que surgem rapidamente (Meczekalski et al., 2021). Na maioria das pacientes ocorrem resistência à insulina e hiperinsulinemia (Nagamani et al., 1986). Os níveis de testosterona são geralmente acima de 100 a 150 ng/dℓ (3,5 a 5,2 nmol/ℓ). Além da testosterona, estão elevados os níveis de androstenediona (A4), DHEA, DHEAS > 600 mg/dℓ e 17-OHP4 > 500 ng/dℓ (Meczekalski et al., 2021). No diagnóstico, pode-se ainda solicitar ressonância magnética e tomografia computadorizada dos ovários, ou mesmo dosar o CA-125. À ultrassonografia, os ovários estão aumentados para a fase pós-menopausa (> 6 a 7 cm^3) e o endométrio geralmente está espessado, mesmo que exista sangramento. Histologicamente, encontram-se ninhos de células de teca luteinizadas distribuídos no estroma ovariano (Fernandes et al., 2015). O tratamento inclui medidas cosméticas e ooforectomia bilateral ou mesmo pan-histerectomia. Havendo contraindicação para a cirurgia, há indicação do uso de agonistas/antagonistas do GnRH para o bloqueio das gonadotrofinas hipofisárias.

Tumores ovarianos secretores de androgênios

São as causas mais raras de hiperandrogenismo e mais comuns na mulher adulta e na pós-menopausa. Geralmente, os sintomas e sinais têm início súbito, com rápida progressão, levando à virilização. Nos ovários, são mais comuns os tumores do estroma ou das células de Leydig e das células da granulosa oriundas dos cordões sexuais. O tumor das células de Leydig representa apenas 0,5% dos tumores ovarianos, é geralmente unilateral e tem natureza benigna e bom prognóstico, e é mais

comum após a menopausa. Além dos sinais de virilização, as pacientes podem apresentar sangramentos devido aos níveis elevados de estradiol (Nardo et al., 2005). Os níveis de testosterona também são muito elevados (> 150 a 200 ng/dℓ) (5,2 a 6,9 ng/dℓ) e os níveis do DHEAS são normais ou pouco aumentados. No diagnóstico, são úteis a ultrassonografia, a ressonância magnética e a dosagem do CA-125. Normalmente, os tumores ovarianos são de pequeno tamanho e qualquer aumento ovariano, associado a manifestações clínicas de hiperandrogenismo em mulheres climatéricas, deve ser valorizado. O tratamento é a ooforectomia bilateral ou pan-histerectomia, podendo-se observar melhora dos sinais de hiperandrogenismo já nos primeiros 6 meses após a cirurgia. O prognóstico é bom. O tumor de células da granulosa responde por 2 a 3% dos tumores ovarianos, também ocorre com maior frequência após os 40 anos de idade, é geralmente unilateral e tem baixo potencial de malignidade. É marcado pela secreção de estradiol, raramente secreta testosterona e não manifesta sinais de virilização. É comum o sangramento uterino pela proliferação e/ou hiperplasia endometrial. Como uma exceção, seu tamanho pode alcançar até 12 cm, sendo palpável ao exame pélvico em muitas pacientes. Macroscopicamente tem áreas císticas e sólidas amareladas. O tratamento é a pan-histerectomia.

Tumores adrenais secretores de androgênios

Afetam principalmente mulheres na pré e pós-menopausa, em geral após os 40 anos (Derksen et al., 1994). São geralmente malignos e independentes das gonadotrofinas. Secretam testosterona, DHEAS e cortisol. Níveis elevados de DHEAS são indicativos de adenoma da camada reticular do córtex adrenal, e a combinação da secreção de níveis elevados de androgênios e cortisol é indicativa de carcinoma adrenocortical. O fenótipo pode ser misto, com sinais de hiperandrogenismo e de excesso de cortisol. Confundem-se com a síndrome de Cushing em cerca de 25% das pacientes. Os tumores têm tamanho que varia entre 4 e 21 cm. Como são vários tipos de tumores e os tratamentos são diversificados, detalhes maiores fogem ao escopo deste capítulo.

CONSEQUÊNCIAS METABÓLICAS E CARDIOVASCULARES DO HIPERANDROGENISMO

Enquanto os androgênios parecem ser protetores para o desenvolvimento de doenças cardiovasculares no homem (Cai et al., 2016), na mulher o hiperandrogenismo, principalmente a hiperandrogenemia, está associado com riscos elevados de distúrbios metabólicos, tromboembolismo venoso e doenças cardiovasculares a longo prazo (Hirschberg, 2023b). Obesidade, hipertensão arterial, resistência à insulina, intolerância à glicose, diabetes melito tipo 2, dislipidemia, síndrome metabólica e esteatose hepática não alcoólica são complicações frequentes (Wild, 1995) e inflamação crônica de mesmo grau (de Medeiros et al., 2018b). Essa diferença entre gêneros não está relacionada apenas aos diferentes níveis dos esteroides sexuais circulantes, mas também a diferentes respostas nos tecidos-alvo em níveis celular e molecular.

A associação entre hiperandrogenismo e maior risco cardiovascular ou metabólico tem sido exaustivamente mostrada tanto em estudos de corte transversal como em estudos longitudinais, mas os mecanismos íntimos são ainda pouco claros (Daan *et al.*, 2015). Aspecto angular é a associação entre níveis elevados de androgênios na mulher com hiperinsulinemia, distribuição androide da massa gorda e alterações nos lipídios. Todos os tipos de hiperandrogenismo induzem resistência à insulina no músculo esquelético via adipocinas e ácidos graxos livres (Corbould, 2008). A diminuição da sensibilidade à insulina no músculo esquelético parece estar associada à diminuição das fibras tipo I e ao aumento das fibras tipo II, aspecto importante para a sensibilidade à insulina no músculo (Holmang *et al.*, 1990). No entanto, esse mecanismo, descrito em ratos, não está comprovado nas mulheres.

Em relação à obesidade, vale lembrar que tanto na pré como na pós-menopausa grande parte da testosterona circulante (50%) é sintetizada nos tecidos periféricos, principalmente no tecido adiposo, a partir da DHEA e DHEAS de origem adrenal (Labrie *et al.*, 2003). Explica-se, assim, por que a mulher obesa tem níveis mais elevados de testosterona do que as não obesas (Kirschner *et al.*, 1983). Por sua vez, na obesa, a elevação de insulina determina menor síntese de globulina de ligação de esteroides sexuais (SHBG) pelo fígado, aumentando a fração livre de T e o índice de androgênios livre (IAL). Sabe-se que baixos níveis de SHBG e altos de IAL estão associados ao aparecimento de síndrome metabólica (Pasquali e Gambineri, 2006). A testosterona diminui a captação de glicose mediada pela insulina nos adipócitos via receptor androgênico (Corbould, 2007). Androgênios estão associados à obesidade androide e a um risco maior da doença cardiovascular (DCV) por aumento intra-adipócito da atividade das enzimas aldocetorredutases AKR1C2 e AKR1C3 (O'Rilley *et al.*, 2007).

O hiperandrogenismo está intimamente ligado a alterações lipídicas com perfil aterogênico: elevação do colesterol total (CT), colesterol ligado à lipoproteína de baixa densidade (LDL-C), diminuição do colesterol ligado à lipoproteína de alta densidade (HDL-C) e elevação dos triglicerídeos (TG) (de Medeiros *et al.*, 2013). Mulheres com esse perfil têm intensificado os riscos de síndrome metabólica e DCV (Yang *et al.*, 2016). Androgênios suprimem a transcrição do gene que expressa o receptor para LDL (LDLR), prolongando a meia-vida do VLDL-C e LDL-C, com acúmulo desses lipídios no próprio fígado e adipócitos (Baranova *et al.*, 2013), favorecendo o aparecimento de esteatose hepática não alcoólica (Rocha *et al.*, 2017).

HIPERANDROGENISMO APÓS A MENOPAUSA

Na pós-menopausa ovários e adrenais permanecem ativos com significante produção de androgênios (que sofrem declínio gradual) e pequena produção de estrogênios (Markopoulos *et al.*, 2015; Yoldemir, 2022). A produção ovariana é estimulada pelos níveis mais elevados de LH (Adashi, 1994), mas os níveis de testosterona total não ultrapassam 40 ng/dℓ (1,4 nmol/ℓ) (Haring *et al.*, 2012; Rothman e Wierman, 2011). O desequilíbrio entre estrogênios e androgênios resulta na diminuição de SHBG, favorecendo a elevação da testosterona livre no climatério (Rothman e Wierman, 2011; Zaman e Rothman, 2021). Havendo obesidade, a ação do LH pode ser amplificada por níveis mais elevados de insulina (Barbieri e Hornstein, 1988).

Fisiologicamente, o balanço dos níveis de estradiol com níveis normais baixos de testosterona após a menopausa pode ser expresso pelo surgimento de hirsutismo facial e diminuição da pilificação no corpo e no crânio. No entanto, o hirsutismo mais intenso ou acompanhado de outro sinal de hiperandrogismo ou

virilização deve ser investigado nessa fase de vida (Alpanes *et al.*, 2012; Hirschberg, 2023a). Diagnóstico diferencial entre causa tumoral ou não tumoral deve ser o principal objetivo (Luque-Ramírez *et al.*, 2024; Zou *et al.*, 2021). As causas comuns do hiperandrogenismo na pós-menopausa são mostradas na Tabela 43.2.

A SOP não é bem definida na pós-menopausa devido à ausência de critérios robustos (Alsamarai *et al.*, 2009; Markopoulos *et al.*, 2011). História de SOP na menacme, níveis elevados de LH ou insulina associados ou não ao hiperandrogenismo adrenal (cerca de 2% de casos de SOP na menopausa) devem ser considerados (Kumar *et al.*, 2005). Os níveis de androgênios estão elevados na menopausa sem ultrapassar os níveis pré-menopausa normais (Schmidt *et al.*, 2011). Diferente do que ocorre na SOP, a deficiência não clássica da enzima 21-hidroxilase tende a apresentar persistência ou mesmo aumento dos androgênios com a idade, podendo o quadro ser agravado na pós-menopausa (Moran *et al.*, 2000).

A hipertecose ovariana diagnosticada principalmente na pós-menopausa pode ser confundida como persistência de quadro grave de SOP (Goldman e Kapadia, 1991; Barth *et al.*, 1997) e diferencia-se pelo elevado nível de testosterona, em geral > 150 ng/dℓ (5,2 nmol/ℓ), acompanhada de elevação das gonadotrofinas. Ao ultrassom, os ovários são duas a três vezes maiores que o esperado para a menopausa (Goswamy *et al.*, 1988; Rousset *et al.*, 2008). O diagnóstico é confirmado histologicamente. Frequentemente é acompanhado de hiperinsulinismo e hiperplasia endometrial (Zhang *et al.*, 2017).

Embora não frequentes, tumores adrenais secretores de androgênios podem estar presentes na pós-menopausa, podendo ser malignos ou benignos (Cordera *et al.*, 2003). Os carcinomas adrenais produzem principalmente testosterona e DHEAS e podem ser acompanhados pela elevação do cortisol (Ng e Libertino, 2003; Tritos *et al.*, 2000), mas sinais de virilização não são frequentes. Os tumores ovarianos, geralmente benignos, têm origem nas

Tabela 43.2 Causas de hiperandrogenismo em mulher após a menopausa.

Funcionais		
Hiperplasia adrenal congênita		
Hipertecose ovariana		
Obesidade		
Resistência à insulina		
Síndrome de Cushing		
Acromegalia		
Persistência da síndrome dos ovários policísticos		
Tumorais		
Adrenal	Carcinoma adrenal	
	Adenomas secretores de androgênios	
Ovário	Tumor de células Leydig	
	Tumor de células HeLa	
	Tumor teca-granulosa	
Iatrogênicos	Suplemento de testosterona, DHEA	
	Uso de danazol	
	Uso de antiepilépticos (ácido valproico, oxicarbamazepina)	
Metástases	Tumores gástricos e neuroendócrinos	

DHEA: deidroepiandrosterona. (Adaptada de: Markopoulos *et al.*, 2011.)

células dos cordões sexuais ou células do estroma ovariano. São pouco frequentes e com maior prevalência de tumores das células da granulosa, produtoras de grandes quantidades de estrogênios e pequena quantidade de androgênios. Por outro lado, os tumores das células de Leydig, das células de Sertoli e das células hilares secretam quase que exclusivamente androgênios. As dosagens de estradiol, testosterona, inibina e hormônio antimulleriano enriquecem o diagnóstico (Olt e Mortel, 1997; Quirk e Natarajan, 2005). Vale lembrar que, nessa fase, em casos de hiperandrogenismo associado a obesidade e resistência insulínica, a ooforectomia bilateral deve ser considerada (de Taddeo et al., 2023). Proposta na condução do hiperandrogenismo na mulher após a menopausa é mostrada na Figura 43.4.

DIAGNÓSTICO

O diagnóstico deve ser sistematizado de acordo com o mostrado na Tabela 43.3. Deve ser clínico e laboratorial devido às alterações metabólicas e cardiovasculares promovidas pela hiperandrogenemia. Na anamnese, deve-se valorizar o momento de aparecimento dos sintomas e sinais clínicos, bem como a progressão deles. O início peripuberal, de evolução lenta, sugere SOP. Por outro lado, a evolução rápida do hirsutismo e o aparecimentos de sinais de virilização na perimenopausa podem indicar hipertecose ovariana ou tumores das adrenais ou dos ovários. Importante lembrar que, na presença de estrias púrpura, fraqueza muscular e pletora facial, deve-se dosar cortisol sérico e urinário. Na presença de *acanthosis nigricans* e/ou acrocórdons, pode-se dosar a insulina em jejum. Detalhar a história menstrual e verificar o uso de medicações androgênicas também é importante. As alterações do metabolismo glicídio e lipídico e as possíveis alterações hepáticas e cardiovasculares devem ser investigadas na fase diagnóstica do hiperandrogenismo.

Tabela 43.3 Diagnóstico do hiperandrogenismo.

Anamnese
Momento do início dos eventos puberais
Início dos sintomas
Velocidade de progressão dos sinais e sintomas
Padrão menstrual: intervalo e duração do fluxo
Uso de medicamentos

Exame físico
Verificação da pressão arterial
Registro de dados antropométricos
Verificação dos caracteres sexuais secundários, volume da tireoide, estrias no abdome
Sinais clínicos de hiperandrogenismo: seborreia, acne, hirsutismo
Sinais clínicos de resistência à insulina: *acanthosis nigricans*, acrocórdons
Sinais clínicos de virilização

Exames por imagens
Ultrassonografia de abdome total, transvaginal e de tireoide
Ressonância magnética/tomografia de adrenal e pelve

Exames laboratoriais
Glicemia de jejum, curva glicêmica, HbA1C, insulina jejum, cálculo do HOMA-IR
Lipidograma
Marcadores inflamatórios: proteína C reativa, PAI-1, albumina,
Razão albumina/proteína C reativa
Hormônios da tireoide, PRL, FSH, LH, cortisol, SHBG
Esteroides sexuais: testosterona total, 17-hidroxiprogesterona, DHEA, DHEA S

Testes dinâmicos
Curvas glicêmicas e insulínica
Teste de estimulação da adrenal (0,25 mg ACTH intravenoso)
Teste de supressão da adrenal

ACTH: hormônio corticotrófico; DHEA: deidroepiandrosterona; DHEAS: sulfato de deidroepiandrosterona; HbA1C: hemoglobina glicada; HOMA-IR: modelo homeostático de verificação de resistência à insulina; FSH: hormônio folículo-estimulante; LH: hormônio luteinizante; PAI-1: inibidor do ativador do plasminogênio 1; PRL: prolactina; SHBG: globulina de ligação de esteroides sexuais.

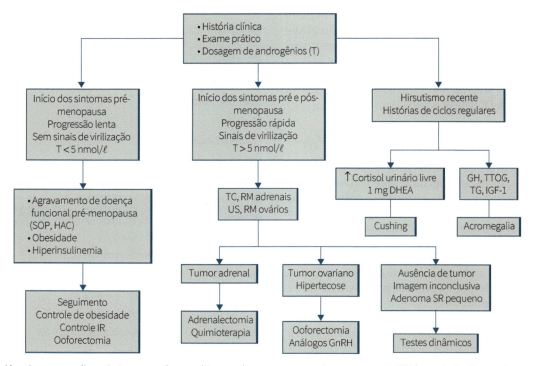

Figura 43.4 Algoritmo para diagnóstico e conduta no hiperandrogenismo na pós-menopausa. GH: hormônio do crescimento; GnRH: hormônio liberador de gonadotrofina; HAC: hiperplasia adrenal congênita; IGF-1: Fator de crescimento semelhante à insulina tipo 1; RM: ressonância magnética; SOP: síndrome dos ovários policísticos; SR: suprarrenal; TC: tomografia computadorizada; TG: triglicerídeos; TTOG: teste oral de tolerância à glicose; USG: ultrassonografia.

Na presença de sinais claros de hiperandrogenismo, a determinação dos níveis de androgênios e da fonte de produção é relevante. A hiperandrogenemia é diagnosticada na presença isolada ou concomitante de níveis elevados de testosteronas total e livre, de DHEAS ou mesmo de androstenediona (A4). Baixos níveis de SHBG (< 20 nmol/ℓ) sugerem resistência à insulina associada. O IAL é importante na determinação do hiperandrogenismo bioquímico, mas como seu ponto de corte varia nos diferentes estudos entre ≥ 4,5 e 7,0 deve-se estabelecer o parâmetro em cada local ou população. Níveis de testosterona elevada associados a níveis normais de DHEAS e 17-OHP4 sugerem fonte ovariana, e o contrário sugere fonte adrenal. Na SOP, condição mais prevalente de hiperandrogenismo, a fonte dos androgênios é adrenal em cerca de 30% dos casos (de Medeiros et al., 2013). Reconhecer que níveis de testosterona total acima de 200 ng/dℓ (6,9 nmol/ℓ) e de DHEAS maiores que 700 mg/dℓ (pmol/ℓ) são respectivamente indicativos de possível existência de tumores ovarianos ou adrenais.

Diagnóstico clínico

Os critérios clínicos são resumidos a seguir:

- Hirsutismo
- Acne
- Aumento de oleosidade da pele
- Alopecia androgênica, frontal
- Calvície temporal
- Disfunção menstrual
- Centralização da gordura corporal
- Sinais de virilização: clitorimegalia.

Hirsutismo

A hipertricose refere-se apenas ao crescimento exagerado e isolado de pelos não terminais (Balducci e Toscano, 1990). O hirsutismo é definido pelo excesso de crescimento de pelos terminais na mulher, em áreas anatômicas nas quais a UPS é mais sensível aos androgênios: mento, buço, lados da face, esterno, dorso, linha média inferior do abdome, raiz das coxas. Além da sensibilidade da UPS aos androgênios, tanto quantidade como distribuição do pelo corporal dependem também de fatores raciais, familiares e genéticos (Ewing e Rouse, 1978). Afeta entre 5 e 15% das mulheres, dependendo da população estudada e dos métodos utilizados para determinar sua presença. Nas pacientes com hiperandrogenemia, o hirsutismo é observado entre 70 e 80% das vezes (Escobar-Morreale et al., 2012). Classicamente, o grau e a extensão do hirsutismo é estimado pelo uso do escore de Ferriman-Gallwey (Ferriman e Gallwey, 1961; Flores et al., 2013) (Figura 43.5). Embora seja útil para verificação e seguimento da resposta terapêutica, essa escala tem sofrido várias modificações (Hatch et al., 1981) e seu uso continua limitado devido à variação interobservador e falta de consenso a respeito do ponto de corte do escore a ser utilizado, já que varia de 3 a 8 entre diferentes etnias. Deve-se considerar que os escores utilizados não têm correlação com os níveis séricos dos androgênios. Pode-se ainda considerar o hirsutismo como variável binária pela simples presença ou ausência, e essa é nossa preferência (de Medeiros et al., 2014).

Acne

Ocorre em cerca de 50% das adolescentes, mas sua persistência até o final da adolescência pode ser considerada como sinal de hiperandrogenismo, principalmente quando resistente ao tratamento dermatológico. Deve-se considerar sempre a sensibilidade

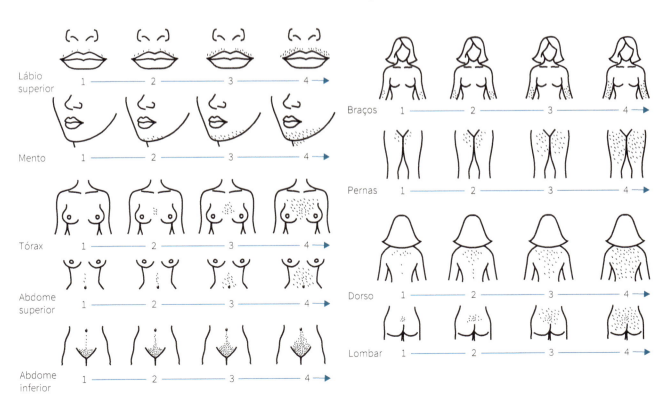

Figura 43.5 Escala de Ferriman-Gallwey para classificar o hirsutismo. (Modificada por: Flores et al., 2013.)

individual da UPS aos androgênios. Habitualmente acomete face, pescoço, tórax, ombros e dorso. Mulheres com acne na forma isolada podem ter níveis de testosterona comparáveis aos de mulheres com hirsutismo sem acne (Lucky, 1995). Assim, não há correlação entre níveis de testosterona séricos e severidade da acne. Vale lembrar que a acne tem patogenia multifatorial, incluindo androgênios, lipídios locais, marcadores inflamatórios combinados ou não com a presença da bactéria *Propionibacterium acnes*. Apesar de a acne poder ser causada pelo aumento dos androgênios, quando ocorre de forma isolada, sem a presença de alterações menstruais ou hirsutismo, pode não estar necessariamente associada à hiperandrogenemia. Importante saber que o achado de acne associado a níveis normais de androgênios norteia tratamentos para o uso de inibidores da 5α-redutase como medida de primeira linha. O tratamento da acne secundária à elevação dos androgênios é mais eficiente com a diminuição dos androgênios. Quando se opta pelo uso dos contraceptivos orais combinados, os progestagênios associados a antiandrogênicos, como acetato de ciproterona e acetato de clormadinona, são preferidos (de Medeiros, 2017c).

Alopecia androgenética

É a forma mais comum de alopecia e cerca de 15% das mulheres com essa condição, não acompanhada de outros sinais, têm hiperandrogenemia (Futterweit *et al.*, 1988). Muitas pacientes com alopecia androgênica têm níveis elevados de androgênios associados com atividade exagerada da 5α-redutase e maior conversão de testosterona (T) em di-hidrotestosterona (DHT), somada à baixa atividade da enzima aromatase (Lucky *et al.*, 2004). A alopecia pode ser identificada nas formas localizada ou difusa como calvície bitemporal em padrão masculino. Nessa forma difusa, geralmente está associada com clitorimegalia e outros sinais de virilização. A despeito da necessidade de tratamento sistêmico para suprimir a hiperandrogenemia, a associação de uso tópico da solução de minoxidil a 2% é recomendada (Van Zuuren *et al.*, 2016).

Virilização

É pouco comum e sua presença está associada a altos níveis de androgênios circulantes. É caracterizada por clitorimegalia, alteração do timbre da voz, calvície temporal, desenvolvimento da massa muscular, atrofia mamária, hirsutismo severo, hábitos masculinos, menstruações infrequentes e amenorreia. Geralmente está associada a tumores adrenais ou ovarianos, hipertecose ovariana ou hiperplasia adrenal congênita. Habitualmente os sinais têm progressão rápida, aparecendo em curto intervalo de tempo. Pode ser também iatrogênica pelo uso de androgênios.

Síndrome HAIR-AN

Um grupo de pacientes manifesta-se com hiperandrogenismo (HA) associado a maior grau de resistência à insulina e *acanthosis nigricans* (AN), acrônimo HAIR-AN (Rager *et al.*, 2006). O aparecimento de AN deve-se à ação prolongada da insulina em níveis elevados sobre os ceratinócitos, sendo mais comum em axilas, pescoço, virilhas e vulva. Essa síndrome pode ser diagnosticada em 1 a 10% dos casos de hiperandrogenismo (Barbieri e Hornstein, 1988). Níveis elevados de insulina diminuem a síntese hepática de SHBG e têm como consequência o aumento dos níveis de testosterona livre. Além disso, a insulina aumenta a produção de androgênios por atuação direta nas células da teca (McCartney *et al.*, 2007). A elevação de ambos, insulina e androgênios, promove perfil aterogênico: elevação do CT, TG e, por aumentar a atividade da lipase hepática, diminuição de HDL-C. Alteração genética por mutação no receptor da insulina (domínio tirosinocinase) tem sido proposta como responsável pela síndrome (Rager *et al.*, 2006). A participação de adipocinas na elevação da insulina também tem sido considerada (Zou *et al.*, 2007).

Clinicamente, o diagnóstico da HAIR-AN é feito pela presença de acne, hirsutismo, calvície temporal, clitorimegalia e alteração no timbre da voz associados a AN e/ou acrocórdons em pescoço, axilas e vulva. Laboratorialmente, HAIR-AN é diagnosticada por níveis elevados de insulina, testosteronas total e livre, TG (> 150 mg/dℓ, ou 1,7 mmol/ℓ) e glicose (> 100 mg/dℓ ou 5,5 mmol/ℓ) e diminuídos de SHBG e do HDL-C (< 40 mg/dℓ ou 1,0 mmol/ℓ). Nessa síndrome, as medidas terapêuticas têm como metas:

1. Diminuir o peso, modificar os hábitos.
2. Usar sensibilizadores da ação da insulina.
3. Inibir a síntese de androgênios.
4. Aumentar os níveis de SHBG.
5. Corrigir a dislipidemia.

Diagnóstico laboratorial

Os critérios para definir hiperandrogenismo bioquímico (hiperandrogenemia) são mostrados na Tabela 43.4.

Ainda que muitos não vejam relevância em documentar a alteração dos androgênios na circulação por meio das dosagens hormonais e nem mesmo em definir a fonte androgênica, nosso entendimento é completamente diferente. Pelo conhecimento atual de que a elevação dos androgênios no sangue (hiperandrogenemia) está associada a maiores riscos de desenvolvimento de DCV no futuro, não parece correto dispensar a dosagem da testosterona pelo menos. Pelo fato de que a adrenal possa estar envolvida em cerca de um terço dos casos de hiperandrogenismo na menacme, não parece também racional dispensar a dosagem do DHEAS. Em adição, como a deficiência de 21-hidroxilase pode estar sendo confundida com a SOP em até 10% dos casos de hiperandrogenismo, a dosagem da 17-OHP4 está formalmente indicada antes de se estabelecer o diagnóstico dessa síndrome. Logo, não há por que dispensar pelo menos as dosagens de testosterona total, DHEA ou DHEAS e 17-OHP4.

Tabela 43.4 Parâmetros bioquímicos para o diagnóstico de hiperandrogenemia na síndrome dos ovários policísticos.

Parâmetro	Resultados	Amplitude	Referências
Testosterona total (nmol/ℓ)	1,73	1,1 a 3,0	Knochenhauer *et al.*, 1998 Moran *et al.*, 2015
Testosterona livre (pmol/ℓ)	0,023	0,022 a 0,029	Sung *et al.*, 2014 Nadaraja *et al.*, 2018
Androstenediona (nmol/ℓ)	8,7	≥ 8,7	Silber *et al.*, 2003
DHEAS (nmol/ℓ)	5,4	5,4 a 8,1	Van Santbrink *et al.*, 1997 Azziz *et al.*, 2004
IAL (%)	5,0	4,5 a 7,0	Moran *et al.*, 2015 De Medeiros *et al.*, 2017a

DHEAS: sulfato de deidroepiandrosterona; IAL: índice de androgênios livres. (Adaptada de: Yamamoto e de Medeiros, 2019.)

Portanto, tendo em vista que a condição clínica mais prevalente encontrada no hiperandrogenismo é a SOP, deve-se firmar ou descartar seu diagnóstico laboratorialmente. Daí as dosagens dos hormônios tireoidianos (TSH e tiroxina livre), da prolactina (PRL), do cortisol (F) e de androgênios (T, DHEAS, 17-OHP) serem essenciais para o diagnóstico diferencial entre SOP e outras condições hiperandrogênicas (tumores, deficiência enzimática, hiperprolactinemia, hipotireoidismo, hipertireoidismo, Cushing). Entende-se que alguns fatores de cunho prático possam diminuir o interesse de muitos médicos pelas dosagens hormonais. A precisão dos resultados obtidos é dependente dos níveis séricos dos androgênios, das variações do ensaio utilizado e das variações entre os diferentes ensaios. É sabido que a quantidade medida da testosterona total e testosterona livre na mulher é sensível aos baixos níveis circulantes e à metodologia utilizada. Ensaios mais precisos para medir androgênios nas mulheres são ainda pouco disponíveis, têm alto custo ou estão sendo desenvolvidos. Além da limitação técnica na precisão dos ensaios comumente empregados para se quantificarem androgênios nas mulheres, há ainda a dificuldade no estabelecimento de níveis de corte (*cut off*) entre o que se deve considerar como níveis normais ou níveis elevados. Exemplificando, para alguns a hiperandrogenemia é diagnosticada com níveis séricos de testosterona ≥ 60 ng/dℓ (2,1 nmol/ℓ) e para outros só após níveis ≥ 70 ng/dℓ (2,4 nmol/ℓ). No entanto, raramente nas mulheres normais os níveis de testosterona estão acima de 45 ng/dℓ (1,56 nmol/ℓ), considerando o percentil 90 de 49,8 ng/dℓ ou 1,73 nmol/ℓ em mulheres normais (de Medeiros *et al.*, 2017a).

TRATAMENTO

Ao longo do capítulo, várias orientações terapêuticas foram antecipadas, mas a preocupação inicial deve ser determinar a fonte de produção androgênica. Ainda que o tratamento seja direcionado à causa da elevação dos androgênios, algumas metas norteiam a conduta:

1. Introduzir medidas não farmacológicas, reduzir o peso, dieta hipocalórica e hipolipídica.
2. Inibir/eliminar a fonte androgênica.
3. Elevar os níveis de SHBG.
4. Tratar acne, hirsutismo, alopecia e sinais de virilização.
5. Regularizar as alterações menstruais.
6. Combater a resistência à insulina.
7. Melhorar o perfil metabólico: glicêmico e lipídico.
8. Indicar tratamento cirúrgico, nos casos específicos.

Medidas não farmacológicas, redução de peso, dieta hipercalórica e hipolipídica

Podem-se adotar medidas cosméticas, bem como disfarçar a existência do pelo com peróxido de hidrogênio a 2% e remover temporária ou permanentemente os pelos na presença de hirsutismo. Essas medidas devem ser recomendadas logo após a investigação ter sido concluída. A remoção do pelo pode ser feita com lâmina, cera, eletrólise, *laser*.

Dieta hipocalórica e hipolipídica e atividade física também são recomendadas. Na presença de sobrepeso e obesidade, prescrever dieta e atividades físicas como primeira forma de tratamento. A meta é a redução de 5 a 10% do peso corporal. Uso de 500 a 1.500 kcal diariamente na composição de < 30%

gordura e < 10% de gordura saturada por 6 a 12 meses. Essa dieta deve ser rica em fibras, grãos, frutas e verduras. Atividade aeróbica deve ser distribuída e mantida por cerca de 150 minutos/semana.

Inibição/eliminação da fonte androgênica

Caso a fonte seja adrenal, prescrever 0,25 a 0,5 mg de dexametasona à noite, associada ou não a um contraceptivo oral combinado. Sendo a fonte androgênica ovariana, as metas são inibir a secreção do LH, aumentar as concentrações da SHBG e diminuir a testosterona total e livre. São melhores alternativas a combinação de 0,35 mg de etinilestradiol com 2 mg acetato de ciproterona, 30 mg de etinilestradiol com 2 mg de acetato de clormadiona ou 30 mg de etinilestradiol com 3 mg de drospirenona (Arowojolu *et al.*, 2012; de Medeiros *et al.*, 2017c).

Tratamento de acne, hirsutismo, alopecia e sinais de virilização

Em todos os casos, é essencial eliminar ou atenuar a produção de androgênios. Para acne, devem-se prescrever ceratolíticos (peróxido de benzoíla, ácido azelaico) e bacteriostáticos (eritromicina) até que as lesões sejam controladas. No hirsutismo, devem-se inicialmente introduzir medidas cosméticas como disfarçar o pelo, depilação, epilação (*laser*), eletrólise. O uso de contraceptivo oral combinado deve ser introduzido concomitantemente às medidas cosméticas, dando preferência aos compostos com progestagênios menos androgênicos (acetato de ciproterona, clormadinona, drospirenona ou espironolactona).

Regularização ou suspensão das alterações menstruais

Havendo amenorreia, menstruação infrequente ou sangramentos anormais, deve-se prescrever a combinação estrogênios-progestagênios. Nesse caso, o uso da combinação estroprogestogênica deve ser contínua, estendida, pelo tempo necessário e de acordo com os objetivos do médico assistente e da mulher (de Medeiros, 2017c).

Combate à resistência à insulina

É feito pela perda de peso e pelo uso de sensibilizadores da ação da insulina. A maior experiência dos ginecologistas é com o uso de metformina. Devido aos efeitos adversos gastrintestinais, a dose pode ser crescente, de 500 mg/dia até a dose máxima necessária de 2.000 mg/dia, dividida em duas tomadas diárias (desjejum e jantar). Deve-se monitorar a função renal durante o tratamento. A complicação mais grave, a acidose lática, é rara e ocorre na insuficiência renal. É crescente o aprendizado com o uso de peptídeo semelhante a glucagon 1 (GLP-1, do inglês *glucagon-like peptide-1*) (Alharbi, 2024).

Melhora do perfil metabólico, correção dislipidemia

Os inibidores da enzima 3-hidroximetil glutaril coenzima A (HMG-CoA), estatinas, têm sido benéficos na melhora da hiperandrogenemia, normalização dos lipídios e redução do processo inflamatório crônico que acompanha alguns casos de hiperandrogenismo, principalmente na SOP (de Medeiros, 2018a). Além de reduzirem os riscos de DCV, os efeitos desses tratamentos não se limitam apenas à diminuição dos lipídios. Eles também têm efeito anti-inflamatório, melhoram as disfunções endoteliais e reduzem a proteína C reativa (Baranova *et al.*, 2013). Por diminuir a síntese do colesterol, substrato para os esteroides sexuais, pode diminuir a síntese dos androgênios. Uma melhora na sensibilidade à insulina tem também sido demonstrada habitualmente com a dose de 20 mg/dia de sinsvastatina ou rosuvastatina (Sathyapalan *et al.*, 2010).

Indicação de tratamento cirúrgico

Se a causa do hiperandrogenismo é a SOP, qualquer tipo de tratamento cirúrgico é de exceção pela preocupação com a reserva folicular ovariana. Assim, durante os anos reprodutivos, mesmo a perfuração ovariana (*drilling*) deve ser evitada. O tratamento cirúrgico nos casos de hiperandrogenismo deve ser reservado à retirada de tumores ovarianos e adrenais produtores de esteroides sexuais. No entanto, havendo associação entre hiperandrogenismo, obesidade e resistência à insulina na pós-menopausa, a ooforectomia bilateral pode trazer benefícios e deve ser considerada.

REFERÊNCIAS BIBLIOGRÁFICAS

ADASHI, E. Y. The climacteric ovary as a functional gonadotropin-driven androgen-producing gland. *Fertility and Sterility*, v. 62, n. 1, p. 20-27, 1994.

ALHARBI, S. H. Anti-inflammatory role of glucagon-like peptide 1 receptor agonists and its clinical implications. *Therapeutic Advances in Endocrinology and Metabolism*, v. 15, p. 20420188231222367, 2024.

ALPANES, M. *et al.* Management of postmenopausal virilization. *The Journal of Clinical Endocrinology & Metabolism*, v. 97, n. 8, p. 2584-2588, 2012.

ALSAMARAI, S. *et al.* Criteria for polycystic ovarian morphology in polycystic ovary syndrome as a function of age. *The Journal of Clinical Endocrinology & Metabolism*, v. 94, n. 12, p. 4961-4970, 2009.

AROWOJOLU, A. O. *et al.* Combined oral contraceptive pills for treatment of acne. *Cochrane Database of Systematic Reviews*, n. 7, 2012.

AZZIZ, R. *et al.* The prevalence and features of the polycystic ovary syndrome in an unselected population. *The Journal of Clinical Endocrinology & Metabolism*, v. 89, n. 6, p. 2745-2749, 2004.

BALDUCCI, R.; TOSCANO, V. Bioactive and peripheral androgens in prepubertal simple hypertrichosis. *Clinical Endocrinology*, v. 33, n. 3, p. 407-414, 1990.

BARANOVA, A. *et al.* Molecular signature of adipose tissue in patients with both non-alcoholic fatty liver disease (NAFLD) and polycystic ovarian syndrome (PCOS). *Journal of Translational Medicine*, v. 11, p. 1-8, 2013.

BARBIERI, R. L.; HORNSTEIN, M. D. Hyperinsulinemia and ovarian hyperandrogenism: cause and effect. *Endocrinology and Metabolism Clinics of North America*, v. 17, n. 4, p. 685-703, 1988.

BARTH, J. H.; JENKINS, M.; BELCHETZ, P. E. Ovarian hyperthecosis, diabetes and hirsuties in post-menopausal women. *Clinical Endocrinology*, v. 46, n. 2, p. 123-128, 1997.

CAI, J. *et al.* Androgen actions on endothelium functions and cardiovascular diseases. *Journal of Geriatric Cardiology*: JGC, v. 13, n. 2, p. 183, 2016.

COONEY, L. G. *et al.* High prevalence of moderate and severe depressive and anxiety symptoms in polycystic ovary syndrome: a systematic review and meta-analysis. *Human Reproduction*, v. 32, n. 5, p. 1075-1091, 2017.

CORBOULD, A. Chronic testosterone treatment induces selective insulin resistance in subcutaneous adipocytes of women. *Journal of Endocrinology*, v. 192, n. 3, p. 585-594, 2007.

CORBOULD, A. Effects of androgens on insulin action in women: is androgen excess a component of female metabolic syndrome? *Diabetes/Metabolism Research and Reviews*, v. 24, n. 7, p. 520-532, 2008.

CORDERA, F. *et al.* Androgen-secreting adrenal tumors. *Surgery*, v. 134, n. 6, p. 874-880, 2003.

DAAN, N. M. P. *et al.* Androgen levels in women with various forms of ovarian dysfunction: associations with cardiometabolic features. *Human Reproduction*, v. 30, n. 10, p. 2376-2386, 2015.

DE MEDEIROS, S. F.; BARBOSA, J. S.; YAMAMOTO, M. M. W. Comparison of steroidogenic pathways among normoandrogenic and hyperandrogenic polycystic ovary syndrome patients and normal cycling women. *Journal of Obstetrics and Gynaecology Research*, v. 41, n. 2, p. 254-263, 2015.

DE MEDEIROS, S. F. *et al.* Changes in clinical and biochemical characteristics of polycystic ovary syndrome with advancing age. *Endocrine Connections*, v. 9, n. 2, p. 74-89, 2020.

DE MEDEIROS, S. F. *et al.* Combined oral contraceptive effects on low-grade chronic inflammatory mediators in women with polycystic ovary syndrome: a systematic review and meta-analysis. *International Journal of Inflammation*, v. 2018, 2018b.

DE MEDEIROS, S. F. *et al.* Metabolic and endocrine connections of 17-hydroxypregnenolone in polycystic ovary syndrome women. *Endocrine Connections*, v. 6, n. 7, p. 479-488, 2017a.

DE MEDEIROS, S. F. *et al.* New insights into steroidogenesis in normo-and hyperandrogenic polycystic ovary syndrome patients. *Arquivos Brasileiros de Endocrinologia & Metabologia*, v. 57, p. 437-444, 2013.

DE MEDEIROS, S. F. *et al.* Prevalence of elevated glycated hemoglobin concentrations in the polycystic ovary syndrome: anthropometrical and metabolic relationship in Amazonian women. *Journal of Clinical Medicine Research*, v. 6, n. 4, p. 278, 2014.

DE MEDEIROS, S. F. Risks, benefits size and Clinical implications of combined oral contraceptive use in women with polycystic ovary syndrome. *Reproductive Biology and Endocrinology*, v. 15, p. 1-17, 2017c.

DE MEDEIROS, S. F. *et al.* Should subclinical hypothyroidism be an exclusion criterion for the diagnosis of polycystic ovary syndrome? *Journal of Reproduction & Infertility*, v. 18, n. 2, p. 242, 2017b.

DE MEDEIROS, S. F. *et al.* Subclinical hypothyroidism impact on the characteristics of patients with polycystic ovary syndrome. A meta-analysis of observational studies. *Gynecologic and Obstetric Investigation*, v. 83, n. 2, p. 105-115, 2018a.

DE TADDEO, S. *et al.* Surgical treatment of post-menopausal ovarian hyperandrogenism improves glucometabolic profile alongside Clinical hirsutism. *SAGE Open Medical Case Reports*, v. 11, p. 2050313X231178404, 2023.

DERKSEN, J. *et al.* Identification of virilizing adrenal tumors in hirsute women. *New England Journal of Medicine*, v. 331, n. 15, p. 968-973, 1994.

ESCOBAR-MORREALE, H. F. *et al.* Epidemiology, diagnosis and management of hirsutism: a consensus statement by the Androgen Excess and Polycystic Ovary Syndrome Society. *Human Reproduction Update*, v. 18, n. 2, p. 146-170, 2012.

EWING, J. A.; ROUSE, B. A. Hirsutism, race and testosterone levels: comparison of East Asians and Euroamericans. *Human Biology*, p. 209-215, 1978.

FERNANDES, S. *et al.* Hirsutismo pós-menopausa: caso clínico raro de hipertecose ovárica. *Reprodução & Climatério*, v. 30, n. 1, p. 42-46, 2015.

FERRIMAN, D.; GALLWEY, J. D. Clinical assessment of body hair growth in women. *The Journal of Clinical Endocrinology & Metabolism*, v. 21, n. 11, p. 1440-1447, 1961.

FLORES, C. B.; FLORES, L.; COMIM, F. V. Hirsutismo: avaliação e princípios do tratamento. *Revista da AMRIGS*, v. 57, n. 3, p. 232-9, 2013.

FUTTERWEIT, W. *et al.* The prevalence of hyperandrogenism in 109 consecutive female patients with diffuse alopecia. *Journal of the American Academy of Dermatology*, v. 19, n. 5, p. 831-836, 1988.

GOLDMAN, J. M.; KAPADIA, L. J. Virilization in a postmenopausal woman due to ovarian stromal hyperthecosis. *Postgraduate Medical Journal*, v. 67, n. 785, p. 304-306, 1991.

GOSWAMY, R. K. *et al.* Ovarian size in postmenopausal women. *BJOG: An International Journal of Obstetrics & Gynaecology*, v. 95, n. 8, p. 795-801, 1988.

HARING, R. *et al.* Age-specific reference ranges for serum testosterone and androstenedione concentrations in women measured by liquid chromatography-tandem mass spectrometry. *The Journal of Clinical Endocrinology & Metabolism*, v. 97, n. 2, p. 408-415, 2012.

HATCH, R. *et al.* Hirsutism: implications, etiology, and management. *American Journal of Obstetrics and Gynecology*, v. 140, n. 7, p. 815-830, 1981.

HIRSCHBERG, A. L. Hyperandrogenism and cardiometabolic risk in pre-and postmenopausal women – what is the evidence? *The Journal of Clinical Endocrinology & Metabolism*, p. 1-12, 2023b.

HIRSCHBERG, A. L. Approach to investigation of hyperandrogenism in a postmenopausal woman. *The Journal of Clinical Endocrinology & Metabolism*, v. 108, n. 5, p. 1243-1253, 2023a.

HOLMANG, A. *et al.* Effects of testosterone on muscle insulin sensitivity and morphology in female rats. *American Journal of Physiology-Endocrinology and Metabolism*, v. 259, n. 4, p. E555-E560, 1990.

KIRSCHNER, M. A.; SAMOJLIK, E.; SILBER, D. A comparison of androgen production and clearance in hirsute and obese women. *Journal of Steroid Biochemistry*, v. 19, n. 1, p. 607-614, 1983.

KNOCHENHAUER, E. S. *et al.* Prevalence of the polycystic ovary syndrome in unselected black and white women of the southeastern United States: a prospective study. *The Journal of Clinical Endocrinology & Metabolism*, v. 83, n. 9, p. 3078-3082, 1998.

KUMAR, A. *et al.* Prevalence of adrenal androgen excess in patients with the polycystic ovary syndrome (PCOS). *Clinical Endocrinology*, v. 62, n. 6, p. 644-649, 2005.

LABRIE, F. *et al.* Endocrine and intracrine sources of androgens in women: inhibition of breast cancer and other roles of androgens and their precursor dehydroepiandrosterone. *Endocrine Reviews*, v. 24, n. 2, p. 152-182, 2003.

LUCKY, A. W. Hormonal correlates of acne and hirsutism. *The American Journal of Medicine*, v. 98, n. 1, p. S89-S94, 1995.

LUCKY, A. W. *et al.* A randomized, placebo-controlled trial of 5% and 2% topical minoxidil solutions in the treatment of female pattern hair loss. *Journal of the American Academy of Dermatology*, v. 50, n. 4, p. 541-553, 2004.

LUQUE-RAMÍREZ, M. *et al.* Postmenopausal onset of androgen excess: a diagnostic and therapeutic algorithm based on extensive Clinical experience. *Journal of Endocrinological Investigation*, p. 1-14, 2024.

MARKOPOULOS, M. C. *et al.* Hyperandrogenism in women with polycystic ovary syndrome persists after menopause. *The Journal of Clinical Endocrinology & Metabolism*, v. 96, n. 3, p. 623-631, 2011.

MARKOPOULOS, M. C. *et al.* Management of endocrine disease: hyperandrogenism after menopause. *European Journal of Endocrinology*, v. 172, n. 2, p. R79-R91, 2015.

MCCARTNEY, C. R. *et al.* Obesity and sex steroid changes across puberty: evidence for marked hyperandrogenemia in pre-and early pubertal obese girls. *The Journal of Clinical Endocrinology & Metabolism*, v. 92, n. 2, p. 430-436, 2007.

MECZEKALSKI, B. *et al.* Hyperthecosis: an underestimated nontumorous cause of hyperandrogenism. *Gynecological Endocrinology*, v. 37, n. 8, p. 677-682, 2021.

MORAN, C. *et al.* 21-Hydroxylase–deficient nonclassic adrenal hyperplasia is a progressive disorder: A multicenter study. *American Journal of Obstetrics and Gynecology*, v. 183, n. 6, p. 1468-1474, 2000.

MORAN, L. J.; NORMAN, R. J.; TEEDE, H. J. Metabolic risk in PCOS: phenotype and adiposity impact. *Trends in Endocrinology & Metabolism*, v. 26, n. 3, p. 136-143, 2015.

NADARAJA, R. N. D.; STHANESHWAR, P.; RAZALI, N. Establishing the cut off values of androgen markers in the assessment of polycystic ovarian syndrome. *The Malaysian Journal of Pathology*, v. 40, n. 1, p. 33-39, 2018.

NAGAMANI, M.; VAN DINH, T.; KELVER, M. E. Hyperinsulinemia in hyperthecosis of the ovaries. *American Journal of Obstetrics and Gynecology*, v. 154, n. 2, p. 384-389, 1986.

NARDO, L. G. *et al.* Ovarian Leydig cell tumor in a peri-menopausal woman with severe hyperandrogenism and virilization. *Gynecological Endocrinology*, v. 21, n. 4, p. 238-241, 2005.

NEW, M. I. Steroid 21-hydroxylase deficiency (congenital adrenal hyperplasia). *The American Journal of Medicine*, v. 98, n. 1, p. S2-S8, 1995.

NG, L.; LIBERTINO, J. M. Adrenocortical carcinoma: diagnosis, evaluation and treatment. *The Journal of Urology*, v. 169, n. 1, p. 5-11, 2003.

OLT, G.; MORTEL, R. Hormone-producing tumors of the ovary. *Endocrine-Related Cancer*, v. 4, n. 4, p. 447-457, 1997.

O'REILLY, M. W. *et al.* AKR1C3-mediated adipose androgen generation drives lipotoxicity in women with polycystic ovary syndrome. *The Journal of Clinical Endocrinology & Metabolism*, v. 102, n. 9, p. 3327-3339, 2017.

PASQUALI, R.; GAMBINERI, A. Metabolic effects of obesity on reproduction. *Reproductive Biomedicine Online*, v. 12, n. 5, p. 542-551, 2006.

PAYNE, A. H.; HALES, D. B. Overview of steroidogenic enzymes in the pathway from cholesterol to active steroid hormones. *Endocrine Reviews*, v. 25, n. 6, p. 947-970, 2004.

QUIRK, J. T.; NATARAJAN, N. Ovarian cancer incidence in the United States, 1992–1999. *Gynecologic Oncology*, v. 97, n. 2, p. 519-523, 2005.

RAGER, K. M. *et al.* Androgen excess disorders in women: the severe insulin-resistant hyperandrogenic syndrome, HAIR-AN. *The Scientific World Journal*, v. 6, p. 116-121, 2006.

ROCHA, A. L. L. *et al.* Non-alcoholic fatty liver disease in women with polycystic ovary syndrome: systematic review and meta-analysis. *Journal of Endocrinological Investigation*, v. 40, p. 1279-1288, 2017.

ROTHMAN, M. S.; WIERMAN, M. E. How should postmenopausal androgen excess be evaluated? *Clinical Endocrinology*, v. 75, n. 2, p. 160-164, 2011.

ROUSSET, P. *et al.* Ovarian hyperthecosis on grayscale and color Doppler ultrasound. *Ultrasound in Obstetrics and Gynecology: The Official Journal of the International Society of Ultrasound in Obstetrics and Gynecology*, v. 32, n. 5, p. 694-699, 2008.

SATHYAPALAN, T. *et al.* Mediators of inflammation in polycystic ovary syndrome in relation to adiposity. *Mediators of Inflammation*, v. 2010, 2010.

SCHMIDT, J. *et al.* Reproductive hormone levels and anthropometry in postmenopausal women with polycystic ovary syndrome (PCOS): a 21-year follow-up study of women diagnosed with PCOS around 50 years ago and their age-matched controls. *The Journal of Clinical Endocrinology & Metabolism*, v. 96, n. 7, p. 2178-2185, 2011.

SUNG, Y. *et al.* Hyperandrogenemia is implicated in both the metabolic and reproductive morbidities of polycystic ovary syndrome. *Fertility and Sterility*, v. 101, n. 3, p. 840-845, 2014.

TRITOS, N. A. *et al.* Clinical features and prognostic factors associated with adrenocortical carcinoma: Lahey Clinic Medical Center experience. *The American Surgeon*, v. 66, n. 1, p. 73-79, 2000.

VAN SANTBRINK, E. J.; HOP, W. C.; FAUSER, B. C. J. M. Classification of normogonadotropic infertility: polycystic ovaries diagnosed by ultrasound versus endocrine characteristics of polycystic ovary syndrome. *Fertility and Sterility*, v. 67, n. 3, p. 452-458, 1997.

VAN ZUUREN, E. J.; FEDOROWICZ, Z.; SCHOONES, J. Interventions for female pattern hair loss. *Cochrane Database of Systematic Reviews*, n. 5, 2016.

WILD, R. A. Obesity, lipids, cardiovascular risk, and androgen excess. *The American Journal of Medicine*, v. 98, n. 1, p. S27-S32, 1995.

YAMAMOTO, M. M. W.; DE MEDEIROS, S. F. Differential activity of the corticosteroidogenic enzymes in normal cycling women and women with polycystic ovary syndrome. *Reviews in Endocrine and Metabolic Disorders*, v. 20, n. 1, p. 3-13, 2019.

YANG, R. *et al.* Effects of hyperandrogenism on metabolic abnormalities in patients with polycystic ovary syndrome: a meta-analysis. *Reproductive Biology and Endocrinology*, v. 14, p. 1-10, 2016.

YOLDEMIR, T. Postmenopausal hyperandrogenism. *Climacteric*, v. 25, n. 2, p. 109-117, 2022.

ZAMAN, A.; ROTHMAN, M. S. Postmenopausal hyperandrogenism: Evaluation and treatment strategies. *Endocrinology and Metabolism Clinics*, v. 50, n. 1, p. 97-111, 2021.

ZHANG, C. *et al.* Association of ovarian hyperthecosis with endometrial polyp, endometrial hyperplasia, and endometrioid adenocarcinoma in postmenopausal women: a clinicopathological study of 238 cases. *Human Pathology*, v. 59, p. 120-124, 2017.

ZOU, C. C.; LIANG, L.; HONG, F. Relationship between insulin resistance and serum levels of adiponectin and resistin with childhood obesity. *Indian Pediatrics*, v. 44, n. 4, p. 275, 2007.

ZOU, M. *et al.* Clinical and ultrasound characteristics of virilizing ovarian tumors in pre-and postmenopausal patients: a single tertiary center experience. *Orphanet Journal of Rare Diseases*, v. 16, p. 1-8, 2021.

44

Hiperprolactinemia

Andrea Prestes Nácul • Rafaela Colle Donato • Fabíola Satler

INTRODUÇÃO

A hiperprolactinemia é definida como o aumento dos níveis séricos de prolactina (PRL). Trata-se da anormalidade endócrina mais comum do eixo hipotálamo-hipófise, predominantemente no sexo feminino (Glezer e Bronstein, 2015). Ela pode ser resultado de causas fisiológicas, como gestação e lactação; farmacológicas, decorrente de uso de certos medicamentos; e patológicas, sendo os prolactinomas a principal causa (Chanson e Maiter, 2019).

FISIOLOGIA

A PRL é um hormônio produzido predominantemente pelos lactotrofos, células especializadas da adeno-hipófise. Caracteriza-se por apresentar secreção pulsátil, com os níveis séricos variando muito ao longo do dia, com níveis mais elevados durante o sono. Apresenta pico matinal e declínio gradual após o despertar. Em condições normais, cerca de 50% da produção diária total de PRL ocorre durante o período de sono (Melmed et al., 2011).

A regulação da secreção de PRL é dada por fatores inibitórios (PIF), principalmente a dopamina, e estimulatórios (PRF). A dopamina é um neurotransmissor produzido pelo hipotálamo que tem ação inibidora da síntese e secreção da PRL, atuando nos receptores dopaminérgicos tipo 2, por meio da inibição da adenilato ciclase. Isso explica por que medicamentos que atuam como antagonistas dopaminérgicos, interrupção da haste hipofisária ou destruição hipotalâmica levam ao aumento dos níveis de PRL (3 a 5) (Vilar et al., 2018; Melmed et al., 2019; 2011).

Outros fatores hipotalâmicos também podem exercer ação inibitória na secreção de PRL, como o ácido gama-aminobutírico (GABA), a somatostatina, a endotelina-1, a calcitonina e o fator de crescimento transformante beta-1.

Os PRFs têm papel secundário na regulação da secreção de PRL. Os mais importantes são o hormônio liberador da tireotrofina (TRH), a ocitocina, o estrogênio (por meio da secreção e do estímulo à transcrição do gene da PRL, localizado no cromossomo 6) e o peptídeo intestinal vasoativo (VIP), entre outros (Vilar et al., 2018; Melmed et al., 2019).

A ação do estrogênio sobre a PRL explica seus níveis mais elevados no sexo feminino e em mulheres na menacme. O hipogonadismo resultante dos casos de hiperprolactinemia se explica pelo fato de a PRL inibir a expressão de kisspeptina no núcleo arqueado e, consequentemente, a secreção de hormônio liberador de gonadotrofinas (GnRH) e hormônio luteinizante (LH) (Ribeiro et al., 2015). A Figura 44.1 sintetiza a regulação da síntese e secreção da PRL.

A ação da PRL é exercida principalmente no tecido mamário. Com outros hormônios, a PRL estimula o desenvolvimento e a diferenciação do tecido mamário durante a gestação (Melmed et al., 2019).

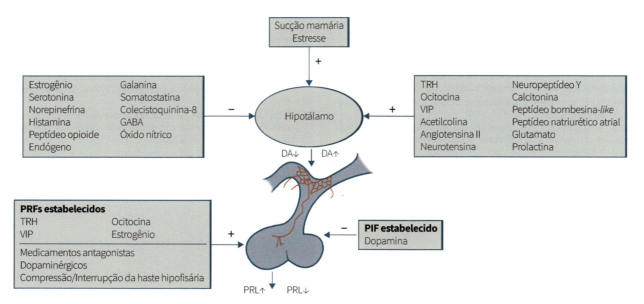

Figura 44.1 Regulação da síntese e secreção da prolactina. DA: dopamina; GABA: ácido gama-aminobutírico; PIF: fator inibidor de prolactina; PRL: prolactina; PRF: fatores liberadores de prolactina; TRH: hormônio liberador de tireotrofina; VIP: peptídeo intestinal vasoativo. (Adaptada de: Vilar et al., 2008.)

EPIDEMIOLOGIA

A hiperprolactinemia é a anormalidade endócrina mais comum do eixo hipotálamo-hipófise, predominantemente no sexo feminino, com prevalência estimada de 0,2% na população. Esse valor aumenta para 20 a 30% quando avaliadas apenas as pacientes com amenorreia secundária; 25% nas avaliadas por galactorreia, 75% quando combinadas amenorreia e galactorreia e 9 a 17% nas inférteis (Glezer e Bronstein, 2015; Soto-Pedre et al., 2017).

Um estudo de base populacional estimou que, nas pacientes com hiperprolactinemia de causas não fisiológicas, 25,6% dos casos deviam-se a alterações hipofisárias; 45,9% a causas farmacológicas; 7,5% apresentaram macroprolactinemia; 6,1% eram decorrentes de hipotireoidismo e 15% idiopáticos. Nesse mesmo estudo, a incidência de elevação na PRL foi de 13,8 casos por 100 mil pessoas/ano, 3,5 vezes mais comum em mulheres do que em homens, sendo as maiores taxas em mulheres entre 25 e 44 anos (Soto-Pedre et al., 2017).

QUADRO CLÍNICO

As manifestações mais comuns da hiperprolactinemia decorrem da ação inibitória do excesso de PRL sobre o eixo gonadotrófico, levando ao hipogonadismo, e da ação sobre as mamas, causando a galactorreia. São elas:

- Oligo ou amenorreia
- Infertilidade
- Galactorreia
- Diminuição da libido
- Dispareunia
- Osteopenia/osteoporose
- Acne/hirsutismo.

Os níveis elevados de PRL inibem a secreção do GnRH pelo hipotálamo e, consequentemente, das gonadotrofinas, do LH e do hormônio folículo-estimulante (FSH), levando à menor produção de estrogênio (hipogonadismo hipogonadotrófico). Os sintomas de hipogonadismo se correlacionam com a magnitude da hiperprolactinemia. São eles: alterações no ciclo menstrual (oligo ou amenorreia), infertilidade (encurtamento da fase lútea e anovulação), diminuição da libido, dispareunia, fogachos, entre outros sintomas (Molitch, 2017; Petersenn et al., 2023).

Na pós-menopausa, pode haver desaparecimento dos sintomas vasomotores pela diminuição das gonadotrofinas. O diagnóstico pode ocorrer apenas após investigação de incidentaloma hipofisário ou sintomas de compressão na região da sela túrcica (Auriemma et al., 2021).

A longo prazo, o hipogonadismo leva à diminuição da densidade mineral óssea, especialmente na coluna lombar, com aumento do risco de fratura e podendo não ser totalmente reversível após correção da hiperprolactinemia. Além disso, a PRL altera o balanço entre a mineralização e a reabsorção óssea, diminuindo a proliferação dos osteoblastos e expressão da osteoprotegerina e aumentando a do receptor ativador do fator nuclear kappa B (RANK), promovendo perda óssea (di Filippo et al., 2020; Auriemma et al., 2021).

A galactorreia ocorre em cerca de 24% das mulheres e pode ser espontânea, intermitente ou detectável apenas com a expressão dos mamilos. Quanto mais grave o hipogonadismo (ou na pós-menopausa), menor a incidência de galactorreia, pois o estrogênio é necessário para a produção do leite. Há, porém, mulheres que apresentam galactorreia com níveis normais de PRL (galactorreia idiopática) (Bruehlman et al., 2022).

Manifestações clínicas de hiperandrogenismo feminino, como hirsutismo e acne, podem ter como causa a hiperprolactinemia. Os mecanismos envolvidos são o aumento de andrógenos livres por diminuição da globulina ligadora dos hormônios sexuais (SHBG), decorrente do hipoestrogenismo, bem como do aumento do sulfato de deidroepiandrosterona (SDHEA), por inibição da atividade da enzima 3β-hidroxiesteroide desidrogenase (Vilar et al., 2014; Paparodis e Dunaif, 2011). A Figura 44.2 sintetiza a patogênese da hiperprolactinemia.

Alterações neuro-oftalmológicas podem ocorrer nos casos de macroprolactinomas ou pseudoprolactinomas. Nos casos de expansão extrasselar do tumor, pode haver rinorreia, cefaleia, diminuição da visão, perda da visão periférica (hemianopsia bitemporal), oftalmoplegia, hipertensão intracraniana ou hidrocefalia. A deficiência de outros hormônios hipofisários pode surgir em decorrência de compressão da haste hipofisária pelo tumor ou após infarto hipofisário (apoplexia) (Vilar et al., 2018; Molitch, 2017).

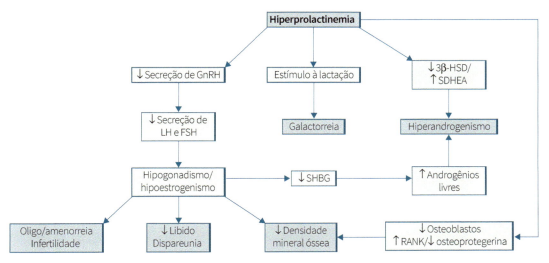

Figura 44.2 Patogênese da hiperprolactinemia. 3β-HSD: 3β-hidroxiesteroide desidrogenase; FSH: hormônio folículo-estimulante; GnRH: hormônio liberador de gonadotrofinas; LH: hormônio luteinizante.

Embora obesidade, alteração no metabolismo da glicose e lipídios sejam mais prevalentes entre os indivíduos com hiperprolactinemia, essas alterações são mais provavelmente secundárias ao hipogonadismo (Petersenn *et al.*, 2023).

ETIOLOGIA

As causas de hiperprolactinemia estão listadas na Tabela 44.1 e podem ser categorizadas em fisiológicas, medicamentosas e patológicas. Além disso, a hiperprolactinemia pode surgir quando há predomínio de macroprolactina no soro (macroprolactinemia). Há também um número expressivo de pacientes que apresentam níveis de PRL entre 20 e 100 mg/ℓ sem que nenhuma causa possa ser identificada, sendo considerada de causa idiopática (Melmed *et al.*, 2011).

Causas fisiológicas

A causa mais comum de hiperprolactinemia fisiológica é a gravidez, na qual os níveis de PRL se elevam, em média, 10 vezes, secundariamente à elevação do estrogênio. Os níveis de PRL voltam ao normal cerca de 6 semanas após o parto, mesmo com a manutenção da amamentação (Tyson *et al.*, 1972).

Algumas situações, como estresse (físico ou psicológico), exercício físico, estimulação dos mamilos, relação sexual e sono, podem levar à liberação de fatores estimuladores da produção da PRL, com consequente elevação de seus níveis séricos (Vilar *et al.*, 2018). O estresse devido à punção venosa da coleta pode induzir um aumento de 2 a 4 vezes na concentração sérica dos níveis de PRL, recomendando-se a repetição do exame por canulação, quando houver essa suspeita (Petersenn *et al.*, 2023).

Causas medicamentosas

O uso de medicamentos que elevam a PRL é a causa mais frequente de hiperprolactinemia não fisiológica, sendo os antipsicóticos e os antidepressivos os mais frequentes (Vilar *et al.*, 2014; Bostwick *et al.*, 2009). O mecanismo pelo qual esses agentes causam hiperprolactinemia está relacionado com sua potência em antagonizar receptores dopaminérgicos D2 na hipófise anterior (Bostwick *et al.*, 2009). Embora causem hiperprolactinemia, esses medicamentos não causam adenomas de hipófise. Os níveis séricos de PRL costumam ficar entre 25 e 100 mcg/ℓ, com exceção da risperidona, que pode causar níveis tão altos quanto 200 mcg/ℓ (Melmed *et al.*, 2011).

Alguns medicamentos procinéticos, como a domperidona e a metoclopramida, podem causar hiperprolactinemia em mais de 50% dos pacientes. Alguns fármacos anticonvulsivantes, anti-hipertensivos e antagonistas do receptor H_2 também podem causar elevação dos níveis de PRL.

O estrogênio potencialmente induz a hiperprolactinemia, porém o papel do anticoncepcional hormonal combinado ou da terapia hormonal da menopausa no desenvolvimento do prolactinoma é controverso (Petersenn *et al.*, 2023). Entre as mulheres que usam contraceptivos orais com doses mais elevadas de estrogênios, 12 a 30% podem ter pequena elevação da PRL sérica, mas esse achado raramente tem indicação de tratamento (Luciano *et al.*, 1985).

Nem todas as mulheres com hiperprolactinemia induzida por medicamentos apresentam sintomas, porém algumas podem apresentar amenorreia com hipoestrogenismo, e, quando esse quadro for prolongado, poderá haver perda de massa óssea (Junqueira *et al.*, 2023). A Tabela 44.2 mostra a magnitude da hiperprolactinemia causada pelos medicamentos.

Causas patológicas

Tumores ou outras lesões hipotalâmicas e hipofisárias

Os tumores hipofisários produtores de PRL chamados "prolactinomas" são responsáveis por cerca de 20 a 30% dos casos de hiperprolactinemia patológica (Soto-Pedre *et al.*, 2017), sendo a principal causa patológica (Petersenn *et al.*, 2023). Podem ser classificados, de acordo com o volume tumoral, em microprolactinomas (tumores menores que 10 mm) e macroprolactinomas (tumores com 10 mm ou mais), sendo 90% dos casos microadenomas e 10% macroadenomas (Soto-Pedre *et al.*, 2017). Outros tumores localizados na região hipotalâmica ou hipofisária podem causar elevação da PRL, tanto por conterem lactotrofos produtores de PRL, como os adenomas mistos produtores de hormônio tireoestimulante (TSH), hormônio do crescimento (GH) ou hormônio

Tabela 44.1 Causas de hiperprolactinemia.

| **Fisiológicas** |
| Gravidez e período neonatal, amamentação/estimulação mamária, estresse, exercício, sono, relação sexual |
| **Medicamentosas** |
| Anestésicos; anorexígenos, anticonvulsivantes, antidepressivos, anti-hipertensivos, anti-histamínicos, antipsicóticos, estrogênio, gastrintestinais, inibidores da protease, narcóticos |
| **Patológicas** |
| **Doenças hipotalâmicas**
Tumores: craniofaringeoma, meningioma, disgerminoma, hamartoma, glioma, metástase
Doenças infiltrativas: sarcoidose, tuberculose, histiocitose X, granuloma eosinofílico
Radioterapia craniana, pseudotumor cerebral, cisto de Rathke |
| **Doenças hipofisárias**
Prolactinomas, acromegalia, síndrome da sela vazia, hipofisite linfocítica, doença de Cushing, adenomas clinicamente não funcionantes, metástases, germinoma intrasselar
Doenças infiltrativas: sarcoidose, tuberculose, granuloma de células gigantes etc. |
| **Lesões da haste hipofisária**
Tumor compressivo, trauma craniano, pós-operatório, irradiação, hastite |
| **Neurogênicas**
Lesões irritativas locais: trauma de parede torácica, herpes-zóster, toracotomia, mastectomia, queimadura, *piercing*, prótese mamária
Lesões do cordão medular: ependimoma cervical, siringomielia, tumores extrínsecos, *tabes dorsalis* |
| **Doenças sistêmicas**
Insuficiência renal, cirrose, epilepsia, pseudociese
Endocrinológicas: hipotireoidismo primário, insuficiência suprarrenal, SOP
Autoimunes: LES, artrite reumatoide, doença celíaca, esclerose sistêmica
Anorexia nervosa |
| **Genética**
Mutação inativadora no gene que codifica o receptor de prolactina (PRLR) |
| **Macroprolactinemia** |
| **Idiopática** |

LES: lúpus eritematoso sistêmico; PRLR: receptor de prolactina; SOP: síndrome dos ovários policísticos. (Adaptada de: Satler *et al.*, 2015.)

Tabela 44.2 Medicações que causam hiperprolactinemia.

Antipsicóticos		IMAO	
Clorpromazina/tioridazina/levomepromazina	+++	Pargilina	+++
		Clorgilina	+++
Haloperidol	+++	Tranilcipromina	±
Sulpirida/tiaprida	+++	**Anti-hipertensivos**	
Risperidona	+++	Reserpina	++
Quetiapina	+	Metildopa	+
Olanzapina	+	Verapamil	+
Pimozida	+	Labetalol	+
Clozapina	0	**Gastrintestinais**	
Aripiprazol	0	Domperidona/metrocloplamida	+++
Antidepressivos		Cimetidina/ranitidina	+
Clomipramina	+++	**Anorexígenos**	
Amitriptilina	+	Fenfluramina/anfetaminas	+
Citalopram	±	**Opiáceos e cocaína**	+
Fluvoxamina	±	**Inibidores da protease**	+
Paroxetina	±	**Estrogênio**	+
Fluoxetina	CR		
Imipramina	CR		
Bupropiona	0		
Nortriptilina	0		
Sertralina	0		
Trazodona	0		

CR: relato de casos isolados; IMAO: inibidores da monoaminoxidase; 0: sem efeito; ±: aumento mínimo, mas não em níveis anormais; +: aumento em níveis anormais em uma pequena porcentagem de pacientes; ++: aumento em níveis anormais em 25 a 50% dos pacientes; +++: aumento em níveis anormais em mais de 50% dos pacientes, podendo atingir valores > 200 µg/ℓ. (Adaptada de: Molitch, 2008.)

adrenocorticotrófico (ACTH), quanto por compressão da haste hipofisária (Molitch, 2001; Vilar *et al.*, 2014; Mancini *et al.*, 2008). Esses últimos incluem os craniofaringeomas e os adenomas hipofisários não funcionantes. Nesses casos, os valores de PRL não costumam ser muito elevados.

Lesões infiltrativas, hipofisite, aneurismas, sela vazia, metástases, radioterapia, trauma e cirurgia locais podem causar hiperprolactinemia devido à produção hipotalâmica inadequada de dopamina e/ou por compressão da haste hipofisária (Mancini *et al.*, 2008; Petersenn *et al.*, 2023).

Doenças sistêmicas e distúrbios endocrinológicos

Hiperprolactinemia é um achado comum em pacientes com cirrose hepática (presente em até 20% dos casos) ou insuficiência renal crônica (presente em até 30%) (Vilar *et al.*, 2014). Também é encontrada em cerca de 40% dos pacientes com hipotireoidismo primário, inclusive nos casos de hipotireoidismo subclínico. O aumento do TRH, estimulando a síntese da PRL e a diminuição da sensibilidade do lactotrofo ao efeito supressor da dopamina, bem como a queda do T3 e T4, são os mecanismos responsáveis pela hiperprolactinemia no hipotireoidismo primário (Glezer e Bronstein, 2012). Pacientes com síndrome dos ovários policísticos (SOP) requerem avaliação adicional de níveis séricos elevados de PRL, uma vez que a SOP por si só raramente está associada com hiperprolactinemia (Petersenn *et al.*, 2023).

Outras doenças sistêmicas autoimunes, como lúpus eritematoso sistêmico, artrite reumatoide, esclerose sistêmica, doença celíaca, doença de Addison e diabetes melito tipo 1, estão associadas à hiperprolactinemia (Glezer e Bronstein, 2012).

Causa idiopática

Esse diagnóstico é estabelecido apenas após exclusão de causas prováveis de hiperprolactinemia, incluindo a realização de métodos de imagem, como tomografia computadorizada ou, preferentemente, ressonância magnética (RM) de sela túrcica e pesquisa de macroprolactinemia. Possivelmente, são casos de pequenos adenomas hipofisários produtores de PRL não detectados pela técnica de imagem utilizada. Na maioria dos casos, os níveis de PRL não ultrapassam 100 mg/ℓ (Molitch, 2017; Melmed *et al.*, 2011).

DIAGNÓSTICO

História clínica e exame físico

Deve-se averiguar a presença de distúrbios menstruais e sexuais, bem como a presença de sinais e sintomas de expansão parasselar, como cefaleia, diplopia ou hemianopsia bitemporal e distúrbios neurológicos (Satler *et al.*, 2015). No exame físico, averiguar a presença de galactorreia, bócio, sinais de hiperandrogenismo, como acne e hirsutismo, perda do campo visual lateral e até lesões traumáticas ou irritativas da parede torácica, como queimaduras e herpes-zóster (Molitch, 2001; 2008).

É imprescindível descartar a gestação, preferencialmente por dosagem de β-HCG (Petersenn *et al.*, 2023). É recomendável excluir uso de medicações que possam elevar os níveis de PRL, incluindo drogas ilícitas, suspendendo-as, quando possível, por 3 dias e realizando nova dosagem do hormônio (Molitch, 2008). É importante investigar a presença de doenças como cirrose, insuficiência renal e hipotireoidismo em pacientes com hiperprolactinemia sintomática não fisiológica (Melmed *et al.*, 2011).

Achados laboratoriais

Na suspeita clínica de hiperprolactinemia, deve-se solicitar a dosagem da PRL sérica basal, não sendo necessária a realização de *pool* de PRL. Hiperprolactinemia leve a moderada, ou seja, elevações de até 5 vezes o limite superior da referência do teste, deve ser confirmada com uma segunda dosagem (Vilar *et al.*, 2019). É recomendado repouso de 20 minutos antes da realização do exame; evitar estresse durante a coleta de sangue e pedir para a paciente evitar a estimulação dos mamilos nas horas que antecedem ao exame, bem como exercício físico e relação sexual na noite anterior (Glezer e Bronstein, 2022).

Nos microprolactinoms, além da dosagem da PRL sérica, de gonadotrofinas (LH, FSH) e de esteroides sexuais (estradiol e progesterona de segunda fase), as dosagens de GH e somatomedina C (IGF-1) são importantes para excluir tumores cossecretores de PRL e GH, que pode ter tratamento diferente do prolactinoma. Níveis de PRL acima de 500 mg/ℓ são diagnósticos de macroprolactinoma (Vilar *et al.*, 2008). Nesses casos, a avaliação completa da função da hipófise anterior é importante (adiciona-se dosagem de TSH, T4L, cortisol e ACTH) para identificar deficiências hormonais além do hipogonadismo (Satler *et al.*, 2015). Embora níveis de PRL acima de 250 mg/ℓ em geral indiquem a presença de um prolactinoma, algumas medicações, como a risperidona e a metoclopramida, podem causar elevação da PRL acima de 200 mg/ℓ, sem evidência de um adenoma (Kearns *et al.*, 2000).

Mesmo pequenas elevações da PRL podem ser consistentes com a presença de um prolactinoma, mas um adenoma não produtor de PRL (pseudoprolactinoma) deve inicialmente ser considerado. Entretanto, elevações consideráveis da PRL podem ocorrer com microadenomas (Petersenn *et al.*, 2023).

Quando ocorre discrepância entre adenomas volumosos e níveis baixos ou discretamente elevados de PRL, devemos suspeitar de efeito gancho. Esse efeito se caracteriza pela presença de níveis falsamente baixos de PRL quando se empregam imunoensaios com dois sítios de ligação. Níveis muito elevados do antígeno impedem a ligação dele ao segundo anticorpo, evitando a formação dos "complexos sanduíches" com a PRL. Nesses casos, a medida correta da PRL pode ser obtida por meio de uma nova dosagem, com diluição do soro a 1:100, na qual será observado aumento drástico no valor do hormônio (Saleem *et al.*, 2018; Vilar *et al.*, 2019; Melmed *et al.*, 2011).

Quando ocorre a presença de hiperprolactinemia assintomática, com níveis inferiores a 100 mg/ℓ, devemos descartar a presença de macroprolactinemia. Na macroprolactinemia, predomina a forma dimérica da PRL, que é biologicamente inativa. O método de rastreamento da macroprolactina é feito por precipitação com polietilenoglicol. É calculada a recuperação da PRL no sobrenadante, com base no valor inicial da amostra. Recuperações maiores que 65% indicam predomínio da forma monomérica e recuperações menores do que 30%, predomínio da macroprolactina. Valores intermediários devem ser submetidos ao teste de cromatografia líquida em coluna de gel-filtração (Saleem *et al.*, 2018). O achado de macroprolactinemia nas pacientes sintomáticas não exclui a necessidade de investigação, tendo em vista que alguns casos podem cursar com a presença de prolactinoma.

TRATAMENTO

O tratamento da hiperprolactinemia tem por objetivo reverter o hipogonadismo, com o intuito de restaurar a função reprodutiva e evitar as consequências do hipoestrogenismo, principalmente na massa óssea, bem como interromper a galactorreia e reduzir o tamanho tumoral para preservar a função hipofisária, evitando a progressão da doença e compressão local.

Hiperprolactinemia induzida por medicamentos

Pacientes com sintomas de hiperprolactinemia devem descontinuar o uso do medicamento causador, quando possível, após autorização do médico prescritor. Os níveis de PRL costumam normalizar após 3 dias de suspensão (Lu *et al.*, 2022). Se a droga não puder ser suspensa, deve-se considerar o uso de anticoncepcional combinado para corrigir o hipoestrogenismo e preservar a massa óssea. O tratamento com agonistas dopaminérgicos (AD) nos pacientes em uso de antipsicótico que não pode ser suspenso deve ser feito com cautela, pelo risco de exacerbação da doença. Pacientes com hiperprolactinemia assintomática não necessitam ser tratadas (Lu *et al.*, 2022).

Prolactinomas

O tratamento-padrão consiste no uso de ADs, sendo os mais utilizados a bromocriptina e a cabergolina. Esta última consiste no tratamento preferencial, devido ao perfil de efeitos adversos e à eficácia em termos de redução do tamanho tumoral e normalização dos níveis de PRL (Vilar *et al.*, 2018; Petersenn *et al.*, 2023). A Tabela 44.3 apresenta as doses e efeitos adversos desses medicamentos.

Uma revisão sistemática comparando os ADs demonstrou que a cabergolina é significativamente melhor que a bromocriptina em reduzir o risco de hiperprolactinemia persistente, amenorreia, oligomenorreia e galactorreia, além de ter menor chance de efeitos adversos e melhor posologia. Estudos que avaliaram o uso de quinagolida, um agonista seletivo dos receptores D2, não encontraram superioridade dela em relação às drogas-padrão (Wang *et al.*, 2012).

Pacientes com microprolactinomas e assintomáticas não necessitam ser tratadas, devido aos tumores desse tamanho raramente crescerem. Em casos de microprolactinoma e distúrbios menstruais, pode-se iniciar tratamento com ADs (também para tratamento da galactorreia) ou anticoncepcional para restaurar os ciclos nas pacientes que não desejam gestar (Melmed *et al.*, 2011; Vilar *et al.*, 2018).

O efeito da terapia estrogênica oral no crescimento dos microadenomas não foi avaliado na maioria dos estudos controlados, porém pacientes que receberam terapia com anticoncepcional oral ou reposição hormonal combinada por 2 anos não tiveram crescimento tumoral detectado (Ribeiro *et al.*, 2015). Nesses casos, recomenda-se que a PRL seja dosada anualmente e, se houver aumento significativo, o crescimento tumoral deve ser avaliado (Satler *et al.*, 2015).

O tratamento dos macroprolactinomas é mandatório, devido ao risco de compressão tumoral (Melmed *et al.*, 2011). A Figura 44.3 sintetiza o seguimento dos prolactinomas.

Hiperprolactinemia idiopática

Caso seja necessário tratamento dos sintomas, deve-se iniciar AD e, se o nível de PRL baixar ou normalizar, pode-se considerar reduzir as doses gradualmente. Quando os níveis se mantiverem estáveis por 2 anos com doses baixas de AD, sugere-se suspender o uso (Melmed *et al.*, 2011).

Tabela 44.3 Medicamentos usados no tratamento da hiperprolactinemia.

Medicamento	Apresentação	Posologia	Efeitos adversos
Cabergolina	Comprimido 0,5 mg VO	Dose inicial: 0,25 mg 2 vezes/semana Dose usual: 0,5 a 1,0 mg 1 a 2 vezes/semana Dose máxima: 1,5 mg 2 a 3 vezes/semana	Náuseas, cefaleia, tontura e fadiga, doença valvar cardíaca com dose > 2 mg/semana (fazer ecocardiograma bianual)
Bromocriptina	Comprimido 2,5 mg VO ou via vaginal	Dose inicial: 1,25 mg ao deitar Dose usual: 2,5 mg 2 vezes/dia Dose máxima: 5 mg 2 vezes/dia	Náuseas e vômitos; tontura, hipotensão postural. Menos frequentes: congestão nasal, fenômeno de Raynaud, depressão e reação psicótica

VO: via oral. (Adaptada de: Satler *et al.*, 2015.)

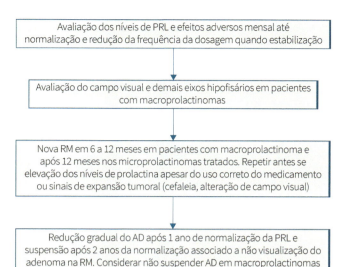

Figura 44.3 Seguimento dos prolactinomas. AD: agonistas dopaminérgicos; PRL: prolactina; RM: ressonância magnética.

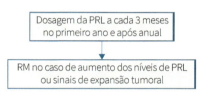

Figura 44.4 Seguimento após a suspensão do agonista dopaminérgico. PRL: prolactina; RM: ressonância magnética.

Quando descontinuar o tratamento com agonistas dopaminérgicos

Pode-se considerar a redução gradual do AD em pacientes em tratamento e com normalização da PRL após 1 ano. Suspender após pelo menos 2 anos de normalização associada à ausência de adenoma na RM (Melmed *et al.*, 2011). O risco de recorrência após a retirada pode variar de 26 a 69%. Esse risco tem relação com o valor inicial da PRL e o tamanho tumoral e acontece geralmente no primeiro ano de descontinuação do tratamento (Wang *et al.*, 2012; Xia *et al.*, 2018). A Figura 44.4 orienta o seguimento após a suspensão do AD.

SITUAÇÕES ESPECIAIS

Prolactinomas e gravidez

Existem quatro considerações importantes sobre a relação dos prolactinomas com a gestação: indução da gravidez; os efeitos dos ADs sobre o desenvolvimento fetal e os desfechos obstétricos e neonatais; os efeitos da gestação no tamanho do prolactinoma; os efeitos da amamentação nos prolactinomas. A Figura 44.5 orienta o seguimento de prolactinomas na gestação.

Indução da gravidez

Em mais de 90% dos casos, a fertilidade é restabelecida com a normalização dos níveis de PRL com o uso de bromocriptina ou cabergolina (Melmed *et al.*, 2011). Embora a bromocriptina seja mais estudada em gestantes, a cabergolina tem se mostrado mais efetiva em restaurar a fertilidade com melhor tolerabilidade. Em casos em que não houver retorno da ovulação com persistência de níveis elevados de PRL em mulheres com prolactinoma, apesar da dose máxima tolerável da cabergolina, pode ser discutida com a paciente a possibilidade de cirurgia transesfenoidal. Nessa situação, a paciente deve ser informada sobre o risco potencial de hipopituitarismo após a cirurgia com suas consequências para a fertilidade (Petersenn *et al.*, 2023). Por outro lado, se ambos os tratamentos não restabelecerem a ovulação, a indução da ovulação com citrato de clomifeno ou gonadotrofinas pode ser considerada, preferencialmente após obtenção de níveis normais de PRL (Maiter, 2016).

Efeitos dos agonistas dopaminérgicos no desenvolvimento do feto e na gestação

Já foram descritas na literatura mais de 6.000 gestações induzidas com bromocriptina e mais de 950 gestações induzidas com cabergolina, não mostrando aumento na frequência de parto prematuro, gestações múltiplas ou malformações neonatais (Sant'Anna *et al.*, 2020; Melmed *et al.*, 2011). Também não há evidências descritas de anormalidades físicas ou do desenvolvimento nos estudos de seguimento com cerca de 230 crianças seguidas até os 12 anos de idade após exposição intraútero à cabergolina (Glezer e Bronstein, 2020). Por outro lado, em estudo francês, foi descrito um aumento significativo de perda gestacional e prematuridade em mulheres expostas tanto à bromocriptina quanto à cabergolina, comparado com mulheres não expostas, sugerindo efeito relacionado à classe dos medicamentos e não a um efeito específico da cabergolina (Hurault-Delarue *et al.*, 2014).

Em um estudo publicado em 2020, a taxa de aborto em mulheres que suspenderam a cabergolina logo após o diagnóstico de gestação foi menor (7,5%) do que naquelas que mantiveram a medicação, seja por orientação médica ou inadvertidamente (38%). Apesar desse efeito potencial sobre as taxas de aborto, não houve associação entre a manutenção da cabergolina além do primeiro trimestre e parto prematuro, malformações congênitas ou alteração do neurodesenvolvimento (Sant'Anna *et al.*, 2020).

Efeitos da gestação no tamanho dos prolactinomas

Devido ao risco de crescimento tumoral dos microadenomas ser baixo durante a gestação, a interrupção dos ADs pode ser recomendada logo após o diagnóstico de gravidez (Molitch, 2015).

Em pacientes com macroadenomas que desejam engravidar, é recomendável o uso de AD por pelo menos 1 ano, com o objetivo de redução das dimensões do tumor abaixo de 10 mm. Nos casos em que há expansão suprasselar ou que não respondem ao tratamento com AD, deve-se considerar cirurgia transesfenoidal preconcepção (Glezer e Bronstein, 2020).

Em pacientes selecionadas com macroadenomas que engravidam em tratamento com ADs e que não realizaram cirurgia ou radioterapia prévias à gestação, pode ser mais prudente manter o tratamento com AD, principalmente se o tumor é invasivo ou comprime o quiasma óptico (Melmed *et al.*, 2011). O risco de crescimento de macroprolactinomas na gestação é em torno de 2,5% em pacientes tratadas previamente com cirurgia ou radioterapia e de 20% em tumores em tratamento apenas com AD (Glezer e Bronstein, 2020). O comportamento dos macroadenomas na gestação é incerto, podendo aumentar, ficar estável ou diminuir; esse último podendo ocorrer por infarto e necrose tumoral (Petersenn *et al.*, 2023; Glezer e Bronstein, 2020).

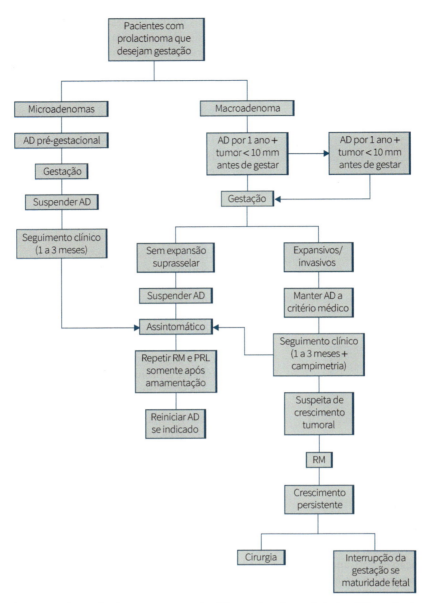

Figura 44.5 Fluxograma de manejo dos prolactinomas na gestação. AD: agonista dopaminérgico; PRL: prolactina; RM: ressonância magnética. (Adaptada de: Nácul et al., 2023.)

Nos casos em que se optar por suspender a medicação, acompanhamento cuidadoso mensal a trimestral com avaliação clínica e campimetria deve ser realizado. Em casos de cefaleia súbita, principalmente se associada a outros sintomas visuais, deve-se suspeitar de crescimento tumoral e solicitar RM de sela túrcica (Melmed et al., 2011). Se confirmado aumento tumoral, a terapia com AD deve ser reiniciada imediatamente, na mesma dosagem utilizada anteriormente (Petersenn et al., 2023). A literatura mostra maior taxa de abortamento nos casos em que o AD foi mantido durante a gestação, tanto a bromocriptina quanto a cabergolina (Hurault-Delarue et al., 2014; Sant'Anna et al., 2020). Apesar desse potencial efeito nas taxas de aborto, não parece haver associação entre a manutenção da cabergolina além do primeiro trimestre e parto prematuro, malformações congênitas ou alteração do neurodesenvolvimento (Sant'Anna et al., 2020). Nos casos de ausência de resposta ao tratamento medicamentoso, pode-se indicar a cirurgia de descompressão no segundo trimestre ou avaliar a interrupção da gestação em gestações mais avançadas (Petersenn et al., 2023).

Efeitos da amamentação nos prolactinomas

Existem vários estudos demonstrando que a amamentação é segura em mulheres com prolactinomas. Um terço das mulheres que realizaram ressecção cirúrgica completa do prolactinoma e apresentaram níveis de PRL abaixo de 30 mg/ℓ conseguiram amamentar adequadamente (Narita et al., 1985). Em mulheres com prolactinomas, incluindo microadenomas e macroadenomas, que amamentaram, não houve aumento significativo dos níveis de PRL ou sintomas sugestivos de aumento tumoral, e, na maioria dos casos, a RM só foi realizada nos casos de relatos de sintomas de expansão selar (Domingue et al., 2014; Auriemma et al., 2013). Assim, não há contraindicações absolutas para a amamentação em mulheres com prolactinomas, desde que não haja crescimento tumoral sintomático na gestação (Glezer e Bronstein, 2020). As mulheres que optarem por amamentar devem aguardar o término da amamentação para retomarem o uso do AD, se houver necessidade (Glezer e Bronstein, 2020; Maiter, 2016).

Prolactinomas e menopausa

O diagnóstico de prolactinomas não é comum em mulheres na pós-menopausa. Quando detectados, frequentemente são grandes e invasivos, com níveis bastante elevados de PRL. Em uma série de casos de prolactinomas gigantes, um terço dos tumores foram diagnosticados em mulheres com 54 anos ou mais (Iacovazzo e De Marinis, 2015).

De forma geral, a menopausa parece exercer efeitos favoráveis nos prolactinomas. Microprolactinomas em mulheres perimenopáusicas tendem a ter redução nos níveis de PRL, e algumas vezes desaparecem, em paralelo com a diminuição da função ovariana (Cocks *et al.*, 2018). Assim, a descontinuação do tratamento pode ser considerada em mulheres com microprolactinomas que entram na menopausa. Porém, é recomendável acompanhamento periódico para avaliação de possíveis sintomas de aumento tumoral (Auriemma *et al.*, 2021).

Mulheres com macroprolactinomas diagnosticados na pós-menopausa com efeito de massa devem inicialmente ser tratadas com AD, pois a maioria é responsiva ao tratamento. Nos casos de microadenomas ou macroadenomas sem efeito de massa, acompanhamento com exames periódicos de RM de sela túrcica é aconselhável devido ao risco de crescimento tumoral (Iacovazzo e De Marinis, 2015).

A avaliação da massa óssea em mulheres com hiperprolactinemia entrando na menopausa é extremamente importante, pois, além dos efeitos osteopênicos indiretos causados pelo hipoestrogenismo, também há efeitos diretos na osteogênese e mineralização óssea (Cocks *et al.*, 2018).

Prolactinomas resistentes

Recomendam-se atingir a dose máxima de ADs com efeitos adversos toleráveis e trocar um AD pelo outro antes de encaminhar a paciente para tratamento cirúrgico. É considerada resistência aos ADs quando não se conseguem atingir níveis normais de PRL ou quando não há redução tumoral de pelo menos 30% do seu diâmetro máximo com a dose habitual de AD (7,5 a 10 mg/dia de bromocriptina ou 2 mg/semana de cabergolina) por pelo menos 6 meses (Petersenn *et al.*, 2023). Aproximadamente, 10% das pacientes com microprolactinomas e 18% daquelas com macroprolactinomas são resistentes (Vilar *et al.*, 2008). A cabergolina é mais eficaz do que a bromocriptina em normalizar os níveis de PRL, sendo obtida em torno de 90 e 50% das pacientes, respectivamente (Molitch, 2017). No caso de a paciente estar em uso de bromocriptina, pode ser tentada a troca para a cabergolina, pois, além de ser melhor tolerada, também é mais eficaz na redução das dimensões do tumor.

Apesar de as evidências não encontrarem associação entre as doses usuais de cabergolina para hiperprolactinemia e doença valvular cardíaca, sugere-se que pacientes fazendo uso de doses superiores a 2 mg/semana realizem ecocardiograma periódico para monitoramento (Daly e Beckers, 2021). Transtornos psiquiátricos como hipersexualidade, compulsão por compras e jogo patológico foram recentemente descritos com o uso de ADs. Embora não se saiba se o aumento da dose está relacionado ao aumento do risco, as pacientes devem ser alertadas sobre esse risco (Hamidianjahromi e Tritos, 2022).

Recomenda-se cirurgia transesfenoidal para pacientes com prolactinomas sintomáticos que são resistentes aos ADs ou não toleram os efeitos adversos. Os riscos da cirurgia incluem hipopituitarismo, diabetes *insipidus* e infecção (Melmed *et al.*, 2011; Petersenn *et al.*, 2023).

Para os casos de falha ou contraindicação ao tratamento cirúrgico, indica-se radioterapia. A normalização da PRL ocorre em aproximadamente um terço das pacientes tratadas com radioterapia. Entre os efeitos adversos, estão o hipopituitarismo e, raramente, dano em nervos cranianos ou formação de segundo tumor central. Pacientes com prolactinoma maligno podem se beneficiar com o uso da temozolomida (Petersenn *et al.*, 2023).

REFERÊNCIAS BIBLIOGRÁFICAS

AURIEMMA, R. S. *et al.* Results of a single-center observational 10-year survey study on recurrence of hyperprolactinemia after pregnancy and lactation. *Journal of Clinical Endocrinology and Metabolism*, v. 98, n. 1, p. 372-379, 2013.

AURIEMMA, R. S.; PIRCHIO, R. P. R.; COLAO, A. Hyperprolactinemia after menopause: d iagnosis and management. *Maturitas*, v. 151, p. 36-40, 2021.

BOSTWICK, J. R.; SALLY, K. G.; VICKI, L. E. Antipsychotic-induced hyperprolactinemia. *Pharmacotherapy*, v. 29, n. 1, p. 64-73, 2009.

BRUEHLMAN, R. D.; WINTERS, S.; MCKITTRICK, C. Galactorrhea: rapid evidence review. *American Family Physician*, v. 106, n. 6, p. 695-700, 2002.

CHANSON, P.; MAITER, D. The epidemiology, diagnosis and treatment of prolactinomas: the old and the new. Best practice & research. *Clinical Endocrinology & Metabolism*, v. 33, n. 2, p. 101290, 2019.

COCKS, E. *et al.* Prolactinoma through the female life cycle. Endocrine, v. 59, n. 1, p. 16-29, 2018.

DALY, A. F.; BECKERS, A. A hard look at cardiac safety with dopamine agonists in endocrinology. *Journal of Clinical Endocrinology and Metabolism*, v. 106, n. 6, p. e2452-e2454, 2021.

DI FILIPPO, L. D. *et al.* Hyperprolactinemia and bone. *Pituitary*, v. 23, n. 3, p. 314-321, 2020.

DOMINGUE, M. E. *et al.* Outcome of prolactinoma after pregnancy and lactation: a study on 73 patients. *Clinical Endocrinology*, v. 80, n. 5, p. 642-648, 2014.

GLEZER, A.; BRONSTEIN, D. M. Approach to the patient with persistent hyperprolactinemia and negative sellar imaging. *Journal of Clinical Endocrinology and Metabolism*, v. 97, n. 7, p. 2211-2216, 2012.

GLEZER, A.; BRONSTEIN, D. M. Prolactinomas. *Endocrinology and Metabolism Clinics of North America*, v. 44, n. 1, p. 71-78, 2015.

GLEZER, A.; BRONSTEIN, D. M. Prolactinomas and disorders of prolactin secretion. In: ROBERTSON, R. P. (org.). *DeGroot's endocrinology basic science and clinical practice*. 8th ed. Amsterdan: Elsevier, 2022. v. 1. p. 46-65.

GLEZER, A.; BRONSTEIN, D. M. Prolactinomas in pregnancy: considerations before conception and during pregnancy. *Pituitary*, v. 23, n. 1, p. 65-69, 2020.

HAMIDIANJAHROMI, A.; NICHOLAS, A. T. Impulse control disorders in hyperprolactinemic patients on dopamine agonist therapy. *Reviews in Endocrine & Metabolic Disorders*, v. 23, n. 5, p. 1089-1099, 2022.

HURAULT-DELARUE, C. *et al.* Pregnancy outcome in women exposed to dopamine agonists during pregnancy: a pharmacoepidemiology study in EFEMERIS database. *Archives of Gynecology and Obstetrics*, v. 290, n. 2, p. 263-70, 2014.

IACOVAZZO, D.; DE MARINIS, L. Treatment of hyperprolactinemia in postmenopausal women: pros. *Endocrine*, v. 48, n. 1, p. 76-78, 2015.

JUNQUEIRA, D. R. *et al.* Clinical presentations of drug-induced hyperprolactinaemia: a literature review. *Pharmaceutical Medicine*, v. 37, n. 2, p. 153-166, 2023.

KEARNS, A. E. *et al.* Risperidone-associated hyperprolactinemia. Endocrine Practice, v. 6, n. 6, p. 425-429, 2000.

LU, Z. *et al.* Pharmacological treatment strategies for antipsychotic-induced hyperprolactinemia: a systematic review and network meta-analysis. *Translational Psychiatry*, v. 12, n. 1, p. 267, 2022.

LUCIANO, A. A. *et al.* Hyperprolactinemia and contraception: a prospective study. *Obstetrics and Gynecology*, v. 65, n. 4, p. 506-510, 1985.

MAITER, D. Prolactinoma and pregnancy: from the wish of conception to lactation. *Annales D'Endocrinologie*, v. 77, n. 2, p. 128-134, 2016.

MANCINI, T.; CASANUEVA F. F.; GIUSTINA, A. Hyperprolactinemia and prolactinomas. *Endocrinology and Metabolism Clinics of North America*, v. 37, n. 1, p. 67-99, 2008.

MELMED, S. *et al.* Diagnosis and treatment of hyperprolactinemia: an endocrine society clinical practice guideline. *Journal of Clinical Endocrinology and Metabolism*, v. 96, n. 2, p. 273-288, 2011.

MELMED, S. *et al. Williams textbook of endocrinology*. Elsevier Health Sciences, 2019. E-book.

MOLITCH, M. E. Diagnosis and treatment of pituitary adenomas: a review. *Journal of the American Medical Association*, v. 317, n. 5, p. 516-524, 2017.

MOLITCH, M. E. Disorders of prolactin secretion. *Endocrinology and Metabolism Clinics of North America*, v. 30, n. 3, p. 585-610, 2001.

MOLITCH, M. E. Drugs and prolactin. *Pituitary*, v. 11, n. 2, p. 209-218, 2008.

MOLITCH, M. E. Endocrinology in pregnancy: management of the pregnant patient with a prolactinoma. *European Journal of Endocrinology/European Federation of Endocrine Societies*, v. 172, n. 5, p. R205-R213, 2015.

NÁCUL, A.; GLEZER, A.; GARMES, H. M. Hiperprolactinemia. In: BENETTI-PINTO, C. L.; FERNANDES, C. E.; DA SILVA FILHO, A. L. (org.). *Febrasgo – hormônios em ginecologia*. 2. ed. São Paulo: Manole, 2023. p. 201-215.

NARITA, O. *et al.* Relationship between maternal prolactin levels during pregnancy and lactation in women with pituitary adenoma. *Nihon Sanka Fujinka Gakkai Zasshi*, v. 37, n. 5, p. 758-762, 1985.

PAPARODIS, R.; DUNAIF, A. The hirsute woman: challenges in evaluation and management. *Endocrine Practice*, v. 17, n. 5, p. 807-818, 2011.

PETERSENN, S. *et al.* Diagnosis and management of prolactin-secreting pituitary adenomas: a pituitary society international consensus statement. Nature Reviews. *Endocrinology*, v. 19, n. 12, p. 722-740, 2023.

RIBEIRO, A. B. *et al.* Kisspeptin regulates tuberoinfundibular dopaminergic neurones and prolactin secretion in an oestradiol-dependent manner in male and female rats. *Journal of Neuroendocrinology*, v. 27, n. 2, p. 88-99, 2015.

SALEEM, M.; MARTIN, H.; COATES, P. Prolactin biology and laboratory measurement: an update on physiology and current analytical issues. *Clinical Biochemist*, v. 39, n. 1, p. 3-16, 2018.

SANT'ANNA, B. G. *et al.* A Brazilian multicentre study evaluating pregnancies induced by cabergoline in patients harboring prolactinomas. *Pituitary*, v. 23, n. 2, p. 120-128, 2020.

SATLER, F.; TISKIEVICZ, F.; SPRITZER P. M. Hiperprolactinemia. In: SILVEIRO, S. P.; SATLER, F. *Rotinas em endocrinologia*. Porto Alegre: Artmed; 2015. p. 283-290.

SOTO-PEDRE, E. *et al.* The epidemiology of hyperprolactinaemia over 20 years in the Tayside Region of Scotland: The Prolactin Epidemiology, Audit and Research Study (PROLEARS). *Clinical Endocrinology*, v. 86, n. 1, p. 60-67, 2017.

TYSON, J. E. *et al.* Studies of prolactin secretion in human pregnancy. *American Journal of Obstetrics and Gynecology*, v. 113, n. 1, p. 14-20, 1972.

VILAR, L. *et al.* Controversial issues in the management of hyperprolactinemia and prolactinomas – an overview by the Neuroendocrinology Department of the Brazilian Society of Endocrinology and Metabolism. *Archives of Endocrinology and Metabolism*, v. 62, n. 2, p. 236-263, 2018.

VILAR, L. *et al.* Diagnosis and management of hyperprolactinemia: results of a Brazilian multicenter study with 1234 patients. *Journal of Endocrinological Investigation*, v. 31, n. 5, p. 436-444, 2008.

VILAR, L. *et al.* Pitfalls in the diagnostic evaluation of hyperprolactinemia. *Neuroendocrinology*, v. 109, n. 1, p. 7-19, 2019.

VILAR, L.; FLESERIU, M.; BRONSTEIN, M. D. Challenges and pitfalls in the diagnosis of hyperprolactinemia. *Arquivos Brasileiros de Endocrinologia e Metabologia*, v. 58, n. 1, p. 9-22, 2014.

WANG, A. T. *et al.* Treatment of hyperprolactinemia: a systematic review and meta-analysis. *Systematic Reviews*, v. 1, p. 33, 2012.

XIA, M. Y. *et al.* Optimal timing of dopamine agonist withdrawal in patients with hyperprolactinemia: a systematic review and meta-analysis. *Endocrine*, v. 59, n. 1, p. 50-61, 2018.

CAPÍTULO 45

Sangramento Uterino Anormal

Daniela Angerame Yela • Cristina Laguna Benetti-Pinto

INTRODUÇÃO

O sangramento uterino anormal (SUA) é um distúrbio em que um ou mais dos parâmetros do sangramento uterino normal está alterado: quantidade, duração ou frequência. Para caracterizar essa alteração, é importante o conhecimento do que se considera sangramento uterino normal, que constitui fluxo menstrual com duração de mais de 8 dias, ciclo menstrual variando entre 24 e 38 dias, e volume aumentado. Para volume, no passado, considerava-se que o normal seriam perdas entre 5 e 80 mℓ. Atualmente, recomenda-se valorizar a queixa da mulher, quanto à normalidade ou ao aumento do volume (Munro et al., 2018).

O SUA também é definido como perda menstrual excessiva com repercussões físicas, emocionais, sociais e materiais na qualidade de vida da mulher, que podem ocorrer isoladamente ou em combinação com outros sintomas (National Collaborating Centre for Women's and Children's Health, 2007).

Tal manifestação poderá apresentar-se como um quadro crônico, isto é, no contexto de episódios que se repetem pelo menos nos 6 meses anteriores, ou como um quadro agudo, que requer cuidados urgentes ou de emergência (National Collaborating Centre for Women's and Children's Health, 2007; American College of Obstetricians and Gynecologists, 2013; Munro et al., 2018).

EPIDEMIOLOGIA

O SUA é uma condição comum que afeta até 40% das mulheres no mundo (Singh et al., 2013), com prevalência que varia entre 9 e 14% das mulheres. Considerado uma perda por sangramento menstrual superior a 80 mℓ por ciclo, a prevalência varia de 9 a 14% das mulheres. Quando são incluídas avaliações subjetivas e autorrelatos, a prevalência varia de 8 a 52% (Fraser et al., 2009).

Estima-se que, entre as mulheres com SUA agudo que procuram atendimento, 49,2% apresentem uma concomitante condição médica que justifique o sangramento e 53% delas já tenham apresentado um quadro prévio de SUA que exigiu tratamento. Além disso, 35% manifestaram anemia no momento do atendimento, sendo 13,7% com anemia severa, com índices de hemoglobina menores do que 10 g/dℓ (Matteson et al., 2012).

Além do impacto na saúde, o SUA impacta negativamente na qualidade de vida das mulheres, afetando a vida social e os relacionamentos em quase 2/3 delas (Fraser et al., 2009; Bitzer et al., 2013). No período menstrual, essas mulheres mudam o tipo e a cor das roupas, sofrem modificações na relação com o seu parceiro, sentem-se inseguras e menos atraentes e evitam eventos sociais. O desempenho esportivo, escolar e profissional e as atividades diárias são frequentemente afetados (Bitzer et al., 2013).

O SUA associa-se, ainda, a elevados custos diretos e indiretos para todo o sistema de saúde (Fraser et al., 2009), quer pelo número de consultas, quer porque muitas são submetidas a tratamento cirúrgico. Há estudos relatando que quase metade das mulheres submetidas a histerectomia por esse motivo apresentam útero normal, pressupondo a existência de outras alternativas terapêuticas (Jensen et al., 2012; Bhattacharya et al., 2011).

ETIOLOGIA

O SUA é uma condição frequente, de etiologia múltipla, e que pode ocorrer em qualquer fase do período reprodutivo da mulher; a idade da mulher influencia diretamente na orientação das hipóteses diagnósticas. Na adolescência, nos primeiros 2 anos após a menarca, a irregularidade pode ser consequência da imaturidade do eixo hipotálamo-hipófise. Mulheres entre 20 e 40 anos de idade geralmente apresentam maturidade do eixo, que se traduz em ciclos menstruais regulares. Sangramento anormal nesse período, excluídas causas obstétricas, pode se dar por causas decorrentes de lesão estrutural nos órgãos ou ausência dessas lesões. Já as mulheres com mais de 40 anos até a menopausa comumente apresentam irregularidades no padrão dos ciclos menstruais, decorrentes de flutuações na função do eixo e patologias do endométrio e miométrio. No climatério, na pós-menopausa e na senescência, predominam as causas estruturais (Davidson et al., 2012).

É tema de extrema importância, pois o SUA é o motivo mais comum de consulta em ginecologia, e por anos teve a investigação e a conduta dificultadas pela falta de padronização e classificação das várias etiologias possíveis. Como consequência dessa situação insatisfatória, foi criado um grupo internacional – sob a responsabilidade da International Federation of Gynecology and Obstetrics (FIGO) – intitulado "Grupo de Desordens Menstruais". Esse grupo desenvolveu um acrônimo denominado "PALM-COEIN" de terminologia flexível para a classificação das causas de SUA (Munro et al., 2012), cuja nomenclatura foi aceita pela FIGO no início de 2011 para facilitar a comunicação, o atendimento e a pesquisa. São nove categorias dispostas de acordo com a sigla PALM-COEIN: pólipo; adenomiose; leiomioma; malignidade e hiperplasia do endométrio; coagulopatia; disfunção ovulatória; endometrial; iatrogênica e causas não classificadas (Munro et al., 2011) (Tabela 45.1).

Em geral, os componentes do grupo PALM são entidades estruturais que podem ser visualizadas em exames de imagem ou avaliadas pela histopatologia. Já no grupo COEIN, participam entidades que não apresentam essas características (Munro et al., 2011).

Tabela 45.1 Acrônimo PALM-COEIN.

Causas estruturais	Causas não estruturais
Pólipo	**C**oagulopatia
Adenomiose	**O**vulatória
Leiomioma	**E**ndometrial
Malignas e hiperplasia	**I**atrogênica
	Não classificada

CAUSAS ESTRUTURAIS DO SANGRAMENTO UTERINO ANORMAL

P – Pólipo

A prevalência dos pólipos endometriais varia de 7,8 a 34%, em mulheres com SUA, sendo mais comuns em mulheres na peri e pós-menopausa. Causam aumento do volume menstrual, menstruações irregulares, sangramento pós-coito ou sangramento intermenstrual (Clark e Stevenson, 2017).

A – Adenomiose

A sintomatologia é variável e relaciona-se, essencialmente, com a profundidade do miométrio atingido. Assim, as formas superficiais (quando atinge 0,5 mm abaixo do endométrio) caracterizam-se por SUA, enquanto na adenomiose profunda também há sintomatologia dolorosa, com dismenorreia e dispareunia (Cockerham, 2012).

A relação entre adenomiose e SUA ainda não é totalmente esclarecida. As estimativas da prevalência de adenomiose variam amplamente, de 5 a 70%, em parte pela inconsistência do diagnóstico.

L – Leiomioma

Os sintomas variam de acordo com a localização do mioma. Os miomas são classificados, segundo a FIGO, em submucosos, intramurais e subserosos tipos 0 a 8 (Munro *et al.*, 2011) (Tabela 45.2). Os submucosos são os mais envolvidos com o SUA (American College of Obstetricians and Gynecologists, 2008).

Tabela 45.2 Classificação dos miomas segundo a FIGO.

Submucoso	0	Intracavitário pediculado
	1	< 50% intramural
	2	≥ 50% intramural
Outros	3	100% intramural/contato com endométrio
	4	
	5	Subseroso
	6	Subseroso/ ≥ 50% intramural
	7	Subseroso/ < 50% intramural
	8	Subseroso pediculado
		Outros (cervical, parasita)
Híbrido		Listar 2 números separados por hífen. O primeiro se refere à relação com o endométrio e o segundo com a serosa
	2-5	
		Submucoso ao subseroso

M – Malignidade e hiperplasia

Embora deva ser lembrado em todas as etapas da vida, tem sua incidência aumentada em mulheres perimenopáusicas. Essa maior incidência justifica a avaliação endocavitária e endometrial nessa etapa da vida.

Entre os fatores de risco para o adenocarcinoma do endométrio, alinham-se a obesidade, o diabetes e a hipertensão. Ademais, qualquer condição de exposição prolongada aos estrogênios sem oposição de progestagênios deve ser considerada como risco para a doença. Em geral, clinicamente devem ser suspeitados pela presença de sangramento, que ocorre na grande maioria das vezes no período após a menopausa (Van Hanegem *et al.*, 2011).

CAUSAS NÃO ESTRUTURAIS DO SANGRAMENTO UTERINO ANORMAL

C – Coagulopatia

Qualquer alteração dos mecanismos de coagulação pode se expressar clinicamente por SUA. A causa mais comum é a doença de von Willebrand (DVW), porém também devem ser citadas hemofilia, disfunções plaquetárias, púrpura trombocitopênica e os distúrbios de coagulação associados a doenças como hepatopatias e leucemia (American College of Obstetricians and Gynecologists, 2013).

Especial atenção para essa causa para as jovens com história de sangramento abundante desde a menarca e com anemia. Dessa forma, deve-se considerar a presença de coagulopatia congênita ou adquirida quando a história clínica revelar: sangramento aumentado desde menarca; uma das seguintes condições (hemorragia após o parto e/ou hemorragia relacionada a cirurgia e/ou sangramento aumentado associado a tratamento dentário); duas ou mais das seguintes condições (hematoma pelo menos 1 vez/mês e/ou epistaxe pelo menos 1 vez/mês e/ou sangramento gengival frequente e/ou história familiar de sangramento) (Kadir *et al.*, 1998).

O SUA, presente em aproximadamente 93% das mulheres com DVW, pode ser o único sintoma apresentado, iniciando-se mais comumente na menarca (Mikhail e Kouides, 2010).

O – Distúrbio ovulatório

Os sangramentos anovulatórios podem ocorrer em qualquer época, embora se concentrem nos extremos do período reprodutivo. Devem ser incluídos, além dos sangramentos anovulatórios, os sangramentos irregulares decorrentes de outras disfunções ovulatórias (como a insuficiência do corpo-lúteo e o encurtamento da fase folicular da pré-menopausa).

No período reprodutivo, a causa mais frequente de anovulação é a síndrome dos ovários policísticos (SOP). É considerada a desordem endócrina mais comum, afetando de 5 a 10% das mulheres na menacme (Munro *et al.*, 2011). Devido à grande prevalência dos distúrbios ovulatórios, o Grupo de Desordens Menstruais da FIGO criou em 2022 um sistema classificatório específico para disfunções ovulatórias, descrito com a sigla HyPO-P, que divide essas alterações em quatro tipos: tipo I, quando de origem hipotalâmica; tipo II, hipofisária; tipo III, ovariana; e tipo IV, englobando a síndrome dos ovários policísticos. Cada uma das três categorias anatômicas inclui uma lista de subtipos que segue o acrônimo GAIN-FIT-PIE (genética, autoimune, iatrogênica, neoplasia, funcional, infeccioso, inflamatório, trauma, vascular, fisiológico, idiopático ou endocrinológico), refletindo os possíveis mecanismos causadores do SUA em determinada localização (Tabela 45.3) (Munro *et al.*, 2022).

E – Endométrio

Distúrbios primários do endométrio frequentemente se manifestam como alterações de hemostasia endometrial local, decorrente de resposta inflamatória, como na doença inflamatória pélvica (Munro *et al.*, 2011).

I – Iatrogenia

Entre as causas de iatrogenia responsáveis por SUA, devem ser lembrados os sistemas intrauterinos medicados ou inertes e agentes farmacológicos que alteram diretamente o endométrio, interferindo nos mecanismos de coagulação do sangue ou influenciando a ovulação. Os anticoncepcionais hormonais estão com frequência associados a sangramentos intermenstruais e manchas (*spotting*). Entre outros medicamentos associados a SUA, estão os anticoagulantes, o ácido acetilsalicílico, os antiepilépticos, os hormônios da tireoide, os antidepressivos, o tamoxifeno e os corticosteroides (Munro *et al.*, 2011).

N – Causas não classificadas

Incluem lesões locais ou condições sistêmicas raras que podem ser causas de SUA, a exemplo das malformações arteriovenosas, da hipertrofia miometrial, das alterações müllerianas e da istmocele (Munro *et al.*, 2011). Com o crescente número de cesarianas, a prevalência de istmocele parece ser alta, embora os resultados sejam bem variáveis. Uma revisão aponta uma prevalência variando de 20 a 84% (Kremer *et al.*, 2019). Recentemente, o Grupo de Desordens Menstruais da FIGO vem aventando a possibilidade de incluir a istmocele em um novo sistema de classificação (Murji *et al.*, 2022).

DIAGNÓSTICO

Recomenda-se que os procedimentos propedêuticos se realizem em etapas:

1. Obtenção da história clara do sangramento e anamnese detalhada.
2. Avaliação inicial com exame físico geral, abdominal e pélvico.

Tabela 45.3 Sistema de classificação dos distúrbios ovulatórios.

Tipo I Hipotalâmica	G – Genética A – Autoimune I – Iatrogênica N – Neoplasia
Tipo II Hipofisária	F – Funcional I – Infecciosa/inflamatória T – Trauma e vascular
Tipo III Ovariana	P – Fisiológica I – Idiopática E – Endócrina
Tipo IV Síndrome dos ovários policísticos	

3. Quantificação do fluxo por meio do escore *Pictorial Blood Assessment Chart* (PBAC), com sensibilidade de 86% e especificidade de 89%. O PBAC é calculado a partir das características dos absorventes usados pela mulher durante o período de sangramento. Multiplica-se constante de 1 em cada absorvente levemente encharcado, de 5 se moderadamente encharcado e de 20 se completamente encharcado. No caso de tampões vaginais, utilizam-se constantes de 1, 5 e 10, respectivamente. Para pequenos coágulos, usa-se constante de 1 e, para os grandes, de 5. Ao final, somam-se os valores obtidos; se apresentar um escore maior ou igual a 100, representa perda sanguínea excessiva, isto é, acima de 80 ml (Higham *et al.*, 1990). O fluxo também pode ser quantificado pelo Questionário de Sangramento Menstrual (MBQ, do inglês *Menstrual Bleeding Questionnaire*) que avalia quatro domínios: dor, regularidade, volume e impacto do sangramento na qualidade de vida. Quanto mais alto o escore, mais negativo é o impacto do sangramento na qualidade de vida (Rezende *et al.*, 2024).
4. Solicitação do beta-HCG (idade reprodutiva) e hemograma completo.
5. Realização de ultrassonografia para avaliar causas estruturais. Considerar, quando necessário, avaliação da cavidade uterina por outros meios, tais como histerossonografia, histeroscopia ou ainda biópsia de endométrio (American College of Obstetricians and Gynecologists, 2001).

Causas sistêmicas podem indicar a realização de tempo de sangramento e coagulação, contagem de plaquetas e provas de função tireoidiana. As dosagens hormonais são, em geral, dispensadas e só se justificam em poucos casos, a exemplo dos casos em que há sinais de hiperandrogenismo ou virilização.

O American College of Obstetricians and Gynecologists recomenda avaliação endometrial para rastreamento de câncer em mulheres com idade inferior a 35 anos com estimulação estrogênica prolongada, mulheres com 35 anos ou mais com suspeita de sangramento anovulatório e aquelas não responsivas ao tratamento medicamentoso hormonal (American College of Obstetricians and Gynecologists, 2001).

Algumas situações devem ser consideradas para investigação de endométrio mais detalhada, por meio de biópsia, histeroscopia ou curetagem, como: mulheres sem evidência de lesão estrutural com espessamento do endométrio, em especial as obesas, com idade acima de 45 anos, ou na presença de fatores de risco para câncer de endométrio; uso de estrogênio persistentemente sem oposição por progestagênio e SUA em que haja dúvida no diagnóstico (Bradley e Gueye, 2016).

No SUA agudo, a gravidade do quadro clínico e as condições de atendimento nem sempre permitem que a causa específica do sangramento possa ser investigada antes da instituição da terapêutica, porém o raciocínio sobre as prováveis causas auxiliará na abordagem dessas mulheres (Figura 45.1).

TRATAMENTO

As alterações neoplásicas e pré-neoplásicas do endométrio têm grande importância como diagnóstico diferencial, porém têm conduta particularizada, que não será abordada neste capítulo.

Pólipo

A polipectomia histeroscópica é uma opção eficaz e segura para diagnóstico e tratamento, com recuperação rápida e precoce retorno às atividades.

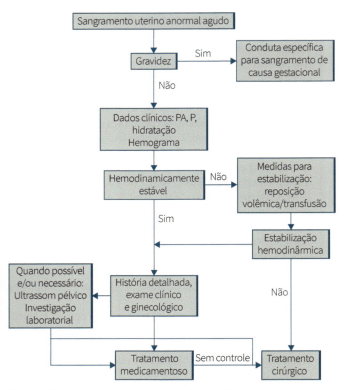

Figura 45.1 Fluxograma para a propedêutica do sangramento uterino anormal agudo. P: pulso; PA: pressão arterial.

Pequenos pólipos (menores que 0,5 cm) podem ser removidos ambulatoriamente. Pólipos maiores (com mais de 0,5 cm) podem ser removidos em bloco pela ressecção da base de implantação da lesão com eletrodo monopolar ou bipolar (Di Spiezio Sardo et al., 2015).

Mioma

Na presença de sintomas, pode-se proceder ao tratamento farmacológico, que tem como alternativas os mesmos medicamentos disponíveis para a redução do sangramento não estrutural. Não havendo resposta ao tratamento clínico, deve-se considerar a abordagem cirúrgica, na qual a via e o tipo de abordagem dependerão do número, da localização, do tamanho do mioma e do desejo futuro de concepção (Donnez e Dolmans, 2016).

De acordo com a proporção de componente submucoso ou intramural, define-se a melhor abordagem cirúrgica. Nos casos em que a maior parte da lesão se encontra intracavitária, a exérese pode ser exclusivamente histeroscópica, enquanto lesões com grande componente intramural devem ser realizadas por laparoscopia ou, na impossibilidade desta, por via laparotômica.

Avanços instrumentais e nas técnicas cirúrgicas difundiram a miomectomia histeroscópica como o tratamento de eleição para miomas com componente submucoso, especialmente quando há desejo de preservar a fertilidade (Emanuel, 2015).

Para os casos de miomectomia histeroscópica, alguns critérios podem aumentar a segurança e o sucesso da cirurgia, considerando o tamanho do mioma (até 2 cm, de 2 a 5 cm e maior que 5 cm), penetração na parede endometrial (nenhuma, até 50% e mais de 50%), largura da base (até um terço do tamanho, de um terço a dois terços e maior que dois terços do tamanho), localização no útero (inferior, médio e superior), em que receberão a pontuação 0, 1 e 2, respectivamente, de acordo com cada item; além de se acrescentar 1 ponto se o mioma estiver na parede lateral. Segundo a classificação STEPW (*Size, Topography, Extension, Penetration, and lateral Wall*) de Lasmar, a soma dessa pontuação criará um escore que definirá a conduta, sendo escore de 0 a 4 o grupo I, em que a miomectomia é de baixa complexidade, de 5 a 6 o grupo II, em que a miomectomia é complexa, e maior que 7 o grupo III, em que outra via não histeroscópica deve ser aventada (Lasmar et al., 2005).

Quando o SUA for causado por miomas intramurais, a miomectomia pode ser realizada por via laparoscópica ou laparotômica, dependendo da localização do mioma, da disponibilidade de materiais e também do treinamento do cirurgião.

Em miomas muito grandes, pode ser utilizado análogo de GnRH previamente à cirurgia para redução do volume do mioma. Recomendam-se análogo de GnRH por 3 meses e cirurgia antes do retorno da menstruação (Donnez e Dolmans, 2016). Entretanto, a mulher deve ser alertada para a necessidade intraoperatória de conversão da cirurgia para histerectomia.

Na impossibilidade de realização de miomectomia ou quando não há desejo de preservar a fertilidade, a histerectomia está indicada no controle do SUA. Pode ser realizada por via vaginal, laparoscópica ou laparotômica.

Em alguns casos de miomas uterinos com desejo de preservação da fertilidade, e também em casos de adenomiose severa, outra técnica que pode ser empregada: a embolização das artérias uterinas (EAU).

Embora a EAU seja altamente eficaz para a redução do sangramento e do tamanho do mioma, o risco de reabordagem é alto: 15 a 20% após embolização bem-sucedida e até 50% nos casos de isquemia incompleta (Spies, 2016), além de haver preocupação com o impacto da EAU na reserva ovariana. O ultrassom focalizado guiado por ressonância magnética é outra técnica conservadora que pode ser utilizada para a ablação dos miomas. Ela parece ser um procedimento seguro para a preservação da fertilidade, mas ainda apresenta um alto custo no Brasil (Lee e Stewart, 2023).

Adenomiose

A adenomiose geralmente é tratada com histerectomia. Porém, estudos mostram que os sintomas podem ser controlados com terapias supressivas semelhantes às utilizadas para SUA sem alteração estrutural, tais como contraceptivos combinados, progestagênios, sistema intrauterino liberador de levonorgestrel, em especial quando há desejo de manter a capacidade reprodutiva (Pontis et al., 2016).

Sangramento uterino anormal de causa não estrutural

O tratamento pode ser medicamentoso (farmacológico) ou cirúrgico. O tratamento medicamentoso do SUA baseia-se na ação dos hormônios e de outros mediadores inflamatórios sobre o endométrio, além do controle hemostático do sangramento. As opções disponíveis são hormonal (estrogênio e progestagênio combinados; progestagênio oral cíclico ou contínuo; progestagênio injetável; sistema uterino liberador de levonorgestrel) e não hormonal (anti-inflamatórios; antifibrinolíticos) (Figura 45.2). É importante frisar que, nos casos de deficiência de ferro, deve ser feita a sua suplementação.

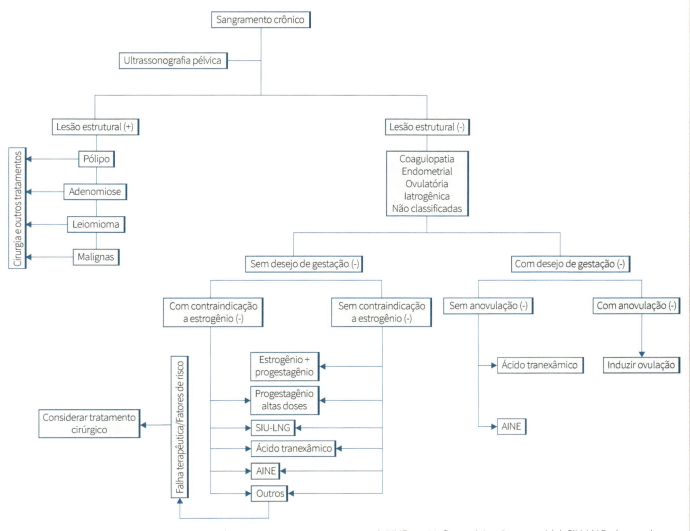

Figura 45.2 Fluxograma para o tratamento do sangramento uterino anormal. AINE: anti-inflamatório não esteroidal; SIU-LNG: sistema intrauterino liberador de levonorgestrel.

Tratamento hormonal

Estrogênio e progestagênio combinados

Os contraceptivos combinados contendo estrogênio e progestagênio reduzem a perda sanguínea menstrual em 35 a 72%, sendo uma opção terapêutica para a maioria das causas de SUA sem alteração estrutural (Uhm e Perriera, 2014). Geralmente os contraceptivos combinados monofásicos são usados em esquemas cíclicos, com pausas, mas podem também ser administrados continuamente, reduzindo também o número de episódios de menstruação. Estudos da literatura são mais frequentes com formulações contendo 30 mcg de etinilestradiol associado ao levonorgestrel, mas, na prática, várias formulações podem ser utilizadas. Regimes contínuos também se mostraram superiores que o uso cíclico das formulações combinadas.

Uma formulação contendo dienogeste associado ao valerato de estradiol mostrou redução do sangramento menstrual, tendo sua indicação para essa finalidade aprovada pela Food and Drug Administration (FDA), nos EUA, em 2012. Em nosso país, a indicação para redução do fluxo menstrual consta em bula.

Uma limitação importante ao seu uso é o desejo reprodutivo imediato, uma vez que esses esquemas têm ação anovulatória. No tratamento do SUA, os contraceptivos combinados também são norteados pelos critérios de elegibilidade da Organização Mundial da Saúde (OMS) para métodos contraceptivos, respeitando-se as contraindicações para o uso de estrogênios, tais como hipertensão, enxaqueca com aura, tabagismo após os 35 anos, trombofilias, entre outros.

Progestagênio isolado sistêmico

Os progestagênios promovem a atrofia endometrial por vários mecanismos e têm ação anti-inflamatória, porém ainda há lacunas no conhecimento de como promovem redução do sangramento. Embora possam ser indicados para a maioria das mulheres, seu uso é particularmente relevante para as que apresentam contraindicação ou não toleram o uso de estrogênios. Há diferentes progestagênios, utilizados por diferentes vias e doses, sendo seu uso contínuo, cíclico, por via oral, injetável ou intrauterina. O principal limitante ao uso contínuo de progestagênio isolado são os sangramentos inesperados decorrentes da atrofia endometrial.

O uso cíclico dos progestagênios parece não ser a melhor opção terapêutica para o controle do sangramento uterino (Bradley e Gueye, 2016). Na literatura científica, há estudos mostrando aumento em 20% no sangramento menstrual com o uso cíclico (administração por via oral por 7 a 10 dias/mês) de noretisterona. Uma extensa revisão da literatura concluiu que o sistema liberador de levonorgestrel, os contraceptivos combinados e os antifibrinolíticos são todos superiores ao uso de um progestagênio ciclicamente (Matteson *et al.*, 2013). Tais resultados mostram que provavelmente é melhor restringir essa indicação ao SUA causado por disfunção ovulatória. Para essas mulheres, haveria benefício com o uso de um progestagênio oral por 12 a 14 dias/mês, "mimetizando" a fase lútea do ciclo menstrual.

A didrogesterona tem estrutura molecular semelhante à da progesterona natural. O efeito de 10 mg de didrogesterona é comparável ao efeito de 10 mg de acetato de medroxiprogesterona. Um estudo avaliando o uso de didrogesterona oral e de progesterona micronizada de forma cíclica para controle de SUA mostrou que ambos os tratamentos foram semelhantes em reduzir o fluxo menstrual (Karakus *et al.*, 2009).

O uso contínuo do progestagênio oral tem se mostrado efetivo na redução do volume do sangramento, podendo bloquear os períodos de menstruação, promovendo amenorreia em um percentual de mulheres. Seu uso baseia-se na intenção de produzir atrofia endometrial, consequentemente reduzindo a ação estrogênica sobre a proliferação endometrial. Pode ser indicado tanto em mulheres anovulatórias como nas ovulatórias com sangramento de causa endometrial.

As formulações citadas na literatura são acetato de medroxiprogesterona oral (2,5 a 10 mg/dia), noretisterona (2,5 e 5 mg/dia), acetato de megestrol (40 e 320 mg/dia), progesterona micronizada (200 e 400 mg/dia), desogestrel (75 mg/dia) e dienogeste (2 mg/dia). Há uma formulação de drospirenona isolada, mas ainda não há estudos a respeito. Os progestagênios podem apresentar efeitos colaterais como sangramentos irregulares, mastalgia, cefaleia, edema e acne, que podem limitar seu uso (Hickey *et al.*, 2012).

Progestagênio injetável

Não há evidências conclusivas do uso do progestagênio injetável de depósito (acetato de medroxiprogesterona 150 mg para uso intramuscular a cada 3 meses) no SUA, porém há estudos mostrando que pode promover amenorreia em até 24% das mulheres, sugerindo que seja uma boa opção para mulheres com sangramento aumentado. Os efeitos colaterais frequentemente levam à interrupção de sua utilização, principalmente por sangramentos irregulares, ganho de peso e cefaleia (Toopozada *et al.*, 1983).

Implante subcutâneo de etonogestrel

Há poucos estudos com o uso do implante de etonogestrel no tratamento do SUA.

Sistema intrauterino liberador de levonorgestrel

A maioria dos estudos sobre o uso de progestagênio contínuo refere-se ao uso do sistema intrauterino liberador de levonorgestrel (SIU-LNG), com nível de evidência A na literatura. O SIU-LNG libera 20 mcg de levonorgestrel diariamente, resultando, por vários mecanismos, em atrofia endometrial, com redução do sangramento. É considerado mais efetivo para o controle do SUA do que os tratamentos orais.

Além da grande redução, de 71 a 96%, no volume de sangramento e consequente melhoria na qualidade de vida, parece ter melhor aceitação considerando o tratamento prolongado, com menos incidências de efeitos adversos (Lethaby *et al.*, 2015). Esse método não deve ser usado quando a cavidade uterina não é regular, devido ao risco aumentado de expulsão. O efeito adverso mais relatado é a ocorrência de sangramento inesperado, mais frequentemente nos primeiros meses de uso. Nessa situação, a utilização de ácido tranexâmico ou anti-inflamatórios pode trazer benefícios.

Na comparação entre o SIU-LNG e a ablação de endométrio, as taxas de satisfação e de melhora na qualidade de vida foram semelhantes, com menos efeitos colaterais e menor custo para o SIU-LNG. Em relação à histerectomia, mesmo considerando os sangramentos irregulares com o SIU-LNG, a literatura mostra taxas de satisfação semelhantes para esses tratamentos (Marjoribanks *et al.*, 2016).

Atualmente há um SIU-LNG que libera 15,3 mcg de levonorgestrel diariamente, mas ainda não há estudos deste dispositivo no tratamento do SUA.

Tratamento não hormonal

O tratamento não hormonal do SUA inclui o uso de antifibrinolíticos ou de anti-inflamatórios não esteroidais (AINEs). Está particularmente indicado para mulheres que não desejam usar hormônios ou que tenham contraindicação ao uso de hormônios, além de mulheres com desejo de gestação.

Antifibrinolíticos

Estudos têm mostrado que mulheres com aumento do fluxo menstrual podem apresentar ativação do sistema fibrinolítico durante a menstruação, com aceleração da degradação do coágulo de fibrina, formado para conter o sangramento.

Medicações que atuam reduzindo a fibrinólise podem reduzir o sangramento. Nessa categoria, o ácido tranexâmico é um medicamento frequentemente indicado. Desde seu lançamento no mercado, foi prescrito para mulheres com hemofilia, DVW, trombastenia de Glanzmann e SUA, com bons resultados. Porém, ainda há questionamentos quanto a dose e contraindicações.

O ácido tranexâmico é um antifibrinolítico com meia-vida curta, devendo ser usado 3 a 4 vezes/dia, com dose recomendada variável de acordo com diferentes fontes da literatura (Tengborn *et al.*, 2015).

Os efeitos colaterais são poucos e relacionados a sintomas gastrointestinais. São contraindicações ao ácido tranexâmico a história de tromboembolismo ou insuficiência renal. Pode-se esperar redução de até 50% no volume de sangramento.

Anti-inflamatórios não esteroidais

Os AINEs exercem sua ação por meio da inibição da ciclooxigenase, que é a enzima que catalisa a transformação de ácido araquidônico em prostaglandina e tromboxano. Estudos comparando sangramento normal e aumentado têm demonstrado que o aumento da inflamação no endométrio está associado com aumento na perda de sangue durante a menstruação, servindo de base para a indicação dos AINEs no tratamento do SUA, que limitariam a produção de mediadores inflamatórios. Podem ser usados isoladamente ou como terapia adjuvante de um tratamento hormonal.

Talvez o AINE mais estudado com essa finalidade seja o ácido mefenâmico, que proporciona redução de 25 a 50% no volume de sangramento. Deve ser usado durante a menstruação e apresenta o benefício da redução da dismenorreia. Os efeitos colaterais mais frequentes estão relacionados a efeitos gastrointestinais, devendo ser evitados em mulheres com história de úlcera (Maybin e Critchley, 2016).

Uma revisão de literatura mostrou que os anti-inflamatórios causam redução do fluxo menstrual quando comparados com placebo, mas o ácido tranexâmico e o SIU-LNG causam maior redução. Também foram comparados ao danazol, que reduz mais o sangramento, mas tem efeitos colaterais mais evidentes. A mesma revisão comparou o ácido mefenâmico ao naproxeno, sem diferença entre ambos (Lethaby et al., 2013a).

Outras opções terapêuticas

Análogos do GnRH podem ser considerados antes de uma cirurgia, por exemplo, em miomas, em especial para possibilitar a recuperação do organismo e a redução do volume. São utilizados quando outros métodos hormonais estão contraindicados, por período de tempo curto, até que as condições para uma cirurgia sejam adequadas. É preciso considerar seu custo e efeitos colaterais frequentes. As evidências para o uso de desmopressina em SUA são reduzidas e ainda inconclusivas para que seja recomendada (Ray e Ray, 2016).

Tratamento cirúrgico do sangramento uterino anormal sem lesão estrutural

O tratamento cirúrgico no SUA sem causa estrutural é indicado quando há falha do tratamento clínico. Entre as formas de tratamento cirúrgico, estão a ablação do endométrio e a histerectomia.

Ablação endometrial

O desenvolvimento das técnicas histeroscópicas de ablação de endométrio inaugurou a fase de tratamento conservador do SUA sem lesão estrutural, constituindo uma alternativa menos invasiva à histerectomia. O objetivo dessa técnica é promover a destruição do endométrio, com lesão da camada basal dele, o que impede a sua regeneração. Apresenta bons resultados quando o útero tem histerometria inferior a 10 cm. Podem ser empregadas várias técnicas para a destruição endometrial, todas com sucesso relativamente parecido, gerando melhora importante do sangramento e taxa de amenorreia, após 1 ano, em torno de 40 a 50%.

Há vários métodos de destruição endometrial (laser, vaporização, balão térmico, crioablação, microwave ablação, radiofrequência bipolar). Atualmente, a ablação de endométrio é classificada como de primeira geração (via histeroscópica) ou de segunda geração (não histeroscópica), realizada com balões térmicos. Embora as técnicas mais recentes sejam mais fáceis de executar do que as técnicas tradicionais baseadas na histeroscopia, todas apresentam resultados semelhantes, entretanto algumas requerem equipamentos especiais e treinamento específico, o que dificulta sua realização rotineira. Além disso, a ablação por via histeroscópica permite a realização de anatomopatológico com o material ressecado (Lethaby et al., 2013b).

Tanto a ablação endometrial quanto a histerectomia são procedimentos eficazes no tratamento do SUA, com taxas de satisfação altas. Embora a histerectomia esteja associada a maior tempo cirúrgico, período de recuperação mais prolongado e maiores taxas de complicações pós-operatórias, oferece melhores resultados e mais definitivos para o tratamento do SUA, enquanto o custo da ablação endometrial é significativamente menor do que o da histerectomia, mas a reabordagem cirúrgica é muitas vezes necessária, por isso a diferença de custo se estreita ao longo do tempo (Lethaby et al., 2013b).

Histerectomia

É um tratamento de exceção para o tratamento do SUA de causa não estrutural, possuindo alto índice de satisfação das pacientes, por ser curativo. Na comparação com ablação de endométrio, estudos randomizados mostraram maiores índices de satisfação entre as mulheres submetidas à histerectomia. A comparação da histerectomia com o uso do SIU-LNG não mostrou diferença na taxa de satisfação. Entretanto, a análise do alto custo do tratamento cirúrgico, o tempo prolongado de afastamento das atividades diárias, o risco de infecção e as complicações cirúrgicas tornam a indicação desse método exclusiva para os casos em que todas as alternativas terapêuticas apresentaram falhas e para quando a mulher não desejar mais ter filhos (Marjoribanks et al., 2016). Em alguns casos de exceção, se a mulher não aceita o tratamento conservador ou tem contraindicação aos outros tratamentos disponíveis, ela pode decidir com o médico pela histerectomia.

Tratamento do sangramento uterino anormal agudo

Os objetivos do tratamento do SUA agudo são controlar o sangramento atual, estabilizar a mulher e reduzir o risco de perda sanguínea excessiva nos ciclos seguintes.

O tratamento pode ser cirúrgico ou por meio de medicamentos. A escolha do tratamento depende da estabilidade hemodinâmica, do nível de hemoglobina, da suspeita da etiologia do sangramento, de comorbidades apresentadas pela mulher e do desejo reprodutivo.

Habitualmente, o tratamento de escolha inicialmente é medicamentoso, podendo ser hormonal ou não hormonal. As opções hormonais disponíveis, muitas vezes com evidências científicas limitadas para o SUA agudo, são o uso de contraceptivo oral combinado e progestagênios isolados. Os antifibrinolíticos são a opção não hormonal (Munro, 2013) (Figura 45.3 e Tabela 45.4).

A decisão quanto à internação baseia-se no volume do sangramento, na estabilidade hemodinâmica e nos níveis de hemoglobina no momento do atendimento. Para situações em que o

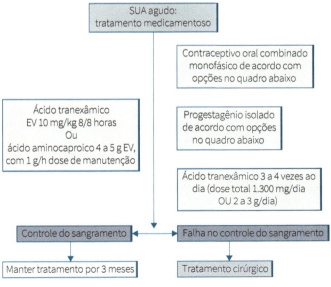

Figura 45.3 Fluxograma para o tratamento do sangramento uterino anormal (SUA) agudo. EV: endovenoso.

Tabela 45.4 Tratamento hormonal para sangramento uterino anormal agudo.

Hormônio	Dose
Contraceptivo oral combinado (30 a 35 mcg de etinilestradiol [EE])	1 cp 3 vezes/dia até parar o sangramento (pelo menos 2 dias) Após 1 cp/dia por 3 a 6 semanas
Contraceptivo oral combinado (30 a 35 mcg EE)	1 cp a cada 6 horas até parar o sangramento Após 1 cp a cada 8 horas por 2 a 7 dias Após 1 cp a cada 12 horas por 2 a 7 dias, seguido por 1 cp ao dia
Progestagênio isolado: medroxiprogesterona	Medroxiprogesterona 60 a 120 mg/dia até parar o sangramento (pelo menos 2 dias), seguidos por 20 a 40 mg/dia por 3 a 6 semanas
Progestagênio isolado: medroxiprogesterona	Medroxiprogesterona 10 mg a cada 4 horas (máximo 80 mg) até parar o sangramento Após a cada 6 horas por 4 dias Após a cada 8 horas por 3 dias Após a cada 12 horas por 2 dias por 2 semanas, então diariamente
Progestagênio isolado: noretisterona	Noretisterona 5 a 15 mg/dia até parar o sangramento (pelo menos 2 dias), seguidos por 5 a 10 mg/dia por 3 a 6 semanas
Progestagênio isolado: noretisterona	Noretisterona 5 a 10 mg a cada 4 horas até parar o sangramento Após a cada 6 horas por 4 dias Após a cada 8 horas por 3 dias Após a cada 12 horas por 2 dias, seguido por 1 cp diariamente
Progestagênio isolado: megestrol	Megestrol 80 a 160 mg/dia até parar o sangramento (pelo menos 2 dias) Após 40 a 80 mg dia por 3 a 6 semanas

controle rápido esteja indicado, o uso de estrogênio endovenoso é uma boa opção, infelizmente não disponível atualmente no Brasil. Após o controle do sangramento, o tratamento era mantido por uma das opções de tratamento hormonal citadas para mulheres atendidas ambulatorialmente. Atualmente, mesmo para mulheres que necessitem de internação, o estrogênio endovenoso é substituído por uma das opções de tratamento hormonal por via oral, com escolha respeitando as contraindicações ao uso de estrogênio ou de progestagênio.

O ácido tranexâmico, um derivado de lisina sintética, é uma droga antifibrinolítica que previne a quebra de fibrina por bloqueio competitivo aos sítios de ligação do plasminogênio. É considerado um tratamento de primeira linha em casos de sangramento menstrual intenso, com elevados índices de eficácia e segurança. Reduz a perda menstrual em 34 a 54%. Pode ser usado em associação ao tratamento hormonal. É particularmente útil para mulheres em que o tratamento hormonal não é apropriado.

Quanto aos medicamentos AINEs, também empregados para diminuir o SUA geralmente em associação ao tratamento hormonal, vale ressaltar que, na suspeita ou na presença de distúrbios de coagulação, devem ser evitados os AINEs, aspirina e substâncias inibidoras de plaquetas.

A necessidade de tratamento cirúrgico é baseada na estabilidade clínica da mulher, na severidade do sangramento e nas contraindicações para o tratamento clínico ou na falha dele, sendo considerado como segunda linha de tratamento. As opções cirúrgicas incluem curetagem, ablação endometrial, embolização da artéria uterina e histerectomia, com escolha baseada nas condições clínicas e no desejo reprodutivo da mulher (American College of Obstetricians and Gynecologists, 2013; Munro, 2013).

Tratamentos específicos, como a histeroscopia para polipectomia ou miomectomia, podem ser preconizados se anormalidades estruturais forem as causas do SUA agudo.

A curetagem apenas serve para controle temporário do sangramento. Assim, deve ser considerado o tratamento hormonal após a curetagem para evitar a repetição dos episódios.

Relatos de casos de embolização da artéria uterina e ablação endometrial mostram que esses procedimentos podem ser bem-sucedidos no controle do SUA agudo. A ablação endometrial pode ser considerada apenas se outros tratamentos tiverem sido ineficazes ou contraindicados, e apenas quando a mulher não tem desejo reprodutivo e tenha sido descartada a hipótese de câncer endometrial.

A histerectomia, tratamento definitivo para controle do sangramento intenso, pode ser necessária para mulheres que não respondem ao tratamento clínico.

Alguns estudos mostram o uso de sonda Folley insuflada com 30 mℓ como balão de tamponamento como uma alternativa que apresenta bom controle do sangramento, porém com resultados apresentados em estudos tipo relatos de caso. O balão deve permanecer no interior da cavidade uterina durante 2 a 48 horas, dependendo da severidade e da provável etiologia do sangramento (Munro, 2013).

CONSIDERAÇÕES FINAIS

O SUA requer investigação para o correto diagnóstico etiológico, aumentando o índice de sucesso terapêutico e reduzindo indicações cirúrgicas, quando não são necessárias.

REFERÊNCIAS BIBLIOGRÁFICAS

AMERICAN COLLEGE OF OBSTETRICIANS AND GYNECOLOGISTS. ACOG Committee on Practice Bulletins – Gynecology: Management of anovulatory bleeding. *International Journal of Gynaecology & Obstetrics*, v. 72, n. 3, p. 263-271, 2001.

AMERICAN COLLEGE OF OBSTETRICIANS AND GYNECOLOGISTS. ACOG Committee opinion n. 557: Management of acute abnormal uterine bleeding in nonpregnant reproductive-aged women. *Obstetrics & Gynecology*, v. 121, n. 4, p. 891-896, 2013.

AMERICAN COLLEGE OF OBSTETRICIANS AND GYNECOLOGISTS. ACOG practice bulletin: Alternatives to hysterectomy in the management of leiomyomas. *Obstetrics & Gynecology*, v. 112, n. 2, p. 387-400, 2008.

BHATTACHARYA, S. *et al*. Hysterectomy, endometrial ablation and Mirena(R) for heavy menstrual bleeding: a systematic review of clinical effectiveness and cost-effectiveness analysis. *Health Technology Assessment*, v. 15, n. 19, p. 1-252, 2011.

BITZER, J.; SERRANI, M.; LAHAV, A. Women's attitudes towards heavy menstrual bleeding, and their impact on quality of life. *Open Access Journal of Contraception*, v. 4, p. 21-8, 2013.

BRADLEY, L. D.; GUEYE, N. A. The medical management of abnormal uterine bleeding in reproductive-aged women. *American Journal of Obstetrics and Gynecology*, v. 214, n. 1, p. 31-44, 2016.

CLARK, T. J.; STEVENSON, H. Endometrial polyps and abnormal uterine bleeding (AUB-P): what is the relationship, how are they diagnosed and how are they treated? *Best Practice & Research Clinical: Obstetrics & Gynaecology*, v. 40, p. 89-104, 2017.

COCKERHAM, A. Z. Adenomyosis: a challenge in clinical gynecology. *Journal of Midwifery & Women's Health*, v. 57, n. 3, p. 212-220, 2012.

DAVIDSON, B. R. *et al*. Abnormal uterine bleeding during the reproductive years. *Journal of Midwifery & Women's Health*, v. 57, n. 3, p. 248-254, 2012.

DONNEZ, J.; DOLMANS, M. M. Uterine fibroid management: from the present to the future. *Human Reproduction Update*, v. 22, n. 6, p. 665-686, 2016.

EMANUEL, M. H. hysteroscopy and the treatment of uterine fibroids. *Best Practice & Research Clinical: Obstetrics & Gynaecology*, v. 29, n. 7, p. 920-929, 2015.

FRASER, I. S.; CRITCHLEY, H. O.; BRODER, M. The FIGO recommendations on terminologies and definitions for normal and abnormal uterine bleeding. *Seminars in Reproductive Medicine*, v. 29, p. 383-390, 2011.

FRASER, I. S.; LANGHAM, S.; UHL-HOCHGRAEBER, K. Health-related quality of life and economic burden of abnormal uterine bleeding. *Expert Review of Obstetrics & Gynecology*, v. 4, n. 2, p. 179-189, 2009.

HICKEY, M.; HIGHAM, J. M.; FRASER, I. Progestogens with or without oestrogen for irregular uterine bleeding associated with anovulation. *Cochrane Database of Systematic Reviews*, n. 9, 2012.

HIGHAM, J. M.; O'BRIEN, P. M.; SHAW, R. W. Assessment of menstrual blood loss using a pictorial chart. *BJOG: an International Journal of Obstetrics & Gynaecology*, v. 97, n. 8, p. 734-739, 1990.

JENSEN, J. T. *et al.* Cost burden and treatment patterns associated with management of heavy menstrual bleeding. *Journal of Women's Health*, v. 21, n. 5, p. 539-547, 2012.

KADIR, R. A. *et al.* Frequency of inherited bleeding disorders in women with menorrhagia. *The Lancet*, v. 351, n. 9101, p. 485-489, 1998.

KARAKUS, S.; KIRAN, G.; CIRALIK, H. Efficacy of micronised vaginal progesterone versus oral dydrogestetrone in the treatment of irregular dysfunctional uterine bleeding: a pilot randomised controlled trial. *Australian and New Zealand Journal of Obstetrics and Gynaecology*, v. 49, n. 6, p. 685-688, 2009.

KREMER, T. G.; GUIORZI, I. B.; DIBI, R. P. Isthmocele: an overview of diagnosis and treatment. *Revista da Associação Médica Brasileira*, v. 65, n. 5, p. 714-721, 2019.

LASMAR, R. B. *et al.* Submucous myomas: a new presurgical classification to evaluate the viability of hysteroscopic surgical treatment – preliminary report. *Journal of Minimally Invasive Gynecology*, v. 12, n. 4, p. 308-311, 2005.

LEE, S.; STEWART, E. A. New treatment options for nonsurgical management of uterine fibroids. *Current Opinion in Obstetrics and Gynecology*, v. 35, n. 4, p. 288-293, 2023.

LETHABY, A.; DUCKITT, K.; FARQUHAR, C. Non-steroidal anti-inflammatory drugs for heavy menstrual bleeding. *Cochrane Database of Systematic Reviews*, n. 1, 2013a.

LETHABY, A. *et al.* Endometrial resection and ablation techniques for heavy menstrual bleeding. *Cochrane Database of Systematic Reviews*, n. 8, 2013b.

LETHABY, A. *et al.* Progesterone or progestogen-releasing intrauterine systems for heavy menstrual bleeding. *Cochrane Database of Systematic Reviews*, n. 4, 2015.

LETHABY, A. *et al.* Endometrial resection and ablation techniques for heavy menstrual bleeding. *Cochrane Database of Systematic Reviews*, n. 8, 2013.

MARJORIBANKS, J.; LETHABY, A.; FARQUHAR, C. Surgery versus medical therapy for heavy menstrual bleeding. *Cochrane Database of Systematic Reviews*, n. 1, 2016.

MATTESON, K. A. *et al.* Nonsurgical management of heavy menstrual bleeding. A systematic review. *Obstetrics & Gynecology*, v. 121, n. 3, 632-643, 2013.

MATTESON, K. A. *et al.* Women presenting to an emergency facility with abnormal uterine bleeding: patient characteristics and prevalence of anemia. *The Journal of Reproductive Medicine*, v. 57, n. 1-2, p. 17-25, 2012.

MAYBIN, J. A.; CRITCHLEY, H. O. Medical management of heavy menstrual bleeding. *Women's Health*, v. 12, n. 1, p. 27-34, 2016.

MIKHAIL, S.; KOUIDES, P. Von Willebrand disease in the pediatric and adolescent population. *Journal of Pediatric and Adolescent Gynecology*, v. 23, n. 6, p. S3-10, 2010.

MUNRO, M. G. Acute uterine bleeding unrelated to pregnancy: a Southern California Permanent Medical Group practice guideline. *The Permanent Journal*, v. 17, n. 3, p. 43-56, 2013.

MUNRO, M. G.; CRITCHLEY, H. O. D.; FRASER, I. S. The two FIGO systems for normal and abnormal uterine bleeding symptoms and classification of causes of abnormal uterine bleeding in the reproductive years: 2018 revisions. *International Journal of Gynaecology & Obstetrics* v. 143, n. 3, p. 393-408, 2018.

MUNRO, M. G. *et al.* FIGO classification system (PALM-COEIN) for causes of abnormal uterine bleeding in nongravid women of reproductive age. *International Journal of Gynaecology & Obstetrics*, v. 113, n. 1, p. 3-13, 2011.

MUNRO, M. G. *et al.* The FIGO systems for nomenclature and classification of causes of abnormal uterine bleeding in the reproductive years: who need them? *American Journal of Obstetrics and Gynecology*, v. 207, n. 4, p. 260-265, 2012.

MUNRO, M. G. *et al.* The FIGO ovulatory disorders classification system. *International Journal of Gynecology Obstetrics*, v. 159, n. 1, p. 1-20, 2022.

MURJI, A. *et al.* Cesarean scar defects and abnormal uterine bleeding: a systematic review and meta-analysis. *Fertility and Sterility*, v. 118, n. 4, p. 758-766, 2022.

NATIONAL COLLABORATING CENTRE FOR WOMEN'S AND CHILDREN'S HEALTH. National Institute for Health and Clinical Excellence. Heavy menstrual bleeding. *NICE clinical guideline*, n. 44, 2007. Disponível em: http://www.nice.org.uk/nicemedia/pdf/CG44FullGuideline.pdf. Acesso em: 20 jan. 2018.

PONTIS, A. *et al.* Adenomyosis: a systematic review of medical treatment. *Gynecological Endocrinology*, v. 32, n. 9, p. 696-700, 2016.

RAY, S.; RAY, A. Non-surgical interventions for treating heavy menstrual bleeding (menorrhagia) in women with bleeding disorders *Cochrane Database of Systematic Reviews*, n. 11, 2016.

REZENDE, G. P. *et al.* Assessing a cut-off point for the diagnosis of abnormal uterine bleeding using the Menstrual Bleeding Questionnaire (MBQ): a validation and cultural translation study with Brazilian women. *Sao Paulo Medical Journal*, v. 142, n. 1, 2024.

SARDO, A. D. S. *et al.* Hysteroscopy and treatment of uterine polyps. *Best Practice & Research Clinical Obstetrics Gynaecology*, v. 29, n. 7, p. 908-919, 2015.

SINGH, S. *et al.* Abnormal uterine bleeding in pre-menopausal women. *Journal of Obstetrics and Gynaecology Canada*, v. 35, n. 5, p. 473-475, 2013.

SPIES, J. B. Current role of uterine artery embolization in the management of uterine fibroids. *Clinical Obstetrics and Gynecology*, v. 59, n. 1, p. 93-102, 2016.

TENGBORN, L.; BLOMBÄCK, M.; BERNTORP, E. Tranexamic acid – an old drug still going strong and making a revival. *Thrombosis Research*, v. 135, n. 2, p. 231-242, 2015.

TOOPOZADA, H. K. *et al.* Multinational comparative clinical trial of long-acting injectable contraceptives: norethisterone enanthate given in two dosage regimens and depot-medroxyprogesterone acetate. Final report. *Contraception*, v. 28, n. 1, p. 1-20, 1983.

UHM, S.; PERRIERA, L. Hormonal contraception as treatment for heavy menstrual bleeding: a systematic review. *Clinical Obstetrics and Gynecology*, v. 57, n. 4, p. 694-717, 2014.

VAN HANEGEM, N. *et al.* Diagnostic evaluation of the endometrium in postmenopausal bleeding: an evidence-based approach. *Maturitas*, v. 68, n. 2, p. 155-164, 2011.

CAPÍTULO 46

Insuficiência Ovariana Prematura

Marcos Felipe Silva de Sá • Cristina Laguna Benetti-Pinto

INTRODUÇÃO

A insuficiência ovariana prematura (IOP) é definida pela perda da função ovariana antes dos 40 anos. Clinicamente, essa condição se manifesta por ciclos menstruais longos ou ausentes, enquanto laboratorialmente é identificada por níveis séricos de hormônio folículo-estimulante (FSH) acima de 25 UI/ℓ em dois momentos distintos. Assim, a IOP é um estado de hipogonadismo hipogonadotrófico, que se manifesta como amenorreia primária quando ocorre muito precocemente, antes do advento da menarca, e como amenorreia secundária ou ciclos longos quando se desenvolve após a menarca (Nelson *et al.*, 2005; European Society of Human Reproduction and Embryology *et al.*, 2016.)

Como consequência do hipoestrogenismo precoce, há grandes e graves repercussões sobre o organismo feminino, tanto do ponto de vista físico como em relação ao bem-estar psicológico e sexual e à qualidade de vida. Todas são igualmente importantes e indicam a necessidade de atendimento global e frequentemente multiprofissional.

Desde sua descrição original, a IOP tem passado por mudanças em sua sinonímia. Diferentes denominações já foram adotadas: menopausa precoce, climatério precoce (termos definitivamente abandonados), falência ovariana prematura, falência ovariana precoce, insuficiência ovariana precoce, insuficiência ovariana primária e, finalmente, insuficiência ovariana prematura, esta última utilizada e recomendada pela European Society of Human Reproduction and Embriology (ESHRE) (European Society of Human Reproduction and Embryology *et al.*, 2016), termo também preferido e adotado pelos autores deste capítulo.

"Insuficiência", considerando que a redução da função e da reserva ovariana pode ocorrer gradativamente, é um termo que descreve adequadamente o estado evolutivo da perda da função ovariana, em diferentes graus, até a sua completa exaustão. O termo "prematura" está mais claramente ligado ao conceito do momento em que ocorre, isto é, antes dos 40 anos. Os termos "falência" e "primária" não definem tão bem a síndrome, em especial o segundo, uma vez que a etiologia pode ser primariamente ovariana ou ser consequente a outro agente causal, atingindo secundariamente os ovários (Rebar, 2009). Nos últimos 20 anos, a IOP tem recebido crescente atenção, com maior número de publicações e uma tendência de crescimento em sua prevalência: dados recentes mostram uma prevalência global de IOP de 3,5%, variando conforme a região do globo analisada, havendo diferenças entre regiões de maior ou menor grau de desenvolvimento socioeconômico. Os casos de IOP correspondem ainda a 6 a 10% das causas de amenorreia. A história familiar está presente em 4% das mulheres diagnosticadas (Li *et al.*, 2023).

ETIOPATOGENIA

No desenvolvimento embrionário normal, os ovários atingem seu número máximo de folículos entre a 18ª e a 20ª semana de gestação, quando somados, chegam a 6 a 8 milhões de folículos. A partir da segunda metade da gestação, até o termo, cerca de dois terços dos folículos são "consumidos" pelo processo de atresia, de tal forma que, ao nascimento, a recém-nascida tem apenas 2 a 3 milhões de folículos. Durante a infância, 85 a 90% desses folículos continuam a ser destruídos e, quando chega a puberdade, a mulher dispõe de apenas 300 a 400 mil folículos para serem "gastos" ao longo de sua vida reprodutiva. Em torno dos 48 a 50 anos, a população folicular se esgota, o que se traduz, clinicamente, pela irregularidade menstrual do climatério e pela menopausa, com a finalização dos ciclos menstruais e do período reprodutivo.

A etiopatogenia da IOP está relacionada com os fenômenos de recrutamento, seleção, desenvolvimento e atresia folicular. Assim, a IOP pode ocorrer, a qualquer tempo, por diferentes mecanismos:

- Ainda durante a embriogênese:
  - Por diminuição do número de células germinativas formadas, que sofrem o processo de atresia em velocidade normal
  - Por aceleração dos processos de atresia em um *pool* com número normal de folículos
- Após o nascimento, por destruição acelerada das células germinativas em diferentes momentos da vida, anteriormente aos 40 anos, decorrente de vários fatores (como veremos adiante)
- Por bloqueio da maturação folicular, embora existam folículos nos ovários.

Em todas essas situações, a IOP é decorrente da depleção e/ou da disfunção folicular. Na depleção, não há folículos primordiais capazes de manter adequada função ovariana cíclica, enquanto na disfunção os folículos estão presentes, mas há incapacidade dos ovários em responder às gonadotrofinas. São situações com manifestações clínicas e consequências semelhantes (Anasti *et al.*, 1998; Luisi *et al.*, 2015).

ETIOLOGIA

De forma didática, as diferentes causas que resultam em IOP podem ser divididas em:

- Autoimunes
- Genéticas
- Infecciosas
- Iatrogênicas e ambientais
- Idiopáticas.

Em cerca de 50% das pacientes, a causa exata não é identificada, permanecendo como idiopática. As doenças autoimunes estão presentes em 30% dos casos e as causas genéticas são as mais frequentemente diagnosticadas. Cabe mencionar que há outras causas descritas associadas à IOP, seja em humanos ou em experimentações animais, mas que ainda não estão suficientemente esclarecidas do ponto de vista de mecanismos desencadeadores.

Causas autoimunes

A associação de doenças autoimunes ocorre em até 30% dos casos de IOP, e as mais comuns são as doenças autoimunes tireoidianas, referidas em 10 a 20% dos casos. Também são referidas associações com insuficiência adrenal (doença de Addison) (3%), diabetes *mellitus* tipo 1 (2,5%), hipoparatireoidismo e hipofisite. Ainda são relatadas associações com doenças autoimunes não endócrinas, tais como púrpura trombocitopênica idiopática, vitiligo, alopecia, anemia perniciosa, lúpus eritematoso sistêmico, síndrome de Sjögren, hepatite crônica ativa, anemia autoimune hemolítica, doença de Crohn e artrite reumatoide (Ishizuka, 2021).

Para avaliar a associação entre doenças, a ESRHE sugere a pesquisa de dois anticorpos na investigação da IOP sem outra causa detectada: anticorpo anti-21-hidroxilase e anticorpo antitireoperoxidase (European Society of Human Reproduction and Embryology *et al.*, 2016).

Para caracterizar doença autoimune ovariana, seria necessário evidenciar a presença de ooforite autoimune, mas isso é muito difícil do ponto de vista clínico. Também a caracterização laboratorial é discutível, uma vez que autoanticorpos para células que fazem esteroidogênese são muito raros em soro de mulheres com IOP. Assim, embora haja evidências para a doença autoimune do ovário, falta um marcador específico para diagnosticar os autoanticorpos, pois diferentes tipos celulares podem estar envolvidos, como as células da granulosa, do corpo-lúteo, da zona pelúcida e do próprio oócito.

Embora já tenham sido descritos, os anticorpos antiovarianos, incluindo anticorpos antirreceptores de gonadotrofinas, antizona pelúcida, anticélulas da granulosa, são exames de difícil acessibilidade na prática clínica e de baixo valor preditivo para a IOP, podendo-se dizer que tais autoanticorpos têm especificidade e papel patogênico questionáveis, sem indicação na prática clínica (Barker e Eisenbarth, 2003; Nelson *et al.*, 2005; Kovanci e Schutt, 2015; Domniz e Meirow, 2019).

Causas genéticas

Tem sido observado um aumento gradual na ocorrência de IOP e que se apresentam de maneira altamente heterogênea. A cada ano, novas alterações gênicas vão sendo identificadas. Mais de 50 genes têm sido relatados como agentes etiológicos da IOP e muitos outros têm sido associados a ela (Qin *et al.*, 2015). Os genes causadores podem influenciar uma variedade de atividades biológicas, incluindo sinalização hormonal, metabolismo, desenvolvimento, replicação e reparo de DNA, função imunológica e outras (Chon *et al.*, 2021). A maioria dos estudos genéticos na IOP tem sido conduzida sobre genes que sabidamente desempenham algum papel sobre a foliculogênese, os fatores de crescimento que a influenciam ou sobre a esteroidogênese ovariana (Chon *et al.*, 2021; Ishizuka, 2021). Atualmente, calcula-se que mais de 15% das mulheres com IOP podem ter uma causa genética, muitas delas associadas também a outras entidades como as doenças autoimunes (Caburet *et al.*, 2014).

As alterações genéticas causadoras de perda da função ovariana podem estar ligadas ao cromossomo X ou podem ser autossômicas (Simpson e Rajkovic, 1999; Laml *et al.*, 2002; Caburet *et al.*, 2014).

Sabe-se que são necessários dois cromossomos X intactos e ativos para assegurar função ovariana normal e evitar atresia folicular acelerada. A diferenciação ovariana necessita da presença de apenas um X, embora seja imprescindível a presença dos genes do segundo X para a manutenção da função ovariana. Fetos que são 45,X (caso da síndrome de Turner) podem ter população oocitária normal até a 20ª ou a 24ª semana de idade fetal, mas, após esse período, o processo de atresia se acelera de tal forma a praticamente esgotar o número de folículos no período do nascimento. Geneticamente, na síndrome de Turner, 57% apresentam cariótipo 45,X, sendo os 43% restantes representados por deleções completas do braço curto do X, resultando em isocromossomia para o braço longo do X [46,Xi (Xq)] e deleção parcial do braço curto do X [46,X (Xp)]. O mosaicismo mais frequente é 46,XX/45,X, e em 80% dos casos o X perdido é de origem paterna (Miguel-Neto *et al.*, 2016).

Mulheres com disgenesia gonadal pura, cariótipo XX ou XY têm IOP bem precocemente e se apresentam com infantilismo sexual e amenorreia primária. As mulheres com trissomia do cromossomo X, embora tenham desenvolvimento normal na infância e adolescência, podem apresentar IOP após os 30 anos.

Deleções no braço longo ou curto do cromossomo X podem acarretar amenorreia primária ou secundária. Também mutações, independentes do *locus* no cromossomo X têm sido encontradas em pacientes com IOP. A presença do cromossomo Y indica maior risco para degeneração tumoral das gônadas.

Mutações no gene *FMR1* (*familial mental retardation-1*) levam à síndrome do X frágil ou pré-mutação, que pode também causar IOP. A síndrome do X frágil (FRAXA) é causada pela expansão das repetições CGC. O número de repetições CGC é altamente variável na população normal, mas considera-se como pré-mutação entre 55 e 200, enquanto a mutação é definida pelo número de repetições CGC superior a 200, resultando em retardo mental mais frequentemente nos homens. Na IOP familiar, a incidência dessa pré-mutação está em torno de 13%, enquanto na IOP esporádica, em apenas 3% (Hoyos e Thakur, 2017).

Há ainda defeitos genéticos autossômicos, como a síndrome blefarofimose-ptose-epicanto invertido (BPES), causada por mutações no gene do fator de transcrição *FOXL2*, que se caracteriza pela presença de malformação das pálpebras, entre outras alterações faciais, muitas vezes associadas à IOP.

Defeitos envolvendo enzimas da esteroidogênese também foram identificados. A mais frequentemente citada é a deficiência da 17α-hidroxilase (gene *CYP17A*), em que adolescentes apresentam infantilismo sexual, amenorreia primária e aumento dos níveis LH e FSH, desoxicorticosterona e progesterona e **hipertensão**. Já a deficiência combinada de 17α-hidroxilase/17,20-liase, uma doença de herança autossômica recessiva, é forma de hiperplasia adrenal congênita caracterizada pela presença de hipertensão resultante do acúmulo de precursores mineralocorticoides, distúrbio da diferenciação sexual em homens e infantilismo sexual em mulheres, devido à falha na produção de esteroides sexuais. Mutações no gene da aromatase (CYP19), herança do tipo autossômico recessivo, manifestam-se em indivíduos 46,XX na forma de pseudo-hermafroditismo feminino com clitorimegalia e fusão labioescrotal posterior ao nascimento e, na adolescência, aparecem cistos ovarianos associados com FSH elevado, com ausência de desenvolvimento puberal. Meninas que apresentam galactosemia (deficiência da *galactose-1-phosphate uridyltransferase*) podem desenvolver IOP associada a retardo mental, catarata, hepatoesplenomegalia e disfunção tubular renal (Kaufman *et al.*, 1981; Benetti-Pinto *et al.*, 2007; Ishizuka, 2021; Chon *et al.*, 2021).

Tem sido descrito que anormalidades em estrutura, secreção, metabolismo ou ação das gonadotrofinas também podem causar IOP (Sá *et al.*, 1988). Mutações no receptor de FSH já foram diagnosticadas, e as mulheres afetadas têm amenorreia primária ou secundária e elevados níveis de FSH, com folículos presentes nos ovários (Liu *et al.*, 1998; Goswami e Conway, 2005; Liu *et al.*, 2019). Vários outros distúrbios genéticos autossômicos têm sido associados à IOP, porém, até que novas evidências surjam, não há indicação para investigação de rotina desses genes, exceto quando a mulher apresentar fenótipo típico e característico de uma mutação específica (Ishizuka, 2021).

Em geral, a IOP de origem genética manifesta-se precocemente, antes dos 30 anos. Por esse motivo, a complementação propedêutica nessa faixa etária inclui o exame do cariótipo. É provável que novas mutações gênicas em doenças pouco conhecidas deverão ser identificadas e descritas como causas de IOP, associadas ou não a outras manifestações clínicas.

Causas iatrogênicas e ambientais

Com a melhora dos resultados do tratamento quimioterápico para o câncer em crianças, adolescentes e adultos jovens, a sobrevida tem alcançado 70 a 80%. Uma a cada mil crianças, nos dias de hoje, é sobrevivente de um câncer infantil, e 1 a cada 250 adultos provavelmente serão sobreviventes de câncer na infância (Ishizuka, 2021).

É sabido que os quimioterápicos utilizados são gonadotóxicos, a depender do tipo de droga, dose, duração do tratamento e idade em que são realizados. Assim, a IOP se manifesta na grande maioria das mulheres submetidas à quimioterapia após os 30 anos. Em crianças atinge, em média, 56% dos casos. Em mulheres jovens tratadas por câncer de mama, o risco de IOP é de 40%.

Os efeitos adversos da radiação ionizante sobre a função gonadal dependem de dose, área de irradiação e idade, pois os ovários na pré-puberdade apresentam maior grau de "resistência" a esse tipo de toxicidade. Uma dose de radiação ovariana maior ou igual a 600 cGy produz IOP em virtualmente todas as mulheres com mais de 40 anos, mas há diferenças significantes na sensibilidade entre os indivíduos (Deli *et al.*, 2020).

Algumas drogas ou toxinas ambientais têm sido associadas ao aparecimento da IOP. É o caso do fumo, que, por meio do hidrocarbono policíclico aromático encontrado no cigarro, causa a destruição dos oócitos, levando à falência ovariana permanente em experimentos em animais de laboratório. É reconhecida uma relação entre tabagismo e idade da menopausa, em que mulheres fumantes têm a sua menopausa instalada mais cedo que nas não usuárias de tabaco; mais estudos são necessários para elucidar como esse processo ocorre. Dados escassos apontam ainda para os efeitos de disruptores endócrinos, metais pesados, solventes, pesticidas, plásticos e resíduos químicos, porém a relação de causa-efeito não está bem estabelecida (McGlacken-Byrne e Conway, 2022).

Cirurgias pélvicas podem reduzir a reserva ovariana a partir da remoção de tecido contendo os folículos ou pelo comprometimento do suprimento sanguíneo ou como sequela de processos inflamatórios. Mais recentemente, a embolização da artéria uterina para o tratamento dos leiomiomas tem sido associada à diminuição da fertilidade, com diminuição da função ovariana e IOP em até 14% dos procedimentos. Ooforectomia bilateral, seja por tumor ou em decorrência de tratamento de endometriose ou por prevenção/tratamento do câncer de mama, é causa de IOP, que se dá de forma aguda e geralmente é extremamente sintomática (Nelson *et al.*, 2005; European Society of Human Reproduction and Embriology *et al.*, 2016).

Causas infecciosas

Embora historicamente alguns relatos estabeleçam uma relação entre a perda da função ovariana e algumas doenças infecciosas, essa relação de causa e efeito não é fácil de ser demonstrada. São citadas como causa de IOP parotidite, rubéola, varicela, herpes-zóster, citomegalovírus, tuberculose, malária e *Shigella*. E mais, muitas vezes tal associação está baseada em dados recordatórios. Mais recentemente, foi descrito que mulheres com HIV-positivo perderiam a função ovariana mais precocemente; no entanto, há dúvidas se o vírus teria influência direta sobre o ovário ou se o tabagismo e outras condições e hábitos de vida associados a essas pacientes teriam esse papel. Em conclusão, as evidências não indicam que se devam investigar causas infecciosas na etiologia da IOP (European Society of Human Reproduction and Embriology *et al.*, 2016).

DIAGNÓSTICO

A investigação da IOP está indicada em mulheres com menos de 40 anos que apresentam ciclos menstruais longos ou período de amenorreia de 4 a 6 meses, ou nas amenorreias primárias. O principal exame para caracterização é o FSH, com nível de corte historicamente utilizado a partir de 40 mUI/mℓ. Considerando a nova visão de um quadro que pode ser de progressiva perda da função ovariana, o valor de corte atualmente aceito foi proposto pela ESHRE, considerando-se o diagnóstico de IOP quando o FSH é maior que 25 mUI/mℓ. Devem ser obtidos valores de FSH acima do nível de corte em dois momentos distintos, com intervalo de ao menos 4 semanas. Não se recomenda instituir o diagnóstico baseado em uma única dosagem de FSH, tendo em vista suas flutuações e as repercussões de tal diagnóstico (Goswami e Conway, 2005; European Society of Human Reproduction and Embriology *et al.*, 2016).

A dosagem de estradiol pode ser solicitada, mas deve ser analisada sempre em associação com as dosagens de FSH e com os dados clínicos do ciclo menstrual, lembrando que o conceito atual de IOP não pressupõe o completo esgotamento de folículos ovarianos, mas uma redução da reserva folicular suficiente para causar manifestações clínicas e consequências funcionais tais como sintomas vasomotores, redução da capacidade reprodutiva e alterações metabólicas.

Deve-se sempre considerar a presença de folículos se o FSH for maior que 15 e menor ou igual a 30 mUI/mℓ. Essa possibilidade também pode estar presente se as dosagens de E2 forem superiores ou iguais a 50 pg/mℓ ou se a relação LH/FSH for superior ou igual a 1,0 (quando medidos em mUI/mℓ), uma vez que relação LH/FSH desta magnitude é encontrada em pacientes com bons níveis séricos de estrogênios. Também deve ser considerada a presença de folículos se a paciente apresentar sangramentos uterinos intermitentes ou se a ultrassonografia mostrar ovários de tamanhos normais e/ou a presença de folículos antrais. Sempre que houver suspeita da presença de folículos, a paciente deve ser esclarecida quanto à possibilidade de uma gestação espontânea.

Para diagnosticar e identificar a etiologia da IOP, os exames complementares indicados estão resumidos na Tabela 46.1.

Vale lembrar que a investigação da síndrome do X frágil pode ser indicada para rastrear irmãs e primas em idade fértil com o intuito de aconselhamento genético, em especial quando houver IOP familiar (Hoyos e Thakur, 2017).

Os testes de avaliação da reserva ovariana têm pouco valor para estabelecer o prognóstico, pois não há critérios para predizer quando a falência ovariana será definitiva.

Não se justifica a biopsia ovariana para identificar as formas folicular e não folicular.

REPERCUSSÕES DA INSUFICIÊNCIA OVARIANA PREMATURA

O hipoestrogenismo prolongado e precoce traz efeitos deletérios ao organismo feminino a curto, médio e longo prazos.

Efeitos a curto e médio prazos

A IOP caracteriza-se pela perda ou redução da reserva ovariana, com consequente comprometimento da fertilidade. Considerando que são mulheres jovens, a infertilidade é uma consequência em que muitas ainda não têm prole constituída ao receberem o diagnóstico de IOP.

- As queixas relacionadas aos sintomas vasomotores (fogachos, sudorese e palpitações) são mais observadas nas mulheres com amenorreia secundária ou com ciclos irregulares. Sintomas decorrentes da atrofia urogenital também são prevalentes e incluem ressecamento vaginal, dispareunia e prurido. Embora a flora seja semelhante entre as mulheres com IOP em uso de terapia hormonal sistêmica (TH) e as mulheres de mesma idade com função ovariana preservada, as queixas de secura vaginal e dispareunia são mais prevalentes entre as mulheres com IOP

- Na avaliação da função sexual, o comprometimento também é maior nas mulheres com IOP, com mais dor e pior lubrificação, sugerindo que a TH restabelece o epitélio e a flora vaginal, mas não é tão efetivo nas queixas relacionadas à função sexual (Benetti-Pinto *et al.*, 2015b; Gibson-Helm *et al.*, 2014; Pacello *et al.*, 2014)

- Do ponto de vista psicológico, há estudos mostrando que mulheres com IOP experimentam mais frequentemente sinais de depressão, baixa autoestima, com efeitos negativos sobre a sexualidade (Schimidt *et al.*, 2011).

Efeitos a longo prazo

Como repercussões a longo prazo, são mencionadas doenças metabólicas, cardiovasculares e neurológicas, osteoporose, infertilidade e aumento do risco de morte prematura.

Os dados com relação ao perfil lipídico, resistência insulínica e síndrome metabólica na IOP são conflitantes, o que talvez possa ser explicado pela variabilidade da população incluída nos estudos, a aderência ao tratamento e o controle dos fatores de risco. Alguns autores referem que o risco de mortalidade por doença isquêmica está aumentado em aproximadamente 80% no grupo de mulheres com IOP quando comparado ao grupo de mulheres com menopausa entre 40 e 55 anos (Ishizuka, 2021; Løkkegaard *et al.*, 2006).

Dessa forma, deve ser lembrado que o tratamento adequado inclui TH, controle e redução de fatores de risco como tabagismo, realização de atividade física regular, manutenção do índice de massa corporal dentro da faixa saudável, dieta equilibrada e controle da pressão arterial, fatores estes que podem auxiliar na cardioproteção. Uma recente metanálise da literatura mostrou que a IOP é um independente, porém modesto, fator de risco para doença cardíaca isquêmica e outras doenças cardiovasculares, mas não para acidente vascular cerebral (European Society of Human Reproduction and Embryology *et al.*, 2016; Jacobsen *et al.*, 1999; Podfigurna-Stopa *et al.*, 2016; Roeters van Lennep *et al.*, 2016).

Existe também um efeito deletério da IOP sobre a massa óssea. Mulheres com IOP são suscetíveis a osteopenia e osteoporose, tanto maior o risco quanto mais precoce e mais prolongado o tempo de amenorreia. Nas mulheres com IOP e amenorreia primária ou com insuficiência ovariana estabelecida muito precocemente, ainda no período de adolescência, pode haver inclusive o comprometimento na formação do pico de massa óssea. Além disso, secundariamente ao hipoestrogenismo, elas têm um aumento do remodelamento ósseo que leva à maior reabsorção com diminuição da densidade mineral óssea (DMO). Mulheres com IOP têm menor DMO que mulheres de mesma idade com função ovariana preservada. A prevalência de baixa massa óssea varia de 8 a 27%, dependendo do fator etiológico. O risco de fratura em mulheres com IOP é o dobro da população geral e as taxas de osteoporose são o dobro daquela observada nas mulheres após a menopausa natural (Meczekalski *et al.*, 2023). A medida da DMO pode ser útil e deveria ser realizada nas mulheres com IOP ao início da propedêutica. Caso ela indique osteoporose, deve ser repetida ao longo do tratamento, a cada 5 anos, (European Society of Human Reproduction and Embryology *et al.*, 2016; Sá, 2018; Torrealday *et al.*, 2017). Mulheres jovens com hipogonadismo,

Tabela 46.1 Exames complementares para identificar a etiologia da insuficiência ovariana prematura (IOP).

Clínica	Investigar IOP em mulheres abaixo de 40 anos com ou amenorreia primária ou que apresentem ciclos longos ou amenorreia secundária por ao menos 4 meses
Dosagem hormonal	Níveis de hormônio folículo-estimulante (FSH) séricos > 25 mUI/mℓ em dois momentos com intervalo de 4 semanas ou mais
Investigação da causa	
Todas	Anamnese cuidadosa pode dar indicações da causa da IOP
Genética	Análise cromossômica (principalmente para as mulheres com IOP antes dos 30 anos), exceto se for de causa iatrogênica identificada Atentar para a presença do cromossomo Y Investigação da pré-mutação do X frágil (síndrome X frágil): na IOP familiar ou quando houver história de retardo mental familiar Investigar causa autossômica apenas quando houver evidências clínicas ou familiares de uma mutação específica
Autoimune	Podem ser solicitados anticorpos antitireoperoxidase (anti-TPO) e, quando possível, anticorpos anti-21-hidroxilase, pois as doenças autoimunes mais frequentemente associadas à IOP são o hipotireoidismo e a doença de Addison. Demais exames complementares serão direcionados pelas manifestações clínicas
Infecciosa	Não está indicada investigação adicional para causas infecciosas
Iatrogênica	A história clínica fornecerá dados para essa etiologia quanto a cirurgia, rádio ou quimioterapia Tabagismo deve ser considerado, porém sem evidências de como quantificar sua participação

como é o caso da IOP, se enquadram para a realização de avaliação da DMO por meio da densitometria óssea dentro do protocolo do Sistema Único de Saúde (SUS).

Há uma correlação positiva entre o uso de TH na IOP e a DMO quando comparado com os níveis pré-tratamento (Podfigurna-Stopa *et al.*, 2020). O uso de TH por tempo prolongado pode ser suficiente para estabilizar a perda óssea, porém pode não reduzir o número de mulheres acometidas. É possível que, para algumas mulheres, a dose de estrogênio utilizada possa ter sido insuficiente para sua faixa etária (Benetti-Pinto *et al.*, 2002; Benetti-Pinto *et al.*, 2015a; European Society of Human Reproduction and Embryology *et al.*, 2016; Giraldo *et al.*, 2017; Popat *et al.*, 2009).

Há evidências de associação entre IOP e disfunção neurológica nos domínios de cognição global e memória verbal, além de risco aumentado de demência, doença de Parkinson, depressão e ansiedade, com efeito idade-dependente. Considerando mulheres com IOP pós-ooforectomia, observou-se que, quanto mais precoce a idade à ooforectomia, mais rápido é o declínio cognitivo, especialmente aquele relacionado à memória. Também, quanto mais precoce a idade da menopausa, maior associação com a doença de Alzheimer. O uso da TH por pelo menos 10 anos foi associado a menor perda da cognição global e doença de Alzheimer (Bove *et al.*, 2014). Entretanto, artigos mais recentes mostram que há ainda muita controvérsia sobre os benefícios da TH sobre a doença de Alzheimer (Bender *et al.*, 2023; Saleh *et al.*, 2023; Zandi *et al.*, 2022).

Tratamento

O tratamento baseia-se fundamentalmente na administração de terapia de reposição estrogênica, respeitadas as contraindicações formais ao seu uso e, havendo concordância da paciente,

a TH é conduta mandatória. Deve-se sempre alertar para o fato de que os riscos observados para a TH em mulheres com menopausa em idade normal não se aplicam para pacientes com IOP.

Em pacientes em que se faz diagnóstico de IOP ainda no período puberal e sem o adequado desenvolvimento dos caracteres sexuais secundários, deve-se induzir a puberdade com 17β-estradiol em baixas doses, com aumento gradual por 2 a 3 anos (Tabela 46.2). Este cuidado é para evitar que o excesso de hormônios exógenos acelere a maturidade óssea, o que pode comprometer a estatura final da adolescente.

O 17β-estradiol, adesivo ou gel, é a primeira opção, por ser considerado o mais fisiológico. A via parenteral evita o impacto da 1ª passagem hepática sobre o metabolismo em geral, tendo, portanto, menor efeito trombogênico, com mínimas alterações no perfil lipídico, menor interferência sobre o fator de crescimento semelhante à insulina 1 (IGF-1) e tem um bom efeito sobre a massa óssea.

Em pacientes com síndrome de Turner, por exemplo, as doses iniciais sugeridas para indução da puberdade com uso de adesivos transdérmicos variam de 3 a 7 mg/dia, com variações também no intervalo de trocas dos adesivos. Para o uso de estradiol gel, as doses iniciais são em torno de 0,25 mg/dia. Há um obstáculo prático para esta posologia visto que não dispomos de adesivos com baixas dosagens no mercado. Por outro lado, considerando que os adesivos têm apresentações comerciais de 25 e 50 mg, já foi observado que, quando cortados em quatro a oito partes, eles podem ser estocados por períodos superiores a 1 mês, a 21 a 35° C, e podem ser usados para a indução da puberdade (Ankarberg-Lingdgren *et al.*, 2019; Klein *et al.*, 2018).

Pacientes com IOP têm útero anatomicamente normal. Terapia estrogênica isolada a longo prazo (acima de 2 anos) pode levar ao risco de sangramento anormal, hiperplasia endometrial

Tabela 46.2 Sugestões de terapia hormonal (TH) para mulheres com insuficiência ovariana prematura.

Idade	Medicações e comentários	
12 a 13 anos	Se caracteres sexuais secundários ausentes e FSH elevado: iniciar com doses baixas de estrogênio	17β-estradiol (E2) Transdérmico: adesivo de 6,25 a 12,5 mcg/dia Gel: 0,25 mg/dia Oral: E2 micronizado 0,5 a 1,0 mg/dia
12,5 a 15 anos	Aumentar gradualmente a dose de estrogênio a cada 6 a 12 meses, durante 2 a 3 anos até dose adulta	E2 Transdérmico: 25; 50; 100 mcg/dia (dose na fase adulta: 100 a 200 mcg/dia) E2 Oral: 1,0; 1,5; 2,0 mg/dia (dose para fase adulta: 2 mg/dia)
14 a 16 anos	Iniciar progestagênio após 2 anos ou quando ocorrer o primeiro sangramento (o que ocorrer antes)	Adicionar progesterona oral micronizada 100 a 200 mg/dia ou didrogesterona 5 a 10 mg/dia ou AMP 5 a 10 mg/dia, regime cíclico, durante 10 a 14 dias do mês
16 a 40 anos	Doses plenas de estrogênio	17β-estradiol (E2) VO: 2 a 4 mg/dia Transdérmico: 100 a 200 mg/dia Percutâneo (gel): 2 a 3 mg/dia Progestagênio Sequencial ou cíclico: • Progesterona micronizada: 100 a 200 mg/dia ou didrogesterona 5 a 10 mg/dia, 10 a 14 dias VO • AMP: 10 mg/dia, 10 a 14 dias VO Regime contínuo: • Progesterona micronizada 100 mg/dia VO • Didrogesterona 5,0 mg/dia VO • NETA 1 mg/dia VO
40 a 50 anos	Avaliar dose de estrogênio para proteção da massa óssea e melhora dos sintomas	Manter TH até pelo menos idade habitual da menopausa
>50 anos	Uso da TH baseada nas considerações para mulher após a menopausa	

AMP: acetato de medroxiprogesterona; FSH: hormônio folículo-estimulante; NETA: acetato de noretisterona; VO: via oral. (Fonte: Benetti-Pinto *et al.*, 2008; Benetti-Pinto *et al.*, 2020; Bondy *et al.*, 2007; European Society of Human Reproduction and Embryology *et al.*, 2016; Furness *et al.*, 2012; Klein *et al.*, 2018; Panay e Kalu, 2009; Steingold *et al.*, 1991.)

e inclusive ao câncer endometrial. Dessa forma, os progestagênios devem ser utilizados 2 anos após o início da indução da puberdade com estradiol ou a partir do momento em que ocorrer o primeiro sangramento menstrual.

É muito importante o clínico entender os princípios que norteiam a TH na IOP, especialmente quando se trata de pacientes nesta fase de transição puberal. A pouca disponibilidade de produtos comerciais em dosagens adequadas para este uso em jovens adolescentes deve alertar o profissional a ser muito criterioso no uso da TH: conhecer suas diferenças em termos de potência biológica e metabolismo, suas dosagens e realizar um acompanhamento minucioso da evolução clínica da paciente, com ênfase na curva de crescimento, desenvolvimento dos caracteres sexuais e densidade mineral óssea, utilizando todos recursos propedêuticos indispensáveis (Sá, 2018).

Quando o diagnóstico é mais tardio e já não há preocupação com o crescimento, a dose estrogênica inicial pode ser maior e mais rapidamente progressiva, com aumentos a cada 3 a 6 meses até a dose adulta. Não há evidências de qual é a melhor via, se oral ou transdérmica. Não há muitas evidências comparando diferentes esquemas terapêuticos (Benetti-Pinto et al., 2020; Bondy et al., 2007; European Society of Human Reproduction and Embryology et al., 2016; Klein et al., 2018).

Na fase adulta, a TH deve buscar alcançar níveis séricos de estradiol fisiológicos para a sua idade. Em mulheres com ciclo menstrual normal e espontâneo, os níveis são em média de 50 a 100 pg/mℓ e tais níveis são atingidos com o uso de 17β-estradiol transdérmico: 100 mg/dia – adesivos com trocas 2 vezes/semana ou gel percutâneo 1 a 3 mg/dia ou 17β-estradiol ou valerato de estradiol 2 a 4 mg/dia VO. Na administração oral, níveis suprafisiológicos de estrona podem ser verificados (Benetti-Pinto et al., 2020; European Society of Human Reproduction and Embryology et al., 2016).

As doses de progestagênio utilizadas para proteção endometrial em mulheres com útero dependem da dose do estrogênio e da escolha de regime contínuo ou cíclico. Para regimes contínuos, sugere-se o uso de noretisterona 1 mg ou acetato de medroxiprogesterona 2,5 mg/dia e, para regimes cíclicos ou sequenciais, 10 mg de acetato de medroxiprogesterona ou progesterona micronizada na dose de 200 mg VO por 10 a 14 dias do mês. A administração do progestagênio deve ser feita por via transdérmica ou oral, porém o uso do sistema intrauterino liberador de levonorgestrel pode ser considerado (Furness et al., 2012; Ishizuka, 2021; Panay e Kalu, 2009).

Os níveis de testosterona em mulheres com IOP geralmente estão diminuídos e é possível que esta deficiência contribua para algumas manifestações clínicas encontradas nestas pacientes. Entretanto, não há consenso sobre o uso de testosterona na rotina da terapia hormonal. Produtos prescritos em publicações internacionais não estão disponíveis no Brasil e, além disso, a literatura internacional tem dificuldades para estabelecer consensos sobre a terapia androgênica, mesmo em mulheres na pós-menopausa.

Nas situações de IOP por disgenesia gonadal ou por ooforectomia, a insuficiência androgênica é mais facilmente caracterizada. A reposição nessas situações pode ser feita em doses baixas, atenuando os sintomas de deficiência sem causar efeitos colaterais como queda de cabelo, acne ou alteração de perfil lipídico, porém há poucas evidências dos riscos e benefícios. Os estudos disponíveis referem uso de 1/5 a 1/10 das doses masculinas ou adesivos contendo 300 mcg diários de testosterona, não disponíveis no nosso país (European Society of Human Reproduction and Embryology et al., 2016). O uso de testosterona em compostos manipulados para uso transdérmico representa uma alternativa, considerando a indisponibilidade de produtos farmacêuticos regulamentados, sendo utilizada em doses que mantenham níveis fisiológicos e necessitando de controle com dosagens de testosterona sérica. Sua principal indicação ocorre nos casos de desejo sexual hipoativo, sem melhora após terapia estroprogestativa (Benetti-Pinto et al., 2020).

Pontos de destaque na terapia da insuficiência ovariana prematura

É importante salientar que a TH não tem efeito contraceptivo. Assim, contraceptivos combinados devem ser recomendados quando o risco de gestação é inaceitável (a literatura refere 5 a 10% de risco de ovulação esporádica e gestação em mulheres com IOP). Os contraceptivos hormonais combinados atuariam como terapia de reposição hormonal com o benefício adicional de evitar gestação indesejável. Entretanto, devem ser evitados nas pacientes adolescentes, especialmente pré-menarca. Quando utilizados, os contraceptivos preferencialmente devem ser administrados na forma contínua para evitar os períodos de hipoestrogenismo das pausas.

A TH deve ser feita a longo prazo, visando ao alívio dos sintomas, principalmente a instabilidade vasomotora, melhora da função sexual, distúrbios do humor, fadiga, alterações da pele e prevenção de sequelas tardias do hipoestrogenismo, por exemplo, a perda óssea. Ela deve se estender em geral até os 50 anos, idade esperada para a menopausa natural. Após os 50 anos, a TH poderá ser mantida, devendo o médico avaliar, em conjunto com a paciente, as indicações e os riscos a partir dessa idade, que agora se assemelhariam aos de mulheres climatéricas.

Embora haja uma clara e precisa indicação para a TH, infelizmente ainda há restrições por parte das pacientes e de alguns médicos quanto ao seu uso em mulheres com IOP. Não há evidências de aumento do risco de câncer de mama em decorrência da TH nessa população. Há estudos mostrando redução do câncer de mama em mulheres com IOP em relação a mulheres com menopausa habitual. Também em situações pós-ooforectomia bilateral, o risco de câncer de mama em mulheres com BRCA1/2 é reduzido. Estudos comparativos entre mulheres com IOP em uso de TH e mulheres de mesma idade com função ovariana normal mostraram não haver diferenças na densidade mamária. A densidade das mamas avaliada por meio de mamografia é considerada um fator independente para risco de câncer de mama. Assim, essas evidências devem ser utilizadas para melhorar a prescrição e a aderência ao tratamento o hormonal (Benetti-Pinto et al., 2008; Benetti-Pinto et al., 2014; European Society of Human Reproduction and Embryology et al., 2016; Rebbeck et al., 2005; Panay e Kalu, 2009; Wu et al., 2014).

Mulheres com IOP devem receber orientações dietéticas, de atividade física, avaliação e suporte emocional e sexual e, quando necessário, orientação quanto ao tratamento reprodutivo. Dieta rica em cálcio e suplementação de cálcio e vitamina D, quando necessárias, aliadas a atividade física, hábitos saudáveis e redução do tabagismo, podem minimizar o risco de perda óssea. Estilo de vida saudável e dieta são medidas indicadas também para a redução do risco de doença cardiovascular.

Em mulheres sem prole constituída e que desejem gestação, é preciso orientar que a chance de concepção espontânea é rara. Procedimentos de reprodução assistida com doação de oócito constituem a opção de escolha terapêutica para a fertilização.

É de fundamental importância ressaltar que, quando a investigação genética indicar a presença de cromossomo Y, o risco de desenvolvimento de tumor está aumentado e, portanto, deve ser realizada gonadectomia profilática.

Tratamento quando a terapia hormonal está contraindicada

Caso a TH esteja contraindicada ou seja recusada pela paciente, devem ser tomadas medidas que visem à preservação da massa óssea e à prevenção de doenças cardiovasculares: dieta adequada, exercícios físicos, aumento da ingestão de cálcio (1.000 a 1.200 mg/dia), prescrição de vitamina D (1.500 a 2.000 UI/dia) e evitar a ingestão de bebidas alcoólicas e tabagismo. As medidas anteriores são geralmente insuficientes para manutenção da densidade óssea na idade reprodutiva, portanto ela deve ser monitorada. Quando necessário, os bifosfonados devem ser considerados (em situações especiais).

Para os sintomas geniturinários, podem ser utilizados estrogênios tópicos ou lubrificantes vaginais, úteis para o tratamento do desconforto vaginal e dispareunia.

Na presença de sintomas vasomotores (estes são mais frequentes nas IOP pós-ooforectomia) podem-se utilizar antidepressivos inibidores seletivos da recaptação de serotonina (ISRS): paroxetina 7,5 a 20 mg/dia; venlafaxina 37,5 a 75 mg/dia; sertralina 50 mg/dia; clonidina e gabapentina. O uso destes medicamentos deve ser feito por período limitado. A literatura também apresenta outras terapias não farmacológicas ou comportamentais que são adotadas para mulheres não usuárias de TH na pós-menopausa (North American Menopause Society Position Statement, 2023; Paiva *et al.*, 2018) e que poderiam ser úteis para pacientes com IOP.

Quanto à possibilidade do uso de testosterona, deve ser esclarecido que sua eficácia e segurança a longo prazo nessas pacientes ainda são desconhecidas. Mesmo nas mulheres na pós-menopausa em idade natural, alguns *trials* utilizando baixas doses de testosterona têm sido considerados cuidadosamente, em pacientes selecionadas, para o tratamento de desejo sexual hipoativo, por tempo limitado. Não há dados na literatura sobre a segurança de seu uso a longo prazo (Vergunta *et al.*, 2020).

ACOMPANHAMENTO DAS MULHERES COM IOP

Por terem perda precoce de massa óssea e, portanto, chances aumentadas de osteoporose, está indicada a realização de densitometria para avaliar a DMO. A periodicidade de repetição desse exame será dada pelos resultados obtidos, conforme orientação descrita anteriormente.

Deve-se realizar avaliação periódica de fatores de risco para doença cardiovascular, com realização de exames clínicos e laboratoriais para avaliar distúrbios do metabolismo lipídico, glicídico, assim como de síndrome metabólica, além da orientação para controle de peso, atividade física, redução do tabagismo. Recomenda-se também avaliação periódica das funções tireoidianas e adrenais.

As mulheres devem receber suporte psicossocial e orientação quanto a queixas sexuais.

É necessário seguimento das rotinas próprias dos programas de prevenção de doenças femininas. As mulheres com IOP têm baixo risco para câncer de mama, portanto o rastreamento mamográfico segue as orientações gerais para a população feminina.

CONSIDERAÇÕES FINAIS

Não existem medidas que possam prevenir a IOP. Não há teste preditivo para identificar mulheres que desenvolverão IOP, exceto quando está identificada uma mutação reconhecidamente relacionada à IOP ou quando se trata de paciente para a qual está prevista a utilização de rádio ou quimioterapia. Na presença do cromossomo Y, deve-se indicar a remoção cirúrgica das gônadas.

A TH é mandatória na IOP, respeitadas as contraindicações dos estrogênios. Dá-se preferência aos chamados "hormônios naturais" e deve ser estendida pelo menos até os 50 anos; é importante manter vigilância sobre a DMO e os riscos de fratura.

Mulheres com IOP têm 5 a 10% de possibilidades de ter uma gravidez espontânea, por isso a contracepção deve ser considerada quando a mulher não deseja gestação. Nesta situação, os contraceptivos preferencialmente devem ser usados em regime contínuo ou estendido para reduzir os períodos de hipoestrogenismo.

Para as mulheres que desejam engravidar, as técnicas de reprodução assistida utilizando doação de oócito representam alternativa com bons resultados.

REFERÊNCIAS BIBLIOGRÁFICAS

ANASTI, J. N. *et al.* Bone loss in young women with karyotypically normal spontaneous premature ovarian failure. *Obstetrics & Gynecology*, v. 91, n. 1, p. 12-15, 1998.

ANKARBERG-LINDGREN, C. *et al.* Estradiol matrix patches for pubertal induction: stability of cut pieces at different temperatures. *Endocrine Connections*, v. 8, n. 4, p. 360-366, 2019.

BARKER, J. M.; EISENBARTH, G. S. Autoimmune polyendocrine syndromes. *Type*, v. 1, 2003.

BENDER, E. HRT, Even short-term use, linked to dementia risk in women. *Medscape*, 2023.

BENETTI-PINTO, C. L. *et al.* 17-Hydroxyprogesterone deficiency as a cause of sexual infantilism and arterial hypertension: laboratory and molecular diagnosis–a case report. *Gynecological Endocrinology*, v. 23, n. 2, p. 94-98, 2007.

BENETTI-PINTO, C. L. *et al.* Breast density in women with premature ovarian failure using hormone therapy. *Gynecological Endocrinology*, v. 24, n. 1, p. 40-43, 2008.

BENETTI-PINTO, C. L. *et al.* Factors associated with the reduction of bone density in patients with gonadal dysgenesis. *Fertility and Sterility*, v. 77, n. 3, p. 571-575, 2002.

BENETTI-PINTO, C. L. *et al.* Mammographic breast density in women with premature ovarian failure: a prospective analysis. *Menopause*, v. 21, n. 9, p. 933-937, 2014.

BENETTI-PINTO, C. L. *et al.* Premature ovarian insufficiency: A hormonal treatment approach. *Revista Brasileira de Ginecologia e Obstetrícia*, v. 42, p. 511-518, 2020.

BENETTI-PINTO, C. L. *et al.* Vaginal epithelium and microflora characteristics in women with premature ovarian failure under hormone therapy compared to healthy women. *Archives of Gynecology and Obstetrics*, v. 292, p. 159-164, 2015b.

BENETTI-PINTO, C. L.; FERREIRA, V. B.; YELA, D. A. Long-term follow-up of bone density in women with primary ovarian insufficiency. *Menopause*, v. 22, n. 9, p. 946-949, 2015a.

BONDY, C. A.; TURNER SYNDROME CONSENSUS STUDY GROUP. Care of girls and women with Turner syndrome: a guideline of the Turner Syndrome Study Group. *The Journal of Clinical Endocrinology & Metabolism*, v. 92, n. 1, p. 10-25, 2007.

BOVE, R. *et al.* Age at surgical menopause influences cognitive decline and Alzheimer pathology in older women. *Neurology*, v. 82, n. 3, p. 222-229, 2014.

CABURET, S. *et al.* Mutant cohesin in premature ovarian failure. *New England Journal of Medicine*, v. 370, n. 10, p. 943-949, 2014.

CHON, S. J.; UMAIR, Z.; YOON, M. Premature ovarian insufficiency: past, present, and future. *Frontiers in Cell and Developmental Biology*, v. 9, p. 672890, 2021.

DELI, T.; OROSZ, M.; JAKAB, A. Hormone replacement therapy in cancer survivors–review of the literature. *Pathology & Oncology Research*, v. 26, n. 1, p. 63-78, 2020.

DOMNIZ, N.; MEIROW, D. Premature ovarian insufficiency and autoimmune diseases. *Best Practice & Research Clinical Obstetrics & Gynaecology*, v. 60, p. 42-55, 2019.

EUROPEAN SOCIETY OF HUMAN REPRODUCTION AND EMBRIOLOGY Guideline Group on POI *et al.* ESHRE Guideline: management of women with premature ovarian insufficiency. *Human Reproduction*, v. 31, n. 5, p. 926-937, 2016.

FURNESS, S. *et al.* Hormone therapy in postmenopausal women and risk of endometrial hyperplasia. *Cochrane Database of Systematic Reviews*, n. 3, 2012.

GIBSON-HELM, M.; TEEDE, H.; VINCENT, A. Symptoms, health behavior and understanding of menopause therapy in women with premature menopause. *Climacteric*, v. 17, n. 6, p. 666-673, 2014.

GIRALDO, H. *et al.* Standard hormone therapy is inadequate for bone density in premature ovarian insufficiency. *Gynecological Endocrinology*, v. 33, n. 4, p. 283-286, 2017.

GOSWAMI, D.; CONWAY, G. S. Premature ovarian failure. *Human Reproduction Update*, v. 11, n. 4, p. 391-410, 2005.

HOYOS, L. R.; THAKUR, M. Fragile X premutation in women: recognizing the health challenges beyond primary ovarian insufficiency. *Journal of Assisted Reproduction and Genetics*, v. 34, p. 315-323, 2017.

ISHIZUKA, B. Current understanding of the etiology, symptomatology, and treatment options in premature ovarian insufficiency (POI). *Frontiers in Endocrinology*, v. 12, p. 626924, 2021.

JACOBSEN, B. K.; KNUTSEN, S. F.; FRASER, G. E. Age at natural menopause and total mortality and mortality from ischemic heart disease: the Adventist Health Study. *Journal of Clinical Epidemiology*, v. 52, n. 4, p. 303-307, 1999.

KAUFMAN, F. R. *et al.* Hypergonadotropic hypogonadism in female patients with galactosemia. *New England Journal of Medicine*, v. 304, n. 17, p. 994-998, 1981.

KLEIN, K. O. *et al.* Estrogen replacement in Turner syndrome: literature review and practical considerations. *The Journal of Clinical Endocrinology & Metabolism*, v. 103, n. 5, p. 1790-1803, 2018.

KOVANCI, E.; SCHUTT, A. K. Premature ovarian failure: clinical presentation and treatment. *Obstetrics and Gynecology Clinics of North America*, v. 42, n. 1, p. 153-161, 2015.

LAML, T. *et al.* Genetic disorders in premature ovarian failure. *Human Reproduction Update*, v. 8, n. 5, p. 483-491, 2002.

LI, M. *et al.* The global prevalence of premature ovarian insufficiency: a systematic review and meta-analysis. *Climacteric*, v. 26, n. 2, p. 95-102, 2023.

LIU, H. *et al.* Novel FSHR mutations in Han Chinese women with sporadic premature ovarian insufficiency. *Molecular and Cellular Endocrinology*, v. 492, p. 110446, 2019.

LIU, J. Y. *et al.* Identification of allelic variants in the follicle-stimulating hormone receptor genes of females with or without hypergonadotropic amenorrhea. *Fertility and Sterility*, v. 70, n. 2, p. 326-331, 1998.

LØKKEGAARD, E. *et al.* The association between early menopause and risk of ischaemic heart disease: influence of hormone therapy. *Maturitas*, v. 53, n. 2, p. 226-233, 2006.

LUISI, S. *et al.* Premature ovarian insufficiency: from pathogenesis to clinical management. *Journal of Endocrinological Investigation*, v. 38, p. 597-603, 2015.

MCGLACKEN-BYRNE, S. M.; CONWAY, G. S. Premature ovarian insufficiency. *Best Practice & Research Clinical Obstetrics & Gynaecology*, v. 81, p. 98-110, 2022.

MECZEKALSKI, B. *et al.* Managing early onset osteoporosis: the impact of premature ovarian insufficiency on bone health. *Journal of Clinical Medicine*, v. 12, n. 12, p. 4042, 2023.

MIGUEL-NETO, J. *et al.* New approach to phenotypic variability and karyotype-phenotype correlation in Turner syndrome. *Journal of Pediatric Endocrinology and Metabolism*, v. 29, n. 4, p. 475-479, 2016.

NELSON, L. M.; COVINGTON, S. N.; REBAR, R. W. An update: spontaneous premature ovarian failure is not an early menopause. *Fertility and Sterility*, v. 83, n. 5, p. 1327-1332, 2005.

NORTH AMERICAN MENOPAUSE SOCIETY Position Statement. The 2023 non hormone therapy position statement of The North American Menopause Society. *Menopause*, v. 30, n. 6, p. 573-590, 2023.

PACELLO, P. C. C. *et al.* Dyspareunia and lubrication in premature ovarian failure using hormonal therapy and vaginal health. *Climacteric*, v. 17, n. 4, p. 342-347, 2014.

PAIVA, L. H. S. C.; VALADARES, A. L. R.; BACCARO, L. F. C. *Como tratar os sintomas vasomotores sem o emprego da terapia hormonal?* Consenso Brasileiro de Terapêutica Hormonal da Menopausa – Associação Brasileira de Climatério (SOBRAC) – São Paulo: Leitura Médica, p. 147-153, 2018.

PANAY, N.; KALU, E. Management of premature ovarian failure. *Best Practice & Research Clinical Obstetrics & Gynaecology*, v. 23, n. 1, p. 129-140, 2009.

PODFIGURNA-STOPA, A. *et al.* Impact of hormonal replacement therapy on bone mineral density in premature ovarian insufficiency patients. *Journal of Clinical Medicine*, v. 9, n. 12, p. 3961, 2020.

PODFIGURNA-STOPA, A. *et al.* Premature ovarian insufficiency: the context of long-term effects. *Journal of Endocrinological Investigation*, v. 39, p. 983-990, 2016.

POPAT, V. B. *et al.* Bone mineral density in estrogen-deficient young women. *The Journal of Clinical Endocrinology & Metabolism*, v. 94, n. 7, p. 2277-2283, 2009.

QIN, Y. *et al.* Genetics of primary ovarian insufficiency: new developments and opportunities. *Human Reproduction Update*, v. 21, n. 6, p. 787-808, 2015.

REBAR, R. W. Premature ovarian failure. *Obstetrics & Gynecology*, v. 113, n. 6, p. 1355-1363, 2009.

REBBECK, T. R. *et al.* Effect of short-term hormone replacement therapy on breast cancer risk reduction after bilateral prophylactic oophorectomy in BRCA1 and BRCA2 mutation carriers: the PROSE Study Group. *Journal of Clinical Oncology*, v. 23, n. 31, p. 7804-7810, 2005.

ROETERS VAN LENNEP, J. E. *et al.* Cardiovascular disease risk in women with premature ovarian insufficiency: a systematic review and meta-analysis. *European Journal of Preventive Cardiology*, v. 23, n. 2, p. 178-186, 2016.

SALEH, R. N. M. *et al.* Hormone replacement therapy is associated with improved cognition and larger brain volumes in at-risk APOE4 women: results from the European Prevention of Alzheimer's Disease (EPAD) cohort. *Alzheimer's Research & Therapy*, v. 15, n. 1, p. 10, 2023.

SÁ, M. F. S. Premature ovarian insufficiency and bone health care: A concern of the gynecologist. *Revista Brasileira de Ginecologia e Obstetrícia*, v. 40, p. 305-308, 2018.

SÁ, M. F. S; MATTHEWS, M. J.; REBAR, R. W. Altered forms of immunoreactive urinary FSH and LH in premature ovarian failure. *Infertility*, v. 11, n. 1, p. 1-11, 1988.

SCHMIDT, P. J. *et al.* Depression in women with spontaneous 46, XX primary ovarian insufficiency. *The Journal of Clinical Endocrinology & Metabolism*, v. 96, n. 2, p. E278-E287, 2011.

SIMPSON, J. L.; RAJKOVIC, A. Ovarian differentiation and gonadal failure. *American Journal of Medical Genetics*, v. 89, n. 4, p. 186-200, 1999.

STEINGOLD, K. A. *et al.* Comparison of transdermal to oral estradiol administration on hormonal and hepatic parameters in women with premature ovarian failure. *The Journal of Clinical Endocrinology & Metabolism*, v. 73, n. 2, p. 275-280, 1991.

TORREALDAY, S.; KODAMAN, P.; PAL, L. Premature ovarian insufficiency- an update on recent advances in understanding and management. *F1000Research*, v. 6, 2017.

VEGUNTA, S.; KLING, J. M.; KAPOOR, E. Androgen therapy in women. *Journal of Women's Health*, v. 29, n. 1, p. 57-64, 2020.

WU, X. *et al.* Impact of premature ovarian failure on mortality and morbidity among Chinese women. *PloS one*, v. 9, n. 3, p. e89597, 2014.

ZANDI, P. P. *et al.* Hormone replacement therapy and incidence of Alzheimer disease in older women: the Cache County Study. *Journal of the American Medical Association*, v. 288, n. 17, p. 2123-2129, 2002.

CAPÍTULO 47

Terapia Hormonal: Androgênios

Rodolfo Strufaldi • Marcelo Steiner • Luciano de Melo Pompei • César Eduardo Fernandes

INTRODUÇÃO

Ao longo do período reprodutivo das mulheres, os androgênios declinam lenta e progressivamente, e esse decréscimo é mais acentuado no período pós-menopausa. O estado de deficiência androgênica se manifesta insidiosamente por diminuição da função sexual, do bem-estar e de energia, fadiga, emagrecimento, instabilidade vasomotora, alterações na composição corporal e perda de massa óssea. Entretanto, esses sintomas são potencialmente atribuíveis a diferentes etiologias, o que dificulta o diagnóstico adequado. A síndrome da insuficiência androgênica (SIA) tem despertado inúmeras discussões, controvérsias e parece ser essencialmente clínica, não havendo evidências atuais da utilidade de realização de exames laboratoriais para sua comprovação diagnóstica. A terapia androgênica na pós-menopausa é um assunto amplamente discutido que ganha cada dia mais importância, merecendo intensa atenção dos profissionais médicos frente às indicações e ao uso adequado na mulher climatérica. No entanto, o uso de androgênios nessa população continua sendo um tema controverso, principalmente devido à escassez de dados de segurança a longo prazo.

Por outro lado, uma força-tarefa formada por Endocrine Society, American College of Obstetricians and Gynecologists (ACOG), American Society for Reproductive Medicine (ASRM), European Society of Endocrinology (ESE) e International Menopause Society (IMS) publicou em 2014 uma recomendação na qual não há uma síndrome bem definida de deficiência androgênica e inexiste informação sobre correlação entre os níveis plasmáticos androgênicos e os sinais e sintomas (Wierman *et al.*, 2014). Isso reforça, de maneira mais clara, não se realizarem dosagens plasmáticas de androgênios para o diagnóstico.

Os principais androgênios produzidos pelas mulheres incluem a testosterona (T), a androstenediona (Δ4A), o sulfato de deidroepiandrosterona (SDHEA) e a di-hidrotestosterona (DHT). Nas mulheres, o SDHEA é o androgênio quantitativamente mais abundante e a testosterona, por sua potência biológica, é o de maior importância (Longcope, 1986). Em mulheres jovens, 25% da testosterona circulante são originários da glândula adrenal, 25% são sintetizados nas células da teca e no estroma ovariano, sob controle do hormônio luteinizante (LH). A partir da conversão periférica de outros androgênios, ocorre a produção de aproximadamente 50% dos androgênios, com posterior metabolização pela 5α-redutase a DHT ou por aromatases a estrogênios (Fernandes *et al.*, 2006).

A testosterona tem sido habitualmente referida como a principal representante da androgenicidade plasmática em mulheres. Considera-se biologicamente ativa a testosterona biodisponível que circula livre ou ligada à albumina e indisponível para ação metabólica a fração aderida à globulina ligadora dos hormônios sexuais (SHBG). A forte correlação entre testosterona e SHBG possibilita a utilização da SHBG como marcador intermediário de androgenismo feminino (Fernandes *et al.*, 2006).

Nas mulheres, os androgênios exercem uma função essencial sobre a sexualidade, influenciando o desejo, o humor, a energia e o bem-estar. Além dos efeitos genitais e sobre a sexualidade, os androgênios atuam também no sistema nervoso central (SNC), no córtex e em estruturas hipotalâmicas e límbicas, influenciando a liberação de neurotransmissores e modulando importantes funções relacionadas com a sensibilidade, a percepção e o prazer (Cloke e Christian, 2012).

FISIOLOGIA E NÍVEIS DE ANDROGÊNIOS DURANTE A VIDA FEMININA

O declínio plasmático de androgênios precede o de estrogênios, como resultado da redução linear da produção de SDHEA e DHT pelas adrenais a partir da 4ª década de vida e do número crescente de ciclos anovulatórios observados nos últimos anos da menacme (Mushayandebvu *et al.*, 1996). Estudos avaliando as concentrações plasmáticas de testosterona total em mulheres com função menstrual normal demonstram que ocorre uma queda significativa com a idade, sendo que os níveis observados em mulheres aos 40 anos representam a metade daqueles vistos aos 20 anos (Judd *et al.*, 1974).

O estado de deficiência androgênica se manifesta clinicamente por diminuição da função sexual, do bem-estar geral e energia, por fadiga, emagrecimento, instabilidade vasomotora, podendo ainda representar alterações na composição corporal e perda de massa óssea (Wierman *et al.*, 2014). A ooforectomia realizada no período pós-menopáusico se faz acompanhar de redução de cerca de 50% dos níveis plasmáticos de testosterona. Igualmente, nessas circunstâncias, se observa declínio significativo das concentrações plasmáticas de androstenediona (Figura 47.1) (Judd *et al.*, 1974).

Do mesmo modo, em mulheres pós-menopáusicas, quando comparados os níveis de testosterona e de androstenediona em veia ovariana e periférica, observa-se um gradiente profundo, demonstrando a produção ovariana desses androgênios (Judd *et al.*, 1974).

A queda na produção androgênica é um processo fisiológico e contínuo, sugerindo que a elevação na atividade das células estromais ovarianas, em resposta ao LH, serviria como mecanismo compensatório temporário, fornecedor de substrato para a gênese de estrogênios em alguns sítios extragonadais (Bachmann *et al.*, 2002). A diversidade de resposta ovariana provavelmente contribui para a controvérsia sobre os níveis plasmáticos de androgênios após a menopausa.

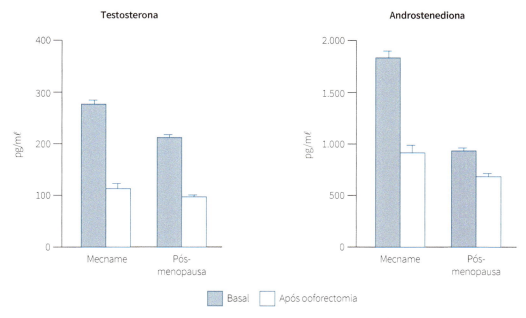

Figura 47.1 Comportamento dos níveis plasmáticos de testosterona e androstenediona em mulheres na menacme e na pós-menopausa submetidas à ooforectomia bilateral. Observar que os ovários produzem aproximadamente metade da testosterona na mulher e que a testosterona diminui dramaticamente após a ooforectomia. Os níveis de androstenediona também diminuem, porém de maneira mais discreta, especialmente no período pós-menopáusico (Adaptada de: Judd et al., 1974.)

Deficiência androgênica feminina

Na atualidade, inexiste um consenso sobre a definição clínica de SIA em mulheres e tampouco se conhece a respeito da sua real prevalência.

Com base no Consenso de Princeton, em 2001, a SIA foi definida como um conjunto de sintomas clínicos na presença de biodisponibilidade diminuída de testosterona e níveis normais de estrogênios (Bachmann et al., 2002):

- Diminuição da sensação de bem-estar
- Humor disfórico
- Fadiga persistente sem causa estabelecida
- Alteração da função sexual, incluindo diminuição da libido, do prazer e da receptividade sexual
- Perda de massa óssea e massa muscular
- Persistência de sintomas vasomotores, diminuição da lubrificação vaginal pós-menopáusica sob adequada terapêutica estrogênica
- Rarefação ou afinamento dos pelos pubianos
- Alterações na memória e na cognição.

A maioria desses sintomas são escamoteados e muitas vezes atribuíveis a diferentes etiologias, dificultando o correto diagnóstico por parte dos clínicos.

Os androgênios parecem ter influência significativa no comportamento, na sensação de bem-estar e no humor de mulheres após a menopausa, com melhora nas queixas de depressão, conforme observado em pesquisas com grupos de mulheres submetidas à reposição hormonal androgênica (Leão et al., 2005). As principais causas de redução dos níveis plasmáticos de testosterona estão listadas a seguir:

- Avanço da idade
- Condições que alteram a produção de testosterona:
  - Ooforectomia
  - Insuficiência ovariana
  - Insuficiência adrenal
  - Doenças crônicas
  - Hipopituitarismo
- Tratamento com fármacos:
  - Terapia estrogênica
  - Corticosteroides

Diagnóstico da insuficiência androgênica

Os principais sintomas de insuficiência androgênica em mulheres são: diminuição da sensação de bem-estar, humor disfórico, fadiga persistente de causa desconhecida, redução da libido e da receptividade sexual e do prazer, sintomas vasomotores e diminuição da lubrificação vaginal, além de perda de massa óssea e comprometimento da força muscular, rarefação e afinamento dos pelos pubianos (Braunstein, 2002).

Algumas recomendações importantes a respeito da terapêutica androgênica (TA) podem ser listadas com base em posição de 2005 da North American Menopause Society (NAMS, 2005) e ajustadas pelas recomendações mais recentes da Endocrine Society (Wierman et al., 2014).

Mulheres pós-menopáusicas com manifestação de desejo sexual hipoativo, excluídas outras causas, são candidatas à TA. A via transdérmica (adesivos, creme e gel) parece ser preferível à via oral, não existindo dados de segurança sobre a TA em uso a longo prazo. É imperioso haver monitoramento dos resultados com base na melhora da sexualidade, do bem-estar e no aparecimento de eventos adversos. Deve-se individualizar a terapêutica e respeitar inicialmente as mesmas contraindicações da terapêutica estrogênica. A TA não deve ser indicada em pacientes com câncer de mama ou endométrio, doença cardiovascular e doença hepática.

Importante ressaltar que a maioria das pesquisas científicas realizadas com testosterona administrada a mulheres requeria que as participantes apresentassem distúrbio do desejo sexual hipoativo e não manifestações de uma suposta SIA, tendo-se aqui como um dos exemplos o estudo *A Phase III Research Study of Female Sexual Dysfunction in Women on*

Testosterone Patch without Estrogen (Davis *et al.*, 2008). Esse estudo investigou o uso exclusivo de androgênio, sem o uso simultâneo de estrogênio, avaliando durante 52 semanas o uso de testosterona transdérmica nos distintos domínios de função sexual, observando aumento significativo do número de relacionamentos sexuais satisfatórios e dos escores de avaliação do desejo sexual, quando comparado com o placebo (Davis *et al.*, 2008).

Em 2018, a Associação Brasileira de Climatério (SOBRAC), sugeriu que o uso da TA deveria se reservar para os casos de ocorrência de queixas sexuais, sem mencionar a necessidade da presença de uma SIA (Kulak Jr., 2014).

Consequências da insuficiência androgênica na mulher

Efeitos sobre a densidade mineral óssea

Na pós-menopausa, ao contrário do período reprodutivo, os baixos níveis de androgênios séricos associam-se à redução da massa óssea e ao risco aumentado de fraturas, assim como há evidências de que o uso da terapia convencional da menopausa associada aos androgênios promove ganho de massa óssea e aumento dos marcadores bioquímicos de formação óssea (Raisz *et al.*, 1996).

Baixa densidade mineral óssea (DMO) e osteoporose são situações clínicas frequentemente notadas em mulheres com insuficiência androgênica e é claramente reconhecido o efeito anabólico do androgênio nos ossos, em função da existência de receptores androgênicos nos osteoblastos (Notelovitz, 2002).

Androgênios sintéticos, como o undecanoato de testosterona administrado por via oral, exibe efeito positivo no osso e acredita-se que o efeito hepático deste possa ser menor que o da metiltestosterona, visto que, após absorção intestinal, o undecanoato de testosterona sofre desvio do sistema porta e se dirige ao ducto torácico, chegando ao sangue pelo sistema linfático (Fernandes *et al.*, 2006).

Os androgênios têm ação reconhecida sobre o metabolismo ósseo, com efeito sinérgico quando associados ao estrogênio, porém não há indicação regulatória para o uso de androgênio na prevenção e no tratamento da baixa DMO (Arlt, 2006).

Efeitos sobre a composição corporal

O efeito anabólico da testosterona promove a síntese proteica por ativação do sistema do fator de crescimento semelhante à insulina 1 (IGF-1) intramuscular. Com isso, a administração de androgênios determina aumento na quantidade de tecido muscular. Ao longo da vida e com o avanço da idade, as taxas metabólicas e o gasto energético diminuídos, assim como os níveis reduzidos de testosterona e de seus precursores podem contribuir, de maneira significativa, para a diminuição da massa magra (Leão *et al.*, 2006).

Parece haver uma correlação positiva entre os anos de menopausa, índice de massa corpórea (IMC) e porcentagem total de gordura corporal, assim como a localização da gordura visceral, que se associa a hipercolesterolemia, aterosclerose, hipertensão arterial sistêmica e resistência insulínica com influência clara sobre a elevação do risco cardiovascular (Keller *et al.*, 2011).

Efeitos sobre a função sexual feminina

Na atualidade, a deficiência androgênica tem sido considerada um dos componentes etiopatogênicos significativos dentre os que interferem na sexualidade feminina. No universo que representa a função sexual, não se devem desconsiderar os diferentes fatores envolvidos, a exemplo das influências socioculturais, relações interpessoais, condições biológicas e, principalmente, psicológicas.

Além dos efeitos nos genitais, os androgênios exercem papel neuroestrutural no hipotálamo e no sistema límbico, influenciando a liberação de alguns neurotransmissores envolvidos na sensação de prazer e na percepção. Com base nas evidências atualmente disponíveis, parece haver uma coparticipação de estrogênios e androgênios na estruturação da resposta sexual feminina, envolvendo os efeitos conjuntos nos genitais e no cérebro (Fernandes *et al.*, 2006).

É reconhecido, de longa data, o papel dos esteroides sexuais, em particular dos estrogênios e dos androgênios, na modulação da função sexual feminina. Existem receptores para os hormônios sexuais em praticamente todos os tecidos do organismo, com evidente expressão nos tecidos genitais e no cérebro, sugerindo, dessa maneira, que há influência dos hormônios sobre a sexualidade e o comportamento, tanto em nível central, com efeitos sobre a excitação e o desejo, quanto em nível periférico, na produção de muco e lubrificação genital (Fernandes *et al.*, 2006).

Estudos demonstraram que as usuárias de TA na pós-menopausa tiveram melhora de desejo sexual, excitação, fantasias, frequência, satisfação, orgasmo e prazer sexual (Shifren *et al.*, 2000; Labrie *et al.*, 2009). Shifren *et al.* (2000), em um estudo randomizado, duplo-cego e placebo controlado, mostraram diferença entre o efeito da testosterona transdérmica na função sexual de mulheres ooforectomizadas, quando comparadas ao grupo placebo (Shifren *et al.*, 2000). Uma revisão de oito estudos randomizados controlados contra placebo em grupos de mulheres pós-menopáusicas, por um período de 9 a 24 semanas de uso de estrogênios isolados ou associados a diferentes apresentações de testosterona (oral, implantes, adesivos) com diversas doses, mostrou, na sua totalidade, aumento dos domínios dos questionários de sexualidade (Arlt, 2006).

O uso de testosterona na dose de 300 mcg/dia, associado a estrogênios em forma de adesivos, por 24 semanas, melhorou a função sexual, principalmente o desejo em mulheres ooforectomizadas, entre 20 e 70 anos de idade, que apresentavam desordem do desejo sexual hipoativo (Davis *et al.*, 2006).

Estudo prospectivo que avaliou o efeito de DHEA a 1% em aplicações intravaginais diariamente, durante 12 semanas, em 216 mulheres pós-menopáusicas mostrou melhora quando comparada ao placebo em vários domínios da sexualidade: 68% excitação, 39% lubrificação, 75% orgasmo e 57% da dispareunia por secura vaginal, com menores riscos sistêmicos (Labrie *et al.*, 2009). Apesar te terem sido encontradas evidências de associação entre função sexual e concentrações de DHEA e seu sulfato, a maioria dos estudos randomizados e controlados não demonstrou resultados favoráveis da utilização de DHEA e sua correlação aos parâmetros analisados referentes à função sexual (Davis *et al.*, 2006).

Há evidências claras, na atualidade, de que a TA interfere significativamente nos domínios da função sexual feminina, havendo indicação precisa nas mulheres portadoras de SIA.

Efeitos sobre a qualidade de vida

Estudo randomizado, cruzado, placebo-controlado, com 31 mulheres na menacme que fizeram uso de 10 mg/dia de creme de testosterona a 1%, por um período de 12 semanas, apresentou resultados estatisticamente significativos, com aumento dos escores de bem-estar geral, nos resultados da escala sexual de Sabbatsberg e na diminuição dos níveis de depressão no inventário de Beck, quando comparado com placebo (El-Hage *et al.*, 2007).

A NAMS recomenda que mulheres com sintomas de síndrome geniturinária da pós-menopausa que não respondem satisfatoriamente aos tratamentos não hormonais podem fazer uso de doses baixas por via vaginal de formulações de estrogênio associado à testosterona, ou ainda ao uso diário de DHEA intravaginal (Faubion *et al.*, 2022).

Existem fortes evidências clínicas que apoiam o uso de androgênios nas mulheres que apresentam alterações no bem-estar geral, na energia, no humor, na fadiga e nos quadros de depressão que sejam decorrentes de insuficiência androgênica feminina.

TERAPIA ANDROGÊNICA

Do mesmo modo que a Endocrine Society, o Consenso Brasileiro de Terapêutica Hormonal da Menopausa também informa que a indicação primária para o uso de testosterona na pós-menopausa é para o tratamento das queixas sexuais (desejo e excitação), desde que excluídas outras causas (Kulak Jr., 2014).

É de fundamental importância lembrar que, em mulheres no período menopáusico sob TE, a adição de androgênios não garante a proteção endometrial, havendo a necessidade também do uso de progestagênios. Existem evidências na literatura de que o uso de TA na menopausa, quando associado à terapêutica estroprogestativa, mostra benefícios da testosterona sobre o desejo, a responsividade e a frequência da atividade sexual (Lobo *et al.*, 2003; Braunstein *et al.*, 2005).A testosterona administrada por via oral tem absorção intestinal e passa por metabolização e inativação parcial hepática antes de atingir os órgãos-alvo. A forma micronizada oral não é bem absorvida e resulta em níveis plasmáticos insuficientes para manifestar efeito terapêutico. A forma alquilada, a saber, a metiltestosterona, nas doses de 1,25 a 2,5 mg/dia, é a que acumula maior experiência clínica.

Nas doses habitualmente recomendadas, a utilização de androgênios parece determinar claros benefícios no bem-estar geral, na massa óssea e principalmente na sexualidade, sem efeitos colaterais graves evidentes a curto prazo. Entretanto, os conhecimentos atuais não permitem o uso de androgênios por longo período de tempo, porque o seu papel na aterosclerose e na doença cardiovascular ainda permanece incerto, não apresentando relação de causa e efeito completamente estabelecida.

A influência do uso da TA foi estudada prospectivamente em 37 mulheres pós-menopáusicas e histerectomizadas, com idade entre 42 e 62 anos, que, por um período de 12 semanas, receberam 1 mg/dia de estradiol percutâneo associado a metiltestosterona 1,25 mg/dia ou placebo por via oral. Os resultados mostraram que os níveis de colesterol total, LDL-colesterol, triglicerídeos não mudaram, mas houve diminuição significativa da SHBG em ambos os grupos. Esse estudo sugeriu que a combinação de baixa dose de metiltestosterona e estradiol percutâneo, por 1 ano, não determina aumento significativo nos fatores de risco cardiovascular intermediários (Leão *et al.*, 2006).

Mais recentemente aprovado pela U.S. Food and Drug Administration (FDA), o uso de DHEA, um precursor androgênico em cápsulas vaginais na dose de 6,5 mg/dia, mostrou melhora nos sintomas de atrofia genital, dispareunia, restaurando o pH e o trofismo da vagina (Labrie *et al.*, 2017; Labrie *et al.*, 2018).

Estudo já citado anteriormente, que utilizou DHEA intravaginal diário por um período de 12 semanas em mulheres pós-menopáusicas na faixa entre 42 e 74 anos, não demonstrou, após 2, 4, 8 semanas e ao final do estudo, variações significativas nas medidas deste precursor androgênico e de todos os seus metabólitos no plasma (Labrie *et al.*, 2009).

A via de administração parenteral de testosterona mais estudada tem sido a transdérmica, mostrando ser mais vantajosa, uma vez que a pele permite rápida absorção desse hormônio. A administração por adesivos nas doses diárias de 150 µg e 300 µg ou em gel transdérmico tem demonstrado bons resultados sobre a sexualidade feminina na pós-menopausa (Braunstein *et al.*, 2005; Kulak Jr., 2014).

A Tabela 47.1 mostra os fármacos, as vias de administração, as doses e as características das preparações mais frequentemente empregadas em TA.

Na prática, a testosterona tem sido o androgênio mais empregado e recomendando-se preferir a via transdérmica (Kulak Jr. *et al.*, 2016). Uma revisão da *Cochrane Library* com 35 estudos e 4.768 mulheres concluiu haver boa evidência de que a adição de testosterona à terapêutica hormonal da menopausa tenha efeitos benéficos na função sexual na pós-menopausa (Somboonporn *et al.*, 2005). Revisão da *Cochrane Library* concluiu por leve melhora da função sexual com o uso de DHEA, baseado em cinco estudos, porém, sem melhora da qualidade de vida com base em oito estudos (Scheffers *et al.*, 2015).

Tabela 47.1 Preparações utilizadas na terapêutica androgênica feminina.

Fármaco	Via de administração	Dose	Características
Undecanoato de testosterona	Oral	40 mg	Meia-vida curta; prejudica parâmetros lipídicos; promove níveis plasmáticos variáveis de testosterona
Metiltestosterona	Oral	1,25 a 2,5 mg	Meia-vida curta; hepatotóxica; possibilidade de níveis suprafisiológicos de testosterona
Oxandrolona	Oral	2,5 mg	Administração diária; análogo sintético da testosterona; não sofre aromatização
DHEA	Oral	25 a 50 mg	Farmacocinética favorável; precursor de andrógenos
DHEA	Intravaginal	6,5 mg	Farmacocinética favorável; precursor de andrógenos, tratamento de síndrome geniturinária da pós-menopausa
Cipionato/enantato de testosterona	Injetável	200 mg	Intramuscular; pode induzir níveis de testosterona suprafisiológicos
Implante de testosterona	Subcutânea	50 a 100 mg	Longa duração; nenhum produto disponível comercialmente
Gel/adesivo de testosterona	Transdérmica	1,25 a 2,5 mg/dose (gel); 300 mcg/dose (adesivo)	Preparação preferencial; farmacocinética mais favorável; meia-vida variável com o tipo de preparação; uso diário; melhor perfil metabólico

DHEA: deidroepiandrosterona.

Eficácia, segurança, efeitos colaterais e contraindicações da terapêutica androgênica

Sempre que a possibilidade de uso de testosterona se apresenta do ponto de vista clínico, depara-se com a inexistência e a paucidade em praticamente todo mundo de preparações ou opções destinadas especificamente ao uso feminino. Obviamente, essa dificuldade espelha nas questões de segurança, ainda não muito claras, em particular, para uso a longo prazo, fazendo com que os órgãos regulatórios tenham dificuldade para aprovar as distintas modalidades de TA (Martínez-García e Davis, 2021).

O objetivo principal da TA é prover uma quantidade de hormônios que propicie concentrações plasmáticas normais ou próximas ao limite superior da normalidade. A presença de eventos adversos ao tratamento com testosterona está relacionada com a via de administração, dose empregada e sensibilidade individual. As manifestações desfavoráveis sobre o perfil lipídico e lipoproteico estão restritas à via oral, praticamente não ocorrendo com a via parenteral de administração de testosterona (Martínez-García e Davis, 2021).

Com relação à sexualidade, a exacerbação de pensamentos e fantasias sexuais pode considerar a necessidade de redução das doses ou interrupção completa do tratamento. Os potenciais efeitos colaterais da TA estão listados a seguir:

- Hirsutismo
- Alopecia
- Virilização (clitoremegalia, voz grossa)
- Acne e aumento da oleosidade da pele e do cabelo
- Agressividade
- Redução níveis de HDL-colesterol
- Resistência à insulina e aumento da gordura abdominal
- Hepatotoxicidade
- Câncer de mama
- Câncer de endométrio.

A possível relação da TA com o câncer de mama tem sido lembrada com frequência, ainda que não esteja demonstrada de maneira clara (Dimitrakakis, 2011). A influência da suplementação de estradiol esterificado associado à metiltestosterona foi estudada em 31.842 mulheres pós-menopáusicas participantes do *Women's Health Initiative – Observational Study* (WHI-OS) por um período de 4,6 anos e evidenciou que as usuárias de estrogênio + testosterona não tiveram aumento estatisticamente significante no risco de câncer de mama [risco relativo (RR) = 1,42 (intervalo de confiança [IC] 95%; 0,95 a 2,11)] (Ness *et al.*, 2009).

Estudo de coorte prospectivo com mulheres na pós-menopausa usando diferentes formulações contendo testosterona no *Nurses' Health Study*, após seguimento de 2 anos, mostrou consistente elevação no risco de câncer de mama invasivo em usuárias de estrogênio combinado à testosterona (Tamimi *et al.*, 2006). Entretanto, os estudos clínicos com terapia exógena de testosterona possuem limitações significativas e ainda são inconclusivos para relacionar ao risco ou não ao câncer de mama.

Por outro lado, existem evidências que parecem tranquilizar quanto à segurança da terapêutica estrogênica em relação ao risco de câncer de mama. No estudo observacional do WHI (n=71.964), após 10 anos de seguimento, foram identificados 2.832 casos de câncer de mama entre as mulheres nessa investigação clínica. Entre as mulheres que se identificaram como usuárias de estrogênios equinos conjugados (ECE) e metiltestosterona (MT) não se observou aumento do risco de câncer de mama. Esses achados permitiram que os autores concluíssem com base no maior estudo prospectivo a respeito disponível que houve associação significativa da suplementação de ECE com MT sobre o risco de câncer de mama (Kabat *et al.*, 2014).

Assim sendo, frente às evidências atuais, não se recomenda o uso de androgênios em mulheres que possuam antecedentes pessoais de câncer de mama. Além desta contraindicação, devem ser considerados como tais os antecedentes pessoais de câncer de endométrio, hipertensão arterial e diabetes melito de difícil controle, doença cardíaca coronariana estabelecida, hepatopatias com comprometimento da função hepática, trombofilias acompanhadas de episódios tromboembólicos importantes fora do ciclo gravídico-puerperal, policitemia, porfirias, acne grave, hiperlipidemia e síndrome metabólica (Martínez-García e Davis, 2021).

Tempo de utilização

Evidências relacionadas ao tempo de utilização da terapia androgênica são limitadas. A grande maioria dos estudos tem duração de 12 a 24 semanas. Por saber dos benefícios da utilização da terapia androgênica em algumas mulheres na menopausa com queixas sexuais, recomendam-se reavaliação periódica dessas pacientes no que diz respeito à melhora das queixas sexuais e monitoramento das concentrações de testosterona, evitando-se doses suprafisiológicas (Barbonetti *et al.*, 2020).

Recomenda-se a suspensão do tratamento nos casos de persistência dos sintomas de hipoandrogenismo ou na ocorrência de efeitos androgênicos desfavoráveis.

CONSIDERAÇÕES FINAIS

A indicação primária para o uso de testosterona na pós-menopausa é para o tratamento das queixas sexuais (desejo e excitação), excluídas outras causas.

Os efeitos adversos da administração de androgênios são reversíveis na sua quase totalidade, com a suspensão do tratamento. No entanto, é aconselhável que, aproximadamente 2 meses após o início da TA, se realizem dosagens sanguíneas de hemoglobina, enzimas hepáticas e níveis séricos dos lipídeos.

Vale ressaltar que, embora controverso, habitualmente não se recomenda indicar a TA em pacientes que não estejam adequadamente estrogenizadas e que, atualmente, não existem dados de segurança sobre a TA em usuárias a longo prazo. A via transdérmica, através de adesivo, creme ou gel, é favorável do ponto de vista metabólico, sendo preferível à via oral (Martínez-García e Davis, 2021). À luz dos conhecimentos atuais, as mesmas considerações e contraindicações para a TE são válidas e aplicáveis para a TA.

REFERÊNCIAS BIBLIOGRÁFICAS

ARLT, W. Androgen therapy in women. *European Journal of Endocrinology*, v. 154, n. 1, p. 1-11, 2006.

BACHMANN, G. *et al.* Female androgen insufficiency: the Princeton consensus statement on definition, classification, and assessment. *Fertility and Sterility*, v. 77, n. 4, p. 660-665, 2002.

BARBONETTI, A.; D'ANDREA, S.; FRANCAVILLA, S. Testosterone replacement therapy. *Andrology*, v. 8, n. 6, p. 1551-1566, 2020.

BRAUNSTEIN, G. D. Androgen insufficiency in women: summary of critical issues. *Fertility and Sterility*, v. 77, p. 94-99, 2002.

BRAUNSTEIN, G. D. *et al.* Safety and efficacy of a testosterone patch for the treatment of hypoactive sexual desire disorder in surgically menopausal women: a randomized, placebo-controlled trial. *Archives of Internal Medicine*, v. 165, n. 14, p. 1582-1589, 2005.

CLOKE, B.; CHRISTIAN, M. The role of androgens and the androgen receptor in cycling endometrium. *Molecular and Cellular Endocrinology*, v. 358, n. 2, p. 166-175, 2012.

DAVIS, S. R. *et al.* Efficacy and safety of a testosterone patch for the treatment of hypoactive sexual desire disorder in surgically menopausal women: a randomized, placebo-controlled trial. *Menopause*, v. 13, n. 3, p. 387-396, 2006.

DAVIS, S. R. *et al.* Testosterone for low libido in postmenopausal women not taking estrogen. *New England Journal of Medicine*, v. 359, n. 19, p. 2005-2017, 2008.

DIMITRAKAKIS, C. Androgens and breast cancer in men and women. *Endocrinology and Metabolism Clinics*, v. 40, n. 3, p. 533-547, 2011.

EL-HAGE, G.; EDEN, J. A.; ZOA MANGA, R. A double-blind, randomized, placebo-controlled trial of the effect of testosterone cream on the sexual motivation of menopausal hysterectomized women with hypoactive sexual desire disorder. *Climacteric*, v. 10, n. 4, p. 335-343, 2007.

FAUBION, S. S. *et al.* The 2022 hormone therapy position statement of the North American Menopause Society. *Menopause*, v. 29, n. 7, p. 767-794, 2022.

FERNANDES, C. E. *et al.* Síndrome de insuficiência androgênica: critérios diagnósticos e terapêuticos. *Archives of Clinical Psychiatry* (São Paulo), v. 33, p. 152-161, 2006.

JUDD, H. L.; LUCAS, W. E.; YEN, S. S. C. Effect of oophorectomy on circulating testosterone and androstenedione levels in patients with endometrial cancer. *American Journal of Obstetrics and Gynecology*, v. 118, 6n. 6, p. 793-798, 1974.

KABAT, G. C. *et al.* Combined conjugated esterified estrogen plus methyltestosterone supplementation and risk of breast cancer in postmenopausal women. *Maturitas*, v. 79, n. 1, p. 70-76, 2014.

KELLER, J. L.; CASSON, P. R.; TOTH, M. J. Relationship of androgens to body composition, energy and substrate metabolism and aerobic capacity in healthy, young women. *Steroids*, v. 76, n. 12, p. 1247-1251, 2011.

KULAK Jr., J. *Quando indicar, como realizar e qual a duração da terapêutica androgênica para mulheres na pós-menopausa.* Consenso brasileiro de terapêutica hormonal da menopausa. São Paulo: Leitura Médica, p. 111-4, 2014.

KULAK Jr., J, ANJOS, J. G. G.; DONNE, R. D. D. Terapia de reposição androgênica na pós-menopausa. *In*: FERNANDES, C. E.; POMPEI, L. M. (eds.). Barueri (SP): Manole; p. 883-90, 2016.

LABRIE, F. *et al.* Combined data of intravaginal prasterone against vulvovaginal atrophy of menopause. *Menopause*, v. 24, n. 11, p. 1246-1256, 2017.

LABRIE, F. *et al.* Effect of intravaginal dehydroepiandrosterone (Prasterone) on libido and sexual dysfunction in postmenopausal women. *Menopause*, v. 16, n. 5, p. 923-931, 2009.

LABRIE, F. *et al.* Efficacy of intravaginal dehydroepiandrosterone (DHEA) on moderate to severe dyspareunia and vaginal dryness, symptoms of vulvovaginal atrophy, and of the genitourinary syndrome of menopause. *Menopause*, v. 25, n. 11, p. 1339-1353, 2018.

LEÃO, L. M. C. S. M; DUARTE, M. P. C.; FARIAS, M. L. F. Insuficiência androgênica na mulher e potenciais riscos da reposição terapêutica. *Arquivos Brasileiros de Endocrinologia & Metabologia*, v. 49, p. 205-216, 2005.

LEÃO, L. M. C. S. M. *et al.* Influence of methyltestosterone postmenopausal therapy on plasma lipids, inflammatory factors, glucose metabolism and visceral fat: a randomized study. *European Journal of Endocrinology*, v. 154, n. 1, p. 131-139, 2006.

LOBO, R. A. *et al.* Comparative effects of oral esterified estrogens with and without methyltestosterone on endocrine profiles and dimensions of sexual function in postmenopausal women with hypoactive sexual desire. *Fertility and Sterility*, v. 79, n. 6, p. 1341-1352, 2003.

LONGCOPE, C. Adrenal and gonadal androgen secretion in normal females. *Clinics in Endocrinology and Metabolism*, v. 15, n. 2, p. 213-228, 1986.

MARTÍNEZ-GARCÍA, A.; DAVIS, S. R. Testosterone use in postmenopausal women. *Climacteric*, v. 24, n. 1, p. 46-50, 2021.

MUSHAYANDEBVU, T. *et al.* Evidence for diminished midcycle ovarian androgen production in older reproductive aged women. *Fertility and Sterility*, v. 65, n. 4, p. 721-723, 1996.

NESS, R. B. *et al.* Influence of estrogen plus testosterone supplementation on breast cancer. *Archives of Internal Medicine*, v. 169, n. 1, p. 41-46, 2009.

NORTH AMERICAN MENOPAUSE SOCIETY *et al.* The role of testosterone therapy in postmenopausal women: position statement of The North American Menopause Society. *Menopause* (New York, NY), v. 12, n. 5, p. 496-649, 2005.

NOTELOVITZ, M. Androgen effects on bone and muscle. *Fertility and Sterility*, v. 77, p. 34-41, 2002.

RAISZ, L. G. *et al.* Comparison of the effects of estrogen alone and estrogen plus androgen on biochemical markers of bone formation and resorption in postmenopausal women. *The Journal of Clinical Endocrinology & Metabolism*, v. 81, n. 1, p. 37-43, 1996.

SCHEFFERS, C. S. *et al.* Dehydroepiandrosterone for women in the peri☒or postmenopausal phase. *Cochrane Database of Systematic Reviews*, n. 1, 2015.

SHIFREN, J. L. *et al.* Transdermal testosterone treatment in women with impaired sexual function after oophorectomy. *New England Journal of Medicine*, v. 343, n. 10, p. 682-688, 2000.

SOMBOONPORN, W.; BELL, R. J.; DAVIS, S. R. Testosterone for peri and postmenopausal women. *Cochrane Database of Systematic Reviews*, n. 4, 2005.

TAMIMI, R. M. *et al.* Combined estrogen and testosterone use and risk of breast cancer in postmenopausal women. *Archives of Internal Medicine*, v. 166, n. 14, p. 1483-1489, 2006.

WIERMAN, M. E. *et al.* Androgen therapy in women: a reappraisal: an Endocrine Society clinical practice guideline. *The Journal of Clinical Endocrinology & Metabolism*, v. 99, n. 10, p. 3489-3510, 2014.

PARTE 8
Reprodução Humana

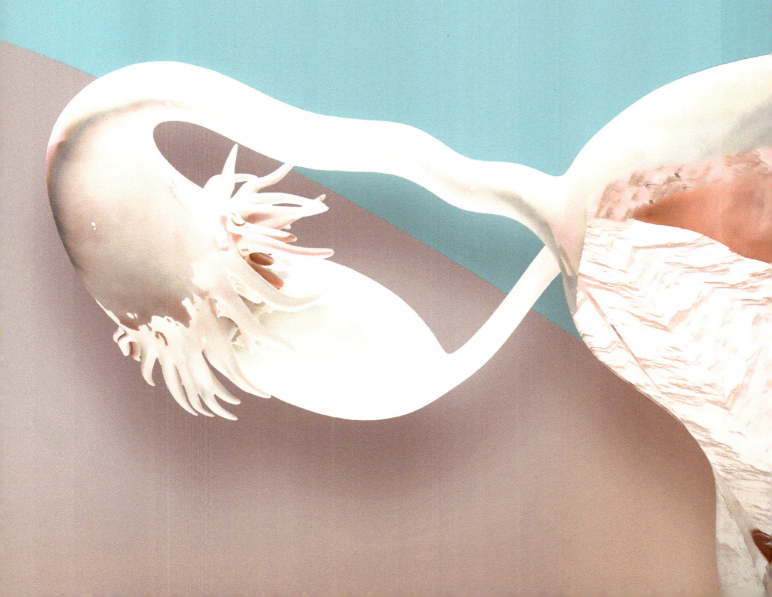

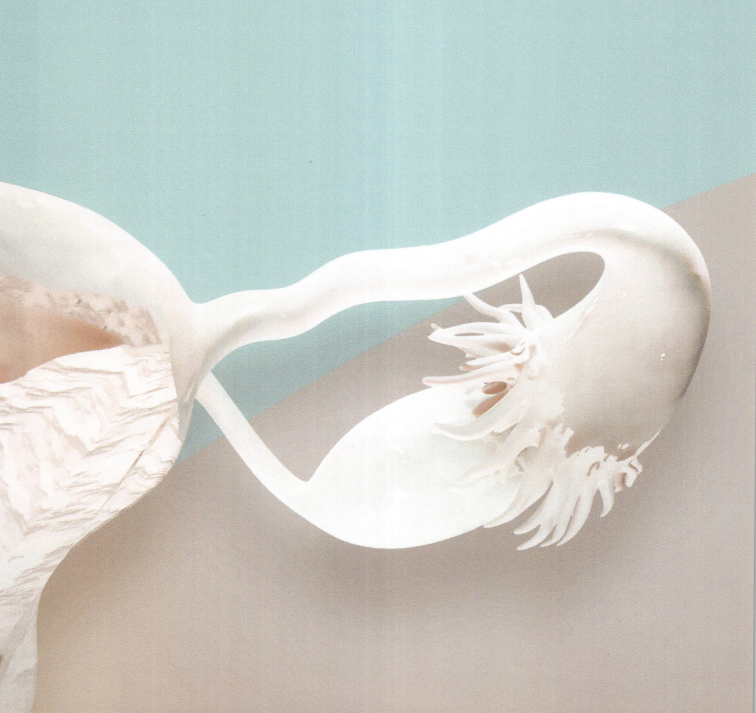

CAPÍTULO 48

Infertilidade: Conceitos, Epidemiologia e Etiologia

Mariangela Badalotti • Álvaro Petracco • Marta Ribeiro Hentschke

INTRODUÇÃO

A humanidade sempre se interessou pela gravidez e se preocupou com os problemas ligados à procriação. Encontram-se referências à fertilidade e à infertilidade já nos papiros de Kahoun, que datam de 2200 anos antes de Cristo. A infertilidade sempre foi muito mais do que uma questão médica, por suscitar problemas emocionais, sociais, éticos e religiosos.

Na Antiguidade, a mulher era o centro do processo reprodutivo e as dificuldades de engravidar eram vistas como punição dos deuses. Havia várias maneiras de tentar mudar as decisões divinas, que não passavam pela atuação de médicos, mas por oráculos – na Grécia – por magia e por autoridades religiosas. As egípcias tinham sua própria deusa da fertilidade, Ísis. Cristãos e muçulmanos durante séculos rezavam e jejuavam, inspirando-se em figuras famosas da Bíblia que eram inférteis, mas que foram curadas por Deus.

O primeiro a reconhecer a infertilidade como assunto médico foi Hipócrates, que teorizou causas e formulou hipóteses de tratamento. Da Vinci desvendou muitos mistérios do corpo feminino, mas somente em 1672 Graaf descreveu o ovário e a função folicular. O espermatozoide foi descoberto por Leeuwenhoek em 1677; em 1784, Spalanzani descreveu o processo de fertilização, e em 1828 foi, pela primeira vez, observado o óvulo humano (Morice *et al.*, 1995). Estas descobertas deram início ao que hoje se conhece como biologia da reprodução.

Nos últimos 50 anos, houve um enorme progresso no entendimento, diagnóstico e tratamento da infertilidade, permitindo acesso a todos com desejo de gestar (Conselho Federal de Medicina, 2022). Em 2023, o próprio conceito de infertilidade precisou ser adaptado às modernidades da trajetória humana (Practice Committee of The American Society for Reproductive Medicine *et al.*, 2023).

CONCEITOS: DESCRIÇÃO E TERMOS RELACIONADOS

A infertilidade é didaticamente definida pela incapacidade de se obter uma gestação bem-sucedida após 12 meses ou mais de relações sexuais desprotegidas ou devido a um comprometimento da capacidade de reprodução de um indivíduo ou de seu parceiro(a) (Practice Committee of The American Society for Reproductive Medicine *et al.*, 2020; Practice Committee of The American Society for Reproductive Medicine *et al.*, 2021; World Health Organization, 2023). Contudo, em 2023, a American Society for Reproductive Medicine (ASRM) definiu a infertilidade como uma doença, condição ou estado caracterizado por qualquer um dos seguintes critérios (Practice Committee of The American Society for Reproductive Medicine *et al.*, 2023):

- A incapacidade de conseguir uma gravidez bem-sucedida com base no histórico médico, sexual e reprodutivo do(a) paciente, idade, achados físicos, testes de diagnóstico ou qualquer combinação desses fatores
- A necessidade de intervenção médica, incluindo, entre outros, o uso de gametas ou embriões de doadores para conseguir uma gravidez bem-sucedida, seja como indivíduo ou com um(a) parceiro(a).

A ASRM ressalta ainda que em pacientes que têm relações sexuais regulares e desprotegidas e sem qualquer etiologia conhecida para qualquer um dos parceiros, sugestiva de capacidade reprodutiva prejudicada, a avaliação deve ser iniciada aos 12 meses, quando a parceira tiver menos de 35 anos de idade e aos 6 meses, quando a parceira tiver 35 anos de idade ou mais.

Esta nova definição deve ser usada para não ocorrer negligência ou atraso no tratamento de qualquer indivíduo, independentemente do *status* de relacionamento ou orientação sexual (Practice Committee of The American Society for Reproductive Medicine *et al.*, 2023).

Outros conceitos relativos à fertilidade e à infertilidade também são importantes de serem definidos, com o objetivo de alinhar a comunicação entre profissionais da saúde, cientistas, público leigo, pacientes e órgãos reguladores (Zegers-Hochschild, *et al.*, 2017), os quais podem ser vistos na Tabela 48.1.

Conforme a Classificação Estatística Internacional de Doenças e Problemas Relacionados com a Saúde, Versão 11 (CID-11), a infertilidade pode ser enquadrada nos seguintes códigos, conforme a sua etiologia (World Health Organization, 2019):

- GA31: Infertilidade feminina
  - GA31.0: Primária
  - GA31.1: Secundária
  - GA31.Z: Sem especificação, seja primária ou secundária
- GB04: Infertilidade masculina
  - GB04.0: Azoospermia
  - GB04.Y: Outra infertilidade masculina específica
  - GB04.Z: Infertilidade masculina inespecífica.

EPIDEMIOLOGIA

A infertilidade afeta milhões e, mesmo assim, permanece pouco estudada. As soluções subfinanciadas são inacessíveis para muitos, como resultado de altos custos, estigma social e disponibilidade limitada. Estudos de prevalência da infertilidade pelo mundo usam, muitas vezes, diferentes definições, o que prejudica uma apuração precisa do dado. Ainda, muitas regiões do mundo apresentam poucos estudos sobre o tema, o que impossibilita uma análise globalizada (World Health Organization, 2023).

Em 2022, a Organização Mundial da Saúde (OMS) publicou o documento *Infertility prevalence estimates, 1990–2021*, que engloba

Tabela 48.1 Conceitos relacionadas à fertilidade e à infertilidade.

Termo	Definição
Fertilidade	Capacidade de estabelecer uma gravidez clínica
Fecundidade	Capacidade de ter um filho vivo
Fecundabilidade	Probabilidade de gravidez, durante um ciclo menstrual em uma mulher com exposição adequada ao espermatozoide e sem contracepção, culminando em nascido vivo. Em estudos populacionais, a fecundabilidade é medida como probabilidade mensal
Tempo para gravidez	Tempo para estabelecer uma gravidez, medido em meses ou em número de ciclos menstruais
Índice total de fertilidade	O número médio de filhos vivos por mulher. Pode ser determinado por meio de dados retrospectivos ou como uma estimativa do número médio
Índice de fertilidade específico por idade	O número de nascidos vivos por mulher em determinado grupo etário, em 1 ano civil específico, expresso por 1 mil mulheres
Subfertilidade	Termo que pode ser usado de forma intercambiável com infertilidade
Esterilidade	Estado permanente de infertilidade
Infertilidade feminina	Infertilidade causada principalmente por fatores femininos, que englobam: distúrbios ovulatórios; diminuição da reserva ovariana; alterações anatômicas, endócrinas, genéticas, funcionais ou imunológicas do sistema reprodutivo; doença crônica; e condições sexuais incompatíveis com o coito
Infertilidade masculina	Infertilidade causada principalmente por fatores masculinos que englobam: parâmetros ou função anormal do sêmen; alterações anatômicas, endócrinas, genéticas, funcionais ou imunológicas do sistema reprodutivo; doença crônica; e condições sexuais incompatíveis com a capacidade de depositar sêmen na vagina
Infertilidade feminina primária	Mulher que nunca teve diagnóstico de gestação clínica e preenche critérios de infertilidade
Infertilidade masculina primária	Homem que nunca iniciou uma gestação clínica e que preenche critérios para classificação de infertilidade
Infertilidade feminina secundária	Mulher incapaz de estabelecer uma gravidez clínica, mas que previamente teve diagnóstico de gravidez clínica
Infertilidade masculina secundária	Homem incapaz de iniciar uma gravidez clínica, mas que previamente iniciou uma gravidez clínica
Infertilidade inexplicada	Infertilidade em casais com função ovariana, tubas uterinas, útero, colo do útero e pélvis aparentemente normais, ainda, função testicular e anatomia geniturinária aparentemente normais e ejaculação normal; com frequência sexual adequada. O potencial desse diagnóstico depende das metodologias utilizadas e/ou das metodologias disponíveis

Adaptada de: Zegers-Hochschild, 2017; Rowe *et al.*, 2000.

estudos realizados mundialmente no período e que traz com mais detalhes e objetividade dados mundiais sobre o assunto (World Health Organization, 2023). Estimativas globais de prevalência de infertilidade (de acordo com definição de infertilidade adotada pela OMS), com base em dados de 1990 a 2021, estimam que, globalmente, uma em cada seis pessoas seja afetada pela incapacidade de ter um filho em algum momento de sua vida, independentemente de onde moram e de quais recursos têm (World Health Organization, 2023). O documento traz também que a prevalência de infertilidade ao longo da vida (definida como a proporção de uma população que já experimentou infertilidade em sua vida) é estimada em 17,5% (intervalo de confiança [IC] de 95%: 15,0 a 20,3); já a prevalência do período de infertilidade (definido como a proporção de uma população com infertilidade em determinado ponto ou intervalo no tempo, que pode ser atual ou no passado) é estimada em 12,6% (IC 95%: 10,7 a 14,6) (World Health Organization, 2023).

Estimativas regionais de prevalência de infertilidade

Algumas regiões apresentam muito pouco estudo com estimativas de prevalência relevantes. Os dados disponíveis indicam que a prevalência estimada de infertilidade ao longo da vida é mais alta na Região do Pacífico Ocidental da OMS (23,2%) e mais baixa na Região do Mediterrâneo Oriental da OMS (10,7%). Já a prevalência estimada de infertilidade no período é mais alta na Região Africana da OMS (16,4%) e mais baixa na Região do Mediterrâneo Oriental (10,0%). Nenhum estudo foi conduzido na Região do Sudeste Asiático da OMS. Todos os intervalos de confiança para essas estimativas se sobrepõem com base em três ou menos estudos, sugerindo que as diferenças observadas podem não ser substanciais ou conclusivas. A Tabela 48.2 apresenta a prevalência da infertilidade por região da OMS.

As estimativas de prevalência de infertilidade são semelhantes entre países com diferentes níveis de renda: 17,8% para países de alta renda e 16,5% para os de baixa e média renda. Já a prevalência por período foi de 12,6% para países de alta renda e 12,6% para os de baixa e média renda (World Health Organization, 2023).

Estimativas anteriores de prevalência de infertilidade sugeriam que o número de indivíduos ou casais afetados pela infertilidade variava de 48,5 milhões de casais globalmente a 186 milhões de mulheres casadas apenas nos países em desenvolvimento

Tabela 48.2 Prevalência da infertilidade por região da Organização Mundial da Saúde (OMS).

	Prevalência de infertilidade ao longo da vida	Prevalência de infertilidade por período
Região do Mediterrâneo Oriental	10.7% (IC: 3,4, 29,0, n = 3)	10.0% (IC: 5,5, 18,2, n = 3)
Região Europeia	16.5% (IC: 1,1, 19,2, n = 18)	12.4% (IC: 10,5, 14,6, n = 27)
Região das Américas	20.0% (IC: 13,9, 27,9, n = 10)	10.4% (IC: 7,4, 14,3, n = 5)
Região Africana	13.1% (IC: 8,6, 19,4, n = 2)	16.4% (IC: 10,0, 25,7, n = 6)
Região do Pacífico Ocidental	23.2% (IC: 17,4, 30,2, n = 6)	13.0% (IC: 7,8, 20,8, n = 11)

IC: intervalo de confiança. (Fonte: World Health Organization, 2023.)

(Mascarenhas et al., 2012; Rutstein e Shah, 2004). Uma revisão da literatura de 25 pesquisas populacionais de 2007 descobriu que a prevalência de infertilidade, quando definida por uma duração de 12 meses ou mais, variou de 3,5 a 16,7% em nações mais desenvolvidas e de 6,9 a 9,3% em nações menos desenvolvidas (Boivin et al., 2007). Em 2016, outra revisão e metanálise de 52 estudos relatou uma prevalência média de infertilidade de 10% em todo o mundo, com prevalência agrupada mais baixa e mais alta na Austrália e na África, respectivamente (Moghaddam et al., 2016).

Fatores que influenciam a prevalência da infertilidade

A prevalência de infertilidade varia de acordo com a definição usada e as variáveis do estudo incluídas, como tempo/período, região geográfica e fatores demográficos da população. Um fator de grande impacto na prevalência da infertilidade é a idade feminina (Figura 48.1) (Sun et al., 2019). Os contribuintes específicos da idade incluem o declínio da reserva ovariana e o impacto acumulado de doenças ginecológicas, comorbidades médicas e infecções, entre outros. Com a tendência global de adiamento da maternidade, este fato reveste-se de especial importância, pois é um fator fundamental no aumento dos índices de infertilidade. Na China, a prevalência de infertilidade entre mulheres casadas, que nasceram na década de 1950, foi de 1,3%, ao passo que nas nascidas na década de 1980 foi de 11,4% (Zhang et al., 2014). O principal fator para esta diferença foi a idade feminina no momento de engravidar, maior no segundo grupo. Os fatores associados ao adiamento da gravidez nas mulheres são: relação estável em idade mais tardia, nível educacional e cargos profissionais mais elevados (Datta et al., 2016; Mascarenhas et al., 2012). Outras causas que levam mulheres com mais idade a buscar gravidez são novos casamentos, diminuição do tabu e maior conhecimento sobre os tratamentos. A idade está associada à fertilidade, pois com o passar do tempo, além da redução do número de folículos, ocorre uma diminuição da qualidade dos oócitos, que os torna inadequados para o processo reprodutivo.

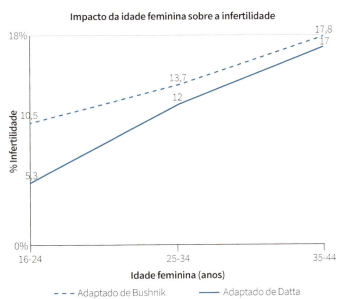

Figura 48.1 Impacto da idade feminina sobre a infertilidade. (Adaptada de: Datta et al., 2016.)

Poucos estudos enfocam as questões de prevalência de infertilidade pela avaliação masculina. Um estudo com quase 5 mil homens, entre 15 e 44 anos, mostrou 12% de prevalência de infertilidade; o tempo para gravidez (TPG) mediano foi de 4,3 meses; a probabilidade estimada de gravidez aos 3, 6, 12 e 24 meses foi de 0,65, 0,33, 0,12, 0,04, respectivamente; o TPG foi mais longo em homens com mais idade (35 a 45 versus 17 a 24 anos) (time ratios [TR]): 2,49; IC 95%: 1,03, 6,03), nos que não tinham filhos (TR: 1,53; IC 95%: 1,07, 2,19) e nos que não tinham seguro de saúde (TR: 1,73; IC 95%: 1,02, 2,94) (Loius et al., 2013).

Interessante alertar que não se pode pensar que a infertilidade seja a causa da queda da fecundidade, que é um fenômeno praticamente global, à exceção do Oriente Médio e de algumas regiões da África. As causas do declínio do índice de fertilidade se devem a outros fatores: a entrada da mulher no mercado de trabalho e uma legislação civil mais igualitária em termos de padrões matrimoniais que fez aumentar a opção pelo uso de contraceptivos; a intenção de proporcionar melhor educação aos filhos, que tem custo mais elevado; e os casais que optam por não ter filhos, cujo número vem crescendo. A taxa de fecundidade no Brasil caiu neste século de 2,04 em 2006 para 1,76 em 2021 (Instituto Brasileiro de Geografia e Estatística, 2022).

Busca por tratamento para infertilidade

A literatura mostra que um pouco mais da metade da população infértil procura ajuda profissional, sendo 57,3% das mulheres e 53,2% dos homens; entre os jovens (16 a 24 anos), as mulheres buscam mais tratamento médico do que os homens, sendo 32,6% e 14,1% respectivamente; as mulheres que tiveram o primeiro filho após os 35 anos procuram auxílio médico com maior frequência (74,6%), o mesmo ocorrendo com homens e mulheres com níveis educacionais e postos de trabalho mais elevados; por outro lado, homens que fazem uso de álcool regularmente procuram menos por tratamento (Loius et al., 2013). Não foi observada uma diferença de busca de tratamento entre países mais desenvolvidos (56,1%; 42 a 76,3%) e menos desenvolvidos (51,2%; 27 a 74,1%). Os principais motivos de não buscar tratamento seriam o medo do "rótulo" de infertilidade e as preocupações com o custo do tratamento (Boivin et al., 2007; Datta et al., 2016).

Famílias plurais

Há uma procura crescente dos serviços de reprodução assistida pela população LGBTQIAPN+ e por aqueles que desejam maternidade ou paternidade solo. Da mesma forma, tem se visto maior procura por preservação da fertilidade em pacientes transexuais, antes do início da terapia de afirmação de gênero. Ao trabalhar com pacientes LGBTQIAPN+ que desejam constituir famílias, os profissionais da saúde desempenham um papel fundamental no encaminhamento e na facilitação de acesso à saúde reprodutiva, devendo realizar o aconselhamento correto (Montoya et al., 2021).

Tanto a ASRM quanto o American College of Obstetricians and Gynecologists afirmam que os médicos devem trabalhar para enfrentar os desafios que a população LGBTQIAPN+ enfrenta no acesso aos cuidados reprodutivos, incluindo a construção de famílias, e garantir que estas comunidades recebam cuidados reprodutivos equitativos e abrangentes. Estudos demonstram que não há diferença entre pais LGBTQIAPN+ e heterossexuais cisgênero no fornecimento de lares seguros, saudáveis e amorosos para as crianças (American College of Obstetricians and Gynecologists *et al.*, 2018).

A última resolução do Conselho Federal de Medicina de 2022 sobre técnicas de reprodução assistida (TRA) eliminou qualquer tipo de preconceito para o uso de TRA, permitindo acesso a todos com desejo de gestar (Conselho Federal de Medicina, 2022).

ETIOLOGIA

O processo reprodutivo é bastante complexo; não é à toa que a taxa mensal de gestação fica em torno de 20%, mesmo em casais jovens e sem patologias identificadas. Após anamnese e exame físico, a investigação pode seguir avaliando-se as etapas do processo reprodutivo.

De forma geral, atribuem-se 35% das causas a fatores femininos, 35% a fatores masculinos, em 20% existem causas associadas do casal e em 10%, infertilidade inexplicada.

Fases do processo reprodutivo e fatores causais

A Tabela 48.3 apresenta as fases do processo reprodutivo para atingir uma gestação intraútero. Falhas em qualquer uma dessas fases poderá ser suficiente para diminuir consideravelmente as taxas de gestação.

De forma didática, podemos dividir o estudo das possíveis falhas das fases do processo reprodutivo em sete grandes grupos:

1. Fator ovulatório/reserva ovariana.
2. Fator tubário/tuboperitoneal.
3. Fator uterino.
4. Fator cervical.
5. Fator masculino.
6. Fatores genéticos.
7. Infertilidade sem causa aparente ou infertilidade inexplicada.

Fator ovulatório/reserva ovariana

Distúrbios da ovulação

Responsável por cerca de 25 a 40% dos casos de infertilidade, a anovulação ou a oligovulação podem ocorrer devido a problemas centrais (hipotálamo ou hipófise), ovarianos ou serem

multicausais. As causas mais comuns são síndrome dos ovários policísticos (SOP), hiperprolactinemia, disfunção hipotalâmica e insuficiência ovariana prematura (IOP).

A SOP é a causa mais frequente de oligo/anovulação, responsável por 70 a 85% dos casos, dependendo dos critérios usados para o diagnóstico. Mulheres com SOP têm um número normal de folículos primordiais, mas os folículos primários e secundários estão significativamente aumentados. Devido a desarranjos nos fatores envolvidos no desenvolvimento folicular, mediados pelo hiperandrogenismo e pela hiperinsulinemia, os folículos param de crescer quando atingem diâmetros entre 4 e 8 mm (Azziz *et al.*, 2006). Como não há desenvolvimento de folículo dominante, a ovulação não ocorre.

A hiperprolactinemia é uma causa comum de anovulação, que leva à infertilidade, principalmente em mulheres entre 25 e 34 anos (Sonigo *et al.*, 2012). Entre as causas estão tumor hipofisário, idiopática, hipotireoidismo, uso de medicamentos, danos ao talo hipofisário, insuficiência renal, entre outras. Independentemente da causa, pode levar à infertilidade por anovulação. O mecanismo envolvido é a supressão do eixo hipotalâmico-hipofisário: inibe a liberação do hormônio liberador de gonadotrofinas (GnRH) levando à redução da secreção de gonadotrofinas, com consequente hipogonadismo hipogonadotrófico. Até recentemente supunha-se que a ação era direta sobre os neurônios produtores de GnRH. Entretanto, estudos recentes têm demonstrado que existem poucos receptores para prolactina (PRL) nesses neurônios, sugerindo que a PRL exerça ação em neurônios que os controlam (Kaiser *et al.*, 2012). Como os neurônios do GnRH são estimulados pela kisspeptina, que comprovadamente expressa receptores para PRL, a hipótese atual é de que a deficiência de GnRH resultante da hiperprolactinemia seja causada pela redução da kisspeptina (Sonigo *et al.*, 2012).

A disfunção hipotalâmica responde por 3 a 4% dos casos de anovulação (Fourman e Fazeli, 2015). As principais causas são distúrbios alimentares que levam à desnutrição severa (como a anorexia nervosa), atividade física extenuante que leve a baixo índice de massa corporal (como no caso de atletas e dançarinas) e estresse excessivo. Em qualquer dessas situações ocorre alteração da pulsatilidade do GnRH, levando ao comprometimento da secreção do hormônio folículo-estimulante (FSH) e do hormônio luteinizante (LH) com consequente profundo hipoestrogenismo que determina anovulação. Em raras situações a causa pode ser hiporresponsividade da hipófise ao GnRH (Meczekalski *et al.*, 2014).

A IOP, antigamente denominada "falência ovariana precoce", é a perda da função ovariana antes dos 40 anos. Tem como principal causa as disgenesias gonadais, principalmente a síndrome de Turner e seus mosaicismos. Contudo, qualquer situação de baixa reserva ovariana pode levar à IOP. "Reserva ovariana" é o termo usado para indicar o número e/ou a qualidade de oócitos, refletindo a habilidade em reproduzir (Zegers-Hochschild *et al.*, 2017). A redução da reserva ovariana com o avançar da idade é um fato esperado. Porém, em algumas mulheres a reserva ovariana não coincide com a idade biológica. Baixa reserva ovariana indica redução na quantidade de folículos ovarianos ou na qualidade dos óvulos em mulheres em idade reprodutiva. É uma causa importante de infertilidade e um fator limitante para o sucesso dos tratamentos (Deadmond *et al.*, 2022; Practice Committee of The American Society for Reproductive Medicine *et al.*, 2015). Contudo, até o presente momento, não existe um teste de reserva ovariana (TRO) ideal

Tabela 48.3 Fases do processo reprodutivo para atingir uma gestação intraútero.

1. Produção espermática adequada em número e qualidade.
2. Depósito de espermatozoides na vagina (copulação).
3. Integridade anatômica e funcional dos aparelhos genitais masculino e feminino.
4. Copulação no período fértil.
5. Espermatozoides com livre trânsito pelo aparelho genital feminino (espermomigração).
6. Ovários funcionais: com número adequado de folículos primordiais, com receptores para estímulos hormonais responsáveis pelo recrutamento folicular, seleção e liberação de oócito maduro (ovulação).
7. Tubas uterinas pérvias capazes de permitir o trânsito dos espermatozoides e a fertilização do oócito.
8. Tubas uterinas com capacidade para proporcionar nutrição para o embrião e franquear as várias etapas da divisão celular, durante seu transporte até o útero.
9. Útero apto a receber o embrião, assegurar sua nidação e propiciar a interação ovo-materna, permitindo o desenvolvimento do concepto até que exista maturidade para a vida extrauterina.

e, por isso, é utilizada uma série de testes, sendo que a associação deles oferece o melhor resultado. Os TRO incluem testes bioquímicos e ultrassonografia dos ovários. Os testes bioquímicos podem ser divididos em dosagem de FSH e E2 na fase folicular inicial (do 2º ao 4º dia do ciclo), e avaliação de hormônio antimülleriano (HAM). Já os achados ultrassonográficos são referentes à contagem de folículos antrais (CFA) em determinado período do ciclo (Penzias *et al.*, 2020; Kallen e Stovall, 2019).

São considerados fatores de risco para baixa reserva ovariana (Deadmond *et al.*, 2022): idade > 35 anos; história familiar de menopausa precoce; alterações genéticas (síndrome de Turner e mosaicismos; mutações genéticas – *FMR1, BRCA*); condições que causam danos ovarianos (endometriose, infecção pélvica); cirurgia ovariana prévia (endometrioma, ooforoplastia ou cistectomia, ooforectomia); quimioterapia ou radioterapia pélvica; tabagismo.

Fator tubário/tuboperitoneal

Responsável por 30% dos casos de infertilidade, corresponde ao comprometimento da função e da permeabilidade tubária (comprometimento do lúmen ou da motilidade das fímbrias) ou a alterações da relação anatômica entre tuba e ovário, estas devidas principalmente a aderências. As causas mais comuns são doença inflamatória pélvica (DIP), endometriose, cirurgias abdominopélvicas, abortamentos, passado de apendicite, doença inflamatória intestinal, tuberculose pélvica ou gravidez ectópica. Apesar disso, metade das pacientes não apresenta dados de suspeição na anamnese.

A DIP é a causa mais comum de comprometimento tuboperitoneal. Provoca aglutinação de fímbrias, fimose fimbrial, obstrução tubária, hidrossalpinge e nodulações na muscular da porção ístmica (salpingite ístmica nodosa) (Dun e Nezhat, 2012). O risco de infertilidade após DIP é de 12 a 15% após um episódio, de 23 a 35% após dois episódios e de 54 a 75% após três episódios (Chaudhari *et al.*, 2017; Dun e Nezhat, 2012). Os agentes mais comuns são a *Chamydia trachomatis*, assintomática na maioria das vezes, e a *Neisseria gonorrhoeae*. Aderências que comprometem a relação tubo-ovariana estão presentes em torno de 10% dos casos (Chaudhari *et al.*, 2017). O risco de gestação ectópica aumenta de 6 a 7 vezes após um episódio de DIP (Dun e Nezhat, 2012).

A endometriose é uma doença inflamatória benigna, estrogênio-dependente, caracterizada pela presença de implantes ectópicos de endométrio. A endometriose é responsável por 7 a 14% dos casos de fator tubário (Dun e Nezhat, 2012).

Sabe-se que 30 a 50% das pacientes com endometriose são inférteis e que 25 a 50% das mulheres inférteis têm endometriose. O índice de fecundidade em casais férteis é de 15 a 20%, ao passo que nas mulheres com endometriose é estimado em 2 a 10% (Macer e Taylor, 2012).

Acredita-se que, na endometriose grave, a causa da infertilidade seja a distorção anatômica. Nos graus leves, uma relação causal com a infertilidade ainda não está bem estabelecida, mas são sugeridos vários mecanismos que provocam alterações nos microambientes ovariano, peritoneal, tubário e endometrial.

Alteração da função peritoneal. Muitos estudos demonstram que as mulheres com endometriose têm aumento de volume do líquido peritoneal, bem como aumento das concentrações de prostaglandinas, proteases e citocinas, incluindo citocinas inflamatórias e citocinas angiogênicas (Practice Committee of The American Society for Reproductive Medicine *et al.*, 2012). Essas alterações podem ter efeitos adversos na função do oócito, do espermatozoide, do embrião e da própria tuba uterina.

Alterações endócrinas e ovulatórias. Incluem crescimento folicular anormal, picos de LH prematuros e em maior número, síndrome da luteinização folicular e defeitos na fase luteínica (Practice Committee of The American Society for Reproductive Medicine *et al.*, 2012). Alterações na própria ovulação e na produção oocitária podem ocorrer devido ao aumento de células inflamatórias no líquido peritoneal. Os endometriomas podem estar associados à redução da reserva ovariana, e o dano ao tecido ovariano pode preceder a cirurgia – estudos mostram menor volume de tecido ovariano saudável nos ovários com endometriomas, menor densidade folicular e extensiva fibrose nas proximidades do endometrioma (Kitajima *et al.*, 2011).

Alterações endometriais e comprometimento da implantação. Parece haver alterações na função endometrial, como:

- Numerosos genes têm expressão aberrante no endométrio de mulheres com endometriose, muitos sabidamente necessários para a receptividade endometrial, como o gene *Hoxa10/HOXA10*. Mulheres com baixo nível de expressão deste gene, como ocorre na endometriose, têm baixos índices de implantação (Macer e Taylor, 2012)
- Em endométrios normais, não se evidencia presença de aromatase. Entretanto, na endometriose ela está presente no endométrio eutópico (e nos implantes), aumentando a produção de estrogênio neste local, o que afeta a receptividade endometrial (Macer e Taylor, 2012)
- Resistência à progesterona e desregulação dos seus receptores, o que compromete a decidualização do endométrio e, consequentemente, leva à diminuição da implantação (Revel, 2012)
- Associada a esta questão parece haver uma expressão alterada de algumas enzimas e proteínas envolvidas na implantação (Macer e Taylor, 2012; Practice Committee of The American Society for Reproductive Medicine *et al.*, 2012)
- Alterações na contratilidade miometrial, que também parecem reduzir a chance de implantação (Revel, 2012).

Redução da qualidade oocitária e embrionária. Alguns estudos apontam para maior índice de apoptose nas células da granulosa e, por isso, menor produção de estrogênio pelo folículo. Esta seria uma das causas de menor qualidade do oócito e, consequentemente, do embrião. Entretanto, estes achados são controversos na literatura.

Anormalidades no transporte tubário. O ambiente inflamatório prejudica a função tubária, diminuindo sua mobilidade (Macer e Taylor, 2012).

Com relação à cirurgia pélvica, mesmo aquela com vistas à correção de fator tuboperitoneal, pode levar à infertilidade. Portanto, qualquer cirurgia pélvica deve ser realizada levando-se em conta o risco de comprometimento da função tubária no pós-operatório. Apendicite rota aumento o risco relativo de infertilidade tubária em quase 5 vezes e as cirurgias para doenças inflamatórias intestinais (Crohn e colite ulcerativa) reduzem a fertilidade (Dun e Nezhat, 2012). A tuberculose pulmonar pode levar ao surgimento de tuberculose pélvica em 10 a 20% dos casos. Em geral, leva ao comprometimento tubário bilateral, com desenvolvimento de piossalpinge caseosa.

Fator uterino

Anormalidades uterinas, congênitas ou adquiridas, têm sido associadas a infertilidade e mau desfecho obstétrico. As alterações podem ser anatômicas ou de receptividade endometrial. Dentre as causas anatômicas e estruturais, destacam-se miomas, pólipos, sinequias e malformações. Entre as causas que podem interferir na receptividade endometrial estão todas as listadas anteriormente e ainda endométrio fino, expressão alterada de moléculas de adesão, endometriose e hidrossalpinge (Revel, 2012). Mais recentemente, adenomiose e endometrite crônica têm sido apontadas como fatores de redução de fertilidade.

Miomas

O real impacto dos miomas sobre a fertilidade é desconhecido. São identificados em 5 a 10% das mulheres inférteis, mas em somente 2 a 3% a infertilidade pode ser atribuída a eles, após exclusão de todas as outras causas (Practice Committee of The American Society for Reproductive Medicine *et al.*, 2008). Quando promovem distorção da cavidade uterina, como no caso dos submucosos ou dos intramurais que se projetam na cavidade (FIGO L0 a L2 e L2-5), parece não haver dúvida de que reduzem chance de gravidez. Por sua vez, os miomas subserosos (FIGO L5 a L7) parecem não provocar infertilidade. Mas em relação aos miomas intramurais (L3 e L4), a dúvida persiste – alguns estudos mostram que em mulheres com infertilidade inexplicada a miomectomia aumenta o índice de gravidez, ao passo que outros não mostram diferença (Pritts *et al.*, 2009).

Os tumores benignos variam em termos de tamanho, localização e número, e esses fatores determinam se os mecanismos afetarão negativamente a fertilidade. Tais mecanismos são: deslocamento do colo do útero, que pode reduzir a exposição ao esperma; alargamento ou deformidade da cavidade uterina, que pode interferir na migração e no transporte dos espermatozoides; obstrução da porção proximal das tubas uterinas; alteração da anatomia tubo-ovariano, interferindo com a captação do óvulo; aumento da contratilidade uterina ou contratilidade desordenada, que pode dificultar a ascensão do espermatozoide, o transporte do embrião ou a nidação; distorção ou ruptura do endométrio e, consequentemente, da implantação, devido a atrofia ou ectasia venosa sobre os miomas submucosos ou na parede oposta a eles; diminuição do fluxo sanguíneo endometrial; inflamação endometrial ou secreção de substâncias vasoativas (Practice Committee of The American Society for Reproductive Medicine *et al.*, 2008).

Pólipos

A literatura traz poucas informações sobre a associação de pólipos endometriais e infertilidade. Entretanto, alguns estudos mostram aumento de incidência de gestação em mulheres com infertilidade inexplicada após a polipectomia, independentemente do tamanho e do número de pólipos (Stamatellos *et al.*, 2008).

Sinequias

Podem obliterar parcial ou totalmente a cavidade uterina, provocando infertilidade. Têm prevalência em torno de 1,5% nas mulheres inférteis (Abrao *et al.*, 2013). Pode ocorrer após trauma mecânico ou infecção no endométrio, em mulheres que têm mecanismo de reparo endometrial aberrante, levando à formação dessas aderências (Evans-Hoeker e Young, 2014). A maioria é causada por instrumentação da cavidade uterina, principalmente curetagem pós-aborto. Também pode ser consequência de cirurgia intrauterina, como miomectomia e remoção de septo. Não existem evidências de que as sinequias provoquem infertilidade, mas vários estudos observacionais demonstram aumento dos índices de gravidez após a remoção das mesmas (Abrao *et al.*, 2013; Evans-Hoeker e Young, 2014).

Malformações

Estão mais associadas ao abortamento de repetição e às complicações obstétricas do que à dificuldade de engravidar. Porém, septos e subseptos uterinos podem estar associados à infertilidade. Diminuição do suprimento vascular do septo tem sido proposta como causa de redução da fertilidade, mas o exato mecanismo fisiopatológico não está claro (Revel, 2012). Como nas alterações anteriores, sua retirada parece aumentar a chance de gravidez em casos de infertilidade inexplicada.

Fator cervical

A cérvice uterina é de extrema importância para a fertilidade: facilita a ascensão dos espermatozoides para as tubas uterinas e impede a ascensão de patógenos da vagina para o útero. Alterações que comprometam a produção do muco – fundamental para a ascensão dos espermatozoides – anatômicas, infecciosas ou funcionais, podem levar à infertilidade. As causas anatômicas são malformações congênitas, como os septos e procedimentos cirúrgicos, como a conização. As causas infecciosas são as cervicites e a causa funcional é uma produção inadequada de muco, em geral de causa desconhecida. Pode haver também má interação entre muco e espermatozoide, mesmo em presença de muco aparentemente normal. Uma das hipóteses para esta alteração é a presença de anticorpos antiespermatozoides. O fator cervical pode ser causa de até 3% dos casos de infertilidade.

Fator masculino

A infertilidade masculina afeta aproximadamente 1 em cada 10 a 20 indivíduos, e está presente em 50% dos casais inférteis, de forma isolada ou associada a fatores femininos (Practice Committee of The American Society for Reproductive Medicine *et al.*, 2014). O problema pode ser pré-testicular, testicular ou pós-testicular. As causas são baixa qualidade seminal – redução no número (oligospermia e azoospermia), na motilidade (astenospermia) ou no número de formas normais (teratospermia) dos espermatozoides – devido principalmente a hipofunção testicular idiopática, alterações genéticas e varicocele; impossibilidade de deposição dos espermatozoides no fundo da vagina, que decorre de dificuldades no coito ou de disfunções ejaculatórias; obstrução – azoospermia obstrutiva; e alteração funcional dos espermatozoides – fragmentação do DNA, por exemplo.

Hipofunção testicular

Considerando o percentil 5 dos parâmetros da OMS, 2021, oligospermia é considerada a concentração espermática < 16 milhões/mℓ ou < 39 milhões no ejaculado total. Astenospermia é < 30% de espermatozoides progressivos ou < 42% de motilidade total. Teratospermia é < 4% de espermatozoides com morfologia normal utilizando os critérios estritos de Tygerberg (World Health Organization, 2010). A maioria dos casos é devida à hipofunção testicular idiopática. A causa identificada mais comumente é a varicocele; outras causas são fatores genéticos, uso de drogas, fatores ambientais e uso de medicamentos.

Varicocele

É a dilatação anormal das veias escrotais. É dita varicocele clínica quando é palpável ao exame clínico e varicocele subclínica quando só é visível ao ultrassom. Apesar de a maioria dos homens com varicocele serem férteis, é frequentemente vista em indivíduos com infertilidade. Varicocele clínica é encontrada em torno de 15% dos homens adultos, em 35% dos que fazem avaliação para infertilidade e em até 81% daqueles com infertilidade secundária. É vista em 11,7% dos homens inférteis com espermograma normal e em 25,4% daqueles com espermograma anormal (Baazeem *et al.*, 2011). O refluxo venoso que provoca elevação da temperatura testicular parece ser a principal causa dos efeitos adversos sobre a espermatogênese. Nos casos de varicocele palpável e alteração seminal, parece ser clara a associação com infertilidade. Mesmo em casos de espermograma normal, é especulado que pode comprometer a fertilidade por provocar fragmentação do DNA espermático. Ainda que o impacto da varicocele sobre a fertilidade masculina seja controverso, existem evidências de benefício com a varicocelectomia nos casos de varicocele clínica (Practice Committee of The American Society for Reproductive Medicine *et al.*, 2014).

Azoospermia

A azoospermia, caracterizada pela ausência de espermatozoides no ejaculado após centrifugação, é a forma mais grave de infertilidade por fator masculino. Está presente em 10 a 15% dos casos de infertilidade masculina e pode ser obstrutiva ou não obstrutiva.

Azoospermia obstrutiva

É a ausência de espermatozoides no ejaculado na presença de espermatogênese normal. A causa é pós-testicular: obstrução em qualquer localização entre a *rete testis* e os ductos ejaculatórios, que impede os espermatozoides de chegarem ao líquido seminal. A causa pode ser congênita (como agenesia de deferente), decorrente de iatrogenia em procedimentos cirúrgicos escrotais ou inguinais, sequela de processo infeccioso (epidídimo, vasos deferentes ou ducto ejaculador) e, a mais comum, a vasectomia (Baker e Sabanegh Jr., 2013).

A causa mais comum de agenesia de ductos deferentes é a fibrose cística. Já as infecções respondem 8 a 46% dos casos; gonorreia, clamídia, tricômonas, brucelose, tuberculose, ureaplasma, micoplasma, coliformes fecais, adenovírus e enterovírus já foram apontados como causa de epididimite (Pylip *et al.*, 2013). A iatrogenia parece ser responsável por 7 a 19% dos casos e a cirurgia mais comumente envolvida é herniorrafia inguinal (Pylip *et al.*, 2013). A prevalência de vasectomia varia de acordo com aspectos culturais e religiosos.

Azoospermia não obstrutiva

Nesses casos a espermatogênese está alterada por comprometimento da função gonadal, que pode ser de causa pré-testicular ou hormonal – falta de estimulação adequada pelas gonadotrofinas – ou testicular propriamente dita – que pode ser de causa genética, congênita, adquirida ou idiopática.

As causas pré-testiculares são as que levam ao hipogonadismo hipogonadotrófico como a síndrome de Kallmann, tumores, traumatismos ou irradiação do sistema nervoso central, o bloqueio do eixo por uso excessivo de androgênio ou hiperprolactinemia, entre outras, além da idiopática.

Dentre as causas testiculares, a alteração congênita mais comum é a criptorquidia; entre as causas adquiridas, as mais importantes são as orquites virais ou bacterianas, e a mais comum é a caxumba; o traumatismo mais comum é a torção de testículo; as causas iatrogênicas preponderantes são quimio e radioterapia; as causas genéticas, que podem ser alterações gênicas ou cromossômicas, serão discutidas em tópico específico mais adiante; e a disfunção testicular idiopática.

Disfunções ejaculatórias

Ejaculação prematura, anejaculação (ausência de emissão de sêmen) e ejaculação retrógrada (passagem do sêmen para a bexiga no momento da ejaculação, por incompetência do esfíncter uretral interno) são disfunções ejaculatórias. Não há evidências de associação entre ejaculação prematura e infertilidade, não existem dados sobre o impacto da anejaculação nos índices de infertilidade e a ejaculação retrógrada é responsável por < 1% dos casos de infertilidade masculina.

Fragmentação do DNA espermático

Dados atuais parecem evidenciar a associação entre infertilidade e fragmentação do DNA espermático, cuja principal causa é o estresse oxidativo. Este, por sua vez é causado principalmente por fatores modificáveis como excesso de consumo de alimentos processados, sedentarismo, tabagismo, obesidade, uso excessivo de telefone celular, roupas que aumentem a temperatura do escroto, infecções, estresse psicológico, varicocele, idade avançada (Agarwal e Bui, 2017). Níveis de fragmentação do DNA > 30% reduzem chance de gestação espontânea, e de sucesso da inseminação artificial e da fertilização *in vitro* convencional, e aumentam o risco de abortamento de repetição (Aitken e Roman, 2008).

Fatores genéticos

Em relação às possíveis causas genéticas, os casais inférteis demonstraram ter maior prevalência de anormalidades do cariótipo (trissomias, mosaicos, translocações etc.) do que a população geral, que podem variar conforme a causa da infertilidade e da história médica da paciente. No entanto, a cariotipagem não é indicada como parte da avaliação inicial em função da baixa incidência de anormalidades em mulheres com infertilidade inexplicável, endometriose ou infertilidade associados a fatores tubários. A síndrome de Turner, 45, X0, é a aneuploidia mais comumente associada à infertilidade. Ainda, menos comuns, identificaram-se genes que parecem afetar a fecundidade, dentre eles o *KAL1*, da síndrome de Kallmann, o receptor de GnRH, o receptor de FSH, o *FMR1* da síndrome do X frágil, e mutações no *TUBB8*. Este último impossibilita a divisão de oócitos e, por consequência, a sua maturação, impedindo a fertilização.

Os homens com azoospermia não obstrutiva ou oligospermia grave (concentração < 5 milhões/mℓ) têm maior risco de serem portadores de uma anormalidade genética. A probabilidade de detectar essa anormalidade é inversamente proporcional à concentração espermática. As alterações genéticas mais comuns são anormalidade cromossômicas, microdeleções do cromossomo Y e mutação no gene regulador de condutância transmembranar de fibrose cística (CFTR) – esta causadora de azoospermia obstrutiva. Também podem ser encontradas aneuploidias diretamente nos espermatozoides.

Anormalidades cromossômicas

Na população masculina em geral, a incidência de anormalidades cromossômicas varia de 0,7 a 1,0%, enquanto é de aproximadamente 10 a 20% entre homens azoospermáticos e oligospérmicos; as alterações mais comuns costumam ser a síndrome de Klinefelter e as microdeleções do cromossomo Y (Mafra *et al.*, 2011).

Um estudo feito no Brasil mostrou anormalidades genéticas em 18,8% de pacientes com oligospermia severa e azoospermia; anormalidades cromossômicas foram encontradas em 6,2% dos pacientes, sendo mais prevalentes no grupo azoospermia (11,6%) do que no grupo oligospermia (4%); variantes cromossômicas normais foram encontradas em 8,3% desses indivíduos inférteis, uma proporção maior do que a da população geral (2,7%); microdeleções do cromossomo Y foram detectadas em 4,2% dos pacientes; a alteração cromossômica mais comum foi 47,XXY (síndrome de Klinefelter); anormalidades cromossômicas estruturais, como translocações recíprocas, translocações robertsonianas e material cromossômico adicional foram mais comuns nos oligospérmicos (Kim *et al.*, 2012).

Microdeleções do cromossomo Y

No braço longo do cromossomo Y existem genes envolvidos na espermatogênese que são definidos como fator de azoospermia (AZF). Microdeleções nesta região estão associadas à oligospermia e à azoospermia. Cerca de 10 a 15% dos casos de azoospermia idiopática e de oligozoospermia grave possuem microdeleções em regiões AZF como o fator etiológico; a frequência de microdeleções do cromossomo Y varia entre 1 e 55%, dependendo dos métodos empregados e da etnia estudada (Kohn *et al.*, 2016).

Aneuploidias espermáticas

A constituição cromossômica dos espermatozoides pode ser analisada para a obtenção de informações mais acuradas sobre as causas de infertilidade masculina. Estima-se em até 2% o índice de alterações na população fértil. Índices mais elevados além de infertilidade, abortamento de repetição e falha em fertilização *in vitro* podem aumentar o risco de alterações genéticas nos nascituros (Wright *et al.*, 2014).

Acredita-se que a ampliação da investigação masculina, usando técnicas de avaliação de todo genoma, poderá mostrar um envolvimento bem maior que os 20% atuais de fatores genéticos como causa de comprometimento da espermatogênese, reduzindo o que hoje se denomina "infertilidade idiopática".

Infertilidade inexplicada

A infertilidade inexplicada se refere à falta de diagnóstico etiológico para a infertilidade em um casal que tem investigação inicial completa normal – ovulação, análise seminal e patência tubária. Tem prevalência média de 20%, mas sido descrita em 10 a 40% dos casais, conforme a investigação realizada. Provavelmente as causas sejam distúrbios endócrinos, imunológicos e genéticos não identificados. Existem várias etapas do processo reprodutivo que ainda não são avaliados corretamente, por falta de ferramentas para isso, como: o fator masculino, a interação muco-espermatozoide, a função tubária e o processo implantatório. Há também muito a se entender sobre o processo implantatório e o papel de aspectos imunológicos endometriais sobre ele. Muitos casos de infertilidade inexplicada podem ser devidos a pequenas contribuições de múltiplos fatores, sendo as variáveis consideradas mais importantes para o prognóstico, a idade da paciente e a duração da infertilidade.

Outros fatores

Os fatores imunes, que incluem a síndrome antifosfolipídica (SAF), parecem estar associados à rejeição imunológica no início da gravidez ou a danos placentários (incluindo pré-eclâmpsia e crescimento intrauterino restrito [CIUR]). Embora tenha sido estabelecida uma associação entre anticorpos antifosfolipídicos e perda recorrente de gravidez, e pareça haver indicação de investigação nestes casos, o mesmo não se aplica à infertilidade, pois não há evidência que a SAF leve à dificuldade de gravidez. Da mesma forma, quando falamos em trombofilias hereditárias, não parecem estar relacionadas à infertilidade inexplicada e, consequentemente, não devem ser investigadas neste âmbito. Quanto à doença celíaca, quando não tratada, pode levar a aumento da frequência da infertilidade, assim como aborto espontâneo e crescimento intrauterino restrito.

Estressores psicossociais e estilo de vida (Mumford *et al.*, 2020) em ambos os sexos têm influência no eixo hipotalâmico-hipofisário gonadal, impactando nos níveis hormonais e em outras vias endócrinas e metabólicas importantes para reprodução. Na fertilidade masculina, os estudos mostram que o uso de drogas recreativas lícitas ou ilícitas podem interferir na produção espermática. Fumo, álcool, maconha e cocaína reduzem a espermatogênese de uma forma diretamente proporcional ao tempo e intensidade de uso. Obesidade e sedentarismo também podem interferir negativamente sobre a função espermática, bem como uso prolongado de telefone celular. O tabaco, o álcool, a obesidade e as radiações eletromagnéticas provocam estresse oxidativo nas células germinativas.

Em relação aos fatores ambientais e a fertilidade masculina, observou-se que pesticidas, herbicidas, cobalto e bisfenol A (BPA) são alguns dos poluentes que provocam formação de radicais livres em excesso e estresse oxidativo das células germinativas. O BPA, por sua vez, também demonstrou afetar a qualidade do oócito, implantação, desenvolvimento embrionário e placentação (Calafat *et al.*, 2008).

O estresse oxidativo é um importante fator etiológico de infertilidade masculina. Em nível espermático as espécies reativas de oxigênio induzem a peroxidação lipídica da membrana e a fragmentação do DNA espermático, interferindo na motilidade e na capacidade de formação de um embrião adequado. No testículo, o estresse oxidativo é capaz de interferir negativamente sobre a capacidade esteroidogênica das células de Leydig, bem como na capacidade do epitélio germinativo de formar espermatozoides normais (Baker e Sabanegh Jr., 2013).

Ainda assim, as exposições preconceptivas e pré-natais a algumas condições ambientais e substâncias tóxicas podem ter efeitos duradouros na saúde ao longo do ciclo de vida, podendo afetar a fertilidade, a concepção, a gravidez e/ou o parto, bem como o desenvolvimento do embrião, do feto, do bebê e da criança. É fundamental que os médicos que prestam cuidados obstétricos/ginecológicos tenham conhecimento sobre os riscos reprodutivos ambientais pertinentes às suas localizações e população de pacientes e forneçam triagem e aconselhamento relevantes (American College of Obstetricians and Gynecologists *et al.*, 2021).

CONSIDERAÇÕES FINAIS

A infertilidade tem se apresentando como um importante problema de saúde pública. Conforme novas estimativas, a prevalência da infertilidade varia pouco de região para região e as taxas são semelhantes em países de alta, média e baixa renda. Apesar do imenso avanço proporcionado pelas técnicas de reprodução assistida na solução da infertilidade, há necessidade de ampliar o acesso aos cuidados de saúde e garantir a inclusão da infertilidade nas pesquisas e políticas de saúde, para que aqueles que desejam tenham formas seguras, eficazes e acessíveis de ter filhos.

Por outro lado, ainda temos muito que avançar no entendimento da etiologia. As novas técnicas de avaliação genética e molecular certamente esclarecerão muito do que se chama hoje "infertilidade inexplicada".

É sempre importante ressaltar que a infertilidade afeta as pessoas na sua vida social e afetiva, provoca estresse, ansiedade, frustração e, muitas vezes isolamento e discriminação, impedindo-as de desfrutar a felicidade plena.

REFERÊNCIAS BIBLIOGRÁFICAS

ABRAO, M. S.; MUZII, L.; MARANA, R. Anatomical causes of female infertility and their management. *International Journal of Gynecology & Obstetrics*, v. 123, p. S18-S24, 2013.

AGARWAL, A.; BUI, A. D. Oxidation-reduction potential as a new marker for oxidative stress: Correlation to male infertility. *Investigative and Clinical Urology*, v. 58, n. 6, p. 385, 2017.

AITKEN, R. J.; ROMAN, S. D. Antioxidant systems and oxidative stress in the testes. *Molecular Mechanisms in Spermatogenesis*, p. 154-171, 2008.

AMERICAN COLLEGE OF OBSTETRICIANS AND GYNECOLOGISTS *et al.* Marriage and family building equality for Lesbian, Gay, Bisexual, Transgender, Queer, Intersex, Asexual, and Gender Nonconforming Individuals. Committee Opinion No. 749. *Obstetrics & Gynecology*, v. 132, p. e82-e86, 2018.

AMERICAN COLLEGE OF OBSTETRICIANS AND GYNECOLOGISTS *et al.* Reducing prenatal exposure to toxic environmental agents: ACOG committee opinion, number 832. *Obstetrics and Gynecology*, v. 138, n. 1, p. e40-e54, 2021.

AZZIZ, R. *et al.* Criteria for defining polycystic ovary syndrome as a predominantly hyperandrogenic syndrome: an androgen excess society guideline. *The Journal of Clinical Endocrinology & Metabolism*, v. 91, n. 11, p. 4237-4245, 2006.

BAAZEEM, A. *et al.* Varicocele and male factor infertility treatment: a new meta-analysis and review of the role of varicocele repair. *European Urology*, v. 60, n. 4, p. 796-808, 2011.

BAKER, K.; SABANEGH JR, E. Obstructive azoospermia: reconstructive techniques and results. *Clinics*, v. 68, p. 61-73, 2013.

BOIVIN, J. *et al.* International estimates of infertility prevalence and treatment-seeking: potential need and demand for infertility medical care. *Human Reproduction*, v. 22, n. 6, p. 1506-1512, 2007.

CALAFAT, A. M. *et al.* Exposure of the US population to bisphenol A and 4-tertiary-octylphenol: 2003–2004. *Environmental Health Perspectives*, v. 116, n. 1, p. 39-44, 2008.

CHAUDHARI, A. D. et al. Diagnostic laparoscopy in the evaluation of tubal factor in cases of infertility. *International Journal of Reproduction, Contraception, Obstetrics and Gynecology (IJRCOG)*, v. 6, n. 4, p. 1275-8, 2017.

CONSELHO FEDERAL DE MEDICINA – CFM. Resolução nº 2.320/2022. Adota normas éticas para a utilização de técnicas de reprodução assistida – sempre em defesa do aperfeiçoamento das práticas e da observância aos princípios éticos e bioéticos que ajudam a trazer maior segurança e eficácia a tratamentos e procedimentos médicos, tornando-se o dispositivo deontológico a ser seguido pelos médicos brasileiros e revogando a Resolução CFM nº 2.294. *Diário Oficial da União*: seção 1, p. 107, Brasília, DF, 2022.

DATTA, J. *et al.* Prevalence of infertility and help seeking among 15 000 women and men. *Human Reproduction*, v. 31, n. 9, p. 2108-2118, 2016.

DEADMOND, A.; KOCH, C. A.; PARRY, J. P. *Ovarian Reserve Testing*. Endotext [Internet], 2022.

DUN, E. C.; NEZHAT, C. H. Tubal factor infertility: diagnosis and management in the era of assisted reproductive technology. *Obstetrics and Gynecology Clinics*, v. 39, n. 4, p. 551-566, 2012.

EVANS-HOEKER, E. A.; YOUNG, S. L. Endometrial receptivity and intrauterine adhesive disease. *In*: *Seminars in Reproductive Medicine*. Thieme Medical Publishers, 2014. p. 392-401.

FOURMAN, L. T.; FAZELI, P. K. Neuroendocrine causes of amenorrhea—an update. *The Journal of Clinical Endocrinology & Metabolism*, v. 100, n. 3, p. 812-824, 2015.

HOLOCH, K. J.; LESSEY, B. A. Endometriosis and infertility. *Clinical Obstetrics and Gynecology*, v. 53, n. 2, p. 429-438, 2010.

INSTITUTO BRASILEIRO DE GEOGRAFIA E ESTATÍSTICA – IBGE. *População*: Pirâmide etária. 2022. Rio de Janeiro: IBGE, Projeção da População do Brasil, 2022. Disponível em: https://cidades.ibge.gov.br/brasil/panorama. Acesso em: 5 mai. 2024.

KAISER, U. B. *et al.* Hyperprolactinemia and infertility: new insights. The *Journal of Clinical Investigation*, v. 122, n. 10, p. 3467-3468, 2012.

KALLEN, A. N.; STOVALL, D. W. The use of antimullerian hormone in women not seeking fertility care. *Obstetrics and Gynecology*, v. 133, n. 4, p. E274-E278, 2019.

KIM, M. J. *et al.* Molecular and cytogenetic studies of 101 infertile men with microdeletions of Y chromosome in 1,306 infertile Korean men. *Journal of Assisted Reproduction and Genetics*, v. 29, p. 539-546, 2012.

KITAJIMA, M. *et al.* Endometriomas as a possible cause of reduced ovarian reserve in women with endometriosis. *Fertility and Sterility*, v. 96, n. 3, p. 685-691, 2011.

KOHN, T. P. *et al.* Genetic counseling for men with recurrent pregnancy loss or recurrent implantation failure due to abnormal sperm chromosomal aneuploidy. *Journal of Assisted Reproduction and Genetics*, v. 33, p. 571-576, 2016.

LOUIS, J. F. *et al.* The prevalence of couple infertility in the United States from a male perspective: evidence from a nationally representative sample. *Andrology*, v. 1, n. 5, p. 741-748, 2013.

MACER, M. L.; TAYLOR, H. S. Endometriosis and infertility: a review of the pathogenesis and treatment of endometriosis-associated infertility. *Obstetrics and Gynecology Clinics*, v. 39, n. 4, p. 535-549, 2012.

MAFRA, F. A. *et al.* Chromosomal and molecular abnormalities in a group of Brazilian infertile men with severe oligozoospermia or non-obstructive azoospermia attending an infertility service. *International Brazilian Journal of Urology*, v. 37, p. 244-251, 2011.

MASCARENHAS, M. N. *et al.* National, regional, and global trends in infertility prevalence since 1990: a systematic analysis of 277 health surveys. *PLoS Medicine*, v. 9, n. 12, p. e1001356, 2012.

MECZEKALSKI, B. *et al.* Functional hypothalamic amenorrhea and its influence on women's health. *Journal of Endocrinological Investigation*, v. 37, n. 11, p. 1049-1056, 2014.

MOGHADDAM, A. D.; DELPISHEH, A.; SAYEHMIRI, K. An investigation of the worldwide prevalence of infertility as a systematic review. *Qom University of Medical Sciences Journal*, v. 10, n. 1, p. 76-87, 2016.

MONTOYA, M. N. *et al.* Reproductive considerations for the LGBTQ+ Community. *Primary Care: Clinics in Office Practice*, v. 48, n. 2, p. 283-297, 2021.

MORICE, P. *et al.* History of infertility. *Human Reproduction Update*, v. 1, n. 5, p. 497-504, 1995.

MUMFORD, S. L. *et al.* A prospective cohort study to evaluate the impact of diet, exercise, and lifestyle on fertility: design and baseline characteristics. *American Journal of Epidemiology*, v. 189, n. 11, p. 1254-1265, 2020.

PENZIAS, A. *et al.* Testing and interpreting measures of ovarian reserve: a committee opinion. *Fertility and sterility*, v. 114, n. 6, p. 1151-1157, 2020.

PRACTICE COMMITTEE OF THE AMERICAN SOCIETY FOR REPRODUCTIVE MEDICINE *et al.* Definition of infertility: a committee opinion. *Fertility and Sterility*, v. 120, n. 6, p. 1170, 2023.

PRACTICE COMMITTEE OF THE AMERICAN SOCIETY FOR REPRODUCTIVE MEDICINE *et al.* Definitions of infertility and recurrent pregnancy loss: a committee opinion. *Fertility and Sterility*, v. 113, n. 3, p. 533-535, 2020.

PRACTICE COMMITTEE OF THE AMERICAN SOCIETY FOR REPRODUCTIVE MEDICINE *et al.* Endometriosis and infertility: a committee opinion. *Fertility and Sterility*, v. 98, n. 3, p. 591-598, 2012.

PRACTICE COMMITTEE OF THE AMERICAN SOCIETY FOR REPRODUCTIVE MEDICINE *et al.* Fertility evaluation of infertile women: a committee opinion. *Fertility and Sterility*, v. 116, n. 5, p. 1255-1265, 2021.

PRACTICE COMMITTEE OF THE AMERICAN SOCIETY FOR REPRODUCTIVE MEDICINE *et al.* Report on varicocele and infertility: a committee opinion. *Fertility and Sterility*, v. 102, n. 6, p. 1556-1560, 2014.

PRACTICE COMMITTEE OF THE AMERICAN SOCIETY FOR REPRODUCTIVE MEDICINE et al. Testing and interpreting measures of ovarian reserve: a committee opinion. *Fertility and Sterility*, v. 103, n. 3, p. e9-e17, 2015.

PRACTICE COMMITTEE OF THE AMERICAN SOCIETY FOR REPRODUCTIVE MEDICINE IN COLLABORATION WITH THE SOCIETY OF REPRODUCTIVE SURGEONS et al. Myomas and reproductive function. *Fertility and Sterility*, v. 90, n. 5, p. S125-S130, 2008.

PRITTS, E. A.; PARKER, W. H.; OLIVE, D. L. Fibroids and infertility: an updated systematic review of the evidence. *Fertility and Sterility*, v. 91, n. 4, p. 1215-1223, 2009.

PYLYP, L. Y. et al. Chromosomal abnormalities in patients with oligozoospermia and non-obstructive azoospermia. *Journal of Assisted Reproduction and Genetics*, v. 30, p. 729-732, 2013.

REVEL, A. Defective endometrial receptivity. *Fertility and Sterility*, v. 97, n. 5, p. 1028-1032, 2012.

ROWE, P. J.; COMHAIRE, F. H.; HARGREAVE, T. B. *WHO Manual for the Standardized Investigation and Diagnosis of the Infertile Male*. Cambridge university press, 2000.

RUTSTEIN, S. O.; SHAH, I. H. *Infecundity, Infertility, and Childlessness in Developing Countries*. Calverton, MA: WHO/Measure DHS, 2004. 56 p.

SONIGO, C. et al. Hyperprolactinemia-induced ovarian acyclicity is reversed by kisspeptin administration. *The Journal of Clinical Investigation*, v. 122, n. 10, p. 3791-3795, 2012.

STAMATELLOS, I. et al. Pregnancy rates after hysteroscopic polypectomy depending on the size or number of the polyps. *Archives of Gynecology and Obstetrics*, v. 277, p. 395-399, 2008.

SUN, H. et al. Global, regional, and national prevalence and disability-adjusted life-years for infertility in 195 countries and territories, 1990–2017: results from a global burden of disease study, 2017. *Aging (Albany NY)*, v. 11, n. 23, p. 10952, 2019.

WORLD HEALTH ORGANIZATION – WHO. *International Classification of Diseases*. 11th Revision. 2019.

WORLD HEALTH ORGANIZATION – WHO et al. Department of Reproductive Health and Research. *WHO Laboratory Manual for the Examination and Processing of Human Semen*. World Health Organization, p. 25-26, 2010.

WORLD HEALTH ORGANIZATION – WHO et al. Infertility prevalence estimates: 1990–2021. 2023.

WRIGHT, C.; MILNE, S.; LEESON, H. Sperm DNA damage caused by oxidative stress: modifiable clinical, lifestyle and nutritional factors in male infertility. *Reproductive Biomedicine Online*, v. 28, n. 6, p. 684-703, 2014.

ZEGERS-HOCHSCHILD, F. et al. The international glossary on infertility and fertility care, 2017. *Human Reproduction*, v. 32, n. 9, p. 1786-1801, 2017.

ZHANG, H. et al. Increasing trend of prevalence of infertility in Beijing. *Chinese Medical Journal*, v. 127, n. 4, p. 691-695, 2014.

CAPÍTULO 49

Propedêutica Básica do Casal Infértil

Rivia Mara Lamaita

PREVALÊNCIA E EPIDEMIOLOGIA DA INFERTILIDADE

A infertilidade é um problema clínico comum, com uma prevalência que pode ser amplamente variável e com estimativa de acometer aproximadamente 17,5% dos casais. Segundo relatório da Organização Mundial da Saúde (OMS), 1 em cada 6 indivíduos em todo o mundo sofre de infertilidade, mostrando a necessidade urgente de aumentar o acesso a cuidados de fertilidade e de alta qualidade para aqueles que dela necessitam. As taxas são comparáveis para países de rendimento alto, médio e baixo, indicando que esse é um grande desafio de saúde em nível mundial. A prevalência ao longo da vida foi de 17,8% nos países desenvolvidos e de 16,5% nos países em desenvolvimento (World Health Organization, 2023).

As Nações Unidas definem saúde reprodutiva como "um estado de completo bem-estar físico, mental e social e não apenas a ausência de doença ou enfermidade em todas as instâncias relativas ao sistema reprodutivo, suas funções e processos". Portanto, infertilidade deve ser considerada como um processo de doença e, como tal, deve ser investigada e tratada. A OMS a considera como um problema de saúde pública. É uma condição que não afeta apenas a vida do casal, mas os serviços de saúde em geral. Os sentimentos experimentados pelos casais inférteis incluem depressão, sofrimento, culpa, vergonha e inadequação com isolamento social, situações preocupantes para qualquer tipo de cuidado envolvendo pacientes (World Health Organization, 2023).

Atualmente, muitos pacientes não recebem os cuidados médicos recomendados com base nas melhores evidências científicas disponíveis. Os protocolos de propedêutica básica em infertilidade vêm experimentando mudanças e adaptações. Isso se deve não só ao aumento no número de casais inférteis diante dos avanços dos métodos diagnósticos e das técnicas de reprodução assistida, mas também para conceder orientações clínicas adequadas e, assim, gerar resultados mais eficientes (Practice Committee of the American Society for Reproductive Medicine, American Society for Reproductive Medicine, 2023; Human Fertilisation and Embryology Authority, 2021; Kamel, 2010).

Abreviar a propedêutica básica de forma racional, individualizada e investigativa tornou-se, sem dúvida, o primeiro grande passo em direção ao sucesso proposto. A pesquisa deve ser feita com base em evidências determinadas, visando a tratamentos adequados em um centro primário, secundário ou terciário. Assim, diante de história conhecida de amenorreia, oligomenorreia, doença inflamatória pélvica, condições que afetariam o sistema reprodutor masculino ou se a mulher estiver acima de 35 anos de idade, torna-se prudente o início precoce da propedêutica direcionada (Tabela 49.1) (Practice Committee of the American Society for Reproductive Medicine, American

Society for Reproductive Medicine, 2023; Human Fertilisation and Embryology Authority, 2021; Kamel, 2010; Practice Committee of the American Society for Reproductive Medicine and the Practice Committee of the Society for Reproductive Endocrinology and Infertility, 2022).

É razoável, então, que nesses casos toda a propedêutica não exceda 6 meses, devendo, na maioria das vezes, o diagnóstico etiológico ser suspeitado ou certificado entre 2 e 4 meses de pesquisa (Practice Committee of the American Society for Reproductive Medicine, American Society for Reproductive Medicine, 2023; Human Fertilisation and Embryology Authority, 2021; Kamel, 2010; Practice Committee of the American Society for Reproductive Medicine and the Practice Committee of the Society for Reproductive Endocrinology and Infertility, 2022). A American Society for Reproductive Medicine define infertilidade como a falência em conceber após 1 ano de coito regular e sem contracepção. Essa é a definição mais aceita, autorizando a iniciar a propedêutica a partir desse ponto, embora outras sociedades considerem 2 anos o ponto de corte, principalmente em casais jovens (com menos de 35 anos). Considerando a ausência de concepção em 1 ano de coito desprotegido como

Tabela 49.1 Critérios para referenciar os pacientes precocemente a um centro especializado em infertilidade.

Em mulheres	Em homens
Idade: < 35 anos com > 18 meses de infertilidade	História de: patologia genital
≥ 35 anos com > 6 meses de infertilidade	Cirurgia urogenital
Duração do ciclo menstrual: < 21 dias, > 35 dias	IST
	Varicocele
	Criptorquidia
Anormalidades menstruais: amenorreia, oligomenorreia	Doença sistêmica
	Quimioterapia/radioterapia
História de: gravidez ectópica	Dois resultados anormais na análise seminal
DIP	
Endometriose	Concentração de espermatozoides < 20 milhões/mℓ
Cirurgia pélvica (apendicite com rotura)	Motilidade dos espermatozoides < 25% (tipo A)
Anomalias do desenvolvimento	Motilidade dos espermatozoides < 50% (tipo B)
Achados anormais ao exame ginecológico	
Título de anticorpos *Chlamydia* ≥ 1:256	Morfologia normal dos espermatozoides < 15% (OMS)
Progesterona no meio da fase lútea < 20 nmol/ℓ	Achados anormais ao exame genital
FSH > 10 IU/ℓ na fase folicular precoce	Desejo do paciente ou ansiedade
LH > 10 IU/ℓ na fase folicular precoce	
Desejo da paciente ou ansiedade	

DIP: doença inflamatória pélvica; FSH: hormônio folículo-estimulante; IST: infecção sexualmente transmissível; LH: hormônio luteinizante; OMS: Organização Mundial da Saúde. (Adaptada de: Kamel, 2010.)

infertilidade, pode-se superestimar o efeito da idade na fertilidade feminina, já que o grupo de mulheres com 35 anos ou mais frequentemente requer mais tempo para engravidar, ou seja, sua fecundidade é afetada, enquanto sua fertilidade pode não estar alterada no mesmo grau. Fecundidade é a possibilidade de uma gravidez ser conseguida em um único ciclo, o que, por evidências já determinadas, declina com a idade da mulher (Practice Committee of the American Society for Reproductive Medicine, American Society for Reproductive Medicine, 2023; Practice Committee of the American Society for Reproductive Medicine and the Practice Committee of the Society for Reproductive Endocrinology and Infertility, 2022).

Sendo assim, infertilidade é uma doença, condição ou estado caracterizado também por qualquer uma das seguintes situações (Practice Committee of the American Society for Reproductive Medicine, American Society for Reproductive Medicine, 2023):

- Incapacidade de conseguir uma gravidez bem-sucedida com base no histórico médico, sexual e reprodutivo da paciente, idade, achados físicos, testes de diagnóstico ou qualquer combinação desses fatores
- Na necessidade de intervenção médica, incluindo, entre outros, a utilização de gametas ou embriões de doadores, a fim de conseguir uma gravidez ou como indivíduo ou com um parceiro.

Sabe-se que a taxa de concepção mensal em casais jovens apresentando um número de relações sexuais em torno de seis por mês sem uso de métodos contraceptivos encontra-se entre 20 e 25% (Practice Committee of the American Society for Reproductive Medicine and the Practice Committee of the Society for Reproductive Endocrinology and Infertility, 2022).

Podemos considerar como probabilidades cumulativas de um casal em conceber (Practice Committee of the American Society for Reproductive Medicine and the Practice Committee of the Society for Reproductive Endocrinology and Infertility, 2022):

- 60% dentro dos primeiros 6 meses de tentativa
- 84% no primeiro ano de tentativa – considerada como taxa de concepção anual na população geral
- 92% no segundo ano de atividade sexual sem proteção.

No universo dos casais inférteis, 1 a 2% jamais conseguirão êxito, a despeito do uso de todo o aparato propedêutico e terapêutico, sendo, assim, considerados estéreis. A dificuldade em conceber é diretamente proporcional à idade da mulher, particularmente após 35 anos, que é considerada avançada para fertilidade e fecundidade, após estudos seccionais baseados na população em geral. O termo estéril refere-se a qualquer um dos parceiros que apresente incapacidade de conceber (azoospermia, ausência de útero, entre outros). Nos casos em que há a possibilidade de reversão do quadro, emprega-se o termo subfértil, que, assim como infertilidade, é voltado ao casal. Classifica-se ainda o termo infertilidade como primária se presente em um casal que nunca conseguiu gestar, e secundária se aquele casal já apresentou um ciclo gestatório mesmo que este não tenha chegado ao termo (Human Fertilisation and Embryology Authority, 2021).

Frequentemente identificam-se fatores causais múltiplos em ambos os parceiros. Entre as causas desse aumento no número de casais com dificuldade em conceber, no qual também estão relacionadas mudanças nos hábitos de vida, destacam-se quatro de maior evidência, apresentadas a seguir.

Idade da mulher

Do ponto de vista fisiológico, a década compreendida entre os 20 e os 30 anos de idade representa o melhor momento para a mulher conceber. Para mulheres entre 35 e 39 anos, a chance de conceber espontaneamente passa a ser a metade a daquelas entre 19 e 26 anos (American College of Obstetricians and Gynecologists Committee on Gynecologic Practice, 2014).

A idade da mulher isolada tem um efeito marcante em sua fertilidade. É considerado um fator determinante de predição de sucesso em quaisquer tratamentos propostos. Os fatores causais de infertilidade mudam de acordo com a idade da paciente. Assim, um mesmo fator tem prevalência mais alta ou mais baixa em relação a determinada faixa etária (American College of Obstetricians and Gynecologists Committee on Gynecologic Practice, 2014).

A mulher experimenta uma queda gradual da fertilidade já aos 25 anos de idade, acentuando-se marcadamente após os 35 anos e principalmente aos 37 anos, devido à não renovação do número de folículos primordiais, bem como à perda da maioria deles, além do declínio na qualidade oocitária devido ao processo de envelhecimento (Trawick et al., 2021).

Sabe-se que há redução de aproximadamente 11% da fertilidade feminina para cada ano após a idade de 30 anos, considerando-se todos os possíveis fatores causais. Acrescente-se à queda numérica e da qualidade dos folículos a maior exposição a outras causas de infertilidade, entre as quais doença inflamatória pélvica (DIP), endometriose e miomas, doenças que impactam a fertilidade feminina, além das mudanças endócrinas e menor receptividade endometrial, já confirmada por estudos histológicos endometriais em diversos animais e mesmo em seres humanos. Esse cenário do aumento de doenças e menor quantidade de folículos funcionais ocorre justamente quando as mulheres em idade avançada buscam ter filhos. Em estudo nos EUA, verificou-se dificuldade em engravidar de aproximadamente 11,7% em mulheres com menos de 25 anos, em comparação com os 42,1% no grupo acima de 35 anos. Paralelamente, há mais chances de aneuploidias e abortamentos com a idade materna avançada. Mesmo com concepção natural, a taxa de abortamento é praticamente o dobro da população geral no grupo com idade maior que 35 anos, acentuando-se após os 40 anos (American College of Obstetricians and Gynecologists Committee on Gynecologic Practice, 2014; Trawick et al., 2021).

Por tudo isso é que os investigadores preconizam o pronto início da propedêutica após 6 meses de coito desprotegido, caso a mulher tenha 35 anos ou mais (Human Fertilisation and Embryology Authority, 2021; Practice Committee of the American Society for Reproductive Medicine and the Practice Committee of the Society for Reproductive Endocrinology and Infertility, 2022; Trawick et al., 2021).

Aumento da prevalência das doenças inflamatórias pélvicas

Com a mudança do comportamento sexual na sociedade, observou-se um aumento da incidência das infecções sexualmente transmissíveis (ISTs) e, com relação à infertilidade, chamam a atenção aquelas sabidamente lesivas às trompas, por serem a maioria insidiosas, pouco sintomáticas ou assintomáticas, sobretudo nas mulheres. No grupo de mulheres com gonorreia cervical não tratada, 10 a 17% desenvolverão salpingite e 20% ficarão inférteis após o primeiro episódio. Caso haja novos episódios, esse número será expressivamente aumentado. Segundo estudo clássico, as taxas de infertilidade em relação ao número de episódios de DIP são de 11, 23 e 54% após um, dois ou três episódios, respectivamente. Nos países desenvolvidos, a *Chlamydia trachomatis* é o agente responsável por mais da metade dos casos de dano tubário e pélvico. As infecções genitais masculinas também são importantes fatores causadores de infertilidade nesse grupo (Stein *et al.*, 2023).

A história e os achados de DIP são mais frequentes nas faixas etárias maiores, devido ao longo tempo de exposição à possível doença, embora a gravidade das lesões seja semelhante, independentemente da faixa etária (World Health Organization, 2023; Stein *et al.*, 2023; Kamel, 2010).

Aumento da incidência do fator masculino

Cerca de 40% de todas as causas de infertilidade relacionam-se ao fator masculino. Em pelo menos metade desses homens, as causas são desconhecidas. Na última década, com novos testes e técnicas diagnósticas, os especialistas têm conseguido diagnosticar com mais precisão o fator masculino, antes subdiagnosticado. Portanto, é questionado se realmente houve aumento no número dos homens inférteis, se houve avanços dos métodos diagnósticos ou se ambas as hipóteses são verdadeiras. Os efeitos da idade do parceiro masculino nos processos da infertilidade do casal são menos definidos, embora recentes evidências revelem que a fertilidade masculina também decline com a idade, pronunciadamente após 55 anos de idade (World Health Organization, 2023; Kamel, 2010).

Mudanças nos hábitos de vida

Estudos observacionais e subjetivos relatam danos tubários primários maiores em mulheres com história de vários parceiros sexuais, início de vida sexual precoce, nas usuárias de DIU e de drogas e tabagistas. É conhecida, por exemplo, a associação do cigarro com a instalação mais precoce da menopausa, a partir de efeitos tóxicos sobre o ovário. Tornam-se relevantes os efeitos negativos de certos hábitos sobre a redução da fertilidade feminina, como pode ser visto na Tabela 49.2, entre eles o consumo de mais de quatro doses de bebidas alcoólicas por semana e consumo diário de cafeína superior a 250 mg/dia. No entanto, não há evidências consistentes da associação entre consumo de cafeína e problemas de fertilidade, sendo as evidências sobre o impacto do consumo de álcool na fertilidade feminina inconsistentes.

O tabagismo tem sido associado a fatores tubário (diminuição da motilidade ciliar) e cervical (diminuição da quantidade de muco, com aumento do nível de toxinas) e aumento da frequência de gestação ectópica, além de suposta associação com uma rápida depleção de oócitos de alta qualidade da reserva ovariana. A nicotina atua sobre o oócito, influenciando seus fatores de crescimento, reduzindo a fertilização, a clivagem e a implantação, além de elevar o risco de abortamentos. No homem, apesar de controverso, a nicotina e o consumo excessivo de álcool diminuem a qualidade do sêmen. Parece que o consumo excessivo de álcool pode alterar a qualidade do sêmen, mas esse efeito é reversível e não há evidência determinada da associação causal entre o consumo moderado de álcool e a má

Tabela 49.2 Hábitos de vida que afetam a fertilidade.

Fator	Impacto na fertilidade
Obesidade (IMC > 35 kg/m²)	Tempo para concepção aumentou em 2 vezes
Baixo peso (IMC < 19 kg/m²)	Tempo para concepção aumentou em 4 vezes
Tabagismo	Risco relativo para infertilidade aumentou 60%
Álcool (> 2 drinques/dia)	Risco relativo para infertilidade aumentou 60%
Cafeína (> 250 mg/dia)	Fecundidade diminuiu 45%
Drogas ilícitas	Risco relativo para infertilidade aumentou 70%
Toxinas, solventes	Risco relativo para infertilidade aumentou 40%

IMC: índice de massa corporal. (Adaptada de: Practice Committee of the American Society for Reproductive Medicine, 2017.)

qualidade do sêmen (World Health Organization, 2023; Practice Committee of the American Society for Reproductive Medicine and the Practice Committee of the Society for Reproductive Endocrinology and Infertility, 2022).

Outras drogas também têm ação negativa sobre a fertilidade. A maconha altera o ciclo menstrual, os narcóticos, a cocaína e os barbitúricos têm efeito sobre o sistema nervoso central, podendo levar à hiperprolactinemia e a distúrbios na esfera sexual (World Health Organization, 2023; Practice Committee of the American Society for Reproductive Medicine and the Practice Committee of the Society for Reproductive Endocrinology and Infertility, 2022).

O índice de massa corporal (IMC) (> 30 kg/m² ou < 18,5 kg/m²) reflete-se na redução da fertilidade feminina, mesmo após ajustar outros fatores, como irregularidades menstruais. O índice de 30 ou mais é um fator de risco independente para abortamentos espontâneos. Aumento do risco de abortamentos tem sido reportado em mulheres moderadamente obesas (IMC entre 25 e 27,9 kg/m²), com síndrome dos ovários policísticos (SOP), submetidas à indução de ovulação. Mulheres com IMC abaixo de 19 e que têm ciclos irregulares ou não menstruam devem ser aconselhadas a aumentar o peso, visando melhorar as chances de concepção. Por outro lado, há significante e evidente redução no número de células espermáticas em homens com sobrepeso (IMC entre 25 e 30) e obesos (IMC > 30) quando comparados com os de peso normal (IMC entre 20 e 24) (Practice Committee of the American Society for Reproductive Medicine and the Practice Committee of the Society for Reproductive Endocrinology and Infertility, 2022; Practice Committee of the American Society for Reproductive Medicine, 2021a; Schlegel *et al.*, 2021a).

Algumas ocupações envolvem exposições a danos e podem reduzir a fertilidade feminina e masculina (Practice Committee of the American Society for Reproductive Medicine and the Practice Committee of the Society for Reproductive Endocrinology and Infertility, 2022; Practice Committee of the American Society for Reproductive Medicine, 2021a; Schlegel *et al.*, 2021a).

Há comprovações de que anti-inflamatórios não esteroides inibem a ovulação. Medicamentos anti-inflamatórios e imunossupressivos utilizados para doenças reumáticas podem afetar a concepção. Pacientes que fazem uso de hormônios tireoidianos, antidepressivos, tranquilizantes ou medicações para asma têm alto risco de infertilidade de causa ovulatória. Tratamentos quimioterápicos com drogas citotóxicas podem induzir à falência ovariana em graus diferentes. Medicações como cimetidina e sulfassalazina e uso frequente de alguns antibióticos e injeções de androgênios podem afetar a qualidade do sêmen e causar oligospermia, sendo, geralmente, esse efeito reversível após 3 meses sem o uso. Uso de α-bloqueadores e psicotrópicos pode levar à impotência. Tratamentos quimioterápicos podem induzir a azoospermia. Os medicamentos bloqueadores do canal de cálcio também influenciam negativamente na fertilidade masculina, pois impedem a reação acrossomal dos espermatozoides, prejudicando a ativação oocitária no processo de fertilização (Practice Committee of the American Society for Reproductive Medicine and the Practice Committee of the Society for Reproductive Endocrinology and Infertility, 2022; Practice Committee of the American Society for Reproductive Medicine, 2021a; Schlegel *et al.*, 2021a).

Mulheres que desejam engravidar deverão ser informadas de que a suplementação dietética com ácido fólico antes da concepção até 12 semanas de gestação reduz o risco de defeitos do tubo neural no feto (Practice Committee of the American Society for Reproductive Medicine and the Practice Committee of the Society for Reproductive Endocrinology and Infertility, 2022; Practice Committee of the American Society for Reproductive Medicine, 2021a).

A associação dos casos de infertilidade com a síndrome antifosfolipídio (SAF) e outras trombofilias sempre preocupa os ginecologistas e especialistas, e muitas vezes entram rotineiramente na propedêutica básica do casal infértil. Desde 2008, a American Society for Reproductive Medicine preconiza que os testes positivos de SAF não alteram o prognóstico de sucesso nos tratamentos, e assim não se justifica a inclusão dessa pesquisa na prática clínica. É necessário seguir protocolos com critérios específicos para rastreamento de qualquer paciente para essas entidades, tendo em vista a baixa prevalência dessas alterações mesmo em mulheres inférteis (ESHRE Guideline Group on RPL *et al.*, 2023).

ETIOLOGIA

Embora os fatores etiológicos tenham ampla variabilidade nas estatísticas mundiais, levando-se em consideração dados demográficos, socioeconômicos, estatística individual de serviços, entre outros, de forma genérica, 30 a 40% decorrem de causas femininas isoladas, 25 a 30% de masculinas; em 30 a 39%, ambos os parceiros estão envolvidos e, em 15 a 30% dos casais, não se detecta fator específico (Practice Committee of the American Society for Reproductive Medicine, American Society for Reproductive Medicine, 2023; Human Fertilisation and Embryology Authority, 2021).

O fator masculino, isolado ou associado a fatores femininos, é responsável por 40 a 50% dos casos (Practice Committee of the American Society for Reproductive Medicine, American Society for Reproductive Medicine, 2023; Human Fertilisation and Embryology Authority, 2021).

Entre as causas atribuídas à mulher, as disfunções ovulatórias acontecem em cerca de 20 a 30%. As causas tubárias, uterinas e peritoneais respondem por 25 a 50%, sendo o fator tubário preponderante e o fator uterino, representado por malformações müllerianas, pólipos, miomas, endometrites e aderências, o menos significativo em porcentual. Fator cervical, causas imunológicas e infecciosas respondem por 5 a 10%. A infertilidade sem causa aparente ou inexplicada tem a maior variabilidade possível de incidência dependendo da extensão da propedêutica realizada. Em média, em 15 a 20% dos casais após propedêutica completa não se encontra o fator causal evidente. Nesses tipos, quando de longa duração, é importante atentar-se para possíveis causas genéticas (Practice Committee of the American Society for Reproductive Medicine, American Society for Reproductive Medicine, 2023; Practice Committee of the American Society for Reproductive Medicine and the Practice Committee of the Society for Reproductive Endocrinology and Infertility, 2022; Practice Committee of the American Society for Reproductive Medicine, 2021a).

PROPEDÊUTICA: ANAMNESE, EXAME FÍSICO E HÁBITOS DE VIDA

A investigação da vida sexual do casal faz parte da anamnese em infertilidade e, em algumas vezes, o problema é prontamente detectado ou pelo menos suspeitado. Casais com convivência estável poderão apresentar frequência sexual inapropriada. Atividade sexual a cada 2 ou 3 dias por semana, mesmo que aleatoriamente, aumenta a chance de ocorrência de gravidez (Practice Committee of the American Society for Reproductive Medicine, American Society for Reproductive Medicine, 2023; Human Fertilisation and Embryology Authority, 2021; Practice Committee of the American Society for Reproductive Medicine and the Practice Committee of the Society for Reproductive Endocrinology and Infertility, 2022).

Se a duração da infertilidade for inferior a 3 anos, o casal tem 1,7 vez mais chance de conceber do que aqueles com duração superior a 3 anos. Se a infertilidade for sem causa aparente com mais de 3 anos de duração, as chances de concepção são de apenas 1 a 3% por ciclo (Human Fertilisation and Embryology Authority, 2021; Practice Committee of the American Society for Reproductive Medicine and the Practice Committee of the Society for Reproductive Endocrinology and Infertility, 2022).

Em 95% dos casos, chega-se a um diagnóstico com os dados da consulta e com a primeira bateria de exames, devendo essa investigação inicial ser cumprida em um período de 3 meses (Kamel, 2010).

A anamnese completa deverá avaliar detalhadamente (Practice Committee of the American Society for Reproductive Medicine, American Society for Reproductive Medicine, 2023; Kamel, 2010):

- O tempo de infertilidade e os resultados de tratamentos anteriores
- A história menstrual: menarca, duração e características dos ciclos menstruais, presença, início e severidade da dismenorreia
- O histórico das gravidezes prévias
- O uso de métodos contraceptivos anteriores
- A frequência de relações sexuais e suas disfunções
- Passado de DIP, de outras ISTs e de cirurgias pélvicas
- Presença de enfermidades da tireoide, galactorreia, hirsutismo, dor abdominal e pélvica
- Citologias oncóticas alteradas e sua abordagem
- Uso de medicamentos e alergias
- História familiar de defeitos congênitos, menopausa precoce ou problemas reprodutivos
- Exposição a medicamentos e tóxicos, além de tabagismo, uso de álcool e drogas ilícitas

São dados relevantes no exame o cálculo do IMC, caracteres sexuais secundários, acne, hirsutismo, galactorreia, pesquisa de septos vaginais, miomas, cistos e infecções cervicais, além do exame clínico da tireoide (Kamel, 2010).

Da mesma forma, o parceiro masculino deverá ser avaliado conforme será descrito posteriormente (Practice Committee of the American Society for Reproductive Medicine, American Society for Reproductive Medicine, 2023; Kamel, 2010).

PROPEDÊUTICA DOS FATORES FEMININOS

Fator ovulatório

As desordens ovulatórias respondem por cerca de 20 a 30% dos casos de infertilidade, e comumente cursam com distúrbios menstruais (oligomenorreia/amenorreia), mas podem ser mais sutis. São responsáveis por 40% das causas femininas na dificuldade em conceber (Practice Committee of the American Society for Reproductive Medicine, American Society for Reproductive Medicine, 2023; Practice Committee of the American Society for Reproductive Medicine, 2021a).

As causas mais frequentes incluem SOP, obesidade, ganho ou perda importante de peso, exercícios físicos extenuantes, disfunção tireoidiana e hiperprolactinemia.

Muitas vezes apenas a história menstrual é tudo que se precisa para a avaliação ovulatória. Na maioria das mulheres ovulatórias, os ciclos menstruais são regulares, ocorrendo entre 21 e 35 dias, com características normais de fluxo e sintomas prémenstruais. Em um estudo que avaliou mais de 1.000 ciclos, variações intermenstruais além de 5 dias foram observadas em 56% das pacientes em 6 meses e em até 75% das pacientes durante 1 ano de seguimento, consideradas dentro do padrão da normalidade. Pacientes com sangramento anormal, oligomenorreia ou amenorreia geralmente não requerem testes específicos para diagnosticar a anovulação, mas apenas para afastar outras possíveis causas (Practice Committee of the American Society for Reproductive Medicine, American Society for Reproductive Medicine, 2023; Practice Committee of the American Society for Reproductive Medicine, 2021a).

Principais testes utilizados na avaliação do fator ovulatório e estudo da fase lútea

Todos os parâmetros utilizados na avaliação de função ovulatória e estudo da fase lútea são indiretos. Os testes diagnósticos disponíveis para avaliação do estado ovulatório podem ser vistos na Tabela 49.3 (Kamel, 2010; Stein *et al.*, 2023; Practice Committee of the American Society for Reproductive Medicine, 2021a).

Curva de temperatura basal (CTB)

Não é confiável para predizer a ovulação e pode intensificar a ansiedade do casal, portanto não deve ser utilizada.

Kits *preditores de ovulação*

Realizados na urina baseados no pico endógeno de LH, o que triplica seus valores em relação aos 3 dias prévios à ovulação. Esse pico ocorre de maneira mais contundente por volta de 16 a 48 horas antes da ovulação. Baseia-se na mudança de cor da urina, devendo ser iniciado em torno do dia 10 do ciclo e de preferência com a urina da metade ou final do dia. A primeira urina da manhã, apesar de mais concentrada em relação ao LH,

Tabela 49.3 Testes diagnósticos para avaliação do estado ovulatório.

Estado ovulatório	Teste
Bioquímico	LH urinário (qualitativo)
	Progesterona na fase lútea (dia 7 ou 9 após o pico de LH)
Imagem	Ultrassons seriados
	Desenvolvimento e maturação folicular
	Endométrio
Outros	Curva de temperatura basal
	Biópsia endometrial

LH: hormônio luteinizante.

pode mostrar, pelo mesmo motivo, um falso-positivo do pico de LH. Os maiores problemas do teste consistem nas dúvidas em relação à mudança de cor e no momento de sua realização. Outro inconveniente é que picos aberrantes de LH no início do ciclo, como os que ocorrem em pacientes com SOP e naquelas em uso de citrato de clomifeno, podem falsear o teste, dando a impressão de que a paciente apresenta mais de uma ovulação ao mês. São de limitada aplicabilidade clínica e pouco utilizados.

Biópsia de endométrio

Trata-se da análise indireta da ovulação. Além de indicar se houve a ovulação, fornece dados sobre a qualidade da segunda fase do ciclo (fase lútea) pela ação cumulativa da progesterona no endométrio. Já foi considerado "padrão-ouro" para avaliar a insuficiência lútea. Entretanto, vários estudos demonstraram claramente que o método não era preciso e que não distinguia mulheres férteis de inférteis. Por isso, atualmente, não se recomenda a realização de biópsia endometrial para avaliação de função ovulatória ou de fase lútea em mulheres inférteis, devendo ser limitada a mulheres com forte suspeita de patologias endometriais (neoplasia ou endometrite).

Dosagem sérica de progesterona

Níveis de progesterona no dia 21 do ciclo acima de 3 ou 5 ng/ml são confirmatórios para a ocorrência da ovulação, embora não avaliem a qualidade da segunda fase do ciclo. Não há boa correlação entre seus níveis e a normalidade ou não da fase lútea.

Embora alguns autores considerem que valores acima de 10 ng/ml possam se relacionar com a qualidade da fase lútea, não há confirmação, devido à secreção de progesterona pelo corpo-lúteo ser pulsátil e às concentrações séricas poderem variar até 7 vezes em um intervalo de poucas horas.

São suspeitas de anovulação as pacientes que apresentarem intervalos intermenstruais acima de 40 dias; progesterona sérica na fase lútea inferior a 3 ou 5 ng/ml.

Ultrassom e Dopplervelocimetria

Atualmente, o rastreamento ecográfico da ovulação, sobretudo com o advento do transdutor endovaginal, tornou-se o métodopadrão para avaliar a ovulação, tanto em ciclos naturais quanto induzidos. No entanto, trata-se de método indireto e extremamente dependente da experiência do examinador, além de maior custo. Por isso, recomenda-se que esse tipo de avaliação seja reservado para mulheres cuja abordagem clínica e outros métodos falharam em fornecer as informações necessárias ao diagnóstico. Além de predizer sobre a qualidade e a quantidade dos folículos, fornece dados indiretos sobre a qualidade endometrial e o momento de administração de drogas para posterior coleta ovular, procedimento indispensável nas técnicas de reprodução assistida. Acrescente-se o papel importante da ecografia na propedêutica da mulher infértil, pelo reconhecimento e pela quantificação de gravidade da possível existência de pólipos, miomas, hidrossalpinges, malformações müllerianas, endometriose, entre outras doenças.

Durante o ciclo menstrual, ocorrem, por ação hormonal, vasodilatação e neoangiogênese. Esses fenômenos são bem avaliados pela Dopplervelocimetria. No momento, suas aplicações são subestimadas, mas podem ser utilizadas em várias situações, por exemplo, na infertilidade inexplicada e na predição de sucesso nas técnicas de reprodução assistida (Stein et al., 2023).

Fatores uterino, tubário e peritoneal

As anomalias uterinas, anatômicas ou funcionais, são causas incomuns de infertilidade, e mesmo assim devem ser excluídas (Practice Committee of the American Society for Reproductive Medicine, 2021a; 2021b).

Os métodos utilizados para avaliação uterina são (Practice Committee of the American Society for Reproductive Medicine, 2021a; 2021b; International Federation of Fertility Societies, 2015; Zafarani et al., 2017):

- Ultrassonografia e outras modalidades como o ultrassom 3D
- Ressonância magnética
- Histerossalpingografia (HSG).

Esses métodos definem o tamanho e os contornos da cavidade uterina e podem revelar anomalias como útero unicorno, septado ou bicorno, bem como miomas submucosos, pólipos ou sinequias. A HSG tem pouca sensibilidade (50%) e um valor preditivo positivo (VPP) de 30% para o diagnóstico de pólipos ou miomas submucosos, além de não ser capaz de diferenciar o útero bicorno do septado, sendo necessária uma avaliação complementar com ultrassom 3D ou ressonância magnética (RM) (Practice Committee of the American Society for Reproductive Medicine, 2021b; International Federation of Fertility Societies, 2015; Zafarani et al., 2017).

- Histerossonografia: realizada com solução salina, define melhor o tamanho e a forma da cavidade uterina e tem alto VPP (> 90%) e valor preditivo negativo (VPN) para a detecção de patologias intrauterinas como pólipos, miomas submucosos ou sinequias (Kamel, 2010; Practice Committee of the American Society for Reproductive Medicine, 2021a; 2021b; International Federation of Fertility Societies, 2015)
- Histeroscopia: método definitivo e considerado "padrão-ouro" para o diagnóstico e tratamento das patologias intrauterinas. É o mais invasivo e o de maior custo, sendo normalmente reservado nas avaliações complementares e em pacientes com HSG ou histerossonografia alteradas (Kamel, 2010; Practice Committee of the American Society for Reproductive Medicine, 2021a; 2021b; International Federation of Fertility Societies, 2015).

As alterações tubárias são consideradas causas importantes de infertilidade e devem ser especificamente excluídas. Incluem as obstruções e as aderências pélvicas, que podem ter sido causadas por infecções, endometriose ou cirurgias prévias (Practice Committee of the American Society for Reproductive Medicine, American Society for Reproductive Medicine, 2023; Kamel, 2010).

A história anterior de DIP é suficiente para a pesquisa imediata de supostos danos, que são mais frequentes em mulheres com idade mais avançada e com história de mais de cinco parceiros sexuais, sendo a oclusão tubária distal com hidrossalpinge o achado de alteração tubária mais frequente. No entanto, em mais da metade das pacientes com danos tubários e peritoneais não se detectam antecedentes suspeitos. Da mesma forma, as pacientes com história anterior de apendicectomia, cirurgia pélvica ou abdominal, principalmente se houve peritonite, avalizam imediata pesquisa da permeabilidade tubária e estado da cavidade pélvica. Há aumentada incidência de gravidez ectópica nesses casos. Nas pacientes com sequelas de infecção pélvica que concebem, o risco de gravidez ectópica está aumentado em 5 a 10 vezes. Dessa forma, a opção pelo tratamento cirúrgico do fator tubário deverá levar em consideração a idade da paciente, a análise do fator masculino por meio do espermograma e o grau de dano tubário, tendo pouca resolutividade em comparação com as técnicas de reprodução assistida. A apendicite não complicada, isto é, sem ruptura, não está associada a danos tubários, enquanto a perfurada implica risco 3 a 5 vezes mais alto de surgimento do fator peritoneal, principalmente aderências pélvicas (Kamel, 2010; Practice Committee of the American Society for Reproductive Medicine, 2021a; 2021b; International Federation of Fertility Societies, 2015).

As técnicas utilizadas para avaliação tubária são (Stein et al., 2023; Practice Committee of the American Society for Reproductive Medicine, 2021a; 2021b; International Federation of Fertility Societies, 2015):

- HSG é o método-padrão para avaliação da permeabilidade tubária, sendo considerada como primeira linha de investigação feminina, mesmo na ausência de comorbidades (Figura 49.1). Pode ainda oferecer benefício terapêutico, de mecanismo não totalmente esclarecido. O VPP e o VPN são de 38 e 94%, respectivamente. Achados sugestivos de obstrução proximal requerem avaliação complementar para excluir artefatos resultantes de contração transitória tuba/miométrio ou relacionados à posição do cateter
- Histerossonografia com solução salina avalia a permeabilidade tubária pela observação de fluido no fundo de saco, não diferenciando a permeabilidade unilateral da bilateral
- Videolaparoscopia e cromotubagem com azul de metileno ou índigo carmim permanece como o "padrão-ouro" na avaliação da permeabilidade tubária, podendo ainda avaliar

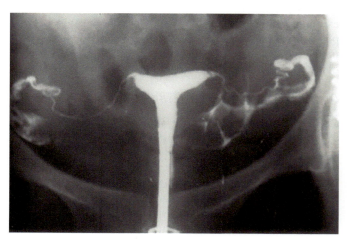

Figura 49.1 Histerossalpingografia normal evidenciando cavidade uterina de aspecto normal e tubas uterinas bem-posicionadas e permeáveis.

melhor o *status* tubário, como nodulações, tortuosidades, fimose nas fímbrias ou aderências peritubárias que não podem ser identificadas nos métodos menos invasivos. Entre as pacientes cujas trompas foram consideradas pérvias utilizando a HSG, 18% apresentaram obstruções tubárias ou aderências peritubárias pela videolaparoscopia e em 34% foram detectados endometriose e/ou miomas.

A visão microendoscópica da luz tubária por via transvaginal é chamada "faloposcopia", sendo indicada principalmente após histerossalpingografia alterada. Sua utilização na propedêutica básica tem limitações por falta de trabalhos que validem seu uso rotineiro. A salpingoscopia utiliza a via inversa da faloposcopia para avaliação tubária, ou seja, a cateterização da luz tubária é realizada pela porção fimbrial e pela ampola tubária. No entanto, assim como a faloposcopia, tem sido pouco utilizada (Stein *et al.*, 2023; Practice Committee of the American Society for Reproductive Medicine, 2021b; International Federation of Fertility Societies, 2015).

A detecção de anticorpos para *Chlamydia trachomatis* tem sido associada à patologia tubária. Entretanto, a utilidade clínica do teste é limitada comparada à laparoscopia. A sorologia positiva tem modesta sensibilidade (40 a 50%), um VPP de 60% e elevado VPN (80 a 90%) para detecção de doença tubária distal (Kamel, 2010; Practice Committee of the American Society for Reproductive Medicine, 2021a).

Os fatores peritoneais como a endometriose e as aderências pélvicas e anexiais podem contribuir para a infertilidade. O histórico e/ou o exame físico podem levantar suspeitas de alterações, mas raramente são suficientes para o diagnóstico. Devem ser considerados em pacientes com diagnóstico de infertilidade sem causa aparente (ISCA) (Kamel, 2010; Practice Committee of the American Society for Reproductive Medicine, 2021a).

A ultrassonografia transvaginal pode revelar a presença de outras patologias pélvicas até então não conhecidas, mas a laparoscopia é o único método disponível para o diagnóstico de fator peritoneal. Esta deve ser considerada nas seguintes situações em que não esteja indicada a fertilização *in vitro* (FIV) imediata (Stein *et al.*, 2023):

- Pacientes com sintomas ou fatores de risco para aderências peritoneais
- HSG e/ou ultrassonografia alteradas.

A laparoscopia não está indicada para avaliação rotineira de pacientes inférteis sem suspeita de outras patologias pélvicas ou outra indicação específica, como na dismenorreia grave, contudo pacientes com mais de 3 anos de infertilidade com diagnóstico de ISCA podem se beneficiar dessa abordagem. Os testes diagnósticos que podem ser utilizados na avaliação dos fatores uterino, tubário e peritoneal estão listados na Tabela 49.4 (The Guideline Group on Unexplained Infertility *et al.*, 2023).

Fator cervical

Anormalidades na produção do muco cervical ou na interação do muco com os espermatozoides raramente são reconhecidas como causas isoladas ou principais de infertilidade conjugal (Practice Committee of the American Society for Reproductive Medicine, 2021a).

O teste pós-coito (TPC) é considerado o método tradicional para avaliar o fator cervical. Consiste em obter uma amostra do muco no período pré-ovulatório e verificar microscopicamente a presença de espermatozoides móveis, logo após a ocorrência

Tabela 49.4 Testes diagnósticos para avaliação dos fatores uterinos, tubário e peritoneal.

	Teste	Atributo do teste
Bioquímico	Não há	
Imagem	Histerossalpingografia	Melhor teste não invasivo para avaliar a patência tubária, porém limitado para avaliação da cavidade uterina
	Histerossonografia com solução salina	Bom teste não invasivo para avaliar útero, mas pouco específico para avaliar patência tubária
	Histeroscopia	Padrão-ouro para avaliar a cavidade uterina, mas nenhuma informação sobre patência tubária
	Laparoscopia	Invasivo, melhor teste para avaliação da patência tubária e aderências
	Ressonância magnética da pelve	Melhor teste para anomalias uterinas e miomas, mas não permite avaliação do *status* tubário

da relação sexual. Por ser um teste subjetivo, de pouca reprodutibilidade, inconveniente para a paciente, não prever a incapacidade de conceber e por não alterar a conduta clínica a ser seguida, não é recomendado como prática clínica. Pode ser considerado apenas como uma forma de avaliar a presença de espermatozoides no muco cervical quando não é possível a análise seminal padrão (Kamel, 2010; Practice Committee of the American Society for Reproductive Medicine, 2021a).

Reserva ovariana

A reserva ovariana representa a população de folículos primordiais remanescentes e geralmente é definida como a quantidade e a qualidade dos folículos presentes nos ovários. A avaliação da reserva ovariana é capaz de predizer quais mulheres responderão bem ou mal aos protocolos de estimulação ovariana. Isso é de grande valia para a orientação às pacientes, sobretudo quando apresentam idade maior que 35 anos, histórico familiar de falência ovaria prematura (FOP); na presença de um ovário ou passado de cirurgia ovariana, no histórico de químio e/ou radioterapia, no quadro de ISCA e antes de se iniciar terapêutica para a infertilidade como indução da ovulação e FIV (Trawick *et al.*, 2021; The Guideline Group on Unexplained Infertility *et al.*, 2023).

Embora a idade cronológica seja o maior determinante de reserva ovariana, existe considerável variabilidade individual, e mulheres com reserva ovariana diminuída apresentam pobre prognóstico, independentemente da idade (Trawick *et al.*, 2021; Harris *et al.*, 2023).

Vários testes foram desenvolvidos, contudo ainda não há nenhum com acuidade suficiente para predizer a chance de gravidez. A experiência clínica mostra que pacientes com reserva ovariana alterada podem alcançar a gravidez, espontaneamente ou por técnica de reprodução assistida. Ou seja, a mais forte correlação dos testes é com a resposta ovariana à indução, e não com a chance de gravidez. Como teste de valor prognóstico e na tentativa de rastrear mulheres com baixa reserva ovariana, está indicado nas situações listadas na Tabela 49.5. Os testes de reserva ovariana devem ser realizados para mulheres com idade superior a 35 anos que não tenham concebido após 6 meses de tentativa e para aquelas com maior risco de diminuição da reserva ovariana. Atualmente, a opinião

Tabela 49.5 Indicação dos testes de reserva ovariana para situações de maior risco de sua diminuição.

Idade feminina > 35 anos
História familiar de menopausa precoce
Presença de ovário único
Cirurgia ovariana prévia
Químio ou radioterapia pélvica prévia
ISCA
Baixa resposta à estimulação com gonadotrofinas exógenas
Pacientes que se submeterão a técnicas de reprodução assistida

ISCA: infertilidade sem causa aparente.

do American College of Obstetrics and Gynecology (ACOG) é que os resultados desses testes não podem ser extrapolados para prever a probabilidade de concepção espontânea (Trawick *et al.*, 2021; Practice Committee of the American Society for Reproductive Medicine, 2021a; Harris *et al.*, 2023).

Os testes utilizados para avaliação da reserva ovariana incluem (Tabela 49.6) (Kamel, 2010; American College of Obstetricians and Gynecologists Committee on Gynecologic Practice; 2014; Trawick *et al.*, 2021; Stein *et al.*, 2023; Practice Committee of the American Society for Reproductive Medicine, 2021a):

- FSH e estradiol no início do ciclo (preferencialmente 3º dia, podendo ser do 2º ao 5º dia)
- Teste do citrato de clomifeno
- Contagem de folículos antrais (CFA) no início do ciclo por ultrassonografia transvaginal
- Dosagem do hormônio antimülleriano (HAM).

Idade

A análise retrospectiva de 1.045 ciclos de FIV mostra a idade como melhor preditor de resposta ovariana do que o nível basal de hormônio folículo-estimulante (FSH) (Kamel, 2010; The Guideline Group on Unexplained Infertility *et al.*, 2023; Harris *et al.*, 2023).

Há muitos fatores responsáveis pela diminuição da fertilidade em mulheres em idade reprodutiva tardia. Esses fatores podem ser classificados como dependentes ou independentes dos oócitos. O primeiro grupo refere-se à diminuição do número e da qualidade dos oócitos devido à idade avançada, e o segundo está relacionado aos órgãos reprodutivos (útero, ovidutos) e à saúde geral (Trawick *et al.*, 2021; The Guideline Group on Unexplained Infertility *et al.*, 2023; Harris *et al.*, 2023).

A qualidade dos oócitos diminui com a idade e parece ser, pelo menos parcialmente, dependente de erros meióticos. Demonstrou-se que os eixos meióticos são mais difusos em mulheres com idade avançada, e um dos mecanismos importantes que influenciam a divisão da cromatina seria a função das mitocôndrias desses oócitos. Também o processo de

seleção dos gametas femininos parece se tornar mais aberrante com a idade. Os dados disponíveis dos ciclos de FIV mostram que, nessas pacientes, o processo de seleção é menos discriminatório, o que permite a maturação de folículos que em mulheres mais jovens teriam sofrido atresia (Kamel, 2010; Trawick *et al.*, 2021).

Com a perda do *pool* folicular ovariano e o processo de seleção do folículo dominante ocorrendo mais precocemente no ciclo menstrual, as mulheres experimentam encurtamento do ciclo, irregularidade menstrual, infertilidade, esterilidade e, finalmente, menopausa. Mudanças na regularidade menstrual são observadas aproximadamente 6 anos antes do início da menopausa (Trawick *et al.*, 2021). Com base nos dados disponíveis, as chances de gravidez para mulheres de idade reprodutiva avançada com testes de reserva ovarina alterados, especialmente naquelas com mais de 42 anos, são muito baixas, mas os métodos disponíveis não conseguem predizer de forma confiável quem irá conceber (Stein *et al.*, 2023).

FSH e estradiol no 3º dia

O nível de FSH basal (obtido entre o 2º e o 4º dia do ciclo) é comumente usado como medida de reserva ovariana. Apresenta-se como medidor indireto de inibina B e estradiol que o *pool* de folículos está produzindo. O estradiol em separado não deve ser utilizado. Seu valor é exclusivamente para auxiliar a interpretar o nível "normal" de FSH basal. Quando a concentração de FSH é normal, mas o nível de estradiol está elevado (> 60 a 80 pg/mℓ) na fase folicular inicial, há evidência de associação com baixa resposta à estimulação com gonadotrofinas, maior taxa de cancelamento em ciclo de FIV e menor taxa de gravidez. Pacientes com baixos níveis de FSH basal (habitualmente dosado no 3º dia do ciclo) respondem melhor à indução da ovulação (Kamel, 2010; Stein *et al.*, 2023; Practice Committee of the American Society for Reproductive Medicine, 2021a).

O ponto de corte situa-se entre 10 e 15 mUI/mℓ. As taxas de gravidez declinam significativamente com FSH acima de 15 mUI/mℓ e poucas gestações são reportadas com níveis superiores a 25 mUI/mℓ.

A reserva ovariana mensurada pelo FSH basal parece ser melhor preditor de produção oocitária do que de qualidade oocitária.

Ponto de corte: > 15 mUI/mℓ = reserva ovariana diminuída (Practice Committee of the American Society for Reproductive Medicine, American Society for Reproductive Medicine, 2023; Kamel, 2010; Stein *et al.*, 2023).

Razão FSH/LH

Em estudo retrospectivo de 74 mulheres abaixo de 41 anos e FSH basal abaixo de 15 mUI/mℓ, a razão FSH/LH de 3,6 ou mais foi preditora de má resposta à estimulação ovariana. Concluiu-se que a razão FSH/LH aumenta antes do aumento pronunciado do FSH basal (Practice Committee of the American Society for Reproductive Medicine, American Society for Reproductive Medicine, 2023; Kamel, 2010; Stein *et al.*, 2023).

Ponto de corte: FSH/LH > 3 = reserva ovariana diminuída.

Inibina B

As inibinas são polipeptídeos diméricos que incluem as inibinas A e B. Acredita-se que ambas sejam produtos das células da granulosa, sendo a inibina A secretada predominantemente na fase lútea e a inibina B na fase folicular. A inibina A pode ser

Tabela 49.6 Testes diagnósticos para avaliação da reserva ovariana.

Reserva ovariana	Teste
Bioquímico	Hormônio antimülleriano
	FSH e estradiol no 3º dia do ciclo menstrual
Imagem	Contagem de folículos antrais

FSH: hormônio folículo-estimulante.

secretada pelo folículo dominante, pois seu aumento se dá apenas após o aumento da concentração de estradiol da fase folicular tardia. A inibina B é possivelmente secretada pela coorte de folículos em desenvolvimento. Há correlação entre os níveis de inibina B e a reserva ovariana (Practice Committee of the American Society for Reproductive Medicine, American Society for Reproductive Medicine, 2023; Stein *et al.*, 2023; Practice Committee of the American Society for Reproductive Medicine, 2021a).

A idade da mulher parece ser superior à dosagem de inibina B em predizer gravidez em ciclo de FIV. Por essa razão, não tem sido atualmente método preconizado para avaliação de reserva ovariana (Practice Committee of the American Society for Reproductive Medicine, American Society for Reproductive Medicine, 2023; Stein *et al.*, 2023; Practice Committee of the American Society for Reproductive Medicine, 2021a).

Ponto de corte: < 45 pg/mℓ = menos reserva ovariana.

Teste do clomifeno

O teste envolve a administração de 100 mg de citrato de clomifeno (CC) no 5º e 9º dias do ciclo e a determinação dos níveis de FSH no 3º e 10º dias. Em pacientes com reserva ovariana normal, o CC leva a aumento do FSH, que será, em seguida, suprimido pela inibina B produzida pelos folículos. Teste anormal é definido como alto valor de FSH no 3º ou 10º dia. A soma dos dois valores não deve ser superior a 26 UI/ℓ. Concentração elevada de FSH após a estimulação com clomifeno sugere reserva ovariana diminuída. O FSH do 10º dia apresenta maior sensibilidade, mas baixa especificidade comparado com o FSH de 3º dia (Practice Committee of the American Society for Reproductive Medicine, American Society for Reproductive Medicine, 2023; Stein *et al.*, 2023; Practice Committee of the American Society for Reproductive Medicine, 2021a).

Atualmente seu uso tem diminuído devido aos novos testes como a dosagem de HAM e a contagem de folículos antrais, mais simples e melhores preditores de resposta ovariana (Stein *et al.*, 2023; Practice Committee of the American Society for Reproductive Medicine, 2021a; Harris *et al.*, 2023).

Ponto de corte: FSH 3º dia + FSH 10º dia > 26 = reserva ovariana diminuída.

Volume ovariano

O volume ovariano medido por ultrassom endovaginal foi associado à resposta ovariana à estimulação. Mulheres com volume ovariano < 3 cc apresentaram baixa reserva ovariana. Contudo, a habilidade dessa avaliação em predizer gravidez é pobre (Harris *et al.*, 2023).

Ponto de corte: volume ovariano < 3 cc = menor reserva ovariana.

Contagem de folículos antrais

A contagem de folículos antrais (CFA) é definida como a soma dos folículos entre 2 e 10 mm de diâmetro médio detectados por ultrassom endovaginal na fase folicular inicial em ambos os ovários. É considerada baixa a CFA entre 3 e 6 folículos e associada à pobre resposta à estimulação ovariana e acima de 16 folículos relaciona-se com uma chance de hiper-resposta ao uso de indutores e maior risco da ocorrência da síndrome do hiperestímulo ovariano (SHO). Entretanto, não prediz a chance de gravidez (Kamel, 2010; Stein *et al.*, 2023; Practice Committee of the American Society for Reproductive Medicine, 2020, 2021a).

Habitualmente está aumentada em mulheres com SOP e diminuída na presença de hormônios exógenos como os contraceptivos orais (Practice Committee of the American Society for Reproductive Medicine, 2020).

A CFA tem se mostrado significativamente menor em mulheres inférteis comparadas às mulheres férteis de até 40 anos de idade, estando a aplicabilidade estritamente relacionada à experiência do examinador (Practice Committee of the American Society for Reproductive Medicine, 2020). Em estudo prospectivo de 120 mulheres a serem submetidas ao primeiro ciclo de FIV, a CFA foi melhor preditora de pobre resposta ovariana à estimulação, superando o volume ovariano, o FSH basal, o estradiol e a inibina B (Kamel, 2010; Practice Committee of the American Society for Reproductive Medicine, 2020).

Ponto de corte: menos de 5 folículos antrais = menor reserva ovariana.

Hormônio antimülleriano

O HAM é uma glicoproteína dimérica, membro da família do fator de crescimento transformador beta, envolvido com a regressão dos ductos de Müller durante o desenvolvimento fetal masculino e também com o crescimento celular e diferenciação. Em mulheres, o HAM é produzido diretamente pelas células da granulosa ovariana de folículos secundários, pré-antrais e antrais precoces, com no mínimo 6 mm de diâmetro, e sua secreção cessa à medida que os folículos crescem em dominância. Esse hormônio aparece na 36ª semana de gestação e diminui continuamente após a puberdade. Torna-se indetectável quando a menopausa ocorre. Há apenas ligeiras mudanças no nível sérico de HAM durante o ciclo menstrual e pode ser medido em qualquer dia dele. O principal papel fisiológico do HAM no ovário parece estar limitado à inibição de estágios iniciais do folículo em desenvolvimento e prevenção do recrutamento de um folículo não dominante. Quanto mais alto o nível de HAM, maior a reserva ovariana (Kamel, 2010; Harris *et al.*, 2023; Practice Committee of the American Society for Reproductive Medicine, 2020).

Os níveis de HAM sérico mostram boa correlação com a reserva ovariana e com a contagem basal de folículos antrais, sendo utilizado como marcador de reserva do ovário desde 2002. Essa correlação mostrou-se mais forte do que com outros marcadores hormonais como a inibina B, o estradiol e o FSH (Kamel, 2010; Harris *et al.*, 2023; Practice Committee of the American Society for Reproductive Medicine, 2020).

Porém, em desacordo com a literatura inicial sobre o HAM, evidências recentes sugerem que o HAM pode estar diminuído com o uso de hormônios exógenos como as pílulas e análogo do GnRH, obesidade e hipogonadismo hipogonadotrófico (Kamel, 2010; Harris *et al.*, 2023; Practice Committee of the American Society for Reproductive Medicine, 2020).

Embora o nível de HAM seja um bom preditor da quantidade de oócitos, pode não fornecer informações sobre sua qualidade. Assim, mulheres jovens com baixos níveis do HAM podem ter um número reduzido de oócitos, mas normais, com qualidade apropriada à idade (Kamel, 2010; The Guideline Group on Unexplained Infertility *et al.*, 2023; Harris *et al.*, 2023).

Níveis de HAM inferiores a 1 ng/mℓ têm sido associados com má resposta à estimulação ovariana.

Ponto de corte: < 1,0 ng/mℓ = reserva ovariana diminuída.

Muitos estudos mostraram que o HAM é atualmente a melhor medida disponível da reserva ovariana e aplicável em uma variedade de situações clínicas, como tratamento de infertilidade (especialmente FIV), previsão de vida útil reprodutiva, disfunção ovariana (especialmente SOP) e quimioterapia ou cirurgia de ovário. Além disso, o HAM pode ajudar a individualizar os protocolos de estimulação ovariana, melhorando assim a eficiência e a segurança da FIV (The Guideline Group on Unexplained Infertility *et al.*, 2023; Practice Committee of the American Society for Reproductive Medicine, 2020).

Outras avaliações importantes

Dosagens hormonais

Embora pesquisa do perfil hormonal rotineiro, especialmente em pacientes jovens e aparentemente ovulatórias, seja controversa, alguns autores recomendam a dosagem sérica do hormônio tireoestimulante (TSH) e prolactina em todas as pacientes, haja vista principalmente a alta incidência de hipotireoidismo subclínico (7% da população geral) e por se tratar de alterações de fácil tratamento, otimizando o sucesso (Practice Committee of the American Society for Reproductive Medicine, American Society for Reproductive Medicine, 2023; Kamel, 2010).

A realização de cariótipo deve ser considerada no caso de amenorreia primária ou secundária com níveis elevados de FSH (Practice Committee of the American Society for Reproductive Medicine, American Society for Reproductive Medicine, 2023; Kamel, 2010).

Testes imunológicos

Embora tenha lugar no futuro, suas utilidades atuais permanecem controversas como avaliado pela American Society for Reproductive Medicine (Practice Committee of the American Society for Reproductive Medicine, 2021a).

PROPEDÊUTICA DO FATOR MASCULINO

Em aproximadamente 25 a 30% dos casais inférteis, o fator masculino é o responsável único pela infertilidade; em outros 20 a 39%, fatores nos dois cônjuges poderão ser identificados como causais. De forma geral, o fator masculino é subdiagnosticado e subtratado. Em 30 a 50% dos homens com má qualidade de sêmen, nenhuma causa é identificada (Practice Committee of the American Society for Reproductive Medicine, American Society for Reproductive Medicine, 2023; Kamel, 2010; Schlegel *et al.*, 2021a).

Após a ejaculação, o espermatozoide pode sobreviver no trato genital feminino por mais de 7 dias. Em geral, considera-se média de sobrevivência espermática de 72 horas (Kamel, 2010; Schlegel *et al.*, 2021a).

A história do parceiro masculino já por muitas vezes revela dados importantes suspeitos, tais como dificuldade em conseguir e manter ereção; incapacidade de ejaculação durante o ato sexual; lesões testiculares; infecções prostáticas, epididimais ou testiculares; criptoquirdia; IST, entre outras. A relevância da varicocele na infertilidade masculina é altamente controversa, estando presente em 8 a 23% dos homens com semens normal e em torno de 25,4% dos homens com sêmen anormal. Caso haja suspeita de alguma anormalidade, o exame físico poderá esclarecer dúvidas (Practice Committee of the American Society for Reproductive Medicine, American Society for Reproductive Medicine, 2023; Kamel, 2010; Schlegel *et al.*, 2021a; 2021b).

A análise do sêmen (espermograma) é exame de primeira consulta, e trata-se de boa norma a não realização de investigações extensas no parceiro feminino, principalmente se tratando de exames invasivos, até que se comprove a qualidade seminal. A história anterior de paternidade não dispensa essa avaliação, principalmente se essa comprovação for de mais de 2 anos. Entretanto, a análise seminal não é por si só um teste de fertilidade. Acrescente-se ainda o fato de ser uma avaliação examinador-dependente com marcantes variações e, por isso, atualmente, há preferência por análises computadorizadas. Existem, ainda, variabilidades geográficas e por faixa etária. Usando os critérios da OMS, a análise do sêmen tem sensibilidade de 89,6%, mas é pouco específica, ou seja, exame anormal nem sempre significa que haja anormalidade de fato (Practice Committee of the American Society for Reproductive Medicine, American Society for Reproductive Medicine, 2023; Kamel, 2010; Schlegel *et al.*, 2021b).

Abstinência sexual de 2 a 5 dias deverá ser respeitada antes da análise com coleta preferencialmente em laboratório, por masturbação, já que o estudo da amostra deve ser realizado no máximo em 1 hora após a coleta. Períodos de abstinência mais curtos poderão comprometer a contagem, enquanto mais longos poderão alterar a qualidade seminal por baixa motilidade e morfologia. Ejaculação de oito vezes ou mais por semana tende a reduzir os parâmetros espermáticos, mas não a fertilidade potencial do homem (Schlegel *et al.*, 2021b).

É difícil definir a análise do sêmen como "normal", e esta não deve ser confundida com uma análise "adequada". Os critérios de normalidade dependem, ainda, de análise mais sofisticadas (Tabela 49.7). Diante de uma análise tida como "anormal", recomenda-se a repetição do exame, de preferência com mais duas amostras em tempos diferentes. Uma simples análise falsamente classificará um homem como anormal em cerca de 10%. Com a repetição, essa taxa diminui para 2%. O intervalo de repetição do exame deverá ser de 12 semanas, já que a espermatogênese demora aproximadamente 3 meses para ser completada. Homens com duas análises seminais alteradas necessitam de avaliação detalhada (Schlegel *et al.*, 2021b).

Os parâmetros de morfologia definidos por Kruger relacionam-se estritamente com as taxas de fertilização, sendo utilizados como preditores de sucesso em reprodução assistida. Nos casos de parâmetros normais da morfologia (superior a 14%), a taxa de fertilização foi de 94,3%. Entre 4 e 14%, a taxa de fertilização foi

Tabela 49.7 Parâmetros normais da análise do sêmen definidos pela Organização Mundial da Saúde em 2000 – revisados em 2010.

Parâmetro	Valor
Volume	1,5 mℓ ou mais
Liquefação	Dentro de 60 minutos
pH	7,2 a 8
Viscosidade	Ausente
Concentração	> 15 milhões/mℓ
Número total de espermatozoides	39 milhões por ejaculado ou mais
Motilidade	≥ 32% (A+B) ou > 40% (A+B+C)
Morfologia	> 30% de formas ovais (critério da OMS) e > 4% (morfologia estrita de Kruger)
Vitalidade	58% ou mais

A: espermatozoides móveis com progressão rápida; B: espermatozoides móveis com progressão lenta; C: espermatozoides móveis, mas sem progressão.

de 87,8%, caindo para 14,5% quando os padrões da morfologia estrita foram inferiores a 4% (Practice Committee of the American Society for Reproductive Medicine, American Society for Reproductive Medicine, 2023; Kamel, 2010; Schlegel *et al.*, 2021b).

Uma propedêutica mais apurada com testes avançados deverá ser realizada caso haja alterações específicas.

A azoospermia pode ser decorrente de falência hipotalâmico-hipofisária e falência testicular primária (azoospermia não obstrutiva). Falência testicular primária é a causa mais comum de infertilidade masculina, levando à oligospermia, sendo a causa também de azoospermia não obstrutiva. Falência testicular pode ser decorrente de criptorquidia, torção, trauma, orquite, desordens cromossômicas (síndrome de Klinefelter, microdeleções do cromossomo Y), doenças sistêmicas, radioterapia ou quimioterapia. No entanto, na maioria dos casos (66%), a causa é desconhecida. O diagnóstico é baseado na redução do tamanho testicular e na elevação do FSH sérico (Schlegel *et al.*, 2021a; 2021b).

Azoospermia obstrutiva é incomum, com prevalência de menos de 2%. O diagnóstico é baseado no tamanho normal dos testículos e nos níveis normais de FSH sérico. Incluem condições como ausência bilateral congênita de *vas deferens*, que está comumente associada a mutações de fibrose cística ou anormalidade do trato renal. Para determinar o risco de ter uma criança portadora de fibrose cística, é importante avaliar também a parceira do portador. Mesmo quando a avaliação da parceira é negativa, o casal permanece com algum risco, pois algumas mutações menos comuns podem não ser identificadas (Schlegel *et al.*, 2021a; 2021b).

Pelo menos 13% dos homens com azoospermia não obstrutiva e 6% daqueles com oligospermia grave são portadores de microdeleções do cromossomo Y, o que contribui para a produção anormal de espermatozoides. Ainda, 4 a 10% dos homens com azoospermia não obstrutiva são portadores de aberrações do cromossomo sexual, como a síndrome de Klinefelter (Schlegel *et al.*, 2021a; 2021b).

Outros procedimentos e testes na avaliação masculina

Avaliação endócrina

Anormalidades hormonais do eixo hipotálamo-hipófise-testículo são bem conhecidas, embora incomuns em homens com parâmetros seminais normais. As avaliações endócrinas estão bem indicadas em casos de homens com alterações seminais, sobretudo concentração abaixo de 10 milhões/mℓ, e naqueles com função sexual alterada (Practice Committee of the American Society for Reproductive Medicine, American Society for Reproductive Medicine, 2023; Kamel, 2010; Schlegel *et al.*, 2021a).

A avaliação mínima inicial deve incluir a dosagem de FSH e testosterona total. Quando a testosterona total está baixa (< 300 ng/mℓ), deve-se ampliar a avaliação, incluindo a dosagem de nova testosterona total, testosterona livre, LH e prolactina (Schlegel *et al.*, 2021a).

Análise da urina pós-ejaculação

Volume seminal baixo ou ausente (< 1 mℓ), hipospermia, sugere ejaculação retrógrada, obstrução do ducto ejaculatório, agenesia bilateral dos deferentes, hipogonadismo ou perda de material.

Para excluir a ejaculação retrógrada, a análise da urina após a ejaculação torna-se obrigatória, a menos que já exista diagnóstico de hipogonadismo ou agenesia de deferentes. Importante determinar quando a causa da hipospermia foi devida à coleta inadequada (perda de material) ou abstinência sexual curta (< 1 dia) (Schlegel *et al.*, 2021a; 2021b).

A avaliação da amostra é realizada centrifugando-se a urina por 10 minutos a 300 g, seguida de avaliação microscópica do *pellet* em aumento de 400×. A presença de espermatozoides sugere ejaculação retrógrada. Não há consenso de número mínimo de espermatozoides requerido para o diagnóstico (Schlegel *et al.*, 2021a; 2021b).

Ultrassonografia

Indicada apenas para uma minoria de homens inférteis (Schlegel *et al.*, 2021a; Mittal *et al.*, 2017).

O ultrassom de bolsa escrotal pode identificar varicocele oculta ou subclínica, porém essas lesões não demonstraram importância clínica. Esse exame está indicado apenas para os homens inférteis com fatores de risco para câncer testicular, como criptorquidia, ou tumor testicular prévio, não estando indicado como procedimento de rotina. O ultrassom transretal pode identificar vesículas seminais e ductos ejaculatórios dilatados, que podem sugerir, mas não estabelecer, o diagnóstico de obstrução parcial ou total dos ductos (Schlegel *et al.*, 2021a; Mittal *et al.*, 2017).

Anticorpos

Os anticorpos espermáticos (IgG e IgA) podem ter importância clínica, por diminuir a motilidade, bloquear a penetração no muco cervical e diminuir a chance de fertilização. Embora alguns autores tenham sugerido realizar testes em casais com diagnóstico de ISCA, a utilidade clínica dos deles é incerta (Practice Committee of the American Society for Reproductive Medicine, American Society for Reproductive Medicine, 2023; Kamel, 2010; Schlegel *et al.*, 2021a).

Fragmentação do DNA

A integridade do DNA é importante para o desenvolvimento normal do embrião. A integridade do DNA espermático é mantida, em parte, pela compactação da cromatina no núcleo. Dano ao DNA espermático pode ocorrer como resultado de fatores intrínsecos, como mutações que afetem a compactação do DNA, ou fatores extrínsecos, como calor, radiação e gonadotoxinas. O termo fragmentação do DNA se refere ao dano no DNA espermático que não pode ser reparado. Vários testes têm sido desenvolvidos para medir as taxas de fragmentação do DNA, entre eles o teste de TUNEL, que analisa especificamente o número de quebras no DNA. Valores iguais ou acima de 36% no TUNEL indicam anormalidade (Practice Committee of the American Society for Reproductive Medicine, American Society for Reproductive Medicine, 2023; Kamel, 2010; Schlegel *et al.*, 2021a; 2021b).

A fragmentação do DNA é mais comum em homens inférteis e está associada ao aborto recorrente. Embora nenhum tratamento tenha provado seu valor clínico, a correção da varicocele e o uso de antioxidantes têm sido usados para melhora da integridade do DNA espermático (ESHRE Guideline Group on RPL *et al.*, 2023; Schlegel *et al.*, 2021b). Como o teste não modifica o tratamento do casal, o uso rotineiro não está indicado.

REFERÊNCIAS BIBLIOGRÁFICAS

AMERICAN COLLEGE OF OBSTETRICIANS AND GYNECOLOGISTS COMMITTEE ON GYNECOLOGIC PRACTICE. Female age-related fertility decline. Committee Opinion No. 589. Practice Committee of the American Society for Reproductive Medicine. *Obstetrics and Gynecology*, v. 123, n. 3, p. 719-721, 2014.

ESHRE GUIDELINE GROUP ON RPL; BENDER, A. R. *et al.* ESHRE guideline: recurrent pregnancy loss: an update in 2022. *Human Reproduction Open*, v. 2023, n. 1, hoad002, 2023.

HARRIS, B. S. *et al.* Markers of ovarian reserve as predictors of future fertility. *Fertility and Sterility*, v. 119, n. 1, p. 99-106, 2023.

HUMAN FERTILISATION AND EMBRYOLOGY AUTHORITY – HEFA. HFEA launches Commissioning Guidance for fertility treatment. 2021. https://www.hfea.gov.uk/about-us/news-and-press-releases/2019/hfea-launches-commissioning-guidance-for-fertility-treatment/.

INTERNATIONAL FEDERATION OF FERTILITY SOCIETIES. Global Standards of Infertility Care Standard 7. Assessment of tubal patency. Recommendations for Practice. Dhiraj Gada for Standards and Practice Committee. Date of first release 11 th July 2011. Date of review October 2015.

KAMEL, R. M. Management of the infertile couple: an evidence-based protocol. *Reproductive Biology and Endocrinology*, v. 8, p. 21, 2010.

MITTAL, P. K. *et al.* Role of imaging in the evaluation of male infertility. *radiographics*, v. 37, n. 3, p. 837-854, 2017.

PRACTICE COMMITTEE OF THE AMERICAN SOCIETY FOR REPRODUCTIVE MEDICINE. Fertility evaluation of infertile women: a committee opinion. *Fertility and Sterility*, v. 116, n. 5, p. 1255-1265, 2021a.

PRACTICE COMMITTEE OF THE AMERICAN SOCIETY FOR REPRODUCTIVE MEDICINE. Role of tubal surgery in the era of assisted reproductive technology: a committee opinion. *Fertility and Sterility*, v. 115, n. 5, p. 1143-1150, 2021b.

PRACTICE COMMITTEE OF THE AMERICAN SOCIETY FOR REPRODUCTIVE MEDICINE. Testing and interpreting measures of ovarian reserve: a committee opinion. *Fertility and Sterility*, v. 114, n. 6, p. 1151-1157, 2020.

PRACTICE COMMITTEE OF THE AMERICAN SOCIETY FOR REPRODUCTIVE MEDICINE AND THE PRACTICE COMMITTEE OF THE SOCIETY FOR REPRODUCTIVE ENDOCRINOLOGY AND INFERTILITY. Optimizing natural fertility: a committee opinion. *Fertility and Sterility*, v. 117, n. 1, p. 53-63, 2022.

PRACTICE COMMITTEE OF THE AMERICAN SOCIETY FOR REPRODUCTIVE MEDICINE, AMERICAN SOCIETY FOR REPRODUCTIVE MEDICINE. Definition of infertility: a committee opinion. *Fertility and Sterility*, v. 120, n. 6, p. 1170, 2023.

SCHLEGEL, P. N. *et al.* Diagnosis and treatment of infertility in men: AUA/ASRM guideline part I. *Fertility and Sterility*, v. 115, n. 1, p. 54-61, 2021a.

SCHLEGEL, P. N. *et al.* Diagnosis and treatment of infertility in men: AUA/ASRM guideline part II. *Journal of Urology*, v. 205, n. 1, p. 44-51, 2021b.

STEIN, L. J. *et al.* Analysing medical predictors for the outcome of infertility treatment: a 5-year follow-up survey. *Archives of Gynecology and Obstetrics*, v. 308, n. 3, p. 1007-1014, 2023.

THE GUIDELINE GROUP ON UNEXPLAINED INFERTILITY *et al.* Evidence-based guideline: unexplained infertility. *Human Reproduction*, v. 38, n. 10, p. 1881-1890, 2023.

TRAWICK, E. *et al.* Guidelines informing counseling on female age-related fertility decline: a systematic review. *Journal of Assisted Reproduction and Genetics*, v. 38, n. 1, p. 41-53, 2021.

WORLD HEALTH ORGANIZATION – WHO. *Infertility prevalence estimates, 1990–2021*. Geneva: World Health Organization, 2023.

ZAFARANI, F.; AHMADI, F.; SHAHRZAD, G. hysterosalpingography in the assessment of congenital cervical anomalies. *International Journal of Fertility & Sterility*, v. 11, n. 2, p. 71-78, 2017.

50
Protocolos de Indução de Ovulação

Leopoldo de Oliveira Tso • Newton Eduardo Busso • Cristiano Eduardo Busso

INTRODUÇÃO

Este capítulo tem como objetivo apresentar e discutir formas de atuação, vantagens, desvantagens e eficácia dos protocolos de indução de ovulação mais utilizados na prática clínica no tratamento da anovulação crônica (Tabela 50.1).

Descrita pela primeira vez em 1935, por Stein e Leventhal (1935), a síndrome de ovários policísticos (SOP) é a endocrinopatia mais comum em mulheres na menacme (15 a 20%) e a principal causa de anovulação crônica, acometendo cerca de 5 a 10% das mulheres em idade reprodutiva, sendo responsável por 80% das causas de infertilidade de origem ovariana (Azziz et al., 2004; Polson et al., 1988). Sua causa ainda é desconhecida, mas parece ser multifatorial e tem componente hereditário (Balen, 1995; Legro et al., 1998). Além disso, é certo de que o hiperandrogenismo e a resistência periférica à ação da insulina desempenham papéis centrais na gênese da síndrome. O que ocorre, na prática, é a secreção inadequada de hormônio folículo-estimulante (FSH), fundamental para a maturação folicular, levando ao quadro de anovulação crônica (Balen, 1999; Dunaif, 1997; Ehrman et al., 1995).

Os critérios diagnósticos da SOP foram estabelecidos em Rotterdam, nos Países Baixos, em 2003 (European Society of Human Reproduction and Embryology et al., 2004), e ainda hoje são utilizados para o diagnóstico, avaliação e tratamento dessa síndrome em mulheres adultas. São eles: alterações menstruais (ciclos espaniomenorreicos ou amenorreia), alterações clínicas e/ou laboratoriais de hiperandrogenismo e aspecto policístico dos ovários à ultrassonografia transvaginal (Balen et al., 2003). A presença de dois desses três critérios é suficiente para o diagnóstico de SOP, após a exclusão de outras causas de anovulação, como tireoidopatias, hiperprolactinemia e a forma não clássica de hiperplasia adrenal congênita, bem como outras causas de hiperandrogenismo, como síndrome de Cushing e tumores produtores de androgênios.

A dosagem do hormônio antimülleriano pode auxiliar no diagnóstico de SOP em associação com os outros critérios descritos. No entanto, não deve ser utilizada isoladamente para diagnosticar a síndrome (Teede et al., 2023).

MECANISMOS DE AÇÃO DOS INDUTORES DA OVULAÇÃO

Os fármacos utilizados para restabelecer a ovulação podem ser diferenciados dos que agem diretamente no eixo hipotálamo-hipófise-ovariano e daqueles que modulam os fatores metabólicos e, portanto, agem indiretamente nesse eixo. Os fármacos podem ser combinados no tratamento da anovulação.

Tabela 50.1 Indutores da ovulação.

Tratamento	Mecanismo de ação	Indicação	Vantagem(ns)	Desvantagem(ns)
Citrato de clomifeno	Ação hipotalâmica Restabelece secreção endógena de gonadotrofinas	Induzir a ovulação nas anovuladoras com SOP	Barato, fácil posologia, bem tolerado	Efeito antiestrogênico endometrial e no muco cervical em algumas mulheres
Letrozol	Impede conversão de androgênios em estrogênios. Restabelece secreção endógena de FSH	Induzir a ovulação nas anovuladoras com ou sem SOP e nas CC-resistentes	Fácil posologia, sem efeito antiestrogênico no endométrio e muco cervical e bem tolerado	Não liberado como indutor da ovulação no Brasil
Metformina	Melhora resistência insulínica, diminuindo a hiperinsulinemia e o hiperandrogenismo	Mulheres com SOP e com resistência periférica à insulina. Tratamento adjuvante ao CC e aos outros indutores	Barato, fácil posologia, bem tolerado na maioria das pacientes	Efeitos gastrintestinais indesejados em algumas mulheres. Risco de acidose láctica
Gonadotrofinas	Ação ovariana direta	Induzir a ovulação nas anovuladoras com ou sem SOP e nas CC-resistentes	Resultados de ovulação e de gravidez superiores ao CC	Custo elevado, necessidade de monitoramento da ovulação mais cuidadoso e maior risco de gestação múltipla
Inositol	Modula a utilização da glicose e, consequentemente, a secreção insulínica	Suplemento vitamínico que auxilia no metabolismo da glicose	Fácil posologia e bem tolerado	Carece de comprovação de seus reais benefícios como indutor da ovulação e de gestação
Drilling ovariano laparoscópico	Melhorar o hiperandrogenismo ovariano	Tratamento alternativo às pacientes refratárias aos indutores farmacológicos	Risco mínimo de gestação múltipla	Falta de padronização da técnica, tratamento cirúrgico, complicações como aderências e insuficiência ovariana prematura

CC: citrato de clomifeno; FSH: hormônio folículo-estimulante; SOP: síndrome de ovários policísticos.

Indutores de ovulação com ação direta no eixo reprodutivo

Moduladores seletivos do receptor estrogênico

Citrato de clomifeno (CC) é um modulador seletivo do receptor estrogênico (SERM, do inglês *selective estrogen receptor modulator*) também o fármaco mais prescrito no mundo para induzir a ovulação em mulheres com SOP. Os SERMs, inicialmente com os inibidores da aromatase, foram desenvolvidos para o tratamento hormonal do câncer de mama (Corkey *et al.*, 1982).

O CC é um derivado não esteroide do trifeniletileno, com ação tanto agonista quanto antagonista do estrogênio (Mikkelson *et al.*, 1986). De maneira geral, manifesta sua ação como agonista quando a concentração estrogênica for extremamente baixa. Do contrário, funciona como antagonista dos receptores estrogênicos hipotalâmicos, estimulando a secreção de hormônio liberador de gonadotrofina (GnRH) e, subsequentemente, induzindo a secreção hipofisária de FSH. O CC também pode exercer seu efeito antiestrogênico em outros órgãos e tecidos, como no endométrio, o que pode dificultar seu desenvolvimento e, consequentemente, a implantação embrionária em algumas mulheres. Contudo, de forma geral, esse fármaco tem efeito estrogênico fraco pelo fato de aumentar significativamente a concentração da globulina ligadora de hormônios sexuais (SHBG) mesmo após poucos dias de uso (ao redor de 5 dias) (Wallach e Adashi, 1984).

Pelo fato de possuir estrutura similar ao estrogênio, o CC se liga aos receptores estrogênicos (RE) do sistema reprodutivo, porém por tempo mais prolongado e causando depleção desses receptores. O efeito indutor da ovulação desempenhado por ele ocorre por ação hipotalâmica: diminuição das concentrações estrogênicas alteram o retrocontrole (*feedback*), desencadeando mecanismos compensatórios que modificam a secreção pulsátil de GnRH e estimulam a secreção de gonadotrofinas hipofisárias, o que induz a ovulação (Kerin *et al.*, 1985).

No entanto, o CC age de forma diferente em mulheres ovuladoras e anovuladoras. Nas primeiras, o CC aumenta a frequência da pulsatilidade do GnRH. Já nas anovuladoras, nas quais a frequência desses pulsos já está aumentada, o fármaco aumenta a amplitude de pulsos (Kettel *et al.*, 1993). Durante o tratamento com CC, ocorre aumento da secreção tanto de hormônio luteinizante (LH) quanto de FSH, caindo novamente após a terapia tradicional de 5 dias de uso do fármaco (Rebar *et al.*, 1976).

O CC é complexo por ser uma mistura racêmica de dois isômeros, zu- e en-clomifeno (em uma proporção aproximada de 3:2), exercendo efeitos diferentes. Seu metabolismo ocorre no fígado e é excretado nas fezes (Corkey *et al.*, 1982).

Possui meia-vida longa (5 a 7 dias) e, por isso, seus metabólitos podem se acumular ao longo do tempo (após ciclos cumulativos de tratamentos), sobretudo pelo efeito retardado do zu-clomifeno. Por outro lado, o en-clomifeno é o isômero mais potente e o principal responsável pelo efeito indutor da ovulação. Sua concentração sobe rapidamente após ser administrado e cai para níveis indetectáveis logo após a interrupção de seu uso (Young *et al.*, 1999).

A apresentação do CC é de comprimidos de 50 mg, administrados por via oral, por 5 dias. A dose varia entre 50 e 250 mg/dia, iniciando no 2º ao 5º dia de menstruação espontânea ou induzida; no entanto, raramente a resposta ocorre com mais de 150 mg/dia (Gysler *et al.*, 1982). Vale lembrar que mulheres obesas, normalmente, necessitam de doses mais elevadas para atingir a ovulação (Al-Azemi *et al.*, 2004).

A resposta desejada é restabelecer a ovulação (ciclo monofolicular) ou até dois folículos com diâmetro médio de 18 mm. A ovulação ocorre em cerca de 80% dos ciclos induzidos e a taxa de gravidez esperada ao redor de 35% (Imani *et al.*, 2002). É imprescindível a monitorização ultrassonográfica nos ciclos induzidos com CC, pois só assim será possível avaliar a resposta folicular, o aspecto e a espessura endometrial a fim de buscar os melhores resultados e, tão importante quanto, diminuir o risco de gestação múltipla. Aproximadamente 75% das gestações após indução ocorrem nos primeiros três ciclos de tratamento (Gysler *et al.*, 1982). Por esse motivo, espera-se atingir a gestação em três a seis ciclos que a ovulação ocorra e não é recomendado insistir nessa terapia após esse período (Practice Committee of the American Society for Reproductive Medicine *et al.*, 2013).

Importante ressaltar que há uma discrepância entre a taxa de ovulação (80%) e a taxa de gravidez (35 a 40%). Isso acontece devido ao efeito antiestrogênico do CC no endométrio e no muco cervical que ocorre em parte das mulheres. Além disso, cerca de 25% das mulheres são clomifeno-resistentes, principalmente as obesas, as que apresentam hiperandrogenismo clínico ou laboratorial e as que são resistentes à insulina (Imani *et al.*, 1998). Vale lembrar que as anovuladoras obesas, normalmente, necessitam de doses mais altas para atingir a ovulação e apresentam taxas de nascidos vivos inferiores às não obesas (16% *versus* 28%, respectivamente) (Legro *et al.*, 2007).

O CC geralmente é bem tolerado e os efeitos colaterais mais frequentes, como alteração do humor (64 a 78%) e fogachos (10%), são leves durante os 5 dias de tratamento (Blenner, 1991; Choi *et al.*, 2005). Alterações visuais, como visão turva ou diplopia, escotomas e fotofobia, são menos frequentes (menos de 2%) e reversíveis na maioria dos casos, embora existam relatos de casos persistentes e mais graves, como de neuropatia óptica. Outras queixas menos específicas, incluindo náuseas, dor abdominal e mastalgia, são relatadas em 2 a 5% das usuárias (Purvin, 1995). Esperam-se taxas de gestação múltipla, a maioria de gemelar, ao redor de 8% em anovuladoras e 2,6 a 7,4% em casos de infertilidade sem causa aparente (ISCA) (Badawy *et al.*, 2009; Dankert *et al.*, 2007; Schenker *et al.*, 1982).

Outra questão que merece esclarecimento é quanto ao suposto risco aumentado de câncer ovariano que o CC causaria. Isso ocorreu devido aos resultados de dois estudos epidemiológicos (Whittemore *et al.*, 1992; Rossing *et al.*, 1994), os quais não foram confirmados por outros (Calderon-Margalit *et al.*, 2009; Mosgaard *et al.*, 1997; Potashnik *et al.*, 1999).

Inibidor da aromatase

Os inibidores da aromatase induzem ovulação por meio da redução do retrocontrole que os estrogênios circulantes promovem (como a estrona), aumentando a secreção endógena de FSH. Os estrogênios "fracos" vêm da conversão periférica de androgênios em estrogênios, sobretudo no tecido adiposo. Apresenta algumas vantagens quando comparado ao CC: meia-vida mais curta (cerca de 2 dias) e, por isso, menor efeito cumulativo ao longo do tempo, menor efeito antiestrogênico endometrial e menor taxa de desenvolvimento multifolicular e ovulação, o que facilita a resposta monofolicular. Os efeitos colaterais mais comuns são cefaleia e cólicas. Quando comparado ao CC, o letrozol causa menos fogachos, porém mais fadiga e tontura (Casper e Mitwally, 2006; Silva *et al.*, 2009).

Inicialmente, baseado em estudos epidemiológicos não publicados, houve preocupação com o aumento do risco de malformações congênitas que, supostamente, o letrozol poderia causar. No entanto, estudos observacionais não confirmaram tal impressão, mostrando taxas de malformação comparadas ao CC (2,4% no grupo que utilizou letrozol e 4,8% no grupo que usou CC) (Tulandi *et al.*, 2006). Dois ensaios clínicos prospectivos randomizados, que estudaram os efeitos do uso de letrozol em mulheres com SOP e com infertilidade sem causa aparente, concluíram que a taxa de teratogenicidade com o letrozol foi menor do que 5% (Legro *et al.*, 2014; Tulandi *et al.*, 2006).

Com relação aos desfechos de ovulação e de nascidos vivos, o letrozol apresenta resultados significativamente superiores ao CC. Em ensaio clínico realizado por Legro *et al.* (2014), mulheres com SOP tratadas com letrozol tiveram maiores taxas cumulativas de ovulação em cinco ciclos comparadas ao grupo que utilizou CC (834 de 1.352 ciclos [61,7%] *versus* 688 de 1.425 ciclos [48,3%], P < 0,001) e de nascidos vivos (103 de 374 [27,5%] *versus* 72 de 376 [19,1%], P = 0,007).

Metanálise realizada por Costello *et al.* (2019) (*apud* Diamond *et al.*, 2015), com 13 estudos clínicos (quatro deles com baixo risco de viés), também mostra resultados favoráveis ao letrozol quando comparado ao CC: maior taxa de ovulação, de gravidez e de nascidos vivos por paciente.

Apesar disso, a utilização desse fármaco, como indutor da ovulação, ainda é proscrita em muitos países, como o Brasil. Por outro lado, várias diretrizes e sociedades internacionais já adotaram o letrozol como primeira linha de tratamento para indução da ovulação em pacientes com SOP (Teede *et al.*, 2023).

Gonadotrofinas

A utilização de gonadotrofinas, tanto a recombinante (FSH-rec) quanto a urinária de mulher menopausada (hMG), é alternativa para induzir a ovulação em mulheres com SOP, sobretudo nas que falharam em responder ao CC, apresentaram efeitos antiestrogênicos mais intensos (endométrio ou muco inadequados) ou não engravidaram após 3 a 6 ciclos. Apesar de a gonadotrofina ser mais eficaz que o CC e o letrozol por atingir maiores taxas de gestação e de nascidos vivos, ainda é considerada segunda opção de tratamento, pois apresenta custo mais elevado, maiores riscos de gestação múltipla e de síndrome de hiperestímulo ovariano (Diamond *et al.*, 2015).

Estudo prospectivo multicêntrico randomizado conduzido por Homburg *et al.* (2012) avaliou os desfechos clínicos reprodutivos em mulheres inférteis com SOP tratadas com CC (123 mulheres/310 ciclos; 50 a 150 mg/dia por 5 dias) ou com baixa dose de FSH (132 mulheres/288 ciclos; 50 UI/dia) e encontrou maiores taxas cumulativas de nascidos vivos (47,4% *versus* 36,9%, intervalo de confiança [IC] 95%: 0,4 a 24,6; P = 0,03) e de gestação clínica (58% *versus* 44%, IC 95%: 1,5 a 25,8; P = 0,03) no grupo tratado com gonadotrofina em três ciclos de tratamento.

As mulheres com SOP apresentam, frequentemente, resposta folicular exacerbada à estimulação com gonadotrofinas devido à grande quantidade de folículos antrais e por serem mais jovens do que a média das mulheres inférteis. Por isso, o protocolo de estímulo recomendado é o de baixa dose crescente de gonadotrofinas. Esse protocolo foi desenhado para reduzir a taxa de complicações devido à resposta folicular exacerbada. O princípio do protocolo é iniciar a estimulação com dose baixa de gonadotrofina (37,5 a 75 UI) e mantê-la

por 14 dias; quando necessário, fazer pequenos incrementos de dose (25 a 37,5 UI) em intervalos de, no mínimo, 7 dias, até o início do crescimento folicular (folículo com 12 mm de diâmetro médio). A partir de então, manter a dose de estímulo até que a maturidade folicular seja alcançada (18 mm de diâmetro médio) (Homburg *et al.*, 2012). Segundo estudo realizado por Hedon *et al.* (1998), o protocolo com baixa dose induz resposta mono ou bifolicular em 88,1% das pacientes com SOP CC-resistentes e taxas de ovulação e de gestação de 71,4% e 33,3%, respectivamente. Caso haja três ou mais folículos maduros o cancelamento do ciclo deve ser considerado pelo aumento do risco de gestação múltipla (Diamond *et al.*, 2015).

Quanto ao tipo de gonadotrofina utilizada, FSH-rec ou HMG, parece não haver diferenças entre as taxas de gestação e de nascidos vivos das duas formulações (Teede *et al.*, 2023). Metanálise recente sugere que a associação de metformina à indução da ovulação com gonadotrofinas em mulheres com SOP em ciclos de coito programado ou inseminação intrauterina pode aumentar a taxa de nascidos vivos. Assumindo que a chance de ter um nascido vivo utilizando FSH isolado como indutor da ovulação seja de 27%, a chance nos ciclos com a associação FSH+metformina seria entre 32 e 60% (*odds ratio* [OR]): 2,31; IC 95%: 1,23 a 4,34, dois ensaios clínicos, n = 180, I^2 = 0, evidência de baixa qualidade) (Weiss *et al.*, 2015).

Indutores de ovulação com ação metabólica

Metformina

A hiperinsulinemia, presente em parte das mulheres com SOP, sobretudo nas obesas, está fortemente relacionada ao hiperandrogenismo e ao quadro de anovulação. A metformina, um hipoglicemiante oral do grupo das biguanidas, age diminuindo a hiperinsulinemia, porém sem causar hipoglicemia. Ela aumenta a sensibilidade à insulina tanto no fígado, por meio da inibição da gliconeogênese hepática, quanto nos tecidos periféricos (p. ex., o músculo), por meio do aumento do consumo da glicose (Barbieri *et al.*, 1986; Bordewijk *et al.*, 2017; Dunn e Peters, 1995). Além desse efeito, a metformina também diminui o hiperandrogenismo ovariano, sob ação direta nas células da teca ovariana, e sistemicamente, aumentando a SHBG.

Portanto, fisiologicamente parece racional crer que o combate à hiperinsulinemia e ao hiperandrogenismo, presentes em grande parte das mulheres com SOP, com o uso dos sensibilizadores da insulina, como a metformina, poderia induzir a secreção endógena de FSH e, consequentemente, regularizar os ciclos menstruais e restabelecer a ovulação, bem como levar à gestação espontânea (Dunaif *et al.*, 1989; Nardo e Rai, 2001).

Muitos estudos são concordantes em mostrar benefícios da utilização da metformina na dose entre 1.500 e 2.550 mg/dia em mulheres com SOP, tanto em melhorar a hiperinsulinemia, quanto induzir ovulação espontânea. A maioria dos estudos têm demonstrado melhora significativa na concentração e na sensibilidade insulínica, diminuição da concentração de androgênios associada à diminuição do LH e aumento da concentração de SHBG (Ehrmann *et al.*, 1997; Glueck *et al.*, 1999; Nestler *et al.*, 2002).

No entanto, quando comparada ao CC, a metformina isoladamente não apresenta a mesma superioridade. Mesmo levando em consideração as diferenças entre as taxas de ovulação entre esses dois fármacos, o uso do CC apresenta maior chance de gestação (duas vezes mais) do que a metformina (Kar e Sanchita, 2015).

Por outro lado, como tratamento adjuvante ao CC, a metformina apresenta seu real benefício, sobretudo em mulheres com SOP obesas ou resistentes à insulina. Em ensaio clínico multicêntrico, conduzido por Morin-Papunen *et al.* (2012), a taxa de gestação foi superior no grupo de pacientes tratadas com a combinação CC+metformina, sobretudo no subgrupo das obesas.

Metanálise realizada por Morley *et al.* (2017) sugere que a metformina isoladamente pode ser benéfica em aumentar a taxa de nascidos vivos quando comparada ao placebo, embora a qualidade da evidência seja baixa. Por outro lado, em comparação ao CC, os dados são inconclusivos no que se refere à taxa de nascidos vivos. Os autores advertem que o índice de massa corporal (IMC) influencia de forma importante os resultados e, por isso, é necessário estratificá-los de acordo com esse índice. Também relataram maiores taxas de ovulação e de gestação no grupo de mulheres tratadas com a associação CC+metformina *versus* CC isoladamente, apesar da incerto, ainda, se essa estratégia aumenta a taxa de nascidos vivos.

Os efeitos colaterais mais comuns são náuseas, vômito, flatulência e diarreia. Na maioria dos casos, são leves e dose-dependentes, podendo ser minimizados com o aumento de dose gradativo e ingestão da metformina às refeições (Homburg, 2003).

A maior preocupação da utilização da metformina é com relação ao risco de acidose láctica. Apesar de rara, sobretudo em mulheres hígidas e jovens (como é o caso das inférteis com SOP), é uma complicação metabólica grave. Recomenda-se, portanto, o acompanhamento das funções hepática e renal durante o tratamento (Boucaud-Maitre *et al.*, 2016).

Inositol

Inositol, também conhecido como "dambose", é um poliálcool cíclico pertencente ao grupo das hexoses ($C_6H_{12}O_6$) que é base estrutural para mensageiros celulares, como, por exemplo, o inositol trifosfato, atuando como um segundo mensageiro intracelular, envolvido na regulação de alguns hormônios, tais como o hormônio tireoestimulante (TSH), o FSH e a insulina. O mioinositol (MI) (forma mais abundante do inositol) e o d-chiro-inositol (DCI) (um isômero do inositol) promovem a síntese de glicogênio, induzindo a conversão de glicose em glicogênio armazenado no interior das células (Nestler *et al.*, 1999). O MI modula a ativação de carregadores de glicose e sua utilização; a síntese de glicogênio ocorre sob influência do DCI. Essa molécula, no ovário, regula a síntese de androgênios induzida pela insulina, enquanto o MI regula o consumo de glicose e a sinalização do FSH (Bizzarri *et al.*, 2016).

Pelo fato de atuar como sensibilizador da ação da insulina o MI tem sido utilizado para prevenir ou tratar desordens metabólicas relacionadas à resistência insulínica, como síndrome metabólica (Bizzarri *et al.*, 2016), diabetes melito (Paul *et al.*, 2016) e SOP (D'Anna *et al.*, 2015; Unfer *et al.*, 2012).

Estudos preliminares têm demonstrado que a suplementação de MI e DCI pode trazer benefícios no perfil metabólico e na função ovariana das pacientes com SOP, apesar de ensaios clínicos randomizados com grande casuística ainda serem necessários para avaliar se há benefícios nos desfechos clínicos reprodutivos: taxa de gestação e de nascidos vivos (Facchinetti *et al.*, 2015; Gerli *et al.*, 2007; Unfer *et al.*, 2012).

Não há consenso quanto à dose diária de MI a ser suplementada, variando entre 1,1 e 4 g, e nem quanto ao tempo de tratamento, variando entre 3 e 6 meses (Gerli *et al.*, 2007).

Indutor de ovulação com ação direta no ovário

Drilling *ovariano laparoscópico*

O *drilling* ovariano laparoscópico (DOL) é um tratamento minimamente invasivo que visa realizar perfurações no tecido ovariano com cautério ou *laser*, por via laparoscópica, com a finalidade de induzir a ovulação em pacientes anovuladoras com SOP. O mecanismo pelo qual o DOL restabelece a função ovariana ainda não está bem claro. No entanto, a teoria mais aceita é de que as perfurações no tecido ovariano poderiam diminuir o hiperandrogenismo ovariano e, dessa forma, restabelecer a secreção endógena de gonadotrofinas (Mitra *et al.*, 2015).

Um dos problemas do DOL é a falta de padronização da técnica cirúrgica que produziria os melhores resultados e menos complicações (como aderências e insuficiência ovariana iatrogênica). Quanto maior o dano ao tecido ovariano, maior o risco de essas complicações ocorrerem. Uma das técnicas mais aceitas para restabelecer ovulação com menor risco de complicações é a descrita por Armar *et al.* (1990): minimizar os pontos de cauterização para apenas quatro em cada ovário, por 4 segundos, com potência de 40 W. Utilizando a técnica de minimizar os pontos de cauterização ovariana descrita anteriormente, Armar e Lachelin (1993) relataram 86% (43/50 pacientes) de ovulação espontânea após o tratamento em um seguimento de 18 meses.

Apesar desse achado, revisão Cochrane publicada em 2012 por Farquhar *et al.* não encontrou maiores taxas de gestação e de nascidos vivos em mulheres clomifeno-resistentes submetidas ao DOL comparadas àquelas tratadas com outras terapias para induzir a ovulação. Portanto, o tratamento cirúrgico com intuito de induzir a ovulação deve ser reservado para os casos de difícil abordagem com os tratamentos farmacológicos.

CONSIDERAÇÕES FINAIS

Existem boas alternativas para induzir a ovulação em pacientes anovuladoras com desejo reprodutivo. A escolha da melhor opção terapêutica dependerá das condições socioeconômicas da paciente, da tolerabilidade, da experiência clínica do médico em relação aos fármacos e dos efeitos adversos. O CC ainda é considerado a primeira escolha de tratamento, ainda que os resultados mais recentes tenham apontado o letrozol como a melhor opção terapêutica por conseguir resultados superiores de ovulação e de gestação clínica e menores efeitos adversos. No entanto, no Brasil, o letrozol ainda não está liberado pelos órgãos reguladores como indutor da ovulação pelo seu suposto efeito teratogênico. As gonadotrofinas, tanto FSH-rec quanto hMG, passam a ser opção terapêutica importante, sobretudo nas clomifeno-resistentes ou nas mulheres que não conseguiram engravidar após 3 a 6 meses de tentativas após indução com CC. A suplementação com mioinositol e seu isômero, d-chiro-inositol, melhora o perfil metabólico e a função ovariana das pacientes com SOP, porém ainda carece de comprovação quanto aos reais benefícios nos desfechos clínicos reprodutivos. Por fim, o DOL deve ser reservado para os casos refratários ao tratamento farmacológico pelo risco de complicações, como aderências e insuficiência ovariana prematura.

REFERÊNCIAS BIBLIOGRÁFICAS

AL-AZEMI, M.; OMU, F. E.; OMU, A. E. The effect of obesity on the outcome of infertility management in women with polycystic ovary syndrome. *Archives of Gynecology and Obstetrics*, v. 270, p. 205-210, 2004.

ARMAR, N. A. *et al.* Laparoscopic ovarian diathermy in the management of anovulatory infertility in women with polycystic ovaries: endocrine changes and clinical outcome. *Fertility and Sterility*, v. 53, n. 1, p. 45-49, 1990.

ARMAR, N. A.; LACHELIN, G. C. L. Laparoscopic ovarian diathermy: an effective treatment for anti-oestrogen resistant anovulatory infertility in women with the polycystic ovary syndrome. *BJOG: An International Journal of Obstetrics & Gynaecology*, v. 100, n. 2, p. 161-164, 1993.

AZZIZ, R. *et al.* The prevalence and features of the polycystic ovary syndrome in an unselected population. *The Journal of Clinical Endocrinology & Metabolism*, v. 89, n. 6, p. 2745-2749, 2004.

BADAWY, A.; ELNASHAR, A.; TOTONGY, M. RETRACTED: clomiphene citrate or aromatase inhibitors for superovulation in women with unexplained infertility undergoing intrauterine insemination: a prospective randomized trial. *Fertility and Sterility,* v. 92, n. 4, p. 1355-1259, 2009.

BALEN, A. H. Polycystic ovarian syndrome: the spectrum of the disorder in 1741 patients. *Human Reproduction*, v. 10, p. 2705-2712, 1995.

BALEN, A. H. Pathogenesis of polycystic ovary syndrome—the enigma unravels? *The Lancet*, v. 354, n. 9183, p. 966-967, 1999.

BALEN, A. H. *et al.* Ultrasound assessment of the polycystic ovary: international consensus definitions. *Human Reproduction*, v. 9, n. 6, p. 505-514, 2003.

BARBIERI, R. L. *et al.* Insulin stimulates androgen accumulation in incubations of ovarian stroma obtained from women with hyperandrogenism. *The Journal of Clinical Endocrinology & Metabolism*, v. 62, n. 5, p. 904-910, 1986.

BLENNER, J. L. Clomiphene-induced mood swings. *Journal of Obstetric, Gynecologic and Neonatal Nursing*, v. 20, n. 4, p. 321-321, 1991.

BIZZARRI, M. *et al.* Pharmacodynamics and pharmacokinetics of inositol (s) in health and disease. *Expert opinion on drug metabolism & toxicology*, v. 12, n. 10, p. 1181-1196, 2016.

BORDEWIJK, E. M. *et al.* Metformin during ovulation induction with gonadotrophins followed by timed intercourse or intrauterine insemination for subfertility associated with polycystic ovary syndrome. *Cochrane Database of Systematic Reviews*, n. 1, 2017.

BOUCAUD-MAITRE, D. *et al.* Lactic acidosis: relationship between metformin levels, lactate concentration and mortality. *Diabetic Medicine*, v. 33, n. 11, p. 1536-1543, 2016.

CALDERON-MARGALIT, R. *et al.* Cancer risk after exposure to treatments for ovulation induction. *American Journal of Epidemiology*, v. 169, n. 3, p. 365-375, 2009.

CASPER, R. F.; MITWALLY, M. F. M. Aromatase inhibitors for ovulation induction. *The Journal of Clinical Endocrinology & Metabolism*, v. 91, n. 3, p. 760-771, 2006.

CHOI, S. *et al.* Psychological side-effects of clomiphene citrate and human menopausal gonadotrophin. *Journal of Psychosomatic Obstetrics & Gynecology*, v. 26, n. 2, p. 93-100, 2005.

CORKEY, J. *et al.* Tamoxifen and aminoglutethimide in advanced breast cancer. *Cancer Research*, v. 42, n. 8_Supplement, p. 3409s-3414s, 1982.

D'ANNA, R. *et al.* Myo-inositol supplementation for prevention of gestational diabetes in obese pregnant women: a randomized controlled trial. *Obstetrics & Gynecology*, v. 126, n. 2, p. 310-315, 2015.

DANKERT, T. *et al.* A randomized clinical trial of clomiphene citrate versus low dose recombinant FSH for ovarian hyperstimulation in intrauterine insemination cycles for unexplained and male subfertility. *Human Reproduction*, v. 22, n. 3, p. 792-797, 2007.

DIAMOND, M. P. *et al.* Letrozole, gonadotropin, or clomiphene for unexplained infertility. *New England Journal of Medicine*, v. 373, n. 13, p. 1230-1240, 2015.

DUNAIF, A. Insulin resistance and the polycystic ovary syndrome: mechanism and implications for pathogenesis. *Endocrine Reviews*, v. 18, n. 6, p. 774-800, 1997.

DUNAIF, A. *et al.* Profound peripheral insulin resistance, independent of obesity, in polycystic ovary syndrome. *Diabetes*, v. 38, n. 9, p. 1165-1174, 1989.

DUNN, C. J.; PETERS, D. H. Metformin: a review of its pharmacological properties and therapeutic use in non-insulin-dependent diabetes mellitus. *Drugs*, v. 49, p. 721-749, 1995.

EHRMAN, D. A.; BARNES, R. B.; ROSENFIELD, R. L. Polycystic ovary syndrome as a form of functional ovarian hyperandrogenism due to dysregulation of androgen secretion. *Endocrine Reviews*, v. 16, n. 3, p. 322-353, 1995.

EHRMANN, D. A. *et al.* Effects of metformin on insulin secretion, insulin action, and ovarian steroidogenesis in women with polycystic ovary syndrome. *The Journal of Clinical Endocrinology & Metabolism*, v. 82, n. 2, p. 524-530, 1997.

EUROPEAN SOCIETY OF HUMAN REPRODUCTION AND EMBRYOLOGY – ESHRE *et al.* Revised 2003 consensus on diagnostic criteria and long-term health risks related to polycystic ovary syndrome. *Fertility and Sterility*, v. 81, n. 1, p. 19-25, 2004.

FACCHINETTI, F. *et al.* Results from the International Consensus Conference on Myo-inositol and d-chiro-inositol in Obstetrics and Gynecology: the link between metabolic syndrome and PCOS. *European Journal of Obstetrics & Gynecology and Reproductive Biology*, v. 195, p. 72-76, 2015.

FARQUHAR, C.; BROWN, J.; MARJORIBANKS, J. Laparoscopic drilling by diathermy or laser for ovulation induction in anovulatory polycystic ovary syndrome. *Cochrane database of systematic reviews*, n. 6, 2012.

GERLI, S. *et al.* Randomized, double-blind placebo-controlled trial: effects of myo-inositol on ovarian function and metabolic factors in women with PCOS. *European Review for Medical & Pharmacological Sciences*, v. 11, n. 5, 2007.

GLUECK, C. J. *et al.* Metformin-induced resumption of normal menses in 39 of 43 (91%) previously amenorrheic women with the polycystic ovary syndrome. *Metabolism*, v. 48, n. 4, p. 511-519, 1999.

GYSLER, M. *et al.* A decade's experience with an individualized clomiphene treatment regimen including its effect on the postcoital test. *Fertility and Sterility*, v. 37, n. 2, p. 161-167, 1982.

HEDON, B. *et al.* A comparative prospective study of a chronic low dose versus a conventional ovulation stimulation regimen using recombinant human follicle stimulating hormone in anovulatory infertile women. *Human Reproduction* (Oxford, England), v. 13, n. 10, p. 2688-2692, 1998.

HOMBURG, R. The management of infertility associated with polycystic ovary syndrome. *Reproductive Biology and Endocrinology*, v. 1, p. 1-9, 2003.

HOMBURG, R. *et al.* Clomifene citrate or low-dose FSH for the first-line treatment of infertile women with anovulation associated with polycystic ovary syndrome: a prospective randomized multinational study. *Human Reproduction*, v. 27, n. 2, p. 468-473, 2012.

IMANI, B. *et al.* A nomogram to predict the probability of live birth after clomiphene citrate induction of ovulation in normogonadotropic oligoamenorrheic infertility. *Fertility and Sterility*, v. 77, n. 1, p. 91-97, 2002.

IMANI, B. *et al.* Predictors of patients remaining anovulatory during clomiphene citrate induction of ovulation in normogonadotropic oligoamenorrheic infertility. *The Journal of Clinical Endocrinology & Metabolism*, v. 83, n. 7, p. 2361-2365, 1998.

KAR, S.; SANCHITA, S. Clomiphene citrate, metformin or a combination of both as the first line ovulation induction drug for Asian Indian women with polycystic ovarian syndrome: A randomized controlled trial. *Journal of Human Reproductive Sciences*, v. 8, n. 4, p. 197-201, 2015.

KERIN, J. F. *et al.* Evidence for a hypothalamic site of action of clomiphene citrate in women. *The Journal of Clinical Endocrinology & Metabolism*, v. 61, n. 2, p. 265-268, 1985.

KETTEL, L. M. *et al.* Hypothalamic-pituitary-ovarian response to clomiphene citrate in women with polycystic ovary syndrome. *Fertility and Sterility*, v. 59, n. 3, p. 532-538, 1993.

LEGRO, R. S. *et al.* Clomiphene, metformin, or both for infertility in the polycystic ovary syndrome. *New England Journal of Medicine*, v. 356, n. 6, p. 551-566, 2007.

LEGRO, R. S. *et al.* Letrozole versus clomiphene for infertility in the polycystic ovary syndrome. *New England Journal of Medicine*, v. 371, n. 2, p. 119-129, 2014.

LEGRO, R. S. *et al.* Phenotype and genotype in polycystic ovary syndrome. *Polycystic Ovary Syndrome*, v. 53, p. 217-256, 1998.

MIKKELSON, T. J. *et al.* Single-dose pharmacokinetics of clomiphene citrate in normal volunteers. *Fertility and Sterility*, v. 46, n. 3, p. 392-396, 1986.

MITRA, S.; NAYAK, P. K.; AGRAWAL, S. Laparoscopic ovarian drilling: An alternative but not the ultimate in the management of polycystic ovary syndrome. *Journal of Natural Science, Biology, and Medicine*, v. 6, n. 1, p. 40, 2015.

MORIN-PAPUNEN, L. *et al.* Metformin improves pregnancy and live-birth rates in women with polycystic ovary syndrome (PCOS): a multicenter, double-blind, placebo-controlled randomized trial. *The Journal of Clinical Endocrinology*, v. 97, n. 5, p. 1492-1500, 2012.

MORLEY, L. C. *et al.* Insulin-sensitising drugs (metformin, rosiglitazone, pioglitazone, D-chiro-inositol) for women with polycystic ovary syndrome, oligo amenorrhoea and subfertility. *Cochrane Database of Systematic Reviews*, n. 11, 2017.

MOSGAARD, B. J. *et al.* Infertility, fertility drugs, and invasive ovarian cancer: a case-control study. *Fertility and Sterility*, v. 67, n. 6, p. 1005-1012, 1997.

NARDO, L. G.; RAI, R. Metformin therapy in the management of polycystic ovary syndrome: endocrine, metabolic and reproductive effects. *Gynecological Endocrinology*, v. 15, n. 5, p. 373-380, 2001.

NESTLER, J. E. *et al.* Ovulatory and metabolic effects of D-chiro-inositol in the polycystic ovary syndrome. *New England Journal of Medicine*, v. 340, n. 17, p. 1314-1320, 1999.

NESTLER, J. E. *et al.* Strategies for the use of insulin-sensitizing drugs to treat infertility in women with polycystic ovary syndrome. *Fertility and Sterility*, v. 77, n. 2, p. 209-215, 2002.

PAUL, C. *et al.* Inositol's and other nutraceuticals' synergistic actions counteract insulin resistance in polycystic ovarian syndrome and metabolic syndrome: state-of-the-art and future perspectives. *Gynecological Endocrinology*, v. 32, n. 6, p. 431-438, 2016.

POLSON, D. W. *et al.* Polycystic ovaries: a common finding in normal women. *The Lancet*, v. 331, n. 8590, p. 870-872, 1988.

POTASHNIK, G. *et al.* Fertility drugs and the risk of breast and ovarian cancers: results of a long-term follow-up study. *Fertility and Sterility*, v. 71, n. 5, p. 853-859, 1999.

PRACTICE COMMITTEE OF THE AMERICAN SOCIETY FOR REPRODUCTIVE MEDICINE *et al.* Use of clomiphene citrate in infertile women: a committee opinion. *Fertility and Sterility*, v. 100, n. 2, p. 341-348, 2013.

PURVIN, V. A. Visual disturbance secondary to clomiphene citrate. *Archives of Ophthalmology*, v. 113, n. 4, p. 482-484, 1995.

REBAR, R. *et al.* Characterization of the inappropriate gonadotropin secretion in polycystic ovary syndrome. *The Journal of Clinical Investigation*, v. 57, n. 5, p. 1320-1329, 1976.

ROSSING, M. A. *et al.* Ovarian tumors in a cohort of infertile women. *New England Journal of Medicine*, v. 331, n. 12, p. 771-776, 1994.

SCHENKER, J. G.; YARKONI, S.; GRANAT, M. Multiple pregnancies following induction of ovulation. *Fertility and Sterility*, v. 37, n. 4, p. 12-30, 1982.

SILVA, I. S. *et al.* Ovulation-stimulation drugs and cancer risks: a long-term follow-up of a British cohort. *British Journal of Cancer*, v. 100, n. 11, p. 1824-1831, 2009.

STEIN, I. F.; LEVENTHAL, M. L. Amenorrhea associated with bilateral polycystic ovaries. *American Journal of Obstetrics and Gynecology*, v. 29, n. 2, p. 181-191, 1935.

TEEDE, H. J. *et al.* Recommendations from the 2023 international evidence-based guideline for the assessment and management of polycystic ovary syndrome. *European Journal of Endocrinology*, v. 189, n. 2, p. G43-G64, 2023.

TULANDI, T. *et al.* Congenital malformations among 911 newborns conceived after infertility treatment with letrozole or clomiphene citrate. *Fertility and Sterility*, v. 85, n. 6, p. 1761-1765, 2006.

UNFER, V. *et al.* Effects of myo-inositol in women with PCOS: a systematic review of randomized controlled trials. *Gynecological Endocrinology*, v. 28, n. 7, p. 509-515, 2012.

WALLACH, E. E.; ADASHI, E. Y. Clomiphene citrate: mechanism(s) and site(s) of action—a hypothesis revisited. *Fertility and Sterility*, v. 42, n. 3, p. 331-344, 1984.

WEISS, N. S. *et al.* Gonadotrophins for ovulation induction in women with polycystic ovarian syndrome. *Cochrane Database of Systematic Reviews*, n. 9, 2015.

WHITTMORE, A. S. *et al.* Characteristics relating to ovarian cancer risk: collaborative analysis of 12 US case-control studies: II. Invasive epithelial ovarian cancers in white women. *American Journal of Epidemiology*, v. 136, n. 10, p. 1184-1203, 1992.

YOUNG, S. L.; OPSAHL, M. S.; FRITZ, M. A. Serum concentrations of enclomiphene and zuclomiphene across consecutive cycles of clomiphene citrate therapy in anovulatory infertile women. *Fertility and Sterility*, v. 71, n. 4, p. 639-644, 1999.

CAPÍTULO 51

Tratamento de Baixa Complexidade para o Casal Infértil

Paulo Gallo de Sá • Maria Cecilia Erthal de Campos Martins • Alessandra Evangelista • George Queiroz Vaz • Cassio Sartorio

INTRODUÇÃO

A definição com relação à melhor opção para o tratamento da infertilidade conjugal vai depender dos fatores etiológicos evidenciados após a pesquisa de cada casal e pode vir a ser tratamento clínico e/ou cirúrgico (Tognotti e Borges, 2000). Quando essas intervenções não são suficientes para a obtenção da gravidez, podemos lançar mão das técnicas de reprodução assistida (RA).

A RA é conceituada pela American Society for Reproductive Medicine (ASRM) como o "conjunto de técnicas que visam facilitar o encontro dos gametas, no organismo materno (técnicas intracorpóreas) ou em laboratório (técnicas extracorpóreas), para que ocorra a fertilização".

Essas técnicas podem ser classificadas de acordo com o grau de complexidade (Tabela 51.1) ou de acordo com o local em que ocorre a fecundação (Tabela 51.2).

O primeiro relato de um procedimento de inseminação artificial foi realizado na cidade de Londres, em 1790, por John Hunter que efetuou uma inseminação intravaginal em um casal, devido à hipospadia do parceiro. As primeiras indicações para esse procedimento estavam relacionadas às disfunções sexuais masculinas ou femininas que impossibilitavam o coito natural. Em 1835, Marion Sims descreve a inseminação intracervical (IIC) e, em 1838, na França, Girault publicou a primeira gestação com esse procedimento (Shields, 1950; Allen et al., 1985; Martinez et al., 1993). Em 1884, Pancoast efetuou o primeiro caso de inseminação heteróloga utilizando sêmen de doador, em um caso de azoospermia pós-gonocócica (Oliane et al., 2014).

A propedêutica básica do casal é fundamental para a escolha do método terapêutico. Dessa forma, para a indicação dos métodos de baixa complexidade (coito programado [CP] ou inseminação intrauterina [IIU]), é necessária a observação dos seguintes aspectos (Tognotti e Borges, 2000):

- Cavidade uterina normal
- Ovário funcionante
- Ao menos uma tuba pérvia e funcionante
- Número mínimo de espermatozoides com qualidade.

Os melhores resultados são obtidos quando a contagem pós-capacitação espermática é superior a 9 milhões e diminuem gradualmente com a diminuição da contagem, conforme a Tabela 51.3.

Outros fatores que melhoram o prognóstico da IIU são o crescimento de ao menos dois folículos, a idade feminina abaixo de 38 anos e a realização de IIU sem dificuldades técnicas (Vargas-Tominaga et al., 2019).

Tabela 51.1 Reprodução assistida: grau de complexidade.

Técnicas de baixa complexidade
• Coito programado (CP) ou relação programada (RP)
• Inseminação intracervical (IIC)
• Inseminação intrauterina (IIU)
Técnicas de alta complexidade
• Transferência intratubária de gametas (GIFT)
• Fertilização *in vitro* (FIV)

Tabela 51.2 Reprodução assistida: local da fecundação.

Técnicas intracorpóreas
Coito programado (CP) ou relação programada (RP)
Inseminação intracervical (IIC)
Inseminação intrauterina (IIU)
Transferência intratubária de gametas (GIFT)
Técnica extracorpórea
Fertilização *in vitro* (FIV)

Tabela 51.3 Taxas clínicas de gravidez por ciclo de inseminação intrauterina de acordo com a contagem total de espermatozoides móveis pós-lavagem.

Contagem total de espermatozoides móveis ($\times 10^6$)	Nº de ciclos de inseminação	Nº de gestações clínicas	Gravidez clínica por ciclo
< 0,25	263	11	4,18%
0,25 a 0,49	341	14	4,11%
0,50 a 0,99	627	23	4,67%
1,00 a 1,99	1.611	120	7,45%
2,00 a 3,99	4.561	462	10,13%
4,00 a 4,99	2.845	331	11,63%
5,00 a 5,99	3.109	400	12,87%
6,00 a 6,99	3.474	484	13,93%
7,00 a 8,99	6.810	976	14,33%
	68.830	11.496	16,70%

Adaptada de: Muthigi et al., 2021.

Diversos locais do sistema reprodutor feminino já foram utilizados para a inseminação artificial: vagina, cérvice, cavidade uterina, tuba uterina e cavidade peritonial. Atualmente, as técnicas de baixa complexidade utilizadas são o CP e a IIU (Levine e Grifo, 2008). A IIC foi abandonada devido aos pobres resultados quando comparada com a IIU. A inseminação intravaginal, por sua vez, tem indicação limitada nos casos de casais sorodiscordantes em mulheres infectadas pelo HIV (Oliveira et al., 2009).

Os resultados iniciais com a utilização das técnicas de baixa complexidade eram desanimadores, porém, com a evolução no conhecimento da fisiologia do ciclo menstrual, o emprego de drogas indutoras da ovulação e o desenvolvimento das técnicas de preparo seminal, os resultados dos tratamentos com essas técnicas apresentaram avanço considerável, principalmente quando bem indicados (Oliane et al., 2014; Levine e Grifo, 2008; Acosta, 1997).

Os resultados vão depender de inúmeras variáveis: técnica escolhida, idade da parceira feminina, qualidade seminal, fatores de infertilidade do casal, emprego ou não de indutores de ovulação e protocolo de indução escolhido, entre outras.

Este capítulo tem a finalidade de discutir o emprego das técnicas de baixa complexidade para o tratamento do casal infértil, suas indicações, suas técnicas e seus resultados.

COITO PROGRAMADO

O tratamento de CP consiste na indução da ovulação com desenvolvimento de um ou mais folículos por ciclo, combinado com um cronograma de relações sexuais no período fértil. A indução da ovulação com CP é um tratamento geralmente recomendado como de primeira linha para melhorar a fertilidade em jovens mulheres com infertilidade sem causa aparente (ISCA) e distúrbios anovulatórios, principalmente as portadoras de síndrome dos ovários policísticos (SOP). Casais com histórico de baixa frequência de relações sexuais também podem ser beneficiados com o tratamento de CP (Propst e Bates Jr, 2012).

Antes de iniciar o tratamento de CP, é importante avaliar as subjacentes causas da infertilidade com uma investigação minuciosa, utilizando uma boa anamnese e exame físico, assim como dosagens hormonais e exames de imagem. Em relação aos exames complementares, uma análise do sêmen e o estudo das tubas uterinas, principalmente pela histerossalpingografia, são fundamentais para a indicação do procedimento, visto que a permeabilidade tubária e a qualidade seminal dentro de parâmetros normais são pré-requisitos fundamentais para o sucesso do tratamento.

Após uma avaliação inicial, modificações simples como perda de peso (de 5 a 10% de peso corporal em pacientes obesas) ou tratamento de endocrinopatias subjacentes (em pacientes com doença da tireoide, diabetes, hiperprolactinemia ou hiperplasia adrenal congênita) podem restituir a função reprodutiva, afastando a necessidade do tratamento (Propst e Bates Jr, 2012).

Período fértil

Outro conhecimento fundamental para o tratamento de CP é o conceito do período fértil. Em um estudo de referência que definiu a janela de fertilidade, os pesquisadores analisaram o momento da relação sexual em relação à ovulação para 221 casais e avaliaram as taxas de gravidez subsequentes (Wilcox et al., 1995).

Esse estudo descreveu que a janela fértil começa 5 dias antes da ovulação e termina no dia da ovulação. De fato, a maior probabilidade de engravidar evidenciada foi no período entre 2 dias antes da ovulação até o dia da ovulação, com a probabilidade de gravidez de aproximadamente 35% nesses 3 dias (Wilcox et al., 1995). Outro estudo mais recente, incluindo 770 casais usando métodos naturais de contracepção para fins de planejamento familiar, em que 650 casais tiveram relações sexuais pelo menos uma vez durante o período pré-ovulatório, quando deveriam abster-se, resultou em 433 gravidezes (Dunson et al., 2002). Esse estudo também concluiu que a janela fértil começa 5 dias antes ovulação e termina na ovulação, com o pico de fecundidade ocorrendo com relações sexuais 2 dias antes da ovulação (Dunson et al., 2002). Portanto, as mulheres são mais férteis nos 2 dias antes da ovulação e os casais devem ser instruídos para ter relações sexuais durante esse período para que o esperma esteja presente no trato genital antes de o folículo romper e liberar o oócito (Wilcox et al., 1995; Dunson et al., 2002).

Outro estudo publicado em 2021 analisou a informação de 45.350 mulheres que usaram um aplicativo com o objetivo de conceber, sendo analisados os dados de 8.835 mulheres que forneceram todas as informações solicitadas. Evidenciou-se que o tempo médio para engravidar nesse grupo foi de 1,64 mês. Mulheres com ciclos menstruais entre 27 e 29 dias apresentaram maiores chances de concepção em comparação àquelas com ciclos mais longos ou irregulares. Esse resultado pode ser atribuído à dificuldade em identificar a janela fértil e o dia da ovulação, em ciclos menos regulares. Vale destacar um viés nesse estudo: o aplicativo é direcionado a pessoas que desejam engravidar, visando reduzir o tempo médio para concepção, já que as participantes tinham uma motivação específica para engravidar, ao contrário de usuários de outros aplicativos de monitoramento do ciclo menstrual (Bradley et al., 2021).

A recente metanálise de 2023 da Cochrane, investigando estratégias de CP, revelou dados interessantes. Em particular, o uso de testes de detecção urinária do pico de hormônio luteinizante (LH) foi associado a um aumento nas chances de gravidez em comparação com os casais que tiveram relações desprotegidas. No entanto, um achado preocupante foi a possível elevação dos níveis de estresse relacionados ao tratamento. Por outro lado, métodos baseados na percepção da fertilidade, como monitoramento da temperatura corporal, alterações na filância do muco cervical e cálculo do calendário menstrual, não demonstraram vantagem significativa sobre as relações desprotegidas no aumento das chances de gravidez. É importante notar que essa metanálise não incluiu estudos que explorassem a predição da ovulação por meio de ultrassonografia (Gibbons et al., 2023).

Monitorização da ovulação e gatilho ovulatório

Em tratamentos de CP, é aconselhável predizer a ovulação preferencialmente por acompanhamento ultrassonográfico seriado e desencadear o gatilho ovulatório com gonadotrofina coriônica humana (hCG) exógena para garantir maior sucesso na determinação do período fértil. Quando não é possível, outros métodos podem ser utilizados para detectar a ovulação, entretanto a grande maioria detecta a ocorrência da ovulação e não prediz a ovulação, com exceção das dosagens seriadas de LH, que detectam o aumento de LH endógeno que ocorre 36 a 48 horas antes da ovulação (Propst e Bates Jr, 2012; Von Hofe e Bates, 2015).

O controle ultrassonográfico transvaginal deve ser iniciado na fase folicular inicial, geralmente no segundo ou terceiro dia da menstruação para avaliação do endométrio e dos ovários. A partir da confirmação de que o endométrio se encontra na fase proliferativa inicial (aspecto fino e linear) e da quiescência dos ovários (ausência de folículos maiores de 10 mm), inicia-se o protocolo de indução da ovulação. Nesse momento, uma contagem de folículos antrais (FAs) deve ser documentada, principalmente para decisão da posologia das drogas indutoras (Galazis et al., 2011).

A guideline de 2020 da ASRM, em recente revisão, avaliou diferentes abordagens terapêuticas. No CP, o uso de citrato de clomifeno e letrozol em pacientes com ovulação natural não demonstrou superioridade em relação à espera sem intervenção (Penzias et al., 2020).

Existem diversas rotinas adotadas para os intervalos entre as ultrassonografias seriadas. Uma segunda avaliação ultrassonográfica deve ser feita em torno do oitavo dia do ciclo e as demais vão depender do tamanho dos folículos a cada exame, variando geralmente de 1 a 3 dias de intervalo. Quando o folículo dominante ultrapassa 18 mm de diâmetro médio ou dois folículos se encontram maiores de 16 mm de diâmetro médio, a ovulação pode ser induzida com uma injeção de hCG. A relação sexual deve ser programada para o próprio dia da injeção de hCG, podendo ocorrer até 36 horas após a aplicação de hCG (Figura 51.1).

Citrato de clomifeno

O citrato de clomifeno (CC) é o agente oral de indução da ovulação mais antigo e amplamente utilizado. O clomifeno é uma droga não esteroide derivada do trifeniletileno, que estruturalmente se assemelha muito ao estrogênio, o que permite se ligar competitivamente ao receptor de estrogênio, possuindo propriedades tanto agonistas como antagonistas de estrogênio. Como um modulador seletivo do receptor de estrogênio, as propriedades agonistas do composto se manifestam na configuração de baixos níveis endógenos de estrogênio, fato relevante no cenário da indução da ovulação (Shoham et al., 1990).

O CC foi aprovado para uso clínico em 1967 e se liga competitivamente aos receptores de estrogênios ao longo do sistema reprodutivo. O CC também se liga aos receptores nucleares por períodos mais longos do que os estrogênios endógenos, esgotando a disponibilidade de receptores de estrogênios e comunicando falsamente um estado de hipoestrogenismo ao hipotálamo. Dessa maneira, desencadeia uma compensação natural, regulada por mecanismos de feedback (retroalimentação) no eixo hipotálamo-hipófise-ovariano, estimulando o hipotálamo a alterar a secreção pulsátil de hormônio liberador de gonadotrofina (GnRH), que, por sua vez, aumenta liberação de hormônio folículo-estimulante (FSH) pela hipófise, desencadeando o desenvolvimento folicular ovariano (Shoham et al., 1990) (Figura 51.2).

Durante muitos anos, o CC foi utilizado como o tratamento de primeira linha para mulheres anovulatórias e oligo-ovulatórias, principalmente nas portadoras de SOP, e também amplamente utilizado empiricamente para o tratamento da paciente com ISCA (Propst e Bates Jr, 2012; Von Hofe e Bates, 2015; Brown e Farquhar, 2016).

O clomifeno é administrado, por via oral, começando 2 a 5 dias após o início de um ciclo espontâneo ou uma menstruação induzida por supressão hormonal exógena, podendo também ser iniciado arbitrariamente em pacientes com amenorreia com resultado do teste de gravidez negativo. As taxas de ovulação e gravidez são semelhantes, independentemente de o CC ser iniciado no dia 2, 3, 4 ou 5 do ciclo. O tratamento geralmente começa com 50 mg/dia, durante 5 dias. A ovulação, quando ocorre, é esperada de 5 a 10 dias após a última dose de CC. É importante monitorar a ovulação ou dosar progesterona na segunda fase do ciclo para avaliar ovulação, orientar os ajustes de dosagem e evitar a gravidez múltipla (Propst e Bates Jr, 2012; Von Hofe e Bates, 2015; Brown e Farquhar, 2016).

Se a paciente permanecer anovulatória com 50 mg/dia, a dose de CC pode ser titulada em aumentos de 50 mg/dia, em cada ciclo subsequente, até a ovulação ser alcançada, com doses efetivas padrão variando de 50 a 250 mg/dia. Cerca de 52% das mulheres ovulam em resposta a 50 mg/dia de CC e um adicional de 22% responderão a 100 mg/dia (Gorlitsky et al., 1978).

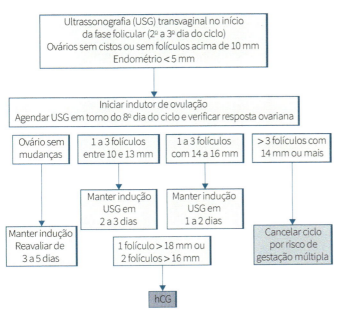

Figura 51.1 Fluxograma de acompanhamento ultrassonográfico.

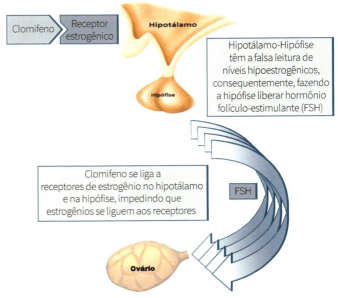

Figura 51.2 Mecanismo de ação do citrato de clomifeno.

Existem opiniões variadas sobre a dose máxima de clomifeno e, embora as doses superiores a 100 mg/dia não sejam aprovadas pela Food and Drug Administration (FDA), o American College of Obstetricians and Gynecologists (ACOG) recomenda doses de até 150 mg/dia antes de considerar outras alternativas e reconhece que algumas mulheres, particularmente aquelas com índices de massa corporal mais elevados, exigirão doses mais altas para alcançar ovulação (American College of Obstetricians and Gynecologists, 2002).

Entre as pacientes que respondem ao CC, a fecundidade do ciclo se aproxima de 15% e as taxas de gravidez cumulativa chegam a 75%, durante 6 a 9 ciclos de tratamento (Imani et al., 1998; Imani et al., 1999). Entre as pacientes que engravidaram usando CC, cerca de 90% o fazem nos 6 primeiros meses, e os restantes 10% geralmente conseguem a gravidez entre 7 e 12 meses de tratamento. Semelhante às mulheres ovulatórias, a taxa de fecundidade para as mulheres que utilizam CC diminui com a idade, e tratamentos com mais de 6 a 12 ciclos (dependendo da idade) não são recomendados, uma vez que o aumento da duração da infertilidade também está associado a falhas do tratamento (Practice Committee of the American Society for Reproductive Medicine, 2006).

A maioria das mulheres (88%) que concebem com o uso de CC o faz em doses de 150 mg/dia ou menos e 52% concebem em doses de 50 mg/dia (Imani et al., 2002). Se a ovulação não tiver ocorrido com doses diárias de 100 ou 150 mg, medicamentos complementares ou alternativos para indução da ovulação podem ser implementados.

A incidência de gestações múltiplas com o uso de CC é de aproximadamente 8% e a maioria dessas são de gêmeos. Gestações múltiplas com mais de dois fetos são raras, mas podem ocorrer (Practice Committee of the American Society for Reproductive Medicine, 2006). O efeito colateral mais comum são os sintomas vasomotores, que ocorrem em aproximadamente 10% das mulheres que tomaram CC. Efeitos secundários menos frequentes incluem alterações de humor, mastalgia, cefaleia e náuseas. Distúrbios visuais ocorrem em menos de 2%, geralmente são transitórios, mas ocasionalmente podem ser permanentes, sendo indicada a interrupção do uso da medicação (Practice Committee of the American Society for Reproductive Medicine, 2006). Não há aumento de anomalias congênitas ou defeitos congênitos nas crianças concebidas por mulheres induzidas com clomifeno. Embora alguns estudos retrospectivos tenham relatado risco aumentado de câncer de ovário, no geral, não parece haver aumento da incidência de câncer de ovário ou mama em mulheres inférteis que tomaram CC (Scaparrotta et al., 2017; Zreik et al., 2008; Sanner et al., 2009).

Tamoxifeno, outro modulador seletivo do receptor de estrógeno (SERM) que é semelhante ao CC em estrutura, também provou ser bem-sucedido como um agente de indução de ovulação com taxas de gravidez semelhantes às do clomifeno, entretanto a falta de dados de superioridade e efeitos colaterais, incluindo ondas de calor, limita sua utilidade clínica (Von Hofe e Bates, 2015).

Clomifeno e metformina

A combinação de metformina e clomifeno merece consideração antes de se prosseguir com outros indutores de ovulação, principalmente em pacientes com SOP resistentes ao clomifeno (não ovularam com o uso de CC) e que sejam portadoras de resistência insulínica (RI). A metformina deve ser prescrita na dose de 1.500 a 2.000 mg/dia (Von Hofe e Bates, 2015).

As evidências comparando clomifeno e a metformina como agentes de indução da ovulação são conflitantes. O maior estudo comparando as taxas de nascidos vivos em pacientes que usaram os dois medicamentos individualmente ou em combinação descreveu que CC como droga única ou em combinação com metformina resultou em taxas de nascidos vivos significativamente maiores (22,5% e 26,8%, respectivamente) do que a metformina como um único agente (7,2%) (Legro et al., 2007). Vale lembrar que a metformina não é uma droga indutora da ovulação, porém pode potencializar a ação do CC, principalmente quando associada a mudanças no estilo de vida (MEV), com dieta específica, atividade física aeróbica e perda de peso. Alguns ensaios clínicos controlados e randomizados encontraram benefícios na adição de metformina a um regime de CC em pacientes com SOP que anteriormente não responderam ao CC (Hwu et al., 2005; Sahin et al., 2004; Vandermolen et al., 2001). O CC com metformina pode ser usado em vez do CC sozinho em mulheres com SOP sem outros fatores de infertilidade para melhorar a ovulação e as taxas clínicas de gravidez (Teede et al., 2023).

A metformina sozinha, em comparação com placebo, aumenta a taxa de ovulação em mulheres com SOP, mas não deve ser usada como terapia de primeira linha para anovulação, porque os agentes de indução da ovulação oral são muito mais eficazes no tratamento da anovulação em mulheres com SOP. Existem evidências de que a metformina isoladamente não aumenta as taxas de aborto espontâneo quando interrompida no início da gravidez e evidência insuficiente de que a metformina, em combinação com outros agentes utilizados para induzir a ovulação, aumente as taxas de nascidos vivos (Practice Committee of the American Society for Reproductive Medicine, 2017). Em suma, a metformina pode ser usada isoladamente, em mulheres com SOP com infertilidade anovulatória e sem outros fatores de infertilidade, para melhorar a gravidez clínica e as taxas de nascidos vivos, desde que seja informado às mulheres que existem agentes de ovulação mais eficazes (Teede et al., 2023).

Inibidores da aromatase

Os inibidores da aromatase são derivados triazólicos (antifúngicos) que funcionam como inibidores competitivos, não esteroidais da aromatase, bloqueando a conversão de andrógenos em estrógenos. Quando a aromatase é bloqueada, os andrógenos não podem ser convertidos em estrogênios, criando, assim, um ambiente hipoestrogênico (Palomba, 2015). Assim como acontece com o uso de clomifeno, esse estado hipoestrogênico desencadeia uma atividade compensatória por mecanismos de feedback no eixo hipotálamo-hipófise-ovariano, estimulando o hipotálamo a alterar a secreção pulsátil de GnRH e, consequentemente, aumentando a liberação de FSH pela hipófise e desencadeando o desenvolvimento folicular (Holzer et al., 2006) (Figura 51.3). O principal inibidor da aromatase utilizado para induzir a ovulação é o letrozol.

Embora o CC e o letrozol levem ao aumento da secreção de GnRH e FSH, interferindo nos mecanismos regulatórios de feedback, suas diferenças farmacológicas com mecanismos de ação distintos têm importância funcional e clínica (Palomba, 2015; Holzer et al., 2006). Especificamente, após a suspensão do uso do letrozol, os níveis de estrogênio aumentam imediatamente, o que leva à diminuição mais abrupta no FSH. Essa diminuição da liberação de FSH torna o ciclo de indução

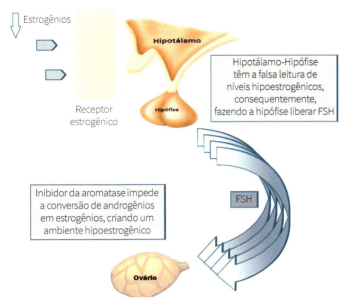

Figura 51.3 Mecanismo de ação do inibidor da aromatase. FSH: hormônio folículo-estimulante.

mais fisiológico, com tendência a ciclos monofoliculares, diminuindo o risco do crescimento de múltiplos folículos. Por outro lado, o aumento dos níveis de estrogênio permite produção de muco cervical e proliferação endometrial mais adequadas (Palomba, 2015; Holzer et al., 2006).

É importante salientar que os inibidores da aromatase estão indicados para o tratamento de mulheres pós-menopáusicas com câncer de mama com receptor hormonal positivo ou desconhecido. No entanto, vêm sendo cada vez mais usados *off label* (fora de bula) para indução da ovulação com base em seu mecanismo de ação conhecido (Palomba, 2015). Embora o clomifeno tenha sido usado por várias décadas, o letrozol parecer ser o mais efetivo agente oral para o tratamento da infertilidade por distúrbios anovulatórios e ISCA (Roque et al., 2015; Liu et al., 2014).

As Diretrizes Internacionais Baseadas em Evidências para Avaliação e Tratamento da Síndrome dos Ovários Policísticos, publicadas em 2018 e atualizadas em 2023, consideram que o letrozol deve ser o tratamento farmacológico de primeira linha para a indução da ovulação em mulheres inférteis anovulatórias com SOP, sem outros fatores de infertilidade (Teede et al., 2023).

Em pacientes já tratadas com CC que apresentaram resistência ou naquelas que não conseguem usar CC por efeitos colaterais, como sintomas vasomotores, alterações visuais ou dores de cabeça, o letrozol pode ser utilizado antes do uso da gonadotrofina ou de outra técnica de reprodução assistida (Palomba, 2015; Holzer et al., 2006; Roque et al., 2015; Liu et al., 2014).

Outra indicação interessante do uso do letrozol são as pacientes induzidas por clomifeno que não desenvolvem o endométrio de maneira satisfatória e apresentam espessura endometrial menor que 7 mm, fato esse que é considerado prejudicial à implantação, embora seja controverso se esse efeito negativo no endométrio pode interferir nas taxas de gestação em pacientes usuárias de clomifeno. O CC, por atuar como antagonista de estrogênio durante todo o ciclo (devido à sua meia-vida prolongada), poderia inibir a fase proliferativa endometrial. O letrozol (por sua meia-vida curta) não tem o mesmo efeito antiestrogênico no endométrio (Palomba, 2015; Holzer et al., 2006; Roque et al., 2015; Liu et al., 2014).

O letrozol é tipicamente prescrito a uma dose inicial de 2,5 a 7,5 mg e pode ser aumentado (Palomba, 2015). Assim como o clomifeno, o letrozol é administrado por 5 dias consecutivos e pode ser iniciado do dia 2 ao dia 5 do ciclo.

Uma revisão sistemática analisou o letrozol *versus* o CC em mulheres com SOP, encontrando aumento estatisticamente significativo nas taxas de nascidos vivos e taxas de gravidez no grupo letrozol quando comparado ao grupo CC (Roque et al., 2015). Em outra revisão sistemática comparando letrozol *versus* CC em mulheres com ISCA, os autores concluíram que o letrozol é tão efetivo quanto o clomifeno e não encontraram diferenças nos resultados reprodutivos (Liu et al., 2014).

Como o letrozol proporciona uma estimulação mais fisiológica, geralmente monofolicular, especula-se que uma de suas vantagens seria a menor incidência de gestações múltiplas em comparação com o CC. No entanto, uma revisão sistemática da Cochrane não encontrou evidências suficientes para sustentar essa afirmação (Franik et al., 2022).

Há anos, houve preocupação quanto a taxas mais elevadas de defeitos congênitos em mulheres que conceberam após o uso de letrozol. No entanto, um estudo com mais de 600 crianças comparou os defeitos congênitos de bebês nascidos de mães que utilizaram letrozol com os de mães que usaram CC e encontrou taxas de defeitos menores, embora não estatisticamente significativas, nos lactentes de mulheres que utilizaram letrozol quando comparado àquelas que utilizaram CC (2,5% *versus* 3,9%) (Sharma et al., 2014).

Em suma, tanto o clomifeno quanto o letrozol são drogas eficazes para induzir a ovulação e são utilizados em esquemas semelhantes (Figura 51.4). Pacientes devem ser informadas de que o letrozol está sendo prescrito de maneira *off label* para que possam entender e consentir o tratamento e não fiquem preocupados ao ler a bula.

Gonadotrofinas (gonadotropinas)

As gonadotrofinas exógenas evoluíram significativamente nas últimas décadas. Historicamente preparadas pela purificação de urina, atualmente grande parte das gonadotrofinas utilizadas são produto da tecnologia recombinante.

Ao iniciarem o uso das gonadotrofinas, as pacientes devem entender a despesa dos medicamentos, que, em média, custam consideravelmente mais do que os indutores orais. Devem entender o compromisso exigido com o horário da medicação e com o monitoramento da indução para evitar efeitos adversos como a síndrome do hiperestímulo ovariano (SHO) e gravidez

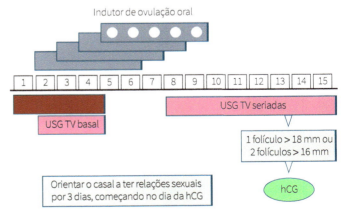

Figura 51.4 Esquema ilustrativo do uso de indutores orais. USG: ultrassonografia; TV: transvaginal.

múltipla, por meio do monitoramento dos níveis séricos de estradiol e do acompanhamento ultrassonográfico do desenvolvimento folicular, assim como do número folículos.

Uma ferramenta importante para o ajuste da dose é a contagem de folículos antrais (FAs). Contagem em torno de 20 FAs, antes de iniciar a indução, indica uma dose mínima de gonadotrofinas. Já contagens inferiores a 10 FAs sugerem aplicação de doses usuais. Sugere-se sempre começar com doses mais baixas de medicação, de 37,5 a 100 UI diariamente ou em dias intercalados. Julgamento clínico e experiência clínica são necessários na escolha da dosagem da medicação e no ajuste da dose ao longo do ciclo, de acordo com os níveis de estradiol e crescimento folicular, idade da mulher e número de FAs. A Figura 51.5 demonstra um esquema tático do uso de gonadotrofinas.

Existem riscos significativos de gêmeos (11%) e de gestações múltiplas com mais de dois fetos (3,0% a 4,1%) ao usar gonadotrofinas (Kaplan et al., 2002). A gemelaridade está relacionada ao uso de altas doses de gonadotrofina, maior número de FAs e níveis elevados de estradiol (Dickey, 2009). Também é mais comum em pacientes mais jovens. Para mulheres com menos de 32 anos, a gemelaridade foi de 6% para pacientes com 3 a 6 folículos e de 20% para sete ou mais folículos. Para mulheres de 32 a 37 anos, as gestações múltiplas foram de 5% para 3 a 6 folículos e de 12% para sete ou mais folículos. As gestações múltiplas também são mais prováveis de ocorrer no primeiro tratamento com gonadotrofina e foram raras após o segundo ciclo de tratamento (Dickey et al., 2005). Estratégias bem-sucedidas na redução das gestações múltiplas incluem o uso de CC no início do ciclo antes de iniciar gonadotrofinas, usando baixas doses de gonadotrofina continuamente ou em dias alternados e cancelamento dos ciclos com mais de três folículos acima de 14 mm.

Ao usar uma estratégia conservadora, 5 a 20% dos ciclos podem ser cancelados, mas as taxas de gestações múltiplas podem ser inferiores a 2%, com taxas de gravidez que podem variar entre 10 e 20% por ciclo (Dickey, 2009).

No caso da SOP, a terapia com gonadotrofina deve ser usada com toda cautela em protocolos de *step up* e esquemas posológicos bem conservadores para evitar a síndrome de hiperestímulo ovariano e gravidezes múltiplas.

Devido à complexidade do uso das gonadotrofinas, à necessidade de acompanhamento ultrassonográfico rigoroso, ao alto custo e ao aumento do risco de gravidez múltipla, a ASRM, em sua última *guideline*, não recomenda mais a utilização de gonadotrofinas nos tratamentos de CP, nem de IIU (Penzias et al., 2020).

INSEMINAÇÃO INTRAUTERINA

A IIU é uma técnica de RA que envolve a deposição de uma amostra de sêmen processada na porção superior da cavidade uterina, superando as barreiras naturais à subida do espermatozoide no trato genital feminino.

É um tratamento indicado para casais selecionados (Tabela 51.4), com tubas funcionalmente normais e infertilidade, devido a um fator cervical, anovulação, fator masculino leve, fatores inexplicados ou distúrbios ejaculatórios, com taxas clínicas de gravidez por ciclo variando de 10 a 20%. Embora as taxas de sucesso desse tratamento não consigam atingir valores superiores aos já mencionados, a indicação adequada em casais devidamente avaliados e que possuam os pré-requisitos necessários é crucial para a otimização dos resultados.

Quando as causas ovulatórias, masculinas e tubárias são excluídas e o casal mantém relações frequentes, não se observa um aumento significativo das chances de gravidez ao optar pelo CP em comparação com uma abordagem expectante. Por isso, a IIU é geralmente considerada a primeira opção de tratamento para casais com ISCA (Penzias et al., 2020).

A idade feminina também é um fator a ser considerado, tendo alguns autores indicado o tratamento de inseminação mesmo em pacientes com idade avançada quando não podem realizar FIV. Contudo, é importante ressaltar que uma paciente de 43 anos possui taxa de gravidez por ciclo de 0,03% e a repetição da IIU leva a uma chance de 0,7% por paciente. Com uma taxa geral de sucesso do tratamento inferior a 1% por paciente, a IIU em mulheres com mais de 43 anos atende à definição de inutilidade pelo comitê de ética da ASRM (Ruiter-Ligeti et al., 2020).

A metanálise de 2020 da Cochrane, ao investigar a eficácia da IIU para casos de subfertilidade sem causa definida, explorou diferentes cenários comparativos entre IIU e CP. Os resultados revelaram que a IIU realizada durante o ciclo natural, em comparação com o CP, com ou sem estimulação ovariana, não demonstrou aumento significativo nas taxas de gravidez. O mesmo aconteceu quando ambos os tratamentos foram associados à estimulação ovariana. Especificamente, a IIU com estimulação ovariana apresentou melhores resultados em comparação com o CP sem estimulação e a IIU sem esse suporte, destacando a importância da estimulação ovariana para aumentar as chances de gravidez durante os procedimentos de baixa complexidade (Ayeleke et al., 2020).

Uma avaliação completa que inclua história do casal, exame físico e investigações clínicas e laboratoriais é obrigatória para justificar a escolha em favor da IIU e orientar o casal a tratamentos alternativos, caso seja necessário. Ao mesmo tempo, individualizar o protocolo de tratamento de acordo com as características da paciente e adotar uma política de cancelamento

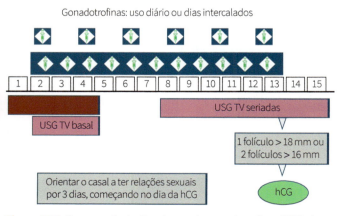

Figura 51.5 Esquema ilustrativo do uso de gonadotrofinas. USG: ultrassonografia; TV: transvaginal.

Tabela 51.4 Indicações da inseminação intrauterina.

Fator cervical (p. ex., conização prévia)
Infertilidade sem causa aparente
Endometriose mínima e leve
Fator masculino leve
Distúrbios ejaculatórios ou que impeçam deposição do sêmen intravaginal (p. ex., hipospadia)
Necessidade do uso de sêmen de doador (p. ex., casais homoafetivos femininos)

rigorosa para limitar o desenvolvimento multifolicular pode ajudar a otimizar os resultados da gravidez na IIU (Allahbadia, 2017). A avaliação pormenorizada e o respeito aos pré-requisitos necessários (Tabela 51.5) ao tratamento devem orientar o médico a uma prática clínica adequada, minimizando o risco de indicações equivocadas e atraso em alcançar o objetivo da gravidez.

Idade mais jovem, menor duração da infertilidade e espermograma sem alterações na motilidade constituem fatores de bom prognóstico, assim como a estimulação com gonadotrofinas contribui para a melhoria da taxa de gravidez (Almeida *et al.*, 2011).

No que diz respeito à IIU, inúmeros estudos indicam que sua eficácia é reduzida em ciclos sem estímulo ovariano, em comparação com ciclos estimulados. Entre os ciclos estimulados, não se observou diferença significativa na taxa de sucesso entre o uso de CC, letrozol ou gonadotrofinas em baixa dose. Portanto, não se recomenda mais o uso de gonadotrofinas em baixa dose devido ao custo maior em relação aos estimulantes orais. A combinação de gonadotrofina com estimulantes orais também não é aconselhável devido ao aumento de custo e risco de gestação múltipla. Da mesma maneira, a inseminação com dose total de gonadotrofina não é recomendada pelos mesmos motivos (Penzias *et al.*, 2020).

Após a avaliação do casal e a indicação da IIU, as etapas referentes ao procedimento são: o acompanhamento ultrassonográfico da ovulação (medicada ou não), o preparo seminal e a IIU, que serão descritos a seguir.

É relevante mencionar a existência de modelos de inteligência artificial baseados unicamente em dosagens hormonais no sangue, capazes de identificar a janela fértil para procedimentos como inseminação ou CP com uma taxa de precisão superior a 90%. No entanto, os autores deste capítulo destacam a necessidade de aprimoramento desse sistema, visando eliminar a dependência de exames invasivos. Prospectivamente, a possível associação entre dispositivos celulares e dados obtidos por meio de relógios inteligentes poderia desempenhar essa mesma função (Youngster *et al.*, 2023).

Acompanhamento ultrassonográfico da ovulação

Para que o objetivo da gravidez seja atingido por meio do procedimento, é necessário monitorar a ovulação e planejar a inseminação uterina próxima a esse momento do ciclo.

A inseminação pode ser feita após um ciclo induzido ou não. Segundo Chen e Liu (2009), os ciclos induzidos são preferíveis aos naturais, em mulheres com menos de 35 anos, independentemente do esquema utilizado, o que foi comprovado em seu trabalho no qual avaliaram 746 ciclos de IIU, retrospectivamente.

As drogas utilizadas na indução são semelhantes às utilizadas no CP. Diversos autores já propuseram diversos esquemas, mas, de modo geral, as medicações utilizadas visam à produção de no máximo dois folículos dominantes, com a mínima dose possível.

Como citado anteriormente, as drogas mais comumente utilizadas são o CC, a menotrofina (gonadotrofina menopáusica) e as folitrofinas (gonadotrofinas recombinantes). De modo geral,

o médico opta pelas drogas de mais fácil manuseio como o citrato e o letrozol, visto que são medicações orais. Caso a paciente atinja o objetivo de produzir dois folículos maduros com esse esquema indutor, essas drogas serão mantidas até que se obtenha gravidez ou finalize o total de ciclos de IIU proposto. Autores como Pourali *et al.* (2017) referiram que o uso do letrozol é preferível pelo menor impacto no endométrio e por ter demonstrado melhores taxas de gravidez em mulheres com ISCA.

Em relação ao uso de gonadotrofinas, uma metanálise de 43 ensaios e envolvendo 3.957 mulheres concluiu que elas podem ser as drogas mais eficazes quando a IIU é combinada com indução ovariana, produzindo maiores taxas de gravidez em comparação com SERMs. As taxas de gestação são comparáveis com diferentes tipos de gonadotrofinas, sem melhora com o uso de agonista ou antagonista de GnRH, mas com aumento das taxas de gravidez múltipla e das taxas de hiperestímulo ovariano com doses mais altas de gonadotrofinas (Cantineau *et al.*, 2007).

O acompanhamento ultrassonográfico durante a estimulação é de suma importância para que, por meio de uma avaliação adequada, possa ser aferido o momento ideal para a realização da indução da ovulação e, consequentemente, o procedimento de IIU em si. As ultrassonografias podem ser realizadas desde o início de um ciclo espontâneo ou após bloqueio e, à medida que o esquema indutor é proposto, a paciente retorna para acompanhar o crescimento folicular que, em média, é de 2 mm/dia. No momento do exame, também é aferida a espessura endometrial para que o mínimo de 7 mm possa ser alcançado como consequência do amadurecimento folicular e produção estrogênica. Assim que o folículo atingir 18 mm de diâmetro, pode-se realizar o gatilho da ovulação com drogas ou aguardar a ruptura espontânea, acompanhando o pico de LH por meio de coleta seriada.

O gatilho da ovulação pode ser induzido por meio do uso de GnRH agonistas ou hCG. Esse último é mais comumente utilizado devido ao efeito deletério do GnRH sobre a fase lútea do ciclo. Autores como Taheripanah *et al.* evidenciaram que os efeitos do GnRH sobre o aumento do LH endógeno são suficientes para liberação de ovócitos e maturação folicular final. As taxas de gravidez e a incidência de síndrome de hiperestimulação ovárica não foram diferentes entre as drogas. Sugeriram, inclusive, que os agonistas de GnRH possam ser usados como uma opção alternativa em vez do hCG nos ciclos IIU (Taheripanah *et al.*, 2017).

Com a realização do gatilho, a inseminação deve ser planejada. O tempo entre a realização da IIU e o gatilho foi avaliado por diversos autores. Embora se realize mais comumente a IIU após 36 horas do gatilho com hCG, devido a estudos que demonstram que a ovulação natural ocorre em média com 32 horas após o pico de LH, diversos autores demonstraram que não há diferença entre inseminar em intervalo de 12, 24 ou 36 horas. Yumusak *et al.* avaliaram pacientes com SOP e ISCA e confirmaram que a IIU realizada 24 ou 36 horas após a ovulação desencadeada pela injeção de hCG não altera as taxas clínicas de gravidez para pacientes com SOP. Os pacientes com ISCA se beneficiaram com procedimentos realizados de modo mais precoce (Yumusak *et al.*, 2017).

Não foi observada diferença significativa nas taxas de gravidez entre o momento do gatilho hormonal e a inseminação quando realizada entre 0 e 36 horas da hCG. Além disso, a realização de dupla inseminação não demonstrou vantagens em relação aos procedimentos únicos dentro desse período (Penzias *et al.*, 2020).

Tabela 51.5 Pré-requisitos da inseminação intrauterina.

Pelo menos uma tuba uterina pérvia e funcionante

Recuperação de no mínimo 5×10^6 de espermatozoides com motilidade tipo A na capacitação (não levando em conta a morfologia)

Em ensaio clínico randomizado, conduzido em sete clínicas de fertilidade na Holanda, foi avaliado o momento da introdução seminal na cavidade uterina de acordo com a aplicação do gatilho. Para a IIU simultânea, 166 casais foram alocados e 208 casais receberam IIU regular. A alocação foi randomizada. Casais com infertilidade por fator masculino leve a moderada ou infertilidade sem causa aparente eram elegíveis. Os critérios de exclusão foram idade feminina de 42 anos ou mais, índice de massa corporal feminina igual ou superior a 35 kg/m^2, patologia tubária bilateral ou subfertilidade grave por fator masculino. A estimulação ovariana leve foi realizada por autoadministração subcutânea de FSH. A IIU simultânea foi realizada no momento da aplicação de hCG para a ovulação. A IIU regular foi realizada 32 a 36 horas após o início da hCG. Esse ensaio multicêntrico randomizado e controlado não demonstrou que a IIU realizada no momento do desencadeamento da hCG aumente as taxas de gravidez em comparação com a IIU realizada na hora próxima da ovulação (Rijsdijk et al., 2019).

Preparo seminal

Para a realização da IIU, o preparo seminal é de extrema relevância. O espermograma do parceiro deve ser solicitado previamente e avaliado como sendo adequado à realização do procedimento, como já exposto. A abstinência ejaculatória deve obedecer a um período de intervalo prévio à coleta do sêmen. Esse intervalo visa ao aumento da concentração de espermatozoides móveis no ejaculado e não há consenso na literatura do período exato necessário, com estudos referindo 3 a 4 dias como um intervalo adequado.

A coleta pode ser realizada no local de preparo ou em domicílio, desde que o intervalo entre a coleta e a entrega não ultrapasse 60 minutos. Os cuidados com a temperatura da amostra, evitando-se extremos de temperatura (< 20 e > 40° Celsius), também são relevantes.

Assim que a amostra é recebida, dá-se início ao preparo seminal. Esse processamento seminal visa obter uma amostra concentrada com o máximo possível de espermatozoides viáveis e móveis.

Algumas técnicas são descritas para o preparo seminal como: *sperm wash*, *swim up* e *percoll*, porém nenhuma delas se mostrou mais eficaz (Boomsma et al., 2007). Na primeira técnica, *sperm wash*, o sêmen é lavado e centrifugado após ser colocado com meio de cultivo para sua diluição. Após a centrifugação, 0,5 mℓ do sobrenadante é coletado. Na segunda técnica, *swim up*, após realização da lavagem do sêmen (*sperm wash*), é acrescido 1 mℓ de meio de cultivo e culturado o preparo por 40 minutos em média, em estufa à temperatura de 37° Celsius. Na última técnica, *percoll*, são preparadas diferentes camadas de densidade seminal. Coloca-se na ordem, então, o gradiente de menor densidade, o de maior e o sêmen. Esse preparado é, então, centrifugado por 20 minutos. O material sobrenadante comprimido é ressuspenso em meio de cultivo e utilizado na inseminação.

Em todas as técnicas, após o preparo seminal com o material adequado (Figura 51.6), faz-se o enchimento do cateter para a IIU.

Em relação aos intervalos entre a coleta, o preparo seminal e a IIU, Yavas e Selub avaliaram, por meio de estudo retrospectivo, 132 ciclos de IIU e concluíram que, para ciclos com menotropina, sem CC, a coleta de sêmen na clínica é mais eficaz, devendo ser evitada a coleta domiciliar. Atrasar o processamento de sêmen de 30 minutos até 1 hora ou atrasar a IIU de 90 minutos até 2 horas após a coleta compromete o resultado da gravidez nos ciclos com menotropina. O material seminal deve ser processado logo após a liquefação e dentro de 30 minutos da coleta e a IIU deve ocorrer logo após o processamento e no prazo de 90 minutos após a coleta (Yavas e Selub, 2004).

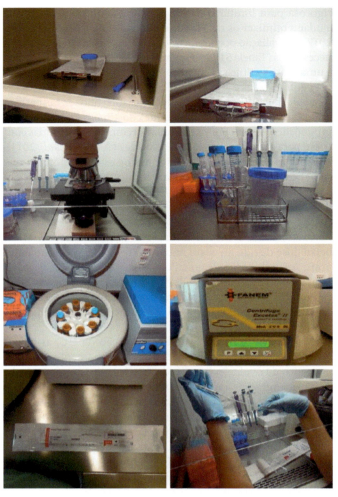

Figura 51.6 Preparo seminal para IIU.

Inseminação intrauterina

Após o preparo seminal adequado, o material encontra-se pronto para o procedimento. A paciente pode ser orientada a estar com sua bexiga cheia para que possa ser monitorizada por ultrassonografia pélvica a passagem do cateter transcervical. Existem diversas revisões sistemáticas e metanálises demonstrando que a realização da IIU com auxílio do ultrassom se mostrou mais eficaz, provavelmente por diminuir a dificuldade ao se realizar a IIU (Baradwan et al., 2021).

A paciente é, então, colocada em posição ginecológica, para que seja efetuada a colocação do espéculo vaginal. Com a visualização da cérvice, procede-se à assepsia do colo com soro fisiológico e, posteriormente, é realizada a introdução do cateter de inseminação na cavidade uterina por via transcervical. Nesse momento, é de suma importância que se evite tocar o fundo uterino para que se minimize e até mesmo se evite o surgimento de contrações uterinas. Caso isso ocorra, pode-se aguardar o término das cólicas para que o material seja inoculado no interior da cavidade uterina. Embora não haja um consenso sobre qual cateter é o mais adequado, os mais flexíveis são preferíveis para evitar trauma endometrial e cólicas uterinas.

A liberação do material deve ser feita de modo lento em vez da colocação em *bolus*, e o total de material inseminado não deve ultrapassar 1 ml. O refluxo de material através da cérvice não demonstra falha no procedimento ou reduz as chances de gravidez.

O risco de infecção nesse procedimento é baixo e o ideal é a identificação de vulvovaginites ou cervicites, que podem inviabilizar a IIU.

Após a introdução seminal intrauterina, a paciente deve permanecer em repouso por pelo menos 15 minutos (Custers *et al.*, 2009).

Finalizado o procedimento, a paciente será orientada quanto ao suporte de fase lútea adequado. Essa reposição pode ser realizada com progesterona natural ou sintética. A maioria dos autores refere reposição de 200 a 400 mg de progesterona natural ao dia ou 20 mg de progesterona sintética ao dia. Alguns autores referem não ser imperativa a reposição lútea, relatando taxas de gravidez semelhantes às das pacientes com esse suporte. Peeraer *et al.* (2016), em recente estudo, avaliaram mais de 300 ciclos de IIU com uso de progesterona em gel e evidenciaram que, embora tenha sido observada tendência para maior taxa de gravidez clínica, bem como a taxa de nascidos vivos no grupo de tratamento, a diferença com o grupo controle não foi estatisticamente significativa.

O teste confirmatório da gravidez por meio de dosagem sérica do hormônio beta-hCG pode ser realizado após 14 a 16 dias do procedimento e, em caso de positividade, o médico deverá orientar sua paciente à realização de ultrassonografia para confirmação clínica da gravidez (quando os níveis de beta-hCG estiverem superiores a 1.000 mUI/ml) e também manter o suporte de fase lútea, desde que tenha sido implementado, até 12 semanas de gravidez.

CONSIDERAÇÕES FINAIS

A gravidez é uma questão importante e séria nas relações conjugais. As tentativas por períodos prolongados podem levar a estresse, com importantes consequências, tais como: perda da autoestima, depressão, ansiedade e perda do interesse sexual. Por esses motivos, investigação e tratamento eficazes, com a obtenção o mais rápido possível da gravidez, são questões importantes para os casais (Navid *et al.*, 2016). Causas de infertilidade como distúrbios ovulatórios, ISCA, endometriose mínima e leve, alterações seminais leves e disfunções sexuais podem ser conduzidas com técnicas de baixa complexidade (Practice Committee of the American Society for Reproductive Medicine, 2014). O importante é que o diagnóstico seja o mais completo possível, facilitando a escolha da técnica que vai permitir boa chance de gravidez, de forma simples e rápida. Nos tratamentos de baixa complexidade, as etapas principais são a estimulação ovariana controlada por acompanhamento ultrassonográfico e o estabelecimento do melhor momento para a relação sexual programada ou a IIU. Um dos exames imprescindíveis antes da escolha dos tratamentos de baixa complexidade é a histerossalpingografia para a confirmação da permeabilidade e funcionalidade tubária. Para que exista boa chance de gravidez nos casos selecionados para a IIU, é de suma importância a realização prévia do teste de capacitação seminal, com a certificação da produção de pelo menos 5 milhões de espermatozoides tipo A. No que diz respeito à indução da ovulação, hoje em dia contamos com um arsenal bem completo de drogas de fácil manejo, como o CC e os inibidores da aromatase que permitem, na maioria dos casos, aliadas ao controle ultrassonográfico da foliculogênese, a correção de distúrbios ovulatórios e a escolha correta do melhor momento para a relação sexual programada ou a IIU. Cerca de 50% das pacientes têm resposta ovulatória satisfatória com o CC, porém com taxa de fecundidade de 15% por ciclo. Por esse motivo, não são recomendados mais de seis ciclos de tratamento com essa droga, principalmente quando se levam em conta a idade da mulher e o tempo de infertilidade. Os inibidores da aromatase vêm tendo sua indicação ampliada, principalmente nos casos resistentes ao CC ou em casos de endométrio inadequado. Têm como vantagem maior chance de indução de ciclos monofoliculares, diminuindo, dessa forma, a taxa de gestações múltiplas. As gonadotrofinas urinárias e recombinantes também fazem parte desse arsenal terapêutico para a indução ovulatória, com as desvantagens do alto custo, bem como da complexidade do uso, já que se trata de drogas injetáveis. Em casos selecionados, representam boa alternativa para a correção da disfunção ovulatória. A hCG, urinária ou recombinante, é a medicação de escolha para a maturação oocitária final na maioria dos tratamentos de baixa complexidade, e o intervalo para a relação sexual ou IIU pode ser de 12, 24 ou 36 horas, sem alteração para as chances de gestação. Para os casos de casais homoafetivos femininos e mulheres solteiras, sem diagnóstico de infertilidade, a inseminação heteróloga é uma boa opção para a obtenção da gestação. É muito importante a informação aos pacientes sobre as chances de gestação para cada técnica. Atualmente, o retardo na constituição da prole é uma realidade, e a influência da idade é uma questão bem definida nas chances da gravidez. Esse fato deve ser informado aos pacientes e deve ser levado em conta na indicação da melhor técnica a ser utilizada para cada caso.

REFERÊNCIAS BIBLIOGRÁFICAS

ACOSTA, A. A. Fertilização in vitro e transferência de embrião: indicações atuais. *In*: BADALOTTI, M.; TELÖKEN, C.; PETRACCO, A. *Fertilidade e infertilidade humana*. Rio de Janeiro: Medsi, 1997. p. 601-612.

ALLAHBADIA, G. N. Intrauterine insemination: fundamentals revisited. *Journal of Obstetrics and Gynaecology of India*, v. 67, n. 6, p. 385-392, 2017.

ALLEN, N. C. *et al.* Intrauterine insemination: a critical review. *Fertility and Sterility*, v. 44, p. 569-580, 1985.

ALMEIDA, J. P. M. *et al.* Estimulação ovariana controlada e inseminação intrauterina: uma terapia atual? *Revista Brasileira de Ginecologia e Obstetrícia*, v. 33, n. 11, p. 341-347, 2011.

AMERICAN COLLEGE OF OBSTETRICIANS AND GYNECOLOGISTS. ACOG practice bulletin. Management of infertility caused by ovulatory dysfunction. Number 34, February 2002. *International Journal of Gynaecology and Obstetrics*, v. 77, n. 2, p. 177-188, 2002.

AYELEKE, R. O. *et al.* Intra-uterine insemination for unexplained subfertility. *Cochrane Database of Systematic Reviews*, v. 2020, n. 3, 3 mar. 2020.

BARADWAN, S. *et al.* Ultrasound guidance versus classical method for intra-uterine insemination: A systematic review and meta-analysis of randomized controlled trials. *European Journal of Obstetrics & Gynecology and Reproductive Biology*, v. 263, p. 223-230, ago. 2021.

BOOMSMA, C. M. *et al.* Semen preparation techniques for intrauterine insemination. *Cochrane Database of Systematic Reviews*, n. 4, CD004507, 2007.

BRADLEY, D. *et al.* Time to conception and the menstrual cycle: an observational study of fertility app users who conceived. *Human Fertility*, v. 24, n. 4, p. 267-275, 8 ago. 2021.

BROWN, J.; FARQUHAR, C. Clomiphene and other antioestrogens for ovulation induction in polycystic ovarian syndrome. *Cochrane Database of Systematic Reviews*, v. 12, CD002249, 2016.

CANTINEAU, A. E.; COHLEN, B. J.; HEINEMAN, M. J. Ovarian stimulation protocols (anti-oestrogens, gonadotrophins with and without GnRH agonists/antagonists) for intrauterine insemination (IUI) in women with subfertility. *Cochrane Database of Systematic Reviews*, n. 2, CD005356, 2007.

CHEN, L.; LIU, Q. Natural cycle versus ovulation induction cycle in intrauterine insemination. *Zhonghua Nan Ke Xue*, v. 15, n. 12, p. 1112-1115, 2009.

CUSTERS, I. M. *et al.* Immobilisation versus immediate mobilisation after intrauterine insemination: randomised controlled trial. *British Medical Journal*, v. 339, b4080, 2009.

DICKEY, R. P. Strategies to reduce multiple pregnancies due to ovulation stimulation. *Fertility and Sterility*, v. 91, n. 1, p. 1-17, 2009.

DICKEY, R. P. *et al*. Risk factors for high-order multiple pregnancy and multiple birth after controlled ovarian hyperstimulation: results of 4,062 intrauterine insemination cycles. *Fertility and Sterility*, v. 83, n. 3, p. 671-683, 2005.

DUNSON, D. B.; COLOMBO, B.; BAIRD, D. D. Changes with age in the level and duration of fertility in the menstrual cycle. *Human Reprodution*, v. 17, n. 5, p. 1399-1403, 2002.

FRANIK, S. *et al*. Aromatase inhibitors (letrozole) for subfertile women with polycystic ovary syndrome. *Cochrane Database of Systematic Reviews*, v. 9, n. 9, 2022.

GALAZIS, N. *et al*. Is ultrasound monitoring of the ovaries during ovulation induction by clomiphene citrate essential? A systematic review. *Journal of Obstetrics and Gynaecology*, v. 31, n. 7, p. 566-571, 2011.

GIBBONS, T. *et al*. Timed intercourse for couples trying to conceive. *Cochrane Database of Systematic Reviews*, v. 2023, n. 9, 15 set. 2023.

GORLITSKY, G. A.; KASE, N. G.; SPEROFF, L. Ovulation and pregnancy rates with clomiphene citrate. *Obstetrics and Gynecology*, v. 51, n. 3, p. 265-269, 1978.

HOLZER, H.; CASPER, R.; TULANDI, T. A new era in ovulation induction. *Fertility and Sterility*, v. 85, n. 2, p. 277-284, 2006.

HWU, Y. M. *et al*. Ultra-short metformin pretreatment for clomiphene citrate-resistant polycystic ovary syndrome. *International Journal of Gynaecology and Obstetrics*, v. 90, n. 1, p. 39-43, 2005.

IMANI, B. *et al*. A nomogram to predict the probability of live birth after clomiphene citrate induction of ovulation in normogonadotropic oligoamenorrheic infertility. *Fertility and Sterility*, v. 77, n. 1, p. 91-97, 2002.

IMANI, B. *et al*. Predictors of chances to conceive in ovulatory patients during clomiphene citrate induction of ovulation in normogonadotropic oligoamenorrheic infertility. *The Journal of Clinical Endocrinology and Metabolism*, v. 84, n. 5, p. 1617-1622, 1999.

IMANI, B. *et al*. Predictors of patients remaining anovulatory during clomiphene citrate induction of ovulation in normogonadotropic oligoamenorrheic infertility. *The Journal of Clinical Endocrinology and Metabolism*, v. 83, n. 7, p. 2361-2365, 1998.

KAPLAN, P. F. *et al*. Assessing the risk of multiple gestation in gonadotropin intrauterine insemination cycles. *American Journal of Obstetrics and Gynecology*, v. 186, n. 6, p. 1244-1247, 2002.

LEGRO, R. S. *et al*. Clomiphene, metformin, or both for infertility in the polycystic ovary syndrome. *The New England Journal of Medicine*, v. 356, n. 6, p. 551-566, 2007.

LEVINE, B. A.; GRIFO, J. A. Intrauterine insemination and male subfertility. *The Urologic Clinics of North America*, v. 35, p. 271-276, 2008.

LIU, A. *et al*. Letrozole versus clomiphene citrate for unexplained infertility: a systematic review and meta-analysis. *The Journal of Obstetrics and Gynaecology Research*, v. 40, n. 5, p. 1205-1216, 2014.

MARTINEZ, A. R.; BERNARDUS, R. E.; VERMEIDEN, J. P. Basic questions on intrauterine insemination: an update. *Obstetrical and Gynecological Survey*, v. 48, n. 12, p. 811-828, 1993.

MUTHIGI, A. *et al*. Clarifying the relationship between total motile sperm counts and intrauterine insemination pregnancy rates. *Fertility and Sterility*, v. 115, n. 6, p. 1454-1460, jun. 2021.

NAVID, B. *et al*. Correlation of the etiology of infertility with life satisfaction and mood disorders in couples who undergo assisted reproductive technologies. *International Journal of Fertility and Sterility*, v. 11, n. 3, p. 205-210, 2017.

OLIANE, A. H.; FREITAS, C. M.; VAZ-OLIANE, D. C. Técnica de baixa complexidade. *In*: DZIK, A. *et al*. *Tratado de reprodução humana assistida*. 3. ed. São Paulo: Sociedade Brasileira de Reprodução Humana, 2014. p. 93-101.

OLIVEIRA, F. R.; LEMOS, C. N. C. D.; CARVALHO, I. K. D. Técnicas de reprodução assistida na infecção pelo vírus da imunodeficiência humana. *Revista Feminina*, v. 37, p. 277-282, 2009.

PALOMBA, S. Aromatase inhibitors for ovulation induction. *The Journal of Clinical Endocrinology and Metabolism*, v. 100, n. 5, p. 1742-1747, 2015.

PEERAER, K. *et al*. Impact of luteal phase support with vaginal progesterone on the clinical pregnancy rate in intrauterine insemination cycles stimulated with gonadotropins: a randomized multicenter study. *Fertility and Sterility*, v. 106, n. 6, p. 1490-1495, 2016.

PENZIAS, A. *et al*. Evidence-based treatments for couples with unexplained infertility: a guideline. Practice Committee of the American Society for Reproductive Medicine. *Fertility and Sterility*, v. 113, n. 2, p. 305-322, feb. 2020.

POURALI, L. *et al*. Clomiphene citrate versus letrozole with gonadotropins in intrauterine insemination cycles: a randomized trial. *International Journal of Reproductive Biomedicine*, Yazd, v. 15, n. 1, p. 49-54, 2017.

PRACTICE COMMITTEE OF THE AMERICAN SOCIETY FOR REPRODUCTIVE MEDICINE. Revised minimum standards for practices offering assisted reproductive technologies: a committee opinion. *Fertility and Sterility*, v. 102, p. 682, 2014.

PRACTICE COMMITTEE OF THE AMERICAN SOCIETY FOR REPRODUCTIVE MEDICINE. Role of metformin for ovulation induction in infertile patients with polycystic ovary syndrome (PCOS): a guideline. *Fertility and Sterility*, v. 108, n. 3, p. 426-441, 2017.

PRACTICE COMMITTEE OF THE AMERICAN SOCIETY FOR REPRODUCTIVE MEDICINE. Use of clomiphene citrate in women. *Fertility and Sterility*, v. 86, 5 Suppl 1, p. S187-93, 2006.

PROPST, A. M.; BATES, G. W. Jr. Evaluation and treatment of anovulatory and unexplained infertility. *Obstetrics and Gynecology Clinics of North America*, v. 39, n. 4, p. 507-519, 2012.

RIJSDIJK, O. E. *et al*. Intrauterine insemination: simultaneous with or 36 h after HCG? A randomized clinical trial. *Reproductive Biomedicine Online*, v. 39, n. 2, p. 262-268, Aug. 2019.

ROQUE, M. *et al*. Letrozole versus clomiphene citrate in polycystic ovary syndrome: systematic review and meta-analysis. *Gynecological Endocrinology*, v. 31, n. 12, p. 917-921, 2015.

RUITER-LIGETI, J. *et al*. Is intrauterine insemination a viable treatment option for women over 43 years old? An analysis by ovarian stimulation protocol and sperm source. *Journal of Assisted Reproduction and Genetics*, v. 37, n. 12, p. 3103-3107, dez. 2020.

SAHIN, Y. *et al*. The effects of metformin on insulin resistance, clomiphene-induced ovulation and pregnancy rates in women with polycystic ovary syndrome. *European Journal of Obstetrics, Gynecology, and Reproductive Biology*, v. 113, n. 2, p. 214-220, 2004.

SANNER, K. *et al*. Ovarian epithelial neoplasia after hormonal infertility treatment: long-term follow-up of a historical cohort in Sweden. *Fertility and Sterility*, v. 91, n. 4, p. 1152-1158, 2009.

SCAPARROTTA, A.; CHIARELLI F, VERROTTI A. Potential teratogenic effects of clomiphene citrate. *Drug Safety*, v. 40, n. 9, p. 761-769, 2017.

SHARMA, S. *et al*. Congenital malformations among babies born following letrozole or clomiphene for infertility treatment. *PLOS ONE*, v. 9, n. 10, p. e108219, 2014.

SHIELDS, F. Artificial insemination as related to females. *Fertility and Sterility*, v. 1, p. 271-273, 1950.

SHOHAM, Z. *et al*. Hormonal profiles following clomiphene citrate therapy in conception and nonconception cycles. *Clinical Endocrinology (Oxford)*, v. 33, p. 271-278, 1990.

TAHERIPANAH, R. *et al*. Comparing the effect of gonadotropin-releasing hormone agonist and human chorionic gonadotropin on final oocytes for ovulation triggering among infertile women undergoing intrauterine insemination: an RCT. *International Journal of Reproductive Biomedicine*, Yazd, v. 15, n. 6, p. 351-356, 2017.

TEEDE, H. J. *et al*. Recommendations from the 2023 International Evidence-based Guideline for the Assessment and Management of Polycystic Ovary Syndrome. *The Journal of Clinical Endocrinology and Metabolism*, v. 108, n. 10, p. 2447-2469, 18 Sep. 2023.

TOGNOTTI, E.; BORGES, M. B. Técnicas de reprodução assistida de baixa complexidade. *In*: BORGES, E. *et al. Indução de ovulação*. I Consenso Brasileiro. São Paulo: Sociedade Brasileira de Reprodução Humana, 2000. p. 1-14.

VANDERMOLEN, D. T. *et al*. Metformin increases the ovulatory rate and pregnancy rate from clomiphene citrate in patients with polycystic ovary syndrome who are resistant to clomiphene citrate alone. *Fertility and Sterility*, v. 75, n. 2, p. 310-315, 2001.

VARGAS-TOMINAGA, L. *et al*. Associated factors to pregnancy in intrauterine insemination. *JBRA Assisted Reproduction*, 2019.

VON HOFE, J.; BATES, G. W. Ovulation induction. *Obstetrics and Gynecology Clinics of North America*, v. 42, n. 1, p. 27-37, 2015.

WILCOX, A. J.; WEINBERG, C. R.; BAIRD, D. D. Timing of sexual intercourse in relation to ovulation. Effects on the probability of conception, survival of the pregnancy, and sex of the baby. *The New England Journal of Medicine*, v. 333, n. 23, p. 1517-1521, 1995.

YAVAS, Y.; SELUB, M. R. Intrauterine insemination (IUI) pregnancy outcome is enhanced by shorter intervals from semen collection to sperm wash, from sperm wash to IUI time, and from semen collection to IUI time. *Fertility and Sterility*, v. 82, n. 6, p. 1638-1647, 2004.

YOUNGSTER, M. *et al*. Artificial intelligence in the service of intrauterine insemination and timed intercourse in spontaneous cycles. *Fertility and Sterility*, v. 120, n. 5, p. 1004-1012, nov. 2023.

YUMUSAK, O. H. *et al*. Does intrauterine insemination timing matter for achieving pregnancy during ovulation induction using gonadotropins? A retrospective cohort study. *Journal of the Chinese Medical Association*, v. 80, n. 6, p. 366-370, 2017.

ZREIK, T. G. *et al*. Fertility drugs and risk of ovarian cancer: dispelling the myth. *Current Opinion in Obstetrics and Gynecology*, v. 20, n. 3, p. 313-319, 2008.

CAPÍTULO **52**

Tratamento de Alta Complexidade para o Casal Infértil

Pedro Augusto Araujo Monteleone • Carlos Roberto Izzo • Mayra Satiko Lemos Nakano

INTRODUÇÃO

Em 1978, um marco foi estabelecido com o nascimento do primeiro bebê concebido por fertilização *in vitro* (FIV), inaugurando uma nova era na medicina reprodutiva (Steptoe e Edwards, 1978). Desde então, milhões de indivíduos vieram ao mundo graças a essa técnica revolucionária, oferecendo a oportunidade de vida para aqueles que, de outra forma, não a teriam. A fertilização dos gametas fora do útero materno possibilita o desenvolvimento de embriões que, uma vez implantados no útero, têm potencial para se transformar em fetos (Niederberger *et al.*, 2018). Nos anos 1980, o desenvolvimento da ultrassonografia transvaginal representou um avanço crucial para as técnicas de reprodução assistida, pois possibilitou a monitorização do crescimento folicular e a captação oocitária por via transvaginal, guiada por ultrassonografia, como é comumente praticada hoje em dia (Niederberger *et al.*, 2018).

A injeção intracitoplasmática de espermatozoides (ICSI), técnica utilizada na FIV *per se*, registrou seu primeiro caso de sucesso em 1992, marcando um avanço revolucionário na terapia de reprodução assistida global. Essa técnica possibilitou a fertilização em casos de fator masculino grave e, desde então, tornou-se amplamente empregada não apenas nessas situações, mas também em uma variedade de outras condições (Niederberger *et al.*, 2018).

O tratamento por FIV pode ser subdividido em alguns passos para facilitar o entendimento do processo:

- Estimulação ovariana controlada
- Aspiração de óvulos e obtenção de espermatozoides
- ICSI e cultivo embrionário
- Transferência de embrião.

PRINCIPAIS INDICAÇÕES PARA O TRATAMENTO DE ALTA COMPLEXIDADE

As principais indicações que levam à necessidade da realização do tratamento por FIV são apresentadas a seguir.

Infertilidade e falha do tratamento de baixa complexidade

Geralmente, em casos de casais com tubas permeáveis e sem fator masculino grave indicamos o tratamento de baixa complexidade por 3 a 6 meses de tentativas. Caso haja falha, é indicada a FIV por apresentar maior taxa de gravidez por ciclo iniciado.

Infertilidade por fator tubário

As causas mais comuns de acometimento tubário que levam à infertilidade são as infecções pélvicas como a doença inflamatória pélvica aguda (DIPA) e a endometriose.

Infertilidade por fator masculino grave

Caracterizada pela baixa concentração e/ou baixa motilidade de espermatozoides.

Necessidade de diagnóstico genético pré-implantacional

Doença monogênica familiar como em casos de fibrose cística, X frágil, distrofia muscular espinal, doença de Huntington, entre outras.

Doação de oócitos

O tratamento com oócitos doados está se tornando cada vez mais comum, impulsionado pela tendência de muitas mulheres adiarem a busca por tratamento de reprodução assistida e pelo crescente número de casais homoafetivos masculinos que buscam a paternidade.

Tratamento de casais homoafetivos masculinos

Para este tratamento, é necessário a recepção de oócitos doados e uma doadora temporária de útero. Tanto a doadora de oócitos como a doadora temporária de útero podem ter parentesco em até 4º grau, desde que não haja consanguinidade na fertilização dos gametas. Caso a doadora temporária de útero não possua grau de parentesco com o casal, é necessária autorização do Conselho Regional de Medicina para a execução do tratamento. Não são permitidos fins lucrativos tanto para a doação de oócitos quanto para a doação temporária de útero no Brasil.

Tratamento de casais homoafetivos femininos

Nestes casos, podem ser primeiramente tentados os tratamentos de baixa complexidade com sêmen de doador e, caso a gestação não ocorra, também está indicado o tratamento de alta complexidade.

Preservação da fertilidade feminina ou do casal

É possível criopreservar oócitos, espermatozoides e/ou embriões para uso futuro em pacientes e/ou casais que assim o desejarem por um motivo de saúde (p. ex., preservação oncológica) ou por desejo social de postergar a gestação.

PROTOCOLOS DE ESTIMULAÇÃO OVARIANA CONTROLADA

A estimulação ovariana pode ser definida como um tratamento farmacológico que visa induzir o desenvolvimento de folículos ovarianos (Zegers-Hochschild *et al.*, 2017) com o objetivo de obter múltiplos oócitos em um único ciclo ovulatório.

Há diversos protocolos existentes que podem ser realizados para a obtenção destes oócitos. A escolha de cada protocolo é indicação médica baseada em fatores como faixa etária da mulher, reserva ovariana, índice de massa corpórea, custo do tratamento e a predição de resposta ao estímulo.

Para avaliar a reserva ovariana e a predição de resposta ao estímulo ovariano é utilizada a contagem de folículos antrais (CFA) por ultrassonografia transvaginal, no início do ciclo menstrual, e a dosagem sérica do hormônio antimülleriano (AMH) (Broer *et al.*, 2013).

Segundo Broer *et al.* (2013), em relação à predição de resposta ao estímulo ovariano, as pacientes podem ser classificadas em:

- Hiper-respondedoras: resposta exagerada ao estímulo ovariano convencional (150 a 225 UI/dia de hormônio folículo-estimulante [FSH]), caracterizada pela presença de mais folículos que o esperado. Geralmente mais de 18 folículos > 11 mm no dia da maturação final oocitária ou mais de 18 oócitos aspirados são definidos como risco aumentado de síndrome de hiperestímulo ovariano (SHO) (Broer *et al.*, 2013)
- Normorrespondedoras: resposta esperada ao estímulo ovariano convencional
- Baixas respondedoras: resposta diminuída ao estímulo ovariano convencional caracterizada pela presença de um baixo número de folículos e/ou oócitos aspirados. Geralmente menos de três folículos no dia da maturação final oocitária ou menos de três oócitos aspirados (ESHRE Guideline Group on Ovarian Stimulation *et al.*, 2020; Ferraretti *et al.*, 2011).

Os principais protocolos de estimulação ovariana estão listados a seguir.

Classificação em relação à gonadotrofina utilizada

- Gonadotrofinas urinárias humanas
- Gonadotrofinas recombinantes
- Gonadotrofinas de longa duração
- Medicamentos orais.

As gonadotrofinas são as medicações utilizadas para promover o crescimento multifolicular no ciclo de FIV. O uso de gonadotrofinas urinárias ou recombinantes é igualmente recomendado para a estimulação ovariana (Van Wely *et al.*, 2011).

A alfacorifolitropina (gonadotrofina de longa duração) também é uma molécula recombinante usada para estimulação ovariana. Possui propriedades farmacodinâmicas semelhantes às do FSH recombinante convencional (rFSH), mas mantém atividade folículo-estimulante prolongada. Uma única injeção subcutânea de alfacorifolitropina tem a capacidade de iniciar e sustentar o crescimento multifolicular durante os primeiros 7 dias de estimulação ovariana, reduzindo o número de injeções necessárias durante o estímulo (Cozzolino *et al.*, 2019; Griesinger *et al.*, 2016).

Os medicamentos orais (citrato de clomifeno ou letrozol) podem ser associados às gonadotrofinas com o intuito principal de diminuir a dose de gonadotrofina necessária para o estímulo.

Classificação em relação ao tipo de bloqueio hipofisário utilizado

- Agonista do GnRH
- Antagonista do GnRH
- Bloqueio com progesterona.

Para hiper-respondedoras, o recomendado é o protocolo com antagonista; caso seja utilizado o protocolo com agonista, é recomendado utilizar menor dose de gonadotrofina (ESHRE Guideline Group on Ovarian Stimulation *et al.*, 2020). Para as baixas respondedoras, não há diferença quanto ao uso do protocolo com agonista ou antagonista; ambos podem ser utilizados sem prejuízo à paciente (ESHRE Guideline Group on Ovarian Stimulation *et al.*, 2020).

O uso de bloqueio hipofisário com progesterona deve se limitar aos casos nos quais não haverá transferência de embrião a fresco, como, por exemplo, em ciclos de congelamento de óvulos para preservação da fertilidade, doadoras de óvulos ou hiper-respondedoras (ESHRE Guideline Group on Ovarian Stimulation *et al.*, 2020).

Classificação em relação ao momento de início do ciclo

- Fase folicular
- Fase lútea
- *Random start* ou início aleatório em qualquer fase do ciclo
- DuoStim.

O início do ciclo de estimulação ovariana geralmente se dá em fase folicular, e o início em fase lútea pode ser utilizado para pacientes hiper-respondedoras (ESHRE Guideline Group on Ovarian Stimulation *et al.*, 2020). O *random start* é o início em fase aleatória do ciclo menstrual e é indicado principalmente para casos urgentes, como preservação oncológica da fertilidade, no qual não é possível aguardar até o início do próximo ciclo menstrual para começar o estímulo ovariano, pois retardaria o tratamento oncológico (ESHRE Guideline Group on Ovarian Stimulation *et al.*, 2020). A estimulação ovariana dupla ou tripla, que são estimulações sequenciais, é indicada para diminuir as chances de desistência do tratamento (*drop out*) principalmente quando é necessário o acúmulo de oócitos (preservação da fertilidade em pacientes baixas respondedoras, ciclos com análise genética embrionária, entre outros) (Vaiarelli *et al.*, 2018).

COLETA OOCITÁRIA

Cuidados pré-procedimento

Os exames necessários para a coleta de oócitos incluem as sorologias de HIV 1 e 2, hepatite B (HBsAg e anti-HBc), hepatite C (HCV-Ab) e sífilis (teste para detecção do anticorpo antitreponêmico ou não treponêmico) dos últimos 90 dias, segundo resolução nº 771 da Agência Nacional de Vigilância Sanitária (Brasil, 2022). O hemograma e a cultura vaginal são necessários somente quando a paciente for sintomática.

É imprescindível que a paciente e/ou o casal assinem o termo de consentimento livre e esclarecido (TCLE) do procedimento antes de sua realização. A identidade da paciente deve ser checada e o *checklist* de cirurgia segura deve ser aplicado.

A coleta de oócitos deve ser realizada entre 34 e 38 horas após a maturação oocitária final, sendo o ideal 36 horas após (ESHRE Working Group on Ultrasound in Art *et al.*, 2019). A aplicação da medicação do *trigger* deve ser sempre checada antes do início do procedimento de aspiração folicular.

O exame especular deve ser realizado antes do procedimento com assepsia da vagina com soro fisiológico, clorexidina ou meio de cultura. O antisséptico iodopovidona não deve ser utilizado. Deve ser realizado jejum de pelo menos 6 horas para alimentos sólidos e 2 horas para líquidos.

Técnica (ESHRE Working Group on Ultrasound in Art et al., 2019)

1. O *probe* do ultrassom transvaginal deve ser posicionado na parede vaginal interna e os ovários adjacentes aos fórnices vaginais sem espaço entre eles.
2. A punção ovariana deve ser realizada no centro do ovário e a ponta da agulha deve sempre ser vista à ultrassonografia. Não há recomendação sobre qual lateralidade deve ser puncionada primeiro.
3. A pressão da bomba de aspiração folicular deve estar entre 100 e 220 mmHg, de acordo com as instruções do fabricante.
4. Folículos < 10 mm não precisam ser aspirados, a não ser que haja risco de SHO.
5. É recomendada a punção do maior número de folículos/ por punção ovariana, para diminuir o dano ao ovário.
6. O fluido folicular deve ser coletado em tubos aquecidos a 37° C e entregue imediatamente ao embriologista.

A taxa de não recuperação de oócitos no procedimento é de aproximadamente 2% (ESHRE Working Group on Ultrasound in Art *et al.*, 2019). A taxa de complicações do procedimento é de aproximadamente 0,17%, incluindo sangramento e infecção pélvica (Steptoe e Edwards, 1978).

ANÁLISE GENÉTICA EMBRIONÁRIA PRÉ-IMPLANTACIONAL

É possível que, após fertilização e cultivo embrionário, seja realizada biopsia do embrião para análise genética e pesquisa de alterações cromossômicas como aneuploidias (PGT-A), doenças monogênicas (PGT-M) ou rearranjos cromossômicos estruturais (PGT-SR) (ESHRE PGT Consortium Steering Committee *et al.*, 2019).

A indicação para a realização deste procedimento ainda não é clara na literatura, pois o seu risco-benefício ainda é altamente discutível.

Algumas indicações citadas na literatura incluem:

- Abortamento de repetição
- Falha de implantação
- Alterações genéticas familiares
- Idade materna avançada
- Fator masculino grave.

Em todos estes casos, é aconselhada a solicitação do cariótipo do casal pois alterações no cariótipo dos pais podem indicar outra modalidade de análise genética além do PGT-A (ESHRE PGT Consortium Steering Committee *et al.*, 2019).

TRANSFERÊNCIA DE EMBRIÃO

A transferência de embrião ao útero materno pode ser feita a fresco, ou seja, logo após a coleta oocitária (3 ou 5 dias após) ou após preparo endometrial em casos de embriões descongelados. O preparo endometrial para a transferência de embrião descongelado, por sua vez, pode ser feito com terapia hormonal ou em ciclo natural.

A decisão entre a transferência a fresco ou congelamento dos embriões é do médico assistente do caso e da paciente e/ou do casal e são levados em consideração alguns fatores:

- Risco de SHO tardio
- Espessura endometrial
- Necessidade de análise genética pré-implantacional
- Necessidade de cirurgia uterina e/ou pélvica pré-implantação embrionária.

A decisão sobre o número de embriões a serem transferidos, independentemente de ser uma transferência a fresco ou a transferência de embrião descongelado, deve sempre levar em consideração o risco de gestação múltipla que, por sua vez, aumenta os riscos obstétricos, a prematuridade e todas as suas consequências adversas (De Geyter *et al.*, 2018; Monteleone *et al.*, 2018; ESHRE Guideline Group on the Number of Embryos to Transfer *et al.*, 2024; Gleicher *et al.*, 2019).

As normas éticas que regulam a utilização das técnicas de reprodução assistida no Brasil foram atualizadas pelo Conselho Federal de Medicina (CFM) pela Resolução nº 2.320/22 (Conselho Federal de Medicina, 2022). O CFM manteve a delimitação do número de embriões a serem transferidos conforme a idade da receptora e com as características cromossômicas do embrião. Mulheres de até 37 anos podem implantar até dois embriões, acima dessa idade, cada uma poderá transferir até três. Em caso de embriões analisados geneticamente e euploides (com 46 cromossomos), a resolução delimita a implantação em até dois embriões, independentemente da idade. Em caso de gravidez múltipla, a redução embrionária permanece proibida.

RESULTADOS E PROGNÓSTICOS

Apesar dos esforços da comunidade médica científica, o tratamento tem uma taxa de sucesso limitada à reprodução da espécie humana. A taxa de gravidez global por transferência de embrião oscila em torno de 30% (Gleicher *et al.*, 2019). Em grupos específicos de bom prognóstico, essa taxa pode ser superior como, por exemplo, em pacientes jovens com fator tubário e boa reserva ovariana.

A Tabela 52.1 compila todos os dados de ciclos de FIV realizados nos EUA. Nota-se que as taxas de gravidez após os 41 anos têm uma queda expressiva.

Tabela 52.1 Número e porcentagem nascidos vivos por paciente em relação à idade da mulher.

Idade da mulher	< 35	35 a 37	38 a 40	41 a 42	> 42
Número de pacientes	35.200	18.169	14.701	6.310	4.021
Nascimentos únicos	64,3%	55%	40,7%	22,7%	6,8%
Nascidos vivos	68,9%	58,2%	43%	23,6%	7,0%

Fonte: Society of Assisted Reproductive Technology (SART), 2020.

RISCOS E COMPLICAÇÕES

Em geral, os tratamentos de reprodução assistida possuem baixo índice de complicações. O grupo da European Society of Human Reproduction and Embryology (ESHRE), que monitora os tratamentos de FIV no continente europeu, reportou taxa de complicação em 0,17% dos ciclos (ESHRE Working Group on Ultrasound in Art *et al.*, 2019). A seguir serão listadas as complicações mais comuns.

Síndrome do hiperestímulo ovariano

É um evento incomum e potencialmente grave dos ciclos de reprodução assistida. A SHO pode ser dividida em casos leves, moderados e graves e também pode ser precoce ou tardia (ocorrer após a gestação). Os casos moderados e graves ocorrem em 1 a 5% dos ciclos de FIV (Practice Committee of the American Society for Reproductive Medicine *et al.*, 2023).

A SHO é caracterizada por aumento do volume ovariano, aumento da permeabilidade vascular ocasionando edema, ascite e derrame pleural, hemoconcentração, hipercoagulabilidade e alterações no balanço hidreletrolítico. Casos graves podem cursar com complicações sérias como tromboembolismo venoso e insuficiência renal. O fator de crescimento endotelial vascular (VEGF) está intimamente ligado à patogênese da síndrome e está presente nos corpos-lúteos em resposta à aplicação do *trigger* (maturação oocitária) com hCG. Atualmente, a prevenção de hiperestímulo ovariano é feita com o protocolo de estimulação ovariana utilizando antagonistas do GnRH como bloqueio hipofisário e *trigger* com agonista do GnRH.

Sangramento pós-punção

O sangramento que geralmente ocorre após uma punção ovariana pode variar entre 8 e 160 mℓ, em média 72 mℓ, que é uma quantidade inexpressiva para a paciente. Em alguns casos, a punção inadvertida de vasos ovarianos ou intrapélvicos pode gerar sangramento excessivo, caracterizado pela perda de > 500 mℓ, diminuição de > 2 pontos de hemoglobina e aumento de líquido livre na pelve > 200 mℓ (ESHRE Working Group on Ultrasound in Art *et al.*, 2019). Nestes casos a paciente deve ser encaminhada ao pronto atendimento mais perto e, caso não haja parada do sangramento, pode ser necessário laparoscopia para cauterização dos focos.

Infecção pélvica

Correspondem a 0,013% das complicações e podem surgir após a punção ovariana por contaminação vaginal ou bactérias intraperitoneais. A punção inadvertida de teratomas ou hidrossalpinge pode aumentar esse risco (ESHRE Working Group on Ultrasound in Art *et al.*, 2019).

Torção ovariana

O risco de torção ovariana é baixo no tratamento, porém pode aumentar em casos de SHO, para até 7,5%, principalmente nos casos tardios com gravidez concomitante por frouxidão dos ligamentos pélvicos. O diagnóstico é clínico e ultrassonográfico pela interrupção do fluxo anexial ao doppler, porém em alguns casos ainda é possível ver fluxo ao doppler e o diagnóstico se dar pela dor intensa, náuseas e laparoscopia diagnóstica (Srisajjakul *et al.*, 2022).

Lesão de estruturas pélvicas

As lesões de estruturas pélvicas são raras, mas estão descritas na literatura lesões de ureter, bexiga, alças intestinais e vasos ilíacos.

CONSIDERAÇÕES FINAIS

Apesar da evolução das terapias de reprodução assistida no mundo desde 1978, o acesso ao tratamento ainda é deficitário para a maioria da população. O principal desafio da atualidade é tornar o tratamento mais acessível, principalmente nos países subdesenvolvidos. O último relatório do International Committee for Monitoring Assisted Reproductive Technologies (ICMART) mostrou que em 2018 foram realizados mais de 3 milhões de ciclos de FIV no mundo, sendo que 76% deles estavam distribuídos em apenas 10 países do mundo (Adamson *et al.*, 2018), evidenciando que ainda há necessidade de avanço na abrangência da técnica.

REFERÊNCIAS BIBLIOGRÁFICAS

ADAMSON, G. D. *et al.* International Committee for Monitoring Assisted Reproductive Technology: world report on assisted reproductive technology, 2011. *Fertility and Sterility*, v. 110, n. 6, p. 1067-1080, 2018.

BRASIL. Ministério da Saúde. Agência Nacional de Vigilância Sanitária (ANVISA). Resolução da Diretoria Colegiada – RDC nº 771/2022: Dispõe sobre as Boas Práticas em Células Germinativas, Tecidos Germinativos e Embriões Humanos, para uso terapêutico, e dá outras providências. *Diário Oficial da União*, Poder Executivo, Brasília, DF, 28 dez. 2022.

BROER, S. L. *et al.* Added value of ovarian reserve testing on patient characteristics in the prediction of ovarian response and ongoing pregnancy: an individual patient data approach. *Human Reproduction Update*, v. 19, n. 1, p. 26-36, 2013.

CONSELHO FEDERAL DE MEDICINA – CFM. Resolução nº 2.320/22: Adota normas éticas para a utilização de técnicas de reprodução assistida. *Diário Oficial da União*, Poder Executivo, Brasília, DF, 20 set. 2022.

COZZOLINO, M. *et al.* Corifollitropin alfa for ovarian stimulation in in vitro fertilization: a systematic review and meta-analysis of randomized controlled trials. *Fertility and Sterility*, v. 111, n. 4, p. 722-733, 2019.

DE GEYTER, C. *et al.* ART in Europe, 2014: results generated from European registries by ESHRE: The European IVF-monitoring Consortium (EIM) for the European Society of Human Reproduction and Embryology (ESHRE). *Human Reproduction*, v. 33, n. 9, p. 1586-1601, 2018.

ESHRE GUIDELINE GROUP ON OVARIAN STIMULATION *et al.* ESHRE guideline: ovarian stimulation for IVF/ICSI. *Human Reproduction Open*, v. 2020, n. 2, p. hoaa009, 2020.

ESHRE GUIDELINE GROUP ON THE NUMBER OF EMBRYOS TO TRANSFER *et al.* ESHRE guideline: number of embryos to transfer during IVF/ICSI. *Human Reproduction Open*, p. deae010, 2024. Disponível em: https://www.eshre.eu/Guidelines-and-Legal/Guidelines/Embryo-transfer. Acesso em 15 abr. 2024.

ESHRE PGT CONSORTIUM STEERING COMMITTEE *et al.* ESHRE PGT Consortium good practice recommendations for the organization of PGT. *Human Reproduction Open*, v. 2020, n. 3, p. hoaa021, 2020.

ESHRE WORKING GROUP ON ULTRASOUND IN ART *et al.* Recommendations for good practice in ultrasound: oocyte pick up. *Human Reproduction Open*, v. 2019, n. 4, p. hoz025, 2019.

FERRARETTI, A. *et al.* ESHRE consensus on the definition of 'poor response' to ovarian stimulation for in vitro fertilization: the Bologna criteria. *Human Reproduction*, v. 26, n. 7, p. 1616-1624, 2011.

GLEICHER, N.; KUSHNIR, V. A.; BARAD, D. H. Worldwide decline of IVF birth rates and its probable causes. *Human Reproduction Open*, v. 2019, n. 3, p. hoz017, 2019.

GRIESINGER, G. *et al.* Prediction of ovarian hyperstimulation syndrome in patients treated with corifollitropin alfa or rFSH in a GnRH antagonist protocol. *PLoS One*, v. 11, n. 3, p. e0149615, 2016.

MONTELEONE, P. A. A. *et al.* Transfer of 2 embryos using a double-embryo transfer protocol versus 2 sequential single-embryo transfers: the impact on multiple pregnancy. *Reproductive Sciences*, v. 25, n. 10, p. 1501-1508, 2018.

NIEDERBERGER, C. *et al.* Forty years of IVF. *Fertility and Sterility*, v. 110, n. 2, p. 185-324. e5, 2018.

PRACTICE COMMITTEE OF THE AMERICAN SOCIETY FOR REPRODUCTIVE MEDICINE *et al*. Prevention of moderate and severe ovarian hyperstimulation syndrome: a guideline. *Fertility and Sterility*, 2023.

SOCIETY OF ASSISTED REPRODUCTIVE TECHNOLOGY (SART). *Final National Summary Report for 2020*. 2024. Disponível em: https://sartcorsonline.com/CSR/PublicSnapshotReport?ClinicPKID=0&reportingYear=2020. Acesso em 15 abr. 2024.

SRISAJJAKUL, S.; PRAPAISILP, P.; BANGCHOKDEE, S. Imaging of complications following treatment with assisted reproductive technology: keep on your radar at each step. *Abdominal Radiology*, p. 1-13, 2022.

STEPTOE, C.; EDWARDS, G. Birth after the reimplantation of a human embryo. *The Lancet*, v. 312, n. 8085, p. 366, 1978.

VAIARELLI, A. *et al*. Double stimulation in the same ovarian cycle (DuoStim) to maximize the number of oocytes retrieved from poor prognosis patients: a multicenter experience and SWOT analysis. *Frontiers in Endocrinology*, v. 9, p. 317, 2018.

VAN WELY, M. *et al*. Recombinant versus urinary gonadotrophin for ovarian stimulation in assisted reproductive technology cycles. *Cochrane Database of Systematic Reviews*, n. 2, 2011.

ZEGERS-HOCHSCHILD, F. *et al*. The international glossary on infertility and fertility care, 2017. *Human reproduction*, v. 32, n. 9, p. 1786-1801, 2017.

CAPÍTULO 53

Perda Gestacional Recorrente

Rui A. Ferriani • Rosana Maria dos Reis • Paula Andrea Navarro

INTRODUÇÃO

A perda gestacional é um problema de saúde pública e está associada a morbidade materna e a um grande trauma psicológico. A Organização Mundial da Saúde (OMS) define o termo aborto como a perda que ocorre antes da viabilidade fetal, e em geral aceita-se esse prazo para 24 semanas gestacionais. A ocorrência de um aborto ao longo da vida da mulher é um evento comum, ocorrendo em aproximadamente 15 a 25% das gestações (Wilcox *et al.*, 1988), aumentando com a idade materna. Estima-se que menos de 5% das mulheres terão duas perdas, e cerca de 1% terá três ou mais perdas gestacionais (Stirrat, 1990), caracterizando, assim, a perda gestacional recorrente (PGR) da gravidez. O tema em apreço é motivo de diversas discussões na literatura, e vários pontos não são consenso. Duas entidades publicaram consensos – a American Society of Reproductive Medicine (ASRM, 2012) e, mais recentemente, a European Society of Human Reproduction and Embryology (ESHRE, 2022), – com níveis de evidência e propostas de homogeneização de conduta, que serão apresentados neste capítulo.

Algumas controvérsias permanecem sobre a definição do que é perda gestacional e qual o número de perdas para caracterizar uma PGR. O aborto recorrente foi inicialmente definido como três ou mais perdas consecutivas, mas uma abordagem clínica ocorre já a partir de duas ou mais perdas consecutivas em boa parte dos centros mundiais, e há relato de que não haja diferença na probabilidade de se detectarem alterações nos casos de duas ou três perdas. Tendo em vista as repercussões emocionais que duas perdas já ocasionam e pela probabilidade de a recorrência estar aumentada já a partir de duas perdas, a ESHRE tem adotado, desde 2017, o diagnóstico de PGR após a perda de duas ou mais gestações até 24 semanas, concordante com a ASRM (American Society of Reproductive Medicine, 2012; European Society of Human Reproduction and Embryology, 2022).

Gestação, por definição, é confirmada por, pelo menos, um exame da fração beta da gonadotrofina coriônica humana (beta-hCG) sérica ou urinária positivo, ou seja, incluindo as perdas gestacionais (perdas bioquímicas gestacionais e/ou gestações resolvidas e tratadas de local desconhecido). No grupo de perdas gestacionais não visualizadas, as perdas gestacionais após a sexta semana gestacional, em que o exame ultrassonográfico só foi realizado após expulsão completa do embrião e trofoblasto, ou nenhum ultrassom foi feito após sangramento intenso, inclui gestações que teriam sido classificadas como abortos clínicos, caso uma ultrassonografia (USG) anterior tivesse sido realizada. As gravidezes ectópica e molar não devem ser incluídas na definição. A falha na implantação embrionária também está excluída da definição. As perdas gestacionais tanto após concepção espontânea como após os tratamentos de reprodução assistida devem ser incluídas na definição.

A maioria dos abortos de mulheres com PGR ocorre antes da 10ª semana e em grande parte desses casos há eliminação espontânea do feto (quando formado), quase sem sintomas. Por outro lado, os abortos ocorridos após a 10ª semana de gestação são causas de mais sintomas, como sangramento uterino e cólicas, e é mais comum a necessidade de curetagem para a remoção de restos ovulares.

EPIDEMIOLOGIA

A perda gestacional é uma complicação comum no início da gestação, ocorrendo em cerca de 5 a 15% delas. A PGR afeta de 1 a 5% das gestações, a depender da definição de duas ou três perdas. Após 5 anos da primeira consulta em um centro especializado, 66,7% das mulheres com PGR terão conseguido uma gestação a termo, chance esta que sobe para 71,1% após 15 anos da primeira consulta (Lund *et al.*, 2012). Esses números devem ser mostrados às pacientes, que frequentemente apresentam grande ansiedade com o problema, e é alentador que, apesar das inúmeras dificuldades que temos em relação à determinação de fatores etiológicos e controvérsias no tratamento, cerca de dois terços das mulheres acabam tendo uma gestação a termo em 5 anos de atendimento. Entretanto, reconhece-se que é difícil a esses casais submeterem-se a nova gestação, pois o temor da repetição do fenômeno é muito grande, e não é incomum a desistência de novas tentativas devido a esse temor. A PGR deve ser reconhecida como causa de impacto significativo no emocional das pacientes e seus parceiros. A ESHRE reconhece que há carência de estudos sobre o impacto na qualidade de vida das mulheres e dos homens envolvidos em PGR e recomenda que os médicos deveriam levar em conta as necessidades psicológicas dos casais, com abordagem especializada multiprofissional, com o estabelecimento de um plano terapêutico e suporte médico e psicológico (European Society of Human Reproduction and Embryology, 2022).

PROGNÓSTICO E FATORES DE RISCO

A idade materna avançada é, sem dúvida, o principal fator de risco e prognóstico de uma perda gestacional, seja ela única ou recorrente (Lund *et al.*, 2012; Nybo *et al.*, 2000). A idade do parceiro não parece ter impacto significativo no risco de perda. As mulheres deveriam ser informadas de que o risco de perda gestacional é mais baixo entre mulheres com 20 a 35 anos de idade e que esse risco aumenta dramaticamente após os 40 anos (European Society of Human Reproduction and Embryology, 2022).

A pergunta que os casais sempre nos fazem é sobre quais as chances de terem uma criança saudável. Na ausência de qualquer intervenção que seja comprovadamente eficaz para melhorar a chances de ter um nascido vivo, tem-se tentado estabelecer ferramentas prognósticas baseadas em fatores de risco e prognósticos, que têm importância no aconselhamento do casal e podem ajudá-los a tentar mais uma vez ou não (Lund *et al.*, 2012).

As chances de sucesso também diminuem conforme aumenta o número de perdas prévias (Lund *et al.*, 2012) e diminuem conforme a idade materna avança. Esses são os dois fatores prognósticos mais importantes (European Society of Human Reproduction and Embryology, 2022). Ferramentas utilizando esses critérios, assim como o número de nascidos vivos e a sequência entre perdas e nascidos vivos, são importantes para o aconselhamento. Por exemplo, entre mulheres com três ou mais perdas gestacionais, o risco de ter uma nova perda sobe de 40% na idade entre 35 e 39 anos para 60% na idade de 40 a 44 anos (Nybo *et al.*, 2000). Em outra simulação, uma mulher com 35 anos que tenha duas perdas prévias tem 77% de chance de sucesso de nova gestação normal, mas, se ela tiver quatro perdas prévias, essa chance cai para 68% em média. Ressalta-se aqui que as chances de sucesso não são ruins, e explicar isso às pacientes é importante, a fim de minimizar o excesso de investigações e intervenções que elas pressionam para serem submetidas.

Outros fatores prognósticos têm sido especulados sobre PGR, como o sexo da primeira criança perdida e a história familiar de PGR, mas os estudos ainda não são conclusivos. Baseado em pequenos estudos, há possibilidade de que fatores ocupacionais e ambientais (metais pesados, pesticidas, falta de micronutrientes) estejam associados a risco de perda gestacional em mulheres com PGR (European Society of Human Reproduction and Embryology, 2022). Embora haja estudos sugerindo que endometrite crônica possa ser causa de PGR, as evidências apontadas no consenso da ESHRE (2022) não são fortes e não se recomenda essa pesquisa sistemática nas pacientes, pois os estudos não são controlados, havendo forte discrepância de prevalência e método diagnóstico e de efeitos terapêuticos dos antibióticos.

Embora o nível de evidência não seja alto, os casais com PGR deveriam ser informados de que o fumo pode ter impacto negativo nas chances de nascido vivo (European Society of Human Reproduction and Embryology, 2022). A importância do peso da mulher tem sido relatada ao longo dos anos, e as evidências são fortes de que casais com PGR deveriam ser informados de que a obesidade materna ou o baixo peso estão associados a complicações obstétricas e podem ter efeito negativo em suas chances, daí se recomendar um índice de massa corporal normal (European Society of Human Reproduction and Embryology, 2022). O uso excessivo de cafeína (mais de 6 xícaras/dia) tem sido colocado como fator de risco para abortamento (Lyngsø *et al.*, 2017), mas os estudos são controversos, de modo que é incerto o seu papel (European Society of Human Reproduction and Embryology, 2022). A ingesta excessiva de álcool (European Society of Human Reproduction and Embryology, 2022) pode estar associada com risco aumentado de PGR e é um fator de risco comprovado para problemas fetais. Não há estudos sobre o impacto de exercícios físicos e atividade sexual; proibições desse tipo por parte do médico podem suscitar sentimento de culpa nos casais, prejudicando ainda mais a sua qualidade de vida.

INVESTIGAÇÃO DE POSSÍVEIS FATORES CAUSAIS

As causas das perdas gestacionais mais tardias podem diferir das causas das perdas mais precoces, e nesses casos as aneuploidias fetais respondem por boa parte dos casos. Deve-se lembrar de que a maioria das perdas gestacionais é esporádica e grande parte delas resulta de causas genéticas do embrião/feto, que são fortemente influenciadas pela idade materna (European Society of Human Reproduction and Embryology, 2022), o que explica as limitações terapêuticas. Mais de 50 a 60% dos casos de PGR, após a investigação rotineira, permanecerão sem uma causa explicada. Várias causas têm sido sugeridas como relacionadas a PGR (Tabela 53.1), mas há grandes controvérsias, devido à falta de estudos com bom nível de evidência, por isso apresentamos os consensos atuais, sempre sujeitos a mudanças conforme novas evidências surjam. O último consenso, como citado, é o guia da ESHRE (2022).

A história médica e a familiar são essenciais, pois podem direcionar a investigação. Deve-se caracterizar as perdas anteriores, diferenciando perdas esporádicas de perdas recorrentes. Embora haja controvérsias sobre se há diferenças em prognóstico, deve-se caracterizar também se as eventuais perdas foram decorrentes de gestação clínica, com documentação histológica ou ultrassonográfica. Também se deve atentar à idade gestacional das perdas, se houve curetagem ou quadro infeccioso associado e morbidade pessoal e familiar (inquerir sobre história de trombose ou doença imunológica). São relevantes também na história médica: fatores de estilo de vida, como fumo, peso, ingestão de café, peso corporal, exercício excessivo, história pessoal de diabetes, trombofilias, ovários policísticos, hiperprolactinemia e história familiar de trombofilias hereditárias.

Uma avaliação geral deve ser feita, com coleta de citologia cervicovaginal e espermograma. A avaliação da fragmentação espermática pode ser realizada, especialmente em homens com estilo de vida desfavorável (fumo, álcool, exercício excessivo, obesidade). Para casos com alguma suspeita clínica, a determinação de glicemia de jejum e hemograma completo com contagem de plaquetas deveriam ser solicitados. A fim de fazer uma orientação preconceptiva adequada, deve ser solicitada a pesquisa sorológica básica (teste treponêmico, antígeno de superfície da hepatite B [HBsAg], antivírus da hepatite C [anti-HCV], antivírus da imunodeficiência humana [anti-HIV], reação de imunofluorescência indireta [RIF] para toxoplasmose e sorologia para rubéola) e tipagem sanguínea, com teste de Coombs indireto caso a mãe seja Rh negativa. A dosagem de prolactina (PRL) está indicada apenas se houver suspeita clínica de hiperprolactinemia.

Tabela 53.1 Frequência de causas possivelmente associadas a aborto recorrente.

Alterações cariotípicas	2 a 5%
SAAF	8 a 42% (média 15%)
Anatômicas	2 a 37% (média 12%)
Hormonal ou metabólica	0 a 6% (TSH principal)
Infecciosa	?
Aloimune	?
Fator masculino	?
Psicológica	?
Ambiental	?
Sem causa aparente	40 a 60%

SAAF: síndrome do anticorpo antifosfolípide; TSH: hormônio tireoestimulante. (Fonte: European Society of Human Reproduction and Embryology, 2022; Branch *et al.*, 2010.)

Causas genéticas

São frequentes as anormalidades cariotípicas esporádicas nos produtos de concepção, mas a frequência de anormalidades cariotípicas dos genitores é baixa. Na avaliação dos cariótipos dos pais, podem ser encontradas anormalidades cromossômicas estruturais balanceadas, como translocações recíprocas e robertsonianas em torno de 2 a 5% dos casos (Royal College of Obstetricians and Gynecologists, 2011; Franssen *et al.*, 2011). Nos casos em que um dos parceiros apresenta uma anormalidade cromossômica, o aconselhamento genético está recomendado. Embora a ASRM recomende o cariótipo de rotina, a ESHRE não recomenda a sua realização rotineiramente, mas sim apenas após avaliação individual de risco, tendo em vista a controvérsia do possível tratamento se encontradas alterações cariotípicas, embora o teste genético alterado dos pais esteja associado e seja um fator contribuinte para a PGR.

A análise cariotípica do material dos abortos subsequentes não é rotineiramente indicada, mas tem certo impacto psicológico favorável para o casal, no sentido de conhecer as características do material de aborto, e tem relação causal, mas não prognóstica, quanto a futuras gestações (European Society of Human Reproduction and Embryology, 2022). Para a análise genética, é recomendada a técnica de hibridização genômica comparativa (CGH)-*array*, a fim de evitar a contaminação materna do material. Cerca de 24,5% dos casos não apresentam nenhuma causa detectada e cariótipo embrionário normal, ou seja, casos sem nenhuma explicação aparente. Embora no consenso ESHRE não se determine a relação prognóstica da análise do tecido fetal, essas pacientes com material geneticamente normal do tecido fetal têm menor chance cumulativa de gravidez normal subsequente (44,7%) do que pacientes que apresentam material embrionário cariotipicamente anormal (71,9%) (Sugiura-Ogasawara *et al.*, 2012). Isso pode sugerir que haja outras causas não genéticas relacionadas à perda de embriões euploides, não diagnosticadas.

Síndrome do anticorpo antifosfolípide

A relação entre síndrome do anticorpo antifosfolípide (SAAF) e PGR é bem conhecida, e essa associação deve ser sempre investigada. A SAAF é diagnosticada baseada na persistência de anticorpos antifosfolípides (aPL) e trombose vascular e/ou complicações da gravidez. Os critérios diagnósticos da SAAF estão apresentados na Tabela 53.2 e incluem a determinação de anticardiolipina, lúpus anticoagulante e anti-β2-glicoproteína (anti-β2GP). Há outros aPL, e não há consenso de que a determinação desses aPL menos comuns traga algum benefício ao diagnóstico de PGR (American Society of Reproductive Medicine, 2012). A solicitação dos aPL referidos deve ser feita em todos os casos com história de duas perdas inexplicadas antes da 10ª semana (American Society of Reproductive Medicine, 2012; European Society of Human Reproduction and Embryology, 2022). Revisão sistemática também indica possível associação entre os vários aPL e as perdas fetais tardias, mas a associação dos anticorpos e as demais complicações gestacionais mediadas pela placenta são inconsistentes (Abou-Nassar *et al.*, 2011).

A relação entre SAAF e PGR se baseia no mecanismo de hipercoagulabilidade existente, que envolve atividade alterada nos três principais componentes da coagulação: plaquetas, fibrinólise e cascata de coagulação. Os aPL inibem a ativação de

---

Tabela 53.2 Critérios diagnósticos da síndrome dos anticorpos antifosfolípides (SAAF): necessário pelo menos 1 critério clínico e 1 critério laboratorial.

Critérios clínicos (1 de 2 critérios):
- Trombose vascular (arterial, venosa ou de pequenos vasos);
- Morbidade obstétrica (1 dos abaixo listados):
  - Um ou mais óbitos explicados de fetos morfologicamente normais após 10 semanas de gestação, com morfologia fetal normal detectada à USG ou ao exame direto do feto
  - Um ou mais partos pré-termos antes de 34 semanas de gestação por pré-eclâmpsia/eclâmpsia ou insuficiência placentária (oligoidrâmnio, retardo de crescimento intrauterino, centralização fetal ao exame de Doppler ou testes de vitalidade fetal indicando hipoxemia)
  - Três ou mais abortos inexplicáveis antes da 10ª semana de gestação, com exclusão de alterações hormonais e anatômicas maternas, além de causas genéticas maternas e paternas.

Critérios laboratoriais (1 de 3 critérios):
- Pesquisa de anticardiolipina (IgG ou IgM) no soro ou plasma pela técnica de Elisa. Se positivo, repetir com intervalo mínimo de 12 semanas
- Pesquisa do anticoagulante lúpico no plasma – a amostra do paciente deve ser submetida a dois testes de *screening* (TTP-AL e DRVV-LA1) e, de acordo com os resultados, devem ser realizados testes envolvendo a adição de plasma normal, bem como os testes confirmatórios (fase hexagonal e DRVV-LA2). Se positivo por pelo menos 1 técnica, repetir com intervalo mínimo de 12 semanas
- Pesquisa de anti-β2-glicoproteína I (anti-β2GPI) (IgG ou IgM) no soro ou plasma pela técnica de Elisa. Se positivo, repetir com intervalo mínimo de 12 semanas.

DRVV: veneno de víbora Russel diluído; Elisa: ensaio imunoabsorvente ligado à enzima; IgG: imunoglobulina G; IgM: imunoglobulina M; LA1: anticoagulante lúpico 1; LA2: anticoagulante lúpico 2; TTP-AL: tempo de tromboplastina parcial-alticoagulante lúpico; US: ultrassonografia. (Fonte: Miyakis *et al.*, 2006.)

---

proteína C e a formação de proteína C ativada, prevenindo a inativação de fatores V e VII (Check, 2012). A presença de anti-β2GP facilita a ligação do aPL com a proteína C e o resultado é um estado pró-trombose placentária. A presença de aPL pode se associar a outros mecanismos pró-trombóticos e também a fenômenos inflamatórios e imunomodulatórios não relacionados aos fatores de coagulação.

Assim, para os casos de PGR, deve ser solicitada a pesquisa de autoanticorpos necessários para o diagnóstico de SAAF (Tabela 53.2), quais sejam, anticorpos anticardiolipina (ACA) (IgG, qualquer título, e IgM), anti-β2-glicoproteína I (anti-β2GPI; pedir IgG e IgM) e anticoagulante lúpico (AL). No caso de ACA ou anti-β2GPI positivos (isoladamente ou ambos) repetir em intervalo mínimo de 12 semanas e máximo de 5 anos. A pesquisa de outros aPL não mostra, pelas evidências atuais, benefícios adicionais.

Trombofilias hereditárias

As trombofilias hereditárias (fator V de Leiden, mutações do gene da protrombina, deficiências de proteína C, proteína S e antitrombina e hiper-homocisteinemia) são comuns na população em geral (a maioria das mulheres tem gestação normal), e não há estudos definitivos que comprovem a associação de PGR e trombofilia hereditária. Fator V de Leiden e mutação da protrombina não estão associados a aumento de pré-eclâmpsia, retardo de crescimento uterino e descolamento de placenta, e existe uma associação entre fator V de Leiden e perda fetal (Rodger *et al.*, 2010; Rodger *et al.*, 2014), por isso a sua pesquisa em casos sem história clínica de fenômenos tromboembólicos não é recomendada, seja pelo consenso da ASRM (2012), seja pelo da ESHRE (2022). Os polimorfismos da metilenotetraidrofolato redutase

Tabela 53.3 Principais métodos diagnósticos e terapêuticos em casos de aborto recorrente.

Análise	Investigação	Terapêutica
Genética	Cariótipo dos genitores; cariótipo do produto de concepção pode ser oferecido	Aconselhamento; PGT-A não tem indicação de rotina; aneuploidias do concepto têm melhor prognóstico
Fator uterino	USG 3D é a técnica preferível para avaliar o útero, USG 2D para excluir adenomiose; a histerossonografia (SHG) é mais precisa que a HSG em diagnosticar malformações uterinas e pode ser usada para avaliar a morfologia uterina quando a USG 3D não estiver disponível ou quando a patência tubária precisa ser investigada	Correção histeroscópica de septo e miomas que distorcem cavidade pode ser considerada; demais alterações, correção cirúrgica sem benefícios; considerar útero de substituição
SAAF	Anticardiolipina, lúpus anticoagulante, anti-β2GP1; se positiva, repetir em 12 semanas; não recomendada a pesquisa de outros anticorpos	AAS e heparina
Trombofilias hereditárias	Fator V de Leiden, mutação G20210A do gene da protrombina, proteína S, proteína C, antitrombina III, homocisteinemia; pedir apenas em casos de história pessoal ou familiar de trombose e má história obstétrica	Considerar heparina apenas se indicada para prevenção de eventos tromboembólicos
Hormonal	TSH e anti-TPO. Se indicação clínica, PRL, glicemia e avaliação de reserva ovariana eventual (FSH, AMH)	Correção específica (hormônio tireoidiano, cabergolina); doação de óvulo em baixa reserva
Fator masculino	Espermograma; avaliação de aneuploidias; fragmentação de DNA seminal controversa	Eliminar fatores de risco se identificados. Se for realizar ICSI, considerar a seleção dos espermatozoides usando métodos com ácido hialurônico
Geral	Espermograma; avaliação de fragmentação de DNA seminal pode ser oferecida	*Loving care*, suporte com progesterona; repouso sem eficácia comprovada
Sem comprovação de impacto clínico	Aloimunidade, teste de velas Hegar, subpopulações leucocitárias, *cross-match*, progesterona, fatores infecciosos	?

AAS: ácido acetilsalicílico; AMH: hormônio antimülleriano; anti-TPO: anticorpo antitireoperoxidase; FSH: hormônio folículo-estimulante; HSG: histerossalpingografia; ICSI: injeção intracitoplasmática de espermatozoide; PGT-A: pesquisa de aneuploidias embrionárias; PRL: prolactina; SAAF: síndrome de anticorpo antifosfolípide; TSH: hormônio tireoestimulante; USG: ultrassonografia. (Fonte: European Society of Human Reproduction and Embryology, 2022; Branch *et al.*, 2010.)

têm sido historicamente classificados como fatores de risco de trombofilias, mas suas mutações não são consideradas como rotina na avaliação de risco trombótico (Levin e Varga, 2016).

Assim, a pesquisa de trombofilias hereditárias para os casos de PGR é indicada apenas quando houver história pessoal ou familiar de doenças tromboembólicas. Devido a alterações fisiológicas, os marcadores de trombofilias podem aumentar ou diminuir durante a gravidez, por isso é recomendado o pedido após 6 semanas da perda gestacional.

A investigação de aloimunidade, com testes de *cross-matching*, determinação de antígeno leucocitário humano (HLA) e subpopulações leucocitárias, não se justifica rotineiramente, pois não há estudos que comprovem sua eficácia como fatores discriminadores e nem que as possíveis terapêuticas a serem empregadas tenham algum impacto clínico (American Society of Reproductive Medicine, 2012; European Society of Human Reproduction and Embryology, 2022).

Avaliação imunológica

Devido ao forte papel da imunomodulação fisiológica necessária para a aceitação do feto por parte do organismo materno, têm sido investigados diversos mecanismos de distúrbios imunológicos que poderiam ser responsáveis por PGR. O aumento da compatibilidade HLA entre os parceiros poderia diminuir a probabilidade de que a mãe produzisse os anticorpos bloqueadores que teriam papel na proteção contra a rejeição fetal. Entretanto, os estudos são pouco conclusivos, e a determinação de HLA em mulheres com PGR não é recomendada na prática clínica (European Society of Human Reproduction and Embryology, 2022). Apenas a determinação de HLA classe II poderia ser considerada em mulheres escandinavas com PGR (European Society of Human Reproduction and Embryology, 2022), secundária após o nascimento de um menino, devido a questões prognósticas. Também a investigação de anticorpos anti-HY, teste de citocinas ou polimorfismos de citocinas, avaliação de células *natural killer* (NK), seja no sangue periférico ou em tecido endometrial, e anticorpos anti-HLA não se justifica rotineiramente, pois não há estudos que comprovem sua eficácia como fatores discriminadores e nem que as possíveis terapêuticas a serem empregadas tenham algum impacto clínico (American Society of Reproductive Medicine, 2012; European Society of Human Reproduction and Embryology, 2022). A presença de anticorpos antinucleares tem sido associada a PGR e pode ser considerada a fim de justificar a possível causa, embora não seja claro o seu papel prognóstico (European Society of Human Reproduction and Embryology, 2022).

Causas hormonais

Causas hormonais são aventadas como relacionadas a PGR, e a principal delas são os distúrbios da tireoide. Recomenda-se uma avaliação da função tireoidiana com determinação de hormônio tireoestimulante (TSH) e anticorpos antitireoperoxidase (anti-TPO) (European Society of Human Reproduction and Embryology, 2022), embora haja consensos que não recomendam os anticorpos de rotina e apenas TSH (American Society of Reproductive Medicine, 2012). Embora as relações causal e prognóstica do anti-TPO sejam claras, faltam estudos sobre medidas terapêuticas que possam ser empregadas. Para os níveis de TSH, a relação é clara para casos de hipotireoidismo (e não de hipertireoidismo), mas menos evidente no hipotireoidismo subclínico, embora algumas sociedades preconizem que em níveis superiores a 2,5 mUI/ℓ seja indicado tratamento clínico com hormônio tireoidiano.

Há associação entre PGR e síndrome dos ovários policísticos (SOP) e resistência insulínica, mas não há estudos que determinem que o tratamento influencie o prognóstico, por isso mesmo a ESHRE não recomenda a pesquisa rotineira de glicemia e insulinemia de jejum, a fim de melhorar o prognóstico da próxima gestação. Níveis elevados de PRL podem se relacionar a perdas gestacionais, mas os resultados são inconsistentes, e a dosagem de PRL na ausência de sintomas clínicos sugestivos de hiperprolactinemia não é recomendada. Também a avaliação de androgênios, de testes de suficiência lútea, hormônio luteinizante (LH) e homocisteinemia não tem indicação rotineira (European Society of Human Reproduction and Embryology, 2022). O papel da vitamina D sobre os fenômenos reprodutivos ainda não é totalmente esclarecido, por isso a investigação sistemática em casos de PGR não é indicada no momento.

Causas anatômicas

A associação entre malformações uterinas congênitas e PGR é clara, e todas as mulheres com PGR deveriam ter uma avaliação da anatomia uterina. Algumas malformações são causas de perdas, mas são mais frequentes em idades gestacionais mais avançadas, causando trabalho de parto prematuro e apresentações fetais anômalas, sendo menos relacionadas a perdas precoces. As anomalias uterinas estão mais presentes em mulheres com PGR do que na população fértil, sendo mais possivelmente relacionado o útero septado, bicorporal com colo normal (denominado anteriormente "útero bicorno") e arqueado, embora as evidências científicas sejam mais observacionais do que resultantes de estudos controlados.

A avaliação anatômica pode ser feita pela histerossalpingografia, USG e/ou ressonância magnética. A USG vaginal é o exame mais simples, que dá boas informações sobre possíveis malformações, adenomiose, miomatose e suspeita de pólipo, mas não é o exame ideal para avaliação da cavidade uterina. A USG 3D é a maneira preferencial para o diagnóstico de malformações uterinas, com altas sensibilidade e especificidade, distingue entre útero septado e útero bicorporal com colo normal e pode dispensar a ressonância magnética, que raramente será necessária para complementar alguma informação em que a USG não tenha conseguido ser específica.

A avaliação da cavidade uterina pode ser feita pela histerossalpingografia (HSG) ou histerossonografia (SHG) a critério clínico. A SHG é mais precisa que a HSG em diagnosticar malformações uterinas e pode ser usada para avaliar a morfologia uterina quando a USG 3D não estiver disponível ou quando a patência tubária precisa ser investigada.

As malformações uterinas adquiridas (miomas submucosos, pólipos endometriais e aderências uterinas) são mais frequentes em mulheres com perdas gestacionais, mas a relevância clínica desses achados ainda é controversa, e os guias atuais não são conclusivos sobre essa relação e possível prognóstico (American Society of Reproductive Medicine, 2012; European Society of Human Reproduction and Embryology, 2022).

O diagnóstico de incompetência do istmo cervical fora do período gestacional é bastante duvidoso, devido à baixa sensibilidade dos testes com velas de Hegar, considerados positivos com passagem indolor de velas ≥ 6 a 8. Não são mais utilizados de rotina. Seu uso era para indicar cerclagem profilática fora do período gestacional, mas há também controvérsias sobre se a cerclagem profilática antes da gravidez é capaz de reduzir de fato as perdas em segundo trimestre de pacientes de baixo risco, com colo normal à USG (Drakeley *et al.*, 2003). Os casos de encurtamento do colo uterino durante o período gestacional, diagnosticados à USG, parecem se beneficiar da cerclagem profilática realizada durante a gestação (Althuisius *et al.*, 2001).

Fator masculino

Tem-se tentado relacionar a presença de altos índices de fragmentação de DNA dos espermatozoides à PGR, e a sua pesquisa pode ser considerada, sendo justificada apenas para fins de explicar a possível relação, mas não há medidas terapêuticas com eficácia provada para essa situação. Se identificado aumento de fragmentação do DNA espermático e fatores de estilo de vida associados (obesidade, tabagismo, consumo de álcool, atividade física excessiva, exposição ocupacional a disruptores endócrinos), eliminação dos fatores deletérios deve ser recomendada. Nos casos em que se for realizar injeção intracitoplasmática de espermatozoide (ICSI), achados recentes sugerem que a seleção de espermatozoides por métodos utilizando o ácido hialurônico parece promissora, mas precisa ser mais bem comprovada (European Society of Human Reproduction and Embryology, 2022).

Outras causas

Embora infecções virais ou bacterianas sejam potencialmente capazes de provocar abortos, elas não são relacionadas a casos de PGR; assim, testes para ureaplasma, micoplasma, listéria, toxoplasma, citomegalovírus, herpes, clamídia ou outros agentes infecciosos não são recomendados rotineiramente (Branch *et al.*, 2010).

TRATAMENTO

Abordagem geral

A causa da PGR ou má história obstétrica não é diagnosticada em cerca de 50 a 60% dos casos. É importante que as pacientes saibam disso, pois ficam frustradas quando não apresentamos nenhum fator causal, e devemos lembrá-las de que o prognóstico é favorável, mesmo sem nenhuma intervenção médica. Torna-se importante, baseado em idade, histórico gestacional completo, incluindo número de perdas anteriores, nascidos vivos e sua sequência (Kolte *et al.*, 2021) e eventual história médica prévia, definir o prognóstico e aconselhar sobre novas tentativas, independentemente de medidas terapêuticas. Grupos que receberam placebo em alguns estudos controlados de algumas intervenções mostram taxas de nascidos vivos de 65%, o que deve ser enfatizado às pacientes (Opatrny *et al.*, 2006).

Recomenda-se sempre apoio psicológico, a fim de suportar as angústias decorrentes das perdas e das intervenções médicas. Nesse sentido, a recomendação atual da ESHRE é constituir centros especializados em atendimento desses casais, com abordagem multidisciplinar. A anticoncepção está indicada até que se investiguem as causas possíveis e se estabilize o quadro emocional do casal. Ao engravidar novamente, recomenda-se cuidado pré-natal intensivo, precoce e bastante cuidadoso, que é o chamado *loving care*, talvez a melhor conduta sempre a ser tomada (Branch *et al.*, 2010). Além disso, deve-se reforçar hábitos de vida saudáveis, como exercício físico, perda de peso, restrição de bebidas alcoólicas e cigarro.

Conduta nas alterações genéticas

O aconselhamento genético está indicado se houver alterações cariotípicas do casal ou do produto do aborto. Tem sido proposta a realização de fertilização *in vitro* (FIV) com pesquisa de aneuploidias embrionárias (PGT-A). Para os casos sem alterações genéticas, estudos recentes mostraram que o emprego de PGT-A comparado à conduta expectante não promoveu maiores taxas finais de nascidos vivos, e a estratégia não foi custo-efetiva (Murugappan *et al.*, 2016). Assim, embora a conduta clínica expectante seja altamente angustiante para as mulheres, que desejam solução para o seu problema, o uso de uma técnica de alto custo e complexidade como a FIV/PGT-A não se mostra razoável como uso rotineiro. Para os casos com alterações cariotípicas, o aconselhamento genético é recomendável, e as estratégias, incluindo FIV com PGT-A, devem ser discutidas e individualizadas, ponderando-se as vantagens e desvantagens da técnica (European Society of Human Reproduction and Embryology, 2022).

Conduta nas anomalias anatômicas

Estudos observacionais e metanálises de estudos observacionais evidenciam redução das perdas gestacionais após septoplastia. Há apenas um ensaio clínico controlado e randomizado (RCT) com pequena casuística analisada, publicado nessa temática, que não mostrou nenhum benefício do uso da ressecção histeroscópica do septo para reduzir a taxa de perda de gravidez (Rikken *et al.*, 2021). Assim, sugere-se individualizar os casos.

Para os casos de malformações uterinas, como útero bicorporal com colo normal, unicorno, arqueado e didelfo, a correção cirúrgica não é indicada, tendo em vista a sua complexidade e a falta de benefícios demonstrados, já que muitas mulheres portadoras dessas anomalias conseguem gestação a termo (American Society of Reproductive Medicine, 2012; European Society of Human Reproduction and Embryology, 2022).

Nos casos de útero miomatoso ou pólipos endometriais, há também controvérsias sobre a eficácia da conduta cirúrgica na prevenção de novas perdas gestacionais, já que não há estudos prospectivos adequados. Individualizar a indicação apenas em casos de distorção da cavidade endometrial ou volume excessivo. A orientação clínica é realizar a miomectomia por via histeroscópica, se for submucoso, e a miomectomia por via aberta, se for intramural e com distorção de cavidade endometrial. Casos refratários podem ser considerados para uma possível gestação com útero de substituição.

Não há evidências suficientes de benefício da remoção cirúrgica de aderências intrauterinas para o resultado da gravidez. Mas, se optado pela realização do procedimento, após remoção histeroscópica de aderências intrauterinas em mulheres com PGR, devem ser tomadas precauções para prevenir recorrência de aderências.

Na incompetência do istmo cervical, conforme discutido, o diagnóstico fora do período gestacional é pouco preciso, por isso a cerclagem prévia não tem sido indicada, reservando-se a cerclagem aos casos diagnosticados durante a gestação, ou casos de encurtamento de colo, até a 18ª semana de gestação. Para mulheres com história de perdas em segundo trimestre e suspeita de incompetência cervical, a USG seriada deveria ser oferecida (European Society of Human Reproduction and Embryology, 2022).

Tratamento das trombofilias e síndrome do anticorpo antifosfolípide

Embora a terapia que tenta diminuir o risco de trombose seja uma conduta muito comum em casos de PGR, os benefícios de intervenções não são para todas as pacientes com morbidade obstétrica. Citamos aqui as três últimas revisões/consenso sobre o assunto: American College of Chest Physicians (ACCP, 2012), American College Obstetrics Gynecology (ACOG, 2013) e Middeldorp (2014). Casos com SAAF e PGR têm indicação de heparina e ácido acetilsalicílico (AAS) anteparto e no período puerperal, enquanto casos de trombofilias hereditárias não têm recomendação de tratamento, se não houver história clínica associada de risco de trombose, com concordância das três revisões citadas. Os consensos de ASRM e ESHRE concordam com essa posição, e a recomendação de uso de terapia antitrombótica nas trombofilias hereditárias é apenas se houver indicação de prevenção de tromboembolismo venoso. A ESHRE postula que a evidência da terapia para SAAF e PGR é clara para três perdas gestacionais, mas é menos fraca a recomendação para casos com duas perdas prévias. Para as morbidades obstétricas diversas, há alguma discordância entre os consensos (Tabelas 53.4 e 53.5), mas existe claramente tendência à não intervenção.

Tabela 53.4 Recomendações de tratamento em trombofilias hereditárias.

Clínica	ACCP, 2012	ACOG, 2012	Middeldorp, 2014
Perdas precoces	Nenhum	Nenhum	Nenhum
Perdas tardias	Nenhum	Nenhum	Nenhum
Pré-eclâmpsia	AAS	Nenhuma	AAS
RCIU	Nenhum	Nenhum	Nenhum
Descolamento de placenta	Nenhum	Nenhum	Nenhum

AAS: ácido acetilsalicílico; ACCP: American College of Chest Physicians; ACOG: American College of Obstetricians and Gynecologists; RCIU: retardo de crescimento intrauterino.

Tabela 53.5 Recomendações de tratamento em síndrome de anticorpo antifosfolípide (SAAF) obstétrica.

Clínica	ACCP, 2012	ACOG, 2012	Middeldorp, 2014
Perdas precoces	Anticoagulante anteparto + AAS	Anticoagulante ante e pós-parto + AAS	Anticoagulante anteparto + AAS preconcepção
Perdas tardias	Nenhum	Anticoagulante ante e pós-parto + AAS	Anticoagulante + AAS
Pré-eclâmpsia	AAS 2º trimestre	Nenhum	Anticoagulante + AAS
Insuficiência placentária	Nenhum	Nenhum	

AAS: ácido acetilsalicílico; ACCP: American College of Chest Physicians; ACOG: American College of Obstetricians and Gynecologists.

O racional para uso de anticoagulação preventiva é que situações de hiperestrogenismo (como a gestação ou induções de ovulação) ativariam mecanismos pró-trombóticos, que dificultariam a vascularização placentária e facilitariam morbidades como a perda gestacional ou doenças hipertensivas. O AAS bloqueia a conversão de ácido araquidônico a tromboxano A2, que agrega plaquetas e causa vasoconstrição, sendo, portanto, inibidor da agregação plaquetária. Embora haja casos descritos de gastrósquise, seu uso tem potencialmente poucos riscos em relação aos eventuais benefícios. A heparina ativa anticoagulantes como antitrombina III, proteína C e proteína S, prevenindo trombose, e tem também possível efeito anti-inflamatório. O seu uso durante a gestação é relativamente seguro (categoria B).

Embora haja ainda algumas metanálises controversas, a prevenção de casos de PGR e presença de aPL parece ser mais eficaz com a associação de heparina e AAS do que com o uso de heparina isolada (Mak *et al.*, 2010). Há também controvérsia se a heparina não fracionada (HNF) seria superior à heparina de baixo peso molecular (HBPM), e boa parte dos estudos não diferencia entre elas, mas no Brasil o Ministério da Saúde adotou a enoxaparina (HBPM) como primeira linha para casos de risco de trombose na gestação em pacientes de risco.

Recomenda-se AAS em baixas doses diárias desde antes de conceber (100 mg). Após o diagnóstico de gravidez, deve-se iniciar dose profilática de HNF ou HBPM, associadas ao AAS. O AAS deverá ser mantido até a 36ª semana, e a heparina em geral é retirada 24 horas antes da resolução da gravidez, retornando seu uso durante o puerpério até 12 semanas (dose terapêutica ou profilática). O uso preferencial de HBPM (melhor biodisponibilidade e menor taxa de plaquetopenia) é a enoxaparina: 40 mg, via subcutânea (SC), a intervalos de 24 horas (se índice de massa corporal maior ou igual a 30 kg/m², fazer 1 mg/kg/dia, com no máximo 80 mg, SC, a cada 24 horas); a HNF é utilizada na dose de 5.000 UI SC de 12 em 12 horas e ajustada conforme o peso gestacional.

Em casos de hiper-homocisteinemia, em que há aumento da coagulação sanguínea pela inibição de ativadores do fibrinogênio tissular, indicam-se 5 mg de ácido fólico assim que for feito o diagnóstico; se a homocisteína não for reduzida em 1 mês, deve-se associar vitamina B6 (100 a 600 mg/dia) e B12 (500 a 1.000 mg/dia).

Para os casos que tenham indicação de heparina, e que necessitam de indução da ovulação, deve-se iniciar heparina em dose profilática (5.000 UI de 12 em 12 horas se não fracionada ou 1 mg/kg/dia de enoxaparina) já no início da indução; se houver captação de óvulos, suspende-se 12 horas antes da captação e reinicia-se seu uso 12 horas depois, mantida por toda a gestação.

Conduta quando as causas são desconhecidas e terapêuticas não estabelecidas

Para casos idiopáticos, vários procedimentos têm sido testados, mas, à exceção do *loving care*, não há grandes evidências de benefícios, e alguns podem até promover eventos adversos. Suplementos vitamínicos isolados ou combinados antes e durante a gravidez não têm efeito benéfico comprovado (Rumbold *et al.*, 2011). O uso de corticoides, como possíveis imunossupressores, muito utilizado no passado, não tem indicação e pode relacionar-se a hipertensão e diabetes gestacional.

Metanálise de estudos que utilizaram a transfusão de leucócitos paternos ou de doadores não mostra resultados benéficos, e tais transfusões incorrem em riscos de sensibilização imunológica, além dos consequentes à injeção de hemoderivados.

Recentemente, um RCT de alta qualidade evidenciou que a administração de imunoglobulina endovenosa em doses repetidas (400 mg/kg) durante 5 dias consecutivos, no início da gravidez, a mulheres com 4 ou mais PGRs inexplicáveis aumentou significativamente a taxa de nascidos vivos (*odds ratio* [OR] 2,60; intervalo de confiança [IC] 95% 1,15-5,86) (Yamada *et al.*, 2022).

Têm sido prescritos heparina profilática e/ou AAS para casos de PGR idiopáticos. Isso tem levado inúmeras mulheres a permanecerem em uso desse medicamento durante toda a gestação, causando desconforto, além de ter custo elevado. Revisão Cochrane com estudos controlados não mostra benefícios do uso de AAS e/ou heparina nesses casos, por isso não se recomenda essa terapêutica preventiva (de Jong *et al.*, 2014). A recomendação do ACCP é clara: para mulheres com perda fetal recorrente sem SAAF ou trombofilias, não é recomendada profilaxia antitrombótica, e elas têm excelente prognóstico sem intervenção farmacológica, sendo oferecido apenas suporte psicológico.

O tratamento empírico com progesterona não é efetivo para casos com perdas esporádicas, mas parece ter efeito favorável em casos de 3 ou mais PGRs e sangramento vaginal na atual gestação; por isso recomendamos seu uso nessas situações, independentemente de um diagnóstico de insuficiência lútea (Oates-Whitehead *et al.*, 2003). Utiliza-se a progesterona natural, por via vaginal (200 mg de 8 de 8 horas) ou di-hidrogesterona por via oral (10 mg de 8 de 8 horas), do início do sangramento até a 12ª semana de gestação. A partir dessa idade gestacional, o uso de progesterona está indicado nos casos de encurtamento de colo, visualizado à USG.

As evidências são insuficientes para recomendar suplementação com metformina durante a gravidez em mulheres com PGR e alterações do metabolismo da glicose (European Society of Human Reproduction and Embryology, 2022).

Recomenda-se o tratamento com hormônio tireoidiano em casos de hipotireoidismo clínico. Não é recomendado tratamento com hormônios tireoidianos em casos de presença de anticorpos antitireoidianos e níveis de TSH normais. A ESHRE recomenda que, na presença de hipotireoidismo subclínico e em nova gravidez, os níveis de TSH sejam verificados rapidamente e, se elevados, tratados com tiroxina, mas não define quais os níveis de corte (European Society of Human Reproduction and Embryology, 2022).

CONSIDERAÇÕES FINAIS

As perdas fetais recorrentes constituem um grande desafio para os ginecologistas e causam muita angústia e apreensão aos casais. Boa parte dos casos não tem uma causa determinada, e isso leva ao uso indiscriminado de intervenções, sem evidência científica de eficácia e segurança. A investigação deve ser feita conforme critérios bem definidos, pensando sempre que só há sentido em se solicitar algum exame se houver intervenção comprovadamente eficaz relacionada a esse exame, e nunca uma rotina de exames sem se saber o que se faz com eventuais resultados alterados. Não há, até o momento, associação clara entre trombofilias hereditárias e má história obstétrica, e a investigação de trombofilias hereditárias em mulheres com antecedente de complicações obstétricas, sem histórico de tromboembolismo, não está recomendada. Nas mulheres com perda recorrente precoce ou tardia, a SAAF deve ser investigada e, se positiva, deve ser tratada.

A abordagem também deve ser cautelosa e, na ausência de fatores determinados, a única intervenção realmente eficaz é um cuidadoso pré-natal. O uso indiscriminado de terapêuticas empíricas em casos sem causa definida não tem sustentação científica, podendo haver efeitos indesejáveis, por exemplo, sangramentos menores em uso de profilaxia antitrombótica. Deve ser feita orientação adequada, com explicação do prognóstico e das medidas que possam ter algum efeito, no sentido de dar tranquilidade ao casal.

REFERÊNCIAS BIBLIOGRÁFICAS

ABOU-NASSAR, K. et al. The association between antiphospholipid antibodies and placenta mediated complications: a systematic review and meta-analysis. *Thrombosis Research*, v. 128, n. 1, p. 77-85, 2011.

ALTHUISIUS, S. M. et al. Final results of the Cervical Incompetence Prevention Randomized Cerclage Trial (CIPRACT): therapeutic cerclage with bed rest versus bed rest alone. *American Journal of Obstetrics & Gynecology*, v. 185, p. 1106-1112, 2001.

AMERICAN COLLEGE OF CHEST PHYSICIANS – ACCP. Evidence-Based Clinical Practice Guidelines Antithrombotic Therapy and Prevention of Thrombosis. 9. ed. *Chest*, v. 141, 2 Suppl., 2012.

AMERICAN COLLEGE OF OBSTETRICIANS AND GYNECOLOGISTS – ACOG. Practice bulletin n. 138: inherited thrombophilia in pregnancy. *Obstetrics & Gynecology*, v. 122, p. 706-717, 2013.

AMERICAN SOCIETY FOR REPRODUCTIVE MEDICINE – ASRM – Practice Committee. Evaluation and treatment of recurrent pregnancy loss: a committee opinion. *Fertility and Sterility*, v. 98, n. 5, p. 1103-1111, 2012.

ATA, B. et al. A systematic review of intravenous immunoglobulin for treatment of unexplained recurrent miscarriage. *Fertility and Sterility*, v. 95, p. 1080-1085, 2011.

BRANCH, D. W.; GIBSON, M.; SILVER, R. M. Clinical practice. Recurrent miscarriage. *The New England Journal of Medicine*, v. 363, n. 18, p. 1740-1747, 2010.

CHECK, J. H. The use of heparin for preventing miscarriage. *The American Journal of Reproductive Immunology*, 2012.

DE JONG, P. G. et al. Aspirin and/or heparin for women with unexplained recurrent miscarriage with or without inherited thrombophilia. *Cochrane Database of Systematic Reviews*, v. 7, CD004734, 2014.

DRAKELEY, A. J.; ROBERTS, D.; ALFI REVIC, Z. Cervical stitch (cerclage) for preventing pregnancy loss in women. *Cochrane Database of Systematic Reviews*, v. 1, CD003253, 2003.

EUROPEAN SOCIETY OF HUMAN REPRODUCTION AND EMBRYOLOGY – ESHRE. Guideline – Recurrent Pregnancy Loss, 2022.

FRANSSEN, M. T. et al. Reproductive outcome after PGD in couples with recurrent miscarriage carrying a structural chromosome abnormality: a systematic review. *Human Reproduction Update*, v. 17, n. 4, p. 467-475, 2011.

KOLTE, A. M. et al. Chance of live birth: a nationwide, registry-based cohort study. *Human Reproduction (Oxford, England)*, v. 36, p. 1065-1073, 2021.

LEVIN, B. L.; VARGA, E. MTHFR: addressing genetic counseling dilemmas using evidence-based literature. *Journal of Genetic Counseling*, v. 25, p. 901-911, 2016.

LUND, M. et al. Prognosis for live birth in women with recurrent miscarriage: what is the best measure of success? *Obstetrics & Gynecology*, v. 119, p. 37-43, 2012.

LYNGSØ, J. et al. Association between coffee or caffeine consumption and fecundity and fertility: a systematic review and dose-response meta-analysis. *Clinical Epidemiology*, v. 9, p. 699-719, 2017.

MAK, A. et al. Combination of heparin and aspirin is superior to aspirin alone in enhancing live births in patients with recurrent pregnancy loss and positive anti-phospholipid antibodies: a meta-analysis of randomized controlled trials and meta-regression. *Rheumatology*, v. 49, p. 281-288, 2010.

MIDDELDORP, S. Anticoagulation in pregnancy complications. *Hematology: the American Society of Hematology Education Program*, n. 1, p. 393-399, 2014.

MIYAKIS, S. et al. International consensus statement on an update of the classification criteria for definite antiphospholipid syndrome (APS). *Journal of Thrombosis and Haemostasis*, v. 4, n. 2, p. 295-306, 2006.

MURUGAPPAN, G. et al. Intent to treat analysis of in vitro fertilization and preimplantation genetic screening versus expectant management in patients with recurrent pregnancy loss. *Human Reproduction*, v. 31, p. 1668-1674, 2016.

NYBO ANDERSEN, A. M. et al. Maternal age and fetal loss: population based register linkage study. *BMJ*, v. 320, p. 1708-1712, 2000.

OATES-WHITEHEAD, R. M.; HAAS, D. M.; CARRIER, J. A. Progestogen for preventing miscarriage. *Cochrane Database of Systematic Reviews*, n. 4, CD003511, 2003.

OPATRNY, L. et al. Association between antiphospholipid antibodies and recurrent fetal loss in women without autoimmune disease: a metaanalysis. *Journal of Rheumatology*, v. 33, p. 2214-2221, 2006.

RIKKEN, J. F. W. et al. Septum resection versus expectant management in women with a septate uterus: an international multicentre open-label randomized controlled trial. *Human reproduction (Oxford, England)*, v. 36, p. 1260-1267, 2021.

RODGER, M. A. et al. Is thrombophilia associated with placenta-mediated pregnancy complications? A prospective cohort study. *Journal of Thrombosis and Haemostasis*, v. 12, p. 469-478, 2014.

RODGER, M. A. et al. The association of factor V Leiden and prothrombin gene mutation and placenta-mediated pregnancy complications: a systematic review and meta-analysis of prospective cohort studies. *PLoS Medicine*, v. 7, n. 6, e1000292, 2010.

ROYAL COLLEGE OF OBSTETRICIANS AND GYNECOLOGISTS. Scientific Advisory Committee. Guideline n. 17. The Investigation and treatment of couples with recurrent miscarriage. *RCOG*, 2011. Disponível em: http://www.rcog.org.uk/womens-health/clinical-guidance/investigation-and-treatmentcouples-recurrent-miscarriage-green-top-. Acesso em: 20 jan. 2018.

RUMBOLD, A. et al. Vitamin supplementation for preventing miscarriage. *Cochrane Database of Systematic Reviews*, v. 19, n. 1, CD004073, 2011.

STIRRAT, G. M. Recurrent miscarriage. *The Lancet*, v. 336, p. 673-675, 1990.

SUGIURA-OGASAWARA, M. et al. Abnormal embryonic karyotype is the most frequent cause of recurrent miscarriage. *Human Reproduction*, v. 27, p. 2297-2303, 2012.

VALLI, E. et al. Hysteroscopic metroplasty improves gestational outcome in women with recurrent spontaneous abortion. *The Journal of the American Association of Gynecologic Laparoscopists*, v. 11, p. 240-244, 2004.

WILCOX, A. J. et al. Incidence of early loss of pregnancy. *The New England Journal of Medicine*, v. 319, n. 4, p. 189-194, 1988.

YAMADA, H. et al. Intravenous immunoglobulin treatment in women with four or more recurrent pregnancy losses: A double-blind, randomised, placebo-controlled trial. *EClinicalMedicine*, v. 50, p. 101527, 2022.

CAPÍTULO 54

Preservação da Fertilidade

João Antonio Dias Junior • Luciana Carvalho Delamuta

INTRODUÇÃO

O objetivo da preservação da fertilidade é garantir a preservação dos gametas femininos e masculinos nos indivíduos em que a função reprodutiva possa ser prejudicada futuramente, o que pode acontecer por diversos motivos (Cobo *et al.*, 2021). O primeiro relato de criopreservação oocitária bem-sucedida ocorreu em 1986, pela técnica de congelamento lento (Cobo *et al.*, 2021). No entanto, nos anos subsequentes praticamente não houve novos relatos de resultados satisfatórios. Apenas 13 anos depois, em 1999, com o advento da técnica de vitrificação, essa realidade começou a mudar e tivemos o primeiro recém-nascido com essa tecnologia (Walker *et al.*, 2022).

O uso de oócitos criopreservados (vitrificados), para tratamentos de ovodoação contribuiu muito para o desenvolvimento de bancos de óvulos e, atualmente, temos seu uso para outras indicações (Cobo *et al.*, 2021). Mulheres em idade reprodutiva estão sob risco de diminuição da fertilidade quando submetidas a tratamentos com agentes potencialmente gonadotóxicos (p. ex., quimioterapia, radioterapia) (Dhonnabhain *et al.*, 2022; Rajabi *et al.*, 2018) e cirurgias ovarianas por doenças benignas ou malignas (Rajabi *et al.*, 2018). Além disso, temos uma tendência global de postergação da maternidade, seja por falta de parceiro, motivos profissionais ou outros motivos diversos. Levando em conta a redução da fertilidade feminina com o passar dos anos, muitas mulheres optam pela preservação social (ou eletiva) da fertilidade por meio do congelamento de óvulos (Bozzaro, 2018; Nasab *et al.*, 2020).

Neste capítulo, abordaremos os principais motivos para a preservação da fertilidade, bem como as principais estratégias utilizadas atualmente.

RESERVA OVARIANA

Conceito

O conceito de reserva ovariana refere-se à quantidade de óvulos que uma mulher apresenta em seus ovários, que têm a capacidade de maturação para ovular e, posteriormente, resultar em uma gravidez (Ulrich e Marsh, 2019). Diferentemente dos homens, as mulheres nascem com todo o *pool* de oócitos disponível em seus ovários e, portanto, a reserva ovariana é finita.

O número de oócitos tem seu pico na 20ª semana intrauterina, com cerca de 5 a 7 milhões. Esse número reduz consideravelmente já no momento do nascimento, com cerca de 500.000 a 1 milhão de folículos primordiais. Na época da menarca, é estimado que tenhamos por volta de 400.000 folículos para serem recrutados ao longo da vida reprodutiva (Ulrich e Marsh, 2019).

Impacto da idade

Como já foi observado anteriormente, a reserva ovariana é finita e diminui progressivamente com o passar do tempo (Ulrich e Marsh, 2019). Esse declínio passa a ser mais acentuado na terceira década de vida, com uma aceleração do processo por volta dos 35 anos. Junto a essa diminuição da reserva ovariana, temos também uma redução nas chances de concepção e um aumento no risco de aneuploidias embrionárias e abortos.

A chance de não se atingir uma gestação após 1 ano de tentativas aumenta de menos de 5% nas mulheres de 20 anos para mais de 30% nas mulheres acima de 35 anos (Ben-Rafael, 2018; Lockwood, 2011). Paralelamente, as taxas de sucesso nos tratamentos de reprodução assistida também reduzem progressivamente com o avançar da idade, de forma mais expressiva a partir dos 38 anos (Lockwood, 2011). Esse é um fato de extrema importância, pois é muito comum que as pacientes tenham a sensação de segurança que se deixarem para engravidar após os 40 anos, o problema pode ser facilmente resolvido com a fertilização *in vitro* (FIV). Como pode ser observado nos dados da Tabela 54.1, existe um impacto significativo da idade nas taxas de sucesso de um tratamento de FIV.

Reserva ovariana × qualidade oocitária

Os testes para avaliação da reserva ovariana, tanto laboratoriais quanto ultrassonográficos, consistem em uma medida indireta da quantidade de oócitos disponíveis para recrutamento (Ulrich e Marsh, 2019). Sabemos que a fecundidade feminina diminui com o avançar da idade devido ao processo contínuo de atresia oocitária, mas este também é acompanhado de um declínio (Harris *et al.*, 2023). A diminuição da qualidade oocitária e aumento no risco de aneuploidias com o avançar da idade (Leung *et al.*, 2021)

Tabela 54.1 Taxas de sucesso obtidas com tratamento de fertilização *in vitro*.

Idade	< 35 anos	35 a 37 anos	38 a 40 anos	41 a 42 anos	> 42 anos
Taxa cumulativa de nascidos vivos*	54,5%	39,8%	26,1%	13,3%	4%

*Taxa cumulativa de nascidos vivos: trata-se do número de nascidos vivos obtidos após uma coleta de óvulos, independentemente do número de transferências embrionárias realizadas após essa coleta de óvulos.
(Adaptada de: Society for Assisted Reproductive Technology, 2024.)

são atribuídos a anormalidades no fuso meiótico, com alterações no alinhamento dos cromossomos e na composição dos microtúbulos.

Os testes para avaliação da reserva ovariana fornecem resultados essencialmente quantitativos e não são capazes de avaliar a qualidade oocitária. Esta, por sua vez, está intimamente relacionada com a idade materna, que é a única variável sempre presente nos modelos de predição da capacidade de gestação espontânea. A reserva ovariana consegue predizer de forma mais objetiva a resposta esperada (número de óvulos obtidos) durante a estimulação ovariana controlada para a FIV (Broer *et al.*, 2013; Harris *et al.*, 2023; Ulrich e Marsh, 2019).

MOTIVOS PARA PRESERVAÇÃO DA FERTILIDADE

Os principais motivos para a preservação da fertilidade podem ser agrupados no que chamamos "indicações médicas" e "não médicas". Entre as indicações médicas, temos as condições benignas (clínicas ou cirúrgicas) e malignas (oncológicas). Aqui vamos discorrer sobre cada uma delas. Os motivos não médicos são aqueles relacionados ao planejamento reprodutivo de mulheres que pretendem por diversos motivos postergar a maternidade.

Motivos oncológicos

A incidência de câncer nas mulheres em idade reprodutiva está em torno de 7% e os novos tratamentos melhoraram o prognóstico da doença de forma considerável, aumentando grandemente a sobrevida livre de doença (Rajabi *et al.*, 2018). Pacientes que serão submetidas à quimioterapia ou radioterapia apresentam um risco considerável de insuficiência ovariana prematura (IOP), com prejuízo à fertilidade futura. A probabilidade de IOP está diretamente relacionada com o tipo de droga utilizada e a quantidade de radiação, bem como a idade da paciente e sua reserva ovariana previamente ao tratamento oncológico (Donnez e Dolmans, 2021a). Os agentes alquilantes são os que oferecem maior risco e os mais comumente utilizados nos casos de neoplasias mamárias e hematológicas, que são os tumores mais frequentemente diagnosticados nas mulheres de idade reprodutiva (Donnez e Dolmans, 2021a; Donnez e Dolmans, 2021b; Argyle *et al.*, 2016). A Tabela 54.2 resume as principais drogas quimioterápicas utilizadas e o risco associado de IOP. Acredita-se que cerca de 40% das mulheres em idade reprodutiva submetidas à quimioterapia evoluirão com IOP (Reh *et al.*, 2008).

No caso da radioterapia, doses de 5 a 10 Gy na região pélvica fornecem o maior risco para as pacientes, podendo afetar não somente os ovários, mas também a função uterina (Donnez e Dolmans, 2021b). Temos ainda que considerar que, mesmo não ocorrendo a IOP, sempre haverá algum grau de diminuição da reserva ovariana em pacientes submetidas a quimioterapia com alquilantes ou radioterapia pélvica. Além disso, temos o impacto negativo na fertilidade por meio da gonadotoxicidade indireta, que leva a prejuízo na função do eixo hipotálamo-hipófise-ovário, como no caso da irradiação craniana por tumores no sistema nervoso central.

Diante disso, fica evidente a necessidade de orientar as pacientes quanto aos riscos inerentes do tratamento oncológico para a fertilidade, bem como possíveis estratégias para diminuir esses riscos. Ainda é pequeno o número de mulheres diagnosticadas com câncer que recebem orientação adequada sobre a preservação da fertilidade previamente ao início do tratamento.

Tabela 54.2 Risco de insuficiência ovariana prematura de acordo com fármacos utilizados, dose de radiação e tipo de tumor tratado.

Risco elevado (> 80%)	Irradiação corporal total ou pélvica direta Quimioterapia para transplante de medula óssea Doença de Hodgkin Sarcoma (metastático) Câncer de mama	Ciclofosfamida Ifosfamida Clormetina Bussulfano Melfalana Procarbazina Clorambucila
Risco intermediário	Leucemia mieloblástica aguda Osteossarcoma ou sarcoma de Ewing Hepatoblastoma Linfoma não Hodgkin ou doença de Hodgkin Tumor cerebral: irradiação superior a 24 Gy	Cisplatina Carboplatina Oxiplatina Doxorrubicina
Risco baixo (< 20%)	Leucemia linfoblástica aguda Tumor de Willms Sarcoma estádio 1 Tumores de células germinativas (sem radioterapia) Retinoblastoma Tumor cerebral: irradiação inferior a 24 Gy	Vincristina Metotrexato Dactinomicina Bleomicina Mercaptopurina Vimblastina 5-fluoruracila

Fonte: Tomás *et al.*, 2016.

Dessa forma, dispomos de poucos dados na literatura em relação aos desfechos de tratamentos em reprodução assistida em pacientes submetidas a quimio e radioterapia (Cobo *et al.*, 2021).

Doenças clínicas cujos diagnóstico e tratamento podem impactar a fertilidade

Determinadas condições benignas podem estar associadas com uma redução da fertilidade associada tanto à história natural da doença quanto ao seu tratamento. É o caso de pacientes que possuem um risco aumentado de IOP por conta de história familiar ou alguma condição genética, como a síndrome de Turner e a síndrome do X frágil (Santulli *et al.*, 2023). Além disso, algumas doenças autoimunes e doenças hematológicas benignas necessitarão de tratamento quimioterápico, radioterápico, ou ambos, e inclusive transplante de medula óssea em determinados casos (Rajabi *et al.*, 2018; Donnez e Dolmans, 2021b). Pacientes com endometriose também estão sob maior risco de redução da reserva ovariana, independentemente da realização de cirurgia. Todas essas pacientes beneficiam-se do aconselhamento quanto à preservação da fertilidade previamente aos tratamentos clínicos que serão realizados (Cobo *et al.*, 2020).

Doenças cujo tratamento cirúrgico pode impactar a fertilidade

Algumas condições ginecológicas necessitarão de tratamento cirúrgico, o que pode resultar em um impacto negativo na reserva ovariana das pacientes. O principal exemplo que temos é o caso da endometriose. A doença por si só já apresenta uma ameaça importante à fertilidade feminina, sendo frequentemente relacionada com diminuição da reserva ovariana, redução da qualidade oocitária e piores resultados nos tratamentos de reprodução assistida (Cobo *et al.*, 2020). Além disso, a presença de endometriomas predispõe a uma inflamação local que pode acelerar o processo de atresia folicular. O tratamento cirúrgico da endometriose, especialmente nas pacientes que apresentam doença ovariana associada, mesmo quando realizado por cirurgiões habilitados, irá promover dano ao patrimônio folicular da paciente (Cobo *et al.*, 2021). Outros cistos e tumores ovarianos benignos, especialmente quando bilaterais, apresentam o mesmo risco de queda da reserva ovariana com a cirurgia (Santulli *et al.*, 2023).

Motivos sociais

Apesar da crescente tendência mundial de formação de menores famílias e adiamento da maternidade em prol de maior estabilidade financeira e desenvolvimento profissional, não tivemos mudanças na fisiologia do sistema reprodutor feminino que permitam um atraso deliberado da maternidade sem prejuízo significativo nas chances de sucesso (Ben-Rafael, 2018). A queda anual na fertilidade feminina continua estável e constante: 1 a 4% antes dos 35 anos, 15% após os 35 anos e 35% após os 40 anos (Ben-Rafael, 2018). Alguns autores chegam inclusive a argumentar que a passagem do tempo pode ser tão destrutiva quanto a quimioterapia para o ovário feminino (Cobo *et al.*, 2021).

No Brasil, a porcentagem de mulheres engravidando pela primeira vez após os 30 anos aumentou de 22,5% em 2000 para 30% em 2015. Essa mudança é mais pronunciada em mulheres com níveis mais altos de escolaridade (Santo *et al.*, 2017). Atualmente, um número cada vez maior de mulheres busca o adiamento da maternidade por aspirações profissionais e educacionais, casamento tardio ou falta de parceiro, estabilidade financeira e mesmo questões psicológicas (Bozzaro, 2018; Guzman *et al.*, 2019; Nasab *et al.*, 2020). Paralelamente, o risco de não conseguir atingir uma gestação quando se chegar à idade desejada aumenta a cada ano que passa (Ben-Rafael, 2018; Lockwood, 2011).

Dessa forma, as técnicas de preservação da fertilidade vêm sendo cada vez mais procuradas com o objetivo de garantir maior segurança para o adiamento da gravidez. Em uma pesquisa realizada em 2015 com mulheres brasileiras, cerca de 90% das entrevistadas estavam cientes do declínio da fertilidade feminina com o avançar da idade e aproximadamente 85% consideravam a possibilidade de congelamento de óvulos para aumentar suas chances de gestação futura (Santo *et al.*, 2017).

ESTRATÉGIAS PARA A PRESERVAÇÃO DA FERTILIDADE EM MULHERES

Existem diversas estratégias disponíveis para preservação da fertilidade nas pacientes que serão submetidas a tratamentos potencialmente gonadotóxicos ou mesmo para as pacientes que desejam adiar a maternidade. A escolha dependerá de diversos fatores, como idade da paciente, tempo disponível para o tratamento, reserva ovariana, presença ou não de parceiro (Rajabi *et al.*, 2018).

Estratégias medicamentosas

Apesar de as técnicas de reprodução assistida serem atualmente preferidas na escolha da preservação da fertilidade, em alguns casos pode-se considerar estratégias medicamentosas, especialmente nas pacientes que não têm tempo hábil para aguardar o início de uma quimioterapia e/ou radioterapia (Blumenfeld, 2019). A estratégia mais conhecida é o bloqueio do eixo hipotálamo-hipófise-ovário com o uso de agonistas do hormônio liberador de gonadotrofinas (GnRH). O racional para seu uso partiu da observação de uma gonadotoxicidade reduzida em meninas na fase pré-puberal, provavelmente devido à maior reserva ovariana e ao estado hipogonadotrófico característico dessa fase da vida (Blumenfeld, 2019). A função ovariana foi preservada a longo prazo na maior parte das mulheres tratadas por linfoma na fase pré-puberal quando comparadas com mulheres que receberam o tratamento em idade reprodutiva.

Além de mimetizar o ambiente hormonal pré-púbere, outros possíveis mecanismos de ação dos análogos do GnRH seriam a redução do fluxo sanguíneo para útero e ovários, diminuindo a quantidade de quimioterápicos que atingiriam os folículos ovarianos, e uma ação direta nos receptores GnRH, com redução da apoptose celular (Järvelä *et al.*, 2003). As principais vantagens são o baixo custo e o fato de ser um tratamento pouco invasivo. Alguns estudos mostraram um risco reduzido de IOP e maiores taxas de gestação nas pacientes que utilizaram os análogos de GnRH quando comparadas com as que não utilizaram (Blumenfeld, 2019). No entanto, algumas críticas podem ser levantadas aos dados, como o fato de as amostras serem pequenas e nem todos os estudos apresentarem dados de gestação clínica. Além disso, marcadores como retorno da ciclicidade menstrual e níveis de gonadotrofinas e hormônio antimülleriano (AMH) não necessariamente refletem o retorno da fertilidade feminina.

O tipo de tumor tratado também deve ser levado em consideração, pois em geral as pacientes com câncer de mama são mais velhas e tratadas com regimes de média gonadotoxicidade quando comparadas com as pacientes com linfoma (Blumenfeld, 2019). Por não se tratar de uma estratégia que permita a preservação da reserva ovariana de forma absoluta, muitos autores são contra sua indicação exclusiva para as pacientes, uma vez que existem métodos mais eficazes como o congelamento de óvulos, embriões e tecido ovariano (Oktay *et al.*, 2018).

Os análogos do GnRH também possuem uma ação antiproliferativa e antiapoptótica nas células tumorais, o que poderia levar a uma redução na eficácia da quimioterapia (Oktay *et al.*, 2004; Toft *et al.*, 1997).

Estratégias cirúrgicas

A cirurgia pode ser utilizada como um método de preservação da fertilidade nos casos em que as pacientes serão submetidas a tratamentos com irradiação da pelve e também com adaptações

Tabela 54.3 Impacto da idade sobre a fertilidade.

	21 a 30 anos	31 a 35 anos	36 a 39 anos	≥ 40 anos
Taxa de fecundidade mensal	20%	15%	10%	5%
Chances de engravidar após 12 meses de tentativas	85%	70%	50%	20%
Chances de ter diagnóstico de infertilidade	15%	30%	50%	80%
Chances de abortamento	15%	20%	25 a 30%	50%

Fonte: Andersen *et al.*, 2000; American College of Obstetricians and Gynecologists, 2014.

técnicas específicas visando à preservação gonadal e uterina em casos de tratamentos cirúrgicos de doenças ginecológicas benignas ou malignas (Moawad *et al.*, 2017; Santulli *et al.*, 2023).

A radioterapia pélvica ou do abdome inferior pode levar a dano folicular permanente e uma estratégia utilizada é a transposição ovariana, ou ooforopexia, que permite a retirada dos ovários do campo de radiação. Temos relatos na literatura médica do procedimento em pacientes de 11 a 40 anos. A transposição está contraindicada para mulheres na menopausa e pacientes sob risco de metástases ovarianas do tumor primário. Os resultados em relação à fertilidade são variáveis e dependem de fatores como idade da paciente, dose de irradiação e uso concomitante de quimioterapia. Algumas complicações associadas ao procedimento são torção ovariana, lesão vascular e dor pélvica ou abdominal crônica posterior (Moawad *et al.*, 2017).

A cirurgia para doenças ginecológicas benignas pode comprometer a fertilidade. O exemplo mais clássico de uma estratégia de preservação da fertilidade é a realização de miomectomia em vez da histerectomia para quadros de miomatose uterina. A reserva ovariana também pode ser comprometida em diferentes tipos de tratamento cirúrgico para afecções ginecológicas e, atualmente, tem sido proposto o tratamento cirúrgico conservador quando possível. Nos tumores ovarianos benignos, opta-se pela cistectomia, preservando o restante do ovário. A cirurgia conservadora para doenças ginecológicas malignas depende do estágio da doença e o tipo histológico, mas pode ser utilizada para alguns casos de câncer cervical (p. ex., traquelectomia radical), câncer de endométrio (por histeroscopia em vez da histerectomia) tumores ovarianos *borderline*, epiteliais invasivos bem diferenciados e de células germinativas (p. ex., anexectomia unilateral com linfadenectomia) (Moawad *et al.*, 2017).

Estratégias de reprodução assistida

Congelamento de óvulos

O congelamento de óvulos é a principal técnica de reprodução assistida utilizada atualmente para a preservação da fertilidade (Leung *et al.*, 2021). Quando realizado em centros especializados, o procedimento apresenta resultados muito satisfatórios tanto para pacientes com doenças benignas ou com desejo de postergar a maternidade quanto para as mulheres com neoplasias. O primeiro relato de criopreservação oocitária com posterior fertilização é de 1986. Em 2008, a American Society for Reproductive Medicine (ASRM) anunciou o procedimento como experimental até que mais estudos estivessem disponíveis. Com os dados apresentados ao longo dos últimos anos, desde 2013 o congelamento de óvulos não é mais considerado uma opção experimental e vem sendo cada vez mais utilizado (Argyle *et al.*, 2016).

O uso bem-sucedido de oócitos criopreservados nos ciclos de ovodoação contribuiu grandemente para os avanços na área de preservação da fertilidade. Os resultados perinatais favoráveis de recém-nascidos pós-FIV de óvulos congelados trouxe mais segurança às pacientes. Além disso, para as pacientes que necessitam preservar a fertilidade e ainda não possuem parceiro ou não desejam utilizar sêmen de doador, o congelamento de óvulos é uma estratégia possível e segura (Cobo *et al.*, 2021).

O processo de congelamento de óvulos é essencialmente o mesmo para todas as pacientes, independentemente do motivo que levou ao tratamento. Em geral, dura em torno de 12 a 14 dias, com início a partir de um ciclo menstrual, e pode ser dividido em três etapas:

1. **Estimulação ovariana e controle ultrassonográfico**: o uso de medicações (geralmente injetáveis) que contêm os hormônios folículo-estimulante (FSH) e luteinizante (LH) estimulam o crescimento dos folículos ovarianos. Além desses indutores de ovulação também utilizamos medicamentos que objetivam inibir a ovulação precoce, já que temos que ter um controle preciso do momento em que iremos realizar a aspiração folicular; para esses fins costumamos utilizar análogos agonistas e antagonistas do GnRH (injetáveis por via subcutânea), ou, mais recentemente, progestágenos por via oral. O objetivo desta etapa de indução da ovulação é recrutar o maior número de folículos possível, sem que ocorra a seleção de um único folículo dominante, como acontece no ciclo menstrual natural. O número de óvulos estimado para o tratamento depende da reserva ovariana inicial da paciente e o número de folículos recrutados, assim como o número de óvulos a ser obtido dependem da utilização de um protocolo adequado de estimulação da ovulação; durante a estimulação ovariana são realizados ultrassons transvaginais de controle, para acompanhar o crescimento folicular. Em geral, são necessários cerca de 2 a 3 ultrassons por ciclo de estímulo.

2. **Aspiração folicular**: ao final da estimulação da ovulação, em um momento ditado pelo controle ultrassonográfico do desenvolvimento folicular, quando a maioria dos folículos atingiu um tamanho adequado (próximo de 17 a 18 mm), utilizam-se medicações para desencadear o pico de LH (utilizam-se para esse fim medicamentos à base de hCG ou análogos de GnRH) e, portanto, promover a maturação oocitária. Após cerca de 35 horas do uso das medicações, é realizada a aspiração folicular sob sedação, guiada por ultrassom transvaginal. Trata-se de um procedimento ambulatorial que tem a duração aproximada de 15 a 20 minutos. O líquido folicular será avaliado ao microscópio para verificar a presença de óvulos e sua maturidade.

3. **Criopreservação dos óvulos**: Os óvulos considerados maduros (no segundo estágio de divisão meiótica, evidenciado pela presença de um corpúsculo polar extruso) serão congelados. É nessa etapa do tratamento que houve o incremento de conhecimento determinante para podermos aplicar as adequadas técnicas de preservação da fertilidade que utilizamos atualmente, a **vitrificação.** Essa técnica baseia-se em utilizar crioprotetores específicos e na diminuição abrupta da temperatura do oócito, ao ser colocado em contato direto com nitrogênio líquido (−196° C) após sair da temperatura de incubação (por volta dos 36° C).

Para as pacientes oncológicas, muitas vezes não há tempo hábil para aguardar um ciclo menstrual antes do início da quimioterapia. Com o avanço dos conhecimentos sobre fisiologia ovariana, especialmente a teoria das ondas foliculares, foi possível desenvolver protocolos em que o estímulo ovariano é iniciado no mesmo dia em que a paciente foi referenciada para o centro de reprodução assistida. Trata-se do chamado *Random start*, que permite que o tratamento quimioterápico não seja adiado além das 2 semanas necessárias para se concluir o processo de preservação da fertilidade (Donnez e Dolmans, 2021b). Em pacientes com tumores que apresentam receptores hormonais positivos, como nos casos de alguns tipos de câncer de mama, é possível utilizar inibidores da aromatase, de modo a diminuir os níveis de estradiol durante a estimulação ovariana (Donnez e Dolmans, 2021b).

Em relação aos resultados, ainda temos dados contraditórios na literatura científica. Alguns estudos mostram uma resposta ovariana inalterada, enquanto outros identificaram uma reserva ovariana comprometida nas pacientes oncológicas quando comparadas a controles pareados por idade. Alguns autores sugerem que o processo oncológico pode levar a um prejuízo sistêmico no organismo, afetando também o potencial de fertilidade. No entanto, é importante ressaltar que as pacientes oncológicas que buscam preservação da fertilidade no geral são mais jovens que as pacientes que buscam o tratamento por outros motivos, o que costuma estar relacionado a um maior número de óvulos obtidos (Cobo *et al.*, 2021).

De fato, Cobo *et al.* (2021) avaliaram a maior coorte de pacientes oncológicas até o momento (1.073 mulheres) e observaram que, quando comparadas com as pacientes que realizaram o congelamento social de óvulos, as pacientes oncológicas tiveram maior número de óvulos obtidos. Entretanto, suas taxas de gestação posterior foram piores, o que pode refletir um impacto negativo da neoplasia em termos de qualidade oocitária (Cobo *et al.*, 2021).

Entre as doenças benignas que podem prejudicar a fertilidade e a reserva ovariana, estimulando as pacientes a buscarem o congelamento de óvulos, temos a endometriose como o principal exemplo (Cobo *et al.*, 2020). A doença pode levar a prejuízo na fertilidade por diversos mecanismos e estima-se que cerca de 50% das portadoras de endometriose terão infertilidade. No entanto, ainda se tem pouca informação a respeito da eficácia da preservação da fertilidade para essas pacientes, especialmente no quesito custo-efetividade (Cobo *et al.*, 2021). Diante disso, alguns autores sugerem a seleção das melhores candidatas ao procedimento entre todas as portadoras de endometriose, que incluiria pacientes com doença recorrente, baixa reserva ovariana, endometriomas bilaterais e risco de dano ovariano pós-cirúrgico significativo (Donnez e Dolmans, 2021b).

Semelhante às pacientes oncológicas, observa-se que a idade é um fator preditivo importante para o sucesso dos desfechos obstétricos. Dessa forma, pacientes com endometriose e menos de 35 anos são as que mais se beneficiariam da preservação da fertilidade (Cobo *et al.*, 2020; Cobo *et al.*, 2021).

Atualmente, o chamado "congelamento social" de óvulos está crescendo no mundo todo e tem ganhado atenção dos meios de comunicação. O procedimento permite que mulheres que ainda não desejam a maternidade, pelos mais diversos motivos, tenham a oportunidade de preservar parte de sua reserva ovariana para uso posterior, caso não consigam engravidar naturalmente quando iniciarem as tentativas (Bozzaro, 2018; Leung *et al.*, 2021; Nasab *et al.*, 2020). É importante ressaltar que, embora o uso de óvulos congelados em uma idade mais jovem diminua o risco de aneuploidias e abortamentos, ele não irá prevenir a morbidade associada à gestação em idades avançadas (Bozzaro, 2018).

As taxas de gestação pós-FIV com óvulos congelados são altas, especialmente nas mulheres que realizaram o congelamento antes dos 38 anos (Cobo *et al.*, 2021). Atualmente estima-se que a idade mais indicada para o procedimento seria antes dos 35 anos. No entanto, quanto mais cedo a paciente congelar seus óvulos, menores as chances que ela retorne para utilizá-los. Assim, muitos autores sugerem que o tratamento seja pouco custo-efetivo. De fato, a grande maioria dos estudos mostra que menos de 10% das pacientes retornam para utilizar os óvulos congelados (Ben-Rafael, 2018). Entre as mulheres brasileiras, uma pesquisa recente mostrou que cerca de 85% considerariam o congelamento de óvulos para preservação da fertilidade, sendo a principal barreira o alto custo do tratamento (Santo *et al.*, 2017).

Congelamento de embriões

O congelamento de embriões é uma técnica eficaz para preservação da fertilidade, associado com menores perdas ao descongelamento quando comparado com o congelamento de óvulos (Donnez e Dolmans, 2021b; Rajabi *et al.*, 2018). A transferência de embriões descongelados é cada vez mais realizada e traz resultados similares ou até melhores que a transferência a fresco (Ye *et al.*, 2022).

No entanto, congelar embriões no lugar de óvulos pode ter algumas desvantagens e questões éticas e legais envolvidas (Argyle *et al.*, 2016; Donnez e Dolmans, 2021b). Para que seja realizado o congelamento de embriões, é preciso que a mulher tenha um parceiro ou esteja disposta a utilizar amostra de bancos de sêmen, o que não é o caso de todas as pacientes (Dhonnabhain *et al.*, 2022). Uma pesquisa com mulheres brasileiras mostrou que, embora a maioria esteja disposta a congelar óvulos para preservação da fertilidade, mais da metade das entrevistadas (63%) disse não estar aberta à opção de uso de sêmen de doador caso não tivessem um parceiro no momento do descongelamento dos óvulos (Santo *et al.*, 2017).

Outro ponto a ser considerado é o fato de que embriões são legalmente do casal e, em um evento de separação, ambos terão que decidir em conjunto o destino dos embriões. Caso ocorra a morte de um dos cônjuges, também deve ter sido previamente decidido sobre a possibilidade de transferência *post mortem* ou descarte dos embriões (Donnez e Dolmans, 2021b). Isso é especialmente relevante no caso das pacientes oncológicas. O congelamento de óvulos, por outro lado, permite que a paciente tenha total autonomia de decisão sobre o uso ou descarte de seus óvulos congelados no futuro (Donnez e Dolmans, 2021b). Além disso, alguns casais têm questões religiosas envolvidas com o congelamento de embriões e optam por congelar óvulos independentemente de aspectos legais ou técnicos do procedimento (Dhonnabhain *et al.*, 2022).

Para o congelamento de embriões, o processo é o mesmo realizado para a criopreservação de óvulos, com a diferença de que, após a definição dos oócitos maduros, estes serão fertilizados com o sêmen do parceiro ou sêmen de doador. Uma vez formados os embriões, seu desenvolvimento será acompanhado até o estágio de blastocisto (5 a 7º dia de desenvolvimento) e os embriões aptos serão criopreservados.

Congelamento de tecido ovariano

Em pacientes em idade pré-puberal, a não ativação do eixo hipotálamo-hipófise-ovário impede o congelamento de óvulos, uma vez que não há resposta à estimulação ovariana nesses casos. Além disso, em determinados tumores malignos não é possível aguardar as 2 semanas necessárias para a criopreservação oocitária antes de iniciar a quimioterapia. Nesses casos, a única possibilidade para essas pacientes é o congelamento de tecido ovariano (Donnez e Dolmans, 2021b; Rajabi *et al.*, 2018).

O procedimento consiste na retirada de fragmentos de tecido ovariano, que serão congelados para posterior transplante, uma vez finalizado o tratamento oncológico da paciente. Nesses casos, são preservados os folículos primordiais com seus oócitos imaturos, que são mais resistentes a possíveis danos decorrentes do congelamento. O transplante pode ser ortotópico (na cavidade pélvica) ou heterotópico (em outra região do corpo, como antebraço), e permite a estimulação para procedimentos de FIV no futuro, bem como a retomada da atividade hormonal sem necessidade de reposição exógena, o que é especialmente interessante para pacientes com câncer de mama (Donnez e Dolmans, 2021b; Rajabi *et al.*, 2018).

A atividade ovariana é restaurada em cerca de 95% dos casos. É difícil determinar a duração do tecido transplantado, mas alguns estudos indicam uma duração média de 4 a 5 anos, podendo chegar até 7 anos. A primeira gestação resultante do uso de tecido ovariano congelado foi registrada em 2004 e, até 2017, o número havia chegado a 130 (Donnez e Dolmans, 2021b). Desde 2019 o procedimento deixou de ser considerado experimental (Dhonnabhain *et al.*, 2023e).

O QUE O GINECOLOGISTA PRECISA SABER SOBRE A PRESERVAÇÃO DA FERTILIDADE EM HOMENS

A fertilidade masculina não sofre tantos impactos negativos quanto a feminina com o avançar da idade. Enquanto a queda na reserva ovariana é constante e mais pronunciada a partir dos 35 anos, a produção de espermatozoides é contínua e começa a ter um impacto mais importante em termos de qualidade seminal a partir dos 45 anos. Diante disso, o principal motivo para preservação da fertilidade em homens é o diagnóstico oncológico (Brannigan *et al.*, 2021).

O câncer pode afetar a fertilidade masculina por efeitos pré-testiculares, testiculares e pós-testiculares. Pode ocorrer um dano direto ao eixo hipotálamo-hipófise-testículo por infiltração ou compressão tumoral, e também dano à função hipotalâmica pela inflamação sistêmica decorrente da doença. A neoplasia pode afetar diretamente o testículo, como nos tumores primários do órgão ou metástases testiculares. O tecido neoplásico tem efeitos endócrinos e parácrinos no microambiente testicular, prejudicando a espermatogênese. Os efeitos pós-testiculares são provocados por alterações neurológicas e obstrutivas, impedindo a ejaculação do sêmen na vagina durante o ato sexual (Brannigan *et al.*, 2021).

Os tratamentos oncológicos possuem riscos e toxicidade distintos e podem afetar a fertilidade de forma mais ou menos acentuada. A quimioterapia leva a destruição celular, interferência na transcrição do DNA e prejuízo na espermatogênese, sendo dose-dependente. A radioterapia provoca a destruição das espermatogônias, as células que se dividem mais rapidamente, e o dano também irá depender da dose de radiação, além de idade do paciente e tempo de exposição. Também temos os tratamentos com bloqueio do eixo hormonal, que têm a vantagem de serem reversíveis. No entanto, o uso prolongado pode levar a azoospermia permanente em alguns casos. Entre os tratamentos cirúrgicos, os procedimentos na região do hipotálamo e hipófise podem resultar em hipogonadismo hipogonadotrófico, enquanto as cirurgias testiculares irão danificar as células germinativas e células de Leydig diretamente (Brannigan *et al.*, 2021).

O aumento da sobrevida dos pacientes com câncer fez com que a qualidade de vida pós-tratamento e aspectos como fertilidade e função sexual passassem a ser mais valorizados. Diante disso, os profissionais vêm sendo cada vez mais encorajados a discutirem com os pacientes os danos potenciais dos tratamentos oncológicos à fertilidade a curto, médio e longo prazos, bem como as opções disponíveis para sua preservação. Enquanto os métodos de preservação de fertilidade feminina são mais demorados e invasivos, no caso dos homens a coleta do ejaculado é simples, rápida e pode ser realizada em uma clínica especializada ou mesmo no próprio hospital, para os pacientes que irão começar seu tratamento oncológico imediatamente. Para os pacientes com ejaculação retrógrada, azoospermia ou aspermia, é possível a extração de espermatozoides diretamente do testículo em um procedimento minimamente invasivo realizado pelo urologista. Infelizmente, ainda não dispomos de métodos para preservação da fertilidade em pacientes pré-puberais, que não possuem espermatogênese ativa (Brannigan *et al.*, 2021).

Diversos estudos demonstraram piores parâmetros seminais em pacientes com câncer, bem como maior fragmentação de DNA espermático e aneuploidias. Apesar disso, dados sobre desfechos de tratamentos de FIV com uso de sêmen criopreservado antes do início de tratamento oncológico mostraram resultados satisfatórios de taxas de gestação e nascidos vivos quando comparados com o uso de sêmen criopreservado por motivo não oncológico. É indicado que o congelamento seminal ocorra antes do início do tratamento quimio e radioterápico, pois especula-se que o dano ao material celular possa aumentar o risco de malformações congênitas, apesar de poucos estudos em humanos serem disponíveis sobre o assunto. Diante disso, a ASRM e a American Urological Association (AUA) indicam aguardar pelo menos 1 ano após término do tratamento oncológico para iniciar tentativas de gestação espontânea, bem como evitar o uso de sêmen criopreservado após início de tratamento com quimio ou radioterapia (Brannigan *et al.*, 2021).

REFERÊNCIAS BIBLIOGRÁFICAS

AMERICAN COLLEGE OF OBSTETRICIANS AND GYNECOLOGISTS – ACOG. Committee Opinion No. 589. Female age-related fertility decline. *Fertility and Sterility*, v. 101, n. 3, p. 633-634, 2014.

ANDERSEN, A. N. *et al.* Maternal age and fetal loss: population-based register linkage study. *British Medical Journal*, v. 320, n. 7251, p. 1708-1712, 2000.

ARGYLE, C. E.; HARPER, J. C.; DAVIES, M. C. Oocyte cryopreservation: where are we now? *Human reproduction update*, v. 22, n. 4, p. 440-449, 2016.

BEN-RAFAEL, Z. The dilemma of social oocyte freezing: usage rate is too low to make it cost-effective. *Reproductive biomedicine online*, v. 37, n. 4, p. 443-448, 2018.

BLUMENFELD, Z. Fertility preservation using GnRH agonists: rationale, possible mechanisms, and explanation of controversy. *Clinical Medicine Insights: Reproductive Health*, v. 13, p. 1-13, 2019.

BOZZARO, C. Is egg freezing a good response to socioeconomic and cultural factors that lead women to postpone motherhood? *Reproductive biomedicine online*, v. 36, n. 5, p. 594-603, 2018.

BRANNIGAN, R. E.; FANTUS, R. J.; HALPERN, J. A. Fertility preservation in men: a contemporary overview and a look toward emerging technologies. *Fertility and Sterility*, v. 115, n. 5, p. 1126-1139, 2021.

BROER, S. L. *et al.* Added value of ovarian reserve testing on patient characteristics in the prediction of ovarian response and ongoing pregnancy: an individual patient data approach. *Human reproduction update*, v. 19, n. 1, p. 26-36, 2013.

COBO, A. *et al.* Oocyte vitrification for fertility preservation in women with endometriosis: an observational study. *Fertility and Sterility*, v. 113, n. 4, p. 836-844, 2020.

COBO, A. *et al.* Oocyte vitrification for fertility preservation for both medical and nonmedical reasons. *Fertility and Sterility*, v. 115, n. 5, p. 1091-1101, 2021.

DHONNABHAIN, B. N. *et al.* A comparison of fertility preservation outcomes in patients who froze oocytes, embryos, or ovarian tissue for medically indicated circumstances: a systematic review and meta-analysis. *Fertility and Sterility*, v. 117, n. 6, p. 1266-1276, 2022.

DONNEZ, J.; DOLMANS, M. M. Fertility preservation in men and women: Where are we in 2021? Are we rising to the challenge? *Fertility and Sterility*, v. 115, n. 5, p. 1089-1090, 2021a.

DONNEZ, J.; DOLMANS, M. M. Fertility preservation in women for medical and social reasons: Oocytes vs ovarian tissue. *Best Practice & Research Clinical Obstetrics & Gynaecology*, v. 70, p. 63-80, 2021b.

GUZMAN, L. *et al.* What advice should we give our patients to preserve their fertility and avoid needing oocyte donation in the future? A Social Fertility Preservation program. *JBRA Assisted Reproduction*, v. 23, n. 2, p. 106, 2019.

HARRIS, B. S. *et al.* Markers of ovarian reserve as predictors of future fertility. *Fertility and Sterility*, v. 119, n. 1, p. 99-106, 2023.

JÄRVELÄ, I. Y. *et al.* Effect of pituitary down-regulation on the ovary before in vitro fertilization as measured using three-dimensional power Doppler ultrasound. *Fertility and Sterility*, v. 79, n. 5, p. 1129-1135, 2003.

LEUNG, A. Q. *et al.* Clinical outcomes and utilization from over a decade of planned oocyte cryopreservation. *Reproductive BioMedicine Online*, v. 43, n. 4, p. 671-679, 2021.

LOCKWOOD, G. M. Social egg freezing: the prospect of reproductive 'immortality' or a dangerous delusion? *Reproductive Biomedicine Online*, v. 23, n. 3, p. 334-340, 2011.

MOAWAD, N. S. *et al.* Laparoscopic ovarian transposition before pelvic cancer treatment: ovarian function and fertility preservation. *Journal of Minimally Invasive Gynecology*, v. 24, n. 1, p. 28-35, 2017.

NASAB, S. *et al.* Elective egg freezing: what is the vision of women around the globe? *Future Science OA*, v. 6, n. 5, p. FSO468, 2020.

OKTAY, K. *et al.* Fertility preservation in patients with cancer: ASCO clinical practice guideline update. *Journal of Clinical Oncology*, v. 36, n. 19, p. 1994-2001, 2018.

OKTAY, K.; SONMEZER, M.; OKTEM, O. Ovarian cryopreservation versus ovarian suppression by GnRH analogues: primum non nocere: Reply. *Human Reproduction (Oxford, England)*, v. 19, n. 7, p. 1681-1683, 2004.

RAJABI, Z.; ALIAKBARI, F.; YAZDEKHASTI, H. Female fertility preservation, clinical and experimental options. *Journal of Reproduction & Infertility*, v. 19, n. 3, p. 125, 2018.

REH, A.; OKTEM, O.; OKTAY, K. Impact of breast cancer chemotherapy on ovarian reserve: a prospective observational analysis by menstrual history and ovarian reserve markers. *Fertility and Sterility*, v. 90, n. 5, p. 1635-1639, 2008.

SANTO, E. V. E. *et al.* Social oocyte cryopreservation: a portrayal of Brazilian women. *JBRA Assisted Reproduction*, v. 21, n. 2, p. 101, 2017.

SANTULLI, P. *et al.* Fertility preservation in women with benign gynaecological conditions. *Human Reproduction Open*, v. 2023, n. 2, p. hoad012, 2023.

SOCIETY FOR ASSISTED REPRODUCTIVE TECHNOLOGY – SART. *Final National Summary Report for 2020*. 2024. Disponível em: https://sartcorsonline.com/CSR/PublicSnapshotReport?ClinicPKID=0&reportingYear=2020. Acesso em 15 abr. 2024.

TOFT, E. *et al.* Glutathione transferase isoenzyme patterns in the rat ovary. *Chemico-Biological Interactions*, v. 108, n. 1-2, p. 79-93, 1997.

TOMÁS, C. *et al.* Preservação da fertilidade em doentes oncológicos ou sob terapêutica gonadotóxica: estado da arte. *Reprodução e Climatério*, v. 31, n. 1, p. 55-61, 2016.

ULRICH, N. D.; MARSH, E. E. Ovarian reserve testing: a review of the options, their applications, and their limitations. *Clinical Obstetrics and Gynecology*, v. 62, n. 2, p. 228-237, 2019.

WALKER, Z.; LANES, A.; GINSBURG, E. Oocyte cryopreservation review: outcomes of medical oocyte cryopreservation and planned oocyte cryopreservation. *Reproductive Biology and Endocrinology*, v. 20, n. 1, p. 10, 2022.

YE, H. *et al.* Frozen-thawed embryo transfer in modified natural cycles: a retrospective analysis of pregnancy outcomes in ovulatory women with vs. without spontaneous luteinizing hormone surge. *BMC Pregnancy and Childbirth*, v. 22, n. 1, p. 814, 2022.

CAPÍTULO 55
Ética em Reprodução Assistida

Hitomi Miura Nakagawa • Adelino Amaral Silva • Antonio Cesar Paes Barbosa

INTRODUÇÃO

Sempre que abordamos temas relacionados à reprodução assistida (RA), devemos estar cientes de que se trata de uma área em que muitos dos conceitos se encontram em constante evolução, à medida que novas tecnologias são incorporadas à prática clínica. Este capítulo visa apresentar as bases atuais da ética em RA, sem a intenção de esgotar o assunto. O objetivo é fornecer conhecimento e promover o debate sobre os tópicos mais recentes e perspectivas, de modo a serem compreendidos e contextualizados por profissionais que atuam na área, incluindo ginecologistas, obstetras e outras especialidades, além de autoridades elaboradoras das políticas de saúde, pacientes e a população em geral. Desta forma, o capítulo busca oferecer uma diretriz embasada em evidências científicas e princípios de direitos humanos (Rede Latino-Americana de Reprodução Assistida, 2015).

BIOÉTICA E DIREITOS HUMANOS

A Conferência Internacional sobre População e Desenvolvimento de 1994, no Cairo, e a IV Conferência Mundial sobre a Mulher em 1995, em Beijing (United Nations Women, 1995), foram marcos determinantes na conceituação e contextualização em termos de saúde reprodutiva e direitos da mulher, e os seus reflexos vêm interferindo, significativamente, no curso e evolução da tecnologia de RA. O Código Internacional de Doenças (CID-10) (World Health Organization, 1997) reserva a categoria N97 para classificar infertilidade feminina e a N46 para a masculina, sendo condições reconhecidas como doenças, de forma mais inclusiva, pela Organização Mundial da Saúde (OMS) (World Health Organization, 2023) e pela American Society for Reproductive Medicine (ASRM) (Practice Committee of The American Society for Reproductive Medicine, 2023).

A nova revisão (CID-11) (World Health Organization, 2024) reclassifica a transexualidade como "incongruência de gênero" em vez de "distúrbio de identidade de gênero", retirando da categoria de distúrbio mental e transferindo a condição para a categoria de saúde sexual. Essa medida também trouxe reflexos na procura por assistência reprodutiva.

Embora o direito à saúde seja incontestável, as transformações trazidas pela tecnologia de RA têm suscitado dilemas bioéticos em diversos âmbitos: político, econômico, social, cultural, religioso e legal, além de desafios pessoais.

Questões como os limites de autonomia do paciente e o direito de objeção de consciência por parte dos profissionais, bem como o direito da prole de conhecer sua origem ou da participação de terceiros no processo, são preocupações relacionadas ao consentimento informado, à remuneração, aos contratos de prestação de serviços e aos novos modelos de família. Esses aspectos exigem reflexões e julgamentos livres de preconceitos para melhor aplicação dos direitos reprodutivos e zelar pela saúde integral do ser humano sem discriminação de nenhuma natureza (Conselho Federal de Medicina, 2019).

CONTEXTO JURÍDICO BRASILEIRO

O primeiro nascimento por meio da fertilização *in vitro* (FIV) no Brasil ocorreu no ano de 1984 e, mesmo após tantos anos, ainda não dispomos de legislação sobre o tema. A primeira questão que se coloca é: existe necessidade de uma lei específica sobre RA? Aqueles favoráveis à criação argumentam que a lei proporciona segurança jurídica tanto para profissionais quanto para usuários. Já os que se opõem alegam que uma lei, uma vez promulgada, pode rapidamente tornar-se obsoleta e não conseguir acompanhar a rápida evolução científica da medicina, apesar de ser passível de alterações. Outro argumento é que, apesar de a Constituição da República definir o Brasil como um estado laico, o Congresso Nacional é organizado em grupos de interesse, com predomínios de bancadas religiosas, que no momento de legislar levam muito em conta doutrinas e dogmas de suas religiões.

Uma das grandes dificuldades quando se tenta legislar em RA refere-se à questão do início da vida. Várias teorias são amplamente defendidas, dentre as quais, destacam-se: a) teoria concepcionista, em que o início da vida se daria na fecundação; b) teoria implantacionista, em que o início da vida seria após a implantação do embrião no útero materno; c) teoria natalista, que infere que a vida começa após o nascimento. Esses conceitos foram amplamente discutidos no Supremo Tribunal Federal (STF), por ocasião do julgamento da ação de inconstitucionalidade da Lei de Biossegurança (Lei nº 1.105, de 24 de março de 2005) (Brasil, 2005a), em seu artigo quinto, que autoriza o uso de embriões congelados para a pesquisa com células-tronco. O debate foi histórico e marcado por uma importante iniciativa do STF, que convocou uma audiência pública para discutir o tema. Na audiência, estiveram presentes diversos segmentos da sociedade civil organizada, incluindo cientistas, religiosos, bioeticistas e interessados. Após intensos debates, o artigo foi declarado constitucional por uma estreita margem de 6 votos a favor e 5 contra, com o voto decisivo da presidente da corte à época, Ministra Ellen Gracie.

Quanto às leis existentes no Brasil, poucas apresentam interface com a RA:

Constituição Federal (Brasil, 2016)

Art. 5º – assegura que todos são iguais perante a lei, sem distinção de qualquer natureza, garantindo-se aos brasileiros e aos estrangeiros residentes no País a inviolabilidade do direito à vida, à liberdade, à igualdade, à segurança e à propriedade.

Art. 199, § 4º – A lei disporá sobre as condições e os requisitos que facilitem a remoção de órgãos, tecidos e substâncias humanas para fins de transplante, pesquisa e tratamento, bem como a coleta, processamento e transfusão de sangue e seus derivados, sendo vedado todo tipo de comercialização.

Art. 226, § 7º – determina, fundado nos princípios da dignidade da pessoa humana e da paternidade responsável, que o planejamento familiar é livre decisão do casal, competindo ao Estado propiciar recursos educacionais e científicos para o exercício desse direito, vedada qualquer forma coercitiva por parte de instituições oficiais ou privadas.

Código Civil (Brasil, 2002)

Art. 2º – considera que a personalidade civil da pessoa começa do nascimento com vida; mas a lei põe a salvo, desde a concepção, os direitos do nascituro.

Código Penal (Brasil, 2017)

Penaliza de acordo com os artigos descritos:

Art. 124 – Provocar aborto em si mesma ou consentir que outrem lhe provoque.

Art. 125 – Provocar aborto sem o consentimento da gestante.

Art. 126 – Provocar aborto com o consentimento da gestante.

Lei nº 11.105, de 24/03/2005 – Lei de Biossegurança (Brasil, 2005a)

Art. 5º – Permite, para fins de pesquisa e terapia, a utilização de células-tronco embrionárias obtidas de embriões humanos produzidos por FIV e não utilizados no respectivo procedimento, atendidas as seguintes condições:
I – Sejam embriões inviáveis; ou
II – Sejam embriões congelados há 3 (três) anos ou mais, na data da publicação da Lei, ou que, já congelados na data da publicação da Lei, depois de completarem 3 (três) anos, contados a partir da data do congelamento.
§ 1º – O consentimento dos genitores é necessário.
§ 2º – Instituições de pesquisa e serviços de saúde que realizem pesquisa ou terapia com células-tronco embrionárias humanas deverão submeter seus projetos à apreciação e aprovação dos respectivos comitês de ética em pesquisa (CEPs).
§ 3º – É vedada a comercialização do material biológico a que se refere o artigo e sua prática implica o crime tipificado no art. 15 da Lei nº 9.434, de 4 de fevereiro de 1997 (Brasil, 1997).

Decreto nº 5.591, de 22 de novembro de 2005 (Brasil, 2005b)

Regulamenta dispositivos da Lei nº 11.105, de 24 de março de 2005, que regulamenta os incisos II, IV e V do § 1º do art. 225 da Constituição, e dá outras providências.

Lei nº 9.263, de 12/01/1996 – Lei do Planejamento Familiar (Brasil, 1996)

Art. 9º – Define que, para o exercício do direito ao planejamento familiar, serão oferecidos todos os métodos e técnicas de concepção e contracepção cientificamente aceitos e que não coloquem em risco a vida e a saúde das pessoas, garantida a liberdade de opção.

Lei nº 9.434, de 04 de fevereiro de 1997 – Lei de Transplantes (Brasil, 1997)

Art. 15. Comprar ou vender tecidos, órgãos ou partes do corpo humano:
Pena – reclusão, de 3 a 8 anos, e multa, de 200 a 360 dias-multa.
Parágrafo único. Incorre na mesma pena quem promove, intermedeia, facilita ou aufere qualquer vantagem com a transação.

Além das leis anteriormente citadas, a RA no Brasil é objeto de regulamentações éticas e sanitárias que são realizadas, respectivamente, pelo Conselho Federal de Medicina (CFM) e Agência Nacional de Vigilância Sanitária (Anvisa), por meio da Resolução CFM nº 2.320/2022 (Conselho Federal de Medicina, 2022) e da RDC nº 771/2022 (Agência Nacional de Vigilância Sanitária, 2022).

Desde 1993, vários projetos de Lei sobre RA tramitam na Câmara dos Deputados e no Senado Federal (Brasil, 2003) (Tabela 55.1). Mas, após discussões e arquivamentos, esses projetos foram apensados, e hoje está em tramitação na Câmara dos Deputados o projeto de Lei nº 1.184 (Brasil, 2003), que originalmente era o projeto de Lei nº 90, do Senador Lúcio Alcântara, já aprovado no Senado. No momento, esse projeto está na Comissão de Constituição, Justiça e Cidadania (CCJC). Em agosto de 2015, foi realizada uma audiência pública, sob a presidência do relator Deputado João Campos, com a participação de vários segmentos da sociedade civil organizada (sociedades médicas, CFM, movimentos feministas, defesa da vida, religiosos e interessados no tema).

Apesar de antigo, entre os projetos de lei propostos, o de nº 1.184 é o projeto que apresenta os trâmites mais adiantados. Após a redação do citado projeto, houve evolução das técnicas de reprodução assistida (TRA) em várias frentes, além de mudanças sociais importantes (no que concerne aos novos modelos familiares). O projeto de Lei contempla apenas pessoas com problemas de infertilidade, sob um conceito obsoleto, e deixa de lado os relacionamentos homoafetivos, as pessoas solteiras e as que desejam constituir família monoparental, por exemplo, apesar de a união homoafetiva já ter sido reconhecida pelo STF (Resolução CNJ nº 175, de 14/05/2013) (Conselho Nacional de Justiça, 2013) com o direito adquirido de constituírem família. Muitas mulheres desejam postergar a gestação, mas pelo proposto estariam proibidas de congelar seus óvulos. Mulheres que desenvolvem câncer estão impedidas de preservar seus gametas antes de tratamentos que sabidamente levam à infertilidade, tais como retirada das gônadas, radioterapia e quimioterapia. Além disso, o projeto de Lei obriga os serviços

Tabela 55.1 Projetos de Lei sobre reprodução assistida (RA) no Brasil.

Projeto	Autor	Tema
3.638/1993	Luiz Moreira	Lei RA
2.855/1997	Confúcio Moura	Lei RA
4.665/2001	Lamartine Possela	Autoriza fertilização *in vitro*
4.664/2001	Lamartine Possela	Proíbe descarte de embriões
6.296/2002	Magno Malta	Proíbe fertilização de óvulos com células do mesmo gênero
1.184/2003	Lúcio Alcântara	Lei RA
1.135/2003	José Aristodemo Pinotti	Lei RA
2.061/2013	Maninha	Lei RA
1.20/2003	Roberto Pessoa	Identificação dos doadores
4.686/2004	José Carlos Araújo	Conhecimento da paternidade
5.624/2005	Neucimar Braga	Cria programa de RA no Sistema Único de Saúde
4.889/2005	Salvador Zimbaldi	Normas para funcionamento de clínicas
3.067/2008	José Aristodemo Pinotti	Pesquisa com células-tronco
7.701/2010	Dalva Figueiredo	Uso de sêmen pós-morte
3.977/2012	Lael Varela	RA para pacientes com câncer
4.892/2012	Eleuses Paiva	Estatuto RA
1.15/2015	Juscelino Rezende	Estatuto RA
7.591/2017	Carlos Bezerra	Sucessão pós-RA

de RA à inseminação de apenas dois óvulos, pois só poderão ser transferidos no máximo dois embriões – uma estimativa irreal, já que a cada etapa (fertilização, clivagem de embriões, blastulação), apenas uma parte evolui. No mesmo passo, proíbe o congelamento de embriões.

As entidades médicas entendem que a proibição do congelamento é um retrocesso. O mesmo aconteceu na Itália, e poucos anos depois a Corte Italiana revogou o veto (Benagiano e Gianaroli, 2010). A criopreservação aumenta as chances de sucesso do tratamento, uma vez que serão transferidos embriões com maior chance de implantação em útero também mais receptivo. Outra justificativa seria a de que muitas pacientes que não engravidam com a transferência de embriões no ciclo de estimulação, caso tenham embriões congelados, poderão engravidar sem passar por novo ciclo de estimulação ovariana, reduzindo os custos financeiros e também o ônus físico e emocional. Uma legislação restritiva corre o risco de promover o que é conhecido como "turismo reprodutivo" (Ethics Committee of The American Society For Reproductive Medicine, 2013; Piersanti, 2021), uma prática que já ocorreu e continua a ocorrer na Europa. Nesse contexto, pacientes viajam para países com leis mais permissivas em relação à reprodução assistida, onde podem acessar tecnologias que aumentam suas chances de sucesso no tratamento. É provável que muitas brasileiras optem por buscar esses serviços em países onde a legislação não interfere no ato médico, caso as restrições sejam implementadas no Brasil.

O CFM, atento à lacuna gerada pela ausência de legislação, norteia as condutas na área da RA por meio de resoluções, sendo a primeira: Resolução nº 1.358/1992 (Conselho Federal de Medicina, 1992). Em 2009, o CFM criou a Câmara Técnica de Reprodução Assistida com o objetivo de adequar essa resolução às evoluções tecnológicas e sociais. Ao longo desses anos, realizaram-se atualizações para contemplar, na medida do possível, os anseios das comunidades afeitas ao tema. Em 2013, a resolução foi revogada e substituída *in totum* pela Resolução CMF nº 2013/2013 (Conselho Federal de Medicina, 2013). As principais diferenças entre o projeto de Lei nº 1.184/2003 (Brasil, 2003), que teve como última ação legislativa na CCJC a designação de relator em dezembro de 2023, e a Resolução CFM nº 2.320/2022 (Conselho Federal de Medicina, 2022) estão relacionadas na Tabela 55.2.

Tabela 55.2 Principais diferenças entre o projeto de Lei nº 1.184/2003 e a Resolução Conselho Federal de Medicina (CFM) nº 2.320/2022.

Tema	Resolução CFM nº 2.320/2022	Projeto de Lei nº 1.184/2003
Congelamento de óvulos para postergar a fertilidade	Sim	Não
Reprodução assistida em homoafetivos	Sim	Não
Número de óvulos a serem fertilizados	Ilimitado	2
Congelamento de embriões	Sim	Não
Número máximo de embriões a serem transferidos	1 a 3	2
Gestação de substituição	Sim	Não
Descarte de embriões	Sem menção	Não
Acesso à identidade dos doadores quando pedido pela pessoa que nasceu	Não	Sim
Tipificação de crime	Não	Sim

ASPECTOS CONTROVERSOS E DILEMAS ÉTICOS

Turismo reprodutivo

O turismo reprodutivo (Ethics Committee of The American Society for Reproductive Medicine, 2013; Piersanti, 2021) é um fenômeno global no qual as pessoas migram devido a restrições (jurídicas, sociais, culturais, econômicas, tecnológicas) encontradas em seus próprios países, com o objetivo de realizar tratamentos de RA ou buscar maior privacidade. No Brasil, a procura por outros países se justifica pela dificuldade em formar bancos de gametas, especialmente de óvulos, e pelas facilidades oferecidas por algumas nações quanto à remuneração em casos de doação temporária de útero ou obtenção de gametas.

Ao profissional da saúde ainda cabem dúvidas sobre o dever ético de orientar pacientes quanto às peculiaridades envolvidas na escolha. Porém, muni-los de informações sobre o diagnóstico e opções de tratamento com riscos e benefícios envolvidos para cada caso permite que os envolvidos exerçam autonomamente o direito de escolha a respeito dos serviços oferecidos pelo país selecionado. Por outro lado, nos são exigidas considerações éticas para preservar e entender extensões e limites das condutas aceitas tanto pelo país de origem desses pacientes quanto pelo destino onde procuram solucionar seus problemas de fertilidade.

Criopreservação social

Os avanços na medicina reprodutiva permitiram às mulheres o adiamento da gestação por motivos não médicos: investimento na carreira profissional, ausência de parceiro, novo relacionamento. Com isso, além das questões médicas relacionadas às especificidades de gestações em idades maternas avançadas, surgiram, no passado, desafios éticos relacionados aos riscos e à eficácia da criopreservação de óvulos (Von Wolff *et al.*, 2015). Por não ser mais considerada uma técnica experimental (Practice Committee of The American Society for Reproductive Medicine, 2013b) e por apresentar taxas de sucesso semelhantes às da utilização de óvulos frescos, os questionamentos éticos recaem, principalmente, em evitar falsas esperanças, conscientizando os pacientes de que se trata de uma perspectiva de gravidez futura e não de uma garantia de prole. Portanto, informações sobre as etapas dos procedimentos necessários, como descongelamento, inseminação dos óvulos e obtenção de embriões para a transferência, devem ser explicitadas, além do limite etário máximo para a transferência ao útero.

A acessibilidade à vitrificação de óvulos em uma idade propícia tem sido limitante devido a fatores financeiros (Santo *et al.*, 2017), o que suscita sérias reflexões sobre até que ponto é ético compactuar com tratamentos que apresentam possibilidades ínfimas de sucesso e que aumentam os riscos para a própria usuária e sua prole, podendo ter repercussões em toda a sociedade (Smajdor, 2011). Dessa forma, a primeira recomendação passa a ser de as mulheres engravidarem naturalmente em idades mais jovens, na medida do possível (Argyle *et al.*, 2016).

Doação e banco de gametas, embriões e tecidos germinativos

A Resolução CFM nº 2.320/2022 (Conselho Federal de Medicina, 2022) determina que a doação de gametas e embriões deva ser anônima e sem envolver lucro ou comércio. O limite de idade para doadores é de 37 anos para a mulher e de 45 anos para o homem.

Nos casos de doação de oócitos previamente congelados, embriões previamente congelados e doação familiar, pode haver exceções ao limite da idade da mulher, desde que a receptora ou receptores sejam devidamente esclarecidos sobre os riscos envolvidos para a prole. Devido ao adiamento da gestação, especialmente por parte das mulheres, e à formação de novos modelos familiares, há uma tendência crescente de necessidade de mais doadores para mitigar essa deficiência. Em resposta a essa demanda e considerando os múltiplos processos jurídicos em que magistrados têm autorizado a doação entre parentes, as últimas resoluções contemplaram o tema com a possibilidade de parentes até o quarto grau (primeiro grau: pais e filhos; segundo grau: avós e irmãos; terceiro grau: tios e sobrinhos; quarto grau: primos), desde que não haja consanguinidade.

No Brasil, é permitida a doação voluntária de gametas, além da doação compartilhada de óvulos (em que doadora e receptora com problemas de reprodução compartilham do material genético e do ônus financeiro do tratamento). Em razão da exiguidade de doadores no nosso país, a importação de gametas vem aumentando, em larga escala, e o fato tem alertado as autoridades quanto aos aspectos éticos vigentes nos países de origem das amostras (como a remuneração, a forma de recrutamento e seleção dos doadores) e também de segurança em relação aos controles sanitários (Agência Nacional de Vigilância Sanitária, 2017).

Oncofertilidade: limites

A oncofertilidade consiste nas medidas para a preservação emergencial da fertilidade, na iminência do risco de perda da função gonadal por ablação ou uso de terapêuticas gonadotóxicas obtidas pela integração multidisciplinar de *expertises* (Halpern *et al.*, 2020; Marques *et al.*, 2022).

A detecção precoce das malignidades e a eficácia terapêutica resultando em altos índices de cura aumentou a possibilidade de sobrevida das pessoas acometidas.

Com a introdução de técnicas eficazes de criopreservação de gametas, embriões e tecido ovariano, tem se tornado frequente a constituição de muitas famílias após enfrentar o câncer. No entanto, existem questões éticas relacionadas ao acesso aos programas, incluindo a necessidade de informar as pacientes para evitar a perda da melhor janela de oportunidade, que ocorre entre o diagnóstico e o planejamento terapêutico ou entre essa etapa e o início do tratamento. Além disso, é crucial considerar a segurança para os pacientes e sua prole, e o fato de incluírem técnicas ainda consideradas experimentais, como o congelamento de tecido testicular ou unidades foliculares.

Outras técnicas, mesmo não sendo consideradas experimentais, como a maturação de óvulos *in vitro*, quer seja para resgatar ciclos com baixa coleta de óvulos ou para evitar uso de hormônios até o fim da estimulação ovariana, devem ser reservadas para casos específicos, devido às taxas de êxito aquém do desejado (ESHRE Add-Ons Working Group *et al.*, 2023).

A criopreservação de tecido ovariano não é mais considerada uma técnica experimental e é a primeira opção em meninas com câncer (De Carvalho *et al.*, 2017), ao contrário da criopreservação de tecido testicular em meninos pré-púberes, que apesar de ser a proposta de maior potencial, ainda carece de dados para a prática clínica atual. Na ausência de outra alternativa, vale ressaltar que a pesquisa de hoje pode ser a realidade de amanhã. Portanto, não podemos nos arriscar a perder a oportunidade de debater essa opção com a família, sempre dentro dos limites éticos estabelecidos.

A análise ética também deve englobar o destino dos gametas e/ou embriões em relação à utilização póstuma ou na eventualidade de separação/divórcio do casal, portanto tem se dado preferência à preservação de gametas (Practice Committee of The American Society For Reproductive Medicine, 2019).

Embrião abandonado e redução embrionária

O embrião abandonado é aquele em relação ao qual os responsáveis descumpriram o contrato preestabelecido e não foram localizados pela clínica. Um dos grandes dilemas em RA é o destino a ser dado a esses embriões. São abandonados por várias causas e entre as principais delas estão o sucesso no tratamento, o alcance do objetivo de completar a família, a separação, a morte de um dos parceiros ou a mudança de domicílio. As clínicas buscam de modo incessante os responsáveis pelos embriões para que determinem qual o destino desejado a esses embriões, seja doação para terceiros, pesquisa ou mesmo descarte.

Quando os casais são confrontados com uma gestação múltipla de alta ordem (três ou mais fetos), em países nos quais o aborto é permitido, eles têm três opções: a) interrupção da gravidez (aborto), que, geralmente, não é bem aceita pelas mulheres, especialmente aquelas com história anterior de infertilidade; b) seguir adiante na gravidez com todos os fetos, o que está associado a problemas como parto prematuro, alta morbimortalidade dos bebês a longo prazo; ou c) redução embrionária por meio do aborto seletivo. A aceitabilidade dessas opções pelo casal depende da sua origem social e de crenças subjacentes.

No Brasil, a redução embrionária é crime de aborto tipificado pelo Código Penal, em seus artigos 124 a 126 (Brasil, 2017), e também grave infração ética, conforme a Resolução CFM nº 2.320/2022 (Conselho Federal de Medicina, 2022). Mesmo em países onde essa prática é permitida, observa-se recuo nas estatísticas graças às políticas de redução do número de embriões transferidos ao útero. Muitos países europeus aprovaram legislações que permitem a transferência de apenas um embrião (SET, do inglês *single embryo transfer*). De 2010 em diante, nossa política de transferência embrionária limitou o número de embriões conforme a idade da mulher para o máximo de quatro. Na última resolução, limitou-se para o máximo de três em mulheres com mais de 37 anos. Essa mudança impactou de forma significativa a taxa de gestação múltipla de alta ordem, tripla ou mais fetos, comprovada também pelo Registro Latino-Americano de Reprodução Assistida referente aos nascimentos do último relatório (Zegers-Hochschild *et al*,. 2023).

PATERNIDADE NÃO CONVENCIONAL OU NOVOS MODELOS DE FAMÍLIA E SUAS PROLES

A Constituição Brasileira do ano de 1988 é considerada uma das mais avançadas do mundo: impõe como valor maior o respeito à dignidade humana baseada nos princípios fundamentais da liberdade e da igualdade, considera a família a base da sociedade e veda qualquer espécie de discriminação. Com o declínio das taxas de fertilidade global demonstrando que cerca de metade dos países não têm taxas de nascimento para repor a sua população, o mundo foca a atenção sobre o direito humano de se construir uma família e propostas mais inclusivas, amigáveis e acessíveis de cuidados com a fertilidade (Fauser *et al.*, 2024; Practice Committee of The American Society For Reproductive Medicine, 2019).

No Brasil, segundo o Instituto Brasileiro de Geografia e Estatística (IBGE), o número de filhos por mulher era de 1,76, em 2021 (Instituto Brasileiro de Geografia e Estatística, 2022). Ainda segundo o IBGE, os novos modelos de família já representam a maioria dos domicílios brasileiros (Instituto Brasileiro de Geografia e Estatística, 2010). Nesse grupo estão, por exemplo, casais sem filhos, pessoas que moram sozinhas, mães solteiras, pais solteiros e uniões homoafetivas. Os especialistas atribuem as mudanças ao fato de o brasileiro viver mais, à evolução da mulher no mercado de trabalho e aos novos valores da sociedade. No Brasil, existe grande demanda de pessoas nas clínicas de RA desejosas de constituir família, de modo não convencional, apesar de ainda predominar os que procuram assistência no modelo de família tradicional.

A Resolução CFM nº 2.320/2022 (Conselho Federal de Medicina, 2022) permite o acesso ao tratamento de reprodução assistida sem discriminação. Mulheres homoafetivas podem ter os filhos com participação das duas no processo de gestação compartilhada: uma produzindo os óvulos, a outra fornecendo o útero e utilizando-se sêmen de doador. Essa forma de gestação é considerada salutar do ponto de vista psicológico e de interação familiar (Marina *et al.*, 2010).

DIAGNÓSTICO GENÉTICO PRÉ-IMPLANTACIONAL: PESQUISA HLA PARA TRANSPLANTE E SEXAGEM FETAL

O diagnóstico genético pré-implantacional (DGPI) é uma ferramenta diagnóstica que está em ampla evolução nos últimos anos. Da técnica de hibridização fluorescente *in situ* (FISH, do inglês *fluorescent in situ hybritization*), em que eram estudados poucos cromossomos, evoluiu-se para avaliações com a hibridização genômica comparativa (aCGH, do inglês *array comparative genomic hybridization*) e o sequenciamento de próxima geração (NGS, do inglês *next generation sequencing*), que propiciaram a análise de todos os cromossomos. O NGS, método mais atual e preciso, é utilizado no diagnóstico de anomalias estruturais (deleção, translocação, inversão) e numéricas (aneuploidias) dos cromossomos, e a reação em cadeia da polimerase (PCR, do inglês *polymerase chain reaction*), no rastreamento das doenças monogênicas. Outra possibilidade do DGPI é a seleção de embriões compatíveis do ponto de vista do antígeno leucocitário humano (HLA, do inglês *human leukocyte antigen*) para transplante quando irmãos acometidos por doenças graves necessitem de células-tronco e não encontrem doadores. Pesquisa de doenças poligênicas, eventualmente, também pode ser aplicável e tem levantado polêmicas sobre os limites para a sua aplicação (Siermann, 2024). Questionamentos éticos existem sobre os riscos de escolha do sexo da prole e os desequilíbrios populacionais resultantes. No Brasil, o CFM permite a sexagem somente para os casos de doenças carreadas pelo cromossomo X.

TÉCNICAS DE REPRODUÇÃO ASSISTIDA *POST MORTEM*

O uso da TRA *post mortem* é contemplado pela Resolução CFM nº 2.320/2022 (Conselho Federal de Medicina, 2022), em seu item VIII, que permite a utilização do material biológico criopreservado, desde que haja autorização prévia e específica em vida da pessoa falecida.

Não existe legislação específica para disciplinar completamente o tema e alguns países como Alemanha, Suécia e França proíbem tal prática.

Há controvérsias sobre a necessidade da autorização em vida do falecido para o uso do seu material genético. Alguns doutrinadores defendem que o uso desse material só seria possível por meio de testamento ou instrumento público (Diniz, 2011). A presunção de paternidade e o direito sucessório são objetos de muitos debates jurídicos e que importarão consequências sociais até então desconhecidas pelo direito, frente ao desafio de enfrentar a nova realidade de disciplinar o uso da reprodução assistida diante dessas novas situações. O projeto de Lei nº 7.591/2017 (Brasil, 2017), em tramitação na Câmara dos Deputados, caso aprovado, resolverá o conflito das sucessões. Ele acrescenta um parágrafo único ao artigo 1.798 do Código Civil (Brasil, 2002), que diz: "Legitimam-se a suceder, ainda, as pessoas concebidas após a abertura da sucessão com o auxílio de técnicas de RA." Após amplo estudo sobre os aspectos legais da TRA *post mortem*, entende-se que, sob o prisma da dignidade da pessoa humana, a técnica concretiza pretensões puramente humanas e viabiliza sonhos que pareciam interrompidos, além de permitir a consecução dos valores pretendidos na constituição de uma família, mesmo que monoparental (Coutinho, 2015).

CESSÃO TEMPORÁRIA DE ÚTERO OU GESTAÇÃO DE SUBSTITUIÇÃO

No Brasil, o CFM regulamentou os casos de cessão temporária de útero em benefício de mulheres que estão impedidas ou têm contraindicação para gestar, em união homoafetiva masculina ou por pessoa solteira. Nessa modalidade de RA, é necessário o parentesco consanguíneo com um dos parceiros até o quarto grau e que a cedente tenha ao menos um filho vivo. Na ausência das possibilidades citadas, a autorização personalizada ficaria a cargo do Conselho Regional de Medicina.

Os documentos e observações exigidos a constarem no prontuário são: termo de consentimento livre e esclarecido (TCLE), contemplando aspectos biopsicossociais e riscos envolvidos no ciclo gravídico-puerperal, bem como aspectos legais da filiação; termo de compromisso de assistência médica à gestante pelo(s) cessionários do útero e aprovação pelo parceiro da cedente do útero.

Ao contrário de países que permitem a cessão temporária de útero remunerada ou altruística em mulheres sem grau de parentesco, a resolução do CFM objetiva mitigar intercorrências novelescas e controvérsias sobre a determinação dos pais a registrar a criança.

NOVAS TECNOLOGIAS

Em 2016, o nascimento de um bebê sadio do sexo masculino, após a transferência de núcleo para evitar a doença fatal acarretada pela mutação no DNA de mitocôndrias, foi anunciado ao mundo. O núcleo do óvulo materno foi transferido para o citoplasma enucleado de um óvulo de doadora e o gameta reconstituído foi inseminado por injeção intracitoplasmática de espermatozoide (ICSI) (Zhang *et al.*, 2017).

Em 2017, a National Academy of Sciences dos EUA divulgou a possibilidade da edição genética de células germinativas (National Academy of Sciences *et al.*, 2017; The Economisy, 2017). A técnica serve também para editar células-tronco pluripotentes, embriões e células somáticas por meio da adição, remoção, mutação de qualquer gene por reposição de pares de bases de DNA (citosina, guanina, timina, adenina) das cadeias em qualquer célula. Dois componentes principais, uma enzima-endonuclease Cas9 e o guia específico de RNA (gRNA), que formam um complexo muito estável, imitam as reações celulares que ocorrem em relação a vírus e plasmídeos, ou seja, a clivagem das cadeias de DNA para a ação desejada em ponto específico de genes, como da fibrose cística ou anemia falciforme. Uma vez reparada a anomalia, acarretaria a correção da doença hereditária, dos genes defeituosos ou aberrações nos cromossomos afetados na geração em tratamento de forma definitiva, prevenindo e impedindo a transmissão para a descendência. Por outro lado, a seleção embrionária por biopsia cairia em desuso, já que o tratamento ocorreria no próprio gameta ou embrião (Vassena *et al.*, 2016).

As repercussões não se limitam à RA, envolvem áreas econômicas, políticas, culturais, sociais e éticas na geração de alimentos com aprimoramento de safras agrícolas e animais de corte, modificação genética de vetores de doenças (como as larvas de *Aedes aegypti* fêmeas, que se transformariam em insetos inofensivos aos humanos, evitando-se, assim, a transmissão de doenças como Zika, Chikungunya, dengue e febre amarela, e permitindo atuação mais efetiva em surtos e epidemias), terapia gênica (alteração de células T do sistema imune, impedindo que os vírus da imunodeficiência humana [HIV] deixem de ser reconhecidos pelo sistema de defesa do organismo, doença de Alzheimer, câncer de mama), por exemplo. A acurácia ainda necessita ser afinada pelo risco de mutações e mosaicismo, mas vem sendo cada vez mais aprimorada.

A correção de condições não médicas, como aperfeiçoar habilidades e características, aumentar QI, estatura ou força física, melhorar visão ou audição, eliminar calvície e modificar cor de olhos, e a possibilidade de tripla paternidade despertam acalorados dilemas éticos (Marina *et al.*, 2010; Master e Bedford, 2017).

ANONIMATO E DIREITO DE CONHECER A PRÓPRIA ORIGEM

Do ponto de vista legal, não são muitos os países nos quais há regulamentação quanto ao direito de conhecimento do pai biológico para fins de controle de doenças ao longo da vida da descendência. A Suécia é um desses países no qual uma criança nascida a partir de inseminação por um doador tem o direito de receber informação sobre a forma como foi gerada e também a identidade do ascendente. Nos EUA, a legislação é variável entre os estados, mas na maioria dos casos não há regulamentação legal definida; por outro lado, existe um número crescente de jurisprudências tratando desse problema específico (Frank *et al.*, 2015).

No Brasil, por não existir lei específica sobre RA, alguns juristas se valem do Estatuto da Criança e do Adolescente (ECA) (Brasil, 1990), da Constituição Federal ou ainda do nosso Código Civil, inserindo o indivíduo proveniente de RA na mesma situação do adotado.

O ECA (Lei nº 8.069, de 13 de julho de 1990), em seus artigos 7 e 15, garante o desenvolvimento e a dignidade como ser humano. No artigo 48 (alterado pela Lei nº 12.010, de 3 de agosto de 2009), o adotado tem o direito de conhecer sua origem biológica, bem como o de obter acesso irrestrito ao processo no qual a medida foi aplicada e seus eventuais incidentes após

completar 18 anos. A Constituição Federal garante a dignidade humana em seu artigo 1, inciso III e artigo 227, no seu *caput*, e o Código Civil estabelece, em seu artigo 11, que os direitos de personalidade são irrenunciáveis e não podem sofrer limitação. Outros estudos jurídicos apresentam conclusões controversas a respeito do direito de uma criança conhecer seu pai biológico em casos de RA por meio de argumentos sólidos que sustentam o direito ao anonimato do doador, mas há ainda os que envolvem questões de direito fundamental do indivíduo, que defendem o direito do filho gerado por RA de conhecer seu pai (Souza e Volpato, 2015). Entre os que defendem o direito de conhecer o pai biológico a todos os indivíduos gerados por RA, não apenas quando há motivação médica, está o fato de a questão não ser de natureza privada ou comercial e se tratar de um procedimento médico-tecnológico, cujo fim é a geração de um novo indivíduo (Souza e Volpato, 2015).

Há um consenso de que, em casos de risco à integridade física (seja pela necessidade de compatibilidade genética para fins de transplante ou para um melhor conhecimento do histórico familiar de um indivíduo), o direito ao anonimato do doador deva ser quebrado, sem revelação da identidade civil (Brasil, 1997), pois é suplantado por uma necessidade ainda maior e preserva o sigilo médico.

ASPECTOS ÉTICOS UNIVERSAIS EM REPRODUÇÃO ASSISTIDA

Termo de consentimento livre e esclarecido × contrato de serviço

O TCLE é um documento recomendado por declarações internacionais, códigos de ética, resoluções e leis específicas, para ser utilizado na prática cotidiana em saúde e na realização de pesquisas envolvendo seres humanos. É, portanto, indicado para as situações em que se empregam tecnologias avançadas, como é o caso da RA. A prática do TCLE, envolvendo a assinatura de documento, adquiriu visibilidade na década de 1970 com a aceleração e a complexidade da biotecnologia moderna (Menegon, 2004).

O CFM publicou em 2016 uma recomendação visando apresentar um guia para auxiliar os médicos em sua missão de agir, com o máximo de sua atenção e zelo, em benefício da saúde de seus pacientes. A formulação do TCLE objetiva proporcionar aos médicos maior segurança na tomada de decisões. O TCLE representa o ato de decisão, concordância e aprovação do paciente ou de seu representante legal, após a necessária informação e orientação, sob a responsabilidade do médico, a respeito dos procedimentos diagnósticos ou terapêuticos que lhe são indicados (Conselho Federal de Medicina, 2016).

Sob a supervisão de especialistas, a pessoa deve exercer o poder de escolha e de decisão, ficando responsável pelo controle dos riscos. A decisão de ter um filho implica correr riscos, independentemente do grau desses riscos (Menegon, 2004).

Por gerar confusão entre os profissionais, vale a pena lembrar que, diferentemente do TCLE, o contrato de prestação de serviços é o negócio jurídico pelo qual alguém (prestador) compromete-se a realizar uma atividade com conteúdo lícito, no interesse de outrem (tomador), mediante certa e determinada remuneração. O contrato é bilateral, obrigacional, sendo as partes credoras e devedoras, entre si (Tartuce, 2023).

PESQUISA INOVADORA × TERAPIA ESTABELECIDA

A técnica experimental ou em investigação se distingue pela análise do risco, benefício, segurança, acurácia e eficácia do procedimento, confirmados pela reprodutibilidade comprovada em trabalhos científicos por diferentes grupos (Practice Committee of The American Society For Reproductive Medicine, 2013a; Provoost *et al.*, 2014). Devido aos constantes avanços e pesquisas em RA (como a transferência de núcleo ou citoplasma, maturação *in vitro* de óvulos, engenharia genética), no Brasil, a inserção de novas técnicas na prática clínica é frequente em RA e deve obedecer ao contexto experimental no seu período de pesquisa, com a devida aprovação do comitê de ética em pesquisa (CEP) ou Comissão Nacional de Ética em Pesquisa (Conep), com consentimento específico até ser reconhecida como prática médica estabelecida.

MARKETING

Embora alguns serviços insistam na divulgação da taxa de gravidez como sinônimo de sucesso, o que nos interessa na verdade é a presença de bebê saudável em casa. Por isso, é importante que cada centro compare os seus resultados com os dados regionais, nacionais e mundiais. A grande maioria dos centros que oferecem RA reporta os seus dados a entidades que compilam e apresentam os resultados.

O Sistema Nacional de Produção de Embriões (SisEmbrio), da Anvisa, foi criado em 2008, com os objetivos de conhecer e divulgar o número de embriões humanos produzidos e criopreservados, doados para pesquisas ou descartados por inviabilidade, em relação aos ciclos de FIV e taxas de fertilização. Os dados do SisEmbrio ainda são subestimados, apesar de ter havido aumento significativo dos relatos ao longo dos anos, uma vez que 175 centros de reprodução humana assistida (CRHAs) reportaram dados em 2022 (Agência Nacional de Vigilância Sanitária, 2022), quando se estima existirem cerca de 200 serviços em atividade.

Na Rede Latino-Americana de Reprodução Assistida, o Brasil representa aproximadamente 46,0% dos ciclos realizados e 67 centros brasileiros reportaram seus dados àquela entidade (Zegers-Hochschild *et al.*, 2023). Dessa forma, os centros brasileiros podem comparar seus próprios relatos, e o questionamento ético sobre resultados muito distintos pode caber em relação aos critérios de inclusão ou exclusão de pacientes na obtenção do sucesso divulgado.

A Resolução CFM nº 2.336/2023 (Conselho Federal de Medicina, 2023) estabelece os critérios norteadores da publicidade ou propaganda médica e sua comunicação ao público, por qualquer meio de divulgação da atividade profissional, com iniciativa, participação e/ou anuência do médico, nos segmentos público, privado e filantrópico.

A privacidade, o anonimato e o segredo médico são condições inerentes ao ato médico, assim como anunciar métodos ou técnicas não validadas cientificamente e não reconhecidas pelo CFM é passível de punição.

REFERÊNCIAS BIBLIOGRÁFICAS

AGÊNCIA NACIONAL DE VIGILÂNCIA SANITÁRIA – ANVISA. *1º Relatório de Amostras Seminais para uso em Reprodução Humana Assistida*. Brasília, v. 1, p. 1-19, 2017.

AGÊNCIA NACIONAL DE VIGILÂNCIA SANITÁRIA – ANVISA. Diretoria Colegiada. Resolução – RDC nº 771, de 26 de dezembro de 2022. *Diário Oficial da União*: seção 1, n. 244, Brasília, 26 dez. 2022.

AGÊNCIA NACIONAL DE VIGILÂNCIA SANITÁRIA – ANVISA. Diretoria Colegiada. *14º Relatório do Sistema Nacional de Produção de Embriões – SisEmbrio*. 2022. Disponível em: https://www.gov.br/anvisa/pt-br/acessoainformacao/dadosabertos/informacoes-analiticas/sisembrio. Acesso em: 22 abr. 2024.

ARGYLE, C. E.; HARPER, J. C.; DAVIES, M. C. Oocyte cryopreservation: where are we now? *Human Reproduction*, v. 22, n. 4, p. 440-449, 2016.

BENAGIANO, G.; GIANAROLI, L. The Italian Constitutional Court modifies Italian legislation on assisted reproduction technology. *Reproductive Biomedicine Online*, v. 20, n. 3, p. 398-402, 2010.

BRASIL. Lei nº 8.069, de 13 de julho de 1990. Dispõe sobre o Estatuto da Criança e do Adolescente e dá outras providências. *Diário Oficial da União*: seção 1, Brasília, DF, 13 jul. 1990.

BRASIL. Lei nº 9.263, de 12 de janeiro de 1996. Regula o § 7º do art. 226 da Constituição Federal, que trata do planejamento familiar, estabelece penalidades e dá outras providências. *Diário Oficial da União*: seção 1, Brasília, DF, 5 jan. 1996.

BRASIL. Lei nº 9.434, de 4 de fevereiro de 1997. Dispõe sobre a remoção de órgãos, tecidos e partes do corpo humano para fim de transplante e tratamento, e dá outras providências. *Diário Oficial da União*: seção 1, Brasília, DF, 5 fev. 1997.

BRASIL. Lei nº 10.406, de 10 de janeiro de 2002. Institui o Código Civil. *Diário Oficial da União*: seção 1, Brasília, DF, 11 jan. 2002.

BRASIL. Câmara dos Deputados. *Projeto de Lei nº 1184/2003*, junho de 2003. Dispõe sobre a Reprodução Assistida. Brasília, DF: Câmara dos Deputados, 2003. Disponível em: https://www.camara.leg.br/proposicoesWeb/prop_mostrarintegra?codteor=137589&filename=PL 1184/2003. Acesso em: 22 abr. 2024.

BRASIL. Lei nº 11.105, de 24 de março de 2005. Regulamenta os incisos II, IV e V do § 1º do art. 225 da Constituição Federal, estabelece normas de segurança e mecanismos de fiscalização de atividades que envolvam organismos geneticamente modificados – OGM e seus derivados, cria o Conselho Nacional de Biossegurança – CNBS, reestrutura a Comissão Técnica Nacional de Biossegurança – CTNBio, dispõe sobre a Política Nacional de Biossegurança – PNB, revoga a Lei nº 8.974, de 5 de janeiro de 1995, e a Medida Provisória, nº 2.191-9, de 23 de agosto de 2001, e os arts. 5º, 6º, 7º, 8º, 9º, 10 e 16 da Lei nº 10.814, de 15 de dezembro de 2003, e dá outras providências. *Diário Oficial da União*: seção 1, Brasília, DF, 28 mar. 2005a.

BRASIL. Decreto nº 5.591, de 22 de novembro de 2005. Regulamenta dispositivos da Lei nº 11.105, de 24 de março de 2005, que regulamenta os incisos II, IV e V do § 1º do art. 225 da Constituição, e dá outras providências. *Diário Oficial da União*: seção 1, Brasília, DF, 23 nov. 2005b.

BRASIL. *Constituição da República Federativa do Brasil*. Brasília, DF: Senado Federal, 2016. 496 p. Disponível em: https://www2.senado.leg.br/bdsf/bitstream/handle/id/518231/CF88_Livro_EC91_2016.pdf. Acesso em: 22 abr. 2024.

BRASIL. *Código penal*. Brasília, DF: Coordenação de Edições Técnicas, 2017. 138 p. Disponível em: https://www2.senado.leg.br/bdsf/bitstream/handle/id/529748/codigo_penal_1ed.pdf. Acesso em: 22 abr. 2024.

BRASIL. Câmara dos Deputados. Projeto de Lei nº 7591, de 10 de maio de 2017. Acrescenta parágrafo único ao art. 1.798 da Lei nº 10.406, de 10 de janeiro de 2002 (Código Civil), para conferir capacidade para suceder aos concebidos com o auxílio de técnica de reprodução assistida após a abertura da sucessão. Brasília, DF: Câmara dos Deputados, 2017.

CONSELHO FEDERAL DE MEDICINA – CFM. Resolução CFM nº 1.358/1992, de 20 de setembro de 1992. Adota normas éticas para utilização das Normas Técnicas de Reprodução Assistida. *Diário Oficial da União*: seção 1, p. 16053, Brasília, DF, 1992.

CONSELHO FEDERAL DE MEDICINA – CFM. Resolução CFM nº 2013/2013, de 16 de abril de 2013. Adota as normas éticas para a utilização das técnicas de reprodução assistida, anexas à presente resolução, como dispositivo deontológico a ser seguido pelos médicos e revoga a Resolução CFM nº 1.957/10. *Diário Oficial da União*: seção 1, p. 79, Brasília, DF, 2013.

CONSELHO FEDERAL DE MEDICINA – CFM. Recomendação CFM nº 1/2016. Dispõe sobre o processo de obtenção de consentimento livre e esclarecido na assistência médica. *Diário Oficial da União*: seção 1, Brasília, DF, 2016.

CONSELHO FEDERAL DE MEDICINA – CFM. Resolução CFM nº 2.217, de 27 de setembro de 2018, modificada pelas Resoluções CFM nº 2.222/2018 e 2.226/2019. *Diário Oficial da União*: seção 1, Brasília, DF, p. 179, 2019.

CONSELHO FEDERAL DE MEDICINA – CFM. Resolução CFM nº 2.320/2022, de 20 de setembro 2022. *Diário Oficial da União*: seção 1, Brasília, DF, 2022.

CONSELHO FEDERAL DE MEDICINA – CFM. Resolução CFM nº 2.336, de 13 de julho de 2023. *Diário Oficial da União*: seção 1, p. 312, Brasília, DF, 2023. Disponível em: https://www.in.gov.br/web/dou/-/resolucao-cfm-n-2.336-de-13-de-julho-de-2023-509398401. Acesso em: 22 abr. 2024.

CIOCCI, D.; BORGES JÚNIOR, E.; ANDRIOTE, W. L. in CAETANO, J. P .J. et al. *Medicina Reprodutiva SBRH* – Sociedade Brasileira de Reprodução Humana. São Paulo: Segmento Farma: SBRH; p. 615-621, 2018.

CONSELHO NACIONAL DE JUSTIÇA – CNJ. *Resolução nº 175, de 14 de maio de 2013*. Dispõe sobre a habilitação, celebração de casamento civil, ou de conversão de união estável em casamento, entre pessoas de mesmo sexo. Brasília, DF: DJE/CNJ nº 89/2013, 15/05/2013, p. 2.

COUTINHO, H. M. S. Reprodução Assistida Post Mortem. *Jusbrasil*, 2015. Disponível em: https://coutinhocarlota.jusbrasil.com.br/artigos/236655745/reproducao-assistida- post-mortem. Acesso em 22 abr. 2024.

DE CARVALHO, B. R.; KLIEMCHEN, J.; WOODRUFF, T. K. Ethical, moral and other aspects related to fertility preservation in cancer patients. *JBRA Assisted Reproduction*, v. 21, n. 1, p. 45, 2017.

DINIZ, M. H. *O atual estado do biodireito*. São Paulo: Saraiva, 2011.

ETHICS COMMITTEE OF THE AMERICAN SOCIETY FOR REPRODUCTIVE MEDICINE et al. Cross-border reproductive care: a committee opinion. *Fertility and Sterility*, v. 100, n. 3, p. 645-650, 2013.

ESHRE ADD-ONS WORKING GROUP et al. Good practice recommendations on add-ons in reproductive medicine. *Human Reproduction*, v. 38, n. 11, p. 2062-2104, 2023.

FAUSER, B. C. J. M. et al. Declining global fertility rates and the implications for family planning and family building: an IFFS consensus document based on a narrative review of the literature. *Human Reproduction*, v. 30, n. 2, p. 153-173, 2024.

FRANK, A. P. A. et al. Estudo comparativo das regulamentações de reprodução assistida e das leis de abortamento de Brasil, Alemanha, Colômbia e França. *Reprodução & Climatério*, v. 30, n. 2, p. 77-82, 2015.

HALPERN, J. A. et al. Oncofertility in adult and pediatric populations: options and barriers. *Translational Andrology and Urology*, v. 9, n. Suppl 2, p. S227, 2020.

INSTITUTO BRASILEIRO DE GEOGRAFIA E ESTATÍSTICA – IBGE. *Taxa de fecundidade*. Rio de Janeiro: IBGE, Projeção da População do Brasil, 2022. Disponível em: https://cidades.ibge.gov.br/brasil/panorama. Acesso em: 22 abr. 2024.

INSTITUTO BRASILEIRO DE GEOGRAFIA E ESTATÍSTICA – IBGE. *Tipo de composição familiar*. Rio de Janeiro: IBGE, Censo Demográfico 2010. Disponível em: https://cidades.ibge.gov.br/brasil/pesquisa/23/24161. Acesso em: 22 abr. 2024.

MARINA, S. et al. Sharing motherhood: biological lesbian co-mothers, a new IVF indication. *Human Reproduction*, v. 25, n. 4, p. 938-941, 2010.

MARQUES, R. et al. Oncofertility in pediatric patients: current perspectives. *Contemporary Oncology/Współczesna Onkologia*, v. 26, n. 3, p. 165-173, 2022.

MASTER, Z.; BEDFORD, P. CRISPR gene editing should be allowed in Canada, but under what circumstances? *Journal of Obstetrics and Gynaecology Canada*, v. 40, n. 2, p. 224-226, 2017.

MENEGON, V. M. Consentindo ambiguidades: uma análise documental dos termos de consentimento informado, utilizados em clínicas de reprodução humana assistida. *Cadernos de Saúde Pública*, v. 20, p. 845-854, 2004.

NATIONAL ACADEMIES OF SCIENCES et al. Human genome editing: science, ethics, and governance. *National Academies Press*, 2017.

PIERSANTI, V. et al. Surrogacy and "procreative tourism". What does the future hold from the ethical and legal perspectives? *Medicina*, v. 57, n. 1, p. 47, 2021.

PRACTICE COMMITTEE OF THE AMERICAN SOCIETY FOR REPRODUCTIVE MEDICINE et al. Definition of experimental procedures: a committee opinion. *Fertility and Sterility*, v. 99, n. 5, p. 1197-1198, 2013a.

PRACTICE COMMITTEE OF THE AMERICAN SOCIETY FOR REPRODUCTIVE MEDICINE et al. Mature oocyte cryopreservation: a guideline. *Fertility and Sterility*, v. 99, n. 1, p. 37-43, 2013b.

PRACTICE COMMITTEE OF THE AMERICAN SOCIETY FOR REPRODUCTIVE MEDICINE et al. Fertility preservation in patients undergoing gonadotoxic therapy or gonadectomy: a committee opinion. *Fertility and Sterility*, v. 112, n. 6, p. 1022-1033, 2019.

PRACTICE COMMITTEE OF THE AMERICAN SOCIETY FOR REPRODUCTIVE MEDICINE et al. Definition of infertility: a committee opinion. *Fertility and Sterility*, v. 120, n. 6, p. 1170, 2023.

PROVOOST, V. et al. Beyond the dichotomy: a tool for distinguishing between experimental, innovative and established treatment. *Human Reproduction*, v. 29, n. 3, p. 413-417, 2014.

REDE LATINO AMERICANA DE REPRODUÇÃO ASSISTIDA. *Manual de procedimientos clínicos em reproducción médicamente asistida (RMA)*. Guias para su realización. Sl Efraín Pérez Peña Editor, 2015.

SANTO, E. V. E. et al. Social oocyte cryopreservation: a portrayal of Brazilian women. *JBRA Assisted Reproduction*, v. 21, n. 2, p. 101, 2017.

SIERMANN, M. et al. "Are we not going too far?": Socio-ethical considerations of preimplantation genetic testing using polygenic risk scores according to healthcare professionals. *Social Science & Medicine*, v. 343, p. 116599, 2024.

SMAJDOR, A. The ethics of IVF over 40. *Maturitas*, v. 69, n. 1, p. 37-40, 2011.

SOUZA, G. V., VOLPATO L. F. S. Reprodução assistida e o direito comparado: a constitucionalização do direito privado e o direito do filho ao conhecimento de sua origem biológica motivado em doença genética. *Anais do 3º Congresso Internacional de Direito e Contemporaneidade: mídias e direitos da sociedade em rede*. Santa Maria, RS: 2015. Disponível em: https://www.ufsm.br/app/uploads/sites/563/2019/09/6-9-1.pdf. Acesso em: Acesso em: 22 abr. 2024.

TARTUCE, F. *Manual de Direito Civil: Volume Único*. Grupo Editorial Nacional/Método, 2000.

THE ECONOMIST. Sex and science: Gene editing, clones, and the ethics of making babies. *The Economist Magazine*, v. 422, n. 9028, p. 7, 2017. Disponível em: https://biblio.helmo.be/opac_css/doc_num.php?explnum_id=5260. Acesso em 22 abr. 2024.

UNITED NATIONS WOMEN. Beijing declaration and platform for action fourth world conference on women. *Paragraph*, v. 112, p. 859-865, 1995.

VASSENA, R. et al. Genome engineering through CRISPR/Cas9 technology in the human germline and pluripotent stem cells. *Human Reproduction*, v. 22, n. 4, p. 411-419, 2016.

VON WOLFF, M.; GERMEYER, A.; NAWROTH, F. Fertility preservation for non-medical reasons: controversial, but increasingly common. *Deutsches ärzteblatt international*, v. 112, n. 3, p. 27, 2015.

WORLD HEALTH ORGANIZATION – WHO et al. Cid-10. Classificação estatística internacional de doenças e Problemas Relacionados à saúde. São Paulo: Universidade de São Paulo, 1997.

WORLD HEALTH ORGANIZATION – WHO et al. Infertility prevalence estimates: 1990–2021. 2023.

WORLD HEALTH ORGANIZATION – WHO et al. ICD-11. 2022. Disponível em: https://icd.who.int/browse/2024-01/mms/en#411470068. Acesso em: 22 abr. 2024.

ZEGERS-HOCHSCHILD, F. et al. ART in Latin America: the Latin American Registry, 2020. *Reproductive BioMedicine Online*, v. 47, n. 2, p. 103195, 2023.

ZHANG, J. et al. Live birth derived from oocyte spindle transfer to prevent mitochondrial disease. *Reproductive Biomedicine*, v. 34, n. 4, p. 361-368, 2017.

PARTE 9
Climatério

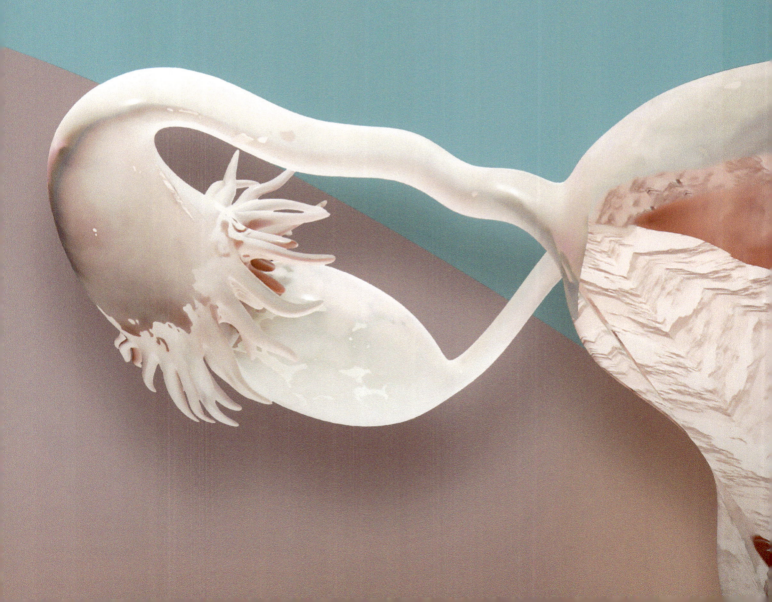

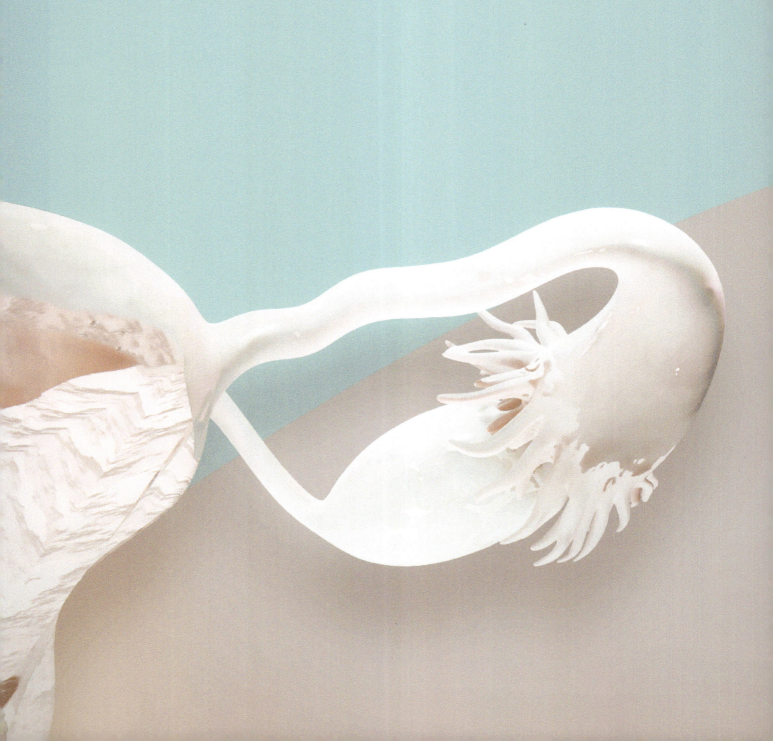

CAPÍTULO 56

Climatério: Conceito, Epidemiologia, Patogenia e Consequências do Hipoestrogenismo

Maria Celeste Osório Wender • Mona Dall'Agno

INTRODUÇÃO

O climatério é a fase de transição entre o período reprodutivo e o não reprodutivo da vida da mulher, caracterizado por uma gama de modificações endócrinas, biológicas e clínicas. Compreende a parte final da menacme até a senilidade, passando pela menopausa propriamente dita, que, por sua vez, é definida como a última menstruação e é identificada retrospectivamente após 12 meses de amenorreia. O período que envolve o início dos sintomas de irregularidade menstrual até o final do primeiro ano após a menopausa é chamado "perimenopausa".

A menopausa é um evento fisiológico e inevitável que ocorre devido ao envelhecimento ovariano e sua consequente perda funcional progressiva. Em geral ocorre de maneira natural no final da quarta e início da quinta década de vida (Armeni *et al.*, 2016), com variações devido a diferenças étnicas, regionais, ambientais e comportamentais, como o tabagismo. Conforme dados de uma metanálise (Schoenaker *et al.*, 2014) envolvendo estudos de seis continentes mundiais, a idade média geral da menopausa no mundo foi descrita como 48,78 anos, variando entre 46 e 52 anos. A idade da menopausa foi reportada abaixo dessa média nos países da América Latina, assim como na África, Ásia e Oriente Médio (Schoenaker *et al.*, 2014). Dados epidemiológicos de estudo envolvendo 1.500 mulheres brasileiras de todas as regiões do país evidenciaram que o início da menopausa nesta população ocorre aos 48 anos de idade em média (Pompei *et al.*, 2022).

A menopausa que ocorre antes dos 40 anos de maneira espontânea ou artificial é chamada "menopausa precoce". A importância dessa diferenciação se dá considerando as implicações clínicas e manejo específicos do quadro (Armeni *et al.*, 2016).

Essas e outras etapas da vida reprodutiva feminina são regidas pela função ovariana e sua respectiva produção hormonal. Sua classificação é fundamental do ponto de vista clínico e científico, utilizando-se para tal os critérios propostos em 2001 (Soules *et al.*, 2001) e revisados em 2011 (Harlow *et al.*, 2012) pelo *Stages of Reproductive Aging Workshop: STRAW + 10*. A ferramenta baseia-se nos estágios da vida reprodutiva feminina desde a menarca e suas subdivisões, totalizando 10 categorias descritas por uma terminologia padrão. Os critérios para diagnóstico e classificação nos estágios reprodutivos são as mudanças observadas no ciclo menstrual. Outros sintomas (características descritivas) observados e os critérios de apoio descritos (contagem de folículos antrais, dosagem de hormônio antimülleriano [AMH], inibina B e hormônio folículo-estimulante [FSH] não são utilizados como critérios principais para mulheres saudáveis. Já para aquelas portadoras de síndrome de ovários policísticos e insuficiência ovariana primária ou para aquelas submetidas a procedimentos cirúrgicos capazes de alterar o ciclo menstrual sem determinar o esgotamento total dos hormônios ovarianos (ablação endometrial, ooforectomia unilateral ou histerectomia), o diagnóstico e a classificação devem ser realizados baseando-se nos critérios de apoio e características descritivas, já que mudanças no ciclo menstrual podem ser explicadas pela patologia de base (Harlow *et al.*, 2012) (Figura 56.1).

EPIDEMIOLOGIA

A população mundial tem sofrido o impacto de um processo de envelhecimento acelerado nos últimos anos, resultando no aumento da longevidade.

No Brasil, segundo os últimos dados publicados pelo Instituto Brasileiro de Geografia e Estatística (IBGE) em 2021, a expectativa de vida ao nascer para as mulheres aumentou, chegando a 80,5 anos e determinando que aproximadamente metade da vida da mulher envolva o período peri e pós-menopáusico (IBGE, 2021). O número absoluto de mulheres de meia-idade no mundo também aumenta de maneira exponencial. No Brasil, estima-se que no ano de 2060 o percentual de mulheres acima de 50 anos será 47% da população feminina, enquanto no ano de 2010 esse percentual era 21,5% (IBGE, 2018).

Em um estudo de base populacional realizado no sudeste do Brasil com mulheres entre 45 e 60 anos, 32% encontravam-se na pré ou perimenopausa e 68% estavam na pós-menopausa (Lui Filho *et al.*, 2015).

Mais de 80% das mulheres pós-menopáusicas reportam ao menos um sintoma relacionado a esse período, sendo os vasomotores os mais comuns (Avis *et al.*, 2015).

PATOGENIA

A menopausa, apesar de poder ser influenciada pelo eixo hipotálamo-hipofisário, é um evento ovariano secundário à atresia fisiológica dos folículos primordiais; sua ocorrência pode ser natural ou artificial, após procedimentos clínicos ou cirúrgicos que levam à parada da produção hormonal ovariana (Speroff, 2002).

A produção de folículos ovarianos pelas mulheres se inicia a partir da oitava semana de vida intrauterina por meio da rápida multiplicação mitótica das células germinativas. Já o envelhecimento do sistema reprodutivo inicia-se pouco tempo depois, ativando o processo de apoptose celular após atingir o número máximo de folículos primordiais – cerca de 7 milhões –, por volta da vigésima semana de gestação. Até o nascimento, cerca

					Menarca		Última menstruação (0)				
Estágios	−5	−4	−3b	−3a	−2	−1	+1a	+1b	+1c	2
		Reprodutivo			Transição menopausal		Pós-menopausa				
Terminologia	Inicial	Pico	Final		Inicial	Final	Inicial			Final
					Perimenopausa					
Duração		Variável			Variável	1 a 3 anos	2 anos (1+1)		3 a 6 anos	Até o fim da vida
Critérios principais										
Ciclo menstrual	Variável a regular	Regular	Regular	Variações sutis no fluxo e duração	Duração variável	Amenorreia > 60 dias				
Critérios de apoio										
Endócrinos FSH			Baixo	Variável	Levemente elevado	> 25 UI/ℓ	Elevado		Estabilizado	
AMH			Baixo	Baixo	Baixo	Baixo	Baixo		Muito baixo	
Inibina B				Baixa	Baixa	Baixa	Baixa		Muito baixa	
CFA			Baixa	Baixa	Baixa	Baixa	Muito baixa		Muito baixa	
Características descritivas										
Sintomas						Sintomas vasomotores prováveis	Sintomas vasomotores muito prováveis			Sintomas urogenitais

Figura 56.1 Sistema de estagiamento do *Stages of Reproductive Aging Workshop + 10* (STRAW +10) para mulheres. AMH: hormônio antimülleriano; CFA: contagem de folículos antrais; FSH: hormônio folículo-estimulante. (Adaptada de: Harlow *et al.*, 2012.)

de 70% do *pool* folicular será perdido por meio desse processo, e, ao chegar à puberdade, fase em que os ovários se tornarão funcionalmente ativos, restarão em média 300 a 500 mil folículos (American College of Obstetricians and Gynecologists, 2014; Practice Committee of American Society for Reproductive Medicine, 2008).

Até que seu número se esgote na pós-menopausa, os folículos crescem e sofrem atresia de forma contínua. Esse processo é irrecuperável e ininterrupto, independentemente de situações como gravidez ou de períodos de anovulação. Dos milhões de folículos formados na vida intraútero, apenas 400 terão seu crescimento resultando em ovulação durante a menacme. O declínio paralelo da quantidade e qualidade dos folículos contribui para a diminuição da fertilidade. Além disso, o consumo do *pool* folicular com o passar dos anos determina alterações hormonais importantes, responsáveis pelas alterações fisiológicas características do período peri e pós-menopáusico (Speroff, 2002; American College of Obstetricians and Gynecologists, 2014).

A transição menopausal é caracterizada pela irregularidade do ciclo menstrual devido à variabilidade hormonal e à ovulação inconstante. A diminuição maciça do número de folículos ovarianos resulta na queda gradual da inibina B, que, por sua vez, desativa o *feedback* negativo sobre a hipófise, liberando a secreção de FSH na tentativa de aumentar o recrutamento folicular. O resultado dos níveis elevados de FSH é a aceleração da depleção folicular até o seu esgotamento (Burger *et al.*, 2008; Hale *et al.*, 2014).

Enquanto houver folículos suficientes, a ovulação ainda é mantida e os níveis de estradiol permanecerão dentro da normalidade. A contínua perda da reserva folicular diminui os níveis de estradiol que não são mais suficientes para estimular o pico de hormônio luteinizante (LH), encerrando, assim, os ciclos ovulatórios. Sem a ovulação propriamente dita, não há produção de corpo-lúteo e, consequentemente, de progesterona, além de os níveis de estradiol não serem suficientes para estimular o endométrio, levando à amenorreia (Burger *et al.*, 2008; Hale *et al.*, 2014).

Na pós-menopausa, na tentativa de estimular uma adequada produção de estradiol pelos ovários, a hipófise é ativada por picos de hormônio liberador de gonadotrofinas (GnRH) e secreta grandes quantidades de gonadotrofinas, levando as mulheres a um estado de hipogonadismo hipergonadotrófico. Devido à redução da resposta ovariana às gonadotrofinas, os níveis de FSH e LH são marcadamente elevados nos primeiros anos após a menopausa, decrescendo com o envelhecimento (Practice Committee of American Society for Reproductive Medicine, 2008; Burger *et al.*, 2008)

O AMH, marcador da reserva ovariana, diminui para níveis indetectáveis na pós-menopausa (Broer *et al.*, 2014; di Clemente *et al.*, 2021). Além disso, o AMH tem-se mostrado um potencial preditor do envelhecimento ovariano e de patologias ovarianas como a síndrome dos ovários policísticos e a insuficiência ovariana prematura (Broer *et al.*, 2014; di Clemente *et al.*, 2021; Moreau *et al.*, 2018; Kim *et al.*, 2017).

Com a diminuição da massa folicular, ocorre relativo aumento no estroma ovariano, porção responsável pela produção de testosterona e androstenediona. De maneira geral, a síntese dos esteroides androgênicos está diminuída, porém a produção remanescente é suficiente para manter os ovários ativos. Esses androgênios, principalmente a androstenediona, servem como substrato para a aromatização periférica (Burger *et al.*, 2008; Hale *et al.*, 2014).

A mulher pós-menopáusica não é totalmente desprovida de estrogênio, que segue sendo sintetizado em níveis muito menores. No ovário, a produção de estradiol é quase nula. Já, por meio da aromatização periférica da androstenediona no tecido adiposo, a produção da estrona é mantida e, mesmo em pequenas concentrações circulantes, passa a ser o principal estrogênio na pós-menopausa. Quanto à progesterona, não há mais produção (Practice Committee of American Society for Reproductive Medicine, 2008; Burger *et al.*, 2008; Hale *et al.*, 2014).

O diagnóstico do climatério é clínico quando se trata de mulheres na faixa etária esperada para a perda da função ovariana, nesse caso, não havendo necessidade de dosagens hormonais para confirmá-lo quando há irregularidade menstrual ou amenorreia e quadro clínico compatível (Baccaro et al., 2022). No caso de dúvidas, recomenda-se realizar duas dosagens de FSH com intervalo de 4 a 6 semanas entre elas: valores maiores do que 25 mUI/mℓ são indicativos de transição menopausal (Baccaro et al., 2022). Níveis de FSH acima de 40 mUI/mℓ e estradiol (E2) menores do que 20 pg/mℓ são característicos do período pós-menopáusico (Practice Committee of American Society for Reproductive Medicine, 2008; Sociedade Brasileira de Arritmias Cardíacas/The North American Menopause Society, 2015).

CONSEQUÊNCIAS DO HIPOESTROGENISMO

Receptores estrogênicos existem em diferentes concentrações em vários locais do organismo – como pele, ossos, vasos, coração, diversas regiões do cérebro, mama, útero, vagina, uretra e bexiga – e a redução nos níveis de estrogênio circulante gera efeitos diferentes para cada mulher. As características individuais determinam perfis diferentes de biodisponibilidade de estrogênios com repercussões próprias no metabolismo e quadro clínico-laboratorial de cada paciente, podendo resultar no comprometimento da qualidade de vida. Apenas em torno de 15% das mulheres não apresentarão sintomas no período do climatério (Figura 56.2) (Thurston e Joffe, 2011).

Alterações no ciclo menstrual

A queixa mais precoce da transição menopausal é a irregularidade menstrual, caracterizada por alteração na intensidade do fluxo, na duração e/ou frequência da menstruação (Harlow et al., 2012; Santoro et al., 2021). Essa irregularidade reflete os ciclos anovulatórios cada vez mais comuns e, por consequência, as alterações no padrão de secreção tanto do estrogênio quanto da progesterona resultam em encurtamento dos ciclos e progressão para períodos de amenorreia cada vez mais longos até a parada total da menstruação. O padrão de fluxo menstrual também pode variar, sendo comum ocorrer sangramento aumentado na fase de transição menopausal (Burger et al., 2008; Santoro et al., 2021).

Nessa fase, o desenvolvimento de patologias orgânicas como miomas e pólipos é favorecido e, nos casos de sangramento uterino intenso, é mandatória a investigação e exclusão de patologias endometriais, com atenção às hiperplasias endometriais e ao carcinoma de endométrio (Burger et al., 2008; Sociedade Brasileira de Arritmias Cardíacas/The North American Menopause Society, 2015; Green e Santoro, 2009).

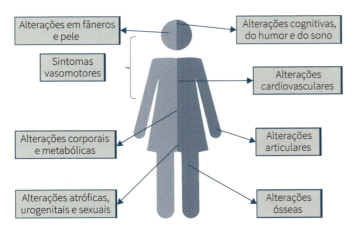

Figura 56.2 Visão geral dos sistemas afetados pelo hipoestrogenismo e seus sintomas.

Sintomas vasomotores

Compreende os episódios de fogachos e suores noturnos: o sintoma mais comum da transição menopausal e pós-menopausa inicial, sendo referido por mais de 80% dessas mulheres (Blümel et al., 2011; Santoro et al., 2021).

O fogacho se manifesta como uma súbita sensação de calor intenso que se inicia em face, pescoço, parte superior dos troncos e braços, e se generaliza; além disso, é seguida por enrubescimento da pele e subsequente sudorese profusa. Observam-se aumento do fluxo sanguíneo cutâneo, taquicardia, aumento da temperatura da pele devido à vasodilatação e, eventualmente, palpitações (Freedman, 2014; Santoro et al., 2021).

Além do impacto negativo na qualidade de vida, os sintomas vasomotores (SVM) parecem estar associados a riscos cardiovascular, ósseo e cognitivo (The North American Menopause Society, 2022).

A fisiopatologia exata do fogacho não é conhecida. Entretanto, sabe-se que a redução dos níveis séricos estrogênicos provoca alterações em neurotransmissores cerebrais causando instabilidade no centro termorregulador hipotalâmico, tornando-o mais sensível a pequenos aumentos da temperatura corporal relacionados a alterações intrínsecas e ambientais (Thurston e Joffe, 2017; Santoro et al., 2021). Outros fatores parecem estar relacionados, entre eles as alterações nas concentrações hormonais e nos sistemas serotoninérgico, noradrenérgico, opioide, adrenal e autonômico (Thurston e Joffe, 2017).

Cada episódio dura aproximadamente de 2 a 4 minutos e ocorre diversas vezes no decorrer do dia. É particularmente comum à noite, prejudicando a qualidade do sono e contribuindo para irritabilidade, cansaço durante o dia e diminuição na capacidade de concentração (The North American Menopause Society, 2022). Sabe-se que 87% das mulheres sintomáticas têm episódios diários de fogachos, e 33% delas apresentam mais de 10 episódios por dia (Freedman, 2014).

A duração média dos sintomas vasomotores a partir da transição menopausal é de 7,4 anos, e 4,5 anos desse total são vivenciados no período pós-menopáusico. O tempo varia conforme a etnia, e o melhor preditor independente para a duração dos sintomas vasomotores e tempo de sintomas pós-menopausa é o início dos fogachos em estágios precoces da transição menopausal (Avis et al., 2015). Também estão relacionados à maior duração dos sintomas: índice de massa corporal (IMC) elevado, tabagismo, grau de sensibilidade aos sintomas, ansiedade, percepção de estresse e sintomas depressivos (Avis et al., 2015; Freedman, 2014).

Alterações no sono

Distúrbios do sono, incluindo diminuição ou aumento da duração do período de sono, despertares noturnos e sono não reparador estão presentes em 40 a 60% das mulheres climatéricas, com ênfase ao período perimenopáusico, devido às flutuações hormonais (Kravitz et al., 2011; Duralde et al., 2023).

Sabe-se que os SVM têm papel bem definido na piora da qualidade do sono, já que os episódios noturnos levam a despertares comuns nesse período. No entanto, os distúrbios no sono na menopausa não são completamente explicados pelos SVM (Santoro et al., 2021). Além da percepção dos sintomas, há evidências objetivas por meio da polissonografia comprovando alterações no padrão sonográfico dessas mulheres (Kravitz et al., 2011).

A diminuição da qualidade do sono é responsável por sequelas orgânicas como aumento da prevalência de hipertensão e diabetes melito, síndrome metabólica, obesidade e aumento risco cardiovascular. Além disso, consequências psicológicas são evidentes, acarretando cansaço e prejudicando as atividades diárias. Depressão, ansiedade, oscilações de humor e distúrbios de memória também estão correlacionados (Sociedade Brasileira de Arritmias Cardíacas/The North American Menopause Society, 2015; The North American Menopause Society, 2022).

Alterações do humor

Os sintomas depressivos são relatados por 65 a 89% das mulheres que buscam atendimento no período do climatério. O mecanismo responsável pelo aumento do risco ainda é desconhecido, porém a variação dos níveis séricos de estrogênio parece estar mais associada com efeitos depressivos do que com a própria concentração hormonal absoluta (Sociedade Brasileira de Arritmias Cardíacas/The North American Menopause Society, 2015; Bromberger *et al.*, 2010), o que explica o período perimenopáusico como o de maior risco para o aparecimento de sintomas depressivos e episódios depressivos maiores (Maki *et al.*, 2018). A maior parte das mulheres que apresenta transtornos depressivos durante a transição menopausal é de mulheres com histórico de episódios ou distúrbios depressivos prévios (Maki *et al.*, 2018; The North American Menopause Society, 2022).

As mudanças evidentes desse período, como a perda da capacidade reprodutiva e o próprio envelhecimento, propiciam distúrbios psicológicos associados, que também podem contribuir para o quadro depressivo ou ansiolítico (Sociedade Brasileira de Arritmias Cardíacas/The North American Menopause Society, 2015; Jaeger *et al.*, 2018).

Alterações cognitivas

Durante a transição menopausal, há marcado aumento nas queixas referentes ao declínio das funções cognitivas, com ênfase nas queixas de diminuição da atenção e alterações da memória (Wender *et al.*, 2024).

Na perimenopausa, 44% das mulheres reportam esquecimento; curiosamente, na perimenopausa tardia e na fase pós-menopausal esse percentual cai para 41%. Na menacme, 31% das mulheres apresentam essa queixa. Também há queixas de piora na perda de memória verbal, processamento rápido das informações e demência (Maki e Henderson, 2016).

Modificações no âmbito cognitivo são mais prevalentes com o passar dos anos (Santoro *et al.*, 2021). Contudo, o envelhecimento de forma isolada não explica as alterações percebidas no período peri e pós-menopáusico de forma completa. Sabe-se que o estrogênio tem papel modulatório nos sistemas neurotransmissores, influenciando o desempenho nas tarefas de aprendizagem e memória. Sua ação no hipocampo e lobo temporal também já é conhecida (Maki e Henderson, 2016).

Apesar de o hipoestrogenismo estar intimamente relacionado a essas alterações, a fase de transição – caracterizada por oscilações nos níveis hormonais – parece ser a mais sintomática, já que, após o período de piora da *performance* cognitiva na perimenopausa, se observa o retorno da capacidade usual no período pós-menopausa (Maki e Henderson, 2016).

Parece que o efeito da deficiência estrogênica na memória e outras funções cognitivas não são permanentes nas mulheres após menopausa natural. Para aquelas que sofreram menopausa artificial, devido à queda abrupta níveis séricos dos hormônios ovarianos (incluindo androgênios), os efeitos na cognição são mais importantes e parecem responder à terapia hormonal (TH) quando iniciada no momento da ooforectomia (Baber *et al.*, 2016).

Alterações em pele, fâneros e composição corporal

Durante a transição menopausal, observa-se o aumento da gordura corporal visceral e total, enquanto a massa magra reduz, levando à diminuição do metabolismo (Duralde *et al.*, 2023; The North American Menopause Society, 2022). O período pós-menopausa está relacionado ao aumento da circunferência e da gordura abdominal e total, mesmo em mulheres magras (Baber *et al.*, 2016; Janssen *et al.*, 2008; The North American Menopause Society, 2022). O padrão de distribuição da gordura passa de ginecoide para androide, propiciando o acúmulo na região abdominal. A quantidade de gordura visceral também aumenta. A circunferência abdominal retrata a quantidade de gordura visceral e subcutânea e se correlaciona com o risco de doença cardiovascular e dislipidemia (Baber *et al.*, 2016; Duralde *et al.*, 2023; The North American Menopause Society, 2022).

A pele também sofre alterações devido à deficiência estrogênica. Os anos de menopausa se correlacionam de forma altamente significativa com o declínio do colágeno e espessura da pele, com ênfase para os primeiros 5 anos após a menopausa, resultando no aumento da flacidez e das rugas e diminuição da elasticidade da pele. Os anos de menopausa foram mais importantes do que a idade cronológica no que se refere à influência nos parâmetros da pele. A pele seca é condicionada ao envelhecimento (Sociedade Brasileira de Arritmias Cardíacas/The North American Menopause Society, 2015; The North American Menopause Society, 2022).

O cabelo passa a ser mais fino e pode aumentar o padrão de queda relacionada à transição menopausal e o *status* pós-menopáusico (Sociedade Brasileira de Arritmias Cardíacas/The North American Menopause Society, 2015).

Em relação a alterações oculares, uma das queixas mais comuns associada à menopausa é a síndrome do olho seco, caracterizada por irritação ocular, secura, pressão, sensação de corpo estranho, aspereza e queimação, assim como fotofobia; esses sintomas parecem estar relacionados tanto à redução dos níveis de estrogênio, quanto à de androgênios (Sociedade Brasileira de Arritmias Cardíacas/The North American Menopause Society, 2015).

A transição menopausal também parece atuar de forma importante no desencadeamento do declínio auditivo relacionado à idade em mulheres saudáveis (Sociedade Brasileira de Arritmias Cardíacas/The North American Menopause Society, 2015).

Alterações atróficas

A síndrome geniturinária da menopausa (SGM) compreende alterações histológicas e físicas da vulva, vagina e trato urinário baixo devido à deficiência estrogênica. É uma condição comum que acomete quase metade das mulheres na menopausa (Nappi e Palacios, 2014) e tem caráter progressivo se o tratamento adequado não for imposto, afetando a saúde, a sexualidade e a qualidade de vida das mulheres acometidas (Kaunitz e Manson, 2015; Nappi e Kokot-Kierepa, 2012; Duralde *et al.*, 2023). O quadro atrófico decorre dos baixos níveis sistêmicos do estrogênio. O envelhecimento também parece contribuir para o quadro, porém seu papel ainda não está bem claro (Sociedade Brasileira de Arritmias Cardíacas/The North American Menopause Society, 2015; Palacios, 2009).

A vulva perde tecido adiposo dos grandes lábios e a pele está mais fina e plana, com rarefação dos pelos. Os pequenos lábios perdem tecido e pigmentação; quando intensa, a atrofia pode resultar em coalescência labial. A vagina passa a ser mais curta e estreita, diminuindo suas rugosidades, principalmente na ausência de atividade sexual. O epitélio vaginal torna-se fino, e a lubrificação resultante de estímulo sexual está prejudicada em decorrência da diminuição da secreção glandular. Também se apresenta bastante friável, com sangramento ao toque e vulnerável a traumas. O pH vaginal está alcalino, reduzindo o número de lactobacilos na flora, propiciando infecções e vaginite atrófica. A uretra é hiperemiada e proeminente (Portman *et al.*, 2014; Santoro *et al.*, 2021; Sociedade Brasileira de Arritmias Cardíacas/The North American Menopause Society, 2015).

Essas alterações anatômicas resultam em sintomas genitais (ressecamento, ardência e irritação), sintomas sexuais (ausência de lubrificação, desconforto ou dor – dispareunia, piora da função sexual) e sintomas urinários (urgência miccional, disúria, infecções recorrentes do trato urinário, piora da incontinência urinária preexistente) (Portman *et al.*, 2014). Devido à deficiência estrogênica, o agravamento das distopias genitais é facilitado (Palacios, 2009).

Outra consequência importante é a disfunção sexual, reflexo dos quadros de dispareunia e ressecamento vaginal. A vascularização vaginal é reduzida e a lubrificação não é efetiva (Chedraui *et al.*, 2011). Apesar do papel fundamental na fisiopatologia, o hipoestrogenismo não é fator isolado na causa das disfunções sexuais da mulher climatérica (Chedraui *et al.*, 2011).

Efeitos psicológicos também são comuns. A maioria das pacientes com sintomas da SGM apresenta dificuldades ao reportar o tema. Ainda, grande parte das mulheres acometidas têm baixo entendimento dessa afecção e suas consequências (Nappi e Kokot-Kierepa, 2012). São importantes o questionamento e o esclarecimento por parte do médico ou profissional da saúde quanto a essas alterações para início do tratamento adequado. com vista a melhorar a qualidade de vida e impedir a progressão do quadro (Palacios, 2009).

ALTERAÇÕES ÓSSEAS E ARTICULARES

A osteoporose é uma doença sistêmica caracterizada pela diminuição da densidade óssea e alterações em sua microarquitetura, levando à fragilidade e predispondo a fraturas por baixo impacto (Radominski *et al.*, 2017; National Institutes of Health, 2001). O equilíbrio entre formação e reabsorção óssea está afetado, resultando em perda de massa óssea de forma acelerada, chegando a 1,8 a 2,3% ao ano na coluna vertebral e 1,0 a 1,4% no quadril. O hipoestrogenismo tem papel importante nesse mecanismo (National Institutes of Health, 2001; The North American Menopause Society, 2022).

Sua importância está na altíssima frequência em que ocorre e nas graves consequências relacionadas às fraturas osteoporóticas – alto custo, dor crônica, deformidades, limitações na mobilidade, consequências psicológicas e morte (Radominski *et al.*, 2017). Aos 50 anos, ao menos 1/3 das mulheres terão sofrido uma fratura. Sua prevalência e incidência aumentam de forma exponencial com a idade (Cosman *et al.*, 2014). As fraturas mais comuns nas mulheres pós-menopáusicas são do rádio distal (fratura de Colles), coluna vertebral e do fêmur proximal (Radominski *et al.*, 2017).

Existem outros fatores de risco envolvidos além do *status* menopausal: sexo feminino, idade avançada, etnia branca ou oriental, baixo IMC, história pessoal ou familiar de fratura, baixa densidade mineral óssea (DMO), uso de glicocorticoide oral, tabagismo, abuso de bebidas alcoólicas, sedentarismo e baixa ingestão de cálcio (Radominski *et al.*, 2017).

Além das alterações ósseas, as alterações articulares fazem parte das queixas comuns das mulheres de meia-idade. Cerca de 50 a 60% das mulheres nesse período referem dor ou rigidez articular, porém parece que os sintomas são relacionados ao *status* menopausal (The North American Menopause Society, 2022).

Receptores de estrogênio foram isolados nas articulações e sabe-se que sua ação nesses tecidos protege a estrutura biomecânica, porém ainda é controversa a associação da insuficiência estrogênica com a evolução das doenças que envolvem as cartilagens e as articulações (The North American Menopause Society, 2022; Wender *et al.*, 2024). Evidências sugerem que o estrogênio exerce efeitos positivos sobre o metabolismo dos ossos, dos músculos e da sinóvia, que, em conjunto, melhoram a saúde das articulações (Wender *et al.*, 2024). Estudos, incluindo o *Women's Health Initiative* (WHI), demonstraram que mulheres em uso de TH queixaram-se menos de artralgia quando comparadas àquelas em uso de placebo, porém o exato efeito do estrogênio nas alterações articulares ainda é controverso (The North American Menopause Society, 2022).

Alterações cardiovasculares e metabólicas

Doenças cardiovasculares (DCV), especialmente o infarto do miocárdio (IM), são as principais causas de morte em mulheres com mais de 50 anos no Brasil e no mundo (Wender *et al.*, 2024). O efeito protetor do estrogênio nas mulheres desaparece com a menopausa, fazendo com que, aos 55 anos, o sexo feminino passe a ter o mesmo risco cardiovascular que o sexo masculino (McSweeney *et al.*, 2016).

Os principais fatores de risco para DCV incluem a presença de aterosclerose de grandes vasos, história familiar de DCV, hipertensão arterial (HAS), tabagismo, diabetes e a chamada "síndrome metabólica (SM)" – obesidade central, resistência à insulina, hipertrigliceridemia e dislipidemia (Dehghan *et al.*, 2021; Lobo, 2008).

No período pós-menopáusico, devido ao hipoestrogenismo, o perfil hormonal das mulheres passa a ser androgênico e a prevalência da SM aumenta, o que pode explicar de forma parcial o aumento da incidência de DCV após a menopausa. Devido ao novo perfil hormonal, perde-se a atividade protetora do estrogênio para eventos endoteliais e há o desenvolvimento de componentes da SM. Observa-se aumento da adiposidade central (intra-abdominal), mudança para um perfil lipídico e lipoproteico mais aterogênico, com o aumento da concentração de colesterol total à custa da lipoproteína de baixa densidade (LDL), dos triglicerídeos (TG) e da redução de lipoproteína de alta densidade (HDL), o principal preditor para eventos isquêmicos cardíacos. Também se observa aumento da glicemia e dos níveis de insulina (Dehghan *et al.*, 2021; Lobo, 2008). A transição menopáusica por si só é fator de risco para a síndrome, independentemente de idade, hábitos de vida e composição corporal (Baber *et al.*, 2016; The North American Menopause Society, 2022; Wender *et al.*, 2024).

REFERÊNCIAS BIBLIOGRÁFICAS

AMERICAN COLLEGE OF OBSTETRICIANS AND GYNECOLOGISTS - ACOG. Committee of the American Society for Reproductive Medicine. Female age-related fertility decline. *Obstetrics & Gynecology*, v. 123, p. 719-21, 2014.

ARMENI, E. *et al.* Maintaining postreproductive health: a care pathway from the European Menopause and Andropause Society (EMAS). *Maturitas*, v. 89, p. 63-72, 2016.

AVIS, N. E. *et al.* Duration of menopausal vasomotor symptoms over the menopause transition. *JAMA Internal Medicine*, v. 175, n. 4, p. 531-539, 2015.

BABER, R. J. *et al.* 2016 IMS Recommendations on women's midlife health and menopause hormone therapy. *Climacteric*, v. 19, n. 2, p. 109-150, 2016.

BACCARO, L. F. C. *et al.* Initial evaluation in the climacteric. *Revista Brasileira de Ginecologia e Obstetrícia*, v. 44, n. 5, p. 548-556, 2022.

BLÜMEL, J. E. *et al.* A large multinational study of vasomotor symptom prevalence, duration, and impact on quality of life in middle-aged women. *Menopause*, v. 18, n. 7, p. 778-785, 2011.

BROER, S. L. *et al.* Anti-Müllerian hormone: ovarian reserve testing and its potential clinical implications. *Hum Reproduction Update*, v. 20, n. 5, p. 688-701, 2014.

BROMBERGER, J. T. *et al.* Longitudinal change in reproductive hormones and depressive symptoms across the menopausal transition: results from the Study of Women's Health Across the Nation (SWAN). *Archives of General Psychiatry*, v. 67, n. 6, p. 598-607, 2010.

BURGER, H. G. *et al.* Cycle and hormone changes during perimenopause: the key role of ovarian function. *Menopause*, v. 15, 4 Pt 1, p. 603-612, 2008.

CHEDRAUI, P. *et al.* Assessing predictors of sexual function in mid-aged sexually active women. *Maturitas*, v. 68, n. 4, p. 387-390, 2011.

COSMAN, F. *et al.* Clinician's Guide to Prevention and Treatment of Osteoporosis. *Osteoporosis International*, v. 25, n. 10, p. 2359-2381, 2014.

DEHGHAN, A. *et al.* A prospective study of the relationships between change in body composition and cardiovascular risk factors across the menopause. *Menopause*, v. 28, n. 4, p. 400-406, 2021.

DI CLEMENTE, N. *et al.* Anti-Müllerian hormone in female reproduction. *Endocrine Reviews*, v. 42, n. 6, p. 753-782, 2021.

DURALDE, E. R.; SOBEL, T. H.; MANSON, J. E. Management of perimenopausal and menopausal symptoms. *The BMJ*, v. 382, e072612, 2023.

FREEDMAN, R. R. Menopausal hot flashes: mechanisms, endocrinology, treatment. *The Journal of Steroid Biochemistry and Molecular Biology*, v. 142, p. 115-120, Jul. 2024.

GREEN, R.; SANTORO, N. Menopausal symptoms and ethnicity: the Study of Women's Health Across the Nation. *Women's Health (London, England)*, v. 5, n. 2, p. 127-133, 2009.

HALE, G. E.; ROBERTSON, D. M.; BURGER, H. G. The perimenopausal woman: endocrinology and management. *The Journal of Steroid Biochemistry and Molecular Biology*, v. 142, p. 121-131, 2014.

HARLOW, S. D. *et al.* Executive summary of the Stages of Reproductive Aging Workshop + 10: addressing the unfinished agenda of staging reproductive aging. *Menopause*, v. 19, n. 4, p. 387-395, 2012.

INSTITUTO BRASILEIRO DE GEOGRAFIA E ESTATÍSTICA – IBGE. Projeções da População do Brasil e Unidades da Federação por sexo e idade: 2010-2060, 2018. [Internet]. Disponível em: https://www.ibge.gov.br/estatisticas/sociais/populacao/9109-projecao-da-populacao.html.

INSTITUTO BRASILEIRO DE GEOGRAFIA E ESTATÍSTICA – IBGE. Tábuas completas de mortalidade 2015. Disponível em: ftp://ftp.ibge.gov.br/Tabuas_Completas_de_Mortalidade/Tabuas_Completas_de_Mortalidade_2015/tabua_de_mortalidade_analise.pdf. Acesso em: 29 dez. 2023.

INSTITUTO BRASILEIRO DE GEOGRAFIA E ESTATÍSTICA – IBGE. Tábua completa de mortalidade para o Brasil – 2021. Disponível em: https://biblioteca.ibge.gov.br/index.php/biblioteca-catalogo?view=detalhes&id=73097.

JAEGER, M. B. *et al.* Understanding the impact of negative affect and anxiety sensitivity on vasomotor symptoms. *Menopause*, 2018.

JANSSEN, I. *et al.* Menopause and the metabolic syndrome: the Study of Women's Health Across the Nation. *Archives of Internal Medicine*, v. 168, n. 14, p. 1568-1575, 2008.

KAUNITZ, A. M.; MANSON, J. E. Management of menopausal symptoms. *Obstetrics and Gynecology*, v. 126, n. 4, p. 859-876, 2015.

KIM, C. *et al.* Anti-Müllerian hormone, follicle stimulating hormone, antral follicle count, and risk of menopause within 5 years. *Maturitas*, v. 102, p. 18-25, 2017.

KRAVITZ, H. M. *et al.* Relationships between menopausal and mood symptoms and EEG sleep measures in a multi-ethnic sample of middle-aged women: the SWAN sleep study. *Sleep*, v. 34, n. 9, p. 1221-1232, 2011.

LOBO, R. A. Metabolic syndrome after menopause and the role of hormones. *Maturitas*, v. 60, n. 1, p. 10-18, 2008.

LUI FILHO, J. F. *et al.* [Factors associated with menopausal symptoms in women from a metropolitan region in Southeastern Brazil: a population-based household survey]. *Revista Brasileira de Ginecologia e Obstetrícia*, v. 37, n. 4, p. 152-158, 2015.

MAKI, P. M. *et al.* Guidelines for the evaluation and treatment of perimenopausal depression: summary and recommendations. *Menopause*, v. 25, n. 10, p. 1069-1085, 2018.

MAKI, P. M.; HENDERSON, V. W. Cognition and the menopause transition. *Menopause*, v. 23, n. 7, p. 803-805, 2016.

MCSWEENEY, J. C. *et al.* Preventing and experiencing ischemic heart disease as a woman: state of the science: a scientific statement from the American Heart Association. *Circulation*, v. 133, n. 13, p. 1302-1331, 2016.

MOREAU, J. *et al.* Mother's age at menopause but not own age at menarche has an impact on ovarian reserve. *Gynecological Endocrinology*, p. 1-2, 2018.

NAPPI, R. E.; KOKOT-KIEREPA, M. Vaginal Health: Insights, Views & Attitudes (VIVA) – results from an international survey. *Climacteric*, v. 15, n. 1, p. 36-44, 2012.

NAPPI, R. E.; PALACIOS, S. Impact of vulvovaginal atrophy on sexual health and quality of life at postmenopause. *Climacteric*, v. 17, n. 1, p. 3-9, 2014.

NATIONAL INSTITUTES OF HEALTH. NIH Consensus Development Panel on Osteoporosis Prevention, Diagnosis, and Therapy. Osteoporosis prevention, diagnosis, and therapy. *JAMA*, v. 285, n. 6, p. 785-795, 2001.

PALACIOS, S. Managing urogenital atrophy. *Maturitas*, v. 63, n. 4, p. 315-318, 2009.

POMPEI, L. M. *et al.* Profile of Brazilian climacteric women: results from the Brazilian Menopause Study. *Climacteric*, v. 25, n. 5, p. 523-529, 2002.

PORTMAN, D. J.; GASS, M. L.; VULVOVAGINAL ATROPHY TERMINOLOGY CONSENSUS CONFERENCE PANEL. Genitourinary syndrome of menopause: new terminology for vulvovaginal atrophy from the International Society for the Study of Women's Sexual Health and the North American Menopause Society. *Menopause*, v. 21, n. 10, p. 1063-1068, 2014.

PRACTICE COMMITTEE OF AMERICAN SOCIETY FOR REPRODUCTIVE MEDICINE. The menopausal transition. *Fertility and Sterility*, v. 90, 5 Suppl, p. S61-5, 2008.

RADOMINSKI, S. C. *et al.* Brazilian guidelines for the diagnosis and treatment of postmenopausal osteoporosis. *Revista Brasileira de Reumatologia*, 57 Suppl 2, p. 452-466, 2017.

SANTORO, N. *et al.* The menopause transition: signs, symptoms, and management options. *The Journal of Clinical Endocrinology and Metabolism*, v. 106, p. 1-15, 2021.

SCHOENAKER, D. A. *et al.* Socioeconomic position, lifestyle factors and age at natural menopause: a systematic review and meta-analyses of studies across six continents. *International Journal of Epidemiology*, v. 43, n. 5, p. 1542-1562, 2014.

SOCIEDADE BRASILEIRA DE ARRITMIAS CARDÍACAS/THE NORTH AMERICAN MENOPAUSE SOCIETY – SOBRAC/NAMS. *Prática clínica na menopausa*: um guia médico. 4. ed. São Paulo: Sobrac, 2015.

SOULES, M. R. *et al.* Executive summary: Stages of Reproductive Aging Workshop (STRAW) Park City, Utah, July, 2001. *Menopause*, v. 8, n. 6, p. 402-407, 2001.

SPEROFF, L. The perimenopause: definitions, demography, and physiology. *Obstetrics and Gynecology Clinics of North America*, v. 29, n. 3, p. 397-410, 2002.

THE NORTH AMERICAN MENOPAUSE SOCIETY – NAMS. The 2022 Hormone Therapy Position Statement of The North American Menopause Society Advisory Panel. The 2022 hormone therapy position statement of The North American Menopause Society. *Menopause*, v. 29, n. 7, p. 767-794, 2022.

THURSTON, R. C.; JOFFE, H. Vasomotor symptoms and menopause: findings from the Study of Women's Health across the Nation. *Obstetrics and Gynecology Clinics of North America*, v. 38, n. 3, p. 489-501, 2011.

WENDER, M. C. O. *et al.* Indicações definidas da terapêutica hormonal. *Consenso Brasileiro de Terapêutica Hormonal do Climatério 2024*. 2024.

CAPÍTULO **57**

Terapêutica Hormonal: Benefícios, Riscos e Regimes Terapêuticos

Eliana Nahas • Jorge Nahas Neto • Flávia Neves Bueloni Dias • Eneida Maria Boteon Schmitt • Priscila Ferreira Poloni

INTRODUÇÃO

A terapêutica hormonal (TH) da menopausa envolve uma gama de hormônios, diferentes vias de administração e doses, e esquemas diversos (Baber *et al.*, 2016). Apesar das inúmeras controvérsias, a TH é considerada o tratamento mais eficaz para os sintomas vasomotores decorrentes da falência ovariana, e os benefícios superam os riscos para a maioria das mulheres sintomáticas com menos de 60 anos ou dentro do período de 10 anos da pós-menopausa (De Villiers *et al.*, 2016; Faubion *et al.*, 2022). Os riscos e benefícios da TH diferem entre as mulheres durante a transição da menopausa em comparação com aquelas mais velhas (Baber *et al.*, 2016). O início da TH em mulheres com mais de 10 anos de pós-menopausa pode associar-se ao aumento no risco de doença cardiovascular (DCV). Entretanto, se iniciada na peri e pós-menopausa inicial, a TH pode diminuir o risco cardiovascular, conceito conhecido como "janela de oportunidade" (Baber *et al.*, 2016; De Villiers *et al.*, 2016; Pompei *et al.*, 2018; Faubion *et al.*, 2022). A prescrição da TH exige a existência da clara indicação e a ausência de contraindicações (Baber *et al.*, 2016; De Villiers *et al.*, 2016; Pompei *et al.*, 2018; Faubion *et al.*, 2022).

BENEFÍCIOS DA TERAPÊUTICA HORMONAL

Os principais benefícios aprovados da TH são para: (1) tratamento dos sintomas vasomotores, (2) tratamento da síndrome geniturinária da menopausa, (3) prevenção da osteoporose/fraturas osteoporóticas, e (4) tratamento do hipoestrogenismo prematuro pela insuficiência ovariana prematura (IOP) ou por outras causas (quimioterapia, radioterapia, salpingo-oforectomia bilateral). Essas são as quatro indicações consagradas (Baber *et al.*, 2016; De Villiers *et al.*, 2016; Pompei *et al.*, 2018; Faubion *et al.*, 2022). Evidências atuais sugerem outros benefícios da TH sobre função sexual, humor, sono e cognição, com possível repercussão na melhora da qualidade de vida em mulheres na pós-menopausa. Esses benefícios, embora reconhecidos, não são considerados suficientes para indicar o uso da TH na ausência das indicações consagradas (Faubion *et al.*, 2022).

Sintomas vasomotores

Os sintomas vasomotores (SVM), que incluem as ondas de calor e sudorese noturna, acometem mais de 70% das mulheres na peri e pós-menopausa, e para um terço das mulheres são muito frequentes e intensos, podendo persistir por 7 a 10 anos (Thurston, 2018). A TH é considerada o tratamento mais efetivo para as mulheres no alívio do SVM (Faubion *et al.*, 2022; Crandall *et al.*, 2023). Um estudo de revisão da Cochrane Library, com o objetivo de avaliar a eficácia da TH no tratamento dos SVM, incluiu 24 ensaios clínicos e demonstrou, com estrogenoterapia, redução de 75% na ocorrência e de 87% na intensidade dos sintomas em relação ao placebo, independentemente da associação ao progestagênio. A redução dos sintomas com uso do placebo foi de 30% em média (Maclennan *et al.*, 2001). Uma metanálise incluiu 12 ensaios clínicos para avaliar o efeito da terapia estrogênica comparada ao placebo sobre as ondas de calor. Foi demonstrada redução no número de ondas de calor com o uso de estradiol (E2) transdérmico (−22,4 fogachos por semana), de estrogênios conjugados (EC) (−19,1 fogachos por semana) e de 17β-E2 oral (−16,8 fogachos por semana) (Nelson, 2004). A terapia estrogênica oral e transdérmica tem eficácia semelhante (Crandall *et al.*, 2023).

Em geral os estudos que avaliam os efeitos da TH sobre os SVM são com doses convencionais de estrogênios, entretanto terapias com baixas doses de EC 0,45 mg, de estradiol 1 mg e 17β-E2 transdérmico 0,025 mg também são efetivas nos sintomas vasomotores. Contudo, o tempo para o alívio adequado dos sintomas é maior, podendo demorar de 6 a 8 semanas (Notelovitz *et al.*, 2000). Por outro lado, doses mais baixas estão associadas a menor ocorrência de sangramento vaginal e mastalgia (Faubion *et al.*, 2022). O estudo KEEPS (*Kronos Early Estrogen Prevention Study*) comparou a eficácia de duas formas de TH da menopausa no alívio dos SVM, insônia e irritabilidade em mulheres na menopausa inicial. Foram randomizadas mulheres dos 42 aos 58 anos na menopausa inicial (≥ 6 meses e < 36 meses da data da última menstruação) para EC oral 0,45 mg/dia (n = 230) ou E2 transdérmico 50 mcg/dia (n = 225) associados a progesterona micronizada 200 mg/dia, 12 dias/mês ou placebo (adesivo e comprimidos) (n = 275) e avaliadas durante 48 meses. Os autores observaram que mulheres na peri e pós-menopausa inicial apresentaram reduções significativas nas ondas de calor e suores noturnos com doses mais baixas que as convencionais de E2 oral ou transdérmico. A insônia apresentou redução intermitente em comparação ao placebo para ambos os regimes hormonais, sem melhora na irritabilidade (Santoro *et al.*, 2017). Atualmente, recomenda-se a menor dose eficaz para o alívio dos sintomas. O tratamento dos SVM é considerado indicação primária para TH, especialmente para mulheres sintomáticas abaixo dos 60 anos e com menos de 10 anos de menopausa, sendo unânime em todos os consensos sobre TH da menopausa (Baber *et al.*, 2016; De Villiers *et al.*, 2016; Pompei *et al.*, 2018; Faubion *et al.*, 2022).

Síndrome geniturinária da menopausa

Na menopausa, pela crescente deficiência estrogênica, as mulheres apresentam sintomas vulvovaginais que incluem ressecamento vaginal, prurido, ardor, perda da elasticidade e dispareunia (Faubion *et al.*, 2020). Esses sintomas são frequentemente associados a atrofia vulvovaginal, condição que resulta da diminuição de estrogênio nos tecidos da vulva e vagina (Phillips e Bachmann, 2021). Em consenso, a International Society for the Study of Women's Sexual Health e a North American Menopause Society sugeriram o termo síndrome geniturinária da menopausa (SGM), definido como um conjunto de sinais e sintomas associados à diminuição nas doses de estrogênio e outros esteroides sexuais, envolvendo alterações nos grandes e pequenos lábios, clitóris, introito, vagina, uretra e bexiga (Portman e Gass, 2014).

A SGM pode ser diagnosticada com base nos sintomas relatados pela paciente e no exame ginecológico (Faubion *et al.*, 2020; Phillips e Bachmann, 2021). Os sintomas referentes à SGM podem ser divididos em três categorias: os genitais, como ressecamento vulvovaginal, prurido, ardor, irritação; os sexuais, como diminuição da lubrificação, desconforto, dor/dispareunia, disfunção sexual; e os urinários, como disúria, urgência miccional, infecção do trato urinário recorrente (Phillips e Bachmann, 2021).

A SGM afeta cerca de 50% das mulheres na peri e pós-menopausa (Hirschberg *et al.*, 2021). Contudo, é possível que essa incidência seja sub-relatada e subestimada (Palacios *et al.*, 2015). O estudo VIVA (*Vaginal Health: Insights, Views and Attitudes*), multicêntrico internacional, avaliou 3250 mulheres (55 a 65 anos), por meio de questionário, relatou sintomas de ressecamento vaginal em 80% das participantes, seguido de dispareunia em 50% e desconforto/prurido em 45%. A maioria das mulheres (62%) referiu a gravidade dos sintomas como moderada ou grave. As mulheres responderam que a SGM trouxe consequências negativas para a vida sexual em 80%, e 68% das mulheres sentem-se menos sensuais, com interferência no relacionamento em 40% e piora da qualidade de vida em 25% (Nappi e Kokot-Kierepa, 2012). Na América Latina, o VIVA-LATAM, foco no Brasil, avaliou 504 mulheres brasileiras, observando sintomas de atrofia vaginal em 56%, sendo em 76% moderados ou graves. Mais de 50% das mulheres conheciam a terapia hormonal local e apenas 40% trataram. Em conclusão, mulheres brasileiras na pós-menopausa se beneficiariam com maior conscientização sobre a SGM e as opções de tratamento disponíveis (Pompei *et al.*, 2021a).

O principal objetivo do tratamento na SGM é o alívio dos sintomas geniturinários. As terapias de primeira linha para sintomas leves incluem hidratantes vaginais e lubrificantes. Para as mulheres com sintomas moderados a severos, as preparações de baixa dose de estrogênio vaginal são eficazes (Faubion *et al.*, 2020; Hirschberg *et al.*, 2021). Uma revisão da Cochrane Library que incluiu dados de 30 estudos clínicos randomizados com a participação de 6.235 mulheres demonstrou que os estrogênios tópicos vaginais são mais eficazes no alívio das manifestações atróficas vaginais em comparação ao placebo ou géis não hormonais. A melhora dos sintomas vaginais ocorreu em 3 a 12 semanas. Não houve evidência de diferença na eficácia entre as várias preparações estrogênicas intravaginais (Lethaby *et al.*, 2016). A terapêutica estrogênica administradas localmente atua diretamente nos tecidos sensíveis ao estrogênio do trato geniturinário, promovendo maturação celular, recolonização com lactobacilos com diminuição do pH vaginal para os valores da menacme, aumento do fluxo sanguíneo vaginal, melhora da espessura e da elasticidade vaginal e da resposta sexual, com repercussões positivas para a saúde vaginal e sexual (Faubion *et al.*, 2020; Lethaby *et al.*, 2016).

Receptores estrogênicos (α e β) são expressos no epitélio, no tecido conjuntivo e na musculatura lisa de vulva, vagina, uretra e trígono vesical (Phillips e Bachmann, 2021). Assim, a TH pode ter efeito benéfico sobre os sintomas de urgência urinária, bexiga hiperativa e risco de infecção urinária recorrente em mulheres com a SGM, pois apresenta efeito proliferativo no epitélio uretral e da bexiga (Faubion *et al.*, 2022). O estrogênio administrado por via vaginal promove alívio dos sintomas da SGM em mais de 90% dos casos (Lethaby *et al.*, 2016). Preparações vaginais de TE em baixas doses são eficazes e seguras para o tratamento da SGM com absorção sistêmica mínima e não há necessidade de adicionar um progestagênio para proteção endometrial ou oferecer monitoramento de rotina da espessura endometrial (Hirschberg *et al.*, 2021; Faubion *et al.*, 2022). A TH sistêmica é aprovada FDA para tratar sintomas moderados a graves da SGM, mas a via vaginal é preferível nos sintomas vaginais/vulvares exclusivos (Faubion *et al.*, 2022).

Perda de massa óssea

A TH é eficaz na prevenção da perda óssea associada à menopausa e na redução da incidência de todas as fraturas relacionadas à osteoporose, incluindo fraturas vertebrais e de quadril (Baber *et al.*, 2016; De Villiers *et al.*, 2016; Pompei *et al.*, 2018; Faubion *et al.*, 2022). O estrogênio inibe a atividade dos osteoclastos e previne a perda óssea e a degradação da microarquitetura óssea, reduzindo significativamente o risco de fratura entre 20 e 40% em todos os sítios ósseos (Mehta *et al.*, 2021). Avaliando o efeito da TH em prevenção e tratamento da osteoporose, uma metanálise incluiu 57 ensaios clínicos randomizados e controlados com placebo e demonstrou que a TH foi eficaz em manter ou melhorar a densidade mineral óssea (DMO), com acréscimo médio de 6,8% na DMO da coluna lombar e de 4,1% no colo de fêmur em 2 anos (Wells *et al.*, 2002). A prevenção da perda de DMO existe tanto para TH em doses convencionais quanto para baixas doses, por via oral e transdérmica (Baber *et al.*, 2016).

Dados do estudo *Women's Health Initiative* (WHI) demonstraram que o uso de TH combinada (EC 0,625 mg associado a acetato de medroxiprogesterona [AMP] 2,5 mg) comparada ao placebo reduziu significantemente o risco de fraturas de quadril, coluna e punho (Cauley *et al.*, 2003). Com o uso de TH combinada ou estrogênios isolados, estima-se redução de 4,9 e 5,9 fraturas/1.000 mulheres em 5 anos, respectivamente. Contudo, esse efeito protetor da TH sobre o risco de fratura reduz rapidamente após a descontinuação da TH (Manson *et al.*, 2013). Uma metanálise determinou a eficácia comparativa de várias terapias farmacológicas disponíveis na prevenção de fraturas osteoporóticas em mulheres na pós-menopausa. Foram incluídos 107 estudos, com 193.987 mulheres na pós-menopausa, média de idade de 66 anos, 55% brancas e acompanhamento médio de 28 meses. Com a TH (estrogênio isolado ou associado ao progestagênio) houve redução de 21% risco de faturas não vertebrais, 29% risco de fratura de quadril, 34% risco de fratura vertebral, quando comparado ao placebo (Barrionuevo *et al.*, 2019). De acordo com a diretriz da Endocrine Society sobre o tratamento farmacológico da osteoporose, a TH estaria indicada para prevenir fraturas em mulheres na pós-menopausa com idade inferior a 60 anos, baixo risco para DCV, com sintomas da menopausa e que desejam realizar a TH (Eastell *et al.*, 2019).

Consensos internacionais consideram que a TH pode ser indicada para prevenção da osteoporose em mulheres na pós-menopausa (Baber *et al.*, 2016; De Villiers *et al.*, 2016; Pompei *et al.*, 2018; Faubion *et al.*, 2022). Na ausência de contraindicações, mulheres com idade inferior a 60 anos ou menos de 10 anos pós-menopausa, a TH é apropriada para proteger contra a perda óssea. As decisões relativas ao uso da TH devem ser tomadas com base nos riscos e benefícios extraesqueléticos (Faubion *et al.*, 2022). Na manutenção da TH em mulheres após os 60 anos para prevenção ou tratamento da osteoporose, devem-se considerar os riscos a longo prazo quando comparada a outros tratamentos não hormonais de comprovada eficácia (Pompei *et al.*, 2018). De acordo com o *Manual Brasileiro de Osteoporose*, com base nas evidências sobre eficácia, custo e segurança, a TH pode ser considerada opção terapêutica segura, eficaz e de primeira linha para a prevenção e o tratamento da osteoporose em mulheres com idade inferior a 60 anos ou nos 10 primeiros anos de pós-menopausa (Pedro *et al.*, 2021).

Função sexual

Entre os sintomas vaginais da SGM, a diminuição da lubrificação, o desconforto, a dor e a dispareunia podem levar a disfunção sexual (Faubion *et al.*, 2020). A SGM afeta grande porcentagem de mulheres na pós-menopausa com impacto negativo sobre a qualidade de vida e a função sexual (Nappi *et al.*, 2016). O estudo CLOSER (*CLarifying Vaginal Atrophy's Impact On SEx and Relationships*), realizado no Brasil, investigou como a SGM afeta os relacionamentos entre 360 mulheres na pós-menopausa e seus parceiros. Em 70% dos casos, sintomas de atrofia vaginal fizeram com que as mulheres evitassem a intimidade sexual, resultando em sexo menos satisfatório, com impacto negativo nos sentimentos e na autoestima. Mulheres (76%) e homens (70%) relataram que o tratamento com estrogênio vaginal melhorou o relacionamento sexual, principalmente por aliviar a dispareunia (Pompei *et al.*, 2021b). A terapia estrogênica vaginal em baixas doses fornece tratamento eficaz da SGM, melhorando a disfunção sexual ao aumentar a lubrificação, o fluxo sanguíneo e a sensação nos tecidos vulvovaginais (Faubion *et al.*, 2020). A TH pode apresentar benefícios sobre a função sexual; entretanto, não há evidências de efeito significativo da terapia estrogênica no interesse sexual, na excitação e na resposta orgástica, independentemente do seu papel no tratamento dos sintomas da menopausa (Santoro *et al.*, 2016). A TH não se correlacionou com aumento da atividade sexual em análise secundária do estudo WHI sobre a atividade sexual (Gass *et al.*, 2011).

Se TH sistêmica for indicada em mulheres com diminuição da libido, as formulações transdérmicas podem ser preferidas às orais, pois estas levam ao aumento da globulina carreadora dos hormônios sexuais (SHBG) e redução na biodisponibilidade da testosterona endógena (Taylor *et al.*, 2017; Faubion *et al.*, 2022). Recente revisão da Cochrane Library avaliou o efeito da TH sobre a função sexual na pós-menopausa, incluindo 36 ensaios clínicos randomizados, com 23.299 mulheres (12.225 no grupo de intervenção e 11.074 no grupo de controle). Nenhum estudo incluiu apenas mulheres com disfunção sexual e apenas sete estudos avaliaram a função sexual como desfecho primário. A terapia estrogênica isolada melhorou pouco o escore de função sexual em mulheres com sintomas climatéricos (diferença média padronizada [SMD] 0,50, intervalo de confiança [IC] 95% 0,04 a 0,96, evidência de qualidade moderada), com nenhuma diferença no escore da função sexual em mulheres sem sintomas (SMD 0,64, IC 95% −0,12 a 1,41, evidência de qualidade moderada). Nessa revisão, na avaliação de cinco estudos sobre os efeitos da tibolona *versus* controle, a evidência foi considerada de qualidade muito baixa (SMD 1,32, IC 95% 1,18 a 1,47). Em conclusão, a TH apenas com estrogênio provavelmente melhora a função sexual em mulheres com sintomas da menopausa, especialmente nos domínios de lubrificação, dor e satisfação (Lara *et al.*, 2023). A TH não é recomendada como tratamento isolado da disfunção sexual (Faubion *et al.*, 2022).

Distúrbios do sono

Os distúrbios do sono apresentam-se como queixas das mulheres na abordagem da menopausa (Proserpio *et al.*, 2020), com impacto negativo na qualidade de vida, no humor, na produtividade e na saúde física e mental, especialmente entre aquelas em que os distúrbios do sono são graves e estão associados a prejuízos funcionais (Baker *et al.*, 2018). Queixas referentes à pior qualidade do sono são relatadas por 39 a 47% das mulheres na perimenopausa e 35 a 60% das mulheres pós-menopausa, principalmente por aquelas que apresentam SVM (Kravitz e Joffe, 2011). Apesar da alta prevalência no climatério, os distúrbios do sono são multifatoriais, sofrendo influências não apenas hormonais (Kravitz *et al.*, 2017). Os distúrbios do sono podem estar associados aos transtornos depressivos ou à apneia respiratória do sono, cuja prevalência aumenta especialmente após a menopausa. Considerando a base multifatorial em mulheres na peri e pós-menopausa, as abordagens incluem tratamentos combinados, com terapia cognitivo-comportamental para insônia e opções farmacológicas hormonais e não hormonais (Baker *et al.*, 2018). Revisão sistemática, incluindo 86 estudos de boa qualidade, avaliou a influência hormonal sobre o sono em mulheres na perimenopausa e as implicações da abordagem terapêutica nos distúrbios do sono no contexto da menopausa. O declínio de estrogênio e da progesterona na pós-menopausa contribuiu para distúrbios do sono e o tratamento com estrogênio isolado ou em combinação com progestagênio melhorou a qualidade geral do sono. Os efeitos diretos da TH no sistema nervoso central e os secundários no alívio dos SVM podem contribuir para melhorias na qualidade do sono (Haufe *et al.*, 2022). A TH deve ser considerada no tratamento dos distúrbios do sono quando os SVM estão presentes (Proserpio *et al.*, 2020).

Qualidade de vida

Qualidade de vida (QV) específica da menopausa enfatiza o incômodo e a interferência dos sintomas da menopausa (Faubion *et al.*, 2022). Em mulheres na pós-menopausa, a presença de sintomas climatéricos está fortemente associada à diminuição da qualidade de vida quando se utilizam instrumentos específicos de avaliação (Baber *et al.*, 2016). Estudos indicam que, em mulheres com sintomas da menopausa, como SVM, a TH sistêmica pode melhorar a qualidade de vida específica da menopausa (Utian e Woods, 2013; Utian e Woods, 2018). A TH pode melhorar a qualidade de vida em mulheres na peri e pós-menopausa também pela melhora obtida sobre a função sexual, e sobre as alterações do sono e humor (Hays *et al.*, 2003). Entretanto, não existem evidências de que a TH melhore a qualidade de vida em mulheres assintomáticas. Deve ser dada especial atenção às mulheres com menopausa natural ou iatrogênica em idade mais jovem, porque o ônus da menopausa prematura engloba vários aspectos biopsicossociais que influenciam a qualidade de vida e o bem-estar sexual (Baber *et al.*, 2016). Assim, os SVM, a função sexual e outras queixas relacionadas à menopausa que podem interferir na qualidade de vida, como dores articulares e musculares, mudanças de humor e distúrbios do sono, podem melhorar com o uso da TH (De Villiers *et al.*, 2016).

RISCOS DA TERAPÊUTICA HORMONAL

Os riscos da TH da menopausa diferem, dependendo de tipo, dose, duração do uso, via de administração, momento do início (janela de oportunidade) e se um progestagênio é usado (Faubion *et al.*, 2022). A TH tem sido objeto de muita controvérsia nas últimas duas décadas, devido à preocupação com os riscos cardiovasculares e cerebrovasculares e com o câncer de mama (Genazzani *et al.*, 2021). E, apesar de evidências a favor da TH em mulheres sintomáticas na menopausa, uma resposta lenta da comunidade médica pós-WHI levou "grande e desnecessário sofrimento" para as mulheres. São necessários maiores esforços para educar médicos e estudantes de medicina sobre a fisiopatologia da menopausa e o papel da TH (Palacios *et al.*, 2019). O tratamento deve ser individualizado, utilizando a melhor evidência disponível para maximizar os benefícios e minimizar os riscos, com reavaliação dos benefícios e riscos da continuação da terapia (Faubion *et al.*, 2022).

Risco cardiovascular e cerebrovascular

Em mulheres na pós-menopausa, a DCV, incluindo a doença arterial coronariana (DAC) e o acidente vascular cerebral (AVC), é a principal causa de mortalidade, responsável por 25% das mortes (Mulvagh *et al.*, 2022). A TH tem potencial para melhorar o risco cardiovascular por meio dos seus efeitos benéficos sobre a função vascular, níveis lipídicos e o metabolismo da glicose (Baber *et al.*, 2016). Dados observacionais e reanálises de estudos por idade ou tempo desde a menopausa, incluindo o WHI, sugerem que, para mulheres saudáveis dentro de 10 anos pós-menopausa e que apresentam sintomas da menopausa, os benefícios da TH superam seus riscos, com menos eventos cardiovasculares quando comparadas às mulheres mais velhas. Um estudo de revisão da Cochrane Library demonstrou que a TH empregada em mulheres com menos de 10 anos após o início da menopausa diminuiu a DAC e reduziu a mortalidade geral por todas as causas, sem impacto no risco de AVC, mas com aumento no risco de tromboembolismo venoso (TEV) (Boardman *et al.*, 2015). Uma revisão sistemática e metanálise de ensaios clínicos randomizados publicados de 2000 a 2019 demonstrou efeitos nulos da TH se iniciada menos de 10 anos após a menopausa ou em idade inferior a 60 anos sobre a mortalidade por todas as causas, AVC e TEV (Kim *et al.*, 2020). Os efeitos da TH sobre a DAC podem variar dependendo de quando é iniciada em relação à idade da mulher ou ao tempo de pós-menopausa. Para mulheres saudáveis sintomáticas com menos de 60 anos ou dentro de 10 anos após o início da menopausa, os efeitos favoráveis da TH sobre a DAC e na mortalidade por todas as causas devem ser considerados contra possíveis aumentos raros nos riscos de câncer de mama, AVC e TEV. Entretanto, a TH não é aprovada para cardioproteção primária ou secundária (Faubion *et al.*, 2022).

Embora raro em mulheres até 60 anos, o risco relacionado à TH para TEV aumenta com a idade e está associado positivamente com obesidade e trombofilias (Baber *et al.*, 2016). A incidência estimada de TEV (trombose venosa profunda e embolia pulmonar) é de um a dois casos por 1.000 mulheres ao ano (Albricker *et al.*, 2022). Os dados do estudo WHI mostraram risco aumentado de TEV com uso da TH oral com EC isolado de sete casos adicionais por 10 mil mulheres por ano e de 18 casos adicionais por 10 mil mulheres por ano de EC associado a AMP, com maior risco nos primeiros 2 anos de tratamento (Rossouw *et al.*, 2002). No estudo WHI, o risco de TEV foi elevado especialmente em mulheres com evento tromboembólico prévio (*hazard ratio* [HR] 3,9; IC 95% 2,17 a 6,55) e em mulheres com mutação de fator V de Leiden (HR 6,7; IC 95% 3,1 a 14,5). Outras mutações genéticas não afetaram o risco tromboembólico (Cushman *et al.*, 2004). Para as mulheres que iniciaram TH com idade inferior a 60 anos, o risco absoluto de TEV foi raro, mas aumentava significativamente com a idade (Cushman *et al.*, 2004). Metanálise da Cochrane Library de ensaios clínicos com mulheres que iniciaram a TH com menos de 10 anos pós-menopausa ou com idade inferior a 60 anos evidenciou aumento do risco de TEV no grupo com TH em comparação com o uso do placebo (risco relativo [RR] 1,74, IC 95% 1,1 a 2,73) (Boardman *et al.*, 2015). Doses mais baixas de TH oral poderiam conferir menor risco de TEV do que as doses mais elevadas, mas existem poucos estudos clínicos para comparação (Faubion *et al.*, 2022).

Há evidência de que a via de administração da TH e o tipo de progestagênio associado ao estrogênio sejam importantes no risco de TEV (Baber *et al.*, 2016). A progesterona micronizada pode ser menos trombogênica que outros progestagênios empregados na TH (Canonico *et al.*, 2007). O uso de estrogênio transdérmico associado à progesterona natural parece ser mais seguro em relação à TEV, especialmente em mulheres de alto risco para TEV (Canonico *et al.*, 2010; Baber *et al.*, 2016). Dados de estudos observacionais (Canonico *et al.*, 2007; Canonico *et al.*, 2010) e de revisão sistemática (Rovinski *et al.*, 2018) sugerem menos risco com TH transdérmica comparada à via oral. A terapia estrogênica transdérmica deve ser a primeira escolha em mulheres obesas e/ou tabagistas com sintomas climatéricos (Mendoza *et al.*, 2022). Não há evidência de risco aumentado de TEV com uso de baixa dose de estrogênio via vaginal empregado no tratamento da SGM (Faubion *et al.*, 2022). O risco familiar de DCV, de AVC e de TEV deve ser considerado ao se iniciar a TH. Pelo aumento do risco tromboembólico, recomendações atuais são de que TH deve ser evitada em mulheres com TEV prévio e com mutação de fator V de Leiden (Abou-Ismail *et al.*, 2020).

Câncer de mama

O risco potencial de câncer de mama deve ser incluído nas discussões sobre benefícios e riscos de TH. Diferentes tipos de estrogênio ou progestagênio, bem como diferentes formulações, momento de início, duração da terapia e características individuais da mulher podem desempenhar um papel nos efeitos da TH sobre a mama (Faubion *et al.*, 2022). Contudo, o aumento do risco de câncer de mama associado ao TH é pequeno e estimado em menos de 0,1% ao ano, ou seja, uma incidência absoluta de menos de um caso por 1.000 mulheres por ano de uso (Baber *et al.*, 2016; De Villiers *et al.*, 2016). Esse risco é semelhante ou menor que o aumento do risco associado a fatores como inatividade física, obesidade e consumo de álcool (Collaborative Group on Hormonal Factors in Breast Cancer *et al.*, 2019). No estudo WHI, as mulheres que receberam EC 0,625 mg isoladamente mostraram redução não significativa no risco de câncer de mama após 7,2 anos de uso em média, com sete casos a menos de câncer de mama invasivo a cada 10 mil pessoas ao ano, em comparação com as mulheres que receberam placebo. Esse padrão de redução no câncer de mama permaneceu evidente até um acompanhamento cumulativo médio de 13 anos (Manson *et al.*, 2013). Por outro lado, um risco absoluto de câncer de mama, considerado baixo (menor que 1 caso adicional em 1.000 pessoas-ano de uso), foi observado com EC associado a AMP em uso contínuo, no estudo WHI (Manson *et al.*, 2013).

Uma análise conjunta de dados observacionais no *Collaborative Group Study* incluiu informações sobre a duração do uso da TH em mulheres que iniciaram a TH entre os 45 e 54 anos. Em cada categoria de idade, o risco de câncer de mama aumentou com a duração do uso (Collaborative Group on Hormonal Factors in Breast Cancer *et al.*, 2019). O estudo observacional europeu E3N *cohort* sugeriu que a progesterona micronizada ou a didrogesterona utilizada em associação ao E2 oral ou percutâneo pode associar-se a melhor perfil de risco para o câncer de mama que outros progestagênios (Fournier *et al.*, 2018), contudo, ensaios randomizados são necessários para confirmar esses achados (Faubion *et al.*, 2022). Diferentes regimes de TH associam-se ao aumento da densidade mamária, que pode obscurecer a interpretação mamográfica, levando a mais mamografias ou mais biopsias mamárias e a potencial atraso no diagnóstico do câncer de mama (Petterson *et al.*, 2014). Em mulheres com histórico familiar de câncer de mama e após ooforectomia para variantes genéticas BRCA 1 ou 2, o uso de TH não aumenta o risco relativo de câncer de mama (Kotsopoulos *et al.*, 2018). O risco absoluto de câncer de mama é baixo em mulheres com variantes genéticas submetidas a ooforectomia bilateral para redução de risco em idade jovem, e o uso da TH é considerado aceitável (Faubion *et al.*, 2022). TH sistêmica geralmente não é recomendada para sobreviventes de câncer de mama, embora o uso de TH possa ser considerado em mulheres com SVM grave que não respondem a opções não hormonais, com tomada de decisão compartilhada em conjunto com oncologista/mastologista (Faubion *et al.*, 2022).

REGIMES TERAPÊUTICOS

Existe número crescente de opções de tratamento disponíveis para mulheres que escolhem a TH para controle dos sintomas da menopausa. Escolher o produto que é o melhor para cada mulher pode ser uma tarefa desafiadora (Black, 2020). TH pode ser dividida em duas categorias, a terapêutica estrogênica isolada e a terapêutica estroprogestacional (estrogênio associado a um progestagênio). A terapia estrogênica isolada é empregada em mulheres histerectomizadas. A adição do progestagênio para pacientes com útero é necessária na proteção endometrial, contrabalançando os efeitos proliferativos do estrogênio e diminuindo, dessa forma, os riscos de hiperplasia e câncer endometrial (Furness *et al.*, 2004). Assim, para toda mulher com útero que utiliza estrogenoterapia sistêmica deve-se associar um progestagênio, conhecida como "TH combinada" (Faubion *et al.*, 2022). A TH estroprogestacional pode ser do tipo sequencial, em que, associado a estrogênio contínuo, um progestagênio é administrado durante 12 a 14 dias consecutivos ao mês; ou na forma

contínua, quando o progestagênio é administrado diariamente (Faubion *et al.*, 2022). No esquema combinado sequencial, a taxa de sangramento é maior, aproximadamente 70%, mas é previsível ao final do ciclo progestacional. No esquema combinado contínuo, as chances de sangramento são menores, porém a imprevisibilidade caracteriza sua eventual ocorrência. Os regimes combinados sequenciais são indicados na transição menopausal até os primeiros anos de pós-menopausa e os combinados contínuos, na pós-menopausa (Faubion *et al.*, 2022).

Estrogênios na terapêutica hormonal

O estrogênio frequentemente empregado na TH é o 17β-E2, estruturalmente idêntico ao produzido pelos ovários, na forma de E2 micronizado ou valerato de estradiol, por via oral, e o E2 por transdérmica (adesivo), percutânea (gel) e vaginal (comprimidos). Na via oral, o estrogênio é absorvido pelo trato digestório, atingindo o fígado pelo sistema porta para, após, atingir os órgãos-alvo pela circulação sistêmica. Esse caminho é denominado "primeira passagem hepática" (Goodman, 2012; Sood *et al.*, 2014). O fígado metaboliza o estrogênio absorvido, transformando-o em estrogênios menos potentes ou inativos. Como consequência, há menor biodisponibilidade, necessitando-se de doses maiores pela via oral que pela via transdérmica ou percutânea (Goodman, 2012; Sood *et al.*, 2014).

Na via oral, os níveis hepáticos elevados de estrogênios ativam algumas vias metabólicas, resultando no aumento da SHBG, o que pode reduzir níveis séricos das frações livres do androgênio (Goodman, 2012; Sood *et al.*, 2014), assim como há aumento nos valores séricos de triglicerídeos e da lipoproteína de alta densidade (HDL) e redução da lipoproteína de baixa densidade (LDL) (Godsland, 2001; Sood *et al.*, 2014). Pode ocorrer também estimulação do sistema renina-angiotensina e de fatores de coagulação (Mueck e Seeger, 2004; Canonico *et al.*, 2008). Na via oral, o efeito do metabolismo de primeira passagem hepática do estrogênio pode, potencialmente, resultar em alterações hemostáticas pró-trombóticas, o mesmo não sendo observado em usuárias de estrogênio por via não oral (Goodman, 2012; Lowe *et al.*, 2001). Essa é a explicação para o aumento do risco de TEV nas usuárias de estrogênios por via oral e o menor risco em mulheres com estrogênio não oral (Canonico *et al.*, 2008).

Por outro lado, os estrogênios administrados por via não oral atingem diretamente a circulação sanguínea, com nível hepático inferior ao da via oral, não ocorrendo a primeira passagem hepática e suas consequências metabólicas (Goodman, 2012). Dados sugerem menor risco de TVP com a via transdérmica do que com a via oral do estrogênio. O estudo multicêntrico caso-controle ESTHER encontrou RR de TVP de 4,2 apenas para a via oral, mas não para a transdérmica (RR = 0,9) (Canonico *et al.*, 2007). No estudo de base populacional francês prospectivo *French E3N Study*, os autores verificaram uma associação de TVP com TH oral, mas não com TH transdérmica (Canonico *et al.*, 2010).

A via vaginal é a primeira opção de tratamento na SGM para efeitos locais dos estrogênios. A terapia estrogênica vaginal consiste em uma dose diária de ataque, seguida por manutenção de 2 a 3 vezes/semana até alcançar a mínima dose que mantenha a integridade vaginal. Pode ser usada durante 1 a 3 meses para alívio dos sintomas, embora eles possam reaparecer após a cessação do tratamento (Lethaby *et al.,* 2016). Preparações vaginais de TE em baixas doses são eficazes e seguras para o tratamento da SGM

Tabela 57.1 Via de administração e dose dos estrogênios empregados na terapêutica hormonal.

Tipos	Doses	Via de administração
Estradiol micronizado	1 e 2 mg/dia	Oral
Estradiol hemi-hidratado	25 e 50 μg/dia	Transdérmica (adesivo)
	0,5, 1,0 e 1,5 mg/dia	Percutânea (gel)
	10 mcg/dia	Vaginal (comprimidos)
Valerato de estradiol	1 e 2 mg/dia	Oral
Estrogênios conjugados	0,625 mg/dia	Oral
Estriol	1 mg/dia	Vaginal (creme)
Promestrieno	10 mg/dia	Vaginal (creme ou óvulos)

com absorção sistêmica mínima. Uso de progestagênio para proteção endometrial não é necessário com uso de estrogênio vaginal em baixas doses até 1 ano (Faubion *et al*., 2022). As formulações de estrogênios utilizadas e disponíveis para TH no Brasil estão apresentadas na Tabela 57.1.

Progestagênios na terapêutica hormonal

Os progestagênios empregados na TH são agentes que induzem modificações secretoras no endométrio previamente estimulado pelo estrogênio. São compostos sintéticos com atividade progestagênica obtidos a partir de modificações na molécula da própria progesterona, da testosterona ou da espirolactona (Sitruk-Ware, 2004). As características desejáveis na escolha do progestagênio são: adequada potência progestacional, segurança endometrial e que preserve os benefícios estrogênicos com mínimos efeitos colaterais (Furness *et al*., 2004; Schindler, 2014). Quando um progestagênio em doses adequadas é combinado com estrogênio sistêmico, o risco de hiperplasia e câncer de endométrio não é maior do que em mulheres não tratadas (Furness *et al*., 2004; Faubion *et al*., 2022). Para que uma TH combinada obtenha aprovação de autoridades reguladoras é obrigatório provar sua segurança endometrial durante 1 ano por meio de biopsias endometriais, em que a incidência de hiperplasia ou carcinoma não deve exceder 2% após 1 ano (Stute *et al*., 2023). Há grande variedade de progestagênios que podem ser empregados na TH, além da progesterona natural micronizada. Todos têm um efeito em comum, o efeito secretor no endométrio, selecionados por apresentarem adequada atividade após administração e biodisponibilidade. Entretanto, diferenciam-se quanto a outros efeitos que possam desempenhar em relação à tolerância e ao risco cardiovascular, tromboembólico e no câncer de mama (Sitruk-Ware, 2008). Vários progestagênios estão disponíveis na TH combinada ou isolados para combinações livres com estrogênios. Contudo, não existem diretrizes claras para a escolha do progestagênio. A tendência atual é preferir os progestagênios mais seletivos aos receptores de progesterona (Faubion *et al*., 2022). Existem provavelmente diferenças entre os progestagênios, com base na potência relativa do composto, nas diferenças de ligação aos receptores de progesterona, de androgênio e de glicocorticoide e a via de administração (Sitruk-Ware, 2008).

Os progestagênios medeiam seus efeitos intracelulares modulando a transcrição de genes-alvo em células específicas por meio da ligação não apenas ao receptor da progesterona, mas também pela afinidade variada a outros receptores esteroides,

tais como os glicocorticoides, mineralocorticoides e androgênicos (Hapgood *et al*., 2014; García-Sáenz *et al*., 2023). Assim, os progestagênios podem apresentar efeito androgênico parcial (como levonorgestrel, acetato de noretisterona) ou antiandrogênico parcial (como drospirenona), com ação glicocorticoide parcial (como AMP) ou antimineralocorticoide parcial (como drospirenona), ou serem agonistas puros do receptor para progesterona (como didrogesterona), além da progesterona micronizada (Sitruk-Ware, 2008).

A progesterona natural tem má-absorção e rápido metabolismo hepático. Essa baixa biodisponibilidade é contornada pela micronização, que permite a administração oral e vaginal, com adequada absorção (García-Sáenz *et al*., 2023). Entretanto, a administração da progesterona natural transdérmica tem absorção altamente variável e não produz adequada transformação secretora do endométrio (Rodrigues e Gompel, 2021; García-Sáenz *et al*., 2023). Várias combinações de estrogênios e progestagênios estão disponíveis para TH na menopausa e diferem em sua eficácia e perfil de segurança. Há evidências razoáveis de que o uso de estradiol em associação com progesterona micronizada ou didrogesterona pode limitar tanto o risco tromboembólico venoso associado aos estrogênios orais quanto o risco de câncer de mama associado a outros progestagênios (Rodrigues e Gompel, 2021; Trémolleres *et al*., 2022). Os progestagênios frequentemente utilizados em associação aos estrogênios na TH e as doses mínimas necessárias diárias para a efetiva proteção endometrial estão apresentados na Tabela 57.2.

O sistema intrauterino liberador de levonorgestrel (SIU-LNG) tem sido empregado como forma alternativa de proteção endometrial em regime de estrogenoterapia (Wildemeersch, 2016; Creinin *et al*., 2022). A segurança da administração local do LNG no endométrio está bem documentada ao longo de muitos anos de seguimento na contracepção, e os benefícios do SIU-LNG na TH justificam sua utilização em mulheres na pós-menopausa (Panay e Fenton, 2011). O SIU com 52 mg libera 20 μg/dia de LNG, aprovado para uso contraceptivo até 8 anos, sendo que, acima de 5 anos, mantém reservatório médio de 26,3 mg de LNG com liberação 9,8 μg/dia (Creinin *et al*., 2022). O SIU com 19 mg libera 9 μg/dia de LNG, aprovado para 5 anos na contracepção. No Brasil e na Europa o SIU com 52 mg de LNG é aprovado para tratamento do sangramento uterino

Tabela 57.2 Via de administração e dose dos progestagênios empregados na terapia hormonal da menopausa.

Tipos	Dose	Via de administração
Acetato de medroxiprogesterona (AMP)	2,5; 5,0 e 10 mg/dia	Oral
Acetato de nomegestrol (NOMAC)	2,5 e 5,0 mg/dia	Oral
Acetato de noretisterona (NETA)	0,1; 0,5 e 1,0 mg/dia	Oral
Acetato de noretisterona (NETA)	170 μg/dia	Transdérmica (adesivo)
Didrogesterona	5 e 10 mg/dia	Oral
Drospirenona	2,0 mg/dia	Oral
Levonorgestrel	0,25 mg/dia	Oral
	52 mg (libera 20 μg/dia)	Sistema intrauterino
	19 mg (libera 9 μg/dia)	
Progesterona micronizada	100; 200 e 300 mg/dia	Oral ou vaginal

anormal (SUA) e proteção endometrial durante a terapia estrogênica (Panay e Fenton, 2011) e essa indicação encontra-se na bula do produto. Recente publicação discute sobre a liberação de 20 µg/dia do SIU-LNG ser adequada para controlar o SUA e que a liberação de 5 a 10 µg/dia parece ser adequada para atenuar a resposta hiperplásica endometrial de 1 a 2 mg de E2 durante a TH. Deve-se considerar o uso do SIU-LNG com menor reservatório para proteção endometrial durante a TH, embora ainda não tenha indicação oficial para esse fim, e mais estudos são necessários (Goldstuck, 2023).

REFERÊNCIAS BIBLIOGRÁFICAS

ABOU-ISMAIL, M. Y.; SRIDHAR, D. C.; NAYAK, L. Estrogen and thrombosis: a bench to bedside review. *Thrombosis Research*, v. 192, p. 40-51, 2020.

ALBRICKER, A. C. L. *et al*. Joint Guideline on venous thromboembolism–2022. *Arquivos Brasileiros de Cardiologia*, v. 118, p. 797-857, 2022.

BABER, R. J.; PANAY, N.; FENTON, A. 2016 IMS Recommendations on women's midlife health and menopause hormone therapy. *Climacteric*, v. 19, n. 2, p. 109-150, 2016.

BAKER, F. C. *et al*. Sleep problems during the menopausal transition: prevalence, impact, and management challenges. *Nature and Science of Sleep*, p. 73-95, 2018.

BARRIONUEVO, P. *et al*. Efficacy of pharmacological therapies for the prevention of fractures in postmenopausal women: a network meta-analysis. *The Journal of Clinical Endocrinology & Metabolism*, v. 104, n. 5, p. 1623-1630, 2019.

BLACK, D. The safety of oral versus transdermal estrogen. *Menopause*, v 27, n. 11, p. 1328-1329, 2020.

BOARDMAN, H. M. P. *et al*. Hormone therapy for preventing cardiovascular disease in post-menopausal women. *Cochrane Database of Systematic Reviews*, n. 3, 2015.

CANONICO, M. *et al*. Activated protein C resistance among postmenopausal women using transdermal estrogens: importance of progestogen. *Menopause*, v. 17, n. 6, p. 1122-1127, 2010.

CANONICO, M. *et al*. Hormone replacement therapy and risk of venous tromboembolismo in postmenopausal women: systematic review and meta-analysis. *British Medical Journal*, v. 336, n. 7655, p. 1227-1231, 2008.

CANONICO, M. *et al*. Hormone therapy and venous thromboembolism among postmenopausal women: impact of the route of estrogen administration and progestogens: the ESTHER study. *Circulation*, v. 115, n. 7, p. 840-845, 2007.

CAULEY, J. A. *et al*. Effects of estrogen plus progestin on risk of fracture and bone mineral density: the Women's Health Initiative randomized trial. *Journal of the American Medical Association*, v. 290, n. 13, p. 1729-1738, 2003.

COLLABORATIVE GROUP ON HORMONAL FACTORS IN BREAST CANCER *et al*. Type and timing of menopausal hormone therapy and breast cancer risk: individual participant meta-analysis of the worldwide epidemiological evidence. *The Lancet*, v. 394, n. 10204, p. 1159-1168, 2019.

CRANDALL, C. J.; MEHTA, J. M.; MANSON, J. E. Management of menopausal symptoms: a review. *Journal of the American Medical Association*, v. 329, n. 5, p. 405-420, 2023.

CREININ, M. D. *et al*. Levonorgestrel 52 mg intrauterine system efficacy and safety through 8 years of use. *American Journal of Obstetrics and Gynecology*, v. 227, n. 6, p. 871. e1-871. e7, 2022.

CUSHMAN, M. *et al*. Estrogen plus progestin and risk of venous thrombosis. *Journal of the American Medical Association*, v. 292, n. 13, p. 1573-1580, 2004.

DE VILLIERS, T. J. *et al*. Revised global consensus statement on menopausal hormone therapy. *Maturitas*, v. 91, p. 153-155, 2016.

EASTELL, R. *et al*. Pharmacological management of osteoporosis in postmenopausal women: an Endocrine Society clinical practice guideline. *The Journal of Clinical Endocrinology & Metabolism*, v. 104, n. 5, p. 1595-1622, 2019.

FAUBION, S. S. *et al*. The 2020 genitourinary syndrome of menopause position statement of The North American Menopause Society. *Menopause*, v. 27, n. 9, p. 976-992, 2020.

FAUBION, S. S. *et al*. The 2022 hormone therapy position statement of the North American Menopause Society. *Menopause*, v. 29, n. 7, p. 767-794, 2022.

FOURNIER, A.; BERRINO, F.; CLAVEL-CHAPELON, F. Unequal risks for breast cancer associated with different hormone replacement therapies: results from the E3N cohort study. *Breast Cancer Research and Treatment*, v. 107, p. 103-111, 2008.

FURNESS, S. *et al*. Hormone therapy in postmenopausal women and risk of endometrial hyperplasia. *Cochrane Database of Systematic Reviews*, n. 3, 2004.

GARCÍA-SÁENZ, M. *et al*. Understanding progestins: From basics to clinical applicability. *Journal of Clinical Medicine*, v. 12, n. 10, p. 3388, 2023.

GASS, M. L. S. *et al*. Patterns and predictors of sexual activity among women in the Hormone Therapy trials of the Women's Health Initiative. *Menopause*, v. 18, n. 11, p. 1160-1171, 2011.

GENAZZANI, A. R. *et al*. Hormone therapy in the postmenopausal years: considering benefits and risks in clinical practice. *Human Reproduction*, v. 27, n. 6, p. 1115-1150, 2021.

GODSLAND, I. F. Effects of postmenopausal hormone replacement therapy on lipid, lipoprotein, and apolipoprotein (a) concentrations: analysis of studies published from 1974–2000. *Fertility and Sterility*, v. 75, n. 5, p. 898-915, 2001.

GOLDSTUCK, N. D. The levonorgestrel-releasing intrauterine system 52 mg as a contraceptive versus a therapeutic: essential differences and perspectives. *The European Journal of Contraception & Reproductive Health Care*, v. 28, n. 3, p. 177-183, 2023.

GOODMAN, M. P. Are all estrogens created equal? A review of oral vs. transdermal therapy. *Journal of Women's Health*, v. 21, n. 2, p. 161-169, 2012.

HAPGOOD, J. P. *et al*. Potency of progestogens used in hormonal therapy: toward understanding differential actions. *The Journal of Steroid Biochemistry and Molecular Biology*, v. 142, p. 39-47, 2014.

HAUFE, A.; BAKER, F. C.; LEENERS, B. The role of ovarian hormones in the pathophysiology of perimenopausal sleep disturbances: A systematic review. *Sleep Medicine Reviews*, v. 66, p. 101710, 2022.

HAYS, J. *et al*. Effects of estrogen plus progestin on health-related quality of life. *New England Journal of Medicine*, v. 348, n. 19, p. 1839-1854, 2003.

HIRSCHBERG, A. L. *et al*. Topical estrogens and non-hormonal preparations for postmenopausal vulvovaginal trophy: an EMAS clinical guide. *Maturitas*, v. 148, p. 55-61, 2021.

KIM, J. *et al*. A systematic review and meta-analysis of effects of menopausal hormone therapy on cardiovascular diseases. *Scientific Reports*, v. 10, n. 1, p. 20631, 2020.

KRAVITZ, H. M. *et al*. Sleep trajectories before and after the final menstrual period in the Study of Women's Health Across the Nation (SWAN). *Current Sleep Medicine Reports*, v. 3, p. 235-250, 2017.

KRAVITZ, H. M.; JOFFE, H. Sleep during the perimenopause: a SWAN story. *Obstetrics and Gynecology Clinics*, v. 38, n. 3, p. 567-586, 2011.

KOTSOPOULOS, J. *et al*. Hormone replacement therapy after oophorectomy and breast cancer risk among BRCA1 mutation carriers. *Journal of the American Medical Association Oncology*, v. 4, n. 8, p. 1059-1065, 2018.

LARA, L. A. *et al*. Hormone therapy for sexual function in perimenopausal and postmenopausal women. *Cochrane Database of Systematic Reviews*, n. 8, 2023.

LETHABY, A.; AYELEKE, R. O.; ROBERTS, H. Local oestrogen for vaginal atrophy in postmenopausal women. *Cochrane Database of Systematic Reviews*, n. 8, 2016.

LOWE, G. D. O. *et al*. Different effects of oral and transdermal hormone replacement therapies on factor IX, APC resistance, t-PA, PAI and C-reactive protein. *Thrombosis and Haemostasis*, v. 86, n. 08, p. 550-556, 2001.

MACLENNAN, A.; LESTER, S.; MOORE, V. Oral oestrogen replacement therapy versus placebo for hot flushes. *The Cochrane Database of Systematic Reviews*, n. 1, p. CD002978-CD002978, 2001.

MANSON, J. E. *et al*. Menopausal hormone therapy and health outcomes during the intervention and extended poststopping phases of the Women's Health Initiative randomized trials. *Journal of the American Medical Association*, v. 310, n. 13, p. 1353-1368, 2013.

MEHTA, J.; KLING, J. M.; MANSON, J. E. Risks, benefits, and treatment modalities of menopausal hormone therapy: current concepts. *Frontiers in Endocrinology*, v. 12, p. 564781, 2021.

MENDOZA, N. *et al*. Eligibility criteria for Menopausal Hormone Therapy (MHT): a position statement from a consortium of scientific societies for the use of MHT in women with medical conditions. MHT Eligibility Criteria Group. *Maturitas*, v. 166, p. 65-85, 2022.

MUECK, A. O.; SEEGER, H. Effect of hormone therapy on BP in normotensive and hypertensive postmenopausal women. *Maturitas*, v. 49, n. 3, p. 189-203, 2004.

MULVAGH, S. L. *et al*. The Canadian women's heart health alliance atlas on the epidemiology, diagnosis, and management of cardiovascular disease in women. Chapter 4: Sex-and gender-unique disparities: CVD across the lifespan of a woman. *Canadian Journal of Caridology Open*, v. 4, n. 2, p. 115-132, 2022.

NAPPI, R. E. *et al*. Vulvar and vaginal atrophy in four European countries: evidence from the European REVIVE Survey. *Climacteric*, v. 19, n. 2, p. 188-197, 2016.

NAPPI, R. E.; KOKOT-KIEREPA, M. Vaginal Health: Insights, Views & Attitudes (VIVA)–results from an international survey. Climacteric, v. 15, n. 1, p. 36-44, 2012.

NELSON, H. D. Commonly used types of postmenopausal estrogen for treatment of hot flashes: scientific review. *Journal of the American Medical Association*, v. 291, n. 13, p. 1610-1620, 2004.

NOTELOVITZ, M. *et al.* Initial 17β-estradiol dose for treating vasomotor symptoms. *Obstetrics & Gynecology*, v. 95, n. 5, p. 726-731, 2000.

PALACIOS, S. *et al.* Hormone therapy for first-line management of menopausal symptoms: Practical recommendations. *Women's Health*, v. 15, 2019.

PALACIOS, S. *et al.* Update on management of genitourinary syndrome of menopause: a practical guide. *Maturitas*, v. 82, n. 3, p. 308-313, 2015.

PANAY, N.; FENTON, A. Alternative regimens for endometrial protection–where are we now? *Climacteric*, v. 14, n. 6, p. 607-608, 2011.

PEDRO, A. O.; PLAPLER, P. G.; SZEJNFELD, V. L. *Manual brasileiro de osteoporose: orientações práticas para os profissionais de saúde*. São Paulo: Editora Clannad; 2021.

PETTERSSON, A. *et al.* Mammographic density phenotypes and risk of breast cancer: a meta-analysis. *Journal of the National Cancer Institute*, v. 106, n. 5, p. dju078, 2014.

PHILLIPS, N. A.; BACHMANN, G. A. The genitourinary syndrome of menopause. *Menopause*, v. 28, n. 5, p. 579-588, 2021.

POMPEI, L. M. *et al.* Impact of postmenopausal vaginal discomfort on sex and relationships in Brazil: the CLOSER survey. *Climacteric*, v. 24, n. 6, p. 593-599, 2021b.

POMPEI, L. M. *et al. Terapeutica hormonal da menopausa*. São Paulo: Leitura Médica; 2018.

POMPEI, L. M. *et al.* Vaginal health: insights, views & attitudes survey in Latin America (VIVA-LATAM): focus on Brazil. *Climacteric*, v. 24, n. 2, p. 157-163, 2021a.

PORTMAN, D. J.; GASS, M. L. S. Genitourinary syndrome of menopause: new terminology for vulvovaginal atrophy from the International Society for the Study of Women's Sexual Health and the North American Menopause Society. *The Journal of Sexual Medicine*, v. 11, n. 12, p. 2865-2872, 2014.

PROSERPIO, P. *et al.* Insomnia and menopause: a narrative review on mechanisms and treatments. *Climacteric*, v. 23, n. 6, p. 539-549, 2020.

RODRIGUES, M. A. H.; GOMPEL, A. Micronized progesterone, progestins, and menopause hormone therapy. *Women & Health*, v. 61, n. 1, p. 3-14, 2021.

ROSSOUW, J. E. *et al.* Risks and benefits of estrogen plus progestin in healthy postmenopausal women: principal results from the Women's Health Initiative randomized controlled trial. *Journal of the American Medical Association*, v. 288, n. 3, p. 321-333, 2002.

ROVINSKI, D. *et al.* Risk of venous thromboembolism events in postmenopausal women using oral versus non-oral hormone therapy: a systematic review and meta-analysis. *Thrombosis Research*, v. 168, p. 83-95, 2018.

SANTORO, N. *et al.* Longitudinal changes in menopausal symptoms comparing women randomized to low-dose oral conjugated estrogens or transdermal estradiol plus micronized progesterone versus placebo: the Kronos Early Estrogen Prevention Study. *Menopause*, v. 24, n. 3, p. 238-246, 2017.

SANTORO, N. *et al.* Role of estrogens and estrogen-like compounds in female sexual function and dysfunction. *The Journal of Sexual Medicine*, v. 13, n. 3, p. 305-316, 2016.

SCHINDLER, A. E. The "newer" progestogens and postmenopausal hormone therapy (HRT). *The Journal of Steroid Biochemistry and Molecular Biology*, v. 142, p. 48-51, 2014.

SITRUK-WARE, R. New progestogens: a review of their effects in perimenopausal and postmenopausal women. *Drugs & Aging*, v. 21, p. 865-883, 2004.

SITRUK-WARE, R. Reprint of pharmacological profile of progestins. *Maturitas*, v. 61, n. 1-2, p. 151-157, 2008.

SOOD, R. *et al.* Prescribing menopausal hormone therapy: an evidence-based approach. *International Journal of Women's Health*, p. 47-57, 2014.

STUTE, P. *et al.* Reappraising 21 years of the WHI study: Putting the findings in context for clinical practice. *Maturitas*, 2023.

TAYLOR, H. S. *et al.* Effects of oral vs transdermal estrogen therapy on sexual function in early postmenopause: ancillary study of the Kronos Early Estrogen Prevention Study (KEEPS). *Journal of the American Medical Association*, v. 177, n. 10, p. 1471-1479, 2017.

THURSTON, R. C. Vasomotor symptoms: natural history, physiology, and links with cardiovascular health. *Climacteric*, v. 21, n. 2, p. 96-100, 2018.

TRÉMOLLIERES, F. A. *et al.* Management of postmenopausal women: Collège National des Gynécologues et Obstétriciens Français (CNGOF) and Groupe d'Etude sur la Ménopause et le Vieillissement (GEMVi) Clinical Practice Guidelines. *Maturitas*, v. 163, p. 62-81, 2022.

UTIAN, W. H.; WOODS, N. F. Impact of hormone therapy on quality of life after menopause. *Menopause*, v. 20, n. 10, p. 1098-1105, 2013.

UTIAN, W. H.; WOODS, N. F. Quality of life, menopause, and hormone therapy: an update and recommendations for future research. *Menopause*, v. 25, n. 7, p. 713-720, 2018.

WELLS, G. *et al.* Meta-analyses of therapies for postmenopausal osteoporosis. V. Meta-analysis of the efficacy of hormone replacement therapy in treating and preventing osteoporosis in postmenopausal women. *Endocrine Reviews*, v. 23, n. 4, p. 529-539, 2002.

WILDEMEERSCH, D. Safety and comfort of long-term continuous combined transdermal estrogen and intrauterine levonorgestrel administration for postmenopausal hormone substitution–a review. *Gynecological Endocrinology*, v. 32, n. 8, p. 598-601, 2016.

CAPÍTULO 58
Terapêutica Hormonal e Doença Cardiovascular

César Eduardo Fernandes • Rodolfo Strufaldi • Luciano de Melo Pompei • Marcelo Steiner

INTRODUÇÃO

Entre as doenças cardiovasculares (DCVs) estão incluídas a doença cardíaca coronária (DCC), os acidentes vasculares cerebrais (AVCs) e o tromboembolismo venoso (TEV). No entanto, é importante enfatizar que as DCVs são, igualmente, problemas de saúde significativos entre as mulheres. O percentual de mulheres acometidas se torna igual ao dos homens na faixa etária compreendida entre 60 e 79 anos e se mostra superior após os 80 anos (Figura 58.1) (Roger et al., 2011).

A incidência de DCVs, especialmente entre as mulheres, está aumentando progressivamente em todo o mundo, refletindo o envelhecimento populacional. Apesar de o risco de câncer de mama ser a principal preocupação entre as mulheres, a maior causa de morte no período pós-menopausa se refere às DCVs (Writing Group Members et al., 2010).

A despeito dessa inconteste maior prevalência de DCVs na peri e na pós-menopausa, muitas mulheres que atravessam essa etapa da vida e mesmo muitos profissionais de saúde subestimam essa realidade. Dados da American Heart Association (AHA) demonstram que cerca de 60% das mulheres não têm conhecimento suficiente acerca das DCVs, embora mais de 90% delas reconheçam que atividade física regular, redução de peso, controle do estresse e hábitos alimentares mais saudáveis, com redução de sal e colesterol na dieta, são medidas importantes para a redução do risco cardiovascular (Mosca et al., 2007).

As mulheres com múltiplos fatores de risco para DCV ou portadoras de síndrome metabólica (SM), isto é, obesidade central, resistência à insulina e dislipidemia, são consideradas como de risco elevado para DCV. A transição menopáusica está associada ao aparecimento de muitos dos componentes da SM, incluindo o aumento da adiposidade central, uma mudança para um perfil lipídico e lipoproteico mais aterogênico, com aumento dos níveis plasmáticos do colesterol ligado às lipoproteínas de baixa densidade (LDL) e dos triglicerídeos (TG) e redução das lipoproteínas de alta densidade (HDL), observando ainda o aumento da glicemia e dos níveis de insulina (Carr, 2003).

Outra observação que se depreende das imagens a seguir é que a incidência das DCVs aumenta dramaticamente com o envelhecimento populacional, especialmente nas mulheres (Roger et al., 2011). Segundo o Ministério da Saúde do Brasil, por meio do Sistema de Informações sobre Mortalidade (SIM), as DCVs, especialmente o infarto do miocárdio (IM) e o AVC, são as principais causas de morte em mulheres no Brasil (Brasil, 2009) (Figuras 58.2 e 58.3).

O surgimento desses fatores de risco pode ser atribuído tanto diretamente à falência ovariana quanto indiretamente às consequências metabólicas resultantes da redistribuição de gordura central causada pela deficiência estrogênica.

Por outro lado, a terapêutica hormonal (TH) para as mulheres no período do climatério continua sendo considerada, primordialmente, para o tratamento dos sintomas vasomotores de intensidade moderada a grave. O alívio desses sintomas e os benefícios consideráveis sobre a qualidade de vida fazem com que a TH tenha essas como as suas principais indicações.

Outrossim, é importante mencionar que, sob o rótulo da denominação "TH", existe uma multiplicidade de opções terapêuticas, que envolvem diferentes hormônios, diferentes vias de administração e diferentes regimes de associações hormonais. Não se pode, portanto, falar de efeito de classe quando se considera a TH. Cada uma dessas alternativas de TH tem efeito singular e próprio, nem sempre mantido quando se altera a dose empregada, a composição de hormônios, o regime terapêutico ou a via de administração da formulação específica.

Tendo em vista a relevância e a complexidade que envolve a influência da TH sobre os riscos cardiovasculares em mulheres na etapa do climatério, parece apropriado analisar os conhecimentos

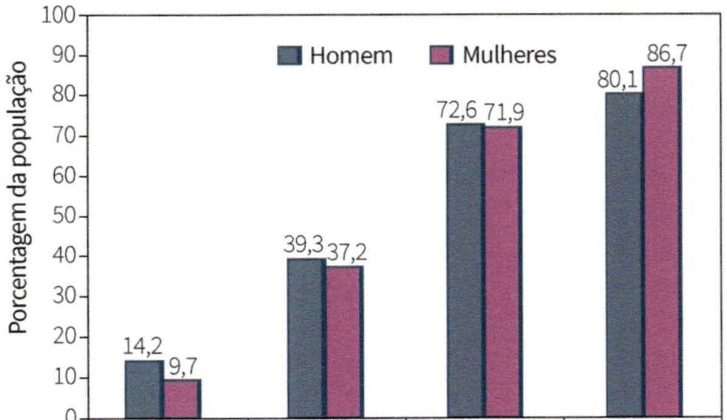

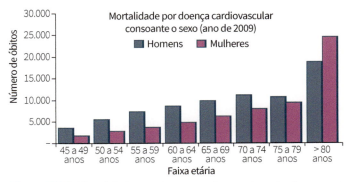

Figura 58.1 Prevalência de doença cardiovascular em adultos com 20 anos ou mais, consoante a idade e o sexo (National Health and Nutrition Examination Survey: 2005-2008). (Fonte: Roger et al., 2011.)

Figura 58.2 Mortalidade por doença cardiovascular entre homens e mulheres no Brasil no ano de 2009. (Fonte: Ministério da Saúde por meio do Sistema de Informações sobre Mortalidade catalogadas pela CID-10 e computadas – IM [CID-10: I20, I21, I22, I23, I24, I25] e AVC [CID-10: I63, I64].)

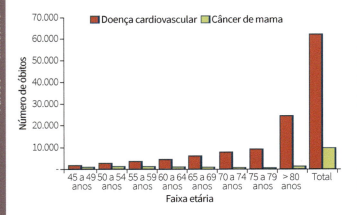

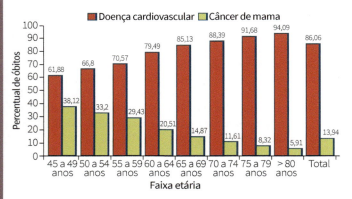

Figura 58.3 Mortalidade em números absolutos (painel superior) e em percentuais comparativos (painel inferior) por doença cardiovascular e por câncer de mama em mulheres no Brasil no ano de 2009. (Fonte: Ministério da Saúde por meio do Sistema de Informações sobre Mortalidade catalogadas pela CID-10 e computadas – IM [CID-10: I20, I21, I22, I23, I24, I25], AVC [CID-10: I63, I64] e câncer de mama [CID-10: C50].)

disponíveis a respeito, levando-se em conta, além do momento em que a TH é proposta em relação à menopausa e à idade das mulheres, o estado de saúde cardiovascular das pacientes candidatas a receber esse tratamento.

EFEITOS DA TERAPÊUTICA HORMONAL SOBRE OS MARCADORES DE RISCO CARDIOVASCULAR

São bem conhecidas as múltiplas ações que a TH exerce sobre os inúmeros marcadores intermediários de risco cardiovascular e, por conseguinte, a sua influência sobre o risco de morbidade e mortalidade por DCV.

EFEITOS DA TERAPÊUTICA HORMONAL SOBRE OS LIPÍDIOS E AS LIPOPROTEÍNAS

O *Study of Women's Health Across The Nation* (SWAN) mostrou que mulheres na peri ou na pós-menopausa inicial, comparadas com mulheres na menacme, possuem risco duas vezes maior de apresentar níveis sanguíneos de LDL superiores a 130 mg/dℓ (Derby *et al.*, 2009; Matthews *et al.*, 2009). Efeito conhecido da estrogenoterapia por via oral (VO) ou transdérmica é o bloqueio da atividade da enzima lipase hepática, que converte HDL_2 em HDL_3. Por consequência, eleva os níveis de HDL e, principalmente, a fração HDL_2 (Nabulsi *et al.*, 1993).

Igualmente, por meio de inúmeros ensaios clínicos, os estrogênios administrados VO e por via não oral têm, consistentemente, demonstrado reduzir os níveis plasmáticos de colesterol total e do LDL. O aumento dos receptores de LDL promovido pelos estrogênios fazem com que o LDL passe a ser metabolizado em maior velocidade (La Rosa, 1993; Mobasseri *et al.*, 2004). Os estrogênios VO podem agir elevando em 20 a 25% os níveis de TG e de lipoproteína de muito baixa densidade (VLDL), provavelmente por estimular a expressão do RNA mensageiro da apolipoproteína B (ApoB) hepática (Vitale *et al.*, 2009; Cignarella *et al.*, 2010). Contudo, na via transdérmica, apesar da menor potência em relação à elevação da HDL e à diminuição da LDL, o aumento do TG não ocorre, podendo até diminuir por mecanismos ainda pouco compreendidos (Wakatsuki *et al.*, 1998).

De outra parte, a adição de um componente progestogênico à TH estrogênica pode promover uma diminuição dos níveis plasmáticos da HDL, principalmente da HDL_2, e dos TG. Esses efeitos mencionados sobre os níveis plasmáticos da LDL são dependentes da natureza do progestagênio empregado, do seu grau de "androgenicidade" e da dose do hormônio administrado (Lobo, 1991).

EFEITOS DA TERAPÊUTICA HORMONAL SOBRE A PRESSÃO ARTERIAL

Os efeitos dos estrogênios sobre a parede arterial são mediados por receptores de estrogênio (RE), que promovem a regulação do tônus vascular, incluindo a vasodilatação independente do endotélio, o aumento da biodisponibilidade do óxido nítrico, a inibição do crescimento das células do músculo liso vascular e o excesso de proliferação que se segue à lesão parietal das artérias. Também é bem conhecido o efeito dos estrogênios endógenos e exógenos em estimular a síntese hepática de angiotensina, que, por sua vez, promove o aumento da aldosterona plasmática por meio da ativação do sistema renina-angiotensina-aldosterona (SRAA) (Ylikorkala, 2005; Coylewright *et al.*, 2008).

Os estrogênios têm, na maioria das mulheres, efeito predominantemente vasodilatador e, por essa razão, não interferem negativamente nos níveis pressóricos arteriais, não contribuindo para elevar o risco individual de hipertensão arterial em mulheres pós-menopáusicas submetidas à terapêutica estrogênica. As usuárias que desenvolvem hipertensão arterial possivelmente o fazem por conta da via empregada, sendo muito mais comum quando os estrogênios são administrados por via oral. Esse inconveniente não ocorre com a via transdérmica, em virtude de se evitar a primeira passagem hepática e não interferir no SRAA (Mueck e Seeger, 2004).

Por seu turno, os progestagênios, a depender de sua natureza e estrutura molecular, têm efeitos diferentes sobre o metabolismo de sódio, que podem variar desde retenção significativa até a excreção de sódio. Alguns progestagênios sintéticos 19-nor-derivados causam aumento da angiotensina hepática e da angiotensina plasmática, aumentando, dessa forma, a retenção de sódio. Já a progesterona natural concorre com a aldosterona em sua ação renal de maneira dose-dependente, promovendo efeito natriurético. A didrogesterona promove efeito similar sobre a excreção de sódio nos rins. A drospirenona, um progestagênio derivado da espironolactona, tem um poderoso efeito antimineralocorticoide com capacidade de contrabalançar o aumento da aldosterona, que pode ser induzida em pacientes sob terapêutica estrogênica e predispostas a desenvolver hipertensão arterial (Archer *et al.*, 2005; Oelkers, 2005; Sitruk-Ware, 2005).

Já a progesterona oral micronizada, a didrogesterona e a drospirenona têm efeito antimineralocorticoide e, por conseguinte, podem antagonizar o efeito de retenção de sódio promovido pelos estrogênios, especialmente em pacientes hipertensas. Os estrogênios, quando administrados por via não oral, parecem não ter os mesmos efeitos sobre o SRAA e, portanto, são os mais recomendáveis em pacientes hipertensas.

EFEITOS DA TH SOBRE O METABOLISMO DOS CARBOIDRATOS E O RISCO DE DIABETES MELITO

Grandes ensaios clínicos randomizados (ECRs) têm demonstrado que a TH reduz o diagnóstico de novos casos de diabetes melito (DM) tipo 2 (DM2), ainda que nenhuma formulação de TH deva ser indicada com essa proposta (Kanaya *et al.*, 2003; Margolis *et al.*, 2004; Bonds *et al.*, 2006).

Entre as pacientes que receberam tratamento ativo no braço combinado do estudo WHI, observou-se redução significativa de 21% (risco relativo [RR]: 0,79; intervalo de confiança [IC] 95%: 0,67 a 0,93) na incidência de DM2, o que indica 15 casos a menos por 10 mil mulheres por ano de terapia (Margolis *et al.*, 2004). Uma redução semelhante do risco significante foi também observada no *Heart and Estrogen/Progestin Replacement Study* (RR: 0,65; IC 95%: 0,48 a 0,89) (Kanaya *et al.*, 2003).

No braço do estudo WHI, em que as pacientes receberam terapêutica estrogênica isolada, houve redução de 12% (RR: 0,88, IC 95%: 0,77 a 1,01) na incidência de novos casos de DM2 ou redução de 14 casos por 10 mil mulheres por ano de tratamento (Bonds *et al.*, 2006).

Os motivos considerados para os possíveis benefícios da TH sobre o metabolismo dos carboidratos incluem a redução da obesidade abdominal, da resistência à insulina, das alterações sobre lipídios e lipoproteínas, das moléculas pró-inflamatórias de adesão e dos fatores pró-coagulantes em mulheres pós-menopáusicas (Salpeter *et al.*, 2006). Todas essas ações podem ser relevantes a longo prazo para reduzir o risco de DCV em mulheres nessa etapa da vida.

EFEITOS DA TERAPÊUTICA HORMONAL SOBRE A SÍNDROME METABÓLICA

Cerca de 20 a 25% das mulheres têm síndrome metabólica (SM) no período climatérico. São portadoras concomitantemente de hipertensão arterial, obesidade, dislipidemia e resistência à insulina, o que as coloca em risco aumentado de desenvolver DM2 e DCV (Ford *et al.*, 2002). O emprego da TH nessas pacientes para alívio dos sintomas deve ser contraposto aos seus efeitos sobre a diversidade de complicações inerentes à SM.

Em estudo comparando usuárias de estradiol oral, transdérmico e placebo, os autores puderam observar que, no grupo com estradiol oral, a antitrombina III diminuiu de 104 para 96% (p < 0,01), a relação metaloproteinase-9/inibidor tecidual de metaloproteinase-1 (MMP-9:TIMP-1) aumentou (p < 0,02) e a E-selectina diminuiu de 60 ± 4,4 para 55 ± 4,6 ng/mℓ (p < 0,05). Os autores do estudo concluíram que a via oral é menos benéfica e sugerem ser preferível empregar a via transdérmica para a administração de estradiol em pacientes portadoras de SM (Chu *et al.*, 2008).

As mulheres na pós-menopausa tendem a ganhar peso a partir do primeiro ano da menopausa. A TH pode atenuar a redistribuição generalizada de gordura corporal observada no período pós-menopáusico. Um estudo comparou mulheres sob TH por 36 meses com usuárias de placebo por igual período. Mostrou que as usuárias de hormônios não apresentaram aumento significativo do peso corporal, da gordura corporal total e da gordura no tronco e dos braços, enquanto o grupo placebo experimentou aumento significativo em todos esses parâmetros (Gambacciani *et al.*, 2001).

De qualquer modo, as evidências disponíveis sugerem que mulheres pós-menopáusicas que recebem TH, especialmente por via transdérmica, podem estar mais protegidas contra as mudanças na distribuição da gordura corporal associada à SM e suas sequelas, quando comparadas às que não recebem essa modalidade de tratamento (Di Carlo *et al.*, 2004).

Nesse sentido, alguns estudos demonstram, em usuárias de TH, uma atenuação da obesidade visceral e da perda de massa muscular relacionada à menopausa (Sites *et al.*, 2001; Sørensen *et al.*, 2001; Arabi *et al.*, 2003). Em outro estudo envolvendo mulheres com sobrepeso, as usuárias de TH mostraram massa de gordura visceral menor (p = 0,05) que as não usuárias (Sites *et al.*, 2001). Ainda que não sejam estudos com grandes casuísticas, os seus resultados não podem ser ignorados.

EFEITOS DA TERAPÊUTICA HORMONAL SOBRE O RISCO DE TROMBOEMBOLISMO VENOSO

O risco de tromboembolismo venoso (TEV) é aumentado entre as usuárias de TH, particularmente entre as usuárias de estrogênios VO (Canonico *et al.*, 2007; Cushman *et al.*, 2004). Esse efeito pode ser decorrente dos efeitos dos estrogênios VO, que, por meio da primeira passagem hepática, exercem ação direta sobre os mecanismos de coagulação sanguínea e de fibrinólise, sendo corresponsáveis por esse aumento do risco tromboembólico.

O uso de estrogênios (17β-estradiol) por via transdérmica não parece acrescentar risco de TEV entre usuárias de TH (Lobo, 2009). Um estudo caso-controle encontrou aumento de risco para episódios tromboembólicos em usuárias de TH VO (*odds ratio* [OR]: 4,2; IC 95%: 1,5 a 11,6), mas não entre usuárias de estrogênios por via transdérmica (OR: 0,9; IC 95%: 0,4 a 2,1) (Figura 58.4) (Scarabin *et al.*, 2003).

EFEITOS DA TERAPÊUTICA HORMONAL SOBRE O RISCO CARDIOVASCULAR EM PACIENTES SAUDÁVEIS

O conhecimento sobre as inúmeras influências que a TH exerce sobre os diversos marcadores intermediários de risco cardiovascular e, por conseguinte, sua influência sobre o risco de morbidade

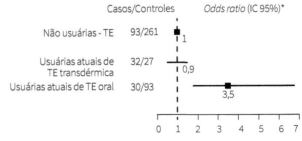

*Ajustado para IMC, história familiar de TEV e veias vericosas.

Figura 58.4 Estudo ESTHER – Risco de TEV consoante a via de administração de estrogênios. (Fonte: Scarabin *et al.*, 2003.)

e mortalidade por DCV, proporcionou, ao longo de décadas, confiança e convicção aos médicos de promoção de benefício na proteção cardiovascular por meio da prescrição de TH para quase totalidade das pacientes pós-menopáusicas. Em 2002, essa convicção, infelizmente, se viu muito abalada com a divulgação dos resultados da primeira publicação do estudo WHI, que mostrava aumento das DCV em usuárias de TH com a formulação que empregava estrogênios equinos conjugados (EEC) em associação com acetato de medroxiprogesterona (AMP) (Rossouw et al., 2002).

No entanto, estudo igualmente importante e que antecedeu o WHI, como o *Nurses' Health Study*, apresentou resultados diametralmente opostos (Grodstein et al., 2006). Segundo esse estudo, mulheres que iniciaram TH durante a menopausa ou próximo dela tiveram proteção significativa contra a doença cardíaca coronária (*hazard ratio* [HR]: 0,66; IC 95%: 0,54 a 0,80 para estrogênios isolados; HR: 0,72; IC 95%: 0,56 a 0,92 para terapêutica estroprogestativa). Em contrapartida, mulheres que iniciaram TH com tempo de menopausa superior a 10 anos não obtiveram essa proteção (HR: 0,87; IC 95%: 0,69 a 1,10 para estrogênios isolados; HR: 0,90; IC 95%: 0,62 a 1,29 para terapêutica estroprogestativa). Isso levou os pesquisadores a imaginar na hipótese de haver um momento mais adequado para o início da TH, denominado "janela de oportunidade" (Grodstein et al., 2006).

Os anos seguintes à publicação do WHI foram acompanhados de diversos subestudos de reanálise secundária ao WHI, com estratificação das pacientes por tempo de menopausa. Os autores puderam concluir que as mulheres que iniciaram TH com menor tempo de menopausa apresentaram tendência de redução do risco de doença arterial coronariana (DAC) em comparação com o aumento de risco observado entre as mulheres com maior tempo de menopausa, ainda que significância estatística não tenha sido observada nesta tendência (Rossouw et al., 2007) (Tabela 58.1).

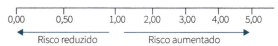

Figura 58.5 Comparação do escore de cálcio arterial coronariano entre usuárias da terapêutica estrogênica e usuárias de placebo no grupo de mulheres histerectomizadas do estudo WHI após o término do estudo, com tempo médio de intervenção de 7,4 anos e de randomização de 8,7 anos (um escore Agatston > 100 para análise do cálcio arterial coronariano define a existência de placas ateroscleróticas clinicamente significantes). (Adaptada de: Manson et al., 2007.)

Outro estudo com 1.064 mulheres histerectomizadas do estudo WHI com idade entre 50 e 59 anos no momento da randomização, que se utilizaram de EEC isolados *versus* placebo, foram reconvocadas para realizar exame de tomografia computadorizada do coração. O exame foi realizado após uma média de 7,4 anos do início do estudo e de 1,3 ano após seu encerramento da randomização com 8,7 anos. Sem o conhecimento exato do estado de randomização dessas mulheres, aferiu-se o escore de cálcio coronariano (Agatston) em um único centro. Nesse grupo de mulheres, o escore de cálcio coronariano, que guarda correlação com o estado das placas ateroscleróticas, foi menor entre as usuárias da terapêutica estrogênica em comparação às usuárias de placebo (Figura 58.5) (Manson et al., 2007).

Outros estudos publicados após o WHI sugeriram que a TH reduz a incidência de DAC em mulheres nos primeiros anos da pós-menopausa. Entre estes, o *Danish Osteoporosis Prevention Study* (DOPS) obteve as mesmas conclusões a respeito da proteção cardiovascular exercida pela TH em mulheres com pouco tempo de pós-menopausa. Tratou-se de um ensaio clínico aberto, controlado e randomizado que avaliou mulheres logo no início do período pós-menopáusico que receberam doses convencionais de estradiol e noretisterona por 10 anos e que foram acompanhadas por período de 16 anos. Após um período de 10 anos, o grupo de 502 mulheres que receberam TH tiveram risco significativamente reduzido de mortalidade, de insuficiência cardíaca ou IM, sem qualquer aumento no risco de câncer, TEV ou AVC, quando comparado com o grupo controle de 504 mulheres que não receberam qualquer tratamento hormonal (Figura 58.6) (Schierbeck et al., 2012).

Dois outros ensaios clínicos randomizados avaliaram os efeitos da TH sobre marcadores intermediários de DCV em mulheres nos primeiros anos pós-menopausa. Os ensaios incluíram a medida da espessura do complexo íntima média da artéria (CIMT) e o escore do cálcio coronário (Harman et al., 2014; Hodis et al., 2016). O *Kronos Early Estrogen Prevention Study* (KEEPS), mais recentemente concluído, avaliou mulheres saudáveis nos primeiros anos de pós-menopausa entre 42 e 58 anos, com tempo de menopausa entre 6 e 36 meses, sem eventos prévios de DCV, com escore de cálcio na artéria coronária (CAC) menor que 50 unidades de Agatston e que não haviam sido tratadas com TH ou com qualquer fármaco hipolipemiante nos últimos 90 dias. Tais pacientes foram aleatorizadas para receber estrogênios equinos conjugados orais (EEC) 0,45 mg/dia, ou 17β-estradiol (t-E2) transdérmico, 50 µg/dia ou placebo por 48 meses. Os grupos tratados com estrogênios receberam

Tabela 58.1 Risco de doença cardíaca coronariana (DCC) e acidente vascular cerebral (AVC) consoante a idade e o tempo de menopausa quando do início da terapêutica de reposição hormonal em pacientes do estudo WHI (morte por DCC definida como infarto do miocárdio não fatal ou infarto do miocárdio silencioso).

Faixa etária (em anos) e percentual de participantes				
0%	10%	20%	45%	25%
< 50	50 a 54	55 a 59	60 a 69	70 a 79
Tempo de pós-menopausa				
Consequência	< 10 anos	10 a 19 anos	≥ 20 anos	Tendência P
DCC	0,76 (050 a 1,16)	1,10 (0,84 a 1,45)	1,28 (1,03 a 1,58)	0,02
AVC	1,77 (1,05 a 2,98)	1,23 (0,92 a 1,66)	1,26 (0,98 a 1,62)	0,36
Mortalidade total	0,76 (0,53 a 1,09)	0,98 (0,78 a 1,24)	1,14 (0,96 a 1,36)	0,51

Adaptada de: Rossouw et al., 2007.

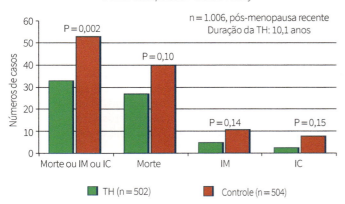

Figura 58.6 Comparação da incidência de infarto do miocárdio (IM), admissão hospitalar por insuficiência cardíaca (IC) e mortalidade em uma coorte de pacientes pós-menopáusicas que receberam TH (no início do período pós-menopáusico) ou não. (Fonte: Schierbeck et al., 2012.)

200 mg de progesterona oral ciclicamente durante 12 dias a cada mês. O desfecho primário avaliado foi a mudança anual no CIMT. Os desfechos secundários incluíram mudanças nos marcadores do risco de DCV. Ao final, notou-se não haver diferenças entre as usuárias de EEC 0,45 mg, de 0,05 mg de t-E2 e de placebo (Harman et al., 2014). Por sua vez, outro estudo na mesma direção, mas sendo o único que testou diretamente a hipótese de tempo, denominado *Early versus Late Intervention Trial with Estradiol* (ELITE), analisou como desfecho primário a taxa de mudança no CIMT medido a cada 6 meses (Hodis et al., 2016). Foram incluídas 643 mulheres pós-menopáusicas saudáveis, estratificadas de acordo com o tempo de menopausa (< 6 anos [pós-menopausa inicial] ou ≥ 10 anos [pós-menopausa tardia]). As mulheres não histerectomizadas foram designadas aleatoriamente a receber 17β-estradiol oral (1 mg/dia, associado a 45 mg de progesterona em gel vaginal administrada sequencialmente na forma de 1 vez/dia durante 10 dias de cada ciclo de 30 dias) ou placebo (mais gel placebo vaginal sequencial para mulheres com útero). Após uma mediana de 5 anos, o efeito do estradiol, com ou sem progesterona, na progressão do CIMT diferiu entre os estratos precoce e tardio de pós-menopausa (p = 0,007). Entre as mulheres que tinham menos de 6 anos de pós-menopausa no momento da randomização, a média do CIMT aumentou 0,0078 mm por ano no grupo placebo *versus* 0,0044 mm por ano no grupo estradiol (p = 0,008). Entre as mulheres que estavam dez ou mais anos após a menopausa no momento da randomização, as taxas de progressão no CIMT nos grupos placebo e estradiol foram semelhantes (0,0088 e 0,0100 mm por ano, respectivamente; p = 0,29). As medidas de cálcio coronariano total, da estenose total e da placa não diferiram significativamente entre o grupo placebo e os grupos estradiol em ambos os estratos de tempo de pós-menopausa (Hodis et al., 2016).

Outro grande estudo de coorte, o *Women's Health Initiative Observational Study* (WHI-OS) (Shufelt et al., 2014), prospectivo e multicêntrico, realizado em 40 centros dos EUA, objetivou avaliar os riscos da TH sobre as DCVs e mortalidade. Envolveu 93.676 mulheres pós-menopáusicas, entre 50 e 79 anos, com ou sem útero intacto, e as seguiu durante 3 anos. O acompanhamento se deu por meio de questionários anuais autoadministráveis enviados por correio que incluíam avaliações detalhadas acerca do uso de TH e informações sobre fatores de risco de doenças, hábitos de vida e de eventos clínicos incidentes. Trata-se, portanto, de um estudo da vida real, da realidade prescritiva, que inclui usuárias verdadeiras de TH e analisa pacientes com distintas características, incluindo as pacientes com fatores de risco para doenças em geral e para DCVs em particular (Shufelt et al., 2014).

Os eventos cardiovasculares foram confirmados pela revisão de prontuários. As DCCs maiores foram definidas como IM não fatal ou morte em decorrência da DCC. Os AVCs foram definidos como um início rápido de um déficit neurológico com duração superior a 24 horas, confirmado por estudos de imagem. O total de DCV incluiu DCV maior, AVC e morte por DCV. O TEV não foi incluído pela ausência de confirmação diagnóstica desse desfecho clínico. As doses de TH foram catalogadas como se segue: baixa dose, quando EEC for menor que 0,625 mg/dia; dose convencional, 0,625 mg/dia; altas doses, acima de 0,625 mg/dia. As formulações estrogênicas incluíram o estradiol e os EECs orais. Os regimes terapêuticos combinados foram representados pelas associações de estrogênios e progestagênios orais (E + P). Na categoria de via transdérmica de administração estrogênica, foram incluídas formulações com diferentes doses de estrogênios, bem como a utilização de progesterona ou progestagênios VO em mulheres com útero intacto.

Em comparações diretas, as várias doses e regimes de TH mostraram taxas similares de eventos cardiovasculares e de todas as causas de mortalidade. No entanto, o estradiol oral pode estar associado com menor risco de AVC, enquanto o estradiol transdérmico pode estar associado com menor risco de DCC, em comparação com a dose convencional de EEC. Os autores advertem, no entanto, que são necessárias pesquisas adicionais para confirmar essas hipóteses de benefícios da TH em pacientes da vida real (Shufelt et al., 2014).

RACIONAL DA IDADE E TEMPO DE INÍCIO NA TERAPÊUTICA HORMONAL

A discrepância nos resultados de estudos observacionais e nos estudos controlados e randomizados pode estar relacionada ao tempo de início da TH. O início da aterosclerose pode ser retardado pelo estrogênio, enquanto as lesões ateroscleróticas mais avançadas podem ser influenciadas pela TH, se tornar mais instáveis e agravar o quadro (Christian et al., 2006). Em função de a aterosclerose depender da idade, o atraso de alguns anos no início da administração da TH pode influenciar no resultado. É conhecido que a administração de estradiol interfere positivamente na vasodilatação de uma maneira mais evidente em mulheres que estejam dentro de 5 anos do intervalo da última menstruação do que aquelas com mais de 5 anos após a menopausa (Pollard et al., 2003). Isto reforça o papel exercido pelo estrogênio no endotélio saudável de mulheres mais jovens. O fator do tempo desde a menopausa é mais importante na aterosclerose subclínica que o tipo de menopausa, se natural ou cirúrgica. Mulheres de 35 anos apresentam apenas mínimas placas ateroscleróticas nas artérias coronárias, lesões que se tornam evidentes em mulheres ao redor da perimenopausa e mostram aumento acentuado após os 50 anos, período este de pós-menopausa, com agravamento das placas e das complicações ainda maior após os 65 anos (Clarkson, 2018). A menopausa é também associada à disfunção endotelial, com diminuição do relaxamento dependente do endotélio e da dilatação mediada por fluxo e por espessamento significativo da íntima que ocorre geralmente de 5 a 8 anos após a menopausa (Clarkson, 2018). Além disso, em comparação com o período reprodutivo, a pós-menopausa é acompanhada de maiores níveis de fatores de risco cardiovascular primários, como colesterol total, LDL-colesterol e ApoB. A progressão da doença vascular também pode depender na menopausa e estado de aterosclerose subclínica. Em mulheres que realizaram oooforectomia bilateral, o espessamento da íntima aumenta com os anos decorridos do hipoestrogenismo e atinge significância 15 anos após a menopausa (Simoncini et al., 2006). Apoiando o papel vascular do estrogênio no endotélio, observa-se que a TH reduz a progressão do espessamento da camada íntima da carótida em mulheres menopausadas (Raines et al., 2000).

Dados do National Health Service (NHS) do Reino Unido sugerem que o momento em que a TH é iniciada influencia beneficamente o sistema cardiovascular. As mulheres que participaram do NHS observacional tinham 30 a 55 anos e aproximadamente 80% das participantes iniciaram a TH dentro de 2 anos da menopausa (Hulley et al., 1998). Resultados contrários foram observados quando a TH foi iniciada após 10 anos de menopausa. No estudo HERS, o tempo de menopausa até a randomização foi de 23 anos em comparação com 13 anos no grupo que recebeu estrogenioterapia no Prevention of Atherosclerosis Trial (EPAT) (Grodstein et al., 2000). De modo semelhante, as participantes do WHI eram mais velhas (50 a 79 anos), com apenas 10% das participantes entre 50 e 54 anos e 20% entre 54 e 59 anos. Mesmo participantes saudáveis mais jovens (com idade entre 50 e 59 anos) no WHI apresentavam-se com tempo de menopausa aproximadamente 6 anos antes da admissão no estudo, fato este que pode ter influenciado de maneira significativa na redução dos benefícios vasculares da TH (Clarkson, 2018).

A hipótese de janela de oportunidade para TH foi também avaliada em estudo que utilizou o registro nacional de mortes (Finnish Nationwide Death Registry) entre os anos 1994 e 2009, compreendendo 489.109 mulheres em pós-menopausa com diferentes anos de exposição de TH. O desfecho de morte foi avaliado entre as usuárias de TH de acordo com a idade de início da TH. A taxa de mortalidade foi menor nas mulheres com idade inferior a 60 anos que fizeram uso de estradiol isolado ou em regime combinado com progestágenos, quando comparadas com aquelas que iniciaram em idades mais avançadas. A TH demonstrou redução quase linear em relação à duração da exposição da TH (Mikkola et al., 2015).

Metanálises de dados de ensaios clínicos estratificados por qualquer idade ou tempo desde a menopausa mostram que a TH pode diminuir a DCV e a mortalidade por todas as causas em 30 a 48% quando iniciada em mulheres < 60 anos e/ou < 10 anos desde a menopausa (Salpeter et al., 2006; Boardman et al., 2015; Langer et al., 2021). Uma metanálise bayesiana de TH que estudou a mortalidade por todas as causas em mulheres mais jovens na pós-menopausa, com média etária de 55 anos, mostrou uma redução semelhante de 22 a 27% na mortalidade por todas as causas em ensaios clínicos randomizados e estudos observacionais (Salpeter et al., 2009). Uma revisão sistemática da Cochrane demonstrou que mulheres que iniciaram TH com < 60 anos e/ou < 10 anos desde a menopausa apresentaram o risco de doença coronariana reduzido em cerca de 50% (0,52; IC 95% 0,29 a 0,96) e mortalidade por todas as causas em 30% (RR 0,70; IC 95% 0,52 a 0,95) (Boardman et al., 2015). Em contrapartida, mulheres que iniciaram a TH com > 60 anos e/ou > 10 anos desde a menopausa, não se observou redução de risco tanto na doença coronariana como na mortalidade geral por todas as causas. Houve aumento significativo dos casos de TEV, mas sem evidência de excesso de risco de AVC com o uso de TH nessas mulheres.

Assim sendo, há plausabilidade biológica de que exista um momento adequado para a introdução da TH com relação ao início da menopausa, podendo ter benefícios potenciais na prevenção ou retardando a progressão da aterosclerose e da DCV. Na época da menopausa, as mulheres ainda possuem artérias relativamente saudáveis, oportunizando o conceito de "janela" para TH e produzindo benefício cardiovascular.

RACIONAL DE DOSE E TEMPO NA TERAPÊUTICA HORMONAL

Os efeitos adversos da TH observados em estudos controlados randomizados podem estar relacionados à dose relativamente alta de estrogênios utilizados. Os estrogênios são compostos altamente lipofílicos e seus níveis circulantes podem não refletir seu real nível no tecido vascular. O estrogênio exerce papel de regular a deposição adiposa, sendo que a deficiência de estrogênio pode determinar a diferenciação e o metabolismo de adipócitos, resultando em aumento do tecido adiposo e da gordura visceral na pós-menopausa. No tecido adiposo, ocorre a ação da enzima aromatase P450, que converte a androstenediona em estrona (E1), o principal estrogênio circulante na pós-menopausa (Wenger et al., 1997).

Os estrogênios também estão amplamente ligados às proteínas plasmáticas, particularmente à globulina, determinando que tanto a farmacocinética do estrogênio quanto o seu volume de distribuição possam ser alterados na pós-menopausa, especialmente nas mulheres portadoras de doença hepática ou renal. Assim, uma dose de estrogênio, que pode parecer adequada no período reprodutivo, pode representar níveis plasmáticos suprafisiológicos na pós-menopausa e levar a efeitos colaterais relacionados aos estrogênios (Wenger et al., 1997). Essas observações sugerem que os benefícios da TH podem ser mantidos com uma dose menor do que a convencional utilizada usada anteriormente, podendo resultar em benefícios equivalentes.

O efeito do estrogênio sobre os lipídios e lipoproteínas também pode depender da dose utilizada. O estudo Women's HOPE, que utilizou dose baixa de 0,45 mg de EEC associado a 1,5 mg de AMP, além de observar benefícios em distintos desfechos relacionados à menopausa, observou redução de LDL-colesterol e aumento de HDL-colesterol com doses mais baixas de EEC, adicionados a redução na atividade da proteína S e discreto aumento nos níveis de TG (Ayres et al., 1998; Sumino et al., 2003). Outro estudo comparando baixa dose de EEC 0,3 mg/AMP 2,5 mg e a dose padrão de EEC 0,625 mg/AMP 2,5 mg mostrou aumento semelhante no fluxo sanguíneo máximo do antebraço e diminuição do LDL-colesterol sérico em ambos os grupos (Orshal e Khalil, 2004). Em doses baixas, o estradiol (E2) pode apresentar efeito de inibição nas metaloproteinases (MMPs) e atenuar a deposição de colágeno, enquanto altas doses de E2 podem ativar MMPs e promover a formação de lesões vasculares e desestabilização das placas de ateroma (Dahlman-Wright et al., 2006). Assim, a dose de estrogênio pode influenciar seus efeitos vasculares e doses relativamente altas de TH podem explicar alguns dos efeitos adversos observados nos ensaios clínicos randomizados ao longo da história.

EFEITOS DA TERAPÊUTICA HORMONAL EM MULHERES COM DOENÇA CARDIOVASCULAR ESTABELECIDA

Não existem estudos com desenho apropriado e objetivo final incluindo desfechos clínicos cardiovasculares, abrangendo IM fatal ou não fatal e AVC, que ofereçam conclusões definitivas acerca dos efeitos da TH em pacientes com DCV estabelecida.

O melhor estudo já realizado com esse objetivo, denominado "estudo HERS" (*Heart and Estrogen/Progestin Replacement Study*), tem mais de 15 anos decorridos desde a sua publicação inicial (Hulley *et al.*, 1998). A despeito de ter bom delineamento, ser prospectivo, duplo-cego e controlado por placebo, incluiu pacientes com média etária de 67 ± 7 anos quando do início do estudo. Esse tem sido considerado como um dos principais pontos que fragiliza as suas conclusões no sentido de estendê-las para pacientes com DCV prévia durante todo o período pós-menopáusico.

Os critérios de inclusão do estudo HERS pressupunham a ausência de sintomas menopáusicos e a presença de uma ou mais das seguintes condições: IM, cirurgia de revascularização coronariana, revascularização coronariana percutânea ou evidência angiográfica de obstrução de 50% ou mais em pelo menos uma das artérias coronarianas principais (Hulley *et al.*, 1998).

A elevada média etária, com muitos anos decorridos desde a menopausa, coloca as pacientes incluídas no estudo HERS fora da janela prescritiva habitualmente considerada para o uso da TH, qual seja, os períodos da perimenopausa e da pós-menopausa inicial. Ademais, empregou, por via oral, doses plenas de EEC e AMP em regime combinado contínuo. Essa era, na época em que o estudo foi aprovado, a formulação terapêutica mais empregada para as mulheres americanas com muitos anos de pós-menopausa.

Esses fatos fazem com que as conclusões do estudo HERS, dando conta de que a formulação de TH empregada não reduziu o risco de eventos coronarianos em pacientes idosas com DCC estabelecida, não possam ser estendidas para mulheres igualmente portadoras de DCC em etapas mais iniciais do período pós-menopáusico e com sintomas menopáusicos. Também e, pelos mesmos motivos, não se pode extrapolar as conclusões do estudo HERS para formulações que empreguem outras vias de administração, outros regimes terapêuticos, doses menores de hormônios ou mesmo de estrogênios isoladamente.

Existem outros estudos avaliando os marcadores intermediários de risco para DCVs sem avaliar os desfechos clínicos, incluindo pacientes hipertensas, diabéticas, dislipidêmicas, portadoras da SM e de risco para TEV.

O incremento dos níveis pressóricos no período pós-menopáusico sugere que os esteroides ovarianos interferem na modulação da pressão arterial (Dubey *et al.*, 2002). De outra parte, no entanto, os efeitos da administração de estrogênios sobre a pressão arterial em mulheres no período de pós-menopausa são variáveis. Enquanto o estudo PEPI (*Postmenopausal Estrogen/Progestin Interventions*) (Anderson, 2004) registra que estrogênios isoladamente ou em associação com progestagênios não alteram os níveis pressóricos (Cushman *et al.*, 2004), outros estudos, a exemplo do WHI, mostraram aumento significativo da pressão arterial sistólica de 1 a 2 mmHg na comparação do grupo placebo com as usuárias de TH, quer com estrogênios isolados, quer associados à medroxiprogesterona.

Ainda que existam poucos ensaios clínicos sobre os efeitos da administração transdérmica de estradiol, alguns estudos relatam efeitos favoráveis sobre a pressão arterial de mulheres no período da pós-menopausa normotensas e hipertensas. A hipertensão arterial controlada não se constitui em contraindicação à terapêutica estrogênica. A via transdérmica é preferível em pacientes hipertensas por desviar-se da primeira passagem hepática e, por conseguinte, não interferir no SRAA (Mueck e Seeger, 2004).

Em relação aos progestagênios, a escolha recai sobre os que causem menos interferência no SRAA, com menor aumento da angiotensina hepática e da angiotensina plasmática, aumentando a retenção de sódio. Pelos motivos já considerados, a escolha de progestagênios em TH para as pacientes hipertensas controladas recai, preferencialmente, sobre a progesterona oral micronizada, a didrogesterona, a trimegestona, o acetato de nomegestrol e a drospirenona. Além disso, em mulheres hipertensas, a drospirenona é eficaz na redução da pressão arterial por si só ou em combinação com outros agentes anti-hipertensivos (Archer *et al.*, 2005; Oelkers, 2005; Sitruk-Ware, 2005).

Com relação às portadoras de DM, ainda que nos estudos WHI e HERS as pacientes saudáveis que receberam TH tenham reduzido o risco de desenvolver o DM2 (Bonds *et al.*, 2006; Kanaya *et al.*, 2003), conforme já mencionado, não existem estudos de boa qualidade com objetivo primário aferindo o risco de desfechos clínicos cardiovasculares entre as pacientes com a doença estabelecida.

Os poucos estudos que avaliaram desfechos clínicos cardiovasculares em pacientes com DM2 demonstraram proteção contra IM entre as usuárias de TH. Esse efeito provavelmente resulta da melhora observada no metabolismo da glicose e na resistência insulínica com o emprego da TH (Ferrara *et al.*, 2003; Anderson, 2004).

Um estudo observacional realizado utilizando os dados do *Northern California Kaiser Permanente Diabetes* (Ferrara *et al.*, 2003) se propôs a avaliar a influência da TH em relação à incidência do IM em pacientes com DM2. Para tanto, acompanhou uma coorte de aproximadamente 24 mil mulheres diabéticas com idade igual ou superior a 50 anos e sem IM prévio.

Cerca de 20% das pacientes usavam estrogênios isoladamente ou em combinação com progestagênios. A maioria usava doses convencionais administradas VO. Um total de 1.110 eventos (256 IM fatais, 854 IM não fatais) ocorreu durante os 3 anos de acompanhamento. Após o ajuste para a idade, o risco para IM foi 22% menor entre as mulheres que estavam em uso atual de terapêutica estroprogestativa (HR: 0,78; IC 95%: 0,62 a 0,99) e 11% menor entre as usuárias atuais de estrogênios isolados (HR: 0,89; IC 95%: 0,74 a 1,06), em comparação com não usuárias. Esse efeito não foi observado entre usuárias de TH de curta duração (menor que 1 ano) (Ferrara *et al.*, 2003).

Com relação às vias de administração da TH, um estudo sueco (*Swedish Women's Health Study*) mostrou que as usuárias de terapêutica por via transdérmica têm risco menor de apresentar um teste de sobrecarga à glicose alterado em comparação às usuárias de TH VO (Shakir *et al.*, 2004).

Em um estudo controlado por placebo, duplo-cego e randomizado, mulheres diabéticas foram tratadas com TH de baixa dose em regime contínuo VO contendo 1 mg de 17β-estradiol e 0,5 mg de noretisterona (Kernohan *et al.*, 2007). A TH convencional com um progestagênio androgênico induz efeitos adversos sobre a liberação de glicose, TG e proteína C reativa ultrassensível (CRPhs).

Contrariamente, a combinação de baixa dose empregada nesse estudo mostrou diminuição da glicemia de jejum e do colesterol total, sem qualquer outro efeito adverso detectável (Kernohan *et al.*, 2007).

As possíveis explicações para os efeitos benéficos observados com a administração da TH por via não oral residem, certamente, no efeito da não primeira passagem hepática com a melhora da sensibilidade insulínica e da tolerância à glicose que se observa evitando a via oral em comparação com a administração por essa via (Borissova *et al.*, 2002).

Pelos motivos considerados, ainda que nem todas as razões para esses achados estejam completamente esclarecidas, existe um entendimento consensual de que a terapia por via não oral deve ser considerada como de primeira escolha para mulheres com intolerância à glicose ou com DM.

Mulheres com história anterior de TEV, obesas ou que possuem uma mutação do fator V de Leiden têm risco aumentado de TEV com o uso da TH (Cushman *et al.*, 2004). Por outro lado, conforme já referido, o uso de estrogênios (17β-estradiol) por via transdérmica não parece acrescentar risco de TEV entre usuárias de TH (Lobo, 2009). Um estudo caso-controle encontrou aumento de risco para episódios tromboembólicos em usuárias de TH VO (RR: 4,2; IC 95%: 1,5 a 11,6), mas não entre usuárias de estrogênios por via transdérmica (RR: 0,9; IC 95%: 0,4 a 2,1) (ver Figura 58.4) (Scarabin *et al.*, 2003).

Entretanto, esse não é um estudo que tenha avaliado pacientes que colecionam fatores de risco para TEV, a exemplo das pacientes que tenham história familiar ou pessoal de TEV prévio, obesidade, hipertensão arterial, DM ou dislipidemias. Portanto, não existem evidências de boa qualidade que autorizem o uso da TH em pacientes de risco para TEV.

Com base no estado atual de conhecimentos e nas evidências disponíveis na literatura, nos parece muito apropriada e segura a recomendação do *Consenso Brasileiro de Terapêutica Hormonal do Climatério 2024* (Sociedade Brasileira de Arritmias Cardíacas, 2024), que afirma não existirem estudos que ofereçam conclusões definitivas na avaliação dos efeitos da TH com as diversas formulações ou vias de administração em mulheres menopáusicas com DCV prévia e que, portanto, respaldem a sua indicação nessas circunstâncias.

CONCLUSÕES

A SOBRAC, no *Consenso Brasileiro de Terapêutica Hormonal do Climatério 2024* (Sociedade Brasileira de Arritmias Cardíacas, 2024), entre inúmeros temas abordados por especialistas, revisou e analisou extensamente a literatura, entre eles, os efeitos da terapêutica hormonal no risco cardiovascular em mulheres saudáveis ou portadoras de doenças cardiovasculares.

Para fins desse consenso, os seus resultados foram categorizados consoante as evidências científicas demonstradas, que para o consenso tiveram seus níveis categorizados conforme se segue:

A: Estudos experimentais ou observacionais de melhor consistência.

B: Estudos experimentais ou observacionais de menor consistência.

C: Relatos de casos (estudos não controlados).

D: Opinião desprovida de avaliação crítica, baseada em consensos, estudos fisiológicos ou modelos animais.

Conclusões do Consenso Brasileiro de Terapêutica Hormonal do Climatério da SOBRAC sobre os efeitos da terapia hormonal no risco das doenças cardiovasculares

- Existem evidências, em mulheres saudáveis sem doenças cardiovasculares, de benefícios cardiovasculares quando a TH é iniciada na transição menopáusica ou nos primeiros anos de pós-menopausa, na chamada "janela de oportunidade" (nível de evidência: A)
- Há, contrariamente, aumento do risco cardiovascular quando iniciada em mulheres com muitos anos de menopausa (nível de evidência: A), ainda que o único estudo randomizado tenha avaliado apenas um tipo de estrogênio e de progestagênio
- Não existem evidências que justifiquem o emprego da TH em mulheres saudáveis e assintomáticas com a única finalidade de reduzir o risco de DCV durante todo o período do climatério (nível de evidência: A)
- Existem numerosas lacunas de conhecimento quanto aos distintos regimes de TH empregados, particularmente com relação a estudos que envolvam resultados cujos eventos finais considerados sejam os desfechos clínicos (IM, AVC e eventos trombo-embólicos)
- Não existem estudos sobre o risco cardiovascular com o emprego de testosterona ou de outros androgênios em associação à terapêutica com estrogênios isolados ou estroprogestativa
- Não existem estudos em DCV, com desfecho clínico, para terapêutica hormonal de dose baixa e para tibolona
- Precisam ser realizados novos estudos com delineamento correto, com desfechos finais bem definidos, especificando-se o tempo de pós-menopausa decorrido, a dose de hormônios, a formulação terapêutica, o regime terapêutico dos progestagênios utilizados e as vias de administração empregadas
- Há evidência de que a TH realizada com EEC e AMP em mulheres com DCV prévia aumentou o risco de novos eventos CV no primeiro ano de uso (nível de evidência: A)
- Não existem estudos que ofereçam conclusões definitivas que tenham avaliado os efeitos da TH com outras formulações ou vias de administração em mulheres menopáusicas com DCV prévia.

Conclusões da North American Menopause Society

A mais recente publicação da North American Menopause Society, *The 2022 Hormone Therapy Position Statement*, registrou em suas conclusões a posição expressa pela NAMS por meio de sua posição oficial, a saber, os pontos principais sob o aspecto de DCV:

- Os efeitos favoráveis da TH sobre a DCC e sobre a redução de mortalidade por todas as causas devem ser considerados contra potenciais aumentos raros nos riscos de câncer de mama, TEV e AVC, para as mulheres sintomáticas saudáveis com idade inferior a 60 anos ou que estejam nos primeiros 10 anos do período pós-menopáusico
- A terapia hormonal não é indicada pela Food and Drug Administration (FDA) para a proteção cardiovascular primária ou secundária

- O risco pessoal e familiar de DCV, AVC e TEV deve ser considerado ao iniciar a TH
- O efeito da TH na DCV pode depender do momento que a terapia hormonal é iniciada na relação da idade ou do tempo de instalação da menopausa
- As mulheres que iniciam TH em idade superior a 60 anos ou com mais de 10 anos, e, claramente com mais 20 anos de pós-menopausa têm risco absoluto de DCC, TEV (risco de embolia pulmonar) e AVC em comparação com as que iniciam a TH mais cedo
- Dados de estudos observacionais e metanálises demonstram redução do risco de DCV em mulheres que iniciaram a TH com idade inferior a 60 anos ou até 10 anos de instalação da menopausa. Metanálises têm demonstrado efeito nulo da TH em mulheres com DCV já estabelecida
- O início da TH no momento mais próximo da menopausa diminui ou protege a progressão da aterosclerose subclínica e da calcificação arterial nos estudos randomizados e controlados.

CONSIDERAÇÕES FINAIS

Por fim, cabe ser enfatizado que, em termos de saúde pública, as DCCs são responsáveis por um risco específico muito elevado, mesmo quando comparado com o risco de câncer de mama ou de AVC. A menopausa, por sua vez, deve revestir-se de importância capital, de um momento crucial e valioso para reduzir o risco cardiovascular que vem pela frente. Essa ocasião deve ser vista como uma oportunidade importante para implementar estratégias de prevenção de doenças, particularmente das DCCs, por meio de mudanças na dieta, no estilo de vida e, se necessário, com tratamento farmacológico.

De outra parte, ainda que o risco cardiovascular seja determinado por uma combinação de fatores genéticos, de estilo de vida e ambientais, cabe lembrar que os esteroides sexuais podem desempenhar papel importante na modulação do risco. Existe uma base metabólica plausível para o efeito cardioprotetor da TH, e isso é apoiado por grande quantidade de estudos pré-clínicos, clínicos e observacionais. A evidência atual aponta para um momento de oportunidade, em que o maior benefício na prevenção da progressão aterogênica é visto quando a TH é iniciada cedo após a menopausa.

Contrariamente, a TH pode causar efeitos cardiovasculares adversos por meio da ativação da coagulação e remodelação vascular anormal quando empregada intempestivamente fora do seu momento oportuno, razão pela qual o ajuizamento médico sobre a conveniência de sua indicação é determinante para a sua eficácia e para minimizar os seus efeitos adversos, em especial os que se relacionam à saúde cardiovascular.

REFERÊNCIAS BIBLIOGRÁFICAS

ANDERSON, G. L. Women's Health Initiative Steering Committee. Effects of conjugated equine estrogen in postmenopausal women with hysterectomy: the Women's Health Initiative randomized controlled trial. *Journal of the American Medical Association*, v. 291, p. 1701-1712, 2004.

ARABI, A. *et al.* Changes in body composition during post-menopausal hormone therapy: a 2-year prospective study. *Human Reproduction*, v. 18, n. 8, p. 1747-1752, 2003.

ARCHER, D. F. *et al.* Long-term safety of drospirenone-estradiol for hormone therapy: a randomized, double-blind, multicenter trial. *Menopause*, v. 12, n. 6, p. 716-727, 2005.

AYRES, S. *et al.* Mechanisms involved in the protective effect of estradiol-17β on lipid peroxidation and DNA damage. *American Journal of Physiology-Endocrinology and Metabolism*, v. 274, n. 6, p. E1002-E1008, 1998.

BOARDMAN, H. M. P. *et al.* Hormone therapy for preventing cardiovascular disease in post-menopausal women. *Cochrane Database of Systematic Reviews*, n. 3, 2015.

BONDS, D. E. *et al.* The effect of conjugated equine oestrogen on diabetes incidence: the Women's Health Initiative randomised trial. *Diabetologia*, v. 49, p. 459-468, 2006.

BORISSOVA, A. M. *et al.* Effect of hormone replacement therapy on insulin secretion and insulin sensitivity in postmenopausal diabetic women. *Gynecological Endocrinology*, v. 16, n. 1, p. 67-74, 2002.

BRASIL. Ministério da Saúde. Sistema de Informações sobre Mortalidade do Ministério da Saúde. Brasília, DF: Ministério da Saúde, 2009. Disponível em: http://www2.datasus.gov.br/DATASUS. Acesso em: 24 abr. 2024.

CANONICO, M. *et al.* Hormone therapy and venous thromboembolism among postmenopausal women: impact of the route of estrogen administration and progestogens: the ESTHER study. *Circulation*, v. 115, n. 7, p. 840-845, 2007.

CARR, M. C. The emergence of the metabolic syndrome with menopause. *The Journal of Clinical Endocrinology & Metabolism*, v. 88, n. 6, p. 2404-2411, 2003.

CHRISTIAN, R. C. *et al.* Intimal estrogen receptor (ER) β, but not ERα expression, is correlated with coronary calcification and atherosclerosis in pre- and postmenopausal women. *The Journal of Clinical Endocrinology & Metabolism*, v. 91, n. 7, p. 2713-2720, 2006.

CHU, M. C. *et al.* Metabolic syndrome in postmenopausal women: the influence of oral or transdermal estradiol on inflammation and coagulation markers. *American Journal of Obstetrics and Gynecology*, v. 199, n. 5, p. 526. e1-526. e7, 2008.

CIGNARELLA, A.; KRATZ, M.; BOLEGO, C. Emerging role of estrogen in the control of cardiometabolic disease. *Trends in Pharmacological Sciences*, v. 31, n. 4, p. 183-189, 2010.

CLARKSON, T. B. Estrogen effects on arteries vary with stage of reproductive life and extent of subclinical atherosclerosis progression. *Menopause*, v. 25, n. 11, p. 1262-1274, 2018.

COYLEWRIGHT, M.; RECKELHOFF, J. F.; OUYANG, P. Menopause and hypertension: an age-old debate. *Hypertension*, v. 51, n. 4, p. 952-959, 2008.

CUSHMAN, M. *et al.* Estrogen plus progestin and risk of venous thrombosis. *Journal of the American Medical Association*, v. 292, n. 13, p. 1573-1580, 2004.

DAHLMAN-WRIGHT, K. *et al.* International union of pharmacology. LXIV. Estrogen receptors. *Pharmacological Reviews*, v. 58, n. 4, p. 773-781, 2006.

DERBY, C. A. *et al.* Lipid changes during the menopause transition in relation to age and weight: the Study of Women's Health Across the Nation. *American Journal of Epidemiology*, v. 169, n. 11, p. 1352-1361, 2009.

DI CARLO, C. *et al.* Serum leptin levels and body composition in postmenopausal women: effects of hormone therapy. *Menopause*, v. 11, n. 4, p. 466-473, 2004.

DUBEY, R. K. *et al.* Sex hormones and hypertension. *Cardiovascular Research*, v. 53, n. 3, p. 688-708, 2002.

FERRARA, A. *et al.* Current use of unopposed estrogen and estrogen plus progestin and the risk of acute myocardial infarction among women with diabetes: the Northern California Kaiser Permanente Diabetes Registry, 1995–1998. *Circulation*, v. 107, n. 1, p. 43-48, 2003.

FORD, E. S.; GILES, W. H.; DIETZ, W. H. Prevalence of the metabolic syndrome among US adults: findings from the third National Health and Nutrition Examination Survey. *Journal of the American Medical Association*, v. 287, n. 3, p. 356-359, 2002.

GAMBACCIANI, M. *et al.* Prospective evaluation of body weight and body fat distribution in early postmenopausal women with and without hormonal replacement therapy. *Maturitas*, v. 39, n. 2, p. 125-132, 2001.

GRODSTEIN, F. *et al.* A prospective, observational study of postmenopausal hormone therapy and primary prevention of cardiovascular disease. *Annals of Internal Medicine*, v. 133, n. 12, p. 933-941, 2000.

GRODSTEIN, F.; MANSON, J. E.; STAMPFER, M. J. Hormone therapy and coronary heart disease: the role of time since menopause and age at hormone initiation. *Journal of Women's Health*, v. 15, n. 1, p. 35-44, 2006.

HARMAN, S. M. *et al.* Arterial imaging outcomes and cardiovascular risk factors in recently menopausal women: a randomized trial. *Annals of Internal Medicine*, v. 161, n. 4, p. 249-260, 2014.

HODIS, H. N. *et al.* Vascular effects of early versus late postmenopausal treatment with estradiol. *New England Journal of Medicine*, v. 374, n. 13, p. 1221-1231, 2016.

HULLEY, S. *et al.* Randomized trial of estrogen plus progestin for secondary prevention of coronary heart disease in postmenopausal women. *Journal of the American Medical Association*, v. 280, n. 7, p. 605-613, 1998.

KANAYA, A. M. *et al.* Glycemic effects of postmenopausal hormone therapy: the heart and estrogen/progestin replacement study: a randomized, double-blind, placebo-controlled trial. *Annals of Internal Medicine*, v. 138, n. 1, p. 1-9, 2003.

KERNOHAN, A. F. B. *et al*. Effects of low-dose continuous combined hormone replacement therapy on glucose homeostasis and markers of cardiovascular risk in women with type 2 diabetes. *Clinical Endocrinology*, v. 66, n. 1, p. 27-34, 2007.

LANGER, R. D. *et al*. Hormone replacement therapy–where are we now? *Climacteric*, v. 24, n. 1, p. 3-10, 2021.

LAROSA, J. C. Estrogen: risk versus benefit for the prevention of coronary artery disease. *Coronary Artery Disease*, v. 4, n. 7, p. 588-594, 1993.

LOBO, R. A. Clinical review 27 Effects of hormonal replacement on lipids and lipoproteins in postmenopausal women. *The Journal of Clinical Endocrinology & Metabolism*, v. 73, n. 5, p. 925-930, 1991.

LOBO, R. A. The risk of stroke in postmenopausal women receiving hormonal therapy. *Climacteric*, v. 12, n. sup1, p. 81-85, 2009.

MANSON, J. E. *et al*. Estrogen therapy and coronary-artery calcification. *New England Journal of Medicine*, v. 356, n. 25, p. 2591-2602, 2007.

MARGOLIS, K. L. *et al*. Effect of oestrogen plus progestin on the incidence of diabetes in postmenopausal women: results from the Women's Health Initiative Hormone Trial. *Diabetologia*, v. 47, p. 1175-1187, 2004.

MATTHEWS, K. A. *et al*. Are changes in cardiovascular disease risk factors in midlife women due to chronological aging or to the menopausal transition? *Journal of the American College of Cardiology*, v. 54, n. 25, p. 2366-2373, 2009.

MIKKOLA, T. S. *et al*. Estradiol-based postmenopausal hormone therapy and risk of cardiovascular and all-cause mortality. *Menopause*, v. 22, n. 9, p. 976-983, 2015.

MOBASSERI, S.; LIEBSON, P. R.; KLEIN, L. W. Hormone therapy and selective estrogen receptor modulators for prevention of coronary heart disease in postmenopausal women: Estrogen replacement from the cardiologist's perspective. *Cardiology in Review*, v. 12, n. 6, p. 287-298, 2004.

MOSCA, L. *et al*. Evidence-based guidelines for cardiovascular disease prevention in women: 2007 update. *Circulation*, v. 115, n. 11, p. 1481-1501, 2007.

MUECK, A. O.; SEEGER, H. Effect of hormone therapy on BP in normotensive and hypertensive postmenopausal women. *Maturitas*, v. 49, n. 3, p. 189-203, 2004.

NABULSI, A. A. *et al*. Association of hormone-replacement therapy with various cardiovascular risk factors in postmenopausal women. *New England Journal of Medicine*, v. 328, n. 15, p. 1069-1075, 1993.

NAPPI, R. E. The 2022 hormone therapy position statement of The North American Menopause Society: no news is good news. *The Lancet Diabetes & Endocrinology*, v. 10, n. 12, p. 832-834, 2022.

OELKERS, W. H. K. Drospirenone in combination with estrogens: for contraception and hormone replacement therapy. *Climacteric*, v. 8, n. sup3, p. 19-27, 2005.

ORSHAL, J. M.; KHALIL, R. A. Gender, sex hormones, and vascular tone. American Journal of Physiology-Regulatory, *Integrative and Comparative Physiology*, v. 286, n. 2, p. R233-R249, 2004.

POLLARD, T. D.; BORISY, G. G. Cellular motility driven by assembly and disassembly of actin filaments. *Cell*, v. 112, n. 4, p. 453-465, 2003.

RAINES, E. W. The extracellular matrix can regulate vascular cell migration, proliferation, and survival: relationships to vascular disease. *International Journal of Experimental Pathology*, v. 81, n. 3, p. 173-182, 2000.

ROGER, V. L. *et al*. Heart disease and stroke statistics—2011 update: a report from the American Heart Association. *Circulation*, v. 123, n. 4, p. e18-e209, 2011.

ROSSOUW, J. E. *et al*. Postmenopausal hormone therapy and risk of cardiovascular disease by age and years since menopause. *Journal of the American Medical Association*, v. 297, n. 13, p. 1465-1477, 2007.

ROSSOUW, J. E. *et al*. Risks and benefits of estrogen plus progestin in healthy postmenopausal women: principal results from the Women's Health Initiative randomized controlled trial. *Journal of the American Medical Association*, v. 288, n. 3, p. 321-333, 2002.

SALPETER, S. R. *et al*. Bayesian meta-analysis of hormone therapy and mortality in younger postmenopausal women. *The American Journal of Medicine*, v. 122, n. 11, p. 1016-1022.e1, 2009.

SALPETER, S. R. *et al*. Meta-analysis: effect of hormone-replacement therapy on components of the metabolic syndrome in postmenopausal women. *Diabetes, Obesity and Metabolism*, v. 8, n. 5, p. 538-554, 2006.

SCARABIN, P.; OGER, E.; PLU-BUREAU, G. Differential association of oral and transdermal oestrogen-replacement therapy with venous thromboembolism risk. *The Lancet*, v. 362, n. 9382, p. 428-432, 2003.

SCHIERBECK, L. L. *et al*. Effect of hormone replacement therapy on cardiovascular events in recently postmenopausal women: randomised trial. *British Medical Journal*, v. 345, 2012.

SHAKIR, Y. A. *et al*. Combined hormone therapy in postmenopausal women with features of metabolic syndrome. Results from a population-based study of Swedish women: Women's Health in the Lund Area study. *Menopause*, v. 11, n. 5, p. 549-555, 2004.

SHUFELT, C. L. *et al*. Hormone therapy dose, formulation, route of delivery, and risk of cardiovascular events in women: findings from the Women's Health Initiative Observational Study. *Menopause*, v. 21, n. 3, p. 260-266, 2014.

SIMONCINI, T. *et al*. Estrogen receptor α interacts with Gα13 to drive actin remodeling and endothelial cell migration via the RhoA/Rho kinase/moesin pathway. *Molecular Endocrinology*, v. 20, n. 8, p. 1756-1771, 2006.

SITES, C. K. *et al*. Relationship between hormone replacement therapy use with body fat distribution and insulin sensitivity in obese postmenopausal women. *Metabolism-Clinical and Experimental*, v. 50, n. 7, p. 835-840, 2001.

SITRUK-WARE, R. Pharmacology of different progestogens: the special case of drospirenone. *Climacteric*, v. 8, n. sup3, p. 4-12, 2005.

SØRENSEN, M. B. *et al*. Obesity and sarcopenia after menopause are reversed by sex hormone replacement therapy. *Obesity Research*, v. 9, n. 10, p. 622-626, 2001.

SOCIEDADE BRASILEIRA DE ARRITMIAS CARDÍACAS – SOBRAC. *Consenso Brasileiro de Terapêutica Hormonal do Climatério 2024*. Alef Editora, 2024.

SUMINO, H. *et al*. Hormone replacement therapy decreases insulin resistance and lipid metabolism in Japanese postmenopausal women with impaired and normal glucose tolerance. *Hormone Research*, v. 60, n. 3, p. 134-142, 2003.

VITALE, C.; MENDELSOHN, M. E.; ROSANO, G. M. C. Gender differences in the cardiovascular effect of sex hormones. *Nature Reviews Cardiology*, v. 6, n. 8, p. 532-542, 2009.

WAKATSUKI, A.; IKENOUE, N.; SAGARA, Y.. Estrogen-induced small low-density lipoprotein particles in postmenopausal women. *Obstetrics & Gynecology*, v. 91, n. 2, p. 234-240, 1998.

WENGER, N. K. Coronary heart disease: an older woman's major health risk. *British Medical Journal*, v. 315, n. 7115, p. 1085-1090, 1997.

WRITING GROUP MEMBERS *et al*. Heart disease and stroke statistics—2010 update: a report from the American Heart Association. *Circulation*, v. 121, n. 7, p. e46-e215, 2010.

YLIKORKALA, O. Drospirenone, a progestin with a unique cardiovascular profile, for safe contraception and treatment of menopausal symptoms. *Climacteric*, v. 8, n. sup3, p. 1-3, 2005.

CAPÍTULO 59
Terapêutica Hormonal e Câncer

Luciano de Melo Pompei • Nilson Roberto de Melo • Rodolfo Strufaldi • Wallace George Viana e Silva • César Eduardo Fernandes

INTRODUÇÃO

A terapêutica hormonal (TH) da menopausa é uma importante forma de tratamento dos sintomas climatéricos, todavia a possibilidade de sua associação com risco de desenvolver alguns cânceres sempre foi uma preocupação (Baber et al., 2016).

Interessante notar que, embora muitas vezes se dê destaque aos cânceres cujos riscos sejam aumentados pelo tratamento hormonal, há cânceres que podem ser até mesmo menos frequentes em mulheres que recebem hormonoterapia (Wender et al., 2014).

Entre os cânceres, o de mama é seguramente o que tem maior número de publicações a respeito, em parte por ser um câncer bastante frequente (Warren et al., 2015), além da clara associação da mama com a imagem da feminilidade e também por ser um órgão superficial. Entretanto, os esteroides podem ter efeito nos riscos de desenvolver outros cânceres, ginecológicos e não ginecológicos (Wender et al., 2014).

CÂNCER DE MAMA

Sem considerar os cânceres de pele não melanoma, o câncer de mama é o que mais acomete as mulheres brasileiras, todavia não é a causa oncológica mais comum de óbitos (Instituto Nacional de Câncer, 2016). Estima-se que uma em cada oito mulheres norte-americanas desenvolverá câncer de mama (Warren et al., 2015). A possibilidade de associação entre a TH da menopausa e o câncer de mama é tema de recorrente preocupação entre profissionais e pacientes.

Diversos estudos foram desenvolvidos para tentar responder sobre a associação entre TH e câncer de mama. Alguns deles merecem ser recordados, por exemplo, na década de 1990, o *Nurses' Health Study* (NHS), também conhecido como "estudo das enfermeiras", com 725.500 pessoas-ano de seguimento, que encontrou risco relativo (RR) para câncer de mama de 1,32, com intervalo de confiança de 95% (IC 95%) de 1,14 a 1,54 para usuárias de terapêutica estrogênica e de 1,41 (IC 95%: 1,15 a 1,74) para associação estroprogestativa. Deve-se recordar que a grande maioria das usuárias de TH nessa coorte utilizou estrogênios conjugados (Colditz et al., 1995).

O *Million Women Study* (MWS) foi um estudo que obteve dados por meio de questionários antes da realização da mamografia de rotina, tendo incluído 829 mil mulheres na pós-menopausa. Esse estudo obteve RR de 1,30 (IC 95%: 1,21 a 1,40) para a estrogenoterapia isolada, 2,00 (IC 95%: 1,88 a 2,12) para TH estroprogestativa (ou combinada) e 1,45 (IC 95%: 1,25 a 1,68) para tibolona (Figura 59.1) (Beral et al., 2003).

Um fato importante é traduzir esse risco em taxas absolutas, pois a compreensão das mulheres pode ser melhor com esse recurso (Machado et al., 2015). Dessa forma, o estudo MWS informou que a taxa cumulativa de câncer de mama para a população estudada não usuária de TH, mulheres até os 65 anos de idade, era de 50 por 1.000. Os estrogênios isolados acrescentaram 1,5 caso extra e a TH combinada, seis casos extras em 5 anos por 1.000 mulheres (Beral et al., 2003).

O Collaborative Group on Hormonal Factors in Breast Cancer (2019) fez reanálise dos dados de estudos publicados até então sobre o assunto. Foram 58 estudos agrupados, sendo 24 prospectivos e 34 retrospectivos. Os resultados revelaram que as mulheres que usaram TH combinada por 1 a 4 anos apresentaram RR de 1,60 (IC 95%: 1,52 a 1,69), e para aquelas que usaram estrogênio

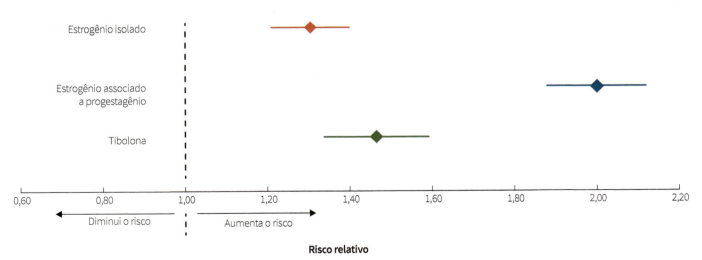

Figura 59.1 Representação gráfica dos riscos relativos para câncer de mama, conforme tipo de terapêutica hormonal, de acordo com o *Million Women Study*. (Adaptada de: Beral et al., 2003.)

isolado, o RR foi de 1,17 (IC 95%: 1,10 a 1,26). Para uso mais prolongado (5 a 14 anos), os RRs foram, respectivamente, 2,08 e 1,33. Importante ressaltar que dados do estudo randomizado controlado por placebo *Women's Health Initiative* (WHI) não foram incluídos nessa reanálise (Collaborative Group on Hormonal Factors in Breast Cancer, 2019).

O único grande ensaio randomizado que teve o efeito da TH no risco de câncer de mama como um de seus objetivos primários foi o estudo WHI. Foram dois grandes braços: em um deles, as participantes foram tratadas com TH combinada composta por estrogênios conjugados 0,625 mg por dia associados a acetato de medroxiprogesterona 2,5 mg por dia ou placebo (Rossouw et al., 2002); enquanto no segundo braço, participantes histerectomizadas foram tratadas com estrogênios conjugados 0,625 mg por dia ou placebo (Anderson et al., 2004).

O primeiro braço do WHI foi interrompido antes da duração originalmente prevista e contando abandono de cerca de 40% das participantes. Nesse braço, foram incluídas 16.608 mulheres na pós-menopausa que receberam os tratamentos mencionados por média de 5,2 anos (Rossouw et al., 2002). O RR para câncer de mama foi de 1,24 (IC 95%: 1,02 a 1,50), sendo de 1,24 (IC 95%: 1,01 a 1,54) para carcinoma invasivo e de 1,18 (IC 95%: 0,77 a 1,82) para carcinoma *in situ* (Chlebowski et al., 2003).

Chama a atenção que o aumento estatisticamente significante do risco de carcinoma invasivo não seja acompanhado por concomitante acréscimo significante do risco de carcinoma *in situ*.

O braço estrogênico isolado incluiu 10.739 mulheres histerectomizadas e também foi interrompido antes da duração prevista pelo aumento do risco de acidente vascular cerebral (Anderson et al., 2004). A duração média de seguimento foi de 7,1 anos, tendo sido observado RR para câncer de mama invasivo de 0,80 (IC 95%: 0,62 a 1,04). Ao se avaliar o tipo histológico, constatou-se redução estatisticamente significante do risco de carcinoma ductal (RR: 0,71; IC 95%: 0,52 a 0,99) (Stefanick et al., 2006).

Essa redução de risco observada no grupo estrogênico isolado não era esperada e discorda de estudos prévios de delineamento observacional, sendo de difícil explicação. Não se sabe se esse efeito se aplica apenas aos estrogênios conjugados, únicos estrogênios avaliados no WHI, ou se poderia ser comum a outros estrogênios.

Traduzindo em taxas absolutas, o aumento de risco observado no braço estroprogestativo do WHI correspondeu a nove casos extras de câncer de mama a cada 10 mil mulheres por ano, enquanto a estrogenoterapia isolada levou à redução de 7 casos por 10 mil mulheres por ano. Esse efeito permaneceu o mesmo na avaliação do período de tratamento hormonal em conjunto com a fase pós-intervenção, totalizando 13 anos de seguimento (Figura 59.2) (Manson et al., 2013).

É sempre importante destacar que o WHI avaliou apenas um tipo de estrogênio e um tipo de progestagênio, ambos em doses tradicionais e não em regime de baixa dose. Também não foram avaliadas outras vias de administração que não a oral.

Em setembro de 2017, o grupo do WHI publicou uma atualização do seguimento pós-intervenção das participantes com mediana de 18 anos de acompanhamento, focando nas causas de mortalidade. Não houve diferença entre os grupos que receberam e que não receberam hormônios com relação à taxa de mortalidade por cânceres em geral. Em relação ao câncer de mama, a TH combinada se associou a tendência a maior taxa de mortalidade, porém sem atingir significância estatística; por outro lado, o estrogênio isolado propiciou redução da taxa de mortalidade por câncer de mama, com significância estatística (Manson et al., 2017).

Em nova publicação, agora com uma taxa cumulativa de seguimento de 20,7 anos (fase de intervenção seguida da fase de pós-intervenção), a atualização dos dados do WHI revelou que a TH combinada se associou a risco aumentado para câncer de mama com RR de 1,28 (IC 95%: 1,13 a 1,45), mas sem aumento estatisticamente significativo de risco de mortalidade por essa

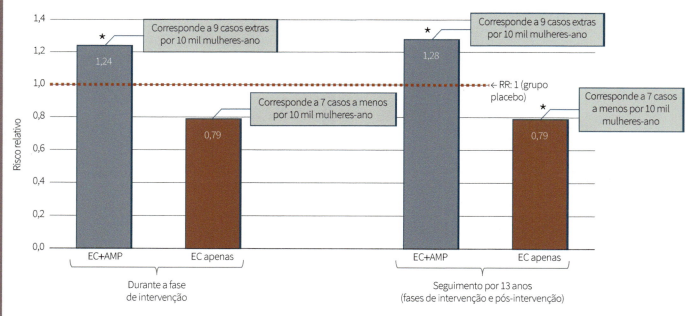

*p < 0,05 vs. placebo.

Figura 59.2 Representação gráfica dos riscos relativos para câncer de mama, de acordo com o estudo *Women's Health Initiative* em seus braços estrogênio isolado e estroprogestativo, bem como dos riscos atribuíveis, durante a fase de intervenção e na fase de seguimento pós-intervenção. AMP: acetato de medroxiprogesterona; EC: estrogênios conjugados. (Adaptada de: Manson et al., 2013.)

causa (RR: 1,35; 0,94 a 1,95). A terapêutica com estrogênio isolado se associou à redução do risco de incidência da doença (RR: 0,78; IC 95%: 0,65 a 0,93) e da taxa de mortalidade por câncer de mama (RR: 0,60; 0,37 a 0,97) com significância estatística (Chlebowski et al., 2020).

Um estudo populacional finlandês contemplando dados de mais de 221 mil mulheres usuárias de TH, o equivalente a mais de 1,5 milhão de mulheres por ano, não reportou aumento de risco para câncer de mama com o uso de TH por até 3 anos, porém, para duração de 3 a 5 anos, o RR foi de 1,31 (IC 95%: 1,20 a 1,42), subindo para 2,07 (IC 95%: 1,84 a 2,30) quando o tempo de uso foi de 10 ou mais anos. O aumento de risco foi menor quando os esquemas estroprogestativos eram do tipo sequencial, ou seja, com progestagênios administrados ciclicamente, do que aqueles com progestagênio contínuo (Lyytinen et al., 2009).

Diferentes progestagênios presentes nos regimes de TH podem ter efeitos diversos na TH e isso também tem sido alvo de estudos. Um deles foi o estudo E3N, uma coorte francesa com mais de 80 mil mulheres na pós-menopausa incluídas na análise de risco para câncer de mama. Observou-se que a terapêutica estrogênica isolada se associou a RR de 1,29 (IC 95%: 1,02 a 1,65) para câncer de mama, enquanto para a TH combinada os RR variaram conforme o progestagênio; e quando o estrogênio se associava à progesterona micronizada, não houve aumento de risco (RR: 1,00; IC 95%: 0,83 a 1,22). Com a didrogesterona, também não se observou aumento estatisticamente significante de risco (RR: 1,16; IC 95%: 0,94 a 1,43). Entretanto, quando outros progestagênios estavam presentes na TH, o RR foi de 1,69 (IC 95%: 1,50 a 1,91) (Figura 59.3) (Fournier et al., 2008).

Em 2020, um grande estudo caso-controle britânico incluiu mais de 98 mil mulheres que receberam diagnóstico de câncer de mama e mais de 457 mil controles. A TH se associou a aumento de risco para câncer de mama, com RR de 1,15 (IC 95%: 1,09 a 1,21) e 1,79 (IC 95%: 1,73 a 1,85), respectivamente, para estrogênio isolado ou para TH combinada e com intensidade do efeito relacionada à duração da terapia. Todavia, a magnitude do efeito da TH combinada variou conforme o progestagênio empregado, sendo maior com a presença da noretisterona (RR: 1,88, para uso ≥ 5 anos; IC 95%: 1,79 a 1,99), seguido por medroxiprogesterona (RR: 1,87) e levonorgestrel (RR: 1,79), enquanto o menor risco foi observado com a didrogesterona (RR: 1,24, para uso ≥ 5 anos; IC 95%: 1,03 a 1,48). Além disso, com a didrogesterona, usos menores do que 5 anos não se associaram a acréscimo de risco; enquanto, para os demais avaliados (noretisterona, medroxiprogesterona e levonorgestrel), houve aumento de risco mesmo com usos menores do que 5 anos (Vinogradova et al., 2020).

Quanto à tibolona, o *Million Women Study* mostrou que ela se associava a acréscimo de risco (RR: 1,45; IC 95%: 1,25 a 1,68) (Beral et al., 2003). Porém, é possível ter ocorrido viés de seleção, ou seja, como se imaginava um perfil de segurança melhor para esse fármaco, ele poderia ter sido preferido para mulheres de maior risco para câncer de mama.

O estudo *Long-Term Intervention on Fractures with Tibolone* (LIFT) incluiu 4.534 mulheres osteoporóticas com mais de 60 anos, tendo delineamento randomizado, duplo-cego e controlado por placebo. Seu objetivo primário foi avaliar a redução de fraturas pelo uso de tibolona 1,25 mg (Cummings et al., 2008).

A pesquisa foi interrompida precocemente, após duração mediana de 34 meses, devido ao aumento de risco para acidente vascular cerebral, entretanto se constatou redução do risco para câncer de mama no grupo tibolona (RR: 0,32; IC 95%: 0,13 a 0,80) (Cummings et al., 2008).

Em decorrência dos resultados conflitantes dos estudos listados, entende-se que, no presente momento, a evidência para a tibolona é controversa (Wender et al., 2014).

O consenso da Associação Brasileira de Climatério (Sobrac) e a posição oficial da International Menopause Society conclui que o risco de câncer de mama associado à TH é pequeno e que esse risco declina progressivamente com a interrupção do tratamento. A incidência anual de câncer de mama atribuível à TH é de menos de um caso por 1.000 mulheres (Baber et al., 2016; Wender et al., 2014).

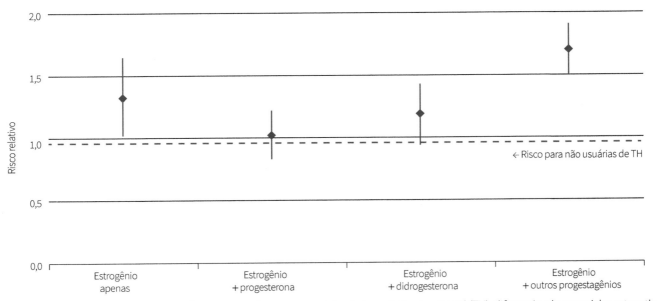

Figura 59.3 Riscos relativos para câncer de mama, conforme composição da terapêutica hormonal (TH), diferenciando especialmente o tipo de progestagênio, conforme o estudo E3N. (Adaptada de: Fournier et al., 2008.)

CÂNCER DE ENDOMÉTRIO

O estrogênio isolado aumenta o risco de desenvolver hiperplasia e câncer de endométrio em até 2 a 3 vezes, sendo esse efeito dependente de dose e tempo, entretanto a administração de progestagênio reverte esse efeito, podendo haver até redução do risco, a depender do regime de administração (Wender *et al.*, 2014; Warren *et al.*, 2015).

Na década de 1990, uma metanálise de 30 estudos confirmou que estrogênio isolado aumenta o risco de desenvolver câncer endometrial, observando RR de 2,3 (IC 95%: 2,1 a 2,5), e para uso prolongado por 10 anos ou mais o RR foi ainda maior, alcançando 9,5. A associação de progestagênio ao regime de TH revelou redução de risco em estudos de coorte e um pequeno aumento de risco nos estudos casos-controle (Grady *et al.*, 1995).

O MWS, cujos detalhes já foram mencionados, também avaliou o risco endometrial associado à TH e encontrou que o estrogênio isolado e a tibolona aumentaram o risco (estrogênio isolado: RR: 1,45; IC 95%: 1,02 a 2,06; tibolona: RR: 1,79; IC 95%: 1,43 a 2,25), enquanto a TH combinada em regime contendo progestagênio contínuo diminuiu o risco (RR: 0,71; IC 95%: 0,56 a 0,90). Esses efeitos foram estatisticamente significantes. Por outro lado, a TH combinada em regime de administração sequencial ou cíclica do progestagênio não se associou a aumento nem a redução do risco (RR: 1,05; IC 95%: 0,91 a 1,22) (Beral *et al.*, 2005).

O NHS, um estudo observacional, encontrou aumento de risco de câncer endometrial para uso prolongado (acima de 5 anos) para o estrogênio isolado (RR: 7,67; IC 95%: 5,57 a 10,57) e também para a TH combinada, embora bem menor neste caso (RR: 1,52; IC 95%: 1,03 a 2,23) (Karageorgi *et al.*, 2010).

O estudo WHI, randomizado e controlado por placebo, em seu braço de TH combinada, mostrou que o tratamento com estrogênios conjugados associados a acetato de medroxiprogesterona não aumentou o risco de câncer endometrial (RR: 0,83; IC 95%: 0,49 a 1,40), e na fase pós-intervenção surgiu redução de risco estatisticamente significante (RR: 0,58; IC 95%: 0,40 a 0,86) (Manson *et al.*, 2013).

Uma revisão sistematizada que incluiu 28 estudos confirmou o aumento de risco para o estrogênio isolado. Para a TH combinada, a revisão informa que nenhum dos 10 estudos incluídos nessa análise encontrou aumento de risco quando o regime de TH combinada era com progestagênio contínuo, e três deles mostraram redução de risco, ou seja, efeito protetor. Para o regime sequencial, ou seja, com progestagênio administrado ciclicamente, nenhum estudo mostrou efeito de redução de risco, e três estudos mostraram aumento de risco em relação a não usuárias de TH; além disso, o risco diminuía conforme aumentava o número de dias de administração do progestagênio a cada ciclo (Sjögren *et al.*, 2016).

Nova revisão sistematizada incluiu resultados de 31 estudos, totalizando mais de 21,3 mil casos reportados de câncer endometrial. Houve redução do risco de câncer de endométrio associado à TH combinada contínua com progestagênios sintéticos em 10 de 19 estudos e aumento de risco em apenas um estudo. Em relação à TH combinada sequencial (ou cíclica) com progestagênios sintéticos, seis estudos reportaram aumento de risco, outros seis não mostraram aumento nem redução e nenhum mostrou redução de risco. Além disso, quando a duração da sequência progestagênica era menor do que 10 dias por mês, o risco era maior (Tempfer *et al.*, 2020).

Quanto à tibolona, a revisão sistematizada de Sjögren *et al.* (2016) informa quatro estudos randomizados cujas estimativas tinham baixa precisão e quatro estudos observacionais, todos eles mostrando aumento de risco (Sjögren *et al.*, 2016).

Uma revisão sistematizada da *Cochrane Library* informa que as evidências a respeito da tibolona na segurança endometrial são de baixa qualidade (Formoso *et al.*, 2016).

Assim, em linhas gerais, pode-se dizer que o estrogênio isolado aumenta o risco de hiperplasia e câncer endometriais, a TH combinada contínua diminui, ou pelo menos não aumenta, e a TH combinada sequencial não eleva esse risco ou o eleva em grau menor do que o estrogênio isolado.

CÂNCER DO COLO UTERINO

Um estudo caso-controle da década de 1990 mostrou que a TH não aumentou o risco de câncer cervical e, com maior duração de uso, houve até mesmo redução (Parazzini *et al.*, 1997). Entretanto, é importante distinguir entre o carcinoma de células escamosas e o adenocarcinoma. Nessa linha, um pequeno estudo caso-controle mostrou tendência a aumento de risco dos adenocarcinomas pela TH, especialmente quando sem oposição progestacional, enquanto o carcinoma de células escamosas não sofria tal efeito (Lacey Jr *et al.*, 2000).

Um grande estudo finlandês com registro de 243.857 mulheres que haviam usado TH comparou a incidência de lesões cervicais cancerosas e pré-cancerosas com a da população geral. Não encontrou associação entre lesões pré-cancerosas cervicais e uso de TH, todavia a TH se associou a menor ocorrência de carcinoma cervical de células escamosas (RR: 0,41; IC 95%: 0,28 a 0,58), porém houve um pequeno aumento de risco de adenocarcinoma cervical (RR: 1,31; IC 95%: 1,01 a 1,67). Para uso de TH acima de 5 anos, o RR de carcinoma de células escamosas continuou reduzido (RR: 0,34; IC 95%: 0,16 a 0,65) e o de adenocarcinoma continuou aumentado (RR: 1,83; 1,24 a 2,59) (Figura 59.4) (Jaakkola *et al.*, 2012).

Importante destacar, relativamente a tais resultados, que o carcinoma cervical de células escamosas é mais frequente do que o adenocarcinoma cervical. Quanto ao regime de TH combinada, o risco foi mais significativo quando o progestagênio era administrado em regimes longos, ou seja, cerca de a cada 3 meses. Globalmente, a cada 10 mil mulheres seguidas por 10 anos e que usaram TH por mais de 5 anos, houve cerca de dois a três casos a menos de carcinoma cervical de células escamosas e dois casos a mais de adenocarcinoma (Jaakkola *et al.*, 2012).

Uma revisão sistematizada de 10 estudos informou que vários deles encontraram redução significativa de risco de carcinoma de células escamosas com o uso da TH, enquanto foi observado um pequeno aumento no risco de adenocarcinoma (Vargiu *et al.*, 2021). Vale destacar que, mesmo considerando que frequentemente os adenocarcinomas cervicais expressem receptores estrogênicos (cerca de 40%), isso parece não ter efeito nos desfechos oncológicos (Rees *et al.*, 2020).

CÂNCER DE OVÁRIO

Os dados do estudo WHI não revelaram aumento de risco de câncer ovariano atribuível à TH, entretanto deve-se considerar que o número de participantes talvez não tenha sido suficiente para detectar um efeito, já que o estudo foi dimensionado pensando no câncer de mama, bem mais frequente do que o ovariano (Manson *et al.*, 2013).

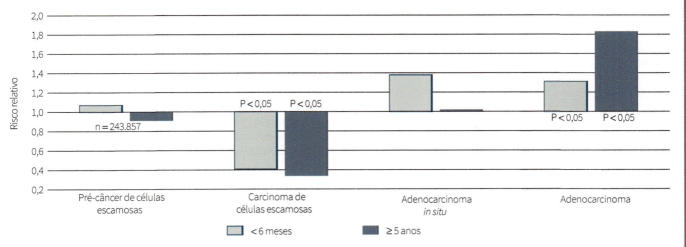

Figura 59.4 Riscos relativos para pré-câncer e câncer cervical uterino, tanto de células escamosas quanto adenocarcinoma, associados ao uso de terapêutica hormonal (TH), de acordo com estudo de registro populacional finlandês. (Adaptada de: Jaakkola et al., 2012.)

Uma análise de uma coorte nacional dinamarquesa com dados de quase 910 mil mulheres encontrou registros de 2.681 casos de câncer epitelial de ovário. O uso de TH estrogênica sem oposição progestacional se associou a aumento do risco de tumores serosos (RR: 1,7; IC 95%: 1,4 a 2,2) e tendência de aumento para os endometrioides (RR: 1,5; IC 95%: 1,0 a 2,4) em comparação a não usuárias, porém, no caso dos endometrioides, quando o estrogênio era oral, o aumento de risco foi estatisticamente significante. Paralelamente, houve redução dos riscos para os mucinosos (RR: 0,3; IC 95%: 0,1 a 0,8). Não houve efeito no risco de tumores de células claras. Aumentos similares foram observados com a TH combinada (RR: 1,6 para os serosos e 2,0 para os endometrioides) (Mørch et al., 2012).

O NHS, por sua vez, reportou aumento de risco para câncer epitelial ovariano apenas com TH estrogênica isolada, mas não com a TH combinada (Bhupathiraju et al., 2016).

Em 2015, uma metanálise de 52 estudos mostrou que a TH se associou a aumento de risco de câncer de ovário, com RR de 1,37 (IC 95%: 1,29 a 1,46) para uso atual ou recente de TH, todavia o efeito variou conforme o tipo histológico. Com base na análise de todos os estudos agrupados, os aumentos de risco foram verificados apenas para os serosos (RR: 1,40; IC 95%: 1,31 a 1,49) e para os endometrioides (RR: 1,28; IC 95%: 1,13 a 1,45), tendo sido os riscos diminuídos progressivamente após a interrupção da TH. Em contrapartida, na análise global, houve redução do risco para os mucinosos (RR: 0,80; IC 95%: 0,69 a 0,93) e para os de células claras (RR: 0,80; IC 95%: 0,65 a 0,98) (Collaborative Group on Epidemiological Studies of Ovarian Cancer, 2015).

Um grande estudioso da menopausa e da TH, o professor Naftolin, fez algumas críticas a essa metanálise: a) os autores reportaram incidência e não prevalência, e a prevalência de câncer de ovário é desconhecida em população de risco médio populacional, dessa forma, ele questiona se o aumento da incidência não poderia simplesmente corresponder a "examinar mais" naquelas que usavam TH; b) foram usadas incidências por idade na Inglaterra para estimar incidência em não usuárias, não sendo claro por que não usaram os dados dos grupos controle dos estudos originais, e isso é importante por haver diferenças de incidência entre os países europeus; c) os autores excluíram estudos com menos de 200 casos terminados após 2006, mas não fizeram o mesmo com estudos finalizados antes daquele ano. Além disso, ele informa que aparentemente nenhum estudo com zero caso de câncer de ovário foi incluído (Naftolin et al., 2015).

Um estudo dos EUA recente encontrou associação entre uso prolongado de TH (acima de 10 anos) e risco aumentado para câncer de ovário, em especial para os serosos de alto grau e os endometrioides (Petrick et al., 2023). Em contrapartida, um grande estudo coreano observou menor risco de câncer de ovário em usuárias de tibolona e nenhuma associação com outras formas de TH (Yuk et al., 2023).

Ainda com referência à tibolona, um estudo observacional dinamarquês encontrou associação entre uso de tibolona e risco aumentado para câncer de ovário (RR: 1,42; IC 95%: 1,01 a 2,00), com maiores riscos associados a maiores durações de uso (Løkkegaard e Mørch, 2018).

Portanto, embora as duas metanálises citadas tenham informado maior risco de câncer de ovário entre usuárias de TH, o assunto ainda suscita muitas discussões.

CÂNCER DE CÓLON

O câncer de cólon é uma das principais causas oncológicas de óbito feminino. Estudos de coorte e caso-controle têm mostrado menor risco desse tipo de câncer em mulheres que usavam a TH (Warren et al., 2015).

O estudo WHI revelou que a TH estroprogestativa diminuiu a chance de desenvolver esse tipo de câncer, ou seja, teve efeito protetor. O RR foi de 0,62 (IC 95%: 0,43 a 0,89) em comparação ao placebo, entretanto o mesmo efeito protetor não foi observado com o estrogênio isolado (RR: 1,15; IC 95%: 0,81 a 1,64) (Manson et al., 2013).

Redução de 35% no risco de câncer colorretal foi reportada pelo NHS para usuárias de TH, porém essa proteção não persistia após a interrupção do tratamento hormonal. Também foi visto que o menor risco ocorre apenas para os tumores que não expressam o biomarcador CDKN1A e mesmo a TH apenas com estrogênio teria efeito protetor contra esses tumores, contudo a TH não interferiria no risco para os tumores que expressam o CDKN1A (Bhupathiraju et al., 2016).

Estudos mais recentes também confirmaram o efeito da TH na redução do risco do câncer colorretal (Liu *et al.*, 2021; Baek *et al.*, 2022). Além disso, a ooforectomia bilateral se associou a maior risco de câncer colorretal em um estudo prospectivo de coorte (Koch *et al.*, 2022).

CÂNCER GÁSTRICO E ESOFÁGICO

A taxa de câncer gástrico é cerca de duas vezes maior nos homens do que nas mulheres, e isso faz pensar na possibilidade de que os hormônios femininos tenham efeito protetor. Além disso, menopausa em idade mais avançada se associa a menor ocorrência de câncer gástrico. Um estudo também encontrou menor ocorrência dessa doença em usuárias de TH (Wang *et al.*, 2016). Entretanto, um estudo caso-controle espanhol não encontrou redução, mas também não houve aumento de risco de câncer gástrico em usuárias de TH (Lope *et al.*, 2016).

Uma metanálise de 2012 concluiu que a TH propiciava redução do risco de câncer gástrico, com RR de 0,77 (IC 95%: 0,64 a 0,92). Essa metanálise também observou redução de risco com o aumento da duração da fase fértil (Camargo *et al.*, 2012).

Um grande estudo retrospectivo coreano observou redução de risco de câncer gástrico entre usuárias de TH (Baek *et al.*, 2022).

Outro grande estudo populacional, esse sueco, contemplando 290.186 mulheres que usaram TH em algum momento e 870.165 não usuárias, revelou que aquelas que usaram TH em algum momento tiveram risco diminuído de adenocarcinoma esofágico, com *odds ratio* (OR) de 0,62 (IC 95%: 0,45 a 0,85, com base em 46 casos) de adenocarcinoma gástrico (OR: 0,61; IC 95%: 0,50 a 0,74, com base em 123 casos) e de carcinoma esofágico de células escamosas (OR: 0,57; IC 95%: 0,39 a 0,83, com base em 33 casos). As reduções de risco ocorreram tanto com a TH estrogênica isolada quanto com a TH estroprogestativa (Brusselaers *et al.*, 2017). Outro grande estudo sueco também mostrou redução de risco de câncer esofágico em usuárias de TH (Xie *et al.*, 2022).

Levando em consideração os melhores trabalhos, é possível dizer que a TH não aumenta o risco de câncer gástrico e provavelmente o reduz.

CÂNCER DE PULMÃO

Há controvérsias a respeito dos efeitos da TH no risco de câncer de pulmão, com estudos demonstrando aumento de risco ou piora de prognóstico e outros evidenciando o contrário (Hsu *et al.*, 2017).

Uma metanálise de 25 estudos encontrou que a TH diminuía o risco de câncer de pulmão com OR de 0,91 (IC 95%: 0,83 a 0,99). A redução foi mais acentuada para mulheres com índice de massa corpórea abaixo de 25 kg/m². Curiosamente, segundo essa análise, a TH em mulheres com menopausa artificial aumentou o risco, com OR de 1,51 (Yao *et al.*, 2013).

Na mesma linha, metanálise de seis estudos casos-controle também observou efeito protetor da TH contra o câncer de pulmão (OR: 0,77; IC 95%: 0,66 a 0,90), seja a TH estrogênica isolada, seja combinada (Pesatori *et al.*, 2013). E outra, essa com 14 estudos de coorte, também não encontrou aumento de risco associado à TH (Bae e Kim, 2015).

Por sua vez, o estudo WHI não encontrou aumento ou redução de risco de desenvolver câncer pulmonar atribuível à TH, contudo houve maior mortalidade por câncer de pulmão entre as mulheres que receberam TH combinada, mas não estrogênica isolada (Manson *et al.*, 2013).

Uma metanálise de 2017 sobre mortalidade por câncer de pulmão, incluindo resultados de 11 estudos, observou ausência de efeito da TH na mortalidade por esse câncer, quando todos os estudos foram analisados em conjunto (RR: 0,97; IC 95%: 0,83 a 1,12), e redução de risco na análise restrita aos estudos prospectivos de coorte, com RR de 0,80 (IC 95%: 0,69 a 0,92) (Li *et al.*, 2017).

Um grande estudo de coorte de Taiwan com dados de 16 anos de seguimento não encontrou associação entre TH e risco de câncer de pulmão, pelo contrário, houve redução de risco para usos mais prolongados (acima de 5 anos) e com doses cumulativas mais altas (Wu *et al.*, 2023). E uma revisão sistematizada publicada em 2022 com 22 estudos (13 prospectivos e 9 casos-controle) encontrou redução de risco de câncer de pulmão associada ao uso de TH (Wen *et al.*, 2022).

MENINGIOMA E OUTROS TUMORES DO SISTEMA NERVOSO CENTRAL

Os meningiomas frequentemente apresentam receptores para progesterona, mas não para estrogênio. Além disso, são mais comuns nas mulheres, apresentando crescimento acelerado na fase lútea e na gravidez (Black, 1997).

Uma metanálise de 11 estudos revelou aumento de risco de meningioma associado ao uso de TH, com OR de 1,29 (IC 95%: 1,03 a 1,60) (Fan *et al.*, 2013).

Um grande estudo britânico associado a metanálise também encontrou aumento de risco (RR: 1,30; IC 95%: 1,11 a 1,51). Na etapa da metanálise com outros estudos, encontrou-se aumento de risco para a TH apenas com estrogênio (RR: 1,31; IC 95%: 1,20 a 1,43), todavia sem aumento para a TH combinada (Benson *et al.*, 2015).

Nesse estudo, a TH também se associou a aumento de risco para outros tumores do sistema nervoso central em magnitudes similares às observadas com o meningioma, entretanto o excesso de risco absoluto foi pequeno, correspondendo a dois casos em 10 mil mulheres em 5 anos para todos os tumores agrupados (Benson *et al.*, 2015).

Um estudo caso-controle dinamarquês recente encontrou associação entre uso de TH estroprogestativa ou apenas com progestagênios e maior risco de meningioma com RR de 1,21 (IC 95%: 1,06 a 1,37) e 1,28 (IC 95%: 1,05 a 1,54), respectivamente. No caso da TH combinada, os riscos foram maiores para regimes contínuos do que cíclicos; aliás, para os cíclicos, o efeito não foi estatisticamente significante. O estrogênio isolado não se associou a aumento de risco significante de meningioma. Não houve evidência de aumento de risco de glioma com a TH, porém é possível que haja com progestagênios isolados, já que o resultado chegou próximo da significância estatística (Pourhadi *et al.*, 2023).

CÂNCER DE FÍGADO

Uma metanálise de 15 estudos envolvendo 1.795 casos de câncer hepático primário e 2.256.686 mulheres controle encontrou pequena redução de risco associada ao uso de TH na menopausa (RR: 0,60; IC 95%: 0,37 a 0,96), mas não houve efeito protetor ou de aumento de risco quando avaliados os efeitos separados da estrogenoterapia isolada ou da hormonoterapia estroprogestativa. Interessante notar que ooforectomia se associou a aumento do risco para câncer hepático (RR: 2,23; IC 95%: 1,46 a 3,41), o que vai de encontro ao achado do efeito discretamente protetor da TH globalmente. Os autores alertam, entretanto, que esses achados devem ser interpretados com cautela, devido ao número limitado de estudos e vieses potenciais, e entendem ser necessário que tais achados sejam validados por novos e grandes estudos (Zhong *et al.*, 2016).

Um estudo de Taiwan com mulheres na pós-menopausa portadoras de vírus de hepatite B encontrou menor risco de câncer hepatocelular e maiores taxas de sobrevida naquelas que usaram TH em comparação às sem TH (Wang *et al.*, 2022).

CONSIDERAÇÕES FINAIS

Em conclusão, como se pode perceber, a TH pode aumentar o risco para alguns cânceres, mas, por outro lado, pode reduzir o risco de outros. Dessa forma, é importante olhar o todo, ter o conhecimento do resultado global.

O estudo WHI responde sobre os efeitos da TH em todos os cânceres olhados agrupadamente. Segundo esse ensaio, a TH, seja por estrogênio isolado, seja a estroprogestativa, não aumentou o risco global de cânceres (estrogênio isolado – RR: 0,93; IC 95%: 0,81 a 1,07; estroprogestativo – RR: 1,02; IC 95%: 0,91 a 1,15), tampouco houve efeito na mortalidade por câncer. Na fase de pós-intervenção, os resultados permaneceram os mesmos (Figura 59.5) (Manson *et al.*, 2013).

Em publicação de setembro de 2017, com atualização do seguimento pós-intervenção após 18 anos de acompanhamento e com foco nas taxas de mortalidade, reportou-se que a TH não aumentou a taxa de mortalidade por cânceres em geral. A TH estrogênica isolada se associou a RR para mortalidade de 0,99 (IC 95%: 0,86 a 1,13), e a TH combinada obteve RR de 1,06 (IC 95%: 0,95 a 1,18) (Figura 59.6). Interessante notar que também não houve efeitos da TH nas mortalidades por causas cardiovasculares ou globais por todas as causas juntas (Manson *et al.*, 2017).

REFERÊNCIAS BIBLIOGRÁFICAS

ANDERSON, G. L. *et al.* Effects of conjugated equine estrogen in postmenopausal women with hysterectomy: the Women's Health Initiative randomized controlled trial. *Journal of the American Medical Association*, v. 291, n. 14, p. 1701-1712, 2004.

BABER, R. J. *et al.* 2016 IMS Recommendations on women's midlife health and menopause hormone therapy. *Climacteric: the Journal of the International Menopause Society*, v. 19, n. 2, p. 109-150, 2016.

BAE, J. M.; KIM, E. H. Hormonal replacement therapy and the risk of lung cancer in women: an adaptive meta-analysis of cohort studies. *Journal of Preventive Medicine and Public Health*, v. 48, n. 6, p. 280-286, 2015.

BAEK, C. *et al.* Association of menopausal hormone therapy with gastric and colorectal cancer risks in Korean women: a nationwide population-based cohort study. *Maturitas*, v. 166, p. 35-40, 2022.

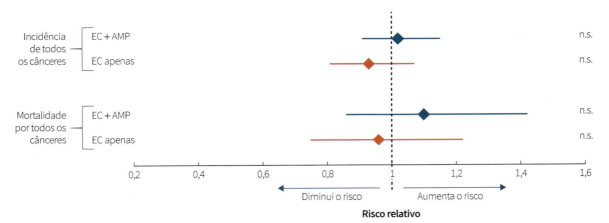

Figura 59.5 Efeito da terapêutica hormonal nos riscos relativos para incidência e mortalidade por todos os cânceres agrupados de acordo com o estudo *Women's Health Initiative*. n.s.: estatisticamente não significante. (Adaptada de: Manson *et al.*, 2013.)

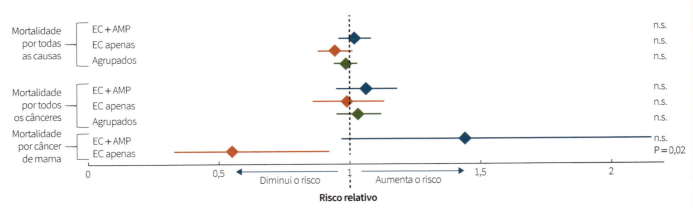

Figura 59.6 Efeito da terapêutica hormonal nos riscos de mortalidade por todas as causas agrupadas, por todos os cânceres agrupados e por câncer de mama, conforme o estudo *Women's Health Initiative*, contemplando a fase de intervenção e pós-intervenção com tempo total de seguimento de 18 anos. n.s.: estatisticamente não significante. (Adaptada de: Manson *et al.*, 2017.)

BENSON, V. S. *et al*. Menopausal hormone therapy and central nervous system tumor risk: large UK prospective study and meta-analysis. *International Journal of Cancer*, v. 136, n. 10, p. 2369-2377, 2015.

BERAL, V. *et al*. Endometrial cancer and hormone-replacement therapy in the Million Women Study. *Lancet*, v. 365, n. 9470, p. 1543-1551, 2005.

BERAL, V.; MILLION WOMEN STUDY COLLABORATORS. Breast cancer and hormone-replacement therapy in the Million Women Study. *Lancet*, v. 362, n. 9382, p. 419-427, 2003.

BHUPATHIRAJU, S. N. *et al*. Exogenous hormone use: oral contraceptives, postmenopausal hormone therapy, and health outcomes in the nurses' health study. *American Journal of Public Health*, v. 106, n. 9, p. 1631-1637, 2016.

BLACK, P. M. Hormones, radiosurgery and virtual reality: new aspects of meningioma management. *The Canadian Journal of Neurological Sciences*, v. 24, n. 4, p. 302-306, 1997, 1997.

BRUSSELAERS, N. *et al*. Menopausal hormone therapy and the risk of esophageal and gastric cancer. *International Journal of Cancer*, v. 140, n. 7, p. 1693-1699, 2017.

CAMARGO, M. C. *et al*. Sex hormones, hormonal interventions, and gastric cancer risk: a meta-analysis. *Cancer Epidemiology, Biomarkers and Prevention*, v. 21, n. 1, p. 20-38, 2012.

CHLEBOWSKI, R. T. *et al*. Association of menopausal hormone therapy with breast cancer incidence and mortality during long-term follow-up of the women's health initiative randomized clinical trials. *Journal of the American Medical Association*, v. 324, n. 4, p. 369-380, 2020.

CHLEBOWSKI, R. T. *et al*. Influence of estrogen plus progestin on breast cancer and mammography in healthy postmenopausal women: the Women's Health Initiative Randomized Trial. *Journal of the American Medical Association*, v. 289, n. 24, p. 3243-3253, 2003.

COLDITZ, G. A. *et al*. The use of estrogens and progestins and the risk of breast cancer in postmenopausal women. *The New England Journal of Medicine*, v. 332, n. 24, p. 1589-1593, 1995.

COLLABORATIVE GROUP ON EPIDEMIOLOGICAL STUDIES OF OVARIAN CANCER *et al*. Menopausal hormone use and ovarian cancer risk: individual participant meta-analysis of 52 epidemiological studies. *Lancet*, v. 385, n. 9980, p. 1835-1842, 2015.

COLLABORATIVE GROUP ON HORMONAL FACTORS IN BREAST CANCER. Type and timing of menopausal hormone therapy and breast cancer risk: individual participant meta-analysis of the worldwide epidemiological evidence. *Lancet*, v. 394, n. 10204, p. 1159-1168, 2019.

CUMMINGS, S. R. *et al*. The effects of tibolone in older postmenopausal women. *The New England Journal of Medicine*, v. 359, n. 7, p. 697-708, 2008.

FAN, Z. X. *et al*. Hormone replacement therapy and risk of meningioma in women: a meta-analysis. *Cancer, Causes & Control: CCC*, v. 24, n. 8, p. 1517-1525, 2013.

FORMOSO, G. *et al*. Short-term and long-term effects of tibolone in postmenopausal women. *The Cochrane Database of Systematic Reviews*, v. 10, CD008536, 2016.

FOURNIER, A.; BERRINO, F.; CLAVEL-CHAPELON, F. Unequal risks for breast cancer associated with different hormone replacement therapies: results from the E3N cohort study. *Breast Cancer Research and Treatment*, v. 107, n. 1, p. 103-111, 2008.

GRADY, D. *et al*. Hormone replacement therapy and endometrial cancer risk: a meta-analysis. *Obstetrics and Gynecology*, v. 85, n. 2, p. 304-313, 1995.

HSU, L. H.; CHU, N. M.; KAO, S. H. Estrogen, estrogen receptor and lung cancer. *International Journal of Molecular Sciences*, v. 18, n. 8, E1713, 2017.

INSTITUTO NACIONAL DE CÂNCER (Brasil). *Estimativa 2016: incidência de câncer no Brasil*. Rio de Janeiro: Inca, 2016. Disponível em: http://www.inca.gov.br. Acesso em: 12 jan. 2018.

JAAKKOLA, S. *et al*. Postmenopausal estradiol-progestagen therapy and risk for uterine cervical cancer. *International Journal of Cancer*, v. 131, n. 4, E537-43, 2012.

KARAGEORGI, S. *et al*. Reproductive factors and postmenopausal hormone use in relation to endometrial cancer risk in the Nurses' Health Study cohort 1976-2004. *International Journal of Cancer*, v. 126, n. 1, p. 208-216, 2010.

KOCH, T. *et al*. Bilateral oophorectomy and rate of colorectal cancer: A prospective cohort study. *International Journal of Cancer*, v. 150, n. 1, p. 38-46, 2022.

LACEY JR., J. V. *et al*. Use of hormone replacement therapy and adenocarcinomas and squamous cell carcinomas of the uterine cervix. *Gynecologic Oncology*, v. 77, n. 1, p. 149-154, 2000.

LI, W. *et al*. Hormone therapy and lung cancer mortality in women: systematic review and meta-analysis. *Steroids*, v. 118, p. 47-54, 2017.

LIU, Q. *et al*. Menopausal hormone therapies and risk of colorectal cancer: a Swedish matched-cohort study. *Alimentary, Pharmacology & Therapeutics*, v. 53, n. 11, p. 1216-1225, 2021.

LØKKEGAARD, E. C. L.; MØRCH, L. S. Tibolone and risk of gynecological hormone sensitive cancer. *International Journal of Cancer*, v. 142, n. 12, p. 2435-2440, 2018.

LOPE, V. *et al*. menstrual and reproductive factors and risk of gastric and colorectal cancer in Spain. *PLoS One*, v. 11, n. 10, e0164620, 2016.

LYYTINEN, H.; PUKKALA, E.; YLIKORKALA, O. Breast cancer risk in postmenopausal women using estradiol-progestogen therapy. *Obstetrics and Gynecology*, v. 113, n. 1, p. 65-73, 2009.

MACHADO, R. B. *et al*. How can information on the risk of breast cancer and hormone therapy be better understood? *Climacteric: the Journal of the International Menopause Society*, v. 18, n. 4, p. 545-550, 2015.

MANSON, J. E. *et al*. Menopausal hormone therapy and health outcomes during the intervention and extended poststopping phases of the Women's Health Initiative randomized trials. *Journal of the American Medical Association*, v. 310, n. 13, p. 1353-1368, 2013.

MANSON, J. E. *et al*. Menopausal hormone therapy and long-term all-cause and cause-specific mortality: the Women's Health Initiative randomized trials. *Journal of the American Medical Association*, v. 318, n. 10, p. 927-938, 2017.

MØRCH, L. S. *et al*. Hormone therapy and different ovarian cancers: a national cohort study. *American Journal of Epidemiology*, v. 175, n. 12, p. 1234-1242, 2012.

NAFTOLIN, F. *et al*. Hormone therapy and ovarian cancer. *Lancet*, v. 386, n. 9998, p. 1037, 2015.

PARAZZINI, F. *et al*. Case-control study of oestrogen replacement therapy and risk of cervical cancer. *British Medical Journal*, v. 315, n. 7100, p. 85-88, 1997.

PESATORI, A. C. *et al*. Hormone use and risk for lung cancer: a pooled analysis from the International Lung Cancer Consortium (ILCCO). *British Journal of Cancer*, v. 109, n. 7, p. 1954-1964, 2013.

PETRICK, J. L. *et al*. Menopausal hormone therapy use and risk of ovarian cancer by race: the ovarian cancer in women of African ancestry consortium. *British Journal of Cancer*, v. 129, n. 12, p. 1956-1967, 2023.

POURHADI, N. *et al*. Menopausal hormone therapy and central nervous system tumors: Danish nested case-control study. *PLoS Medicine*, v. 20, n. 12, e1004321, 2023.

REES, M. *et al*. European Menopause and Andropause Society (EMAS) and International Gynecologic Cancer Society (IGCS) position statement on managing the menopause after gynecological cancer: focus on menopausal symptoms and osteoporosis. *Maturitas*, v. 134, p. 56-61, 2020.

ROSSOUW, J. E. *et al*. Risks and benefits of estrogen plus progestin in healthy postmenopausal women: principal results From the Women's Health Initiative randomized controlled trial. *Journal of the American Medical Association*, v. 288, n. 3, p. 321-333, 2002.

SJÖGREN, L. L.; MØRCH, L. S.; LØKKEGAARD, E. Hormone replacement therapy and the risk of endometrial cancer: a systematic review. *Maturitas*, v. 91, p. 25-35, 2016.

STEFANICK, M. L. *et al*. Effects of conjugated equine estrogens on breast cancer and mammography screening in postmenopausal women with hysterectomy. *Journal of the American Medical Association*, v. 295, n. 14, p; 1647-1657, 2006.

TEMPFER, C. B. *et al*. Menopausal hormone therapy and risk of endometrial cancer: a systematic review. *Cancers*, Basel, v. 12, n. 8, p. 2195, 2020.

VARGIU, V.; AMAR, I. D.; ROSATI, A. *et al*. Hormone replacement therapy and cervical cancer: a systematic review of the literature. *Climacteric: the Journal of the International Menopause Society*, v. 24, n. 2, p. 120-127, 2021.

VINOGRADOVA, Y.; COUPLAND, C.; HIPPISLEY-COX, J. Use of hormone replacement therapy and risk of breast cancer: nested case-control studies using the QResearch and CPRD databases. *British Medical Journal*, v. 371, m3873, 2020.

WANG, C. H. *et al*. Hormone replacement therapy is associated with reduced hepatocellular carcinoma risk and improved survival in postmenopausal women with hepatitis B: A nationwide long-term population-based cohort study. *PLoS One*, v. 17, n. 7, e0271790, 2022.

WANG, Z. *et al*. Reproductive factors, hormone use and gastric cancer risk: the Singapore Chinese health study. *International Journal of Cancer*, v. 138, n. 12, p. 2837-2845, 2016.

WARREN, M. P.; SHU, A. R.; DOMINGUEZ, J. E. Menopause and hormone replacement. *In*: DE GROOT, L. J. *et al.* (ed.). *Endotext* [Internet]. South Dartmouth: MDText.com, 2015. Disponível em: https://www.ncbi.nlm.nih.gov/books/NBK279050/. Acesso em: 12 jan. 2018.

WEN, H.; LIN, X.; SUN, D. The association between different hormone replacement therapy use and the incidence of lung cancer: a systematic review and meta-analysis. *Journal of Thoracic Disease*, v. 14, n. 2, p. 381-395, 2022.

WENDER, M. C. O. *et al. Consenso Brasileiro de Terapêutica Hormonal da Menopausa 2014*. São Paulo: Leitura Médica, 2014. Disponível em: http://www.sobrac.org.br. Acesso em: 12 jan. 2018.

WU, C. C. *et al.* The association between hormone therapy and the risk of lung cancer in postmenopausal women: a 16-year nationwide population-based study. *Menopause: The Journal of the North American Menopause Society*, v. 30, n. 5, p. 521-528, 2023.

XIE, S. H.; SANTONI, G.; LAGERGREN, J. Menopausal hormone therapy and risk of oesophageal adenocarcinoma in a population-based cohort study. *British Journal of Cancer*, v. 126, n. 1, p. 129-133, 2022.

YAO, Y. *et al.* Hormone replacement therapy in females can decrease the risk of lung cancer: a meta-analysis. *PLoS One*, v. 8, n. 8, e71236, 2013.

YUK, J. S.; KIM, M. Effects of menopausal hormone therapy on the risk of ovarian cancer: health insurance database in South Korea-based cohort study. *Menopause: The Journal of the North American Menopause Society*, v. 30, n. 5, p. 490-496, 2023.

ZHONG, G. C. *et al.* Reproductive factors, menopausal hormone therapies and primary liver cancer risk: a systematic review and dose-response meta-analysis of observational studies. *Human Reproduction Update*, v. 23, n. 1, p. 126-138, 2016.

CAPÍTULO **60**

Tratamento Não Hormonal dos Sintomas Climatéricos

Lucia Costa Paiva • Ana L. R. Valadares • Luiz Francisco Cintra Baccaro

INTRODUÇÃO

Os sintomas vasomotores (SVMs) e a síndrome geniturinária (SGU) são sintomas climatéricos decorrentes da deprivação estrogênica no período do climatério.

Sintomas vasomotores

Os fogachos ou ondas de calor e suores noturnos são os SVMs mais comuns relatados durante a transição menopausal e a pós-menopausa. Os mecanismos subjacentes que expliquem as ondas de calor não são conhecidos em detalhe. Uma teoria é que as reduções de concentrações de estrogênio levem à diminuição das concentrações de endorfinas no hipotálamo. O estrogênio modula a sinalização de serotonina e norepinefrina em todo o cérebro, incluindo áreas do hipotálamo associadas ao controle de temperatura corporal. Esses níveis reduzidos de endorfinas aumentam a liberação de serotonina e noradrenalina, e estas, por sua vez, podem causar uma queda no ponto de ajuste do centro termorregulador no hipotálamo e provocar, assim, perda de calor inadequada. Essa perda de calor é conseguida por meio de vasodilatação e sudorese. A temperatura abaixa de 0,1 a 0,9 C° e, após 5 a 9 minutos da onda de calor, a mulher poderá sentir frio.

A média etária de início dos SVMs é de 51 anos. Tanto a prevalência quanto a duração dos SVMs é um problema de saúde importante nas mulheres, no climatério. Pode haver prejuízo na saúde e piora na qualidade de vida, uma vez que os SVMs podem interferir no sono e nas atividades diárias. Nos casos das mulheres em pós-menopausa cirúrgica ou medicamentosa, os SVMs podem ser ainda piores. A prevalência de ondas de calor durante a menopausa tem sido descrita como até 80% na maioria das sociedades, sendo influenciada por diferentes fatores como idade, etnia, educação, tabagismo, ansiedade e índice de massa corporal elevado (Gold *et al.*, 2006). As ondas de calor duram em média 7,4 anos, mas, por motivos não inteiramente claros, algumas mulheres mantêm-se sintomáticas por mais de 11,8 anos (Avis *et al.*, 2015). Uma em cada seis mulheres apresenta ondas de calor até os 85 anos, ou seja, mais de 30 anos após a menopausa.

As possibilidades de tratamento dos sintomas do climatério constituem uma questão relevante tanto para as mulheres como para os profissionais de saúde. Embora a terapia hormonal (TH) permaneça como o tratamento mais eficaz para os SVMs, o interesse por outras formas de tratamento é cada vez mais relevante, especialmente nas condições de saúde em que os estrogênios e os progestagênios não são indicados, ou mesmo são contraindicados, ou para mulheres que não desejam usar a TH.

As opções incluem: técnicas comportamentais, técnicas psicocorporais, controle dietético e suplementos e prescrição medicamentosa (North American Menopause Society, 2023).

Terapias comportamentais

Usar técnicas de resfriamento corporal (uso de roupas leves e de algodão e controle da temperatura ambiental para diminuir a transpiração) e evitar determinados estímulos (bebidas alcoólicas, cafeína, comidas picantes) não são condutas que apresentam eficácia para SVMs, que tenham embasamento científico.

A atividade física apresenta muitos benefícios para a saúde, por isso recomenda-se fortemente que as mulheres climatéricas pratiquem exercícios, embora ensaios clínicos randomizados não suportem qualquer benefício da atividade física para a melhora das ondas de calor (North American Menopause Society, 2023; Goldstein *et al.*, 2016). Apesar de a ioga (grau de evidência baixo) ter mostrado alguma melhora nos SVMs mais do que os controles, os dados ainda são considerados inconsistentes (Goldstein *et al.*, 2016).

Mulheres obesas podem apresentar maiores frequência e intensidade de ondas de calor. A adiposidade pode dificultar a dissipação de calor. Em relação à perda de peso, alguns ensaios clínicos randomizados e controlados sugerem que ela pode ser associada à melhora das ondas de calor principalmente (North American Menopause Society, 2023).

Técnicas psicocorporais

Terapias cognitivo-comportamentais (TCC) envolvendo um conjunto de medidas que abrangem psicoterapia especializada associada a outras medidas psicoeducativas, que incluem esclarecimentos sobre fisiopatologia das ondas de calor e percepção das emoções, mostraram algum benefício na intensidade, mas não na frequência das ondas de calor (Nível de Evidência A). Outras medidas – como técnicas de relaxamento, respiração controlada e terapias baseadas em *mindfulness* – apresentam evidências atuais limitadas e inconsistentes para o tratamento dos SVMs (North American Menopause Society, 2023; Goldstein *et al.*, 2016; Santen e Loprinzi, s.d.).

Hipnose

A hipnose clínica é uma técnica psicocorporal que envolve um estado profundo de relaxamento, imagens mentais individualizadas e sugestionamento. A atual evidência para hipnose clínica é limitada, mas alguns ensaios clínicos sugerem que pode ser uma estratégia promissora para o controle de ondas de calor (North American Menopause Society, 2023; Goldstein *et al.*, 2016; Santen e Loprinzi, s.d.).

Acupuntura

Metanálise recente concluiu que a acupuntura é um tratamento complementar ou isolado para reduzir SVMs e melhorar a qualidade de vida, com a ressalva que de que o benefício clínico associado à acupuntura pode ser devido, em parte ou totalmente, a efeitos inespecíficos. A segurança da acupuntura no tratamento de SVMs não foi rigorosamente examinada, mas não parece haver danos potenciais significativos (Goldstein *et al.*, 2016; Santen e Loprinzi, s.d.; Befus *et al.*, 2018).

Alimentos e fitomedicamentos

As isoflavonas são uma classe de fitoquímicos que se ligam aos receptores de estrogênio (REs) em seres humanos. Apresentam maior afinidade por RE-beta do que por RE-alfa e podem apresentar propriedades tanto como agonista quanto como antagonista do estrogênio. As isoflavonas incluem genisteína, daidzeína, gliciteína, biocanim A e formononetina. A genisteína e a daidzeína são encontradas em quantidades elevadas na soja e produtos da soja, assim como no trevo-vermelho, *kudzu* e amendoim. A eficácia terapêutica da suplementação de soja pode variar com base nas quantidades relativas de genisteína e daidzeína contidas nos diferentes suplementos. As isoflavonas podem ter efeitos diversos se utilizadas isoladamente ou em compostos que contenham as três isoflavonas (genisteína, daidzeína e gliciteína).

Todos os benefícios associados com as isoflavonas podem ocorrer mais lentamente, e a eficácia é menor do que com medicamentos tradicionais. É importante destacar também que somente cerca de 30% das mulheres norte-americanas têm a capacidade de metabolizar daidzeína em equol por bactérias intestinais. O equol é um anti-inflamatório não hormonal estrogênico que se liga a ambos os REs, mas com elevada afinidade por RE-beta. O equol é produzido a partir de daidzeína por bactérias intestinais. Assim, as mulheres que não apresentem essa conversão intestinal em equol após a ingestão de isoflavonas da soja não seriam suscetíveis a responder ao tratamento com isoflavona. Esses fatos podem, em parte, explicar as diferenças de resposta entre as mulheres que podem converter a isoflavona daidzeína para equol e, portanto, mostram eficácia de um suplemento e as não conversoras, que provavelmente não responderiam e não se beneficiariam do uso das isoflavonas (North American Menopause Society, 2023). Essas mulheres talvez poderiam se beneficiar da suplementação de equol. Estudo com suplementação de equol e resveratrol mostram melhora de alguns sintomas climatéricos e da qualidade de vida após 12 semanas de tratamento (Davinelli *et al.*, 2017).

Vários estudos de revisão sistemática ou metanálises têm avaliado a eficácia das isoflavonas (Lethaby *et al.*, 2013; North American Menopause Society, 2011; Brasil, 2016). No entanto, a maioria dos estudos que avaliaram as isoflavonas apresentam limitações metodológicas, como pequena amostragem, diferenças nas formulações e duração do seguimento. Os processos de fabricação também são múltiplos e, em grande parte, descontrolados, a composição é variável e os lotes podem diferir significativamente. Portanto, são necessários mais estudos para comprovar se os suplementos com isoflavona são eficazes para as mulheres com SVMs (North American Menopause Society, 2023). Embora a proteína de soja apresente poucos efeitos adversos, dados de prevalência de intolerância à proteína de soja são escassos. Sintomas comuns com o seu uso incluem distensão abdominal, flatulência e incontinência fecal. Nos EUA e no Canadá, a proteína de soja está na lista dos principais alérgenos.

Black cohosh, nome científico *Actaea racemosa* L. (anteriormente *Cimicifugae racemosae*), não é utilizado na medicina tradicional popular como um remédio de menopausa. Todavia é o botânico mais comumente comprado para os sintomas da menopausa. Os ingredientes ativos do extrato de *black cohosh* são desconhecidos, e o mecanismo de ação não está claro. Alguns estudos mostraram que poderia ter algum efeito estrogênico, embora outros defendam que o mecanismo de ação aconteceria por meio de um efeito serotoninérgico. Revisões de estudos mais recentes concluíram que, neste momento, não há evidências suficientes para apoiar o uso de *black cohosh* para os sintomas da menopausa. Além disso, existem estudos mostrando hepatotoxicidade (North American Menopause Society, 2023).

Crinum 72, Dioscorea (inhame selvagem), *dong quai*, prímula, linhaça (*Linum usitatissimum*) e maca peruana, além de não serem efetivos para tratamento dos SVMs, podem apresentar efeitos adversos e, com alguns dos produtos, graves (North American Menopause Society, 2023; Goldstein *et al.*, 2016). Dados sobre o benefício dos canabinoides nos sintomas climatéricos são muito escassos e, devido às evidências limitadas, seu uso não é recomendado (North American Menopause Society, 2023; Goldstein *et al.*, 2016).

Os fitomedicamentos atualmente aprovados pela Agência Nacional de Vigilância (Anvisa) para o tratamento dos sintomas do climatério, embora não apresentem eficácia significativa, são os derivados do *Glycine max* (L.) Merr (soja); o *Trifolium pratense* L. e a *Actaea racemosa* L. ou *black cohosh* (Brasil, 2016).

Terapias farmacológicas não hormonais

Inibidores seletivos da recaptação da serotonina (ISRSs) e inibidores seletivos da recaptação da serotonina e da norepinefrina (IRSNs)

Entre as terapias farmacológicas, encontram-se os antidepressivos ISRSs e IRSNs. Essas medicações parecem atuar na origem das ondas de calor relacionada à queda dos níveis estrogênicos da menopausa. Esses antidepressivos atuam aumentando a biodisponibilidade de serotonina e norepinefrina, pois atuam bloqueando a recaptação desses neurotransmissores pela célula pré-sináptica, podendo, assim, diminuir os SVMs.

Os principais antidepressivos estudados para tratamento não hormonal das ondas de calor cujos resultados têm mostrado alguma eficácia incluem os ISRSs, como a paroxetina, escitalopram, citalopram e sertralina, e os IRSNs, como a venlafaxina e a desvenlafaxina. Metanálises recentes indicam que paroxetina, citalopram, escitalopram, venlafaxina e desvenlafaxina são os mais efetivos, reduzindo em 65% a frequência e a severidade das ondas de calor (Handley e Williams, 2015), enquanto a fluoxetina e a sertralina parecem ser menos efetivas ou com eficácia duvidosa (Handley e Williams, 2015; Shams *et al.*, 2014).

Venlafaxina

A venlafaxina é um antidepressivo IRSN que tem sido estudada na dose diária de 37,5, 75 e 150 mg para tratar as ondas de calor. As doses de 37,5 e 75 mg foram efetivas na melhora tanto da frequência quanto da severidade das ondas de calor (Carpenter *et al.*, 2007). Loprinzi *et al.*, em 2000, conduziram ensaio clínico randomizado duplo-cego, com 191 mulheres randomizadas para receberem venlafaxina nas doses de 37,5, 75 ou 150 mg/dia ou placebo. A redução nas ondas de calor foi de 37%, 61% e 61%, respectivamente, enquanto no grupo placebo foi de apenas 27%, porém com maior incidência de efeitos colaterais como boca seca no grupo que recebeu doses mais elevadas, de 75 e 150 mg/dia de venlafaxina (Loprinzi *et al.*, 2000).

Existem poucos ensaios clínicos que compararam diretamente a eficácia dos antidepressivos com a TH. Recente ensaio clínico comparando a eficácia do estradiol em baixa dose (0,5 mg/dia) *versus* venlafaxina na dose de 75 mg/dia e placebo mostrou que ambos são efetivos para tratar os SVMs em mulheres de meia-idade. Embora a eficácia do estradiol em baixa dose possa ser ligeiramente superior (redução de 52%) à da venlafaxina (redução de 48%), a diferença é pequena e de pouca importância clínica (Joffe *et al.*, 2014). Outra metanálise comparou a eficácia do tratamento com inibidores de recaptação de serotonina com a TH e mostrou que, após 8 semanas de uso, a venlafaxina na dose de 75 mg mostrou redução na frequência de SVMs, com menos 1,8 episódio de ondas de calor ao dia (intervalo de confiança [IC] 95%: −2,8 a −0,8); semelhante ao observado com baixa dose de estradiol (0,5 mg/dia), que foi de menos 2,4 ondas de calor por dia (IC 95%: −3,4 a −1,3) (Guthrie *et al.*, 2015).

Os efeitos adversos da venlafaxina incluem náusea, cefaleia, sonolência e boca seca, sendo mais comuns com altas doses da medicação.

Desvenlafaxina

A desvenlafaxina, administrada como succinato de desvenlafaxina, também é um IRSN efetivo no tratamento dos SVMs associados à menopausa. Ensaio clínico randomizado, controlado com placebo, avaliou a eficácia e a segurança de duas diferentes doses de desvenlafaxina, 100 e 150 mg, em comparação com o placebo. Foram tratadas 458 mulheres na pós-menopausa e, após 12 semanas de tratamento, observou-se redução no número de ondas de calor de 65,4% e 66,6% com as diferentes doses, comparados a 50,8% no grupo placebo. O número de despertares noturnos também foi significativamente reduzido durante o tratamento com desvenlafaxina (Archer *et al.*, 2009).

Em 2013, outro ensaio clínico multicêntrico, duplo-cego, controlado por placebo, avaliou a desvenlafaxina na dose de 100 mg/dia em 365 mulheres na pós-menopausa com SVMs, acompanhadas por 12 meses. A desvenlafaxina foi significativamente mais efetiva que o placebo, reduzindo em 64% o número e a severidade das ondas de calor, comparado a 41% no grupo que recebeu placebo. As mulheres pós-menopáusicas com ondas de calor moderadas a severas que são tratadas com desvenlafaxina conseguem rápida redução de sintomas que se manteve mesmo após 1 ano do início do tratamento (Pinkerton *et al.*, 2013).

O perfil de tolerabilidade da desvenlafaxina é semelhante e consistente com outros ISRSs/IRSNs, mas estudos não têm mostrado evidência de aumento de peso ou disfunção sexual, efeitos colaterais normalmente associados a essa classe de drogas (Archer *et al.*, 2009).

Paroxetina

Entre os ISRSs, a paroxetina tem mostrado ser um dos mais eficazes para o tratamento das ondas de calor (Handley e Williams, 2015; North American Menopause Society, 2023; Stubbs *et al.*, 2017). A paroxetina é o único antidepressivo aprovado para tratamento das ondas de calor pela Food and Drug Administration (FDA) nos EUA, na dose de 7,5 mg/dia (North American Menopause Society, 2023; Stubbs *et al.*, 2017;

Rada *et al.*, 2010). Essa dose é inferior às utilizadas para tratamento de distúrbios psiquiátricos. Para tratamento das ondas de calor, tem sido avaliada nas doses de 7,5, 10, 12,5 e 20 mg/dia, em diversos estudos (Handley e Williams, 2015; Rada *et al.*, 2010; Simon *et al.*, 2013). O estudo de Stearns *et al.* (2005) comparou doses de 10 e 20 mg de paroxetina com placebo. A paroxetina 10 mg reduziu a frequência de ondas de calor em 40,6% em comparação com 13,7% para o placebo. A paroxetina 20 mg reduziu a frequência de ondas de calor em 51,7% em comparação com 26,6% para o placebo. A eficácia foi semelhante entre as duas doses, mas as mulheres foram menos propensas a interromper o tratamento com a dose mais baixa de paroxetina. Paroxetina 10 mg foi associada com melhora significativa no sono em comparação com o placebo (Grady *et al.*, 2007). Esses dados sugerem que é adequado iniciar o tratamento com doses mais baixas, aumentando-se a dose se não houver resposta clínica.

A paroxetina e a fluoxetina podem interferir no metabolismo do tamoxifeno por meio da inibição do citocromo CYP3A4 e CYP2D6, enzimas necessárias para a metabolização do tamoxifeno em seu metabólito ativo, o endoxifeno, diminuindo, assim, o efeito do tamoxifeno no tratamento da neoplasia da mama. Portanto, a paroxetina e a fluoxetina não devem ser utilizadas em mulheres com câncer de mama em uso de tamoxifeno (North American Menopause Society, 2023; Stubbs *et al.*, 2017; Mintziori *et al.*, 2015).

Os efeitos adversos dos ISRSs incluem náusea, sonolência, tontura, boca seca, diminuição da libido, melhorando com o decorrer do uso (Shams *et al.*, 2014).

Escitalopram e citalopram

O escitalopram nas doses de 10 a 20 mg/dia tem mostrado ser efetivo na melhora dos SVMs (Guthrie *et al.*, 2015; Carpenter *et al.*, 2012; Freedman *et al.*, 2011). Freedman *et al.* (2011) realizaram um estudo com 205 mulheres sintomáticas, que mostrou redução significativa tanto na frequência como na severidade das ondas de calor comparado ao placebo (47% *versus* 33%, p < 0,001; 24% *versus* 14%, p < 0,001). Existem poucos ensaios clínicos com número adequado de participantes que avaliem os efeitos do citalopram de 10, 20 e 30 mg/dia comparado ao placebo. Houve melhora da frequência e intensidade das ondas de calor independentemente da dose utilizada (Barton *et al.*, 2010). A dose de 30 mg/dia não é recomendada na prática (North American Menopause Society, 2023).

Outros ISRSs: duloxetina, sertralina, fluoxetina

Estudos com pequena casuística mostram que a duloxetina pode reduzir os SVMs. A sertralina tem sido utilizada na dose de 50 mg/dia para tratamento das ondas de calor. Alguns estudos têm mostrado melhora significativa na frequência e intensidade das ondas de calor (Gordon *et al.*, 2006) com essa dosagem; entretanto, outros estudos não mostram melhora significativa (Shams *et al.*, 2014; Grady *et al.*, 2007). Importante ressaltar que todos os estudos usando sertralina para ondas de calor apresentam limitações significativas, o que dificulta a interpretação dos resultados. A fluoxetina na dose de 20 a 40 mg tem mostrado resultados conflitantes. Alguns estudos mostram alguma melhora das ondas de calor (Loprinzi *et al.*, 2002), entretanto resultados de metanálises mostram que a fluoxetina não diminui a frequência de ondas de calor diárias (Shams *et al.*, 2014; Nelson *et al.*, 2006).

Entre os ISRSs, metanálise comparando a eficácia dos diferentes tratamentos, o escitalopram e a paroxetina parecem ser os mais efetivos (Shams *et al.*, 2014). A fluoxetina foi a menos eficaz e, apesar de resultados conflitantes, a maioria dos estudos tem mostrado eficácia pouco satisfatória, não sendo recomendada (Shams *et al.*, 2014; North American Menopause Society, 2023).

Clonidina

A clonidina, um agonista alfa-adrenérgico com ação anti-hipertensiva, diminui as ondas de calor por meio da redução da reatividade vascular central e periférica. Revisão da Cochrane avaliou de 10 ensaios clínicos com clonidina (Rada *et al.*, 2010). Os resultados mostraram que houve redução pequena, mas significativa, no número e severidade das ondas de calor diárias comparado com o placebo. A redução média foi de um fogacho por dia (−0,95, IC 95% −1,44 a −0,47), e nos estudos com seguimento de 8 semanas, ela levou a uma redução média de um fogacho e meio por dia (−1,63, IC 95% −2,76 a −0,50). A severidade foi melhorada em 4 dos 10 ensaios com clonidina. Comparada aos antidepressivos, sua eficácia é menor (Rada *et al.*, 2010; Boekhout *et al.*, 2011).

Devido a sua baixa eficácia e alguns efeitos colaterais como tontura, hipotensão, dor de cabeça e boca seca, observados particularmente com doses mais elevadas, seu uso para tratamento dos SVMs não é recomendado (Rada *et al.*, 2010; Nelson *et al.*, 2006; The American College of Obstetricians and Gynecologists, 2014; North American Menopause Society, 2023).

Gabapentina

A gabapentina é uma droga anticonvulsivante, análoga do ácido gama-aminobutírico (GABA), usada para tratamento da epilepsia e neuralgia pós-herpética. O mecanismo de ação para tratamento das ondas de calor parece estar relacionado a um efeito direto no centro termorregulador do hipotálamo. Estudos clínicos com gabapentina nas doses de 900 mg/dia (divididas em doses de 300 mg em três tomadas diárias) a 2.400 mg/dia demonstram melhora ao redor de 50% na frequência e severidade das ondas de calor (Rada *et al.*, 2010; Pinkerton *et al.*, 2014; Cobin e Goodman, 2017; North American Menopause Society, 2023).

Os principais efeitos adversos são tonturas, cefaleia e sonolência, mais evidentes nas primeiras semanas de tratamento, melhorando com a continuidade do uso (Pinkerton *et al.*, 2014).

Pode ser uma boa escolha para mulheres com distúrbios do sono devidos às ondas de calor, pelo efeito de sonolência (Rada *et al.*, 2010). A Tabela 60.1 apresenta as características dos principais medicamentos não hormonais descritos.

Já a pregabalina, um derivado do ácido aminobutírico relacionado à gabapentina, tem sido avaliada na dose de 75 a 150 mg. No entanto, devido ao pequeno número de estudos e aos potenciais efeitos adversos, não tem sido recomendada para controle das ondas de calor (North American Menopause Society, 2023).

Oxibutinina

O cloreto de oxibutinina é uma droga antimuscarínica e anticolinérgica que atua no relaxamento da musculatura lisa da bexiga e é bastante usada no tratamento da bexiga hiperativa. Evidências de mulheres na pós-menopausa recebendo oxibutinina para bexiga hiperativa sugeriram que este agente pode ser eficaz no tratamento de sintomas vasomotores. Existem poucos estudos especificamente desenhados para tratamento das ondas de calor com doses que variam de 2,5 a 5,0 mg 2 vezes/dia até dose máxima de 15 mg/dia. Um ensaio clínico randomizado mostrou que a oxibutinina de liberação lenta na dose de 15 mg/dia levou a reduções significativas na frequência e gravidade dos sintomas vasomotores moderados a graves em mulheres que receberam oxibutinina em comparação com placebo. Em relação aos efeitos adversos, boca seca foi relatada por 52,1% dos participantes que receberam oxibutinina, levando à descontinuação de 6,8% dos participantes (Simon *et al.*, 2016). Declínio cognitivo em idosos também tem sido associado ao uso prolongado de oxibutinina (North American Menopause Society, 2023).

Antagonistas da neurocinina

O fezolinetanto é um novo medicamento não hormonal para tratamento dos sintomas vasomotores da perimenopausa e pós-menopausa que atua diretamente no centro termorregulador do hipotálamo, restabelecendo o controle da perda de calor. Esse centro termorregulador é inervado por neurônios kisspeptina-neurocinina B-dinorfina (KNDy) que são estimulados pela neurocinina 3. O fezolinetanto é um antagonista seletivo do receptor de neurocinina 3, que bloqueia a ligação da neurocinina 3 aos neurônios KNDy e, desta forma, restaura a sensibilidade normal do centro termorregulador e, com isso, a perda inadequada de calor é inibida.

Tabela 60.1 Características das terapias farmacológicas não hormonais.

Droga	Dose	Ação	Superior ao placebo	Efeitos adversos
Paroxetina	7,5 a 25 mg/dia	Antidepressivo ISRS	Sim	Náuseas, sonolência, tontura, boca seca
Fluoxetina	20 mg/dia	Antidepressivo ISRS	Efeito inconsistente	Náuseas, sonolência, tontura, boca seca
Sertralina	50 mg/dia	Antidepressivo ISRS	Efeito inconsistente	Náuseas, sonolência, tontura, boca seca
Escitalopram	10 a 20 mg/dia	Antidepressivo ISRS	Sim	Náuseas, sonolência, tontura, boca seca
Citalopram		Antidepressivo ISRS	Sim	Náuseas, sonolência, tontura, boca seca
Venlafaxina	37,5 a 150 mg/dia	Antidepressivo IRSN	Sim	Náuseas, vômitos, ganho de peso
Desvenlafaxina	50 a 150 mg/dia Dose única	Antidepressivo IRSN	Sim	Náuseas e tontura, aumento do risco cardiovascular
Clonidina	0,1 a 0,4 mg/dia	Anti-hipertensivo	Efeito inconsistente	Hipotensão, tontura, boca seca, constipação e sedação
Gabapentina	300 mg/3×/dia	Anticonvulsivante Análogo do GABA	Sim	Sonolência, tontura e cefaleia

ISRS: inibidores seletivos da recaptação da serotonina; IRSN: inibidores da recaptação da serotonina e norepinefrina; GABA: ácido gama-aminobutírico.

Os estudos SKYLIGHT 1 e 2 foram ensaios clínicos duplos-cegos randomizados controlados com placebo que avaliaram a eficácia e segurança do fezolinetanto e demostraram que, na dose de 45 mg por via oral diária, foi bem tolerado e promoveu uma rápida redução na frequência e severidade das ondas de calor e melhora da qualidade de vida de mulheres climatéricas (Lederman *et al.*, 2023; Johnson *et al.*, 2023). Esta nova medicação em breve estará disponível no Brasil.

SÍNDROME GENITURINÁRIA

A SGU da menopausa é o conjunto de sinais e sintomas secundários aos efeitos da deprivação do estrogênio na mulher climatérica, caracterizados por ressecamento genital, prurido, dor durante a relação, corrimento, perda de urina, dor ao urinar, entre outros (Portman e Gass, 2014).

O ressecamento vaginal tem como consequência a dispareunia em diversos graus. Mesmo que as mulheres possam ter disfunção sexual resultante que interfira no relacionamento sexual com os parceiros, elas muitas vezes ficam envergonhadas em buscar tratamento e os profissionais de saúde nem sempre as questionam sobre isso. Como resultado, a SGU permanece subdiagnosticada e subtratada. Esse quadro pode levar à depressão, à deterioração de relacionamentos e ao impedimento de iniciar novos relacionamentos, sobretudo, pode piorar a qualidade de vida.

Os tratamentos não hormonais incluem lubrificantes vaginais, hidratantes, dilatadores e *laser* vaginal.

Os lubrificantes agem para proporcionar alívio a curto prazo da dor relacionada à secura vaginal durante o ato sexual. Por outro lado, os hidratantes vaginais têm efeito mais prolongado. Podem conter base de policarbofila – ácido poliacrílico ou ácido hialurônico. Eles aderem às paredes vaginais, reabastecem e ajudam a manter o teor de água na vagina, por vários dias, assim, simulando a secreção vaginal natural. São aplicados regularmente, em geral a cada 2 a 3 dias, dependendo da gravidade da atrofia (North American Menopause Society, 2020; Faubion *et al.*, 2017, Pitsouni *et al.*, 2017).

A fisioterapia do assoalho pélvico pode ser indicada para algumas mulheres com disfunção muscular concomitante dos músculos do assoalho pélvico. Terapia sexual pode ser útil para mulheres com disfunção sexual (North American Menopause Society, 2020; Faubion *et al.*, 2017; Pitsouni *et al.*, 2017).

Novas terapias baseadas em energias como *laser* vaginal (CO$_2$ fracionado, érbio:YAG) e equipamentos de radiofrequência têm sido avaliadas. O mecanismo de ação dos *lasers* é baseado no aquecimento e microtrauma na mucosa vaginal, induzindo a formação de colágeno, neovascularização e espessamento epitelial da mucosa vaginal. Os equipamentos de radiofrequência não são ablativos e emitem ondas eletromagnéticas que também promovem aquecimento da superfície da mucosa e melhora do trofismo vaginal.

Revisões sistemáticas recentes mostram que o *laser* pode melhorar o trofismo e os sintomas da SGU da menopausa, mas devido ao pequeno número de ensaios clínicos disponíveis para serem incluídos nessas revisões e pelo curto tempo de seguimento pós-aplicação das sessões de *laser*, as evidências ainda são consideradas baixas (Filippini *et al.*, 2022; Mension *et al.*, 2022). Estudos com radiofrequência são ainda mais limitados.

Assim, as terapias baseadas em energias para mulheres pós-menopáusicas com SGU parecem promissoras. No entanto, há necessidade de estudos mais robustos antes que essas terapias sejam amplamente utilizadas (North American Menopause Society, 2020).

CONSIDERAÇÕES FINAIS

Para mulheres com sintomas de ondas de calor severos a moderados que não desejam ou tenham contraindicação para TH, algumas terapias não hormonais mostram eficácia moderada no alívio desses sintomas.

Os antidepressivos como paroxetina, venlafaxina, desvenlafaxina, escitalopram e os gabapentinoides como a gabapentina são os mais eficazes, entretanto a escolha precisa ser individualizada, conforme a preferência e o perfil da paciente, iniciando-se com a menor dose disponível.

Para mulheres sintomáticas com câncer de mama em uso de tamoxifeno, a paroxetina e a fluoxetina não devem ser usadas, por diminuírem a eficácia do tamoxifeno.

Devido à grande variedade de compostos, estudos sobre a eficácia dos fitoestrogênios apresentam resultados controversos, sendo necessários mais estudos para comprovar sua eficácia para tratar os SVMs. Derivados da daidzeína e equol-derivados podem apresentar alguma eficácia. Outros fitomedicamentos como *Glycine max* Merr (soja), *Trifolium pratense* e *Actaea racemosa* ou *black cohosh* não apresentem eficácia significativa.

Medidas comportamentais, como terapias cognitivo-comportamentais e hipnose clínica, podem apresentar alguma eficácia. A perda de peso pode diminuir os sintomas vasomotores. Outras medidas como acupuntura, ioga e exercícios ainda têm eficácia limitada, não sendo recomendadas.

Lubrificantes e hidratantes vaginais são terapias não hormonais eficazes para mulheres com sintomas leves a moderados. As terapias baseadas em energias como o *laser* e a radiofrequência são promissoras para tratamento da SGU, mas ainda apresentam evidências limitadas.

REFERÊNCIAS BIBLIOGRÁFICAS

ARCHER, D. F. *et al.* A double-blind, randomly assigned, placebo-controlled study of desvenlafaxine efficacy and safety for the treatment of vasomotor symptoms associated with menopause. *American Journal of Obstetrics and Gynecology*, v. 200, n. 2, 172.e1-10, 2009.

AVIS, N. E. *et al.* Duration of menopausal vasomotor symptoms over the menopause transition. Study of Women's Health Across the Nation. *Journal of the American Medical Association Internal Medicine*, v. 175, n. 4, p. 531-539, 2015.

BARTON, D. L. *et al.* Phase III, placebo-controlled trial of three doses of citalopram for the treatment of hot flashes: NCCTG trial N05C9. *Journal of Clinical Oncology: Official Journal of the American Society of Clinical Oncology*, v. 28, n. 20, p. 3278-3283, 2010.

BEFUS, D. *et al.* Management of menopause symptoms with acupuncture: an umbrella systematic review and meta-analysis. *Journal of Alternative and Complementary Medicine*, v. 24, n. 4, p. 314-323, 2018.

BOEKHOUT, A. H. *et al.* Management of hot flashes in patients who have breast cancer with venlafaxine and clonidine: a randomized, double-blind, placebo-controlled trial. *Journal of Clinical Oncology: Official Journal of the American Society of Clinical Oncology*, v. 29, n. 29, p. 3862-3868, 2011.

BRASIL. Ministério da Saúde. Agência de Vigilância Sanitária (Anvisa). *Memento fitoterápico*. Farmacopeia brasileira. Brasília: Anvisa, 2016. 115 p.

CARPENTER, J. S. *et al.* Effect of escitalopram on hot flash interference: a randomized, controlled trial. *Fertility and Sterility*, v. 97, n. 6, p. 1399-1404, 2012.

CARPENTER, J. S. *et al.* Randomized, double-blind, placebo-controlled crossover trials of venlafaxine for hot flashes after breast cancer. *The Oncologist*, v. 12, n. 1, p. 124-135, 2007.

COBIN, R. H.; GOODMAN, N. F.; AACE Reproductive Endocrinology Scientific Committee. American Association of Clinical Endocrinologists and American College of Endocrinology Position Statement on Menopause – 2017 Update. *Endocrine Practice : Official Journal of the American College of Endocrinology and the American Association of Clinical Endocrinologists*, v. 23, n. 7, p. 869-880, 2007.

DAVINELLI, S. *et al.* Influence of equol and resveratrol supplementation on health-related quality of life in menopausal women: a randomized, placebo-controlled study. *Maturitas, n.* 96, p. 77-83, 2017.

FAUBION, S. S.; SOOD, R.; KAPOOR, E. Genitourinary syndrome of menopause: management strategies for the clinician. *Mayo Clinic Proceedings*, v. 92, n. 12, p. 1842-1849, 2017.

FILIPPINI, M. *et al.* CO2-laser therapy and genitourinary syndrome of menopause: a systematic review and meta-analysis. *The Journal of Sexual Medicine*, v. 19, n. 3, p. 452-470, 2022.

FREEDMAN, R. R.; KRUGER, M.L.; TANCER, M.E. Escitalopram treatment of menopausal hot flashes. *Menopause: the Journal of the North American Menopause Society*, v. 18, n. 8, p. 893-896, 2011.

GOLD, E. B. *et al.* Longitudinal analysis of the association between vasomotor symptoms and race/ethnicity across the menopausal transition: study of women's health across the nation. *American Journal of Public Health*, v. 96, p. 1226-1235, 2006.

GOLDSTEIN, K. M. *et al. Nonpharmacologic Treatments for Menopause Associated Vasomotor Symptoms [Internet]*. Washington (DC): Department of Veterans Affairs (US), 2016.

GORDON, P. R.; KERWIN, J. P.; BOESEN, K. G.; SENF, J. Sertraline to treat hot flashes: a randomized controlled, double-blind, crossover trial in a general population. *Menopause: The Journal of the North American Menopause Society*, v. 13, n. 4, p. 568-575, 2006.

GRADY, D. *et al.* Ineffectiveness of sertraline for treatment of menopausal hot flushes: a randomized controlled trial. *Obstetrics and Gynecology*, v. 109, n. 4, p. 823-830, 2007.

GUTHRIE, K. A. *et al.* Pooled analysis of six pharmacologic and nonpharmacologic interventions for vasomotor symptoms. *Obstetrics and Gynecology,* v. 126, n. 2, p. 413-422, 2015.

HANDLEY, A. P.; WILLIAMS. M. The efficacy and tolerability of SSRI/SNRIs in the treatment of vasomotor symptoms in menopausal women: a systematic review. *Journal of the American Association of Nurse Practitioners*, v. 27, n. 1, p. 54-61, 2015.

JOFFE, H. *et al.* Low-dose estradiol and the serotonin-norepinephrine reuptake inhibitor venlafaxine for vasomotor symptoms: a randomized clinical trial. *Journal of the American Medical Association Internal Medicine*, v. 174, n. 7, p. 1058-1066, 2014.

JOHNSON, K. A. *et al.* Efficacy and safety of fezolinetant in moderate to severe vasomotor symptoms associated with menopause: a phase 3 RCT. *The Journal of Clinical Endocrinology and Metabolism*, v. 108, n. 8, p. 1981-1997, 2023.

LEDERMAN, S. *et al.* Fezolinetant for treatment of moderate-to-severe vasomotor symptoms associated with menopause (SKYLIGHT 1): a phase 3 randomised controlled study. *Lancet*, v. 401, n. 10382, p. 1091-1102, 2023.

LETHABY, A. *et al.* Phytoestrogens for menopausal VMS. *The Cochrane Database of Systematic Reviews*, v. 12, CD001395, 2013.

LOPRINZI, C. L. *et al.* Phase III evaluation of fluoxetine for treatment of hot flashes. *Journal of Clinical Oncology: Official Journal of the American Society of Clinical Oncology*, v. 20, n. 6, p. 1578-1583, 2002.

LOPRINZI, C. L. *et al.* Venlafaxine in management of hot flashes in survivors of breast cancer: a randomised controlled trial. *Lancet*, v. 356, n. 9247, p. 2059-2063, 2000.

MENSION, E. *et al.* Vaginal laser therapy for genitourinary syndrome of menopause – systematic review. *Maturitas*, v. 156, p. 37-59, 2022.

MINTZIORI, G. *et al.* EMAS position statement: non-hormonal management of menopausal vasomotor symptoms. *Maturitas*, v. 81, n. 3, p. 410-413, 2015.

NELSON, H. D. *et al.* Nonhormonal therapies for menopausal hot flashes: systematic review and meta-analysis. *Journal of the American Medical Association Internal Medicine*, v. 295, p. 2057-2071, 2006.

NORTH AMERICAN MENOPAUSE SOCIETY. The role of soy isoflavones in menopausal health: report of The North American Menopause Society/ Wulf H. Utian Translational Science Symposium in Chicago, IL. (October, 2010). *Menopause: the Journal of the North American Menopause Society*, v. 18, p. 732-753, 2011.

NORTH AMERICAN MENOPAUSE SOCIETY. The 2020 genitourinary syndrome of menopause position statement of The North American Menopause Society. The NAMS 2020 GSM Position Statement Editorial Panel. *Menopause: the Journal of the North American Menopause Society*, v. 27, n. 9, p. 976-992, set. 2020.

NORTH AMERICAN MENOPAUSE SOCIETY. The 2023 Nonhormone Therapy Position Statement of The North American Menopause Society" Advisory Panel. *Menopause: the Journal of the North American Menopause Society*, v. 30, n. 6, p. 573-590, 1 jun. 2023.

PINKERTON, J. V. *et al.* Desvenlafaxine compared with placebo for treatment of menopausal vasomotor symptoms: a 12-week, multicenter, parallel-group, randomized, double-blind, placebo-controlled efficacy trial. *Menopause: the Journal of the North American Menopause Society*, v. 20, n. 1, p. 28-37, 2013.

PINKERTON, J. V. *et al.* Phase 3 randomized controlled study of gastro-retentive gabapentin for the treatment of moderate-to-severe hot flashes in menopause. *Menopause: the Journal of the North American Menopause Society*, v. 21, p. 567-73, 2014.

PITSOUNI, E. *et al.* Laser therapy for the genitourinary syndrome of menopause: a systematic review and meta-analysis. *Maturitas*, v. 103, p. 78-88, 2017.

PORTMAN, D. J.; GASS, M. L. Genitourinary syndrome of menopause: new terminology for vulvovaginal atrophy from the International Society for the Study of Women's Sexual Health and The North American Menopause Society. *The Journal of Sexual Medicine*, v. 11, p. 2865-2872, 2014.

RADA, G. *et al.* Non-hormonal interventions for hot flushes in women with a history of breast cancer. *The Cochrane Database of Systematic Reviews*, n. 9, CD004923, 2010.

SANTEN, R. J.; LOPRINZI, C. H. *Patient education: nonhormonal treatments for menopausal symptoms (Beyond the Basics)*, [s.d.]. Disponível em: https://www.uptodate.com/contents/nonhormonal-treatments-for-menopausal-symptoms-beyond-the-basics. Acesso em: 15 jan. 2024.

SHAMS, T. *et al.* SSRIs for hot flashes: a systematic review and meta-analysis of randomized trials. *Journal of General Internal Medicine*, v. 29, n. 1, p. 204-213, 2014.

SIMON, J. A. *et al.* Extended-release oxybutynin therapy for vasomotor symptoms in women: a randomized clinical trial. *Menopause: the Journal of the North American Menopause Society*, v. 23, n. 11, p. 1214-1221, 2016.

SIMON, J. A. *et al.* Low-dose paroxetine 7.5 mg for menopausal vasomotor symptoms: two randomized controlled trials. *Menopause: the Journal of the North American Menopause Society*, v. 20, n. 10, p. 1027-1035, 2013.

STEARNS, V. *et al.* Paroxetine is an effective treatment for hot flashes: results from a prospective randomized clinical trial. *Journal of Clinical Oncology: Official Journal of the American Society of Clinical Oncology*, v. 23, n. 28, p. 6919-6930, 2005.

STUBBS, C. *et al.* Do SSRIs and SNRIs reduce the frequency and/or severity of hot flashes in menopausal women. *The Journal of the Oklahoma State Medical Association*, v. 110, n. 5, p. 272-274, 2017.

THE AMERICAN COLLEGE OF OBSTETRICIANS AND GYNECOLOGISTS. Practice bulletin n. 141: management of menopausal symptoms. *Obstetrics and Gynecology*, v. 123, n. 1, p. 202-216, 2014.

CAPÍTULO 61
Osteoporose Pós-Menopáusica

Adriana Orcesi Pedro • Ben Hur Albergaria • Marcelo Steiner • Vera Lucia Szejnfeld • César Eduardo Fernandes

INTRODUÇÃO

O século XXI testemunhará a mais profunda mudança na estrutura etária da população mundial. Em 2015, a população global era de 7,3 bilhões, e 12% compreendiam pessoas de 60 anos ou mais. Em 2050, a estimativa populacional das Nações Unidas é de mais de 9,7 bilhões de habitantes, e 2,1 bilhões de pessoas estarão na faixa etária acima de 60 anos. Essa longevidade decorrente da mudança demográfica ocasionará grande impacto no perfil de saúde-doença da população, com aumento da prevalência de doenças crônicas, entre as quais a osteoporose e a fratura por fragilidade assumem grande importância devido à alta prevalência e ao custo elevado relacionado ao tratamento clínico e cirúrgico (Cooper e Ferrari, 2017).

A osteoporose é um problema de saúde pública, afetando centenas de milhões de pessoas em todo o mundo, predominantemente a mulher na pós-menopausa. A principal consequência clínica da doença é a fratura óssea. Estima-se que 1 em cada 3 mulheres e 1 em cada 5 homens com idade superior a 50 anos, em todo o mundo, apresentarão uma fratura osteoporótica com elevada taxa de morbimortalidade na população acometida. Fraturas de quadril e de coluna vertebral são os dois tipos de fratura mais graves, associadas a dor, incapacidade e até a morte; consequentemente, a osteoporose representa um encargo significativo para o indivíduo e para a sociedade (Hernlund et al., 2013).

Na última década, houve grandes avanços na abordagem clínica, diagnóstica e na predição de risco de fraturas, que permite identificar os pacientes com indicação para tratamento, além de grande diversidade no arsenal terapêutico. No manejo multidisciplinar da osteoporose, o ginecologista, como clínico da mulher e em todas as fases do ciclo biológico, assume papel fundamental para atuar em prevenção, diagnóstico precoce e tratamento adequado dessa morbidade.

CONCEITO

A osteoporose é uma doença esquelética sistêmica e silenciosa. É uma doença osteometabólica, caracterizada por resistência óssea comprometida, predispondo a um risco aumentado de fratura, reconhecendo que a resistência óssea é uma função tanto de quantidade óssea, estimada pela medição da densidade mineral óssea (DMO), como de qualidade óssea, um conjunto de propriedades incluindo microarquitetura óssea, taxa de remodelação, grau de mineralização e normalidade da matriz osteoide (Figura 61.1) (NIH Consensus Development Panel on Osteoporosis Prevention, Diagnosis, and Therapy, 2001). É a principal causa de fraturas na população acima de 50 anos.

Além da quantidade óssea, estimada pela medição da DMO, através da densitometria óssea que estabelece critérios bem definidos para o diagnóstico de osteoporose (T-score ≤ −2,5 na coluna vertebral ou quadril), existem outras maneiras de identificar indivíduos com alto risco de fratura, incluindo a ocorrência de um ou mais dos vários tipos de fraturas de baixo impacto ou através do uso de algoritmos de risco de fratura, como o *Fracture Risk Assessment Tool* (FRAX). Tem sido sugerido que qualquer uma dessas maneiras de prever um risco aumentado de fratura também deve permitir o uso do termo diagnóstico de osteoporose. O National Bone Health Alliance Working Group (Siris et al., 2014), com o objetivo de determinar os critérios pelos quais a osteoporose pode ser diagnosticada, recomenda que mulheres na pós-menopausa e homens com mais de 50 anos sejam diagnosticados como tendo osteoporose nas seguintes situações: ocorrência de fratura de quadril com ou sem a medição da densidade mineral óssea; presença de fratura vertebral, de úmero proximal, pélvica ou, em alguns casos, fratura distal do antebraço em indivíduos com osteopenia e também quando houver risco elevado de fratura calculado por meio do FRAX.

As fraturas por fragilidade óssea causam grande impacto para os indivíduos que as sofrem e para seus cuidadores ou familiares. Quando uma fratura ocorre, há uma série de consequências em cascata exposta na Figura 61.2 (Kerr et al., 2017). Há correlação entre o número de fraturas e a diminuição da função física e da qualidade de vida relacionada ao estado de saúde (Papaioannou et al., 2009).

A osteoporose pode ser idiopática ou primária (forma mais comum) quando é diagnosticada na ausência de doenças. A forma secundária é diagnosticada quando a diminuição de massa óssea é atribuída a alguma doença ou está relacionada ao uso de medicamentos. É uma doença insidiosa que pode evoluir durante

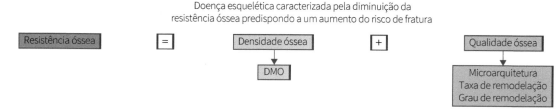

Figura 61.1 Definição de osteoporose. DMO: densidade mineral óssea. (Adaptada de: NHI Consensus Development Panel on Osteoporosis, 2011.)

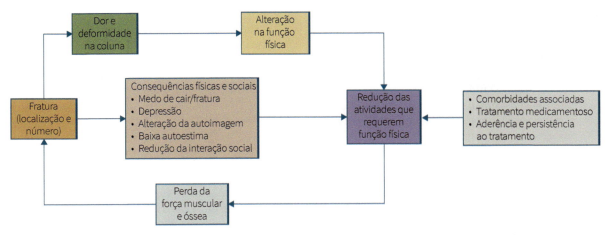

Figura 61.2 O ciclo de comprometimento da fratura osteoporótica. (Adaptada de: Kerr *et al.*, 2017.)

muitos anos sem ocorrer qualquer sintoma; a doença é assintomática, a não ser que ocorra uma fratura. As fraturas mais comuns na osteoporose são as vertebrais, de antebraço e de quadril (fêmur proximal). Essas fraturas ocasionam dor, incapacidade física, deformidades e redução na qualidade de vida (Cooper e Ferrari, 2017; Pedro *et al.*, 2021).

EPIDEMIOLOGIA

Nos dias atuais, a osteoporose é considerada problema importante de saúde pública, pois grande parte da população apresenta a doença, calculando-se que cerca de 200 milhões de pessoas no mundo estejam afetadas. Segundo dados da Organização Mundial da Saúde (OMS), aproximadamente um terço das mulheres de raça branca, com idade superior aos 65 anos, tem osteoporose. Estimativa recente da prevalência de qualquer fratura de fragilidade foi de 56 milhões em todo o mundo no ano 2000 (Johnell e Kanis, 2006).

Do total de 200 milhões de pessoas com osteoporose, 37,5% estão na Europa, EUA e Japão e 5% no Brasil. Isso significa que 24 milhões de pessoas terão fraturas a cada ano, dos quais 200 mil morrerão como consequência direta de suas fraturas (Cooper e Ferrari, 2017).

Entre 2015 e 2030, a América Latina será a região com o mais rápido envelhecimento da população mundial (Cooper e Ferrari, 2017). No Brasil, são escassos os dados precisos sobre a prevalência da osteoporose e incidência de quedas e fraturas, assim como sobre custos relacionados a esses eventos. Estimativas revelam que a população brasileira propensa a desenvolver osteoporose aumentou de 7,5 milhões, em 1980, para 15 milhões, em 2000 (Zerbini *et al.*, 2015). Um estudo brasileiro evidenciou que, a partir dos 50 anos, 30% das mulheres e 13% dos homens poderão sofrer algum tipo de fratura por osteoporose ao longo da vida, especialmente na população branca; mas deve-se considerar a grande miscigenação da população brasileira, tendo em vista a menor incidência de fraturas nos indivíduos da raça negra. Estima-se que no Brasil o número de fraturas de quadril será mais do que o dobro, passando de 80.640 casos em 2015 para 198.000 casos em 2040 (Zerbini *et al.*, 2015). O Estudo Latino-Americano de Osteoporose Vertebral (LAVOS) relatou 14% de taxa de fratura vertebral em cinco países (Argentina, Brasil, Colômbia, México e Porto Rico). A prevalência de fratura vertebral foi de 38% em mulheres de 80 anos e mais (Clark *et al.*, 2009).

As fraturas de quadril possuem alta rastreabilidade devido à sua gravidade, uma vez que quase todos os casos requerem internação. Recentes informações disponíveis no Departamento de Informação e Informática do Sistema Único de Saúde (Datasus) indicam que o número absoluto de fraturas de quadril teve um aumento constante entre 2012 e 2019, passando de menos de 30 para 50 por 100.000 habitantes nesse período (LATAM Audit, 2022).

As fraturas do quadril são as mais graves e aumentam a taxa de mortalidade em 12 a 20% nos 2 anos subsequentes à fratura, decorrente de complicações como infecção, trombose venosa, úlceras de pressão ou condições associadas, em especial cardiovasculares. Mais de 50% daqueles que sobrevivem às fraturas de quadril tornam-se incapazes de ter uma vida independente; muitos necessitam viver em ambientes institucionalizados (Compston *et al.*, 2017).

As pacientes com qualquer tipo de fratura por fragilidade têm maior risco de outros tipos de fraturas. Pacientes com história de fratura vertebral têm aumento de 5 vezes no risco de uma nova fratura vertebral; risco 2 a 3 vezes maior de fratura de quadril e aumento de 4 vezes no risco de fratura de antebraço distal (Kçotzbuecher *et al.*, 2000; Kanis *et al.*, 2004).

Fraturas osteoporóticas impõem grande peso econômico aos sistemas de saúde em todo o mundo. É de grande importância ter estimativas de custos e impacto na saúde decorrente das fraturas relacionadas à osteoporose, quando são realizadas análises econômicas de saúde. O *International Costs and Utilities Related to Osteoporotic Fractures Study* (ICUROS) foi iniciado em 2007 e envolveu 11 países, com o objetivo de estimar não só os custos, mas também a qualidade de vida, relacionados à fratura decorrente da osteoporose. Concluiu-se que a qualidade de vida é altamente afetada nos 18 meses subsequentes a fraturas vertebrais e de quadril (Borgström *et al.*, 2013; Svedbom *et al.*, 2017).

Os custos anuais combinados de todas as fraturas osteoporóticas foram estimados em 20 bilhões de dólares nos EUA e cerca de 30 bilhões de dólares na União Europeia (Cummings e Melton, 2002).

Quanto aos custos, em 2014, Moraes *et al.* analisaram as despesas do Ministério da Saúde relacionadas a fraturas no sistema público. Durante o período de 2008 a 2010, mais de 3,2 milhões de procedimentos resultaram em um custo de aproximadamente 289 milhões de reais (US$ 92 milhões) (Moraes *et al.*, 2014).

FISIOPATOLOGIA

A integridade mecânica do esqueleto é mantida pela remodelação óssea, que ocorre ao longo da vida. A remodelação dura em média 6 meses e pode ser dividida em quatro fases: reabsorção, reversão, formação e quiescência. Em constante metabolismo, o tecido ósseo é constituído por células (osteócitos, osteoblastos e osteoclastos), fibras colágenas e substância fundamental. O processo de remodelação óssea envolve os osteoblastos, as células formadoras de osso; os osteoclastos, responsáveis pela reabsorção óssea; e os osteócitos, com papel de coordenação da unidade básica multicelular (Armas e Recker, 2012).

Os osteócitos são células derivadas do osteoblasto que, uma vez terminado o seu trabalho de síntese, se recobrem de um conteúdo mineral e se situam em cavidades (lacunas), envolvidas nas funções de manutenção óssea. Foram apontados por Braun e Schett (2012) como uma importante fonte de receptor ativador do fator nuclear *kappa* B/ligante do receptor do fator nuclear *kappa* B (RANK/RANKL), que regula o nascimento e a maturação de osteoclastos (destruição, reabsorção e remodelação óssea) e a interleucina (IL)-33, como citocina antiosteolastogênica, e a IL-34 e a IL-17, como citocinas pró-osteoclastogênicas.

As bases moleculares de reabsorção óssea têm avançado nos últimos anos. O RANK, seu ligante (RANKL) e a osteoprotegerina são reguladores-chave da reabsorção óssea mediada pelos osteoclastos. A interação do RANK com RANKL nos osteoclastos maduros resulta em ativação e sobrevivência prolongada. A osteoprotegerina é secretada principalmente pelos osteoblastos e pelas células estromais e bloqueia a interação de RANK com RANKL, atuando como um regulador da remodelação óssea. O estrogênio pode exercer parte dos seus efeitos antirreabsortivos no osso por meio da estimulação da expressão da osteoprotegerina em osteoblastos e osteócitos. O estrogênio tem papel central na remodelação óssea e sua deficiência acarreta predomínio da reabsorção óssea sobre a formação, decorrente de aumento da osteoclastogênese e também da sua maior sobrevida e, dessa forma, leva à perda progressiva da massa óssea (Boyle *et al.*, 2003).

DIAGNÓSTICO

Na abordagem moderna da osteoporose, o principal desafio é identificar o risco de fratura a curto e longo prazos e estabelecer a conduta terapêutica adequada (Reid, 2015). Para a determinação do risco de fratura, é importante conhecer os fatores que determinam a resistência óssea.

Basicamente dois fatores influenciam a resistência do tecido ósseo: a *quantidade* de mineral [cristais de hidroxiapatita $[Ca_{10}(PO_4)_6(OH)_2)]$ presente na área avaliada (DMO) e a *qualidade* dos elementos que compõem sua parte orgânica, que inclui fatores relacionados a composição (percentual de cada componente), mineralização (organização dos minerais, tamanho e perfeição dos cristais), tipo, quantidade e disposição do colágeno, morfologia, microarquitetura e presença de microfraturas (Boskey, 2013).

A identificação das pacientes com osteoporose e, portanto, com risco de fratura deve ser feita por meio da avaliação desses dois fatores.

Avaliação da quantidade óssea

A avaliação da quantidade (massa) óssea é feita por meio da medição da DMO. Isso pode ser feito por meio de diferentes tecnologias como absorciometria por dupla emissão de raios X (DXA), tomografia computadorizada quantitativa (QCT) e ultrassonometria de calcâneo (QUS) (Adams, 2013).

A densitometria óssea (DXA), entretanto, ainda é o exame mais utilizado na prática clínica para diagnóstico, monitorização e investigação clínica do paciente com osteoporose (Black e Rosen, 2016). Nela, a DMO é descrita como um valor absoluto em g/cm^2, *T-score* (comparação da massa óssea do indivíduo testado com a média da massa óssea de uma população adulta jovem saudável) e *Z-score* (comparação da massa óssea do indivíduo testado com a média da massa óssea de uma população pareada pela idade e sexo), ambas expressas em desvio-padrão (DP) (Kanis, 2002).

No ano de 1994, a OMS estabeleceu o diagnóstico densitométrico para mulheres na pós-menopausa de acordo com os limiares de *T-score*, conforme demonstrado na Tabela 61.1. O valor de corte do *T-score* de −2,5 DP foi determinado por identificar osteoporose em aproximadamente 30% das mulheres na pós-menopausa quando a DMO foi medida na coluna, no quadril ou no antebraço. Isso equivaleria ao risco de fratura ao longo da vida em um desses sítios ósseos avaliados. Interessante saber também que, para cada declínio de aproximadamente 1 DP da massa óssea, existe aumento de 1,3 a 2,5 vezes no risco de fratura em qualquer sítio ósseo avaliado (Kanis, 2002).

Para a avaliação da densidade mineral de crianças, adolescentes, mulheres nos menacme e homens entre 20 e 50 anos de idade, deve-se usar o *Z-score*. Nesses casos, um *Z-score* igual ou menor que −2,0 DP é definido como tendo baixa massa óssea para a idade e se acima de −2,0 deve ser classificado como normal para a idade (Kanis, 2002).

Os sítios ósseos avaliados na DXA e que permitem o diagnóstico e o monitorização da resposta terapêutica são a coluna lombar (L1-L4) e o quadril (colo de fêmur ou fêmur total). Com a utilização do rádio 33% (ou Rádio1/3), o antebraço não dominante pode ser considerado como sítio ósseo alternativo apenas para fins de diagnóstico. Importante lembrar que o diagnóstico densitométrico de osteoporose baseia-se no sítio com menor valor de *T-score* (Kanis, 2002).

Na avaliação do resultado de um exame de DXA, deve-se atentar para sua qualidade técnica. Exames de má qualidade podem induzir a diagnósticos e condutas incorretas. Considera-se posicionamento ideal da coluna lombar quando ela está centrada e alinhada, as cristas ilíacas visíveis e a imagem do exame inclui a quinta vértebra lombar e a 12ª vértebra torácica. Já em relação ao quadril, o eixo femoral deve estar alinhado, a perna rodada internamente (o trocânter menor se vê pouco ou não se vê) e o exame precisa incluir o ísquio e o trocânter maior (Shepherd *et al.*, 2015).

Tabela 61.1 Categorias para o diagnóstico de osteoporose segundo a Organização Mundial da Saúde (OMS).

Categoria	Definição
Normal	*T-score* > −1 desvio-padrão (DP)
Osteopenia	−1 > *T-score* > −2,5 DP
Osteoporose	*T-score* ≤ −2,5 DP
Osteoporose estabelecida	*T-score* = ≤ −2,5 DP e presença de uma ou mais fraturas por fragilidade óssea (colo de fêmur, transtrocantérica, punho-distal de rádio e coluna)

O resumo das principais indicações para a solicitação de densitometria óssea de acordo com a International Society for Clinical Densitometry (ISCD) pode ser visto na Tabela 61.2. Nas mulheres, recomenda-se a realização da DXA a partir dos 65 anos de idade, ou previamente, quando houver fatores de risco clínicos para fratura (Tabela 61.3) (Shepherd et al., 2015). Podem ser destacados os fatores de risco: menopausa anterior aos 45 anos, índice de massa corpórea inferior a 21 kg/m², fratura por fragilidade em quadril de parente de primeiro grau, tabagismo, etilismo e artrite reumatoide (Pinheiro et al., 2010).

O benefício da realização rotineira antes dos 65 anos em mulheres saudáveis não se justificaria pelo pequeno impacto na conduta terapêutica (Laster, 2014). Nesse período, apesar da perda de massa óssea transitória, a prevalência de osteoporose e o risco de fratura são baixos (Lynn, 2014; Gourlay et al., 2015). Independentemente do conhecimento da massa óssea, a principal orientação costuma ser atividade física, suplementação ou orientação nutricional e mudanças de hábitos de vida (Laster, 2014).

De maneira distinta, sabe-se que a massa óssea tem impacto no risco de fratura independentemente da idade (Doherty et al., 2001). Mulheres com idade entre 50 e 65 anos com osteoporose demonstram ter risco aumentado para fratura, e sua não identificação pode ser desastrosa (Gourlay et al., 2015). Dessa forma, como estratégia para melhorar a acurácia da densitometria óssea na identificação de mulheres com osteoporose, orienta-se avaliar os fatores de risco clínicos para baixa massa óssea.

Existem mais de 90 preditores de diminuição de massa óssea e a avaliação deles para definir a solicitação da DXA costuma ser desafiadora (Gourlay et al., 2015; Cosman et al., 2014). Além disso, as recomendações são imprecisas sobre a solicitação desse exame para mulheres entre 50 e 65 anos (Compston et al., 2017). Sendo assim, o julgamento clínico do médico deve nortear a solicitação do primeiro exame de DXA (Gourlay et al., 2015).

Por outro lado, entendemos que a solicitação de um novo exame de densitometria óssea deva seguir um racional clínico mais rigoroso e ser embasado tanto no risco absoluto de fratura como em um provável impacto na conduta terapêutica.

Segundo Gourlay et al. (2015), a realização frequente de DXA em mulheres com idade inferior a 65 anos, sem o diagnóstico de osteoporose no primeiro exame, não demonstra benefício (Gourlay et al., 2015). Dessa forma, consideramos que, a melhor juízo clínico, mulheres saudáveis com massa óssea normal no primeiro exame podem ser reavaliadas aos 65 anos; aquelas com osteopenia, reavaliadas em torno de 5 anos e as com osteoporose, de acordo com a conduta terapêutica estabelecida.

Índice de osso trabecular e avaliação de fraturas vertebrais

Nos últimos anos, foi incorporada ao exame de DXA a possibilidade de avaliações complementares que podem contribuir ao diagnóstico e conduta da osteoporose.

O índice de osso trabecular (TBS, do inglês *trabecular bone score*) é um índice gerado por *software* acoplado no densitômetro que consegue calcular a diferença entre os vários tons de cinza em *pixels* da imagem gerada no exame DXA e permite avaliação indireta da arquitetura do osso trabecular. Assim, valores maiores de TBS correlacionam-se com microarquitetura do tecido ósseo trabecular preservada e valores menores, com microarquitetura deteriorada (Silva e Leslie, 2017; McCloskey et al., 2016).

Índices baixos de TBS mostram ser um preditor significativo de risco para fratura e, quando incorporados ao FRAX ou associados ao resultado da DMO e fatores de risco clínicos, podem ajudar na decisão terapêutica (McCloskey et al., 2016).

A avaliação radiológica de uma fratura vertebral costuma ser feita por análise semiquantitativa por meio da medição da altura vertebral, conforme abordagem estabelecida por Genant et al. (1993) (Figura 61.3). As fraturas são classificadas como grau 1 (leve) quando possuem redução próxima de 20 a 25% na altura das regiões anterior, média e/ou posterior em comparação com as vértebras adjacentes. Fratura vertebral de grau 2 (moderada) equivale à redução próxima de 25 a 40% e fratura de grau 3 (grave), à redução superior a 40%.

Tabela 61.2 Indicações para a realização de exame de densitometria óssea.

Mulheres com idade ≥ 65 anos ou homens com idade ≥ 70 anos
Mulheres na pós-menopausa < 65 anos de idade e homens (50 a 70 anos) com fatores de risco
Adultos com fraturas de fragilidade
Adultos com doença ou condição associada à perda de massa óssea
Adultos em uso de medicações associadas com baixa massa óssea ou perda óssea
Pacientes em que a terapia farmacológica esteja sendo considerada
Pacientes em tratamento, a fim de monitorar a eficácia da terapêutica
Pacientes que não estejam em tratamento, nos quais a evidência de perda óssea poderia indicar tratamento

Adaptada de: Shepherd et al., 2015.

Tabela 61.3 Fatores de risco para osteoporose e fraturas.

Maiores	Menores
História pessoal de fratura na vida adulta	Deficiência de estrogênio (menopausa < 45 anos)
História de fratura de quadril em parente de 1º grau	Baixa ingestão de cálcio durante a vida
História atual de tabagismo	Atividade física inadequada
Baixo peso (< 57 kg)	Alcoolismo
Uso de glicocorticoide	Demência
Idade avançada	Déficit de visão
Quedas recentes	Alta ingesta de fósforo
	Diabetes mellitus
	Uso de benzodiazepínicos

Fonte: Kanis, 2002; Pinheiro et al., 2010.

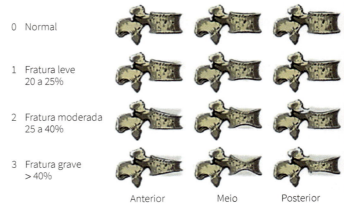

Figura 61.3 Diagrama esquemático da análise semiquantitativa feita por Genant da gravidade das fraturas vertebrais. (Adaptada de: Griffith, 2015).

Há a possibilidade de realizar avaliação de uma fratura vertebral usando a DXA, por metodologia conhecida como "avaliação de fraturas vertebrais" (VFA, do inglês *vertebral fracture assessment*). As vantagens em relação à análise de radiografia (Genant) incluem maior conveniência, uma vez que ela pode ser realizada ao mesmo tempo que a DXA e no mesmo equipamento, bem como dose de radiação mais baixa e custo menor. Além disso, a VFA permite detecção mais precoce das fraturas vertebrais prevalentes (Griffith, 2015).

Avaliação da qualidade óssea

Diferentemente da quantidade óssea, não há, até o momento, um método acurado e aplicável à prática clínica para avaliação da qualidade óssea (Boskey, 2013). A avaliação desse componente da resistência óssea é feita de maneira indireta, por meio dos fatores de risco clínicos de fratura (Kanis, 2002).

A constatação de que fatores clínicos se associam a maior risco de fratura, independentemente da massa óssea, e aumentam a sensibilidade para a predição da fratura transformou a abordagem da osteoporose (Kanis, 2002; Cosman *et al.*, 2014). Atualmente, há situações em que a decisão da estratégia terapêutica dispensa a avaliação da DMO e baseia-se apenas no risco absoluto de fratura determinado por fatores de risco clínicos (Kanis, 2002; Kanis *et al.*, 2009b; De Laet *et al.*, 2005).

O exemplo mais claro do impacto dos fatores clínicos no risco de fratura é a idade. Para uma DMO compatível com *T-score* de −2,5 DP no colo femoral, o risco de fratura varia significativamente com a idade: aos 50 anos a probabilidade de fratura de quadril em 10 anos é de 2%; já aos 80 anos é de 12% (Kanis *et al.*, 2001).

Na prática clínica, entretanto, a avaliação conjunta da quantidade e da qualidade óssea do indivíduo para aumentar a sensibilidade de identificação de fratura pode ser difícil. Há o questionamento: entre os diversos fatores clínicos relacionados à osteoporose e ao risco de fratura, quantos e quais são e como considerá-los na decisão terapêutica (Kanis, 2002; De Laet *et al.*, 2005; Kanis *et al.*, 2001)? Mulheres com comprometimento extremo da quantidade ou qualidade óssea certamente têm risco aumentado e se beneficiarão do tratamento farmacológico.

De maneira distinta, a classificação de risco das mulheres entre a normalidade (nenhum risco) e alto risco pode ser variável, dependente do avaliador, e a decisão sobre o benefício do tratamento, menos acurada.

Considerando os medicamentos farmacológicos disponíveis para a prevenção do risco de fratura, é essencial estabelecer quais mulheres realmente terão benefício com o tratamento. Na literatura atual, uma das principais discussões envolvendo a osteoporose e o risco de fratura por fragilidade é o tratamento excessivo *versus* o subtratamento (Black e Rosen, 2016; Järvinen *et al.*, 2015a; Järvinen *et al.*, 2015b).

Ferramentas clínicas

Visando melhorar a identificação dos indivíduos com risco de fratura, foram criados modelos de ferramentas clínicas (p. ex., Garvan, QFracture e FRAX) que combinam a idade e o gênero com fatores de risco clínico para estimar o risco de fratura nos próximos 5 ou 10 anos (Järvinen *et al.*, 2015a). Entre elas, o FRAX, desenvolvido pela OMS, é a mais utilizada (Kanis *et al.*, 2008). Esse modelo, disponível na internet, estima a probabilidade de fratura de quadril e fraturas "maiores" (fraturas vertebrais clínicas, antebraço, quadril e ombro) nos próximos 10 anos.

Diversos países utilizam essa ferramenta para decidir a conduta terapêutica (Association Suisse contre l'Ostéoporose, 2010; Compston *et al.*, 2009; Czerwinski *et al.*, 2009; Badurski *et al.*, 2011; Dawson-Hughes *et al.*, 2008; Fujiwara *et al.*, 2008; Zerbini *et al.*, 2015). Nos EUA, a National Osteoporosis Foundation, por exemplo, indica tratamento farmacológico para mulheres com *T-score* inferior a −1,5 DP e superior a −2,5 DP, se a probabilidade de fratura nos próximos 10 anos for superior a 3% no quadril ou 20% nas "fraturas maiores". Esses valores de corte indicativos de tratamento são baseados em análises de fármaco-economia e nas taxas de fratura e mortalidade daquele país (Borgström *et al.*, 2013). A concepção dessa ferramenta e os valores de corte terapêuticos devem ser baseados nos dados e características da população de cada país (Pinheiro *et al.*, 2009a).

No Brasil, em vez de um limiar de corte, a estratificação de risco segue a metodologia proposta pelo grupo britânico National Osteoporosis Guideline Group (NOGG) e endossada pela European Society for Clinical and Economic Aspects of Osteoporosis, Osteoarthritis and Musculoskeletal Diseases (ESCEO) e pela International Osteoporosis Foundation (IOF), fundamentando, assim, a decisão terapêutica de acordo com a idade. Nela, os resultados obtidos no FRAX são estratificados em baixo, alto e altíssimo risco. Para realizar essa divisão, utilizaram os seguintes parâmetros (Figuras 61.4 e 61.5) (Kanis, 2020):

- Limiar inferior de assistência (LAT): valores do FRAX de indivíduos sem nenhum fator de risco de acordo com a idade
- Limiar de intervenção: valores de FRAX equivalentes à presença de uma fratura prévia de acordo com a idade
- Limiar superior de assistência (UAT): equivale a valores 1,2 vez o valor do limiar de intervenção (aumento no risco em 20% ao limiar de intervenção).

Na assistência à osteoporose, indivíduos abaixo do LAT possuem baixo risco e só devem ser orientados em relação a hábitos de vida. Já aqueles entre LAT e UAT seriam os de médio risco e deveriam ter sua densidade óssea avaliada para definição da

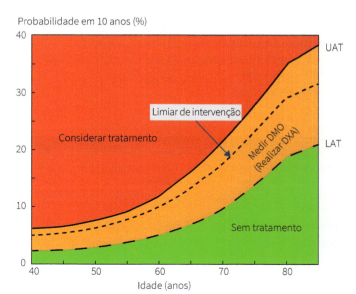

Figura 61.4 Limiares da assistência dos valores do *Fracture Risk Assessment Tool* (FRAX) de acordo com a idade. DMO: densidade mineral óssea; DXA: absorciometria por dupla emissão de raios X; LAT: limiar inferior de assistência; UAT: limiar superior de assistência.

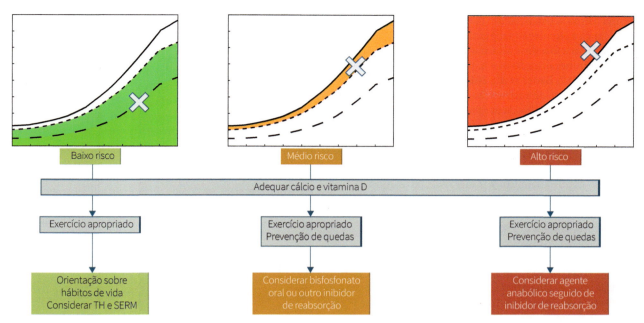

Figura 61.5 Opções de tratamento baseado no risco do FRAX conforme algoritmo proposto por European Society for Clinical and Economic Aspects of Osteoporosis, Osteoarthritis and Musculoskeletal Diseases (ESCEO) e pela International Osteoporosis Foundation (IOF). SERM: modulador seletivo dos receptores do estrogênio; TH: terapia hormonal.

assistência, e indivíduos acima do UAT seriam de alto risco e deveriam receber tratamento medicamentoso. Vale ressaltar que essa estratégia está disponível no endereço *https://abrasso.org.br/calculadora/calculadora/* da Associação Brasileira de Avaliação Óssea e Osteometabolismo (ABRASSO).

Considerando todas as informações relativas à resistência óssea e ao risco de fratura, a indicação de terapêutica farmacológica para osteoporose deve cumprir as seguintes recomendações (Radominski *et al.*, 2017):

- Pacientes com histórias prévias de fraturas por fragilidade, sem necessidade de avaliação adicional com DMO
- Pacientes com *T-score* igual ou menor do que −2,5 DP em coluna lombar, colo femoral, fêmur total ou rádio 33%
- Pacientes sem fraturas prévias ou osteoporose densitométrica – basear a avaliação na probabilidade de fratura em 10 anos com o FRAX Brasil por meio do limiar de intervenção. O valor de tratamento é fixado em 1,2 vez o limiar de intervenção (valor do FRAX referente às pacientes com fratura prévia de acordo com a idade) (Figura 61.6).

Marcadores de remodelação óssea e osteoporose secundária

Marcadores de remodelação óssea são utilizados na assistência à osteoporose. Eles são produtos bioquímicos medidos no sangue ou na urina que refletem a atividade metabólica do tecido ósseo e são categorizados como marcadores de formação ou reabsorção óssea (Tabela 61.4) (Kuo e Chen, 2017).

Os marcadores de formação são produtos diretos ou indiretos da atividade do osteoblasto. Concentração aumentada desses produtos no sangue ou urina indica maior atividade de formação óssea. O colágeno do tipo 1 é um importante componente da matriz e os osteoblastos secretam seu precursor (pró-colágeno) durante a formação óssea. A extensão peptídica localizada ao final de cada terminação da molécula do pró-colágeno (PINP e PICP) é clivada por enzimas durante a formação da matriz e liberada na circulação.

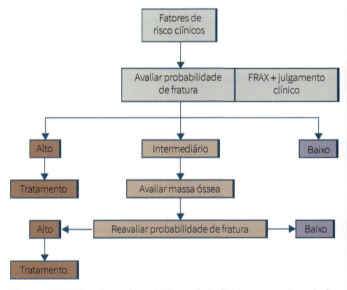

Figura 61.6 Algoritmo de assistência de indivíduos com risco de fratura utilizando fatores de risco clínicos e avaliação de massa óssea. (Adaptada de: Kanis *et al.*, 2009a.)

Tabela 61.4 Marcadores bioquímicos da remodelação óssea.

Marcadores da formação óssea
Fosfatase alcalina sérica ósseo-específica (FA fração óssea)
Osteocalcina (OC)
Propeptídeo N-terminal de pró-colágeno tipo 1 (PINP)
Propeptídeo C-terminal de pró-colágeno tipo 1 (PICP)
Marcadores da reabsorção óssea
Telopeptídeo C-terminal de colágeno do tipo 1 (urinário – CTX; sangue – S-βCTX)
Telopeptídeo N-terminal de colágeno do tipo 1 (urinário – NTX; sangue – S-NTX)
Fosfatase ácida tártaro-resistente
Deoxipiridinolina urinária total e livre (DPD total e livre)

Da mesma forma, a osteocalcina (OC) é produzida pelo osteoblasto e alcança a circulação sanguínea no processo de formação óssea. E também a fosfatase alcalina, secretada pelos osteoblastos durante a mineralização óssea, pode ser medida no sangue (Kuo e Chen, 2017; Bauer *et al.*, 2012; Morris *et al.*, 2017).

Já os marcadores de reabsorção óssea refletem a ação dos osteoclastos e são produtos da degradação óssea. Níveis aumentados deles no sangue ou na urina indicam maior atividade de reabsorção do tecido ósseo. Os marcadores mais utilizados referem-se à degradação do colágeno tipo 1 como a deoxipiridinolina e a piridinolina e as suas formas ligadas a peptídeo C e N terminal (CTX e NTX) (Kuo e Chen, 2017; Bauer *et al.*, 2012; Morris *et al.*, 2017). No ano de 2012, ocorreu uma orientação para o PINP e o CTX serem os marcadores de remodelação de referência na prática clínica e nos ensaios clínicos (Bauer *et al.*, 2012).

A concentração dos marcadores de remodelação óssea é utilizada na predição do risco de fratura e como método de monitorização da resposta terapêutica. Estudos demonstram, apesar de modesta, associação entre os níveis de marcadores de remodelação óssea e ocorrência de fratura. Entretanto, não há algoritmos que incluam os marcadores ósseos para estimar o risco de fratura e a sua utilização na prática clínica não é consagrada (Morris *et al.*, 2017).

De maneira distinta, a utilização da concentração dos marcadores para monitorização da resposta terapêutica é útil e promissora. Há associação evidente entre a redução dos marcadores de remodelamento e a redução do risco de fratura. Além disso, o efeito terapêutico explicado pelos marcadores é semelhante ao da DMO, com a vantagem de permitir avaliação mais precoce. Ocorre que questões relacionadas à dificuldade de padronizar a metodologia de análise e definir valores de referência impediram, até momento, a elaboração de uma *guideline* clínica objetiva e efetiva (Morris *et al.*, 2017; Vasikaran *et al.*, 2011).

A introdução do tratamento farmacológico em indivíduos com alto risco de fratura deve ser sempre acompanhada da exclusão de causas secundárias prévias. A não identificação delas pode determinar abordagens terapêuticas erradas ou ineficazes (Cakir *et al.*, 2002; Fitzpatrick, 2002).

Dos casos de osteoporose pós-menopausa, 20% associam-se a alguma causa secundária. As principais são hipovitaminose D, doenças hepáticas e renais, hipertireoidismo e hiperparatireoidismo (Fitzpatrick, 2002). Apesar disso, segundo Jamal *et al.* (2005), não há benefício em solicitar de maneira rotineira um conjunto de exames laboratoriais, com exceção do hormônio tireoestimulante (TSH), para fazer diagnóstico de osteoporose secundária.

Avaliando estratégias para abordar a osteoporose secundária em mulheres recém-diagnosticadas com osteoporose, Tannenbaum *et al.* (2002) concluíram que 98% das causas serão diagnosticadas solicitando os seguintes exames: calciúria de 24 horas, cálcio sérico, hormônio paratireoidiano (PTH), 25(OH) vitamina D para todas as mulheres e TSH para aquelas em uso de tiroxina.

TRATAMENTO

Abordagem não farmacológica

Várias medidas não farmacológicas podem reduzir o risco de desenvolvimento de osteoporose pós-menopáusica, as quais, em geral, devem ser recomendadas para todas as mulheres e incluem exercícios e prevenção de quedas, dieta rica em cálcio, parar de fumar e evitar a ingestão excessiva de álcool.

Exercícios e prevenção de quedas

Exercícios físicos melhoram a qualidade de vida de pessoas com osteoporose, em particular nos domínios da função física e dor, e aumentam a força muscular e o equilíbrio (nível de evidência: A) (Li *et al.*, 2009). Portanto, exercícios envolvendo treinamento de resistência apropriados para a idade do indivíduo e sua capacidade funcional e exercícios aeróbicos devem ser recomendados para pessoas com osteoporose ou em risco de osteoporose (nível de evidência: A) (Moayyeri, 2008).

Além da atividade física e de manter níveis adequados de vitamina D como veremos a seguir, várias estratégias têm se mostrado capazes para reduzir as quedas. Estas incluem intervenções multifatoriais como a avaliação individual de risco, *Tai Chi* e outros programas de exercícios, avaliação de segurança em casa e modificação, especialmente quando feita por um terapeuta ocupacional, avaliando sempre a retirada gradual de medicação psicotrópica, se possível; além disso, a correção adequada de deficiência visual poderá melhorar a mobilidade e reduzir o risco de quedas (nível de evidência: D) (Giangregorio *et al.*, 2014).

Cálcio e vitamina D

O Institute of Medicine (IOM) americano realizou uma ampla revisão das evidências de cálcio e vitamina D com relação a desfechos de saúde esquelética, fornecendo uma base sólida para a determinação dos requerimentos de ingestão desses elementos (nível de evidência: A) (Institute of Medicine, 2010). Em suma, o IOM estabeleceu uma nova diretriz para esses nutrientes, conhecida como "Ingestões Dietéticas de Referência (DRIs, do inglês *Dietary Reference Intakes*)". As DRIs englobam atualmente os seguintes tipos de recomendações de nutrientes para indivíduos saudáveis: necessidade média estimada [EAR (do inglês, *estimated average requirement*), correspondendo à ingestão média da população]; recomendações nutricionais [RDA (do inglês, *recommended dietary allowance*), correspondente ao nível de consumo que atenda aos requisitos de pelo menos 97,5% da população]; nível máximo tolerável de ingestão [UL (do inglês, *tolerable upper intake level*), correspondente à maior ingestão diária do nutriente que é provável que não represente um risco].

As principais conclusão e mensagem do IOM para os pacientes e médicos são que, objetivando à saúde esquelética, a RDA de cálcio para mulheres e homens nas idades de 19 a 50 anos é de 1.000 mg/dia; deve ser mantida em 1.000 mg/dia para homens com idade entre 51 e 70 anos, mas aumenta para 1.200 mg/dia para mulheres com idade entre 51 e 70 anos e para mulheres e homens com idades de 71 anos e mais (Figura 61.7). A RDA para a vitamina D está agora fixada em 600 UI/dia para todos os indivíduos com idades entre 1 e 70 anos, aumentando para 800 UI/dia para aqueles com 71 anos e mais velhos. O IOM também definiu o UL de 2.000 mg/dia de cálcio e 4.000 UI/dia para vitamina D (nível de evidência: A) (Institute of Medicine, 2010).

Entretanto, dietas deficientes em cálcio são muito comuns na população brasileira (nível de evidência: B) (Pinheiro *et al.*, 2009b), e a deficiência de vitamina D também é cada vez mais reconhecida como extremamente frequente, em especial nas mulheres menopausadas com osteoporose (nível de evidência: B) (Lips *et al.*, 2006). Portanto, a suplementação de cálcio e vitamina D faz parte do arsenal terapêutico para grande parte dos pacientes com osteoporose, uma vez que significativa parcela dessa população não consegue atingir as metas de ingestão recomendada para esses nutrientes.

Idade mg/dia	Crianças			Adultos				Gestantes/lactentes	
	1 a 3	4 a 8	9 a 18	19 a 50	51 a 70	51 a 70*	> 71	< 18	> 18
	700	1.000	1.300	1.000	1.000	1.200	1.200	1.300	1.000

*Mulheres.

Figura 61.7 Necessidades diárias de cálcio segundo Institute of Medicine (2010).

Os suplementos de cálcio, na verdade, representam uma variedade de diferentes sais de cálcio. Durante a digestão, esses sais dissolvem-se e o cálcio se torna disponível para ser absorvido. O cálcio encontrado nesses sais é chamado "cálcio elementar". Diferentes sais de cálcio são utilizados na suplementação, incluindo carbonato, fosfato, citrato, gluconato e lactato. A porcentagem de cálcio elementar encontrada em um suplemento pode variar grandemente dependendo do tipo de sal utilizado. O carbonato de cálcio é o sal com a maior porcentagem de cálcio biodisponível (40% de cálcio elementar), seguido pelo fosfato de cálcio tribásico (38%), citrato de cálcio (21%), cálcio citrato malato (13%), lactato de cálcio (13%) e gluconato de cálcio (9%) (nível de evidência: D) (Pereira *et al.*, 2009). As principais indicações de uso são descritas a seguir (Figura 61.8).

O carbonato de cálcio é a forma mais comum e menos dispendiosa de suplementação de cálcio. É bem absorvido e tolerado pela maioria dos indivíduos quando tomado com uma refeição. Os suplementos de carbonato de cálcio fornecem maiores quantidades de cálcio elementar e, consequentemente, requerem menos comprimidos do que outras formas de cálcio (Pereira *et al.*, 2009).

O citrato de cálcio, cuja solubilidade é relativamente pH-independente, pode ser um suplemento útil em pacientes com hipocloridria gástrica, uma condição comum em idosos e usuários de inibidores de bomba de próton (Recker, 1985). Em um estudo, o carbonato de cálcio foi pouco absorvido em condições de jejum, em pacientes com acloridria, enquanto a absorção de citrato de cálcio foi maior. De interesse, o carbonato de cálcio, quando tomado com alimentos, resultou em absorção normal nos pacientes com acloridria nesse mesmo estudo (nível de evidência: A) (Recker, 1985).

O fosfato de cálcio tem percentual de cálcio elementar de 38% e apresenta solubilidade pH-dependente (a solubilidade diminui à medida que aumenta o pH gastrointestinal). Teria indicação mais precisa nas ocasiões de deficiência dietética de fósforo (situação incomum na prática diária) (nível de evidência: D) (Shangraw, 1989).

Lactato de cálcio e gluconato de cálcio são formas menos concentradas de cálcio. O lactato de cálcio contém 13% de cálcio elementar, enquanto o gluconato de cálcio contém apenas 9% de cálcio elementar, portanto essas formas não são consideradas úteis para a suplementação na prática clínica. Devido ao lactato de cálcio e ao gluconato de cálcio conterem pequena concentração de cálcio elementar, muitos comprimidos teriam de ser consumidos para atingir doses desejáveis (nível de evidência: D) (Straub, 2007).

As necessidades diárias de vitamina D raramente são alcançadas por meio de dieta e exposição solar, sendo de grande importância a suplementação desse nutriente. Insuficiência de vitamina D parece ser comum especialmente em idosos, indivíduos institucionalizados, indivíduos afrodescendentes, pessoas com exposição solar limitada, obesos, pacientes com osteoporose ou que estejam tomando medicamentos que acelerem o metabolismo da vitamina D (como os anticonvulsivantes) e doentes com síndromes de má-absorção, incluindo doença inflamatória intestinal e doença celíaca (nível de evidência: D) (Borgström *et al.*, 2013).

Em suplementos, a vitamina D está disponível em duas formas, ergocalciferol (vitamina D2) e colecalciferol (vitamina D3), que diferem quimicamente apenas na sua estrutura de cadeia lateral. A vitamina D2 é fabricada pela irradiação UV do ergosterol em leveduras e a vitamina D3, pela irradiação de 7-deidrocolesterol. As duas formas têm sido tradicionalmente consideradas como equivalentes (nível de evidência: D) (Holick, 2007).

Tem sido uma prática clínica comum prescrever 600 a 800 UI/dia de vitamina D3 para a manutenção do nível-alvo de 30 ng/mℓ de 25(OH)D. Para os indivíduos de alto risco, com os níveis séricos de 25(OH)D de 20 a 30 ng/mℓ, a suplementação com doses iniciais de 800 a 1.000 UI de vitamina D3 diária pode ser suficiente para atingir o nível desejado. Pacientes com deficiência de vitamina D [concentrações séricas de 25(OH)D menores que 20 ng/mℓ] podem necessitar de até 50.000 UI da vitamina D3 por via oral, 1 vez/semana, durante 6 a 8 semanas (nível de evidência: D) (Maeda *et al.*, 2014).

As formas mais frequentemente utilizadas para suplementação de vitamina D ainda incluem as vitaminas D2 (ergocalciferol) e D3 (colecalciferol). Contudo, a adoção de calcifediol, o metabólito 25-hidroxilado, também pode ser considerada uma estratégia eficaz de suplementação. Estudos comparativos indicam uma potência aproximadamente 3 a 6 vezes maior para o calcifediol *versus* colecalciferol e, portanto, a justificativa para o uso de dosagens mais baixas (Quesada-Gomez e Bouillon, 2018).

Carbonato	Citrato	Fosfato

• Crianças
• Adolescentes
• Grávidas
• Nutrizes
• Homens e mulheres em qualquer idade
	• Homens e mulheres em qualquer idade com:
	  ◦ Gastrite atrófica
	  ◦ Câncer gástrico
	  ◦ Acloridria
	  ◦ Litíase renal
	  ◦ Cirurgia bariátrica
		• Homens e mulheres com mais de 70 anos de idade com:
		  ◦ Baixa ingestão de fósforo
		    ▪ Dietas restritivas
		    ▪ Má nutrição

Figura 61.8 Indicações clínicas para os vários sais de cálcio. (Adaptada de: Pereira *et al.*, 2009.)

Estudos farmacocinéticos e estudos clínicos comparativos que avaliaram o *status* da vitamina D principalmente em mulheres na pós-menopausa e adultos mais velhos demonstraram que as concentrações séricas médias de 25(OH)D aumentam mais rapidamente com o calcifediol do que com o colecalciferol em doses comparáveis (Jódar *et al.*, 2023).

O calcifediol tem uma curva dose-resposta linear, independentemente da concentração sérica basal de 25(OH)D, enquanto os aumentos induzidos pelo colecalciferol nas concentrações de 25(OH)D são menores em concentrações basais mais altas de 25(OH)D (Pérez-Castrillon *et al.*, 2022). Como o calcifediol é mais hidrofílico que o colecalciferol, é menos provável que seja sequestrado no tecido adiposo (Charoenngam *et al.*, 2021).

O calcifediol é adequado para uso em todos os pacientes com necessidade de suplementação de vitamina D e pode ser uma alternativa à vitamina D3 (colecalciferol) para pacientes com obesidade, doença hepática, má-absorção, tratados com drogas que aumentam o metabolismo hepático da vitamina D e aqueles que necessitam de um rápido aumento nas concentrações de 25(OH)D (Pérez-Castrillon *et al.*, 2022).

Tratamento farmacológico

O tratamento farmacológico da osteoporose apresentou evolução vertiginosa nas últimas duas décadas, com intensa atividade de pesquisa clínica produzindo grandes ensaios clínicos que demonstraram a eficácia de várias opções para a prevenção e o tratamento da osteoporose. Esses medicamentos podem ser classificados em anticatabólicos (antirreabsortivos), anabólicos (pró-formadores) e de ação mista (Figura 61.9) (nível de evidência: D) (Cosman *et al.*, 2014). Os agentes anticatabólicos inibem a atividade osteoclástica e reduzem a remodelação óssea. As várias drogas dessa categoria apresentam diferentes mecanismos de ação e incluem a terapia hormonal – TH [terapia hormonal estrogênica (THE) ou terapia hormonal estroprogestativa (THEP)], moduladores seletivos dos receptores do estrogênio (SERMs), calcitonina, bisfosfonatos e denosumabe (Cummings e Melton, 2002). A característica de uma droga anabólica é aumentar a produção da matriz óssea por meio da estimulação da função osteoblástica. O agente anabólico atualmente aprovado para o tratamento da osteoporose é a teriparatida (fragmento 1-34 recombinante humano do hormônio da paratireoide – PTH 1-34).

Terapia hormonal

Mais de 70 anos se passaram desde que Fuller Albright estabeleceu a relação entre deficiência de estrogênio e osteoporose, demonstrando que o tratamento com estrogênio revertia o balanço negativo de cálcio visto na osteoporose (Albright *et al.*, 1946). Desde então, um sólido corpo de evidências tem se acumulado, demonstrando que a TH exerce importante ação antirreabsortiva. Dados recentes apoiam o conceito de que a ação de estrogênio no osso é mediada por sua modulação em várias citocinas locais, das quais o sistema de RANK/RANKL parece ser crucial. Essa ação modulatória controla a secreção de IL-1 e IL-6, fator de necrose tumoral alfa (TNF-α), linfotoxinas, fator estimulante de colônias de macrófagos (M-CSF) e de macrófagos-granulócitos (GM-CSF) (Bord *et al.*, 2003). O estrogênio também pode estimular a secreção do fator transformador do crescimento beta (TGF-β), que inibe a reabsorção e estimula a formação óssea. Os hormônios sexuais também estimulam a secreção da proteína morfogenética óssea do tipo 6 (BMP-6) em linhagens celulares de osteoblastos humanos (Hughes *et al.*, 1996).

Do ponto de vista clínico, vários ensaios randomizados (ECRs) avaliaram o efeito da TH sistêmica na DMO e na redução do risco de fraturas em mulheres menopausadas. Os efeitos benéficos de THE ou THEP sistêmica oral ou transdérmica nas doses convencionais na preservação de DMO estão bem estabelecidos. Uma metanálise de 57 ECRs, publicada em 2002, comparou THE/THEP *versus* placebo em mulheres pós-menopausadas e demonstrou aumento consistente de DMO com a TH em todos os sítios ósseos avaliados. Em ECRs de THE e THEP de 2 anos de duração, o ganho médio de DMO foi de 6,8% na coluna lombar e de 4,1% no colo femoral (nível de evidência: A) (Wells *et al.*, 2002). No estudo *Postmenopausal Estrogen/Progestin Intervention* (PEPI), com 875 participantes, doses diárias de 0,625 mg de estrógenos conjugados (CEs), com ou sem um progestagênio [acetato de medroxiprogesterona (AMP) ou progesterona micronizada], durante 3 anos, aumentaram significativamente a DMO da coluna lombar entre 3,5 e 5,0%, com um aumento de 1,7% no quadril (nível de evidência: A) (Writing Group for the PEPI, 1996). No estudo *Women's Health Initiative* (WHI), um ECR de 5 anos de duração e com inclusão de 16.608 mulheres pós-menopáusicas (com idade de 50 a 79 anos), as doses diárias convencionais de THEP (0,625 mg de CE + 10 mg de AMP) aumentaram significativamente a DMO de coluna lombar e fêmur total em 4,5% e 3,7%, respectivamente, em relação ao placebo (nível de evidência: A) (Cauley *et al.*, 2003). Novas evidências vêm se acumulando com a utilização de baixas ou ultrabaixas doses de TH e seus efeitos na DMO (nível de evidência: A) (Lindsay *et al.*, 2002; Recker *et al.*, 1999; Prestwood *et al.*, 2003). Doses de 0,3 mg/dia de EC, estradiol micronizado de 0,25 mg/dia e 0,014 mg/dia de estradiol transdérmico, em ECRs, resultam em aumentos modestos, mas estatisticamente significativos da DMO na coluna e no quadril em relação ao placebo (Lindsay *et al.*, 2002; Recker *et al.*, 1999; Prestwood *et al.*, 2003).

Com relação à redução do risco de fraturas, evidências provenientes de estudos observacionais e ECRs são unânimes em demonstrar o efeito benéfico da TH. Dois grandes estudos observacionais, o estudo *National Osteoporosis Risk Assessment* (NORA) (nível de evidência: B) (Siris *et al.*, 2001) e o *Million Women Study* (nível de evidência: B) (Banks *et al.*, 2004) evidenciaram que o uso corrente de TH reduzia o risco de fraturas osteoporóticas. Esses resultados foram confirmados no WHI (Writing Group for the Women's Health Initiative Investigators, 2002), o maior ECR delineado para avaliar o balanço de risco e benefícios da TH em mulheres na pós-menopausa. Em ambos os braços do estudo, houve redução do risco de fraturas. No braço de THE, demonstrou-se redução de 30 a 39% nas taxas de fraturas (nível de evidência: A) (Cauley *et al.*, 2003).

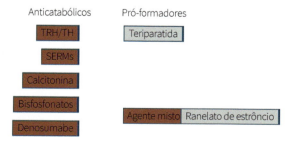

Figura 61.9 Classificação dos medicamentos para osteoporose. SERMs: moduladores seletivos dos receptores do estrogênio; TH: terapia hormonal; TRH: terapia de reposição hormonal. (Adaptada de: Cosman *et al.*, 2014.)

O braço de THEP apresentou resultados similares, reduzindo o risco de fraturas vertebrais clínicas em 35%, de fraturas de quadril em 33% e de fraturas totais em 24% (nível de evidência: A) (The Women's Health Initiative Steering Committee, 2004).

O estudo *Long-Term Intervention on Fractures with Tibolone* (LIFT) (nível de evidência: A) (Cummings et al., 2008b) foi delineado para avaliar a eficácia antifratura da tibolona. As pacientes foram randomizadas para receber placebo ou 1,25 mg de tibolona e, após um seguimento médio de 2,7 anos, a tibolona reduziu a incidência de fraturas vertebrais em 45%, de fraturas não vertebrais em 26%, de câncer de mama em 68% e de câncer de cólon em 69%.

Com relação aos eventos adversos da TH, houve considerável controvérsia acerca dos efeitos extraesqueléticos do estrogênio, particularmente no que diz respeito a doenças cardiovasculares e câncer de mama. O estudo WHI, no braço de combinação de estrogênio mais progestagênio, sugeriu aumento do risco de tromboembolismo, eventos cardiovasculares e cerebrovascular, bem como de câncer de mama, embora a relação risco-benefício estivesse próxima da neutralidade (nível de evidência: A) (Writing Group for the Women's Health Initiative Investigators, 2002). No braço de estrogênio isolado do WHI, não houve aumento do risco de eventos cardiovasculares ou câncer de mama (The Women's Health Initiative Steering Committee, 2004).

Em síntese, a TH aumenta a DMO e em doses convencionais (EC 0,625 mg ou equivalente em outras formulações) reduz o risco de fraturas osteoporóticas em mulheres menopausadas (redução demonstrada mesmo em população não especificamente selecionada por estar em alto risco de fratura). Assim sendo, a TH pode ser considerada como medicação de primeira linha para mulheres com osteoporose ou alto risco de fratura, apresentando sintomatologia climatérica no período inicial da pós-menopausa e sem contraindicações absolutas à TH (nível de evidência: A) (Writing Group for the Women's Health Initiative Investigators, 2002; The Women's Health Initiative Steering Committee, 2004). A indicação da tibolona na prevenção e no tratamento da osteoporose segue, em linhas gerais, as mesmas considerações da TH (nível de evidência: A) (Cummings et al., 2008b).

Moduladores seletivos dos receptores do estrogênio

Essas drogas não esteroides exercem sua ação farmacológica por meio da ligação com os receptores estrogênicos, agindo como agonistas/antagonistas estrogênicos (Riggs et al., 2003). O raloxifeno (RLX) é ainda o único SERM aprovado para a prevenção e tratamento da osteoporose no Brasil. O RLX tem efeitos benéficos na DMO e diminui a remodelação óssea (nível de evidência: A) (Delmas et al., 1997). Em um ECR que combinou dois protocolos idênticos (nível de evidência: A) (Johnston Jr et al., 2000), um conduzido na Europa e o outro nos EUA, com a inclusão de um total de 1.145 mulheres pós-menopáusicas saudáveis com idade média de 55 anos, avaliou-se o impacto do RLX na DMO. As pacientes foram randomizadas para uma de três doses (30, 60 e 120 mg) diárias de RLX ou placebo. O tratamento com o RLX produziu aumentos na DMO (medida por absorciometria de dupla emissão de raios X – DXA) na coluna lombar, quadril e corpo total, comparado com o placebo, havendo aumento médio de DMO da ordem de 2%, que se mantiveram ao longo do estudo (seguimento de 3 anos). No estudo *Multiple Outcomes of Raloxifene Evaluation* (MORE) (nível de evidência: A) (Ettinger et al., 1999), que incluiu 7.705 mulheres pós-menopausadas com osteoporose, com idade média de 67 anos, randomizadas para duas doses de RLX (60 e 120 mg) ou placebo, houve aumento da DMO de 2,6% e 2,1% na coluna lombar e no quadril, respectivamente. A capacidade do RLX em reduzir fraturas osteoporóticas também foi demonstrada no estudo. Nesse ECR, o RLX reduziu o risco de fraturas vertebrais, após 3 anos, em 55% em mulheres com osteoporose sem fraturas prévias e em 30% naquelas com fratura vertebral prevalente. Uma extensão de 1 ano do estudo MORE demonstrou que esse efeito na redução do risco de fraturas vertebrais persistia em ambos os grupos, com reduções de 50% e 38%, respectivamente (nível de evidência: A) (Delmas et al., 2002) (Figura 61.10). Em uma análise *post hoc*, demonstrou-se redução de 68% no risco de fraturas vertebrais clínicas (nível de evidência: A) (Delmas et al., 2003). Não se evidenciou, nesse estudo primário, capacidade de redução de fraturas do fêmur ou não vertebrais. Em adição aos efeitos ósseos, o RLX tem sido associado com a redução do risco de câncer invasivo de mama em mulheres pós-menopausadas com osteoporose. No estudo MORE (Ettinger et al., 1999), a incidência geral de câncer de mama invasivo foi reduzida em 76% em 3 anos (nível de evidência: A). Em uma extensão de 4 anos do MORE – o estudo *Continuing Outcomes Relevant to Evista (CORE) MORE* –, o risco depois de 8 anos era 59% mais baixo nas pacientes em uso de RLX; o risco de câncer invasivo de mama positivo para receptores de estrogênio era 66% mais baixo (nível de evidência: A) (Siris et al., 2005). No *Study of Tamoxifen and Raloxifene* (STAR), em cerca de 19.000 pacientes com alto risco de câncer de mama, o RLX demonstrou a mesma redução no risco de ocorrência de câncer invasivo que o tamoxifeno (nível de evidência: A) (Vogel et al., 2006).

Aumento no risco de doença tromboembólica, comparável com aquele presente com a utilização da TH, foi identificado nos ECRs com o RLX (nível de evidência: A) (Delmas et al., 2002; Delmas et al., 2003; Siris et al., 2005). Nos estudos MORE-CORE, não se detectaram efeitos negativos cardiovasculares (coronarianos e cerebrovasculares) (nível de evidência: A) (Ettinger et al., 1999; Siris et al., 2005). No estudo *Raloxifene Use for the Heart* (RUTH), o raro risco de acidente cerebrovascular fatal reportado parece estar confinado a mulheres com risco aumentando para acidente vascular cerebral já no início do estudo (*Framingham Stroke Risk Score* ≥ 13) (nível de evidência: A). A terapia com RLX pode estar associada com aumento de sintomas vasomotores (fogachos) e cãibras (nível de evidência: A) (Ettinger et al., 1999).

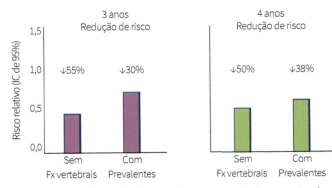

Figura 61.10 Redução do risco de fraturas vertebrais com raloxifeno. Fx: fraturas; IC: intervalo de confiança. (Adaptada de: McCloskey et al., 2016; Genant et al., 1993.)

Calcitonina

A calcitonina representa outra opção para tratamento de osteoporose pós-menopáusica. Está disponível como *spray* nasal (apresentação mais utilizada) e injeção subcutânea. Essa droga é um inibidor da reabsorção óssea. No estudo clínico Prevenção de Recorrência de Fraturas Osteoporóticas (*PROOF study – Prevent Recurrence of Osteoporotic Fractures*) (nível de evidência: A) (Chesnut *et al.*, 2000), doses de calcitonina em *spray* intranasal de 200 UI/dia, durante 5 anos, reduziram o risco de uma nova fratura vertebral em 33%, quando comparada com placebo, em 1.255 mulheres com osteoporose estabelecida. Nenhum efeito foi demonstrado na ocorrência de fraturas de quadril ou não vertebrais; nenhum efeito foi demonstrado na DMO do quadril. A calcitonina demonstrou ser capaz de reduzir a dor originada das fraturas vertebrais osteoporóticas, porém não há evidência de redução da dor óssea em outras situações (nível de evidência: A) (Lyritis *et al.*, 1991). Os efeitos adversos relacionados à sua utilização incluem náuseas, irritação local (quando administrada por via nasal), rubor facial ou de mãos, quando da administração injetável (nível de evidência: A) (Reginster e Franchimont, 1985).

Bisfosfonatos

Os bisfosfonatos são potentes inibidores da reabsorção óssea. Consequentemente, essa classe terapêutica é amplamente utilizada para a prevenção e o tratamento da osteoporose (Figura 61.11). Existem importantes princípios gerais para a utilização dos bisfosfonatos:

- Regimes orais: os bisfosfonatos são pobremente absorvidos pela via oral (menos de 1% da dose administrada é absorvido), então devem ser ingeridos com estômago vazio para maximizar a absorção (nível de evidência: A) (Gertz *et al.*, 1995). Os seguintes cuidados são recomendados para aumentar a absorção e minimizar o risco de eventos adversos esofagianos (nível de evidência: D) (Maraka e Kennel, 2015):
  - Bisfosfonatos não são recomendados para pacientes que apresentam doença gastrointestinal alta ativa e devem ser descontinuados quando da ocorrência de sintomas de esofagite
  - Bisfosfonatos devem ser ingeridos isoladamente, pela manhã em jejum com pelo menos 240 m*l* de água. Após a administração, o paciente não deve se alimentar ou tomar medicamentos/suplementos por pelo menos meia

hora (alendronato, risedronato) ou 1 hora (ibandronato). Os pacientes devem permanecer na posição vertical (não devem se deitar) após a administração da medicação para evitar refluxo.

Regimes intravenosos (ácido zoledrônico e ibandronato) possibilitam uma opção alternativa para pacientes que não toleram bisfosfonatos orais ou que apresentam dificuldades com os requerimentos da administração oral mencionados anteriormente. O ácido zoledrônico é administrado 1 vez/ano como uma infusão intravenosa em um período mínimo de 15 minutos, enquanto o ibandronato é administrado a cada 3 meses como uma injeção intravenosa (15 a 30 segundos). A utilização de bisfosfonatos intravenosos pode estar associada com sintomas semelhantes a síndrome gripal (*flu-like symptoms*) e hipocalcemia. O acetaminofeno pode ser administrado para prevenir ou tratar os sintomas dessa síndrome. A hipocalcemia tem mais possibilidade de ocorrer em pacientes com deficiência de vitamina D, portanto pode ser minimizada pela suplementação de vitamina D e cálcio. Em relação ao ácido zoledrônico, deve-se enfatizar a importância do tempo de infusão (pelo menos 15 minutos) para evitar dano renal. Para otimizar a proteção renal, sugere-se a medida da creatinina antes de cada infusão e a garantia de que os pacientes estejam adequadamente hidratados. Esses cuidados são importantes em pacientes em uso de diuréticos ou outras drogas nefrotóxicas (nível de evidência: D) (Maraka e Kennel, 2015).

A osteonecrose da mandíbula tem sido descrita em pacientes com câncer que recebem altas doses de pamidronato intravenosas ou ácido zoledrônico. A incidência em pacientes com osteoporose tratados com bisfosfonatos orais e intravenosos parece ser muito rara (na ordem de 1/100.000 casos), e a sua relação causal com a terapia com bisfosfonatos não foi confirmada (nível de evidência: D) (Rizzoli *et al.*, 2008). Recentemente, foram levantadas dúvidas sobre uma possível associação entre tratamento com bisfosfonatos e fibrilação atrial. Estudos subsequentes têm produzido resultados conflitantes, mas não se excluiu a possibilidade de uma associação desse tipo, e uma investigação mais aprofundada se justifica (nível de evidência: D) (Pazianas *et al.*, 2010). Por fim, o uso de bisfosfonatos pode estar associado a fraturas subtrocantéricas atípicas, mas a relação de causalidade não está definitivamente comprovada e exige mais investigação (nível de evidência: A) (Shane *et al.*, 2010). Conclui-se, então, que a relação risco-benefício continua a ser favorável para o uso de bisfosfonatos na prevenção de fraturas (nível de evidência: D) (Maraka e Kennel, 2015).

Alendronato

Com relação ao tratamento da osteoporose, vários ECRs têm demonstrado que o alendronato aumenta a massa óssea e diminui o risco de fraturas. No *Fracture Intervention Trial* (*FIT study*), havia dois braços comparando alendronato diário com placebo (Black *et al.*, 1996; Cummings *et al.*, 1998). No braço de fratura vertebral (FIT I), com 2.027 pacientes com *T-score* < −2,1 DP no colo femoral e pelo menos uma fratura vertebral prevalente, a terapia com alendronato aumentou a DMO do colo femoral e da coluna lombar em 4,1% e 6,2%, respectivamente. Além disso, reduziu o risco de fratura vertebral em aproximadamente 50% e de fraturas do quadril e antebraço em cerca de 30% (nível de evidência: A) (Black *et al.*, 1996) (Figura 61.12). No estudo FIT II, que incluiu 4.432 mulheres menopausadas com *T-score* < −1,6 DP no colo femoral, mas

---

- **Classe:** anticatabólico (antirreabsortivo)
- **DMO:** aumenta a DMO em várias regiões esqueléticas
- **Marcadores do remodelamento ósseo:** diminuem
- **Fraturas:** reduz o risco de fraturas vertebrais, não vertebrais e quadril
- Considerações extraesqueléticas
  - Necessidade de doses específicas
  - Disponibilidade de diferentes intervalos entre doses
    - Diária, semanal: alendronato, risedronato
    - Mensal, trimestral: ibandronato; mensal: risedronato
    - Anual: ácido zelodrônico
  - Ocasional: irritação gastrointestinal
  - Raro: osteonecrose de mandíbula
    - Fraturas atípicas, fibrilação atrial

Figura 61.11 Características gerais dos bisfosfonatos.

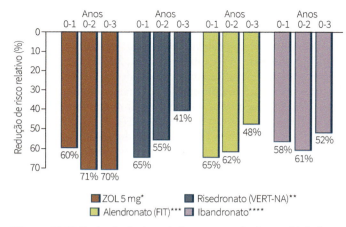

Figura 61.12 Redução do risco de fraturas vertebrais com bisfosfonatos. ZOL: ácido zelodrônico. (Fonte: *Johnston Jr et al., 2000; **Prestwood et al., 2003; ***Lindsay et al., 2002; ****Cummings et al., 2008b.)

sem fraturas vertebrais prevalentes, o tratamento com o alendronato (5 mg/dia por 2 anos, seguido por 10 mg/dia pelo restante do estudo) aumentou a densidade mineral e reduziu o risco de fratura vertebral morfométrica em 44%, mas não reduziu significativamente o risco de fraturas de quadril, antebraço ou de fraturas não vertebrais. Entretanto, em um subgrupo de pacientes que tinham osteoporose (*T-score* ≤ –2,5 DP no colo femoral), o alendronato reduziu o risco de fraturas de quadril e de todas as fraturas clínicas em 56% e 36%, respectivamente (nível de evidência: A) (Cummings et al., 1998).

Risedronato

O risedronato também aumenta a DMO, reduz o risco de fraturas e é bem tolerado em mulheres menopausadas com osteoporose. Isso foi demonstrado no estudo norte-americano *Vertebral Efficacy with Risedronate* (VERT), um estudo com 2.458 mulheres menopausadas com osteoporose (com duas fraturas vertebrais prevalentes ou com *T-score* ≤ –2,0 DP e uma fratura vertebral prevalente), que foram randomicamente alocadas para risedronato (5 mg) ou placebo por 3 anos, com os seguintes resultados: a DMO na coluna lombar, colo femoral e trocânter aumentou em 5,4%, 1,65% e 3,3%, respectivamente, no grupo do risedronato, enquanto houve decréscimo no grupo placebo. O risco de fraturas vertebrais e não vertebrais foi reduzido em 41% e 39%, respectivamente, com o risedronato (nível de evidência: A) (Harris et al., 1999). Em um segundo ECR de 3 anos (estudo VERT – multinacional), um perfil similar de redução de fraturas vertebrais e não vertebrais foi observado, inclusive com redução do risco de fraturas vertebrais já observada no primeiro ano do estudo (nível de evidência: A) (Reginster et al., 2000). O risedronato também demonstrou capacidade de redução de fratura de quadril entre mulheres idosas com osteoporose confirmada, mas não entre aquelas selecionadas primariamente com base em fatores de risco. Isso foi evidenciado em um ECR (*HIP Study*) com 5.445 mulheres de 75 a 79 anos com osteoporose (grupo 1) e com 3.886 mulheres com idade de 80 ou mais anos selecionadas primariamente com base em fatores de risco não esqueléticos (fumo, propensão a quedas, distúrbio da marcha) (grupo 2). Embora o risedronato tenha reduzido o risco de fraturas de quadril, de maneira geral no estudo, em torno de 30%, a taxa de redução de fraturas de quadril foi reduzida apenas no grupo 1, mas não no grupo 2 (nível de evidência: A) (McClung et al., 2001). As doses semanais de 35 mg e mensais de 150 mg demonstraram eficácia similar à dose diária de 5 mg com relação ao aumento da DMO na coluna lombar e no quadril, sendo, então, utilizadas com as mesmas indicações (prevenção e tratamento) (nível de evidência: A) (Brown et al., 2002; Delmas et al., 2008).

Uma nova formulação de risedronato de 35 mg gastrorresistente (GR) de liberação retardada, que pode ser tomada com ou sem alimentos, foi testada contra a dose diária de 5 mg de risedronato (a dose de 5 mg foi a utilizada em todos os estudos clínicos do risedronato em que se comprovou redução no risco de fraturas) em um ensaio clínico internacional de fase III). Novecentas e vinte e duas mulheres foram randomizadas para tomar uma dose diária de 5 mg ou uma dose semanal de 35 mg pelo menos 30 minutos antes ou imediatamente após o café da manhã. Aumentos significativos na DMO em todas as regiões estudadas (coluna lombar e fêmur proximal) foram observados, sem diferenças significativas entre os regimes clássico e novo. Os marcadores de remodelação óssea também foram igualmente suprimidos em todos os grupos de tratamento. De acordo com estes resultados, risedronato de 35 mg GR tomado logo após o café da manhã é equivalente à dose diária clássica de 5 mg de risedronato.

Em um estudo observacional retrospectivo em base de dados de grandes planos de saúde americanos, mulheres (N = 2.726) com osteoporose pós-menopausa tratadas com risedronato GR foram pareadas com mulheres tratadas com outros bisfosfonatos orais. Comparado a outros bisfosfonatos orais ao longo de 5 anos de seguimento, o risedronato GR associou-se a menores taxas de fraturas clínicas (*versus* todos bisfosfonatos orais: risco relativo [RR] = 0,83 intervalo de confiança (IC) 95% = 0,70 a 0,97]; *versus* alendronato: RR = 0,81 [IC 95% = 0,66 a 0,98]) e vertebrais (*versus* todos bisfosfonatos orais: RR = 0,71 [IC 95% = 0,54 a 0,95]; *versus* alendronato: RR = 0,69 [IC 95% = 0,49 a 0,97]).

Outro estudo mais recente (Eisman et al., 2023), com metodologia semelhante ao anteriormente citado, comparou diretamente o risedronato GR com o risedronato e o alendronato orais convencionais. Os resultados também indicaram que mulheres com osteoporose iniciadas com risedronato gastrorresistente têm um risco menor de fratura do que aquelas iniciadas com risedronato ou alendronato convencionais.

Ibandronato

Em um importante ECR (*Bone Study*), um regime de 2,5 mg e um intermitente (20 mg em dias alternados por 12 dias a cada 3 meses) foram equivalentes para aumentar a DMO e reduzir o risco de fraturas vertebrais quando comparado com placebo. Entretanto, não foi observada redução de fraturas de quadril, e em um subgrupo de pacientes com *T-score* de –3 DP observou-se redução de fraturas não vertebrais (nível de evidência: A) (Chesnut et al., 2005). A formulação diária foi aprovada para uso em 2003, mas nunca foi comercializada. A formulação oral de 150 mg mensal está comercialmente disponível para prevenção e tratamento da osteoporose. Em um ECR com 1.609 mulheres menopausadas que foram randomicamente alocadas para receber ibandronato 2,5 mg/dia, ibandronato 50 + 50 mg 1 vez/mês (dose única em 2 dias consecutivos/mês), 100 mg mensais ou 150 mg mensais, os seguintes resultados foram observados: aumentos de DMO em todos os grupos de tratamento ativo; o grupo de 150 mg teve aumento de DMO significativamente superior aos outros grupos. Resultados similares foram observados no quadril. Não houve diferenças na ocorrência de eventos adversos entre os grupos ativos (nível de evidência: A) (Reginster et al., 2006). Na última década, se tornou disponível uma apresentação intravenosa do ibandronato (3 mg intravenoso a cada 3 meses), que demonstrou em um ECR (*DIVA study*) a capacidade de aumentar a DMO em grau similar ao do ibandronato oral 2,5 mg/dia; o estudo não apresentava poder para detectar redução de fraturas (nível de evidência: A) (Delmas *et al.*, 2006). Portanto, essa apresentação fornece uma alternativa para pacientes que não toleram o uso oral dos bisfosfonatos ou que não podem aderir aos requerimentos da via oral para esses medicamentos (nível de evidência: D) (Maraka e Kennel, 2015).

Ácido zoledrônico

Como os demais bisfosfonatos mencionados até aqui, o ácido zoledrônico também está aprovado para prevenção e tratamento da osteoporose pós-menopáusica. Esse é um bisfosfonato intravenoso, o qual é administrado como uma infusão intravenosa durante pelo menos 15 minutos, 1 vez/ano. A eficácia do ácido zoledrônico no tratamento da osteoporose foi demonstrada em um extenso programa de ECRs que compõem o projeto *Health Outcomes and Reduced Incidence with Zoledronic Acid Once Yearly* (HORIZON). Em síntese, os principais achados são: no *HORIZON Pivotal Fracture Trial*, 7.765 mulheres com osteoporose pós-menopausal foram randomizadas para 5 mg de ácido zoledrônico ou placebo, administrados por via intravenosa, 1 vez/ano, por 3 anos consecutivos. A DMO aumentou em coluna lombar, colo femoral e fêmur total, e os marcadores da remodelação óssea reduziram no grupo do ácido zoledrônico em comparação como o placebo. Em adição, houve significante redução na ocorrência de fraturas osteoporóticas: a incidência de fraturas vertebrais, ao longo dos 3 anos, foi de 10,9% no grupo placebo e de 3,3% no grupo do ácido zoledrônico, com redução de 70% no RR. Com relação às fraturas de quadril e não vertebral, a redução do RR foi de 41% e 20%, respectivamente (nível de evidência: A) (Black *et al.*, 2007).

No *HORIZON Recurrent Fracture Trial*, 2.127 homens e mulheres com fratura de quadril foram alocados para receber 5 mg anual de ácido zoledrônico ou placebo, dentro de 3 meses da ocorrência da fratura. Os pacientes também receberam vitamina D e cálcio. Após uma média de 1,9 ano de acompanhamento, demonstrou-se redução de 35%, 27% e 46% no risco de fraturas clínicas, não vertebrais e vertebrais clínicas, respectivamente. A mortalidade global também foi reduzida em 28% (nível de evidência: A) (Lyles *et al.*, 2007).

Embora não houvesse diferenças em termos de eventos adversos sérios ou de descontinuação da participação do estudo devido a eventos adversos, o ácido zoledrônico esteve associado a um esperado aumento de sintomas semelhantes à gripe pós-infusionais em ambos os estudos HORIZON (Black *et al.*, 2007; Lyles *et al.*, 2007). Adicionalmente, no *HORIZON Pivotal Fracture Trial*, houve aumento inesperado de fibrilação atrial como evento adverso sério (Black *et al.*, 2007), o que não foi observado no *HORIZON Recurrent Fracture Trial* (Lyles *et al.*, 2007).

Denosumabe

Denosumabe é um anticorpo monoclonal totalmente humano contra o RANKL, reduzindo a diferenciação de células precursoras em osteoclastos maduros, além de diminuir a função e a sobrevida dos osteoclastos maduros ativados (Lacey *et al.*, 2012). O denosumabe é aplicado por injeção subcutânea de 60 mg uma vez, dada a cada 6 meses. Ele está disponível em seringa pré-cheia de dose única.

O denosumabe foi avaliado em um grande ensaio clínico randomizado multicêntrico (*Fracture Reduction Evaluation of Denosumab in Osteoporosis Every 6 Months* – estudo FREEDOM) (nível de evidência: A) (Cummings *et al.*, 2008a). Nesse estudo houve aumento significativo e sustentado da DMO em todos os sítios mensurados, diminuição dos marcadores da remodelação e redução significativa da incidência de fraturas vertebrais (68%), não vertebrais (20%) e de quadril (40%) (Figura 61.13).

A extensão do estudo FREEDOM de duração de até 10 anos com essa medicação demonstrou bom perfil de segurança e manutenção de baixos índices de fraturas osteoporóticas (nível de evidência: A) (Bone *et al.*, 2017). Quanto aos eventos adversos com o uso do denosumabe, o estudo FREEDOM e sua extensão (nível de evidência: A) (Black *et al.*, 2007; Bone *et al.*, 2017) nos alertam para hipocalcemia, que pode ser um risco e deve ser corrigida antes do início da terapia. Infecções graves, incluindo infecções de pele, podem ocorrer, e os pacientes devem ser aconselhados a procurar atenção médica imediata se sinais ou sintomas de infecção, incluindo a celulite, se desenvolverem. Dermatites, erupções cutâneas e eczema foram relatados; considerar a interrupção do uso de denosumabe caso se desenvolvam sintomas graves. Em pacientes tratados com denosumabe, osteonecrose de mandíbula foi relatada. Efeito rebote de elevação dos biomarcadores da remodelação óssea pode acontecer após descontinuação do denosumabe, aumentando o risco de múltiplas fraturas vertebrais.

Teriparatida

A teriparatida, administrada por meio de injeção subcutânea diária, é um agente que estimula diretamente a formação óssea promovida pelos osteoblastos, resultando em substancial aumento na densidade e conectividade trabecular óssea em mulheres com osteoporose menopausal. A teriparatida (PTH 1-34 recombinante humano) tem aprovação para tratamento da osteoporose em mulheres menopausadas com alto risco de fratura. O principal estudo que suporta essa indicação é *The Fracture Prevention Trial of PTH 1-34*; nesse estudo, 1.637 mulheres menopausadas com fratura vertebral prévia foram randomicamente arroladas para receber teriparatida (20 ou 40 mcg/dia, por via subcutânea) ou placebo (nível de evidência: A) (Neer *et al.*, 2001). Após seguimento médio de 18 meses de tratamento, no grupo de 20 mcg (dose comercializada), houve aumento da DMO, em relação ao placebo, de 9% e 3% em coluna lombar e colo femoral, respectivamente. Demonstrou-se também redução

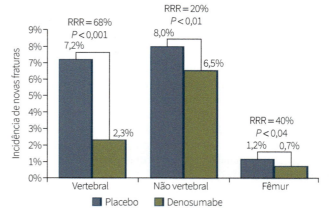

Figura 61.13 Redução do risco de fraturas com denosumabe. RRR: redução do risco relativo. (Adaptada de: Li *et al.*, 2009.)

do risco de fraturas vertebrais em 65% e de fraturas não vertebrais em 53%. O estudo não teve poder para detectar redução nas fraturas de quadril especificamente.

Os eventos adversos relacionados ao uso da teriparatida nesse ensaio clínico mencionado incluem cãibras musculares, náuseas e infrequente hipercalcemia (nível de evidência: A) (Neer *et al.*, 2001). Altas doses de tratamento com teriparatida (muito superiores – até 60 vezes maiores – às administradas em humanos e com exposição prolongada) promoveram tumores ósseos (osteossarcomas) em modelos experimentais com ratos, embora o significado em humanos seja incerto (Vahle *et al.*, 2002). A teriparatida não deveria ser administrada em pacientes com hipercalcemia, metástases ósseas, doença de Paget e naquelas submetidas à radiação esquelética prévia; seu uso máximo aprovado é de 24 meses (nível de evidência: D) (Silverman e Nasser, 2011).

Um estudo recente, comparando diretamente a teriparatida *versus* risedronato em pacientes com osteoporose grave, demonstrou superioridade da teriparatida na redução de fraturas vertebrais e fraturas clínicas (nível de evidência: D) (Kendler *et al.*, 2017).

Romosozumabe

A glicoproteína esclerostina é um regulador essencial da formação óssea. É um produto do osteócito, respondendo ao estresse biomecânico. Ela é um antagonista da via de sinalização anabólica Wnt/betacatenina no osteoblasto, impedindo a ligação do Wnt com seus receptores LRP5/6 e o correceptor Frizzled (Suen e Qin, 2016). Esse efeito da esclerostina tem consequências citoplasmáticas que levam à degradação intracitoplasmática da betacatenina, um fator-chave na indução da formação óssea pelo osteoblasto. Quando a esclerostina é inibida ou está ausente geneticamente (p. ex., doença de Van Buchem e na esclerostose), os ligantes Wnt se ligam potentemente aos seus receptores e correceptores (LRP5/6 e Frizzled, respectivamente), o que leva ao acúmulo intracelular de betacatenina, à sua translocação para o núcleo e à estimulação da formação óssea (Krause *et al.*, 2010).

O romosozumabe é anticorpo monoclonal humanizado que tem potente ação inibidora da esclerostina. Estudos com animais e em humanos evidenciaram que esse agente antiesclerostina não apenas estimula a formação óssea pelos mecanismos descritos anteriormente, mas também leva à inibição da reabsorção óssea, atuando na via RANK/RANKL/osteoprotegerina (OPG) (Ominsky, 2017; Wijenayaka, 2011). De fato, o romosozumabe leva a um aumento na OPG, reduzindo, assim, a proporção RANKL/OPG e a atividade dos osteoclastos (Sølling *et al.*, 2018). Desse modo, o romosozumabe pode ser mais bem caracterizado como um agente de ação dupla ou dual, tendo ações tanto osteoanabólicas quanto antirreabsortivas.

A eficácia e a segurança do romosozumabe foram avaliadas em um estudo de fase III, conhecido como *Fracture study in postmenopausal women with osteoporosis* (FRAME). O desenho desse estudo, no qual foram incluídas 7.180 mulheres na pós-menopausa, limitou a exposição ao romosozumabe a 12 meses *versus* placebo, seguido pelo denosumabe 60 mg a cada 6 meses por 1 ano. O desfecho primário foi a incidência de fraturas vertebrais aos 12 meses. O romosozumabe foi associado a um menor risco de fratura vertebral em comparação ao placebo (73% menor risco em 12 meses). Após a transição para denosumabe, o risco de fratura foi menor no grupo romosozumabe-denosumabe do que no grupo placebo-denosumabe (risco 75%

menor em 24 meses). Os ganhos de DMO, tanto na coluna lombar quanto no quadril total, após 1 ano de romosozumabe seguido de 1 ano de denosumabe foram comparáveis aos obtidos após 7 anos de tratamento apenas com denosumabe (Cosman *et al.*, 2018a). O estudo também demonstrou que o romosozumabe reduziu a incidência de fraturas clínicas, mas a redução de fraturas não vertebrais não foi diferente do grupo controle. O estudo mostrou heterogeneidade geográfica nos resultados referentes a fraturas não vertebrais, levando a uma subanálise (que foi pré-planejada) *post-hoc* por regiões. Apesar do delineamento aleatório do estudo, os indivíduos recrutados para o estudo na América do Sul apresentaram um risco significativamente menor de fratura estimado pelo FRAX do que o resto do mundo. Em retrospecto, essa heterogeneidade pode explicar a falta de eficácia de FRAME de fratura não vertebral porque, quando a coorte sul-americana não foi incluída na análise *post-hoc*, a eficácia na redução do risco de fraturas não vertebrais foi demonstrada com redução estatisticamente significativa de 42% (Cosman *et al.*, 2018b). Em termos de segurança clínica, os eventos adversos relatados nos estudos FRAME foram bem equilibrados entre os grupos de tratamento, assim como a incidência de eventos classificados como osteoartrite, hiperostose, câncer, hipersensibilidade e eventos cardiovasculares graves adjudicados; dois casos de osteonecrose da mandíbula (um evento ocorreu após 12 meses de tratamento com romosozumabe, e o outro, após 12 meses de tratamento com romosozumabe e uma dose de denosumabe) e um caso de fratura femoral atípica (ocorreu 3,5 meses após a primeira dose de romosozumabe) ocorreram no grupo do romosozumabe.

Outro estudo clínico importante foi a comparação direta de romosozumabe com alendronato, conhecida como *Active-controlled fracture study in postmenopausal women with osteoporosis at high risk* (ARCH). Nesse estudo randomizado, duplo-cego, mulheres na pós-menopausa com fratura por fragilidade foram designadas para romosozumabe 210 mg mensalmente ou alendronato 70 mg semanalmente por 12 meses, seguido de alendronato aberto nos dois grupos por mais 12 meses (Saag *et al.*, 2017). Durante o primeiro ano do estudo, houve redução no risco de fraturas vertebrais (diminuição de 37% em 12 meses) e fraturas clínicas (diminuição de 28%) no grupo do romosozumabe. A DMO em todos os locais aumentou mais nos pacientes tratados com romosozumabe (coluna lombar: romosozumabe 13,7%, alendronato 5,0%; fêmur total: romosozumabe 6,2%, alendronato 2,8%). Ainda nesse estudo, o romosozumabe seguido pelo alendronato resultou em um risco significativamente menor de fratura vertebral (48%) e uma redução significativa na fratura não vertebral (19%) após 24 meses do que o alendronato isolado. Durante o período aberto de alendronato no estudo ARCH, foram observados eventos adjudicados de osteonecrose da mandíbula (um evento em cada um dos grupos romosozumabe-alendronato e alendronato-alendronato) e fratura femoral atípica (dois eventos e quatro eventos, respectivamente). Também nesse estudo, houve um desequilíbrio nos eventos adversos sérios que afetam o sistema cardiovascular. Durante os primeiros 12 meses no estudo ARCH, esses eventos adversos ocorreram em 2,5% das mulheres no grupo romosozumabe, em comparação com 1,9% das mulheres no grupo alendronato e, após 24 meses, ocorreram em 6,5% e 6,1% das mulheres tratadas com romosozumabe → alendronato e alendronato → alendronato, respectivamente. Existem várias interpretações para esse desequilíbrio na ocorrência de eventos cardiovasculares no ARCH. Como não ocorreu tal aumento no risco cardiovascular durante o FRAME, quando placebo foi usado como placebo e houve um aparente desequilíbrio no ARCH no qual o comparador foi alendronato, não o placebo, foi levantada a possibilidade de que a observação possa ser explicada por um efeito benéfico de alendronato para reduzir o risco cardiovascular, não um aumento no risco devido ao romosozumabe (Asadipooya e Weinstock, 2019).

Em um outro estudo (STRUCTURE), 436 mulheres na pós-menopausa previamente tratadas com bisfosfonatos por 6 anos foram randomizadas para romosozumabe 210 mg/mês ou teriparatida 20 mcg/dia durante 12 meses (Langdahl et al., 2017). O tratamento com romosozumabe levou a um aumento maior da DMO da coluna lombar (9,8% versus 5,4%) e do fêmur total (2,9% versus −0,5%) do que o tratamento com teriparatida.

Monitorização de tratamento

Nas duas últimas décadas, muitos avanços foram feitos e um grande número de medicamentos com comprovada eficácia antifratura está disponível para o tratamento da osteoporose. Como a adesão a esses tratamentos ainda é subótima e parte dos pacientes poderia ser considerada como não respondedora, a monitorização terapêutica é mais um meio de ajudar no sucesso do tratamento.

As mudanças da densidade óssea e dos marcadores da remodelação óssea durante o tratamento têm potencial valor na monitorização, ainda que sua efetividade dependa dos medicamentos utilizados.

Didaticamente, os pacientes a serem tratados e monitorizados podem ser divididos em:

- Pacientes com história de fratura por fragilidade que necessitam de prevenção secundária
- Pacientes sem história de fratura por fragilidade que necessitam de prevenção primária.

Diferentes diretrizes recomendam que mulheres com história de fratura por fragilidade óssea devem ser consideradas para intervenção, independentemente da densidade óssea (a densitometria óssea seria útil apenas para a monitorização terapêutica). Ou seja, essas pacientes são de alto risco para novas fraturas e devem ser tratadas e monitorizadas por toda a vida. Evitar novas fraturas é o principal objetivo na abordagem desse grupo.

Tanto as mulheres com fraturas como aquelas com osteopenia ou osteoporose e sem história clínica de fratura que estejam em tratamento com medicamentos ativos podem ser monitorizadas com as seguintes técnicas:

- Densitometria óssea seriada
- Medida dos marcadores da remodelação óssea
- FRAX
- Radiografia de coluna para pesquisa ativa de fratura vertebral ou VFA no aparelho de densitometria óssea.

Densitometria óssea seriada

O objetivo no tratamento da osteoporose é aumentar a resistência óssea para diminuir o risco de fratura. Em mulheres não tratadas, a densidade óssea é um dos maiores determinantes da resistência óssea e a baixa densidade óssea é um importante preditor de fraturas. Por outro lado, ainda não está bem estabelecido se a eficácia antifratura dos medicamentos para osteoporose depende ou não do aumento ou manutenção da densidade óssea.

A correlação entre a mudança da densidade e a redução do risco de fratura descrita em inúmeros estudos é melhor do que os resultados observados na prática clínica (Delmas et al., 2004).

A medida seriada da densidade óssea é um método não invasivo, acessível, conveniente, que permite ao clínico monitorizar a resposta terapêutica e verificar se está ou não havendo ganho, manutenção ou perda da massa óssea.

Enquanto 16% da redução do risco de fratura vertebral em mulheres tratadas com alendronato foram atribuídos ao aumento da densidade óssea na coluna, maiores aumentos da densidade óssea na coluna e no fêmur, também observados em pacientes tratados com alendronato, foram associados a maiores reduções do risco de fraturas não vertebrais (Cummings et al., 2002).

Em pacientes tratadas com risedronato ou RLX, mudanças da densidade óssea são ainda menos preditivas do grau de redução de fratura vertebral e não vertebral. Dos efeitos do risedronato para reduzir fraturas não vertebrais, 12% e 7% foram atribuídos às mudanças da densidade da coluna e do fêmur, respectivamente (Watts et al., 2005).

Mudanças da densidade óssea no fêmur total após 36 meses explicaram mais que 35% da ação do denosumabe para reduzir novas fraturas vertebrais e mais de 84% na redução de fraturas não vertebrais (Austin et al., 2012).

Para agentes formadores de osso, aumentos da densidade óssea respondem aproximadamente por um terço da redução de fratura vertebral em pacientes tratados com teriparatida (Miller et al., 2006).

Em mulheres com osteoporose pós-menopausa, aumentos da densidade óssea induzidos por medicamentos antirreabsortivos são modestos (2% ao ano) e muito semelhantes ao erro de precisão que ocorre na repetição das medidas (tipicamente entre 1 e 2%). Por isso, os intervalos de repetição entre as medidas devem ser suficientemente longos para cobrir o erro do aparelho e estimar se a mudança é ou não real (Baim et al., 2005). De modo geral, recomenda-se que o intervalo entre duas densitometrias ósseas seja de, pelo menos, 1 a 2 anos.

Intervalos menores que 1 ano só devem ser recomendados em pacientes no início da terapia com corticosteroides, após transplantes ou durante a monitorização de pacientes com hiperparatireoidismo primário, para determinar a necessidade de intervenção cirúrgica. Por outro lado, pacientes em tratamento que responderam com aumento ou manutenção da densidade óssea após o primeiro ano, independentemente da medicação, podem ser monitorizados com densitometria óssea a cada 2 ou 3 anos.

Estudos clínicos em mulheres com osteoporose pós-menopausa mostraram que o uso prolongado de bisfosfonatos resultou em persistente eficácia antifratura e manutenção da densidade óssea e que esses efeitos são maiores quando o tratamento permaneceu por, pelo menos, 3 anos. Dados de extensão com a suspensão do tratamento com alendronato e ácido zoledrônico mostraram resultados residuais benéficos em pacientes que descontinuaram o ácido zoledrônico após 3 anos ou o alendronato após 5 anos. A monitorização contínua da densidade óssea e a avaliação dos fatores de risco devem ser realizadas regularmente para determinar se a suspensão do tratamento deve continuar ou não. Pacientes com T-score < −2,5 DP no colo do fêmur ou fêmur total ou que apresentaram uma fratura devem permanecer em tratamento para sempre, enquanto pacientes com T-score > −2,5 DP no colo do fêmur ou fêmur total podem ser considerados para descontinuação do tratamento e indicados para acompanhamento (Eriksen et al., 2014).

É importante ressaltar que o *T-score* na coluna maior ou menor que −2,5 DP não é critério para suspensão ou continuação da medicação após 3 ou 5 anos de tratamento com bisfosfonatos. Ou seja, mesmo que o *T-score* na coluna da paciente seja menor que −2,5 DP, a medicação pode ser suspensa.

A duração e a potencial descontinuação do tratamento com medicamento ativo devem ser personalizadas e dependem da resposta ao tratamento, risco de fratura e presença de comorbidades.

O algoritmo proposto pela força-tarefa da American Society for Bone and Mineral Research (ASMBR), em 2016, parece bem apropriado para o acompanhamento de mulheres com osteoporose pós-menopausa tratadas, especificamente, com bisfosfonatos. É importante lembrar que esse algoritmo não deve, em hipótese alguma, ser aplicado em mulheres tratadas com outras medicações que não apresentam ação residual sobre o tecido ósseo após sua suspensão (Figura 61.14).

Medida dos marcadores da remodelação

Inúmeros marcadores foram desenvolvidos nos últimos 20 anos e refletem a taxa de formação ou reabsorção óssea.

A maior parte dos ensaios usa anticorpos que reconhecem, especificamente, determinados componentes da matriz óssea (colágeno tipo I ou proteínas não colágenas) que são liberados na corrente sanguínea durante a formação óssea realizada pelos osteoblastos ou pela reabsorção óssea feita pelos osteoclastos. Outros ensaios reconhecem a atividade enzimática associada aos osteoblastos (fração óssea da fosfatase alcalina) ou aos osteoclastos (fosfatase ácida tartarato-resistente).

Os mais utilizados para a monitorização da osteoporose são o peptídeo do procolágeno tipo I (P1NP) para avaliar a formação e os produtos de degradação do telopeptídeo C (CTX sérico) para avaliar a reabsorção (Garnero e Delmas, 2001).

Mudanças dos marcadores da remodelação óssea em vigência do tratamento são mais rápidas do que a densitometria óssea. Em geral, após 3 a 6 meses, observa-se mudança significativa dos marcadores da remodelação. Ravn *et al.* (1999) observaram associação significativa da redução dos marcadores da remodelação com o uso de alendronato e o ganho de densidade óssea. Além disso, foram descritas associações significativas entre a redução, a curto prazo, dos marcadores da remodelação e a redução do risco de fraturas vertebrais e não vertebrais com o uso de antirreabsortivos (alendronato e RLX).

Na prática clínica, recomenda-se a utilização do CTX sérico para a monitorização de pacientes tratados com antirreabsortivos. Em geral, observa-se redução de 30 a 50% após 3 a 6 meses de tratamento. Essa redução é bem mais pronunciada em pacientes em uso de denosumabe, pois esse medicamento tem ação antirreabsortiva maior que a dos bisfosfonatos ou RLX. A marcada redução do CTX sérico nesses pacientes é amplamente esperada e não deve ser motivo de preocupação ou de suspensão da medicação. A redução do CTX sérico, após 3 a 6 meses de tratamento, associa-se a maiores ganhos de densidade óssea e a menor risco de fraturas. Além disso, o retorno do paciente, após 3 a 6 meses, constitui excelente oportunidade para o clínico reforçar a necessidade do tratamento, aumentando a adesão à medicação. Se, porventura, não foi realizado o CTX antes do início da terapia antirreabsortiva, após 3 a 6 meses o CTX pode ser pedido e, nesse cenário, espera-se que ele esteja em níveis compatíveis com pré-menopausa. A maior parte dos laboratórios de análises clínicas utiliza o ensaio eletroquimioluminométrico. Com esse método, os valores esperados para pré-menopausa são de 0,200 a 0,300 ng/mℓ.

O uso do P1NP é bem mais restrito, devendo ser avaliado apenas nas mulheres tratadas com medicamentos anabólicos (teriparatida ou romosozumabe), e espera-se o aumento de 30 a 50% desse marcador.

FRAX

A utilização do FRAX para intervenção terapêutica só é possível nos países onde esteja bem estabelecida a probabilidade do risco de fratura, que depende das características dos fatores de risco locais, de o quanto os planos de saúde e o governo pretendem reembolsar, da disposição de o quanto o indivíduo e a sociedade querem gastar com a saúde em osteoporose e do acesso à densitometria óssea. Embora ótimos estudos tenham sido publicados nos últimos anos a respeito da utilização do FRAX no Brasil, até o momento, o limiar de intervenção ainda não está bem estabelecido (Kanis *et al.*, 2013). A utilização do FRAX, especificamente, para monitorização terapêutica é ainda mais controvertida e não é recomendada.

Radiografia de coluna para pesquisa ativa de fratura vertebral ou VFA

A fratura vertebral é a mais comum fratura por osteoporose e indica alto risco para novas fraturas, mesmo quando o *T-score* não indica osteoporose. Fraturas prevalentes mudam a classificação diagnóstica do paciente, bem como o risco para novas fraturas e o tratamento clínico. A maior parte das fraturas vertebrais não é detectada e apenas 30% são sintomáticas. Radiografias em perfil da coluna dorsal e da coluna lombar ou a VFA pela densitometria óssea podem ser utilizadas tanto no início para diagnóstico como para monitorização (Camacho *et al.*, 2016).

Para a monitorização, recomenda-se realizar VFA ou radiografias da coluna a cada 2 anos, mesmo em pacientes que evoluam com aumento ou manutenção da densidade óssea.

Atenção especial deve ser dada nos casos em que se observa aumento da densidade da coluna, mas a análise detalhada da densitometria da coluna revela aumento mais pronunciado da densidade em uma ou duas vértebras, sugerindo a presença de fratura ou outra alteração. Nesses casos, apenas a radiografia poderá ajudar no diagnóstico diferencial.

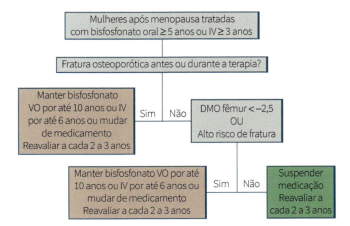

Figura 61.14 Algoritmo para o acompanhamento de mulheres tratadas com bisfosfonatos a longo prazo. DMO: densidade mineral óssea; IV: intravenoso; VO: via oral. (Adaptada de Adler *et al.*, 2016.)

Recomenda-se também a pesquisa ativa de fraturas vertebrais em pacientes com sintomas clínicos sugestivos de fratura vertebral ou com perda significativa de altura ou naquelas em uso de glicocorticoides, mais de 5 mg/dia, por mais de 3 meses. Além disso, a ocorrência de fraturas não vertebrais durante o tratamento deve ser pesquisada, pois, da mesma maneira, as fraturas vertebrais são também preditivas de novas fraturas, sugerindo a possibilidade de mudança de tratamento.

Enfim, o objetivo do tratamento não pode ser atingido desde que o paciente esteja respondendo ao tratamento, embora a resposta terapêutica não seja garantia de que o objetivo foi alcançado. Pacientes que evoluem com duas ou mais fraturas por fragilidade após 12 meses de tratamento devem ser considerados como não tendo atingido o objetivo ou como falha terapêutica e devem ser investigados para causa secundária e tratados até que fiquem livres de fratura por 3 a 5 anos (Diez-Perez et al., 2012).

CONSIDERAÇÕES FINAIS

A fim de otimizar a saúde óssea na população feminina e minimizar a incidência de fraturas de fragilidade à medida que as mulheres envelhecem, uma abordagem ao longo da vida para construir e manter um esqueleto saudável é primordial. O ginecologista ocupa uma posição única entre os diversos especialistas que cuidam de mulheres com osteoporose, e exatamente por isso é o profissional talhado para executar essa abordagem. Como generalista ou médico de atenção primária da mulher ao longo de todas as etapas de vida de suas pacientes (infância/adolescência, período reprodutivo, climatério/menopausa), o ginecologista é, muitas vezes, o primeiro médico a detectar fatores de risco, condições ou doenças associadas a baixa massa óssea ou osteoporose nessas mulheres. Como especialista, o ginecologista moderno tem profundo conhecimento sobre a osteoporose e está equipado para oportunas intervenções preventivas e terapêuticas nessa doença.

Portanto, no âmbito da prevenção da osteoporose e das fraturas dela decorrentes, o ginecologista é o profissional médico habilitado para supervisionar todos os aspectos (estado hormonal, estilo de vida, padrão nutricional e intercorrências clínicas) que podem influenciar o estado da saúde óssea na população feminina.

REFERÊNCIAS BIBLIOGRÁFICAS

ADAMS, J. E. Advances in bone imaging for osteoporosis. *Nature Reviews Endocrinology*, v. 9, n. 1, p. 28-42, 2013.

ADLER, R. A. et al. Managing osteoporosis in patients on long-term bisphosphonate treatment: report of a task force of the American Society for Bone and Mineral Research. *Journal of Bone and Mineral Research*, v. 31, n. 1, p. 16-35, 2016.

ALBRIGHT, F. et al. Effect of estrogen in osteoporosis. *Transactions*, n. 14, p. 102-122, 1946.

ARMAS, L.; RECKER, R. Pathophysiology of osteoporosis: new mechanistic insights. *Endocrinology and Metabolism Clinics of North America*, v. 41, n. 3, p. 475-486, 2012.

ASADIPOOYA, K.; WEINSTOCK, A. Cardiovascular outcomes of romosozumab and protective role of alendronate. *Arteriosclerosis, Thrombosis and Vascular Biology*, v. 39, n. 7, p. 1343-1350, Jul. 2019.

ASSOCIATION Suisse contre l'Ostéoporose. Ostéoporose: Recommandations 2010. *ASCO*, 2010. Disponível em: http://www.svgo.ch/content/documents/SVGO_Empfehlungen2010_V19April2010.pdf. Acesso em: 2 maio 2012.

AUSTIN, M. et al. Relationship between bone mineral density changes with denosumab treatment and risk reduction for vertebral and nonvertebral fractures. *Journal of Bone and Mineral Research*, v. 27, n. 3, p. 687-693, 2012.

BADURSKI, J. E. et al. The application of FRAX® to determine intervention thresholds in osteoporosis treatment in Poland. *Polskie Archiwum Medycyny Wewnętrznej*, v. 121, p. 148-155, 2011.

BAIM, S. et al. Precision assessment and radiation safety for dual-energy X-ray absorptiometry: position paper of the International Society for Clinical Densitometry. *Journal of Clinical Densitometry*, n. 8, p. 371-378, 2005.

BANKS, E. et al. Fracture incidence in relation to the pattern of use of hormone therapy in postmenopausal women. *JAMA*, v. 291, p. 2212-2220, 2004.

BAUER, D. et al. National bone health alliance bone turnover marker project: current practices and the need for US harmonization, standardization, and common reference ranges. *Osteoporosis International*, v. 23, n. 10, p. 2425-2433, 2012.

BLACK, D. M. et al. Once-yearly zoledronic acid for treatment of postmenopausal osteoporosis. *New England Journal of Medicine*, v. 356, n. 18, p. 1809-1822, 2007.

BLACK, D. M. et al. Randomised trial of effect of alendronate on risk of fracture in women with existing vertebral fractures. Fracture Intervention Trial Research Group. *The Lancet*, v. 348, n. 9041, p. 1535-1541, 1996.

BLACK, D. M.; ROSEN, C. J. Postmenopausal osteoporosis. *New England Journal of Medicine*, v. 374, p. 254-262, 2016.

BONE, H. G. et al. 10 years of denosumab treatment in postmenopausal women with osteoporosis: results from the phase 3 randomised FREEDOM trial and open-label extension. *The Lancet Diabetes & Endocrinology*, v. 5, n. 7, p. 513-523, 2017.

BORD, S. et al. The effects of estrogen on osteoprotegerin, RANKL, and estrogen receptor expression in human osteoblasts. *Bone*, v. 32, p. 136-141, 2003.

BORGSTRÖM, F. et al. The International Costs and Utilities Related to Osteoporotic Fractures Study (ICUROS) – quality of life during the first 4 months after fracture. *Osteoporosis International*, v. 24, n. 3, p. 811-823, 2013.

BOSKEY, A. L. Bone composition: relationship to bone fragility and anti-osteoporotic drug effects. *Bonekey Reports*, v. 2, p. 447, 2013.

BOYLE, W. J.; SIMONET, W.; LACEY, D. L. Osteoclast differentiation and activation. *Nature*, v. 423, p. 337-342, 2003.

BRAUN, T.; SCHETT, G. Pathways for bone loss in inflammatory disease. *Current Osteoporosis Reports*, v. 10, n. 2, p. 1018, 2012.

BROWN, J. P. et al. The efficacy and tolerability of risedronate once a week for the treatment of postmenopausal osteoporosis. *Calcified Tissue International*, v. 71, n. 2, p. 103-111, 2002.

CAKIR, B. et al. Secondary osteoporosis in women. A retrospective analysis. *Archives of Gynecology and Obstetrics*, v. 266, n. 4, p. 214-217, 2002.

CAMACHO, P. M. et al. American Association of Clinical Endocrinologists and American College of Endocrinology clinical practice guidelines for the diagnosis and treatment of postmenopausal osteoporosis – 2016. *Endocrine Practice*, v. 22, n. 4, p. 1-42, 2016.

CAULEY, J. A. et al. Effects of estrogen plus progestin on risk of fracture and bone mineral density: the Women's Health Initiative randomized trial. *JAMA*, v. 290, n. 13, p. 1729-1738, 2003.

CHAROENNGAM, N. et al. A pilot-randomized, double-blind crossover trial to evaluate the pharmacokinetics of orally administered 25-hydroxyvitamin D3 and vitamin D3 in healthy adults with differing BMI and in adults with intestinal malabsorption. *The American Journal of Clinical Nutrition*, v. 114, p. 1189-1199, 2021.

CHESNUT, C. H. et al. Ibandronate produces significant, similar antifracture efficacy in North American and European women: new clinical findings from BONE. *Current Medical Research and Opinion*, v. 21, n. 3, p. 391-401, 2005.

CHESNUT, C. H. 3rd et al. A randomized trial of nasal spray salmon calcitonin in postmenopausal women with established osteoporosis: the prevent recurrence of osteoporotic fractures study. PROOF Study Group. *The American Journal of Medicine*, v. 109, n. 4, p. 267-276, 2000.

CLARK, P. et al. The prevalence of radiographic vertebral fractures in Latin American countries: the Latin American Vertebral Osteoporosis Study (LAVOS). *Osteoporosis International*, v. 20, n. 2, p. 275-282, 2009.

COMPSTON, J. et al. Guidelines for the diagnosis and management of osteoporosis in postmenopausal women and men from the age of 50 years in the UK. *Maturitas*, v. 62, p. 105-108, 2009.

COMPSTON, J. et al. UK clinical guideline for the prevention and treatment of osteoporosis. *Archives of Osteoporosis*, v. 12, n. 1, p. 43, 2017.

COOPER, C.; FERRARI, S. *IOF Compendium of Osteoporosis*. 1. ed. International Osteoporosis Foundation, 2017.

COSMAN, F. et al. Clinician's guide to prevention and treatment of osteoporosis. *Osteoporosis International*, v. 25, n. 10, p. 2359-2381, 2014.

COSMAN, F. *et al.* FRAME Study: the foundation effect of building bone with 1 year of romosozumab leads to continued lower fracture risk after transition to denosumab. *Journal of Bone and Mineral Research*, v. 33, p. 1219-1226, 2018a.

COSMAN, F. *et al.* Romosozumab FRAME Study: a post hoc analysis of the role of regional background fracture risk on nonvertebral fracture outcome. *Journal of Bone and Mineral Research*, v. 33, p. 1407-1416, 2018b.

CUMMINGS, S. R. *et al.* A phase III study of the effects of denosumab on vertebral, nonvertebral, and hip fracture in women with osteoporosis: results from the FREEDOM trial. *Journal of Bone and Mineral Research*, v. 23, p. S80, 2008a.

CUMMINGS, S. R. *et al.* Effect of alendronate on risk of fracture in women with low bone density but without vertebral fractures: results from the Fracture Intervention Trial. *JAMA*, v. 280, n. 24, p. 2077-2082, 1998.

CUMMINGS, S. R. *et al.* Improvement in spine bone density and reduction in risk of vertebral fractures during treatment with antiresorptive drugs. *The American Journal of Medicine*, v. 112, n. 4, p. 281-289, 2002.

CUMMINGS, S. R. *et al.* The effects of tibolone in older postmenopausal women. *New England Journal of Medicine*, v. 359, n. 7, p. 697-708, 2008b.

CUMMINGS, S. R.; MELTON, L. J. Epidemiology and outcomes of osteoporotic fracturs. *The Lancet*, v. 359, p. 1761-1767, 2002.

CZERWINSKI, E. *et al.* The incidence and risk of hip fracture in Poland. *Osteoporosis International*, v. 20, p. 1363-1367, 2009.

DAWSON-HUGHES, B. *et al.* Implications of absolute fracture risk assessment for osteoporosis practice guidelines in the USA. *Osteoporosis International*, v. 19, p. 449-458, 2008.

DE LAET, C. *et al.* The impact of the use of multiple risk indicators for fracture on case-finding strategies: a mathematical approach. *Osteoporosis International*, v. 16, p. 313-318, 2005.

DELMAS, P. D. *et al.* Effects of raloxifene on bone mineral density, serum cholesterol concentrations, and uterine endometrium in postmenopausal women. *New England Journal of Medicine*, v. 337, n. 23, p. 1641-1647, 1997.

DELMAS, P. D. *et al.* Efficacy and safety of risedronate 150 mg once a month in the treatment of postmenopausal osteoporosis. *Bone*, v. 42, n. 1, p. 36-42, 2008.

DELMAS, P. D. *et al.* Efficacy of raloxifene on vertebral fracture risk reduction in postmenopausal women with osteoporosis: four-year results from a randomized clinical trial. *The Journal of Clinical Endocrinology & Metabolism*, v. 87, n. 8, p. 3609-3617, 2002.

DELMAS, P. D. *et al.* Intravenous ibandronate injections in postmenopausal women with osteoporosis: one-year results from the dosing intravenous administration study. *Arthritis & Rheumatology*, v. 54, n. 6, p. 1838-1846, 2006.

DELMAS, P. D. *et al.* Severity of prevalent vertebral fractures and the risk of subsequent vertebral and nonvertebral fractures: results from the MORE trial. *Bone*, v. 33, p. 522, 2003.

DELMAS, P. D.; LI, Z.; COOPER, C. Relationship between changes in bone mineral density and fracture risk reduction with antiresorptive drugs: some issues with meta-analyses. *Journal of Bone and Mineral Research*, v. 19, p. 330-337, 2004.

DIEZ-PEREZ, A. *et al.* Treatment failure in osteoporosis. *Osteoporosis International*, v. 23, n. 12, p. 2769-2774, 2012.

DOHERTY, D. A. *et al.* Lifetime and five-year age-specific risk of first subsequent osteoporotic fractures in postmenopausal women. *Osteoporosis International*, v. 12, n. 1, p. 16-23, 2001.

EISMAN, J. A. *et al.* Fracture risk in women with osteoporosis initiated on gastro-resistant risedronate versus immediate release risedronate or alendronate: a claims data analysis in the USA. *Osteoporosis International*, v. 34, n. 5, p. 977-991, May 2023.

ERIKSEN, E. F.; DIEZ-PÉREZ, A.; BOONEN, S. Update on long-term treatment with bisphosphonates for postmenopausal osteoporosis: a systematic review. *Bone*, v. 58, p. 126-135, 2014.

ETTINGER, B. *et al.* Reduction of vertebral fracture risk in postmenopausal women with osteoporosis treated with raloxifene: results from a 3-year randomized clinical trial. Multiple Outcomes of Raloxifene Evaluation (MORE) Investigators. *JAMA*, v. 282, n. 7, p. 637-645, 1999.

FITZPATRICK, L. A. Secondary causes of osteoporosis. *Mayo Clinic Proceedings*, v. 77, n. 5, p. 453-468, 2002.

FUJIWARA, S. *et al.* Development and application of a Japanese model of the WHO fracture risk assessment tool (FRAX). *Osteoporosis International*, v. 19, p. 429-435, 2008.

GARNERO, P.; DELMAS, P. D. Biochemical markers of bone turnover in osteoporosis. *In*: MARCUS, M.; FELDMAN, D.; KELSEY, J. (Eds.). *Osteoporosis*. San Diego: Academic, 2001. p. 459-77.

GENANT, H. K. *et al.* Vertebral fracture assessment using a semiquantitative technique. *Journal of Bone and Mineral Research*, v. 8, n. 9, p. 1137-1148, 1993.

GERTZ, B. J. *et al.* Studies of the oral bioavailability of alendronate. *Clinical Pharmacology & Therapeutics*, v. 58, n. 3, p. 288-298, 1995.

GIANGREGORIO, L. M. *et al.* Too fit to fracture: exercise recommendations for individuals with osteoporosis or osteoporotic vertebral fracture. *Osteoporosis International*, v. 25, n. 3, p. 821-835, 2014.

GOURLAY, M. L. *et al.* Baseline age and time to major fracture in younger postmenopausal women. *Menopause*, v. 22, n. 6, p. 589-597, 2015.

GRIFFITH, J. F. Identifying osteoporotic vertebral fracture. *Quantitative Imaging in Medicine and Surgery*, v. 5, n. 4, p. 592-602, 2015.

HARRIS, S. T. *et al.* Effects of risedronate treatment on vertebral and nonvertebral fractures in women with postmenopausal osteoporosis: a randomized controlled trial. Vertebral Efficacy with Risedronate Therapy (VERT) Study Group. *JAMA*, v. 282, n. 14, p. 1344-1352, 1999.

HERNLUND, E. *et al.* Osteoporosis in the European Union: medical management, epidemiology and economic burden. A report prepared in collaboration with the International Osteoporosis Foundation (IOF) and the European Federation of Pharmaceutical Industry Associations (EFPIA). *Archives of Osteoporosis*, v. 8, p. 136, 2013.

HOLICK, M. F. Vitamin D deficiency. *New England Journal of Medicine*, v. 357, p. 266-281, 2007.

HUGHES, D. E. *et al.* Estrogen promotes apoptosis of murine osteoclasts mediated by TGF-beta. *Nature Medicine*, v. 2, n. 10, p. 1132-1136, 1996.

INSTITUTE OF MEDICINE. Dietary reference intakes for calcium and vitamin D. Washington, DC: The National Academies Press, 2010.

JAMAL, S. A. *et al.* Clinical utility of laboratory testing in women with osteoporosis. *Osteoporosis International*, v. 16, n. 5, p. 534-540, 2005.

JÄRVINEN, T. L. *et al.* Osteoporosis: the emperor has no clothes. *Journal of Internal Medicine*, v. 277, n. 6, p. 662-673, 2015a.

JÄRVINEN, T. L. *et al.* Overdiagnosis of bone fragility in the quest to prevent hip fracture. *BMJ*, v. 350, h2088, 2015b.

JÓDAR, E. *et al.* Calcifediol: a review of its pharmacological characteristics and clinical use in correcting vitamin D deficiency. *European Journal of Nutrition*, v. 62, p. 1579-1597, 2023.

JOHNELL, O.; KANIS, J. A. An estimate of the worldwide prevalence and disability associated with osteoporotic fractures. *Osteoporosis International*, v. 17, p. 1726-1733, 2006.

JOHNSTON JR, C. C. *et al.* Long-term effects of raloxifene on bone mineral density, bone turnover, and serum lipid levels in early postmenopausal women: three-year data from 2 double-blind, randomized, placebo-controlled trials. *The Archives of Internal Medicine*, v. 160, n. 22, p. 3444-3450, 2000.

KANIS, J. A. Diagnosis of osteoporosis and assessment of fracture risk. *The Lancet*, v. 359, p. 1929-1936, 2002.

KANIS, J. A. *et al.* A meta-analysis of previous fracture and subsequent fracture risk. *Bone*, v. 35, n. 2, p. 375-382, 2004.

KANIS, J. A. *et al.* Algorithm for the management of patients at low, high and very high risk of osteoporotic fractures. *Osteoporosis International*, v. 31, n. 1, p. 1-12, Jan. 2020.

KANIS, J. A. *et al.* Approaches to the targeting of treatment for osteoporosis. *Nature Reviews Rheumatology*, v. 5, n. 8, p. 425-431, 2009a.

KANIS, J. A. *et al.* FRAX and its applications to clinical practice. *Bone*, v. 44, n. 5, p. 734-743, 2009b.

KANIS, J. A. *et al.* FRAX™ and the assessment of fracture probability in men and women from the UK. *Osteoporosis International*, v. 19, n. 4, p. 385-397, 2008.

KANIS, J. A. *et al.* Ten year probabilities of osteoporotic fractures according to BMD and diagnostic thresholds. *Osteoporosis International*, v. 12, p. 989-995, 2001.

KANIS, J. A. *et al*; Scientific Advisory Board of the European Society for Clinical and Economic Aspects of Osteoporosis and Osteoarthritis (ESCEO) and the Committee of Scientific Advisors of the International Osteoporosis Foundation (IOF). European guidance for the diagnosis and management of osteoporosis in postmenopausal women. *Osteoporosis International*, v. 24, n. 1, p. 23-57, 2013.

KÇOTZBUECHER, C. M. *et al.* Patients with prior fracture have an increased risk of future fractures: a summary of the literature and statistical synthesis. *Journal of Bone and Mineral Research*, v. 15, n. 4, p. 721-739, 2000.

KENDLER, D. L. *et al.* Effects of teriparatide and risedronate on new fractures in post-menopausal women with severe osteoporosis (VERO): a multicentre, double-blind, double-dummy, randomised controlled trial. *The Lancet*, 2017.

KERR, C. *et al.* The importance of physical function to people with osteoporosis. *Osteoporosis International*, 2017.

KRAUSE, C. *et al.* Distinct modes of inhibition by sclerostin on bone morphogenetic protein and Wnt signaling pathways. *Journal of Biological Chemistry*, v. 285, p. 41614-41626, 2010.

KUO, T. R.; CHEN, C. H. Bone biomarker for the clinical assessment of osteoporosis: recent developments and future perspectives. *Biomarker Research*, v. 5, p. 18, 2017.

LACEY, D. L. *et al.* Bench to bedside: elucidation of the OPG-RANK-RANKL pathway and the development of denosumab. *Nature Reviews Drug Discovery*, v. 11, n. 5, p. 401-419, 2012.

LANGDAHL, B. L. *et al.* Romosozumab (sclerostin monoclonal antibody) versus teriparatide in postmenopausal women with osteoporosis transitioning from oral bisphosphonate therapy: a randomised, open-label, phase 3 trial. *The Lancet (Lond Engl)*, v. 390, n. 10102, p. 1585-1594, 2017.

LASTER, A. J. Dual-energy x-ray absorptiometry: overused, neglected, or just misunderstood? *North Carolina Medical Journal*, v. 75, n. 2, p. 132-136, 2014.

LATAM AUDIT 2021: Brasil section: Epidemiologia, custo e impacto da osteoporose e fraturas por fragilidade na América Latina. International Osteoporosis Foundation, 2022.

LI, W. C. *et al.* Effects of exercise programmes on quality of life in osteoporotic and osteopenic postmenopausal women: a systematic review and meta-analysis. *Clinical Rehabilitation*, v. 23, n. 10, p. 888-896, 2009.

LINDSAY, R. *et al.* Effect of lower doses of conjugated equine estrogens with and without medroxyprogesterone acetate on bone in early postmenopausal women. *JAMA*, v. 287, p. 2668-2676, 2002.

LIPS, P. *et al.* The prevalence of vitamin D inadequacy amongst women with osteoporosis: an international epidemiological investigation. *Journal of Internal Medicine*, v. 260, n. 3, p. 245-254, 2006.

LYLES, K. W. *et al.* Zoledronic acid and clinical fractures and mortality after hip fracture. *New England Journal of Medicine*, v. 357, p. 1799, 2007.

LYNN, L. A. A dual-energy X-ray absorptiometry scan need to know vs nice to know. *JAMA Internal Medicine*, v. 174, n. 2, p. 183, 2014.

LYRITIS, G. P. *et al.* Analgesic effect of salmon calcitonin in osteoporotic vertebral fractures: a double-blind placebo-controlled clinical study. *Calcified Tissue International*, v. 49, n. 6, p. 369-372, 1991.

MAEDA, S. S. *et al.* Recommendations of the Brazilian Society of Endocrinology and Metabology (SBEM) for the diagnosis and treatment of hypovitaminosis D. *Archives of Endocrinology and Metabolism*, v. 58, n. 5, p. 411-433, 2014.

MARAKA, S.; KENNEL, K. A. Bisphosphonates for the prevention and treatment of osteoporosis. *BMJ*, v. 351, p. h3783, 2015.

MCCLOSKEY, E. V. *et al.* A meta-analysis of trabecular bone score in fracture risk prediction and its relationship to FRAX. *Journal of Bone and Mineral Research*, v. 31, n. 5, p. 940-948, 2016.

MCCLUNG, M. R. *et al.*; Hip Intervention Program Study Group. Effect of risedronate on the risk of hip fracture in elderly women. Hip Intervention Program Study Group. *New England Journal of Medicine*, v. 344, n. 5, p. 333-340, 2001.

MILLER, P. D. *et al.* Change in lumbar spine BMD and vertebral fracture risk reduction in teriparatide-treated postmenopausal women with osteoporosis. *Journal of Bone and Mineral Research*, v. 21, p. 1785-1790, 2006.

MOAYYERI, A. The association between physical activity and osteoporotic fractures: a review of the evidence and implications for future research. *Annals of Epidemiology*, v. 18, p. 827-835, 2008.

MORAES, L. F. *et al.* Expenditures on the treatment of osteoporosis in the elderly in Brazil (2008-2010): analysis of associated factors. *Revista Brasileira de Epidemiologia*, v. 17, n. 3, p. 719-734, 2014.

MORRIS, H. A.; EASTELL, R.; JORGENSEN, N. R. Clinical usefulness of bone turnover marker concentrations in osteoporosis. *Clinica Chimica Acta*, v. 467, p. 34-41, 2017.

NEER, R. M. *et al.* Effect of parathyroid hormone (1-34) on fractures and bone mineral density in postmenopausal women with osteoporosis. *New England Journal of Medicine*, v. 344, n. 19, p. 1434-1441, 2001.

NIH Consensus Development Panel on Osteoporosis Prevention, Diagnosis, and Therapy. Osteoporosis prevention, diagnosis, and therapy. *JAMA*, v. 285, n. 6, p. 785-795, 2001.

OMINSKY, M. S. *et al.* Effects of sclerostin antibodies in animal models of osteoporosis. *Bone*, v. 96, p. 63-75, 2017.

PAPAIOANNOU, A. *et al.*; CaMos Study Group. The impact of incident fractures on health-related quality of life: 5 years of data from the Canadian Multicentre Osteoporosis Study. *Osteoporosis International*, v. 20, n. 5, p. 703-714, 2009.

PAZIANAS, M.; COMPSTON, J.; HUANG, C. L. Atrial fibrillation and bisphosphonate therapy. *Journal of Bone and Mineral Research*, v. 25, p. 2-10, 2010.

PEDRO, A. O.; PLAPLER, P. G.; SZEJNFELD, V. L. (org.). *Manual brasileiro de osteoporose*: orientações práticas para os profissionais de saúde. 1. ed. São Paulo: Editora Clannad, 2021.

PEREIRA, G. A. P. *et al.* Cálcio dietético: estratégias para otimizar o consumo. *Revista Brasileira de Reumatologia*, v. 49, n. 2, 2009.

PÉREZ-CASTRILLON, J. L.; USATEGUI-MARTÍN, R.; PLUDOWSKI, P. Treatment of vitamin D deficiency with calcifediol: efficacy and safety profile and predictability of efficacy. *Nutrients*, v. 14, p. 1943, 2022.

PINHEIRO, M. M. *et al.* FRAX: construindo uma ideia para o Brasil. *Arquivos Brasileiros de Endocrinologia & Metabologia*, v. 53, n. 6, 2009a.

PINHEIRO, M. M. *et al.* Nutrient intakes related to osteoporotic fractures in men and women – the Brazilian Osteoporosis Study (BRAZOS). *Nutrition Journal*, v. 8, p. 6, 2009b.

PINHEIRO, M. M. *et al.* The burden of osteoporosis in Brazil: regional data from fractures in adult men and women – The Brazilian Osteoporosis Study (BRAZOS). *Brazilian Journal of Rheumatology*, v. 50, p. 113-127, 2010.

PRESTWOOD, K. M. *et al.* Ultralow dose micronized 17A-estradiol and bone density and bone metabolism in older women: a randomized controlled trial. *JAMA*, v. 290, p. 1042-1048, 2003.

QUESADA-GOMEZ, J. M.; BOUILLON, R. Is calcifediol better than cholecalciferol for vitamin D supplementation? *Osteoporosis International*, v. 29, p. 1697-1711, 2018.

RADOMINSK, S. C. *et al.* Diretrizes brasileiras para o diagnóstico e tratamento da osteoporose em mulheres na pós-menopausa. *Revista Brasileira de Reumatologia*, v. 57, S2, p. S452-466, 2017.

RAVN, P. *et al.* Monitoring of alendronate treatment and prediction of effect on bone mass by biochemical markers in the early postmenopausal intervention cohort study. *The Journal of Clinical Endocrinology & Metabolism*, v. 84, p. 2363-2368, 1999.

RECKER, R. R. Calcium absorption and achlorhydria. *New England Journal of Medicine*, v. 313, p. 70-73, 1985.

RECKER, R. R. *et al.* The effect of low dose continuous estrogen and progesterone therapy with calcium and vitamin D on bone in elderly women: a randomized, controlled trial. *Annals of Internal Medicine*, v. 130, p. 897-904, 1999.

REGINSTER, J. *et al.* Randomized trial of the effects of risedronate on vertebral fractures in women with established postmenopausal osteoporosis. Vertebral Efficacy with Risedronate Therapy (VERT) Study Group. *Osteoporosis International*, v. 11, n. 1, p. 83-91, 2000.

REGINSTER, J. Y. *et al.* Efficacy and tolerability of once-monthly oral ibandronate in postmenopausal osteoporosis: 2 year results from the MOBILE study. *Annals of the Rheumatic Diseases*, v. 65, n. 5, p. 654-661, 2006.

REGINSTER, J. Y.; FRANCHIMONT, P. Side effects of synthetic salmon calcitonin given by intranasal spray compared with intramuscular injection. *Clinical and Experimental Rheumatology*, v. 3, p. 155, 1985.

REID, I. R. Short-term and long-term effects of osteoporosis therapies. *Nature Reviews Endocrinology*, v. 11, n. 7, p. 418-428, 2015.

RIGGS, B. L.; HARTMANN, L. C. Selective estrogen-receptor modulators – mechanisms of action and application to clinical practice. *New England Journal of Medicine*, v. 348, p. 618, 2003.

RIZZOLI, R. *et al.* Osteonecrosis of the jaw and bisphosphonate treatment for osteoporosis. *Bone*, v. 42, n. 5, p. 841-847, 2008.

SAAG, K. G. *et al.* Romosozumab or alendronate for fracture prevention in women with osteoporosis. *New England Journal of Medicine*, v. 377, n. 15, p. 1417-1427, 2017.

SHANE, E. *et al.*; American Society for Bone and Mineral Research. Atypical subtrochanteric and diaphyseal femoral fractures: report of a task force of the American Society for Bone and Mineral Research. *Journal of Bone and Mineral Research*, v. 25, n. 11, p. 2267-2294, 2010.

SHANGRAW, R. F. Factors to consider in the selection of a calcium supplement. *Public Health Reports*, 104 Suppl, p. 46-50, 1989.

SHEPHERD, J. A. *et al.* Executive summary of the 2015 ISCD position development conference on advanced measures from DXA and QCT: fracture prediction beyond BMD. *Journal of Clinical Densitometry*, v. 18, n. 3, p. 274-286, 2015.

SILVA, B. C.; LESLIE, W. D. Trabecular Bone Score: a new DXA-derived measurement for fracture risk assessment. *Endocrinology and Metabolism Clinics of North America*, v. 46, n. 1, p. 153-180, 2017.

SILVERMAN, S. L.; NASSER, K. Teriparatide update. *Rheumatic Disease Clinics of North America*, v. 37, n. 3, p. 471-477, 2011.

SIRIS, E. S. *et al.* Identification and fracture outcomes of undiagnosed low bone mineral density in postmenopausal women: results from the National Osteoporosis Risk Assessment. *JAMA*, v. 286, n. 22, p. 2815-2822, 2001.

SIRIS, E. S. *et al.* The clinical diagnosis of osteoporosis: a position statement from the National Bone Health Alliance Working Group. *Osteoporosis International*, v. 25, n. 5, p. 1439-1443, 2014.

SIRIS, E. S. *et al.*; Continuing Outcomes Relevant to Evista (CORE) Investigators. Skeletal effects of raloxifene after 8 years: results from the continuing outcomes relevant to Evista (CORE) study. *Journal of Bone and Mineral Research*, v. 20, n. 9, p. 1514-1524, 2005.

SØLLING, A. S. K.; HARSLØF, T.; LANGDAHL, B. The clinical potential of romosozumab for the prevention of fractures in postmenopausal women with osteoporosis. *Therapeutic Advances in Musculoskeletal Disease*, v. 10, p. 105-115, 2018.

STRAUB, D. Calcium supplementation in clinical practice: a review of forms, doses, and indications. *Nutrition in Clinical Practice*, v. 22, p. 286-296, 2007.

SUEN, P. K.; QIN, L. Sclerostin, an emerging therapeutic target for treating osteoporosis and osteoporotic fracture: a general review. *Journal of Orthopaedic Translation*, v. 4, p. 1-13, 2016.

SVEDBOM, A. *et al.* Quality of life for up to 18 months after low-energy hip, vertebral, and distal forearm fractures – results from the ICUROS. *Osteoporosis International*. 2017.

TANNENBAUM, C. *et al.* Yield of laboratory testing to identify secondary contributors to osteoporosis in otherwise healthy women. *The Journal of Clinical Endocrinology & Metabolism*, v. 87, n. 10, p. 4431-4437, 2002.

THE WOMEN'S HEALTH INITIATIVE STEERING COMMITTEE. Effects of conjugated equine estrogen in postmenopausal women with hysterectomy: The Women's Health Initiative Randomized Controlled Trial. *JAMA*, v. 291, n. 14, p. 1701-1712, 2004.

VAHLE, J. L. *et al.* Skeletal changes in rats given daily subcutaneous injections of recombinant human parathyroid hormone (1-34) for 2 years and relevance to human safety. *Journal of Toxicologic Pathology*, v. 30, n. 3, p. 312-321, 2002.

VASIKARAN, S. *et al.*; IOF-IFCC Bone Marker Standards Working Group. Markers of bone turnover for the prediction of fracture risk and monitoring of osteoporosis treatment: a need for international reference standards. *Osteoporosis International*, v. 22, n. 2, p. 391-420, 2011.

VOGEL, V. G. *et al.*; National Surgical Adjuvant Breast and Bowel Project (NSABP). Effects of tamoxifen vs raloxifene on the risk of developing invasive breast cancer and other disease outcomes: the NSABP Study of Tamoxifen and Raloxifene (STAR) P-2 trial. *JAMA*, v. 295, n. 23, p. 2727-2741, 2006.

WATTS, N. B. *et al.* Relationship between changes in BMD and nonvertebral fracture incidence associated with risedronate: reduction in risk of nonvertebral fracture is not related to change in BMD. *Journal of Bone and Mineral Research*, v. 20, p. 2097-2104, 2005.

WELLS, G. *et al.* Osteoporosis Methodology Group and The Osteoporosis Research Advisory Group. Meta-analyses of therapies for postmenopausal osteoporosis. V. Meta-analysis of the efficacy of hormone replacement therapy in treating and preventing osteoporosis in postmenopausal women. *Endocrine Reviews*, v. 23, n. 4, p. 529-539, 2002.

WIJENAYAKA, A. R. *et al.* Sclerostin stimulates osteocyte support of osteoclast activity by a RANKL-dependent pathway. *PLoS One*, v. 6, e25900, 2011.

WRITING GROUP FOR THE PEPI. Effects of hormone therapy on bone mineral density: results from the Postmenopausal Estrogen/Progestin Interventions (PEPI) trial. *JAMA*, v. 276, p. 1389-1396, 1996.

WRITING GROUP FOR THE WOMEN'S HEALTH INITIATIVE INVESTIGATORS. Risks and benefits of estrogen plus progestin in healthy postmenopausal women: principal results from the women's health initiative randomized controlled trial. *JAMA*, v. 288, n. 3, p. 321-333, 2002.

ZERBINI, C. A. *et al.* Incidence of hip fracture in Brazil and the development of a FRAX model. *Archives of Osteoporosis*, v. 10, p. 224, 2015.

PARTE 10
Uroginecologia

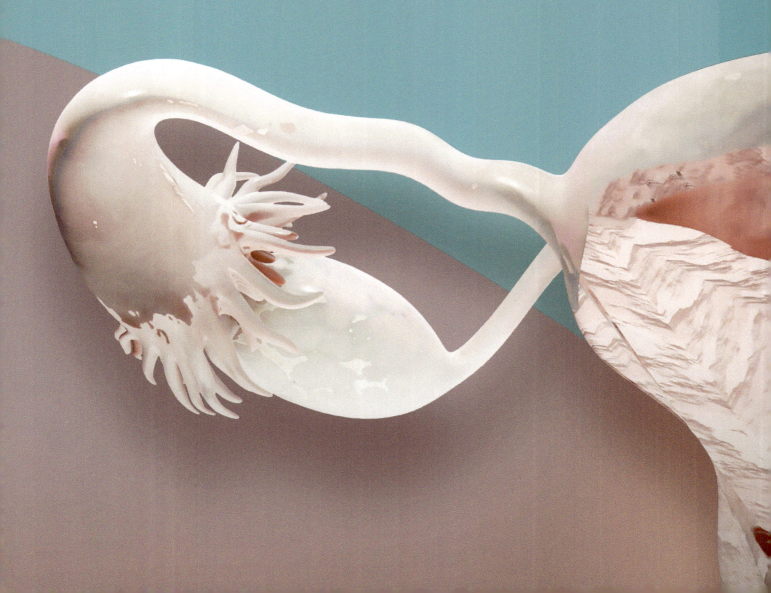

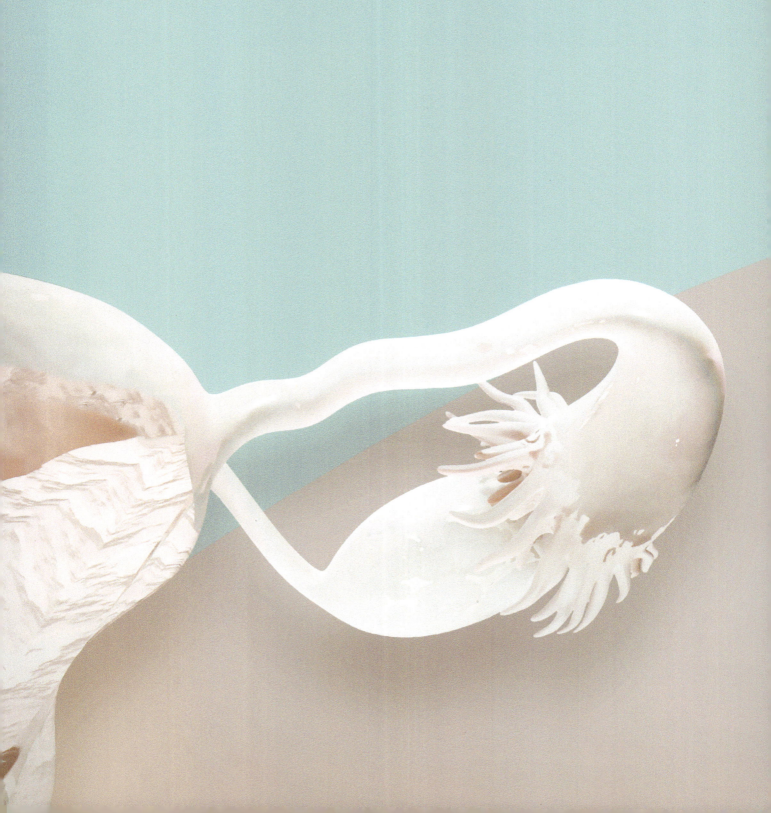

62

Neuroanatomia, Neurofisiologia e Neurofarmacologia da Micção

Sérgio Brasileiro Martins • Camila Poccetti Ribeiro • Luiza Russo de Morais • Gisele Vissoci Marquini

INTRODUÇÃO

O trato urinário inferior apresenta duas funções básicas, que são o armazenamento da urina na bexiga produzida continuamente pelos rins e o esvaziamento urinário, em momento oportuno. Essas funções ocorrem pela contração do músculo detrusor e pelo relaxamento do colo vesical, esfíncter uretral e uretra, permitindo a saída da urina (Sugaya *et al.*, 2005).

Durante a fase de armazenamento, a continência é mantida graças à inter-relação de fatores anatômicos e neurofisiológicos, a despeito das variações da pressão abdominal. A coordenação entre esses órgãos é mediada por um complexo controle entre o sistema nervoso central, periférico, fatores reguladores locais e a mediação de neurotransmissores pelo urotélio (Sugaya *et al.*, 2005; Girão *et al.*, 2015; Chancellor *et al.*, 2018; Yamada *et al.*, 2018; Hajebrahimi *et al.*, 2019; Ginsberg *et al.*, 2021).

Na fase de esvaziamento, a micção ocorre sob controle voluntário. Após a distensão vesical, há a inibição pelo centro pontino do rabdoesfíncter e do sistema simpático, e ativação da via parassimpática eferente, promovendo um relaxamento do esfíncter uretral. Esses eventos são seguidos quase imediatamente por uma contração do músculo detrusor, elevando a pressão vesical e promovendo a saída da urina pela uretra (Girão *et al.*, 2015; Chancellor *et al.*, 2018; Yamada *et al.*, 2018; Hajebrahimi *et al.*, 2019; Ginsberg *et al.*, 2021).

O conhecimento da anatomia, da neurofisiologia e do controle voluntário da micção pelo ginecologista é fundamental para o tratamento das disfunções miccionais, tais como a bexiga hiperativa, as doenças neurológicas e a farmacologia clínica envolvida no trato urinário inferior.

NEUROANATOMIA DO SISTEMA URINÁRIO

Bexiga

A bexiga apresenta propriedades miogênicas e controle neural, e é composta de três camadas de músculo liso (músculo detrusor) alinhadas em uma complexa orientação na parede vesical. Neurotransmissores atuam sobre os receptores localizados no detrusor, sendo os funcionalmente mais importantes os muscarínicos (M) (Girão *et al.*, 2015; Yamada *et al.*, 2018).

Colo, trígono vesical e uretra

A musculatura detrusora é contínua e unida à uretra na junção uretrovesical, comumente chamada "colo vesical". Essa musculatura lisa, em formato circular, constitui o esfíncter interno do colo vesical e da uretra. Externamente, há uma condensação de musculatura estriada, que compõe o esfíncter externo da uretra, inervado por neurônios motores do nervo pudendo e que facilita o controle miccional voluntário. Esse controle mantém a pressão uretral elevada durante a fase de enchimento, e coordena o relaxamento associado à contração detrusora, na fase de esvaziamento (Girão *et al.*, 2015; Yamada *et al.*, 2018).

Níveis de controle da micção

Córtex cerebral

Responde pelo controle voluntário da micção. Sua atividade em geral é inibitória, bloqueando a ação do detrusor (Girão *et al.*, 2015; Yamada *et al.*, 2018).

Tronco cerebral

Constitui a área de integração e coordenação dos vários níveis de controle da micção, recebendo impulsos do córtex cerebral, da medula sacral, do sistema límbico e do cerebelo. Por ele, passam todos os estímulos aferentes e eferentes do trato urinário (Girão *et al.*, 2015; Yamada *et al.*, 2018).

Núcleos da base

Grupo de núcleos subcorticais que influenciam o esvaziamento vesical, em geral inibindo a atividade contrátil do detrusor (Girão *et al.*, 2015; Yamada *et al.*, 2018).

Cerebelo

Coordena a ação dos músculos envolvidos com o equilíbrio e a postura durante a micção. Durante o esvaziamento vesical, vários músculos são acionados, como o reto abdominal, os quais se contraem, favorecendo a micção. O cerebelo auxilia a coordenação do sincronismo entre detrusor e musculatura do assoalho pélvico no ato da micção (Girão *et al.*, 2015; Yamada *et al.*, 2018).

Medula toracolombar

Representada pelo segmento T10-L2, onde se localiza o núcleo autonômico simpático, mais importante para o armazenamento urinário (Girão *et al.*, 2015; Yamada *et al.*, 2018).

Medula sacral

Representada pelo segmento S2-S4, onde se localiza o núcleo somático ou somatomotor ou de Onuf. Esse núcleo participa principalmente na fase de armazenamento urinário, bem como o núcleo autonômico parassimpático, por ser o centro sacral da micção (Girão *et al.*, 2015; Yamada *et al.*, 2018).

Sistema límbico

Representado por amígdala, hipocampo e giro ungulado no lobo frontal, participa do controle funcional do trato urinário e é responsável pelas alterações de hábitos urinários e sintomas vesicais irritativos, diante de emoções e situações de estresse (Girão *et al.*, 2015; Yamada *et al.*, 2018).

SISTEMA NERVOSO AUTONÔMICO (AUTÔNOMO)

O reflexo da micção é autonômico, mas a liberação de urina é regulada por mecanismos neurais voluntários que envolvem centros no cérebro, ponte e medula. Basicamente, é um reflexo de contração (esvaziamento) e relaxamento (enchimento) da bexiga, para o qual o centro reflexo está localizado no centro de micção pontino (CMP) (Girão *et al.*, 2015). Existem duas vias aferentes da bexiga ao cérebro que passam pelo CMP: sistema dorsal e trato espinotalâmico.

Vias aferentes ao CMP ascendem no trato espinotegmental, que atravessa o funículo lateral da medula espinal. A via eferente do CMP também passa pelo funículo lateral da medula espinal para inibir o núcleo simpático toracolombar e o núcleo do nervo pudendo sacral, ao mesmo tempo que promove a atividade do núcleo parassimpático sacral. A inibição do núcleo simpático e do núcleo do nervo pudendo induz relaxamento do colo da bexiga e do esfíncter uretral externo, respectivamente (Girão *et al.*, 2015).

Essa atividade do CMP se conecta ao centro reflexo neurofisiológico medular. Na medula lombossacra, neurônios excitatórios glicinérgicos/neurônios inibitórios GABAérgicos influenciam os tratos aferentes e eferentes do reflexo da micção. A atividade desses neurônios é afetada pela atividade pontina (Girão *et al.*, 2015).

Em adição, os centros cerebrais controlam mecanismos voluntários nessa conexão pontina e medular. Existem várias áreas excitatórias e inibitórias coexistindo no cérebro. Entretanto, o cérebro tem um efeito inibitório geral sobre a micção e, portanto, mantém a continência. Para que a micção ocorra, o cérebro deve diminuir sua influência inibitória sobre o CMP (Girão *et al.*, 2015).

Sistema simpático

O nervo hipogástrico tem origem no núcleo toracolombar da medula espinal (T10-L2), e é responsável pela condução dos impulsos para a contração da musculatura lisa uretral, na fase de armazenamento (Girão *et al.*, 2015; Yamada *et al.*, 2018).

Existem três subtipos de receptores beta para a atuação do sistema nervoso simpático: beta-1, beta-2 e beta-3. A estimulação dos receptores beta-2 e beta-3 resulta no relaxamento direto do detrusor, mas predominantemente mediada por beta-3 (Girão *et al.*, 2015; Yamada *et al.*, 2018).

Sistema parassimpático

A divisão parassimpática origina-se dos neurônios pré-ganglionares colinérgicos que saem da medula espinal (S2-S4), formando o nervo pélvico. Eles fazem sinapse com os neurônios pós-ganglionares tanto no gânglio pélvico como intramural da bexiga. O gânglio pélvico contém ambas as fibras simpáticas e parassimpáticas situadas ao lado do reto e da vagina (Yamada *et al.*, 2018). O nervo pélvico é o principal responsável pela contração da bexiga na fase de esvaziamento (Girão *et al.*, 2015; Yamada *et al.*, 2018). A transmissão excitatória colinérgica na bexiga é mediada por receptores muscarínicos (M) (Girão *et al.*, 2015; Yamada *et al.*, 2018).

Sistema nervoso somático e inervação somática

A inervação somática vesical atua principalmente no controle voluntário do esfíncter uretral. Os neurônios motores eferentes do nervo pudendo são originados no núcleo somático da medula espinal sacral (S2-S4), frequentemente denominado "núcleo de Onuf" (Girão *et al.*, 2015; Yamada *et al.*, 2018). A regulação do reflexo da micção é modulada pelo córtex cerebral, que, pela interação medular com o sistema nervoso somático, é capaz de iniciar ou inibir a micção.

Inervação sensorial

A inervação sensorial tem a função de detectar alterações na composição da urina e no enchimento vesical. Durante a fase de enchimento vesical, ocorre a distensão do urotélio e do músculo detrusor. Consequentemente, as fibras aferentes viscerais detectam o enchimento da bexiga e desencadeiam a sensação de plenitude vesical no córtex cerebral (Girão *et al.*, 2015; Yamada *et al.*, 2018).

NEUROFISIOLOGIA DA MICÇÃO

Como citado, a função vesical tem duas fases: armazenamento e esvaziamento urinário. Na fase de armazenamento, a bexiga age como um reservatório, e a uretra permanece fechada de modo a não haver perda de urina. Já na fase de esvaziamento urinário, a bexiga age como uma bomba para expelir a urina, enquanto a uretra se abre, permitindo um conduto livre para a passagem da urina (Girão *et al.*, 2015; Yamada *et al.*, 2018).

Essas funções antagônicas da bexiga e da uretra, ora contraindo, ora relaxando, bem como a perfeita coordenação do ato da micção, são garantidas pela interação entre sistema nervoso central (SNC), sistema nervoso somático e sistema nervoso autonômico. Apesar de dependente de reflexos autonômicos, as funções da bexiga e da uretra são controladas por centros corticais superiores, de modo a garantir o controle voluntário da micção. Essa característica diferencia esses órgãos das demais vísceras inervadas pelo sistema nervoso autônomo (Sugaya *et al.*, 2005; Girão *et al.*, 2015; Yamada *et al.*, 2018; Hajebrahimi *et al.*, 2019; Ginsberg *et al.*, 2021).

Para que a função urinária ocorra fisiologicamente, os sistemas nervosos voluntário e autônomo devem estar intactos, assim como os músculos do trato urinário. Normalmente, o enchimento da bexiga estimula os receptores de estiramento na parede da bexiga a enviarem impulsos por meio dos nervos espinais aferentes de S2 a S4 para a medula espinal, depois para o córtex sensorial, em que a necessidade de urinar é percebida. Um limiar de volume, que difere de uma paciente para outra, desencadeia a percepção da necessidade de urinar. Entretanto, o esfíncter urinário externo do colo vesical está sob controle voluntário, e habitualmente permanece contraído até a paciente decidir urinar (Figura 62.1) (Sugaya *et al.*, 2005; Girão *et al.*, 2015; Yamada *et al.*, 2018; Hajebrahimi *et al.*, 2019; Ginsberg *et al.*, 2021).

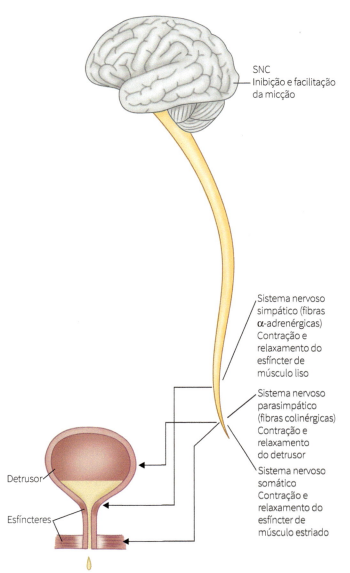

Figura 62.1 Desenho esquemático da neurofisiologia da micção. SNC: sistema nervoso central. (Adaptada de: Resnick, 1992.)

Mecanismo de esvaziamento ou micção

À medida que a bexiga se enche de urina, a atividade aferente emite informações ao SNC até que o reflexo da micção é ativado (Girão *et al.*, 2015). Quando a decisão é tomada, os sinais voluntários no córtex motor iniciam a micção. O esvaziamento vesical é regulado pelo sistema parassimpático, mais especificamente pelas fibras de S2 a S4, sendo esse estímulo mediado pela acetilcolina. Isso leva à contração de musculatura detrusora – principalmente em receptores M2 e M3 – e ao relaxamento uretral e dos músculos do assoalho pélvico, promovendo esvaziamento vesical. A micção normal ocorre quando a contração da bexiga se coordena com o relaxamento do esfíncter uretral (Sugaya *et al.*, 2005; Girão *et al.*, 2015).

Para que a contração detrusora tenha amplitude e duração capazes de esvaziar totalmente a bexiga, é necessário que a via aferente continue estimulando os centros pontinos. Quando a contração detrusora se inicia, a tensão gerada estimula a via aferente, dando continuidade ao reflexo da micção. Isso explica por que pacientes com neuropatias periféricas sensoriais, como o diabetes, muitas vezes são incapazes de esvaziar totalmente a bexiga na micção (Ginsberg *et al.*, 2021).

A via aferente da uretra também influencia a micção. O fluxo urinário é facilitado pela via aferente uretral. Em doenças da coluna toracolombar, nas quais há incompetência esfincteriana, a presença de urina na uretra pode estimular o reflexo uretrovesical com uma contração detrusora involuntária. Esse mecanismo poderia explicar a associação comum de incontinência de esforço e urgência (Sugaya *et al.*, 2005; Girão *et al.*, 2015; Chancellor *et al.*, 2018; Phé *et al.*, 2018; Yamada *et al.*, 2018; Hajebrahimi *et al.*, 2019; Tate *et al.*, 2020; Ginsberg *et al.*, 2021).

Além de uma função urinária normal, a continência e a micção normais necessitam de função cognitiva normal (incluindo motivação), mobilidade, acesso a banheiro e destreza manual. A lesão ou a disfunção de qualquer componente envolvido na função urinária pode causar incontinência ou retenção urinária (ver Figura 62.1) (Sugaya *et al.*, 2005; Girão *et al.*, 2015).

Mecanismo de armazenamento ou enchimento

A fase de enchimento vesical é uma combinação entre a capacidade vesical de se distender passivamente e a ativação de sua complexa inervação. Manutenção da pressão detrusora em níveis baixos, ausência de contração detrusora involuntária e manutenção da pressão uretral máxima são os principais eventos do reflexo de armazenamento vesical (Girão *et al.*, 2015; Chancellor *et al.*, 2018; Yamada *et al.*, 2018; Hajebrahimi *et al.*, 2019; Ginsberg *et al.*, 2021).

O enchimento vesical é estimulado pelo sistema nervoso simpático dos segmentos T11 a L2 e resulta da contração uretral e do relaxamento vesical. Durante o enchimento, os receptores beta-adrenérgicos promovem o relaxamento da musculatura lisa detrusora, enquanto a norepinefrina estimula os receptores alfa-adrenérgicos na uretra, promovendo a contração esfincteriana (Girão *et al.*, 2015; Chancellor *et al.*, 2018; Phé *et al.*, 2018; Tate *et al.*, 2020; Ginsberg *et al.*, 2021). O SNC inibe a micção até o momento apropriado e coordena ou facilita as mensagens enviadas pelo trato urinário inferior para iniciar e completar a micção. No enchimento, então, o sistema nervoso simpático contrai o esfíncter de músculo liso, e o sistema nervoso somático contrai o esfíncter de músculo estriado por meio do nervo pudendo (Girão *et al.*, 2015; Marquini *et al.*, 2022; Dobrek *et al.*, 2023; Marra *et al.*, 2023). Fibras aferentes de órgãos pélvicos como vagina ou colo uterino podem inibir o reflexo da micção. Isso explicaria o porquê de pacientes desenvolverem retenção urinária aguda e/ou dificuldade miccional em pós-operatórios, sem manipulação vesical (Ginsberg *et al.*, 2021). O sistema nervoso central estimula esse reflexo de modo direto, de modo que a mulher normal é capaz de interromper o fluxo urinário durante a micção, de forma voluntária (Girão *et al.*, 2015; Chancellor *et al.*, 2018; Yamada *et al.*, 2018; Hajebrahimi *et al.*, 2019; Ginsberg *et al.*, 2021).

NEUROFARMACOLOGIA CLÍNICA DO TRATO URINÁRIO

O entendimento da neurofisiologia da micção é fundamental para a compreensão da neurofarmacologia clínica do trato urinário inferior. Esse conhecimento permite que o ginecologista prescreva fármacos capazes de tratar várias disfunções do trato urinário inferior. Além disso, possibilita a identificação de medicações que possam causar efeitos colaterais indesejados sobre outros órgãos.

Como já foi salientado, a micção depende da coordenação complexa do sistema nervoso simpático e parassimpático. Alterações em qualquer nível neurológico podem acarretar sintomas e disfunções do trato urinário inferior. Entre as disfunções neurológicas, podemos citar diferentes etiologias como lesões medulares focais, como as causadas por acidente vascular cerebral (AVC) ou lesão medular, as lesões neurológicas difusas, como as causadas pela doença de Parkinson ou a esclerose múltipla, ou pelas neuropatias periféricas, como no *diabetes mellitus* (Girão *et al.*, 2015; Chancellor *et al.*, 2018; Phé *et al.*, 2018; Yamada *et al.*, 2018; Hajebrahimi *et al.*, 2019; Tate *et al.*, 2020; Ginsberg *et al.*, 2021; Marquini *et al.*, 2022; Marra *et al.*, 2023).Podem-se identificar distúrbios nas duas fases da micção: armazenamento ou esvaziamento vesical.

Distúrbios de armazenamento urinário

Os distúrbios miccionais na fase de armazenamento vesical podem ocorrer por diminuição da pressão uretral, por alterações nos mecanismos esfincterianos ou por contrações involuntárias do detrusor, com aumento da pressão intravesical. Clinicamente, as pacientes podem apresentar aumento da frequência urinária, noctúria, incontinência, urgência ou urgeincontinência urinária (Girão *et al.*, 2015). Considerando a neurofarmacologia, os fármacos podem atuar na fase de enchimento por duas vias: diminuição da pressão uretral ou aumento da contração vesical (Dobrek, 2023).

A diminuição da pressão uretral ocorre pela inibição do sistema simpático, levando à diminuição do tônus do esfíncter uretral interno. Os medicamentos antagonistas alfa-adrenérgicos ou benzodiazepínicos inibem, respectivamente, os receptores alfa-adrenérgicos, e a ação central e periférica dos receptores GABA, levando à diminuição da pressão uretral (Sugaya *et al.*, 2005; Girão *et al.*, 2015; Dobrek, 2023).

Já o aumento da pressão intravesical pode ser causado por medicamentos que aumentam a contração involuntária do detrusor na fase de enchimento, seja por estímulo muscarínico, seja por ação central. Entre esses fármacos, citam-se os parassimpatomiméticos (colinérgicos) ou agonistas colinérgicos (pilocarpina, neostigmina, betanecol) e antipsicóticos (clorpromazina, haloperidol), que podem levar ao quadro de incontinência urinária (Sugaya *et al.*, 2005; Girão *et al.*, 2015; Dobrek, 2023).

Nas pacientes com bexiga hiperativa que apresentam contração involuntária do detrusor, são utilizados os agentes anticolinérgicos, com especificidade para os receptores M2 e M3 (oxibutinina, tolterodina, solifenacina, darifenacina e tróspio). Esses agentes inibem a contratilidade e aumentam a capacidade vesical. Pode-se usar também os agonistas beta-3-adrenérgicos (mirabegrona) para relaxamento do músculo detrusor (Sugaya *et al.*, 2005; Girão *et al.*, 2015; Marquini *et al.*, 2022; Dobrek, 2023; Marra *et al.*, 2023).

Os agonistas beta-adrenérgicos oferecem uma alternativa para hiperatividade do detrusor. Eles agem na contratilidade do detrusor, pelo bloqueio dos receptores colinérgicos, e por promover estímulo dos receptores beta-3. Essa ação leva ao aumento do armazenamento, e não ocasiona os efeitos adversos dos anticolinérgicos (boca seca, obstipação, borramento visual), ou efeitos sobre o SNC (alterações na memória e na capacidade de atenção) (Girão *et al.*, 2015; Marquini *et al.*, 2022; Dobrek, 2023; Marra *et al.*, 2023).

Os antidepressivos tricíclicos, em particular o cloridrato de imipramina, têm ação anticolinérgica e alfa-adrenérgica. Esses mecanismos de ações resultam em aumento da resistência devido ao bloqueio periférico da captação de norepinefrina. Além disso, podem cursar com diminuição da contratilidade vesical e aumento da resistência da via de saída (Girão *et al.*, 2015; Marquini *et al.*, 2022; Dobrek, 2023; Marra *et al.*, 2023).

Devido aos receptores alfa-adrenérgicos no colo vesical e na uretra proximal, fármacos alfa-agonistas (duloxetina) poderiam ser utilizados pela ação na contração do músculo uretral. A ação se deve ao aumento da pressão uretral e da resistência ao fluxo urinário. A duloxetina não tem indicação para o tratamento da incontinência urinária de esforço devido aos efeitos colaterais observados em estudos. Os estrogênios também têm uma ação sobre os nervos adrenérgicos (Sugaya et al., 2005; Girão *et al.*, 2015; Marquini *et al.*, 2022; Marra *et al.*, 2023).

Distúrbios de esvaziamento urinário

Os distúrbios de esvaziamento vesical podem ocorrer por obstrução anatômica (prolapsos genitais, em particular o da parede anterior, tumores), após cirurgias anti-incontinência ou por doenças neurológicas. Clinicamente, as pacientes podem apresentar disfunção miccional, tal como hesitação miccional, sensação de esvaziamento incompleto, gotejamento terminal ou retenção urinária (Girão *et al.*, 2015; Tate *et al.*, 2020; Marquini *et al.*, 2022; Dobrek, 2023; Marra *et al.*, 2023).

Os distúrbios de esvaziamento podem ser ocasionados por três vias: aumento da pressão uretral, relaxamento vesical ou distúrbios de sinalização aferente e eferente (Dobrek, 2023).

O trato urinário inferior apresenta receptores alfa e beta-adrenérgicos, em que a contração do esfíncter uretral é mediada pelo sistema nervoso simpático. Por isso, fármacos alfa-agonistas e opioides, ao se ligarem aos receptores simpáticos, promovem a contração do esfíncter uretral interno. Isso resulta em aumento da pressão uretral, com consequente prejuízo da micção (Girão *et al.*, 2015; Ginsberg *et al.*, 2021; Marra *et al.*, 2023).

A contração vesical é mediada pelo sistema parassimpático. Medicamentos inibitórios do sistema do simpático (M2, M3 agonistas), ou anticolinérgicos, prolongam a contração vesical, que é mediada pelos efeitos colinérgicos, podendo ocasionar alteração no esvaziamento vesical. A toxina botulínica tipo A intravesical, indicada para os casos de bexiga hiperativa refratária, atua como um bloqueador neuromuscular pré-sináptico. Seu mecanismo de ação ocorre por diminuir a liberação da acetilcolina e, assim, induzir o relaxamento vesical seletivo. Por isso, às vezes, pode ocasionar alterações no esvaziamento ou retenção urinária (Girão *et al.*, 2015; Yamada *et al.*, 2018; Hajebrahimi *et al.*, 2019; Ginsberg *et al.*, 2021; Chancellor *et al.*, 2018; Phé *et al.*, 2018; Tate *et al.*, 2020; Marquini *et al.*, 2022; Marra *et al.*, 2023). Por último, mas não menos importante, lembrar que os anestésicos como a cetamina podem inibir o reflexo miccional, por alterarem os estímulos aferentes e eferentes (Girão *et al.*, 2015; Ginsberg *et al.*, 2021).

Diante do exposto, importa ao ginecologista conhecer a neurofarmacologia no trato urinário inferior. Esse domínio de mecanismos básicos de ações facilita tanto o tratamento das disfunções miccionais como o manejo de efeitos colaterais e contraindicações. O ginecologista desenvolve capacidade de identificar, por meio do conhecimento de fármacos utilizados pelas pacientes, aqueles que podem estar prejudicando o armazenamento ou esvaziamento vesical. Embora muitas vezes esses medicamentos sejam prescritos por outros especialistas, as queixas clínicas podem surgir durante a anamnese do ginecologista, que deverá estar apto para manejar essas afecções (Tabelas 62.1 e 62.2).

Tabela 62.1 Fármacos associados a aumento do risco de retenção urinária.

Fármacos	Exemplos
Antipsicóticos	Risperidona, clozapina, quetiapina
Antiespasmódicos/anti-histamínicos	Escopolamina, propantelina, difenidramina, prometazina
Anticolinérgicos	Oxibutinina, solifenacina, tolterodina, tróspio
Anestésicos	Bupivacaína, propofol, cetamina
Opioides	Morfina, fentanila, codeína, tramadol, oxicodona
Inibidores seletivos da recaptação de serotonina (ISRS)	Fluoxetina, sertralina, citalopram
Benzodiazepínicos	Diazepam, clonazepam

Tabela 62.2 Substâncias com risco de causar incontinência urinária.

Fármacos	Exemplos
Benzodiazepínicos e sedativos não benzodiazepínicos	Diazepam, zolpidem
Antipsicóticos	Clorpromazina, haloperidol
Antidepressivos tricíclicos	Amitriptilina, nortriptilina, imipramina
Inibidores da enzima de conversão da angiotensina	Captopril, enalapril
Outros	Álcool, cafeína, diuréticos

CONSIDERAÇÕES FINAIS

A compreensão da fisiologia da micção é essencial para a prática clínica. A micção é um processo complexo que depende da coordenação de diferentes sistemas nervosos e estruturas anatômicas. O ginecologista deve entender a inervação somática e sensorial, além dos níveis de controle da micção no sistema nervoso central, a fim de proporcionar diagnósticos e tratamentos mais efetivos para pacientes com queixas relacionadas ao trato urinário inferior.

REFERÊNCIAS BIBLIOGRÁFICAS

CHANCELLOR, M. B. *et al.* New technology assessment and current and upcoming therapies for underactive bladder. *Neurourology and Urodynamics*, v. 37, n. 8, p. 2932-2937, 2018. doi: 10.1002/nau.23738. Epub 2018 Jun 28. PMID: 29953660.

DOBREK, L. Lower urinary tract disorders as adverse drug reactions: a literature review. *Pharmaceuticals (Basel)*, v. 16, n. 7, p. 1031, 2023. doi: 10.3390/ph16071031. PMID: 37513941; PMCID: PMC10383968.

GINSBERG, D. A. *et al.* The AUA/SUFU Guideline on Adult Neurogenic Lower Urinary Tract Dysfunction: Diagnosis and Evaluation. *Journal of Urology*, v. 206, n. 5, p. 1097-1105, 2021. doi: 10.1097/JU.0000000000002235. Epub 2021 Sep 8. PMID: 34495687.

GIRÃO, M. J. B. C. *et al. Tratado de uroginecologia e disfunções do assoalho pélvico.* Barueri/SP: Editora Manole, 2015.

HAJEBRAHIMI, S. *et al.* Management of neurogenic bladder in patients with Parkinson's disease: a systematic review. *Neurourology and Urodynamics*, v. 38, n. 1, p. 31-62, 2019. doi: 10.1002/nau.23869. Epub 2018 Nov 8. PMID: 30407660.

MARRA, J. M. *et al.* Neurogenic disorders and the lower urinary tract dysfunction: proposed approach for the gynecologist. *Reproductive Sciences*, v. 30, n. 7, p. 2087-2091, 2023. doi: 10.1007/s43032-023-01213-z. Epub 2023 Mar 27. PMID: 36973580.

MARQUINI, G. V. *et al.* Neuropatias e suas correlações com a disfunção urinária feminina. *In*: LUZ, S. H.; JÁRMY-DI BELLA, Z. I. K.; Federação Brasileira das Associações de Ginecologia e Obstetrícia. (Orgs.). PROAGO *Programa de Atualização em Ginecologia e Obstetrícia*: ciclo 19. Porto Alegre: Artmed Panamericana; 2022. p. 9-58. (Sistema de Educação Continuada a Distância, v. 3.)

PHÉ, V *et al.* Intravesical vanilloids for treating neurogenic lower urinary tract dysfunction in patients with multiple sclerosis: a systematic review and meta-analysis. A report from the Neuro-Urology Promotion Committee of the International Continence Society (ICS). *Neurourology and Urodynamics*, v. 37, n. 1, p. 67-82, 2018. doi: 10.1002/nau.23314. Epub 2017 Jun 15. PMID: 28618110.

RESNICK, N. M. Urinary incontinence in older adults. *Hospital Practice*, v. 27, n. 10, p. 139-184, 1992.

SUGAYA, K. *et al.* Central nervous control of micturition and urine storage. *Journal of Smooth Muscle Research*, v. 41, n. 3, p. 117-132, 2005. doi: 10.1540/jsmr.41.117. PMID: 16006745.

TATE, D. G. *et al.* Recommendations for evaluation of neurogenic bladder and bowel dysfunction after spinal cord injury and/or disease. *The Journal of Spinal Cord Medicine*, v. 43, n. 2, p. 141-164, 2020. doi: 10.1080/10790268.2019.1706033. PMID: 32105586; PMCID: PMC7054930.

YAMADA, S. *et al.* Basic and clinical aspects of antimuscarinic agents used to treat overactive bladder. *Pharmacology & Therapeutics*, v. 189, p. 130-148, 2018. doi: 10.1016/j.pharmthera.2018.04.010. Epub 2018 Apr 27. PMID: 29709423.

63

CAPÍTULO

Propedêutica em Uroginecologia

Andreisa Paiva Monteiro Bilhar • Sara Arcanjo Lino Karbage • Leonardo Bezerra • Kathiane Lustosa Augusto

TESTE DO ABSORVENTE

O teste do absorvente (ou *pad test*) pode ser utilizado como uma avaliação complementar dos sintomas de incontinência urinária. O objetivo desse teste é tentar quantificar a perda urinária por meio da padronização de eventos e tempo. O teste pode ser realizado por curto período de tempo (ambulatorial) ou por período prolongado (domiciliar). A diferença no peso do absorvente antes e após os eventos caracteriza a gravidade dos sintomas (Haylen *et al.*, 2010; Abrams *et al.*, 2002).

Em relação ao teste de curta duração, existe o de 20 minutos e o de 1 hora. A International Continence Society (ICS) recomenda o teste ambulatorial de 1 hora, sendo realizado da seguinte maneira: posiciona-se o absorvente e faz-se a ingestão de 500 mℓ de líquido sem sódio em 15 minutos. Por 30 minutos, o paciente deve andar, subir e descer escada. Nos próximos 30 minutos, deve levantar da posição sentada por 10 vezes, tossir por 10 vezes, correr no mesmo lugar por 1 minuto, agachar por cinco vezes e lavar a mão em água corrente por 1 minuto. Após esse período, o absorvente é pesado. Quando constatado aumento de 1 g, considera-se incontinência urinária. No teste simplificado de 20 minutos, esvazia-se a bexiga com uma sonda uretral e infundem-se 250 mℓ de água. Retira-se a sonda e posiciona-se o absorvente; em seguida inicia-se a sequência de manobras: subir e descer um lance de escada, levantar da posição sentada, tossir vigorosamente e agachar por 10 vezes, lavar a mão em água corrente por 1 minuto e andar por mais 10 minutos. Aumento do peso maior que 1 g é considerado positivo. No caso do teste domiciliar, é mais difícil padronizar sua técnica. É realizado com o paciente exercendo suas atividades de vida diária normal por 24 ou 48 horas. O teste é considerado positivo quando a diferença de peso é superior a 8 g (Haylen *et al.*, 2010; Abrams *et al.*, 2002).

O teste quantifica a perda urinária, porém não diagnostica a causa da incontinência urinária. Pode ser incluído na prática clínica como medida prognóstica e utilizado como parâmetro de eficácia de tratamento (Franco *et al.*, 2008; Paick *et al.*, 2005).

DIÁRIO MICCIONAL

O diário miccional é uma ferramenta simples, de fácil aplicação e de baixo custo, que permite caracterizar o perfil do hábito miccional. Fornece informações que podem ser úteis para avaliação e diagnóstico, ao capturar dados objetivos em tempo real sobre atividade da bexiga, estabelecer padrão funcional e acompanhar resposta das intervenções.

O registro urinário pode ser feito de três maneiras. Uma delas é o diário do tempo de micção, no qual se anotam apenas os horários das micções. O gráfico de frequência-volume (FVC) corresponde ao registro do horário de cada micção e do volume urinado. O diário miccional acrescenta à FVC a ingestão de líquidos, o uso de absorventes, os episódios de incontinência e o grau de incontinência (Tabela 63.1). Episódios de urgência e sensação podem também ser gravados, como as atividades realizadas durante ou imediatamente anteriores à perda involuntária de urina. Informações adicionais também podem ser anotadas. O diário envolve severidade da incontinência em termos de episódios de perda e uso de absorventes (Haylen *et al.*, 2010; Abrams *et al.*, 2002).

Existe na literatura referência a registros de 1 a 14 dias. O diário miccional de 3 dias é considerado necessário para mensurar as condições que se deseja avaliar, de forma que reflitam verdadeiramente as diferenças diárias. Além disso, estudo realizado com diário de 7 dias demonstrou que o período dos 3 primeiros dias se correlaciona com os 4 dias do final do teste e concluiu que o diário de 3 dias é suficiente para validar a informação coletada (Dowling-Castronovo, 2009; Wang *et al.*, 2008).

Tabela 63.1 Diário miccional. Esta tabela permite que você registre o volume de líquido que bebe e o que você urina durante 3 dias (não necessariamente consecutivos) na semana anterior à sua consulta clínica. Isso pode fornecer informação valiosa. Por favor, preencha o horário, a quantidade aproximada, o tipo de líquido que você bebe, o horário e a quantidade (em mℓ) de urina e marque se você teve perda urinária ou uso/troca de absorvente.

Horário que acordou: _____
Horario que dormiu: _____

Data/horário	Volume ingerido (mℓ)	Volume urinado (mℓ)	Perda urinária	Urgência	Atividade que levou à perda urinária	Troca de absorvente

ESTUDO URODINÂMICO

O objetivo da urodinâmica é reproduzir sintomas enquanto faz medições precisas para identificar as causas subjacentes aos sintomas e quantificar os processos fisiopatológicos relacionados. Boa prática na realização do estudo urodinâmico requer indicação clara, mensuração precisa com controle de qualidade de dados e documentação completa e análise acurada dos dados (Schäfer et al., 2002).

Teste urodinâmico considerado padrão pela ICS inclui urofluxometria com resíduo pós-miccional, cistometria transuretral e estudo de fluxo e pressão, sendo todos os testes realizados no paciente em sua posição preferida ou mais usual, confortavelmente sentado e/ou em pé, preferencialmente (Schäfer et al., 2002).

A realização efetiva de um estudo urodinâmico requer compreensão teórica da física subjacente às mensurações, experiência prática com o equipamento e procedimento, entendimento de como garantir um controle de qualidade dos sinais urodinâmicos e capacidade de analisar criticamente os resultados das medições (Schäfer et al., 2002).

Indicações do estudo urodinâmico de acordo com o Comitê de Urodinâmica da ICS (Abrams et al., 2013):

- Quando os resultados podem mudar a conduta, como antes da maioria dos tratamentos invasivos para incontinência urinária
- Após falha do tratamento, se for necessária mais informação para planejar terapia adicional
- Como parte da avaliação inicial e a longo prazo em alguns tipos de disfunção neurogênica do trato urinário inferior
- Em "incontinência complicada", como incontinência recidivada ou com sintomas miccionais significantes.

Urofluxometria

Avalia de maneira inicial o esvaziamento vesical. É um exame barato e rápido que necessita apenas do aparelho de urofluxometria, porém isoladamente não define a causa da disfunção miccional.

Deve ser realizada com privacidade adequada, e os pacientes devem ser orientados a urinar quando sentirem desejo normal. Após a micção, deve ser perguntado se foi representativa da sua micção habitual, e seu ponto de vista deve ser registrado. De acordo com a ICS, uma urofluxometria deve informar pelo menos o fluxo máximo, o volume urinado e o volume pós-miccional (Schäfer et al., 2002; Rosier et al., 2017).

Volumes urinados abaixo de 150 mℓ e acima de 450 mℓ comprometem a avaliação dos resultados. Os valores do fluxo máximo considerados normais para mulheres variam de acordo com a idade, sendo menores em pacientes acima de 50 anos, devendo alcançar valores maiores de 15 a 18 mℓ/s (D'Ancona, 2015).

O bom esvaziamento vesical determina uma curva de fluxo suave, com alta amplitude em forma de sino (Figura 63.1). Quaisquer outras formas, como curvas planas, assimétricas ou com múltiplos picos (flutuante e/ou intermitente), indicam micção anormal, mas não é específico para sua causa. Diminuição da força contrátil do detrusor e/ou aumento constante da pressão uretral resultará em fluxo mais baixo e curva de fluxo plana. Obstrução constritiva (p. ex., estenose de uretra), com lúmen reduzido, resulta em curva de fluxo em platô. Obstrução acompanhada com aumento da pressão de abertura uretral mostra curva de fluxo achatada e assimétrica, com uma parte final que declina lentamente (Schäfer et al., 2002).

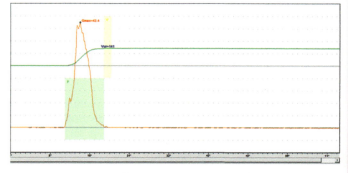

Figura 63.1 Urofluxometria com curva de fluxo normal.

Resíduo pós-miccional

O resíduo pós-miccional consiste no volume residual que persiste na bexiga imediatamente após uma micção normal. Pode ser aferido por meio da passagem de sonda uretral após a fluxometria livre, durante o exame urodinâmico ou pela medida por meio do ultrassom (Rosier et al., 2017).

Cistometria

Fase muito importante do exame que estuda a relação entre o volume e a pressão da bexiga durante a fase de enchimento vesical. Para sua realização, são utilizadas uma sonda duplo lúmen (ou duas sondas vesicais), para infusão de soro e medida da pressão intravesical, e uma sonda com balão de látex na extremidade, introduzida no reto, para medição da pressão intra-abdominal, sendo o balão insuflado em 10 a 20% da sua capacidade (Schäfer et al., 2002).

Para o início do exame, as pressões devem ser zeradas ao nível da borda superior da sínfise púbica com os transdutores abertos à pressão atmosférica. Em seguida, os transdutores são conectados às sondas vesical e retal para medição das pressões vesical (Pves) e abdominal (Pabd), respectivamente. A Pves é igual à Pabd somada à pressão detrusora (Pdet). O cálculo da Pdet é feito automaticamente pelo *software* (Pdet = Pves − Pabd). A depender da posição da paciente, após zerar à pressão atmosférica, a Pves e a Pabd do início de exame serão em posição supina 5 a 20 cmH$_2$O, sentada 15 a 40 cmH$_2$O e em pé 30 a 50 cmH$_2$O. A presença de ar nos transdutores e o deslocamento do cateter uretral ou retal são as principais causas de artefatos. Durante a realização do exame, a paciente deve ser instruída a tossir por diversas vezes (geralmente a cada 100 mℓ infundidos) para checagem do funcionamento do sistema, assegurando a qualidade do exame (Figura 63.2) (Schäfer et al., 2002).

As pacientes devem ser orientadas a relatarem suas sensações durante o enchimento vesical como a primeira sensação de enchimento vesical, primeiro desejo miccional e desejo normal de urinar, além de dor e urgência. Esses parâmetros sensoriais foram confirmados como aplicáveis, consistentes e reprodutíveis em pessoas saudáveis e em pacientes com síndrome da bexiga hiperativa. De acordo com os volumes detectados anteriormente, pode-se classificar a sensação vesical em (Haylen et al., 2010; Abrams et al., 2002):

- **Aumento da sensação vesical:** a paciente apresenta primeiro desejo e forte desejo de urinar precocemente, que ocorrem com pequenos volumes dentro da bexiga e/ou uma capacidade máxima reduzida, sem aumento da Pdet

- **Redução da sensação vesical:** a paciente apresenta primeiro desejo e forte desejo de urinar tardiamente, com capacidade máxima elevada
- **Ausência da sensação vesical:** a paciente não relata sensação de enchimento da bexiga durante cistometria de enchimento.

Ao final do enchimento vesical, é calculada a capacidade cistométrica máxima, definida como o volume total na bexiga, no momento em que a micção não pode mais ser adiada e a paciente recebe permissão para urinar dada pelo urodinamicista (o valor normal varia entre 300 e 650 mℓ) (Abrams et al., 2002; D'Ancona, 2015).

A complacência vesical (C) corresponde a um conceito físico que representa a capacidade de um sistema de acomodar volume com variação mínima de pressão. É calculada por meio da relação entre a variação total do volume infundido (ΔV) e a variação da Pdet ao final do enchimento vesical ou imediatamente antes do início de qualquer contração detrusora que cause incontinência significativa (ΔPdet). Seu valor normal no geral encontra-se acima de 20 mℓ/cmH$_2$O) (C = $\Delta V/\Delta$Pdet) e aumenta com a idade (Abrams et al., 2002).

A função detrusora é avaliada durante a fase de enchimento vesical e pode ser classificada como função detrusora normal, quando há pouca ou nenhuma mudança da Pdet durante o enchimento vesical e as contrações involuntárias do detrusor estão ausentes, mesmo após medidas provocativas (tosse, mudanças posturais, ouvir o barulho da água, lavar as mãos etc.) (Abrams et al., 2002).

A presença de contrações involuntárias do detrusor durante o enchimento leva ao diagnóstico urodinâmico de hiperatividade detrusora (Figura 63.3). O equivalente clínico da hiperatividade detrusora é a urgência, incontinência por urgência e a bexiga hiperativa, porém os sintomas podem ou não ocorrer.

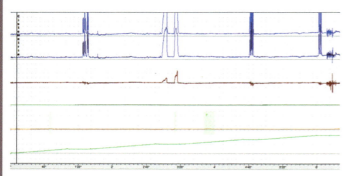

Figura 63.2 Cistometria com teste de esforço realizado a cada 100 mℓ infundidos.

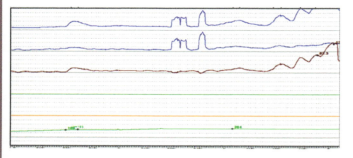

Figura 63.3 Cistometria evidenciando contração involuntária do detrusor.

Não existe um limite mínimo para a amplitude de uma contração involuntária do detrusor, no entanto valores menores do que 5 cmH$_2$O são difíceis de ser detectados (Abrams et al., 2002).

A hiperatividade do detrusor pode ser classificada em neurogênica, quando associada a uma patologia neurológica, ou idiopática, sem causa definida. Pode, ainda, ser dividida em dois tipos: fásica, quando apresenta uma forma de onda definida, com elevação da Pdet e posterior retorno à linha de base do traçado, podendo ou não estar associada à perda urinária, e terminal, quando ocorre uma única contração do detrusor, que não pode ser suprimida e resulta em esvaziamento vesical (Abrams et al., 2002).

Estudos demonstraram que a característica da contração não foi capaz de distinguir o tipo de hiperatividade, nem o prognóstico, e que a habilidade em abortar a contração e a perda urinária tem implicações prognósticas, especialmente em responder a tratamentos comportamentais, *biofeedback* e treinamento do assoalho pélvico (Abrams et al., 2013).

A hiperatividade detrusora pode ser observada durante a cistometria convencional em pacientes assintomáticas em até 17% dos casos, com média de 8%. Nesses casos sua presença não tem implicações clínicas. Foi observado também que a associação da queixa clínica de urgência com a presença de contrações involuntárias gira em torno de 60% (Abrams et al., 2013).

De acordo com a literatura, a hiperatividade detrusora é detectada com uma taxa consistentemente maior quando a cistometria é realizada na posição vertical (sentada ou em pé) em comparação com a posição supina. Até 60% dos casos de hiperatividade detrusora podem não ser diagnosticados se o estudo for realizado em posição supina em comparação com a sentada. Da mesma forma, incontinência de esforço urodinâmica pode não ser observada em pacientes na posição supina em relação às posições verticais (Abrams et al., 2013).

O termo "teste de estresse urodinâmico" é usado para qualquer esforço físico da paciente para elevar a Pabd durante a cistometria, com o objetivo de examinar a incontinência urinária de esforço. A ICS tem definido a incontinência de esforço urodinâmica, porém as evidências são conflitantes em relação à técnica preferida.

A pressão abdominal de perda urinária (ALPP, do inglês *abdominal leak point pressure*) pode ser decorrente tanto de aumento voluntário por meio de Valsalva (VLPP, do inglês *Valsalva leak point pressure*) quanto da tosse (CLPP, do inglês *coughing leak point pressure*). É definida como a menor Pves necessária para que haja perda urinária decorrente de elevação da Pabd, na ausência de contrações involuntárias do detrusor. Porém, não foi tecnicamente padronizada na literatura, devendo, durante seu registro, ser identificado em qual situação ocorreu a perda, como a posição da paciente (supina, sentada, em pé), a manobra de esforço que desencadeou (tosse, Valsalva), o volume vesical infundido, a técnica que verificou a perda e o tipo de cateter utilizado. A descrição original de *leak point pressure* (LPP) ao esforço, por McGuire, em 1976, utilizava-se de um cateter uretral de 10F e volumes vesicais iniciais de 150 mℓ, que posteriormente passaram a ser recomendados entre 200 e 250 mℓ. Estudos mostram que mais mulheres apresentaram perda urinária na CLPP do que na VLPP, assim como a LPP foi reportada como sendo dependente da posição da paciente, com menores valores quando a paciente estava em pé quando comparada à posição supina (Abrams et al., 2013; Rosier et al., 2017).

Recomenda-se que as manobras de esforço se iniciem com 100 mℓ infundidos e sejam repetidas a cada 100 mℓ até a capacidade cistométrica máxima (Figura 63.2). Valores abaixo de 60 cmH$_2$O são aceitos como diagnóstico de insuficiência esfincteriana intrínseca, mas seu valor numérico isoladamente não parece ter valor prognóstico. Assim, as novas recomendações da ICS ditam que a gravidade da incontinência urinária de esforço não deve ser avaliada isoladamente pela LPP, mas, sim, conflitando com as queixas clínicas da paciente (Cardozo et al., 2023).

Existe ainda o conceito da pressão Pdet detrusora de perda (DLPP, do inglês *detrusor leak point pressure*), que corresponde à Pdet necessária para que haja perda urinária, na ausência de uma contração detrusora reflexa. Foi descrita para avaliação de pacientes com bexiga neurogênica com baixa complacência vesical associada à incontinência urinária. Valores acima de 40 cmH$_2$O correlacionam-se com risco aumentado de deterioração do trato urinário superior (Abrams et al., 2013; Rosier et al., 2017).

Estudo de fluxo-pressão

Essa etapa avalia o fluxo urinário em conjunto com as pressões vesical, abdominal e detrusora e tem por finalidade estudar a fase de esvaziamento vesical (Figura 63.4). Na prática clínica, é bastante utilizada para diferenciação entre obstrução infravesical ou hipocontratilidade detrusora.

De acordo com a ICS, a função de micção encontra-se normal quando o fluxo máximo e elevações da Pdet estão dentro do limite normal, e a micção começa logo após a permissão para urinar e termina com a bexiga vazia.

A micção pode ser influenciada pelo estado mental e, embora faltem evidências na literatura neuroginecourológica, a ansiedade do teste para o paciente pode influenciar de forma plausível a iniciação do reflexo miccional e, consequentemente, afetar a função detrusora. Assim, a ICS definiu o termo "incapacidade situacional de urinar como de costume" quando, na opinião da pessoa que realiza o teste, em comunicação com o paciente, a tentativa de esvaziamento vesical não foi representativa (Rosier et al., 2017).

A elevação da Pdet não depende apenas da força de contração do detrusor, mas principalmente da resistência uretral ao fluxo urinário. Muitas mulheres urinam basicamente por relaxamento da musculatura pélvica, com mínima elevação da Pdet. Além disso, a presença de prolapso de órgãos pélvicos acrescenta uma dimensão diferente à dinâmica da micção em mulheres. Assim, não há critérios universalmente aceitos para diagnosticar obstrução infravesical e hipocontratilidade detrusora em mulheres (Abrams et al., 2013).

Apenas o nomograma de Blaivas-Groutz foi validado para mulheres, porém também não reflete bem todos os casos de obstrução e contratilidade detrusora, levando a maior número de diagnósticos equivocados. Ele utiliza o fluxo máximo livre (urofluxometria) para minimizar o efeito obstrutivo do cateter uretral e a Pdet máxima, sendo a combinação de Qmáx livre < 12 mℓ/s e Pdetmáx > 20 cmH$_2$O sugestiva de obstrução infravesical (Abrams et al., 2013).

A taxa de fluxo pode ser influenciada pela sonda uretral, sendo mais obstrutiva quando maior seu lúmen. Dessa forma, recomenda-se utilizar sondas de duplo lúmen de 6 a 8F para minimizar esse efeito e, quando for optado pelo uso de duas sondas durante a cistometria, retirar a sonda de infusão para a realização do estudo miccional. E mais, na avaliação final da micção, deve ser considerada a curva do estudo fluxo-pressão, em conjunto com a da urofluxometria (livre de cateter), para interpretação dos resultados (Rosier et al., 2017).

Laudo urodinâmico

É importante descrever, no laudo da urodinâmica, as funções de armazenamento (cistometria) e de esvaziamento vesical (urofluxometria e estudo fluxo-pressão) avaliadas durante o exame. A função de armazenamento da bexiga deve ser descrita de acordo com a sensação da bexiga, atividade do detrusor, complacência da bexiga e capacidade da bexiga. O mecanismo de fechamento uretral durante o armazenamento pode ser competente ou incompetente, ou seja, com ou sem incontinência urinária. A fase miccional é descrita em termos da função detrusora e uretral e avaliada pela medição da taxa de fluxo urinário, padrão da curva de fluxo e das pressões miccionais (Tabela 63.2). A ICS recomenda que estejam presentes no relatório, pelo menos, os gráficos de enchimento baseado no tempo e o gráfico pressão-fluxo (Drake et al., 2024).

EXAMES DE IMAGEM

Ultrassom transperineal

O ultrassom tem sido usado na investigação de distúrbios do assoalho pélvico desde a década de 1980, porém ainda há muitos obstáculos na popularização do método. Com o advento das técnicas 3D e 4D, a imagem ultrassonográfica tem contribuído cada vez mais com o entendimento da incontinência urinária de esforço, evacuação obstruída, incontinência fecal e prolapso de órgãos pélvicos. Os exames de imagem ajudaram a reconhecer as lesões dos músculos levantadores do ânus, que por muitos anos foram negligenciadas e são responsáveis por tantas disfunções. Mais recentemente, também foi possível identificar lesões do esfíncter anal, com a mesma técnica não invasiva do ultrassom transperineal (Beer-Gabel et al., 2002).

O ultrassom transperineal ou translabial tem a vantagem de ser prático, fácil, não invasivo, indolor, de fácil aceitação pela paciente, sem utilização de contrastes, com a possibilidade de obter imagens semelhantes às da ressonância magnética. Seu uso atualmente pode ser aplicado não apenas nas estratégias de diagnóstico e tratamento, mas também na prevenção dos distúrbios do assoalho pélvico, de forma especial na obstetrícia, pelos traumas do parto vaginal (Dietz, 2004; Santoro et al., 2011).

A técnica do ultrassom translabial consiste em utilizar um transdutor curvo (o mesmo utilizado para ultrassom abdominal e obstétrico) posicionado verticalmente nos grandes lábios da paciente, em posição de litotomia. A visão sagital dos órgãos

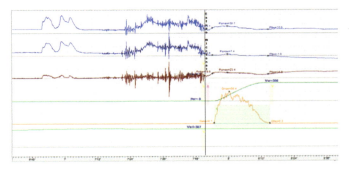

Figura 63.4 Final da fase de cistometria e estudo fluxo pressão.

Tabela 63.2 Lista de verificação dos fundamentos da prática urodinâmica.

Questão	Qual é a questão urodinâmica a ser respondida?
	O manejo do paciente mudará com o resultado?
	O resultado corresponde às queixas da paciente?
Configurar	
Calibrar	Verifique se o equipamento está registrando pressão e volume com precisão
Preparar	Encha os tubos com água e monte-os nos transdutores
	Cateterize a paciente, conecte os tubos e encha com água
	Transdutores no nível da sínfise púbica
Qualidade	
Zero para a atmosfera	Certifique-se de que as torneiras estejam fechadas para a paciente e abertas para o ar quando zero for pressionado
Verifique se as pressões de repouso estão normais	Supino: Pabd e Pves: 5 a 20 cmH$_2$O
	Sentada: Pabd e Pves: 15 a 40 cmH$_2$O
	Em pé: Pabd e Pves: 30 a 50 cmH$_2$O
	Para todas as posições: Pdet −5 a +5 cmH$_2$O
Monitoramento contínuo	Verifique regularmente se a transmissão de pressão é igual em ambas as linhas (Pves e Pabd), por exemplo, ao tossir
	Verifique se o sinal da paciente ao vivo está presente durante todo o processo
	Interrompa ou reduza a taxa de enchimento se a urgência for excessiva
	Altere a posição da paciente conforme necessário (p. ex., desconforto, teste de estresse)
	Considere repetir o teste se a questão urodinâmica não for respondida
Interpretação	Coloque marcadores no traçado com frequência (p. ex., sensação, posição da paciente, testes de esforço, permissão para urinar)
	Ajuste as posições dos marcadores após a conclusão do teste, se necessário
	Identifique ao interpretar (p. ex., contrações retais, batidas de medidor de vazão)
Relatório	Bexiga durante o enchimento
	Uretra durante o enchimento
	Bexiga durante a micção
	Uretra durante a micção
	Reprodução de sintomas
	Plano de gerenciamento

Todos os resultados e observações devem ser cuidadosamente relatados. Um bom estudo é aquele que é fácil de ler e do qual qualquer urodinamicista experiente irá abstrair o mesmo. (Fonte: Drake *et al.*, 2024.)
Critérios que devem ser utilizados na confecção do laudo:

1. Julgamento geral da qualidade técnica, confiabilidade clínica, representatividade e métodos de avaliação.
2. Urofluxometria: posição miccional, fluxo máximo, volume miccional, resíduo pós-miccional.
3. Introdução de cateteres: sensação, defesa muscular, obstrução.
4. Posições da paciente durante a cistometria e estudo miccional.
5. Capacidade da paciente de relatar sensações de enchimento e/ou urgência e/ou perda de urina.
6. Método de teste de esforço urodinâmico e pressão de perda.
7. Diagnóstico: sensação de preenchimento (com volumes), cistometria, estudo fluxo-pressão (função de saída da bexiga, contração do detrusor).

pélvicos permite visualizar a sínfise púbica anteriormente, a uretra e o colo vesical, a vagina e o colo uterino, o canal anal e o reto (Figura 63.5). Um importante marco anatômico é a visualização de imagem hiperecogênica posterior à junção anorretal, que indica a porção central do músculo puborretal. Para o estudo do esfíncter anal, é necessário girar o transdutor 90°, com o cuidado de não comprimir demais a região, impossibilitando a identificação das lesões esfincterianas. As imagens são obtidas em repouso, Valsalva e máxima contração (Dietz, 2011).

No caso de transdutores 3D/4D, as imagens são obtidas da mesma maneira, porém dispõe-se de cortes sagital, coronal e axial (ou transversal), com posterior construção da imagem renderizada (Figura 63.6). O volume obtido deve conter toda a área do hiato genital e dos levantadores, podendo ser avaliado posteriormente com múltiplas possibilidades de cortes. A qualidade dessas imagens permite uma precisa identificação das estruturas do assoalho pélvico, comparável à obtida pela ressonância magnética (Figura 63.7), com a vantagem de ser mais barato e acessível, além de possibilitar a avaliação dinâmica com manobras de Valsalva

e contração. Apesar de a resolução espacial na ressonância ser melhor, a discriminação dos tecidos entre a musculatura vaginal e o puborretal é pior em comparação com a imagem do ultrassom (DeLancey *et al.*, 1999; Kruger *et al.*, 2008).

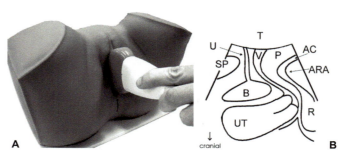

Figura 63.5 Posicionamento do transdutor (**A**) e visão (**B**) do ultrassom translabial, plano sagital. AC: canal anal; ARA: ângulo anorretal; B: bexiga; P: períneo; R: reto; SP: sínfise púbica; T: superfície do transdutor; U: uretra; UT: útero; V: vagina. (Adaptada com permissão de: Dietz, 2011.)

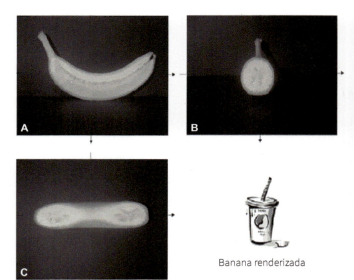

Figura 63.6 Os três planos ortogonais usados para representar as informações do ultrassom translabial em volume, ilustrada pela transecção da banana. **A.** Plano sagital. **B.** Plano coronal. **C.** Plano axial ou transversal. Por convenção, a imagem inferior direita geralmente é usada para representar a imagem semitransparente renderizada. (Adaptada com permissão de: Dietz, 2011.)

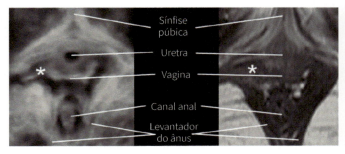

Figura 63.7 Uma comparação da ressonância magnética e do ultrassom 3D mostrando o músculo pubovisceral em uma paciente com avulsão unilateral direita. (Adaptada com permissão de Dietz, 2011.)

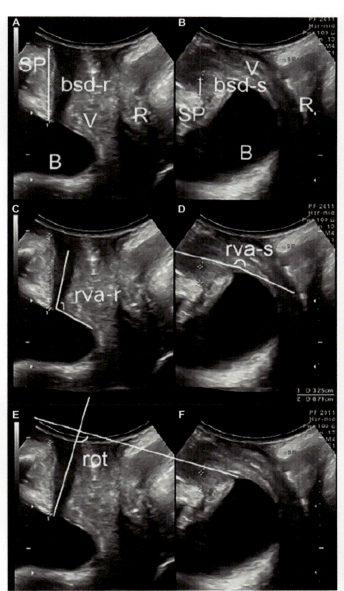

Figura 63.8 Alguns parâmetros utilizados no ultrassom translabial para avaliar o compartimento anterior. As imagens da esquerda foram obtidas em repouso, e as da direita em Valsalva. As de cima mostram a avaliação do descenso da bexiga em relação à margem ínfero-posterior da sínfise púbica (**A, B**); as do meio mostram o ângulo retrovesical (**C, D**); as de baixo mostram a rotação uretral (**E, F**). B: bexiga, bsd: distância do colo vesical à sínfise, R: reto, rot: rotação uretral, rva: ângulo retrovesical, SP: sínfise púbica, V: vagina. (Adaptada com permissão de Dietz, 2011.)

Um dos primeiros parâmetros utilizados para avaliar o compartimento anterior por meio do ultrassom translabial foi a verificação da posição e mobilidade do colo vesical em repouso e em Valsalva. Nesse exame, é realizada a medida da distância do colo vesical em relação à margem inferoposterior da sínfise púbica, além das medidas do ângulo retrovesical e da rotação uretral (Figura 63.8). A posição do colo vesical 1 cm abaixo da sínfise púbica é considerada "descenso significativo", o que equivale ao ponto Ba da classificação da ICS em –0,5 (Chantarasorn e Dietz, 2012).

O descenso e a rotação uretral têm alta associação com incontinência urinária de esforço na urodinâmica, porém ainda não tem utilidade na prática clínica como ferramenta diagnóstica. A mobilidade uretral, entretanto, é considerada preditor de sucesso no tratamento cirúrgico da incontinência urinária de esforço. Quanto menor a mobilidade, mais difícil atingir o grau exato de tensão na tela suburetral, para que não cause obstrução vesical nem faça pouca compressão, resultando em recidiva da incontinência urinária (Dietz et al., 2002; Dietz e Shek; 2007).

A perda urinária pode ser detectada durante o exame com o uso de color Doppler. Outro aspecto que pode sugerir incontinência urinária é a observação do afunilamento do meato uretral interno. Afunilamento severo está associado com baixa pressão de fechamento uretral e aumento do ângulo retrovesical. Dessa forma, é possível identificar dois tipos de prolapso: cistocele com ângulo intacto e sem incontinência urinária de esforço, e uretrocistocele com aumento do ângulo, afunilamento uretral e incontinência urinária de esforço (Huang e Yang, 2003).

A musculatura lisa e estriada uretral pode ser visualizada pelo ultrassom, aparecendo hipo ou hiperecoica de acordo com o ângulo de incidência do transdutor. A musculatura lisa longitudinal normalmente aparece hipoecoica, enquanto o rabdoesfíncter circular aparece hiperecoico. A identificação das musculaturas uretrais é útil para o diagnóstico diferencial de cistos parauretrais entre divertículo e cisto de Gartner (Figura 63.9).

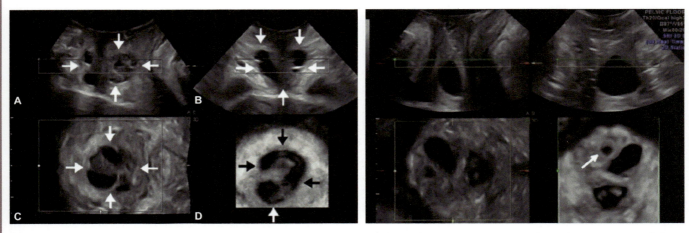

Figura 63.9 Diferenciação entre divertículo uretral (à esquerda) e cisto de Gartner (à direita). A seta do canto inferior direito mostra o rabdoesfíncter uretral intacto. (Adaptada com permissão de: Dietz, 2011.)

Para avaliação da parede vesical, devem-se realizar três medidas da espessura do detrusor no fundo vesical, após esvaziamento da bexiga. A média das três medidas acima de 5 mm está associada à hiperatividade detrusora (Lekskulchai e Dietz, 2008).

Com ultrassom translabial, podem-se identificar implantes sintéticos, como *slings* e telas vaginais, sendo essa mais uma vantagem do exame, uma vez que essas próteses não são visualizadas na ressonância ou na radiografia. O uso do ultrassom para esse fim atualmente se restringe a pesquisas clínicas, mas pode ser útil na avaliação dos casos de recorrência de sintomas de incontinência de esforço, disfunção miccional, erosão ou sintomas irritativos no pós-operatório (Chantarasorn et al., 2011).

A menor distância do *sling* à sínfise púbica (*sling-pubis gap*), durante manobra de Valsalva, é o parâmetro atualmente mais aceito para avaliação da posição da tela. Distância acima de 15 mm sugere compressão insuficiente da tela e risco de recorrência do quadro, assim como o deslocamento cranial da tela em direção ao colo vesical.

O uso de transdutores 3D permite visualizar a tela em toda sua extensão e, com o plano axial e imagem renderizada, distinguir entre *sling* transobturador ou retropúbico. Na imagem axial, é possível identificar o músculo estriado do esfíncter uretral intacto, com a tela logo abaixo (Figura 63.10). Quando não há essa distinção entre a tela e o músculo, ou seja, quando a tela parece penetrar mais profundamente na musculatura uretral, há risco de a paciente apresentar sintomas obstrutivos consequentes à excessiva compressão da tela.

Os compartimentos posterior e apical também podem ser avaliados pelo ultrassom translabial. Uma linha horizontal ao nível da margem inferior da sínfise púbica é traçada, a partir da qual se mede a distância até o útero e à porção caudal da retocele (Figura 63.11). Um descenso uterino é considerado significativo quando a distância é maior que 15 mm acima da sínfise púbica (correspondente ao ponto C em −4) e descenso posterior a partir de 15 mm abaixo da sínfise púbica (correspondente ao ponto Bp em −0,5) (Perniola et al., 2008).

Há alta associação entre quantificação do prolapso no exame físico e no ultrassom, especialmente em relação aos compartimentos anterior e apical. A dificuldade na avaliação do compartimento posterior se dá pela presença de gases e fezes na ampola retal, que pode ser minimizada pela realização de clister evacuativo e introdução de gel no canal anal (Dietz, 2014).

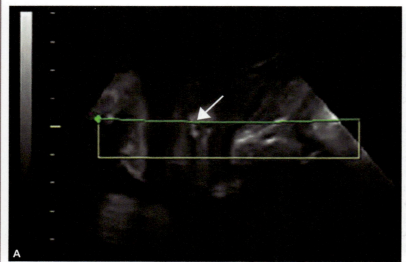
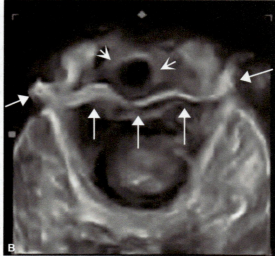

Figura 63.10 Tela de *sling* transobturador no plano sagital (**A**) e no plano axial com imagem renderizada (**B**). A tela está representada pelas setas, mostrando que circunda o rabdoesfíncter (telas pequenas), sem perfurar a fáscia. (Adaptada com permissão de: Dietz, 2011.)

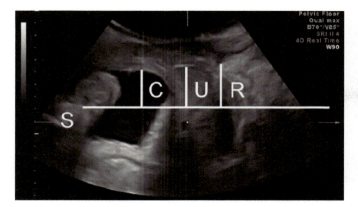

Figura 63.11 Quantificação do prolapso pelo ultrassom translabial, medido através de uma linha horizontal traçada na altura da margem inferior da sínfise púbica (S). Observam-se clinicamente cistocele (C) e prolapso uterino (U) de segundo grau. Não há prolapso significativo do compartimento posterior. R: ampola retal. (Adaptada com permissão de: Dietz, 2011.)

As imagens ultrassonográficas fornecem avaliação precisa das principais disfunções defecatórias, como identificação de retocele, enterocele, *anismus* e intussuscepção, com alta concordância em relação a defecografia, ressonância magnética e ultrassom endoanal. Com a avaliação da fáscia de Denonvillier ou retovaginal, é possível distinguir retocele verdadeira de hipermobilidade perineal. A graduação da retocele é medida pela distância da herniação à linha de orientação do canal anal, sendo o ponto de corte mais aceito de 20 mm (Figura 63.12) (Dietz et al., 2009; Dietz et al., 2015).

Na avaliação da imagem de cubo renderizada, os músculos levantadores são avaliados quanto à sua inserção no púbis bilateralmente. A avulsão dos levantadores tem sido associada com a presença de prolapso genital e é considerada um marcador de assistência obstétrica.

Uso de fórceps é o principal fator de risco para ocorrência de lesão uni ou bilateral nos músculos levantadores do ânus. A presença de laceração perineal grave também é considerada como risco para avulsão identificada pelo ultrassom.

Sua ocorrência não está associada com incontinência urinária, mas existem vários estudos que evidenciaram associação com surgimento do prolapso e sua recorrência. Metanálise recente analisou 12 estudos, com objetivo de avaliar o risco de recorrência e reoperação subjetiva ou objetiva do prolapso, e não identificou associação significativa (*odds ratio* [OR] 1,68; intervalo de confiança [IC] 95% 0,78 a 3,66).

Estima-se que metade das mulheres que apresentaram lesão nos levantadores pode evoluir com disfunção do assoalho pélvico 1 ano após o parto. Entretanto, ainda não está claro se métodos conservadores ou cirúrgicos são úteis para a correção da avulsão e prevenção das disfunções.

Para diagnóstico das lesões obstétricas de esfíncter anal (OASIS), também é realizado um escaneamento da região perineal para aquisição de um bloco de imagens, que pode ser analisado posteriormente. A avaliação do plano longitudinal (sagital) pode ajudar na localização da área de ruptura, que pode ser mais cefálica ao ânus e não ser passível de diagnóstico por exame clínico padrão. Ao realizar análise tomográfica das imagens, a identificação da lesão é por meio da descontinuidade da área circular dos esfíncteres externo e interno, que são hiperecoicos e hipoecoicos, respectivamente. Uma lesão significativa é considerada se houver descontinuidade > 30° em 4 de 6 *slices* (Figura 63.13).

URETROCISTOSCOPIA

A uretrocistoscopia é um procedimento simples, de baixa morbidade e que permite visualizar a uretra e a bexiga. Tem várias indicações diagnósticas e terapêuticas no âmbito da uroginecologia.

Das indicações diagnósticas, podemos citar a hematúria macroscópica e microscópica persistente, avaliação de complicações cirúrgicas, como corpo estranho suspeito, avaliação de fístulas urogenitais e divertículos uretrais, início repentino e recente de sintomas do trato urinário inferior, dor persistente ou grave na bexiga, achados ultrassonográficos suspeitos, citologia urinária suspeita ou positiva para neoplasia. Pode ser utilizada também como terapêutica nos casos de injeção intravesical de toxina botulínica, retirada de corpo estranho e injeção de

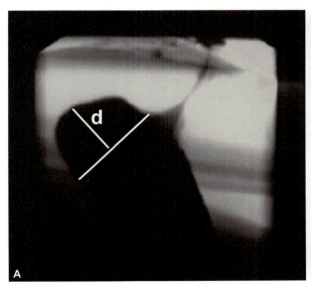
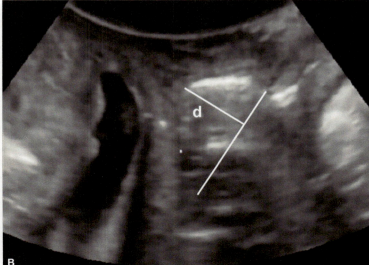

Figura 63.12 Típica retocele verdadeira, vista na defecografia (**A**) e no ultrassom translabial (**B**). (Adaptada com permissão de: Dietz, 2011.)

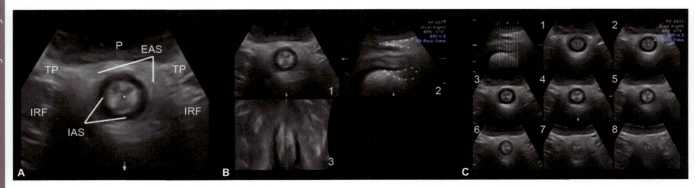

Figura 63.13 Lesão significativa. **A.** Visão coronal. **B.** Visão coronal, longitudinal e axial. **C.** *Slices* de imagem tomográfica em plano coronal, sendo o primeiro cranial ao esfíncter anal externo, na altura do puborretal, e o último *slice* caudal ao esfíncter anal interno, no nível da porção subcutânea. EAS: esfíncter anal externo; IAS: esfíncter anal interno; IRF: fáscia retal intermediária; P: púbis; TP: transverso do períneo. (Adaptada com permissão de: Dietz, 2011.)

agente de preenchimento uretral. A presença de infecção do trato urinário atual é uma contraindicação relativa, porque a instrumentação do trato urinário pode exacerbar a infecção (Gleason, 2013; Girão *et al.*, 2015).

O cistoscópio, que pode ser rígido ou flexível, compreende três componentes: ótica, ponte e camisa. As óticas estão disponíveis em vários ângulos de visão (0, 30, 70, 120°). As de 0° são úteis para a uretroscopia e os procedimentos de preenchimento periuretral. As de 30° são úteis para a obtenção de biópsias e para injeções intravesicais. As de 70° são as mais utilizadas para fins de diagnóstico dentro da bexiga. A ponte é a conexão entre a ótica e a bainha, e pode conter portas para a introdução de instrumentos na bexiga, como pinças de biópsia. Para os procedimentos ambulatoriais, uma única porta deve ser suficiente. A camisa cobre a ótica e contém o fluxo de entrada e saída para o meio de distensão. Os meios de distensão mais utilizados são água, solução salina e glicina. O meio de distensão deve ser colocado entre 80 e 100 cm acima da sínfise púbica da paciente (Gleason, 2013; Garcia-Perdomo *et al.*, 2013).

Após limpeza do meato uretral, a uretra é preparada usando-se lubrificante estéril e solúvel em água. Não há evidências de que a lidocaína intrauretral reduza o desconforto em mulheres submetidas à uretrocistoscopia. O cistoscópio é, então, inserido instilando o meio de distensão com ou sem o uso de obturador. A bexiga deve ser distendida com 300 a 500 mℓ de solução e deve ser examinada na íntegra de forma gradual para se visualizarem todos os quatro quadrantes, os orifícios ureterais e o trígono. De maneira sistemática, primeiramente se visualiza a bolha de ar às 12 horas, em seguida é feita uma varredura de 1 às 5 horas e de 11 às 7 horas, avaliando as paredes vesicais. Finalmente o trígono e óstios ureterais são observados. Pode-se observar o funcionamento ureteral nesse momento, principalmente quando se utiliza um corante urinário. Os achados benignos que podem ser observados são: compressão extrínseca da parede posterior pelo útero, ureter duplo, ureterocele, cistite cística, trabeculação de paredes vesicais, canais venosos proeminentes, cicatrizes, pigmentação e cisto de parede vesical. Os achados patológicos incluem: trigonite, inflamação, cistite glandular, cistite intersticial (incluindo lesão de Hunner), corpo estranho, fístula, divertículo, cálculo, câncer, entre outros. A uretroscopia pode ser realizada durante a saída e é facilitada pela utilização de óticas de 0 ou 30° (Gleason, 2013).

A complicação mais comum da uretrocistoscopia diagnóstica é a infecção do trato urinário, que ocorre após 2 a 8% dos casos. Essa complicação pode ser evitada pelo uso seleto de antibióticos profiláticos em mulheres com risco de desenvolver infecções do trato urinário. Esse grupo inclui mulheres com idade avançada, anomalias anatômicas do trato urinário, pobre estado nutricional, tabagistas, com imunodeficiência, incluindo uso crônico de esteroides. Sangramento pode ocorrer durante a uretrocistoscopia operatória e pode ser controlado com o uso criterioso de eletrocautério.

REFERÊNCIAS BIBLIOGRÁFICAS

ABRAMS, P. *et al.* The standardisation of terminology of lower urinary tract function: report from the Standardisation Sub-committee of the International Continence Society. *Neurourology and Urodynamics*, v. 21, n. 2, p. 167-178, 2002.

ABRAMS, P. *et al.* 5th International Consultation on Incontinence. 5th ed. Paris: European Association of Urology, 2013.

BEER-GABEL, M. *et al.* Dynamic transperineal ultrasound in the diagnosis of pelvic floor disorders: pilot study. *Diseases of the Colon and Rectum*, v. 45, n. 2, p. 239-245, 2002.

CARDOZO, L. *et al.* (ed) *Incontinence 7th edition*: ICI-ICS. Bristol, UK: International Continence Society, 2023. ISBN: 978-0-9569607-4-0.

CHANTARASORN, V.; DIETZ, H. Diagnosis of cystocele type by clinical examination and pelvic floor ultrasound. *Ultrasound in Obstetrics & Gynecology: The Official Journal of the International Society of Ultrasound in Obstetrics and Gynecology*, v. 39, n. 6, p. 710-714, 2012.

CHANTARASORN, V.; SHEK, K.; DIETZ, H. Sonographic appearance of transobturator slings: implications for function and dysfunction. *International urogynecology journal*, v. 22, p. 493-498, 2011.

D'ANCONA, C. A. L. *Avaliação urodinâmica e suas aplicações clínicas*. 1. ed. São Paulo: Atheneu, 2015.

DELANCEY, J. O. *et al.* Localized levator ani muscle abnormalities seen in MR images: site, size and side of occurrence. *International Urogynecology Journal*, v. 10S1, p. S20-1, 1999.

DIETZ, H. P. Ultrasound imaging of the pelvic floor: Parte 1: 2D aspects. *Ultrasound in Obstetrics & Gynecology: The Official Journal of the International Society of Ultrasound in Obstetrics and Gynecology*, v. 23, p. 80-92, 2004.

DIETZ, H. P. Pelvic floor ultrasound in incontinence: whats's in it for the surgeon? *International Urogynecology Journal*, v. 22, n. 9, p. 1085-1097, 2011.

DIETZ, H. P. Translabial ultrasound in the assessment of pelvic floor and anorectal function in women with defecatory disorders. *Techniques in Coloproctology*, v. 18, p. 481-494, 2014.

DIETZ, H. P. *et al.* Does avulsion of the puborectalis muscle affect bladder function? *International Urogynecology Journal*, v. 20, p. 967-972, 2009.

DIETZ, H. P.; CLARKE, B.; HERBISON, P. Bladder neck mobility and urethral closure pressure as predictors of genuine stress incontinence. *International Urogynecology Journal*, v. 13, n. 5, p. 289-293, 2002.

DIETZ, H. P.; PARDEY, J.; MURRAY, H. Pelvic floor and anal sphincter trauma should be key performance indicators of maternity services. *International Urogynecology Journal*, v. 26, p. 29-32, 2015.

DIETZ, H. P.; SHEK, C. The urethral motion profile: a new method for assessing urethral mobility. *Ultrasound in Obstetrics & Gynecology: The Official Journal of the International Society of Ultrasound in Obstetrics and Gynecology*, v. 30, n. 4, p. 448-449, 2007.

DOWLING-CASTRONOVO, A. Urinary incontinence assessment in older adults part I – transient urinary incontinence. *The American Journal of Nursing*, v. 109920, p. 67-71, 2009.

DRAKE, M. J. *et al.* Fundamentals of urodynamic practice, based on International Continence Society good urodynamic practices recommendations. International Continence Society Standards 2024: 2.

FRANCO, A. V.; LEE, F.; FYNES, M. Is there an alternative to pad tests? Correlation of subjective variables of severity of urinary loss to 1h pad test in women with stress urinary incontinence. *BJU International*, v. 102, n. 5, p. 586-590, 2008.

GARCIA-PERDOMO, H. A. *et al.* Efficacy of antibiotic prophylaxis in patients undergoing cystoscopy: a randomized clinical trial. *World Journal of Urology*, v. 31, n. 6, p. 1433-1439, 2013.

GIRÃO, M. J. B. C. *et al.* Tratado de uroginecologia e disfunções do assoalho pélvico. 1. ed. Barueri: Manole, 2015.

GLEASON, J. L. Cystoscopy and other urogynecologic procedures. *Obstetrics and Gynecology Clinics of North America*, v. 40, n. 4, p. 773-785, 2013.

HAYLEN, B. T. *et al.* An International Urogynecological Association (IUGA)/ International Continence Society (ICS) joint report on the terminology for female pelvic floor dysfunction. *International Urogynecology Journal*, v. 21, p. 5-26, 2010.

HUANG, W. C.; YANG, J. M. Bladder neck funneling on ultrasound cystourethrography in primary stress urinary incontinence: a sign associated with urethral hypermobility and intrinsic sphincter deficiency. *Urology*, v. 61, n. 5, p. 936-941, 2003.

KRUGER, J. A. *et al.* Pelvic floor function in nulliparous women using three-dimensional ultrasound and magnetic resonance imaging. *Obstetrics and Gynecology*, v. 111, n. 3, p. 631-638, 2008.

LEKSKULCHAI, O.; DIETZ, H. Detrusor wall thickness as a test for detrusor overactivity in women. *Ultrasound in Obstetrics & Gynecology: The Official Journal of the International Society of Ultrasound in Obstetrics and Gynecology*, v. 32, p. 535-539, 2008.

PAICK, J. S. *et al.* Significance of pad test loss for the evaluation of women with urinary incontinence. *Neurourology and Urodynamics*, v. 24, n. 1, p. 39-43, 2005.

PERNIOLA, G. *et al.* Defecation proctography and translabial ultrasound in the investigation of defecatory disorders. *Ultrasound in Obstetrics & Gynecology: The Official Journal of the International Society of Ultrasound in Obstetrics and Gynecology*, v. 31, n. 5, p. 567-571, 2008.

ROSIER, P. F. W. M. *et al.* International Continence Society Good Urodynamic Practices and Terms 2016: Urodynamics, uroflowmetry, cystometry, and pressure-flow study. *Neurourology and Urodynamics*, v. 36, n. 5, p. 1243-1260, 2017.

SANTORO, G. A. *et al.* State of the art: an integrated approach to pelvic floor ultrasonography. *Ultrasound in Obstetrics & Gynecology: The Official Journal of the International Society of Ultrasound in Obstetrics and Gynecology*, v. 37, n. 4, p. 381-396, 2011.

SCHÄFER, W. *et al.* Good urodynamic practices: uroflowmetry, filling cystometry, and pressure-flow studies. *Neurourology and Urodynamics*, v. 21, n. 3, p. 261-274, 2002.

WANG, C. C. *et al.* Use of a voiding dairy in the evaluation of overactive bladder and nocturia. *International Urogynecology Journal and Pelvic Floor Dysfunction*, v. 2, Suppl 1, p. 9-11, 2008.

CAPÍTULO 64

Bexiga Hiperativa

Emerson de Oliveira • Ana Paula Maturana • Carlos A. Del Roy • Gabrielle Gomes de Souza

INTRODUÇÃO

A síndrome da bexiga hiperativa (SBH) é definida pela International Continence Society (ICS) por meio da presença de sintomas de urgência urinária, em geral acompanhados de aumento da frequência miccional e noctúria, com ou sem incontinência associada, na ausência de infecção do trato urinário ou outras doenças, como diabetes descompensado, cálculos ou mesmo neoplasia de bexiga (Yamaguchi *et al.*, 2009).

Nos EUA, estudos mostram que a prevalência de SBH em mulheres gira em torno de 16,9%, e que esse número cresce com o avançar da idade, chegando até a 30,9% da população naquelas acima de 65 anos. Na Europa, há registro, na literatura, de que essa taxa pode atingir até 16,6% das mulheres com idade acima dos 40 anos (Robinson e Cardozo, 2019). Essa é uma condição que afeta de forma semelhante homens e mulheres. No entanto, nota-se uma tendência maior de urgeincontinência em mulheres (9,3% *versus* 2,6%) (Nitti *et al.*, 2021).

Para demonstrar a prevalência de SBH na população brasileira, o estudo mais recente realizado foi em 2015, no qual cinco cidades do território nacional foram avaliadas. Os autores incluíram pacientes acima dos 40 anos, e a ocorrência da doença foi semelhante entre homens e mulheres (25% e 24%, respectivamente). No entanto, um terço dos homens apresentava bexiga hiperativa molhada, ou seja, com incontinência associada, *versus* dois terços das mulheres (Soler *et al.*, 2018).

O impacto na qualidade de vida das pacientes com diagnóstico de bexiga hiperativa é um dos fatores que mais chamam a atenção. Isso porque reflete na vida pessoal, profissional e sexual das mulheres, ocasionando menor produtividade no trabalho, maior utilização de recursos de saúde, altos índices de ansiedade, depressão e crise nos relacionamentos (Dmochowski e Newman, 2007).

A abordagem da noctúria é crucial na discussão sobre a SBH, especialmente considerando seu impacto significativo na qualidade do sono das pacientes, uma vez que sua presença emerge como um dos principais fatores que comprometem o repouso adequado, afetando profundamente o bem-estar. Além disso, diversos outros elementos contribuem para a deterioração da qualidade do sono em mulheres de meia-idade e idosas. É importante destacar que a SBH não apenas está vinculada a um aumento nos níveis de estresse percebido e ansiedade, mas também a uma disfunção autonômica. Essas condições podem atuar de forma independente, exacerbando os desafios enfrentados por essas pacientes. Interessantemente, observa-se que mulheres com maior predisposição à insônia tendem a ser particularmente sensíveis à sensação de plenitude vesical durante a noite, o que pode resultar em múltiplos despertares. Essa sensibilidade exacerbada à necessidade de esvaziar a bexiga pode, portanto, ser um fator crítico que agrava a interrupção do sono em pacientes com SBH (Savoie *et al.*, 2020).

Outro ponto relevante é a associação com outras comorbidades, como fraturas e dermatite amoniacal. No primeiro caso, as quedas estão relacionadas às pacientes que despertam com desejo miccional inadiável e, por vezes, sofrem quedas, no ímpeto de chegar mais rápido ao banheiro. Isso aumenta, sobremaneira, os problemas enfrentados pela doente, além de gerar mais irritabilidade na paciente e contribuir para desestabilizar a harmonia conjugal pelos despertares noturnos frequentes (Wagg *et al.*, 2012).

A disfunção sexual feminina (DSF), segundo a American Foundation for Urologic Disease (AFUD), inclui diversos problemas sexuais, como desejo, excitação, orgasmo e dor, problema esse que costuma ser, além de comum, muito negligenciado, em especial pela falta de abordagem dos médicos e pelo receio das próprias pacientes em relatá-lo. De acordo com Balzarro *et al.* (2019), em revisão sistemática com 12 artigos internacionais, há associação entre bexiga hiperativa molhada e disfunção sexual. Além disso, o tratamento dessa condição é de fundamental relevância para melhora da DSF. Outras medidas, como o tratamento da atrofia urogenital por meio do uso intravaginal de estrogênios, parecem ter forte relevância, melhorando o relacionamento do casal e a qualidade de vida da paciente.

Essa doença conta com um importante impacto nos cofres públicos mundiais, em especial quando associada à incontinência urinária. Nos EUA, o custo total estimado com a SBH, em 2007, foi de US$ 65,9 bilhões, com um custo projetado para 2020 de US$ 82,6 bilhões ao ano. Importante ressaltar que esse custo tende a subir cada vez mais devido à alta incidência da doença na população idosa e considerando que, nas próximas décadas, há perspectiva do envelhecimento populacional com o aumento da expectativa de vida (Nitti *et al.*, 2021).

Ainda sobre o custo da doença, vale enfatizar que as pacientes com bexiga hiperativa visitam mais seus médicos do que outras sem essa condição. Em uma análise recente, foi observado que pacientes com SBH molhada, em uso de anticolinérgicos, impuseram um incremento de gastos aos cofres públicos de US$ 1.746 por pessoa/ano em comparação com as outras doenças crônicas quando não associadas à SBH, o que provoca um custo 33% maior no tratamento. Isso não só pela doença em si, mas por todos as ocorrências associadas (como fraturas, infecções urinárias, depressão, diabetes descompensado, entre outros (Durden *et al.*, 2018).

FISIOPATOLOGIA

A bexiga hiperativa apresenta uma rede complexa de mecanismos para explicar a sua ocorrência, e provavelmente existem inúmeros mecanismos ainda desconhecidos.

Em 2019, Peyronnet *et al.* (2019) sugeriram que há vários tipos de SBH, o que denominaram "fenótipos da doença".

Caracterização fenotípica de acordo com a demonstração urodinâmica de hiperatividade do detrusor

A hiperatividade do detrusor (HD) é um achado do estudo urodinâmico em que se evidencia contração involuntária do músculo detrusor, ou seja, há contração detrusora, sem que haja aumento da pressão abdominal, podendo ser espontânea ou provocada por manobras de esforço. O fato de nem todas as pacientes terem esse achado (em torno de 50%) aponta para outros mecanismos associados ao diagnóstico de bexiga hiperativa, como uma sinalização aferente da bexiga que parece levar a essa rede complexa de sintomas (Peyronnet *et al.*, 2019).

Hipótese miogênica

A teoria miogênica aponta para a existência de ligações elétricas disfuncionais entre as células do músculo detrusor. Drake *et al.* (2001) propuseram que a HD pode resultar de alterações histológicas do detrusor, levando a um acoplamento elétrico anormal das células musculares lisas, de modo que as micromovimentações fisiológicas se tornem sincronizadas em contrações detrusoras involuntárias ativas. Outros dados sugerem que a HD possa ser iniciada por mudanças no controle neural central do reflexo miccional (Chapple, 2014).

Hipótese urotelial

O aumento da atividade dos aferentes vesicais apoia a ideia de urgência resultante da disfunção urotelial/suburotelial em algumas pacientes, que pode se manifestar como HD. A urgeincontinência pode ser menos frequente nesse grupo, mas a frequência urinária ocasionalmente é mais comum, e isso por ser mediado por propriedades sensoriais e de sinalização anormais do urotélio e dos fibroblastos suburoteliais, bem como alguma disfunção simpática. Além da função sensorial do urotélio/suburotelial, contrações espontâneas da própria mucosa têm sido sugeridas como uma possível origem de urgência (Kushida e Fry, 2016).

Hipótese uretral

Na primeira metade do século XX, Barrington (1931) realizou estudos em animais, posteriormente aplicáveis em humanos, que apontam para um possível refluxo uretrovesical. Muitas pacientes experimentam essa sensação de refluxo quando mudam de posição, por exemplo: estavam deitadas e, ao se levantar, notam a ocorrência de urgência.

A posição da paciente na cistometria pode influenciar o aparecimento de contrações involuntárias do detrusor. Aquelas induzidas por Valsalva, por exemplo, têm sido propostas como uma forma de revelar HD nessas pacientes (Peyronnet *et al.*, 2019).

Hipótese supraespinhal

O controle neurológico central da micção tem sido muito estudado nas últimas décadas, e a capacidade reduzida de integrar funcionalmente as informações aferentes ou o controle inibitório supraespinhal reduzido sobre o reflexo da micção tem sido sugerida, desde o fim da década de 1990, como um possível mecanismo fisiopatológico da SBH, com o surgimento da imagem funcional do cérebro. Evidências mostram que existem dois subtipos distintos de bexiga "hiperativa cerebral": uma com e outra sem HD. Visando à questão da hiperatividade detrusora, a desativação no córtex pré-frontal parece ser a "assinatura neural" desse evento. A diferença na atividade supraespinhal entre pacientes com bexiga hiperativa com e sem HD demonstra que a idade avançada e maior carga de danos na substância branca em pacientes com HD estão associadas a um comprometimento urinário funcional mais grave. Talvez a grande resposta seja a hipoperfusão frontal. Os retreinamentos vesicais para a rede supraespinhal, por meio da estimulação do nervo sacral, por exemplo, têm sido eficazes na reorganização neuroplástica da atividade cortical. Algumas evidências sugerem que a estimulação do nervo tibial posterior (PTNS) também pode desencadear a reorganização plástica da rede cortical envolvida no controle da micção (Peyronnet *et al.*, 2019).

Hipoatividade do detrusor

A sintomatologia da hipoatividade do detrusor tem sobreposição com a da SBH e, inclusive, a urgência miccional foi o sintoma mais comum em pacientes com hipoatividade do detrusor comprovada urodinamicamente (visto em mais de 50% das pacientes) (Uren *et al.*, 2017).

Conforme esperado, os sintomas da bexiga hipoativa estão associados a uma prevalência aumentada de urgência, incontinência urinária de urgência e noctúria (Faraj *et al.*, 2016). Nessas pacientes com hipoatividade do detrusor e que apresentam urgência miccional, há aumento do resíduo pós-miccional e, consequentemente, redução da capacidade funcional da bexiga (Rademakers *et al.*, 2017). Além disso, a urgência miccional na hipoatividade do detrusor pode ser atribuída a infecções do trato urinário secundárias à retenção urinária crônica (Kim, 2015).

Defeitos anatômicos

De acordo com a teoria da integralidade criada por Petros e Ulmsten (1990), a ocorrência de incontinência urinária (exceto nos casos inflamatórios e neurogênicos) deriva de defeitos anatômicos da parede vaginal e/ou dos tecidos que fazem a sustentação do assoalho pélvico. Sendo assim, a correção cirúrgica promoveria uma estabilização dos mecanorreceptores da bexiga, evitando o desencadeamento precoce do reflexo da micção.

Fenótipos e bexiga hiperativa

Muitas doenças se associam à bexiga hiperativa, e por isso ela é um problema ainda mais grave de saúde pública. Entender esses mecanismos de associação é fundamental (Tabela 64.1).

Síndrome metabólica

Muitos estudos apontam para a relação entre obesidade e SBH igualmente em homens e mulheres. Isso se deve não só ao aumento da carga mecânica que estimula os nervos aferentes sensoriais do

Tabela 64.1 Fenótipos da bexiga hiperativa.

Fenótipos de acordo com fatores fisiopatológicos	Fenótipos de acordo com a demonstração urodinâmica de hiperatividade do detrusor
Síndrome metabólica	Miogênica
Transtornos afetivos	Uroteliogênica
Hipoestrogenismo	Uretrogênica
Microbiota urinária	Supraespinal
Distúrbios gastrintestinais	Uroteliomiogênica: hipoatividade do detrusor
Disfunções do sistema nervoso autônomo	

Adaptada de Peyronnet *et al.*, 2019.

trígono e do colo vesical, mas também está ligado ao estresse oxidativo, devido à inflamação sistêmica e à resistência insulínica que ocasiona isquemia pélvica crônica e disfunção do urotélio (Bunn *et al.*, 2015; He *et al.*, 2016). A maioria das opções terapêuticas parece ser menos eficaz nesse grupo de pacientes (Richter *et al.*, 2017), e apenas os agonistas do receptor beta-3-adrenérgico parecem ser úteis nessa população, com o devido ajuste de dose (isso porque essa medicação foi inicialmente pensada como uma antiobesidade) (Hainer, 2016). O que tem evidência robusta e importante impacto na melhora dos sintomas nesses pacientes é a perda de peso e a cirurgia bariátrica (quando bem indicada) (Ait *et al.*, 2017).

Transtornos afetivos/psicológicos

Pacientes com ansiedade e depressão podem apresentar um impacto vesical com o surgimento secundário de sintomas da SBH, o que pode estar ligado ao processamento central dos impulsos aferentes na região límbica do cérebro (Vrijens *et al.*, 2015). O que tem sido investigado como um contribuinte fisiopatológico comum de ambas as doenças é o fator liberador de corticotrofina (CRF) (Klausner e Steers, 2004). Um estudo realizado em modelo animal confirmou que, mediante o uso de uma substância antagonista do receptor tipo 1 de CRF, houve melhora dos sintomas da SBH, e isso pode apontar para uma possível via terapêutica (Wróbel *et al.*, 2017). A queda da serotonina foi tida como um outro candidato para justificar essa associação, uma vez que a redução nos seus níveis foi acompanhada de aumento da frequência urinária e hiperatividade detrusora (Chiba *et al.*, 2016). A duloxetina, que tem como principal mecanismo de ação a inibição da recaptação de noradrenalina e serotonina, tem impacto na melhora dos sintomas de urgência, em especial nas pacientes com diagnóstico de ansiedade/estresse. Dessa forma, esse fármaco serve como tratamento para ambas as condições (Steers *et al.*, 2007).

Hipoestrogenismo

Nas mulheres, com o surgimento da menopausa, devido à queda da produção hormonal, há um impacto importante na sintomatologia do trato urinário inferior, tendo em vista que existem receptores de estrogênio e progesterona na uretra, na bexiga e na musculatura do assoalho pélvico. Essas pacientes estão mais comumente expostas a infecções do trato urinário inferior e sintomas de ressecamento vaginal, associado a prurido e dor nas relações sexuais, que são os sintomas que englobam a chamada "síndrome geniturinária da menopausa" (SGM) (Portman *et al.*, 2014). Segundo uma recente metanálise da Cochrane, o uso de terapias locais contendo hormônios nas mulheres com a SGM parece melhorar, especialmente, os sintomas de urgeincontinência (Cody *et al.*, 2012).

Microbiota urinária

A concepção anteriormente aceita de que a urina é um fluido estéril foi refutada por descobertas recentes, as quais demonstram a existência de uma comunidade microbiana residente nesse meio (Aragón *et al.*, 2018). O DNA bacteriano (Pearce *et al.*, 2014) e uma carga maior de bactérias são encontrados nas pacientes com sintomas de bexiga hiperativa, ocasionando uma diminuição na diversidade dessa microbiota (Thomas-White *et al.*, 2016). Algumas espécies de *Lactobacillus*, por exemplo, *Lactobacillus crispatus*, podem identificar uma bexiga mais saudável e, devido à produção de ácido láctico, acabam por proteger o trato urinário inferior, auxiliando no controle de bactérias mais virulentas (Pearce *et al.*, 2014; Thomas-White *et al.*, 2016). No entanto, apesar de os estudos apontarem um benefício da proteção dos *Lactobacilli*, não há evidências científicas de que a administração intravaginal dessas bactérias possa contribuir no alívio da infecção de trato urinário de repetição ou mesmo na SBH (Pearce *et al.*, 2014). Um estudo recente mostrou que o microbioma urinário alterado parece estar associado a sintomas como ansiedade e depressão. Portanto, assim como um eixo cérebro-intestino já está bem estabelecido, parece haver um novo, incluindo a bexiga. Ainda faltam estudos para entender melhor esse mecanismo e se ele promove liberação de neurotransmissores, iguais ao do primeiro exemplo, mas está claro que houve um grande avanço (Wu *et al.*, 2017).

Distúrbios gastrintestinais

Está estabelecida uma ligação nervosa entre bexiga e cólon, chamada *cross-talk*. Isso porque eles apresentam a mesma origem embriológica (a partir da cloaca) e, desse modo, as vias neurais derivadas da medula inervam ambos os órgãos. Essas vias também podem promover uma sensibilização dos nervos aferentes de um dos órgãos pélvicos devido a um acometimento agudo no outro (Malykhina *et al.*, 2012).

A síndrome do intestino irritável é a condição que apresenta a maior correlação com a SBH, podendo se manifestar em até 33% das pacientes afetadas pela doença (Persson *et al.*, 2015). Tem havido um profundo interesse em estudar essa correlação, exatamente pelo surgimento da nomenclatura do eixo cérebro-intestino-bexiga (Reynolds *et al.*, 2016). Os tratamentos devem visar tanto à bexiga quanto ao intestino, quando houver sintomas, sendo a estimulação sacral nervosa (SNM) ou PTNS ótimas ferramentas (Booth *et al.*, 2013; Caremel *et al.*, 2012). Seguindo essa mesma linha de raciocínio, a duloxetina também tem ação terapêutica no manejo dessas pacientes, ao direcionar a sensibilização central (Peyronnet *et al.*, 2019).

Disfunções do sistema nervoso autônomo

Os nervos simpáticos, parassimpáticos e somáticos são determinantes conhecidos para o funcionamento fisiológico do trato urinário inferior. Assim, condições neurológicas como o parkinsonismo e a esclerose múltipla estão associadas à disfunção do trato urinário inferior (McLeod e Tuck, 1987). Blanc *et al.* (2001) foram os primeiros a hipotetizar que a disfunção subclínica do sistema nervoso autônomo poderia ser um fator relacionado à SBH "idiopática", hipótese posteriormente confirmada por Jong *et al.* (2005), que identificaram um desequilíbrio autonômico associado à SBH. Estudos subsequentes sugeriram que a disfunção simpática pode ser mais predominante que a disfunção parassimpática em pacientes com SBH, e que antimuscarínicos podem diminuir a disfunção parassimpática, melhorando os sintomas da doença (Aydogmus *et al.*, 2007), ao passo que a disfunção simpática pode prever uma resposta pobre a antimuscarínicos, indicando um possível papel para a utilização de agonistas beta-3 na restauração da ativação do caminho eferente simpático prejudicado (Ates *et al.*, 2016).

Como identificar os fenótipos da síndrome da bexiga hiperativa

O fracasso dos tratamentos de primeira linha deve motivar a busca em direção aos mecanismos/etiologias reais e ao tratamento adequado (Apostolidis *et al.*, 2017).

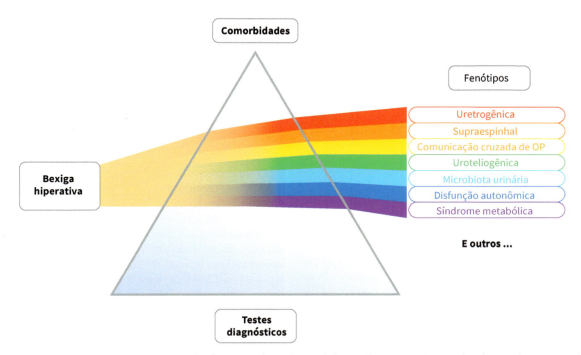

Figura 64.1 Abordagem de diagnóstico "prisma" dos fenótipos de síndrome da bexiga hiperativa. A nova abordagem diagnóstica deve buscar os fenótipos fisiopatológicos subjacentes, o que provavelmente pode ser alcançado por meio de um exame clínico detalhado (embora os sinais clínicos de alguns fenótipos ainda precisem ser identificados), eventualmente associado a urodinâmica e outros testes em casos selecionados. OP: órgãos pélvicos. (Adaptada de: Peyronnet et al., 2019.)

Abordagens hipotéticas para distinguir os diferentes padrões de SBH são delineadas a seguir, apoiando uma abordagem de "prisma" (Figura 64.1).

DIAGNÓSTICO

A avaliação inicial, como é habitual na prática médica, deve incluir anamnese e exame físico (Truzzi et al., 2016).

Apresentação clínica

A SBH geralmente se manifesta por meio de um conjunto de sintomas do trato urinário inferior. Os mais comumente relatados incluem urgência, aumento da frequência diurna, noctúria e incontinência de urgência. Além destes, as mulheres podem também relatar incontinência de esforço, enurese noturna e incontinência coital. Embora não existam sinais clínicos específicos em mulheres com SBH, é crucial realizar um exame pélvico para avaliar a presença de atrofia e/ou prolapso urogenitais. Em alguns casos, uma lesão neurológica subjacente, como a esclerose múltipla, pode ser identificada por meio de um exame neurológico básico (Robinson e Cardozo, 2019).

Investigação

Devido ao seu baixo custo e à sua natureza não invasiva, o exame de urina é solicitado para praticamente todas as pacientes com sintomas da doença. Para a maioria, uma vez descartadas a infecção urinária e a hematúria, o tratamento pode ser iniciado (Rovner et al., 2002). A ultrassonografia do trato urinário não é recomendada para avaliação inicial, contudo pode ser útil para o diagnóstico diferencial (Truzzi et al., 2016). É importante mencionar que, para excluir a disfunção miccional, todas as pacientes devem ter o volume de urina residual pós-miccional mensurado seja por ultrassonografia, seja por cateterização (Robinson e Cardozo, 2019).

O diário miccional é uma das mais importantes ferramentas para avaliar as pacientes com SBH, pois fornece dados quantificáveis e objetivos úteis para analisar a evolução após o início do tratamento (Gordon e Groutz, 2001). Os chamados "questionários de qualidade de vida" reservam-se aos estudos científicos e não devem ser considerados diagnóstico definitivo (Palleschi et al., 2006).

Avaliação urodinâmica

Embora a maioria das mulheres com sintomas de SBH possa ser avaliada com base em investigações simples, aquelas com sintomas refratários ou complexos podem se beneficiar de investigações urodinâmicas. Estas incluem urofluxometria, cistometria de enchimento e estudos de pressão/fluxo durante a micção (Robinson e Cardozo, 2019).

O teste urodinâmico deve ser realizado seguindo critérios de boa prática médica, quando os sintomas não permitem um diagnóstico claro, quando o tratamento empírico falha, na suspeita de associação a doenças neurológicas, na incontinência urinária mista, em pacientes com resíduo pós-miccional elevado ou em casos em que tratamentos mais invasivos são considerados (Yamaguchi et al., 2009; Scarpero, 2014; Bosch et al., 2011; Ghezzi et al., 2011).

Uretrocistoscopia

Embora a cistoscopia não seja útil no diagnóstico da SBH, ela pode ser usada para excluir outras causas dos sintomas associados à doença. A cistouretroscopia deve ser considerada em todas as mulheres que apresentam sintomas de "bandeira vermelha", como hematúria, síndrome da dor vesical, suspeita de tumor e cálculo vesicais, infecções recorrentes do trato urinário e incontinência recorrente (Robinson e Cardozo, 2019).

TRATAMENTO

As diretrizes mais recentes da American Urological Association (AUA) e da Society for Urodynamics, Female Pelvic Medicine and Urogenital Reconstruction (SUFU), publicadas em 2019, categorizam o manejo da SBH em quatro linhas de tratamento progressivas (Lightner *et al.*, 2019):

1. **Primeira linha**: manejo conservador, que inclui modificações comportamentais, como treinamento da bexiga, redução da ingestão de líquidos e cafeína, além de exercícios para fortalecimento do assoalho pélvico.
2. **Segunda linha**: terapia farmacológica, que envolve o uso de medicamentos antimuscarínicos ou agonistas beta-3-adrenérgicos para reduzir as contrações involuntárias da bexiga.
3. **Terceira linha**: intervenções minimamente invasivas, como injeções intradetrusoras de toxina onabotulínica A, neuromodulação sacral e estimulação do nervo tibial periférico, indicadas quando as terapias conservadoras e farmacológicas não forem eficazes.
4. **Quarta linha**: procedimentos cirúrgicos, como cistoplastia de aumento e derivação urinária, reservados para casos refratários às terapias anteriores e que apresentam impacto significativo na qualidade de vida do paciente.

Essa abordagem difere ligeiramente das diretrizes publicadas pela European Association of Urology (EAU), que categorizam o tratamento da incontinência urinária em não cirúrgico (ou não invasivo) *versus* cirúrgico (ou invasivo) (Nambiar *et al.*, 2018). Ambas as diretrizes, no entanto, enfatizam a importância de uma abordagem escalonada, iniciando com terapias menos invasivas e progredindo para opções mais invasivas, conforme necessário, levando em consideração as preferências e condições individuais da paciente.

Tratamento conservador

Após estabelecer o diagnóstico, pode-se então iniciar uma abordagem conservadora para o tratamento, que inclui mudanças no estilo de vida, modificação comportamental e treinamento dos músculos do assoalho pélvico e da bexiga (Tabela 64.2). A base dessa abordagem permanece na redução da cafeína, modificação da ingestão de líquidos, perda de peso, atividade física

Tabela 64.2 Tratamento conservador da síndrome da bexiga hiperativa.

Classificação	Tipo de tratamento
Modificações do estilo de vida	Nutrição (–); cafeína (–); ingestão de líquidos (–); alimentos ácidos/salgados/picantes e sucos (–); bebidas carbonatadas (–); vitamina D (+); perda de peso; exercício moderado; cessação do fumo
Treinamento dos músculos do assoalho pélvico	Exercícios de Kegel; exercícios do assoalho pélvico com *biofeedback*; estimulação elétrica do assoalho pélvico
Treinamento vesical	Micção programada; aumento progressivo do intervalo entre as micções

(–) Reduzir; (+) Suplementar. (Adaptada de Grinstein *et al.*, 2020.)

moderada (exercício direcionado aos músculos do assoalho pélvico e exercício físico regular diário; importante mencionar que exercícios de alto impacto podem aumentar o risco de incontinência) e cessação do tabagismo (Madhu *et al.*, 2015; Oliveira *et al.*, 2016).

Uma revisão recente sugere a suplementação de vitamina D e a evitação de sucos de frutas ácidas, bebidas carbonatadas, alimentos picantes, salgados e ácidos. Nem todos são apoiados por evidências científicas, mas a suposição é de que essas substâncias sirvam como "irritantes da bexiga" (Ernest *et al.*, 2015).

O treinamento dos músculos do assoalho pélvico (TMAP) deve ser oferecido a todas as pacientes para fortalecer a musculatura pélvica, com o objetivo de suprimir a urgência de urinar. Embora esse método careça de consistência na aplicação na prática clínica, a maioria das evidências concorda que ele deve ser considerado um tratamento de primeira linha para os sintomas (Dumoulin *et al.*, 2018). No entanto, permanece inconclusivo se o TMAP deve ser combinado ao mesmo tempo com outros tratamentos ativos (Ayeleke *et al.*, 2015).

Por fim, entre as medidas conservadoras, destacamos o treinamento vesical (TV), realizado por pelo menos 6 semanas com o objetivo de restaurar o controle cortical central por meio do esvaziamento programado da bexiga. Em uma revisão de sete ensaios clínicos randomizados nos quais o TV foi comparado com a terapia medicamentosa, apenas a oxibutinina foi superior ao TV no alívio dos sintomas da incontinência urinária (Rai *et al.*, 2012). No geral, esse método frequentemente apresenta eficácia comparável à farmacoterapia e é recomendado para pacientes que são física e cognitivamente capazes (Elnaggar *et al.*, 2020; Vaz *et al.*, 2019).

A duração apropriada da terapia conservadora antes da decisão de progredir para a terapia farmacológica é de 8 a 12 semanas (Lightner *et al.*, 2019).

Terapia farmacológica

Antimuscarínicos

As contrações vesicais são decorrentes do estímulo colinérgico dos receptores muscarínicos M2 e M3. Os antimuscarínicos inibem o efeito muscarínico da inervação parassimpática do trato urinário inferior e, por muito tempo, dominaram a farmacoterapia da SBH. Esse grupo de medicamentos aumenta a complacência, reduz a pressão intravesical e as contrações do detrusor. Sua eficácia foi demonstrada em muitos estudos controlados por placebo (White e Iglesia, 2016; Hsu *et al.*, 2019). Os efeitos colaterais incluem: boca seca; constipação intestinal; distúrbios visuais e cognitivos, levando a um tempo médio bastante curto para a descontinuação, que varia de 1 a 3,6 meses (Yeowell *et al.*, 2018). É necessário cuidado adicional ao prescrever antimuscarínicos na população idosa. Foi encontrado risco aumentado de deterioração da função cognitiva e alteração no metabolismo do sistema nervoso central durante o uso prolongado de fármacos antimuscarínicos. Para pacientes com doença cardíaca preexistente, agentes muscarínicos seletivos M3 podem ser preferíveis para evitar um efeito cardiovascular vagal. Além disso, a polifarmácia deve receber atenção especial, dado que esse grupo de medicamentos pode interagir com outras medicações para o metabolismo do citocromo P450, resultando em um efeito acumulativo anticolinérgico com outras drogas (Kerdraon *et al.*, 2014; Risacher *et al.*, 2016).

Uma revisão sistemática atualizada avaliou 51 ensaios clínicos randomizados comparando fármacos antimuscarínicos, beta-3-adrenérgicos e a terapia combinada de ambos (Hsu *et al.*, 2019). Apenas algumas diferenças estatisticamente significativas na eficácia e tolerabilidade entre os medicamentos foram encontradas (Tabela 64.3) (Hsu *et al.*, 2019). Um efeito benéfico adicional do tratamento anticolinérgico para pacientes com SBH foi recentemente demonstrado em um ensaio clínico no qual 85% das participantes relataram mudanças estatisticamente significativas no escore médio de Índice de Função Sexual Feminina (FSFI) (Cakir *et al.*, 2019).

Esses fármacos são contraindicados nos casos de glaucoma de ângulo fechado, não operados, e em pacientes com risco de retenção urinária (Kato *et al.*, 2005). No Brasil, há cinco anticolinérgicos disponíveis, todos com nível um de evidência clínica e grau de recomendação A: oxibutinina, tolterodina, darifenacina, cloreto de tróspio e solifenacina.

Oxibutinina

É uma amina terciária que, além do efeito antimuscarínico, apresenta também ação como relaxante muscular e anestésico local. Tem como efeito principal a inibição dos receptores M1 e M3. A oxibutinina tem sido utilizada para o tratamento da SBH em diversas formulações há cerca de quatro décadas. Está disponível em duas formas diferentes: formulações de liberação imediata e lenta. Tem sido usada para tratar os sintomas da SBH devido às suas propriedades anestésicas, antiespasmódicas e anticolinérgicas (Jirschele e Sand, 2013). Os principais efeitos da oxibutinina são o antagonismo do receptor muscarínico, o relaxamento da musculatura lisa do detrusor, a diminuição da pressão intravesical e o aumento da capacidade cistométrica (Yarker *et al.*, 1995).

É efetiva no tratamento da SBH na dosagem de 7,5 a 20 mg/dia. Thüroff *et al.* (1991) revisaram 15 ensaios clínicos randomizados de 476 pacientes tratados com a medicação. Eles encontraram uma redução média de 52% nos episódios de incontinência e de 33% na frequência. A melhora subjetiva foi de 74%, e os eventos adversos ocorreram em 70% dos pacientes. Com a oxibutinina, os efeitos colaterais mais relatados são boca seca, constipação intestinal, visão turva e sonolência (Baigrie *et al.*, 1988).

Na tentativa de melhorar a tolerabilidade da oxibutinina oral, foi desenvolvida a fórmula de liberação lenta. Em um estudo comparando as duas formulações, Gupta e Sathyan (1999) demonstraram que menos pacientes relataram efeitos desagradáveis com a fórmula de liberação lenta, melhorando assim a tolerabilidade e a interrupção do medicamento.

O estudo randomizado e duplo-cego OPERA (*Overactive bladder: Performance of Extended Release Agents*) demonstrou que, em pacientes com incontinência urinária de urgência (IUU), a oxibutinina de liberação lenta foi superior à tolterodina na redução dos episódios de frequência e IUU (Diokno *et al.*, 2003). Corroborando os dados anteriores, o estudo OBJECT (*Overactive Bladder: Judging Effective Control and Treatment*), também um ensaio prospectivo, randomizado e duplo-cego, encontrou que a oxibutinina de liberação lenta, em comparação com a tolterodina em participantes com IUU, reduziu de forma mais significativa os episódios semanais de IUU e a frequência urinária (Appell *et al.*, 2001).

Tolterodina

Potente antagonista competitivo, não apresenta seletividade para receptores muscarínicos, mas parece ter mais efeito na bexiga do que na glândula salivar. É utilizada na dose de 4 mg, 1 vez/dia. Sua eficácia foi comprovada por vários estudos clínicos randomizados e placebo-controlados envolvendo muitas pacientes. Estudos mostraram que sua eficácia é comparável à da oxibutinina, porém apresenta menos eventos adversos, principalmente xerostomia (Van Kerrebroeck *et al.*, 2001).

Darifenacina

É um antagonista dos receptores muscarínicos seletivo para os receptores M3. Um estudo com 560 pacientes e seguimento de 12 semanas demonstrou melhora significativa dos sintomas relacionados à SBH. Apesar da sua seletividade, o índice de efeitos colaterais é elevado, atingindo cerca de metade dos pacientes (Haab *et al.*, 2004). A dosagem é de 7,5 a 15 mg, 1 vez/dia (Chapple e Abrams, 2005).

Cloreto de tróspio

O cloreto de tróspio é uma amina quaternária. Com base em suas propriedades moleculares (sendo maior do que as aminas terciárias), teoricamente é menos provável que atravesse a barreira hematoencefálica e cause efeitos colaterais cognitivos. Além disso, a maior parte do tróspio é excretada de forma inalterada na urina, o que permite menos interações medicamentosas. Isso é preferível na população idosa devido à maior incidência de polifarmácia (Bhide *et al.*, 2023).

O cloreto de tróspio é um agente aprovado pela Food and Drug Administration (FDA) dos EUA desde 2004 e, no Brasil, a partir de 2020, para o tratamento da SBH. Estudos têm demonstrado que pacientes tratados com tróspio apresentam um aumento significativo na capacidade máxima da bexiga e maior probabilidade de relatar "melhora marcante" nos sintomas, incluindo redução da frequência urinária e urgência. Em idosos, os efeitos adversos no sistema nervoso central são menos comuns. O uso em pacientes com mais de 75 anos é possível, porém é importante verificar a função renal por meio do *clearance* de creatinina. Adicionalmente, é necessário cautela ao administrar o medicamento a pacientes idosos com comprometimento da função renal, pois pode ser necessário ajustar a dose (Bhide *et al.*, 2023).

Solifenacina

A solifenacina é um potente antagonista do receptor M3 que tem seletividade para os receptores M3 em relação aos receptores M2. Ela tem uma potência muito maior contra os receptores M3 no músculo liso do que contra os receptores M3 nas glândulas salivares (Srikrishna *et al.*, 2007). A seletividade da solifenacina para os receptores M3 pode ser constatada em uma série de evidências ao utilizar a droga na condução de pacientes com SBH.

Uma revisão sistemática da Cochrane que incluiu ensaios clínicos randomizados em pacientes com sintomas de SBH ou hiperatividade do detrusor e que comparou a eficácia e a segurança de medicações anticolinérgicas demonstrou que a solifenacina, em relação à tolterodina, foi associada a melhora significativa da qualidade de vida (dados de três ensaios), melhores índices de cura ou alívio dos sintomas (risco relativo [RR] = 1,25; intervalo de confiança [IC] 95% 1,13 a 1,39; dados de dois ensaios), melhora dos episódios de incontinência (dados de quatro estudos) e de urgência (dados de quatro ensaios), todos a favorecendo. Não houve diferença na interrupção das medicações devido a eventos adversos, mas, após a análise de sensibilidade, as taxas de boca seca (RR = 0,69, IC 95% 0,51 a 0,94) foram significativamente menores com solifenacina em comparação à tolterodina (Madhuvrata *et al.*, 2013).

Tabela 64.3 Terapia farmacológica opcional para bexiga hiperativa.

Nome do medicamento	Nome comercial	Apresentação	Dose e posologia	Vantagens	Desvantagens	Observações	Contraindicações
Oxibutinina	Incontinol® Frenurin® Retemic® Retemic UD®	5 mg	5 mg/dia a 20 mg/dia 1 a 4 cp/dia	Doses flexíveis – 2,5 a 5 mg, 3 vezes/dia	Efeitos adversos limitando a adesão – medicamento mais descontinuado	Cuidado em pacientes tomando inibidores de CYP3A4	Absolutas: • Glaucoma de ângulo fechado • Retenção urinária • Obstrução intestinal Relativas: • Obstrução urinária parcial
Tolterodina	Detrusitol®	4 mg	4 mg/dia 1 cp/dia	Boa tolerabilidade Dose diária única		Cuidado em pacientes tomando inibidores de CYP3A4 Liberação prolongada disponível	• Miastenia tratada • Estado de consciência alterado • Função cognitiva prejudicada
Cloridrato de tróspio	Spasmex®	30 mg	30 a 45 mg/dia 1 a 3 cp/dia	Boa tolerabilidade 2 vezes/dia			• Função hepática ou renal prejudicada • Motilidade intestinal diminuída
Fesoterodina	Não disponível no Brasil	4 mg	4 a 8 mg/dia 1 a 2 cp/dia	Superior à tolterodina em eficácia Doses flexíveis	Boca seca é comum Mais constipação intestinal que tolterodina	Cuidado em pacientes tomando inibidores de CYP3A4	Constipação intestinal • Doença oral relacionada
Solifenacina	Vesicare® Impere® Solly®	5 mg 10 mg 1 a 2 cp/dia	5 ou 10 mg/dia	Superior à tolterodina em eficácia Seletivo para M3 Perfil de segurança geralmente melhor que o da fesoterodina Dose diária única	Boca seca é comum em 10 mg		
Mirabegrona (β3-adrenérgico)	Myrbetric®	50 mg	50 mg/dia 1 cp/dia	Tão eficaz quanto anticolinérgicos Melhor tolerabilidade Dose diária única	Hipertensão Taquicardia	50 mg é a dose mais comumente prescrita Ajustar dose em caso de insuficiência hepática ou renal	Absolutas: • Hipertensão não controlada Relativas: • Síndrome do QT longo • Obstrução urinária parcial • Função hepática ou renal prejudicada

*No Brasil, há ainda a darifenacina 7,5 mg e 15 mg (dose 7,5 a 15 mg/dia), estando disponíveis o Fenazic® e o Enablex®. (Adaptada de Grinstein *et al.*, 2020.)

Wagg et al. (2012) avaliaram a persistência do uso de anticolinérgicos em pacientes com SBH no Reino Unido e, embora tenham encontrado baixa adesão em geral, as taxas de persistência foram maiores com solifenacina (187 versus 77 a 157 dias para outros anticolinérgicos). Além disso, aos 12 meses, as proporções de pacientes ainda com o tratamento original foram: solifenacina 35%; tolterodina de liberação lenta 28%; tolterodina 24%; oxibutinina de liberação lenta 26%; oxibutinina 22%; e darifenacina 17%.

Embora a terapia antimuscarínica permaneça como parte fundamental do tratamento da SBH, há evidências que sugerem que esses fármacos podem atuar no sistema nervoso central, provocando redução, a longo prazo, da função cognitiva e demência (Araklitis et al., 2017). Entretanto, um estudo observacional que incluiu 774 pacientes com mais de 70 anos não demonstrou efeitos cognitivos deletérios da solifenacina na dose de 5 ou 10 mg/dia. Foi observada uma diminuição em todos os sintomas da SBH, incluindo redução da urgência e frequência de micções urinárias. Os eventos adversos e as interrupções do tratamento foram baixos em 5,8 e 0,5%, respectivamente (Hampel et al., 2017).

Os efeitos cardíacos adversos potencialmente associados ao uso de alguns antimuscarínicos incluem aumento da frequência cardíaca e prolongamento do intervalo QT (Rosa et al., 2018). O aumento da frequência cardíaca em repouso foi associado a aumento da morbidade e mortalidade geral, particularmente em pacientes com doença cardiovascular (Andersson et al., 2011). Arana et al. (2018), em estudo que buscou estabelecer a segurança cardiovascular do uso de antimuscarínicos na bexiga hiperativa, encontraram que, em relação à tolterodina, os efeitos colaterais cardiovasculares foram maiores com a oxibutinina e reduzidos com o emprego de solifenacina.

Beta-3-adrenérgicos

Os receptores beta-3-adrenérgicos podem ser identificados no músculo detrusor e no urotélio. Uma vez ativados, eles causam o relaxamento do detrusor durante a fase de enchimento, o que melhora a capacidade da bexiga sem afetar a micção. Vários ensaios clínicos randomizados compararam a eficácia e a tolerabilidade da mirabegrona como monoterapia com placebo e outros medicamentos antimuscarínicos (Herschorn et al., 2013; Cui et al., 2014; Nitti et al., 2013). Uma metanálise de rede atualizada por Kelleher et al. (2018) incluiu um total de 64 estudos (n = 46.666) e encontrou que a mirabegrona 50 mg, 1 vez/dia, fornece eficácia semelhante à da maioria dos antimuscarínicos. A solifenacina 10 mg foi significativamente mais eficaz que a mirabegrona 50 mg, exceto na ocorrência de urgência miccional e pela redução de 50% nos episódios de incontinência. Avaliações de tolerabilidade mostraram que a mirabegrona 50 mg foi menos associada à boca seca e associou-se à leve melhora na constipação intestinal e retenção urinária. Esses dados são consistentes com metanálises anteriores (Sussman et al., 2017).

A avaliação agrupada de ensaios de 12 semanas mostrou uma taxa similar de desistências devido a evento adverso (Hsu et al., 2019), e a adesão ao tratamento com mirabegrona não foi muito superior à observada com antimuscarínicos (Chapple et al., 2017).

Terapia hormonal

O estrogênio melhora a arquitetura celular e as estruturas anatômicas do assoalho pélvico e do trato urinário inferior. Vários ensaios clínicos concluíram que a terapia estrogênica vaginal tende a melhorar os sintomas da SBH, sendo recomendada para pacientes na pós-menopausa que apresentam tais sintomas (Hanna-Mitchell et al., 2016; Robinson et al., 2014). Quanto ao papel do estrogênio sistêmico exógeno, ensaios clínicos relatam resultados conflitantes e nenhuma eficácia clara foi estabelecida (Hanna-Mitchell et al., 2016; Robinson et al., 2014).

Tratamento para síndrome da bexiga hiperativa moderada, grave e refratária

A falha em alcançar os resultados esperados com as medidas anteriores é obviamente frustrante para a paciente e desafiadora para o médico. Tratamentos minimamente invasivos de 3ª e 4ª linhas, incluindo injeções de toxina botulínica intravesicais, neuromodulação sacral e eletroestimulação percutânea do nervo tibial posterior, podem ser oferecidos. Esses tratamentos são reservados para pacientes refratários ou graves que não obtiveram sucesso com terapia conservadora/farmacológica e que estão dispostos a se submeter a procedimentos invasivos.

Injeção intravesical de toxina botulínica

Em 2009, a toxina botulínica tipo A foi aprovada pela Agência Nacional de Vigilância Sanitária (Anvisa) para o tratamento da SBH. A terapia é realizada por meio de uma injeção cistoscópica, que pode ser feita em um consultório com anestesia local ou sob sedação em centro cirúrgico (Figura 64.2). O medicamento (tipicamente 100 unidades) é injetado em aproximadamente 20 alíquotas por toda a bexiga. Acredita-se que o efeito do medicamento seja secundário à inibição da liberação pré-sináptica de acetilcolina e, como tal, os receptores muscarínicos na bexiga não podem ser ativados (Nitti, 2006).

Em vários ensaios randomizados multicêntricos, a injeção de toxina onabotulínica A mostrou maior eficácia do que o placebo na melhora dos sintomas da SBH (Chapple et al., 2013). Mais recentemente, um ensaio randomizado comparando a injeção de toxina onabotulínica A (200 unidades) e a neuromodulação sacral encontrou resultado semelhante na redução dos sintomas da SBH entre os tratamentos no acompanhamento de 2 anos (Amundsen et al., 2018). Nesse estudo, foram utilizadas 200 unidades de toxina onabotulínica A, enquanto a dose inicial

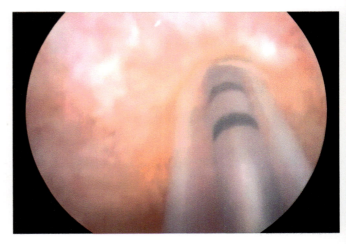

Figura 64.2 Injeção intravesical de toxina onabotulínica. (Fonte: Setor de Uroginecologia e Disfunções do Assoalho Pélvico do Centro Universitário FMABC.)

tipicamente empregada é de 100 unidades, o que pode impactar em alguns dos achados do estudo. A resposta à injeção de toxina onabotulínica A é transitória, com um tempo médio para reinjeção de aproximadamente 6 a 7 meses (Dmochowski *et al.*, 2010; Nitti *et al.*, 2016). No entanto, respostas duradouras com repetição da injeção foram relatadas até 3,5 anos em estudos prospectivos (Nitti *et al.*, 2016).

Os riscos do procedimento incluem hematúria, infecção do trato urinário e retenção urinária. Dado o risco de retenção urinária, os pacientes devem concordar e ser capazes de realizar a autocateterização, se for necessário. A taxa de retenção urinária é variável entre os estudos, mas a maioria relata uma taxa entre 4 e 10% (Amundsen *et al.*, 2018; Nitti *et al.*, 2016). Se a retenção urinária ocorrer, ela dura em média 8 semanas (Nitti *et al.*, 2016).

Neuromodulação sacral

A neuromodulação sacral é um procedimento avançado que envolve o implante cirúrgico de eletrodos na raiz nervosa sacral S3 com um gerador de impulsos elétricos implantado no tecido subcutâneo (Leng e Chancellor, 2005). Essa técnica representa uma opção terapêutica inovadora, destinada primordialmente a pacientes que não obtiveram sucesso com tratamentos convencionais, destacando-se por ser uma alternativa menos invasiva em comparação aos procedimentos cirúrgicos tradicionais, ao manter a integridade anatômica do sistema urinário (Raju e Linder, 2020).

Embora o mecanismo exato de ação da neuromodulação sacral ainda não esteja plenamente elucidado, é amplamente aceito que os impulsos elétricos gerados influenciam tanto as fibras nervosas aferentes quanto as eferentes, modulando a atividade neural no trato urinário (Leng e Chancellor, 2005).

O processo de implantação do eletrodo é meticulosamente dividido em duas fases. Inicialmente, realiza-se uma fase de teste, durante a qual o eletrodo permanente é também implantado, minimizando assim o risco de complicações e reduzindo as chances de resultados falso-negativos (Leng e Chancellor, 2005). A colocação precisa do eletrodo é facilitada pelo uso de radioscopia. Pacientes que demonstram uma resposta positiva ao tratamento – evidenciada por melhora subjetiva e um aumento de mais de 50% na eficácia, conforme registrado em diários miccionais, dentro de um período de 1 a 4 semanas – são então elegíveis para receber o implante definitivo (Laviana *et al.*, 2014).

As taxas de sucesso do procedimento variam entre 60 e 75%, refletindo melhora significativa na qualidade de vida das pacientes tratadas. No entanto, como ocorre com qualquer intervenção médica, existem potenciais complicações associadas à neuromodulação sacral. As mais comuns incluem dor no local do implante (21 a 25%), dor no local de implantação do gerador (17%), migração do eletrodo (9 a 16%), infecção (7%) e retenção urinária (2%). Esses dados sublinham a importância de uma avaliação cuidadosa e de um acompanhamento rigoroso das pacientes submetidas a esse tratamento (Laviana *et al.*, 2014).

Estimulação percutânea do nervo tibial posterior

A estimulação percutânea do nervo tibial posterior (EPNTP) é realizada por meio da colocação de uma agulha periférica que estimula o nervo tibial posterior. Foi aprovada pela FDA em 2010 para o tratamento da SBH refratária. O tratamento é realizado em um ambiente ambulatorial, envolvendo o uso de uma pequena agulha-eletrodo percutânea (calibre 34) inserida próximo ao nervo tibial posterior, no nível do maléolo medial. A agulha é então estimulada por um gerador de pulso externo. Os impulsos elétricos são transmitidos ao longo do nervo tibial até o segmento S3 do plexo sacral pélvico, o que permite que ele influencie os reflexos de micção. Ao fim da sessão de tratamento de 30 minutos, a agulha é removida. Os tratamentos são então realizados semanalmente por 12 semanas com aquelas pacientes que alcançam resultados adequados, prosseguindo para a terapia de manutenção (aproximadamente a cada 3 semanas). Essa terapêutica demonstrou, em ensaios randomizados, ter eficácia significativamente melhor do que medicamentos anticolinérgicos e placebo (Peters *et al.*, 2009; Peters *et al.*, 2010). Em uma revisão sistemática dos estudos disponíveis, a EPNTP mostrou uma taxa de sucesso terapêutico variando de 54 a 59%. Comparada à neuromodulação sacral, a EPNTP é menos invasiva e apresenta menores complicações, entretanto tem taxas de sucesso inferiores e exige mais dedicação de tempo por parte da paciente (Tutolo *et al.*, 2018).

As contraindicações para essa terapia incluem pacientes com tendência a sangramentos, neuropatia periférica, portadores de marca-passo cardíaco e pacientes que estão grávidas ou considerando engravidar durante o tratamento (Raju e Linder, 2020).

Outras modalidades de tratamento

Diversas modalidades de terapias alternativas e complementares têm sido descritas na literatura como potenciais abordagens para o manejo dos sintomas irritativos vesicais. Entre essas terapias, destacam-se a acupuntura, o *mindfulness*, a ioga e o *tai chi*. Estudos preliminares sugerem resultados promissores dessas intervenções no alívio dos sintomas e na melhora da qualidade de vida das pacientes acometidas por disfunções vesicais. A acupuntura, uma técnica milenar da medicina tradicional chinesa, tem demonstrado efeitos benéficos na regulação da atividade da bexiga e na redução da frequência urinária e da urgência miccional. O *mindfulness*, uma prática de atenção plena e meditação, tem sido associado à diminuição do estresse e da ansiedade, fatores que podem exacerbar os sintomas vesicais. Similarmente, a ioga e o *tai chi*, por meio de seus movimentos suaves e respiração controlada, parecem contribuir para o relaxamento da musculatura pélvica e para a promoção do equilíbrio do sistema nervoso autônomo. No entanto, apesar dos resultados encorajadores, é importante ressaltar que essas terapias alternativas ainda carecem de evidências científicas robustas e estudos clínicos bem delineados para comprovar sua eficácia e segurança a longo prazo no tratamento dos sintomas irritativos vesicais (Wieland *et al.*, 2019; Cho *et al.*, 2017; Adelstein e Lee, 2016; Hargreaves *et al.*, 2022).

Tratamento cirúrgico

O tratamento cirúrgico é considerado uma opção de última linha, reservada para casos refratários de SBH. Assim, essa modalidade terapêutica é indicada quando os sintomas persistirem e comprometerem significativamente a qualidade de vida da paciente, apesar das múltiplas tentativas de tratamento clínico bem conduzido. As principais técnicas cirúrgicas empregadas são as ampliações vesicais e as derivações urinárias (Gormley *et al.*, 2015).

REFERÊNCIAS BIBLIOGRÁFICAS

ADELSTEIN, S. A.; LEE, U. J. The role of mindfulness in urinary urgency symptoms. *Current Bladder Dysfunction Reports*, v. 11, n. 1, p. 38-44, 2016.

AIT, S. *et al.* Effect of bariatric surgery on urinary and fecal incontinence: prospective analysis with 1-year follow-up. *Surgery for Obesity and Related Diseases*, v. 13, n. 2, p. 305-312, 2017.

AMUNDSEN, C. L. *et al.* Two-year outcomes of sacral neuromodulation versus onabotulinumtoxina A for refractory urgency urinary incontinence: a randomized trial. *European Urology*, v. 74, n. 1, p. 66-73, 2018.

ANDERSSON, K.-E.; CAMPEAU, L.; OLSHANSKY, B. Cardiac effects of muscarinic receptor antagonists used for voiding dysfunction. *British Journal of Clinical Pharmacology*, v. 72, n. 2, p. 186-196, 2011.

APOSTOLIDIS, A. D *et al.* Can we create a valid treatment algorithm for patients with drug resistant overactive bladder (OAB) syndrome or detrusor overactivity (DO)? Results from a think tank (ICI-RS 2015). *Neurourology and Urodynamics*, v. 36, n. 4, p. 882-893, 2017.

APPELL, R. A. *et al.* Prospective randomized controlled trial of extended-release oxybutynin chloride and tolterodine tartrate in the treatment of overactive bladder: results of the OBJECT study. *Mayo Clinic Proceedings*, v. 76, n. 4, p. 358-363, 2001.

ARAGÓN, I. M. *et al.* The urinary tract microbiome in health and disease. *European Urology Focus*, v. 4, n. 1, p. 128-138, 2018.

ARAKLITIS, G. *et al.* Anticholinergic prescription: are healthcare professionals the real burden? *International Urogynecology Journal*, v. 28, n. 8, p. 1249-1256, 2017.

ARANA, A. *et al.* Variation in cardiovascular risk related to individual antimuscarinic drugs used to treat overactive bladder: a UK cohort study. *Pharmacotherapy*, v. 38, n. 6, p. 628-637, 2018.

ATES, E. *et al.* Impact of sympathetic dysfunction in the etiology of overactive bladder in women: a preliminary study. *Neurourology and Urodynamics*, v. 35, n. 1, p. 26-28, 2016.

AYDOGMUS, Y. *et al.* Is overactive bladder a nervous or bladder disorder? Autonomic imaging in patients with overactive bladder via dynamic pupillometry. *World Journal of Urology*, v. 35, n. 3, p. 467-472, 2007.

AYELEKE, R. O.; HAY-SMITH, E. J. C.; OMAR, M. I. Pelvic floor muscle training added to another active treatment versus the same active treatment alone for urinary incontinence in women. *Cochrane Database of Systematic Reviews*, v. 11, p. CD010551, 2015.

BAIGRIE, R. J. *et al.* Oxybutynin: is it safe? *British Journal of Urology*, v. 62, n. 4, p. 319-322, 1988.

BALZARRO, M. *et al.* Impact of overactive bladder-wet syndrome on female sexual function: a systematic review and meta-analysis. *Sexual Medicine Reviews*, v. 7, n. 4, p. 565-74, 2019.

BARRINGTON, F. J. F. The component reflexes of micturition in the cats, parts 1 and 2. *Brain*, v. 54, n. 2, p. 177-188, 1931.

BHIDE, A. A.; DIGESU, G. A.; SWIFT, S. Overactive bladder medication – do we need to revisit trospium chloride for our elderly patients? *International Urogynecology Journal*, v. 34, n. 5, p. 961-962, 2023.

BLANC, F. *et al.* Activity of the autonomous nervous system measured based on the variability of heart rate in female urinary incontinence. *Progrès en Urologie*, v. 11, n. 3, p. 492-497, 2001.

BOOTH, J. *et al.* A feasibility study of transcutaneous posterior tibial nerve stimulation for bladder and bowel dysfunction in elderly adults in residential care. *Journal of the American Medical Directors Association*, v. 14, n. 4, p. 270-274, 2013.

BOSCH, J. L. H. R. *et al.* Constructing trials to show whether urodynamic studies are necessary in lower urinary tract dysfunction. *Neurourology and Urodynamics*, v. 30, n. 5, p. 735-740, 2011.

BUNN, F. *et al.* Is there a link between overactive bladder and the metabolic syndrome in women? A systematic review of observational studies. *International Journal of Clinical Practice*, v. 69, n. 2, p. 199-217, 2015.

CAKIR, S. S. *et al.* The effect of overactive bladder treatment with anticholinergics on female sexual function in women: a prospective observational study. *International Urology and Nephrology*, v. 51, n. 1, p. 27-32, 2019.

CAREMEL, R. *et al.* Can sacral neuromodulation improve minor incontinence symptoms in doubly incontinent patients successfully treated for major incontinence symptoms? *Urology*, v. 79, n. 1, p. 80-85, 2012.

CHAPPLE, C. Chapter 2: Pathophysiology of neurogenic detrusor overactivity and the symptom complex of "overactive bladder". *Neurourology and Urodynamics*, v. 33, Suppl. 3, p. S6-13, 2014.

CHAPPLE, C. R.; ABRAMS, P. Comparison of darifenacin and oxybutynin in patients with overactive bladder: assessment of ambulatory urodynamics and impact on salivary flow. *European Urology*, v. 48, n. 1, p. 102-109, 2005.

CHAPPLE, C. *et al.* Onabotulinumtoxin A 100 U significantly improves all idiopathic overactive bladder symptoms and quality of life in patients with overactive bladder and urinary ncontinence: a randomised, doubleblind, placebo-controlled trial. *European Urology*, v. 64, n. 2, p. 249-256, 2013.

CHAPPLE, C. R. *et al.* Persistence and adherence with mirabegron versus antimuscarinic agents in patients with overactive bladder: a retrospective observational study in UK clinical practice. *European Urology*, v. 72, n. 3, p. 389-399, 2017.

CHIBA, H. *et al.* The role of serotonergic mechanism in the rat prefrontal cortex for controlling the micturition reflex: an in vivo microdialysis study. *Neurourology and Urodynamics*, v. 35, n. 8, p. 902-907, 2016.

CHO, J. L.; LEE, E. N.; LEE, M. S. Effects of tai chi on symptoms and quality of life in women with overactive bladder symptoms: a non-randomized clinical trial. *European Journal of Integrative Medicine*, v. 12, p. 189-195, 2017.

CODY, J. D. *et al.* Oestrogen therapy for urinary incontinence in post-menopausal women. *Cochrane Database of Systematic Reviews*, v. 10, n. 10, p. CD001405, 2012.

CUI, Y. *et al.* The efficacy and safety of mirabegron in treating OAB: a systematic review and meta-analysis of phase III trials. *International Urology and Nephrology*, v. 46, n. 1, p. 275-284, 2014.

DIOKNO, A. C. *et al.* Prospective, randomized, double-blind study of the efficacy and tolerability of the extended-release formulations of oxybutynin and tolterodine for overactive bladder: results of the OPERA trial. *Mayo Clinic Proceedings*, v. 78, n. 6, p. 687-695, 2003.

DMOCHOWSKI, R. *et al.* Efficacy and safety of onabotulinumtoxinA for idiopathic overactive bladder: a double-blind, placebo controlled, randomized, dose ranging trial. *Journal of Urology*, v. 184, n. 6, p. 2416-2422, 2010.

DMOCHOWSKI, R. R.; NEWMAN, D. K. Impact of overactive bladder on women in the United States: results of a national survey. *Current Medical Research and Opinion*, v. 23, n. 1, p. 65-76, 2007.

DRAKE, M. J.; MILLS, I. W.; GILLESPIE, J. I. Model of peripheral autonomous modules and a myovesical plexus in normal and overactive bladder function. *The Lancet*, v. 358, n. 9279, p. 401-403, 2001.

DUMOULIN, C.; CACCIARI, L. P.; HAY-SMITH, E. J. C. Pelvic floor muscle training versus no treatment, or inactive control treatments, for urinary incontinence in women. *Cochrane Database of Systematic Reviews*, v. 10, n. 10, p. CD005654, 2018.

DURDEN, E. *et al.* The economic burden of overactive bladder (OAB) and its effects on the costs associated with other chronic, age-related comorbidities in the United States. *Neurourology and Urodynamics*, v. 37, n. 5, p. 1641-1649, 2018.

ELNAGGAR, A. *et al.* Variations in implementation of bladder training for overactive bladder: an online international survey. *Journal of Obstetrics and Gynaecology*, v. 40, n. 5, p. 684-687, 2020.

ERNST, M. *et al.* Diet modification for overactive bladder: an evidence-based review. *Current Bladder Dysfunction Reports*, v. 10, n. 1, p. 25-30, 2015.

FARAJ, K. *et al.* A cross-sectional study in the USA of the epidemiology and quality of life of underactive bladder symptoms. *International Urology and Nephrology*, v. 48, n. 11, p. 1797-1802, 2016.

GHEZZI, A. *et al.* Recommendations for the management of urinary disorders in multiple sclerosis: a consensus of the Italian Multiple Sclerosis Study Group. *Neurological Sciences*, v. 32, n. 6, p. 1223-1231, 2011.

GORMLEY, E. A. *et al.* Diagnosis and treatment of overactive bladder (nonneurogenic) in adults: AUA/SUFU guideline amendment. *Journal of Urology*, v. 193, n. 5, p. 1572-1580, 2015.

GORDON, D.; GROUTZ, A. Evaluation of female lower urinary tract symptoms: overview and update. *Current Opinion in Obstetrics and Gynecology*, v. 13, n. 5, p. 521-527, 2001.

GRINSTEIN, E. *et al.* Update on non-invasive treatment for female overactive bladder. *Journal of Gynecology Obstetrics and Human Reproduction*, v. 49, n. 3, p. 101683, 2020.

GUPTA, S. K.; SATHYAN, G. Pharmacokinetics of an oral once-a-day controlled-release oxybutynin formulation compared with immediate-release oxybutynin. *Journal of Clinical Pharmacology*, v. 39, n. 3, p. 289-296, 1999.

HAAB, F.; STEWART, L.; DWYER, P. Darifenacin, an M3 selective receptor antagonist, is an effective and well-tolerated once-daily treatment for overactive bladder. *European Urology*, v. 45, n. 4, p. 420-429, 2004.

HAINER, V. Beta3-adrenoreceptor agonist mirabegron – a potential antiobesity drug? *Expert Opinion on Pharmacotherapy*, v. 17, n. 16, p. 2125-2127, 2016.

HAMPEL, C *et al.* Solifenacin in the elderly: results of an observational study measuring efficacy, tolerability and cognitive effects. *Urologia Internationalis*, v. 98, n. 3, p. 350-357, 2017.

HANNA-MITCHELL, A. T. *et al.* Do we need to know more about the effects of hormones on lower urinary tract dysfunction? ICI-RS 2014. *Neurourology and Urodynamics*, v. 35, n. 2, p. 299-303, 2016.

HARGREAVES, E. *et al*. Acupuncture for treating overactive bladder in adults. *Cochrane Database of Systematic Reviews*, v. 9, n. 9, p. CD013519, 2022.

HE, Q. *et al*. Metabolic syndrome, inflammation and lower urinary tract symptoms: possible translational links. *Prostate Cancer and Prostatic Diseases*, v. 19, n. 1, p. 7-13, 2016.

HERSCHORN, S. *et al*. A phase III, randomized, double-blind, parallel-group, placebo-controlled, multicentre study to assess the efficacy and safety of the β₃ adrenoceptor agonist, mirabegron, in patients with symptoms of overactive bladder. *Urology*, v. 82, n. 2, p. 313-320, 2013.

HSU, F. C. *et al*. Updating the evidence on drugs to treat overactive bladder: a systematic review. *International Urogyneology Journal*, v. 30, n. 10, p. 1603-1617, 2019.

JIRSCHELE, K.; SAND, P. K. Oxybutynin: past, present, and future. *International Urogynecology Journal*, v. 24, n. 4, p. 595-604, 2013.

JONG, B. C. *et al*. Analysis of heart rate variability in female patients with overactive bladder. *Urology*, v. 65, n. 6, p. 1109-1112, 2005.

KATO, K. *et al*. Managing patients with an overactive bladder and glaucoma: a questionnaire survey of Japanese urologists on the use of anticholinergics. *BJU International*, v. 95, n. 1, p. 98-101, 2005.

KELLEHER, C. *et al*. Efficacy and tolerability of mirabegron compared with antimuscarinic monotherapy or combination therapies for overactive bladder: a systematic review and network meta-analysis. *European Urology*, v. 74, n. 3, p. 324-333, 2018.

KERDRAON, J. *et al*. Impact on cognitive function of anticholinergic drugs used for the treatment of overactive bladder in the elderly. *Progrès en Urologie*, v. 24, n. 11, p. 672-681, 2014.

KIM, D. K. Origin of urgency symptom in underactive bladder: commentary on "underactive bladder: clinical features, urodynamic parameters, and treatment" (Int Neurourol J 2015;19:185-9). *International Neurourology Journal*, v. 19, n. 4, p. 293-294, 2015.

KLAUSNER, A. P.; STEERS, W. D. Corticotropin releasing factor: a mediator of emotional influences on bladder function. *Journal of Urology*, v. 172, n. 6, p. 2570-2573, 2004.

KUSHIDA, N.; FRY, C. H. On the origin of spontaneous activity in the bladder. *BJU International*, v. 117, n. 6, p. 982-992, 2016.

LAVIANA, A.; JELLISON, F.; KIM, J. H. Sacral neuromodulation for refractory overactive bladder, interstitial cystitis, and painful bladder syndrome. *Neurosurgery Clinics of North America*, v. 25, n. 1, p. 33-46, 2014.

LENG, W. W.; CHANCELLOR, M. B. How sacral nerve stimulation neuromodulation works. *Urologic Clinics of North America*, v. 32, n. 1, p. 11-18, 2005.

LIGHTNER, D. J. *et al*. Diagnosis and Treatment of Overactive Bladder (Non-Neurogenic) in Adults: AUA/SUFU Guideline Amendment 2019. *Journal of Urology*, v. 202, n. 3, p. 558-563, 2019.

MADHU, C. *et al*. The functional effects of cigarette smoking in women on the lower urinary tract. *Urologia Internationalis*, v. 95, n. 4, p. 478-482, 2015.

MADHUVRATA, P. *et al*. Which anticholinergic drug for overactive bladder symptoms in adults. *Cochrane Database of Systematic Reviews*, v. 2, p. CD005429, 2013.

MALYKHINA, A. P. *et al*. Do the urinary bladder and large bowel interact, in sickness or in health?: ICI-RS 2011. *Neurourology and Urodynamics*, v. 31, n. 3, p. 352-358, 2012.

MCLEOD, J. G.; TUCK, R. R. Disorders of the autonomic nervous system: Part 1. Pathophysiology and clinical features. *Annals of Neurology*, v. 21, n. 5, p. 419-430, 1987.

NAMBIAR, A. K. *et al*. EAU Guidelines on Assessment and Nonsurgical Management of Urinary Incontinence. *European Urology*, v. 73, n. 4, p. 596-609, 2018.

NITTI, V. W. Botulinum toxin for the treatment of idiopathic and neurogenic overactive bladder: state of the art. *Reviews in Urology*, v. 8, n. 4, p. 198, 2006.

NITTI, V. W. *et al*. Durable efficacy and safety of long-term onabotulinumtoxinA treatment in patients with overactive bladder syndrome: final results of a 3.5-year study. *Journal of Urology*, v. 196, n. 3, p. 791-800, 2016.

NITTI, V. W. *et al*. Results of a randomized phase III trial of mirabegron in patients with overactive bladder. *Journal of Urology*, v. 189, n. 4, p. 1388-1395, 2013.

NITTI, V. W.; PATEL, A.; KARRAM, M. Diagnosis and management of overactive bladder: a review. *Journal of Obstetrics and Gynaecology Research*, v. 47, n. 5, p. 1654-1665, 2021.

OLIVERA, C. K. *et al*. Nonantimuscarinic treatment for overactive bladder: a systematic review. *American Journal of Obstetrics and Gynecology*, v. 215, n. 1, p. 34-57, 2016.

PALLESCHI, G. *et al*. Correlation between the overactive bladder questionnaire (OAB-q) and urodynamic data of Parkinson disease patients affected by neurogenic detrusor overactivity during antimuscarinic treatment. *Clinical Neuropharmacology*, v. 29, n. 4, p. 220-229, 2006.

PEARCE, M. M. *et al*. The female urinary microbiome: a comparison of women with and without urgency urinary incontinence. *mBio*, v. 5, n. 4, 2014.

PERSSON, R. *et al*. The relationship between irritable bowel syndrome, functional dyspepsia, chronic fatigue and overactive bladder syndrome: a controlled study 6 years after acute gastrointestinal infection. *BioMed Central Gastroenterology*, v. 15, p. 66, 2015.

PETERS, K. M. *et al*. Randomized trial of percutaneous tibial nerve stimulation versus extended-release tolterodine: results from the overactive bladder innovative therapy trial. *Journal of Urology*, v. 182, n. 3, p. 1055-1061, 2009.

PETERS, K. M. *et al*. Randomized trial of percutaneous tibial nerve stimulation versus Sham efficacy in the treatment of overactive bladder syndrome: results from the SUmiT trial. *Journal of Urology*, v. 183, n. 4, p. 1438-1443, 2010.

PETROS, P. E. P.; ULMSTEN, U. I. An integral theory of female urinary incontinence: experimental and clinical considerations. *Acta Obstetricia et Gynecologica Scandinavica*, v. 69, n. 153, p. 7-31, 1990.

PEYRONNET, B. *et al*. A comprehensive review of overactive bladder pathophysiology: on the way to tailored treatment. *European Urology*, v. 75, n. 6, p. 988-1000, 2019.

PORTMAN, D. J. *et al*. Genitourinary syndrome of menopause: new terminology for vulvovaginal atrophy from the International Society for the Study of Women's Sexual Health and the North American Menopause Society. *Journal of Sexual Medicine*, v. 11, n. 12, p. 2865-2872, 2014.

RADEMAKERS, K. L. *et al*. Prediction of sacral neuromodulation treatment success in men with impaired bladder emptying–time for a new diagnostic approach. *Neurourology and Urodynamics*, v. 36, n. 3, p. 808-810, 2017.

RAI, B. P. *et al*. Anticholinergic drugs versus non-drug active therapies for non-neurogenic overactive bladder syndrome in adults. *Cochrane Database of Systematic Reviews*, v. 12, n. 12, p. CD003193, 2012.

RAJU, R.; LINDER, B. J. Evaluation and treatment of overactive bladder in women. *Mayo Clinic Proceedings*, v. 95, n. 2, p. 370-377, 2020.

REYNOLDS, W. S. *et al*. Does central sensitization help explain idiopathic overactive bladder? *Nature Reviews Urology*, v. 13, n. 8, p. 481-491, 2016.

RICHTER, H. E. *et al*. Characteristics associated with treatment response and satisfaction in women undergoing onabotulinumtoxinA and sacral neuromodulation for refractory urgency urinary incontinence. *Journal of Urology*, v. 198, n. 4, p. 890-896, 2017.

RISACHER, S. L. *et al*. Association between anticholinergic medication use and cognition, brain metabolism, and brain atrophy in cognitively normal older adults. *JAMA Neurology*, v. 73, n. 6, p. 721-732, 2016.

ROBINSON, D. *et al*. Oestrogens and overactive bladder. *Neurourology and Urodynamics*, v. 33, n. 7, p. 1086-1091, 2014.

ROBINSON, D.; CARDOZO, L. Managing overactive bladder. *Climacteric*, v. 22, n. 3, p. 250-256, 2019.

ROSA, G. M. *et al*. Cardiovascular effects of antimuscarinic agents and beta3-adrenergic receptor agonist for the treatment of overactive bladder. *Expert Opinion on Drug Safety*, v. 17, n. 5, p. 487-497, 2018.

ROVNER, E. S. *et al*. Evaluation and treatment of the overactive bladder. *Revista do Hospital das Clínicas da Faculdade de Medicina da Universidade de São Paulo*, v. 57, n. 1, p. 39-48, 2002.

SAVOIE, M. B. *et al*. Beyond the bladder: poor sleep in women with overactive bladder syndrome. *American Journal of Obstetrics and Gynecology*, v. 222, n. 6, p. 600.e1-600.e13, 2020.

SCARPERO, H. Urodynamics in the evaluation of female LUTS: when are they helpful and how do we use them? *Urologic Clinics of North America*, v. 41, n. 3, p. 429-438, 2014.

SOLER, R. *et al*. The prevalence of lower urinary tract symptoms (LUTS) in Brazil: results from the epidemiology of LUTS (Brazil LUTS) study. *Neurourology and Urodynamics*, v. 37, n. 4, p. 1356-1364, 2018.

SRIKRISHNA, S. *et al*. Management of overactive bladder syndrome. *Postgraduate Medical Journal*, v. 83, n. 981, p. 481-486, 2007.

STEERS, W. D. *et al*. Duloxetine compared with placebo for treating women with symptoms of overactive bladder. *BJU International*, v. 100, n. 2 p. 337-345, 2007.

SUSSMAN, D. *et al*. Adherence and persistence of mirabegron and anticholinergic therapies in patients with overactive bladder: a real-world claims data analysis. *International Journal of Clinical Practice*, v. 71, n. 3-4, 2017.

THOMAS-WHITE, K. J. *et al*. Incontinence medication response relates to the female urinary microbiota. *International Urogynecology Journal*, v. 27, n. 5, p. 723-733, 2016.

THÜROFF, J. W. *et al.* Randomized, double-blind, multicenter trial on treatment of frequency, urgency and incontinence related to detrusor hyperactivity: oxybutynin versus propantheline versus placebo. *Journal of Urology*, v. 145, n. 4, p. 813-816, 1991.

TRUZZI, J. C. *et al.* Overactive bladder – 18 years – part I. *International Brazilian Journal of Urology*, v. 42, n. 2, p. 188-198, 2016.

TUTOLO, M. *et al.* Efficacy and safety of sacral and percutaneous tibial neuromodulation in non-neurogenic lower urinary tract dysfunction and chronic pelvic pain: a systematic review of the literature. *European Urology*, v. 73, n. 3, p. 406-418, 2018.

UREN, A. D. *et al.* Qualitative exploration of the patient experience of underactive bladder. *European Urology*, v. 72, n. 3, p. 402-407, 2017.

VAN KERREBROECK, P. *et al.* Tolterodine once-daily: superior efficacy and tolerability in the treatment of the overactive bladder. *Urology*, v. 57, n. 3, p. 414-421, 2001.

VAZ, C. T. *et al.* Effectiveness of pelvic floor muscle training and bladder training for women with urinary incontinence in primary care: a pragmatic controlled trial. *Brazilian Journal of Physical Therapy*, v. 23, n. 2, p. 116-124, 2019.

VRIJENS, D. *et al.* Affective symptoms and the overactive bladder – a systematic review. *Journal of Psychosomatic Research*, v. 78, n. 2, p. 95-108, 2015.

WAGG, A. *et al.* Persistence with prescribed antimuscarinic therapy for overactive bladder: a UK experience. *British Journal of Urology International*, v. 110, n. 11, p. 1767-1774, 2012.

WHITE, N.; IGLESIA, C. B. Overactive bladder. *Obstetrics and Gynecology Clinics of North America*, v. 43, n. 1, p. 59-68, 2016.

WIELAND, L. S. *et al.* Yoga for treating urinary incontinence in women. *Cochrane Database of Systematic Reviews*, v. 2, n 2, p. CD012668, 2019.

WRÓBEL, A. *et al.* SN003, a CRF1 receptor antagonist, attenuates depressive-like behavior and detrusor overactivity symptoms induced by 13-cis-retinoic acid in rats. *European Journal of Pharmacology*, v. 812, p. 216-224, 2017.

WU, P. *et al.* Urinary microbiome and psychological factors in women with overactive bladder. *Frontiers in Cellular and Infection Microbiology*, v. 7, p. 488, 2017.

YAMAGUCHI, O. *et al.* Clinical guidelines for overactive bladder: guidelines. *International Journal of Urology*, v. 16, n. 2, p. 126-142, 2009.

YARKER, Y. E.; GOA, K. L.; FITTON, A. Oxybutynin: a review of its pharmacodynamic and pharmacokinetic properties, and its therapeutic use in detrusor instability. *Drugs Aging*, v. 6, n. 3, p. 243-262, 1995.

YEOWELL, G. *et al.* Real-world persistence and adherence to oral antimuscarinics and mirabegron in patients with overactive bladder (OAB): a systematic literature review. *BMJ Open*, v. 8, n. 11, p. e021889, 2018.

CAPÍTULO 65

Incontinência Urinária de Esforço

Rodrigo de Aquino Castro • Raquel Martins Arruda • Rodrigo Cerqueira de Souza • Letícia Maria de Oliveira

INTRODUÇÃO

Segundo a International Continence Society, incontinência urinária é toda perda involuntária de urina (Haylen *et al.*, 2010). A incontinência urinária de esforço (IUE), em sua forma mais comum, é definida como toda perda de urina decorrente de algum esforço físico como pular, correr e tossir, e está relacionada à hipermobilidade da uretra ou à deficiência do esfíncter. Tal afecção compromete de maneira importante a qualidade de vida, determinando limitações físicas, sociais e emocionais, inclusive com aumento significativo dos sintomas depressivos (Townsend *et al.*, 2014).

A prevalência da IU é extremamente variável, dependendo da faixa etária e da população estudada. Alguns trabalhos mostram que a prevalência, nas mulheres jovens, varia de 12 a 42%. Já em mulheres na pós-menopausa, a variação é de 17 a 55% (Townsend *et al.*, 2014; Hannestad *et al.*, 2000). O estudo EPINCONT analisou 27.936 mulheres e observou que 25% apresentavam algum tipo de incontinência urinária; 7% dessas mulheres se sentiam incomodadas por essa afecção a ponto de solicitar algum tipo de tratamento. Observaram, ainda, que 50% dessas mulheres apresentavam IUE (Hannestad *et al.*, 2000; Parazzini *et al.*, 2000).

O impacto econômico da IUE é extremamente alto. Estima-se que cerca de 12 bilhões de dólares sejam gastos anualmente nos EUA com a afecção (Chong *et al.*, 2011).

FISIOPATOLOGIA

Acredita-se que a IUE seja causada pela associação de fatores de risco, sendo os mais importantes o número de gestações, a via de parto e o envelhecimento tecidual. O parto vaginal pode provocar danos nas estruturas de suporte e sustentação do assoalho pélvico e da uretra, tais como a mucosa vaginal, músculos, fáscia endopélvica e ligamentos. Essas estruturas são formadas principalmente pelas musculaturas lisa e estriada, e pelo tecido conjuntivo (DeLancey, 1994; Enhorning, 1961). Alguns estudos descrevem alterações bioquímicas e moleculares nos tecidos de mulheres com IUE quando comparadas às mulheres continentes, tais como: a significativa redução na quantidade de colágeno tipos I e III ao redor da uretra e na fáscia pubocervical, a diminuição na relação músculo estriado/tecido conjuntivo, bem como a redução histológica das fibras musculares estriadas; e lesões nervosas parciais no esfíncter estriado uretral. Dessa forma, acredita-se que danos aos componentes da uretra, com consequente redução da pressão intrauretral, estejam associados à fisiopatologia da IU (DeLancey, 1994; Enhorning, 1961).

Na tentativa de explicar a fisiopatologia da doença, diversas teorias foram propostas.

Teoria da equalização da pressão intra-abdominal

Enhorning, em 1967, publicou a "Teoria da Equalização da Pressão Intra-Abdominal", que preconiza que a condição básica para a continência seria a topografia intra-abdominal do colo vesical (McGuire *et al.*, 1976). Estando a junção uretrovesical abaixo da borda inferior da sínfise púbica, a pressão intra-abdominal se transmitirá apenas à bexiga, e não à uretra, ocasionando o aumento da pressão intravesical sem o concomitante aumento da pressão intrauretral, o que determina a saída de urina.

Deficiência esfincteriana intrínseca

Em 1976, McGuire, após estudos do efeito da rizotomia sacral na função vesical e uretral, introduziu o conceito de deficiência uretral intrínseca (DEI) (Toews, 1967). O déficit do mecanismo intrínseco da uretra assume importância pela dificuldade inerente a sua correção; perde-se o efeito selante da coaptação da mucosa ou alteram-se as forças de fechamento uretral, formadas pela submucosa, pelos músculos liso e estriado e pelo coxim vascular periuretral.

Diversos fatores de risco para a DEI foram propostos, dentre os quais se destacam: idade avançada e cirurgia pélvica prévia. A apresentação clínica desse subtipo de incontinência de esforço também foi evidenciada por diferentes meios. Assim, uma baixa pressão de fechamento uretral – arbitrariamente definida como menor que 20 cmH_2O –, uma baixa pressão de perda sob esforço ou uma uretra fixa com colo aberto à fluoroscopia passaram a ser utilizadas como parâmetros clínicos de DEI (Petros e Ulmsten, 1990).

Considerando o parâmetro de pressão de perda sob esforço (*Valsalva leak point pressure*), em 1993, McGuire propôs uma classificação que considerava valores abaixo de 60 cmH_2O como consequência de DEI e acima de 90 cmH_2O como IUE secundária a causas anatômicas (hipermobilidade uretral) (Girão *et al.*, 2009). As pacientes com valores intermediários (entre 60 e 90 cmH_2O) seriam portadoras de uma combinação de defeitos anatômicos e deficiência esfincteriana intrínseca.

Teoria da rede

Em 1994, DeLancey introduziu uma teoria para combinar perda de suporte uretral e disfunção esfincteriana (Bo, 2012). Baseado em estudos cadavéricos, o autor descreveu que a uretra repousa sobre uma camada de suporte de fáscia endopélvica e da parede vaginal anterior. Essa camada seria estabilizada por meio de suas conexões com o arco tendíneo e a musculatura do assoalho pélvico. A fáscia pubocervical forneceria um suporte ao colo vesical como uma rede (*hammock*, em inglês), e assim criaria um anteparo para compressão da uretra proximal durante aumentos da pressão intra-abdominal. A perda desse suporte comprometeria uma transmissão igualitária das pressões intra-abdominais. Essa parte da teoria combina os conceitos institu-ídos por Bonney e Enhörning.

Teoria integral da incontinência urinária feminina

Em 1990, Papa Petros e Ulf Ulmsten publicaram a "Teoria Integral", segundo a qual a continência seria controlada por um complexo eixo de forças que tracionaria a uretra anteriormente e por outro eixo de forças que tracionaria a bexiga posteriormente. Lesão principalmente no eixo de forças anterior formado essencialmente pelo ligamento pubouretral (PUL) levaria a mulher a perder urina.

DIAGNÓSTICO CLÍNICO

O diagnóstico inicia-se pela anamnese. Vale ressaltar que muitas mulheres não relatam a queixa de perda de urina espontaneamente, por vergonha ou por considerarem a condição normal e parte inevitável do processo de envelhecimento (Rodríguez *et al.*, 2003).

Nesse sentido, estudos mostram que a queixa espontânea de incontinência urinária corresponde a aproximadamente 10% a 20% das consultas de um ambulatório geral de ginecologia. Entretanto, quando se indaga essa questão, o número sobe para cerca de 40% (Rodríguez *et al.*, 2003).

Durante a anamnese, é importante questionar o tipo de perda de urina, fatores que pioram ou desencadeiam a perda, tempo de sintomatologia, tratamentos prévios (e qual foi a resposta a eles) e se há ou não necessidade de uso de absorventes (Rodríguez *et al.*, 2003).

Deve-se, ainda, pesquisar afecções sistêmicas (como doenças neurológicas e diabetes, por exemplo) e o uso de medicações que podem apresentar efeitos colaterais no trato urinário. Questionar também a respeito de sintomas relacionados aos prolapsos genitais e à incontinência a gases e fezes, visto que é comum sua associação com a incontinência urinária (Rodríguez *et al.*, 2003).

Os objetivos do exame físico são reproduzir e caracterizar a perda de urina, descartar alterações neurológicas e identificar distopias e outras afecções pélvicas. É realizado com a paciente em posição ginecológica e ortostática, preferencialmente com a bexiga confortavelmente cheia. A paciente deve ser solicitada a tossir e ou realizar manobra de Valsalva. Caso haja perda de urina, esta deve ser caracterizada (Rodríguez *et al.*, 2003).

Na inspeção dos órgãos genitais externos, avaliar sinais de hipoestrogenismo e de dermatite amoniacal. Na presença de distopias acentuadas, deve-se realizar a redução do prolapso para a pesquisa de incontinência urinária oculta (Rodríguez *et al.*, 2003).

A integridade da musculatura do assoalho pélvico deve ser obrigatoriamente pesquisada. Importante também pesquisar alguns reflexos, como o bulbocavernoso, da tosse e anocutâneo. Tais reflexos, quando normais, indicam integridade do arco reflexo sacral e do componente motor do nervo pudendo (Rodríguez *et al.*, 2003).

DIAGNÓSTICO LABORATORIAL

Os exames de urina tipo I e urocultura são indispensáveis para se afastarem infecções do trato urinário. A avaliação do resíduo pós-miccional (utilizando-se preferencialmente a ultrassonografia)

também faz parte da propedêutica básica da incontinência urinária (Rodríguez *et al.*, 2003). O resíduo pós-miccional pode estar aumentado nas obstruções infravesicais e nos casos de hipocontratilidade do detrusor.

Para a avaliação da severidade e do impacto dos sintomas, os questionários de qualidade de vida constituem-se no método de escolha, visto que a anamnese, além da baixa acurácia, não é reprodutível. Dessa forma, os questionários têm-se mostrado úteis para direcionar intervenções, avaliar e comparar tratamentos (McGuire *et al.*, 1976). Para Rodriguez *et al.*, o impacto dos sintomas urinários é subestimado pelos médicos em 25 a 37% das vezes (Fantl *et al.*, 1996). Aqui no Brasil existem diferentes questionários de qualidade de vida validados.

O teste do absorvente ou *pad test* é uma forma objetiva de avaliar a incontinência urinária. Serve para documentar e quantificar a perda de urina, além de ser útil na monitorização dos efeitos do tratamento. É especialmente recomendado nos casos de incontinência urinária cuja perda não foi detectada no exame clínico e no estudo urodinâmico (Rodríguez *et al.*, 2003).

O *pad test* consiste na colocação de um absorvente previamente pesado junto ao meato uretral externo por um período determinado, durante o qual a paciente executa atividades normais do seu dia a dia (longa duração) ou exercícios que as simulem (curta duração). A seguir, o absorvente é retirado e seu peso é comparado ao do início do teste. A diferença de peso maior que 1 g caracteriza a perda involuntária de urina (Rodríguez *et al.*, 2003).

A avaliação da mobilidade uretral não é indicada de rotina, mas apenas quando se cogita indicar as injeções periuretrais, visto que estas apresentam melhor resultado nos casos de uretra fixa (Rodríguez *et al.*, 2003).

Essa avaliação pode ser realizada por meio do teste do cotonete (*Q-tip test*) ou por ultrassonografia (método preferível, devido às baixas sensibilidade e especificidade do teste do cotonete, além de ele ser invasivo) (Rodríguez *et al.*, 2003).

Na propedêutica complementar da incontinência urinária, destaca-se o estudo urodinâmico. Esse exame permite identificar, entre outros distúrbios urinários, eventuais contrações involuntárias do detrusor e alterações no esvaziamento vesical, condições que podem comprometer o sucesso de qualquer proposta terapêutica (American College of Obstetricians and Gynecologists, 2014).

O estudo urodinâmico não está indicado na avaliação inicial da incontinência urinária, especialmente quando vai ser indicado tratamento clínico. Com relação às indicações no pré-operatório de cirurgias para correção de IUE, não há consenso na literatura (van Leijsen *et al.*, 2013; National Institute for Health and Care Excellence, s/d; Lim e Dwyer, 2009).

Alguns estudiosos, bem como a Society of Urodynamics, indicam o exame como rotina no pré-operatório, visto que ele pode indicar o tratamento específico para pacientes com defeito esfincteriano uretral (Blaivas *et al.*, 1997; American College of Obstetricians and Gynecologists, 2005).

Por outro lado, diferentes autores concordam que não há necessidade de se realizar o estudo urodinâmico no pré-operatório de pacientes com IUE não complicada (definida como resíduo pós-miccional < 150 mℓ; teste de esforço positivo; primeira cirurgia; ausência de prolapsos genitais que ultrapassem o introito vaginal; ausência de doença neurológica) (van Leijsen *et al.*, 2013; Lim e Dwyer, 2009).

Para esses autores, o exame deve ser indicado em casos de falha de tratamento, incontinência recidivada pós-cirurgia, presença de sintomas mistos e quando houver suspeita de dificuldades de esvaziamento vesical (Lim e Dwyer, 2009; Bo, 2012).

É importante ressaltar que, no Brasil, na saúde suplementar, é obrigatória a realização do estudo urodinâmico, previamente a um procedimento cirúrgico.

TRATAMENTO

Tratamento fisioterápico

A terapêutica da IUE subdivide-se em cirúrgica e clínica, e o tratamento não cirúrgico, conservador, vem ganhando realce nos últimos anos pela melhora dos resultados e dos poucos efeitos colaterais que provoca. O alto custo e a elevada prevalência dessa afecção justificam os estudos de técnicas mais simples que consigam restaurar a continência urinária e, por conseguinte, a qualidade de vida. Baseados nesse fato, vários tratamentos surgiram, com o intuito de restabelecer a função dos músculos e dos nervos que compõem o assoalho pélvico. Entre as técnicas não cirúrgicas, assinalam-se os exercícios perineais, o *biofeedback*, a eletroestimulação e os cones vaginais (Castro *et al.*, 2008). Vale ressaltar que atualmente a International Continence Society recomenda o tratamento conservador como a primeira linha terapêutica da IUE.

Exercícios perineais/biofeedback

Os exercícios terapêuticos para o assoalho pélvico foram descritos, inicialmente, por Arnold Kegel, em 1948, como programa de tratamento para mulheres com IUE. Como o ganho de força muscular somente é obtido pela combinação de pouca frequência com contrações progressivamente mais fortes, preconizam-se algumas repetições ao dia, porém com aumento gradativo da intensidade da força e do tempo de contração (Castro *et al.*, 2008; Dumoulin *et al.*, 2014; Moroni *et al.*, 2016; Wilson *et al.*, 1984).

Alguns programas de tratamento para a IUE com os exercícios perineais têm a duração de 3 semanas, outros 4 meses ou até 5 meses. O número de repetições, o tempo de contração e de repouso entre as séries não está definido, porém pode-se afirmar que a repetição de 300 a 400 contrações diárias, preconizadas por Kegel, é ineficaz para o fortalecimento muscular, além de ser impraticável nos dias atuais (Castro *et al.*, 2008; Dumoulin *et al.*, 2014).

As taxas de sucesso dessa técnica são muito semelhantes às das demais técnicas, variando de 30 a 80% (Castro *et al.*, 2008; Dumoulin *et al.*, 2014).

O *biofeedback* é definido como técnica que visa melhorar os sintomas urinários por meio da conscientização da paciente. Utilizam-se métodos fisiológicos mensuráveis para educá-la. Empregam-se aparelhos que emitem sinais sonoros ou ondas elétricas quando ocorre o relaxamento uretral. Atualmente os aparelhos monitorizam a pressão abdominal para indicar a utilização incorreta da musculatura acessória. O *biofeedback* tem sido utilizado em associação com outras técnicas comportamentais, porém as taxas de cura e de melhora com a associação de técnicas ainda são conflitantes na literatura (Castro *et al.*, 2008).

Segundo a revisão da Cochrane publicada por Dumoulin *et al.* (2014), os exercícios supervisionados para os músculos do assoalho pélvico devem ser oferecidos como primeira linha de tratamento para os diferentes tipos de incontinência urinária feminina. As melhores evidências estão relacionadas ao manejo da IUE, com mais de 50 estudos randomizados controlados e vários consensos baseados em revisões sistemáticas que reportam efeitos clinicamente significativos dessa conduta de tratamento (Castro *et al.*, 2008; Dumoulin *et al.*, 2014; Moroni *et al.*, 2016; Wilson *et al.*, 1984).

Eletroestimulação

Acredita-se que o estímulo elétrico aumente a pressão uretral ao agir diretamente nos nervos eferentes da musculatura periuretral. Aumentaria também o fluxo sanguíneo para os músculos da uretra e do assoalho pélvico e restabeleceria as conexões neuromusculares; além disso, melhoraria a função da fibra muscular, hipertrofiando-a e modificando o seu padrão de atividade, ou seja, com aumento no número de fibras musculares de contração rápida (Castro *et al.*, 2008; Dumoulin *et al.*, 2014; Moroni *et al.*, 2016).

A frequência do estímulo elétrico é fator crucial para o sucesso do tratamento. Para os casos de incontinência de esforço, recomendam-se altas frequências, de 50 a 100 Hz, e para a bexiga hiperativa as frequências ideais oscilam entre 5 e 20 Hz (Castro *et al.*, 2008; Dumoulin *et al.*, 2014; Moroni *et al.*, 2016).

Vários são os tipos de corrente utilizados para a eletroestimulação. Assinalam-se, entre as mais importantes, as correntes alternadas, as bipolares e as interferenciais. A intensidade é individual, refletindo diferenças de sensibilidade e impedância dos tecidos, devendo ser a máxima tolerada, que em geral se encontra entre 0 e 100 mA (Castro *et al.*, 2008).

A eletroestimulação pode ser feita em ambulatório ou em domicílio. Os eletrodos mais utilizados são os externos (vaginais ou anais), porém existem os transcutâneos ou implantados diretamente na raiz nervosa por cirurgia. Dados da literatura mostram que as taxas de cura variam de 30 a 50% e as de melhora clínica, entre 60 e 90% (Castro *et al.*, 2008).

Cones vaginais

Os cones vaginais representam uma forma simples e prática de fortalecer a musculatura do assoalho pélvico. São dispositivos com forma e volume semelhantes, e pesos variando de 20 a 70 ou de 20 a 100 gramas. De acordo com o peso, recebem um número que varia de 1 a 5 ou de 1 a 9, respectivamente. Identifica-se qual o cone mais pesado que a paciente consegue reter na vagina durante 1 minuto, com ou sem contração voluntária dos músculos do assoalho pélvico. Diz-se ser cone ativo ou passivo, respectivamente. A sensação de o cone sair da vagina promove contração involuntária (reflexa) da musculatura do assoalho pélvico, com o objetivo de mantê-lo em sua posição original (Castro *et al.*, 2008; Dumoulin *et al.*, 2014).

Os cones vaginais estão particularmente indicados nos casos leves e moderados de IUE, com índices de sucesso que variam de 60 a 78% (Castro *et al.*, 2008; Dumoulin *et al.*, 2014; Moroni *et al.*, 2016).

Os efeitos colaterais relatados com os cones vaginais costumam ser leves e, em geral, insuficientes para merecer atenção especial ou obrigar o abandono do tratamento (Castro *et al.*, 2008; Dumoulin *et al.*, 2014; Moroni *et al.*, 2016).

Tratamento farmacológico

Estrogênios

A presença de receptores hormonais no trato urinário baixo e na musculatura pélvica, em especial na musculatura periuretral e bexiga, reforçam a suscetibilidade urogenital aos hormônios sexuais (Wilson *et al.*, 1984).

A manutenção da pressão uretral maior do que a vesical é fator importante para a continência urinária. Os principais determinantes da pressão intrauretral são a mucosa da uretra, a vascularização, a musculatura e o tecido conjuntivo periuretrais. Todos esses tecidos apresentam nítida influência dos estrogênios (Sartori *et al.*, 2011).

A primeira revisão sistemática sobre o tema incluiu 15 trabalhos; 374 mulheres receberam estrogênio e 344 receberam placebo. Os autores concluíram que os estrogênios eram efetivos no tratamento da incontinência urinária, em especial nas mulheres que apresentavam urgeincontinência (Moehrer *et al.*, 2003). Após a publicação do *Heart Estrogen/Progestin Replacement Study* (HERS) e do *Women Health Initiative* (WHI), referentes aos sintomas urinários, a terapia estrogênica passou a ser extremamente questionada no tratamento dessa afecção (Grady *et al.*, 2001).

Análise secundária do HERS avaliando 1.525 pacientes concluiu que a associação estroprogestativa aumentou a incidência de incontinência urinária, sugerindo efeito inverso ao desejado (Grady *et al.*, 2001).

Em 2005, publicou-se estudo multicêntrico, prospectivo, duplo-cego e randomizado, denominado "WHI". Acompanharam-se 27.347 mulheres na pós-menopausa com o objetivo primário de avaliar os efeitos da terapia hormonal no aspecto cardiovascular em mulheres saudáveis. Nesse estudo, observou-se aumento na incidência de todos os tipos de incontinência urinária nas usuárias de terapia hormonal e, após 1 ano, em pacientes previamente continentes. O risco foi maior para IUE, seguido por incontinência urinária mista. Entre as mulheres previamente incontinentes, a terapia hormonal piorou os sintomas (Hendrix *et al.*, 2005).

Tais achados são conflitantes com os anteriores, que reportam os estrogênios como benéficos, com seus efeitos sobre vários mecanismos da continência urinária. O estudo não deve ser menosprezado, uma vez que é controlado, randomizado e prospectivo. Contudo, algumas considerações devem ser feitas. O objetivo primário do estudo WHI não era avaliar a incontinência urinária. As pacientes foram apenas entrevistadas. Informações epidemiológicas e de causalidade da perda involuntária de urina não foram obtidas, tais como a paridade e o início do aparecimento da afecção, antes ou após a menopausa, recente ou tardia. Além disso, a conclusão do estudo sobre a incontinência urinária não incluía a avaliação clínica com exame físico e ou estudo urodinâmico.

Acredita-se que, se a perda involuntária de urina se inicia na menacme, dificilmente a terapia hormonal terá impacto sobre ela. Cerca de 70% das mulheres do estudo WHI tinham idade acima de 60 anos e mais de 10 anos de pós-menopausa, e aproximadamente 75% delas nunca haviam recebido qualquer terapia hormonal, portanto as alterações atróficas deveriam ser mais pronunciadas. Possivelmente, um estudo controlado envolvendo mulheres incontinentes mais jovens, com perda de urina iniciada na pós-menopausa, poderia ter outros resultados. A incidência de incontinência urinária na primeira entrevista foi de 64%, muito elevada em relação a outros estudos epidemiológicos, corroborada, talvez, pela ausência de exame clínico.

Portanto, embora existam controvérsias a respeito dos benefícios da terapia hormonal no manejo da incontinência urinária, fica claro que essa terapia não beneficiará mulheres que já eram incontinentes na menacme, que apresentem distopias genitais importantes ou incontinência grave. Por outro lado, mulheres com sintomas leves a moderados, que se iniciaram na pós-menopausa, sem distopia genital acentuada, comumente apresentam melhora da sintomatologia. Da mesma forma, a terapia hormonal pode ser, ainda, adjuvante nos tratamentos cirúrgicos e fisioterápicos pela melhora da vascularização e do trofismo das estruturas do assoalho pélvico.

Oxalato de duloxetina

Entre os representantes dos inibidores da recaptação da serotonina e da noradrenalina, a duloxetina foi utilizada principalmente para o tratamento de mulheres com IUE. O mecanismo de ação refere-se à maior disponibilidade desses neurotransmissores no núcleo de Onuf. Estudos demonstraram que o fármaco causa aumento na pressão de resistência uretral, na pressão máxima de fechamento uretral e na espessura do esfíncter uretral estriado (Thor e Katofiasc, 1995).

Estudos clínicos randomizados e prospectivos, com uso de duloxetina na dosagem de 80 mg/dia por 12 semanas no tratamento de mulheres com IUE, demonstraram redução em torno de 50 a 60% dos episódios de perda urinária (Thor e Katofiasc, 1995).

Revisão sistemática seguida de metanálise da base Cochrane evidenciou melhora na frequência dos episódios de incontinência e na qualidade de vida das pacientes. Contudo, merece ressalva o alto índice de abandono da medicação, chegando a 69% das pacientes; 45% delas referiam os efeitos colaterais (náuseas) como principal motivo, seguidos de 24% por ineficácia. Ao final de 12 meses, apenas 4% das pacientes ainda usavam o fármaco (Millard *et al.*, 2003; Mariappan *et al.*, 2005). Tal fato coloca em discussão a utilização dessa medicação na prática clínica, quando comparamos com os bons resultados obtidos dos exercícios para o assoalho pélvico e dos procedimentos cirúrgicos.

Robinson e Cardozo (2010) consideraram que a duloxetina pode ser utilizada por pacientes que são relutantes em submeter-se à cirurgia e que tenham muitas comorbidades, podendo assim ter uma redução significante na frequência de perdas aos esforços.

Tratamento cirúrgico

O tratamento da IUE continua sendo um desafio, existindo inúmeras técnicas para a sua correção ao longo dos tempos. Diferente de afecções que requerem técnicas que removem órgãos para sua resolução, o tratamento da IUE visa restabelecer uma função, reequilibrando os mecanismos de continência e evitando disfunções miccionais. Além disso, há de se considerar que muitos dos fatores de risco desencadeantes da IUE, como a obesidade, a tosse crônica e principalmente o envelhecimento tecidual, continuam atuando após a intervenção cirúrgica.

As técnicas mais utilizadas no tratamento da IUE são as colpofixações retropúbicas (Burch ou Marshall-Marchetti-Krantz) e os *slings*, em especial os *slings* de uretra média (Ward e Hilton, 2002; Ward *et al.*, 2008). Apesar da alta da taxa de sucesso da colpofixação retropúbica, o *sling* de uretra média é atualmente a técnica que apresenta as melhores e maiores evidências científicas no tratamento dessa afecção (Ogah *et al.*, 2009; Serati *et al.*, 2009; American Urogynecologic Society/Society of Urodynamics, 2014).

A escolha da técnica a ser empregada não deve levar em conta apenas as taxas de sucesso, muito semelhantes segundo dados da literatura, mas também devem pesar os efeitos adversos de cada procedimento, considerando-se os riscos individuais de cada paciente e a experiência do cirurgião (Serati *et al.*, 2009; Novara *et al.*, 2010).

Os novos tratamentos cirúrgicos para a IUE, além de buscarem melhores resultados a longo prazo, apresentam características importantes, tais como: menor tempo de duração, menor agressão tecidual e recuperação mais rápida da paciente (Serati *et al.*, 2009).

Em 1996, Ulmsten *et al.* desenvolveram um novo procedimento para correção da incontinência urinária, o TVT (*Tension-Free Vaginal Tape* – Ethicon, Somerville, NJ, USA), que se trata de um *sling* de uretra média utilizando-se da via retropúbica para ancoragem, passível de realização ambulatorial. A base dessa cirurgia é a Teoria Integral da Incontinência Urinária Feminina, segundo a qual a correção do inadequado suporte uretral, por meio do reparo dos ligamentos pubouretrais e da parede vaginal suburetral, é essencial para a resolução dos sintomas de perda urinária. Entre as características dessa cirurgia, estão o fato da necessidade de mínima dissecção de parede vaginal, a aplicação de uma faixa específica de polipropileno, a ausência de tensão ao redor da uretra média, a não fixação da faixa e a possibilidade de ser realizada sob anestesia local, permitindo em grande parte das vezes que a paciente deixe o hospital no mesmo dia da cirurgia (Ulmsten *et al.*, 1998).

Desde a criação dessa cirurgia, desenvolveram-se inúmeros estudos, muitos deles multicêntricos, com o objetivo de avaliar suas taxas de cura e complicações. As taxas de cura variam de 74 a 95%, com seguimento de até 17 anos (Nilsson *et al.*, 2008; Nilsson *et al.*, 2013; Rezapour e Ulmsten, 2001). Cumpre ressaltar que esses trabalhos incluem pacientes com IU mista, com IUE recorrente e com deficiência intrínseca do esfíncter uretral (Rezapour e Ulmsten, 2001).

As complicações mais comumente encontradas no intraoperatório são perfuração vesical (0,7 a 24%), hemorragia (0,7 a 2,5%) e, mais raramente, lesão de nervo obturador, lesão de vasos epigástricos e lesão uretral. Retenção urinária (1,9 a 19,7%), infecção urinária (4,1 a 13%), formação de hematoma retropúbico (0,4 a 8%) e, menos comumente, infecção de incisão abdominal, erosão de parede vaginal, urgência miccional *de novo* e formação de fístula vesicovaginal são as complicações encontradas no pós-operatório (Daneshgari *et al.*, 2008).

Em 2001, Delorme desenvolveu os *slings* de uretra média pela via transobturatória (TOT). A técnica é baseada na teoria de DeLancey (1994), que descreve a existência de uma fáscia pelviperineal e a oclusão da uretra sobre essa fáscia suburetral, pela pressão gerada pelo esforço.

Além disso, contrariamente à faixa colocada em posição retropúbica, a localização transobturadora da faixa, também de polipropileno, possibilita redução de risco de traumatismo visceral ou vasculonervoso. Não há risco de formação de hematoma no espaço de Retzius, e a incidência de disúria é menor, pela menor compressão uretral (deTayrac *et al.*, 2004). Os resultados mostram taxas de cura que variam entre 80 e 90%, no período de 12 meses (deTayrac *et al.*, 2004; Roumeguère *et al.*, 2005).

A técnica proposta por Delorme (2001), pela via TOT, compreende a inserção da faixa através do forâmen obturador de fora para dentro, ou seja, da raiz da coxa até a região suburetral (*outside-in*). Diante da ocorrência de lesões uretrais e vesicais com a aplicação dessa cirurgia, de Leval (Waltregny *et al.*, 2008) descreveu uma nova variação da técnica que permite a passagem da faixa através do forâmen obturador de dentro para fora (*inside-out*), com a utilização de instrumental específico. Essa técnica evitaria danos à uretra e à bexiga, tornando desnecessária a cistoscopia (de Leval, 2003).

De maneira global, as taxas de cura dos *slings* de uretra média pela via TOT variam de 81 a 100%, com seguimento de 6 a 90 meses (Waltregny *et al.*, 2008; Abdel-Fattah *et al.*, 2012).

Em metanálise com comparação entre as técnicas TOTs, foram demonstrados índices de cura equivalentes (Latthe *et al.*, 2010).

As complicações intraoperatórias relacionadas aos *slings* de uretra média pela via TOT são: lesão uretral (0,02%), lesão vesical (0,04%), perfuração de parede vaginal (0,6%), lesão neurológica (0,04%) e hemorragia ou hematoma (0,3%). Já as complicações pós-operatórias incluem formação de abscesso (0,05%), erosão vaginal (0,4%), retenção urinária (7%), urgência miccional *de novo* (13,9%) e dor na coxa (16%) (Deng *et al.*, 2007; Waltregny e de Leval, 2009).

Uma terceira geração de *slings* de uretra média tem sido desenvolvida nos últimos anos, com a finalidade de reduzir as complicações e adicionar simplicidade à técnica. Seguindo a tendência mundial de adoção de procedimentos cada vez mais minimamente invasivos, surgiram os mini-*slings* ou *slings* de incisão única. Sua inovação consiste no uso de menor quantidade de material sintético e na ausência de orifícios cutâneos, com o intuito de reduzir o trajeto cego do procedimento para minimizar taxas de infecções e traumas viscerais (Bianchi-Ferraro *et al.*, 2013; Djehdian *et al.*, 2014).

Diferentemente das técnicas já consagradas, os *slings* de incisão única disponíveis no mercado não são uniformes quanto à extensão da faixa, ao método de inserção, bem como aos locais e formas de fixação. Acrescenta-se ainda a não uniformidade de técnicas cirúrgicas entre diferentes autores (Djehdian *et al.*, 2014).

Portanto, os dados disponíveis a respeito de suas taxas de sucesso são conflitantes. Em atualização de revisão sistemática seguida por metanálise, que avaliou 11 estudos comparativos entre os diferentes mini-*slings* e *slings* retropúbicos ou transobturadores (1.702 pacientes), não foram observadas diferenças significantes entre as taxas de cura subjetiva ou entre as taxas de cura objetiva com tempo médio de seguimento de 18,6 meses (Mostafa *et al.*, 2014).

Assim, o *sling* retropúbico, o primeiro *sling* sintético de uretra média do qual se tem maior tempo de seguimento com altas taxas de cura e menos invasivo em relação às técnicas que o antecederam, é uma boa opção para os casos mais graves de IUE, pacientes mais jovens e aquelas com defeito esfincteriano. Por sua vez, o *sling* transobturador também está relacionado a altas taxas de cura, sendo o *sling* mais realizado em todo o mundo. Já em relação aos *slings* de incisão única ou mini-*slings,* faltam evidências quanto às taxas de cura e complicações a longo prazo para que tenham sua indicação definida. Porém, estão relacionados ao intraoperatório menos invasivo e ao pós-operatório imediato menos doloroso, podendo ser realizados apenas com anestesia local, sendo bem tolerados pela paciente. Na ausência dos *slings* de uretra média, a cirurgia de Burch e os *slings* de aponeurose são opções com alta taxa de sucesso.

Os *slings* pubovaginais são indicados para pacientes com contraindicações para o *sling* de uretra média, nas quais este último tenha falhado ou que não desejem usar material sintético. O *sling* pubovaginal é posicionado sob o colo vesical ou uretra proximal e a fáscia anterior do reto abdominal é seu local preferencial de ancoragem. O material de escolha é o autólogo, como a fáscia do reto abdominal, ou mesmo fáscia lata. O mecanismo de ação mais aceito é a compressão direta da uretra proximal por uma rede (*hammock*) contra a qual a uretra é pressionada durante o aumento de pressão abdominal. As principais complicações são retenção urinária, cistite, urgeincontinência e disfunção miccional (Federação Brasileira das Associações de Ginecologia e Obstetrícia, 2021).

Tratamento com agentes de preenchimento

A injeção dos chamados "agentes de preenchimento" na submucosa é um método minimamente invasivo, disponível para tratar mulheres com IUE decorrente de defeito esfincteriano intrínseco e ausência de mobilidade uretral (Reynolds e Dmochowski, 2012).

Está especialmente indicada em situações em que houve falha do procedimento cirúrgico ou em mulheres que apresentem comorbidades que inviabilizam a realização da cirurgia (Reynolds e Dmochowski, 2012).

Apesar de seus mecanismos ainda não terem sido totalmente esclarecidos, sua eficácia pode ser resultante da expansão das paredes da uretra, o que permite a sua melhor aproximação ou coaptação. Temos atualmente aprovados para uso vários agentes sintéticos em partículas como o carbono pirolítico, o polidimetilsiloxano, a hidroxiapatita de cálcio e não particulado, o hidrogel de poliacrilamida (Reynolds e Dmochowski, 2012; Morgan, 2023).

A revisão sistemática publicada por Ghoniem e Miller (2013) avaliou 958 mulheres com IUE que receberam partículas de polidimetilsiloxano e observou taxa de cura de 40% acompanhada por taxa de melhora de 70% em seguimento de 18 meses.

REFERÊNCIAS BIBLIOGRÁFICAS

ABDEL-FATTAH, M. *et al.* Prospective randomised controlled trial of transobturator tapes in management of urodynamic stress incontinence in women: 3-year outcomes from the Evaluation of Transobturator Tapes study. *European Urology*, v. 62, n. 5, p. 843-851, 2012.

AMERICAN COLLEGE OF OBSTETRICIANS AND GYNECOLOGISTS. Committee Opinion n. 603: Evaluation of uncomplicated stress urinary incontinence in women before surgical treatment. *Obstetrics & Gynecology*, v. 123, n. 6, p. 1403-1407, 2014.

AMERICAN COLLEGE OF OBSTETRICIANS AND GYNECOLOGISTS. Urinary incontinence in women. *Obstetrics & Gynecology*, v. 105, n. 6, p. 1533-1545, 2005.

AMERICAN UROGYNECOLOGIC SOCIETY/SOCIETY OF URODYNAMICS. Female Pelvic Medicine and Urogenital Reconstruction. Position Statement: Mesh Midurethral Slings for Stress Urinary Incontinence, 2014. Disponível em: https://www.augs.org/assets/1/6/AUGS-SUFU_MUS_Position_Statement.pdf. Acesso em: 25 jun. 2017.

BIANCHI-FERRARO, A. M. *et al.* Single-incision sling compared with transobturator sling for treating stress urinary incontinence: a randomized controlled trial. *International Urogynecology Journal*, v. 24, n. 9, p. 1459-1465, 2013.

BLAIVAS, J. G. *et al.* Standards of efficacy for evaluation of treatment outcomes in urinary incontinence: recommendations of the Urodynamic Society. *Neurourology and Urodynamics*, v. 16, n. 3, p. 145-147, 1997.

BO, K. Pelvic floor muscle training in treatment of female stress urinary incontinence, pelvic organ prolapse and sexual dysfunction. *World Journal of Urology*, v. 30, n. 4, p. 437-443, 2012.

CASTRO, R. A. *et al.* Single-blind, randomized, controlled trial of pelvic floor muscle training, electrical stimulation, vaginal cones, and no active treatment in the management of stress urinary incontinence. *Clinics*, v. 63, p. 465-472, 2008.

CHONG, E. C.; KHAN, A. A.; ANGER, J. T. The financial burden of stress urinary incontinence among women in the United States. *Current Urology Reports*, v. 12, p. 358-362, 2011.

DANESHGARI, F.; KONG, W.; SWARTZ, M. Complications of mid urethral slings: important outcomes for future clinical trials. *Journal of Urology*, v. 180, n. 5, p. 1890-1897, 2008.

DELANCEY, J. O. L. Structural support of the urethra as it relates to stress urinary incontinence: the hammock hypothesis. *American Journal of Obstetrics and Gynecology*, v. 170, n. 5, p. 1713-1723, 1994.

DE LEVAL, J. Novel surgical technique for the treatment of female stress urinary incontinence: transobturator vaginal tape inside-out. *European Urology*, v. 44, n. 6, p. 724-730, 2003.

DELORME, E. La bandelette trans-obturatrice: um procédé mini-invasif pour traiter l'incontinence urinaire d'effort de la femme. *Progrès en Urologie*, v. 11, n. 6, p. 1306-1313, 2001.

DENG, D. Y. *et al.* Presentation and management of major complications of midurethral slings: are complications under-reported? *Neurourology and Urodynamics*, v. 26, n. 1, p. 46-52, 2007.

DETAYRAC, R. *et al.* A prospective randomized trial comparing tension-free vaginal tape and transobturator suburethral tape for surgical treatment of stress urinary incontinence. *American Journal of Obstetrics and Gynecology*, v. 190, n. 3, p. 602-608, 2004.

DJEHDIAN, L. M. *et al.* Transobturator sling compared with single-incision mini-sling for the treatment of stress urinary incontinence: a randomized controlled trial. *Obstetrics and Gynecology*, v. 123, n. 3, p. 553-561, 2014.

DUMOULIN, C.; HAY-SMITH, E. J.; HABÉE-SÉGUIN, G. M. Pelvic floor muscle training versus no treatment, or inactive control treatments, for urinary incontinence in women. *Cochrane Database of Systematic Reviews*, n. 5, 2014.

ENHORNING, G. Simultaneous recording of intravesical and intra-urethral pressure. A study on urethral closure in normal and stress incontinent women. *Acta Chirurgica Scandinavica Supplementum*, v. 276, p. 1-68, 1961.

FANTL, J. L.; NEWMAN, D. K.; COLLING, J. Managing acute and chronic urinary incontinence. Clinical practice Guideline n. 2. Update. US Department of Health and Human Service, *Agency for Health Care Policy and Research*, v. 682, n. 96, 1996.

FEDERAÇÃO BRASILEIRA DAS ASSOCIAÇÕES DE GINECOLOGIA E OBSTETRÍCIA. *Incontinência urinária de esforço*. Protocolo Febrasgo – Ginecologia, n. 50. Comissão Nacional Especializada em Uroginecologia e Cirurgia Vaginal). São Paulo: Febrasgo, 2021.

GHONIEM, G. M.; MILLER, C. J. A systematic review and meta-analysis of Macroplastique for treating female stress urinary incontinence. *International Urogynecology Journal*, v. 24, p. 27-36, 2013.

GIRÃO, M. J. B. C. *et al.* Incontinência urinária de esforço. *In*: GIRÃO, M. J. B. C.; LIMA, G. R.; BARACAT, E. C. *Ginecologia*. 1. ed. Barueri: Manole, 2009. p. 253-276.

GRADY, D. *et al.* HERS Research Group. Postmenopausal hormones and incontinence: the Heart and Estrogen/Progestin Replacement Study. *Obstetrics & Gynecology*, v. 97, n. 1, p. 116-120, 2001.

HANNESTAD, Y. S. *et al.* A community-based epidemiological survey of female urinary incontinence: the Norwegian EPINCONT study. Epidemiology of Incontinence in the County of Nord-Trøndelag. *Journal of Clinical Epidemiology*, v. 53, n. 11, p. 1150-1157, 2000.

HAYLEN, B. T. *et al.* An International Urogynecological Association (IUGA)/International Continence Society (ICS) joint report on the terminology for female pelvic floor dysfunction. *International Urogynecology Journal*, v. 21, n. 1, p. 5-26, 2010.

HENDRIX, S. L. *et al.* Effects of estrogen with and without progestin on urinary incontinence. *JAMA*, v. 293, n. 8, p. 935-948, 2005.

LATTHE, P. M. *et al.* Two routes of transobturator tape procedures in stress urinary incontinence: a meta-analysis with direct and indirect comparison of randomized trials. *BJU International*, v. 106, n. 1, p. 68-76, 2010.

LIM, Y. N.; DWYER, P. L. Effectiveness of midurethral slings in intrinsic sphincteric-related stress urinary incontinence. *Current Opinion in Obstetrics and Gynecology*, v. 21, n. 5, p. 428-433, 2009.

MARIAPPAN, P. *et al.* Serotonin and noradrenaline reuptake inhibitors (SNRI) for stress urinary incontinence in adults. *Cochrane Database Systematic Reviews*, n. 3, 2005.

MCGUIRE, E. J. *et al.* Stress urinary incontinence. *Obstetrics & Gynecology*, v. 47, n. 3, p. 255-264, 1976.

MILLARD, R. *et al.* Duloxetine *vs.* placebo in the treatment of stress urinary incontinence: a global Phase III study. *Neurourology and Urodynamics*, v. 22, n. 5, p. 482-483, 2003.

MOEHRER, B.; HEXTALL, A.; JACKSON, S. Oestrogens for urinary incontinence in women. *Cochrane Database Systematic Reviews*, n. 2, 2003.

MORGAN, D. M. Stress urinary incontinence in females: Persistent/recurrent symptoms after surgical treatment. *UpToDate*, 2023.

MORONI, R. M. *et al.* Conservative treatment of stress urinary incontinence: a systematic review with meta-analysis of randomized controlled trials. *Revista Brasileira de Ginecologia e Obstetrícia*, v. 38, n. 2, p. 97-111, 2016.

MOSTAFA, A. *et al.* Single-incision mini-slings versus standard midurethral slings in surgical management of female stress urinary incontinence: an updated systematic review and meta-analysis of effectiveness and complications. *European Urology*, v. 65, n. 2, p. 402-427, 2014.

NATIONAL INSTITUTE FOR HEALTH AND CARE EXCELLENCE – NICE. *Urinary Incontinence*. The clinical management of urinary incontinence in women. s/d. Disponível em: https://www.nice.org.uk/guidance/ng123. Acesso em: 03/04/2024.

NILSSON, C. G. *et al*. Eleven years prospective follow-up of the tension-free vaginal tape procedure for treatment of stress urinary incontinence. *International Urogynecology Journal*, v. 19, n. 8, p. 1043-1047, 2008.

NILSSON, C. G. *et al*. Seventeen years' follow-up of the tension-free vaginal tape procedure for female stress urinary incontinence. *International Urogynecology Journal*, v. 24, n. 8, p. 1265-1269, 2013.

NOVARA, G. *et al*. Updated systematic review and meta-analysis of the comparative data on colposuspensions, pubovaginal slings, and midurethral tapes in the surgical treatment of female stress urinary incontinence. *European Urology*, v. 58, n. 2, p. 218-238, 2010.

OGAH, J.; CODY, J. D.; ROGERSON, L. Minimally invasive synthetic suburethral sling operations for stress urinary incontinence in women. *Cochrane Database Systematic Reviews*, n. 4, 2009.

PARAZZINI, F. *et al*. Risk factors for urinary incontinence in women. *European Urology*, v. 37, n. 6, p. 637-643, 2000.

PETROS, P. E.; ULMSTEN, U. I. An integral theory of female urinary incontinence. Experimental and clinical considerations. *Acta Obstetricia et Gynecologica Scandinavica Supplementum*, v. 69, n. 153, p. 7-31, 1990.

REYNOLDS, W. S.; DMOCHOWSKI, R. R. Urethral bulking: a urology perspective. *Urologic Clinics of North America*, v. 39, n. 3, p. 279-287, 2012.

REZAPOUR, M.; ULMSTEN, U. Tension-free vaginal tape (TVT) in women with recurrent stress urinary incontinence – a long-term follow-up. *International Urogynecology Journal*, v. 12, p. S9-S11, 2001.

ROBINSON, D.; CARDOZO, L. New drug treatments for urinary incontinence. *Maturitas*, v. 65, n. 4, p. 340-347, 2010.

RODRÍGUEZ, L. V. *et al*. Discrepancy in patient and physician perception of patient's quality of life related to urinary symptoms. *Urology*, v. 62, n. 1, p. 49-53, 2003.

ROUMEGUÈRE, T. *et al*. Trans-obturator vaginal tape (TOT) for female stress incontinence: one year follow-up in 120 patients. *European Urology*, v. 48, n. 5, p. 805-809, 2005.

SARTORI, M. G. *et al*. Sexual steroids in urogynecology. *Climacteric*, v. 14, n. 1, p. 5-14, 2011.

SERATI, M. *et al*. Surgical treatment for female stress urinary incontinence: what is the gold-standard procedure? *International Urogynecology Journal*, v. 20, n. 6, p. 619-621, 2009.

THOR, K. B.; KATOFIASC, M. A. Effects of duloxetine, a combined serotonin and norepinephrine reuptake inhibitor, on central neural control of lower urinary tract function in the chloralose-anesthetised female cat. *Journal of Pharmacology and Experimental Therapeutics*, v. 74, n. 2, p. 1014-1024, 1995.

TOEWS, H. Intraurethral and intravesical pressures in normal and stress-incontinent women. *Obstetrics & Gynecology*, v. 29, n. 5, p. 613-624, 1967.

TOWNSEND, M. K. *et al*. Urinary incontinence and prevalence of high depressive symptoms in older black versus white women. *International Urogynecology Journal*, v. 25, n. 6, p. 823-829, 2014.

ULMSTEN, U. *et al*. A multicenter study of tension-free vaginal tape (TVT) for surgical treatment of stress urinary incontinence. *International Urogynecology Journal*, v. 9, n. 4, p. 210-213, 1998.

ULMSTEN, U. *et al*. An ambulatory surgical procedure under local anesthesia for treatment of female urinary incontinence. *International Urogynecology Journal*, v. 7, n. 2, p. 81-85, 1996.

VAN LEIJSEN, S. A. *et al*. Value of urodynamics before stress urinary incontinence surgery: a randomized controlled trial. *Obstetrics & Gynecology*, v. 121, n. 5, p. 999-1008, 2013.

WALTREGNY, D.; DE LEVAL, J. The TVT-obturator surgical procedure for the treatment of female stress urinary incontinence: a clinical update. *International Urogynecology Journal*, v. 20, n. 3, p. 337-348, 2009.

WALTREGNY, D.; GASPAR, Y.; REUL, O. TVT-O for the treatment of female stress urinary incontinence: results of a prospective study after a 3-year minimum follow-up. *European Urology*, v. 53, n. 2, p. 401-408, 2008.

WARD, K.; HILTON, P. Prospective multicentre randomised trial of tension-free vaginal tape and colposuspension as primary treatment for stress incontinence. *BMJ*, v. 325, n. 67, p. 367-373, 2002.

WARD, K. L.; HILTON, P. UK and Ireland TVT Trial Group. Tension-free vaginal tape versus colposuspension for primary urodynamic stress incontinence: 5-year follow up. *BJOG*, v. 115, n. 2, p. 226-233, 2008.

WILSON, P. D. *et al*. Steroid hormone receptors in the female lower urinary tract. *Urologia Internationalis*, v. 39, n. 1, p. 5-8, 1984.

CAPÍTULO 66

Infecção do Trato Urinário

Raphael Federicci Haddad • Jorge Milhem • Débora Amorim Oriá Fernandes

INTRODUÇÃO

A infecção do trato urinário (ITU) está entre as infecções bacterianas mais comuns em adultos, principalmente em mulheres, gerando um impacto significativo na saúde pública e qualidade de vida dos pacientes (Haddad *et al.*, 2020). Estima-se que quase metade de todas as mulheres experimentem pelo menos um episódio de ITU durante sua vida reprodutiva, e esse número aumenta para 60% nas mulheres na pós-menopausa (Eriksson *et al.*, 2010). Cerca de uma em cada três mulheres terá tido pelo menos um episódio de cistite até os 24 anos (EAU Guidelines, 2023).

Podem envolver o trato urinário baixo (uretra e bexiga), mais frequentemente, e/ou alto (rins). São responsáveis por quase 7 milhões de visitas ao consultório e 1 milhão de atendimentos em serviços de emergência, resultando em 100 mil hospitalizações anualmente. Nos EUA, essa afecção é responsável por 0,9% de todas as visitas ambulatoriais e apresenta um custo social, incluindo custos com assistência médica e tempo perdido no trabalho, de aproximadamente US$ 3,5 bilhões por ano (Foxman, 2014; Flores-Mireles *et al.*, 2015).

A ITU ocorre, principalmente, quando a flora normal da área periuretral é substituída por bactérias uropatogênicas, que ascendem pelo trato urinário. A infecção ocorre devido a fatores ligados à virulência da bactéria e à suscetibilidade do hospedeiro, que permitem melhor aderência e colonização dos microrganismos.

O principal patógeno envolvido na ITU em mulheres é a *E. coli*, responsável por aproximadamente 80% de todos os episódios de infecção (Naber *et al.*, 2008; Haddad *et al.*, 2020). Outros patógenos significativos incluem *Staphylococcus saprophyticus*, *Klebsiella pneumoniae* e *Proteus mirabilis*; cada um destes representa 4% de todos os episódios de cistite aguda. *Citrobacter* e *Enterococcus* são as causas menos prováveis de ITU. Infecções com organismos que não costumam causar ITU podem ser um indicador de anomalias estruturais subjacentes ou de cálculo renal (EAU Guidelines, 2023).

Os sintomas clássicos do trato urinário baixo, também chamados "cistite", incluem: disúria, aumento da frequência urinária, urgência miccional e, ocasionalmente, dor suprapúbica e hematúria.

Os diagnósticos diferenciais incluem: vaginite, uretrite aguda, cistite intersticial e doença inflamatória pélvica. A depender da apresentação clínica, pode-se ter alta sensibilidade e alta especificidade para o diagnóstico de cistite aguda (Gupta *et al.*, 2017; de Rossi *et al.*, 2020). A presença de disúria, aumento de frequência, hematúria, noctúria e urgência aumentam a probabilidade de ITU, enquanto a presença de corrimento vaginal diminui essa probabilidade (de Rossi *et al.*, 2020). Na presença desses sintomas clássicos, e ausência de corrimento vaginal, a probabilidade do diagnóstico de ITU não complicada é maior que 90% (de Rossi *et al.*, 2020).

FISIOPATOLOGIA

Na teoria clássica para o desenvolvimento de ITU, o uropatógeno, oriundo da flora fecal, coloniza a vagina e a uretra distal. Posteriormente, ascende para a bexiga e promove a infecção. Esse modelo é o mesmo para ITU esporádica e recorrente em mulheres (EAU Guidelines, 2023).

A ITU resulta da interação entre os fatores biológicos e comportamentais do hospedeiro e a virulência do microrganismo (American College of Obstetricians and Gynecologists, 2008). A *E. coli* uropatogênica apresenta como principal fator de virulência o tipo de fímbrias, que promovem a ligação ao epitélio da bexiga, acarretando cistite. A *E. coli* causa infecções, aderindo, invadindo e se replicando nas células do epitélio da bexiga. A replicação é facilitada pela inflamação, levando ao aumento da sobrevivência bacteriana e à invasão das camadas mais profundas do urotélio. Essas células uroteliais podem se tornar reservatórios onde os agentes patogênicos persistem em estado quiescente como uma possível fonte de ITUs recorrentes (Mulvey *et al.*, 2001). Esse mecanismo foi comprovado em modelos animais, e esses grandes reservatórios bacterianos dentro do hospedeiro podem reativar e causar infecção no futuro (Mulvey *et al.*, 2001).

Além da via ascendente, raramente há ITU por disseminação hematogênica ou linfática.

CLASSIFICAÇÃO

Existem diferentes sistemas de classificação para a ITU. O mais utilizado é o desenvolvido pelos Centers for Disease Control and Prevention (CDC) dos EUA, Infectious Diseases Society of America (IDSA) e European Society of Clinical Microbiology and Infectious Diseases (ESCMID) (Haddad *et al.*, 2020).

Nessa classificação, a ITU pode ser classificada como ITU complicada, não complicada, bacteriúria assintomática, infecção recorrente do trato urinário e urossepse. Denomina-se "ITU não complicada" quando ocorre em mulheres não grávidas e na ausência de anomalias estruturais ou funcionais do trato urinário (Haddad *et al.*, 2020).

Fatores que categorizam as ITUs como complicadas: diabetes, gravidez, falência renal, obstrução do trato urinário, presença de sonda vesical de demora ou nefrostomia, procedimento ou instrumentação cirúrgica recente no trato urinário, disfunções anatômicas ou funcionais, imunossupressão e transplante renal (EAU Guidelines, 2023).

Com relação à ITU não complicada, ainda podemos dividi-la em cistite (infecção do trato urinário inferior) ou pielonefrite (infecção do trato urinário superior) (Hooton *et al.*, 2012; de Rossi *et al.*, 2020).

Bacteriúria assintomática

Define-se bacteriúria assintomática quando considerável quantidade de bactérias é encontrada na urina sem associação com sintomas clínicos. Tradicionalmente, por coleta de jato médio, consideram-se 100 mil unidades formadoras de colônia por mℓ em duas amostras consecutivas em mulheres e em uma única amostra em homens (EAU Guidelines, 2023).

Em uma amostra única cateterizada, o crescimento bacteriano pode ser tão baixo quanto 10^2 unidades formadoras de colônicas (UFC)/mℓ para ser considerado verdadeira bacteriúria em ambos os sexos. Cistoscopia e/ou imagem do trato urinário superior não são obrigatórias. Se houver crescimento persistente de bactérias produtoras de urease, como *Proteus mirabilis*, deve-se excluir a formação de cálculos no trato urinário (EAU Guidelines, 2023).

A bacteriúria assintomática é considerada uma colonização comensal, e estudos recentes demonstraram que pode proteger contra infecções sintomáticas do trato urinário superinfectantes (Cai *et al.*, 2012). Portanto, o tratamento desses casos deve ser realizado apenas em casos de benefício comprovado para a paciente, evitando o risco de selecionar resistência antimicrobiana e erradicar uma cepa potencialmente protetora (EAU Guidelines, 2023).

Infecção recorrente do trato urinário

Define-se como ITUR quando a paciente apresentou dois episódios de ITU em 6 meses ou três ou mais nos últimos 12 meses. Afeta 25% das mulheres com história de ITU. O microrganismo mais frequente nessa situação também é a *E. coli*, embora menos frequente (60%) (Haddad *et al.*, 2020; EAU Guidelines, 2023).

Fatores de risco para infecção do trato urinário ou infecção recorrente do trato urinário

A mulher apresenta maior risco de ITU por algumas particularidades anatômicas como uretra curta e proximidade da uretra com ânus e vagina. Os fatores de risco, em geral, estão relacionados com aumento da colonização vaginal e uretral pela *E. coli*.

No período da pré-menopausa, os fatores comportamentais são os que predominam, como a frequência das relações sexuais, o número de parceiros, novos parceiros e o uso de espermicida e de diafragma (Epp *et al.*, 2010; Foxman, 2014).

Para as mulheres na pós-menopausa, os fatores de risco são principalmente relacionados à deficiência de estrogênio, o que acarreta diminuição de lactobacilos vaginais, facilitando a colonização da *E. coli* na vagina e, consequentemente, a ocorrência de ITU. Outra causa seria a distopia genital, principalmente a procidência de parede vaginal anterior, que levaria ao aumento do volume residual pós-miccional, facilitando a ITU (Foxman, 2014; Franco, 2005).

Fatores de risco tais como história materna de ITUR sugerem que a genética também pode desempenhar um papel importante. Sabe-se que pode haver alteração na resposta do hospedeiro, predispondo algumas mulheres a desenvolver ITU de repetição. Interleucina (IL)-8, receptor de IL-8R ou CXCR1 foram relacionados com variabilidade genética e apresentam expressão reduzida em crianças com tendência a pielonefrite e seus parentes (Lundstedt *et al.*, 2007).

Por sua vez, ITU antes dos 15 anos de idade sugere alterações anatômicas no trato urinário.

DIAGNÓSTICO

A avaliação diagnóstica deve ser iniciada com história clínica e exame físico detalhados. O objetivo seria a identificação de fatores de risco, estabelecendo orientações para o manejo adequado.

Em mulheres com disúria e polaciúria, sem vaginite, o diagnóstico de ITU é feito em 90% dos casos (Haddad e Fernandes, 2018; Haddad *et al.*, 2020). A presença de febre, sensibilidade e dor em região lombar com sinal de Giordano positivo indica o comprometimento do trato urinário superior.

Estudos demonstram que a realização do exame de sedimento quantitativo ou cultura de urina em pacientes com quadro de ITU não complicada e primoinfecção (não recorrente) é dispensável devido à natureza previsível das bactérias causadoras (EAU Guidelines, 2023).

Recomenda-se o sedimento urinário quantitativo e cultura de urina com antibiograma somente para ITUR, na presença de complicações associadas, em sintomas atípicos e na vigência de falha do tratamento inicial. A coleta da amostra de urina deve ser com jato médio (EAU Guidelines, 2023). O teste de nitrito positivo, feito em exame de urina com tiras reativas para uroanálise, é altamente específico. Marques *et al.* (2017) demonstraram sensibilidade de 85% e especificidade de 84% quando nitrito ou esterase foram positivos, e os leucócitos também, alcançando um valor preditivo negativo de 95%, utilizando-se a urocultura como padrão-ouro (Marques *et al.*, 2017). Além disso, chegaram à conclusão de que resultados negativos da fita reagente da urina podem predizer resultados negativos de urocultura, com a área abaixo da curva ROC de 0,844 para a combinação de testes leucocitários com nitrito positivo (Marques *et al.*, 2017).

Com relação à análise por exames de imagem, mesmo para ITUR, as *guidelines* orientam a não realizar ultrassom de rotina em pacientes com menos de 40 anos e sem fatores de risco (EAU Guidelines, 2023). Mulheres com sintomas atípicos de doença, assim como aquelas que falham em responder à antibioticoterapia adequada, devem ser consideradas candidatas à investigação diagnóstica adicional, podendo se valer de ultrassonografia, tomografia computadorizada helicoidal das vias urinárias ou urorressonância magnética (EAU Guidelines, 2023).

Tratamento da cistite aguda

As diretrizes da European Association of Urology (EAU) 2023 e do Comitê Nacional de Uroginecologia da Federação Brasileira das Associações de Ginecologia e Obstetrícia (Febrasgo – 2020) ressaltam a importância do uso racional de antibióticos, enfatizando o manejo de medidas comportamentais e prevenção não antibiótica, para diminuir o uso excessivo e indevido de antimicrobianos e, com isso, a resistência bacteriana a essas medicações.

Há uma preocupação crescente com o desenvolvimento de resistência bacteriana causada pelo uso indiscriminado de antibióticos (Cunha *et al.*, 2016). A escolha da terapia antimicrobiana deve ser guiada pelo espectro e padrões locais de suscetibilidade dos patógenos, tolerabilidade e efeitos adversos, risco de resistência bacteriana, custos e disponibilidade (Bonkat *et al.*, 2022). O uso inadequado de antibióticos é uma das principais causas do número crescente de cepas de bactérias resistentes, resultando em 700 mil mortes em todo o mundo a cada ano (Shumeiko *et al.*, 2021).

No caso de cistite bacteriana aguda não complicada em mulheres, recomenda-se preferencialmente tratamento antimicrobiano em monodose ou curta duração (3 a 5 dias) (Mulvey *et al.*, 2001; Aydin *et al.*, 2015). Ressalta-se novamente que as infecções esporádicas não necessitam de exames de urina, e pacientes com ITUR devem ser tratadas baseadas nos exames de urina e antibiograma. Em todos os casos de pielonefrite aguda, devem ser completados 10 a 14 dias de tratamento antimicrobiano em regime ambulatorial e/ou hospitalar (Haddad *et al.*, 2020).

A fosfomicina 3 g em dose única e a nitrofurantoína 100 mg, 4 vezes/dia, por 5 dias, são considerados fármacos de primeira escolha em muitos países (Haddad *et al.*, 2020)

Fluorquinolonas não são recomendadas como tratamento de primeira linha das ITUs simples, a fim de preservar a sua eficácia para ITUs complicadas. Os betalactâmicos, por sua vez, não são recomendados para o tratamento de rotina das ITUs, pois apresentam eficácia limitada (Haddad *et al.*, 2020).

Entre os benefícios do tratamento com dose única, podem ser relacionados sua simplicidade, baixo custo, boa tolerabilidade, preferência dos pacientes, levando a fácil adesão, baixa incidência de efeitos colaterais e menor risco de desenvolvimento de resistência aos antibióticos.

A cistite aguda complicada (por obstrução, estase do fluxo urinário, diminuição do sistema imunitário), que não é o foco deste capítulo, deve ser tratada seguindo o antibiograma.

PROFILAXIA E MANEJO

A prevenção de ITURs inclui aconselhamento sobre medidas comportamentais baseadas na identificação dos fatores de risco, medidas não antimicrobianas e profilaxia antimicrobiana. Essas intervenções devem ser tentadas nessa ordem, ou seja, deve-se primeiramente tentar medidas não antimicrobianas (EAU Guidelines, 2023).

Alterações comportamentais

A conduta na ITUR deve começar com pesquisa e correção de fatores de risco, já mencionados anteriormente, quando possível (Haddad *et al.*, 2020). Devem-se dar orientações sobre ingesta de líquidos, intercurso e padrão sexual, bem como realização de micção pré e pós-coito, oferecer a mulheres que utilizam espermicida e diafragma uma forma alternativa de contracepção, corrigir alterações do hábito intestinal como diarreia ou obstipação.

Terapia estrogênica em mulheres na pós-menopausa

A queda estrogênica na pós-menopausa favorece o desenvolvimento de bacteriúria. O uso de estrogênios estimula a proliferação de lactobacilos no epitélio vaginal, reduz o pH e evita a colonização vaginal por uropatógenos (Beerepoot *et al.*, 2013). A estrogenoterapia vaginal reduz a recorrência de ITUs em 36 a 75% e tem mínima absorção sistêmica (Stamm, 2007; Perrotta *et al.*, 2008). Comparado ao placebo, o estrogênio vaginal mostra boa eficácia em reduzir ITURs, porém a VO não demonstra o mesmo efeito, com maior risco de efeitos colaterais como mastalgia, sangramento vaginal e proliferação endometrial (Stamm, 2007; Perrotta *et al.*, 2008). O ressurgimento de lactobacilos vaginais ocorre em pelo menos 12 semanas ao se usar a via vaginal (Raz, 2001).

Imunoterapia

Tendo em vista a alta resistência antimicrobiana e as poucas alternativas de fármacos para uso profilático, abre-se a perspectiva de outras estratégias de profilaxia. A alternativa profilática, não antimicrobiana, que tem sido extensamente estudada e tem se demonstrado eficaz, é a imunoprofilaxia (Bauer *et al.*, 2005). Vários tipos estão em estudo, e a OM-89 é a mais estudada e com mais evidências na literatura e disponível no Brasil.

As estratégias alternativas não se concentram na destruição do agente infeccioso, como na terapia antimicrobiana, mas sim visam proteger o hospedeiro contra a infecção. Um método para atingir esse objetivo é estimular o sistema imunológico da mucosa do paciente a reagir prontamente contra os uropatógenos prejudiciais, por meio da administração oral de um imunoestimulante.

O componente ativo do OM-89 é um pó liofilizado contendo, por cápsula, 6 mg de lisados bacterianos derivados de 18 cepas de *E. coli*, selecionadas e padronizadas, conhecidas como os uropatógenos mais comumente responsáveis pelas cistites. O produto consiste principalmente em proteínas, peptídios e aminoácidos ácidos; administrado por via oral, é um potencializador da resposta imune (Meredith *et al.*, 2009). Pode-se ter aumento da imunidade específica com a produção de IgA contra *E. coli* e imunidade inespecífica com aumento da ação de macrófagos. Sendo assim, sua atividade não se limita às cepas *E. coli*, podendo também prevenir infecções por outros microrganismos patogênicos, como *Proteus mirabilis* e *Klebsiella pneumoniae* (Huber *et al.*, 2000). Extratos de lisado bacteriano podem agir como imunoestimulantes por meio da ativação de células dendríticas derivadas de monócitos (Boruchov *et al.*, 2005). Em modelos animais e em seres humanos, a estimulação do sistema linfoide no intestino é capaz de induzir a produção de IgA específica para *E. coli*. Essa imunoglobulina migra para o trato urinário através do sistema linfático. Bauer *et al.* (2005), em estudo multicêntrico, idealizaram um tratamento adicional (*booster*), no qual as pacientes receberam uma complementação terapêutica do mês 6 ao mês 9 (uma cápsula por dia durante 10 dias por mês), com novo seguimento de 3 meses (Bauer *et al.*, 2005). Nos primeiros 3 meses, demonstraram diminuição de 20% dos episódios de ITU. Observaram, com o reforço do sexto ao nono mês, redução de 43% dos episódios de ITU.

Naber *et al.* (2008) publicaram uma metanálise na qual pacientes que utilizaram OM-89 tiveram 47,3% de ITU por *E. coli*, enquanto no grupo placebo observaram 59,1% de ITU, o que foi estatisticamente significante. A presença de ITU por outras bactérias como *Enterococcus*, *Streptococcus*, *Staphylococcus*, *Klebsiella*, *Proteus* e outras não definidas ocorreu em 32,8% do grupo com OM-89 contra 71,9% do placebo. Parece, então, se tratar de um efeito também contra outras espécies causadoras de ITUR (Melekos *et al.*, 1997).

A tolerabilidade do OM-89 foi testada em ensaios clínicos e poucos efeitos adversos foram encontrados, sendo, portanto, muito bem tolerados. O esquema de tratamento imunoterápico ideal precisa ser mais investigado em detalhes, principalmente quanto ao que fazer após 1 ano de tratamento, uma vez que todos os estudos apresentam seguimento máximo de 1 ano (Prattley *et al.*, 2020).

Outras vacinas como Uromune, Solco-Urovac e ExPEC4 V estão sendo estudadas para uso contra ITUR. A eficácia dessas vacinas em estudos demonstrou uma redução significativa do risco de recorrência de ITUs. Embora as vacinas mostrem um perfil de segurança aceitável e eficácia a curto prazo, há uma necessidade de mais estudos para estabelecer uniformidade nas definições, eficácia a longo prazo e cronograma de vacinação ideal, incluindo o papel dos reforços (Prattley *et al.*, 2020).

Profilaxia antimicrobiana

Existem maneiras diferentes de como prescrever e qual antibiótico escolher na profilaxia da ITUR. A decisão sobre como utilizar depende da relação da infecção urinária com a atividade sexual e do antibiograma realizado.

As três estratégias para profilaxia antibiótica utilizadas são: profilaxia pós-coito, profilaxia contínua e autotratamento intermitente realizado pela paciente. A eficácia durante o uso da profilaxia é de aproximadamente 95% (Haddad *et al.*, 2020). Porém, após 3 meses da interrupção da profilaxia, descreve-se que novo episódio pode ser constatado em até 60% dos casos. Quanto à duração do tratamento, ela varia de 3 a 12 meses, e ainda não há um consenso sobre a duração ótima (EAU Guidelines, 2023).

Revisão da Cochrane de 19 ensaios clínicos, incluindo 1.120 pacientes, mostrou que os antibióticos são melhores do que o placebo na redução do número de recidivas clínicas e microbiológicas em mulheres na pré e pós-menopausa com ITU de repetição (Albert *et al.*, 2004).

Sete ensaios clínicos, incluindo 257 pacientes, apresentaram risco relativo de 0,15 (intervalo de confiança [IC] 95%: 0,08 a 0,28) de ter uma ITU clínica, favorecendo antibiótico sobre placebo. Os antibióticos utilizados nessa revisão foram fluoroquinolonas, cefalosporinas, trimetoprima, sulfametoxazol e nitrofurantoína. Nenhum antibiótico foi superior. Dessa forma, a escolha do antibiótico deve seguir padrões de resistência da comunidade (não se utiliza quando a taxa de resistência for maior que 20%), eventos adversos e os custos locais (Albert *et al.*, 2004; EAU Guidelines, 2023).

A escolha do agente antimicrobiano para a profilaxia deve ser baseada nos padrões locais de resistência. Os regimes recomendados incluem nitrofurantoína 50 mg ou 100 mg, 1 vez/dia; fosfomicina trometamol, 3 g, a cada 10 dias; trimetoprima 100 mg, 1 vez/dia, e, para mulheres grávidas, cefalexina 125 mg ou 250 mg ou cefaclor 250 mg, 1 vez/dia. Além disso, a profilaxia pós-coital deve ser considerada em mulheres grávidas com um histórico de ITUs frequentes antes da gravidez para reduzir o risco de desenvolver a infecção (EAU Guidelines, 2023).

Profilaxia contínua

Profilaxia contínua pode ser administrada diariamente ao deitar-se como o uso de nitrofurantoína 50 a 100 mg ou com fosfomicina a cada 10 dias (Rudenko e Dorofeyeve, 2005). A maioria dos estudos recomenda por 6 a 12 meses (Haddad *et al.*, 2020).

Profilaxia pós-coito

A relação causal entre infecções e relações sexuais pode ser suspeitada quando o intervalo é entre 24 e 48 horas (Haddad *et al.*, 2020). Mulheres com ITU relacionada à relação sexual podem utilizar, como melhor opção, a medicação pós-coito. Uma grande vantagem da profilaxia pós-coito foi que ela produziu menos efeitos colaterais pela menor quantidade de antibiótico utilizada (EAU Guidelines, 2023).

Autotratamento

Essa estratégia deve ser restrita às mulheres que têm infecções recorrentes bem documentadas e que estão motivadas e bem orientadas pelo médico. A paciente identifica o episódio de infecção com base nos sintomas e inicia o tratamento empírico. Essas mulheres devem ser instruídas a entrar em contato com seu médico se os sintomas não forem completamente resolvidos dentro de 48 horas (Haddad *et al.*, 2020).

As taxas de eventos adversos foram maiores no grupo antibiótico do que no grupo placebo. O risco relativo para efeitos secundários graves que exigiram a retirada do tratamento foi de 1,58 (IC 95%: 0,47 a 5,28) e para efeitos colaterais leves foi de 1,78 (IC 95%: 1,06 a 3,00) (Albert *et al.*, 2004). Os eventos adversos mais frequentemente relatados foram náuseas e candidíase vaginal e oral. Entretanto, vários efeitos adversos têm sido descritos com o uso de nitrofurantoína, incluindo anemia aplástica, polineurite, reações colestáticas e hepatocelulares agudas, e toxicidade pulmonar crônica (Goemaere *et al.*, 2008). A toxicidade pulmonar é incomum e pode desenvolver-se após 1 mês a 6 anos da terapia. As pacientes que são usuárias a longo prazo da nitrofurantoína devem ser avaliadas regularmente para quaisquer complicações. A escolha dos antimicrobianos é a mesma da ITU aguda não complicada esporádica (EAU Guidelines, 2023).

Sulfametoxazol-trimetoprima

O sulfametoxazol-trimetoprima tem sido utilizado por mais de 30 anos como terapia de primeira linha para ITU (Mazzei *et al.*, 2006). Também é uma opção de primeira linha para a profilaxia de cistite recorrente. No entanto, a resistência antimicrobiana a esse agente vem aumentando ao longo dos anos, aproximando-se a 18 a 22% em algumas áreas dos EUA e da Europa, levantando questões sobre o seu papel no tratamento de cistite (Guneysel *et al.*, 2009). Um estudo mais recente de vigilância da resistência antimicrobiana em mulheres com cistite de nove países da Europa e do Brasil (estudo ARESC) relatou altas taxas de resistência da *E. coli* a vários antimicrobianos comumente utilizados para UTI, incluindo sulfametoxazol-trimetoprima (29%) e fluoroquinolonas (8%) (Naber *et al.*, 2008). O uso profilático para ITUR é considerado razoável se o agente causador anteriormente isolado for suscetível a esse agente. Deve-se relembrar que não se deve utilizar antibiótico cuja taxa de resistência no meio for maior do que 20%.

Nitrofurantoína

Nitrofurantoína tem mantido excelente atividade *in vitro* contra *E. coli* e *Enterococcus faecalis*, embora esteja no mercado há mais de 50 anos. É um dos antimicrobianos mais utilizados para a profilaxia (Lichtenberger e Hooton, 2011).

No projeto ECO.SENS, em 1.960 amostras de urina, sendo 75% contaminadas por uropatógeno, foi registrada resistência global à ampicilina de 37,5%; ao sulfametoxazol-trimetoprima, de 23,3%; no entanto, apenas 1,1% dos isolados eram resistentes à nitrofurantoína (Kahlmeter, 2003).

A nitrofurantoína é bem tolerada, mas com a exposição a longo prazo, reações pulmonares crônicas, hepatite e neuropatia têm sido relatadas. Essas toxicidades são extremamente raras, mas a paciente deve ser alertada a respeito (Haddad *et al.*, 2020).

Fluoroquinolonas

Ciprofloxacino e levofloxacino são as fluoroquinolonas mais comumente utilizadas para o tratamento de ITU. São cada vez mais utilizadas tanto para o tratamento como para profilaxia de ITU; porém, como notado anteriormente, a resistência entre as cepas é crescente (Lichtenberger *et al.*, 2011). São geralmente bem toleradas, embora possam causar efeitos colaterais gastrintestinais, neurológicos e cardiovasculares, incluindo um intervalo QT prolongado (Owens e Ambrose, 2002). Não são recomendadas em pacientes com história de intervalo QT prolongado, em pacientes com hipocalemia ou hipomagnesemia ou com o uso concomitante de medicamentos que podem aumentar o intervalo QT. Também tem sido associada com ruptura de tendão, principalmente de Aquiles (Haddad *et al.*, 2020).

As fluoroquinolonas não devem ser consideradas agentes de primeira linha para a profilaxia de ITUR não complicada, devido a preocupações acerca da seleção para aumento da resistência.

Cefalosporinas

As cefalosporinas têm sido estudadas como alternativa à nitrofurantoína para a profilaxia de ITURs em mulheres com bons resultados clínicos e microbiológicos. No projeto ECO.SENS, que determinou a suscetibilidade aos antimicrobianos de bactérias causadoras de ITU adquirida na comunidade em 16 países da Europa e no Canadá, a resistência à cefadroxila foi vista em apenas 53/2.478 estirpes de *E. coli* testadas (Kahlmeter, 2003). Em um estudo de 49 pacientes que tomaram cefalosporinas a longo prazo como profilaxia para ITU de repetição, apenas 13 episódios de bacteriúria foram detectados e, destes, apenas 50% eram resistentes às cefalosporinas – achados foram semelhantes no grupo que comparou com a nitrofurantoína (Brumfitt e Hamilton-Miller, 1995).

Fosfomicina

Esse antimicrobiano tem boa atividade *in vitro* contra a maior parte das espécies bacterianas responsáveis pela cistite não complicada e é aprovado para o tratamento da cistite causada por *E. coli* e *E. faecalis*. A taxa de resistência à fosfomicina entre uropatógenos é bastante baixa, mesmo em países como Japão, Espanha, Alemanha, França, Brasil e África do Sul, onde tem sido amplamente utilizado por mais de 20 anos (Naber *et al.*, 2008). No estudo ARESC, a sensibilidade a *E. coli* foi de 98% (Naber *et al.*, 2008). Estudos clínicos têm demonstrado que, em países onde a fosfomicina tem sido usada por muitos anos, cerca de 3% dos patógenos bacterianos são resistentes, e essa porcentagem tem sido estável por vários anos (Arca *et al.*, 1997).

Cranberry

O uso de *cranberry* para a profilaxia da ITUR baseia-se na ação das proantocianidinas A, que inibem a adesão de *E. coli* no urotélio ao bloquear as fímbrias das enterobactérias. Entretanto, estudos mostram resultados conflitantes sobre a eficácia do *cranberry* na prevenção da ITUR (EAU Guidelines, 2023). As formas ideais de administração e as dosagens precisas ainda não são bem estabelecidas, com variações significativas nos ingredientes ativos entre as diferentes formulações. A sugestão comum é o consumo de um copo de 240 mℓ de suco de *cranberry* 1 ou 2 vezes/dia, ou comprimidos de *cranberry* concentrado com uma dose total diária de 500 a 1.000 mg (Jepson *et al.*, 2012).

A eficácia dos produtos de *cranberry* na prevenção de ITU é apoiada por alguns estudos, mas com resultados variados. Uma metanálise Cochrane de 2023, que incluiu 26 ensaios com 6.211 participantes, indicou que o *cranberry* reduziu o risco de ITU sintomática confirmada por cultura (risco relativo [RR]: 0,70; IC 95%: 0,58 a 0,84). No entanto, essa análise revelou heterogeneidade significativa entre os estudos em relação aos tipos e dosagens dos produtos de *cranberry* utilizados (Williams *et al.*, 2023).

Os produtos de *cranberry* são geralmente bem tolerados, apresentando poucos efeitos colaterais. O principal é o aumento da ingestão calórica e de glicose. Além disso, alguns usuários podem experimentar efeitos colaterais gastrintestinais, como azia. Embora existam formulações de *cranberry* promovidas como mais eficazes, como aquelas contendo proantocianidinas solúveis, não há dados suficientes que justifiquem a preferência por esses produtos em comparação a outras formulações de *cranberry* (Singh *et al.*, 2016; Sappal *et al.*, 2018).

Probióticos (*Lactobacillus* spp.)

Probióticos, particularmente cepas de *Lactobacillus*, não são rotineiramente sugeridos para reduzir o risco de cistite recorrente devido à falta de eficácia clínica comprovada. Estudos clínicos não têm mostrado resultados promissores: em uma revisão de quatro ensaios clínicos randomizados, apenas um demonstrou redução nas taxas de recorrência de cistite, e muitos desses estudos não verificaram se houve colonização vaginal efetiva com a cepa probiótica (Beerepoot *et al.*, 2012; Hooton *et al.*, 2012; Stapleton *et al.*, 2012).

Entretanto, formas alternativas de entrega de *Lactobacillus*, como cápsulas vaginais, mostraram-se mais promissoras. Em um ensaio controlado com placebo, uma cápsula vaginal contendo *Lactobacillus crispatus* foi associada a uma diminuição nas taxas de ITU recorrente em mulheres pré-menopáusicas, com boa tolerabilidade e alta taxa de colonização vaginal (Stapleton *et al.*, 2011; Stapleton *et al.*, 2012). Os probióticos são teoricamente capazes de proteger contra a colonização vaginal por uropatógenos por meio de vários mecanismos, incluindo o bloqueio de locais de adesão e a produção de peróxido de hidrogênio, que é microbicida. No entanto, são necessários mais estudos para confirmar a eficácia dessa abordagem antes de uma recomendação para uso rotineiro (Stapleton *et al.*, 2011; 't Hoen *et al.*, 2021; EAU Guidelines, 2023).

D-manose

A D-manose, um açúcar natural, não é rotineiramente sugerida para a prevenção de cistite devido à falta de eficácia clínica convincente. Ela imita os receptores uroepiteliais do hospedeiro usados por uropatógenos. Supõe-se que tais compostos se liguem competitivamente aos ligantes bacterianos de superfície, diminuindo o número de bactérias que se fixam à mucosa e alterando o delicado equilíbrio da interação hospedeiro-bactéria a favor do hospedeiro (Zopf e Roth, 1996; Kranjčec *et al.*, 2014). De modo geral, a D-manose é bem tolerada e apresenta efeitos colaterais mínimos, sendo a diarreia um problema experimentado por apenas uma pequena porcentagem dos usuários (Lenger *et al.*, 2020).

No entanto, as evidências clínicas publicadas sobre a eficácia da D-manose na prevenção de cistite são escassas e de baixa qualidade (Kranjčec *et al.*, 2014; Cooper *et al.*, 2022). Além disso, não se sabe quais níveis urinários de D-manose seriam protetores e se sua administração oral pode atingir tais níveis com as doses recomendadas pelos fabricantes.

Uma metanálise recente demonstrou que a D-manose parece oferecer proteção contra infecções recorrentes do trato urinário (em comparação com placebo), apresentando possivelmente uma eficácia similar à dos antibióticos (Lenger *et al.*, 2020). No entanto, uma revisão sistemática Cochrane mais recente, incluindo 719 pacientes, não foi capaz de determinar se a D-manose, quando comparada com nenhum tratamento, outros suplementos ou antibióticos, reduziu significativamente o número de episódios de ITU (Cooper *et al.*, 2022). Portanto, a D-manose deve, no momento, ser usada apenas após discussão com a paciente ou no contexto de investigações clínicas (EAU Guidelines, 2023).

Metenamina

A dose típica é 1 g de metenamina hipurato 2 vezes/dia, VO. Embora a adição de vitamina C para acidificar a urina seja uma prática comum, os estudos que demonstraram a eficácia da metenamina não incluíram acidificantes adicionais (Harding *et al.*, 2022). A metenamina, que se converte em formaldeído em urina acidificada e apresenta atividade antimicrobiana, não deve ser coadministrada com sulfonamidas devido ao risco de cristalização na urina. Estudos indicam que o risco de cistite recorrente com metenamina pode ser semelhante ao da profilaxia com antibióticos, com estudos mostrando uma taxa de recorrência clinicamente similar entre a metenamina e os antibióticos (Edén *et al.*, 1982; Harding *et al.*, 2022).

Em um ensaio clínico aberto, 240 mulheres com cistite recorrente e sem anormalidades no trato urinário foram designadas aleatoriamente para receber metenamina ou um antibiótico diário por 12 meses. As taxas de cistite foram semelhantes, embora estatisticamente maiores no grupo da metenamina (1,38 *versus* 0,89 episódio por pessoa por ano). A diferença, considerada pequena, atendeu aos critérios de não inferioridade (Harding *et al.*, 2022) . Durante a intervenção, as taxas de resistência entre isolados de *E. coli* foram menores com metenamina do que com antibióticos, mas o impacto a longo prazo na resistência permanece incerto. Ambos os tratamentos tiveram taxas de eventos adversos semelhantes, mas, no grupo metenamina, houve relatos de hospitalizações por ITU, porém detalhes sobre esses eventos não estão disponíveis (Harding *et al.*, 2022).

Instilação intravesical de ácido hialurônico e/ou sulfato de condroitina

A instilação intravesical de ácido hialurônico (HA) e HA/sulfato de condroitina (CS) tem sido explorada para restaurar a camada de glicosaminoglicano (GAG) na bexiga, componente importante na prevenção de infecções do trato urinário recorrentes (ITUR). Embora faltem estudos bem projetados para a prevenção de ITUR, pesquisas já realizadas, incluindo séries de casos, indicam algumas melhorias com a utilização dessa técnica. Uma revisão sistemática e metanálise encontrou melhorias significativas em sintomas de dor e na qualidade de vida em pacientes tratados com HA e HA/CS, com reduções significativas em índices como dor suprapúbica, frequência urinária e volume de urina eliminada. No entanto, ainda não existem recomendações gerais robustas para esta modalidade terapêutica devido à variação no desenho dos estudos e no tamanho pequeno das amostras (Pyo e Cho, 2016; EAU Guidelines, 2023).

Portanto, a recomendação para a profilaxia da infecção urinária recorrente, da maioria das Sociedades e Consensos, é de iniciar com a profilaxia não antibiótica devido ao problema mundial de resistência bacteriana (American College of Obstetricians and Gynecologists, 2008; de Rossi *et al.*, 2020; Haddad e Fernandes, 2018; Haddad *et al.*, 2020; EAU Guidelines, 2023). A imunoterapia com lisado liofilizado de *E. coli* e hormonoterapia vaginal são grau A de recomendação, enquanto *cranberry*, D-manose e metenamina têm menor evidência e deve-se sempre discutir com a paciente. A antibioticoterapia profilática deve ser utilizada somente na falha da profilaxia não antibiótica.

REFERÊNCIAS BIBLIOGRÁFICAS

ALBERT, X *et al.* Antibiotics for preventing recurrent urinary tract infection in non-pregnant women. *Cochrane Database of Systematic Reviews*, v. 2004, n. 3, p. CD001209, 2004.

AMERICAN COLLEGE OF OBSTETRICIANS AND GYNECOLOGISTS. ACOG Practice Bulletin No. 91: Treatment of urinary tract infections in nonpregnant women. *Obstetrics & Gynecology*, v. 111, n. 3, p. 785-794, 2008.

ARCA, P.; REGUERA, G.; HARDISSON, C. Plasmid-encoded fosfomycin resistance in bacteria isolated from the urinary tract in a multicentre survey. *Journal of Antimicrobial Chemotherapy*, v. 40, n. 3, p. 393-399, 1997.

AYDIN, A. *et al.* Recurrent urinary tract infections in women. *International Urogynecology Journal*, v. 26, n. 6, p. 795-804, 2015.

BAUER, H. W. *et al.* A long-term, multicenter, double-blind study of an Escherichia coli extract (OM-89) in female patients with recurrent urinary tract infections. *European Urology*, v. 47, n. 4, p. 542-548, discussion 548, 2005.

BEEREPOOT, M. A. J. *et al.* Lactobacilli vs antibiotics to prevent urinary tract infections: a randomized, double-blind, noninferiority trial in postmenopausal women. *Archives of Internal Medicine*, v. 172, n. 9, p. 704-712, 2012.

BEEREPOOT, M. A. J. *et al.* Nonantibiotic prophylaxis for recurrent urinary tract infections: a systematic review and meta-analysis of randomized controlled trials. *Journal of Urology*, v. 190, n 6, p. 1981-1989, 2013.

BONKAT (Chair), G. *et al.* Urological infections – 2021. *Kidneys*, v. 10, n. 3, p. 169-172, 2022.

BORUCHOV, A. M. *et al.* Activating and inhibitory IgG Fc receptors on human DCs mediate opposing functions. *Journal of Clinical Investigation*, v. 115, n. 10, p. 2914-2923, 2005.

BRUMFITT, W.; HAMILTON-MILLER, J. M. A comparative trial of low dose cefaclor and macrocrystalline nitrofurantoin in the prevention of recurrent urinary tract infection. *Infection*, v. 23, n. 2, p. 98-102, 1995.

CAI, T. *et al.* The role of asymptomatic bacteriuria in young women with recurrent urinary tract infections: to treat or not to treat? *Clinical Infectious Diseases*, v. 55, n. 6, p. 771-777, 2012.

COOPER, T. E. *et al.* D-mannose for preventing and treating urinary tract infections. *Cochrane Database of Systematic Reviews*, v. 8, n. 8, p. CD013608, 2022.

CUNHA, M. A. *et al.* Antibiotic resistance patterns of urinary tract infections in a northeastern Brazilian capital. *Revista do Instituto de Medicina Tropical de São Paulo*, v. 58, p. 2, 2016.

DE ROSSI, P. *et al.* Joint report of SBI (Brazilian Society of Infectious Diseases), FEBRASGO (Brazilian Federation of Gynecology and Obstetrics Associations), SBU (Brazilian Society of Urology) and SBPC/ML (Brazilian Society of Clinical Pathology/Laboratory Medicine): recommendations for the clinical management of lower urinary tract infections in pregnant and non-pregnant women. *The Brazilian Journal of Infectious Diseases*, v. 24, n. 2, p. 110-119, 2020.

EAU Guidelines. EAU Guidelines – Urological Infections, 2023. Disponível em: https://uroweb.org/guidelines/urological-infections. Acesso em: 16 jan. 2024.

EDÉN, C. S. *et al.* Inhibition of experimental ascending urinary tract infection by an epithelial cell-surface receptor analogue. *Nature*, v. 298, n. 5874, p. 560-562, 1982.

EPP, A *et al.* Recurrent urinary tract infection. *Journal of Obstetrics and Gynaecology Canada*, v. 32, n. 11, p. 10821090, 2010.

ERIKSSON, I. *et al.* Prevalence and factors associated with urinary tract infections (UTIs) in very old women. *Archives of Gerontology and Geriatrics*, v. 50, n. 2, p. 132-35, 2010.

FLORES-MIRELES, A. L. *et al.* Urinary tract infections: epidemiology, mechanisms of infection and treatment options. *Nature Reviews Microbiology*, v. 13, n. 5, p. 269-284, 2015.

FOXMAN, B. Urinary tract infection syndromes: occurrence, recurrence, bacteriology, risk factors, and disease burden. *Infectious Disease Clinics of North America*, v. 28, n. 1, p. 1-13, 2014.

FRANCO, A. V. M. Recurrent urinary tract infections. *Best Practice & Research: Clinical Obstetrics & Gynaecology*, v. 19, n. 6, p. 861-873, 2005.

GUPTA, K. *et al.* Urinary Tract Infection. *Annals of Internal Medicine*, v. 167, n. 7, p. ITC49-64, 2017.

GUNEYSEL, O. *et al.* Trimethoprim/sulfamethoxazole resistance in urinary tract infections. *The Journal of Emergency Medicine*, v. 36, n. 4, p. 338-341, 2009.

GOEMAERE, N. N. T. *et al.* Nitrofurantoin-induced pulmonary fibrosis: a case report. *Journal of Medical Case Reports*. v. 2, p. 169, 2008.

HADDAD, J. M. *et al.* Latin American consensus on uncomplicated recurrent urinary tract infection-2018. *International Urogynecology Journal*, v. 31, n. 1, p. 3544, 2020.

HADDAD, J. M.; FERNANDES, D. A. *Infecção do trato urinário*. São Paulo: Federação Brasileira das Associações de Ginecologia e Obstetrícia (Febrasgo), 2018.

HARDING, C. *et al.* Alternative to prophylactic antibiotics for the treatment of recurrent urinary tract infections in women: multicentre, open label, randomised, non-inferiority trial. *British Medical Journal*, v. 376, p. e068229, 2022.

HOOTON, T. M. Clinical practice. Uncomplicated urinary tract infection. *The New England Journal of Medicine*, v. 366, n. 11 p. 1028-1037, 2012.

HUBER, M *et al.* Immunogenicity of an E. coli extract after oral or intraperitoneal administration: induction of antibodies against pathogenic bacterial strains. *International Journal of Immunopharmacology*, v. 22, n. 1, p. 57-68, 2000.

JEPSON, R. G.; WILLIAMS, G.; CRAIG, J. C. Cranberries for preventing urinary tract infections. *Cochrane Database of Systematic Reviews*, v. 10, n. 10, p. CD001321, 2012.

KAHLMETER, G. Prevalence and antimicrobial susceptibility of pathogens in uncomplicated cystitis in Europe. The ECO.SENS study. *International Journal of Antimicrobial Agents*, v. 22, Suppl 2, p. 49-52, 2003.

KRANJČEC, B.; PAPEŠ, D.; ALTARAC, S. D-mannose powder for prophylaxis of recurrent urinary tract infections in women: a randomized clinical trial. *World Journal of Urology*, v. 32, n. 1, p. 79-84, 2014.

LENGER, S. M. *et al.* D-mannose vs other agents for recurrent urinary tract infection prevention in adult women: a systematic review and meta-analysis. *American Journal of Obstetrics and Gynecology*, v. 223, n. 2, p. 265. e1-265.e13, 2020.

LICHTENBERGER, P.; HOOTON, T. M. Antimicrobial prophylaxis in women with recurrent urinary tract infections. *International Journal of Antimicrobial Agents*, v. 38, Suppl, p. 36-41, 2011.

LUNDSTEDT, A-C *et al.* Inherited susceptibility to acute pyelonephritis: a family study of urinary tract infection. *The Journal of Infectious Diseases*, v. 195, n. 8, p. 1227-1234, 2007.

MARQUES, A. G. *et al.* Performance of the dipstick screening test as a predictor of negative urine culture. *Einstein (São Paulo)*, v. 15, n. 1, p. 34-39, 2017.

MAZZEI, T. *et al.* Pharmacokinetic and pharmacodynamic aspects of antimicrobial agents for the treatment of uncomplicated urinary tract infections. *International Journal of Antimicrobial Agents*, v. 28, Suppl 1, p. S35-S41, 2006.

MELEKOS, M. D. *et al.* Post-intercourse *versus* daily ciprofloxacin prophylaxis for recurrent urinary tract infections in premenopausal women. *Journal of Urolology*. v. 157, n. 3, p. 935-939, 1997.

MEREDITH, M.; CHIAVAROLI, C.; BAUER, H. G. Immunotherapy for recurrent urinary tract infections: effects of an Escherichia coli extract. *Current Urology*, v. 3, n. 1, p. 1-8, 2009.

MULVEY, M. A. *et al.* Establishment of a persistent Escherichia coli reservoir during the acute phase of a bladder infection. *Infection and Immunity*, v. 69, n. 7, p. 4572-4579, 2001.

NABER, K. G. *et al.* Surveillance study in Europe and Brazil on clinical aspects and Antimicrobial Resistance Epidemiology in Females with Cystitis (ARESC): implications for empiric therapy. *European Urology*, v. 54, n. 5, p. 1164-1175, 2008.

OWENS, R. C.; AMBROSE, P. G. Torsades de pointes associated with fluoroquinolones. *Pharmacotherapy*, v. 22, n. 5, p. 663-668, discussion 668, 2002.

PRATTLEY, S. *et al.* Role of vaccines for recurrent urinary tract infections: a systematic review. *European Urology Focus*, v. 6, n. 3, p. 593-604, 2020.

PERROTTA, C *et al.* Oestrogens for preventing recurrent urinary tract infection in postmenopausal women. *Cochrane Database of Systematic Reviews*, n. 2, p. CD005131, 2008.

PYO, J. S.; CHO, W. J. Systematic Review and meta-analysis of intravesical hyaluronic acid and hyaluronic acid/chondroitin sulfate instillation for interstitial cystitis/painful bladder syndrome. *Cellular Physiology and Biochemistry*, v. 39, n. 4, p. 1618-1625, 2016.

RAZ, R. Hormone replacement therapy or prophylaxis in postmenopausal women with recurrent urinary tract infection. *Journal of Infectious Diseases*, v. 183, Suppl 1, p. S74-S76, 2001.

RUDENKO, N.; DOROFEYEV, A. Prevention of recurrent lower urinary tract infections by long-term administration of fosfomycin trometamol. Double blind, randomized, parallel group, placebo controlled study. *Arzneimittelforschung*, v. 55, n. 7, p. 420-477, 2005.

SAPPAL, S. *et al.* Randomized trial of concentrated proanthocyanidins (PAC) for acute reduction of bacteriuria in male veterans with spinal cord injury utilizing clean intermittent catheterization. *Spinal Cord Series and Cases*, v. 4, n. 58, 2018.

SHUMEIKO, V. *et al.* Bactospin: novel technology for rapid bacteria detection and antibiotic susceptibility testing. *Sensors*, v. 21, n. 17, 2021.

SINGH, I. *et al.* Effect of oral cranberry extract (standardized proanthocyanidin-A) in patients with recurrent UTI by pathogenic E. coli: a randomized placebo-controlled clinical research study. *International Urology and Nephrology*, v. 48, n. 9, p. 1379-1386, 2016.

STAMM, W. E. Estrogens and urinary-tract infection. *Journal of Infectious Disease*. v. 195, n. 5, p. 623-624, 2007.

STAPLETON, A. E. *et al.* Randomized, placebo-controlled phase 2 trial of a Lactobacillus crispatus probiotic given intravaginally for prevention of recurrent urinary tract infection. *Clinical Infectious Diseases*, v. 52, n. 10, p. 1212-1217, 2011.

STAPLETON, A. E. *et al.* Recurrent urinary tract infection and urinary Escherichia coli in women ingesting cranberry juice daily: a randomized controlled trial. *Mayo Clinic Proceedings*, v. 87, n. 2, p. 143-150, 2012.

'T HOEN, L. A. *et al.* Update of the EAU/ESPU guidelines on urinary tract infections in children. *Journal of Pediatric Urology*, v. 17, n. 2, p. 200-277, 2021.

WILLIAMS, G. *et al.* Cranberries for preventing urinary tract infections. *Cochrane Database of Systematic Reviews*, v. 11, n. 11, p. CD001321, 2023.

ZOPF, D; ROTH, S. Oligosaccharide anti-infective agents. *Lancet*, v. 347, n. 9007, p. 1017-1021, 1996.

CAPÍTULO 67
Síndrome da Bexiga Dolorosa

Thaís Guimarães dos Santos • Lucas Schreiner • Nadiessa Dorneles Almeida • Luísa Hahn • Christiana Nygaard

INTRODUÇÃO

A síndrome da bexiga dolorosa (SBD)/cistite intersticial (CI) é uma condição inflamatória crônica da parede vesical que leva a dor pélvica, urgência miccional, aumento da frequência urinária e noctúria, na ausência de outras causas identificáveis (Pyo e Cho, 2016). Em função de todo o processo inflamatório, a dor geralmente é mais severa quando a bexiga está repleta e alivia, pelo menos parcialmente, com o esvaziamento vesical (Management of Bladder Pain Syndrome, 2017). Essa condição leva a uma redução importante da qualidade de vida.

A etiologia da SBD/CI ainda não está integralmente compreendida, e diferentes hipóteses têm sido sugeridas, incluindo infecções, doenças autoimunes, disfunções do urotélio, ativação de mastócitos, inflamação neuronal, exposição a toxinas ou elementos da dieta ou, ainda, fatores psicossomáticos. A hipótese é de que a SBD/CI possa estar fisiopatologicamente relacionada ao defeito da camada de glicosaminoglicanos (GAG) da mucosa vesical (Figura 67.1). Os componentes relevantes da camada de GAG incluem ácido hialurônico, sulfato de heparina, sulfato de condroitina, sulfato de queratina e sulfato de dermatan. De acordo com essa teoria, alguns fármacos que visam melhorar a integridade da camada GAG e o funcionamento da barreira urotelial foram avaliados na SBD/CI e são descritos nas possibilidades terapêuticas (Pyo e Cho, 2016).

PROGRESSÃO HISTÓRICA DA TERMINOLOGIA

A nomenclatura e a definição clínica da SBD/CI evoluíram ao longo do tempo. Os sintomas foram inicialmente documentados em 1808 por Philip Physick, que descreveu uma condição de dor na bexiga não associada à presença de cálculos. Em 1887, Alexander J. C. Skene mencionou em seu livro, "Doenças da bexiga e da uretra nas mulheres", a condição descrita como uma inflamação que afetava parcial ou totalmente a membrana mucosa até as camadas musculares vesicais (Cardozo e Staskin, 2023).

Posteriormente, em 1915, Guy Hunner documentou as úlceras que levam seu nome durante procedimentos de cistoscopia. Hunner descreveu essas úlceras como áreas com aspecto cicatricial circundadas por uma ou mais áreas de hiperemia, com sangramento ao toque, observadas na mucosa vesical de mulheres que apresentavam sintomas urinários crônicos, para os quais não havia sido identificada nenhuma causa específica (Cardozo e Staskin, 2023). Posteriormente, o termo "cistite intersticial" foi utilizado para descrever pacientes com dor vesical e achados cistoscópicos anormais, como glomerulações e úlceras de Hunner.

Em 1987, o National Institute of Diabetes and Digestive and Kidney Diseases/US National Institutes of Health desenvolveu os seguintes critérios diagnósticos para a, até então, condição denominada "cistite intersticial": dor vesical ou aumento da frequência miccional e glomerulações na cistoscopia, ou, ainda, as clássicas úlceras de Hunner identificadas após a hidrodistensão sob anestesia. Nessa situação, as glomerulações deveriam se apresentar de forma difusa e estar presentes em, pelo menos, três quadrantes da bexiga com, no mínimo, dez por quadrante (excluindo a área de passagem do cistoscópio, que poderia se apresentar como algum artefato). Esses critérios rígidos levaram ao subdiagnóstico de muitas pacientes. Então, em 2002 foi proposto pela International Continence Society o termo síndrome da bexiga dolorosa (SBD), que incluía a condição caracterizada por dor suprapúbica relacionada ao enchimento vesical, acompanhada de outros sintomas como o aumento da frequência

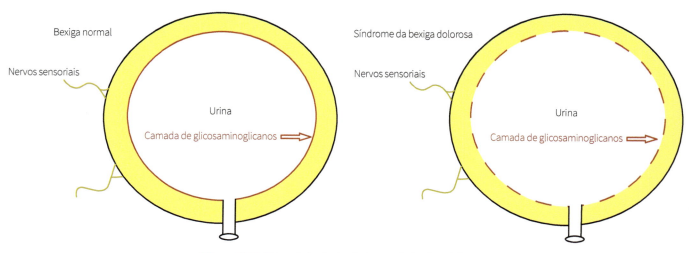

Figura 67.1 Fisiopatologia da síndrome da bexiga dolorosa.

miccional diurna e noturna na ausência de outras doenças identificáveis. Na ocasião, a International Continence Society reservou o diagnóstico de cistite intersticial para pacientes com características cistoscópicas e histológicas típicas.

Em 2009, a Society of Urodynamics, Female Pelvic Medicine & Urogenital Reconstruction (SUFU) definiu SBD/CI como a sensação desagradável (desconforto, dor, pressão) relacionada à bexiga e associada a sintomas do trato genital inferior por mais de 6 semanas de duração, na ausência de infecção ou outra causa identificável. Essa definição foi aceita pela American Urological Association (AUA), que também optou por esse termo (Tabela 67.1) (Cox *et al.*, 2016).

DEFINIÇÃO

Atualmente, após todas essas modificações, ainda não há um consenso absoluto entre as entidades científicas sobre a definição exata da SBD/CI.

A European Society for the Study of Interstitial Cystitis (ESSIC) define a SBD/CI como dor pélvica crônica (6 meses), pressão ou desconforto relacionado à bexiga urinária acompanhado de pelo menos outro sintoma urinário, como vontade persistente de urinar ou aumento da frequência miccional (van de Merwe *et al.*, 2008).

No entanto, a AUA propõe que se utilize a definição da SUFU com o objetivo de não retardar o início do tratamento, ou seja, define SBD/CI como uma sensação desagradável (dor, pressão, desconforto vesical), associada a sintomas do trato urinário inferior com duração superior a 6 semanas, na ausência de infecções ou outras causas identificáveis (Hanno *et al.*, 2011).

Também há muita discussão na literatura mundial a respeito de como classificar pacientes com lesão de Hunner no espectro SBD/CI. Pesquisas recentes revelaram que as pacientes com diagnóstico de úlcera de Hunner se diferenciam tanto clínica quanto patologicamente em relação a SBD/CI. Essas diferenças sugerem a possibilidade de categorizar as pacientes com úlcera de Hunner como uma entidade patológica separada, conforme sugerido pela última publicação da ICS sobre o tema (Hanno *et al.*, 2023).

EPIDEMIOLOGIA

A incidência e a prevalência da SBD dependem do critério usado para diagnóstico (Cox *et al.*, 2016). Uma estimativa razoável de prevalência para pacientes em todo o mundo diagnosticadas com SBD/CI seria de cerca de 300 a cada 100 mil mulheres (Hanno *et al.*, 2023).

Dos pacientes com SBD/CI, 94% são brancos, a média de idade é de 40 anos e 90% são mulheres. Estima-se que 2,7 a 6,5% das mulheres dos EUA tenham sintomas consistentes com o diagnóstico de SBD. Além disso, Berry *et al.* (2011) identificaram em seu estudo que mulheres com diagnóstico de SBD tiveram mais filhos que as controles e são menos comumente casadas.

Síndromes dolorosas sobrepostas são comuns em pacientes com SBD/CI, incluindo síndrome do intestino irritável, fibromialgia, síndrome da fadiga crônica (Hanno *et al.*, 2023), síndrome de Sjögren, vulvodinia e cefaleia crônica (Hanno *et al.*, 2011).

A SBD/CI também pode estar associada a consequências negativas no que diz respeito a aspectos cognitivos, comportamentais e emocionais, bem como pode desencadear sintomas sugestivos de disfunção sexual, conforme a European Association of Urology (Management of Bladder Pain Syndrome, 2017). No que tange aos aspectos emocionais, pacientes com SBD/CI com frequência apresentam patologias de saúde mental, incluindo depressão e ansiedade. Esses distúrbios podem ser em decorrência da SBD, mas há evidências que sugerem um mecanismo biológico em comum (Hanno *et al.*, 2011). Os resultados do estudo de Hepner *et al.* (2012) sugerem que a gravidade de SBD/CI pode não aumentar a probabilidade de ideação suicida, exceto por meio da gravidade dos sintomas de depressão. É necessário um trabalho adicional para entender como abordar as necessidades crescentes de mulheres com SBD/CI e ideação suicida.

O estudo de Kanter *et al.* (2017) apresenta novos achados sobre a importância da relação paciente-médico na SBD/CI e reforça a enorme incapacidade gerada por essa doença, que frequentemente se manifesta por meio de ideias suicidas. Nesse estudo, os pacientes preferiram planos de tratamento organizados com diversificação de opções e profissionais que ofereceram esperança ao lidar com sua condição.

SINTOMAS

Os sintomas clínicos clássicos da SBD incluem: dor, aumento da frequência miccional, noctúria e urgência miccional. O sintoma mais comumente relacionado à SBD/CI é o aumento da frequência miccional, presente em aproximadamente 92% das pacientes (Cox *et al.*, 2016).

O início dos sintomas é variável: pode ser gradual ou se manifestar por um único sintoma miccional. A dor pélvica também é um sintoma importante, pois é o que comumente leva a paciente à consulta médica (Cox *et al.*, 2016).

A caracterização da dor pode ser útil para a suspeição clínica. Pacientes com sintomatologia típica de SBD/CI podem relatar, além de dor suprapúbica, dor em toda a região pélvica – incluindo vulva, vagina, uretra, como também dor em região abdominal e dorso (Hanno *et al.*, 2011). Outra característica fundamental é a relação da dor com os períodos de enchimento e esvaziamento vesical. Normalmente, as pacientes com SBD/CI urinam visando aliviar a dor relacionada ao enchimento vesical (Cox *et al.*, 2016).

Tabela 67.1 Diferenças nas definições de síndrome da bexiga dolorosa (SBD)/cistite intersticial (CI) de acordo com as entidades científicas.

Entidade científica	Definição	Tempo mínimo de sintomas para o diagnóstico
European Society for the Study of Interstitial Cystitis (ESSIC) e International Continence Society (ICS)	Dor pélvica crônica (6 meses), pressão ou desconforto relacionado à bexiga acompanhado de pelo menos outro sintoma urinário, como vontade persistente de urinar ou aumento da frequência miccional	6 meses
American Urological Association (AUA) e Society for Urodynamics and Female Urology (SUFU)	Sensação desagradável (dor, pressão, desconforto vesical), associada a sintomas do trato urinário inferior com duração superior a 6 semanas, na ausência de infecções ou outras causas identificáveis	6 semanas

Fonte: elaborada pelos autores.

Sobre a frequência dos sintomas, destaca-se que pode ocorrer flutuação nos episódios de dor, com ciclos de crises e remissão. As crises podem ser provocadas por vários fatores, incluindo atividade sexual, oscilações hormonais e estresse físico e emocional (Cardozo e Staskin, 2023). Apesar de a dor ser um sintoma importante, algumas pacientes utilizam outros termos para descreverem o que sentem, como pressão, desconforto, e podem até negar a queixa de dor (Hanno *et al.*, 2011).

DIAGNÓSTICO

A SBD é um diagnóstico de exclusão (Management of Bladder Pain Syndrome, 2017). Anamnese e exame físico minuciosos são essenciais para avaliar os sintomas e ajudar a estabelecer a presença ou ausência de outras doenças, bem como distúrbios associados, que devem ser abordados (Hanno *et al.*, 2023).

O diagnóstico dessa condição clínica pode demorar de 3 a 7 anos, considerando o intervalo de tempo entre a apresentação da queixa ao clínico geral até o diagnóstico por um especialista (Clemens *et al.*, 2010).

A International Society for the Study of BPS (ESSIC) sugere que o diagnóstico seja feito em três etapas: seleção de pacientes com suspeita clínica de SBD/CI, exclusão de outras condições clínicas que possam estar causando ou piorando os sintomas e classificação da SBD/CI (glomerulações e/ou úlcera de Hunner) (Gonçalves e Petracco, 2017).

Diversas pesquisas investigaram se há algum sintoma ou sinal específico durante o exame físico que possa distinguir a condição com lesão de Hunner daquela sem lesão. Em uma metanálise, sugere-se que dor durante a penetração vaginal, bem como maior intensidade dela, aumento da frequência urinária e noctúria são mais comuns em pacientes com lesão de Hunner, porém os relatos são contraditórios e não há conclusões consistentes a esse respeito. Até o momento, o único método conclusivo para diferenciar a condição com lesão de Hunner é por meio do exame cistoscópico (Doiron *et al.*, 2016).

A seguir, estão as principais ferramentas disponíveis para o diagnóstico.

Anamnese

É fundamental que seja feita detalhadamente para a avaliação de todas as pacientes, já que ela visa identificar os sintomas característicos da SBD/CI (descritos anteriormente) e outras condições clínicas que apresentem sintomatologia semelhante (Cox *et al.*, 2016).

A anamnese deve nortear o raciocínio clínico aos diagnósticos diferenciais: dor que ocorre apenas durante a micção não é sugestiva de SBD/CI, devendo-se investigar condições vulvares, que causam dor quando a urina entra em contato com a vulva; por exemplo, as vulvovaginites (Cox *et al.*, 2016). Também não se deve esquecer de questionar sobre a relação da dor com os períodos de enchimento e esvaziamento vesical. Como já descrito, normalmente as pacientes com SBD/CI urinam visando aliviar a dor relacionada ao enchimento vesical (Cox *et al.*, 2016).

Os sintomas da SBD/CI frequentemente se intensificam no período pré-menstrual, diferindo da endometriose, que é pior durante o período menstrual. Deve-se, ainda, identificar períodos de piora sintomática, que podem ser desencadeados por estresse, relações sexuais ou dieta. Café, álcool, frutas cítricas, tomates, bebidas gaseificadas e alimentos picantes são exemplos de substâncias que podem agravar os sintomas (Management of Bladder Pain Syndrome, 2017; Cox *et al.*, 2016).

É importante obter uma história médica pregressa completa, incluindo cirurgia pélvica ou radiação, medicamentos que possam causar cistite (anti-inflamatórios não esteroides, ciclofosfamida e cetamina), fibromialgia, depressão, disfunção sexual, doenças autoimunes, alergias e outras condições ginecológicas (vulvodinia, endometriose, dispareunia). Esses dados são fundamentais para o diagnóstico e também porque essas condições podem coexistir com a SBD/CI (Management of Bladder Pain Syndrome, 2017; Cox *et al.*, 2016).

Exame físico

O exame físico minucioso é muito importante na suspeita clínica de SBD/CI, visando principalmente à exclusão de diagnósticos diferenciais. O exame físico deve incluir exame abdominal e pélvico, com foco em identificar lesões palpáveis, distensão da bexiga, hérnias e locais com aumento da sensibilidade à palpação. Por meio do exame físico, podem-se realizar diagnósticos diferenciais de vulvodinia, vaginite, atrofia vulvovaginal, prolapso genital, patologias do colo uterino e lesões anexiais.

Não há um achado patognomônico de SBD/CI no exame físico. Entretanto, pode haver aumento da sensibilidade em região suprapúbica e região de colo vesical (que pode ser identificada com a palpação da parede vaginal anterior, em região uretral até a área próxima ao colo vesical) (Cox *et al.*, 2016).

Diário miccional/resíduo pós-miccional

O diário miccional é útil para determinar a gravidade dos sintomas de armazenamento, identificar grande frequência e pequenos volumes miccionais esperados na SBD/CI, além de auxiliar no reforço positivo relacionado à intervenção comportamental e farmacológica (Cox *et al.*, 2016). Em um estudo com 47 mulheres adultas com SBD/CI, o volume médio urinado foi inferior a 100 mℓ (Ottem e Teichman, 2005). Em geral, as pacientes com SBD urinam um volume que varia entre 86 e 174 mℓ por micção. O número médio de micções diárias varia entre 17 e 25 em comparação com seis micções, em mulheres saudáveis, que não apresentam essa condição clínica (Teichman e Parsons, 2007).

Quando a paciente apresenta registro de esvaziamento miccional alterado ou a bexiga é palpável durante o exame físico, recomenda-se a mensuração de um resíduo vesical pós-miccional (Cox *et al.*, 2016).

Testes de laboratório: análise de urina, cultura e citologia urinária

Deve-se sempre excluir a presença de infecção do trato urinário por meio de um exame de urina, pois esse é um pré-requisito para o diagnóstico de SBD/CI (Management of Bladder Pain Syndrome, 2017).

Por meio do exame qualitativo de urina, realiza-se a análise de glicose, leucócitos, hematúria, nitritos e osmolaridade. A ausência de leucócitos não exclui o diagnóstico de SBD/CI. Se sinais sugestivos de infecção urinária forem identificados, é necessária a cultura com teste de sensibilidade. Caso o exame apresente piúria estéril (leucocitúria, com cultura de urina negativa), devem-se realizar testes para pesquisa de *Chlamydia trachomatis*, *Mycoplasma*, *Ureaplasma*, espécies de *Corynebacterium*, espécies de *Candida* e *tuberculose* (Cox *et al.*, 2016).

Recomenda-se a realização de citologia do sedimento urinário nos casos de hematúria microscópica ou na presença de outros fatores de risco para neoplasia vesical, como tabagismo (Gomes et al., 2001).

Cistoscopia

A cistoscopia isoladamente não confirma nem exclui o diagnóstico de SBD/CI, mas é necessária para diagnosticar/excluir outras condições que possam mimetizar os sintomas (Management of Bladder Pain Syndrome, 2017).

Os objetivos da cistoscopia são: descartar neoplasia de bexiga, identificar úlceras de Hunner ou glomerulações, determinar a queixa de dor pélvica durante o enchimento e esvaziamento da bexiga e avaliar objetivamente a capacidade vesical funcional (Cox et al., 2016).

Segundo a última recomendação da International Continence Society, a cistoscopia deve ser realizada precocemente na avaliação diagnóstica de pacientes com suspeita de SBP/CI. A lesão clássica de Hunner é descrita como uma área localizada de inflamação da mucosa vesical com aspecto cistoscópico correspondente de manchas de mucosa vermelha exibindo pequenos vasos irradiados para uma cicatriz pálida central. Noventa por cento das lesões de Hunner são diagnosticadas na cistoscopia (Hanno et al., 2023).

As úlceras ou lesões de Hunner podem ser encontradas com ou sem hidrodistensão, sob anestesia, em aproximadamente 16% das pacientes (Peters et al., 2011). É fundamental a identificação dessa lesão, pois tratamentos direcionados, por exemplo, a fulguração, têm demonstrado eficácia nesse grupo específico. A gravidade dos sintomas está diretamente relacionada à extensão das lesões de Hunner, visto que lesões mais abrangentes estão associadas a sintomas mais severos e redução mais significativa da capacidade vesical.

Outro achado cistoscópico são as glomerulações (Figura 67.2), identificadas de forma confiável somente após uma hidrodistensão vesical sob anestesia. No entanto, as glomerulações não são sensíveis nem específicas para SBD/CI (Furuya et al., 2007). A técnica de diagnóstico geralmente envolve o enchimento da bexiga, mantendo a pressão intravesical entre 70 e 100 cmH$_2$O durante um mínimo de 2 minutos, realizado sob anestesia geral ou regional (Cox et al., 2016).

Como a literatura é conflitante quanto à sua utilidade, a hidrodistensão não é necessária de forma rotineira para estabelecer o diagnóstico (Hanno et al., 2011). Entretanto, ela pode ser apropriada em determinadas situações, por exemplo: intolerância à cistoscopia sob anestesia local, falha nas outras opções de tratamento, fornecimento de informações complementares ao diagnóstico e ao avaliar pacientes para elegibilidade de testes clínicos (Management of Bladder Pain Syndrome, 2017; Cox et al., 2016).

Segundo Tissot et al. (2004), a incidência de câncer de bexiga com sintomas compatíveis com SBD/CI é rara. Nesse estudo, estima-se que 1% dos 600 pacientes encaminhados com diagnóstico de SBD/CI apresentou câncer de bexiga. A maioria (5/6) com câncer apresentava mais de 60 anos e 4 tiveram hematúria microscópica ou citologia positiva (Tissot et al., 2004).

Exames de imagem

Não são indicados na avaliação inicial. Exames de imagem podem ser úteis na identificação de outras condições clínicas associadas. Nas pacientes com SBD/CI sem outra condição associada, espera-se que os exames de imagem não descrevam alterações, ou seja, apresentem resultado dentro da normalidade (Cox et al., 2016).

Teste de sensibilidade ao potássio

Não é recomendado como avaliação de rotina da SBD/CI. Um teste de permeabilidade ao cloreto de potássio foi baseado no pressuposto de que um "epitélio disfuncional" (com gaps na camada de GAG) permite que os íons de potássio ultrapassem o urotélio anormalmente exposto, despolarizando os nervos e músculos e causando dor. A técnica compara a resposta de dor ou urgência à instilação intravesical de cloreto de potássio versus água (Cox et al., 2016).

Caso o teste de sensibilidade ao potássio apresentasse resultado positivo, isso poderia dirigir a terapia aos agentes que visam restabelecer a camada de GAG. No entanto, um estudo de fase 4 com polissulfato de pentosano (PPS), uma terapia que visa à reconstrução urotelial direta, não observou benefício significativo dessa terapia baseando-se nesse preceito (Parsons et al., 2002; Gupta et al., 2005).

A sensibilidade e a especificidade do teste de sensibilidade ao potássio são baixas (69,5% e 50%, respectivamente), não indicando seu uso adicional de rotina ao realizar a cistoscopia (Chambers et al., 1999). É um teste caro e doloroso. A dor pode ocorrer durante e após o procedimento. Por esses motivos, o teste de sensibilidade ao potássio não é mais recomendado como avaliação-padrão para SBD/CI (Cox et al., 2016; Management of Bladder Pain Syndrome, 2017).

Teste terapêutico com anestésico intravesical

Pode ser considerado em algumas situações. Para o teste, deve-se infundir na bexiga vazia 10 a 20 mℓ de uma mistura anestésica (200 mg de lidocaína misturada com 8,4% de bicarbonato de sódio). Esse fluido é mantido por 10 a 15 minutos e depois drenado pelo cateter vesical. Pode ser considerado quando há incerteza sobre a origem vesical da dor (Cox et al., 2016).

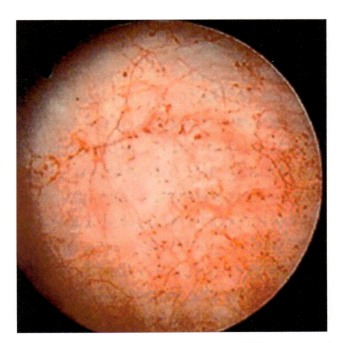

Figura 67.2 Glomerulações/hemorragia petequial. (Fonte: acervo do Serviço de Urologia do Hospital São Lucas da Pontifícia Universidade Católica do Rio Grande do Sul [PUCRS].)

Esse teste pode ser facilmente realizado após a cistoscopia e pode fornecer alívio para a paciente, além de informações de diagnóstico e guiar a terapia futura. Um teste em paciente apresentando alívio após a instilação reforçaria a hipótese de que a dor é proveniente da bexiga. Portanto, o alívio da dor por anestesia local intravesical pode ser considerado diagnóstico e terapêutico (Cox et al., 2016).

Estudo urodinâmico de múltiplos canais

O estudo urodinâmico de múltiplos canais não é recomendado como exame de rotina na avaliação diagnóstica inicial de uma paciente com suspeita de SBD (Management of Bladder Pain Syndrome, 2017). Seu uso é direcionado, em alguns casos, para a exclusão de diagnósticos diferenciais, como hiperatividade do detrusor ou obstrução miccional, que podem ser a causa dos sintomas da paciente.

Quando realizada, o primeiro desejo miccional ocorre precocemente (média de 81 ± 64 mℓ) e a capacidade cistométrica máxima apresenta-se reduzida (média de 198 ± 107 mℓ) (Figura 67.3). Embora esses parâmetros sejam diretamente correlacionados com os sintomas de frequência, noctúria e a urgência, eles não foram associados a dor global, achados cistoscópicos (presença de lesões de Hunner ou glomerulações) ou resultados de intervenção terapêutica (Cox et al., 2016).

Capacidade vesical maior que 350 mℓ, primeiro desejo miccional maior que 150 mℓ ou presença de hiperatividade detrusora sugerem a exclusão do diagnóstico de SBD (Cox et al., 2016; Kirkemo et al., 1997).

Biopsia da bexiga

As biopsias de bexiga não são rotineiramente recomendadas para o diagnóstico de SBD/CI, mas podem ser consideradas em ensaios de pesquisa ou para excluir outros diagnósticos específicos, como neoplasia vesical, quando clinicamente indicadas (Cox et al., 2016; Management of Bladder Pain Syndrome, 2017).

Os achados relacionados à inflamação crônica não são específicos de SBD/CI, podendo se sobrepor a outras etiologias e correlacionando-se mal aos achados cistoscópicos observados durante a hidrodistensão. Entre 30 e 43% das pacientes com diagnóstico clínico de SBD/CI podem ter histologia normal (Denson et al., 2000).

No entanto, existem correlações com achados histológicos e sintomas patológicos específicos. A ulceração da mucosa (ou seja, as lesões de Hunner) e a hemorragia submucosa são altamente associadas à dor. Contagem de mastócitos, perda completa do urotélio, tecido de granulação na lâmina própria e densidade vascular são associados à noctúria. A importância dos mastócitos é controversa. Dundore et al. (1996) não encontraram diferença significativa na contagem de mastócitos na lâmina própria ou detrusor entre pacientes com SBD/CI em comparação com controles.

Quando uma biopsia é indicada para pesquisa ou para descartar neoplasia (suspeita por uma lesão focal ou citologia anormal), ela deve ser realizada a partir da área macroscopicamente mais comprometida e ser seguida da hidrodistensão para evitar o aumento do risco de perfuração vesical (Cox et al., 2016).

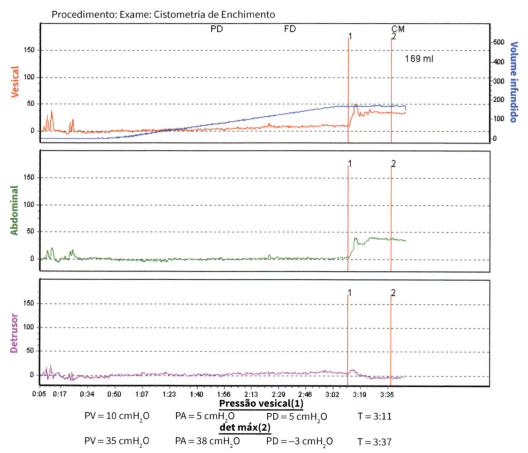

Figura 67.3 Cistometria de enchimento. (Fonte: acervo do Serviço de Ginecologia/Unidade de Uroginecologia do Hospital São Lucas da Pontifícia Universidade Católica do Rio Grande do Sul [PUCRS].)

TRATAMENTO

Princípios básicos

Existe grande variação na resposta das pacientes em relação às modalidades terapêuticas disponíveis para o tratamento da SBD/CI. Dessa forma, inicia-se lançando mão de técnicas menos invasivas, seguidas de associações ou substituições de acordo com os resultados encontrados (Gonçalves e Petracco, 2017).

O primeiro passo do tratamento deve se basear na educação em relação à afecção. É importante que as pacientes sejam informadas sobre o funcionamento normal da bexiga, sobre a cronicidade da doença, assim como também das opções terapêuticas disponíveis (Hanno et al., 2011). É fundamental que a paciente compreenda que o tratamento visa ao alívio dos sintomas, não havendo tratamento curativo específico (grau de recomendação A) (Cox et al., 2016).

A ausência de uma terapêutica única e eficaz no controle dos sintomas da maioria das pacientes se torna um desafio no tratamento da SBD/CI. Dessa forma, é importante que as pacientes saibam que, apesar de o controle dos sintomas ser possível, podem ser necessários testes de múltiplos esquemas terapêuticos (Hanno et al., 2011).

Os principais objetivos do tratamento são a redução da intensidade dos sintomas e a melhora da qualidade de vida, controlando efeitos adversos e complicações (Gonçalves e Petracco, 2017).

Medidas conservadoras

As medidas conservadoras associadas às medidas educativas constituem a primeira linha terapêutica para todas as pacientes com diagnóstico de SBD/CI (Cox et al., 2016).

As medidas conservadoras incluem: dieta, modificação do estilo de vida, treinamento vesical e suporte psicológico com manejo do estresse. Estima-se melhora significativa em 45 a 50% das pacientes após essas medidas (Cox et al., 2016; Tirlapur e Khan, 2016). O envolvimento de uma equipe multidisciplinar no tratamento pode ser muito importante no controle dos possíveis fatores que possam desencadear ou exacerbar uma crise (Hanno et al., 2011).

Dieta

Alguns alimentos podem desencadear exacerbação de sintomas em mais de 90% das pacientes com SBD. São eles: café, chá, frutas cítricas, bebidas gaseificadas, bebidas alcoólicas, bananas, tomates, comidas apimentadas, adoçantes artificiais, vitamina C e produtos derivados do trigo. Recomenda-se a suspensão da ingesta de todos esses alimentos pelo período de 2 semanas logo após o diagnóstico de SBD/CI. Após esse período, eles podem ser reintroduzidos individualmente com intervalo de 3 dias para identificação de qual deles está relacionado à piora dos sintomas e que será definitivamente retirado da dieta (Shorter et al., 2007; Bassaly et al., 2011).

Modificação no estilo de vida

Abandono do uso de tabaco e drogas recreativas pode auxiliar no manejo da SBD/CI; assim como exercícios físicos regulares podem trazer redução dos sintomas em 65,2% das pacientes (Cox et al., 2016).

Treinamento vesical

O objetivo do treinamento é aumentar a capacidade vesical e reduzir os sintomas de urgência. As pacientes inicialmente devem ser orientadas a urinar em intervalos 15 minutos inferiores aos que vinham realizando habitualmente, por 3 dias consecutivos; na sequência, aumentar voluntariamente 15 minutos a cada 3 dias o intervalo entre as micções até obter um intervalo entre 2 e 3 horas; pode ser necessário usar medidas de relaxamento e contração perineal para auxiliar na postergação do desejo miccional (Cox et al., 2016; Gonçalves e Petracco, 2017).

Suporte psicológico

A SBD/CI é caracterizada por ser uma disfunção crônica com grande impacto na qualidade de vida, portanto medidas de suporte psicológico e redução do estresse como exercício físico, meditação, ioga, redução da jornada de trabalho, tratamento de disfunções sexuais, entre outras, podem ser benéficas (Whitmore, 2002).

Medicamentos de uso oral

Os medicamentos de uso oral constituem a segunda linha terapêutica para a maioria dos casos de SBD/CI. Eles estão representados por amitriptilina, cimetidina e PPS (esse último não disponível no Brasil). Hidroxizina, ciclosporina e gabapentina podem ter espaço em situações específicas, que serão descritas a seguir (Cox et al., 2016; Santos et al., 2018) (Tabela 67.2). No entanto, as evidências que respaldam o uso de muitos desses fármacos para essa finalidade são escassas. A falta de ensaios clínicos randomizados controlados por placebo é evidente, e a maioria dos estudos disponíveis apresenta heterogeneidade e não são comparativos (Hanno et al., 2023)

A diretriz brasileira publicada em 2017, que foi realizada a partir de uma revisão sistemática de ensaios clínicos randomizados em relação ao tema, concluiu que a amitriptilina é o fármaco de escolha após a falha da terapia conservadora inicial (Santos et al., 2018).

Tabela 67.2 Principais medicamentos para o tratamento por via oral da síndrome da bexiga dolorosa (SBD)/cistite intersticial (CI).

Medicação	Dose	Principais efeitos colaterais
Amitriptilina	50 a 75 mg, 1 vez/dia (antes de dormir)	Sedação, constipação, taquicardia e ganho de peso Atenção: idosas, constipadas ou com alterações na condução elétrica do coração
Cimetidina	400 mg, 2 vezes/dia	Interação com outros medicamentos (reduz o metabolismo hepático com outros fármacos)
Polissulfato de pentosano oral	100 mg, 3 vezes/dia	Diarreia, cefaleia, náuseas e dor pélvica
Hidroxizina	10 a 50 mg, 1 vez/dia (antes de dormir)	Sedação
Ciclosporina A	1,5 mg/kg, 2 vezes/dia	Alterações na pressão arterial e na função renal
Gabapentina	300 a 2.100 mg, 3 vezes/dia	Sonolência, tontura, fadiga

Adaptada de: Cox et al., 2016; Santos et al., 2018.

Amitriptilina

A amitriptilina é um antidepressivo tricíclico que bloqueia receptores H_1, estabilizando mastócitos e causando sedação, estando indicada em diversos tipos de dores crônicas. Ela apresenta propriedades analgésicas, anti-histamínicas, anticolinérgicas e sedativas, auxiliando no tratamento da depressão (Cox *et al.*, 2016; Gonçalves e Petracco, 2017).

Alguns estudos randomizados mostraram melhora significativa dos sintomas de SBD em pacientes em uso de amitriptilina quando comparada com placebo. A dose preconizada é de 50 mg ao deitar-se, mas em alguns casos são necessários 75 mg (Cox *et al.*, 2016; Santos *et al.*, 2018). A amitriptilina deve ser iniciada em doses baixas e titulada até as doses necessárias, conforme a tolerabilidade da paciente (Hanno *et al.*, 2011).

Os principais efeitos adversos são sedação, constipação, taquicardia e ganho de peso, devendo haver atenção especial em pacientes idosas, constipadas ou com alterações na condução elétrica do coração (situações que exigem avaliação detalhada e que podem ser contraindicações ao uso desse fármaco) (Cox *et al.*, 2016; Gonçalves e Petracco, 2017).

A utilização de doses menores (a partir de 10 mg) é uma opção para as pacientes que apresentam efeitos adversos e já podem ter o benefício da medicação mesmo em dosagens reduzidas (Cox *et al.*, 2016; Gonçalves e Petracco, 2017).

A amitriptilina é o fármaco de escolha para a segunda linha terapêutica de acordo com as diretrizes brasileiras (grau de recomendação B) (Cox *et al.*, 2016).

Cimetidina

A cimetidina é um bloqueador H_1 que age por meio de estabilização de mastócitos e ação anti-inflamatória. Apenas um estudo randomizado pequeno mostrou melhora dos sintomas da SBD com cimetidina quando comparada ao placebo (Thilagarajah *et al.*, 2001). A dose preconizada é de 800 mg/dia, divididos em duas tomadas de 400 mg (Cox *et al.*, 2016; Gonçalves e Petracco, 2017).

A cimetidina tem grande potencial de interação com outros medicamentos, reduzindo o metabolismo hepático de vários outros fármacos. Essa característica limita sua indicação, uma vez que pacientes com SBD em geral utilizam diversas outras medicações (Cox *et al.*, 2016; Gonçalves e Petracco, 2017; Santos *et al.*, 2018).

Polissulfato de pentosano

O PPS é um GAG sintético que pode recobrir o epitélio vesical, além de promover estabilização de mastócitos e ação anti-inflamatória (Gonçalves e Petracco, 2017). Foi estudado para SBD nas vias oral (VO) e intravesical. Quando ingerido VO, até 5% são excretados na urina e supostamente pode repor a camada de GAG danificada. É o tratamento mais investigado para SBD/CI e o único medicamento oral aprovado pela Food and Drug Administration (FDA) dos EUA para a dor relacionada à SBD/CI (Hanno *et al.*, 2023).

Uma revisão sistemática e metanálise publicada recentemente sugere que o PPS VO pode ser eficaz para aliviar sintomas em pacientes com SBD/CI que apresentem lesões de Hunner. Nesse mesmo trabalho, a segurança do tratamento parece ser aceitável, sem efeitos adversos significativos relatados (Grigoryan *et al.*, 2022). Entretanto, a ICS, em recente publicação realizada em 2023, alerta para achados recentes de maculopatia com alterações visuais relacionadas à exposição cumulativa ao medicamento, descrevendo que, no seu painel de especialistas, geralmente a medicação não é recomendada (Hanif *et al.*, 2019; Hanno *et al.*, 2023).

Quando presentes, os efeitos adversos mais comuns são diarreia, cefaleia, náuseas e dor pélvica, e estão relacionados a abandono da terapia em 20 a 30% das usuárias. Essa medicação não está disponível no Brasil (Cox *et al.*, 2016; Santos *et al.*, 2018).

Hidroxizina

A hidroxizina é um antagonista dos receptores histamínicos H_1 que inibe a ativação dos mastócitos (Cox *et al.*, 2016).

Um estudo randomizado não mostrou benefício significativo desse medicamento quando comparado ao placebo, mas outro estudo observacional demonstrou 40% de redução da dor em relação à sintomatologia inicial (Sant *et al.*, 2003).

A dose preconizada é de 10 mg ao deitar-se, mas algumas pacientes podem necessitar doses de até 100 mg (Theoharides e Sant, 1997).

O principal efeito adverso é a sedação excessiva. Devido à falta de evidências científicas, esse medicamento deve ser reservado para situações especiais em pacientes com SBD (pacientes com história de alergia associada, por exemplo) (Santos *et al.*, 2018).

Ciclosporina A

A ciclosporina A mostrou-se superior ao pentosano em um estudo randomizado em pacientes com SBD (Sairanen *et al.*, 2005). A dose utilizada foi de 1,5 mg/kg, 2 vezes/dia (Sairanen *et al.*, 2005).

Apesar de resultados iniciais promissores, essa medicação deve ser reservada a pacientes com sintomas severos e refratários a outras medicações, uma vez que confere risco potencial de sérios efeitos adversos. A pressão arterial e a função renal devem ser rigorosamente monitoradas durante o uso dessa medicação (Cox *et al.*, 2016; Santos *et al.*, 2018).

Outros medicamentos de uso oral

Um estudo randomizado pequeno com sildenafila na dose de 25 mg mostrou benefício significativo desse fármaco em relação ao placebo, o que desperta a necessidade de mais estudos com essa terapia. A gabapentina, que já vem sendo usada em outras condições que levam à dor neuropática, mostrou benefício no tratamento da dor pélvica relacionada à SBD em estudos observacionais. Outras medicações que vêm sendo testadas, mas que não demonstraram benefício nos estudos iniciais, são L-arginina, PD0299685 e múltiplos antibióticos (Chen *et al.*, 2014; Cox *et al.*, 2016; Santos *et al.*, 2018).

Medicamentos de uso intravesical

As terapias intravesicais (administração intravesical de medicamentos) têm sido empregadas no tratamento de SBD/CI há mais de oito décadas. Geralmente são utilizados isoladamente como tratamento de segunda linha ou em conjunto com terapia oral e outras formas de tratamento conservador.

Os procedimentos para sua aplicação podem ser realizados de modo ambulatorial. Os principais efeitos adversos são infecção urinária e hematúria. O uso de lidocaína no momento da sondagem vesical reduz o desconforto associado ao procedimento. O dimetilsulfóxido (DMSO) é a medicação intravesical que apresenta as melhores evidências científicas em relação ao seu benefício (Cox *et al.*, 2016; Gonçalves e Petracco, 2017). Na Tabela 67.3 estão descritos os principais agentes já estudados, com seus respectivos graus de recomendação e nível de evidência.

Tabela 67.3 Medicações disponíveis para uso intravesical no tratamento da síndrome da bexiga dolorosa (SBD)/cistite intersticial (CI).

Medicação	Grau de recomendação	Nível de evidência
Dimetilsulfóxido	B	1
Heparina	C	3
Ácido hialurônico	C	1
Sulfato de condroitina	C	1
Ácido hialurônico + Sulfato de condroitina	C	2
Lidocaína	C	1
Polissulfato de pentosano	D	4
Oxibutinina	D	4

Adaptada de: International Continence Society, 2023 (*apud* Hanno *et al.*, 2023).

Dimetilsulfóxido

O DMSO é um solvente orgânico com propriedades de reduzir a inflamação, relaxar os músculos, eliminar a dor, dissolver o colágeno e degranular mastócitos. É o único agente aprovado pela FDA para uso intravesical na SBD/CI (Hanno *et al.*, 2023). Alguns estudos randomizados já mostraram o benefício dessa medicação, que apresenta bom perfil de segurança.

Os efeitos adversos mais comuns são: halitose e sensação de queimação em baixo-ventre após a primeira instilação (o que em geral melhora após a segunda). A dose preconizada é de 50 mℓ da solução a 50% mantida intravesical por 60 minutos, 1 vez/semana, por 6 semanas. Após a terapia inicial, podem ser necessárias aplicações mensais para manutenção dos benefícios (Cox *et al.*, 2016; Tirlapur e Khan, 2016).

Heparina

A heparina é uma análogo de GAG que não apresenta absorção sistêmica ao ser usada intravesicalmente, conferindo poucos efeitos adversos à terapia. Estudos não controlados mostraram benefícios da heparina como único componente de instilação vesical em pacientes com SBD (em 56 a 73% destes em 3 meses). A dose preconizada é de 20.000 UI diluídas em 10 mℓ de solução fisiológica mantida intravesicalmente por 60 minutos, 1 vez/semana, por 6 semanas. A heparina vem sendo testada em associação com outras substâncias, como lidocaína, bicarbonato, DMSO, de modo intravesical, visando aumentar os benefícios da técnica (Cox *et al.*, 2016; Gonçalves e Petracco, 2017; Tirlapur e Khan, 2016).

Ácido hialurônico

Parece que essa substância pode melhorar ou recriar a camada de GAG. Os estudos observacionais têm descrito índices variados de resposta (30 a 87%). Pode ser considerado parte da terapia multimodal, porém sua eficácia tem sido questionada (Cox *et al.*, 2016).

Polissulfato de pentosano

Um estudo randomizado com metanálise avaliou o regime intravesical de PPS e não demonstrou impacto significativo nas taxas de resposta em pacientes com SBD/CI que apresentam lesões de Hunner. A segurança do tratamento intravesical também parece ser aceitável, sem efeitos adversos significativos relatados (Grigoryan *et al.*, 2022).

Lidocaína

A lidocaína é um anestésico local que pode ser melhor absorvido pela bexiga na presença de alcalinização da urina pelo bicarbonato de sódio. A administração diretamente na bexiga tem sido uma prática comum, seja como terapia independente, seja em combinação com glicosaminoglicanos, devido à sua capacidade de anestesiar localmente o epitélio vesical e possivelmente reduzir a inflamação. Embora os efeitos pareçam ser temporários, considera-se uma abordagem razoável para tratar crises agudas de sintomas (Hanno *et al.*, 2023).

Diversos estudos observacionais mostraram benefício dessa terapia na melhora da dor aguda relacionada à SBD. Embora os efeitos pareçam ser temporários, ainda é considerada uma opção para alívio, a curto prazo, dos sintomas dessas pacientes (Cox *et al.*, 2016; Tirlapur e Khan, 2016).

Outros medicamentos de uso intravesical

O sulfato de condroitina pode ajudar a recompor a camada de GAG e, em casos selecionados, fazer parte de terapêutica multimodal. A oxibutinina intravesical é bem tolerada e tem propriedades anticolinérgicas e anestésicas na parede vesical, apresenta poucos efeitos adversos e pode ser uma opção no tratamento de SBD. Outras terapias que vêm sendo estudadas para uso intravesical na SBD são: resiniferatoxina, bacilo de Calmette-Guérin (BCG), entre outras (Cox *et al.*, 2016; Gonçalves e Petracco, 2017; Tirlapur e Khan, 2016).

Procedimentos cirúrgicos pouco invasivos

Os procedimentos cirúrgicos são considerados terceira e quarta linha terapêutica no tratamento da SBD (Cox *et al.*, 2016).

Hidrodistensão

A técnica de hidrodistensão proporciona alívio sintomático em alguns pacientes. Seus efeitos são, no entanto, de curta duração e, portanto, não é considerado tratamento de primeira linha (Cardozo e Staskin, 2023). Uma revisão sistemática da literatura por Olson concluiu que a evidência disponível fica abaixo do nível que seria esperado de uma nova intervenção e, portanto, o papel da hidrodistensão precisa ser mais investigado com ensaios de controle randomizados (Olson *et al.*, 2018).

Tratamento endoscópico da lesão de Hunner

A fulguração com eletrocautério da lesão de Hunner tem mostrado benefício significativo em estudos observacionais de pacientes com SBD/CI. O tratamento das lesões de Hunner também pode ser realizado com instilação submucosa de triancinolona (Hanno *et al.*, 2011). As principais complicações relacionadas ao procedimento são perfuração vesical e hemorragia. Uma vez que as lesões frequentemente são recorrentes, podem ser necessárias novas abordagens ao longo do tempo (Cox *et al.*, 2016; Gonçalves e Petracco, 2017; Tirlapur e Khan, 2016).

Toxina botulínica A

Uma revisão sistemática demonstrou que a aplicação intravesical de toxina botulínica A parece ser eficaz para melhorar os principais sintomas da SBD/CI, como a dor, a frequência urinária elevada e a noctúria. No entanto, a evidência ainda é limitada, sendo necessário que novos ensaios clínicos randomizados sejam realizados em maior escala e com melhor qualidade metodológica (Giannantoni *et al.*, 2019).

Até o momento, parece que uma dose total de 100 unidades é eficaz para melhora dos sintomas. O nível de evidência para essa conclusão é classificado como nível 2, com um grau de recomendação B (Hanno *et al.*, 2023).

As pacientes devem ser orientadas sobre os efeitos adversos em potencial: infecção do trato urinário, hematúria, aumento do volume residual pós-miccional e necessidade de autossondagem temporária. Além de ser um tratamento oneroso, não está amplamente disponível em todos os centros (Cox *et al.*, 2016; Gonçalves e Petracco, 2017).

Neuromodulação sacral

A neuromodulação sacral vem sendo usada no tratamento de pacientes com hiperatividade detrusora refratária. É um método que envolve estimulação da raiz nervosa S3 ou S4, e seus nervos sacrais aferentes, à medida que saem do forame sacral, por uma leve corrente elétrica. Representa uma abordagem terapêutica descrita pelas últimas *guidelines* como potencialmente eficaz para SBD/CI (Cardozo e Staskin, 2023; Hanno *et al.*, 2023).

Entretanto, é uma opção terapêutica onerosa e que não está amplamente disponível. As pacientes devem ser orientadas quanto aos efeitos adversos: desconforto local, infecção, falha mecânica do dispositivo e necessidade de reintervenção (Cox *et al.*, 2016; Gonçalves e Petracco, 2017).

Procedimentos cirúrgicos radicais

Algumas séries de casos relatam a realização de derivação urinária com ou sem cistectomia em pacientes com SBD/CI. Trata-se de uma terapia de exceção reservada aos raros casos que sejam refratários a todas as outras possibilidades terapêuticas e mantenham sintomatologia incapacitante relacionada à SBD/CI (Cox *et al.*, 2016; Tirlapur e Khan, 2016; Gonçalves e Petracco, 2017).

Outras terapias

Fisioterapia

A fisioterapia do assoalho pélvico com liberação de pontos-gatilho miofasciais e massagem de Thiele desempenha um papel importante no manejo inicial da dor pélvica secundária à SBD/CI. Os exercícios de fortalecimento devem ser evitados (nível de evidência: 1, grau de recomendação: A) (Hanno *et al.*, 2023).

Conforme o estudo de Hacad *et al.*, a associação de *biofeedback* e terapia manual com exercícios posturais mostrou melhora significativa na dor perineal, suprapúbica e nos sintomas urinários. Esses resultados sugerem um possível papel para o uso dessa técnica fisioterápica no tratamento das pacientes com SBD/CI (Hacad *et al.*, 2022).

A estimulação do nervo pudendo tem demonstrado resultados mais promissores. Os benefícios terapêuticos parecem ser notáveis em casos criteriosamente selecionados. É essencial uma cuidadosa seleção de pacientes e uma discussão abrangente sobre o tratamento. A estimulação percutânea do nervo tibial também foi mencionada como uma opção para tratar SBD/CI (nível 2, com um grau de recomendação C) (Hanno *et al.*, 2023).

Acupuntura

A acupuntura vem sendo amplamente utilizada no manejo das dores crônicas. Estudos randomizados mostraram benefício dessa técnica em pacientes com SBD/CI, apesar de haver dificuldade de diferenciar o efeito placebo da inserção das agulhas nesses protocolos (Cox *et al.*, 2016; Cummings e White, 2001).

Perspectivas futuras de novas terapêuticas

Um conjunto de terapias segue sendo estudado (anticorpos monoclonais, canabinoides, inibidores da fosfodiesterase-5 e terapia extracorpórea por ondas de choque), trazendo uma promessa de avanço no tratamento da SBD/CI. No entanto, é fundamental obter evidências mais sólidas por meio de ensaios clínicos em larga escala para respaldar essas opções terapêuticas (Cardozo e Staskin, 2023).

Tratamentos que não devem ser oferecidos

Antibioticoterapia a longo prazo

A administração prolongada de antibioticoterapia VO não é recomendada, pois os ensaios clínicos randomizados disponíveis não demonstraram resultados significativos em relação à eficácia desses protocolos. Ademais, o uso prolongado de antibióticos está associado a uma variedade significativa de efeitos adversos, tais como sintomas gastrointestinais, infecções vaginais e o aumento da resistência bacteriana (Hanno *et al.*, 2011).

Instilação intravesical do bacilo de Calmette-Guérin

A instilação de BCG intravesical apresenta eficácia semelhante ao placebo e pode apresentar efeitos adversos graves. Dessa forma, seu uso não é recomendado para o tratamento da SBD/CI (Hanno *et al.*, 2011).

Hidrodistensão de alta pressão e longa duração

A hidrodistensão com pressões acima de 80 a 100 cmH$_2$O e durações superiores a 10 minutos está associada a uma frequência aumentada de eventos adversos graves (p. ex., ruptura da bexiga, sepse) sem um aumento consistente nos benefícios terapêuticos. Os estudos observacionais existentes utilizando esses protocolos mostraram taxas de eficácia variáveis e todos apresentaram ao menos um caso de ruptura de bexiga. Dessa forma, essa terapia não deve ser utilizada, pois os riscos superam os possíveis benefícios (Hanno *et al.*, 2011).

Corticoterapia sistêmica a longo prazo

O uso de glicocorticoides sistêmicos VO a longo prazo não deve ser utilizado no tratamento primário da SBD. Estudos observacionais existentes mostram boa eficácia, no entanto são estudos realizados com um número muito pequeno de pacientes. Considerando os riscos conhecidos de eventos adversos graves associados ao uso prolongado de glicocorticoides sistêmicos e a ausência de evidência robusta de sua eficácia, seu uso em regimes de longa duração não é recomendado (Hanno *et al.*, 2011).

Impacto na sexualidade

Pacientes com SBD/CI podem apresentar o diagnóstico concomitante de vulvodinia, caracterizada por dor persistente na área vulvar. Muitos estudos têm sido conduzidos na tentativa de entender os mecanismos subjacentes responsáveis pela dor crônica associada à SBD/CI e à vulvodinia, bem como para explicar

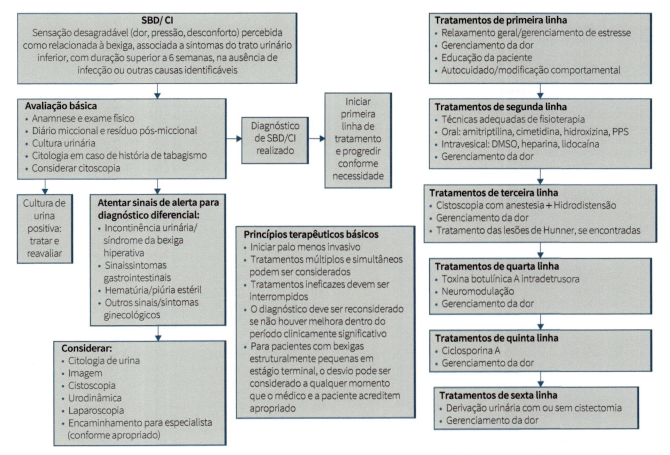

Figura 67.4 Investigação e manejo da síndrome da bexiga dolorosa (SBD)/cistite intersticial (CI). (Adaptada de: Clemens *et al.*, 2022; Cardoso e Staskin, 2023.)

a coexistência frequente dessas duas condições. As teorias propostas sugerem que a hipersensibilidade à dor é mediada tanto por processos periféricos quanto por sensibilização central. No entanto, ainda há muitos aspectos desconhecidos, incluindo as causas que podem desencadear a hipersensibilidade à dor e a possível ligação causal entre essas duas condições clínicas (Kim *et al.*, 2019). É fundamental que o ginecologista esteja atento a essa possível correlação de afecções, visto que existem tratamentos específicos para vulvodinia que podem auxiliar na manutenção da saúde sexual.

CONSIDERAÇÕES FINAIS

As mulheres com SBD geralmente chegam ao médico com queixa de dor pélvica e com comprometimento importante da qualidade de vida. O ginecologista, na grande maioria das vezes, é o médico que primeiramente avalia essas mulheres. É fundamental que haja a adequada suspeição clínica da SBD, para que a investigação diagnóstica possa ser realizada, afastando-se outras condições que possam estar envolvidas. Exames complementares podem ser úteis quando houver necessidade de excluir outras doenças. O diagnóstico precoce da doença da lesão de Hunner pela cistoscopia é importante. Isso altera o algoritmo de tratamento e pode fornecer uma opção cirúrgica inicial mediante o tratamento direto da lesão, que produz bons resultados clínicos geralmente confiáveis, embora não permanentes. O tratamento da SBD deve ser iniciado por medidas conservadoras com modificações no estilo de vida e terapia comportamental. Os principais objetivos do tratamento são a redução da intensidade dos sintomas e a melhora da qualidade de vida, controlando efeitos adversos e complicações. Na Figura 67.4, descrevemos a investigação e o manejo da SBD/CI, de acordo com os dados científicos atuais.

REFERÊNCIAS BIBLIOGRÁFICAS

BASSALY, R.; DOWNES K.; HART, S. Dietary consumption triggers in interstitial cystitis/bladder pain syndrome patients. *Female Pelvic Medicine and Reconstructive Surgery*, v. 17, n. 1, p. 36-39, 2011.

BERRY, S. H. *et al.* Prevalence of symptoms of bladder pain syndrome/interstitial cystitis among adult females in the United States. *Journal of Urology*, v. 186, n. 2, p. 540-544, 2011.

CARDOSO, L.; STASKIN, D. *Textbook of female urology and gynecology*. Boca Raton, FL: CRC Press, 2023.

CHAMBERS, G. K. *et al.* An assessment of the use of intravesical potassium in the diagnosis of interstitial cystitis. *Journal of Urology*, v. 162, n. 3, Pt 1, p. 699-701, 1999.

CHEN, H. *et al.* Efficacy of daily low-dose sildenafil for treating interstitial cystitis: results of a randomized, double-blind, placebo-controlled trial – treatment of interstitial cystitis/painful bladder syndrome with low-dose sildenafil. *Urology*, v. 84, n. 1, p. 51-56, 2014.

CLEMENS, J. Q. *et al.*; Urologic Pelvic Pain Collaborative Research Network. A survey of primary care physician practices in the diagnosis and management of women with interstitial cystitis/painful bladder syndrome. *Urology*, v. 76, n. 2, p. 323-328, 2010.

CLEMENS, J. Q.; ERICKSON, D. R.; VARELA, N. P.; LAI, H. H. Diagnosis and treatment of interstitial cystitis/bladder pain syndrome. *Journal of Urology*, v. 208, n. 1, p. 34-42, 2022.

COX, A. *et al.* CUA guideline: diagnosis and treatment of interstitial cystitis/bladder pain syndrome. *Canadian Urological Association Journal*, v. 10, n. 5-6, p. E136-155, 2016.

CUMMINGS, T. M.; WHITE, A. R. Needling therapies in the management of myofascial trigger point pain: a systematic review. *Archives of Physical Medicine and Rehabilitation*, v. 82, n. 7, p. 986-992, 2001.

DENSON, M. A. *et al.* Comparison of cystoscopic and histological findings in patients with suspected interstitial cystitis. *Journal of Urology*, v. 164, n. 6, p. 1908-1911, 2000.

DOIRON, R. C. *et al.* Clinical phenotyping does not differentiate Hunner lesion subtype of interstitial cystitis/bladder pain syndrome: a relook at the role of cystoscopy. *Journal of Urology*, v. 196, n. 4, p. 1136-1140, 2016.

DUNDORE, P. A.; SCHWARTZ, A. M.; SEMERJIAN, H. Mast cell counts are not useful in the diagnosis of nonulcerative interstitial cystitis. *Journal of Urology*, v. 155, n. 3, p. 885-887, 1996.

FURUYA, R. *et al.* Glomerulation observed during transurethral resection of the prostate for patients with lower urinary tract symptoms suggestive of benign prostatic hyperplasia is a common finding but no predictor of clinical outcome. *Urology*, v. 70, n. 5, p. 922-926, 2007.

GIANNANTONI, A.; GUBBIOTTI, M.; BINI, V. Botulinum neurotoxin A intravesical injections in interstitial cystitis/bladder painful syndrome: a systematic review with meta-analysis. *Toxins (Basel)*. v. 11, n. 9, p. 510, 2019.

GOMES C. M. *et al.* Significance of hematuria in patients with interstitial cystitis: review of radiographic and endoscopic findings. *Urology*, v. 57, n. 2, p. 262-265, 2001.

GONÇALVES, M. B. M.; PETRACCO, A. Síndrome da bexiga dolorosa. *In*: GONÇALVES, M. A. G.; BADALOTTI, M.; PETRACCO, A (Org.). *Ginecologia básica e avançada*. Porto Alegre: EDIPUCRS, 2017. p. 441-445.

GRIGORYAN, B. *et al.* Pentosan polysulfate in patients with bladder pain syndrome/interstitial cystitis with Hunner's lesions or glomerulations: systematic review and meta-analysis. *Therapeutic Advances in Urology*, v. 14, p. 17562872221102809, 2022.

GUPTA, S. K.; PIDCOCK, L.; PARR, N. J. The potassium sensitivity test: a predictor of treatment response in interstitial cystitis. *British Journal of Urology International*, v. 96, n. 7, p. 1063-1066, 2005.

HACAD, C. R. *et al.* Association of physical therapy techniques can improve pain and urinary symptoms outcomes in women with bladder pain syndrome. A randomized controlled trial. *International Brazilian Journal of Urology*, v. 48, n. 5, 807-816, 2022.

HANIF, A. M. *et al.* Phenotypic spectrum of pentosan polysulfate sodium-associated maculopathy: a multicenter study. *Journal of the American Medical Association Ophthalmology*, v. 137, n. 11, p. 1275-1282, 2019.

HANNO, P. *et al.* Summary of the 2023 report of the international consultation on incontinence interstitial cystitis/bladder pain syndrome (IC/BPS) committee. *Continence*, v. 8, n. 1, p. 101056, 2023.

HANNO, P. M. *et al.* AUA guideline for the diagnosis and treatment of interstitial cystitis/bladder pain syndrome. *The Journal of Urology*, v. 185, n. 6, p. 2162-2170, 2011.

HEPNER, K. A. *et al.* Suicidal ideation among patients with bladder pain syndrome/interstitial cystitis. *Urology*, v. 80, n. 2, p. 280-285, 2012.

KANTER, G. *et al.* Important role of physicians in addressing psychological aspects of interstitial cystitis/bladder pain syndrome (IC/BPS): a qualitative analysis. *International Urogynecology Journal*, v. 28, n. 2, p. 249-256, 2017.

KIM, S. J.; KIM, J.; YOON, H. Sexual pain and IC/BPS in women. *BioMed Central Urology*. v. 19, n. 47, 2019.

KIRKEMO A. *et al.* Associations among urodynamic findings and symptoms in women enrolled in the Interstitial Cystitis Data Base (ICDB) Study. *Urology*, v. 49, 5A Suppl, p. 76-80, 1997.

MANAGEMENT of Bladder Pain Syndrome: Green-top Guideline No. 70. *British Journal of Obstetrics and Gynaecology*, v. 124, n. 2, p. e46-e72, 2017.

OLSON, L. E. *et al.* A systematic review of the literature on cystodistension in bladder pain syndrome. *International Urogynecology Journal*, v. 29, n. 2, p. 251-257, 2018.

OTTEM, D. P.; TEICHMAN, J. M. What is the value of cystoscopy with hydrodistension for interstitial cystitis? *Urology*, v. 66, n. 3, p. 494-499, 2005.

PARSONS, C. L. *et al.*; Elmiron Study Group. Effect of pentosan polysulfate therapy on intravesical potassium sensitivity. *Urology*, v. 59, n. 3, p. 329-333, 2002.

PETERS, K. M. *et al.* Are ulcerative and nonulcerative interstitial cystitis/painful bladder syndrome 2 distinct diseases? A study of coexisting conditions. *Urology*, v. 78, n. 2, p. 301-308, 2011.

PYO, J. S.; CHO, W. J. Systematic review and meta-analysis of intravesical hyaluronic acid and hyaluronic acid/chondroitin sulfate instillation for interstitial cystitis/painful bladder syndrome. *Cellular Physiology & Biochemistry*, v. 39, n. 4, p. 1618-1625, 2016.

SAIRANEN, J. *et al.* Cyclosporine A and pentosan polysulfate sodium for the treatment of interstitial cystitis: a randomized comparative study. *Journal of Urology*, v. 174, n. 6, p. 2235-2238, 2005.

SANT, G. R. *et al.*; Interstitial Cystitis Clinical Trials Group. A pilot clinical trial of oral pentosan polysulfate and oral hydroxyzine in patients with interstitial cystitis. *Journal of Urology*, v. 170, n. 3, p. 810-815, 2003.

SANTOS, T. G. D. *et al.* Systematic review of oral therapy for the treatment of symptoms of bladder pain syndrome: The Brazilian Guidelines. *Revista Brasileira de Ginecologia e Obstetrícia*, v. 40, n. 2, p. 96-102, 2018.

SHORTER, B. *et al.* Effect of comestibles on symptoms of interstitial cystitis. *Journal of Urology*, v. 178, n. 1, p. 145-152, 2007.

TEICHMAN, J. M.; PARSONS, C. L. Contemporary clinical presentation of interstitial cystitis. *Urology*, v. 69, 4 Suppl, p. 41-47, 2007.

THEOHARIDES, T. C.; SANT, G. R. Hydroxyzine therapy for interstitial cystitis. *Urology*, v. 49, 5A Suppl, p. 108-110, 1997.

THILAGARAJAH, R.; WITHEROW, R. O.; WALKER, M. M. Oral cimetidine gives effective symptom relief in painful bladder disease: a prospective, randomized, double-blind placebo-controlled trial. *British Journal of Urology International*, v. 87, n. 3, p. 207-12, 2001.

TIRLAPUR, S. A.; KHAN, K. S. An assessment of clinicians' and patients' experiences in the management of bladder pain syndrome. *Journal of Obstetrics and Gynaecology*, v. 36, n. 2, p. 241-245, 2016.

TISSOT, W. D.; DIOKNO, A. C.; PETERS, K. M. A referral center's experience with transitional cell carcinoma misdiagnosed as interstitial cystitis. *Journal of Urology*, v. 172, n. 2, p. 478-480, 2004.

VAN DE MERWE, J. P. *et al.* Diagnostic criteria, classification, and nomenclature for painful bladder syndrome/interstitial cystitis: an ESSIC proposal. *European Urology*, v. 53, n. 1, p. 60-67, 2008.

WHITMORE, K. E. Complementary and alternative therapies as treatment approaches for interstitial cystitis. *Reviews Urology*, v. 4, Suppl 1, p. S28-S35, 2002.

CAPÍTULO

68

Prolapso dos Órgãos Genitais

Luiz Gustavo Oliveira Brito • Cássia Raquel Teatin Juliato • Edilson Benedito de Castro

INTRODUÇÃO

A International Urogynecological Association (IUGA)/International Continence Society (ICS) definem prolapso dos órgãos pélvicos (POP) como o descenso de uma ou mais das paredes vaginais anterior e/ou posterior, útero (colo do útero) ou ápice vaginal (cúpula vaginal após histerectomia). A presença de qualquer sinal desse tipo costuma ser correlacionada com sintomas relevantes de POP. Mais comumente, essa correlação ocorreria no nível do hímen ou além dele (Bump et al., 1996; Haylen et al., 2010). Estima-se que as desordens do assoalho pélvico, como POP, incontinência fecal e urinária, afetem 25% das mulheres norte-americanas, e a prevalência de prolapso varia em torno de 2 a 5% (Digesu et al., 2005). Os sintomas de POP podem ocorrer em qualquer idade, mas têm seu pico entre os 70 e 79 anos (Luber et al., 2001), e a disfunção do assoalho pélvico é mais importante em idosas, afetando até 50% das mulheres nessa época da vida (Samuelsson et al., 1999).

Estudos epidemiológicos com avaliação de prolapso são escassos e têm uma dificuldade, que é a padronização dos métodos de diagnóstico dos prolapsos. Dependendo da definição de prolapso utilizada, a prevalência dessa condição varia muito. Um estudo que avaliou mulheres de 18 a 82 anos durante uma consulta ginecológica de rotina mostrou prevalência de prolapso estádio 1 de 43,3%, estágio 2 de 47,7% e estágio 3 de 2,6% (Hendrix et al., 2002). O estudo realizado pela Women's Health Initiative (WHI) nos EUA, com mulheres entre 50 e 79 anos de idade, mostrou prevalência de prolapso de 41,1%; um terço apresentava prolapso de parede anterior, 18% prolapso de parede posterior e 14,2% prolapso uterino (Swift, 2000).

Mulheres norte-americanas têm 13% de risco de serem submetidas à cirurgia de POP ao longo da vida (Wu et al., 2014), e alguns estudos mostram taxa de reoperação por recidiva entre 6 e 30% (Dällenbach, 2015; Nygaard et al., 2013; Barber et al., 2014; Larson et al., 2013).

ETIOLOGIA

Existem vários fatores de risco associados aos POPs, como idade acima de 60 anos (Brito et al., 2022), multiparidade, aumento da pressão intra-abdominal relacionado à obesidade ou doenças que levem a esse mecanismo (doença pulmonar obstrutiva crônica [DPOC], constipação intestinal), doenças genéticas que causem alteração do colágeno ou elastina (síndrome de Ehlers-Danlos, hipermobilidade articular, síndrome de Marfan), espinha bífida oculta (em nuligestas, sugere-se a investigação com tomografia de pelve) e raça (Cartwright et al., 2014; Swift et al., 2005).

Os genes PGR, FBLN5 e COL1A1 estão significativamente associados ao prolapso (Deprest et al., 2022), e estudos epidemiológicos mostram que indivíduos de famílias com predisposição ao prolapso têm risco de 2,58 vezes de apresentar essa condição (Cartwright et al., 2014). Com relação à raça, um estudo mostrou que a probabilidade de mulheres brancas e latinas apresentarem POP é de, respectivamente, 4,9 e 5,4 vezes (Whitcomb et al., 2009).

Alguns fatores de risco adquiridos são associados à presença de POP. Prolapso severo e sintomático está associado ao parto vaginal, principalmente após o primeiro parto (Quiroz et al., 2010; Handa et al., 2011). Existe associação entre parto vaginal e o risco de prolapso. Um estudo mostrou que mulheres com mais de 40 anos e com parto vaginal têm 9,73 vezes mais prolapso de estágio avançado (ultrapassando o hímen) (Quiroz et al., 2010). O trabalho de parto, na ausência de parto vaginal, parece não estar associado ao aumento da prevalência de POP. Por outro lado, o uso de fórceps durante o parto está associado ao aumento do risco de desenvolver prolapso (Handa et al., 2011).

Estudos têm relacionado a cirurgia de histerectomia ao aumento do risco de POP. O mecanismo que leva ao prolapso, nesse caso, pode ser devido à perda do suporte das estruturas responsáveis pela suspensão do ápice vaginal em mulheres sem distopias. Quando a histerectomia é realizada devido ao POP, esse risco aumenta ainda mais (Marchionni et al., 1999). É importante salientar que, quando temos prolapso genital, não utilizar nenhuma técnica reconstrutiva e somente fazer a histerectomia não resolverá o problema. É importante considerar encaminhamento para um cirurgião ginecológico que corrija o prolapso genital associado à histerectomia.

ANATOMIA DO ASSOALHO PÉLVICO

O suporte dos órgãos pélvicos depende de dois mecanismos principais: o tecido ligamentar, também chamado "fáscia endopélvica", e o diafragma pélvico (músculo elevador do ânus e coccígeo). O diafragma pélvico serve como um suporte para os órgãos pélvicos que repousam sobre ele.

A fáscia endopélvica (Figura 68.1) apresenta condensações ao longo dos órgãos pélvicos, recebendo denominações sítio-específicas:

- **Ligamento uterossacro:** fixa a porção posterior da cérvix ao sacro
- **Ligamento cardinal:** fixa a porção lateral da cérvix à parede pélvica
- **Paracolpo:** fixa a porção superolateral da vagina à parede pélvica
- **Septo retovaginal:** localizado entre a parede vaginal posterior e o reto, do ligamento uterossacro ao corpo perineal (CP)
- **Fáscia vesicovaginal:** estende-se da face anterior do colo uterino, onde se fixa através dos pilares vesicais, até o nível da uretra média, entre a parede vaginal anterior e a bexiga.

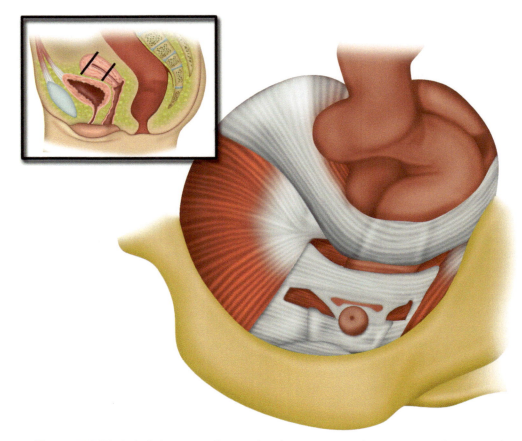

Figura 68.1 Níveis de DeLancey e a fáscia endopélvica comunicando o ápice com a base vaginal.

A fáscia vesicovaginal se encontra atada lateralmente ao arco tendíneo, que é um espessamento da fáscia interna do ramo ileococcígeo do músculo elevador do ânus

- **Anel pericervical:** condensação da fáscia endopélvica ao redor do colo uterino, formado pela confluência das estruturas citadas anteriormente: ligamento uterossacro, septo retovaginal, ligamento cardinal e fáscia vesicovaginal.

Em artigo de revisão utilizando a terminologia anatômica, demonstrou-se que o músculo elevador do ânus é dividido em três ramos (Figura 68.2), a saber:

- **Ramo ileococcígeo:** vai do arco tendíneo bilateralmente ao meio da pelve, onde se funde com o ramo contralateral, formando a placa dos elevadores que se insere no cóccix
- **Ramo puborretal:** origina-se no púbis e faz uma alça abaixo do reto
- **Ramo pubovisceral ou pubococcígeo:** subdividido em três ramos, com origem no púbis e se inserindo na estrutura que dá nome a esses ramos:
   - **Ramo pubovaginal:** insere-se na parede superior e lateral da vagina, no nível da uretra média
   - **Ramo puboperineal:** insere-se no CP, contribuindo na sua formação com fibras musculares
   - **Ramo puboanal:** insere-se bilateralmente na parede lateral do ânus, entre o esfíncter anal externo e interno.

Na vigência de aumento da pressão abdominal, ocorre concomitantemente contração do músculo elevador do ânus, levando ao estreitamento do hiato genital (HG), que colabora na prevenção do prolapso genital. Quando ocorre lesão do músculo elevador do ânus, este perde sua capacidade de sustentação dos órgãos pélvicos, que passa a ser exercida pelo tecido ligamentar, o qual, por sua vez, após contínua tensão, passa a se distender, podendo levar ao prolapso genital (DeLancey, 1992).

Sabe-se que, durante o parto vaginal, o músculo elevador do ânus tem distensão de 25 a 245%. Essa distensão pode acarretar lesão muscular, que é um fator de risco para o aumento do HG, importante na fisiopatologia do prolapso (Dietz e Simpson, 2008; DeLancey *et al.*, 2003). Estudos utilizando ultrassonografia translabial tridimensional mostraram que, durante o parto vaginal, a musculatura do assoalho pélvico é submetida a considerável distensão durante a coroação da cabeça do feto (Dixit *et al.*, 2014),

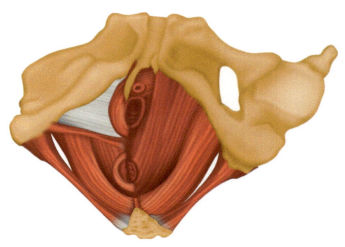

Figura 68.2 Identificação das estruturas que compõem os diafragmas urogenital e pélvico.

o que pode causar tanto lesão por avulsão (macroscópica) como estiramento muscular (microscópica) (Shek e Dietz, 2010), principalmente do músculo elevador do ânus, sendo importante na patogênese do POP (Svabik et al., 2008).

A recuperação do músculo após a lesão decorrente do parto é controversa. Um estudo (Stær-Jensen et al., 2013) mostrou que há recuperação do HG após 6 a 12 meses, ao passo que outro mostrou que não há essa recuperação (Chan et al., 2014). Estudos com ressonância também mostraram recuperação do tamanho do HG nos primeiros 6 meses após o parto (Yousuf et al., 2009; Tunn et al., 1999). Acredita-se que ocorra lesão nervosa durante o parto e que ela possa levar à atrofia muscular e à disfunção do assoalho pélvico. A recuperação pode ser decorrente do reestabelecimento da lesão nervosa (Jou et al., 2000).

DIAGNÓSTICO

De forma geral, podemos dividir o prolapso de acordo com os seguintes defeitos:

- **Defeito de compartimento apical:** prolapso uterino, prolapso de cúpula vaginal nas pacientes histerectomizadas e enterocele (herniação de conteúdo intestinal pela parede vaginal, geralmente em compartimento posterior em sentido craniocaudal)
- **Defeito de compartimento anterior e posterior:** prolapso de parede vaginal anterior (cistocele) e posterior (retocele ou enterocele) (Figuras 68.3 a 68.5)
- **Defeito de compartimento distal:** insuficiência do CP e retocele.

É interessante notar que todas essas estruturas são entremeadas pela vagina, órgão central desse equilíbrio das vísceras do assoalho pélvico. DeLancey considerou que a vagina é instrumento de suporte e que os elementos de suporte da pelve poderiam ser divididos de acordo com sua posição na vagina (ver Figura 68.1):

- **Nível 1:** ápice vaginal. A cúpula vaginal é sustentada bilateralmente pelos ligamentos cardinais bilaterais, que se estendem até a parede pélvica, e pelo ligamento uterossacro, que fixa o ápice vaginal ao sacro
- **Nível 2:** terço médio da vagina. A parede vaginal lateral é fixa à pelve pelo paracolpo, que são tecidos constituídos de espessamentos de fáscia endopélvica, à semelhança do ligamento cardinal e uterossacro, porém mais curtos, pela fáscia vesicovaginal e septo retovaginal. O espessamento da fáscia endopélvica que se insere no ligamento uterossacro e no CP, localizado entre o reto e a parede vaginal posterior, é chamado "septo retovaginal". Este é fixo mais posteriormente, pela fáscia endopélvica, ao bordo medial do músculo ileococcígeo, que é um ramo do elevador do ânus. A tração exercida por esse músculo no septo retovaginal confere à mucosa vaginal posterior do nível 2 a forma de "W!"
- **Nível 3:** terço inferior da vagina. Esse nível é formado pela membrana perineal e pelo CP. Uma membrana de tecido fibroso recoberto em sua face interna por uma fina camada muscular, que se origina dos ramos ósseos internos do ísquio, é chamada "membrana perineal". Esta se une inferiormente ao CP e é perfurada pela uretra e vagina. O diafragma urogenital é a somatória dos músculos bulboesponjoso, isquiocavernoso, transverso do períneo e ramos do esfíncter externo anal.

A queixa mais comumente referida pela paciente com prolapso genital é a sensação de peso ou "bola na vagina". Isso pode significar que ela já pode ter, inclusive, visualizado a saída do

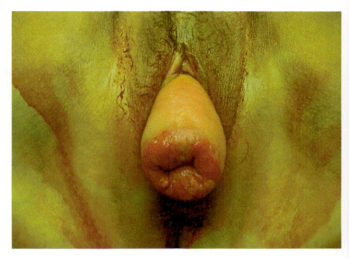

Figura 68.3 Prolapso uterovaginal completo.

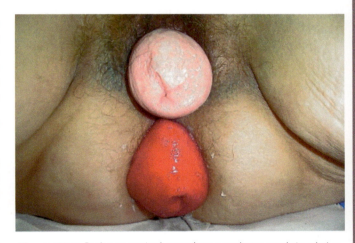

Figura 68.4 Prolapso vaginal completo e prolapso retal sincrônico.

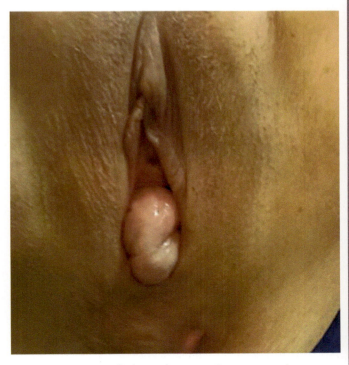

Figura 68.5 Prolapso de compartimento posterior.

conteúdo prolapsado. Ela também pode referir pressão na pele ou dor lombossacra. Às vezes, a paciente refere que, durante a saída do prolapso no ato miccional ou defecatório, ela precisa recolocá-lo para dentro da vagina (redução manual), a fim de finalizar a micção ou defecação. Outros sintomas associados são: polaciúria, infecção urinária de repetição, esvaziamento urinário ou fecal incompleto, dispareunia (dor durante penetração vaginal), frouxidão vaginal (sensação de flacidez vaginal ou de não preenchimento da cavidade vaginal por pênis), *flatus vaginalis* (saída de gases pela vagina durante atividade sexual) e incontinência urinária de esforço (IUE) (Bump et al., 1996). A incontinência urinária (IU) que não é diagnosticada com o prolapso genital exteriorizado, mas que surge após redução manual dele, é chamada "oculta". Portanto, podemos ter três situações em relação ao POP e à IUE: POP e IUE, POP sem IUE e POP com IUE oculta. Antes de a paciente se trocar para o exame ginecológico, é importante orientá-la a não urinar antes do procedimento, o que pode aumentar o risco de resultado falso-negativo para IU. Posicionar a paciente de forma adequada para o exame físico e ter à mão instrumentos (espéculos, espátulas graduadas) que venham a isolar os compartimentos vaginais para que se consiga identificar o defeito de forma adequada. Se não for encontrado prolapso mesmo com menção da paciente, pode-se repetir o exame com a paciente em pé. Também se deve repetir a manobra de esforço caso o(a) examinador(a) não tenha conseguido o resultado desejado de maior ponto de prolapso. O diagnóstico de IU oculta é feito com a paciente em posição ginecológica, com redução do prolapso, com o toque, ou espéculo, ou pessário, ou pinça de Cheron com gaze na ponta empurrando o prolapso, e pedindo para a paciente realizar a manobra de Valsalva.

Existem várias classificações utilizadas para POP, entre as quais estão a classificação subjetiva de Baden-Walker e a classificação de quantificação do POP, chamada "POP-Q" (*Pelvic Organ Prolapse Quantification*) (Bump et al., 1996).

A primeira considera a carúncula himenal como o ponto de referência e, de forma simples, divide o ponto de maior prolapso em situação posterior, igual ou anterior à carúncula himenal. Assim, temos:

- Grau 0: não há prolapso genital
- Grau 1: o ponto de maior prolapso está antes da carúncula himenal
- Grau 2: o ponto de maior prolapso está no mesmo ponto da carúncula himenal
- Grau 3: o ponto de maior prolapso ultrapassou anteriormente a carúncula himenal, sendo parcial
- Grau 4: o ponto de maior prolapso ultrapassou anteriormente a carúncula himenal, sendo completo.

A classificação POP-Q passou a ser preferida pelas sociedades – IUGA/ICS –, porque existe grande preocupação em padronizar a classificação das distopias genitais com o objetivo de auxiliar na redução da variabilidade interobservador e para fins de pesquisa. Assim, haverá uma universalização na avaliação pré e pós-operatória para que os diversos tratamentos cirúrgicos sejam mais bem descritos. Esse método consiste em colocar dois pontos de referência na parede vaginal anterior e posterior, um no colo uterino (ápice da cúpula vaginal em mulheres histerectomizadas) e outro no fundo de saco posterior, que é omitido em pacientes histerectomizadas. Vale salientar que os prolapsos devem ser descritos como defeitos de parede vaginal anterior, posterior, uterino ou de cúpula vaginal, não se descrevendo os órgãos que se crê que estejam envolvidos, a não ser que tenham sido identificados mediante diferentes exames (p. ex., radiológicos). Por exemplo, uma descrição de cistocele pode, na verdade, ser uma enterocele de parede vaginal anterior. O termo correto seria prolapso de parede vaginal anterior.

A carúncula himenal é o ponto zero dessa classificação, recebendo sinal negativo toda posição de estrutura que estiver atrás da carúncula himenal e positivo aquilo que estiver à frente. A mensuração é realizada em centímetros. Seis pontos de referência são usados: dois na parede vaginal anterior (Aa, Ba), dois na posterior (Ap, Bp), um no lábio anterior do colo uterino (C) e um no fundo de saco posterior, na inserção do ligamento uterossacro com a cérvix (D). O CP, o HG e o comprimento vaginal total (CVT) são também quantificados em centímetros, porém sem valores positivos ou negativos, e essas três medidas são feitas com a paciente não realizando nenhuma manobra de esforço (Figura 68.6):

- **Ponto Aa:** localizado na linha média da parede vaginal anterior, 3 cm proximal do meato uretral externo, correspondendo aproximadamente à junção uretrovesical. Por definição, a variação do ponto Aa em relação ao hímen é de −3 a +3. É aferido em situação de manobra de Valsalva
- **Ponto Ba:** localizado na região de maior prolapso da parede vaginal anterior, entre o ponto Aa e o ponto C. Na ausência de prolapso, o ponto Ba coincide com o ponto Aa. É aferido em situação de manobra de Valsalva
- **Ponto C:** representa a região mais distal do colo uterino (mais próximo ao hímen); na mulher sem o colo uterino (histerectomizada), ele se localiza na parte mais saliente da cúpula vaginal. É aferido em situação de manobra de Valsalva
- **Ponto D:** representa a localização do fundo de saco posterior em mulheres que têm o colo uterino. Ele se localiza no nível da inserção do ligamento uterossacro com a cérvix. Quando o ponto C está muito mais positivo que o ponto D, isso pode indicar um colo hipertrófico. Nas mulheres sem o colo uterino, esse ponto é omitido. É aferido em situação de manobra de Valsalva
- **Ponto Ap:** ponto localizado na linha média da parede vaginal posterior, 3 cm proximal ao hímen. Por definição, a variação do ponto Ap em relação ao hímen é de −3 a +3. É aferido em situação de manobra de Valsalva

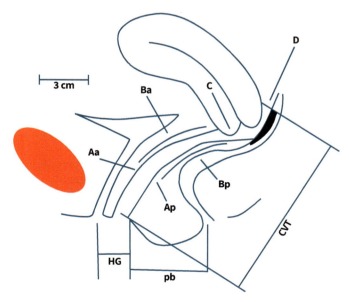

Figura 68.6 Figura esquemática da pelve localizando cada ponto da classificação POP-Q com sua devida estrutura.

- **Ponto Bp:** localizado na região de maior prolapso da parede vaginal posterior, entre o ponto Ap e o ponto D, ou ponto C nas mulheres sem o colo uterino. Na ausência de prolapso, o ponto Bp coincide com o ponto Ap. É aferido em situação de manobra de Valsalva
- **HG:** medida entre o meato uretral externo e o hímen na linha média da parede vaginal posterior. É aferido em situação de repouso da paciente
- **CP:** estende-se da margem posterior do HG ao ponto localizado no meio do esfíncter anal externo. É aferido em situação de repouso da paciente
- **CVT:** distância da margem medial posterior da carúncula himenal ao fundo de saco posterior (ponto D) ou cúpula da vagina (ponto C) na mulher histerectomizada. É aferido em situação de repouso da paciente
- De forma simples, mulheres sem defeito anterior têm pontos Aa e Ba em −3; mulheres sem defeito posterior têm pontos Ap e Bp em −3. Mulheres histerectomizadas não apresentam o ponto D, e o ponto C deixa de representar o colo para representar a cúpula. Por fim, para diagnosticar prolapso apical, avalia-se a distância dos pontos C e/ou D (aferidos em esforço) do CVT (aferido em repouso). Caso a distância seja maior que 2 cm, teremos um prolapso apical, que iremos classificar de acordo com as explicações seguintes.

Esses pontos são colocados em um diagrama, onde os nove pontos são quantificados (Figura 68.7).

Por meio da quantificação do prolapso pelos pontos de referência citados, ele é dividido em cinco estágios para facilitar a descrição populacional, para fins de pesquisa e para melhor avaliação dos diversos tratamentos existentes. Além disso, devemos especificar o sítio do prolapso em cada estágio. Há uma classificação para parede vaginal anterior, uma para posterior e uma para apical. Em uma mulher, podemos ter um prolapso de parede vaginal anterior estágio 3, uterino (apical) estágio 2 e de parede vaginal posterior estágio 1, por exemplo.

Os estágios do prolapso genital são os seguintes:

- **Estágio 0:** ausência de prolapso genital
- **Estágio 1:** o ponto mais distal do prolapso se localiza até 1 cm acima do hímen (menor ou igual a −2)
- **Estágio 2:** o ponto mais distal do prolapso se localiza entre 1 cm acima e 1 cm abaixo do hímen (−1 a +1)
- **Estágio 3:** o ponto mais distal do prolapso se localiza mais que 1 cm abaixo do hímen (maior ou igual a +2), porém menor que a subtração entre o CVT e 2 cm
- **Estágio 4:** o ponto mais distal do prolapso se localiza mais que 1 cm abaixo do hímen, porém maior que ou igual à subtração entre a vaginometria de 2 cm, ou seja, o prolapso genital total até menos 2 cm do CVT.

Aa Parede ant	Ba Parede ant	C Cérvix ou cúpula
HG Hiato genital	CP Corpo perineal	CVT Comprimento vaginal total
Ap Parede posterior	Bp Parede posterior	D Fundo saco posterior

Figura 68.7 Classificação POP-Q (*Pelvic Organ Prolapse Quantification*).

O POP-Q representa um avanço em relação às classificações anteriores, por ser um sistema capaz de qualificar o compartimento genital acometido (anterior, posterior ou apical), quantificar em centímetros e em estágios cada um desses segmentos, bem como avaliar quantitativamente o CP, o CVT e o HG (apesar de que, para esse último, não há classificação quantitativa para o defeito distal). Além disso, o POP-Q, em comparação com a classificação Baden-Walker, apresenta menor variabilidade interobservador.

Outra situação clínica é o alongamento hipertrófico do colo. Classicamente, conceitua-se por meio de histerometria do canal cervical maior que 5 cm. Pela classificação POP-Q, percebe-se um colo alongado quando há grande diferença entre os pontos C e D, porém isso não é discutido de forma concisa.

Segundo o consenso da IUGA/ICS para prolapso genital, em situações de recidiva de prolapso genital, ou quando o caso não permite de forma mais precisa identificar a região de onde se origina o POP, o uso de imagens pode ser útil. Porém, o diagnóstico por imagem é opcional para esses casos (Bump *et al.*, 1996).

A ultrassonografia bidimensional (transabdominal, transperineal ou translabial, introital e transvaginal) do assoalho pélvico pode ser solicitada para avaliar: mobilidade/descenso do colo vesical, afunilamento uretral, resíduo pós-miccional, anormalidades da bexiga ou uretra, descenso do POP, avaliação dos músculos do assoalho pélvico, avulsão do levantador do ânus e baloneamento do HG. Existe a modalidade tridimensional, cuja diferença consiste na possibilidade de formar imagens de maior resolução.

A ressonância magnética nuclear permite a detecção de estruturas ligamentares e musculares com detalhe (ver Figura 68.5). Além disso, não utiliza radiação ionizante e não necessita de contraste, e o formato dinâmico, com esforço evacuatório (defecorressonância), permite a utilização de linhas de delimitação das vísceras pélvicas, como a linha pubococcígea (traçada da margem inferior da sínfise púbica até a junção coccígea) (Juliato *et al.*, 2019).

TRATAMENTO

O tratamento do prolapso genital se divide em conservador ou cirúrgico, dependendo da vontade da paciente e de suas condições clínicas. O tratamento definitivo é sempre o cirúrgico, podendo ser obliterativo ou reconstrutivo, e várias técnicas foram descritas com as mais variadas taxas de cura e morbidade. O tratamento reconstrutivo tem como objetivos corrigir a anatomia, restabelecer ou preservar as funções urinária e intestinal normais, restabelecer ou preservar a capacidade vaginal para o intercurso sexual e, em alguns casos, manter ou restabelecer a função reprodutiva. Não existe uma única técnica ideal; idade, presença de vida sexual, comorbidades associadas, desejo da paciente de operar e experiência do cirurgião são fatores que devem ser considerados.

Tratamento conservador

Pessários vaginais

São dispositivos inseridos na vagina para prover suporte estrutural a qualquer defeito apresentado no assoalho pélvico (exceto o defeito distal). Indicados para mulheres com POP sintomático que não desejam ou não tenham condições clínicas para cirurgia.

Foi muito difundido durante a pandemia por covid-19 devido à impossibilidade de cirurgia para essas pacientes. Apesar de 95% dos médicos conhecerem esse método, menos da metade o prescreve para suas pacientes, portanto é importante considerá-lo no armamentário terapêutico (Coelho *et al.*, 2019). Dividem-se, de forma genérica em: pessários de suporte (anel, anel com suporte, Gehrung, Hodge) e de preenchimento (*donut*, *gellhorn*, cubo, infláveis). O mais usado é o modelo de anel. É recomendado preparo prévio da mucosa vaginal com cremes à base de estrogênios nas mulheres na pós-menopausa no intuito de reduzir dor, incômodo, úlcera ou sangramento local por atrito, embora estudos randomizados não sugiram essa evidência (Coelho *et al.*, 2021). É esperado que até 30% das mulheres em uso de pessário percebam aumento de secreção vaginal, porém isso não significa necessariamente infecção genital. É importante orientar tanto a paciente quanto os acompanhantes ou cuidadores (caso a paciente apresente dificuldade na compreensão de como inserir, higienizar, retirar o pessário) sobre o cuidado com o dispositivo. A higienização é feita com água corrente e sabonete, não necessitando de nenhum cuidado especial. Sobre a periodicidade dessa limpeza, a recomendação mais comumente encontrada seria de 30 a 60 dias para retirada, limpeza e reinserção. No entanto, estudos têm sugerido que, a cada 6 meses, não há aumento do risco de complicações para a manutenção do pessário, conduta essa empregada pelo Setor de Medicina Pélvica e Cirurgia Reconstrutiva do Hospital da Mulher da Universidade Estadual de Campinas (Unicamp) (de Albuquerque Coelho *et al.*, 2022). Fissuras vaginais, desconforto, dor local, leucorreia e retenção são algumas das causas do abandono do uso dos pessários (de Albuquerque Coelho *et al.*, 2020). Raramente fístulas urogenitais são descritas (Pereira *et al.*, 2021), sendo geralmente associadas ao cuidado inadequado e ao manejo deles. O uso de pessários já apresenta resultados na literatura, mostrando melhora na qualidade de vida dessas mulheres (de Albuquerque Coelho *et al.*, 2016). Existe um risco de descontinuação por expulsão do pessário, e os fatores de risco mais comumente associados são: cirurgia uroginecológica prévia, vagina curta, hiato genital alargado (de Albuquerque Coelho *et al.*, 2020). Na expulsão de um pessário, pode-se trocar por um dispositivo de tamanho maior. É possível indicar o pessário antes do tratamento cirúrgico, caso a paciente já deseje ir obtendo melhora dos sintomas de prolapso. O uso do anel sem membrana não obstrui o intercurso sexual vaginal.

Fisioterapia

O treinamento dos músculos do assoalho pélvico (TMAP) pode ser utilizado em mulheres com prolapso genital. Uma revisão sistemática mostrou que o TMAP melhora os sintomas e o grau do prolapso (Barber *et al.*, 2014). Porém, a maioria dos estudos incluídos apresentava prolapsos estágios 1 e 2. Portanto, a fisioterapia não consegue reduzir anatomicamente o prolapso severo, apesar de ajudar a amenizar os sintomas do POP e de melhorar a função muscular do assoalho pélvico. Um estudo prospectivo, randomizado, avaliou o impacto da realização de TMAP antes da cirurgia para correção de prolapso e mostrou que não há melhora na incontinência urinária em 6 meses, no prolapso em 24 meses e no sucesso anatômico (Barber *et al.*, 2014). A fisioterapia por meio de TMAP também não melhora, quando empregada de forma pré-operatória, o pós-operatório do prolapso do ponto de vista anatômico (Duarte *et al.*, 2020).

Tratamento cirúrgico

Segundo a recomendação da terminologia cirúrgica elaborada pela American Urogynecological Association (AUGS) e pela IUGA, o tratamento definitivo do prolapso é cirúrgico, e ele pode ser dividido em reconstrutivo ou obliterativo (Joint Writing Group of the American Urogynecologic Society and the International Urogynecological Association, 2020).

A opção mais utilizada é a reconstrutiva, e esta será feita baseada no defeito, podendo conter a utilização de telas sintéticas ou biológicas, ou não, e manter o útero ou não. A opção obliterativa será feita em situações de exceção.

Tratamento reconstrutivo do compartimento anterior

Classicamente, o prolapso do compartimento anterior da vagina (uretra e bexiga) pode ser abordado cirurgicamente por meio de correção sítio-específica ou pelo uso de telas, que têm por objetivo diminuir as recidivas da cirurgia convencional.

Colporrafia anterior

Consiste em incisionar a parede anterior da vagina na região do defeito central. Geralmente a mucosa é lisa (ausência da fáscia vesicovaginal local) e percebe-se a sua ausência entre a vagina e a bexiga. Quando a ausência dessa fáscia está no meio da parede vaginal, o defeito é considerado central. Quando ela se desgarra do arco tendíneo da fáscia pélvica, o defeito é considerado paravaginal ou lateral. A colporrafia consiste em separar o resquício de fáscia existente nas bordas laterais da ferida operatória e plicá-las central ou lateralmente, a depender do defeito. Recomenda-se cautela na retirada de mucosa vaginal excedente, pois isso encurtará a vaginometria final no pós-operatório.

Em grandes defeitos, a utilização de telas pode ser útil, bem como se estivermos pensando em melhores resultados anatômicos (Maher *et al.*, 2013). Recente estudo prospectivo randomizado e controlado avaliou, em 2 anos de seguimento, o resultado da colporrafia anterior com a utilização de tela absorvível e sintética. O índice de falha foi de 58% no grupo da colporrafia, 46% naquele com utilização de tela absorvível e 18% nas demais com tela sintética (Manefee *et al.*, 2011). Porém, é importante lembrar o risco de extrusão de tela, erosão vesical e sangramento intraoperatório decorrentes do seu uso.

Em uma metanálise (Juliato *et al.*, 2016a), concluiu-se que a cirurgia com tela para prolapso vaginal anterior apresenta melhor taxa de cura anatômica e menor recorrência, sem diferenças de cura subjetiva, reoperação e qualidade de vida. Há maiores tempo cirúrgico e perda sanguínea com o uso de tela. Além disso, pode haver taxas superiores a 10% de exposição vaginal de telas usadas por via transvaginal (de Castro *et al.*, 2020). O uso de telas para tratamento do prolapso anterior deve ser individualizado. No Brasil, não há restrição ao seu uso.

A escolha de um tratamento efetivo e seguro para prolapso genital é de suma importância. Outro fato a ser levado em consideração nos defeitos da parede anterior, especialmente nos estágios avançados, é que eles estão frequentemente associados a defeito do ápice vaginal (Elliott *et al.*, 2013). Esse autor encontrou 42% de prolapso apical associado ao prolapso de parede anterior estágio 2 e 85% no estágio 3. Outro estudo demonstrou que mulheres com defeito de parede anterior têm até 60% de risco de associação com prolapso apical (DeLancey, 2012). Portanto, tratar o prolapso de parede vaginal anterior sem tratar o prolapso apical, quando associado, pode levar ao aumento de recidivas.

Tratamento reconstrutivo do compartimento posterior

A abordagem cirúrgica dos prolapsos do compartimento posterior pode ser feita por via vaginal ou transanal.

A perineorrafia geralmente é realizada na presença de um defeito do corpo perineal, em que geralmente existe um distanciamento dos músculos bulbocavernosos. Já a plicatura dos músculos puborretais é uma opção controversa. Apesar de reduzir o HG alargado que muitas dessas pacientes apresentam ou ser útil em mulheres que apresentam incapacidade de contrair o assoalho pélvico, pode estar associada à incidência maior de dispareunia.

O reparo do defeito central é quando a fáscia retovaginal está desgarrada na porção central da parede vaginal posterior. A aproximação das bordas dessa fáscia ocorre de forma central. O reparo do defeito transverso consiste em identificar a falha da fáscia retovaginal mais lateral ou próximo ao anel pericervical e plicar a fáscia até a área desgarrada. Um local comum de defeito transverso é o desgarramento da fáscia do ligamento uterossacro.

Já no reparo transanal, realizado por coloproctologistas, aproveita-se para retirar a mucosa retal redundante a fim de diminuir o tamanho da cúpula retal. Torna-se bem indicado quando, além da queixa de prolapso, a paciente apresenta uma retocele como causa de uma síndrome obstrutiva defecatória. Não há incisão vaginal nesse reparo, portanto não há aumento na incidência de queixas sexuais por meio dessa via.

Dois artigos considerados em uma revisão sistemática mostraram que a via vaginal tem menor recorrência do prolapso, com melhores índices de curas objetiva e subjetiva, apesar da maior perda sanguínea durante o procedimento e maior necessidade de analgésicos no pós-operatório (Maher *et al.*, 2013). Não existe, até o momento, evidência que justifique o uso de tela sintética ou absorvível no reparo do prolapso posterior (Maher *et al.*, 2013; DeLancey, 2012).

Tratamento reconstrutivo do compartimento apical

O tratamento cirúrgico pode ser obliterativo ou reconstrutivo, e várias técnicas foram descritas com as mais variadas taxas de cura e morbidade. Não existe uma única técnica ideal; idade, presença de vida sexual, comorbidades associadas, desejo da paciente de operar e experiência do cirurgião são fatores que devem ser considerados.

A correção do defeito apical inclui o tratamento do prolapso de cúpula ou do útero, mantendo esse último ou não (histerectomia ou histeropreservação). Pode ser realizada por via abdominal (colpopexia, cervicopexia ou histeropexia sacral, além de fixação alta dos ligamentos uterossacros) ou vaginal (colpopexia, cervicopexia ou histeropexia sacroespinhal e fixação nos ligamentos uterossacros no terço proximal ou médio – fixação alta) (Maher *et al.*, 2013).

Encurtamento e suspensão do ligamento uterossacro

Consiste na passagem com fio inabsorvível ou de absorção tardia em dois pontos do ligamento uterossacro até a parte ipsilateral da cúpula vaginal, repetindo-se o passo no ligamento contralateral. Ao amarrar o nó, suspende-se a cúpula vaginal, e, quanto mais distal o ligamento uterossacro for apreendido, menores são as chances de ligadura de ureter, pois a distância dele ao ligamento uterossacro aumenta de forma caudocranial. A cirurgia pode ser realizada por via vaginal ou laparoscópica. Normalmente a sutura utilizada é permanente, mas é descrita taxa de erosão de até 22% (Kasturi *et al.*, 2012).

Com relação à eficácia, são encontradas altas taxas de satisfação. Uma revisão sistemática com metanálise encontrou taxas de sucesso de 81,2%, 98,3% e 87,4% para parede anterior, apical e posterior (Margulies *et al.*, 2008); resultados semelhantes são encontrados quando comparados com a fixação no ligamento sacroespinhal (Barbier *et al.*, 2015). Comparada à fixação sacral, esta tem melhores índices de cura no compartimento anterior, porém taxas de cura semelhantes no apical e posterior (Filmar *et al.*, 2014). A cistoscopia para comprovar a permeabilidade ureteral é obrigatória na fixação uterossacra, pois apresenta 1 a 11% de risco de injúria do ureter (Filmar *et al.*, 2014). O manual da Federação Brasileira das Associações de Ginecologia e Obstetrícia (Febrasgo) e de Uroginecologia e Cirurgia Vaginal recomenda a fixação alta nos ligamentos uterossacros (*High McCall*), principalmente para os prolapsos uterino ou de cúpula vaginal estágios 1 e 2 (Castro e Haddad, 2015).

Fixação sacroespinhal vaginal

Procura-se fixar a cúpula da vagina de forma uni ou bilateral ao ligamento sacroespinhoso por via vaginal. A abordagem de aproximação para chegar a essa estrutura pode ser por via vaginal anterior ou posterior. Utiliza-se um fio não absorvível para manter a estrutura fixa. Se a fixação for feita de forma unilateral (geralmente à direita, para não correr o risco de lesão em sigmoide), existe tendência de se desviar o eixo vaginal para a direita. Com relação à eficácia, observa-se boa satisfação com essa técnica. Um estudo de metanálise incluindo 17 artigos randomizados e observacionais mostrou apenas 13% das pacientes não satisfeitas com a técnica (Morgan *et al.*, 2007). Existem dados que associam pexia no ligamento sacroespinhoso a maior taxa de recorrência da cistocele (Nieminen *et al.*, 2003; Benedito de Castro *et al.*, 2010; Juliato *et al.*, 2016b; de Castro *et al.*, 2020). As complicações associadas à fixação no ligamento sacroespinhoso são decorrentes de lesão vascular ou nervosa, relacionadas à proximidade com a espinha isquiática. Em uma revisão com 1.229 mulheres submetidas a essa técnica, 2% necessitaram de transfusão e 3% tiveram dor transitória (Sze e Karram, 1997).

Sacrocolpopexia abdominal

Consiste na fixação do colo uterino ou cúpula vaginal no ligamento longitudinal anterior do promontório sacral por meio da interposição de uma tela de polipropileno macroporoso tipo 1. Na necessidade de retirada do útero, a histerectomia subtotal é a mais indicada pelo menor risco de infecção e/ou erosão vaginal da tela quando comparada com a histerectomia total. Pode ser indicada em qualquer estágio do prolapso, mas normalmente é realizada em prolapsos maiores. Essa técnica apresenta altas taxas de sucesso para o prolapso apical, variando entre 78 e 100% (Nygaard *et al.*, 2004), porém está associada a maior tempo cirúrgico e de retorno às atividades e custo elevado. A via laparoscópica apresenta menor perda sanguínea no intraoperatório (Figura 68.8) e menor tempo de internação (Margulies *et al.*, 2008), porém maior tempo operatório e curva de aprendizado maior comparativamente às outras cirurgias (Barber e Maher, 2013).

Existem várias formas descritas de realizar a colpopexia sacral (Moroni *et al.*, 2018), mas, de forma resumida, a técnica consiste inicialmente na abertura longitudinal do peritônio sacral, do promontório ao fundo de saco posterior vaginal, com dissecção cuidadosa e exposição do ligamento longitudinal anterior do promontório sacral. Após introdução de um manipulador vaginal (prolapso de cúpula) ou manipulador uterino

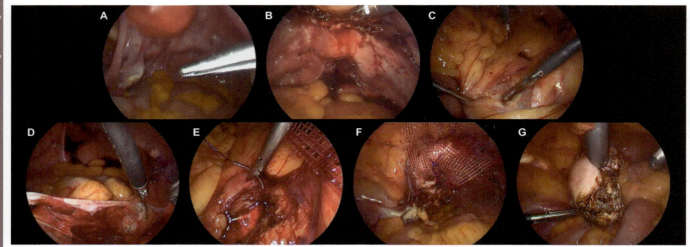

Figura 68.8 Passos da sacrocolpopexia laparoscópica (da esquerda para a direita, de cima para baixo: **A.** Visualização da cavidade pélvica. **B.** Abertura do retroperitônio do promontório sacral e exposição do ligamento longitudinal anterior. **C.** Abertura do retroperitônio sacral. **D.** Dissecção do espaço retovaginal até o corpo perineal. **E.** Dissecção do espaço vesicovaginal, até o colo vesical, após histerectomia subtotal. **F.** Tela em Y (já fixada nas paredes vaginais e no colo uterino anterior e posterior) sendo fixada no ligamento longitudinal anterior do promontório sacral. **G.** Aspecto final após peritonização da tela.

(prolapso uterino), inicia-se a dissecção do espaço retovaginal, do fundo de saco posterior até o corpo perineal. Em seguida, inicia-se a dissecção do espaço vesicovaginal, da cúpula vaginal até o colo vesical. Realiza-se a histerectomia subtotal, no caso de prolapso uterino. Em sequência, uma tela de polipropileno macroporoso, geralmente em formato de Y, é fixada no corpo perineal e na cúpula vaginal posteriormente (ou colo uterino) e, na cúpula vaginal (ou colo uterino) e na parede vaginal, na altura do colo vesical, anteriormente. A extremidade superior da tela, então, é fixada no ligamento longitudinal anterior do promontório sacral e a peritonização da tela finaliza a cirurgia (ver Figura 68.8). Quando necessário, é realizada a perineorrafia por via vaginal.

A colpopexia sacral se provou superior às outras técnicas para correção do prolapso apical, não havendo diferença na cura anatômica entre as vias laparotômica, laparoscópica e robótica (Maher et al., 2023).

A via laparoscópica apresenta maior tempo cirúrgico, porém menor sangramento e melhor recuperação do que a via laparotômica e, comparada com a via robótica, a via laparoscópica apresenta menor tempo cirúrgico, menor custo e menos dor no pós-operatório imediato (Chang et al., 2022; Maher et al., 2023). Porém, existe indicação do uso da via robótica em casos de mulheres obesas e com múltiplas cirurgias prévias, porque a taxa de conversão reduz de 7 para menos de 2%.

As complicações dessa cirurgia podem incluir lesões vesicais, ureterais, vasculares e nervosas. A complicação específica é a espondilodiscite, e o quadro clínico pode ser composto de febre, dor lombar e secreção vaginal. O diagnóstico por imagem pode ser feito por ressonância de coluna, e o tratamento varia desde o uso de antibióticos endovenosos até a remoção da tela no promontório em caso de não melhora clínica com tratamento conservador ou presença de sintomas neuromotores.

Preservação uterina ou não para correção do prolapso apical

Em artigo de revisão sobre histeropreservação, os autores mostraram maior taxa de recidiva do prolapso nessas situações, porém com menor tempo cirúrgico e menor sangramento. A limitação dos estudos incluídos nessa revisão foi a inclusão de estudos não randomizados e a heterogeneidade das técnicas cirúrgicas (de Oliveira et al., 2017). Discute-se a histeropexia para mulheres jovens, sobretudo sem prole constituída, mas estudos mostram que até 60% das mulheres, quando consultadas, optam por não realizar a histerectomia no momento do tratamento do prolapso (Frick et al., 2013; Korbly et al., 2013). Existem poucos estudos avaliando o tema, e a maioria é de baixa qualidade, retrospectivo ou com coorte pequena.

Um estudo comparou duas técnicas de preservação uterina – uma com histeropexia utilizando tela vaginal (UPHOLD® Boston Scientific Marlborough, MA, USA) e outra com histeropexia sacral laparoscópica – e mostrou altas taxas de satisfação e cura anatômica de 77 a 80% (Gutman et al., 2017). Porém, estudos futuros são necessários para maior elucidação dessa questão.

Uso de telas em cirurgias vaginais

O uso de telas vaginais para prolapso genital recebeu um alerta da Food and Drug Administration (FDA) dos EUA, em 2011, após um crescimento vertiginoso do seu uso por cirurgiões, principalmente após insucesso da correção cirúrgica sítio-específica. Porém, as taxas de erosão ou extrusão (Figura 68.9) foram maiores do que as com *sling* e percebeu-se falta de treinamento especializado para lidar com esse tipo de material. Em 2019, a FDA suspendeu o uso de telas transvaginais para o tratamento do POP, devido aos sérios efeitos colaterais, mas não o de *slings* sintéticos para o tratamento da IUE e as telas para o tratamento do POP na colpopexia sacral, por acreditar que, devido aos benefícios superarem os riscos, justificam o seu uso.

Tratamento obliterativo do compartimento apical

Existem várias técnicas de procedimento obliterativo, e as duas mais comuns são a parcial (Le Fort) e a completa (colpectomia). As vantagens dos procedimentos obliterativos são a possibilidade de fazer cirurgia com anestesia local, diminuição da morbidade perioperatória, menor perda sanguínea e retorno rápido

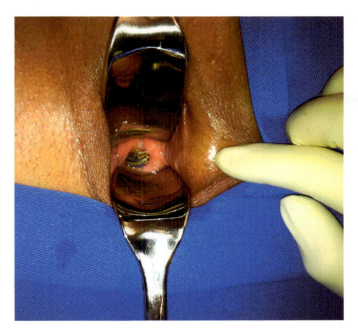

Figura 68.9 Extrusão de tela usada por via transvaginal no tratamento do prolapso de parede vaginal anterior.

às atividades/recuperação. Um estudo mostrou que a colpocleise é um procedimento efetivo, com taxas de sucesso subjetivo em torno de 100% (Maher et al., 2016). Em um estudo de revisão com 4.776 procedimentos, a taxa de complicações foi baixa, de 6,8%, e mortalidade de 0,15% (Sokol et al., 2012). A colpocleise é a cirurgia para prolapso com menor taxa de recorrência (0,5%). As complicações mais frequentes são sangramento, obstrução uretral e infecção renal, principalmente quando associadas à histerectomia (Meyer et al., 2016). Durante a cirurgia obliterativa, é importante a preservação uretral, ou seja, a mucosa vaginal uretral deverá ser preservada para não causar disfunção miccional e, caso necessário, a realização de uma cirurgia de *sling* futuramente.

REFERÊNCIAS BIBLIOGRÁFICAS

BARBER, M. D. et al. Comparison of 2 transvaginal surgical approaches and perioperative behavioral therapy for apical vaginal prolapse: the OPTIMAL randomized trial. Eunice Kennedy Shriver National Institute of Child Health and Human Development Pelvic Floor Disorders Network. *Journal of the American Medical Association*, v. 311, n. 11, p. 1023-1034, 2014.

BARBER, M. D.; MAHER, C. Apical prolapse. *International Urogynecology Journal*, v. 24, n. 11, p. 1815-1833, 2013.

BARBIER, H. et al. Ureteral compromise in laparoscopic versus vaginal uterosacral ligament suspensions: a retrospective cohort. *Female Pelvic Medicine & Reconstructive Surgery*, v. 21, n. 6, p. 363-368, 2015.

BENEDITO DE CASTRO, E. et al. Impacto de la suspensión de la cúpula vaginal al ligamento sacroespinoso sobre el compartimento anterior [Impact of sacrospinous vaginal vault suspension on the anterior compartment]. *Actas Urologicas Españolas*, v. 34, n. 1, p. 106-110, 2010.

BRITO, L. G. et al. Age and/or postmenopausal status as risk factors for pelvic organ prolapse development: systematic review with meta-analysis. *International Urogynecology Journal*, v. 33, n. 1, p. 15-29, 2022.

BUMP, R. C. et al. The standardization of terminology of female pelvic organ prolapse and pelvic floor dysfunction. *American Journal of Obstetrics and Gynecology*, v. 175, n. 1, p. 10-17, 1996.

CARTWRIGHT, R. et al. Systematic review and meta-analysis of candidate gene association studies of lower urinary tract symptoms in men. *European Urology*, v. 66, n. 4, p. 752-768, 2014.

CASTRO, R. A.; HADDAD, J. M. Tratamento do prolapso genital. *In*: HADDAD, J. M (Coord.). *Manual de uroginecologia e cirurgia vaginal*. São Paulo: Federação Brasileira das Associações de Ginecologia e Obstetrícia, 2015. p. 8-19.

CHAN, S. S. C. et al. Pelvic floor biometry in Chinese primiparous women 1 year after delivery: a prospective observational study. *Ultrasound in Obstetrics & Gynecology*, v. 43, n. 4, p. 466-474, 2014.

CHANG, C. L.; CHEN, C. H.; CHANG, S. J. Comparing the outcomes and effectiveness of robotic-assisted sacrocolpopexy and laparoscopic sacrocolpopexy in the treatment of pelvic organ prolapse. *International Urogynecology Journal*, v. 33, n. 2, p. 297-308, 2022.

COELHO, S. A. et al. ESTROgen use for complications in women treating pelvic organ prolapse with vaginal PESSaries (ESTRO-PESS) – a randomized clinical trial. *International Urogynecology Journal*, v. 32, n. 6, p. 1571-1578, 2021.

COELHO, S. A. et al. Factors associated with the prescription of vaginal pessaries for pelvic organ prolapse. *Clinics (São Paulo)*, v. 74, p. e934, 2019.

DÄLLENBACH, P. To mesh or not to mesh: a review of pelvic organ reconstructive surgery. *International Journal of Women's Health*, v. 7, p. 331-343, 2015.

DE ALBUQUERQUE COELHO, S. C. et al. Cross sectional study on assessment of ring pessary cleaning and removal every six months: adverse events and complications. *International Urogynecology Journal*, v. 33, n. 2, p. 397-403, 2022.

DE ALBUQUERQUE COELHO, S. C. et al. Factors associated with unsuccessful pessary fitting in women with symptomatic pelvic organ prolapse: systematic review and metanalysis. *Neurourology and Urodynamics*, v. 39, n. 7, p. 1912-1921, 2020.

DE ALBUQUERQUE COELHO, S. C. et al. Female pelvic organ prolapse using pessaries: systematic review. *International Urogynecology Journal*, v. 27, n. 12, p. 1797-1803, 2016.

DE CASTRO, E. B. et al. Impact of sacrospinous colpopexy associated with anterior colporrhaphy for the treatment of dome prolapse on all three vaginal compartments. *Revista Brasileira de Ginecologia e Obstetrícia*, v. 38, n. 2, p. 77-81, 2016.

DE CASTRO, E. B.; BRITO, L. G. O.; JULIATO, C. R. T. Vaginal hysterectomy with bilateral sacrospinous fixation plus an anterior mesh versus abdominal sacrocervicopexy for the treatment of primary apical prolapse in postmenopausal women: a randomized controlled study. *International Urogynecology Journal*, v. 31, n. 2, p. 365-372, 2020.

DE OLIVEIRA, S. A. et al. Hysteropreservation versus hysterectomy in the surgical treatment of uterine prolapse: systematic review and meta-analysis. *International Urogynecology Journal*, v. 28, n. 11, p. 1617-1630, 2017.

DELANCEY, J. O. L. Anatomic aspects of vaginal eversion after hysterectomy. *American Journal of Obstetrics and Gynecology*, v. 166, n. 6, Pt 1, p. 1717-1728, 1992.

DELANCEY, J. O. L. Surgery for cystocele III: do all cystocele apical descent? Observations on cause and effect. *International Urogynecology Journal*, v. 23, n. 6, p. 665-667, 2012.

DELANCEY, J. O. L. et al. The appearance of levator ani muscle abnormalities in magnetic resonance images after vaginal delivery. *Obstetrics and Gynecology*, v. 101, n. 1, p. 46-53, 2003.

DEPREST, J. A. et al. International Urogynecological Consultation (IUC): pathophysiology of pelvic organ prolapse (POP). *International Urogynecology Journal*, v. 33, n. 7, p. 1699-1710, 2022.

DIETZ, H. P.; SIMPSON, J. M. Levator trauma is associated with pelvic organ prolapse. *British Journal of Obstetrics and Gynaecology*, 115, n. 8, p. 979-984, 2008.

DIGESU, G. A. et al. P-QOL: a validated questionnaire to assess the symptoms and quality of life of women with urogenital prolapse. *International Urogynecology Journal and Pelvic Floor Dysfunction*, v. 16, n. 3, p. 176-181, 2005.

DIXIT, P.; SHEK, K. L.; DIETZ, H. P. How common is pelvic floor muscle atrophy after vaginal childbirth? *Ultrasound in Obstetrics & Gynecology*, v. 43, n. 1, p. 83-88, 2014.

DUARTE, T. B. et al. Perioperative pelvic floor muscle training did not improve outcomes in women undergoing pelvic organ prolapse surgery: a randomized trial. *Journal of Physiotherapy*, v. 66, n. 1, p. 27-32, 2020.

ELLIOTT, C. S. et al. The predictive value of a cystocele for concomitant vaginal apical prolapse. *Journal of Urology*, v. 189, n. 1, p. 200-203, 2013.

FILMAR, G. A. et al. Laparoscopic uterosacral ligament suspension and sacral colpopexy: results and complications. *International Urogynecology Journal*, v. 25, n. 12, p. 1645-1653, 2014.

FRICK, A. C. et al. Attitudes toward hysterectomy in women undergoing evaluation for utero-vaginal prolapse. *Female Pelvic Medicine & Reconstructive Surgery*, v. 19, n. 2, p. 103-109, 2013.

GUTMAN, R. E. et al. Vaginal and laparoscopic mesh hysteropexy for uterovaginal prolapse: a parallel cohort study. *American Journal of Obstetrics and Gynecology*, v. 216, n. 1, p. 38.e1-38.e11, 2017.

HANDA, V. L. *et al.* Pelvic floor disorders 5-10 years after vaginal or cesarean childbirth. *Obstetrics and Gynecology*, v. 118, n. 4, p. 777-784, 2011.

HAYLEN, B. T. *et al.* An International Urogynecological Association (IUGA)/ International Continence Society (ICS) joint report on the terminology for female pelvic floor dysfunction. *International Urogynecology Journal* v. 21, n. 1, p. 5-26, 2010.

HENDRIX, S. L. *et al.* Pelvic organ prolapse in the Women's Health Initiative: gravity and gravidity. *American Journal of Obstetrics and Gynecology*, v. 186, n. 6, p. 1160-1166, 2002.

JOINT WRITING GROUP OF THE AMERICAN UROGYNECOLOGIC SOCIETY AND THE INTERNATIONAL UROGYNECOLOGICAL ASSOCIATION. Joint Report on terminology for surgical procedures to treat procedures to treat pelvic organ prolapse. *International Urogynecology Journal*, v. 31, n. 3, p. 429-463, 2020.

JOU, I. L. K.; SHEN, C.; YAMANO, Y. Changes in conduction, blood flow, histology and neurological status following acute nerves stretch injury induced by femoral lengthening. *Journal of Orthopaedic Research*, v. 18, n. 1, p. 149-155, 2000.

JULIATO, C. R. T. *et al.* Mesh surgery for anterior vaginal wall prolapse: a meta-analysis. *Revista Brasileira de Ginecologia e Obstetrícia*, v. 38, n. 7, p. 356-364, 2016a.

JULIATO, C. R. T. *et al.* Sacrospinous ligament suspension with transobturator mesh versus sacral colpopexy for genital prolapse. *Clinics (São Paulo)*, v. 71, n. 9, p. 487-493, 2016b.

JULIATO, C. R. T. *et al.* Vaginal axis after abdominal sacrocolpopexy versus vaginal sacrospinous fixation-a randomized trial. *Neurourology and Urodynamics*, v. 38, n. 4, p. 1142-1151, 2019.

KASTURI, S. *et al.* High uterosacral ligament vaginal vault suspension: comparison of absorbable vs. permanent suture for apical fixation. *International Urogynecology Journal*, v. 23, n. 7, p. 941-945, 2012.

KORBLY, N. B. *et al.* Patient preferences for uterine preservation and hysterectomy in women with pelvic organ prolapse. *American Journal of Obstetrics and Gynecolog*, v. 209, n. 5, p. 470.e1-6, 2013.

LARSON, K. A. *et al.* Long-term patient satisfaction with Michigan four-wall sacrospinous ligament suspension for prolapse. *Obstetrics and Gynecology*, v. 122, n. 5, p. 967-975, 2013.

LI, H. *et al.* Utilization and perioperative outcomes of robotic vaginal vault suspension compared to abdominal or vaginal approaches for pelvic organ prolapse. *Canadian Urological Association Journal*, v. 8, n. 3-4, p. 100-106, 2014.

LUBER, K. M.; BOERO, S.; CHOE, J. Y. The demographics of pelvic floor disorders: current observations and future projections. *American Journal of Obstetrics and Gynecology*, v. 184, n. 7, p. 1496-1501, 2001.

MAHER, C. *et al.* Surgery for women with apical vaginal prolapse. *Cochrane Database of Systematic Reviews*, v. 7, n. 7, p. CD012376, 2023.

MAHER, C. *et al.* Surgical management of pelvic organ prolapse in women. *Cochrane Database of Systematic Reviews*, v. 4, p. CD004014, 2013.

MAHER, C. *et al.* Transvaginal mesh or grafts compared with native tissue vaginal repair for vaginal prolapse. *Cochrane Database of Systematic Reviews*, v. 2, p. CD012079, 2016.

MANEFEE, S. A. *et al.* Colporhaphy compared with mesh or graft-reinforced vaginal paravaginal repair for anterior vaginal wall prolapsed: a randomized control trial. *Obstetrics and Gynecology*, v. 118, n. 6, p. 1377-1344, 2011.

MARCHIONNI, M. *et al.* True incidence of vaginal vault prolapse: thirteen years' experience. *Journal of Reproductive Medicine*, v. 44, n. 8, p. 679-684, 1999.

MARGULIES, R. U. *et al.* Complications requiring reoperation following vaginal mesh kit procedures for prolapse. *American Journal of Obstetrics and Gynecology*, v. 199, n. 6, p. 678.e1-4, 2008.

MEYER, I. *et al.* Synthetic graft augmentation in vaginal prolapse surgery: long-term objective and subjective outcomes. *Journal of Minimally Invasive Gynecology*, v. 23, n. 4, p. 614-621, 2016.

MORGAN, D. M. *et al.* Heterogeneity in anatomic outcome of sacrospinous ligament fixation for prolapse: a systematic review. *Obstetrics and Gynecology*, v. 109, n. 6, p. 1424-1433, 2007.

MORONI, R. M. *et al.* Does sacrocolpopexy present heterogeneity in its surgical technique? A systematic review. *Neurourology and Urodynamics*, v. 37, n. 8, p. 2335-2345, 2018.

NIEMINEN, K.; HUHTALA, H.; HEINONEN, P. K. Anatomic and functional assessment and risk factors of recurrent prolapse after vaginal sacrospinous fixation. *Acta Obstetricia et Gynecologica Scandinavica*, v. 82, n. 5, p. 471-478, 2003.

NYGAARD, I. *et al.* Long-term outcomes following abdominal sacrocolpopexy for pelvic organ prolapse. *Journal of the American Medical Association*, v. 309, n. 19, p. 2016-2024, 2013.

NYGAARD, I. E. *et al.* Abdominal sacrocolpopexy: a comprehensive review. *Obstetrics and Gynecology*, v. 104, n. 4, p. 805-823, 2004.

PEREIRA, G. M. V. *et al.* Rectovaginal fistula in women with pessary for pelvic organ prolapse: a case series and literature review. *Journal of Lower Genital Tract Disease*, v. 25, n. 4, p. 318-325, 2021.

QUIROZ, L. H. *et al.* Vaginal parity and pelvic organ prolapse. *Journal of Reproductive Medicine*, v. 55, n. 3-4, p. 93-98, 2010.

SAMUELSSON, E. C. *et al.* Signs of genital prolapse in a Swedish population of women 20 to 59 years of age and possible related factors. *American Journal of Obstetrics and Gynecology*, v. 180, n. 2, p. 299-305, 1999.

SHEK, K.; DIETZ, H. Intrapartum risk factors of levator trauma. *British Journal of Obstetrics and Gynaecology*, v. 117, n. 12, p. 1485-1492, 2010.

SOKOL, A. I. *et al.* One-year objective and functional outcomes of a randomized clinical trial of vaginal mesh for prolapse. *American Journal of Obstetrics and Gynecology*, v. 206, n. 1, p. 86.e1-9, 2012.

STÆR-JENSEN, J. *et al.* Ultrasonographic evaluation of pelvic organ support during pregnancy. *Obstetrics and Gynecology*, v. 122, n. 2, Pt 1, p. 329-336, 2013.

SVABIK, K.; SHEK, K. L.; DIETZ, H. P. How much does the puborectalis muscle have to stretch in childbirth? *Ultrasound in Obstetrics & Gynecology*, v. 32, p. 395, 2008.

SWIFT, S. E. The distribution of pelvic organ support in a population of female subjects seen for routine gynecologic healthcare. *American Journal of Obstetrics and Gynecology*, v. 183, n. 2, p. 277-285, 2000.

SWIFT, S. E. *et al.* Pelvic Organ Support Study (POSST): the distribution, clinical definition and epidemiology of pelvic organ support defects. *American Journal of Obstetrics and Gynecology*, v. 192, n. 3, p. 795-806, 2005.

SZE, E. H.; KARRAM, M. M. Transvaginal repair of vault prolapse: a review. *Obstetrics and Gynecology*, v. 89, n. 3, p. 466-475, 1997.

TUNN, R. *et al.* MR imaging of levator ani muscle recovery following vaginal delivery. *International Urogynecology Journal and Pelvic Floor Dysfunction*, v. 10, n. 5, p. 300-307, 1999.

WHITCOMB, E. L. *et al.* Racial differences in pelvic organ prolapse. *Obstetrics and Gynecology*, v. 114, n. 6, p. 1271-1277, 2009.

WU, J. M. *et al.* Lifetime risk of stress urinary incontinence or pelvic organ prolapse surgery. *Obstetrics and Gynecology.* 123, n. 6, p. 1201-1206, 2014.

YOUSUF, A. A. *et al.* Pelvic structure and function at 1 month compared to 7 months by dynamic magnetic resonance after vaginal birth. *American Journal of Obstetrics and Gynecology*, v. 201, n. 5, p. 514.e1-7, 2009.

CAPÍTULO 69

Fístulas do Assoalho Pélvico

Rodrigo Cerqueira de Souza • Marair Gracio Ferreira Sartori

INTRODUÇÃO

Fístula é a comunicação anormal entre duas superfícies epiteliais, que pode ocorrer entre dois órgãos internos ocos ou tubulares, ou entre um órgão interno oco e a camada epitelial externa do corpo (Goh *et al.*, 2020; International Federation of Gynecology and Obstetrics, 2023).

Fístula do assoalho pélvico é aquela que comunica o trato genital superior ou inferior (incluindo o útero, o colo do útero, a vagina e/ou diferentes compartimentos da vagina) com os órgãos vizinhos como o trato urinário superior ou inferior (ureter, bexiga e uretra) e digestório baixo (cólon distal, reto e ânus). O termo "fístula do trato genital" não deve ser utilizado (Goh *et al.*, 2020). Podem ser relacionadas ou não ao parto (Tabela 69.1).

EPIDEMIOLOGIA DAS FÍSTULAS DE ASSOALHO PÉLVICO MAIS FREQUENTES

Fístula obstétrica

É a principal causa de fístula de assoalho pélvico em mulheres no mundo, respondendo por cerca de 90% dos casos (International Federation of Gynecology and Obstetrics, 2023). Em geral, é causada pela compressão do polo cefálico (ou outro polo de apresentação) sobre os tecidos moles maternos contra os ossos da pelve.

É afecção ligada à pobreza e a sistemas de saúde ineficientes. A Assembleia Geral da Organização das Nações Unidas (ONU) aprovou a Resolução nº 73/147 em 17/12/2018, intitulada "Intensificação dos esforços para o fim da fístula obstétrica", a qual determina que, no ano de 2030, a doença deve estar erradicada (United Nations, 2018). A ONU estabeleceu, ainda, o dia 23 de maio como o "Dia Internacional pelo Fim da Fístula Obstétrica" (Slinger e Trautvetter, 2020).

As mulheres acometidas vivem em isolamento social e apresentam infecções de urina, irritação da pele, doenças renais e mesmo óbito, quando não tratadas (World Health Organization, 2018). O manual do Fundo de População das Nações Unidas (UNFPA) descreve o perfil da mulher com fístula obstétrica:

"Ela é jovem, pobre, sem educação, geralmente casada muito cedo e que teve uma gestação com pouca ou nenhuma assistência obstétrica. Ela sofre dores atrozes contínuas por dias devido a uma distocia prolongada, seguida da morte de seu primeiro filho (e provavelmente único). Isto resulta em incontinência, que traz sua estigmatização e seu afastamento social, passando os anos procurando desesperadamente por ajuda" (United Nations Population Fund, 2020).

Estima-se que haja em torno de 2 milhões de adolescentes e mulheres com fístula nos países em desenvolvimento, e que ocorram de 50 a 100 mil novos casos a cada ano (World Health Organization, 2018).

Esses números, porém, são apenas presumidos. O *Manual de Fístulas Obstétricas* da UNFPA de 2021 afirma:

"Não dispomos de informações universalmente reconhecidas sobre a incidência e prevalência das fístulas. Os números são feitos mais de conjecturas do que de fatos" (United Nations Population Fund, 2020).

Tabela 69.1 Tipos de fístulas de assoalho pélvico (Goh *et al.*, 2020).

Fístulas relacionadas ao parto	
Fístula obstétrica	Devido a parto vaginal obstruído prolongado com fístula do trato urinário e/ou trato anorretal causada por isquemia e necrose
Fístula iatrogênica relacionada ao parto	Devido diretamente a lesões do trato urinário e/ou anorretal durante parto operatório (cesariana; histerectomia após cesariana; parto vaginal instrumentado; episiotomia)
Fístula mista obstétrica e iatrogênica	Relacionada a parto operatório devido a trabalho de parto obstruído prolongado (a integridade do tecido já estava comprometida pelo parto obstruído antes do parto operatório)
Fístulas não relacionadas ao parto	
Fístula congênita	Causada por hipospadias, ureter ectópico, defeitos perineais e/ou de trato urinário, ânus imperfurado com ruptura do reto para a vagina
Fístula iatrogênica	Ocorre após procedimentos ou cirurgias pélvicas não obstétricas
Fístula traumática	Devido a trauma do trato genital, como violência sexual, acidentes (quedas a cavaleiro, automobilísticos, empalamentos etc.), corpo estranho em vagina (pessários, tampões), mutilação sexual (raríssima no Brasil, mas frequente em alguns países)
Fístula inflamatória	Devido a condições inflamatórias, como doenças inflamatórias intestinais (doença de Crohn, colite ulcerativa)
Fístula relacionada à infecção	Devido a infecções ou abscessos (p. ex., tuberculose, esquistossomose, infecções após trauma obstétrico perineal, abscesso perianal)
Fístula relacionada ao câncer	Devido a tecidos comprometidos por malignidade ou por tratamento da malignidade (cirurgia ou radioterapia). Esse tipo de fístula pode se desenvolver mais de 20 anos após a radioterapia (Hillary *et al.*, 2016)

O problema é que o tratamento é quase exclusivamente cirúrgico, e as estatísticas mais confiáveis indicam que apenas 1 mulher a cada 50 é operada (Direct Relief, 2012). A International Federation of Gynecology and Obstetrics (FIGO) lançou o primeiro manual de treinamento para cirurgiões de fístula em 2011 (International Federation of Gynecology and Obstetrics, 2011), seguido do programa "Iniciativa para Treinamento de Cirurgia de Fístula" (*Fistula Surgery Training Initiative*, 2012), com o objetivo de capacitar o maior número de cirurgiões nos países afetados e, consequentemente, aumentar o número de mulheres operadas. Até 2020, treinaram 62 cirurgiões nesses países, que realizaram mais de 10 mil cirurgias, com taxa de sucesso de 84% (Slinger e Trautvetter, 2020). Atualmente há alguns programas disponíveis para treinamento, podendo-se citar o da International Continence Society (ICS), que vem acontecendo regularmente todos os anos. Em 2023, ocorreu o 10º curso em Mumbai, na Índia.

Prevenção da fístula obstétrica

Sendo provocada por parto negligenciado, a prevenção é assistência obstétrica adequada (planejamento familiar, gestação, parto e puerpério) em serviços bem estruturados, com profissionais qualificados.

Nos casos de partos prolongados e obstruídos, um cateter vesical de demora por 2 a 6 semanas pode evitar o aparecimento de uma fístula, ou curá-la, caso tenha se formado recentemente (International Federation of Gynecology and Obstetrics, 2023; United Nations Population Fund, 2020). Outros cuidados, como tratamento de infecções com antibióticos, excisão de tecidos necróticos e limpeza local, podem evitar o aparecimento da fístula (Gupta e Wijesinghe, 2023).

Fístula iatrogênica

É o tipo de fístula mais comum em países desenvolvidos, e também no Brasil, embora responda apenas por aproximadamente 1% do total de fístulas de assoalho pélvico no mundo (Goh *et al.*, 2009).

Ocorre após procedimentos pélvicos. O trauma direto no órgão afetado (bexiga, ureter, eventualmente, reto) durante a cirurgia ou a inclusão da bexiga e/ou do ureter na sutura da cúpula vaginal são as causas com reconhecimento mais fácil. Porém, há casos em que não se observa nenhuma lesão evidente. Por exemplo, suturas colocadas muito próximas do órgão afetado, trauma vascular na parede dos órgãos durante a dissecção romba dos espaços e formação tardia de hematomas são eventualidades que não são detectadas durante a cirurgia, e que podem causar necrose dos tecidos e, consequentemente, fístula. Conclui-se que a fístula que ocorre após cirurgia pélvica não é, necessariamente, consequência de má prática cirúrgica (Raassen *et al.*, 2014; Abrams e Pope, 2021; Hilton e Cromwell, 2012; Hillary *et al.*, 2016; Barber *et al.*, 2019).

No Reino Unido, foi encontrada razão de 1 fístula a cada 788 histerectomias (0,13%), com algumas observações: após histerectomia vaginal por prolapso, a razão de fístula foi 1/3.861 (0,03%), enquanto para histerectomia total abdominal (por endometriose, mioma ou sangramento uterino anormal) foi de 1/540 (0,19%). O maior risco, conforme esperado, ocorreu nas histerectomias radicais por câncer de colo do útero (1 a cada 87 ou 1,15%) (Hilton e Cromwell, 2012).

Revisão sistemática de 2016 avaliou 15 artigos provenientes de países desenvolvidos (2.055 fístulas no total), e mostrou que 83,2% das fístulas tinham causa cirúrgica (sendo 75,4% destas derivadas de histerectomia, por qualquer via). Por outro lado, dos 34 artigos (10.398 fístulas) realizados em países em desenvolvimento, apenas 4,4% das fístulas eram iatrogênicas, e as demais eram obstétricas (Hillary *et al.*, 2016).

Mesmo sendo mais rara e, habitualmente, ocorrendo em lugares em que há tratamento adequado, não se pode esquecer que a fístula iatrogênica provoca alteração importante na qualidade de vida da mulher. Porém, como as condições são melhores, em geral o tratamento é mais rápido.

O manual da UNFPA também descreve o perfil da mulher com fístula iatrogênica, que é bem diferente do da mulher com fístula obstétrica:

> "A mulher pode estar ao redor de seus 30 anos, ser mãe de dois ou três filhos, ter diploma universitário que garanta sua própria carreira. Ela vai a seu médico por conta de dores abdominais difusas, ou talvez menstruações irregulares, e ele lhe indica a retirada do útero. Após esta operação, ela se depara com incapacidade de controlar a urina, que sai de sua vagina. Ela volta a seu médico, que a orienta imediatamente a realizar outra cirurgia, a fim de tratar uma complicação de sua primeira cirurgia. Trata-se de uma fístula iatrogênica" (United Nations Population Fund, 2020).

Prevenção da fístula iatrogênica

A primeira medida de prevenção é evitar procedimentos desnecessários (histerectomia, histeroscopia, cesariana ou outros). A segunda consiste no treinamento adequado dos cirurgiões. A terceira é empregar boa técnica cirúrgica, como a dissecção cuidadosa dos espaços, assegurando posição segura da bexiga e dos ureteres antes da retirada do útero ou da incisão no segmento inferior (em caso de cesariana), e durante a sutura da cúpula vaginal ou do segmento inferior. A avaliação da posição dessas estruturas deve ocorrer durante todo o procedimento. Em caso de dúvidas na anatomia, não hesitar em solicitar ajuda de especialista, bem como se houver lesões detectadas de bexiga e/ou ureter (que devem ser corrigidas imediatamente) (International Federation of Gynecology and Obstetrics, 2023; United Nations Population Fund, 2020; Gupta e Wijesinghe, 2023; Barber *et al.*, 2019).

Para reduzir o risco de lesões vesicais em histerectomia, recomenda-se (Zelivianskaia *et al.*, 2022; El-Azab *et al.*, 2019):

- Dissecção do espaço vesicouterino com instrumento cortante (tesoura) em vez de dissecção romba
- Tração uterina para afastar artérias uterinas da bexiga e ureteres (ligadura mais segura)
- Uso cuidadoso de energia elétrica perto da bexiga.

A cistoscopia na cirurgia ginecológica pode ser realizada em procedimentos nos quais há suspeita de lesões (cirurgias difíceis, presença de hematúria, ou a critério do cirurgião), mas não reduz a taxa de lesões tardias do trato urinário. Pode mostrar lesões vesicais não identificadas na cirurgia, ou suturas dentro da bexiga (eventos que raramente passam despercebidos pelo cirurgião), mas não identifica lesões vasculares ou térmicas. Além disso, a presença de jatos nos orifícios ureterais não significa necessariamente que não haja comprometimento ureteral (Gupta e Wijesinghe, 2023; Barber *et al.*, 2019; Polan e Barber, 2022).

É importante frisar, porém, que a cistoscopia de rotina é indicada nas cirurgias de incontinência urinária e de prolapso (Barber et al., 2019). Por fim, embora sem real efetividade na prevenção da fístula, a realização da cistoscopia durante a cirurgia pode ser benéfica em casos de processos judiciais (Kim et al., 2021).

Se houver lesão vesical durante a cirurgia, as recomendações são (Zelivianskaia et al., 2022; El-Azab et al., 2019):

- Exposição ampla da lesão
- Usar fio absorvível sintético (poliglactina 910, poligleca-prone)
- Sutura contínua na primeira camada (fazer teste de corante após o fechamento desta)
- Sutura contínua ou interrompida na segunda camada (recobrindo completamente a primeira) – ambas sem tensão
- Não permitir que a sutura vesical fique sobre a cúpula vaginal
- Não colocar material sintético próximo à lesão da bexiga (telas de incontinência ou prolapso, por exemplo)
- Manter cateter vesical de demora por 10 a 14 dias.

CLASSIFICAÇÃO DAS FÍSTULAS DE ASSOALHO PÉLVICO

Não existe uma classificação universalmente aceita para fístulas de assoalho pélvico (Figura 69.1). A classificação proposta pela ICS é (Goh et al., 2020):

1. **Fístula uretrovaginal:** comunicação anormal entre a uretra e a vagina. Pode ser *parcial* (estrutura uretral visível com defeito), *completa* (ausência de estrutura uretral) ou *circunferencial* (perda de parte da parede vaginal anterior e posterior, com uretra dividida em segmentos proximal e distal – pode envolver a bexiga).
2. **Fístula vesicovaginal:** comunicação anormal entre a bexiga e a vagina – afeta a parede vaginal anterior e a parede posterior da bexiga, com ou sem envolvimento dos ureteres. Pode ser *circunferencial* (ver "Fístula uretrovaginal") ou ocorrer após histerectomia (*fístula vesicovaginal de cúpula*).
3. **Fístula vesicouterina:** comunicação anormal entre a bexiga e o útero – pode ser *vesicocervical* (pode ocorrer após cesariana,

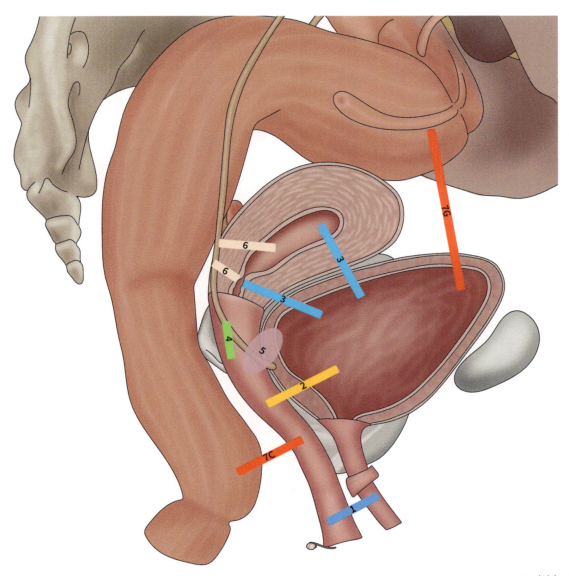

Figura 69.1 Classificação das fístulas de assoalho pélvico. (1) uretrovaginal; (2) vesicovaginal; (3) vesicouterina e vesicocervical; (4) ureterovaginal; (5) ureterovesicovaginal; (6) ureterouterina e ureterocervical; (7C) retovaginal; (7G) colovesical.

procedimento cervical ou histerectomia subtotal), ou *vesicouterina* (bexiga com o corpo do útero).

4. **Fístula ureterovaginal:** comunicação anormal entre o ureter e a vagina – pode ser congênita ou adquirida (após cirurgia ou parto obstruído).
5. **Fístula ureterovesicovaginal:** fístula envolvendo ureter, bexiga e vagina (observada em grandes fístulas obstétricas).
6. **Fístula ureterouterina/ureterocervical:** comunicação anormal entre o ureter e o útero/colo do útero (pós-cesariana ou pós-histerectomia subtotal).
7. **Fístulas do trato anorretal para vagina:**

- Laceração de quarto grau aguda: lesão obstétrica ou traumática do esfíncter anal externo e interno com ruptura do corpo perineal, comunicando vagina ao canal anal e reto
- Laceração de quarto grau crônica: lesão de quarto grau aguda que não foi corrigida quando ocorreu ou que evoluiu com deiscência, resultando em corpo perineal ausente e defeito perineal total
- Fístula retovaginal: comunicação entre o reto e a vagina
- Fístula retovaginal-perineal: comunicação anormal do reto/ânus com vagina ou períneo
- Fístula reto-uterino-cervical: comunicação anormal do reto com útero ou colo do útero
- Fístula anocutânea: comunicação entre o epitélio do canal anal e pele
- Fístula colovesical: comunicação entre o cólon/reto e a bexiga
- Fístula coloureteral: comunicação entre o cólon/reto e o ureter.

DIAGNÓSTICO E TRATAMENTO DAS FÍSTULAS DE ASSOALHO PÉLVICO MAIS FREQUENTES

As fístulas de assoalho pélvico têm diversas etiologias, manifestando-se de formas diferentes, com tratamentos individualizados. Assim, entraremos em detalhes no diagnóstico e tratamento das fístulas mais importantes em nosso meio.

Fístula vesicovaginal

Diagnóstico

No Brasil, a maioria dos casos de fístulas vesicovaginais (FVV) ocorre após cirurgias pélvicas, principalmente histerectomia, sendo, portanto, classificada como fístula iatrogênica. Em geral, localiza-se na parte anterior da cicatriz da cúpula vaginal, e é quase sempre supratrigonal. Lembrar que o ureter pode estar envolvido na lesão, configurando uma fístula complexa (International Federation of Gynecology and Obstetrics, 2023).

O diagnóstico baseia-se no quadro clínico (sintomas e sinais), além de alguns exames subsidiários. Os sintomas precoces são dor pélvica, febre, náuseas, íleo paralítico, hematúria, perda urinária precoce pela vagina (International Federation of Gynecology and Obstetrics, 2023).

Já os sintomas tardios incluem a perda urinária pela vagina, contínua ou intermitente, iniciada de 7 a 10 dias após o procedimento (eventualmente até 30 dias), com ou sem micções normais (dependendo do tamanho e da posição da fístula, pode ou não haver enchimento vesical). Com o passar do tempo, podem ocorrer dermatite amoniacal, vulvite, vaginite e odor fétido, e, principalmente, piora substancial da qualidade de vida – tanto do ponto de vista psicológico (ansiedade, depressão, piora da autoimagem e autoestima) quanto dos relacionamentos, seja conjugal (incluindo vida sexual), seja familiar/social (afastamento do convívio social) (Goh *et al.*, 2020; International Federation of Gynecology and Obstetrics, 2023; United Nations Population Fund, 2020).

Os principais sinais são, na inspeção, visualização de urina saindo pela vagina, dermatite vulvar e, no exame especular, pode-se encontrar urina em fórnice vaginal, cicatriz da cúpula vaginal com orifício apresentando saída de urina, estenose vaginal, sangramento, necrose ou infecções locais (Goh *et al.*, 2020; International Federation of Gynecology and Obstetrics, 2023; Abrams e Pope, 2021) (Figura 69.2).

Como exames complementares para o diagnóstico, citam-se:

- **Teste dos dois corantes:** permite diferenciar FVV de fístula ureterovaginal ou fístula complexa. A mulher recebe 200 mg de fenazopiridina via oral (VO), 30 minutos antes do teste, corando a urina de laranja. Em seguida, é colocada em posição ginecológica, e enche-se a bexiga com 250 mℓ de soro fisiológico e azul de metileno. Se a FVV for grande, imediatamente será visto o corante azul no fórnice vaginal (Figura 69.3). Caso contrário, coloca-se um tampão (ou até três, a depender da preferência do examinador), e pede-se para a paciente andar por 30 minutos, sem urinar. Retira-se então o tampão e observa-se o padrão de coloração deste. Se seco, a perda urinária não é causada por fístula (exceto se não houver perda pela fístula devido à posição da mulher, o que é bastante raro). Se a ponta distal estiver corada de azul, trata-se de FVV na cúpula vaginal (Figura 69.4 A).

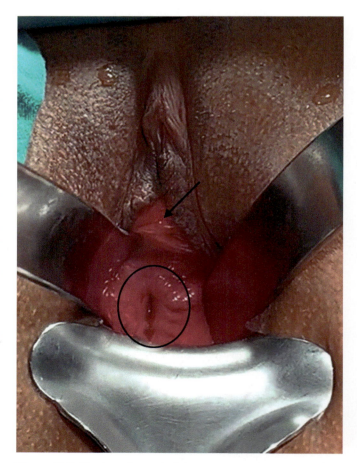

Figura 69.2 Fístula vesicovaginal. A *seta* mostra o meato uretral e o *círculo*, o orifício fistuloso na parede vaginal anterior.

Se a ponta distal apresentar cor laranja, provável fístula ureterovaginal (Figura 69.4 B). Se ambos os corantes estiverem presentes, isso sugere fístula complexa (Figura 69.4 C). Se a extremidade proximal estiver corada de azul, sugere-se fístula de uretra ou até mesmo perda de urina pelo meato (Figura 69.4 D). O tampão corado de azul indica FVV (Figura 69.4 E) (International Federation of Gynecology and Obstetrics, 2023; Abrams e Pope, 2021).

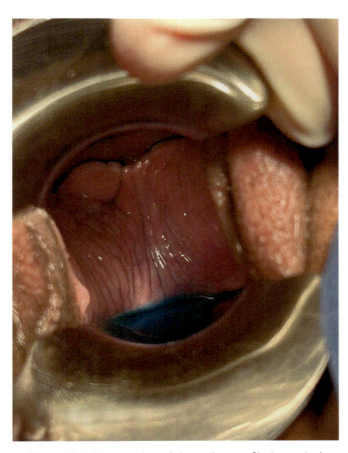

Figura 69.3 Presença de azul de metileno no fórnice vaginal.

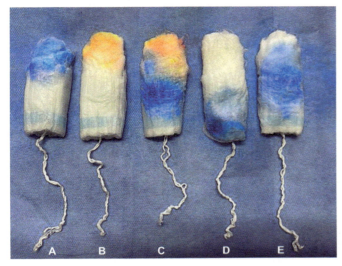

Figura 69.4 Teste dos dois corantes. **A.** Fístula vesicovaginal na cúpula. **B.** Fístula ureterovaginal. **C.** Fístula complexa. **D.** Fístula uretrovaginal ou perda de urina pelo meato. **E.** Fístula vesicovaginal.

- **Cistoscopia:** importante para avaliar com precisão o tamanho da fístula, a condição dos tecidos que a circundam e sua posição em relação aos ureteres. É importante destacar que a ausência de jato ureteral (uni ou bilateral) pode indicar envolvimento do ureter na fístula. Também podem ser visualizados pontos de sutura dentro da bexiga (eventualmente retirados imediatamente), cálculos vesicais ou outras alterações (Gupta e Wijesinghe, 2023). Deve ser realizada em todos os casos de FVV, suspeita ou confirmada
- **Exames de imagem (uretrocistografia, urografia excretora, urotomografia computadorizada [UTC] e ressonância magnética [RM]):** são úteis em casos complicados. A uretrocistografia e a urografia excretora em geral confirmam a presença da fístula, mas são menos precisas em definir sua localização exata e o trajeto fistuloso, fornecendo poucas informações sobre as condições dos órgãos afetados. Assim, a radiografia contrastada tradicional tem sido substituída pela UTC e pela RM (Kim *et al.*, 2021; Moon *et al.*, 2001; Mamere *et al.*, 2008). As principais indicações desses exames são (Gupta e Wijesinghe, 2023; Abrams e Pope, 2021; Moon *et al.*, 2001; Mamere *et al.*, 2008; Tonolini, 2019):
  ○ Avaliar os ureteres e o trato urinário superior, principalmente se houver suspeita de fístula complexa (p. ex., ureterovesicovaginal)
  ○ Quando não se identifica trajeto fistuloso no exame físico e/ou na cistoscopia
  ○ Quando há suspeita de outras doenças na pelve (p. ex., tumores).

Tratamento

Tratamento conservador

É utilizado em fístulas recentes (até 1 mês de aparecimento), pequenas (menores que 1 cm), em pacientes saudáveis (com boa cicatrização). A conduta conservadora mais comum é a drenagem com cateter vesical de demora por um período de 4 a 8 semanas (trocado a cada 14 dias). As taxas de sucesso na literatura variam entre 8 e 15% (International Federation of Gynecology and Obstetrics, 2023; Abrams e Pope, 2021; Hillary *et al.*, 2016; Tatar *et al.*, 2017; Bodner-Adler *et al.*, 2017; Chinthakanan *et al.*, 2023).

Outras linhas de tratamento conservador (poucos casos descritos, sem maiores evidências): fulguração das bordas da fístula e do trajeto fistuloso, aplicação de cola biológica autóloga de fibrina ou plasma rico em plaquetas, uso de cola sintética (cianoacrílica), entre outros. Os relatos de cura foram de 67 a 100%, mas são séries de casos muito pequenas (Goh *et al.*, 2020; Bodner-Adler *et al.*, 2017; Chinthakanan *et al.*, 2023).

Tratamento cirúrgico

É o tratamento de escolha para a vasta maioria dos casos de FVV. A taxa de cura para FVV iatrogênica é maior que 90% na maioria dos trabalhos (Hillary *et al.*, 2016; Bodner-Adler *et al.*, 2017; Chinthakanan *et al.*, 2023; Kumsa *et al.*, 2023).

A via de acesso preferencial é a vaginal, seguida da via abdominal/transvesical e laparoscópica/robótica (Bodner-Adler *et al.*, 2017; Chinthakanan *et al.*, 2023). A escolha da via depende de vários fatores, sendo o mais importante a experiência do cirurgião. A via vaginal permite acesso mais fácil à fístula, tem menor morbidade e resultados melhores do que as outras vias (mais de 90% de cura) (International Federation of Gynecology and Obstetrics, 2023; Abrams e Pope, 2021; Hillary *et al.*, 2016; Bodner-Adler *et al.*, 2017; Chinthakanan *et al.*, 2023; Kumsa *et al.*, 2023).

Caso haja dificuldade em se acessar a fístula por estenose vaginal e/ou posição muito alta na vagina, ou se houver envolvimento do ureter, deve-se preferir a via abdominal ou laparoscópica/robótica (International Federation of Gynecology and Obstetrics, 2023; Abrams e Pope, 2021; Hillary *et al.*, 2016; Bodner-Adler *et al.*, 2017; Chinthakanan *et al.*, 2023).

Quanto ao tempo de espera para realizar a cirurgia, não há consenso na literatura, mas em geral é imediato. Porém, os trabalhos definem o termo "imediato" variando de logo após o diagnóstico até 3 a 4 meses após o aparecimento da fístula (Abrams e Pope, 2021; Hillary *et al.*, 2016; Bodner-Adler *et al.*, 2017; Chinthakanan *et al.*, 2023). Casos mais complicados, como fístulas obstétricas ou pós-radioterapia, podem exigir tempos de espera maiores (3 a 6 meses e 6 a 12 meses, respectivamente) (Chinthakanan *et al.*, 2023). Em nossa prática, aguardamos a completa remissão do quadro inflamatório e tratamos eventuais infecções, até se formar um tecido saudável ao redor da fístula (que será utilizado para fechar o orifício), o que costuma ocorrer em até 3 meses após o início do quadro.

A primeira cirurgia é a que tem maior possibilidade de cura. Independentemente da via de acesso (vaginal, abdominal ou combinada), os pontos fundamentais que devem ser observados para aumentar a possibilidade de sucesso são (Goh *et al.*, 2020; International Federation of Gynecology and Obstetrics, 2023; Abrams e Pope, 2021; Hillary *et al.*, 2016; Bodner-Adler *et al.*, 2017; Chinthakanan *et al.*, 2023; Kumsa *et al.*, 2023; Hareru *et al.*, 2024):

- **Cirurgião com experiência em fechamento de fístula:** provavelmente o ponto principal
- **Paciente saudável:** quanto melhor o estado de saúde da mulher, maiores as chances de cura. Condições que aumentam o risco de falha são estado nutricional deficiente (baixo IMC, por exemplo), anemia, infecções urinárias e genitais, hipertensão, diabetes, doenças cardíacas, doenças da tireoide, doenças infecciosas (HIV, tuberculose e outras), tabagismo
- **Antibiótico na indução anestésica:** no Brasil, em cirurgia ginecológica benigna, recomenda-se cefazolina 2 gramas, repetida a cada 4 horas até o término da cirurgia (Organização Mundial da Saúde, 2009)
- **Ampla exposição da fístula:** depende do adequado posicionamento da mulher, de boa anestesia
- **Cistoscopia inicial:** identifica a posição dos ureteres em relação à fístula – se próximos da borda do trajeto fistuloso, fazer o cateterismo ureteral para proteção contra lesões diretas e/ou inclusão na sutura da fístula
- **Mobilização extensa dos tecidos ao redor da fístula:** o trajeto fistuloso deve ser isolado dos tecidos ao redor, os tecidos comprometidos (por fibrose, necrose ou infecção) devem ser excisados e a bexiga deve ser amplamente separada da vagina – com isso, obtém-se boa quantidade de tecidos viáveis, que serão utilizados para recobrir a fístula *sem tensão*
- **Sutura da fístula:** colocar dois pontos de reparo nos ângulos da fístula. A seguir, a fístula deve ser fechada com pontos separados *sem tensão* (preferir fios sintéticos absorvíveis – ácido poliglicólico ou poliglactina 910 3.0, por exemplo). Os planos seguintes, que recobrirão a fístula (muscular e fáscia pubocervical), seguem o mesmo princípio

- **Teste de corante após o fechamento da fístula:** garante o melhor resultado possível, certificando-se de que a sutura esteja impermeável
- **Interposição de tecidos:** na técnica vaginal, retalho de tecido fibroadiposo do grande lábio (retalho de Martius) ou retalho neurovascular pudendo de coxa (retalho de Singapura) entre a sutura da fístula e a da vagina. Na técnica abdominal, retalho de omento entre a bexiga e a vagina. Não há benefício com esses procedimentos na cirurgia de fístulas simples, e há maior número de complicações. Considerar retalhos se: fístulas complexas, fístulas grandes, grande perda de tecido, suturas com tensão, tecido fibrótico ou desvitalizado, fístulas pós-radiação ou outras situações complicadas (Singh *et al.*, 2019)
- **Fechamento da vagina sem tensão:** fechar as bordas da mucosa vaginal sem tensão, mantendo a sutura longe do meato uretral (preferir fios sintéticos absorvíveis – p. ex., poliglactina 910 2.0, por exemplo)
- **Cistoscopia após o procedimento:** observar se meatos ureterais estão livres e funcionantes e integridade da sutura da fístula.

O cuidado pós-operatório (PO) é tão importante quanto a técnica cirúrgica na redução dos riscos de complicações (International Federation of Gynecology and Obstetrics, 2023; United Nations Population Fund, 2020; El-Azab *et al.*, 2019).

Pós-operatório imediato (primeiras 24 horas):

- Dieta: assim que a paciente se sentir bem para recebê-la
- Hidratação adequada: garantir débito urinário claro – balanço hídrico para evitar hiperidratação
- Analgesia adequada: em geral anti-inflamatórios não hormonais (AINEs) e analgésicos (paracetamol, por exemplo) são suficientes. Se necessários opioides, lembrar que podem reduzir peristalse, com desconforto importante
- Antimuscarínicos: são prescritos para evitar hiperatividade detrusora, que pode comprometer a cicatrização da bexiga
- Antibióticos: não há evidência de que a manutenção de antibióticos em cateterismo vesical a curto prazo (10 a 14 dias) melhore os resultados
- Drenagem vesical adequada: mais importante que o calibre do cateter vesical de demora é a garantia que ele esteja desobstruído – verificar continuamente o débito urinário e observar o cateter em toda a sua extensão (dobras, torções, compressões, fechamentos inadvertidos)
- Forro vaginal: avalia a saída de sangue e/ou líquidos pela vagina
- Higiene vulvar: manter região limpa e seca
- Deambulação precoce.

Pós-operatório tardio (após 24 horas):

- Dieta: livre. Estimular líquidos VO, mantendo a diurese clara
- Analgesia: podem ser mantidos os medicamentos VO, a depender da necessidade
- Drenagem vesical: deve ser mantida ao menos entre 10 e 14 dias. Verificar diariamente se o débito está claro e condizente com a ingesta hídrica. Se houver cateteres ureterais, podem ser retirados imediatamente ou mantidos por 3 a 10 dias (de acordo com a posição do ureter em relação à fístula e com as intercorrências intraoperatórias)
- Resíduo miccional: deve ser realizado após a retirada do cateter vesical de demora, por possível retenção urinária
- Avaliação de incontinência: realizar teste do absorvente ambulatorial após retirada do cateter vesical de demora.

Complicações

Complicações precoces da cirurgia de FVV:

- Extravasamento de urina: pode ter várias causas – externo ao cateter de demora, outra fístula vesical ou ureteral não detectada durante cirurgia ou falha da cirurgia. Exceto a primeira causa, todas as outras demandarão nova cirurgia
- Falha da cirurgia: após 14 dias, na retirada do cateter vesical, fazer teste do corante – se positivo, manter sonda por mais 7 dias. Se, durante esses 7 dias:
  - A paciente se mantiver seca, ou estiver reduzindo gradativamente a perda de urina, considerar deixar o cateter por mais 4 semanas. Após esse período, estando a paciente seca, manter por mais 7 dias o cateter, depois dos quais deve-se repetir o teste de coloração. Se positivo, considerar **falha da cirurgia**
  - A paciente mantiver perda urinária, não é provável que o cateterismo ajude no fechamento da fístula. Pode-se retirar o cateter e considerar que houve **falha da cirurgia**. Nos casos de falha, planejar nova cirurgia em um prazo em torno de 3 meses
- Anúria: as causas mais comuns são obstrução da sonda vesical de demora e lesões ureterais. No primeiro caso, avaliar todo o cateter e, se necessário, trocá-lo. Se essa não for a causa, administrar furosemida e hidratação intravenosa – se não houver resposta, considerar cistoscopia para avaliação do fluxo dos ureteres e/ou nova abordagem cirúrgica
- Hematúria: em princípio, aumentar a hidratação oral ou intravenosa para clarear a diurese, sempre controlando o débito urinário. Na presença de coágulos, considerar irrigação vesical com sonda de três vias
- Hemorragia:
  - Leve: paciente estável, manter observação clínica
  - Moderada: paciente estável, examinar em mesa ginecológica. Se sangramento difuso em pequena quantidade, tampão com ou sem adrenalina. Se sangramento ativo, retorno à sala de cirurgia
  - Grave: iniciar reanimação volêmica e retorno imediato à sala de cirurgia para drenar coágulos e/ou hematomas, ligar vasos com sangramento ativo e reavaliar sutura da fístula, se necessário
- Infecções: tecidos ao redor da fístula saudáveis antes do procedimento, antissepsia adequada e antibióticos profiláticos na indução anestésica são as medidas profiláticas. Se infecção local, antibióticos de amplo espectro e limpeza cirúrgica, caso necessário. Avaliar infecções em outros sítios
- Doença tromboembólica: de acordo com a classificação de risco para doença tromboembólica (Burihan e Campos Júnior, 2019), considerar uso de meias elásticas com média ou alta compressão, perneiras pneumáticas e anticoagulantes profiláticos.

Complicações tardias da cirurgia de FVV:

- Estenose vaginal parcial ou total: raro ocorrer após FVV iatrogênica, mas pode haver encurtamento vaginal pós-operatório, principalmente quando utilizada a via vaginal. Para diminuir o risco, retirar todo o tecido cicatricial denso e recobrir com mucosa vaginal sã. Pode ser necessária a dilatação vaginal pós-operatória em alguns casos. Essas medidas reduzem o risco de dispareunia
- Cálculos vesicais: podem se formar sobre pontos de sutura intravesicais. Para diminuir o risco, é recomendado uso de fios absorvíveis (ácido poliglicólico ou poliglactina 910, por exemplo), com pontos extramucosos e ingestão adequada de líquidos. Caso se formem, podem ser retirados por via cistoscópica ou aberta (cistostomia)
- Incontinência urinária:
  - Urgeincontinência: não há como prevenir – recomendados fisioterapia de assoalho pélvico e anticolinérgicos (parecem ser menos eficazes em casos de fístula)
  - Incontinência urinária de esforço (IUE): se paciente já tinha IUE previamente, pode-se fazer um procedimento anti-incontinência (*sling* de aponeurose, Burch)
  - Incontinência por transbordamento: também não há método de prevenção, mas não é comum após reparo de fístulas. O tratamento é cateterismo intermitente e treinamento vesical.

Fístula vesicouterina

É a comunicação entre a bexiga e o colo do útero ou útero. A FVU (Goh *et al.*, 2020) pode ser:

- Fístula iatrogênica relacionada ao parto derivada de lesões do trato urinário durante parto operatório (cesariana, histerectomia após cesariana, parto vaginal instrumentado)
- Fístula iatrogênica, que ocorre após uma histerectomia subtotal com trajeto fistuloso entre bexiga e colo do útero
- Fístula mista obstétrica e iatrogênica, que é devido à cirurgia em um parto obstruído prolongado (a integridade do tecido já estava comprometida pelo parto obstruído antes do parto operatório).

Outros procedimentos ginecológicos que podem causar FVU são curetagem uterina, histeroscopia (principalmente cirúrgica), migração de dispositivo intrauterino (DIU) e embolização de artérias uterinas (Mafu *et al.*, 2022).

É um problema derivado principalmente dos altos índices de cesariana, e seu aumento está sendo observado em nível mundial, mesmo em países em que predominam as fístulas obstétricas (Mafu *et al.*, 2022; Ngongo *et al.*, 2022).

Diagnóstico

O diagnóstico é dado pelo quadro clínico e complementado por exames subsidiários. A classificação de Józwik e Józwik, de 2000 (Józwik e Józwik, 2000), divide a FVU em três tipos, com diferentes manifestações clínicas (Figura 69.5):

- Tipo I (menúria): a pressão do útero é maior que pressão vesical. Cursa com hematúria cíclica (menúria), diminuição ou ausência de fluxo menstrual, sem perda urinária, tríade conhecida como "síndrome de Youssef"
- Tipo II (duplo fluxo): ocorrem menúria e fluxo menstrual preservado, com perda urinária pela vagina
- Tipo III (fluxos vaginais): pressão do útero menor que pressão vesical. Cursa com perda urinária pela vagina, sem menúria e fluxo menstrual normal.

Os exames subsidiários indicados são:

- Teste dos corantes: da mesma forma que na FVV, pode-se fazer um teste com dois corantes. A saída de líquido azul pelo orifício externo do colo do útero indica FVU, enquanto a saída de líquido laranja significa uma raríssima fístula ureterouterina (FUU). O teste pode demorar a positivar, principalmente no tipo I (a maior pressão do útero dificulta passagem do corante). Assim, é recomendado pedir à paciente que ande por 1 hora após a colocação do corante e da gaze em sua vagina, além de beber bastante líquido nesse tempo. Se o teste for negativo, mas a mulher tiver queixa de menúria sem incontinência, fazer cistoscopia e histeroscopia, além de exames de imagem

- Cistoscopia: da mesma forma que na FVV, na suspeita de FVU também deve ser realizada. O objetivo é localizar o orifício fistuloso, ver sua relação com os ureteres, observar os tecidos circundantes e avaliar outras complicações (suturas, cálculos, infecções, necrose e outras). No caso de FVU, pode ser complementada com histeroscopia (Jilaveanu et al., 2023)
- Exames de imagem (uretrocistografia, urografia excretora, histerossalpingografia, UTC e RM): são exames úteis, uma vez que nem sempre a propedêutica inicial dá a certeza de que a fístula existe, nem sua localização e seu trajeto. No caso da FVU, deve-se lembrar que a pressão vesical é menor que a uterina, sendo possível que uretrocistografia ou urografia excretora falhem em demonstrar o defeito. Pode-se indicar uma histerossalpingografia, complementada por histeroscopia e cistoscopia, para avaliar todo o trajeto fistuloso. Se ainda assim houver dúvidas quanto à presença ou não de FVU, a UTC e/ou a RM devem ser utilizadas (Jilaveanu et al., 2023).

Tratamento

Tratamento conservador

Da mesma forma que na FVV, pode ser utilizado em fístulas recentes, pequenas, em pacientes saudáveis, com cateter vesical de demora. Esse tratamento é feito enquanto se aguarda o tempo ideal para realizar a cirurgia (como na FVV, não há tempo ideal descrito na literatura), de 6 a 12 semanas – e eventualmente a FVU se fecha nesse período (Jilaveanue et al., 2023).

Tratamento cirúrgico

É o tratamento de escolha para a grande maioria dos casos de FVU. As vias de acesso podem ser: vaginal, abdominal ou laparoscópica/robótica.

No caso da FVU, a via vaginal é mais restrita, dificultando bastante o acesso à fístula e a mobilização dos tecidos. É mais factível em fístulas vesicocervicais, que estão em posição mais baixa no útero (em geral são as FVU tipo III) (International Federation of Gynecology and Obstetrics, 2023; Jilaveanu et al., 2023).

Em fístulas mais altas (ístmicas ou supraístmicas), tem-se preferido as vias abdominal ou laparoscópica/robótica. Estas também são as vias preferidas em casos de fístulas complexas, com envolvimento do ureter (International Federation of Gynecology and Obstetrics, 2023; Bahadur et al., 2021).

Os princípios cirúrgicos são os mesmos da FVV. Não é necessário retirar o útero para corrigir a FVU, principalmente se paciente ainda deseja gestação (International Federation of Gynecology and Obstetrics, 2023; Bahadur et al., 2021).

Os cuidados pós-operatórios são semelhantes aos da FVV. Devem ser respeitados todos os passos pré, intra e pós-operatórios para obter uma taxa de sucesso entre 80 e 93%, como se vê na literatura (Bahadur et al., 2021).

Fístula ureterovaginal

Diagnóstico

Da mesma forma que na FVV, a maior parte das FUV ocorre após cirurgias pélvicas, principalmente histerectomia – portanto, também é uma fístula iatrogênica. A incidência estimada de lesão ureteral de acordo com a via da histerectomia é: 0,04% na via abdominal, 0,02% na via vaginal e 0,8 a 4,3% na via laparoscópica (Goh et al., 2020; Shaw et al., 2014).

A frequência de lesão ureteral na histerectomia por via laparoscópica pode ser devido a maior uso de energia (cauterização das estruturas, em especial dos vasos uterinos e ovarianos). A FUV pode se originar também de partos vaginais ou cesarianas, tratamentos para infertilidade, malignidade, radiação, entre outros. O ureter mais frequentemente acometido é o esquerdo, possivelmente porque está mais próximo do colo do útero, e nas gestantes a rotação uterina para a direita causada pelo cólon

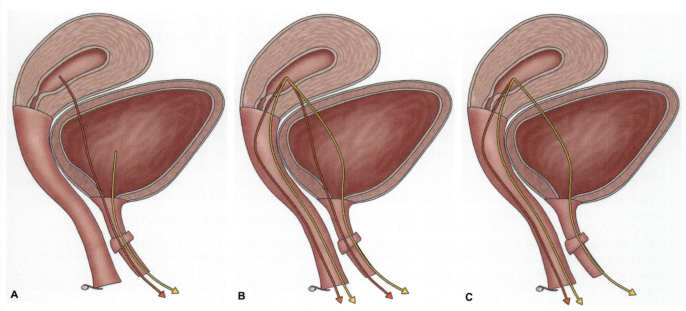

Figura 69.5 Classificação das fístulas vesicouterinas (Józwik e Józwik, 2000). **A.** Tipo I. **B.** Tipo II. **C.** Tipo III. Seta vermelha indica fluxo menstrual e seta amarela, fluxo urinário.

o eleva, tornando-o mais exposto (International Federation of Gynecology and Obstetrics, 2023; Rajamaheswari *et al.*, 2013; Pyra *et al.*, 2022).

O diagnóstico baseia-se no quadro clínico, além de alguns exames subsidiários.

O principal sintoma é perda urinária contínua pela vagina após algum procedimento na pelve. É possível haver micções normais, uma vez que o outro ureter enche a bexiga (exceto se for uma FUV bilateral ou houver grande FVV concomitante, situações bastante raras). Essa perda é mais tardia, aparecendo em geral após algumas semanas da cirurgia. Outros sintomas possíveis são dor em flanco, febre, infecção urinária. Se não tratada adequadamente, pode evoluir para perda completa da função renal (International Federation of Gynecology and Obstetrics, 2023; Rajamaheswari *et al.*, 2013).

Na inspeção, vê-se urina saindo pela vagina. No exame especular, presença de urina em fórnice vaginal, cicatriz da cúpula vaginal com orifício apresentando saída de urina (International Federation of Gynecology and Obstetrics, 2023).

Os exames complementares indicados são:

- Teste dos dois corantes: ver "Fístula vesicovaginal"
- Cistoscopia: pode não apresentar nenhuma alteração. O sinal mais importante é a ausência de jato através do orifício do ureter acometido, mas não é obrigatório (Rajamaheswari *et al.*, 2012)
- Exames de imagem (urografia excretora, UTC): do mesmo modo que na FVV, embora a radiografia contrastada tradicional tenha lugar na investigação, o padrão-ouro atual para diagnóstico de lesões ureterais (incluindo a fístula) é a UTC (Shaw *et al.*, 2014; Pyra *et al.*, 2022).

Tratamento

Tratamento conservador

O tratamento conservador é a primeira opção em mulheres com fístulas não complicadas: unilaterais, sem infecção do trato urinário alto e ureter sem lesões graves. O procedimento mais comum é a colocação de cateter duplo J por via cistoscópica ou ureteroscópica (Shaw *et al.*, 2014; Pyra *et al.*, 2022).

Tratamento cirúrgico

A cirurgia mais comum para corrigir as FUV é a ureteroneocistostomia (via abdominal ou laparoscópica/robótica). É importante reforçar que todas essas decisões devem ser tomadas em conjunto com o urologista especialista.

Fístula retovaginal

É a comunicação anormal entre a parede anterior do canal anal e/ou reto e a parede posterior da vagina.

A fístula retovaginal (FRV) ocorre mais frequentemente após uma laceração de parto de terceiro ou quarto grau, ou não diagnosticada, ou reparada, que evoluiu com deiscência. Outras causas possíveis são traumas (violência sexual, empalamento), doenças inflamatórias intestinais (doença de Crohn, por exemplo), malignidade, radioterapia, complicações de cirurgia vaginal (colpoplastia posterior, por exemplo), corpo estranho (pessários, por exemplo).

Raramente o parto obstruído causa a FRV isoladamente; nesses casos, em geral, há FVV concomitante (International Federation of Gynecology and Obstetrics, 2023; Shaw *et al.*, 2014).

As FRV são classificadas por tamanho e localização (Tuma *et al.*, 2024; Maeda *et al.*, 2023):

- Tamanho
  - Pequenas: menores que 5 mm
  - Médias: entre 5 e 25 mm
  - Grandes: maiores que 25 mm
- Localização
  - De acordo com a via de acesso cirúrgico (o ginecologista em geral limita-se às vias vaginal e perineal)
    - Alta: necessária via abdominal
    - Média: entre alta e baixa
    - Baixa: via anal, perineal ou vaginal
  - De acordo com a localização anatômica
    - Do lado vaginal
      - Alta: fístula na região do fórnice posterior
      - Média: entre o colo do útero e a fúrcula vaginal
      - Baixa: orifício fistuloso próximo à fúrcula
    - Do lado anorretal
      - Alta: origem proximal ao complexo do esfíncter anorretal
      - Baixa: origem distal ao complexo do esfíncter anorretal
    - De ambos (vaginal e anorretal)
      - Alta: trajeto entre vagina superior e reto
      - Média: trajeto entre alto e baixo
      - Baixo: trajeto entre canal anal distal e fúrcula vaginal

Diagnóstico

Os sintomas da FRV são (Goh *et al.*, 2020; International Federation of Gynecology and Obstetrics, 2023):

- Incontinência anal: queixa de perda involuntária de fezes ou flatos
  - Incontinência fecal: queixa de perda involuntária de fezes (líquidas ou sólidas)
  - Incontinência a flatos: queixa de perda involuntária de gases
- Outros sintomas menos comuns: incontinência fecal ou a flatos pós-coito, perda fecal passiva (incontinência de fezes líquidas ou sólidas sem sinais de alarme ou dificuldade em se higienizar), flatúria, fecalúria (gases ou fezes na urina – sintomas de raríssima fístula colovesical).

No exame físico, muitas vezes é possível identificar o trajeto fistuloso, e o exame digital por via retal pode auxiliar o diagnóstico (Figura 69.6). Por vezes, é possível encontrar fezes no interior do canal vaginal.

Os exames subsidiários indicados são:

- Teste do corante: pode ser feito colocando-se uma sonda de Foley por via anal, com injeção de contraste azul – comprimir o ânus para evitar extravasamento –, e avaliar se ela sai de dentro da vagina. Outra opção é, em exame especular, encher a vagina com solução salina e observar possível presença de bolhas
- Retossigmoidoscopia/colonoscopia: mostram a localização da fístula e podem fazer o diagnóstico da causa (doença de Crohn, divertículos, câncer retal e outros)
- Exames de imagem: são úteis em determinar a localização da fístula, bem como a doença que a causou. O exame mais utilizado é a tomografia computadorizada (TC) (Mafu *et al.*, 2022).

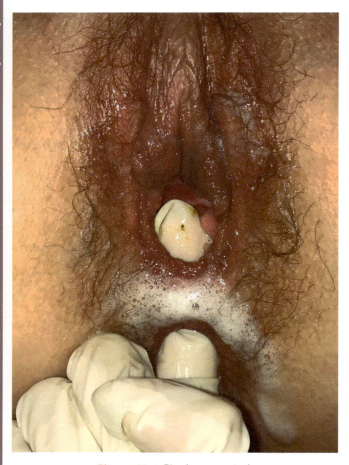

Figura 69.6 Fístula retovaginal.

Tratamento

Inicialmente deve-se avaliar e, se necessário, melhorar o estado geral da mulher. Além disso, é necessário avaliar e tratar possíveis infecções locais com antibióticos e desbridamento, ou doenças inflamatórias (como a doença de Crohn). Pode-se, ainda, considerar a possibilidade de estomas (colostomia, principalmente) para diminuir o processo inflamatório e, posteriormente, decidir por tratamento conservador ou cirúrgico (Tuma et al., 2024; Maeda et al., 2023).

Tratamento conservador

Pode ser o tratamento inicial em casos de fístulas pequenas (menores que 5 mm), sem complicações maiores. É a primeira opção em casos complicados que exijam tratamento de infecções, inflamações ou outras comorbidades. Dura de 3 a 6 meses, e consiste em dieta laxativa (suplementada com fibras), banhos de assento, cuidados com a ferida, desbridamento, tratamento da doença de base. A taxa de cura varia entre 52 e 66% na literatura. Outras alternativas incluem uso de cola de fibrina, clipes endoluminais, entre outras (Tuma et al., 2024; Maeda et al., 2023).

Tratamento cirúrgico

Metade das pacientes com FRV necessitará de mais que uma cirurgia, notadamente as causadas por doenças inflamatórias. Os fatores que parecem melhorar a possibilidade de sucesso da cirurgia são: intervalo menor que 9 meses entre diagnóstico e primeira cirurgia, tratamento de infecções locais, tratamento da doença de base, remoção de todos os tecidos inviáveis, utilização de tecidos com bom aporte sanguíneo no fechamento do trajeto fistuloso e reforço do espaço entre as paredes vaginal e retal com tecido saudável.

Pode-se considerar a interposição de retalhos (Martius, Singapura ou outros) em casos de fístulas complexas ou recorrentes.

No que se refere aos estomas, existe pouca evidência sobre sua efetividade. Assim, a decisão de fazê-la previamente à cirurgia depende fundamentalmente da extensão da lesão e do benefício que a paciente vai experimentar com sua colocação.

Para obter melhor cicatrização no pós-operatório, recomenda-se: não utilizar papel na higiene local, lavar com água e sabonete neutro, evitar duchas locais e absorventes (principalmente perfumados), manter local sempre seco, usar roupas íntimas largas e de algodão e usar talco sem perfume para manter a área seca (Tuma et al., 2024; Maeda et al., 2023).

Laceração crônica de quarto grau

Laceração de quarto grau é definida como lesão obstétrica do esfíncter anal com ruptura do corpo perineal, conectando a vagina com o reto/ânus – os esfíncteres anais interno e externo estão rompidos. Define-se laceração crônica de quarto grau a ausência de corpo perineal com defeito perineal total, resultado de lesão aguda de quarto grau (pós-parto ou outro trauma) não reparada ou reparada que evoluiu com deiscência (Goh et al., 2020).

Diagnóstico

O diagnóstico é dado pelo quadro clínico e complementado por exames subsidiários.

O quadro clínico é semelhante ao da FRV: incontinência anal, fecal ou a flatos. Outra queixa comum é a abertura vaginal alargada, com desejo de reparo (International Federation of Gynecology and Obstetrics, 2023).

No exame físico, nota-se claramente a fusão da mucosa vaginal com a mucosa retal, bem como completa ausência de corpo perineal e de esfíncter. As bordas mediais dessas estruturas podem ser palpadas lateralmente à lesão (International Federation of Gynecology and Obstetrics, 2023).

Em geral, não há necessidade de exames de imagem, uma vez que o quadro clínico e o exame físico são suficientes para o planejamento cirúrgico (International Federation of Gynecology and Obstetrics, 2023). Se houver alguma dúvida sobre quais as estruturas alteradas, pode-se lançar mão de ultrassonografia endoanal (realizada por profissional habituado à anatomia perineal) (Delancey e Berger, 2010; Valente e Khanduja, 2012).

Tratamento

O tratamento das lacerações crônicas de quarto grau é cirúrgico. Os principais pontos a serem observados nessa cirurgia são (International Federation of Gynecology and Obstetrics, 2023; Delancey e Berger, 2010; Valente e Khanduja, 2012; Goh et al., 2016; Goh et al., 2021; Simon e Laffon, 2015):

- Pré-operatório: o preparo intestinal pode ser realizado de muitas maneiras; o importante é que o reto esteja vazio durante a cirurgia. Assim, sugere-se pedir para a paciente interromper alimentos sólidos 24 horas antes da cirurgia, mantendo ingestão de líquidos claros até 4 horas antes do procedimento. Além disso, no dia da cirurgia, podem-se administrar soluções de polietilenoglicol ou manitol até fezes claras. Outra opção, no dia da cirurgia, é fazer enemas com solução de fosfato de sódio até fezes claras

- Intraoperatório:
  - Antibiótico profilático na indução anestésica (ver "Fístula vesicovaginal")
  - Ressecar a área de cicatriz entre a vagina e a mucosa retal, separando essas duas estruturas até o ápice da vagina
  - Identificar as duas bordas do esfíncter anal externo (EAE), que estão situadas na porção distal da laceração agora reavivada, entre a fossa isquiorretal (lateralmente) e a junção da pele perineal com as pregas perianais (medialmente). Prender cada uma das bordas do EAE com pinças de Allis e realizar dissecção dos cabos dos EAE para mobilizá-los
  - Fechamento da mucosa anal com fio sintético absorvível 3.0 (poliglecaprone, poliglactina 910), sutura contínua simples (ou interrompida)
  - Fechamento do esfíncter anal interno (EAI): localizado dentro da parede retal, lateralmente à linha média da sutura da mucosa, nos 3 cm finais do canal anal – com pontos separados de poliglactina 910 ou polidioxanona (PDS) 3.0 (esse último tem absorção mais lenta, com possível vantagem sobre a poliglactina)
  - Fechamento do EAE: pode ser terminoterminal ou por sobreposição; o importante é que seja feito sem tensão. Pontos separados de poliglactina 910 ou PDS 2.0
  - Aproximação do septo retovaginal: este está retraído lateralmente na altura da vagina média – aproximar com pontos separados de poliglactina 2.0
  - Aproximação do corpo perineal: músculos transverso superficial do períneo e bulboesponjoso – pontos separados de poliglactina 2.0
  - Fechamento da mucosa vaginal: poliglactina ou poliglecaprone 2.0, sutura contínua simples
  - Fechamento da pele do períneo: poliglactina 4.0, sutura contínua simples
- Pós-operatório:
  - Manter a ferida limpa e seca – lavar o local a cada evacuação
  - Dieta: líquida no primeiro dia, pastosa no segundo e livre a partir do terceiro. O mais importante é manter as fezes amolecidas, podendo-se incluir um laxativo (lactulose, por exemplo) até completa cicatrização da ferida
  - Alta a partir do segundo dia: orientar sobre a importância da higiene local e evitar obstipação.

CONSIDERAÇÕES FINAIS

As fístulas do assoalho pélvico causam grande impacto na vida das mulheres, com piora importante da qualidade de vida. As fístulas obstétricas são raras em nosso meio, mas está aumentando o número de fístulas iatrogênicas. Essa tendência de aumento pode ser reduzida evitando-se procedimentos desnecessários e seguindo-se rigorosamente a boa técnica cirúrgica.

O tratamento é, em geral, multiprofissional, e não se deve hesitar em chamar especialistas para auxiliar na cura da mulher.

REFERÊNCIAS BIBLIOGRÁFICAS

ABRAMS, M.; POPE, R. Obstetric and gynecologic genitourinary fistulas. *Clinical Obstetrics and Gynecology*, v. 64, n. 2, p. 321-330, 2021.

BAHADUR, A. *et al.* Youssef syndrome with a summary of management options. *British Medical Journal Case Reports*, v. 14, n. 8, p. e244247, 2021.

BARBER, E. L. *et al.* Cystoscopy at the time of hysterectomy for benign indications and delayed lower genitourinary tract injury. *Obstetrics & Gynecology*, v. 133, n. 5, p. 888-895, 2019.

BODNER-ADLER, B *et al.* Management of vesicovaginal fistulas (VVFs) in women following benign gynaecologic surgery: a systematic review and meta-analysis. *PLoS ONE*, v. 12, n. 2, p. e0171554, 2017.

BURIHAN, M. C.; CAMPOS JÚNIOR, W (Eds.). *Consenso e atualização na profilaxia e no tratamento do tromboembolismo venoso.* Rio de Janeiro: Guanabara Koogan, 2019. 56 p.

CHINTHAKANAN, O.; SIRISREETREERUX, P.; SARALUCK, A. Vesicovaginal fistulas: prevalence, impact, and management challenges. *Medicina (Kaunas)*, v. 59, n. 11, p. 1947, 2023.

DIRECT Relief. *Global Fistula Map 2012.* Disponível em: http://globalfistula-map.org/. Acesso em: 21 ago. 2024.

DELANCEY, J. O.; BERGER, M. B. Surgical approaches to postobstetrical perineal body defects (rectovaginal fistula and chronic third and fourth-degree lacerations). *Clinical Obstetrics and Gynecology*, v. 53, n. 1, p. 134-144, 2010.

EL-AZAB, A. S.; ABOLELLA, H. A.; FAROUK, M. Update on vesicovaginal fistula: a systematic review. *Arab Journal of Urology*, v. 17, n. 1, p. 61-68, 2019.

INTERNATIONAL FEDERATION OF GYNECOLOGY AND OBSTETRICS – FIGO. *Global Competency-based Fistula Surgery Training Manual.* 2011. Disponível em: https://www.figo.org/sites/default/files/2020-05/FIGO_Global_Competency-Based_Fistula_Surgery_Training_Manual_0.pdf. Acesso em: 21 ago. 2024.

INTERNATIONAL FEDERATION OF GYNECOLOGY AND OBSTETRICS – FIGO. *Manual de formação em cirurgias de fístulas da FIGO.* Currículo de formação padronizado e guia de melhores práticas. The Global Library of Women's Medicine, Carlisle, Reino Unido, 2023.

GOH, J. *et al.* An International Continence Society (ICS) report on the terminology for female pelvic floor fistulas. *Neurourology and Urodynamics*, v. 39, n. 8, p. 2040-2071, 2020.

GOH, J.; STANFORD, E. J.; GENADRY, R. Classification of female genitourinary tract fistula: a comprehensive review. *International Urogynecology Journal and Pelvic Floor Dysfunction*, v. 20, n. 5, p. 605-610, 2009.

GOH, J. T. *et al.* Outcomes following surgical repair using layered closure of unrepaired 4th degree perineal tear in rural western Uganda. *International Urogynecology Journal*, v. 27, n. 11, p. 1661-1666, 2016.

GOH, J. T. W. *et al.* Surgical repair and follow-up of chronic 4th degree obstetric perineal tear (total perineal defect) in 2 centres in eastern Africa. *International Urogynecology Journal.* v. 32, n. 9, p. 2437-2442, 2021.

GUPTA, S.; WIJESINGHE, V. Female genital fistula. In: GLOBAL LIBRARY OF WOMEN'S MEDICINE (GLOWM); INTERNATIONAL FEDERATION OF GYNECOLOGY AND OBSTETRICS (FIGO). *The Continuous Textbook of Women's Medicine Series*: Gynecology Module, v. 7, United Kingdom: GLOWM/FIGO, 2023.

HARERU, H. E. *et al.* Obstetric fistula repair failure and its associated factors among women who underwent repair in sub-Saharan Africa. A systematic review and meta-analysis. *PLoS One*, v. 19, n. 2, p. e0295000, 2024.

HILLARY, C. J. *et al.* The aetiology, treatment, and outcome of urogenital fistulae managed in well- and low-resourced countries: a systematic review. *European Urology*, v. 70, n. 3, p. 478-492, 2016.

HILTON, P.; CROMWELL, D. A. The risk of vesicovaginal and urethrovaginal fistula after hysterectomy performed in the English National Health Service: a retrospective cohort study examining patterns of care between 2000 and 2008. *British Journal of Obstetrics and Gynaecology*, v. 119, n. 12, p. 1447-1454, 2012.

JILAVEANU, A. *et al.* Uterovesical fistulas as obstetric complications: diagnosis, management and prognosis (Review). *Experimental and Therapeutic Medicine*, v. 25, n. 3, p. 105, 2023.

JÓZWIK, M.; JÓZWIK, M. Clinical classification of vesicouterine fistula. *International Journal of Gynecology & Obstetrics*, v. 70, n. 3, p. 353-357, 2000.

KIM, E. K. *et al.* Review of malpractice litigations involving vesicovaginal and rectovaginal fistulas following elective hysterectomy for benign indications in the United States from 1970 to 2020. *Female Pelvic Medicine and Reconstructive Surgery*, v. 27, n. 3, p. 186-194, 2021.

KUMSA, H. *et al.* Successful surgical closure and continence rate of obstetric fistula in Africa: systematic review and meta-analysis. *Frontiers in Global Women's Health*, v. 4, p. 1188809, 2023.

MAEDA, K.; WADA, N.; SHIDA, A. Treatment of rectovaginal fistula. *Journal of the Anus, Rectum and Colon*, v. 7, n. 2, p. 52-62, 2023.

MAFU, M. M. *et al.* Factors associated with surgical repair success of female genital fistula in the Democratic Republic of Congo: Experiences of the Fistula Care Plus Project, 2017-2019. *Tropical Medicine & International Health*, v. 27, n. 9, p. 831-839, 2022.

MAMERE, A. E. *et al.* Avaliação das fístulas urogenitais por urorressonância magnética. *Radiologia Brasileira*, v. 41, n. 1, p. 19-23, 2008.

MOON, S. G. *et al.* Pelvic fistulas complicating pelvic surgery or diseases: spectrum of imaging findings. *Korean Journal of Radiology*, v. 2, n. 2, p. 97-104, 2001.

NGONGO, C. J. *et al.* A retrospective review of genital fistula occurrence in nine African countries. *BioMed Central Pregnancy Childbirth*, v. 22, n. 1, p. 744, 2022.

ORGANIZAÇÃO MUNDIAL DA SAÚDE. *Segundo desafio global para a segurança do paciente*: cirurgias seguras salvam vidas (orientações para cirurgia segura da OMS)/Organização Mundial da Saúde. Rio de Janeiro: Organização Pan-Americana da Saúde; Ministério da Saúde; Agência Nacional de Vigilância Sanitária, 2009.

POLAN, R. M.; BARBER, E. L. Association between cystoscopy at the time of hysterectomy performed by a gynecologic oncologist and delayed urinary tract injury. *International Journal of Gynecological Cancer*, v. 32, n. 1, p. 62-68, 2022.

PYRA, K. *et al.* Ureterovaginal fistulas – clinical presentation, treatment and literature overview. *Ginekologia Polska*, v. 93, n. 6, p. 501-505, 2022.

RAASSEN, T. J.; NGONGO, C. J.; MAHENDEKA, M. M. Iatrogenic genitourinary fistula: an 18-year retrospective review of 805 injuries. *International Urogynecology Journal*, v. 25, n. 12, p. 1699-1706, 2014.

RAJAMAHESWARI, N.; CHHIKARA, A. B.; SEETHALAKSHMI, K. Management of ureterovaginal fistulae: an audit. *International Urogynecology Journal*, v. 24, n. 6, p. 959-962, 2013.

SHAW, J. *et al.* Ureterovaginal fistula: a case series. *International Urogynecology Journal*, v. 25, n. 5, p. 615-621, 2014.

SIMON, E. G.; LAFFON, M. Soins maternels après accouchement voie basse et prise en charge des complications du post-partum immédiat: recommandations pour la pratique clinique [Maternal care after vaginal delivery and management of complications in immediate post-partum--Guidelines for clinical practice]. *Journal de Gynécologie Obstétrique et Biologie de la Reproduction (Paris)*, v. 44, n. 10, p. 1101-1110, 2015.

SINGH, V. *et al.* Prospective randomized comparison of repairing vesicovaginal fistula with or without the interposition flap: result from a tertiary care Institute in Northern India. *Turkish Journal of Urology*, v. 45, n. 5, p. 377-383, 2019.

SLINGER, G.; TRAUTVETTER, L. Addressing the fistula treatment gap and rising to the 2030 challenge. *International Journal of Gynecology & Obstetrics*, v. 148, Suppl 1, p. 9-15, 2020.

TATAR, B. *et al.* Management of vesicovaginal fistulas after gynecologic surgery. *Turkish Journal of Obstetrics and Gynecology*, v. 14, p. 45-51, 2017.

TONOLINI, M. Elucidating vaginal fistulas on CT and MRI. *Insights into Imaging*, v. 10, n. 1, p. 123, 2019.

TUMA, F.; MCKEOWN, D. G.; AL-WAHAB, Z. Rectovaginal fistula, 2023. *In*: StatPearls [Internet]. Treasure Island (FL): StatPearls Publishing, 2024. PMID: 30570971.

UNITED NATIONS. *Resolution 73/147*: Intensification of efforts to end obstetric fistula. 2018 Dec 17th. Disponível em: https://documents.un.org/doc/undoc/gen/n18/445/45/pdf/n1844545.pdf?token=cP51l5nzNa0nDKJyri&fe=true. Acesso em 7 jul. 2024.

UNITED NATIONS POPULATION FUND. *Fistule obstétricale et autres formes de fistule génitale féminine*: principes directeurs pour la gestion clinique et l'élaboration des programmes. Deuxième édition. New York: Fonds des Nations Unies Pour la Population, Septembre 2020.

VALENTE, M. A.; KHANDUJA, K. S. Layered surgical repair of traumatic cloacal deformities: technical details and functional outcomes. *Techniques in Coloproctology*, v. 16, n. 2, p. 153-156, 2012.

WORLD HEALTH ORGANIZATION. *Obstetric fistula*. 19 feb. 2018. https://www.who.int/features/factfiles/obstetric_fistula/en/. Acesso em: 21 ago. 2024.

ZELIVIANSKAIA, A. S.; BRADLEY, S. E.; MOROZOV, V. V. Best practices for repair of iatrogenic bladder injury. *American Journal of Obstetrics and Gynecology Global Reports*, v. 2, n. 3, p. 100062, 2022.

PARTE 11
Planejamento Reprodutivo

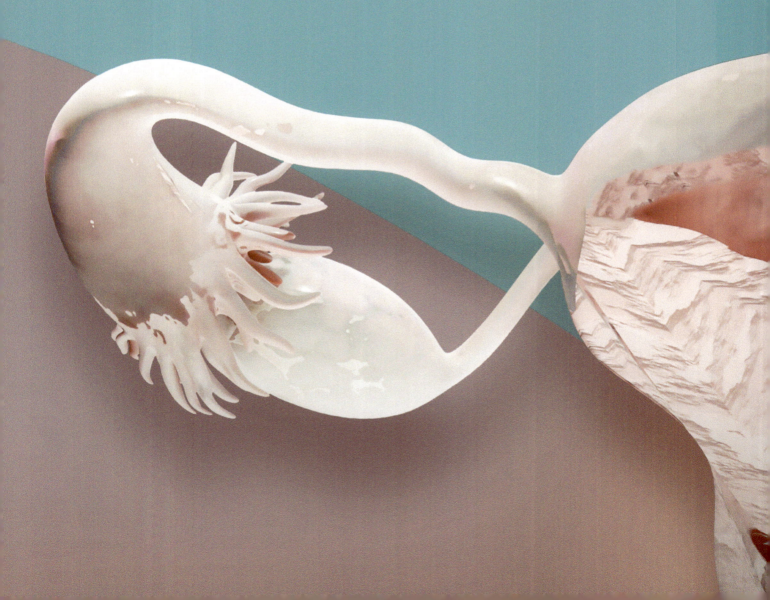

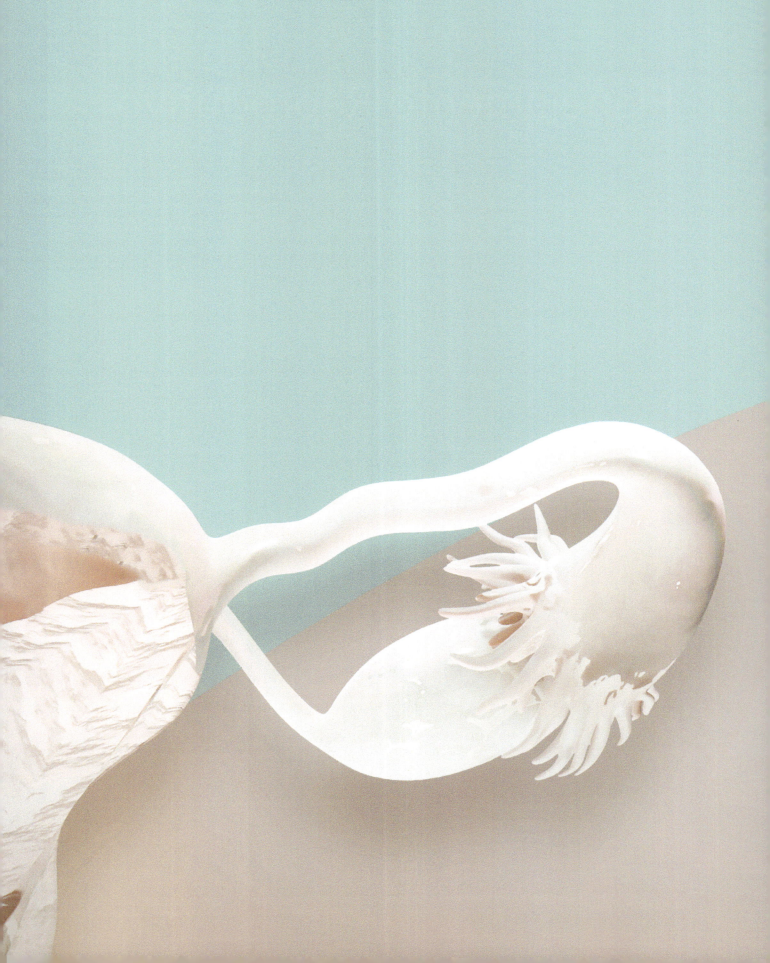

CAPÍTULO 70

Planejamento Reprodutivo: Conceitos, Princípios Gerais e Critérios de Elegibilidade dos Métodos Anticoncepcionais

Maria Auxiliadora Budib • Isabel Cristina Esposito Sorpreso • Sheldon Rodrigo Botogoski

INTRODUÇÃO

Os direitos reprodutivos foram incluídos como Direitos Humanos na Conferência Internacional dos Direitos Humanos em Teerã, de 22 de abril a 13 de maio de 1968 (Trindade, 1991). Considerando a historicidade dos direitos, recente foi a inclusão da saúde reprodutiva como um direito inalienável ao ser humano. Somente no ano de 1994, na Conferência Internacional sobre População e Desenvolvimento, no Cairo, foi que 184 Estados reconheceram e legitimaram esse direito. A Declaração de Direitos Humanos de Viena de 1993, em seu parágrafo 18, afirma que os direitos humanos de mulheres e meninas são parte inalienável integral e indivisível dos direitos humanos universais.

Desde então, o planejamento reprodutivo vem sendo amplamente discutido em todo o mundo para garantir às mulheres e seus parceiros a decisão sobre sua vida reprodutiva; direito de escolha em ter ou não filhos, quantidade de filhos e espaçamento de tempo entre as gestações; acesso aos métodos contraceptivos e pleno exercício de sua sexualidade.

Paradoxalmente, o planejamento reprodutivo aponta duas vertentes opostas, mas complementares: de um lado, a liberdade e a autodeterminação individual para o pleno exercício da sexualidade e da reprodução, sem discriminação, coerção ou violência, sem interferência do Estado, e do outro lado, políticas públicas eficazes que assegurem esses direitos.

A Organização Mundial da Saúde (OMS/WHO, 2018) apresentou dados mundiais de mais de 303 mil mulheres mortas por complicações na gravidez e no parto por ano, sendo quase todas essas mortes ocorridas em países de baixa e média renda. Além disso, 40% de todas as gestantes não receberam cuidados pré-natais adequados e mais de 1 milhão de crianças morrem anualmente por causas evitáveis. No relatório, sugere-se que a redução dos números de morte materna, infantil e aborto em situação de insegurança é possível através do planejamento reprodutivo.

O Centers for Disease Control and Prevention (CDC) dos EUA emite rotineiramente recomendações sobre cuidados prévios à concepção, contracepção, planejamento reprodutivo e saúde sexual e reprodutiva, e que os profissionais da saúde devem avaliar o potencial reprodutivo dos casais e a capacidade de compreenderem e utilizarem os recursos educacionais, assegurando participação plena e efetiva nesse processo. Ainda, recomenda-se fornecer serviços de planejamento reprodutivo para que os indivíduos possam atingir o número e o espaçamento desejado de filhos, aumentar as chances de um bebê nascer saudável e melhorar sua saúde, mesmo que optem por não ter crianças (CDC, 2016).

Ter boa comunicação com seu público-alvo, compartilhar responsabilidades e decisões e personalizar o atendimento são atributos necessários ao profissional de saúde que milita em serviços de planejamento reprodutivo. Os resultados obtidos serão: planejamento reprodutivo efetivo com contracepção segura, cuidados prévios à concepção e fortalecimento da saúde da mulher e da criança (Liu *et al.*, 2016).

No Brasil, as políticas de saúde reprodutiva foram implantadas a partir da implementação do Programa de Assistência Integral à Saúde da Mulher (PAISM) pelo Ministério da Saúde, em 1984, o que favoreceu ações educativas a serem empreendidas mais tarde, na década de 1990, nas unidades de saúde dos municípios. O sistema de saúde pública (SUS – Sistema Único de Saúde) representa o modelo de atenção em saúde adotada no Brasil, que tem como princípios orientadores a universalidade do acesso aos serviços, a integralidade dos cuidados de saúde e a igualdade na distribuição de recursos; e as ações exaltadas para a saúde das mulheres incluem cuidados no pré-natal, no parto e pós-parto; bem como prevenção e tratamento nas áreas da ginecologia como planejamento reprodutivo, climatério, infecções de transmissão sexual (ISTs), câncer cervicouterino e câncer de mama (Guilhem e Azevedo, 2007).

Ao longo dos anos reprodutivos das mulheres, as necessidades e os hábitos contraceptivos sofrem mudanças, como desejo de futura gestação, benefícios não contraceptivos dos métodos, influência na sexualidade, contracepção pós-aborto; devido a esse dinamismo, é importante o profissional de saúde ter conhecimento aprofundado dos diferentes métodos anticoncepcionais para que possa orientar sua cliente na melhor escolha (World Health Organization, 2015b).

CONCEITO

Segundo o *Dicionário Houaiss da Língua Portuguesa*, a definição de contracepção é: conjunto dos métodos físicos ou químicos que visam evitar, de modo reversível e temporário, a fecundação de um óvulo por um espermatozoide, ou, quando há fecundação, evitar que ocorra a nidação do ovo (Houaiss e Villar, 2001).

Para a OMS, planejamento reprodutivo/anticoncepção é a possibilidade do indivíduo ou casal de ter a oportunidade de escolha do número desejado de filhos, do momento que desejam tê-los e do espaçamento das gravidezes, utilizando para isso métodos contraceptivos (World Health Organization, 2012). E a garantia de acesso aos métodos anticoncepcionais preferenciais para mulheres e casais é essencial para garantir o bem-estar e a autonomia das mulheres, ao mesmo tempo que apoia a saúde e o desenvolvimento das comunidades.

Na Lei nº 9.263 da Constituição Federal do Brasil, de 12 de janeiro de 1996, que trata do planejamento reprodutivo, consta que o planejamento reprodutivo é direito de todo cidadão e é o conjunto de ações e regulação da fecundidade que garante direitos iguais de constituição, limitação ou aumento da prole pela mulher, pelo homem ou pelo casal e é parte integrante de uma visão de atendimento global e integral à saúde deles (Brasil, 1996).

Em 2022, a Lei nº 14.443 alterou os procedimentos de laqueadura e de vasectomia disponíveis no Sistema Único de Saúde (SUS). As principais alterações nos requisitos de elegibilidade seguem:

- A idade mínima para mulheres e homens com capacidade civil plena passa de 25 para 21 anos, independentemente do número de filhos vivos
- Foi definido prazo mínimo de 60 dias entre a manifestação de vontade e o ato cirúrgico
- Não é mais necessário o consentimento expresso de ambos os cônjuges para a realização de laqueadura tubária ou vasectomia
- O histórico de cesarianas sucessivas anteriores não é mais requisito para a realização de laqueadura tubária durante a cesárea, sendo a esterilização cirúrgica em mulher durante o período de parto garantida à solicitante, desde que observados o prazo mínimo de 60 dias entre a manifestação da vontade e o parto e as devidas condições médicas.

É importante lembrar que os direitos sexuais e reprodutivos da mulher também devem ser observados e respeitados no planejamento reprodutivo como:

- Direito de decidir a quantidade de filhos e quando tê-los
- Direito de desfrutar das relações sexuais sem temor de gravidez ou de contrair uma infecção transmitida pela relação sexual
- Direito de gestar e ter o parto nas melhores condições
- Direito de conhecer, gostar e cuidar do corpo e órgãos sexuais
- Direito a uma relação sexual sem violência ou maus-tratos
- Direito de informação por profissional de saúde e acesso aos métodos contraceptivos (Giribela e Steiner, 2016).

Em publicação científica, observamos a separação dos métodos contraceptivos em duas categorias: os modernos e os não modernos, e o emprego da definição de método contraceptivo moderno, que é: um produto ou procedimento médico que interfere na reprodução durante as relações sexuais (Giribela e Steiner, 2016). Os métodos modernos seriam: esterilização masculina e feminina, dispositivos intrauterinos (DIU), implantes subdérmicos, contraceptivos orais, preservativos masculinos e femininos, injetáveis, pílulas contraceptivas de emergência, adesivos, diafragma e capuz cervical, agentes espermaticidas, anel vaginal e esponja vaginal. Os não modernos seriam: abordagens de conscientização da fertilidade como tabelinha, muco cervical, temperatura basal, sintotérmico; coito interrompido; amenorreia lactacional e abstinência sexual (Hubacher e Trussell, 2015).

Na Tabela 70.1, descreveremos os métodos contraceptivos modernos, sua função, eficácia em prevenir gravidez e comentários adicionais (Hubacher e Trussell, 2015). Na Tabela 70.2, descreveremos os métodos contraceptivos modernos com seus efeitos colaterais, benefícios à saúde, riscos à saúde e complicações (World Health Organization, 2022).

Tabela 70.1 Métodos contraceptivos modernos com sua descrição, função, eficácia e comentários.

Método	Descrição	Função	Eficácia	Comentários
Contraceptivos orais combinados	Contém estrogênio e progestagênio	Inibe ovulação	> 99% com uso correto e consistente > 92% comumente usado	Reduz risco câncer do endométrio e do ovário
Pílulas somente progestagênio ou	Contém somente progestagênio	Torna muco cervical espesso e previne ovulação	> 99% com uso correto e consistente > 90 a 97% comumente usado	Pode ser usado na amamentação; tomada diária sem pausa
Implantes subdérmicos	Bastões pequenos e flexíveis; contém apenas progestagênio	Torna muco cervical espesso e previne ovulação	> 99%	Profissional de saúde deve inserir e remover; duração de 3 a 5 anos dependendo do implante; comum sangramento vaginal irregular, mas não é prejudicial
Injetável somente com progestagênio	Injetado no músculo mensalmente, contém estrogênio e progestagênio	Previne ovulação	> 99% com uso correto e consistente > 97% comumente usado	Pode ocorrer sangramento vaginal irregular
Adesivo	Liberação contínua de estrogênio e progestagênio através da pele	Previne ovulação	> 99% com uso correto e consistente > 93% comumente usado	Podem ocorrer sangramentos irregulares, cefaleia, irritações vaginais e mucorreia
DIU de levonorgestrel (LNG)	Dispositivo de plástico em forma de T, inserido no útero que libera pequenas quantidades diárias de LNG	Torna o muco cervical espesso e atrofia o endométrio	> 99%	Reduz sangue menstrual com o tempo de uso; reduz cólicas menstruais e sintomas da endometriose; pode causar amenorreia
Preservativos masculinos	Revestimento que se encaixa no pênis ereto do homem	Forma barreira para evitar que o esperma se encontre com o óvulo	> 98% com uso correto e consistente > 85% comumente usado	Protege contra infecções sexualmente transmissíveis, incluindo HIV
Preservativo feminino	Revestimento que se encaixa dentro da vagina da mulher, feito de filme plástico fino, transparente e macio	Forma barreira para evitar que o esperma se encontre com o óvulo	> 90% com uso correto e consistente > 79% comumente usado	Protege contra infecções sexualmente transmissíveis, incluindo HIV

(continua)

Tabela 70.1 Métodos contraceptivos modernos com sua descrição, função, eficácia e comentários. (*Continuação*)

Método	Descrição	Função	Eficácia	Comentários
Esterilização masculina (vasectomia)	Contracepção permanente para bloquear ou cortar os tubos deferentes que transportam esperma dos testículos	Mantém esperma fora do sêmen ejaculado	> 99% após 3 meses de avaliação do sêmen > 97 a 98% sem avaliação do sêmen	Três meses de atraso na tomada de efeito enquanto esperma armazenado ainda está presente; não afeta o desempenho sexual; a escolha voluntária e informada é essencial Reforçar que não é método reversível
Esterilização feminina (ligadura de trompas)	Contracepção permanente para bloquear ou cortar as trompas de Falópio	Os óvulos não conseguem encontrar o esperma devido ao bloqueio	> 99%	A escolha voluntária e informada é essencial
Pílulas anticoncepcionais de emergência (acetato de ulipristal 30 mg ou levonorgestrel 1,5 mg)	Comprimidos tomados para evitar gravidez até 5 dias após sexo desprotegido	Atrasa a ovulação		Não causa problema a uma gravidez já existente
Anel vaginal de progesterona	Liberação contínua de progesterona natural micronizada	Previne ovulação no primeiro ano pós-parto em mulheres que estão amamentando	> 98%, com trocas programadas trimestrais por até 1 ano	Trocar anel trimestralmente Não ficar mais que 2 horas sem usar
DIU de cobre	Dispositivo de plástico flexível, pequeno, contendo cobre, inserido no útero	O cobre causa danos ao espermatozoide, impedindo seu encontro com o óvulo	> 99%	Podem ocorrer sangramentos irregulares e cólicas, mas não são prejudiciais

Fonte: Hubacher e Trussell, 2015.

Tabela 70.2 Métodos contraceptivos modernos com seus efeitos colaterais, benefício e riscos à saúde.

Método	Efeitos colaterais	Benefícios à saúde	Riscos à saúde
Contraceptivos orais combinados	Mudanças nos padrões de sangramento Dores de cabeça Náusea Sensibilidade mamária Mudanças humor Acne	Protege de câncer endométrio e ovário Doença inflamatória pélvica (DIP) Reduz cólicas menstruais, sangramentos aumentados, dor ovulatória, hiperandrogenismo, acne e sintomas endometriose	Muito rara trombose venosa profunda (TVP) ou embolia pulmonar Extremamente raros acidente vascular cerebral (AVC) e ataque cardíaco
Pílulas somente progestagênio ou minipílulas	Mudanças nos padrões de sangramento Dores de cabeça Tontura Mudanças humor Sensibilidade mamária Dor abdominal Náusea Aumento de folículos ovarianos (se não está amamentando)	Protege contra gravidez (exceto a minipílula)	Nenhum
Implantes subdérmicos	Mudanças nos padrões de sangramento nos primeiros meses a 1 ano e após 1 ano Folículos ovarianos aumentados Dores de cabeça Tontura Dor abdominal Mudança de peso Sensibilidade mamária Náuseas Mudanças de humor Acne (pode melhorar ou piorar)	Protege contra gravidez tópica e ectópica Pode ajudar a proteger contra anemia ferropriva	Nenhum Complicações: Incomum infecção no local inserção Raro ser difícil de retirar Raríssima a migração do implante, somente se colocado dentro vaso sanguíneo
Injetável somente de progestagênio	Mudanças nos padrões de sangramento nos 3 meses iniciais e após 1 ano (para acetato de medroxiprogesterona) Algumas usuárias relatam: ganho de peso, dores cabeça e tontura, dor abdominal e inchaço e mudanças de humor Perda de densidade óssea (grande parte reversível)	Protege contra gravidez, câncer de endométrio, miomas uterinos e anemia ferropriva Reduz crise das células falciformes em mulheres com anemia falciforme Reduz sintomas de endometriose (dor pélvica e sangramento irregular)	Nenhum
Injetáveis mensais combinados	Mudanças nos padrões de sangramento Ganho de peso Dores de cabeça Tontura Sensibilidade mamária	Semelhantes aos contraceptivos orais combinados	Menos efeito na pressão arterial, na coagulação sanguínea, no metabolismo lipídico e função hepática

(*continua*)

Tabela 70.2 Métodos contraceptivos modernos com seus efeitos colaterais, benefício e riscos à saúde. *(Continuação)*

Método	Efeitos colaterais	Benefícios à saúde	Riscos à saúde
Adesivo	Mudanças nos padrões de sangramento Dores de cabeça Irritação, vermelhidão ou inflamação da vagina Corrimento vaginal mucoso	Semelhantes aos contraceptivos orais combinados	Semelhantes aos contraceptivos orais combinados
Anel vaginal de progesterona	Manchas ou sangramento irregular Dor abdominal baixa Mastalgia Corrimento vaginal	Não altera produção ou composição do leite materno Seguro e eficaz em estudos de 1 ano	Nenhum
DIU de cobre	Mudanças nos padrões de sangramento (primeiros 3 a 6 meses) Cólica e dismenorreia no período menstrual	Protege contra gravidez Pode ajudar a proteger contra câncer de endométrio e cervical Reduz risco gravidez ectópica	Pode contribuir para anemia ferropriva em mulheres com sangramento mensal intenso Raro ocorrer DIP Raro ocorrer perfuração
DIU de levonorgestrel (LNG)	Mudanças nos padrões de sangramento Acne Dores de cabeça Sensibilidade mamária Náusea e tontura Ganho de peso Mudança de humor Cistos ovarianos	Protege contra gravidez e anemia ferropriva Pode ajudar a proteger contra câncer de endométrio e colo uterino Reduz cólicas menstruais, sangramento menstrual intenso, sintomas de endometriose e risco de gravidez ectópica	Raro ocorrer DIP Raro ocorrer perfuração Muito raro ocorrer aborto, parto prematuro e infecção em mulheres que engravidaram com DIU-LNG
Preservativos masculinos	Nenhum	Protege contra gravidez e infecções sexualmente transmissíveis (ISTs) Pode proteger contra câncer de colo uterino e recorrência de DIP	Extremamente raras reações alérgicas ao látex
Preservativo feminino	Nenhum	Protege contra gravidez e ISTs	Nenhum
Esterilização masculina (vasectomia)	Nenhum	Protege contra gravidez na parceira	Nenhum
Esterilização feminina (ligadura de trompas)	Nenhum	Protege contra gravidez e DIP Pode ajudar a proteger contra câncer de ovário Reduz risco de gravidez ectópica	Incomuns ou extremamente raras complicações cirúrgicas ou anestésicas
Pílulas anticoncepcionais de emergência (acetato de ulipristal 30 mg ou levonorgestrel 1,5 mg)	Mudanças nos padrões de sangramento Náusea, dor abdominal, fadiga, dores de cabeça, mastalgia, tontura e vômito (nos primeiros dias após a tomada)	Ajuda a proteger contra gravidez se tomada até 5 dias da relação sexual desprotegida	Nenhum

Fonte: World Health Organization, 2022.

CRITÉRIOS DE ELEGIBILIDADE

A qualidade no cuidado do planejamento reprodutivo é primordial para assegurar padrões elevados de saúde e desenvolvimento populacional. Como definido pela OMS, a garantia dos direitos humanos está na prestação de informações, aconselhamento e recomendação de métodos contraceptivos que permitam o planejamento e evitem a gestação não planejada (World Health Organization, 2014; United Nations, 1994).

Os elementos presentes na qualidade dos serviços de saúde sexual e reprodutiva incluem: a escolha e a autonomia dos métodos contraceptivos; a informação baseada em evidências sobre a eficácia, riscos e benefícios de diferentes métodos; os profissionais de saúde treinados e competentes; a provisão ao usuário de informações baseadas no respeito à privacidade e confidencialidade; e rede de equipamentos de saúde apropriada e disponíveis por território (World Health Organization, 2014; United Nations, 1994).

Os critérios de elegibilidade médica para uso de contraceptivo fornecem informações e orientações sobre a segurança do uso dos diversos métodos contraceptivos em condições de saúde específicas. Representa uma das evidências ou documento de orientação utilizado como diretrizes de programas de planejamento reprodutivo de qualidade por profissionais de saúde (United Nations, 1995; World Health Organization, 2004), porém não o único; outros podem ser citados como o *CDC Medical Elegibility* e *Task Force Canadian Contraception* (Centers for Disease Control and Prevention, 2016; Black *et al.*, 2015; Black *et al.*, 2016).

Os critérios de elegibilidade médica para o início do uso de métodos anticoncepcionais são algumas das diretrizes da OMS baseadas em evidências que informam aos provedores do planeamento reprodutivo se a mulher que apresentar condição médica ou física específica é capaz de usar método contraceptivo aconselhado e escolhido em segurança e com eficácia (World Health Organization, 2004; 2015a).

Isto faz parte de um processo iniciado em 1994, que culminou na publicação, em 1996, do documento intitulado *"Improving access to quality care in family planning: medical eligibility criteria for contraceptive use"* ("Aprimoramento do acesso à qualidade de atenção em planejamento familiar: critérios médicos de elegibilidade para uso de anticoncepcionais") (World Health Organization, 2000), no qual foram organizados grupos de trabalho baseado em revisão e análise de recomendações anteriores publicadas, incluindo novas evidências e métodos disponíveis com contínuo processo de pesquisa, em que a qualidade das evidências são graduadas pelo sistema de Graus de Apreciação, Elaboração e Avaliação de Recomendações (Grade, s.d.).

Atualmente, os critérios de elegibilidade para uso de método contraceptivo estão em sua quinta edição (World Health Organization, 2004). O documento destina-se principalmente à comunidade científica, profissionais de saúde que atuam em serviços de saúde sexual e reprodutiva, planejamento reprodutivo e saúde da mulher. Seu objetivo é fornecer orientação na assistência e na prestação de serviços envolvendo anticoncepcionais. Salienta-se que o nível de conhecimento clínico e experiência dos diversos tipos de profissionais de saúde e os recursos disponíveis nos serviços especializados e de referência devem ser considerados.

CLASSIFICAÇÃO DAS CATEGORIAS

O objetivo da classificação é garantir segurança ao uso do método. Cada condição foi definida como representativa das características individuais (p. ex., pós-parto, amamentação) ou de condição médica/patológica preexistente e conhecida (p. ex., diabetes, hipertensão). As condições que afetam a elegibilidade para o uso de cada método anticoncepcional referem-se às categorias para a elegibilidade dos contraceptivos de 1 a 4. A Tabela 70.3 enumera essas categorias e suas definições básicas.

A utilização das categorias de 1 a 4 na prática clínica deve ser interpretada com juízo clínico (Tabela 70.4).

Nas categorias 1 e 4, são recomendações claramente definidas ou consideradas autoexplicativas.

Na categoria 2, torna-se necessário um parecer clínico abrangente e acompanhamento. Quando o parecer clínico for limitado, as categorias 1 e 2 basicamente querem dizer que o método pode ser usado.

Tabela 70.3 Categorias para elegibilidade do uso de métodos contraceptivos.

Categoria	Definição
Categoria 1	Uma condição para a qual não há restrição para o uso do método contraceptivo
Categoria 2	Uma condição em que as vantagens de usar o método geralmente superam os riscos teóricos ou comprovados
Categoria 3	Condição em que os riscos teóricos ou comprovados geralmente superam as vantagens de usar o método
Categoria 4	Uma condição que representa um risco de saúde inaceitável se o método contraceptivo for utilizado

Para mais informações, consulte os critérios de elegibilidade. (Fonte: Vouking *et al.*, 2014.)

Tabela 70.4 Classificação de critérios de elegibilidade.

Classificação	Com juízo clínico	Juízo clínico limitado
1	Uso do método em qualquer circunstância	Sim
2	Geralmente se utiliza	Sim
3	Uso do método não é apropriado, a menos que haja indisponibilidade ou aceitabilidade de outro método mais apropriado	Não
4	Não deve ser usado	Não

Para mais informações, consulte os critérios de elegibilidade. (Fonte: Vouking *et al.*, 2014.)

O atendimento de uma mulher com condição clínica classificada por categoria 3 exige juízo clínico especializado e acesso a serviço de saúde de referência e deve ser avaliada a gravidade da condição: a disponibilidade, a viabilidade e a aceitabilidade de outros métodos alternativos e acessíveis devem ser consideradas. Assim, o uso de método/condição classificado como categoria 3 não é geralmente recomendado, a menos que outros métodos mais apropriados não estejam disponíveis ou não sejam aceitáveis. Será necessário haver acompanhamento.

No atendimento clínico não especializado, portanto com juízo clínico limitado, as categorias 3 e 4 querem dizer que o método não deve ser usado.

A promoção de boa prática clínica de atenção à saúde da mulher e nos serviços de planejamento reprodutivo devem incluir a aplicabilidade dos critérios médicos de elegibilidade no uso seguro de anticoncepção. O documento não deve ser considerado como objeção à provisão de um método anticoncepcional, mas como uma ferramenta útil no dia a dia do profissional de saúde.

Acrescentam-se ainda escolha informada (autonomia informada e aconselhamento), qualidade da assistência, procedimentos fundamentais de triagem para fornecimento dos métodos e educação continuada dos prestadores.

MÚLTIPLOS RISCOS E NECESSIDADES ESPECIAIS

Os critérios médicos de elegibilidade abordam o uso contraceptivo por pessoas com condições médicas específicas, assim, o aconselhamento deve ser sempre individualizado.

Em indivíduos com deficiência física considerando incapacidade de discernimento e cognição ou gravidade da condição de saúde com risco de agravo ou morte, as decisões devem ser compartilhadas pelo cuidador ou responsável legal.

Semelhante situação deve ser considerada quando a anticoncepção for oferecida a adolescentes com idade inferior a 14 anos (vulnerabilidade legal), quando o Estatuto da Criança e do Adolescente sempre deve ser considerado, bem como o fato de a idade não ser condição de saúde que impossibilita o uso de método anticoncepcional (Brasil, 1990, 2007).

As mulheres que vivem e convivem com o vírus da imunodeficiência adquirida (HIV) e as com alto risco de infecção por HIV apresentam documento atualizado em sua edição no ano de 2014, que deve ser consultado (World Health Organization, 2017).

Síntese das condições consideradas especiais na escolha de método anticoncepcional: idade maior que 35 anos e tabagismo, tabagismo, hipertensão arterial sistêmica, obesidade (IMC maior ou igual a 30), infecção pelo HIV e risco de aquisição, uso de antirretroviral, diabetes melito com e sem doença vascular periférica, enxaqueca, depressão, lúpus sistêmicos com e sem anticorpo fosfolípide, entre outras.

REFERÊNCIAS BIBLIOGRÁFICAS

BLACK, A. *et al.* Canadian Contraception Consensus (Part 3 of 4): Chapter 7 – Intrauterine Contraception. *Journal of Obstetrics and Gynaecology Canada*, v. 38, n. 2, p. 182-222, 2016.

BLACK, A. *et al.* Society of Obstetricians and Gynaecologists of Canada. Canadian Contraception Consensus (Part 1 of 4). *Journal of Obstetrics and Gynaecology Canada*, v. 37, n. 10, p. 936-942, 2015.

BRASIL. *Estatuto da Criança e do Adolescente*, 1990. Disponível em: http://www.planalto.gov.br/ccivil_03/leis/L8069.htm. Acesso em: 11 jan. 2018.

BRASIL. Lei nº 14.443, de 2 de setembro de 2022. Disponível em: https://www.in.gov.br/en/web/dou/-/lei-n-14.443-de-2-de-setembro-de-2022-426936016. Acesso em: 02 abr. 2024.

BRASIL. Ministério da Saúde. *Marco legal*: saúde, um direito do adolescente, 2007. Disponível em: http://bvsms.saude.gov.br/bvs/publicacoes/07_0400_M.pdf. Acesso em: 11 jan. 2018.

BRASIL. Presidência da República. Casa Civil. Subchefia para Assuntos Jurídicos. Lei nº 9.263, de 12 de janeiro de 1996. Disponível em: http://www.planalto.gov.br/ccivil_03/leis/L9263.htm. Acesso em: 11 jan. 2018.

CENTERS FOR DISEASE CONTROL AND PREVENTION – CDC. U.S. Medical Eligibility Criteria for Contraceptive Use, 2016. Disponível em: https://www.cdc.gov/mmwr/volumes/65/rr/rr6503a1.htm?s_cid=rr6503a1_w. Acesso em: 10 jan. 2018.

GIRIBELA, C. R. G.; STEINER, M. L. Planejamento familiar – conceitos, fundamentos e princípios. *In*: FERNANDES, C. E.; POMPEI, L. M. *Endocrinologia feminina*. Barueri: Manole, 2016. p. 341-354.

GRADE working group. s.d. Disponível em: http://www.gradeworkinggroup.org/. Acesso em: 02 abr. 2024.

GUILHEM, D.; AZEVEDO, A. F. Brazilian public policies for reproductive health: family planning, abortion and prenatal care. *Developing World Bioethics*, v. 7, n. 2, p. 68-77, 2007.

HOUAISS, A.; VILLAR, M. S. *Dicionário Houaiss da Língua Portuguesa*. Rio de Janeiro: Objetiva, 2001. p. 820.

HUBACHER, D.; TRUSSELL, J. A definition of modern contraceptive methods. *Contraception*, v. 92, n. 5, p. 420-421, 2015.

LIU, F.; PARMERTER, J.; STRAUGHN, M. Reproductive life planning: a concept analysis. *Nursing Forum*, v. 51, n. 1, p. 55-61, 2016.

TRINDADE, A. C. C. *A proteção internacional dos direitos humanos*: fundamentos jurídicos e instrumentos básicos. São Paulo: Saraiva, 1991.

UNITED NATIONS. Beijing Declaration and Platform for Action. *In*: *Report of the Fourth World Conference on Women*. Beijing: United Nations, 1995. Disponível em: https://www.un.org/womenwatch/daw/beijing/pdf/BDPfA%20E.pdf. Acesso em: 12 jan. 2018.

UNITED NATIONS. Programme of Action of the International Conference on Population and Development. *In*: *Report of the International Conference on Population and Development*. Cairo: United Nations, 1994. Disponível em: https://www.unfpa.org/sites/default/files/event-pdf/PoA_en.pdf. Acesso em: 12 jan. 2018.

VOUKING, M. Z.; EVINA, C. D.; TADENFOK, C. N. Male involvement in family planning decision making in sub-Saharan Africa – what the evidence suggests. *Pan African Medical Journal*, v. 19, n. 1, 2014.

WORLD HEALTH ORGANIZATION. Department of Sexual and Reproductive Health and Research (WHO/SRH) and Johns Hopkins Bloomberg School of Public Health/Center for Communication Programs (CCP), Knowledge SUCCESS. *Family Planning: a global handbook for providers* (2022 update). Baltimore and Geneva: CCP and WHO, 2022.

WORLD HEALTH ORGANIZATION. *Critérios médicos de elegibilidade para uso de métodos anticoncepcionais*, 2004. Disponível em: https://www.saude-direta.com.br/docsupload/1340375131Portuguese-AppendixD.pdf. Acesso em: 10 jan. 2018.

WORLD HEALTH ORGANIZATION. *Elegibilidade dos contraceptivos hormonais para mulheres com alto risco de infecção pelo HIV*, 2017. Disponível em: https://iris.who.int/bitstream/handle/10665/326653/9789240004603-por.pdf. Acesso em: 10 jan. 2018.

WORLD HEALTH ORGANIZATION. *Ensuring human rights in the provision of contraceptive information and services*: guidance and recommendations. Geneva: WHO, 2014. Disponível em: https://www.who.int/publications/i/item/9789241506748. Acesso em: 12 jan. 2018.

WORLD HEALTH ORGANIZATION. *Improving access to quality care in family planning*: Medical eligibility criteria for contraceptive use, 2000. Disponível em: https://www.who.int/publications/i/item/9789241549158. Acesso em: 11 jan. 2018.

WORLD HEALTH ORGANIZATION. *Medical eligibility criteria for contraceptive use*. 5. ed. Geneva: WHO, 2015a. Disponível em: http://www.who.int/reproductivehealth/publications/family_planning/. Acesso em: 12 jan. 2018.

WORLD HEALTH ORGANIZATION. *Monitoring health for the SDGs*: sustainable development goals. Geneva: WHO, 2018. Disponível em: https://iris.who.int/bitstream/handle/10665/272596/9789241565585-eng.pdf?ua=1. Acesso em: 10 fev. 2024.

WORLD HEALTH ORGANIZATION. *WHO recommendations*: health worker roles in providing safe abortion care and post-abortion contraception. Geneva: WHO, 2015b. Disponível em: http://apps.who.int/iris/bitstream/10665/181041/1/9789241549264_eng.pdf?ua=1&ua=1. Acesso em: 10 jan. 2018.

WORLD HEALTH ORGANIZATION. *WHO recommendations*: optimizing health worker roles to improve access to key maternal and newborn health interventions through task shifting. Geneva: WHO, 2012. Disponível em: http://www.optimizemnh.org. Acesso em: 10 jan. 2018.

CAPÍTULO **71**

Métodos Anticoncepcionais Comportamentais, de Barreira e Cirúrgicos

Tereza Maria Pereira Fontes • Carlos Alberto Politano • Roberto Carvalhosa • Ivan Penaloza Toledano

MÉTODOS COMPORTAMENTAIS

São os métodos baseados na identificação do período fértil durante o qual os casais se abstêm das relações sexuais ou praticam coito interrompido, a fim de diminuir a chance de gravidez.

O período fértil pode ser identificado por meio da observação da curva de temperatura corporal, das características do muco cervical e de cálculos matemáticos baseados na duração, fisiologia do ciclo menstrual e meia-vida útil dos gametas.

Os métodos comportamentais ou de abstinência periódica oferecem uma opção para um planejamento familiar natural, tanto pelas vantagens da falta de efeitos adversos quanto por princípios religiosos ou socioculturais.

A duração do ciclo menstrual se inicia desde o primeiro dia do período até o dia anterior ao seu próximo período e tem em média 28 dias, mas, apesar disso, ciclos mais curtos ou mais longos também podem ser ovulatórios, daí a importância de, independentemente da duração do período, ter conhecimento de que a ovulação geralmente acontecerá em torno de 10 a 16 dias antes do início do próximo período.

O ciclo de fertilidade feminino pode ser dividido em três fases:

- A fase I começa no primeiro dia do sangramento menstrual e normalmente inclui alguns dias inférteis logo após a menstruação
- A fase II começa com o início dos primeiros sinais de fertilidade e dura alguns dias após a ovulação. Em uma mulher normal e saudável, a fase II normalmente dura no máximo 12 dias
- Fase III é o período pós-ovulatório e é um momento de infertilidade. Geralmente representa o último terço do ciclo menstrual normal.

As três fases do ciclo de fertilidade feminino são o resultado da interação de quatro hormônios-chave: estrogênio, progesterona, hormônio folículo-estimulante e hormônio luteinizante. Esses hormônios também são responsáveis pelos sinais de fertilidade que uma mulher pode aprender a observar (Choi et al., 2010).

O período fértil dura, normalmente, cerca de 8 a 9 dias em cada ciclo menstrual, e isso ocorre porque o óvulo tem vida média de até 24 horas. Ocasionalmente, mais de um óvulo é liberado na ovulação (quando ocorre, é nas 24 horas da liberação do primeiro óvulo) e, como a literatura tem demonstrado que o espermatozoide pode viver no trato genital feminino por até 7 dias, isso significa que a relação sexual desprotegida nos dias que antecedem a ovulação pode resultar em gravidez inesperada.

Todos os métodos contraceptivos são suscetíveis a falhas, cuja frequência varia de acordo com a adesão ao método. É importante que haja aconselhamento preliminar adequado, uma vez que métodos comportamentais podem apresentar grandes variações nos índices de eficácia, como observado na Tabela 71.1 (Trussell et al., 2008).

Métodos e mecanismo de ação

Os cinco principais tipos de métodos comportamentais são: método de Ogino-Knaus (ritmo, calendário ou tabelinha), temperatura basal, monitoramento do muco cervical, método sintotérmico e amenorreia lactacional (Tabela 71.2) (American College of Obstetricians and Gynecologists, 2003; Van der Wijden et al., 2003).

Os quatro primeiros métodos permitem aos casais planejar relações sexuais ao redor dos dias de aumento da fertilidade durante o ciclo reprodutivo da mulher. Na amenorreia lactacional, a ovulação frequentemente não ocorre nos 6 primeiros meses e não há dias férteis. O uso desse método é limitado a mulheres que estão com amamentação exclusiva, durante os primeiros 6 meses pós-parto, e aplica-se somente se não tiver menstruado nesse período. Quando essas condições são atendidas, a amenorreia de lactação demonstra ser de 92 a 100% efetiva (Van der Wijden et al., 2003).

Temperatura basal

Esse método se baseia no fato de haver alteração na temperatura basal durante a fase lútea do ciclo reprodutivo. Na primeira fase do ciclo, a temperatura permanece estável, ocorrendo aumento de pelo menos 0,4 °F (0,2 °C) acima da temperatura de base registrada no início da manhã, quando ocorre a ovulação. Esse aumento é monitorado ao longo de 3 dias consecutivos, até o ponto em que ocorre aumento da temperatura, definindo o período fértil (Figura 71.1).

Como a monitorização da temperatura basal não identifica o início do período fértil, isso limita o uso do método. Os casais que desejam a gravidez devem usar dados históricos para prever o próximo período fértil. Os casais que querem evitar a gravidez devem restringir a relação sexual desprotegida na fase lútea do ciclo (American College of Obstetricians and Gynecologists, 2003).

Tabela 71.1 Eficácia dos métodos anticoncepcionais.

Método de planejamento familiar	Taxas de gravidez não desejada por 100 mulheres			Chave
	Taxas de gravidez no primeiro ano (Trussell)[a]		Taxas de gravidez de 12 meses (Cleland e Ali)[b]	
	Uso consistente e correto	Tal como usado comumente	Tal como usado comumente	
Implantes	0,05	0,05		0 a 0,9
Vasectomia	0,1	0,15		Muito eficaz
DIU de levonorgestrel	0,2	0,2		
Ligadura de tubas	0,5	0,5		1 a 9
DIU com cobre	0,6	0,8	2	
MAL (por 6 meses)	0,9[c]	2[c]		Eficaz
Injetáveis mensais	0,05	3		
Injetáveis só de progestagênio	0,3	3	2	10 a 25
Anticoncepcionais orais combinados	0,3	8	7	Moderadamente eficaz
Pílulas orais só de progestagênio	0,3	8		
Adesivo combinado	0,3	8		26 a 32
Anel vaginal combinado	0,3	8		Menos eficaz
Preservativos externos (anteriormente chamados "masculinos")	2	15	10	
Método de ovulação	3			
Método dos 2 dias	4			
Método de dias padrão	5			
Diafragmas com espermicida	6	16		
Preservativos internos (anteriormente chamados "femininos")	5	21		
Outros métodos baseados na percepção da fertilidade		25	24	
Coito interrompido	4	27	21	
Espermicidas	18	29		
Capuz cervical	26,[d] 9[e]	32,[d] 16[e]		
Nenhum método	85	85	85	

[a] A maioria das taxas provém principalmente dos EUA. (Fonte: Trussell, 2007. As taxas para injetáveis mensais e capuz cervical são de Trussell, 2004.)

[b] Taxas provenientes de países em desenvolvimento. (Fonte: Cleland e Ali, 2004.)

[c] A taxa para uso consistente e correto do método de amenorreia lactacional (MAL) é uma média ponderada de quatro estudos clínicos citados em Trussell (2007). A taxa de MAL tal como geralmente utilizada provém de Kennedy *et al.*, 1996.

[d] Taxa de gravidez para mulheres que já deram à luz.

[e] Taxa de gravidez para mulheres que nunca deram à luz.

Tabela 71.2 Tipos de métodos comportamentais.

Método	Descrição
Temperatura basal	Identifica a fase lútea do ciclo menstrual por aumento da temperatura basal
Ogino-Knauss	Estima o período fértil com base na última menstruação
Muco cervical	Identifica o início e o fim do período fértil com base na característica do muco cervical
Amenorreia lactacional	Maximiza a supressão da ovulação durante a amamentação com efetividade limitada a 6 meses
Sintotérmico	Com base no muco cervical, calendário e temperatura basal

A acurácia do método será maior caso as medições sigam um protocolo rígido como:

- Usar sempre o mesmo termômetro
- Verificar a temperatura diariamente a partir do primeiro dia do ciclo, antes de qualquer atividade ou após 5 horas de repouso
- Escolher sempre a mesma via de mensuração: oral (embaixo da língua por tempo mínimo de 5 minutos), vaginal ou retal (nos dois últimos por no mínimo 3 minutos)
- Anotar, de preferência, em papel quadriculado para facilitar a visualização
- Verificar a ocorrência de um aumento de no mínimo 0,2 °C por 3 dias e
- Anotar qualquer doença ou intercorrência, como mudança de horário na medição, uso de bebidas alcoólicas e perturbações do sono.

A ovulação ocorre no dia do aumento constante da temperatura de no mínimo 0,2 °C.

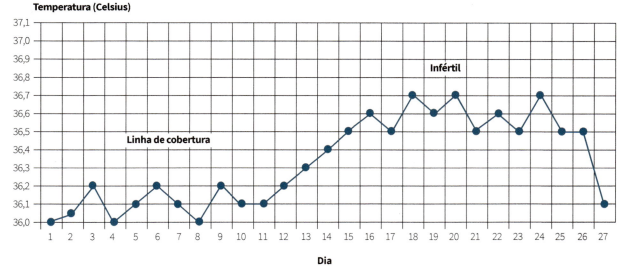

Figura 71.1 Curva de temperatura basal bifásica (ciclo ovulatório). A ovulação ocorreu no 14º dia do ciclo.

A crítica a esse método fundamenta-se no fato de que a avaliação é retrospectiva e requer disciplina rígida e obediência ferrenha à abstenção nos dias do período fértil.

Método de Ogino-Knaus (ritmo, calendário ou tabelinha)

Consiste em o casal se abster do coito vaginal entre o primeiro e o último dia fértil, calculado pelo método estatístico de probabilidade de Ogino-Knaus.

Em países distintos, os pesquisadores Kyusaku Ogino (no Japão) e Hermann Knauss (na Áustria), no início do século passado (1920), demonstraram que a ovulação ocorria entre as menstruações, e não durante elas, e seria o único período em que as mulheres poderiam conceber. Já nos primeiros estudos, ambos, independentemente, mostraram que a fase pós-ovulatória (fase secretora) era mais constante que a fase que antecedia a ovulação (fase proliferativa). Ogino acreditava que o período fértil teria duração de 8 dias, enquanto Knauss estimava em 5 dias, porém Hartman (1962), após estudos, concluiu ser melhor considerar o período de Ogino, em que a ovulação ocorre entre 12 e 16 dias antes da próxima menstruação, definindo ainda como tempo de sobrevida para o espermatozoide o período de 12 a 24 horas. Hoje em dia, tem-se demonstrado permanência dos espermatozoides por 24 horas no trato genital feminino, e alguns mantiveram a capacidade de fecundar o óvulo após 3 dias (American College of Obstetricians and Gynecologists, 2003).

Para estabelecer o período de fertilidade, a mulher deve registrar o número de dias de cada ciclo menstrual durante pelo menos 6 meses, tendo conhecimento de que: a ovulação ocorre 12 a 16 dias antes da menstruação; o ciclo menstrual normalmente tem duração de 25 a 35 dias, sendo padrão o ciclo de 28 dias; o espermatozoide pode permanecer no trato genital feminino por 24 horas, com capacidade de fertilizar o óvulo, e em algumas situações por até 72 horas; o óvulo permanece no trato genital feminino em condições de ser fertilizado, salvo exceções, por 24 horas (1 dia) (Trusseb et al., 2008). Dessa forma, é possível estabelecer o período fértil de uma mulher de forma segura e consistente (Figura 71.2).

Do ponto de vista prático, existe uma regra para os ciclos bem regulares: o primeiro dia do período fértil é calculado subtraindo-se 18 do número de dias de duração do ciclo, considerando que 18 = 16 (primeiro dia em que pode ocorrer a ovulação) mais 2 ou 3 (número de dias em que o espermatozoide pode permanecer viável); o último dia do período fértil é calculado subtraindo-se 11 dias do número de dias de duração do ciclo menstrual, considerando que 11 = 12 (último dia em que pode ocorrer a ovulação) menos 1 (número de dias em que o óvulo permanece viável após a ovulação). Quando a mulher apresenta ciclos variáveis, uns mais curtos e outros mais longos, calcula-se o primeiro dia do período fértil subtraindo-se 18 do número de dias do ciclo mais curto. O cálculo do último dia do período fértil é realizado subtraindo-se 11 do número de dias do ciclo mais longo.

Existe método de calendário simplificado que pontua em um ciclo de 26 a 32 dias, como período fértil, 12 dias entre o 8º e o 19º dia (Georgetown University, s/d).

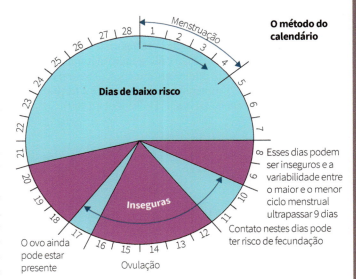

Figura 71.2 Representação gráfica do método do calendário em um ciclo de 28 dias.

Método do muco cervical (Billings)

Consiste em o casal se abster do coito vaginal durante o período em que o muco cervical observado permaneça filante.

Nos séculos XVII e XVIII, nativos americanos e africanos foram os primeiros a correlacionar o muco cervical com a fertilidade; já em 1842, segundo Knauss (1952), Fouchet observou características diferentes na quantidade e consistência do muco dependente da fase do ciclo menstrual. Foi somente em 1964 que John Billings iniciou estudos para determinar e reconhecer quais eram as alterações do muco cervical que seriam preditoras da ovulação.

O monitoramento do muco cervical é o fundamento para o método e depende de conhecimento prévio de suas características físico-químicas, que estão sujeitas ao estímulo hormonal. A estimulação estrogênica crescente na primeira fase do ciclo faz com que o muco cervical sofra mudança conforme se aproxima do período ovulatório, tornando-se abundante, aquoso, semelhante à clara de ovo, e filante, propriedade essa que pode ser observada na realização do exame ginecológico, quando o muco cervical é colocado entre "dois braços" da pinça Cheron, e a filância pode chegar a 10 cm. Do ponto de vista prático, pode ter como fator limitador a necessidade de a mulher ter que introduzir dois dedos na vagina para avaliar a característica do muco e observar a filância, o que para muitas mulheres é limitante pela dificuldade que elas têm de manipular os genitais.

Essa característica do muco é um agente facilitador para a ascensão dos espermatozoides. O modelo Creighton (Knauss, 1952) é uma modificação padronizada do método de ovulação Billings, em que a mulher deve observar as secreções vaginais toda vez que vai ao banheiro e anotar em uma planilha para identificar as mudanças do padrão do muco de acordo com o período do ciclo, para definir o período de atividade sexual (Figura 71.3).

Amenorreia lactacional

Na década de 1970, iniciaram-se os estudos pesquisando a relação entre amamentação e fertilidade. Os estudos confirmaram que as mulheres que amamentam exclusivamente são menos propensas a experimentar uma ovulação normal antes do primeiro sangramento menstrual do que as mulheres que amamentam em tempo parcial ou não amamentam seus bebês. Diferentes mães amamentando começarão a menstruar em diferentes momentos após o parto. Para algumas mães que amamentam, seu período retorna tão cedo quanto algumas semanas após o parto e para outras, pode demorar anos. O tempo durante o qual a amamentação suprime a menstruação e a fertilidade é chamado "amenorreia lactacional" (Vekemans, 1997).

O método age dificultando a ovulação, porque o aleitamento produz alterações na liberação hormonal por desorganização do eixo hipotálamo-hipófise-ovário. A sucção frequente por parte do lactente envia impulsos nervosos ao hipotálamo, alterando a produção hormonal, o que leva à anovulação.

A amamentação exclusiva como método de planejamento familiar, além das vantagens nutrizes para o bebê, tem como benefícios poder ser usada imediatamente após o parto, não ter custos diretos, não requerer o uso de medicamentos, não ter efeito secundário por hormônios ao binômio materno-fetal e possibilitar que o casal tenha um tempo para discutir o planejamento após a parada da lactação.

Todas as nutrizes podem optar pelo método de forma segura e eficaz, mesmo as tabagistas, jovens ou de mais idade, gordas ou magras, com intercorrências clínicas como: doenças benignas da mama, cefaleia, hipertensão, tireoidopatias, varizes, doenças da vesícula biliar e hepatopatias, fibromas uterinos, diabetes e outras patologias que muitas vezes têm contraindicação de métodos não comportamentais.

Entretanto, na presença dos fatores listados na Figura 71.4, outro método deve ser combinado ao método da amenorreia lactacional.

Método sintotérmico

O método combina os cálculos do calendário, da ascensão da temperatura basal na fase lútea e do monitoramento do muco cervical. O monitoramento do muco cervical é base para esse método, e as outras técnicas fornecem "verificação dupla".

As mulheres podem usar outros sinais (consistência e posição do colo do útero) ou sintomas (sensibilidade mamária, dor ovulatória, sangramento de ovulação) para auxiliar na identificação do período fértil (Couple to Couple League, s/d).

Existem métodos de controle da fertilidade por meio de monitores digitais que fazem a leitura bioquímica, em fitas de teste, da presença de metabólitos hormonais urinários, indicando o período fértil. Na Inglaterra, Irlanda, Alemanha, Itália

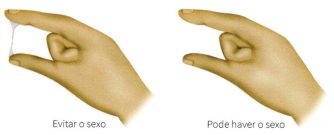

Figura 71.3 Desenho esquemático da demonstração prática do método do muco cervical. Muco fluido e filante: período muito fértil. Muco espesso e não filante e espesso: período pouco fértil.

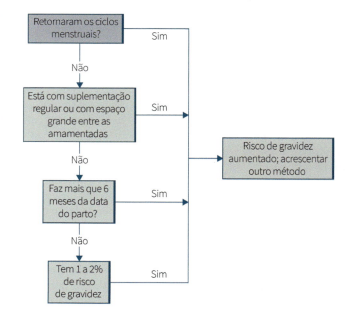

Figura 71.4 Diagrama explicativo do risco de gravidez durante o período lactacional.

e Holanda, há um aparelho chamado *Persona*, que é um método de contracepção que funciona monitorando as alterações nos hormônios (hormônio luteinizante e estrogênio) e identifica os dias em que a mulher está em risco significativo de engravidar. Consiste em bastões de teste e um monitor de mão. Os *test sticks* coletam hormônios da primeira urina do dia e processam-nos em informações que o monitor pode ler. O monitor lê, armazena e usa as informações dos *test sticks* definindo risco de engravidar (dia "vermelho") ou livre para atividade sexual sem uso de método contraceptivo (dia "verde"). Por meio de suas luzes e tela de exibição colorida, seu monitor informa o seu estado de contracepção. Com base em ensaios independentes, o Persona é 94% confiável quando utilizado de acordo com as instruções e como o único método de contracepção. Como todos os métodos, tem suas limitações e não deve ser usado em mulheres que tenham ciclos menores do que 23 dias ou mais longos que 35 dias, se está amamentando ou se está usando tratamentos hormonais (Bouchard e Genuis, 2011).

O modelo Marquette combina o uso de um monitor eletrônico de fertilidade hormonal para detectar metabólitos de estrogênio e hormônio luteinizante na urina com observação de secreções cervicais ou levantamento de temperatura do corpo basal para identificar o período fértil (Marquette University, s/d).

Os métodos comportamentais têm benefícios únicos e limitações importantes. Um benefício para as pacientes é a compreensão aprimorada do processo reprodutivo. As limitações estão relacionadas à necessidade de abstinência periódica, o que é evidenciado pelas taxas de falha relativamente altas com uso típico. Além disso, doenças, sono interrompido e uso de medicamentos podem alterar ou interferir na observação e interpretação de alguns marcadores biológicos.

Os métodos comportamentais são opções alternativas de planejamento familiar para as pacientes, que, motivadas por uma opção religiosa, sociocultural ou filosófica, se interessam por um método mais "natural" de anticoncepção, independentemente das maiores taxas de falhas em relação aos métodos atuais, reversíveis, disponíveis no mercado.

MÉTODOS DE BARREIRA

São métodos que impedem a ascensão dos espermatozoides do trato genital inferior para a cavidade uterina por meio de ações mecânicas e/ou químicas. Como exemplos, citamos o preservativo ou *condom* (externo e interno), diafragma, espermicidas, esponjas e capuz cervical. Os preservativos anteriormente chamados "masculinos" e "femininos" passaram a ser denominados, respectivamente, "externo" e "interno", levando-se em consideração todas as orientações de gêneros e destacando a importância de incentivar o seu uso independente de outros métodos anticoncepcionais.

Desse grupo, os preservativos externos, seguidos dos internos, são os mais utilizados atualmente. Em geral, são produzidos a partir de dois tipos de matéria-prima: borracha natural (látex) e borracha sintética ("plástico"). Ambos protegem os parceiros contra o risco de gravidez e doenças sexualmente transmissíveis (DSTs), incluindo o vírus da imunodeficiência humana (HIV). São recomendados em todas as relações sexuais, independentemente da utilização de outro método anticoncepcional e em todos os tipos de coito, a fim de reduzir o risco de contágio e transmissão dessas doenças.

História dos métodos anticoncepcionais de barreira

Historiadores apontam o surgimento do primeiro método de barreira por meio da descrição em papiros egípcios 1850 a.C. que continham instruções da introdução de pessários contendo uma mistura de mel e fezes de crocodilo dentro da vagina antes das relações sexuais. Em 1000 a.C., também entre os egípcios, aparecem as primeiras evidências do "preservativo" externo, na descrição de um invólucro peniano feito de linho, não para fins anticonceptivos, mas para possível controle das DSTs. Outras evidências de invólucros penianos são retratadas em pinturas sobre tela na França 100 a 200 d.C.. Em 1500 d.C., com a epidemia da sífilis na Europa, Gabriel Fallopius, um anatomista italiano, implementou em seu estudo uma bainha peniana feita de linho, para diminuir o risco de transmissão da doença, e observou que o seu uso diminuía a chance de gravidez, sobretudo se embebido em determinadas substâncias espermicidas. Na década de 1700, os preservativos eram feitos de pele de peixe, couro fino e intestino de animais. Em 1850, começaram a ser comercializados os espermicidas em forma de supositórios à base de quinina e manteiga de coco, pelo farmacêutico W. J. Rendel. No século IX, com a descoberta da vulcanização de borracha por Charles Goodyear (da empresa Goodyear Tire), surgiram os preservativos externos, conhecidos como "borracha", o diafragma e o capuz cervical. Mas foi na década de 1930, com a descoberta do látex, que se aprimorou a produção dos preservativos externos e do diafragma (Himes, 1970). Com o surgimento da síndrome da imunodeficiência adquirida (AIDS) na década de 1980, doença sexualmente transmissível com elevadas taxas de mortalidade na época, que se disseminou rapidamente para todos os continentes, tornando-se a maior pandemia da história mundial, criou-se a necessidade de pesquisar um método de barreira vaginal capaz de proteger contra essa infecção; então surgiu, no início da década de 1990, a primeira versão do preservativo interno, composto de poliuretano (FC1® – *Female Condom 1*), criado por uma equipe dinamarquesa liderada pela médica Lasse Hessel. Nessa ocasião, surgiram os preservativos externos do mesmo material sintético. O FC1®, aprovado pela Food and Drug Administration (FDA) dos EUA em 1993, 3 anos depois passou a integrar o programa da UNAIDS (*The Joint United Nations Programme on HIV/AIDS*) (World Health Organization, 1997). No Brasil, o FC1® foi introduzido no mercado, após licença para comercialização pelo Ministério da Saúde, em dezembro de 1997. Com o objetivo de baixar o custo, surgiu uma segunda versão do preservativo interno, o FC2®, feito de uma borracha sintética nitrílica (látex sintético) e aprovado pela FDA em 2008, substituindo a fabricação da primeira versão (FC1®), em 2009. O preservativo interno VA-WOW (*worn of women*), composto de látex natural, obteve certificação pela Comunidade Europeia (CE Mark) e foi introduzido de forma limitada na Alemanha e na Espanha em 2002, e mais tarde entrou no mercado de alguns países da África. No Brasil, obteve autorização da Anvisa (Agência Nacional de Vigilância Sanitária) para comercialização em 2006.

Preservativo externo (anteriormente masculino)

Os preservativos externos, popularmente conhecidos como "camisinha", existem no mercado mundial em diferentes dimensões (47 a 69 mm de largura/178 a 223 mm comprimento), texturas e modelos. Podem se apresentar sem lubrificantes ou lubrificados com compostos hidrossolúveis (glicerina, propilenoglicol, parabenos e outros) ou não hidrossolúveis (silicone). Ao lubrificante, pode ser adicionada ou não substância espermicida, em geral o nonoxinol 9. Alguns modelos podem conter corantes, aromatizantes, substâncias com propriedades anestésicas, como a benzocaína, entre outras.

A grande maioria dos preservativos distribuídos no mercado é feita de látex, a partir da borracha natural, derivada da seringueira, por meio de vários processos de industrialização, entre eles a vulcanização, que o torna mais resistente, sem comprometer sua elasticidade. É amplamente utilizado no Brasil pela sua divulgação nos veículos de comunicação, aliado ao fato de ter baixo custo e distribuição gratuita no Sistema Único de Saúde (SUS). Seu prazo de validade pode variar de 2 a 5 anos, dependendo da marca e do modelo. Apresenta uma característica termolábil que requer cuidados no seu armazenamento e pode afetar sua vida útil. Quando submetido a altas temperaturas, perde a sua elasticidade e pode sofrer fissuras.

A lubrificação vaginal durante a penetração com "camisinha" diminui o risco de rotura por atrito, mas devemos ressaltar que a adição vaginal de lubrificantes oleosos vegetais e minerais, derivados do petróleo, como a vaselina, pode interagir quimicamente com o látex, provocando microrroturas, por isso não está recomendado seu uso concomitante com os preservativos de látex natural (Voeller et al., 1989; Steiner et al., 1994). Os lubrificantes hidrossolúveis à base de glicerina e silicone são permitidos.

Existe uma crescente produção, desde a década de 1990, de preservativos fabricados a partir de borracha sintética como as de nitrilo, poli-isopreno e poliuretano. São um pouco mais caros, mais resistentes e menos elásticos que o natural de látex. Além disso, são resistentes ao calor e raramente provocam alergia, como os de látex natural (Gallo et al., 2003).

Um tipo de preservativo pouco difundido, produzido em pequena escala em países como os EUA e o Canadá e não comercializado no Brasil é o de "membrana" animal, feito a partir do ceco intestinal de cordeiros (também chamados "preservativos de pele natural", "membrana natural" ou "pele de cordeiro"). Oferece proteção contra gravidez, mas não para as DSTs (Carey et al., 1999). Por ser de material pouco distensível, apresenta a maior dimensão (68 mm largura) disponível no mercado e necessita de um anel de reforço na base para evitar extravasamento do sêmen. Diferente dos outros tipos, são biodegradáveis e sua indicação estaria reservada a casais monogâmicos que apresentem alergia a preservativos de borracha, não portadores de DSTs.

Alguns modelos de preservativos externos estão em fase de pesquisa, testando-se novos materiais como o silicone e o hidrogel. Os modelos de silicone, reutilizáveis, estão sendo produzidos pela China e necessitam de estudos para avaliar melhor a tolerabilidade e a eficácia do método. O hidrogel tem sido estudado como um material possível para a fabricação de preservativos externos. Além de ser biodegradável, parece que esse material é mais resistente e permite maior sensibilidade tátil que os disponíveis no mercado, apresenta propriedade de autolubrificação e até mesmo de condutividade elétrica.

A taxa de falha dos preservativos externos varia de 2 a 15% no primeiro ano (gestações por 100 mulheres por ano). Essa variação se deve às diferenças do uso perfeito (falha teórica) e do típico (falha prática) (Trussell et al., 2008).

O índice de falha está relacionado, em grande parte, à não utilização correta pelo usuário e, em menor parte, à resistência e ao tipo do material utilizado. Todos esses fatores podem contribuir com as roturas acidentais ou deslizamentos, interferindo na eficácia do método.

O manejo correto do método é fundamental para diminuir as falhas práticas no seu uso (Figura 71.5). O preservativo externo deve ser colocado com o pênis ereto e seco, antes da penetração vaginal. Ao desenrolar o preservativo pelo lado correto (face enrolada com a borda para cima), da glande até a base do pênis, deve-se ter o cuidado de comprimir o reservatório situado na sua extremidade fechada, com a ponta dos dedos, de modo que não haja penetração de ar nesse local, o que pode facilitar a rotura por trauma durante o intercurso vaginal. Imediatamente após a ejaculação, o pênis deve ser retirado da vagina, ainda ereto, cuidadosamente, pressionando com os dedos a base do *condom*, de maneira que ele permaneça corretamente aderido ao pênis até que todo o órgão seja retirado da vagina. Dessa forma, se reduz o risco do extravasamento do sêmen para a genitália. Ao se desprezar o preservativo, antes de jogá-lo no lixo, deve-se dar um nó na sua base para aprisionar o seu conteúdo. Em caso de rotura, deve-se adotar a anticoncepção de emergência. Algumas recomendações devem ser seguidas para evitar falhas relacionadas à escolha do método. Ao adquirir o preservativo externo, o usuário deverá observar o tamanho e o tipo adequado para o seu caso, conferir a integridade da embalagem, a data de validade e, no Brasil, a presença do selo do Instituto Nacional de Metrologia, Qualidade e Tecnologia (Inmetro). Os preservativos externos de látex devem ser mantidos em lugar fresco; ao abrir a embalagens e retirá-lo, deve-se ter o cuidado de não danificar o produto com as unhas, dentes ou anéis. Em caso de lubrificação insuficiente, adicionar lubrificante hidrossolúvel no canal vaginal para diminuir o atrito sobre o preservativo, lembrando que nos preservativos de látex não se deve utilizar os lubrificantes à base de óleo vegetal ou mineral, como a vaselina.

Os preservativos externos estão contraindicados em indivíduos que apresentam perda de ereção durante o intercurso sexual e não devem ser utilizados simultaneamente com outro preservativo externo ou com o interno.

Preservativo interno (anteriormente feminino)

Consiste em um dispositivo que é inserido na vagina antes do coito com a finalidade de impedir que o pênis e o sêmen entrem em contato direto com a mucosa genital.

Atualmente existem cinco versões disponíveis no mercado: FC2®, VA-WOW® (VA®), Velvet®, Cupid® e Woman's® ou O'lavie (Figura 71.6 e Tabela 71.3).

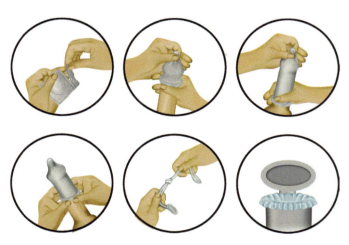

Figura 71.5 Orientações para a inserção correta do preservativo externo.

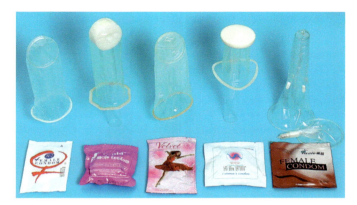

Figura 71.6 Os cinco modelos de preservativos internos disponíveis no mercado, da esquerda para a direita: FC2®, Cupid®, Velvet®, VA-Wow® (VA®) e Woman's® ou O'lavie®.

O FC2® é fabricado com uma borracha sintética de nitrila, também chamada "látex sintético". Tem formato de tubo transparente, apresentando um anel em cada extremidade (Figura 71.6). O anel móvel, de polipropileno, fica no interior da extremidade fechada e auxilia uma melhor adaptação do preservativo ao fundo vaginal. O anel fixo e maleável, situado externamente, mantém a outra extremidade aberta recobrindo a parte central da vulva, ajudando a protegê-la e impedindo que o preservativo entre na vagina durante o coito. O FC2® se adapta de maneira frouxa, mas de forma segura, auxiliada pela presença de um lubrificante à base de silicone (dimeticona) de alta viscosidade, que aumenta a aderência na mucosa genital. O VA-WOW® (ou VA®) é composto de borracha natural ou látex natural e tem comprimento menor que o anterior. É lubrificado com silicone, tem formato de bolsa e contém no fundo fechado uma esponja macia de poliuretano embebida em espermicida (nonoxinol 9) (Figura 71.6). A esponja no seu interior e o anel rígido externo (levemente triangular) auxiliam na manutenção do preservativo na posição correta durante a relação sexual. Ambos podem ser usados com lubrificante à base de água e não podem ser reutilizados. O Cupid® é feito de látex natural e possui desenho similar ao do VA-Wow®, diferindo apenas no formato do anel externo octogonal (Figura 71.6). O Woman's® ou O'lavie® é uma bolsa feita de poliuretano com apenas um anel de abertura. O fundo da bolsa vem inserido em uma cápsula cilíndrica hidrossolúvel, em formato de tampão, para facilitar a sua inserção. Quando introduzida na vagina, a cápsula se dissolve e a camisinha se expande. Possui pequenas espumas presas na face externa da bolsa que aumentam a sua aderência nas paredes vaginais e ajudam a mantê-la no lugar certo para iniciar a relação sexual. Vem acompanhado com um sachê de lubrificante à base de água e silicone (Figura 71.6) (National Female Condom Coalition, 2015).

Está em fase de estudos, ainda não comercializado, um preservativo interno chamado "Origami", feito de silicone, o que permite ser reutilizável. Ele é sanfonado e vem retraído na embalagem. Uma vez inserido no interior da vagina, ele se expande como "o fole de uma sanfona". O anel externo é desenhado para se acomodar sobre a vulva, em vez de permanecer solto como em modelos antigos.

Tabela 71.3 Modelos comerciais de preservativos internos disponíveis no mercado.

Preservativos internos					
	Sintético	Natural	Natural	Natural	Sintético
	Polímero FC2®	Látex	Látex	Látex	
Nome comercial	Reality® (Brasil) Femidon® Protectiv® Care® e muitos outros	Velvet®	L'Amour® (Brasil) VA-Wow®	L'Amour Premium® (Brasil) Cupid® Jeitosa®	Woman's® O'lavie® (China) Maximum Diva® Whisper® V Female Condom®
Fabricante	The Female Health Company, Malásia	HLL Lifecare Ltd, Índia	Medtech Products Ltd, Índia	Cupid Ltd, Índia	Shanghai Dahua Medical Apparatus Company, China
Status regulatório ano	FC2® US FDA: 2009 WHO/UNFPA: 2007, 2012 e 2015 CE Mark	Velvet® WHO/UNFPA: 2016 CE Mark SABS Mark WHO/UNFPA	VA-Wow® 2002 CE Mark e Anvisa em processo de avaliação pela WHO	Cupid® WHO/UNFPA: 2012 e 2015 Pela CE Mark e Agência reguladora indiana e Anvisa Em processo de avaliação pela FDA	Woman's® FDA de Shangai: 2011, CE Mark: 2010, SABS: 2011, WHO: 2016 e em processo de avaliação pela Anvisa
Distribuição	143 países	Austrália, Bahamas, Brasil, Equador, Índia e Nepal	Europa, Índia e Brasil	18 países, entre eles: Brasil, Índia, Indonésia, República do Quirguizistão, Moçambique, Holanda e África do Sul	China, Europa e África do Sul
Material	FC2® – Borracha nitrílica (látex sintético)	Borracha natural (látex natural)	Borracha natural (látex natural)	Borracha natural (látex natural)	Poliuretano
Espessura (mm)	0,045 a 0,052	0,04 a 0,06	0,07	0,11	0,03
Dimensões em mm (largura/comprimento)	78/170 Anel interno: 58 Anel externo: 71	83/163 a 183	75/90	75/125 a 145	81/217 a 237
Lubrificante	Silicone (dimeticona)	Silicone	Silicone	Silicone	Silicone com aroma de baunilha
Espermicida	Nenhum	Nenhum	Nonoxinol 9	Nenhum	Nenhum

Anvisa: Agência Nacional de Vigilância Sanitária no Brasil; CE Mark: European Community Marking; FC1®: *Female Condom 1*, primeira versão do preservativo interno; FC2®: *Female Condom 2*, segunda versão do preservativo; SABS: South African Bureau of Standards; UNFPA: Fundo de População das Nações Unidas; VA-WOW®: *worn of women*.

As taxas de falha dos preservativos internos de primeira geração (FC1®) variam de 5 a 21%, ou seja, podem ocorrer de 5 a 21 gestações por 100 mulheres no primeiro ano de uso do método (Trussell *et al.*, 2008).

Um estudo controlado, randomizado, com 572 mulheres, mostrou que todos os três tipos de preservativos – Woman's®, VA-Wow® e Cupid® – não são menos confiáveis do que o FC2®, aumentando as chances de que outros modelos de camisinha interna possam ser oferecidos e ganhem maior aceitação mundial (Beksinska *et al.*, 2013).

Essas variações de falha do uso dos preservativos dependem do uso "perfeito", ou seja, da forma ideal, com manuseio correto e em todas as relações, e do uso "típico", que se refere ao modo como a média dos usuários utiliza o método na prática, apresentando falhas reais de uso. Na Figura 71.7, seguem as recomendações de inserção e retirada do preservativo interno no modelo FC2®.

Os exemplos típicos de uso incorreto incluem:

- A introdução do preservativo após ter ocorrido alguma penetração
- O deslizamento do anel externo, nos modelos flexíveis, para dentro da vagina (invaginação)
- Erro no trajeto do pênis, com penetração por fora do *condom* (desvio de direção)
- Uso de quantidade insuficiente de lubrificante, acarretando tendência para aderência do *condom* e deslocamento dele com o pênis em vez de permanecer fixo dentro da vagina (deslizamento)
- Roturas
- Reaproveitamento do método durante mais de um intercurso sexual.

Todos esses equívocos expõem ao risco de gravidez e ambos os parceiros em risco de adquirir uma DST.

1. Abra o pacote de preservativo interno com cuidado; rasgue o entalhe na parte superior direita da embalagem. Não use tesoura ou faca para abrir.
2. O anel externo cobre a área ao redor da abertura da vagina. O anel interno é usado para inserção e para ajudar a manter o preservativo corretamente posicionado no local durante a relação sexual.

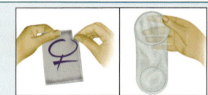

3. Enquanto segura o preservativo interno na extremidade fechada, segure o anel interno flexível e aperte-o com o polegar e o dedo do indicador para que ele fique longo e estreito.

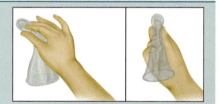

4. Escolha uma posição que seja confortável para a inserção – em pé com uma das pernas fletidas, agachada ou deitada.

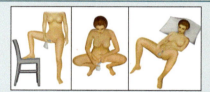

5. Comprima o anel interno e insira completamente na vagina.
6. Coloque o dedo indicador no interior do preservativo e empurre o anel interno até o fundo da vagina. O anel externo deve permanecer na parte externa da vagina, recobrindo a vulva.

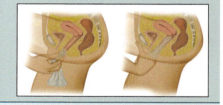

7. O preservativo interno está agora no lugar e pronto para uso.
8. Na penetração, guie suavemente com a mão o pênis para se certificar de que ele entrará corretamente. Certifique-se de que o pênis não penetrou por fora do preservativo.

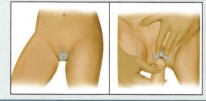

9. Para remover o preservativo interno, torça o anel externo e puxe suavemente a camisinha para fora.
10. Enrole o preservativo na embalagem ou no tecido e jogue-o no lixo. Não jogue no vaso sanitário.

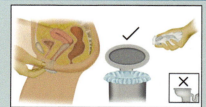

Figura 71.7 Orientações para a inserção correta do preservativo interno.

Diafragma

O diafragma é um dispositivo vaginal de anticoncepção que consiste em um capuz macio de borracha, côncavo, com borda flexível, que cobre parte da parede vaginal anterior e o colo uterino. Serve como uma barreira cervical à ascensão do espermatozoide da vagina para a cavidade uterina.

Estão disponíveis os modelos de fabricação nacional e importados, em diferentes numerações (55 a 95 mm de diâmetro), de látex natural ou sintéticos. São reutilizáveis, e o prazo de validade é em torno de 3 a 5 anos.

No Brasil, existe o modelo sintético, feito de silicone, com tamanhos de 70 a 85 mm de diâmetro e com prazo de validade de 3 anos (Figura 71.8).

Entre os anos 1930 e 1960, o diafragma teve grande aceitação, mas com o advento de métodos anticoncepcionais reversíveis e altamente eficazes, como os anticoncepcionais orais e dispositivos intrauterinos, passou a ser menos utilizado.

Requer instruções claras e treinamento adequado pelo profissional de saúde, incluindo o autoexame pélvico, necessários para o seu uso correto. Tem tamanho individual para cada paciente e deve ser medido pelo médico de acordo com as etapas ilustradas na Figura 71.9. Se o anel medidor do diafragma escolhido for correto, a borda anterior dele se encaixará perfeitamente atrás do púbis e a borda posterior se apoiará no fórnice vaginal posterior. Dessa forma, o diafragma estará na posição correta: recobrindo o colo uterino e a parede vaginal anterior. No tamanho correto, não deverá causar desconforto ou se deslocar com a mobilização da paciente.

Após a medição, indique para a paciente um dos modelos disponíveis no mercado correspondente ao número do diafragma medidor. Oriente a paciente que retorne às consultas seguintes para treinamento e acompanhamento do método.

O médico deverá treinar a paciente para a colocação correta, certificando-se sempre de que o diafragma esteja recobrindo totalmente o colo uterino, segundo as orientações ilustradas na Figura 71.10.

Deve ser inserido antes da ejaculação vaginal e ser retirado após 6 horas. Não deve permanecer por mais de 24 horas para não haver exposição a infecções vaginais.

Vale ressaltar que o diafragma não protege contra HIV, papilomavírus humano (HPV), herpes genital e *Trichomonas*, porque não recobre a parede vaginal e a vulva. Entretanto, é capaz de diminuir a incidência de cervicite e doença inflamatória pélvica por gonococos e clamídia (Rosenberg *et al.*, 1992; Minnis e Padian, 2005). A paciente pode apresentar fluxo vaginal intenso com odor fétido caso o diafragma seja deixado por muito tempo no local. Pode provocar dor pélvica, cólicas, retenção e infecção urinária (Fihn *et al.*, 1996). A ocorrência de alergias e a síndrome do choque tóxico são raras (Schwartz *et al.*, 1989).

A taxa de gravidez com o uso do diafragma com espermicida é de 6 a 16% (índice de gestações em 100 mulheres no primeiro ano). Essas taxas variam em função do uso correto e consistente ao uso "típico" (Trussell *et al.*, 2008).

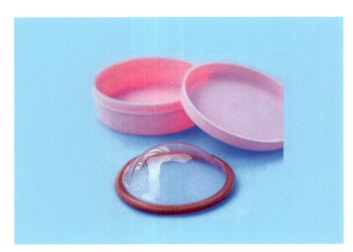

Figura 71.8 Diafragma de silicone.

1.	Introduza os dedos indicador e médio na vagina até que se toque o fundo do saco posterior, marcando-se a distância entre estes e o subpúbis com o polegar da mesma mão.	1
2.	Essa distância (ponta do dedo médio ou indicador até o polegar) deve ser aproximadamente o tamanho do diafragma medidor. Coloque o diafragma medidor na ponta do dedo, sem forçá-lo. Se a medida estiver correta, a outra extremidade do diafragma medidor corresponderá ao ponto marcado do polegar.	2
3.	Após o exame manual, deve-se testar o diafragma medidor. Deverão ser testados dois ou três tamanhos para se obter a medida adequada, justa e confortável. Escolha a medida de maior tamanho entre as que servirem na paciente. Isso se deve ao fato de que, ao usar o diafragma, a pessoa estará mais relaxada, garantindo que a medida escolhida continuará bem ajustada.	3 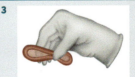
4.	Para testar o diafragma medidor, pressione-o entre os dedos indicadores e polegar, de maneira que sua forma circular se transforme em quase um oito (8). Introduza-o pelo canal vaginal até que sua borda inferior atinja o fundo do saco vaginal posterior.	4 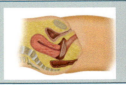

Figura 71.9 Orientações para a medição correta do diafragma pelo médico.

1. Introduza seu dedo indicador na vagina para cima e para trás. Movendo o dedo delicadamente, você sentirá o colo do útero, como uma saliência de consistência semelhante à ponta do nariz. Logo após a entrada da vagina, você sentirá o osso púbico. O diafragma deverá cobrir o colo do útero e se apoiar nesse osso púbico.

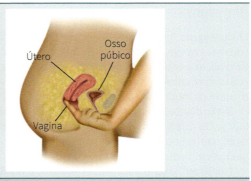

2. Coloque um pouco de geleia espermicida dentro do diafragma. Lubrifique a borda do diafragma com a geleia. Ele estará pronto para ser usado.

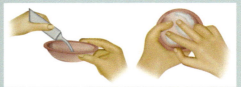

Figura 71.10 Orientações para a inserção e retirada do diafragma pela paciente.

Não está recomendado em pacientes com prolapsos genitais. Quando a usuária sofrer grande variação de peso, 10 kg ou mais, ou sofrer parto vaginal, a medida do anel deve ser reavaliada.

Espermicidas

São substâncias introduzidas na vagina antes da penetração vaginal, funcionando como método de barreira química à ascensão do espermatozoide para a cavidade uterina.

Existem no mercado em diferentes formas de apresentação: espumas, gel, cremes, película ou filme e comprimidos vaginais.

Devem ser colocados com no máximo 1 hora de antecedência da ejaculação vaginal. Atualmente, os espermicidas são pouco utilizados de forma isolada e podem ser associados a métodos de barreira mecânica para aumentar a sua efetividade.

No passado, foram utilizados alguns princípios ativos, mas atualmente o nonoxinol 9, na concentração de 2%, é o mais amplamente utilizado no Brasil e no mundo (Schwartz *et al.*, 1989; Cates e Raymond, 2004).

A taxa de gravidez é de 18 a 29% (índice de gestações em 100 mulheres no primeiro ano) (Trussell *et al.*, 2008).

Vale ressaltar que não deve ser utilizado em pacientes com alto risco ou portadoras de DST, principalmente HIV/AIDS, pela possibilidade de provocar microlesões nas mucosas (Van Damme *et al.*, 2002; Wilkinson *et al.*, 2002; World Health Organization, 2015).

Esponjas

São dispositivos pequenos, macios e circulares de poliuretano contendo espermicida (nonoxinol 9), colocados no fundo da vagina, recobrindo o colo uterino. Funcionam como um método anticoncepcional de barreira cervical impedindo a ascensão do espermatozoide da vagina para a cavidade uterina.

Antes da introdução vaginal, ela deve ser umedecida com água filtrada e espremida para distribuir o espermaticida. Permanece eficaz por 24 horas após a inserção, independentemente do número de coitos vaginais. Após a última ejaculação, ela deve permanecer por no mínimo 6 horas, não ultrapassando 24 a 30 horas (Figura 71.11).

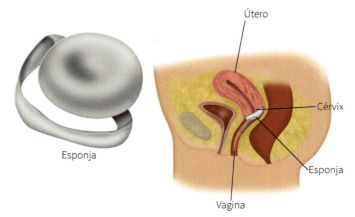

Figura 71.11 Modelo de esponja vaginal mais utilizada – Today®.

A taxa de gravidez é de 9 a 16% em nulíparas e de 20 a 32% em multíparas (índice de gestações em 100 mulheres no primeiro ano) (Trussell *et al.*, 2008).

São pouco prescritas como método anticoncepcional e não estão disponíveis no mercado brasileiro, apenas em alguns países como os EUA.

Capuz cervical

É um dispositivo menor que o diafragma, côncavo, que recobre e adere ao colo do útero, consistindo em um método de barreira cervical contra a ascensão do espermatozoide para a cavidade uterina. É usado com espermicidas, funcionando como métodos anticoncepcionais de barreira cervical.

Pode permanecer no canal vaginal por mais tempo que o diafragma, até 48 ou 72 horas. É raro, mas pode levar a infecção e síndrome do choque tóxico. Não deve ser utilizado em pacientes com alto risco ou portadoras de HIV/AIDS (World Health Organization, 2015).

A taxa de gravidez é de 9 a 16% em nulíparas e de 26 a 32% em multíparas (índice de gestações em 100 mulheres no primeiro ano) (Trussell *et al.*, 2008).

Não é prescrito no Brasil como método contraceptivo.

MÉTODOS CIRÚRGICOS (DEFINITIVOS)

Os métodos anticoncepcionais cirúrgicos são classificados como definitivos e devem seguir a legislação brasileira, sempre pautados na ética e no bom senso médico.

O planejamento familiar é um direito constitucional. A Lei nº 9.263, de 12 de janeiro de 1996 (Brasil, 1996), regulou o § 7º do Art. 226 da Constituição Federal, que trata do planejamento familiar.

A Lei Federal nº 14.443, sancionada em 2 de setembro de 2022, entrou em vigor em 5 de março de 2023, 180 dias após a sua publicação oficial (Brasil, 2022).

As mudanças para a realização da esterilização cirúrgica determinadas pela Lei nº 14.443 de 2022 são:

- Diminuição da idade mínima em 4 anos, ou seja, a partir dos 21 anos, permanecendo as outras condições "(…) ou, pelo menos, com 2 (dois) filhos vivos, desde que observado o prazo mínimo de 60 (sessenta) dias entre a manifestação da vontade e o ato cirúrgico"
- Permissão da cirurgia durante o período de parto, após 60 dias da manifestação da vontade
- Ausência da necessidade da concordância do cônjuge.

Lei Federal nº 14.443

"Art. 1º Esta Lei altera a Lei nº 9.263, de 12 de janeiro de 1996, para determinar prazo para oferecimento de métodos e técnicas contraceptivas e disciplinar condições para esterilização no âmbito do planejamento familiar.

Art. 2º A Lei nº 9.263, de 12 de janeiro de 1996, passa a vigorar com as seguintes alterações:

Art. 9º Para o exercício do direito ao planejamento familiar, serão oferecidos todos os métodos e técnicas de concepção e contracepção cientificamente aceitos e que não coloquem em risco a vida e a saúde das pessoas, garantida a liberdade de opção.

§ 1º A prescrição a que se refere o caput só poderá ocorrer mediante avaliação e acompanhamento clínico e com informação sobre os seus riscos, vantagens, desvantagens e eficácia. – (Redação dada pela Lei nº 14.443, de 2022)

§ 2º A disponibilização de qualquer método e técnica de contracepção dar-se-á no prazo máximo de 30 (trinta) dias. – NR (Nova Redação)

Art. 10. Somente é permitida a esterilização voluntária nas seguintes situações: (Artigo vetado e mantido pelo Congresso Nacional – Mensagem nº 928, de 19.8.1997)

I – em homens e mulheres com capacidade civil plena e maiores de 21 (vinte e um) anos de idade ou, pelo menos, com 2 (dois) filhos vivos, desde que observado o prazo mínimo de 60 (sessenta) dias entre a manifestação da vontade e o ato cirúrgico, período no qual será propiciado à pessoa interessada acesso a serviço de regulação da fecundidade, inclusive aconselhamento por equipe multidisciplinar, com vistas a desencorajar a esterilização precoce;

§ 2º A esterilização cirúrgica em mulher durante o período de parto será garantida à solicitante se observados o prazo mínimo de 60 (sessenta) dias entre a manifestação da vontade e o parto e as devidas condições médicas.

Art. 3º Fica revogado o § 5º do art. 10 da Lei nº 9.263, de 12 de janeiro de 1996.

§ 5º Na vigência de sociedade conjugal, a esterilização depende do consentimento expresso de ambos os cônjuges." (Brasil, 2022).

Aconselhamento pré-procedimento de esterilização

Independentemente do método de escolha para esterilização, deve ser enfatizado em consulta prévia o caráter irreversível de tais métodos, visto que estudos apontam grande taxa de arrependimento futuro – média de 14,7%, chegando a 20,3% em mulheres que fizeram esterilização com 30 anos ou menos (Curtis *et al.*, 2006). A todos os pacientes devem ser oferecidas outras opções de anticoncepção não definitiva, bem como devem ser expostos os riscos e benefícios de cada método. Um termo de consentimento deve ser feito, no qual a decisão da esterilização é compartilhada entre médico e paciente. Devem ser mencionadas as possibilidades de gravidez ectópica pós-fertilização e as taxas de falha. O aconselhamento deve ser reforçado e mais extenso quando se tratar de pessoa nulípara. O tempo entre a realização do procedimento de esterilização definitiva e a manifestação expressa da vontade do paciente não deve ser inferior a 60 dias.

Laqueadura tubária cirúrgica

A laqueadura tubária é o método de esterilização definitiva mais utilizado no Brasil e no mundo (Stuart e Ramesh, 2017). Há diversas técnicas para interromper a permeabilidade tubária e, assim, não permitir a passagem dos espermatozoides em encontro ao óvulo. O acesso à tuba pode ser feito por via laparotômica, laparoscópica, vaginal ou histeroscópica. Adiante discutiremos os aspectos de cada técnica.

Técnicas cirúrgicas de ligaduras

Pomeroy. A tuba é pinçada em seu segmento medial formando uma alça, que é ligada em sua base com fio absorvível e posteriormente cortada a parte superior da alça feita (Hoffman *et al.*, 2014).

Parkland. Inicia-se abrindo um espaço avascular na mesossalpinge com uma pinça hemostática e posterior ligadura da tuba com fio absorvível em dois pontos acima do espaço avascular criado. Esse espaço permite que se retire um pedaço maior de tuba e propicia maior afastamento dos cotos (Hoffman *et al.*, 2014).

Madllener. Semelhante à técnica de Pomeroy, porém, após feitura da alça de tuba, sua base é esmagada com pinça hemostática e ligada com fio absorvível, sem necessidade de se cortar o coto superior da alça (Hoffman *et al.*, 2014).

Uchida. Injeta-se uma solução salina de adrenalina na camada serosa muscular. É feita incisão longitudinal na tuba na face oposta à mesossalpinge e é retirado um segmento da tuba uterina dissecada. As bordas das serosas são posteriormente reaproximadas, deixando o coto proximal no seu interior ocultado e o coto distal exteriorizado (Hoffman *et al.*, 2014).

Irving. Semelhante à técnica de Parkland, porém o coto proximal da tuba é tracionado para dentro de uma bolsa feita na serosa uterina (com uma pinça hemostática dissecando-a), na região posterior do útero, tracionada e ancorada com a ajuda de um fio agulhado (Hoffman *et al.*, 2014).

Entre as técnicas, as de Pomeroy e Parkland são as mais comumente utilizadas. Irving e Uchida são mais raramente utilizadas, por terem como desvantagens a necessidade de maior dissecção, maior tempo cirúrgico e maior chance de lesão da mesossalpinge (Hoffman *et al.*, 2014; Gizzo *et al.*, 2014).

Via de acesso laparotômica

Todas as técnicas anteriormente descritas podem ser realizadas com uma incisão transversal suprapúbica durante o ato operatório em uma cesariana, no puerpério imediato ou nos intervalos entre as gestações.

A via de acesso da **minilaparotomia de intervalo** consiste na realização de uma incisão suprapúbica de 3 a 5 cm realizada fora do período de parto e puerpério sob anestesia.

A **via de acesso minilaparotômica no pós-parto vaginal** imediato (em geral até 48 horas) consiste na realização de uma pequena incisão peri e infraumbilical de 2 a 3 cm e diâmetro e 2 cm acima do fundo uterino, permitindo fácil acesso ao istmo tubário, que se encontra próximo à cicatriz umbilical enquanto não ocorre a involução uterina (World Health Organization, 1982; Vierhout, 1986). O procedimento é feito sob anestesia geral, raquianestesia ou bloqueio peridural. Alguns autores denominam essa técnica "Sauter" (Sauter, 1954). Com a publicação da nova lei brasileira de planejamento familiar em 2022, essa antiga via de acesso cirúrgica para a esterilização tubária voltou a ser utilizada.

Via de acesso vaginal

Técnica mais raramente usada, as tubas também podem ser acessadas por via vaginal. A cavidade abdominal é abordada através de incisão no fundo de saco posterior (colpotomia). Com uma gaze dobrada fixada a uma pinça longa, busca-se cada tuba, e elas são ligadas por meio de técnicas similares à laparotomia abdominal (Hoffman *et al.*, 2014). Quando há indicação de tratamento cirúrgico de um descenso vaginal anterior, o acesso às tubas pode ser feito anteriormente, após o descolamento da bexiga.

Laqueadura por via histeroscópica: Essure®

O Essure® foi aprovado como método de esterilização definitiva pela FDA em 2002 e **descontinuado** em 2018 após a Bayer recolher todos os dispositivos do mercado e interromper sua produção (FDA, 2021). Consistia em um dispositivo flexível e espiralado de aço inoxidável, de aproximadamente 4 cm, envolto em fibras de polietileno tereftalato (PET) e cobertas por uma liga de níquel e titânio. O dispositivo era inserido nas tubas uterinas bilateralmente por meio de vídeo-histeroscopia. Após colocado, o dispositivo se expandia e fixava às paredes da tuba, que acabavam por ocluir seu óstio (Fantasia, 2017; McMartin, 2013).

Além dos riscos de perfuração uterina e das tubas, do deslocamento do dispositivo, reações alérgicas imediatas e tardias provocadas pelo níquel, os efeitos colaterais a longo prazo foram determinantes para a descontinuidade do método. Eles incluem dor pélvica crônica, dispareunia, dismenorreia e dor lombar (Fantasia, 2017; McMartin, 2013; Câmara *et al.*, 2017).

No Brasil, o Essure® é **proibido** pela Anvisa desde fevereiro de 2017. O órgão emitiu uma resolução suspendendo a importação, distribuição e comercialização, baseado no aumento de queixas das pacientes e na categoria de risco máximo imposto ao produto pela FDA à época. Em 2021, o Ministério da Saúde lançou nota técnica recomendando que os estados que utilizaram o método realizem busca ativa de todas as mulheres submetidas ao procedimento contraceptivo e, ao serem identificadas, que sejam informadas quanto à retirada ou não do sistema (Brasil, 2021), devendo ser acompanhadas para avaliação clínica e ginecológica, bem como avaliação especializada em caso de indicação médica para a sua remoção. Ainda orienta que as usuárias do método possam ser acompanhadas por equipe multiprofissional incluindo acompanhamento psicossocial.

Esterilização laparoscópica

As técnicas de esterilização laparoscópica incluem eletrocoagulação, oclusão tubária mecânica com clipes ou anel e salpingectomia bilateral.

A eletrocoagulação pode ser feita com energia monopolar ou bipolar (preferencialmente) e deve ser feita a dessecação em três pontos ou mais de cada tuba, a fim de garantir sua oclusão e efeito contraceptivo. Com a técnica correta, a taxa de gravidez em 5 anos é de 3,2 a cada 1.000 mulheres (Stuart e Ramesh, 2017).

Os clipes para oclusão (*Hulka clip* ou *Filshie clip*) são feitos de titânio e colocados a 1 ou 2 cm da área cornual, causando oclusão imediata das tubas com posterior necrose da região.

O anel é uma banda de silicone inerte e radiopaca que é colocada nas tubas por meio de um aplicador laparoscópico.

Tanto o clipe como o anel têm resultados similares, e sua escolha normalmente é baseada no tipo de material laparoscópico que se encontra disponível na instituição. Sua taxa de falha em 5 anos é de 2,4 a 10 gestações a cada 1.000 mulheres (Stuart e Ramesh, 2017).

Quando se comparam as técnicas de laparoscopia com minilaparotomia, ambas são igualmente eficazes e apresentam a mesma taxa de complicação intraoperatória, porém a laparoscopia apresenta taxas significativamente menores de complicações no pós-operatório, menor tempo cirúrgico (mesmo que sem importância clínica) e menor tempo de internação hospitalar (Gizzo *et al.*, 2014).

Salpingectomia laparoscópica

O número de realizações de salpingectomia laparoscópica vem aumentando cada vez mais, especialmente desde 2015, quando a sociedade de oncologistas ginecológicos publicou uma recomendação de que a salpingectomia bilateral era uma medida para a prevenção do câncer ovariano, principalmente nas pacientes consideradas de alto risco, como as portadoras de mutação dos genes BRCA1 e BRCA2 (Walker *et al.*, 2015).

O American College of Obstetricians and Gynecologists (ACOG) emitiu a opinião de que a salpingectomia deve ser discutida e considerada no momento da esterilização por seus benefícios contraceptivos e pela redução do risco de câncer ovariano. Deve ser dada preferência à salpingectomia total do que à fimbriectomia, se possível (American College of Obstetricians and Gynecologists, 2019).

Soma-se o fato de a salpingectomia ser um método realmente definitivo e, com a redução do risco de câncer ovariano e de gravidez tubária, ela é uma cirurgia que diminui o risco de novas intervenções futuras (Castellano *et al.*, 2017).

Deve-se ressaltar, contudo, que essa técnica reduz, porém não elimina totalmente o risco de gestação ectópica, uma vez que ainda há risco de gravidez ectópica intersticial (Stuart e Ramesh, 2017).

Não há aumento do tempo cirúrgico significativo quando se compara a salpingectomia com métodos tubários oclusivos clássicos, como clipes e eletrocoagulação (em média, aumento de 6 a 10 minutos). Também não há diferença na taxa de complicação intraoperatória, pós-operatória imediata ou tardia (Stuart e Ramesh, 2017; Castellano *et al.*, 2017).

Ainda há preocupação de se investigar se a salpingectomia bilateral reduziria o fluxo sanguíneo para o ovário e, assim, comprometeria a reserva ovariana. Porém, em metanálise, concluiu-se que não há nenhum efeito a curto prazo na vascularização ovariana (Mohamed *et al.*, 2017). Outros estudos ainda estão em andamento para saber os resultados a longo prazo.

Vasectomia

A vasectomia é um método de esterilização masculina definitiva que consiste na secção e ligadura ou oclusão dos ductos deferentes. Embora seja um procedimento tipicamente realizado por urologistas, é importante ao ginecologista estar familiarizado com o método, visto que a consulta de planejamento familiar na grande maioria das vezes se inicia no seu consultório. Saber dos riscos e benefícios, bem como esclarecer sobre preconceitos e dúvidas do casal, é essencial ao profissional de saúde da mulher para uma boa escolha, em conjunto, do método de contracepção definitiva do casal e mandatório para um bom encaminhamento ao urologista.

Dados americanos mostram que, hoje em dia, a vasectomia é utilizada por 6 a 13% dos casais nos EUA. Mesmo assim, é considerado um método subutilizado, tendo um número 3 vezes maior de casais que optam pela laqueadura tubária, mesmo essa sendo mais cara e com maior morbidade (Johnson e Sandlow, 2017).

A vasectomia pode ser realizada em ambiente ambulatorial com anestesia local. Através de uma pequena incisão na bolsa escrotal, é individualizado o ducto deferente, seccionado e seus cotos ligados e cauterizados e/ou interpostos pela fáscia. A incisão pode ser feita com um bisturi ou diretamente com uma pinça de dissecção através da pele (Johnson e Sandlow, 2017). Um estudo comparativo mostrou que a técnica sem bisturi resulta em menor sangramento, hematoma, infecção e dor em relação à técnica convencional e está cada vez sendo mais priorizada. Essas complicações ocorrem em 1 a 2% quando é realizada pela técnica sem bisturi (Cook *et al.*, 2006).

Outra complicação pode ser o desconforto testicular, que pode durar de 2 a 4 semanas e costuma ter boa resposta com tratamento conservador com anti-inflamatórios não esteroidais (AINEs) (Johnson e Sandlow, 2017). A dor escrotal crônica pós-vasectomia (ou síndrome da dor pós-vasectomia) é a complicação mais desagradável e de difícil tratamento. Ocorre em 1 a 2% dos casos e é caracterizada por dor testicular intermitente por 3 meses ou mais. O tratamento deve ser com AINEs ou, se associado a um granuloma, a sua retirada cirúrgica pode aliviar a dor. Se associado à ejaculação dolorosa, a reversão da vasectomia ou a epididimectomia deve ser oferecida, com bons resultados (Sinha e Ramasamy, 2017).

O paciente deve ser sempre informado de que a vasectomia não é um método com efetividade imediata. Outro método de contracepção deve ser associado até que a confirmação de oclusão ductal seja feita com um espermograma pós-procedimento. A análise seminal normalmente é feita de 8 a 12 semanas pós-vasectomia e deve apresentar azoospermia ou raros espermatozoides imóveis.

Em casos de achados de mais de 100.000 espermatozoides imóveis ou espermatozoides móveis no ejaculado, o casal deve ser aconselhado a seguir com outro método anticoncepcional e repetir nova análise de sêmen em 2 a 3 meses (Johnson e Sandlow, 2017).

É necessário reforçar que a vasectomia é um método definitivo e irreversível. Na consulta de aconselhamento, também é importante ressaltar que a vasectomia não causa diminuição da libido, não interfere na atividade sexual ou ereção e nem diminui o volume do ejaculado, pois esses assuntos são comumente perguntados em consultório.

REFERÊNCIAS BIBLIOGRÁFICAS

AMERICAN COLLEGE OF OBSTETRICIANS AND GYNECOLOGISTS – ACOG. *ACOG patient education*: natural family planning. Washington DC: ACOG, 2003.

AMERICAN COLLEGE OF OBSTETRICIANS AND GYNECOLOGISTS – ACOG. ACOG Committee opinion no. 774: opportunistic salpingectomy as a strategy for epithelial ovarian cancer prevention. *Obstetrics and Gynecology*, v. 133, n. 4, p. 279-284, 2019.

BEKSINSKA, M. E. *et al.* Performance and safety of the second-generation female condom (FC2) versus the Woman's, the VA worn-of-women, and the Cupid female condoms: a randomised controlled non-inferiority cross-over trial. *Lancet Global Health*, v. 1, n. 3, p. 146-52, 2013.

BOUCHARD, T. P.; GENUIS, S. J. Personal fertility monitors for contraception. *Canadian Medical Association Journal*, v. 183, n. 1, p. 73-76, 2011.

BRASIL. Lei nº 9.263, de 12 de janeiro de 1996. Regula o § 7º do art. 226 da Constituição Federal, que trata do planejamento familiar, estabelece penalidades e dá outras providências. *Diário Oficial da União*: Brasília, 1996.

BRASIL. Lei federal nº 14.443, de 2 de setembro de 2022. Altera a Lei nº 9.263, de 12 de janeiro de 1996, para determinar prazo para oferecimento de métodos e técnicas contraceptivas e disciplinar condições para esterilização no âmbito do planejamento familiar. *Diário Oficial da União*: Brasília, 2022.

BRASIL. Ministério da Saúde. Nota Técnica nº 7 de 2021. Disponível em: https://egestorab.saude.gov.br/image/?file=20210316_N_NotaTecnican72021DAPESSAPSMS_7785890005423604548.pdf. Acesso em 24 jul. 2024.

CÂMARA, S. *et al.* Essure® present controversies and 5 years' learned lessons: a retrospective study with short- and long-term follow-up. *Gynecological Surgery*, v. 14, n. 1, p. 20, 2017.

CASTELLANO, T. *et al.* Risks and benefits of salpingectomy at the time of sterilization. *Obstetrical and Gynecological Survey*, v. 72, n. 11, p. 663-668, 2017.

CAREY, R. F.; LYTLE, C. D.; CYR, W. H. Implications of laboratory tests of condom integrity. *Sexually Transmitted Diseases*, v. 26, p. 216, 1999.

CATES, W. JR.; RAYMOND, E. G. Vaginal spermicides. *In*: HATCHER, R. A. *et al.* (ed.). *Contraceptive technology*. 18. ed. New York: Ardent Media, 2004. p. 355-363.

CHOI, J.; CHAN, S.; WIEBE, E. Natural family planning: physicians' knowledge, attitudes, and practice. *Journal of Obstetrics and Gynaecology Canada*, v. 32, n. 7, p. 673-678, 2010.

CLELAND, J.; ALI, M. M. Reproductive consequences of contraceptive failure in 19 developing countries. *Obstetrics and Gynecology*, v. 104, n. 2, p. 314-320, 2004.

COOK, L. A. *et al.* Scalpel versus no-scalpel incision for vasectomy. *The Cochrane Database of Systematic Reviews*, n. 4, CD004112, 2006.

COUPLE TO COUPLE LEAGUE. *Sympto-thermal method of NFP*. [s.d.]. Disponível em: http://ccli.org/nfp/stm-method/index.php. Acesso em: 12 set. 2011.

CURTIS, K. M.; MOHLLAJEE, A. P.; PETERSON, H. B. Regret following female sterilization at a young age: a systematic review. *Contraception*, v. 73, n. 2, p. 205-210, 2006.

FANTASIA, H. C. Update on the Essure system for permanent birth control. *Nursing for Women's Health*, v. 21, n. 5, p. 401-405, 2017.

FIHN, S. D. *et al.* Association between use of spermicide-coated condoms and Escherichia coli urinary tract infection in young women. *American Journal of Epidemiology*, v. 144, n. 5, p. 512-520, 1996.

FOOD AND DRUG ADMINISTRATION – FDA. Problems Reported with Essure. *FDA*, 2021. Disponível em: https://www.fda.gov/medical-devices/essurepermanent-birth-control/problems-reported-essure. Acesso em: 6 jan. 2024.

GALLO, M. F.; GRIMES, D. A.; SCHULZ, K. F. Nonlatex vs. latex male condoms for contraception: a systematic review of randomized controlled trials. *Contraception*, v. 68, n. 5, p. 319-326, 2003.

GEORGETOWN UNIVERSITY. Institute for Reproductive Health. *About SDM*, [s.d.]. Disponível em: http://www.irh.org/?q=content/standard-days-method-sdm. Acesso em: 12 set. 2011.

GIZZO, S. *et al.* Female sterilization: update on clinical efficacy, side effects and contraindications. *Minimally Invasive Therapy and Allied Technologies*, v. 3, n. 5, p. 261-270, 2014.

HIMES, N. E. *Medical hystory of contraception*. New York: Schoken Books, 1970.

HOFFMAN, B. *et al. Ginecologia de Williams*. 2. ed. Porto Alegre: Artmed, 2014.

JOHNSON, D.; SANDLOW, J. Vasectomy: tips and tricks. *Translational Andrology and Urology*, v. 6, n. 4, p. 704-709, 2017.

KENNEDY, K. I.; LABBOK, P. M.; VAN LOOK, H. F. Lactational amenorrhea method for family planning. *International Journal of Gynaecology and Obstetrics*, v. 54, n. 1, p. 55-57, 1996.

KNAUSS, H. El momento de la ovulation. *In*: KNAUS, H. *La fisiologia de la reproduccion em el hombre*. Madrid: Espasa-Calpe, 1952. p. 424-41.

MARQUETTE UNIVERSITY. *Natural Family Planning*. [s.d.];. Disponível em: http:/nfp.marquete.edu. Acesso em: 12 set. 2011.

MCMARTIN, K. Hysteroscopic tubal sterilization: an evidence-based analysis. *Ontario Health Technology Assessment Series*, v. 13, n. 21, p. 1-35, 2013.

MINNIS, A. M.; PADIAN, NS. Effectiveness of female controlled barrier methods in preventing sexually transmitted infections and HIV: current evidence and future research directions. *Sexually Transmitted Infections*, v. 81, n. 3, p. 193-200, 2005.

MOHAMED, A. A. *et al.* Ovarian reserve after salpingectomy: a systematic review and meta-analysis. *Acta Obstetricia et Gynecologica Scandinavica*, v. 96, n. 7, p. 795-803, 2017.

NATIONAL FEMALE CONDOM COALITION. *FDA letter urging female condom down-classification*, 2015. Disponível em: http://www.nationalfccoalition.org/fda-letter-urging-female-condom-down-classification. Acesso em: 12 jan. 2018.

ROSENBERG, M. J. *et al.* Barrier contraceptives and sexually transmitted diseases in women: a comparison of female-dependent methods and condoms. *American Journal of Public Health*, v. 82, n. 5, p. 669-674, 1992.

SAUTER H. Sterilisation post partum von einem Periumbilicalschnitt aus [Sterilization post partum from a periumbilical incision]. *Schweizerische Medizinische Wochenschrift*, v. 84, n. 11, p. 325, 13 mar. 1954.

SCHWARTZ, B. *et al.* Nonmenstrual toxic shock syndrome associated with barrier contraceptives: report of a case-control study. *Reviews of Infectious Diseases*, v. 11, Suppl 1, p. S43-8, 1989.

SINHA, V.; RAMASAMY, R. Post-vasectomy pain syndrome: diagnosis, management and treatment options. *Translational Andrology and Urology*, v. 6, Suppl 1, p. 44-47, 2017.

STEINER, M. *et al.* The impact of lubricants on latex condoms during vaginal intercourse. *International Journal of STD and AIDS*, v. 5, n. 1, p. 29-36, 1994.

STUART, G. S.; RAMESH, S. S. Interval Female Sterilization. *Obstetrics and Gynecology*, v. 131, n. 1, p. 1, 2017.

TRUSSEL, J. Contraceptive efficacy. *In*: HATCHER, R. A. *et al.* (eds.) *Contraceptive technology*. 19. ed. (rev.) New York: Ardent Media, 2007. p. 748-826.

TRUSSELL, J. Contraceptive failure in the United States. *Contraception*, v. 70, n. 2, p. 89-96, 2004.

TRUSSELL, J. *et al.* (ed.). *Contraceptive technology*. 19. ed. New York, NY: Ardent Media, 2008. p. 343-60.

VAN DAMME, L. *et al.* Effectiveness of COL-1492, a nonoxynol-9 vaginal gel, on HIV-1 transmission in female sex workers: a randomised controlled trial. *Lancet*, v. 360, p. 971-977, 2002.

VAN DER WIJDEN, C.; KLEIJNEN, J.; VAN DEN BERK, T. Lactational amenorrhea for family planning. *The Cochrane Database of Systematic Reviews*, n. 4, CD001329, 2003.

VEKEMANS, M. Postpartum contraception: the lactational amenorrhea method. *The European Journal of Contraception and Reproductive Health Care*, v. 2, n. 2, p. 105-111, 1997.

VIERHOUT, M. E. Umbilical incision for post-partum tubal ligation. *Tropical Doctor*, v. 16, n. 2, p. 80, Apr. 1986.

VOELLER, B. *et al.* Mineral oil lubricants cause rapid deterioration of latex condoms. *Contraception*, v. 39, p. 95-102, 1989.

WALKER, J. L. *et al.* Society of Gynecologic oncology recommendations for the prevention of ovarian cancer. *Cancer*, v. 121, n. 13, p. 2108-2120, 2015.

WILKINSON, D. *et al.* Nonoxynol-9 for preventing vaginal acquisition of HIV infection by women from men. *The Cochrane Database of Systematic Reviews*, n. 4, CD003936, 2002.

WORLD HEALTH ORGANIZATION – WHO. Mini-incision for post-partum sterilization of women: a multicentred, multinational prospective study. *Contraception*, v. 26, n. 5, p. 495-503, Nov. 1982.

WORLD HEALTH ORGANIZATION – WHO. *Medical eligibility criteria for contraceptive use*. WHO, 2015. Disponível em: whqlibdoc.who.int/publications/2009/9789241563888_eng.pd. Acesso em: 12 jan. 2018.

WORLD HEALTH ORGANIZATION – WHO. *The female condom*: a review. Geneva: WHO, 1997.

CAPÍTULO **72**

Anticoncepcional Hormonal Combinado

Milena Bastos Brito • Ilza Monteiro • Zsuzsanna Jármy Di Bella

INTRODUÇÃO

A anticoncepção moderna ofereceu à humanidade um avanço inestimável na qualidade de vida, principalmente às mulheres, que hoje conseguem planejar quando e se desejam engravidar. A maternidade passou a ser um direito, e não um dever, a partir da opção de escolha de métodos contraceptivos eficazes. O advento do anticoncepcional hormonal combinado (AHC), que marca o início dessa nova fase da anticoncepção, é resultado da associação entre um componente estrogênico e outro progestogênico, sendo este último o principal responsável pela eficácia contraceptiva, visto que provoca anovulação por inibição do eixo hipotálamo-hipófise-ovariano.

HISTÓRIA

A história da anticoncepção hormonal moderna começa na primeira metade da década de 1950, com o surgimento de uma pílula composta exclusivamente de progestagênios. O curto tempo de ação desse composto obrigou à esterificação dos progestagênios e levou ao surgimento de um grande número de novos ésteres de ação prolongada. Embora altamente eficazes, esses compostos contraceptivos provocavam sangramento irregular; a adição de um componente estrogênico melhorou significativamente esse controle (Population Reports, 1984). A partir de então, a chamada "pílula anticoncepcional" foi o grande marco da anticoncepção. Assim, o primeiro anticoncepcional hormonal a ser utilizado foi a pílula contraceptiva combinada contendo 10 mg de noretinodrel e 150 µg de mestranol (Enovid®).

Os AHCs podem ser administrados por várias vias, sendo o contraceptivo oral combinado (COC) o mais conhecido deles e o mais utilizado no Brasil e em quase todo o mundo (World Health Organization, 2015b). Apresenta alta eficácia quando usado em modo ideal e está associado a benefícios não contraceptivos, como alívio dos sintomas menstruais e até mesmo diminuição no risco de câncer de ovário e endométrio (Brown et al., 2017). Entre as décadas de 1960 e 1990, foram desenvolvidas várias novas formulações contraceptivas hormonais. Após uma década de inatividade, novas tecnologias voltaram a ser produzidas a partir dos anos 2000 (Sitruk-Ware, 2005).

Os AHCs foram responsáveis por redução de mortalidade materna e inclusão das mulheres no mercado de trabalho, ao permitir que a mulher (casal) planeje quando (se) deseja gestar, ao desvincular a relação sexual da gestação.

CLASSIFICAÇÃO

Podemos classificar os AHCs de acordo com a dose do componente estrogênico, a via de administração e a variação da dose por ciclo.

Em relação à dose do componente estrogênico, os AHCs são classificados em: alta dose (etinilestradiol [EE] ≥ 50 µg), baixa dose (EE: > 50 e < 20 µg) e ultrabaixa dose (EE ≤ 20 µg).

A variação de dose por ciclo é classificada como: monofásica (todos comprimidos iguais), bifásica (duas dosagens hormonais na cartela), trifásica (três variações hormonais na cartela) e quadrifásica (quatro variações hormonais na cartela). A separação em fases tem como principal objetivo o controle de sangramento irregular em mulheres que sangram durante o uso de AHCs monofásicos.

A forma de administração é apresentada em quatro grupos: injetável, vaginal, transdérmica e oral. Com exceção da via injetável, as outras apresentam a vantagem de não dependerem de um profissional de saúde para seu uso.

Anticoncepcionais hormonais combinados injetáveis

Utilizados mensalmente, dois AHCs injetáveis foram extensamente estudados pelo Programa Especial de Pesquisa, Desenvolvimento e Treinamento em Reprodução Humana (HRP) da Organização Mundial da Saúde (OMS). Um deles é composto de 5 mg de valerato de estradiol e 50 mg de enantato de noretisterona, e o outro, de 5 mg de cipionato de estradiol e 25 mg de acetato de medroxiprogesterona (Population Reports, 1995).

Anel vaginal contraceptivo

O anel vaginal é leve, flexível e composto por silicone inerte. Seu tamanho varia de 54 a 58 mm de diâmetro e libera esteroides quando em contato com a vagina. No Brasil, há uma única formulação que libera etonogestrel (120 µg/dia) e EE (15 µg/dia). O uso preconizado é que após a inserção seja mantido por 3 semanas e, então, removido por 1 semana, e um novo anel deve ser recolocado (Bjarnadottir et al., 2002). Há estudos, entretanto, mostrando benefícios do uso contínuo, sem pausa, do anel (Guazzelli et al., 2009).

Via transdérmica

Composto por EE (20 µg/dia) e norelgestromina (150 µg/dia), o patch é aplicado 1 vez/semana, seguido de 1 semana livre de hormônios. Uma única formulação de AHC transdérmico está acessível em todo o mundo (Abrams et al., 2001).

Via oral

Desde o desenvolvimento do EE em 1938 (Inhoffen et al., 1938), dos progestagênios na década de 1950 (Djerassi et al., 1952), seguidos da comercialização da pílula anticoncepcional na década de 1960, vários estudos foram publicados para elucidar sua segurança e eficácia. A busca pelo AHC ideal levou à diminuição na dosagem do componente estrogênico e novas vias de administração para aumentar a adesão ao seu uso.

Inicialmente utilizado em regime terapêutico de 21/7 dias, ou seja, 21 dias de uso de hormônios, com pausa de 7 dias livres de hormônios, atualmente apresenta o uso contínuo, o estendido e 24/4 dias que podem apresentar vantagens. Como o nome sugere, no uso contínuo não há interrupção das pílulas com hormônio e no uso estendido, as pausas acontecem 3 a 4 vezes/ano, dependendo do produto. O objetivo dessa mudança é diminuir o número de períodos de sangramento uterino, bem como os sintomas que o acompanham como dismenorreia ou cefaleias.

Os COCs mudaram significativamente nos últimos 50 anos. Embora a maioria utilize o EE, as doses diminuíram de 50 μg para 30, 20 e 15 μg, e novos compostos utilizam estrógeno natural (Bitzer e Simon, 2011).

Grande variedade de progestagênios está disponível, o que os classifica em gerações. Os compostos com levonorgestrel e a noretisterona constituem a segunda geração e gestodeno, desogestrel, norgestimato e acetato de ciproterona, a terceira. O uso da drospirenona como progestagênio inaugura a quarta geração (Bachmann e Kopacz, 2009). Entre as mais recentes formulações, estão um composto quadrifásico contendo valerato de estradiol e dienogeste e um monofásico combinando estradiol com acetato de nomegestrol (Whalen e Rose, 2011; Mueck e Sitruk-Ware, 2011; Chabbert-Buffet, 2011).

Geração dos progestagênios

A síntese de uma ampla variedade de progestagênios objetivou diminuir efeitos não contraceptivos como hirsutismo, acne, oleosidade da pele e do couro cabeludo ou retenção hídrica. A Tabela 72.1 sintetiza os efeitos não contraceptivos e sua potência, de acordo com o progestagênio.

MECANISMO DE AÇÃO

Os AHCs agem, primariamente, inibindo a secreção de gonadotrofinas, e o progestagênio é o principal responsável pelos efeitos contraceptivos observados. O principal efeito do progestagênio é a inibição do pico pré-ovulatório do hormônio luteinizante (LH), evitando, assim, a ovulação. Além disso, espessa o muco cervical, dificultando a ascensão dos espermatozoides; exerce efeito antiproliferativo no endométrio, tornando-o não receptivo à implantação; e altera a secreção e a peristalse das trompas de Falópio (Speroff, 1982).

O componente estrogênico age inibindo o pico do hormônio folículo-estimulante (FSH) e, com isso, evita a seleção e o crescimento do folículo dominante. Além disso, ele age para estabilizar o endométrio e potencializar a ação do componente progestagênio, por meio do aumento dos receptores de progesterona intracelulares. Essa última função do estrogênio possibilitou a redução do progestagênio nas formulações contraceptivas combinadas (Speroff, 1982).

EFICÁCIA

Múltiplas são as opções de AHCs disponíveis, e o seu uso correto e consistente é fundamental para manter a alta eficácia deles. Sempre se deve explicar para a mulher que procura orientação contraceptiva que todos os métodos contraceptivos têm taxas de falha, mas que o uso correto deles minimiza essas falhas.

A eficácia anticonceptiva é avaliada pela taxa de gravidezes não planejadas durante um tempo específico de exposição ao anticoncepcional. Atualmente, dois métodos são utilizados para medir a eficácia de um contraceptivo: o índice de Pearl e a análise da tabela de vida. O índice de Pearl é definido como o número de gestações por 100 mulheres por ano de exposição

Tabela 72.1 Efeitos hormonais e respectivas potências dos progestágenos modernos.

Classe farmacológicos	Moléculas	Atividade progestagênica	Atividade estrogênica	Atividade androgênica	Atividade antiandrogênica	Atividade glicocorticoide	Atividade mineralocorticoide
Progesterona micronizada	Progesterona micronizada	+	–	–	±	±	+
Pregnanos	Acetato de clormadinona	++	–	–	+	+	–
	Acetato de ciproterona	++	–	–	+++	+	–
	Acetato de medroxiprogesterona	+	–	+	–	–	–
Norpregnanos	Acetato de nomegestrol	+	–	–	–	–	–
19-etinil nortestosterona							
Estranos	Acetato de noretisterona	++	+	+	–	–	–
Gonanos	Levonorgestrel	++	–	+	–	±	–
	Gestodeno	++	–	+	–	±	–
	Norgestimato	++	–	±	–	–	–
	Desogestrel	++	–	+	–	–	–
19-nortestosterona não etinilada	Dienogeste	++	–	–	+	–	+
Derivados da espironolactona	Drospirenona	+	–	–	+	–	++

Adaptada de: Hugon-Rodin *et al.* 2014.

ao método contraceptivo. A análise da tabela de vida fornece a taxa de falha para cada mês de uso do método e pode fornecer uma taxa cumulativa para determinado período de tempo (US Food and Drug Administration, 2007).

Em cada contraceptivo há a taxa de falha inerente ao método (com o uso perfeito ou teórico dele, baseado em dados de pacientes monitoradas e motivadas) e a taxa de falha associada ao uso típico do método (o seu uso na vida real). Quanto mais dependente da usuária for o método para manter sua eficácia, maior será a diferença entre as taxas de falhas do uso perfeito e do uso típico do método. Com objetivo de reduzir o risco de esquecimento, existem formulações que incorporam pílulas não hormonais durante os dias de pausa.

A Tabela 72.2 mostra as taxas de falhas e de continuidade de cada método hormonal combinado em 1 ano de uso dele.

EFEITOS ADVERSOS

Ao prescrever uma medicação, deve-se sempre orientar a paciente sobre possíveis efeitos adversos comuns. Uma boa orientação sobre os seus possíveis efeitos adversos é fundamental para melhorar a aceitação e promover uso adequado de métodos contraceptivos, tornando-os, inclusive, mais eficazes. A seguir, descreveremos os efeitos adversos gerais e metabólicos dos AHCs.

Gerais

Os efeitos gerais podem ser relacionados ao componente estrogênico, progestagênico ou a ambos. Vale apenas lembrar que mesmo o estrogênio natural (valerato de estradiol ou 17-beta-estradiol) é capaz de promover os mesmos efeitos gerais que o EE; a diferença entre estes compostos é no impacto metabólico. Importante lembrar que muitos efeitos adversos relatados são associados a doses hormonais mais elevadas do que as utilizadas atualmente.

Os efeitos adversos com frequência superior a 1 caso por 1.000 usuárias estão apresentados na Tabela 72.3.

Um mito comumente associado ao uso de anticoncepcionais hormonais combinados está relacionado ao ganho de peso. Na realidade, a maioria das usuárias não altera o seu peso, porém uma pequena parcela (5 a 12%) pode ter aumento no peso corporal com o uso de qualquer AHC. A literatura tem mostrado que é difícil interpretar as alterações ponderais supostamente relacionadas aos métodos contraceptivos, pois a maioria dos estudos de longo período de acompanhamento com qualquer contraceptivo (inclusive os não hormonais) demonstra ganho ponderal entre as usuárias, sugerindo que esse ganho de peso

esteja relacionado a outros fatores externos. Assim, a média de ganho de peso associado aos métodos hormonais é geralmente igual à das usuárias de DIU de cobre, ou seja, de mulheres que não usam hormônio. Além disso, a interrupção dos contraceptivos combinados devido à alteração do peso não diferiu entre os grupos em que este foi estudado (Gallo *et al.*, 2014). Para finalizar este tópico, há um estudo que incluiu duas coortes suecas para avaliar o efeito dos contraceptivos combinados no peso e avaliou mulheres nascidas em 1962 e 1972, mostrando que a idade foi a única variável preditora de ganho de peso e que a mulher tende a ganhar 0,45 kg por ano dos 19 aos 44 anos. O uso de AHC não influenciou o ganho de peso ao longo do tempo (Lindh *et al.*, 2011).

Metabólicos

Sistema hemostático

O risco absoluto de trombose venosa profunda (TVP) em mulheres, sem fatores de risco, durante a menacme é muito baixo (menos de 5 casos por 10.000 mulheres). Os AHCs aumentam 2 a 6 vezes o risco de TVP comparados a não usuárias de AHC (Lidegaard *et al.*, 2011). O efeito pró-coagulante do EE sobre os fatores de coagulação é dose-dependente, e doses menores que 50 µg de EE reduzem pela metade o risco de TVP se comparadas com a taxa de TVP de AHC com doses maiores ou iguais a 50 µg de EE. O EE induz alterações no sistema de coagulação ao aumentar a síntese de alguns fatores de coagulação, reduzir alguns anticoagulantes naturais e, especialmente, promover resistência à proteína C ativada. O risco de tromboembolismo venoso e arterial das combinações com estrogênio natural foi estudado em dois grandes estudos de não inferioridade e o risco para trombose foi similar à combinação menos trombogênica, EE/levonorgestrel (Dinger *et al.*, 2016; Reed *et al.*, 2021). Portanto, todos os AHCs seguem os mesmos critérios de elegibilidade.

Tabela 72.3 Efeitos adversos relacionados ao estrogênio e aos progestagênios, geralmente quando em excesso.

Efeitos estrogênicos	Efeitos progestagênios
• Náuseas	• Tontura
• Vômitos	• Fadiga
• Mastalgia	• Aumento de apetite
• Cefaleia	• Acne e oleosidade da pele
• Irritabilidade	• Alteração do padrão de sangramento
• Edema	• Aumento de peso (AMPD)
• Cloasma	
• Alteração de resposta sexual	

Tabela 72.2 Percentual de mulheres que apresentam falha do anticoncepcional hormonal combinado durante o primeiro ano de uso (típico ou perfeito) e percentual de continuidade do uso ao final do primeiro ano.

Método	Taxa de falha do método (%) em 100 mulheres em 1 ano de uso		Taxa de continuidade do método (%) após 1 ano
	Uso típico	Uso perfeito	
Nenhum	85	85	n/a
Pílula	9	0,3	67
Adesivo/anel	9	0,3	67
Injetável mensal	3	0,05	56

Adaptada de: Trussell, 2011.

O componente progestagênio, quando associado ao estrogênio, também influencia no risco de trombose, sendo o levonorgestrel (o mais androgênico) o mais seguro, aumentando em 2 vezes o risco comparado a não usuárias de métodos hormonais. Os demais progestagênios aumentam em 4 a 6 vezes o risco, sem diferenças significativas entre eles (Lidegaard *et al.*, 2011). Como o risco absoluto de TVP é baixo, se a paciente não tiver fator de risco para TVP e se beneficiar de outro progestagênio, que não o levonorgestrel, deve-se prescrevê-lo sem receio. E o risco de trombose associado ao AHC não justifica o custo dos exames de triagem para trombofilia.

A trombose arterial, representada pelo infarto agudo do miocárdio (IAM) e acidente vascular cerebral (AVC), é uma patologia ainda mais rara durante a menacme. Da mesma forma que para TVP, doses de EE menores que 50 µg são associadas a menor risco dessas enfermidades, mas o tipo de progestagênio não influencia o risco de trombose arterial (Lidegaard *et al.*, 2012).

Metabolismo dos carboidratos

O EE reduz a sensibilidade à insulina. As formulações com estrogênios naturais induzem menos resistência à insulina que as formulações com EE. No entanto, as evidências atuais sugerem que não há diferença importante no metabolismo de carboidratos entre mulheres sem diabetes, em uso de AHC (Lopez *et al.*, 2014).

Metabolismo lipídico

Comumente os AHCs podem aumentar o colesterol de lipoproteínas de alta densidade (HDL) e os triglicérides (TG). O aumento de TG varia de 30 a 80% dos valores iniciais, independente da via de administração, mantendo níveis dentro da normalidade. Esse aumento é provocado pela síntese hepática de TG pelo EE. Assim, em mulheres com hipertrigliceridemia, devem-se preferir os métodos não hormonais ou aqueles contendo apenas progestagênio (World Health Organization, 2015a).

Efeito na pressão arterial

O EE presente na maioria do AHCs combinados aumenta a síntese hepática de angiotensinogênio, que, por sua vez, eleva a pressão arterial sistêmica por meio do sistema renina-angiotensina-aldosterona (Oelkers, 1996). Esse efeito é relevante quando a mulher já

é hipertensa, e a suspensão do método combinado é mandatória, visto que a descontinuação dele é uma importante medida de controle de pressão arterial nessas mulheres (Lubianca *et al.*, 2005). Em mulheres saudáveis, normotensas, essa alteração não traz repercussões clínicas (Brito *et al.*, 2011).

CONTRAINDICAÇÕES

Os critérios médicos de elegibilidade elaborados pela OMS representam um consenso a respeito das indicações e contraindicações sobre o uso de qualquer contraceptivo em diversas situações clínicas e devem ser seguidos para prescrição dos contraceptivos. Essas orientações são revistas periodicamente e podem ser facilmente acessadas gratuitamente no *site* da OMS. Outra fonte de busca atualizada confiável é o Centers for Disease Control and Prevention (CDC). Ambas as plataformas possuem *app*.

Na Tabela 72.4 está resumida a correspondência da categoria proposta pela OMS e seu significado clínico (World Health Organization, 2015a).

A Tabela 72.5 representa as situações clínicas com contraindicações absolutas aos AHCs.

É importante observar que a mudança da via de administração do estrogênio em contracepção não se traduz em benefício metabólico, diferentemente do que ocorre com a terapia de reposição hormonal no climatério. Isso porque o EE, comumente utilizado na AHC, tem elevada potência biológica comparado ao estradiol

Tabela 72.4 Critérios de elegibilidade médica para os métodos contraceptivos segundo a Organização Mundial da Saúde.

Categoria	Julgamento clínico
1	Utilizar o método em quaisquer circunstâncias
2	Utilizar o método de modo geral (os benefícios são maiores que os possíveis malefícios)
3	Não é recomendado o uso do método, a menos que métodos mais adequados não estejam disponíveis ou não sejam aceitáveis (os possíveis malefícios são maiores que os benefícios)
4	Não utilizar o método (contraindicação absoluta)

Adaptada de: World Health Organization, 2015a.

Tabela 72.5 Situações clínicas com contraindicações aos anticoncepcionais hormonais combinados, de acordo com critério de elegibilidade da Organização Mundial da Saúde.

Condição	Contraceptivo combinado			
	Oral	Vaginal	Transdérmico	Injetável
TVP/EP				
a) Antecedente de TVP/EP	4	4	4	4
b) TVP/EP agudas	4	4	4	4
c) TVP/EP em uso ACO	4	4	4	4
d) História familiar de TVP/EP	2	2	2	2
e) Cirurgia maior				
com imobilização prolongada	4	4	4	4
sem imobilização prolongada	2	2	2	2
Trombofilia conhecida	4	4	4	4
Doença valvular				
a) Não complicada	2	2	2	2
b) Complicada	4	4	4	4
Lúpus eritematoso sistêmico				
a) ACA positivo ou desconhecido	4	4	4	4
b) Trombocitopenia severa	2	2	2	2

(continua)

Tabela 72.5 Situações clínicas com contraindicações aos anticoncepcionais hormonais combinados, de acordo com critério de elegibilidade da Organização Mundial da Saúde. *(Continuação)*

Condição	Contraceptivo combinado			
	Oral	Vaginal	Transdérmico	Injetável
IAM, AVC (atual ou pregresso)	4	4	4	4
Tabagismo				
a) Idade < 35 anos	2	2	2	2
b) Idade ≥ 35 anos				
< 15 cigarros/dia	3	3	3	3
≥ 15 cigarros/dia	4	4	4	4
Enxaqueca				
a) Sem aura				
Idade < 35 anos	2 se I	2 se I	2 se I	2 se I
	3 se C	3 se C	3 se C	3 se C
Idade > 35 anos	3 se I	3 se I	3 se I	3 se I
	4 se C	4 se C	4 se C	4 se C
b) Com aura	4	4	4	4
Múltiplos fatores de risco para DCV	3/4	3/4	3/4	3/4
HAS				
a) História de hipertensão, quando não se pode avaliar PA	3	3	3	3
b) História de hipertensão controlada, quando se pode avaliar PA	3	3	3	3
c) Níveis de PA elevados				
PAS = 140 a 159 ou PAD = 90 a 99	3	3	3	3
PAS ≥ 160 ou PAD ≥ 100	4	4	4	4
d) Enfermidade vascular	4	4	4	4
Puerpério				
a) Amamentando				
< 6 sem	4	4	4	4
> 6 sem e < 6 meses	3	3	3	3
≥ 6 meses	2	2	2	2
b) Não amamenta				
< 21 dias				
Sem FR* para TVP	3	3	3	3
Com FR* para TVP	4	4	4	4
≥ 21 dias e < 42 dias				
Sem FR* para TVP	2	2	2	2
Com FR* para TVP	3	3	3	3
> 42 dias	1	1	1	1
Diabetes mellitus				
a) História de DM gestacional	1	1	1	1
b) Sem doença vascular	2	2	2	2
c) Complicada com nefropatia, retinopatia, neuropatia ou outra vasculopatia, ou > 20 anos de doença	3/4	3/4	3/4	3/4
Câncer de mama	4	4	4	4
Tumor hepático				
a) Benigno	2	2	2	2
HNF	4	4	4	3
Adenoma				
b) Maligno	4	4	4	3/4

*São considerados fatores de risco (FR) para trombose venosa profunda (TVP): passado de TVP, trombofilia, obesidade, hemorragia ou transfusão sanguínea pós-parto, imobilidade, pré-eclâmpsia, tabagismo, parto cesariano imediato. ACA: anticorpo antifosfolípide; ACO: anticoncepcional oral; AVC: acidente vascular cerebral; C: continuar; DCV: doença cardiovascular; DM: *diabetes mellitus*; EP: embolia pulmonar; FR: fator de risco; HAS: hipertensão arterial sistêmica; HNF: hiperplasia nodular focal; I: iniciar; IAM: infarto agudo do miocárdio; LES: lúpus eritematoso sistêmico; PAD: pressão arterial diastólica; PAS: pressão arterial sistólica; TVP: trombose venosa profunda. (Adaptada de: World Health Organization, 2015a.)

e induz alterações hepáticas similares, independente da via de administração. Ele exacerba a produção de angiotensinogênio hepático, que, por sua vez, causa elevação da pressão arterial sistêmica pelo sistema renina-angiotensina-aldosterona, aumenta os níveis de TG e aumenta o risco de trombose ao exacerbar os fatores pró-coagulantes da cascata de coagulação (Oelkers, 1996; Barreiros *et al.*, 2011; Mammen, 2000).

USO NÃO CONTRACEPTIVO

Os AHCs têm também, desde a sua primeira formulação na década de 1960, uma importância não contraceptiva. Nessa época, eram indicados para "regulação dos ciclos menstruais" e, como efeito indireto, promoviam a anovulação (Fritz e Speroff, 2015).

Ao longo dos anos, agregaram-se vários efeitos benéficos adicionais desses compostos. Portanto, são prescritos tanto para mulheres que precisam da contracepção e se beneficiam dos efeitos adicionais quanto para mulheres que necessitam desses efeitos benéficos promovidos secundariamente pela anovulação ou, ainda, pela terapia hormonal (Caserta *et al.*, 2014).

A anovulação age melhorando diversos sintomas da síndrome da tensão pré-menstrual (mastalgia, irritabilidade, cefaleia), da dismenorreia primária ou secundária, dos sintomas da endometriose e do volume da perda sanguínea. As afecções benignas da mama e também o mioma uterino tendem a não mudar de tamanho durante o uso de métodos combinados (Brown *et al.*, 2017).

Alguns efeitos são decorrentes do estrogênio, outros variam de acordo com o progestagênio associado.

Os principais benefícios não contraceptivos dos componentes estrogênicos são:

- Melhora do aspecto da oleosidade da pele (acne e espinhas) e cabelos – resultados são superiores quando a associação do EE é com a drospirenona e com a ciproterona (Powell, 2017)
- Programação do sangramento por deprivação hormonal, levando a sangramentos regulares, assim como a possibilidade de escolha do momento ideal para sangrar – funciona melhor com dose de 20 µg ou mais de EE (15 µg de EE e as formulações com estradiol levam a maior incidência de amenorreia ou sangramento menstrual escasso)
- Melhora do hipoestrogenismo relativo de atletas de alta *performance*, diminuindo os riscos de fratura óssea espontânea e osteopenia (funciona melhor com doses de 20 µg ou mais de EE ou com as formulações com estradiol) (Lopez *et al.*, 2012)
- Tratamento de sangramentos uterinos não estruturais – todos os métodos combinados têm efeito positivo, porém o EE por via vaginal, pelo fato de manter os níveis sanguíneos de estrogênio semelhantes ao longo de 21 dias, tem eficácia superior (Van den Heuvel *et al.*, 2005)
- Estrogênios absorvidos por via não oral (muscular, vaginal e transdérmica) têm como efeito benéfico adicional a não metabolização hepática de primeira passagem.

Por sua vez, também os progestagênios têm benefícios não contraceptivos, conforme sua origem e associação com os estrogênios:

- Efeito diurético – associação de EE e drospirenona ou clormadinona
- Diminuição da dor desencadeada por endometriose – dienogeste isolado ou associado ao estradiol
- Controle dos sintomas da síndrome dos ovários policísticos – todos os métodos combinados têm efeito positivo, porém ressaltam-se as associações de EE com drospirenona e ciproterona
- Efeito contraceptivo estendido além de 24 horas para mulheres com aderência não ideal (atrasos na tomada da pílula): associação com nomegestrol (Ferrari *et al.*, 2014).

Existe ainda a observação de redução de risco de câncer de ovário, endométrio e cólon nas usuárias de contraceptivos hormonais por tempo prolongado, sendo considerado um inquestionável efeito benéfico (Brown *et al.*, 2017).

USO CLÍNICO E MODO DE PRESCRIÇÃO

De acordo com a OMS, exames complementares são desnecessários para mulheres saudáveis, desde que uma boa anamnese e exame físico com aferição de pressão arterial sistemática excluam patologias que possam contraindicar o uso do método (Curtis *et al.*, 2016).

Mulheres apresentando ciclo menstrual devem, idealmente, iniciar o AHC até o quinto dia do ciclo menstrual e não precisam de método de *backup*. Os AHCs podem ser administrados por via oral, intramuscular, vaginal e transdérmica.

As formulações orais podem ser administradas a cada 24 horas das seguintes formas:

- 21 dias com 7 dias de pausa – EE associado com levonorgestrel, gestodeno, clormadinona, levonorgestrel, desogestrel
- 22 dias com 6 dias de pausa – EE associado com desogestrel trifásico
- 24 dias com 4 dias de pausa – EE associado com drospirenona
- 24 dias seguidos de até 120 dias de uso contínuo
- 28 dias contínuos, sendo 24 dias de 17-betaestradiol associado a nomegestrol, seguidos de 4 dias com comprimidos inativos
- 28 dias contínuos, sendo 26 dias de valerato de estradiol e/ou dienogeste, seguidos de 2 dias com comprimidos inativos
- 28 dias contínuos de EE e drospirenona ou gestodeno.

Por sua vez, a administração de contraceptivos combinados injetáveis é realizada a cada 30 dias, preferencialmente nas nádegas. As formulações disponíveis no mercado são:

- Valerato de estradiol e noretisterona
- Enantato de estradiol e algestona acetofenida
- Cipionato de estradiol e medroxiprogesterona.

O anel vaginal, composto de EE e etonogestrel, é prescrito para ser utilizado por 21 dias, seguidos de pausa de 7 dias. Pode ser inserido com aplicador específico ou manobra digital.

De uso sobre a pele, o adesivo transdérmico é recomendado pelo fabricante para ser aplicado nos braços, nas costas ou na região abdominopélvica anterior ou posterior. Cada adesivo permanece colado na pele por 7 dias, totalizando 21 dias de uso, seguidos de 7 dias de pausa.

INTERAÇÃO MEDICAMENTOSA

Poucas medicações interferem na eficácia dos contraceptivos combinados. Entre elas, a OMS coloca como critérios de elegibilidade 3, nas vias oral, vaginal e transdérmica para interação medicamentosa por redução da eficácia contraceptiva, os anticonvulsivantes: fenitoína, carbamazepina, barbitúricos, primidona, topiramato e oxcarbazepina. Já a lamotrigina sofre redução de concentração séria causada pelo estrogênio em qualquer via de administração dos AHCs e também é categoria 3. Em relação aos antibióticos, apenas a rifampicina e rifabutina sofrem interação medicamentosa e também são categoria 3 para os AHCs nas vias oral, vaginal e transdérmica (World Health Organization, 2015a). Se a mulher for utilizar um desses medicamentos por curto período, ela deve usar método de *backup*. Se for usuária de longo termo dessas medicações, deve substituir o AHC por outro método contraceptivo de acordo com critérios de elegibilidade.

O QUE CONSIDERAR PARA PRESCREVER

O mais importante é que primeiramente a paciente receba as informações de todos os métodos contraceptivos existentes, e dentre aqueles que apresentam categorias 1 e 2 dos critérios de elegibilidade da OMS para a sua condição clínica, ela possa escolher.

É fundamental que a via de administração seja escolha da futura usuária do método, pois, dessa forma, a aderência do método será melhor. Embora existam pequenas diferenças na taxa de eficácia das diferentes vias de uso dos métodos combinados, a aderência da usuária, utilizando corretamente o método, é o mais importante.

As vias não orais são consideradas melhores, pois poupam o metabolismo hepático da primeira passagem dos hormônios e, pelo fato de serem métodos não diários de tomada, diminuem a taxa de esquecimento ou atraso da tomada.

REFERÊNCIAS BIBLIOGRÁFICAS

ABRAMS, L. S. *et al.* Pharmacokinetics of norelgestromin and ethinyl estradiol delivered by a contraceptive patch (Ortho Evra/Evra) under conditions of heat, humidity, and exercise. *British Journal of Clinical Pharmacology*, v. 41, n. 12, p. 1301-1309, 2001.

BACHMANN, G.; KOPACZ, S. Drospirenone/ethinyl estradiol 3 mg/20 mug (24/4 day regimen): hormonal contraceptive choices – use of a fourth-generation progestin. *Patient preference and adherence*, n. 3, p. 259-264, 2009.

BARREIROS, F. A. *et al.* Extended regimens of the combined contraceptive vaginal ring containing etonogestrel and ethinyl estradiol: effects on lipid metabolism. *Contraception*, v. 84, n. 2, p. 55-59, 2011.

BITZER, J.; SIMON, J. A. Current issues and available options in combined hormonal contraception. *Contraception*, v. 84, p. 342-356, 2011.

BJARNADOTTIR, R. I.; TUPPURAINEN, M.; KILLICK, S. R. Comparison of cycle control with a combined contraceptive vaginal ring and oral levonorgestrel and oral levonorgestrel/ethinylestradiol. *American Journal of Obstetrics and Gynecology*, v. 186, p. 389-395, 2002.

BRITO, M. B.; NOBRE, F.; VIEIRA, C. S. Hormonal contraception and cardiovascular system. *Arquivos Brasileiros de Cardiologia*, v. 96, n. 4, e81-9, 2011.

BROWN, E. J.; DASHMUKH, P.; ANTELL. K. Contraception update: oral contraception. *FP Essentials*, v. 462, p. 11-19, 2017.

CASERTA, D. *et al.* Combined oral contraceptives: health benefits beyond contraception. *Panminerva Medica*, v. 56, n. 3, p. 233-244, 2014.

CHABBERT-BUFFET, N. *et al.* Inhibition of ovulation by NOMAC/E2, a novel monophasic oral contraceptive combining nomegestrol acetate and 17b-oestradiol: a double-blind, randomised, dose-finding pilot study. *European Journal of Contraception and Reproductive Health Care*, v. 16, p. 76-84, 2011.

CURTIS, K. M. *et al.* U.S. Selected Practice Recommendations for Contraceptive Use, 2016. *Morbidity and Mortality Weekly Report: Recommendations and Reports*, v. 65, n. 4, p. 1-66, 29 Jul. 2016.

DINGER, J.; DO MINH, T.; HEINEMANN, K. Impact of estrogen type on cardiovascular safety of combined oral contraceptives. *Contraception*, v. 94, n. 4, p. 328-339, 2016.

DJERASSI, C.; MIRAMONTES, L.; ROSENKRANZ, G. 17-ethinyl-19-nortestosterone. *Am Chem Soc*, v. 1, Abstract 18J, 1952.

FERRARI, S. *et al.* Pharmacological, metabolic, and clinical aspects of new oral contraceptive associations containing natural estrogens. *Minerva Ginecologica*, v. 66, n. 1, p. 91-102, 2014.

FRITZ, M. A.; SPEROFF, L. Contracepção oral. *In*: FRITZ, M. A.; SPEROFF, L. *Endocrinologia ginecológica clínica e infertilidade*. Rio de Janeiro: Revinter, 2015. p. 977-1080.

GALLO, M. F. *et al.* Combination contraceptives: effects on weight. *The Cochrane Database of Systematic Reviews*, n. 1, CD003987, 2014.

GUAZZELLI, C. A. *et al.* Extended regimens of the vaginal contraceptive ring: cycle control. *Contraception*, v. 80, n. 5, p. 430-435, 2009.

HUGON-RODIN, J.; GOMPEL, A.; PLU-BUREAU, G. Mechanisms in endocrinology: epidemiology of hormonal contraceptives-related venous thromboembolism. *European Journal of Endocrinology*, v. 171, n. 6, p. R221-R230, 2014.

INHOFFEN, H. H. *et al.* Untersuchungen in der Sexualhormon-Reihe. *Berichte der Deutschen Chemischen Gesellschaft*, v. 71, p. 1024-1032, 1938.

LIDEGAARD, O. *et al.* Risk of venous thromboembolism from use of oral contraceptives containing different progestogens and oestrogen doses: Danish cohort study, 2001-9. *British Medical Journal*, v. 343, d6423, 2011.

LIDEGAARD, Ø. *et al.* Thrombotic stroke and myocardial infarction with hormonal contraception. *The New England Journal of Medicine*, v. 366, n. 24, p. 2257-2266, 2012.

LINDH, I.; ELLSTRÖM, A. A.; MILSOM, I. The long-term influence of combined oral contraceptives on body weight. *Human Reproduction*, v. 26, n. 7, p. 1917-1924, 2011.

LOPEZ, L. M. *et al.* Steroidal contraceptives and bone fractures in women: evidence from observational studies. *Cochrane Database of Systematic Reviews*, v. 8, CD009849, 2012.

LOPEZ, L. M.; GRIMES, D. A.; SCHULZ, K. F. Steroidal contraceptives: effect on carbohydrate metabolism in women without diabetes mellitus. *Cochrane Database of Systematic Reviews*, n. 4, CD006133, 2014.

LUBIANCA, J. N. *et al.* Stopping oral contraceptives: an effective blood pressure-lowering intervention in women with hypertension. *Journal of Human Hypertension*, v. 19, n. 6, p. 451-455, 2005.

MAMMEN, E. F. Oral contraceptive pills and hormonal replacement therapy and thromboembolic disease. *Hematology/oncology Clinics of North America*, v. 14, n. 5, p. 1045-1059, 2000.

MUECK, A. O.; SITRUK-WARE, R. Nomegestrol acetate, a novel progestogen for oral contraception. *Steroids*, v. 76, p. 531-539, 2011.

OELKERS, W. K. Effects of estrogens and progestogens on the renin-aldosterone system and blood pressure. *Steroids*, v. 61, n. 4, p. 166-171, 1996.

POPULATION REPORTS. Injectables and implants: new era for injectable. 1995.

POPULATION REPORTS. Progestogênios de ação prolongada: promessas e perspectivas. 1984.

POWELL, A. Choosing the right oral contraceptive pill for teens. *Pediatric Clinics of North America*, v. 64, n. 2, p. 343-358, 2017.

REED, S. *et al.* Prospective controlled cohort study on the safety of a monophasic oral contraceptive containing nomegestrol acetate (2.5mg) and 17beta-oestradiol (1.5mg) (PRO-E2 study): risk of venous and arterial thromboembolism. *The European Journal of Contraception & Reproductive Health Care*, v. 26, n. 6, p. 439-446, Dec. 2021.

SITRUK-WARE, R. Delivery options for contraceptives. *Drug Discovery Today*, v. 10, n. 14, p. 977-985, 2005.

SPEROFF, L. The formulation of oral contraceptives: does the amount of estrogen make any clinical difference? *Johns Hopkins Medical Journal*, v. 150, n. 5, p. 170-176, 1982.

TRUSSELL, J. Contraceptive failure in the United States. *Contraception*, v. 83, n. 5, p. 397-404, 2011.

US FOOD AND DRUG ADMINISTRATION. Advisory Committee for Reproductive Health Drugs. FDA Briefing Document. General Meeting. 2007. Disponível em: https://www.fda.gov/ohrms/dockets/ac/07/briefing/2007-4274b1-01-FDA.pdf. Acesso em: 20 jan. 2016.

VAN DEN HEUVEL, M. W. *et al.* Comparison of ethinylestradiol pharmacokinetics in three hormonal contraceptive formulations: the vaginal ring, the transdermal patch and an oral contraceptive. *Contraception*, v. 72, n. 3, p. 168-174, 2005.

WHALEN, K. L.; ROSE, R. Estradiol valerate/dienogest: a novel oral contraceptive. *The Annals of Pharmacotherapy*, v. 45, n. 10, p. 1256-1261, 2011.

WORLD HEALTH ORGANIZATION. Medical eligibility criteria for contraceptive use. 5. ed. Geneva: WHO; 2015a. Disponível em: http://www.who.int/reproductivehealth/publications/family_planning/en/index.html. Acesso em: 25 nov. 2016.

WORLD HEALTH ORGANIZATION. United Nations. Department of Economic and Social Affairs. Population Division. World Contraceptive Use. Geneve: WHO, 2015b.

CAPÍTULO 73

Anticoncepcional Hormonal Só de Progestagênio e Anticoncepção de Emergência

Cristina Aparecida Falbo Guazzelli • Luís Carlos Sakamoto

INTRODUÇÃO

A contracepção tem passado por alterações significantes nestas últimas décadas com a introdução de novos métodos. A anticoncepção hormonal foi, sem dúvida, um evento importante para as mulheres, pois permite maior liberdade sexual, com bom controle da vida reprodutiva, possibilitando escolher de forma mais adequada o momento e o número de filhos que deseja ter.

Os contraceptivos hormonais, nos últimos anos, vêm buscando novas formulações objetivando efeitos metabólicos menores com a manutenção da alta eficácia.

Não existe um método ideal que atinja todas as necessidades das mulheres e que consiga ser aplicável durante todo o período reprodutivo. Dessa forma, vários aspectos devem ser avaliados pelo ginecologista na escolha contraceptiva, como os relacionados com o casal (idade, paridade, filhos vivos), o momento (amamentação, climatério), a presença de doenças (etiologia, grau de intensidade, controle, terapêutica, existência de outros fatores de risco como o tabagismo e a obesidade) e com o método propriamente dito (eficácia, segurança, aceitação, reversibilidade, duração).

Entre os contraceptivos hormonais, o uso de método só com progestagênio apresenta todas essas qualidades e indicações, tendo como vantagens a conveniência, a praticidade e a alta eficácia.

Os progestagênios são esteroides que podem ser naturais ou sintéticos. A progesterona é um progestagênio natural que pode ser produzida após a ovulação pelo corpo-lúteo, durante a gestação pela placenta, pelas adrenais e pelo sistema nervoso (Sitruk-Ware, 2004).

Os progestagênios sintéticos tentam mimetizar a ação da progesterona e são classificados de acordo com sua formação, derivados da progesterona, da testosterona ou da espironolactona

(Sitruk-Ware, 2004; Levy et al., 2000; Sitruk-Ware, 2006). Os que se originam da progesterona podem ser oriundos da 17-alfa-hidroxiprogesterona (17α-OH-progesterona), apresentando as formas acetilada e não acetilada.

Os derivados da testosterona, da 19-nortestosterona, são subdivididos em estranos (18 carbonos) e gonanos (17 carbonos) (Sitruk-Ware, 2006).

Os progestagênios. além de subdivididos quanto a sua origem, também são qualificados em gerações. Os denominados "primeira geração" passaram a ser comercializados a partir de 1960 e são os derivados da testosterona e da progesterona (Sitruk-Ware, 2006). Os oriundos da testosterona (19-nortestosterona) são denominados "estranos" e representados por noretisterona, noretindrona, acetato de noretindrona, noretinodrel, linestrenol e etinodiol. Os de segunda geração, derivados da 19-nortestosterona (gonanas), são o norgestrel e o levonorgestrel (Sitruk-Ware, 2006). A partir do levonorgestrel, vieram os progestagênios de terceira geração, o desogestrel, norgestimato e gestodeno (Tabela 73.1) (Sitruk-Ware, 2006).

Os métodos contraceptivos que apresentam apenas progestagênio podem ser classificados quanto a sua composição e a via de administração (Tabela 73.2) (Sitruk-Ware, 2006; Trussell, 2011). Mais recentemente, houve o desenvolvimento da drospirenona derivada da espironolactona denominada "quarta geração" (Rapkin et al., 2007).

MECANISMO DE AÇÃO

O principal mecanismo de ação entre os hormonais é a inibição da ovulação resultante do bloqueio na liberação cíclica das gonadotrofinas pela hipófise, impedindo o pico pré-ovulatório do hormônio luteinizante (LH) (Trussell, 2011). Além disso, causa efeitos periféricos, como as transformações no muco

Tabela 73.1 Classificação dos progestagênios.

Testosterona			Progesterona	
19-nortestosterona		17α-espironolactona	17-hidroxiprogesterona	
Estranos (C18)	Gonanos (C17)		Pregnano (21)	
G1 noretinodrel	G2 Levonorgestrel		Acetilado	Não acetilado
G2 Noretisterona Dienogeste	G3 Desogestrel Gestodeno Norgestimato	Drospirenona	Acetato de medroxiprogesterona Acetato de ciproterona Acetato de megestrol Acetato de nomegestrol Acetato de clormadinona	Didrogesterona

Adaptada de: Sitruk-Ware, 2006.

Tabela 73.2 Classificação de métodos com progestagênio.

Via	Composição	Uso	Taxa de falha (gravidez) em 100 usuárias no 1º ano de uso	
			Uso perfeito	Uso típico
Oral	Levonorgestrel/desogestrel noretisterona/linistrenol	Diário/contínuo	0,3	9
	Drospirenona	24 comprimidos/pausa 4 dias		
Intramuscular	Acetato de medroxiprogesterona	Trimestral	0,2	6
Subdérmica	Etonogestrel	3 anos	0,05	0,05
Intrauterina	Levonorgestrel	5 anos	0,2	0,2

cervical, que passa a ser "hostil" à espermomigração, no endométrio, que se torna pouco desenvolvido, e a diminuição na motilidade tubária (Trussell, 2011).

ANTICONCEPÇÃO ORAL

O anticoncepcional hormonal oral que apresenta apenas o componente progestagênico, como o levonorgestrel, noretisterona ou linistrenol, é denominado "minipílula" (Tabela 73.1). Nas últimas décadas, outro contraceptivo passou a ser industrializado. Esse método contém desogestrel (75 mcg), que apresenta maior eficácia (uma nova geração de anticoncepção oral só de progestagênio) quando comparado aos outros progestagênios, semelhante à obtida com o uso dos hormonais combinados.

Mais recentemente, foi introduzido no mercado um anticoncepcional contendo apenas drospirenona 4 mg disponível em embalagem com 24 comprimidos e 4 comprimidos inertes. O principal mecanismo de ação é a supressão da ovulação. A drospirenona tem atividade antimineralocorticoide comparável a uma dose de 25 mg de espironolactona. Pacientes com risco de hipercalemia, seja por condição médica, seja por uso de alguma medicação, devem usar esse método com cautela (Palacios *et al.*, 2019).

O mecanismo de ação da drospirenona é semelhante ao da progesterona, agregando atividade antimineralocorticoide e antiandrogênica, e proporcionando benefícios potenciais em seu efeito no perfil lipídico e na pressão arterial, além de reduzir o risco de retenção hídrica. Esse medicamento tem meia-vida longa (32 horas), com taxa de biodisponibilidade de 76% (Shulman *et al.*, 2006).

O resultado inibitório de ovulação depende do progestagênio utilizado e de sua dose. Métodos contendo noretisterona, levonorgestrel ou linestrenol apresentam maior eficácia quando utilizados durante o aleitamento materno, enquanto para as não lactantes os produtos mais indicados devem ser os que contêm desogestrel ou drospirenona pela melhor proteção à gravidez que oferecem em relação aos outros (Trussell, 2011; Speroff e Fritz, 2005).

Indicação

A utilização de progestagênios de forma isolada é ampla e apresenta poucas contraindicações, podendo ser indicada para qualquer faixa etária durante a menacme, da menarca (na adolescência) à menopausa (no climatério), em nulíparas ou multíparas.

Pode ser utilizado em mulheres no pós-parto que estejam ou não amamentando, devendo ser introduzido após a sexta semana do parto para as que amamentam (World Health Organization, 2015).

Entre os contraceptivos hormonais, a prescrição de método só com progestagênio pode ser uma opção para as pacientes que apresentam contraindicações para o uso de estrógeno, devido à presença de algumas doenças como hipertensão arterial, diabetes, doenças vasculares, lúpus eritematoso, cardiopatia, enxaqueca e outras (World Health Organization, 2015). Alguns trabalhos não observaram aumento de risco para acidente vascular cerebral, infarto do miocárdio ou trombose venosa com o uso de anticoncepção só com progestagênios e também não obtiveram alterações nos exames em relação à hemostasia.

Forma de uso

Os anticoncepcionais orais contendo apenas progestagênio (levonorgestrel, noretisterona, linistrenol e desogestrel) são de uso contínuo, sem interrupção entre as cartelas, com tomada de 1 comprimido/dia.

O esquema utilizado para drospirenona 4 mg consiste em 24 dias de administração de comprimidos ativos, seguidos de 4 dias de placebo (24/4), com o objetivo de melhorar o controle do padrão de sangramento (Palacios *et al.*, 2019).

O efeito colateral mais comum de métodos contendo apenas progestagênio está relacionado às alterações no padrão de sangramento, que se torna imprevisível. Nos primeiros meses de uso do método, pode ocorrer sangramento irregular e frequente (mais de seis episódios durante o período de 90 dias), sendo esse o maior motivo para a sua descontinuidade (Royal College of Obstetricians and Gynaecologists, 2009). As mulheres devem ser informadas de que, após alguns meses de uso (mais de 3 meses), a tendência é apresentar sangramentos infrequentes (menos de três episódios em 90 dias), que podem evoluir para amenorreia.

A utilização de drospirenona de maneira isolada está associada a um melhor perfil de sangramento quando comparada aos outros métodos contendo progestagênio, pois apresenta maior incidência de sangramento programado e taxas mais baixas de sangramento/manchas não programadas. Essa vantagem pode levar a melhores taxas de aceitabilidade (Palacios *et al.*, 2019).

Orientações

Todas as usuárias necessitam ser informadas sobre o padrão de sangramento. O aconselhamento que antecede a escolha do método tem grande importância na aceitação e continuidade do anticoncepcional (Royal College of Obstetricians and Gynaecologists, 2009).

A literatura apresenta algumas terapêuticas que podem ser oferecidas às pacientes na presença de sangramento irregular, como o uso de estrogênios, anticoncepção hormonal combinada oral, progestagênio (alterar o tipo ou aumentar a dose), anti-inflamatório, vitaminas e outros (Royal College of Obstetricians and Gynaecologists, 2009). Esse grande número de opções de tratamento reflete a limitada compreensão sobre o processo fisiológico responsável pelo sangramento irregular. Deve-se ressaltar ainda que, diante de padrão de sangramento irregular, é imprescindível uma adequada investigação clínica no intuito de afastar condições que possam estar associadas. As causas mais frequentes são infecções genitais, doenças do colo uterino, uso de medicações que possam interferir na metabolização dos contraceptivos, tabagismo e distúrbios gastrointestinais. Em usuárias com sangramento persistente, após avaliação ginecológica, o método deve ser descontinuado.

IMPLANTE

O implante de etonogestrel foi desenvolvido farmacologicamente na década de 1980 e sua comercialização iniciou-se em 1998 na Indonésia, tendo sido aprovado pela Food and Drug Administration (FDA) em 2006, quando entrou no mercado norte-americano.

No Brasil, o único implante liberado pela Agência Nacional de Vigilância Sanitária (Anvisa) é o Implanon®, que contém etonogestrel. Atualmente tem nova apresentação, denominada "Implanon NXT®", cujo diferencial é ser radiopaco e ter um aplicador mais prático e fácil. Trata-se de um anticoncepcional de progestagênio constituído de uma haste de 40 mm por 2 mm (formada por vinil acetato de etileno) que contém 68 mg de etonogestrel (derivado do desogestrel), que deverá ser colocado subdermicamente no braço interno para contracepção reversível de longa ação (3 anos) em mulheres (Hohmann e Creinin, 2007).

O etonogestrel é liberado lentamente durante pelo menos 3 anos, inicialmente com doses de 60 a 70 mcg/dia, diminuindo para 35 a 45 mcg/dia no final do primeiro ano, 30 a 40 mcg/dia no final do segundo ano, e depois de 25 a 30 mcg/dia no término do terceiro ano. Todos esses valores são acima dos considerados para inibição da ovulação (Wenzl et al., 1998).

Eficácia

O implante é um método contraceptivo de alta eficácia, apresentando taxas de falha (0,05%) menores do que as observadas na esterilização feminina (0,5%) ou masculina (0,15%) (Trussell, 2011). Em estudo que avaliou mulheres americanas, a porcentagem de usuárias que tiveram uma gravidez não planejada no primeiro ano de uso do implante foi de 0,05% (Tabela 73.2) (Trussell, 2011; McNicholas et al., 2015).

Duração da ação

O implante foi elaborado para ser utilizado por 3 anos, devendo ser retirado após esse período.

Estudos recentes sugerem que o dispositivo é efetivo além de 3 anos de uso. Pesquisa que comparou usuárias de implante de etonogestrel com as de levonorgestrel e as de dispositivo intrauterino (DIU) de cobre durante 5 anos não observou gravidez em mulheres que usaram o implante de etonogestrel (Ali et al., 2016).

Indicação

O implante de etonogestrel pode ser utilizado por mulheres em qualquer faixa etária, da adolescência ao climatério. Sua inserção é liberada para puérperas logo após o parto (World Health Organization, 2015). Apresenta poucas contraindicações, como gravidez e mulheres com câncer de mama (World Health Organization, 2015).

Inserção

A inserção do implante deve ser feita no membro superior não dominante e é um procedimento fácil e rápido que pode ser realizado no consultório. Há a necessidade de treinamento para aconselhamento e inserção adequada, pois isso resultará em redução de complicações e melhora no grau de satisfação da usuária (Creinin et al., 2017).

Como para qualquer outro método contraceptivo, deve ser feita avaliação geral da paciente com anamnese priorizando seus antecedentes pessoais e hábitos, sem a necessidade de execução de exames laboratoriais para sua indicação.

O implante pode ser inserido em qualquer momento, desde que se tenha certeza de que a mulher não esteja grávida (Tabela 73.3) (Faculty of Sexual and Reproductive Healthcare, 2014). Sua inserção pode ser feita sem restrições em situações especiais, como após o parto ou abortamento e na amamentação (Faculty of Sexual and Reproductive Healthcare, 2014).

Durante ou logo após a colocação do implante, a incidência de complicações costuma ser baixa (1 a 2,9%), podendo ocorrer desconforto, formação de edema, hematoma, infecção local, quebra do implante, inserção profunda (no músculo) ou em local inadequado (axila).

Eventos adversos

Os efeitos colaterais mais comuns entre usuárias de implante de etonogestrel são as alterações no padrão de sangramento, que podem ser denominados "frequentes" (mais de cinco sangramentos em 90 dias), "prolongados" (mais de 14 dias) ou "irregulares" (Darney et al., 2009).

Tabela 73.3 Recomendações para o momento de inserção do implante de etonogestrel.

Método ou situação	Momento	Tempo de uso de proteção contraceptiva (método de barreira)
Nenhum ou contraceptivos não hormonais	1º a 5º dia do ciclo Outros dias (afastar gravidez)	Não necessita 7 dias
Método hormonal combinado (oral, transdérmico, vaginal)	Imediatamente após o último dia de tomada ou uso do método	Não necessita
Método hormonal só com progestagênio (oral)	Qualquer momento	7 dias
Método hormonal com progestagênio (injetável)	No dia da próxima injeção	Não necessita
Implante	Mesmo dia da remoção	Não necessita

Adaptada de: Faculty of Sexual and Reproductive Healthcare, 2014.

A insatisfação com o sangramento é referida como um dos principais motivos para a descontinuação desse método. Estudos mostram que cerca de 20% das usuárias evoluem com amenorreia, 17% delas com sangramento prolongado e 6% com sangramento frequente (Mansour *et al.*, 2008).

Um estudo que avaliou 11 trabalhos totalizando 942 mulheres relatou que o número médio de dias de sangramento e manchas por período de referência (90 dias) foi de 7,3 e 10,4 dias, respectivamente (Darney *et al.*, 2009). O período de sangramento foi maior no início da utilização do método, principalmente nos primeiros 3 meses, diminuindo no primeiro ano de uso (Darney *et al.*, 2009; Mansour *et al.*, 2008).

Outras queixas incluem cefaleia, tontura, mudança de humor (nervosismo e depressão), ganho de peso, dores nas mamas, acne e, menos frequentemente, queda de cabelo e hirsutismo.

Benefícios e riscos

A utilização do implante pode promover alguns benefícios não contraceptivos como a melhora da dismenorreia. A literatura apresenta poucos estudos que sugerem redução na sintomatologia da endometriose, mas nas diretrizes atuais não o avaliam como uma opção de tratamento (Brown *et al.*, 2012).

A utilização de métodos só com progestagênio induz ao questionamento sobre sua ação na massa óssea. Existem poucos trabalhos que analisaram esse efeito do implante, entre eles um estudo que comparou usuárias de DIU de cobre e implante. Os autores avaliaram a densitometria óssea após 2 a 3 anos de uso dos métodos e não observaram diferença entre eles (Beerthuizen *et al.*, 2000).

Com relação às alterações metabólicas lipídicas e de hidrato de carbono, os trabalhos relatam que esse método não tem efeito clinicamente significativo.

Um estudo de coorte prospectivo com usuárias saudáveis de implante observou, após 3 anos, redução nos valores de insulina, na pontuação da avaliação de resistência à insulina, no índice quantitativo de sensibilidade à insulina, no colesterol total e na lipoproteína de alta e de baixa densidade (Villas-Boas *et al.*, 2016). Embora essas diminuições tenham sido estatisticamente significativas, o resultado clínico dessas mudanças não é conhecido. Esses dados são semelhantes a uma revisão publicada anteriormente que concluiu que o implante de etonogestrel não parece ter efeitos clinicamente significativos sobre o metabolismo lipídico ou na função hepática, apesar de pequenas mudanças nos valores laboratoriais (Suherman *et al.*, 1999).

Com relação ao risco cardiovascular e fenômenos tromboembólicos, um grande estudo epidemiológico dinamarquês que avaliou 24.954 usuárias não encontrou aumento de risco de eventos arteriais em comparação com mais de 9 milhões de mulheres sem contracepção hormonal (Lidegaard *et al.*, 2012; Mantha *et al.*, 2012).

Orientações

As pacientes devem ser avaliadas após a inserção do método e orientadas em relação às alterações do padrão de sangramento.

Precisam ser avisadas de que, caso não palpem o implante ou observem alteração de sua posição, mas comecem a ter dor, inchaço, vermelhidão ou secreção no local, devem buscar orientação médica.

Há a necessidade de informar que a eficácia desse anticoncepcional pode ser reduzida na utilização de alguns medicamentos, como antibióticos (rifampicina) e anticonvulsivantes (World Health Organization, 2015). O uso de método de barreira deve ser indicado.

SISTEMA INTRAUTERINO COM LEVONORGESTREL

O sistema intrauterino (SIU) liberador de levonorgestrel (LNG) é um endoceptivo de longa ação reversível e altamente eficaz (Tabela 73.2).

Atualmente, em nosso país, temos dois tipos de dispositivos hormonais: um com 52 mg de levonorgestrel, que consiste em um pequeno dispositivo (32 mm) em forma de "T" a ser inserido dentro do útero e que contém um reservatório com levonorgestrel ao redor da haste vertical. Esse reservatório mede 19 mm, disposto sobre o braço vertical do dispositivo de plástico, coberto por uma membrana de polidimetilsiloxano que regula a liberação intrauterina de 20 mcg de LNG durante 24 horas. Após 5 anos, a dose liberada é menor, sendo reduzida para 10 mcg/dia. Esse dispositivo foi aprovado pela FDA dos EUA para 8 anos de uso. A taxa de gravidez para 6 e 7 anos de uso foi de 0,25 e 0,43 por 100 mulheres/ano de uso (Food and Drug Administration, 2000; Jensen *et al.*, 2022).

O outro dispositivo intrauterino hormonal contém 19,5 mg de levonorgestrel com uma taxa inicial de liberação de 17,5 mcg/dia, que cai para 7,4 mcg/dia em 5 anos e é aprovado pela FDA para 5 anos de uso. Apresenta também uma forma de T, com estrutura (28 por 30 mm) e diâmetro menores (insertor de 3,8 mm). Essa redução de tamanho e de diâmetro permite uma inserção mais fácil.

Esse dispositivo contém um anel prateado no topo da haste para distingui-lo no ultrassom, e bário na moldura para torná-lo detectável por radiografia (US National Library of Medicine, 2021).

Mecanismo de ação

O principal efeito do progestagênio (levonorgestrel) que compõe o dispositivo intrauterino hormonal é a ação endometrial, causando sua atrofia e outras alterações (células epiteliais, estromais e fagocíticas). Também apresenta ação no muco cervical que se torna espesso e hostil à penetração de espermatozoides. Apresenta pouco efeito sobre o eixo hipotálamo-hipófise-ovariano e, assim, grande número de mulheres ovula. A taxa de inibição de ovulação é inferior a 25% e o efeito contraceptivo é principalmente local (Nilsson *et al.*, 1984; Stanford e Mikolajczyk, 2002).

Indicação

Pode ser utilizado em qualquer faixa etária, da menarca à menopausa, independentemente da paridade (World Health Organization, 2015). Atualmente, são considerados métodos de primeira opção para as adolescentes devido a sua alta eficácia, facilidade de uso e tempo prolongado. As principais contraindicações são as alterações locais como câncer de colo uterino, endometrial, mioma submucoso ou alguma malformação uterina (septo, útero bicorno) com distorção da cavidade, estenose cervical, doença inflamatória pélvica e infecção puerperal. Também não deve ser utilizado em mulheres na vigência de câncer de mama (World Health Organization, 2015).

Inserção

A inserção pode ser feita em qualquer momento do ciclo menstrual desde que se tenha certeza de que a mulher não esteja grávida.

Temos dado preferência para a inserção no período de sangramento, pois afasta gravidez e facilita a colocação do método.

Rotineiramente, não há necessidade de prescrição de antibiótico para a profilaxia de doença inflamatória pélvica, mesmo em mulheres em que o risco de endocardite estiver aumentado (Grimes, 2000).

Benefícios e riscos

Os benefícios não contraceptivos incluem: redução de sangramento menstrual, melhora da anemia, da dismenorreia, da dor relacionada à endometriose, hiperplasia endometrial, diminuição de doença inflamatória pélvica e câncer cervical. O uso do DIU com LNG 52 mg foi aprovado pela FDA para tratamento de sangramento menstrual intenso (Lethaby *et al.*, 2005; Baker *et al.*, 2017).

Para mulheres obesas com hiperplasia atípica complexa, vários estudos observacionais relataram uma melhor resolução com o uso de DIU com LNG em comparação com a terapia sistêmica com progestina (Mandelbaum *et al.*, 2020).

Há também uma redução no risco de câncer endometrial e de câncer de ovário em usuárias desse método.

A utilização de métodos só com progestagênio não aumenta o risco de doenças cardiovasculares. Estudos não têm mostrado alteração do metabolismo lipídico relacionado ao uso de SIU-LNG (Ng *et al.*, 2009).

Eventos adversos

Algumas queixas são mais prevalentes nos primeiros meses de uso, como acne, dores nas mamas, cefaleia e alteração de humor.

A principal alteração e a causa mais comum de descontinuidade do método é a modificação do padrão de sangramento, principalmente nos primeiros 3 meses de uso. Aproximadamente 40 a 50% das mulheres referirão amenorreia e apenas 20% das usuárias persistirão com sangramento inadequado após 1 ano da inserção (National Institute for Health and Clinical Excellence, 2005).

Orientação

As mulheres necessitam ser avaliadas cerca de 4 a 6 semanas após a inserção e devem ser informadas sobre as queixas mais comuns. Como algumas usuárias não retornam para o seguimento, é interessante ensiná-las a sentir o fio na vagina, e em caso de não achá-lo, devem procurar orientação médica.

O uso de absorvente interno ou de coletor parece não aumentar o risco de expulsão.

Não há evidências de que o uso de placas vibratórias (para exercícios ou estética) aumentem o risco de expulsão do método pelo estímulo à contração uterina, mas deve ser evitado nas primeiras semanas após a inserção.

Não há contraindicação para a realização de qualquer exame de imagem, incluindo ressonância magnética.

INJETÁVEL TRIMESTRAL (ACETATO DE MEDROXIPROGESTERONA)

O método injetável trimestral contém o acetato de medroxiprogesterona de depósito. Pode ser utilizado pela via intramuscular ou subcutânea, mas em nosso país está disponível apenas para uso intramuscular. Como os outros métodos só com progestagênio, atua principalmente pela inibição da ovulação, mas também há efeito no muco cervical, que ocorre a partir dos primeiros dias de utilização. Portanto, há a necessidade de uso de anticoncepção adicional durante 7 dias se a mulher iniciar o método após os primeiros 5 dias da menstruação. Esse tempo permite ação adequada na supressão da ovulação, nos efeitos do muco cervical e no endométrio, que se torna atrófico.

Apresenta boa eficácia, com taxa de falha em uso perfeito (uso consistente e correto) de 0,2% e em uso típico (inclui uso inadequado, incorreto) de 6% (Trussell, 2011) (Tabela 73.2).

Indicação

As contraindicações para esse método contraceptivo são poucas: gravidez e câncer de mama (World Health Organization, 2015). Não é contraindicado para as adolescentes, mas não deve ser considerado como a primeira escolha (World Health Organization, 2015). É uma opção para mulheres que estejam amamentando e para as que apresentam alguma comorbidade como anemia, epilepsia, hipertensão arterial e outras (Trussell, 2011).

Benefícios e riscos

Grande número de usuárias apresenta amenorreia ou evolui para sangramento infrequente (menos do que três sangramentos no período de 90 dias) ou manchas, que tendem a diminuir com o tempo (National Institute for Health and Clinical Excellence, 2005). Outro benefício é a redução de sintomatologia perimenstrual como dismenorreia ou dores/sintomas de endometriose. Dessa forma, o uso desse método pode ser indicado para tratamento de sangramento aumentado, para dismenorreia e endometriose (National Institute for Health and Clinical Excellence, 2005; Adaji *et al.*, 2005).

Alguns estudos mostram que a sua utilização pode reduzir o risco de câncer de endométrio e ovário.

O injetável trimestral, devido a sua ação na inibição da ovulação, pode causar diminuição nos níveis de estradiol e estrona. Os pesquisadores relatam que os valores observados são semelhantes aos obtidos na fase inicial do ciclo menstrual, e isso poderia causar perda de massa óssea. Uma revisão sistemática concluiu que o uso desse método está associado a pequena perda de massa óssea, que é rapidamente recuperada quando descontinuado (National Institute for Health and Clinical Excellence, 2005).

Em pacientes que desejam utilizar esse método por tempo prolongado (mais de 2 anos), os riscos e os benefícios necessitam ser discutidos.

Eventos adversos

O principal efeito colateral são as alterações no padrão de sangramento, mas as usuárias devem ser avisadas de que com o tempo a incidência de sangramento diminui, aumentando a presença de amenorreia. Alguns trabalhos referem incidência de 47 a 70% de ausência de sangramento após 1 ano de uso.

Outra queixa comum é o ganho de peso, que pode ocorrer principalmente nas mulheres obesas. Também são descritas como frequentes a presença de cefaleia, queda de cabelo e alteração de humor (depressão) e libido.

Orientações

As mulheres precisam ser avisadas das alterações de sangramento e em relação a possível ganho de peso.

Outra informação importante, principalmente para aquelas que ainda desejam engravidar, é que pode ocorrer demora ao retorno de fertilidade, podendo ser de até 1 ano.

ANTICONCEPÇÃO DE EMERGÊNCIA

A anticoncepção de emergência ocupa uma posição única entre os métodos contraceptivos, pois é utilizada após o ato sexual, reduzindo significativamente a taxa de gravidez não planejada e abortamento inseguro (Fok, 2016). Pode ser usada em mulheres para prevenir gravidez não intencional por meio de medicamento hormonal ou de DIU (Fok, 2016; World Health Organization, 2016).

Dessa forma, segundo Organização Mundial da Saúde e o American College of Obstetricians and Gynecologists (ACOG), a contracepção de emergência é definida como um método que oferece às mulheres uma maneira não arriscada de prevenir gravidez não planejada até 120 horas da relação sexual (World Health Organization, 2016).

As opções atuais de contracepção de emergência são seguras e bem toleradas, sendo consideradas um marcador de comportamento sexual de risco, pois indicam a exposição ao sexo desprotegido ou falha do método contraceptivo.

Entre os métodos hormonais, podem ser utilizados os que contêm levonorgestrel (mais utilizado), o acetato de ulipristal (não disponível no Brasil) e, menos frequentemente, a mifepristona (World Health Organization, 2016) (Tabela 73.4). Também pode ser indicada a associação de etinilestradiol e levonorgestrel (método Yuzpe).

Características dos métodos

Em 1972, Albert Yuzpe foi o primeiro a prescrever doses elevadas de anticoncepção hormonal combinada como contracepção de emergência. O DIU foi incorporado como outra opção no final dos anos 1970, e em 1999 a FDA aprovou a comercialização do primeiro produto hormonal constituído apenas de progestagênio, o levonorgestrel.

O método de Yuzpe utiliza pílula combinada na dose de 200 mcg de etinilestradiol associado a 1 mg de levonorgestrel, dividida em duas doses com intervalo de 12 horas, que deve ser utilizada até 72 horas da relação sexual (Fok, 2016; World Health Organization, 2016) (Tabela 73.4). Pouco indicado atualmente devido aos efeitos adversos.

O levonorgestrel é um progestagênio sintético de segunda geração derivado da 19-nortestosterona, que atualmente é o mais utilizado em regime de dose única (comprimido de 1,5 mg) até 120 horas da relação sexual (Tabela 73.4).

O acetato de ulipristal é um modulador de receptor da progesterona aprovado pela Agência Europeia de Medicamentos desde 2009 e pela FDA em 2010, é utilizado em dose única de 30 mg por via oral, de preferência até 72 horas da relação sexual, mas pode ser indicado até 120 horas (Tabela 73.4) (Fok, 2016; Faculty of Sexual and Reproductive Healthcare, 2017). Não é comercializado em nosso país.

Em 1980, Etienne-Emile Baulieu, trabalhando para os laboratórios Roussel Uclaf com derivados de progesterona, descobriu uma potente antiprogestina, inicialmente chamada "RU-38486" (abreviada para RU486), a mifepristona. É um esteroide com alta afinidade para os receptores de progesterona (RPs) e glicocorticoides. A mifepristona é usada em doses que variam de 25 a 50 mg , até 120 horas da relação sexual suspeita (Faculty of Sexual and Reproductive Healthcare, 2017).

Finalmente, o DIU de cobre deve ser inserido até 120 horas após a relação sexual, podendo fornecer proteção por 10 anos da sua inserção como contraceptivo de longa ação (LARC) (Faculty of Sexual and Reproductive Healthcare, 2017). No entanto, se o tempo de ovulação puder ser estimado, a inserção não deve ocorrer após 5 dias desse período.

No Brasil, os métodos liberados para uso de anticoncepção de emergência (AE) são os hormonais combinados e os com progestagênio isolado (levonorgestrel).

Mecanismos de ação

O mecanismo de ação dos métodos para a contracepção de emergência não é completamente elucidado; de modo geral, agem impedindo ou atrasando a ovulação. Também alteram os níveis hormonais, interferindo no desenvolvimento folicular e na maturação do corpo-lúteo e inibindo a fertilização (Fok, 2016; World Health Organization, 2016).

O método de Yuzpe é a forma mais antiga de contracepção de emergência e, se utilizado durante a primeira metade do ciclo menstrual, atrasa ou inibe a ovulação. É efetivo se os folículos ainda não estiverem bem desenvolvidos, isto é, antes que ocorra a ovulação. Alguns estudos sugerem outras formas de ação, como a interrupção da função lútea e a alteração do endométrio, dos níveis de esteroides sexuais e do muco cervical, impedindo a fertilização (Fok, 2016).

Tabela 73.4 Anticoncepção de emergência, dose, momento de uso.

Método usado	Dose	Período (dias) da relação suspeita	Eventos adversos
Anticoncepcionais hormonais orais combinadas (AHCO)	2 doses/intervalo de 12 horas Etinilestradiol 100 mcg Levonorgestrel 0,5 mg	Até 5 dias	Náusea, vômito, cefaleia, alteração de sangramento
Levonorgestrel	Única 15 mg	Ideal até 3 dias Pode ser estendido até 5 dias (menor eficácia)	Náusea, vômito, cefaleia, alteração de sangramento
Acetato de ulipristal	Única 30 mg	Até 5 dias	Náusea, vômito, cefaleia, alteração de sangramento
Dispositivo intrauterino de cobre em formato de T (DIU T$_{cu}$)		Até 5 dias	Dor, sangramento

O levonorgestrel, se utilizado antes da elevação dos níveis do LH, pode inibi-lo e interromper o processo ovulatório. O efeito é menor na presença do corpo-lúteo, não sendo efetivo após a ocorrência da ovulação (World Health Organization, 2016; Faculty of Sexual and Reproductive Healthcare, 2017).

O acetato de ulipristal exerce atividade farmacológica prevenindo a ovulação tanto antes como após o pico de LH, atrasando a rotura folicular durante pelo menos 5 dias. Produz efeito antiprogesterona no ovário e na espessura do endométrio ao se ligar a RPs. Esses efeitos variam de acordo com o momento da sua administração durante o ciclo menstrual. Também se liga a receptores de glicocorticoide e de androgênio. No entanto, sua capacidade como antagonista na ligação a esses receptores é marcadamente inferior à sua atividade antiprogestacional (World Health Organization, 2016; Faculty of Sexual and Reproductive Healthcare, 2017).

O mecanismo preciso de ação do DIU de cobre é desconhecido. Porém, os efeitos pré-fertilizantes são proeminentes, pois o cobre pode ser tóxico tanto para o sêmen quanto para o óvulo. Além disso, a presença de um corpo estranho induz uma resposta inflamatória crônica, levando à liberação de citocina e integrina, que causam efeito inibitório da implantação, mesmo que a fertilização ocorra. Esse mecanismo não é completamente compreendido, e esses efeitos costumam ocorrer antes que o embrião se implante no útero (World Health Organization, 2016; Faculty of Sexual and Reproductive Healthcare, 2017).

Eficácia

O impacto do uso da contracepção de emergência sobre taxa de gestação não planejada em nível populacional ainda não tem sido bem estabelecido, mas individualmente o DIU apresenta alta taxa de eficácia, prevenindo quase 100% da ocorrência de gravidez após relação sexual desprotegida (Fok, 2016; World Health Organization, 2016). A taxa de gravidez acumulada de 1 ano em mulheres que escolheram o DIU foi de 6,5% quando comparadas com as que optaram pelo uso de levonorgestrel, que foi de 12,2%.

A utilização do levonorgestrel previne cerca de dois terços das gestações se for iniciada até 24 horas do ato sexual (Fok, 2016; World Health Organization, 2016).

Revisão sistemática sobre a eficácia entre as diferentes pílulas anticoncepcionais de emergência envolvendo mais de 60.000 mulheres mostrou que o uso de levonorgestrel apresentou menor incidência de gestações (11 a 24 gestações por 1.000 mulheres) que a utilização do método de Yuzpe (29 gestações por 1.000 mulheres) (Koyama *et al.*, 2013).

O uso do acetato de ulipristal é mais eficaz que o de levonorgestrel (Shen *et al.*, 2012).

Barreiras e ações de melhorias

Algumas barreiras importantes são apontadas para a baixa utilização da contracepção de emergência, tais como práticas prescritivas, falta de conhecimento na utilização, valor na aquisição do produto e acesso (Fok, 2016; World Health Organization, 2016).

A eficácia do método diminui significativamente com o atraso na administração após a relação sexual desprotegida. É imperativo que os serviços sejam projetados para promover o acesso rápido a esse método de contracepção. A desinformação sobre o conhecimento, o mecanismo de ação e a eficácia desse método é alta, apesar de ele estar disponível no mercado há muitos anos.

Segurança e recomendações

Os métodos anticoncepcionais de emergência são considerados seguros, não apresentando contraindicações absolutas para a maioria das mulheres.

Não devem ser prescritos para mulheres grávidas (World Health Organization, 2015).

Podem ser utilizados em todas as faixas etárias, da adolescência ao climatério, independentemente da paridade. As usuárias devem ser informadas de que a utilização concomitante de drogas indutoras de enzimas CYP3A4 (como barbitúricos, carbamazepina, felbamato, griseofulvina, oxcarbazepina, fenitoína, rifampicina, erva-de-são-joão e topiramato) interfere diminuindo a sua eficácia (World Health Organization, 2015).

Podem ser prescritos para mulheres que estejam amamentando. Estudos farmacocinéticos demonstraram a passagem do hormônio para o leite materno, porém em quantidade mínima, determinando risco muito baixo em relação ao crescimento e ao comportamento infantil (World Health Organization, 2015). Porém, a utilização da mifepristona e do acetato de ulipristal, por ser um composto lipofílico, não deve ser realizada em lactantes, sendo recomendada uma pausa por 36 horas, pois podem ser excretados no leite materno (Fok, 2016; World Health Organization, 2016; Faculty of Sexual and Reproductive Healthcare, 2017; Koyama *et al.*, 2013).

Evidências recentes indicam que o peso corporal e o índice de massa corporal (IMC) de uma mulher podem afetar a eficácia do uso de AE com levonorgestrel. Essas opções apresentam menor eficácia em mulheres com sobrepeso (IMC entre 25 e 29,9 kg/m^2) e principalmente nas obesas (IMC maior que 30 kg/m^2) (Fok, 2016; World Health Organization, 2016).

As recomendações atuais orientam que os anticoncepcionais devem continuar a ser utilizados em mulheres de todos os pesos, porque os benefícios superam os riscos (Koyama *et al.*, 2013).

Os métodos de contracepção de emergência não protegem contra as doenças sexualmente transmissíveis (DSTs), incluindo o HIV. Se existe um risco de DST/HIV, recomenda-se o uso correto e consistente de preservativos para a proteção mais eficaz dessas doenças.

Indicações

A anticoncepção de emergência deve ser indicada para mulheres após relação sexual desprotegida (ausência de uso de método), na presença de suspeita de falha contraceptiva (rompimento de preservativo, esquecimento da pílula) ou quando houver intercurso sexual contra a sua vontade (coerção, agressão, exploração) (Tabela 73.5).

Não há contraindicações médicas absolutas para o uso de contracepção de emergência. Não há limite de idade para o uso desse método (World Health Organization, 2015).

Eventos adversos

Os eventos adversos são relativamente leves e podem incluir náuseas, vômitos, cefaleia e tontura. O método Yuzpe apresenta maior incidência de náuseas e vômitos quando comparado aos que contêm levonorgestrel (Fok, 2016; World Health Organization, 2016).

Quanto ao retorno das menstruações, o acetato de ulipristal parece ser mais propenso a provocar sangramento antes da data prevista do que o levonorgestrel.

Tabela 73.5 Quando indicar anticoncepção de emergência.

Relações totalmente desprotegidas
Violência sexual, estupro
Coito interrompido
Rotura de preservativo, vazamento ou perda do preservativo na vagina
Remoção, expulsão parcial ou completa de dispositivo intrauterino
Deslocamento de diafragma durante a relação sexual
Uso isolado de espermicida
Esquecimento de duas ou mais pílulas anticoncepcionais hormonais orais combinadas (AHCO)
O início de anticoncepção hormonal combinada foi adiado em 24h ou mais
Esquecimento ou atraso de uma ou mais pílulas de progestagênio por mais de 3 h. Se for de desogestrel, após um atraso de 12 horas
Atraso de mais de 2 semanas na aplicação do injetável trimestral
Quando a usuária fica mais de 24 horas com o método transdérmico descolado ou sem na 1ª semana
Anel vaginal – expulso ou removido por mais de 3 h na 1ª semana
Após 5 dias de abortamento, gravidez ectópica ou esvaziamento uterino por gravidez molar. Após 21 dias de parto, se não estiver amamentando

Adaptada de: Faculty of Sexual and Reproductive Healthcare, 2017.

O DIU pode estar associado a maior incidência de dor abdominal e dismenorreia do que os outros métodos de contracepção de emergência.

Início de método regular

A contracepção hormonal pode ser iniciada imediatamente após o uso de AE com levonorgestrel, mas deve ser adiada por 5 dias se a anticoncepção escolhida foi o acetato de ulipristal, para evitar a redução da sua eficácia (Faculty of Sexual and Reproductive Healthcare, 2017) (Tabela 73.6).

Se houver a necessidade de novo uso subsequente de contracepção de emergência, a mulher deve ser orientada a usar novamente o levonorgestrel em dose única, mas deve ser informada da redução da eficácia (Tabela 73.6) (Faculty of Sexual and Reproductive Healthcare, 2017).

Tabela 73.6 Quando iniciar um novo método após uso de anticoncepção de emergência.

Método AE	Momento
Após uso levonorgestrel ou anticoncepcionais hormonais orais combinadas (AHCO)	Uso de método hormonal oral, injetável, vaginal ou transdérmico imediatamente após. Inserção DIU T$_{cu}$ imediatamente após afastar gravidez. Uso de SIU-LNG – aguardar certeza de que não engravidou
	Se não iniciou método logo após o uso de anticoncepção de emergência, o anticoncepcional poderá ser iniciado a qualquer momento, desde que uma gravidez seja afastada
Após uso de acetato de ulipristal	Uso de método hormonal oral, injetável, vaginal ou transdérmico após 5 dias da tomada de acetato de ulipristal. Inserção de DIU T$_{cu}$ imediatamente após afastar gravidez
	Se não iniciou método após 5 dias da tomada, poderá principiar a qualquer momento, desde que uma gravidez seja afastada

DIU T$_{cu}$: dispositivo intrauterino de cobre em formato de T. SIU-LNG: sistemas intrauterinos liberadores de levonorgestrel. (Adaptada de: World Health Organization, 2016.)

CONSIDERAÇÕES FINAIS

A contracepção de emergência é um método seguro e eficaz para a prevenção de gestação não planejada, sendo sempre necessária a orientação sobre a sua utilização em condições excepcionais de sexo desprotegido ou na falha de um método; no entanto, não pode ser substituída por uma contracepção rotineira e segura.

REFERÊNCIAS BIBLIOGRÁFICAS

ABOU-SETTA, A. M. *et al.* Levonorgestrel-releasing intrauterine device (LNG-IUD) for symptomatic endometriosis following surgery. *The Cochrane Database of Systematic Reviews*, n. 1, CD005072, 2013.

ADAJI, S. E.; SHITTU, S. O.; SULE, S. T. Attitude of Nigerian women to abnormal menstrual bleeding from injectable progestogen only contraceptive. *Annals of African Medicine*, v. 4, p. 144-149, 2005.

ALI, M. *et al.* Extended use up to 5 years of the etonogestrel-releasing subdermal contraceptive implant: comparison to levonorgestrel-releasing subdermal implant. *Human Reproduction*, v. 31, n. 11, p. 2491-1498, 2016.

BAKER, W. D. *et al.* Nonoperative management of atypical endometrial hyperplasia and grade 1 endometrial cancer with the levonorgestrel intrauterine device in medically ill post-menopausal women. *Gynecologic Oncology*, v. 146, p. 34, 2017.

BEERTHUIZEN, R. *et al.* Bone mineral density during long-term use of the progestagen contraceptive implant Implanon compared to a non-hormonal method of contraception. *Human Reproduction*, v. 15, p. 118-122, 2000.

BROWN, J.; KIVES, S.; AKHTAR, M. Progestagens and anti-progestagens for pain associated with endometriosis. *The Cochrane Database of Systematic Reviews*, n. 3, CD002122, 2012.

CREININ, M. D. *et al.* The US etonogestrel implant mandatory clinical training and active monitoring programs: 6-year experience. *Contraception*, v. 95, n. 2, p. 205-210, 2017.

DARNEY, P. *et al.* Safety and efficacy of a single-rod etonogestrel implant (Implanon): results from 11 international clinical trials. *Fertility and Sterility*, v. 91, n. 5, p. 1646-1653, 2009.

FACULTY OF SEXUAL AND REPRODUCTIVE HEALTHCARE – FSRH. *FSRH clinical guidance: progestogen-only implants*. FSRH, 2014. Disponível em: http://www.fsrh.org/standards-and-guidance/documents/cec-ceu-guidance-implantsfeb-2014/. Acesso em: 20 jan. 2017.

FACULTY OF SEXUAL AND REPRODUCTIVE HEALTHCARE – FSRH. *FSRH guideline – emergency contraception*. London: FSRH, 2017.

FOOD AND DRUG ADMINISTRATION – FDA. MIRENA (levonorgestrel-releasing intrauterine device). *US FDA approved product information*. Whippany, NJ: Bayer HealthCare Pharmaceuticals Inc., 2000. Disponível em: http://www.accessdata.fda.gov/drugsatfda_docs/label/2022/021225s043lbl.pdf. Acesso em: 23 ago. 2022.

FOK, W. K. Update on emergency contraception. *Current Opinion in Obstetrics and Gynecology*, v. 28, n. 6, p. 522-529, 2016.

GRIMES, D. A. Intrauterine device and upper genital tract infection. *Lancet*, v. 356, p. 1013-1019, 2000.

HOHMANN, H.; CREININ, M. D. The contraceptive implant. *Clinical Obstetrics and Gynecology*, v. 50, n. 4, p. 907-917, 2007.

JENSEN, J. T. *et al.* Contraceptive efficacy and safety of the 52-mg levonorgestrel intrauterine system for up to 8 years: findings from the Mirena Extension Trial. *American Journal of Obstetrics and Gynecology*, v. 227, 873.e1, 2022.

KOYAMA, A.; HAGOPIAN, L.; LINDEN, J. Emerging options for emergency contraception. *Clinical Medicine Insights – Reproductive Health*, v. 7, p. 23-35, 2013.

LETHABY, A. E.; COOKE, I.; REES, M. Progesterone or progestogen-releasing intrauterine systems for heavy menstrual bleeding. *The Cochrane Database of Systematic Reviews*, CD002126, 2005.

LEVY, T. *et al.* Pharmacokinetics of the progesterone-containing vaginal tablet and its use in assisted reproduction. *Steroids*, v. 65, n. 10-11, p. 645-649, 2000.

LIDEGAARD, Ø. *et al.* Thrombotic stroke and myocardial infarction with hormonal contraception. *The New England Journal of Medicine*, v. 366, n. 2257-2266, 2012.

MANDELBAUM, R. S. *et al.* Progestin therapy for obese women with complex atypical hyperplasia: levonorgestrel-releasing intrauterine device vs systemic therapy. *American Journal of Obstetrics and Gynecology*, v. 223, 103.e1, 2020.

MANSOUR, D. *et al.* The effects of Implanon on menstrual bleeding patterns. *The European Journal of Contraception and Reproductive Health Care*, v. 13, Suppl 1, p. 13-28, 2008.

MANTHA, S. *et al.* Assessing the risk of venous thromboembolic events in women taking progestin-only contraception: a meta-analysis. *British Medical Journal*, v. 345, e4944, 2012.

MCNICHOLAS, C. *et al.* Use of the etonogestrel implant and levonorgestrel intrauterine device beyond the U.S. Food and Drug Administration-approved duration. *Obstetrics and Gynecology*, v. 125, n. 3, p. 599-604, 2015.

NG, Y. W.; LIANG, S.; SINGH, K. Effects of Mirena (levonorgestrel-releasing intrauterine system) and Ortho Gynae T380 intrauterine copper device on lipid metabolism – a randomized comparative study. *Contraception*, v. 79, p. 24-28, 2009.

NATIONAL INSTITUTE FOR HEALTH AND CLINICAL EXCELLENCE – NICE. *Long-acting reversible contraception:* the effective and appropriate use of long-acting reversible contraception. Nice, 2005.

NILSSON, C. G.; LÄHTEENMÄKI, P. L.; LUUKKAINEN, T. Ovarian function in amenorrheic and menstruating users of a levonorgestrel releasing intrauterine device. *Fertility and Sterility*, v. 41, p. 52-5, 1984.

PALACIOS, S.; COLLI, E.; REGIDOR, P. A. Multicenter, phase III trials on the contraceptive efficacy, tolerability and safety of a new drospirenone-only pill. *Acta Obstetricia et Gynecologica Scandinavica*, v. 98, p. 1549, 2019.

RAPKIN, A. J.; WINER, S. A. Drospirenone: a novel progestin. *Expert Opinion on Pharmacotherapy*, v. 8, n. 7, p. 989-999, 2007.

ROYAL COLLEGE OF OBSTETRICIANS AND GYNAECOLOGISTS. Faculty of sexual and reproductive healthcare. Management of unscheduled bleeding in women using hormonal contraceptive. 2009.

SHEN, J. *et al.* Interventions for emergency contraception. *The Cochrane Database of Systematic Reviews*, n. 8, CD001324, 2012.

SHULMAN, L. P. A review of drospirenone for safety and tolerability and effects on endometrial safety and lipid parameters contrasted with medroxyprogesterone acetate, levonorgestrel, and micronized progesterone. *Journal of Women's Health*, v. 15, n. 5, p. 584–590, 2006.

SITRUK-WARE R. New progestogens: a review of their effects in perimenopausal and postmenopausal women. *Drugs and Aging*, v. 21, n. 13, p. 865-883, 2004.

SITRUK-WARE, R. New progestagens for contraceptive use. *Human Reproduction Update*, v. 12, n. 2, p. 169-178, 2006.

SPEROFF, L.; FRITZ, M. A. Oral contraceptives. *In*: SPEROFF L, FRITZ MA. *Clinical gynecologic endocrinology and infertility*. 7. ed. Philadelphia: Lippincott Williams & Wilkins, 2005. p. 873-874.

STANFORD, J. B.; MIKOLAJCZYK, R. T. Mechanisms of action of intrauterine devices: update and estimation of postfertilization effects. *American Journal of Obstetrics and Gynecology*, v. 187, p. 1699-1708, 2002.

SUHERMAN, S. K.; AFFANDI, B.; KORVER, T. The effects of Implanon on lipid metabolism in comparison with Norplant. *Contraception*, v. 60, p. 281, 1999.

TRUSSELL J. Contraceptive failure in the United States. *Contraception*, v. 83, n. 5, p. 397-404, 2011.

US NATIONAL LIBRARY OF MEDICINE. Kyleena – Levonorgestrel intrauterine device. US Food and Drug Administration (FDA) approved product information. *US National Library of Medicine*, 2021. *In*: *UpToDate*. Disponível: https://www.uptodate.com/contents/intrauterine-contraception-background-and-device-types/abstract/13.

VILLAS-BOAS, J. *et al.* Metabolic safety of the etonogestrel contraceptive implant in healthy women over a 3-year period. *European Journal of Obstetrics, Gynecology and Reproductive Biology*, v. 202, p. 51-54, 2016.

WENZL, R. *et al.* Pharmacokinetics of etonogestrel released from the contraceptive implant Implanon. *Contraception*, v. 58, n. 5, p. 283-288, 1998.

WORLD HEALTH ORGANIZATION – WHO. *Medical eligibility criteria for contraceptive use*: reproductive health and research. 5. ed. Geneve: WHO, 2015.

WORLD HEALTH ORGANIZATION – WHO. *Selected practice recommendations for contraceptive use* – 2016. 3. ed. Geneva: WHO; 2016.

CAPÍTULO 74

Métodos Anticoncepcionais Reversíveis de Longa Ação

Marta Curado Carvalho Franco Finotti • Zsuzsanna Jármy Di Bella • Jarbas Magalhães • Silvio A. Franceschini

INTRODUÇÃO

Apesar das inúmeras opções contraceptivas disponíveis, 55% das gestações no Brasil não são planejadas (Theme-Filha et al., 2016)

De acordo com a Organização Mundial da Saúde (OMS), as gestações não planejadas estão associadas a complicações materno-fetais, como abortos inseguros, mortalidade materna e neonatal/infantil, bem como a riscos sociais, como baixa escolaridade e desemprego.

Globalmente, 966 milhões de mulheres em idade reprodutiva e sexualmente ativas usam algum método contraceptivo, porém ainda há 164 milhões de mulheres que não querem engravidar ou pretendem adiar a gestação que não são usuárias de métodos contraceptivos e estão expostas ao risco de gestação não planejada.

Sabe-se que gestações indesejadas são mais frequentes em mulheres com idade menor ou igual a 19 anos de idade (quatro vezes mais frequentes quando comparadas com a idade adulta), com baixa escolaridade (quanto menos anos de escolaridade, maior a frequência de gestação não planejada), populações de baixo nível socioeconômico (cinco vezes mais frequente quando comparadas com a população de alto nível socioeconômico) e vulneráveis, para as quais o acesso aos métodos contraceptivos continua a ser uma grande preocupação para corrigir a desigualdade global.

Um aspecto importante é que, em muitos casos, a gravidez não planejada termina em aborto induzido. No Brasil, devido à ilegalidade de sua realização por demanda da mulher (sendo legalizado em casos de estupro, risco de morte da mulher ou malformação do feto que seja incompatível com a vida extrauterina), a maioria dos abortos é realizada clandestinamente, o que pode levar a complicações, morte materna, além de significativos impactos nos serviços de saúde e nas famílias afetadas (Delgado et al., 2020).

No último levantamento sobre contracepção realizado pela OMS, observou-se que 186 milhões de mulheres pelo mundo fazem uso de métodos contraceptivos reversíveis de longa ação (LARC, do inglês *long-acting reversible contraceptives*, em inglês), sendo 161 milhões de usuárias de dispositivos intrauterinos (DIU), o que corresponde a 18,8% das mulheres entre 15 e 49 anos de idade, e 25 milhões de usuárias de implante subdérmico (2,6% das mulheres entre 15 e 49 anos de idade) (Figura 74.1).

Na Figura 74.2, observa-se o uso dos diferentes tipos de contraceptivos por regiões do mundo, com variações sutis entre 1995 e 2020. Notem que o Leste e o Sul Asiático, assim como o Norte e o Oeste Africano, são as regiões do mundo com mais mulheres usuárias de DIU. Por sua vez, o implante subcutâneo é mais utilizado pelas mulheres da África Subsaariana e da Oceania. Observa-se um crescente aumento mundial no uso de LARCs, mas em números absolutos ainda aquém do esperado.

Por sua vez, na Figura 74.3, observa-se que no Brasil predomina o uso da pílula como método contraceptivo, embora também se verifique um crescente aumento no uso de LARCs.

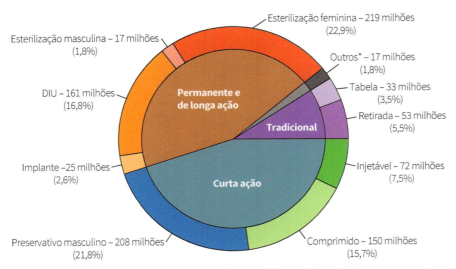

Figura 74.1 Número de mulheres em idade reprodutiva (15 a 49 anos) que utilizam vários métodos contraceptivos. *Outros métodos incluem preservativos femininos, métodos de barreira vaginal (incluindo diafragmas, capuzes cervicais e espumas espermicidas, geleias, cremes e esponjas), método de amenorreia lactacional, contracepção de emergência e outros métodos modernos ou tradicionais não apresentados separadamente. (Adaptada de: United Nations, 2022.)

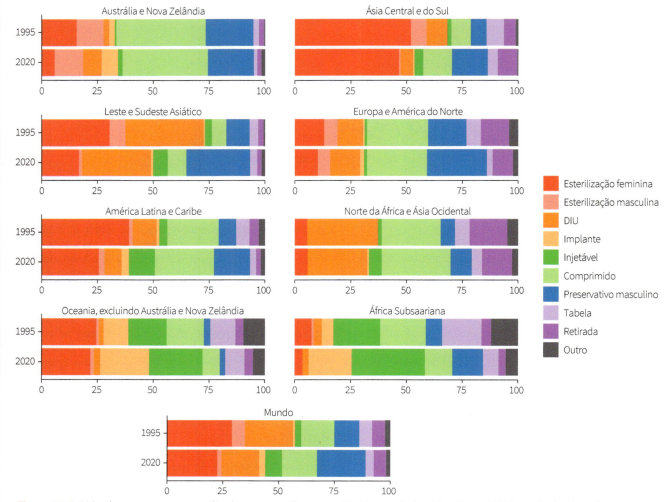

Figura 74.2 Métodos contraceptivos utilizados entre mulheres em idade reprodutiva (15 a 49 anos). (Adaptada de: United Nations, 2022.)

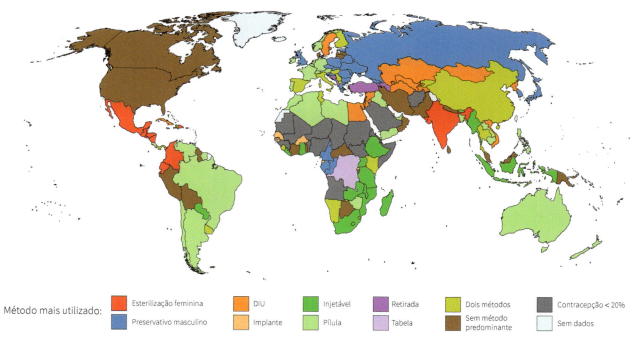

Figura 74.3 Método contraceptivo mais utilizado entre mulheres em idade reprodutiva (15 a 49 anos). O método mais utilizado foi identificado apenas para países ou áreas que tinham uma estimativa de prevalência contraceptiva superior a 20%, uma vez que o método mais utilizado em países com baixa prevalência contraceptiva representa apenas uma pequena percentagem de mulheres em idade reprodutiva. Os limites e nomes mostrados e as designações utilizadas neste mapa não implicam endosso ou aceitação oficial pela Organização das Nações Unidas. (Adaptada de: United Nations, 2022.)

TIPOS DE MÉTODOS CONTRACEPTIVOS REVERSÍVEIS DE LONGA AÇÃO, EFICÁCIA, CONTINUIDADE E SATISFAÇÃO

Os LARCs são representados pelos DIUs e pelos implantes subdérmicos. São métodos altamente eficazes, com duração contraceptiva igual ou superior a 3 anos. Os LARCs são superiores em termos de eficácia, propiciando taxas de gravidez de menos de 1% ao ano em uso perfeito e em uso típico. Por não dependerem da motivação da usuária para manter sua eficácia, os LARCs são mais eficazes e são bem indicados para mulheres com fatores de risco de baixa adesão, por exemplo, as adolescentes, com pouca diferença entre a taxa de falha inerente ao método (com o uso perfeito, ou falha teórica) e a taxa de falha associada ao uso típico do método (uso na vida real) (Trussell, 2011).

A Tabela 74.1 mostra as taxas de falha dos métodos contraceptivos em 1 ano de uso (Trussell, 2011).

Os LARCs independem da ação do médico ou da usuária para manter sua eficácia e apresentam as mais altas taxas de satisfação e continuidade de uso entre todos os contraceptivos reversíveis (Trussell, 2011).

O estudo CHOICE mostrou que, com aconselhamento e orientação adequados, as taxas de continuidade e satisfação dos LARCS foram de 87% em 12 meses e de 77% em 24 meses, enquanto os métodos de curta duração (pílulas, anel, adesivos e injetáveis) tiveram taxas de continuidade variando de 38% a 43% em 24 meses (O'Neil-Callahan *et al.*, 2013). Dessa forma, os autores sugerem que esses métodos sejam a primeira linha de escolha para anticoncepção para todas as mulheres que não pretendam engravidar em curto período de tempo.

Os LARCs disponíveis atualmente no Brasil são o implante subdérmico liberador de etonogestrel (ENG), os DIUs medicados com cobre associados a prata ou não e os sistemas intrauterinos liberadores de levonorgestrel (SIU-LNG).

Implante

Características clínicas

Os implantes são dispositivos plásticos colocados na subderme, com liberação contínua de progestagênios. No Brasil, inicialmente comercializou-se um bastonete único, com cerca de 4 cm de comprimento por 2 mm de espessura, contendo 68 mg de etonogestrel (ENG) – metabólito ativo do desogestrel – envolvido em uma membrana de acetato de etileno vinil (EVA), não radiopaco.

A partir de 2017, após a aprovação da Agência Nacional de Vigilância Sanitária (Anvisa), associaram-se sulfato de bário e estearato de magnésio à composição anterior, tornando-o radiopaco. Além disso, o novo aplicador trouxe facilidade e maior padronização de inserção, sem alterar a eficácia (Figura 74.4).

A inserção do implante subdérmico pode ser realizada a qualquer momento, desde que haja razoável certeza de não gestação (ausência de relações sexuais no ciclo menstrual vigente ou uso correto de outro método contraceptivo), ou ainda nos primeiros 5 dias do novo ciclo menstrual. Escolhe-se preferencialmente a face medial-posterior a 8 cm do epicôndilo medial do braço não dominante para a inserção realizada sob anestesia local com lidocaína injetável.

Após a inserção subdérmica na face interna do braço não dominante, em torno de 8 horas, os níveis sanguíneos de ENG já alcançam concentrações suficientes para inibir a ovulação. A taxa de liberação é de 60 a 70 mcg por dia, durante as 6 primeiras semanas, diminuindo gradativamente para níveis entre 35 e 45 mcg por dia ao final do primeiro ano, para aproximadamente 30 a 40 mcg por dia ao final do segundo ano e, em seguida, para 25 a 30 mcg por dia no final do terceiro ano.

O efeito contraceptivo é conseguido principalmente por meio da inibição consistente da ovulação, especialmente nos 2 primeiros anos, tendo sido observadas algumas ovulações esporádicas no terceiro ano. Conjuntamente à inibição da ovulação, o ENG também provoca alterações no muco cervical, que dificultam a passagem dos espermatozoides, e alterações do endométrio, tornando-o menos adequado para a nidação. Implante de ENG é um dos métodos contraceptivos reversíveis mais eficazes, com taxa de falha em menos de uma em 1 mil mulheres por ano (ver Tabela 74.1) (Trussell, 2011). Essa eficácia se dá por ser um método que independe da usuária, característica dos LARCs, e acrescenta-se que não há riscos de deslocamento sem percepção da usuária.

Tabela 74.1 Porcentagem de gravidez indesejada após 1 ano de uso típico e perfeito do contraceptivo.

Método	Risco de gestação em 100 mulheres/ano (uso típico)	Risco de gestação em 100 mulheres/ano (uso perfeito)
Nada	85	85
Preservativo	18 a 21	2 a 5
Pílula/anel/adesivo	9	0,3 (3 em 1.000)
Injetáveis	6	0,2 (2 em 1.000)
DIU de cobre	0,8 (8 em 1.000)	0,6 (6 em 1.000)
Laqueadura	0,5 (5 em 1.000)	0,5 (5 em 1.000)
Vasectomia	0,15 (1,5 em 1.000)	0,1 (1 em 1.000)
SIU-LNG	0,2 (2 em 1.000)	0,2 (2 em 1.000)
Implante liberador de etonogestrel	0,05 (5 em 10.000)	0,05 (5 em 10.000)

DIU: dispositivo intrauterino; SIU-LNG: sistemas intrauterinos liberadores de levonorgestrel. (Adaptada de: Trussel, 2011.)

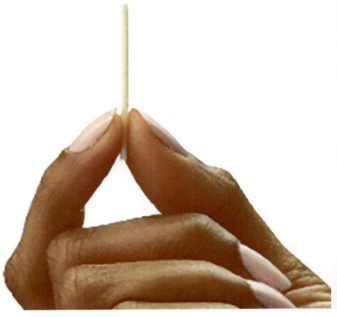

Figura 74.4 Implante de etonogestrel.

Por outro lado, depois da remoção, os níveis séricos se tornam indetectáveis antes de 1 semana, com a maioria das mulheres demonstrando ovulação e podendo engravidar dentro de poucos dias após a remoção do implante.

Indicação

Para discutir a indicação de um contraceptivo, é importante conhecer a classificação dos critérios de elegibilidade da OMS, apresentada na Tabela 74.2 (World Health Organization, 2015b).

As contraindicações para o uso do implante de ENG são poucas, por ser um progestagênio isolado de baixa dose.

Situações de contraindicação absoluta (critério de elegibilidade 4) (World Health Organization, 2015b):

- Câncer de mama atual e histórico de câncer de mama
- Gestação.

Situações em que as desvantagens do método superam suas vantagens (critério de elegibilidade 3) (World Health Organization, 2016):

- Distúrbio tromboembólico venoso e/ou arterial ativo
- Presença ou histórico de doença hepática grave, enquanto os valores dos testes de função hepática não retornarem ao normal
- Tumores dependentes de progestagênio
- Sangramento vaginal não diagnosticado.

Para quem estaria indicado, então, o uso de implante como contracepção?

- Mulheres que desejam contracepção de longa ação após orientações particularmente no tocante aos diferentes padrões de sangramento que podem ocorrer, incluindo amenorreia e sangramentos de padrões favoráveis (escapes eventuais e sangramentos cíclicos) e desfavoráveis (episódios frequentes ou prolongados). A orientação antecipatória sobre os métodos é extremamente importante para o sucesso dos LARCs (Modesto *et al.*, 2014). No Brasil, as taxas de continuidade e satisfação também foram altas no estudo em Campinas, no qual 83% das mulheres mantiveram os implantes ao final de 1 ano, após orientação adequada sobre o método (Modesto *et al.*, 2014).

Indicação em grupos vulneráveis

Alguns grupos de mulheres vulneráveis merecem destaque na indicação dos implantes.

1. Adolescentes podem se beneficiar sobremaneira do uso dos implantes, pois, nessa faixa etária, o índice de gravidez não planejada é extremamente alto devido à não adesão satisfatória

aos métodos de curta duração. O implante pode ser inserido antes do início da vida sexual, o que muitas vezes é uma vantagem quando comparado aos dispositivos intrauterinos.

Estudando o impacto do uso de LARCs, foram comparadas as taxas médias anuais de gravidez, parto e aborto na adolescência (15 a 19 anos) entre as participantes do estudo CHOICE, e essas mesmas taxas em termos nacionais (EUA). Essa comparação mostrou redução maior do que 75% nos três parâmetros entre as participantes do projeto em relação aos dados dos EUA (Secura *et al.*, 2014).

No subgrupo de adolescentes puérperas, sugere-se a inserção do implante no pós-parto imediato, não havendo interferência no aleitamento materno e excelente eficácia na prevenção de gestação recorrente da adolescente (Han *et al.*, 2014; Braga *et al.*, 2015).

2. Outro grupo extremamente vulnerável é o de mulheres com dependência química, principalmente usuárias de *crack*.

Em pesquisa nacional, mais da metade das usuárias de droga era menor de 30 anos, ou seja, em fase reprodutiva e solteiras (Bastos e Bertoni, 2014). Pesquisa na cidade de São Paulo (Cracolândia) mostra que em torno de 35% das mulheres trocavam as pedras de *crack* por sexo e quase 40% não usavam nenhum método contraceptivo (Sakamoto *et al.*, 2015). O número de gravidezes por mulher (3,4 gravidezes) entre usuárias de *crack* no Brasil é quase o dobro da taxa nacional (Sakamoto *et al.*, 2015). Essas mulheres também têm maior prevalência de sífilis (20,4% contra 1,6%), HIV (8,2% contra 0,4%) e hepatite C (2,2% contra 1,38%) quando comparadas às taxas nacionais (Bastos e Bertoni, 2014; Sakamoto *et al.*, 2015).

O aumento da prevalência de infecções sexualmente transmissíveis (ISTs) e morbidade obstétrica (prematuridade e morte fetal) nessa população aumenta os custos sociais e econômicos das gravidezes não planejadas, gravidezes essas que, na maioria das vezes, resultam em abandono das crianças. Um estudo em São Paulo, que inseriu o implante liberador de ENG em 101 mulheres usuárias de *crack*, estima que o sistema público de saúde economizou cerca de R$ 341.643,50, considerando apenas os custos das gravidezes, concluindo que "o uso de implante subdérmico de ENG representa indicação precisa para prevenção de gravidez não planejada em mulheres usuárias de drogas", reduzindo danos e promovendo resgate da autoestima dessa população (Sakamoto *et al.*, 2015).

3. As pacientes vivendo com HIV representam outro grupo vulnerável que se beneficia do uso do implante como contracepção, pois centrá-la apenas em preservativo e métodos que dependem da usuária para manter sua eficácia pode não ser suficiente para reduzir as gestações não planejadas, além da transmissão vertical para o feto.

É questionado se as drogas antirretrovirais podem interferir na eficácia do implante de ENG. O uso concomitante de fármacos indutores da enzima CYP 450 (3A4) pode interferir na sua eficácia (Schering-Plough, 2017), como:

- Rifampicina
- Rifabutina
- Griseofulvina
- Antirretrovirais (ARV)
- Carbamazepina
- Oxicarbamazepina
- Barbitúricos
- Hidantoínas (fenitoína)
- Topiramato.

Tabela 74.2 Critérios de elegibilidade para uso de contraceptivos.

Categoria	Avaliação clínica
1	O método pode ser usado sem restrições
2	O método, em geral, pode ser usado com restrições. As vantagens geralmente superam os riscos
3	O método, em geral, não deve ser usado. Os riscos possíveis e comprovados superam os benefícios
4	O método não deve ser usado, pois apresenta risco inaceitável

Fonte: World Health Organization, 2016.

Um trabalho que estudou a farmacocinética do ENG em usuárias de terapia antirretroviral (TARV) mostrou diminuição da biodisponibilidade do ENG, com diminuição da área sob a curva de 50 a 70% em usuárias de efavirenz e, por outro lado, aumento da biodisponibilidade, com aumento da área sob a curva, e do progestagênio, de 35 a 60%, em usuárias de lopinavir/ritonavir, em comparação ao grupo controle (não usuárias de TARV) (Vieira et al., 2014). Isso poderia aumentar a taxa de falha do contraceptivo em usuárias dessa medicação, o que foi mostrado em trabalho realizado na África, no qual as usuárias de implantes (levonorgestrel e etonogestrel) e efavirenz tiveram taxa de gravidez maior do que as usuárias de implantes e nevirapina como componente da TARV (Vieira et al., 2014). No entanto, analisando esse mesmo trabalho, a OMS conclui que os implantes são altamente eficazes na redução do risco de gravidez em mulheres vivendo com HIV, incluindo aquelas em uso simultâneo de TARV. Não há nenhuma evidência que apoie a hipótese de que mulheres infectadas pelo HIV em uso de ARV não devam usar implantes como contracepção (World Health Organization, 2015b). A mesma recomendação é dada pelo Centers for Disease Control and Prevention (CDC) dos EUA, quando avalia que, mesmo que as interações medicamentosas possam levar a ligeira diminuição da eficácia para implantes, a eficácia global ainda pode ser suficientemente elevada em comparação a outras opções de contracepção, como contraceptivos orais combinados (que têm taxas de insucesso mais elevadas do que implantes em geral) e também interação medicamentosa (Centers for Disease Control and Prevention, 2014).

Indicação em comorbidades

Como o implante liberador de ENG é um contraceptivo só com progestagênio, ele pode ser usado na anticoncepção de pacientes com várias comorbidades que contraindicariam o uso de estrogênio, como aquelas hipertensas, tabagistas maiores de 35 anos, diabéticas há mais de 20 anos ou com lesão de órgão-alvo, mulheres com enxaqueca com ou sem aura, porém com mais de 35 anos. Revisões sistemáticas não têm mostrado evidências de aumento de risco para eventos tromboembólicos venosos ou arteriais com contraceptivos apenas de progestagênio (Tepper et al., 2016), mostrando que o implante liberador de ENG pode ser uma indicação importante para contracepção de pacientes com trombofilias e antecedente pessoal de tromboembolismo (pode ser usado assim que passar a fase aguda).

Outras indicações para o uso do implante liberador de ENG, além da contracepção, são dismenorreia primária ou secundária, endometriose e tensão pré-menstrual e suas variáveis, que tendem a melhorar pelo efeito anovulatório e pela diminuição dos sintomas perimenstruais.

Manejo de intercorrências e eventos adversos

Eventos gerais

As queixas de cefaleia (em 15% das pacientes) são mais frequentes durante as 6 primeiras semanas, quando a liberação de ENG tem concentração maior (de 60 a 70 mcg por dia), caracterizando-se por cefaleia mais ao final do dia, sem características de hemicrania, e, quando necessário, melhoram com analgésicos comuns. Outra queixa observada é a mastalgia (10%), também mais frequente nesse período (6 primeiras semanas), geralmente bem tolerada, necessitando, na maioria das vezes, somente de tranquilização de que não há risco de malignidade; se necessário, melhora com analgésicos comuns.

Quanto ao ganho de peso, queixa de 12% das pacientes, é importante notar que esse ganho com métodos de progestagênio isolado é similar, segundo um trabalho de metanálise, ao encontrado em mulheres que estão usando outros métodos contraceptivos hormonais e não hormonais (Lopez et al., 2016).

A acne, enquanto evento adverso, foi relatada por 11% das usuárias. As mulheres com maior probabilidade de se queixar de acne são as usuárias anteriores de método hormonal combinado, com ação positiva sobre a pele pelo aumento das globulinas transportadoras de hormônios sexuais (SHBG), o que diminui consideravelmente a testosterona livre. O implante liberador de ENG, por outro lado, tem efeito neutro sobre as SHBG. Assim, a substituição do método com etinilestradiol pelo implante faz com que os níveis de SHBG baixem rapidamente, aumentando a testosterona livre. Para o manejo da acne, pode-se usar inicialmente 100 a 200 mg/dia de espironolactona e, se não houver melhora, 25 mg/dia de acetato de ciproterona, por 15 dias por mês ou durante todo o mês, por cerca de 6 meses.

Pelo fato de o ENG não inibir o hormônio folículo-estimulante (FSH), assim como os outros progestagênios isolados, a presença de cistos foliculares pode ocorrer em aproximadamente 25% das usuárias. Em sua maioria, são achados ultrassonográficos benignos, que tendem a desaparecer em 12 semanas e sem repercussão clínica. Por vezes, podem ocasionar dor abdominal, com melhora com analgésicos. Raramente ocorre a ruptura desses cistos com quadro de dor abdominal aguda.

Sangramento uterino anormal

O principal evento adverso do implante liberador de ENG, assim como de qualquer método contraceptivo contendo só progestagênio, é a mudança do padrão de sangramento, sendo a principal causa de desistência do método.

Apesar de desconfortáveis, principalmente porque são inesperados, esses sangramentos normalmente são tolerados pelas mulheres, desde que sejam bem orientadas previamente à inserção do implante. Considera-se padrão de sangramento favorável quando as pacientes apresentam amenorreia, sangramento infrequente e sangramento regular, ao passo que os sangramentos frequentes e prolongados são considerados desfavoráveis (Figura 74.5). Como pode ser visto na Tabela 74.3,

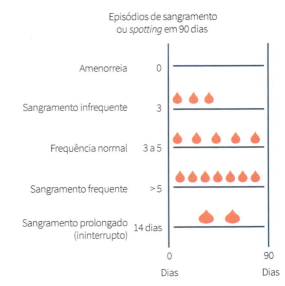

Figura 74.5 Padrões de sangramento vaginal induzidos por métodos contraceptivos. (Fonte: Zhang et al., 2013.)

Tabela 74.3 Padrão de sangramento com o uso de implante liberador de etonogestrel (ENG).

Padrão de sangramento	Implante ENG
Amenorreia	22 a 40%
Infrequente	30 a 40%
Regular	20%
Padrão desfavorável	6,7% frequente + 17,7% prolongado

a grande maioria das mulheres apresentará padrão favorável de sangramento; somente entre 20 e 25% delas apresentarão padrão desfavorável.

Como manejar o sangramento desfavorável (Figura 74.6)?

- Ter orientado o padrão de sangramento esperado previamente à inserção
- É importante ter paciência nos primeiros 6 meses, pois cerca de 50% das mulheres com padrão desfavorável têm chance de melhorar o padrão de sangramento
- Descartar outras causas de sangramento se o padrão se mantiver desfavorável após 6 meses ou aparecer dor associada
- Tratar sempre que necessário. O problema do tratamento é que não se sabe a causa do sangramento nessas pacientes. Várias são as hipóteses em mulheres que utilizam progestagênios isolados; o endométrio parece ser inerentemente instável, com tendência a angiogênese aumentada, porém com vasos dilatados e com paredes finas que se rompem facilmente, sangrando de forma imprevisível. Além disso, há aumento das metaloproteinases, que degradam o endométrio. Há também aumento do estresse oxidativo e da reação inflamatória endometrial. Como há diminuição acentuada dos receptores estrogênicos, a regeneração desse endométrio fica prejudicada. Por não se saber a causa, os tratamentos melhoram o sangramento atual, mas não evitam a recidiva dele. As medicações podem ser usadas a partir do segundo mês da inserção do implante.

Medicações que podem ser utilizadas:

- Ácido tranexâmico 500 a 1.000 mg, de 8/8 horas, por 5 a 7 dias. O tratamento pode ser repetido quantas vezes forem necessárias, porém não deve ultrapassar 7 dias cada um deles
- Anti-inflamatórios não esteroides (AINEs). Os mais estudados foram:
  - Ibuprofeno: 400 mg, de 8/8 horas, por 5 dias
  - Ácido mefenâmico: 500 mg, de 8/8 horas, por 5 dias
  - Celecoxibe: 200 mg/dia durante 5 dias

- Progestagênios isolados: apesar de não existirem ainda trabalhos comparando com placebo, têm sido cada vez mais utilizados:
  - Desogestrel 75 mcg/dia, por 1 a 3 ciclos
  - Noretisterona 10 mg, de 12/12 horas, por 21 dias
  - Acetato de medroxiprogesterona (AMP) 10 mg, de 12/12 horas, por até 21 dias
- 30 mcg de etinil estradiol (EE) + 150 mcg de LNG por 1 a 3 ciclos, com ou sem pausa entre as cartelas
- Doxiciclina 100 mg, de 12/12 horas, por 5 a 7 dias. A ação aqui é de diminuição de metaloproteinases, e não a ação antibiótica conhecida
- Estrogênios não se mostraram melhores do que placebo nas doses habituais, pois, devido à diminuição dos receptores estrogênicos, têm dificuldade de ação.

A ultrassonografia transvaginal é sugerida:

- Sempre que o sangramento se mantiver desfavorável por mais de 6 meses, mesmo com as medicações
- Quando houver mudança de padrão de sangramento (p. ex., estava em amenorreia e mudou para sangramento prolongado)
- Na presença de sintomas como dismenorreia ou dispareunia.

Em resumo, o implante liberador de ENG é um contraceptivo com alta eficácia e, assim como todos os LARCs, necessita de orientação antecipatória com relação, principalmente, aos possíveis padrões de sangramento. Necessita-se de treinamento específico para a inserção e a retirada dele, para minimizar a possibilidade de complicações.

Dispositivos intrauterinos

Os DIUs são conhecidos métodos LARC. Constituem o método mais comum de contracepção reversível utilizado no mundo, sendo válido ressaltar que essa estatística é reforçada pela alta prevalência chinesa (60% das usuárias) (Buhling *et al.*, 2014).

Os dispositivos intrauterinos mais comumente usados no Brasil incluem o DIU-Cu T380A, o DIU de CuAg e os medicados (SIU-LNG 52 mg e 19,5 mg, respectivamente, com 20 mcg e 12 mcg de liberação diária). Em geral, os DIUS se apresentam com poucas contraindicações, são bem tolerados, são custo-efetivos, possuem baixa taxa de descontinuidade e são de fácil uso (Trussell *et al.*, 2015; Howard *et al.*, 2017).

Dados mundiais confirmam aumento do uso desses métodos nos últimos anos. Resultados de Howard *et al.* (2017) indicam diminuição da taxa de esterilização tubária e aumento da taxa de inserção de DIU entre 2006 e 2011 nos EUA. Esses achados foram encontrados em todos os grupos etários, exceto entre 35 e 45 anos (taxa constante). Os autores ressaltam ainda que o aumento no uso de DIUs, tanto de cobre quanto de LNG, foi observado em mulheres jovens, inclusive adolescentes (Howard *et al.*, 2017). Segundo a *National Survey of Family Growth*, a prevalência do uso de DIUs aumentou de 2 para 10,3% entre mulheres usuárias de métodos contraceptivos (15 a 44 anos), e a prevalência do método cirúrgico caiu de 27 para 25,1% nesse mesmo período. O aumento da escolha pelos DIUs foi observado principalmente em mulheres com ao menos um parto (Daniels *et al.*, 2015). Mais recentemente, tem-se observado aumento no uso de DIU em adolescentes e nuligestas.

Embora DIUs sejam métodos altamente eficazes, existe frequentemente resistência pessoal ao uso, principalmente devido a informações errôneas sobre riscos de gestação ectópica, infecção e infertilidade (Silva-Filho *et al.*, 2016).

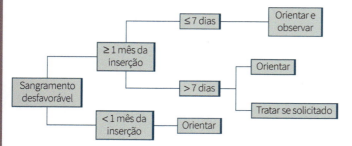

Figura 74.6 Protocolo de abordagem de sangramento por uso de contraceptivo de progestagênio isolado do setor de anticoncepção da Faculdade de Medicina de Ribeirão Preto da Universidade de São Paulo (FMRP-USP).

Dispositivo intrauterino de cobre

Mecanismo de ação

O principal mecanismo de ação do DIU-Cu situa-se na reação de corpo estranho pelo endométrio, desencadeada pelos sais de cobre e polietileno.

A liberação de uma pequena quantidade de metal estimula a produção de prostaglandinas e citocinas no útero. Como resultado, forma-se uma "espuma" biológica na cavidade uterina, que, por sua vez, apresenta efeito tóxico sobre espermatozoides e óvulos, alterando a viabilidade, o transporte e a capacidade de fertilização deles, além de dificultar a implantação por meio de uma reação inflamatória crônica endometrial. A presença de cobre no muco cervical também atua na diminuição da motilidade e viabilidade dos gametas masculinos. A inibição da ovulação não está presente nesse método. Além dos efeitos pré-fertilização, pode-se observar retardo ou aceleração no transporte dos embriões, dano a eles e diminuição da implantação.

Em relação à eficácia, Trussell (2011) observou 0,8% de gestações no primeiro ano de uso típico. A taxa de gestação acumulada em 12 anos atinge 2%. A falha está relacionada, principalmente, ao deslocamento do dispositivo, fato mais frequente no primeiro ano de uso. Quanto à taxa de continuação do uso após 1 ano, Trussell (2011) encontrou 78%.

Entre os dispositivos, observa-se superioridade da eficácia do DIU TCu380A sobre Multiload 375 (MLCu375), Multiload 250 (MLCu250), Cobre T220 (TCu220) e Cobre T200 (TCu200). É válido ressaltar que o TCu380A pode ser utilizado por até 12 anos, sendo sua maior duração justificada pela presença de maior superfície de cobre quando comparado aos outros modelos (Figura 74.7).

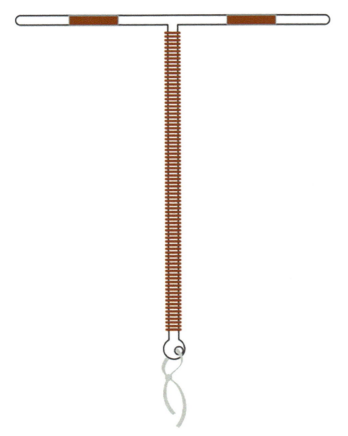

Figura 74.7 DIU de cobre.

Indicações

É indicado para mulheres que procuram métodos reversíveis de longa ação. Deve ser aconselhado durante a consulta, quando se observa uso inconsistente do método atual, que é dependente da usuária para ter a sua eficácia garantida, e também como primeira opção contraceptiva.

É pertinente assinalar que o método pode ser indicado para pacientes nulíparas (Lohr *et al.*, 2017), inclusive adolescentes. Nesse último grupo, o DIU-Cu, em particular, apresenta taxa de expulsão ligeiramente maior quando comparada a outras faixas etárias (Jatlaoui *et al.*, 2016).

Contraindicações absolutas (Finotti, 2015; World Health Organization, 2016):

- Gravidez
- Doença inflamatória pélvica (DIP) ou IST atual, recorrente ou recente (nos últimos 3 meses)
- Sepse puerperal
- Imediatamente pós-aborto séptico
- Cavidade uterina irregular
- Sangramento vaginal inexplicado
- Câncer cervical ou endometrial
- Doença trofoblástica maligna
- Alergia ao cobre e à prata.

Contraindicações relativas (Finotti, 2015; World Health Organization, 2016):

- Fator de risco para ISTs ou HIV
- Imunodeficiência
- De 48 horas a 4 semanas pós-parto
- Câncer de ovário
- Doença trofoblástica benigna.

Na Tabela 74.4, estão os exames necessários antes da inserção (Ekiz *et al.*, 2016; World Health Organization, 2016).

Tabela 74.4 Exames necessários antes da inserção.

Exame ou teste	DIU-Cu ou SIU-LNG
Exame da mama	C
Exame pélvico/genital	A
Rastreio de câncer de colo uterino, conforme faixa etária	C
Exames laboratoriais de rotina	C
Hemograma	B
Avaliar risco de IST: história médica e exame físico	A*
Rastreio de IST/HIV: exames laboratoriais	B*
Rastreio de HAS	C

Classe A: o exame ou teste é essencial e mandatório em todas as circunstâncias para segurança e eficácia do método. Classe B: o exame ou teste contribui substancialmente para a segurança e eficácia, mas a implementação pode ser avaliada no contexto do serviço de saúde. O risco de não realizar o exame deve ser avaliado com os benefícios da sua realização. Classe C: o exame ou teste não contribui substancialmente para a segurança ou eficácia do método.
*O critério médico de elegibilidade para uso de contraceptivos da Organização Mundial da Saúde (OMS) afirma: "inserção de DIU pode aumentar o risco de DIP em mulheres com risco aumentado de ISTs, embora evidência limitada sugira que o risco é baixo. Algoritmos atuais para determinar o aumento do risco de ISTs têm valor preditivo baixo. Risco de ISTs varia de acordo com comportamento individual e prevalência local. Dessa forma, enquanto muitas mulheres com risco aumentado para ISTs possam geralmente utilizar DIU, algumas mulheres com risco individual muito alto não devem ser submetidas à inserção do DIU até que se realizem testes de tratamentos apropriados" (World Health Organization, 2016). DIU-Cu: dispositivo intrauterino de cobre; HAS: hipertensão arterial sistêmica; HIV: vírus da imunodeficiência humana; IST: infecção sexualmente transmissível; SIU-LNG: sistema intrauterino liberador de levonorgestrel.

Início do uso

A inserção obedece aos mesmos critérios do implante, ou seja, a qualquer momento, desde que se tenha razoável certeza de que não há gestação, além de constatada boa saúde genital pelo exame clínico. Em mulheres eumenorreicas, pode ser inserido dentro de 12 dias a partir do início da menstruação, ou seja, em dia conveniente para a mulher, e não apenas durante o período menstrual (World Health Organization, 2016).

Em pacientes amenorreicas, a inserção pode ser realizada a qualquer momento, desde que se possa determinar que não há gravidez (World Health Organization, 2016).

Em puérperas (em amamentação ou não, incluindo parto cesáreo), pode ser inserido em até 48 horas do parto, inclusive imediatamente após a dequitação placentária. Durante o parto cesáreo, pode-se colocar o dispositivo antes da sutura uterina. Entre 48 horas e 4 semanas após o parto, o uso de DIU-Cu não costuma ser recomendado, a não ser que outro método não esteja disponível (World Health Organization, 2016). Pode ser inserido imediatamente após aborto (World Health Organization, 2016).

A segurança do método durante a amamentação constitui fato sedimentado, sem evidência de que o uso de DIU-Cu influencie a *performance* da lactação ou o crescimento neonatal (Berry-Bibee *et al.*, 2016).

Mulheres com sepse puerperal ou aborto infectado não devem ser aconselhadas a utilizar DIUs e, no caso de contracepção de emergência, pode ser inserido em até 5 dias do coito desprotegido, desde que não haja mais de 5 dias da ovulação (World Health Organization, 2016).

O uso de anestésicos locais no colo uterino (injetável ou tópico) é facultativo, não sendo recomendação obrigatória na inserção ambulatorial dos DIUs.

A inserção de um DIU em ambiente cirúrgico não é recomendada de rotina, salvo nas situações de estenose cervical ou dor não controlada em tentativa de inserção prévia.

Não é recomendado o uso de antibióticos durante a inserção de DIU em mulheres saudáveis. Pode ser justificado em situações com alta prevalência de cervicites por clamídia e gonococo e meios diagnósticos limitados.

Após a inserção, a paciente deve ser aconselhada a observar a presença de sintomas de DIP, principalmente durante o primeiro mês de uso.

Deve-se atentar para a necessidade da prescrição de antibióticos antes da inserção em pacientes com condições médicas que indiquem antibioticoprofilaxia em procedimentos invasivos, como valvulopatias cardíacas (World Health Organization, 2016).

Manejo de eventos adversos

Manejo em caso de perfuração uterina

Revisão literária apresenta taxa de perfuração uterina entre 0,3 e 2,2 por 1.000 inserções (Heinemann *et al.*, 2017). Heinemann *et al.* (2015) apresentaram estudo com 61.000 novas usuárias de DIUs (70% LNG e 30% DIU-Cu). Após 12 meses, ocorreram 61 casos de perfuração uterina no primeiro grupo e 20 no segundo. Dessas 81 mulheres, 64 apresentavam riscos para perfuração, como amamentação, parto há menos de 36 semanas, uso de prostaglandina antes da inserção ou inserção sob anestesia geral. Dessa forma, esse estudo permite concluir que não há diferença na taxa de perfuração entre os dispositivos e que o risco relativo de perfuração é baixo, cerca de 1,1 por 1.000 inserções no grupo de DIU-Cu (Heinemann *et al.*, 2015; Heinemann *et al.*, 2017).

Diante de perfuração uterina, recomenda-se a remoção do dispositivo por via vaginal quando o fio for visível; caso contrário, a retirada deve ser realizada por videolaparoscopia.

A atenção aos passos recomendados para inserção, principalmente durante a histerometria, diminui os riscos de perfuração uterina.

Manejo de anormalidades menstruais

Sangramentos em maior quantidade e *spotting* são comuns nos primeiros 3 a 6 meses e geralmente diminuem com o decorrer do tempo. Se a paciente desejar tratamento, AINEs por curto período durante os dias de sangramento podem ser utilizados.

Sangramentos maiores ou mais longos constituem eventos menos frequentes, sendo geralmente observados nos primeiros 3 a 6 meses de uso e também podem ser resolvidos com AINEs e ácido tranexâmico. Em mulheres com sangramento persistente, devem-se excluir afecções ginecológicas. Caso não se encontre a causa e/ou a paciente julgue o sangramento inaceitável, deve-se remover o DIU e aconselhar o uso de outro método. Para prevenir anemia, orienta-se suplementar ferro.

Manejo em caso de doença inflamatória pélvica

A relação entre uso de contraceptivos intrauterinos e infecção ginecológica, particularmente DIP, tem sido extensamente estudada nos últimos 50 anos. Apesar de inúmeras controvérsias e debates, estudos sobre a história natural da infecção e pesquisas observacionais em usuárias de DIU observaram que a incidência é muito baixa (Hubacher, 2014; Jatlaoui *et al.*, 2016).

Alterações na microbiota vaginal em razão do uso de contraceptivos intrauterinos (DIU-Cu ou LNG) não foram detectadas em 12 meses de seguimento após inserção. Dessa forma, não se pode afirmar que o uso desse método aumenta a suscetibilidade a infecções decorrentes de mudanças na flora vaginal (Bassis *et al.*, 2017).

Em caso de diagnóstico de DIP, deve-se realizar tratamento com antibióticos adequados. Não há necessidade de retirar o DIU-Cu durante o período de tratamento. Se a mulher opta por retirar, o dispositivo deve ser removido apenas após o início da antibioticoterapia. Se a infecção não apresentar melhora, deve-se considerar a remoção do DIU. Deve-se monitorar quadro clínico atentamente e aconselhar sobre ISTs e uso de preservativo. Grupo de desenvolvimento da *guideline* da OMS concluiu que remover o DIU não produz benefício adicional, uma vez que a DIP já está sendo adequadamente tratada com antibióticos (World Health Organization, 2015b).

A presença de bactérias *Actinomyces* na colpocitologia não exige retirada do DIU, devendo-se realizar seguimento clínico para avaliar a presença de sinais ou sintomas de DIP (Kim *et al.*, 2014).

Manejo em caso de gestação

Primeiramente, deve-se excluir gravidez ectópica, cuja taxa cumulativa em usuárias de DIU-Cu é de 0,4% (World Health Organization, 2016).

A paciente deve ser orientada sobre o risco discretamente aumentado de aborto, incluindo aborto séptico, e parto prematuro, se o DIU permanecer no local.

Se o fio estiver visível ou o dispositivo puder ser removido de maneira segura do canal cervical, deve-se proceder à retirada dele. É importante aconselhar a paciente que essa é a melhor alternativa, apesar de o procedimento trazer pequeno risco de aborto.

Retirando ou mantendo o DIU, a paciente deve ser orientada a procurar atendimento imediatamente em caso de sangramento, dor abdominal, contrações, secreção vaginal anormal ou febre.

Se o fio não estiver visível ou o dispositivo não puder ser seguramente removido, é necessário realizar ultrassonografia para avaliar perfuração uterina.

Ganho de peso

Silva dos Santos *et al.* (2017) não observaram mudança em peso e composição corporal após 12 meses de uso de LARCs-DIU-Cu, LNG e implante de ENG.

Função sexual

Higgins *et al.* (2016) não observaram declínio na função sexual ou satisfação sexual após o início de métodos LARC. A maioria do grupo de 159 pacientes participantes do estudo referiu melhora ou nenhuma mudança na função sexual.

Koseoglu *et al.* (2016) não observaram diferença na prevalência de disfunção sexual entre grupos de usuárias e não usuárias de DIU.

Seguimento após inserção

Nova consulta deve ser agendada após a primeira menstruação ou a partir de 3 a 6 semanas da inserção. A paciente deve ser encorajada a retornar a qualquer momento para discutir efeitos colaterais ou desejo de trocar de método.

Visitas de seguimento devem incluir aconselhamento sobre o método e proteção contra ISTs e exame pélvico para determinar implantação inadequada.

Essas recomendações referem-se ao mínimo que deve ser realizado para segurança e eficácia do método. Embora a ultrassonografia transvaginal seja um exame acessível na maior parte das vezes, não há necessidade de sua realização para confirmar posicionamento de um DIU. Reserva-se sua indicação nas situações de dor pélvica persistente e padrão de sangramento inesperado.

Sistema intrauterino liberador de levonorgestrel

O SIU-LNG contendo um reservatório com 52 mg de LNG mede 32 mm de comprimento e libera 20 µg de LNG por dia. Já o SIU-LNG com um reservatório de 19,5 mg de LNG mede 28 mm de comprimento e libera 12 mcg de LNG por dia. Pela membrana de controle, o sistema consegue liberar o LNG, que, em 15 minutos após a inserção, já se encontra circulante no plasma. No SIU de LNG de 52 mg, a taxa de liberação de 20 µg/dia cai ao longo do uso, estabilizando-se em torno de 12 a 14 µg/dia, e chega finalmente a 11 µg/dia ao final de 5 anos, que é o tempo preconizado de uso do SIU-LNG (Figura 74.8). Existem diferenças entre os DIUs medicados com levonorgestrel, as quais podem ser observadas no quadro comparativo dos dois dispositivos intrauterinos (Tabela 74.5). Existe uma tendência atual de indicar o SIU-LNG de menor dosagem para a contracepção de todas as mulheres elegíveis ao método, especialmente adolescentes, adultas jovens e nuligestas, e reservar o SIU-LNG 52 mg para aquelas que apresentem comorbidades ginecológicas, como sangramento uterino aumentado, adenomiose e endometriose.

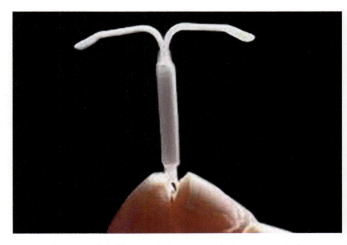

Figura 74.8 Sistema intrauterino de levonorgestrel.

Tabela 74.5 Quadro comparativo dos dois dispositivos intrauterinos.

Dose levonorgestrel	19,5 mg	52 mg
Liberação diária levonorgestrel	12 mcg	20 mcg
Diâmetro insertor	1,90 mm	1,55 mm
Tamanho SIU	32 mm × 32 mm	28 mm × 30 mm
Finalidade	Contracepção	Contracepção Endometriose Sangramento uterino excessivo

Mecanismo de ação

Os principais mecanismos de ação colaboraram para obter um contraceptivo com menos efeitos colaterais e com eficácia excepcional, durante 5 anos de uso, atualmente extensíveis até 8 anos. Os principais são:

- Muco cervical espesso e hostil à penetração do espermatozoide, inibindo a sua motilidade no colo, no endométrio e nas tubas uterinas, prevenindo a fertilização
- Alta concentração de LNG no endométrio, impedindo a resposta ao estradiol circulante
- Forte efeito antiproliferativo no endométrio
- Inibição da atividade mitótica do endométrio
- Manutenção da produção estrogênica, o que possibilita boa lubrificação vaginal.

Como resultado dessas várias ações contraceptivas, a taxa de eficácia do SIU-LNG é muito alta, e em vários estudos clínicos, representando mais de 100.000 mulheres/ano/uso, obteve-se índice de Pearl de 0,1. Portanto, o SIU-LNG possui excelente eficácia contraceptiva e apresenta desempenho equivalente no uso "correto" e "habitual".

Benefícios não contraceptivos

Uma das principais ações do SIU-LNG é a ação local sobre o endométrio, levando à atrofia endometrial. Essa atrofia leva ao aparecimento de efeitos clínicos como a amenorreia e/ou oligomenorreia, o que o diferencia de pacientes usuárias do DIU medicado com cobre. De maneira simplificada, os efeitos benéficos do SIU-LNG são os seguintes:

- Aumento da concentração de hemoglobina
- Tratamento eficaz do sangramento uterino aumentado
- Alternativa medicamentosa para o tratamento da adenomiose e miomas uterinos
- Possibilidade não cirúrgica, como contraponto à histerectomia e à ablação endometrial
- Prevenção da anemia
- Pode ser utilizado como veículo para a terapia de reposição hormonal
- Minimiza os efeitos do tamoxifeno sobre o endométrio.

Com esses efeitos não contraceptivos, o SIU-LNG pode oferecer alternativas ao tratamento do sangramento uterino aumentado, da hiperplasia endometrial e da adenomiose. Parece oferecer bons resultados na melhora dos sintomas e do padrão menstrual em mulheres com endometriose e miomas uterinos (Buhling *et al.*, 2014).

Sangramento uterino anormal e sistema intrauterino liberador de levonorgestrel

O SIU-LNG leva à inibição parcial do desenvolvimento folicular ovariano e da ovulação. Apesar desse efeito, pelo menos 75% das mulheres com o SIU-LNG têm ciclos ovulatórios. No entanto, a concentração de LNG no endométrio local é alta, levando ao efeito pronunciado sobre o endométrio, favorecendo a atrofia. A inserção de um SIU-LNG reduz a perda de sangue menstrual em até 97% após 1 ano de uso. O padrão de sangramento mais comum depois de decorridos 3 meses da inserção, em mulheres com sangramento uterino anormal (SUA), é o escape menstrual. Após 6 meses, a maioria das pacientes desenvolve amenorreia ou oligomenorreia. Além disso, o SIU-LNG produz resultados comparáveis aos das intervenções cirúrgicas, a longo prazo, depois de 2 a 3 anos. Nos estudos longitudinais, o SIU-LNG tem produzido melhores resultados no tratamento do SUA, quando comparado com o uso de anticoncepcionais combinados, contribuindo também para diminuir os procedimentos cirúrgicos.

O SIU-LNG também tem sido proposto para os sangramentos perimenopausa, com diminuição significativa de perda sanguínea, e como protetor endometrial nas situações em que se realizará terapia hormonal na pós-menopausa.

Endometriose e sistema intrauterino liberador de levonorgestrel

Em um estudo randomizado inglês incluindo 34 hospitais, mais de 400 mulheres que realizaram cirurgia conservadora para endometriose foram tratadas com contraceptivo combinado oral ou SIU-LNG e acompanhadas por 3 anos. Observou-se que houve melhora de 40% da dor pélvica em ambos os grupos, quando comparada com a dor pré-operatória. Ademais, as usuárias de SIU-LNG tiveram menos novos procedimentos cirúrgicos e necessidade de segunda linha de tratamento para a endometriose.

Atualmente, tem-se proposto o uso de SIU-LNG, inclusive para prevenção primária da endometriose para adolescentes e adultas jovens, uma vez que o padrão de sangramento é escasso ou ausente em muitas usuárias sem supressão ovariana. Nessa população, muitas vezes existe um diagnóstico tardio de até 10 anos de história de endometriose.

Adenomiose e sistema intrauterino liberador de levonorgestrel

O SIU-LNG também tem sido usado para tratar sangramento uterino anormal por causas estruturais. Em mulheres com adenomiose, foi observada uma real redução do volume e da vascularização uterina, bem como diminuição do sangramento uterino e da dismenorreia.

Sangramento intenso, dismenorreia secundária e útero aumentado estão frequentemente relacionados à adenomiose, cujas opções de tratamento têm eventos adversos, eficácia insuficiente ou alta recorrência, resultando em maior probabilidade de histerectomia, que continua sendo o tratamento padrão-ouro para casos graves.

O SIU-LNG pode ser uma alternativa que reduz o sangramento menstrual e volume uterino por 5 anos. Uma possível explicação além dos efeitos endometriais é a redução na espessura da zona juncional.

Hiperplasia endometrial e sistema intrauterino liberador de levonorgestrel

O SIU-LNG tem sido usado no tratamento conservador de hiperplasias endometriais típicas ou atípicas, em estudos observacionais e comparado a outros progestagênios, como o acetato de progesterona e as pílulas anticoncepcionais. Os resultados mostraram-se superiores em relação à diminuição do eco endometrial alterado e aos sintomas, além de serem observadas maiores taxas de regressão das hiperplasias nas usuárias de SIU-LNG submetidas à biopsia endometrial posterior ao seu uso.

Miomas uterinos e sistema intrauterino liberador de levonorgestrel

Permanece pouco entendida a maneira precisa de como os anticoncepcionais orais combinados e os progestagênios possam atuar na formação e no crescimento dos leiomiomas. A progesterona afeta a proliferação e apoptose de células fibroides, regulando o crescimento dos miomas e a apoptose. Estrogênios associados aos progestagênios podem controlar a menorragia, sem estimular o crescimento dos miomas.

Em contrapartida, não se observa diminuição significativa no tamanho dos miomas, apesar da diminuição do volume menstrual e do volume uterino, além de melhora acentuada do padrão menstrual em mulheres usuárias do SIU-LNG. Muitas mulheres deixam de ter anemia após o primeiro ano de uso do SIU-LNG. Assim, frequentemente tem-se oferecido, com bons resultados, a inserção do SIU-LNG para mulheres com miomas uterinos intramurais como alternativa à cirurgia. Estudos mostram que volume uterino < 200 mℓ mostra melhor adesão ao tratamento com melhores resultados, assim como menor taxa de expulsão do SIU-LNG e histerectomia (Magalhães *et al.*, 2022).

Manejo dos efeitos adversos

A inserção e o uso do SIU-LNG podem apresentar algumas complicações, e essas possibilidades, embora não tão frequentes, devem ser discutidas com a paciente antes da inserção. A orientação antecipatória dos possíveis efeitos colaterais ajuda a obter melhor aceitação pela usuária, bons resultados e, consequentemente, maior taxa de continuidade de uso do SIU-LNG. Além disso, a orientação antecipatória possibilita maior entendimento do método por parte da usuária e leva à procura mais rápida do profissional ou serviço assim que perceba a possibilidade de complicação. Os efeitos adversos mais comuns são:

- Expulsão
- Dor ou sangramento
- Perfuração
- Infecção
- Gravidez ectópica
- Gravidez tópica.

Os sinais de possíveis complicações que devem fazer com que a paciente retorne ao médico são os seguintes:

- Sangramento importante ou dores abdominais nos primeiros 3 a 5 dias após a inserção: podem indicar perfuração no momento da inserção ou, ainda, a possibilidade de infecção ou deslocamento do SIU-LNG
- Sangramento irregular ou dores em todos os ciclos: podem corresponder a deslocamento ou expulsão parcial do SIU-LNG
- Febre ou calafrios, com ou sem corrimento vaginal: podem indicar a presença de infecção
- Dor persistente durante as relações: pode se relacionar a infecção, perfuração ou expulsão parcial
- Atraso menstrual com sintomas de gravidez ou um SIU-LNG em expulsão: pode indicar gravidez intra ou extrauterina, embora seja raramente observada
- Fios do SIU-LNG mais longos ou não visíveis: podem significar que houve deslocamento do dispositivo ou mesmo gestação.

Sistema intrauterino liberador de levonorgestrel e infecções

As infecções bacterianas parecem ser decorrentes de contaminação da cavidade endometrial no momento da inserção do SIU-LNG, sendo a ocorrência de doença inflamatória pélvica aguda (DIPA) bastante rara, mais comum nos primeiros 20 dias após a inserção. A administração de doxiciclina (200 mg) ou azitromicina (1 g), 1 hora antes da inserção do DIU, pode proteger contra infecções pélvicas, mas o uso profilático de antibióticos parece não ser indicado para mulheres com baixo risco para ISTs, candidatas à inserção do SIU-LNG. Por outro lado, nas mulheres com risco potencial para endocardite bacteriana, a profilaxia com antibióticos deve ser instituída 1 hora antes da inserção ou da remoção do SIU-LNG.

Durante o primeiro ano de uso, a taxa de infecções é baixa, tanto com o SIU-LNG quanto com o TCu-380A. Após 3 anos, a taxa de DIPA em usuárias do SIU-LNG é mais baixa quando comparada à das usuárias do TCu-380A (0,5% e 2%, respectivamente). É importante destacar o baixo índice de DIPA em mulheres jovens, com menos de 25 anos. Em pacientes com idades entre 17 e 25 anos, a diferença é bastante significativa, com um índice de 5,6% nas usuárias do TCu-380A e de 0,3% nas do SIU-LNG.

Sistema intrauterino liberador de levonorgestrel e perfurações

Uma complicação rara e que ocorre em 1,3 vez a cada 1.000 inserções tem na técnica cuidadosa de inserção a sua principal prevenção. A perfuração geralmente ocorre quando o SIU-LNG não é inserido na direção da cavidade uterina ou quando o comprimento da cavidade (histerometria) não é medido corretamente. No momento da perfuração, a paciente sente forte dor, e o procedimento de inserção deve ser imediatamente

interrompido. O SIU-LNG deve ser removido por meio de tração delicada dos fios, o que resolve a grande maioria dos casos. A perfuração pode ser parcial ou completa. A ultrassonografia transvaginal é de grande valia no diagnóstico das perfurações, possibilitando uma conduta mais adequada a cada caso.

Nos casos de perfuração parcial, a histeroscopia está indicada para a remoção do dispositivo, quando, com as manobras de tração dos fios, não se obtém sucesso.

Nas perfurações completas ou que ultrapassam a serosa uterina, estão indicadas a laparotomia ou a videolaparoscopia para a localização do SIU-LNG e sua retirada.

Sistema intrauterino liberador de levonorgestrel e gravidez ectópica

O índice de Pearl estimado para gestação ectópica foi de 0,037 para o SIU-LNG 19,5 mg e de 0,009 para o SIU-LNG 52 mg. O risco relativo de gestação ectópica com SIU-LNG 19,5 mg é 4,44 vezes maior do que o do SIU-LNG 52 mg. Tem-se recomendado o SIU-LNG 52 mg para mulheres com fatores de risco para gestação ectópica.

Sistema intrauterino liberador de levonorgestrel e gravidez tópica

Embora as taxas de gravidez sejam extremamente baixas, a ocorrência de gestação em mulheres com o SIU-LNG demanda condutas semelhantes às usuárias de DIU de cobre de acordo com a localização do saco gestacional em relação ao SIU-LNG e a idade gestacional no momento do diagnóstico.

Se os fios do dispositivo forem visíveis no exame especular (gestação não maior que 12 semanas), devem ser retirados delicadamente por tração contínua e suave. Nos casos de fios não visíveis ao exame especular, a histeroscopia realizada por profissional experiente e cuidadoso costuma resolver a maioria dos casos.

Nos casos de gestação mais avançada, com o SIU-LNG distante do orifício interno do colo, as tentativas de retirada devem ser evitadas, pois a ocorrência de insucesso é muito alta. Nesses casos, é importante o aconselhamento da gestante, ressaltando que aquela gestação apresenta risco aumentado de abortamentos, trabalho de parto prematuro e infecções, devendo ser acompanhada e examinada frequentemente na rotina de pré-natal ou na presença de qualquer sinal ou sintoma de complicações hemorrágicas e/ou infecciosas.

CONSIDERAÇÕES FINAIS

Efeitos dos métodos contraceptivos reversíveis de longa ação em indicadores de saúde feminina e recomendações

As características dos LARCs fazem com que eles tenham efeitos muito mais pronunciados na melhora dos indicadores de redução de aborto provocado, gestação não planejada e morbimortalidade materna que os métodos de curta duração (Bahamondes *et al.*, 2014). Por esse motivo, muitas organizações internacionais de saúde, sociedades de especialidades médicas e organizações não governamentais recomendam que as mulheres sejam aconselhadas sobre os LARCs e que se aumente o acesso a esses métodos para todas, inclusive para adolescentes e nulíparas (Braverman *et al.*, 2014; Committee on Gynecologic

Practice Long-Acting Reversible Contraception Working Group, 2015). Há quase 10 anos, a OMS incluiu todos os LARCs em sua lista de medicações essenciais para um sistema de saúde básico, a qual inclui os medicamentos mais eficazes, seguros, custo-efetivos para condições de saúde prioritárias (World Health Organization, 2015a).

Considerando que menos de 2% das usuárias de métodos contraceptivos usam LARCs no Brasil e que a taxa de gestação não planejada é ao redor de 55% (Viellas *et al.*, 2014), é vital que se amplie o acesso aos LARCs, especialmente no sistema público de saúde. Diferentemente do Brasil, no Reino Unido cerca de 31% das usuárias de métodos contraceptivos usam LARCs e a taxa de gestação não planejada é de 16,2%.

As principais evidências em relação do uso dos LARCs podem ser assim resumidas:

- Os LARCs são os métodos mais eficazes e com maiores taxas de satisfação e continuidade disponíveis atualmente
- A eficácia não depende do coito, da motivação da usuária ou da adesão
- São os métodos mais custo-efetivos existentes
- Apresentam poucas contraindicações
- Devem ser oferecidos pós-parto e pós-aborto imediato
- São indicados para adolescentes, nulíparas e mulheres em situação de vulnerabilidade
- Estão associados à maior redução das taxas de gestação não planejada e de aborto provocado.

Dessa forma, é fundamental, na melhora dos indicadores de saúde feminina, em especial a redução de gestação não planejada e de aborto provocado, melhorar a qualidade do aconselhamento da equipe de saúde em LARCs, implementar treinamento em uso e manejo de LARCs na formação dos profissionais médicos e garantir o acesso aos LARCs para as mulheres.

REFERÊNCIAS BIBLIOGRÁFICAS

AGUEMI, A. K. *et al.* Knowledge, attitude and practice of Brazilian physicians about immediate postpartum and postabortion intrauterine device insertion. *Revista Brasileira de Ginecologia e Obstetrícia*, v. 45, n. 9, p. e524-e534, 2023.

ALNEMR, A. A.; HARB, O. A.; ATIA, H. The efficacy of the levonorgestrel intrauterine system versus oral megestrol acetate in treating atypical endometrial hyperplasia: a superior randomized controlled trial. *Journal of Gynecologic Oncology*, v. 35, n. 5, p. e62, 2024.

ALVI, F. A. *et al.* New paradigms in the conservative surgical and interventional management of adenomyosis. *Current Opinion in Obstetrics & Gynecology*, v. 29, n. 4, p. 240-248, 2017.

AMADO, F. C. *et al.* Hormonal intrauterine device in women with renal transplantation: a prospective observational study. *Revista da Associação Médica Brasileira*, v. 69, n. 10, p. e20230352, 2023.

BAHAMONDES, L. *et al.* Estimated disability-adjusted life years averted by long-term provision of long-acting contraceptive methods in a Brazilian clinic. *Human Reproduction*, v. 29, n. 10, p. 2163-2170, 2014.

BASSIS, C. M. *et al.* Effects of intrauterine contraception on the vaginal microbiota. *Contraception*, v. 96, n. 3, p. 189-195, 2017.

BASTOS, F. I. P. M.; BERTONI, N. *Pesquisa Nacional sobre o uso de crack*: quem são os usuários de crack e/ou similares do Brasil? quantos são nas capitais brasileiras? Rio de Janeiro: Editora ICICT/Fiocruz, 2014. 224 p.

BERRY-BIBEE, E. N. *et al.* The safety of intrauterine devices in breastfeeding women: a systematic review. *Contraception*, v. 94, n. 6, p. 725-738, 2016.

BOOS, M. D. *et al.* Relationship between long-acting reversible contraception and acne in a cohort of adolescents and young adults. *Pediatric Dermatology*. 2024 Mar 5. doi: 10.1111/pde.15578. Online ahead of print.

BRAGA, G. C. *et al.* Immediate postpartum initiation of etonogestrel-releasing implant: a randomized controlled trial on breastfeeding impact. *Contraception*, v. 92, n. 6, p. 536-542, 2015.

BRAVERMAN, P. K. *et al.* Contraception for adolescents. *Pediatrics*, v. 134, n. 4, p. e1244-e1256, 2014.

BUHLING, K. J. *et al.* Worldwide use of intrauterine contraception: a review. *Contraception*, v. 89, n. 3, p. 162-173, 2014.

CENTERS FOR DISEASE CONTROL AND PREVENTION (CDC). Technical Issue. *Brief drug interactions between hormonal contraceptive methods and antiretroviral medications used to treat HIV*. Atlanta, GA: USAID, 2014.

CHENE, G. *et al.* The role of progestin subdermal implant in the management of adenomyosis: a systematic review. *European Journal of Contraception & Reproductive Health Care*, v. 29, n. 2, p. 61-68, 2024.

COMMITTEE ON GYNECOLOGIC PRACTICE LONG-ACTING REVERSIBLE CONTRACEPTION WORKING GROUP. Committee Opinion No. 642: Increasing access to contraceptive implants and intrauterine devices to reduce unintended pregnancy. *Obstetrics and Gynecology*, v. 126, n. 4, p. e44-48, 2015.

COOPER, K. G. *et al.*; PRE-EMPT Collaborative group. Long-acting progestogens versus combined oral contraceptive pill for preventing recurrence of endometriosis related pain: the PRE-EMPT pragmatic, parallel group, open label, randomized controlled trial. *British Medical Association*. v. 385, p. e079006, 2024.

CREININ, M. D. *et al.* The US etonogestrel implant mandatory clinical training and active monitoring programs: 6-year experience. *Contraception*, v. 95, n. 2, p. 205-210, 2017.

DAIDONE, C. *et al.* Provider perspectives on analgesic use in intrauterine device insertion procedures: a mixed methods analysis. *Cureus*, v. 16, n. 3, p. e56580, 2024.

DANIELS, K. *et al.* Current contraceptive use and variation by selected characteristics among women aged 15-44: United States, 2011-2013. *National Health Statistics Reports*, v. 86, n. 1-14, 2015.

DELGADO, V. G. *et al.* Unplanned pregnancy and factors associated with abortion: a literature review. *Brazilian Journal of Health Review*, v. 3, n. 5, p. 12315-12327, 2020.

DEPES, D. B. *et al.* Comparative study of the levonorgestrel intrauterine system and laparoscopic hysterectomy for the treatment of heavy menstrual bleeding in enlarged uteri. *Einstein*, v. 21, n. 1, p. 1-5, 2023.

DEPES, D. B. *et al.* Cost-effectiveness of two treatments for excessive menstrual bleeding in large uteri. *Observatorio de la Economía Latinoamericana*, v. 21, n. 10, p. 17294-17308, 2023.

DI BELLA, Z. I. K. *et al.* Contraception and family planning at the extreme of reproductive life – climacteric. *Revista da Associação Médica Brasileira*, v. 62, n. 5, p. 454-457, 2016.

DURANTE, J. C. *et al.* Long-acting reversible contraception for adolescents: a review of practices to support better communication, counseling, and adherence. *Adolescent Health, Medicine and Therapeutics*, v. 14, p. 97-114, 2023.

EKIZ, A. *et al.* Contraceptive failure with Copper T380A intrauterine device (IUD): a single tertiary center experience. *Pakistan Journal of Medical Sciences*, v. 32, n. 5, p. 1087-1091, 2016.

ETRUSCO, A. *et al.* Current medical therapy for adenomyosis: from bench to bedside. *Drugs*, v. 83, n. 17, p. 1595-1611, 2023.

EVANS, M. G. *et al.* Multilevel barriers to long-acting reversible contraceptive uptake: a narrative review. *Health Promotion Practice*. 2023, 15248399231211531.

FINOTTI, M. *Manual de anticoncepção*. São Paulo: Febrasgo, 2015.

FINOTTI, M. C. C. F.; VIEIRA, C. S. Contraceptivos reversíveis de longa ação e sua importância para o planejamento reprodutivo de populações vulneráveis. *Femina*, v. 44, n. 3, p. 160-170, 2016.

GEMZELL-DANIELSSON, K. *et al.* Thirty years of Mirena: a story of innovation and change in women's healthcare. *Acta Obstetricia et Gynecologica Scandinavica*, v. 100, n. 4, p. 614-618, 2021.

GIOVANELLI, A. S.; TORLONI, M. R.; GUAZZELLI, C. A. F. Post-placental intrauterine device insertion in Brazilian adolescents: clinical outcomes at 12 months. *Journal of Pediatric and Adolescent Gynecology*, v. 35, n. 3, p. 336-340, 2022.

GLASS, S. *et al.* Reproductive planning: long-acting reversible contraceptives and emergency contraception. *FP Essentials*, v. 538, p. 25-29, 2024.

HAN, L. *et al.* Preventing repeat pregnancy in adolescents: is immediate postpartum insertion of the contraceptive implant cost effective? *American Journal of Obstetrics and Gynecology*, v. 211, n. 1, p. 24.e1-7, 2014.

HEALTH QUALITY ONTARIO. Levonorgestrel-releasing intrauterine system (52 mg) for idiopathic heavy menstrual bleeding: a health technology assessment. *Ontario Health Technology Assessment Series*, v. 16, n. 18, p. 1-119, 2016.

HEINEMANN, K. *et al.* IUD use among parous women and risk of uterine perforation: a secondary analysis. *Contraception*, v. 95, n. 6, p. 605-607, 2017.

HEINEMANN, K. *et al.* Risk of uterine perforation with levonorgestrel-releasing and copper intrauterine devices in the European Active Surveillance Study on Intrauterine Devices. *Contraception*, v. 91, n. 4, p. 274-279, 2015.

HIGGINS, J. A. *et al.* Women's sexual function, satisfaction, and perceptions after starting long-acting reversible contraceptives. *Obstetrics and Gynecology*, v. 128, n. 5, p. 1143-1151, 2016.

HOFFMAN, N. D.; ALDERMAN, E. M. Long-acting reversible etonogestrel subdermal implant in adolescents. *Pediatrics in Review*, v. 45, n. 1, p. 3-13, 2024.

HOGMARK, S. *et al.* Placement of an intrauterine device within 48 hours after second trimester medical abortion: a randomized controlled trial. *American Journal of Obstetrics and Gynecology*. 2024.

HOU, M. Y.; MCNICHOLAS, C.; CREININ, M. D. Combined oral contraceptive treatment for bleeding complaints with the etonogestrel contraceptive implant: a randomised controlled trial. *European Journal of Contraception & Reproductive Health Care*, v. 21, n. 5, p. 361-366, 2016.

HOWARD, B. *et al.* Trends in use of and complications from intrauterine contraceptive devices and tubal ligation or occlusion. *Reproductive Health*, v. 14, n. 1, p. 70, 2017.

HUBACHER, D. Intrauterine devices & infection: review of the literature. *Indian Journal of Medical Research*, v. 140, Suppl. 1, p. S53-S57, 2014.

JATLAOUI, T. C.; SIMMONS, K. B.; CURTIS, K. M. The safety of intrauterine contraception initiation among women with current asymptomatic cervical infections or at increased risk of sexually transmitted infections. *Contraception*, v. 94, n. 6, p. 701-712, 2016.

KIM, Y. J. *et al.* Actinomyces-like organisms in cervical smears: the association with intrauterine device and pelvic inflammatory diseases. *Obstetrics & Gynecology Science*, v. 57, n. 5, p. 393-396, 2014.

KOSEOGLU, S. B. *et al.* Is there any impact of copper intrauterine device on female sexual functioning? *Journal of Clinical and Diagnostic Research*, v. 10, n. 10, p. QC21-QC23, 2016.

LAPORTE, M. *et al.* Uptake, discontinuation, and continuation rate of long-acting contraceptive methods when offered at no cost in Campinas, Brazil. *Contraception*, v. 132, p. 110363, 2024.

LI, L. *et al.* Treatment of symptomatic adenomyosis with the levonorgestrel-releasing intrauterine system. *International Journal of Gynaecology and Obstetrics*, v. 146, n. 3, p. 357-363, 2019.

LOHR, P. A.; LYUS, R.; PRAGER, S. Use of intrauterine devices in nulliparous women. *Contraception*, v. 95, n. 6, p. 529-537, 2017.

LOPEZ, L. M. *et al.* Progestin-only contraceptives: effects on weight. *Cochrane Database of Systematic Reviews*, n. 8, CD008815, 2016.

MACHADO, R. B. *et al.* Different perceptions among women and their physicians regarding contraceptive counseling: results from the TANCO Survey in Brazil. *Revista Brasileira de Ginecologia e Obstetrícia*, v. 42, n. 5, p. 255-265, 2020.

MACHADO, R. B. *et al.* Long-acting reversible contraception. *Revista Brasileira de Ginecologia e Obstetrícia*, v. 39, n. 6, p. 294-308, 2017.

MAGALHÃES, J. *et al.* Uterine volume, menstrual patterns and contraceptive outcomes in users of the levonorgestrel-releasing intruterine system: a cohort study with a five year follow up. *European Journal of Obstetrics, Gynecology, and Reproductive Biology*, v. 276, p. 56-62, 2022.

MEIRELES CASTRO MAIA, E.; COELHO PEIXOTO, R. A.; FALBO GUAZZELLI, C. A. Choice and factors associated to the use of contraceptive methods among postpartum women: A prospective cohort study. *European Journal of Obstetrics, Gynecology, and Reproductive Biology*, v. 298, p. 1-5, 2024.

MODESTO, W.; BAHAMONDES, M. V.; BAHAMONDES, L. A randomized clinical trial of the effect of intensive versus non-intensive counselling on discontinuation rates due to bleeding disturbances of three long-acting reversible contraceptives. *Human Reproduction*, v. 29, n. 7, p. 1393-1399, 2014.

MOHR-SASSON, A.; DALAL, L.; BHALWAL, A. The association between BMI and continuity of etonogestrel (ENG)-releasing implant. *International Journal of Gynaecology and Obstetrics*, 2024 May 7. doi: 10.1002/ijgo.15590. Online ahead of print.

O'NEIL-CALLAHAN, M. *et al.* Twenty-four-month continuation of reversible contraception. *Obstetrics and Gynecology*, v. 122, n. 5, p. 1083-1091, 2013.

PARKS, C.; PEIPERT, J. F. Eliminating health disparities in unintended pregnancy with long-acting reversible contraception (LARC). *American Journal of Obstetrics and Gynecology*, v. 214, n. 6, p. 681-688, 2016.

RODRIGUEZ, M. I. *et al.* Medicaid policy change and immediate postpartum long-acting reversible contraception. *JAMA Health Forum*, v. 5, n. 6, p. e241359, 2024.

RÖMER, T. *et al.* The use of LNG-IUS-19.5 mg in daily gynecological routine practice in Germany: data from the Kyleena™ Satisfaction Study (KYSS). *Archives of Gynecology and Obstetrics*, v. 309, n. 5, p. 2021-2030, 2024.

SAKAMOTO, L. C. *et al.* Prevenção de gestações não planejadas com implante subdérmico em mulheres da Cracolândia, São Paulo. *Reprodução Climatério*, v. 30, n. 3, p. 102-107, 2015.

SCHERING-PLOUGH. Implanon NXT [bula]. São Paulo: Schering-Plough, 2017. Disponível em: https://www.novamedicamentos.com.br/media/catalog/product//i/m/implanon_nxt.pdf. Acesso em: 24 jul. 2024.

SECURA, G. M. *et al.* Provision of no-cost, long-acting contraception and teenage pregnancy. *New England Journal of Medicine*, v. 371, n. 14, p. 1316-1323, 2014.

SILVA DOS SANTOS, P. N. *et al.* Changes in body composition in women using long-acting reversible contraception. *Contraception*, v. 95, n. 4, p. 382-389, 2017.

SILVA-FILHO, A. L. *et al.* Non-hormonal and hormonal intrauterine contraception: survey of patients' perceptions in four Latin American countries. *European Journal of Contraception & Reproductive Health Care*, v. 21, n. 3, p. 213-219, 2016.

SOTHORNWIT, J. *et al.* Immediate versus delayed postpartum insertion of contraceptive implant and IUD for contraception. *Cochrane Database of Systematic Reviews*, v. 10, n. 10, CD011913, 2022.

STRUBLE, J.; REID, S.; BEDAIWY, M. A. Adenomyosis: a clinical review of a challenging gynecologic condition. *Journal of Minimally Invasive Gynecology*, v. 23, n. 2, p. 164-185, 2016.

TEPPER, N. K. *et al.* Progestin-only contraception and thromboembolism: a systematic review. *Contraception*, v. 94, n. 6, p. 678-700, 2016.

THEME-FILHA, M. M. *et al.* Factors associated with unintended pregnancy in Brazil: cross-sectional results from the Birth in Brazil National Survey, 2011/2012. *Reproductive Health*, v. 13, Suppl. 3, p. 118, 2016.

TORELLI, F. R. *et al.* Gene expression associated with unfavorable vaginal bleeding in women using the etonogestrel subdermal contraceptive implant: a prospective study. *Scientific Reports*, v. 14, n. 1, p. 11062, 2024.

TOSUN, A. K.; TOSUN, I.; SUER, N. Comparison of levonorgestrel-releasing intrauterine device with oral progestins in heavy menstrual bleeding (HMB) cases with uterine leiomyoma (LNG-IUD and oral progestin usage in myoma uteri). *Pakistan Journal of Medical Sciences*, v. 30, n. 4, p. 834-839, 2014.

TRUSSELL, J. Contraceptive failure in the United States. *Contraception*, v. 83, n. 5, p. 397-404, 2011.

TRUSSELL, J. *et al.* Achieving cost-neutrality with long-acting reversible contraceptive methods. *Contraception*, v. 91, n. 1, p. 49-56, 2015.

UNITED NATIONS. Department of Economic and Social Affairs. *World Family Planning 2022*. Disponível em: https://www.un.org/development/desa/pd/sites/www.un.org.development.desa.pd/files/files/documents/2023/Feb/undesa_pd_2022_world-family-planning.pdf. Acesso em: 8 jun. 2024.

VERCELLINI, P. *et al.* Proposal for targeted, neo-evolutionary-oriented secondary prevention of early-onset endometriosis and adenomyosis. Part II: medical interventions. *Human Reproduction*, v. 39, n. 1, p. 18-34, 2024.

VERSTRATEN, V.; VOSSAERT, K.; VAN DEN BOSCH, T. Migration of intrauterine devices. *Open Access Journal of Contraception*, v. 15, p. 41-47, 2024.

VIELLAS, E. F. *et al.* Assistência pré-natal no Brasil. *Cadernos de Saúde Pública*, v. 30, p. S85-S100, 2014.

VIEIRA, C. S. *et al.* Effect of antiretroviral therapy including lopinavir/ritonavir or efavirenz on etonogestrel-releasing implant pharmacokinetics in HIV-positive women. *Journal of Acquired Immune Deficiency Syndromes*, v. 66, n. 4, p. 378-385, 2014.

WORLD HEALTH ORGANIZATION – WHO. *19th WHO Model List of Essential Medicines*. EUA: WHO, 2015a. p. 53.

WORLD HEALTH ORGANIZATION – WHO. *Medical eligibility criteria for contraceptive use*. 5th ed. Geneva: WHO, 2015b. Disponível em: http://apps.who.int/iris/bitstream/10665/181468/1/9789241549158_eng.pdf. Acesso em: 10 jun. 2024.

WORLD HEALTH ORGANIZATION – WHO. *Selected practice recommendations for contraceptive use*. Geneva: WHO, 2016. Disponível em: http://apps.who.int/iris/bitstream/10665/252267//1/9789241565400-eng.pdf?ua=1. Acesso em:10 jun. 2024.

ZHANG, C. Y. *et al.* Abnormal uterine bleeding patterns determined through menstrual tracking among participants in the Apple Women's Health Study. *American Journal of Obstetrics and Gynecology*, v. 228, n. 2, p. 213. e1-213. e22, 2023.

CAPÍTULO 75

Anticoncepção nos Extremos Reprodutivos: Adolescência e Perimenopausa

Rogério Bonassi Machado • Jaqueline Neves Lubianca • Pedro do Valle Teichmann • Augusto Ostermann Magalhães

ADOLESCÊNCIA

A gestação na adolescência representa um problema de saúde pública. Dados nacionais evidenciam que gestar nessa faixa etária pode levar a uma série de impactos negativos sobre o desenvolvimento, dificultando a inserção das jovens mães no mercado de trabalho, resultando na manutenção do círculo da pobreza e no aumento das desigualdades sociais.

Ademais, os desfechos obstétricos adversos também são mais frequentes nessa faixa etária, o que impacta diretamente na mortalidade materna e torna essa gestação de alto risco. Síndromes hipertensivas, trabalho de parto prematuro, anemia, desproporção feto-pélvica, restrição do crescimento fetal e problemas consequentes de abortos provocados são algumas das complicações com incidência aumentada na adolescente.

De acordo com o Sistema de Informações sobre Nascidos Vivos (Brasil, 2023), desde 2017 houve uma redução de aproximadamente 35% na taxa de nascimentos em mulheres adolescentes. Em números absolutos, essa diminuição representa 165.317 nascidos vivos a menos. Apesar da redução expressiva nesses valores, a incidência de gestações em mães de até 20 anos continua alta, constituindo cerca de 12% de todos os partos e a causa mais comum de hospitalização entre adolescentes femininas no país no ano de 2022. A região Norte do Brasil concentra os maiores índices de gravidez na adolescência.

Um total de 14.293 gestações em adolescentes abaixo de 14 anos, fruto de abuso sexual, foi notificado em 2022. Por lei, essas mulheres apresentam direito à interrupção legal da gestação, no entanto acredita-se que, por falta de referenciamento e acesso a serviços de saúde, essa taxa esteja aquém do esperado. Um estudo publicado no mesmo ano no *JAMA* constatou que há um risco 56% maior de trabalho de parto prematuro quando comparado à adolescentes que ficam grávidas entre 14 e 17 anos (risco relativo [RR] 1,56 [1,17-2,09] $p < 0,001$).

Das adolescentes brasileiras entre 15 e 19 anos, 14,7% utilizam algum método contraceptivo, sendo o anticoncepcional combinado oral (ACO) ainda o método mais utilizado. A maioria delas procura por contracepção cerca de 6 a 12 meses após o início da atividade sexual. Infelizmente, dentro dos primeiros 6 meses, 50% das meninas já engravidaram. Nesse sentido, deve-se considerar a estratégia de *quick start* (início rápido) na contracepção na adolescência, que consiste na prescrição de um método no dia da consulta de aconselhamento, desde que haja garantia de que a paciente não esteja grávida. Qualquer método pode ser utilizado nessa abordagem, inclusive os métodos contraceptivos reversíveis de longa ação (LARC, do inglês *long-acting reversible contraception*).

Uma vez que a eficácia do método contraceptivo depende de correta administração, admite-se que a maioria das gestações indesejadas resulta de seu uso incorreto ou inconsistente, mais do que de sua falha. Segundo Templeman *et al.* (2000), apesar de o uso correto dos ACOs apresentar uma taxa de falha de 0,01%, no uso típico essa falha sobe para 8% em mulheres adultas e até 25% em adolescentes.

A abordagem lógica para reduzir a taxa de gravidez indesejada é aumentar o emprego de métodos contraceptivos com pequena diferença entre eficácia (índice de Pearl) e efetividade e cujo resultado dependa menos da usuária. São exemplos os dispositivos intrauterinos (DIUs) e os implantes subdérmicos, atualmente denominados "LARC". Apesar da documentação de efetividade, segurança e custo-benefício dos LARCs, seu emprego, em 2002, era inferior a 3% entre as norte-americanas, independentemente da faixa etária (Abeche, 2006).

O Projeto CHOICE avaliou as taxas de satisfação e continuidade entre todos os métodos contraceptivos reversíveis, incluindo os LARCs. O estudo envolveu 5.529 mulheres residentes na cidade de St. Louis (EUA), das quais 75% optaram por utilizar LARC. Os resultados do CHOICE demonstraram taxas de continuidade e satisfação maiores em usuárias de LARC, quando comparadas às dos métodos contraceptivos de curta ação (86,2% *versus* 54,7% e 83,7% *versus* 52,7%, respectivamente). O desconhecimento desses métodos pelas pacientes, a resistência à prescrição deles pelos médicos e o alto custo inicial de seu emprego foram os fatores associados à baixa prevalência de uso.

Persistem, entre os profissionais que trabalham com adolescentes, dúvidas que se relacionam à possibilidade de orientação anticoncepcional e prescrição de método adequado sem autorização ou ciência dos pais ou responsáveis. Deve ser lembrado que a contracepção é um direito da paciente. Além disso, é dever do médico manter o sigilo a respeito dos seus pacientes, inclusive os menores de idade, até mesmo a seus pais ou responsáveis legais, desde que o menor tenha capacidade de discernimento e que não se esteja colocando sua vida em risco, conforme expresso no Código de Ética Médica, Capítulo IX, artigo 74, de 2009 (Brasil, 2009). Na Conferência Internacional sobre População e Desenvolvimento, realizada em 1994 na cidade do Cairo, a saúde e os direitos reprodutivos dos jovens receberam destaque especial no parágrafo 7.2 do Capítulo VII.

A maioria dos métodos contraceptivos pode ser utilizada por adolescentes, respeitando as limitações individuais, a capacidade de adaptação ao método, as preferências pessoais e as contraindicações, conforme os critérios de elegibilidade da Organização Mundial da Saúde (OMS), de 2015.

Ainda hoje, os métodos mais populares de anticoncepção empregados por adolescentes são os preservativos e o método de retirada (não considerado eficiente), seguido dos ACOs. O método de ritmo também aumentou sua popularidade desde 2002, com 17% das adolescentes utilizando-o entre 2006 e 2008. A preferência por métodos de pouca eficácia, por falta de acesso ou desconhecimento, está diretamente relacionada às taxas de 80% de gestação não planejada entre 15 e 19 anos.

É fundamental apresentar para a adolescente a taxa de falha dos métodos contraceptivos, teórica (representada pelo Índice de Pearl – IP) e de uso (efetividade) (Tabela 75.1), selecionando opções de maior efetividade para esse subgrupo de pacientes.

Métodos contraceptivos de curta ação

Anticoncepcionais combinados orais

Os ACOs são o método mais utilizado por adolescentes. É importante considerar que o uso de ACOs por adolescentes apresenta maior taxa de falha de uso do que em adultas. Entre 20 a 30% das adolescentes se esquecem de tomar pelo menos um comprimido por ciclo. Metade das adolescentes descontinua o método após 3 meses de uso, motivadas, principalmente, pelos efeitos adversos, como náuseas, sangramento irregular, desconforto mamário, cefaleia, mudança de humor, alteração de peso corporal, medo de diminuição da fertilidade futura ou, simplesmente, por receio de que os pais descubram. Fatores motivadores do uso são diminuição do sangramento menstrual, melhora da dismenorreia e da acne e regulação do ciclo menstrual, entre outros.

Os ACOs são comumente utilizados no regime de 28 dias, com 21 comprimidos ativos e 7 dias de intervalo ou comprimidos placebo. Outras apresentações são 24 dias de comprimidos ativos e 4 dias de pausa ou placebo.

Tabela 75.1 Índices de falha e descontinuidade dos diferentes métodos contraceptivos.

Métodos	Falha teórica[a]	Falha de uso[a]	Descontinuidade[b] em 1 ano (%)
Irreversíveis			
Ligadura tubária	0,5	0,5	–
Vasectomia	0,10	0,15	–
Reversíveis			
Contracepção hormonal			
Combinados	0,3	9,0	33
Progestagênios isolados	0,3	9,0	33
Injetável combinado	0,2	6,0	44
Injetável trimestral	0,2	9,0	44
Implante subdérmico	0,05	0,05	16
DIU	0,6	0,8	22
SIU-LNG	0,2	0,2	20
Métodos de barreira			
Preservativo masculino	2,0	18,0	57
Diafragma	6,0	12,0	43
Métodos comportamentais	?	25,0	49
Nenhum	–	85	–

[a]Número de gestações/100 mulheres/ano. [b]Desistência de uso do método após 1 ano. DIU: dispositivo intrauterino; SIU-LNG: sistema intrauterino liberador de levonorgestrel.

Consideração a ser feita em adolescentes muito jovens é sobre a massa óssea, pois o pico de aquisição dela ocorre nesse período da vida. Anticoncepcionais de ultrabaixa dosagem parecem interferir no ganho de massa óssea, portanto a escolha ideal para adolescentes seriam concentrações de 30 mcg de etinilestradiol. Doses de 50 mcg ou mais estão proscritas, por determinarem maior risco de eventos tromboembólicos.

Os estrogênios desempenham papel fundamental na massa óssea durante a adolescência. Estudos experimentais demonstram que estrogênios reduzem a formação e a atividade de osteoclastos, diminuindo a reabsorção óssea. Além disso, afetam positivamente formação, diferenciação, proliferação e atividade de osteoblastos, estimulando a formação óssea. Estudo não randomizado e em paralelo comparou os efeitos de ACO (20 mcg de etinilestradiol/150 mcg de desogestrel) *versus* não uso de ACO sobre densidade mineral óssea (DMO) em 67 adolescentes entre 12 e 19 anos, por 1 ano. As participantes realizaram a densitometria no início e ao término do estudo. Usuárias de ACO apresentaram menor aquisição de massa óssea na coluna lombar, com variação de 2,07% na DMO entre a avaliação basal e a final. O grupo-controle apresentou variação média de +12,16% na DMO durante o mesmo período. A diferença foi estatisticamente significativa ($p = 0,056$).

Por outro lado, um estudo brasileiro que acompanhou adolescentes usuárias de diferentes contraceptivos hormonais por 2 anos observou que houve maior aquisição de massa óssea nas usuárias de 30 mcg de etinilestradiol associado a 3 mg de drospirenona, em comparação com as usuárias de 20 mcg de etinilestradiol e 150 mcg de desogestrel e com o grupo controle.

Apesar de o efeito dos ACOs sobre a DMO em mulheres jovens ter sido bastante estudado, os resultados ainda são controversos. Não existem estudos sobre massa óssea com anticoncepcionais combinados com estradiol. É importante ressaltar que os estudos utilizaram desfechos intermediários (DMO examinada por densitometria), não existindo dados sobre fraturas (desfecho primordial).

Apesar das evidências insuficientes para definir o efeito dos ACOs sobre a massa óssea, há indícios de que:

- Jovens usuárias de ACO, em fase de aquisição de massa óssea, poderão ter menor pico de massa óssea que não usuárias, principalmente ao se empregarem combinações com 20 mcg de etinilestradiol (não perdem massa óssea, mas deixam de adquiri-la)
- Jovens entre 16 e 18 anos, usuárias de ACO com 30 ou 35 mcg de etinilestradiol, não parecem diferir quanto à DMO comparativamente com usuárias de métodos não hormonais, sugerindo que doses maiores de etinilestradiol possam proteger da perda de massa óssea
- Mulheres com baixa ingestão de cálcio e usuárias de ACO podem perder DMO quando comparadas a não usuárias também com baixa ingestão
- Aproximar a ingestão de cálcio aos valores diários recomendados (1.000 a 1.300 mg/dia) pode proteger da perda de DMO observada em mulheres usuárias de ACO com baixa ingestão de cálcio
- Os progestagênios presentes em ACOs podem ter diferentes efeitos sobre a massa óssea.

Não existe consenso na escolha do progestagênio dos ACOs. Em 2011, grande coorte populacional (Lidegaard *et al.*, 2012) – realizada entre 2001 e 2009 e envolvendo 8.010.290 mulheres por ano, usuárias e não usuárias de ACO – confirmou 4.246 casos de tromboembolismo. O levonorgestrel combinado com 30 a 40 mcg de etinilestradiol demonstrou risco de tromboembolismo venoso de 2,92 (*odds ratio* [OR] = 2,92; intervalo de confiança [IC] 95%: 2,23 a 3,81) comparativamente com o não uso de ACO. Os demais progestagênios (gestodeno, desogestrel, drospirenona, ciproterona) associaram-se a risco relativo duas a três vezes maior. Mesmo nas combinações de gestodeno, desogestrel e drospirenona com 20 mcg de etinilestradiol, o risco foi superior ao do levonorgestrel com 30 mcg de etinilestradiol.

> ACOs, em adesivo ou anel vaginal são categoria 1 da menarca aos 40 anos, segundo critérios de elegibilidade da OMS, de 2015.

Regimes de uso estendido

Regimes de uso estendido têm sido estudados com o objetivo de melhorar a adesão e, consequentemente, reduzir a falha de uso, além de promover melhor qualidade de vida, pois podem atenuar sintomas de privação observados no período da pausa. Adolescentes com comorbidades podem se beneficiar do uso estendido de ACOs, devido à melhora dos sintomas da doença de base ou diminuição de sua ocorrência. São exemplos epilepsia, coagulopatias, endometriose, enxaqueca, síndrome disfórica pré-menstrual, menorragia e dismenorreia. Outra grande vantagem para uso em adolescentes é a de evitar o sangramento de privação, considerado desconfortável por muitas jovens, principalmente quando coincide com atividades esportivas, viagens, acampamentos.

Os regimes estendidos são obtidos reduzindo-se o número de dias livres de hormônios ou simplesmente realizando uso contínuo sem intervalo. Em 2003, a Food and Drug Administration (FDA) dos EUA liberou a primeira apresentação comercial do regime estendido, contendo 0,03 mg de etinilestradiol e 0,15 mg de levonorgestrel, com 84 pílulas ativas e 7 dias de intervalo. Apresenta IP de 0,6 com o uso ideal. O principal efeito adverso é o sangramento irregular, que tende a diminuir com a continuidade do método.

Com o intuito de reduzir os sintomas de privação, foi aprovada, em seguida, uma modificação desse esquema, acrescentando sete pílulas com 0,01 mg de etinilestradiol em substituição aos dias livres de hormônio, o que mostrou melhor controle de *spotting* ao longo do uso em relação ao primeiro esquema. Apresenta IP de 1,27 com o uso habitual (IP ideal = 0,78). No Brasil, essa formulação não está mais disponível para comercialização.

O regime estendido é também muito empregado nos casos em que a paciente e/ou o médico desejam induzir amenorreia. Apresenta IP de 1,6 com o uso ideal. Já há liberação da FDA, desde 2007, de uma apresentação contendo 20 mcg de etinilestradiol e 90 mcg de levonorgestrel para uso ininterrupto. Após 1 ano de uso, 20% das mulheres (maiores de 18 anos) ainda apresentavam *spotting*.

Para outras pacientes, a amenorreia do uso estendido pode gerar insegurança quanto à eficácia do método e à ausência de gravidez, principalmente em pacientes que fazem uso incorreto. Por isso, deve-se deixar muito claro para as pacientes que regimes estendidos têm eficácia maior ou igual aos regimes cíclicos se houver uso correto, não havendo justificativa para temer a gestação na ausência de sangramento. É importante esclarecer também sobre a possível ocorrência do *spotting* e que sua presença não significa perda de eficácia.

Não há estudos específicos para averiguar se há diferença na DMO, na incidência de câncer de ovário ou de mama, nem de trombose venosa profunda (TVP) com os regimes estendidos. Uma revisão do Cochrane comparando regimes habituais e estendidos mostrou índices semelhantes de satisfação, segurança e gravidez. Após 1 ano de uso do regime estendido, 90% das pacientes mostraram interesse em continuar com o esquema. No Brasil, formulações de uso flexível estão disponíveis na associação de etinilestradiol e drospirenona, com regimes com duração de 24 a 120 dias de uso contínuo da formulação. Os dados referentes ao uso estendido de ACOs provêm de estudos em maiores de 18 anos (Edelman *et al.*, 2014).

Anticoncepcionais combinados: adesivos transdérmicos e anel vaginal

O uso do adesivo transdérmico e do anel vaginal seguem os critérios de elegibilidade da OMS. Apresentam maior risco de tromboembolismo, quando comparados com a via oral. Esse fato e o alto custo (não são distribuídos no Sistema Único de Saúde) são fatores limitantes do seu uso.

Lembrar que o adesivo tem sua eficácia reduzida em pacientes com mais de 90 kg e com o descolamento parcial, que parece ser mais frequente em adolescentes.

Anticoncepcionais combinados injetáveis

Os anticoncepcionais injetáveis combinados mensais são formulações que contêm estrogênio e progestagênio. Sua indicação respeita os critérios de elegibilidade da OMS, de 2015. Os injetáveis combinados apresentam os mesmos efeitos adversos e contraindicações dos ACOs. Devem ser aplicados por via intramuscular (IM) profunda. São uma boa opção para adolescentes, já que eliminam a necessidade da tomada diária dos comprimidos. Podem ser uma boa opção também para pacientes com déficit cognitivo, tendo seu emprego garantido pelo responsável legal. Costumam ser bem aceitos nessa faixa etária, o que promove maior índice de continuidade do uso.

Anticoncepcionais injetáveis de progestagênio isolado – trimestral

O acetato de medroxiprogesterona de depósito (AMPD) é a opção disponível. Cada ampola contém 150 mg de AMPD, que deve ser injetado via IM profunda, com repetição da dose a cada 90 dias. Proporciona anticoncepção segura, de longa duração, com discrição, não depende do ato sexual nem requer envolvimento do parceiro e, na maioria das vezes, o efeito perdura além dos 3 meses. Tem falha de 3% anual (0,3% com uso ideal).

Promove amenorreia em 50% das pacientes após 1 ano de uso. Apresenta como principal efeito adverso o sangramento irregular, que é responsável por 55% de descontinuação após 1 ano de uso.

Pode ser particularmente interessante em adolescentes em que se precisa garantir o uso do contraceptivo (pacientes com déficit cognitivo), nas quais se deseja amenorreia (pacientes com distúrbios de coagulação, anemia importante, endometriose), naquelas com dismenorreia severa e nas com epilepsia, por diminuir a frequência de episódios convulsivos.

Entretanto, devido ao hipoestrogenismo secundário à inibição das gonadotrofinas, seu uso pode impedir o pico de massa óssea que ocorre na adolescência. Mulheres ganham de

40 a 50% de massa óssea durante a adolescência, predominantemente entre 11 e 15 anos de idade, cujo pico é atingido entre 16 e 22 anos, relacionando-se com risco de osteoporose no futuro. Após os 18 anos, a DMO do esqueleto aumenta apenas 10%.

A perda de massa óssea com o emprego de AMPD não é linear, sendo maior no primeiro e segundo anos de uso. Estudos mostram que, após a suspensão do AMPD, os efeitos ósseos são substancialmente revertidos de maneira mais completa e precoce na coluna vertebral do que no quadril. Um estudo de coorte foi realizado com 170 adolescentes de 14 a 18 anos, comparando a DMO de usuárias, ex-usuárias e não usuárias de AMPD, a cada 6 meses, durante 2 a 3 anos. O estudo mostrou queda na DMO entre as usuárias do método em relação às não usuárias, sendo mais rápida naquelas de início recente quando comparadas às mulheres que faziam uso há mais de 6 meses. Após 12 meses da descontinuação, os valores da DMO eram semelhantes aos de jovens que não faziam uso do contraceptivo.

Em 2004, a FDA chegou a recomendar o uso com cautela do AMPD em adolescentes (conhecido como *Black box warning*), mas recuou diante do aumento de gestação em adolescentes nos EUA, onde seu uso era substancial. O American College of Obstetricians and Gynecologists (ACOG) e a Society for Adolescent Medicine (2006) acreditam que as vantagens do seu uso superam as preocupações acerca da DMO, por isso não restringem o início ou a continuação, nem limitam o tempo de uso em adolescentes. Essa opinião também é compartilhada pela OMS, que orienta avaliar risco-benefício de uso até os 17 anos e não impõe restrições após os 18 anos. Adicionalmente, a Sociedade de Medicina do Adolescente recomenda uso de cálcio e vitamina D (se a ingestão diária pela dieta for inferior a 1.220 mg de cálcio), prática de exercícios físicos regulares e até mesmo reposição estrogênica para pacientes com fatores de risco para osteopenia e uso prolongado de AMPD.

> Os anticoncepcionais injetáveis combinados são categoria 1 da menarca até os 40 anos, segundo os critérios de elegibilidade da OMS, de 2015.
> O AMPD é categoria 2 da menarca aos 18 anos e categoria 1 após os 18 anos, segundo os critérios de elegibilidade da OMS, de 2015.

Efeitos adversos mais comuns são sangramento irregular, amenorreia e ganho de peso. O AMPD pode causar aumento de peso, em média 2,26 kg no primeiro ano de uso e 3,62 kg após 2 anos. Esses efeitos adversos são previsíveis, devendo-se informar as usuárias sobre essa ocorrência. Caso a adolescente considere indesejável qualquer um deles, o AMPD não deverá ser sua opção contraceptiva.

O AMPD também pode exacerbar a depressão. Como tem forma de depósito, não pode ser imediatamente descontinuado. Por isso, deve ser usado com cautela em pacientes com história da doença.

Pacientes que desejam rápido retorno da fertilidade também devem evitar o uso de AMPD, pois a média para aparecimento de ciclos ovulatórios é de 10 meses após a última injeção, independentemente do tempo de utilização prévia. O AMPD é a única forma de contracepção reversível com recuperação tão lenta da fertilidade.

Anticoncepcionais orais de progestagênio isolado

De acordo com a OMS, as pílulas só de progestagênio apresentam menor risco de tromboembolismo venoso, infarto agudo do miocárdio e acidente vascular cerebral quando comparadas com as pílulas combinadas. Diante desse perfil de segurança favorável, elas podem ser prescritas para um maior número de mulheres pelos critérios de elegibilidade da OMS.

Tradicionalmente, elas são tomadas diariamente e apresentam menor controle do ciclo. São considerados métodos de alta eficácia e baixo IP. No Brasil, estão disponíveis para uso três pílulas de progestagênio, cada uma com suas particularidades bioquímicas e farmacodinâmicas: a noretisterona 0,35 mg, o desogestrel 0,075 mg e a drospirenona 4 mg. Essas duas primeiras estão estruturalmente relacionadas à 19-nortestosterona, já a drospirenona deriva sua composição da 19α-espironolactona, o que lhe confere propriedades antimineralocorticoides e antiandrogênicas.

O mecanismo de ação varia conforme o progestagênio que compõe a pílula. A noretisterona, comumente apelidada "minipílula", atua espessando o muco cervical. Já o desogestrel e a drospirenona são capazes de inibir a ovulação, garantindo eficácia superior.

O padrão de sangramento relacionado ao uso dos anticoncepcionais orais de progestagênio isolado (do inglês POP, *progestagen-only pills*) é variável, podendo se manifestar desde amenorreia até sangramentos irregulares. Esse padrão imprevisível é a principal causa de descontinuação do método, podendo acontecer em até 25% das usuárias.

Dados sobre o impacto das pílulas contendo apenas progestagênio sobre a massa óssea de adolescentes são limitados, no entanto acredita-se que, pelas baixas taxas de supressão gonadotrófica e hipoestrogenismo associado ao seu uso, esse efeito seja desprezível.

Com o intuito de reduzir o sangramento não programado e garantir maior efeito na supressão menstrual, uma formulação com 4 mg de drospirenona foi desenvolvida, apresentando um regime cíclico composto de 24 comprimidos ativos seguidos de 4 comprimidos placebos. Em 2019, essa formulação foi liberada para uso pela FDA nos EUA e mais recentemente aprovada pela Agência Nacional de Vigilância Sanitária (Anvisa) no Brasil, no ano de 2021.

Diferentemente dos outros POPs que apresentam certa restrição no intervalo entre tomadas, a drospirenona apresenta meia-vida de 30 horas, o que pode incentivar seu uso, em particular nas adolescentes, uma vez que, nesse grupo de pacientes, há maior tendência a atrasos ou omissão de doses.

Archer *et al.* (2015) coordenaram um estudo prospectivo, fase III, multicêntrico e não comparativo avaliando a eficácia e segurança do uso cíclico da drospirenona 4 mg. Foram incluídas um total de 824 pacientes entre 18 e 45 anos. O IP encontrado no estudo foi de 0,5. O seu uso cíclico com intervalo de 4 dias livre de hormônio e previsibilidade do sangramento foi considerado um ponto forte, uma vez que apenas 4,2% das pacientes descontinuaram o método por sangramento irregular. Não houve mudanças significativas no índice de massa corporal (IMC) das pacientes e nenhum evento cardiovascular foi reportado durante o período de acompanhamento do estudo.

Visando estabelecer a segurança e a tolerabilidade da drospirenona 4 mg em adolescentes, Apter acompanhou 89 pacientes durante 13 ciclos de uso desse contraceptivo. Ao fim de 6 ciclos de acompanhamento, o padrão de sangramento já havia mudado de forma significativa, com diminuição do número de dias sangrando e poucos dias de sangramento não programado/*spotting* (Apter *et al.*, 2020). Além disso, as taxas de dismenorreia também apresentaram queda expressiva nesse período de observação. Cerca de 85% das pacientes incluídas no estudo consideraram o uso da medicação como "excelente" ou "ótimo" ao fim de 6 meses e a taxa de abandono do fármaco foi de 4,9%, valor semelhante ao do estudo citado anteriormente em pacientes adultas. Esse contraceptivo está aprovado pela FDA para uso a partir dos 12 anos de idade e, no Brasil (pela Anvisa), a partir dos 16 anos. Importante aqui considerar que nenhum contraceptivo oral combinado tem essa liberação em bula (apesar do amplo uso em adolescentes e recomendações da OMS nos critérios de elegibilidade), sendo esse fato um grande marco para contracepção em adolescentes.

Métodos contraceptivos de longa ação

Implantes subdérmicos

Os implantes subdérmicos são compostos de dispositivos siliconados em forma de bastão que liberam etonogestrel (metabólito do desogetrel), devendo ser inseridos no subcutâneo do braço por um ginecologista habilitado. Por se tratar de um LARC, são considerados, pelo ACOG, como método de primeira linha em adolescentes, já que são extremamente seguros (IP de 0,03, superior ao verificado em procedimentos definitivos, como ligadura tubária), com duração de 3 anos, e têm seus efeitos totalmente revertidos após a retirada. Além disso, apresentam eficácia imediata se inseridos nos primeiros 5 dias do ciclo menstrual. Apresentam, para essa faixa etária, vantagens como facilidade de uso, alta eficácia, discrição e independência do ato sexual e da colaboração do parceiro. Não promovem alterações na DMO, sendo grande vantagem em relação ao AMPD para uso em adolescentes, porém ainda não existem estudos conclusivos nessa faixa etária.

Em caso de dificuldade na localização ao exame físico no momento da retirada, o implante é projetado com material radiopaco, podendo ser detectado por radiografia, ecografia e tomografia.

> Implantes subdérmicos podem ser empregados da menarca aos 18 anos de idade, sendo categoria 1 nos critérios de elegibilidade da OMS, de 2015.

Além disso, o período puerperal parece ser um ótimo momento para a inserção dos implantes. O ACOG e o Centers for Disease Control and Prevention (CDC) consideram a inserção pós-parto imediato uma intervenção segura e efetiva para o planejamento familiar. O etonogestrel absorvido não interfere na amamentação, tampouco no crescimento e na saúde do lactente.

Alteração do padrão de sangramento é a principal causa de descontinuidade do método, com sangramento prolongado ou frequente referido apenas em 17% e 6% das pacientes, respectivamente, em análise de 11 ensaios clínicos randomizados. O padrão de sangramento apresentado nos primeiros 3 meses é altamente preditivo daquele que a usuária apresentará no futuro. A maior parte das pacientes apresentará sangramento escasso e/ou infrequente. Comunicar-lhes previamente essa alteração pode aumentar a satisfação e a taxa de continuidade.

Dispositivos intrauterinos

O DIU de cobre é um método contraceptivo seguro, de duração prolongada, que, por muitos anos, teve seu uso bastante restrito em adolescentes, por ter sido erroneamente relacionado ao aumento nas taxas de doença inflamatória pélvica (DIP) e de infertilidade pós-contracepção.

Apesar de estudos referirem maior risco de DIP com o DIU de cobre no passado, essa inferência não foi comprovada em pesquisas mais recentes. Há maior incidência de infecção nos primeiros 20 dias após sua inserção, mas tal fato está mais relacionado à falta de assepsia adequada ou à presença de infecção cervicovaginal assintomática no momento do procedimento de inserção. Em adultas, o risco de infecção pós-inserção é tão pequeno que não existe recomendação de rastreio universal de infecções nem de antibioticoprofilaxia na inserção, ficando apenas a recomendação de se empregar a técnica mais asséptica possível. Além desse período, o risco é infrequente. Em adolescentes, pode ser interessante a detecção de infecções cervicais previamente à inserção do DIU, pois constituem grupo de risco para infecções sexualmente transmissíveis (ISTs). Adicionalmente, é fundamental reforçar a necessidade do uso regular do preservativo, que é a única maneira de diminuir a incidência de ISTs/DIP. O DIU não está relacionado à infertilidade tubária, uma vez que não há diferença nas taxas de gestação posterior entre usuárias de DIU e usuárias de outros métodos contraceptivos, não sendo contraindicado seu uso em nulíparas.

Quando comparadas a mulheres adultas, a inserção do DIU em adolescentes não se provou mais difícil. Uma coorte retrospectiva avaliou a inserção dos dispositivos intrauterinos em 1.177 mulheres entre 13 e 24 anos, com taxa de sucesso da inserção de 96% na primeira tentativa.

A perfuração uterina é considerada uma complicação rara durante a inserção dos DIUs. Uma metanálise recente demonstrou que as adolescentes não apresentam maior risco de perfuração quando comparadas a mulheres adultas. Considera-se que o risco de perfuração em adolescentes seja de 0,1%.

Infelizmente, os profissionais da saúde frequentemente não identificam as adolescentes como potenciais usuárias de DIUs. O estudo CHOICE, com mulheres entre 14 e 45 anos, na comparação da taxa de continuidade dos métodos LARC *versus* os de curta ação, mostrou taxa de continuidade para uso de DIU de cobre um pouco mais baixa em adolescentes do que em adultas, mas ainda alta – de 72% em 1 ano.

Tanto o DIU de cobre quanto o sistema intrauterino liberador de levonorgestrel (SIU-LNG) são LARCs, por terem elevada eficácia e duração de uso prolongado, sendo, portanto, recomendados como primeira linha de anticoncepção em adolescentes. O ACOG recomenda fortemente o uso de DIU em adolescentes, mesmo nas nulíparas, e o elege como método de primeira linha nessa faixa etária, assim como a American Academy of Pediatrics.

> O uso de DIU de cobre em adolescentes é categoria 2 nos critérios de elegibilidade da OMS (benefício superior ao risco) para mulheres na menarca até os 20 anos de idade.

Alteração do padrão menstrual é prevista para ambos os tipos de DIUs. O TCu380A pode causar dismenorreia e ciclos menstruais mais intensos, ao passo que o SIU-LNG pode ocasionar sangramento uterino irregular nos primeiros 6 meses após a inserção. A maioria das mulheres refere sangramento menstrual de mínima intensidade, com melhora da dismenorreia após esse período, resultado da liberação do levonorgestrel e consequente atrofia endometrial. A redução do volume de sangramento é de aproximadamente 90%, com cerca de 20% das usuárias apresentando amenorreia ao fim do primeiro ano de uso. Em síntese, as evidências indicam que os DIUs são métodos adequados e seguros, inclusive para adolescentes nulíparas.

Sistema intrauterino liberador de levonorgestrel

O SIU-LNG é um dispositivo também em formato de T, que contém sulfato de bário na sua superfície para que possa ser visto em radiografia. Tem alta eficácia e apresenta falha de 0,2% no primeiro ano e de 0,7% até o quinto ano de uso. Apresenta muitas vantagens para uso em adolescentes, como diminuição do fluxo menstrual e da amenorreia, melhora da dismenorreia e dos sintomas menstruais, discrição, independência do parceiro e do ato sexual.

Atualmente, no Brasil, estão disponíveis para comercialização dois tipos de SIU-LNG: com 52 mg de levonorgestrel na sua composição, apresentando liberação diária de 20 mcg/dia; e o de 19,5 mg de levonorgestrel e com liberação diária de 17,5 mcg/dia. Ambos apresentam duração aprovada em bula de 5 anos e, atualmente, se consolidaram como métodos eficazes de contracepção reversível de longa ação (Tabela 75.2).

O SIU-LNG 19,5 mg apresenta dimensões menores e diâmetro reduzido do insertor, fato esse que torna sua inserção mais fácil e menos dolorosa quando comparado com o SIU-LNG 52 mg. Além disso, as taxas de amenorreia costumam ser menores com ele, apresentando maior incidência de sangramento não programado.

Um ensaio clínico fase II constatou que dilatação cervical foi realizada mais frequentemente na inserção do SIU-LNG 52 mg quando comparado com o SIU-LNG 19,5 mg (9,4% *versus* 3,9%; $p = 0,004$), e as participantes do estudo classificaram que a inserção do SIU-LNG 19,5 mg foi mais frequentemente classificada como "sem dor" ou "dor leve" (72,3% *versus* 57,9%).

Um estudo multicêntrico e prospectivo publicado em 2023 avaliou a experiência da usuária durante a inserção do SIU-LNG de 19,5 mg e a satisfação com o padrão de sangramento ao fim do 1º ano de uso. A dor foi considerada maior em participantes nulíparas em comparação com multíparas, com 32,3% de nulíparas e 11,2% de participantes multíparas a classificando como "moderada" ou "grave" ($p < 0,0001$). Além disso, a dor foi mais frequentemente classificada como maior em participantes mais jovens em comparação com participantes mais velhas, com 31% daquelas com idade < 26 anos e 16,7% daquelas com mais de 26 anos a classificando como "moderada" ou "severa" ($p < 0,0001$). A taxa de satisfação com o padrão de sangramento em pacientes com até 17 anos foi de 75%.

Além disso, evidências indicam menor incidência de DIP nas usuárias de SIU-LNG 52 mg, devido ao espessamento do muco cervical, que impede a ascensão de bactérias. Ensaio clínico randomizado e aberto encontrou proteção significativa para infecções do trato genital superior com o uso de SIU-LNG comparativamente ao DIU de cobre. Isso ocorreu mesmo nas usuárias jovens. Tal fato pode ser particularmente benéfico nessa população. O SIU-LNG não promove alteração na DMO.

> O uso de SIU-LNG em adolescentes é categoria 2 nos critérios de elegibilidade da OMS (benefício superior ao risco) para mulheres da menarca aos 20 anos de idade.

Contracepção de emergência

A contracepção de emergência deve ser utilizada quando o método anticoncepcional corrente apresentar falha, como ruptura do preservativo ou esquecimento de pílulas contraceptivas. Esse método pode ser utilizado com segurança nesse grupo e, apesar de não haver nenhuma contraindicação ou redução de eficácia no uso repetido, esse fato indica que a paciente necessita instituir método contraceptivo regular.

Um estudo brasileiro publicado em 2019 avaliou o conhecimento de adolescentes entre 11 e 19 anos sobre a anticoncepção de emergência. Das 148 entrevistadas, 8% desconheciam a existência da contracepção emergencial e, daquelas que já haviam iniciado a vida sexual, mais da metade já havia utilizado o método alguma vez. Além disso, uma parcela razoável acredita que o método causa abortamento, câncer, infertilidade e tem possibilidade de gerar malformações fetais. Esses dados denotam a falta de conhecimento e acesso à informação de qualidade dessa parcela da população.

O método mais utilizado e amplamente disponível é o que utiliza levonorgestrel e consiste na tomada de dois comprimidos de 0,75 mg, com intervalo de 12 horas entre eles, ou em dose única de 1,5 g. O regime de Yuzpe é outra opção, mas apresenta mais efeitos colaterais do que o levonorgestrel isolado.

A contracepção emergencial deve ser iniciada assim que possível, sendo considerada efetiva se instituída idealmente em 72 horas ou até, no máximo, 120 horas do coito desprotegido. A eficácia contraceptiva é inversamente proporcional ao tempo de início: 90% nas primeiras 24 horas, diminuindo para 75% em 72 horas.

Outra alternativa, considerada a com maior taxa de sucesso, com taxas de gestação inferiores a 0,1%, é a inserção de DIU de cobre até o quinto dia do coito sem proteção contraceptiva.

Recentemente, Li *et al.* (2023) conduziram um ensaio clínico randomizado duplo-cego em Hong Kong comparando o uso de levonorgestrel 1,5 mg mais placebo com levonorgestrel mais uma dose única de piroxicam 40 mg, um anti-inflamatório não

Tabela 75.2 Características dos sistemas intrauterinos liberadores de levonorgestrel.

Nome comercial	Concentração de levonorgestrel (mg)	Dose diária de liberação hormonal (mcg/dia)	Tempo de duração	Características de identificação	Tamanho do dispositivo (mm)	Diâmetro do insertor (mm)
Mirena®	52	20	5 anos*	Fios cinza	32 × 32	4,4
Kyleena®	18,5	17,5	5 anos	Fios azuis; anel de prata	28 × 30	3,8

*De acordo com as evidências mais recentes, há segurança em prolongar em até 3 anos o tempo de duração do SIU-LNG 52 mg, no entanto o órgão regulatório nacional (Anvisa) ainda aprova seu uso para anticoncepção por apenas 5 anos.

esteroidal inibidor da cicloxigenase (COX). O grupo intervenção preveniu 94,7% das gestações esperadas e o grupo placebo, apenas 63,4% delas, diferença considerada significativa ($p < 0,0001$). Não houve aumento do risco de eventos adversos.

PERIMENOPAUSA

A perimenopausa é um período de duração variável que se inicia com o surgimento e a persistência de ciclos irregulares, que se tornam progressivamente mais longos, e se encerra 1 ano após a menopausa (última menstruação). Isso é consequência da redução na reserva ovariana, o que estimula um aumento de hormônio folículo-estimulante (FSH) e reduz a ocorrência de pico de hormônio luteinizante (LH) para a ovulação. A perimenopausa se inicia próximo aos 40 anos de idade e pode durar de 5 a 10 anos. No Brasil, estima-se que a idade média da menopausa seja de 48 anos.

Apesar de mulheres após os 40 anos apresentarem redução da fertilidade (risco de gestação de 10% dos 40 aos 44 anos e 2 a 3% dos 45 aos 49 anos), sabe-se que a maior parte dessas gestações não é desejada. Cerca de um terço delas resulta em aborto espontâneo, e as que prosseguem são gestações de alto risco, com impacto importante na morbidade materna e fetal.

A anticoncepção na perimenopausa, contudo, não se propõe apenas a evitar gestação; ela pode auxiliar no controle do padrão de sangramento, na redução de sintomas vasomotores, prevenir a perda de massa óssea e reduzir a incidência de cânceres mais comuns nessa faixa etária, tais como de ovário e endométrio. O risco cardiovascular da paciente deve ser avaliado individualmente, mas a idade, por si só, não é um fator que contraindique o uso de anticoncepcionais combinados. Além disso, existem diversas opções no mercado com menor risco tromboembólico e benefício similar.

Anticoncepcionais combinados

Anticoncepcional combinado oral

Os ACOs têm como sua principal característica um bom controle de fluxo, porém, ao prescrevê-lo, o seu aumento de risco cardiovascular sempre deve ser considerado. No Brasil, a maior parte dos ACOs apresenta o etinilestradiol em sua formulação, de modo que aquela com 30 mcg proporciona maior controle de fluxo e acaba sendo a escolha em pacientes na perimenopausa.

Nos últimos anos, duas pílulas com estrogênios naturais foram introduzidas no mercado, sendo elas a combinação de dienogeste com valerato de estradiol e a outra contendo acetato de nomegestrol com 17β-estradiol. Historicamente os estrogênios naturais proporcionam escapes menstruais, porém essas duas novas formulações são estendidas e contêm progestagênios com boa capacidade de atrofia endometrial, resultando em um bom controle de fluxo. Além disso, os estrogênios naturais têm um impacto menor no sistema hepático e nos parâmetros de coagulação, o que pode resultar em maior segurança cardiovascular.

Pacientes que, nessa fase, já apresentam sintomas vasomotores e cefaleia relacionada à privação estrogênica podem se beneficiar do uso de ACOs. As pacientes devem ser relembradas de que a dose estrogênica dos ACOs é maior que a da terapia hormonal usual, resultando em maior risco cardiovascular, porém assegura a anticoncepção necessária e seu acesso é amplo. Para reduzir o intervalo de privação estrogênica do esquema clássico 21/7, foram planejados esquemas terapêuticos 24/4 ou de uso contínuo.

Já na questão massa óssea, o efeito dos ACOs durante a perimenopausa parece ser neutro, havendo maior benefício em mulheres com menores níveis de estrogênio.

Ainda carecem estudos demonstrando efeito dos ACOs em fratura.

A avaliação clínica da paciente é fundamental para manter ou iniciar a prescrição de ACOs após os 40 anos. Há um risco maior de eventos tromboembólicos, especialmente quando associado a fatores de risco como obesidade, tabagismo, hipertensão, diabetes e hipercolesterolemia, devendo as portadoras dessas comorbidades ser avaliadas para uso de métodos sem estrogênio. O risco de evento tromboembólico em uma usuária de ACO entre 40 e 44 anos é de 18 casos para 100 mil, uma incidência baixa, porém o dobro em relação a mulheres entre 20 e 24 anos. A incidência de infarto do miocárdio é 11 vezes maior em usuárias de ACO entre 40 e 44 anos (22 a cada 1 milhão de mulheres) em relação a mulheres entre 20 e 24 anos (2 a cada 1 milhão).

Os ACOs podem ser uma ferramenta na prevenção primária para diversos tipos de neoplasias, não apenas ginecológicas. Em relação ao câncer de ovário, uma metanálise demonstrou uma redução de 50% no risco após 10 anos de uso de ACO, sendo esse benefício maior na perimenopausa e em pacientes com mutações *BRCA 1/2*. O uso de ACOs foi relacionado à redução de até 57% no risco de desenvolvimento de câncer de endométrio, sendo maior o benefício conforme maior o tempo de uso e com benefício até 15 anos após sua suspensão. Há também redução de cerca de 15% na incidência de câncer de cólon em usuárias de ACOs.

O câncer de mama aumenta sua incidência após os 40 anos, e os ACOs parecem apresentar um pequeno aumento de risco (RR 1,07 a 1,14), o qual se iguala ao de não usuárias após 10 anos da suspensão de uso.

Anel vaginal

O anel vaginal se torna uma opção interessante, pois não demanda tomada diária, podendo ser utilizado de forma cíclica (3 semanas com anel e 1 semana sem) ou contínua (troca imediata após 4 semanas de uso), essa última reduzindo sintomas de privação de estrogênio da perimenopausa. Em relação aos ACOs, o anel vaginal parece melhorar a lubrificação vaginal, o que é importante na população na perimenopausa, além de garantir melhor controle de fluxo, menor queixa de náuseas, acne e irritabilidade, porém maior taxa de queixas de vaginite e prurido vaginal. Há um aumento pequeno em eventos tromboembólicos em usuárias de anel vaginal quando comparado ao uso de ACOs (RR 1,81 (1,34 a 2,44), $p < 0,0001$).

Adesivo

O adesivo contém etinilestradiol e norelgestromina. Seu uso é pouco estudado na perimenopausa, por isso não é a primeira escolha nesse período, pois apresenta maior biodisponibilidade do etinilestradiol, que pode resultar em maiores efeitos adversos (mastalgia, náuseas e cefaleia). Além disso, estudos demonstram maior risco relativo de fenômenos tromboembólicos em relação aos ACOs.

Progestagênios isolados

Anticoncepcionais orais de progestagênio isolado

Os POPs são excelentes opções na perimenopausa, pois apresentam ausência de risco tromboembólico e sua única contraindicação é o câncer de mama ativo. O desogestrel e a drosperinona isolada, diferentemente da noretisterona, têm a capacidade de bloquear a ovulação, garantindo maior eficácia. Já a noretisterona exerce sua ação por meio de efeitos secundários, como espessamento do muco e redução da mobilidade dos espermatozoides e da atividade ciliar tubária, mais prescrita no puerpério durante o aleitamento materno. Esse fármaco é o único dos POPs disponível no Sistema Único de Saúde. Deve-se considerar que, apesar da menor eficácia em relação aos ACOs, seu uso nessa faixa etária (que já apresenta redução de fertilidade) pode ser suficientemente efetivo e de baixo risco.

A drosperinona isolada apresenta como vantagens, na perimenopausa, suas propriedades antimineralocorticoide e antiandrogênica, podendo levar a um impacto positivo no risco cardiovascular, além de seu esquema 24/4, que resulta em melhor previsibilidade de sangramento.

Medroxiprogesterona de depósito

A medroxiprogesterona é um anticoncepcional amplamente utilizado pela sua posologia conveniente (uma aplicação a cada 3 meses), porém não é a primeira escolha na perimenopausa, principalmente pela perda de massa óssea que provoca com o uso prolongado e possível aumento de risco de fratura, indicado por alguns estudos. Apesar de evidências apontarem para recuperação da massa óssea após cessar o uso, a maioria dos estudos foi realizada em adolescentes. Além disso, a medroxiprogesterona é um forte agonista de receptores glicocorticoides, podendo aumentar o risco de diabetes em população na perimenopausa.

Contraceptivos reversíveis de longa ação

Implante subdérmico

No Brasil, dispomos apenas do implante de etonogestrel 68 mg. Sua principal vantagem é a duração de ação (3 anos) e não depender de tomada diária. Os escapes menstruais são a principal causa de abandono do método, sendo menor em pacientes obesas (IMC > 30 kg/m²) e naquelas de mais idade. Nesse sentido, pode ser uma opção interessante na perimenopausa para pacientes obesas e com contraindicação ao estrogênio. Uma ressalva importante é o fato de não existirem, até o momento, evidências de proteção endometrial, logo não se deve utilizá-lo com esse fim na terapia hormonal do climatério.

Dispositivo intrauterino de cobre

Na perimenopausa, o DIU de cobre pode aumentar a irregularidade e a quantidade de sangramento, porém é uma opção de longa duração para mulheres sem queixa de aumento de sangramento ou com contraindicação a métodos hormonais.

Sistema intrauterino liberador de levonorgestrel

O SIU-LNG 52 mg é uma das primeiras escolhas para anticoncepção na perimenopausa, não apenas pela sua contracepção eficaz, mas também por reduzir dismenorreia e sangramento uterino aumentado. Além disso, o fato de promover proteção endometrial pode estender o seu uso, para essa finalidade, na vigência de terapia hormonal. O SIU-LNG com 19,5 mg de levonorgestrel ainda não foi aprovado para outros usos que não a anticoncepção. Um estudo comparou AMPD, POP e SIU-LNG, demonstrando que o último apresenta melhor controle de sangramento e menor descontinuidade em pacientes na perimenopausa. Outra preocupação nessa faixa etária é o ganho de peso: um estudo demonstrou que, em 1 ano de uso, o desogestrel apresentou maior ganho de peso em relação ao SIU-LNG. Ainda não está clara na literatura a associação de SIU-LNG com maior de risco de câncer de mama, com algumas evidências apontando um risco baixo e outras não demonstrando aumento significativo. Um estudo demonstrou aumento de risco a partir da segunda inserção de SIU-LNG 52 mg, mas tem o viés de ter sido realizado em pacientes com sangramento uterino aumentado, que podem ter sido submetidas a diversos tratamentos hormonais para controle de sangramento ao longo da vida.

Quando parar a anticoncepção?

A menopausa é um diagnóstico retrospectivo realizado em mulheres com mais de 45 anos que estão em amenorreia há 1 ano, sem outra causa estabelecida. Esse critério pode ser utilizado para mulheres em uso de métodos não hormonais como o DIU de cobre. Já em usuárias de métodos hormonais, sugere-se uma combinação de idade com níveis de FSH, principalmente a partir dos 50 anos (Figuras 75.1 e 75.2).

Os ACOs apresentam uma supressão maior do FSH, o que dificulta seu uso para o diagnóstico de falência ovariana. Em mulheres com mais de 50 anos, orienta-se trocar para outro método, como um POP, e prosseguir a avaliação conforme descrito no parágrafo seguinte. Outra opção é cessar o uso do ACO, mantendo método de barreira, e, caso não ocorra sangramento em 6 semanas, dosar FSH 2 vezes com intervalo de 1 a 2 meses; se ambos os valores forem superiores a 30 mU/mℓ, o método pode ser descontinuado. Uma terceira opção é dosar FSH 7 a

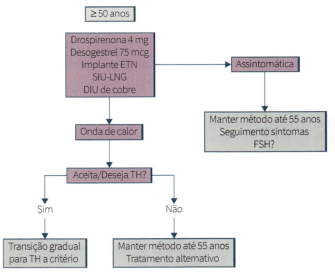

Figura 75.1 Recomendações para a suspensão do método contraceptivo em mulheres de 50 anos ou mais. Usuárias de minipílulas, desogestrel 75 mcg, implante de etonogestrel, DIU de cobre ou SIU-LNG, caso não apresentem sintomas, como ondas de calor, podem manter o método até os 55 anos. Na presença de sintomas, como ondas de calor, caso a paciente não aceite a TH, deve-se manter o método até os 55 anos. Naquelas que desejam TH, caso sejam usuárias de métodos que contenham progestagênios, deve-se iniciar gradualmente a TH, mantendo-se o método e associando somente o estrogênio até os 55 anos, quando então não haveria mais necessidade do método contraceptivo. Usuárias de DIU de cobre devem manter o método por mais 1 ano mesmo sob uso da TH. DIU: dispositivo intrauterino; ETN: etonogestrel; FSH: hormônio folículo-estimulante; SIU-LNG: sistema intrauterino de levonorgestrel; TH: terapia hormonal.

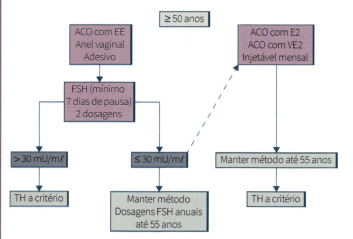

Figura 75.2 Recomendações para a suspensão do método contraceptivo em mulheres de 50 anos ou mais. Usuárias de ACO com EE, anel vaginal ou adesivo contraceptivo: realizar duas dosagens de FSH após a suspensão de pelo menos 7 dias do método. Dosagens elevadas de FSH indicam que o método pode ser suspenso, ficando a TH a critério. Nas dosagens inferiores a 30 mU/mℓ de FSH, sugere-se a manutenção do método, repetindo-se as dosagens anualmente até os 55 anos. Alternativamente, pode-se trocar o contraceptivo por ACOs contendo estrogênios naturais (E2, VE2, injetável mensal), que poderiam ser mantidos até os 55 anos. Obviamente, nas usuárias de contraceptivos contendo estrogênios naturais, a TH pode ser iniciada após os 55 anos, caso indicada. ACO: anticoncepcional combinado oral; EE: etinilestradiol; E2: estradiol; FSH: hormônio folículo-estimulante; TH: terapia hormonal; VE2: valerato de estradiol.

14 dias após cessar o uso, 2 vezes em um intervalo de 6 a 8 semanas; se ambos os valores forem superiores a 30 mU/mℓ, o método pode ser descontinuado. Os ACOs podem ser utilizados até os 55 anos se não houver contraindicações, segundo os critérios de elegibilidade da OMS. É importante lembrar que sua descontinuação pode gerar sintomas climatéricos em pacientes que já estavam nesse período (vasomotores, distúrbios do sono, redução da libido).

Em usuárias de métodos com progestagênios isolados (POP, implante e SIU-LNG), deve-se aferir o FSH uma vez. Se maior que 30 mU/mℓ, o método deve ser descontinuado em 1 ano. Se menor que 30 mU/mℓ, o método deve ser mantido e nova dosagem de FSH realizada em 1 ano. Esses métodos podem ter seu uso suspenso a partir dos 55 anos sem nenhuma avaliação hormonal.

No caso da AMPD, em mulheres entre 50 e 55 anos, deve-se aferir FSH próximo à aplicação da dose e repetir antes da próxima dose. Se os dois valores forem superiores a 30 mU/mℓ, o método pode ser descontinuado.

REFERÊNCIAS BIBLIOGRÁFICAS

ABECHE, A. M. A gestante adolescente e seu parceiro: características do relacionamento do casal e aceitação da gravidez. *Revista Clinical and Biomedical Research*, v. 26, n. 2, p. 18-23, 2006.

ABMA, J. C.; MARTINEZ, G. M.; COPEN, C. E. Teenagers in the United States: sexual activity, contraceptive use, and childbearing, National Survey of Family Growth 2006-2008. National Center for Health Statistics. *Vital and Health Statistics*, v. 23, n. 30, 2010.

AMPATZIS, C. et al. Effect of oral contraceptives on bone mineral density. *Acta Endocrinologica (Bucharest)*, v. 18, n. 3, p. 355, 2022.

APTER, D. et al. Multicenter, open-label trial to assess the safety and tolerability of drospirenone 4.0 mg over 6 cycles in female adolescents, with a 7-cycle extension phase. *Contraception*, v. 101, n. 6, p. 412-419, 2020.

ARCHER, D. F.; AHRENDT, H. J.; DROUIN, D. Drospirenone-only oral contraceptive: results from a multicenter noncomparative trial of efficacy, safety and tolerability. *Contraception*, v. 92, n. 5, p. 439-444, 2015.

BACCARO, L. F. et al. Propedêutica mínima no climatério. *Femina*, v. 50, n. 5, p. 263-271, 2022.

BALDWIN, M. K.; JENSEN, J. T. Contraception during the perimenopause. *Maturitas*, v. 76, n. 3, p. 235-242, 2013.

BIASON, T. P. et al. Low-dose combined oral contraceptive use is associated with lower bone mineral content variation in adolescents over a 1-year period. *BioMed Central Endocrine Disorders*, v. 15, n. 1, p. 1-7, 2015.

BITZER, J. Hormone withdrawal-associated symptoms: overlooked and underexplored. *Gynecological Endocrinology*, v. 29, n. 6, p. 530-535, 2013.

BRASIL. Conselho Federal de Medicina. Resolução nº 1.931, de 17 de setembro de 2009. Aprova o Código de Ética Médica. Capítulo IX, Artigo 74. *Diário Oficial da União*, Brasília, 24 set. 2009. Seção I, p. 90. Disponível em: https://portal.cfm.org.br/etica-medica/codigo-2010/codigo-de-etica-medica-res-1931-2009-capitulo-ix-sigilo-profissional. Acesso em: 18 fev. 2024.

BRASIL. Ministério da Saúde. *Sistema de Informações sobre Nascidos Vivos (SINASC)*. Brasília, 2023.

CHENG, L.; CHE, Y.; GÜLMEZOGLU, A. M. Interventions for emergency contraception. *Cochrane Database of Systematic Reviews*, v. 8, p. CD001324, 2012. doi: 10.1002/14651858.CD001324.pub4. Update in: Cochrane Database Syst Rev. v. 8, p. CD001324, 2017.

COMMITTEE ON ADOLESCENCE. Contraception for adolescents. *Pediatrics*, v. 134, n. 4, p. e1244-56, 2014.

CROMER, B. A. et al.; Society for Adolescent Medicine. Depot medroxyprogesterone acetate and bone mineral density in adolescents – the Black Box Warning: a Position Paper of the Society for Adolescent Medicine. *Journal of Adolescent Health*, v. 39, n. 2, p. 296-301, 2006.

CUCINELLA, L.; TIRANINI, L.; NAPPI, R. E. Sexual health and contraception in the menopause journey. *Best Practice & Research. Clinical Endocrinology & Metabolism*, v. 38, n. 1, p. 101822, 2024.

CURTIS, K. M. et al. US selected practice recommendations for contraceptive use, 2016. *Morbidity and Mortality Weekly Report. Recommendations and Reports*, v. 65, n. 4, p. 1-66, 2016.

DARNEY, P. et al. Safety and efficacy of a single-rod etonogestrel implant (Implanon): results from 11 international clinical trials. *Fertility and Sterility*, v. 91, n. 5, p. 1646-1653, 2009.

DAVIES, J. H.; EVANS, B. A.; GREGORY, J. W. Bone mass acquisition in healthy children. *Archives of Disease in Childhood*, v. 90, p. 373-378, 2005.

DEL SAVIO, C. M. et al. Drospirenone 4 mg-only pill (DOP) in 24+4 regimen: a new option for oral contraception. *Expert Review of Clinical Pharmacology*, v. 13, n. 7, p. 685-694, 2020.

DINGER, J.; DO MINH, T.; HEINEMANN, K. Impact of estrogen type on cardiovascular safety of combined oral contraceptives. *Contraception*, v. 94, n. 4, p. 328-339, 2016.

DONDERS, G. et al. Bleeding profile satisfaction and pain and ease of placement with levonorgestrel 19.5 mg IUD: findings from the Kyleena® Satisfaction study. *European Journal of Contraception & Reproductive Health Care*, v. 28, n. 1, p. 1-9, 2023.

EDELMAN, A. et al. Continuous or extended cycle vs. cyclic use of combined hormonal contraceptives for contraception. *Cochrane Database of Systematic Reviews*, v. 7, p. CD004695, 2014.

FINER, L. B.; ZOLNA, M. R. Unintended pregnancy in the United States: incidence and disparities, 2006. *Contraception*, v. 84, n. 5, p. 478-485, 2011.

FINOTTI, M. *Manual de anticoncepção*. São Paulo: Federação Brasileira das Associações de Ginecologia e Obstetrícia (FEBRASGO), 2015.

GEMZELL-DANIELSSON, K.; SCHELLSCHMIDT, I.; APTER, D. A randomized, phase II study describing the efficacy, bleeding profile, and safety of two low-dose levonorgestrel-releasing intrauterine contraceptive systems and Mirena. *Fertility and Sterility*, v. 97, n. 3, p. 616-22.e1-3, 2012.

GRANDI, G. et al. Contraception during perimenopause: practical guidance. *International Journal of Women's Health*, v. 14, p. 913-929, 2022.

GRIMES, D. A. Intrauterine devices and pelvic inflammatory disease: recent developments. *Contraception*, v. 36, n. 1, p. 97-109, 1987.

HARDMAN, S. M.; GEBBIE, A. E. Hormonal contraceptive regimens in the perimenopause. *Maturitas*, v. 63, n. 3, p. 204-212, 2009.

HAVRILESKY, L. J. et al. Oral contraceptive pills as primary prevention for ovarian cancer: a systematic review and meta-analysis. *Obstetrics and Gynecology*, v. 122, n. 1, p. 139-147, 2013.

JATLAOUI, T. C.; RILEY, H. E. M.; CURTIS, K. M. The safety of intrauterine devices among young women: a systematic review. *Contraception*, v. 93, n. 6, p. 519-535, 2016.

JOO, J. K. et al. Levonorgestrel-releasing intrauterine system use in perimenopausal women. *Journal of Menopausal Medicine*, v. 27, n. 2, p. 49-57, 2021.

KAMANI, M.; AKGOR, U.; GÜLTEKIN, M. Review of the literature on combined oral contraceptives and cancer. *Ecancermedicalscience*, v. 16, p. 1343, 2022.

KIM, C. *et al.* Diabetes and depot medroxyprogesterone contraception in Navajo women. *Archives of Internal Medicine*, v. 161, n. 14, p. 1766-1771, 2001.

KUCUK, T.; ERTAN, K. Continuous oral or intramuscular medroxyprogesterone acetate versus the levonorgestrel releasing intrauterine system in the treatment of perimenopausal menorrhagia: a randomized, prospective, controlled clinical trial in female smokers. *Clinical and Experimental Obstetrics & Gynecology*, v. 35, n. 1, p. 57-60, 2008.

LI, R. H. W. *et al.* Oral emergency contraception with levonorgestrel plus piroxicam: a randomised double-blind placebo-controlled trial. *Lancet*, v. 402, n. 10405, p. 851-858, 2023.

LIDEGAARD, Ø *et al.* Venous thrombosis in users of non-oral hormonal contraception: follow-up study, Denmark 2001-10. *British Medical Journal*, v. 344, p. e2990, 2012.

LUI-FILHO, J. F. *et al.* Risk factors associated with intensity of climacteric symptoms in Brazilian middle-aged women: a population-based household survey. *Menopause*, v. 25, n. 4, p. 415-422, 2018.

MONTEIRO, D. L. M. *et al.* Emergency hormonal contraception in adolescence. *Revista da Associação Médica Brasileira*, v. 66, p. 472-478, 2020.

NAPOLITANO, A. *et al.* Body composition and resting metabolic rate of perimenopausal women using continuous progestogen contraception. *European Journal of Contraception & Reproductive Health Care*, v. 21, n. 2, p. 168-175, 2016.

ORSOLINI, L. R. *et al.* Bone impact after two years of low-dose oral contraceptive use during adolescence. *Public Library of Science One*, v. 18, n. 6, p. e0285885, 2023.

PINELES, B. L.; HARRIS, A. D.; GOODMAN, K. E. Adverse maternal and delivery outcomes in children and very young (age ≤ 13 years) US adolescents compared with older adolescents and adults. *Journal of the American Medical Association*, v. 328, n. 17, p. 1766-1768, 2022.

REED, S. *et al.* Prospective controlled cohort study on the safety of a monophasic oral contraceptive containing nomegestrol acetate (2.5 mg) and 17β-oestradiol (1.5 mg)(PRO-E2 study): risk of venous and arterial thromboembolism. *European Journal of Contraception & Reproductive Health Care*, v. 26, n. 6, p. 439-446, 2021.

ROUMEN, F. J.; MISHELL Jr, D. R. The contraceptive vaginal ring, NuvaRing*, a decade after its introduction. *European Journal of Contraception & Reproductive Health Care*, v. 17, n. 6, p. 415-427, 2012.

ROWE, P. *et al.* Safety and efficacy in parous women of a 52-mg levonorgestrel-medicated intrauterine device: a 7-year randomized comparative study with the TCu380A. IUD Research Group of the UNDP/UNFPA/WHO/World Bank Special Programme of Research, Development and Research Training in Human Reproduction. *Contraception*, v. 93, p. 498-506, 2016.

RUBIN, S. E.; DAVIS, K.; MCKEE, M. D. New York city physicians' views of providing long-acting reversible contraception to adolescents. *Annals of Family Medicine*, v. 11, n. 2, p. 130-136, 2013.

SCHOLES, D. *et al.* Change in bone mineral density among adolescent women using and discontinuing depot medroxyprogesterone acetate contraception. *Archives of Pediatrics & Adolescent Medicine*, v. 159, n. 2, p. 139-144, 2005.

SECURA, G. M. *et al.* The Contraceptive CHOICE Project: reducing barriers to long-acting reversible contraception. *American Journal of Obstetrics and Gynecology*, v. 203, n. 2, p. 115.e1-7, 2010.

SHEEN, J. J. *et al.* Maternal age and risk for adverse outcomes. *American Journal of Obstetrics and Gynecology*, v. 219, n. 4, p. 390.e1-15, 2018.

SITRUK-WARE, R.; NATH, A.; MISHELL Jr, D. R. Contraception technology: past, present and future. *Contraception*, v. 87, n. 3, p. 319-330, 2013.

TEAL, S. B. *et al.* Insertion characteristics of intrauterine devices in adolescents and young women: success, ancillary measures, and complications. *American Journal of Obstetrics and Gynecology*, v. 213, n. 4, p. 515. e1-5, 2015.

TEMPLEMAN, C. L. *et al.* Postpartum contraceptive use among adolescent mothers. *Obstetrics and Gynecology*, v. 95, n. 5, p. 770-776, 2000.

WALKER, S. *et al.* Systematic review of factors predictive of unfavourable vaginal bleeding in women of reproductive age using the contraceptive etonogestrel implant. *Reproductive, Female Child Health*, v. 3, n. 1, p. e22, 2023.

ZHU, H. *et al.* Oral contraceptive use and risk of breast cancer: a meta-analysis of prospective cohort studies. *European Journal of Contraception & Reproductive Health Care*, v. 17, n. 6, p. 402-414, 2012.

CAPÍTULO **76**

Anticoncepção na População Transgênero

Edson Santos Ferreira Filho • Théo Lerner • José Maria Soares Junior • Edmund Chada Baracat

INTRODUÇÃO

Pessoas transgênero são aquelas cuja identidade de gênero é diferente do sexo designado ao nascimento. Por exemplo, por ter vulva, um recém-nascido pode ser designado como sendo do sexo biológico feminino; todavia, identifica-se como uma pessoa do gênero masculino – nesse caso, trata-se de um homem trans ou uma pessoa transmasculina. Estudos de amostragem probabilística mostram que 0,69% da população brasileira se identifica como transgênero e 1,19%, como não binário (Spizzirri *et al.*, 2021).

Qualquer pessoa com útero que se relacione sexualmente com uma pessoa que produza espermatozoides pode estar sob risco de uma gestação não planejada. Por esse motivo, aconselhamento contraceptivo é imprescindível para pessoa trans com útero – e faz parte das demandas frequentes no consultório ginecológico (Feil *et al.*, 2023; Faucher e Linet, 2023).

DEMANDA CONTRACEPTIVA

Ainda há, na comunidade médica e científica, ampla lacuna de conhecimento sobre as questões de saúde sexual e reprodutiva de pessoas trans. Por exemplo, muitos profissionais desconhecem que homens trans precisam de anticoncepção (Fix *et al.*, 2020). Ao se relacionarem sexualmente com pessoas com pênis, existe o risco de uma gravidez não planejada. Estudo de corte transversal conduzido na Califórnia (EUA), com a participação de 41 homens trans que engravidaram, mostrou que 32% das gestações em homens trans não foram planejadas. Ainda que haja algum impacto da testosterona no eixo hipotálamo-hipófise-ovário, constatou-se que 24% das gestações em homens trans em hormonização foram não planejadas *versus* 44% entre aqueles que não estavam sob hormonização (Light *et al.*, 2014). Por esse motivo, não consideramos que a administração de testosterona exógena seja suficiente como estratégia contraceptiva. Ademais, a administração de composto contendo 30 mg de propionato de testosterona, 60 mg de fenilpropionato de testosterona, 60 mg de isocaproato de testosterona e 100 mg de undecanoato de testosterona não foi capaz de promover completamente bloqueio dos picos de LH em ensaio clínico holandês, com 9 homens trans (Spinder *et al.*, 1989). Eventuais picos de LH podem ser suficientes para deflagrar ovulação e, consequentemente, expor esses pacientes ao risco de uma gravidez não planejada, evento que pode estar associado a maior morbimortalidade e piora da qualidade de vida.

Até o momento, não há dados de estudos longitudinais que permitam determinar o índice de Pearl da testosterona – e esse número pode ser variável conforme o tipo de testosterona utilizado. Os sais mais comumente empregados na hormonização incluem o undecanoato (ou undecilato) de testosterona (intramuscular), o cipionato de testosterona (intramuscular) e o gel de testosterona transdérmico (Hembree *et al.*, 2017; São Paulo, 2023). Por essa heterogeneidade e pela escassez de informações, bem como pelos eventos de gravidez não planejada já documentados, é imperativo que se discuta anticoncepção eficaz para homens trans e pessoas transmasculinas que não desejam engravidar.

ACONSELHAMENTO CONTRACEPTIVO

Para entender se a pessoa está sob risco de gestação e quais métodos anticoncepcionais seriam mais apropriados para seu uso, algumas perguntas devem ser feitas na anamnese (World Health Organization, 2018):

- Quais são seus objetivos de contracepção? Você deseja engravidar? Quando?
- Você costuma ter relações sexuais com alguém que produz espermatozoides?
- Você usa ou já tentou usar algum método contraceptivo? Se sim, qual?
- Com qual frequência você se esquece de utilizar seu método atual?
- O que você gosta ou não gosta sobre os métodos?
- Qual sua expectativa sobre a menstruação?
- Existe algum método de que você ouviu falar e gostaria de tentar?
- Quão importante é a espontaneidade do uso?
- A proteção de infecções sexualmente transmissíveis (ISTs) é um ponto importante, considerando sua situação de vida?
- O preço é um problema? Quais métodos contraceptivos estão disponíveis?

Para pessoas que desejam engravidar em 1 ano ou mais, prioriza-se o enfoque em métodos contraceptivos reversíveis de longa duração (LARC) – incluindo dispositivos intrauterinos (DIU) de cobre, de levonorgestrel e implante subdérmico de etonogestrel. Quando não há desejo reprodutivo, também podem ser enfatizados os LARC, além dos métodos cirúrgicos. Para pessoas que desejam engravidar em breve, métodos de curta duração – como pílulas, injetáveis, anéis vaginais e adesivos transdérmicos – podem ser preferíveis (Federação Brasileira das Associações de Ginecologia e Obstetrícia, 2016). Nesse cenário, também é imprescindível evidenciar as diferenças dos métodos quanto à sua efetividade: enquanto os LARC apresentam menos de 1% de falha, métodos de curta duração podem ter de 3 a 9%, métodos de barreira, de 13 a 21% e métodos comportamentais podem chegar a quase 30%, no uso típico (Trussell, 2011).

Além da duração e da efetividade do método, também é importante discutir a expectativa da pessoa trans em relação ao padrão de sangramento. Para muitos homens trans, a demanda de supressão menstrual é a prioridade. Nesse sentido, o uso de métodos hormonais pode ser indicado por seu benefício extracontraceptivo.

A inserção do DIU contendo 52 mg de levonorgestrel tem amplo espaço nessa dupla indicação; para pessoas que não precisam de proteção contra gravidez, tendo apenas a demanda de supressão menstrual, pode-se considerar o uso de acetato de noretisterona via oral (VO) (Schwartz *et al.*, 2023).

Por outro lado, como homens trans em uso de testosterona geralmente atingem amenorreia (Mancini *et al.*, 2020), a questão menstrual pode se tornar secundária quando o indivíduo estiver sob hormonização. Nesse cenário, a escolha de métodos não hormonais – como o DIU de cobre – pode ser oportuna, visto que a menstruação já está suprimida pela hormonização. Em estudo realizado com 105 pessoas com diversidade de gênero e sexo feminino atribuído no nascimento, 88% relataram estar em um relacionamento em que era possível engravidar. Havia 85 indivíduos que usavam DIU na ocasião da pesquisa: 62 (73%) escolheram um DIU de levonorgestrel (LNG) de 52 mg, 5 (6%) escolheram um DIU-LNG de dose mais baixa, 17 (20%) escolheram o DIU de cobre e 1 escolheu um DIU indisponível nos EUA. A supressão menstrual foi o principal motivo para a escolha do DIU-LNG 52 mg (58%). A maioria das pessoas que optou pelo DIU de cobre o fez para evitar a contracepção hormonal (71%) (Abern, 2021). A Tabela 76.1 resume os motivos apontados para uso de cada um dos DIU.

A inserção de um DIU é procedimento rápido, seguro e que pode ser realizado ambulatorialmente, mesmo em pessoas que nunca engravidaram (Bahamondes e Bahamondes, 2021). Essa informação pode ser reconfortante para muitas pessoas trans que desejam experimentar o uso de um DIU. Caso haja receio da dor, métodos de alívio da dor na inserção podem ser utilizados, como bloqueio intracervical (De Nadai *et al.*, 2020), paracervical (Akers *et al.*, 2017; Mody *et al.*, 2018) ou o uso de creme de lidocaína e prilocaína no colo uterino (Abbas *et al.*, 2017), além de orientações consistentes que reduzam a dor antecipada e a ansiedade relacionadas ao procedimento (Gemzell-Danielsson *et al.*, 2013). Todavia, algumas dessas pessoas podem se sentir desconfortáveis com a necessidade da manipulação pélvica ou mesmo com a posição de litotomia. Nesses casos, evitam-se os DIU. Essa restrição também pode ser importante quando se pensa na manipulação genital para o uso de anel vaginal – daí

Tabela 76.1 Motivo para escolha do uso do dispositivo intrauterino (DIU).

Motivos para selecionar o DIU em uso	DIU-LNG 52 mg (n = 60)	DIU-LNG 19,5 mg (n = 5)	DIU cobre (n = 17)
Principal razão			
Manipulação menstrual	34 (59%)	–	–
Evitar anticoncepção hormonal	–	–	12 (71%)
Tamanho do DIU	–	2 (40%)	–
Menor dosagem hormonal	–	2 (40%)	–
Fatores contribuintes			
Evitar efeito adverso de outros contraceptivos	28 (47%)	–	10 (59%)
Recomendação clínica	28 (47%)	–	6 (35%)
Duração do DIU	39 (65%)	4 (80%)	13 (76%)
Cobertura por convênio	–	4 (80%)	–
Manipulação menstrual		3 (60%)	

Adaptada de: Abern *et al.*, 2021.

perguntar se a necessidade de realizar toque vaginal, exame especular e a inserção dos dedos na vagina é um fator limitante que auxilia na seleção de pessoas candidatas a métodos intrauterinos ou vaginais (Okano *et al.*, 2022).

Uma vez que a presença do estrogênio nos métodos combinados tem por principal finalidade o controle do padrão de sangramento, não há maior benefício em oferecer métodos combinados para pessoas trans em hormonização com testosterona. Além disso, não se sabe se a associação poderia estar associada a maior risco de tromboembolismo venoso ou arterial ou de neoplasias malignas. Ademais, alguns homens trans podem se sentir desconfortáveis com o uso de estrogênio ou receosos de que esse uso possa atrapalhar os efeitos desejados da hormonização, entre os quais aumento da pilificação corporal e facial, agravamento do tom de voz, redistribuição de gordura corporal, entre outros (Irwig, 2017). Assim, é preferível recomendar métodos de progestagênio isolado ou não hormonais para pessoas trans em uso de testosterona; por outro lado, qualquer método pode ser oferecido – inclusive combinados – em quem não está sob hormonização (Okano *et al.*, 2022), desde que eventuais outras condições clínicas respeitem os critérios médicos de elegibilidade (World Health Organization, 2015; Curtis *et al.*, 2016).

Por fim, a frequência e a via de administração do método anticoncepcional precisam ser discutidas individualmente. Se, por um lado, pode ser prático tomar uma pílula VO, diariamente, por outro algumas pessoas podem se sentir desconfortáveis de adotar um hábito que, em parte, é lido socialmente como algo tipicamente feminino. No mesmo raciocínio, métodos de administração intramuscular, como os injetáveis trimestrais, podem parecer cômodos para algumas pessoas que já buscam o serviço de saúde para aplicar testosterona periodicamente (existem esquemas que variam de aplicações a cada 2 a 4 semanas até 3 meses), mas, para outras, pode ser inconveniente ter que tomar mais uma injeção, pela dor local. Esses aspectos precisam ser conversados com a pessoa que fará uso do método anticoncepcional, para entender suas demandas e possíveis causas de não adesão. Especificamente para o injetável trimestral, também é necessário considerar questões metabólicas (ganho de peso corporal, mudança do perfil lipídico, aumento da formação de placas ateroscleróticas etc.) que podem decorrer da administração concomitante do acetato de medroxiprogesterona de depósito e da testosterona (Dal'Ava *et al.*, 2014; Lopez *et al.*, 2016; Moreira *et al.*, 2023).

Em resumo, podem-se elencar como principais aspectos a se considerar no aconselhamento contraceptivo:

- Efetividade do método
- Segurança e eventos adversos
- Programação de gestação
- Frequência de administração
- Via de administração
- Tipo de hormônio
- Padrão de sangramento.

BENEFÍCIOS EXTRACONTRACEPTIVOS

Além de proteção contra gravidez e supressão menstrual, benefícios extracontraceptivos podem ser a indicação de um método anticoncepcional para pessoas trans. Por exemplo, métodos hormonais são úteis no controle clínico da dor pélvica associada à endometriose (Carvalho *et al.*, 2018). Em uma análise retrospectiva de homens trans que foram submetidos à histerectomia laparoscópica para afirmação de gênero, endometriose foi encontrada em 26,9% (18/67 pacientes), frequência mais alta do que aquela detectada em mulheres cisgênero (Ferrando *et al.*, 2021; Giudice *et al.*, 2023). O uso de testosterona também parece estar associado, em alguns casos, a dor pélvica acíclica, sem achados de imagem sugestivos de endometriose. Ainda não está claro se o uso de métodos com progestagênio poderia melhorar essas manifestações clínicas.

Outra possível indicação de método anticoncepcional hormonal sistêmico é a síndrome pré-menstrual. Anticoncepcionais hormonais combinados orais (AHCO), em especial aqueles contendo etinilestradiol e drospirenona, apresentam evidência de melhora sobre as manifestações da síndrome pré-menstrual, podendo ser utilizados, quando oportuno (Lopez *et al.*, 2012; Royal College of Obstetricians and Gynaecologists, 2017), em quem não está sob hormonização nem tem contraindicações aos métodos combinados.

Um terceiro potencial benefício a se discutir é a proteção endometrial. Apesar de ocorrer amenorreia na maioria das pessoas transmasculinas que usam testosterona, a atividade endometrial persiste com endométrio proliferativo na histopatologia de 40 a 70% em produtos de histerectomia (Grimstad *et al.*, 2019; Hawkins *et al.*, 2021), podendo haver raros casos de câncer de endométrio (Seay *et al.*, 2023). Até o momento, não dispomos de coortes com tamanho amostral e tempo de seguimento suficiente para determinar se há aumento de incidência de câncer de endométrio em pessoas transmasculinas que usam testosterona, porém os dados de estudos observacionais disponíveis não sugerem aumento de risco. É bem conhecido o efeito protetor dos progestógenos contra neoplasia maligna do endométrio (The Postmenopausal Estrogen/Progestin Interventions [PEPI]) Trial, 1996; Gompel, 2020) em mulheres cisgênero, para quem também já está documentado esse benefício extracontraceptivo para o DIU contendo 52 mg de levonorgestrel (Wan e Holland, 2011; Wise *et al.*, 2017); mesmo DIUs não hormonais estão associados a alguma redução do risco de câncer de endométrio (Guleria *et al.*, 2004; Felix *et al.*, 2015). Ainda carecemos de estudos sobre a extrapolação desse efeito para homens trans em uso de testosterona.

PROCEDIMENTOS CIRÚRGICOS

Relatórios sobre saúde trans mostram que 14% dos homens trans fizeram histerectomia, 57% querem fazê-la algum dia, 23% não têm certeza se querem e 6% não querem retirar o útero (James *et al.*, 2016). Está bem estabelecido que homens trans e pessoas transmasculinas podem ter acesso à histerectomia como parte dos procedimentos de afirmação de gênero (Brasil, 2020), desde que estejam sob acompanhamento de equipe multiprofissional e tenham mais de 18 anos. Por outro lado, a esterilização cirúrgica como método contraceptivo somente deverá ser executada mediante laqueadura tubária, vasectomia ou outro método cientificamente aceito, sendo vedada por meio de histerectomia e ooforectomia (Brasil, 1996). Assim, é muito importante que a indicação da histerectomia seja feita de forma apropriada, e não como estratégia contraceptiva de modo isolado.

Similarmente, pan-histerectomia e ooforectomia podem ser indicadas naqueles que desejam a afirmação cirúrgica do gênero. Com a retirada desses órgãos, não há necessidade de discutir contracepção com pessoas transmasculinas que foram submetidas a essas cirurgias (Okano *et al.*, 2022). Entretanto, esses procedimentos não devem ser indicados exclusivamente para anticoncepção.

CONSIDERAÇÕES FINAIS

Homens trans e pessoas transmasculinas merecem acesso abrangente aos métodos anticoncepcionais e aos cuidados de saúde sexual e reprodutiva. Não existe um único contraceptivo mais adequado; na verdade, o melhor método será aquele escolhido pelo paciente, após aconselhamento contraceptivo estruturado. Depois de fornecer informações introdutórias, aconselhamento contraceptivo detalhado deve ser ajustado para as opções que mais interessam ao paciente. Para quem tem demanda contraceptiva, deve ser oferecida uma consulta de planejamento familiar, na qual profissionais qualificados possam prestar o serviço. Mais pesquisas devem ser realizadas para melhor compreender as demandas em anticoncepção de homens trans, sua satisfação com os diferentes métodos e como otimizar a redução de gestações não planejadas em pessoas transgênero.

REFERÊNCIAS BIBLIOGRÁFICAS

ABBAS, A. M. *et al.* Effect of cervical lidocaine-prilocaine cream on pain perception during copper T380A intrauterine device insertion among parous women: a randomized double-blind controlled trial. *Contraception*, v. 95, n. 3, p. 251-256, 2017.

ABERN, L. *et al.* The intrauterine device experience among transgender and gender-diverse individuals assigned female at birth. *Journal of Midwifery & Women's Health*, v. 66, n. 6, p. 772-777, 2021.

AKERS, A. Y. *et al.* Reducing pain during intrauterine device insertion: a randomized controlled trial in adolescents and young women. *Obstetrics & Gynecology*, v. 130, n. 4, p. 795-802, 2017.

BAHAMONDES, M. V.; BAHAMONDES, L. Intrauterine device use is safe among nulligravidas and adolescent girls. *Acta Obstetricia et Gynecologica Scandinavica*, v. 100, n. 4, p. 641-648, 2021.

BRASIL. Conselho Federal de Medicina. Resolução CFM nº 2.265/2019. Dispõe sobre o cuidado específico à pessoa com incongruência de gênero ou transgênero e revoga a Resolução CFM nº 1.955/2010. *Diário Oficial da União*, Brasília, Brasília, 9 jan. 2020.

BRASIL. Lei nº 9.263, de 12 de janeiro de 1996. Regula o § 7º do art. 226 da Constituição Federal, que trata do planejamento familiar, estabelece penalidades e dá outras providências. *Diário Oficial da União*, Brasília, 15 jan. 1996. Disponível em: https://www.planalto.gov.br/ccivil_03/leis/l9263.htm. Acesso em: 02/06/2024.

CARVALHO, N. *et al.* Control of endometriosis-associated pain with etonogestrel-releasing contraceptive implant and 52-mg levonorgestrel-releasing intrauterine system: randomized clinical trial. *Fertility and Sterility*, v. 110, n. 6, p. 1129-1136, 2018.

CURTIS, K. M. *et al.* U.S. Medical Eligibility Criteria for Contraceptive Use, 2016. *Morbidity and Mortality Weekly Report Recommendations and Reports*, v. 65, n. 3, p. 1-103, 2016.

DAL'AVA, N. *et al.* Body weight and body composition of depot medroxyprogesterone acetate users. *Contraception*, v. 90, n. 2, p. 182-187, 2014.

DE NADAI, M. N. *et al.* Intracervical block for levonorgestrel-releasing intrauterine system placement among nulligravid women: a randomized double-blind controlled trial. *American Journal of Obstetrics and Gynecology*, v. 222, n. 3, p. 245.e1-245.e10, 2020.

FAUCHER, P.; LINET, T. Contraception for transgender men: a case report and review. *Gynécologie Obstétrique Fertilité & Sénologie*, v. 51, n. 3, p. 182-185, 2023.

FEDERAÇÃO BRASILEIRA DAS ASSOCIAÇÕES DE GINECOLOGIA E OBSTETRÍCIA (FEBRASGO). Contracepção reversível de longa ação. São Paulo: FEBRASGO, 2016. v. 3, n. 1, p. 1-60 (Série orientações e recomendações FEBRASGO). Disponível em: https://www.febrasgo.org.br/media/k2/attachments/03-CONTRACEPCAO_REVERSIVEL_DE_LONGA_ACAO.pdf. Acesso em: 24 abr. 2024.

FEIL, K. *et al.* Fertility, contraception, and fertility preservation in trans individuals. *Deutsches Ärzteblatt International*, v. 120, n. 14, p. 243-250, 2023.

FELIX, A. S. *et al.* Intrauterine devices and endometrial cancer risk: a pooled analysis of the Epidemiology of Endometrial Cancer Consortium. *International Journal of Cancer*, v. 136, n. 5, p. E410-422, 2015.

FERRANDO, C. A.; CHAPMAN, G.; POLLARD, R. Preoperative pain symptoms and the incidence of endometriosis in transgender men undergoing hysterectomy for gender affirmation. *Journal of Minimally Invasive Gynecology*, v. 28, n. 9, p. 1579-1584, 2021.

FIX, L. *et al.* Stakeholder perceptions and experiences regarding access to contraception and abortion for transgender, non-binary, and gender-expansive individuals assigned female at birth in the U.S. *Archives of Sexual Behavior*, v. 49, n. 7, p. 2683-2702, 2020.

GEMZELL-DANIELSSON, K. *et al.* Management of pain associated with the insertion of intrauterine contraceptives. *Human Reproduction Update*, v. 19, n. 4, p. 419-427, 2013.

GIUDICE, L. C. *et al.* Endometriosis in the era of precision medicine and impact on sexual and reproductive health across the lifespan and in diverse populations. *FASEB Journal: Official Publication of the Federation of American Societies for Experimental Biology*, v. 37, n. 9, p. e23130, 2023.

GOMPEL, A. Progesterone and endometrial cancer. *Best Practice & Research Clinical Obstetrics & Gynaecology*, v. 69, p. 95-107, 2020.

GRIMSTAD, F. W. *et al.* Uterine pathology in transmasculine persons on testosterone: a retrospective multicenter case series. *American Journal of Obstetrics and Gynecology*, v. 220, n. 3, p. 257.e1-257.e7, 2019.

GULERIA, K. *et al.* Evaluation of endometrial steroid receptors and cell mitotic activity in women using copper intrauterine device: Can Cu-T prevent endometrial cancer? *Journal of Obstetrics and Gynaecology Research*, v. 30, n. 3, p. 181-187, 2004.

HAWKINS, M. *et al.* Endometrial findings among transgender and gender nonbinary people using testosterone at the time of gender-affirming hysterectomy. *Fertility and Sterility*, v. 115, n. 5, p. 1312-1317, 2021.

HEMBREE, W. C. *et al.* Endocrine treatment of gender-dysphoric/gender-incongruent persons: an Endocrine Society Clinical Practice Guideline. *Journal of Clinical Endocrinology and Metabolism*, v. 102, n. 11, p. 3869-3903, 2017.

IRWIG, M. S. Testosterone therapy for transgender men. *Lancet Diabetes & Endocrinology*, v. 5, n. 4, p. 301-311, 2017.

JAMES, S. *et al.* 2015 *The Report of the 2015 U.S. Transgender Survey*. Washington, D.C.: National Center for Transgender Equality, 2016. 302 p. Disponível em: https://transequality.org/sites/default/files/docs/usts/USTS-Full-Report-Dec17.pdf. Acesso em: 24 abr. 2024.

LIGHT, A. D. *et al.* Transgender men who experienced pregnancy after female-to-male gender transitioning. *Obstetrics & Gynecology*, v. 124, n. 6, p. 1120-1127, 2014.

LOPEZ, L. M. *et al.* Progestin-only contraceptives: effects on weight. *Cochrane Database of Systematic Reviews*, v. 2016, n. 8, p. CD008815, 2016.

LOPEZ, L. M.; KAPTEIN, A. A.; HELMERHORST, F. M. Oral contraceptives containing drospirenone for premenstrual syndrome. *Cochrane Database of Systematic Reviews*, v. 2, p. CD006586, 2012.

MANCINI, I. *et al.* Contraception across transgender. *International Journal of Impotence Research*, v. 33, n. 7, p. 710-719, 2020.

MODY, S. K. *et al.* Paracervical block for intrauterine device placement among nulliparous women: a randomized controlled trial. *Obstetrics & Gynecology*, v. 132, n. 3, p. 575-582, 2018.

MOREIRA ALLGAYER, R. M. C. *et al.* The effect of gender-affirming hormone therapy on the risk of subclinical atherosclerosis in the transgender population: a systematic review. *Endocrine Practice: Official Journal of the American College of Endocrinology and the American Association of Clinical Endocrinologists*, v. 29, n. 6, p. 498-507, 2023.

OKANO, S. H. P.; PELLICCIOTTA, G. G. M.; BRAGA, G. C. Contraceptive counseling for the transgender patient assigned female at birth. *Revista Brasileira de Ginecologia e Obstetrícia: Revista da Federação Brasileira das Sociedades de Ginecologia e Obstetrícia*, v. 44, n. 9, p. 884-890, 2022.

ROYAL COLLEGE OF OBSTETRICIANS AND GYNAECOLOGISTS. Management of premenstrual syndrome: green-top guideline No. 48. *British Journal of Obstetrics and Gynaecology*, v. 124, n. 3, p. e73-105, 2017.

SÃO PAULO (SP). Secretaria Municipal da Saúde. Coordenação da Área Técnica de Saúde Integral da População LGBTIA+. *Protocolo para o cuidado integral à saúde de pessoas trans, travestis ou com vivências de variabilidade de gênero no município de São Paulo*. 2. ed. São Paulo: Secretaria Municipal da Saúde|SMS|PMSP, 2023.

SCHWARTZ, B. I.; BEAR, B.; KAZAK, A. E. Menstrual management choices in transgender and gender diverse adolescents. *Journal of Adolescent Health: Official Publication of the Society for Adolescent Medicine*, v. 72, n. 2, p. 207-213, 2023.

SEAY, K. *et al.* Endometrial cancer in a transgender male: a rare case and review of the literature. *Gynecologic Oncology Reports*, v. 47, p. 101199, 2023.

SPINDER, T. *et al.* The effects of long term testosterone administration on pulsatile luteinizing hormone secretion and on ovarian histology in eugonadal female to male transsexual subjects. *Journal of Clinical Endocrinology and Metabolism*, v. 69, n. 1, p. 151-157, 1989.

SPIZZIRRI, G. *et al.* Proportion of people identified as transgender and non-binary gender in Brazil. *Scientific Reports*, v. 11, n. 1, p. 2240, 2021.

THE POSTMENOPAUSAL Estrogen/Progestin Interventions (PEPI) Trial. The Writing Group for the PEPI Trial. Effects of hormone replacement therapy on endometrial histology in postmenopausal women. *Journal of the American Medical Association*, v. 275, n. 5, p. 370-375, 1996.

TRUSSELL, J. Contraceptive failure in the United States. *Contraception*, v. 83, n. 5, p. 397-404, 2011.

WAN, Y-L.; HOLLAND, C. The efficacy of levonorgestrel intrauterine systems for endometrial protection: a systematic review. *Climacteric*, v. 14, n. 6, p. 622-632, 2011.

WISE, M. R.; FARRANT, C.; COOP, C. Levonorgestrel-releasing intrauterine system for endometrial hyperplasia. *Cochrane Database of Systematic Reviews*, v. 2017, n. 5, p. CD012658, 2017.

WORLD HEALTH ORGANIZATION. *Family Planning*: a Global Handbook for Providers [Internet]. 3rd ed. Baltimore and Geneva: World Health Organization Department of Reproductive Health and Research (WHO/RHR) and Johns Hopkins Bloomberg School of Public Health/Center for Communication Programs (CCP); 2018. 460 p. Disponível em: https://www.who.int/europe/publications/i/item/9789289055505. Acesso em: 24 abr. 2024.

WORLD HEALTH ORGANIZATION. *Medical eligibility criteria for contraceptive use*. Geneva: WHO, 2015.

PARTE 12
Oncologia Ginecológica

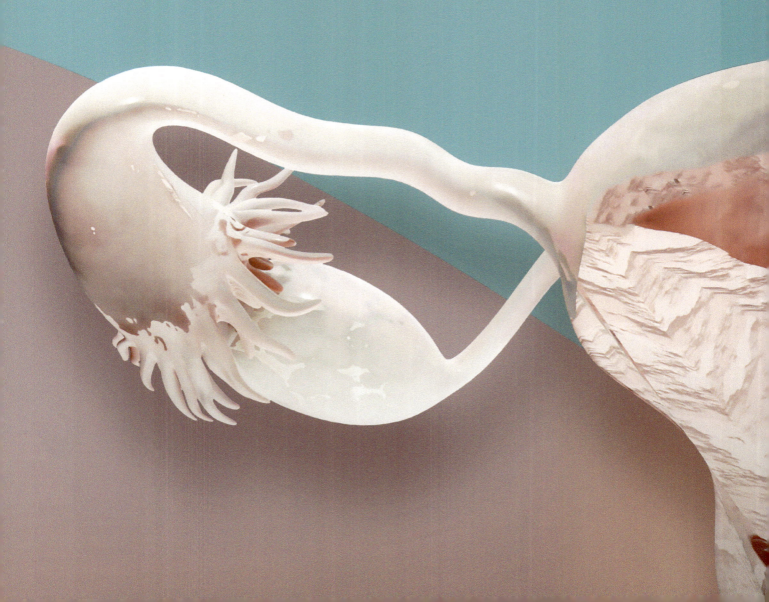

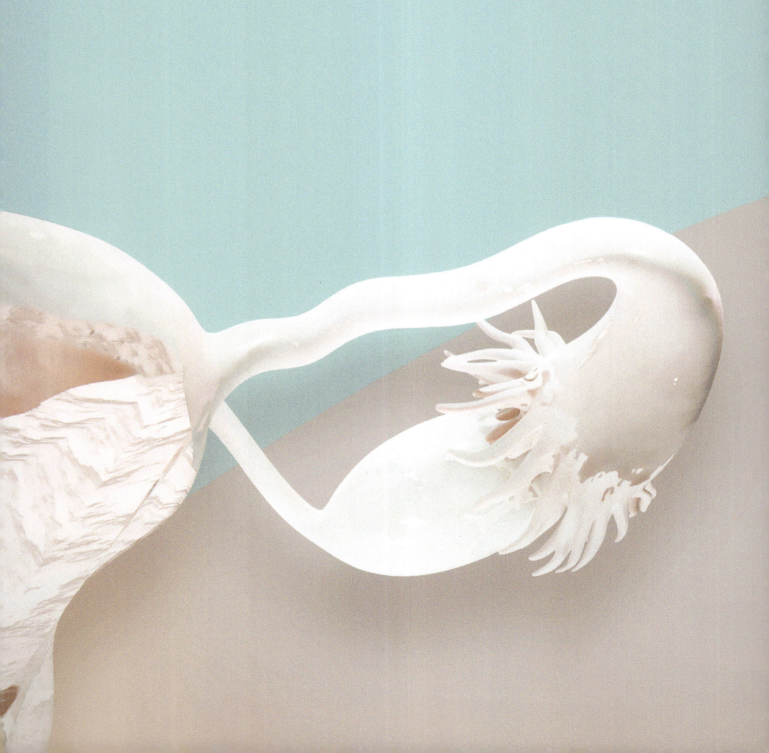

CAPÍTULO 77

Lesões Pré-Invasivas de Vulva, Vagina e Colo Uterino

Walquíria Quida Salles Pereira Primo

NEOPLASIA INTRAEPITELIAL VULVAR

O primeiro relato de carcinoma *in situ* de vulva foi em 1922, na França. Desde então, essa patologia tem despertado interesse em relação a sua clínica, patogênese e tratamento. A incidência da neoplasia intraepitelial vulvar (NIV) quase dobrou nas últimas duas décadas, aumentando de 1,2 para 2,1 por 100.000 mulheres/ano, e quase triplicou no grupo de pacientes com idade inferior a 35 anos (Nugent *et al.*, 2011). A NIV é considerada com duas origens diferentes. Uma ocorre em pacientes mais jovens, entre 35 e 55 anos, com fatores de riscos semelhantes àqueles associados com a neoplasia intraepitelial cervical (NIC) (papilomavírus humano [HPV] de alto risco, tabagismo e múltiplos parceiros sexuais). A outra ocorre em pacientes mais idosas, acima de 55 anos, com história de prurido vulvar por muitos anos, ou seja, o fenômeno da inflamação crônica, sobretudo o líquen escleroso (Berek e Hacker, 2015; Akerman *et al.*, 2007).

A NIV tem taxa de progressão para o câncer invasivo de vulva de 4% quando consideradas todas as idades. Contudo, essa taxa pode atingir 30% de progressão quando a NIV acomete pacientes mais idosas (Disaia e Creasman, 2023).

Classificação

Em 2005, a International Society for the Study of Vulvovaginal Disease (ISSVD) sugeriu uma nova terminologia para as doenças pré-malignas epiteliais da vulva, abandonando o termo NIV I em favor de um diagnóstico descrito de HPV ou condiloma plano viral, porque não foi estabelecido um *continuum* biológico de NIV I para NIV II e III. Os termos NIV II e NIV III foram agrupados em NIV usual, HPV-induzida (pacientes jovens) ou NIV diferenciada, não induzida pelo HPV (pacientes mais idosas) (Sideri *et al.*, 2005).

O impacto da terminologia de lesões intraepiteliais vulvares tem sido significativo ao longo dos anos, porque afeta o diagnóstico, o tratamento e a pesquisa. Em 2012, foi introduzida a terminologia *Lower Anogenital Squamous Terminology* (LAST), pela American Society for Colposcopy and Cervical Pathology (ASCCP) e pelo College of American Pathologists, com o objetivo de unificar a nomenclatura das lesões escamosas intraepiteliais associadas ao HPV no trato genital inferior. No entanto, surgiram dois questionamentos em relação às lesões vulvares: em primeiro lugar, a ausência de referência à "neoplasia intraepitelial vulvar diferenciada" (NIV diferenciada), o que pode levá-la a ser negligenciada pelos prestadores de cuidados de saúde, apesar do seu potencial maligno. Em segundo lugar, incluindo o termo "lesão intraepitelial escamosa de baixo grau" (LIEBG ou LSIL) em LAST, recriou o potencial de sobrediagnóstico e sobretratamento para lesões benignas e autolimitantes de vulva. Portanto, a versão final aceita pela ISSVD, para diagnósticos histopatológicos, contém o seguinte: (i) lesão intraepitelial escamosa de baixo grau da vulva (LIEBG ou LSIL vulvar), abrangendo condiloma plano viral ou efeito do HPV; (ii) lesão intraepitelial escamosa de alto grau (LIEAG ou HSIL vulvar) que havia sido denominada "neoplasia intraepitelial vulvar tipo usual" na terminologia ISSVD de 2004; (iii) neoplasia intraepitelial vulvar tipo tipo diferenciado (NIVd) (Tabela 77.1) (Bornstein *et al.*, 2016; Srodon *et al.*, 2006).

Diagnóstico

A demora nos diagnósticos das doenças vulvares ocorre, muitas vezes, porque não são vistas ou não são reconhecidas pelos examinadores e, além disso, a paciente tem vergonha de abordar esse problema. O assunto é de interesse do ginecologista e do dermatologista, pois, apesar de a vulva ser parte do trato genital feminino, constitui também parte do tegumento. O examinador deve estar familiarizado com as variações da anatomia vulvar normal e com suas patologias.

O sintoma mais frequente da NIV é o prurido vulvar de grau variado, em cerca de 60 a 70% das pacientes, e 20% são assintomáticas (Disaia e Creasman, 2023).

A NIV HPV-induzida (os tipos de HPV mais encontrados são os 16, 18, 31 e 33) é multicêntrica, com envolvimento cervical e perianal em aproximadamente 50% dos casos. Entre as pacientes, 60 a 80% são tabagistas. Quando tratada, tem taxa de progressão para o câncer de vulva de 4%, tanto da

Tabela 77.1 Correlação da terminologia para doenças pré-malignas epiteliais da vulva de 1987 com a de 2005 e com a de 2015.

1987	2005	2015
NIV I	HPV, condiloma plano viral	Lesão intraepitelial escamosa de baixo grau
NIV II condilomatosa e basaloide	NIV usual	Lesão intraepitelial escamosa de alto grau
NIV III condilomatosa e basaloide	NIV usual	Lesão intraepitelial escamosa de alto grau
NIV II e III diferenciada	NIV diferenciada	NIV diferenciada
-	NIV não classificada	-

Fonte: Sideri *et al.*, 2005; Bornstein *et al.*, 2016.

NIV condilomatosa como da basaloide. A NIV condilomatosa é constituída por células altamente pleomorfas, com multinucleação e hiperqueratinização. A NIV basaloide é constituída por proliferação de células uniformes, indiferenciadas e parecidas com as células da camada basal. Na classificação atual, a NIV condilomatosa e basaloide, denominadas "NIV usual", passam a ser referidas como "lesão intraepitelial escamosa de alto grau" (Berek e Hacker, 2015; Disaia e Creasman, 2023).

A NIV não induzida pelo HPV é a NIV diferenciada e ocorre em pacientes acima de 55 anos e, na maioria das vezes, sem relação com o HPV. Corresponde a 10% dos casos de NIV e apenas 25% das pacientes são tabagistas. Geralmente está associada ao líquen escleroso e menos frequentemente ao líquen plano. A hiperplasia de células escamosas e o líquen escleroso são identificados em 83% das pacientes com NIV diferenciada. Manifesta-se como lesão única, ou seja, unifocal. É responsável por 80% dos casos de câncer invasivo de vulva em pacientes mais idosas, não tratadas.

Para o diagnóstico, são necessários:

Anamnese e exame físico

- Anamnese geral:
  - Doenças dermatológicas
  - Doenças metabólicas
  - Reações alérgicas
  - Doenças psiquiátricas
  - Distúrbios psicossociais
- Anamnese ginecológica:
  - Sintomatologia: prurido, dor, ardência e sangramento
  - Doenças sexualmente transmissíveis
  - Terapias anti-inflamatórias
  - Terapias de radiação
  - Uso de substâncias cosméticas: higiene excessiva
- Inspeção clínica:
  - Pele em geral
  - Colo do útero, vagina
  - Genitália externa: a aparência clínica das lesões vulvares é variável. Pode ser unifocal ou multifocal; de coloração branca, cinza, vermelha ou marrom; com superfície lisa, áspera ou micropapilar; com grau variável de acetobranqueamento e com alteração vascular.

Vulvoscopia

A vulvoscopia é um método capaz de identificar a infecção subclínica e permite um completo mapeamento da extensão da doença nessa região. No entanto, tem baixa especificidade principalmente porque a papilomatose faz parte da característica normal da vulva, sendo, por vezes, erroneamente atribuída à infecção por HPV. O teste de Collins (azul de toluidina) não tem sido utilizado, porque oferece resultados falso-positivos e falso-negativos, especialmente pelas escoriações e hiperqueratinização das lesões, respectivamente.

Não existe uma classificação estabelecida para a vulvoscopia, portanto devem-se avaliar extensão, morfologia, vascularização, localização, cor, margem e superfície da lesão. No entanto, como as lesões de NIV e câncer são muitos evidentes, não se faz necessário obrigatoriamente o uso de instrumento de magnificação.

O exame adequado do colo do útero, com colpocitologia e colposcopia, é obrigatório, devido ao caráter multicêntrico das lesões HPV-induzidas.

Biópsia

O diagnóstico definitivo é obtido por meio do estudo histopatológico de biópsia. A biópsia pode ser única ou múltipla. Pode ser realizada com pinça de Keyes de 4 a 6 mm, tesoura, lâmina fria ou cirurgia de alta frequência, na dependência da experiência do profissional e sob anestesia local.

A correlação clinicopatológica é muito importante para o diagnóstico da NIV. Ao se avaliarem as lesões com evolução benigna e aquelas com potencial maligno, evitam-se tratamentos inadequados, às vezes, excessivos.

Tratamento

A estratégia para o manuseio das NIVs requer entendimento do potencial neoplásico da condição. A lesão NIV I não requer tratamento, sendo considerada HPV na classificação atual, porque não está estabelecido seu risco oncológico, deve ser acompanhada e, no caso de dúvida quanto à sua evolução, está indicado um novo estudo histopatológico (Berek e Hacker, 2015; Akerman *et al.*, 2007).

O tratamento da NIV II ou III deve ser individualizado e depende da idade da paciente e das características clínicas das lesões. A remoção cirúrgica é o método de escolha, para que o estudo histológico da peça cirúrgica afaste a possibilidade de invasão, nem sempre evidente ao exame clínico. Porém, nos casos de NIV usual (pacientes jovens) sem sinais de microinvasão, um estudo mostrou que, após o uso de imiquimode, houve taxa de cura de 81% no grupo tratado contra nenhuma no grupo placebo (Sideri *et al.*, 2005).

A NIVd, na maioria dos casos, não é clinicamente evidente. O manejo depende em grande parte do monitoramento cuidadoso com biópsia de qualquer lesão suspeita em pacientes com líquen escleroso ou líquen plano. Enfim, o tratamento da NIVd é excisional com peça cirúrgica para realização do estudo histopatológico e avaliação adequada das margens cirúrgicas (Voss *et al.*, 2021).

As opções terapêuticas são (Primo *et al.*, 2003; Disaia e Creasman, 2023):

- Imiquimode a 5%: pode ser indicado nos casos de NIV usual em pacientes jovens. Posologia: aplicação local 3 vezes/semana, por até 16 semanas
- Exérese da lesão: indicada nos casos de doença unifocal (van Seters *et al.*, 2008)
- Vulvectomia superficial: indicada em pacientes jovens com doença multifocal; consiste na remoção da pele com as lesões em um plano relativamente avascular entre a derme e o tecido subcutâneo, com a preservação do tecido subcutâneo e do clitóris. Enxerto pode ou não ser aplicado. Apresenta baixo índice de complicações, com alto índice de cura. O resultado estético e funcional é satisfatório. A margem de segurança adequada é de 1 a 1,5 cm (Primo *et al.*, 2003)
- Vulvectomia simples: indicada em pacientes idosas, com lesões extensas e também com a finalidade de afastar doença invasiva oculta
- Ablação a *laser*: não se encontra disponível na maioria dos serviços. A desvantagem do tratamento destrutivo é que o tecido destruído leva 3 meses para a cicatrização completa e pode ocasionar dor por período de tempo mais longo. Porém, foi constatada taxa de cura de 76,9% em pacientes tratadas com uma sessão de vaporização a *laser* e de 78,4% nas tratadas com excisão da lesão a *laser*.

Considerações

O comportamento da NIV usual, atualmente denominada "LIEAG" ou "HSIL", é altamente variável. Cerca de 7 a 32% das pacientes apresentam recidiva ou persistência da doença, e, em 6 a 7% das vezes, são identificadas áreas ocultas de invasão (Hart, 2001). As recorrências estão relacionadas ao tabagismo, à distribuição multifocal das lesões e às margens cirúrgicas comprometidas pela doença. É muito importante o conhecimento da história natural da NIV associada ao HPV, assim como da NIV diferenciada. Enfim, o seguimento após o tratamento é fundamental.

NEOPLASIA INTRAEPITELIAL DE VAGINA

O primeiro relato de neoplasia intraepitelial de vagina (NIVA) foi descrito em 1952, por Graham e Meigs (Disaia e Creasman, 2023). A NIVA representa 1% de todas as neoplasias intraepiteliais do trato genital inferior e 0,1 a 0,2% de todos os cânceres. Sua incidência é de 0,2 a 0,3 caso por 100.000 mulheres nos EUA, ou seja, corresponde a 100 vezes menos a incidência de NIC. Frequentemente está associada à infecção pelo HPV 16 e 18. A idade do grupo afetado é 10 anos mais elevada que o da NIC, com média de idade de 51 anos (Brinton *et al.*, 1990; Murta *et al.*, 2005).

Os fatores de risco são semelhantes aos da NIC e da LIEAG vulvar. As mulheres com maior risco de desenvolver NIVA são aquelas com antecedente de NIC; de radioterapia para tratamento de câncer do colo do útero; de histerectomia por NIC ou câncer e mulheres imunocomprometidas. Enfim, antecedente de neoplasia cervical e tabagismo são os fatores mais importantes para o desenvolvimento de NIVA II e III (Berek e Hacker, 2015).

A exposição ao dietilestilbestrol está associada ao adenocarcinoma de células claras, e não a NIVA e câncer escamoso de vagina (Disaia e Creasman, 2023).

A taxa de progressão de NIVA para câncer é 5% das pacientes tratadas. Após radioterapia, em NIVA não tratada, 25% podem evoluir para câncer de vagina.

Os critérios de gradação das NIVAs são semelhantes aos do colo do útero: NIVA I, II ou III. A NIVA I corresponde a alterações induzidas pelo HPV sem estabelecer potencial progressivo para câncer de vagina. No entanto, está associada ao HPV de alto risco em 64 a 84% dos casos (Srodon *et al.*, 2006). Sherman e Paull (1993) sugeriram o uso da terminologia lesão intraepitelial escamosa de baixo grau vaginal para NIVA I e lesão intraepitelial escamosa de alto grau vaginal para NIVA II e III (Sherman e Paull, 1993).

Diagnóstico

Concernente ao diagnóstico clínico, a maioria das pacientes é assintomática. A lesão geralmente se localiza no terço superior da vagina em 54 a 92% das vezes e, na sequência de frequência, 32% no terço inferior, 14% no terço médio e, em 50% dos casos, a doença é multifocal.

Em geral o diagnóstico é feito a partir de colpocitologia anormal e a colposcopia identifica as áreas de eleição para a realização da biópsia. Durante a colposcopia, é importante examinar as quatro paredes da vagina do ápice para o introito. Em pacientes histerectomizadas, examinar a cúpula vaginal, 3 e 9 horas. As alterações encontradas são lesões esbranquiçadas, eritematosas ou ulceradas. Faz-se necessário avaliar ao colposcópio a superfície, as bordas e a vascularização dessas lesões, bem como realizar biópsia. O teste com iodo pode ser útil para delinear essas lesões.

Nas pacientes após a menopausa, pode-se indicar uso de estrogênio tópico 3 a 4 semanas antes da realização da colposcopia. Das pacientes com NIVA, 10% têm NIV, logo a vulva deve também ser adequadamente examinada (Berek e Hacker, 2015).

Existem algumas situações clínicas que podem dificultar o diagnóstico de NIVA, como atrofia da cúpula vaginal pós-radioterapia, adenose vaginal, extensão da zona de transformação congênita, ulceração vaginal por tampão e alterações induzidas por dietilestilbestrol.

A terminologia colposcópica da vagina recomendada pela International Federation of Cervical Pathology and Colposcopy (IFCPC, 2011), para uniformizar o laudo e propiciar melhor qualidade ao exame, é apresentada a seguir.

Terminologia colposcópica da vagina (International Federation of Cervical Pathology and Colposcopy, 2011):

1. Avaliação geral: colposcopia adequada ou inadequada (especificar o motivo de sangramento, inflamação, cicatriz etc.).
2. Achados colposcópicos normais: epitélio escamoso original, maduro ou atrófico.
3. Achados colposcópicos anormais:
   - Princípios gerais:
     - Terço superior/dois terços inferiores
     - Anterior/posterior/lateral (direito ou esquerdo)
   - Grau 1 (menor):
     - Epitélio acetobranco tênue
     - Mosaico fino
     - Pontilhado fino
   - Grau 2 (maior):
     - Epitélio acetobranco denso
     - Mosaico grosseiro
     - Pontilhado grosseiro
   - Suspeita de invasão:
     - Vasos atípicos – sinais adicionais: vasos frágeis, superfície irregular, lesão exofítica, necrose, ulceração (necrótica), neoplasia tumoral/grosseira
   - Não específico:
     - Epitélio colunar (adenose)
     - Captação da solução de lugol: positiva (corado) ou negativa (não corado) (teste de Schiller negativo ou positivo).
4. Miscelânea: erosão (traumática), condiloma, pólipo, cisto, endometriose, inflamação, estenose vaginal, zona de transformação congênita.

Tratamento

A NIVA I e o HPV (LIEBG) não são tratados porque não são considerados de risco oncológico; geralmente regridem espontaneamente. No entanto, devem ser controlados e, nos casos de dúvidas quanto à evolução da lesão, deve-se realizar outra biópsia. Quando persistente, o tratamento destrutivo (eletrocauterização ou aplicação de ácido tricloroacético) pode ser realizado (Lamos *et al.*, 2016; Hodeib *et al.*, 2016).

Existem inúmeras opções de tratamento para NIVA II e III e a escolha depende da idade da paciente, da quantidade e da localização das lesões.

Considerando o potencial evolutivo da NIVA II e III (LIEAG) para câncer de vagina, a abordagem por técnica excisional é a mais indicada. Porém, existem situações em que se pode optar pelo tratamento mais conservador, como em pacientes jovens com lesão multifocal. Nesses casos, pode-se usar imiquimode a 5% guiado pelo colposcópio, por 4 a 8 semanas. O imiquimode estimula resposta imune por induzir a secreção da alfainterferona, interleucina-12 e fator de necrose tumoral pelas células mononucleares (Haidopoulos et al., 2005).

Conforme um estudo de Lin et al. (2005), o uso tópico do ácido tricloroacético não é eficaz no tratamento de NIVA II e III.

Em uma série de 132 casos, quando analisados os tratamentos excisional, eletrocoagulação e 5-fluoruracila para NIVA II e III, observaram-se as seguintes taxas de cura: 69%, 25% e 46%, respectivamente (Indermaur et al., 2005).

Já a colpectomia foi eficaz em 88% dos casos das 105 operadas por NIVA II e III, e esse procedimento levou ao diagnóstico de câncer de vagina oculto em 12% dessas pesquisadas (Indermaur et al., 2005).

Afastada a possibilidade de invasão, a vaporização a laser CO_2 pode ser realizada, com sucesso terapêutico de 70,8% com uma ablação e de 79,2% com mais de uma ablação (Yalcin et al., 2003).

A radioterapia deve se evitada devido às altas taxas de complicações. Contudo, está indicada nos casos não responsivos aos outros tipos de tratamento (Graham et al., 2007).

NEOPLASIA INTRAEPITELIAL CERVICAL

A neoplasia intraepitelial escamosa cervical é um termo que engloba as lesões precursoras do câncer escamoso, as quais são classificadas em graus de 1 a 3. As alterações são limitadas ao epitélio escamoso acima da membrana basal, incluem pleomorfismo nuclear, com perda da polaridade, mitoses anormais e perda da diferenciação à medida que as células progridem da membrana basal até o epitélio superficial, ou seja, sem invasão de estroma.

Concernente à nomenclatura das lesões pré-malignas do colo uterino, ocorreram várias modificações ao longo do tempo. Em 1961, a International Federation of Gynecology and Obstetrics (FIGO) e Organização Mundial da Saúde (OMS) propuseram o termo displasia, que era classificada como: leve, moderada e acentuada. Richart, então, em 1967, propôs o termo neoplasia intraepitelial cervical (NIC), classificando em graus 1, 2 e 3. O sistema de Bethesda de nomenclatura para citologia cervical, definido em 1988, nomeia e classifica essas lesões em lesões intraepiteliais escamosas de baixo grau (LIEBG) e lesões intraepiteliais escamosas de alto grau (LIEAG), que substituíram o termo neoplasia intraepitelial escamosa graus 1 e 2/3,

respectivamente. Achados histológicos de lesões intraepiteliais escamosas de baixo grau são NIC I e HPV e de alto grau são NIC II ou NIC III (Apgar et al., 2010; Solomon et al., 2002).

A história do câncer do colo do útero é bem conhecida e com etapas definidas. Programas de prevenção e diagnóstico precoce dessa neoplasia são capazes de interromper o seu curso e são de fácil execução, pois o colo do útero é um órgão acessível. A patologia, quando detectada precocemente, apresenta elevado índice de cura. E, em agosto de 2020, a OMS lançou o programa "Estratégia Global para Acelerar a Eliminação do Câncer do Colo do Útero como um Problema de Saúde Pública" baseado em três pilares: (i) garantir que 90% das meninas recebam a vacina contra o HPV até os 15 anos; (ii) que 70% das mulheres recebam um exame de rastreamento com teste do HPV até os 35 e outro até os 45 anos; e (iii) que 90% das mulheres identificadas com lesões precursoras ou câncer invasivo recebam tratamento. Se as metas forem atingidas, serão evitadas 2 milhões de mortes, em países de baixa e média renda, até 2040 (Primo, 2023; World Health Organization, 2020).

Importante ressaltar que o câncer do colo do útero incide mais em mulheres de nível socioeconômico baixo, vida sexual precoce, múltiplos parceiros, baixa imunidade, carências nutricionais, multíparas e fumantes. Alguns estudos sugerem o uso do contraceptivo oral como fator de risco, contudo eles podem ter sido influenciados por variavéis de confundimento, como o início precoce da atividade sexual, múltiplos parceiros e história prévia de infecção sexualmente transmissível. A grande maioria do câncer do colo do útero tem como agentes causais certos tipos do HPV, um vírus de transmissão preferencialmente sexual, que infecta a célula e pode resultar em lesões pré-cancerosas até o câncer invasivo. Mais de 200 tipos de HPV já foram catalogados e aproximadamente 40 tipos acometem o trato genital inferior. Em torno de 99,7% dos carcinomas estão relacionados com o HPV, principalmente o 16 e o 18. Apesar da alta prevalência das infecções genitais ocasionadas pelo HPV, apenas uma pequena porcentagem (1%) das mulheres infectadas desenvolve câncer cervical. Segundo Apgar et al., (2010), o risco de progressão para câncer invasivo é de 1 a 2 por 1.000 mulheres não tratadas em um período acima de 24 meses. Além disso, em 70% dos casos, o vírus regride espontaneamente em 1 ano e em 91% dessas mulheres em 2 anos. O tempo necessário para que 50% dos casos prevalentes tornemse HPV-DNA negativos foi de 4,8 meses para os subtipos não oncogênicos e de 8,1 meses para os subtipos oncogênicos (Apgar et al., 2010). A história natural da NIC tem sido bem estudada e o quanto as lesões intraepiteliais regridem ou progridem para câncer está também descrito nas Tabelas 77.2 e 77.3 (Östör, 1993; Melnikow et al., 1998).

Tabela 77.2 História natural da displasia cervical.

Citologia	Progressão*		Progressão para câncer invasivo		Regressão para normal**
	6 meses	24 meses	6 meses	24 meses	
ASCUS	2%	7,2%	0,06%	0,25%	68,2%
Lesão de baixo grau	6,6%	20,8%	0,04%	0,15%	47,4%
Lesão de alto grau	6,8%	23,4%	0,15%	1,44%	35,0%

*Seguimento: citologia ou biópsia mostrando um grau mais alto que o da citologia inicial. Para lesão de alto grau, progressão para NIC III (de um NIC II) ou carcinoma in situ. **Citologia ou biópsia negativa. Não se encontrou relação entre a proporção da regressão para o normal e duração de seguimento. ASCUS: atipias de células escamosas de significado indeterminado; NIC: neoplasia intraepitelial cervical. (Fonte: Melnikow et al., 1998.)

Tabela 77.3 História natural da neoplasia intraepitelial cervical.

			Progressão	
	Regressão	Persistência	NIC III	Invasão
NIC I	57%	32%	11%	1%
NIC II	43%	35%	22%	5%
NIC III	32%	< 56%	-	> 12%

Fonte: Östör, 1993.

Adenocarcinoma *in situ*

O adenocarcinoma *in situ* (AIS) foi originalmente descrito pela primeira vez, em 1953, por Friedell e Mckay. As glândulas mostram variações moderadas de tamanho e de forma, às vezes com projeções papilares e com os núcleos volumosos e hipercromáticos. O AIS está associado a qualquer NIC em 50% dos casos, e 95% dos AIS ocorrem na junção escamocolunar – JEC (Disaia e Creasman, 2023). Segundo Mitchell *et al.* (1996), as lesões glandulares não são graduadas, devido ao fato de não serem geralmente identificadas até o completo envolvimento do epitélio glandular, mas outros autores consideram a existência de lesão intraepitelial glandular de baixo grau e de alto grau. A lesão de baixo grau corresponde à atipia glandular não neoplásica, causada por inflamação ou radioterapia, e a de alto grau, ao AIS (Mitchell *et al.*, 1996).

Rastreamento do câncer do colo do útero e suas lesões precursoras

A importância do rastreamento do câncer do colo do útero é detectar e tratar as lesões escamosas de alto grau e o adenocarcinoma *in situ* (Primo *et al.*, 2022). Existem atualmente três alternativas para rastrear as lesões precursoras e o câncer de colo do útero: (i) o exame citopatológico ou teste de Papanicolaou (doravante denominado "colpocitologia", que é, até hoje, o mais utilizado no Brasil e em várias regiões do mundo; (ii) o coteste, que consiste na coleta simultânea de colpocitologia e teste de HPV de alto risco oncogênico; e (iii) a detecção do HPV de alto risco oncogênico seguido ou não de colpocitologia nos casos em que o HPV é detectado (Fontham *et al.*, 2020). No entanto, os estudos apontam maior sensibilidade dos programas baseados na detecção do HPV de alto risco oncogênico seguido ou não de colpocitologia (World Health Organization, 2021).

As novas Diretrizes de Consenso de Gerenciamento Baseado em Risco da ASCCP de 2019 para testes de triagem de câncer de colo de útero anormais e lesões precursoras fornecem recomendações baseadas em risco, ou seja, condutas iguais para riscos iguais. Os grupos de trabalho consideraram os fatores de risco para determinar a sua importância para inclusão nas aplicações clínicas das diretrizes, considerando tanto a magnitude do efeito no risco estimado, como a viabilidade de escolha de dados precisos na prática clínica para informar a gestão. O histórico de triagem influenciou profundamente as estimativas de risco, especificamente os resultados atuais dos testes de HPV e da citologia, os resultados de testes anteriores de HPV e a história de HSIL histológica. O histórico de triagem do paciente muitas vezes não é conhecido; portanto, a história desconhecida é considerada separadamente como um fator de risco. O cálculo de risco pode ser realizado por meio do aplicativo específico (Perkins *et al.*, 2020).

Métodos diagnósticos

Colpocitologia

A colpocitologia é considerada um teste efetivo para detectar lesões pré-cancerosas de alto grau ou câncer e menos efetivo para lesões de baixo grau. Resultados de metanálise mostraram que a citologia convencional tem sensibilidade de 51 a 58% e especificidade de 69 a 98%; contudo, existem variações de sensibilidade, conforme os estudos, de 30 a 87% (Mitchell *et al.*, 1996).

O American College of Obstetricians and Gynecologists (ACOG), ao avaliar métodos de rastreio citológico, mostrou que a sensibilidade da citologia convencional é de 51% e que a citologia em meio líquido (monocamada) pode aumentar a sensibilidade para mais de 60%.

As taxas de falso-negativos variam entre 8 e 50%, e um terço dos casos de citologia falso-negativa ocorre com lesões que ocupam menos de 10% da área da zona de transformação. Portanto, a acurácia da citologia convencional é mais alta na detecção das lesões de alto grau, ocorrendo o contrário com as lesões de baixo grau e atipias de células escamosas de significado indeterminado (ASCUS) (Disaia e Creasman, 2023).

A citologia em meio líquido evita a perda de células do esfregaço cervicovaginal e melhora a qualidade da amostra citológica, mas com custo mais elevado. Apresenta algumas vantagens sobre a citologia convencional: aumenta a detecção de lesões de baixo e alto grau e de ASCUS, diminui as citologias limitadas por sangue ou processos inflamatórios e permite também diagnosticar HPV, gonorreia e clamídia.

O sistema de Bethesda, utilizado para o relato de diagnósticos citológicos cervicovaginais, foi desenvolvido e patrocinado pelo National Cancer Institute (NCI) dos EUA, com o objetivo de garantir uma terminologia uniforme de diagnóstico. O primeiro encontro foi em 1988, o segundo em 1991 e terceiro em 2001, quando houve algumas alterações (World Health Organization, s/d).

Terminologia citológica de acordo com o Sistema de Bethesda, 2001:

Tipo de amostra: Citologia convencional ou em meio líquido.

Adequabilidade da amostra

- Satisfatória para avaliação (descrever presença ou ausência do componente endocervical/zona de transformação e qualquer outro indicador de qualidade, por exemplo: presença de sangue, inflamação etc.)
- Insatisfatória para avaliação (motivo específico):
  - Amostra não identificada, não processada
  - Amostra identificada e examinada, mas insatisfatória para avaliação das alterações epiteliais por causa de (motivo específico).

Classificação geral (opcional):

- Negativo para atipias intraepiteliais ou malignidade
- Anormalidades de células epiteliais, especificar se escamosas ou glandulares
- Outros: células endometriais em mulheres com mais de 40 anos.

Revisão automatizada

Se o exame foi feito por instrumento automático, isso deve ser indicado, incluindo o tipo de equipamento utilizado e o resultado.

Exame subsidiário

Fornecer uma breve descrição do teste e relatar o resultado de maneira clara para o clínico.

Interpretação/Resultado

Negativo para atipias intraepiteliais ou para malignidade

Microrganismos:

- *Trichomonas vaginalis*
- Fungos morfologicamente compatíveis com *Candida* spp.
- Alteração da flora vaginal sugestiva de vaginose bacteriana
- Bactérias morfologicamente compatíveis com *Actinomyces* spp.
- Alterações celulares compatíveis com infecção por herpes-vírus.

Outras alterações não neoplásicas (opcional):

- Alterações celulares reacionais associadas a inflamação (incluindo reparo típico), radiação e dispositivo intrauterino
- Presença de células glandulares pós-histerectomia
- Células endometriais (em mulheres acima de 40 anos), fora do período menstrual
- Atrofia.

Alterações de células epiteliais

- Células escamosas

a) Atipias de células escamosas (ASC):

- De significado indeterminado (ASCUS)
- Não podendo excluir lesão de alto grau (ASCH).

b) Lesão intraepitelial escamosa de baixo grau: inclui displasia leve – NIC I/HPV

c) Lesão intraepitelial escamosa de alto grau: inclui displasias moderada e acentuada, carcinoma *in situ*/NIC II e NIC III:

- Com padrão suspeito de invasão.

d) Carcinoma de células escamosas.

- **Células glandulares**

a) Células glandulares atípicas:

- Endocervicais (sem outra especificação – SOE – ou especificando)
- Endometriais (SOE ou especificando)
- Glandulares (SOE ou especificando).

b) Células endocervicais atípicas: favorecendo neoplasia.

c) Células glandulares atípicas: favorecendo neoplasia.

d) Adenocarcinoma endocervical *in situ* (AIS).

e) Adenocarcinoma:

- Endocervical
- Endometrial
- Extrauterino
- Sem outra especificação.

Outras neoplasias malignas: especificar.

Testes de biologia molecular

Os testes moleculares são importantes para detectar e realizar a tipologia do HPV. Os principais testes usados para o diagnóstico são: a captura híbrida (HC), a reação em cadeia da polimerase (PCR) e a hibridização *in situ* (ISH) (Primo e Valença, 2016).

- **Reação em cadeia da polimerase (PCR):** permite a identificação individualizada dos vários tipos de HPV por meio da amplificação de sequências, utilizando uma técnica de complexidade moderada, de sensibilidade e especificidade muito altas
- **Sistema de captura híbrida:** é uma técnica de amplificação de sinal, de baixa complexidade e alta sensibilidade, que permite a identificação de dois grupos distintos de HPV (alto e baixo risco) utilizando sondas de RNA. A leitura do resultado é feita por quimioluminescência. Sua sensibilidade e especificidade são inferiores às da PCR, mas a técnica e, principalmente, a leitura dos resultados são muito mais simples
- **Hibridização *in situ*:** a ISH é baseada na complementação por pares de uma sonda de antígeno de HPV ou ácidos nucleicos (DNA ou mRNA), tanto em amostras incluídas em bloco de parafina como em lâminas de citologia. Uma vantagem da ISH é que a infecção induzida por HPV pode ser identificada dentro de uma célula normal, tumoral ou no coilócito, e pode ser verificado se o DNA está integrado ao genoma celular ou na forma epissomal.

Em relação à indicação de um teste de HC, o *Atypical Lesions Triage Study* (ALTS), realizado em pacientes com evidência citológica de lesão de baixo grau e ASCUS, mostrou utilidade limitada em pacientes com lesão de baixo grau, porque o teste foi positivo em 82,9% dessas pacientes, ou seja, houve alta prevalência do HPV de alto risco nesse grupo, limitando a sua indicação (Schiffman e Adrianza, 2000).

Portanto, a detecção do DNA-HPV de alto risco oncogênico pode ser aplicada em quatro situações clínicas: (i) teste de triagem primária para detecção de lesões precursoras e do câncer do colo uterino; (ii) teste de triagem para selecionar quais mulheres devem ser encaminhadas para colposcopia por alterações citológicas, como ASCUS possivelmente não neoplásicas e lesão escamosa intraepitelial de baixo grau (LSIL); (iii) teste para acompanhamento de mulheres com alterações citológicas cuja colposcopia ou biópsia foi negativa; (iv) teste de seguimento para mulheres tratadas por lesão escamosa intraepitelial de alto grau (HSIL), por métodos excisionais eletrocirúrgicos ou convencionais (Primo e Valença, 2016).

Colposcopia

O colposcópio é um aparelho que permite a observação do colo do útero com aumento de 6 a 40 vezes. A colposcopia tem sua principal indicação em selecionar o local mais adequado para a biópsia; na presença de citologia com alterações pré-malignas ou malignas, avaliar a extensão e a gravidade da lesão (Primo e Valença, 2016).

Os processos pré-neoplásicos e o câncer do colo do útero se desenvolvem dentro da zona de transformação, principalmente durante o processo metaplásico. A zona de transformação é um termo colposcópico para definir uma topografia de grande importância, onde existia epitélio glandular na ectocérvice, ou seja, é uma área entre o epitélio escamoso original e o epitélio glandular. É delimitada pela JEC e a última glândula (com o orifício aberto ou fechado). Em condições favoráveis, o epitélio escamoso amadurece e se tem um epitélio escamoso diferenciado. Em condições desfavoráveis (na presença de fatores oncogênicos), o epitélio se mantém imaturo (metaplasia imatura), o que propicia o desenvolvimento neoplásico. A metaplasia ocorre fisiologicamente em três fases na vida da mulher: intraútero, puberdade e na primeira gravidez (Primo e Valença, 2016; Schiffman e Adrianza, 2000).

A colposcopia pode ser realizada entre o 8º e o 12º dia ciclo menstrual. Em pacientes na pós-menopausa, para facilitar a localização da JEC, pode-se indicar o uso prévio de estrogênio por via oral ou tópico, durante 15 a 20 dias.

A sequência do exame de colposcopia envolve:

1. Aplicação de soro fisiológico para limpar o colo do útero.
2. Avaliação do colo com filtro verde, antes da aplicação do ácido acético a 3 a 5%, com a finalidade de estudar a arquitetura vascular.
3. Avaliação do colo após a aplicação do ácido acético a 3 a 5%.
4. Avaliação do colo após a aplicação da solução de iodo (teste de Schiller).

A terminologia colposcópica recomendada atualmente consta da Tabela 77.4 (Bornstein *et al.*, 2012).

Biópsia

O laudo anatomopatológico é essencial para a definição do tratamento mais adequado. A biópsia pode ser realizada com o aparelho de alta frequência e pinças de Gaylor – Medina ou Baliu. Considerando que as lesões mais graves se localizam na JEC, são de suma importância a sua localização e a retirada da lesão colposcópica mais importante.

Tratamento

A conduta das lesões pré-malignas do colo do útero segue o consenso da ASCCP 2012 (Massad *et al.*, 2013) e as diretrizes estabelecidas pelo Ministério da Saúde e pelo Instituto Nacional de Câncer (Brasil, 2011).

Consenso 2012 da American Society for Colposcopy and Cervical Pathology

O consenso 2012, sugerido pela ASCCP, para abordagem das mulheres com citologia alterada, consiste em (Massad *et al.*, 2013):

- Lesão intraepitelial escamosa de baixo grau e teste de HPV-DNA negativo: repetir os exames em 1 ano. Se negativos, repetir em 3 anos. Se ≥ ASC ou teste de HPV-DNA positivo: colposcopia
- Lesão intraepitelial escamosa de baixo grau sem teste de HPV-DNA ou teste de HPV-DNA positivo: colposcopia. Paciente não grávida e lesão não visível ou colposcopia insatisfatória: avaliação endocervical. Quando o resultado da biópsia for positivo, tratar de acordo com a neoplasia
- Lesão intraepitelial escamosa de baixo grau em pacientes de 21 a 24 anos: repetir citologia com intervalo de 1 ano. Colposcopia não está recomendada. Se ASCH ou LIEAG: colposcopia. Se duas citologias normais: retorno ao rastreamento habitual. Seguir a mesma conduta no caso de gestante nessa faixa etária
- Lesão intraepitelial escamosa de baixo grau em gestante: colposcopia
- Lesão intraepitelial escamosa de alto grau: imediata excisão da zona de transformação estaria indicada para mulheres sem condições de seguimento e com prole definida ou a realização de colposcopia e biópsia. Repetir a triagem com exame citológico e realização do teste de HPV-DNA não é inaceitável. Colposcopia insatisfatória: procedimento excisional, exceto em gestante. Pacientes de 21 a 24 anos: colposcopia e *see and treat* são inaceitáveis
- Adenocarcinoma *in situ*: colposcopia e biópsia.

Tabela 77.4 Terminologia colposcópica do colo uterino da International Federation of Cervical Pathology and Colposcopy (2011).

Avaliação geral	Colposcopia adequada ou inadequada (especificar o motivo: sangramento, inflamação, cicatriz etc.) Visibilidade da junção escamocolunar: completamente visível, parcialmente visível e não visível Zona de transformação: tipo 1, 2 ou 3		
Achados colposcópicos normais	Epitélio escamoso original • Maduro • Atrófico Epitélio colunar • Ectopia Epitélio escamoso metaplásico • Cistos de Naboth • Orifícios (glândulas) abertos Deciduose na gravidez		
Achados colposcópicos anormais	**Princípios gerais**	Localização da lesão: dentro ou fora da zona de transformação e de acordo com a posição do relógio Tamanho da lesão: número de quadrantes do colo uterino envolvidos pela lesão e tamanho da lesão em porcentagem do colo uterino	
	Grau 1 (menor)	Epitélio acetobranco tênue, de borda irregular ou geográfica	Mosaico fino Pontilhado fino
	Grau 2 (maior)	Epitélio acetobranco denso, Acetobranqueamento de aparecimento rápido, orifícios glandulares espessados	Mosaico grosseiro Pontilhado grosseiro Margem demarcada Sinal da margem interna Sinal da crista (sobrelevado)
	Não específico	Leucoplasia (queratose, hiperqueratose), erosão, captação da solução de lugol: positiva (corado) ou negativa (não corado) (teste de Schiller negativo ou positivo)	
Suspeita de invasão	Vasos atípicos Sinais adicionais: vasos frágeis, superfície irregular, lesão exofítica, necrose, ulceração (necrótica), neoplasia tumoral/grosseira		
Miscelânea	Zona de transformação congênita, condiloma, pólipo (ectocervical/endocervical), inflamação, estenose, anomalia congênita, sequela pós-tratamento, endometriose		

Fonte: Bornstein *et al.*, 2012.

Manuseio das pacientes de acordo com achados histopatológicos (Massad *et al.*, 2013):

- NIC I: seguimento sem tratamento e repetição de colpocitologia e teste de HPV-DNA com 1 ano. Ambos negativos, reavaliação com 3 anos, citologia em mulheres com menos de 30 anos e citologia com teste de HPV-DNA naquelas acima de 30 anos. Se ≥ ASC ou teste de HPV-DNA positivo: colposcopia e biópsia. Em resultado NIC I persistente por pelo menos 2 anos, seguimento ou tratamento são aceitáveis. No caso de tratamento e colposcopia satisfatória, excisão ou ablação são indicadas. Se a colposcopia foi insatisfatória, não há indicação de procedimentos ablativos. Resultado ASCH ou LIEAG: colposcopia satisfatória e resultado da biópsia sem NIC II+, revisão do material ou seguimento de 6 em 6 meses por 1 ano. Se colposcopia insatisfatória: diagnóstico excisional. Podofilina e histerectomia como tratamento primário para NIC I são inaceitáveis
- NIC II/III: adequada colposcopia, tratamento excisional ou ablativo. Colposcopia inadequada, persistência ou amostra de endocervical com NIC II/III: diagnóstico excisional. Recorrência ou persistência: nova excisão ou histerectomia. Pacientes de 21 a 24 anos e NIC II+ não identificada no histopatológico: seguimento por 2 anos com citologia e colposcopia a cada 6 meses. Durante o seguimento, se houver alterações colposcópicas ou colpocitologia LIEAG persistente por 1 ano: biópsia. Se LIEAG persiste por 2 anos, sem identificação de NIC II+, diagnóstico excisional
- Adenocarcinoma *in situ*: o tratamento preconizado é histerectomia para pacientes com prole definida. No caso de prole não constituída: o tratamento é conservador, conização. Se houver margens comprometidas, realizar nova exérese. Fazer seguimento periódico de 6 em 6 meses por longo tempo em pacientes não submetidas à histerectomia. Margens não comprometidas não significam que a lesão tenha sido totalmente excisada, devido ao caráter multifocal do AIS (Primo e Valença, 2016).

Recomendações do Instituto Nacional de Câncer

Abordagem da paciente com colpocitologia alterada (Brasil, 2011)

Lesão intraepitelial escamosa de baixo grau

Mulheres com diagnóstico colpocitopatológico de LSIL devem repetir o exame colpocitopatológico em 6 meses na unidade de atenção primária. Processos infecciosos ou atrofia genital identificados devem ser tratados antes da nova coleta. Se a citologia de repetição for negativa em dois exames consecutivos, a paciente deve retornar à rotina de rastreamento citológico trienal na unidade de atenção primária. Se uma das citologias subsequentes no período de 1 ano for positiva, encaminhar à unidade de referência para colposcopia. Caso a colposcopia não mostre lesões, repetir citologia em 6 meses. Caso a colposcopia mostre lesão, realizar biópsia e recomendação específica.

Lesão intraepitelial escamosa de alto grau

Quando a colposcopia for satisfatória, com alterações maiores, sugestivas de lesão de alto grau, restritas ao colo do útero, lesão totalmente visualizada e não se estendendo além do primeiro centímetro do canal, a conduta recomendada é a exérese da zona de transformação (EZT). Colposcopia satisfatória sugerindo lesão menos grave ou câncer: biópsia. Em lesões extensas ou presença de mais de uma área de atipia, maior número de biópsias deve ser realizado na tentativa de obter amostras representativas da lesão. Se a biópsia for negativa ou apresentar diagnóstico de menor gravidade, deve-se repetir a citologia e a colposcopia entre 3 e 6 meses a contar do dia da realização da biópsia e adotar conduta específica de acordo com esse novo laudo citopatológico. Se a colposcopia não mostrar lesão, uma nova citologia, com ênfase no canal endocervical, deve ser realizada após 3 meses a contar da data da coleta da citologia anterior. O espécime do canal deve ser obtido por escova e disposto em lâmina separada, além de se examinar a vagina de forma minuciosa. Resultado citológico de LIEAG: EZT deverá ser realizada, no caso de colposcopia satisfatória, ou um cone do colo, no caso de colposcopia insatisfatória. Se o resultado do novo exame citopatológico for diferente de lesão de alto grau, seguir conduta de acordo com o novo laudo. Quando a colposcopia for insatisfatória e sugerir lesão intraepitelial de qualquer grau (alteração colposcópica maior ou menor), deve ser realizada uma conização. Uma biópsia nessa situação não mudará a conduta e não deve ser realizada. A biópsia somente será útil caso o aspecto colposcópico seja sugestivo de lesão invasiva, pois, caso confirmado câncer, dispensará a conização.

Paciente com até 24 anos

Colposcopia. É inaceitável a repetição da citologia e tratamento excisional. Na presença de alteração em colposcopia maior, deve ser realizada biópsia. Se a biópsia for negativa ou apresentar diagnóstico de menor gravidade, deve-se repetir a citologia em 6 meses a contar do dia da realização da biópsia e adotar conduta específica de acordo com esse novo laudo citopatológico.

Paciente gestante

Realizar colposcopia e a biópsia só está indicada no caso de suspeita de invasão.

Adenocarcinoma in situ

Colposcopia e avaliação endometrial em pacientes acima de 35 anos e abaixo dessa idade com sangramento uterino anormal, anovulação crônica ou obesidade. Se houver alteração colposcópica: biópsia. Se houver câncer: encaminhar para unidade terciária. Se for negativo para invasão: conização.

Conduta em pacientes com alterações de acordo com achados histopatológicos (Brasil, 2011)

NIC I em biópsia

Conduta expectante, pois são altos os índices de regressão no intervalo de 2 anos. Manter controle citológico e colposcópico semestral, realizando nova biópsia caso apresente alterações maiores. Após 2 anos, a manutenção do seguimento ou tratamento são aceitáveis, sendo recomendada a individualização considerando idade, paridade e preferência da paciente. Referente ao tratamento, indicam-se métodos destrutivos ou excisionais conservadores. Os tratamentos destrutivos incluem eletrocauterização, cauterização química (ácido tricloroacético), criocoagulação ou *laser*.

NIC II e NIC III em biópsia

Está indicada a realização de EZT no caso de colposcopia satisfatória ou conização, no caso de colposcopia insatisfatória. Caso o diagnóstico seja de doença invasiva, a paciente deve ser encaminhada para unidade de alta complexidade. Alguns casos de NIC II, principalmente em adolescentes e adultas jovens, podem regredir, sem risco de progressão para carcinoma invasor, o que torna aceitável a conduta expectante, ou seja, a paciente deverá ser seguida com citologia semestral por até 2 anos. Após esse período, na persistência da lesão, poderá ser mantida em seguimento ou tratada de forma excisional ou destrutiva (Brasil, 2011; Moscicki e Cox, 2010).

Adenocarcinoma in situ

O resultado de AIS no espécime de conização indica a histerectomia simples, exceto nas pacientes com prole incompleta. Na eventualidade de margens comprometidas na conização e com prole completa, um novo cone deverá ser realizado, sempre que possível, para excluir doença invasiva. No diagnóstico de câncer, a mulher deve ser encaminhada para unidade terciária (alta complexidade). No seguimento após tratamento por conização, uma nova citologia deve ser obtida em 6 meses e, após 2 anos com exames semestrais normais, a paciente deve retornar ao rastreio trienal. Uma nova conização, ou histerectomia na impossibilidade de uma nova conização, estará indicada na evidência de lesão residual (Brasil, 2011; Salami et al., 2009; Widrich et al., 1996).

Considerações

A LIEBG representa cerca de 1 a 2% do total de esfregaço. LIEBG e NIC I refletem os efeitos citológicos e patológicos benignos da infecção por HPV. Na grande maioria dos casos regride espontaneamente; contudo, em 15 a 30% das vezes, haverá uma lesão de alto grau (Lonky et al., 1999).

Referente à LIEAG, todo esfregaço com essa alteração necessita da realização de colposcopia, pois há mais de 80% de probabilidade de que esse alto grau de fato exista (Monsonego, 2010). Pacientes com LIEAG continuam com risco significante de NIC, mesmo que a colposcopia ou biópsia não mostre NIC II ou NIC III, e tratamentos ablativos são inadequados, porque o câncer não foi descartado.

De acordo com Vergus et al. (2006), referente aos fatores prognósticos da LIEAG, ressaltam-se a idade da paciente, a extensão e o grau da doença, a ocupação glandular, as margens e a persistência do HPV. Quanto às margens, admite-se que, mesmo com margens comprometidas, a maioria das pacientes não recidivará em 2 anos (Vergus et al., 2006).

Atualmente, as condutas avaliam com cuidado o futuro reprodutivo das pacientes sem prole definida e com diagnóstico de NIC.

REFERÊNCIAS BIBLIOGRÁFICAS

AKERMAN, G. et al. Epidemiology of vulvar intra-epithelial neoplasias. Gynécologie, Obstétrique and Fertilité, v. 35, n. 12, p. 1251-1256, 2007.

APGAR, S. B.; BROTZMAN, G. L.; SPITZER, M. Colposcopia: princípios e prática. 2. ed. Rio de Janeiro: Revinter, 2010. 538 p.

BEREK, J. S.; HACKER, N. F. Gynecologic oncology. 6. ed. Philadelphia: Walters Kluwer, 2015. p. 315-318, 561-562.

BORNSTEIN, J. et al. 2011 Colposcopic terminology of the International Federation for Cervical Pathology and Colposcopy. Obstetrics and Gynecology, v. 120, n. 1, p. 166-172, 2012.

BORNSTEIN, J. et al. The 2015 International Society for the Study of Vulvovaginal Disease (ISSVD) Terminology of vulvar squamous intraepithelial lesions. Obstetrics and Gynecology, v. 127, n. 2, p. 264-268, 2016.

BRASIL. Ministério da Saúde. Instituto Nacional de Câncer (Inca). Coordenação Geral de Ações Estratégicas. Divisão de Apoio à Rede de Atenção Oncológica. Diretrizes brasileiras para o rastreamento do câncer do colo do útero. Rio de Janeiro: Inca, 2011. Disponível em: http://www.inca.gov.br. Acesso em: 10 jan. 2018.

BRINTON, L. A. et al. Case-control study of in situ and invasive carcinoma of the vagina. Gynecologic Oncology, v. 38, n. 1, p. 49-54, 1990.

DISAIA, P. P. J.; CREASMAN, W. T. T. Clinical gynecology. 10. ed. Philadelphia: Elsevier, 2023. 20 p.

FONTHAM, E. T. H. et al. Cervical cancer screening for individuals at average risk: 2020 guideline update from the American Cancer Society. CA: A Cancer Journal for Clinicians, v. 70, n. 5, p. 321-346, Sep. 2020.

GRAHAM, K. et al. 20-year retrospective review of medium dose rate intracavitary brachytherapy in VAIN3. Gynecologic Oncology, v. 106, n. 1, p. 105-111, 2007.

HAIDOPOULOS, D. et al. Can local application of imiquimod cream be an alternative mode of therapy for patients with high-grade intraepithelial lesions of the vagina? International Journal of Gynecological Cancer, v. 15, n. 5, p. 898-902, 2005.

HART, W. R. Vulvar intraepithelial neoplasia: historical aspects and current status. International Journal of Gynecological Pathology, v. 20, p. 16-30, 2001.

HODEIB, M. et al. Recurrence and risk of progression to lower genital tract malignancy in women with high grade VAIN. Gynecologic Oncology, v. 141, n. 3, p. 507-510, 2016.

INDERMAUR, M. D. et al. Upper vaginectomy for the treatment of vaginal intraepithelial neoplasia. American Journal of Obstetrics and Gynecology, v. 60, n. 12, p. 794-795, 2005.

INTERNATIONAL FEDERATION OF CERVICAL PATHOLOGY AND COLPOSCOPY – IFCPC. Nomenclatura 2011. Aceita no Congresso Mundial do Rio em 5 de julho de 2011. IFCPC, 2011. Disponível em: http://www.ifcpc.org/pt/healthcare-professionals-3/recurso-material/nomenclatura-ifcpc-2011. Acesso em: 10 nov. 2016.

LAMOS, C. et al. Detection of human papillomavirus infection in patients with vaginal intraepithelial neoplasia. PLoS One, v. 11, n. 12, e0167386, 2016.

LIN, H. et al. Therapeutic effect of topical applications of trichloroacetic acid for vaginal intraepithelial neoplasia after hysterectomy. Japanese Journal of Clinical Oncology, v. 35, n. 11, p. 651-654, 2005.

LONKY, N. M. et al. The clinical significance of the poor correlation of cervical dysplasia and cervical malignancy with referral cytologic results. American Journal of Obstetrics and Gynecology, v. 181, p. 560-566, 1999.

MASSAD, L. S. et al. 2012 ASCCP Consensus Guidelines Conference. 2012 updated consensus guidelines for the management of abnormal cervical cancer screening tests and cancer precursors. Journal of Lower Genital Tract Disease, v. 17, 5 Suppl 1, p. 1-27, 2013.

MELNIKOW, J. et al. Natural history of cervical squamous intraepithelial lesions: a meta-analysis. Obstetrics and Gynecology, v. 92, p. 727-735, 1998.

MITCHELL, M. F.; SCHOTTENFELD, D.; HONG, W. K. Clínicas obstétricas e ginecológicas da América do Norte: prevenção do câncer ginecológico. Rio de Janeiro: Interlivros, 1996.

MONSONEGO, J. Infecções e doenças genitais causadas por HPV: diagnóstico e tratamento. Rio de Janeiro: Revinter, 2010. 533 p.

MOSCICKI, A. B.; COX, J. T. Practice improvement in cervical screening and management (PICSM): symposium on management of cervical abnormalities in adolescents and young women. Journal of Lower Genital Tract Disease, v. 14, n. 1, p. 73-80, 2010.

MURTA, E. F. et al. Vaginal intraepithelial neoplasia: clinical-therapeutic analysis of 33 cases. Archives of Gynecology and Obstetrics, v. 272, n. 4, p. 261-264, 2005.

NUGENT, E. K. et al. Clinical and pathologic features of vulvar intraepithelial neoplasia in premenopausal and postmenopausal women. Journal of Lower Genital Tract Disease, v. 15, n. 1, p. 15-19, 2011.

ÖSTÖR, A. G. Natural history of cervical intraepithelial neoplasia: a critical review. International Journal of Gynecological Pathology, v 12, p. 186-192, 1993.

PERKINS, R. B. et al. 2019 ASCCP Risk-based management consensus guidelines for abnormal cervical cancer screening tests and cancer precursors. Journal of Lower Genital Tract Disease, v. 24, n. 2, p. 102-131 Apr. 2020. DOI 10.1097/LGT.0000000000000525. Erratum in: J Low Genit Tract Dis, v. 24, n. 4, 427, Oct. 2020. PMID: 32243307; PMCID: PMC7147428.

PRIMO, W. Q. S. P. et al. Neoplasia intra-epitelial grau III da vulva e da região perianal tratado com vulvectomia superficial: relato de caso. Revista Brasileira de Ginecologia e Obstetrícia, v. 25, p. 283-288, 2003.

PRIMO, W. Q. S. P.; VALENÇA, J. E. C. Doenças do trato genital inferior. São Paulo: Elsevier, 2016. p. 203-16.

PRIMO, W. Q. S. P.; FERNANDES, E. C.; SILVA FILHO, A. L. Ginecologia oncológica diagnóstico e tratamento. Vol. 1. São Paulo: Manole, 2022. p. 314.

PRIMO, W. Q. S. P. National Cancer Institute and the 2023-2025 estimate – cancer incidence in Brazil. Revista Brasileira de Ginecologia e Obstetrícia, v. 45, p. 1-2, 2023.

SALAMI, R.; PURI, I.; BRISTOW, R. E. Adenocarcinoma in situ of the uterine cervix: a metaanalysis of 1278 patients evaluating the predictive value of conization margin status. American Journal of Obstetrics and Gynecology, 182.e3-5, 2009.

SCHIFFMAN, M.; ADRIANZA, M.E. ASCUS-LSIL Triage Study. Design, methods and characteristics of trial participants. *Acta Cytologica*, v. 44, n. 5, p. 726-742, 2000.

SIDERI, M. *et al.* Squamous vulvar intraepithelial neoplasia: 2004 modified terminology, ISSVD Vulvar Oncology Subcommittee. *The Journal of Reproductive Medicine*, v. 50, n. 11, p. 807-810, 2005.

SHERMAN, M. E.; PAULL, G. Vaginal intraepithelial neoplasia. Reproducibility of pathologic diagnosis and correlation of smears and biopsies. *Acta Cytologica*, v. 37, n. 5, p. 699-704, 1993.

SOLOMON, D. *et al.* The 2001 Bethesda system: terminology for reporting results of cervical cytology. *Journal of the American Medical Association*, v. 287, p. 2114-2119, 2002.

SRODON, M. *et al.* The distribution of low risk and high risk types in vulvar and vaginal intraepithelial neoplasia (VIN and VAIN). *The American Journal of Surgical Pathology*, v. 30, p. 1513-1518, 2006.

VAN SETERS, M. *et al.* Treatment of vulvar intraepithelial neoplasia with topical imiquimod. *The New England Journal of Medicine*, v. 358, n. 14, p. 1465-1473, 3 Apr. 2008. DOI 10.1056/NEJMoa072685. PMID: 18385498.

VERGUS, J. *et al.* Prediction of recurrence after treatment for high-grade cervical intraepithelial neoplasia: the role of human papillomavirus testing and age of conisation. *British Journal of Obstetrics and Gynaecology*, v. 113, p. 1303-1307, 2006.

VOSS, F. O. *et al.* The vulvar cancer risk in differentiated vulvar intraepithelial neoplasia: a systematic review. *Cancers*, Basel, v. 13, n. 24, p. 6170, 7 Dec. 2021. DOI 10.3390/cancers13246170. PMID: 34944788; PMCID: PMC8699429.

WIDRICH, T. *et al.* Adenocarcinoma in situ of the uterine cervix: management and outcome. *Gynecologic Oncology*, v. 61, p. 304-308, 1996.

WORLD HEALTH ORGANIZATION – WHO. *Launch of the global strategy to accelerate the elimination of cervical cancer*. WHO, 2020. Disponível em: https://www.who.int/news-room/events/detail/2020/11/17/default-calendar/launch-of-the-global-strategy-to-accelerate-the-elimination-of-cervical-cancerhttps://www.who.int/news-room/events/detail/2020/11/17/default-calendar/launch-of-the-global-strategy-to-accelerate-the-elimination-of-cervical-cancer. Acesso em: 10 dez. 2022.

WORLD HEALTH ORGANIZATION – WHO. Programmes and projects. *Cancer*. Early detection of cancer. Screening for cervical cancer. WHO, [s.d.]. Disponível em: http://www.who.int/cancer/detection/cervical_cancer_screening/en/. Acesso em: 17 jan. 2018.

WORLD HEALTH ORGANIZATION – WHO. *WHO guideline for screening and treatment of cervical pre-cancer lesions for cervical cancer prevention*. 2. ed. Geneva: WHO, 2021.

YALCIN, O. T. *et al.* Vaginal intraepithelial neoplasia: treatment by carbon dioxide laser and risk factors for failure. *European Journal of Obstetrics, Gynecology and Reproductive Biology*, v. 106, n. 1, p. 64-68, 2003.

78
Câncer de Vulva e de Vagina

Suzana Arenhart Pessini

CÂNCER DE VULVA

O câncer de vulva é o tumor maligno localizado nas estruturas vulvares e, quando abrange a vulva e o terço externo da vagina, é também classificado como tal.

A incidência global do câncer de vulva é de 0,85 por 100 mil mulheres, com taxas de até 2,3 por 100 mil na Zâmbia. No Brasil, é de 0,96 por 100 mil mulheres (International Agency for Research on Cancer, s.d.). É mais comum em mulheres idosas e em países de baixa renda, embora seu número esteja crescendo entre as jovens. Um estudo realizado em 13 países industrializados, em um período de 20 anos, evidenciou um aumento de incidência de câncer de vulva em 14% das mulheres, em todas as idades. Naquelas com menos de 60 anos, o aumento foi de 38% (Kang et al., 2017). É menos frequente que os cânceres de colo uterino, corpo uterino e de ovário.

Etiologia e fatores de risco

O câncer escamoso de vulva parece ter duas origens distintas. Uma delas está relacionada à infecção pelo papilomavírus humano (HPV) de alto risco, mais frequentemente o 16 e o 33, e aos riscos de câncer de colo e de lesão intraepitelial de alto grau (LIEAG) cervical. É a LIEAG vulvar, frequentemente multifocal e com envolvimento perianal, com baixo risco de progressão (Li et al., 2023). A outra tem relação com inflamação crônica e processo autoimune. A neoplasia intraepitelial vulvar diferenciada (NIVd), lesão precursora, surge em pacientes com líquen escleroso, geralmente é única, em mulheres com mais idade e apresenta maior potencial de progressão que a LIEAG vulvar (Jin e Liang, 2019; Bigby et al., 2016) (Figuras 78.1 e 78.2).

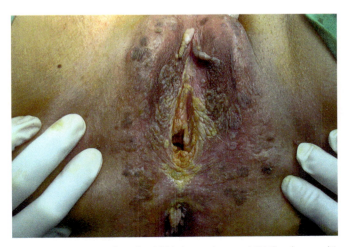

Figura 78.1 Câncer de vulva HPV-dependente e LIEAG vulvar multifocal. (Fonte: acervo pessoal.)

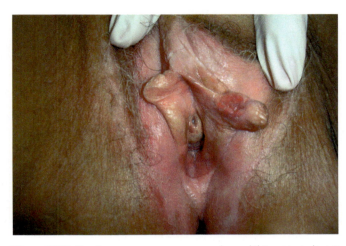

Figura 78.2 Carcinoma escamoso em pequeno lábio esquerdo em vulva com líquen escleroso. (Fonte: acervo pessoal.)

A imuno-histoquímica do carcinoma escamoso associado ao HPV e à LIEAG vulvar é positiva para o p16, enquanto a do escamoso associado à NIVd pode apresentar ou não mutação em p53. A categoria molecular com pior prognóstico é HPV negativo (p16 negativo) e mutação em p53 (Kortekaas et al., 2020).

Os fatores de risco são história prévia de câncer de colo uterino, infecção pelo HPV, tabagismo, líquen escleroso e imunossupressão.

Diagnóstico

O sintoma comum a várias alterações vulvares é o prurido, que pode preceder a lesão neoplásica. Ardência, dor, disúria, sangramento e aparecimento de massas inguinais ocorrem mais na doença avançada.

A lesão vulvar pode se apresentar pigmentada ou esbranquiçada em forma de placa, úlcera, erosão, nódulo ou ainda ter aspecto verrucoso, mais frequente nos grandes lábios, e pode acometer qualquer área da vulva, como pequenos lábios, clitóris, monte de Vênus, vestíbulo vaginal, glândulas de Skene e de Bartholin, bem como o períneo (Figuras 78.3 a 78.5).

O diagnóstico é histológico pela biopsia da lesão vulvar. A biopsia excisional deve ser evitada, pois o planejamento terapêutico depende da localização do tumor. No caso de lesões multifocais, todas as suspeitas devem ser biopsiadas (Oonk et al., 2023).

O exame da vulva integra o exame ginecológico, por meio da inspeção cuidadosa das regiões pilosas e não pilosas e da palpação. A descrição da lesão inclui tamanho, aspecto, número, localização, extensão para mucosa vaginal e região perianal. Regiões inguinais devem ser examinadas e os linfonodos, identificados.

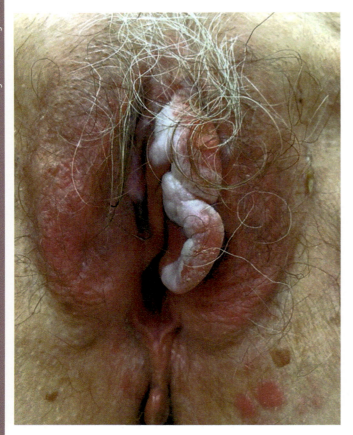

Figura 78.3 Lesão em forma de placa em pequeno lábio esquerdo. (Fonte: acervo pessoal.)

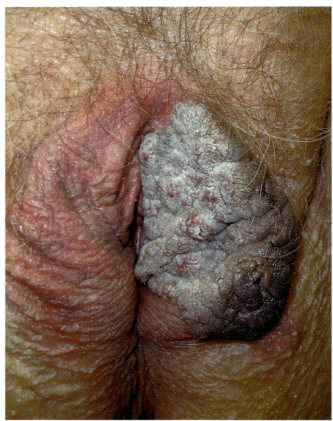

Figura 78.5 Carcinoma verrucoso em grande lábio esquerdo (Fonte: acervo pessoal).

Integram a avaliação o exame especular e avaliação do colo uterino com citologia e, por vezes, colposcopia, toque vaginal e retal e avaliação da ampola retal, se lesões perianais.

Tipos histológicos

O tipo histológico mais frequente é o escamoso ou epidermoide, correspondendo a aproximadamente 80% dos casos. O segundo mais frequente é o melanoma, representando 5 a 10% dos tumores na vulva (Figura 78.6).

A classificação histológica resumida, conforme a Organização Mundial da Saúde (OMS) (Crum *et al.*, 2014), encontra-se na Tabela 78.1.

- Graus histológicos
    - GX: não pode ser avaliado
    - G1: bem diferenciado
    - G2: moderadamente diferenciado
    - G3: pouco ou indiferenciado.

Padrão de propagação

A disseminação do câncer de vulva ocorre por extensão direta para estruturas adjacentes, como vagina, uretra e ânus; por disseminação linfática, iniciando pelos linfonodos inguinais e femorais e a seguir para os pélvicos; e pela via hematogênica, rara, para sítios a distância.

Tumores iniciais laterais drenam para linfonodos inguinais ipsilaterais, enquanto a drenagem linfática de tumores centrais (clitóris e corpo perineal) ocorre bilateralmente, com aumento da possibilidade de comprometimento dos linfonodos pélvicos.

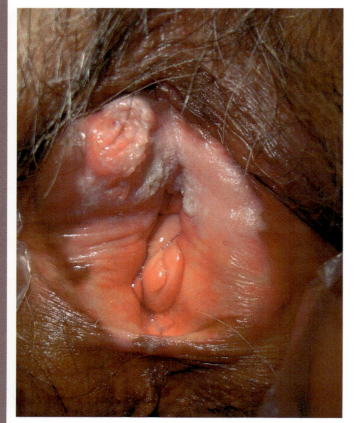

Figura 78.4 Lesão nodular em pequeno lábio direito próxima ao clitóris. (Fonte: acervo pessoal.)

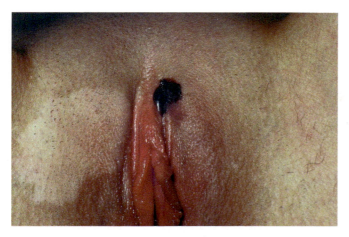

Figura 78.6 Melanoma de vulva. (Fonte: acervo pessoal.)

Tabela 78.1 Tipos histológicos de câncer de vulva.

1. Epiteliais.
1.1. Escamoso.
1.1.1. Queratinizante.
1.1.2. Não queratinizante.
1.1.3. Basaloide.
1.1.4. Verrucoso.
1.1.5. Basocelular.

1.2. Glandular.
1.2.1. Paget.
1.2.2. Tumores nas glândulas genitais.
1.2.2.1. Carcinomas da glândula de Bartholin (adenocarcinoma, escamoso, adenoescamoso e adenoide cístico).
1.2.2.2. Adenocarcinoma da glândula de Skene.
1.2.3. Adenocarcinoma de outros tipos (intestinal).

2. Neuroendócrinos.

3. Mesenquimais.
3.1. Rabdomiossarcoma.
3.2. Leiomiossarcoma.
3.3. Outros.

4. Melanoma.
5. Tumores de células germinativas.
6. Linfoma.
7. Tumores secundários.

Estadiamento

O estadiamento do câncer de vulva é clínico-cirúrgico e a metástase linfonodal é o fator prognóstico mais importante. Antes da cirurgia, os dados clínicos são importantes: diâmetro e localização da lesão, número de lesões, extensão local, linfonodos aumentados ou não. No laudo anatomopatológico, devem constar tipo histológico e grau, invasão estromal, limites, invasão linfovascular e neural. O exame pélvico é completo. Exames de imagem, como tomografia computadorizada (TC) ou ressonância magnética (RM), estão indicados em tumores maiores de 4 cm ou na presença de sintomas urinários e/ou intestinais ou se linfonodos inguinais suspeitos.

O atual estadiamento, revisado pelo Comitê de Ginecologia Oncológica da International Federation of Gynecology and Obstetrics (FIGO) em 2021 (Olawaiye et al., 2021), se encontra na Tabela 78.2. Esse novo estadiamento é aplicável à maioria das neoplasias da vulva, exceto melanoma, que segue sistema de estadiamento próprio.

Tabela 78.2 Estadiamento do câncer de vulva segundo a International Federation of Gynecology and Obstetrics (FIGO).

I		Tumor confinado à vulva
	IA	Tamanho do tumor ≤ 2 cm e invasão estromal ≤ 1,0 mm[a]
I	IB	Tamanho do tumor > 2 cm ou invasão estromal > 1,0 mm[a]
II		Tumor de qualquer tamanho, com extensão ao terço inferior da uretra, terço inferior da vagina, ânus sem metástase linfonodal
III		Tumor de qualquer tamanho, com extensão para a parte superior das estruturas perineais adjacentes, ou com qualquer número de linfonodos não fixados e não ulcerados
	IIIA	Tumor de qualquer tamanho, com extensão da doença para os dois terços superiores da uretra, dois terços superiores da vagina, mucosa da bexiga, mucosa retal ou metástases linfonodais regionais ≤ 5 mm
	IIIB	Metástases linfonodos regionais[b] > 5 mm
	IIIC	Metástases linfonodos regionais[b] com comprometimento extracapsular
IV		Tumor de qualquer tamanho fixo ao osso, e/ou metástase linfonodal ulcerada ou fixa, e/ou metástase a distância
	IVA	Tumor de qualquer tamanho fixo ao osso e/ou metástase linfonodo regional[b] ulcerada ou fixa
	IVB	Metástases a distância

[a]Profundidade de invasão é medida em milímetros a partir da membrana basal da papila dérmica mais profunda até a área invasora mais profunda. [b]Linfonodos inguinais e femorais.

Tratamento

O planejamento terapêutico multidisciplinar em centros especializados é preferencial, pois a sobrevida é melhor. É individualizado e está na dependência da localização e do tamanho do tumor, da histologia, da presença ou não de metástase e da presença ou não de comorbidades (Oonk et al., 2023).

O tratamento primário para o câncer de vulva é cirúrgico, quando possível. A cirurgia anteriormente preconizada consistia na vulvectomia radical e linfadenectomia inguinofemoral bilateral em bloco, associada a uma morbidade considerável (Figura 78.7). Hoje as cirurgias são mais conservadoras, dependem do diâmetro e da localização do tumor e resultam em menos complicações e com maior preservação de funções.

Em lesões com até 1 mm de profundidade (estádio IA), o tratamento consiste na excisão com margens livres, sem necessidade de exploração linfonodal, pois o risco de mestástase

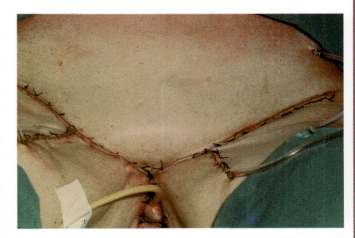

Figura 78.7 Final de cirurgia da vulvectomia radical e linfadenectomia inguinofemoral em bloco. (Fonte: acervo pessoal.)

linfonodal é menor do que 1% (Oonk et al., 2023; Farias-Eisner et al., 1994; National Comprehensive Cancer Network, 2024) (Figura 78.8).

No estádio IB, está indicada a exploração linfonodal associada à excisão radical local, que consiste na ressecção do tumor com margens livres e, na profundidade, até a fáscia do diafragma urogenital ou com 1 cm de margem profunda livre (Figura 78.9). Quanto às margens laterais, é preconizado um mínimo de 8 mm. Entretanto, em um estudo retrospectivo a recorrência local não foi afetada pelas margens de 3 ou de 8 mm (Te Grootenhuis et al., 2019). Estudos em andamento estão avaliando a distância entre o tumor e a margem cirúrgica e relacionando com recorrência local (Woelber et al., 2016; Arvas et al., 2018; Baiocchi et al., 2015).

Ressecções maiores são denominadas "vulvectomia radical modificada" (anterior, posterior ou hemivulvectomia radical modificada direita ou esquerda), dependendo da localização do tumor.

A exploração linfonodal em câncer de vulva depende do tamanho e da localização do tumor, pela técnica de linfonodo sentinela, quando possível, ou pela linfadenectomia uni ou bilateral. A identificação do linfonodo sentinela é uma alternativa segura e custo-efetiva à linfadenectomia em casos selecionados. São candidatas pacientes com tumores < 4 cm, unifocais e sem suspeita de metástase linfonodal pelo exame e por imagem (Oonk et al., 2023; National Comprehensive Cancer Network, 2024).

A técnica combinada de azul patente e linfocintilografia com tecnécio 99 (Tc99m) é a recomendada e a mais utilizada (Hassanzade et al., 2013; Lawrie et al., 2014; Meads et al., 2013; Van der Zee et al., 2008) (Figuras 78.10 e 78.11). Entretanto, estudos recentes com indocianina verde (IGC) mostram eficácia semelhante, com falhas de detecção em obesas e em doença metastática (Deken et al., 2020; Koual et al., 2021; Di Donna et al., 2023; Prader et al., 2020). Independentemente do corante, é recomendável a linfocintilografia pré-operatória.

Em tumores < 4 cm laterais, a identificação do sentinela é ipsilateral e bilateral em tumores centrais, quando a borda medial está a menos de 1 cm (Oonk et al., 2023) ou 2 cm (National Comprehensive Cancer Network, 2024) da linha média.

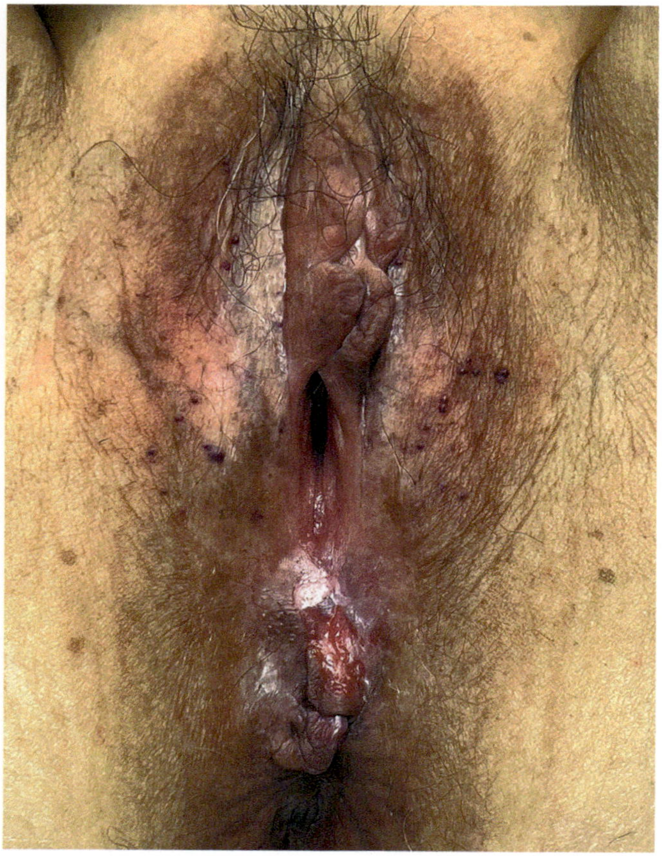

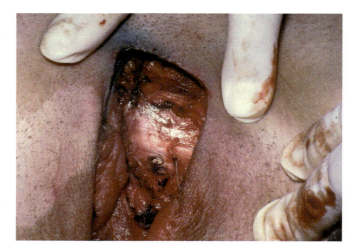

Figura 78.9 Excisão radical local esquerda. (Fonte: acervo pessoal.)

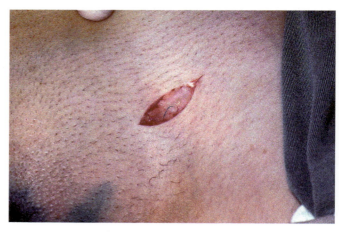

Figura 78.10 Incisão inguinal para biopsia do linfonodo sentinela à esquerda. (Fonte: acervo pessoal.)

Figura 78.8 Carcinoma microinvasor (< 1 mm invasão em profundidade). (Fonte: acervo pessoal.)

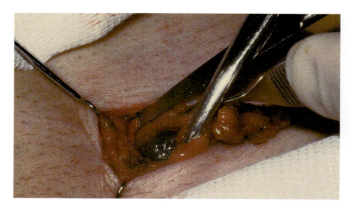

Figura 78.11 Identificação do linfonodo sentinela à esquerda. (Fonte: acervo pessoal.)

Pacientes com linfonodo sentinela negativo, sem metástase, podem ser seguidas sem necessidade de linfadenectomia. Quando o linfonodo sentinela não for identificado, a linfadenectomia está indicada. Se o linfonodo sentinela apresentar macrometástase (> 2 mm), a linfadenectomia resulta em menor taxa de recorrência se comparada à radioterapia isolada (Oonk et al., 2021). Se o sentinela apresentar micrometástase (> 2 mm) ou células tumorais isoladas, a preferência é pela radioterapia sem linfadenectomia. A congelação intraoperatória do sentinela é opcional, com aumento de risco de não detecção de micrometástases (Oonk et al., 2021; Swift et al., 2022).

O estudo em andamento GROINSS-V III/NRG-GY024 está investigando a segurança de substituir a linfadenectomia inguinofemoral por quimiorradiação em pacientes em estádios iniciais e macrometástase ou extensão extracapsular (Gien et al., 2023).

A técnica do linfonodo sentinela em doença recorrente é possível, mas as taxas de detecção são menores e a drenagem linfática não é usual após cirurgia prévia (van Doorn et al., 2016).

A linfadenectomia inguinofemoral consiste na retirada dos linfonodos inguinais superficiais e femorais profundos, com a preservação da safena. Está indicada em pacientes com tumores ≥ 4 cm e/ou doença multifocal. Pode ser ipsilateral em tumores laterais e, se identificada metástase, a contralateral está indicada. Em tumores centrais, a linfadenectomia é bilateral, por incisões separadas, seguindo as linhas de força. A linfadenectomia pélvica não faz parte do tratamento primário, por ser quase nula a chance de metástase linfonodal pélvica em pacientes com linfonodos inguinais negativos, mas é de 15 a 20% em pacientes com linfonodos inguinais positivos (Gadducci e Aletti, 2020).

Nos estádios III e IV, a linfadenectomia inguinofemoral é individualizada.

Em casos de linfonodos inguinofemorais palpáveis, está indicada a confirmação, visto que em 24 a 41% das vezes os linfonodos palpáveis são reacionais à infecção ou à necrose da lesão primária, sendo a histologia negativa para metástase (Gonzalez et al., 2007). A investigação pode ser por punção com agulha fina ou por biopsia de congelação. Se o resultado for positivo para metástase, é preferível não completar a linfadenectomia e indicar a radioterapia e quimioterapia, visto não comprometer a sobrevida e a morbidade ser menor (Nooij et al., 2015).

O manejo de pacientes com linfonodos metastáticos tumorais e aumentados (*bulky*) consiste em ressecção da lesão vulvar primária com *debulking* dos linfonodos e tratamento adjuvante.

Pacientes em estádios avançados são tratadas com quimiorradiação e/ou cirurgia, na dependência do tumor primário e da presença ou não de metástases regionais ou a distância, e reconstruções podem ser necessárias (Figura 78.12).

Quimioterapia neoadjuvante é considerada em pacientes selecionadas sempre após avaliação multidisciplinar. O tratamento primário com quimiorradiação é restrito a pacientes com doença irressecável e pode ser considerado em caso de necessidade de grandes ressecções com necessidade de exenteração pélvica. A avaliação pré-tratamento com RM e/ou tomografia por emissão de pósitrons (PET-CT) é necessária (Oonk et al., 2023).

Tratamento adjuvante

O tratamento adjuvante é controverso e, quando indicado, deve iniciar o mais precocemente possível (Gadducci e Aletti, 2020; Tagliaferri et al., 2021). Uma análise retrospectiva analisando o tempo ótimo para o tratamento completo mostrou melhor sobrevida em pacientes tratadas em até 104 dias entre a cirurgia e o término da radioterapia (Ashmore et al., 2021).

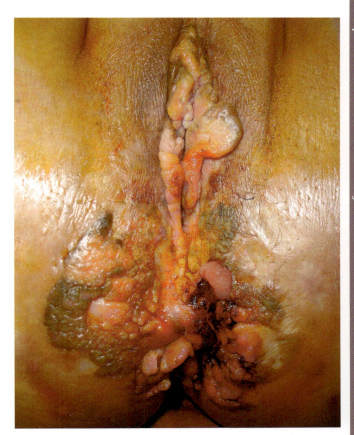

Figura 78.12 Câncer de vulva localmente avançado. (Fonte: acervo pessoal.)

O objetivo é redução de risco de recorrência local, inguinofemoral e pélvica.

A radioterapia adjuvante na vulva é indicada na presença de margens positivas sem condições de ressecção cirúrgica, e é considerada quando a margem é exígua, a invasão é > 5 mm e na presença de invasão linfovascular (ILV) ou perineural (Oonk et al., 2023; Chapman et al., 2017; Bhatla et al., 2022; Lukovic et al., 2022; Lukovic e Han, 2022).

Radioterapia associada a quimioterapia pós-operatória é realizada em pacientes submetidas a linfadenectomia e que apresentam mais de uma macrometástase linfonodal ou invasão extracapsular (Oonk et al., 2023; Chapman et al., 2017; Bhatla et al., 2022; Woelber et al., 2022; Lukovic e Han, 2022). É também uma alternativa à linfadenectomia inguinofemoral em pacientes com micrometástase (≤ 2 mm) ou células tumorais isoladas em linfonodo sentinela (Oonk et al., 2021).

Seguimento

O seguimento objetiva a avaliação dos paraefeitos e das complicações do tratamento, bem como a identificação precoce das recidivas ou de lesões em outras áreas do trato genital inferior, pois mulheres com câncer de vulva têm alto risco para lesões vaginais e cervicais.

Dermatoses são frequentes e devem ser tratadas, principalmente o líquen escleroso em pacientes com carcinoma escamoso não HPV-dependente.

A paciente deve ser orientada quanto aos sinais de alerta: sintomas vulvares, lesões na vulva ou nódulos inguinais. Hábitos saudáveis devem ser estimulados: cessar tabagismo, realizar exercícios, evitar obesidade, utilizar lubrificantes vaginais e cuidar da higiene. O acompanhamento é feito a cada 3 a 6 meses nos 2 primeiros anos e semestral ou anual do terceiro ao quinto ano, com exame ginecológico, incluindo inspeção da vulva, palpação das regiões inguinais, exame das paredes vaginais e do colo uterino. Citopatológico ou DNA-HPV são considerados em pacientes seguidas por carcinoma escamoso HPV-dependente. Lesões vulvares suspeitas devem ser biopsiadas. Exames de imagem dependem do risco, dos sintomas e do exame clínico (Oonk et al., 2023; National Comprehensive Cancer Network, 2024).

A sobrevida em 5 anos é de 85% nos estádios I e II, 47,5% em doença localmente avançada (estádios III e IVA) e 23% no estádio IVB (National Cancer Institute e Surveillance, Epidemiology, and End Results, 2024).

Recidivas ocorrem em até 50% dos casos após tratamento cirúrgico (Figura 78.13), embora muitos sejam novo câncer primário (Chapman et al., 2017). São mais frequentes na área cirúrgica, seguidas das regionais e finalmente a distância, e 80% ocorrem nos 2 primeiros anos, mas podem aparecer até 10 anos após o tratamento primário.

A recorrência local é tratada com excisão e, como pode ser um novo tumor primário, a exploração linfonodal é realizada. Na recorrência linfonodal inguinofemoral, está indicada a linfadenectomia ou *debulking*, seguida de radioterapia com ou sem quimioterapia. Recorrência em linfonodos pélvicos tem como abordagem preferencial a radioterapia, com ou sem quimioterapia, e, se linfonodos aumentados, pode-se optar pela sua retirada. Em pacientes já irradiadas previamente, é preferível a excisão cirúrgica ou quimioterapia sistêmica.

CÂNCER DE VAGINA

O câncer de vagina é raro. Sua incidência global é de 0,36 por 100 mil mulheres, com as maiores taxas na Namíbia, de 1,6 por 100 mil mulheres. No Brasil, é de 0,25 por 100 mil mulheres (International Agency for Research on Cancer, s.d.). É mais frequente em mulheres negras, em torno de 70% dos casos são diagnosticados após os 50 anos e a média etária do diagnóstico é 68 anos, por volta de 10 anos após a lesão intraepitelial de alto grau vaginal (LIEAG vaginal, antes referida como NIVA 2 a 3) (Ferenczy et al., 2014; Wu et al., 2008). Aproximadamente um terço das pacientes teve ou tem lesões pré-invasivas do trato genital (colo, vagina ou vulva).

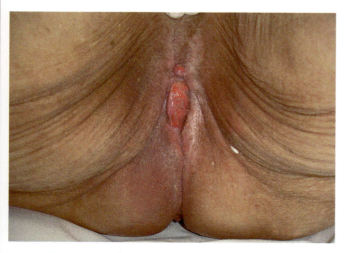

Figura 78.13 Recidiva local. (Fonte: acervo pessoal.)

Considerado quase incurável no início do século XX, com taxas de sobrevida global em 5 anos de 34,1%, melhores técnicas de radioterapia e o uso de quimioterapia aumentaram sua sobrevida a 53,6% (Beller et al., 2006).

Tumores em vagina mais frequentemente originam-se de outros órgãos. Carcinomas de endométrio, ovário, mama, rim, linfoma e coriocarcinoma podem apresentar metástases para vagina, que pode ser invadida por tumores de colo, vulva, reto e bexiga. Por esse motivo, uma lesão tumoral em vagina é definida como tumor primário após a exclusão clínica ou histológica de câncer de colo ou de vulva ou somente após um intervalo de 5 a 10 anos entre o diagnóstico anterior de câncer de colo de útero ou de vulva (Edge e Compton, 2010). A FIGO considera que, se o tumor vaginal atingir o orifício cervical externo (OCE) do colo, será considerado tumor de colo. Se iniciar no terço inferior e atingir a vulva, será considerado câncer de vulva (Hacker et al., 2015).

Etiologia e fatores de risco

O câncer de vagina está associado aos HPV 16/18 em 50 a 70% dos casos (Daling et al., 2002; Zhang et al., 2020), e em torno de 30% das pacientes tiveram câncer de colo (Tjalma et al., 2001). O risco de progressão da LIEAG vaginal para câncer invasor é de 2 a 12% (Hodeib et al., 2016).

Os fatores de risco são os mesmos do câncer de colo: infecção persistente pelo HPV de alto risco, tabagismo e imunossupressão. A irritação crônica por pessário ou prolapso, bem como o microbioma vaginal, pode também ter associação (Daling et al., 2002; Alizadehmohajer et al., 2020).

O adenocarcinoma pode se originar de adenose, endometriose e glândulas periuretrais. O tipo histológico células claras está associado à exposição intraútero de dietilestilbestrol (DES).

Melanoma é raro, pode ser não pigmentado, é mais comum no terço distal e tem mau prognóstico.

Diagnóstico

O sintoma mais frequente é o sangramento, geralmente pós-coital, seguido de secreção, dor pélvica, sintomas urinários, constipação e melena, principalmente em estádios avançados. Assintomático em até 20% dos casos, pode ser detectado pela palpação de massa intravaginal ou pela citologia alterada (Hellman et al., 2004). Durante o exame especular, as paredes e os fórnices vaginais devem ser inspecionados e a colposcopia (vaginoscopia) pode ser necessária, em caso de citologia alterada.

O diagnóstico é histológico, por biopsia de lesão visível ou por ressecção de possível LIEAG vaginal. A imuno-histoquímica pode auxiliar no diagnóstico diferencial se primário ou metastático.

O exame clínico e a biopsia podem necessitar sedação.

O sítio mais frequente da lesão é na parede posterior, no terço superior, em torno de 50% dos casos (Gadducci et al., 2015). Pode se apresentar em forma de placa, úlcera ou massa polipoide ou vegetante.

Tipos histológicos

A classificação histológica resumida, conforme a WHO (Ferenczy et al., 2014), está na Tabela 78.3.

O tipo histológico mais frequente é o escamoso (cerca de 90%) associado ao HPV e p16-positivo. O escamoso no terço inferior

Tabela 78.3 Tipos histológicos do câncer de vagina.

1. Epiteliais.
1.1. Escamoso.
1.1.1. Queratinizante.
1.1.2. Não queratinizante.
1.1.3. Papilar.
1.1.4. Basaloide.
1.1.5. Verrucoso.

1.2. Glandular.
1.2.1. Adenocarcinoma (endometrioide, células claras, mucinoso, mesonéfrico).

1.3. Outros epiteliais.
1.3.1. Mistos.
1.3.2. Adenoescamoso.
1.3.3. Adenoide.

2. Neuroendócrinos.

3. Mesenquimais.
3.1. Rabdomiossarcoma.
3.2. Leiomiossarcoma.
3.3. Outros.

4. Mistos.
4.1. Adenossarcoma.
4.2. Carcinossarcoma.

5. Melanoma.

6. Linfoma.

7. Outros.

8. Secundários.

Tabela 78.4 Estadiamento do câncer de vagina segundo a International Federation of Gynecology and Obstetrics (FIGO).

I		**Tumor confinado à vagina**
	IA	Tamanho do tumor ≤ 2 cm
	IB	Tamanho do tumor > 2 cm
II		**Tumor além da parede vaginal, mas não atinge a parede pélvica** **Ausência de disseminação para linfonodos regionais ou à distância**
	IIA	Tumor além da parede vaginal, mas não atinge a parede pélvica e ≤ 2 cm
	IIB	Tumor além da parede vaginal, mas não atinge a parede pélvica e > 2 cm
III		**Tumor de qualquer tamanho atingindo a parede pélvica, e/ou o terço inferior da vagina, e/ou obstrução urinária (hidronefrose), com problemas renais e/ou disseminação para linfonodos regionais pélvicos ou inguinais**
IV		**Invasão de bexiga ou reto, ou para fora da pelve, com ou sem comprometimento de linfonodos, ou metástase à distância**
	IVA	Invasão de bexiga ou reto, ou para fora da pelve, com ou sem comprometimento de linfonodos pélvicos e inguinais
	IVB	Metástase à distância, qualquer tamanho, com ou sem comprometimento de linfonodos e/ou estruturas locais

pode, à semelhança do câncer de vulva, não ter relação com HPV. O carcinoma verrucoso é bem diferenciado, localmente agressivo e com baixo potencial de metástase.

O adenocarcinoma, segundo mais comum, acomete mulheres mais jovens e pode se desenvolver a partir de áreas de adenose, endometriose e de glândulas periuretrais. O tipo células claras está associado à exposição intraútero a DES e se apresenta como massa polipoide, geralmente na parede anterior. Os adenocarcinomas associados ao DES têm melhor prognóstico que os demais adenocarcinomas de vagina (Frank *et al.*, 2007).

Melanoma em mucosa vaginal é raro, apresenta-se como massa, placa ou ulceração de cor escura ou não pigmentada, mais no terço distal da parede anterior. Mulheres brancas são mais acometidas, e talvez esse tumor tenha origem em áreas de melanose ou de hiperplasia melanocítica. É agressivo, com alta taxa de metástase e de mau prognóstico (DeMatos *et al.*, 1998; Frumovitz *et al.*, 2010).

Padrão de propagação

O câncer de vagina tem extensão direta a estruturas pélvicas (paramétrios, bexiga, reto). A disseminação linfática do terço superior é para linfonodos pélvicos e para-aórticos e, no terço inferior, para linfonodos inguinais e femorais e, posteriormente, pélvicos. No terço médio, pode se propagar para ambas as rotas (Adams *et al.*, 2021). Disseminação hematogênica é rara, em estádios avançados.

Estadiamento

O estadiamento é clínico, com base no exame físico, e pode necessitar de anestesia. Cistoscopia, retossigmoidoscopia, radiografia de tórax, RM ou PET-CT podem ser necessários para o planejamento terapêutico. O estadiamento FIGO (Adams *et al.*, 2021) encontra-se na Tabela 78.4.

Tratamento

Devido à raridade do tumor, à pouca experiência dos grandes centros e à consequente dificuldade de estudos randomizados, o tratamento é individualizado e com frágeis evidências. O tratamento depende do tipo histológico, do tamanho e da localização do tumor e do estádio. A função reprodutiva e a sexual podem ser comprometidas.

O tratamento cirúrgico é limitado a tumores até 2 cm, nos quais a cirurgia no terço superior da vagina com útero *in situ* é a histerectomia radical + colpectomia parcial com limite livre de 1 cm e linfadenectomia pélvica bilateral. Sem útero, está indicada a colpectomia com linfadenectomia pélvica.

Em tumores no terço distal, é feita a excisão com margem de 1 cm e linfadenectomia inguinofemoral (Adams *et al.*, 2021).

É aconselhável a transposição ovariana em mulheres em idade fértil, pela possibilidade de radioterapia pós-operatória.

Em tumores IVA ou recidivas locais, pode ser oferecida a exenteração pélvica anterior e/ou posterior.

A radioterapia é o tratamento de escolha, exceto para as pacientes com possibilidade cirúrgica descrita anteriormente. Consiste em radioterapia externa e braquiterapia.

Quimiorradiação é a tendência, pelos bons resultados obtidos com o câncer de colo uterino e a partir de uma análise retrospectiva de 71 mulheres com câncer de vagina, a qual resultou em maior sobrevida global e livre de doença em pacientes que utilizaram quimiorradiação quando comparadas àquelas tratadas apenas com radioterapia (Samant *et al.*, 2007; Miyamoto e Viswanathan, 2013).

Quimioterapia neoadjuvante, seguida de cirurgia, é uma possibilidade, ainda com pouca experiência.

Adenocarcinoma de vagina é tratado como o escamoso.

O melanoma vaginal é raro e tratado com cirurgia e radioterapia ou imunoterapia adjuvante (Figura 78.14). É de mau prognóstico, com sobrevida global em 5 anos de 15% (Kirschner *et al.*, 2013). Uma revisão sistemática com 805 casos resultou em sobrevida geral média de apenas 22 meses (Rapi *et al.*, 2017).

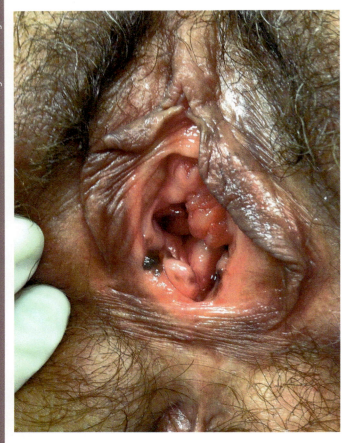

Figura 78.14 Melanoma no terço distal da vagina. (Fonte: acervo pessoal.)

Seguimento

É realizado pela história e pelo exame físico a cada 3 meses nos dois primeiros anos e semestral até o quinto ano.

Os dados de sobrevida incluem tratamentos diversos ao longo de duas a cinco décadas, por ser um tumor raro. O maior estudo é com 193 pacientes tratadas em 20 anos, resultando em taxas de sobrevida em 5 anos de 85% no estádio I, 78% no estádio II e 58% nos estádios III e IV (Frank et al., 2005).

REFERÊNCIAS BIBLIOGRÁFICAS

ADAMS, T. S.; ROGERS, L. J.; CUELLO, M. A. Cancer of the vagina: 2021 update. *International Journal of Gynaecology and Obstetrics*, v. 155, Suppl. 1, p. 19-27, 2021.

ALIZADEHMOHAJER, N. et al. Association between the microbiota and women's cancers – Cause or consequences? *Biomédecine & Pharmacothérapie*, v. 127, p. 110203, 2020.

ARVAS, M. et al. The role of pathological margin distance and prognostic factors after primary surgery in squamous cell carcinoma of the vulva. *International Journal of Gynecological Cancer*, v. 28, n. 3, p. 623-631, 2018.

ASHMORE, S. et al. Optimal overall treatment time for adjuvant therapy for women with completely resected, node-positive vulvar cancer. *Gynecologic Oncology*, v. 161, n. 1, p. 63-69, 2021.

BAIOCCHI, G. et al. How important is the pathological margin distance in vulvar cancer? *European Journal of Surgical Oncology*, v. 41, n. 2, p. 1653-1658, 2015.

BELLER, U. et al. Carcinoma of the vagina: FIGO 26th Annual Report on the Results of Treatment in Gynecological Cancer. *International Journal of Gynaecology and Obstetrics*, v. 95, Suppl. 1, p. S29-S42, 2006.

BHATLA, N. et al. Adjuvant treatment in cervical, vaginal and vulvar cancer. *Best Practice and Research. Clinical Obstetrics and Gynaecology*, v. 78, p. 36-51, 2022.

BIGBY, S. M. et al. The natural history of vulvar intraepithelial neoplasia, differentiated type: evidence for progression and diagnostic challenges. *International Journal of Gynecological Pathology*, v. 35, n. 6, p. 574-584, 2016.

CHAPMAN, B. V. et al. Adjuvant radiation therapy for margin-positive vulvar squamous cell carcinoma: defining the ideal dose-response using the National Cancer Data Base. *International Journal of Radiation Oncology, Biology, Physics*, v. 97, n. 1, p. 107-117, 2017.

CRUM, C. P.; HERRINGTON, C. S.; MCCLUGGAGR, W. G. et al. Tumours of the vulva. In: KURMAN, R. J.; CARCANGIU, M. L.; HERRINGTON, C. S. et al. *WHO classification of tumours of female reproductive organs*. 4th ed. Lyon: IARC, 2014.

DALING, J. R. et al. A population-based study of squamous cell vaginal cancer: HPV and cofactors. *Gynecologic Oncology*, v. 84, n. 2, p. 263-270, 2002.

DEKEN, M. M. et al. Near-infrared fluorescence imaging compared to standard sentinel lymph node detection with blue dye in patients with vulvar cancer – a randomized controlled trial. *Gynecologic Oncology*, v. 159, n. 3, p. 672-680, 2020.

DEMATOS, P.; TYLER, D.; SEIGLER, HF. Mucosal melanoma of the female genitalia: a clinicopathologic study of forty-three cases at Duke University Medical Center. *Surgery*, v. 124, n. 1, p. 38-48, 1998.

DI DONNA, M. C. et al. Detection of sentinel lymph node in vulvar cancer using ^{99M}Tc-labeled colloid lymphoscintigraphy, blue dye, and indocyanine-green fluorescence: a meta-analysis of studies published in 2010-2020. *Archives of Gynecology and Obstetrics*, v. 307, n. 6, p. 1677-1686, 2023.

EDGE, S. B.; COMPTON, C. C. The American Joint Committee on Cancer: the 7th edition of the AJCC cancer staging manual and the future of TNM. *Annals of Surgical Oncology*, v. 17, n. 6, p. 1471-1474, 2010.

FARIAS-EISNER, R. et al. Conservative and individualized surgery for early squamous carcinoma of the vulva: the treatment of choice for stage I and II (T1-2N0-1M0) disease. *Gynecologic Oncology*, v. 53, n. 1, p. 55-58, 1994.

FERENCZY, A. S. et al. Tumours of the vagina. In: KURMAN, R. J. et al. *WHO classification of tumours of female reproductive organs*. Lyon: IARC, 2014.

FRANK, S. J. et al. Definitive radiation therapy for squamous cell carcinoma of the vagina. *International Journal of Radiation Oncology, Biology, Physics*, v. 62, n. 1, p. 138-147, 2005.

FRANK, S. J. et al. Primary adenocarcinoma of the vagina not associated with diethylstilbestrol (DES) exposure. *Gynecologic Oncology*, v. 105, n. 2, p. 470-474, 2007.

FRUMOVITZ, M. et al. Primary malignant melanoma of the vagina. *Obstetrics and Gynecology*, v. 116, n. 6, p. 1358-1365, 2010.

GADDUCCI, A. et al. Squamous cell carcinoma of the vagina: natural history, treatment modalities and prognostic factors. *Critical Reviews in Oncology/Hematology*, v. 93, n. 3, p. 211-224, 2015.

GADDUCCI, A.; ALETTI, G. D. Locally advanced squamous cell carcinoma of the vulva: a challenging question for gynecologic oncologists. *Gynecologic Oncology*, v. 158, n. 1, p. 208-217, 2020.

GIEN, L. T. et al. Phase II activity trial of high-dose radiation and chemosensitization in patients with macrometastatic lymph node spread after sentinel node biopsy in vulvar cancer: GROningen INternational Study on Sentinel nodes in Vulvar cancer III (GROINSS-V III/NRG-GY024). *International Journal of Gynecological Cancer*, v. 33, n. 4, p. 619-622, 2023.

GONZALEZ, B. J. et al. Patterns of inguinal groin metastases in squamous cell carcinoma of the vulva. *Gynecologic Oncology*, v. 105, n. 3, p. 742-746, 2007.

HACKER, N. F.; EIFEL, P. J.; VAN DER VELDEN, J. Cancer of the vagina. *International Journal of Gynaecology and Obstetrics*, v. 131, Suppl. 2, p. S84-S87, 2015.

HASSANZADE, M. et al. Lymphatic mapping and sentinel node biopsy in squamous cell carcinoma of the vulva: systematic review and meta-analysis of the literature. *Gynecologic Oncology*, v. 130, n. 1, p. 237-245, 2013.

HELLMAN, K. et al. Primary carcinoma of the vagina: factors influencing the age at diagnosis. The Radiumhemmet series 1956–1996. *Int J Gynecol Cancer*, v. 14, n. 3, p. 491-501, 2004.

HODEIB, M. et al. Recurrence and risk of progression to lower genital tract malignancy in women with high grade VAIN. *Gynecologic Oncology*, v. 141, n. 3, p. 507-510, 2016.

INTERNATIONAL AGENCY FOR RESEARCH ON CANCER. Globocan. s.d. Disponível em: https://gco.iarc.fr/en. Acesso em: 8 mar. 2024.

JIN, C.; LIANG, S. Differentiated vulvar intraepithelial neoplasia: a brief review clinicopathologic features. *Archives of Pathology & Laboratory Medicine*, v. 143, n. 6, p. 768-771, 2019.

KANG, Y-J. et al. Vulvar cancer in high-income countries: increasing burden of disease. *International Journal of Cancer*, v. 141, n. 11, p. 2174-2186, 2017.

KIRSCHNER, A. N. *et al.* Treatment approach and outcomes of vaginal melanoma. *International Journal of Gynecological Cancer*, v. 23, n. 8, p. 1484-1489, 2013.

KORTEKAAS, K. E. *et al.* Vulvar cancer subclassification by HPV and p53 status results in three clinically distinct subtypes. *Gynecologic Oncology*, v. 159, n. 3, p. 649-656, 2020.

KOUAL, M. *et al.* Diagnostic value of indocyanine green fluorescence guided sentinel lymph node biopsy in vulvar cancer: a systematic review. *Gynecologic Oncology*, v. 161, n. 2, p. 436-441, 2021.

LAWRIE, T. A. *et al.* Sentinel node assessment for diagnosis of groin lymph node involvement in vulval cancer. *Cochrane Database of Systematic Reviews*, v. 2014, n. 6, p. CD010409, 2014.

LI, Z. *et al.* Prevalence of human papillomavirus DNA and p16^{INK4a} posivity in vulvar cancer and vulvar intraepithelial neoplasia: a systematic review and meta-analysis. *Lancet Oncology*, v. 24, n. 4, p. 403-414, 2023.

LUKOVIC, J.; HAN, K. Postoperative management of vulvar cancer. *International Journal of Gynecological Cancer*, v. 32, n. 3, p. 338-343, 2022.

MEADS, C. *et al.* Sentinel lymph node status in vulval cancer: systematic reviews of test accuracy and decision-analytic model-based economic evaluation. *Health Technology Assessment*, v. 17, n. 60, p. 1-216, 2013.

MIYAMOTO, D. T.; VISWANATHAN, A. N. Concurrent chemoradiation for vaginal cancer. *Public Library of Science One*, v. 8, n. 6, p. e65048, 2013.

NATIONAL CANCER INSTITUTE; SURVEILLANCE, EPIDEMIOLOGY, AND END RESULTS. *Cancer Stat Facts: Vulvar Cancer*, 2024. Disponível em: http://seer.cancer.gov/statfacts/html/vulva.html. Acesso em: 7 jan. 2024.

NATIONAL COMPREHENSIVE CANCER NETWORK. *NCCN Clinical Practice Guidelines in Oncology. Vulvar Cancer*. Version 3.2024.

NOOIJ, L. S. *et al.* Groin surgery and risk of recurrence in lymph node positive patients with vulvar squamous cell carcinoma. *Gynecologic Oncology*, v. 139, n. 3, p. 458-464, 2015.

OLAWAIYE, A. B. *et al.* FIGO staging for carcinoma of the vulva: 2021 revision. *International Journal of Gynaecology and Obstetrics*, v. 155, n. 1, p. 43-47, 2021.

OONK, M. H. M. *et al.* European Society of Gynaecological Oncology Guidelines for the management of patients with vulvar cancer – update 2023. *International Journal of Gynecological Cancer*, v. 33, n. 7, p. 1023-1043, 2023.

OONK, M. H. M. *et al.* Radiotherapy versus inguinofemoral lymphadenectomy as treatment for vulvar cancer patients with micrometastases in the sentinel node: results of GROINSS-V II. *Journal of Clinical Oncology*, v. 39, n. 32, p. 3623-3632, 2021.

PRADER, S. *et al.* Sentinel lymph node mapping with fluorescent and radioactive tracers in vulvar cancer patients. *Archives of Gynecology and Obstetrics*, v. 301, n. 3, p. 729-736, 2020.

RAPI, V. *et al.* Melanoma of the vagina: case report and systematic review of the literature. *Anticancer Research*, v. 37, n. 12, p. 6911-6920, 2017.

SAMANT, R. *et al.* Primary vaginal cancer treated with concurrent chemoradiation using Cis-platinum. *International Journal of Radiation Oncology, Biology, Physics*, v. 69, n. 3, p. 746-750, 2007.

SWIFT, B. E. *et al.* The accuracy of intraoperative frozen section examination of sentinel lymph nodes in squamous cell cancer of the vulva. *Gynecologic Oncology*, v. 164, n. 2, p. 393-397, 2022.

TAGLIAFERRI, L. *et al.* The radiotherapy role in the multidisciplinary management of locally advanced vulvar cancer: a multidisciplinary VulCan team review. *Cancers (Basel)*, v. 13, n. 22, p. 5747, 2021.

TE GROOTENHUIS, N. C. *et al.* Margin status revisited in vulvar squamous cell carcinoma. *Gynecologic Oncology*, v. 154, n. 2, p. 266-275, 2019.

TJALMA, W. A. *et al.* The role of surgery in invasive squamous carcinoma of the vagina. *Gynecologic Oncology*, v. 81, n. 3, p. 360-365, 2001.

VAN DER ZEE, A. G. *et al.* Sentinel node dissection is safe in the treatment of early-stage vulvar cancer. *Journal of Clinical Oncology*, v. 26, n. 6, p. 884-889, 2008.

VAN DOORN, H. C. *et al.* Repeat sentinel lymph node procedure in patients with recurrent vulvar squamous cell carcinoma is feasible. *Gynecologic Oncology*, v. 140, n. 3, p. 415-419, 2016.

WOELBER, L. *et al.* Adjuvant radiotherapy and local recurrence in vulvar cancer – a subset analysis of the AGO-CaRE-1 study. *Gynecologic Oncology*, v. 164, n. 1, p. 68-75, 2022.

WOELBER, L. *et al.* Role of tumour-free margin distance for loco-regional control in vulvar cancer – a subset analysis of the Arbeitsgemeinschaft Gynäkologische Onkologie CaRE-1 multicenter study. *European Journal of Cancer*, v. 69, p. 180-188, 2016.

WU, C. *et al.* Descriptive epidemiology of vaginal cancer incidence and survival by race, ethnicity, and age in the United States. *Cancer*, v. 113, Suppl. 10, p. 2873-2882, 2008.

ZHANG, S. *et al.* The prevalence of VAIN, CIN, and related HPV genotypes in Japanese women with abnormal cytology. *Journal of Medical Virology*, v. 92, n. 3, p. 364-371, 2020.

CAPÍTULO 79

Câncer do Colo Uterino

Sophie Françoise Mauricette Derchain • Larissa Bastos Eloy da Costa • Rodrigo Menezes Jales • Leandro Santos de Araujo Resende

INTRODUÇÃO

O câncer de colo uterino é a quarta neoplasia maligna mais frequente em mulheres, excluindo o de pele não melanoma, com incidência mundial estimada de 604.127 casos novos e com mortalidade de 341.831 mulheres no ano de 2020. Corresponde a 6,5% de todos os cânceres e 7,7% dos óbitos por câncer em mulheres. É o câncer mais comumente diagnosticado em 23 países, sendo a principal causa de morte por câncer em 36 países, com a grande maioria encontrados na África Subsaariana, na Melanésia, na América do Sul e no Sudeste Asiático (Sung *et al.*, 2021). Segundo o Instituto Nacional de Câncer José Alencar Gomes da Silva (INCA), no Brasil, excluídos os tumores de pele não melanoma, o câncer do colo uterino é o terceiro tipo de câncer mais incidente entre as mulheres. Para cada ano do triênio 2023-2025, foram estimados 17.010 casos novos, o que representa uma taxa bruta de incidência de 15,38 casos a cada 100 mil mulheres. O maior número de casos novos estimados de câncer do colo uterino foi registrado no Sudeste e no Nordeste, que são as regiões mais populosas do Brasil. Quando avaliadas as taxas de incidência (brutas e ajustadas), as maiores taxas são observadas na Região Norte (Instituto Nacional de Câncer José Alencar Gomes da Silva, 2022).

A quase totalidade dos cânceres do colo uterino é de carcinomas, que têm sua origem na junção escamocolunar e pode envolver células do epitélio escamoso, glandular ou ambos. O carcinoma invasor é precedido por neoplasia intraepitelial cervical escamosa (NIC) ou adenocarcinoma *in situ* (AIS), que podem evoluir para invasão, em um processo geralmente lento. As lesões précancerosas mais frequentes são relacionadas a células escamosas, as NICs, que são graduadas de acordo com a proporção de epitélio anormal. A NIC1 indica uma infecção ativa por papilomavírus humano (HPV), é considerada lesão de baixo grau e, em geral, não precisa ser tratada. Loopik *et al.* (2021) mostraram uma taxa de regressão de NIC1 de 60%, persistência 25%, progressão para NIC2 de 11%, progressão para NIC3 de 2% e progressão para carcinoma invasor de 0,03%. A NIC2 é considerada uma lesão de alto grau, porém apresenta remissão espontânea em 50%, persistência NIC2 em 30%, progressão para NIC3 em 20% e progressão para carcinoma invasor de 0,46% (Tainio *et al.*, 2018). Já a NIC3 tem as maiores probabilidades de evolução para câncer, e essas lesões são universalmente tratadas. Cerca de 30 a 70% das mulheres com NIC3 ou AIS não tratadas podem progredir para carcinoma invasor em um período de 20 anos ou mais. Menos de 10% dos casos podem evoluir de NIC3 ou AIS para invasor em 1 ano ou menos. Ao invadir o estroma, o carcinoma se manifesta como úlcera, lesão exofítica ou infiltração profunda em tecidos adjacentes (Sawaya e Huchko, 2017).

O principal fator de risco para o carcinoma do colo uterino é a infecção por HPV de alto risco oncogênico (International Agency for Research on Cancer, 2012). A maioria das infecções por HPV, 70 a 90%, não causará nenhum sintoma e regredirá espontaneamente em 18 a 24 meses. Entretanto, infecções persistentes por HPV de alto risco oncogênico poderão causar lesões precursoras e câncer não só do colo uterino, mas também de vulva, vagina, pênis e ânus, assim como alguns cânceres de cabeça e pescoço. A prevalência global de infecção por HPV é estimada em 11,7%. Ao redor do mundo, a maior prevalência é observada em mulheres com idade inferior a 25 anos e posteriormente apresenta um declínio em idades mais avançadas. Existem muitas diferenças de região para região, sendo as prevalências maiores na África e Oceania, onde a diminuição da infecção não se observa tão marcadamente com a idade (Serrano *et al.*, 2018).

PREVENÇÃO PRIMÁRIA

A vacina quadrivalente foi comercializada a partir de 2006, e a Austrália foi o primeiro país a iniciar um programa nacional de vacinação contra o HPV. Essa vacina previne contra a infecção pelos HPVs 16 e 18, que são responsáveis por cerca de 70% dos casos de câncer de colo uterino, além dos HPVs 6 e 11, responsáveis por 90% das verrugas genitais. Estima-se redução de até 90% nos casos de câncer de colo uterino com a cobertura ampla de vacinação da população feminina. No Brasil, o Programa Nacional de Imunizações (PNI) implantou a vacinação contra o HPV em 2014 e atualmente a vacina está disponível no Sistema Único de Saúde (SUS), duas doses (0 a 6 meses) para meninas e meninos de 9 a 14 anos, e 3 doses (0-2-6 meses) para homens e mulheres com HIV, transplantados e pacientes oncológicos, de 9 a 45 anos (Roteli-Martins *et al.*, 2022). A vacina nonavalente (HPVs 6, 11, 16, 18, 31, 33, 45, 52 e 58) foi licenciada em 2017 e é disponibilizada na rede privada brasileira desde março de 2023 (Levi, 2023).

A vacinação reduz o número de colposcopias e tratamentos excisionais, assim como até 62% as lesões de NIC2 ou mais graves e até 93% as lesões de NIC3 ou mais graves, causadas por qualquer tipo de HPV, após a vacinação completa. A imunogenicidade conferida pela vacina parece persistente e não há, no momento, evidências de que a revacinação deva ser orientada para mulheres já vacinadas (Harper e DeMars, 2017).

Menos de 40% das mulheres na idade-alvo no mundo são vacinadas; essa taxa é ainda menor nos países menos desenvolvidos, que apresentam maior incidência de câncer de colo uterino. Assim, a vacinação não substitui o rastreamento e a prevenção do câncer de colo uterino e ainda depende da cobertura dos programas de controle. Após 10 anos da introdução da vacina quadrivalente contra HPV, observou-se redução drástica na prevalência de infecção por HPVs 6, 11, 16 e 18 nas mulheres jovens, especialmente nos países com alta taxa de cobertura vacinal. Além da eficácia, estudos que incluíram a população brasileira mostraram segurança adequada da vacina.

A maioria dos eventos adversos associados à vacinação está relacionada à reação local no sítio da punção, como dor, edema e eritema locais (Harper e DeMars, 2017).

Outros fatores de risco

Em mulheres infectadas pelo HPV, alguns fatores como imunossupressão, início da atividade sexual em idade precoce, alta paridade, uso prolongado de anticoncepcional oral e tabagismo são fatores de risco independentes para a progressão para câncer. A exposição intraútero ao dietilestilbestrol (DES) é um fator de risco para adenocarcinoma de colo e vagina, não associado ao HPV (Cervical Cancer Prevention [PDQ]®, 2024).

PREVENÇÃO SECUNDÁRIA

As lesões precursoras são geralmente assintomáticas e detectadas por rastreamento por colpocitologia isolada ou em protocolos que associam detecção de HPV e colpocitologia. O objetivo da prevenção secundária é detectar lesões de alto grau, NIC2 e NIC3. Como as NIC2 ou 3 são mais frequentes em mulheres em torno de 35 e 40 anos, e o carcinoma invasor é raro em mulheres com 25 anos ou menos, naquelas imunocompetentes recomenda-se o início do rastreamento a partir dos 25 anos. O exame citopatológico coletado do colo uterino permanece o mais utilizado em todo o mundo. Quando as alterações do exame citopatológico forem sugestivas de infecção por HPV e lesões de baixo grau, pode-se repetir a coleta em alguns meses ou realizar a triagem das mulheres com maior risco por meio do teste de HPV. Diante de lesões citológicas maiores, a colposcopia está indicada e determinará o local e a extensão da biopsia, que pode ser de fragmento ou colpodirigida, quando o câncer for clinicamente francamente invasor. Na presença de carcinoma oculto ou carcinoma minimamente invasor, a excisão da zona de transformação com alça ou a conização a frio são necessárias. A sensibilidade da colpocitologia é de cerca de 53%, com especificidade geralmente superior a 90%. A colpocitologia de base líquida melhora a qualidade do esfregaço, sem aumentar a sensibilidade ou especificidade. Apesar da baixa sensibilidade, como é recomendada a repetição sequencial do exame a cada 3 anos, o rastreamento baseado em colpocitologia tem se mostrado eficaz, essencialmente em países onde o rastreamento é organizado (Brasil, 2016).

Os testes de detecção e genotipagem de HPV de alto risco oncogênico são hoje comercialmente disponíveis. Grande número de estudos randomizados e não randomizados demonstrou que os testes de HPV têm maior sensibilidade, apesar da menor especificidade na detecção de NIC2 ou mais. Devido à baixa especificidade, recomenda-se que, em mulheres com teste de HPV positivo, deva-se considerar a identificação dos HPVs 16 e 18 ou a presença de alterações citológicas para indicar colposcopia (Perkins et al., 2023). Embora ainda não disponível no SUS para rastreio do câncer de colo uterino, existem vários protocolos nacionais e internacionais, nos quais a maneira de utilização dos testes de HPV está claramente definida (Carvalho et al., 2022; Perkins et al., 2023).

CARCINOMA INVASOR

Diagnóstico

Quando invasor, o carcinoma do colo uterino pode levar a sangramento vaginal anormal, sinusorragia, corrimento vaginal, dor pélvica, dispareunia e, em estádios avançados, quando há invasão do paramétrio com compressão dos ureteres, insuficiência pós-renal. Os seguintes métodos são utilizados para diagnosticar carcinoma de colo uterino invasor: anamnese e exame físico geral, especular com colposcopia para visualização da lesão e biopsia, toque vaginal para avaliar o volume do colo, fundos de saco e paredes vaginais e toque retal para avaliar as mucosas, o esfíncter anal e os paramétrios. O diagnóstico do câncer do colo uterino é realizado pela biopsia do tumor no colo uterino (Cervical Cancer Treatment [PDQ]®, 2024]). Quando o carcinoma do colo é identificado apenas microscopicamente, o diagnóstico somente pode ser confirmado na peça da excisão da zona de transformação ou conização (Figura 79.1).

Histologia

A classificação histológica da Organização Mundial da Saúde (World Health Organization, 2020) trouxe definições e critérios bem definidos para classificação histológica das lesões do colo uterino. Na maioria das mulheres, os carcinomas do colo uterino são carcinomas de células escamosas (CEC) associados ao HPV com invasão do estroma e/ou invasão do tipo exofítico. Vários padrões histológicos são descritos: CECs não queratinizantes, compostos de células escamosas poligonais que crescem em ninhos ou lençóis sem pérolas de queratina; CECs queratinizantes, que apresentam aparência madura, com citoplasma poligonal e pontes intercelulares, caracterizados pela presença de pérolas de queratina; CECs basaloides, que mostram

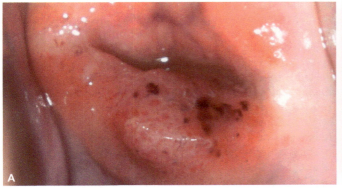
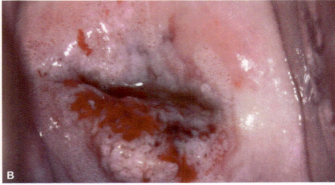

Figura 79.1 Colposcopia mostrando lesão exofítica em colo uterino (**A**) e epitélio acetobranco grosseiro (**B**), com mosaico e lesão exofítica sugestiva de carcinoma invasor após uso de ácido acético a 5%.

ninhos de células escamosas imaturas do tipo basal com citoplasma escasso, assemelhando-se às células comumente vistas em NIC2/3; CEC verrucoso (condilomatoso), que mostra uma superfície exofítica e alterações semelhantes a coilócitos; e CEC papilar, que mostra crescimento exofítico de núcleos fibrovasculares revestidos por um epitélio atípico multicamadas com diferenciação escamosa. A invasão estromal pode estar presente, mas o carcinoma pode ser diagnosticado sem invasão estromal definitiva quando há uma lesão clinicamente visível ou o padrão de crescimento exofítico é suficiente para indicar invasão do tipo exofítico. Alguns CECs do colo uterino são independentes de HPV: os CECs independentes de HPV são frequentemente do tipo queratinizante. No entanto, nenhum critério morfológico pode diferenciar com segurança os CECs associados e independentes de HPV. A ausência de HPV, demonstrada por técnicas moleculares altamente sensíveis para detecção de DNA ou mRNA de HPV, é necessária para esse diagnóstico. A imuno-histoquímica p16 mostrando um resultado negativo é um biomarcador substituto aceitável, embora carcinomas ocasionais associados ao HPV possam mostrar perda de expressão de p16 dentro do componente invasor.

O segundo grande grupo de câncer de colo uterino são os adenocarcinomas, associados ou não ao HPV. Os adenocarcinomas invasores associados ao HPV englobam mais de 90% dos adenocarcinomas cervicais e são, de modo geral, moderadamente diferenciados e compostos de glândulas de tamanho médio, revestidas por epitélio colunar, com citoplasma eosinofílico, pobre em mucina, com atipias nucleares leves a moderadas e frequentes figuras de mitose e corpos apoptóticos. É comum a associação com AIS. Nesse tipo de adenocarcinoma, as lesões com mais de 3 mm de profundidade de invasão estromal apresentam prognósticos diferentes, de acordo com os padrões de invasão, os quais foram distribuídos em três categorias, denominadas "critério de Silva": no padrão de invasão não destrutiva do tipo A, as glândulas são bem demarcadas e têm contornos arredondados, não há invasão carcinomatosa linfovascular, o crescimento pode ser intraglandular complexo ou cribriforme, podendo haver papilas, mas não há crescimento sólido. Os carcinomas com padrão A de invasão apresentaram menor taxa de recorrência e metástase linfonodal quando comparados aos demais, sendo proposta uma terapêutica mais conservadora. Já no padrão tipo B, observa-se uma invasão estromal superficial destrutiva focal ao redor de glândulas neoplásicas moderadamente diferenciadas. Os focos podem ser únicos, múltiplos ou lineares na base do tumor, podendo haver invasão carcinomatosa linfovascular, mas não há crescimento sólido. Essas lesões apresentaram taxa de recorrência e metástase nodal pouco maior que nos tumores classificados em padrão A de Silva, porém bem menor do que o padrão C. Já no padrão de invasão do tipo C, as glândulas são difusamente infiltrativas, com extensa resposta desmoplásica associada, o crescimento confluente preenche campos de 5 mm e pode haver glândulas ou papilas (estroma apenas dentro das papilas) ou lagos de mucina. O componente sólido é pouco diferenciado e pode haver invasão carcinomatosa linfovascular. Apresenta elevados índices de recorrência tumoral e metástases nodais. É importante reforçar que essa classificação é restrita à variante usual do adenocarcinoma endocervical. Cerca de 10% dos adenocarcinomas de colo uterino não estão associados ao HPV. São classificados em três tipos: tipo gástrico, um adenocarcinoma invasor que apresenta diferenciação gástrica (pilórica); tipo células claras (associado ao uso intrauterino de DES); e tipo mesonéfrico. E, finalmente, podem ocorrer no colo uterino carcinomas raros como carcinossarcoma, carcinomas adenoescamosos e mucoepidermoides, carcinoma adenoide basal do colo uterino, carcinoma de pequenas células e outros são inclassificáveis (World Health Organization, 2020).

Fatores prognósticos

O principal fator prognóstico em mulheres com câncer de colo uterino é o estádio ao diagnóstico. Quando se comparam as mulheres com doença no estádio IA com aquelas com estádio IVA, a proporção de metástases a distância após o tratamento é de 3% no estádio IA e 75% no estádio IVA. Em mulheres com tumores clinicamente restritos ao colo uterino, invasão carcinomatosa linfovascular, volume tumoral e invasão estromal são os principais fatores associados à invasão linfonodal e à sobrevida livre de doenças. Em mulheres diagnosticadas em estádios II a IV, as variáveis associadas a pior prognóstico são estádio mais avançado, invasão linfonodal pélvica ou para-aórtica, maior volume tumoral, idade avançada, anemia, sarcopenia e *performance status* debilitado. Alguns outros fatores, como infecção pelo HIV, hiperexpressão do C-myc, número de células na fase S do ciclo e presença de HPV 18, têm sido associados a pior prognóstico. Além disso, o polimorfismo da enzima gamaglutamil hidrolase, relacionada ao metabolismo de folatos, parece diminuir a resposta à cisplatina e, assim, estar associada a pior evolução (Cervical Cancer Treatment [PDQ®], 2024). Ainda é controverso se os adenocarcinomas do colo uterino têm pior prognóstico. O padrão de disseminação dos adenocarcinomas parece diferir daquele dos carcinomas escamosos: carcinomas escamosos têm disseminação eminentemente linfática, enquanto adenocarcinomas podem apresentar disseminação hematológica. Há mais proporção de metástases ovarianas nos adenocarcinomas, assim como de metástases a distância, com maior tendência a apresentar carcinomatose. Por outro lado, a sensibilidade à radioterapia dos adenocarcinomas é menor quando comparada à sensibilidade observada para carcinomas escamosos (Fujiwara *et al.*, 2014).

Entretanto, todos os fatores prognósticos citados anteriormente serão influenciados pelos métodos diagnósticos utilizados e tratamento realizado. As disparidades no recebimento de cuidados-padrão são evidentes no câncer de colo uterino e dependem de muitos fatores, como toxicidade do tratamento, comorbidades, instalações hospitalares, disparidades socioeconômicas, idade, raça e etnia. Galindo *et al.* (2023) observaram que, quanto melhor o Índice de Responsabilidade Social (IRS) no planejamento municipal de políticas públicas (estudo realizado no estado de São Paulo, Brasil), maior a proporção de diagnóstico de câncer de colo uterino em estádios iniciais. Uppal *et al.* (2017) avaliaram as disparidades nos cuidados baseados em diretrizes em mulheres com câncer de colo uterino localmente avançado usando o National Cancer Database dos EUA. As taxas de tratamento completo foram pouco maiores que 50%, sendo melhores em mulheres brancas não hispânicas. O tratamento adequado e sem atraso é um dos principais fatores prognósticos independentes significativos. Técnicas complexas de estadiamento, com exames sofisticados de imagens ou cirurgias para biopsias linfonodais, devem ser utilizadas, quando disponíveis, mas não devem postergar o início do tratamento (Cervical Cancer Treatment [PDQ®], 2024.).

ESTADIAMENTO

O câncer do colo uterino é estadiado segundo a classificação sugerida pela International Federation of Gynecology and Obstetrics (FIGO) (Bhatla *et al.*, 2019), conforme Tabela 79.1.

A disseminação do carcinoma do colo uterino é essencialmente local, por via linfática ou hematogênica. Em geral, a invasão dos linfonodos segue um padrão relacionado à extensão da doença no colo, nos paramétrios e na vagina. Raramente pequenos tumores locais podem apresentar metástases a distância. Bhatla *et al.* (2019) destacam que o sistema de estadiamento revisado não exige o uso de uma técnica de imagem específica, biopsia de linfonodo ou avaliação cirúrgica da extensão do tumor. Em condições de poucos recursos, os médicos podem avaliar clinicamente a extensão da doença, tendo um

Tabela 79.1 Estadiamento do câncer do colo uterino.

Estádio	Descrição
I	Carcinoma estritamente confinado ao colo (a extensão para o corpo uterino não é considerada)
IA	Carcinoma invasor diagnosticado somente pela microscopia, com profundidade de invasão máxima ≤ 5 mm (a)
IA1	Invasão do estroma ≤ 3 mm de profundidade
IA2	Invasão do estroma > 3 mm e ≤ 5 mm de profundidade
IB	Carcinoma invasor com invasão de profundidade > 5 mm (maior que estádio IA), lesão limitada ao colo com o tamanho mensurado no maior diâmetro do tumor (b)
IB1	Carcinoma invasor > 5 mm de invasão estromal e ≤ 2 cm na maior dimensão
IB2	Carcinoma invasor > 2 cm e ≤ 4 cm na maior dimensão
IB3	Carcinoma invasor > 4 cm na maior dimensão
II	O carcinoma se estende além do colo uterino, mas não até o terço inferior de vagina ou parede pélvica
IIA	Envolvimento até 2/3 superior de vagina, sem invasão até parede óssea
IIA1	Carcinoma invasor ≤ 4 cm na maior dimensão
IIA2	Carcinoma invasor > 4 cm na maior dimensão
II	Envolvimento parametrial que não atinge a parede óssea
III	O carcinoma envolve o terço inferior de vagina e/ou atinge a parede pélvica e/ou causa hidronefrose ou rim não funcionante e/ou envolve linfonodos pélvicos e/ou para-aórticos
IIIA	Envolvimento da parede inferior de vagina, sem extensão à parede óssea
IIIB	Envolvimento até parede óssea e/ou hidronefrose ou rim não funcionante (a menos que seja de outra causa)
IIIC	Metástases linfonodais pélvicas e/ou para-aórticas (incluindo micrometástases (c), independentemente do tamanho do tumor e da extensão (com anotações r e p) (d)
IIIC1	Metástases linfonodais pélvicas apenas
IIIC2	Metástases linfonodais para-aórticas
IV	O carcinoma se estende além da pelve verdadeira ou envolve (com confirmação de biopsia) a mucosa da bexiga ou do reto. Um edema bolhoso, por exemplo, não permite alocar o caso como estádio IV
IVA	Propagação para órgãos adjacentes
IVB	Metástases a distância

Fonte: Bhatla *et al.*, 2019.

prejuízo em identificar metástases linfonodais. O tamanho do tumor primário pode ser avaliado por avaliação clínica (pré ou intraoperatória), imagem e/ou medição patológica. Sempre que possível, a identificação de metástases linfonodais deve ser realizada usando qualquer(quaisquer) técnica(s) de imagem e/ou método de avaliação patológica disponível. Embora o estadiamento cirúrgico com biopsias linfonodais seja mais acurado do que o estadiamento clínico, essa cirurgia não é prática ou factível na maioria das mulheres e não está associada a melhor sobrevida (Nasioudis *et al.*, 2023).

Estadiamento cirúrgico

- Imagem e avaliação patológica podem ser utilizadas, quando disponíveis, para suplementar achados clínicos em relação ao tamanho do tumor e à sua extensão, em todos os estádios. A avaliação patológica supera as imagens e os achados clínicos
- O envolvimento do espaço vascular/linfático não muda o estádio. A extensão lateral do tumor não é mais considerada
- Células tumorais isoladas não mudam o estádio, mas devem ser referidas no laudo
- Adicionar anotações para r (imagem) e p (patologia) para indicar o método que foi utilizado para alocar o caso em estádio IIIC. Por exemplo, se for a imagem que detectou a metástase em linfonodo pélvico, o estádio será IIIC1r; se a metástase for confirmada pela patologia, será estádio IIIC1p. O tipo de imagem e a técnica patológica utilizada deverão sempre ser documentados. Quando houver dúvida, o menor estádio deverá ser atribuído.

Estadiamento por imagem

Os métodos de imagem como a ultrassonografia (USG), a tomografia computadorizada (TC), a ressonância magnética (RM) e a tomografia por emissão de pósitrons (PET-CT) (Figura 79.2) apresentam desempenho superior ao exame físico no estadiamento do câncer do colo do útero (Woo *et al.*, 2020). Embora o uso da US seja muito disseminado e de fácil acesso, os outros exames de imagem aumentam muito os custos relacionados ao tratamento do câncer. Como cerca de 80% dos carcinomas de colo uterino ocorrem em países em desenvolvimento, que não têm RM, TC ou PET-CT disponíveis para a maioria das mulheres, a FIGO reforça que o estadiamento do câncer de colo uterino não exige o uso de uma técnica de imagem específica. Em condições de poucos recursos, a propedêutica inclui exame clínico, USG e radiografias contrastadas (Bhatla *et al.*, 2019). Por outro lado, como o exame clínico e a radiografia contrastada não têm acurácia muito elevada para o adequado estadiamento do câncer de colo uterino, exames mais detalhados são desejáveis. Muitos profissionais utilizam RM, TC e/ou PET-CT quando estão disponíveis. Entretanto, é importante frisar que a sensibilidade da TC e da PET-CT na detecção de invasão linfonodal é baixa, apesar da alta especificidade (Woo *et al.*, 2020).

A RM é o método com a melhor resolução na avaliação das partes moles, por isso costuma ser o método de escolha para a estimativa por imagem da localização, do tamanho, da profundidade e das extensões vaginal, parametrial, retal ou vesical dos tumores macroscópicos do colo uterino. A European Society of Urogenital Radiology (ESUR) recomenda o estadiamento com RM em todos os tumores FIGO ≥ IB1 (Manganaro *et al.*, 2021). Várias *guidelines* internacionais sugerem a RM em

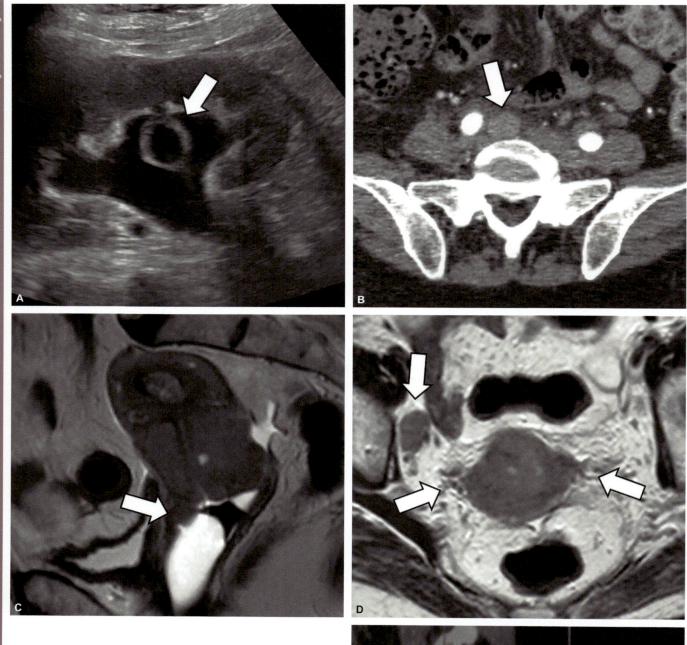

Figura 79.2 A. Ultrassonografia abdominal mostra rim direito com moderada dilatação pielocalicial. A espessura e a relação corticomedular do parênquima renal estão preservadas. A ponta do cateter da nefrostomia está bem posicionada no sistema coletor (*seta branca*). **B.** Imagem axial de TC do abdome, fase arterial, mostra linfonodomegalia ilíaca comum direita (*seta branca*). **C.** Imagem sagital oblíqua de RM, ponderada em T2, mostra colo uterino tumoral e sinais de acometimento do terço proximal do fórnice vaginal anterior (*seta branca*). **D.** Imagem axial de RM, ponderada em T2, mostra colo uterino tumoral com acometimento parametrial bilateral (*setas brancas*) e linfonodomegalia obturatória direita. **E.** Fusão de imagens PET-CT mostra áreas de hipercaptação do radiotraçador em cúpula vagina (*seta branca*) e em linfonodos pélvicos à direita.

todos os estágios, mas ressaltam que, entre os carcinomas invasores do estádio I, a RM seria mais indicada no estádio IB2. Por outro lado, em mulheres com exame clínico sugestivo de doença estádio ≤ IB1 que desejam preservar a fertilidade, a RM de pelve é fundamental, pois avalia de forma adequada os critérios de elegibilidade para o tratamento cirúrgico conservador: tumor menor que 2 cm, comprimento cervical maior que 2,5 cm e distância entre o tumor e o orifício interno maior que 1 cm. De maneira geral, a RM melhora o planejamento terapêutico, e o alto valor preditivo negativo da RM na exclusão da invasão vesical ou retal dispensa a cistoscopia e a endoscopia digestiva na maioria das pacientes com tumores de colo uterino (Pak *et al.*, 2023). É importante frisar que, para os exames de RM, são recomendadas pelo menos duas sequências ponderadas em T2 do conteúdo pélvico nos planos sagital, axial oblíquo ou coronal oblíquo. Uma sequência ponderada em T1 no plano axial entre a sínfise púbica e a veia renal esquerda é útil na detecção de linfonodos pélvicos e abdominais suspeitos. O contraste paramagnético é mais indicado na avaliação de tumores < 2 cm (ver Figura 79.2). As sequências ponderadas em difusão podem auxiliar na avaliação de linfonodos (Manganaro *et al.*, 2021).

Não havendo disponibilidade de RM, a USG tem uma acurácia comparável à RM na avaliação do colo uterino e da invasão parametrial (Woo *et al.*, 2020). A USG é um bom exame para avaliar volume tumoral e presença de dilatação pielocalicial com hidronefrose: tem a vantagem de ser um exame mais fácil e barato, porém é operador-dependente. A USG também pode ser útil se houver contraindicação à RM (Woo *et al.*, 2020).

A RM exibe uma capacidade limitada no diagnóstico de metástases linfonodais (Woo *et al.*, 2020, Nasioudis *et al.*, 2023). Segundo a National Comprehensive Cancer Network (NCCN), a avaliação por imagem nos estádios ≥ IB2 deveria ser complementada sempre que possível pela TC de tórax, abdome e pelve ou pela PET-CT (NCCN Guidelines®, 2023). A identificação de linfonodos pélvicos ou para-aórticos suspeitos nas imagens de mulheres com tumor presumivelmente limitados ao colo muda o estádio para IIIC1r ou IIIC2r e altera o tratamento em um número considerável de pacientes (Bhatla *et al.*, 2019; Cervical Cancer Treatment [PDQ®]), 2024; NCCN Guidelines®, 2023). A dimensão do linfonodo é um dos principais critérios considerados pela TC no diagnóstico de metástases linfonodais. Entretanto, as metástases são frequentes em linfonodos com dimensões normais. Dessa forma, a PET-CT apresenta maior sensibilidade no estadiamento linfonodal dos tumores do colo uterino e tornou-se o principal fator de avaliação do prognóstico para a sobrevida livre de recidiva em pacientes com doença em estádio avançado, IIB ou mais. Entretanto, mesmo a PET-CT identifica apenas 82 a 95% dos linfonodos para-aórticos comprometidos, e a taxa de falso-negativos pode chegar a 22% para linfonodos pélvicos (Nasioudis *et al.*, 2023). A PET-CT de corpo inteiro costuma ser preferível à TC de tórax, abdome e pelve no estadiamento por imagem dos tumores de colo restritos ao colo no exame ginecológico.

TRATAMENTO

Conduta em mulheres com carcinoma estádio IA

Quando o carcinoma do colo uterino é identificado apenas microscopicamente e com invasão estromal ≤ 5 mm de profundidade, é classificado em estádio IA. Essas lesões só poderão ser diagnosticadas por meio de conização ou histerectomia, quando toda a lesão estará incluída para avaliação histopatológica. Quando a lesão é clinicamente visível ("colo tumoral"), independentemente do tamanho do tumor, deve ser classificada em estádio IB. O estádio IA é dividido, ainda, em 1A1, quando a profundidade de invasão estromal é ≤ 3 mm, e 1A2, quando > 3 mm e ≤ 5 mm. À histologia, a invasão estromal superficial das lesões escamosas se caracteriza por um ou mais focos de células neoplásicas que ultrapassam a membrana basal de lesão intraepitelial de alto grau. É comum observar, nesses focos, diferenciação escamosa mais evidente, com citoplasma eosinofílico e queratinização, além de exuberante reação desmoplásica do estroma, com edema, fibrose e reação inflamatória associada. Assim como as lesões escamosas, os adenocarcinomas com invasão mínima devem ser classificados em estádio 1A, quando a profundidade de invasão estromal não ultrapassar 5 mm. À histologia, costumam se apresentar como diminutos ninhos de células neoplásicas, as quais lembram o AIS, porém em arranjos mais desorganizados, com sobreposição e confluência de agrupamentos glandulares, associados a glândulas que se dispõem mais profundamente que no AIS. O estroma costuma apresentar reação desmoplásica, com vasos sanguíneos mais espessos. A presença de invasão carcinomatosa linfovascular deve ser cuidadosamente avaliada e relatada no laudo como ausente ou presente, mesmo nos casos de invasão superficial, tanto nos carcinomas escamosos quanto nos adenocarcinomas, uma vez que pode alterar o prognóstico dessas pacientes (Ruengkhachorn *et al.*, 2016, Stolnicu *et al.*, 2022; Stonilcu *et al.*, 2024). Embora a conização com bisturi frio seja o método preferido para diagnóstico de carcinoma IA, a excisão da zona de transformação com alça é aceitável, desde que a peça não seja fragmentada e que sejam obtidas margens adequadas. As margens do cone (a frio ou com alça) devem estar livres de qualquer grau de neoplasia, invasiva ou intraepitelial (de preferência pelo menos 1 mm). Caso haja doença nas margens do cone, deve-se optar por novo cone ou traquelectomia para definir o estádio da doença (Cervical Cancer Treatment [PDQ®], 2024; NCCN Guidelines®, 2023).

Conduta nos carcinomas IA1 sem invasão carcinomatosa linfovascular

Nos casos de carcinoma escamoso estádio IA1 sem invasão carcinomatosa linfovascular, a histerectomia total é o procedimento-padrão em mulheres com prole definida ou na menopausa. Ao indicar a histerectomia, é importante avaliar se as margens do cone estão positivas para câncer ou lesão precursora. Nesses casos, deve-se considerar um novo cone para avaliar a profundidade da invasão e descartar doença em estádio IA2/IB1. Caso não seja possível repetir a conização e as margens forem positivas para invasão, deve-se considerar a possibilidade de realizar uma histerectomia radical modificada com linfadenectomia (ou biopsia do linfonodo sentinela). A ooforectomia deve ser realizada apenas em mulheres menopausadas. Já em mulheres que desejam preservar a fertilidade ou que não tiveram condição cirúrgica, a conização exclusiva é o tratamento preferencial para a doença IA1. O cone deve ter as margens livre e, de preferência, ter sido retirado em peça única (Cervical Cancer Treatment [PDQ®], 2024; NCCN Guidelines®, 2023). Embora tenha sido mais controversa em relação à cirurgia conservadora em mulheres com adenocarcinoma estádio IA1, a conização exclusiva tem sido indicada com mais segurança.

Os adenocarcinomas, mesmo *in situ* ou com invasão mínima, tendem a ser multifocais, descontínuos e endocervicais altos. Os critérios histológicos e a classificação de Silva são fundamentais na tomada de decisão (Stolnicu *et al.*, 2022). Da mesma forma que nos carcinomas escamosos, a ooforectomia tem sua indicação em mulheres menopausadas (Feng *et al.*, 2018).

Conduta nos carcinomas IA2 sem invasão carcinomatosa linfovascular

Mulheres com carcinoma escamoso e adenocarcinoma do colo uterino, com profundidade de invasão > 3 mm ≤ 5 mm (IA2), têm risco aumentado de doença extracervical, e a histerectomia radical modificada com linfadenectomia pélvica (podendo-se, em alguns casos selecionados, optar por biopsia do linfonodo sentinela) é o tratamento-padrão. Nesses casos, a probabilidade de invasão linfonodal é de cerca de 10%. Nas mulheres com carcinoma IA2, a ooforectomia deve ser reservada para aquelas na menopausa.

Em mulheres que desejam preservar a fertilidade, a traquelectomia com remoção do tecido parametrial lateral, linfadenectomia pélvica e preservação do corpo uterino e anexos é um procedimento aceitável. Entretanto, deve cumprir os seguintes princípios: o diagnóstico deve ser realizado na peça do cone e todos os critérios de cirurgia conservadora devem ser atendidos: ausência de invasão carcinomatosa angiovascular, margens negativas, carcinoma de células escamosas (qualquer grau) ou adenocarcinoma de tipo usual (somente grau 1 ou 2) e imagens negativas para doença metastática (Feng *et al.*, 2018). Os critérios utilizados para preservar a fertilidade incluem o desejo de manter a possibilidade de gestar e a realização de RM para garantir a distância entre a margem da neoplasia e o segmento uterino inferior. A cirurgia preservadora da fertilidade é aceitável em mulheres com carcinoma minimamente invasor IA2 escamoso, adenocarcinoma ou adenoescamoso, mas não deve ser recomendada em pacientes com adenocarcinoma mucinoso do tipo gástrico, carcinomas indiferenciados ou carcinoma de pequenas células. Durante o intraoperatório, antes de se iniciar a ressecção de órgãos, deve-se avaliar a extensão da doença e, caso haja comprometimento linfonodal, prosseguir com a histerectomia radical. A traquelectomia radical com linfadenectomia permite bom controle oncológico, quando bem indicada (Cervical Cancer Treatment [PDQ®], 2024; NCCN Guidelines®, 2024).

Conduta nos carcinomas IA1 e IA2 com invasão carcinomatosa linfovascular

As mulheres com carcinoma com invasão mínima IA1 ou IA2, tanto do tipo escamoso quanto adenocarcinomas, que apresentam invasão carcinomatosa linfovascular, têm risco aumentado de envolvimento linfonodal, por isso deve ser considerado realizar a ressecção linfonodal pélvica completa (Cervical Cancer Treatment [PDQ®], 2024; NCCN Guidelines®, 2023). Em mulheres que não desejam preservar a fertilidade, o tratamento-padrão é a histerectomia radical modificada com linfadenectomia pélvica ou radioterapia. Já em mulheres que desejam preservar a fertilidade, a traquelectomia radical com linfadenectomia pélvica é a opção com maiores evidências de segurança oncológica, podendo, em alguns casos selecionados, realizar tratamento mais conservador como cone com margens livres e biopsia do linfonodo sentinela.

Conduta em mulheres com carcinoma invasor IB1

A via cirúrgica a ser utilizada para o tratamento do carcinoma do colo do útero em estádios iniciais, ou seja, laparotomia, laparoscopia ou laparoscopia robótica assistida, tem sido alvo de muita estudos e opiniões (Micha *et al.*, 2024). Foram bem descritas as vantagens da cirurgia minimamente invasiva, laparoscópica ou robótica assistida, como menor perda sanguínea e menores taxas de complicação. Entretanto, o maior empecilho à cirurgia minimamente invasiva é o resultado do estudo de fase III randomizado comparando a histerectomia radical por laparoscopia ou robótica *versus* abdominal em mulheres com carcinoma inicial de colo uterino. Nesse estudo, a histerectomia radical laparoscópica ou robótica foi associada a maior taxa de recorrência e pior sobrevida global quando comparada com a abordagem abdominal aberta (Ramirez *et al.*, 2018). Atualmente, a abordagem por cirurgia aberta é padrão para o tratamento cirúrgico do carcinoma do colo uterino.

A histerectomia radical com linfadenectomia pélvica bilateral é o tratamento preferencial para o carcinoma escamoso e adenocarcinoma de colo uterino estádio IB1 (lesão clínica até 2 cm no seu maior diâmetro) quando a preservação da fertilidade não é desejada. A ooforectomia é indicada conforme a faixa etária e o estado menopausal. A avaliação pré-operatória é fundamental e exames seccionais de imagem como USG, TC, RM e PET-CT apresentam desempenho superior ao exame físico na identificação dos casos com doença restrita ao colo que podem ser tratados pela cirurgia (Woo *et al.*, 2020; Manganaro *et al.*, 2021). Por sua alta morbidade e ausência de benefícios em relação à sobrevida, a linfadenectomia para-aórtica ainda não é recomendada de forma sistemática. O risco de metástase para-aórtica nas mulheres submetidas à histerectomia radical por câncer de colo uterino no estádio IB1 é baixo. Esse risco aumenta em função do volume tumoral, invasão do corpo uterino, invasão carcinomatosa linfovascular, profundidade da invasão estromal, comprometimento parametrial, citologia do lavado peritoneal positiva e metástases linfonodais pélvicas (Cervical Cancer Treatment [PDQ®], 2024; NCCN Guidelines®, 2023).

Da mesma forma que nas mulheres com carcinoma de colo uterino IA2, em mulheres com carcinoma IB1 que desejem preservar a fertilidade, a traquelectomia radical com linfadenectomia pélvica é a opção com maior evidência de segurança oncológica, podendo-se, em alguns casos selecionados, optar por biopsia do linfonodo sentinela. A avaliação pré-operatória com RM deve garantir que o comprimento cervical seja maior que 2,5 cm e que as margens do tumor estejam pelo menos 1 cm distantes do orifício interno. Pode ser realizada nos tipos histológicos escamoso, adenoescamoso ou alguns tipos de adenocarcinoma. Se o diagnóstico for estabelecido pela peça do cone, uma descrição minuciosa do seu tamanho é fundamental. A avaliação pré-operatória dos linfonodos pélvicos e para-aórticos merece cuidado especial. Entretanto, mesmo a PET-CT identifica apenas 82 a 95% dos linfonodos para-aórticos comprometidos, e a taxa de falso-negativos pode chegar a 22% para linfonodos pélvicos (Nasioudis *et al.*, 2023). Durante o intraoperatório, o ideal é iniciar com biopsia dos linfonodos sentinela e, se invadidos, deve-se prosseguir para cirurgia radical. Também devem ser avaliadas as margens cirúrgicas, que devem estar livres de neoplasia. Mulheres com adenocarcinoma mucinoso do tipo gástrico, carcinomas indiferenciados ou carcinoma de pequenas células não são candidatas à cirurgia preservadora da fertilidade, pois o prognóstico é pior e existe risco elevado de metástases a distância.

Nas últimas décadas há uma tendência em diminuir cada vez mais a extensão da cirurgia nos casos iniciais de câncer do colo uterino. Novas estratégias de tratamento surgem como alternativas para reduzir a morbidade, sem prejudicar a segurança oncológica. Protocolos e estudos prospectivos estão recrutando pacientes para verificar se é possível substituir a histerectomia radical por histerectomia extrafascial e a traquelectomia por conização em mulheres com câncer de colo estádio IB1. Outros estudos visam mostrar a viabilidade do linfonodo sentinela exclusivo em substituição à linfadenectomia pélvica completa. Entretanto, é necessário ter muito cuidado ao introduzir novas práticas cirúrgicas na rotina clínica, fora dos estudos clínicos randomizados (Schaafsma *et al.*, 2022).

Nos estádios iniciais, quando se preserva o útero, o objetivo é preservar a fertilidade. Entretanto, embora as taxas de gestação tenham sido um pouco acima de 50%, há ainda alta taxa de aborto e trabalho de parto prematuro, levando a menor proporção de "bebê em casa" (Bentivegna *et al.*, 2016; Schaafsma *et al.*, 2022). É importante observar que as consultas preconceptivas, pré-natal e assistência ao parto de mulheres submetidas a tratamento conservador por câncer do colo uterino deverão ser extremamente cuidadosas e realizadas em serviços especializados. Certas medidas deverão estar disponíveis, tais como rastreio e tratamento da bacteriúria assintomática, incompetência cervical e encurtamento cervical progressivo. A suplementação vaginal de progesterona deverá ser utilizada na gestante pós-traquelectomia. O parto eletivo por cesariana no período precoce é desejável (Šimják *et al.*, 2020).

Ao indicar uma cirurgia em mulheres com câncer do colo uterino, médico e paciente devem estar cientes de que esse procedimento tem como objetivo ser curativo, sem necessidade de tratamento adjuvante. Por isso, a seleção dos casos que serão operados deve ser extremamente criteriosa, pois, hoje, a adjuvância por radioterapia e quimioterapia em casos operados deve ser exceção. O volume tumoral, a profundidade de invasão do estroma e a invasão carcinomatosa linfovascular são critérios que podem ser identificados na peça do cone e colocam as pacientes em grupo de risco intermediário para recidiva. Na presença desses critérios, pode haver indicação de radioterapia ou quimiorradiação como opção terapêutica inicial, para evitar duplo tratamento com aumento significativo da morbidade e toxicidade a longo prazo. Por outro lado, esses critérios de risco intermediário ou mesmo critérios de alto risco, como margens vaginais e parametriais comprometidas e invasão linfonodal, poderão ser encontrados apenas na avaliação histológica da cirurgia radical. Nesse caso, a terapia adjuvante com radioterapia ou quimiorradiação é indicada para reduzir o risco de recidivas locais e metástases a distância. Em serviços oncológicos de qualidade, a proporção de mulheres que necessitam de tratamento adjuvante deve ser muito baixa, por isso a necessidade de avaliação pré-operatória detalhada e precisa (Cervical Cancer Treatment [PDQ®], 2024; NCCN Guidelines®, 2023).

O tratamento exclusivo com radioterapia ou quimiorradiação é uma alternativa para mulheres com contraindicação cirúrgica por critério de risco intermediário, comorbidades ou para aquelas que optam por não realizar o tratamento cirúrgico. Nesses casos, o tratamento inclui radioterapia pélvica externa (teleterapia) concomitante à quimioterapia com derivados da platina (idealmente cisplatina), seguida de braquiterapia. Para preservar a função endócrina, a ooforopexia pode eventualmente ser considerada previamente à radioterapia pélvica em mulheres com menos de 45 anos com carcinoma de células escamosas (Datta *et al.*, 2017; Cervical Cancer Treatment [PDQ®], 2024; NCCN Guidelines®, 2023).

Conduta em mulheres com carcinoma IB2 e IIA1

Pujade-Lauraine *et al.* (2022), em uma revisão sistemática, compararam as diretrizes globais de tratamento para o câncer do colo uterino localmente avançado ao redor do mundo. Encontraram 46 *guidelines* de 31 países e observaram que as recomendações de tratamento para os estágios IB2 a IIA2 foram as que mais variaram. Os carcinomas restritos ao colo, porém maiores que 2 cm e ≤ 4 cm no seu maior diâmetro (IB2), apresentam piores prognósticos do que os tumores de menor tamanho. Assim, nessas pacientes o tratamento exclusivo com quimiorradiação é a alternativa com melhor evidência de resultados positivos e toxicidade aceitável. A histerectomia radical com linfadenectomia pélvica bilateral associada ou não a linfadenectomia para-aórtica é uma opção terapêutica; entretanto, a possibilidade de ter que submeter paciente à adjuvância com quimiorradiação (margens vaginais e parametriais comprometidas e invasão linfonodal) é muito maior, e, como já mencionado, os tratamentos cumulativos aumentam significativamente as taxas de toxicidade (Cervical Cancer Treatment [PDQ®], 2024; NCCN Guidelines®, 2023).

Conduta em mulheres com carcinoma uterino localmente avançado – IB3, IIB, III e IVA

A radioterapia e a quimioterapia formam os pilares do tratamento do câncer de colo uterino localmente avançado desde 1999. Há uma significativa melhora da sobrevida livre de progressão e controle local quando se associa a quimioterapia com cisplatina, assim como menor incidência de metástases e melhor sobrevida global, conforme metanálise publicada em 2008 (Chemoradiotherapy for Cervical Cancer Meta-Analysis Collaboration, 2008). Embora os benefícios sejam maiores em mulheres com doenças em estádios mais iniciais, Shrivastava *et al.* (2018) mostraram um aumento significativo de sobrevida livre de doença e sobrevida global em mulheres com carcinoma escamoso IIIB que utilizaram quimiorradiação com cisplatina semanal quando comparadas com aquelas submetidas a radioterapia exclusiva. Pujade-Lauraine *et al.* (2022) demonstraram que houve consenso global para a quimiorradiação concomitante à base de cisplatina como tratamento primário para os estágios IIB a IVA, com poucas exceções. Quando há contraindicação ao uso da cisplatina, a carboplatina pode ser utilizada, pois haverá uma diminuição da toxicidade, embora seu impacto na sobrevida seja controverso (Sebastião *et al.*, 2016). Recentemente, McCormack *et al.* (2023) apresentaram os resultados do estudo GCIG INTERLACE, no qual a quimiorradiação foi precedida por seis ciclos de carboplatina com paclitaxel, mostrando um aumento significativo da sobrevida. Não foram demonstrados benefícios de quimioterapia adjuvante à radioterapia (Mileshkin *et al.*, 2023). A radioterapia no câncer do colo uterino é realizada combinando-se dois componentes: a radioterapia externa ou teleterapia e a braquiterapia. Em pacientes com comprometimento dos linfonodos para-aórticos, seja por métodos de imagem, seja por estadiamento cirúrgico, o tratamento de eleição é a quimiorradiação com campo estendido: há um pequeno benefício na sobrevida livre de progressão em estudos não randomizados, porém a toxicidade é muito elevada e deve ser considerada (Bukkems *et al.*, 2022).

Alguns estudos têm avaliado a possibilidade de quimioterapia neoadjuvante em mulheres jovens, essencialmente com o intuito de evitar a radioterapia ou até preservar a fertilidade (Plante *et al.*, 2019; Salman e Covens, 2024). Mulheres na pré-menopausa com diagnóstico de estágio IB2 que desejam preservar a fertilidade têm realizado quimioterapia neoadjuvante com platina/paclitaxel. Pacientes com resposta completa/parcial serão submetidas a cirurgia preservadora da fertilidade e acompanhadas por 3 anos para monitorar o resultado. Pacientes com resposta subótima (lesão residual ≥ 2 cm) receberão histerectomia radical definitiva e/ou quimiorradiação. Os resultados desse estudo ainda não estão disponíveis. Muitos esquemas de quimioterapia foram propostos, geralmente incluindo derivados da platina. Alguns estudos mostram potencial cirurgia preservadora da fertilidade (Kasius *et al.*, 2021) e aumento da sobrevida quando comparado com a radioterapia exclusiva. Em uma metanálise comparando mulheres submetidas a diversos esquemas de quimioterapia neoadjuvante, seguida de cirurgia radical, Borghi *et al.* (2023) concluem que a combinação de cisplatina, paclitaxel e ifosfamida ou antraciclinas mostrou uma taxa mais elevada de respostas parciais ou completas, porém reforçam que quimioterapia neoadjuvante não deve ser considerada um tratamento padrão no câncer do colo uterino localmente avançado. Também não há benefícios comprovados em se realizar o tratamento cirúrgico após a quimiorradiação. Hass *et al.* (2017), em uma metanálise, não mostraram melhora da sobrevida de mulheres submetidas à qiomiorradiação exclusiva quando comparadas com aquelas submetidas à histerectomia após o tratamento combinado.

Seguimento pós-tratamento

Recomendam-se consultas clínicas com anamneses e exame físico geral e ginecológico com intervalos de 3 a 6 meses por 2 anos, semestral até 5 anos e anual a seguir. O exame citopatológico de colo ou vagina deve ser realizado anualmente. A radioterapia pode levar a atipias em células escamosas. Quando o citopatológico mostrar lesões de alto grau, a colposcopia está indicada. Não há consenso na literatura em relação ao benefício de realizar RM de controle pós-tratamento: embora capaz de detectar doença residual, a acurácia dos exames de imagem é menor na avaliação da resposta quando comparada a sua acurácia no estadiamento. Uma exceção é em mulheres submetidas a cirurgia preservadora da fertilidade, na qual a RM pode dar uma segurança preconceptiva. As imagens serão necessárias em caso de suspeita de recidiva, da mesma forma que avaliações laboratoriais, como hemograma ou creatinina. As pacientes devem ser orientadas em relação aos sintomas de possível recorrência, estilo de vida, obesidade, exercício, saúde sexual (p. ex., uso de dilatador vaginal, lubrificantes/hidratantes, terapia hormonal para a menopausa), cessação do tabagismo, aconselhamento nutricional e potenciais complicações tardias do tratamento (Cervical Cancer Treatment [PDQ®], 2024; NCCN Guidelines®, 2023).

Conduta em mulheres com carcinomas IVB ou recidivados

O tratamento-padrão para mulheres com carcinoma de colo uterino metastático é quimioterapia citotóxica paliativa com cisplatina associada a paclitaxel, que resultou em tendência a mais tempo livre de progressão, maior taxa de resposta e qualidade de vida, além de discreto ganho mediano de sobrevida global. Em razão de comorbidades graves e/ou estado geral precário, caso a paciente não seja candidata à poliquimioterapia, a cisplatina como agente único resultou em taxas de resposta inferiores às dos regimes com múltiplos fármacos. Quando as pacientes tiverem contraindicação à cisplatina, poder-se-á utilizar carboplatina. Esquemas baseados em platina, taxano e bevacizumabe são utilizados para pacientes com doença metastática em primeira linha, recidivada ou com doença persistente após tratamento de doença em estádio inicial (Tewari *et al.*, 2017). As metástases linfonodais extrapélvicas mais frequentes são para-aórticas, supraclaviculares, mediastinais e podem estar presentes no diagnóstico inicial ou aparecer na recidiva. O tratamento com quimiorradiação apresenta resultados melhores que os da quimioterapia isolada, independentemente do esquema. Metástases hematogênicas são pouco frequentes, sendo os órgãos mais afetados pulmões, ossos, fígado e cérebro. As taxas de resposta a carboplatina, nab-paclitaxel, vinorelbina, paclitaxel, pemetrexede, ifosfamida, topotecano e irinotecano são baixas e de curta duração. Estudos com agentes imunoterápicos têm demonstrado um aumento significativo da sobrevida livre de progressão, embora de curta duração (Monk *et al.*, 2023).

Nas pacientes com recidiva local ou locorregional, a primeira conduta é descartar metástases a distância com o uso de exames de imagens como TC ou PET-CT. Descartando-se metástases a distância, as pacientes que realizaram tratamento cirúrgico inicial sem radioterapia devem ser tratadas com quimiorradiação. Em pacientes com progressão ou recidiva local, pode ser indicada exenteração pélvica, sempre esclarecendo os riscos/benefícios e a morbidade da cirurgia, incluindo a necessidade de ostomias (Cervical Cancer Treatment [PDQ®], 2024; NCCN Guidelines®, 2023).

CONTROLE PÓS-TRATAMENTO

A maior parte das recomendações sugere que o controle das pacientes seja realizado por meio de exames clínicos seriados e citopatológicos por um período de 5 anos. Ainda não há consenso sobre a utilidade da RM no controle pós-tratamento em mulheres com câncer do colo uterino, a qual, nesse contexto, seria utilizada apenas em caso de suspeita clínica de recorrência. Em mulheres submetidas a tratamento cirúrgico preservador da fertilidade, a RM deve ser realizada no controle após 6 meses, com reavaliação a cada 2 ou 3 anos. A RM também poderia ser indicada no controle pós-tratamento de cânceres avançados, podendo ser associada à PET-CT ou à TC de pelve, abdome e tórax. É importante observar que o desempenho da RM no controle pós-tratamento é inferior ao obtido no estadiamento do câncer do colo uterino. Assim, o contraste paramagnético e as imagens ponderadas em difusão são necessários nos exames de RM realizados para o controle após tratamento (Manganaro *et al.*, 2021). A PET-CT também pode ser utilizada na suspeita de recorrência ou metástase (ver Figura 79.2), no controle pós-tratamento de carcinomas em estádios iniciais tratados com cirurgia e alto risco de recidiva (Cervical Cancer Treatment [PDQ®], 2024; NCCN Guidelines®, 2023).

CONSIDERAÇÕES FINAIS

O câncer do colo uterino é uma doença potencialmente evitável, seja com a vacinação em idade precoce contra HPVs de alto risco oncogênico, seja por meio de um programa de rastreamento com colpocitologia ou testes de detecção de HPV. A implementação de programas organizados de rastreamento, entretanto, é extremamente complexa e demanda a participação efetiva das mulheres, dos serviços de saúde e das políticas de saúde. Para o diagnóstico de doença invasiva inicial, sintomas como sangramento vaginal irregular devem ser valorizados. Em casos de doença invasiva, o tratamento adequado e sem atraso é um fator prognóstico independente significativo. Técnicas complexas de estadiamento, como exames sofisticados de imagens ou cirurgias para biopsias linfonodais, são muito relevantes e precisas, mas não devem postergar o início do tratamento.

REFERÊNCIAS BIBLIOGRÁFICAS

BENTIVEGNA, E. et al. Fertility results and pregnancy outcomes after conservative treatment of cervical cancer: a systematic review of the literature. *Fertility and Sterility*, v. 106, n. 5, p. 1195-1211.e5, 2016.

BHATLA, N. et al. Revised FIGO staging for carcinoma of the cervix uteri. *International Journal of Gynaecology and Obstetrics*, v. 145, n. 1, p. 129-135, 2019. *Erratum in* Corrigendum to "Revised FIGO staging for carcinoma of the cervix uteri" [*International Journal of Gynaecology and Obstetrics*, v. 145, p. 129-135, 2019]. *International Journal of Gynaecology and Obstetrics*, v. 147, n. 2, p. 279-280, 2019.

BORGHI, C. et al. Neoadjuvant chemotherapy prior to radical hysterectomy in locally advanced cervical cancer: a systematic review and meta-analysis. *International Journal of Gynecological Cancer*, v. 34, n. 1, 2023.

BRASIL. Ministério da Saúde/Instituto Nacional de Câncer José Alencar Gomes da Silva. *Diretrizes Brasileiras para o Rastreamento do Câncer do Colo do Útero*, 2016. Disponível em: https://www.inca.gov.br/sites/ufu.sti.inca.local/files//media/document//diretrizes_para_o_rastreamento_do_cancer_do_colo_do_utero_2016_corrigido.pdf. Acesso em: 27 jun. 2024.

BUKKEMS, L. J. H. et al. The impact of para-aortic lymph node irradiation on disease-free survival in patients with cervical cancer: a systematic review and meta-analysis. *Clinical and Translational Radiation Oncology*, v. 35, p. 97-103, 2022.

CARVALHO, C. F. et al. Cervical Cancer Screening with HPV Testing: Updates on the Recommendation. *Revista Brasileira de Ginecologia e Obstetrícia*, v. 44, n. 3, p. 264-271, 2022.

CERVICAL Cancer Prevention (PDQ®): Health Professional Version. Updated: March 6, 2024. USA: National Cancer Institute, 2024. Disponível em: https://www.cancer.gov/types/cervical/hp/cervical-prevention-pdq. Acesso em: 17 jun. 2024.

CERVICAL Cancer Treatment (PDQ®). Health Professional Version. Updated: January 22, 2024. USA: National Cancer Institute. 2024. Disponível em: https://www.cancer.gov/types/cervical/hp/cervical-treatment-pdq. Acesso em: 11 jul. 2024.

CHEMORADIOTHERAPY for Cervical Cancer Meta-Analysis Collaboration. Reducing uncertainties about the effects of chemoradiotherapy for cervical cancer: a systematic review and meta-analysis of individual patient data from 18 randomized trials. *Journal of Clinical Oncology*, v. 26, n. 35, p. 5802-5812, 2008.

DATTA, N. R. et al. Concurrent chemoradiotherapy vs. radiotherapy alone in locally advanced cervix cancer: a systematic review and meta-analysis. *Gynecologic Oncology*, v. 145, n. 2, p. 374-385, 2017.

FENG, Y et al. The safety of fertility preservation for microinvasive cervical adenocarcinoma: a meta-analysis and trial sequential analysis. *Archives of Gynecology and Obstetrics*, v. 298, n. 3, p. 465-475, 2018.

FUJIWARA, K.; MONK, B.; DEVOUASSOUX-SHISHEBORAN, M. Adenocarcinoma of the uterine cervix: why is it different? *Current Oncology Reports*, v. 16, n. 12, p. 416, 2014.

GALINDO, J. F. et al. Social determinants influencing cervical cancer diagnosis: an ecological study. *International Journal for Equity in Health*, v. 22, n. 1, p. 102, 2023.

HARPER, D. M.; DEMARS, L. R. HPV vaccines – a review of the first decade. *Gynecologic Oncology*, v. 146, n. 1, p. 196-204, 2017.

HASS, P. et al. Adjuvant hysterectomy after radiochemotherapy for locally advanced cervical cancer. *Strahlentherapie und Onkologie*, v. 193, n. 12, p. 1048-1055, 2017.

IARC Working Group on the Evaluation of Carcinogenic Risks to Humans. Human papillomaviruses. *IARC Monographs on the Evaluation of Carcinogenic Risks to Humans*, v. 100, Pt B, p. 255-313, 2012.

INSTITUTO NACIONAL DE CÂNCER JOSÉ ALENCAR GOMES DA SILVA – INCA. *Controle do Câncer do Colo do Útero*. 2022. Disponível em: www.inca.gov.br/utero. Acesso em: 22 fev. 2024.

KASIUS, J. C. et al. Neo-adjuvant chemotherapy in fertility-sparing cervical cancer treatment. *Best Practice & Research. Clinical Obstetrics & Gynaecology*, v. 75, p. 82-100, 2021.

LEVI, M. Nota Técnica SBim 15/03/2023. *Atualização das vacinas HPV em uso no Brasil*: introdução da nonavalente (HPV9). Disponível em: https://sbim.org.br/images/files/notas-tecnicas/nt-sbim-vacina-hpv9-230505.pdf. Acesso em: 22 fev. 2024;

LOOPIK, D. L. et al. The natural history of cervical intraepithelial neoplasia grades 1, 2, and 3: a systematic review and meta-analysis. *Journal of Lower Genital Tract Disease*, v. 25, n. 3, p. 221-231, 2021.

MANGANARO, L. et al. Staging, recurrence and follow-up of uterine cervical cancer using MRI: Updated Guidelines of the European Society of Urogenital Radiology after revised FIGO staging 2018. *European Radiology*, v. 31, n. 10, p. 7802-7816, 2021.

MCCORMACK, M. et al. A randomised phase III trial of induction chemotherapy followed by chemoradiation compared with chemoradiation alone in locally advanced cervical cancer: The GCIG INTERLACE trial. *Annals of Oncology*, v. 34, Suppl. 2, p. S1276, 2023.

MICHA, J. P. et al. Current analysis of the survival implications for minimally invasive surgery in the treatment of early-stage cervix cancer. *Journal of Robotic Surgery*, v. 18, n. 1, p. 80, 2024.

MILESHKIN, L. R. et al. Adjuvant chemotherapy following chemoradiotherapy as primary treatment for locally advanced cervical cancer *versus* chemoradiotherapy alone (OUTBACK): an international, open-label, randomised, phase 3 trial. *Lancet Oncology*, v. 24, n. 5, p. 468-482, 2023.

MONK, B. J. et al. KEYNOTE-826: final overall survival results from a randomized, double-blind, phase 3 study of pembrolizumab + chemotherapy vs placebo + chemotherapy for first-line treatment of persistent, recurrent, or metastatic cervical cancer. *Journal of Clinical Oncology*, v. 41, Suppl. 16, p. A-5500, 2023.

NASIOUDIS, D.; GEORGE, E. M.; TANYI, J. L. Controversies in the staging of patients with locally advanced cervical cancer. *Diagnostics (Basel)*, v. 13, n. 10, p. 1747, 2023.

NCCN Clinical Practice Guidelines in Oncology (NCCN Guidelines®). Cervical Cancer Version 1.2024 – Updated September 20, 2023. Disponível em: https://www.nccn.org/professionals/physician_gls/pdf/cervical.pdf. Acesso em 01 ago. 2024.

PAK, T.; SADOWSKI, E. A.; PATEL-LIPPMANN, K. MR imaging in cervical cancer: initial staging and treatment. *Radiologic Clinics of North America*, v. 61, n. 4, p. 639-649, 2023.

PERKINS, R. B. et al. Cervical cancer screening: a review. *Journal of the American Medical Association*, v. 330, n. 6, p. 547-558, 2023.

PLANTE, M. et al. FIGO 2018 stage IB2 (2-4 cm) Cervical cancer treated with Neo-adjuvant chemotherapy followed by fertility Sparing Surgery (CONTESSA); Neo-Adjuvant Chemotherapy and Conservative Surgery in Cervical Cancer to Preserve Fertility (NEOCON-F). A PMHC, DGOG, GCIG/CCRN and multicenter study. *International Journal of Gynecological Cancer*, v. 29, n. 5, p. 969-975, 2019.

PUJADE-LAURAINE, E. et al. Comparison of global treatment guidelines for locally advanced cervical cancer to optimize best care practices: a systematic and scoping review. *Gynecologic Oncology*, v. 167, n. 2, p. 360-372, 2022.

RAMIREZ, P. T. et al. Minimally invasive versus abdominal radical hysterectomy for cervical cancer. *New England Journal of Medicine*, v. 379, n. 20, p. 1895-1904, 2018.

ROTELI-MARTINS, C. et al. Febrasgo position statement. *Human papillomavirus vaccination for adult women, 2022*. Disponível em: https://www.febrasgo.org.br/images/pec/posicionamentos-febrasgo/FPS-N6-Junho-2022-ingles.pdf. Acesso em: 22 fev. 2024.

RUENGKHACHORN, I. et al. Does microinvasive adenocarcinoma of cervix have poorer treatment outcomes than microinvasive squamous cell carcinoma? *Asian Pacific Journal of Cancer Prevention*, v. 17, n. 8, p. 4013-4017, 2016.

SALMAN, L.; COVENS, A. Fertility preservation in cervical cancer-treatment strategies and indications. *Current Oncology*, v. 31, n. 1, p. 296-306, 2024.

SAWAYA, G. F.; HUCHKO, M. J. Cervical cancer screening. *Medical Clinics of North America*, v. 101, n. 4, p. 743-753, 2017.

SCHAAFSMA, M. et al. Is less more in the surgical treatment of early-stage cervical cancer? *Current Opinion in Oncology*, v. 34, n. 5, p. 473-489, 2022.

SEBASTIÃO, A. M. et al. Carboplatin-based chemoradiotherapy in advanced cervical cancer: an alternative to cisplatin-based regimen? *European Journal of Obstetrics, Gynecology, and Reproductive Biology*, v. 201, p. 161-165, 2016.

SERRANO, B. *et al.* Epidemiology and burden of HPV-related disease. *Best Practice & Research. Clinical Obstetrics & Gynaecology*, v. 47, p. 14-26, 2018.

SHRIVASTAVA, S. *et al*; Gynecologic Disease Management Group. Cisplatin chemoradiotherapy vs radiotherapy in FIGO stage IIIB squamous cell carcinoma of the uterine cervix: a randomized clinical trial. *Journal of the American Medical Association Oncology*, v. 4, n. 4, p. 506-513, 2018.

ŠIMJAK, P. *et al.* Management of pregnancy after fertility-sparing surgery for cervical cancer. *Acta Obstetricia et Gynecologica Scandinavica*, v. 99, n. 7, p. 8308, 2020.

STOLNICU, S. *et al.* Clinical correlation of lymphovascular invasion and Silva pattern of invasion in early-stage endocervical adenocarcinoma: proposed binary Silva classification system. *Pathology*, v. 54, n. 5, p. 548-554, 2022.

STOLNICU, S. *et al.* Invasive squamous cell carcinoma of the cervix: a review of morphological appearances encountered in human papillomavirus-associated and papillomavirus-independent tumors and precursor lesions. *Advances in Anatomic Pathology*, v. 31, n. 1, p. 1-14, 2024.

SUNG, H. *et al.* Global Cancer Statistics 2020: GLOBOCAN Estimates of Incidence and Mortality Worldwide for 36 Cancers in 185 Countries. *CA: a Cancer Journal for Clinicians*, v. 71, n. 3, p. 209-249, 2021.

TAINIO, K. *et al.* Clinical course of untreated cervical intraepithelial neoplasia grade 2 under active surveillance: systematic review and meta-analysis. *British Medical Association*, v. 360, p. k499, 2018.

TEWARI, K. S. *et al.* Bevacizumab for advanced cervical cancer: final overall survival and adverse event analysis of a randomised, controlled, open-label, phase 3 trial (Gynecologic Oncology Group 240). *Lancet*, v. 390, n. 10103, p. 1654-1663, 2017.

UPPAL, S. *et al.* Association of hospital volume with racial and ethnic disparities in locally advanced cervical cancer treatment. *Obstetrics and Gynecology*, v. 129, n. 2, p. 295-304, 2017.

WHO Classification of Tumours Editorial Board. *WHO Classification of Tumours*: Female Genital Tumours. 5th ed. Lyon: IARC, 2020.

WOO, S. *et al.* Diagnostic performance of conventional and advanced imaging modalities for assessing newly diagnosed cervical cancer: systematic review and meta-analysis. *European Radiology*, v. 30, n. 10, p. 5560-5577, 2020.

Hiperplasia Endometrial e Câncer do Corpo Uterino

Renato Moretti-Marques • Karla Calaça Kabbach Prigenzi • Priscila M. Queiroz • Fernando de Souza Nobrega

INTRODUÇÃO

Hiperplasia endometrial é a proliferação irregular das glândulas do epitélio de revestimento interno do útero, ou endométrio, com potencial de progressão para câncer. O câncer de endométrio, também conhecido como "câncer do corpo uterino", é a neoplasia epitelial maligna que emerge do endométrio (Ellenson et al., 2020; Lax e Mutter, 2020; Bosse et al., 2020). As neoplasias mesenquimais malignas do corpo uterino, conhecidas como "sarcomas", não fazem parte da discussão deste capítulo.

ENDOMÉTRIO

Hiperplasias endometriais

Estima-se que a hiperplasia endometrial seja três vezes mais frequente do que o câncer de endométrio, porém existem fatores que dificultam essa estimativa, tais como as mudanças recentes e frequentes na classificação diagnóstica e nos dados epidemiológicos, incluindo apenas pacientes sintomáticas para o diagnóstico histológico da neoplasia. Estima-se que, nos EUA, entre 1985 e 2003, a incidência de hiperplasia endometrial era de 133 casos a cada 100 mil mulheres, com predomínio de hiperplasias sem atipias entre mulheres dos 50 aos 54 anos, e de hiperplasias atípicas/neoplasia intraepitelial endometrioide entre mulheres de 60 a 64 anos (Reed et al., 2009).

O fator de risco mais importante para desenvolvimento, tanto de hiperplasia endometrial atípica/neoplasia intraepitelial endometrioide (HA/NIE) quanto de câncer de endométrio, é a exposição crônica a estrógenos, de natureza endógena ou exógena, sem oposição de progestagênios. Exemplos de exposição endógena excessiva a estrógeno incluem obesidade, anovulação crônica, síndrome dos ovários policísticos, menarca precoce, menopausa tardia e presença de tumores secretores de estrogênio (Zeleniuch-Jacquott et al., 2001). Terapia hormonal em mulheres na pré ou pós-menopausa, sem o efeito protetor da oposição progestagênica, ou utilização de fármacos como tamoxifeno no tratamento de neoplasias mamárias responsivas a hormônios configuram os principais exemplos de exposição estrogênica exógena excessiva (Furness et al., 2009; Committee Opinion No. 601, 2014). Outros fatores de risco incluem aqueles genéticos, como o câncer colorretal hereditário sem polipose (HNPCC, ou síndrome de Lynch [SL]) e a síndrome de Cowden (mutação no gene PTEN) (Vasen et al., 2013; Pilarski et al., 2011). Estudos recentes estimam que o risco de progressão de HA/NIE para câncer de endométrio seja em cerca de 19% (Ordi et al., 2014), com a taxa de coexistência entre as duas patologias chegando a 59% (Zhao et al., 2021).

Classificação das hiperplasias

Define-se hiperplasia endometrial como uma proliferação de glândulas endometriais de tamanho e formato irregulares, com ou sem atipia citológica, que podem progredir para câncer de endométrio. O risco de progressão da hiperplasia endometrial para câncer depende da natureza da hiperplasia, que pode ser uma reação benigna à estimulação estrogênica por período prolongado, sem a oposição de progestagênios, ou um processo neoplásico pré-maligno (Ellenson et al., 2020; Lax e Mutter, 2020). Historicamente, em 1994, a Organização Mundial da Saúde (OMS) propôs um sistema de classificação da hiperplasia endometrial em quatro categorias histológicas distintas, baseadas no grau de complexidade arquitetural e na presença/ausência de atipia nuclear.

Os grupos histológicos resultantes desse sistema de classificação foram: hiperplasia endometrial (a) simples sem atipia; (b) complexa sem atipia; (c) simples com atipia; e (d) complexa com atipia. Esse sistema apresentava limitações, como definições subjetivas de complexidade arquitetural e de atipia, o que favoreceu o surgimento de um novo sistema de classificação, reprodutível, com critérios histopatológicos bem definidos, contendo apenas dois grupos: hiperplasia endometrial sem atipia e HA/NIE (Chen et al., 2022). Tal classificação foi incorporada pela OMS desde 2014 e mantida na edição atual, de 2020, conforme critérios diagnósticos descritos na Tabela 80.1 (Ellenson et al., 2020; Lax e Mutter, 2020).

Quadro clínico e diagnóstico

Os principais sintomas da hiperplasia endometrial são distúrbios de sangramento em mulheres na pré-menopausa e sangramento vaginal em mulheres na pós-menopausa. O fator de risco mais importante é a exposição crônica a estrógenos sem a oposição de progestagênios. O diagnóstico baseia-se na avaliação histológica de uma amostra de tecido endometrial, obtida por biopsia do endométrio, curetagem, histeroscopia ou histerectomia (Nees et al., 2022).

Tratamento

As opções de tratamento mais importantes para hiperplasia endometrial incluem observação cuidadosa, ou vigilância ativa; e terapia com progestagênios até o tratamento cirúrgico definitivo com histerectomia, incluindo ou não a salpingo-ooforectomia bilateral.

Tabela 80.1 Critérios diagnósticos de lesões precursoras de câncer de endométrio da Organização Mundial da Saúde (OMS).

Hiperplasia endometrial sem atipia	
Definição	Proliferação glandular endometrial irregular em tamanho e formato, sem atipia citológica significativa
Histopatologia	Glândulas normais misturadas a glândulas ramificadas e/ou com dilatação cística, muitas vezes distribuídas de forma irregular, criando proporções variáveis da relação glândula/estroma. Epitélio simples ou pseudoestratificado
Essencial	Aumento da relação glândula/estroma endometrial; glândulas tubulares, ramificadas e/ou com dilatação cística semelhantes ao endométrio proliferativo; distribuição uniforme de características nucleares em todo o tecido
Hiperplasia endometrial atípica/neoplasia intraepitelial endometrioide	
Definição	Aumento do número de glândulas endometriais em comparação com o estroma simultâneo à alteração citológica epitelial, dentro de uma região morfologicamente demarcada, distinta do endométrio circundante
Histopatologia	Aglomerados de glândulas endometriais tubulares ou ramificadas com atipia nuclear, distintas do padrão arquitetural e citológico do endométrio circundante
Essencial	Glândulas endometriais extremamente agrupadas com atipia citológica em área morfologicamente delimitada, distintas do endométrio circundante
Desejável	Perda de imunorreatividade para *PTEN*, *PAX2* ou proteínas de reparo do DNA

Fonte: Ellenson *et al.*, 2020; Lax e Mutter, 2020.

Fatores para tomada de decisão

Ao deparar-se com uma paciente com diagnóstico de hiperplasia endometrial, o primeiro fator a ser considerado na definição da estratégia terapêutica a ser instituída é a presença ou ausência de atipias nucleares à microscopia. Em seguida, consideram-se características clínicas, capacidade funcional, dados radiológicos do útero e de toda a pelve, além de potencial e desejo de preservação da fertilidade.

Tratamento conservador

Embora não seja considerado tratamento-padrão, o manejo conservador de hiperplasia endometrial, com preservação uterina, pode ser considerado para mulheres que desejam preservar a fertilidade. Diferentes tipos de progestagênios e diferentes vias de administração demonstraram eficácia no tratamento das hiperplasias endometriais. Embora anteriormente os progestagênios mais utilizados fossem o acetato de megestrol e o acetato de medroxiprogesterona (MPA) administrados por via oral (VO), o dispositivo intrauterino liberador de levonorgestrel (DIU-LNG) vem ganhando protagonismo em relação às terapias orais como primeira linha de tratamento em muitos países. O tratamento de HA/NIE e/ou câncer de endométrio inicial com o DIU-LNG tem taxa de resposta completa variando de 75 a 85% e, quando comparado com o tratamento VO, associa-se a menos efeitos colaterais sistêmicos (Gunderson *et al.*, 2012). Para pacientes com diagnóstico de hiperplasia endometrial sem atipia e que apresentem contraindicação para terapia com progestagênios, a vigilância ativa é uma opção. Nesses casos, é importante manter acompanhamento rigoroso para afastar a possibilidade de progressão para hiperplasia atípica ou câncer (Nees *et al.*, 2022).

Tratamento definitivo

A histerectomia total é o tratamento curativo de escolha para pacientes com HA/NIE (Trimble *et al.*, 2012). No intraoperatório, é possível considerar avaliação uterina em busca de doença maligna por inspeção macroscópica e/ou biopsia de congelação. É importante ressaltar, no entanto, que a sensibilidade da biopsia de congelação como método para detecção de câncer endometrial durante a cirurgia pode ser baixa, com taxas variando de 27 a 73% (Indermaur *et al.*, 2007; Morotti *et al.*, 2012). Apesar de as taxas de envolvimento linfonodal serem extremamente baixas nas hiperplasias atípicas (menores que 1%) e não ser padrão de conduta, estudos discutem que, diante da baixa morbidade do procedimento, poder-se-ia realizar a pesquisa do linfonodo sentinela (Mueller *et al.*, 2023).

Neoplasias endometriais malignas

Câncer de endométrio, também conhecido como "câncer de corpo uterino", é a neoplasia epitelial maligna que emerge do endométrio (Bosse *et al.*, 2020). Os fatores determinantes da gravidade da doença incluem características histológicas e biomoleculares do tumor, além da sua extensão locorregional e comprometimento neoplásico a distância.

Epidemiologia

O câncer de endométrio é a sexta neoplasia mais frequente em mulheres no mundo, o oitavo mais comum em mulheres no Brasil (em análise, com exceção do câncer de pele não melanoma) e constitui o tumor ginecológico mais comum em países desenvolvidos (Amant *et al.*, 2005; Sung *et al.*, 2021; Instituto Nacional de Câncer José Alencar Gomes da Silva, 2023). É responsável por um número significativo de novos casos e mortes anualmente. Em 2020, aproximadamente 417 mil novos casos de câncer de endométrio e 97 mil mortes foram atribuídos a essa doença no mundo (Sung *et al.*, 2021). No Brasil, estimaram-se 7.840 novos casos por ano da neoplasia até 2023 e 1.944 mortes até 2020 (Instituto Nacional de Câncer José Alencar Gomes da Silva, 2023). A incidência global de câncer de endométrio está aumentando, e uma tendência semelhante é esperada no Brasil ao longo da próxima década (Sung *et al.*, 2021; Instituto Nacional de Câncer José Alencar Gomes da Silva, 2023; Paulino *et al.*, 2018).

Esse carcinoma é mais incidente em mulheres na pós-menopausa (50 a 60% dos casos ocorrem em mulheres entre 50 e 60 anos de idade). No entanto, é também encontrado entre mulheres nuligestas e naquelas com baixo índice de paridade (Bastos, 1982).

Classificação histológica

Historicamente, seguindo a clássica publicação de Bokhman (1983), os tumores de endométrio foram classificados em dois tipos distintos com perfis epidemiológico, genético, prognóstico e terapêutico distintos: tipo 1, mais frequente (80 a 90% dos casos), associado à estimulação estrogênica do endométrio sem contraposição progestagênica, sendo representado, principalmente, pelos carcinomas endometrioides de baixo grau (graus 1 e 2) e associado a melhor prognóstico; e tipo 2, representado pelos outros subtipos histológicos, considerados de alto grau por definição, como os carcinomas seroso, de células claras e endometrioide de alto grau (grau 3), que se desenvolveriam a partir de endométrio atrófico, em mulheres sem histórico de estímulo estrogênico excessivo e que apresentariam pior prognóstico em relação aos tumores do tipo 1.

Hoje, a OMS preconiza a utilização da classificação histológica dos carcinomas endometriais, baseada no padrão morfológico, de diferenciação celular e, idealmente ou sempre que possível, aliada à classificação molecular dos tumores (WHO Classification of Tumours Editorial Board, 2020; Cancer Genome Atlas Research Network *et al.*, 2013a). São reconhecidos os seguintes tipos histopatológicos de carcinomas de endométrio de acordo com a OMS: endometrioide, seroso, de células claras, indiferenciado/desdiferenciado, carcinossarcoma, mesonéfrico-símile, escamoso, mucinoso de tipo gástrico (gastrointestinal), carcinomas neuroendócrinos e carcinoma misto (WHO Classification of Tumours Editorial Board, 2020).

Carcinoma endometrioide

O carcinoma endometrioide é definido pela presença de células epiteliais malignas com aparência morfológica semelhante ao endométrio normal, apresentando arquitetura complexa com formações glandular, papilar e sólida em diferentes proporções. Os fatores de risco para o desenvolvimento desse tipo de neoplasia são os mesmos envolvidos na fisiopatologia da HA/NIE previamente elencadas. Microscopicamente, podem apresentar diversos padrões histológicos, tais como tubular, viloglandular, fusiforme, cordonal hialinizante, papilar, secretório, mucinoso e com diferenciação escamosa morular, entre outros (WHO Classification of Tumours Editorial Board, 2020). Esses padrões são, em geral, citados em laudos anatomopatológicos, porém não estão associados a prognósticos distintos.

Apesar de a maioria dos carcinomas endometrioides apresentar características semelhantes às do "tipo 1" de Bokhman (1983), atualmente há o entendimento de que são tumores altamente heterogêneos em termos de morfologia, eventos moleculares e comportamento biológico (Oliva *et al.*, 2020). Dessa forma, os carcinomas endometrioides são adicionalmente graduados, seguindo os critérios da International Federation of Gynecology and Obstetrics (FIGO), em tumores de baixo grau (FIGO graus 1 e 2) e de alto grau (FIGO grau 3). O grau de diferenciação é baseado na proporção de áreas sólidas não escamosas: ≤ 5% (grau 1), 6 a 50% (grau 2) e > 50% (grau 3). A presença de atipia nuclear acentuada em > 50% das células neoplásicas eleva o grau em um ponto nos tumores graus 1 ou 2 (WHO Classification of Tumours Editorial Board, 2020). Os demais tipos histológicos de carcinomas endometriais são considerados, por definição, como de alto grau, não sendo aplicada a graduação FIGO.

Carcinoma seroso

O carcinoma seroso do endométrio representa aproximadamente 10% de todos os carcinomas endometriais, equivalendo a cerca de 40% das causas de óbito relacionadas ao câncer de endométrio (WHO Classification of Tumours Editorial Board, 2020). Protótipo do antigamente classificado como "tipo 2" de Bokhman, é definido como carcinoma de alto grau histológico com pleomorfismo nuclear acentuado e difuso, que apresenta padrões de crescimento papilar e/ou glandular, com a maioria apresentando mutações somáticas em *TP53* (WHO Classification of Tumours Editorial Board, 2020). Em estudo do Grupo de Ginecologia Oncológica (GOG), Brinton *et al.* (2013) compararam os fatores de risco de carcinomas endometrioides e não endometrioides, sendo evidenciado que carcinomas não endometrioides, tais como o carcinoma seroso, tendem a se desenvolver em mulheres mais velhas, não caucasianas, multíparas e fumantes. Apesar de mulheres com carcinomas serosos serem menos frequentemente obesas e não expostas a estrógeno sem oposição de progesterona, há dados emergindo sugerindo que alguns tipos de carcinomas serosos podem não ser inteiramente estrógeno-independentes (Briton *et al.*, 2013).

Tipicamente, desenvolve-se no contexto de endométrio atrófico ou em pólipos endometriais, tendo como lesão precursora o carcinoma intraepitelial seroso do endométrio, o qual, apesar de estar restrito ao epitélio de superfície, apresenta potencial metastático para sítios extrauterinos (WHO Classification of Tumours Editorial Board, 2020; Oliva *et al.*, 2020). As características histológicas do carcinoma seroso incluem glândulas com bordas luminais irregulares, arranjos sólidos e papilas, apresentando núcleos acentuadamente atípicos com macronucléolos evidentes e atividade mitótica conspícua.

A amplificação de *HER-2* demonstra-se de forma heterogênea em 30% dos carcinomas serosos (Buza e Hui, 2013). Em 2018, um ensaio clínico multicêntrico randomizado de fase II demonstrou benefício em termos de sobrevida global e livre de progressão em pacientes com carcinomas serosos de endométrio *HER-2*-positivo em estágio avançado e recidivado com a terapia anti-*HER-2* em associação com quimioterapia-padrão com carboplatina-paclitaxel (Fader *et al.*, 2018). Dessa forma, a testagem de *HER-2* tem sido feita em casos de carcinomas serosos por estudo imuno-histoquímico e, nos casos duvidosos, a hibridização *in situ* (ISH) é realizada adicionalmente. A avaliação imuno-histoquímica do *HER-2* baseia-se em identificação de imunomarcação membranosa completa ou incompleta (lateral/basolateral), intensidade da coloração (forte, moderada ou fraca) e posterior quantificação (%) de células tumorais que apresentam tal marcação. De acordo com critérios estabelecidos, define-se um escore (0, 1, 2 e 3+), sendo 3+ considerado *HER-2*-positivo, 2+, *HER-2* duvidoso e 0 e 1+, *HER-2*-negativo. Nos casos duvidosos, a ISH deve ser feita obrigatoriamente para avaliar o número médio de cópias de *HER-2* e a relação entre as cópias de *HER-2* e o cromossomo 17 (CEP17) após a contagem de sinais em 20 células consecutivas, sendo a conclusão de detecção de amplificação ou não amplificação gênica por meio dos *cutoffs* estabelecidos (Buza, 2021). A testagem de *HER-2* pode ser realizada em biopsias/curetagens endometriais ou histerectomias porque os dois tipos de amostras demonstraram 84% de concordância nos resultados, sendo a heterogeneidade intratumoral o maior fator de discordância. Tumores primários e metastáticos também podem mostrar heterogeneidade, com taxas discordantes de 23% em todos os carcinomas endometriais e 55% em carcinomas serosos endometriais (Buza, 2021; Turashvili e Hanley, 2024).

Carcinoma de células claras

Constitui menos de 5% dos carcinomas endometriais e é considerado tipo histológico de alto grau composto de células atípicas em geral contendo citoplasma claro, dispostas em arranjos túbulo-císticos, sólidos, papilares e glandulares. É importante ressaltar que a presença de células claras isoladamente em uma neoplasia não é inteiramente sensível nem específica como único critério diagnóstico, devendo ser aplicada, para fins diagnósticos, uma combinação de critérios arquiteturais, nucleares e citoplasmáticos (WHO Classification of Tumours Editorial Board, 2020; Oliva *et al.*, 2020).

Em sua patogênese, não há um perfil específico de eventos moleculares, mas sim heterogeneidade genética com mutações somáticas que podem se sobrepor às de carcinomas endometrioides e serosos (WHO Classification of Tumours Editorial Board, 2020).

Carcinoma indiferenciado/desdiferenciado

São carcinomas de alto grau histológico incomuns, correspondendo a cerca de 2% dos cânceres de endométrio, que apresentam em sua patogênese mutações inativadoras do complexo de proteínas SWI/SNF, associadas à desdiferenciação celular, resultando em perda de expressão de SMARCA4 (BRG1) e INI-1 (WHO Classification of Tumours Editorial Board, 2020). O carcinoma indiferenciado é assim denominado por não apresentar linhagem de diferenciação celular evidente. É composto de células de tamanho pequeno a intermediário, descoesas, com cromatina condensada, dispostas isoladamente. Tal aspecto torna o diagnóstico diferencial morfológico amplo com linfomas, sarcomas do estroma endometrial de alto grau, carcinoma endometrioide grau 3 (FIGO) e carcinoma neuroendócrino de pequenas células. Já os carcinomas desdiferenciados são aqueles que contêm componente de carcinoma diferenciado, em geral carcinomas endometrioides graus 1 e 2 (FIGO), associado a componente de carcinoma indiferenciado (WHO Classification of Tumours Editorial Board, 2020).

Em casos desdiferenciados, o componente indiferenciado é clonalmente relacionado ao componente diferenciado, indicando que o primeiro se origina pelo mesmo processo molecular que o último. Tais neoplasias apresentam importante propensão à deficiência nas proteínas de reparo do DNA/instabilidade de microssatélites (WHO Classification of Tumours Editorial Board, 2020), sendo esse fato utilizado também como auxílio diagnóstico (Kuhn *et al.*, 2014).

Carcinossarcoma

Carcinossarcoma é uma neoplasia uterina maligna bifásica integrada por componente de carcinoma de alto grau histológico e componente sarcomatoso. Corresponde a 2 a 5% das malignidades uterinas e compartilha os mesmos fatores de risco de outros carcinomas endometriais. O termo carcinossarcoma é preferível e é o adotado pela OMS, em contrapartida à antiga nomenclatura de tumor mülleriano misto maligno (WHO Classification of Tumours Editorial Board, 2020; Oliva *et al.*, 2020).

Atualmente, há evidências clínicas, morfológicas e moleculares de que são neoplasias monoclonais de origem epitelial que secundariamente passam por processo de transdiferenciação do componente carcinomatoso, por meio de transição epiteliomesenquimal, dando origem ao componente sarcomatoso (Franceschi *et al.*, 2019). Dessa forma, ambos os componentes apresentam alterações genéticas similares, e a maioria deles (90%) exibe mutações em *TP53* (WHO Classification of Tumours Editorial Board, 2020). Histologicamente, apresenta mais frequentemente componente carcinomatoso de tipo seroso ou endometrioide grau 3 (FIGO) misturado com componente mesenquimal, em geral, de sarcoma de alto grau sem outras especificações. Pode exibir também componentes heterólogos, como rabdomiossarcoma (WHO Classification of Tumours Editorial Board, 2020). A amplificação de *HER-2* também foi demonstrada em carcinossarcomas, frequentemente em coexistência com mutações em *TP53*, devendo a testagem para esse receptor ser realizada também nesse tipo histológico (Ross *et al.*, 2022).

Carcinoma misto

Neoplasia composta de dois ou mais tipos histológicos de carcinomas endometriais, devendo pelo menos um deles ser carcinoma seroso ou carcinoma de células claras, independentemente da proporção em que aparecem (WHO Classification of Tumours Editorial Board, 2020). É um diagnóstico raro, de exclusão, que representa tumores de colisão biologicamente distintos, devendo estar muito bem documentado morfologicamente e por estudos complementares, com resultados que corroborem a existência de populações neoplásicas clonalmente independentes.

Outros carcinomas endometriais

Tipos histológicos raros recém-descritos e de comportamento clínico agressivo incluem: (1) carcinoma mesonéfrico-símile, (2) carcinoma mucinoso de tipo gástrico (gastrointestinal) e (3) carcinoma escamoso primário do endométrio. O carcinoma mesonéfrico-símile caracteriza-se pela presença de diferenciação semelhante à de remanescentes mesonéfricos. Há grande variação em padrões morfológicos, incluindo pequenas glândulas e túbulos com secreção eosinofílica intraluminal semelhante a material coloide, papilas, arranjos sólidos, retiforme e fusiforme (WHO Classification of Tumours Editorial Board, 2020). Esse tipo histológico foi recém-incluído na classificação de tumores da OMS de corpo uterino em 2020 (WHO Classification of Tumours Editorial Board, 2020), com dados limitados sugerindo comportamento agressivo (Euscher *et al.*, 2020).

Assim como o carcinoma mesonéfrico-símile, carcinomas escamosos e carcinomas mucinosos de tipo gástrico (gastrointestinal) primários do endométrio são neoplasias extremamente infrequentes em corpo uterino (WHO Classification of Tumours Editorial Board, 2020), devendo sempre ser excluída origem cervical.

Carcinomas neuroendócrinos são neoplasias raras no trato genital feminino. São compostos de células de tamanho pequeno ou grande, que apresentam evidências de diferenciação neuroendócrina ao estudo imuno-histoquímico, por meio da demonstração de expressão de sinaptofisina (mais frequentemente) e cromogranina (mais específico). Podem ocorrer na forma pura ou combinada com outro tipo histológico, sendo mais comumente encontrados no colo uterino (WHO Classification of Tumours Editorial Board, 2020).

Classificação molecular e biomarcadores substitutos

Em 2013, o grupo The Cancer Genome Atlas Research Network (TCGA) publicou um estudo em que foram avaliados os genomas, transcriptomas e proteomas de 373 cânceres de endométrio, resultando na identificação de quatro grupos moleculares prognósticos distintos, incluindo: (1) polimerase épsilon (POLE) mutado/ultramutado, (2) instabilidade de microssatélites (MSI-H)/hipermutado, (3) baixo número de cópias/sem perfil molecular específico e (4) alto número de cópias/p53 anormal (seroso/seroso-símile), com cada grupo exibindo taxas diferentes de sobrevida livre de progressão, sendo os grupos POLE e alto número de cópias os de melhor e pior prognóstico, respectivamente. Os demais grupos apresentam prognósticos intermediários (Cancer Genome Atlas Research Network *et al.*, 2013a; Cancer Genome Atlas Research Network, 2013b).

A integração dos aspectos microscópicos às características moleculares fornece dados prognósticos e de predição de risco clínico, discriminando curvas de sobrevida e desfechos (WHO

Classification of Tumours Editorial Board, 2020), sendo, portanto, a melhor abordagem para estratificar pacientes, especialmente nos casos de carcinomas endometrioides, o tipo histológico mais heterogêneo (Bosse *et al.*, 2018).

Testes moleculares possuem alto custo e necessidade de tecnologias específicas, não sendo fácil a sua aplicação em locais com recursos limitados. Considerando essa informação, diversos grupos de *experts* se reuniram para usar o conjunto de dados do TCGA e aplicar na rotina testes substitutos capazes de replicar a classificação molecular de maneira custo-efetiva, estratégia conhecida como "classificador ProMisE" (ferramenta proativa de classificação de risco molecular para cânceres endometriais, da sigla em inglês) (Talhouk *et al.*, 2015). Dessa forma, na prática clínica, utilizam-se as seguintes técnicas para atingir esse objetivo: (1) exame imuno-histoquímico para pesquisa de expressão das proteínas de reparo do DNA (MLH1, MSH2, MSH6 e PMS2) e da proteína p53; (2) análise molecular de mutações somáticas do gene *POLE* (Imboden *et al.*, 2019).

A expressão alterada das proteínas de reparo do DNA (MLH1, MSH2, MSH6 e PMS2) durante análise imuno-histoquímica identifica o grupo MMRd (deficiência de enzimas de reparo, da sigla em inglês), que corresponde ao grupo instabilidade de microssatélites do estudo TCGA. A expressão alterada da proteína p53 na imuno-histoquímica identifica o grupo p53abn (p53 anormal, da sigla em inglês), que corresponde ao grupo alto número de cópias do TCGA. Na ausência de alteração desses marcadores imuno-histoquímicos e de mutações no gene *POLE* por meio do sequenciamento genético, tem-se o grupo NSMP (perfil molecular não específico, da sigla em inglês), que corresponde ao grupo baixo número de cópias do estudo TCGA (Stelloo *et al.*, 2016; Talhouk *et al.*, 2017; McAlpine *et al.*, 2018).

POLE mutado/ultramutado

Mutações somáticas patogênicas e em *hotspots* do domínio ε (épsilon) da exonuclease polimerase (POLE) estão mais associadas a carcinomas endometrioides graus 2 e 3 (FIGO) e denotam prognóstico excelente. Os tumores desse grupo molecular apresentam o maior número de mutações por megabase (> 100), por isso são também chamados "ultramutados". Histologicamente, apresentam heterogeneidade intratumoral, frequentemente com características morfológicas ambíguas similares a carcinomas serosos (seroso-símile), além de proeminente quantidade de linfócitos infiltrantes tumorais (TILs, da sigla em inglês) (WHO Classification of Tumours Editorial Board, 2020; Cancer Genome Atlas Research Network *et al.*, 2013a; Oliva *et al.*, 2020).

A identificação desse grupo molecular é realizada por meio do sequenciamento dos éxons que se correlacionam mais fortemente com mutações patogênicas e *hotspots* de POLE, sendo eles os éxons 9, 10, 13 e 14 (Imboden *et al.*, 2019).

Instabilidade de microssatélites/hipermutado

É o segundo grupo molecular mais prevalente e inclui quase exclusivamente carcinomas endometrioides que variam de grau 1 a 3 (FIGO), tendo prognóstico intermediário. Frequentemente, observam-se TILs, diferenciação mucinosa, padrão de invasão do tipo microcístico, alongado e fragmentado (MELF, da sigla em inglês) e invasão linfovascular (ILV). Após os carcinomas endometrioides, os carcinomas indiferenciados/desdiferenciados são os mais comumente encontrados nesse cenário (WHO Classification of Tumours Editorial Board, 2020; Oliva *et al.*, 2020).

Microssatélites são repetições de sequências do DNA com 1 a 6 pares de bases de comprimento, sujeitas a erros de pareamento, como inserções ou deleções. Tais erros são reconhecidos e reparados pelo sistema de reparos de danos do DNA por meio da função preservada das proteínas MLH1, MSH2, MSH6 e PMS2. A perda de função dessas proteínas pode ocorrer por mutações somáticas ou germinativas nos genes de reparo do DNA, o que leva a consequentes acúmulos de inserções ou deleções de múltiplas repetições em *tandem* (instabilidade) nos microssatélites e, por fim, ao desenvolvimento de neoplasias após tais erros de replicação levarem a mutações em genes condutores (Oliva *et al.*, 2020).

Testes moleculares de sequenciamento de genes de reparo do DNA podem ser realizados, mas com bom custo-benefício. O estudo imuno-histoquímico com pesquisa de proteínas de reparo do DNA (MLH1, MSH2, MSH6 e PMS2) é utilizado universalmente como substituto (WHO Classification of Tumours Editorial Board, 2020).

A perda de expressão de proteínas de reparo do DNA está descrita em aproximadamente 20 a 30% dos carcinomas endometriais, enquanto 5 a 6% estão associados à SL, que é uma síndrome hereditária causada por mutações germinativas em genes de reparo do DNA e caracterizada por risco vitalício de 40 a 60% de desenvolvimento de carcinomas colorretais e endometriais. Nos carcinomas endometriais, o exame imuno-histoquímico para pesquisa de MMRd é realizado por dois motivos: (1) rastreamento da SL (sensibilidade de 83% e especificidade de 89% para detecção) e (2) auxílio na definição de tipo histológico e/ou genômico ou determinando elegibilidade para imunoterapia (Turashvili e Hanley, 2024).

A avaliação imuno-histoquímica é baseada na observação ou não de marcação nuclear dos marcadores pesquisados. Como as proteínas de reparo do DNA funcionam em heterodímeros, a perda de expressão nuclear de MLH1 é acompanhada de perda de PMS2, enquanto a perda de MSH2 é acompanhada da perda de MSH6, apesar de perdas isoladas também serem possíveis.

De maneira geral, o rastreamento mais custo-efetivo é feito inicialmente com pesquisa imuno-histoquímica de MSH6 e PMS2, com subsequente pesquisa de MSH2 (se MSH6 anormal) e/ou MLH1 (se PMS2 anormal), além de teste reflexo de metilação do promotor de MLH1 em casos com perda de expressão de MLH1/PMS2. É importante ressaltar que o exame imuno-histoquímico é um método indireto de rastreamento de SL, devendo ser realizada a testagem germinativa confirmatória em caso de expressão proteica anormal e/ou critérios clínicos suspeitos, tendo em vista que existem diversos mecanismos que afetam a expressão de proteínas de reparo do DNA (Oliva *et al.*, 2020; Turashvili e Hanley, 2024; Soslow, 2016).

A testagem imuno-histoquímica pode ser feita em biopsias/curetagens ou espécimes cirúrgicos, sendo preferível em amostras de biopsias/curetagens devido à melhor preservação antigênica por causa da maior penetração de formol em comparação com espécimes de histerectomias e, também, pela alta concordância de resultados histológicos, imuno-histoquímicos e moleculares entre ambas as amostras (Kommoss *et al.*, 2018; Abdulfatah *et al.*, 2019).

Alto número de cópias/p53 anormal

É definido pela presença de alta quantidade de alterações somáticas gênicas em número (amplificações e deleções), com < 10 mutações por megabase, e quase todos apresentam mutações em *TP53*. Compõe-se de carcinomas endometriais de alto grau histológico com atipia nuclear acentuada difusamente (carcinoma seroso/seroso-símile) e prognóstico ruim. Cerca de 20% dos carcinomas endometrioides grau 3 (FIGO) estão incluídos nesse grupo molecular (WHO Classification of Tumours Editorial Board, 2020; Oliva *et al.*, 2020).

O teste diagnóstico utilizado para a identificação desse grupo molecular é a pesquisa imuno-histoquímica de p53. A interpretação inclui padrões anormais e selvagem (normal/heterogêneo). São descritos três padrões anormais de expressão de p53: (1) superexpresso (marcação nuclear em 80 a 100% das células neoplásicas, associada a mutações *missense* não sinônimas); (2) nulo (ausência de expressão, associada a mutações com perda de função); ou, raramente (< 5%), (3) citoplasmático (marcação de citoplasma, associada a mutações com perda de função interrompendo o domínio de localização nuclear) (Turashvili e Hanley, 2024).

O exame imuno-histoquímico para pesquisa de expressão de p53 deve ser realizado com o objetivo de auxílio na determinação do histotipo e classificação molecular, e a identificação dos padrões anormais prediz a mutação no gene *TP53* com 96% de sensibilidade e 100% de especificidade (Köbel e Kang, 2021).

Baixo número de cópias

É caracterizado por expressão imuno-histoquímica normal de proteínas de reparo do DNA (MMR proficiente), expressão imuno-histoquímica normal de p53 (selvagem/heterogênea) e ausência de mutações em POLE. Compreende principalmente os carcinomas endometrioides de baixo grau, com mórulas escamosas frequentes e ausência de TILs, apresentando prognóstico intermediário a excelente (WHO Classification of Tumours Editorial Board, 2020; Oliva *et al.*, 2020).

Classificador múltiplo

Utilizando a abordagem de biomarcadores substitutos ao TCGA, a maioria dos carcinomas endometriais pode ser classificada em uma única categoria molecular. Entretanto, 3 a 6% desses carcinomas abrigam mais do que uma característica molecular, sendo, portanto, reportados como "classificador múltiplo" dentro das seguintes possibilidades: (a) POLE mutado e p53 anormal, (b) MMR deficiente e p53 anormal, (c) MMR deficiente e POLE mutado e (d) MMR deficiente, POLE mutado e p53 anormal (León-Castillo *et al.*, 2020).

Considerando a presença simultânea de eventos moleculares que podem traduzir informações clínicas opostas, León-Castillo *et al.* (2020) conduziram um estudo para esclarecer o potencial biológico desse grupo de neoplasias, demonstrando que os grupos MMR deficiente com p53 anormal e POLE mutado com p53 anormal apresentaram alterações mutacionais similares aos classificadores únicos MMR deficiente e POLE mutado, respectivamente. Essa informação sugere fortemente que as variações encontradas em *TP53* nesses cenários ocorreram muito provavelmente como eventos passageiros secundários, não afetando o panorama molecular do tumor e, portanto, não alterando o comportamento biológico ou prognóstico para pior.

Tendo em vista o custo e o difícil acesso aos testes moleculares em locais com recursos limitados, funcionando como barreiras à testagem universal de POLE e adequada classificação molecular, Talhouk *et al.* (2023) propuseram um algoritmo seletivo restringindo a testagem desse gene a algumas situações: (1) expressão anormal de proteínas de reparo do DNA ou p53 (para identificar carcinomas endometriais POLE mutado com alterações secundárias em MMR e/ou p53); (2) carcinomas endometrioides grau 3 (FIGO) ou morfologia não endometrioide; (3) estadiamento > IA; ou (4) presença de ILV. Dessa forma, identificam-se tumores de "muito baixo risco" para mutações em POLE, ou seja, carcinomas endometrioides graus 1/2, com MMR proficiente, p53 normal, estadiamento IA e sem ILV. Nesses casos, a testagem de POLE pode ser considerada facultativa, sem impacto no cuidado com o paciente e nas recomendações de terapia adjuvante, já que esse estudo mostrou curvas de sobrevida global, livre de progressão e doença-específica superiores àquelas do tipo molecular POLE mutado, evidenciando desfecho clínico excelente nessas pacientes.

Quadro clínico

Os sintomas aparecem nos estágios iniciais da doença. Entre as primeiras anormalidades relatadas pela paciente, estão o sangramento uterino anormal na pré-menopausa e sangramento uterino na pós-menopausa (Bastos, 1982). Pacientes com a doença mais avançada podem apresentar dor abdominal, distensão abdominal e sintomas de compressão vesical ou intestinal (Committee on Practice Bulletins–Gynecology and the Society of Gynecologic Oncology, 2015).

Rastreamento e diagnóstico

Não há indicação para realizar rastreamento de câncer de endométrio em mulheres assintomáticas da população geral. Não há evidência de que o rastreamento universal com ultrassonografia (USG) reduza a mortalidade por câncer de endométrio (Jacobs *et al.*, 2011). Por outro lado, para pacientes com alto risco de desenvolvimento de câncer de endométrio, o rastreamento é aceitável (Manchanda *et al.*, 2012). Sociedades especializadas recomendam USG e biopsia endometrial anuais a partir dos 35 anos de idade, devendo-se considerar histerectomia total e salpingo-oforectomia bilateral profiláticas, após constituição da prole, para pacientes com SL (Vasen *et al.*, 2013; Colombo *et al.*, 2016).

Pacientes sintomáticas, no entanto, devem ser investigadas. Mulheres com sangramento genital na pós-menopausa devem ser avaliadas com USG transvaginal e/ou com biopsia do endométrio (van Hanegem *et al.*, 2011). A USG transvaginal normalmente é o primeiro exame realizado, por sua ampla disponibilidade, baixo custo, curto tempo de realização, não emitir radiação ionizante e não necessitar de contraste endovenoso (Epstein e Blomqvist, 2014). Espessura endometrial de 5 mm, em pacientes com sangramento uterino na pós-menopausa, apresenta sensibilidade de 90% e especificidade de 54% para diagnóstico de câncer de endométrio (Timmermans *et al.*, 2010). A biopsia endometrial pode ser realizada independentemente de avaliação ultrassonográfica prévia. Diversos dispositivos para uso em ambiente ambulatorial, como cureta de Pipelle, se mostraram confiáveis para diagnóstico (Dijkhuizen *et al.*, 2000). Em casos de impossibilidade de biopsia ambulatorial ou naquelas pacientes em que ela não identificar neoplasia, deve-se realizar biopsia endometrial em ambiente cirúrgico, com curetagem uterina ou histeroscopia cirúrgica. A associação dos dois métodos cirúrgicos aumenta a acurácia diagnóstica (Epstein *et al.*, 2001; Lee *et al.*, 2011).

Planejamento de tratamento primário

O tratamento de pacientes com câncer de endométrio depende do estádio da doença, ou seja, da expectativa clínico-radiológica da extensão locorregional, disseminação linfonodal e peritoneal da doença. A Tabela 80.2 apresenta uma descrição detalhada das categorias de estadiamento estabelecidas pela FIGO para pacientes

Tabela 80.2 Classificação de risco European Society of Gynaecological Oncology/European Society for Radiotherapy and Oncology/European Society of Pathology (ESGO/ESTRO/ESP).

Grupo de risco	Classificação molecular desconhecida	Classificação molecular conhecida
Baixo	• Estádio IA, endometrioide + baixo grau* + ILV negativo ou focal	• Estádio I-II, POLEmut • Estádio IA, endometrioide, MMRd/NSMP + baixo grau* + ILV negativo ou focal
Intermediário	• Estádio IB, endometrioide + baixo grau* + ILV negativo ou focal • Estádio IA, endometrioide + alto grau* + ILV negativo ou focal • Estádio IA, não endometrioide,** sem invasão miometrial	• Estádio IB, endometrioide, MMRd/NSMP + baixo grau* + ILV negativo ou focal • Estádio IA, endometrioide, MMRd/NSMP + alto grau* + ILV negativo ou focal • Estádio IA, p53abn e/ou não endometrioide,** sem invasão miometrial
Intermediário-alto	• Estádio I, endometrioide + ILV substancial, independentemente do grau e da profundidade de invasão • Estádio IB, endometrioide de alto grau,* independentemente do *status* de ILV • Estádio II	• Estádio I, endometrioide, MMRd/NSMP + ILV substancial, independentemente do grau e da profundidade de invasão • Estádio IB, endometrioide, MMRd/NSMP de alto grau,* independentemente do *status* de ILV • Estádio II, endometrioide, MMRd/NSMP
Alto	• Estádio III-IVA sem doença residual • Estádio I-IVA, não endometrioide,** com invasão miometrial e sem doença residual	• Estádio III-IVA, endometrioide MMRd/NSMP, sem doença residual • Estádio I-IVA, p53abn, com invasão miometrial, sem doença residual • Estádio I-IVA, não endometrioide,** NSMP/MMRd com invasão miometrial, sem doença residual
Avançado Metastático	• Estádio III-IVA com doença residual • Estádio IVB	• Estádio III-IVA com doença residual de qualquer tipo molecular • Estádio IVB de qualquer tipo molecular

*De acordo com a classificação binária da International Federation of Gynecology and Obstetrics (FIGO), carcinomas de graus 1 e 2 são considerados de baixo grau, e carcinomas de grau 3 são considerados de alto grau. **Não endometrioide: carcinoma seroso, de células claras, indiferenciado, carcinossarcoma, misto. ILV: invasão linfovascular; MMRd: deficiência de enzimas de reparo do DNA; NSMP: perfil molecular não específico; p53abn: p53 anormal; POLEmut: mutação da polimerase ɛ. (Adaptada de: Concin *et al.*, 2021.)

com câncer de endométrio. Segundo as diretrizes da FIGO, o processo de estadiamento em casos de câncer de endométrio deve ser, preferencialmente, cirúrgico. Caso o tratamento cirúrgico não seja factível, devido ao baixo desempenho da paciente ou à doença metastática a distância, pode-se optar por tratamento definitivo/paliativo com quimioterapia e/ou radioterapia, quimioterapia neoadjuvante seguida de cirurgia aos moldes do tratamento de câncer de ovário ou mesmo hormonoterapia (Berek *et al.*, 2023; Concin *et al.*, 2021).

Desempenho clínico

Durante a avaliação inicial pré-operatória, é fundamental incluir a avaliação da capacidade funcional da paciente e de suas comorbidades, além de avaliação geriátrica para as pacientes idosas (Concin *et al.*, 2021). As causas mais comuns de omissão de tratamento cirúrgico são obesidade mórbida e doença cardiovascular grave. A avaliação clínica deve abranger expectativa de vida, comorbidades, cognição, funcionalidade, estado psicológico/psicossocial e estado nutricional, muitas vezes requerendo uma abordagem multidisciplinar, principalmente para pacientes idosas (Koskas *et al.*, 2021).

A capacidade funcional das pacientes pode ser avaliada utilizando-se as escalas *Karnofsky Performance Status Scale* e *ECOG Performance Status Scale* (Tabela 80.3) (Mor *et al.*, 1984; Oken *et al.*, 1982).

Outra ferramenta útil para a tomada de decisão é a *American College of Surgeons NSQIP Surgical Risk Calculator*, que se baseia em informações clínicas como idade, comorbidades, intercorrências recentes, tabagismo, IMC, entre outras, para prever o risco de complicações perioperatórias, por exemplo, infecção de sítio cirúrgico, tromboembolismo, insuficiência renal e morte, além de estimar a duração da internação (Hornor *et al.*, 2020).

Estadiamento radiológico

Na maioria dos casos de carcinoma de endométrio de histologia endometrioide de baixo grau, o exame de imagem pré-operatório não muda significativamente o tratamento ou o prognóstico das pacientes. Os exames de imagem são especialmente úteis para pacientes com suspeita de doença extrauterina, em que uma etapa cirúrgica adicional é necessária para a remoção da metástase ou para o planejamento do tratamento adjuvante. É desejável obter as seguintes informações radiológicas antes da cirurgia: profundidade de invasão miometrial e do estroma cervical; e presença/ausência de doença macroscópica fora do útero (Lin *et al.*, 2018).

Para avaliação de extensão local da doença, USG e ressonância magnética (RM) têm sido os métodos de imagem preferencialmente utilizados, ambos os quais apresentam boa acurácia em avaliar invasão miometrial e invasão do estroma cervical (Epstein e Blomqvist, 2014). Quando disponível, a RM deve ser o método de escolha para estudo da anatomia da pelve e extensão local da doença (Lin *et al.*, 2018).

Para avaliação de doença a distância, os métodos de imagem mais frequentemente utilizados são tomografia computadorizada (TC), RM e tomografia por emissão de pósitrons (PET/TC). Os três métodos apresentam acurácias semelhantes na detecção de metástases linfonodais, geralmente apresentando alta especificidade e sensibilidade moderada a baixa (Epstein e Blomqvist, 2014). A sensibilidade dos métodos é pior para linfonodos pequenos, principalmente para aqueles menores que 1 cm, e por isso os exames de imagem não substituem o estadiamento linfonodal cirúrgico (Kitajima *et al.*, 2009; Selman *et al.*, 2008). Em cenários de baixa disponibilidade de recursos, a TC é particularmente vantajosa, pois possibilita a avaliação completa da pelve, abdome e tórax, incluindo avaliação linfonodal e fornece imagens reprodutíveis, em tempo curto, com custo menor que os outros métodos (Epstein e Blomqvist, 2014; Tsili *et al.*, 2008).

Risco histológico/molecular

A classificação dos tumores em diferentes grupos de acordo com as características histológicas e moleculares permite a alocação das pacientes em diferentes grupos prognósticos e possibilita a determinação do tratamento a ser instituído. A classificação de risco mais utilizada atualmente com esse fim é a da associação entre as sociedades europeias de ginecologia oncológica, radioterapia e oncologia clínica e patologia,

Tabela 80.3 Escalas de avaliação de capacidade funcional.

Eastern Cooperative Oncology Group (ECOG)	Karnofsky
0 – Totalmente ativo, capaz de desempenhar todas as atividades sem restrições	100 – Normal, sem queixas, sem evidência de doença 90 – Capaz de realizar atividades normalmente; sinais e sintomas mínimos da doença
1 – Restrição a atividades físicas extenuantes, mas deambula e consegue executar tarefas leves, como trabalho doméstico ou serviços de escritório	80 – Atividade normal com esforço, alguns sinais e sintomas da doença 70 – Não requer ajuda para o autocuidado, mas é incapaz de realizar atividades normalmente
2 – Deambula e é capaz de desempenhar autocuidado, porém incapaz para o trabalho; ativo em mais do que 50% das horas em que fica acordado	60 – Requer assistência ocasional, mas é capaz de realizar a maioria dos cuidados pessoais 50 – Requer assistência considerável e avaliações médicas frequentes
3 – Autocuidado limitado e confinado ao leito ou à cadeira durante mais do que 50% do período em que permanece acordado	40 – Incapacitado; requer assistência e cuidados especiais 30 – Severamente incapacitado; indicada hospitalização, mas morte não iminente
4 – Incapaz para o autocuidado, totalmente confinado à cama ou à cadeira	20 – Muito doente; necessitando de hospitalização e tratamento de suporte 10 – Moribundo, processo de morte progredindo rapidamente
5 – Morte	0 – Morte

Fonte: Mor *et al.*, 1984; Oken *et al.*, 1982.

encontrada nas diretrizes da European Society of Gynaecological Oncology/European Society for Radiotherapy and Oncology/European Society of Pathology (ESGO/ESTRO/ESP), de 2021 (ver Tabela 80.2) (Concin *et al.*, 2021).

Estadiamento cirúrgico

Para pacientes com tumores iniciais, ou seja, aquelas com doença presumidamente restrita ao útero (estádios I e II), os procedimentos mínimos recomendados pela FIGO são histerectomia total e salpingo-oforectomia bilateral. Para pacientes com tumores de tipos histológicos específicos, como carcinoma seroso, carcinoma indiferenciado ou carcinossarcoma, deve-se acrescentar omentectomia infracólica, devido ao risco de micrometástase em omento. A investigação linfonodal deve ser realizada para todas as pacientes classificadas como de risco intermediário-alto ou alto. As opções de abordagem linfonodal para essas pacientes são linfadenectomia sistemática para-aórtica e pélvica bilateral ou pesquisa de linfonodo sentinela. Para pacientes de risco baixo ou intermediário-baixo, a pesquisa de linfonodo sentinela pode ser realizada, com o objetivo de excluir a presença de metástase linfonodal oculta (Berek *et al.*, 2023).

A recomendação para incluir avaliação linfonodal no estadiamento cirúrgico de pacientes com câncer de endométrio decorre dos achados de um estudo da década de 1980, em que foi descrito o padrão de disseminação tumoral linfática em pacientes com câncer de endométrio presumidamente confinado ao útero (Creasman *et al.*, 1987). O papel terapêutico da linfadenectomia sistemática pélvica e para-aórtica na ausência de linfonodos suspeitos, no entanto, é questionável (Mariani *et al.*, 2009). Mariani *et al.*, em série de estudos da Mayo Clinic, observaram que pacientes com tumores do tipo histológico endometrioide, de baixo grau, localizados na porção fúndica do útero e com tamanho inferior a 2 cm, apresentam taxa de comprometimento de linfonodos menor que 1% e, portanto, são candidatas a estadiamento cirúrgico sem linfadenectomia (Mariani *et al.*, 2000; Mariani *et al.*, 2004; Mariani *et al.*, 2008). Dois ensaios clínicos prospectivos, desenhados para avaliar o impacto terapêutico da adição da linfadenectomia à histerectomia nessa população, falharam em demonstrar benefício na sobrevida dessas pacientes com tal abordagem cirúrgica (ASTEC Study Group *et al.*, 2009; Benedetti Panici *et al.*, 2008).

Com base nesses achados, a FIGO estabelece que a realização de linfadenectomia pélvica e para-aórtica pode ser omitida durante o estadiamento cirúrgico de pacientes com câncer de endométrio com baixo risco para metástases linfonodais (Koskas *et al.*, 2021).

A pesquisa do linfonodo sentinela emerge na última década como uma estratégia aceitável de avaliação linfonodal, desde que as diretrizes para pesquisa de linfonodo sentinela sejam adequadamente seguidas. De acordo com tais diretrizes, após injeção do marcador (tecnécio 99, azul patente ou indocianina verde) no colo uterino, deve-se prosseguir com avaliação peritoneal e da serosa uterina, bem como do retroperitônio, com remoção dos linfonodos sentinela mapeados e de quaisquer linfonodos suspeitos. No caso de não mapeamento em uma hemipelve, deve-se prosseguir com a linfadenectomia desse lado. A linfadenectomia para-aórtica fica a critério do cirurgião (NCCN Guidelines Uterine Neoplasms, n. d.).

A pesquisa de linfonodo sentinela apresenta alta sensibilidade na detecção de linfonodos comprometidos e alto valor preditivo negativo durante o estadiamento linfonodal em pacientes com carcinoma endometrial em estádio inicial (Daraï *et al.*, 2015; Frumovitz *et al.*, 2018; Rossi *et al.*, 2017; Persson *et al.*, 2019; Soliman *et al.*, 2017). Além disso, essa abordagem viabiliza a aplicação da técnica de ultraestadiamento para avaliação patológica dos linfonodos, permitindo a detecção de micrometástases linfonodais, que não seriam diagnosticadas por técnicas convencionais de análise patológica (Backes *et al.*, 2019). A pesquisa do linfonodo sentinela apresenta ainda menor morbidade pós-operatória, com destaque para menor ocorrência de linfedema de membros inferiores (Accorsi *et al.*, 2020).

Vias de acesso cirúrgico

A cirurgia para estadiamento de câncer de endométrio pode ser realizada pelas vias aberta, laparoscópica, robótica e vaginal, devendo ser priorizadas aquelas minimamente invasivas (Berek *et al.*, 2023; Concin *et al.*, 2021; NCCN Guidelines Uterine Neoplasms, n. d.).

Cirurgia minimamente invasiva

O maior ensaio clínico prospectivo randomizado desenhado para avaliar as vias cirúrgicas no tratamento de pacientes com câncer de endométrio foi o estudo LAP2, em que 920 e 1.696 pacientes operadas por via aberta ou laparoscópica, respectivamente, tiveram os desfechos cirúrgicos e oncológicos comparados. Nesse estudo, foi observado que a laparoscopia oferece melhores resultados a curto prazo, incluindo menor tempo de internação hospitalar, menores taxas de eventos adversos moderados a graves e melhora na percepção da imagem corporal pelas pacientes (Walker *et al.*, 2009). Em relação aos desfechos a longo prazo, observou-se que a via laparoscópica não é inferior à via laparotômica em termos de sobrevida global (Walker *et al.*, 2012) ou sobrevida livre de doença (Janda *et al.*, 2017).

A cirurgia robótica, em comparação com a laparoscopia, está associada a taxas semelhantes de complicação intraoperatória durante o estadiamento cirúrgico de câncer de endométrio (Mäenpää *et al.*, 2016; Silva e Silva *et al.*, 2018), porém o tempo cirúrgico pode ser maior (Silva e Silva *et al.*, 2018) ou menor (Mäenpää *et al.*, 2016), dependendo da experiência da equipe envolvida. Quando avaliadas apenas pacientes obesas, a cirurgia robótica resulta em menores taxas de conversão para laparotomia (Cusimano *et al.*, 2019). O impacto da cirurgia robótica nos desfechos oncológicos a longo prazo, como sobrevida global e sobrevida livre de doença, foi avaliado apenas em estudos observacionais, a maioria deles retrospectivos ou com número limitado de pacientes, não sendo observada piora quando comparada com a via laparoscópica (Cardenas-Goicoechea *et al.*, 2014) ou com a via laparotômica (Coronado *et al.*, 2012; Chiou *et al.*, 2015). Estudos que avaliaram os custos envolvidos com o procedimento apresentam resultados conflitantes (Silva e Silva *et al.*, 2018; Coronado *et al.*, 2012; Lindfors *et al.*, 2018; Nitschmann *et al.*, 2017).

A via vaginal, ainda como modalidade cirúrgica minimamente invasiva para o estadiamento cirúrgico de pacientes com câncer de endométrio, é uma opção para abordagem de pacientes de baixo risco, em cenários de recursos limitados e para pacientes idosas ou com grande morbidade clínico-cirúrgica associada (Chan *et al.*, 2001; Moscarini *et al.*, 2011). A cirurgia vaginal foi estudada tanto como via única (apenas histerectomia e salpingo-oforectomia bilateral realizadas por via vaginal) quanto como via associada (histerectomia por via vaginal + linfadenectomia por via laparoscópica). Em ambos os cenários, quando comparada com outras modalidades cirúrgicas, a via vaginal não esteve associada a piores taxas de complicações intraoperatórias graves nem a piores desfechos oncológicos, e associou-se a menor tempo operatório, menor tempo de internação e menor custo global associado ao procedimento (Nitschmann *et al.*, 2017; Moscarini *et al.*, 2011; de Souza Nobrega, 2024; Beck *et al.*, 2016; Zanagnolo e Magrina, 2011).

Estadiamento cirúrgico-histopatológico

Em 2023, foi publicada a mais recente atualização do sistema de estadiamento de câncer de endométrio da FIGO, com o objetivo de definir melhor os grupos prognósticos e criar subestádios que indiquem terapias cirúrgicas, radioterápicas e sistêmicas mais apropriadas (Berek *et al.*, 2023). Nessa publicação, além da descrição da extensão anatômica do tumor, houve a incorporação de elementos da patologia, como tipo histopatológico, ILV e características moleculares dos tumores aos diferentes subgrupos de estadiamento (Tabela 80.4).

Tratamento adjuvante

A escolha pelo tratamento adjuvante do câncer de endométrio é determinada a partir da análise de diversos fatores, como desempenho clínico da paciente, estádio da doença, classificação de risco

Tabela 80.4 Estadiamento da International Federation of Gynecology and Obstetrics (FIGO), 2023.

Descrição			Estádio
Estádio I			Restrito ao corpo uterino e ao ovário
	IA		Doença limitada ao endométrio OU tipo histológico não agressivo,* com invasão de menos da metade do miométrio, sem ILV substancial**
		IA1	Tipo histológico não agressivo limitado a pólipo endometrial OU restrito ao endométrio
		IA2	Tipos histológicos não agressivos envolvendo menos da metade do miométrio, com ILV ausente ou focal
		IA3	Carcinomas endometrioides de baixo grau limitados ao útero e ao ovário
	IB		Tipos histológicos não agressivos com invasão de metade ou mais do miométrio, sem ILV substancial
	IC		Tipos histológicos agressivos limitados a um pólipo ou restritos ao endométrio
Estádio II			Invasão do estroma cervical sem extensão extrauterina OU com ILV substancial OU tipos histológicos agressivos com invasão miometrial
	IIA		Invasão do estroma cervical de tipos histológicos não agressivos
	IIB		ILV substancial de tipos histológicos não agressivos
	IIC		Tipos histológicos agressivos com qualquer envolvimento miometrial
Estádio III			Disseminação local e/ou regional do tumor de qualquer subtipo histológico
	IIIA		Invasão da serosa uterina, anexos ou ambos por extensão direta ou metástase
		IIIA1	Disseminação para ovário ou tubas uterinas (exceto quando atende aos critérios do estádio IA3)
		IIIA2	Envolvimento da subserosa uterina ou disseminação através da serosa uterina
	IIIB		Metástase ou disseminação direta para a vagina e/ou paramétrios ou peritônio pélvico
		IIIB1	Metástase ou disseminação direta para a vagina e/ou paramétrios
		IIIB2	Metástase para o peritônio pélvico
	IIIC		Metástase para os linfonodos pélvicos ou para-aórticos ou ambos
		IIIC1	Metástase para os linfonodos pélvicos
			IIIC1i: Micrometástase
			IIIC1ii: Macrometástase
		IIIC2	Metástase para os linfonodos para-aórticos até os vasos renais, com ou sem metástase para os linfonodos pélvicos
			IIIC2i: Micrometástase
			IIIC2ii: Macrometástase
Estádio IV			Disseminação para a mucosa da bexiga e/ou mucosa intestinal e/ou metástase a distância
	IVA		Invasão da mucosa da bexiga e/ou mucosa intestinal
	IVB		Metástase peritoneal abdominal além da pelve
	IVC		Metástase a distância

*Tipos histológicos não agressivos: endometrioide graus 1 e 2; tipos histológicos agressivos: endometrioide grau 3 da FIGO e outras histologias (seroso, de células claras, indiferenciado, desdiferenciado, semelhante a mesonéfrico, mucinoso, carcinossarcoma). **Invasão do espaço linfovascular (ILV); substancial: envolvimento de ≥ 5 vasos; focal: envolvimento de < 5 vasos. (Adaptada de: Berek *et al.*, 2023.)

de recorrência e disponibilidade de recursos. Opções terapêuticas, como radioterapia externa, braquiterapia, quimioterapia, imunoterapia e/ou hormonoterapia, podem ser consideradas. Para pacientes consideradas de baixo risco, no entanto, não há evidências de benefício do tratamento adjuvante, sendo o tratamento cirúrgico considerado suficiente, com boas taxas de controle local (Creutzberg *et al.*, 2000; Keys *et al.*, 2004; ASTEC/EN.5 Study Group *et al.*, 2009).

Diante de fatores de risco de recorrência, sugere-se a adição de modalidades terapêuticas que possam contribuir para o controle local e/ou a distância. Para pacientes classificadas como de risco intermediário para recidiva, embora a radioterapia reduza as taxas de recorrência locorregional, ela apresenta benefício limitado em termos de sobrevida global (Creutzberg *et al.*, 2000; Keys *et al.*, 2004). A braquiterapia adjuvante, como opção à radioterapia externa, oferece excelente controle vaginal e associa-se a altas taxas de sobrevida, semelhantes àquelas observadas após a radioterapia externa, conforme demonstrado em ensaios clínicos randomizados, como o estudo PORTEC-2 (Nout *et al.*, 2010; Wortman *et al.*, 2018).

Tendo em vista o maior risco de recorrência no grupo de risco intermediário-alto, a braquiterapia adjuvante pode ser recomendada para diminuir a recorrência vaginal. No caso de ILV substancial e/ou estádio II, a radioterapia externa (EBRT) pode ser considerada, uma vez que reduz o risco de recorrência nos linfonodos pélvicos e para-aórticos (Randall *et al.*, 2019). A literatura mostra resultados divergentes acerca do uso de quimioterapia para esse grupo de pacientes. Dois ensaios clínicos randomizados compararam quimioterapia adjuvante isolada e a radioterapia externa isolada e não encontraram diferença em termos de sobrevida livre de recorrência e sobrevida global (Maggi *et al.*, 2006; Susumu *et al.*, 2008). Já nos estudos NSGO/EORTC e PORTEC-3, a combinação de quimioterapia e radioterapia pareceu proporcionar melhores resultados em termos de sobrevida livre de recorrência e sobrevida global, respectivamente, em comparação com a radioterapia isolada (Hogberg *et al.*, 2010; de Boer *et al.*, 2018). O estudo GOG-249 não encontrou benefício na sobrevida livre de recorrência ou na sobrevida global com a utilização de três ciclos de quimioterapia associada a braquiterapia em comparação com radioterapia externa isolada (Randall *et al.*, 2019). Diante desses resultados, de acordo como as recomendações em *Guideline* da ESGO/ESTRO/ESP, são reconhecidas como opções terapêuticas para esse grupo de pacientes: braquiterapia para redução de risco de recorrência vaginal; radioterapia externa em casos de ILV substancial ou estádio II; quimioterapia para doença de alto grau; e omissão de adjuvância (Concin *et al.*, 2021).

Dois estudos importantes compararam a combinação de quimioterapia e radioterapia com radioterapia isolada, utilizada no tratamento adjuvante de pacientes com câncer de endométrio de alto risco. Em um deles, o PORTEC-3, foi observado benefício significativo na sobrevida global e na sobrevida livre de falha no grupo que recebeu a terapia combinada (de Boer *et al.*, 2019) e, no outro, o estudo GOG-258, foram encontradas taxas semelhantes de sobrevida livre de recorrência e sobrevida global, porém com taxas mais altas de recidiva linfonodal no grupo que recebeu quimioterapia isolada (Matei *et al.*, 2019). Outro ensaio clínico, o estudo GOG-249, comparou a associação de quimioterapia e braquiterapia com a radioterapia externa isolada nesse grupo de pacientes, concluindo que a terapia combinada não aumenta a sobrevida livre de recorrência ou a sobrevida global, mas a radioterapia externa está associada a menores taxas de recidiva linfonodal pélvica e para-aórtica (Randall *et al.*, 2019). Com base nesses achados, recomenda-se a associação de radioterapia externa e quimioterapia para as pacientes com câncer de endométrio de alto risco (Concin *et al.*, 2021).

Doença avançada e recorrente

Diante da doença metastática/recorrente, utilizam-se critérios como desempenho clínico, tratamento realizado, toxicidades apresentadas, sensibilidade à quimioterapia, presença de receptores hormonais, perfil biomolecular, sintomatologia e expectativa de vida. Pacientes com recidiva peritoneal ou linfonodal ressecável devem ser consideradas aptas para cirurgia apenas se for prevista a ressecção completa da doença macroscópica (Shikama *et al.*, 2019). Para pacientes com doença avançada, ou seja, com câncer de endométrio nos estádios III e IV, deve-se considerar cirurgia para ressecção macroscópica completa, se for tecnicamente viável e com morbidade aceitável (Rajkumar *et al.*, 2019). Linfonodos suspeitos e aumentados devem ser ressecados sempre que possível (Yoon *et al.*, 2016). Se a cirurgia imediata não for viável ou implicar morbidade inaceitável, as opções terapêuticas são radioterapia definitiva ou quimioterapia neoadjuvante, seguida de cirurgia ou radioterapia definitiva (de Lange *et al.*, 2019; Schwarz *et al.*, 2015).

Tratamento paliativo

Para pacientes com recidiva considerada irressecável, as opções incluem hormonoterapia à base de progestagênios, inibidores da aromatase, quimioterapia e imunoterapia (Concin *et al.*, 2021).

Preservação de fertilidade

Câncer de endométrio é pouco frequente em mulheres com menos de 40 anos, representando cerca de 4% dos casos (Lee *et al.*, 2007). Tratamentos que preservam a fertilidade podem ser considerados em pacientes com desejo reprodutivo com diagnóstico de HA/NIE ou carcinoma endometrioide de grau 1, sem invasão miometrial. Antes de iniciar o tratamento, essas pacientes devem ser informadas que tratamentos preservadores da fertilidade não configuram o tratamento-padrão de neoplasias endometriais malignas ou pré-malignas. Não foram realizados ensaios clínicos que comparem diferentes métodos de tratamento conservador nessa população. Os dados existentes sugerem que pacientes que recebem ressecção histeroscópica seguida de terapia com progestagênios alcançam a maior taxa de remissão completa em comparação com outros tratamentos conservadores que preservam a fertilidade (Chae *et al.*, 2019; Fan *et al.*, 2018). Incluem opções terapêuticas progestagênicas a serem consideradas: acetato de medroxiprogesterona (400 a 600 mg/dia), acetato de megestrol (160 a 320 mg/dia) e dispositivo intrauterino de levonorgestrel em combinação com progestagênios orais, com ou sem análogos do hormônio liberador de gonadotrofina (Concin *et al.*, 2021).

Seguimento

Os objetivos do seguimento de pacientes tratadas por carcinoma de endométrio incluem fornecer informação e suporte psicológico às pacientes; avaliar e conduzir efeitos adversos do tratamento; diagnosticar e tratar recidivas; e coletar dados (Koskas *et al.*, 2021).

Diretrizes internacionais atuais recomendam acompanhamento dessas mulheres por 5 anos, com visitas hospitalares a cada 3 a 6 meses nos primeiros 2 a 3 anos, e, após esse período, a cada 6 a 12 meses até completar 5 anos de tratamento (NCCN Guidelines Uterine Neoplasms, n. d.; Oaknin *et al.*, 2022). Justifica essa agenda de acompanhamento o fato de a maioria (68 a 100%) das recorrências de câncer de endométrio acontecer dentro de 3 anos do tratamento inicial e, na maioria (70%) dos casos, estarem associadas a sintomas (Fung-Kee-Fung *et al.*, 2006). O risco estimado de recidiva após tratamento varia, sendo de 3% para as pacientes de baixo risco e de 13% para aquelas consideradas de alto risco.

No estudo TOTEM, foram comparadas duas estratégias de acompanhamento de pacientes, uma chamada "minimalista" e outra "intensiva", adaptadas ao risco de cada paciente. Para pacientes de baixo risco, no regime minimalista, foram programadas visitas semestrais por 5 anos, sem testes sorológicos, citologia vaginal ou exames de imagem, enquanto no regime intensivo foram agendadas visitas quadrimestrais por 2 anos e semestrais a partir do terceiro ano, incluindo coleta de citologia vaginal anual por 5 anos e TC de tórax, abdome e pelve anuais nos 2 primeiros anos. Para pacientes de alto risco, o regime minimalista incluiu visitas quadrimestrais nos primeiros 2 anos e semestrais do terceiro ao quinto ano, com TCs anuais nos primeiros 2 anos. Já o regime intensivo compreendeu visitas e dosagem sérica de CA-125 quadrimestrais durante os 5 anos, TC de tórax, abdome e pelve e citologia vaginal anuais por 5 anos, além de USG de abdome e pelve duas vezes ao ano nos 3 primeiros anos e uma vez ao ano nos últimos 2. Os resultados desse estudo mostraram que o acompanhamento intensivo não foi capaz de melhorar a sobrevida global, mesmo no grupo de pacientes de alto risco, não houve diferença na qualidade de vida das pacientes entre os grupos e o regime minimalista poupou recursos tanto nos grupos de baixo como de alto risco (Zola *et al.*, 2022; Rosato *et al.*, 2024).

Terapia de reposição hormonal

A terapia de reposição hormonal para mulheres tratadas por carcinoma de endométrio ainda não foi avaliada de forma definitiva. A questão foi avaliada por estudos observacionais e um ensaio clínico randomizado, prematuramente encerrado antes da conclusão, devido ao anúncio de fechamento do braço estro-progestagênico do estudo WHI, em que foi observado que os riscos globais da reposição hormonal superavam seus benefícios. No ensaio clínico em questão, mais de 1.200 mulheres tratadas por câncer de endométrio, nos estádios I ou II, foram randomizadas para receber reposição hormonal ou placebo durante 3 anos, com acompanhamento subsequente de 2 anos. O risco de recorrência da doença permaneceu baixo (2,1%) durante todo o período de acompanhamento (Barakat *et al.*, 2006). Em metanálise recente, que incluiu o ensaio clínico mencionado e outros estudos observacionais, não foram observadas piora na recorrência da doença ou na sobrevida livre de doença nesse grupo de mulheres. Os estudos incluídos na metanálise, no entanto, apresentaram problemas, como idade mais avançada e tumor de grau mais elevado nas pacientes do grupo-controle. Além disso, o tempo médio para iniciar a terapia de reposição hormonal após o tratamento para o câncer de endométrio foi de 21 meses, e a maioria das recorrências aconteceu dentro de 24 meses do diagnóstico. Como resultado, mulheres que iniciaram a terapia de reposição hormonal após 2 anos do tratamento já eram estatisticamente menos propensas a apresentarem recorrência (Londero *et al.*, 2021).

O uso de estrogênio vaginal tópico para essa população foi avaliado em estudos retrospectivos pequenos ou como análise de subgrupo de estudos que avaliaram pacientes recebendo reposição hormonal por outras vias (sistêmica oral/transdérmica ou tópica vaginal). Nesses estudos, observou-se que o uso de estrógenos tópicos vaginais foi ligeiramente mais protetor que o uso de estrógenos exclusivamente por via oral, e o risco absoluto de recorrência permaneceu baixo ao longo do acompanhamento (2,4% para mulheres com doença em estádio I ou II e 4,7% para mulheres com doença em estádio III ou IV (Londero *et al.*, 2021; Chambers *et al.*, 2020).

Em conclusão, as evidências disponíveis sugerem que não há aumento estatisticamente significativo na recorrência da doença em mulheres que utilizam terapia de reposição hormonal após o câncer de endométrio em estádio I ou II. É crucial, no entanto, que a qualidade das evidências disponíveis utilizadas para a tomada de decisões de tratamento seja discutida com as pacientes, a fim de elaborar um plano individualizado com base na gravidade dos sintomas, no impacto na qualidade de vida e no prognóstico da doença.

PERSPECTIVAS FUTURAS

Entre os recentes avanços na terapia de pacientes com câncer de endométrio, merece destaque a evolução do conhecimento e a introdução de imunoterápicos no arsenal terapêutico disponível para o controle dessa neoplasia. Esses avanços são mais bem exemplificados pelos achados dos estudos RUBY e NRG-GY018/KEYNOTE-868. O estudo RUBY, especificamente, avaliou o impacto do anti-PD-1 dostarlimabe em combinação com a quimioterapia-padrão carboplatina-paclitaxel, e os resultados demonstraram melhora significativa na sobrevida livre de progressão, bem como na de pacientes com câncer de endométrio avançado/recidivado, tanto com perfil dMMR quanto na população geral (Mirza *et al.*, 2023).

Em um contexto similar, o estudo NRG-GY018/KEYNOTE-868 investigou a combinação do pembrolizumabe, outro agente anti-PD-1, com carboplatina-paclitaxel, alcançando resultados que reforçam a eficácia dessa abordagem. Observou-se um aumento substancial na sobrevida livre de progressão nos grupos dMMR e na população geral, demonstrando o papel relevante da imunoterapia utilizada em associação com a quimioterapia (Eskander *et al.*, 2023).

Em resumo, esses avanços são um marco no tratamento do câncer de endométrio, que não via grandes progressos há mais de três décadas. A incorporação da imunoterapia no tratamento padrão oferece uma nova oportunidade de tratamento para pacientes com doença em estádios avançados, especialmente para aquelas do grupo molecular MMR deficiente. A identificação dessas pacientes, facilitada pela análise imuno-histoquímica, tornou-se crucial para personalizar tratamentos e maximizar benefícios terapêuticos. Esses desenvolvimentos reforçam a importância de testes moleculares na classificação de risco e orientação de tratamentos, conforme recomendado pelas diretrizes europeias e dos EUA (Concin *et al.*, 2021; NCCN Guidelines Uterine Neoplasms, n.d.).

CONSIDERAÇÕES FINAIS

- A exposição crônica a estrógenos, de origem endógena ou exógena, sem oposição de progestagênios, é o principal fator de risco para desenvolvimento das lesões precursoras ou invasoras endometriais
- Não há indicação para realizar rastreamento de câncer de endométrio em mulheres assintomáticas da população geral

- Todas as mulheres que apresentem sangramento na pós-menopausa devem ser investigadas com USG transvaginal e a realização de biopsia endometrial diante da suspeita de alteração morfológica (espessura endometrial > 5 mm)
- Os termos "neoplasia intraepitelial endometrioide" e "hiperplasia endometrial atípica" são utilizados como sinônimos e representam alterações consideradas precursoras de câncer de endométrio. A associação ou progressão destas para carcinoma endometrioide é frequente
- O tratamento-padrão da HA/NIE é a histerectomia total, mas o tratamento com progestagênios e controle rigoroso é uma conduta aceitável visando à preservação de fertilidade ou para pacientes com baixo desempenho clínico
- Prioriza-se, para eleição do tratamento do câncer de endométrio, a classificação do tipo histológico e o perfil molecular do tumor, obtido pela biopsia endometrial e o estadiamento radiológico pela RM de pelve. Na ausência de recursos, a USG transvaginal associada à TC de pelve é uma alternativa
- Os achados intraoperatórios e a análise histopatológica das peças cirúrgicas da histerectomia total com anexectomia bilateral e avaliação linfonodal firmam o estadiamento patológico definitivo
- Preferenciam-se as vias de acesso cirúrgico minimamente invasivas: via vaginal, laparoscópica ou robótica
- A avaliação linfonodal cirúrgica persiste como modelo de estratificação de risco de recorrência e planejamento do tratamento adjuvante. Pode ser omitida em pacientes classificadas como de muito baixo risco de metástases linfonodais, mas sendo possível considerar a pesquisa de linfonodo sentinela nesses casos, enquanto, nos tumores de maior risco, tanto a pesquisa do linfonodo sentinela como a realização da linfadenectomia sistemática devem ser consideradas
- No pós-operatório, estratificam-se as pacientes de acordo com o risco de recorrência para escolha do tratamento adjuvante. Para as de baixo risco, não há benefício da adjuvância, enquanto para as de risco intermediário a braquiterapia de cúpula vaginal reduz o risco de recidiva local; as de risco intermediário-alto beneficiam-se da braquiterapia e radioterapia externa, reduzindo o risco de recorrência local e linfonodal, respectivamente. Para pacientes de alto risco, a terapia combinada com quimioterapia e radioterapia externa oferece melhores taxas de sobrevida e controle local da doença
- Novas terapias, como imunoterápicos, surgem como alternativa para o tratamento personalizado baseado no perfil molecular do tumor.

REFERÊNCIAS BIBLIOGRÁFICAS

ABDULFATAH, E. *et al*. Molecular classification of endometrial carcinoma applied to endometrial biopsy specimens: towards early personalized patient management. *Gynecologic Oncology*, v. 154, n. 3, p. 467-474, 2019.

ACCORSI, G. S. *et al*. Sentinel lymph node mapping vs systematic lymphadenectomy for endometrial cancer: surgical morbidity and lymphatic complications. *Journal of Minimally Invasive Gynecology*, v. 27, n. 4, p. 938-945. e2, 2020.

AMANT, F. *et al*. Endometrial cancer. *Lancet*, v. 366, n. 9484, p. 491-505, 2005.

ASTEC study group; KITCHENER, H. *et al*. Efficacy of systematic pelvic lymphadenectomy in endometrial cancer (MRC ASTEC trial): a randomised study. *Lancet*, v. 373, n. 9658, p. 125-136, 2009.

ASTEC/EN.5 Study Group; BLAKE, P. *et al*. Adjuvant external beam radiotherapy in the treatment of endometrial cancer (MRC ASTEC and NCIC CTG EN.5 randomised trials): pooled trial results, systematic review, and meta-analysis. *Lancet*, v. 373, n. 9658, p. 137-146, 2009.

BACKES, F. J. *et al*. Prospective clinical trial of robotic sentinel lymph node assessment with isosulfane blue (ISB) and indocyanine green (ICG) in endometrial cancer and the impact of ultrastaging (NCT01818739). *Gynecologic Oncology*, v. 153, n. 3, p. 496-499, 2019.

BARAKAT, R. R. *et al*.; Gynecologic Oncology Group Study. Randomized double-blind trial of estrogen replacement therapy versus placebo in stage I or II endometrial cancer: a Gynecologic Oncology Group Study. *Journal of Clinical Oncology*, v. 24, n. 4, p. 587-592, 2006.

BASTOS, A C. *Noções de ginecologia*. São Paulo: Atheneu, 1982.

BECK, T. L. *et al*. Route of hysterectomy and surgical outcomes from a statewide gynecologic oncology population: is there a role for vaginal hysterectomy? *American Journal of Obstetrics and Gynecology*, v. 214, n. 3, p. 348. e1-348.e9, 2016.

BENEDETTI PANICI, P. *et al*. Systematic pelvic lymphadenectomy vs. no lymphadenectomy in early-stage endometrial carcinoma: randomized clinical trial. *Journal of the National Cancer Institute*, v. 100, n. 23, p. 1707-1716, 2008.

BEREK, J. S. *et al*. FIGO staging of endometrial cancer: 2023. *Journal of Gynecologic Oncology*, v. 34, n. 5, p. e85, 2023.

BOKHMAN, J, v. Two pathogenetic types of endometrial carcinoma. *Gynecologic Oncology*, v. 15, n. 1, p. 10-17, 1983.

BOSSE, T. *et al*. Molecular classification of grade 3 endometrioid endometrial cancers identifies distinct prognostic subgroups. *American Journal of Surgical Pathology*, v. 42, n. 5, p. 561-568, 2018.

BOSSE, T. *et al*. WHO Classification of Tumours Editorial Board. *In*: WHO Classification of Female Genital Tumours. *Endometrioid carcinoma of the uterine corpus*. 5. ed. International Agency for Research on Cancer (IARC), 2020. p. 252-255, v. 4.

BRINTON, L. A. *et al*. Etiologic heterogeneity in endometrial cancer: evidence from a Gynecologic Oncology Group trial. *Gynecologic Oncology*, v. 129, n. 2, p. 277-284, 2013.

BUZA, N. HER2 Testing and reporting in endometrial serous carcinoma: practical recommendations for HER2 immunohistochemistry and fluorescent in situ hybridization: Proceedings of the ISGyP Companion Society Session at the 2020 USCAP Annual Meeting. *International Journal of Gynecological Pathology*, v. 40, n. 1, p. 17-23, 2021.

BUZA, N.; HUI, P. Marked heterogeneity of HER2/NEU gene amplification in endometrial serous carcinoma. *Genes, Chromosomes, and Cancer*, v. 52, n. 12, p. 1178-1186, 2013.

CANCER GENOME ATLAS RESEARCH NETWORK; KANDOTH, C. *et al*. Integrated genomic characterization of endometrial carcinoma. *Nature*, v. 497, n. 7447, p. 67-73, 2013a.

CANCER GENOME ATLAS RESEARCH NETWORK. Erratum: Integrated genomic characterization of endometrial carcinoma. *Nature*, v. 500, pp. 242, 2013b. https://doi.org/10.1038/nature12325.

CARDENAS-GOICOECHEA, J. *et al*. Survival analysis of robotic versus traditional laparoscopic surgical staging for endometrial cancer. *American Journal of Obstetrics and Gynecology*, v. 210, n. 2, p. 160. e1-160.e11, 2014.

CHAE, S. H. *et al*. Pregnancy and oncologic outcomes after fertility-sparing management for early stage endometrioid endometrial cancer. *International Journal of Gynecological Cancer*, v. 29, n. 1, p. 77-85, 2019.

CHAMBERS, L. M. *et al*. Vaginal estrogen use for genitourinary symptoms in women with a history of uterine, cervical, or ovarian carcinoma. *International Journal of Gynecological Cancer*, v. 30, n. 4, p. 515-524, 2020.

CHAN, J. K. *et al*. Vaginal hysterectomy as primary treatment of endometrial cancer in medically compromised women. *Obstetrics and Gynecology*, v. 97, n. 5, Pt 1, p. 707-711, 2001.

CHEN, H.; STRICKLAND, A. L.; CASTRILLON, D. H. Histopathologic diagnosis of endometrial precancers: updates and future directions. *Seminars in Diagnostic Pathology*, v. 39, n. 3, p. 137-147, 2022.

CHIOU, H-Y. *et al*. Comparing robotic surgery with laparoscopy and laparotomy for endometrial cancer management: a cohort study. *International Journal of Surgery*, v. 13, p. 17-22, 2015.

COLOMBO, N. *et al*. ESMO-ESGO-ESTRO Consensus Conference on endometrial cancer: diagnosis, treatment and follow-up. *International Journal of Gynecological Cancer*, v. 26, n. 1, p. 2-30, 2016.

COMMITTEE ON PRACTICE BULLETINS–GYNECOLOGY AND THE SOCIETY OF GYNECOLOGIC ONCOLOGY. Practice Bulletin No. 149: Endometrial cancer. *Obstetrics and Gynecology*, v. 125, n. 4, p. 1006-1026, 2015.

COMMITTEE Opinion No. 601: Tamoxifen and uterine cancer. *Obstetrics and Gynecology*, v. 123, n. 6, p. 1394-1397, 2014.

CONCIN, N. *et al.* ESGO/ESTRO/ESP guidelines for the management of patients with endometrial carcinoma. *Radiotherapy and Oncology*, v. 154, p. 327-353, 2021.

CORONADO, P. J. *et al.* Comparison of erioperative outcomes and cost of obotic-assisted laparoscopy, laparoscopy and aparotomy for endometrial ancer. *European ournal of Obstetrics, Gynecology, and Reproductive iology*, v. 165, n. 2, p. 289-294, 2012.

CREASMAN, W. T. *et al.* Surgical pathologic spread patterns of endometrial cancer. A Gynecologic Oncology Group Study. *Cancer*, v. 60, Suppl. 8, p. 2035-2041, 1987.

CREUTZBERG, C. L. *et al.* Surgery and postoperative radiotherapy versus surgery alone for patients with stage-1 endometrial carcinoma: multicentre randomised trial. PORTEC Study Group. Post Operative Radiation Therapy in Endometrial Carcinoma. *Lancet*, v. 355, n. 9213, p. 1404-1411, 2000.

CUSIMANO, M. C. *et al.* Laparoscopic and robotic hysterectomy in endometrial cancer patients with obesity: a systematic review and meta-analysis of conversions and complications. *American Journal of Obstetrics and Gynecology*, v. 221, n. 5, p. 410-428.e19, 2019.

DARAÏ, E. *et al.* Sentinel node biopsy for the management of early stage endometrial cancer: long-term results of the SENTI-ENDO study. *Gynecologic Oncology*, v. 136, n. 1, p. 54-59, 2015.

DE BOER, S. M. *et al.* Adjuvant chemoradiotherapy versus radiotherapy alone for women with high-risk endometrial cancer (PORTEC-3): final results of an international, open-label, multicentre, randomised, phase 3 trial. *Lancet Oncology*, v. 19, n. 3, p. 295-309, 2018.

DE BOER, S. M. *et al.* Adjuvant chemoradiotherapy versus radiotherapy alone in women with high-risk endometrial cancer (PORTEC-3): patterns of recurrence and post-hoc survival analysis of a randomised phase 3 trial. *Lancet Oncology*, v. 20, n. 9, p. 1273-1285, 2019.

DE LANGE, N. M. *et al.* Neoadjuvant chemotherapy followed by surgery for advanced-stage endometrial cancer. *Current Oncology*, v. 26, n. 2, p. e226-32, 2019.

DE SOUZA NOBREGA, F. *et al.* Vaginal hysterectomy for the treatment of low-risk endometrial cancer: Surgical technique, costs, and perioperative and oncologic results. *Gynecologic Oncology*, v. 181, p. 76-82, 2024.

DIJKHUIZEN, F. P. *et al.* The accuracy of endometrial sampling in the diagnosis of patients with endometrial carcinoma and hyperplasia: a meta-analysis. *Cancer*, v. 89, n. 8, p. 1765-1772, 2000.

ELLENSON, L. H.; MATIAS-GUIU, X.; MUTTER, G. L. WHO Classification of Tumours Editorial Board. *In*: WHO Classification of Female Genital Tumours. *Endometrial hyperplasia without atypia.* 5th ed. International Agency for Research on Cancer (IARC), 2020. p. 248-249, v. 4.

EPSTEIN, E. *et al.* Dilatation and curettage fails to detect most focal lesions in the uterine cavity in women with postmenopausal bleeding. *Acta Obstetricia et Gynecologica Scandinavica*, v. 80, n. 12, p. 1131-1136, 2001.

EPSTEIN, E.; BLOMQVIST, L. Imaging in endometrial cancer. *Best Practice & Research. Clinical Obstetrics & Gynaecology*, v. 28, n. 5, p. 721-739, 2014.

ESKANDER, R. N. *et al.* Pembrolizumab plus chemotherapy in advanced endometrial cancer. *New England Journal of Medicine*, v. 388, n. 23, p. 2159-2170, 2023.

EUSCHER, E. D. *et al.* Mesonephric-like carcinoma of the endometrium: a subset of endometrial carcinoma with an aggressive behavior. *American Journal of Surgical Pathology*, v. 44, n. 4, p. 429-443, 2020.

FADER *et al.* Randomized phase II trial of carboplatin-paclitaxel versus carboplatin-paclitaxel-trastuzumab in uterine serous carcinomas that overexpress human epidermal growth factor receptor 2/neu. *Journal of Clinical Oncology*, v. 36, n. 20, p. 2044-2051, 2018.

FAN, Z. *et al.* Fertility-preserving treatment in young women with grade 1 presumed stage Ia endometrial adenocarcinoma: a meta-analysis. *International Journal of Gynecological Cancer*, v. 28, n. 2, p. 385-393, 2018.

FRANCESCHI, T. *et al.* Role of epithelial-mesenchymal transition factors in the histogenesis of uterine carcinomas. *Virchows Archiv*, v. 475, n. 1, p. 85-94, 2019.

FRUMOVITZ, M. *et al.* Near-infrared fluorescence for detection of sentinel lymph nodes in women with cervical and uterine cancers (FILM): a randomised, phase 3, multicentre, non-inferiority trial. *Lancet Oncology*, v. 19, n. 10, p. 1394-1403, 2018.

FUNG-KEE-FUNG, M. *et al.* Follow-up after primary therapy for endometrial cancer: a systematic review. *Gynecologic Oncology*, v. 101, n. 3, p. 520-529, 2006.

FURNESS, S. *et al.* Hormone therapy in postmenopausal women and risk of endometrial hyperplasia. *Cochrane Database of Systematic Reviews*. n. 2, p. CD000402, 2009.

GUNDERSON, C. C. *et al.* Oncologic and reproductive outcomes with progestin therapy in women with endometrial hyperplasia and grade 1 adenocarcinoma: a systematic review. *Gynecologic Oncology*, v. 125, n. 2, p. 477-482, 2012.

HOGBERG, T. *et al.* Sequential adjuvant chemotherapy and radiotherapy in endometrial cancer--results from two randomised studies. *European Journal of Cancer*, v. 46, n. 13, p. 2422-2431, 2010.

HORNOR, M. A. *et al.* Enhancing the American College of Surgeons NSQIP Surgical Risk Calculator to Predict Geriatric Outcomes. *Journal of the American College of Surgeons*, v. 230, p. 88-100.e1, 2020.

IMBODEN, S. *et al.* Phenotype of POLE-mutated endometrial cancer. *PLoS One*, v. 14, n. 3, p. e0214318, 2019.

INDERMAUR, M. D. *et al.* The accuracy of frozen pathology at time of hysterectomy in patients with complex atypical hyperplasia on preoperative biopsy. *American Journal of Obstetrics and Gynecology*, v. 196, n. 5, p. e40-2, 2007.

INSTITUTO NACIONAL DE CÂNCER JOSÉ ALENCAR GOMES DA SILVA. *Estimativa 2023*: incidência do Câncer no Brasil. Rio de Janeiro: INCA, 2023. Disponível em: https://www.inca.gov.br/publicacoes/livros/estimativa-2023-incidencia-de-cancer-no-brasil. Acesso em: 4 jan. 2024.

JACOBS, I. *et al.* Sensitivity of transvaginal ultrasound screening for endometrial cancer in postmenopausal women: a case-control study within the UKCTOCS cohort. *Lancet Oncology*, v. 12, n. 1, p. 38-48, 2011.

JANDA, M. *et al.* Effect of total laparoscopic hysterectomy vs total abdominal hysterectomy on disease-free survival among women with stage I endometrial cancer: a randomized clinical trial. *Journal of the American Medical Association*, v. 317, n. 12, p. 1224-1233, 2017.

KEYS, H. M. *et al.* A phase III trial of surgery with or without adjunctive external pelvic radiation therapy in intermediate risk endometrial adenocarcinoma: a Gynecologic Oncology Group study. *Gynecologic Oncology*, v. 92, n. 3, p. 744-751, 2004.

KITAJIMA, K. *et al.* Accuracy of integrated FDG-PET/contrast-enhanced CT in detecting pelvic and paraaortic lymph node metastasis in patients with uterine cancer. *European Radiology*, v. 19, n. 6, p. 1529-1536, 2009.

KÖBEL, M.; KANG, E. Y. The Many Uses of p53 Immunohistochemistry in Gynecological Pathology: Proceedings of the ISGyP Companion Society Session at the 2020 USCAP Annual Meeting. *International Journal of Gynecological Pathology*, v. 40, n. 1, p. 32-40, 2021.

KOMMOSS, S. *et al.* Final validation of the ProMisE molecular classifier for endometrial carcinoma in a large population-based case series. *Annals of Oncology*, v. 29, n. 5, p. 1180-1188, 2018.

KOSKAS, M. *et al.* Cancer of the corpus uteri: 2021 update. *International Journal of Gynaecology and Obstetrics*, v. 155, Suppl 1, p. 45-60, 2021.

KUHN, E. *et al.* Molecular characterization of undifferentiated carcinoma associated with endometrioid carcinoma. *American Journal of Surgical Pathology*, v. 38, n. 5, p. 660-665, 2014.

LAX, S. F.; MUTTER, G. L. WHO Classification of Tumours Editorial Board. *In*: WHO Classification of Female Genital Tumours. *Endometrial atypical hyperplasia/endometrioid intraepithelial neoplasia.* 5th ed. International Agency for Research on Cancer (IARC), 2020, p. 250-251, v. 4.

LEE, D. O.; JUNG, M. H.; KIM, H. Y. Prospective comparison of biopsy results from curettage and hysteroscopy in postmenopausal uterine bleeding. *Journal of Obstetrics and Gynaecology Research*, v. 37, n. 10, p. 1423-1426. 2011.

LEE, N. K. *et al.* Prognostic factors for uterine cancer in reproductive-aged women. *Obstetrics and Gynecology*, v. 109, n. 3, p. 655-662, 2007.

LEÓN-CASTILLO, A. *et al.* Clinicopathological and molecular characterisation of 'multiple-classifier' endometrial carcinomas. *Journal of Pathology*, v. 250, n. 3, p. 312-322, 2020.

LIN, M. Y. *et al.* Role of imaging in the routine management of endometrial cancer. *International Journal of Gynaecology and Obstetrics*, v. 143, Suppl 2, p. 109-117, 2018.

LINDFORS, A. *et al.* Robotic vs open surgery for endometrial cancer in elderly patients: surgical outcome, survival, and cost analysis. *International Journal of Gynecological Cancer*, v. 28, n. 4, p. 692-699, 2018.

LONDERO, A. P. *et al.* Hormone replacement therapy in endometrial cancer survivors: a meta-analysis. *Journal of Clinical Medicine*, v. 10, n. 14, p. 316, 2021.

MÄENPÄÄ, M. M. *et al.* Robotic-assisted vs traditional laparoscopic surgery for endometrial cancer: a randomized controlled trial. *American Journal of Obstetrics and Gynecology*, v. 215, n. 5, p. 588.e1-588.e7, 2016.

MAGGI, R. *et al.* Adjuvant chemotherapy vs radiotherapy in high-risk endometrial carcinoma: results of a randomised trial. *British Journal of Cancer*, v. 95, n. 3, p. 266-271, 2006.

MANCHANDA, R. *et al.* Annual outpatient hysteroscopy and endometrial sampling (OHES) in HNPCC/Lynch syndrome (LS). *Archives of Gynecology and Obstetrics*, v. 286, n. 6, p. 1555-1562, 2012.

MARIANI, A. *et al.* High-risk endometrial cancer subgroups: candidates for target-based adjuvant therapy. *Gynecologic Oncology*, v. 95, n. 1, p. 120-126, 2004.

MARIANI, A. et al. Low-risk corpus cancer: is lymphadenectomy or radiotherapy necessary? *American Journal of Obstetrics and Gynecology*, v. 182, n. 6, p. 1506-1519, 2000.

MARIANI, A. et al. Prospective assessment of lymphatic dissemination in endometrial cancer: a paradigm shift in surgical staging. *Gynecologic Oncology*, v. 109, n. 1, p. 11-18, 2008.

MARIANI, A.; DOWDY, S. C.; PODRATZ, K. C. New surgical staging of endometrial cancer: 20 years later. *International Journal of Gynaecology and Obstetrics*, v. 105, n. 2, p. 110-111, 2009.

MATEI, D. et al. Adjuvant chemotherapy plus radiation for locally advanced endometrial cancer. *New England Journal of Medicine*, v. 380, n. 24, p. 2317-2326. 2019.

MCALPINE, J.; LEON-CASTILLO, A.; BOSSE, T. The rise of a novel classification system for endometrial carcinoma; integration of molecular subclasses. *Journal of Pathology*, v. 244, n. 5, p. 538-549, 2018.

MIRZA, M. R. et al. Dostarlimab for primary advanced or recurrent endometrial cancer. *New England Journal of Medicine*, v. 388, n. 23, p. 2145-2158, 2023.

MOR, V. et al. The Karnofsky Performance Status Scale. An examination of its reliability and validity in a research setting. *Cancer*, v. 53, n. 9, p. 2002-2007, 1984.

MOROTTI, M. et al. Frozen section pathology at time of hysterectomy accurately predicts endometrial cancer in patients with preoperative diagnosis of atypical endometrial hyperplasia. *Gynecologic Oncology*, v. 125, n. 3, p. 536-540, 2012.

MOSCARINI, M. et al. Vaginal treatment of endometrial cancer: role in the elderly. *World Journal of Surgical Oncology*, v. 9, p. 74, 2011.

MUELLER, J. J. et al. Sentinel lymph node mapping in patients with endometrial hyperplasia: A practice to preserve or abandon? *Gynecologic Oncology*, v. 168, p. 1-7, 2023.

NCCN Guidelines Uterine Neoplasms. Version 2.2024. NCCN Guidelines, [n. d.]. Disponível em: https://www.nccn.org/guidelines/guidelines-detail?category=1&id=1473. Acesso em: 4 jan. 2024.

NEES, L. K. et al. Endometrial hyperplasia as a risk factor of endometrial cancer. *Archives of Gynecology and Obstetrics*, v. 306, n. 2, p. 407-421, 2022.

NITSCHMANN, C. C. et al. Vaginal vs. robotic hysterectomy for patients with endometrial cancer: a comparison of outcomes and cost of care. *Gynecologic Oncology*, v. 145, n. 3, p. 555-561, 2017.

NOUT, R. A. et al. Vaginal brachytherapy versus pelvic external beam radiotherapy for patients with endometrial cancer of high-intermediate risk (PORTEC-2): an open-label, non-inferiority, randomised trial. *Lancet*, v. 375, n. 9717, p. 816-823, 2010.

OAKNIN, A. et al. Endometrial cancer: ESMO Clinical Practice Guideline for diagnosis, treatment and follow-up. *Annals of Oncology*, v. 33, n. 9, p. 860-877, 2022.

OKEN, M. M. et al. Toxicity and response criteria of the Eastern Cooperative Oncology Group. *American Journal of Clinical Oncology*, v. 5, n. 6, p. 649-655, 1982.

OLIVA, E. et al. *Tumors of the uterine corpus and gestational trophoblastic diseases*. Arlington: American Registry of Pathology, 2020. 513 p.

ORDI, J. et al. Reproducibility of current classifications of endometrial endometrioid glandular proliferations: further evidence supporting a simplified classification. *Histopathology*, v. 64, n. 2, p. 284-292, 2014.

PAULINO, E. et al. Endometrial cancer in Brazil: preparing for the rising incidence. *Revista Brasileira de Ginecologia e Obstetrícia*, v. 40, n. 10, p. 577-579, 2018.

PERSSON, J. et al. Pelvic sentinel lymph node detection in high-risk Endometrial Cancer (SHREC-trial)–the final step towards a paradigm shift in surgical staging. *European Journal of Cancer*, v. 116, p. 77-85, 2019.

PILARSKI, R. et al. Predicting PTEN mutations: an evaluation of Cowden syndrome and Bannayan-Riley-Ruvalcaba syndrome clinical features. *Journal of Medical Genetics*, v. 48, n. 8, p. 505-512, 2011.

RAJKUMAR, S. et al. Advanced stage (IIIC/IV) endometrial cancer: role of cytoreduction and determinants of survival. *European Journal of Obstetrics, Gynecology, and Reproductive Biology*, v. 234, p. 26-31, 2019.

RANDALL, M. E. et al. Phase III Trial: adjuvant pelvic radiation therapy versus vaginal brachytherapy plus paclitaxel/carboplatin in high-intermediate and high-risk early stage endometrial cancer. *Journal of Clinical Oncology*, v. 37, n. 21, p. 1810-1818, 2019.

REED, S. D. et al. Incidence of endometrial hyperplasia. *American Journal of Obstetrics and Gynecology*, v. 200, n. 6, p. 678.e1-6, 2009.

ROSATO, R. et al. Impact of different follow-up regimens on health-related quality of life and costs in endometrial cancer patients: results from the TOTEM randomized trial. *Gynecologic Oncology*, v. 184, p. 150-159, 2024.

ROSS, D. S. et al. Histopathologic features and molecular genetic landscape of HER2-amplified endometrial carcinomas. *Modern Pathology*, v. 35, n. 7, p. 962-971, 2022.

ROSSI, E. C. et al. A comparison of sentinel lymph node biopsy to lymphadenectomy for endometrial cancer staging (FIRES trial): a multicentre, prospective, cohort study. *Lancet Oncology*, v. 18, n. 3, p. 384-392, 2017.

SCHWARZ, J. K. et al. Consensus statement for brachytherapy for the treatment of medically inoperable endometrial cancer. *Brachytherapy*, v. 14, n. 5, p. 587-599, 2015.

SELMAN, T. J. et al. A systematic review of tests for lymph node status in primary endometrial cancer. *BioMed Central Women's Health*, v. 8, n. 8, 2008.

SHIKAMA, A. et al. Predictors of favorable survival after secondary cytoreductive surgery for recurrent endometrial cancer. *International Journal of Clinical Oncology*, v. 24, n. 10, p. 1256-1263, 2019.

SILVA E SILVA, A. et al. Introduction of robotic surgery for endometrial cancer into a Brazilian cancer service: a randomized trial evaluating perioperative clinical outcomes and costs. *Clinics (São Paulo)*, v. 73, Suppl. 1, p. e522 s, 2018.

SOLIMAN, P. T. et al. A prospective validation study of sentinel lymph node mapping for high-risk endometrial cancer. *Gynecologic Oncology*, v. 146, n. 2, p. 234-239, 2017.

SOSLOW, R. A. Practical issues related to uterine pathology: staging, frozen section, artifacts, and Lynch syndrome. *Modern Pathology*, v. 29, Suppl 1, p. S59-77, 2016.

STELLOO, E. et al. Improved risk assessment by integrating molecular and clinicopathological factors in early-stage endometrial cancer-combined analysis of the PORTEC cohorts. *Clinical Cancer Research*, v. 22, n. 16, p. 4215-4224, 2016.

SUNG, H. et al. Global Cancer Statistics 2020: GLOBOCAN estimates of incidence and mortality worldwide for 36 cancers in 185 countries. *CA: a Cancer Journal for Clinicians*, v. 71, n. 3, p. 209-249, 2021.

SUSUMU, N. et al. Randomized phase III trial of pelvic radiotherapy versus cisplatin-based combined chemotherapy in patients with intermediate-and high-risk endometrial cancer: a Japanese Gynecologic Oncology Group study. *Gynecologic Oncology*, v. 108, n. 1, p. 226-233, 2008.

TALHOUK, A. et al. A clinically applicable molecular-based classification for endometrial cancers. *British Journal of Cancer*, v. 113, n. 2, p. 299-310, 2015.

TALHOUK, A et al. Confirmation of ProMisE: a simple, genomics-based clinical classifier for endometrial cancer. *Cancer*, v. 123, n. 5, p. 802-813, 2017.

TALHOUK, A. et al. Targeted molecular testing in endometrial carcinoma: validation of a clinically driven selective ProMisE testing protocol. *International Journal of Gynecological Pathology*, v. 42, n. 4, p. 353-363, 2023.

TIMMERMANS, A. et al. Endometrial thickness measurement for detecting endometrial cancer in women with postmenopausal bleeding. *Obstetrics and Gynecology*, v. 116, n. 1, p. 160-167, 2010.

TRIMBLE, C. L. et al. Management of endometrial precancers. *Obstetrics and Gynecology*, v. 120, n. 5, p. 1160, 2012.

TSILI, A. C. et al. Local staging of endometrial carcinoma: role of multidetector CT. *European Radiology*, v. 18, n. 5, p. 1043-1048, 2008.

TURASHVILI, G.; HANLEY, K. Practical updates and diagnostic challenges in endometrial carcinoma. *Archives of Pathology & Laboratory Medicine*, v. 148, n. 1, p. 78-98, 2024.

VAN HANEGEM, N. et al. Diagnostic evaluation of the endometrium in postmenopausal bleeding: an evidence-based approach. *Maturitas*, v. 68, n. 2, p. 155-164, 2011.

VASEN, H. F. A. et al. Revised guidelines for the clinical management of Lynch syndrome (HNPCC): recommendations by a group of European experts. *Gut*, v. 62, n. 6, p. 812-823, 2013.

WALKER, J. L. et al. Laparoscopy compared with laparotomy for comprehensive surgical staging of uterine cancer: Gynecologic Oncology Group Study LAP2. *Journal of Clinical Oncology*, v. 27, n. 32, p. 5331-5336, 2009.

WALKER, J. L. et al. Recurrence and survival after random assignment to laparoscopy versus laparotomy for comprehensive surgical staging of uterine cancer: Gynecologic Oncology Group LAP2 study. *Journal of Clinical Oncology*, v. 30, n. 7, p. 695-700, 2012.

WHO CLASSIFICATION OF TUMOURS EDITORIAL BOARD. WHO Classification of Female Genital Tumours. 5th ed. International Agency for Research on Cancer (IARC), 2020. v. 4.

WORTMAN, B. G. *et al.* Ten-year results of the PORTEC-2 trial for high-intermediate risk endometrial carcinoma: improving patient selection for adjuvant therapy. *British Journal of Cancer*, v. 119, n. 9, p. 1067-1074, 2018.

YOON, M. S. *et al.* Impact of paraaortic lymphadenectomy for endometrial cancer with positive pelvic lymph nodes: a Korean Radiation Oncology Group study (KROG 13-17). *European Journal of Surgical Oncology*, v. 42, n. 10, p. 1497-1505, 2016.

ZANAGNOLO, V.; MAGRINA, J. F. Carcinoma of the endometrium treated only by vaginal route. *Best Practice & Research. Clinical Obstetrics & Gynaecology*, v. 25, n. 2, p. 239-245, 2011.

ZELENIUCH-JACQUOTTE, A. *et al.* Postmenopausal endogenous oestrogens and risk of endometrial cancer: results of a prospective study. *British Journal of Cancer*, v. 84, n. 7, p. 975-981, 2001.

ZHAO, J. *et al.* Risk factors of endometrial cancer in patients with endometrial hyperplasia: implication for clinical treatments. *BioMed Central Women's Health*, v. 21, n. 1, p. 312, 2021.

ZOLA, P. *et al.* Effectiveness of intensive versus minimalist follow-up regimen on survival in patients with endometrial cancer (TOTEM Study): a randomized, pragmatic, parallel group, multicenter trial. *Journal of Clinical Oncology*, v. 40, n. 33, p. 3817-3827, 2022.

Câncer de Ovário e Tubas Uterinas

Agnaldo Lopes da Silva Filho • Eduardo Batista Cândido • Aline Evangelista Santiago

INTRODUÇÃO

O câncer de ovário é o sétimo câncer mais comum entre as mulheres globalmente. Na população geral, 1,4% das mulheres vão apresentar câncer de ovário e 1% delas irá a óbito por essa condição (Daum *et al.*, 2018). As taxas de incidência são maiores em países mais desenvolvidos. Nos EUA, o câncer epitelial de ovário é a principal causa de morte por câncer ginecológico e a quinta causa mais comum de mortalidade por câncer entre as mulheres. Em 2024, são estimados 19.680 novos casos e 12.740 mortes por câncer de ovário nos EUA, e menos de 40% das mulheres acometidas foram curadas (Siegel *et al.*, 2024). Segundo dados do Instituto Nacional de Câncer (Inca), para o triênio 2023-2025, no Brasil, estimam-se 7.310 novos casos. Em 2020, foram computados 3.920 óbitos decorrentes do câncer de ovário (Brasil, 2022).

A maioria dos tumores malignos de ovário é diagnosticada em estádios avançados devido à falta de sintomas específicos nos estádios iniciais. Apesar de muito esforço para identificar uma abordagem eficaz para o rastreamento do câncer de ovário, até o momento nenhum teste se mostrou capaz de reduzir a mortalidade por essa neoplasia. Os marcadores tumorais e os exames de imagem apresentam altas taxas de resultados falso-positivos, especialmente quando realizados na pré-menopausa, e não são custo-efetivos. Dessa forma, a detecção em fase tardia, a falta de técnicas de rastreamento eficazes e a resistência à quimioterapia contribuem para as altas taxas de mortalidade por essa neoplasia.

Os dados recentes referentes a carcinogênese do câncer de ovário, epidemiologia, fatores de risco, características clínicas, aspectos moleculares e genéticos, história natural e mecanismos de disseminação permitem que o carcinoma invasor de ovário, peritônio e tuba uterina seja abordado como uma entidade clínica (National Comprehensive Cancer Network, 2024).

ETIOLOGIA

A etiologia dos tumores ovarinos permanece desconhecida, apesar de diversas teorias e de muitos trabalhos tentarem elucidar as relações entre causa e efeito. Acredita-se que a origem das neoplasias ovarianas esteja relacionada a um conjunto de fatores, como os ambientais, reprodutivos, alimentares e infecciosos, à exposição a agentes teratogênicos e a questões genéticas e endócrinas.

As mutações dos genes *BRCA1/2* podem manifestar-se em ampla variedade de condições clínicas, incluindo câncer de mama e de ovário em mulheres e câncer de mama e de próstata em homens, bem como outros tipos de cânceres mais raros, como o câncer de pâncreas (Daum *et al.*, 2018). Cerca de 10 a 15% dos casos de câncer de ovário e aproximadamente 20% daqueles de alto grau são decorrentes de mutações nos genes *BRCA1* e *BRCA2*. Além das mutações germinativas, mutações somáticas nesses genes podem produzir tumores que agem como deficientes em BRCA. O silenciamento genético ou disfunção dos genes *BRCA1* e *BRCA2* dão origem a um fenótipo semelhante ao que resulta de mutações hereditárias, conhecido como *BRCAness*. Outros mecanismos associados a esse fenótipo são sugeridos em outras vias e parecem contribuir para os efeitos do tratamento à base de platina e a outros agentes que danificam o DNA em pacientes com câncer de ovário (Patel *et al.*, 2011).

Dois modelos teóricos são descritos para a carcinogênese do câncer de ovário: um de origem no epitélio da superfície ovariana e o outro modelo de origem na tuba uterina (Klotz e Wimberger, 2017). O primeiro modelo baseia-se no ambiente pró-inflamatório causado por eventos de ovulação, no padrão de expressão de cistos de inclusão de ovário e nos biomarcadores compartilhados pelo epitélio da superfície ovariana e crescimento maligno. O modelo que sugere uma origem não ovarina baseia-se na descrição de lesões de precursores tubários, na evidência genética de portadores de mutação *BRCA1/2* e em estudos experimentais em animais. A origem tubária do carcinoma seroso de ovário, a partir da porção intraepitelial da tuba uterina, tem sido proposta por alguns autores. A implantação direta de células do epitélio das fímbrias da tuba na superfície do ovário, em áreas de epitélio roto pela ovulação formaria cistos de inclusão, com posterior transformação para carcinoma seroso de baixo ou alto grau histológico (Ferreira *et al.*, 2012; Kurman e Shih, 2010; Kohn e Hurteau, 2013).

Ainda existe grande discussão sobre a origem do câncer de ovário e nenhum dos dois modelos demonstrou clara superioridade sobre o outro (Klotz e Wimberger, 2017). Independentemente do sítio de origem, o câncer epitelial de ovário, o câncer de tuba uterina e o câncer peritoneal primário têm como característica típica a disseminação peritoneal precoce de metástases. A inclusão do câncer tubário e do câncer peritoneal primário na designação de câncer epitelial de ovário é geralmente aceita com base nas muitas evidências que apontam para uma derivação comum do epitélio mülleriano e carcinogênese semelhante dessas três neoplasias. Assim, os adenocarcinomas serosos de alto grau decorrentes das tubas uterinas e de outros sítios da cavidade peritoneal, em conjunto com a maioria dos cânceres epiteliais ovarianos, representam adenocarcinomas extrauterinos de origem epitelial mülleriana e são conduzidos e tratados de forma semelhante ao câncer de ovário (National Cancer Institute, s/d).

Alguns cânceres de ovário resultam da inativação do gene *p53* e mutações no revestimento das células epiteliais da tuba uterina, das quais as células cancerosas são posteriormente depositadas nos ovários e promovem a formação do câncer (Klotz e Wimberger, 2017). Isso é particularmente verdadeiro para o subconjunto de tumores epiteliais serosos de alto grau em mulheres com mutações no *BRCA*. No entanto, não está claro se o epitélio da superfície ovariana pode contribuir para esse processo ou se o epitélio da superfície ovariana sofre alterações metaplásicas e dá origem aos tumores epiteliais serosos de alto grau de forma independente.

FATORES DE RISCO

Entre os fatores de risco mais importantes para o desenvolvimento do câncer do ovário, o mais conhecido é o histórico familiar de câncer de mama ou de ovário, especialmente nas mulheres com dois ou mais parentes de primeiro grau com câncer de ovário ou de mama. As mulheres que possuem tal histórico, combinado com as mutações nos genes *BRCA1* e *BRCA2*, têm risco potencializado de desenvolver câncer de ovário. A síndrome do câncer de mama e de ovário hereditários é uma doença causada pela mutação no gene *BRCA1* e/ou *BRCA2* que se associa a risco câncer de mama de 50 a 85% e a risco de desenvolver câncer de ovário de 13 a 46% nas portadoras (National Comprehensive Cancer Network, 2024; Isaacs, 2015; Nakonechny e Gilks, 2016). A síndrome de Lynch é caracterizada pela associação de neoplasias malignas, principalmente de ovário, colón e endométrio em mulheres jovens, de gerações distintas e de uma mesma família. As portadoras da síndrome de Lynch têm risco de 3 a 14% de desenvolver câncer de ovário (Randall e Pothuri, 2016).

A incidência de câncer de ovário aumenta com a idade e é mais prevalente na sexta e sétima décadas de vida. A média de idade do diagnóstico é de 63 anos, e mais de 70% das pacientes apresentam doença avançada ao diagnóstico inicial (National Comprehensive Cancer Network, 2024). A nuliparidade ou a idade materna acima de 35 anos se associam a risco aumentado para câncer de ovário. A terapia hormonal em mulheres climatéricas e a doença inflamatória pélvica podem aumentar o risco para câncer de ovário (Morch *et al.*, 2009; Lin *et al.*, 2011). Existe associação entre câncer de ovário endometrioide e endometriose, porém as evidências atuais são insuficientes para concluir se essa associação é por casualidade ou pelo fato de as duas doenças terem fatores de risco e patogenicidade em comum (Silva-Filho *et al.*, 2016).

Os principais fatores de proteção para câncer de ovário são os contraceptivos orais, a gravidez, a amamentação e a ligadura de trompas (Sopik *et al.*, 2015). Partos com idade materna inferior a 25 anos, uso de anticoncepcionais orais e amamentação estão associados à diminuição de 30 a 60% do risco para câncer de ovário (National Comprehensive Cancer Network, 2024). A obesidade não parece estar associada aos tipos mais agressivos de câncer de ovário. Fatores ambientais estão sendo investigados, mas até o momento não está claro se há associação desses fatores com a carcinogênese ovariana (National Comprehensive Cancer Network, 2024).

CLASSIFICAÇÃO HISTOLÓGICA/ETIOPATOGENIA

Uma das classificações histológicas mais utilizadas nas neoplasias ovarianas é a que se baseia na origem embrionária das células (Tabela 81.1). De acordo com essa classificação, os tumores, quando não metastáticos, podem ser classificados em epiteliais, tumores do estroma e cordões sexuais e tumores de células germinativas (DiSaia *et al.*, 2017). A classificação da Organização Mundial da Saúde (OMS) descreve os três principais tipos de adenocarcinomas epiteliais como serosos, mucinosos e endometrioides.

Tabela 81.1 Classificação histopatológica dos tumores de ovário.

a. Tumores derivados do epitélio celômico (tumores epiteliais)
- Seroso
- Mucinoso
- Endometrioide
- Tumores de células claras

b. Tumores derivados de células germinativas
- Disgerminoma
- Teratoma
- Tumores embrionários do seio endodermal/tumores de saco vitelino

c. Tumores derivados do estroma gonadal (tumores estromais de cordão sexual)
- Tumores de células da granulosa
- Tecoma (potencial maligno)
- Fibrossarcoma
- Tumores de células de Sertoli-Leydig
- Tumores de cordão sexual com túbulos anulares
- Ginandroblastoma
- Tumores de células de esteroides
- Tumores estromais de cordão sexual não classificados

d. Carcinossarcomas (tumores mistos malignos müllerianos)

e. Tumores potenciais malignos ovarianos inferiores (tumores ovarianos epiteliais marginais)

f. Neoplasia ovariana metastática
- Tumor de Krukemberg

Adaptada de: National Comprehensive Cancer Network, 2024.

Cerca de 90% dos cânceres de ovário têm origem no epitélio que recobre o córtex externo ovariano e são denominados "tipo epitelial" (Constantinou e Tischkowitz, 2017). Entre as neoplasias ovarianas malignas, as de origem epitelial são as mais frequentes, e são classificadas conforme o tipo celular: seroso (30 a 70% dos casos), mucinoso (5 a 20% dos casos), endometrioide (10 a 20% dos casos), de células claras (3 a 10% dos casos) e indiferenciados (1% das mulheres) (Constantinou e Tischkowitz, 2017). Os carcinomas serosos são os mais comuns e correspondem a aproximadamente 80 a 85% dos carcinomas do ovário, sendo bilaterais em até 25% dos casos (Ferreira *et al.*, 2012).

Existem dois diferentes tipos de carcinomas serosos de ovário: o de baixo e o de alto grau. O carcinoma seroso bem diferenciado, ou de baixo grau, é eventualmente associado a áreas de tumor *borderline* e adenoma e costuma ter progressão lenta e bom prognóstico. Porém, mais frequentemente, o carcinoma seroso se apresenta com alto grau histológico, acentuada atipia celular, arquitetura papilífera, áreas em arranjo glandular, cribriforme, microcístico, sólido ou trabecular, sendo geralmente diagnosticado em estádios avançados e com evolução desfavorável (Ferreira *et al.*, 2012). Os tumores *borderline* podem ser serosos ou mucinosos, constituem 10% dos tumores epiteliais de ovário e estão associados, na maioria dos casos, com melhor prognóstico (Guppy *et al.*, 2005). Os outros tipos histológicos de carcinoma de ovário são mais raros. Os carcinomas mucinosos do ovário são menos frequentes, correspondendo a menos de 5% dos carcinomas, sendo geralmente bem diferenciados e diagnosticados em estádios iniciais. Os carcinomas endometrioides e de células claras também são frequentemente diagnosticados em estádios iniciais (Ferreira *et al.*, 2012).

Quanto aos tumores epiteliais, os serosos apresentam-se macroscopicamente como cistos cuja complexidade tende a aumentar com o grau de malignidade. Os tumores mucinosos caracterizam-se pelo seu grande volume e multiloculação. Já os endometrioides são compostos por epitélio similar ao do endométrio associado a estroma e caracterizam-se por sua agressividade. Carcinomas indiferenciados têm suas células epiteliais dispostas em arranjo sólido, sem evidências de diferenciação mülleriana. As neoplasias ovarianas de células claras geralmente surgem como cistos uni ou multiloculares com variável componente de área sólida (Williams *et al.*, 2004).

Atualmente, o câncer de ovário é considerado um grupo de patologias com diferenças clinicopatológicas significativas devidas a grande heterogeneidade molecular e comportamentos biológicos distintos. Com o emprego de estudos moleculares, foi observado que os vários tipos histológicos podem ser encarados como entidades distintas, com diferentes vias de patogênese, distinto comportamento biológico e diferente resposta ao tratamento. Com o objetivo de conhecer melhor a origem e a fisiopatologia dessa neoplasia, um modelo dualístico de classificação foi proposto, com a divisão entre tumores tipos I e II.

O grupo de tumores designados "tipo I" é composto pelo câncer de ovário seroso de baixo grau, endometrioide de baixo grau, de células claras, mucinoso e carcinoma transitório (Brenner). Esses tumores geralmente se comportam de forma indolente, estão confinados ao ovário no diagnóstico, são geneticamente mais estáveis e raramente apresentam mutações no gene *TP53*. Contudo, os diferentes tipos histológicos desse grupo apresentam perfil genético molecular distinto. Aproximadamente, um terço exibe mutação em *KRAS*, *BRAF* e *ERBB2* e são comuns as alterações na via de sinalização Wnt envolvendo mutações somáticas em *CTNNB1*, *PTEN* e *PIK3CA7* (Kurman e Shih, 2010; Cho e Shih, 2009). Em contrapartida, tumores ovarianos do tipo II são altamente agressivos e quase sempre exibem estádio avançado no diagnóstico. Os tipos histológicos nesse grupo incluem carcinomas serosos de alto grau, endometrioide de alto grau e carcinomas indiferenciados.

Os cânceres de ovário tipo II demonstram maior homogeneidade morfológica e molecular e são geneticamente instáveis. Mais de 80% dos casos apresentam mutações em *TP53* e amplificações no gene *CCNE1*, mas raramente apresentam mutações em *KRAS*, *BRAF*, *ERBB2*, *PTEN*, *CTNNB1* e *PIK3CA7* (Kurman e Shih, 2010). Esses cânceres frequentemente têm anormalidades nas vias de reparo do DNA, incluindo mutações *BRCA1* e/ou *BRCA2*. Eles crescem rapidamente, com elevado índice mitótico, e são sensíveis à quimioterapia à base de platina. Dados recentes sugerem que esses tumores podem ter sua origem na porção distal das tubas uterinas. Os cânceres de ovário do tipo I parecem não responder bem à quimioterapia à base de platina, crescem lentamente, apresentam baixo índice mitótico e estão associados a maior sobrevida em 10 anos (Kohn e Hurteau, 2013).

Os disgerminomas correspondem a 40% de todos os tumores germinativos malignos, sendo os mais comuns deles. Podem estar associados à disgenesia gonadal e ao gonadoblastoma, sendo 65 a 75% dos casos diagnosticados no estádio I da doença. Sua disseminação se dá pela via linfática e posteriormente pela via hematogênica, podendo chegar a grandes volumes (Williams *et al.*, 2004).

Quanto aos tumores do estroma gonadal, os tumores das células da granulosa são quase sempre sólidos e cursam geralmente com irregularidades no ciclo menstrual ou estimulação estrogênica na menopausa por serem secretores de estrogênio. São tumores considerados malignos, principalmente os tipos juvenis. Os tumores de cordões sexuais com túbulos anulares são extremamente raros, porém destacam-se por sua associação com a síndrome de Peutz-Jeghers, que se caracteriza por polipose gastrointestinal e pigmentação mucocutânea (Tsunematsu *et al.*, 2000).

Dentre os tumores metastáticos do ovário, destaca-se o de Krukenberg, cujos critérios histológicos se encontram bem definidos. Trata-se de tumor de ovário com produção de mucina intracelular e com quadro microscópico de células em anel de sinete e infiltração sarcomatoide difusa no estroma ovariano. As estruturas que mais disseminam suas metástases para as gônadas femininas são tubo digestivo, mamas e órgãos pélvicos.

PROPEDÊUTICA

A sintomatologia é frequentemente inespecífica e pode se confundir com outros transtornos comuns, incluindo dor pélvica, dor abdominal, dispepsia, síndrome do intestino irritável, menstruação e menopausa (Ebell *et al.*, 2016). As pacientes podem relatar sensação de plenitude gástrica, dispepsia, saciedade precoce ou distensão abdominal como resultado do aumento da pressão por ascite ou formação do bolo omental. Nos casos de doença avançada, pode-se identificar massa ovariana palpável associada a ascite, derrame pleural e tumor umbilical (nódulo de irmã Maria José). Algumas manifestações pertinentes às síndromes paraneoplásicas também podem estar presentes, como hipercalcemia, tromboflebite e poliartrite (van Nagell Jr e Ueland, 1999).

Os marcadores tumorais constituem uma importante ferramenta na abordagem do câncer de ovário, podendo contribuir para o diagnóstico precoce, estabelecer o prognóstico, predizer resposta a terapias específicas além de detectar recorrência tumoral. O CA-125 é uma glicoproteína similar à mucina que é expresso em cerca de 50% dos casos de tumores epiteliais no estádio I e em 90% nos casos avançados. Nas pacientes mais jovens, a gonadotrofina coriônica humana (HCG), a desidrogenase láctica (LDH) e a alfafetoproteína (AFP) devem ser solicitadas para excluir tumores de células germinativas (Lima *et al.*, 2010). A utilização de marcadores de forma isolada ou em associação com outros parâmetros e com métodos de imagem ainda não se mostrou eficaz para o rastreamento do câncer de ovário.

A ultrassonografia transvaginal (USTV) é o método de imagem mais utilizado para diagnóstico das massas anexiais e apresenta alta acurácia para diagnóstico quando realizada por profissionais experientes (Yousef *et al.*, 2003; Duffy, 2001). Variáveis clínicas e ultrassonográficas podem ser consideradas para a distinção entre massas anexiais benignas e malignas no pré-operatório (Tabela 81.2). Nos casos duvidosos à USTV,

Tabela 81.2 Variáveis clínicas e ultrassonográficas para a distinção entre massas anexiais benignas e malignas no pré-operatório.

1. História pessoal de câncer de ovário
2. Terapia hormonal
3. Idade
4. Diâmetro máximo da lesão
5. Dor
6. Ascite
7. Projeção papilar sólida com presença de fluxo sanguíneo
8. Tumor sólido
9. Diâmetro máximo do componente sólido
10. Paredes císticas irregulares
11. Sombras acústicas
12. Fluxo sanguíneo intratumoral positivo ao Doppler

Adaptada de: Hennessy *et al.*, 2009.

a ressonância nuclear magnética (RNM) mostra-se superior à tomografia computadorizada (TC) e ao Doppler para diferenciação dos casos benignos e malignos. Os aspectos morfológicos presentes na USTV que sugerem malignidade são: paredes e septos irregulares e grossos; projeções papilares; lesões sólidas; ecogenicidade moderada à ultrassonografia. O Doppler apresenta resultados heterogêneos e mostra grande sobreposição nos valores dos índices avaliados em massas malignas e benignas; por isso seus resultados devem ser avaliados com cautela. Mais recentemente, tem sido utilizada a tomografia computadorizada com emissão de pósitrons (PET/TC) para determinar a extensão da doença com câncer de ovário avançado (Lima *et al.*, 2010).

A biópsia por congelação pode ser utilizada no peroperatório para definição terapêutica nos casos de massa anexial. Apresenta altas sensibilidade e especificidade, especialmente quando associada aos dados clínicos e laboratoriais. Os erros diagnósticos são mais comuns nos casos de tumores mucinosos e *borderline* (Lima *et al.*, 2010).

ESTADIAMENTO

O estadiamento do câncer de ovário é de grande importância para o prognóstico e o tratamento da doença. O câncer de ovário é classificado primariamente dos estádios I ao IV de acordo com os sistemas de classificação da International Federation of Gynecology and Obstetrics (FIGO) (Tabela 81.3) (National Comprehensive Cancer Network, 2024; Prat, 2015). A Tabela 81.4 mostra os princípios gerais do estadiamento cirúrgico do câncer de ovário. O estadiamento completo inclui coleta de material para exame citológico, omentectomia infracólica, linfadenectomia pélvica e para-aórtica seletivas, biópsia e/ou ressecção de lesões suspeitas, biópsias peritoneais das regiões subdiafragmática, reflexão vesicuterina, fundo de saco, recessos

paracólicos e paredes pélvicas e histerectomia total com salpingo-oforectomia bilateral. Nos casos de tumores mucinosos, deve-se realizar a apendicectomia (Lima *et al.*, 2010).

TRATAMENTO

Pacientes com suspeita de câncer de ovário devem ser tratadas por profissionais com treinamento e experiência na condução desses casos. Mulheres operadas por profissionais especializados apresentam maior intervalo livre de doença e sobrevida, além de menor necessidade de reoperação precoce. O American College of Obstetricians and Gynecologists (ACOG) e a Society of Gynecologic Oncology (SGO) recomendam que pacientes que apresentarem, ao menos, uma das seguintes características devem ser referenciadas a um especialista em ginecologia oncológica (Lima *et al.*, 2010):

- Na pós-menopausa: elevação dos níveis de CA-125, ascite, massa fixa ou nodular, evidência de metástases abdominais ou a distância, história familiar de uma ou mais parentes de primeiro grau com câncer de ovário ou de mama
- Na pré-menopausa: níveis de CA-125 muito elevados (> 200 U/mℓ), ascite, evidência de metástase abdominal ou a distância, história familiar de uma ou mais parentes de primeiro grau com câncer de ovário ou de mama.

Os pilares da terapia das neoplasias malignas do ovário encontram-se em duas modalidades principais, a cirurgia e a quimioterapia, podendo ser usadas de forma isolada ou em diversas formas de associação, conforme o fluxograma da Figura 81.1.

O tratamento primário consiste em estadiamento cirúrgico apropriado e citorredução, seguidos na maioria das pacientes por quimioterapia sistêmica (National Comprehensive Cancer Network, 2024). O objetivo da citorredução inicial é a remoção da maior quantidade de tecido tumoral possível, assim como

Tabela 81.3 Estadiamento do câncer de ovário, tubário e peritoneal primário da International Federation of Gynecology and Obstetrics (FIGO).

Estádio I: Tumor restrito a ovários ou tubas uterinas.
IA – Tumor restrito ao interior de um ovário ou tuba uterina. Ausência de doença na superfície ovariana ou tubária, ou em abdome.
IB – Tumor em ambos os ovários ou tubas uterinas. Ausência de doença na superfície ovariana ou tubária, ou no líquido ou lavado peritoneais.
IC – Tumor em um ou ambos os ovários ou tubas uterinas, com um dos seguintes achados: IC1 – Rotura intraoperatória do tumor. IC2 – Rotura pré-operatória da parede do tumor ou doença na superfície do ovário ou tuba uterina. IC3 – Células neoplásicas no líquido ascítico ou no lavado peritoneal.
Estádio II: Tumor envolve um ou ambos os ovários ou tubas uterinas, com extensão para pelve ou peritônio.
IIA – Tumor acometendo útero e/ou tubas uterinas e/ou ovários.
IIB – Tumor acometendo outros tecidos pélvicos.
Estádio III: Tumor acometendo um ou ambos os ovários ou tubas uterinas, ou peritônio. Presença de acometimento peritoneal extrapélvico e/ou linfonodal no retroperitônio (linfonodos ao longo de grandes vasos como a aorta).
IIIA – Tumor acometendo linfonodos retroperitoneais sem acometimento da superfície peritoneal. IIIA(i) – Metástases menores ou iguais a 10 mm. IIIA(ii) – Metástases maiores que 10 mm. IIIA2 – Invasão microscópica da pelve para o abdome, com ou sem linfonodos retroperitoneais acometidos.
IIIB – Implantes na parede posterior do abdome com 2 cm ou menos, com ou sem acometimento de linfonodos retroperitoneais.
IIIC – Implantes na parede posterior do abdome maiores que 2 cm, com ou sem acometimento de linfonodos retroperitoneais.
Estádio IV: Tumor com metástases a distância.
IVA – Presença de derrame pleural com células neoplásicas.
IVB – Tumor com disseminação extra-abdominal, incluindo linfonodos inguinais.

Adaptada de: National Comprehensive Cancer Network, 2024; Prat, 2015.

Tabela 81.4 Princípios do estadiamento cirúrgico do câncer de ovário.

- Laparotomia mediana
- Coleta do líquido ascítico ou lavado peritoneal para citologia oncótica
- Notificação e biópsias das aderências
- Avaliação criteriosa de toda a superfície peritoneal com biópsia de lesões suspeitas
- Biópsias peritoneais da pelve, das goteiras cólicas e superfícies diafragmáticas
- Pacientes sem evidências de lesões extrapélvicas ou, ainda, lesões menores que 2,0 cm: proceder à linfadenectomia pélvica e para-aórtica
- A linfadenectomia para-aórtica deve ser realizada bilateralmente até pelo menos o nível da mesentérica superior e idealmente até os vasos renais
- Considerar ooforectomia unilateral em pacientes com desejo de preservação da fertilidade em casos muito bem selecionados
- Remoção de massas tumorais encapsuladas sem rotura destas
- Considerar sempre a histerectomia abdominal com salpingo-oforectomia bilateral para uma citorredução ótima
- Realizar omentectomia
- Linfonodos suspeitos devem ser retirados sempre que possível
- Sempre que possível, proceder à citorredução ótima (não evidenciadas lesões abdominais maiores que 1,0 cm), levando-se em consideração a possibilidade de ressecção de segmento intestinal, peritoniectomia pélvica, esplenectomia, dentre outras operações

Adaptada de: National Comprehensive Cancer Network, 2024.

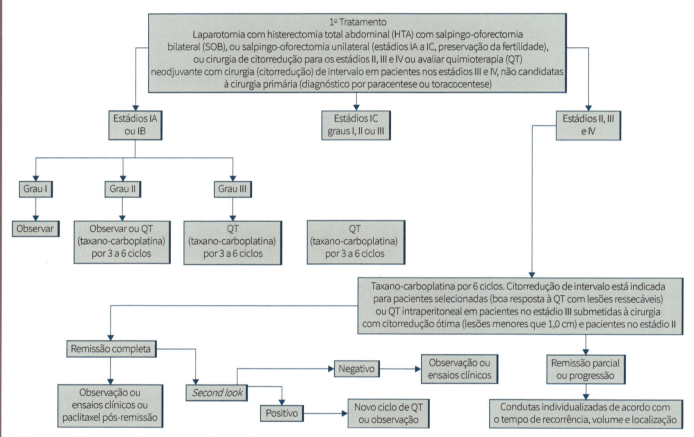

Figura 81.1 Fluxograma do tratamento das neoplasias malignas do ovário. (Adaptada de: National Comprehensive Cancer Network, 2024.)

da doença metastática. Atualmente é considerada uma cirurgia citorredutora ótima a ausência de doença residual macroscópica pós-operatória. Evidências mostram que a sobrevida livre de doença nas pacientes que tiveram citorredução completa é significativamente maior que nas pacientes que ainda tinham alguma doença macroscópica residual pós-operatória (Chang et al., 2012). A incorporação de procedimentos radicais no abdome superior na cirurgia citorredutora para o câncer de ovário avançado aumenta consideravelmente as taxas de citorredução completa e melhora a sobrevida. A Tabela 81.5 mostra os principais fatores prognósticos no câncer epitelial de ovário precoce e avançado.

As seguintes informações devem ser detalhadas na descrição cirúrgica para fins de planejamento terapêutico, prognóstico e estudos científicos (National Comprehensive Cancer Network, 2024):

- Extensão da doença inicial antes da citorredução, na pelve e em andares inferior e superior do abdome
- Volume de doença residual após citorredução
- Ressecção completa ou incompleta; se incompleta, indicar o tamanho da lesão maior e o número total de lesões residuais.

Pacientes não candidatas à cirurgia citorredutora como abordagem inicial podem se beneficiar de quimioterapia neoadjuvante seguida de citorredução de intervalo. Essa estratégia

Tabela 81.5 Fatores prognósticos no câncer epitelial de ovário precoce e avançado.

Estádios precoces (I e II)
• Estadiamento (IA-IB *versus* IC *versus* II)
• Rotura da cápsula ovariana (quando considerado o estádio II da doença)
• Grau do tumor
• Tipo histológico
• Idade
• Citologia do líquido ascítico (positivo ou negativo)

Estádios avançados (III e IV)
• Tamanho do tumor residual após a cirurgia (≤ 1 cm *versus* > 1 cm)
• Estadiamento (III *versus* IV)
• Tipo histológico
• Idade
• Grau do tumor
• Acometimento linfonodal

Adaptada de: Hennessy *et al.*, 2009.

consiste na administração de quimioterapia antes da cirurgia, avaliação da reposta terapêutica e indicação de cirurgia citorredutora no intervalo, seguida de complementação do tratamento sistêmico (Schwartz *et al.*, 1999; Loizzi *et al.*, 2005). A recomendação é de que a cirurgia de intervalo seja realizada após três ciclos de quimioterapia; no entanto, a cirurgia pode ser realizada após quatro a seis ciclos com base no julgamento clínico do ginecologista oncológico (National Comprehensive Cancer Network, 2024).

Recomenda-se sempre que as mulheres com câncer de ovário sejam avaliadas por um ginecologista oncológico antes do início da quimioterapia. As evidências sugerem que a avaliação primária, o estadiamento e a cirurgia citorredutora realizados por esse profissional resultam em ganhos significativos na sobrevida. As pacientes candidatas à quimioterapia neoadjuvante também devem ser avaliadas por um ginecologista oncológico antes de serem consideradas não candidatas à cirurgia de citorredução primária (National Comprehensive Cancer Network, 2024).

A cirurgia com preservação da fertilidade pode ser uma possibilidade em casos selecionados de mulheres sem prole definida. Seriam candidatas portadoras de carcinomas epiteliais estádio IA G1-2 (ocasionalmente no grau III ou estádio IC), tumores *borderline* de ovário nos estádios I a III e tumores germinativos malignos (todos os estádios). Esse procedimento consiste em estadiamento cirúrgico completo, preservação do útero e de todo ou parte de um ovário. Nesses casos, a biópsia do ovário preservado não é indicada (Lima *et al.*, 2010).

Para pacientes selecionadas, as cirurgias minimamente invasivas, por via laparoscópica e robótica, têm sido cada vez mais empregadas para diagnóstico, predição de ressecabilidade, estadiamento e cirurgia citorredutora. Nas situações em que não é possível uma citorredução de forma ideal ou em que há a possibilidade de rotura da massa tumoral, a via de cirurgia deve ser convertida para laparotomia (National Comprehensive Cancer Network, 2024). A rotura da massa inadvertidamente durante a cirurgia pode alterar o estadiamento de uma paciente com tumor IA para IC1. A mudança no prognóstico dessas pacientes é controversa; no entanto, torna-se um fator decisivo na indicação de tratamento adjuvante. Também não se pode estabelecer o risco de disseminação intraperitoneal e metástase no sítio de punção após a cirurgia laparoscópica, embora estudos experimentais sugiram alto risco (Lima *et al.*, 2010).

A cirurgia de *second look* consiste em relaparotomia programada após o término da quimioterapia em mulheres assintomáticas sem evidências clínicas ou por métodos complementares de doença em atividade. Não tem mais indicação na abordagem atual do câncer de ovário.

O câncer de tuba uterina em estádio inicial ou avançado é tratado da mesma forma que as neoplasias malignas de ovário, com combinação ou não de cirurgia e quimioterapia. A maioria das mulheres com doença do estádio I é tratada com quimioterapia adjuvante devido à estrutura luminal do órgão, com consequente risco de derramamento de células na cavidade abdominal. Os objetivos da intervenção cirúrgica incluem estadiamento e citorredução ótima. A cirurgia consiste na remoção de ambas as tubas uterinas e dos ovários, útero, colo do útero, omentectomia infracólica e linfadenectomia retroperitoneal, além de lavado peritoneal e biópsias peritoneais (National Comprehensive Cancer Network, 2024).

Os dados relativos ao tratamento dos cânceres de tuba uterina são limitados e retirados da literatura sobre câncer de ovário; nenhum ensaio randomizado abordou especificamente os cânceres de tubas uterinas. Consequentemente, a quimioterapia utilizada para tratar câncer de tuba uterina primário baseia-se no manejo-padrão de câncer de ovário (National Comprehensive Cancer Network, 2024).

Ainda há poucas recomendações de como deve ser feito o seguimento das pacientes com câncer de ovário após o tratamento inicial, porque tanto a detecção precoce de recidiva da doença por métodos de imagem quanto pela elevação do CA-125 não mostrou alterar os resultados finais. Ainda é desconhecido se a dosagem seriada do CA-125 traz algum benefício (National Cancer Institute, s/d).

Linfadenectomia

A linfadenectomia sistemática permanece como um ponto controverso na abordagem do câncer de ovário. Nos casos em que a doença é presumivelmente confinada ao ovário, recomenda-se a realização de linfadenectomia pélvica bilateral e retroperitoneal até o nível da veia renal esquerda, pois até 15% desses casos podem apresentar envolvimento nodal não aparente (Pereira *et al.*, 2007). A linfadenectomia periaórtica e pélvica sistemática mostrou-se mais eficaz na detecção de linfonodos metastáticos do que a amostragem seletiva de nódulos (22% *versus* 9%; P = 0,007) (Maggioni *et al.*, 2006). Entretanto, essa abordagem não se correlacionou com melhorias na sobrevida livre de progressão (PFS) ou na sobrevida global (OS).

Esse procedimento aumenta significativamente o tempo cirúrgico e a probabilidade de necessidade de transfusões de sangue. Embora metanálises, incluindo estudos retrospectivos e observacionais, sugiram que a linfadenectomia sistemática possa melhorar a OS em pacientes em estádios iniciais, essa intervenção não parece estender a PFS (Chiyoda *et al.*, 2020). No contexto terapêutico atual, o adequado estadiamento cirúrgico é essencial para definir as opções de quimioterapia subsequente, especialmente considerando o uso de inibidores da enzima poli(ADP-ribose) polimerase (PARP) (Morice *et al.*, 2003; Powless *et al.*, 2011). Uma exceção é para pacientes com neoplasia mucinosa confinada ao ovário, devido ao raro envolvimento linfonodal nesse subtipo tumoral (Cass *et al.*, 2001).

Nos casos de doença avançada, a linfadenectomia pode ser classificada como sistemática ou seletiva (remoção apenas dos linfonodos palpáveis e/ou suspeitos). Embora a linfadenectomia sistemática seja parte integral da citorredução máxima, seu papel terapêutico permanece controverso. Dados de uma análise do programa *Surveillance, Epidemiology, and End Results* (SEER), envolvendo 49.783 pacientes, indicam um benefício em termos de sobrevida para todos os estádios da doença (Rouzier *et al.*, 2017). Recentemente, o estudo LION, um ensaio clínico randomizado, analisou pacientes com câncer de ovário estádios II a IV, submetidas a cirurgia com citorredução ótima, mas sem evidência macroscópica de doença linfonodal. Os resultados não mostraram diferença significativa na OS, com médias de 65,5 meses para o grupo submetido à linfadenectomia *versus* 69,2 meses para o grupo sem linfadenectomia (P = 0,65). Similarmente, o tempo livre de doença foi, em média, de 25,5 meses para ambos os grupos, sem diferença estatisticamente significativa (Harter *et al.*, 2019). Esse estudo também destacou uma maior taxa de mortalidade nos primeiros 60 dias pós-operatórios associada à linfadenectomia. Portanto, sugere-se que a linfadenectomia sistemática pode ser evitada em mulheres com doença avançada, mas sem linfonodos suspeitos, que foram submetidas à citorredução ótima (Harter *et al.*, 2019). No entanto, metanálises subsequentes, que incluíram dados de estudos retrospectivos e observacionais, continuam a apoiar o potencial benefício da linfadenectomia sistemática na OS em doenças avançadas (Chiyoda *et al.*, 2020; Zhou *et al.*, 2018).

Critérios de ressecabilidade

Os seguintes fatores estão associados à extensão do comprometimento que pode indicar irressecabilidade do tumor (Querleu *et al.*, 2017):

- Infiltração difusa da raiz do mesentério
- Carcinomatose difusa comprometendo grandes áreas do intestino delgado
- Envolvimento difuso do estômago, duodeno ou cabeça do pâncreas
- Envolvimento do tronco celíaco, artéria gástrica esquerda e artérias hepáticas
- Metástases hepáticas intraparenquimatosas
- Múltiplas metástases pulmonares
- Extensivo comprometimento linfonodal não passível de ressecção.

A laparoscopia diagnóstica desempenha um papel fundamental, oferecendo não apenas análise histopatológica, mas também fornecendo informações detalhadas sobre a extensão tumoral. Essa abordagem é reforçada por modelos de pontuação propostos por diversos autores. Um índice amplamente utilizado na avaliação da possibilidade de citorredução primária ótima é o proposto por Fagotti *et al.* (2005). Esse índice opera de forma binária, avaliando o comprometimento dos segmentos abdominais e pélvicos especificados, indicando que, quanto menor o valor, maior a probabilidade de uma citorredução primária eficaz (Tabela 81.6). No escore de Fagotti, valores de 8 ou mais indicam pacientes com chances muito reduzidas de alcançar uma citorredução ótima. Portanto, tais pacientes são considerados potenciais candidatas à terapia neoadjuvante.

Além disso, no contexto da avaliação da carcinomatose peritoneal, o modelo de Sugarbaker (Sugarbaker e Jablonski,

Tabela 81.6 Índice de Fagotti.

Critérios de Fagotti	Pontuação
Massa ovariana (uni ou bilateral)	0
Bolo omental	2
Carcinomatose peritoneal	2
Carcinomatose diafragmática	2
Retração de mesentério	2
Infiltração intestinal	2
Infiltração gástrica	2
Metástase hepática	2

1995; Sugarbaker *et al.*, 1996) é amplamente utilizado. Originalmente desenvolvido para cirurgia laparotômica e doença gastrointestinal, esse modelo também foi validado para o câncer de ovário (Tentes *et al.*, 2003; Fagotti *et al.*, 2016; Harmon e Sugarbaker, 2005). Ele possui um sistema de pontuação mais complexo que o de Fagotti, dividindo o abdome em 13 setores e atribuindo pontuações de 0 a 3 a cada um. Devido à sua eficácia, o uso do modelo de Sugarbaker expandiu-se do contexto cirúrgico para os exames radiológicos pré-operatórios. Assim, esse modelo oferece uma ferramenta adicional na decisão entre realizar uma cirurgia imediata ou optar por quimioterapia neoadjuvante.

Quimioterapia neoadjuvante e cirurgia de intervalo

Com base na avaliação pré-operatória, se uma ressecção completa da doença avançada for viável com morbidade aceitável, a citorredução primária completa seguida de terapia sistêmica com carboplatina e paclitaxel é considerada o tratamento padrão (Du Bois *et al.*, 2002; Stuart *et al.*, 2011). As evidências atuais são insuficientes para justificar a quimioterapia neoadjuvante (NACT) como opção para pacientes que, conforme avaliado por um oncologista ginecológico, apresentam alta probabilidade de serem citorreduzidas de forma ótima por meio de cirurgia inicial. Ao selecionar pacientes para NACT seguida de cirurgia de redução de intervalo (IDS), é crucial considerar o tipo de câncer do tumor primário e sua potencial resposta à quimioterapia primária, personalizando as decisões de tratamento às características específicas da doença (Kim *et al.*, 2022).

Pacientes que não são candidatas à cirurgia citorredutora inicial podem se beneficiar de quimioterapia neoadjuvante seguida de citorredução de intervalo (Tangjitgamol *et al.*, 2016). Esse grupo inclui pacientes com alto risco cirúrgico pré-operatório ou baixa possibilidade de citorredução ótima inicial. O regime de neoadjuvância envolve a administração de quimioterapia antes da cirurgia, avaliação da resposta terapêutica e subsequente cirurgia citorredutora de intervalo, seguida de complementação do tratamento sistêmico (Singh *et al.*, 2017; McCluggage *et al.*, 2017). Recomenda-se que a cirurgia de intervalo ocorra após três ciclos de quimioterapia; entretanto, pode ser realizada após quatro a seis ciclos. Adiar a cirurgia de intervalo para aumentar os ciclos de neoadjuvância pode reduzir a morbidade do procedimento cirúrgico, mas também tem um impacto negativo significativo no intervalo livre de doença e, potencialmente, na OS (Bogani *et al.*, 2017; Harter *et al.*, 2019). É fundamental que mulheres com câncer de ovário, candidatas à quimioterapia neoadjuvante, sejam avaliadas por um especialista em cirurgia oncológica ginecológica antes do início da quimioterapia. Estudos demonstram que a avaliação primária, o estadiamento e a cirurgia citorredutora realizados por um especialista trazem benefícios significativos à sobrevida (Tsunoda *et al.*, 2018).

Assim como na cirurgia citorredutora primária, é crucial empreender todos os esforços para alcançar a máxima citorredução durante o procedimento de citorredução de intervalo. É fundamental remover toda a doença macroscópica identificada no abdome, na pelve e no retroperitônio. Todas as superfícies peritoneais devem ser meticulosamente examinadas, e qualquer lesão suspeita de metástase deve ser excisada ou biopsiada. Além disso, a realização de uma omentectomia é indicada. Linfonodos que se apresentem suspeitos e/ou aumentados devem ser ressecados sempre que possível. Também é importante considerar a remoção de linfonodos que foram identificados como potencialmente metastáticos no momento do diagnóstico inicial, mesmo que não pareçam suspeitos ou aumentados no momento atual (Fleming *et al.*, 2017).

Quimioterapia hipertérmica intraperitoneal

As curvas de sobrevida no tratamento do câncer de ovário evidenciam que, mesmo com os avanços terapêuticos ao longo das décadas, o tratamento padrão utilizando apenas quimioterapia continua insuficiente para a doença avançada. Estudos pré-clínicos destacam as vantagens biológicas do uso de quimioterápicos por via intraperitoneal para certas neoplasias malignas, com a quimioterapia intraperitoneal apresentando concentrações tumorais até 20 vezes maiores do que a via endovenosa (Shimizu *et al.*, 2014). A quimioterapia hipertérmica intraperitoneal (HIPEC), que combina hipertermia com quimioterapia intraperitoneal, tem mostrado benefícios devido à citotoxicidade direta da alta temperatura e à melhor penetração da droga nas células tumorais.

Apesar disso, a utilização da HIPEC como tratamento padrão ainda é controversa, especialmente devido a estudos com amostras reduzidas e protocolos variados que relatam uma toxicidade significativa (Batista *et al.*, 2017; van Driel *et al.*, 2018). O estudo de 2018 por van Driel *et al.* reintroduziu o entusiasmo por essa abordagem ao demonstrar resultados promissores em termos de sobrevida livre de doença e OS. Contudo, esses resultados por si sós não justificam a HIPEC como terapêutica padrão, embora indiquem a viabilidade de seu uso, especialmente em centros de referência com equipes multidisciplinares bem integradas.

Na cirurgia primária, não há ensaios clínicos randomizados e controlados publicados até o momento que avaliem exclusivamente a HIPEC nesse contexto. O estudo OVHIPEC-2, um ensaio clínico controlado e randomizado (RCT) de fase 3 com 538 pacientes, está em curso e pode trazer novas evidências em 2026 sobre os efeitos da HIPEC na cirurgia primária (Graham *et al.*, 2024). Na doença recidivada, os estudos são contraditórios, mas uma metanálise sugere benefícios da HIPEC quando aplicada após quimioterapia neoadjuvante em cirurgias de intervalo, embora não em cirurgias primárias ou em recorrências da doença (Kim *et al.*, 2022).

Devido à variabilidade dos protocolos de tratamento e à heterogeneidade dos resultados, mais estudos são necessários para avaliar os benefícios da HIPEC, principalmente em contextos de citorredução primária, refletindo a complexidade e a necessidade de uma avaliação cuidadosa antes de sua adoção mais ampla nas diretrizes de tratamento oncológico (Graham *et al.*, 2024).

PREVENÇÃO

Entre as mulheres da população geral, o rastreamento por exame pélvico, CA-125 ou outros marcadores, USTV ou combinação de testes não reduz a mortalidade por câncer de ovário. O resultado falso-positivo do rastreamento foi associado com complicações (Yousef *et al.*, 2003; Duffy, 2001). Dessa forma, não existem evidências que indiquem a utilização rotineira desses testes para rastreamento do câncer de ovário.

A evidência atual do potencial para a prevenção do câncer ovariano encontra-se em dados epidemiológicos. Esses dados atestam fortemente um papel protetor dos contraceptivos orais no desenvolvimento do carcinoma ovariano (Barnes *et al.*, 2002). Os agentes quimiopreventivos devem estar associados a baixa toxicidade e fácil administração. Devem também estar isentos de efeitos carcinogênicos de outros tumores, como o câncer do cólon, do pulmão, entre outros. Os anti-inflamatórios não esteroides geraram entusiasmo significativo como agentes de quimioprevenção, particularmente no carcinoma do cólon (Cramer *et al.*, 1998).

A salpingo-oforectomia redutora de risco em mulheres com mutação *BRCA1* e/ou *BRCA2* pode reduzir o risco de câncer de ovário, tuba uterina e peritônio em 71 a 96%, além da diminuição de 50 a 68% no risco de câncer de mama (Society of Gynecologic Oncologists, 2005). Existe risco residual para câncer peritoneal primário após esse procedimento nessas mulheres com alto risco para câncer. O câncer ovariano oculto é às vezes encontrado após a salpingo-oforectomia, enfatizando a necessidade da revisão histopatológica cuidadosa das tubas uterinas e dos ovários. Devido à provável origem tubária do carcinoma seroso de ovário, mulheres com prole definida e risco habitual para câncer de ovário são candidatas à salpingectomia redutora de risco no momento de cirurgias abdominais ou pélvicas (National Comprehensive Cancer Network, 2024).

CONSIDERAÇÕES FINAIS

O câncer de ovário constitui grande desafio para a ginecologia oncológica. A maioria das mulheres é diagnosticada em estádios avançados da doença, o que implica alta letalidade. A abordagem dessas mulheres exige uma equipe multiprofissional, em centros de referência altamente especializados e com grande volume. O tratamento deve ser feito por um ginecologista oncológico e a citorredução ótima ainda é o grande objetivo na abordagem de mulheres com câncer de ovário. A incorporação de procedimentos radicais na cirurgia citorredutora para o câncer de ovário avançado aumenta consideravelmente as taxas de citorredução completa e a melhora da sobrevida. O sucesso do tratamento depende da citorredução associada ao tratamento sistêmico. Avanços no rastreamento, melhor entendimento da patogênese molecular do câncer de ovário e o desenvolvimento de novas terapias sistêmicas mais eficazes podem modificar a história natural dessa neoplasia.

REFERÊNCIAS BIBLIOGRÁFICAS

BARNES, M. N. *et al*. Paradigms for primary prevention of ovarian carcinoma. *CA: A Cancer Journal for Clinicians*, v. 52, n. 4, p. 216-225, 2002.

BATISTA, T. P. *et al*. Neoadjuvant chemotherapy followed by fast-track cytoreductive surgery plus short-course hyperthermic intraperitoneal chemotherapy (HIPEC) in advanced ovarian cancer: preliminary results of a promising all-in-one approach. *Cancer Management and Research*, v. 9, p. 869-878, 2017. DOI: 10.2147/cmar.s153327.

BOGANI, G. *et al*. The impact of number of cycles of neoadjuvant chemotherapy on survival of patients undergoing interval debulking surgery for stage IIIC–IV unresectable ovarian cancer: results from a multi-institutional study. *International Journal of Gynecological Cancer*, v. 27, n. 9, p. 1856-1862, 1 Nov. 2017.

BRASIL. Ministério da Saúde. Instituto Nacional de Câncer (Inca). Estimativa 2023: incidência de câncer no Brasil. Rio de Janeiro: Inca, 2022. Disponível em: https://www.inca.gov.br/publicacoes/livros/estimativa-2023-incidencia-de-cancer-no-brasil. Acesso em 31 jul. 2024.

CASS, I. *et al*. Pattern of lymph node metastases in clinically unilateral stage I invasive epithelial ovarian carcinomas. *Gynecologic Oncology*, v. 80, p. 56-61, 2001. DOI: 10.1006/gyno.2000.6027.

CHANG, S. J.; BRISTOW, R. E.; RYU, H. S. Impact of complete cytoreduction leaving no gross residual disease associated with radical cytoreductive surgical procedures on survival in advanced ovarian cancer. *Annals of Surgical Oncology*, v. 19, n. 13, p. 4059-4067, 2012.

CHIYODA, T. *et al*. Lymphadenectomy for primary ovarian cancer: a systematic review and meta-analysis. *Journal of Gynecologic Oncology*, v. 31, n. 5, p. e67, 2020.

CHO, K. R.; SHIH, I.-E. M. Ovarian cancer. *Annual Review of Pathology: Mechanisms of Disease*, v. 4, p. 287-313, 2009.

CONSTANTINOU, P; TISCHKOWITZ, M. Genetics of gynaecological cancers. *Best Practice & Research Clinical Obstetrics & Gynaecology*, v. 42, p. 114-124, 2017.

CRAMER, D. W. *et al*. Over-the-counter analgesics and risk of ovarian cancer. *The Lancet*, v. 351, n. 9096, p. 104-107, 1998.

DAUM, H.; PERETZ, T.; LAUFER, N. BRCA mutations and reproduction. *Fertility and Sterility*, v. 109, n. 1, p. 33-38, 2018.

DISAIA, P. *et al*. Clinical gynecologic oncology. 9. ed. Oxford: Elsevier, 2017.

DU BOIS, A. *et al*. 2004 consensus statements on the management of ovarian cancer: final document of the 3rd International Gynecologic Cancer Intergroup Ovarian Cancer Consensus Conference (GCIG OCCC 2004). *Annals of Oncology*, v. 16, p. viii7–viii12, 2002. Disponível em: 10.1093/annonc/mdi961.

DUFFY, M. J. Clinical uses of tumor markers: a critical review. *Critical Reviews in Clinical Laboratory Sciences*, v. 38, n. 3, p. 225-262, 2001.

EBELL, M. H.; CULP, M. B.; RADKE, T. J. A systematic review of symptoms for the diagnosis of ovarian cancer. *American Journal of Preventive Medicine*, v. 50, n. 3, p. 384-394, 2016.

FAGOTTI, A. *et al*. Current recommendations for minimally invasive surgical staging in ovarian cancer. *Current Treatment Options in Oncology*, v. 17, n. 1, p. 3, Jan. 2016.

FAGOTTI, A. *et al*. Role of laparoscopy to assess the chance of optimal cytoreductive surgery in advanced ovarian cancer: a pilot study. *Gynecologic Oncology*, v. 96, n. 3, p. 729-735, 2005.

FERREIRA, P. A. R. *et al*. Carcinoma de ovário seroso e não seroso: tipo histológico em relação ao grau de diferenciação e prognóstico. *Revista Brasileira de Ginecologia e Obstetrícia*, v. 34, n. 5, p. 6, 2012.

FLEMING, G. F. *et al*. Epithelial ovarian cancer. *In*: CHI, D. S. *et al*. (eds.). *Principles and Practice of Gynecologic Oncology*. 7. ed. Philadelphia: Lippincott Williams & Wilkins, 2017. p. 611-705.

GRAHAM, R. *et al*. Hyperthermic intraperitoneal chemotherapy (HIPEC) in the management of ovarian cancer. *The Obstetrician & Gynaecologist*, v. 26, p. 76-83, 2024.

GUPPY A. E.; NATHAN P. D.; RUSTIN G. J. Epithelial ovarian cancer: a review of current management. *Clinical Oncology*, v. 17, n. 6, p. 399-411, 2005.

HARMON, R. L.; SUGARBAKER, P. H. Prognostic indicators in peritoneal carcinomatosis from gastrointestinal cancer. *International Seminars in Surgical Oncology*, v. 2, p. 3, 2005. Disponível em: http://issoonline.biomedcentral.com/articles/10.1186/1477-7800-2-3. Acesso em: 26 maio 2024.

HARTER, P. *et al*. A randomized trial of lymphadenectomy in patients with advanced ovarian neoplasms. *The New England Journal of Medicine*, v. 380, n. 9, p. 822-832, 28 Feb. 2019.

HENNESSY, B. T.; COLEMAN, R. L.; MARKMAN, M. Ovarian cancer. *The Lancet*, v. 374, n. 9698, p. 1371-1382, 2009.

ISAACS, C. P. B. Management of hereditary breast and ovarian cancer syndrome and patients with BRCA mutations. 2015. Disponível em: www.uptodate.com/contents risk-reducing-bilateral-salpingo-oophorectomy-in-women-at-high-risk-of-epithelial-ovarian-and-fallopian-tubal-cancer. Acesso em: 24 nov. 2017.

KIM, S. I. *et al*. Hyperthermic intraperitoneal chemotherapy for epithelial ovarian cancer: a meta-analysis. *Gynecologic Oncology*, v. 167, n. 3, p. 547-556, 2022.

KLOTZ, D. M.; WIMBERGER, P. Cells of origin of ovarian *cancer*: ovarian surface epithelium or fallopian tube? *Archives of Gynecology and Obstetrics*, v. 296, n. 6, p. 1055-1062, 2017.

KOHN, E. C.; HURTEAU, J. Ovarian cancer: making its own rules-again. *Cancer*, v. 119, n. 3, p. 474-476, 2013.

KURMAN, R. J.; SHIH, I.-E. M. The origin and pathogenesis of epithelial ovarian cancer: a proposed unifying theory. *The American Journal of Surgical Pathology*, v. 34, n. 3, p. 433-443, 2010.

LIMA, R. A. *et al*. Abordagem das massas anexiais com suspeita de câncer de ovário. *Femina*, v. 39, n. 6, 2010.

LIN, H. W. *et al*. Risk of ovarian cancer in women with pelvic inflammatory disease: a population-based study. *The Lancet Oncology*, v. 12, n. 9, p. 900-904, 2011.

LOIZZI, V. *et al*. Neoadjuvant chemotherapy in advanced ovarian cancer: a case-control study. *International Journal of Gynecological Cancer*, v. 15, n. 2, p. 217-223, 2005.

MAGGIONI, A. *et al*. Randomised study of systematic lymphadenectomy in patients with epithelial ovarian cancer macroscopically confined to the pelvis. *British Journal of Cancer*, v. 95, p. 699-704, 2006.

MCCLUGGAGE, W. G. *et al*. The fallopian tube origin and primary site assignment in extrauterine high-grade serous carcinoma. *International Journal of Gynecological Pathology*, v. 36, p. 230-239, 2017. DOI: 10.1097/pgp.0000000000000336.

MORCH, L. S. *et al*. Hormone therapy and ovarian cancer. *JAMA*, v. 302, n. 3, p. 298-305, 2009.

MORICE, P. *et al*. Lymph node involvement in epithelial ovarian cancer: analysis of 276 pelvic and paraaortic lymphadenectomies and surgical implications. *Journal of the American College of Surgeons*, v. 197, p. 198-205, 2003. DOI: 10.1016/s1072-7515(03)00234-5.

NAKONECHNY, Q. B.; GILKS, C. B. Ovarian cancer in hereditary cancer susceptibility syndromes. *Surgical Pathology Clinics*, v. 9, n. 2, p. 189-199, 2016.

NATIONAL CANCER INSTITUTE. Ovarian Epithelial, Fallopian Tube, and Primary Peritoneal Cancer Treatment (PDQ®) – Health Professional Version. [s.d.]. Disponível em: https://www.cancer.gov/. Acesso em: 24 nov. 2017.

NCCN – NATIONAL COMPREHENSIVE CANCER NETWORK. Ovarian cancer. 2024.

PATEL, A. G.; SARKARIA, J. N.; KAUFMANN, S. H. Nonhomologous end joining drives poly (ADP-ribose) polymerase (PARP) inhibitor lethality in homologous recombination-deficient cells. *Proceedings of the National Academy of Sciences*, v. 108, n. 8, p. 3406-3411, 2011.

PEREIRA, A. *et al*. Pelvic and aortic lymph node metastasis in epithelial ovarian cancer. *Gynecologic Oncology*, v. 105, p. 604-608, 2007. DOI: 10.1016/j.ygyno.2007.01.028.

POWLESS, C. A. *et al*. Risk factors for lymph node metastasis in apparent early-stage epithelial ovarian cancer: implications for surgical staging. *Gynecologic Oncology*, v. 122, n. 3, p. 536–540, Sep. 2011.

PRAT, J.; FIGO Committee on Gynecologic Oncology. Staging classification for cancer of the ovary, fallopian tube, and peritoneum: abridged republication of guidelines from the International Federation of Gynecology and Obstetrics (FIGO). *Obstetrics & Gynecology*, v. 126, n. 1, p. 171-174, 2015.

QUERLEU, D. *et al*. European Society of Gynaecological Oncology (ESGO) Guidelines for Ovarian Cancer Surgery. *International Journal of Gynecologic Cancer*, v. 27, p. 1534-1542, 2017. DOI: 10.1097/igc.0000000000001041.

RANDALL, L. M.; POTHURI, B. The genetic prediction of risk for gynecologic cancers. *Gynecologic Oncology*, v. 141, n. 1, p. 10-16, 2016.

ROUZIER, R. *et al*. Efficacy and safety of bevacizumab-containing neoadjuvant therapy followed by interval debulking surgery in advanced ovarian cancer: Results from the ANTHALYA trial. *European Journal of Cancer*, v. 70, p. 133-142, 2017. DOI: 10.1016/j.ejca.2016.09.036.

SCHWARTZ, P. E. *et al*. Neoadjuvant chemotherapy for advanced ovarian cancer: long-term survival. *Gynecologic Oncology*, v. 72, n. 1, p. 93-99, 1999.

SHIMIZU, T. *et al*. Hyperthermic intraperitoneal chemotherapy using a combination of mitomycin C,5-fluorouracil, and oxaliplatin in patients at high risk of colorectal peritoneal metastasis: a phase I clinical study. *European Journal of Surgical Oncology*, v. 40, n. 5, p. 521-528, May 2014.

SIEGEL, R. L. *et al.* Cancer statistics, 2024. *CA: a cancer journal for clinicians*, v. 74, n. 1, p. 12-49, 2024. DOI:10.3322/caac.21820.

SILVA-FILHO, A. L. *et al.* Endometriosis and ovarian cancer: from molecular evidences to clinical implications. *Journal of Endometriosis and Pelvic Pain Disorders*, v. 8, n. 3, p. 5, 2016.

SINGH, N.; MCCLUGGAGE, W. G.; GILKS, C. B. High-grade serous carcinoma of tubo-ovarian origin: recent developments. *Histopathology*, v. 71, p. 339-356, 2017. DOI: 10.1111/his.13248.

SOCIETY OF GYNECOLOGIC ONCOLOGISTS. Clinical Practice Committee Statement on Prophylactic Salpingo-oophorectomy. *Gynecologic Oncology*, v. 98, n. 2, p. 179-181, 2005.

SOPIK, V. *et al.* Why have ovarian cancer mortality rates declined? Part I. Incidence. *Gynecologic Oncology*, v. 138, n. 3, p. 741-749, 2015.

STUART, G. C. E. *et al.* 2010 Gynecologic Cancer InterGroup (GCIG) consensus statement on clinical trials in ovarian cancer: report from the Fourth Ovarian Cancer Consensus Conference. *International Journal of Gynecologic Cancer*, v. 21, p. 750-755, 2011. DOI: 10.1097/igc.0b013e31821b2568.

SUGARBAKER, P. H.; CHANG, D.; KOSLOWE, P. Prognostic features for peritoneal carcinomatosis in colorectal and appendiceal cancer patients when treated by cytoreductive surgery and intraperitoneal chemotherapy. *Peritoneal Carcinomatosis: Drugs and Diseases*, p. 89-104, 1996. DOI: 10.1007/978-1-4613-1245-1_9.

SUGARBAKER, P. H.; JABLONSKI, K. A. Prognostic features of 51 colorectal and 130 appendiceal cancer patients with peritoneal carcinomatosis treated by cytoreductive surgery and intraperitoneal chemotherapy. *Annals of Surgery*, v. 221, p. 124-132, 1995. DOI: 10.1097/00000658-199502000-00002.

TANGJITGAMOL, S. *et al.* Interval debulking surgery for advanced epithelial ovarian cancer. *Cochrane Database Syst Rev*, n. 1, CD006014, 9 Jan. 2016.

TENTES, A-A. K. *et al.* Peritoneal cancer index: a prognostic indicator of survival in advanced ovarian cancer. *European Journal of Surgical Oncology*, v. 29, n. 1, p. 69-73, Feb. 2003.

TSUNEMATSU, R. *et al.* Hypercalcemia due to parathyroid hormone-related protein produced by primary ovarian clear cell adenocarcinoma: case report. *Gynecologic Oncology*, v. 76, n. 2, p. 218-222, 2000.

TSUNODA, A. T. *et al.* Surgery in ovarian cancer - Brazilian Society of Surgical Oncology consensus. *British Journal of Obstetrics and Gynaecology*, v. 125, n. 10, p. 1243-1252, Sep. 2018.

VAN DRIEL, W. J. *et al.* Hyperthermic intraperitoneal chemotherapy in ovarian cancer. *The New England Journal of Medicine*, v. 378, n. 3, p. 230-240, 18 Jan. 2018.

VAN NAGELL JR., J. R.; UELAND, F. R. Ultrasound evaluation of pelvic masses: predictors of malignancy for the general gynecologist. *Current Opinion in Obstetrics and Gynecology*, v. 11, n. 1, p. 45-49, 1999.

WILLIAMS, S. D. *et al.* Adjuvant therapy of completely resected dysgerminoma with carboplatin and etoposide: a trial of the Gynecologic Oncology Group. *Gynecologic Oncology*, v. 95, n. 3, p. 496-499, 2004.

YOUSEF, G. M. *et al.* Parallel overexpression of seven kallikrein genes in ovarian cancer. *Cancer Research*, v. 63, n. 9, p. 2223-2227, 2003.

ZHOU, J. *et al.* The effect of lymphadenectomy in advanced ovarian cancer according to residual tumor status: a population-based study. *International journal of surgery (London, England)*, v. 52, p. 11-15, 2018.

PARTE 13
Mastologia

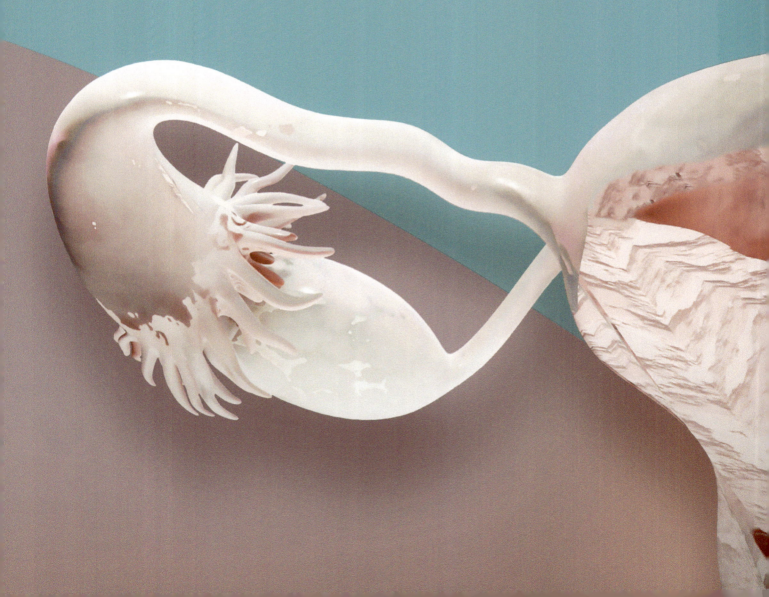

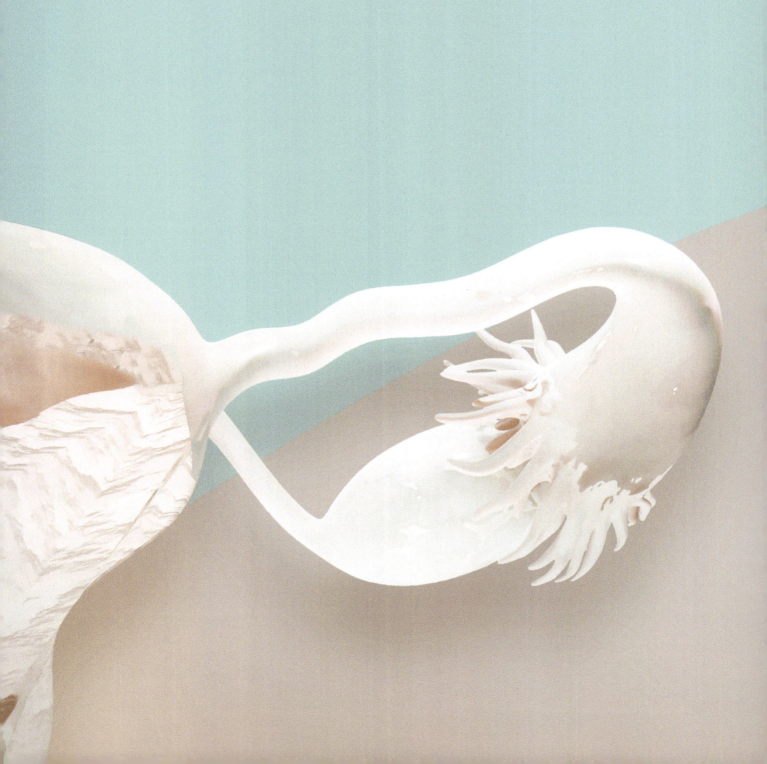

CAPÍTULO 82

Doenças Benignas da Mama

Eduardo Millen • Guilherme Novita • Francisco Pimentel • Daniele Pitanga Torres • Eduarda Goulart Carneiro

INTRODUÇÃO

A maioria das lesões que ocorrem na mama são benignas (Guray e Sahin, 2006). Uma vez percebida qualquer alteração, é fundamental procurar o médico, para diferenciar as lesões benignas das malignas e instituir os cuidados necessários. O câncer de mama é o tipo mais prevalente em mulheres brasileiras, sendo mais frequente após os 50 anos e raro antes dos 35 anos de idade. De acordo com o Instituto Nacional de Câncer (Inca, 2018), a estimativa esperada de novos casos de câncer mamário feminino para 2023 é de mais de 73 mil casos, com um risco estimado de 66,54 casos a cada 100 mil mulheres.

O termo "doenças benignas da mama" engloba um grupo heterogêneo de lesões que pode representar uma ampla variedade de sinais e sintomas, e em faixas etárias variadas. O seu entendimento depende do conhecimento dos aspectos morfofuncionais da mama, desde a vida embrionária até a senectude.

A incidência das lesões benignas mamárias começa a aumentar durante a segunda década de vida, com picos na quarta e quinta década. Diferentemente, as lesões malignas continuam a aumentar após a menopausa.

Tendo em vista que qualquer alteração na mama acarreta grande sofrimento e angústia às pacientes, o bom profissional deve saber diferenciar as doenças mamárias malignas das benignas. No caso destas, a principal função do médico é tranquilizar a paciente e tratar o problema apenas quando for necessário.

Este capítulo visa abordar as doenças benignas das mamas mais frequentes na prática clínica cotidiana. Para isso, optamos por dividi-lo de acordo com os sinais e sintomas mamários mais prevalentes. O objetivo é fornecer uma sequência lógica de raciocínio clínico para chegar ao diagnóstico e tratamento adequados. Os temas mais relevantes são:

- Nódulo de mama
- Dor mamária
- Fluxo papilar
- Processos inflamatórios da mama.

NÓDULO DE MAMA

O nódulo de mama é uma das queixas mais comuns nos consultórios de mastologia, respondendo por cerca de 60% das consultas. Na maioria das vezes, trata-se de patologia benigna, sobretudo até a terceira década de vida, mas, após a menopausa, é importante que se diferenciem precocemente nódulos com aspectos suspeitos, pois o câncer de mama pode estar presente em até 30% dos casos (Novita *et al.*, 2007).

É definido como um tumor presente na glândula mamária, palpável ou não ao exame clínico, podendo ter conteúdo cístico ou sólido.

Nas mulheres, os nódulos palpáveis mais comuns são os cistos e os fibroadenomas. Porém, outras causas mais raras podem ser observadas, tais como: tumor *phyllodes*, lipomas e hamartomas.

Etiologia e fisiopatologia

O parênquima da glândula mamária sofre profundas mudanças durante o desenvolvimento e amadurecimento feminino, sobretudo no período entre a menarca e a menopausa. Inicia-se pela predominância de ductos, lóbulos e do estroma intra e interlobular observados no início da menacme até as alterações fibróticas e formações císticas, atualmente denominadas "alterações fibrocísticas das mamas" ou "alterações funcionais benignas das mamas", comumente abreviadas como AFBM. No fim, após a menopausa, a mama sofre um processo de lipossubstituição em torno de 75% dos casos ou de fibrossubstituição, presente nos 25% restantes.

A maioria dos nódulos sólidos é decorrente de lesões fibroepiteliais. O mais comum é o fibroadenoma. Sua fisiopatologia pode ser explicada por uma resposta exagerada na mama aos estímulos hormonais fisiológicos após a menarca. Trata-se de nódulo de crescimento limitado e, em geral, não ultrapassa 2 cm, com tendência à involução após a menopausa. Cerca de 50% dos fibroadenomas contêm outras lesões proliferativas, como adenose esclerosante, adenose, hiperplasia ductal usual e microcalcificações epiteliais. Esses são os chamados "fibroadenomas complexos". Algumas variações, como o tumor *phyllodes* e o fibroadenoma gigante, apresentam maior celularidade do estroma e normalmente atingem tamanhos maiores.

Os cistos mamários são estruturas redondas ou ovoides, preenchidas por líquido. Derivam da unidade ductolobular terminal, acometendo as mulheres entre a quarta década e o início da menopausa. A maioria é subclínica, sendo chamados "microcistos". Os cistos complexos correspondem a 5% dessas lesões. O diagnóstico se realiza por meio da ultrassonografia, que identifica a presença de área sólida no seu interior. Nesses casos, é importante o estudo histopatológico para diferenciar as alterações benignas das malignas, raramente presentes (Figura 82.1).

Diagnóstico

Primeiramente, a anamnese é de grande importância no diagnóstico do nódulo de mama. Idade (avaliação da incidência dos nódulos conforme a faixa etária), *status* hormonal, fatores associados (dor, alteração cutânea, linfadenomegalia axilar ou supraclavicular) e utilização de medicamentos (anticoncepcionais, terapia hormonal) devem constar na história clínica. Ainda na anamnese, o médico deverá identificar fatores de risco para o desenvolvimento de câncer de mama, pois essas pacientes

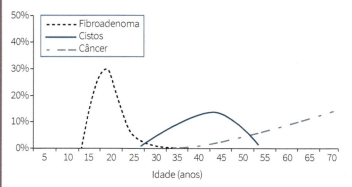

Figura 82.1 Epidemiologia dos nódulos mamários por faixa.

necessitarão de propedêutica específica. Vale ressaltar que 80% das mulheres diagnosticadas com câncer de mama apresentam poucos ou nenhum fator de risco.

Assim, diante de um nódulo de mama, a propedêutica mamária engloba três pilares: exame físico, radiológico e cito/histopatológico.

O melhor momento para realizar o exame físico das mamas é após a menstruação. O exame físico deve ser completo, incluindo inspeção estática e dinâmica, palpação e avaliação de linfonodos axilares e supraclaviculares.

Após a identificação do nódulo, as principais características que devem ser descritas são: consistência, limites, regularidade, tamanho e localização. Em casos de seguimento, essas características devem ser comparadas retrospectivamente.

Em se tratando de nódulos palpáveis, a ultrassonografia é mais eficaz quando comparada com a mamografia, apesar de não ter indicação no rastreamento. A ultrassonografia é inócua, obrigatória na diferenciação de lesões sólidas e císticas e geralmente bem tolerada pelas mulheres. Segue a Tabela 82.1, com características ultrassonográficas de lesões de mama provavelmente benignas (Chala et al., 2007).

A realização da mamografia tem importância no rastreamento de outras lesões e pode ser diagnóstica em alguns tipos de lesão, como lipoma e fibroadenoma calcificado.

A ressonância magnética tem alta sensibilidade e reduzida especificidade, não faz parte da propedêutica rotineira e deve ser reservada para situações especiais.

A punção ou biópsia do nódulo, nos casos indicados, pode ser feita com agulha fina (PAAF) ou grossa (trocarte ou vácuo-assistida). No primeiro caso, obtém-se material citológico e no segundo, material histológico.

A biópsia cirúrgica excisional deve ser reservada aos casos que necessitam de terapia específica. Nos casos de suspeição do nódulo, recomenda-se realizar biópsia por agulha prévia para descartar o risco de carcinoma e estabelecer o planejamento terapêutico adequado. Atualmente, com a disponibilidade do diagnóstico por meio das biópsias percutâneas, a biópsia incisional (retira de parte do tumor) deve ser desencorajada (Morrow, 2000).

A retirada de material com agulha fina para avaliação citológica pode ser realizada em ambiente ambulatorial, sem necessidade de anestesia local, e é padrão-ouro na diferenciação entre lesões sólidas e císticas. Quando as lesões são císticas, a punção pode ter caráter curativo, uma vez que drena todo o conteúdo delas. No caso de lesões sólidas, apesar de ser método considerado simples, necessita de boa experiência do executor e do avaliador (patologista) para alcançar índices satisfatórios de sensibilidade e especificidade.

A biópsia percutânea com agulha grossa retira fragmentos do nódulo, permite maior especificidade diagnóstica, além de, nos casos de lesões neoplásicas, fornecer material para estudo de imuno-histoquímica.

Diagnósticos diferenciais

Fibroadenoma

Os fibroadenomas são tumores firmes, elásticos, apresentando bordas regulares e lisas. Apresentam bilateralidade em 10% das vezes e são múltiplos em 10 a 15% dos casos. Podem alterar o tamanho conforme a fase do ciclo menstrual, geralmente aumentam na gestação e amamentação, e involuem na menopausa.

Tumor phyllodes

Possuem as características clínicas do fibroadenoma, porém as dimensões habitualmente são superiores e apresentam crescimento rápido. Mais comum entre os 30 e 50 anos. Histologicamente, caracterizam-se por lesões proliferativas fibroepiteliais e maior celularidade do estroma. Podem apresentar-se sob a forma benigna, borderline e maligna de acordo com o número de mitoses e celularidade do estroma. Como principal complicação, apresentam recorrência local, sobretudo quando com margens menores que 1 cm; e, nos tumores borderline e malignos, raramente risco para o desenvolvimento de metástases, principalmente para pulmões.

Fibroadenoma juvenil

Mesmo quadro clínico do tumor phyllodes, porém acomete mulheres mais jovens (menos de 20 anos) e costuma aparecer após 2 a 3 anos da menarca. Caracteriza-se por massa única, palpável, móvel e indolor que cursa com crescimento rápido, podendo causar assimetria mamária importante.

Hamartoma

Também denominado "fibroadenolipoma", é uma lesão benigna infrequente. Geralmente, é diagnosticada por exames de imagem, porém, quando palpáveis, corresponde a tumores bem delimitados de limites precisos. Histologicamente é descrita como breast in a breast (área de tecido mamário normal encapsulado).

Cistos

Apresentam-se como nódulos essencialmente benignos, de bordas lisas e bem definidas. Podem ter pouca mobilidade, ser únicos ou múltiplos e de tamanho e consistência variáveis.

Tabela 82.1 Características ultrassonográficas de benignidade.

Característica	Padrão de benignidade
Forma	Redonda, elipsoide ou com até 3 lobulações
Margens	Bem definidas
Distorção arquitetural	Ausente
Relação altura/largura	Menor que 1
Sombra acústica	Ausente
Tamanho	Menor que 2 cm

Adaptada de: Chala et al., 2007.

Provocam dor quando crescem repentinamente. Podem ser classificados como simples (conteúdo líquido límpido) e complexos (apresentam vegetações ou debris em seu interior).

Alteração funcional benigna das mamas

Pacientes referem dor localizada, geralmente em quadrante superolateral das mamas, e ao exame clínico há espessamento fibroelástico, móvel, que involui após a menstruação.

Neoplasias malignas

Encontram-se nódulos endurecidos, limites indefinidos e aderidos a estruturas adjacentes. Podem-se encontrar fatores associados: alteração cutânea (retração, hiperemia, edema), fluxo papilar suspeito, linfadenomegalia axilar e supraclavicular. Geralmente são indolores.

Esteatonecrose

Possui característica semelhante à neoplasia maligna, porém é secundária a trauma ou processo cirúrgico prévio. Caracteriza-se por massa irregular, firme e nodular associada geralmente à retração cutânea.

Ectasia ductal

A manifestação clínica dessa entidade corresponde a nódulo retroareolar endurecido, comumente associado a sensibilidade dolorosa durante a palpação, inversão de mamilo e fluxo papilar. Acomete mulheres na quarta década de vida e na perimenopausa. Pode mimetizar neoplasia maligna.

Papiloma

Geralmente acomete mulheres entre 30 e 50 anos, apresentando-se como fluxo papilar sanguinolento associado a nódulos próximos à aréola.

Tratamento

A etapa inicial do tratamento dos nódulos benignos mamários consiste em explicar às pacientes que eles são decorrentes de alteração normal do desenvolvimento da mama e que não aumentam o risco para desenvolvimento de câncer de mama.

Cistos

Os cistos simples não palpáveis, diagnosticados apenas em ultrassonografia, não devem ser abordados ou acompanhados, e a paciente deve ser tranquilizada.

A punção aspirativa com agulha fina é uma opção prática e eficaz nos nódulos palpáveis. Para os cistos simples, a PAAF é ao mesmo tempo diagnóstica e terapêutica. A citologia do líquido não é recomendada e só deve ser solicitada nos casos suspeitos, tais como: cistos com conteúdo hemorrágico e cistos que recidivam em curto espaço de tempo. A exérese cirúrgica deve ser restrita aos casos de cistos complexos (com conteúdo sólido), quando não for possível a realização de biópsia percutânea assistida a vácuo ou quando, após a realização desse procedimento, se observa presença de atipia ou malignidade. Os casos de papiloma, quando sintomáticos, ou com atipia ou ainda que não tenham sido completamente retirados pela biópsia vácuo-assistida, devem ser removidos cirurgicamente.

Os cistos com conteúdo espesso, septos finos ou microcistos agrupados têm pouco risco de malignidade e podem ser acompanhados clinicamente. O controle deve ser realizado em 6 meses.

Nódulos sólidos

Quanto a nódulos com imagem suspeita, todos devem ser submetidos à biópsia percutânea, independentemente da idade. A retirada cirúrgica deve ser determinada de acordo com o resultado da biópsia.

Em mulheres com idade abaixo de 30 anos com exames clínico e radiológico sugestivos de alterações benignas, que não causem incômodo clínico, não se recomenda biópsia, mas sim controle clínico e radiológico. A exérese cirúrgica deve ser reservada aos casos sintomáticos, sobretudo nos nódulos maiores que 2 cm.

Diante da suspeita de tumor *phyllodes* ou fibroadenoma juvenil, recomenda-se a exérese do tumor com obtenção de margens livres, para reduzir o risco de recorrência (Figuras 82.2 a 82.5) (Telli *et al.*, 2007).

Considerações

Sabe-se que a maioria das massas mamárias é benigna. É fundamental seguir uma abordagem correta dessa alteração com o intuito de tranquilizar as pacientes e saber diferenciar os achados benignos dos malignos, permitindo diagnóstico e tratamento adequados.

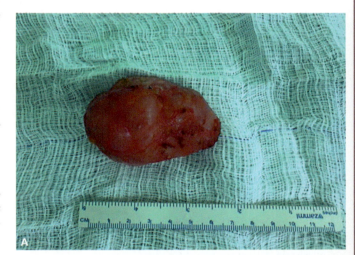

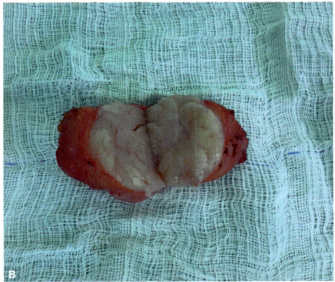

Figura 82.2 Fibroadenoma **A.** Visão frontal. **B.** Incisado medialmente.

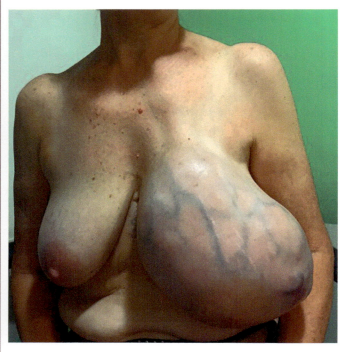

Figura 82.3 Apresentação clínica do tumor *phyllodes*: volumoso tumor de mama com crescimento progressivo.

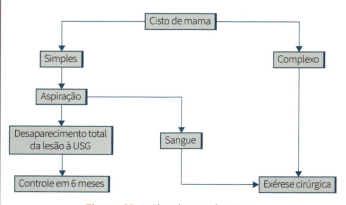

Figura 82.4 Abordagem dos cistos.

Figura 82.5 Abordagem dos nódulos sólidos.

DOR MAMÁRIA

A dor mamária ou mastalgia é uma das queixas mais comuns nos consultórios de mastologia, acometendo 60 a 70% das mulheres, principalmente em sua idade reprodutiva (Novita et al., 2007).

O impacto da dor mamária no cotidiano não deve ser subestimado. Ela interfere diretamente na vida emocional, social e profissional da mulher (Mansel et al., 2004).

Constantemente, a mastalgia traz angústia e ansiedade, pois é relacionada com câncer de mama. Tal correlação é muito pequena (coexistem em menos de 2% dos casos); no entanto, a cancerofobia é um dos principais motivos pelos quais a paciente procura o mastologista. Ela pode piorar o sintoma de dor mamária, portanto o profissional deve atuar na orientação ou tratamento dessas mulheres, melhorando, assim, a qualidade de vida delas.

Etiologia e fisiopatologia

A causa da dor mamária não é totalmente conhecida. O componente psicológico da mastalgia deve sempre ser considerado. Algumas situações de estresse podem favorecer o aparecimento do sintoma (p. ex., o câncer de mama em pessoas próximas ou até a alta exposição da neoplasia mamária nos veículos de mídia). Porém, não se deve considerar a dor mamária como um problema apenas de ordem emocional (Love et al., 1982).

Pode ser dividida em cíclica, quando relacionada com o ciclo menstrual, ou acíclica, sem interferência com o ciclo. A primeira não tem fisiopatologia totalmente conhecida, porém o entendimento é que pode estar relacionada com um desequilíbrio na relação estrogênio (E)/progesterona (P) no final da segunda fase do ciclo menstrual. Esse desequilíbrio atua em nível central (sistema dopaminérgico), podendo acarretar secreção aumentada de prolactina, o que aumenta a sensibilidade do tecido mamário.

Já a mastalgia acíclica pode estar relacionada a diversas causas, a saber: hipertrofia mamária, macrocistos, nódulos de grande dimensão, cirurgia mamária prévia, ectasia ductal, mastites, trauma, medicamentos, entre outras.

A dor extramamária se caracteriza por dor referida devida às afecções em outras estruturas que se relacionam anatomicamente com as mamas. São elas: dor muscular, costocondrite (síndrome de Tietze), neurite intercostal, bursite escapular, herpes-zóster, fibromialgia, dor torácica atípica (pulmonar, cardíaca, gástrica) e trauma (Tabelas 82.2 e 82.3).

Tabela 82.2 Causas de dor extramamária.

Dor muscular
Costocondrite (síndrome de Tietze)
Neurite intercostal
Bursite escapular
Radiculopatia cervical
Trauma na parede torácica/fratura de costela
Herpes-zóster
Pericardite
Refluxo gastroesofágico
Úlcera péptica
Doenças coronarianas

Tabela 82.3 Medicamentos que podem causar mastalgia.

Medicamentos hormonais (estrogênio, progesterona, clomifeno, ciproterona)

Antidepressivos, ansiolíticos, antipsicóticos (sertralina, venlafaxina, amitriptilina, haloperidol)

Anti-hipertensivos/cardíacos (espironolactona, metildopa, digoxina)

Antimicrobianos (cetoconazol, metronidazol)

Miscelânea (cimetidina, domperidona, ciclosporina)

Diagnóstico

O diagnóstico de mastalgia é clínico e de fácil execução. A história clínica e o exame físico são fundamentais e geralmente suficientes para classificar a dor e orientar o tratamento. É importante salientar que a paciente com mastalgia também pode ter outras doenças mamárias associadas. Portanto, o rastreamento do câncer nunca deve ser abandonado.

A anamnese deve avaliar o início, a duração, a localização, a intensidade, os fatores desencadeantes, atenuantes, agravantes ou associados e, principalmente, sua relação com o ciclo menstrual. Deve-se incluir uma avaliação psicológica sucinta, principalmente do estado de humor e da presença de dores de origem psicossomática. A ingestão de medicamentos ou estimulantes também deve ser questionada (Novita *et al.*, 2007).

Durante o exame físico, atentar para: existência de sinais flogísticos na pele, nódulos ou espessamentos, descarga papilar, retração do mamilo, presença de dor focal e presença de linfonodomegalias. A parede torácica deve ser examinada cuidadosamente, com palpação dos arcos costais e articulações, com o intuito de excluir as causas extramamárias, principalmente osteocondrite.

Os exames de imagem têm pouca validade e ficam restritos às pacientes com necessidade de rastreamento ou com suspeita de lesões focais, porém a exclusão de neoplasia mamária é essencial na investigação da mastalgia. Nos casos de suspeita de dor extramamária, exames específicos podem ser necessários para avaliar outros órgãos.

Quadro clínico

Mulheres com mastalgia cíclica apresentam dor frequentemente associada a ingurgitamento mamário com início nos dias que antecedem a menstruação e desaparece após o fluxo menstrual. Em parte dos casos, tem maior duração, podendo se prolongar, excepcionalmente, durante todo o ciclo. É mais comum nos quadrantes superiores laterais (QSL), tende a ser bilateral e difusa, geralmente em pontada e de manifestação aguda.

A mastalgia acíclica costuma ser mais intensa e geralmente é unilateral, com desconforto em geral localizado em um ponto da mama, podendo irradiar para axila, braço, ombro e mão.

Tratamento

Não medicamentoso

A orientação verbal é o principal tratamento da mastalgia, após a exclusão da presença de neoplasia. A tranquilização da paciente com a simples informação sobre o caráter autolimitado do sintoma e a ausência de relação, em geral, com o câncer de mama melhora ou resolve 85 a 90% dos casos.

Algumas medidas comportamentais são relatadas como benéficas e inofensivas, porém não apresentam eficácia comprovada. São elas: uso de sutiã esportivo, dieta livre de gorduras, diminuição do café e chocolate, exercícios físicos e redução da ansiedade (técnicas de relaxamento, acupuntura).

Medicamentoso

Como as pacientes apresentam altas taxas de resposta à orientação verbal, qualquer medicamento, até mesmo o placebo, aparenta ter taxas de sucesso bastante elevadas. Infelizmente, esses fármacos são amplamente usados na prática clínica, acarretando custo e risco desnecessário.

Diuréticos, dieta livre de xantinas, progestágenos, derivados do óleo de prímula e polivitamínicos são exemplos.

Na mais recente revisão sistemática sobre manejo da mastalgia, publicada em 2013, foram avaliadas evidências de *trials* randomizados e estudos observacionais de 1950 até 2012 e concluiu-se que as vitaminas (E, B1 e B6) não são superiores ao placebo, portanto não devem ser prescritas no tratamento da dor mamária. Da mesma forma, os derivados do ácido gamalinoleico/óleo de prímula não demonstraram benefício no tratamento da mastalgia e sua ação é praticamente igual à do placebo.

Drogas como os anti-inflamatórios não esteroides (AINEs) e analgésicos, em geral, têm eficácia no tratamento da dor, mas apresentam alto risco de efeitos colaterais com o uso prolongado. No entanto, podem ser empregadas em casos agudos. Os AINEs na forma de gel apresentam resultados satisfatórios e menos efeitos colaterais, podendo ser uma alternativa para a dor de origem osteomuscular.

Medicações ansiolíticas ou antidepressivos apresentam efeito global na melhora da dor, além de tratar quadros que poderiam exacerbá-la. Infelizmente, ainda não há estudos randomizados avaliando a resposta da mastalgia a essas medicações.

O tratamento farmacológico preferencial na mastalgia cíclica consiste no bloqueio hormonal. Os inibidores de estrogênio e de prolactina atuam na melhora do quadro, mesmo na ausência de níveis elevados desses hormônios.

Em metanálise (Hussain *et al.*, 2006), foram avaliados todos os estudos placebo-controlados das quatro drogas mais utilizadas no tratamento da dor mamária: tamoxifeno, danazol, bromoergocriptina e os derivados do óleo de prímula (fitoterápicos com alta concentração de ácido gamalinoleico).

Embora não existam estudos com boa metodologia, algumas conclusões foram obtidas. Os resultados indicaram que apenas os derivados do óleo de prímula não demonstraram eficácia no tratamento da mastalgia. Os outros fármacos apresentaram resultados positivos no alívio dos sintomas. Entre eles, o tamoxifeno apresentou menos efeitos colaterais, por isso é o tratamento de escolha, na dose de 10 mg/dia, por via oral, por 3 a 6 meses (Figura 82.6) (Hussain *et al.*, 2006).

Considerações

A mastalgia é uma queixa comum nos consultórios de mastologia. Motivada na grande maioria das vezes pela cancerofobia, não deve ser subestimada. A abordagem inicial requer tranquilização da paciente e orientação verbal, o que resolve quase 90% dos casos. Nos casos refratários, o tratamento passa a ser medicamentoso com bloqueio hormonal, cuja droga de escolha é o tamoxifeno.

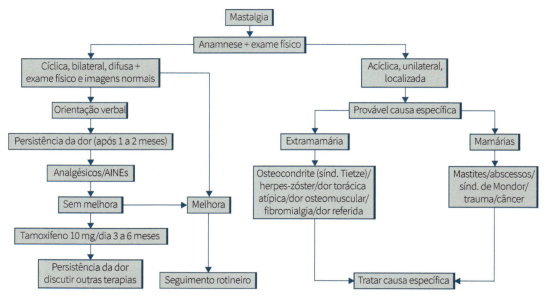

Figura 82.6 Abordagem da mastalgia.

FLUXOS PAPILARES

Também chamados "descarga" ou "derrame papilar", os fluxos papilares representam a exteriorização espontânea de material fluido pela papila mamária fora do ciclo gravídico-puerperal. Quando a saída de material se dá pela expressão mamária, isto é, induzida, é denominada "secreção". A secreção láctea é denominada "galactorreia" e a não láctea, "telorreia".

Representam 5 a 10% das queixas no ambulatório de mastologia. Cerca de 90 a 95% têm origem benigna. É mais comum durante a menacme, mas, quando presente em pacientes idosas, a probabilidade de origem neoplásica aumenta.

Etiologia e fisiopatologia

Os mecanismos causadores dos fluxos papilares são próprios da glândula mamária, intra e extraductais, ou por fatores extramamários, relacionados ao controle da produção láctea (galactorreia). São eles:

- **Intraductais:** inerentes à parede interna do ducto:
  - Proliferações epiteliais (papilomas, adenomas, hiperplasias etc.)
  - Infecções intraductais (galactoforites)
  - Neoplasia intraductal com necrose
- **Extraductais:** patologias que possam romper parcialmente a parede do ducto ganhando a sua luz e exteriorizando-se:
  - Neoplasias malignas
  - Infecções
  - Outras patologias
- **Galactorreia:** secreção de coloração clara (láctea) ocasionada por fatores não mamários, em geral por alterações que causem hiperprolactinemia. Algumas pacientes, entretanto, podem apresentar galactorreia sem aumento de níveis de prolactina detectáveis. A causa mais comum de aumento dos níveis de prolactina é a utilização de fármacos supressores da dopamina. Outras patologias podem ocasionar aumento da prolactina, tais como: lesões de sistema nervoso central (SNC), lesões em parede torácica e algumas doenças sistêmicas (Tabelas 82.4 e 82.5).

Tabela 82.4 Medicamentos que podem causar galactorreia.

Classe farmacológica	Medicamentos
Hormônios	Estrogênios, anticoncepcionais orais, hormônios tireoidianos
Psicotrópicos	Risperidona, clomipramina, nortriptilina, inibidores da recaptação da serotonina, fenotiazina, antidepressivos tricíclicos, opioides, codeína, heroína, cocaína, sulpirida
Antieméticos	Metoclopramida, domperidona
Anti-hipertensivos	Verapamil, metildopa, reserpina

Tabela 82.5 Doenças que podem ocasionar aumento de prolactina.

Origem	Patologia
Lesões no SNC	Prolactinomas, acromegalia, craniofaringioma, encefalite, tumor hipofisário, transecção cirúrgica, trauma hipofisário
Lesões em parede torácica	Neurite por herpes-zóster, toracotomia, mastectomia, queimaduras, dermatites e traumatismos
Doenças sistêmicas	Insuficiência renal crônica, doença de Addison, doença de Cushing, hipotireoidismo primário, diabetes, hepatopatias
Produção ectópica	Carcinoma broncogênico, hipernefroma
Causas variadas	Anovulação, coito, dilatação e curetagem, estimulação mamária, histerectomia, DIU, pseudociese, cirurgias de pescoço

O derrame papilar pode ser classificado ainda em fisiológico, pseudoderrame e patológico. No primeiro tipo, até 2/3 das mulheres não lactantes podem apresentar pequena quantidade de secreção, principalmente após estimulação excessiva do mamilo. Corresponde à secreção apócrina e normalmente não espontânea, com coloração escura e multiductal. Não está associado a patologias malignas; uma vez diagnosticado, não há terapêutica específica, além de orientações.

O pseudoderrame é caracterizado por alterações como mamilos invertidos, infecção da glândula mamária, eczemas e maceração da pele, que podem produzir secreção similar a um derrame papilar.

Os derrames patológicos são aqueles associados a lesões proliferativas ou carcinomas. Caracterizam-se por serem uniductais, espontâneos, unilaterais, aquosos ou sanguíneos.

Diagnóstico

Anamnese e exame físico cuidadoso merecem atenção na propedêutica dos fluxos papilares. Na história clínica, são importantes idade, sexo, uso de medicações, história familiar, uso de terapia hormonal, presença de patologia mamária pregressa, manipulação excessiva do mamilo ou traumas.

Da mesma forma, é fundamental definir as características da descarga papilar, fato que determina os casos que devem ser investigados.

- Lateralidade (uni ou bilateral)
- Número de orifícios (único ou múltiplos)
- Aparecimento (espontâneo ou provocado à expressão)
- Aspecto macroscópico (lácteo, purulento, multicolorido, esverdeado, marrom ou amarelado, viscoso, cristalino, seroso, hemorrágico).

No exame físico, é importante visualizar a secreção sobre uma gaze branca. A palpação deve ser orientada no sentido de promover a saída da secreção e estabelecer a localização ou segmento mamário que está originando o derrame ("ponto de gatilho").

As características do fluxo que apresentam suspeitas ao exame físico são:

- Unilateral
- Espontâneo
- Uniductal
- Hemorrágico, sero-hemorrágico, cristalino, seroaquoso
- Presença de tumoração associada
- Pacientes idosas
- Sexo masculino.

Não existe benefício na realização de citologia oncótica, obtida por esfregaço do fluxo ou por lavagem e aspiração ductal, uma vez que diversos estudos mostraram que a sensibilidade desse método é muito baixa (varia entre 6 e 17%).

A mamografia e a ultrassonografia possuem baixa sensibilidade no diagnóstico das descargas papilares, porém sua realização é mandatória para avaliar possíveis lesões concomitantes. A primeira deve sempre ser solicitada no rastreio do câncer de mama. A ultrassonografia complementa a mamografia, permitindo elucidar lesões sólidas/císticas, detectar algumas lesões intraductais, tais como ectasia ductal, papiloma e abscessos, além de guiar possíveis biópsias percutâneas.

A ressonância magnética das mamas vem sendo utilizada de forma progressiva, nos últimos anos, na propedêutica do fluxo papilar. Embora tenha papel relevante na diferenciação entre lesões benignas e malignas, as taxas de falso-positivo e a limitação na realização de biópsias dificultam a realização desse exame.

A ductografia consiste na cateterização do ducto e injeção de contraste hidrossolúvel, com realização de mamografias sequenciais para avaliar a árvore ductal, observando falhas de enchimento ou bloqueio, o que pode ser útil em lesões periféricas. No entanto, é pouco utilizado devido ao desconforto da técnica, pouco específico e, principalmente, pelo advento e evolução da técnica de ultrassom, especialmente quando realizado por profissional experiente.

A ductoscopia caracteriza-se pelo uso de um microendoscópio de fibra ótica inserido no ducto que possibilita visualização direta do epitélio ductal mamário, biópsia e análise citológica e histológica, tendo alto poder preditivo positivo, mas com baixa sensibilidade, além de ser doloroso.

Diagnósticos diferenciais

Várias situações ocasionam um exsudato na superfície papilar. As patologias benignas comumente associadas ao derrame papilar são:

- Papiloma intraductal: lesão que se desenvolve em um dos ductos principais subareolares e geralmente está associada a derrame papilar seroso ou sanguíneo. Está presente em aproximadamente 35 a 50% dos casos. Na ausência de lesão evidente ao exame clínico ou por métodos de imagem, o papiloma é a causa mais frequente de derrame papilar patológico em mais de 95% das pacientes
- Papilomas intraductais múltiplos: ocorrem em aproximadamente 10% dos casos, frequentemente acometendo o mesmo ducto
- Papilomatose juvenil: condição rara que afeta mulheres entre 10 e 44 anos, em geral manifestando-se por nódulo discreto. Cerca de 30% dos casos cursam com derrame papilar
- Ectasia ductal: caracterizada por retração mamilar, com massa associada e derrame papilar viscoso, caseoso, escuro ou multicolorido. Está presente em 15 a 30% dos casos operados
- Mastite periductal: caracterizada clinicamente por episódios de inflamação periductal, com ou sem massa associada, abscesso periareolar e fístula ductal mamária. Pode ocorrer retração mamilar e a descarga papilar é frequentemente purulenta. A frequência aumenta com a idade, estando relacionada ao tabagismo. Na grande parte dos casos, possui associação com germes aeróbios e anaeróbios gram-negativos.

Somente a excisão permite um diagnóstico histológico definitivo e continua sendo o padrão-ouro nas lesões suspeitas (Figuras 82.7 e 82.8).

Tratamento

É avaliado a partir das características do fluxo. A maioria dos derrames fisiológicos necessitará apenas de orientação e tranquilização; os purulentos são tratados com antibioticoterapia, e nos suspeitos o tratamento cirúrgico está indicado.

Alguns pacientes com fluxos não suspeitos (multiductais, bilaterais), por exemplo, nos casos de ectasia ductal, podem necessitar de cirurgia devido ao desconforto excessivo ocasionado pelo derrame contínuo.

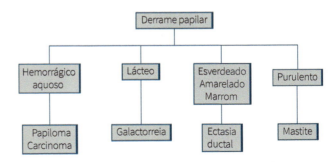

Figura 82.7 Características dos derrames e possíveis diagnósticos.

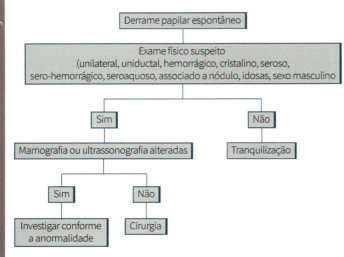

Figura 82.8 Abordagem no derrame papilar espontâneo.

Na presença de galactorreia, a anamnese abordará o uso de medicamentos que possam ter relação causal. No caso de adenomas de hipófise, avaliar a necessidade de tratamento medicamentoso ou cirúrgico.

Nos casos cirúrgicos, na paciente que ainda deseja amamentar, realiza-se uma ressecção seletiva do ducto acometido, orientado pelo "ponto de gatilho"; enquanto em mulheres sem desejo de amamentação ou pós-menopáusicas, a ressecção seletiva pode ser substituída pela ressecção dos ductos principais, com retirada em forma de cone invertido da árvore ductal.

Considerações

O derrame papilar possui inúmeras etiologias. O fundamental nessa situação é saber avaliar adequadamente os casos com maior risco para câncer de mama, que são apenas 10% dos fluxos considerados suspeitos. Nesses casos, mesmo com exames de imagem normais, a biópsia cirúrgica sempre é necessária.

PROCESSOS INFLAMATÓRIOS DA MAMA

Os processos inflamatórios da mama, também denominados "mastites", são, por conceito, infecções que se instalam no tecido mamário. A complexidade desse tema reside em realizar o diagnóstico diferencial entre as diversas mastites, especialmente com os tipos de baixa incidência. Além disso, pode ocorrer confusão de diagnóstico entre processos infecciosos e neoplasia maligna da mama, principalmente nos casos de carcinoma inflamatório, levando a atraso no tratamento do carcinoma mamário.

A incidência de mastites é inversamente proporcional à qualidade do atendimento básico de saúde, uma vez que são dependentes de fatores higiênicos, de saneamento e dietéticos da população. Apesar de poderem ser encontradas em qualquer faixa etária e em todas as fases da vida da mulher, são mais comuns na faixa etária entre 18 e 50 anos.

As mastites são classificadas em:

- **Agudas:** a principal representante é a mastite puerperal, com evolução clínica com duração inferior a 30 dias e caracteriza-se pela infecção do parênquima mamário no puerpério
- **Crônicas:** são caracterizadas por tempo de evolução maior que 30 dias ou pela recorrência após o tratamento. De evolução lenta, podem ou não ser precedidas por infecção aguda. Mais comum em mulheres jovens (30 a 40 anos), dificilmente ocorrem em mulheres na pós-menopausa. Podem ser classificadas em infecciosas (quando existe um agente infeccioso identificado) e não infecciosas.

Etiologia e fisiopatologia

Aguda (puerperal ou lactacional)

Ocorre no período de amamentação, sendo mais comum da segunda à quinta semana do puerpério. Acomete mais as primigestas e após cesarianas eletivas. A principal porta de entrada dos germes da pele são fissuras nas papilas decorrentes da amamentação. A estase láctea e a prática de má higiene com o complexo areolopapilar (CAP) são fatores predisponentes. Geralmente, são mamilos planos ou umbilicados, de pele fina e pouca elasticidade. Os germes mais relacionados à infecção são o *Staphylococcus aureus* e o *Staphylococcus epidermidis*, e espécies de *Streptococcus*. Bactérias como a *Escherichia coli*, a *Pseudomonas aeruginosa* e o *Proteus Mirabillis* também podem ser responsáveis pelo quadro infeccioso.

Crônicas infecciosas

- Abscesso subareolar crônico recidivante (ASCR): caracterizado por infecção recorrente e crônica da região subareolar, associado fortemente com tabagismo, diabetes e obesidade. Doença comum em mulheres jovens, de patogênese não bem estabelecida e que se desenvolve fora do ciclo grávido-puerperal
- Mastite tuberculosa: mulheres com história pessoal ou familiar de tratamento para tuberculose. Reativação do bacilo com infecção na mama
- Mastite por micobactérias: processos infecciosos nas mamas de evolução extremamente lenta. Ocorrem com maior frequência em pacientes com HIV positivo com CD4 menor que 50/mm^3
- Mastite viral: processos infecciosos mamários podem também ser ocasionados por vírus, especificamente por herpes simples ou herpes-zóster. Está geralmente associada com herpes genital e/ou oral. Ocorre com maior frequência em pacientes com alguma imunodeficiência, especialmente em mulheres com HIV positivo ou em uso crônico de corticosteroides ou em tratamento quimioterápico
- Mastite luética ou sífilis mamária: complicação inflamatória rara observada em pacientes com lúpus eritematoso sistêmico ou lúpus discoide.

Crônicas não infecciosas

- Mastite periductal: afeta mulheres não lactantes durante sua vida reprodutiva. Pode também ser denominada "mastite plasmocitária". Etiologicamente está relacionada a infecção bacteriana e tabagismo. Ocorre com maior frequência em mulheres multíparas que amamentaram
- Mastite granulomatosa idiopática: condição crônica rara na qual se observa processo inflamatório com alterações granulomatosas que ocorrem em torno dos lóbulos e ductos mamários, na ausência de infecção específica, trauma, corpo estranho ou evidência de sarcoidose. Um fenômeno autoimune tem sido sugerido, mas não foi provado. Não há relação consistente com amamentação, paridade e contraceptivo oral ou uso de hormônios

- Síndrome de Mondor: caracteriza-se pela tromboflebite das veias superficiais da mama (veia toracoepigástrica e/ou suas tributárias). A doença é autolimitada e de fisiopatologia ainda não totalmente conhecida. Acomete com maior frequência mulheres com mamas volumosas e pendulares e após trauma, inclusive cirúrgico
- Sarcoidose mamária: caracterizada por granulomas epitelioides não caseosos, sendo a sua etiologia desconhecida. A mama é envolvida em menos de 1% dos casos. Na maioria dos casos, outros órgãos já estão envolvidos, embora o envolvimento da mama possa ser o local inicial da doença.

Quadro clínico

Aguda (puerperal ou lactacional)

Clinicamente se apresenta como edema, eritema e aumento da temperatura da mama. Quando houver área de flutuação, suspeitar sempre de abscesso associado com a mastite. Podem ocorrer, ainda, sintomas sistêmicos como febre alta, anorexia, náuseas e vômitos. As formas mais comuns de apresentação, ocasionadas pelos estafilococos, geralmente culminam com a formação de abscessos multiloculados e com grande quantidade de pus. As mastites estreptocócicas evoluem como celulites, enquanto os anaeróbios podem produzir grandes áreas de necrose tecidual, principalmente em pacientes com imunodepressão ou diabetes.

Crônicas infecciosas

- ASCR: normalmente são unilaterais, mas podem ser bilaterais. Inicia-se como inflamação de uma área subareolar bem localizada, que evolui para a formação de um pequeno abscesso, que tende a drenar espontaneamente com a formação de uma fístula que cicatriza posteriormente. Repete-se clinicamente várias vezes, com intervalos de meses a anos, de onde deriva a denominação "crônico e recidivante". No local do abscesso, forma-se uma cavidade que se reabre a cada ativação do processo infeccioso
- Mastite tuberculosa: clinicamente, manifesta-se por meio de vários abscessos de evolução lenta ou múltiplas fístulas periféricas, com histórico pessoal ou familiar de tratamento para tuberculose. Linfonodos axilares palpáveis podem ser encontrados
- Mastite por micobactérias: processos infecciosos nas mamas de evolução extremamente lenta
- Mastite viral: observam-se lesões na pele da mama com vesículas dolorosas e recorrentes. A duração do processo infeccioso costuma ser autolimitada, com resolução em 7 a 10 dias. O herpes-zóster (varicela-zóster) ocasiona erupções cutâneas com vesículas, muito dolorosas, seguindo a linha de um dermátomo sobre a mama. Na história da doença, costumam ocorrer sintomas sistêmicos de febre, mal-estar e exantema, 24 a 48 horas antes do surgimento das lesões cutâneas
- Mastite luética ou sífilis mamária: apresenta-se primeiramente como lesões cutâneas no complexo areolomamilar, causadas pela inoculação do treponema (cancro duro). Na forma secundária, ocorrem lesões cutâneas maculosas que evoluem para pápulas, e na forma terciária há nódulo endurecido que amolece, sofrendo ulceração ou fistulização.

Crônicas não infecciosas

- Mastite periductal: clinicamente, apresenta-se com mastalgia acíclica unilateral, secreção mamilar (coloração verde-escura ou serosa), retração do mamilo, massa subareolar com ou sem inflamação da mama sobrejacente e até fístula mamilar. Pode mimetizar outras doenças graves, incluindo carcinoma de mama
- Mastite granulomatosa idiopática: a variabilidade na apresentação clínica e a duração dos sintomas refletem a heterogeneidade dessa entidade. Uma característica marcante dessa patologia inflamatória é o acometimento lobular, permitindo diferenciá-la da sarcoidose. As manifestações locais dessa patologia podem mimetizar lesões malignas, especialmente quando associada a massa firme irregular ou quando apresenta retração do mamilo. O processo é mais difuso, e a quantidade de pus é mínima e sempre presente em múltiplos pequenos lóculos que se comunicam através de pequenos canais
- Síndrome de Mondor: apresenta-se como cordão fibroso e doloroso no subcutâneo que corresponde ao trajeto venoso comprometido. Pode ser causa de mastalgia acíclica unilateral
- Sarcoidose mamária: clinicamente pode apresentar-se como massa não dolorosa e móvel, com bordas lisas ou irregulares. Por outro lado, pode apresentar-se como um linfonodo intramamário ou um granuloma.

Diagnóstico

Aguda (puerperal ou lactacional)

O diagnóstico de mastite é clínico. Rotinas laboratoriais e outros procedimentos de diagnóstico não são em geral necessários. A realização de ultrassonografia mamária pode ser útil na avaliação de abscessos mamários, quantificando a extensão da coleção purulenta.

Crônicas infecciosas

- ASCR: além da anamnese e exame físico, a mamografia desempenha papel importante na exclusão de malignidade, porém apresenta menor sensibilidade, podendo ser negativa principalmente em pacientes mais jovens (devido à densidade do parênquima mamário). A ultrassonografia é o método de imagem mais utilizado para detecção dos abscessos subareolares, inclusive para guiar a drenagem deles. A ressonância da mama é pouco usada nos casos de ASCR
- Mastite tuberculosa: no diagnóstico, deve-se realizar prova tuberculínica e radiografia de tórax com o objetivo de avaliar foco primário pulmonar. O diagnóstico definitivo de tuberculose é obtido por meio de biópsia da lesão identificando granulomas caseosos. A cultura pode identificar o bacilo álcool-ácido-resistente (BAAR)
- Mastite por micobactérias: o diagnóstico pode ser feito por hemocultura e/ou cultura de material retirado da mama (tecido ou secreções), que identifica micobactérias atípicas
- Mastite viral: diagnóstico clínico com a visualização das lesões na pele da mama com vesículas
- Mastite luética ou sífilis mamária: o diagnóstico laboratorial é baseado em antígenos treponêmicos (VDRL e FTA-ABS) e/ou presença do treponema em microscopia de campo escuro. O diagnóstico diferencial é feito com doença de Paget.

Crônicas não infecciosas

- Mastite periductal: para diagnóstico diferencial, é fundamental a realização de mamografia e ultrassonografia mamária. A citologia do derrame papilar pode ser realizada, porém é importante lembrar que a ausência de células neoplásicas malignas não exclui definitivamente carcinoma mamário. A realização de biópsia e cultura do material retirado da mama é importante no diagnóstico diferencial
- Mastite granulomatosa idiopática: os achados em exames de imagem da mama, geralmente, são inespecíficos
- Síndrome de Mondor: diagnóstico basicamente clínico
- Sarcoidose: na mamografia, a lesão pode aparecer bem definida ou espiculada. Pode existir como massa única ou como lesões múltiplas. Na ultrassonografia, massa hipoecoica pode mostrar margens indistintas que não podem ser diferenciadas de lesões malignas. O diagnóstico histológico confirma granuloma não caseoso; com PPD negativo e teste de Kveim positivo.

Tratamento

Aguda (puerperal ou lactacional)

O tratamento consiste em manter a amamentação, ordenha manual delicada das mamas (evitar ingurgitamento mamário), uso de sutiã ou faixas para sustentar adequadamente as mamas, uso de analgésicos, antitérmicos e antibióticos. Os analgésicos e antitérmicos mais indicados para uso seguro durante a amamentação são o paracetamol e a dipirona. Os antibióticos utilizados podem ser inicialmente administrados por via oral. Se houver piora clínica (maior área mamária acometida pelos sintomas infecciosos, febre ou áreas de flutuação), iniciar o uso de antibiótico por via endovenosa. Na presença de abscesso mamário, a drenagem cirúrgica é obrigatória. A secreção purulenta drenada do abscesso deve ser encaminhada para cultura e antibiograma. Com o resultado do antibiograma, pode-se adequar o antibiótico testado.

Crônicas infecciosas

- ASCR: nos casos iniciais, o tratamento com antibióticos (com cobertura para aeróbios e anaeróbios) por via oral apresenta boa resposta. Quando ocorre formação de fístula, o tratamento cirúrgico com ressecção do sistema ductal envolvido pode ser realizado. O tecido ressecado deve ser enviado para estudo histológico a fim de afastar neoplasia mamária e outros tipos infecciosos. É recomendado abandonar o tabagismo para o sucesso do tratamento. Se a paciente já apresenta prole constituída, recomenda-se, além da retirada do sistema ductal envolvido, a exérese dos outros ductos principais para diminuir o risco de recidiva
- Mastite tuberculosa: o tratamento é com tuberculostáticos e acompanhamento do infectologista
- Mastite por micobactérias: o tratamento geralmente é por meio da associação de claritromicina, etambutol e rifabutina por 6 meses
- Mastite viral: no caso do herpes simples, recomenda-se o uso de aciclovir 400 mg por via oral de 8 em 8 horas, por 5 a 7 dias, o que pode abreviar os sintomas. No herpes-zóster, recomenda-se aciclovir por via oral para os casos mais leves e por via endovenosa nas formas graves. Usar analgésicos potentes com codeína na fase aguda, ou até bloqueio anestésico do nervo acometido para controlar a dor. Curativos com antissépticos são úteis na prevenção de infecções bacterianas secundárias
- Mastite luética ou sífilis primária: o tratamento é realizado com penicilina G benzatina 2,4 milhões de unidades internacionais (UI) intramuscular (1,2 milhão em cada nádega), repetido em 7 dias (total de 4,8 milhões).

Crônicas não infecciosas

- Mastite periductal: antibióticos eficazes contra os organismos isolados na cultura devem ser utilizados durante o quadro infeccioso. Há indicação de cirurgia para a correção das fístulas mamilares ou nos casos de derrame papilar espontâneo que clinicamente incomodam a paciente. Importante lembrar as mulheres na menacme com desejo de ter filhos de que a exérese dos ductos pode dificultar uma futura amamentação
- Mastite granulomatosa idiopática: não há consenso sobre o melhor tratamento. A excisão ampla de toda a massa inflamatória não é indicada e pode ser impossibilitada devido ao pobre resultado estético, especialmente quando a doença envolve mais do que um quadrante. O tratamento deve ser adaptado para cada caso de acordo com a apresentação clínica. Pode-se usar corticoterapia em altas doses como 60 mg/dia (0,8 mg/kg/dia na primeira semana, com redução gradual até completar 8 semanas) ou metotrexato. Embora apresentem altas taxas de recidiva registradas na literatura (até 50%), ainda não está estabelecido por quanto tempo essas pacientes necessitam ser acompanhadas, já que o tempo de recorrência é desconhecido
- Síndrome de Mondor: tratamento de modo conservador, prescrevendo-se anti-inflamatórios e analgésicos para alívio da dor. Antibióticos e anticoagulantes não estão indicados
- Sarcoidose mamária: o tratamento é clínico e dirigido aos sintomas sistêmicos da doença. A ressecção total da lesão mamária não é necessária (Tabela 82.6 e Figuras 82.9 e 82.10).

Tabela 82.6 Antibióticos mais indicados nos diversos quadros de mastite.

Droga	Posologia	Observações
Cefalexina	500 mg 6/6 horas via oral 7 a 14 dias	Primeira escolha para processos infecciosos não complicados
Cefadroxila	500 mg 12/12 horas via oral 7 a 14 dias	Posologia mais cômoda
Amoxicilina/clavulanato	875 mg 12/12 horas via oral 7 a 14 dias	
Ciprofloxacino	500 mg 12/12 horas via oral 7 a 14 dias	Droga de primeira linha para mastite gonocócica
Trimetoprima/sulfametoxazol	160 mg/800 mg 12/12 horas via oral 7 a 14 dias	
Metronidazol e cefalexina	500 mg 8/8 horas via oral 7 a 10 dias 500 mg 6/6 horas via oral 7 a 10 dias	Abscesso subareolar crônico recidivante
Oxacilina	2 g endovenoso 4/4 horas	Opção quando não responder ao tratamento via oral. Passar para via oral após 48 horas afebril
Cefoxitina e clindamicina	1 g endovenoso	Mastites por anaeróbios sem resposta ao tratamento por via oral. Passar para via oral após 48 horas afebril

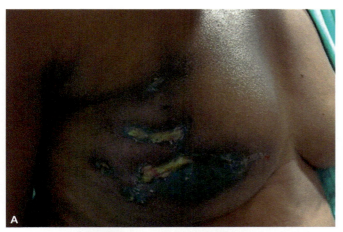
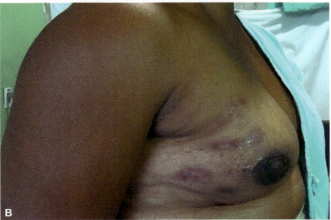

Figura 82.9 Mastite granulomatosa. **A.** Apresentação clínica inicial. **B.** Após 3 meses de tratamento com corticoide.

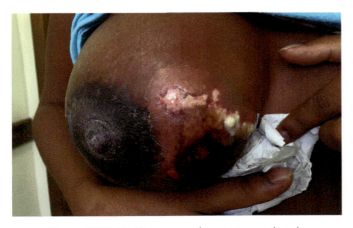

Figura 82.10 Mastite puerperal com necrose de pele.

Considerações

Os processos inflamatórios da mama apresentam diversos agentes causadores. Realizar o diagnóstico diferencial entre as diversas mastites pode ser difícil. A utilização de métodos de imagem e de biópsia do tecido mamário comprometido é fundamental para os casos com diagnóstico diferencial complicado, especialmente para excluir carcinoma mamário. Na maioria das vezes, o manejo clínico adequado é suficiente para o tratamento das mastites. A cirurgia está indicada nos casos de abscessos e/ou falha do tratamento clínico.

REFERÊNCIAS BIBLIOGRÁFICAS

BARROS, A. C. et al. Reassurance in the treatment of mastalgia. *The Breast Journal*, v. 5, n. 3, p. 162-165, 1999.

BASLAIM, M. M.; KHAYAT, H. A.; AL-AMOUDI, S. A. Idiopathic granulomatous mastitis: a heterogeneous disease with variable clinical presentation. *World Journal of Surgery*, v. 31, p. 1677-1681, 2007.

BERG, W. A. et al. Diagnostic accuracy of mammography, clinical examination, US, and MR imaging in preoperative assessment of breast cancer. *Radiology*, v. 233, n. 3, p. 830-849, 2004.

BRENNAN, M.; HOUSSAMI, N.; FRENCH, J. Management of benign breast conditions. Part 3 – Other breast problems. *Australian Family Physician*, v. 34, n. 5, p. 353-355, 2005.

CARVALHO, F. M. Alterações funcionais benignas da mama: aspectos anatomopatológicos. *In*: PINOTTI, J. A.; FONSECA, A. M.; BAGNOLI, V. R. (eds.). *Tratado de Ginecologia*. Rio de Janeiro: Revinter, 2005.

CHALA, L. et al. Gray-scale sonography of solid breast masses: diagnosis of probably benign masses and reduction of the number of biopsies. *Journal of Clinical Ultrasound*, v. 35, n. 1, p. 9-19, 2007.

CIATTO, S.; BRAVETTI, P.; CARRIAGGI, P. Significance of nipple discharge clinical patterns in the selection of cases for cytologic examination. *Acta Cytologica*, v. 30, n. 1, p. 17-20, 1986.

COURTILLOT, C. et al. Benign breast diseases. *Journal of Mammary Gland Biology and Neoplasia*, v. 10, n. 4, p. 325-335, 2005.

DESHPANDE, W. Mastitis. *Community Practitioner*, v. 80, n. 5, p. 44-45, 2007.

DOGLIOTTI, L.; ORLANDI, F.; ANGELI, A. The endocrine basis of benign breast disorders. *World Journal of Surgery*, v. 13, n. 6, p. 674-679, 1989.

ENGLAND, P. C. et al. Serum oestradiol-17 beta in women with benign and malignant breast disease. *British Journal of Cancer*, v. 30, n. 6, p. 571-576, 1974.

GURAY, M.; SAHIN, A. A. Benign breast diseases: classification, diagnosis, and management. *The Oncologist*, v. 11, n. 5, p. 435-449, 2006.

HANAVADI, S.; PEREIRA, G.; MANSEL, R. E. How mammillary fistulas should be managed. *The Breast Journal*, v. 11, n. 4, p. 254-256, 2005.

HOUSSAMI, N.; IRWIG, L.; UNG, O. Review of complex breast cysts: implications for cancer detections and clinical practice. *ANZ Journal of Surgery*, v. 75, n. 12, p. 1080-1085, 2005.

HUGHES, L. E.; MANSEL, R. E.; WEBSTER, D. I. Aberrations of normal development and involution (ANDI): a new perspective on pathogenesis and nomenclature of benign breast disorders. *The Lancet*, v. 330, n. 8571, p. 1316-1319, 1987.

HUSSAIN, A. N.; POLICARPIO, C.; VINCENT, M. T. Evaluating nipple discharge. *Obstetrical & Gynecological Survey*, v. 61, n. 4, 279-283, 2006.

INSTITUTO NACIONAL DO CÂNCER – INCA. *Estimativa 2018*: incidência de câncer no Brasil. Rio de Janeiro: INCA, 2018. Disponível em: http://www.inca.gov.br. Acesso em: 18 abr. 2018.

KUMAR, S. et al. Daily salivary progesterone levels in cyclical mastalgia patients and their controls. *British Journal of Surgery*, v. 73, n. 4, p. 260-263, 1986.

KUMAR, S. et al. Prolactin response to thyrotropin-releasing hormone stimulation and dopaminergic inhibition in benign breast disease. *Cancer*, v. 53, n. 6, p. 1311-1315, 1984.

LANNIN, D. R. Twenty-two-year experience with recurring subareolar abscess and lactiferous duct fistula treated by a single breast surgeon. *The American Journal of Surgery*, v. 188, n. 4, p. 407-410, 2004.

LI, S. et al. Surgical management of recurrent subareolar breast abscesses: Mayo clinic experience. *The American Journal of Surgery*, v. 192, n. 4, p. 528-529, 2006.

LIFSHITZ, O. H. et al. Phyllodes tumor of the breast. *American Journal of Roentgenology*, v. 180, p. 332, 2003.

LOVE, S. M.; GELMAN, R.; SILEN, W. Fibrocystic disease of the breast: a nondisease? *New England Journal of Medicine*, v. 307, n. 16, p. 1010-1014, 1982.

MANSEL, R. E. et al. European randomized, multicenter study of goserelin (Zoladex) in the management of mastalgia. *American Journal of Obstetrics and Gynecology*, v. 191, n. 6, p. 1942-1949, 2004.

MORROW, M. The evaluation of common breast problems. *American Family Physician*, v. 61, n. 8, p. 2371-2378, 2000.

NOVITA, G. *et al.* Dor e fluxo mamário. *In*: CAVALCANTI, E. F.; MARTINS, H. S. (eds.). *Clínica médica*: dos sinais e sintomas ao diagnóstico e tratamento. 1. ed. São Paulo: Manole, 2007.

SANTEN, R. J.; MANSEL, R. E. Current concepts: benign breast disorders. *New England Journal of Medicine*, v. 353, n. 3, p. 275-285, 2005.

SCOTT, B. G. *et al.* Rate of malignancies in breast abscesses and argument for ultrasound drainage. *The American Journal of Surgery*, v. 192, n. 6, p. 869-872, 2006.

SRIVASTAVA, A. *et al.* Evidence-based management of mastalgia: a meta-analysis of randomized trials. *The Breast*, v. 16, n. 5, p. 503-512, 2007.

TELLI, M. L. *et al.* Phyllodes tumors of the breast: natural history, diagnosis, and treatment. *Journal of the National Comprehensive Cancer Network*, v. 5, n. 3, p. 324-330, 2007.

VERSLUIJS-OSSEWAARDE, F. N.; ROUMEN, R. M.; GORIS, R. J. Subareolar breast abscesses: characteristics and results of surgical treatment. *The Breast Journal*, v. 11, n. 3, p. 179-182, 2005.

YILMAZ, E.; SAL, S.; LEBE, B. Differentiation of phyllodes tumors versus fibroadenomas: mammographic and sonographic features. *Acta Radiologica*, v. 43, n. 1, p. 34-39, 2002.

83

CAPÍTULO

Rastreamento e Propedêutica Mamária

Felipe Zerwes • Linei Augusta Brolini Dellê Urban • Luciano Fernandes Chala • Paula de Camargo Moraes • Francisco Pimentel

EPIDEMIOLOGIA

O câncer de mama é o câncer mais prevalente entre as mulheres, acarretando significativa morbidade, mortalidade e impacto econômico. Somente em 2020, foram estimados cerca de 2,3 milhões de casos novos no mundo. No Brasil, cerca de 73 mil casos foram estimados para 2023. No entanto, as informações nos registros de câncer são incompletas, não sendo documentado quantas mulheres têm disseminação metastática ou quantas estão livres do câncer, pois apenas a incidência e a mortalidade estão sendo registradas.

É importante salientar que o câncer de mama engloba diferentes subtipos da doença, com perfis moleculares e características clinicopatológicas distintas. Esses subtipos do câncer de mama têm comportamentos histopatológico e clínico diferentes e estão associados a diferentes faixas etárias e etnias. Os subtipos triplo-negativo e HER-2 superexpresso são notavelmente comuns em mulheres mais jovens e na pré-menopausa, são mais prevalentes em mulheres afro-americanas e asiáticas e exibem maior potencial metastático, com maiores taxas de recidiva.

Amplas variações nos níveis de educação, situação econômica, condições ambientais, hábitos alimentares, estilo de vida e outras práticas culturais causam diferenças na incidência de câncer de mama em todo o mundo. Em países desenvolvidos, o estilo de vida, como a idade tardia para o primeiro filho, o horário de trabalho noturno e a terapia de reposição hormonal, são fatores de risco associados ao desenvolvimento do câncer de mama. Em países em desenvolvimento, os principais motivos para a alta incidência e mortalidade pelo câncer de mama são a falta de conscientização ou conhecimento da doença, programas inadequados de rastreamento, diagnóstico tardio e instalações médicas insuficientes.

Até o momento, a maior parte dos esforços tem sido direcionada para a expansão de programas de rastreamento populacional para a detecção precoce do câncer (prevenção secundária). Entretanto, esforços de prevenção primária e conscientização do câncer de mama devem ser adotados em paralelo, em uma tentativa de reduzir ainda mais a mortalidade pela doença.

FATORES DE RISCO

Estudos epidemiológicos correlacionaram diferentes fatores para o desenvolvimento ou progressão do risco de câncer de mama:

- Puberdade e menacme precoces: na puberdade, as células mamárias indiferenciadas e proliferativas aumentam rapidamente e a maior exposição a mudanças hormonais aumenta a suscetibilidade a mutação
- Idade tardia para a primeira gestação: leva a falta de diferenciação do tecido mamário, maior exposição a agentes carcinogênicos não estrogênicos e genotoxicidade causada pelo próprio estrogênio

- Menopausa tardia: quando a menopausa ocorre após os 50 anos de idade, acarreta exposição prolongada ao estrogênio, aumentando o risco
- Contraceptivos hormonais: contêm doses baixas de estrogênio, mas seu uso por um longo período também pode colocar as mulheres em alto risco de câncer de mama. O mesmo raciocínio vale para as terapias de reposição hormonal
- Dieta: a ingestão de uma dieta desequilibrada, rica em gordura animal, tem maior risco associado para o câncer de mama
- Exercícios físicos: a falta de atividade física também está correlacionada ao maior risco
- Obesidade (alto índice de cintura para quadril): é outro fator de risco importante para o câncer de mama em mulheres pós-menopausa e está associada a pior desfecho da doença em mulheres de todas as idades
- Bebidas alcóolicas: o consumo moderado de álcool (> 35 a 44 g/dia) aumenta o risco de câncer de mama em até 46% em relação àquelas mulheres que não o ingerem
- Tabagismo: aumenta o risco por induzir alterações como mutações genéticas, como a do gene *p53*
- Mutações genéticas: predisposição para síndrome hereditária de câncer de mama e ovário reflete a presença de uma mutação genética que confere um risco mais alto para o desenvolvimento de câncer nesses locais. As mutações genéticas herdadas estão implicadas em aproximadamente 5 a 10% dos cânceres de mama, com as mutações mais comuns afetando os genes *BRCA1* ou *BRCA2*. O risco estimado ao longo da vida para o desenvolvimento de câncer de mama chega a 87% para portadoras de mutação no gene *BRCA1* e 56% para portadoras de mutação no gene *BRCA2*. Embora *BRCA1* e *BRCA2* sejam as mutações genéticas mais conhecidas, variantes patogênicas em vários outros genes de predisposição ao câncer também podem aumentar o risco de câncer de mama, entre eles *TP53* (síndrome de Li-Fraumeni), *CDH1* (síndrome de câncer gástrico hereditário), *PALB2*, *ATM* (ataxia-telangiectasia), *NBN*, *CHEK2*, *STK11* (síndrome de Peutz-Jeghers) e síndrome de Cowden/PTEN
- História familiar de câncer de mama: mulheres sem uma variante patogênica conhecida, mas com histórico familiar significativo de câncer de mama, permanecem em maior risco para o desenvolvimento da doença. A avaliação individual de risco para essas pacientes deve ser baseada em modelos que dependem em grande parte do histórico familiar, como Claus, BRCAPRO e Tyrer-Cuzick (IBIS). Tanto o número de membros da família com câncer de mama (principalmente parentes de primeiro grau) quanto a idade de diagnóstico são considerações importantes, além de outros fatores, dependendo do modelo específico utilizado

- Radioterapia torácica: meninas que receberam irradiação em campos que incluem a região do tórax durante o desenvolvimento mamário têm um risco substancialmente maior de desenvolver câncer de mama, com uma incidência cumulativa de 13 a 20% aos 45 anos, semelhante à de portadores de mutação no gene *BRCA*
- Histórico pessoal de câncer de mama: pacientes que já trataram um câncer de mama têm um risco maior de desenvolver um tumor subsequente. Esse segundo câncer de mama pode ser um segundo tumor primário em qualquer mama ou uma recorrência na mama, na parede torácica ou nos linfonodos axilares ou mamários internos. Após passar por terapia de conservação da mama, a taxa de recorrência é de 0,5 a 1% ao ano e o risco de desenvolver um segundo câncer é de 5 a 10% na primeira década após o diagnóstico. A detecção precoce desse segundo câncer de mama também tem impacto positivo em redução de mortalidade
- Histórico pessoal de neoplasia lobular (carcinoma lobular *in situ* ou hiperplasia lobular atípica) ou hiperplasia ductal atípica (HDA) comprovadas por biopsia: o aumento do risco é mais significativo com a neoplasia lobular, que confere um risco ao longo da vida de 10 a 20%. A HDA também aumenta o risco, mas em menor grau do que o carcinoma lobular *in situ* (CLIS). O risco relativo para câncer invasivo devido à HDA é 4 a 5 vezes maior, mas é 6 a 10 vezes superior para o CLIS
- Densidade mamária: a densidade é rotineiramente classificada em quatro categorias durante a interpretação mamográfica. Aproximadamente 50% das mulheres estão nas duas categorias de maior densidade mamária, o que aumenta o risco de desenvolvimento de câncer de mama. Quando comparadas com mulheres de densidade mamária média (categoria B), o risco relativo de desenvolver câncer de mama de até 1,2 para mamas heterogeneamente densas e 2,1 para mamas extremamente densas. Pacientes na categoria de maior densidade (extremamente densas) têm de 4 a 6 vezes mais probabilidade de desenvolver câncer de mama do que aquelas na categoria de menor densidade mamária (gordurosa), embora seja necessário cautela ao fazer esse tipo de comparação, pois menos de 10% da população se enquadra em qualquer uma dessas duas categorias extremas. Mamas densas também têm um conhecido efeito de mascaramento na mamografia (MMG), diminuindo a sensibilidade para detecção de câncer de mama.

As opções de quimioprevenção têm se expandido, mas a maioria é direcionada às pacientes que tiveram câncer de mama hormônio-positivo e/ou pacientes de alto risco. Entretanto, devido aos efeitos colaterais, a adesão ao uso da medicação antiestrogênica é baixa. A cirurgia profilática geralmente é reservada para mulheres de mais alto risco.

RASTREAMENTO

O rastreamento é uma estratégia de saúde pública que visa reduzir a mortalidade e melhorar o prognóstico do câncer de mama. A detecção precoce, em estágios iniciais, permite que o tratamento tenha mais chances de ser eficaz, curativo e menos invasivo, uma vez que o avanço local ou a distância do tumor detectado precocemente ainda não tenha ocorrido. De fato, existem várias evidências de que os tumores de mama diagnosticados por rastreamentos são, em média, menores e menos provável de terem gerado metástases, inclusive linfonodais. Por outro lado, é necessário encontrar um equilíbrio entre os potenciais benefícios (como mortalidade geral ou específica e qualidade de vida, entre outros) e os potenciais danos (como sobrediagnóstico, tumor radioinduzido e ansiedade devido a biopsias com resultados positivos, entre outros) do rastreamento. As principais modalidades de imagem utilizadas para esse fim são a MMG, a tomossíntese (TMS), a ultrassonografia (USG) e a ressonância magnética (RM).

Nesse contexto, o Colégio Brasileiro de Radiologia e Diagnóstico por Imagem (CBR), a Sociedade Brasileira de Mastologia (SBM) e a Federação Brasileira das Associações de Ginecologia e Obstetrícia (FEBRASGO) publicaram a terceira atualização das recomendações para o rastreamento do câncer de mama no Brasil em 2023 (Tabelas 83.1 a 83.6).

Tabela 83.1 Rastreamento das mulheres com risco populacional usual.

Tipo de exame	Recomendação
Mamografia (MMG)	Rastreamento anual com MMG para as mulheres entre 40 e 74 anos, preferencialmente com tecnologia digital A partir dos 75 anos, recomenda-se continuar o rastreamento se não houver comorbidades que reduzam a expectativa de vida e que esta seja de pelo menos 7 anos
Ultrassonografia (USG)	Não se recomenda a USG como rastreamento suplementar ou como método isolado para mulheres com risco habitual
Ressonância magnética (RM)	Não se recomenda a RM como rastreamento suplementar ou como método isolado para mulheres com risco habitual
Tomossíntese (TMS)	Recomenda-se que a TMS, em combinação com a MMG 2D sintetizada ou com a MMG 2D padrão (COMBO), deva ser considerada no rastreamento, quando disponível

Tabela 83.2 Rastreamento das mulheres com mamas densas.

Tipo de exame	Recomendação
Mamografia (MMG)	Rastreamento anual com MMG para as mulheres entre 40 e 74 anos, preferencialmente com tecnologia digital. A partir dos 75 anos, recomenda-se continuar o rastreamento se não houver comorbidades que reduzam a expectativa de vida e que esta seja de pelo menos 7 anos
Ultrassonografia (USG)	Recomenda-se que a USG anual possa ser considerada adjunta à MMG nas mulheres com mamas densas, exceto quanto a RM for realizada
Ressonância magnética (RM)	Recomenda-se que a RM bienal possa ser considerada adjunta à MMG nas mamas extremamente densas
Tomossíntese (TMS)	Recomenda-se que a TMS, em combinação com a MMG 2D sintetizada ou com a MMG 2D padrão (COMBO), deva ser considerada no rastreamento, quando disponível

Tabela 83.3 Rastreamento das mulheres com história pessoal de biopsia com hiperplasia lobular atípica (HLA), carcinoma lobular *in situ* clássico (CLIS) e hiperplasia ductal atípica (HDA).

Tipo de exame	Recomendação
Cálculo de risco	É recomendado que as mulheres com HLA, CLIS ou HDA sejam avaliadas por modelos de cálculos de risco que incluam essas variáveis em conjunto com outros dados clínicos, incluindo antecedentes familiares e densidade mamária para se estimar o risco de câncer de mama
Mamografia (MMG)	Para mulheres com estimativa de risco < 20% ao longo da vida, recomenda-se MMG anual a partir dos 40 anos Para mulheres com estimativa de risco ≥ 20% ao longo da vida, recomenda-se MMG anual a partir do diagnóstico (não antes de 30 anos)
Ultrassonografia (USG)	Recomenda-se que a USG anual possa ser considerada adjunta à MMG nas mulheres com mamas densas, exceto quanto a RM for realizada
Ressonância magnética (RM)	Para mulheres com estimativa de risco ≥ 20% ao longo da vida, a RM anual deve ser considerada adjunta à MMG a partir do diagnóstico (não antes dos 25 anos)
Tomossíntese (TMS)	Recomenda-se que a TMS, em combinação com a MMG 2D sintetizada ou com a MMG 2D padrão (COMBO), deva ser considerada no rastreamento, quando disponível

Tabela 83.4 Rastreamento das mulheres com história pessoal de tratamento de câncer de mama invasor ou carcinoma ductal *in situ*.

Tipo de exame	Recomendação
Mamografia (MMG)	Mulheres tratadas com cirurgia conservadora devem realizar MMG anual, com início no mínimo 6 meses após o término da radioterapia Mulheres tratadas com mastectomia devem realizar MMG anual apenas da mama contralateral, com início 1 ano após o término do tratamento Mulheres submetidas a adenomastectomia podem considerar realizar MMG em até 1 ano para avaliação do tecido fibroglandular residual, a fim de determinar a necessidade da manutenção do rastreamento mamográfico
Ultrassonografia (USG)	A USG pode ser utilizada no rastreamento complementar à MMG quando a RM for indicada, porém, por quaisquer motivos, não puder ser realizada
Ressonância magnética (RM)	Mulheres tratadas com cirurgia conservadora ou mastectomia (para avaliação da mama contralateral) que tiveram diagnóstico de câncer de mama antes dos 50 anos ou com mamas densas devem realizar RM anual, com início 1 ano após o término do tratamento
Tomossíntese (TMS)	Recomenda-se que a TMS, em combinação com a MMG 2D sintetizada ou com a MMG 2D padrão (COMBO), deva ser considerada no rastreamento, quando disponível

Tabela 83.5 Rastreamento das mulheres com história pessoal de radioterapia torácica.

Tipo de exame	Recomendação
Mamografia (MMG)	Mulheres com história de irradiação no tórax antes dos 30 anos de idade devem realizar MMG anual a partir do 8º ano após o tratamento radioterápico (não antes dos 30 anos)
Ultrassonografia (USG)	A USG deve ser utilizada no rastreamento apenas quando a RM, por quaisquer motivos, não puder ser realizada
Ressonância magnética (RM)	Mulheres com história de irradiação no tórax antes dos 30 anos de idade devem realizar RM anual a partir do 8º ano após o tratamento radioterápico (não antes dos 25 anos)
Tomossíntese (TMS)	Recomenda-se que a TMS, em combinação com a MMG 2D sintetizada ou com a MMG 2D padrão (COMBO), deva ser considerada no rastreamento, quando disponível

Tabela 83.6 Rastreamento das mulheres portadoras de mutação genética ou com forte história familiar de câncer de mama (risco ≥ 20% ao longo da vida).

Tipo de exame	Recomendação
Mamografia (MMG)	Mulheres com mutação patogênica do gene *BRCA1* ou não testadas, mas com parentes de primeiro grau portadoras, devem realizar MMG anual a partir do diagnóstico da mutação (não antes dos 35 anos) Mulheres com mutação patogênica do gene *TP53* ou não testadas, mas com parentes de primeiro grau portadoras, devem realizar MMG anual a partir do diagnóstico da mutação (não antes dos 30 anos) Mulheres com mutação patogênica *BRCA2* ou outros genes de moderado ou alto risco para câncer de mama, além daquelas não testadas, mas com parentes de primeiro grau portadoras, devem realizar MMG anual a partir do diagnóstico da mutação (não antes dos 30 anos) Mulheres com risco ≥ 20% ao longo da vida, calculado por um dos modelos matemáticos baseados na história familiar, devem realizar MMG anual iniciando 10 anos antes da idade do diagnóstico do parente mais jovem (não antes dos 30 anos)
Ultrassonografia (USG)	A USG deve ser utilizada no rastreamento apenas quando a RM, por quaisquer motivos, não puder ser realizada
Ressonância magnética (RM)	Mulheres com mutação patogênica do gene *BRCA1* ou não testadas, mas com parentes de primeiro grau portadoras, devem realizar RM anual a partir do diagnóstico da mutação (não antes dos 25 anos) Mulheres com mutação patogênica do gene *TP53* ou não testadas, mas com parentes de primeiro grau portadoras, devem realizar RM anual a partir do diagnóstico da mutação (não antes dos 20 anos) Mulheres com mutação patogênica *BRCA2* ou outros genes de moderado ou alto risco para câncer de mama, além daquelas não testadas, mas com parentes de primeiro grau portadoras, devem realizar RM anual a partir do diagnóstico da mutação (não antes dos 30 anos) Mulheres com risco ≥ 20% ao longo da vida, calculado por um dos modelos matemáticos baseados na história familiar, devem realizar RM anual iniciando 10 anos antes da idade do diagnóstico do parente mais jovem (não antes dos 30 anos)
Tomossíntese (TMS)	Recomenda-se que a TMS, em combinação com a MMG 2D sintetizada ou com a MMG 2D padrão (COMBO), deva ser considerada no rastreamento, quando disponível

PROPEDÊUTICA

Mamografia

A MMG nada mais é do que uma radiografia da mama, cujos propósitos principais são a detecção precoce do câncer de mama, antes que este se manifeste clinicamente (exame de rastreamento), e o diagnóstico em pacientes com sinais e sintomas clínicos (exame diagnóstico).

As MMGs de rastreamento são realizadas periodicamente com o objetivo de detectar pequenos cânceres. O objetivo geral é possibilitar o tratamento precoce do câncer de mama, melhorar as taxas de sobrevida e reduzir a necessidade de tratamentos mais agressivos.

As MMGs diagnósticas são realizadas em pacientes que apresentam sinais e sintomas clínicos, como nódulo palpável, fluxo papilar ou retração da pele ou papila. O objetivo é diagnosticar ou excluir o câncer de mama. Todas as anormalidades palpáveis e cicatrizes de cirurgias anteriores são destacadas por um marcador na pele. Se necessário, incidências adicionais são adquiridas após o procedimento-padrão de quatro incidências básicas para elucidar a dúvida clínica.

Diferenças da mamografia digital e convencional

Nas últimas décadas, presenciamos importante evolução tecnológica da MMG, que passou da técnica analógica, com utilização de filme, para a técnica digital. A MMG digital apresenta maior resolução de contraste e, por isso, acurácia superior em pacientes jovens, na pré-menopausa e com mamas densas. Apesar da superioridade da técnica digital nesse subgrupo de pacientes, o desempenho da MMG digital para a detecção do câncer de mama continua inferior em mulheres com mamas densas (padrões C e D pelo ACR BI-RADS®). Isso porque o tecido mamário pode tanto obscurecer lesões, prejudicando sua detecção (falso-negativo), quanto simular lesões, aumentando as taxas de reconvocação e os falso-positivos.

A transição para a técnica digital, em conjunto com as limitações da MMG, foi determinante para o desenvolvimento de outras aplicações avançadas da MMG digital, entre elas a TMS, que traz inúmeros benefícios às pacientes.

Tomossíntese

Para a realização da TMS, múltiplas projeções mamográficas de baixa dosagem são adquiridas durante a movimentação em arco do tubo de raios X. Essas imagens são reconstruídas com cortes finos, paralelos ao eixo do detector, e posteriormente analisadas em uma estação de trabalho.

Vale lembrar que, durante a aquisição dos cortes de TMS, a mama deve ser comprimida, de maneira semelhante ao estudo mamográfico convencional. E, preferencialmente, o rastreamento com TMS deve ser feito nas duas incidências, pois, como o padrão de crescimento dos cânceres não é concêntrico, ele pode aparecer melhor em uma das duas incidências.

Vantagens

- Aumento da taxa de detecção do câncer de mama: isso ocorre, sobretudo, nos subtipos invasivos. Esse aumento nas taxas de detecção do câncer varia de 27 a 57%. Estudos também demonstraram que 16% dos cânceres invasivos estavam ocultos nos estudos mamográficos 2D *versus* apenas 3% nos estudos com TMS. Ou seja, a TMS aumenta a sensibilidade da MMG e tem o potencial de reduzir o superdiagnóstico por aumento preferencial na taxa de detecção dos carcinomas invasivos
- Redução das taxas de reconvocação e falso-positivos: estudos demonstraram redução das taxas de reconvocação de 15 a 30%. Ou seja, o uso da TMS aumenta a especificidade da MMG e reduz as reconvocações por alterações benignas, que geram ansiedade nas pacientes
- Melhores caracterização e localização das lesões: devido aos múltiplos cortes, permite melhor caracterização das margens e da morfologia das lesões, sobretudo das não calcificadas (nódulos, assimetrias e distorções arquiteturais)
- Melhora a localização espacial: é eficaz para a localização espacial de lesões vistas em apenas uma incidência, pois a reconstrução em cortes contém informação referente ao local da mama em que o corte foi feito. Além disso, lesões cutâneas também podem ser facilmente demonstradas nos cortes de TMS.

Desvantagens

- Maior custo para aquisição do aparelho e para armazenamento das imagens geradas
- Maior tempo de leitura dos exames
- Limitação devido ao tamanho mamário, já que a espessura da mama comprimida precisa ser superior a 2 cm para que o exame possa ser realizado
- Dificuldade de reembolso dos exames de TMS por parte das fontes pagadoras
- Existe preocupação em relação à dose de irradiação da TMS. Isso porque, apesar de a dose empregada nos estudos com aquisições 2D e 3D não ultrapassar a dose recomendada, a dose para a mama acaba sendo maior que a empregada na MMG 2D isolada. Esse fato promoveu o desenvolvimento da MMG 2D sintetizada, reconstruída a partir dos cortes de TMS, sem a necessidade de radiação adicional. Essa técnica de reconstrução já foi aprovada para o uso clínico
- Lesões calcificadas: a TMS é superior para a avaliação de lesões não calcificadas. Isso porque a análise da mama em cortes dificulta o entendimento da distribuição espacial das calcificações. Além disso, durante a aquisição, o ponto focal do aparelho é maior e móvel, prejudicando a detecção e a caracterização de calcificações, sobretudo as pequenas e sutis. Outra dificuldade se dá em relação ao algoritmo de reconstrução da MMG sintetizada, que prejudica a detecção de calcificações pequenas e tênues e favorece o aparecimento de artefatos que simulam calcificações, estes associados a vasos e ligamentos. Portanto, na avaliação de calcificações na MMG 2D sintetizada, precisamos comprovar sua existência nos dois planos e nos cortes de TMS
- Ausência de protocolo para pacientes com implantes: os protocolos atuais visam ao equilíbrio entre o diagnóstico e a dose de radiação, sendo realizados com incidências 2D (mediolateral oblíqua [MLO] e craniocaudal [CC]) visualizando os implantes e cortes de TMS + 2D sintetizada (MLO e CC), com manobra de deslocamento posterior dos implantes (manobra de Eklund). Entretanto, ainda existe discussão sobre a melhor forma nesse grupo de pacientes
- Biopsia de lesões suspeitas: já foram desenvolvidos aparelhos que permitem a orientação de biopsia por meio da TMS, mas estes ainda são caros e pouco disponíveis.

Indicações

- Pacientes assintomáticas (exame de rastreamento): a TMS demonstrou maior acurácia em todas as densidades mamárias, mas foi superior nos padrões B e C pelo ACR BI-RADS® (densidades fibroglandulares esparsas e mamas heterogeneamente densas). Conforme a diretriz de rastreamento mamário, sempre que disponível, as pacientes se beneficiam do uso da TMS no rastreamento
- Pacientes sintomáticas (exame diagnóstico): estudos demonstraram redução do número de imagens adicionais obtidas nas pacientes que iniciaram a investigação com a TMS, com 72% das pacientes não necessitando de nenhuma incidência adicional para resolução da queixa clínica, em comparação com a população diagnóstica semelhante, que realizou apenas MMG 2D
- Estadiamento do câncer de mama: a TMS ajuda no entendimento tridimensional do câncer de mama, implementando a avaliação da extensão da lesão e a detecção de focos adicionais.

Ultrassonografia

A USG é um método de imagem baseado na aplicação de ondas sonoras para a geração das imagens. As ondas sonoras utilizadas apresentam frequências acima do limite superior da audição humana, definidas como ultrassom, e capazes de penetrar tecidos biológicos. As imagens são obtidas ao enviar pulsos de ondas ultrassônicas nos tecidos usando um transdutor, capaz de transmitir e receber ultrassom. Essas ondas enviadas são refletidas de maneira variável pelos tecidos, daí a denominação sinônima "ecografia". Os ecos refletidos são recebidos pelo transdutor e encaminhados como sinais eletrônicos para um sistema computadorizado que gera as imagens.

Importante destacar que a USG é uma técnica que não expõe a mulher à radiação, e as ondas ultrassônicas utilizadas em imagens médicas não causam danos nos tecidos humanos, permitindo uma abordagem diagnóstica segura. Não há contraindicações para a USG mamária. Porém, dificuldades práticas podem ser encontradas em mulheres com deficiências que impeçam o posicionamento adequado ou em mamas grandes, devido à profundidade limitada de penetração do feixe sonoro.

O desempenho diagnóstico da USG mamária é influenciado pela competência e experiência do operador. Como consequência, a USG da mama deve ser preferencialmente realizada por médicos treinados e experientes.

Técnicas adicionais de ultrassonografia

Existem ferramentas, como o Doppler colorido e a elastografia, que podem estar disponíveis nos equipamentos de USG. Atualmente, quase todos os equipamentos fornecem imagens de Doppler. Já a elastografia é menos difundida e atualmente é usada apenas em alguns centros para casos específicos. As principais diferenças e indicações são descritas a seguir:

- Doppler colorido: representa a vascularização sobreposta às imagens-padrão de USG, em escala de cinza. Essa abordagem permite identificar os vasos no contexto do tecido mamário, especialmente ao redor e no interior das lesões. A presença de vascularização pode ser um critério adicional na diferenciação de lesões malignas e benignas, mas não é suficiente por si só para caracterizar uma lesão. Além disso, ao realizar uma biopsia guiada por USG, o Doppler pode ser útil para visualizar o curso dos vasos a fim de evitar cruzá-los com a agulha, causando hematoma
- Elastografia: mede a rigidez dos tecidos. A premissa para interpretar os resultados dessa ferramenta é de que os tecidos malignos são geralmente mais rígidos do que os tecidos benignos. Entretanto, existe muita sobreposição entre achados benignos e malignos, o que prejudica sua aplicabilidade clínica.

Ultrassonografia mamária automatizada

A USG mamária automatizada da mama, aprovada pela U.S. Food and Drug Administration, em 2009, oferece a possibilidade de adquirir imagens volumétricas tridimensionais da mama com um protocolo de exame padronizado. Essa aquisição automatizada de imagens implica posterior interpretação e relato por um especialista em imagem mamária.

A principal vantagem da USG mamária automatizada é menor dependência do operador, resultando em maior reprodutibilidade do exame. As principais desvantagens são o custo, a necessidade de reconvocação no caso de um exame positivo e um número adicional de achados falso-positivos.

Indicações

- Investigação de alteração palpável
- Avaliação de linfonodos axilares
- Primeira abordagem diagnóstica para anormalidades clínicas em mulheres com menos de 40 anos e em gestantes ou lactantes
- Alterações suspeitas na MMG ou RM
- Fluxo papilar patológico
- Inversão recente da papila
- Retração da pele da mama
- Sinais clínicos de inflamação mamária (suspeita de mastite)
- Anormalidades na área da cicatriz cirúrgica após cirurgia conservadora ou mastectomia
- Anormalidade na presença de implantes mamários
- Rastreamento em mulheres com mamas densas ou de alto risco, especialmente quando a RM não puder ser realizada
- Estadiamento locorregional de um câncer de mama conhecido, quando a RM não puder ser realizada
- Orientação para intervenções percutâneas (biopsia por agulha, localização pré-cirúrgica, drenagem de coleção etc.)
- Monitoramento de terapia neoadjuvante, quando a RM não puder ser realizada.

Desempenho

O desempenho refere-se à capacidade de um teste, nesse caso a USG mamária, de fazer um diagnóstico correto, ou seja, de detectar cânceres quando estes estiverem presentes (sensibilidade) ou de excluí-los quando não (especificidade).

Nenhum teste é perfeito. Isso também vale para a USG mamária. Sua sensibilidade e sua especificidade dependem do contexto em que o exame foi realizado, especialmente na distinção entre exames diagnósticos ou de rastreamento.

Quando a mulher apresenta sintomas focais, tipicamente um nódulo palpável, a USG é realizada como um exame direcionado e tem alta sensibilidade. Nesse contexto clínico, a USG é útil para diferenciar cistos de nódulos sólidos, caracterizar as lesões sólidas e decidir se uma biopsia deve ser indicada. Entretanto, como o valor preditivo negativo (VPN) da USG mamária não é perfeito, a exclusão de malignidade pode exigir avaliação combinada com a MMG, nos casos de achados clínicos positivos e USG negativa.

A sensibilidade da USG é alta para caracterizar nódulos mamográficos e menor para calcificações isoladas, ou seja, aquelas sem um nódulo associado. Se a suspeita de câncer persistir após a USG direcionada ou a lesão não puder ser claramente identificada na USG, são necessárias investigações adicionais, como biopsia por agulha sob orientação mamográfica ou, em casos específicos, RM com contraste.

Em mulheres com mamas densas, o rastreamento por USG é capaz de detectar cânceres adicionais, descritos como sendo de 2 a 7 a cada 1.000 MMG negativas. Em geral, a sensibilidade da USG é boa, especialmente em cânceres que se apresentam como nódulos, com ou sem calcificações. Já a sensibilidade diminui para lesões em mamas grandes e gordurosas, em lesões não nodulares e em mamas com tecido mamário heterogêneo. Ou seja, a sensibilidade da USG é variável de acordo com o tamanho e as características da lesão, palpação, composição do tecido circundante e tamanho da mama.

É importante destacar que a USG mamária também detecta uma variedade de lesões benignas não palpáveis, muito comuns na mama, mas que de outra forma poderiam passar despercebidas. Essas lesões podem ter indicação de correlação histológica, o que acarreta biopsias com resultado benigno (falso-positivo). Esse é um dos principais inconvenientes associados ao uso da USG mamária como ferramenta de rastreamento. Uma revisão sistemática de rastreamento suplementar em mulheres com mamas densas revelou um valor preditivo positivo para USG de 3,2 a 7,5% e uma taxa de biopsia de 6%.

Ressonância magnética

A RM é a modalidade de imagem mais sensível para detectar o câncer de mama. A literatura atual indica uma sensibilidade para a RM da mama de 98 a 100% e uma especificidade de 88%. Em comparação, a sensibilidade e a especificidade para a MMG estão na faixa de 71 e 98%, respectivamente. E o alto VPN da RM da mama, que se aproxima de 100%, é extremamente útil para estabelecer ausência de doença. A capacidade da RM de combinar informações morfológicas e funcionais (realce ao contraste) a torna uma ferramenta poderosa para a avaliação mamária.

Indicações

- Rastreamento de mulheres com alto risco: inclui pacientes com histórico pessoal e/ou familiar de câncer de mama, predisposição genética ou radioterapia prévia na região do tórax. Também deve ser indicada no rastreamento de mulheres com risco > 20% de desenvolver câncer de mama ao longo da vida estimado por modelos de risco
- Estadiamento pré-operatório de câncer de mama recém-diagnosticado (ipsilateral e contralateral): a avaliação da extensão da doença em pacientes recentemente diagnosticadas é importante para o planejamento cirúrgico e a conduta terapêutica. A frequência de câncer de mama multifocal e multicêntrico pode variar amplamente, sendo de 7 a 63%, dependendo do trabalho utilizado. Também pode detectar cânceres contralaterais, de outra forma ocultos, em uma média de 5% das mulheres com um diagnóstico recente de câncer de mama. A RM determina a extensão da doença com mais precisão do que a MMG e o exame físico, permitindo a avaliação tanto da mama ipsilateral quanto da contralateral. Entretanto, o uso da RM

mamária para a avaliação da extensão da doença tem sido questionado pela ausência de comprovação de que a maior precisão do exame resultaria em uma redução nas taxas de recorrência após cirurgia, radioterapia ou terapia sistêmica. Apesar dos argumentos a favor e contra o uso da RM pré-cirúrgica, sua utilização pode ser útil em casos selecionados ou com dificuldade para avaliar a doença ipsilateral e contralateral em pacientes com diagnóstico recente de câncer de mama

- Avaliação da resposta à quimioterapia neoadjuvante: a RM é o melhor método de imagem para a avaliação da resposta tumoral após a quimioterapia neoadjuvante. Isso porque tem a capacidade de diferenciar fibrose induzida pela terapia de tumor residual. Também permite identificar tumores sem resposta ao tratamento e demonstrar a presença de tumores residuais após a quimioterapia neoadjuvante, o que impacta na gestão cirúrgica e esquema quimioterápico do paciente. A avaliação por RM pode ser incorporada no manejo de um paciente durante o tratamento, bem como após o término dele, sempre lembrando a realização do exame antes do início da quimioterapia para o adequado acompanhamento evolutivo. Vale ressaltar que a RM tende a subestimar o tamanho dos tumores que têm uma boa resposta ao tratamento. Isso provavelmente está relacionado à diminuição da vascularização do tumor induzida pela quimioterapia e à diminuição da permeabilidade vascular
- Pesquisa de carcinoma oculto: pacientes com metástases em linfonodos axilares consistentes com origem mamária e pacientes com metástases a distância sugestivas de câncer de mama primário podem representar dilemas para o manejo clínico. O câncer de mama oculto em pacientes que apresentam linfonodos axilares isolados, sem um câncer de mama conhecido, representa até 1% dos casos de câncer de mama. A RM pode identificar o local do tumor primário e influenciar o manejo de pacientes que apresentam carcinomas de mama clínica e radiologicamente ocultos
- Fluxo papilar patológico: a incidência de malignidade em pacientes que apresentam fluxo papilar patológico varia de 5 a 20%. A avaliação inicial dessa queixa clínica deve incluir MMG e USG. No entanto, existem casos em que uma avaliação mais aprofundada é necessária, especialmente quando os métodos de imagem convencionais forem negativos
- Avaliação de mulheres com implantes mamários: a RM é o método mais sensível para a detecção de complicações relacionadas aos implantes, tanto no que se refere a rupturas quanto a outros tipos de complicações, como seromas tardios ou coleções
- Resolução de problemas (achados equívocos na MMG/USG): devido à alta sensibilidade e ao valor preditivo negativo da RM, essa tecnologia pode ser usada para resolver problemas após achados de imagem equívocos na MMG, na USG e no exame físico. Tem sido sugerido que uma RM negativa, realizada para avaliar um achado inconclusivo aos métodos convencionais, pode excluir a presença de câncer invasivo. No entanto, também há relatos documentando as taxas de falso-negativo da RM de 4 a 12%. O uso da RM no contexto de uma investigação equívoca da MMG e USG é benéfico, embora seja importante não substituir a investigação-padrão por imagens de RM.

Biopsia percutânea

Biopsias percutâneas guiadas por imagem estão sendo cada vez mais utilizadas na prática clínica para o diagnóstico histológico das lesões mamárias. As biopsias percutâneas são mais rápidas, menos invasivas e mais baratas que as biopsias cirúrgicas. Acarretam recuperação mais rápida e praticamente nenhuma deformidade ou cicatriz em exames subsequentes.

Atualmente é possível realizar biopsias percutâneas orientadas por estereotaxia (MMG), USG e RM. O principal critério para escolha do método de orientação é a adequada visualização da lesão-alvo. Quando a lesão for visível em mais de um método de imagem, a escolha é feita sempre utilizando a seguinte ordem: USG, estereotaxia e RM.

Tipos de biopsia

Punção aspirativa com agulha fina

A punção aspirativa com agulha fina, ou PAAF, consiste na introdução de agulhas finas (18, 20 ou 22 G) no interior da lesão-alvo com o objetivo de obter células que serão analisadas para determinar o seu diagnóstico citológico. A PAAF é realizada apenas sob orientação ultrassonográfica, devido aos tipos de lesões-alvo para as quais ela frequentemente está indicada: cistos, coleções, nódulos provavelmente benignos e linfonodos axilares.

Essa técnica é bem tolerada pelas pacientes, e sua complicação mais importante é material insuficiente. Outra desvantagem da punção aspirativa é que habitualmente a avaliação citológica permite apenas o diagnóstico de malignidade, não possibilitando determinar se a lesão é ou não invasiva e não permitindo a avaliação consistente das características imuno-histoquímicas do câncer de mama.

Biopsia percutânea de fragmentos

Existem dois tipos de biopsias de fragmentos na mama: biopsias de fragmentos com dispositivo de disparo e biopsias de fragmentos com dispositivo a vácuo.

Biopsia de fragmentos com dispositivo de disparo

O calibre das agulhas utilizadas na biopsia com agulha grossa varia de 18 a 12 G, e o dispositivo de disparo pode ser automático ou semiautomático. O que diferencia esses dois tipos de dispositivos é que, no primeiro, os dois componentes da agulha são disparados simultaneamente e, no segundo, o componente interno é avançado manualmente e, após se assegurar da sua posição correta, é disparado o componente externo cortante. A agulha semiautomática permite controle do seu avanço, com menor risco de lesões em estruturas vizinhas. Já o disparo rápido dos dispositivos automáticos auxilia na penetração adequada e amostragem de lesões rígidas ou móveis.

Uma das características das biopsias de fragmentos é a necessidade de múltiplas inserções da agulha, visto que, após a obtenção do fragmento, deve ser retirada para remoção da amostra e preparo de um novo disparo. Isso limita seu uso para o diagnóstico de pequenos nódulos e focos de calcificações. Além disso, associa-se a taxas significativas de subestimação em determinadas lesões como a HDA.

Biopsia de fragmentos com dispositivo a vácuo

Sua maior vantagem reside na obtenção de fragmentos significativamente maiores do que a biopsia com dispositivo automático, reduzindo as taxas de subestimação e necessidade de nova biopsia e permitindo melhor concordância anatomorradiológica. Além disto, ela é realizada com inserção única da agulha, os fragmentos são obtidos de maneira contínua e é menos suscetível a pequenos erros de localização. A grande desvantagem

desse tipo de biopsia é o seu alto custo, que, embora seja menor do que o de uma biopsia cirúrgica, é significativamente maior do que o da PAAF e da biopsia por agulha grossa.

A probabilidade de remover toda a lesão visível radiologicamente na biopsia de fragmentos com dispositivo a vácuo é alta. Isso torna necessária a marcação do local de biopsia com clipes, os quais permitem a localização da área biopsiada para eventual cirurgia ou controle evolutivo por imagem. A maioria dos marcadores pós-biopsia disponíveis é visível pela MMG e promove discreto artefato de suscetibilidade magnética na ressonância, não constituindo contraindicação para sua realização.

AVALIAÇÃO DA PACIENTE SINTOMÁTICA

A avaliação por imagem desempenha um papel importante na investigação de sintomas mamários, permitindo a detecção de doenças benignas e malignas e fornecendo orientação para o manejo clínico. Os sintomas podem incluir nódulos palpáveis, mastalgia, alteração da coloração ou retração do mamilo, descarga papilar patológica ou alterações na textura da pele. A abordagem de imagem é frequentemente multidisciplinar e adaptada às características individuais da paciente, como idade, história clínica e risco genético.

Nódulo palpável

Nódulos palpáveis da mama são uma descoberta comum na prática clínica e representam uma ampla gama de condições, desde alterações benignas até malignidades. A avaliação diagnóstica inicial frequentemente envolve a tríade das ciências da mama: exame clínico, imagiologia e biopsia.

- MMG: é considerada a primeira linha de avaliação em mulheres acima de 35 anos. No entanto, sua sensibilidade pode ser limitada em mamas densas, nas quais o tecido glandular pode obscurecer nódulos, particularmente em mulheres mais jovens
- USG: é a primeira linha de investigação em mulheres jovens (abaixo de 35 anos) ou gestantes. É uma ferramenta diagnóstica essencial na avaliação de nódulos palpáveis, especialmente em mamas densas. Ela permite a distinção entre lesões sólidas e císticas e fornece uma avaliação detalhada da morfologia e vascularização do nódulo. Também pode ser usada como ferramenta para biopsias percutâneas
- RM: é utilizada em situações selecionadas devido ao seu alto custo e à sua disponibilidade limitada. É particularmente útil em casos de discrepâncias entre a MMG e a USG ou quando há uma suspeita clínica forte, apesar de resultados normais de outras modalidades de imagem. Oferece alta sensibilidade na detecção de carcinoma e pode ser indicada em pacientes com alto risco genético de câncer de mama.

Descarga papilar patológica

A descarga papilar patológica refere-se a qualquer secreção anormal da papila, e a avaliação por imagem desempenha um papel central no diagnóstico diferencial das causas subjacentes, que podem variar de processos benignos, como papilomas intraductais, a condições malignas, como o carcinoma ductal.

- MMG: é o exame para a avaliação inicial da descarga papilar patológica, particularmente quando há suspeita de malignidade. A presença de calcificações pode ser um indicativo de carcinoma ductal *in situ*

- Ductogalactografia: é um subtipo de mamografia que envolve a canulação de um ducto, seguida da injeção de contraste, permitindo a visualização detalhada da anatomia ductal. Essa técnica pode identificar anormalidades intraductais, como papilomas ou obstruções, porém atualmente é pouco utilizada devido à baixa disponibilidade
- USG: ferramenta de diagnóstico particularmente útil, pois tem a vantagem de ser uma modalidade de imagem em tempo real. Lesões sólidas ou císticas próximas ao mamilo podem ser caracterizadas, e a USG com Doppler pode avaliar a vascularização das lesões, o que pode auxiliar na diferenciação das lesões
- RM: é altamente sensível e pode ser usada como complemento quando a MMG e a USG forem inconclusivas.

Alteração da coloração ou retração da pele

A avaliação por imagem de alterações cutâneas na mama auxilia no diagnóstico de diversas condições patológicas, que podem variar desde processos inflamatórios benignos até malignidades. O uso criterioso de modalidades de imagem pode fornecer informações valiosas sobre a natureza, extensão e potencial etiologia das lesões.

- MMG: frequentemente o primeiro exame de imagem realizado quando há suspeita de lesão mamária subjacente. Embora seu foco principal seja o parênquima mamário, alterações na pele, como espessamento ou retração, podem ser evidenciadas. Calcificações dérmicas secundárias a processos inflamatórios ou neoplásicos também podem ser identificadas. Contudo, a mamografia tem limitações na avaliação direta de lesões cutâneas, devido à baixa sensibilidade para alterações superficiais
- USG: é uma modalidade de imagem altamente sensível para a avaliação de lesões cutâneas. É útil para diferenciar lesões sólidas de císticas e para avaliar a presença de coleções líquidas ou abscessos subjacentes à pele. A USG com Doppler pode ser empregada para avaliar o fluxo sanguíneo, o que é útil no diagnóstico de processos inflamatórios ou neoplásicos
- RM: é uma ferramenta diagnóstica sensível para a avaliação dessas lesões, especialmente em casos complexos em que a MMG e a USG não forem conclusivas.

CONSIDERAÇÕES FINAIS

A avaliação por imagem de sintomas mamários é um processo estratificado e personalizado, que começa com a MMG e a USG, seguidas de RM em casos selecionados. A integração das modalidades de imagem com informações clínicas e, quando necessário, procedimentos de biopsia é fundamental para um diagnóstico preciso e para a formulação de uma estratégia de tratamento eficaz. A colaboração multidisciplinar entre radiologistas, patologistas, cirurgiões e oncologistas é vital para o cuidado ótimo da paciente.

REFERÊNCIAS BIBLIOGRÁFICAS

BARBA, D. *et al*. Breast cancer, screening and diagnostic tools: all you need to know. *Critical Reviews in Oncology/Hematology*, v. 157, p. 103174, 2021.

CARR, J. J. *et al*., Stereotatic localization of breast lesions: how it works and methods to improve accuracy. *Radiographics*, v. 21, n. 2, p. 463-473, 2001.

DERSHAW, D. *Interventional breast procedures*. New York: Churchill Livingstone, 1996.

DESTOUNIS, S. Breast magnetic resonance imaging indications. *Topics in Magnetic Resonance Imaging*, v. 23, n. 6, p. 329-336, 2014.

EBY, P. R. Evidence to support screening women annually. *Radiologic Clinics of North America*, v. 55, n. 3, p. 441-456, 2017.

ESSERMAN, L. E.; CURA, M. A.; DACOSTA, D. Recognizing pitfalls in early and late migration of clip markers after imaging-guided directional vacuum-assisted biopsy. *Radiographics*, v. 24, n. 1, p. 147-156, 2004.

EUHUS, D. M.; DIAZ, J. Breast cancer prevention. *Breast Journal*, v. 21, n. 1, p. 76-81, 2015.

GUNDRY, K. R. Breast ultrasound: indications and findings. *Clinical Obstetrics and Gynecology*, v. 59, n. 2, p. 380-393, 2016.

FISHMAN, J. E. *et al*. US-guided core-needle biopsy of the breast: how many specimens are necessary? *Radiology*, v. 226, n. 3, p. 779-782, 2003.

LARKIN, L. Breast cancer genetics and risk assessment: an overview for the clinician. *Climacteric*, v. 26, n. 3, p. 229-234, 2023.

LIBERMAN, L. Centennial dissertation. Percutaneous imaging-guided core breast biopsy: state of the art at the millennium. *American Journal of Roentgenology*, v. 174, n. 5, p. 1191-1199, 2000.

MANN, R. M. *et al*.; European Society of Breast Imaging (EUSOBI), with language review by Europa Donna–The European Breast Cancer Coalition. Breast MRI: EUSOBI recommendations for women's information. *European Radiology*, v. 25, n. 12, p. 3669-3678, 2015.

RAHMAN, W. T.; HELVIE, M. A. Breast cancer screening in average and high-risk women. *Best Practice & Research Clinical Obstetrics & Gynaecology*, v. 83, p. 3-14, 2022.

RAY, K. M.; PRICE, E. R.; JOE, B. N. Evidence to support screening women in their 40s. *Radiologic Clinics of North America*, v. 55, n. 3, p. 429-439, 2017.

REN, W. *et al*. Global guidelines for breast cancer screening: a systematic review. *Breast*, v. 64, p. 85-99, 2022.

SARDANELLI, F.; HELBICH, T. H. Mammography: EUSOBI recommendations for women's information. *Insights Imaging*, v. 3, n. 1, p. 7-10, 2012.

URBAN, L. A. B. D. *et al*. Recommendations for breast cancer screening in Brazil, from the Brazilian College of Radiology and Diagnostic Imaging, the Brazilian Society of Mastology, and the Brazilian Federation of Gynecology and Obstetrics Associations. *Radiologia Brasileira*, v. 56, n. 4, p. 207-214, 2023.

WANG L.; STRIGEL, R. M. Supplemental screening for patients at intermediate and high risk for breast cancer. *Radiologic Clinics of North America*, v. 59, n. 1, p. 67-83, 2021.

CAPÍTULO 84

Abordagem Clínica das Lesões Mamárias Palpáveis e Não Palpáveis

Felipe Eduardo Martins de Andrade • Rebeca Neves Heinzen • Thamyse Dassie

INTRODUÇÃO

O câncer de mama é a segunda neoplasia maligna mais comum na população feminina brasileira, atrás apenas do câncer de pele não melanoma. Uma das principais formas de detectá-lo precocemente é por meio da realização periódica da mamografia (MMG), com impacto na redução da mortalidade e na diminuição de estágios mais avançados.

A MMG pode ser realizada por meio de programas de rastreamento oferecidos a mulheres assintomáticas ou populações específicas, baseando-se em achados do exame físico mamário (EFM) ou na história familiar.

Além da MMG, exames de imagem complementares são importantes na elucidação do diagnóstico. Nesse contexto, a ultrassonografia (USG) mamária é importante para diferenciar lesões sólidas de císticas, complementar o EFM ou mamográfico, e a ressonância magnética das mamas (RMM) pode auxiliar em caso de dúvida diagnóstica, história familiar de risco, mamas densas ou suspeita de câncer de mama oculto.

Este capítulo explora a importância da radiologia mamária na detecção precoce do câncer de mama, com um enfoque especial nas modalidades MMG, USG e RMM. Além das lesões não palpáveis (LNPs), também abordaremos o manejo das lesões mamárias palpáveis (LPs), cenário comum em nosso meio.

DETECÇÃO PRECOCE E SOBREVIDA

A identificação precoce do câncer de mama por meio da MMG é fundamental para aumentar as taxas de sobrevida global e específica. Cânceres diagnosticados nos estágios iniciais geralmente têm um prognóstico mais favorável e respondem melhor ao tratamento, permitindo abordagens menos invasivas, como cirurgia conservadora da mama e omissão de tratamentos sistêmicos.

Breve visão geral dos protocolos mundiais

As diretrizes para a condução das lesões mamárias variam entre as organizações médicas, sendo as principais recomendações:

- **Sistema BI-RADS®** (*Breast Imaging Reporting and Data System*): desenvolvido pelo American College of Radiology (ACR), o BI-RADS® é um sistema padronizado globalmente para categorizar achados dos exames de imagem. Esse esquema de classificação varia de 0 a 6 (Tabela 84.1), fornecendo orientações claras para acompanhamento e manejo com base na categoria atribuída. São consideradas suspeitas as categorias BI-RADS® 4 e 5, com necessidade de investigação por meio da análise anatomopatológica. Esse sistema

é utilizado pelo American College of Obstetricians and Gynecologists (ACOG) e pela American Cancer Society (ACS) na definição das lesões suspeitas

- **Sistema de *triple test*:** combina o exame clínico, a imagem mamária (MMG e/ou USG) e as biopsias (agulha fina ou *core biopsy*). Predominantemente adotado na Austrália e Nova Zelândia, esse protocolo afirma que um resultado negativo nos três testes indica uma probabilidade muito baixa de câncer de mama

- **NHSBSP (*National Health Service Breast Screening Programme*) *guidelines*:** implementado no Reino Unido, o NHSBSP estabelece diretrizes para o rastreamento de câncer de mama. Inclui protocolos para MMG e procedimentos de biopsia, enfatizando a garantia de qualidade em todos os aspectos do rastreamento

- **Padrões europeus de garantia de qualidade para rastreamento e diagnóstico do câncer de mama:** elaborado pela União Europeia, esse protocolo fornece diretrizes abrangentes para o rastreamento e diagnóstico do câncer de mama, abarcando MMG, USG, RMM e procedimentos invasivos.

ABORDAGEM CLÍNICA DAS LESÕES PALPÁVEIS

Importância do exame físico: técnicas e interpretação

O EFM, ferramenta fundamental para detecção do câncer de mama, pode ser realizado por qualquer profissional de saúde capacitado. Além disso, é a principal ferramenta para locais em que não há programas de rastreamento nem acesso aos exames de imagem como a MMG. Quando realizado de forma apropriada, permite detectar 3 a 5% de tumores não encontrados na MMG em mulheres acima de 50 anos e 10% em mulheres entre 40 e 49 anos.

Sua técnica e sua interpretação correta são necessárias para não atrasar o diagnóstico, com uma sensibilidade de 40 a 69% para tumores ≥ 1 cm. O EFM realizado corretamente pode detectar 10 a 15% de nódulos mamários não identificados na MMG. Além disso, torna-se especialmente importante na população não elegível para exames de rastreamento, ou seja, mulheres entre 30 e 39 anos.

O EFM correto exige posição apropriada da paciente e deve durar aproximadamente 5 minutos em cada mama. Alguns fatores são importantes para a sua sensibilidade, como idade da paciente, peso corporal, densidade mamária e uso de terapia hormonal.

A caracterização de um nódulo no EFM pode ser difícil. É importante caracterizar o número de nódulos, o tamanho aproximado, a localização na mama, sua forma e superfície, a consistência, seus limites, sua mobilidade e a sensação dolorosa. Uma lesão palpável se torna suspeita quando sua forma e sua superfície são irregulares, com consistência dura, limites imprecisos e imóveis. A presença de linfonodomegalia axilar ou supraclavicular concomitante aumenta o risco de se tratar de uma neoplasia.

Diagnóstico de processos inflamatórios e diferenciação de lesões

Os processos inflamatórios das mamas (mastites) são doenças benignas que podem se manifestar como lesões clinicamente palpáveis. Dessa forma, é imprescindível que o médico realize uma anamnese detalhada. No EFM, pode haver outros sinais e sintomas, como vermelhidão, inchaço/edema, calor local ou dor. É comum também a presença de linfadenopatia axilar ipsilateral.

É crucial diferenciar a mastite benigna do carcinoma inflamatório o mais cedo possível, uma vez que esse último representa uma doença com prognóstico desfavorável. A aparência clínica e radiológica dos dois tipos pode ser semelhante, e uma biopsia deve sempre ser realizada diante de dúvida diagnóstica, pois, muitas vezes, apenas uma biopsia da lesão consegue distinguir um quadro inflamatório de uma neoplasia.

A MMG e a USG devem ser realizadas como primeira opção para qualquer mastite persistente. As anormalidades que aparecem geralmente não são específicas (densidade focal, assimetria, massa hipoecogênica mal definida) e não permitem um diagnóstico etiológico com certeza. No entanto, alguns sinais devem ser cuidadosamente procurados para fornecer um indicativo precoce de uma etiologia benigna ou maligna.

Na MMG, a presença de dilatações ductais e a ausência de espessamento da pele e de calcificações ou nódulos suspeitos favorecem a natureza benigna da lesão. Pode ser difícil de ser realizada devido à sensibilidade dolorosa da mama, sendo indicada principalmente para excluir uma lesão tumoral. Dessa forma, a primeira opção deve ser a USG, que pode revelar sinais não específicos, como espessamento da pele, hiperecogenicidade dos lóbulos de gordura relacionada ao edema ou dilatação dos ductos. A RMM é um exame a ser usado como dúvida diagnóstica e ausência de resposta clínica com tratamento medicamentoso com anti-inflamatório ou antibiótico.

Propedêutica diagnóstica para lesões palpáveis: uso da ultrassonografia e limitação da mamografia

Uma lesão palpável pode ser um achado de autoexame, EFM ou entre períodos da realização da MMG (lesão de intervalo). A maioria das LP é benigna. Todavia, em caso de malignidade, pode traduzir tumores mais avançados e agressivos. Os nódulos suspeitos normalmente são endurecidos, aderidos na pele ou na fáscia e associados à retração da pele ou do complexo areolopapilar (CAP). Todavia, por mais experiência que o profissional tenha, apenas o EFM não é capaz de diferenciar uma lesão benigna de uma maligna. Dessa forma, o exame de imagem é necessário para caracterizar corretamente a lesão. A Figura 84.1 apresenta fluxograma para auxiliar no diagnóstico de lesões palpáveis.

Por isso, diante de uma LP, é imprescindível a realização de exames de imagem, sendo muitas vezes necessária a associação deles, principalmente nas pacientes ≥ 40 anos. É preferível realizar exames de imagem antes de uma biopsia, pois ela pode alterar, obscurecer ou prejudicar a interpretação do achado radiológico. Ademais, a realização de exames de imagem previamente evita intervenções desnecessárias.

A MMG ou a tomossíntese são indicadas para mulheres ≥ 40 anos como exames de rastreamento, sendo a acurácia de ambas para as lesões palpáveis similar. A MMG apresenta uma sensibilidade de 86 a 91% na detecção de LP. No caso de paciente com uma MMG recente bilateral, nos últimos 3 a 6 meses, pode-se realizar a imagem apenas da mama acometida em associação à USG. Para facilitar a identificação da lesão palpável na MMG, é importante localizá-la com um marcador radiopaco. Incidências adicionais podem ser necessárias, como incidência craniocaudal exagerada e incidência de *cleavage*, lateral ou oblíqua.

A USG apresenta uma sensibilidade de 100% para a detecção de LP e serve como método complementar, principalmente em LP obscurecidas na MMG pela densidade mamária, que acabam recebendo a classificação BI-RADS® 0. Em alguns casos, ela pode ser dispensável, ou seja, quando a MMG mostra, de forma definitiva, uma lesão benigna, tal qual um hamartoma, lipoma, fibroadenoma calcificado ou esteatonecrose. Todavia, para pacientes ≤ 30 anos, torna-se o principal método diagnóstico devido à densidade mamária. Nesse caso, se a USG for altamente suspeita, recomenda-se a realização da MMG diagnóstica.

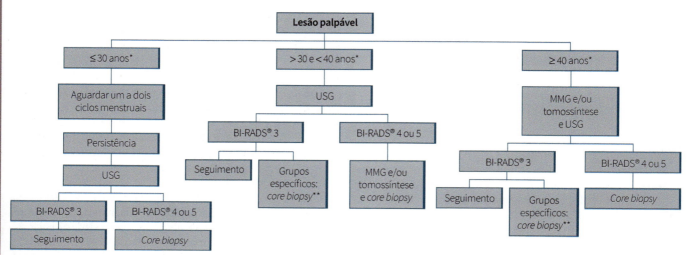

Figura 84.1 Fluxograma para lesões palpáveis. *Considerar ressonância magnética das mamas (RMM) a partir dos 25 anos em caso de alto risco familiar (risco absoluto ≥ 20%). **Grupos específicos: Pacientes de alto risco, em espera para transplante de órgão, com diagnóstico de câncer, em planejamento gestacional ou com cancerofobia. MMG: mamografia; USG: ultrassonografia.

Sempre que possível, a associação de ambos os métodos (MMG e USG) melhora a sensibilidade e a precisão no diagnóstico de LNP, proporcionando uma avaliação mais abrangente e reduzindo o risco de resultados falso-negativos, especialmente em casos inequivocamente benignos.

ABORDAGEM CLÍNICA DAS LESÕES NÃO PALPÁVEIS

Com a disseminação dos programas de rastreamento de câncer de mama, o diagnóstico de LNPs tem se tornado cada vez mais frequente, o que nos traz maior necessidade de investigação.

A interpretação dos exames de imagem da mama baseia-se no léxico do BI-RADS®, cuja classificação encontra-se descrita na Tabela 84.1.

O principal exame de rastreamento, com dados que demonstram redução de mortalidade, é a MMG. Por essa razão, a maioria das mulheres que se apresentam com achados de LNPs está na faixa etária do rastreamento, ou seja, ≥ 40 anos. No Brasil, principalmente na saúde privada, a solicitação de USG na rotina de mulheres jovens é algo comum, apesar da ausência de evidência de benefício, o que também acarreta um aumento do diagnóstico de LNPs, com as principais delas descritas a seguir.

Nódulos

É a principal LNP. Na MMG, de acordo com o léxico do BI-RADS®, podem ser agrupados como benignos, provavelmente benignos ou suspeitos. Alguns nódulos apresentam características patognomônicas de benignidade na MMG, por exemplo: lipomas, cistos oleosos, nódulos com calcificações em "pipoca", linfonodos intramamários, galactoceles e hamartomas. Essas lesões são consideradas benignas (BI-RADS® 2) e não precisam de investigação adicional (Figura 84.2).

Nódulos obscurecidos na MMG são classificados como BI-RADS® 0 (Figura 84.3) e demandam avaliação complementar com USG. A análise das características da USG será determinante para definir se o achado é um cisto ou um nódulo provavelmente benigno ou suspeito.

Cistos simples não palpáveis são achados benignos (BI-RADS® 2) e dispensam seguimento ou investigação adicional (Figura 84.4 A). Nódulos com características de benignidade na USG são classificados como BI-RADS® 3, sendo recomendado controle com USG em 6 meses ou, em casos específicos, encaminhados para a realização de biopsia (Figura 84.4 B).

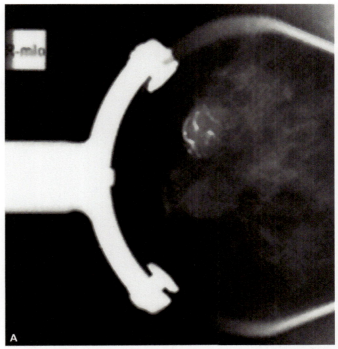

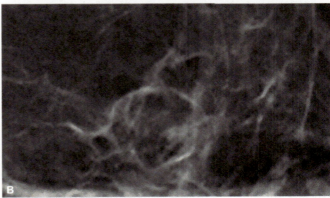

Figura 84.2 Nódulos benignos na mamografia (BI-RADS® 2). **A.** Fibroadenoma calcificado. **B.** Cisto oleoso.

Tabela 84.1 Classificação BI-RADS®.

BI-RADS®	Significado	Conduta
BI-RADS® 0	Achado inconclusivo	Exame de imagem complementar
BI-RADS® 1	Exame normal	Rastreamento
BI-RADS® 2	Achado benigno	Rastreamento
BI-RADS® 3	Achado provavelmente benigno	Controle em 6 meses
BI-RADS® 4	Achado suspeito para malignidade	Biopsia
BI-RADS® 5	Achado altamente suspeito para malignidade	Biopsia
BI-RADS® 6	Achado com diagnóstico já estabelecido de câncer	Tratamento

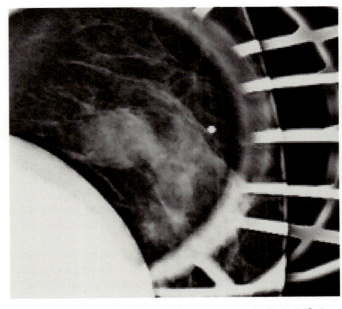

Figura 84.3 Nódulo obscurecido na mamografia (BI-RADS® 0).

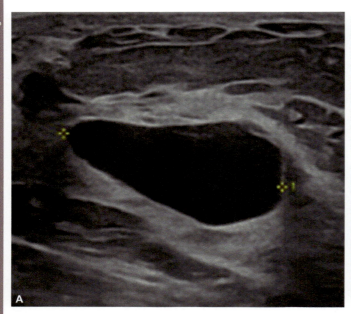
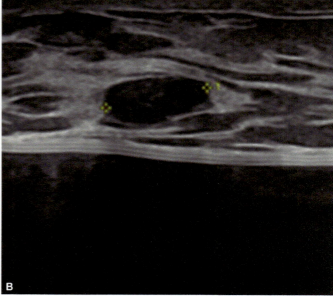

Figura 84.4 Avaliação ultrassonográfica de nódulos BI-RADS® 0. **A.** Cisto simples BI-RADS® 2. **B.** Nódulo circunscrito BI-RADS® 3.

Nódulos irregulares, indistintos, microlobulados ou espiculados na MMG ou com características suspeitas na USG (Figura 84.5), classificados como BI-RADS® 4 ou 5, merecem investigação adicional para diagnóstico histológico. A biopsia, preferencialmente, deve ser guiada pela USG e realizada com agulha grossa.

Calcificações

Outra LNP comum são as calcificações, que também podem ser divididas em benignas, provavelmente benignas ou suspeitas.

As calcificações redondas ou puntiformes e difusas são de aspecto benigno, assim como as calcificações vasculares, calcificações distróficas (esteatonecrose) e em "pipoca". São extremamente comuns e classificadas na categoria 2 do BI-RADS®, com orientação de apenas manter o rastreamento habitual (Figura 84.6).

Calcificações redondas ou puntiformes, agrupadas ou regionais (Figura 84.7), são classificadas como provavelmente benignas (BI-RADS® 3), sendo indicado o seguimento precoce, com nova MMG ipsilateral em 6 meses.

As calcificações pleomórficas ou segmentares são classificadas como BI-RADS® 4 (Figura 84.8) e devem ser submetidas a exame histológico. A biopsia deve ser guiada por estereotaxia, e o método de escolha, preferencialmente, deve ser a biopsia assistida a vácuo (BAV). Quando não disponível, a biopsia cirúrgica é uma alternativa.

Assimetrias

Assimetrias são depósitos de tecido fibroglandular unilateral, que não obedecem à definição de nódulo. São divididas em assimetria, assimetria focal, assimetria global e assimetria em desenvolvimento.

A assimetria deve ser melhor avaliada comparando-se com exames anteriores e por meio de complementos com compressão mamográfica e USG direcionada. Normalmente, corresponde à sobreposição de estruturas mamárias e, dessa forma, desaparece quando realizada a MMG de compressão (BI-RADS® 2).

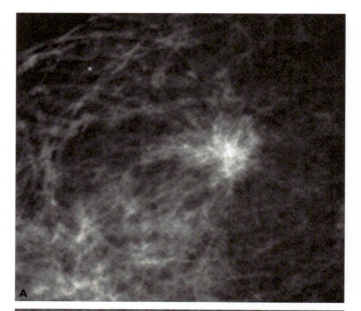
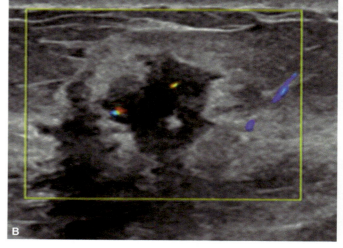

Figura 84.5 Nódulos suspeitos espiculados (BI-RADS® 5) na mamografia (**A**) e na USG (**B**).

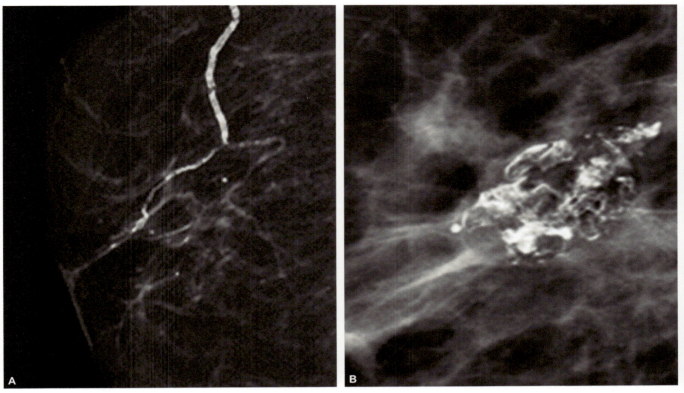

Figura 84.6 Calcificações tipicamente benignas (BI-RADS® 2). **A.** Calcificações vasculares. **B.** Calcificações distróficas.

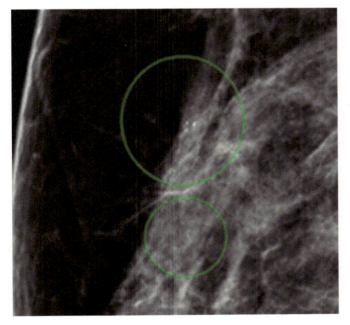

Figura 84.7 Calcificações puntiformes e agrupadas (BI-RADS® 3).

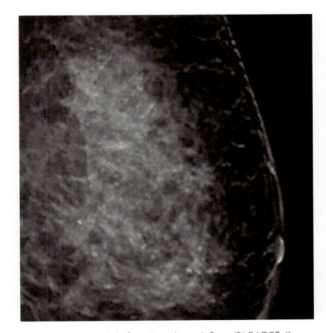

Figura 84.8 Calcificações pleomórficas (BI-RADS® 4).

Já a assimetria focal é visualizada nas duas incidências mamográficas, ocupando menos de um quadrante. Descartando a presença de lesões por meio da compressão e da USG dirigida, pode ser classificada como achado provavelmente benigno (BI-RADS® 3).

A assimetria global representa um grande volume de tecido fibroglandular unilateral, maior que um quadrante, visualizado em duas incidências mamográficas. Se não houver alterações no EFM, é considerado um achado benigno (BI-RADS® 2).

Porém, na presença de lesão palpável ou espessamento cutâneo, deve ser considerada suspeita (BI-RADS® 4), com indicação de biopsia.

A assimetria em desenvolvimento é uma assimetria focal nova, maior ou mais evidente quando comparada com os exames anteriores. É considerada uma lesão suspeita (BI-RADS® 4), que deve ser investigada com biopsia. Idealmente, deve ser realizada USG (quando esse método permite a visualização da lesão) direcionada para guiar a biopsia.

Distorção arquitetural

É uma distorção do parênquima mamário, que, na ausência de história de trauma ou cirurgia, deve ser classificada como suspeita (BI-RADS® 4) e investigada com biopsia.

É importante salientar que pacientes com alterações mamográficas suspeitas (BI-RADS® 4 ou 5) devem ser submetidas a biopsia, independentemente dos achados de imagem adicionais. Isso vale para os demais exames, como USG e RMM.

Protocolos de investigação diagnóstica

Para pacientes com LNPs ou LPs suspeitas (BI-RADS® 4 ou 5), indica-se diagnóstico histológico. No caso de lesões BI-RADS® 3 em pacientes de alto risco, aguardando transplante de órgão, com diagnóstico de câncer, em programação gestacional ou cancerofobia, pode-se discutir a realização da biopsia em vez do seguimento semestral.

Existem diferentes tipos de biopsias e técnicas para guiá-las. A escolha do método dependerá do tipo de lesão identificada.

ABORDAGEM CLÍNICA DAS LESÕES MAMÁRIAS PALPÁVEIS

Na prática atual, a maioria das LPs consideradas suspeitas no diagnóstico por imagem é biopsiada com orientação imaginológica, com maior garantia de amostragem. Contudo, a falta de acesso não deve levar ao atraso diagnóstico, sendo possível a realização da investigação por meio do direcionamento pelo EFM.

Lesões observadas na mamografia

A partir da detecção de lesões suspeitas na MMG, a USG deve ser realizada para determinar se a anormalidade mamográfica é observada e passível de biopsia guiada. Se a anormalidade na MMG consistir apenas em calcificações sem massa, a USG pode ser dispensada.

Lesões observadas na ultrassonografia

A USG é indicada para avaliar lesões detectadas na palpação, na MMG ou na RMM. A biopsia com orientação por USG, quando viável, é sempre preferível a outras modalidades de imagem, pois é mais acessível, tem menor custo, é bem tolerada, permite a visualização em tempo real e a colocação de um clipe marcador para manejo pós-biopsia.

Lesões observadas na ressonância magnética

Se uma lesão for detectada na RMM, a paciente pode ser submetida à USG *second look* para determinar se a lesão é passível de biopsia guiada por USG, já que a biopsia guiada por RMM não está disponível na maioria dos locais e é um procedimento de alto custo.

Escolha do método de biopsia inicial

A biopsia percutânea com agulha grossa é a abordagem inicial preferida para a maioria dos cenários, tanto para LP como para LNP. Apesar de ser um procedimento mais acessível, a sensibilidade e a especificidade da punção aspirativa por agulha fina (PAAF)

são baixas, podendo acarretar maiores taxas de falso-positivo e falso-negativo, sendo atualmente indicada apenas para alívio de lesões císticas e avaliação de linfonodos axilares suspeitos em mulheres com câncer de mama.

Antes de realizar qualquer tipo de biopsia, todas as informações diagnósticas pertinentes e clínicas devem ser revisadas pelo radiologista ou mastologista que conduzirá o procedimento. Com base na imagem pré-biopsia, deve-se avaliar qual abordagem (MMG, USG ou RMM) terá a maior probabilidade de sucesso, considerando, ao mesmo tempo, a segurança e o conforto da paciente.

Biopsia com agulha grossa (*core biopsy* ou *tru-cut*)

A biopsia percutânea com agulha grossa é o método de escolha inicial, pois é um procedimento minimamente invasivo, que permite adquirir amostra de tecido suficiente para o correto diagnóstico.

Em uma metanálise, a biopsia percutânea com agulha grossa guiada por USG ou orientação estereotáxica demonstrou uma sensibilidade de 87% e especificidade de 98%.

É realizada com a paciente em posição ortostática, com os braços acima da cabeça. A área da mama onde a biopsia será realizada é anestesiada localmente e uma agulha permite coletar uma amostra de tecido. Embora não seja universal, sugere-se entre 3 e 5 fragmentos para uma correlação patológico-radiográfica mais completa. As amostras coletadas são enviadas para análise histológica, e um patologista examina as células para determinar se há presença de câncer ou outras condições anormais.

Biopsia assistida a vácuo ou mamotomia

A BAV permite o aumento do volume de tecido excisado e, com isso, pode diminuir a taxa de falso-negativos, variando entre 0,4 e 3%. É preferível para biopsias guiadas por estereotaxia devido às calcificações suspeitas e mais adequada para biopsias guiadas por RMM. Além disso, é mais bem indicada para avaliação de nódulos intradutais e lesões sólido-císticas. As desvantagens são o acesso e o custo.

Orientação por imagem

A biopsia guiada por método de imagem é sempre preferível, mesmo em LP. A modalidade escolhida (MMG, USG ou RMM) dependerá da apresentação da lesão, mas, sempre que bem visualizada na USG, ela será o método de escolha, por ser mais bem tolerada. É importante que haja segurança de que o achado da USG esteja correlacionado com a lesão-alvo detectada na palpação, MMG ou RMM.

Caso não seja visualizada na USG, a lesão deve ser biopsiada pelo método que a identificou. Biopsias por estereotaxia necessitam de compressão da mama durante o procedimento. Algumas limitações desse método são lesões muito próximas ao CAP ou à parede torácica. Já as biopsias guiadas por RMM demandam serviços especializados e têm alto custo, por isso devem ser consideradas apenas quando a lesão suspeita não for visualizada por nenhum outro método. É importante salientar que, idealmente, todo serviço que realize RMM também faça biopsia guiada pelo método ou tenha um local de referência para encaminhar a paciente, quando necessário.

Biopsia cirúrgica

A biopsia cirúrgica não deve ser o método de escolha inicial, exceto quando a biopsia por agulha não for tecnicamente viável ou acessível. A principal indicação da biopsia cirúrgica é como método secundário de investigação – quando os resultados da *core biopsy* ou da BAV forem inconclusivos ou discordantes com os achados de imagem.

A partir do momento de sua indicação, a biopsia cirúrgica pode ser excisional (remoção de toda a lesão) ou incisional (remoção de apenas uma parte da lesão).

A biopsia incisional é usada para confirmar o diagnóstico quando não foi possível realizá-lo pela biopsia percutânea com agulha e a massa é muito volumosa. Já a biopsia excisional é indicada nos casos em que não foi possível realizar a biopsia percutânea por agulha grossa ou quando o resultado da biopsia percutânea é indeterminado, discordante com os resultados de imagem ou com risco de subestimação (lesões com atipias). No caso de LNPs, a biopsia cirúrgica deve ser guiada pelo método de imagem que a encontrou e pode ser realizada mediante agulhamento com agulha de Kopans ou marcação com radiofármaco (semente de iodo ou tecnécio).

ANÁLISE DO PAPEL DA RESSONÂNCIA MAGNÉTICA EM CASOS ESPECÍFICOS

A RMM de mama pode ser usada para a avaliação de achados duvidosos na MMG ou USG, como assimetria focal ou uma anormalidade na MMG observada em apenas uma incidência. No entanto, uma RMM negativa não elimina a necessidade de biopsia para achados suspeitos no EFM ou nos exames de imagem convencionais.

Ela tem seu papel mais bem estabelecido na avaliação de mulheres de alto risco e mamas densas.

No caso de LP, não existe indicação precisa para sua realização; todavia, pode ser indicada após a confirmação de malignidade da lesão. Seu principal papel é na investigação de tumor oculto das mamas, quando existe a presença no EFM de linfonodo axilar suspeito, porém sem achado clínico e de imagem nas mamas.

IMPORTÂNCIA DE CENTROS DE REFERÊNCIA PARA RESOLUÇÕES RÁPIDAS E EFICIENTES

A necessidade de centros de referência para a investigação de lesões mamárias suspeitas é crucial devido à complexidade de algumas condições mamárias. A abordagem dessas lesões, de forma organizada por esses centros, não apenas acelera o processo de diagnóstico, mas também assegura respostas eficientes e tratamentos adequados.

Idealmente, esses centros devem oferecer uma equipe especializada e multidisciplinar, envolvendo profissionais de diversas áreas, como radiologistas, patologistas e cirurgiões. Devem ser equipados com tecnologias avançadas, permitindo uma avaliação abrangente das lesões mamárias. A *expertise* combinada de uma equipe diversificada contribui para interpretações precisas dos resultados, facilitando o diagnóstico diferencial entre condições benignas e malignas.

No entanto, há disparidades globais no acesso aos serviços de saúde relacionados às doenças mamárias. Na Europa e nos EUA, foram criadas as *Breast Units*, unidades com estrito controle de qualidade, com sistema informatizado de dados e reuniões multidisciplinares. No Brasil, esses serviços acabam sendo, em sua maioria, regulamentados por serviços de residência.

AVANÇOS TECNOLÓGICOS EM RADIOLOGIA MAMÁRIA

Os avanços tecnológicos na radiologia mamária têm revolucionado a detecção e o diagnóstico do câncer de mama. A transição para a MMG digital, por exemplo, proporcionou imagens de maior resolução, facilitando a identificação de lesões menores. A tomossíntese mamária, também conhecida como "MMG 3D", tem se destacado por reduzir a sobreposição de tecidos mamários, melhorando a taxa de detecção de cânceres. A USG automatizada oferece exames consistentes e é particularmente útil para mulheres com tecido mamário denso. A RMM de alta resolução tem emergido como uma ferramenta valiosa para mulheres com alto risco de câncer de mama, proporcionando imagens detalhadas e auxiliando na detecção precoce.

Além disso, a elastografia mamária, que avalia a rigidez dos tecidos, ajuda a diferenciar lesões benignas de malignas. O uso emergente de inteligência artificial e aprendizado de máquina promete aprimorar a precisão diagnóstica, potencializando a detecção e a classificação das lesões mamárias. Métodos experimentais, como a espectroscopia óptica e a imagem molecular, estão em desenvolvimento e prometem avanços adicionais no campo.

Essas inovações não apenas aprimoram a capacidade de detecção precoce do câncer, mas também contribuem para uma caracterização mais precisa das lesões, reduzindo os casos de falso-positivos e negativos e permitindo um rastreamento mais personalizado.

EDUCAÇÃO E TREINAMENTO DE PROFISSIONAIS DE SAÚDE NA ABORDAGEM DE LESÕES MAMÁRIAS

A educação e o treinamento contínuos são essenciais para ginecologistas, obstetras, mastologistas e outros profissionais de saúde envolvidos na abordagem de lesões mamárias. Mantendo-se atualizados sobre os avanços tecnológicos e os protocolos de avaliação mais recentes, esses profissionais podem proporcionar diagnósticos precisos e cuidados compassivos. As habilidades de comunicação, particularmente importantes na abordagem à paciente, devem ser enfatizadas, assim como o conhecimento atualizado sobre as opções de tratamento. A colaboração efetiva em equipes multidisciplinares e o envolvimento em pesquisas e inovações são fundamentais. Esse treinamento contínuo deve abranger também a prevenção e o rastreamento do câncer de mama, garantindo um aconselhamento eficaz e empático para as pacientes.

CONSIDERAÇÕES FINAIS

Este capítulo fornece uma visão detalhada e abrangente da identificação e do manejo de lesões mamárias, conforme as diretrizes do Protocolo FEBRASGO. A discussão abordou a importância dos exames de imagem para identificar lesões mamárias, enfatizando o uso do léxico BI-RADS® na interpretação dos achados mamográficos. Abordamos tanto LPs quanto LNPs, destacando a importância do EFM e da abordagem diagnóstica. A USG é enfatizada como uma ferramenta diagnóstica valiosa para LP. A *core biopsy* é destacada como um método confiável e eficaz para a investigação histológica. Em situações que exigem investigação adicional após a biopsia, a RMM é considerada como uma opção diagnóstica complementar. Este capítulo une conhecimentos de diagnóstico por imagem e prática clínica, oferecendo aos profissionais de saúde um guia prático e informativo para o manejo eficiente de lesões mamárias.

REFERÊNCIAS BIBLIOGRÁFICAS

ALBESHAN, S. M. *et al.* Can breast self-examination and clinical breast examination along with increasing breast awareness facilitate earlier detection of breast cancer in populations with advanced stages at diagnosis? *Clinical Breast Cancer*, v. 20, n. 3, p. 194-200, 2020.

AMERICAN CANCER SOCIETY. *Recommendations for the Early Detection of Breast Cancer*. Atlanta: American Cancer Society, 2023. Disponível em: https://www.cancer.org/cancer/types/breast-cancer/screening-tests-and-early-detection/american-cancer-society-recommendations-for-the-early-detection-of-breast-cancer.html. Acesso em: 25 jan. 2024.

AMERICAN COLLEGE OF OBSTETRICIANS AND GYNECOLOGISTS. *Breast Cancer Risk Assessment and Screening in Average-Risk Women*. Washington, DC: ACOG, 2017. Disponível em: https://www.acog.org/clinical/clinical-guidance/practice-bulletin/articles/2017/07/breast-cancer-risk-assessment-and-screening-in-average-risk-women. Acesso em: 25 jan. 2024.

ANDRADE, A, v. *et al.* Accurate diagnosis of breast lesions. *Revista Brasileira de Ginecologia e Obstetrícia*, v. 45, n. 4, p. 215-220, 2023.

ANDRADE, A, v. *et al.* Challenges of breast cancer screening. *Revista Brasileira de Ginecologia e Obstetrícia*, v. 45, n. 9, p. 551-554, 2023.

BERG, W. A. Supplemental breast cancer screening in women with dense breasts should be offered with simultaneous collection of outcomes data. *Annals of Internal medicine*, v. 164, n. 4, p. 299-300, 2016.

CARVALHO, F. M.; KERR, L. M. Anatomia Patológica e Citologia no rastreamento e diagnóstico das alterações mamárias/The Pathology and Cytology in the screening and diagnosis of breast alterations. *Revista Brasileira de Mastologia*, v. 23, n. 2, p. 42-47, 2013.

CHESEBRO, A. L. *et al.* Troubleshooting to overcome technical challenges in image-guided breast biopsy. *Radiographics*, v. 37, n. 3, p. 705-718, 2017.

DEGNIM, A. C.; KING, T. A. Surgical management of high-risk breast lesions. *Surgical Clinics of North America*, v. 93, n. 2, p. 329-340, 2013.

DILEEP, G.; GYANI, S. G. G. Artificial intelligence in breast cancer screening and diagnosis. *Cureus*, v. 14, n. 10, p. e30318, 2022.

D'ORSI, C. J. *et al.* BI-RADS: *Atlas de Imagens Mamográficas*, 2013.

EDGE, S. B. *et al.* AJCC Cancer Staging Manual, 2010.

ELMORE, J. G.; ARMSTRONG, K. *The disparities in breast cancer screening*, 2010.

FEDERAÇÃO BRASILEIRA DAS ASSOCIAÇÕES DE GINECOLOGIA E OBSTETRÍCIA – FEBRASGO. *Protocolos FEBRASGO Ginecologia*, n. 87, 2021.

FERRON, S. *et al.* Imaging benign inflammatory syndromes. *Diagnostic and Interventional Imaging*, v. 93, n. 2, p. 85-94, 2012.

GHIMIRE, B *et al.* Accuracy of triple test score in the diagnosis of palpable breast lump. *Journal of the Nepal Medical Association*, v. 47, n. 172, p. 189-192, 2008.

GILBERT, F. J.; TUCKER, L.; YOUNG, K. C. Digital breast tomosynthesis (DBT): a review of the evidence for use as a screening tool. *Clinical Radiology*, v. 71, n. 2, p. 141-150, 2016.

GUTWEIN, L. G. *et al.* Utilization of minimally invasive breast biopsy for the evaluation of suspicious breast lesions. *American Journal of Surgery*, v. 202, n. 2, p. 127-132, 2011.

HUSSEIN, H. *et al.* Supplemental breast cancer screening in women with dense breasts and negative mammography: a systematic review and meta-analysis. *Radiology*, v. 306, n. 3, p. e221785, 2023.

INSTITUTO NACIONAL DE CÂNCER JOSÉ ALENCAR GOMES DA SILVA. Dados e Números do Câncer de Mama – Relatório anual 2023. Rio de Janeiro: INCA, 2023. Disponível em: https://www.inca.gov.br/sites/ufu.sti.inca.local/files/media/document/relatorio_dados-e-numeros-ca-mama-2023.pdf. Acesso em: 25 jan. 2024.

JACKMAN, R. J.; MARZONI JR F. A.; ROSENBERG, J. False-negative diagnoses at stereotactic vacuum-assisted needle breast biopsy: long-term follow-up of 1,280 lesions and review of the literature. *American Journal of Roentgenology*, v. 192, n. 2, p. 341-351, 2009.

KETTRITZ, U. *et al.* Stereotactic vacuum-assisted breast biopsy in 2874 patients: a multicenter study. *Cancer*, v. 100, n. 2, p. 245-251, 2004.

LAM, W. W. *et al.* Factors affecting the palpability of breast lesion by self-examination. *Singapore Medical Journal*, v. 49, n. 3, p. 228-232, 2008.

LEVIN, D. C. *et al.* Percutaneous needle vs surgical breast biopsy: previous allegations of overuse of surgery are in error. *Journal of the American College of Radiology*, v. 9, n. 2, p. 137-140, 2012.

ŁUKASIEWICZ, E. *et al.* Fine-needle versus core-needle biopsy – which one to choose in preoperative assessment of focal lesions in the breasts? Literature review. *Journal of Ultrasonography*, v. 17, n. 71, p. 267-274, 2017.

MANN, R. M.; CHO, N.; MOY, L. Breast MRI: state of the art. *Radiology*, v. 292, n. 3, p. 520-536, 2019.

MARMOT, M. G. *et al.* The benefits and harms of breast cancer screening: an independent review. *British Journal of Cancer*, v. 108, n. 11, p. 2205-2240, 2013.

MASCARO, A. *et al.* Recent advances in the surgical care of breast cancer patients. *World Journal of Surgical Oncology*, v. 8, p. 5, 2010.

MONTGOMERY, M.; MCCRONE, S. H. Psychological distress associated with the diagnostic phase for suspected breast cancer: systematic review. *Journal of Advanced Nursing*, v. 66, n. 11, p. 2372-2390, 2010.

MOY, L. *et al.* ACR Appropriateness Criteria® palpable breast masses. *Journal of the American College of Radiology*, v. 14, n. 5, p. S203-S224, 2017.

NATIONAL HEALTH SERVICE. *Breast Screening Programme*. England, 2015.

PERRY, N. *et al.* European guidelines for quality assurance in breast cancer screening and diagnosis. Fourth edition - summary document. *Annals of Oncology*, v. 19, n. 4, p. 614-622, 2008.

PITCEATHLY, C., MAGUIRE, P. The psychological impact of cancer on patients' partners and other key relatives: a review. *European Journal of Cancer*, v. 39, n. 11, p. 1517-1524, 2003.

SARDANELLI, F. *et al.* Magnetic resonance imaging of the breast: recommendations from the EUSOMA working group. *European Journal of Cancer*, v. 46, n. 8, p. 1296-1316, 2010.

SICKLES, E. A. *et al.* ACR BI-RADS® Mammography. *In: ACR BI-RADS® Atlas, Breast Imaging Reporting and Data System*. Reston, VA: American College of Radiology, 2013.

SIEGEL, R. L.; GIAQUINTO, A. N.; JEMAL, A. Cancer statistics, 2024. *CA: a Cancer Journal for Clinicians*, v. 74, n. 1, p. 12-49, 2024.

SIU, A. L.; U.S. Preventive Services Task Force. Screening for Breast Cancer: U.S. Preventive Services Task Force Recommendation Statement. *Annals of Internal Medicine*, v. 164, n. 4, p. 279-296, 2016.

SMITH, R. A. *et al.* Cancer screening in the United States, 2018: a review of current American Cancer Society guidelines and current issues in cancer screening. *CA: a Cancer Journal for Clinicians*, v. 68, n. 4, p. 297-316, 2018.

TABÁR, L. *et al.* The incidence of fatal breast cancer measures the increased effectiveness of therapy in women participating in mammography screening. *Cancer*, v. 125, n. 4, p. 515-523, 2019.

URBAN, L. A. *et al.* Recomendações para o rastreamento do câncer de mama no Brasil do Colégio Brasileiro de Radiologia, da Sociedade Brasileira de Mastologia e da Federação Brasileira das Associações de Ginecologia e Obstetrícia. *Femina*, v. 51, n. 7, p. 390-399, 2023.

VEITCH, D. *et al.* Evaluation of conventional training in Clinical Breast Examination (CBE). *Work*, v. 62, n. 4, p. 647-656, 2019.

VIEIRA, R. A, C.; MATTHES, A. G. Z.; UEMURA, G. *Breast Units*: unidades de diagnóstico e tratamento do câncer de mama. *Revista Brasileira de Mastologia*, v. 23, n. 2, p. 48-51, 2013.

WANG, M. *et al.* A sensitivity and specificity comparison of fine needle aspiration cytology and core needle biopsy in evaluation of suspicious breast lesions: a systematic review and meta-analysis. *Breast*, v. 31, p. 157-166, 2017.

WEINSTEIN, S.; ROSEN, M. Breast MR imaging: current indications and advanced imaging techniques. *Radiologic Clinics of North America*, v. 48, n. 5, p. 1013-1042, 2010.

WORLD HEALTH ORGANIZATION – WHO. Regional Office for the Eastern Mediterranean. *Guidelines for the early detection and screening of breast cancer*, 2006. Disponível em: http://applications.emro.who.int/dsaf/dsa696.pdf. Acesso em: 13 out. 2018.

WORLD HEALTH ORGANIZATION – WHO. *Breast cancer: prevention and control*, 2014.

Lesões Precursoras do Câncer de Mama: Hiperplasias Atípicas e Carcinomas *in Situ*

Alessandra Nabarro Souza • Andrea Cubero • Bruno Carvalho Carelli • Carolina Estermeire Lima Carneiro • Gabriele Samora Quero • Izabella Brandão Mendes • Ivo Carelli Filho • Melissa Gonzalez Veiga Felizi

INTRODUÇÃO

O câncer de mama é o segundo tipo mais comum entre as mulheres brasileiras, logo após o câncer de pele não melanoma, e é a principal causa de mortalidade por câncer entre elas. Portanto, é crucial implementar estratégias eficazes de rastreamento e redução do risco dessa doença.

Para um indivíduo que não tem uma história pessoal de câncer de mama, os fatores de risco para o desenvolvimento da doença podem ser agrupados em categorias, incluindo fatores familiares/genéticos; fatores demográficos; história reprodutiva; fatores de estilo de vida; e outros como número de biopsias mamárias, especialmente aquelas que encontram atipia epitelial plana, hiperplasia atípica ou carcinoma lobular *in situ*, densidade mamária ou irradiação torácica antes dos 30 anos (p. ex., para tratar a doença de Hodgkin). Neste capítulo, abordaremos as lesões mamárias que estão relacionadas com maior risco de desenvolvimento dessa doença no futuro.

Aproximadamente 7% das biopsias de rastreamento mamário apresentam resultado histopatológico de lesões B3. O manejo desse grupo de lesões com potencial maligno incerto tem sido muito debatido na literatura (Lunt *et al.*, 2022).

Os subgrupos de lesões B3 têm características histopatológicas diversas e, portanto, têm potencial maligno diferente (Foote Jr. e Stewart, 1941). Os principais subgrupos são: proliferação epitelial intraductal atípica, neoplasia lobular, atipia epitelial plana, cicatriz radial (RS) com ou sem atipia, papiloma com ou sem atipia, lesões fibroepiteliais celulares e lesões mucocelesímile (LM) com ou sem atipias (Haagensen *et al.*, 1978). A atipia mamária refere-se às células epiteliais com alterações citológicas irregulares ou anormais.

NEOPLASIA LOBULAR

A neoplasia lobular (NL) é entidade histopatológica que engloba a hiperplasia lobular atípica (HLA) e o carcinoma lobular *in situ* (CLIS), as quais constituem lesões epiteliais atípicas que se originam nas unidades ductolobulares terminais da mama (UDLT) (Lunt *et al.*, 2022).

Primeiramente descrita por Foote e Stewart em 1941, e posteriormente por Haagensen *et al.* em 1978, a NL é marcador de risco e precursor não obrigatório de carcinoma mamário invasivo. Caracteriza-se por alterações proliferativas, dentro das UDLT, de células cuboides, pouco coesas, monótonas ou células poligonais com citoplasma claro. A classificação entre HLA ou CLIS é baseada no grau de envolvimento do lóbulo mamário (Foote Jr. e Stewart, 1941; Haagensen *et al.*, 1978; Lewis *et al.*, 2012).

As lesões são multicêntricas em 60 a 80% das pacientes e bilaterais em 20 a 60% dos casos. A média etária ao diagnóstico é de 50 anos, e totalizam cerca de 1,8 a 2,5% de todas as biopsias mamárias (Calle *et al.*, 2020; Gomes *et al.*, 2011; Haagensen *et al.*, 1978; Maxwell *et al.*, 2016).

À medida que mais mulheres são submetidas ao rastreamento mamográfico e técnicas de imagem mais sensíveis são utilizadas, a detecção destas lesões de alto risco por biopsias aumenta (Arpino *et al.*, 2004; Morrow *et al.*, 2015). A impossibilidade de identificar quais lesões estão subdiagnosticadas na *core biopsy* ou quais evoluirão para carcinoma invasivo, se não forem excisadas, torna o manejo da NL um desafio para os profissionais médicos, que temem tanto pelo tratamento excessivo quanto pelo subtratamento de pacientes em diversas circunstâncias (Lewin e Mercado, 2020).

Hiperplasia lobular atípica

HLA é o termo utilizado para descrever as hiperplasias ductais que possuem alguns dos aspectos, porém nem todos, do CLIS. Citologicamente, as células atípicas da HLA se assemelham às células do CLIS, porém, não preenchem mais de 50% das unidades ductais terminais. Como não há diferença molecular entre HLA e CLIS, a diferenciação entre as duas lesões tem baixa reprodutibilidade entre os patologistas, como pode ser visto na Figura 85.1 (Tan *et al.*, 2020; Moskovszky *et al.*, 2020).

O diagnóstico de HLA expõe a paciente a um risco relativo (RR) para câncer de mama de cerca de 4,5 vezes maior, tanto na mama ipsilateral quanto na mama contralateral (Hartmann *et al.*, 2015). Em geral, é achado incidental em biopsias mamárias, já que, na maioria das vezes, é representada por lesões não palpáveis e sem um padrão típico de imagem. A taxa estimada de detecção de HLA em biopsia por agulha grossa é de 0,9%. Biopsia percutânea com HLA apresenta taxas de subestimação que na literatura variam entre 0 e 67%, sendo que nos casos em que o anatomopatológico e os achados de imagem são concordantes, a taxa de subestimação diminui para valores entre 0 e 6% (Lewin e Mercado, 2020; Hartmann *et al.*, 2015; Shah-Khan *et al.*, 2012).

A maioria das calcificações identificadas nas mamografias que levam ao diagnóstico de HLA na biopsia a vácuo ocorre por diferentes lesões coexistentes, ou seja, a lesão representa achado coincidente. Em casos raros, a HLA pode estar associada a microcalcificações na mamografia, lesão nodular ou não

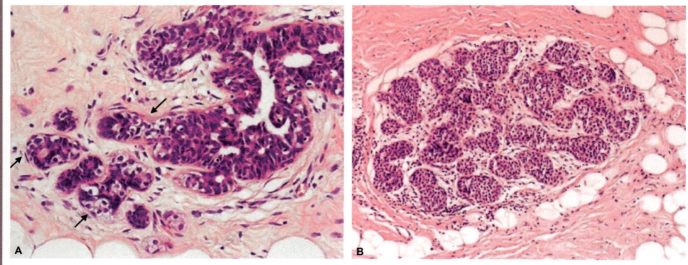

Figura 85.1 Diferença entre hiperplasia lobular atípica (HLA) e carcinoma lobular *in situ* (CLIS). **A.** HLA, com ductos terminais preenchidos por células neoplásicas (*setas*) e pouco distendidos. **B.** CLIS com mais de 50% da luz ductal preenchida por células neoplásicas e distendida. (Fonte: Simpson *et al.*, 2003.)

nodular na ultrassonografia ou área focal sutil de realce de massa na ressonância nuclear magnética (RNM) (Khul, 2018; Lewin e Mercado, 2020; Maxwell *et al.*, 2016).

Com relação ao manejo da HLA não há consenso na literatura. Recomendações anteriores sugeriam excisão cirúrgica. Porém, novos estudos sugerem que, sob determinadas circunstâncias, HLA diagnosticada em biopsia pode ser conduzida através de vigilância por imagem em vez de excisão cirúrgica (Lewin e Mercado, 2020). Segundo a American Association of Breast Surgeons, quando o diagnóstico de HLA ocorre por *core biospsy*, a recomendação é de observação, se determinados critérios são encontrados como: concordância entre imagem e resultado histopatológico, lesão pequena sem outros fatores de risco associados e possibilidade de seguimento com exames de imagem (American Society of Breast Surgeons, 2016). Há evidência crescente de que vigilância cuidadosa é alternativa razoável à biopsia excisional na maioria dos casos de HLA diagnosticados na *core biopsy* (Harbhajanka *et al.*, 2022). Segundo a Third International Consensus Conference on lesions of uncertain malignant potential in the breast, a recomendação é de acompanhamento radiológico, sem qualquer intervenção adicional, quando do diagnóstico de HLA se a lesão-alvo radiológica foi removida (Elfgen, 2023).

Cuidadosa revisão patológica e radiológica de cada caso, assim como história familiar e outros fatores de risco individuais devem ser avaliados para a decisão entre excisão cirúrgica ou vigilância rigorosa. A decisão deve sempre ser compartilhada com a paciente ao ser considerado o benefício de uma detecção precoce de carcinoma invasivo e o risco de ser submetida a um procedimento invasivo (Jani *et al.*, 2023). Há necessidade de orientação dessas mulheres quanto às medidas para diminuição do risco de câncer no futuro, como mudanças no estilo de vida e medicamentos.

Carcinoma lobular *in situ*

O CLIS é uma lesão proliferativa que ocupa mais de 50% da UDLT na sua porção central. Sua morfologia se caracteriza por uma proliferação sólida de pequenas células com diminutos núcleos, uniformes, redondos ou ovais e com contornos variavelmente distintos. As células frequentemente mostram perda de coesão e ocasionalmente contêm vacúolos intracitoplasmáticos que podem ser grandes o suficiente para produzir formas em anel de sinete (Wen e Brogi, 2018).

Da mesma maneira que a HLA, a forma de apresentação radiológica do CLIS é motivo de desacordo na literatura. Enquanto alguns autores acreditam que se trata de achado incidental, outros afirmam que a lesão pode causar o aparecimento de calcificações e/ou distorção de arquitetura do parênquima mamário (Maxwell *et al.*, 2016).

O CLIS pode apresentar algumas variantes. O padrão clássico (C-CLIS) não apresenta comedonecrose, mas apoptose focal unicelular pode ser encontrado.

O P-CLIS caracteriza-se por atipia nuclear acentuada em células não coesas com fenótipo lobular, podendo ocorrer expansão massiva do ácino, comedonecrose e/ou calcificações grosseiras, conforme Figura 85.2.

O P-CLIS tende a ocorrer em mulheres mais velhas e está comumente mais associado ao carcinoma invasor quando comparado ao C-CLIS (Calle *et al.*, 2020; Wen e Brogi, 2018).

Com relação ao estudo imuno-histoquímico, normalmente os receptores de estrogênio e progesterona estão expressos, o receptor tipo 2 do fator de crescimento epidérmico humano (HER2) é negativo e ocorre perda da expressão da molécula de adesão E-caderina, o que permite o diagnóstico diferencial com carcinoma ductal *in situ* (Oll *et al.*, 1993).

Como dito anteriormente, o CLIS é considerado um marcador de risco e precursor não obrigatório do câncer de mama, e eleva o RR para desenvolvimento de um carcinoma invasor em 9 a 10 vezes (Wen e Brogi, 2018). Na oitava edição do manual de estadiamento do American Joint Committee on Cancer (AJCC) esta lesão não consta mais na categoria patológica de tumores *in situ*, é considerada uma entidade benigna e foi removida do estadiamento TNM (Giuliano *et al.*, 2017).

Tradicionalmente, a exérese cirúrgica é recomendada para as pacientes com diagnóstico de CLIS nas biopsias por agulha grossa, mas o tratamento permanece controverso. Com relação ao C-CLIS, a excisão é recomendada se não houver concordância entre achados radiológicos e patológicos ou, se estiver presente outra lesão que, por si só, exija excisão cirúrgica. Quando existe concordância entre achados patológicos e radiológicos,

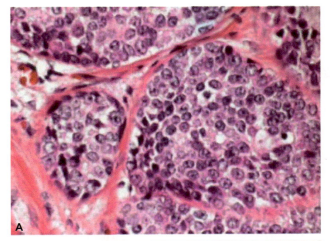
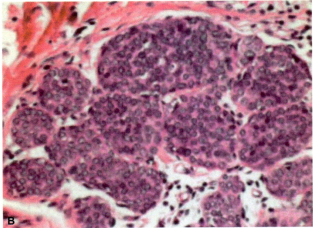
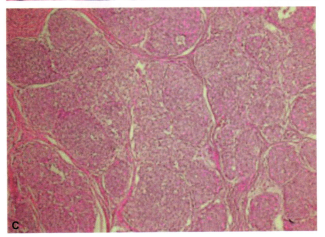

Figura 85.2 Carcinoma lobular *in situ* (CLIS) florido e CLIS pleomórfico. Variantes do CLIS. **A.** P-CLIS. **B.** C-CLIS. **C.** F-CLIS. (Fonte: Sokolova e Lakhani, 2021.)

e 50%, consistindo, na maioria das vezes, em carcinoma lobular invasivo (D'Alfonso *et al.*, 2013; Guo *et al.*, 2018; Nakhlis *et al.*, 2019; Susnik *et al.*, 2016). Não há dados suficientes para determinar a margem livre ideal nos casos de P-CLIS (Calle *et al.*, 2020). A maioria dos serviços trata o P-CLIS de forma semelhante ao CDIS.

Quimioprevenção

Não há indicação para radioterapia, porém, a hormonoterapia está indicada para diminuição de risco de desenvolvimento de carcinoma mamário invasivo. Dados de estudos clínicos randomizados de quimioprevenção demonstraram que 5 anos de terapia reduziram o risco de câncer de mama em pelo menos 50% entre as mulheres com neoplasias lobulares (Calle *et al.*, 2020; Cuzick *et al.*, 2014; Cuzick *et al.*, 2015; Decensi *et al.*, 2019; Vogel *et al.*, 2010). São quatro as medicações aprovadas para esta finalidade: tamoxifeno, raloxifeno, exemestano e anastrozol, sendo o tamoxifeno a primeira delas aprovada pela FDA em 1998. Porém, a pouca tolerabilidade aos efeitos adversos das drogas faz com que a baixa aderência das pacientes às terapias seja um desafio (Bychkovsky *et al.*, 2022; Visvanathan *et al.*, 2019).

Em dezembro de 2018, em conferência sobre câncer de mama em San Antonio, foram apresentados os dados que apoiam o uso do tamoxifeno em baixa dose (5 mg/dia ou 10 mg em dias alternados) (Decensi *et al.*, 2019). A introdução da terapia em baixas doses influenciou o manejo de mulheres com lesões associadas a um risco aumentado de câncer de mama. Com eficácia semelhante após 3 anos de uso, apresenta perfil de efeitos colaterais mais favorável do que o uso de 20 mg/dia de tamoxifeno, o que garante taxas menores de descontinuação (6,7%) quando comparado com tamoxifeno 20 mg/dia (15%), inibidor de aromatase (20%), ou raloxifeno (20,4%) (Calle *et al.*, 2020; Bychkovsky *et al.*, 2022). Em 2019, a American Society of Clinical Oncology (ASCO) atualizou suas recomendações para apoiar o uso do tamoxifeno em baixa dose como opção para quimioprevenção (Visvanathan *et al.*, 2019).

Associado à quimioprevenção as pacientes devem ser orientadas a adotar um estilo de vida saudável, o que inclui manter um índice de massa corpórea (IMC) adequado, praticar atividade física regularmente, enriquecer a dieta com alimentos integrais, limitar o consumo de alimentos processados e carne vermelha e evitar o consumo excessivo de álcool (Ligibel *et al.*, 2019).

Seguimento

Pacientes com diagnóstico de neoplasia lobular possuem risco aumentado para desenvolvimento de câncer de mama quando comparadas com a população geral, e devem ser seguidas de maneira individualizada.

Segundo recomendações da NCCN, essas mulheres devem ser examinadas a cada 6 meses e realizar mamografia anual (National Comprehensive Cancer Network, 2012). O rastreamento anual com RNM das mamas não se justifica pela lesão de alto risco por si só, uma vez que não há evidências da relação dessa prática com melhores taxas de detecção de câncer ou tumores menores ao diagnóstico. Porém, é apropriado para pacientes com neoplasia lobular e um risco aumentado de desenvolvimento de câncer de mama durante a vida de 20% ou mais, calculado por modelos de risco baseados em história familiar (Saslow *et al.*, 2007).

a taxa de *upgrade* de diagnóstico após exérese da lesão varia entre 1 e 4%, o que permite que o seguimento clínico e com exames de imagem seja uma alternativa plausível. Não é necessário ter margens livres de C-CLIS, mesmo em situações em que há coexistência de lesão invasiva ou outras variantes do CLIS (Calle *et al.*, 2020; D'Alfonso *et al.*, 2013; Shah-Khan *et al.*, 2012; Sen *et al.*, 2016).

Já, quando a biopsia por agulha grossa diagnosticar P-CLIS, a exérese cirúrgica da lesão é mandatória, uma vez que a taxa de *upgrade* de diagnóstico após o procedimento varia entre 20

HIPERPLASIA DUCTAL ATÍPICA

A hiperplasia ductal atípica (HDA) da mama é lesão mamária benigna de alto risco para o desenvolvimento de câncer invasivo ao longo da vida. Faz parte de um espectro heterogêneo de alteração mamária classificada como lesões epiteliais proliferativas ou hiperplasias epiteliais mamárias. Tem como característica anatomopatológica, a proliferação monomórfica de células com atipia citológica e complexidade arquitetônica, que carece dos critérios necessários para CDIS com lesões pequenas (< 2 a 3 mm), e não preenche totalmente dois ductos ou espaços (Figura 85.3).

Incidência e diagnóstico

As lesões proliferativas intraductais são em geral assintomáticas, sendo o mais comum seu achado incidental associado a lesões detectadas no rastreamento mamográfico (normalmente como microcalcificações suspeitas). A incidência de HDA como achado incidental em biopsias de lesões BIRADS® 4 está entre 4 e 10%. Ocorrem em ampla faixa etária, variando de 20 a 80 anos, e sua incidência continua a aumentar mesmo após 10 a 20 anos da menopausa, diferente da neoplasia lobular, que apresenta menor incidência na menopausa (Forester et al., 2019).

O diagnóstico histopatológico da HDA pode ser proveniente de biopsias percutâneas (*core biopsy* ou mamotomia) ou, ainda, de excisão cirúrgica (sendo ela diagnóstica ou curativa).

Risco de subavaliação histológica e tratamento

A biopsia percutânea por agulha grossa (BAG) sob orientação de imagem tem sido padrão na avaliação de lesões mamárias não palpáveis há mais de 30 anos. Até recentemente, a maioria dos pacientes com lesões benignas de alto risco diagnosticadas na BAG foi submetida à excisão cirúrgica imediata, para excluir câncer de mama invasivo ou carcinoma ductal *in situ* (CDIS), próximo ao local da BAG. As taxas de subavaliação histológica na literatura inicial sobre BAG chegaram a 30 a 50% para muitas lesões benignas e atípicas. Parte da variabilidade nas taxas de subavaliação pode ser atribuída a variações no tamanho do dispositivo de biopsia, com taxas de subavaliação mais baixas relatadas para biopsias assistidas por vácuo de calibre 12 do que com 14.

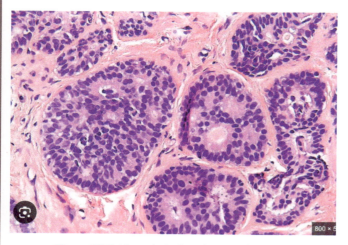

Figura 85.3 Hiperplasia ductal atípica de mama.

Para pacientes com HDA identificada na biopsia por agulha grossa, recomenda-se consulta cirúrgica para discutir se a excisão cirúrgica é necessária com base na concordância radiológica e patológica, devido ao risco significativo de encontrar uma lesão maligna associada *in situ* ou invasiva.

Apenas alguns pequenos estudos prospectivos de BAG com lesões não malignas foram publicados e a maioria das diretrizes de prática clínica carece da especificidade necessária para uma aplicação consistente em diferentes ambientes de prática. As diretrizes e as declarações de consenso podem incluir a vigilância ativa como uma "opção", vagamente definida em casos "selecionados", sem critérios claros e reprodutíveis para a seleção de casos para observação (American Society of Breast Surgeons, 2016). Há ampla evidência na literatura para apoiar a excisão cirúrgica imediata da HDA diagnosticada por BAG.

As diretrizes da ASBS (2016) observam distinções sutis entre HDA e CDIS em alguns casos e há risco de falha no diagnóstico de lesões malignas quando HDA não é excisada rotineiramente. As diretrizes da ASBS também observam, no entanto, que pacientes selecionadas com HDA podem ser observadas com segurança e evitar a cirurgia. Em três estudos, todos os casos de HDA em que a lesão representada na mamografia foi completamente removida na biopsia estereotáxica assistida por vácuo de calibre 11 estavam livres de carcinoma na excisão cirúrgica (Adrales et al., 2000).

As características que ainda justificam a excisão imediata incluem achados suspeitos de ultrassonografia ou RNM, atipia nuclear de grau intermediário-alto e necrose celular. Com quatro ensaios clínicos em curso de vigilância ativa para CDIS (COMET, LORD, LORIS, LORETTA), a relutância em oferecer vigilância ativa a um subconjunto cuidadosamente definido de pacientes com HDA parece paradoxal (Marti, 2021). Deve-se ressaltar que limitar o papel da excisão cirúrgica imediata não significa que um paciente nunca receberia recomendação de cirurgia. A cirurgia continuaria sendo uma opção, especialmente se houver alterações significativas nos exames de imagem ou nos achados clínicos à medida que o paciente é acompanhado. Em essência, a mudança no manejo clínico poderia ser pensada como a manutenção da opção de "cirurgia retardada" em pacientes selecionados, em vez da excisão cirúrgica imediata obrigatória para todos os pacientes (Marti, 2021).

Quando resultados de biopsia cirúrgica resultarem em HDA, não há necessidade de ampliação das margens, caso esteja comprometida por HDA.

Outra opção recente de abordagem dessas lesões é a biopsia excisional assistida a vácuo excisional (VAE). A depender da extensão da área (< 2 cm), algumas lesões B3 já estão sendo abordadas com essa tecnologia (Youn et al., 2014).

Rastreamento

Isoladamente, essas lesões B3 não são malignas; entretanto, conferem aumento de risco de malignidade e alterações malignas podem coexistir.

A HDA está associada a RR maior entre 3 e 5 vezes para o desenvolvimento de carcinoma invasor, em qualquer localização da mama e/ou bilateralmente (não somente na localização de identificação histopatológica prévia). Quando associado a antecedente familiar de câncer de primeiro grau (mãe, irmã ou filha), o RR dobra e será em torno de 8 a 10 vezes (Tyrer et al., 2004).

As mulheres consideras de alto risco para o desenvolvimento de câncer de mama são as que possuem um risco vitalício ≥ 20% (RR > 2,5).

Existem modelos matemáticos que podem ser usados para quantificar o risco de câncer de mama, validados principalmente para a população branca norte-americana. Os mais utilizados são os modelos de Gail, Claus, BRCAPRO e Tyrer-Cuzick (disponíveis *online*). Os que incluem e analisam a variável hiperplasia com atipia em antecedente pessoal são os modelos de Gail e Tyrer-Cuzick.

A indicação da RNM para rastreamento de câncer de mama nesse cenário de mulheres ainda se encontra controversa (ausência de evidências suficientes para recomendar ou contraindicar o uso do exame) devido à existência de poucos estudos.

A American Cancer Society declara que não há evidências a favor ou contra o uso do rastreamento suplementar por RNM nesse grupo e, as diretrizes da NCCN recomendam o rastreamento com RNM para as pacientes com diagnóstico de carcinoma lobular *in situ*, HDA e risco vitalício ≥ 20%. A Society of Breast Imaging (SBI) e membros do American College of Radiology (ACR), em suas recomendações, incluíram tais mulheres no grupo de alto risco; portanto, com indicação de RNM suplementar à mamografia. Assim, a decisão de se utilizar ou não a RNM no seguimento dessas mulheres deve ser feita conforme a indicação do médico ou o protocolo constitucional.

A Sociedade Brasileira de Mastologia recomenda a realização de mamografia anual associada à RNM anual quando houver histórico pessoal de HDA detectado antes dos 50 anos no rastreamento ou associado à presença de mamas densas antes dos 40 anos (mas não antes dos 30 anos).

Da mesma forma que as neoplasias lobulares, as portadoras de HDA apresentam maior risco de câncer de mama no futuro. Devem ser orientadas com mudanças no estilo de vida e quimioprevenção com drogas já referidas, como tamoxifeno, raloxifeno e inibidores de aromatase (anastrozol, letrozol e exemestano).

CARCINOMA DUCTAL *IN SITU*

O carcinoma ductal *in situ* (CDIS) da mama representa um estágio inicial do câncer de mama, no qual as células neoplásicas estão confinadas aos ductos. O termo *in situ* significa "no local" em latim, o que caracteriza essas células neoplásicas restritas à membrana basal dos ductos.

Epidemiologia

O carcinoma ductal *in situ* corresponde a aproximadamente 20% dos diagnósticos de câncer de mama. A incidência do CDIS subiu consideravelmente após a introdução do rastreamento com mamografia, aumentando de 5,8 a cada 100.000 mulheres em 1970 para 32,5 a cada 100.000 mulheres em 2004 (Virnig *et al.*, 2010). Desde então, a incidência desse subtipo de tumor permaneceu praticamente estável.

Manifestações clínicas

É importante notar que a maioria dos CDIS não apresenta manifestações clínicas. O diagnóstico acontece em mais de 90% por alterações em exames de imagem, tendo como principal alteração calcificações amorfas suspeitas na mamografia (Figura 85.4). Alguns casos podem se manifestar como nódulos ou outras alterações de tecido (Hofvind *et al.*, 2011).

A manifestação clínica do CDIS que tem incidência menor do que 15% é a presença de massas palpáveis, fluxo papilar e eczema de papila (doença de Paget) (Günhan-Bilgen e Oktay, 2006).

A mamografia apresenta papel importante no diagnóstico e evolução pré-operatória do CDIS. Deve-se avaliar a morfologia e a extensão das calcificações para uma correta programação cirúrgica, devendo utilizar magnificação para melhor avaliação. Existe chance de subestimação do tamanho da lesão com a mamografia, principalmente em casos de lesões mais extensas.

Apesar do uso rotineiro da RNM das mamas, o uso nos casos de CDIS ainda é controverso. As recomendações atuais ainda não estimulam o uso de rotina para avaliar extensão da doença ou chance de invasão. Em 2019, Keymeulen *et al.* avaliaram 2.382 mulheres com CDIS e observaram que a adição de RNM não melhorou os resultados cirúrgicos como margens comprometidas, podendo levar a maior número de mastectomias comparado ao uso de mamografia (*odds ratio* 2,11 intervalo de confiança [IC] 95% 2,91 a 1,93) (Marti, 2021). No entanto, outras publicações demostram que a RNM pode ser um aliado à mamografia, apresentando maior sensibilidade na detecção de CDIS, principalmente nos casos de alto grau (Keymeulen *et al.*, 2019).

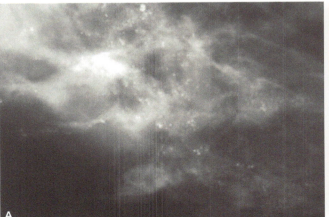
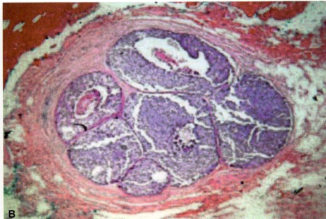

Figura 85.4 A. Mamografia de uma mulher de 57 anos com carcinoma ductal *in situ* (CDIS). A imagem mostra agrupamentos de microcalcificações puntiformes de tamanhos variados, formando grupos de calcificações. **B.** Estrutura lobular bem definida com ductos dilatados, células atípicas e necrose central.

Diagnóstico

O diagnóstico é feito pela biopsia da lesão suspeita, devendo ser realizado por biopsia por agulha grossa ou a vácuo (mamotomia). A microscopia evidencia células neoplásicas em proliferação dentro dos ductos, sem invasão do tecido adjacente. Deve-se solicitar imuno-histoquímica do espécime para avaliar presença ou não de receptores hormonais nas células neoplásicas.

Pode ser classificado conforme sua arquitetura histológica: sólido, cribriforme, micropapilar, papilar e misto. Também é classificado quanto à presença de necrose tipo comedo, tendo comportamento mais agressivo nesses casos. A classificação baseada no grau nuclear e na presença de necrose divide o CDIS em 3 categorias: alto grau, intermediário e baixo grau (Marcotte-Bloch et al., 2011).

O CDIS de baixo grau possui baixo índice proliferativo, não obstrui completamente a luz do ducto e costuma apresentar receptores hormonais positivos. Em contrapartida o CDIS de alto grau apresenta alto índice de proliferação celular, podendo preencher completamente o ducto e apresentar necrose central (tipo comedo), além de baixa expressão de receptores hormonais e hiperexpressão de HER2.

O diagnóstico de CDIS na *core biopsy* apresenta uma taxa de subestimação para carcinoma invasivo em 10 a 20% dos casos, ou seja, ao se realizar a exérese cirúrgica da lesão é diagnosticado o carcinoma ductal invasivo após análise total da lesão (Consensus Conference Committee, 1997). Sendo assim, toda lesão em biopsia de carcinoma ductal *in situ* deve ser seguida de exérese cirúrgica do local, para confirmação diagnóstica.

Tratamento

Tratamento cirúrgico

As diretrizes atuais recomendam a exérese cirúrgica com margem em todos os casos de CDIS. Estudos mostram que casos não tratados cirurgicamente podem evoluir para carcinoma invasor entre 14 e 46% (Allen et al., 2019).

A cirurgia de escolha para os casos de CDIS é a cirurgia conservadora. Apesar de a mastectomia apresentar taxas baixas de recidiva local em torno de 1%, ela apresenta um tratamento muito agressivo para a maioria dos casos. Estudos comparando mastectomia *versus* cirurgia conservadora para os casos de CDIS mostraram taxas equivalentes de sobrevida global e com menor morbidade nas pacientes que preservaram a mama. Estudo observacional de 2015 com os dados do *Surveillance, Epidemiology, and End Results* (SEER), que avaliou mais de 100.000 mulheres, identificou uma taxa semelhante na sobrevida global comparando mastectomia *versus* cirurgia conservadora da mama (*hazard ratio* [HR] mastectomia *versus* cirurgia conservadora 1,2; IC 95% 0,96 a 1,50) (Günhan-Bilgen e Oktay, 2006).

Alguns critérios devem ser estabelecidos para realizar a cirurgia conservadora:

- Resultado estético aceitável respeitando tamanho de tumor × mama
- Margens cirúrgicas negativas que consistem em distância de 2 mm entre o tumor e a margem.

A margem cirúrgica considerada livre é de 2 mm, pois apresenta menores taxas de recorrência (Keymeulen et al., 2019). Porém, os casos em que se obtiverem margens entre 0 e 1 mm não obrigatoriamente devem ser reabordados, ou submetidas a mastectomia, devendo individualizar o caso a depender de qual margem está comprometida, extensão do comprometimento, resultado estético após ampliação de margem e expectativa de vida da paciente.

Em casos em que não sejam preenchidos critérios para cirurgia conservadora, está indicada mastectomia, sendo incentivada a reconstrução mamária imediata.

A biopsia do linfonodo sentinela não é recomendada em casos de CDIS, pois o acometimento linfonodal é de aproximadamente 1%. Deve-se considerá-la em casos com risco alto de lesão invasiva, como extensão > 4 cm, nódulo associado ou lesão de alto grau. No cenário de mastectomia, a biopsia de linfonodo sentinela está indicada, pois em caso de lesão invasiva no anatomopatológico, não será possível realizar linfonodo sentinela uma vez que a drenagem mamária terá sido comprometida (Ryser et al., 2019).

Tratamento radioterápico

A radioterapia adjuvante após cirurgia conservadora é padrão ouro na imensa maioria das pacientes. Estudo evidencia redução média de 50% na taxa de recidivas locais (Consensus Conference Committee, 1997). Os principais 4 estudos randomizados que avaliaram o impacto da radioterapia em pacientes submetidas a cirurgia conservadora no CDIS estão resumidos na Figura 85.5.

Nos casos de mastectomias a radioterapia adjuvante estará indicada em alguns casos específicos e discutidos em conjunto com o rádio-oncologista, como, por exemplo, em margens comprometidas.

Algumas situações podem ser questionadas da necessidade de radioterapia adjuvante. Em tumores menores que 2 cm, grau histológico baixo ou intermediário, margens de ressecção amplas e pacientes idosas, pode-se discutir a omissão de radioterapia, porém os estudos mostram taxas maiores de recidiva local quando comparadas a pacientes submetidas a radioterapia (Chatterjee et al., 2015).

Tratamento sistêmico

Aproximadamente 75% dos CDIS são receptores hormonais positivos e o uso de hormonoterapia adjuvante está indicado para diminuir as taxas de recidivas locais e tumores contralaterais (Morrow et al., 2016).

O estudo NSABP B-24 avaliou o efeito do tamoxifeno no tratamento adjuvante de mulheres submetidas a cirurgia conservadora e radioterapia. O grupo que realizou uso de tamoxifeno teve menores taxas de recidiva em 5 anos comparado ao grupo placebo (8,2 *versus* 13,4%, p = 0,0009) (Chatterjee et al., 2015).

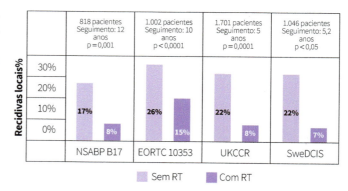

Figura 85.5 Benefícios da radioterapia no carcinoma ductal *in situ* (CDIS).

A dose de tamoxifeno de 20 mg/dia por 5 anos é o padrão de tratamento adjuvante, podendo apresentar efeitos colaterais como fogachos, suores noturnos e irregularidade menstrual. Em casos de pacientes que não suportam os efeitos colaterais, utiliza-se a dosagem de 5 mg/dia com a intenção de manter o uso por 5 anos. Estudo comparando 5 mg de tamoxifeno com placebo resultou em menores taxas de recidiva local comparado ao placebo e menores taxas de efeitos colaterais (Lyman *et al.*, 2005). Assim é uma alternativa para evitar a descontinuação da medicação devido os efeitos colaterais.

Outra opção de hormonoterapia é o uso de inibidor de aromatase (IA). O estudo *NRG Oncology/NSABP B-35* comparou o tratamento adjuvante entre tamoxifeno e anastrozol, observando que o grupo de IA resultou em taxas menores de eventos de câncer de mama. Alguns efeitos colaterais foram observados, como perda óssea, fraturas e risco cardiovascular, devendo-se então sempre individualizar o tratamento para cada paciente (Wapnir *et al.*, 2011).

CONSIDERAÇÕES FINAIS

O CDIS é doença heterogênica com potencial variável para progressão de carcinoma invasor. O tratamento convencional sugere cirurgia, radioterapia e terapia endócrina (se receptores positivos).

Não há consenso sobre margens cirúrgicas adequadas e indicações de omissão de radioterapia.

A estratégia de tratamento vai depender das características da paciente, da extensão da doença, assim como das preferências da mulher.

REFERÊNCIAS BIBLIOGRÁFICAS

ADRALES, G. *et al.* Is surgical excision necessary for atypical ductal hyperplasia of the breast diagnosed by mammotome? *The American Journal of Surgery*, v. 180, n. 4, p. 313-315, 2000.

ALLEN, A. *et al.* Evaluating the frequency of upgrade to malignancy following surgical excision of high-risk breast lesions and ductal carcinoma in situ identified by core needle biopsy. *The Breast Journal*, v. 25, n. 1, p. 103-106, 2019.

AMERICAN SOCIETY OF BREAST SURGEONS. *Consensus guideline on concordance assessment of image-guided breast biopsies and management of borderline or high-risk lesion.* 2016.

ARPINO, G. *et al.* Lobular neoplasia on core-needle biopsy—Clinical significance. *Cancer*, v. 101, n. 2, p. 242-250, 2004.

BYCHKOVSKY, B. *et al.* Initiation and tolerance of chemoprevention among women with high-risk breast lesions: the potential of low-dose tamoxifen. *Breast Cancer Research and Treatment*, v. 193, n. 2, p. 417-427, 2022.

CALLE, C.; KUBA, M. G.; BROGI, E. Non-invasive lobular neoplasia of the breast: Morphologic features, clinical presentation, and management dilemmas. *The Breast Journal*, v. 26, n. 6, p. 1148-1155, 2020.

CHATTERJEE, A. *et al.* Early postoperative outcomes in lumpectomy versus simple mastectomy. *Journal of Surgical Research*, v. 198, n. 1, p. 143-148, 2015.

CONSENSUS CONFERENCE COMMITTEE. Consensus conference on the classification of ductal carcinoma in situ. *The Breast Journal*, v. 3, n. 6, p. 360-364, 1997.

CUZICK, J. *et al.* Anastrozole for prevention of breast cancer in high-risk postmenopausal women (IBIS-II): an international, double-blind, randomised placebo-controlled trial. *The Lancet*, v. 383, n. 9922, p. 1041-1048, 2014.

CUZICK, J. *et al.* Tamoxifen for prevention of breast cancer: extended long-term follow-up of the IBIS-I breast cancer prevention trial. *The Lancet Oncology*, v. 16, n. 1, p. 67-75, 2015.

D'ALFONSO, T. M. *et al.* Pathologic upgrade rates on subsequent excision when lobular carcinoma in situ is the primary diagnosis in the needle core biopsy with special attention to the radiographic target. *Archives of Pathology and Laboratory Medicine*, v. 137, n. 7, p. 927-935, 2013.

DECENSI, A. *et al.* Randomized placebo controlled trial of low-dose tamoxifen to prevent local and contralateral recurrence in breast intraepithelial neoplasia. *Journal of Clinical Oncology*, v. 37, n. 19, p. 1629-1637, 2019.

ELFGEN, C. *et al.* Third International Consensus Conference on lesions of uncertain malignant potential in the breast (B3 lesions). *Virchows Archiv*, v. 483, n. 1, p. 5-20, 2023.

FOOTE JR., F. W.; STEWART, F. W. Lobular carcinoma in situ: a rare form of mammary cancer. *The American Journal of Pathology*, v. 17, n. 4, p. 491, 1941.

FORESTER, N. D. *et al.* High risk (B3) breast lesions: what is the incidence of malignancy for individual lesion subtypes? A systematic review and meta-analysis. *European Journal of Surgical Oncology*, v. 45, n. 4, p. 519-527, 2019.

GIULIANO, A. E. *et al.* Breast cancer—major changes in the American Joint Committee on Cancer eighth edition cancer staging manual. *CA: A Cancer Journal for Clinicians*, v. 67, n. 4, p. 290-303, 2017.

GOMES, D. S. *et al.* Lobular neoplasia: frequency and association with other breast lesions. *Diagnostic Pathology*, v. 6, p. 1-6, 2011.

GÜNHAN-BILGEN, I.; OKTAY, A. Paget's disease of the breast: clinical, mammographic, sonographic and pathologic findings in 52 cases. *European Journal of Radiology*, v. 60, n. 2, p. 256-263, 2006.

GUO, T. *et al.* Pleomorphic lobular carcinoma in situ diagnosed by breast core biopsy: clinicopathologic features and correlation with subsequent excision. *Clinical breast cancer*, v. 18, n. 4, p. e449-e454, 2018.

HAAGENSEN, C. D. *et al.* Lobular neoplasia (so-called lobular carcinoma in situ) of the breast. *Cancer*, v. 42, n. 2, p. 737-769, 1978.

HARBHAJANKA, A.; GILMORE, H. L.; CALHOUN, B. C. High-risk and selected benign breast lesions diagnosed on core needle biopsy: Evidence for and against immediate surgical excision. *Modern Pathology*, v. 35, n. 11, p. 1500-1508, 2022.

HARTMANN, L. C. *et al.* Atypical hyperplasia of the breast—risk assessment and management options. *New England Journal of Medicine*, v. 372, n. 1, p. 78-89, 2015.

HOFVIND, S. *et al.* Mammographic morphology and distribution of calcifications in ductal carcinoma in situ diagnosed in organized screening. *Acta Radiologica*, v. 52, n. 5, p. 481-487, 2011.

JANI, C. *et al.* Management of lobular neoplasia diagnosed by core biopsy. *The Breast Journal*, v. 2023, 2023.

KEYMEULEN, K. B. I. M. *et al.* Population-based study of the effect of preoperative breast MRI on the surgical management of ductal carcinoma in situ. *Journal of British Surgery*, v. 106, n. 11, p. 1488-1494, 2019.

KUHL, C. K. Abbreviated breast MRI for screening women with dense breast: the EA1141 trial. *The British Journal of Radiology*, v. 91, n. 1090, p. 20170441, 2018.

LEWIN, A. A.; MERCADO, C. L. Atypical ductal hyperplasia and lobular neoplasia: update and easing of guidelines. *American Journal of Roentgenology*, v. 214, n. 2, p. 265-275, 2020.

LEWIS, J. L.; LEE, D. Y.; TARTTER, P. I. The significance of lobular carcinoma in situ and atypical lobular hyperplasia of the breast. *Annals of Surgical Oncology*, v. 19, p. 4124-4128, 2012.

LIGIBEL, J. A.; BASEN-ENGQUIST, K.; BEA, J. W. Weight management and physical activity for breast cancer prevention and control. *American Society of Clinical Oncology Educational Book*, v. 39, p. e22-e33, 2019.

LUNT, L.; COOGAN, A.; PEREZ, C. B. Lobular neoplasia. *Surgical Clinics*, v. 102, n. 6, p. 947-963, 2022.

LYMAN, G. H. *et al.* American Society of Clinical Oncology guideline recommendations for sentinel lymph node biopsy in early-stage breast cancer. *Journal of Clinical Oncology*, v. 23, n. 30, p. 7703-7720, 2005.

MARCOTTE-BLOCH, C. *et al.* MRI for the size assessment of pure ductal carcinoma in situ (DCIS): a prospective study of 33 patients. *European Journal of Radiology*, v. 77, n. 3, p. 462-467, 2011.

MARTI, J. L. ASO Author reflections: "High-Risk" lesions of the breast: Low risk of cancer, high risk of overtreatment. *Annals of Surgical Oncology*, v. 28, p. 5156-5157, 2021.

MAXWELL, A. J. *et al.* The radiological features, diagnosis and management of screen-detected lobular neoplasia of the breast: findings from the Sloane Project. *The Breast*, v. 27, p. 109-115, 2016.

MORROW, M. *et al.* Society of Surgical Oncology–American Society for Radiation Oncology–American Society of Clinical Oncology consensus guideline on margins for breast-conserving surgery with whole-breast irradiation in ductal carcinoma in situ. *Annals of Surgical Oncology*, v. 23, p. 3801-3810, 2016.

MORROW, M.; SCHNITT, S. J.; NORTON, L. Current management of lesions associated with an increased risk of breast cancer. *Nature Reviews Clinical Oncology*, v. 12, n. 4, p. 227-238, 2015.

MOSKOVSZKY, L. *et al.* Inter-observer reproducibility of classical lobular neoplasia (B3 lesions) in preoperative breast biopsies: a study of the Swiss Working Group of breast and gynecopathologists. *Journal of Cancer Research and Clinical Oncology*, v. 146, p. 1473-1478, 2020.

NAKHLIS, F. *et al.* Evaluating the rate of upgrade to invasive breast cancer and/or ductal carcinoma in situ following a core biopsy diagnosis of nonclassic lobular carcinoma in situ. *Annals of Surgical Oncology*, v. 26, p. 55-61, 2019.

NATIONAL COMPREHENSIVE CANCER NETWORK. NCCN Guidelines® Insights. Breast cancer screening and diagnosis, version 1.2023.

OLL, R. *et al.* Differential loss of E-cadherin expression in infiltrating ductal and lobular breast carcinomas. *The American Journal of Pathology*, v. 143, n. 6, p. 1731, 1993.

RYSER, M. D. *et al.* Cancer outcomes in DCIS patients without locoregional treatment. *JNCI: Journal of the National Cancer Institute*, v. 111, n. 9, p. 952-960, 2019.

SASLOW, D. *et al.* American Cancer Society guidelines for breast screening with MRI as an adjunct to mammography. *CA: A Cancer Journal for Clinicians*, v. 57, n. 2, p. 75-89, 2007.

SEN, L. Q. C. *et al.* Core breast biopsies showing lobular carcinoma in situ should be excised and surveillance is reasonable for atypical lobular hyperplasia. *American Journal of Roentgenology*, v. 207, n. 5, p. 1132-1145, 2016.

SIMPSON, P. T. *et al.* The diagnosis and management of pre-invasive breast disease: pathology of atypical lobular hyperplasia and lobular carcinoma in situ. *Breast Cancer Research*, v. 5, p. 1-5, 2003.

SHAH-KHAN, M. G. *et al.* Long-term follow-up of lobular neoplasia (atypical lobular hyperplasia/lobular carcinoma in situ) diagnosed on core needle biopsy. *Annals of Surgical Oncology*, v. 19, p. 3131-3138, 2012.

SOKOLOVA, A.; LAKHANI, S. R. Lobular carcinoma in situ: diagnostic criteria and molecular correlates. *Modern Pathology*, v. 34, p. 8-14, 2021.

SUSNIK, B. *et al.* Surgical outcomes of lobular neoplasia diagnosed in core biopsy: prospective study of 316 cases. *Clinical Breast Cancer*, v. 16, n. 6, p. 507-513, 2016.

TAN, P. H. *et al.* The 2019 WHO classification of tumours of the breast. *Histopathology*, v. 77, n. 2, 2020.

TYRER, J.; DUFFY, S. W.; CUZICK, J. A breast cancer prediction model incorporating familial and personal risk factors. *Statistics in Medicine*, v. 23, n. 7, p. 1111-1130, 2004.

VIRNIG, B. A. *et al.* Ductal carcinoma in situ of the breast: a systematic review of incidence, treatment, and outcomes. *Journal of the National Cancer Institute*, v. 102, n. 3, p. 170-178, 2010.

VISVANATHAN, K. *et al.* Use of endocrine therapy for breast cancer risk reduction: ASCO clinical practice guideline update. *Journal of Clinical Oncology*, v. 37, n. 33, p. 3152-3165, 2019.

VOGEL, V. G. *et al.* Update of the national surgical adjuvant breast and bowel project study of tamoxifen and raloxifene (STAR) P-2 trial: preventing breast cancer. *Cancer Prevention Research*, v. 3, n. 6, p. 696-706, 2010.

WAPNIR, I. L. *et al.* Long-term outcomes of invasive ipsilateral breast tumor recurrences after lumpectomy in NSABP B-17 and B-24 randomized clinical trials for DCIS. *Journal of the National Cancer Institute*, v. 103, n. 6, p. 478-488, 2011.

WEN, H. Y.; BROGI, E. Lobular carcinoma in situ. *Surgical Pathology Clinics*, v. 11, n. 1, p. 123-145, 2018.

YOUN, I; KIM. M.J.; MOON H. J.; KIM, E. K. Absence of residual microcalcifications in atypical ductal hyperplasia diagnosed via stereotactic vacuum-assisted breast biopsy: Is surgical excision obviated?. *Journal of Breast Cancer*, v. 17, p. 265-269, 2014.

CAPÍTULO 86

Câncer de Mama

Vilmar Marques de Oliveira • Fábio Bagnoli • Renata Suzuki Brondi

INTRODUÇÃO

O câncer de mama constitui o principal tipo de neoplasia maligna entre as mulheres, excluindo as neoplasias de pele não melanoma, representando 25% de todos os cânceres e 15% de todas as mortes femininas (Instituto Nacional de Câncer José Alencar Gomes da Silva, 2022). No Brasil é mais incidente entre as mulheres, com taxas mais altas nas regiões Sul e Sudeste: Para cada ano do triênio 2023-2025 são estimados 73.610 casos novos (World Health Organization, 2024).

As taxas brutas de incidência e o número de novos casos quantificados são importantes para estimar a magnitude da doença no território e programar ações locais (World Health Organization, 2024).

É considerado de bom prognóstico quando detectado precocemente, sendo a sobrevida nos países desenvolvidos na ordem de 73% e nos países em desenvolvimento de 57% (Oliveira *et al.*, 2013). A morbimortalidade decorrente do diagnóstico tardio pode ser reduzida por meio do rastreamento, possibilitando a detecção precoce na fase assintomática e a implementação de tratamentos eficazes. Por outro lado, a realização tardia do diagnóstico está associada a menor taxa de sobrevida.

A prevenção secundária por meio da mamografia demonstrou uma redução na mortalidade em torno de 20%, sendo os melhores resultados observados na faixa etária dos 50 aos 69 anos (Instituto Nacional de Câncer José Alencar Gomes da Silva, 2022).

EPIDEMIOLOGIA E CARCINOGÊNESE

O câncer de mama esporádico representa 70% dos casos e são resultantes de alterações genéticas adquiridas ao longo da vida, não sendo herdadas pelo indivíduo.

O câncer de mama hereditário é responsável por 5 a 10% dos casos de câncer mamário e a principal alteração genética encontrada é a inativação de genes supressores de tumor. Os principais genes supressores de tumor são os genes *BRCA1* e *BRCA2*. Alterações genéticas relacionadas ao câncer hereditário são herdadas pelo indivíduo, estando presentes desde o início da vida. São transmitidas por células germinativas (herança autossômica dominante), e tendem a ocorrer em idade mais precoce, muitas vezes na pré-menopausa. O câncer de mama familiar corresponde a 20% dos casos; embora haja antecedentes em parentes de primeiro e segundo graus, o *pedigree* autossômico dominante não é caracterizado (Oliveira *et al.*, 2013).

A carcinogênese mamária envolve múltiplos estágios de alterações moleculares e celulares que podem ser identificados em três fases distintas: indução ou iniciação, promoção e progressão. A iniciação é rápida e irreversível e envolve danos do DNA, como causados por carcinógenos (radiação ionizante). A promoção é o período entre a iniciação e o aparecimento de lesões malignas, geralmente é reversível e envolve mecanismos genéticos e do ambiente mamário, pela participação de agentes promotores; o principal deles é o estrogênio. Por fim, a progressão é o período entre a doença pré-maligna e a maligna, associada aos mecanismos genéticos intrínsecos. Os mesmos fatores carcinógenos podem participar ativamente, tanto da fase de indução como da promoção tumoral.

É importante notar que a avaliação desses fatores é geralmente feita de forma integrada, considerando o conjunto de características de cada paciente.

SINAIS E SINTOMAS

A maioria dos casos em estádio inicial é assintomática. No entanto, mesmo não sendo comum, sintoma ou combinações de sintomas podem estar presentes.

Os sintomas do câncer de mama podem incluir:

- Palpação de nódulo de crescimento progressivo – muitas vezes indolor
- Retração ou abaulamento de pele
- Inversão do mamilo e/ou saída de fluxo sanguinolento ou transparente espontâneo
- Hiperemia, edema de pele ou pele em casca de laranja (tríade para diagnóstico clínico de carcinoma inflamatório)
- Massa axilar palpável.

SUBTIPOS TUMORAIS

Por meio de estudos biomoleculares dos tumores, podemos classificá-los em subtipos (Sørlie, 2004), conforme apresentado na Tabela 86.1.

Tabela 86.1 Subtipos tumorais.

	RE	RP	HER2	Ki67	CK5/6	EGFR/HER1
Luminal A	+	+	−	< 14%	−	−
Luminal B*	+	+	−	≥ 14%	−	−
Luminal híbrido	+	+	+	≥ 14%	−	−
Triplo-negativo	−	−	−	alto	−	−
HER2	−	−	+/++(baixo) +++	alto	−	−
Basaloide	−	−	−	alto	+	+

CK5/6: citoqueratinas de padrão basal; EGFR: receptor do fator de crescimento epidérmico; HER: receptor do fator de crescimento epidérmico humano; Ki67: antígeno nuclear marcador da proliferação tumoral; RE: receptor de estrogênio; RP: receptor de progesterona.

ESTADIAMENTO

O estadiamento da paciente com câncer de mama visa determinar o volume de doença tumoral (ou carga tumoral de um indivíduo), definir estratégia de tratamento e agrupar pacientes de acordo com prognóstico semelhante.

A classificação TNM consiste em um sistema internacional, criado em 1942, que a princípio baseava-se nos tributos morfológicos. Com o passar dos anos, diversas modificações foram feitas, sendo as mais recentes implementadas na 8ª edição realizada pelo American Joint Committee on Cancer (AJCC). A partir da sua evolução, a classificação TNM passou a incorporar a biologia molecular do tumor, integrando marcadores genéticos e moleculares para uma avaliação mais abrangente da doença (Giuliano *et al.*, 2018).

Na atualidade, o estadiamento do tumor mamário leva em conta tamanho do tumor (T), linfonodos regionais (N) e metástase a distância (M), conforme apresentam as Tabelas 86.2 a 86.4.

Tabela 86.2 Estadiamento anatômico – tamanho tumoral.

T	Tumor Primário
Tx	Tumor primário não pode ser avaliado
T0	Não há evidência de tumor primário
Tis	Carcinoma ductal *in situ* ou Doença de Paget
T1 (0,1 a 2 cm)	T1a = 0,1 a 0,5 cm T1b = 0,6 a 1 cm T1c = 1,1 a 2 cm
T2	2,1 a 5 cm
T3	> 5 cm
T4 – qualquer tamanho com extensão para	T4a = parede torácica T4b = extensão para pele T4c = associação de T4a e T4b T4d = carcinoma inflamatório

Tabela 86.3 Estadiamento anatômico – linfonodal e metástase a distância.

N	Linfonodos regionais (clínica)
Nx	Linfonodos não podem ser avaliados
N0	Sem metástase em linfonodos regionais
N1	Metástase em linfonodos ipsilaterais móveis
N2a	Metástase em linfonodos ipsilaterais fixos entre si ou estruturas adjacentes
N2b	Metástase em linfonodos de parede torácica interna ipsilateral, sem evidência de metástase axilar
N3a	Metástase em linfonodo intraclavicular ipsilateral
N3b	Metástase em linfonodos axilares e da parede torácica interna ipsilateral
N3c	Metástase em linfonodos supraclaviculares
M	Metástase a distância
Mx	Não pode ser avaliada
Mo	Sem metástase a distância
M1	Presença de metástase a distância

Tabela 86.4 Estadiamento final - sistema TNM.

Estágio	TNM		
0	Tis N0 M0		
IA	T1 N0 M0		
IB	T0 N1mi M0	T1 N1mi M0	
IIA	T0 N1 M0	T1 N0 M0	T2 N0 M0
IIB	T2 N0 M0	T3 N0 M0	
IIIA	T0 N2 M0 T2 N2 M0	T1 N2 M0 T3 N1 M0	T3 N2 M0
IIIB	T4 N0	T4 N1	T4 N2
IIIC	TX N3 M0		
IV	TX NX M1		

Com a descoberta e incorporação dos fatores biológicos na prática clínica, ficou evidente que, para um mesmo estadiamento, as pacientes evoluíam de forma diferente e conforme a biologia tumoral.

Assim, incorporou-se ao estadiamento a avaliação do grau histológico (GH), receptor 2 do fator de crescimento epidérmico humano (HER2), receptor de estrogênio (RE) e receptor de progesterona (RP).

Também testes multigênicos passaram a fazer parte desse, como o Oncotype®, quando disponível.

O Oncotype® é um teste genômico, realizado nos espécimes tumorais com o objetivo de identificar tumores que conferem maior risco de recorrência a distância e, portanto, que teriam maior probabilidade de se beneficiar da quimioterapia. Isso é especialmente relevante nos tumores luminais, grau 2 e com a axila negativa. Já outra assinatura genética também muito utilizada é o MammaPrint®, utilizado na maioria das vezes para casos de tumores com até 3 linfonodos positivos.

Ambos os testes oferecem a oportunidade de avaliar com maior precisão os benefícios de indicar quimioterapia, possibilitando, após sua integração à prática clínica, um descalonamento mais seguro do tratamento quimioterápico. O Novo TNM para o câncer de mama agora considera os fatores T, N, M, GH, RE, RP, HER2 e Oncotype®.

TRATAMENTO

O tratamento do câncer de mama evoluiu muito ao longo dos anos, tanto em sua abordagem local quanto sistêmica. A mastectomia radical à Halsted deu espaço às mastectomias modificadas, cirurgias conservadoras associadas à reconstrução e reparação mamária. Enquanto a terapia sistêmica neo ou adjuvante incorporou novos medicamentos, impactando diretamente na sobrevida das pacientes, também tem sido avaliada em certos casos a redução ou adaptação da utilização de drogas.

O tratamento da paciente acometida por câncer de mama deve ser personalizado e avaliado multidisciplinarmente. A quimioterapia neoadjuvante, que antes era indicada apenas em tumores localmente avançados, atualmente é indicada em tumores triplo-negativos e HER2+ (tumores ≥ 2 cm ou axila comprometida, clinicamente). A cirurgia segue, de um modo geral, como a primeira escolha para os tumores triplo-negativos e HER2+ de menores dimensões, bem como para os tumores luminais (Tabela 86.5).

Tabela 86.5 Objetivos da quimioterapia neoadjuvante.

Tornar tumor inoperável em operável
Transformar cirurgia radical em conservadora
Downstaging para cirurgia axilar – evitar esvaziamento axilar
Avaliar resposta *in vivo* do tratamento
Obter resposta patológica completa – com mudança na sobrevida global

Tratamento cirúrgico

A cirurgia mamária, mais especificamente a mastectomia radical descrita por Halsted em 1894, foi o tratamento empregado para o câncer de mama independente do estádio clínico. Por muitos anos, acreditava-se que, quanto mais radical o procedimento, melhor seria a evolução das pacientes quando submetidas a essa técnica cirúrgica, uma vez que o conceito que vigorava era da disseminação local do tumor (Halsted, 1894). De fato, foi um grande avanço; o advento da mastectomia radical representou um avanço significativo, reduzindo a mortalidade pelo câncer de mama em cerca de 20% e ao redor de 50% quando realizada em pacientes com tumores iniciais.

Anos mais tarde, a mastectomia radical deu espaço às mastectomias radicais modificadas. Em 1948, Patey e Dyson descreveram a mastectomia radical modificada com preservação do músculo peitoral maior e, sequencialmente, Auchincloss (1963) e Madden (1965) descreveram a mastectomia com preservação de ambos os músculos peitorais (Madden, 1965; Patey e Dyson, 1948).

Com o passar dos anos, surgiram as mastectomias poupadoras de pele e, posteriormente, as que preservam o complexo areolopapilar, que hoje é a primeira escolha quando há necessidade de realizar mastectomia em uma paciente e os critérios oncológicos e clínicos permitem.

Uma quebra de paradigma ocorreu na década de 1980 com as publicações dos estudos de Milão, conduzidos por Umberto Veronesi, e do NSABP B-06 nos EUA, conduzido por Bernard Fisher. Esses estudos, com mais de 20 anos de seguimento, demonstraram a segurança oncológica da cirurgia conservadora seguida de radioterapia em comparação com a mastectomia, além dos benefícios para a autoestima e saúde psicossocial ao se preservar a mama (Veronesi *et al.*, 2002; Fisher *et al.*, 2002).

Um dos principais motivos que fizeram com que o tratamento cirúrgico diminuísse sua radicalidade ao longo dos anos foi o conceito de que a disseminação do câncer de mama a distância se dá por via hematogênica além de linfática. Paralelamente, no século XIX, a cirurgia reparadora da mama ganhou espaço e começou a fazer parte do tratamento da paciente com câncer. Estudos demonstraram inúmeros benefícios, incluindo maior aderência ao tratamento, melhora na qualidade de vida, na sexualidade e na autoestima e sem prejuízo do ponto de vista oncológico.

Cirurgia reparadora das mamas

A cirurgia reparadora da mama desempenha um papel crucial na jornada de mulheres que passaram por procedimentos cirúrgicos. Esses procedimentos visam não apenas restaurar a anatomia, mas também promover a autoestima, a saúde mental e o bem-estar geral das pacientes.

No Brasil, a reconstrução mamária tornou-se um direito de toda paciente a partir de 2013. No entanto, o percentual de pacientes reconstruídas é baixo, representando cerca de 30% dos casos operados no sistema público de saúde (Fisher *et al.*, 2002).

A reconstrução mamária de forma imediata, seja utilizando implantes ou retalhos miocutâneos (principalmente do músculo latíssimo do dorso e do músculo reto abdominal), passou a fazer parte do tratamento cirúrgico do câncer de mama. Quando não há contraindicações, essa opção deve ser oferecida às pacientes devido aos inúmeros benefícios que apresenta. Um dos aspectos mais significativos é a melhora da imagem corporal percebida pelas pacientes, sem alterar fatores de recidiva e sobrevida global (Al-Ghazal *et al.*, 2000).

Na última década, o uso de implantes mamários, seja como prótese definitiva ou como expansor, na reconstrução passou a ser a primeira escolha. Isso se deve à menor morbidade associada, ao menor tempo cirúrgico e à eliminação da necessidade de abordagem de outras partes do corpo (Casella *et al.*, 2017). (Figuras 86.1 e 86.2).

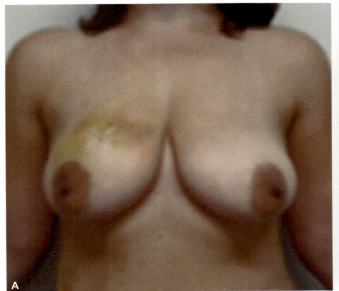 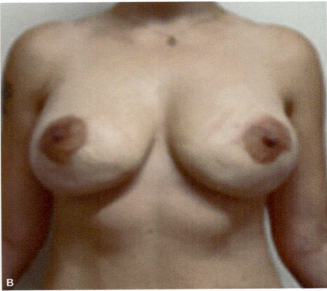

Figura 86.1 A. Pré-operatório adenomastectomia bilateral. **B.** Pós-operatório de adenomastectomia bilateral.

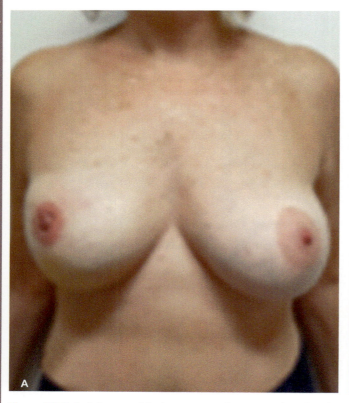 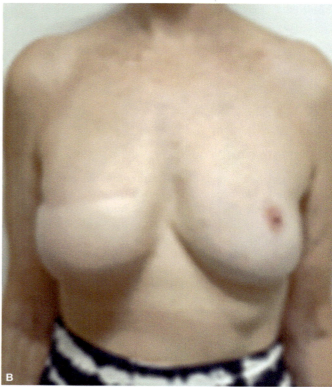

Figura 86.2 A. Pré-operatório de mastectomia preservadora de pele à direita. **B.** Pós-operatório de mastectomia preservadora de pele a direita e reconstrução com expansor e mamoplastia contralateral.

Por outro lado, a combinação de diferentes técnicas na cirurgia reparadora da mama é amplamente utilizada hoje em dia. Por exemplo, a utilização do retalho do músculo latíssimo do dorso associado ao lipoenxerto (gordura autóloga) tem proporcionado resultados satisfatórios e duradouros para as pacientes. Além disso, essa abordagem tende a minimizar os efeitos da radioterapia (Figura 86.3).

Dependendo do volume tumoral excisado ou de sua localização, é possível que ocorra um prejuízo cosmético importante. Nesses casos, a oncoplastia é uma abordagem utilizada, que consiste na associação de cirurgia oncológica com técnicas de cirurgia plástica. O objetivo é reparar o defeito gerado pela cirurgia oncológica utilizando o próprio tecido mamário remanescente. Com a combinação das técnicas, é possível preservar mais tecido mamário, já que há possibilidade de realizar cirurgia conservadora em tumores de maiores dimensões, diminuir o volume mamário e corrigir o grau de ptose, facilitando o planejamento da radioterapia adjuvante, além de ser uma janela de oportunidade de redução do volume mamário em pacientes com hipertrofia mamária importante. Com a preservação das mamas e manutenção de cosmese adequada, há um impacto positivo na recuperação da paciente. Isso inclui maior aderência ao tratamento, redução na morbidade relacionada aos efeitos da radioterapia, melhora na autoestima e no bem-estar psicossocial, retorno mais precoce às atividades laborais e impacto positivo nas relações afetivas e conjugais (Kaufman, 2019).

A reparação mamária com técnicas de mamoplastia, baseadas nos pedículos mamários, fundamenta-se no princípio do deslocamento (*displacement*), em que a correção do defeito causado pelo volume tecidual removido é possível utilizando o tecido mamário residual para remodelar a mama. Esse princípio de deslocamento tecidual envolve o reposicionamento do complexo areolopapilar (CAP), a correção adequada de hipertrofia e ptose mamária, e remodelamento do parênquima, proporcionando um aspecto natural ao cone mamário (Figura 86.4).

Abordagem axilar

Linfonodectomia axilar × biopsia de linfonodo sentinela

O comprometimento dos linfonodos axilares sempre foi um indicador prognóstico importante e um componente integral da estratégia do tratamento no manejo de pacientes com câncer de mama.

Inicialmente, acreditava-se que a retirada dos linfonodos diminuía a taxa de recidiva local e melhorava a sobrevida global. Posteriormente, com novos conhecimentos, a abordagem axilar passou a ser importante para decisão do tratamento adjuvante pós-cirúrgico.

Um estudo publicado em 1977 pelo grupo americano National Surgical Adjuvant Breast and Bowel Project (NSABP), no projeto B-04, mostrou que, em pacientes com axila negativa, a linfonodectomia axilar (LFA) não alterava a taxa de sobrevida, assim como recorrência local axilar (Fisher *et al.*, 1981).

Até a década de 1990, o *status* axilar ainda era o preditor mais importante de sobrevida a longo prazo, assim como um guia importante para o tratamento adjuvante. Dessa forma, a LFA era realizada rotineiramente.

A biopsia do linfonodo sentinela (BLS) surgiu como quebra de paradigma no processo contínuo de adaptação cirúrgica no tratamento do câncer mamário. O conceito do linfonodo sentinela (LS), primeiro linfonodo a receber a drenagem linfática do órgão acometido pela neoplasia, surgiu no tratamento de carcinoma de pênis (Cabanas, 1977) e, posteriormente, em melanoma (Morton *et al.*, 1992).

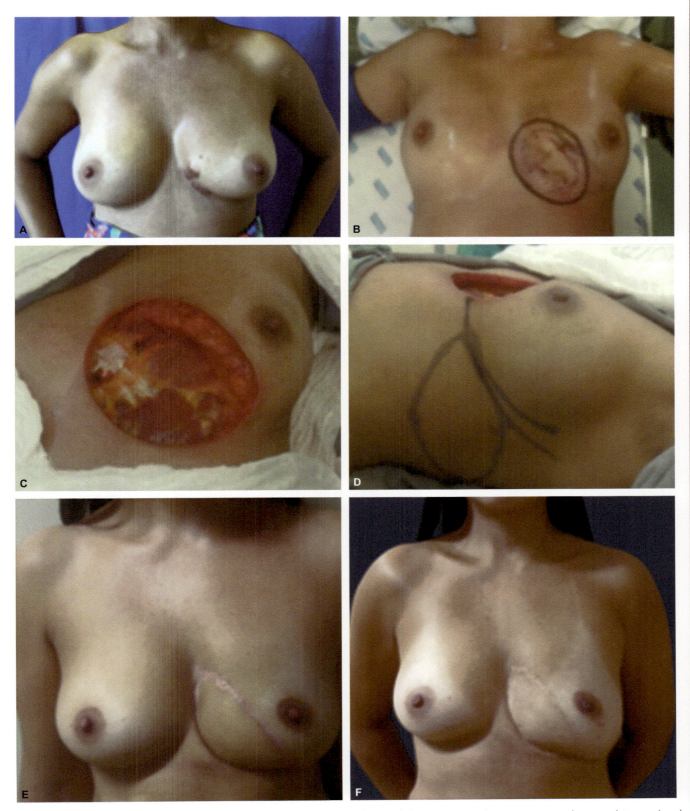

Figura 86.3 Paciente com tumor localmente avançado em quadrante inferomedial mama esquerda, comprometendo musculatura peitoral. Submetida a quadrantectomia e reparo com retalho do latíssimo do dorso lipoenxertado (volume de gordura injetada no retalho 120 mℓ) **A.** Pre-operatório. **B.** Marcação de área tumoral a ser ressecada. **C.** Defeito no tórax após ressecção tumoral. **D.** Marcação dor retalho do dorsal. **E.** Sessenta dias de pós-operatório. **F.** Dois anos de pós-operatório – pós-radioterapia.

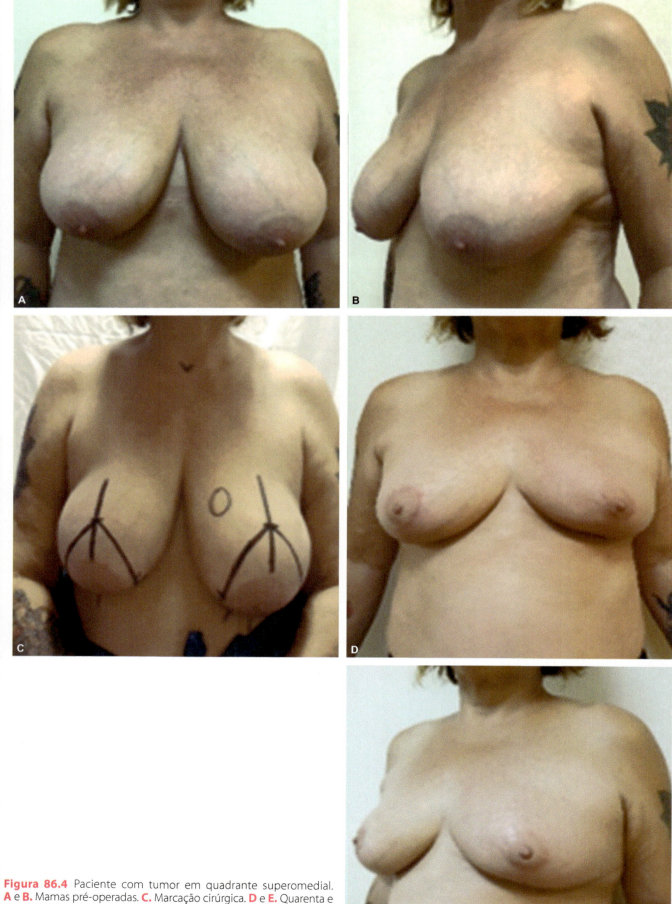

Figura 86.4 Paciente com tumor em quadrante superomedial. **A** e **B.** Mamas pré-operadas. **C.** Marcação cirúrgica. **D** e **E.** Quarenta e cinco dias de pós-operatório.

Entre os estudos realizados, destaca-se o NSABP B-32, estudo randomizado que avaliou pacientes com linfonodos axilares negativos, randomizados em BLS seguido por LFA ou apenas BLS. Com 8 anos de seguimento, o controle regional e a sobrevida global não diferiram entre os grupos (Krag *et al.*, 2010).

Outros estudos mostraram que em até 70% de LS positivos em pacientes com câncer, não são encontradas mais metástases em outros linfonodos axilares (Giuliano, 1996).

Revisão sistemática com metanálise publicada por Kim *et al.* em 2006 avaliou 69 estudos clínicos randomizados com 8.059 pacientes, teve acurácia média das técnicas de BLS de 97% e taxa de falso-negativo de 7,3%, comprovando a efetividade da técnica (Kim *et al.*, 2006).

Com o emprego da BLS, número substancial de mulheres passou a ter menos morbidades associadas à LFA, como seroma, infecção, parestesia, disfunção do ombro e linfedema. Sendo assim, a conduta padrão hoje é BLS sempre que clinicamente os linfonodos não são comprometidos.

Os métodos principais de técnica de BLS são através do corante vital (azul patente) e radiofármaco (tecnécio acoplado a coloides como fitato e dextrana).

Atualmente a contraindicação formal da BLS é no carcinoma inflamatório ou axila muito comprometida.

Linfonodo sentinela positivo

Por anos ficou estabelecida a conduta de não realizar LFA quando o LS era negativo e realizar LFA quando o LS era positivo para células neoplásicas.

Em 2011, estudo clínico randomizado ACOSOG Z0011 teve o objetivo de estudar a omissão de LFA nos casos de linfonodos comprometidos. Estudo avaliou LFA e não LFA em pacientes (T1-2) com axilas clinicamente negativas (N0), submetidas à cirurgia conservadora (CC) com até dois LS positivos (micro e/ou macrometástases), sem extravasamento capsular, seguido de tratamento adjuvante padrão. Não houve diferença em sobrevida livre de doença (SLD) e sobrevida global (SG) em 10 anos de seguimento. Uma subanálise do estudo, com seguimento de 41 meses, mostrou que extravasamento capsular linfonodal de até 2 mm não impactava em maior recorrência local quando a LFA era omitida.

Outros estudos avaliaram a omissão de LFA em LS positivos, entre eles o estudo italiano IBCSG-2301 publicado em 2013, que mostrou que, na positividade do LS para micrometástases, a taxa de SLD e SG não foi diferente entre o grupo que foi submetido à LFA e o que não foi submetido à LFA (Galimberti *et al.*, 2013).

Em 2014, no estudo AMAROS, pacientes (T1-2) com axila clinicamente negativa e LS positivo para micro e macrometástase (em cirurgia conservadora ou mastectomia), foram randomizadas para LFA ou radioterapia axilar, e ambos os tratamentos obtiveram controle local semelhante, sendo a LFA com maior taxa de linfedema.

Dessa forma, a tendência é não realizar LFN quando há positividade para metástase em até dois LS com extravasamento capsular de até 2 mm nas pacientes não submetidas à terapia neoadjuvante.

Biopsia de linfonodo sentinela ×
quimioterapia neoadjuvante

A BLS pós-quimioterapia neoadjuvante (Qt neo) em pacientes com axila negativa pré-quimioterapia já estava bem estabelecida até que surgiram estudos conduzidos com intuito de validar a BLS em pacientes com axilas positivas pré-Qt neo e que apresentavam regressão após a quimioterapia (cN0). Os estudos avaliaram a taxa de identificação do LS e a taxa de falso-negativo após BLS e LFA. Destacam-se os estudos ACOSOG Z1071, SENTINA e SN FNAC. A conclusão dos três estudos é semelhante, as taxas de identificação do LS mantêm-se altas (92,7%, 87,8% e 87,6%), respectivamente; já as taxas de falso-negativos foram menores quando associou-se dupla marcação com tecnécio e azul patente (10,8%, 8,6% e 5,2%), respectivamente, e foram ressecados pelo menos três linfonodos (9,1%, 4,9% e 4,9%), respectivamente (Boughey *et al.*, 2013; Boileau *et al.*, 2015; Kuehn *et al.*, 2013).

A utilização do tecnécio como marcador do sentinela não é uma realidade no Brasil. Um estudo com a população brasileira demonstrou não haver maiores taxas de recidiva nas pacientes submetidas à avaliação do LS, marcado apenas com azul patente, com a retirada de 3 linfonodos (Cavalcante *et al.*, 2024).

Em resumo, em relação à abordagem axilar em pacientes submetidas à terapia neoadjuvante:

- Pacientes com axila negativa ao diagnóstico (N0): deverá ser submetida à BLS
- Pacientes com axila positiva após o término da Qt: deverá ser submetida à LFA
- Axila N1/2 (positiva) pré-Qt → N0 (negativa) pós-Qt neo: deverá ser submetida à BLS. Se LS positivo, realizar LFA.

Apesar de não ser obrigatório, se disponível, a avaliação do LS deve ser realizada com dupla marcação (azul patente e tecnécio) e retirada de 3 linfonodos, com intuito de diminuir a taxa de falso-negativo.

Importante lembrar que algumas situações, antes controversas, hoje são bem estabelecidas. Gestação, cirurgia prévia mamária e axilar não são contraindicações para BLS. Na gestação, o azul patente não deve ser utilizado.

Tratamento sistêmico

Quimioterapia

Em 1975, sob liderança de Bernard Fisher, o NSABP demonstrou melhor prognóstico em pacientes tratadas com 1-fenilalanina mostarda VO adjuvante, colocando em prática o conceito que já defendiam de que o pior prognóstico de algumas pacientes era devido à presença de micrometástases a distância. Surgiu assim o conceito de Fisher de que as doenças invasivas têm caráter sistêmico, e dessa forma o tratamento precoce das micrometástases traz benefícios às pacientes. Desta forma, a terapia sistêmica adjuvante, seja com quimioterapia, seja com hormonoterapia, passou a ter destaque importante no tratamento pós-cirúrgico (Fisher *et al.*, 1980).

Com a eficácia das drogas no tratamento adjuvante, estudos foram conduzidos para aplicá-las no cenário neoadjuvante com objetivo de tornar tumores inoperáveis em operáveis e dentre eles destaca-se estudo conduzido por Bonadona em Milão (Bonadonna e Valagussa, 1981). Posteriormente os estudos NSABP B-18 e B-27, além de demonstrarem que o prognóstico para pacientes era o mesmo quando realizada a quimioterapia neo ou adjuvante, evidenciaram maiores taxas de preservação das mamas frente à mastectomia quando o tratamento sistêmico era realizado antes da cirurgia (Rastogi *et al.*, 2008).

No estudo B-27, houve associação de taxano ao tratamento e os resultados foram semelhantes ao B-18 em relação a SG e SLD quando realizado tratamento neo ou adjuvante, mas com incremento tanto de SLD quanto SG nas pacientes que atingiram resposta patológica completa (RPC). Destaca-se que a associação de taxano no B-27 levou a maior taxa de RPC (Rastogi *et al.*, 2008).

Avaliação imuno-histoquímica tumoral

A identificação dos receptores de estrogênio e progesterona, bem como a aplicação de exames de imuno-histoquímica, juntamente com o desenvolvimento das técnicas de hibridização *in situ* para detecção da amplificação de HER2, foram avanços significativos. Esses avanços, combinados com os estudos de Perou *et al.* (2000), que introduziram a classificação molecular do câncer de mama em cinco subgrupos, marcaram um importante passo em direção a um tratamento mais personalizado para o câncer de mama (Sørlie, 2004). Com isso, os tratamentos anti-hormonais, quimioterápicos e terapias-alvo adjuvantes ganharam cada vez mais destaque. Isso se refletiu em maior indicação de quimioterapia neoadjuvante, não apenas para as situações anteriormente descritas, mas também para avaliar *in vivo* a resposta tumoral frente aos agentes utilizados na terapia neoadjuvante.

Em relação às pacientes com tumores luminais de estádio clínico inicial, a cirurgia segue como terapia primária. Com a publicação dos estudos SENTINA e ACOSOG-Z71 passou a se discutir a terapia neoadjuvante com objetivo de *downstaging* axilar e, desta forma, realizar a pesquisa do LS em axila primariamente comprometida (Boughey *et al.*, 2013).

Terapia-alvo

A utilização de terapias-alvo representou um avanço significativo, sendo o uso de trastuzumabe em pacientes HER2-positivas o principal exemplo. Estudos comparativos entre esquemas quimioterápicos rotineiros, com e sem a adição do trastuzumabe, demonstraram que os esquemas combinados com o trastuzumabe resultaram em maiores SLD e SG para as pacientes (Perez *et al.*, 2014).

No cenário neoadjuvante, os tumores triplo-negativos, assim como os HER2-positivos, e estes principalmente com associação de terapias-alvo, tendem a apresentar maior RPC e, atualmente, há tendência em se realizar quimioterapia neoadjuvante em tumores com dimensões menores e com as mesmas características biomoleculares. Nos estudos NOAH e GEPARQUINTO, a associação de trastuzumabe à quimioterapia em tumores com expressão positiva de HER2 levou a taxas de RPC de cerca de 50%, quase o dobro dos resultados sem associação de trastuzumabe (Semiglazov *et al.*, 2011).

O duplo bloqueio com trastuzumabe e pertuzumabe levou a taxas ainda maiores de RPC, com aumento em torno de 20% em relação aos esquemas que utilizaram apenas trastuzumabe (Von Minckwitz *et al.*, 2019).

A medicação TDM1 refere-se ao ado-trastuzumabe entansina, que é um medicamento usado no tratamento do câncer de mama para mulheres com câncer de mama HER2-positivo. Composto pela molécula ado-trastuzumabe, é um anticorpo monoclonal que se liga especificamente às células de câncer de mama que expressam a proteína HER2. Entansina é um agente quimioterápico que está ligado ao ado-trastuzumabe. Este composto ajuda a entregar a quimioterapia diretamente às células cancerígenas HER2-positivas.

O TDM1 representa um avanço significativo no tratamento do câncer de mama HER2-positivo, proporcionando uma opção terapêutica eficaz para pacientes com essa forma específica de câncer de mama avançado.

Nas pacientes sem RPC de doença invasiva em mama ou axila, estudo Katarine mostrou que, em 7 anos, o grupo que recebeu TDM-1 adjuvante, comparado com o que não recebeu, apresentou 50% de redução do risco de recorrência de doença invasiva, 80,8% e 67,1%, respectivamente (*hazard ratio* [HR], 0,54; intervalo de confiança [IC] 95%, 0,44 a 0,66; $P < 0,0001$) e maior SG, 89,1% e 84,4%, respectivamente (HR, 0,66; IC 95%, 0,51 a 0,87; $P = 0,0027$) (Von Minckwitz *et al.*, 2019). Outra classe de droga-alvo utilizada são os inibidores de ciclina CDK4/6 associados com a hormonoterapia, nos casos de pacientes de alto risco (≥ 4 linfonodos ou 1 a 3 linfonodos com tumor ≥ 5 cm, grau histológico 3 ou Ki67 $\geq 20\%$), sendo uma das drogas abemaciclibe, aprovado pela Agência Nacional de Vigilância Sanitária (Anvisa). O estudo MonarchE mostrou ganho na sobrevida livre de recidiva com razão de risco de 0,73 em 2 anos de uso (Johnston *et al.*, 2020).

Resultados promissores do estudo Natalee com ribociclibe tendem a ampliar a indicação de inibidores de ciclina na adjuvância.

Imunoterapia

Novas drogas vêm sendo avaliadas no cenário neoadjuvante em pacientes com tumores triplo-negativos e, entre elas, destaca-se a imunoterapia. O estudo KEYNOTE-522 avaliou pacientes estádios II e III, portadoras de tumores triplo-negativos, sem tratamento prévio, para receber quatro ciclos de Pembrolizumabe (dose de 200 mg) a cada 3 semanas + paclitaxel e carboplatina (784 pacientes) ou placebo a cada 3 semanas + paclitaxel e carboplatina (390 pacientes). Os dois grupos receberam quatro ciclos adicionais de pembrolizumabe ou placebo, e ambos os grupos receberam doxorrubicina-ciclofosfamida ou epirrubicina-ciclofosfamida. Após a cirurgia, as pacientes receberam pembrolizumabe adjuvante ou placebo a cada 3 semanas até completar 9 ciclos. O uso do imunoterápico pembrolizumabe levou a maior RPC (64,8% *versus* 51,2%; p < 0,001) e as pacientes mais beneficiadas com maiores taxas de RPC foram aquelas com comprometimento linfonodal ou estádio III. Com 36 meses de seguimento houve redução de risco de recorrência de 37% no grupo de pacientes submetidas ao pembrolizumabe (HR 0,63; IC 95%, 0,48 a 0,82; $P < 0,001$) (Schmid *et al.*, 2022).

Hormonoterapia

A definição de tumor hormônio-sensível é pela expressão dos receptores hormonais (estrogênio e progesterona) na célula tumoral. Cerca de 70% dos tumores de mama são hormônio-positivos.

A inibição hormonal já era realizada desde o século XIX, com o emprego da ooforectomia bilateral. Com a introdução do citrato de tamoxifeno, em 1970, houve redução nesse tipo de cirurgia.

A hormonoterapia adjuvante é realizada em todas as pacientes com câncer de mama hormônio-positivo (independentemente de idade, estádio do tumor, *status* linfonodal, tratamento quimioterápico ou não), pois diversos estudos mostraram impacto importante em SLD e SG, com redução de risco de recorrência de até 47% com 5 anos de tamoxifeno e 32% nos 5 anos seguintes (Early Breast Cancer Trialists' Collaborative Group, 2011a).

Dois estudos randomizados, avaliando pacientes na pré-menopausa com tumores luminais, chamados "SOFT" e "TEXT", com seguimento de 12 e 13 anos, respectivamente, mostraram benefício com uso da hormonoterapia e bloqueio hormonal naquelas consideradas do grupo de alto risco, que realizaram quimioterapia adjuvante e com tumores grau 3 (Francis *et al.*, 2023).

Em metanálise comparando uso de tamoxifeno + SO (supressão ovariana) com inibidor da aromatase + SO, a taxa anual de recorrência do câncer de mama era 1/5 menor naquelas pacientes com inibidor de aromatase.

A utilização da hormonoterapia nas pacientes pós-menopausadas se mostrou com maior benefício com inibidores de aromatase (IA: anastrozol, exemestano e letrozol), comparado ao uso de tamoxifeno (Early Breast Cancer Trialists' Collaborative Group, 2015).

O tempo de duração padrão é de 5 anos. A utilização da hormonoterapia de forma estendida é realizada nos casos de pacientes com fatores de mau prognóstico (Del Mastro, 2021).

Radioterapia

A radioterapia consiste na utilização de uma radiação ionizante com fins terapêuticos. No câncer de mama ela é empregada geralmente no pós-operatório como terapia adjuvante após a cirurgia conservadora ou mastectomia. A indicação depende de inúmeros fatores como tipo da cirurgia realizada, tamanho do tumor, presença e número de linfonodos comprometidos, subtipo tumoral, dentre outros (Tabela 86.6).

Diversos estudos mostraram o benefício no controle locorregional, sobrevida livre de doença e redução na taxa de mortalidade, a depender dos critérios de indicação (Liljegren *et al.*, 1999).

Trabalhos de longa data comparando resultados de mastectomia com cirurgia conservadora associada à radioterapia realizados por Veronesi *et al.* (2002) mostraram que a recorrência local foi de 2,3% no grupo da mastectomia e 8,8% no grupo da cirurgia conservadora, sem diferença estatística na sobrevida global e livre de doença em 20 anos. Bernard Fischer, nos EUA, com protocolo e NSABP B-06, evidenciou maiores taxas de recorrência naquelas pacientes com tratamentos cirúrgicos sem radioterapia (Fischer *et al.*, 2002; Veronesi *et al.*, 2002).

Essa indicação ficou mais concreta depois da publicação da metanálise realizada pelo grupo Early Breast Cancer Trialists Collaborative Group (EBCTCG), maior grupo que realiza metanálise mundialmente na mastologia. Nesse estudo, evidenciou-se que a radioterapia reduziu o risco absoluto de recorrência locorregional de 35% para 19,3% em 10 anos; além disso, reduziu de forma significativa o risco absoluto de morte por câncer de mama em 3,8% em 15 anos, por outro lado, esse benefício foi menor naquelas pacientes de bom prognóstico (Early Breast Cancer Trialists' Collaborative Group, 2011b).

Tabela 86.6 Indicações de radioterapia.

— Cirurgia conservadora: sempre
Observação: exceção pode ser avaliada em pacientes muito idosas com tumores de bom prognóstico.

Pós-mastectomia:
- Tumores > 5 cm
- Linfonodos comprometidos
- Subtipo molecular triplo-negativo/HER2-positivo
- Alto grau histológico
- Invasão angiolinfática
- Carcinoma inflamatório

Adaptada de: Del Mastro, 2021.

Por outro lado, alguns estudos evidenciaram que mulheres idosas com tumores de bom prognóstico (margens negativas, sem invasão linfovascular, baixo grau histológico, receptores hormonais positivos) não mostraram diferença nas taxas de sobrevida global e pequeno benefício nas taxas de recorrência local; assim, para esse grupo de pacientes e com expectativa de vida menor que 5 anos, a radioterapia oferece apenas benefício discreto no controle local.

O *boost* é a dose de reforço utilizada no leito tumoral. Devem-se levar em consideração os seguintes critérios na sua indicação: idade menor que 50 anos e entre 51 e 70 anos com tumor de alto grau ou margens positivas.

Radioterapia parcial da mama

Consiste no emprego de maiores doses por fração na cavidade cirúrgica com 1 a 2 cm de margem, utilizando a braquiterapia ou feixe de radiação externa.

Indicação:
- > 50 anos
- Margens negativas maiores que 2 mm com Tis ou T1. Resultados mostraram um bom controle local com uma discreta inferioridade à radioterapia convencional, porém sem prejuízo na SG.

Nesse mesmo contexto de aprimoramento da radioterapia, estudos têm explorado uma forma mais breve de administração, substituindo as tradicionais 25 frações por 15, conhecida como **radioterapia hipofracionada.**

Estudos START A e START B mostraram que a radioterapia hipofracionadas em mama oferece resultados comparáveis ao fracionamento convencional no controle local da doença. Além disso, nesses dois estudos do Reino Unido, os efeitos adversos como fibrose da mama, redução do volume mamário, telangiectasias e edema da mama foram menos evidentes no grupo que recebeu a radioterapia hipofracionada (Overgaard *et al.*, 1999; Haviland *et al.*, 2013).

Indicações:
- Qualquer idade
- Qualquer estágio, desde que o tratamento seja direcionado a toda a mama
- Qualquer quimioterapia.

Radioterapia da axila e fossa supraclavicular: quando mais de 3 linfonodos estiverem comprometidos.

Radioterapia de torácica interna: comprometimento tumoral comprovado dessa região ou em casos de tumores centrais e mediais (maiores que 2 cm) e axila acometida (> 3 linfonodos).

O início da radioterapia pós-cirurgia ou após término da quimioterapia adjuvante idealmente seria em torno de 4 a 8 semanas.

SEGUIMENTO

Ao finalizar o tratamento do câncer de mama, muitas mulheres se encontram em um momento de alívio e gratidão pela superação dessa jornada desafiadora. No entanto, é importante compreender que o cuidado não termina aí. Acompanhar o seguimento do câncer de mama é crucial para manter a saúde e a qualidade de vida a longo prazo.

Após a conclusão da quimioterapia, radioterapia ou cirurgia, muitas mulheres passam a frequentar consultas regulares com seus médicos para monitorar a recorrência do câncer.

De acordo com as diretrizes atuais da Sociedade Brasileira de Mastologia e da National Comprehensive Cancer Network (NCCN), o seguimento do câncer de mama após o tratamento envolve consultas regulares com seu mastologista e oncologista clínico. No geral, é recomendado que as pacientes sejam acompanhadas regularmente nos primeiros 2 anos após a conclusão do tratamento, com visitas a cada 3 a 6 meses.

Durante essas consultas, o médico realiza exame físico completo de mamas e linfonodos, discute qualquer sintoma ou preocupação que a paciente possa ter e solicita exames adicionais, se necessário. A mamografia é parte essencial do seguimento do câncer de mama, naquelas que não realizaram mastectomia e geralmente são realizadas anualmente, ou com uma frequência determinada pelo médico. Além disso, outros exames podem ser recomendados a depender da situação individual, como exames de sangue para monitorar os marcadores tumorais, exames de imagem adicionais, como ultrassom, ressonância magnética, tomografias, PET-CT ou biopsias, se houver alguma suspeita de recorrência.

Já está bem estabelecido que o estilo de vida saudável pós-tratamento, com manutenção do peso ideal, dieta equilibrada, prática de atividade física regular, não fumar, não abusar na ingesta de álcool, dentre outros, impacta positivamente na vida das pacientes (Dieli-Conwright et al., 2018).

É comum que as pacientes enfrentem desafios emocionais durante o seguimento pós-tratamento. Muitas vezes, sentimentos de ansiedade, medo de recorrência e alterações na autoestima podem surgir nessa fase. É essencial reconhecer e abordar essas questões, buscando apoio emocional tanto de profissionais quanto de grupos de apoio; assim, uma equipe multidisciplinar é essencial.

SITUAÇÕES ESPECIAIS

Câncer de mama na gravidez

Condição rara, com incidência de até 0,1% dos casos de câncer de mama. Definido como doença diagnosticada na gestação ou até 1 ano após o parto.

Sugere-se estudo ultrassonográfico em toda lesão palpável persistente por mais de 2 ou mais semanas (Amant et al., 2012).

A quimioterapia pode ser iniciada a partir da 14ª semana de gestação e interrompida entre 3 e 4 semanas antes do parto. Trastuzumabe, radioterapia e endocrinoterapia, apenas após o parto. Pode-se discutir reconstrução imediata sem mudança de prognóstico.

Câncer de mama em homem

É raro e representa 1% dos casos totais de câncer de mama, geralmente em idade mais avançada do que nas mulheres (Giordano et al., 2002).

A NCCN incluiu como fator de risco genético (risco familiar), indicando investigação de síndrome hereditária para mama e ovário.

Um dos principais fatores de risco para essa doença em homens é a relação estrógeno/andrógeno, observado em homens obesos e com disfunção hepática.

O tratamento segue o mesmo empregado para as mulheres, a depender do estádio clínico e das características biomoleculares.

Carcinoma inflamatório

Esse tipo de carcinoma de mama é uma forma de doença localmente avançada, com características clínicas e patológicas diferentes dos outros tipos de carcinomas. Seu diagnóstico é clínico, apresentando eritema cutâneo difuso em pelo menos dois terços da mama e edema de tecido subcutâneo (peau d'orange), que se deve à obstrução dos vasos linfáticos da derme por êmbolos tumorais, com ou sem massa palpável (Hester et al., 2021). Pacientes apresentam prognóstico desfavorável.

O principal diagnóstico diferencial são as mastites bacterianas; no entanto, essas costumam causar febre, dor e calor no local da lesão, alteração de leucocitose e aumento dos marcadores inflamatórios, sendo incomuns no carcinoma. Outro diagnóstico diferencial são as mastites fúngicas e as radiodermites tardias.

Tratamento padrão envolve quimioterapia neoadjuvante com ou sem terapia-alvo ou imunoterapia associadas, a depender do subtipo tumoral, seguido de cirurgia radical (mastectomia radical sem preservação de pele e LFA) e radioterapia. A depender da reposta à neoadjuvância, pode-se discutir sobre reconstrução mamária imediata.

CONSIDERAÇÕES FINAIS

Os avanços contínuos na pesquisa e nas evidências científicas têm tornado o tratamento do câncer de mama cada vez mais personalizado. Além dos tipos tumorais e estádios clínicos, devemos levar em consideração a idade das pacientes, suas comorbidades, expectativas e desejos individuais.

O objetivo primordial é atingir a cura, com uma abordagem que minimize os riscos de recorrências e, sempre que possível, por intermédio de tratamentos menos mutilantes e com menos efeitos colaterais.

Atualmente, com exceção das pacientes em estádio IV, com tumores inoperáveis ou que não apresentam condições clínicas para tratamento operatório, a cirurgia continua sendo um tratamento essencial. Dependendo do caso, pode ser necessária a complementação com radioterapia, terapias sistêmicas neo ou adjuvantes, ou uma combinação de ambas.

REFERÊNCIAS BIBLIOGRÁFICAS

AL-GHAZAL, S. K.; FALLOWFIELD, L.; BLAMEY, R. W. Comparison of psychological aspects and patient satisfaction following breast conserving surgery, simple mastectomy and breast reconstruction. European Journal of Cancer, v. 36, n. 15, p. 1938-1943, 2000.

AMANT, F. et al. Breast cancer in pregnancy. The Lancet, v. 379, n. 9815, p. 570-579, 2012.

AUCHINCLOSS, H. Significance of location and number of axillary metastases in carcinoma of the breast: a justification for a conservative operation. Annals of Surgery, v. 158, n. 1, p. 37-46, 1963.

BOILEAU, J. et al. Sentinel node biopsy after neoadjuvant chemotherapy in biopsy-proven node-positive breast cancer: the SN FNAC study. Journal of Clinical Oncology, v. 33, n. 3, p. 258-264, 2015.

BONADONNA, G.; VALAGUSSA, P. Dose-response effect of adjuvant chemotherapy in breast cancer. New England Journal of Medicine, v. 304, n. 1, p. 10-15, 1981.

BOUGHEY, J. C. et al. Sentinel lymph node surgery after neoadjuvant chemotherapy in patients with node-positive breast cancer: the ACOSOG Z1071 (Alliance) clinical trial. Journal of the American Medical Association, v. 310, n. 14, p. 1455-1461, 2013.

CABANAS, R. M. An approach for the treatment of penile carcinoma. Cancer, v. 39, n. 2, p. 456-466, 1977.

CASELLA, D. et al. Current trends and outcomes of breast reconstruction following nipple-sparing mastectomy: results from a national multicentric registry with 1006 cases over a 6-year period. Breast Cancer, v. 24, p. 451-457, 2017.

CAVALCANTE, F. P. *et al.* The use of blue dye alone for sentinel lymph node biopsy after neoadjuvant chemotherapy in patients with initially node-positive breast cancer. *European Journal of Surgical Oncology*, v. 50, n. 3, p. 107967, 2024.

DEL MASTRO, L. *et al.* Extended therapy with letrozole as adjuvant treatment of postmenopausal patients with early-stage breast cancer: a multicentre, open-label, randomised, phase 3 trial. *The Lancet Oncology*, v. 22, n. 10, p. 1458-1467, 2021.

DIELI-CONWRIGHT, C. M. *et al.* Aerobic and resistance exercise improves physical fitness, bone health, and quality of life in overweight and obese breast cancer survivors: a randomized controlled trial. *Breast Cancer Research*, v. 20, p. 1-10, 2018.

EARLY BREAST CANCER TRIALISTS' COLLABORATIVE GROUP *et al.* Relevance of breast cancer hormone receptors and other factors to the efficacy of adjuvant tamoxifen: patient-level meta-analysis of randomised trials. *The Lancet*, v. 378, n. 9793, p. 771-784, 2011a.

EARLY BREAST CANCER TRIALISTS' COLLABORATIVE GROUP *et al.* Effect of radiotherapy after breast-conserving surgery on 10-year recurrence and 15-year breast cancer death: meta-analysis of individual patient data for 10 801 women in 17 randomised trials. *The Lancet*, v. 378, n. 9804, p. 1707-1716, 2011b.

EARLY BREAST CANCER TRIALISTS' COLLABORATIVE GROUP *et al.* Aromatase inhibitors versus tamoxifen in early breast cancer: patient-level meta-analysis of the randomised trials. *The Lancet*, v. 386, n. 10001, p. 1341-1352, 2015.

FISHER, B. *et al.* The contribution of recent NSABP clinical trials of primary breast cancer therapy to an understanding of tumor biology—an overview of findings. *Cancer*, v. 46, n. S4, p. 1009-1025, 1980.

FISHER, B. *et al.* Findings from NSABP protocol no. b-04: Comparison of radical mastectomy with alternative treatments. II. The clinical and biologic significance of medial-central breast cancers. *Cancer*, v. 48, n. 8, p. 1863-1872, 1981.

FISHER, B. *et al.* Twenty-year follow-up of a randomized trial comparing total mastectomy, lumpectomy, and lumpectomy plus irradiation for the treatment of invasive breast cancer. *New England Journal of Medicine*, v. 347, n. 16, p. 1233-1241, 2002.

FRANCIS, P. A. *et al.* Adjuvant endocrine therapy in premenopausal breast cancer: 12-year results from SOFT. *Journal of Clinical Oncology*, v. 41, n. 7, p. 1370-1375, 2023.

GALIMBERTI, V. *et al.* Axillary dissection versus no axillary dissection in patients with sentinel-node micrometastases (IBCSG 23–01): a phase 3 randomised controlled trial. *The Lancet Oncology*, v. 14, n. 4, p. 297-305, 2013.

GIORDANO, S. H.; BUZDAR, A. U.; HORTOBAGYI, G. N. Breast cancer in men. *Annals of Internal Medicine*, v. 137, n. 8, p. 678-687, 2002.

GIULIANO, A. E. Sentinel lymphadenectomy in primary breast carcinoma; An alternative to routine axillary dissection. *Journal of Surgical Oncology*, v. 62, n. 2, p. 75-77, 1996.

GIULIANO, A. E.; EDGE, S. B.; HORTOBAGYI, G. N. Eighth edition of the AJCC cancer staging manual: breast cancer. *Annals of Surgical Oncology*, v. 25, p. 1783-1785, 2018.

HALSTED, W. S. The results of operations for the cure of cancer of the breast performed at the Johns Hopkins Hospital from June, 1889, to January, 1894. *Annals of Surgery*, v. 20, p. 497-555, 1894.

HAVILAND, J. S. *et al.* The UK Standardisation of Breast Radiotherapy (START) trials of radiotherapy hypofractionation for treatment of early breast cancer: 10-year follow-up results of two randomised controlled trials. *The Lancet Oncology*, v. 14, n. 11, p. 1086-1094, 2013.

HESTER, R. H.; HORTOBAGYI, G. N.; LIM, B. Inflammatory breast cancer: early recognition and diagnosis is critical. *American Journal of Obstetrics and Gynecology*, v. 225, n. 4, p. 392-396, 2021.

INSTITUTO NACIONAL DE CÂNCER JOSÉ ALENCAR GOMES DA SILVA – INCA. *Estimativa 2023*: incidência do Câncer no Brasil. Rio de Janeiro: INCA, 2022.

JOHNSTON, S. R. D. *et al.* Abemaciclib combined with endocrine therapy for the adjuvant treatment of HR+, HER2–, node-positive, high-risk, early breast cancer (monarchE). *Journal of Clinical Oncology*, v. 38, n. 34, p. 3987-3998, 2020.

KAUFMAN, C. S. Increasing role of oncoplastic surgery for breast cancer. *Current Oncology Reports*, v. 21, n. 12, p. 111, 2019.

KIM, T.; GIULIANO, A. E.; LYMAN, G. H. Lymphatic mapping and sentinel lymph node biopsy in early-stage breast carcinoma: a meta-analysis. *Cancer*, v. 106, n. 1, p. 4-16, 2006.

KRAG, D. N. *et al.* Sentinel-lymph-node resection compared with conventional axillary-lymph-node dissection in clinically node-negative patients with breast cancer: overall survival findings from the NSABP B-32 randomised phase 3 trial. *The Lancet Oncology*, v. 11, n. 10, p. 927-933, 2010.

KUEHN, T. *et al.* Sentinel-lymph-node biopsy in patients with breast cancer before and after neoadjuvant chemotherapy (SENTINA): a prospective, multicentre cohort study. *The Lancet Oncology*, v. 14, n. 7, p. 609-618, 2013.

LILJEGREN, G. *et al.* 10-Year results after sector resection with or without postoperative radiotherapy for stage I breast cancer: a randomized trial. *Journal of Clinical Oncology*, v. 17, n. 8, p. 2326-2326, 1999.

MADDEN, J. L. Modified radical mastectomy. *Surgery, Gynecology & Obstetrics*, v. 121, n. 6, p. 1221-1230, 1965.

MORTON, D. L. *et al.* Technical details of intraoperative lymphatic mapping for early stage melanoma. *Archives of Surgery*, v. 127, n. 4, p. 392-399, 1992.

OLIVEIRA, V. M.; RINALDI, J. F.; BAGNOLI, F. Neoplasias malignas da mama. *In*: ALDRIGHI, J. M.; OLIVEIRA, V. M.; OLIVEIRA, A. L. *Ginecologia*: fundamentos e avanços na propedêutica, diagnóstico e tratamento. São Paulo: Atheneu, 2013, p 349-357.

OVERGAARD, M. *et al.* Postoperative radiotherapy in high-risk postmenopausal breast-cancer patients given adjuvant tamoxifen: Danish Breast Cancer Cooperative Group DBCG 82c randomised trial. *The Lancet*, v. 353, n. 9165, p. 1641-1648, 1999.

PATEY, D. H.; DYSON, W. H. The prognosis of carcinoma of the breast in relation to the type of operation performed. *British Journal of Cancer*, v. 2, n. 1, p. 7, 1948.

PEREZ, E. A. *et al.* Trastuzumab plus adjuvant chemotherapy for human epidermal growth factor receptor 2–positive breast cancer: planned joint analysis of overall survival from NSABP B-31 and NCCTG N9831. *Journal of Clinical Oncology*, v. 32, n. 33, p. 3744, 2014.

PEROU, C. M. *et al.* Molecular portraits of human breast tumours. *Nature*, v. 406, n. 6797, p. 747-752, 2000.

RASTOGI, P. *et al.* Preoperative chemotherapy: updates of national surgical adjuvant breast and bowel project protocols B-18 and B-27. *Journal of Clinical Oncology*, v. 26, n. 5, p. 778-785, 2008.

SCHMID, P. *et al.* Event-free survival with pembrolizumab in early triple-negative breast cancer. *New England Journal of Medicine*, v. 386, n. 6, p. 556-567, 2022.

SEMIGLAZOV, V. *et al.* Surgery following neoadjuvant therapy in patients with HER2-positive locally advanced or inflammatory breast cancer participating in the NeOAdjuvant Herceptin (NOAH) study. *European Journal of Surgical Oncology* (EJSO), v. 37, n. 10, p. 856-863, 2011.

SØRLIE, T. Molecular portraits of breast cancer: tumour subtypes as distinct disease entities. *European Journal of Cancer*, v. 40, n. 18, p. 2667-2675, 2004.

VERONESI, U. *et al.* Twenty-year follow-up of a randomized study comparing breast-conserving surgery with radical mastectomy for early breast cancer. *New England Journal of Medicine*, v. 347, n. 16, p. 1227-1232, 2002.

VON MINCKWITZ, G. *et al.* Trastuzumab emtansine for residual invasive HER2-positive breast cancer. *New England Journal of Medicine*, v. 380, n. 7, p. 617-628, 2019.

WORLD HEALTH ORGANIZATION – WHO. Absolute numbers, Incidence, Females, in 2022. Global Cancer Observatory/International Agency for Research on Cancer, 2024.

Índice Alfabético

A

Abdome agudo, 402
- anamnese e exame físico, 402
- causas mais comuns, 405
- diagnóstico, 402
- etiologia e classificação, 402
- exames complementares, 404
Ablação
- a *laser*, 762
- de miomas por radiofrequência, 334
- endometrial, 469
Abortamento legal, 412, 418
Aborto recorrente, 167
Abscesso subareolar crônico recidivante, 826
Abuso sexual, 87, 365
Acessibilidade ampliada, 47
Acesso ao prontuário, 54
Acetato
- de ciproterona, 440
- de medroxiprogesterona, 726, 746
Acetilcolina, 81
Achado colposcópico, 114
- anormal e suspeita de invasão, 114
- normal, 114
Acidentes vasculares cerebrais, 571
Ácido
- hialurônico, 658, 667
- láctico, 268
- tricloroacético, 312
- zoledrônico, 608
Acne, 449, 451
Acolhimento, 414
Acompanhamento ultrassonográfico da ovulação, 523
Aconselhamento
- genético, 173
- pré-procedimento de esterilização, 711
Acupuntura, 355, 591, 668
Adenocarcinoma(s)
- de células claras, 250
- *in situ*, 765, 768, 769
- seroso e mucoso, 255
Adenomioma cístico, 350
Adenomiose, 122, 141, 363, 464, 466
- classificações, 345
- diagnóstico, 346, 347
- e infertilidade, 347
- e sistema intrauterino liberador de levonorgestrel, 740
- etiopatogenia, 345
- métodos de imagem, 347
- quadro clínico, 346
- tratamento, 348, 349
Adenose, 248, 398
Aderências pélvicas, 362
Adesivo(s), 696, 698, 750
- transdérmicos, 746
Afecções
- ovarianas, 130
- tubárias, 128
Afirmação de gênero, 38

Agenesia
- cervical, 16
- do colo uterino, 228
- do terço inferior da vagina, 430
- mülleriana, 16
- vaginal, 16, 229
Agonistas
- do GnRH, 355
- dopaminérgicos, 459
Alendronato, 606
Alívio da dor, 419
Alopecia, 450, 451
- androgenética, 450
Alteração(ões)
- atróficas, 560
- cardiovasculares e metabólicas, 561
- cognitivas, 560
- comportamentais, 655
- da coloração ou retração da pele da mama, 838
- da função peritoneal, 493
- do humor, 560
- em pele, fâneros e composição corporal, 560
- endócrinas e ovulatórias, 493
- endometriais e comprometimento da implantação, 493
- funcional benigna das mamas, 821
- genéticas, 233
- intestinais, 353
- menstruais, 451
- no ciclo menstrual, 559
- no sono, 559
- ósseas e articulares, 561
- urinárias, 353
Amenorreia(s)
- centrais, 433
- lactacional, 702, 704
- primária, 425
- secundária, 425
Amilase, 404
Amitriptilina, 666
Analgésicos simples, 319
Análogos do hormônio liberador de gonadotrofinas, 349
Anamnese
- da criança e da adolescente, 209
- em sexologia, 85, 88
Anatomia
- da mama, 3
- dos órgãos genitais femininos, 4
Andrógenios, 19, 87
Anel
- pericervical, 672
- vaginal, 746, 750
- - contraceptivo, 715
- - de progesterona, 697, 698
Aneuploidias espermáticas, 496
Angioceratomas, 387
Anomalias
- complexas, 18
- müllerianas, 16, 150
- uterinas congênitas, 124
- vasculares, 247
Anorexia nervosa, 428
Anorgasmia, 86

Anormalidades
- anatômicas do trato genital feminino, 430
- cromossômicas, 496
- menstruais, 738
- no transporte tubário, 493
Antagonistas
- da neurocinina, 593
- do GnRH, 355
Antecedentes, 28
Anticoncepção
- adolescência, 744
- de emergência, 416, 722, 727
- na população transgênero, 754
- nos extremos reprodutivos, 744
- oral, 723
- perimenopausa, 744
Anticoncepcional(is)
- combinados, 319, 745, 746, 750
- - injetáveis, 746
- - orais, 319, 745, 750
- - - e progestagênios, 349
- - - de progestagênio isolado, 747, 750
- hormonal combinado, 439
- - classificação, 715
- - contraindicações, 718
- - efeitos adversos, 717
- - eficácia, 716
- - injetáveis, 715
- - interação medicamentosa, 720
- - mecanismo de ação, 716
- - modo de prescrição, 720
- - só de progestagênio, 722
- - uso
- - - clínico, 720
- - - não contraceptivo, 719
- - via
- - - oral, 715
- - - transdérmica, 715
- injetáveis de progestagênio isolado, 746
Anticorpos espermáticos, 509
Antidepressivos, 324
Antifibrinolíticos, 468
Anti-inflamatórios não esteroidais, 319, 348, 355, 368, 468
Antimuscarínicos, 638
Aplicação de vacinas diferentes, 63
Arco púbico, 5
Aspiração folicular, 543
Assédio sexual, 58
Assimetria(s), 197, 842
Assistência psicológica, 220
Assoalho pélvico, 671
Atipia
- celular de significado indeterminado, 103
- em células glandulares, 104
Atividades privativas do médico, 51
Atresia do colo, 228
Ausculta, 404
Avaliação
- da qualidade óssea, 600
- da quantidade óssea, 598
- da reserva ovariana, 120

- das lesões mamárias, 175
- das queixas urinárias ou gastrointestinais, 28
- de fraturas vertebrais, 599
- do colo uterino, fórnices vaginais e septo retovaginal, 119
- do fator ovulatório, 503
- endócrina, 509
- imuno-histoquímica tumoral, 862
Azoospermia, 495, 509

B

Bacterioscopia de secreção endocervical, 287
Bacteriúria assintomática, 654
Bexiga, 619
- hiperativa, 634, 636–638
- - apresentação clínica, 637
- - avaliação urodinâmica, 637
- - diagnóstico, 637
- - fenótipos da, 636
- - fisiopatologia, 634
- - tratamento, 638
Bioética, 547
Biofeedback, 648
Biologia molecular, 156
Biopsia
- assistida a vácuo, 844
- cirúrgica, 845
- com agulha grossa, 844
- da bexiga, 664
- de endométrio, 503
- de fragmentos com dispositivo
- - a vácuo, 837
- - de disparo, 837
- de linfonodo sentinela, 858, 861
- percutânea, 836
- - de fragmentos, 837
Bisfosfonatos, 606
Bloqueio hipofisário, 528
Bolha, 113
Bremelanotida, 93
Bubão, 263
Bulbo do vestíbulo, 8
Buprapriona, 93

C

Calcificações, 842
- amorfas, 201
- classificadas
- - como BI-RADS® 3, 201
- - como tipicamente benignas BI-RADS® 2, 199
- cutâneas, 199
- de morfologia suspeita BI-RADS® 4, 201
- finas pleomórficas, 203
- grosseiras
- - heterogêneas, 203
- - semelhantes a bastonetes, 199
- lineares finas ou ramificadas, 204
- na mama, 198
- vasculares, 201
Cálcio, 602
Calcitonina, 606

Câncer
- anal, 311
- colo uterino, 305
- de cólon, 364, 585
- de endométrio, 172, 584, 800
- - hereditário, 172
- - preservação de fertilidade, 800
- de fígado, 586
- de mama, 38, 172, 194, 566, 581, 837
- - avaliação da paciente sintomática, 837
- - carcinogênese, 855
- - carcinoma inflamatório, 864
- - detecção precoce e sobrevida, 839
- - em pacientes LGBTQIAPN+, 38
- - epidemiologia, 831, 855
- - estadiamento, 856
- - fatores de risco, 831
- - masculino, 194, 864
- - na gravidez, 864
- - rastreamento, 832
- - seguimento, 863
- - sinais e sintomas, 855
- - subtipos tumorais, 855
- - tratamento, 856
- de orofaringe, 310
- de ovário e tubas uterinas, 373, 584, 806–809, 813
- - classificação histológica/ etiopatogenia, 807
- - estadiamento, 809
- - etiologia, 806
- - fatores de risco, 807
- - prevenção, 813
- - propedêutica, 808
- - tratamento, 809
- de próstata em pacientes LGBTQIAPN+, 38
- de pulmão, 586
- de vagina, 38, 309, 310
- - diagnóstico, 776
- - em pacientes LGBTQIAPN+, 38
- - estadiamento, 777
- - etiologia, 776
- - fatores de risco, 776
- - padrão de propagação, 777
- - seguimento, 778
- - tipos histológicos, 776
- - tratamento, 777
- de vulva, 309, 771
- - diagnóstico, 771
- - estadiamento, 773
- - etiologia, 771
- - fatores de risco, 771
- - padrão de propagação, 772
- - seguimento, 775
- - tipos histológicos, 772
- - tratamento, 773
- do colo do útero, 99, 584, 791
- - carcinoma invasor, 781
- - controle pós-tratamento, 788
- - estadiamento, 783
- - prevenção
- - - primária, 780
- - - secundária, 781
- - tratamento, 785
- gástrico e esofágico, 586
Cancro, 259
- duro, 261
- mole, 263, 265
Candidíase
- complicada, 274
- vulvovaginal, 272

Captura híbrida, 158
Capuz cervical, 710
Carcinoma
- de células claras, 793
- de endométrio, 250
- de vulva, 249
- ductal *in situ*, 851
- embrionário, 254
- endometrioide, 793
- espinocelular vulvar, 310
- *in situ*, 847
- indiferenciado/ desdiferenciado, 794
- inflamatório, 190
- invasivo do tipo não especial, 185
- lobular, 187, 848
- medular, 189
- misto, 794
- mucinoso, 189
- seroso, 793
Carcinossarcoma, 794
Cariótipo, 426
Casal infértil, 499
- tratamento, 517, 527
Caxumba, 63
Cefalosporinas, 657
Células
- da granulosa
- - do *cumulus*, 22
- - mural, 22
- de Leydig, 12, 13
- de Sertoli, 13
- gonadais, 11
Cerebelo, 619
Cervicites, 284
Cessão temporária do útero, 56, 551
Chlamydia trachomatis, 161, 285
Cicatriz radial, 195
Ciclo
- de resposta sexual masculino, 78
- de vida
- - do papilomavírus humano (HPV), 301
- - e carcinogênese viral, 301
- ovulatório, 23
Ciclobenzaprina, 368
Ciclosporina A, 666
Cimetidina, 666
Cirurgia(s)
- laparoscópica, 367
- minimamente invasiva, 798
- neuroablativas, 370
- reparadora das mamas, 857
Cistite
- aguda, 654
- intersticial, 363
Cisto(s), 820, 821
- complexos, 184
- complicados, 182
- de Gartner, 13, 248
- de inclusão, 246, 399
- de Nuck, 246, 391
- derivados de resíduos embrionários, 399
- do seio urogenital, 246
- dos ductos das glândulas de Bartholin ou de Skene, 246, 390
- endometrióticos, 399
- epidérmicos, 384
- mamários, 178
- miometriais, 122
- mucosos da vulva, 392
- uretral e parauretral, 246

Cistoadenomas seroso e mucoso, 254
Cistometria, 625
Cistoscopia, 663, 685
Citalopram, 592
Citologia, 100, 101, 662
Citrato de clomifeno, 511, 512, 519
Climatério, 557
- epidemiologia, 557
- patogenia, 557
Clitóris, 8, 83
Clitoroplastia, 222
Clomifeno, 440, 520
Clonidina, 593
Cloreto de tróspio, 639
Coagulopatia, 464
Coito programado, 518
Coleta oocitária, 528
Colo, 7, 119, 619
- uterino, 7, 119
Colpocitologia, 99, 765
- oncológica, 99
Colporrafia anterior, 676
Colposcopia, 102, 766
Compartimento(s)
- anterior, 134
- central, 131
- laterais, 131
- posterior, 132
Complexo(s)
- areolopapilar, 4
- sólido-císticos, 184
Concavidade interna do sacro, 9
Condiloma(s)
- acuminado, 247
- genitais, 303
Conduta em anormalidades citológicas, 102
Cones vaginais, 648
Congelamento
- de embriões, 544
- de óvulos, 543
- de tecido ovariano, 544
Congestão, 86
Constipação crônica, 364
Construção da relação médico-paciente, 43
Consulta ginecológica, 26, 36, 37, 209
- da criança e da adolescente, 209
- população LGBTQIAPN+, 37
- situações especiais na, 36
Contagem de folículos antrais, 507
Contracepção, 38, 59, 695, 749
- de emergência, 749
- em menor de idade, 59
Contraceptivo(s)
- classificação das categorias, 699
- combinado, 354
- critérios de elegibilidade, 698
- múltiplos riscos e necessidades especiais, 699
- orais combinados, 696, 697
- reversíveis de longa ação, 751
Contraindicações para vacinação, 63
Coqueluche, 66, 67
Cordões corticais, 11
Corno uterino não comunicante, 228
Correção do hiperandrogenismo, 432
Corrimento fisiológico, 210
Córtex cerebral, 619
Covid-19, 69

Criopreservação
- dos óvulos, 543
- social, 549
Critérios diagnósticos das disfunções sexuais, 85
Culpa, vergonha e negação da sexualidade, 87
Curva de temperatura basal (CTB), 503

D

Dambose, 514
Darifenacina, 639
Deciduose na gravidez, 114
Declínio das funções cognitivas, 560
Defeito
- de compartimento
- - anterior e posterior, 673
- - apical, 673
- - distal, 673
- do desenvolvimento do seio urogenital, 430
Deficiência
- androgênica feminina, 481
- da 17α-hidroxilase, 473
- enzimática da adrenal, 432
- esfincteriana intrínseca, 646
- estrogênica, 432
- isolada de gonadotrofinas, 428
Definição do sexo, 219
Dengue, 68
Denosumabe, 608
Densidade
- mamária, 832
- mineral óssea, 482
Densitometria óssea seriada, 610
Dependência de opiáceos, 365
Depressão, 365
Dermatite, 244
Dermatoses da vulva, 393
Derrame papilar, 824
Descarga papilar patológica, 837
Desejo, 85
- sexual hipoativo, 86
Desenvolvimento
- das gônadas, 11
- dos ductos genitais, 12
Desvenlafaxina, 592
Detecção de anticorpos, 287
Determinação da idade gestacional, 418
Diabetes melito, 438, 573
Diafragma, 709
Diagnóstico
- citopatológico descritivo, 101
- genético pré-implantação de embriões, 56, 551
Diário miccional, 624, 662
Dienogeste, 349
Dieta hipercalórica e hipolipídica, 451
Diferenciação sexual, 11
- da genitália externa, 13
- da genitália interna, 12
Difteria, 66
Dilemas éticos, 549
Dimetilsulfóxido, 667
Disfunção(ões)
- de excitação, 86
- - sexual feminina, 92, 94
- do assoalho pélvico, 154
- do desejo sexual hipoativo, 92
- do sistema nervoso autônomo, 636

- ejaculatórias, 495
- hipotalâmica, 492
- hipotálamo-hipofisária, 428
- menstrual, 439
- orgásmica feminina, 92, 94
- sexuais, 85, 87, 91, 92
Disgenesia gonadal, 151, 168, 429
Disgerminoma, 254
Dislipidemia, 451
Dismenorreia, 210, 353, 363
- classificação, 317
- diagnóstico, 318
- etiopatogenia, 317
- tratamento, 318
Dispareunia, 86, 94, 353
Dispositivo intrauterino (DIU), 696, 698, 736, 748
- de cobre, 697, 698, 737, 751
- de levonorgestrel, 696, 698
Distorção arquitetural, 197, 844
Distúrbio(s)
- alimentares, 428
- da ovulação, 492
- de armazenamento urinário, 622
- de esvaziamento urinário, 622
- do desenvolvimento sexual, 14–16, 150
- - abordagem diagnóstica e terapêutica de indivíduos com, 215
- - assistência psicológica, 220
- - atendimento multidisciplinar, 216
- - com anomalias no cromossomo sexual, 16
- - diagnóstico, 216
- - exames complementares, 218
- - momento da cirurgia, 222
- - ovotesticular, 15
- - potencial reprodutivo dos portadores de, 221
- - tratamento, 220, 221
- do metabolismo de carboidratos, 438
- do sono, 365, 559, 565
- gastrintestinais, 636
- ovulatório, 464
Diverticulite, 364
D-manose, 657
Doação
- de gametas ou embriões, 55
- de oócitos, 527
- e banco de gametas, embriões e tecidos germinativos, 549
Doença(s)
- benignas
- - da mama, 819
- - de vulva e vagina, 382
- cardíaca coronária, 571
- cardiovascular, 561, 571
- celíaca, 364
- crônicas, 428
- de Behçet, 263, 265
- de Nicolas-Favre, 263
- genéticas, 165, 166
- inflamatória
- - intestinal, 364
- - pélvica, 362, 407, 738
- - - aumento da prevalência das, 500
- - - diagnóstico, 293
- - - e Classificação Internacional de Doenças, 290
- - - etiologia, 291
- - - exames complementares, 293
- - - fatores de risco, 291

- - - fisiopatologia, 292
- - - idade da mulher, 500
- - - prevenção, 296
- - - seguimento clínico e terapêutico, 296
- - - tratamento, 294
- mendelianas ou monogênicas, 165
- raras, 172
- tireoidiana, 431
Donovanose, 263, 265
Dopamina, 19, 80, 81
Dor
- abdominal aguda, 402
- crônica da parede abdominal, 364
- de origem postural, 364
- genitopélvica feminina, 92, 94
- mamária, 822
- miofascial pélvica, 364
- neuropática
- - aguda, 369
- - crônica, 369
- pélvica crônica, 353
- - abordagem terapêutica, 367
- - achados sugestivos de condições específicas, 366
- - anamnese, 365
- - associada à saúde mental, 364
- - de origem
- - - gastrointestinal, 363
- - - ginecológica, 362
- - - osteomuscular, 364
- - - urológica, 363
- - definição, 361
- - diagnóstico, 365
- - etiologia, 361
- - exame(s), 365, 366
- - laparoscopia na paciente com, 370
- - ou acíclica, 353
- - prevalência, 361
- - tratamento, 367, 368, 369
- pélvica em pacientes com endometriose, 356
Dosagem(ns)
- hormonais, 508
- sérica de progesterona, 503
Drilling ovariano laparoscópico, 511, 514
Ductogalactografia, 838
Ductos
- de Müller, 11, 12
- de Wolff, 11, 12
Duloxetina, 592
Duplicidade do útero, 227
Duração da resposta de anticorpos, 63

E

Ecoestrutura, 118
Ectasia ductal, 821, 825
Eczema, 113
Eixo hipotálamo-hipófise-ovariano (HHO), 19
Ejaculação, 82
Eletroestimulação, 648
Embolização das artérias uterinas, 333
Embrião(ões)
- abandonado, 550
- excedentários, 55
Embriologia, 11
Emissão, 82
Encurtamento e suspensão do ligamento uterossacro, 677

Endocanabinoides, 81
Endométrio, 23, 465, 791
Endometriomas, 132, 358
Endometriose, 130, 154, 171, 352
- diagnóstico, 353
- do trato urinário, 358
- e infertilidade, 355
- e sistema intrauterino liberador de levonorgestrel, 740
- peritoneal, 356
- quadro clínico, 353
- recorrência, 359
- retrocervical e intestinal, 356
- tratamento
- - cirúrgico da dor pélvica, 356
- - clínico da, 354
Endorfinas, 19
Epitélio
- acetobranco, 114
- colunar, 114
- escamoso original, 114
Equimose, 415
Erosão, 113, 115, 259
Erros
- na determinação do sexo genético, 215
- na diferenciação
- - do sexo fenotípico, 215
- - dos ductos de Müller, 215
- - gonadal, 215
Escala de Greene, 36
Escitalopram, 592
Escoriação, 113, 415
Espectrometria de massas, 158
Espermicidas, 710
Espessura endometrial, 118
Espinhas isquiáticas, 5, 9
Espironolactona, 440
Esponjas, 710
Esquemas fásicos da resposta sexual humana, 77
Essure®, 712
Estática, suspensão e sustentação dos órgãos pélvicos, 9
Esteatonecrose, 181, 821
Esterilidade, 490
Esterilização
- feminina, 697, 698
- laparoscópica, 712
- masculina, 697, 698
Esteroides sexuais, 20, 81
Esteroidogênese, 20, 443
- anormal, 443
- normal, 443
Estimulação
- ovariana, 543
- percutânea do nervo tibial posterior, 642
Estradiol, 81, 506
Estratégias de afirmação de gênero, 38
Estresse, 428
Estrias lineares ecogênicas, 122
Estrogênio, 19, 567, 648
- e progestagênio combinados, 467
Estudo
- clínico, 216
- da fase lútea, 503
- da permeabilidade tubária, 129
- de condições clínicas ginecológicas, 156
- de fluxo-pressão, 627
- urodinâmico, 625, 664
- - de múltiplos canais, 664
Estupro, 87

Ética, 50, 62, 547
- em imunização, 62
- em reprodução assistida, 547
Eugonadismo, 427
Exame(s)
- abdominal, 404
- citológicos, resultados dos, 101
- citopatológico, 100
- das mamas, 28
- de pesquisa da doença endometriótica, 130
- de urina, 404
- do abdome, 30
- dos genitais
- - externos, 30
- - - da criança e da adolescente, 211
- - internos, 30
- - - da criança e da adolescente, 212
- especular, 404
- físico, 28, 211
- - geral, 28, 211
- - - e específico da criança e da adolescente, 211
- forenses, 416
- ginecológico, 28
- médico pericial, 414
- pélvico, 30
- protetivos, 416
Excitação, 81, 85
Exercício(s)
- e prevenção de quedas, 602
- físico, 428
- perineais/*biofeedback*, 648
Exposição prévia a hormônios, 234
Expulsão, 82

F

Falência ovariana, 167
Famílias plurais, 491
Fáscia
- endopélvica, 671
- vesicovaginal, 671
Fase(s)
- do processo reprodutivo, 492
- folicular, 23
- secretora ou lútea, 23
Fator(es)
- cervical, 494, 505
- de crescimento endotelial vascular, 22
- genéticos, 495
- masculino, 494, 501, 502, 508, 536
- ovulatório, 492, 503
- peritoneal, 504
- tubário, 493, 504
- - /tuboperitoneal, 493
- uterino, 494, 504
Febre amarela, 68
Fecundabilidade, 490
Fecundidade, 490
Feminização, 220
Fenótipos e bexiga hiperativa, 635
Ferida
- contusa, 415
- genital, 259
- incisa, 415
- puntiforme, 415
Fertilidade, 490, 542
- em mulheres, estratégias para a preservação da, 542

Fertilização *in vitro*, 55
Fezolinetanto, 593
Fibroadenolipoma, 179, 820
Fibroadenoma, 181, 820
Fibroides, 170
Fibroma, 254, 382, 387, 388
- mole, 382
- vulvar, 388
Fibromialgia, 364
Fibromiomas, 170
Ficha médica, 28
Fisiologia
- e níveis de androgênios, 480
- menstrual, 19
Fisioterapia, 668, 676
Fissura, 113
Fístula(s)
- anocutânea, 684
- colouretaral, 684
- colovesical, 684
- congênita, 681
- do assoalho
    pélvico, 681, 683, 684
- - classificação das, 683
- - diagnóstico e
    tratamento, 684
- - epidemiologia, 681
- do trato anorretal
    para vagina, 684
- iatrogênica relacionada
    ao parto, 681, 682
- inflamatória, 681
- mista obstétrica
    e iatrogênica, 681
- obstétrica, 681, 682
- relacionada
- - à infecção, 681
- - ao câncer, 681
- reto-uterino-cervical, 684
- retovaginal, 684, 689
- - perineal, 684
- traumática, 681
- ureterouterina/
    ureterocervical, 684
- ureterovaginal, 684, 688
- ureterovesicovaginal, 684
- uretrovaginal, 683
- vesicouterina, 683, 687
- vesicovaginal, 683, 684
Fitomedicamentos, 591
Fixação sacroespinhal
    vaginal, 677
Flibanserina, 93
Fluoroquinolonas, 657
Fluoxetina, 592
Fluxo(s) papilar(es), 824
- patológico, 836
Fogachos, 559, 590
Foliculogênese, 20
Folículo(s)
- antrais iniciais, 22
- ovarianos, 20
- primário, 21
Forame obturatório, 5
Fórnices vaginais, 119
Fosfomicina, 657
Fragmentação do DNA, 495, 509
- espermático, 495
Fratura(s)
- do quadril, 597
- osteoporóticas, 597
- por fragilidade, 597
FRAX, 611
Função sexual, 482, 565, 739
Funcionalidades, 48
Fundo de saco de Douglas, 7

G

Gabapentina, 593
Galactocele, 179
Galactorreia, 213, 455, 824
Ganho de peso, 739
Gap junctions, 21
Gatilho ovulatório, 518
Genética, 165
Genitália feminina, 6
- externa, 13
- - irrigação sanguínea, nervos
    e linfáticos da, 8
Genitoscopia, 107–109
- materiais para o exame, 109
- preparo para a, 108
- técnica do exame de, 109
Gestação, 405, 532, 738
- de substituição, 56, 551
- ectópica, 405
Glândulas
- de Bartholin, 8
- vestibulares maiores, 8
Glutamato, 19
Gonadoblastoma, 253
Gonadotrofina(s), 511,
    513, 521, 528
- coriônica humana, 404
Gonadotropinas, 521
Granuloma piogênico, 389
Grânulos de Fordyce, 387
Granulosa avascular, 21
Grau de evidência científica, 103
Gubernáculo, 13

H

Hábitos de vida, 501
Hamartoma, 179, 233, 820
Hemangiomas
- imaturos, 247
- infantis, 389
Hematoma, 415
Hemograma, 404
Heparina, 667
Hepatites, 64
Herpes
- genital, 260, 264
- simples vírus (HSV), 260, 284
- simplex, 163
Herpes-zóster, 68
Hidátide de Morgagni, 13
Hidradenoma, 385, 386, 387
- nodular, 387
- papilífero, 386
Hidrocele vulvar, 246
Hidrodistensão, 667, 668
- de alta pressão e
    longa duração, 668
Hidrossalpinge, 129
Hidroxizina, 666
Hímen imperfurado, 18, 430
Hiperandrogenismo, 440, 443,
    444, 446, 447
- após a menopausa, 447
- causas, 444
- consequências metabólicas e
    cardiovasculares do, 446
- cutâneo, 440
- etiopatogenia, 443
Hiperatividade do detrusor, 635
Hiperfunção adrenal, 234
Hiperplasia
- adrenal
- - congênita, 444
- - de manifestação tardia, 430
- atípica, 847

- ductal atípica, 850
- endometrial, 740, 791, 792
- - atípica, 792
- - e sistema intrauterino liberador
    de levonorgestrel, 740
- - sem atipia, 792
- lobular atípica, 847
Hiperprolactinemia, 428, 492
- achados laboratoriais, 457
- assintomática, 213
- causas
- - fisiológicas, 456
- - medicamentosas, 456
- - patológicas, 456
- diagnóstico, 457
- epidemiologia, 455
- etiologia, 456
- fisiologia, 454
- história clínica e exame físico, 457
- idiopática, 458
- induzida por medicamentos, 458
- quadro clínico, 455
- tratamento, 458
Hiperqueratose, 115
Hipersensibilidade aos
    componentes vacinais, 63
Hipertecose ovariana, 446, 447
Hipnose, 590
Hipoatividade do detrusor, 635
Hipoestrogenismo, 559, 636
- temporário ou permanente, 432
Hipofunção testicular, 494
Hipogonadismo
- hipergonadotrófico, 237, 427
- hipogonadotrófico, 237, 427, 428
- - isolado, 428
Hipótese
- miogênica, 635
- supraespinhal, 635
- uretral, 635
- urotelial, 635
Hipotireoidismo primário
    severo, 234
Hirsutismo, 449, 451
Histerectomia, 330, 349, 469
Histeroscopia, 328, 504
Histerossalpingografia, 504
Histerossonografia, 504
História da doença atual, 28
Hormônio(s)
- antimülleriano, 13, 19, 507
- folículo-estimulante, 19, 506
- hipotalâmicos, 19
- liberador
- - de corticotropina, 19
- - de tireotropina, 19
- luteinizante, 19, 23, 24
- secretor de gonadotrofinas, 19
Hormonoterapia, 862

I

Ibandronato, 607
Identificação completa, 28
Ilhas hiperecogênicas, 122
Ílio, 5
Imagem
- em ginecologia, 137
- em mastologia, 175
Imiquimode, 312, 762
Imperfuração himenal, 229
Implantação embrionária, 23
Implante(s), 191
- de etonogestrel, 724
- subcutâneo de etonogestrel, 468
- subdérmico, 696, 697, 748, 751

Imunização, 62
- nas diversas fases da vida
    da mulher, 69
Imunofluorescência direta, 287
Imunoglobulina
- antitetânica, 67
- - humana hiperimune, 67
Imunoterapia, 655, 862
Incontinência urinária
    de esforço, 646
- diagnóstico
- - clínico, 647
- - laboratorial, 647
- fisiopatologia, 646
- tratamento, 648, 649, 651
- - cirúrgico, 649
- - com agentes de
    preenchimento, 651
- - farmacológico, 648
- - fisioterápico, 648
Indicação *off label*, 63
Índice
- de fertilidade específico
    por idade, 490
- de massa corporal, 501
- de osso trabecular, 599
- Menopáusico de Blatt e
    Kupperman, 36
- total de fertilidade, 490
Indução
- da gravidez, 459
- de ovulação, 511
Indutores de ovulação
- com ação direta
- - no eixo reprodutivo, 512
- - no ovário, 514
- com ação metabólica, 513
Inervação
- pélvica, 6
- sensorial, 620
- somática, 620
Infecção(ões)
- do trato urinário, 653
- - classificação, 653
- - diagnóstico, 654
- - fisiopatologia, 653
- - profilaxia e manejo, 655
- pelo papilomavírus humano
    (HPV), 65
- - aspectos clínicos, 303
- - diagnóstico da, 311
- - epidemiologia, 299
- - história natural da, 299
- - prevenção primária da, 313
- por micoplasmas, 288
- pélvica, 530
- recorrente do trato urinário, 654
- sexualmente transmissíveis,
    prevenção em pacientes
    LGBTQIAPN+, 38
Infertilidade, 355, 440
- adenomiose e, 347
- conceitos, 489
- e falha do tratamento de baixa
    complexidade, 527
- endometriose e, 355
- epidemiologia, 489
- etiologia, 492
- feminina, 490
- inexplicada, 490, 496
- masculina, 490
- pólipo endometrial e, 338
- por fator
- - masculino grave, 527
- - tubário, 527
- prevalência e
    epidemiologia da, 499

Influenza, 67
Infundíbulo, 7
Inibição
- da fonte androgênica, 451
- sexual adaptativa, 79
Inibidores
- da aromatase, 237, 355, 512, 520
- seletivos da recaptação da serotonina, 591
- - e da norepinefrina, 591
Injeção
- intracitoplasmática de espermatozoides, 527
- intravesical de toxina botulínica, 641
Injetável(eis)
- mensais combinados, 697
- somente com progestagênio, 696, 697
- trimestral, 726
Inositol, 511, 514
Inseminação intrauterina, 522–524
Inspeção, 404
Instabilidade de microssatélites/hipermutado, 795
Instilação intravesical do bacilo de Calmette-Guérin, 668
Insuficiência
- androgênica, 481, 482
- ovariana prematura, 169, 427, 428, 492
- - acompanhamento, 478
- - causas, 473, 474
- - diagnóstico, 474
- - etiologia, 472
- - etiopatogenia, 472
- - repercussões da, 475
- - tratamento, 476
Integração com prontuário eletrônico, 48
Inteligência emocional, 42
Interface intuitiva, 48
Intervalo entre doses, 63
Inversões, 167
Iodo negativo, 115
Irradiação do sistema nervoso central, 233
Isoflavonas, 591
Isoimunização pelo fator Rh, 420
Ísquio, 5
Istmo, 7

J

Janela de oportunidade, 24
Junção
- endométrio-miométrio, 118
- escamoescamosa, 108

K

Kits preditores de ovulação, 503

L

Labiaplastia, 222
Lábios
- maiores, 8
- menores, 8
Laceração crônica de quarto grau, 690
Laparoscopia diagnóstica, 367
Laqueadura
- por via histeroscópica, 712
- tubária cirúrgica, 711

Laudo
- colposcópico, 109
- urodinâmico, 627
Leiomioma, 139, 170, 326, 363, 388, 399, 464
Leite de cálcio, 199
Lesão(ões)
- anexiais, 145
- classificadas como
- - BI-RADS® 2, 177
- - BI-RADS® 3, 181
- - BI-RADS® 4, 184
- - BI-RADS® 5, 191
- de estruturas pélvicas, 530
- de Hunner, 667
- de septo retovaginal, 132
- do sistema nervoso central, 233
- esclerosante complexa, 195
- inflamatórias, 191
- intracavitárias, 118
- intraepitelial escamosa
- - de alto grau, 105, 768
- - de baixo grau, 104, 768
- malignas nodulares, 185
- mamárias
- - não palpáveis, 839, 841
- - palpáveis, 839, 840
- não nodulares, 190
- nodulares, 175
- papilíferas, 184
- precursoras do câncer de mama, 847
- pré-invasivas de vulva, vagina e colo uterino, 761
- retrocervicais, 132
Letrozol, 237, 440, 511, 520
Leucoplasia, 115
LGBTQIAPN+, 37
Lidocaína, 667
Ligadura de trompas, 697, 698
Ligamento
- cardinal, 10, 671
- pubouretral, 10
- pubovesical, 10
- uterossacral, 10
- uterossacro, 671
Linfadenectomia, 811
Linfangioma, 389
- circunscrito, 389
Linfogranuloma
- inguinal, 263
- venéreo, 263, 265
Linfonodectomia axilar, 858
Linfonodos
- axilares e intramamários, 197
- ilíacos, 6
- sacrais, 6
Lipídios, 572
Lipoma, 179, 248, 389
Lipoproteínas, 572
Líquen
- escleroso, 242, 394
- plano, 395
- simples crônico, 393
Liquenificação, 113
Líquido intracavitário, 118
Lordose lombossacral, 9

M

Macrolídeos, 288
Mácula, 113
Malformações
- genitais congênitas, 215
- müllerianas, 168, 225
- não obstrutivas, 226

- obstrutivas, 227
- vasculares, 247
Mama(s), 3
- drenagem linfática, 4
- embriologia, 3
- inervação sensitiva, 4
- masculina, 194
- vascularização, 4
Mamografia, 834
Mamotomia, 844
Mancha, 113
Marcadores
- de remodelação óssea, 601
- de risco cardiovascular, 572
Marcas de contenção
- lesões, 415
Marketing, 553
Massas ovarianas, 406
Mastite(s), 826
- aguda, 826, 827
- crônicas, 826–828
- granulomatosa idiopática, 826–828
- luética, 826–828
- periductal, 825–828
- por micobactérias, 826–828
- tuberculosa, 826–828
- viral, 826–828
Mecanismo
- das duas células, 21
- de armazenamento ou enchimento, 621
- de esvaziamento ou micção, 621
Medida dos marcadores da remodelação, 611
Medroxiprogesterona de depósito, 751
Medula
- sacral, 619
- toracolombar, 619
Melanocortinas, 81
Menarca, 233, 425
- precoce isolada, 233
Meningioma, 586
Menopausa
- precoce, 557
- prolactinomas e, 461
Mensuração
- do eco miometrial, 117
- e avaliação das características
- - do eco endometrial, 118
- - dos ovários, 120
Mesencéfalo, 80
Mesênquima, 12
Mesossalpinge, 7
Metabolismo
- dos carboidratos, 573, 718
- lipídico, 718
Metaplasia escamosa, 108
Metenamina, 658
Metformina, 511, 513, 520
Método(s)
- anticoncepcionais, 695
- - reversíveis de longa ação, 731
- cirúrgicos, 711
- comportamentais, 701, 702
- contraceptivos, 696–698
- - de curta ação, 745
- - de longa ação, 748
- - reversíveis de longa ação, 733
- de barreira, 705
- de interrupção da gestação, 419
- de Ogino-Knaus, 702, 703
- do muco cervical (Billings), 704
- imunoenzimáticos, 287
- sintotérmico, 704
Micção, 619

Microbioma vaginal, 267
- em mulheres saudáveis, 267
Microbiota urinária, 636
Microcistos agrupados, 183
Microdeleções do cromossomo Y, 496
Mioinositol, 439
Mioma uterino, 170, 466, 494
- aspectos ultrassonográficos dos, 121
- classificação, 326
- conceito, 326
- diagnóstico, 327
- e sistema intrauterino liberador de levonorgestrel, 740
- epidemiologia, 327
- etiopatogenia, 327
- fisiopatologia, 327
- histeroscopia, 328
- quadro clínico, 327
- ressonância nuclear magnética, 329
- tratamento, 329, 330
- ultrassonografia, 328
Miomectomia, 331–333
- histeroscópica, 333
- laparoscópica, 332
- laparotômica, 332
Miométrio, 7, 117
Mirtazapina, 81
Misoprostol, 419
Modelo(s)
- cíclico, 85
- da resposta sexual humana, 85
- de duplo controle, 80
- de resposta sexual, 78, 79
Modificação(ões)
- do levantador do ânus, 9
- extragenitais femininas e masculinas, 82
- genitais
- - femininas, 83
- - masculinas, 82
- no estilo de vida, 665
- orgânicas da resposta sexual humana, 82
Moduladores seletivos do receptor estrogênico, 512, 605
Molluscum pendulum, 388
Monitorização da ovulação, 518
Monte da pube, 8
Mordeduras, 415
Mosaicismo cromossômico, 166, 167
Mosaico, 115
Muco cervical, 702
Mucosa, 8
Mula, 263
Músculo(s)
- pélvicos, 5
- puborretal, 9
- pubouretral, 9
- pubovaginal, 9
- pubovesical, 9

N

Necessidade de diagnóstico genético pré-implantacional, 527
Necrose gordurosa, 181
Neisseria gonorrhoeae, 162
- etapas da patogênese da, 285
- fatores de virulência da, 285
Neoplasia(s), 145
- de bexiga, 363
- de ovário, 374

- do colo do útero, 145
- do endométrio, 149
- do ovário, 150
- do vagina e vulva, 150
- endometriais malignas, 792
- intraepitelial(is), 305
- - cervical, 764
- - de vagina, 763
- - endometrioide, 792
- - vulvar, 761
- invasoras, 305
- lobular, 847
- malignas, 821
Neovaginoplastia, 222
Neuroanatomia
- da micção, 619
- do sistema urinário, 619
Neurofarmacologia
- clínica do trato urinário, 621
- da micção, 619
Neurofisiologia
- da micção, 619, 620
- da resposta sexual humana, 80
Neuromodulação sacral, 642, 668
Neuromoduladores das vias
    inibitórias, 81
Neuropeptídeo Y, 19
Ninfoplastia, 222
Nitrofurantoína, 656
Níveis de controle da micção, 619
Noctúria, 634
Nódulo(s), 113
- de mama, 819, 820
- - diagnóstico(s), 819, 820
- - - diferenciais, 820
- - etiologia, 819
- - fisiopatologia, 819
- mamários, 175, 841
- palpáveis da mama, 837
- sólidos, 821
Norepinefrina, 19, 81
Normogonadismo, 427
Novos modelos de família
    e suas proles, 550
Núcleos da base, 619

O

Ocitocina, 81
Oncofertilidade, 550
Ondas de calor, 563, 590
Oogônias, 20
Opioides, 81
Órgãos genitais
- externos, 8
- femininos, 3, 4, 6
- internos, 6
Orgasmo, 83, 85, 86
Orifícios glandulares
    espessados, 115
Ossos, ligamentos e músculos
    da pelve, 5
Osteíte púbica, 364
Osteoporose, 561, 601
- pós-menopáusica, 596–598, 602
- - conceito, 596
- - diagnóstico, 598
- - epidemiologia, 597
- - fisiopatologia, 598
- - tratamento, 602
- secundária, 601
Óstio uterino da tuba, 7
Ovário, 6, 120
Oxalato de duloxetina, 649
Oxibutinina, 593, 639
Óxido nítrico, 81

P

Pacientes LGBTQIAPN+, 37, 38
- anamnese, 37
- câncer
- - de mama, 38
- - de próstata, 38
- - de vagina/colo, 38
- orientação reprodutiva, 38
- prevenção de infecções
    sexualmente transmissíveis, 38
- rastreamento do câncer
    ginecológico, 38
Painéis multiplex, 164
Palpação, 404
Papiloma, 249, 821
- intraductal, 825
- - múltiplo, 825
Papilomatose
- juvenil, 825
- vestibular, 385
Papilomavírus
    humano (HPV), 65, 161, 301
- tipos cutâneos, 301
- tipos relacionados ao epitélio
    anogenital, 301
Pápula, 113
Paracetamol, 368
Paracolpo, 671
Paroxetina, 592
Paternidade não
    convencional, 550
Pelve, 5
Percussão, 404
Perda
- de massa óssea, 564
- de peso, 428
- gestacional recorrente
- - avaliação imunológica, 535
- - causas, 534, 535, 536
- - epidemiologia, 532
- - fatores de risco, 532
- - investigação de possíveis
    fatores causais, 533
- - prognóstico, 532
- - tratamento, 536
Perfil metabólico, 451
Perfuração(ões)
- sistema intrauterino liberador
    de levonorgestrel e, 741
- uterina, 738
Perimenopausa, 557, 750
Período fértil, 518
Permeabilidade tubária, 129
Pessários vaginais, 675
pH vaginal, 268
Pílulas
- anticoncepcionais de
    emergência, 697, 698
- somente progestagênio, 696, 697
Pioglitazona, 439
Placa, 113
Planejamento reprodutivo, 695
Planos de varredura, 116
Plataforma de telemedicina, 48
Podofilina, 312
Polimorfismo(s)
- dos receptores da dopamina
    DRD4, 87
- genético, 165
Pólipo(s), 145, 464, 465, 494
- endocervical, 249, 337
- endometrial(is), 127,
    338, 339, 341
- - adenomatosos, 339
- - diagnóstico, 341

- - e infertilidade, 338
- - etiologia, 339
- - fibrosos ou fibrocísticos, 339
- - funcionais ou mucosos, 339
- - hiperplásicos, 339
- - tratamento, 341
- fibroepitelial, 382, 399
- ou apêndice himenal, 247
- uterino, 249, 337
Polissulfato de
    pentosano, 666, 667
Pontilhado, 115
População transgênero
- aconselhamento
    contraceptivo, 754
- anticoncepção na, 754
- benefícios
    extracontraceptivos, 755
- demanda contraceptiva, 754
Porção fimbriada, 7
Posicionamento da câmera, 48
Preparados herbários, 324
Preparo seminal, 524
Prescrição médica, 50
Preservação
- da fertilidade, 527, 540, 541, 545
- - em homens, 545
- - feminina ou do casal, 527
- - motivos para, 541
- uterina ou não para correção do
    prolapso apical, 678
Preservativo(s)
- externo, 705
- feminino, 696, 698
- interno, 706, 707
- masculinos, 696, 698
Pressão
- abdominal de perda
    urinária, 626
- arterial, 718
Prevenção de ISTs, 417
Privacidade e segurança
    dos dados, 46
Probióticos, 657
Procedimentos
- cirúrgicos
- - para a masculinização, 225
- - para feminização, 222
- de interrupção da gravidez, 418
Processo(s)
- de carcinogênese viral, 301
- inflamatórios da mama, 826
- ovulatório, 24
Progestagênio(s), 319, 349,
    354, 439, 468
- injetável, 468
- isolado(s), 750
- - sistêmico, 467
- na terapêutica hormonal, 568
Progesterona, 19, 81
Prolactina, 19, 81
Prolactinomas, 458
- e gravidez, 459
- e menopausa, 461
- efeitos da amamentação nos, 460
- efeitos da gestação no
    tamanho dos, 459
- resistentes, 461
Prolapso
- de uretra, 244, 248
- dos órgãos genitais, 671, 675
- - etiologia, 671
- - tratamento, 675
Prontuário médico, 53
Prostaglandina(s), 24
- E1, 81

Protocolos de estimulação
    ovariana controlada, 528
Protossifiloma, 261
Psoríase, 243
Pubarca precoce isolada, 233
Puberdade
- normal, 232
- precoce, 232
- - causa iatrogênica
    ou acidental, 234
- - central, 233, 236
- - - tratamento da, 236
- - diagnóstico da, 234
- - periférica, 234, 237
- - - tratamento da, 237
- - tratamento da, 235
- - tardia, 237
- - constitucional ou fisiológica, 428
Púbis, 5
Publicidade médica, 58, 59
Punção aspirativa com agulha
    fina, 837
Pústula, 113

Q

Qualidade
- de vida, 482, 565
- oocitária, 540
Queixas
- ginecológicas mais comuns
    na infância, 240
- principais, 28
Queratose, 115, 383
- seborreica, 383
Quimioprevenção, 849
Quimioterapia
- hipertérmica intraperitoneal, 813
- neoadjuvante, 812, 861
Quinolonas, 288

R

Rabdomiossarcoma, 249
Radiografia
- de abdome, 404
- de coluna para pesquisa ativa de
    fratura vertebral ou VFA, 611
- de tórax, 404
Radiologia mamária, 845
Radioterapia, 863
- parcial da mama, 863
Ramo
- ileococcígeo, 672
- puboanal, 672
- puboperineal, 672
- puborretal, 672
- pubovaginal, 672
- pubovisceral ou
    pubococcígeo, 672
Rastreamento de câncer
    do colo uterino, 99
- e lesões precursoras, 765
Razão FSH/LH, 506
Reação em cadeia
    da polimerase, 156, 157
- em tempo real, 157
Rearranjos estruturais do
    cromossomo X, 169
Redução
- da qualidade oocitária e
    embrionária, 493
- de custos, 47
- de peso, 451
- embrionária, 550
Regressão coccígea, 9

Regularização ou
  suspensão das, 451
Relação médico-paciente, 26, 41, 42
Reprodução assistida, 38, 54, 517
Reserva ovariana, 492, 505, 506, 540
Resíduo pós-miccional, 625, 662
Resistência insulínica, 438, 451
Responsabilidade
- civil, 51
- do médico em cargos
  de direção, 52
- ética, 52
- penal, 51
- profissional, 50
Resposta
- extragenital miotônica, 82
- imune à vacina, 62
- sexual humana, 77, 85
Ressecção discoide, 357
Ressonância magnética, 137, 139,
  378, 405, 836, 845
- aplicações da, 139
- da mama, 845
- protocolo de exame, 137
Restauração da fertilidade, 432
Risco
- cardiovascular, 566, 573
- cerebrovascular, 566
Risedronato, 607
Romosozumabe, 609
Rubefação, 415
Rubéola, 64
Ruptura
- extracapsular, 191
- intracapsular, 191

S

Sacro, 5
Sacrocolpopexia abdominal, 677
Saliva/raspado bucal, 160
Salpingectomia laparoscópica, 712
Sangramento
- genital, 243
- pós-punção, 530
- uterino anormal, 735
- - causas estruturais do, 464
- - causas não estruturais do, 464
- - de causa não estrutural, 466
- - diagnóstico, 465
- - e sistema intrauterino liberador
    de levonorgestrel, 740
- - epidemiologia, 463
- - etiologia, 463
- - tratamento, 465, 468, 469
- - - cirúrgico, 469
- - - não hormonal, 468
Sangue, 160
Sarampo, caxumba e rubéola
  (vacina tríplice viral, SCR), 63
Sarcoidose mamária, 827, 828
Sarcoma(s)
- botrioide, 249
- de vulva, 249
- uterino, 250
Satisfação do paciente, 42
Secreção vaginal, 160
Segmento
- inferior do útero, 7
- vaginal, 7
Segurança e conformidade, 48
Seio urogenital, 13
Sêmen, 160
Semiologia da dor, 402
Sensação vesical, 625, 626
Sensacionalismo, 59

Septo
- pubocervical, 10
- retovaginal, 10, 119, 671
- vaginal, 18, 227, 229
- - longitudinal, 18
- - oblíquo, 229
- - transverso, 18
- - - imperfurado, 229
Sequenciamento genético pelo
  método de Sanger, 158
Serotonina, 81
Sertralina, 592
Sexagem fetal, 551
Sexo genético do embrião, 11
Sífilis, 261
- adquirida, 262
- mamária, 826, 827
- primária, 262, 828
Sigilo médico, 54
Síndrome
- antifosfolipídio, 502
- da bexiga dolorosa, 660–662, 665
- - definição, 661
- - diagnóstico, 662
- - epidemiologia, 661
- - sintomas, 661
- - tratamento, 665
- da bexiga
  hiperativa, 634, 636, 641
- da congestão pélvica, 363
- da insensibilidade
  androgênica, 151
- da tensão pré-menstrual, 322
- de Asherman, 128
- de Cushing, 431, 445
- de insensibilidade androgênica
  completa, 431
- de Lynch, 172
- de Mayer-Rokitansky-Kuster-
  Hauser, 168, 226
- de McCune-Albright, 234
- de Mondor, 827, 828
- de predisposição hereditária ao
  câncer de mama e ovário, 172
- de Swyer, 151
- de Turner, 166, 218, 429
- do anticorpo
  antifosfolípide, 534, 537
- do hiperestímulo ovariano, 530
- do intestino irritável, 363
- do olho seco, 560
- do ovário remanescente, 363
- do ovário residual, 363
- do X frágil, 473
- dos ovários policísticos, 430,
  445, 492
- - conduta, 438
- - critérios de diagnóstico, 437
- - diagnóstico, 436
- - epidemiologia, 435
- - etiopatogenia, 435
- - fisiopatogenia, 436
- - orientações, 438
- - tratamento medicamentoso, 438
- geniturinária, 560, 564, 594
- HAIR-AN, 450
- metabólica, 573, 635
Sinequias, 118, 128, 494
- de pequenos lábios, 242
- intrauterinas, 128
Sintomas
- climatéricos, 590
- depressivos, 560
- vasomotores, 559, 563, 590
Sintotérmico, método, 702
Siringoma, 385

Sistema
- imune, 63
- intrauterino liberador de
  levonorgestrel, 319, 349, 468,
  725, 739, 749, 751
- - adenomiose e, 740
- - e gravidez ectópica, 741
- - e gravidez tópica, 741
- - e infecções, 741
- - e perfurações, 741
- - endometriose e, 740
- - hiperplasia endometrial e, 740
- - miomas uterinos e, 740
- - sangramento uterino
    anormal e, 740
- límbico, 620
- nervoso
- - autonômico, 620
- - parassimpático, 620
- - simpático, 620
- - somático, 620
Solifenacina, 639
Sonovaginografia 2D e 3D, 134
Soro antitetânico, 67
Soroconversão pós-vacinação
  contra hepatite B, 64
Subfertilidade, 490
Sudorese noturna, 563
Sulfametoxazol-trimetoprima, 656
Sulfato de condroitina, 658
Sulfotransferase, 443
Suores noturnos, 559, 590
Suplementação com vitaminas
  e minerais, 323
Suporte
- central dos órgãos pélvicos, 9
- psicológico, 665
Supressão da ovulação, 324
Suspensão dos órgãos pélvicos, 9

T

Tabagismo, 501
Tamoxifeno, 440
Tecido parafinado, 160
Técnica(s)
- cirúrgica(s) de ligaduras, 711
- - Irving, 711
- - Madllener, 711
- - Parkland, 711
- - Pomeroy, 711
- - Uchida, 711
- de biologia molecular, 156, 287
- de reprodução assistida
  post mortem, 551
- de sequenciamento de nova
  geração, 159
- psicocorporais, 590
Tecoma, 253
Telarca precoce isolada, 233
Telemedicina, 46, 48
- em ginecologia e obstetrícia, 48
- na ginecologia, 46
Temperatura basal, 701, 702
Tensão pré-menstrual, 322
Teoria
- bifásica para a resposta sexual, 77
- da equalização da pressão
  intra-abdominal, 646
- da rede, 646
- integral da incontinência
  urinária feminina, 647
Terapêutica androgênica, 484
Terapêutica hormonal, 563
- benefícios da, 563
- e câncer, 581
- - de cólon, 585

- - de endométrio, 584
- - de fígado, 586
- - de mama, 581
- - de ovário, 584
- - de pulmão, 586
- - do colo uterino, 584
- - gástrico e esofágico, 586
- e doença cardiovascular, 571
- efeitos
- - em mulheres com
    doença cardiovascular
    estabelecida, 577
- - sobre a pressão arterial, 572
- - sobre a síndrome
    metabólica, 573
- - sobre o metabolismo dos
    carboidratos e o risco
    de diabetes melito, 573
- - sobre o risco cardiovascular em
    pacientes saudáveis, 573
- - sobre o risco de
    tromboembolismo
    venoso, 573
- - sobre os lipídios e as
    lipoproteínas, 572
- - sobre os marcadores de risco
    cardiovascular, 572
- progestagênios na, 568
- racional
- - da idade e tempo de início, 575
- - de dose e tempo na, 576
- regimes terapêuticos, 567
- riscos da, 566
Terapia(s)
- alternativas, 319
- androgênica, 93, 483
- cognitivo-comportamental, 94,
  324, 590
- comportamentais, 590
- da insuficiência ovariana
  prematura, 477
- de estrogênio, 93
- de reposição hormonal, 801
- estrogênica em mulheres na
  pós-menopausa, 655
- farmacológicas não
  hormonais, 591
- hormonal, 92, 480, 604, 641
- sexual, 94
Terapia-alvo, 862
Teratoma
- cístico maduro, 253
- imaturo, 254
- monodermal, 253
Teriparatida, 608
Terminação de cadeia
  polinucleotídica, 158
Terminologia
  colposcópica, 109, 110
Termo de consentimento livre
  e esclarecido, 57, 552
Teste(s)
- de azul de toluidina, 107
- de biologia molecular, 157, 766
- de estresse urodinâmico, 626
- de rastreamento para VHB
  e vacinação, 64
- de sensibilidade ao potássio, 663
- do absorvente, 624
- do clomifeno, 507
- dos dois corantes, 684
- imunológicos, 508
- moleculares específicos, 161
- terapêutico com anestésico
  intravesical, 663
Testosterona, 81
Tétano, 66

Tetraciclinas, 288
Tibolona, 92
Tireotropina, 19
Tolterodina, 639
Tomografia computadorizada de abdome, 404
Tomossíntese, 834
Toque
- retal, 31, 404
- vaginal, 31, 404
Torção
- anexial, 408
- ovariana, 530
Toxina botulínica A, 667
Transferência de embrião, 529
Transição menopausal, 558
Translocações
- recíprocas, 167
- robertsonianas, 167
Transtorno(s)
- afetivos/psicológicos, 636
- da excitação sexual, 86
- de estresse pós-traumático, 417
- de somatização, 365
- do orgasmo feminino, 86
Tratamento(s)
- cirúrgico conservador do útero, 350
- complementares, 355
- de alta complexidade para o casal infértil, 527
- de baixa complexidade para o casal infértil, 517
- de casais homoafetivos, 527
- de reposição hormonal, 220
- endoscópico da lesão de Hunner, 667
- não hormonal, 93
- - dos sintomas climatéricos, 590
- obliterativo do compartimento apical, 678
- reconstrutivo do compartimento
- - apical, 677
- - posterior, 677
Trato genital inferior, 108
Treinamento vesical, 665
Tricomoníase, 276
Trígono vesical, 619
Trissomia do cromossomo X, 167
Tromboembolismo venoso, 571, 573

Trombofilias, 537
- hereditárias, 534
Trombose venosa profunda, 717
Tronco cerebral, 619
Tropismo tecidual, 301
Tubas uterinas, 7
Tubérculo de Müller, 12
Tumor(es)
- adrenais secretores de androgênios, 446
- anexiais, 373
- - diagnóstico, 376
- - etiologia, 374, 375
- - exame(s), 376
- - fatores de risco, 375
- - história clínica, 376
- - tratamento, 378
- benignos da vagina e do útero, 248, 399
- císticos da vulva, 390
- da vulva, 246
- das células
- - da granulosa, 254
- - de Sertoli-Leydig, 255
- - germinativas, 253, 254
- de colo uterino, 250
- de saco vitelino, 254
- do estroma, 253, 254
- do ovário, 234
- do seio endodérmico, 250
- do sistema nervoso central, 233, 586
- endometrioide, 254
- epiteliais, 254, 255, 382, 385
- - escamosos, 382
- - glandulares, 385
- epitelial *borderline*, 255
- filoides, 185
- genitais na infância e na adolescência, 246
- malignos de vulva, vagina e útero, 249
- mesenquimais, 387
- ou outras lesões hipotalâmicas e hipofisárias, 456
- ovarianos, 250
- - benignos, 253
- - malignos, 254
- - ou de adrenais produtores de androgênios, 431
- - secretores de androgênios, 446

- *phyllodes*, 820
- secretores de esteroides sexuais, 431
- sólidos da vulva, 382
- vasculares, 389
- vulvares benignos, 382
Túnica
- fibrosa, 8
- muscular, 8
Turismo reprodutivo, 549

U

Úlcera(s), 113
- genital(is), 210, 259, 260, 263
- - não relacionada à infecção sexualmente transmissível, 263
- - relacionadas às infecções sexualmente transmissíveis, 260
Ultrassom
- e Dopplervelocimetria, 503
- transperineal, 627
Ultrassonografia
- abdominal, 116, 404
- com preparo intestinal para o rastreio da endometriose, 130
- das afecções ovarianas, 130
- mamária automatizada, 835
- mioma uterino, 328
- pélvica, 404
- transvaginal, 116, 376, 404
Uretra, 619
Uretrites, 284
Uretrocistoscopia, 631, 637
Urina, 160
Urofluxometria, 625
Uroginecologia, 154, 624
Útero, 7, 16, 17, 124, 125, 127, 227
- arqueado, 17, 227
- bicorno, 16, 127
- didelfo, 16, 127
- em T, 17, 124, 125
- septado, 17, 124, 227
- unicorno, 16, 125, 227

V

Vacina(s)
- combinadas, 62

- contra dengue, 68
- contra hepatites, 64
- contra herpes-zóster, 68
- contra influenza, 68
- inativadas, 62
- tríplice viral, SCR, 64
- vivas, 62
Vacinação, 62
Vagina, 8, 397
Vaginismo, 86, 95
Vaginite, 267, 269, 276, 279, 280
- aeróbia, 280
- inflamatória descamativa, 279
Vaginoplastia, 222
Vaginose, 267
- bacteriana, 269
- - recorrente, 271
- citolítica, 278
Varicocele, 495
Varizes pélvicas, 135, 363
Vasculite autoimune, 263, 265
Vasectomia, 697, 698, 713
Vasos
- atípicos, 115
- linfáticos da pelve, 6
- sanguíneos da pelve, 5
Velocidade de hemossedimentação, 404
Venlafaxina, 591
Vesícula, 113
Vestíbulo da vagina, 8
Via de acesso
- laparotômica, 711
- vaginal, 712
Videolaparoscopia, 405, 504
Violência sexual, 87, 411
Virilização, 221, 450, 451
Vírus sincicial respiratório, 69
Vitamina D, 602
Volume ovariano, 507
Vulva, 382
Vulvectomia
- simples, 762
- superficial, 762
Vulvodínia, 86, 87, 95
Vulvoscopia, 762
Vulvovaginites, 240

Z

Zona de transformação, 108, 114